协和胸外科学

第 3 版

名誉主编 徐乐天

主　　编 张志庸

副 主 编 李单青

科学出版社

北 京

内 容 简 介

本书共 31 章，涵盖胸外科相关的全部内容，如胸部外伤、先天性胸部疾病、肺外科、食管外科和纵隔疾病等，既包括胸外科常见疾病的诊断和处理，也包括胸外科罕见和疑难及复杂病例治疗的心得、体会和经验。第 3 版内容在第 2 版基础上进行了较大改进，除论述胸外科疾病的基本概念与理论外，特别强调了临床实用的特点，并将临床治疗成功的经验和失败的教训展示出来，供读者阅读参考。本书尽量反映近年来胸外科发展的新动向、新技术、新特点，如 VATS 微创外科在胸外科临床的普及和开展、机器人辅助外科手术系统的临床应用等，并对相关学科的最新进展进行系统介绍，如肺癌病理学和分类学，以及胸腺肿瘤病理学等内容。

本书可供临床一线胸外科专科住院医师、主治医师、护士、主管护师等参考使用。

图书在版编目（CIP）数据

协和胸外科学 / 张志庸主编 .— 3 版 .— 北京：科学出版社，2023.4
ISBN 978-7-03-074402-9

Ⅰ . ① 协… Ⅱ . ① 张… Ⅲ . ① 胸腔外科学 Ⅳ . ① R655

中国版本图书馆 CIP 数据核字 (2022) 第 253673 号

责任编辑：马晓伟 杨小玲 / 责任校对：张小霞
责任印制：肖 兴 / 封面设计：黄华斌

科学出版社 出版
北京东黄城根北街 16 号
邮政编码：100717
http://www.sciencep.com

三河市春园印刷有限公司 印刷
科学出版社发行 各地新华书店经销

*

2004 年 8 月第一版　开本：889×1194　1/16
2010 年 5 月第二版　印张：72 1/4　插页：6
2023 年 4 月第三版　字数：2 160 000
2023 年 4 月第五次印刷

定价：298.00 元
（如有印装质量问题，我社负责调换）

《协和胸外科学（第3版）》编写人员

名誉主编　徐乐天

主　　编　张志庸

副主编　李单青

编　　者　（按姓氏汉语拼音排序）

蔡　晶	北京协和医院胸外科
曹智理	北京协和医院胸外科
陈　刚	北京协和医院胸外科
陈　杰	北京协和医院病理科
陈　伟	北京协和医院肠内外营养科
陈亭苑	北京协和医院基本外科
陈野野	北京协和医院胸外科
陈玉平	首都医科大学附属北京安贞医院胸外科
崔玉尚	北京协和医院胸外科
都　菁	北京协和医院胸外科
范　彧	北京协和医院骨科
戈　烽	首都医科大学附属北京朝阳医院胸外科
郭　峰	北京协和医院胸外科
郭惠琴	北京世纪坛医院胸外科
韩志军	北京协和医院胸外科
何　嘉	北京协和医院胸外科
黄　亮	北京协和医院麻醉科
黄少敏	广东省深圳市龙岗区第三医院外科
黄宇光	北京协和医院麻醉科
金征宇	北京协和医院放射科
柯美云	北京协和医院消化内科
李　霁	北京协和医院病理科
李　力	北京协和医院胸外科
李　媛	北京协和医院病理科
李单青	北京协和医院胸外科
李琳凤	北京协和医院胸外科
李泽坚	北京协和医院胸外科
梁乃新	北京协和医院胸外科
林耀广	北京协和医院呼吸内科
刘　锟	空军军医大学附属唐都医院胸外科
刘大为	北京协和医院ICU
刘洪生	北京协和医院胸外科

刘吉福 陆军总医院胸外科
马冬捷 北京协和医院胸外科
马国涛 北京协和医院心外科
毛友生 中国医学科学院肿瘤医院胸外科
苗　齐 北京协和医院心外科
区颂雷 首都医科大学附属北京安贞医院胸外科
潘　杰 北京协和医院放射科
秦应之 北京协和医院胸外科
权　翔 北京协和医院麻醉科
任　华 中国人民解放军总医院第三医学中心胸外科
邵令方 河南省肿瘤医院胸外科
宋　伟 北京协和医院放射科
孙　杰 北京协和医院胸外科
孙晓红 北京协和医院消化内科
谭群友 陆军军医大学大坪医院胸外科
陶绍霖 陆军军医大学大坪医院胸外科
万希润 北京协和医院妇产科
王　峥 天津市胸科医院胸外科
王秋俐 北京协和医院胸外科
王秀荣 北京协和医院肠内外营养科
王振捷 北京协和医院心外科
王志伟 北京协和医院放射科
温小恒 北京协和医院消化内科
吴良洪 北京医院胸心外科
肖　博 中国人民解放军总医院第三医学中心胸外科
徐慧媛 北京协和医院中医科
徐乐天 北京协和医院胸心外科
徐晓辉 北京协和医院胸外科
严洪珍 北京协和医院放射科
杨爱民 北京老年医院胸外科
杨爱明 北京协和医院消化内科
杨国珺 中国医学科学院整形医院外科
叶蓁蓁 首都儿科研究所小儿外科
于洪泉 武警特色医学中心（武警后勤学院附属医院）心血管外科
郁仁存 首都医科大学附属北京中医医院内科学
张　恒 北京协和医院心外科
张　逊 天津市胸科医院胸外科
张大为 中国医学科学院肿瘤医院胸外科
张延萍 北京协和医院胸外科
张志泰 首都医科大学附属北京安贞医院胸外科
张志庸 北京协和医院胸外科
章智荣 中国医学科学院肿瘤医院胸外科

序

我国胸部外科最早于 20 世纪 30 年代在北京协和医院开展，当时主要应用于肺结核及肺脓性疾病。1937 年，王大同做了我国首例肺叶切除（止血带控制下的肺叶切除术）；1941 年，张纪正做了我国首例全肺切除；1940 年，吴英恺做了我国首例经胸食管下端癌切除及胸内食管－胃吻合。在其后 10 年间，胸外科在全国其他各地陆续开展，但进展迟缓。新中国成立后，随着医疗条件的改善和胸部专科技术人员的增加，以及胸部专科医院在北京、上海等地的建立，我国的胸外科技术有了较快速的发展。改革开放以来，胸部及心血管外科的发展尤为迅速，新的诊断技术、手术方法、综合治疗手段日新月异，都为胸心外科的进一步丰富提供了多方面的条件，因此，这一专科的发展前景是越来越广，越来越深入。

北京协和医院胸外科几十年来治疗了大量患者，积累了丰富的经验，培养出众多优秀人才。最近由徐乐天、李泽坚教授及现在和过去与其一同工作的专家们编著的这本《现代胸外科学》，既有充分的理论基础，又有多年的实践经验，诚属一本难得的好书，无疑将对促进我国胸部外科的进一步发展起到推动作用，并将成为我国胸外科同道的有益参考，值得欢迎和祝贺。

正如编者提出，21 世纪胸外科的发展必须加强多学科结合协作，求精求实，慎选适应证和方法，让患者以较低的代价，取得最良好持久的效果，切忌公式化和简单化，既不能墨守成规，也不能片面求新求异。胸外科虽然已是相当成熟的专业，但事物永远是发展的，患者的个体差异也是存在的，21 世纪的胸外科发展创新是大有可为的。作为我国胸外科界一个高龄成员，我衷心祝愿我国胸部外科不断发展，不断普及，新人辈出，能人辈出，兴旺发达，为广大人民群众的健康服务，为医学的发展服务。

吴英恺
2003 年 12 月

前言

　　自 2009 年完成第 2 版修改稿后,至今又过去了 10 年,应出版社要求,将此书进行再次修改,准备出第 3 版。10 年时间,胸外科又有了新的变化,在某些方面进步尤其明显,主要体现为微创外科在胸外科的应用,电视辅助胸腔镜外科手术 (VATS) 应用范围越来越广,经验不断积累,操作日趋成熟,成为目前胸部外科疾病的主要治疗手段。特别是 VATS 对于胸部恶性肿瘤治疗的价值和远期效果,以及手术指征确定等方面,有了较为一致的看法。随之,相应的新技术也在不断更新,如替代 VATS 的机器人辅助外科手术系统也在国内几个大医学中心率先开展,并已经扩展到较为复杂的手术领域。

　　此次修改比较全面地审阅了全书内容,对于其中的错误和文字语句差错逐一予以纠正,并删除了一些冗长的内容,增加了部分章节。第 3 版新增一章专门讨论在临床实践中遇到的罕见、疑难、处理棘手的胸外科疾病。纵观医学期刊和书籍,报道或论述的均是成功的经验,很少提及失败的教训,其原因不言而喻,但是对于每一位临床医师,特别是初入临床略显青涩的年轻医师,在他漫长的从医生涯中,除了正面的成功经验指导外,挫折、失败也不可避免,正如经常说的"成长和成熟都需要付出代价"。我们不能事事都要从直接经验中获得,间接经验也是避免重蹈覆辙、再次失败的好办法。我们讨论一些书中、文献中找寻不到而又不得不处理的棘手问题,同时,这些又是多数人不愿启齿的问题。因此,新增此章的初衷和目的就是为大家在临床工作中提供某些参考,少走弯路。

　　为了帮助胸外科医师更好地理解和掌握其他学科的相关内容,此次改版我们邀请了病理学专家,其撰写了有关胸外科肿瘤病理学内容,主要是支气管肺癌病理学和胸腺肿瘤病理学,在这方面近年来世界卫生组织(WHO)修订的内容比较多,与以前的概念和定义有较大的差别。在介绍新技术方面,我们邀请了陆军军医大学大坪医院专家撰写了机器人在胸外科的应用,他们治疗的病例数多,占据国内前沿,因此,他们的经验值得同行借鉴和参考。对于临床难以处理的颈胸交界区的肿瘤,本版新增一节进行专门讨论,同样对于胸心外科偶见的静脉内平滑肌瘤病,也请有关专家撰写了文章,介绍了经验,他们积累了 165 例手术治疗结果,是国内最大的一组报告。"红花还需绿叶扶",本版新增一章专门介绍胸外科护理方面的某些特色内容,以给广大胸外科护理人员提供有益的帮助。

总之，我们坚持协和医学院治学和办院的特点，始终坚守"严谨、勤奋、求精、奉献"的院训，从临床实际出发，一切为患者服务出发，力争将这一著作奉献给广大临床医师，希望对其有所裨益，有所帮助，这也是我们最大的心愿。

张志庸

2019 年 11 月

前言

自从 2004 年《现代胸外科学》一书出版以来，已经过了 5 个年头，这其间科学技术不断发展，与其他学科一样，医学的发展也日新月异，回过头来再重翻此书，发现了不少缺憾和不足，有些需要重新修改，有些需要补充，某些甚至要舍弃。因此，我们有了再版此书的想法。遵照原主编徐乐天教授的委托，重新组织原书参编人员对原有章节进行修改，有些章节另邀请专家重新撰写。由于确定再版的时间较短，收集的资料有限，在这样相对较短的时间内完成此书的再版，很难用精雕细刻来形容它的全貌。尤其在目前的情况下，老专家年事已高，很少能提笔再续写前卷，年轻者尚缺乏概括总结的能力，固有的条件限制了此书的再版达到很高的水平。的确，完成一部著作没有 3 ～ 5 年难成正果。

本版编写时的安排与第 1 版相比稍有变化，将肺外科学和食管外科学的内容扩展到临床常见的多发病上，先介绍各种常见的肺、食管良性疾病，包括先天性疾病、后天性感染性疾病，最后是肺部和食管肿瘤，主要是肺癌和食管癌的诊断和外科治疗。由于肺癌的发病率逐年增加，只有做到早期诊断才能提高生存率，我们增加了肺小结节和磨玻璃样病变的诊断与处理一节，以期能够对肺癌的诊治做到"三早"。至于肺癌的化疗药物和方案更是层出不穷，每年均有新的变化，但是那属于肿瘤科范畴，本书不再赘述。本书另外一个变化是将贲门癌单列一节详述，以满足读者在临床实践中的要求，也与国外 Barrett 食管恶变为贲门癌或食管腺癌的高发病率相应。如本书第 1 版著者所言，本书的内容突出北京协和医院在胸外科实践中的特点、综合性医院胸外科的工作特点、多学科协作的特点，第 2 版增加了绒毛膜癌肺转移、胸内异位分泌 ACTH 肿瘤、胸部原始神经外胚层肿瘤、胸内嗜铬细胞瘤以及胸腺瘤和重症肌无力的外科治疗等诸多方面的内容，这些都是北京协和医院多年来多科室协作进行的临床科研项目，估计这些方面的知识将会对读者的临床工作提供一定帮助或借鉴。

本书再版时仍强调它的实用性，为此在重写胸部创伤一章时，将理论性的东西尽量简化而增加了节后的临床问题讨论，对平日临床上遇到而大多书中不介绍的实际问题进行实例讨论，以求与大家取得共鸣，在积累经验的同时也吸取教训，从而能够对工作在临床一线的年轻医生有所帮助。同样，纵隔疾病一章的重写也遵照此原则，如增加纵隔炎、纵隔气肿、纵隔血肿和纵隔疝。对于目前正在开展的新技术也辟出章节予以介绍，如体外膜肺氧合在胸外科的应用、纵隔镜以及心脏外科手术和胸部肿瘤同期切除手术。最后，由于病理诊断和分类的不断更新，临床常出现而新近命名的疾病也在本书进行了叙述，如胸腺癌、胸腺类癌、胸部炎性肌纤维母细胞瘤、胸部纤维瘤病等。本书再版时引用的材料大多数为北京协和医院积累的资料，少数来自国内其他医院，罕见的取自国外，目的只是想给读者充足的证据，尽量说明问题。

目前医学专著中，"现代"的名称普遍，此书第 1 版由目前在北京协和医院工作或曾在北京协和医院学习、工作过的医生撰写，所引用资料也大多来自北京协和医院，故再版时将原书名《现代胸外科学》改为《协和胸外科学》，以突出它的特点。

总之，作者的主观愿望是想把此书的再版工作做得全面、深入、细致，以求尽善尽美，但是实际效果如何，还需读者进行评判。在此，恳请广大同行不吝赐教，提出宝贵意见，能够得到您的批评与指正将是我们最大的荣幸！

张志庸

2009 年 12 月

第 1 版

前言

　　本书的编写人员主要是目前在北京协和医院工作或曾在北京协和医院工作过的专家们。本书不同于一些篇幅较大的专著，不仅着重于总结北京协和医院传统使用并行之有效的临床技术和理论，而且也介绍了近年来使用的新技术和新经验，既强调实用性，也重视理论渊源。

　　本书主要面向高年级医学本科生、研究生、住院医师、全科医师、专科医师及临床工作人员。本书特别关注综合性、多科性、跨科性的临床问题，重视常见病的不典型表现，少见病的特殊表现，重视多种病并存时的特殊表现和临床处理。

　　北京协和医院胸外科有着光荣传统，我国第 1 例肺叶切除术（王大同，1937）、第 1 例经胸食管贲门切除术（吴英恺，1940）和第 1 例左全肺切除术（张纪正，1941）都是在这里实现的。1956 年以前，吴英恺在北京协和医院创建和发展了胸外科，1961 年以后，黄家驷在北京协和医院重建了胸心外科。我们极力继承他们的技术、作风、制度和传统，坚持业务上的严要求和高标准。我们也对外科治疗气管支气管肿瘤、经胸全胃切除术治疗贲门癌、胸腺切除治疗重症肌无力等问题给予了特别关注。

　　本书在编写中，涉及大量剂量单位与现行标准统一的问题，虽然已做大量努力，但有一些单位因涉及面广及换算较为复杂，本书中对个别不符合现行标准的单位予以保留，如 mEq/L、mOsm、克分子等。

　　另外，在本书的出版过程中，强生（中国）医疗器材有限公司、上海罗氏制药有限公司、华瑞（中国）制药有限公司、法国皮尔法伯制药公司中国肿瘤药物部、葛兰素史克（中国）投资有限公司给予了一定的资金支持，在此深表谢意。

　　限于水平和条件，本书难免有不妥之处，难以尽如人意，望读者不吝指出，我们将不胜感激。

徐乐天

2004 年 1 月

目　录

第一章

胸外科学发展与医师培养

第一节 胸外科学发展史

1970 年，在第 50 届美国胸外科年会上 Leo Eloesser 被特邀发言，他称普通胸外科已经成为一门"刻意追求和科学指导的艺术"。20 世纪以前，人们对自身解剖结构和生理调节的认识为胸外科的发展奠定了坚实的基础，特别是 19 世纪末，医学各个领域的革命性进步，使得 20 世纪胸外科的形成和发展成为可能。例如，1842 年 Long 和 1844 年 Wells 将麻醉学应用于临床，1863 年 Pasteur 发现了细菌，1867 年 Lister 用外科方法治疗感染化脓性疾病，1895 年 Roentgen 发现了伦琴射线，以及 1870 ~ 1880 年 Billroth 对腹外科的发展。

胸外科的诞生日期没有准确的记录，也没有具有标志性意义的特殊事件，胸外科学也不起源于某个国家或某个学校。但是，早在 Hippocrates 所在时代，已经出现以治疗为目的的胸部外科手术的记载。Hippocrates 曾经避开肋间动脉损伤而在肋骨上钻孔进行脓胸引流，并在周围填塞敷料以使液体和气体流出，同时又避免了气胸的发生，Hippocrates 还描述了结核病的特点，如体重下降、消瘦等消耗性表现。

到了 20 世纪，胸外科开始建立，逐步发展并趋于完善，形成了一个单独的外科学分支，无论是胸部创伤外科、肺外科、食管外科、纵隔外科，还是后期随工业革命发展起来的胸腔镜外科，都得到了长足的进步和发展。通过长期实践，人们对机体生理、病理过程的认识更加深入，从而推动了胸外科从单纯破坏性外科手术向以维持适宜生理功能为目的的治疗发展。作为一名胸外科医师或者有志成为一名胸外科医师的临床住院医师或医学院校的学生，有必要对胸外科的发展历史有所了解，领悟前人是如何从一些偶然的现象中发现、开拓出新的技术领域，并使之逐步成为标准化的操作模式，从而为以后在临床实践中对现代胸外科技术的理解和创新打下坚实基础。

一、胸部创伤外科

历史上胸部创伤外科经验的积累伴随着战争而发展起来。在第一次世界大战期间，人们开始认识到胸膜腔内积气、积血和积脓是引起战时死亡的重要原因，从而建立了气胸、血胸和脓胸的基本概念，以及相应的处理方法。

第二次世界大战中，人们对于维持人体正常生理结构完整的认识更加完善，因此，对于胸部外伤的治疗更趋向于生理化，如迅速关闭开放性胸部创伤的伤口并施行胸腔闭式引流，使萎陷的肺尽快膨胀复张，恢复其正常的通气和换气功能；固定浮动的胸壁，防止反常呼吸；清除气管、支气管内分泌物，用气管插管或气管切开的方式保持气道通畅。这些技术简便易行，在当时的战争中，对抢救伤员的生命起到了非常积极的作用。

在第二次世界大战中，Brewer 等第一次阐述了"创伤性湿肺"的概念，认为在脑部、胸部、腹部或肢体严重创伤过程中，肺对其液体容量迅速增加产生了巨大反应。1944 年间歇正压呼吸机研制成功，有效地治疗了与各种创伤相关的严重肺水肿。后来这种"创伤性湿肺"被命名为呼吸窘迫综合征。此外，Brewer 等还规范了胸膜剥脱术的手术适应证和手术技巧，制订了胸腔内弹片和异物的外科处理方法，并确定了胸部外伤和胸腔内感染时应用抗生素的重要意义。

白求恩是中国人民所熟悉的国际共产主义战士，同时他也是一位杰出的胸外科医生。白求恩曾是加拿大外科医师协会的五位执行委员之一，他改良或发明了 12 种医疗器械，其中肋骨剥离器和白求恩肋骨剪至今仍然在胸外科临床上广泛应用。1930 年，白求恩发明了滑石粉胸膜融合技术，用于治疗恶性胸腔积液和气胸。他竭力主张社会化医疗制度，被认为是西方医疗保险制度的先驱。1938 年，白求恩为了共产主义信念来到中国，支援中国人民的解放事业，曾创下连续工作 69 小时，为 115 名伤员进行手术的记录。1939 年秋天，白求恩在抢救伤员的过程中伤及手指，造成感染性链球菌淋巴管炎，于 1939 年在河北省唐县黄石口村不幸逝世。国际胸外科界对白求恩在学术上所做出的贡献评价颇高。毛泽东对白求恩为中国人民的解放事业而奉献的精神给予了高度的赞扬，并号召全国人民学习白求恩精神。

二、肺 外 科

（一）肺切除手术

1821 年，Anthony 在无麻醉的情况下施行了世界上第 1 例开胸肺部分切除术。1913 年，Meltzer 和 Auer 在 19 世纪开创的麻醉学基础上，建立了气管内插管麻醉方法，为开胸和肺切除手术奠定了基础。1910 年，Kummel 用钳夹闭合肺门的方法为 1 例患者施行了全肺切除术，术后钳子留在体内，患者存活了 6 天。20 世纪 20 年代，Shenstone 和 Janes 用止血带结扎肺门的方法进行肺叶切除，该方法简单而安全有效，但术后支气管胸膜瘘的发生率极高。1922 年，美国纽约的 Lilienthal 报道了 14 例单纯肺叶切除术患者，死亡率达 43%。

20 世纪 30 年代初，Nissen 和 Haight 先后用止血带法行分期的双肺叶切除术和全肺切除术。1931 年，Churchill 和 Belsey 进行了世界上第 1 例解剖性肺叶切除术。

直至 1942 年，Blades 和 Kent 应用肺血管和支气管分别结扎的方法进行了肺下叶切除，由于对解剖结构认识和外科技术水平的局限性，他们认为肺上叶切除在解剖和手术技术上是不可能完成的。但同年 7 月，Brewer 证实在掌握和了解肺上叶的解剖结构基础上，应用血管和支气管分别结扎法完全有可能进行肺上叶切除，术后安放两

根胸腔引流管，可使剩余的下肺迅速膨胀，减少术后并发症的发生。采用血管和支气管分别结扎法进行肺叶或全肺切除，显著减少了止血带法进行肺叶切除术后常见的支气管胸膜瘘的发生。有些外科医师还采用闭合支气管后用带蒂的心包瓣包埋支气管残端的方法预防支气管胸膜瘘。1943 年，Huber 和 Jackson 详尽描述了肺各叶的血管、支气管解剖，并系统地对肺段、肺血管分支和支气管分支进行了命名，为胸外科的进一步发展奠定了解剖学基础。1946 年，Allison 经临床证实了心包内处理肺血管的安全性和可靠性。

在支气管成形并肺切除方面，1932 年，Bigger 首先为一名 14 岁男孩施行了左支气管切开、支气管内肿物摘除术，术后病理报告为恶性肿瘤。一周后再次为该患者施行了左全肺切除术。1947 年，Thomas 为一名患右主支气管腺瘤的英国皇家空军学员施行了右主支气管袖状切除术。

在肺癌的治疗方面，1933 年，Graham 为一名患有肺癌的牙科医生施行了全肺切除术，术后患者生存 20 余年，最终死于非癌性疾病，且之后的病理学检查结果确诊为类癌，尽管如此，这依然增强了外科医师和患者治疗肺癌的信心。之后在全世界范围的各个医学中心应用外科手术方法，施行楔形切除、肺叶切除或一侧全肺切除治疗肺癌的病例报道逐年增多。为了培养国际胸外科人才，自 1951 年开始，美国胸外科学会提供 Graham 奖学金，每年资助一名从全世界范围内评选出的优秀青年胸外科学者，可在美国数个医疗中心进行为期一年的学术交流。近 30 年来，肺癌发病率逐年增高，越来越受到人们的重视，胸外科医师也把更多的精力放在肺癌的早期发现、早期诊断和早期治疗上。

除了解剖性肺叶切除术，1952 年，Allison 首次应用支气管袖状切除术治疗支气管肺癌，这种手术技巧为肺功能差而不能耐受全肺切除的患者提供了外科治疗的机会。1959 年，Johnson 和 Jones 首次报道了 68 例支气管肺癌患者支气管袖状切除术后长期随访结果，提出经过适当选择的肺癌患者，支气管袖状切除术后的长期生存率与接受传统肺叶或全肺切除术的患者无明显差异。

1939 年，Barney 和 Churchill 首先为一例肾细胞癌肺转移的女性患者施行了肺叶切除术，术

后患者生存了 23 年。1944 年，Blalock 首次为结肠腺癌肺转移患者施行了肺叶切除术。1947 年，Alexander 和 Haight 提出了各器官的原发癌或肉瘤伴发肺转移的患者，可从外科切除肺转移瘤中获益。

在我国胸外科的发展进程中，最早的工作可以追溯到 20 世纪 30 年代。北京协和医院首先组建胸外科专科，当时开展了胸部创伤、脓胸和肺结核的外科治疗。1937 年，王大同医师首次在北京协和医院为一名支气管扩张患者施行了肺叶切除术。1941 年，张纪正医师在北京协和医院首次为国内肺癌患者施行了一侧全肺切除术。1947 年初至 1949 年年底黄家驷在 3 年内为肺结核、支气管扩张、肺囊肿及肺癌等各种疾病患者施行了 50 例肺切除术，是当时国内报道最多的一组。此后，国内多家医院相继开展肺切除术治疗肺结核、支气管扩张、肺脓肿、肺癌等，并且积累了大量的临床经验。同时，我国胸外科医师紧跟国际胸外科学发展，很快掌握了支气管袖状切除等手术技术，做到在尽可能多地切除病变前提下，保留更多有功能的肺组织。在肺转移瘤的治疗上，我国胸外科医师在国际会议上报道了大组应用肺叶切除治疗滋养细胞肿瘤肺转移的临床经验，积累大量临床病例，引起世界瞩目。

（二）气管、支气管外科

气管造口术是古老的外科手术之一。对于高位气管梗阻患者，低位气管造口术是维持患者生命的关键措施。而气管环状切除术首先是由 Belsey 于 1950 年完成的，参照 1949 年 Bob 和 Bateman 尸检研究结果，他提出气管切除并一期修复应局限在 4 个气管软骨环或 2cm 之内。放射学研究显示，在颈部极度俯曲和过伸时，胸骨上窝以上部分气管可有 2.5cm 长度的变化。1950 年，Ferguson 通过动物实验和对人体气管弹性的观察，认为切除 1/3 气管后仍能实现对端吻合。1957 年，Barclay 等为 2 例患者切除 5cm 长气管，同时广泛游离气管后进行对端吻合，并将左主支气管再植至右侧中间段支气管。1961 年，Michelson 等在进行认真的尸检研究后表明，在切断肺下韧带和充分游离左主支气管后，气管可以切除的长度为 4～6cm，50 岁以上的患者，气管的移动性只有 30 岁患者的

一半。1964 年，Grillo 等提出成人大约 1/2 的气管被切除以后，仍可行对端吻合。由于个体解剖、年龄、身体姿态或其他因素的差异，气管可以被切除的长度也有所不同。此后，一期气管切除和重建技术被广泛应用于临床并得到了快速发展。

临床上气管广泛损伤和较长节段气管病变切除后难以进行气管对端吻合，气管重建需要气管替代物。管状气管替代物很早就出现了，其材料包括金属、玻璃、塑料等，以及有或没有支撑材料的合成组织，但由于感染、慢性溃疡、肉芽组织增生、炎症侵蚀和替代物松动等诸多问题，总的来说，气管替代物的临床应用并不成功。应用同种移植物替代气管，无论如何处理移植物，最终均会被瘢痕组织所取代。自体气管移植片即使有充足的血液供应，也不易正常生长，组织会缓慢发生无菌性坏死，逐渐被瘢痕组织所代替，从而不可避免地产生狭窄。利用自体组织重建气管，主要有翻转带蒂食管片、带蒂小肠、胸壁肌皮瓣和肋软骨肋间肌瓣等组织。Nelson 等在一组动物实验中利用大网膜包裹人工气管支架和自体组织，为其提供血运，但最终结果显示，气管支架脱落、气管软化、瘢痕形成及气管狭窄，是影响实验成功的主要问题。

1950 年，Daniel、Ferguson、Jackson 等先后报道了犬同种异体气管移植的实验研究，所有实验犬均于术后 2 周左右出现严重的气管狭窄，并死于气管阻塞及肺炎。1979 年，Rose 等报道了人类同种异体气管移植，术后患者生存 9 周。随着有效免疫抑制剂的临床应用，各种脏器的移植均取得明显进展，然而气管移植却停滞不前。气管的血供呈节段性分布，上段由甲状腺下动脉的第三分支供给，下段由支气管动脉分支供给，这两组动脉细小，在气管移植中很难通过血管吻合来使移植气管获得血运，这是气管移植失败的主要原因。为了解决这一难题，人们进行了大量的动物实验，比较成功地建立移植气管血运的方法是带蒂大网膜移植。Takachi 和 Li 的犬气管移植实验中，带大网膜的自体气管移植的成功率达 83%。解剖检查发现，移植气管无收缩、肉芽组织形成或坏死，组织学检查显示移植气管结构无变化。带大网膜的异体气管移植的成功率约为 44%，不带大网膜的自体气管移植的成功率约为 50%。实验结果证

明，利用带蒂大网膜可对移植气管进行再血管化，增加移植气管的抗感染能力，是加快移植气管愈合和提高术后动物生存率的有效方法。此外，建立移植气管血运的方法还有带胸锁乳突肌瓣气管移植等。气管移植目前仍处于动物实验阶段，虽然有个别临床成功的报道，但要广泛应用于临床仍有较大的困难，主要问题在于移植气管的再血管化、有效的免疫抑制方法、供体气管的采取和保存等。

早在 1946 年，Belsey 曾总结说，胸腔内气管是外科医生所涉及的最后一个不成对的器官，气管重建问题的解决标志着外科发展史上"探索者"时代的结束。

在气管和支气管外科方面，除了气管支气管袖状切除术外，隆突病变的处理又是一困难问题。1963 年，Grillo 等首先报道了 36 例通过各种方式进行的隆突切除和重建术，此后陆续出现了其他学者的隆突切除和重建术的报道。至今隆突切除重建技术仍是胸外科医师面临的挑战之一。

1819 年，Laennec 最早描述了支气管扩张症，并确定是支气管分泌物的聚集和淤塞所致，强调支气管扩张症更容易发生在肺的低垂部位，他将支气管扩张分为圆柱状、囊状和囊柱状三型。1846 年，Hasse 正式将其命名为支气管扩张症。Heller 认为支气管扩张症是支气管周围瘢痕组织所产生的外部牵拉的结果。1901 年，Heidenhain 采用部分肺切除治疗支气管扩张症获得成功。但是直至 1918 年 Jackson 发明碱式碳酸铋吹入法和 1922 年 Sicard、Forestier 发明碘油支气管造影技术，临床能够明确显示病变范围后，外科治疗支气管扩张症才得到广泛推广。当今，支气管扩张症仍是胸外科医师面对的常见肺化脓性疾病，诊断也不需要碘油支气管造影，胸部 CT 检查足以提供诊断支气管扩张的部位、范围、类型和肺组织损伤的程度，从而确定是否需要外科切除，切除的范围，以及双侧病变的手术顺序等。

（三）胸腔镜外科

1915 年，瑞典医生 Jacobaeus 首先利用单筒胸腔镜进行胸腔内手术操作，他利用这种技术制造了人工气胸，使肺完全萎陷来治疗肺结核，也用来松解胸膜与肺的粘连。

1928 年，Cova 在 *Atlas Thoracoscopicon* 一书中以图解方式显示胸腔镜手术操作方法。20 世纪 30 年代，有学者用带光源的单筒胸腔镜诊断和治疗简单的胸膜疾病。20 世纪 40 年代后期，随着有效的抗结核药物的出现，肺结核的治疗完全不需要用人工气胸作为主要手段，同时，单筒胸腔镜也因视野和操作上的局限性及诸多并发症而被放弃使用。在相当长一段时期，胸腔镜技术未能在美国广泛开展，是因 1 例胸腔镜操作造成难以控制的肺动脉出血死亡后，当时的胸外科领域专家 Alexander（1937 年）警告胸外科医师不要再做胸腔镜手术。1976 年，Lewis（美国新泽西州）使用纤维支气管镜和硬质支气管镜进行胸腔检查。1987 年，Phillipe Mouret（法国里昂）首次在人体完成了腹腔镜胆囊切除术，给了执着追求腔镜外科技术的胸外科医生极大的鼓励。

近几十年来，随着电子工业和高科技的迅猛发展，在既往单筒胸腔镜临床应用的基础上，发展起电视辅助胸腔镜外科（video assisted thoracoscopic surgery，VATS）。VATS 以其独特的诊断、检查和治疗方法，清晰的电视显示技术，逐渐被广大临床呼吸科和胸外科医师所接受。VATS 在诊断和治疗方面的指征迅速扩展，包括肺活检诊断肺间质性病变，胸膜活检诊断不明原因胸腔积液，单纯肺内结节切除，肺转移瘤切除和肺大疱切除治疗自发性气胸等，此外，VATS 还可用于纵隔肿瘤切除，交感神经干切断治疗手汗症、交感神经营养不良和雷诺病，胸导管结扎治疗乳糜胸，食管下段肌层切开治疗贲门失弛缓症，心包开窗，以及更复杂的手术，如肺减容术、肺叶切除术、全肺切除术、食管癌切除术、动脉导管夹闭术，甚至冠状动脉搭桥术及其他复杂的心脏外科手术。

VATS 在我国始于 20 世纪 90 年代初，至 2008 年底，全国大多数医院均能开展各种类型的 VATS 诊断和治疗，很多胸外科医师，特别是年轻的胸外科医师，已经熟练掌握 VATS 技术，在普通胸外科手术中 VATS 所占的比例明显提高，在某些医院可达到 50% 以上。VATS 有很多优点，如创伤小、视野宽、对肺功能影响小、恢复快、住院时间短等，但不足之处是手术者不能直接触摸病变，耗材花费高，复杂手术还需要开胸处理等。虽然 VATS 已在临床工作中广泛应用，但必须清醒认识到，VATS

只是一种工具，它不能完全代替开胸手术来治疗胸外科所有疾病，需要严格掌握 VATS 指征，必须要保证手术效果，尤其是恶性肿瘤的根治性治疗，切忌"为了 VATS 而 VATS"的片面观点。

（四）肺移植

法国学者 Alexis Carrel 于 1902 年创建了沿用至今的血管吻合技术。1905 年开创性地进行了犬异位心肺移植实验，其创造的模型至今依然被实验外科所采用。1912 年他获得诺贝尔生理学或医学奖。

20 世纪 50 年代初，Metras、Hardin、Kittle 等进行了肺移植的动物实验，早期肺移植研究工作主要证实了去除肺门淋巴结、迷走神经和支气管动脉后，植入的肺不会出现以水肿为主要特征的植入反应，而这种植入反应产生的机制主要是缺血和再灌注损伤。

1946 年，Demikhiv 进行了犬心肺联合移植实验，实验犬于 6 天后死于肾衰竭。1963 年，Hardy 报道了首例人类肺移植术，术后患者生存了 18 天。在后来的 20 年中，世界范围内共开展了 40 例全肺或肺叶移植术，仅 1 例 23 岁的患者因进展性尘肺而接受右肺移植术，术后生存了 10 个月，最终死于慢性排斥反应和肺化脓症，其余 39 例均未成功。1969 年，Cooley、Lillehei 先后进行了人类心肺联合移植术，均告失败。1972 年，Vanderhoeft 等在动物实验中实施了整体双肺移植术。1981 年，斯坦福大学的 Reitz 在实验室中证实环孢霉素有强大的免疫抑制作用，并将其应用于心肺联合移植取得成功，显著推动了临床肺移植的进程。1983 年以前，支气管吻合口并发症是肺移植后主要并发症和致死原因。1983 年，多伦多大学以 Cooper 为首的肺移植组开展肺移植临床研究发现，术后早期避免常规使用类固醇，应用带蒂大网膜包绕支气管吻合口来增加支气管血液供应，可以促进吻合口愈合，有效防止支气管血管瘘和支气管胸膜瘘，从而避免吻合口裂开，在临床上获得了成功。20 世纪 80 年代，Dark 和 Patterson 在临床上成功地进行了双肺移植术。1990 年，Pasgue 等在无体外循环的情况下，进行了序贯式双肺移植术。随着肺移植临床经验的不断积累，肺移植的适应证也由最初的原发性肺动脉高压，扩展为慢性阻塞性肺疾病（COPD）、抗 α 胰蛋白酶缺乏肺气肿、囊性肺纤维化、特发性肺纤维化等。目前世界范围内每年肺移植手术量已超过 4000 例，能够完成 50 例以上肺移植的中心全球共有 13 个。据国际心肺移植协会（ISHLT）2015 年的报告，全球肺移植总量已超过 51 440 例，术后 5 年生存率、10 年生存率分别为 54% 和 31%，生存超过一年的患者的中位生存期为 7.9 年，肺移植已经成为治疗终末期肺部疾病的常规方法。

我国肺移植是在 1979 年由辛育龄教授开始施行的，1995 年北京安贞医院为 1 例终末期肺纤维化患者施行左侧单肺移植术，术后患者生存了 5 年 10 个月。1998 年北京安贞医院又成功地施行了我国首例序贯式双肺移植术，术后患者生存了 4 年 3 个月。之后全国多家医疗中心报道进行肺移植获得成功。江苏省无锡市人民医院是近年来施行肺移植术较多的医疗中心，2002 ～ 2015 年年底共完成肺移植手术 448 例，术后 1 年、3 年、5 年和 10 年的累积生存率分别为 78.1%、61.1%、48.4% 和 21.2%。2015 年，江苏省无锡市人民医院完成肺移植手术 106 例，成功进入全球五大肺移植医疗中心行列。

三、食管外科

早在 1738 年，法国医师 Goursand 经颈部摘除食管内异物。1864 年，美国波士顿的 Cheever 第一次完成食管切除术。1866 年，都柏林的 Wheeler 首次完成咽食管憩室切除术。1871 年，Billroth 认为颈部局限性食管癌可以用手术方法治疗，后来其助手 Czerny 于 1877 年进行了颈部食管癌切除，患者为 51 岁女性，术后患者通过食管远端造瘘口饲食。1884 年，Mickulickz 首次切除颈段食管癌，再用皮瓣进行二期食管修复，患者生存了 11 个月。1908 年，Voelcker 经腹腔切除贲门恶性病变，同时行食管胃吻合术获得成功。1913 年，Torek 经胸腔行中段食管癌切除，食管近断端从颈部切口拖出行食管造瘘术，腹部做胃造瘘，再用胶管连接两瘘口，恢复经口进食。同年，Zaaijer 成功地为 1 例食管下段癌患者进行了手术切除，其食管上残端从背部外置造瘘，同时在腹部做胃造瘘，用胶管连接两瘘口经口进食。1933 年，Turner 创造了不开胸经颈部和腹部切口钝性剥离食管，再将胃提到颈部行食管胃吻合术。1933 年，Ohsawa 对 1 例贲门癌患者行肿瘤切除—期食管胃吻合术，并获得成功。1938 年，Marshall 及 Adams 分别报道了经左胸入路食管癌切除术，并行食管和胃胸内吻合。这种方法较之前的各种方法具有更多的优越性，且很快被各国学者接受并应用于临床。1978 年，Orringer 和 Sloan 介绍了不开胸经膈肌裂孔做食管癌切除术。此后，治疗上的进展主要包括病理上区分食管鳞癌和食管腺癌；游离并使用胃做间置并进行吻合；多元化的治疗方案；改善术前营养，以及应用吻合器进行高位胸腔内吻合。

食管癌切除后食管重建首选胃或肠管替代，已经获得共识。早在 1908 年 Herzen 就用一段空肠连接颈段食管和胃。1911 年，Kelling 采用结肠移植重建食管，结肠血运好，足够长，用于食管重建成功率高。在诸多食管重建的手术方法中，最多采用的仍是食管胃吻合术，主要是因为胃的游离移动范围大，血运丰富，手术相对简单，可以在主动脉弓上水平、主动脉弓下水平行食管胃吻合术，也可在胸膜顶水平甚至在颈部进行食管胃吻合术。

1955 年，Heimlich 提出利用胃大弯修剪成形，制作成倒置胃管行颈部食管胃吻合术，但由于手术操作繁琐、并发症多，而未能在临床上获得推广。

1940 年在北京协和医院，因外科主任 Loucks 重感冒，委托主治医师吴英恺（30 岁）为 1 例食管癌患者主刀手术，取得了成功。该例患者成为中国第 1 例食管癌切除病例。

采用手术方法治疗食管癌，存在切除率低和死亡率高的两个挑战，我国的吴英恺和黄国俊于 1979 年报道了 4000 例手术治疗食管癌的令人振奋的结果，食管癌的手术切除率达到 80%，院内死亡率 3%～5%，5 年生存率达 30%。

我国河南省林县食管癌的普查工作成果令世界瞩目，中国医学科学院肿瘤医院研究组采取食管内气囊拉网的方法，对无症状的早期食管癌患者进行诊断。在一组 253 例无症状的早期食管癌患者中，食管癌切除后 5 年生存率达到 90%。广泛应用食管吻合器更进一步降低了吻合口瘘的发生率。用腹腔镜技术腹内游离胃体，制成管状胃，再用胸腔镜在胸内游离食管并切除，将管状胃经

食管裂孔提到胸腔，进行食管和胃机械吻合，或颈部进行食管和胃吻合术，这就是目前国内普遍开展的全腔镜食管癌切除术。

对于良性食管疾病，临床外科治疗方法种类繁多。

（1）贲门失弛缓症：1674 年，Thomas Willis 首次报道并治疗了贲门失弛缓症，他指导 1 例 38 岁的患者用鲸须探条进行扩张治疗，维持其经口进食 15 年。1887 年，Russel 用丝绸包裹的橡皮囊进行贲门部扩张。1897 年，Jaffe 试用手术治疗贲门失弛缓症失败。1901 年，Gottstein 提出切开食管下段肌层可以缓解贲门失弛缓症的假说。1904 年，Von Mikulicz 提出用胃部分切除治疗贲门失弛缓症以达到扩大胃食管接合部的目的。1910 年，Wendel 行贲门纵行切开横向缝合成形。1913 年，德国医师 Ernest Heller 为一例有 30 年贲门失弛缓症病史的 49 岁患者施行手术治疗，采用腹正中切口，将前、后壁食管贲门黏膜外肌层切开，治疗成功。1923 年，Zaaijer 将 Heller 的方法改良为单纯食管贲门前壁肌层切开。这种改良的 Heller 手术方式至今仍然是治疗贲门失弛缓症的基础方法。

（2）食管憩室：1892 年，Von Bergmann 报道了成功切除食管憩室的病例。1909 年，Goldmann 一期手术游离咽食管憩室，把憩室底部提高固定于颈部切口，待两周后形成粘连，再行二期手术切除憩室，这样可以减少缝合部位的食管瘘和纵隔感染，从而显著降低了手术死亡率。1979 年，Postlethwait 总结了 3088 例咽食管憩室手术，手术死亡率为 1.2%；对于食管中段憩室应在切除憩室后横行缝合食管切口，以避免食管狭窄；而在 173 例膈上憩室患者中，3.5% 并发食管胸膜瘘，手术死亡率为 3.5%，复发率为 5%。

（3）食管裂孔疝：典型的食管裂孔疝手术修补方法是 Allison 在 1951 年提出的，他主张将膈食管膜缩短并缝合固定在裂孔周围，但膈疝导致的膈食管膜薄弱无力者，手术容易失败。1957 年，Lortat-Jacob 提出胃底食管固定术和胃底膈顶固定术，使膈下食管有足够的长度并减小 His 角，恢复贲门机制防止反流。同年，Collis 提出用胃体成形术治疗因慢性消化性食管炎所致的获得性短食管，将胃延长，并在腹腔内进行胃体包绕管状胃做 270° 折叠。1959 年，Nissen 等提出腹侧胃固定术，

经验证明这种手术方式对修补食管旁疝效果较好，对修补滑动性裂孔疝效果欠佳。为此，1962年，Nissen又提出用折叠的胃底包裹3～5cm的食管全周，并缝合固定在裂孔的周围，对防止胃食管反流和裂孔疝的复发均有较满意的效果。总之，无论采用哪种方法对裂孔疝进行修补，均要做到将贲门复位，把胃固定在腹腔，恢复贲门的关闭机制防止反流，以及将扩大的裂孔缩小。1969年，Meads综合既往的临床经验主张对食管裂孔疝采用综合性手术，包括食管裂孔疝修补术、抗反流手术和减酸手术。

（4）食管良性肿瘤：早在17世纪就有学者描述过食管息肉，1818年，Duboise为1例食管息肉患者行息肉蒂部结扎，但由于瘤体误吸入气管而窒息死亡。1797年，Monro首次报道了食管肌瘤。1933年，Ohsawa第一次成功地切除了食管平滑肌瘤。1954年，Churchill和Sweet采用单纯的食管黏膜外肿瘤摘除术成功摘除了食管良性肿瘤。

四、纵隔外科

1893年，Bastianelli报道了切除胸骨柄后摘除前纵隔的皮样囊肿。1897年，Milton在尸体和动物身上进行试验，发现将胸骨劈开可以充分显露前纵隔而不进入胸膜腔，在当时，手术破入胸膜腔具有相当的危险性，主要是气胸和随后出现的呼吸衰竭可导致患者死亡。在这些工作的基础上，Milton报道了采用胸骨劈开法，于前纵隔切除了两枚干酪样淋巴结，因结核已累及胸骨，他采取了第2天延期关闭胸骨。随着麻醉学的发展，气管插管下麻醉方式保证了经胸膜腔手术的安全性，1929年，Harrigton报道了一组病例，验证了经胸膜腔手术治疗各种纵隔疾病的安全性和有效性。1913年，Sauerbruch切除了1例重症肌无力患者增生的胸腺，术前患者被误诊为胸腺瘤，术后患者死于呼吸衰竭。1936年，Blalock为1例胸腺瘤合并重症肌无力的年轻女性进行了胸腺瘤切除术，术后患者重症肌无力症状明显缓解，从此开创了重症肌无力外科治疗途径。1944年他积累了20例的经验，强调重症肌无力病程越短，手术效果越好，并强调完整切除胸腺的重要性。

目前，完整切除纵隔肿瘤已经形成外科共识，为了达到完整切除纵隔肿瘤的目的，胸外科可以成功地完成上腔静脉系统切除并一期人工血管置换。

回顾胸外科发展的历史，让我们对胸外科疾病的认识过程有了更全面的了解，也为今后胸外科的进步和发展提供了借鉴。现代胸外科已经自成体系，成为外科学系的独立分支，而且不断向新的领域扩展，这与几代胸外科先驱们的艰苦努力是分不开的，他们锲而不舍的钻研精神是我们后辈的精神支柱。我们要牢记初心，不辱使命，继续为胸外科的发展贡献我们的力量。

第二节　胸外科医师的培养

胸外科是一门古老的学科，其形成和发展大约经历了一个世纪，同时也由点滴的临床经验积累，发展为具有独立的理论基础，又与其他学科相互渗透的独立体系。现代胸外科医师无须像先驱们那样艰难地探索某一种疾病与外科治疗的关系，前辈们已经给我们留下了许多宝贵的成功经验或难得的失败教训，并且根据这些经验和教训进行了归纳总结，形成了胸外科的基础理论、基本知识和基本技能。虽然现代胸外科医师可以通过阅读著作和文献，用较短的时间了解胸外科的基础理论和掌握各种疾病的诊治原则，但是要成为一名名副其实的胸外科医师只掌握这些基础理论是远远不够的，还需要将这些理论知识与临床实践紧密结合、融会贯通，而连接这两个阶段的桥梁是胸外科医师的培养和训练。现代胸外科医师还肩负着继往开来的重任，这也需要扎实的基本知识和基本技能，以及敏锐的观察能力和勇于探索的开创精神。其实这些基本素质的形成在年轻胸外科医师的培养和训练中就已经开始了。不同阶段、不同层次、不同水平的胸外科医师有其不同的学习内容和相应的要求，在不断的学习过程中接受新思想，吸收新知识，吐故纳新，逐渐成长、成熟，方能成为一名合格的胸外科医师。

一、胸外科医师培养的历史

19世纪后期，完整的住院医师培养方案最先在德国形成，其主要倡导者是柏林大学教授

Bernard von Langenbeck。按照这套住院医师培养方案，著名的 Charite 医院培养出许多优秀的外科学者，如 Billroth、Kocher、Trendelenburg 等。在这套培养方案中，循序渐进地增加住院医师肩负的责任是其重点，而培养方案的制订者和执行者 Langenbeck 就是一名技巧高超和判断力敏锐的外科医师。他曾设计了 33 种手术器械，是德国外科学会的创始人，他毕生训练出许多有才华的外科学术带头人。

美国的住院医师培养制度始于约翰·霍普金斯医院，William Stewart Halsted 是该院第一任外科主任，在多次访问欧洲，特别是对德国、瑞士、奥地利等国的多家著名医学教学科研中心进行访问以后，其参照 Langenbeck 的住院医师培养和训练原则，建立起约翰·霍普金斯医院住院医师培训制度。Halsted 充分重视当时的许多学术发现，如 Hunter、Pasteur、Lister 等的学术贡献均为外科学的发展打下了坚实的基础。因此，约翰·霍普金斯医院住院医师培训制度特别强调了科学研究的训练。Halsted 在全国范围宣传这套培训制度的重要性，并使之在短期内成为美国医师培训的典范。1904 年，Halsted 在耶鲁大学所作的题为"外科医师培养"的报告中指出，除了参加手术和病房工作以外，应要求高年资住院医师乃至主治医师进行科学研究，学习外科病理学、细菌学和生理学。有志于从事外科专业的年轻医师，从早年的训练中就应获得相关的基础学科知识。经过约翰·霍普金斯医院住院医师培训制度训练和培养出来的医生，成为了美国各地大学的外科教授，继之又在各自的大学传播、宣传这种培训制度，在做好临床工作的同时开展科学研究。

1928 年，美国密歇根大学的 John Alexander 教授建立了最初的胸外科住院医师训练规程。根据他本人成长的经验，他认为胸外科医师的训练即便是在有大量病例、工作内容丰富的单位，年轻医师的培养年限也不应低于两年，否则将缺乏自信，不能应对复杂的临床问题，也难以获得内科同行的认可。根据 John Alexander 教授的这一原则，密歇根大学训练出来的胸外科医师大都成为显赫的胸外科专家。后来，美国胸外科考核委员会采纳了 John Alexander 的胸外科医师的训练和培养计划。John Alexander 不仅是胸外科专业的创始人、

教育家，也是卓越的临床学家，他对肺结核的外科治疗研究颇有见解，其所著的《肺结核的外科治疗》（1925 年）和《肺结核萎陷疗法》（1937 年）是公认的胸外科里程碑。

Edward D. Churchill 是另一位胸外科学的先驱，在胸外科领域也做出了巨大的贡献。在哈佛大学和麻省总医院，他对培养训练年轻医师倾注了极大的热情，同时赋予了新的内容。他认为，坚持科学态度和人道主义精神也是一名外科医师所应具备的基本素质。

1948 年美国胸外科考核委员会建立，1971 年该委员会从美国外科考核委员会中独立出来，并与美国胸外科住院医师评定委员会密切合作，将美国胸外科医师培养和训练纳入正轨。美国胸外科考核委员会强调，年轻医师在进入心胸外科专业领域之前应当有足够的普通外科训练，在取得胸外科专业证书之前应先取得普通外科的证书。胸外科医师的培养是一个复杂的过程，至少需要 6 ~ 7 年的时间，因此，考核委员会要求申请心胸外科专业考核的医师必须在胸外科或心血管外科工作满 24 个月，其中至少有 12 个月连续担任高年资住院医师的工作经历，其训练计划需经过美国胸外科住院医师评定委员会或加拿大皇家外科学院批准，并且具有所在培训中心的心胸外科主任的签字证明。考核委员会对临床实践的要求也相当高，1984 年要求申请人至少具有 150 例胸外科手术经验，而各类手术的例数则由申请人所在地区上一年所有申请人各种手术例数的均数加一个标准差来决定。2007 年美国胸外科学会对普通胸外科医师认证中申请人手术类型、手术例数、相关检查及会诊的要求如表 1-2-1 所示。

表 1-2-1　普通胸外科医师认证中申请人手术类型和手术例数

肺、胸膜、胸壁手术	100 例
全肺切除、肺叶切除、肺段切除	50 例
其他	50 例
食管、纵隔、膈肌手术	40 例
食管手术	30 例
其他	10 例
胸腔镜手术	30 例
先天性心脏病手术	10 例
成人心脏病手术	75 例

	续表
心脏瓣膜手术	40 例
冠状动脉搭桥术	35 例
气管镜和食管镜检查	90 例
会诊	100 例

考核委员会认为，参加培训的住院医师必须参与疾病诊断和治疗的全过程，包括疾病诊断、手术适应证、术前准备、手术方式选择及术后处理。申请人可以在某个范畴有所侧重，如肺、食管、创伤、心血管等方面，但必须具备较全面的胸外科基础知识，包括体外循环的生理概念、操作方法和并发症处理等内容；也要求具备小儿胸外科临床问题的处理能力，重症监护病房危重患者的救治技术，呼吸机的使用和调节、血气和代谢紊乱的纠正、低心排血量的处理和营养支持等有关知识。按照这样严格的培训，美国心胸外科界涌现出许多著名的国际级大师。

二、我国胸外科医师的培养和训练

我国的医学教育是受到多元化因素影响的产物，时代的变迁赋予中国医学教育不同的形式和内容。古代中国的医学教育大多是子承父业、师徒传代的小作坊式。20 世纪初，欧美先进的医学教育模式对我国的医学教育产生了巨大冲击，并有了深刻的影响。1921 年北京协和医院开院，其运转模式和管理方法完全由美国人制订，医学教育体制则采用约翰·霍普金斯医院的医师培训方法，在当时的中国医学教育界独树一帜。由于这种医师培养和训练制度的合理性和先进性，北京协和医院短短十余年就培养出一大批中国医学界的顶尖人才和领军人物。20 世纪 50～60 年代，由于历史的原因，我国的医学教育主要受苏联教育制度影响，其核心就是采取了研究生制度。这样，较早进入医学专业的年轻人能够通过研究生的学习来弥补大学阶段科研训练不足的缺憾。20 世纪 80 年代，西方医学教育思想再次涌入，对我国的医学教育产生了巨大的冲击并注入了新的活力，很多单位恢复了严格的住院医师培训制度、临床研究生制度，旨在快速提高医师的临床和科研素质。除了培养适应综合医院的大量临床医师外，

20 世纪 50 年代开始，为了提高专业化程度，对医师进行专业化培训，一批专科医院纷纷建立，如胸科医院、心血管病医院、骨科医院、眼科医院、妇产医院、肿瘤医院等，使专科病例更加集中，临床经验得到极大的丰富，培养出了许多专科医师，提高了对专科疾病的诊断和治疗水平。但从另一方面讲，如何在具有广泛医学基础的前提下，再强化医师专科能力的培养，对训练制度提出了极大挑战。20 世纪 90 年代末，我国完善执业医师考核制度，实质上是对整个医师培训过程第一阶段的验收，说明我国的医师培训制度正在逐渐完善。进入 21 世纪，我国的住院医师培训更加规范化，有条件的综合医疗中心经过严格认真的考核，被批准建立了住院医师培训基地，刚从医学院校毕业的年轻医师，均必须在培训基地经过 2～3 年的训练，考核合格后才可能进入到临床工作阶段。任何准备进入专科医院的住院医师进行专科工作前，必须通过综合医院普通外科或普通内科的轮转学习培训并合格后，才有可能成为专科医师。

如前所述，我国胸外科专科的建立始于 20 世纪 50 年代，在此之前，已经涌现出几位杰出的胸外科专家。1937 年王大同、1941 年张纪正和 1940 年吴英恺均在北京协和医院分别成功地完成了我国首例肺叶切除、全肺切除和食管癌切除胸内吻合手术。这三位中国胸外科先驱均得益于北京协和医院住院医师阶段的培训，而这一培训规程承袭了约翰·霍普金斯医院的医师培养和训练的精髓。

在以后的几十年中，中国胸外科医师培训始终遵循着一个主要原则：在广博的普通外科训练的基础上再进入胸外科专科训练。近十年来，培养具有高超手术技巧、敏锐洞察分析能力和创造性科研能力的胸外科医师，已经成为胸外科医师培训计划的核心目标。因此，在原有的胸外科专科训练的程序中又增加了科研思维方法训练的内容，这就是临床研究生制度。通过 3～6 年的研究生阶段学习，系统地完成 1～2 项科研课题，可显著增强他们的科研意识，从而在以后的临床工作中善于发现问题，提出新的思路，并懂得如何采用正确的方法解决问题，验证新的猜想。

由于对专业化程度要求逐渐提高，传统胸外科已经分化出普通胸外科、心脏外科、大血管外

科及小儿心脏外科等不同专业，这无疑使得专科医师们在专业知识和技能上更加深入和精湛，专业化水准更进一步提高。与此同时带来的另一方面的弊端是，一些复杂的、多脏器混合交叉性疾病的诊治也许会因此而被忽视。为了避免这种状况，需强调在进入胸外科训练初期，重视普通胸外科和心脏外科基础知识及基本技能的训练，普通胸外科医师应当懂得体外循环、大血管损伤的处理方法、冠状动脉粥样硬化性心脏病（冠心病）和心律失常的救治原则、低心排综合征的矫正等，以便在临床工作中更加得心应手。典型的范例是1997 年北京协和医院心胸外科完成的两例同期冠状动脉搭桥＋贲门癌根治手术。这两例老年男性患者因贲门癌引起上消化道出血就诊，同时又有不稳定型心绞痛症状，经过冠状动脉造影证实冠状动脉三支病变合并左主干病变，这给临床处理带来了一个棘手的问题：如果单纯施行贲门癌根治术，发生围手术期急性心肌梗死将是极大的威胁；而单纯进行冠状动脉旁路移植术，在体外循环过程中不可避免地会加重贲门癌出血。由于外科医师具备了丰富的普通胸外科和心脏外科的临床经验，患者可以先接受贲门癌根治术，然后再进行冠状动脉旁路移植术，这样既切除了贲门癌又恢复了心肌的血供。当然，在临床工作中类似需要多学科、交叉学科或跨学科知识的例子还很多，如肺移植过程中需要体外循环的辅助，肾衰竭患者在行普通胸外科手术前、后需要接受血液透析治疗，下腔静脉血管内平滑肌瘤病侵犯右心房，施行切除手术需要妇产科、血管外科、心脏外科多学科同台合作才能完成等。

总之，我国胸外科医师培养和训练制度还在不断丰富和完善中，在这个过程中，建立合理的、检验培训效果的、全国统一的考核制度是非常重要的一环。除了考核制度外，每位立志成为一名合格的胸外科医师的年轻人，都应当要求自己具备广博的基础知识、娴熟的基本技能、敏锐的洞察能力和活跃的科研意识，使自己成为一名真正的现代胸外科医师，而不是单纯的手术匠。

三、胸外科医师应具有的基本素质

胸外科医师面对的工作对象是特殊的患者，他们的重要脏器（肺、食管、纵隔）患有不同程度病症，而这些脏器在维持人的生命的过程中起着关键作用。胸外科医师的任务是使用手中掌握的医疗方法，祛除病症，使这些脏器恢复正常的生理功能。然而，在施行这些医疗措施的过程中，破坏与建立、损伤与恢复之间的差别也许就在毫厘之间，这些细微的差别很可能使患者付出生命的代价。因此，胸外科医师应时刻牢记行医使命，重任在肩，时时事事精益求精。

（一）对疾病的深刻认知

临床医学主要是经验医学，诊疗疾病的全过程也是对疾病的认知过程。对于典型和常见疾病的认知，应当强调认真阅读专业书籍。临床医师可以根据书本上前人对疾病的诊治策略进行有序的、逐步深入的实践。通过对诊治程序的理解、认识和熟悉，再融入自己对疾病的见解，就可以把书本上的知识转化为临床医师本人对疾病的理解和临床经验。当然，临床上所见到的疾病千变万化，不是书本知识可以完全涵盖，在这种情况下，应当强调对于基本理论的掌握和了解，如病理生理和病理解剖等。通过对基本理论的理解，增强对非典型疾病的认识。对疾病的认知是诊疗疾病的第一步，也是启动进一步治疗的根基和支点。

作为一名成熟的胸外科医师，除了对疾病本身的深刻认知以外，还需要对其他伴随的异常情况有所了解，这样才能正确评估胸外科疾病的治疗过程对患者的重要性，评估其他系统性疾病或其他器官功能障碍对胸外科疾病治疗过程的影响，以及相互之间的联系。

胸外科领域中的疾病常发生在与生命紧密相关的脏器，如肺、食管贲门和纵隔脏器，其治疗过程常影响到这些脏器功能的稳定，从而直接威胁患者的生命。因此，胸外科医师在诊治疾病的过程中，应当充分认识到这些潜在的危险，认识到重要脏器之间的相互影响，从而在最有效地治疗疾病的同时，最大限度地保留患病脏器的正常功能，对相关脏器的功能状态影响最小。

随着人们对疾病认识的不断深入，胸外科领域的知识内容也在不断扩展，与其他学科之间的相互渗透越来越广泛，因此，需要胸外科医师们不断学习、充实，始终保持旺盛的学习热忱。

（二）娴熟的手术技巧

外科手术不仅是胸外科医师治疗疾病的主要手段，而且是理论知识转化为临床实践的重要标志。手术技巧是胸外科医师自身能力、悟性和才华的具体表现，也是对疾病认知程度的最终检验。培养娴熟的手术技巧并不意味着要把胸外科医师训练成单纯的手术匠人，手术技术的熟练过程是胸外科医师不断学习、总结经验、逐渐成熟的过程。在这个过程中，需要胸外科医师有高度的归纳、整合能力，将书本上抽象的、文字描述的手术过程，转化为活生生的、三维的、在活体上的操作动作。显而易见，在掌握手术技巧的过程中，单靠胸外科医师本人的努力是远远不够的，要有一组医师梯队，在这一不同层次的医师组合中，高年资医师是低年资医师的老师，而低年资医师既是学习者也是高年资医师的得力助手，在协助手术中领悟手术的关键点，逐渐掌握手术操作的基本要领。低年资医师在学习手术的过程中，首先要当好助手，赢得上级医师的信任，使其愿意并主动帮助提高手术技能。对于高年资医师来说，手术技巧是其多年学习、总结，并与自身的体会融会贯通的结晶；而对于低年资医师来说，成熟的手术技巧，只是他们学习的一部分。一个梯队中不同层次的外科医师团结协作，互相学习，共同成长，是一个胸外科医师团队具有较高医疗水平的保证和标志。

外科手术的学习实践过程应当由简至繁，逐步升级，先在较低层次简单的某几种术式上积累经验，然后自然过渡到更复杂的手术操作。科室均应当为低年资医师的手术技能训练制订出具体的培养步骤，哪一级医师应当熟练掌握哪几类手术，应当协助进行哪几类手术，都应有较明确的规定。另外，胸外科医师本身要善于观察，虚心学习，博采众长，对多个上级医师的手术特点进行归纳、提炼。有悟性是胸外科医师所必须具备的基本素质，在实际手术操作中应当有举一反三、随机应变的能力。

大多数胸外科手术与重要脏器相关，手术风险较高，手术操作既要根除病变，又不能损伤重要脏器，要求胸外科医师采用最简单而有效的方法应付突如其来的变化，如大出血等。因此，胆大心细，机敏灵活，具备足够的心理承受能力，是胸外科医师另一项基本素质。

胸外科手术的成功不仅依赖于术者个人能力的发挥，还与团队合作（包括外科手术组、麻醉医师、手术室护士，密切相关。胸外科医师作为这一团队的组织者，应当具有指挥、协调和统筹能力，充分调动团队每位成员的潜能，及时发现问题，提出解决方案，从而保证手术的顺利完成和患者的安全。

娴熟的手术技巧来源于刻意练习，即把每一次手术都当作提高自己手术技能的一种锻炼。美国心理学家 Andes Ericsso 和 Robert Pool 撰写了《刻意练习：如何从新手到大师》（*PEAK：Secrets from the New Science of Expertise*）一书，提示我们对手术的每个步骤都要了如指掌，每项操作程序都要烂熟于心，这样才能成为胸外科手术专家。这个过程是艰苦而枯燥的，必须把手术的每个步骤和程序练习成千上万次，甚至在手术前一晚，把手术的每个步骤在脑子里像放电影一样过几遍，对手术步骤和过程形成心理表征，即下意识的反应，才能在手术中操作自如，掌控全局。两位心理学家还在书中提出"3F"原则，即大量重复练习、持续获得有效反馈和精神高度集中，值得我们重视。

（三）科研意识

科学研究是推动学科发展的重要动力，具有科研意识是临床创新的基础。许多临床科研经过的步骤是先受到某种现象或某篇文献的启发，然后形成一个设想，再用实验的方法证实这一设想的正确性或可行性，最后在临床上实施。新的想法、新的治疗方法、新的手术方式就是这样在成千上万次的尝试中产生的，而许多初始的现象会经常不断地在我们身边闪现，能不能抓住这些契机，就在于我们头脑中科研意识的强弱。北京协和医院是一所综合性医院，病床数量有限，积累病例数量远不如专科医院多，但每年发表的学术论文却始终占据全国前列，其原因在于强烈的科研意识，善于捕捉临床中出现的点滴现象和病例，深入钻研，锲而不舍，最终获得学术成果。

（四）教学思维

教学是胸外科团队承上启下的纽带，是教学

医院区别于其他医院的特点，也是高医疗水平的最好体现。在教学医院，教授们及上级医师有责任把自己的医学理论、医疗技术和多年从医经验传给下级医师，除了课堂教学，还要言传身教，亲自带学生。下级医师要在临床工作中有所进步，其依靠的也是教学，即课堂教学和临床教学。不同级别的医师能把自己所掌握的知识传给下级医师，也表明他们对这些知识已完全理解和掌握。

（五）人道主义和奉献精神

临床工作不仅需要热情、勤奋和努力，还必须时刻有如履薄冰、如临深渊的忧患意识，胸外科医师更是如此。胸外科医师要有诚心、精心、细心、热心，人道主义和无私的奉献精神是对胸外科医师的基本职业要求。

（任 华 肖 博 徐乐天）

参 考 文 献

毛文君，陈静瑜，2016. 中国肺移植面临的困难及对策. 中华胸部外科电子杂志，3（1）：1-6.

Blalock A，1944. Thymectomy in the treatment of myasthenia gravis：report of twenty cases. J Thorac Surg，13：316.

Brewer LA，1965. Biological basis for advances in thoracic surgery. Surg Gynec Obstet，120：359.

Brewer LA，1979. Respirators and respiratory therapy a historical overview. Am J Surg，138：342.

Brewer LA，1980. History of surgery of the esophagus. Am J Surg，139（6）：730-743.

Brewer LA，1983. Sphygmology through the centuries：historical notes. Am J Surg，145（6）：696-702.

Ellis FH Jr，Olsen AM，1969. Achalasia of the Esophagus. Philadelphia：W. B. Saunders Co.

Graham EA，Singer JJ，1933. Successful removal of an entire lung for carcinoma of the bronchus. JAMA，101：1371.

Grillo HC，1978. Tracheal tumors：surgical management. Ann Thorac Surg，26（2）：112-125.

Grob D，1953. Course and management of myasthenia gravis. JAMA，153（6）：529-532.

Jensik RJ，Faber LP，Kittle CF，1979. Segmental resection for bronchogenic carcinoma. Am Thorac Surg，28（5）：475-483.

Silveman NA，Sabiston DC，1980. Mediastinal masses. Surg Clin North Am，60（4）：757.

Wu YK，Huang GJ，Shao LF，et al，1982. Progress in the study and surgical treatment of cancer of the esophagus in China，1940～1980. J Thorac Cardiovasc Surg，84：325.

Wu YK，Loucks HH，1941. Surgical treatment of carcinoma of the esophagus. Chin Med J，60：1.

Wu YK，1981. Development of thoracic and cardiovascular surgery in China. Proceedings of Beijing Symposium on Cardiothoracic Surgery. Beijing：Science Press.

Yusen RD，Edward LB，Kucheryavaya AY，et al，2015. The registry of the international society for heart and lung transplantation：thirty-second official adult lung and heart-lung transplantation report-2015；focus theme：early graft failure. J Heart Lung Transplantation，34（10）：1264-1277.

第二章

胸外科患者手术前后处理

第一节　胸外科患者术前评价

在整个外科手术范畴中，胸外科手术属于较复杂的一类手术，手术条件要求较高，几乎所有开胸手术均要求气管插管下全身麻醉，并需要一定的监测设备。当代胸外科手术的特点是手术创伤大、范围广，且涉及许多与生命相关的重要脏器。接受胸外科手术的患者中，老年人较多，存在许多高危因素，合并基础疾病多，手术风险较大。同时，许多胸外科疾病的并发症是致命的，因此，术前选择必要的检查方法，可以充分评估患者对麻醉及手术的耐受性，手术的风险性，手术切除重要器官后恢复程度，以及手术后发生并发症的可能性，从而能够针对疾病特点，结合患者（特别是高危患者）术前全身情况和重要脏器的功能状况，正确地选择手术适应证，仔细设计和制订手术方案，所有这些均是取得手术成功、减少手术并发症和降低死亡率的关键。

对准备接受开胸手术的患者认真进行围手术期评估，是每一位经治医师、麻醉医师及外科主刀医师共同面对的课题。

一、开胸手术对呼吸功能的影响

近年来，大多数患者可以安全地接受胸外科各种手术，原因归结为重视术前准备，较好地了解和评估患者的心功能、肺功能、肾功能，以及水、电解质、酸碱状态，对临床药理学的充分理解和合理应用，改进和加强术中和术后管理，尤其是术中监测系统管理，以及术后加强监护病房管理为术后重症患者的生命支持提供了有效保障。

开胸手术后，肺部并发症是引起术后死亡的主要原因。开胸手术后肺部发生了一系列生理和病理改变，不论是术前肺功能正常或不正常的患者，术后均会出现肺部功能的病理生理学改变，了解和认识这些变化，可以预防并减少肺部并发症的发生。

开胸手术后首先是通气方式受到了影响，潮气量减少，呼吸次数增加，以保证每分通气量不减少。生理性叹息（3倍的潮气量）次数减少或丧失，正常时约每小时10次，这种自主性深呼吸能够防止肺泡萎陷，提高肺顺应性。总之，开胸手术后通气方式改变的最终结果造成了呼吸功能降低，静态肺容量减少，潮气量、呼气剩余量和功能残气量（FRC）减少，这些变化将影响术后临床过程。

正常闭合气量使小呼吸道闭合，并使之变成无功能的，它高于残余气量，低于潮气量末点，随着术后功能残气量的减少，闭合气量可能达到潮气量范围，导致潮气呼吸时呼吸道闭合。当患者术前有闭合气量增加，功能残气量减少，肺功能异常时，术后这种变化可加剧肺不张的发生和发展。肺不张可表现为片状或X线正常的微小不张。老年患者和吸烟患者闭合气量增加，肥胖患者功能残气量减少，有梗阻性肺疾病时，闭合气量和功能残气量均不正常，此类患者属于手术高危人群。

术后气体交换异常伴有动脉氧分压下降，这是肺通气灌注比下降的结果。肺泡塌陷致呼吸道闭合，造成肺泡有灌注而无通气，产生功能性右向左分流，导致低氧血症，此时单纯吸氧无效。在这种情况下，即使短暂性呼吸道被分泌物堵塞，也会使梗阻远端的氧迅速消失。术后平卧不动、胸痛、过多使用镇痛药等会加重呼吸道分泌物积聚，产生通气灌注比异常。这些情况导致肺叶切除、肺切除甚至不切除肺的开胸手术后，低氧血症也很明显。

一侧全肺切除后增加了右心负荷和压力，可能发生高压性肺水肿。此外手术对肺的挤压，术中、术后过多输入晶体液造成的血液稀释，血浆胶体渗透压下降，以及残肺在胸腔内过度膨胀，均可造成渗透性肺水肿。

二、麻醉对肺功能的影响

几乎所有的胸外科手术均要求采用全身麻醉，全身麻醉可引起气体交换障碍，可对肺组织本身、胸壁和膈肌的运动及运动形态产生较大影响。胸壁的变化导致吸入气体分布不随肺血流改变而变化，使肺单位的通气灌注比下降，肺泡 - 动脉氧分压差增大。研究发现，全身麻醉时大多数患者胸壁的机械变化使功能残气量减少了20%，此变化在麻醉诱导后立即发生，并不受肌松药的影响。静脉麻醉药通过抑制呼吸中枢输出激动，抑制膈肌活动张力，从而影响膈肌运动功能。挥发性麻醉药除了抑制呼吸中枢和膈肌功能外，还能抑制神经胞突结合处的激动传导，它对肋间肌的影响超过膈肌。吸入性麻醉药经中枢神经系统作用，可使膈肌功能丧失，处于弛张状态，结果减少了功能残气量，胸腔容量减少了340～750ml，并改变了气体交换。另外，麻醉还可引起盘状肺不张，而造成盘状肺不张的重要因素是肺泡丧失张力，机械通气呼气末气道压力调整为0.98kPa（10cmH$_2$O）可以避免发生盘状肺不张，维持呼吸肌张力。有学者发现，麻醉维持1小时的手术结束时，部分患者会发生盘状肺不张，并且有些盘状肺不张在术后24小时仍然存在。因此，因麻醉引起的压缩性盘状肺不张是术后气体交换障碍的重要因素。吸入性麻醉还可引起低氧性肺血管收缩，这也是肺泡 - 动脉氧分压差较大的结果。这种肺血管收缩作用有益于维持通气灌注比，不易发生肺内分流，能较好地维持动脉氧分压。

麻醉影响了胸壁和膈肌运动，引起功能残气量持续减少，吸入性麻醉药引起局部盘状肺不张，这些因素均能引起气体交换异常，而且这种影响在麻醉后仍持续几个小时，对于术前无心肺疾病的患者，这种影响比较轻微；而对于已存在慢性肺部疾病的患者，手术麻醉可能产生严重影响。

由于上述原因，全身麻醉对术中和术后短期肺功能均造成了影响，术后若不给予吸氧，常引起低氧血症。肺功能正常患者，术后15分钟时，动脉氧分压为（5.200±0.933）kPa［（71±8）mmHg］，

但老年患者（年龄＞65岁）、使用镇痛麻醉药及术前肺功能较差的患者，动脉氧分压下降更为明显，术后肺炎和呼吸衰竭发生率明显增高。术后疼痛迫使患者采取潮气式呼吸，但术后肺功能衰竭的主要因素不是疼痛，即使应用适当镇痛药后，肺功能和膈肌功能不全仍然存在。

近来有研究提出，食管贲门手术造成的膈肌功能不全、膈神经活动功能降低是术后肺功能不全的重要因素之一。采用硬膜外麻醉可以阻断内脏交感神经受体，改善膈神经的活动和膈肌功能，阿片类镇痛药却无此作用。总之，肺容量减少、低氧血症、肺不张、术中对肺的机械性压迫、术后呼吸道分泌物蓄积、肺水增加、肺表面活性物质减少等均是引起胸外科术后肺功能不全的主要原因。手术时膈神经损伤影响了术后膈肌运动功能，但其不是术后发生呼吸功能不全的主要原因。此外胸壁重建手术可造成严重呼吸障碍并发症，胸腔和纵隔引流置管不影响肺功能。术后深呼吸运动能够明显减少肺部并发症的发生，深呼吸可增加肺容量，使盘状肺不张的肺段重新膨胀。临床发现中 - 重度慢性阻塞性肺疾病（COPD）、哮喘病史和吸烟是术后发生肺功能不全并发症的三大主要诱因。

三、吸烟患者术前评价

吸烟患者术后并发症增多，源于烟草对心血管系统和呼吸系统的影响。长期吸烟老年患者，胸部X线异常高达53%，术后更容易发生肺部感染。吸烟者的碳氧血红蛋白较高，根据吸烟程度和量，碳氧血红蛋白浓度在3%～15%。碳氧血红蛋白浓度的增加减少了血红蛋白与氧的结合，使动脉氧含量下降，氧合血红蛋白饱和曲线向左移动。吸烟者的氧输送量减少，使组织摄氧量增加，造成混合静脉血氧含量降低。吸烟患者术前碳氧血红蛋白浓度较高，增加了术中和术后并发症发生的危险性。心血管对尼古丁具有剂量依赖作用，可引起体循环血管收缩、心率加快、血压升高。因此，吸烟患者术前至少应停止吸烟12～18小时，使碳氧血红蛋白被清除到3个半衰期。而且吸烟者短期戒断对心血管系统有益，可使血压、心率和血儿茶酚胺水平下降。术前4～6周戒烟能明显减少肺部并发症。

四、对 COPD 患者的术前评价

临床研究表明，COPD 患者术后容易发生肺部并发症，如肺不张、肺炎、伴有发热的支气管炎，甚至呼吸衰竭，发病率在 53% ～ 70%。患有 COPD 同时吸烟、术前肺功能明显降低的患者，开胸术后并发症发生率更高。动脉氧分压和二氧化碳分压是术前重要评价指标。术前患者有低氧血症，则术后需要吸氧的时间延长。术前有高碳酸血症，则术后可能需要呼吸机辅助通气。术前肺功能减低且有低氧血症的患者，术后 1/4 需要呼吸机辅助通气超过 24 小时，住院时间延长、病死率增加。发生了肺不张、严重缺氧和每分钟高通气量的患者，术后也需要机械通气辅助呼吸。术前有长期吸烟史、动脉氧分压低及肺功能测试存在严重异常患者，术后均需准备好机械通气辅助呼吸。

术前治疗包括戒烟 3 周以上，咳脓痰患者应给予抗生素和支气管扩张剂治疗。雾化吸入，胸部物理治疗可明显减少术后肺功能不全的发生，某些术前治疗可以在门诊进行。

五、对哮喘患者的术前评价

尽管没有专门的研究证明，哮喘患者行开胸术可增加肺部并发症的发生，气管插管和全身麻醉均可能引起和加重支气管痉挛，但吸入性麻醉药有防止和抗支气管痉挛的作用。麻醉诱导使用硫喷妥钠，可防止抗原引起肺部阻力增高。镇痛药吗啡可引起组胺释放，减少痉挛发生，非去极化肌松药也有类似作用。

六、对肺切除患者的术前评价

许多肺癌患者伴有 COPD，两者均与吸烟有关。手术切除是早期肺癌唯一可能治愈的手段。因此，术前评估肺切除对患者的影响，估计残余肺功能是临床医师最为关注的事项。

如上所述，具有呼吸道阻力明显增加、高碳酸血症和肺气肿的患者容易发生呼吸衰竭。切除全肺组织的 42%（左肺切除），弥散能力仅下降 30%，提示残余肺组织的弥散能力尚能维持。肺叶或全肺切除后对机体影响的研究结果显示，单纯肺叶切除

6 个月后潮气量减少了 15%，全肺切除术后潮气量减少了 35% ～ 40%。通常实际肺功能降低的比例低于预计值，提示术前肺肿瘤的存在已经降低了受累侧的肺功能。此外，肺切除后对于心功能也有一定的影响，即可导致心排血量减少，周围血管阻力增加。肺叶切除与全肺切除的结果相似，只是程度差别，肺叶切除的反应不那么明显。因此，术前在仔细阅读患者的胸部 CT 影像时，不仅需要对病变的部位及可能切除的范围进行评估，还要特别注意患者肺实质是否存在肺气肿、肺纤维化，以及其在肺内的分布状态和严重程度。

七、预计肺切除后的肺功能

（一）肺功能测定

肺功能检查是一项简单而实用的术前肺功能评估方法。肺功能检查中，第 1 秒用力呼气量（forced expiratory volume in 1 second，FEV_1）和一氧化碳弥散量（diffusing capacity for carbon monoxide，DLCO）是非常重要的指标，这两项可以用于预计术后并发症和手术死亡率发生的危险，并且可以用于预计术后 FEV_1 和 DLCO。

接受肺叶切除或全肺切除后，患者运动耐力减少的程度相似，肺叶切除与全肺切除术后死亡率大致相同。全肺切除患者的 FEV_1 减少程度高于肺叶切除患者。Legge 和 Palmer 随诊 58 例接受全肺切除和肺叶切除患者发现，术后 FEV_1、用力肺活量（FVC）百分比有所改善，而残气量 / 肺容量（RV/TLC）百分比没有变化，提示肺切除后 3 ～ 6 个月不发生高充盈。患者的 PaO_2 改善，而 $PaCO_2$ 无明显变化（表 2-1-1）。

表 2-1-1　全肺切除术后肺功能变化的平均百分比

参数	组 1	组 2	P
FEV_1（% 预计值）	-25.8	-28.6	NS
FVC（% 预计值）	-24.6	-37.6	NS
FEV（1%）	-1.1	+6.8	< 0.05
TLC（% 预计值）	-26.1	-30.3	NS
FRC（% 预计值）	-22.8	-31.5	NS
RV（% 预计值）	-16.7	-26.5	NS
RV/TLC（%）	+1.1	+2.5	NS
DLCO（% 预计值）	+2.2	-8.4	NS
PaO_2（kPa）	±0.84	+0.65	NS
$PaCO_2$（kPa）	+0.01	-0.05	NS

注：组 1. FEV_1 > 70% 预计值；组 2. FEV_1 < 70% 预计值；NS. 差异无统计学意义。

患者术前有无慢性支气管炎，术后肺功能均无明显改变。在预测肺手术后并发症的研究中，心脏并发症可影响患者脱离呼吸机的时间和最终离院转归。肺癌术后影响手术死亡率最主要的因素是心肌梗死、肺栓塞、肺炎、脓胸，这些并发症与肺功能并无明显关联。

使用支气管肺量计需要行气管插管，现在已很少使用，而是改用放射性核素氙（^{133}Xe）测定肺功能。静脉注射溶于氯化钠的放射性核素氙，由于氙不易溶于血液，可经肺毛细血管进入肺泡，通过 γ 照相，测定每侧肺的通气量。用放射性核素氙测定通气功能与支气管肺量计的结果相同。应用放射性核素氙的研究发现，全肺切除术后残留肺的血流和通气无明显改变。侧卧试验可估测功能残气量，当患者左侧或右侧卧位，功能较多的肺在上时，功能残气量增加较多。尽管不同肺功能试验可帮助确认适应证，但都不能准确预测患者的预后。肺动脉堵塞试验是用来测量肺动脉压的。通过堵塞计划要切除肺叶的肺动脉，能较好地预测肺切除后余肺的肺血流量能否耐受。安静时平均肺动脉压高于 2.9kPa（22mmHg），预后较差；运动后高于 4.0kPa（30mmHg）时，术后死亡率较高。Olsen 等比较肺动脉栓塞与标准肺功能的研究提出，符合以下标准的患者可以接受全肺切除手术：气囊堵塞和运动时的平均肺动脉压＜ 4.7kPa（35mmHg），动脉氧分压＞ 6.0kPa（45mmHg），预计全肺切除后 FEV_1 ＞ 0.8L。无论原来测定患者 FEV_1 ＜ 2L 还是 RV/TLC ＞ 50%，本次测定的肺功能 FEV_1 ＞ 2L，即可耐受切除手术。如果 FEV_1 ＜ 2L，或最大通气量＜预计值的 50%，应对患者进行定量灌注扫描以估测不同肺的功能。当预计术后 FEV_1 在 0.8 ～ 1L 时，术后死于呼吸衰竭的概率为 13%。大于 70 岁患者的手术死亡率为 15%。

近来 Olsen 等发现肺切除前进行运动试验，可以预测不能耐受全肺切除的患者。一组有严重肺功能不全的患者，因肺癌需行全肺切除手术，通过两次大量级负荷 25W 和 40W 运动试验，22 例患者耐受手术并存活，7 例患者不耐受手术未能存活，这些患者存在心脏指数、氧输送、氧耗量严重异常。患者可以上 3 层楼时，术后不需长时间气管插管辅助通气和延长住院时间。患者峰氧耗量＞ 15ml/（kg·min）时，尽管 FEV_1 ＜ 40%，预计肺叶切除后 FEV_1 ＜ 33%，仍可接受开胸手术。一般来讲，当最大通气量＜预计值的 50%，潮气量＜预计值的 70% 时，围手术期死亡率较高，但也有成功接受手术的报道。一般来说，所有肺功能检查对于预测手术后死亡率的特异度较低。肺功能检查不能预测是否会在术后发生肺功能不全，但是它可以帮助确定高危患者。

临床实践中，有两种评估患者肺功能的方法，一是最大心肺功能运动试验，即在症状出现前分析呼出的气体进行判断；二是检测症状出现时的临界值试验。这些试验需要患者运动量达到一定的目标后再测量。最常用的方法是爬楼梯试验，资料显示患者可以登上 3 层楼梯（54 个台阶），则接受肺叶切除术无明显手术风险；患者可以登上 4 ～ 5 层楼梯，则全肺切除的风险在可接受范围。相反，如果患者不能登上 12m 高的楼梯，围手术期并发症的发生率和死亡率均较高。另外一种改良爬楼梯的方法是限制在 10m 的距离以一定的速度往返行走，并且以每分钟的间隔增快速度，直至患者喘不过气来，不能坚持为止。患者不能往返行走 25 次，最大氧摄入少于 10ml/（kg·min），预示手术风险较高。

探测症状出现最敏感的心肺功能试验是一种最常用评估功能的方法。这种试验采用最大氧摄入［maximal oxygen uptake，MVO_2，ml/（kg·min）］表达。肺功能检查结果以占预计值的百分比报告。当 MVO_2 大于 15 ～ 20ml/（kg·min）时，患者围手术期的并发症发生率和死亡率较低；当 MVO_2 小于 10 ～ 12ml/（kg·min）时，胸外科手术具有较高风险。术前 MVO_2（pre-MVO_2）也用于肺功能的区域评估，用于预测术后肺功能（po-MVO_2），方法与肺功能参数相似。而 po-MVO_2 也可用于围手术期风险评估。当预计患者术后 FEV_1 或 DLCO 低于 40% 时，建议增加患者功能评估，另外一种标准是当 FEV_1 或 DLCO 低于预计值的 80%，MVO_2 在 10 ～ 20ml/（kg·min），或是在预计值的 40% ～ 75% 的患者，也需要进一步的功能评估。

随着近年来医学的进展，运用功能性肺单位容量 CT 扫描进行术后肺功能评估，代替了早年放射性同位素通气灌注扫描，用于临床区域性肺功能的分析评估。相关资料结合已知的术前肺功能检查，以及计划拟切除的肺组织，可以更精确地预测术后肺功能，这种方法还可以用于预测术后血氧饱和度、可能的并发症及恢复时间。相关的研究报道已经出现。临床研究发现，这些评估方法对于 COPD 患者存在低估残留肺功能的情况，需要引起临床重视。由于这些检查会增加费用和术前时间，故推荐在以下患者中进行术前区域肺功能分布评估：①肺功能检查 $FEV_1 <$ 预计值的 80%，或 $FEV_1/FVC < 70\%$；②有明显胸膜疾病；③存在气道梗阻；④中心型肺癌；⑤既往有肺切除病史。

（二）动脉血气

术前动脉血气分析是一项重要的评估方法，并且是筛查围手术期并发症的手段。当患者静息状态下血氧饱和度低于 90%，需要进一步评估是否可以接受胸外科手术。若静息状态下有低氧血症，或是运动后发生低氧血症，均应该予以重视，吸氧后血氧分压大于 120mmHg，通常提示可以接受常规胸部手术。当 PCO_2 大于 45mmHg 以上，术后低氧血症危险增加，但非手术禁忌。当没有其他手术禁忌证时，轻度高碳酸血症可以接受胸外科手术。当 PCO_2 大于 60mmHg 时，手术及麻醉并发症发生的风险极高。

（三）年龄

在诸多系列临床研究中，年龄都是围手术期的危险因素之一，但单一年龄因素并不是手术的禁忌证。一般而言，超过 70 岁的患者，肺切除术后围手术期并发症的发生率增加一倍。肺手术危险评估见表 2-1-2：

表 2-1-2　肺手术危险评估

高危	低危
年龄 > 70 岁	$FEV_1 > 2L$ 的全肺切除，$FEV_1 > 1.5L$ 的肺叶切除，$FEV_1 > 0.6L$ 的楔形切除
切除范围：全肺切除 > 肺叶切除 > 楔形切除 运动能力差	术后 $FEV_1 > 30\% \sim 40\%$ 肺切除患者可上 5 层楼，肺叶切除患者可上 3 层楼
低术后 FEV_1 预计值	环形测力 > 83W
低术后 DLCO 预计值	术后 DLCO 预计值 > 40%
手术时间长	$MVO_2 > 15 \sim 20ml/(kg \cdot min)$

根据相关研究结果，下面的指导对临床比较有用，可以帮助确定心肺功能不全的患者能否接受肺切除手术，不能施行手术的情况如下：

（1）全肺切除术患者 $FEV_1 < 2L$，或最大通气量（MVV）< 50%，肺叶切除术患者 $FEV_1 < 1.5L$，或 MVV < 35%，但这非唯一标准。

（2）预计术后 $FEV_1 < 800ml$。

（3）慢性高碳酸血症，动脉血 $PCO_2 > 6.0kPa$（45mmHg）或运动后出现高碳酸血症。

（4）低氧血症，安静时动脉血氧分压低于 6.7kPa（50mmHg），运动后血氧分压不增加。低氧血症非肺疾病引起。

（5）肺弥散能力 < 预计值的 50%。

（6）静止肺动脉压 > 4.7kPa（35mmHg）。

八、胸外科患者的心脏功能评价

准备接受胸外科手术的高龄患者，可能同时伴有心脏疾病，近年来加强了对胸外科手术患者术前心脏功能的评估。详细了解术前病史，认真进行体格检查仍然是最基本的内容，此外还需要评估患者的高危因素，如家族史、吸烟史、高血压病史、高胆固醇血症和高脂血症、糖尿病状况、既往有无心脏外科手术和介入治疗病史。特别是目前心脏的功能状态，如果患者在 5 年内曾有冠状动脉再血管化的病史（介入或是外科搭桥手术）但一直没有症状，或者患者在 2 年内有过心脏内科的评估检查，而没有确定的明显病变或是高危因素，心功能 II 级，则不需要进一步接受心脏功能状态的评估。

对于 30 天内有心肌梗死病史，或存在不稳定型心绞痛症状，有失代偿性心力衰竭，或有明显的心律失常，严重血管疾病，肾功能不全，脑血管疾病及后遗症的患者，除非急诊手术，这些患者需要推迟胸外科择期手术计划，并且酌情进一步行检查评估和药物调整治疗，必要时进行冠状动脉造影。介于上述两种极端情况的患者，胸外科手术的术前评估需要进行心电图检查、心脏超声检查，以及冠状动脉血管的高速螺旋 CTA（64 排以上）检查。对于以下结果：心电图无严重心律失常，无三度房室传导阻滞，无严重心肌缺血，心脏射血分数超过 45%，左心室无严重扩张（左心室舒张期末内径大于 65mm，正常成人左心室舒张期末内径小于 58mm），无肺动脉高压，螺旋 CT 未显示重度冠状动脉狭窄，心脏功能达到 II 级

（美国纽约心脏病协会分级标准）以上，即可以爬2层楼，或步行400m，日常生活可自理，达到上述程度的患者通常可以较安全地接受胸外科手术，但具体手术方式，如肺切除的范围等需要进一步评估。如果存在危险因素，需要积极治疗和纠正后再评估，最后再决定是否行胸外科手术，如三度房室传导阻滞患者，需要先安装心脏起搏器之后再接受胸外科手术，严重冠心病、瓣膜病患者可能需要先接受心脏外科手术或介入治疗后再考虑胸外科手术。

许多心脏病患者接受药物治疗或介入支架植入，以及1年内接受冠状动脉搭桥手术，均需接受强化抗血小板药物治疗，如波立维、替格瑞洛等。在接受胸外科手术时，需要考虑停药对冠状动脉血管支架产生的影响和药物对凝血功能的影响。对于这类患者，需要进行较详细的凝血功能状态评估。我们的做法是术前5～7天停用抗血小板药物，改用低分子量肝素皮下注射，每天2次，手术当天不注射低分子量肝素，术毕当天不需要注射低分子量肝素，如果患者必须要抗凝，无严重出血的情况下，术后6小时可以开始注射低分子量肝素，而且术后第1天即口服阿司匹林，引流明显减少，拔出引流管后停用低分子量肝素，改为术前的抗血小板药物治疗。如果患者已接受心脏瓣膜的人工机械瓣置换，需要终身服用抗维生素K的抗凝药物，如华法林，术前的管理方法也如上所述，但术后服用华法林需要与低分子量肝素重叠3天，之后停用低分子量肝素。

（于洪泉）

第二节　胸外科患者术后监护

胸外科手术对正常循环和呼吸生理状态有一定的影响，术后早期各系统、各器官的代偿能力不稳定，病情变化迅速，倘有疏忽可能导致严重的并发症，甚至危及患者生命，因此，胸外科医师应当铭记，手术成功不等于疾病治疗的结束。建立术后监护室，对胸外科手术后患者的循环和呼吸状态进行监测，及时发现和处理并发症，对患者的康复和减少并发症、降低死亡率至关重要。近年来术后监护室已越来越受到重视。术后监护应由经验丰富的医护人员完成，监护室配备先进的医疗仪器，对重症患者进行严格周密和认真细致的监测，预防早期并发症。一旦出现情况及时妥善处理，使各脏器处于良好的生理状态，安全度过围手术期，从而保证患者顺利康复。

一、监护室和监测设备

监护室要求光线充足，配备有温度、湿度调节装置，维持室温21℃，湿度70%，建议配备空气净化装置以保持无尘，并能滤除细菌。监护室布局应合理，床旁间隔1.5m以上，以利于抢救和治疗时有足够的空间。床头备有氧气、压缩空气和负压吸引系统。每个床位均应设有多功能监护仪及计算机分析系统，随时监测患者的心电图、无创或有创血压、无创外周血氧饱和度、呼气末二氧化碳浓度、肛温及Swan-Ganz导管血流动力学分析。每个床位旁还应备有1台或2台微量输液泵和微量注射泵，以便准确掌握单位时间输入液体量和药量。呼吸机是监护室必不可少的治疗设备，要求性能可靠，操作简便，备有控制通气、辅助通气、同步间歇指令呼吸（SIMV）、压力支持（PS）、呼气末正压通气（PEEP）、持续气道内正压通气（CPAP）等基本呼吸管理方式。其他监护室设备还应包括抢救用气管导管、气管切开包、除颤器及各种急救药物和器械，有条件的监护室还应配备血气分析仪、血电解质测定仪。另外，床旁胸部X线片检查应随时应召。

二、术后常规监测

普通胸外科手术后患者，一般术毕在手术室内拔除气管导管，拔管前应彻底吸痰、清除呼吸道内分泌物。如果患者未完全清醒或存在呼吸功能不全、循环功能不稳定时，应保留气管导管离开手术室，以便继续辅助通气，同时追加一定量的麻醉药物，以免患者不耐受气管导管、躁动、屏气，从而加重呼吸和循环的不稳定状态。

转送患者途中应注意：①将搬动和其他干扰降至最低程度；②注意心包、纵隔或胸腔引流管密封于水面下2～4cm，并防止倒流；③维持患者呼吸，并对其循环和呼吸状态保持高度警惕。

患者到达监护室以前,监护室人员应准备好上述各种监护仪并检验其工作状态是否正常,使之处于良好的待用状态。

患者进入监护室后,医护人员要注意以下几点。

(1)保证呼吸道通畅,接呼吸机辅助通气,有效给氧。

(2)立即建立各种重要生命体征的监测

1)心电图:监测心率和心律变化,观察有无心律失常和心肌缺血改变。

2)动脉压:反映患者循环功能状态,无创血压监测可以方便地显示动脉收缩压、舒张压及平均动脉压。重症患者及呼吸机辅助通气患者,需定时抽取动脉血进行血气分析,因此,有必要在桡动脉、足背动脉或股动脉穿刺留置导管。

3)外周血氧饱和度测定:探头放在指尖,持续显示毛细血管内血氧情况。

4)对于危重患者,除上述监测外还需要增加以下几项监测:①中心静脉压,反映心脏前负荷和血容量情况。②呼出气二氧化碳,可以确定患者通气是否满意,有无二氧化碳潴留。③Swan-Ganz导管监测肺动脉压和肺动脉楔压,了解右心后负荷和左心前负荷情况,从而间接了解心室功能,通过Swan-Ganz导管还可以用热稀释法测定心排血量,了解心脏指数、外周阻力和肺循环阻力等情况。

(3)连接各引流管

1)心包、纵隔及胸腔引流管:保证引流管密封于水面下2～4cm,并在液面水平标记。观察胸腔引流管液面波动情况可以反映患者呼吸幅度及胸内残腔大小。注意引流液颜色、性状和引流量。术后早期每30分钟挤压引流管1次。

2)尿管:术后留置尿管记录尿量,可以了解液体出入情况,间接反映内脏器官,特别是循环和肾脏血流灌注情况。

3)胃管:食管和贲门手术后留置胃管,行自然引流或负压吸引,引流出胃内容物及气体。术后应保持管道通畅,注意引流液颜色和性状,早期发现胃排空障碍,以及吻合口出血等并发症。

(4)注意观察患者神志是否清楚,瞳孔对光反射情况,了解皮肤有无电灼伤、压伤,观察呼吸频率和幅度,听诊双侧肺呼吸音状况,记录体温,并观察末梢循环情况。

(5)根据病情调整体位,一般患者取仰卧位,床头抬高30°,以利于呼吸和引流。

(6)监护室医护人员应了解患者手术方式、术中输血、补液及尿量情况,以及带入监护室的液体种类、各种药物的浓度等。

(7)抽血检查血常规和血生化指标,了解红细胞比容和血电解质情况,应用机械辅助通气的患者还应定时进行血气分析。

(8)床旁胸部X线片,观察双肺纹理、肺膨胀程度,纵隔影像有无增宽,可反映纵隔有无积血或血肿。另外,通过胸部X线片可以了解引流管位置、气管导管深度和深静脉置管情况等。

监护室工作人员要全面记录监测数据,认真观察,仔细分析,并善于早期发现患者病情变化,做好预防措施,及时妥善处理。其他常规监测还包括胸腔引流管拔除前后进行胸部X线检查,了解胸腔内状况。食管、贲门术后患者全肠外营养(TPN)支持。糖尿病患者还应监测血糖、尿糖及消化道功能恢复情况。食管、贲门癌患者术后进食前,应注意体温、全身状况及有无胸腔积液,警惕吻合口瘘发生。全肺切除术后患者应注意胸腔积液界面位置,防止液面过高而浸泡支气管残端。强调术后监测应根据病情实际变化,随时进行调整。

三、呼吸功能监测和呼吸管理

(一)呼吸功能监测

呼吸功能监测的意义在于尽早发现缺氧和二氧化碳潴留,使患者在呼吸衰竭发生的早期即可得到及时的诊断和治疗。呼吸功能监测基本内容包括呼吸频率和幅度、皮肤黏膜色泽、肺部听诊、外周血氧饱和度、血气分析及胸部X线片检查。

全身麻醉开胸手术影响胸廓呼吸运动的机械动力,术中操作挤压揉搓肺组织降低了肺的顺应性,术后容易造成小气道关闭及通气血流比(V/Q)不匹配,影响通气储备及气体交换。另外,麻醉药物的残留作用、呼吸道分泌物增多、肺膨胀不全、短时液体量过多、原已存在的心功能不全、原发肺部疾病及部分肺组织切除等,都会在一定程度上影响患者的呼吸功能。

观察患者的呼吸频率及呼吸幅度,有无呼吸困难和发绀表现。如果出现鼻翼扇动、点头或抬肩呼吸、呼吸"三凹征"等症状，应迅速找出原因，及时纠正。通常在肺完全膨胀、胸内残腔消失的情况下，胸腔引流管液面波动基本停止，否则其可反映患者的呼吸幅度。肺部听诊发现呼吸音减弱或消失提示肺膨胀不全、肺不张或存在胸腔积液等；局部肺底湿啰音提示存在较多呼吸道分泌物、肺水肿及左心功能不全；局部哮鸣音提示存在气管、支气管痉挛。手术后即刻、手术后第 1 天及拔除胸腔引流管前后均应行胸部 X 线检查，不仅可以观察引流管、气管导管及动静脉插管的位置，还可以了解有无胸腔积液、积气，以及肺淤血、肺炎、肺不张、肺水肿等肺部病变。外周血氧饱和度监测及血气分析能进一步明确患者有无缺氧和二氧化碳潴留。其他临床外科较少应用的呼吸功能监测还包括肺泡动脉氧分压差监测、肺泡无效腔测量、混合静脉血氧张力，以及氧运输、氧摄取等监测。

（二）呼吸管理

术后呼吸管理最主要的目的是维持满意的通气和氧合。早期拔除气管导管，可以避免呼吸道感染，减少镇静药用量。气管拔管前应彻底吸痰，气管拔管时注意连同负压吸痰管一并拔出，使得气管导管周围及气囊上方包括鼻咽部分泌物清除干净。拔除气管导管后应禁食禁水 4～6 小时，以防误吸，并应用地塞米松及气管扩张剂以防声门水肿及气管支气管痉挛。患者出现发音嘶哑、饮水呛咳时，应请耳鼻喉科医师会诊以确定有无杓状软骨半脱位，并予以复位等相应处理。此外应积极进行呼吸物理治疗，如湿化吸氧和间断雾化吸入，经常坐起、翻身拍背，促进咳嗽和排痰。对咳痰无力而肺内啰音明显的患者，需间断经鼻导管内吸痰，必要时行纤维支气管镜吸痰，以防治肺不张和肺内感染。当机体不能摄入足够的氧气供代谢需要，以及代谢后所产生的二氧化碳不能有效排出体外时，应考虑使用呼吸机机械辅助通气治疗。

（三）呼吸机的应用

1. 呼吸机应用指征及相对禁忌证 患者因麻醉用药、肌松药、手术打击或肺功能不全等因素，导致不能依靠自主呼吸满足机体供氧，以及排出二氧化碳时，需要应用呼吸机辅助通气。呼吸机应用主要指征：①自主呼吸频率超过正常的 3 倍或低于正常的 1/3；②自主呼吸潮气量小于正常的 1/3；③ $PaO_2 < 7.8kPa$（60mmHg）；④ $PaCO_2 > 6.5kPa$（50mmHg）（COPD 除外），且有继续升高趋势，或出现二氧化碳潴留的精神症状。其他指征：①生理无效腔潮气量 > 60%；②肺活量 < 10～15ml/kg；③当用力吸入气氧浓度（FiO_2）=0.21，即吸空气时，肺泡气－动脉血氧分压差 $[P_{(A-a)}O_2] > 6.5kPa$（50mmHg）；④当 FiO_2=1.0，即吸纯氧时 $P_{(A-a)}O_2 > 39.0kPa$（300mmHg）；⑤最大吸气压力 < 2.5kPa（25cmH$_2$O）（闭合气路，努力吸气时的呼吸道负压）；⑥肺内分流（Qs/Qt） > 15%。

呼吸机应用的相对禁忌证：①大咯血或严重误吸引起的窒息性呼吸衰竭；②伴有肺大疱的呼吸衰竭；③张力性气胸。

2. 常用呼吸机辅助通气模式

（1）容量控制通气（CMV）：预设机械通气的潮气量及通气次数，并设定吸气时间和吸气平台时间。主要应用于无自主呼吸或自主呼吸微弱的患者。应用该方式通气，当患者的胸、肺顺应性或呼吸道阻力发生变化，也能保证供给足够通气量，但气道压力和气流速度会发生相应变化，容易造成气道压力增高，因而存在气压伤危险。有漏气时则可产生通气不足。

（2）同步间歇指令通气（SIMV）：在患者自主呼吸的同时，间断给予机械通气，即自主呼吸＋CMV。自主呼吸的气流由呼吸机持续大流量恒量供给，自主呼吸的频率和潮气量由患者控制。CMV 由呼吸机按预设的频率、潮气量、吸气时间等供给。每分通气量＝机械每分通气量＋自主呼吸每分通气量。这里需要引入一个名词，即"周前触发时间"，一般为 CMV 呼吸周期的后 1/4 时间。例如，预调 CMV 为 10 次 / 分，其呼吸周期为 6 秒，触发周期为 1.5 秒，若在 6 秒后 1.5 秒内有自主呼吸则触发呼吸机，给予 1 次 CMV 通气。若在此期间内无自主呼吸或自主呼吸较弱，则不能触发，在 6 秒结束时予以下一次 CMV。此方式通气既能保证患者的有效通气，又不产生人机对抗。

（3）压力支持通气（PSV）：预调触发值和吸气峰压。自主呼吸期间，患者吸气相一开始，气道负压达到预调触发值，呼吸机即开始送气并使气道压迅速上升至预设的压力，且维持气道压在这一水平。随着患者吸入气体，吸气流速降低至最高吸气流速的1/4时，送气停止，患者开始呼气。在此方式下，患者完全自主呼吸，呼吸频率和吸气呼气比由患者决定。潮气量多少取决于PSV压力高低和自主吸气的强度。PSV多用于呼吸肌功能减弱患者，可减少患者呼吸作功，有利于呼吸肌疲劳恢复。

（4）SIMV+PSV：对患者自主呼吸予以正压支持，同时间断给予机械通气。例如，预设SIMV为10次/分，其呼吸周期为6秒。触发期为后1.5秒，在6秒前4.5秒内予以PSV通气，后1.5秒内有自主呼吸触发呼吸机，即给予1次SIMV通气。若在此期内无自主呼吸或较弱不能触发，在6秒结束时即予1次SIMV通气。这样既保证患者每分通气量，又减轻了呼吸肌的工作负担。

（5）PEEP：吸气由患者自发或呼吸机产生，而呼气终末借助于装在呼气端的限制气流活瓣装置，使气道压高于大气压。此方式有利于小气道开放，加强氧气供给和二氧化碳排出，并有利于肺水肿消退。

（6）持续气道正压通气（CPAP）：吸气时持续正压气流＞吸气气流，相当于PSV，增加潮气量，吸气省力，自觉舒服。呼气时，气道内正压，起到PEEP作用，防止和逆转小气道闭合和肺萎陷，以增加功能潮气量，降低分流量提高PaO_2。CPAP多用于脱机过程中，应注意长时间应用CPAP会使呼气阻力增加，而使患者产生疲劳。

（7）压力控制通气（PCV）：预设吸气峰压和吸气时间。当吸气使气道压达到预定值时，气流速度减慢，维持预设压力水平至吸气末，然后转为呼气相。若气道阻力增加或肺顺应性下降，可发生通气量不足。因此，使用PCV需要有潮气量监测。

3. 呼吸机工作参数设定

（1）潮气量：8～12ml/kg。

（2）通气频率：成人10～15次/分；儿童15～25次/分。

（3）吸气与呼气比率：1：（1.5～2）。

（4）吸氧浓度：一般从30%氧浓度开始，根据PaO_2变化逐渐增加。长时间通气时FiO_2不超过0.5。吸纯氧时间应少于6小时。

（5）PEEP：当$FiO_2＞0.6$而PaO_2仍小于7.8kPa（60mmHg）时应加用PEEP。PEEP的范围为0.2～1.2kPa（2～12cmH₂O）。原则上从低渐增，以达到最好的气体交换和最小的循环影响。

（6）同步触发敏感度：-0.2～0.4kPa（-2～4cmH₂O）。

（7）辅助吸气压力支持：1.0～2.0kPa（10～20cmH₂O）。

（8）湿化器温度：34～36℃。

另外，尚需正确地设定呼吸机报警线。

4. 呼吸机监测 应用呼吸机过程中应注意患者的一般情况，观察胸廓的起伏和节律，可以大致判断潮气量是否足够；听诊肺部呼吸音变化，可以判断有无肺叶通气不良、痰阻塞或支气管痉挛；口唇、肢端发绀，提示可能存在缺氧；观察颈静脉怒张程度可间接判断胸膜腔内压的高低和右心功能情况。

注意患者是否耐受气管导管，有无人机对抗，并查明原因予以相应处理。对于因患者烦躁、疼痛、精神紧张所引起的对抗，可予以镇静镇痛药，如肌内注射地西泮10mg，或静脉注射吗啡2～4mg，或肌内注射哌替啶50mg等，根据患者情况选用。对于刺激性呛咳严重的患者，除给予镇静药外，还可以向气管内注入1%丁卡因1～2ml，或2%利多卡因1～2ml，施行表面麻醉。对于自主呼吸频率过快，潮气量小，不能配合治疗的患者，可给予呼吸抑制剂如芬太尼0.1～0.2mg，必要时给予非去极化肌松药，如阿曲库铵0.3mg/kg、泮库溴铵0.4～0.6mg等，以终止自主呼吸。另外，应用肌松药时应注意调整呼吸机工作参数和呼吸方式，特别是SIMV方式下，每分通气量取决于自主呼吸和机械通气，终止自主呼吸后，应相应增加SIMV通气次数，以保证足够的每分通气量，防止通气不足。

呼吸机监测除了正确设定各参数报警线外，在应用定压型通气方式时应注意监测潮气量和每分通气量，防止由于肺顺应性下降，气道压力上升过快而造成的通气不足；而在应用定容型通气方式时应注意气道压力，防止由于痰阻塞等原因，导致气道压力过高引起气压伤。机械通气过程中，最重要的呼吸监测指标是血气分析，至少应包括pH、PaO_2、$PaCO_2$、碱剩余（BE）等指标。对于应用呼吸机初期及危重患者，呼吸机参数调整后，应每 30 ～ 60 分钟测定一次血气分析。

5. 呼吸机离断 呼吸机撤离指征：①神志清楚，一般情况良好，无气胸、肺不张、胸腔积液，无出血，水和电解质及酸碱平衡，血红蛋白在 100g/L 以上。②循环稳定，停用升压药、正性肌力药或用量很小，末梢循环良好。③肌力 > 4 级。④呼吸功能明显改善，FiO_2 < 40%，PEEP < 0.4kPa（4cmH_2O），在一段时间内血气分析稳定良好，降低机械通气量，患者能自主代偿。

呼吸机脱机程序大致为术后患者未清醒时，予以 CMV。患者有自主呼吸时，应用 SIMV+PSV，在保障每分通气量的前提下，逐渐减少 SIMV 次数，过渡至 PSV，逐步降低所设吸气峰压，并适时降低 PEEP 值。当 PEEP < 0.3 ～ 0.4kPa（3 ～ 4cmH_2O），压力支持 < 0.6 ～ 0.8kPa（6 ～ 8cmH_2O）时，可直接脱机或转至 CPAP[0.5 ～ 0.6kPa（5 ～ 6cmH_2O）]，观察半小时后，无缺氧现象，呼吸次数不增加，吸痰后可拔除气管导管。

（四）血气分析

血气分析是重症监护及呼吸机应用过程中重要的监测指标。通过血气分析可以做到以下几点：①判断血液的氧合状态，指导合理调节呼吸机；②判断机体酸碱平衡情况；③结合呼吸监测判断气体交换情况。血气分析项目及临床意义包括以下几点。

1. pH 为氢离子活性的负对数，是表明血液酸碱度的指标。正常值：动脉血 pH7.35 ～ 7.45（平均 7.41）。静脉血比动脉血 pH 低 0.05。临床意义：pH7.35 ～ 7.41 提示代偿性酸中毒；pH < 7.35 提示酸中毒失代偿；pH7.41 ～ 7.45 为代偿性碱中毒；pH > 7.45 提示碱中毒失代偿。

2. PaO_2 表示血浆中物理溶解的氧分子所产生的压力。正常值：动脉血 PaO_2 为 10.6 ～ 14.6kPa（80 ～ 110mmHg）。临床意义：PaO_2 是反映机体氧合状态的重要指标，对于诊断缺氧和判断其程度有重要意义。

3. $PaCO_2$ 为血浆中物理溶解的二氧化碳分子所产生的压力。正常值：动脉血 $PaCO_2$ 为 4.7 ～ 6.0kPa（35 ～ 45mmHg）。临床意义：$PaCO_2$ 是衡量肺通气和判断呼吸性酸碱平衡的重要指标。

4. BE 标准条件下，即血液温度 37℃，$PaCO_2$ 5.2kPa（40mmHg），血氧饱和度（SaO_2）100% 的情况下，将全血用酸或碱滴定至 pH7.41 时所需的酸或碱量。若 pH < 7.41，需用碱滴定，说明体内酸过多，即 BE 为（-）；若 pH > 7.41，需用酸滴定，说明体内碱过多，即 BE 为（+）。正常值：±3。临床意义：由于在标准条件下测量，排除了呼吸因素的影响，所以 BE 是反映代谢性酸碱平衡的指标。

5. SaO_2 单位血液中血红蛋白实际结合氧量与应当结合氧量之比。正常值：SaO_2 为 91% ～ 99%。临床意义：SaO_2 可反映血的氧合情况，但不及 PaO_2 敏感。

6. 二氧化碳结合力（CO_2CP） 表示全血所能结合的 CO_2 量，可取静脉血测定。正常值：22 ～ 31mmol/L（50 ～ 70 容积%）。临床意义：CO_2CP 受 HCO_3^- 和 $PaCO_2$ 的影响，可及时反映代谢性酸碱失衡，代谢性酸中毒时 CO_2CP 下降，但反映呼吸性酸碱失衡较迟缓。注意当呼吸性酸中毒和代谢性酸中毒同时存在时，pH 明显下降，但 CO_2CP 仍可在正常范围。

7. 实际碳酸氢根（AB） 为血浆在实际温度、血氧饱和度和 $PaCO_2$ 下，所测得 HCO_3^- 的真实含量。正常值：22 ～ 27mmol/L，平均 24mmol/L。临床意义：AB 受肺和肾两方面的影响，反映呼吸和代谢两部分情况。

8. 标准碳酸氢根（SB） 将全血纠正到标准状态下所测得的血浆 HCO_3^- 水平。正常值：（25±3）mmol/L。临床意义：由于 $PaCO_2$ 固定在正常范围，因此，SB 仅随非呼吸因素而改变。将 SB 和 AB 结合起来，二者之差反映了呼吸因素对酸碱平衡的影响程度：AB > SB 提示呼吸性酸中毒；AB < SB 提示呼吸性碱中毒；AB=SB 且均低于正常值，提示代谢性酸中毒失代偿；AB=SB 且均高于正常值，提示代谢性碱中毒失代偿。

9. 缓冲碱（BB） 在标准情况下全血内所有缓冲系阴离子的浓度总和。其包括血浆内和血细胞内 HCO_3^-（约 24mEq/L[①]），血浆蛋白阴离子 Pr^-（约 16mEq/L），血红蛋白阴离子 Hb^-（约 15mEq/L），

---

① 本书在书写中，涉及大量剂量单位与现行标准不统一的问题，虽然已做大量努力，但一些单位因涉及面广及换算较为复杂，本书中对个别不符合现行标准的单位予以保留，如 mEg/L、mOsm、克分子等。

一价磷酸 $H_2PO_4^-$ 和二价磷酸 HPO_4^-（约 2mEq/L）等。其中血红蛋白和血浆蛋白是最大量的化学缓冲物质，HCO_3^-/H_2CO_3 是最重要的生理缓冲系统。正常物值：45～52mmol/L。临床意义：反映机体在酸碱紊乱时总的缓冲能力，若 BB 降低而 SB 正常，说明碳酸缓冲系的碱储备 HCO_3^- 正常，而其他碱储备不足，见于血浆蛋白降低（营养不良、低蛋白血症等）或血红蛋白降低（严重贫血等）。

血气分析项目繁多，总而言之，常见指标 pH 反映酸碱度，$PaCO_2$ 为呼吸性指标，BE 提示代谢性因素，PaO_2 反映氧合状态。

四、循环系统监测和并发症处理

胸外科手术患者多为老年人，常合并高血压、冠心病，心脏需氧量增加，加之手术应激、麻醉、术中单肺通气、手术切除部分肺组织、输血补液等都会对循环系统造成一定的影响。术后一般情况观察，若意识清醒，安静配合，肢端温暖，肤色红润，心率、血压正常，尿量满意，提示患者循环系统功能良好。另外还要通过各种仪器的监测，客观地显示患者血流动力学变化，可有效预防和早期发现心血管系统的并发症。

（一）心电监测

普通胸外科手术后常规连接心电图仪，通过观察心电图：①持续监测患者心率和心律，及时发现心律失常；②早期发现心肌缺血改变，预防围手术期心肌梗死。

1. 心律失常及处理　高龄患者多合并基础疾病，如高血压、冠心病或慢性肺部疾病。围手术期麻醉、水和电解质改变、药物影响，以及肺叶切除等手术操作，使患者术后容易发生心律失常，有报道显示，发生率可达 20%～50%。常见心律失常包括下述几种。

（1）窦性或室上性心动过速：心电图表现为心率＞160 次 / 分，节律整齐，QRS 波形态和时限正常，P 波常不易看清。室上性心动过速多因疼痛、发热、贫血、血容量不足、低氧血症或迷走神经损伤等因素所致。除了针对其原因采取相应的治疗措施外，对于心动过速常用的处理方法还有下述几项。①血钾正常可考虑静脉注射毛花苷

丙 0.4mg，必要时 2 小时后重复，成人用量每天不超过 0.8mg。②血压稳定时可缓慢静脉注射普罗帕酮 70mg 或维拉帕米 5mg，并严密监测血压和心率。③顽固性室上性心动过速而血压正常，服用阿替洛尔 12.5～25.0mg，常能收到良好的效果。

（2）心房颤动（简称房颤）、心房扑动（简称房扑）：心电图表现为 P 波消失，并被 F 波或 f 波所代替。治疗房颤主要是控制心室率，可使用洋地黄类、倍他洛克或胺碘酮等药物。另外，近期出现房颤的患者应行心脏彩超检查，监测有无心房血栓形成，必要时需抗凝治疗。

（3）频发室性期前收缩和阵发性室性心动过速：心电图表现室性期前收缩 QRS 波宽大畸形，时限＞0.12 秒，前面无固定 P 波，后面的 T 波与 QRS 波方向相反，有完全代偿间歇。室性期前收缩多由于低血钾、低氧血症及洋地黄中毒所致。频发室性期前收缩（每分钟 5 次以上）或 R on T 时，易发生室性心动过速或心室颤动，需立即治疗。可静脉注射利多卡因 1～2mg/kg，无效时 30 分钟重复。心律恢复后，利多卡因 400mg 加入 500ml 液体持续静脉滴注。可以口服给药者，给予胺碘酮 200mg，每天 3 次，1 周后改为 200mg，每天 2 次维持。疑为洋地黄中毒引起的室性期前收缩二联律患者，首选药物为苯妥英钠 2mg/kg 静脉注射。

（4）心动过缓：表现为心率＜70 次 / 分。高血钾及长期缺氧、洋地黄过量等均可引起房室传导阻滞或病态窦房结综合征。治疗上应立即停用抑制心脏传导和心肌兴奋性的药物，如钾、洋地黄类药物和胺碘酮等，可应用阿托品 1～2mg 肌内注射，或血压正常时给予异丙肾上腺素 1mg 静脉滴注，根据心率调整液体速度。高血钾时可应用 $NaHCO_3$、$CaCl_2$、高渗糖加胰岛素，以及利尿药治疗。长期心动过缓，怀疑存在房室传导阻滞时，需安放心脏起搏器。

（5）心搏骤停：包括心室颤动、心脏停搏或心室缓慢自身节律，以及心脏电与机械活动分离等。心电图表现为心电波形呈水平线或颤动波。对于高龄合并器质性心脏病患者，严重低氧血症及二氧化碳蓄积，严重的酸中毒及电解质紊乱，围手术期心肌梗死等均可导致心搏骤停，患者意识丧失、呼吸停止、心音消失、血压或脉搏测不到、瞳孔散大、外周发绀等。心搏骤停是最严重、

最危险的心律失常，可导致心脏排血功能丧失，组织严重缺氧致细胞新陈代谢停止，必须立即进行抢救。心肺复苏（CPR）包括人工呼吸和保持呼吸道通畅；心脏按压重建人工循环；电击除颤，恢复室上性心律；迅速建立静脉通路，保证抢救药物的输注。急救药物包括多巴胺、阿托品、肾上腺素、多巴酚丁胺、利多卡因、碳酸氢钠、地塞米松等。

2. 围手术期心肌梗死 对于合并器质性心脏病的高龄患者，应监测和预防围手术期心肌梗死的发生。患者主诉心前区疼痛、不适，除外胸部伤口疼痛以后，心电图显示 ST 段压低是心肌缺血的表现之一，应立即行全导联心电图检查。ST 段抬高，T 波倒置及出现异常 Q 波提示围手术期心肌梗死的可能。可以根据各导联心电图的不同表现判断心肌缺血的具体部位，前间壁梗死的心电图改变在 V_1、V_2、V_3 导联；前壁心肌梗死的心电图改变在 V_3、V_4、V_5 导联；下壁心肌梗死在 Ⅱ、Ⅲ、aVF 导联变化最明显；而 Ⅰ、aVL、V_5、V_6 导联心电图改变多是侧壁心肌梗死的表现。同期采血监测心肌酶谱更具有诊断意义。

心肌梗死的处理：首先予以镇静、镇痛，使患者安静，获得充分休息，适量吸氧。特殊治疗包括扩冠、抗凝、控制心率等，在外科无活跃出血的情况下，早期可行溶栓治疗。

（二）血流动力学监测

临床上动脉压多经上臂袖带式无创血压计检查获得，桡动脉或股动脉插管测压则能更直接反映动脉压的变化。监测血压可以安全、方便地了解左心循环状态，收缩压反映左心收缩能力，舒张压反映周围血管的阻力，而脉压常标志着组织的灌注状态。

中心静脉压（CVP）的监测反映血容量或心脏充盈程度，提示右心功能状态，从而指导补液量和补液速度。最好经颈内静脉或锁骨下静脉穿刺插入导管至上腔静脉入口处，或经股静脉穿刺插管将导管置于胸腔下腔静脉入口处或右心房下部，以减少和避免腹胀等使腹内压增高的因素而造成 CVP 升高假象。CVP 正常值为 0.5 ~ 1.2kPa（5 ~ 12cmH$_2$O）。有时危重患者需置入 Swan-Ganz 导管进行肺动脉楔压监测和计算血流动力学。

Swan-Ganz 导管是一种四腔肺动脉导管，其顶部带有气囊，当导管经颈内静脉插入右心房后，经一个腔向气囊内充气，导管便顺着血流漂浮进入右心室和肺动脉。另一腔内含有绝缘导丝与镶嵌在气囊附近侧壁上的热敏电阻相连，以便测定导管顶端周围肺动脉的血流温度。第三腔在距导管顶端 30cm 处有一侧孔，当导管顶端位于肺动脉时，此孔恰位于右心房，可用于测定右房压、静脉输液和测定心排血量。第四个腔与导管顶端相通，可测定肺动脉压，当气囊充气后可测定肺动脉楔压，从而间接反映左心房和左心室舒张末期压力。正常肺动脉楔压（PAWP）为 0.8 ~ 1.4kPa（8 ~ 14mmHg）。采用热稀释法，用 0℃ 的 5% 葡萄糖溶液 10ml，快速注入右心房，并在 15 秒内通过导管顶部的热敏电阻测定肺动脉血流温度的变化。利用 Stewart-Hamilton 公式和监测仪内计算机系统，测定心排血量，并以体表面积来校正，得出心脏指数，这样可更直接地反映左心室射血功能及外周血管阻力大小，更准确、更全面地反映患者循环功能状态。

五、引流管和术后出血的监测

胸外科手术后纵隔引流管和胸腔引流管应行封闭式引流，引流管密闭于水面下 2cm，从而引流出胸腔内残存的气体和液体，促进肺尽快膨胀。

术后监护应经常观察水封瓶玻璃管内水柱波动情况，挤压胸腔引流管以保持引流通畅，正常水柱波动范围为 3 ~ 10cm。水柱波动高低间接反映患者的呼吸幅度和胸内残腔大小。术后患者因伤口疼痛限制呼吸幅度，水柱波动减小。如果水柱波动消失，患侧呼吸音减弱或出现皮下气肿时，提示患侧存在气胸致肺萎陷，应摄床旁胸部 X 线片确定，同时检查引流管位置是否合适，引流管是否扭曲、压迫、折叠或堵塞，并采取相应措施予以矫正。水封瓶内水柱波动巨大，提示胸内残腔过大或存在肺不张，应加强吸痰和膨肺治疗。术后早期引流管内不断有气泡逸出，可能是手术本身造成的肺断面漏气，应视其程度予以负压吸引处理。每天准确记录胸腔引流管引流液的量和颜色变化，有助于监测术后早期胸内活跃性出血。术后第 1 天引流胸腔积液 500ml 左右尚属正常范围，若血性胸腔积液量多，除注意保持胸腔引流管通畅，还要详细记录每小时胸腔积液引流量，严密观察血压和脉搏的变化，同时给予止血药。患者的症状和体征与失血速度和失血总量密切相关。肺动静脉结扎线脱落引起胸腔内急性大出血时可发生失血性休克，偶有即刻剖胸抢救成功者，但多数来不及救治即短时间内死亡。血性胸腔积液 1 小时超过 200ml，连续 3 小时无减少趋势；或虽经大量输血而休克征象无明显改善；或胸部影像显示胸内积存大量血凝块；上述情况存在时均应考虑胸腔内存在活跃性出血的可能，需立即开胸探查。

全肺切除术后，不放置胸腔闭式引流管，或放入闭式引流管也予以夹闭，以减少随呼吸产生的纵隔摆动，术后次日晨开放后再次夹闭，以观察引流渗血情况。

患者术后胸腔引流管引流量逐日增多，进食后胸液由血浆样淡黄色变为乳白色混浊液，应怀疑胸导管损伤造成了乳糜胸的可能性。胸腔积液沉渣苏丹Ⅲ染色对此诊断具有极大价值。乳糜胸多发生于高位食管癌切除颈部吻合或弓上吻合手术、左全肺切除术、纵隔淋巴结清扫、巨大纵隔肿瘤摘除手术等，是术中损伤了胸导管或其较大分支所致。

食管贲门手术患者开始进食后，胸腔引流管引流出混有食物残渣和有臭味的胸腔积液，伴有体温升高和外周血白细胞升高，应高度警惕吻合口瘘的发生。口服亚甲蓝液，观察胸腔积液颜色变化，或行上消化道造影显示造影剂外溢，即可以明确诊断。

拔除胸腔引流管指征为 24 小时引流量在 50ml 以下，经胸部 X 线检查肺膨胀良好，无胸腔内积气、积液，即可拔除引流管。全肺切除术后胸内自然存在胸腔积液，视引流量多少决定是否拔除引流管，全肺切除拔除引流管后胸腔积液平面应保持在第 2 前肋水平以下，超过此水平，胸腔积液可能浸泡支气管断端，易诱发支气管胸膜瘘。一般拔出胸腔引流管前，嘱患者深吸气后屏住，迅速拔除引流管，立即用凡士林纱布封闭引流管伤口并用胶布加压固定。

普胸外科食管贲门手术后常规留置胃管，可自然引流或负压吸引，强调保持胃管通畅，有效地引流出胃液和气体，防止胃膨胀影响呼吸运动，增加吻合口张力。通过胃管引流还可以尽早发现消化道出血或吻合口出血。一旦发现胃管内有血性液体，可予以冰盐水或凝血酶等治疗。如果引流出的血性胃液每小时超过 400ml，且连续 2 小时无减少趋势，或经大量输血而休克症状无改善者，应考虑胃内存在活跃性出血，需积极行手术探查。

胸外科患者术后常规留置尿管，记录尿量，反映液体出入状况，并结合 CVP 监测的结果，指导补液。尿量＜ 400ml/d 为少尿，应积极寻找原因，或予以补液同时利尿。尤其是老年患者，防治肺水肿是顺利康复的重要环节。

六、水、电解质和酸碱平衡的监测

开胸手术对肺的挤压、揉搓，过度膨肺，大量输血等都会影响肺的顺应性，造成肺毛细血管床通透性增加；手术切除了部分肺组织，造成肺循环内血量相应增加。另外，胸外科患者多为老年人，常合并高血压、冠心病、糖尿病等疾病，且手术创伤会影响心功能，从而导致肺淤血。所有这些因素都增加了胸外科手术后急性肺水肿发生的可能。肺水肿进一步影响呼吸功能和循环功能。因此，术后早期，对于肺叶切除，尤其是全肺切除的患者，应严格限制补液量。一般在无大量出血、循环稳定、无低血容量的情况下，体重 60kg 成人术后第 1 天补液量限制在 1000 ～ 1500ml，以胶体液为主，如血浆、蛋白、血浆代用品等，增加胶体渗透压，减少渗出。术后监测注意肺部听诊呼吸音的变化，有无出现水泡音，观察胸部 X 线片时注意肺纹理的稀浓，颈静脉充盈程度及 CVP 测量，均有助于了解循环血量状态。此外，积极利尿，保证尿量＞ 0.6 ～ 1.0ml/（kg·h）。

输血、补液、术前肾功能、麻醉过程、术后呼吸生理改变等，都会影响患者术中和术后水、电解质及酸碱平衡。一旦水、电解质及酸碱平衡发生紊乱常引起心律失常、乏力、倦怠、胃肠功能不调等多脏器并发症。因此，术后需要监测机体的水、电解质和酸碱平衡。一般，术后即刻和术后第 1 ～ 7 天都要取血测定电解质和酸碱水平，根据检测结果随时予以调整纠正。

临床上最常见的是低钾血症，常导致快速心律失常，出现房性期前收缩、室性期前收缩，还可引起胃肠胀气和消化功能失常。因此，应予以特殊重视。纠正低血钾可以快速补钾，采用含 0.6% ～ 0.9%KCl 溶液经中心静脉缓慢补充，同时监测心率和血压的变化。高钾血症多由补钾过多或过快而尿量相对不足所引起，严重时血钾高于 5.5mmol/L 时，可能导致心脏停搏。治疗上可采取停止补钾，增强利尿，必要时输注高葡萄糖胰岛素液予以处理。

代谢性酸中毒的主要原因是机体缺氧和组织灌注不良，防治措施是维持正常的心输出量，保证组织供氧。当 BE ＜ -6mmol/L 时，应用 5%NaHCO₃ 溶液纠正。所需 5%NaHCO₃ 溶液量（ml）＝［-2.3-测得的 BE 值］×0.25× 体重（kg）×595×1000。

代谢性碱中毒的原因可能是碱性药物应用过多，或低钾低氯，通常经过补液即可得到纠正。严重者可用等渗 HCl 溶液经中心静脉输注纠正。

呼吸性酸中毒多因通气不足造成，而呼吸性碱中毒则是换气过度引起。两者均可通过调节呼吸机相应参数予以纠正。

术后营养维持是患者能否顺利康复的另一重要环节。一般情况，全身麻醉下接受肺或纵隔手术的患者，术后神志清楚，循环稳定，不需机械辅助即能自主呼吸，无喉头水肿、无声带麻痹等情况发生，术后 6 小时即可开始进半流食，同时注意摄入高蛋白饮食，以利于伤口愈合，并可提高胶体渗透压，减少肺部并发症。食管、贲门手术的患者术后应禁食，等待消化道功能的自然恢复，其间可采用中心静脉穿刺全静脉胃肠道外营养支持的全肠外营养（TPN）。保证热量 30kcal/（kg·d）；补液量 50ml/（kg·d）；糖和脂肪供热比 1：1；热量与蛋白比例为 150 ～ 200kcal：1g N（氮）。另外，注意补充足够的钾、钠、钙、镁及其他微量元素及维生素。营养监测包括患者体重增减情况、尿量多少、神志及精神状态，以及血糖、尿糖、其他电解质、微量元素的测定等。

（王振捷　张志庸）

第三节　胸外科患者的水和电解质平衡

人体水和电解质在生理情况下如何保持平衡，以及在病理情况下失衡的原因，失衡的诊断和防治是外科治疗的基本课题之一，需要每一位外科医师熟悉和掌握。胸外科和心外科的手术范围广，对机体水和电解质平衡的冲击较大，失衡的后果也较严重。所以心外科和胸外科医师必须很好地学习和掌握人体水和电解质的有关知识，本章简要介绍有关理论，详细了解要参考更多的有关专著。

一、体液的正常生理

人体的液体部分总称为体液，占体重的 60% 左右。分布于细胞内的液体称为细胞内液（ICF），是细胞内一切代谢活动的介质；分布于细胞外的液体称为细胞外液（ECF），是细胞活动的内环境，也是细胞与外界进行物质交换的媒介。ECF 可分为血管内的血浆和血管外的组织间液（ISCF）。

体液是水溶液，溶剂是水，体液的水量决定了体液的容量。体液的溶质分为电解质和非电解质两类。非电解质有葡萄糖和尿素等，电解质有 Na⁺、K⁺、Cl⁻、Ca²⁺、Mg²⁺、HCO₃⁻、HPO₄²⁻、有机酸类和蛋白质等。溶质在体液中所占比例很小，可以忽略不计，但它们的浓度有重要意义，它们各自在 ICF 和 ECF 中的浓度有很大差别，而在组织间液和血浆之间的浓度差别较小（图 2-3-1）。

体液各部分的容量及成分保持稳定是人体正常代谢的基础。正常情况下，人体通过生物调节机制使各部分体液的容量和成分含量保持稳定，保证细胞内外全部生化、代谢活动正常进行。疾病、创伤、感染或环境因素使维持体内环境稳定的调节机制失控，体液容量和电解质浓度偏离正常范围，即为体液水和电解质紊乱。体液水和电解质紊乱超出一定范围，机体细胞及组织生命活动发生障碍，甚至停止。外科手术，特别是心外科和胸外科手术本身对患者即是重大创伤，可损害、影响患者体液调节机制。因而，术前、术中及术后监测患者体液容量及电解质浓度，了解患者体液失衡状况，控制失调，维护平衡是保证手术成功，使患者康复的基本条件。

（一）体液各部分的容量

如上介绍，体液可分为 ICF 和 ECF 两大部分，

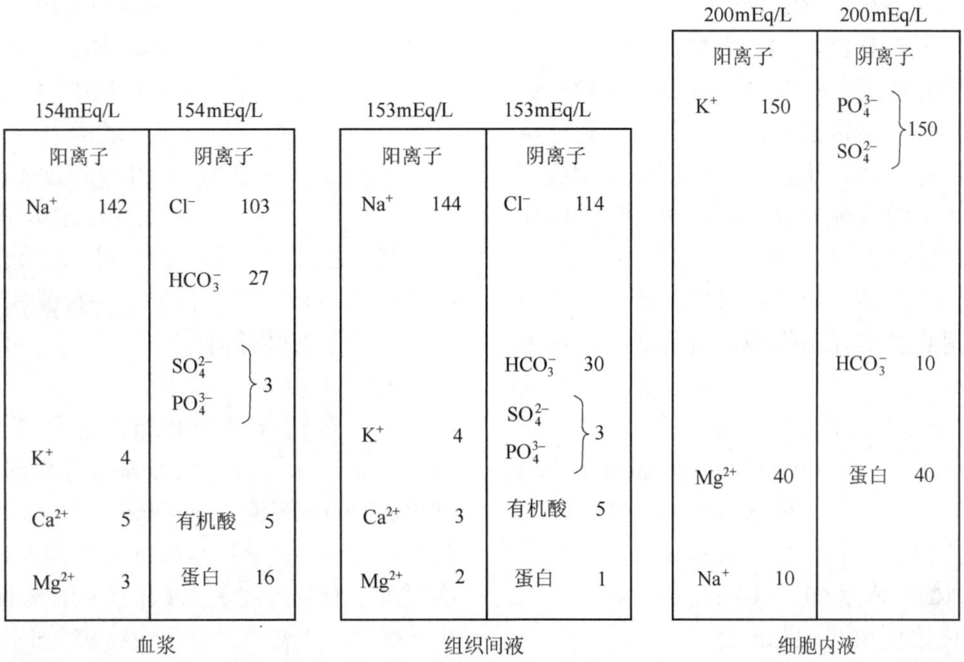

图 2-3-1 血浆、细胞间液和细胞内液成分

而 ECF 又分成血浆和 ISCF。

体液的容量由水决定，即体液容量可用体液的容量表示，总体液占体重的比例，以及各个体液间隔的水占体重的比例及占总体液的比例，在一定时间内都是稳定的（表 2-3-1）。

表 2-3-1 体液间隔的水分布（以体重 70kg 为例）

体液	占体重的比例（%）	占总体液的比例（%）	水量（kg）
总体液	60	100	42
细胞内液	40	67	28
细胞外液	20	33	14
组织间液	15	25	10.5
血浆液	5	8	3.5

水在各个体液间隔，包括在血管内外是可以自由流动的。需注意的是，组织间液水占体重的 15%，占总体液的 25%，这部分水多数处于不断流动状态，与血管内水和细胞内水自由交换，称为自由相水。细胞间液中有少部分水以结合相或胶相存在，如骨和致密结缔组织中氨基葡聚糖、黏多糖及其他基质结合的水，这些水与其他体液间隔水的交换缓慢，称为无功能性组织间液。还有少许称为经细胞水，这些水正常情况下由上皮或内皮细胞分泌，存在于上皮或内皮形成的腔内（经细胞间隙），如脑脊液、消化液和汗液。正常情况下这部分水占总体液比重较小，约占体重的 1.5%，如体重 70kg 的成人，经细胞水总量约 1L，这些经细胞水与其他体液间隔水的交换过程也缓慢。正常时分泌的消化液平均达 5～8L/d，但几乎全部被重吸收；不觉丢失的汗液每天也仅 500ml 左右。在疾病情况下，无功能性细胞间液和经细胞间隙（如腹腔、肠腔内）可有水和电解质大量潴留。有学者用第三间隙特指无功能的细胞外液间隙，包括无功能性细胞间液和经细胞间隙液。创伤、炎症、肠道梗阻等异常情况下，可潴留大量无功能细胞外液，疾病好转时又可缓慢回归参与交换。这种情况在判定水、电解质紊乱和治疗时应注意。

（二）体液的浓度、渗透量和张量

体液各间隔的水可透过细胞膜及毛细血管内皮等生物半透膜自由流动，迅速达到平衡。决定这种流动的驱动力是溶液渗透量，溶液渗透量是由单位溶液中溶质微粒数所决定的。

细胞膜是一种特有的生物膜,细胞内外电解质含量是不同的。例如,Na^+、K^+ 等是非通透性溶质。Na^+ 主要分布于 ECF,K^+ 主要分布于 ICF。尽管细胞内外溶质成分和浓度不同,但两者全部溶质的微粒数或渗透量是相同的,因而细胞外液和细胞内液可保持稳定状态,各间隙中水的比例保持稳定。体液的这种全部渗透微粒含量即体液的渗透浓度或渗透量。ICF 和组织间液渗透压临床上无法测得,体液渗透量可用渗透压测量器测血浆渗透量而得到。实际工作中,血浆渗透量可用以下公式得出:

$$血浆渗透量(mOsm/L)=2\times[Na^+]$$
$$+血糖浓度(mg/dl)/18$$
$$+BUN浓度(mg/dl)\times2.8$$

正常人:血浆 $[Na^+]$ 137 ~ 145mmol/L
　　　　血葡萄糖浓度 60 ~ 100mg/dl(空腹)
　　　　BUN 浓度 10 ~ 20mg/dl
　　　　则血浆渗透量 285 ~ 295mOsm/L。

血浆渗透量代表 ECF 渗透量。可见,临床工作中血浆 $[Na^+]$,虽仅代表了 ECF 中主要阳离子的浓度,但它基本决定了 ECF 和体液渗透量,也决定了体液容量的转移和变化,具体来说,ECF 容量的改变可分为:

(1)血浆 $[Na^+]$ 正常范围的容量改变:等渗脱水和水肿。

(2)血浆 $[Na^+]$ 异常的容量改变:高血 $[Na^+]$ 脱水(高渗脱水)、低血 $[Na^+]$ 脱水(低渗脱水)和水过多(水中毒)。

ECF 容量改变,必然引起 ICF 容量改变,因为水在各体液间隙间可由低渗间隙向高渗间隙自由流动,在各间隙渗透压又一致后,水的流动达到新的平衡,水的分布也达到新的平衡。因此体液容量改变一定要与 ECF $[Na^+]$ 改变综合考虑。

为更全面了解 ECF $[Na^+]$ 和容量关系,尚需引入体液张量概念。体液内除了 Na^+、K^+ 等非通透溶质外,尚有些可自由通透细胞膜等生物半透膜的通透性溶质,如尿素和乙醇等,因此在离体的血浆中,它虽对血浆渗透压大小起作用,但在体内,这些通透性溶质所代表的血浆渗透压不引起各间隙之间水的移动,如细胞内、外液之间。ECF 张量是指能引起水流动的

有效渗透量:

$$血浆张量(mOsm/L)=血浆有效渗透量$$
$$=2\times[Na^+](mmol/L)$$
$$+血糖浓度(mg/dl)/18$$
$$=血浆总渗透量(mOsm/L)$$
$$-BUN浓度(mOsm/L)$$
$$-血内乙醇浓度(mOsm/L)$$

引入 ECF 张量概念后,可理解在低血 $[Na^+]$ 时体液不一定低张。例如,一种是实际血浆张性正常的所谓假性低血 $[Na^+]$,另一种是实际血浆高张的低血 $[Na^+]$。

第一种情况见于高脂血症和高蛋白血症患者。通常临床上报告的是血浆容积毫渗克分子浓度(mOsm/L 溶液,osmolarity),如血浆 $[Na^+]$ 142mmol/L,指每升容积血浆有 142mmol Na^+。但实际决定血浆有效渗量(张量)的是 Na^+ 在每升水中的浓度。正常每升血浆中约 930ml 是纯水,其余约 70ml 是血浆蛋白和血脂。Na^+ 只溶于水,所以 142mmol Na^+ 时,实际 Na^+ 的血浆水重量克分子浓度是 142×1000/930=153(mmol/L),即正常血浆 $[Na^+]$=142mmol/L 时,其 Na^+ 在血中或 ECF 中形成的有效渗透量是 153mOsm/L。如果高脂血症或高蛋白血症患者,血浆蛋白加血脂容积在每升血浆中达 200ml 时,每升血浆中水仅占 800ml,若此患者实验室报告血浆 $[Na^+]$ 125mmol/L,实际血浆水重量克分子 $[Na^+]$ 是 156mmol/L。所以临床实验室报告的是假性低血钠,此情况不影响 ECF 间水的重新分布。

第二种情况见于临床报告低钠血症,但患者血浆高张而非低张,反而引起水从细胞内向细胞外流动,造成细胞内失水的严重情况。以上情况常见于高血糖,一般发生于糖尿病和肠内外营养支持时过多的葡萄糖输入(医源性)。例如,72 岁老妇,因多尿、乏力及急症入院,尿糖++++,血浆检验值:$[Na^+]$121mmol/L,$[K^+]$4.1mmol/L,BUN 10.5mmol/L(29.4mg/dl),血糖浓度 43mmol/L(774mg/dl),渗透量 315mOsm/L。

以糖尿病,按化验报告为低血钠为例。实际血浆水重量渗透量是 315mOsm/L,是高渗的,即使减去尿素所代表的渗透量,仍在 305mOsm/L 左右,仍为高张,是低血钠,但在血浆高张的病例中,因为血中葡萄糖分子对肌肉细胞是非通透性的,

对肝细胞是通透性的，但对机体总体而言，实际仍有水从 ICF 向 ECF 转移。这种情况下如果用胰岛素治疗，随着血糖迅速恢复正常，则 ECF 中过多的葡萄糖被去除，随之过多的水也返回 ICF，血［Na^+］可升高。此时可计算"真实血浆钠浓度"，即在血糖恢复正常后预期血钠的浓度。方法是血葡萄糖浓度每超过 5.5mmol/L，增加［Na^+］1.6mmol/L，或用 4 除以血糖浓度（mmol/L）再加上测得的血浆钠浓度。上述病例用以上公式计算"真实血浆浓度"是 121+11=132（mmol/L），血［Na^+］在正常范围。

了解 ECF 渗量和张量概念的区别，除了可正确理解低血钠时有不同血浆张量外，也有助于了解临床上用渗透仪测得，或用公式计算渗透压时，如何正确估算 ECF 实际的张量。例如，尿毒症患者：［Na^+］125mmol/L，葡萄糖浓度 100mmol/dl，BUN 150mmol/dl。用公式算得或用渗透仪测得的血浆渗透量：2×125+100/18+150/2.8=309.5（mOsm/L），血浆高渗；但有效血浆渗量或张量：2×125+100/18=256mOsm/L，低于正常，可发生明显脑水肿。

（三）体液 pH 和［H^+］、血浆阴离子差（AG）

体液中 H^+ 也是一种电解质离子。因其对体液酸碱度及调节起作用，因此把体液［H^+］变化及其调节作为一种特定的水和电解质平衡问题，即体液的酸碱平衡。水是微弱电解质，水溶液中的 H_2O 只有少量电离：

$$H_2O \rightleftharpoons H^+ + OH^-$$

如果把纯水称为中性，在 22℃时，中性、酸性和碱性水溶液可表示如下：

中性水溶液［H^+］=10^{-7}=［OH^-］
酸性水溶液［H^+］>10^{-7}>［OH^-］
碱性水溶液［H^+］<10^{-7}<［OH^-］

在传统上，H^+ 和 OH^- 浓度用克分子浓度表示，所以［H^+］=10^{-7}，即表示每升水中有 10^{-7} 克分子 H^+。由于在实际应用时，用带负指数的数字表示浓度不方便，特别用曲线表示 H^+ 或 OH^- 浓度时更加困难，因此有学者用 H^+ 浓度的负对数代替 H^+ 的克分子浓度，这样得到的值称为溶液的 pH（p 为某数负对数的符号）：pH=-lg［H^+］，这即传统的溶液酸碱度用 pH 表示的来历。体液的酸碱度

在临床上一般用测定动脉血浆酸碱度来研究，也沿用 pH 表达。正常人血浆［H^+］是 $4.0×10^{-8}$mol/L，呈微弱碱性，则其 pH=-lg（4×10^{-8}）=-（lg4+lg10^{-8}）=-（0.6-8）=7.4。

用 pH 表示血浆酸碱度，可避免用负指数表示克分子浓度的弊病。pH 表示酸碱度沿用已久，临床医师较熟悉，目前我国多数教科书和医学书籍仍在沿用。例如，正常人血浆 pH 为 7.40（7.35～7.45），血浆 pH<7.35 表示血浆内［H^+］超过正常，称为酸中毒。pH 越小，［H^+］越高；相反，血浆 pH>7.45 表示［H^+］低于正常，称为碱中毒。显然，由于 pH 是对血浆 H^+ 的克分子浓度经负对数处理后的值，虽然数值避免了复杂和不方便的负指数表达方式，但 pH 不直接显示 H^+ 浓度，而且有一种反向的关系，pH 越大，［H^+］反而越小；而且 pH 变动较小可能掩盖［H^+］改变的程度，如当血浆［H^+］从 40nmol/L 增至 80nmol/L 时，［H^+］增加 1 倍，但 pH 仅从 7.40 下降至 7.10。pH 的表达方式有以上明显缺点，近来又建议直接用 H^+ 的浓度表示血浆酸度。为避免出现指数的不便，使表达方式简洁，不以 mol/L 为单位，改用 nmol/L（毫微克分子，10^{-9}mol/L）为单位。正常人［H^+］是 40nmol/L。用 nmol/L 直接表示 H^+ 浓度有许多优点，首先这种表示直观，直接显示了 H^+ 浓度，H^+ 浓度高则［H^+］的 nmol/L 值高，反之亦然；其次在许多病理情况下，特别是在急性和慢性呼吸性酸中毒时，血［H^+］和 $PaCO_2$ 间是线性关系，但对数化后的 pH 和 $PaCO_2$ 之间是非线性关系。［H^+］、$PaCO_2$ 及［HCO_3^-］三者关系用公式表示更简明：

$$［H^+］ = 23.9 × PaCO_2 / ［HCO_3^-］$$

从公式中可看出呼吸性酸中毒，血中 $PaCO_2$ 增加时，［H^+］随之增加。［HCO_3^-］正常值为（24±2）mmol/L。$PaCO_2$ 正常值为（40±3）mmHg，公式用 nmol/L 表示 H^+ 浓度，用 mmol/L 表示 HCO_3^- 浓度，虽不是同一数量级，但由于均用血浆中真实浓度表示，表示的数字直观，易于理解。由于目前不少场合下仍用 pH 表示血浆酸碱度，以往的书籍和报告中也均用 pH 作为血浆酸度指标，所以以下换算方法对临床医师有帮助。

（1）pH 为 7.28～7.48，pH 和［H^+］存在线性关系。pH 为 7.40 时，已知［H^+］40nmol/L。若把 pH 的 7 和其后的小数点去除，余下的正好是

40，正好是 pH 为 7.40 时的［H^+］40nmol/L 的数值。在 pH 为 7.40 的基础上增加或减少 0.02 时，［H^+］则相应在 40nmol/L 基础上减少或增加 2nmol/L，如 pH 为 7.42 时，［H^+］为 40-2=38nmol/L。这样在 pH 为 7.28～7.48 这一最通常的范围内很容易进行 pH 和［H^+］的换算。

（2）已知某 pH 和相应的［H^+］后，则也很容易用以下的内插法算出 pH 和相应的［H^+］。已知 pH 为 7.00 时，［H^+］100nmol/L，以此为基础 pH 增加 0.1 时，对应于该 pH 的［H^+］=100×0.8，即 pH 为 7.1 时，［H^+］=100×0.8=80nmol/L；pH 为 7.2 时，［H^+］=80（即 pH 为 7.1 时［H^+］）×0.8=64nmol/L。若 pH 自 7.00 减少 0.1，则［H^+］=100÷0.8，即 pH 为 6.9 时的［H^+］=100÷0.8=125nmol/L。若 pH 增减在 0.1～0.2，可用内插法计算。

例如，pH 为 7.03，已知

pH 为 7.00 时，［H^+］100nmol/L；

pH 为 7.10 时，［H^+］80nmol/L；

pH 为 7.03 时，［H^+］=100-［（100-80）×0.3］=100-20×0.3=94nmol/L。

（四）体液水和钠平衡及其调节

人总体钠约为 40mEq/kg，其中 1/3 固定在骨中，其余 2/3 多数在 ECF，钠和相应的阴离子占正常 ECF 有渗透活性颗粒的 97%。正常人钠的需要量是 1～2mEq/（kg·d），按体重 70kg 计，每天需盐（NaCl）4～8g，但一般人摄入盐量多数超过此量。人体主要通过肾脏维持水和钠的平衡。体内水分缺乏时，ECF 渗透压升高，刺激下丘脑 - 垂体后叶 - 抗利尿激素（ADH）系统，引起口渴，增加饮水量。ADH 作用于远曲肾小管和集合管上皮细胞，加强水的再吸收，使尿量减少，ECF 渗透压降低。相反，体液过多时，ADH 分泌减少，水在肾脏中重吸收减少，而排出过多的水。人体下丘脑渗透压感受器对血浆渗透压改变十分敏感，血浆渗透压有 1% 的改变即可引起 ADH 分泌的改变。在人体内，促使 ADH 释放的正常渗透阈值是 275～290mOsm/L。低于此水平时 ADH 释放极少，尿被极大稀释，尿渗透压可低于 100mOsm/L，体液大量排出。超出此渗透阈值，ADH 分泌呈进行性线性增多，水分从肾回收，以此说明此系统极

其有效。所以，尽管正常人水的摄入量有很大波动，但血浆渗透压波动不会超过 1%～2%。ECF 渗透压的稳定保证了细胞内水容积的稳定，使细胞不会过于膨胀或萎缩，保证了细胞的正常功能。ECF 渗透压的异常会造成细胞的胀缩，特别是脑细胞水肿或脱水，对机体极其危险。

肾对钠的排出和重吸收极其重要，有助于保持钠的总体平衡。血容量的改变影响肾素 - 血管紧张素 - 醛固酮系统的分泌。醛固酮调节钠从肾的吸收和排出，水也随钠被吸收和排出。血容量减少时，血管内压力下降，肾脏入球小动脉的血压也下降，位于管壁的压力感受器受压力下降刺激，使肾小球旁细胞肾素分泌增加。血容量减少又使肾小球滤过率下降，以致流经远曲肾小管的钠量明显减少，钠的减少能刺激位于远曲肾小管致密斑的钠感受器，引起肾小管旁细胞肾素分泌增加。此外，全身血压下降使交感神经兴奋，也刺激肾小管旁细胞分泌肾素。肾素催化血浆中的血管紧张素原，使其变为血管紧张素 I，血管紧张素 I 在转化酶的作用下转变为活性极强的血管紧张素 II，引起小动脉收缩及刺激肾上腺皮质球状带，增加醛固酮分泌。醛固酮主要促进远曲肾小管对钠的再吸收及促进 K^+、H^+ 的排出。随着钠的再吸收，Cl^- 及水再吸收增加，ECF 增加，有效循环血容量回升，血压回升。反之亦然，血容量增加，醛固酮产生减少，钠、水回收减少。

低血容量也可刺激 ADH 分泌，与渗透压感受器不同的是，渗透压改变对 ADH 分泌很敏感，血容量的减少大于 5%～10% 时，才可引起 ADH 明显升高，但此时循环 ADH 升高幅度却显著超过了高渗透压所激发的水平。急性容量扩张或血压升高可抑制 ADH 分泌（图 2-3-2）。所以，机体在血容量锐减时，不管血浆渗透压如何，分泌大量 ADH 及醛固酮，将以牺牲体液渗透压为代价，优先维持和恢复血容量，使重要脏器得到足够灌注以维持生命。

最近又发现许多细胞介质和代谢产物对调节体液钠和水的平衡起重要作用，如右心房的容量感受器在容量减少时产生介质使醛固酮分泌增加。又如肾前列腺素中的 PGE_2 可增加钠从肾的排出，并抑制 ADH 激发的钠重吸收等。

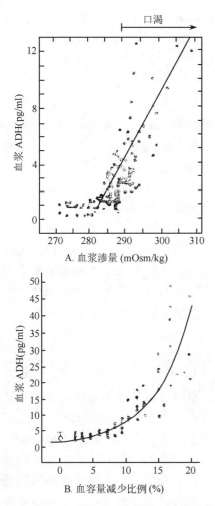

图 2-3-2　血浆 ADH 分泌和血浆渗量、血容量变化关系
A. 正常人血浆渗量和 ADH 的关系，引起口渴的渗量阈值大于引起 ADH 分泌的 5～10mOsm/L。B. 大鼠血容量等渗改变与血浆 ADH 的关系。注意随着血容量明显降低，低血容量可引起比高渗透压高得多的 ADH 水平

（五）体液钾的平衡和调节

正常人体液钾的总量为 50～55mEq/kg，其中 98% 在细胞内。ICF 钾约 150mEq/L。ECF 钾总量约 70mEq/L，正常血浆钾浓度为 3.5～5.0mEq/L。正常成人需钾 0.5～0.8mEq/（kg·d）。正常钾摄入量平均为 100mEq/d，其中 95% 经尿排出，5% 经粪便和汗液排出。可进食并且肾功能正常的人，不会发生钾的代谢失衡，原因是食物中除糖和精炼的油脂外基本都含有钾。在尿量达 600ml 时，正常功能的肾能排出相当于摄入量的钾。从肾小球滤过的钾绝大多数在近肾小管被重吸收。而在肾远曲小管可选择性地排出或重吸收钾，这决定了钾的净排出或保存。肾远曲小管排钾多少与循环中醛固酮水平有关，也与尿量、体液钾浓度、体液酸碱度有关。与肾强大的保钠功能不同，缺钾时肾为保钾而减少钾排出的功能有限，在最少情况下尿中仍有 10mEq/L 钾的排出，所以在钾摄入不足情况下，机体可能在较短时间内发生缺钾和低血钾。

（六）体液的酸碱平衡

ECF 中 [H$^+$] 是 40nmol/L，ICF 中 [H$^+$] 是 100nmol/L。体液的 [H$^+$] 极低，而且处于稳定状态，波动极小。正常动脉血 [H$^+$] 为 35～45nmol/L（pH 为 7.35～7.45）。血浆 [H$^+$]＞45nmol/L（pH＜7.35）称为酸血症，[H$^+$]＜35nmol/L（pH＞7.45）称为碱血症。

正常人体内糖、脂肪、蛋白质彻底氧化产生的 CO_2 和 H_2O 结合成 H_2CO_3。H_2CO_3 在体内电离产生的 [H$^+$] 是体内代谢产生最多的酸。在肺内碳酸酐酶的作用下这部分酸经 $H_2CO_3 \rightleftharpoons H_2O + CO_2$ 平衡，产生大量的 CO_2 并不断从肺排出体外，称为挥发性酸。成人每日产生 CO_2 为 300～400L，只要呼吸功能正常，这些 CO_2 基本均可通过肺排出。健康成人由于食物的消化和代谢，每日净产生约 1mmol/kg 的 H$^+$，如按体重 60kg 计，每日约产生 60mmol H$^+$，这些 H$^+$ 在体内以硫酸盐、磷酸盐和乳酸盐形式存在，这些是非挥发性酸，不能由肺排出，它们首先被体液内缓冲系统迅速暂时缓冲，然后由肾排出 H$^+$。肾的调节作用强，能最后彻底清除这些非挥发性 H$^+$，但其作用慢，持续时间长，可达十余小时至数日。正常人的肾为排出 H$^+$ 而每天排出 NH_4^+ 和产生 HCO_3^- 的潜力很大，严重酸中毒时，每天可排出 NH_4^+ 达 400mmol，相当于正常情况下的 10 倍。肾功能严重受损，肾小球滤过率＜20% 时，才可产生明显代谢性酸中毒。

已知，纯水中的 [H$^+$] 是很低的，约为 1×10^{-7}mol/L，用 pH 来表示它的 pH＝-lg [H$^+$]＝7。正常人血浆 [H$^+$] 是 40nmol/L，pH＝7.4，稍偏碱性。临床上用 pH 表示血浆的酸碱度。

pH＝pK＋lg [HCO$_3^-$]／[H$_2$CO$_3$]＝6.1＋lg [HCO$_3^-$]／[H$_2$CO$_3$]＝6.1＋lg [HCO$_3^-$]／0.03×PaCO$_2$。

正常人血浆 [HCO$_3^-$] 是 24mEq/L，[H$_2$CO$_3$] 是 1.2mEq/L（相应 PaCO$_2$ 为 40mmHg）。可见血浆 pH 由 [HCO$_3^-$]／[H$_2$CO$_3$] 决定（正常 20/1）或由 [HCO$_3^-$]／PaCO$_2$ 决定。因而通过肺的呼吸调

节 $PaCO_2$ 和通过肾小管交换调节 $[HCO_3^-]$ 是机体调节血液酸碱度的决定性因素。

酸中毒时 H^+ 从细胞外向细胞内转移，会引起 K^+ 转移到细胞外，平均血浆 pH 每下降 0.1，血浆 $[K^+]$ 升高 0.3mEq/L。相反，碱中毒时细胞外 K^+ 转移入细胞内。所以酸中毒致高血钾，碱中毒致低血钾，这在临床上有重要意义。

酸碱平衡的概念中关于血浆阴离子差（AG）的含义和计算：血浆阳离子有 Na^+、K^+、Ca^{2+}、Mg^{2+} 等，阴离子有 Cl^-、HCO_3^-、CL^-、HCO_3^-、SO_4^{2-}、PO_4^{3-}、有机酸、蛋白等，二者的总数应相等，呈等离子液态。临床常测的血浆离子浓度是 Na^+、K^+、Cl^-、HCO_3^- 的浓度。所以血浆 $[Na^+]+[K^+]+[Uc]=[Cl^-]+[HCO_3^-]+[Ua]$。$[Uc]$ 代表血浆中钠、钾以外所有其他阳离子浓度，$[Ua]$ 代表血浆中除 Cl^-、HCO_3^- 以外所有其他阴离子浓度。

$AG=[Ua]-[Uc]$，代入以上等式得 $([Na^+]+[K^+])-([Cl^-]+[HCO_3^-])$。

$$AG=([Na^+]+[K^+])-([CL^-]+[HCO_3^-])$$

AG 值对判断体液酸碱失衡类型有一定意义。

二、胸心外科患者体液容量和血钠浓度失衡的防治

（一）手术创伤对水、钠平衡的影响

ECF 钠浓度是影响体液容量（水量）的关键因素，因此，防治体液容量失衡必须结合血钠浓度一并考虑。

一般而言，除外伤外，心脏和胸腔手术患者术前通常无明显体液平衡紊乱。由于伴发的其他疾病（如消化系统疾病）或感染，或心、肺疾病已引起体液失衡者，在失衡纠正后才能考虑手术治疗。心脏、胸腔手术本身对患者而言就是重大创伤，因此，术中及术后应谨慎评估可能或已出现的体液失衡，及时预防和纠正。手术创伤和失血使人体有效循环血容量减少的信号被容量感受器（可能在心房壁和腔静脉壁上）和压力感受器（可能在主动脉弓和颈动脉壁上）感知，组织创伤反应产生的炎性细胞介质和代谢产物，可使丘脑下部产生的、垂体后叶储存的 ADH 释放入血，使肾小管增加对水的吸收，形成水潴留。另外，由于肾血流量减少，启动肾素 - 血管紧张素 - 醛固酮系统，促进肾小管对钠和水的重吸收，形成水和钠潴留。这种水和钠的潴留主要在受损组织的细胞间液中，形成无功能细胞外液，产生水肿，此外胸腔、腹腔等也可有积液。以上因素导致有效循环血容量不足。有研究发现，重度外伤失血平均达 1100ml 时，由于无功能性细胞外液积聚可使功能性细胞外液减少达 5000ml，所以此时不仅应补充失去的血液，而且应补充几倍量的细胞外液，才能保持有效循环血容量，保证组织灌注和正常代谢，防止细胞和组织功能紊乱。但过多输液可加重体液和钠的潴留，加重心脏负荷、肺负荷，而且一旦创伤反应减退，大量潴留的无功能性细胞外液又逐步回到循环中去，需肾脏及时排出。如果肾不能排出过多的钠和水，加之输入液不当则又可引起肺水肿，使心脏负荷加重，导致新一轮恶性循环。

（二）手术前体液水和钠失衡的防治

尽管多数心胸外科手术患者术前体液失衡的情况不多见，但作为外科医师仍要养成良好习惯，常规评估患者体液容量和钠的平衡情况，使患者术前处于良好状态。伴发其他疾病（如消化系统疾病、肾脏疾病），患者的用药（如长期使用利尿药、皮质激素），患者对手术焦虑而致饮食不足，环境不良所致失水过多（如出汗）及心肺疾病本身（如小细胞肺癌等可引起 ADH 激素异常分泌的肿瘤）均可引起水、钠代谢紊乱。这些情况必须在手术前引起重视，如有异常应予纠正。术前水容量和钠浓度的判断可按上节所述一般原则，即首先判断有无血钠浓度异常。

1. 血 $[Na^+]$ 正常 容量失常有两种情况：一种是单纯性细胞外液容量过多性水肿，最常见于充血性心力衰竭，其次见于肾衰竭、肝功能低下，有时可由医疗造成，如输液、胃肠灌洗不当。患者出现活动时呼吸困难，严重者休息时也出现呼吸费力、端坐呼吸、夜间阵发性呼吸困难、体重迅速增加。体征有血浆容量扩张引起的静脉压升高、肺底啰音、肺动脉第二心音（P_2）增强、肺呼吸音减弱。体表疏松的组织和下垂部位有可凹性水肿，严重容量增多者可致全身水肿，如胸腔积液、腹腔积液和心包积液。实验室检查无特殊改变，红细胞比容、血红蛋白和 RBC 可能减少，血浆蛋白

浓度可降低。此种情况下应予以纠正，不宜立即进行手术。治疗主要根据病因处理。充血性心力衰竭采取限钠或休息，较重时可利尿，严重时尚需洋地黄类药物治疗。肾病综合征、库欣综合征及其他原因引起的 ECF 过多按病因处理。另一种是血［Na$^+$］正常的容量不足，为急性脱水，常发生于呕吐、腹泻，急性感染致大量胸腔积液和腹腔积液，挤压伤、烧伤和高热等急性情况下。按容量丢失程度分为轻度（丢失量占体重4%）、中度（丢失量占体重6%～8%）、重度（丢失量占体重10%）。实际上不可能准确知道患者正常体重，主要依据病史、血压、心率、尿量、神志等临床情况判断。治疗上快速补充平衡盐溶液，但中度和重度容量不足还需输全血或血浆以维持有效循环血容量。由于难以准确估计缺失量，应依据临床征象，并严密监测尿量（保持 30 ～ 50ml/h）、CVP（1.47kPa）、心率（< 100 次 / 分）、血压［收缩压稳定在 12kPa（90mmHg 以上）］等。

2. 血［Na$^+$］增高性脱水　临床上血［Na$^+$］> 145mmol/L 称为高钠血症，血［Na$^+$］> 160mmol/L 可出现明显临床症状。诊断高血钠性脱水时，不仅测血钠，也要注意测尿钠含量、血和尿渗透压，以及红细胞比容。高钠血症患者通常有体液高张。细胞内水向细胞外转移，细胞失水，特别是脑细胞失水可引起一系列神经症状。患者典型临床表现为口渴、烦躁无力、定向障碍，重者出现嗜睡或急躁、妄想、幻觉，最严重者出现颅内出血致昏迷。患者尿少或无尿、尿比重高，脉搏加快、血压下降，血液浓缩，恶心、呕吐。临床症状不仅与血［Na$^+$］升高程度有关，更与血［Na$^+$］升高速度有关。［Na$^+$］缓慢升高的高钠血症，即使［Na$^+$］达 170 ～ 180mmol/L 也相对无症状。这可能是脑细胞在缺水 24 小时后产生的一种称为"自发性溶质"的现象，使脑细胞内渗透量增加以适应血［Na$^+$］的增加。此种情况多发生于失水较失钠更多时，如发热、烧伤、呼吸道感染或气管插管致呼吸道不显性失水增多时，以及尿崩症、肠内肠外营养支持和糖尿病患者水从肾脏丢失过多时，以及老人、儿童及精神抑郁患者主动饮水不足时。缺水量最简单的估计是血［Na$^+$］在 140mmol/L 的基础上每升高 3mmol/L 约丢失 1L 水。可用以下公式估计：

缺水量（L）=0.4× 体重（kg）×（血［Na$^+$］÷ 140-1），正常体液占体重50%～ 60%，用 0.4 是为避免估计过量。

轻度脱水者应鼓励饮水，中度脱水伴恶心、呕吐者应输注 1/2 或 1/4 张盐水（用 5% 葡萄糖溶液减张）；重度脱水且伴有低血压者，首先用等张盐水恢复容量，一旦灌注改善即以低张盐水输入。一般 12 小时内补充累计丢失的一半水，加维持量和继续丢失量，全部补足建议 3 ～ 4 天。最初快速补水时，使血［Na$^+$］下降不超过 1mmol/L 为宜，以免引起脑水肿。心脏疾病患者必须注意输液速度，防止水钠潴留。

3. 血［Na$^+$］低　临床上血［Na$^+$］< 135mmol/L 时称为低钠血症。低钠血症是临床常见的情况。临床发生低钠血症后，如上所述首先应排除假性低钠血症（血浆张性正常）和高血糖性低钠血症（血浆张性高）。在排除了以上两种情况后，临床上最常见的是低张性（稀释性）低钠血症。低张性低钠血症基本原因如表 2-3-2 所示。

表 2-3-2　低张性低钠血症原因

有效循环血容量减少
ECF 容量减少（失 Na$^+$）
ECF 容量不减少（水肿）
低血管内容量
低蛋白血症（肝、肾或胃肠疾病）
白蛋白从毛细血管漏出（如全身感染），动脉血管床容量减低，静脉血管床扩张容量增大
心脏疾病
原发性水过多（继发性 Na$^+$ 丢失）
ADH 从垂体后叶释放（无体液张性和有效循环血容量改变的刺激），由药物、疼痛、迷走神经刺激、中枢神经系统疾病、代谢性疾病等引起
ADH 为垂体后叶来源（肿瘤、治疗尿崩症时外源性给予 ADH）
具有 ADH 样作用的药物
干扰水排出的药物（如袢性利尿剂）

外科患者低钠血症最常见的是 ECF 和有效循环血容量降低的低张性低钠血症，或称低张性脱水。心胸外科患者如术前有发热、呕吐、腹泻、出汗，而较长时间摄入或输入钠不足时，应警惕低钠血症的可能。患者主要问题是循环衰竭和脑水肿，主要临床表现为中枢神经系统异常。轻度患者表现为头晕、疲乏、手足麻木；中度时有恶心、

呕吐、脉细速、血压不稳或下降、视物模糊等症状；重度时有神志不清、肌肉痉挛性抽痛、肌腱反应减弱或消失、木僵、昏迷或休克。低钠血症应及时纠正，需注意：

（1）患者有症状时应积极补钠，使症状消失。

（2）低钠血症是否有症状不仅取决于血钠下降程度，更取决于下降速度。急性低钠血症，[Na⁺] 120～125mmol/L 时即有明显症状。而慢性低钠血症，[Na⁺] 低至 110mmol/L 也可能无症状。严重的有症状的急性低钠血症需较快纠正，无症状的慢性低钠血症不必过快纠正，以免产生严重后果。

（3）计算钠的补入量应以总体液，即体重的 60% 计算，但对于心肺疾病患者、老年及肥胖者，可按体重的 40% 计算，以免过量。

（4）纠正低钠血症不能过快，因为随着低钠血症纠正，ICF 的水向 ECF 转移，相对于 ECF 而言，ICF 的容量大得多。过多、过快补钠易引起 ECF 容量扩张过量，从而加重心、肺、肾等重要脏器负担，引起严重并发症，对于胸、心手术患者应特别注意。另一个更重要的原因是过快、过度纠正低钠血症可能导致致命的中心性脑桥脱髓鞘病。所以，有症状的低钠血症患者补钠时应使血 [Na⁺] 升高不大于 1mmol/h。补到血 [Na⁺] 为 120mmol/L 或症状消失即可，然后在 3～5 天内逐步恢复至正常血 [Na⁺]。

（三）术中有效循环血容量的维持

麻醉可阻断正常人体血管容量和压力感受器反射。如果代偿性血管阻力增加和心率加快掩盖了患者术前已经存在的容量不足，患者在麻醉诱导时可迅速发生低血压，因此术前必须恢复体液容量。术中体液的丢失主要是失血，此外由于创伤时体液在手术区域及全身细胞间的潴留，脏器及组织创面的蒸发均可使功能性体液迅速丢失，从而导致有效循环血容量不足。

外科医师一般估计的失血量低于实际出血量。患者一般可耐受失血量＜500ml，如超过此量应在术中补充。一般术中应输入等张盐水，如乳酸林格液 500～1000ml/h，以补充体液向第三间隙转移和创面蒸发造成的容量不足。心胸手术患者术中应密切监测血压、尿量，以免术中容量不足和输液过度。老年人和重症患者尤需特别注意。

（四）术后有效循环血容量的维持

术后输入液体的主要目的仍是维持有效循环血容量，促使患者尽早康复。液体输入量应视术中输液是否足够，术后继续丢失情况，以及从引流管及创面渗出等全面估计。术后早期仍应以等张液补充为主，使患者有足够的有效循环血容量。术后数日，潴留于第三间隙的液体可逐渐回到循环，应酌情调整输液。

心肺手术必然影响呼吸和循环，稍有不慎可导致心肺功能不全。左心功能不全可使肺静脉、肺毛细血管压升高，引起水向肺间质和肺泡内滤出，严重时可导致肺水肿。右心功能不全通常伴有钠和水的潴留，血 [Na⁺] 正常或稍低。肝功能障碍和肠道蛋白质丢失也是心功能不全机体水肿的原因。因此，心胸手术患者术中、术后要保证血氧浓度，输液应十分慎重。对已有心功能不全者应参照心功能分类慎重输液，心功能Ⅳ级者应禁止输液，Ⅱ、Ⅲ级者可少量缓慢输液，Ⅰ级者可正常输液。在输液过程中应警惕肺水肿的发生，注意输液期间肺部是否有啰音。尽量避免输白蛋白或血浆来纠正低蛋白血症。只要有可能应尽早恢复口服。口服脱脂奶是补充蛋白的最好途径。

术后监测极其重要，包括生命体征、尿量、液体出入量、中心静脉压、肺动脉楔压等。

（五）常用补充容量液体

常用的液体和电解质含量见表 2-3-3。乳酸林格液电解质浓度类似于血浆，在血浆电解质浓度正常时，对失血或失液于第三间隙的患者是较好的液体选择，如用于术中容量的补充。乳酸林格液的缺点是 [Na⁺] 偏低，大量使用或肾功能有异常，特别是 ADH 分泌增多的患者使用可致低钠血症。此外，在严重缺氧、组织灌注不足时可使乳酸代谢受阻，加重酸中毒。等张生理盐水、低张盐水和高张盐水可依据容量不足程度和血 [Na⁺] 酌情使用。低张盐水可与一定比例 5% 葡萄糖溶液合用以减少钠的张力。高张盐水（如 3%NaCl 溶液）可用于重度低容量、烧伤及创伤、早期复苏、有明显症状的低钠血症患者，但应慎用，并严密监测，避免输入量过多及血 [Na⁺] 升高过快致水肿和昏迷。血浆蛋白应谨慎使用。

表 2-3-3　常用静脉电解质液体及其电解质浓度

液体	电解质（mEq/L）					
	Na$^+$	K$^+$	Ca^{2+}	Mg^{2+}	Cl$^-$	HCO$_3$
0.9% NaCl（生理盐水）	154	—	—	—	154	—
0.45% NaCl	77	—	—	—	77	—
0.33% NaCl	56	—	—	—	56	—
0.20% NaCl	34	—	—	—	34	—
乳酸林格液	130	4	4	—	109	28
3.0% NaCl	513	—	—	—	513	—
5.0% NaCl	855	—	—	—	855	—

三、体液钾成分失衡

血浆钾、钙、镁等浓度失衡一般即作为体液成分失衡讨论。心胸外科患者最常见的重要体液成分失衡是钾的失衡，反映为血浆钾浓度的失衡。总体钾的98%分布在细胞内，平均细胞内钾浓度150mmol/L，正常血浆钾浓度是 3.5～5.5mmol/L。能进食并且肾功能正常的人，不会发生钾的代谢失衡，原因是食物中除糖和精炼的油脂外基本都含有钾。在尿量达600ml时，正常功能的肾能排出相当于摄入量的钾。

（一）高钾血症

血清［K$^+$］＞5.5mmol/L 称为高钾血症。高钾血症一般不是摄入钾过多造成的。若肾小管功能低下，即使不摄入钾，也会发生高钾血症。肾功能低下时，每天血［K$^+$］很容易增高 1mmol/L以上，数天内可危及生命。除肾功能低下外，高血［K$^+$］的主要原因是K$^+$从细胞内向细胞外的转移，主要发生于未能控制的糖尿病酸中毒患者，此时总体钾可缺失，但血［K$^+$］仍高。另外，化疗时大量细胞坏死造成高钾血症，此种情况应给患者补充足够的水以排出 K$^+$。马拉松比赛等剧烈运动伴循环衰竭者，有时血［K$^+$］会急剧升高，这是由骨骼肌损伤所致。组织创伤时钾从细胞内向细胞外转移和大量输入库存血等都可造成血［K$^+$］升高。

高钾血症的临床表现主要集中于心血管系统，随［K$^+$］升高，心电图改变依次是 T 波抬高、R 波减小、P 波消失、ST 段下降、QRS 波变宽、室性期前收缩、心室颤动。胃肠道症状和体征有尿毒症性肠炎、恶心、间断性肠绞痛及腹泻，腹泻可伴有肉眼血便。

治疗高钾血症，肾功能低下时（除非失钾性肾病），应停止摄入一切含钾的食物和液体，肉类和水果含钾较高，应注意限制。糖和氨基酸都具有防止因饥饿导致的细胞破坏和释放钾的作用。对于高钾血症，限钾是基本治疗，同时还应积极地设法使［K$^+$］下降。血［K$^+$］在 6.5～7.5mmol/L 的紧急情况下，紧急措施是 5 分钟内静脉输入葡萄糖 25g 和常规胰岛素 10IU，可使钾向细胞内转移，血［K$^+$］降至 1mmol/L，同时可在 5 分钟内经静脉给予 45mmol 碳酸氢盐，造成代谢性碱中毒，促使钾向细胞内转移。以上措施可维持作用数小时。也可口服或直肠内给予降钾树脂（如聚磺苯乙烯），口服 25g 树脂（于 50ml 的 20% 山梨醇液中制成悬液），每 4～6 小时 1 次；直肠内给药为 50g 树脂溶于 100～200ml 的 35% 山梨醇液中，保留灌肠每 4 小时 1 次。每克树脂可结合约 1mmol 钾。血［K$^+$］＞6.5mmol/L，一定要行心电监护，血［K$^+$］＞7.5mmol/L 伴心脏毒性者，应静脉缓慢注入 10～30ml 的 10% 葡萄糖酸钙，可暂时减低心肌易激，争取时间，再用其他方法尽快除钾。透析可将钾从血液中移出，比较彻底。透析可以用腹腔透析，也可用血液透析。透析时需要防止出现其他的体液失衡。葡萄糖酸钙可溶于 30～250ml 等渗盐水或葡萄糖水静脉滴注，维持 1～2 小时，对于危重患者在 15～30 分钟内给予全部 30ml。患者若已用洋地黄类药物，则不能再给予钙。NaHCO$_3$ 不要与葡萄糖酸钙混合。静脉给予葡萄糖也可按 30～60 分钟内给予 20% 葡萄糖溶液 300～500ml，每 2～4g 葡萄糖给胰岛素 1IU。

（二）低钾血症

血［K$^+$］＜3.5mmol/L 即低钾血症。低钾血症比高钾血症多见，是最常见的电解质失衡之一。低钾血症临床表现与缺钾程度和发生速度有关，碱中毒、低血钙、洋地黄类药物都可激发低钾血症。

低钾血症对心血管系统、中枢神经系统（CNS）、神经肌肉系统、胃肠道、肾都有影响。中枢神经系统涉及定向障碍、精神病行为。各种肌张力降低，以致不能站立，胃肠麻痹。心电图有 T 波倒置，ST 段下降，QT 间期延长，U 波异常等。心脏扩大可致死亡。肾的尿浓缩能力受损。低血钾可使肾小管排氨增加，从而使肝性脑病恶化。总体钾缺乏可引起体细胞萎缩、负氮平衡及肾小管功能受损，从而损害肾浓缩能力，致多尿、多饮和口渴。

为预防低钾血症，对于可能从胃肠道丢失液体的患者，服用可引起钾丢失的利尿药、类固醇药物的患者，以及原发性或继发性醛固酮增多症患者均应补充钾。低钾血症致使糖尿病难以控制，肝衰竭患者易发生脑病，心绞痛或有心肌梗死史的患者心力衰竭加重，服用洋地黄类药物的患者易发生心律失常，所以凡有以上情况时均需注意预防低钾血症。另外，镁缺乏会减弱远端肾小管对钾的重吸收，其机制不明，因此，不纠正镁缺乏则肾不断丢钾，低血钾难以纠正。

机体中98%的钾存在于细胞内，失钾时主要是细胞内失钾。因而补钾不仅是补充ECF的不足，主要考虑总体钾的补充。血［K+］只能对总体缺钾提供粗略的估计。一般血［K+］＜3.0mmol/L时才开始有临床表现。外科患者血［K+］＜3.0mmol/L时，麻醉及手术前必须补钾予以纠正，血［K+］＜3.0mmol/L，同时伴有心力衰竭、内毒素血症、高热等危重情况时需迅速纠正。

外科患者的补钾途径多为经静脉补钾。从周围静脉给予［K+］不要超过40mmol/L，高浓度钾可引起静脉炎。从腔静脉的静脉导管输入钾时，浓度可达80mmol/L。输入速率一般不超过10mmol/h，如超过10mmol/h，应用心电监测。极度钾消耗时，第一个24小时内应输入200mmol钾，虽然看不到血［K+］明显升高，但患者情况可得到明显改善，这是因为钾已进入细胞内。如果患者应用洋地黄类药物，静脉补钾应缓慢，洋地黄可减慢细胞对钾的摄取，因而滴速在20mmol/h时很有可能发生高钾血症。低钾血症常伴有代谢性碱中毒，KCl对纠正代谢性碱中毒有利。输钾时一般不用含糖溶液稀释，因糖可促使钾向细胞内转移，导致血钾浓度升高。血［K+］＜2mmol/L时，表示体钾丢失严重，需较多补充，更需密切监测。

四、体液酸碱失衡

（一）体液酸碱失衡类型的判断

血气分析和电解质检验出报告后，以下流程（图2-3-3）对分析存在何种酸碱失衡有帮助。

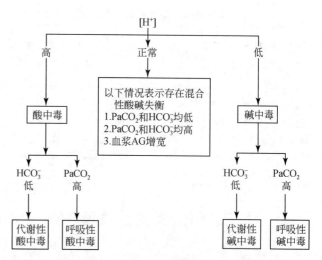

图 2-3-3　体液酸碱失衡分析
方框内表示诊断，无方框者表示分析资料

从图中可见，分析酸碱失衡时，最重要的是［H+］、［HCO3−］、PaCO2和AG四个数值。

1.［H+］升高的酸中毒的两个原因

（1）代谢性酸中毒：特点是［HCO3−］降低，［H+］升高，一般［HCO3−］下降与AG增加比为1：1，机体的代偿是加快通气，使PaCO2降低。

（2）呼吸性酸中毒：特点是PaCO2增加，机体的代偿是［HCO3−］也增加。因在呼吸性酸中毒时，原发性因素是PaCO2增加，［HCO3−］的增加是代偿性的，PaCO2的增加水平比［HCO3−］明显，更由于［HCO3−］在代偿过程中的增加要依赖于肾，肾产生HCO3−来调节酸碱作用需要的时间较长，所以在急性呼吸性酸中毒时，PaCO2从5.33kPa（40mmHg）每升高0.13kPa（1mmHg），［HCO3−］从原25mmol升高0.1mmol，此时［H+］从40nmol升高0.77nmol。慢性呼吸性酸中毒时，由于肾发挥充分的调节作用，PaCO2从5.33kPa（40mmHg）每升高0.13kPa（1mmHg），则［HCO3−］从25mmol升高0.3mmol，而［H+］从40nmol升高0.32nmol。即慢性呼吸性酸中毒时由于肾调节作用发挥充分，升高相同PaCO2时，［HCO3−］的升高较急性呼吸性酸中毒多，［H+］的升高较少，代偿作用明显。

2.［H+］下降的碱中毒的两个原因

（1）代谢性碱中毒：即以血浆中［HCO3−］原发性增加为特点，PaCO2升高代偿，代偿是通过减少通气实现的。由于通气（肺）的调节作用较快，因此呼吸减慢致PaCO2升高的幅度较大。如

$[HCO_3^-]$从25mmol每升高1mmol，$PaCO_2$从5.33kPa（40mmHg）增高0.093kPa（0.7mmHg）。但通气减慢会使$PaCO_2$升高有一定限制，$PaCO_2$达一定值后，$PaCO_2$升高可刺激呼吸。但若给患者吸氧，使之不发生低氧血症时，则可发生更大程度的通气下降，$PaCO_2$升高较明显，相应于$[HCO_3^-]$升高，$PaCO_2$升高的代偿作用也更明显。

（2）呼吸性碱中毒：原发因素是通气过度使$PaCO_2$降低，从而致$[H^+]$降低。代偿结果是$[HCO_3^-]$降低。与呼吸性酸中毒时一样，急性呼吸性碱中毒时，$PaCO_2$从5.33kPa（40mmHg）每下降0.13kPa（1mmHg）时，$[HCO_3^-]$下降较少，约从25mmol下降了0.1mmol，此时$[H^+]$从40nmol下降了0.74nmol。在慢性呼吸性碱中毒时，由于肾的代偿充分，$PaCO_2$从5.33kPa（40mmHg）每下降0.13kPa（1mmHg），$[HCO_3^-]$下降0.5mmol，而$[H^+]$下降仅0.17nmol，代偿作用明显。

以上是四种单纯性或原发性酸碱失衡的情况，可见每发生一种酸碱失衡，机体总要发生一定的代偿，使$[H^+]$趋向正常，但这种代偿不可能使$[H^+]$完全恢复原先水平。慢性呼吸性碱中毒是个例外，代偿可使$[H^+]$回到正常范围之内。另外，需注意的是，单纯性酸碱失衡时总伴有以上正常代偿过程，如这种预期代偿功能有异常，则表明有继发或其他酸碱失衡的情况同时存在。在临床实际工作中，通常同时存在两种或三种酸碱失衡，如酒精中毒性酮症酸中毒合并代谢性碱中毒（由呕吐所致）和呼吸性碱中毒（由吸入性肺炎所致）。一般而言，若患者有酸碱失衡，但$[H^+]$正常，则患者可能存在混合性酸碱代谢紊乱。若碱中毒和酸中毒并存，可致$[H^+]$正常，但血浆AG的改变，提示可能存在混合性酸碱失衡。这是计算AG对判别酸碱失衡的意义所在。另外，在$[H^+]$升高或降低的酸碱失衡情况下，如$PaCO_2$和$[HCO_3^-]$相互关系不符合上述单纯性改变的规律，也提示有混合性酸碱失衡。

目前有各种图解方法帮助判断混合性酸碱失衡，但在实际应用中记住以下简单原则，对酸碱平衡（代谢性酸中毒、代谢性碱中毒、呼吸性酸中毒和呼吸性碱中毒）相关的四个检测结果进行判断后，可做出全面而准确的诊断。

（1）首先计算AG，如AG＞5mmol/L，则患者有代谢性酸中毒。

（2）比较而言，$[HCO_3^-]$下降1mmol/L，AG应升高1mmol/L。若两者改变存在明显异常，AG大于5mmol/L，则存在混合性酸碱失衡；AG升高小于$[HCO_3^-]$的下降，表明该代谢性酸中毒是HCO_3^-丢失型，如从胃肠道丢失（腹泻、消化道瘘等）；AG升高显著高于$[HCO_3^-]$的下降，表明可能同时存在代谢性碱中毒。

（3）代谢性酸中毒，$[HCO_3^-]$从25mmol下降1mmol，$PaCO_2$应从5.33kPa（40mmHg）下降0.13kPa（1mmHg），如$PaCO_2$下降明显超过以上比值（AG＞5mmol/L）则患者可同时存在呼吸性碱中毒；如果$PaCO_2$下降高于以上比值，可能伴有呼吸性酸中毒。

（4）代谢性碱中毒时，$[HCO_3^-]$每增加1mmol/L，$PaCO_2$应增加0.093kPa（0.7mmHg）。如果$PaCO_2$增加明显超过0.093kPa，患者可能同时伴有呼吸性酸中毒；如果$PaCO_2$减少或不增加，可能同时存在呼吸性碱中毒。

（5）呼吸性酸碱失衡时，必须以临床症状为依据区分急性和慢性，一般临床上超过3～4天的失衡即为慢性，急性和慢性代偿的结果是不同的。

（6）急性呼吸性酸中毒时，$PaCO_2$每增加0.13kPa（1mmHg），$[HCO_3^-]$增加极小，$[H^+]$预计增加0.77nmol/L。若$[H^+]$增加幅度过大，则同时存在代谢性酸中毒，若$[H^+]$增加幅度很小，则伴有代谢性碱中毒。

（7）慢性呼吸性酸中毒时，$[HCO_3^-]$代偿性增加较大，$PaCO_2$每增加0.133kPa（1mmHg），$[H^+]$增加0.32nmol/L，或$PaCO_2$每增加1.33kPa（1mmHg），血浆$[HCO_3^-]$增高3mmol/L。如果$[HCO_3^-]$改变幅度明显增加，患者同时存在代谢性碱中毒；如果$[HCO_3^-]$改变幅度明显减少，患者则同时存在代谢性酸中毒。

（8）急性呼吸性碱中毒时，$PaCO_2$从5.33kPa（40mmHg）下降0.13kPa（1mmHg），$[HCO_3^-]$下降很少，而$[H^+]$下降达0.74nmol/L。若$[H^+]$下降不明显，则同时存在代谢性酸中毒；若$[H^+]$下降幅度明显减少，则同时存在代谢性酸中毒。

（9）慢性呼吸性碱中毒时，$PaCO_2$从5.33kPa（40mmHg）下降0.13kPa（1mmHg），$[HCO_3^-]$下降较多。事实上，本情况是唯一通过代偿使$[H^+]$

恢复正常范围的酸碱代谢紊乱，$PaCO_2$ 下降 0.13kPa（1mmHg），$[H^+]$ 下降预期是 0.17nmol/L；$PaCO_2$ 从 5.33kPa（40mmHg）下降 1.33kPa（10mmHg），$[HCO_3^-]$ 将下降 5mmol/L。

（10）急性呼吸性酸碱代谢失衡也可用另一种方法估计正常 $PaCO_2$ 和相应的 $[HCO_3^-]$ 改变，即 $PaCO_2$ 每增加 1 倍，$[HCO_3^-]$ 应增加 2.5mmol/L，$PaCO_2$ 减少到原值的 1/2 时，$[HCO_3^-]$ 应减少 2.5mmol/L，若明显超出以上增减比例，可能同时存在其他的代谢性酸碱代谢失衡。

（11）用 pH 计算时，呼吸性酸碱失代偿，$PaCO_2$ 每增加或减少 10mmHg，应伴有 pH 相应减少或增加 0.08，若偏离以上范围，可能为混合代谢性因素。代谢性酸碱失代偿，$[HCO_3^-]$ 每减少或增加 10mmol/L，pH 相应减少或增加 0.15，若偏离以上范围，可能为混合呼吸性紊乱因素。

（12）在判断结果时，首先要判明检验数值是否可靠。

（二）酸碱代谢失衡的治疗

酸碱代谢失衡的根本治疗是纠正发生失衡的原发病。治疗中主要根据临床情况，辅以化验，设计治疗方案。最重要的原则是密切观察患者对治疗的临床反应，及时修正治疗方案。

1. 代谢性酸中毒 是外科临床最常见的代谢性紊乱。首要原因是从细胞外间隙丢失大量 HCO_3^-。急性情况主要发生于腹泻、呕吐、胰瘘等胃肠道疾病；慢性情况主要是肾丢失 HCO_3^- 增加，且发生于肾小管病、用碳酸氢酶抑制剂（乙酰唑胺）利尿、盐皮质激素活性减低等情况。第二个原因是代谢性酸负荷增加。一般发生于感染、低血容量状态、大块组织缺血、心力衰竭、酮酸血症、肾衰竭等，常急性发生。

代谢性酸中毒导致体内乳酸潴留，AG 增高，AG > 5mmol/L，分两种情况。A 型存在低血氧，如由于心力衰竭致组织低灌注、肺疾病、严重贫血、一氧化碳中毒等致动脉氧含量低。B 型不是低血氧引起，由肝衰竭、肾衰竭、癌症、剧烈活动、严重抽搐、摄入大量酒精等引起。

液体治疗时应同时注意两方面的问题：ECF 不足应先纠正；如果患者的肺、肾、肝功能不正常，或酸中毒程度较深，治疗酸中毒成为急迫之事，应

该准确纠正。在极端情况下，可只给予 HCO_3^- 液体。这时 HCO_3^- 的输入量可根据测得的血浆 $[HCO_3^-]$ 计算。例如，从 20mmol/L 提高到正常的 24mmol/L，需提高 4mmol/L，4%NaHCO_3 溶液每 1000ml 含 HCO_3^- 656mmol，所以，若体重 60kg，计算需输入此液 4×60×0.6÷656=0.219（L），即 219ml（0.6 指总体液占体重 60%）。但是，应用时此量不可一次性输入，先输入一半，速度按酸中毒程度、急性或慢性、血 $[HCO_3^-]$ 等调节，防止输入过多，导致从酸中毒又突变为碱中毒。

当给患者输入以 Cl^- 为唯一负离子的等渗 NaCl 时，稀释了 ECF 中 $[HCO_3^-]$，原因是等渗 NaCl 中 $[Cl^-]$ 太高，为 154mmol/L，而 ECF 中 $[Cl^-]$ 为 103mmol/L。等渗 NaCl 输入量太多时，超过肾的排强酸机制（$NH_3 \rightarrow NH_4Cl$），将降低 ECF 的 $[HCO_3^-]$，即造成代谢性酸中毒，以上也称稀释性酸中毒。为避免稀释性酸中毒，尤其在 ECF 容量不足、肾功能受限，以及饥饿等原因造成的代谢性酸中毒时，将输入的 NaCl 溶液改为一种混合液，使之成为 2/3 液量的 NaCl 与 1/3 液量的 NaHCO_3 混合液，或含有乳酸钠的混合液体（如乳酸林格液），与单纯 NaCl 溶液比较，这种混合液内的负离子成分更接近 ECF 的构成，如此可避免 NaCl 等渗液输入过多致稀释性酸中毒，因为乳酸根可在肝内代谢。

2. 代谢性碱中毒 外科患者由于呕吐或胃肠减压致大量胃液丢失，产生低钾低氯性代谢性碱中毒；多次、大量输血输入柠檬酸盐，纠正代谢性酸中毒，过多输入外源性碳酸氢盐，以及大量使用利尿剂致容量骤减等情况下，都可发生代谢性碱中毒。本来代谢性碱中毒时肾从尿中排出较多 HCO_3^- 以利于代偿，但在低钾低氯代谢性碱中毒时，随体内电解质大量消耗，肾小管要排出氢离子，发生尿呈酸性的矛盾现象，加大了 HCO_3^- 重吸收，加重了代谢性碱中毒。代谢性碱中毒常有 ECF 不足，且多伴有低钾血症，应补充足够容量和 KCl。

3. 呼吸性酸中毒 其原发紊乱是肺换气功能的紊乱，可以由各种原因引起，如由呼吸道梗阻、肺泡炎性渗出和表面活性物质破坏致肺不张引起，也可以由呼吸中枢受抑制引起。慢性阻塞性肺疾病如肺气肿，尚无有效的治疗方法，但防止黏膜感染、肿胀可避免梗阻加重。急性梗阻，如异物、咽部严重肿胀、麻醉换气不足等可使体液 $[H^+]$

迅速上升，直至产生心室颤动。主要处理是及时诊断和纠正换气不足，机械辅助通气可使 $PaCO_2$ 逐渐下降，使代偿期间潴留在体内的碳酸氢盐由肾脏排出。肾的这种排泄作用需数小时到数天，$PaCO_2$ 降低太快可使慢性呼吸性酸中毒转化成代谢性碱中毒。

4. 呼吸性碱中毒 原发性紊乱常不是由肺部疾病引起。最常见的病因是感染、发热、肝功能低下及中枢神经损伤产生的换气过度。理论上，增加吸入气中 $PaCO_2$ 能治疗呼吸性碱中毒，但若患者未失去知觉，对此将很难忍受。镇静、降温可有一定对症治疗的作用。对失去知觉的患者可用机械控制通气。根本措施是治疗原发病。呼吸性碱中毒和呼吸性酸中毒一样，不用输液纠正体液 $[H^+]$。

5. 复合性酸碱代谢失衡 治疗上可分解为单一的失衡进行治疗，治疗原发病是根本。代谢性失衡时常有体液减少，补液一方面可使体液量恢复，同时用输液纠正酸碱失衡。两个相同倾向的失衡势必加重体液 $[H^+]$ 的改变，更需及时处理。

五、体液中氯、钙、镁等电介质失衡

血 $[Cl^-]$ < 95mmol/L 为低氯血症，主要见于胃液大量丢失的低钾低氯代谢性碱中毒患者，严重呼吸性酸中毒、大量用利尿剂、非少尿性急性或慢性肾衰竭等患者也可发生。应治疗原发病，必要时用 NaCl、KCl 液即可纠正。高血氯主要发生于输入 KCl 液等含氯液过多，或输尿管转流到结肠的手术后患者，主要治疗原发病。以上情况胸、心外科患者少见。

钙、镁等离子和钾离子主要在 ICF，因此明显低血钾时应注意低血镁和低血钙的可能性，不纠正低血镁和低血钙，低血钾也不易纠正。低血钙可发生于大量输血后，由于血液稀释和大量柠檬酸结合钙，一般大量输血 > 1000ml 易发生，可能需补充钙，此时总血钙可能不低，但游离血清钙低。高血钙通常与恶性肿瘤骨转移、甲状旁腺功能亢进有关，胸、心外科少见。低血镁不少见，主要因长期营养不良，由摄入不足或肠道吸收不良所致。有些药物也可引起低血镁，如氨基糖苷类、顺铂、某些利尿剂等。低血镁的症状比较隐匿、非特异，如恶心、乏力、厌食、肌肉紧张、感觉

异常、易怒等，对这些应引起注意。高血镁很少见，特别在肾功能正常时。

有关体液中氯、钙、镁等电解质失衡详细内容可参考有关专著。

（陈亭苑）

第四节 胸外科术前准备和术后处理

一、开胸术前准备

胸部外科疾病的临床症状不尽相同，有的甚至无明显症状。开胸手术对机体的呼吸系统和循环系统均会产生一定影响，生理上也会出现不同的改变。因此，细致的手术前准备和术后完善处理，最大限度地减轻手术对机体的损伤，使患者尽快恢复甚为重要。

术前准备包括为了保证手术顺利进行开展的各方面工作，严格、系统、有效、有针对性的术前准备是顺利完成胸外科手术的重要条件。虽然术前准备的内容很多，但主要有以下几个方面：明确诊断；确定手术指征；选择最适合的治疗方法；手术风险评估，包括手术技巧难度评价及心肺功能评估；根据患者和手术特点进行相应的术前准备和锻炼，主要是呼吸和循环系统的功能锻炼。

（一）明确诊断

1. 详细询问病史 不同年龄的患者罹患不同种类的胸部疾病，尤其是胸部各种肿瘤的发生率在不同年龄变化较大。详细询问病史及家属中有关胸部疾病的情况，对于正确诊断和处理有着特殊的价值。例如，儿童通常发生先天畸形性疾病，如胸腺区软组织阴影大多数为胸腺囊肿或单纯胸腺增生肥大，很少发生胸腺肿瘤。发生在成人的胸部肿瘤更多的是肺癌、食管癌和纵隔恶性肿瘤。成人前纵隔肿瘤以胸腺瘤多见，并常伴有重症肌无力。纵隔神经鞘肿瘤合并全身神经纤维瘤，称为弥漫性神经纤维瘤病，此类患者常有遗传性家族病史。

呼吸系统肿瘤多出现呼吸道症状，如咳嗽、咳痰、痰中带血和胸痛。食管癌或贲门癌患者常述进食哽噎感或吞咽困难。无论纵隔肿瘤是良性

或恶性，或为何种类型及生长部位的纵隔肿瘤，且无论患者年龄大小，由于纵隔内有限的空间，均可因肿瘤逐渐长大压迫周围脏器和组织，出现胸闷、憋气、胸痛、心悸、气短、咳嗽等非特异性症状，有时出现较少见的症状，如吞咽困难、声音嘶哑、上腔静脉综合征、循环系统障碍和脊髓受压的症状及体征。某些纵隔肿瘤可以分泌激素，出现某些合并症，如胸腺瘤可合并重症肌无力、纯红细胞再生障碍性贫血和低γ球蛋白血症。胸腺类癌可合并库欣综合征。某些特殊症状常提示某种肿瘤，如患者咳出毛发或油脂样液体，可能患有良性畸胎类肿瘤。病史中有发作性高血压，应怀疑纵隔嗜铬细胞瘤存在的可能。

2. 全面体格检查 对胸部疾病患者进行体格检查时，除了仔细检查胸部以外，还应注意全身检查，以发现某些阳性体征，包括扣诊颈部、锁骨上区及周身浅表淋巴结有无肿大。淋巴结肿大对于胸部恶性肿瘤的诊断，特别是肺癌、食管癌、恶性淋巴瘤的诊断均有极大的帮助。颈静脉怒张、上肢静脉充盈或肿胀等提示上腔静脉梗阻。肺呼吸音减弱或消失提示胸腔积液、积气或肺不张。只有在详细掌握以上病史和全面体检之后，依据患者的症状和体征，才可初步判断为胸部哪个部位的疾病，若为肿瘤，推测其可能存在的位置，从而选择相应的辅助检查和必要的化验检查，以进一步做出确切诊断。

3. 辅助检查

（1）实验室检查

1）胸部病变手术前常规化验检查：血常规、血小板计数、出凝血时间测定、凝血酶原时间测定、尿及粪便常规检查，肝功能测定、血浆总蛋白量、尿素氮、非蛋白氮、钾、钠、氯、二氧化碳结合力，以及血糖和尿糖测定。

2）血清学特殊检查：查体时发现患者有高血压，胸部影像学检查确定有无纵隔肿瘤影，同时检查血、尿中儿茶酚胺水平及尿中香草扁桃酸（VMA）水平，以排除纵隔嗜铬细胞瘤。怀疑纵隔非精原细胞性生殖细胞肿瘤，应检查血清β-人绒毛膜促性腺激素（HCG）和甲胎蛋白（AFP）的水平。

（2）影像学和其他辅助检查：大多数胸部疾病在胸部X线正侧位像上可有阳性发现。胸部X线片可以初步显示胸部病变的部位、大小、有无

钙化等征象。X线透视下可以观察到肿物形态随呼吸或吞咽的变化，肿物有无搏动，以及肿物与周围结构的关系。如果病变侵及膈神经，可见患侧膈肌抬高并出现矛盾运动。胸部CT平扫和增强扫描可以更清晰地显示胸内病变的特点，特别是肿瘤的界限、血供及与周围脏器的关系。某些原发性纵隔肿瘤或囊肿，具有典型的或特征性的CT表现，可以避免不必要的活检或其他检查。上消化道钡餐造影对食管贲门病变的诊断具有重要价值。磁共振成像（MRI）检查可以从轴位、冠状位和矢状位三维立体角度对纵隔肿瘤的形态做出全面正确判断，对计划和指导手术有重要的意义。目前对于纵隔原发性肿瘤和囊肿的诊断，增强CT扫描和MRI检查已经替代了传统的动脉或静脉血管造影。只有在需要更为确切地了解血管受累程度及侧支循环情况下，才选择血管造影。胸部病变的超声检查应用范围有限，目前多用于超声引导下定位进行胸部肿瘤穿刺活检。超声内镜检查也逐渐应用于胸外科临床，如超声胃镜鉴别食管壁内外病变、食管内超声检查心脏等，但是对胸外科疾病的诊断积累的经验尚不多。放射性核素扫描主要用于排除胸部恶性肿瘤有无骨骼受累，确定肿物是否为胸骨后甲状腺肿及肿物的大小和范围。放射性核素扫描对肾上腺以外的嗜铬细胞瘤的定位诊断具有高度特异度和灵敏度。

4. 术前特殊检查

（1）肾功能检查：胸部疾病，尤其有内分泌功能的肿瘤，分泌的激素或代谢产物可影响患者的肾功能，使之出现肾功能低下或不同程度的肾功能损害。某些麻醉药物或围手术期应用药物经肾解毒或排泄，这些药物可能使已受损害的肾功能进一步降低。根据术前肾功能测定结果，选择适宜的麻醉药物及术后药物，以免加重肾功能损伤。同时，对术前已有肾功能低下的患者，术后应密切监测肾功能，充分做好保护或抢救肾功能的准备。

（2）内镜检查：胸部疾病中，呼吸系统或消化系统疾病患者开胸手术前，大多数需要进行内镜检查，以进一步明确诊断和获取病理诊断。肺癌患者术前，若发现纵隔淋巴结肿大，有时还需进行纵隔镜检查以确定肺癌分期。纵隔病变很少需要内镜检查，除非肿瘤对化疗有明确的疗效，如恶性淋巴瘤，经纵隔镜获取病理诊断后，可避免开胸探查。

（二）确定手术指征

不是所有胸部疾病患者都适合开胸手术治疗。明确手术指征、严格把握手术适应证，正确估计手术创伤的范围、程度和效果，以及手术可能给患者带来的风险，是每一位胸外科医师必须严肃认真考虑的问题。随着现代手术技巧的完善，医疗器械设备的不断更新和发展，常规手术更加方便快捷和完善，许多原来很难完成甚至不能完成的手术，在今天许多医疗中心逐步成为可能，获得成功，并力求尽善尽美。但是，尽管如此，如何把握好手术指征仍然是外科医师面对的重要问题。如何在新的历史条件下，遵循循证医学的理念，探讨更加科学、更为成熟、更适合当今时代的手术指征，是大家共同努力才能完成的新课题。

（三）手术风险评估

1. 手术技巧难度评估　手术技巧难度评估因人而异，其与术者的临床经验和手术技巧的娴熟程度密切相关，其实这也有规律可循。无论术者的手术熟练程度如何，对于每位胸外科患者，术前均需进行全面的检查，综合病情特点，客观科学地分析、判断手术的难易程度，以及可能会出现的问题，这是每一位术者术前必须认真考虑的问题。现代胸外科，手术种类多，涉及面广，除了呼吸系统（气管、支气管、肺部疾病）、消化系统（食管、贲门疾病）手术外，还涉及神经系统（神经源性肿瘤）、内分泌系统（嗜铬细胞瘤、支气管类癌、胸腺类癌）和妇科（绒癌肺转移）手术等。手术范围从颈部、胸部到腹部，包括了几乎全部人体躯干。手术的难易程度从常规肿物切除、胸壁重建到肺移植，从常规麻醉到体外循环、ECMO辅助支持。因此，术前需要充分评估手术技巧及难度，除了详细阅读影像学资料外，还需考虑手术的重点和难点。例如，肺部手术，需要考虑肺动脉能否顺利解剖游离；肺静脉是否需要在心包内处理；主动脉或腔静脉系统是否已被肿瘤或淋巴结侵犯；淋巴结能否完全摘除干净；主支气管肿瘤与隆突能否做到断端无瘤存在；是否需要行隆突重建或袖状切除。食管贲门肿瘤手术，需要考虑高位食管是否需要三切口，颈部吻合或下咽部吻合、贲门癌累及胃体是否需要行全胃切除；食管癌或贲门胃底癌是否侵犯胸主动

脉、脾动脉和腹主动脉；肿物是否侵犯了重要脏器，如胰腺、脾脏、肝脏或膈肌等。纵隔肿瘤手术需要考虑能否将腔静脉系统游离解剖出来；肿瘤侵犯腔静脉系统是否需要行人工血管置换；年轻患者前纵隔巨大肿瘤首先需要排除非精原细胞性生殖细胞肿瘤，因为这类肿瘤对化疗敏感，无须手术处理；哑铃形纵隔神经源性肿瘤需要请神经外科医师协助处理等。

2. 心肺功能评估

（1）肺功能检查：术前测定肺功能有助于了解患者的呼吸功能，判断患者耐受开胸手术的能力。临床上较常用的是肺通气功能测定，根据用力肺活量测定结果判断有无限制性通气障碍，用残气量测定结果判断有无肺气肿，用时间肺活量测定结果判断有无阻塞性通气障碍等。必要时还需进行动脉血气分析，有小气道功能障碍时，还需测定肺的弥散功能。

（2）心电图和心脏超声检查：原则上胸部疾病手术前均应进行心电图检查，以明确有无合并心脏疾病。曾有心脏病史或怀疑合并心脏疾病时，需要进一步做超声心动图检查，确定心脏病变的性质和程度，以及对开胸手术的耐受性。

（3）冠状动脉CT血管重建及心肌核素扫描、冠状动脉造影：随着CT扫描技术的不断发展，在CT下进行无创伤性的冠状动脉血管重建（CTA），可以清晰显示冠状动脉的狭窄情况，初步筛查有无冠心病或堵塞的严重程度，从而代替了有创性冠状动脉造影检查。心肌核素显像可以明确地显示新鲜及陈旧性心脏病变对心肌功能的影响，心肌受累的范围和严重程度。当然，已施行多年的冠状动脉造影技术，可以同时在形态学和功能上确定冠状动脉堵塞狭窄程度和心肌受损程度，同时可以进行冠状动脉腔内支架置入，达到同时诊断和治疗的目的。

3. 心肺储备功能评估　包括非吸氧状况下的血气分析、6分钟步行试验、爬楼梯试验、肺功能试验和心脏负荷试验。通过了所有试验的患者，无论年龄大小，均可视为能够接受根治性手术（肺叶切除术、复合肺叶切除术、全肺切除术、肺门纵隔淋巴结清扫，食管部分切除和贲门癌切除术等）。

术前肺功能是老年肺癌患者综合体质测评的重要指标之一，常采用界定用力肺活量/肺

活量＞60%，以及最大通气量/肺活量和第1秒用力呼气量占用力肺活量百分率，两项中至少一项大于50%，才适合开胸手术。对于不能通过其中的一项或几项试验的老年患者，可以选择在VATS下行肺楔形切除术，以及术中或CT引导下射频消融术等治疗。对于心肺功能处于边缘状态的患者，可以在开胸手术前，先行心脏介入治疗，或肺功能康复锻炼，尽快改善和提高患者的心肺功能，使其能够耐受开胸肺切除手术，减少术后并发症风险。如果老年肺癌患者既往无心脏病史，无心绞痛或充血性心力衰竭症状，术前心电图和体格检查未见异常，那么可以不再做进一步心脏检查。如果患者曾有心肌缺血症状或有充血性心力衰竭病史，必须进行心脏彩超检查；若射血分数低于40%，患者接受肺叶切除术后并发症的发生率和死亡率均很高，对于此类患者进行手术治疗需要慎重考虑。如果患者有明确的冠心病史或曾接受过冠状动脉介入治疗，则需要进一步进行运动耐量试验、多巴胺耐量试验或冠状动脉造影。如果需要再次行冠状动脉介入治疗及随后的抗血小板治疗，需要推迟胸外科手术。同理，心脏瓣膜置换手术或瓣膜修复术也需要在肺部手术之前完成。通过这些术前评价和处理可以预测术后的危险因素和降低术后并发症的发生率和死亡率。另外，通过这些检查还可发现部分老年患者在围手术期可以使用β受体阻滞药并获益。2007年第21届欧洲胸心外科学术年会和我国第七届胸心外科学术年会上，均有学者报告肺癌合并心肌梗死的患者同期接受不停搏冠状动脉搭桥术和肺癌根治切除术，获得成功，近期效果满意。

4. 重症加强监护的评估 随着现代医学的发展，ICU作为既独立又合作的一个特殊科室，对重症患者手术后的监护、治疗，帮助危重患者脱离危险，度过围手术期，起到了决定性作用。术前准确而全面地评估患者呼吸和循环等各系统功能的代偿能力，术后根据手术的规模、范围、时长、失血量等情况，围手术期给予患者强有力并有针对性的辅助治疗，是危重患者顺利恢复的重要保证。而什么样的患者术后早期需要进行ICU支持，目前尚无明确的评估系统和专门的研究报道，但对于术前呼吸、循环功能处于危险的临界状态，或手术创伤大、基础疾病多、需要多器官综合维持的患者，术后早期ICU的监护支持是完全必要的。有关术后进入ICU的指征、何时离开ICU监护等问题，需要临床胸外科医师与ICU医师共同研究协商确定。

（四）根据需要进行相应的准备和锻炼

1. 戒烟 吸烟对肺部手术的影响巨大。吸烟可以刺激呼吸道，减弱气管内纤毛对黏液的清除能力，导致痰液淤积，影响排痰，术后容易发生肺不张，增加感染的概率。长期吸烟患者存在不同程度的呼吸功能减退，无论是通气功能还是弥散功能均有所降低，严重者开胸术后经过凶险，因不能有效咳嗽排痰，甚至需要机械通气辅助。因此，开胸手术前必须戒烟。

2. 雾化吸入 通过雾化器将药液变成均匀而细微的气雾粒，随着吸气而进入呼吸道内，从而湿润气道，稀化痰液，以利于痰液排出，达到预防或控制呼吸道感染的目的。雾化治疗时，要求患者吸入时做深吸气，屏气5～10秒后，再做深呼气动作，直至雾化液吸完。这样，药液可随着深而慢的吸气沉降于终末支气管及肺泡，起到局部治疗的作用。一般术后即可开始，每天2～3次。

3. 呼吸功能锻炼 术前呼吸功能锻炼可以暂时改善肺功能，提高对手术的耐受性，从而降低术后并发症的发生率。呼吸功能锻炼方法都很简单，包括：①上下楼梯锻炼，每天2次，时间以能耐受为准。②每天早晚到室外活动或慢跑，具体可以散步50m或慢跑50m，不要求速度和时间。③原地做蹲起运动，从每次5个开始，逐渐增加，每天3次。④深呼吸运动，每次10～20分钟，每天2次。⑤使用呼吸功能锻炼器或吹气球，每天6次，每次5～10分钟。⑥练习腹式呼吸和缩唇呼吸，能有效加强膈肌运动，提高通气量，减少氧耗量，改善呼吸功能，增加活动耐力。腹式呼吸时，取立位（体弱者可取半卧位或坐位），左右手分别放在腹部和胸前。全身肌肉放松，静息呼吸。吸气时用鼻吸入，尽力挺腹，胸部不动；呼气时用口呼出，同时收缩腹部，保持胸廓最小活动幅度，缓慢呼气和深度吸气，增加肺泡通气量。每分钟呼吸7～8次，反复训练，每次10～20分钟，每天2次。熟练后逐步增加次数和时间，务求成为不自觉的习惯性呼吸形式。缩唇呼吸，是指呼吸时用鼻吸气、用口呼气，呼气时口唇缩拢似吹口哨状，持续缓慢呼气，同时收缩腹部。吸气与呼气时间之比为 1 ∶ 2 或 1 ∶ 3。缩唇大小程度与呼气流量自行调整，以能使距离口唇 15 ～ 20cm 处蜡烛火焰随气流倾斜不熄灭为度。

4. 有效咳嗽　利于痰液排出，保持呼吸道通畅。采取坐位或卧位等舒适体位，先行 5 ～ 6 次深呼吸，于深吸气末屏气，继而咳嗽，连续咳嗽数次使痰液抵达咽部附近，再用力咳嗽将痰液排出。坐位时，两腿上置一枕头，顶住腹部（促进膈肌上升），咳嗽时身体前倾，头颈屈曲，张口咳嗽将痰液排出。俯卧屈膝位，有利于膈肌、腹肌收缩和增加腹压，经常变化体位有利于咳出不同部位积存的痰液。

5. 心理准备　通过外科手术可以解除胸部疾病给患者带来的病痛，恢复身体健康，但开胸手术本身也是一种创伤，会给患者带来身体和心理方面的痛苦和压力。术前医护人员与家属要共同做好患者的思想工作，进行充分的心理准备，增强患者战胜疾病的信心，使患者和家属消除顾虑，以乐观的态度对待手术治疗。术前精心制订手术方案，建立相互信赖的医患关系；以诚相待，取得患者及家属的理解和密切配合，是保证手术安全进行、术后顺利恢复的重要条件。

6. 输血与麻醉的准备　胸部疾病因其位于胸腔内，相邻众多重要内脏，手术复杂，风险较大。无论是肺部肿瘤、食管肿瘤或粘连较重的纵隔肿瘤，手术时出血均较多，如果肿瘤累及心脏和大血管，手术难度更大，术中失血量更多。因此，术前对于手术的难度和范围要有充分估计，备足血量，并在手术前建立良好的输血、输液通道，保证手术中急需之用。麻醉医师术前应详细阅读病历并访视患者，与手术医师沟通，选择合适的麻醉方法。对需要做单侧肺通气的患者，应选择合适的双腔支气管导管，做到平稳诱导、安全进行气管插管，保证单侧肺完全隔离。

二、开胸术后处理

开胸手术对患者是一种创伤，对机体的呼吸、循环及全身各系统功能都会产生一定的影响，依据手术的难易程度、手术时间的长短，对机体影响的程度可能不尽相同。医护人员需严密观察术后机体各系统发生的变化，应及时有效纠正严重的功能紊乱，预防术后并发症的发生，保证患者术后恢复平稳，获得良好的康复。

（一）一般状况观察

开胸手术后最初 24 小时内，应有专人看护，密切监测血压、脉搏、呼吸、体温等生命体征的变化。术毕神志未完全清醒之前，予平卧位，头转向一侧，以防患者舌后坠、不清醒时呕吐误吸，造成窒息或其后的呼吸道感染（目前，一般均于患者完全清醒后才拔除气管导管，离开手术室）。神志完全清醒后，改为床头抬高半卧位，以利于胸腔或纵隔引流。

（二）呼吸道管理

开胸术后因胸部切口疼痛，患者不敢用力咳嗽，老年患者体弱，术后无力咳嗽，甚至有的患者不会卧床咳嗽，这些均可能造成呼吸道内分泌物潴留，阻塞呼吸道，引起肺不张或肺部感染。对于胸腺瘤合并重症肌无力患者，术后呼吸管理尤为重要。

1. 吸氧　胸部病变手术多采用全身麻醉，术后需要常规吸氧。一般用鼻导管法或鼻塞法吸氧，吸氧时间持续 24 ～ 48 小时，流量为 2 ～ 4L/min。术后应避免长时间吸入纯氧，以免产生氧中毒。吸氧装置加用湿化瓶，可防止咽喉干燥，在湿化瓶中加入少量 95% 的乙醇，可以有去泡沫作用。

2. 术后辅助通气　术前呼吸功能已有明显损害或全身型重症肌无力患者，以及胸部病变范围广泛、手术复杂的患者，术后容易并发急性呼吸功能不全或肌无力危象，可能需要人工呼吸机辅助通气支持。术后呼吸功能不全主要表现为呼吸费力、胸闷、气急、发绀、心悸、脉速，检测动脉血气分析显示动脉血氧分压下降，二氧化碳分压升高，血氧饱和度降低等低氧血症和呼吸性酸中毒表现。辅助通气通常需要气管插管，连接呼吸机进行。长时间使用呼吸机辅助时，需要气管切开，置入带有气囊的气管导管，再连接呼吸机。进行机械辅助通气时，需间断地进行动脉血气分析，了解所设置的呼吸机参数是否适宜，以及通气功能改善情况。依据所测 PaO_2 和 $PaCO_2$ 随时调整吸入氧浓度和呼吸器的各参数。待患者呼吸功能恢复，逐步降低呼吸机条件，当呼吸功能完全恢复、咳嗽有力，循环功能正常不需要支持药物，可及时撤离呼吸机，拔除气管导管，恢复自主呼吸。

3. 预防肺不张 全身麻醉气管插管后，呼吸道分泌物增多，加之术后切口疼痛，患者惧怕或不能用力咳嗽，容易发生呼吸道内痰液潴留，严重时可造成肺不张。预防术后肺不张和肺部感染，重要的是加强肺部护理，有效咳嗽排痰。

（1）术毕，麻醉清醒拔除气管导管之前，彻底吸净气管、支气管内分泌物。术后鼓励患者用力咳嗽，护士可协助患者做有效的排痰动作（图2-4-1）。定时做胸部物理治疗，包括翻身拍背，雾化吸入，振荡器背部按摩，对痰液黏稠不易咳出的患者，可加用祛痰剂和雾化吸入，稀释痰液以有利于痰液排出。

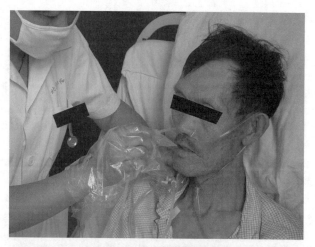

图 2-4-2 经鼻导管吸痰

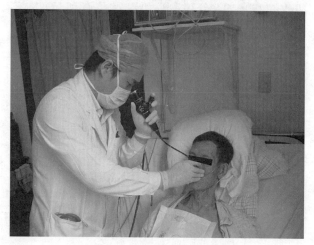

图 2-4-3 床旁纤维支气管镜吸痰

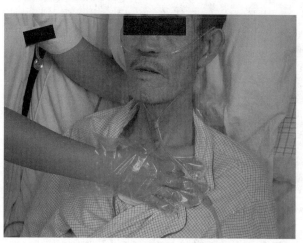

图 2-4-1 术后辅助患者咳嗽排痰

（2）对痰液黏稠不易咳出，或年迈体弱无力咳嗽，或不会有效咳嗽的患者，可采用鼻导管吸痰（图2-4-2）。患者取半卧位头稍向后仰，用吸痰管，自鼻孔插入，经鼻咽腔达声门上方，嘱患者深吸气，使声门开放，迅速将导管插入。导管插入气管刺激患者产生剧烈咳嗽，有助于排痰，同时将导管连接吸引器，不断捻动导管上下来回抽动，吸出气管内痰液。每次吸痰时，以不超过20秒为宜，在鼻导管吸痰时需监测血氧饱和度，以防止长时间吸痰造成缺氧。

（3）当患者自主咳嗽无效，鼻导管吸痰失败，术后出现急性肺不张时，可采用纤维支气管镜吸痰，促使肺尽快复张（图2-4-3）。诊断肺不张需要胸部X线片确定。纤维支气管镜吸痰可在床旁

进行，患者体位随术后要求，取半卧位和平卧位均可，咽喉部局部喷雾麻醉后，自鼻孔插入纤维支气管镜，吸净咽腔、声门、气管内痰液，再进入主支气管，判明气道内分泌物阻塞的部位，吸出痰液。当痰液黏稠不易吸出时，可经气管镜快速注入生理盐水，使痰液稀释，有利于痰液吸出。支气管镜吸痰方法效果显著，立竿见影，肺即刻复张。但是，该方法对术后患者刺激性较大，易造成气管痉挛，因此操作时应提高吸氧浓度，以免因缺氧造成心脑血管并发症。对于呼吸机辅助通气的患者，可以经气管导管进行支气管镜吸痰，更为简单易行。

（三）术后镇痛

开胸手术后切口疼痛是胸部并发症发生的重要原因之一。切口疼痛除了限制呼吸功能，引起痰液排出不畅，造成肺不张外，也会使胸廓运动

幅度减低，呼吸深度减小，气体交换量降低，严重时发生低氧血症、心律失常和继发性缺血性心脏病等。因此，有效镇痛是术后处理措施的重要环节之一。

1. 药物镇痛　术后镇痛多采用麻醉性镇痛药，常用的有吗啡、哌替啶和芬太尼等，根据患者对疼痛的敏感性和耐受程度不同而酌情选用。为减少镇痛药物带来的不良反应，常将镇痛药与镇静药合用，两者同用效果更佳。

2. 给药的方法

（1）肌内注射：术后镇痛药物可采用肌内注射，此种给药方法镇痛效果维持时间长，一次注射 10mg 吗啡 15 分钟后，可使痛阈降低 50%。术后某些患者因疼痛剧烈而烦躁不安，要求药物起效快、维持时间长，可酌情每 4～6 小时重复给药 1 次，但对术后存在循环不稳定或休克的患者不宜使用。此外，吗啡有抑制呼吸的不良反应，对呼吸功能不全患者也应慎用。

（2）静脉给药：镇痛药静脉给药的优点是用药量少、起效快。患者自控静脉镇痛泵可根据自己对疼痛的忍耐程度，按时按量自行调节给药，取得较好的镇痛效果。静脉给药药物的种类也由原来的单纯强镇痛药改为芬太尼等麻醉药物。值得注意的是，这些药物存在抑制呼吸或容易引起恶心呕吐等不良反应。

（3）神经阻滞和神经冷冻：开胸手术完毕关胸之前，用长效局部麻醉药做切口，上下肋间神经阻滞，可取得术后镇痛效果。此外，目前肋间神经冷冻镇痛方法（图 2-4-4，彩图 2-4-4）也已应用于临床，其具体做法是在手术结束关胸之前，

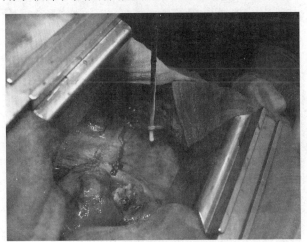

图 2-4-4　术中肋间神经冷镇痛

经切口肋间神经及上下各一肋间神经进行冷冻，温度为 -60℃，时间 90 秒，冷冻后可以达到术后完全镇痛效果。冷冻作用具有可逆性，1 个月后冷冻的神经功能自行完全恢复，不遗留任何后遗症。神经冷冻的缺点是对于某些患者镇痛效果不佳，或肋间神经损伤，使局部感觉丧失，产生慢性肋间神经炎。

（四）胸部各种引流管的管理

胸部疾病手术后的引流包括胸腔闭式引流和胸骨后纵隔引流。这些引流可以分为开放引流和闭式引流，依手术切口对引流的要求，可以接负压吸引或水封瓶引流，促使引流液排出。

1. 胸腔闭式引流　是开胸手术使用最多的一种方法，其作用是保持和恢复胸腔内的负压，引流手术后胸腔内渗液和积气，促使肺尽快复张。术后胸腔闭式引流需注意以下几点。

（1）保持胸腔引流系统密闭：胸腔闭式引流瓶保持在胸部水平以下 80～100cm 处，引流管的各接口保持密闭，并用粘膏牢靠固定。整个引流系统无打折、扭曲或嵌闭，引流管内液面随呼吸上下波动。在更换引流瓶液体时，保持无菌操作，近侧管口夹闭以防空气及管内液体回吸入胸腔内造成气胸与胸腔内污染。

（2）保持胸腔引流系统通畅：术后定时挤压引流管，防止凝血块阻塞引流管，记录胸腔引流量，一般每 24 小时记录 1 次。若术后短时间内胸腔引流量增多，每小时超过 150ml，连续 2～3 小时，提示胸腔内有活动性出血。胸腔引流量每 24 小时＜ 100ml，连续 2～3 天；水封瓶内引流管的液面波动很小或不动；听诊呼吸音正常；胸部 X 线片显示肺完全复张；提示胸腔内无液体或残腔时，即可拔出引流管，伤口用凡士林敷盖后加压包扎。

2. 纵隔引流　经胸骨正中切口手术，术毕常在胸骨后置入有多个侧孔的纵隔引流管，管外端由剑突下上腹壁另戳口引出连接于水封瓶。术中如有一侧胸膜破裂，若裂口较小可在术中修补胸膜裂口，裂口较大不能缝合时，应在该侧置常规胸腔闭式引流管，代替纵隔引流管。纵隔引流的观察及护理要求与胸腔闭式引流相同。拔除引流管的时间视引流量多少而定，如无特殊，一般术

后 24 ～ 48 小时后拔除。

（五）术后早期活动

术后早期活动可促进整个机体功能的恢复，加深呼吸深度，有利于肺膨胀和分泌物排出，防止肺部并发症。此外，早期活动有利于血液循环，防止静脉血栓形成；还可促进胃肠蠕动，防止腹胀和便秘，同时有助于排尿功能恢复，防止尿潴留。所以，有条件下早期活动应尽早开始。在胸腔引流管拔除之前，或因其他原因限制活动时，患者可在床上做上下肢屈伸运动；患侧上肢可做上举、触摸头顶及对侧耳朵的练习，也可以用健侧手握住患侧手腕做上举动作。当胸腔引流管拔除后，即可进行离床活动，在室内或走廊慢走散步，自己用餐，自行去卫生间，每天按训练计划活动术侧上肢，使术侧上肢尽快恢复功能，避免因肌肉粘连挛缩，限制上肢运动功能。

（梁乃新　张志庸）

第五节　胸外科术后并发症及处理

一、术后出血

开胸术后出血是严重并发症，造成的原因很多，但根本原因是术中止血不彻底，因此可以说术后出血是完全可以防止的并发症。

术后出血常见的原因有以下几种：①肿瘤巨大、广泛粘连浸润，累及胸内众多脏器和大血管，术中剥离面广泛渗血。②解剖剥离创面电凝暂时止血，以后血凝痂脱落，或术时结扎血管不牢固。③切口出血，胸骨正中劈开骨面或剖胸切口的肋骨端、肋间血管出血。④患者本身有出血性疾病及凝血机制障碍，发生术后出血。

术后出血临床表现不尽相同，少量出血无明显症状，多表现为胸腔引流量增多。出血量大时，患者可有血容量不足的表现，具体表现为血压下降或不升高、脉细数、烦渴、冷汗、尿量减少，严重时有胸闷、憋气，甚至休克。胸腔引流管有大量血性液持续流出，挤压引流管可见血凝块等。若胸腔引流量每小时超过 150ml，连续 2 ～ 3 小时，

提示胸腔内有进行性出血，应立即急诊开胸探查。脉搏逐渐加快，超过 130 次 / 分，也提示出血造成的循环系统功能不全，需要紧急处理。对胸腔引流管引流不多但血压不稳定的患者，应间断检查血红蛋白和红细胞计数，对比观察其变化，必要时检查凝血机制。结合胸部 X 线片、CT、B 超等检查，确定有无胸内大出血存在。

开胸术后出血的处理在于果断而及时，但更重要的是预防。预防措施主要在于手术结束关胸之前，彻底检查所有解剖创面和结扎处，确定无活动性出血后再关闭胸腔。胸骨劈开的创面及切除肋骨的断端用骨蜡涂塞、电凝止血，闭合胸骨的针孔出血需牢靠缝合。术中出血量大应及时补充全血，必要时进行成分输血，增加血小板，适当补充钙剂和维生素 K 等止血药物。手术后密切观察胸腔闭式引流量。当引流液血红蛋白 ≥ 6g/L，同时有血压下降、脉搏细弱等循环功能不全的表现；或引流量每小时 150ml，持续 2 ～ 3 小时，经药物止血后仍无减少，并伴有全身休克表现，挤压胸腔引流管引流出的为血凝块；或胸腔闭式引流量不大，胸部 CT 和 B 超检查显示胸内积存有凝血块，应当及时开胸止血。

二、神经损伤

开胸手术常见的神经损伤为喉返神经和膈神经损伤，后纵隔神经源性肿瘤手术可能并发交感神经链损伤、椎管内神经损伤及脊髓损伤。神经损伤后可出现声音嘶哑、一侧横膈麻痹、霍纳综合征、肢体感觉或运动障碍，甚至截瘫。开胸手术造成的神经损伤多是不可逆的，恢复通常很困难，因此关键在于预防。

（1）摘除胸内甲状腺肿手术应避免损伤喉返神经，关键是术中应紧贴肿瘤分离，手指钝性解剖更为可取，处理甲状腺下动静脉时，应辨清神经后紧贴肿瘤再切断。左全肺切除时不慎也可能损伤左侧喉返神经。上段食管癌切除颈部食管胃吻合，容易损伤喉返神经，造成术后声嘶和饮水呛咳，需特别小心避免。

（2）有时侵袭性胸腺瘤向一侧胸腔粘连侵犯，解剖时需辨清其附近的膈神经。钳前必须辨清是纤维条索还是膈神经，或从心包处分离出膈神经

套带牵引。

（3）儿童后纵隔神经源性肿瘤多为神经节细胞瘤，解剖肿瘤时需辨识星状神经节，否则损伤后将出现霍纳综合征。对于哑铃状神经鞘肿瘤，需要胸外科与神经外科医师共同协作，分别切除肿瘤的纵隔部分和椎管内部分。对于根部在椎管内的神经源性肿瘤，过分牵拉和切除可能损伤神经根和脊髓。术中若损伤硬脊膜可有脑脊液流出，需及时修补，以防术后出现脑脊液漏。

（4）颈胸交界处肿瘤手术时，稍有不慎可能造成臂神经丛损伤，影响该侧上肢的感觉和运动功能。

三、呼吸系统并发症

（一）气道梗阻

开胸手术后气道梗阻常见原因有四种：一是全麻手术结束患者自主呼吸未完全恢复，即拔出气管导管，致舌后坠而造成窒息；二是术后因切口疼痛、咳嗽无力造成气管内痰液积聚；三是纵隔肿物，特别是胸内甲状腺肿，长期压迫致气管变形、扭曲、狭窄或软化；四是合并重症肌无力的胸腺瘤切除，术后因肌无力危象、呼吸肌麻痹而造成气道梗阻。

针对气道梗阻的原因，予以相应处理。①术毕，患者彻底清醒，自主呼吸完全恢复后，再拔出气管导管，特别注意身材不高、颈部较短者，其舌根容易后坠。在运送患者途中随时注意患者呼吸情况，取头侧位。②全身麻醉气管插管患者，术毕拔出气管导管之前应彻底吸痰。术后采取正确的体位，有效镇痛，并鼓励患者自主咳嗽排痰，必要时行鼻导管吸痰或纤维支气管镜吸痰。③术中发现因肿物压迫气管，有气管变形、扭曲或软化者，应及时将其缝合固定在颈前肌群上，对于气管软化者，术后酌情延长气管插管时间，床旁准备气管切开包，必要时紧急行气管切开。此外，术中应彻底止血，防止创面血肿压迫气管。④胸腺瘤合并重症肌无力患者，警惕术后发生肌无力危象，根据患者呼吸状态，确定是否需要机械通气辅助呼吸。

（二）肺不张

肺不张是开胸手术后常见的呼吸系统并发症。

年老体弱患者，有长期慢性肺部炎症患者，以及婴幼儿患者，施行肺叶切除特别是肺段切除后极易并发肺不张。肺不张的发生原因：①术中未能及时吸净支气管内积存的分泌物、痰液和血块；②术中挤压病灶，使痰液或血块堵塞位于下方的健侧支气管，造成术后对侧肺不张；③术后因伤口疼痛、咳嗽无力，不能有效排痰，引起患侧或一叶肺不张。全肺切除后对侧肺不张少见，而一旦发生则危及生命。

术后肺不张多发生在术后 1～3 天之内，表现为呼吸急促，气短，呼吸快而浅，明显缺氧等，血氧饱和度下降至 90% 以下。听诊患侧肺泡呼吸音减弱或消失，胸腔引流管水柱上下波动很大，可上升至 20cm 水平面以上。体检有时可发现气管移向患侧，患侧肋间肌内陷。床旁胸部 X 线片可证实肺不张诊断。术后发生肺不张提示术后物理治疗不足，气道分泌物未能排净，积存在气道内，加之持续吸入氧气，使分泌物逐渐干涸、凝结，最终完全堵塞支气管。除了向患者讲明术后有效咳嗽排痰的作用，减轻其思想负担外，还要教会其卧床咳嗽的方法。预防肺不张可采取如下方法，术后第 1～2 天，鼓励患者自主深度咳嗽，以排出呼吸道内分泌物。因切口疼痛不能有效咳嗽时，给予有效镇痛药后协助患者咳嗽排痰。雾化可有效湿化气道，并使痰液稀释，有利于痰液排出。一旦发现肺不张，开始先做深部吸痰，经鼻腔插入橡皮导管，通过声门到气管，吸除分泌物和痰液。上下移动吸引导管，刺激气管黏膜，引起强烈的反射性咳嗽，以排出堵塞支气管的痰液。如不奏效，有时最早可在术后当日，经纤维支气管镜吸痰，并反复用含有抗生素的生理盐水冲洗，稀释痰液并吸净。若经数次支气管镜吸痰后，仍无肺泡呼吸音，缺氧症状无改善，可以采用气囊挤压氧气，经支气管镜末端送达未复张的肺叶，使其膨胀重新复张。需要强调的是，无论做深部吸痰还是行支气管镜检查吸痰，都应避免损伤气管和支气管，更要小心避免穿破缝闭的支气管断端。对支气管成形术后并发肺不张病例，要积极采用纤维支气管镜吸痰，保证吻合口通畅又不受到检查的损伤是操作成功的关键。

（三）肺扭转

肺扭转即肺叶的根部支气管血管蒂扭转，如

果延迟诊断和处理，将发生肺组织血运梗阻，特别是静脉回流受阻，严重时甚至发生湿性坏疽，对患者造成极大伤害。肺叶扭转最多见于右上肺叶切除后中叶扭转，尤其是术时未将活动度较大的中叶缝固于下肺，术后容易并发中叶扭转。肺叶扭转后通常其支气管血管蒂发生180°扭转。肺叶扭转后可造成肺静脉和肺动脉扭曲及堵塞，支气管有软骨仍可保持通气，随着血管堵塞最终引起肺实质充血性坏疽（肺静脉阻塞）或缺血性坏疽（肺动脉阻塞）。早期患者可无明显症状，随着肺血流阻塞加重和坏疽发生，病情恶化，出现发热，咯恶臭血性痰，恶臭的胸腔引流液，坏疽的肺组织还会产生大量漏气。肺淤血或肺缺血继发感染致败血症引起血流动力学不稳定，出现感染中毒性休克。一旦怀疑发生肺叶扭转，应及时进行胸部X线片检查，确定余肺组织是否完全复张，胸腔引流是否有效，并作为判断肺部并发症的依据。若发现患侧呼吸音减弱或消失，胸部X线片显示肺叶萎陷或实变，应考虑余肺已经受损。用纤维支气管镜吸出支气管内的分泌物可以排除肺不张。若镜下发现支气管受压，呈鱼嘴状，支气管镜虽可通过狭窄段，但拔出后，支气管又闭塞受阻，即可诊断为肺叶扭转。肺叶扭转的其他X线指征有肺门移位、支气管影截断、较大的肺实变阴影且移位。核素灌注扫描和血管造影显示肺动脉血流减少或消失，但是肺实质血肿和肺不张患者也可有上述表现。因此，这些检查结果只供参考。避免发生肺扭转在于预防，关胸前要仔细检查余肺，请麻醉医师加压充气使余肺完全膨胀，且位于正常解剖位置。为避免右肺上叶切除后中叶扭转，可将右肺中叶与胸腔顶缝吊一针；叶间裂完整、活动度很大的中叶容易发生180°扭转，应将中叶外侧段缝固于右下叶背段，或将其内侧段缝固于纵隔组织上。治疗肺叶扭转的原则是及时确诊和再次手术处理。若能早期确诊，在并发肺梗死之前小心将扭转的肺叶复位，恢复肺的血流通畅，则患者无明显损伤。手术除了将扭转肺叶复位外，还需缝固余肺从而避免以后复发。但是，临床上不少病例在肺坏疽发生后才确诊，再次手术时只好将病肺切除。我们的经验提示，当怀疑肺扭转可能时，在积极进行各项必要的检查确诊的同时，应密切观察患者的生命体征，在体温升高之前进行外科处理，即开胸切除扭转的肺叶。一旦体温升高出现感染性休克，则病死率极高。

（四）急性肺水肿

急性肺水肿是肺切除术后的严重并发症，如处理不及时、处理不当，病死率可高达10%。部分肺组织切除后，如余肺膨胀不全，肺泡-毛细血管床的有效容量明显减少，特别是右肺全部切除患者，或术前已合并心功能不全或术后输入晶体液过多的患者，最容易出现循环超负荷。如术后24～48小时内补液过多、过快或饮水过量，均易并发急性肺水肿。最初发生的是肺间质水肿，若未能有效控制或处理，以后可继续发展成严重的肺实质水肿。例如，术后1～2天内，患者突然出现严重呼吸困难、发绀、心动过速、剧烈咳嗽、咳泡沫痰（严重者，持续涌出泡沫样痰或粉红色泡沫样痰）、不能平卧。检查发现双肺底（特别是健侧）湿啰音，动脉血氧分压和氧饱和度明显持续下降，应考虑急性肺水肿的诊断。急性肺水肿重在预防，每天应准确计算出入量，肺叶切除后，可按1ml/（kg·h）来补液，最多不超过1.5ml。其中5%等渗葡萄糖盐水每天限制在500ml以下。手术后每天胸腔引流液量以等容量全血补足。术后尽量不置患者于完全侧卧位，包扎胸带不宜过紧，避免限制胸壁活动。手术后每天给予适量镇痛药，有利于深呼吸及咳嗽排痰，又可减少儿茶酚胺释出，防止心排血量剧增及后负荷升高。中心静脉压反映心脏回流血量及心脏泵出血液的能力。危重病例应有中心静脉压监测，并根据其变化调整输液速度及每天的输液量。通常维持中心静脉压在8～12cmH$_2$O，心脏指数2.5～3.0L/（min·m^2）为宜。怀疑并发肺水肿时，立即减少输液量和减慢输液速度，充分供氧，吸入混合乙醇的氧气以消除泡沫。积极协助患者咳嗽排痰，保持呼吸道通畅。静脉滴注呋塞米20mg以排出积存的液体。当心率超过120次/分，可静脉滴注毛花苷丙0.4mg，以减慢心率，降低心肌耗氧量；同时静脉给予10mg地塞米松减轻肺间质水肿。患者烦躁不安并有哮喘时，可皮下注射吗啡10mg解除支气管痉挛及镇静。同时补足血容量。对肺水肿患者输入液体的量和种类存在不同观点，临床胸外科医师仍然强调输入足够的胶体液，同时加强利尿，排出多余晶体液，减轻肺间质内渗出的液体，保持患者体内有足够的胶体渗透压，维持有效循环功能稳定，从而不致使肺间质水肿发展到严重的肺泡肺水肿。床旁胸部 X 线片检查早期可能无明显帮助。病情危重患者，血氧饱和度低于 80%，动脉血氧分压低于 60mmHg（8kPa）时，应果断决定行气管插管辅助通气，并给予 5～15cmH$_2$O 的 PEEP，以减少肺水外溢，保持气道通畅。严重肺水肿患者应置入漂浮导管，监测中心静脉压和肺动脉楔压，并根据监测结果及时调整输入液量和输液速度。机械通气辅助呼吸时，应保持胸腔引流管通畅，调整通气条件，防止因机械通气而损伤支气管残端，或使肺断面破裂，引起张力性气胸。

（五）急性肺栓塞

下肢静脉或盆腔静脉内新鲜血栓脱落，进入肺动脉或其分支造成栓塞，结果导致肺动脉高压和肺通气血流比例失调，发生急性肺源性心力衰竭和低氧血症。静脉血栓形成原因主要是血液黏稠度增高、血液淤滞和血管内皮受损。静脉内栓子，特别是盆腔和下肢大静脉内近期形成的血栓，容易脱落产生急性肺动脉栓塞。胸外科术后急性肺栓塞的主要原因是手术创伤、卧床、肥胖及患肿瘤性疾病。肺栓塞临床表现差别很大，轻度栓塞无症状或仅有短暂的呼吸困难，中度和重度肺栓塞除了呼吸困难外，还会出现胸痛、咯血或晕厥，大块肺栓塞常有突发呼吸困难、心动过速、低血压、晕厥、心源性休克、甚至死亡。目前对于诊断最有参考价值的是测定溶栓二聚体（D-Dimer），正常人血清中 D-Dimer ＜ 100ng/L，当其超过 500ng/L 时，对肺栓塞诊断有一定参考价值。胸部 X 线片上仅 10% 的患者出现非特异性的楔形阴影，典型表现为胸膜为底，尖部朝向肺门的楔形肺浸润影。最有诊断价值的是肺动脉造影，它能反映肺动脉栓塞的确切部位和阻塞严重程度，并能测定肺血流动力学和心脏功能。由于肺动脉造影是一种有创检查，存在一定比例的并发症，目前应用增强 CT 扫描或 CT 肺动脉造影代替经血管肺动脉造影。临床上巨型肺栓塞患者多在发作后 24 小时内因心力衰竭而死亡，能够救治的多为中小型轻度肺栓塞患者。保守治疗

包括应用肝素行抗凝治疗，应用链激酶和尿激酶行溶栓治疗。对于抗凝治疗和溶栓治疗失败的患者，可考虑外科行肺动脉血栓摘除术。有学者推荐对于已发生肺动脉栓塞的患者，行下腔静脉阻断术，即在下腔静脉内置入阻断伞或阻断网，用以预防下肢或盆腔内静脉血栓再次脱落产生肺栓塞。但是，临床工作中对其实际价值尚存在争论。

四、心血管系统并发症

（一）心律失常

胸部疾病手术后可因年龄（年迈）、心脏疾病、术中控制血压、大量失血，以及术后呼吸功能不全，造成患者术后低血压和低氧血症，致患者出现心律失常，这也是胸外科手术后最常见的循环系统并发症。此外，也可因手术刺激，自主神经系统平衡失调，术后出现室性期前收缩、心动过速等心律失常，临床最常见的是心房颤动。心律失常可以是一过性或阵发性，患者表现为心慌、气急和不安等，术后若发生以上情况，可及时进行心电图检查协助诊断，并根据心律失常类型分别给予相应处理。严重持续发作的心律失常，应请心内科医师会诊协助处理。除了针对心律失常的药物治疗外，还要找出发生心律失常的原因，如纠正低氧血症，稳定血压在正常水平，保持水、电解质平衡，同时使用抗焦虑药，如肌内注射地西泮，使患者保持安静。室上性心律失常或心房颤动患者，可静脉注射毛花苷丙、β 受体阻滞药，如出现室性期前收缩，可使用利多卡因；对于严重室性心律失常，可考虑使用电击转复心律。发现室性心律失常时，应及时测定血钾水平，低钾时容易发生室性期前收缩。

（二）心脏压塞

纵隔手术若切开心包，如摘除侵袭性胸腺瘤和切除部分心包，术后出血可能造成心脏压塞。此外，心包囊肿切除、纵隔肿瘤累及大血管，分离纵隔胸膜及心包，术后可因创面出血、纵隔引流不畅或心包缝合过紧，导致心脏压塞。急性心脏压塞的主要表现为气急、脉速、休克、发绀、心界扩大、心音遥远，出现奇脉和收缩压下降，脉压减小，静脉压增高。X 线检查显示心影明显扩大，呈烧瓶状，搏动减弱。B 超检查可确定诊断。

急性心脏压塞一旦确诊后，应立即行心脏穿刺减压或紧急心包切开，暂时解除心脏压迫，挽救生命，一般情况稳定后，需开胸探查止血。纵隔病变手术若不切开心包，则不会发生心脏压塞。对于心脏压塞这一并发症，重要的是预防，如认真止血，特别是心包切开缘的止血，单纯电灼常容易发生凝血块脱落，需结扎或缝合止血。若心包缺损较大，则可敞开心包腔不缝合，或使用人工材料修补心包缺损，以免发生心脏压塞或心脏疝出。

（三）心搏骤停

心搏骤停是胸外科术后最严重的并发症，一旦发生，后果严重，死亡率极高。此外，临床上通常发现时心脏已经骤停，病情危急，需要投入大量医疗设备及人力和物力进行抢救，因此，及早明确病因，争分夺秒进行心肺复苏是抢救的关键。心搏骤停的常见原因：①拔除气管导管过早，患者呼吸功能未完全恢复，气道内分泌物、血块或痰液未被吸净，堵塞呼吸道，造成严重缺氧窒息，随之心搏骤停。②近代应用的肌松药，即使不过量，也容易发生危险。因为年老体弱患者肝肾功能欠佳，代谢延缓，肌松药不能及时清除，特别是此时呼吸肌还处于松弛状态。例如，大声唤之睁眼，随即又入睡的患者，容易发生舌根后坠，堵塞上呼吸道，加重缺氧。③术毕，血容量不足，血压低，加之运送伤员途中缺氧，致使心肌供血不足，引起心动过缓而心搏骤停。术毕发生的心搏骤停，大多因麻醉未完全苏醒、残余肌松药作用，患者无任何主诉或症状，在护送途中缺乏心电监测及严密观察，导致难以发现呼吸停止和心搏骤停。患者若已经发生了心搏骤停，抢救极其困难，成功率不高。

为了有效预防心搏骤停，术毕拔除气管导管后，必须坚持待患者完全清醒后，不吸氧维持 5 分钟血氧饱和度仍 ≥ 94%，呼吸循环稳定，才能离开手术间，或送至麻醉恢复室进一步观察，待其自主呼吸完全恢复。护送开胸术后患者返回病室途中，应有持续供氧设备，包括氧气袋或氧气瓶等，重症患者护送途中还应有心电和脉搏血氧饱和度监测仪。途中要时刻唤醒患者进行深呼吸。此外，要由有经验的医师护送患者，一旦发现呼吸减慢和心动过缓，应及时按心肺复苏程序进行抢救。

（四）心包疝

对于心包内处理肺静脉行肺切除病例，心包疝是一种严重并发症。曾有报道 30 例心包疝病例，病死率高达 50%。心包疝发生多由于心包切开后或心包部分切除后，心包遗留较大缺损未予以缝合或修补，随心脏搏动心脏脱出心包外并发生嵌顿，这在心包内处理肺静脉，或肿瘤侵犯心包施行心包部分切除后最容易发生，发生心包疝后主要表现为循环功能不全的症状和体征，包括颈静脉怒张、心动过速、心尖搏动点移位，常伴低血压。床旁胸部 X 线片仅能显示右侧心包疝，左侧心包疝需摄胸部 X 线侧位片或 CT 扫描，发现心脏后移才能诊断。心包疝虽然可用胸腔镜检查确诊，但体检、X 线、CT、二维超声心动图检查已足以做出诊断。术毕或术后几天内，如果患者改变体位时，突然出现剧烈咳嗽，或正压辅助通气中，均可使心脏从心包切口或缺损区疝出，造成上腔静脉和心室流出道扭曲梗阻，回心血量和心排血量减少，CVP 会因血流受阻急骤升高，严重者可突发致死。为预防此并发症，有学者建议用胸膜或人造材料缝补心包缺损，右侧心包切口应予缝合，左侧心包缺损或切口可扩大而不必缝补，由于心脏原位于左胸腔内，即使从心包缺损疝出，也不会影响血液循环功能。还有学者用缝线缝拢心包切缘，编织成网，将心包缺损边缘尽量缩小或覆盖心包缺损。诊断心包疝后，患者应放置于健侧卧位，患侧向上，拍击患者前胸及背部，让患者做深呼吸，多能使轻度疝出的心脏回纳入心包内。严重的病例应按心肺复苏程序进行抢救。必要时，可借助胸腔镜，或开胸进行心包疝复位修补手术。

五、支气管胸膜瘘

支气管胸膜瘘是气管、支气管和肺手术后严重并发症，目前其发生率不足 1%，多数发生在术后一周左右。发生原因有疾病本身因素，也有手术技巧问题，此外邻近环境的感染也会增加支气管胸膜瘘发生率。疾病本身因素包括断端支气管内膜活动性结核、肿瘤残留、断端炎症、化疗或放疗后，以及全身性疾病，如严重营养不良、贫血、低蛋白血症和糖尿病等。外科手术技巧欠缺是导致支气管胸膜瘘发生的主要原因，如断端缝合过疏过密、缝合不严、打结过松过紧、支气管剥离太广太光、断端过度挤压，均可造成断端对合不良，产生支气管胸膜瘘。目前应用器械闭合支气管残端，因技术原因造成的支气管胸膜瘘已很少发生。术后胸膜腔内感染，断端长期浸泡在感染性积液之中，也可以造成继发感染形成残端瘘。支气管胸膜瘘的主要临床表现有发热和咳嗽，痰多且有腥味，有时痰中带血，或咳出痰液与胸腔积液相同。瘘一旦形成后，患者体温下降。胸腔大量积液积气使患者感呼吸困难，偶尔患侧大量感染的胸腔积液溢入健侧肺内，可能造成突然窒息死亡。诊断包括胸部影像显示液气胸合并余肺膨胀不全，胸腔穿刺抽出液与咳出液相同，胸内注入亚甲蓝后咳出蓝染的痰液。小的支气管胸膜瘘经胸腔闭式引流可自行恢复。较大的支气管胸膜瘘自愈可能性很小。瘘发生早期，胸腔污染不重时，可考虑二次进胸进行瘘口残端切除修补缝合，并用带蒂肌肉瓣或大网膜覆盖。较大的支气管胸膜瘘急性期修补瘘口多不成功，可行胸腔闭式引流，待局部感染获得有效控制后，再次开胸行手术修补。

六、食管吻合口瘘

食管部分切除，食管胃吻合后，一旦发生吻合口瘘，致死率极高，因此，食管吻合口瘘是食管贲门手术后最严重的并发症。发生食管吻合口瘘的主要原因为吻合口血运不良，缝合时吻合口张力过大。此外，缝合时吻合口对合不佳，缝合针距过小或过大、过疏或过密，结扎过紧或过松等均可能导致发生吻合口瘘。临床表现有术后不能解释的发热、脉速、气短等全身感染中毒症状，严重时短期即可造成呼吸循环衰竭。颈部吻合者体温仅中度升高，切口局部肿胀、疼痛和压痛。胸内吻合口瘘中毒症状最严重，胸腔穿刺抽得含臭味的混浊液体。诊断依靠临床表现和上消化道钡餐造影检查，结果发现造影剂外溢，口服亚甲蓝后胸腔穿刺抽出蓝染胸液，即可明确诊断。食管吻合口瘘多发生在术后一周左右，根据发生的时间、瘘口大小、部位及患者全身状况，采取相应的治疗方法。保守治疗原则为充分引流，控制感染，维持营养，纠正水、电解质紊乱，尽快恢复经口进食。手术治疗重新吻合多不成功，仅在某些病例可考虑施行。一般多先行一段时间保守治疗，有条件时再施行二期重新吻合，或带蒂组织瓣修补瘘口，或食管颈部外置后结肠间置代食管。

七、脓　　胸

20世纪90年代以来，由于术前应用广谱抗生素，改进手术技巧和改善手术室环境，开胸术后脓胸的发生率已低于1%以下，但某些特殊患者仍时有发生。主要原因：①术中污染所致，如挤破结核性空洞或癌性空洞，术中肺脓肿溃破，或肺脓肿自叶间裂断面溢出脓液。食管癌术中解剖时意外撕破食管，梗阻近端潴留物逸出至胸膜腔。体弱患者即使冲洗胸腔，也容易并发术后脓胸。②肺段切除或肺楔形切除时，肺断面缝合不严密，支气管、肺泡分泌物污染胸膜腔。③手术过程中无菌技术欠佳，造成胸膜腔感染。开胸术后单纯脓胸多于术后4~5天出现症状，表现为高烧、寒战、呼吸急促、气短、咳嗽加重。患侧胸部疼痛，叩浊，呼吸音减弱。床旁胸部X线片提示胸腔积液，穿刺抽出脓性液即可诊断。充分引流、应用有效抗生素控制感染、给予足够的营养支持是治疗急性脓胸的三大原则。具体做法为放置较粗口径的胸腔引流管，保证引流通畅。将亚甲蓝液注入脓腔，未咳出蓝染痰液，确定无支气管胸膜瘘后，可自第2天起，用溶有抗生素液或络合碘液的生理盐水，每天冲洗脓腔，争取在2周内将坏死纤维素及组织块全部冲出，一般在治疗3周后脓腔引流逐日减少，即可停止冲洗。待每天引流液少于20ml，即可变闭式引流为开放引流，逐日更换敷料，直至拔除引流管，病程中需保证有足够的营养支持和应用有效抗生素。脓胸多在1个月内愈合。在治疗过程中同时要加强呼吸物理治疗，促使患侧余肺尽快复张。若处理不及时或处理不当，急性脓胸可迁延形成慢性脓胸，慢性脓胸需要考虑行胸膜纤维板剥脱术。

八、乳　糜　胸

胸导管或较大的淋巴管破裂，胸膜腔内积存有大量淋巴液即为乳糜胸。发生原因主要为肿瘤、结核和损伤，胸外科术后发生的乳糜胸多因手术创伤所致，食管癌切除主动脉弓上吻合或颈部吻合最容易损伤胸导管，一侧全肺切除偶可损伤胸导管，发生乳糜胸。近年来，VATS 肺癌切除术进行纵隔淋巴结清扫时，清扫隆突下淋巴结最容易损伤较大的淋巴管，发生术后乳糜胸。临床表现包括胸闷、憋气，呼吸困难，心率加快。长期乳糜液丢失可造成营养缺乏、低蛋白血症和电解质紊乱等。胸腔穿刺抽出乳糜液，苏丹Ⅲ染色阳性即可诊断。治疗上，少量乳糜胸经限制饮食或禁食，补充营养，胸腔闭式引流，以及胸膜腔固定术可达到愈合。当保守治疗无效时，需采取外科结扎胸导管，并行胸膜腔固定术。极少数患者因肿瘤堵塞淋巴回流系统而出现难治性乳糜胸、乳糜腹，一般预后很差，对于因肿瘤产生的乳糜胸目前尚无疗效明确的治疗方法。

九、切口感染、脂肪液化及裂开

（一）切口感染

开胸手术多数是涉及肺支气管或食管贲门等的污染性手术，其切口为闭合性伤口。在愈合过程中，胶原合成、沉积和交联是切口愈合的关键。各种原因引起的切口不能紧密对合，容易造成切口感染。常见感染的原因有手术切口闭合不良，多因缝合不严密，存在血肿，形成无效腔，以及缝扎过紧造成组织血供不良，影响切口愈合。切口内存留异物是切口发生感染的另一原因，如遗留线结过长，过多的骨蜡涂塞，闭合胸骨的钢丝留存过长、尾部翘起等均影响组织愈合。术中切除囊肿时发生囊肿破裂，囊液外逸污染切口，以及合并其他全身疾病，如贫血、糖尿病、低蛋白血症、免疫功能低下等，均可以影响切口闭合。最后，术后用力咳嗽，使切口肌层裂开积血，也可导致切口感染。

与腹部切口感染典型的红、肿、热、痛的表现不同，胸部切口感染表现为体温升高，切口局部明显肿胀，按压切口其深部有压痛。切口引流后，可见胸壁肌层深部积存脓液，形成脓腔并有纤维组织坏死，脓液培养有细菌生长。对这类切口除全身应用抗生素外，局部应做敞开引流，彻底清创，去除坏死组织及缝线异物，待切口分泌物减少，

肉芽组织健康，再行延期缝合。胸骨正中劈开切口的感染分为浅层感染和深层感染两类，浅层感染仅限于胸骨以上皮下感染，经引流多可自行愈合，无严重后果。深层感染位于胸骨以下，有时此种感染可延及胸骨造成胸骨骨髓炎，甚至菌血症，危及患者生命。处理胸骨切口深层感染需慎重、积极，除了切口彻底清创外，有时需要去除固定胸骨的钢丝，将胸部切口完全敞开，用胸大肌肌肉瓣填塞达到切口的二期愈合。

（二）脂肪液化

脂肪液化是切口愈合不良的常见原因，多见于肥胖患者。肥胖患者皮下脂肪过多，电灼皮下组织过度，造成术后皮下脂肪液化，影响切口愈合。脂肪液化表现为伤口肿胀，皮下积存或渗出黄色液体，无脓液，培养无细菌生长。处理这种切口液化可拆除切口缝线，行局部引流，经数日更换敷料，切口很快愈合。此外，尚应注意胸部切口的保护，可用多头带包扎胸部，松紧合适，以利于切口愈合。

（三）切口裂开

胸部切口不似腹部切口，骨性胸廓本身有固定作用，跨过肋间牢固闭合剖胸切口，钢丝闭合胸骨劈开切缘，因此，发生胸部切口裂开病例罕见。切口裂开多发生在切口拆线之后，因剧烈咳嗽、用力或因缝合胸骨的钢丝断裂造成。一旦发生切口裂开，需及时有效处理。首先认真检查切口裂开的原因，在麻醉和无菌条件下，彻底清创，去除原来所有缝线，冲洗后重新牢固缝合切口。术后给予胸带保护，同时加强营养，应用抗生素预防感染，以保证切口二期愈合。

（梁乃新　李泽坚）

第六节　胸外科手术后肺部并发症

外科手术是一种有创性的临床干预措施。在治疗疾病的同时，手术创伤会直接或间接对机体造成一定程度的损伤，从而导致手术后并发症。在诸多导致手术后并发症的因素中，创伤和感染是最常见的危险因素。手术创伤及局部感染对机体的直接损伤作用所导致的临床表现比较明确，容易引起临床

医师的注意。某些危险因素通过间接途径造成对机体的损伤，通常病因比较隐匿。近年来，随着手术水平的提高和对术后感染控制能力的增强，手术直接损伤导致的并发症呈显著下降趋势，与此同时，间接因素所导致并发症越来越突出。从更广泛的意义上讲，手术后危险因素的间接影响已经纳入创伤和感染等对机体器官功能影响的范畴。

外科手术后肺部并发症的发生率很高，是手术后最常见的并发症之一，也是导致患者手术后死亡的主要原因。这些并发症可以由胸部及邻近部位的局部原因引起，也可以因全身性因素所致。

一、局部原因引起的肺部并发症

胸部手术围手术期有多种因素可导致肺部并发症，如麻醉药物、机械通气、手术创伤、肺或胸廓的直接损伤、手术中及手术后制动和强迫体位、患者年龄、基础疾病等。手术后肺部病理生理改变为肺容积减小，功能残气量减少，清除呼吸道分泌物的能力减弱，咽喉部自我保护机制的削弱导致误吸等。所以，这些因素在临床上很容易诱发肺部感染、肺不张和肺水肿等，引起严重的通气血流比例失调，临床表现为低氧血症等。胸膜腔也可能受到手术的直接或间接损伤，发生创伤性或反应性胸膜炎，或由于致病菌血行侵入及直接侵犯导致细菌性胸膜炎，甚至脓胸。

（一）手术后呼吸功能障碍

胸部手术通常可造成肺组织不同程度的损伤。除肺手术对肺部的直接创伤外，其他病因的开胸手术也可由于手术中牵拉、挤压或错误操作等导致肺组织的损伤，受损伤的肺局部可出现创伤性肺水肿。这种肺水肿不仅影响肺的气体交换，也是肺部感染的因素之一。胸部手术后患者的强迫体位或胸廓制动具有明确的特殊性。由于手术切口疼痛，患者会保护性地减少患侧胸廓的运动。患者根据医嘱做深呼吸或咳嗽时，会尽可能地避免术侧胸廓的活动，其结果是健侧肺得以充分膨胀，患侧肺出现膨胀不全，加之局部肺组织水肿，从而影响到肺气体交换功能。这种现象通常在手术后 48 小时左右表现得最为明显。重者可发生呼吸衰竭，并可发生肺部感染或肺不张。

预防和治疗创伤性肺水肿，首先是手术中尽量减少对肺组织的损伤。虽然大多数胸腔手术不可避免地会伤及肺，但粗暴的手术操作更明显地加重了局部肺水肿的程度，加重了手术后呼吸功能障碍。手术后限制液体的入量和应用渗透性脱水药物对缓解肺水肿有一定的帮助，但不可能从根本上避免术后肺水肿的发生，仅仅是通过限制肺循环中静水压过度升高而引起肺水肿。应当强调，脱水和利尿绝不应以牺牲足够的心脏前负荷为代价。胸部手术后早期镇痛对患侧胸廓的呼吸运动有着特殊意义。切实有效的镇痛、主动深呼吸（或咳嗽）和被动的胸部物理治疗相结合，通常能收到很好的效果。由于部分镇痛药可能抑制咳嗽或呛咳反射及不同程度的镇静作用，使得术后镇痛药的应用受到限制，也成为手术后镇痛不全的原因之一。随时注意病情变化，及时掌握主要治疗目标，正确地选择适当的镇痛药是手术后镇痛的基本要求。

（二）肺部感染

在众多导致肺部感染的因素中，手术后肺部通气量减少，支气管分泌物清除能力减弱及误吸是导致肺部感染的主要原因。例如，麻醉镇痛药的影响，手术切口疼痛及手术后体位限制，胃肠道功能受限而引起的腹部胀满，以及咽喉部及气管内存在异物（鼻胃管和气管导管）等因素，都在不同程度上限制了胸部呼吸运动，减弱了支气管分泌物的清除能力。这些分泌物在肺内聚积，不仅影响了肺的通气功能，而且为致病微生物的滋生创造了条件，加之患者所处的应激状态及肺部原有的基础疾病，极易发生肺部感染。手术中及手术后误吸通常会导致病情急剧恶化。临床上所说的误吸常指"明显误吸"。"明显误吸"可以通过改变体位、胃肠减压、调整气管导管气囊、恢复咽喉反射等方法加以预防。另一种导致肺部感染，但不易引起临床注意的是"安静误吸"（silence aspiration）。这种"安静误吸"之所以危险，是因为临床上不易被察觉，另外针对"明显误吸"的预防措施对"安静误吸"基本无效。有学者对手术后应用胃肠内营养支持的患者进行调查，发现尽管气管导管的气囊完好有效，但 80% 以上的患者远端支气管分泌物中葡萄糖含量仍然明显升高，提示仍然有部分胃内容物进入支气管。

手术后肺部感染的防治，首先从增强支气管分泌物的清除能力、尽早恢复肺通气功能入手，不应过分强调应用抗生素。术前患者应进行胸式呼吸训练，尽可能控制肺部基础疾病。术后注意及时清除呼吸道分泌物，条件许可时尽早拔除气管导管。如果患者咳嗽运动受限，要规定患者进行深呼吸运动。鼓励患者早期下床活动。安静时误吸物主要来源于胃液，所以减少甚至清除胃液内细菌已经被越来越多的学者所认识，是预防术后肺部感染的有效措施。临床上可采用的方法主要是在围手术期应用选择性胃肠道灭菌治疗（SDD），不用降低胃液酸度的药物。不提倡针对手术后肺部感染预防性应用抗生素。有些学者甚至提出抗生素根本不能预防手术后肺部感染。手术后肺部感染多为医院内获得性感染。如果肺部感染诊断成立，应根据本单位细菌流行病学资料和细菌学检查结果，选用针对性治疗性抗生素。

（三）肺不张

手术后的肺不张可以是肺部感染的结果，或是痰栓阻塞支气管、胸腔内或上腹部异物（如积液或胀气等）的压迫所致。肺不张与肺部感染互为因果，相互转换。肺不张与术后呼吸运动受限和呼吸道清除分泌物能力下降有明显关系。分泌物在肺段支气管或主支气管内聚积，导致支气管阻塞，相应肺段或肺叶的通气量明显减少，直至完全消失。肺泡中残存的气体可以在数小时内被机体吸收，发生肺泡萎陷，临床表现为肺不张。由于无通气状态和分泌物无法排出，肺组织局部可出现严重炎症反应。局部炎性细胞大量渗出，长时间肺泡内分泌物的聚积可导致肺实变。如果肺泡不能及时复张，局部细菌生长及炎症反应加剧可造成肺组织结构破坏，如形成肺脓肿等。肺不张在产生局部改变的同时，也对循环、呼吸系统功能造成不良影响。肺内分流增加，大面积肺不张可发生低氧血症、二氧化碳蓄积，同时循环系统可出现心率和血压的改变。

胸部手术后肺不张防治的关键不仅在于预防，还在于增强患者清除呼吸道分泌物的能力。吸烟的患者术前即应戒烟，并进行胸式深呼吸锻炼。对于原有肺部疾病，术前尽可能予以有效控制。术后

尽早让患者活动，注意翻身、拍背，酌情进行雾化吸入给药，协助呼吸道分泌物排出。这些工作看似简单而繁琐，临床上却容易忽视，如果能给予足够的重视，会收到意想不到的效果，尤其是术后早期翻身拍背，不能完全交给患者家属去做，应该按照胸部物理治疗的原则，由护士或呼吸理疗师严格执行。如果已经出现肺不张，首先检查是否存在肺外压迫性因素、胸腔引流是否通畅等，及时予以相应的纠正。如果肺不张是由痰栓阻塞呼吸道所致，且在针对性胸部物理治疗后不能缓解，可在纤维支气管镜下进行支气管冲洗，将痰栓吸出，并进行数次正压通气，如此操作通常都可以使不张的肺叶或肺段复张。强调术后警惕，及早发现肺不张并及时处理，绝不能持等待和观望态度，以免出现局部肺组织结构损伤，导致不可逆性改变。如果肺不张影响到呼吸和循环功能，出现低氧或二氧化碳潴留，应及时建立人工呼吸通道，进行机械辅助通气和循环功能支持。

（四）肺栓塞

肺栓塞是手术后致命性并发症，常见的原因是下肢、腹腔及盆腔静脉内新鲜血栓脱落，沿静脉回流进入肺动脉。肺栓塞常突然起病，主要表现为呼吸困难和胸痛，有时可出现咯血。肺栓塞的临床表现和预后与栓塞的部位和程度有显著相关性。如果脱落的栓子较小，栓塞在肺动脉分支远端，受累肺组织的范围较小，患者可能仅有轻微的胸痛和呼吸困难，有时甚至未引起注意。如果栓塞位于肺动脉主干，可导致突发循环和呼吸衰竭，甚至突然死亡。所以诊断肺栓塞的困难在于轻症肺栓塞临床症状不典型，难以早期确诊；重症肺栓塞临床症状典型，容易诊断，而一旦发生，治疗可能为时已晚。诊断肺栓塞的可靠方法是进行肺动脉造影和肺部放射性核素通气/血流灌注扫描，目前多采用CTPA。

由于重症肺栓塞的严重性、致命性和治疗复杂性，预防肺栓塞在手术后临床管理中占有极为重要的地位。手术前对出凝血功能进行常规检查，不仅要注意患者的出血倾向，也要对高凝状态的患者予以高度重视。如果患者患有深静脉血栓，手术前应给予治疗，必要时可实施预防性下腔静脉置滤网手术。鼓励患者术后早期在床上进行四肢功能

锻炼，避免长时间卧床，尽早下床活动。对于围手术期内是否预防性应用肝素，临床上仍然存在较大争议。抗凝治疗可减少血栓脱落的发生，但术后早期应用抗凝治疗可能加重出血倾向。如果出现肺栓塞，在积极进行生命体征支持治疗的同时，应酌情选用溶栓治疗或抗凝治疗。后期较大的肺栓塞有适应证时，可进行肺动脉血栓摘除术。

二、由全身性因素引起的肺及胸腔并发症

（一）创伤与感染

创伤与炎性反应是手术本身对机体造成创伤的过程，如果合并诸如感染等并发症，则会使机体受到更为严重的损伤。20 世纪 90 年代以来，人们对损伤后机体反应的重新认识在很大程度上加深了对手术后并发症的理解，并对治疗产生了巨大的影响。

当机体受到一定程度的损伤侵袭后，如大手术、多发性创伤和感染等，组织细胞受到直接损伤，同时组织发生缺血，从而影响组织器官的功能，引起机体应激反应（host stress response）。这种反应如果是局部的或适度的，可以增强机体的防御功能，加速切口愈合和感染控制。但是，如损伤因素持续存在，尤其是细胞缺氧、再灌注损伤、组织器官功能已经受损，或存在基础病变的情况下，这些损伤因素通过刺激炎性细胞，释放出过多的细胞因子，使机体的反应进行性加剧，出现过度反应，形成一种自身损伤性的全身炎性反应，或称为全身炎性反应综合征（systemic inflammatory response syndrome，SIRS）。与此同时，机体也可产生抗炎性介质，形成代偿性抗炎性反应综合征（compensatory anti-inflammatory response syndrome，CARS）。这时，SIRS 和 CARS 之间的平衡决定了机体内环境的稳定性。如果这种平衡存在，损伤因素被及时去除，内环境的稳定则得以保持。如果这种平衡不能被维持，一方面介质相对过多，介质之间相互作用，使反应过程进行性发展，形成某种失控状态，并逐级放大呈连锁反应过程，通过直接损伤细胞膜，影响细胞代谢并造成器官缺血等使机体受到再度损伤，形成二次打击（double hit）。这时炎性介质的产生和释放比单一的打击大得多，对机体的损伤程度也大得多，常可造成血流动力学不稳定、组织严重损伤及器官功能的改变。机体在感染发生和发展的过程中已经不仅仅是受害者，还是积极的参与者，由此导致了机体多个器官或系统功能损害的进行性发展。

1991 年 8 月，美国胸科医师学会（ACCP）和美国重症医学会（SCCM）举行会议，对与感染概念有关的名词进行了明确的定义与更新。

（1）感染（infection）：微生物侵袭机体正常组织的过程或机体对这些微生物的炎性反应。

（2）菌血症（bacteremia）：致病菌侵入血液循环并在其中生长繁殖，产生毒素而引起全身性感染。

（3）SIRS：机体对不同的严重损伤所产生的全身性炎性反应。严重损伤可以是感染，也可以是非感染性损伤，如严重创伤、烧伤和胰腺炎等。下列表现中如出现两种或两种以上，即可认为存在这种反应：①体温＞38℃或体温＜36℃；②心率＞90 次 / 分；③呼吸频率＞20 次 / 分，或 $PaCO_2$ ＜ 4.3kPa（32mmHg）；④血白细胞计数＞ $12×10^9$/L，或血白细胞计数＜ $4×10^9$/L，或幼稚型细胞＞10%。

（4）全身性感染（sepsis）：机体对感染所产生的炎性反应，或由感染引起的 SIRS。

（5）全身性严重感染（severe sepsis）：全身性感染伴有器官功能不全、组织灌注不良或低血压。组织灌注不良包括乳酸过多、少尿、神志改变等表现。

（6）感染性休克（septic shock）：是一种全身性严重感染的类型。在全身性感染时，虽然进行了充分的容量复苏，但仍然呈现持续性低血压并伴组织灌注不良，或是必须应用正性肌力药物或血管收缩药物才能维持正常血压。

（7）低血压（hypotension）：收缩压＜ 12.0kPa（90mmHg）或去除了其他可能引起血压下降的因素之后，较原基础值下降幅度超过 5.3kPa（40mmHg）。

（8）多器官功能不全综合征（multiple organ dysfunction syndrome，MODS）：急性严重疾病造成机体多个器官功能不全，机体的内环境必须依靠临床干预才能够得以维持。

从上述定义可以看出人类对机体损伤认识过程的发展。由于临床监测方法和生命支持手段不

断进步和改进，现在危重患者的主要致死原因不再是原发疾病或某单一并发症，而是发生了多个远隔器官进行性的功能衰竭，从功能性损害到器质上完全衰竭的过程，即临床上所谓的 MODS。这个过程可归纳为损伤、感染—机体应激反应—SIRS—MODS—多器官功能障碍综合征（multiple organ failure，MOF）。这种理论上的发展更新了原来关于创伤、感染等损伤对术后机体影响的理解，也影响到所谓"手术后并发症"的内涵。手术后呼吸功能不全的最常见原因是急性呼吸窘迫综合征。

（二）急性呼吸窘迫综合征

肺部损伤以急性呼吸窘迫综合征（acute respiratory distress syndrome，ARDS）最为常见。ARDS 可以由多种因素引起，通常可将这些因素分为直接病因和间接病因。直接病因是指对肺产生直接损伤的因素，主要包括误吸、弥漫性肺部感染、溺水、吸入有害气体、肺钝挫伤等。间接病因是指那些通过对全身其他器官或系统的损伤而间接导致肺损伤的因素，主要包括重度全身性感染、严重的非胸部创伤、大量输血、输液、体外循环等。有学者将引起 ARDS 的危险因素依其常见程度排列为全身性感染、创伤、肺炎、休克、输血、误吸和急性胰腺炎。由此可见这些危险因素与外科手术创伤有着极为密切的关系。大型手术后的患者是 ARDS 的高危人群，对这样一组患者应高度警惕 ARDS 的发生。

1. 病理生理特点 ARDS 的病理生理特点为功能残气量减少、肺顺应性降低、肺内分流增加。病理解剖上可表现为广泛间质性肺水肿、肺不张和肺透明膜形成。临床表现为呼吸窘迫和顽固性低氧血症。由于早年对 ARDS 的病因不了解，曾经根据其主要表现，以及与某些疾病的密切关系，将 ARDS 称为"白肺"和"休克肺"等。之后，为了与儿童呼吸窘迫区别，又将 ARDS 称为成人型呼吸窘迫综合征（adult respiratory distress syndrome）。近年来临床观察及研究发现，ARDS 不仅发生于成人，也可发生于儿童。1992 年，危重病医学会及呼吸疾病学会分别在美国迈阿密及西班牙巴塞罗那召开 ARDS 联席会议，就有关 ARDS 概念达成共识，将 ARDS 中的"A"由成人（adult）改为急性（acute），即 ARDS 为急性呼吸窘迫综合征。

ARDS 实际上不是单一疾病，而是一个综合征。或者说，ARDS 所描述的是一个临床病理生理过程的表现，是一个常伴随在大手术、创伤或感染之后的临床表现过程。在 ARDS 发生发展的不同时期，表现出了不同的特点。这些特点对临床治疗有着明显的影响。早期 ARDS 以肺部渗出性改变为特征，主要表现为双侧肺间质和肺泡水肿。这种水肿导致了肺泡被压迫或被液体所充盈，形成微小肺不张，肺内气体交换减少，从而引起肺内分流增加，氧合功能受损，肺顺应性下降。ARDS 的这种改变曾被认为是弥漫性、均匀分布于双侧肺部。但近年来经 CT 检查证实，这种改变并不均匀一致，且主要发生在肺的低垂部位，而位于非低垂部位的肺泡通气相对正常。在重力的影响下，低垂部位的肺泡更容易受到重力影响和渗出液体的压迫，出现肺不张。根据这种不均匀的改变可将肺分为 3 个区域，即正常的区域，肺泡塌陷但仍有可能恢复的区域和肺实变且难以恢复的区域。由于病情严重程度的不同，ARDS 的肺实变范围可占整个肺野的 70% ～ 80%，而正常肺泡只有 20% ～ 30%。由此，Gattinoni 等提出了 ARDS 肺部改变的"婴儿肺"特征。"婴儿肺"的概念强调正常区域的肺泡可以保持相对正常功能。如果这部分肺泡未受到进一步的损害，则可维持正常的气体交换。这个阶段肺顺应性与正常区域的大小呈正相关，而不像通常所认为的那样，顺应性的改变主要取决于实变的区域。因此，ARDS 的肺是"小肺"，而不是"硬肺"。此时，肺的气体交换功能受损明显与实变范围大小有关，因为实变区域内的肺内分流是 ARDS 时低氧血症的主要原因。有学者对 ARDS 肺内改变不均一性进行研究，发现尽管肺不张主要出现在低垂区域，但渗出性改变却在肺内均匀分布，即使在所谓的正常区域，也会出现水肿。这种现象被解释为渗出液体无法在组织中自由移动，胸腔内压力梯度造成肺泡所受的外压力不同。随着病程的进展，水肿被部分重吸收，有通气的肺泡有所增加。但同时，肺组织纤维化也在逐渐加重。这种肺内气体的重新分布和肺组织结构的改变，使得 ARDS 在晚期表现出限制性肺疾病的特点，并发生类似肺气肿的改变，出现肺大疱。另外，低垂区域容易合并感染、缺血和组织坏死，也加重了组织纤维化进程和肺大疱形成，从而形成了肺大疱和间质纤维化同时存在的 ARDS 晚期特征。组织纤维化使肺泡受压力的影响减小，肺不张反而有所缓解。这时，肺内无效腔通气增加、肺泡间血管减少或消失、气体弥散障碍，导致有效通气量减少，氧合能力严重下降。

2. 临床特点 ARDS 的临床表现虽然以呼吸窘迫为特点，但在不同阶段其临床表现有明显区别。1968 年，Bone 将创伤后 ARDS 分为四期，这一分期目前仍然被临床所接受。①创伤早期：创伤或感染后数天内，通常表现为呼吸频率增加，鼻翼扇动，动脉血二氧化碳分压降低，但动脉血氧分压多可维持在正常水平，胸部 X 线片正常。②相对稳定期：持续 1～3 天，该期患者呼吸逐渐平稳，胸部 X 线片正常。③急性呼吸衰竭期：出现于创伤感染后 1 周左右，呼吸窘迫明显，呼吸频率增加，发绀，动脉血氧分压明显降低，二氧化碳分压也下降，胸部 X 线片有非对称性的斑片状阴影。④终末期：表现为严重呼吸窘迫和发绀，动脉血氧分压明显降低，但二氧化碳分压明显升高，胸部 X 线片有较多的斑片状阴影，通常同时合并其他器官的功能障碍或衰竭。从 ARDS 的临床表现可以看出，ARDS 早期可以缺乏典型临床表现，不易引起临床医师的重视，或被患者表现的暂时性病情稳定所掩盖，而影响早期辨识、预防和治疗。等到典型临床表现明显时，已经完全进入 ARDS，错过适宜的治疗时机。

3. ARDS 的诊断 多年来，不同学者对 ARDS 的诊断提出了不同的标准，但都因为存在这样或那样的不足而难以被广泛接受和认可。1992 年，危重病医学会及呼吸疾病学会联席会议为急性肺损伤（ALI）和 ARDS 提出新的概念和诊断标准（表2-6-1）后，逐渐成为临床学者的共识。

表 2-6-1 急性肺损伤和急性呼吸窘迫综合征的诊断标准

$PaO_2/FiO_2 \leqslant 39.9kPa$（300mmHg，无论 PEEP 水平）正位胸部 X 线片显示双肺对称斑片状阴影	$PaO_2/FiO_2 \leqslant 26.7kPa$（200mmHg，无论 PEEP 水平）正位胸部 X 线片显示双肺对称斑片状阴影
肺动脉楔压 $\leqslant 2.4kPa$（18mmHg），或无左心房压力增高的临床证据	肺动脉楔压 $\leqslant 2.4kPa$（18mmHg），或无左心房压力增高的临床证据

从此诊断标准中可以看出 ALI 和 ARDS 是动态变化的过程，其区别只是器官功能受损程度的不同。以往的 ARDS 诊断将 $PaO_2/FiO_2 \leqslant 13.3 \sim 20.0kPa$（100～150mmHg）定为标准。相比之下，此诊断标准更为宽松，患者可以更早地获得诊断。在诊断 ARDS 的同时还需要排除心源性肺水肿，因为心源性肺水肿与 ARDS 的肺水肿在形成机制和临床治疗上有明显的不同。

4. ARDS 治疗 对 ARDS 的治疗可分为病因性治疗和支持性治疗。积极进行病因性治疗，及时去除损伤因素是 ARDS 治疗的根本。病因性治疗强调早期、彻底，即使有些损伤因素不能立即被去除，也应该尽可能地减轻损伤的强度（如减小手术打击、缓解患者的应激状态等）。预防与控制感染是外科手术患者常出现的问题。及时彻底的脓肿引流、合理应用抗生素等都是病因性治疗的关键措施。近年来，人们认识到调节机体的炎症反应也是病因性治疗的一个重要方面。但是，这部分工作仍是以基础医学研究为主，距离临床应用尚有一定距离。SIRS 是导致 ARDS 的基本原因。通过维持机体促炎物质和抑炎物质作用的平衡，避免产生过度的促炎反应或抑炎反应，这一点是有效控制 ARDS 的基础，其中包括肿瘤坏死因子（TNF）、白细胞介素 -1（IL-1）和 IL-8 等细胞因子、单克隆抗体或白细胞介素受体拮抗剂（IL-1ra）直接中和炎症介质，以及糖皮质激素和环氧化酶抑制剂布洛芬、吲哚美辛对炎症反应的抑制作用等，在动物实验中都曾取得令人兴奋的结果，但其临床应用效果尚待进一步验证。

ARDS 的支持性治疗包括呼吸功能支持、肺外器官功能支持和营养代谢支持。呼吸功能支持应以提高氧气输送为基本原则。机械通气是对 ARDS 患者进行呼吸功能支持的主要措施。对于具有高危因素的术后患者，呼吸机的应用指征应放宽。时刻警惕 ARDS 早期的临床表现，不能等到患者出现低氧血症才发现。患者一旦发生过度换气，甚至出现血氧下降的趋势，就应立即进行呼吸功能支持，酌情选用适当的支持呼吸功能的方法，如持续气道正压通气（CPAP）等。若病情仍然进行性恶化，则应果断建立人工气道，进行切实有效的机械通气支持。

进行机械通气支持应注意通气模式的选择，

目前临床上有多种等级、类型的呼吸机和众多的通气模式可供选择，但无论采用何种方法，机械通气都是通过对压力和容量的调节来完成呼吸功能支持的。一定水平的气道内压是保持肺泡开放的基本要求，要使已经塌陷的肺泡重新开放需要更高的气道内压。呼气末正压通气（PEEP）是保持肺泡开放的重要手段。但是，肺泡的开放不仅取决于肺泡内的压力，更取决于肺泡本身的顺应性。由于 ARDS 时肺组织顺应性不均一，固定的气道内压可能导致一部分肺泡过度膨胀，而另一部分肺泡仍然处于塌陷状态。所以，几乎不可能存在一个最佳的压力指标适合全部肺的所有肺泡。理想的压力选择应该是保持尽可能多的顺应性差的肺泡开放，不使顺应性好的肺泡过度膨胀。当呼吸机送气开始后，顺应性好的肺泡迅速膨胀，顺应性差的肺泡仍然处于塌陷状态。只有当压力达到一定的阈值时，这些塌陷肺泡才突然开放。随着压力沿呼吸道向远端传导，这种压力在不同水平上形成巨大的剪切应力。由此，在 ARDS 治疗中应用 PEEP 不仅会增加肺容量，减少无效腔通气，达到减少分流、提高氧合能力的作用，而且还可以减少呼吸机相关性肺损伤的发生。应该注意的是，PEEP 在改善实变肺组织顺应性的同时，也降低了正常肺组织的顺应性。尤其在 ARDS 晚期，由于肺纤维化的形成，使得压迫和渗出所致的肺不张不再是肺部的主要病理改变，同时又存在肺大疱和气肿样改变，PEEP 的治疗效果明显减弱且容易导致肺泡破裂。在 ARDS 病理生理特点中，"婴儿肺"的概念强调了小潮气量的必要性。目前临床上应用的根据体重确定潮气量的方法对 ARDS 患者并不适用，至少存在明显的误区。显然，ARDS 时肺容量减少与体重不相关。因此，依据肺活量确定潮气量更符合"婴儿肺"的特点。同样容量的调节也受到顺应性不均一的影响。潮气量大小的选定应与并用的压力指标相匹配，尤其应该注意 PEEP 的水平。单纯应用大潮气量不仅可引起肺泡的过度膨胀，而且可能使部分肺泡在呼气末发生容量性塌陷，增加剪切应力。这种情况下，如果减小潮气量同时并用一定量的 PEEP，应该是较好的选择。

近年来，随着对 ARDS 的病理生理认识的逐渐深入，出现了一些新的治疗方法。例如，改变患者的体位，尤其是采取俯卧位，目前已被众多学者所接受，认为是治疗 ARDS 行之有效的方法。有报道表明，从仰卧位转为俯卧位后，在数分钟内就可出现肺部实变阴影改变及氧合指标改善。体位改变的作用机制并不仅仅是实变区域的位移，可能是由于俯卧位时胸腔内压力梯度的改变使肺功能残气量增加、膈肌局部运动改善、血流重新分布和呼吸道分泌物得到更好的引流等。虽然危重患者采取俯卧位需要一定的条件和措施，尤其是术后患者采取俯卧位会有一定的不便，但应该看到这种方法与 ARDS 病理生理改变的相关性，以及对呼吸功能的改善作用。

一氧化氮（NO）吸入治疗 ARDS 是近年来争论最多的方法之一。NO 有明确的血管扩张、降低肺动脉压力的作用。NO 不仅可以使 ARDS 时发生痉挛的肺毛细血管扩张，更重要的是吸入 NO 对肺毛细血管的扩张具有明确的选择性。吸入的 NO 容易到达通气正常或接近正常的肺泡，并使其周围痉挛的毛细血管扩张，改善肺泡血液灌注。与此同时，通气不佳肺泡内 NO 浓度相对较低，从而导致血液更多地流向通气好的肺泡，改善肺内通气血流比，减少肺内分流。NO 同时也可松弛支气管平滑肌痉挛，改善肺泡通气，进一步减少肺内分流。大多数报道认为，吸入小剂量的 NO 即能改善肺内气体交换功能。另外，有学者注意到 NO 对肺内炎症反应有一定的抑制作用，NO 及其代谢产物也可损伤血管内皮细胞，加重肺组织损伤。从临床治疗反应来看，吸入 NO 对儿童 ARDS 的治疗效果较为明确，对成人 ARDS 的治疗效果尚不明确。所以，有些国家或地区的学者目前还不提倡 NO 吸入用于成人 ARDS 的治疗。

激素用于 ARDS 治疗的效果一直存在较大争议。目前糖皮质激素在机体炎症反应过程中的作用位点和详细机制尚不十分清楚，临床上也缺乏特异性的监测指标，所以激素只能作为一种非特异性的治疗方法应用。同时，激素给创伤和感染患者所带来的不良反应，使得人们对激素在治疗 ARDS 时应用的剂量、投药方法和作用效果等方面尚缺乏统一的认识。

手术后 ARDS 的治疗在针对肺本身进行支持性治疗之外，应注意对肺外器官或系统的功能进行支持。应当看到，手术创伤和感染等因素都是引起 MODS 的重要诱因。ARDS 则是 MODS 的组成部分。如果手术后 ARDS 患者发生 MODS，则病死率会明显升高。随着支持性治疗方法的改进和技术水平的提高，ARDS 患者死于顽固性低氧血症的比例逐渐减小。北京协和医院 ICU 报道 ARDS 患者只有 12.73% 死于顽固性低氧血症，大多数死于感染性休克和 MODS。

5. 呼吸机相关性肺损伤　近年来，呼吸机相关性肺损伤（ventilator related lung injury，VLI）越来越引起临床医师的重视。

VLI 是指与机械通气有关，即由机械通气直接或间接引起的肺组织损伤。这种损伤可发生在原来正常的肺组织，也可表现为肺部原有损伤加重。临床主要表现为纵隔气肿、皮下气肿、气胸、张力性肺大疱，甚至心包积气和腹腔积气等。有报道其临床发生率为 5%～15%。这类典型的临床表现曾在一定程度上造成了临床医师的困惑：一方面强调要充分认识 VLI 的重要性，而另一方面却感到临床上 VLI 发生率很低，严重 ARDS 患者即使长时间应用呼吸机也很少出现上述典型的临床表现。形成 VLI 的主要机制包括 4 个方面：①过高的压力或容量导致局部肺泡过度膨胀。无论是气压伤（barotrauma）还是容积伤（volume trauma），都可导致肺泡内气体破入肺泡以外的部位。②肺泡在膨胀的过程中局部产生过强剪切应力（shear forces）。剪切应力是导致肺泡破裂的主要原因之一。过强的剪切应力主要出现在肺泡过度膨胀时，尤其是在顺应性不同的肺组织的结合部位，以及肺泡塌陷与开放反复发生时。③表面活性物质减少。机械性牵拉作用损伤了肺泡上皮细胞，影响 II 型肺泡上皮细胞分泌表面活性物质。肺泡上皮细胞的断裂，肺泡的反复塌陷与开放交替，严重影响了肺表面活性物质的正常分布。④肺部自身损伤。机械性损伤所致的炎性反应、实变组织中合并细菌感染都可导致肺组织的进一步损伤，并减弱表面活性物质的活性。一般认为，气体从破裂的肺泡逸出后首先进入支气管血管鞘。这是因为肺泡过度膨胀使支气管血管鞘受到放射性牵拉，鞘内压力下降。深吸气时支气管血管鞘内的压力可低于大气压力 4kPa（40cmH₂O）。此时，血管周围组织的压力与肺泡的容积成反比。气体沿支气管血管鞘进入纵隔，形成所谓 VLI 的典

型表现——纵隔气肿。然而，从纵隔气肿形成的过程中可以看出，气体首先进入肺间质，形成间质气肿，之后才能出现纵隔气肿。实际上，肺泡破裂的结果主要是肺泡的融合，局部肺组织内含气量增多。这些改变在机械通气数小时内就可发生，较典型的表现出现更早，也更常见。临床上 ARDS 患者常取仰卧位，实变多以低垂的背部为主。但 VLI 所致的肺间质气肿和肺泡融合多发生在非低垂的前部。机械通气治疗期间，多采用床旁前后位 X 线检查，此时患者肺部实变区与气肿区相重叠，而使得病情变化难以被发现。有时因为肺内含气量增加，胸部 X 线片显示肺部阴影变淡，误以为肺内实变消散，病情好转。VLI 的另一种主要表现是肺水肿形成。ARDS 也可表现为肺水增加，通常临床上对 VLI 所致的肺水肿缺乏足够的认识。有报道为动物进行机械通气 1 小时，维持气道峰压 4.5kPa（45cmH₂O），就发现肺泡水肿和肺内血管周围渗出。对气道峰压维持在 3kPa（30cmH₂O）的动物，1 小时的机械通气也可造成肺间质水肿。这是因为肺泡过度膨胀使间质的毛细血管受压，肺动脉压力要维持更高的水平才能保证局部血流。肺血管内压力增高造成滤出压力增高。另外，肺泡扩张使毛细血管受到较大的牵拉，血管内皮细胞和上皮细胞受损，通透性增加。通透性增加会引起大量蛋白成分的漏出，组织中渗透压力的改变加剧了毛细血管滤出压增高。这些因素的共同作用导致 VLI 的肺水肿形成。所以，一般认为 VLI 典型表现是在 VLI 较晚期才开始，而且发生率不高。真实的情况是在应用呼吸机治疗中 VLI 很容易发生且出现较早，只是临床上未能确切鉴别，难以及时发现。

综上所述，应用机械通气时应仔细小心地进行压力和容量参数的调节。机械通气不仅应改善肺部的氧合能力，提高整体氧输送，而且还要以防止发生 VLI 为原则。在 ARDS 早期，除了维持较低水平的气道内压外，可选用适当小的潮气量，同时选用较高的 PEEP。如果有条件能监测肺活量改变，可为确定潮气量提供更为准确的依据。呼吸周期的压力–容积曲线也可提供更多的参考数据。确定潮气量以不出现高位转折点为上限，防止气道压力过高和肺泡过度膨胀。PEEP 的选择以低位转折点为调节依据。在 ARDS 早期可选用较

高的 PEEP（即使是在低位转折点不明确时）。尽可能少地利用 PEEP 的治疗作用，同时降低肺泡所受的剪切应力。随着病情的恶化，肺纤维化的发展及肺活量的减小，应逐渐降低 PEEP 的水平，并相应地减少潮气量。选择机械通气模式和确定具体呼吸参数，应摆脱根据病种来设定呼吸机条件的方式。因为对于任何一种疾病来说，病程不同阶段对机械通气的要求也不相同。需注意两个方面：一方面要了解疾病的病理生理过程及其动态变化；另一方面要熟悉不同通气模式的特点和呼吸机参数的实际意义。这样才能切实地根据病情变化，最大限度地发挥机械通气的治疗效应。病情加重时如此，病情好转（所谓计划性脱机）时也应如此，而不必局限于何种模式或某一参数。强调不同通气方式都有一定的局限性。

三、手术后呼吸功能衰竭的防治

防治手术后呼吸衰竭，首先应及早去除病因，减轻诱发因素，从而减少肺部损伤。如果患者术后表现为通气量不足，应积极寻找原因，如麻醉镇痛药药效是否过强，肌松药的作用是否尚未完全消失，或是与疼痛及强迫体位有关。如果去除这些因素后症状仍然无改善，则需要进行呼吸机辅助通气支持。对于术后危重患者，尤其是存在呼吸功能不全的高危患者，提倡术后 12 小时内呼吸机辅助通气支持，即所谓 "over night"。此时患者处于损伤早期，机体组织和多个器官对缺氧极为敏感，同时肺部又处于低通气状态，非常容易发生低氧血症。即使肺能够维持动脉血氧在正常范围，过多的呼吸作功也会导致机体的氧供需失衡。麻醉药物作用需逐渐消失，因顾虑药物不良反应而不使用足量镇痛药，导致患者处于镇痛和镇静不全状态，则增加了患者的应激反应。所以，手术后早期是危重患者发生呼吸功能不全的高危阶段。如果在这段时间内保留人工气道，给予机械辅助通气支持，可以保证有足够的通气量和有效引流呼吸道内分泌物。加之足够的镇痛镇静药物保证了氧的输送，帮助患者顺利度过危险期。人工气道并发症的发生与气管导管保留的时间和呼吸道的管理有密切关系。所以，术后短时间内在保留人工气道的过程中，要充分发挥其作用，

一旦条件允许应尽早拔除气管导管。撤除人工气道后要密切注意患者通气功能的状况，对于通气量低的患者可应用无创性辅助通气支持，如间歇正压通气（IPPV）或 CPAP。一般情况下，机体受到创伤后（尤其是肺部损伤后）24～72 小时，肺水肿呈加重趋势。在这段时间内，是否建立人工气道并应用机械通气支持的指征需放宽，此时不允许出现低氧血症。

另外，对术后患者积极进行胸部物理治疗，包括围手术期深呼吸锻炼、主动咳嗽排痰、适当增加床上活动，并鼓励患者早期下床等措施，对防治术后肺不张及肺部感染均有重要作用。

（刘大为）

参 考 文 献

陈亭苑, 1995. 水和电解质平衡 // 张挽华. 外科基本功. 2 版. 天津：天津科学技术出版社, 452-478.

陈秀, 张宪, 郭雅琼, 1996. 经鼻气管导管吸痰治疗胸心术后肺不张——肺部感染 32 例报告. 综合临床医学, 12 (1)：18-19.

崔玉尚, 张志庸, 1998. 开胸手术与肺功能. 心肺血管病杂志, 17：76-77.

顾恺时, 1996. 胸心外科手术学. 2 版. 北京：人民卫生出版社.

黄孝迈, 1993. 现代胸外科学. 2 版. 北京：人民军医出版社.

姜武, 周大宏, 1996. 胸外术后并发急性肺栓塞的治疗. 中国急救医学, 16 (1)：39.

李泽坚, 徐乐天, 孙成孚, 等, 1991. 胸外科非心脏手术后的心血管并发症. 北京医学杂志, 13 (2)：97.

邱维成, 任健, 抗钧彪, 等, 1995. 全肺切除围手术期处理. 上海第二医科大学学报, 15 (3)：249-251.

苏应衡, 郭兰敏, 1996. 实用胸外科手术学. 济南：山东科学技术出版社.

吴怀中, 周允中, 张新民, 等, 1994. 肺癌术后并发心律失常附 104 例全肺切除术资料分析. 中华肿瘤杂志, 16 (6)：435-437.

张利民, 窦志慧, 陈文成, 等, 1994. 纤维支气管镜在剖胸术后继发肺不张中的应用. 内镜, 11 (2)：89-90.

张新民, 1993. 手术后肺栓塞的诊断和治疗. 解放军医学杂志, 6：409-411.

周清泉, 周允中, 陈文虎, 等, 1997. 胸外科术后再剖胸止血 37 例分析. 中华胸心血管外科杂志, 13 (5)：295.

周汝元，于在斌，葛圣林，等，1995. 胸外科非心脏手术后心血管并发症. 中华胸心血管外科杂志，11（4）：209-210.

American College of Chest Physicians/Society of Critical Care Medicine Consensus Conference, 1992. Definitions for sepsis and organ failure and guidelines for the use of innovative therapies in sepsis. Chest, 101（6）: 1644-1655.

Barnett R, 1992. Renal function evaluation//Stephen CV. Medical Care of the Cardiac Surgical Patient. Boston: Blackwell Scientific Publications, 133-154.

Burchardi H, 1996. New strategies in mechanical ventilation for acute lung injury. Eur Rspir J, 9（5）: 1063-1072.

Busch E, Verasin G, Antkomiak JG, et al, 1994. Pulmonary complications in patients undergoing thoracotomy for lung carcinoma. Chest, 105（3）: 760-766.

Deianiya AK, 1974. Cardiac herniation following intrapericardial pneumonectimy. Thorax, 29: 545-552.

Fletchre GF, Balady G, Froelicher VF, et al, 1995. A statement for healthcare professionals from the American Heart Association: Writing Group. Circulation, 91: 580-615.

Gattinnoni L, Pesenti A, 1987. ARDS: the dishomogeneous lung: facts and hypothesis. Intensive Care Digest, 6: 1-4.

Gattinoni L, Bombinno M, Pelosi P, et al, 1994. Lung structure and function in different stages of severe adult respiratory distress syndrome. JAMA, 271: 1772-1779.

Gattinoni L, Pelosi P, Crotti S, et al, 1995. Effects of PEEP on regional distribution of tidal volume and recruitment in patients with adult respiratory distress syndrome. Am J Respir Crit Care Med, 151（6）: 1807-1814.

Jeanine P, Wienev K, Michael A, 1994. Preoperative Evaluation//Murray JF. Textbook of Respiratory Medicine. 2nd ed. Philadelphia: Saunders.

Kaiser S, Corwin C, 2006. Fluids, electrolytes, and acid-base balance. In: Lawrence PE. General Surgery. 4th ed. Philadelphia: Lippincott Willams & Wilkins, 43-66.

Kirsh MM, Rotman H. Behrendt DM, et al, 1975. Complications of pulmonary resection. Ann Thorac Surg, 20（2）: 215-236.

Lamm WJ, Graham MM, Aalbert RK, 1994. Mechanism by which the prone position improves oxygenation in acute lung injury. Am J Respir Crit Care Med, 150（1）: 184-193.

Liu DW, McIntyre RW, Watters JM, 1989. Pulmonary aspiration in critically ill patients receiving enteral feeding. Clinical and Investigative Medicine, 12: 1319.

Muscedere JG, Mullen JBM, Ban K, et al, 1993. Tidal ventilation at low airway pressure can augment lung injury. Am J Respir Crit Care Med, 149: 1327-1334.

Parker JC, Hernandez LA, Peevy KJ, 1993. Mechanisms of ventilator induced lung injury. Crit Care Med, 21: 131-143.

Pelosi P, Crotti S, Brazzi L, et al, 1996. Computed tomography in adult respiratory distress syndrome: what has it taught us? Eur Respir J, 9（5）: 1055-1062.

Sellke FW, Del Nido PJ, Swanson SJ. Sabiston & Spencer Surgery of the Chest. 8th ed. Philadelphia, USA: Saunders Elsevier.

Sinclair S, Singer M, 1993. Intensive care. Postgrad Med J, 69（811）: 340.

Waldhausen JA, Orringer MB, 1991. Complications in Cardio thoracic Surgery. St. Louis: Mosby Year Book Inc: 460.

Webb HH, Tiemey DF, 1974. Experimental pulmonary edema due to intermittent positive pressure ventilation with high inflation pressure. Protection by positive end-expiratory pressure. Am Rev Respir Dis, 110（5）: 556-565.

第三章

现代临床营养支持在胸外科的应用

肠外肠内营养支持在我国的应用已有近 40 年的历史。回顾肠外营养支持（parenteral nutrition，PN）的历程，19 世纪 60 年代还没有氨基酸制剂，只能应用水解蛋白、血液或血浆等补充蛋白质营养，通过葡萄糖来补充能量，称为单能源静脉营养。70 年代中期，开始使用均匀配置营养液的方法输液，同时也开始研究管饲肠内营养（enteral nutrition，EN）。80 年代初，开始使用包含脂肪的双能源静脉营养，将葡萄糖、脂肪乳、氨基酸和其他营养底物混合配制成"全合一"（all-in-one）混合液。90 年代为了完善肠外营养的内容，开始研究静脉内以双肽形式补充谷氨酰胺和皮下注射重组人生长激素在体内的作用。为减少混合配液污染，2003 年北京协和医院率先引进预混的肠外营养混合制剂（称为"即用型"）。

肠外肠内营养支持目前已进入到各个学科，是医治危重患者不可缺少的手段，也是目前各学科所关注的领域。一旦患者具有营养支持的适应证，无论是肠外营养还是肠内营养，均应掌握应用原则，合理搭配多种营养成分。抓住治疗时机，规范临床营养治疗，可减少并发症的发生，同时也可减少医疗费用支出，缩短住院时间及提高治疗水平。

近 20 年来，胸外科医师对合并营养不良的胸外科疾病（包括食管疾病、贲门疾病、肺部疾病、心脏疾病等）患者进行营养治疗的重要性日益重视，为了使胸外科医师更加方便地应用 PN 和 EN，本章将针对胸外科疾病的特点分别叙述。

胸外科疾病特点及营养支持方式：①病变在胸腔，对肠道功能影响相对较小；②若有条件应及早使用足量的肠内营养；③中小型心脏手术和肺部手术患者仅有少数需营养支持，一般以肠外营养和肠内营养联合支持为主，能够很快地过渡至天然饮食；④对于食管和贲门疾病手术治疗患者，有营养风险或已经发生营养不良的患者应考虑营养支持。

胸外科营养支持的途径和方式：①完全肠外营养（中心静脉）；②部分肠外营养（中心静脉或外周静脉）+ 部分肠内营养（管饲或分次口服）；③完全肠内营养（鼻饲，以及鼻、胃、空肠营养）。

第一节　肠外营养

肠外营养是指通过静脉供应患者所需要的"全部"营养物质，使患者在不能正常进食的状况下仍可以维持基本营养状况，修复组织创面。对于儿童患者，在治疗期间幼儿则可以继续生长和发育。

肠外营养的成分由无菌和无热源的氨基酸、脂肪、糖类、微量元素、维生素和电解质等组成，通过中心静脉或周围静脉滴入或泵入。应该说肠外营养是一种药物和器具相结合的有效临床支持和治疗方法。

一、肠外营养的适应证

肠外营养的适应证：①自发性食管破裂急性期；②食管梗阻；③食管烧伤早期；④食管大面积溃疡、出血；⑤食管癌合并营养不良；⑥肺癌合并营养不良；⑦化疗反应引起的严重持续腹泻，合并营养不良；⑧食管癌或贲门癌术后合并吻合口瘘或吻合口梗阻；⑨心脏病患者合并严重营养不良；⑩胸腔手术后合并严重乳糜胸。

患者并发严重水、电解质紊乱和酸碱平衡失调，应尽快补充纠正至稳定后，再根据患者生化指标结果，制订合理化的营养配方。2006 年中华医学会肠外肠内营养学分会基于循证医学的证据进行客观评估，对于肠外营养主要营养素的应用，提出应用指南。其中 A 级推荐多基于随机对照研究（random control trail，RCT）；B 级推荐多基于队列研究或病例对照研究；C 级推荐基于病例报道；D 级推荐基于专家意见或评论。

肠外肠内营养学分会的具体推荐意见为：

（1）对于有重度营养风险，需要肠外营养支持的患者，如果无特殊代谢限制，推荐选用所含氨基酸种类完整的平衡型氨基酸溶液。（C）

（2）对于需要 PN 支持的外科术后患者，推荐在 PN 配方中添加谷氨酰胺双肽。（A）

接受 PN 支持的危重症患者，PN 配方中也应包括谷氨酰胺双肽。（A）

（3）应用肠外营养的成人患者，其肠外营养配方中常规推荐使用脂肪乳。（A）

对于有严重高脂血症或脂代谢障碍的患者，应根据患者的代谢状况决定是否应用脂肪乳，使用时应充分权衡其可能的风险与获益。（D）

（4）脂肪乳在肠外营养中的供能比例应根据患者的脂代谢情况决定，一般为 20% ~ 50%。无脂代谢障碍的创伤和危重症患者，应适当提高脂肪比例，其脂肪构成应使用中长链脂肪乳或用鱼油脂肪乳替代部分长链脂肪乳。（D）

（5）对于外科及危重症患者，推荐使用中长链脂肪乳以改善氮平衡，促进蛋白质合成。（B）

（6）危重症患者也应将鱼油脂肪乳作为肠外营养脂肪乳配方的一部分加以考虑。（B）

二、肠外营养支持途径的选择

预计输液在一周以内可选择外周静脉通路，但输液的渗透压不能超过 800mOsm/L。预计输液超过一周应选择中心静脉通路，包括上腔静脉通路、下腔静脉通路、经外周静脉穿刺的中心静脉导管（PICC）。

1. 中心静脉导管（CVC）置入的适应证　外周静脉条件差，难以维持输液的患者；危重患者需快速大量输液；需要输液超过 1 周以上；输液时使用一些对外周静脉刺激性较大的药物（如化疗药物、大剂量钾、氨基酸等）。

2. 如何选择中心静脉血管　①选择锁骨下静脉，要求患者输液超过 2 周以上，患者能够配合操作。②选择颈内静脉，要求患者输液超过 3 周以上，患者及家属对锁骨下静脉穿刺有顾虑。③选择颈外静脉，要求患者输液在 2 周以内，患者及家属对锁骨下静脉穿刺有顾虑。④选择股静脉，要求患者输液在 2 周以内，患者及家属对躯体上部静脉穿刺有顾虑或患者不能配合，或患者有严重呼吸困难，不能平卧。⑤选择 PICC，要求输液在 2 周以上，或需要长期输液，静脉化疗的患者。另外，患者及家属对其他静脉穿刺有顾虑。

3. 不同部位中心静脉置管的优缺点

（1）锁骨下静脉穿刺置管的缺点为可导致多种并发症，常见的并发症有穿刺失败、气胸、血胸、纵隔积液、心脏压塞、臂神经丛损伤、动脉损伤、血肿、静脉支气管瘘、空气栓塞、心脏穿孔、胸导管损伤、血栓、肺栓塞等。锁骨下静脉穿刺置管的优点有穿刺成功率高，便于固定，导管保留时间长，患者舒适，不限制患者下地活动。

（2）颈内静脉穿刺置管的缺点为穿刺失败率高，血肿、导管感染发生率较高，患者活动不方便。其优点为穿刺安全。

（3）颈外静脉穿刺置管的缺点为导管感染发生率高，不易置管到上腔静脉，静脉炎发生率高，患者活动不方便。其优点为穿刺容易成功，较少发生中心静脉穿刺的其他并发症。

（4）股静脉穿刺置管的缺点为容易发生局部血肿、导管感染、下肢静脉血栓，限制患者活动。其优点为穿刺成功率高。

（5）PICC 缺点为个别患者对导管过敏，易发生静脉炎。其优点为穿刺成功率高并安全，导管保留时间长，患者活动方便。

4. 外周静脉输液　适用于短期静脉输液的患者。其优点为安全，无严重导管并发症。其缺点为外周静脉炎发生多见且严重，不易补充足量和完善营养成分。

三、肠外营养静脉输液操作和护理推荐意见

参考部分国外文献，基于循证医学证据对于静脉输液途径选择、操作和护理进行评估，提出以下应用方法。

（1）经周围静脉缓慢均匀输注常规能量与氨基酸的肠外营养配方"全合一"溶液，但建议连

续输注时间不超过 10～14 天。（C）

（2）经周围静脉输注发生 3 次以上的静脉炎，应考虑是药物所致，需采用 CVC 或 PICC 置管。（D）

（3）肠外营养支持时间预计超过 10～14 天，也建议采用 CVC 或 PICC 置管。（B）

（4）成人患者，需要综合考虑病情、血管条件、营养液输注天数、操作者资质与技术熟练程度，谨慎决定置管方式。（C）

（5）成人患者周围静脉穿刺常规首选上肢远端部位。（C）

（6）PICC 穿刺常规首选肘窝区，对接受乳房切除术并腋窝淋巴结清扫，以及接受放射治疗的患侧上肢，应尽可能避免使用 PICC。（C）

（7）CVC 穿刺部位首选锁骨下静脉。（B）

（8）超声引导颈内静脉置管成功率显著高于体表标志法，行锁骨下静脉置管体表标志法成功率高于超声引导置管法。（A）

（9）中心静脉置管后（包括 PICC）应常规行影像学检查，确定导管尖端部位。（A）

（10）锁骨上部静脉或锁骨下静脉置管后，应常规行影像学检查排除气胸，并确定导管尖端部位。（A）

（11）PICC 导管尖端必须位于上腔静脉内。（A）

（12）中心静脉置管须严格按无菌操作规范进行。（A）

（13）小剂量肝素可以有效预防导管堵塞。（A）

（14）PICC 置管及置管后护理，应由经专业培训、具有资质的护理人员进行。（B）

（15）长期肠外营养支持建议选用硅胶、聚亚氨酯材料。（C）

（16）CVC 和 PICC 的体内最长保留时间尚无明确规定。但应当经常对穿刺部位进行监测，怀疑导管感染或其他相关并发症时，应立即拔除导管。（C）

四、肠外营养配方设计和方法

（1）脏器功能正常时基本营养液的选择：需要 10 天以内营养支持的患者，一般可选择"即用型"肠外营养混合剂。

（2）根据患者的体重或体表面积及病情，设计肠外营养摄入量。

（3）再根据肝功能、肾功能、血电解质等生化指标结果，确定微量元素、维生素、矿物质的输入量。

（4）先计算出患者总液体入量，如生化指标正常者，可按 40～60ml/（kg·d）即每日每千克体重 40～60ml 液体量输注。总液体入量还包括所有治疗的液体，首先减去治疗用液量，剩余的可用来输注肠外营养液（注：有额外丢失应根据病情酌情调整）。

（5）制订每天总能量，如生化指标正常者，中心静脉输液量可按 20～35kcal/（kg·d）输入，即每日每千克体重 20～35 千卡热量输注。外周静脉可在 15～20kcal/（kg·d）。能量包括脂肪占 30%～50%，相当于输入脂肪乳 1～2g/（kg·d）；葡萄糖占 50%～70%，相当于葡萄糖 3～4g/（kg·d）。

（6）设定氨基酸入量，假设患者体重为 60kg，生化指标正常但长期禁食，氨基酸入量可在 40～70g/d，相当于氮入量 0.1～0.2g/（kg·d）。

（7）重症患者应根据血生化指标、尿液电解质排出的情况，随时调整营养液中摄入电解质的量，主要离子包括钾、钠、氯。

（8）适量补充特殊营养底物，如谷氨酰胺双肽等，输液超过一周的患者，应补充 0.4g/（kg·d），注意肾功能异常者慎用。不同体重的生化指标正常的患者静脉营养液配方举例见表 3-1-1。

表 3-1-1 不同体重的生化指标正常的患者静脉营养液配方举例（供参考）

项目	体重 40 kg	体重 50 kg	体重 60 kg	体重 70 kg	体重 80 kg
总入量（ml）	2000	2500	3000	3500	3700
葡萄糖（g）	160	200	240	250	250
氨基酸（g）	42.5	53	63	70	70
脂肪乳（g）	50	50	75	75	75
氯化钾（g）	3.0	3.0	4.5	4.5	4.5
氯化钠（g）	5.0	8.0	8.0	8.0	8.0
脂溶性维生素（支）	1	1	1	1	1
水溶性维生素（ml）	10	10	10	10	10
有机磷（ml）	10	10	10	10	10
多种微量元素（ml）	10	10	10	10	10

五、合并其他脏器功能异常患者的配方原则

根据患者生化指标结果和耐受性，制订肠外营养配方。

（1）心外科患者：有营养风险的患者围手术期需要营养支持，要求限制入量，输液速度不宜过快，因病情需要可能补液的浓度较高，因此需要中心静脉途径输液，最好选用 PICC（表 3-1-2）。

表 3-1-2　不同体重的生化指标正常的心外科患者静脉营养液配方举例（供参考）

项目	体重 40 kg	体重 50 kg	体重 60 kg	体重 70 kg	体重 80 kg
总入量（ml）	1600	2000	2400	2500	3000
葡萄糖（g）	160	200	240	250	250
氨基酸（g）	42.5	53	63	70	70
脂肪乳（g）	50	50	75	75	75
氯化钾（g）	3.0	3.0	4.5	4.5	4.5
氯化钠（g）	5.0	8.0	8.0	8.0	8.0
脂溶性维生素（支）	1	1	1	1	1
水溶性维生素（ml）	10	10	10	10	10
有机磷（ml）	10	10	10	10	10
微量元素（ml）	10	10	10	10	10

（2）肺功能不全肺叶切除术后补液：必要时要限制入量，控制输液速度不宜过快，补液浓度不宜过高。为避免可能的二氧化碳潴留，影响呼吸功能，葡萄糖和脂肪比例各占 50%，建议选择 PICC 途径。输液内容同心外科患者静脉营养液配方。

（3）合并肝功能异常的患者：氨基酸应选用肝用氨基酸，脂肪乳建议补充中 / 长链脂肪乳剂或橄榄油脂肪乳（表 3-1-3）。

表 3-1-3　不同体重的合并肝功能异常患者静脉营养液配方举例（供参考）

项目	体重 40 kg	体重 50 kg	体重 60 kg	体重 70 kg	体重 80 kg
总入量（ml）	1600	2000	2400	2600	3200
葡萄糖（g）	160	200	240	250	250
肝用氨基酸（g）	40	50	50	50	60
中长链脂肪乳（g）	50	50	50	50	50
氯化钾（g）	3.0	3.0	4.5	4.5	4.5
氯化钠（g）	5.0	8.0	8.0	8.0	8.0
脂溶性维生素（支）	1	1	1	1	1
水溶性维生素（ml）	10	10	10	10	10
有机磷（ml）	10	10	10	10	10
微量元素（ml）	10	10	10	10	10

（4）合并肾功能异常的患者：要限制入量，使用中 / 长链脂肪乳剂、肾用氨基酸，并限制蛋白质入量，限制镁和磷的补充，或暂不补磷（应注意监测指标）（表 3-1-4）。

表 3-1-4　不同体重的合并肾功能异常患者静脉营养液配方举例（供参考）

项目	体重 40 kg	体重 50 kg	体重 60 kg	体重 70 kg	体重 80 kg
总入量（ml）	1600	2000	2400	2600	3000
葡萄糖（g）	160	200	240	250	250
肾用氨基酸（g）	20	20	30	30	30
中长链脂肪乳（g）	50	50	50	50	50
氯化钾（g）			根据病情，慎用		
氯化钠（g）			根据病情，慎用		
脂溶性维生素（支）	1	1	1	1	1
水溶性维生素（ml）	10	10	10	10	10
有机磷（ml）			根据病情，慎用或禁用		
微量元素（ml）			根据病情，慎用		

（5）肿瘤患者：糖脂比可各占 50%，补充特殊营养物质，如 ω-3 鱼油脂肪乳剂、谷氨酰胺双肽等（表 3-1-5）。

表 3-1-5　不同体重肿瘤患者静脉营养液配方举例（供参考）

项目	体重 40 kg	体重 50 kg	体重 60 kg	体重 70 kg	体重 80 kg
总入量（ml）	2000	2500	3000	3500	3700
葡萄糖（g）	160	200	200	200	200
氨基酸（g）	42.5	53	63	70	70
谷氨酰胺双肽（g）	20	20	20	20	20
脂肪乳（g）	50	50	75	75	75
鱼油脂肪乳（g）	10	10	10	10	10
氯化钾（g）	3.0	3.0	4.5	4.5	4.5
氯化钠（g）	5.0	8.0	8.0	8.0	8.0
脂溶性维生素（支）	1	1	1	1	1
水溶性维生素（ml）	10	10	10	10	10
有机磷（ml）	10	10	10	10	10
多种微量元素（ml）	10	10	10	10	10

六、肠外营养常见并发症

（1）感染性并发症：导管相关性感染最常见，分为外源性（空气污染）和内源性（肠源性、肺源性）感染，严重时可致菌血症、败血症。外源性感染，一般是由于操作不当，或外界环境条件所造成的

感染。因此，在置管和配液中，或更换液体时，都应注意严格无菌操作，注意周围环境的洁净度。内源性感染主要是禁食时间过久，造成肠道内细菌移位，经过门静脉系统入血，也称为自体感染。

（2）代谢并发症：包括高渗非酮性高血糖性昏迷（与液体输入过快有关）、高血氨高氯代谢性酸中毒、低钠或高钠血症、低钾或高钾血症、低镁血症、低磷血症、谷氨酰胺缺乏、肉毒碱缺乏、脂肪超载综合征、海兰组织细胞综合征、肝酶谱异常、胆汁淤积、胆囊结石等。

七、肠外营养并发症预防和注意事项

（1）肠道功能恢复后尽早使用肠内营养，可避免肠道细菌移位，保护肠道黏膜的完整性。

（2）严格在无菌配液条件下将全部营养成分混入 3L 静脉输液袋内，可避免由外界环境条件造成感染，导致并发症。

（3）首选 PICC 置管技术，可避免其他中心静脉置管的并发症。

（4）控制输液速度，或用输液终端滤器及输液泵进行输注，减少输注过快产生的代谢性并发症和感染的发生。

（5）定期、定时监测生命体征、生化指标及代谢平衡指标等，确保肠外营养安全顺利施行。

（6）注意严格无菌操作，每次输液完毕后冲洗导管及封管。

（7）有肝功能和肾功能异常者，应选择特殊氨基酸制剂。

八、中心静脉置管后的观察与护理

护士需定时巡诊观察：①滴速；②导管液体有无渗漏；③注意穿刺点的护理，更换敷料，粘贴前用络合碘灭菌消毒穿刺点 3 遍，更换敷料每周 1 ～ 2 次。

导管护理须知：①穿刺时不要向回抽吸血液，避免导管堵塞；②禁止经管道输注血浆和白蛋白；③每次输液完毕用无菌氯化钠注射液 10ml 冲洗导管，再用配制好的肝素盐水 1 ～ 2ml 封管；④配制肝素盐水，取 1ml 肝素钠注射液（每支 12 500U/2ml）加入 100ml 生理盐水，稀释后取 2ml

封管；⑤不输液时也应每周封管 1 次。

第二节　肠内营养

肠内营养是指经胃肠道提供代谢需要的营养物质，包括经口摄入，或经管饲滴入，或泵入含各种营养物质的制剂。目前肠内营养已在临床广泛应用，它的作用主要是对有正常或部分胃肠道功能而不能正常进食的患者，进行基本营养补充或营养治疗。

一、肠内营养制剂的分类

按照氮源分类可分为要素制剂和非要素制剂。

1. 要素制剂

（1）以氨基酸为氮源的肠内营养制剂：如肠内营养粉（A 维沃）等不需消化便可吸收，由于这些制剂渗透压较高，容易发生腹泻，或胃肠道不耐受，因此最好经管饲输注。

（2）以水解蛋白为氮源的肠内营养制剂：如短肽型肠内营养剂（百普素）、肠内营养混悬液（百普力）等，需少量消化液便可吸收。

2. 非要素制剂　以整蛋白为氮源的肠内营养制剂，如肠内营养粉剂（安素）、肠内营养乳剂（瑞素、瑞高）、肠内营养混悬液（能全力）等，需要经胃肠道消化、吸收后，才能为机体所利用。

3. 特殊营养制剂

（1）适宜婴儿应用的要素制剂，如婴儿腹泻奶粉等。

（2）适宜肝衰竭患者应用的营养制剂。

（3）适宜肾衰竭患者应用的营养制剂。

（4）适宜肺功能异常者应用的营养制剂，如益菲佳。

（5）适宜糖尿病患者应用的营养制剂，如瑞代。

（6）适宜先天性氨基酸代谢缺陷患者应用的营养制剂。

二、肠内营养适应证

肠内营养总的原则是只要肠道有功能，就应使用肠内营养。具体适应证：①突发自发性食管破裂的恢复期；②食管癌合并营养不良；③食管烧伤后狭窄；④晚期肺癌合并营养不良；⑤贲门癌和食管癌术后并发吻合口瘘或吻合口狭窄；⑥心脏病合并严重营养不良患者术前和术后；⑦患者虽有肠道功能，但入量不足，可补充肠内营养制剂；⑧胃肠道检查前的准备；⑨严重食管裂孔疝影响经口进食。

三、肠内营养禁忌证

肠内营养禁忌证：①存在食管梗阻；②食管大面积烧伤后溃烂合并出血；③因化疗反应引起的严重持续性呕吐及腹泻；④胸导管断裂产生的严重乳糜胸；⑤气管食管瘘。

四、肠内营养并发症

肠内营养并发症：①反流性吸入性肺炎；②腹胀、腹痛、腹泻等消化道症状；③咽部感染、副鼻窦炎；④饲管堵塞。

五、肠内营养给药途径

肠内营养给药途径：①经鼻饲；②胃造瘘；③空肠造瘘，多见于较大型腹部手术患者。④分次口服，作为病情较轻患者的部分补充方法。

六、肠内营养给药方法

一般肠内营养制剂每天足量为2000ml，约相当于2000kcal（1ml营养剂可产生约1kcal热量），营养底物基本上能满足人体的生理需要。医生要根据病情选择营养制剂、摄入量及使用方法，并根据病情需要随时调整。以下是病情稳定且有肠道功能的情况下，肠内营养采取逐渐增加的给药方法（表3-2-1）。

表3-2-1　管饲肠内营养喂养过渡计划（供参考）

时间	总量（ml）	速度（ml/h）	每天滴入时间(小时)
第1天	500	50	10
第2天	750	75	10
第3天	1000	85	11
第4天	1500	100	15
第5天	1750	100	14或24
第6天	2000	125	16或24

七、肠内营养并发症的预防和注意事项

（1）合并胰腺炎、胰瘘、高位消化道瘘恢复期，首选以氨基酸为氮源的肠内营养制剂。

（2）轻度或中度低蛋白血症患者，在纠正低蛋白血症的同时，肠内营养也首选以氨基酸为氮源或水解蛋白为氮源的肠内营养制剂。

（3）肠内营养制剂禁止用热水搅拌，避免营养成分被破坏。

（4）液体性制剂可直接经饲管滴灌或分次推入，不需加水。

（5）肠内营养粉剂要用相对洁净的容器配制，用纱布过滤后再倒入输液袋内，避免饲管堵塞。

（6）控制肠内营养剂的温度、浓度和给药速度，可减少腹胀、腹泻等并发症。

（7）鼻饲管最好通过幽门，可减少误吸等。

（8）可用胃肠输液泵控制流速，能减少腹胀、腹泻和导管堵塞等并发症。

（9）鼻饲管用毕后注意冲洗，避免堵管，减少细菌污染。

（10）根据患者的具体病情选择合适的肠内营养制剂。

八、推荐意见

（1）鼻胃管适用于接受肠内营养时间少于2～3周的患者，管饲时患者头部抬高30°～45°，可以减少吸入性肺炎的发生。（C）

（2）腹部手术后，需要较长时间肠内营养支持的患者，建议术中放置空肠造瘘管。（C）

（3）施行近端胃肠道吻合术，需要肠内营养支持的患者，应当经吻合口远端的空肠营养管喂养。（B）

（4）非腹部手术患者，若需要接受超过2～3周的肠内营养，如严重的头部外伤患者，经皮内镜下胃造瘘（PEG）是首选的管饲途径。（C）

（王秀荣　陈　伟）

附　录

附表 3-1　每天维生素推荐摄入量

维生素	单位	RNI/AI[a]	AI
维生素 A（视黄醇）	μg	800，700	3000
维生素 D（维生素 D_3）	μg	5	20
维生素 E（α- 生育酚）	mg	14[b]	800（美国标准）
维生素 K_1	mg	0.12	
维生素 B_1（硫胺素）	mg	1.4[c]，1.3[c]	50
维生素 B_2（核黄素）	mg	1.4[c]，1.2[c]	
维生素 B_6（吡哆醇）	mg	1.2[b]	100
烟酸	mg	14[c]，13[c]	35
维生素 B_{12}	μg	2.4[b]	
叶酸	μg	400	1000
生物素	μg	30[b]	
维生素 C	mg	100	1000
泛酸	mg	5.0[b]	

　　a. RNI：膳食推荐摄入量；AI：适宜摄入量。
　　b. AI 值。
　　c. 前后数值分别为男性、女性的需要量。
　　单位换算：1μg 视黄醇当量 =3.33IU，维生素 A=6μg，β- 胡萝卜素 =1μg，维生素 D =40IU。

附表 3-2　每天微量元素推荐摄入量

微量元素	单位	RNI/AI	UL[b]
锌	mg（μmol）	15.5，11.5	45，37
铜	mg（μmol）	2.0[a]	8.0
铁	mg（μmol）	15，20[a]	50，50
锰	mg（μmol）	3.5[a]（美国 AI 2.0 ～ 5.0）	
硒	μg（μmol）	50	400
铬	μg（μmol）	50[a]	500
钼	μg（μmol）	60[a]	350
碘	μg（μmol）	150	1000
氟	mg（μmol）	1.5[a]	3.0

　　a. AI 值。
　　b. UL：可耐受最高摄入量。

附表 3-3　成人基础水和电解质需要量

项目	16 ～ 25 岁	26 ～ 55 岁	56 ～ 65 岁	> 65 岁
水（ml/kg）	40	35	30	25
钠（mmol）	60 ～ 100	60 ～ 100	60+	50+
钾（mmol）	60+	60+	60+	50+
钙（mEq）	15	15	15	10

续表

项目	16 ～ 25 岁	26 ～ 55 岁	56 ～ 65 岁	> 65 岁
磷（mmol）	20 ～ 50	20 ～ 50	20 ～ 50	20 ～ 50
镁（mEq）	8 ～ 20	8 ～ 20	8 ～ 20	8 ～ 20

附表 3-4　成人每天一般营养底物供应量

营养底物	每天供应量
氮入量	0.1 ～ 0.2g/kg
能量	96 ～ 134kJ（24 ～ 32kcal）/kg
供热比	脂肪：糖 =1 ：（1 ～ 1.5）

参 考 文 献

陈敏章，蒋朱明，1980. 临床水与电解质平衡 . 北京：人民卫生出版社 .

蒋朱明，吴蔚然，2002. 肠内营养 . 2 版 . 北京：人民卫生出版社 .

王秀荣，蒋朱明，李冬晶，等，1998. 上腔静脉插管埋藏皮下输液港的临床应用 . 中国医学科学院学报，12（06）：406.

王秀荣，蒋朱明，马恩陵，2002. 640 例经外周静脉置入中心静脉导管的回顾 . 中国临床营养杂志，6（10）：133-134.

王秀荣，蒋朱明，张思源，等，1992. TPN 输液时应用终端滤器预防霉菌入血的研究 . 北京医学，5：271.

Angle JF，Matsumoto AH，Skalak TC，et al，1997. Flow characteristics of peripherally inserted central catheters. J Vasc Interv Radiol，8（4）：569-577.

Cardella JF，Cardella K，Bacci N，et al，1996. Cumulative experience with 1，273 peripherally inserted central catheters at a single institution. J Vasc Interv Radiol，7（1）：5-13.

Chait PG，Ingram J，Phillips-Gordon C，et al，1995. Peripherally inserted central catheters in children. Radiology，197（3）：775-778.

Ng PK，Ault MJ，Ellrodt AG，1997. Peripherally inserted central catheters in general medicine. Mayo Clin Proc，72（3）：225-233.

Paz-Fumagalli R，Miller YA，Russell BA，et al，1997. Impact of peripherally inserted central catheters on phlebitic complications of peripheral intravenous therapy in spinal cord injury patients. J Spinal Cord Med，20（3）：341-344.

Rivitz SM，Drucker EA，1997. Power injection of peripherally inserted central catheters. J Vasc Interv Radiol，8（5）：857-863.

第四章

辅助检查

第一节 呼吸功能检查

生命离不开物质代谢，而物质代谢离不开呼吸。人体的呼吸功能由肺来承担，整个呼吸过程包含着3个相互联系的环节：①把外界O_2吸入到肺泡，又将储存在肺泡内的CO_2排出体外，这个过程称为"外呼吸"。外呼吸由通气功能决定。②进入肺泡的O_2通过肺泡毛细血管基底膜弥散进入血液循环，而血中的CO_2通过弥散排到肺泡，这个过程称为"内呼吸"，也称为"换气"。③细胞从血液循环得到O_2进行物质代谢，又将代谢产生的CO_2排出到血液循环，这个过程称为"氧的利用"。

正常情况下，换气量和换气方式由脑干延髓呼吸中枢控制。这种控制受多处不同信号的影响，包括大脑内的高级中枢、颈动脉化学感受器及中枢化学感受器，以及不断运动的肌腱和关节发出的神经冲动。神经冲动经过脊髓和周围神经到达肋间肌和膈肌，使它们同时收缩，造成胸膜腔负压。若气道结构完好，气流未受阻塞，肺泡充分开放，血液供应良好，那么吸入空气中的O_2顺利进入肺泡和混合静脉血，混合静脉血中的CO_2则顺利进入肺泡并排出体外，完成一个正常的通气周期，即呼吸周期。

呼吸控制的反馈机制在正常情况下非常灵敏，所以肺泡换气（VA）始终与代谢率保持平衡，动脉血中的气体张力变化不大。气道内任何一部分的功能或结构失常都可能造成血气张力的变化，导致呼吸功能不全。肺功能的维持和障碍不是单纯的机械作用，而是有复杂的生理生化基础，许多生物活性物质参与调节过程。大量的实验还证实，气道与肺循环，通气功能与肺血管内皮细胞功能均有着极为密切的关系。

胸外科手术在治疗胸腔疾病的同时，也可能对肺功能造成一定的影响。另外，肺功能障碍也可能影响胸部外科手术的适应证和成功率。

一、呼吸功能检查的基本概念

肺通气功能检查是呼吸功能检查中最主要、也是最常用的部分，检查内容包含肺泡的含气量（即肺容量或肺容积）、气流在气道内通过时的流速及其影响因素。

肺容量即静态肺容量，是指肺内容纳的气体量。在呼吸过程中，由于呼吸肌运动，引起肺内容纳气量发生变化。因此，肺容量的变化反映肺和胸廓扩张及回缩的程度，包括4种基础容量和4种复合容量（图4-1-1）。

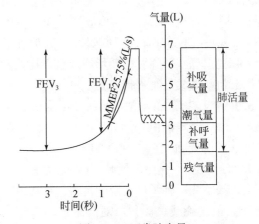

图 4-1-1　正常肺容量

MMEF.最大呼气中期流量；FEV_1.第1秒用力呼气容量；FEV_3.第3秒用力呼气容量

基础容量即为潮气量（TV 或 Vt）、补吸气量（IRV）、补呼气量（ERV）和残气量（RV）。复合容量为深吸气量（IC，潮气量＋补吸气量）；

肺活量（VC，深吸气量＋补呼气量）；功能残气量（FRC，残气量＋补呼气量）和肺总量（TLC，肺活量＋残气量）。静息通气量是指在基础代谢情况下所测得的每分通气量。潮气量乘以呼吸频率即为静息每分通气量。

（一）影响肺容量的生理因素

1. 性别 同等年龄、身高、体重的男性，其肺容量大于女性。

2. 年龄 成年期以后，肺活量随年龄增长而逐渐下降，功能残气量与残气量随年龄增长而增加，肺总量则无明显变化。

3. 身高 肺容量与身高关系密切，呈正相关。

4. 体重 一般认为体重与肺容量关系不密切。

（二）影响肺容量的病理因素

1. 用力肺活量（FVC）减少的常见病因 使FVC减少的病理因素：①肺肿瘤、胸腔积液、炎症或肺间质纤维化，使肺组织受压、萎陷或正常肺组织被病变所代替。②呼气性气流受限，如支气管引流不畅的肺囊肿、重度慢性持续支气管哮喘及阻塞性肺气肿。③胸廓活动障碍，如脊髓灰质炎、类风湿脊柱炎和脊柱畸形等影响胸廓扩张或收缩的疾病。

2. FRC增加 常见原因：①组织结构的破坏，见于肺气肿、肺大疱等。②气流部分阻塞，特别是呼气时，如哮喘发作导致肺泡过度充气，但这是一种可逆性改变，有别于肺气肿。③肺叶切除术后代偿性肺气肿。④胸廓畸形或严重脊柱侧弯，也可引起肺泡过度膨胀及肺气肿。

3. RV/TLC增加 可由于残气量绝对值增加（见于哮喘或肺气肿）或肺总量减少（见于限制性肺疾病或肺充血）。

4. TLC减少 见于广泛肺部疾病，如肺水肿、肺充血、肺不张、肺肿瘤及限制性通气功能障碍，或由于大量气胸或胸腔积液对肺组织的压迫。这些因素使肺的扩张受到限制。肺气肿时，肺总量可正常或增高，主要取决于残气量和肺活量的增减情况。

影响肺容量的病理生理学机制实际上可概括为限制性通气功能障碍和阻塞性通气功能障碍两类（表4-1-1）。

表 4-1-1 各项肺容量异常改变程度的评估

肺容量	预计值的正常范围（%）	通气功能障碍类型	轻度障碍（占预计值%）	中度障碍（占预计值%）	重度障碍（占预计值%）
TLC	80～120	限制性	70～79	60～69	＜60
		阻塞性	121～130	131～150	＞150
RV	65～135	限制性	55～64	45～54	＜45
		阻塞性	136～150	151～250	＞250
RV/TLC	20～35	阻塞性	36～40	41～45	＞45
FRC	65～135	限制性	55～64	45～54	＜45
		阻塞性	136～150	151～200	＞200
VC	＞80	限制性	60～79	50～59	＜50

（三）常见肺疾病时肺容量的变化

1. 健康人 双侧肺之间和肺的各个层面的气体分布存在着生理性差异。健康人直立时越靠近膈肌的横断面，通气量越大，这种气体分布不均的现象主要发生于功能残气量位以下的水平，而在功能残气量位以上水平，肺内气体分布则相对均匀。清醒的健康人处于坐位时，右肺通气量稍多于左肺，这与右肺量略大有关。仰卧位时功能残气量减少，但两肺通气量差别不明显。侧卧位时低垂侧肺通气较好，因为在功能残气量位时，该侧肺接近于残气量位，而高侧肺接近最大吸气位，膈肌的低侧肺部分处于胸腔的较高位置，使吸气时膈肌能更有效地收缩，该侧肺能更充分扩张，以获得较大的肺容量改变。但在全身麻醉或机械通气时，侧卧位低垂侧肺并不能得到优先通气，因为这时纵隔的重量压在低垂侧肺上，限制了该侧肺的扩张。

2. 肺外科手术 将使肺体积与容量发生变化，肺容量所受的影响取决于具有功能的肺组织的切除范围，通常VC下降的比率为右全肺的55%，左全肺的45%，肺段切除只使VC下降5.3%。肺叶切除对肺容量的影响因肺叶体积大小而异。RV、FRC、TLC的下降范围与VC相似。

3. 肺通气体积被压缩 大叶性肺炎、肺内巨大占位性病变或胸腔积液均可使VC、RV、FRC、TLC减少。

4. 肢端肥大症 男性患者由于肺体积增大而使肺容量增加达预计值的145%。

5. 慢性阻塞性肺疾病（COPD） RV增加幅

度大于 TLC，RV/TLC 增大，VC 出现某种程度的下降。

6. 其他 肥胖、肺水肿、肺间质纤维化、间质性肺炎或其他限制性肺疾病使肺弹性回缩力增加，可使 FRC 下降，但脊柱侧弯，胸廓成形术后伴有严重胸廓变形、扩张受限，肥胖伴腹压增高，膈肌上移超过了胸廓弹性回缩力时，FRC 下降。

二、动态肺容量及流速

动态肺容量主要反映气道的状态，但不反映肺的弹性，呼吸图所描记的是 FVC 测定过程的时间肺容量，最重要的是第 1 秒用力呼气容量（FEV_1），即 1 秒量。

气道口径影响着气流，因而与时间肺容量有直接关系，肺容量的测定也反映气道口径的大小。在 TLC 位时，气道口径最大，至 RV 位时气道口径最小。在用力呼气过程中，胸腔内正压使气道进一步缩小。这种"气道动力性受压"使最大的气流呼出速度受限。吸气时则不同，因吸气时胸腔内能维持气道口径不变。由于呼吸周期中气道口径发生的这些变化，因此尽管吸气在呼吸周期中所占的时间较长，但呼气时的气流速度大于吸气时的气流速度。在慢性阻塞性肺疾病和哮喘时，呼气时间延长，而且当支气管痉挛（哮喘发作）、气道分泌物嵌塞（支气管炎）及肺回缩能力丧失（肺气肿、肺大疱）时，呼气时间进一步延长。气管或喉部有固定性堵塞物时，限制气流的是狭窄段的直径，而不是动力性压迫，因此吸气和呼气时气流速度下降程度相等。在限制性肺疾病时，组织弹性增加可维持呼气时的气道直径，因此流速通常超过正常，但小气道功能可能异常。

（一）用力肺活量和时间肺活量

FVC 是指最大吸气至肺总容量位后以最大力气、最快的速度呼气达 RV 位的肺活量。正常情况下，FVC 与慢肺活量（即通常所测定的 VC）一致，气流阻塞时 FVC < VC。因为 VC 代表最深吸气后能呼出的最大气量，不受呼气速度的制约。

FVC 测定时的重要参数是 FEV_1 和 FEV_3，分别表示最大吸气至肺总量位后以最大的努力、最快的速度呼气时，第 1 秒内和第 3 秒前所呼出的气量。

1. FEV_1 既表示 1 秒内的呼气容量，又表示 1 秒内的平均呼气流量。其临床测定的稳定性和可重复性都较好，是肺功能障碍最主要和最常用的指标。正常时实测值应为预测值的 80% ～ 120%。

2. FEV_1/FVC FEV_1/FVC 或 FEV_1/VC 表示 FEV_1 占 FVC 或 VC 的比率，通常称为 1 秒率。该参数用以分辨 FEV_1 降低是由于呼气流量减少所致，还是呼气容量减少所致，并且是评估气流阻塞的最重要指标，正常时应 ≥ 75%。

3. FEV_3 是检测早期气道阻力的指标，是了解终末流量的简单测定方法。

4. 最大呼气流量 也称呼气峰流量（peak expiratory flow，PEF），是指用力呼气时所测得的最高流量。PEF 能较好地反映呼气气流在气道内通过的通畅性，是通气功能的常用参数之一。由于测定 PEF 的峰流量仪体积小，可随身携带，因此 PEF 成为当今最简易、最实用的肺通气功能指标之一。

5. 最大呼气中期流量（maximal midexpiratory flow，MMEF） 也称用力呼气中期流量（$FEF_{25\sim75\%}$），是指用力呼出 25% ～ 75% 肺活量过程的平均呼气流量。MMEF 与 FVC 测定过程中用力大小无关，而主要取决于非用力因素，即呼气流量随用力程度达到一定限度后，尽管继续用力，呼气流量仍恒定，因此 MMEF 属于低肺容量位的流量，流量下降反映小气道的阻塞。某些 FEV_1、FEV_1/FVC 和气道阻力均正常者，MMEF 却低于正常。因此，MMEF 可作为早期小气道疾病的敏感指标，其敏感度高于 FEV_1，但变异性也较大。

（二）最大自主通气量

最大自主通气量（maximal voluntary ventilation，MVV）是令患者以最深和最快的速度呼吸 12 秒（或 15 秒），进而求得的每分钟最大通气量，呼出的气量以 L/min 表示。MVV 测定是一种简易的负荷试验，有助于了解肺组织弹性、气流阻力、胸廓弹性和呼吸肌肌力，因此 MVV 可作为评估肺通气功能储备状况的可靠指标。

MVV 一般与 FEV_1 一致，可用于检查患者的内在顺应性并判断患者的协作程度。如果患者协作很好，而与 MVV 降低不相称，则应怀疑神经肌肉无力，也可显示呼吸肌疲劳程度。胸部手术前测定 MVV 的意义较大，它既可反映气流阻塞的严重程度，又可了解患者的呼吸储备力、呼吸肌强度和动力水平，但 MVV 测定时患者负担很重。

MVV 减少见于以下情况：①肺活动度受限，如肺间质纤维化和大量胸腔积液。②气道阻力增加，如各种慢性阻塞性肺疾病或支气管肿瘤。③呼吸肌力量减弱或丧失，如脊髓灰质炎和重症肌无力。④脊椎活动障碍，如类风湿脊柱炎和脊柱畸形。

（三）流量 – 容积曲线（环）

1. 流量 – 容积曲线的构成　上述简单测定方法的优点是把流量、容积和压力之间复杂的相互关系分解成若干简单的单元而便于分别测量。流量 – 容积曲线（F-V 曲线）由用力呼气支和吸气支两部分组成，共同构成一个密闭的环形图像，反映整个用力呼吸周期中肺容量和气道状态，主要显示最大吸气末做最大呼气时各瞬间流量与容积的关系。将呼气过程中呼出的气体容积及相应的流量综合在同一条曲线上，即为流量 – 容积曲线（F-V 曲线），流量的时间积分为容积，而容积的时间微分为流量。应用现代计算机技术可计算出流量和容积的瞬间函数，并描记出两者之间的相互关系，是目前最常用的肺通气功能测定方法，许多参数均可由 F-V 曲线展现出来。

用力呼气流量 – 容积曲线（即最大呼气相流量 – 容积曲线，MEFV 曲线，图 4-1-2）呈直线形，呼气流量随肺容量而改变。其特点是呼气早期流量迅速增至最高值，即为最大呼气流量，也称为 PEF，为从 TLC 开始至 75% TLC（呼出 25%TLC 前）时，呼气很快达到 PEF，此时呼出肺容量处于"用力有关"阶段。胸膜腔内压增加使呼气流量相应增加，胸膜腔内压增加受到呼气肌收缩和意志的影响，因此 PEF 不能代表真正气流阻塞的程度。在 F-V 曲线的下降支，呼出 25% 流量以后（小于 75% TLC），用力呼气过程的每一肺容量均有一最大流量点，到达此点后，即使胸膜腔内压继续增加，呼气流量也与"用力无关"，呼气努力保持不变。当肺容量减少时，最大流量也相应减少，这时的呼气流量取决于肺泡弹性回缩力和外周气道的生理功能。在健康人呼气相中，呼气流量从

PEF 到 RV 位是逐渐下降的过程，基本呈向肺容量坐标（横坐标）倾斜的直线。

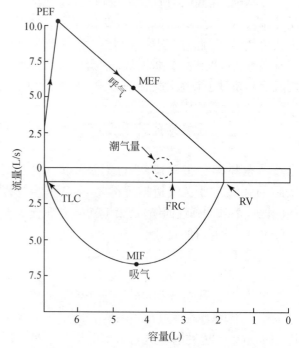

图 4-1-2　正常人 MEFV 曲线形态

TLC. 肺总量；RV. 残气量；FRC. 功能残气量；PEF. 最大呼气流量；MMEF. 最大呼气中期流量；MIF. 移动抑制因子；MEF. 移动增强因子

F-V 曲线的吸气支呈对称的凸面形，凸面朝下

2. MEFV 曲线的等压点假说　F-V 曲线显示呼吸周期中呼气和吸气过程的气流流通情况，曲线的形态和测出的若干流量参数可作为小气道阻塞的早期诊断依据，特别有助于估计喉部和气管病变，可以区别固定性阻塞（如气管狭窄）和可变性阻塞（如气管软骨软化，声带麻痹）。

等压点假说常用于解释 MEFV 曲线的特征，用力呼气过程中，由于呼出气流受到气流阻力的作用，肺内气体从周围气道呼出至气管上端过程，气道内压逐渐降低。在某一点上，若气道内压与胸膜腔内压相等，这一点即为等压点。利用等压点可将呼气过程中的气道分为上游段（自肺泡侧至等压点的较小气道）和下游段（自等压点至气道开口的较大气道）两部分。在上游段，气道内压＞胸膜腔内压，这时气道管腔不受压缩；而在下游段，气道内压＜胸膜腔内压，气道即受压缩，管腔变小。

等压点假说表达的是呼气过程的动态生理学

变化，因此等压点的位置并不固定。肺泡弹性回缩力是肺泡等压点的气流驱动力，而气道阻力则决定肺泡弹性回缩力有效驱动气流的长度（即上游段的长度）。肺泡弹性回缩力越强，呼气驱动力越大，气流阻力越小，等压点就越高，距肺泡越远。这种情况见于高肺容量用力呼气时，其等压点上移至大气道，这时的下游段因有气管软骨环的支撑而不被压缩，气流阻力小，这就是高肺容量时呼出气流量具有用力依赖性的原因。随着呼气容量的减少，呼气驱动力下降，等压点移向周围气道，下游段气道受到胸膜腔内压的挤压，气道管腔变狭小，气道阻力增大，抵消了胸膜腔内压，增加肺泡弹性回缩力，驱动呼气气流的作用，因而表现为流量的自我受限，表明在低肺容积情况下，呼气流量的非用力依赖性特点。

F-V 曲线的改变受胸膜腔内压、肺弹性回缩力、气道阻力的影响，在限制性肺疾病和阻塞性肺疾病时均会出现特有的形状。

由于气道受动力性压迫，移动抑制因子（MIF）$_{50\%VC}$（50%FVC 时的中期吸气流量）＞移动增强因子（MEF）$_{50\%VC}$（50%FVC 时的中期呼气流量）。

MEFV 曲线的主要用途是检测小气道病变，目前最常用的指标是 V_{max50} 和 V_{max25} 的实测值 / 正常预计值 ＜ 80%。FEF$_{25\%\sim75\%}$ 也是检测小气道功能的适宜指标。

（四）常见呼吸系统疾病对呼气气流的影响

1. 气流阻塞性疾病 主要包括 COPD、支气管哮喘、慢性支气管炎、肺气肿和肺源性心脏病等。其共同特点是呼气气流受到不同程度的限制（阻塞）。小气道疾病和阻塞性通气功能障碍时，气道阻塞和狭窄程度加重，等压点向上游段移动，在较高的肺容量位也发生呼气气流受限，因而 F-V 曲线呼气相降支呈现向容量轴凹陷的特征性图像（图 4-1-3）。这时，由于气体陷闭，RV 和 TLC 也增多。

（1）COPD 和哮喘：均属于气流阻塞性疾病，尽管所有流量均减少，但呼气时间延长明显，因此 MEF ＜ MIF，两种疾病 MEFV 曲线的主要改变相似，不同之处在于 MEFV 曲线的可逆性和发作性。

（2）慢性支气管炎：最大呼气流量降低，

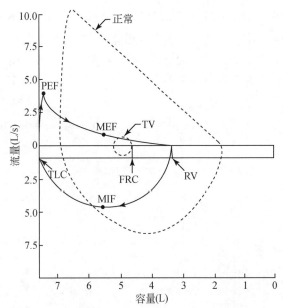

图 4-1-3 阻塞性肺疾病 MEFV 曲线形态特点
TLC. 肺总量；RV. 残气量；FRC. 功能残气量；PEF. 最大呼气流量；TV. 基础容量；MIF. 移动抑制因子；MEF. 移动增强因子

MEFV 曲线的降支稍凹向肺容量轴，V_{max50}、V_{max25} 降低，但 FVC 变化不大。

（3）肺气肿：MEFV 曲线的变化更明显，各项 V_{max} 进一步降低，PEF 值低，FVC 显著减少。轻度肺气肿患者 F-V 曲线可能只有轻微改变，达不到气流受限（气流阻塞）的诊断标准，阻塞性肺气肿患者的各项指标比非阻塞性肺气肿患者更为明显，FEV$_1$% 预计值 ＜ 80%，或 FEV$_1$/FVC ＜ 70%（正常人应 ＞ 75%），达到气流受限的诊断标准。

（4）慢性肺源性心脏病：MEFV 曲线的变化相当显著，图形更小，V_{max} 和 FVC 均显著减少。

2. 限制性肺疾病 是指肺扩张受限引起的通气障碍，常见的原因：①肺间质性疾病，如肺间质纤维化、肺水肿、间质性肺炎。②肺占位性病变，如肺肿瘤、肺囊肿。③胸膜疾病，如胸腔积液、胸膜肥厚、气胸。④胸壁脊柱疾病，如脊柱畸形、神经肌肉疾患、外伤。⑤胸腔外疾病，如腹腔积液、腹膜炎。

限制性肺疾病时，相应肺容量位的呼气流量并未受到影响，MEFV 曲线的外形由于肺容量减少而变窄，但形态基本正常，流量也基本正常，但实际上由于肺回缩力增加和（或）胸壁弹性使气道维持在开放状态，因此在相同的肺容量下流量大于正常。各种原因引起的限制性肺疾病时，MEFV 曲线（图 4-1-4）的共同特点是 FVC 变小，峰流量显著降低,曲线降支呈直线,甚至向外突出,斜度增大,V_{max50} 和 V_{max25} 降低不明显,甚至可正常。MEFV 曲线图形及 $\Delta MEF/\Delta V$ 有助于区别限制性和阻塞性通气功能障碍。

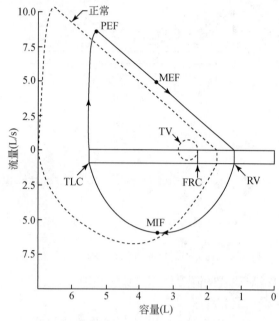

图 4-1-4 限制性肺疾病 MEFV 曲线形态特点

TLC. 肺总量;RV. 残气量;FRC. 功能残气量;TV. 基础容量;PEF. 最大呼气流量;MIF. 移动抑制因子;MEF. 移动增强因子

3. 上气道阻塞

(1)固定性阻塞:见于气管狭窄、双侧声带麻痹、胸骨后甲状腺肿等情况,F-V 曲线的顶部与底部扁平,以致形状接近长方形,由于对吸气和呼气流速的影响相等,因此 MEF=MIF。

(2)可变性胸腔外阻塞:见于单侧声带麻痹。麻痹的声带随着越过声门的压力梯度而被动移动。在用力吸气时,该声带下降。产生一个减速吸气流的停顿。在用力呼气时,该声带被动地被吹向侧方,因此呼气流速所受影响不大,$MIF_{50\%VC} < MEF_{50\%VC}$。

(3)睡眠呼吸暂停综合征(SAS):F-V 曲线对 SAS 有一定诊断和鉴别诊断价值。在清醒状态时测得不同表现的胸腔外上气道阻塞图形,可以作为一项粗筛证据。其特点:①多数患者的最大吸气流量明显受限,$V_{E50\%}/V_{I50\%} < 1$,提示胸腔外气道阻力为可变性阻塞。②吸气相和(或)呼气相出现锯齿状的规则扑动波。

(4)单侧主支气管固定性阻塞:见于单侧主支气管狭窄。被阻塞肺的肺泡排空较早,同时呼气流速加快。F-V 曲线的呼气支后一半反映阻塞一

侧的第二批肺泡群,其排空较为缓慢。

(五)肺容量和动态呼气流量的临床综合评价

1. 正常情况 健康正常人静态肺容量和呼气流量的主要参数为:① RV=25%TLC;② FRC=40%TLC;③ $FEV_1 \geqslant$ 75%FVC。

2. 阻塞性通气功能障碍 评估气流阻塞的主要指标(表 4-1-2):① RV 和 FRC 升高,TLC 也升高,但升高幅度较小,因此 VC 下降;②呼气延长;③ $FEV_1 \leqslant$ 70%FVC,出现"肺气肿切迹"。

3. 限制性通气功能障碍 主要评估指标(见表 4-1-2):① RV 减低幅度小于 FRC、FVC 及 TLC。② FEV_1/FVC 正常或高于正常值。③潮式呼吸快而浅。

表 4-1-2 通气功能障碍的肺功能改变

分类	VC	FEV_1/FVC	RV	TLC	RV/TLC
限制性	降低	正常或升高	降低	降低	正常或轻度升高
阻塞性	正常或降低	降低	升高	正常或升高	明显升高

三、通气和血流灌注对肺换气功能的影响

肺为了完成气体交换任务,需要完成两方面的工作,首先要将外界富氧的空气吸入肺泡内,并将经过气体交换存在于肺泡的 CO_2 排出体外,此过程称为通气。由此可见,肺泡气实际上是氧气和 CO_2 的混合气。肺泡内气体要与流经肺的血液内气体进行交换,吐故纳新,此过程称为换气。通气功能与换气功能互相联系,密不可分。影响换气功能的因素包括通气血流比例(V/Q)、肺内分流和弥散等,通气不足,特别是肺泡无效腔增大也影响换气功能。

吸入气体在肺内的分布是肺的重要功能特性之一,肺内气体分布不均是通气功能异常的结果,也是换气功能异常的原因之一。

通气不均的现象见于两侧肺之间、不同的体位(表 4-1-3)和不同的横断面,也见于不同的肺区。所谓肺区是指具有相同通气率的肺泡群,它们彼此并存,而不相互依赖,共同形成一种生

理组合，与解剖分区无特定关系。有些肺区在吸气时肺泡迅速充盈，内压较高，称为"快区"，有些肺区吸气时充盈缓慢，气体分布较少，称为"慢区"，而介于两者之间者为"正常区"，在吸气末常有气体充盈。

表 4-1-3　人双侧肺功能残气量和肺通气量的相关性

患者状态	指标	仰卧位		右侧卧位 a		左侧卧位 b	
		右肺	左肺	右肺	左肺	右肺	左肺
清醒时	FRC（L）	1.69	1.39	1.68	2.07	2.19	1.38
	相当肺通气（%）	53	47	61	39	47	53
麻醉下（自主呼吸）	FRC（L）	1.18	0.91	1.03	1.32	1.71	0.79
	相当肺通气（%）	52	48	45	55	56	44
麻醉下（自主呼吸）	FRC（L）	1.36	1.16	1.33	2.21	2.29	1.12
	相当肺通气（%）	52	48	44	56	60	40
麻醉下（开胸术者）	FRC（L）	—	—	—	—	—	—
	相当肺通气（%）	—	—	—	—	83	17

注：a. 左肺在上；b. 右肺在上。

肺的血流量也存在分布不均的现象，而且其分布不均程度通常比吸入气体的不均程度更明显。据报道，仰卧位时右肺血流量略多于左肺，侧卧位时低侧肺血流量增加，这时肺循环血柱产生的静水压高于平均肺动脉压，使血流分布不均，形成由高侧肺大部分组成的第二区和低侧肺大部分组成的第三区。肺横断面层次的不同，其血流量也不同。直立时肺血流量由上而下不断增加，肺尖和肺底部血流量分别为 0.6L/min 和 3.4L/min，相差 6 倍以上，而在膈面上的肺底部血流量又减少。Hughes 等指出，在正常潮气量时，肺血流分布是均匀的，但在功能残气量位，肺底部每单位肺容量的血流量增加，这是肺底部肺泡比肺尖部多而小的原因。

肺有效的气体交换不仅要求有足够的通气量与血流量，而且要求通气血流比例适当。在静息状态下，健康成人每分钟全部肺泡通气量约为 5L，血流量约 6L，因此全肺平均 V_A/Q 约等于 0.8（也有报道为 0.9）。在病理情况下，可出现 V_A/Q 增大和减小两种情况：① $V_A/Q > 0.8$，表明通气量相对多于血流量，这时进入肺泡的气体不能完全与血液接触，从而不能充分进行气体交换，导致无效腔增大。临床上见于肺动脉结扎、肺血流中断；肺动脉栓塞，肺血流减少；肺通气过度，而肺血流不增加；肺气肿时肺泡过度充气挤压肺毛细血管床，因而肺血流减少。② $V_A/Q < 0.8$，是由于血流量相对多于通气量。肺动静脉瘘时静脉血流经通气正常的肺泡，或类似情况下静脉血流经通气不良的肺泡时不能充分动脉化，从而形成静脉血掺杂到动脉血内。肺气肿时，如果部分血流重新分布到通气功能较好区域的现象比较明显，也可导致该区域的 V_A/Q 减小。支气管哮喘急性发作时，或全身麻醉时呼吸肌活动受到抑制，均可使通气量减少，因而 V_A/Q 减小。肺完全萎陷时，该叶段肺组织不含气，故 V_A/Q 等于"0"。

四、胸部外科手术的常见并发症

（一）胸部外科手术对呼吸生理的影响

1. 胸腔切开术引起的生理紊乱　开胸造成术侧"人工开放性气胸"，破坏了胸壁风箱式运动的动力平衡。手术期间一系列物理和（或）化学性刺激，可通过神经末梢受体干扰呼吸与循环。且在大气压作用下，吸气时健侧肺内压力低于大气压，术侧肺萎陷，纵隔移向健侧；呼气时健侧肺内压高于大气压，纵隔被推向术侧，部分呼出气进入术侧肺内使之扩张。在呼吸周期中纵隔摆动和反常呼吸（又称矛盾呼吸），导致有效通气量减少，缺氧和二氧化碳潴留。若一侧主支气管有不完全性气道阻塞（包括分泌物引起），那么阻塞越严重，纵隔摆动和反常呼吸就越明显。开胸引起术侧肺萎陷时，该侧肺通气量减少而血流灌注未相应减少，因而 V/Q 减小，静脉血掺杂增加。因术侧胸膜腔内负压消失，静脉回心血量减少，严重的纵隔摆动也可干扰回心血量。如果患者同时有外周血管反射差或血容量不足情况，则静脉回心血量减少难以代偿，血压可下降。在呼吸紊乱产生缺氧和二氧化碳潴留时，心肌应激性增加，因此术中刺激易诱发心律失常。

2. 手术结果对肺功能的影响　与病灶性质和切除范围有关，一般可分为以下四种情况。

（1）肺功能改善：①清除感染性病灶，特别是肺脓肿或支气管扩张部位的病变切除术后，机体一般生理状况得到改善，肺功能也随之改善。②肺切除手术，在肺叶不张或一侧全肺不张切除后，由于减少或解除了病区内生理性分流，因而改善肺功能。③肺切除术减少无效腔气量，也可改善肺功能。毁损肺、肺萎缩及支气管扩张症等均可增加生理无效腔，使肺泡有效通气量和氧的摄取减少。切除了这样无效的肺组织，从而改善了健侧肺的肺泡通气血流比例。巨大肺大疱切除、张力性气胸和（或）血胸引流减压、气胸时脏胸膜的修补、胸膜剥脱、脓胸引流等手术，同样可解除对肺组织的压迫和呼吸限制而改善肺功能。对于气管或支气管的阻塞性病变，行气管或支气管重建手术后，可使术侧萎陷肺恢复扩张与通气功能。

（2）肺功能无明显影响：见于纵隔等肺外手术，但若纵隔肿瘤压迫肺、气管或支气管，肿瘤切除则可改善肺功能。

（3）加重肺功能的损害：当肿瘤或其他病变累及大血管或大气道及其周围时，为了根治或避免手术并发症，常不得不扩大切除范围，切除了部分有功能的肺组织，其肺功能必将受到损害，尤其是肺容量减少。

（4）手术期间对肺功能的暂时性或永久性影响：一般胸部手术后 FVC 可能降低 50%，更重要的是 MVV 的减少，表现为呼吸浅而速，导致通气不足。术后 24～36 小时内常规给予氧疗，就是为了弥补因通气不足而产生的低氧血症。术前肺功能健全的患者，有较强的代偿能力，足以补偿手术引起的通气不足，所以暂时性缺氧尚不致产生严重后果，术后缺氧通常在短时间内即被纠正。若术前肺功能已受到显著损害，通气储备能力过低，术后出现呼吸减弱，可加重肺功能障碍，甚至带来严重危险。在麻醉恢复期，可因术前或麻醉时镇静药、麻醉药剂量过大，术后呼吸中枢持续的抑制作用，或肌肉松弛剂的残余效应，降低呼吸运动幅度。再加上术中过度挤压或牵拉肺组织，健侧肺组织损伤较多；患侧肺支气管分泌物溢入健侧肺，增加气道阻塞，偶尔肿瘤组织意外溢入对侧可引起肿瘤播散；损伤大血管，出现低血压、低血容量甚至出血性休克等，这些均影响通气血流比例和血液携氧能力。

3. 手术并发症对肺功能的影响

（1）手术并发症对通气功能的影响：肺部病变切除术的范围必定要包含部分有功能的肺泡组织，这自然影响肺通气功能，无法避免。但是，需要尽量避免手术并发症的发生，如过多肋骨切除致胸壁软化、意外损伤膈神经使膈肌麻痹等，均可导致通气受限或出现反常呼吸。胸腔内大量积液或积气、胸腔引流管位置过低限制膈肌活动、胸部敷料包扎过紧、创口疼痛等，可显著限制呼吸运动幅度。强调避免术中损伤膈神经和膈肌至关重要，一般情况下，膈神经受损后引起的通气功能限制是不可逆的。

（2）手术后支气管阻塞对肺功能的影响：保证支气管通畅在术中、术后都很重要。开胸手术后通气量自然性减低，若气道分泌物过多而未能及时清除，极易造成肺段或肺叶膨胀不全。气管插管过深或位置不当，管端阻塞一侧主支气管开口均可导致术后通气功能降低。所以加强咳嗽、排痰、呼吸功能锻炼是预防呼吸道感染的重要措施，术中、术后保持气管导管的正确位置是保证气道通畅、维持良好通气功能的重要环节。

（3）胸腔积液和胸膜粘连：均限制了呼吸运动幅度，而且减弱了咳嗽的效能。

（二）支气管胸膜瘘

肺切除后发生的支气管胸膜瘘是胸外科手术后的一种严重并发症。本症所引起的严重后果，除呼吸功能障碍外，还可因分泌物由瘘管进入胸膜腔产生脓胸；分泌物由瘘管向内回吸引起肺内感染播散。此外，因瘘管漏气，咳嗽时不能发生有效的喷射作用，使排痰受到影响，加重继发感染。本症引起的严重通气障碍，一方面由于肺泡有效通气量减少，另一方面因瘘管的活瓣作用，随呼吸吸进的气体漏出到胸膜腔，从而逐渐积聚发生高压性气胸，若不及时减压引流，降低胸膜腔压力，张力性气胸则进一步发展而导致缺氧，甚至危及生命。细小支气管或肺泡瘘引起渗漏的气量较少，不易形成高压性气胸。随着胸部外科手术的进步，目前支气管胸膜瘘的手术并发症临床已很少见。

（三）误吸

误吸可引起急性肺不张或吸入性肺炎，减少

通气量，静脉血掺杂动脉血增加，当呼吸频率失代偿时，可产生严重缺氧和二氧化碳潴留。误吸的原因主要是手术、麻醉使胃肠道蠕动减弱，胃内存积大量空气和胃液；术后应用具有催吐性不良反应的镇痛药；或反复吸痰等对咽喉部造成刺激，导致反射性呕吐。严重误吸可引起吸入性肺炎，造成呼吸困难、甚至窒息。若出现门德尔松综合征（Mendelson's syndrome），即胃酸吸入性肺炎，不仅会产生呼吸困难和肺水肿，还可引起急性呼吸窘迫综合征（ARDS），其后果严重。

五、胸部外科手术麻醉对呼吸功能的影响

（一）麻醉后患者体位对肺功能的影响

胸部外科手术时通常取侧卧位，术侧在上。开胸后术侧胸廓已无顺应性，而肺顺应性增加，因此吸气时术侧通气量增多，下位肺则因肺顺应性降低，通气量减少。而血流灌注则上位肺少而下位肺多，导致两肺V/Q比例失调，使PaO_2下降。体位的不同可引起呼吸功能的改变。体位对呼吸的影响主要是对风箱式通气的干扰和重力作用。凡限制胸廓或膈肌活动，或使肺内血容量增加的体位，均可使胸廓和肺的顺应性降低。清醒的患者于仰卧位时，腹腔内脏器可将膈肌上推约4cm，FRC约减少0.8L，全身麻醉下FRC再减少0.4L。侧卧位时，下位膈肌所受的腹腔内压力比上位膈肌大，向胸腔移位更多，但吸气时下位膈肌收缩更有力，因此下位肺比上位肺通气好。因下位肺血流受重力作用也较多，则两肺V/Q无明显改变。

（二）麻醉方法对肺功能的影响

局部麻醉下，不插气管导管的清醒患者，开胸后发生的呼吸循环扰乱，通常难以控制。硬膜外神经阻滞虽对胸壁镇痛效果较好，但双侧胸脊神经和交感神经节受到不同程度的阻滞，患者呼吸肌张力减退，开胸后除非气管插管进行呼吸管理，否则难以维持有效通气量。全身麻醉期间，患者知觉已全部或部分丧失，肌肉松弛，因此通气量相应减少。目前全身麻醉基本上应用循环密闭装置，有多个环节可影响肺功能，如机械无效腔、装置中管道的弹性、气管导管的内径和气流阻力，以及麻醉时人工通气操作是否恰当等。胸部外科手术常采用支气管内插管，单侧肺通气，因此在未开胸前，便可因术侧肺无通气或通气减少，而血流灌注如故，形成V/Q失衡状态。在生理学分流增大情况下，PaO_2降低，但CO_2可因健侧肺过度通气而代偿。

（三）麻醉期间用药对肺功能的影响

1. 麻醉用药对通气的影响 常用的吸入和静脉麻醉药物，在亚麻醉剂量或镇痛剂量时，无明显通气抑制。随着患者意识的消失，呼吸开始受到抑制，其程度因药物种类和剂量不同而异，一般呼吸抑制随着剂量的增加而加深。麻醉药物可改变CO_2通气反应曲线，如巴比妥类及卤素碳氢化合物（如氟烷等），可使曲线右移，并明显降低其斜率，最后完全无反应。麻醉性镇痛药（如吗啡等）使曲线右移，但斜率不变。缺氧反射可使通气增加，麻醉药物如氟烷、恩氟烷、巴比妥类、芬太尼等，均可降低缺氧反射，而哌替啶主要使潮气量减少。

2. 麻醉用药对气道和肺血管的影响 恩氟烷、异氟烷及氟烷有扩张支气管和肺血管的作用。硫喷妥钠仅于高浓度时才能使支气管平滑肌收缩。哌替啶既有解痉作用，也有收缩支气管作用。利多卡因雾化吸入时有轻度支气管扩张作用，阿托品有直接扩张支气管的作用，新斯的明则作用相反。筒箭毒产生支气管痉挛的几率极低，不过在临床上对支气管哮喘和哮喘持续状态的患者，仍应避免使用。

（四）麻醉期间的呼吸管理

麻醉期间的呼吸管理原则为确保气道通畅，恢复和维持正常的气体交换，同时针对发生呼吸紊乱的原因进行病因治疗。

随着胸部外科技术的不断发展，手术范围的扩大，手术适应证已逐步扩大到高龄和低肺功能患者。但为了保障患者手术的安全，术前肺功能测定显得非常重要。然而，目前临床上用于胸外科手术的肺功能监测仍非常有限，许多外科医师只把着眼点放在FEV_1的测定结果上，这是远远不

够的，许多问题尚有待深入研究。

（林耀广）

第二节 胸部影像学检查与诊断

近代医学影像学发展异常迅速，包含内容广泛，检查技术和方法众多。用于胸部疾病诊断的方法：①传统 X 线检查；②CT 扫描技术；③超声检查；④放射性核素显像；⑤MRI 技术。本章内容仅限于传统 X 线检查、CT 扫描和 MRI 的内容。

一、传统 X 线检查与诊断

传统 X 线检查是历史悠久的影像学检查技术，临床应用广泛，技术比较成熟。对于具备比较丰富的阅片和影像分析经验的临床各科医师，利用它能够解决许多诊断问题，X 线检查也常被作为选择其他检查方法的基础。目前，它仍为最常用、最基础的影像学检查方法之一。

（一）常规胸部 X 线片

常规胸部 X 线片（conventional chest film）为最常用和首选的 X 线检查方法，它可以清晰地显示胸部正常和异常的影像，对某些病例可做出比较明确的定位和定性诊断。采用高千伏投照技术（管电压在 120kV 以上）有助于显示胸内某些隐蔽区的病变（心后区病变）。根据常规胸部 X 线片检查结果，可以进一步选择其他检查方法。另外，常规胸部 X 线片对健康人群普查具有重要作用。实践证明，它可以发现无症状的胸内病变，如支气管肺癌、肺结核和纵隔肿瘤等。然而，常规胸部 X 线片为一互相重叠的复合图像，重叠将掩盖或丢失许多图像信息，其次，它的密度分辨率较低，对于观察某些隐蔽区或细微病变存在一定限度（图 4-2-1）。

（二）胸部体层摄影

胸部体层摄影（chest tomography）通过特殊装置和操作技术，获得人体内某一选定层面上组织结构的切面图像，而非选定的组织结构则在投影过程中被除掉。因此，它能够比较清晰地显示某选定的组织层正常与异常的形态结构，减少其他非选定组织层干扰，有利于观察与分析局部病变形态。

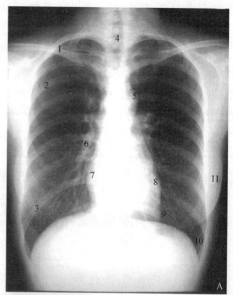

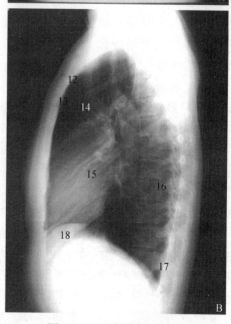

图 4-2-1 正常胸部 X 线片

A. 正位片；B. 侧位片；

1. 锁骨；2. 肋骨；3. 乳头；4. 气管；5. 主动脉结；6. 右下肺动脉；7. 右心缘；8. 左心缘；9. 心膈角；10. 肋膈角；11. 乳腺；12. 胸骨柄；13. 胸骨体；14. 心前间隙；15. 心影；16. 胸椎；17. 后肋膈角；18. 前肋膈角

1. 观察与分析体层片应注意的问题

（1）需有近期（两周之内）胸部 X 线片作参考，以便互相印证和补充。

（2）检查与评定所摄体层片是否符合技术标准与要求。

（3）清晰地了解体层片所显示的正常 X 线表

现,才能发现和确定异常。

（4）对于异常影像,必须仔细阅读与分析,确定异常表现的病理基础,密切结合临床资料进行综合判断与分析。

2.胸部体层摄影临床应用价值 胸部体层摄影主要作用是消除人体组织结构相互重叠的影响,有利于观察体内某一组织器官层面的形态。对于较深部位病变,能够清晰地显示病变形态与周围组织器官的关系。

随着胸部CT扫描的广泛应用,大部分胸部体层摄影已经被取代,如肺内病灶体层摄影、气管或大支气管体层摄影。然而,对于纵隔内、肺门区病变仍具有一定的应用价值。在某些医疗条件尚不发达地区,或大气管阻塞性病变（气管、主支气管、叶支气管和部分段支气管）,应用气管分叉正位、肺门区后斜位体层摄影,可显示气管、支气管狭窄及周围软组织肿块。配合支气管镜和活组织检查,有利于病变的定性诊断。在缺乏CT设备的地区和医院,胸部体层摄影仍是有效的检查手段。

（三）支气管造影

支气管造影（bronchography）对显示支气管内病变有特殊作用,特别是对诊断支气管扩张症具有较大临床实用价值,它能明确支气管扩张的程度和范围,有利于选择治疗方式或确定手术适应证。

选择性支气管造影利用特制导管（Machida FB_6 型导管）将导管头端插入所选定的肺段支气管,进行选择性支气管造影,如此可清晰地显示肺段、亚段及远侧支气管病变,对于这个区域支气管肺癌的诊断也具有重要诊断价值,其诊断特征:①支气管壁局限性不规则、息肉状充盈缺损;②支气管一个分支完全梗阻,残段不规则,并且与肺内结节或肿块密切相关。

支气管造影为有创性检查方法,会给患者带来一定痛苦,甚至有一定危险性。选择性支气管造影需要特制导管,操作技术复杂,另外,理想的造影剂尚缺乏,因此其临床应用受到限制。目前,新一代高分辨率螺旋CT扫描已经完全代替了支气管造影检查。

（四）肺血管造影

肺血管造影（pulmonary angiography）主要是肺动脉造影,用于诊断肺栓塞、肺动脉扩张、肺动脉瘤和肺动静脉畸形等。由于现代CT扫描机器的更新换代,增强CT扫描（CTPA）已经代替了肺动脉造影。此外,目前肺血管造影中支气管动脉造影主要用于介入性治疗,如支气管扩张急性大咯血时行支气管动脉栓塞,肺癌的支气管动脉灌注化疗等。

二、胸部CT检查与诊断

CT扫描是20世纪70年代发展起来的新的诊断技术,它利用X线束对人体进行扫描,由探测器接受信息,经过电子计算机处理而获得图像,从而极大地提高了密度分辨率,图像清晰逼真,解剖关系明确,显著地提高了病变检出率和确诊率,CT扫描的出现改变了影像学检查现状,极大地促进了医学影像学发展和进步。

（一）胸部CT扫描技术

CT检查除了要求临床医师详细填写CT检查申请单外,CT室医师和技术员必须了解临床资料,并参阅胸部X线片,明确检查目的和要求,确定扫描程序和技术参数。

1.胸部常规CT扫描（平扫） 是胸部CT检查最基本的方法,多数胸部疾病仅用常规CT扫描即可满足诊断需求。患者一般取仰卧位,先扫定位像,定出扫描范围,常规层厚8mm或10mm,层间距12mm,在此基础上,视具体情况,如小病灶,增加薄层扫描,层厚多为2mm或4mm。

通过调整窗宽和窗位,可使微小CT值差别在图像上显示为明显的灰度差别,即加大对比度,从而提高密度分辨率。窗宽的意义在于以灰度等级显示CT值范围,其可影响图像对比度,且其中心值被称作窗位,影响图像的亮度。观察肺内病变肺窗,窗宽为1000～2000HU,窗位 -600～-800HU。观察纵隔或胸壁病变应取纵隔窗,窗宽300～600HU,窗位20～80HU（图4-2-2,图4-2-3）。观察骨骼病变用骨窗,窗宽1000～2000HU,窗位150～1000HU。

2.高分辨率扫描 可提高CT图像分辨率,增加图像的清晰度。扫描条件是增加毫安秒（mAs）450mAs,用高分辨率算法参数重建图像。高分辨率扫描一般用于肺弥漫性病变、支气管扩张、孤立或播散性小病灶的诊断（图4-2-4）。

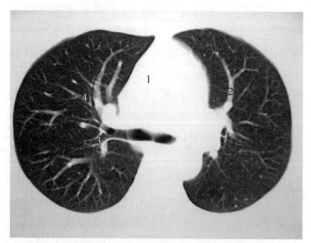

图 4-2-2　常规胸部 CT 肺窗
1. 心脏；2. 肺动脉分支；3. 右中间干支气管；4. 右中叶支气管

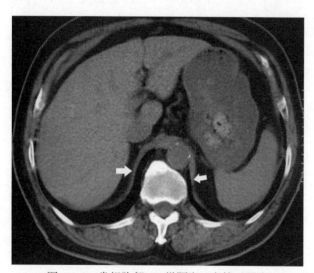

图 4-2-3　常规胸部 CT 纵隔窗，白箭示膈脚

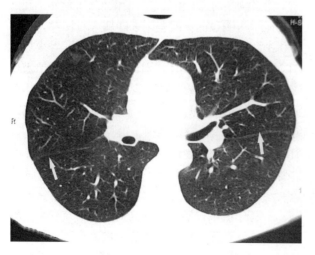

图 4-2-4　高分辨胸部 CT 肺窗，白箭示叶间胸膜

3. 增强 CT 扫描　多用于肺门血管与淋巴结、纵隔内血管性病变与实体非血管性病变的鉴别诊断。一般静脉一次性快速注射含碘造影剂，如泛影葡胺、碘海醇和碘普罗胺等。造影剂 1ml 含有约 300mg 碘，造影剂量为 100ml。在注射造影剂过程中或之后，对感兴趣的区域，以秒为单位，选择一定时间范围进行扫描，称为动态扫描，研究血管影像不同时相的密度变化，区分主动脉、肺动脉和静脉等（图4-2-5）。

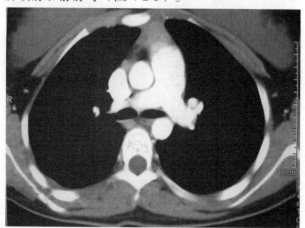

图 4-2-5　胸部增强 CT 扫描

4. 图像的重建（figure reconstruction）　将一组连续的胸部横断扫描所获得的图像数据，通过电子计算机进一步运算和综合，可显示其矢状位或冠状位图像，即称为"重建"。三维成像技术也是由一系列连续的轴位及冠状位的图像数据重建而成，多方位重建图像的观察有利于病变定位和定性诊断，为临床医师提供比较明确的立体直观效果。横断扫描层厚越薄，经过三维数据处理后所得到的图像质量越好。采用小于 1mm 层厚，1mm 层隔，特别采用螺旋 CT 容积扫描，可达到三维重建图像的最佳效果（图4-2-6）。

（二）胸部 CT 的临床应用

CT 扫描是在传统 X 线检查基础上，有选择性地进行 CT 扫描，当传统 X 线检查阴性而临床高度怀疑胸内病变（痰细胞学检查阳性），常采用胸部 CT 扫描作为补充性或"解决问题"的检查方法。此外，CT 扫描在显示纵隔内或隐匿部位病变方面具有独特效果。

1. 纵隔内病变　纵隔内组织器官结构复杂，由于互相重叠干扰，传统 X 线检查存在很大局限

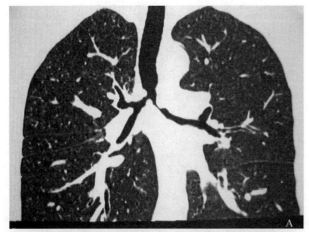

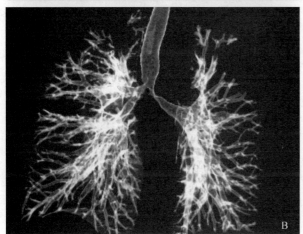

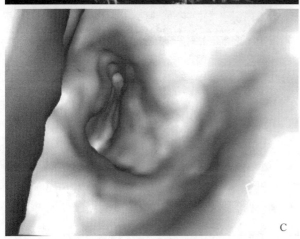

图 4-2-6　CT 重建图像

A. 最大密度投影（MIP）；B. 容积演示（VRT）；C. 左主支气管；
CT 仿真（模拟）内镜（CTVE），示左、右支气管内壁结节状突起，
管腔不规则狭窄

性。CT 扫描的密度分辨率很高，能分辨 4mm 直径物体 0.3% 密度差，而传统 X 线密度分辨率仅为 2%，因此 CT 检查对纵隔病变诊断具有重要作用。

（1）脂肪性病变：纵隔内脂肪蓄积、脂肪瘤、含脂肪组织的膈疝和心包脂肪垫等，CT 上呈低密度影，CT 值为 -80HU，存在以上 CT 特点的病变可确定诊断。

（2）囊性液体性病变：气管、支气管囊肿、肠源性囊肿、心包囊肿、胸腺囊肿、胸腔积液和心包积液，CT 扫描呈水样密度，CT 值在 0 ～ 20HU，有别于软组织实性病变。囊性病变形态多呈圆形、椭圆形，边界光滑清晰，密度均匀一致。

（3）混合型肿块：畸胎性肿瘤，所含组织成分复杂，包含脂肪、水、软组织、骨骼或钙化灶等，典型病例 CT 可以明确诊断。

（4）实质性肿块：为实质性软组织肿块，多呈圆形、椭圆形。边界光滑、锐利，提示可能为良性肿瘤。如果形态不规则，边界不清，密度不均匀，并侵犯附近器官组织，提示可能为恶性肿瘤。

（5）甲状腺肿瘤：因肿瘤内较其他组织含碘量高，则密度较高。CT 值为 102 ～ 122HU，如有囊性变和钙化者则显示密度不均匀。肿瘤含丰富血流，有明显强化，此外，肿瘤位于颈胸交界区，常引起气管受压、变形和移位。

（6）血管异常：CT 扫描可清晰地显示胸内大血管，如主动脉、头臂动脉、肺动脉等。因此，CT 扫描可发现血管异常，如血管畸形、扭曲、扩张或动脉瘤等，而增强 CT 扫描显示更清晰。CT 检查也能准确地解释胸部 X 线片上因血管异常引起的纵隔影增宽。

（7）胸腺肿瘤：CT 扫描可显示胸腺肿瘤的形态、大小、密度和边缘状态，是否侵犯邻近组织器官，特别是胸膜和心包。CT 对胸腺瘤良恶性鉴别具有重要价值。此外，CT 扫描能清晰地显示不同年龄正常胸腺的密度表现。中老年人胸腺退化萎缩，由脂肪代替，呈低密度，因此容易发现微小的胸腺瘤或胸腺增生，有助于诊断重症肌无力和免疫性疾病（图 4-2-7）。

2. 支气管肺内病变

（1）肺内孤立性结节与肿块：CT 扫描在显示病变的结构（如细小钙化和小空洞）方面优于传统 X 线体层摄影；在显示病变与肺交界面（如分叶征象和毛刺征象）方面也优于 X 线体层摄影。因此，CT 扫描可完全代替肺内病灶体层摄影（图 4-2-8）。

（2）发现肺内隐匿部位病变：临床痰细胞学检查阳性，而传统 X 线检查阴性时，应进行 CT 扫描。

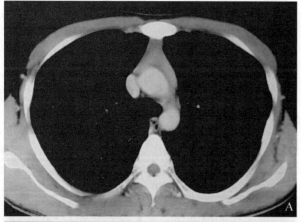

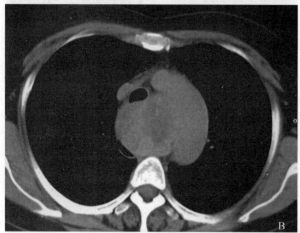

图 4-2-7　成人胸腺退化萎缩，由脂肪组织代替

A. 中纵隔实性肿块平扫 CT 肺窗；B. 中纵隔水样密度肿块，边界光滑，密度不均，内有低密度区

（3）显示肺门纵隔淋巴结肿大：增强 CT 扫描有助于肺门肿块、淋巴结肿大与肺门血管的鉴别诊断。

（4）CT 扫描可测量病变密度，有助于结节、肿块的良恶性鉴别诊断，并可在 CT 引导下进行病变穿刺活检，获得细胞学或组织学诊断依据。

（5）肺内弥漫性病变：高分辨率 CT 扫描可清晰地显示肺间质性病变、支气管病变、多发肺大疱、肺小叶病变等。

3. 胸膜、胸壁病变　CT 扫描不能显示正常胸膜。然而，CT 可清晰地显示胸膜增厚、明显粘连、钙化和积液，从形态、部位、分布和密度等方面表现可以诊断胸膜病变。但是，病因学诊断较为困难，如果明确有多发结节合并积液，可考虑间皮瘤或转移瘤；如果明确为胸膜肥厚、粘连和钙化，可能为陈旧性结核性病变。另外，CT 扫描也可显示胸壁病变，如胸壁软组织肿瘤、软骨肿瘤、骨肿瘤和乳腺肿瘤。

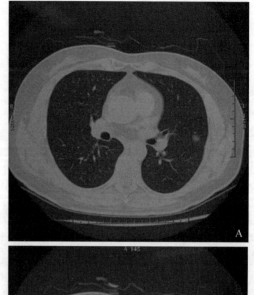

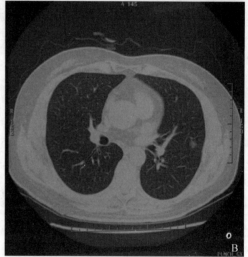

图 4-2-8　周围型肺癌

A. CT 肺窗；B. MPR 示左肺结节，形态不规则，边缘有细小深分叶，可见胸膜凹陷征

三、磁共振成像

磁共振成像（magnetic resonance imaging，MRI）是 20 世纪 80 年代发展起来的成像技术，属于生物磁自旋成像技术，它利用收集磁共振现象所产生的信号，经过电子计算机运算处理、转换等形成图像。MRI 扫描技术有别于 CT 扫描，其具有良好的组织和病变分辨力，并且可多方位成像，如横轴位、矢状位、冠状位和斜位等。在显示胸内组织器官、纵隔、心脏大血管及胸壁等病变方面具有独特优点，能进一步提高影像诊断的准确性。

（一）成像技术与影像特征

MRI 的图像虽属于灰度显示，但所反映的是 MRI 信号强度不同或弛豫时间 T_1 与 T_2 的长短，与 CT 图像不同，CT 灰度反映的是组织密度差异。MRI 扫描需要获得 T_1 加权像和 T_2 加权像。因此，需要选择适当的脉冲序列和扫描参数，常用多层面自旋回波（spin echo，SE）序列。扫描时间参数有回波时间（echo time，TE）和脉冲重复时间（repetition time，TR）。使用短 TR 和短 TE 可获得 T_1 加权像，而使用长 TR 和长 TE 可获得 T_2 加权像，时间以毫秒计算。

胸部 MRI 扫描要求采用一些特殊方法和技术进行扫描，避免因呼吸运动和心脏搏动产生运动伪影，如利用呼吸门控和心电门控触发技术，另外，还有特殊的体表线圈等。胸部组织器官的 MRI 信号强度特征见表 4-2-1。

表 4-2-1 胸部 MRI 信号强度特征

组织类型	技术参数		
	T_1 加权像	T_2 加权像	质子像
脂肪组织	白	灰白	灰白
肺和流动的血液	黑	黑	黑
成人胸腺	白	灰	灰白
纤维、肌肉	灰	灰黑	灰

MRI 图像决定于 MRI 信号强度。影响 MRI 信号强度的因素包括氢质子密度、T_1 和 T_2 弛豫时间和液体流速。由于人体组织器官和病变组织的 MRI 信号强度存在差异，就形成了 MRI 的灰阶图像。强 MRI 信号区呈白色，弱 MRI 信号区呈黑色。胸部 MRI 图像灰阶分布有以下特点（图 4-2-9）。

（1）气管和肺：因充满空气，氢质子密度最低，呈黑色无信号区，此与 X 线片和 CT 黑色低密度影像一致。

（2）心脏大血管：内含流动的血液，由于"流空效应"表现为黑色无信号区，这与 X 线片和 CT 上灰白色不同。MRI 有利于观察心血管腔内状态，并可鉴别实质性病变与血管性病变，优于 X 线和 CT。

（3）骨皮质和钙化：氢质子密度很小，呈黑色无信号区，这与 X 线片和 CT 上高密度灰白区相反。因此，MRI 在显示骨皮质和钙化方面不如 X 线和 CT。

（4）肌肉及其他软组织（纵隔、胸壁）：含有一定的氢质子，具有较长 T_1 和较短 T_2 弛豫时间，呈较低灰色信号区，此特点与 X 线和 CT 软组织密度的灰色区相接近。

（5）脂肪组织：氢质子密度极高，具有极短 T_1 值，因此在 T_1 加权像上呈白色高信号区。T_2 较短，在 T_2 加权像上呈灰白色。此与 X 线和 CT 的灰黑色区相反。

（6）含水液体：氢质子密度极高，具有长 T_1 和长 T_2 的特点。在 T_1 加权像上呈灰黑色，在 T_2 加权像上呈白色区域。

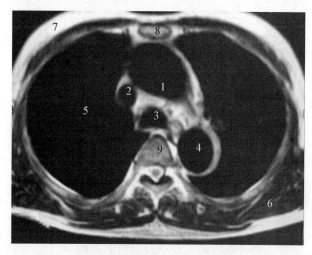

图 4-2-9 胸部 MRI（T_1 加权像）

1. 升主动脉；2. 腔静脉；3. 气管；4. 降主动脉；5. 肺野；6. 胸壁肌肉；7. 胸壁脂肪；8. 胸骨；9. 脊椎体

（二）MRI 在胸部疾病的临床应用

1. 颈胸臂交界区病变 这个区域为传统 X 线检查受到限制的部位。虽然 CT 扫描对此区域有所改进，但它只在横轴位图像比较清晰，而矢状位和冠状位重建图像则显示不清。因此，对于观察此区域的正常和异常表现受到一定影响。MRI 可从冠状位、矢状位和横轴位三个方向进行观察，能清晰显示该区域正常组织特点和病变的形态特征，对以下几种疾病具有良好的诊断价值。

（1）甲状腺肿：MRI 图像呈长 T_1（黑色）和较长 T_2（灰白色）特征，肿块与气管关系密切，可致气管受压、变形和移位，如果肿块内有坏死、液化、钙化等，其信号强度呈不均匀性。

（2）锁骨上窝区病变：MRI 检查可显示头臂静脉血栓形成、神经纤维瘤、脂肪瘤和淋巴结肿大等。

（3）乳腺癌：MRI 检查可发现锁骨上、下区及腋窝区有无淋巴结肿大或转移。

（4）气管肿瘤：MRI 可显示肿瘤有无向气管管腔内外生长及沿管壁生长的状态。

2. 纵隔肿瘤

（1）纵隔脂肪瘤：MRI 对此能清晰显示，在 T_1 和 T_2 加权像均呈白色高信号表现，纵隔脂肪瘤多位于前上纵隔。如果瘤内混有纤维组织、液化、坏死，信号强度则不均匀。

（2）纵隔囊肿：MRI 信号强度取决于囊肿内液的成分，如为浆液则呈水样信号特征，在 T_2 加权像上信号强度增高，呈灰白色。畸胎类肿瘤因含多种组织成分，MRI 信号强度表现不均匀。

（3）胸腺瘤：正常胸腺位于前上纵隔，心脏大血管交界区之前，胸骨角之后，信号强度为长 T_1 呈黑色低信号。中年以后，胸腺退化萎缩，由脂肪组织代替，呈短 T_1 白色信号。胸腺瘤 MRI 表现为前上纵隔肿块，信号强度高于肌肉，低于脂肪，呈灰白色。瘤内有出血坏死、囊性变或钙化等，信号强度呈不均匀状态。肿块周缘状态有利于良恶性的鉴别诊断。由于胸腺退化、萎缩，代之以脂肪，脂肪组织的高信号可能掩盖较低信号的胸腺瘤，此特点限制了较小胸腺瘤的发现。

（4）神经源性肿瘤：MRI 可显示肿瘤的位置、大小、形态及与邻近组织器官的关系，肿瘤的信号强度在 T_1 加权像上与脊髓的信号强度相同，在 T_2 加权像上肿瘤信号强度较脊髓明显增高。

（5）肺门：MRI 可显示纵隔淋巴结肿大，并且可以与血管异常相鉴别，优于传统 X 线和 CT 扫描。

3. 胸膜、胸壁病变

（1）胸腔积液：T_1 加权像信号强度较肌肉低，T_2 加权像信号强度明显增高，甚至超过脂肪信号强度。胸膜间皮瘤除表现为胸腔积液征象外，还表现有多发胸膜结节。在 T_2 加权像上胸膜结节的信号强度低于胸腔积液。

（2）胸壁肿瘤：MRI 能显示正常胸壁结构，因此，能发现各种原因引起的胸壁肿块。根据肿块的周缘状态和信号强度特征，可帮助肿瘤的定性诊断。

四、肺部基本病变

（一）浸润性实变

1. 定义和原因　浸润性实变（infiltrated consolidation）是肺泡内气体被渗出物所代替形成的实变。实变的肺泡与正常含气的肺泡交错存在，因此实变阴影的界限模糊不清。产生浸润性实变的病因：①各种肺炎；②浸润性肺结核；③肺水肿，肺梗死；④免疫性疾病肺内浸润（红斑狼疮、坏死性肉芽肿）；⑤细支气管肺泡癌；⑥嗜酸性细胞肺浸润；⑦淋巴瘤样肺浸润。

2. 浸润性实变 X 线表现的特点

（1）实变形态：表现为云絮状或斑片状阴影，边界模糊不清，在叶间胸膜处则以胸膜为界清楚锐利，如侵犯整个肺叶或肺段则以肺叶、肺段为形态特征。

（2）实变密度：病变中心密度较高，周围密度较低。以纤维素渗出为主时或吸收期，密度呈不均匀。有液化坏死时则形成空洞。由于肺泡实变，较大支气管内含气，可见含气支气管征（air bronchogram sign）（图 4-2-10）。

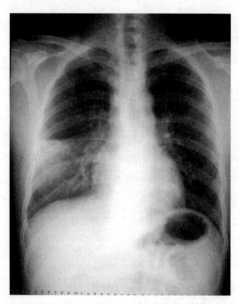

图 4-2-10　右中叶大叶肺炎，X 线示右中叶肺大片实变，以叶间裂为界，边缘清晰

3. 诊断与鉴别诊断　肺浸润性实变为肺内最常见的病变，X 线检查可提供病变的部位、范围、形态及动态变化等重要影像学信息。关于病变性质及病原学诊断，必须根据临床资料（病史、症状、体征及实验室检查）进行综合分析判断。

系列 X 线复查随诊，包括与前一次 X 线片对比，对诊断具有重要意义，可以对疾病的病程时间因素和治疗效果进行评价。急性肺炎、浸润性肺结核、肺水肿、肺梗死和肺炎型细支气管肺泡癌等，虽都表现为浸润性肺实变，但病程各不相同。

（1）细菌性肺炎：急性肺内感染，具有急性感染的临床及实验室检查特点，X线检查表现为新鲜肺内浸润影，如斑片状或肺叶、肺段实变阴影。抗感染治疗有效，短期（2～3周）复查阴影明显吸收或消失。

（2）浸润性肺结核：多发生在中上肺野，特别是肺尖部，密度不如肺炎均匀，吸收消失缓慢，抗结核治疗效果良好。临床上可有低热、盗汗、血沉加速、结核菌素试验阳性等。

（3）肺泡性肺水肿：以肺门为中心向肺野扩展的浸润性实变，以蝶翼状分布为特点。若为心源性肺水肿可见肺循环高压的X线表现，随诊发现其变化较快。可根据病史判断病因，如心脏病、肾脏疾病、毒气吸入或短期输液过多引起的肺水肿等。

（4）肺炎型细支气管肺泡癌：表现为不规则的斑片状浸润，甚至大片状浸润。然而，无明显感染发热症状，病程进展较肺炎慢（2～3个月或更长）。咳痰呈泡沫状，痰细胞学检查可见癌细胞。

（5）狼疮肺：红斑狼疮是胶原血管性疾病。肺内有丰富血管，肺内病变属红斑狼疮全身表现的一部分，多数表现为间质性浸润或纤维变，少数患者可表现为片状实变，与肺内感染鉴别困难。如果处于红斑狼疮活动期，临床感染表现不明显，用类固醇治疗很快吸收，则符合狼疮肺表现。

（二）肺空洞和空腔性病变

肺空洞是肺内病变（炎症、结核、肿瘤或肉芽肿）发生液化、坏死后，经引流支气管排出，形成以含气为特征的X线征象。坏死组织、肉芽组织、纤维组织、肿瘤组织或洞壁周围的薄层不张的肺组织构成了空洞壁。

1. 空洞X线特点 肺内病变区域内存在含气透亮区，多数为圆形，也可有不规则状，根据病理结构空洞的X线表现分为以下几种。

（1）蚕蚀样空洞：在大片实变区内有多数不规则透亮区，其壁由坏死组织构成，多见于肺结核干酪样肺炎。

（2）薄壁空洞：空洞壁厚2～3mm，由薄层纤维组织或肉芽组织构成，如肺结核空洞，空洞周围肺组织内有各种结核病变，空洞内无气液平面。

（3）化脓性感染（肺脓肿）所致厚壁空洞：化脓性肺实变液化坏死，坏死物经支气管引流排出，空洞壁较厚，常可见气液平面。

（4）癌性厚壁空洞：因肿瘤中心液化坏死形成，空洞壁由肿瘤组织构成。癌性厚壁空洞的特点为基本病变是肺内肿块，在肿块内出现空洞，空洞壁厚而不均匀，内壁表面凹凸不平，呈结节状突出，称为壁内结节。一般无气液平面，有继发感染时可见气液平面（图4-2-11）。

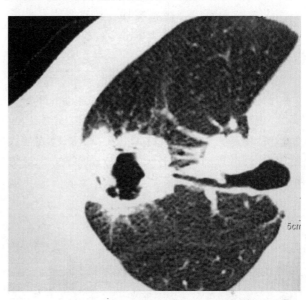

图4-2-11 厚壁空洞（肺癌空洞），X线示空洞的内壁常不规则，呈结节状

2. 诊断与鉴别诊断

（1）结核性空洞：结核性干酪样肺炎以无壁蚕蚀样空洞为特点，浸润型肺结核空洞以多种病理改变为特点，如浸润渗出性病变、纤维增生性病变、钙化愈合性病变混合存在，是诊断结核空洞的佐证。空洞部位多在中、上肺野。

（2）肺脓肿性空洞：是由化脓性肺部感染形成，肺呈炎性浸润实变，肺实变内空洞特征为壁厚，有气液平面。发生在下叶者较多。临床上有急性肺感染渗出性病变表现，如为金黄色葡萄球菌感染可见多发感染病变，可伴有胸膜炎症。

（3）癌性空洞：最常见于支气管肺癌，以鳞状上皮细胞癌最多见，肺内肿块是其基础，空洞壁厚，为肿瘤组织构成，厚薄不均匀，内壁表面不平，呈多发结节状突出。临床上有肺内肿瘤表现，如咳嗽、咳痰、咯血、胸痛等。

3. 空腔性病变（肺大疱、含气囊肿等） 空腔性病变与空洞不同，它是肺内正常气腔（肺泡、支气管）的病理性扩张，病理基础是肺气肿、肺纤维化。例如，伴有呼吸道不完全阻塞则形成有一定张力的含气空腔，此外支气管肺发育异常也可表现为含气囊肿。

空腔X线表现为薄壁透光区，可单发或多发，特点是腔壁菲薄，细如蝉翼、发丝，较大透光区内可见细条纤状间隔。CT扫描在发现与显示肺内空洞、空腔方面优于普通X线，特别是高分辨率CT扫描可发现较多的肺大疱、支气管扩张等。

（三）肺孤立性结节

肺孤立性结节（single nodular lesion of the lung）是临床胸外科最多见的病变形态，限定于肺内单发类圆形病变，直径在3cm以下。大多数病例在正侧位X线片即可显示，而少数病变CT扫描发现。此类病变的鉴别诊断非常重要，有时则极其困难。

1. 病因 引起肺孤立性结节的疾病非常多，概括可分为肺良性结节和肺恶性结节两大类，因此两者的鉴别诊断对临床治疗至关重要。

（1）肺良性结节可分为：①结核球病灶（结核球）；②错构瘤；③炎性假瘤；④硬化性血管瘤；⑤寄生虫病；⑥肺囊肿；⑦其他少见的良性病变。

（2）肺恶性结节主要分为：①支气管肺癌；②孤立单发转移瘤；③其他少见的恶性肿瘤。

2. 影像学表现 肺孤立性结节为局限于肺内的类圆形阴影，直径在3cm以下，在正侧位胸部X线片上均呈现边界清晰的结节状小肿块。

（1）肺恶性结节基本表现：在常规胸部X线片上，结节密度均匀一致。在体层片和CT扫描片则可见小泡状影，或由细小结节堆积而成，阴影边缘不规则，有明确细小分叶征象，呈棘状凹凸不平，状如桑葚，结节具有细小短毛刺，其状又如绒球。病灶周围肺野清晰，无卫星病灶。CT值在中低等水平，显示为软组织密度，一般在164HU以下。

（2）肺良性结节基本表现：普通胸部X线片上表现为密度不均匀结节。CT扫描可见边缘清晰、光滑、锐利，有时可见少数切迹和分叶征，结节密度中等偏高，CT值常超过164HU。密度可表现

为均匀一致或不均匀状态，结节内有时可发现新月形小空洞、斑点状钙化、周围肺野清晰或偶有卫星病灶（图4-2-12）。

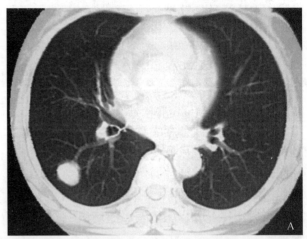

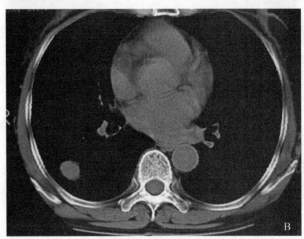

图 4-2-12 肺良性结节
A. 平扫CT肺窗；B. 平扫CT纵隔窗示右下肺结节，边缘光滑，密度均匀

3. 诊断与鉴别诊断 肺孤立性结节的诊断与鉴别诊断是临床经常遇到的难题之一，也是对影像工作者的一种挑战，特别是周围型支气管肺癌与肺结核球两者的鉴别诊断。

（1）肺结核球形病灶特点：①病灶部位多在中上肺野，以上叶尖后段和下叶背段病变最多见。②病灶密度较高，且多不均匀，有的病例可见新月形小空洞，或有斑点状钙化点。③边缘可不规整，但很少发现典型细小分叶征，有毛刺但比较粗长。④有的病例可见病变周围卫星病灶，更多见于病灶的肺门侧肺野。⑤接近胸壁的病灶可有胸膜粘连增厚，典型的胸膜尾征不多。⑥抗结核治疗有效或较长时间（一年半）随诊病变无变化。其他

支持结核病变诊断的有关临床资料，包括血沉加速，结核菌素试验阳性或午后潮热和盗汗等。

（2）周围型支气管肺癌特点：①发病人群多为中老年人。②病变密度中等偏低，一般多为软组织密度CT值。③普通X线片密度均匀，而体层和CT片则可发现小泡征和小结节状征。④边缘不规则，具有细小分叶征象和短细毛刺征象，外观呈桑葚状或绒球状。⑤一般无卫星病灶，很少有钙化，病灶邻近胸壁侧可见小片状浸润。⑥紧邻胸壁的病变具有胸膜皱缩征（胸膜尾征）。⑦随诊观察肺癌增长速度属于中等，一般炎症或出血在1个月内吸收，良性结节在1.5～2年长期不变，而肺癌在2～4个月内即可有明显增长。⑧支持肺癌的有关临床资料，包括胸闷憋气、胸痛、咳嗽、咳痰或痰中带有血丝，痰细胞学可发现肿瘤细胞等。

4. 随诊观察的时限

（1）普通X线表现倾向于炎性结节（球形肺炎），复查时间较短（2～3周），重复摄正侧位胸部X线片。

（2）普通X线与CT扫描考虑良性结节（结核球、错构瘤等）可能性大时，复查间隔时间较长，0.5～1年重复摄片。

（3）普通X线和CT均考虑肺癌可能，但又不除外良性病变，复查间隔时间：1个月左右摄常规胸部X线片，或2～3个月行胸部CT扫描。

（四）肺孤立性肿块

肺孤立性肿块（single pulmonary mass）是指肺内直径大于3cm的类圆形病变，它可以是许多疾病的基本病变，与肺孤立性结节比较，除病变大小不同外，其导致的病因和形态表现也不相同。主要病因是新生物性病变，而且恶性肿瘤居多（80%）。

1. 影像学表现 肺孤立性肿块是影像诊断的形态学描述，其呈类圆形软组织密度阴影，密度均匀，边界清晰，可有分叶征象，但与结节的分叶征象不同，不是细小分叶，而呈大弧形的分叶状态，也可见毛刺征象。某些肿块密度不均匀，有的可形成空洞。

2. 诊断与鉴别诊断

（1）肿块直径在3cm以上，肿块越大，恶性

肿瘤的可能性越大。肿块形态不规则，呈大弧度的分叶征象，并可见毛刺征象，恶性肿瘤中心坏死液化后可形成癌性空洞。

（2）肺门、纵隔可见多发淋巴结肿大，为淋巴转移征象，也可经血行转移到远处脏器，如出现骨破坏。

（3）患者人群多为中老年人，有的可有吸烟史。支气管肺癌是肿块性病变中最常见的疾病，如有空洞形成，则鳞状上皮细胞癌的可能性更大。

（4）肿块较大，密度均匀，边界光滑，生长速度稍慢者应考虑肺肉瘤的可能。

（5）若肿块内有较多钙化，呈爆米花状，较长时间随诊无明显变化，是肺内错构瘤表现。

（6）肿块边界不清，密度较低，具有较粗长毛刺，有时合并胸膜增厚，应考虑炎性假瘤或圆形肺不张。

（五）大支气管狭窄变形

大支气管是指段支气管以上的主支气管、叶支气管，可因各种疾病，主要是腔内堵塞引起管腔狭窄变形，从而产生一系列临床X线表现。大支气管狭窄变形疾病包括：①良性肿瘤，如支气管腔内乳头状瘤、错构瘤、软骨瘤、平滑肌瘤、腺瘤、混合瘤及神经纤维瘤等。②恶性肿瘤，如支气管肺癌、囊性腺样癌、类癌、黏液表皮样癌。③其他病变，如结核、炎症后瘢痕性狭窄、坏死性肉芽肿、黏液栓、淀粉样变性、结石、复发性多软骨炎等。

1. X线表现

（1）间接征象：肺不张和阻塞性肺炎。阻塞性肺炎有以下特点：吸收缓慢；同一叶、段反复发作炎症；伴有一定程度的肺体积缩小。阻塞性肺不张的特点是肺萎陷与肺门区占位病变同时存在。

（2）直接征象：在体层摄影和支气管造影中可见支气管病变有如下形态表现。管腔内异常软组织阴影呈息肉样充盈缺损；支气管壁不规则增厚，管腔呈环状或不规则狭窄变细；管腔完全梗阻，梗阻形态呈杯口状、锥形或鼠尾状；管腔呈外压性狭窄变细，管壁表面光滑，管腔外有软组织肿块。

2. 诊断与鉴别诊断 引起支气管狭窄变形的病变很多，诊断中最重要的是确定其良恶性。

（1）良性支气管狭窄特点：管腔内结节状阴影，表面光滑锐利。管腔病变与正常支气管壁之间

界限清晰，呈锐角征象。管腔外无异常表现，无软组织阴影。支气管管腔呈完全杯口状梗阻，管壁无增厚，附近无异常结节或肿块。支气管呈局限性环形狭窄，有扭曲变形，狭窄远侧可见支气管扩张征象。

（2）恶性支气管狭窄特点：支气管呈完全性锥形梗阻，形状不规则，局部伴有软组织肿块。支气管管腔呈不规则狭窄变形，局部僵硬，造影呈不规则充盈缺损，管腔外伴有结节或肿块。管腔呈偏心性不规则狭窄，表面不光滑，呈凹凸不平状，支气管壁有结节状肿块，与正常支气管壁之间界限不清，呈斜坡和钝角征象。

（六）两肺弥漫间质性病变

两肺弥漫间质性病变（diffuse interstitial lesion of lungs）是指肺泡壁、肺小叶间隔、肺血管和支气管周围的病变，包括水肿、细胞浸润和纤维组织增生。同时，可见呼吸性细支气管扩张及边缘的肺泡萎陷。基本 X 线表现为弥漫性间质浸润或纤维变。它不是一个独立的疾病，是多种病因引起的肺内表现。

1. 病因

（1）继发性肺间质性病变：这是一大组疾病，多为全身性疾病在肺部的表现，其中最常见的是免疫性疾病，如系统性红斑狼疮、类风湿关节炎、硬皮病、皮肌炎、结节性动脉周围炎、结节病、干燥综合征等。另外，还有吸入粉尘引起的尘肺、肺支气管感染性病变等。此外，慢性支气管炎、药物引起的化疗肺、组织细胞病 X、ARDS、血管免疫母细胞淋巴结病、过敏性肺炎等也是诱发肺间质疾病的病因之一。

（2）特发性肺间质纤维化：该病名称较多，如弥漫性肺间质纤维化、间质性肺炎、纤维化肺泡炎和 Hamman-Rich 综合征等，目前致病原因不明。

2. 基本病理改变 早期的病理改变以终末细支气管至肺组织的炎症过程为特点：肺泡壁增厚；肺泡腔内有成团单核细胞渗出；肺间质纤维组织增生；肺组织损坏性病变——蜂窝状肺（honeycombing lungs）。

3. X 线表现

（1）早期表现为肺纹理增重模糊，肺野呈毛玻璃状表现，以中下肺野最显著，也可表现为弥漫性斑片状阴影，肺萎缩表现不明显。

（2）间质性浸润和纤维变混合存在，具有上述表现的同时，出现纤维化，呈网状、结节状阴影。此外，还表现为轻度肺萎缩，如肋间隙轻度变窄，膈肌轻度升高。

（3）晚期表现以肺纤维变为主，呈各种粗细网状结节状阴影，并有多发肺大疱形成蜂窝状肺（图 4-2-13）。肺组织明显萎缩，肋间隙变窄，膈肌升高，常并发肺内继发感染和肺源性心脏病。

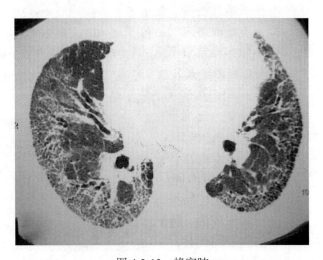

图 4-2-13　蜂窝肺
CT 肺窗，显示多个聚集、大小不等、壁厚且清晰的囊腔，多分布于胸膜下，小叶间隔增厚

4. 诊断与鉴别诊断 根据 X 线和 CT 表现诊断肺间质纤维变并不困难，然而，要做出病因学诊断并非易事。一方面，肺间质纤维变的病因多样、复杂；另一方面，影像学表现特异性不强，特别是晚期蜂窝肺阶段，很难诊断出原发性疾病，此时，即使病理学也只能诊断肺纤维变。因此，强调临床医师要从临床资料，以及疾病发展全过程进行综合分析判断。

（1）免疫性疾病：是一组疾病，临床表现为全身多个组织器官受累性疾病，肺部病变多出现在疾病中晚期，而且具有侵犯胸膜和心包的倾向，这一特点有助于其与结节病相鉴别。

（2）结节病：是一种非干酪样良性肉芽肿性疾病，胸部影像学表现特点是两肺门对称性淋巴结肿大，有的可合并纵隔淋巴结肿大。少数病例出现肺内间质性病变，且常在中晚期，此时肺门、纵隔淋巴结肿大开始缩小消退。因此，肺内弥漫性病变合并肺门淋巴结肿大有利于结节病的诊断。

（3）尘肺：具有接尘作业工人职业史，两肺多发弥漫性网状、结节状影。尘肺结节比较明显，并可以融合成团块。合并淋巴结肿大者可见蛋壳状钙化。尘肺从肺底部开始，常伴有胸膜和心包的增厚粘连，典型描述为"蓬发状心"。

（4）亚急性或慢性血型播散型肺结核：双肺弥漫性散在小结节，或钙化合并纤维变，临床上有结核病症状，纤维化病变分布以中上肺野为主。

（5）细支气管肺泡癌：少数肺泡癌病例表现为弥漫性间质性病变。癌细胞沿肺泡壁和间质匍匐生长，不造成终末气腔实变，痰细胞学检查阳性率也不如弥漫结节型或肺炎型高，诊断相当困难，需从病程和临床X线表现综合分析判断。

（6）组织细胞病X：是少见的全身性疾病，病理学以网状内皮细胞增生为主。临床表现有突眼、尿崩症、颅骨缺损，肺内出现弥漫性网状结节影，诊断即可成立。

5. 特发性疾病 间质性肺炎（UIP）是蜂窝状肺的常见病因。初始损害发生在肺泡壁，导致渗出液进入肺泡腔内。肺泡内液体很快被单核细胞和淋巴细胞浸润代替，肺泡上皮增生，新生的上皮延伸覆盖肺泡，渗出的凝集块嵌入肺间质，导致纤维性肺泡炎。病变表现为斑片状实变阴影。在一至数周内活化产生胶原、纤维化，表现为网状结节状影、纤维组织收缩、肺泡壁变形，最后被破坏，形成肺大疱，发展为蜂窝状肺。肺容量缩小，高分辨率CT能够发现早期轻微病变。

另外，脱屑性间质性肺炎、结节性硬化、淋巴管平滑肌瘤病和神经纤维瘤病等也是蜂窝状肺罕见病因之一。

五、肺门、纵隔肿块

肺门、纵隔是胸内器官的重要部分，其病变在X线片上表现为纵隔增宽。由于肺门、纵隔内部密度对比度差，传统X线检查有很大限度，胸部CT和MRI对肺门、纵隔的检查具有很高软组织密度分辨率，能够发现微小病变，并且能鉴别囊性、实性肿块和血管异常，进一步提高了纵隔肺门影像学检查效果。

（一）肺门影增大

肺门是肺与纵隔的连接部分，影像上主要由肺动脉和上肺静脉干构成。两侧的下肺静脉在较低的部位进入左心房，因此不参与影像上肺门的构成。两侧主支气管，右侧中间段支气管和部分叶支气管，在胸部X线片上（高千伏投照）也能显示。CT和MRI可更清晰地显示气管与血管的关系，但正常的淋巴结和神经难以显示。正常状态下，左肺门高于右肺门1.5～2.0cm。老年人，特别是肺气肿患者，左肺动脉呈弓形类圆形阴影，不要误诊为肺门肿块。右侧中间段支气管是提示右肺门的重要标志，而且测量右下肺动脉横径的定点应在其外侧壁，这对于肺动脉高压的诊断具有重要意义。

1. 肺门增大的病因

（1）血管性肺门影增大：多为双侧性肺门影增大，以肺循环高压为主。例如：①从左向右分流的先天性心脏病——动脉导管未闭、房室间隔缺损等；②肺源性心脏病——慢性支气管炎、肺气肿、尘肺、肺梗死及肺间质纤维变等；③左心衰竭——二尖瓣病变、左心房黏液瘤等。

（2）肺门区实性肿块：最常见，可以是单侧的，或是双侧性的肺门影增大。主要包括以下4种。

1）肿瘤性肺门肿块：最常见的病因是原发性支气管肺癌，其次为恶性淋巴瘤、血液病或转移瘤等。

2）感染性淋巴结肿大：单侧以淋巴结核最为常见，双侧则呈两侧不对称。另外，真菌和病毒感染也可导致肺门淋巴结肿大。

3）免疫性疾病：最常见为结节病，两侧对称性淋巴结肿大为其特点，如血管免疫母细胞性淋巴结病。

4）其他：职业病，如尘肺等。

2. 肺门增大的影像学表现

（1）血管性肺门影增大：是肺循环高压所致的肺血管异常。①中心肺动脉扩张、肺动脉段膨突和肺门血管增粗，肺周围血管反而纤细，表现为右下肺动脉截断征象。②间质性和（或）肺泡性肺水肿，表现为间隔线和（或）两侧肺门旁实变。③肺源性心脏病，如肺间质纤维变或肺气肿、右心室增大。④左向右分流先天性心脏病,肺血增多,表现为肺充血,影像学检查可见肺门舞蹈征象。

(2)非血管性肺门影增大:肺门区血管外实质性结节状肿块,表现为肺门区阴影密度增高,正常肺门形态消失代之以结节状肿块,呈分叶状,以单侧多见,也可以见于双侧,可伴有支气管受压移位和狭窄变形,如右侧中间段支气管位置和形态改变。有的病例中肿大的淋巴结可出现致密钙化斑。偶尔肺野内显示局限性或弥漫性肺内病变(局限斑块、结节、肿块和网状结节状影)。

3. 诊断与鉴别诊断 影像学检查发现肺门增大并不困难,但是诊断上有两点困难:①淋巴结肿大与正常或异常血管的鉴别诊断有时比较困难,增强 CT 扫描或 MRI 检查有利于血管和肿大淋巴结的鉴别。②实质性肺门肿块的病因学诊断在某些病例中并不容易。因此,临床医师必须认真仔细观察,全面系统分析,综合所有临床资料进行判断。

(1)单侧肺门增大最常见的病因之一是支气管肺癌。周围型肺癌并发肺门淋巴结转移表现为同侧肺门区结节状肿块,易于诊断。但是,小细胞肺癌的肺内原发灶很小,普通 X 线片未见肺野异常,但肺门区和纵隔内多发淋巴结肿大,有时会被误诊为淋巴系恶性肿瘤。CT 扫描可发现隐蔽的肺内小原发性肺癌、中心型支气管肺癌。通常普通 X 线片首先发现肺门结节状肿块,气管分叉正位体层和后斜位体层显示相应支气管狭窄变形,容易确定诊断。少数单纯向气管管腔外生长的支气管肺癌,有时诊断比较困难。

(2)肺门淋巴结核:肺内有局限性结核病变,合并同侧肺门淋巴结肿大,若为青年患者,最常见支气管淋巴结核,也有表现为单纯性肺门淋巴结肿大,而无肺内结核病变。在中老年患者中,诊断结核比较困难,如果 CT 和支气管镜检查均未发现支气管异常,临床上又排除了肺癌,可考虑试验性抗结核治疗和观察随诊。

(3)结节病:以双侧肺门对称性淋巴结肿大为特点。青壮年无明显自觉症状,当肿大的肺门淋巴结缩小,边缘变得模糊不清时,肺野内出现弥漫性网状结节状影,此时肺门淋巴结形成典型的蛋壳样钙化,此外,还可有纵隔淋巴结肿大。

(二)纵隔肿块

纵隔是胸部的中间部分,在 X 线片上形成中央阴影,纵隔内含有许多重要的组织器官,如气管、支气管、心脏、大血管、淋巴系统、食管和神经等。纵隔的影像解剖分区对临床非常重要,分区方法很多,被多数学者采用且简单实用的是三分区法:①前纵隔是心脏大血管前缘至胸骨的狭长三角区,内含胸腺和少数淋巴组织。②中纵隔是气管、心脏大血管、肺门所占据的区域,内含丰富的淋巴组织。③后纵隔是气管后壁即食管前壁和心后缘连线以后的区域,包括食管、降主动脉、神经和少数淋巴组织。

1. 纵隔肿块的病因

(1)前纵隔:包括胸内甲状腺肿、胸腺肿瘤、畸胎类肿瘤、心包囊肿、心包脂肪垫和脂肪瘤。

(2)中纵隔:各种原因引起的淋巴结肿大(结核病、结节病、转移瘤等),淋巴系肿瘤(淋巴肉瘤、霍奇金淋巴瘤、网织细胞肉瘤)、血液病、免疫病等。

(3)后纵隔:各种神经源性肿瘤、食管癌、降主动脉瘤、脊柱结核寒性脓肿、膈疝等。

2. 影像检查方法选择

(1)普通胸部 X 线片正侧位片(高千伏投照技术)。

(2)胸部 X 线体层摄影(现已经不用)。

(3)胸部普通 CT 扫描和螺旋 CT 扫描、胸部增强 CT 等。

(4)胸部 MRI 检查。

影像学检查选择的基本原则是患者诊断和治疗的需求,由简入繁的检查顺序。

3. 影像学表现

(1)纵隔阴影增宽:普通胸部 X 线片示单侧或双侧纵隔胸膜推挤移位征象。因为肿块被纵隔胸膜覆盖,因此与肺野之间的界面光滑锐利,此为纵隔内肿瘤的重要指征。

(2)CT 扫描:CT 显示肿块密度有重要价值,可明确为实性、囊性或脂肪性肿块,或显示高密度骨化、钙化和牙齿等征象,有助于肿块定性诊断。

(3)MRI 检查:脂肪性肿块呈短 T_1 和短 T_2,

表现为浅白色。囊肿呈长 T_1 信号（深黑色区）和长 T_2 信号（亮白色区）。实性肿块为中等程度的 T_1 和 T_2（灰色区）。血管和血管性肿块由于流空效应，呈无信号的黑色区。

（4）肿块边缘：影像学检查可以显示肿块边缘光滑锐利，清楚或不清楚，附近气管有无受压变形、移位和腐蚀等现象。另外，还可显示远处转移征象，如骨破坏等。

4. 诊断与鉴别诊断

（1）肿块定位：肿块是否在纵隔之内，或者肿块是否起源于纵隔内组织器官。在这方面，纵隔胸膜的位置与形态是鉴别诊断的基本依据。纵隔胸膜向肺野侧移位，肿块的表面光滑锐利，而且纵隔胸膜反折处呈钝角征象，这些都是纵隔肿块的典型表现。贴近纵隔的肺内肿块则表现为纵隔胸膜向纵隔内移位，甚至前连合线向对侧移位，肿块表面粗糙不平且有分叶，肺内肿块与纵隔的接触面和纵隔肿块恰好相反，呈锐角征象。

（2）肿块在纵隔分区的位置：与肿块的定性诊断具有重要关系。例如，前纵隔心脏大血管交界处前方以胸腺瘤最常见，其次为畸胎类肿瘤，中纵隔区以淋巴结肿大和淋巴源性肿瘤最常见，后纵隔区则以神经源性肿瘤最常见。

（3）良性、恶性的鉴别是重要的诊断内容。

恶性肿瘤的影像学表现：①广泛巨大的纵隔肿块，向纵隔两侧及前后扩展，甚至合并肺门区肿块，侧位胸部 X 线片上肿块边缘模糊不清，以淋巴系恶性肿瘤的可能性最大。②前纵隔肿块，合并胸膜多发结节和胸腔积液，为侵袭性胸膜瘤表现。③随诊中肿块近期增长较快，或出现远处转移。④上腔静脉明显受压变形，呈不规则狭窄，临床上有上腔静脉梗阻综合征。

良性肿瘤的影像学表现：①密度均匀、边界清楚的纵隔内小肿块。②囊性肿块，CT 表现为低密度，MRI 表现为长 T_1 和长 T_2 信号。③脂肪性肿块，CT 表现为更低的密度，MRI 表现为短 T_1 和短 T_2。④临床上无症状，随诊观察较长时间，肿块大小不变。⑤后纵隔肿瘤呈圆形或椭圆形，附近肋骨或椎骨呈受压变形，有骨质硬化现象（图 4-2-14）。

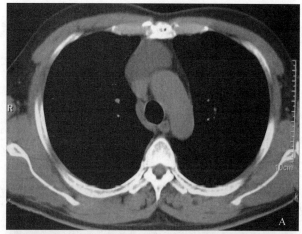

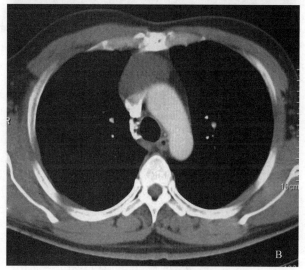

图 4-2-14 胸腺囊肿

A. 平扫 CT 纵隔窗示前纵隔囊性肿块，边缘清晰光滑；B. 增强 CT 示肿块无强化

（宋 伟 严洪珍）

第三节　胸部疾病的超声检查

以往认为，胸部骨性结构较多，前有胸骨，后有胸椎，两侧为肺组织，超声波或被吸收衰减，或被反向推回而难以穿透，所以超声检查不适用于胸部疾病，临床多采用放射线或 CT 检查。虽然近几年陆续有纵隔超声检查的报道，但它仍是一种探索性的研究，临床应用依然较少。在胸部疾病诊治中，超声检查主要应用于纵隔疾病的诊断。

一、仪　器

纵隔前有胸骨遮挡，两侧又有肺内气体所阻，可透过超声波束的窗口很小，以采用凸阵弧形探头或扇形探头为宜，而食管超声探头能置入食管内，从而获得较全面、完整和更满意的图像，目前已广泛应用于食管疾病和心脏疾病的诊断。

二、正常纵隔声像图

正常纵隔除胸骨和肺组织强回声外，常可显示大血管和心脏的图像。在右胸上部沿胸骨缘斜向内侧探测时，可显示部分上腔静脉和无名静脉声像图，在左胸上部可显示主动脉弓声像图。

胸腺由左右两叶组成，呈扁平锥体形，表面有纤维被膜，位于前纵隔上部，胸骨后方，气管及大血管的前方。胸腺在青春期后逐渐萎缩，所以正常成人的胸腺萎缩体积缩小，完全为胸骨所遮挡，超声无法显示。在婴儿期，偶尔也在儿童期，可有一叶或两叶胸腺增大，因而可在胸骨两侧显示胸腺呈境界清楚、有包膜回声的均匀低回声区。

三、常见纵隔囊肿的诊断

1. 胸内甲状腺囊肿　病变位于前上纵隔入口处，常由增大的颈部甲状腺肿向下坠落、延伸至胸骨后方。声像图表现类似于颈部甲状腺囊肿，呈圆形或类圆形无回声区，一般体积较小。

2. 胸腺囊肿　病变位于前上纵隔下部胸腺区，多发生在年轻人中，但不常见。声像图表现呈圆形或椭圆形，轮廓清晰，边缘平滑整齐，境界清晰。包膜线不明显。内部呈无回声区，有时可为多房性，有侧壁声影，远侧回声增强明显。超声波诊断并不困难，但有时与淋巴管囊肿不易区别。

3. 囊性淋巴管瘤　也称淋巴囊肿、囊状水瘤。临床较少见，是多发生于儿童期的良性疾病。囊肿内容物为乳白色淋巴液或淡黄色液体。超声探测时，常发现在前纵隔的上、中部，少数可位于前纵隔的下部或中纵隔。声像图表现为单房性者多呈圆形或椭圆形无回声区，轮廓线清晰，境界明显，边缘光滑整齐，可有侧壁声影，远侧回声增强明显。

此病常需与胸内甲状腺囊肿相鉴别，甲状腺囊肿位于前上纵隔近胸腔入口处，与颈部甲状腺相连；而淋巴囊肿位置较低，在前上纵隔的上中部或下部。多房性者呈分叶状轮廓，内部回声呈多房性无回声区，房内间隔较规则。海绵状者形态多不规则，境界模糊。内部回声多而杂乱，可有线条状增高回声与形状不一的无回声小区，类似蜂窝状结构，有的类似海绵状血管瘤的声像图表现。

4. 纵隔内动脉瘤　较少见，一般发生于胸主动脉或无名动脉，超声检查可在右前纵隔处发现。声像图显示为境界清晰、轮廓整齐的无回声区；动脉瘤壁清晰，回声较高，前后壁整齐，呈半弧形向外隆起，两侧端则与正常动脉连接交通。动脉瘤有与心脏一致的规律性搏动。彩色多普勒超声检查显示动脉瘤呈一搏动的彩色图像，有涡流，可听到和记录到动脉的频谱。

5. 心包囊肿、支气管囊肿及食管囊肿　均较少见。心包囊肿为附着于心包的薄壁囊肿，随心脏搏动而有同步移动，为传导性搏动。绝大多数心包囊肿为单房性液性囊肿。纵隔支气管囊肿常位于中纵隔的上中部或胸腔内任何部位，多为单房性。食管囊肿是肠源性囊肿的一种，一般见于后纵隔食管附近。声像图表现为圆形或椭圆形无回声区，轮廓清晰，内壁光滑整齐。对于这些囊肿的确切鉴别，单纯依靠超声检查常难以区分。

四、常见前纵隔肿瘤的诊断

常见的前上纵隔肿瘤有胸骨后甲状腺、胸腺肿瘤、生殖细胞肿瘤，以及少见的甲状旁腺及其来源的肿瘤、异位甲状腺肿瘤。前下纵隔肿瘤最常见的为心包囊肿。中纵隔肿瘤常见的为来源于脂肪组织和淋巴组织的肿瘤、淋巴瘤支气管囊肿和食管囊肿。后纵隔内绝大多数为神经源性肿瘤，如神经鞘瘤、神经纤维瘤、神经母细胞瘤、神经节细胞瘤、嗜铬细胞瘤、化学感受器瘤等。由于各个医疗中心收集的病例和统计学方法的不统一性，因此各个部位、各种类型的纵隔肿瘤发生率并不相同，据较大数组统计学结果显示，成年患者发生在前上纵隔的肿瘤占54%，发生在中纵隔者占20%，发生在后纵隔者占26%。纵隔肿瘤以良性者居多，约占3/4，恶性约占1/4。在所有的纵隔肿瘤中，神经源性肿瘤最多见，其次为胸腺肿瘤和生殖细胞肿瘤，其他依次为恶性淋巴瘤、支气管囊肿、心包囊肿和胸内甲状腺肿瘤。

1. 胸内甲状腺肿瘤声像图 胸内甲状腺肿瘤除少数来自迷走甲状腺外，大多数为颈部甲状腺肿大或甲状腺肿瘤向胸骨后延伸所致，这种病变可以通过超声显像进行观察。胸内甲状腺肿瘤的超声图像表现与颈部甲状腺肿瘤一致。常见的疾病有甲状腺肿、甲状腺囊肿、甲状腺腺瘤和恶性甲状腺肿瘤。在声像图上，甲状腺肿表现为胸内甲状腺体积呈均匀性或稍不均匀性增大，肿大的甲状腺是颈部甲状腺图像的延续。甲状腺囊肿则呈现边界明显、有包膜围绕的无回声区，远侧回声可有增强现象。甲状腺腺瘤在切面声像图上略呈圆形，有时可为分叶状，向纵隔一侧突出，肿块边缘尚清晰，内部呈低回声，远侧回声无明显增强现象。甲状腺恶性肿瘤的形态常不规则，境界模糊，内部回声强弱不一，分布不均匀。彩色多普勒超声检查可见甲状腺肿大，血流有一定程度改变，甲状腺腺瘤内部血流：①呈点状血流，分布稀少。②呈粗大点状或短线状血流，分布也稀少。③呈点状或短线状血流增多，分布散在、不均。④周边常有血流包绕，呈环状或半环状，以静脉为主，并有小分支进入病变内。甲状腺恶性肿瘤可见病变周边无明显包膜，境界不清晰，彩色多普勒检查肿瘤内部血流丰富，血流的分布、走向均不规则，常可探及收缩期高速动脉性频谱及湍流频谱，流速明显增高，常高于70cm/s，但阻力指数可较低也可增高，常大于6.5。此外，常可探及颈部（一侧或双侧）、气管旁淋巴结增大，内部呈弱－低回声，有时也可见部分无回声区，需注意检查气管旁淋巴结有无肿大，如有气管旁肿大淋巴结，其声像图表现类似颈部转移淋巴结，有助于对本病的诊断和鉴别诊断。

2. 胸腺肿瘤声像图 胸腺为一中枢性淋巴器官，位于前上纵隔心包膜反折的上方，呈锥形，其顶端即为胸内甲状腺所在部位。外观呈淡红色或淡黄色脂肪样组织。

（1）胸腺增生声像图：胸腺增生诊断不是根据腺体的体积和重量，而是必须根据组织学检查，因胸腺在不同年龄重量段中不一致。胸腺增生多见于重症肌无力、甲状腺功能亢进、艾迪生病等。

声像图表现为在胸骨一侧或两侧有境界清晰的均匀弱回声区，分布较均匀，病变不随呼吸运动而改变。

（2）胸腺瘤声像图：胸腺来源的肿瘤为成年人最常见的纵隔肿瘤之一，占原发性纵隔肿瘤的1/5～1/4，男女发病率相等，可发生于任何年龄，其中胸腺良性肿瘤约占30%。临床上常合并有重症肌无力，可有胸痛、咳嗽、胸闷和气短等症状。肿瘤多在常规胸部X线检查时发现。良性胸腺瘤声像图表现多呈圆形和椭圆形，有时也可呈分叶状，轮廓整齐，境界较清晰，常可见明显的包膜回声。内部回声偏低，多呈弱回声或低回声，分布较均匀；有时可见小片无回声区，也可见有粗大钙化强回声，伴声影，远侧回声多无明显改变。恶性胸腺瘤约占胸腺肿瘤的30%，其余40%为潜在或低度恶性。声像图表现为不规则形，包膜回声消失或呈断续现象，边缘不规则、不整齐，境界尚清晰，内部回声强弱不一，分布也不均匀，远侧回声可略减弱，常可探及与胸腔积液相应的无回声区。彩色多普勒超声检查发现，胸腺肿瘤常见血流增多，有的较丰富，良性肿瘤多以静脉血流为主，恶性肿瘤血流分布走向紊乱，高速搏动性动脉血流较多，这有助于良恶性的鉴别诊断。

3. 畸胎瘤声像图 目前WHO将畸胎类肿瘤划分在生殖细胞肿瘤范畴之内，既往将畸胎瘤单独列出，它可分为两类，即囊性畸胎瘤和实性畸胎瘤。畸胎瘤较常见，有学者统计它仅次于神经组织来源的肿瘤，大多位于前纵隔近心包底部，偶见于后纵隔。畸胎瘤生长缓慢，以20～40岁者多见。患者常见症状有胸闷、胸痛、咳嗽和气促等。

囊性畸胎瘤（包括皮样囊肿）包含外胚层及中胚层来源的组织，囊壁为纤维性组织，常可有钙化。囊内容物为黄褐色液体，混有皮脂、胆固醇结晶及毛发、平滑肌、软骨和骨等。声像图上肿瘤切面略呈圆形和椭圆形，偶也见分叶状，边缘清晰、光滑整齐，包膜完整，向纵隔一侧突出。内部呈无回声区和微弱低回声，或成堆较强回声。肿瘤通常呈单房性，也可为双房性或多房性。远侧回声常增强，部分可有侧壁声影，并呈蝌蚪尾征。当有囊壁钙化或有骨组织时，则呈强回声伴明显声影。

实性畸胎瘤来自三种胚层的各种组织，内部除含有皮脂样液体外，可有汗腺、毛囊、毛发、横纹肌、平滑肌、骨、软骨、牙齿和淋巴样组织等。实性畸胎瘤恶性变的倾向性较大。声像图上，肿瘤区有大小不等的低回声区、不规则团块状较强回声及伴有声影的强回声区。若有形态较规则的低至中回声区，常提示有肌肉和脂肪组织。有时也可见到多个大小不一的无回声区。

4. 精原细胞瘤声像图　纵隔精原细胞瘤属于生殖细胞肿瘤，多见于中青年男性。原发性纵隔精原细胞瘤多发生于胸腺附近，常易被误认为胸腺瘤。精原细胞瘤常呈实质无包膜肿瘤，内部常见出血，少见囊性变。声像图表现呈低-中回声，境界清晰。内部回声分布欠均匀，也可呈均匀或完全不均匀，有时可见出血或囊性变引起的小片弱回声区或无回声区。彩色多普勒超声检查见血流明显增多。继发性精原细胞瘤则为原发于睾丸精原细胞瘤的纵隔转移，当有罹患本病病史时，除探测纵隔病变外，应在腹部沿腰椎两侧探测有无呈弱-中回声的肿大淋巴结，同时应探测睾丸及阴囊。

5. 脂肪瘤声像图　纵隔脂肪瘤少见，多发生于前纵隔。声像图表现病变呈低回声，内有细线状回声及小片状中回声，分布均匀。病变大者可呈分叶状，有纤细包膜回声。

五、常见中纵隔肿瘤的诊断

（一）恶性淋巴瘤声像图

原发于纵隔的恶性淋巴瘤少见，常是全身性恶性淋巴瘤病变在纵隔内的表现，以非霍奇金淋巴瘤为主。肿瘤生长迅速，质软常融合成块。非霍奇金淋巴瘤主要发生在中纵隔，较大时可累及前纵隔，后纵隔很少。原发于纵隔的霍奇金淋巴瘤多见于儿童和青年女性，常为结节硬化型。霍奇金淋巴瘤也可累及胸腺，或局限于胸腺而不累及纵隔（为胸腺霍奇金淋巴瘤）。病变内有纤维组织分隔的肿瘤结节。临床症状主要为发热、消瘦、盗汗、表浅淋巴结肿大或伴有肝脾大。纵隔肿块增大迅速压迫周围组织时，可引起胸闷、气急、呼吸困难等气管受压症状及上腔静脉压迫综合征，有时可伴有胸腔积液或心包积液。

霍奇金淋巴瘤或非霍奇金淋巴瘤在声像图上的表现基本相似，均以弱回声为主，有时也可呈无回声或低回声，声像图的表现与病期密切相关。早期淋巴结较小时，因其位于肺门气管或支气管周围，受到肺组织内气体的影响，超声难以穿透而无法显示。随着病程进展，肿块增大，中纵隔增宽时，常在气管两侧可探及病变的部分图像。当淋巴结明显肿大或融合成团块时，图像显示清晰且典型。在纵横切面图上，肿块呈圆形、椭圆形、分叶状或不规则形，轮廓清晰，可呈波浪状。内部为分布均匀的微弱回声或无回声区，少数可呈低回声区，多无侧壁声影；远侧回声可稍有增强。若并发胸腔积液或心包积液，可于相应部位探测到积液的无回声区。若在声像图上发现病变内部回声较强或分布不均匀时，常提示可能是网状细胞肉瘤。彩色多普勒超声检查，病变周边及病变内部血流较丰富，并可测及搏动性高速动脉血流。

（二）淋巴结结核声像图

纵隔淋巴结结核多见于儿童和青年，患者常伴有肺结核病史。声像图特征为病变区略呈圆形、椭圆形或结节形，轮廓清晰、整齐，大多位于右上纵隔气管及上腔静脉旁。内部回声较低，越接近中间部分回声越微弱，远侧回声可稍有增强。若发现有较强回声，并伴有声影，常提示存在钙化灶，诊断较为肯定，此有助于与恶性淋巴瘤相鉴别。

（三）纵隔巨大淋巴结增生声像图

纵隔巨大淋巴结增生又称血管滤泡性错构瘤，或血管性淋巴样错构瘤、Castleman 病，是一种好发于纵隔的良性病变，其原因不明，可能是自身免疫性疾病。患者常无症状。病变多发生在纵隔淋巴结处，也可发生在无淋巴部位，如颈部、腋窝、肩部软组织、腹部等处，发生于纵隔者，受累淋巴结常沿气管和支气管分布，以中纵隔及肺门处淋巴结多见。声像图表现常呈单个圆形病变，包膜完整清晰，内部回声呈均匀的弱-低回声，分布均匀，如为多个病变融合而成巨块，轮廓可呈不规则分叶状，内部回声以低-弱为主，还有低-中回声不完整间隔。从声像图上，单发者不易与恶性纤维组织细胞瘤相鉴别；融合者较难与恶性淋巴瘤相鉴别；若内部见有钙化的点状强回声或高回声并伴声影时，需注意与淋巴结结核相鉴别。

（四）纵隔淋巴结转移性癌声像图

转移到纵隔的恶性肿瘤，在临床上和X线表现方面都与原发性纵隔恶性肿瘤相似。身体其他部位的恶性肿瘤，如支气管肺癌、乳腺癌，以及来自甲状腺、鼻咽、肾、前列腺、睾丸等的恶性肿瘤均可转移到纵隔淋巴结，食管、气管、胸膜等的恶性肿瘤可直接浸润至纵隔。较小、较深的纵隔内淋巴结转移灶，难以通过超声显示。较大的淋巴结转移灶常呈类圆形或不规则形，轮廓模糊、不整齐。视原发病灶的内部回声不同而有一定差异，可呈无回声、弱回声、低回声、强弱不一回声，分布不均匀，远侧回声多不增强。对原发性恶性肿瘤患者，超声检查发现纵隔有上述声像图表现时，诊断并不困难。

六、常见后纵隔肿瘤的诊断

后纵隔肿瘤中最常见的是神经源性肿瘤，其发生率占纵隔肿瘤近30%。主要是来自外周神经系统的神经鞘肿瘤和交感神经系统的肿瘤，绝大多数神经源性肿瘤发生在后纵隔脊柱旁沟的神经组织。有的纵隔神经源性肿瘤可伴有其他部位的多发性神经纤维瘤，为弥漫性神经纤维瘤病。后纵隔神经源性肿瘤的类型常与发病年龄有关，1岁以内儿童好发神经母细胞瘤，10岁以下儿童好发神经节细胞瘤，20岁以上成年人更多的是神经鞘肿瘤。

1. 神经母细胞瘤声像图 肿瘤来自交感神经系统。儿童多见，恶性程度高。肿瘤常巨大，质地实性而偏软，无包膜，呈浸润性生长，切面呈黄色或黄褐色，有明显的坏死、出血及钙盐沉着。声像图表现为较大肿瘤，可在胸骨两侧探测到，形状不规则，边缘不平整，境界清晰，无包膜回声，内部呈低－中回声，分布欠均匀，常可见小片形态不规则低－弱回声，偶见无回声区，也可见到钙化的粗大强回声，伴声影。彩色多普勒超声检查示肿瘤内血流较少，但较粗短，且可探及动脉型血流。

2. 神经节细胞瘤声像图 多见于青少年和成年人，为交感神经系统肿瘤中最常见的良性肿瘤，位于后纵隔。肿瘤包膜完整光滑，切面呈灰白色或灰黄色，呈交织状纤维结构，间有囊性变及脂肪变，坏死少见。声像图显示病变区呈低－中回声，分布欠均匀。肿瘤有完整包膜回声，境界清晰，内部有时可见小片状弱回声区。彩色多普勒超声检查示病变内外血流稀少。

3. 神经纤维瘤声像图 神经纤维瘤来自于外周神经的外膜、束膜和神经束小隔等结缔组织，有的肿瘤生长很大，切面呈漩涡状，色白而发亮，较少变性。肿瘤可单发，也可为弥漫性神经纤维瘤病的一部分。声像图显示瘤多呈圆形、椭圆形或分叶状，巨大者也可呈不规则形。肿瘤边缘清晰，轮廓光滑整齐，无完整的包膜回声，内部低－中回声，分布均匀，后壁及远侧回声略有增强。彩色多普勒超声检查示血流稀少而散在，主要为静脉型血流。超声显像诊断本病并不困难。

4. 神经鞘瘤声像图 神经鞘瘤是最多见的后纵隔肿瘤，起源于外周神经的施万细胞。肿瘤大小不一，切面呈灰白色漩涡状，间有不规则黄色坏死区，可有出血和囊性变，少数可有大部分或完全囊性变，内含水样液体或胶冻样物。病变声像图表现为一侧性，呈圆形、椭圆形、分叶状或哑铃状，有球体感。肿瘤轮廓光滑、整齐，境界清晰，有明显而较厚的包膜回声。病变内部呈不均匀低－中回声，间有短线样回声及不规则片状无回声小区，有时可见单个或多个无回声区，其境界清晰、间隔整齐，但大小、形态不一，远侧回声增强不明显。

5. 恶性神经鞘瘤声像图 纵隔恶性神经鞘瘤少见，可以是新发生的，也可由神经纤维瘤恶变而来。肿瘤境界清晰，沿神经出现多个大小不等的肿块。切面呈明显漩涡状，灰色，有出血、坏死。声像图显示不肿瘤形态不规则，境界清晰，无包膜回声。内部呈低－中回声，分布不均匀，中间可见不规则形态的小片无回声区。彩色多普勒超声检查示病变内外血流稀少。

七、胸壁疾病的诊断

（1）超声检查：对胸壁脂肪瘤和胸壁脂肪肉瘤、纤维肉瘤的诊断有一定的特异性，除了判断肿瘤的囊性和实性外，对判断肿瘤内部血运也有价值。这些对于外科医师术前判断手术范围、设计手术入路，以及是否进入胸腔有很大帮助。

（2）开胸手术后胸腔积液的诊断：胸部手术拔除引流管后通常都有一定量的胸腔积液，临床中多以胸部 X 线片来判断，但积液较多需要穿刺处理时，常需要 B 超来帮助定位。由于 B 超的技术局限，且受操作者的手法、患者的体位等影响，有时患者实际胸腔积液量与 B 超所提示的积液量有很大差异。因此，任何时候都不要忘记物理检查的重要性，利用胸部叩诊可以补充辅助检查的不足。

八、临床应用价值和意义

实时超声探测胸部疾病，目前主要应用于前上纵隔肿块的诊断和鉴别诊断。上纵隔肿块常见的有胸腺瘤、胸腺囊肿、畸胎瘤，淋巴结结核和恶性淋巴瘤（淋巴肉瘤、霍奇金淋巴瘤和网状细胞肉瘤）等，X 线检查对这些病变的定性诊断尚有一定困难，而超声检查却能迅速地即时提供诊断依据，特别是较 X 线更容易鉴别肿块为液性或实性，为淋巴结结核和恶性淋巴瘤的鉴别提供可能的依据。后纵隔肿块绝大多数为神经源性肿瘤，X 线较超声诊断更具有特征性。超声检查由于受其前方肺组织气体的干扰，有时不易清晰地显示病变而导致漏诊。肺门旁淋巴结增大不明显时，超声通常难以显示，远不如 X 线诊断。但对稍大一些的肿瘤，超声检查能获得良好的图像，可帮助诊断和鉴别诊断。总之，影像学和超声检查结合更有助于纵隔病变的鉴别诊断，提高诊断的准确率。

临床应用超声诊断时，有几点需要注意。胸骨后甲状腺肿通过胸骨上窝进行探测，能明确提示其与颈部甲状腺的关系。后纵隔下部较大的肿瘤，有时还可通过剑突下区进行斜切探测，以获得较完整和清晰的声像图。超声探测婴幼儿常显示纵隔增宽，常见的原因有淋巴管囊肿、胸腺瘤，也可以是正常的胸腺。超声实时成像检查容易显示儿童后纵隔肿瘤，了解肿块的物理特性，对婴幼儿也无损伤，因而较其他检查方法具有明显的优越性。

总之，应用超声实时成像法检查纵隔疾病，对诊断和鉴别诊断具有较大的实用价值，可以作为可疑纵隔肿瘤的一种诊断方法，也是对纵隔增宽或纵隔阴影进行鉴别诊断的方法。

实时超声成像检查对纵隔疾病的诊断作用和价值如上所述，近数十年来，更多的是通过超声内镜，包括超声食管镜、超声支气管镜对纵隔疾病进行诊断和鉴别诊断。在超声引导下进行穿刺活检已成为目前肿瘤细胞学和肿瘤组织学检查的重要手段。

当胸部 CT 怀疑纵隔病变或纵隔淋巴结肿大时，在超声引导下对其进行穿刺活检是一种安全、敏感、创伤小的操作。多项研究表明，超声内镜不仅能够确定病变的部位、范围和大小，而且对于直径小于 25mm 的病变也能获得 96% 的敏感度和 100% 的特异度，总的诊断准确率达 98%。目前临床应用超声内镜检查可以对食管癌、胃癌、胰腺、胆道系统疾病进行诊断分期，经超声内镜对隆突下淋巴结进行针吸活检，从而对支气管肺癌进行确切分期，判断外科手术切除的可能性，这些已有多例报道。有报道对于食管癌患者，经超声食管镜穿刺纵隔淋巴结，了解肿瘤有无转移，其敏感度为 83.3%，特异度为 88.2%，总的诊断准确性为 87.7%。对于触诊不确定的胸壁肿物，也可以在超声指引下进行肿物穿刺活检确定胸骨或肋骨有无病变。70% 的胸膜病变可经超声进行诊断，超声检查可以发现壁胸膜增厚，但脏胸膜多被含气的肺组织所遮挡，不容易看清。超声检查可以发现胸腔内积液或胸腔内血肿，只要胸腔内积存有 5ml 液体超声即可测出，这较胸部 X 线更为灵敏。同时还可以确定胸腔积液有无包裹、分隔。超声检查胸膜呈低回声结节状或息肉样，有助于诊断胸膜转移性肿瘤或胸膜间皮瘤。此外，超声检查还可以确定横膈的功能状态。二维彩色多普勒超声检查可用于纵隔肿瘤或肺周边型病变的定位并穿刺活检，特别是确定病变内的血流和血管结构，能有效帮助进行纵隔肿物的鉴别诊断。

对于超声检查，首先要明确声像图各种灰度的含义。液性结构在超声检查时为无回声暗区，实性结构为强弱不等的各种回声，钙化或含气性结构呈现极强回声并伴后方声影。

可以说，临床上胸外科医师需要应用超声检查的机会并不多，超声检查最多用于胸膜腔疾病的诊断，特别用于胸腔积液定位，帮助胸外科医师进行胸腔穿刺抽液，或胸腔置管引流。在诊断方面，如胸外伤患者超声检查发现胸腔内液体密度不均，提示可能胸腔积液浓度较高，其中红细胞含量较多，可能为血胸，并可能存在凝血块。对于胸腔积脓患者，应用超声检查可准确定位，确定脓腔是否存在分隔和形成多房性脓腔。

超声检查具有实时性、可多次重复检查的特点，可用于临床跟踪随诊，评估患者对于治疗的反应。便携式超声检查仪适用于卧床不能行动的患者，在床旁短时间内即能确定胸腔是否有积液、积液量多少、积液部位。对于严重胸部外伤或加强监护病房的重症患者，需要及时了解病情进展和即时处理。超声床旁定位后，即行胸腔穿刺，可及时了解胸腔积液的性质和特点。

超声检查的缺点：在胸外科应用的范围有限，除了胸膜疾病外，主要用于确定纵隔肿瘤是囊性还是实性，而胸部 CT 的普遍应用，明显减少了超声检查的机会。超声检查对于肺、食管、纵隔疾病的诊断作用不如其他影像学手段。临床医师应认识到，合理使用超声检查将会为工作带来有益的帮助。

第四节　胸部疾病的核素扫描检查

核医学成像系统又称放射性核素成像（RNI）系统，检测的信号是摄入机体内的放射性核素所发出的射线，图像信号反映放射性核素的浓度分布，显示形态学信息和功能信息。核医学成像与其他影像学成像具有本质的区别，其影像取决于脏器或组织的血流、细胞功能、细胞数量、代谢活性和排泄引流情况等因素，而不是组织的密度变化。它是一种功能性影像，影像的清晰度主要取决于脏器或组织的功能状态，由于病变过程中功能代谢的变化通常早于形态学改变，因此核医学成像也被认为是最具有早期诊断价值的检查手段之一。

一、全身骨扫描

全身骨扫描作为一种确认全身骨骼系统有无异常骨代谢灶的检查手段，广泛应用于胸外科临床，主要用于寻找恶性肿瘤的骨转移灶，以及某些胸骨或肋骨疾病的鉴别，为医师提供有关肺癌和胸腺肿瘤患者有无手术禁忌证的信息。^{99m}Tc-MDP 是目前使用较为普遍的骨显像标记物，临床应用经验表明，骨扫描发现骨转移癌比 X 线检测提早 3～6 个月。不过，外科医师必须将骨扫描结果与患者的临床症状相结合，才能识别真正的骨转移，筛除少数假阳性，从而使这部分患者不错失手术机会。

对于以单发胸骨或肋骨病变首诊的患者，全身骨扫描应作为术前常规检查，主要目的是通过骨扫描成像学特点来判断骨骼病损是成骨性破坏还是破骨性破坏，另外还可以发现全身其他处有无多发性病灶，以排除多发性骨髓瘤。多发性骨髓瘤属于血液病，无胸外科手术指征，如果有怀疑，可以进一步行血液学相关检查。

二、甲状腺核素扫描

异常甲状腺图像

（1）位置异常：如正常甲状腺部位见不到放射性分布，而在舌根、喉头或胸骨后有放射性浓集灶，在排除了有功能的甲状腺转移癌后，可确诊为异位甲状腺。

（2）大小及形态异常：甲状腺肿患者的核素显像常显示甲状腺增大，形态表现可正常或失去正常形态。

（3）放射性分布异常：是甲状腺显像的主要表现，根据甲状腺摄取 ^{131}I 或 $^{99m}TcO_4^-$ 功能的不同，将甲状腺结节分成四类：

1）"热"结节：结节聚集显像剂的能力高于正常甲状腺组织，显像呈浓聚影，而周围正常甲状腺组织的功能可受到抑制而使影像变淡。有时只显示结节浓集的影像，不见周围的甲状腺组织影像。"热"结节多见于功能自主性甲状腺腺瘤、结节性甲状腺肿的功能自主性结节。此外，先天性一叶甲状腺缺如伴另一叶不同程度的增生，气管前方未分叶的甲状腺，或两叶大小及厚度相差悬殊的正常甲状腺组织，以及重叠在腺体上的甲状腺温结节等都可表现出类似的图像。

因此，需对甲状腺"热"结节进行鉴别诊断。最简单的一种方法是做甲状腺素抑制试验，热结节不受促甲状腺素（TSH）的调节，当然也不能被体外甲状腺素所抑制，正常甲状腺组织受到抑制而不显影，因此在第 1 次显像后每天口服 T$_4$ 180mg，两周后重复显像，若第 2 次显像不被抑制则为功能自主性腺瘤。若结节摄取显像剂的功能受到抑制（即显像减淡），则为增生性结节或单纯性增生。另一种方法是 TSH 兴奋试验，即在第 1 次显像后，肌内注射 TSH 10U/d，3 ～ 5 天后进行第 2 次显像。此时，如果是功能自主性甲状腺腺瘤，除显示热结节外，同侧及对侧被抑制的甲状腺组织也被兴奋而显影；如仍呈"热"结节则为先天性一叶甲状腺缺如。一般来说，TSH 试验不常规应用，因为过量的 TSH 有时会表现为一过性甲状腺功能亢进，有时造成甲状腺疼痛、急性肿大，需要进行激素治疗。

2）"温"结节：结节聚集的显像剂与周围正常甲状腺组织相似，结节影像与周围正常甲状腺组织影像无明显差别。这种情况常见于功能正常的甲状腺实性腺瘤、结节性甲状腺肿、甲状腺炎和重叠于甲状腺表面的"冷"结节。

3）"冷"结节：结节无聚集显像剂的功能，图像上表现为结节部位放射性缺损区。其常见于甲状腺囊肿、腺瘤囊性变、大多数甲状腺癌和局部慢性淋巴细胞性甲状腺炎等。

4）"凉"结节：结节摄取显像剂的能力低于正常甲状腺组织，但较背景的放射性高。临床意义与"冷"结节相同。

颈部或胸骨后肿物的核素扫描显像可用于评估颈部或胸骨后肿物是否为有功能的甲状腺组织。尽管许多颈部肿物通过单独触诊就可以在临床上确定是否源于甲状腺，但有时则不能确定。临床对扪及的结节或 CT 与 MRI 发现的结节部位进行 ^{131}I 或 ^{99m}TcO$_4^-$ 显像，如有显像剂摄取，则表明肿物为有功能的甲状腺组织。放射性 ^{123}I 或 ^{131}I 显像识别胸骨后甲状腺的作用较 ^{99m}TcO$_4^-$ 显像好，主要因为 ^{99m}TcO$_4^-$ 与血清蛋白结合可能使胸骨后甲状腺与胸部主要血管影在图像上难以区分，因此前者显像的准确性较高。检查时必须做胸骨柄和锁骨的解剖标志，同时仔细比较胸部 X 线片和 CT 的影像学结果。

胸外科医师在发现胸骨后肿物时，通常会想到胸骨后甲状腺肿的诊断，但是在做手术前大多数人忽略了术前行甲状腺核素扫描。北京协和医院胸外科手术治疗的 63 例胸骨后甲状腺患者中，有 2 例最后的病理结果不是结节性甲状腺肿，而是甲状腺癌。若术前进行甲状腺核素扫描，也许能够发现类似"冷"结节等征象，术前提供可能为甲状腺癌的诊断。

三、甲状旁腺核素扫描

示踪剂量的 ^{201}TI 或 ^{99m}Tc-MIBI 能浓集于功能亢进的甲状旁腺组织，从而有助于临床判断是否为有功能的甲状旁腺病变。其机制可能与病变局部血流增加有关。甲状腺由于血管丰富可显影。用伽玛相机进行颈部显像可以显示甲状腺和某些甲状旁腺病变。当给予 ^{99m}TcO$_4^-$ 时，甲状腺可摄取，但不被甲状旁腺所摄取。因此，通过两次显像的电子匹配技术，将 ^{201}TI 显像减去 ^{99m}TcO$_4^-$ 的显像，即可获得甲状旁腺的影像。最近研究表明，尽管 ^{99m}Tc-MIBI 能同时被甲状旁腺功能亢进的组织和甲状腺所摄取，但是由于甲状腺组织对 ^{99m}Tc-MIBI 清除较快，而甲状旁腺功能亢进组织清除较慢，因此，可单独应用 ^{99m}Tc-MIBI 进行早期及延迟显像而获得甲状旁腺的影像。

人群中 10% 具有异位甲状旁腺，因此在甲状旁腺核素显像时，应当注意是否存在异位甲状旁腺的可能，以免漏诊。异位甲状旁腺多位于纵隔，显像时甲状腺部位不见甲状旁腺影像，而在纵隔区或异位处出现局部放射性浓集区。由于目前所用的显像剂也可被多种恶性肿瘤及其转移灶所摄取，分析结果时应注意排除胸部疾病或其他恶性病变的可能。

^{131}I-MIBG 显像在异位嗜铬细胞瘤处也可呈现异常的放射性浓集灶，远较其他检查方法准确、方便。

四、交感神经节细胞瘤和交感神经母细胞瘤诊断

目前，最常见应用 ^{131}I-MIBG 显像的指征是神经母细胞瘤的诊断。^{131}I-MIBG 显像具有较高的敏感度（90%）和特异度（100%），可用于这种高度恶性儿童肿瘤的分期。此外，^{131}I-MIBG 显

像也可用于无功能副神经节瘤、类癌、髓样甲状腺癌和胰岛细胞瘤等的诊断，这些肿瘤均可摄取 ^{131}I-MIBG。

（1）正常图像：正常的垂体、甲状腺、脾、肝，肾衰竭时的胆囊、肾、膀胱和胃肠道常可见显影，其他脏器一般无明显摄取。因此，远离这些器官的病灶很容易被识别。假阳性显像结果可能来自手术部位的肿瘤复发、肺部的放射线治疗和博莱霉素诱导的肺部改变等。此外，在季节性感冒或流行性感冒的病例中也可见暂时性的鼻部和肺门的摄取。

（2）异常图像：除上述正常部位所见的放射性浓集外，其他局部异常的放射性浓集区均应考虑为阳性病变。

副神经节瘤的阳性率为94%，同时约有1/3的患者可探测到其他部位的病灶。神经母细胞瘤和嗜铬细胞瘤的阳性率为87%，但是由于正常肾脏分泌显像剂作用，则有可能导致邻近肾脏肿瘤的漏诊。对于其他如小细胞肺癌、类癌及甲状腺髓样癌等疾病，奥曲肽（pentetreotide）显像也具有很高的敏感度，敏感度分别达100%、96%和71%。但是甲状腺和肝脏正常时即可摄取显像剂，这样影响了甲状腺髓样癌和肝脏转移癌的探测。

五、奥曲肽显像

胸部神经内分泌肿瘤临床少见，其中有一小部分是真正有内分泌功能的类癌或小细胞癌，它们可以分泌ACTH，使患者临床上出现库欣综合征（详见胸部异源性促肾上腺皮质激素分泌肿瘤）。很多患者从出现库欣综合征到确诊胸部肿瘤经历了漫长而艰辛的过程。困难之处在于临床医师找不到异位ACTH的来源。既往只能通过反复多次胸部X线或胸部CT进行随诊追踪。自从有了奥曲肽显像，尤其是有了 ^{111}In 标记的奥曲肽显像，可显露出某些隐性肿瘤的踪迹，如此缩短了相当部分异位分泌ACTH患者的确诊时间。

六、其他少见疾病的放射性核素扫描

在临床中常遇到某些纵隔内孤立或多发性结节患者，常因不能与淋巴瘤、淋巴结核或淋巴结转移癌进行确切鉴别而延误治疗。在结节病或淋巴瘤的鉴别诊断时，病理学通常要求获取到完整的淋巴结标本，而非穿刺细胞学标本，这就需要进行表浅结节活检或纵隔结节活检。^{67}Ga 对肺结节病的诊断有特殊价值，因为肉芽肿内活性巨噬细胞摄取 ^{67}Ga 明显增加，肺内结节病和肺门淋巴结的肉芽肿性病变可被 ^{67}Ga 所显示，此时使肺门呈现"八字影"和"熊猫脸"。

七、临床应用价值及局限性

骨显像是临床胸外科一种常用的检查手段，对判断胸部恶性肿瘤有无骨转移具有较大的帮助。骨显像确定骨转移常早于临床症状及影像学改变，一般认为骨显像异常早于临床症状3～6个月。需要强调的是，骨显像对骨转移诊断敏感度较高，但特异度较低，致使除骨转移外，骨折、结核、骨髓炎均可造成核素浓聚，某些老年人骨退行性变也可致核素浓聚。因此，在判断核素显像结果时应慎重，要结合临床症状，必要时重复检查或经影像学证实。

肺灌注/通气扫描作为一种经典的方法在肺栓塞及COPD的诊断中有重要的地位。随着新技术的开展，CT肺动脉造影作为诊断肺栓塞的金标准逐渐取代了肺灌注/通气扫描。肺减容手术前，肺灌注/通气扫描与高分辨率CT相结合能更好地反映病变的范围，为手术方式提供依据。单纯根据影像学尚不能完全确定需要切除的病变范围，结合肺灌注/通气扫描，切除氧合功能不良的"靶区"将改善通气血流比值，从而改善肺功能。

临床上遇到胸内有分泌功能的异位内分泌肿瘤，如上所述嗜铬细胞瘤、甲状旁腺腺瘤或异位ACTH肿瘤等，其确切定性诊断和定位诊断有一定困难，本章介绍的核医学检测方法对此有较大的帮助。对于这些疾病，经临床症状及生化检查进行定性诊断，结合核医学及影像学手段进行定位诊断，则可准确确定肿瘤及其位置，制定手术方案，完善术前准备和术后处理，获得有效准确的治疗。

第五节　正电子发射断层显像在胸外科的应用

一、概　　况

正电子发射断层显像（positron emission tomo- graphy，PET）是一种核医学显像的尖端技术，既具有核医学功能显像的优点，又具有发射的正电子核素（^{11}C、^{13}N、^{15}O、^{18}F 等）为人体组成固有元素的特性，因此能更准确地反映人体正常或病理状况下的生化过程，其一问世就引起医学界的关注，但由于价格高昂、技术复杂，20 世纪 70 ～ 80 年代主要用于研究，直至 90 年代才真正进入临床应用。PET 对于心、脑疾病及肿瘤的早期诊断、疗效评价和监测等方面的作用，很快被临床医师所肯定，尤其是在癌症患者中，PET 的应用得到迅猛发展，近年来更出现了世界性的"PET 热"。例如，1997 年美国有 73 个 PET 检查中心（配置有 PET 仪及回旋加速器），2001 年增至 108 个。杜克大学医学中心 1999 年 4 月至 2000 年 4 月接受 PET 检查的患者约 100 例 / 月，2000 年 4 月至 2001 年 4 月猛增至超过 200 例 / 月，原因是美国保健财务管理局（Health Care Financing Administration，HCFA）认定 PET 与其他解剖影像诊断不同，属于分子影像（molecular imaging）诊断，可以反映疾病的生物学特性，并依据专家们提供的大样本病例总结报告，采取了逐步扩大医疗保险支付癌症种类的范围，如 1998 年通过可支付"非小细胞肺癌"，1999 年增加了"淋巴瘤、黑色素瘤及结肠癌"复发的诊断，2000 年 12 月又扩大至 6 种肿瘤的诊断、分期与再分期，即非小细胞肺癌、食管癌、结直肠癌、淋巴瘤、黑色素瘤、脑瘤及头颈部肿瘤，2001 年 7 月又增加了乳腺癌。美国扩大对肿瘤患者 PET 检查的医保支付不仅促进了本国 PET 的应用，也影响到世界。据德国波恩 PET 中心的统计：1994 ～ 1998 年全身显像（主要为肿瘤）占 71%，脑显像占 21%，心脏显像占 8%，而 1998 年全身显像上升至 81%，脑及心脏显像各降至 15% 及 4%。我国 1998 ～ 1999 年建立了 7 个 PET 中心，2002 年已建 13 个。

肿瘤 PET 显像的适应证主要有下述几方面。

（1）肿瘤的早期诊断与分期：肿瘤的早期发现、良恶性鉴别及判断有无转移灶（分期），关系到治疗方案的选择和预后判断。PET 显像一次即可提供全身筛查，且敏感度高，美国最早批准的医保支付项目就是肺内单个结节的良恶性鉴别和肺癌分期，如今医疗条件好的地区已将 PET 全身显像列为肺癌术前常规。

根据 PET 显像提供的信息，可对原定治疗计划进行优化和调整，使患者得到合理的治疗，避免不必要的手术。2001 年美国加州大学洛杉矶分校（UCLA）发表的一篇关于恶性淋巴瘤患者临床分期和处理的文章分析，根据 ^{18}FDG PET 显像，44% 的患者改变了临床分期（21% 分期上升，23% 下降），62% 的患者改变了治疗方案。

（2）肿瘤治疗后对于残余病灶或复发的鉴别：手术或放疗造成了解剖组织结构的破坏，一般影像学诊断方法难以满足临床对残余病灶或复发鉴别的要求，PET 显像基于功能代谢的变化，则可以予以鉴别，代谢增高的肿瘤组织不同于低代谢的瘢痕或无代谢的坏死组织。治疗随访中患者需要明确有无复发时，PET 全身显像可发现直径小于 1cm 的复发或转移病灶，甚至在远离原发肿瘤的部位。

（3）疗效随访和监测：放疗后要了解疗效，常规影像诊断基于肿瘤体积缩小、消失来判断，这通常需要较长的等待时间，有时放疗引起的肿瘤水肿使体积增大，还会误判为肿瘤在发展长大。通常在治疗早期即需要判断肿瘤对治疗的反应，特别是化疗，如果无效则应及时更改化疗方案。PET 显像可观察肿瘤的代谢变化，还可以定量计算，如肿瘤对治疗反应好，代谢可以迅速下降，反之则疗效不佳。有些对化疗敏感的肿瘤，给药后数天（甚至数小时）即可以观察到肿瘤代谢明显下降，CT 等影像学检查技术需要等待数月才能显示肿瘤缩小。因此，肿瘤治疗前后及疗程中定期 PET 显像监测，用以评价局部肿瘤的疗效及有无远处转移，已被公认为 PET 显像的适应证。

（4）寻找原发肿瘤：某些肿瘤原发灶很小，但是很容易发生转移，这给临床医师提出了挑战。通常是临床医师先发现某处淋巴结肿大，活检病理报告是转移瘤，此时再寻找原发肿瘤部位。如患者缺乏症状，体检也无阳性发现，临床不能提供可疑部位，常规检查方法很难发现原发灶，PET 显像的优点是既可以进行全身显像，还可以进行全身搜索代谢异常增高的组织，显示原发灶。

（5）提供预后信息：PET 图像中肿瘤对 FDG 摄取越多，恶性程度越高，预后越差，这不仅对于颅脑、颈部肿瘤，对很多其他肿瘤也有相同的预测价值。当 PET 显像发现了远处转移灶或原发灶对治疗反应不佳时，均提示预后不良。

PET 肿瘤显像一般指 ^{18}F-FDG PET 显像，简称 FDG PET，因为最常用的药物是 ^{18}F 标记的脱氧葡萄糖（^{18}F-deoxyglucose，^{18}F-FDG），反映的是肿瘤细胞的糖代谢。美国著名核医学专家 Wagner 教授曾将 FDG 誉为"20 世纪的分子"，90% 以上 PET 显像用的是 FDG，客观地讲，FDG 并不是完美无缺的 PET 显像剂，其还存在不少缺点，但迄今为止也出现了不少新的显像剂，却只能补充，而不能替代它。

二、FDG 在体内的代谢和肿瘤细胞摄取 FDG 的机制

1. FDG 在体内的代谢　葡萄糖代谢过程是葡萄糖经转运蛋白（Glut-5、Glut-7）介导穿过细胞膜进入细胞后，在多种酶的作用下，经多次糖酵解反应（磷酸化）最后转换成丙酮酸的过程，在有氧条件下，丙酮酸最终生成二氧化碳和水，缺氧状态下则转变成乳酸。

2-^{18}F-FDG 是葡萄糖的类似物（葡萄糖分子 2 位上一个羟基被 ^{18}F 所替代），其和葡萄糖一样能通过毛细血管壁和细胞膜进入细胞质，受己糖激酶催化磷酸化生成 FDG-6-PO$_4$，但与葡萄糖不同的是，其不能进一步代谢而停留在细胞质中（FDG-6-PO$_4$ 可以反向转运出细胞，但很慢），这就有足够的时间进行体外显像并计算组织的葡萄糖摄取和代谢率。

2. 肿瘤细胞摄取 FDG 的机制　20 世纪 50 年代初，Woodward 和 Warburg 首次报道癌细胞内葡萄糖代谢速率高于正常细胞之后，"各种肿瘤细胞内都有过量葡萄糖摄取"现象不断在实验室中被证实。然而，直至 1977 年，Sokoloff 等才首次在活体中利用 ^{14}C 标记脱氧葡萄糖（^{14}C-DG）及自显影技术，观察葡萄糖在小鼠代谢的实际情形。一年以后，Reivich 等将 ^{18}F-FDG 注射入人体，并利用 PET 显像技术探测人体葡萄糖代谢的情形。20 世纪 80 年代 Di Chiro 等开始将 FDG 用于人体肿瘤探测，利用分子生物学技术，FDG 在肿瘤细胞摄取的机制研究也同时展开。

FDG 在肿瘤细胞的摄取，主要是经 K_1（葡萄糖转运体，glucose transporter）和 K_3（己糖激酶，hexokinase）的过度表达，K_4（葡萄糖 -6- 磷酸酶，glucose-6-phosphatase）的低表达所提供。相关研究指出，在包括美国健康卫生财政管理局（HCFA）所认可的肿瘤（肺癌、恶性黑色素瘤、结直肠癌、淋巴瘤、头颈部肿瘤、食管癌、乳腺癌），以及尚未被 HCFA 认可，但有高度 FDG 摄取的肿瘤（子宫颈癌、子宫内膜癌、卵巢癌、前列腺癌、胃癌、胰腺癌等）中，除了少数合并 Glut-3 的过度表达外，Glut-l 的过度表达乃是 FDG 在这些肿瘤细胞浓聚的主要原因之一。此外，K_3 的过度表达在肺癌、乳腺癌和子宫颈癌中已经被证实，并在最近几年逐渐受到重视。一般来说，肿瘤因为 K_1 和 K_3 的过度表达及 K_4 的低表达，在肿瘤细胞内造成 FDG 积累。但是，也有少数肿瘤细胞，如肝癌细胞，尽管有 K_1 和 K_3 过度表达，但是 K_4 也呈现过度表达，导致肝癌不易被 FDG PET 探测到。

K_1 过度表达在肿瘤细胞中到底意味着什么呢？这是近年来被许多生物医学专家激烈讨论的话题。随着化疗和放疗技术的进步，肿瘤细胞被控制，甚至治愈的希望也越来越大。但是对于肿瘤细胞而言，细胞的缺氧状态决定局部治疗的结果，而转移与否关键在于远处转移病灶能否被控制。肿瘤细胞在缺氧状态下也进行有氧呼吸，一个葡萄糖可以产生 38 个 ATP，若是无氧呼吸，只能产生 2 个 ATP。因此，缺氧下肿瘤细胞大量

利用葡萄糖，以达到生存甚至侵犯正常细胞的目的。近年研究指出，细胞内氧浓度由脯氨酸水解酶（proline hydrolase）反映，一旦缺氧，细胞内缺氧诱导转录因子（hypoxia inducible transcription factor，HITF）蛋白停止被蛋白酶破坏，由细胞质进入细胞核，并且与肿瘤细胞 DNA 上的缺氧效应元件（hypoxia responsive element，HRE）部分结合。如此，就会开启葡萄糖转运体基因，增加葡萄糖转运体表达水平，提高葡萄糖利用率。相反，若肿瘤细胞处于有氧状态，细胞内 HITF 蛋白被蛋白酶破坏，HITF 将不与细胞核 DNA 的 HRE 结合，就不会开启葡萄糖转运体基因。细胞内葡萄糖转运体的量只能维持在低浓度水平，不产生葡萄糖过度利用现象。可以推测，FDG 在肿瘤细胞积聚的多寡，与肿瘤细胞缺氧状态呈正相关。

远处转移要求肿瘤子细胞必须和母细胞分离。在细胞分离的过程中，基质金属蛋白酶（matrix metalloproteinase，MMP）是一种重要蛋白酶，不断有文章报道 MMP 和肿瘤细胞转移及其与癌症预后的关系。MMP 是一个大家族，其中 MMP-2 与转移关系最密切。细胞彼此分离的原因是肿瘤细胞长期处于缺氧状态，不能将营养供应给所有细胞。葡萄糖转运体与 FDG 在肿瘤细胞积聚直接相关，MMP 与 FDG 的关系也相似。因此，在 FDG PET 检查时，依 FDG 在肿瘤细胞内的聚积程度，可以预测是否发生远处转移。

研究 FDG 在肿瘤细胞摄取的机制过程，重要的是分析肿瘤本身基因和蛋白表达，这是治疗的关键。如果能够对肿瘤临床、基因及蛋白表达进行完整的研究，并配合 FDG PET 显像，就有助于制定较正确的治疗计划。目前存在的问题是，对肿瘤的临床表现与基因和蛋白表达的关系不十分清楚，FDG 在肿瘤细胞如何摄取，以及所代表的意义也不十分了解。因此，对于不同的肿瘤注射多少剂量 FDG 为宜，何时显像具有真正代表性，是目前最迫切需要解决的问题。

三、图像判读及其临床意义

分析 FDG PET 图像常用以下两种方法。

（一）视觉分析

这是临床最常用、最简便的方法。人体所有器官和组织都有不同程度的摄取葡萄糖的能力，图像上 FDG 的浓聚和分布，反映该组织的葡萄糖代谢率。FDG 的摄取受血糖影响，因此注射 FDG 前要求患者至少空腹 4 小时，血糖控制在 6.7mmol/L（120mg/dl），在图像上正常生理摄取外发现的异常 FDG 浓聚灶，则为病灶所在。但是必须注意识别各种影响生理摄取的因素，避免造成假阳性或假阴性的误诊。例如，运动可以使肢体肌肉摄取增强，肌肉摄取了过多的 FDG 使病灶的摄取减低，尤其是小病灶，可造成假阴性的判断。讲话会使咽部小肌肉浓聚 FDG 增多，影响头颈部病灶的判断。创伤、手术伤口等会使 FDG 摄取增加；化疗药物、皮质激素会使肿瘤组织摄取减低。另外，放疗引起的放射性炎症会使局部组织摄取增加，但放疗后产生的抑制作用却使脊柱中的骨髓摄取减低，这种影响可长达数月，甚至数年。

（二）定量分析

优于其他影像诊断技术的另一特点是 PET 显像可以定量分析，以补充视觉分析的不足。常用的方法是 FDG 的标准摄取值（standard uptake value，SUV）。

$$SUV = \frac{组织中放射量（Bq/g）}{注入放射量（Bq/g）}$$

一般以 SUV 2.5 为良恶性病变的分界，即 SUV > 2.5 恶性可能性大，SUV 越高，恶性程度越高。但此数值用作良恶性鉴别仅供参考，因为 FDG 是肿瘤的非特异显像剂，某些代谢活跃的炎症或感染，其 FDG 摄取也增高，尤其是慢性增殖性病变，如活动性结核、肺结节病、肉芽肿等，有时其 SUV 较恶性肿瘤还高，对此判断时应慎重。用 SUV 评估对治疗的反应十分灵敏，肿瘤对某种化疗药物敏感，给药后数天甚至数小时即可观察到 SUV 下降（葡萄糖代谢受抑制），而 CT 或 MRI 需较长时间才能观察到肿瘤体积缩小，进而确定效果。此外，SUV 还可用于某些恶性肿瘤分级，如脑胶质瘤。

四、FDG PET 对各种肿瘤的应用价值

（一）肺癌

肺癌是世界癌症死亡率最高的肿瘤之一，其发病率逐年增长，肺孤立性结节（SPN）的鉴别诊断是肺部疾病应用 FDG PET 的首项适应证，Lowe 等统计，FDG PET 的敏感度和特异度分别为 95% 及 81%，该学者又分析了 CT 不能鉴别的 89 例肺结节，运用 SUV 鉴别的敏感度和特异度各达到 92% 及 90%。Ho Shon 等总结了 35 篇文献中 2079 例 SPN 患者，FDG PET 平均敏感度和特异度为 95.9%（83%～100%）和 78.1%（52%～100%），准确率为 91.3%。其中视觉分析 1395 例患者（恶性患者 1046 例，74.9%），敏感度和特异度分别为 95.9% 及 76.7%。以 SUV≥2.5 为标准分析 697 例患者（恶性患者 456 例，65.1%），则敏感度和特异度分别为 95.2% 及 79.9%。北京协和医院 147 例肺孤立性结节患者的分析结果显示，敏感度和特异度分别为 97.2% 和 89.7%。

Gupta 等从时间 / 放射性曲线观察到大多数恶性病变，在注射 FDG 60 分钟后摄取仍继续上升，而良性病变开始迅速上升以后很快下降。

FDG PET 的假阴性结果常见于肺结节太小（直径＜0.6cm），位于肺基底部（受呼吸运动影响），以及某些病理类型（如细支气管肺泡癌、高分化腺癌及转移性透明细胞癌等）等情况，在这些情况下 FDG 摄取通常很低。假阳性结果则常见于炎症、感染性病变等，尤其是肉芽组织增生性病变，如活动性结核、肺结节病、炎性假瘤、真菌感染等，有时 SUV 甚至高于肺癌。因此，寻找一种能鉴别炎症 / 感染与肿瘤的 PET 显像剂成为当务之急。

临床上最常见的是非小细胞肺癌（NSCLC），手术切除是最佳治疗手段。因此，术前准确分期，确定有无局部淋巴结转移或远处转移，对于选择手术、化疗、放疗或其他处理方式，以及判断预后非常重要。国外综合分析 339 例使用 FDG PET 的患者，发现纵隔淋巴结转移的敏感度与特异度分别为 88% 和 93%（与纵隔镜相似），而 CT 分别为 63% 和 80%，Ho Shon 等分析 2047 例经病理证实的肺癌，其中 1743 例经淋巴结活检结果证实，平均 FDG PET 结果的敏感度及特异度分别为 83.3% 及 92.2%，同组的 CT 诊断结果敏感度及特异度分别只有 65.0% 及 78.6%。上海华山医院报道了 82 例 FDG PET 预测淋巴结转移的敏感度为 94.4%，特异度为 100%；42 例经手术证实，45.1% 的患者改变了原来的 CT 分期，原因是 CT 判断淋巴结不正常其直径必须大于 1cm。FDG PET 则根据淋巴结的 FDG 摄取值判断。注意淋巴结过小，或中心型肺癌旁淋巴结有转移时，受到分辨率的影响，可能造成假阴性结果。炎症或感染性疾病，如老年患者常伴有慢性支气管炎，或有吸烟史，纵隔及肺门淋巴结的 SUV 可以增高，从而产生假阳性。FDG PET 的另一特点是进行全身显像，可以发现胸部以外的远处转移，如肝、骨、脑、肾上腺等，这是 CT 所不及的。由于这一优点，文献报道 FDG PET 使 24%～40% 的患者改变了原来的治疗计划。

治疗后肿瘤有无残留或复发，是临床医师判断的难题。术后由于解剖结构破坏，CT 对此判断有一定困难。因放疗引起组织纤维化或坏死，CT 不易分辨其中有无肿瘤组织残留，FDG PET 则不受这些因素的影响。但是放疗后 1～3 个月，甚至长达 6 个月，放射性肺炎也可能产生假阳性，需要注意与肿瘤组织摄取增高进行鉴别，必要时可随访追踪，炎症引起的摄取增高会随时间而下降。

FDG PET 用于监测治疗，其反应也优于 CT，肿瘤摄取 FDG 在化疗或放疗后短时间内即可下降，不需等待 CT 观察到肿瘤体积缩小。

FDG PET 结合 CT 较单独 CT 确定放疗的照射范围更为准确，国外文献报道 26.7%～35% 的患者缩小了照射范围，减少了不必要的辐射损伤。此外，某些患者经 FDG PET 发现了 CT 未发现的转移灶，从而扩大照射范围，减少遗漏。

小细胞肺癌（SCLC）占肺癌的 10%，其恶性程度高，预后差。此类肺癌对化疗敏感却容易转移，化疗为治疗的首选，若肿瘤局限再辅以放疗，20% 可望达到治愈。Pandit 等报道了 46 例 SCLC 进行 FDG PET 检查（62 例次）的结果，其中 8 例为治疗前分期，38 例为了解治疗后有无残留和复发，平均随访 35 个月。结果是 FDG PET 阴性者两年生存率为 67%，阳性者为 23%，而且 SUV 显著增

高者生存期明显缩短，说明 FDG PET 对判断预后有一定价值。

（二）淋巴瘤

淋巴瘤是常见的恶性肿瘤，纵隔也常发生淋巴瘤。淋巴瘤不同年龄与性别均可发病，死亡率仅次于白血病，我国的发病率为每年（3～4）/10 万人。淋巴瘤对放疗、化疗均比较敏感，近年来随着放疗和化疗技术的进展，淋巴瘤患者的生存率明显提高，有的病例可达到完全治愈。淋巴瘤的治疗前准确分期，评估疗效反应，以及鉴别有无复发至关重要。淋巴瘤分为霍奇金淋巴瘤（Hodgkin lymphoma，HL）与非霍奇金淋巴瘤（non-Hodgkin lymphoma，NHL）两类，HL 绝大多数原发于淋巴结，罕见淋巴结外原发者。NHL 则常见于淋巴结外组织或器官。为了解淋巴瘤侵犯部位、范围，常规影像学方法，如 CT、MRI 均有一定局限性，影像学要求病变必须引起解剖结构改变或体积增大才能显示，然而这些变化通常发展较慢，而且淋巴瘤容易播散，有时还可以多中心发生。若要评价治疗后的变化，常规影像学方法的困难更大。早在 20 世纪 70 年代中期，^{67}Ga 显像就被用于淋巴瘤分期及治疗后随访，并认为其效果优于 CT，因为 CT 常低估病变的范围。有学者对 ^{67}Ga 显像和 CT 探测 HL 患者纵隔残存病变的结果进行了比较，^{67}Ga 显像的敏感度与特异度分别为 96% 及 80%，而 CT 仅为 68% 及 60%。但是 ^{67}Ga 的缺点是半衰期长，注射后需 24 小时甚至48 小时才显像，尤其是肠道生理性摄取会干扰腹部病变的探测，对于感染及炎症病灶的高摄取不好鉴别，以及单光子发射计算机断层扫描（SPECT）的分辨率低等，均使 ^{67}Ga 显像的应用受到限制。FDG PET 在开始应用时就显示出优势，阳性率高于 ^{67}Ga 显像，摄取 FDG 的多少与恶性程度相关，也与预后相关。与 CT 相比，FDG PET 常能发现更多的病灶，可能改变分期及处理方案。Shah 等报道了 29 例患者（12 例 HL 患者，17 例 NHL 患者），CT 发现 21 例患者结果异常，PET 的结果中有 7例（33%）与 CT 不一致，其中 2 例淋巴结病灶少于 CT，5 例 CT 显示淋巴结肿大，PET 却未见代谢增高；另 8 例 CT 阴性的病例中，PET 发现 3 例

（37%）存在病变，最后病理证实 PET 无假阴性，只有 2 例假阳性。

对于淋巴瘤的治疗监测、疗效评估及鉴别有无复发等方面，PET 优于一般形态学诊断。很多研究认为，FDG PET 对于治疗反应的监测，不论是化疗早期（治疗开始 1～6 周）或化疗结束，均可反映肿瘤对药物的敏感性，还可预测预后。一般认为，治疗前 PET 检查可帮助准确分期，又可作为观测肿瘤对药物反应的基础图像。Romer 等的研究表明，化疗 1 周时 FDG 摄取下降较多，6周时仍继续下降者，表示对药物敏感，复发率低。Kostakoglu 等的研究也表明侵袭性 HL 及 NHL 患者化疗 1 个疗程后，FDG PET 阳性者 90% 复发，无进展生存期（PFS）平均仅 5 个月；FDG PET 阴性者，随访至少 18 个月，仍处于完全缓解（CR）。

对于判断治疗后是否完全缓解或尚残存肿瘤，FDG PET 比 CT 更为准确。治疗后约 64% 的患者 CT 扫描显示有残余肿块，实际上残存组织中仅 18% 隐藏有肿瘤细胞，而 FDG PET 检查阳性者 100% 复发，若 FDG PET 结果阳性者必须追加放疗或加强化疗剂量，FDG PET 阴性者复发率为18%，因为 FDG PET 阴性不能除外存在小的残存病灶。

（三）食管癌

食管癌在我国华北、华中及西南地区多发，20 世纪 60 年代流行病学调查显示，河南省林县的食管癌死亡率比国内低发区高出 97 倍。食管癌对 FDG 的摄取常很高，一组 109 例患者的报告显示，FDG PET 的敏感度及特异度分别为 80%和 95%，准确率为 86%，远高于 CT 的 73%。FDG PET 发现原发灶的敏感度为 96%～99%，假阴性只出现在病灶最大径＜0.5cm 时。此外在发现淋巴结转移方面，FDG PET 也优于 CT。Flanagan 等报道了 39 例原发灶的 FDG 摄取均很高的病例，其中 29 例接受了手术，FDG PET 诊断淋巴结转移的准确率为 76%，而 CT 只有45%，另 7 例只做了内镜活检，其中 5 例 FDG PET 发现了转移，从而避免了不必要的手术。Yeung 等报道 FDG PET 检测出的远处转移比 CT 多出 20%。

五、新肿瘤显像剂的研制

（一）氨基酸

FDG 作为广谱肿瘤显像剂已经做出了很大贡献，但也存在不少缺点，主要是缺乏特异性，并非所有肿瘤细胞对 FDG 都有高的摄取率。为了寻找更好的肿瘤代谢显像剂，开始想到的是标记氨基酸，理由是肿瘤细胞生长需要蛋白质，氨基酸是蛋白质合成的原料，肿瘤细胞摄取氨基酸的多少可以反映蛋白质合成速率。

20 多年前 [11]C- 蛋氨酸（MET）就被用于 PET 肿瘤显像，它易于合成，用一个 [11]C 原子置换氨基酸上的一个 C，不会改变原来的性质，之后又有 [11]C 标记的酪氨酸（TYR）报道。很多肿瘤对 ^{11}C-MET 或 TYR 都有高摄取，其中应用最成功的是脑肿瘤。由于脑皮质摄取低，低度恶性的脑肿瘤摄取氨基酸比 FDG 显示更清晰。另有报道显示，巨噬细胞摄取氨基酸较低，在鉴别炎症与肿瘤方面，MET 应该比 FDG 好，但是 [11]C 的标记药物不可能推广应用，商品性的 PET 药物只有用 [18]F 标记。1999 年 [18]F 标记的乙基和甲基 L- 酪氨酸（[18]FET 和 [18]FMT）相继问世，初步临床应用结果显示，脑肿瘤显像不亚于 ^{11}C-MET。Hustinx 等报道了 12 例其他肿瘤患者（7 例 NSCLC 患者，3 例淋巴瘤患者，2 例头颈部肿瘤患者）[18]F-TYR PET 与 FDG PET 的比较结果，25 个病灶中，[18]F-TYR 少发现 3 例患者的 10 个病灶，尤其是 1 例淋巴瘤患者，FDG PET 显示多发淋巴结高摄取，[18]F-TYR PET 显示完全不摄取。到目前为止，[18]F-TYR PET 对于各种肿瘤诊断的价值尚待积累更多资料才能下结论。

（二）醋酸盐

[11]C 标记醋酸盐（ACE）原为用于心肌显像的药物，近年来不断有报道将其用于肿瘤诊断，如 Yeung 等比较了 ^{11}C-ACE 和 FDG 检测原发性肝癌（HCC）的结果，[11]C-ACE 的敏感度为 87.3%，FDG 只有 47.3%。鉴别肺癌与活动性结核是 FDG 的一大难题，Liu 等表明活动性结核的 FDG 摄取升高，而 ^{11}C-ACE 全为阴性，提出如两者联合应用可将 FDG 的特异度从 44% 提高至 83%。作为 FDG 的辅助，[11]C-ACE 有一定价值，缺点是 [11]C 的半衰期太短，只能在有加速器的单位应用。

（三）胆碱

将 [18]F 标记的胆碱（FCH）用于肿瘤诊断的文章曾被美国 2002 年核医学年会评为最佳论文。根据 DeGrado 等初步临床应用报道，FCH 对于前列腺癌、脑胶质瘤、乳腺癌等诊断都有很好的效果，它在肿瘤细胞内浓聚高，血中清除快，静脉注射后 2 ~ 3 分钟即可开始检查，此时膀胱中的尿尚无太多放射性，有利于盆腔内病变检测，而且 FCH 在脑皮质、肺、心、骨、肌肉等正常组织内摄取低，容易与恶性病灶相区别，似乎是一种很有前途的肿瘤代谢显像剂。

总之，FDG 是 20 世纪重要的肿瘤代谢显像剂，虽然存在一定缺点，但是至今还没有可替代它的药物。在 PET 广泛应用于临床的今天，需研究出新的更有效的显像剂来弥补 FDG 的不足。

六、优缺点评价

PET 作为一种新的核素显像技术，应用于肺内病灶的良恶性鉴别，无疑对临床诊断和判断预后起了一定的作用。因其扫描范围较广，在判断恶性肿瘤的胸外转移方面发挥了重要作用。但是，应当明确 PET 的不足之处，毕竟它只是应用细胞代谢去反映细胞的性质，与细胞的病理学检查不能相提并论。当恶性肿瘤细胞代谢率很低，或良性病变细胞代谢率很高时，都可能导致 PET 检查的判断错误。目前由于经济因素所限，PET 尚不能作为常规肿瘤筛查手段应用于每例临床患者，只能用于一些高度怀疑需要进行鉴别的患者，作为常规检查的有益补充。需要强调的是，与其他辅助检查一样，PET 只有与其他临床资料密切结合才能做出正确的判断。近年来 PET/CT 已经应用于临床，它将代谢功能与形态解剖密切结合，克服了单纯细胞代谢 PET 检查的缺点，在临床诊断、判断预后和指导治疗方面发挥了更大的作用。

北京协和医院 PET 中心对 1998 年 9 月至 2002 年 9 月 PET 检查病例进行统计分类，其中全身显像占 81.3%，头颅显像占 18.4%（表 4-5-1）。从肿瘤分布种类看，PET 显像全身肿瘤分布：肺癌占 43.5%，妇科肿瘤（卵巢癌、宫颈癌等）占 10.2%，消化道肿瘤（食管癌、胃癌、结直肠癌等）占

10%，肝癌占 5.8%，乳腺癌占 4.6%，头颈部肿瘤占 3.8%，淋巴瘤占 2.7%，其他（包括神经系统肿瘤）占 19.4%（表 4-5-2）。北京协和医院 PET 中心的患者大多数为外院及外地转诊患者，以上各种肿瘤占比在一定程度上反映出临床上不同肿瘤患者对 PET 的需求情况。以下列举肺癌和食管癌患者各 1 例，介绍其应用 PET 检查指导临床治疗的结果。

表 4-5-1　北京协和医院 PET 中心检查显像占比

显像类型	比例
全身显像	81.3%
头颅显像	18.4%

表 4-5-2　北京协和医院 PET 显像全身肿瘤分布

肿瘤	比例
肺癌	43.5%
妇科肿瘤	10.2%
消化道肿瘤	10.0%
肝癌	5.8%
乳腺癌	4.6%
头颈部肿瘤	3.8%
淋巴瘤	2.7%
其他（包括神经系统肿瘤）	19.4%

病例 1：男，38 岁，查体发现右上肺结节。CT 示右上肺结节状密度增高影，边缘见毛刺。PET 示（图 4-5-1）右上肺异常代谢增高结节，大小约 1.2cm×1.6cm，SUV 约 3.5。行右上肺切除，病理证实为中分化腺癌，淋巴结未见转移。术后未行放化疗。1 年后复查 PET（图 4-5-2）示纵隔内、左锁骨上淋巴结代谢增高，遂行化疗及放疗，后发现脑转移，又行 γ 刀治疗。再行 PET（图 4-5-3）示纵隔内代谢增高淋巴结消失；颈中部一椎体及第 12 胸椎骨转移；颈椎及上段胸椎代谢减低为放疗后改变。

病例 2：男，51 岁，胸部不适、下咽困难 3 周。上消化道造影及 CT 示胸段食管癌。B 超发现左下颈、右上纵隔、上腹腔及腹膜后多处淋巴结增大。左锁骨上淋巴结活检病理为高分化鳞癌。PET（图 4-5-4）示上胸段食管癌，伴右上纵隔、左锁骨上及胃小弯旁淋巴结转移。

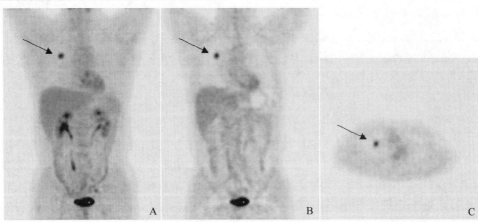

图 4-5-1　单个肺结节（箭示）
A. 正位投影图；B. 冠状面；C. 横断面

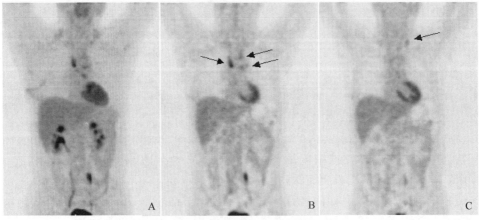

图 4-5-2　纵隔、左锁骨上淋巴结转移（箭示）
A. 正位投影图；B. 冠状面；C. 冠状面

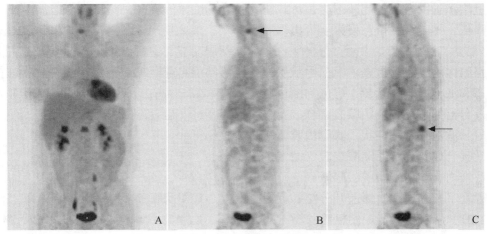

图 4-5-3　骨转移（箭示）
A. 正位投影图；B. 矢状面；C. 矢状面

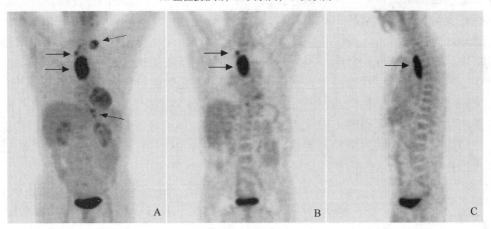

图 4-5-4　上胸段食管癌，伴右上纵隔、左锁骨上及胃小弯旁淋巴结转移（箭示）
A. 正位投影图；B. 冠状面；C. 矢状面

（徐晓辉）

第六节　胸部疾病有关化验检查

一、甲状腺功能

（一）基本生理学

甲状腺的主要功能是将无机碘化物合成为有机结合碘，即甲状腺激素。由食物中摄取的无机碘化物经消化道吸收进入血液，迅速被甲状腺摄取并浓缩，以后借过氧化酶的作用由无机碘化物释出高活性游离碘，继之经碘化酶作用，又迅速与酪氨酸结合成一碘酪氨酸和二碘酪氨酸。1 个分子的一碘酪氨酸和 1 个分子的二碘酪氨酸耦联成三碘甲状腺原氨酸，2 个分子的二碘酪氨酸耦联成四碘甲状腺原氨酸。三碘甲状腺原氨酸和四碘甲

状腺原氨酸都是甲状腺激素，并与甲状腺球蛋白密切结合，储存在甲状腺滤泡的胶体内。甲状腺球蛋白的分子较大，分子量约为 680 000，不能穿透毛细血管壁，必须再经蛋白水解酶作用，甲状腺激素与甲状腺球蛋白解离，才能释放入血液内。血液中的甲状腺激素 99.5% 以上与血清蛋白结合成甲状腺结合球蛋白（TBG），其中 90% 为 T_4，10% 为 T_3。T_3 的含量虽然较 T_4 少，但是 T_3 与蛋白结合松散，易于分离，活性较强并迅速，因此其生理作用较 T_4 高出 4 ～ 5 倍。

甲状腺激素对于能量代谢和物质代谢都有显著的影响，它能加速所有细胞的氧化，全面增强人体代谢，同时促进蛋白质、脂肪和糖的分解作用。给予人体甲状腺激素则尿氮排出量增高，肝内糖原降低，脂肪储备减少，同时氧耗量和热量排出量增加。此外甲状腺激素严重影响体内水代谢，

促使尿排出量增多。甲状腺功能减退时，可致机体代谢全面降低，体内水潴留，临床上可出现黏液性水肿。

从甲状腺腺体的组织学检查，根据甲状腺滤泡细胞的形态和滤泡内胶体含量，可以判断甲状腺激素合成及分泌的情况。甲状腺激素合成及分泌活动亢进时，滤泡细胞呈柱状，滤泡内胶体减少。甲状腺激素合成及分泌活动减退时，滤泡细胞变扁平，滤泡内胶体增多。甲状腺激素的合成和分泌等过程受下丘脑通过垂体前叶分泌的促甲状腺激素（TSH）控制和调节。促甲状腺激素不仅可加速甲状腺激素的分泌（滤泡内胶体减少），而且能促进滤泡细胞摄取血液中的无机碘，促使摄取的无机碘转变为有机碘，增加甲状腺激素的生物合成（滤泡细胞呈柱状）。促甲状腺激素的分泌受血液中甲状腺激素浓度的影响，当甲状腺激素分泌过多，或给予大量甲状腺激素，则能抑制促甲状腺激素的分泌。反之，手术切除甲状腺后，或甲状腺激素生物合成发生障碍时（如给予抗甲状腺药物），均能引起促甲状腺激素分泌增加。这种反馈作用维持着下丘脑 – 垂体前叶 – 甲状腺之间生理上的动态平衡。

（二）甲状腺激素

甲状腺分泌的激素主要包括 3, 5, 3′, 5′– 四碘甲状腺原氨酸（T_4 或甲状腺素）及 3, 5, 3′– 三碘甲状腺原氨酸（T_3）两种，T_3 经 T_4 脱碘后生成。血中 T_3、T_4 有两种形式，一种是结合型 T_3 和 T_4；另一种是游离型 T_3（FT_3）和 T_4（FT_4）。游离型与结合型之和为血清总 T_3（TT_3）和血清总 T_4（TT_4）。结合型 T_3 和 T_4 只有转变成游离型 T_3（FT_3）和 T_4（FT_4）后才能进入细胞发挥作用。所以，测定 FT_3 和 FT_4 比测定 TT_3 和 TT_4 意义更大。少量 T_4 经内环脱碘生成 3, 3′,5′– 三碘甲状腺原氨酸（反 T_3，rT_3），反 T_3 在血中浓度甚低，生物活性也很低。TSH 由垂体分泌，主要促进甲状腺细胞的增生及甲状腺激素（T_3 与 T_4）的合成和释放。

当血中 TBG 水平正常时，T_3 和 T_4 的浓度能反映甲状腺的功能状态。甲状腺功能亢进时两者均升高，甲状腺功能减退时两者均降低。FT_3 和 FT_4 测定不受血中 TBG 水平影响，比 TT_3、TT_4 测定的临床价值更大。

某些情况下 T_3 与 T_4 可发生分离，如 T_3 型甲状腺功能亢进时，仅有 T_3 升高，T_4 可正常；甲状腺功能亢进早期或复发初期，在 T_4 尚未升高之前，T_3 可以升高；T_3 测定是诊断甲状腺功能亢进的敏感指标，也是诊断 T_3 型甲状腺功能亢进的特异性检测指标。

（三）甲状腺激素含量变化的常见疾病

1. 甲状腺激素

（1）甲状腺激素（T_3，T_4）增高：见于弥漫性或结节性毒性甲状腺肿伴有功能亢进、亚急性甲状腺炎、局限性垂体小腺瘤，以及急性肝炎、妊娠、新生儿、应用雌激素或碘化物治疗等。

（2）甲状腺激素降低：见于甲状腺功能减退、垂体前叶功能减低等。

2. 垂体促甲状腺激素

（1）垂体 TSH 增高：见于原发性甲状腺功能减退、单纯性甲状腺肿、垂体前叶功能亢进症或局限性垂体腺瘤等。亚急性甲状腺炎或慢性淋巴细胞性甲状腺炎时 TSH 也可升高。

（2）垂体 TSH 降低：见于垂体前叶功能减退、继发性甲状腺功能减退及甲状腺功能亢进（简称甲亢）。

3. rT_3

（1）甲亢时，rT_3 水平升高，比 T_3 和 T_4 灵敏。

（2）甲状腺功能减退时，rT_3 浓度降低，对轻型或亚临床型甲状腺功能减退诊断的准确性优于 T_3 和 T_4。

（3）在抗甲状腺药物治疗过程中，rT_3 及 T_4 水平均低于正常时，表示药物过量。甲状腺功能减退用甲状腺激素替代治疗时，若 rT_3、T_3 水平正常，提示用药量恰当；若两者水平均升高而 T_4 水平正常或偏高，则提示用药量过大。

4. 抗甲状腺抗体　主要适用于诊断桥本甲状腺炎和判断甲亢患者有无抗甲状腺抗体。有抗甲状腺抗体者在行甲状腺次全切除后，易发生甲状腺功能减退。

（四）甲状腺摄 ^{131}I 率试验

正常人甲状腺摄 ^{131}I 率试验的曲线高峰在 24 小时，最高摄碘率小于 65%。甲状腺炎引起的继发性甲亢摄碘率减低。弥漫性甲状腺肿伴甲亢患者高峰前移，摄^{131}I率增高。由于缺碘而致的甲状腺肿摄^{131}I率也会增高，必须加做甲状腺激素抑制试验。

（五）甲状腺激素抑制试验

第2次最高摄^{131}I率小于25%，或比第1次摄^{131}I率降低50%以上，提示甲状腺激素抑制试验阳性。此试验用于鉴别单纯甲状腺肿和弥漫性甲状腺肿伴有甲亢的患者，后者不被抑制，摄^{131}I率下降小于50%。

（六）影响甲状腺激素水平的其他因素

许多药物可以影响甲状腺功能，如糖皮质激素可抑制TSH，并降低TT_4和FT_4水平；盐酸胺碘酮可以通过干扰T_4的代谢而诱发甲状腺功能减退或亢进。

甲状腺功能检查和甲状腺激素水平测定结果分析，是内分泌科医师和普通外科医师的基本功，应该熟悉和准确理解对这些检查结果的判断和分析。对于胸外科医师来说，胸骨后甲状腺肿是胸外科手术的适应证，处理胸骨后甲状腺肿前，需要进行术前各种检查，明确患者是否存在甲亢。因此，胸外科医师也必须像普通外科医师一样，熟悉和掌握甲状腺功能检测的结果，进行充分的术前准备，从而降低术后并发症的发生率。

二、内分泌功能

（一）内分泌功能检查对胸外科疾病的重要性

在内分泌疾病的诊治过程中，常发现胸腔占位性病变，这些胸腔占位性病变也有分泌某些激素的功能，被称为异位内分泌性疾病。最常见的有胸腔内异位分泌ACTH的肿瘤，如胸腺类癌、支气管类癌，以及纵隔有分泌功能的嗜铬细胞瘤。与中轴系统的内分泌疾病不同，这些异位内分泌性疾病基本上对药物治疗不敏感。只有手术切除胸内异位分泌激素的肿瘤以后，激素水平才能下降，恢复到正常范围。

（二）常用内分泌检查测定值

常用内分泌检查测定值见表4-6-1。

表4-6-1　常用内分泌检查测定值

基础代谢率

−10% ～ +10%

尿17-酮皮质类固醇（17–KS）

　男性　34.7 ～ 69.4μmol/24h（10 ～ 20mg/24h）

　女性　17.5 · 52.5μmol/24h（5 ～ 15mg/24h）

尿17-羟类固醇（17–OH）

　男性　13.8 ～ 41.4μmol/24h（5 ～ 15mg/24h）

　女性　11 ～ 27.6μmol/24h（4 ～ 10mg/24h）

血浆17–OH

　男性　193 ～ 524nmol/L（7 ～ 19μg/dl）

　女性　248 ～ 580nmol/L（9 ～ 21μg/dl）

尿17-生酮类固醇（17–KGS）

　男性　（52.1±24.3）μmol/24h［（15±7）mg/24h］

　女性　（45.1±20.8）μmol/24h［（13±6）mg/24h］

尿游离皮质醇

　28 ～ 276nmol/24h（10 ～ 100μg/24h）

尿儿茶酚胺定性试验阴性

血浆游离儿茶酚胺

　多巴胺＜ 888pmol/L（136pg/ml）

　去甲肾上腺素615 ～ 3240pmol/L（104 ～ 548pg/ml）

　肾上腺素＜ 480pmol/L（88pg/ml）

尿儿茶酚胺

　去甲肾上腺素＜ 1.06μmol/24h（180μg/24h）

　肾上腺素＜ 0.27μmol/24h（50μg/24h）

尿儿茶酚胺代谢产物（VMA）

　5.05 ～ 25.25μmol/24h（1 ～ 5mg/24h）

尿醛固酮（普通饮食）

　＜ 27.44nmol/24h（10μg/24h）

血浆总皮质醇

　8:00　（442±276）nmol/L［（16±10）μg/dl］

　16:00　（221±116）nmol/L［（8±6）μg/dl］

血浆醛固酮

　卧位（6:00）27.7 ～ 138.5pmol/L（1 ～ 5ng/dl）

　卧位（12:00）0 ～ 69.3pmol/L（0 ～ 2.5ng/dl）

　立位（8:00）138.5 ～ 415pmol/L（5 ～ 15ng/dl）

续表

甲状腺摄 ^{131}I 率

　3 小时　5.7% ～ 24.5%

　24 小时出现高峰　15.1% ～ 47.1%

血浆促肾上腺皮质激素（ACTH, 08:00）

　1.1 ～ 11.0pmol/L（5 ～ 50pg/ml）

葡萄糖耐量试验（口服法）

　空腹血糖水平 < 6.72mmol/l（120mg/dl）

　服糖后 0.5 ～ 1 小时升至高峰 7.84 ～ 8.96mmol/L（140 ～ 160mg/dl）

　服糖后 2 小时血糖恢复空腹水平

　尿糖均为阴性

ACTH 兴奋试验（8 小时静脉注射法）

　尿 17-OH 增加 22.08 ～ 44.16μmol（8 ～ 16mg）

　尿 17-KS 增加 13.88 ～ 27.76μmol（4 ～ 8mg）

　血内嗜酸性粒细胞较注射前减少 80% ～ 90%

地塞米松抑制试验（小剂量法）

　尿 17-OH 降至对照值的 50% 以下

血生长激素

　成人 5μg/L（5ng/ml）

　儿童 20μg/L（20ng/ml）

血抗利尿激素（放射性免疫分析法）

　1.0 ～ 1.5ng/L（1.0 ～ 1.5pg/ml）

血睾酮

　男性（20.0±5.5）nmol/L［（570±156）ng/dl］

　女性（2.1±0.8）nmol/L［（59±22）ng/dl］

血浆雌二醇

　0.28 ～ 3.67nmol/L（75 ～ 1000pg/ml）

血浆孕酮

　1.59 ～ 63.6pmol/L（0.5 ～ 20pg/ml）

三、凝血功能

（一）常用凝血和出血试验

血小板功能的筛选试验包括出血时间测定、血块收缩时间试验、血小板计数等，凝血因子筛选试验包括部分凝血活酶时间、凝血酶原时间测定等。

1. 出血时间（BT）测定　正常值 < 10 分钟。若 BT > 15 ～ 20 分钟，即 BT 延长，提示血小板减少或增多，或血小板对初期血栓形成的能力减弱，BT 测定是一种灵敏的血小板功能筛选试验。

2. 血小板计数（PC）　正常值（150 ～ 400）×10⁹/L。PC 为（50 ～ 100）×10⁹/L 时，出血时间轻度延长，在严重损伤或应激状态发生出血。若 PC < 50×10⁹/L，轻度损伤即可引起皮肤紫癜，手术后出血量增加。若 PC < 20×10⁹/L，常有自发性出血，需要预防性输入血小板。若 PC > 50×10⁹/L，而血小板功能正常，手术过程中不至于出现异常出血。PC > 400×10⁹/L 为血小板增多，患者容易发生出血或者血栓形成。

3. 血块收缩时间（clot retraction time）测定　24 小时内血块完全收缩为正常。血小板减少或功能异常将使血块收缩不良。严重的凝血因子缺乏、纤维蛋白原缺乏及红细胞增多等情况下，血块收缩不良。

4. 血浆纤维蛋白原水平测定　正常范围（2.5±0.5）g/L，低于 1.0g/L 提示纤维蛋白生成显著减少。

5. 部分凝血活酶时间（PTT）测定　又称为活化部分凝血活酶时间（APTT），正常值为 30 ～ 45 秒。与正常对照相差在 5 秒以内即为正常，延长 10 秒以上为异常。APTT 对检测内源途径凝血因子异常很有价值。该项试验也能反映凝血酶原或纤维蛋白原的缺乏及抗凝物质的存在。APTT 也是肝素抗凝的重要监测指标。APTT 延长可用纠正试验以明确为何种凝血因子缺乏，为诊断和补充所缺乏的凝血因子提供依据。APTT 缩短见于弥散性血管内凝血（DIC）和妊娠高血压综合征等高凝状态。

6. 凝血酶原时间（PT）测定　正常值为 11 ～ 14 秒。PT 超过正常对照 3 秒以上者有临床意义。PT 测定是检查外源途径凝血因子异常的重要试验。PT 延长，见于严重肝病、梗阻性黄疸或肠道疾病、新生儿维生素 K 缺乏症、双香豆素（维生素 K 拮抗剂）抗凝治疗后及 DIC 患者。PT 缩短见于血液高凝状态、多发性骨髓瘤、洋地黄中毒、乙醚麻醉后。PT 测定作为筛查试验，用于掌握出血性疾病病情，以及出血及手术时应补充何种凝血因子的检查；也用于检查肝脏合成的维生素 K 依赖因子（凝血因子 Ⅱ、凝血因子 Ⅶ、凝血因子 Ⅹ、凝血因子 Ⅸ）是否减少。PT 测定还可用于缺血性心脏病（如心肌梗死）和人工瓣膜置换后，口服抗凝剂的监控检查。

7. 凝血酶原时间比值（prothrombin ratio，PTR）**测定**　即被检血浆的凝血酶原时间与正常血浆凝血酶原时间的比值。正常为 1 ± 0.1。相关凝血因子减少时此比值增大。

8. 国际标准化比值（INR）　即 PTRISI，参考值为 1 ± 0.1。ISI 为国际敏感度指数，指数越大，组织凝血活酶的敏感性越低。

（二）临床应用

有些药物，如肝素或华法林，可以引起凝血功能异常。一般通过检测 APTT 判断肝素在体内的活性，而通过检测 INR 来判断华法林在体内的活性。普通肝素可被鱼精蛋白中和。

阿司匹林可调节血小板功能，导致术中创面渗血增加，其效应强度无法应用上述项目来检测。一般来说，正在服用阿司匹林的患者应停服一周后再进行手术。有时术后为预防下肢静脉血栓形成，除了穿弹力裤袜外，也可适当应用抗凝药物，但须权衡出血与抗凝两者的利弊，慎重考虑。

四、骨髓穿刺检查

（一）基本概念

骨髓穿刺是血液科常用的检查项目，内容包括细胞学、原虫和细菌学检查等几个方面。胸外科医师临床上偶尔遇到某些患者，胸骨疼痛或肋骨疼痛不能除外骨髓瘤或血液病，或胸部疾病术前常规检查发现血细胞异常，需要确定血液异常的原因，或除外某些血液疾病，从而进行骨髓穿刺检查。胸外科医师应当学会阅读骨髓穿刺结果报告，也应对其操作过程有一些了解。

（二）检查操作过程

1. 穿刺部位

（1）髂前上棘穿刺点，位于髂前上棘后 $1\sim2cm$，该部位骨面较平，易于固定，操作方便，危险性小。

（2）髂后上棘穿刺点，位于骶椎两侧，臀部上方突出的部位。

（3）胸骨穿刺点，胸骨柄或胸骨体相当于第1、2 肋间隙的位置，胸骨较薄（约 10mm 左右），

其后方为心房和大血管，严防穿透胸骨发生意外；但由于胸骨骨髓液含量丰富，当其他部位穿刺失败时，仍选胸骨作为穿刺点。

（4）腰椎棘突穿刺点，位于腰椎棘突突出处。胸骨或髂前上棘穿刺时，患者取仰卧位。腰椎棘突穿刺时取坐位或侧卧位。髂后上棘穿刺时应取侧卧位。

2. 操作　常规消毒局部皮肤，铺无菌洞巾，2% 利多卡因进行局部皮肤、皮下及骨膜麻醉。将骨髓穿刺针固定器固定在适当的长度上（胸骨穿刺约 1.0cm、髂骨穿刺约 1.5cm），用左手拇指和示指固定穿刺部位，以右手持针向骨面垂直刺入（若为胸骨穿刺，则应保持针体与骨面成 $30°\sim40°$），当针尖接触骨质后则将穿刺针左右旋转，缓缓钻刺骨质。当阻力消失，且穿刺针已固定在骨内时，表示已进入骨髓腔。若穿刺针未固定，则应再钻入少许达到能固定为止。拔出针芯，接上 10ml 或 20ml 注射器，用适当力量抽吸，抽吸时患者感到一种轻微锐痛，随即有少量红色骨髓液进入注射器中，吸取 $0.1\sim0.2ml$。将抽取的骨髓液滴于载玻片上，急速做有核细胞计数及涂片检查数张，送细胞染色检查。若做骨髓液细菌培养，需在留取骨髓液计数和涂片后，再抽取 $1\sim2ml$。抽吸完毕，将纱布盖于针孔上，并按压 $1\sim2$ 分钟，再用胶布纱布加压固定。

（三）注意事项

（1）注意术前应进行出凝血时间检查。

（2）注射器与穿刺针必须干燥，以免发生溶血。

（3）穿刺针头进入骨质后避免摆动过大以免折断。

（4）胸骨穿刺不可用力过猛以防穿透内侧骨板。

（5）抽吸过多会使骨髓液稀释，影响结果。

（6）骨髓液取出后应立即涂片，否则会很快发生凝固。

（四）正常人骨髓穿刺涂片所见

（1）成熟红细胞与有核细胞的大致比例为 $20:1$，超过此比例提示骨髓增生活跃。

（2）正常粒细胞与红细胞比值为 $(2\sim4):1$。

（3）粒系增生良好（占有核细胞的 40%～

60%），各阶段细胞比例适当（原粒细胞＜2%，早幼粒细胞＜5%，中、晚幼粒细胞依次渐多，但一般各＜15%，成熟粒细胞中杆状核粒细胞多于分叶核粒细胞，嗜酸性粒细胞＜5%，嗜碱性粒细胞＜1%），细胞形态无明显异常。

（4）红系增生良好（占有核细胞的20%左右），各阶段细胞比例适当（一般原红细胞＜2%，早幼红细胞＜5%，以中、晚幼红细胞为主，平均各约为10%），细胞形态无明显异常。成熟红细胞的大小、形态及染色大致正常。

（5）淋巴细胞（约占有核细胞的20%，小儿可达40%）及单核细胞（一般小于4%）的百分率、各阶段比例及形态均正常。

（6）巨核细胞易见到，正常人通常于1.5cm×3cm面积的骨髓涂片内可见巨核细胞7～35个，以产血小板型居多。

（7）可见少量非造血细胞，如浆细胞、组织嗜碱细胞、网状细胞等。

（8）无特殊细胞，如转移癌细胞；无寄生虫。

第七节　胸部肿瘤标志物检查

一、定　义

肿瘤标志物是肿瘤组织产生的、可以反映肿瘤自身存在的化学物质，包括大分子蛋白，如肽类、激素和酶，也包括小分子脂类和氨基酸衍生物。

二、临床价值

肿瘤标志物的用途包括：

（1）用于发现肿瘤，用于高危人群普查。

（2）用于鉴别诊断，选择有针对性的肿瘤标志物检测，有助于区分不同部位肿瘤。

（3）进行疗效观察。

（4）监测和早期发现肿瘤复发和转移。

（5）初步判断预后。

（6）用于免疫显像和制作单克隆抗体。

（7）肿瘤标志物可作为引导抗肿瘤药物的标识靶区。

三、常用肿瘤标志物

1. 糖链抗原决定因子（CA）　有糖脂和糖蛋白两类，它不是肿瘤特异性标志物，特异性不强。CA包括甲胎蛋白（AFP）、癌胚抗原（CEA）、癌抗原系列（CA系列），如CA19-9、CA125等。

（1）CEA：存在于胃肠道、肺来源的内胚层组织内，不是恶性肿瘤的特异性标志物。CEA来源于肿瘤细胞浆膜层的糖蛋白，从而释放入血。CEA是一种与结直肠癌、胰腺癌、胃癌、乳腺癌、肺癌及前列腺癌有关的广谱肿瘤标志物。在某些良性呼吸疾病患者，如支气管炎、慢性肺部疾病、肺气肿患者，或消化道良性疾病患者中可发现CEA。通常正常值小于2.5μg/L，若大于20μg/L，提示存在消化道肿瘤。CEA与鳞癌相关抗原（SCC或TA-4）联合检测有助于判断肺癌组织类型，SCC水平升高提示可能为鳞癌，CEA水平升高提示可能为腺癌。CEA对于腺癌患者预后的价值判断比鳞癌高，普遍采取的预测值是5.0ng/ml。CEA水平较高与老年、男性、肿瘤较大、切除不完全、病理分期较晚等有关。术后CEA持续升高，提示预后不良。CEA与淋巴结转移具有相关性，也是探测肿瘤扩散的一个有用标志。

（2）CA19-9：胃癌、食管癌患者CA19-9升高不明显，正常值小于37U/ml。

（3）CA50，CA242：此两者常同时表达，是消化道癌的诊断标志物，正常CA50＜20U/ml，CA242＜17U/ml。

（4）CA72-4：是消化系统、呼吸系统腺癌的诊断指标，胃癌患者CA72-4常升高。

（5）CA15-3：肺癌患者仅轻度升高。

（6）CA125：正常值应＜35U/ml，约53%的肺癌患者CA125＞35U/ml。CA125诊断肺癌特异度较高，但敏感度不高，可作为辅助诊断指标。此外，CA125升高时肺癌复发及死亡危险性增高。

2. 鳞癌相关抗原（SCC）　也称扁平上皮癌相关抗原。肺鳞癌患者SCC明显升高，食管癌患者SCC水平也可升高。

3. 组织多肽抗原（TPA）　是肿瘤分泌的多肽抗原，是细胞角质蛋白片段8、片段18、片段19的混合物。各种肿瘤包括肺癌均可见TPA升高，其升高与肿瘤组织类型无关，属于肿瘤增殖性标志物，用于估计预后和判断治疗反应。临床一般不用于诊断，多用于已经确诊患者的疗效判断和病情追踪。TPA能较早发现肿瘤复发，正常值小于85U/L。

4. 细胞角质蛋白片段19（Cyfra21-1）　目前被认为是诊断鳞癌的较好的分子标志物，其血清浓度高低与鳞癌分期有关。Cyfra21-1是细胞骨骼标志物，可用于估计病程和监视复发。参考值 < 3.5ng/ml。50%～70%的肺癌患者血清Cyfra21-1明显升高。

5. 神经特异性烯醇化酶（NSE）　是糖酵解酶类同工酶，是一种二聚体酶。NSE是小细胞肺癌的特异性诊断标志物，对神经内分泌肿瘤、神经母细胞瘤和甲状腺髓样癌也有特异性诊断价值。83%～98%非局限性非小细胞肺癌患者可检测到NSE，在神经内分泌细胞和神经内分泌肿瘤中可检测到大量NSE。正常值小于10～13ng/ml，其浓度反映肿瘤的大小，以及肿瘤细胞损伤和死亡程度。临床上利用此酶评估患者对治疗的应答，以及估计肿瘤是否复发。

6. 激素

（1）Pro GRP是一种诊断小细胞肺癌的较好的肿瘤标志物。GRP是一种小细胞肺癌患者体内自身分泌性生长因子。

（2）抗利尿激素（ADH）是小细胞肺癌的肿瘤标志物之一。大约80%的抗利尿激素分泌异常综合征（SIADH）与小细胞肺癌有关。

临床上，当无任何症状或体征，在体检时发现单纯肿瘤标志物增高，提示可能存在恶性肿瘤，有助于肿瘤患者的筛查，但是否确实患有恶性肿瘤，还需要结合许多其他检查结果综合分析判断，如是否存在诱发因素、查体阳性发现，以及影像学资料和内镜检查等。目前细胞学和病理学检查仍是肿瘤诊断的金标准。脱离其他临床检查，单纯依靠肿瘤标志物结果即确诊恶性肿瘤，很明显是草率和不慎重的。

现在还没有一种针对肺癌或食管癌的特异性肿瘤标志物，能像α-AFP针对肝癌一样具有明确诊断价值。1997年美国胸外科医师协会没有把肿瘤标志物列为非小细胞肺癌的常规治疗前筛查项目，即因为考虑到它的绝对诊断价值。除了肿瘤标志物特异性差外，许多肿瘤标志物的检测费用较高，因此临床医师应针对每个个体的不同情况，选取合适的肿瘤标志物进行筛查。

临床实践证明肿瘤标志物在评定肿瘤预后方面尚缺乏一定的、广泛的准确性，仅限于某个或某几种肿瘤，其判断预后的价值有待于进一步观察和研究。

（郭　峰　陈　刚）

参考文献

高元桂，蔡幼铨，蔡祖龙，等，1993.磁共振诊断学.北京：人民军医出版社，391.

何国钧，邹学超，1992.胸外科领域肺功能测定与评价 // 穆魁津，林友华.肺功能测定原理与临床应用.北京：北京医科大学，中国协和医科大学联合出版社，319-329.

贺文，李铁一，1994.肺门CT形态的研究.中华放射学杂志，28（8）：513.

李果珍，戴建平，王仪生，等，1994.临床CT诊断学.北京：中国科学技术出版社.

林耀广，1992.呼吸肌疲劳 // 林耀广.系统性疾病和肺.北京：北京医科大学，中国协和医科大学联合出版社，104-112.

林耀广，2004.哮喘患者的麻醉 // 林耀广.现代哮喘病学.北京：中国协和医科大学出版社，898-904.

林耀广，2007.手术对肺功能的影响 // 林耀广.系统性疾病和肺.2版.北京：科学出版社，933-947.

林友华，1984.肺容量，肺的通气功能，呼吸的力学机制 // 朱贵卿.呼吸内科学.北京：人民卫生出版社，38-57，79-89.

林友华，1992.肺弥散功能 // 穆魁津，林友华.肺功能测定原理与临床应用.北京：北京医科大学，中国协和医科大学联合出版社，142-151.

林友华，1984.肺容量、肺的通气功能、呼吸的力学机制.见：朱贵卿.呼吸内科学.北京：人民卫生出版社，38-45，46-57，79-89.

王孟昭，李龙芸，朱朝晖，2005.正电子发射体层成像在肺癌诊断和分期中的价值.中华结核和呼吸病杂志，28（4）：221-224.

严洪珍，1986.大支气管狭窄变形的X线分析.临床放射学杂志，5（5）：228.

严洪珍，1989.纵隔肿块影像学检查与诊断.北京医学，11（5）：292.

严洪珍，1994. 比较影像诊断学探讨. 中华放射学杂志，28（11）：727.

严洪珍，刘洪瑞，王兴文，等，1990. 胸腺肿块的影像诊断. 中华放射学杂志，24（4）：203.

严洪珍，朱元珏，1991. 中国内科专家经验文集. 沈阳：沈阳出版社.

朱朝晖，周前，李龙芸，2001. 正电子发射断层显像对肺癌诊断和分期的价值. 中国医学科学院学报，23：365-368.

Agusti AGN, Cotes J, Wagner PD, 1997. Responses to exercise in lung diseases. In：Roca J, Whipp BJ. Clinical exercise testing. European Respiratory Monograph, 2：32-50.

Altman NR, Purser RK, Post MJ, 1988. Tuberous sclerosis：characteristics at CT and MR imaging. Radiology, 167（2）：527.

Austin JH, 1989. Pulmonary carcinoidosis：what are the learning from CT? Radiology, 171（3）：603.

Baron RL, Lee JK, Sagel SS, et al, 1982. Computed tomography of the abnormal thymus. Radiology, 142（1）：127.

Baron RL, Leviff RG, Sagel SS, et al, 1981. Computed tomography the evaluation of mediastinal widening. Radiology, 138（1）：107.

Brauner MW, Grenier P, Mompaint D, et al. 1989. Pulmonary Sacoidosis：evaluation with high resolution CT. Radiology, 127（2）：467.

Brooks RA, Di Chiro, Zukerberg BW, et al, 1987. Test-retest studies of cerebral glucose metabolism using fluorine-18 deoxyglucose：validation of method. J Nucl Med, 28：53-59.

Cotes JE, 1993. Lung Function：Assessment and Application in Medicine. London：Blackwell Scientific Publications.

Flanagan FL, Dehdashti F, Siegel BA, et al, 1997. Staging of esophageal cancer with 18F-fluorodeoxyglucose positron emission tomography. Am J Roentgenol, 168（2）：417-424.

Gimlette TM, Brownless SM, Taylor WH, et al, 1986. Limits to parathyroid imaging with thallium-201 confirmed by tissue uptake and phantom studies. J Nucl Med, 27（8）：1262-1265.

Gorguner M, Misirlioglu F, Polat P, et al, 2003. Color Doppler sonographically guided transthoracic needle aspiration of lung and mediastinal masses. J Ultrasound Med, 22（7）：703-708.

Goris ML, Basso LN, Keeling C, et al, 1991. Parathyroid imaging. J Nucl Med, 32（5）：887-889.

Guan Y, He S, Dong J, 2001. Value of ^{18}F-fluorodeoxyglucose positron emission tomography imaging in staging of non-small cell lung cancer. Zhonghua Yi Xue Za Zhi, 81（19）：1180-1183.

Harris B, Bailey D, Roach P, et al, 2006. Use of fusion imaging to localize an ectopic thoracic parathyroid adenoma. Ann Thorac Surg, 82（2）：719-721.

Ho Shon IA, Maisey MN, 2004. The role of FDG-PET in the management of non-small cell lung carcinoma. Ann Acad Med Singapore, 33（2）：166-174.

Jhala NC, Jhala D, Eltoum I, et al, 2004. Endoscopic ultrasound-guided fine-needle aspiration biopsy：a powerful tool to obtain samples from small lesions. Cancer, 102（4）：203-206.

Jhanwar YS, Straus DJ, 2006. The role of PET in lymphoma. J Nucl Med, 47：1326-1334.

Kostakoglu L, Coleman M, Leonard JP, et al, 2002. PET predicts prognosis after 1 cycle of chemotherapy in aggressive lymphoma and Hodgkin's disease. J Nucl Med, 43（8）：1018-1027.

Kusić Z, Becker DV, Saenger EL, et al, 1990. Comparison of technetium-99m and iodine-123 imaging of thyroid nodules：correlation with pathologic findings. J Nucl Med, 31（4）：393-399.

Lowe VJ, Fletcher JW, Gobar L, et al, 1998. Prospective investigation of positron emission tomography in lung nodules. J Clin Oncol, 16：1075-1084.

Martyn JB, Moreno R H, Paré P D, et al, 1987. Measurement of inspiratory muscle permance with incremental threshold loading. Am Rev Respir Dis, 135（4）：919.

Mead J, 1996. Mechanical properties of lungs. Physiol Rev, 41：281-320.

Mozley PD, Kim CK, Mohsin J, et al, 1994. The efficacy of I-123-MIBG as screening test for pheochromocytoma. J Nucl Med, 35：1138-1144.

Plat G, Pierard P, Haller A, et al, 2006. Endobronchial ultrasound and positron emission tomograghy positive mediastinal lymph nodes. Eur Respir J, 27（2）：276-281.

Römer W, Hanauske AR, Ziegler S, et al, 1998. Positron

emission tomography in non-Hodgkin's lymphoma: assessment of chemotherapy with fluorodeoxyglucose. Blood, 91（12）: 4464-4471.

Sakamoto F, Natsugoe S, Yoshinaka H, et al, 2004. Endo-sonographic detection of mediastinal lymph node metastases in superficial carcinoma of the esophagus: assessment by type classification and histogram. J Gastroenterol, 39（1）: 7-13.

Schoder H, Meta J, Yap C, et al, 2001. Effect of whole-body（18）F-FDG PET imaging on clinical staging and management of patients with malignant lymphoma. J Nucl Med, 42: 1139-1143.

Shah N, Hoskin P, Mcmillan A, et al, 2000. The impact of FDG positron emission tomography imaging on the management of lymphomas. Br J Radiol, 73（869）: 482-487.

Sisson JC, Frager MS, Valk TW, et al, 1981. Scintigraphic localization of pheochromocytomas. N Engl J Med, 305: 12-17.

Stark DD, Bradley WG, 1992. Magnetic Resonance Imaging. 2nd ed. St. Louis: Mosby Year Book Inc.

Wegener OH, 1992. Whole Body Computed Tomography. 2nd ed. Boston: Blackwell Scientific Publications.

Werneck K, Vassallo P, Patter R, et al. 1990. Mediastinal tumor: sensitivity of detection with sonography compared with CT and radiography. Radiologhy, 175（1）: 137.

Wilson MA, 1994. TL-201/^{99m}TcO$_4^-$ substraction scintigraphy is still the gold standard in parathyroid localization. J Nucl Med, 35（suppl）: 164.

Woodward GE, Hudson MT, 1954. The effect of 2-desoxy-D-glucose on glycolysis and respiration of tumor and normal tissues. Cancer Research, 14: 599-605.

Wouters EF, 1990. Total respiratory impedance measurement by forced oxcillations: a noninvasive method to assess bronchial response in occupational medicine. Experimental Lung Research, 16（1）: 25-40.

Yeung HW, Macapinlac HA, Mazumdar M, et al, 1999. FDG-PET in esophageal cancer. Incremental value over computed tomography. Clin Positron Imaging, 2（5）: 255-260.

Yeung HWD, Macapinlac H, Karpeh M, et al, 1998. Accuracy of FDG-PET in gastric cancer: preliminary experience. Clin Positron Imaging, 1: 213-221.

Yusuf A, Khalid SR, Ahmed Q, et al, 2004. Endoscopic ultrasound guided biopsy of a mediastinal mass. J Ayub Med Coll Abbottabad, 16（3）: 72-73.

Zerhouni EA, Scott WW Jr, Baker RR, et al, 1982. Invasive thymomas: diagnosis and evaluation by computed tomography. J Comput Assist Tomogr, 6（1）: 92.

第五章

胸外科术前特殊检查

第一节 吞咽功能的检查

人类胚胎在第 12 周时即开始有吞咽活动。临分娩前胎儿平均每天咽下羊水 500ml 左右。正常人每天约有吞咽动作 600 次，其中 350 次发生在白天，50 次在入睡之后，200 多次在进食过程中。吞咽是人类赖以生存的最基本的生理活动之一，很多疾病都与吞咽有关，表现为吞咽障碍或吞咽困难。过去对这一方面的研究主要局限于食管本身，直至今日，关于吞咽功能的了解还很不够。国外在这一方面已经做了大量的工作，相关专业机构在进行研究，如智利大学的生物医学科学研究所，美国 Wisconsin 大学的 Dysphagia Institute 等。他们应用了各种高科技技术进行跨行业、跨学科的交叉研究，如电视透视、肌电图、闪烁摄影等。近年这一领域取得了很多新的进展，尤其在咽食管段（pharyngo-esophageal segment，PES）的运动功能方面。

一、正常的吞咽过程

正常的吞咽过程分为口期、咽期和食管期三个阶段。

1. 口期 食物经咀嚼后形成一个食团，位于舌与前腭之间，此时口期启动，舌的两侧向上卷并向后下方向移动，将食团挤向硬腭。口期持续约 1 秒。

2. 咽期 当食团经过前咽门弓时，吞咽反射的咽期随即被击发，开始出现的动作包括腭帆向上向后伸展，防止食物进入鼻腔。咽肌收缩使咽腔的压力上升，将食团挤向环咽肌，与此同时喉部上升，声门闭合，会厌将声门覆盖，防止食物进入气道。当食团到达环咽肌时该肌随即松弛，食团由高压的咽部进入低压的食管内。咽期持续约 1 秒。

3. 食管期 食物通过环咽肌后，吞咽的食管期启动，蠕动波将食团送达食管下括约肌（lower esophageal sphincter，LES）时，该肌随即松弛，食物进入胃以后 LES 又开始关闭。

涉及吞咽的脑神经有第 Ⅴ、Ⅶ、Ⅸ、Ⅹ、Ⅺ、Ⅻ脑神经。

二、正常吞咽的生理功能

吞咽困难的病理生理学改变与构成吞咽的 9 种生理功能出现某些障碍有关：①食团制备；②口内运送；③声门关闭；④呼吸暂停；⑤气道关闭；⑥咽部挤压；⑦食管上括约肌（upper esophageal sphincter，UES）松弛；⑧食管蠕动；⑨LES 松弛（图 5-1-1）。

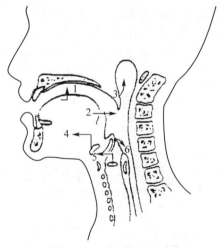

图 5-1-1 吞咽的生理功能

吞咽对比剂后，做咽喉部 X 线电视录像所获影像示意图

1.舌上举；2.舌后移；3.软腭上举；4.舌骨上移；5.会厌上移；6.会厌倾斜

整个吞咽过程由一系列协调极为精确而细致的动作构成，因此，Cook 对吞咽提出了一种新的概念，他认为"吞咽"是"一组复杂的运动事件综合在一起的结果"。这个综合过程完全处于"模式发生器"（pattern generator）的程序性控制之下，因此吞咽并不是反射，而是一种受程序控制的反应。这种反应只能在严格的皮质信息与周围的感觉信息相互结合，最终到达延髓后才能启动。这种界定体现了吞咽的复杂性。在其全部过程中如果上述生理功能的任何一个环节出现障碍，其后果将是吞咽困难，咀嚼时舌的运动障碍可使食物坠入喉部，并在吞咽之前进入开放着的呼吸道。

为了正确理解吞咽及食管运动功能之间的深层内涵，有必要了解一些咽喉部解剖、咽喉和食管的神经支配与正常生理状态下它们运动功能的调控机制。

三、与吞咽有关的解剖

（一）咽部

1. 境界及部位 咽部为呼吸道与消化道所共有的部分，由颅底伸延至环状软骨平面，内径长约 12.5cm，其下方与食管相连，下界后方为 C6 椎体。

咽部共包括 3 个部分：①鼻咽部，位于鼻腔后方、软颚之上，底部由软颚及颚垂形成，为可活动部分。其底部上升后可防止食物逆向进入鼻腔。②口咽部，前方与口腔相通，上接鼻咽部，向下在舌骨平面与喉咽部相连。③喉咽部，也称下咽部（hypopharynx），其前壁及两侧由甲状软骨的内面构成，中部为喉及其附件，上方为会厌，下方为喉入口（图 5-1-2）。

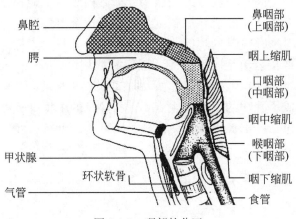

图 5-1-2 咽部的分区

喉咽部由舌骨平面延伸到环状软骨平面与食管相连，因而此部的上方为呼吸道及消化道所共有，下方则纯属消化道。吞咽时其前后壁可以互相贴拢。会厌侧面由咽会厌襞（pharyngo-epiglottic fold）形成喉咽部的上界，其下方的喉部向前外侧伸展，在甲状软骨内面及环状软骨后外侧面之间形成梨状窝。

2. 咽部结构

（1）咽壁的肌肉：有咽上缩肌、中缩肌及下缩肌三片。其前方均不完整，后方则变宽，在中线上与对侧相连接。咽下缩肌起于甲状软骨外面、环状软骨及由甲状软骨至环状软骨的一条肌腱，呈扇形止于咽后壁，此肌起自环状软骨的部分即为环咽肌。

（2）PES，又称 UES，是指位于咽部与颈段食管之间的一个高压区。构成 PES 的肌肉主要为横纹肌。由于其肌束附着于环状软骨，因此喉部软骨（包括舌骨、甲状软骨及环状软骨）的活动将带动 PES 的运动。在喉部软骨上附着的腱膜、肌腱与肌肉共同组成了一个功能单位 PES。PES 的 3 个主要功能：①在两次吞咽之间保持食管开口处于关闭状态；②吞咽时使食管张开；③参与其上方的咽缩肌及其下方的颈段食管对食团的运输。PES 的主要肌肉成分为环咽肌，它是咽下缩肌最下面的一部分，附着于环状软骨两侧外沿并环绕食管入口。其肌纤维的排列并非圆周走行，从而形成了一种不对称的排列方式，在横断面上呈现为一个"C"形裂隙，构成食管入口的侧壁及后壁，环状软骨板则构成其前壁。由于此处的肌肉排列方向由斜行的咽下缩肌变为横行的环咽肌，在其交界处遂出现一个薄层肌片，称为 Killian 三角区，为 Zenker 憩室好发之处（图 5-1-3）。

有学者曾经注意到成年人的环咽肌宽度为 1cm，而 PES 的高压区宽度为 2～4cm，两者并不相称。这是因为在 PES 的高压区内存在着两种关系十分紧密的组织结构：近端的咽下缩肌与远端的颈段食管环形肌。这两种结构的互相协调与高压区的压力形成有密切的关系。

（3）咽部的神经支配：主要来自于咽丛，由舌咽、迷走神经及颈交感神经分支构成。舌咽神经供给咽丛的感觉纤维，迷走神经供给咽丛随意运动纤维。咽下缩肌的下部由喉外神经供应。

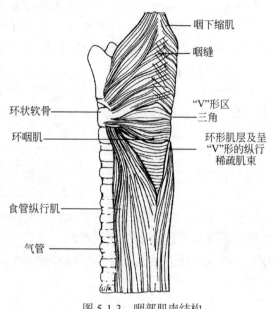

图 5-1-3 咽部肌肉结构

咽下缩肌
咽缝
"V"形区
三角
环状软骨
环咽肌
环形肌层及呈
"V"形的纵行
稀疏肌束
食管纵行肌
气管

（二）喉部

喉部为呼吸道的上部，包括由会厌到环状软骨的一段。

1. 喉部的软骨 共有 11 块，其中主要包括①甲状软骨，形成喉前壁与侧壁的大部，其两侧上部向上突出，称为上角。②环状软骨，呈环形，围绕气管上端。③会厌软骨，借舌骨会厌韧带附着于舌根后方，其上端游离，覆以黏膜。④杓状软骨，位于环状软骨板的上方，因声带的后方附着于此而特别重要（图 5-1-4，图 5-1-5）。

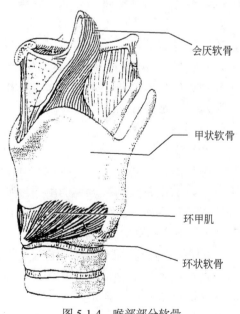

会厌软骨

甲状软骨

环甲肌

环状软骨

图 5-1-4 喉部部分软骨

2. 喉部的肌肉 喉外部的肌肉有肩胛舌骨肌、胸骨舌骨肌、胸骨甲状肌，其功能为吞咽时使喉部下降。另外有茎突舌骨肌、二腹肌、下颌舌骨肌与甲状舌骨肌，其功能与前者相反。喉内部的肌肉：①环杓后肌，为声带仅有的外展肌，其功能是使杓状软骨的肌突向后向内伸展，从而使声带外展，使声门裂张大。②环杓侧肌，功能与环杓后肌相反。③杓横肌，其功能为使两侧的杓状软骨后部靠拢，在吞咽时进行协调以闭合声门裂的后部。喉返神经损伤或因其他原因受累（如肿瘤侵犯）在吞咽时声门裂的后部将不能完全关闭，从而会出现呛咳（图 5-1-5）。

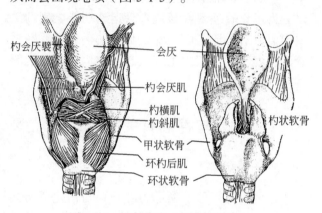

杓会厌襞
会厌
杓会厌肌
杓横肌
杓斜肌
杓状软骨
甲状软骨
环杓后肌
环状软骨

图 5-1-5 喉部肌肉（后部内侧观）

四、吞咽运动的神经支配

吞咽是一个十分复杂的运动行为，它的实施有赖于运动前神经元（premotor neurons）的神经元间网络（interneuronal network）来组织这些运动神经元的活动，最后完成吞咽的口咽期和食管期活动。运动前神经元与脑干和中枢神经系统的结构之间有千丝万缕的联系，最后构成一个能控制吞咽活动的潜在性解剖学单位，这个单位还具备保护呼吸道的功能。由于这些神经元与向心性纤维及运动性神经元之间有着突触性接触（synaptic contact），因此呈现为一种真正的中枢性活动，构成了吞咽的中枢发生点。其所涉及的中枢神经核包括：①孤束核；②疑核；③背侧运动核；④舌下核；⑤三叉神经运动核；⑥面神经核。

（一）传出神经

1. PES 的神经支配 有关人类咽部和上呼吸

道的感觉神经分布迄今尚未完全明了。Sanders 应用 Sihler 神经染色法检查发现，人类咽部感觉神经的分布呈分散的分支状，其密度变异很大，有的十分浓密，如在扁桃体后脚分布着一个浓密神经丛，由第Ⅸ对脑神经构成。会厌上分布着浓密的喉上内神经及第Ⅸ对脑神经分支，杓状区及环后区同样为喉上内神经所支配。有些区域的神经分布相当稀疏，有的甚至看不到明确的神经分布，如下咽部后壁。

Amirali 首次应用 Fos 免疫组织化学技术对小鼠在吞咽时脑干内神经元的兴奋活动做了定位研究。过去对吞咽的研究主要集中在孤束核（nucleus of solitary tract）和疑核周围。在这些区域内的确含有被 Fos 标记的神经元，但意外地发现是在神经元闩（obex）的后方被 Fos 标记的神经元更多。此研究的重要发现为吞咽反射的发生与控制是一种中枢性的"模式行为"，其确切部位在延髓头端 - 内侧区（rostral-medial medulla）。

关于第Ⅸ对脑神经在吞咽时的作用：刺激喉上神经容易诱发吞咽反射，但刺激第Ⅸ对脑神经则不会诱发。过去对此现象尚无满意的解释。Kitagawa 将小鼠麻醉后用机械刺激其咽部、后脚、软腭和咽喉壁，均能很容易诱发吞咽反射，但在切断舌咽神经的咽支以后则刺激无效，因此研究结论为舌咽神经的咽支承担小鼠启动吞咽反射的主要功能。

供应咽部的神经元共分 5 组：三叉神经运动核、面神经核、迷走神经的疑核（nucleus ambiguous）、舌下神经核和 $C_{1\sim3}$ 的脊神经段。环咽肌主要由迷走神经支配。大量研究工作表明，供应环咽肌的运动神经细胞体位于疑核内，运动神经则包含在迷走神经内。其副交感纤维来自迷走神经背侧运动核的细胞体，通过喉返神经到达环咽肌使其产生张力性收缩。

2. 食管体的神经支配

（1）横纹肌：食管体的横纹肌由体神经的运动纤维支配。供应食管近端横纹肌的传入神经细胞体位于迷走神经的疑核内。

（2）平滑肌：食管平滑肌由两类自主神经系统支配。

1）外部神经：食管体的外部神经支配由迷走与交感神经纤维构成。其节前副交感纤维由背侧运动核发出，此核位于第四脑室底部。迷走神经在穿经胸部的过程中发出分支供应肺及心脏，其纤维在食管体的分布呈丛状，由膈上 1～4cm 的平面起，分散的纤维重新集结，构成胃前神经及胃后神经。供应食管体的分支由食管壁上的神经丛发出。供应食管体的交感神经来源于 T_5 和 T_6 脊神经的中间外侧细胞柱（intermedio-lateral cell column）的细胞体，其节前纤维进入颈节及胸交感链的神经结，节后纤维与血管伴行，绝大部分轴突终止于壁间神经丛（myenteric plexus）。

2）内部神经：壁内神经元及其扩展部构成食管体的内部神经支配系统。神经组织呈层状排列，其中主要为壁间神经丛（又称 Auerbach 神经丛或肌间丛）及黏膜下丛（又称 Meissner 神经丛）（图 5-1-6）。

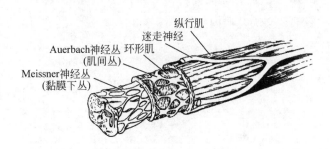

图 5-1-6 食管肌层结构与神经分布

位于横纹肌内的壁内节功能目前尚不明确，有可能供应腺体，或与感觉有关。壁间神经的轴突伸向平滑肌细胞。

（3）LES：支配 LES 的外部神经有交感与副交感神经两种。副交感神经纤维来源于迷走神经的背侧运动核，通过迷走神经到达 LES 与壁内神经元相连接。控制 LES 的交感神经细胞体位于 $T_6\sim T_{10}$ 中间外侧细胞柱，其节前轴突越经大内脏神经与腹腔神经节的节后纤维相连接。

（二）传入神经

迷走神经及舌咽神经将传入神经纤维直接带入孤束核，部分纤维可通过交叉进入对侧。食管上端的感觉由副交感神经纤维传导，下端则由交感神经纤维伴随传入神经，其传导方式及分布尚不明了。

（三）迷走神经在颈部的主要分支及其外科重要性

1. 分支

（1）脑膜支：由颈节发出，返回颅内，分布于颅后窝的硬脑膜上。

（2）耳支：由颈节发出，与发自舌咽神经的耳支联合进入颞骨。

（3）咽支：通过颈内动脉与颈外动脉之间，在咽下缩肌上沿分成若干支，与舌咽神经、交感神经及喉上神经的喉外分支联合而形成咽丛，供应咽部肌肉与黏膜。

（4）喉上神经：由咽侧壁下降，分为喉内经与喉外神经两支，供应喉部肌肉与黏膜。喉外神经在咽下缩肌外面继续下行，分支至咽丛、咽下缩肌及甲状腺，末梢终于环甲肌。喉内神经在甲状舌骨膜外面向前行，穿越该膜，分布于舌基底部、会厌及喉内黏膜（图 5-1-7）。

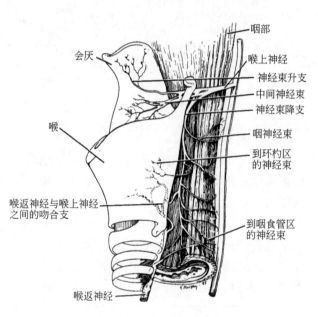

图 5-1-7　PES 的神经分布

（5）喉返神经：右侧喉返神经由迷走神经通过锁骨下动脉前方时发出，向后绕过该动脉下方再向上行至气管后方。左侧由迷走神经跨过主动脉弓时发出，绕过主动脉弓下方，由其后方上行至气管后外侧。喉返神经的末端又称喉下神经，上行至甲状软骨与环状软骨所构成的环甲关节后始进入喉部，以后其分支供应作用于声带的喉部肌肉（环杓后肌、环杓侧肌、杓横肌等），并分

布于声带下方的黏膜。喉返神经在邻近起始段发出心支下行，在气管侧面分布于气管及食管。

（6）心上支。

2. 外科重要性

（1）在食管切除进行咽部吻合时，需要分离出甲状软骨外侧缘，并切除其上角，此处下方即为咽部黏膜，切开后即可进行吻合。必须注意切开处不能太靠近外侧，否则可能损伤喉上神经的分支，造成咽下缩肌功能障碍。

（2）喉外神经也供应环甲肌，此肌功能为使甲状软骨向前转，使环状软骨板转向后方，从而促使杓状软骨后移，使声带变长、变紧，并处于内收状态，因此环甲肌是声带紧张的重要肌肉。当双侧喉返神经麻痹时，仅环甲肌起作用，必然出现声带内收，患者将因此出现呼吸困难。

（3）喉返神经供应的肌肉和组织：①环杓后肌；②环杓侧肌；③杓横肌；④声带，其前 3/5 由声韧带覆以黏膜，后 2/5 由杓状软骨的声突覆以黏膜构成，发音时杓状软骨被牵向前并内收，从而使两侧声带靠拢，吞咽时也是如此，这样可以协助防止食物进入气管；⑤咽下缩肌，此肌起自环状软骨的部分称为环咽肌，为食管的开口。咽部肌肉（咽上、中、下缩肌）的支配神经主要来自咽丛。咽下缩肌的下部由喉外神经支配。咽丛受病变累及时，将出现 UES 运动功能失调，表现为下咽困难。咽部的感觉完全由舌咽神经支配。做内镜检查前，喷麻醉药的作用部位即在于此。

五、吞咽运动的调控

（一）诱发吞咽反射

可以诱发吞咽反射的敏感区位于舌底、扁桃体、咽门的前后角、软腭、腭垂（悬雍垂）和咽后壁。人类的前后扁桃体角及咽后壁为最容易诱发吞咽反射的部位。其传入途径为三叉神经的上颌支、舌咽神经和迷走神经的喉上支。吞咽可以由大脑皮质自主诱发，也可以由于食管的膨胀而引起。

（二）吞咽反射的中枢调控

"吞咽中心"包括了全部管理吞咽反射的中枢神经，其协调十分精确。此中心分左右两半，位于延脑下橄榄上角背侧 1 ～ 3mm 处的网状组织

内，距中线 1.5cm。两个（半）中心之间联系密切，因此单侧向心刺激也可以激活两个（半）中心。吞咽与呼吸关系十分密切，人类吞咽约 88% 的固体和 71% 的液体发生在呼气过程。每次吞咽均存在 2.5 秒的呼吸暂停期。延髓内很多中心与吞咽中心有着复杂的内在调控关系，吞咽中心可以对其他中心的活动进行调整，从而避免彼此的活动出现矛盾或冲突。

Jean 报道了吞咽时脑干、神经元网络和细胞的调控机制，通过试验证明吞咽运动的兴奋来源于延髓中枢发生器。微电极记录表明，吞咽网络包括两组神经元，一组位于延髓背侧（dorsal medulla），其神经元调控吞咽的引发、形式、持续状况与节律，这些神经元位于丘脑孤束核（nucleus tractus solitarii of nuclei thalami）内。另一组位于延髓腹外侧，含有开关神经元，其功能为将各种涉及吞咽驱动的兴奋分配到与之相关的运动神经元。笔者强调吞咽运动与节律受脑干调控，同时分析神经元活动周期、细胞特性、神经传导通道，以及中枢性兴奋信号，通过信号调整网络功能，使之适应正在下咽食团的运动。

（三）咽期吞咽运动的调控

Kern 用 MRI 技术对 8 例无吞咽困难的人进行检测，结果发现反射性吞咽行为主要涉及原始感觉/运动皮质，随意性吞咽涉及的范围明显增大，包括原始感觉/运动皮质、脑岛（insula）、额叶前部/扣带回（prefrontal/cingulated gyrus）、楔叶区（cuneus region）和楔叶前区（precuneus region）。由于咽期吞咽动作涉及众多组织和器官，因此其运动以毫秒为计时单位条件下进行，使得咽期吞咽活动成为一个十分复杂而精确过程，所有器官和组织必须配合得毫厘不差，否则就会出现呛咳或下咽困难。

（四）食管上括约肌活动的控制

环咽肌是一种横纹肌括约肌，位于咽食管连接处，功能为调节咽食管之间食物流动。静息时处于收缩状态，吞咽、干呕或呕吐时处于松弛状态。吞咽时喉部被推向前上方，此动作由下颌舌骨肌、颏舌骨肌、茎突舌骨肌、甲状舌骨肌，茎突咽肌及咽鼓管咽肌（统称为"舌骨上肌群"）协同收缩完成，吞咽最初动作是下颌舌骨肌运动。在环咽肌功能正常的条件下，舌骨上肌群麻痹可以影响 UES 活动，表现为吞咽时喉部运动失常，但另一方面，环咽肌出现异常松弛时，舌骨上肌群收缩又可以造成 UES 过度张开，如无环咽肌松弛的舌骨上肌群收缩可以造成"环咽肌失弛张症"（crico-pharyngeal achalasia）。Ertekin 应用电生理技术，研究正常人与下咽困难患者环咽肌对经颅磁刺激反应，发现在环咽肌运动神经元传递过程中，存在着一个"缺触突皮质-延髓通道（oligosynaptic-corticobulbar pathway）"。当此通道受到病理改变影响（如假性延髓性麻痹），环咽肌即变为超反射性（hyper-reflexic）。出现此种现象的原因是"皮质-延髓通道"发生退行性变，使之呈现去抑制（dis-inhibition）状态。笔者提出所有下咽困难的发生均可能与此机制有关，因此任何原因造成的下咽困难其根本机制可能就在于此。

（五）食管体运动的控制

1. 吞咽中心的作用 吞咽中心被激活以后，食管平滑肌随即出现蠕动，由中枢神经系统调控。吞咽中心可以改变食管平滑肌向远侧蠕动的速度。紧凑吞咽动作可以影响前一次吞咽所引起的食管体蠕动，在紧凑吞咽过程中，食管体保持安静状态，只是在最后一次吞咽之后才又出现蠕动。

2. 食管体运动的机制 食管体蠕动反应是一种"刺激后反应"。有学者发现食管不同平面的环形肌具有不同的"区域性反应潜伏期"，这种潜伏期有其自己的梯度，它可以决定食管环形肌蠕动的速度，与环形肌纤维受刺激时间的长短成反比。

（六）食管下括约肌运动的调控

LES 位于食管下端，负责维持食管-胃连接处 90% 的张力。LES 与膈肌脚相辅相成，构成一道对抗胃食管反流的防线，用来保护食管，使之免受酸性胃液反流损害。在吞咽或干呕的过程中，LES 可出现短暂的一过性松弛，使食物或空气可以通过。这种一过性 LES 松弛是括约肌抑制性运动神经（inhibitory motor innervation）被激活的结果。抑制性神经元释放出的神经传导介质为一氧化氮（NO）。LES 有失弛缓症和胃食管反流性疾病（GERD）两种典型的功能障碍。失弛缓症的特点为 LES 抑制性神经兴奋减少甚至消失，造成 LES 松弛出现障碍以致发生吞咽困难及食物淤积，相反，GERD 则是抗反流机制失效所致。

第二节 食管上括约肌的功能和检测

随着科学技术的迅速发展，近年来用于检测咽食管段括约肌（PES）和食管运动功能的方法，除过去常用的压力监测、食管 24 小时 pH 监测、食管钡剂造影及纤维食管镜检查以外，国际上又出现了多种新的检查方法：①钡剂 PES 及食管活动电视录像；②磁共振显像；③神经染色；④ Fos 免疫组化染色；⑤咽－声门反射（pharyngo-glottal reflex）试验。Ertekin 报道了 177 例神经源性吞咽困难的电生理检查结果，使用的方法包括肌电图喉移动范围和速度测定、吞咽困难限度（dysphagia limit）测定、喉再定位时间（pharynx relocation time）测定、随意吞咽击发时间测定、咽期吞咽持续时间测定和诱发咽声门反射（pharyngo-glottal reflex）试验等。

近年出现在文献上的新检测方法：①高解析度测压，可监测食管蠕动波的节段性异常；②全阻抗检测，观察食团运转情况；③腔内高频超声波检查，检测食管纵行肌持续收缩。至于选择哪种检测方法，依据患者的具体情况与当地设备条件确定。Gates 认为对于一些伴有下咽困难的患者，如脑卒中、多发性硬化症、颅脑外伤、延髓麻痹患者，进行电视透视检查，通常可以发现重要的吞咽功能改变。在日常临床工作中最常用的运动功能检测方法为 PES 和食管压力测定。

食管是一种肌肉构成的管状器官，由于管壁肌肉收缩在管腔各个部位产生不同压力，通过检测这些压力可以反映食管各部位多种运动功能状态。

检测食管运动功能常用的有充水导管法、套囊法和传感器法三种方法。套囊法对于高频运动所做的记录不够准确，现已弃置不用。目前使用比较普遍的是压力传感器法。食管腔内压力主要是由于管壁肌肉收缩产生的挤压力，比较准确的检测方法是吞服对比剂后进行电视录像，并记录同步压力测定所获得的连续动态结果。有学者使用肌电检测法，但其所获数据多为肌肉活动开始一瞬间肌电改变，非食管肌肉活动的实际状况。

食管运动功能在静息状态与活动状态下完全不同。

（一）静息状态

静息状态下的咽部为外部空气进入呼吸道提供一个通道。UES 处于关闭状态，可防止空气进入食管，食管体静止不动，LES 关闭可防止胃内容物反流。正常情况下 LES 也偶有松弛出现。

1. 咽部 咽部上方压力在静息状态下与大气压近乎相等，呼吸时略有差异：吸气时为 -0.23mmHg，呼气时为 1.43mmHg，反映出吸气时空气进入肺内，呼气时空气向外逸出（图 5-2-1）。

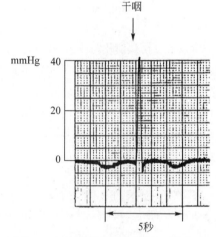

图 5-2-1 咽部收缩时的正常压力曲线

2.UES UES 平时处于收缩状态，形成一个高压区（图 5-2-2）。平均静息压为（67±21）mmHg，深睡时可下降至 9.8mmHg 以下。食物到

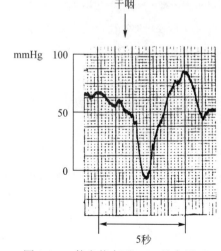

图 5-2-2 静息状态下 UES 的高压区

达食管开口或呕吐时，UES随即松弛。

UES高压区与环咽肌解剖位置有密切关系。此高压区长度为2～4cm，略长于环咽肌解剖长度，有学者认为是咽下缩肌和食管上端的环形平滑肌加入了UES之中的缘故。吞咽动作的咽期持续约1.5秒（图5-2-3）。

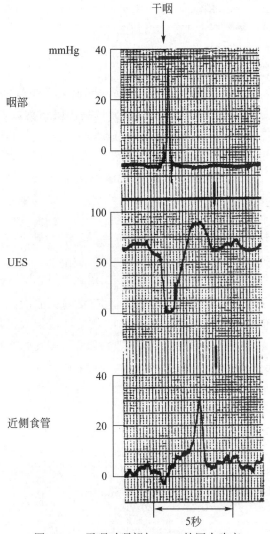

图5-2-3　吞咽时咽部与UES的压力改变

食物通过UES后在0.5秒之内随即收缩将食管上口关闭，压力又恢复至静息状态。当UES压力达到最高峰，食管上端随即出现一个蠕动波，即原发性食管蠕动波。

3. 食管体　食管体部压力随呼吸而变动，吸气时为−4.96～15mmHg，呼气时为−1.96～4.96mmHg。食管腔内压力真实反映了胸膜腔内压力。

4. LES　静息时LES处于收缩状态，产生一个高压区，其长度为2～4cm，静息压为（28±5）mmHg。由于食管末端随呼吸上下移动，吸气时

向下，呼气时向上，其结果为测压管的尖端也随呼吸而变动，以致LES下端在吸气时上升，但在LES上端其压力于吸气时反而下降。检测LES的压力有两种方法：一种为"快速拖管法"，即在屏住呼吸的条件下，将测压管快速经LES从食管拖出。前些年此法应用较多，缺点为所记录数据仅是单位时间内LES某一点压力，非LES肌张力改变产生的压力变化。此外在屏住呼吸时测压管的深度、所处呼吸周期较难掌握，最后此法还不能记录LES松弛状态。如果在拖管瞬间恰好碰上食管体出现继发性蠕动波，有可能将蠕动波产生的高压误读为LES压力。另外一种为"间断停顿拖管法"，为每隔0.5cm记录一次压力，每次用固定速度将测压管拖出0.5cm。此法可以有效地纠正快速拖管法的缺陷，数据准确性相对较高。

（二）活动状态

1. 咽部　吞咽时舌的动作犹如一个活塞，将食团由其背面中央卷到口咽后方，然后送到下咽部。在舌向后移动的同时软腭上升，将口咽部与鼻咽部隔开，从而防止口咽部所产生压力经过鼻腔分流，同时也防止食物向鼻腔反流。与此同时舌骨向前向上移动使喉上升并张开喉后间隙，会厌倾斜到舌下方。会厌倾斜遮盖了喉部，因此能防止误吸。烧伤所致的舌部瘢痕可使舌运动失灵，患球性脊髓灰白质炎或其他肌肉疾病，致舌骨上举肌肉无力，从而出现吞咽障碍，脑血管意外后软腭麻痹，食物容易反流入鼻咽腔，烧伤或手术瘢痕使会厌不能完全遮盖喉部，可出现误吸。

由于咽部肌肉收缩吞咽时，下咽部压力可突然上升至60mmHg，UES遂即张开。此时咽部压力上升，而食管压力低于大气压，两者之间的压力差有利于食物向下移动，实际上食物是被卷挤和被吸入食管腔。

吞咽可以随意愿开始，也可以因口咽部刺激反射性引起。咽部传入神经为舌咽神经和迷走神经的喉上支，且这些神经受刺激后，位于延脑的吞咽中心就通过第Ⅴ、Ⅶ、Ⅸ、Ⅻ对脑神经释放兴奋，另外还有C_1～C_3运动神经元参与，诱发一系列吞咽反射动作。当食团被置于舌背部正中后，舌前端出现波浪式收缩，自前向后移动将食团挤向硬腭并卷向口咽部。此时舌后部下陷形成一

斜形沟槽。食团抵达舌根，被感觉受体激活开始吞咽动作。一旦吞咽启动，整个过程以非随意控制的反射形式进行，直至全过程结束。食物经过 UES 后，在 0.5 秒之内此肌即行收缩关闭食管入口，压力立即上升至正常静息压的一倍。当 UES 压力达到最高峰时，下颌舌骨肌开始活动，标志着原发性蠕动波开始。

下咽部压力的最高峰值为 200mmHg，平均持续 0.3 ～ 0.5 秒。吞咽开始约 0.3 秒（0.13 ～ 0.63 秒）后食团到达环咽肌，并于 0.5 ～ 1.0 秒之后被清除。食团前进的速度取决于咽部肌肉收缩力、食物容积及重力。咽部肌肉收缩的总时间平均为 0.5 秒。咽缩肌收缩呈现一种"重叠现象"，即咽中缩肌在吞咽开始后 0.2 秒收缩，咽下缩肌在 0.5 秒时收缩，吞咽咽期全部活动持续约 1.5 秒。

2. UES　食物到达食管开口处时 UES 随即松弛，使食团能顺利进入食管。松弛持续 0.5 ～ 1 秒以后立即关闭，UES 压力随即上升，可达正常静息压的一倍，持续 1 秒后又进入静息状态。

3. 食管体　食管体内压力变化发生于吞咽开始 0.2 秒之后，范围在 -4.95 ～ 9.98mmHg，与胸膜腔内压力下降同时出现。继负压之后，87% 受检者出现一个正压曲线，可能为食物下降过程中咽部压力传导所致，此现象在吞咽液体时尤为明显。

由于食管体环形肌纤维的排列方向使其蠕动如同虫体，将食物推向远方。在压力阶差的条件下（-6mmHg 的胸膜腔内压和 6mmHg 的腹内压）食团通过 LES，即由低压区进入高压区，因此食管下 1/3 平滑肌运动的协调是保证食团顺利通过的必要条件。

食管体原发性蠕动波压力在 30 ～ 150mmHg，在 1 秒时达到高峰，持续 0.5 秒，1.5 秒后消退。原发性蠕动波以 2 ～ 4cm/s 速度向远端推进，据此可以计算出食物在吞咽开始后 9 秒可达食管末端。连续的吞咽动作可以诱发一系列原发性蠕动波，然而如果吞咽动作过速，食管体将保持在松弛状态。食管腔内压力在蠕动时增高，但推力不大，食团移动主要依靠重力作用。食物进入 UES 时若已完全嚼碎，开始部分于 11 秒入胃，其余的要在 3 个连续吞咽动作完成后才能从食管中全部清除。食管体蠕动波速度随不同平面而异：在食管上端为 3cm/s，向下逐渐增加到 5cm/s，接近 LES 时又减慢到 2.5cm/s。吞咽开始 5 ～ 6 秒后，首个原发性蠕动波可以达 LES。使用压力传感器记录的食管体压力为：上段（53.4±9）mmHg，中段（35±6.38）mmHg，下段（69.5±12.1）mmHg。

4. LES　吞咽开始时，原来关闭状态的 UES 和 LES 几乎同时松弛。有时 LES 松弛较吞咽开始晚 2 ～ 3s。由于重力作用下食物很快到达 LES，共松弛持续 5 ～ 10s，以后 LES 上方即出现一种"后收缩"（after contraction），是食管体蠕动的继续，在 LES 下方则无此种现象。

5. 继发性蠕动波（secondary peristalsis，SP）　原发性蠕动中未完全清除的部分食物仍留在食管内，需要 SP 将之继续清除，胃内容物反流入食管也需要 SP 将之送还胃内。有学者认为，SP 是食管膨胀引起的食管蠕动。这种说法模糊了原发性蠕动与继发性蠕动的区别。比较正确的提法应该是，SP 是缺少口咽成分的食管反射运动。在食管平滑肌中观察到 SP 实质上是一种局部反射动作，无须中枢介导，SP 的峰值与原发性蠕动相同。

6. 三级蠕动波（tertiary peristalsis，TP）　TP 为食管体的同步收缩，多出现在食管膨胀时，其速度极快，可能是一种变异的原发性或继发性蠕动波，也有学者将无吞咽或膨胀时不同食管平面出现的蠕动波均称为 TP，从本质上讲，它是一种非蠕动性收缩。

（刘　锟）

第三节　胃镜的诊断和治疗

自 20 世纪 50 年代后期内镜应用于临床以来，内镜检查给人体管腔系统疾病的诊断和治疗带来了突破性的进展。随着内镜仪器的更新发展，无论是检查的广度还是深度均取得长足的进步。同时，由于超声内镜的应用，使得累及深部的病变，尤其是恶性肿瘤的定位诊断更加精确。胃镜是目前临床应用最普遍的一种内镜检查。胃镜不仅可以检查胃，同时也可检查食管及十二指肠（球部、球后和部分降部），实际上应将之称为食管胃十二指肠内镜检查，但多年来一直沿用胃镜检查这个名称。胃镜检查可直接观察病变，进行病理活检，为进一步外科手术治疗提供重要参考依据。除疾病诊断外，胃镜治疗还可使部分患者不需要再接受手术处理。

一、胃镜检查

1. 胃镜检查适应证和禁忌证

（1）适应证：①上消化道症状，如吞咽困难、非心源性胸痛、烧心或厌食、胃食管反流、食欲不振、上腹痛或不适、呕吐等；②呕血或黑粪等上消化道出血，或粪便隐血试验阳性，原因不明的贫血；③不明原因消瘦，某些肿瘤标志物指标升高；④影像学显示上消化道肿瘤或病变性质不明，应进行内镜检查；⑤内镜随诊，观察疗效或病变变化。

（2）禁忌证：①严重的心肺疾病或其他严重疾病不能耐受内镜检查；②怀疑可能有消化道穿孔或胃镜检查引起穿孔可能；③患者不能合作。

2. 检查术前准备

（1）医生和患者的准备：检查前医生应向患者详细解释检查目的和过程，消除紧张情绪，取得合作，并签署知情同意书。检查前需进行血尿便常规、肝功能、有关肝炎标志物及艾滋病抗体（HIV-Ab）检测。检查前禁食至少8～10小时，如有胃或食管潴留，应延长禁食时间，必要时插入胃管清洗。如因心脑血管疾病正在应用抗凝药物的患者，尤其是需要做活检或内镜下治疗时，应在检查前停用或减量，并测定凝血酶原时间，必要时请心血管医师会诊。高血压患者务必用药有效控制血压后再安排胃镜检查。

（2）检查前给药：检查前，患者口含2%利多卡因以局部麻醉口咽部黏膜。如果胃内有较多泡沫影响视野，可经活检孔直视下注入二甲硅油消除泡沫。对异常紧张的患者，可进行清醒镇静，如给予患者地西泮以达到镇静效果，此时患者仍保留意识和对刺激的反应，此种镇静恢复时间较短。需要深度镇静时，可使用丙泊酚，使患者处于无意识状态，痛觉消失，此步骤要求麻醉医师完成，主要适用于内镜下需较长时间治疗或过分紧张的患者。

3. 选择内镜和检查系统

根据临床需要选用内镜型号，大多选用小径前视型内镜，其特点是直径小，前端弯曲度大，能满意地观察胃小弯病变，对十二指肠包括降部也能较好地观察。不过对壶腹部病变，仍主张应用侧视型内镜，以便较满意地行活检和插管进行逆行胰胆管造影检查。插镜之前应仔细检查内镜各操作系统，包括气泵、注水、吸引系统是否正常工作，各调节钮活动是否正常。目前，电子内镜已广泛应用于临床，它带有电视系统和照相系统，并可与电脑系统连接，可自动储存资料，这些对教学、资料积累发挥了很大作用。

4. 胃镜检查——插镜和定位

（1）自口腔至食管：患者取左侧卧位，头稍低，直视下经口将内镜插入气管与食管交界侧方，在距门齿约15cm，一般到达会厌处，将内镜头部下调，以免插入呼吸道。内镜在咽部的方位，12点方向为会厌和声门，6点方向为环状软骨后壁，3点和9点方向分别是右和左侧梨状隐窝。避免内镜向12点方向插入。将内镜调整至正中，恰是环咽肌所在部位，厚度仅2～3mm，可见此处有数条黏膜集中。请患者做吞咽动作使食管上括约肌松弛，或将内镜轻轻向下缓慢插入，即可送至食管上段。以上插镜过程也可在电视屏幕直视下进行。

（2）自食管至胃：进入食管后，沿管腔将内镜插入远侧。达贲门时，将镜头向左调节，必要时稍注气，可见贲门开放，送内镜入胃内。顺时针转动内镜60°～90°，将内镜沿胃体后壁插入，此时小弯位于12点，大弯在6点，前后壁分别在9点和3点。胃窦与胃体交界的小弯侧正是胃角，内镜下其呈拱桥状。内镜插至胃窦时，将内镜稍向上调，即可清晰显示幽门。继续将内镜向上调节，此时，胃角位于12点，而幽门在6点，前后壁的方位不变。

内镜插入胃后，边向前进镜边观察，抵达十二指肠降段后再慢慢退出，注意仔细观察各个部分。观察胃底和贲门时，可采取两种反转手法。一种是退镜至胃底和贲门交界处，先后左、右转身，沿大弯侧黏液池和小弯侧至穿窿部进行观察。另一种方法是在胃窦反转内镜（即将内镜的头部向上调节），根据反转的角度可以分为较小角度的"J"形反转和较大角度的"U"形反转，同时外拉内镜，可清晰显示胃体、胃底、贲门部有无病变。在平静呼吸时退镜，观察膈裂孔水平与齿状线的距离。

（3）自胃至十二指肠：胃镜插至幽门前区时，调好内镜头部，将其送过幽门，进入球部。有时幽门呈星状收缩，偏位或随呼吸上下活动，致插入幽门有一定困难。应设法使内镜头端对向幽门，必要时嘱患者暂时屏气，使幽门相对静止，以便插入。内镜进入球腔后，稍后退并注气，显示球腔。调节按钮，扫视球腔各壁，顺时针转动内镜并右调内镜头端，使其沿后壁朝球后腔、十二指肠降部插入，必要时稍注气，即可清晰显示降部的环形黏膜皱襞，并见到壶腹乳头开口位置，将内镜向外牵直，可插至十二指肠降部远段。

5. 检查要点

（1）检查食管：插镜时，内镜容易通过颈段食管和胸部上段食管，退镜时仔细观察食管结构和黏膜。食管或贲门部肿瘤或外压物可引起管腔狭窄，以致内镜通过受阻，有时狭窄部近侧病变不明显，需要将活检钳伸入狭窄部或稍做扩张后再取活检。食管病变应注意其性质、大小、范围、距门齿和贲门的距离，以便指导治疗。

（2）检查胃和十二指肠：注意视野应清晰，如有大量潴留物或血液，需清洗后再观察。全面仔细观察胃、十二指肠各部的结构，黏膜是否正常，胃内分泌物量和潴留内容物，以及胃十二指肠动力，如贲门松弛与否、胃蠕动是否活跃、幽门是否持续痉挛或开放、胆汁反流情况等。尤其注意贲门下、胃角水平部这些易被忽略的部位。观察十二指肠的范围主要是球腔、球后腔（距球腔 3 ～ 5cm，十二指肠上角对应肠腔）及十二指肠降部。十二指肠上角较锐利，不易显露球后腔，可在逐步退镜过程中观察。降部病变如壶腹部肿瘤，可能位于壶腹乳突内，用侧视型内镜容易获得病理活检。

对隆起性或凹陷性病变，应根据病变性质、边界、周围黏膜皱襞是否完整及蠕动状况，判断病变的良恶性，是黏膜、黏膜下或是外压性病变。内镜诊断记录应包括病变部位、类型、大小、累及范围及与周围结构的关系，从而为手术治疗提供重要信息。内镜观察结合病理活检是明确病变性质的重要方法。

二、正常胃镜所见

（一）正常食管

正常食管黏膜光滑，可能散在一些白色细小颗粒，外观呈粗糙，为食管鳞状上皮细胞增生。黏膜下血管呈树枝状，在远段食管呈平行走向，形如栅栏状。食管胃交界黏膜规则或呈锯齿状，胃黏膜可能向上凸出，但长度不超过 5mm，宽度不超过 3mm，如长度大于 1cm，宽度达 5mm，可能为异常改变，应行活检。

（二）正常胃和十二指肠

胃黏膜光滑、发亮，呈橘红色。

（1）贲门：与食管相接，为管状，皱襞平行走向，似食管黏膜延伸，因其呈橘红色而与淡红色食管黏膜呈鲜明对比。

（2）胃底：胃镜"U"形反转，胃底在贲门下方，前后呈圆形穹隆状，充气后皱襞变平或消失，黏膜下可见小血管，较直，呈树枝状。还可见到灰蓝色充盈静脉，呈葡形甚至脊状隆起。

（3）黏液池：胃镜检查可见胃液集中于胃底大弯处，胃液呈半透明或混有泡沫样黏液，恶心症状较严重时，黏液池内可混有胆汁。

（4）胃体：胃大弯侧皱襞光滑柔软，排列整齐，并可见邻近的胃体前后壁，小弯侧常不明显。注气后皱襞变细甚至消失，黏膜呈灰橘红色，远段胃体色调常有变异，可能与皱襞厚度有关。

（5）胃角：小弯侧胃体与胃窦交界处即为胃角。前视型内镜下，从胃体下部看胃角呈新月形（切面），从胃角近侧即垂直部能清楚显示胃体。反转内镜以胃角为界，将胃腔分为胃体腔和胃窦腔，可清楚显示胃角水平部（胃窦侧）。

（6）胃窦：黏膜光滑、柔软，呈橘红色，色调与胃镜系统的光源强度有关，反流的胆汁使黏膜变得发红。

正常十二指肠球腔较小，长约 4cm，宽 2 ～ 3cm，黏膜光滑柔软，呈黄灰色，球腔大弯前壁呈淡蓝色，为胆囊影响所致。贴近黏膜观察，可显示绒毛，呈细颗粒样反光，并见纤细血管纹理。部分病例球后腔需在退镜时才能看清球顶部环形黏膜皱襞。降部位于十二指肠上下角之间，长度约 10cm，直径 3 ～ 5cm，呈橘黄色。可见多个环形皱襞，宽度 1 ～ 2mm，高 2 ～ 4mm，在降部内侧可见到壶腹区乳头，呈乳头形、半球形或扁平形。

三、上消化道疾病胃镜诊断

1. 食管疾病的胃镜诊断　内镜下可以直接见

食管黏膜病损，管壁隆起，管腔变形、狭窄等。内镜下各种食管疾病有特征性，也有非特异性，需结合病理活检，才能明确病变性质。

（1）反流性食管炎：食管炎有多种病因，如反流性食管炎、腐蚀性食管炎、药物性食管炎、放射性食管炎、真菌性食管炎及系统性疾病，如白塞综合征引起的食管炎。其中，反流性食管炎最为常见，见于约 1/4 的胃食管反流病（gastroesophageal reflux disease，GERD），也可伴胃肠梗阻、高胃酸分泌和非梗阻性呕吐等。因此，需要对反流性食管炎做进一步检查，以明确病因。反流性食管炎常累及远端食管，可根据内镜下病变程度、范围和性质，对其进行分级。表 5-3-1 列出了一直沿用的 Savary Miller 分级标准、1994 年提出的 Los Angels（LA）分级标准及日本的分级标准。

表 5-3-1　反流性食管炎的分级

Savary Miller 分级（Ⅰ～Ⅳ级）	Ⅰ级：黏膜充血、渗出或伴有糜烂
	Ⅱ级：黏膜糜烂，相邻皱襞糜烂融合，但未及环周
	Ⅲ级：以上病变累及环周
	Ⅳ级：溃疡、纤维化、狭窄或伴有巴雷特（Barrett）食管
Los Angels（LA）分级（A～D级）	A级：散在孤立病损，长度 < 5mm
	B级：病损达到或 > 5mm
	C级：病损融合，累及相邻皱襞
	D级：病损累及超过 75% 的环周
日本分级（0～4级）	0级：食管无炎症病变
	1级：充血、水肿
	2级：散在孤立病损
	3级：病损融合，累及相邻皱襞
	4级：病损累及环周

以上分类各有所长，Savary Miller 分级标准着重强调病变的范围和深度，但未考虑到糜烂的长度。LA 分级主要强调病损的大小和范围，未考虑病损深度，以及并发狭窄和 Barrett 食管。日本提出新的分类，将其分为 5 级，无食管炎为 0 级，仅有充血、水肿为 1 级（minimal change，微小变化），2 级相当于 LA 分级的 A 级和 B 级，3、4 级分别相当于 LA 分级的 C 级和 D 级，但此分级也未考虑病变深度。理想的分级不仅要考虑病变范围、大小，还要考虑其深度及并发疾病。我国内镜学会于 1999

年召开内镜下反流性食管炎分类研讨会，提出将反流性食管炎分为 0 级、Ⅰ 级、Ⅱ 级和 Ⅲ 级，此分级与 Savary Miller 分级相近，但增加了 0 级，将溃疡归类于 Ⅲ 级，并发的狭窄和 Barrett 食管不再列入其分级，并提出病理学的分级标准。但是，目前广为应用的仍是 LA 分级系统。

反流性食管炎需与其他病因食管炎相鉴别。腐蚀性食管炎常有口咽部损伤，急性期食管黏膜受损轻重不一，轻者充血、水肿（Ⅰ级），进而可有糜烂、渗出，质脆易出血，或伴溃疡、坏死和大片脱落（Ⅱ级），重者有大面积坏死、剥脱、出血和蠕动消失（Ⅲ级）。严重者可发生穿孔，并发纵隔炎、胸膜炎等。急性期，为了解病变范围和程度以便指导治疗，需做内镜检查。宜选用细径内镜，动作轻柔，尽量少注气。腐蚀性食管炎后期出现粘连、管腔狭窄，内镜常难以通过，需要扩张治疗。药物性食管炎常见于中段食管，少数在下段食管、常在吞服药物后，因药物的化学和物理作用引起程度不等的食管损伤，也可引起狭窄。放射性食管炎的食管损伤与放疗部位有关，严重狭窄，可形成瘘管。在感染性食管炎中，以真菌性食管炎多见，在应用广谱抗生素、免疫抑制剂，以及机体抵抗力降低情况下容易发生。镜下典型表现是整个黏膜表面覆盖乳白色假膜，或弥散颗粒状渗出，需要取材送病原学检查获得诊断。同样，对原因不明的食管病损，除病理活检以外，还应注意病原学诊断，如不多见的食管结核。此外，免疫性疾病，如白塞综合征、克罗恩（Crohn）病等也可累及食管。由于皮质激素对其治疗有效，而病变又非特异，因而对这些食管炎，应注意有无系统疾病，除外其他病因引起的食管炎。

（2）Barrett 食管：内镜下 Barrett 食管表现为环周或粉红色舌样向上延伸，或在齿状线上方有橘红色黏膜岛。内镜下诊断 Barrett 食管的方法是内镜接近贲门处稍注气，注意食管胃交界处（EGJ）位置，即近端胃皱襞终止与管状食管起始处；正常时，EGJ 和齿状线（SCJ，鳞状上皮和柱状上皮交界）在同一位置；而 Barrett 食管，下段食管鳞状上皮被化生的柱状上皮替代，使 SCJ 上移（此时的 SCJ 实际上是鳞状上皮和化生的柱状上皮交界）。从 EGJ 至 SCJ 的距离就是 Barrett

食管上皮长度。目前对化生的柱状上皮观点尚不一致，美国等认为特异性肠化生上皮（specialized intestinal metaplasia，SIM）有意义。日本将有化生的上皮无论是肠上皮还是胃上皮均归于 Barrett 食管。根据化生上皮长度分为短段 Barrett 食管（SSBE），此段距离 < 3cm，以及长段 Barrett 食管（LSBE），其距离 > 3cm。在 SCJ 交界处及其下方（但在 EGJ 之上）取材显示有柱状上皮（尤其是 SIM），可以诊断 Barrett 食管。如在 EGJ 以下取材为 SIM，则为 EGJ 的 SIM（EGJ-SIM），或称为胃贲门区 SIM。与 EGJ-SIM 和 SSBE 比较，LSBE 常见于更严重的反流，更容易发展成腺癌。近年来食管腺癌发病率增长，认为与 Barrett 食管有关，尤其是局部肠上皮化生异型改变（不典型增生）时更易形成食管腺癌。

（3）食管裂孔疝：较大的食管裂孔疝常合并严重反流性食管炎。胃镜检查是诊断食管裂孔疝的有效方法。根据食管胃交界处 SCJ 与裂孔水平距离可以判断有无食管裂孔疝及其大小。存在食管裂孔疝时，部分胃通过增大的裂孔移入胸腔，随呼吸横膈裂孔于近端胃上下移位。内镜下表现为 SCJ 下近端胃腔的大小随呼吸而变化，吸气时横膈下降更压紧胃壁，表现为胃腔变小。呼气时横膈上移，对胃壁的压迫减低使胃腔增大。一般来说，平静呼吸状态下，SCJ 距裂孔水平达 2cm 以上，表明存在食管裂孔疝。需要指出的是，应注意鉴别 Barrett 食管 SCJ 和 EGJ 的距离与存在食管裂孔疝的 SCJ 和裂孔水平的距离。正常人 SCJ 和 EGJ 一致，在 Barrett 食管组织学上，食管下段鳞状上皮被柱状上皮替代，因而表现为 SCJ 上移，与 EGJ 之间有一段距离。这与食管裂孔疝的 SCJ 上移意义不同，后者是因裂孔增大，近端胃上移，解剖上的 SCJ 和裂孔水平距离增加。在内镜接近贲门时，应注意仔细观察，少注气，以便辨认 EGJ。临床上，尤其是在老年患者中，可观察到齿状线上移 5 ～ 6cm 及以上，呈现大的疝囊。贲门部松弛，将内镜在胃窦反转，窥看贲门的胃侧时，也可以观察到裂孔水平以上的大疝囊和松弛的贲门，以及胃黏膜越过裂孔水平卷入疝囊内。

（4）贲门失弛缓症：内镜下，贲门失弛缓症患者的食管体部扩张，或弯曲变形，有的食管下段伴有憩室样膨出，有时可观察到体部食管呈多个环形收缩。食管内潴留未消化的食物和液体，以及不消化物形成的异物或结石。食管下括约肌（LES）持续关闭，推送内镜时虽有阻力，但不难进入胃内。病程超过 10 年的患者，应注意除外并发食管癌可能，食管内有大量潴留的病例，尤应特别注意观察，并定期随诊。偶尔，癌瘤也可侵犯贲门食管下括约肌的肌间神经丛，引起类似贲门失弛缓症的表现。内镜检查时还应仔细检查贲门和胃底，如内镜不能进入胃内，很可能 LES 存在器质性狭窄或新生物。食管内存有多量残食和液体，需先行引流，此时食管黏膜显示炎症，偶可合并真菌感染。

（5）食管癌：90% 以上的食管肿物是食管癌，大部分是食管鳞癌，胃食管交界部的肿瘤常为腺癌。早期食管癌内镜下表现有充血型、糜烂型、斑块型及乳头型，病变表面粗糙、欠平，范围常小于 2cm，因而病理检查更为重要。早期食管癌的症状不明显，多未引起患者和医师关注，诊断率不高。内镜下所见的多数是进展期食管癌，有隆起型、溃疡型、狭窄型和浸润型四型（表 5-3-2）。

表 5-3-2　进展期食管癌的分型

分型	特点
隆起型	不规则隆起，呈暗红或灰红色，质硬或脆，周围可有肿瘤浸润，食管腔偏位狭窄
溃疡型	大小不一溃疡，覆污苔，边缘为深红色或灰红色的肿瘤结节
狭窄型	癌性浸润形成不规则、不对称狭窄，常有灰红色结节，质脆易出血
浸润型	腺癌常在食管胃交界 5 ～ 6cm 内形成不对称狭窄，灰红色粗糙结节，质脆。浸润型鳞癌常见于近中段食管

以上狭窄型常见于食管鳞癌、贲门部腺癌，偶见于转移癌。诊断食管癌时，须注意肿瘤部位，肿瘤上下端，距贲门和食管上段的距离。表 5-3-3 为内镜下少见的食管癌表现，应加以识别。

表 5-3-3　内镜下少见食管癌的特点

内镜分型	特点
浅表播散性癌	仅累及黏膜或黏膜下层，有隆起型、浅表平坦型和浅表凹陷型三种，或呈细小黏膜结节斑，弥散分布，似白色念珠菌感染，但质韧而硬。有时病变需要手术病理或超声内镜帮助诊断

内镜分型	特点
多灶性癌	食管癌呈多灶性分布，相距可达数厘米。因而对各段病变均应采取活检，以便帮助确定手术或放疗范围
静脉曲张样癌	肿瘤在黏膜下纵行扩散，不似腔内侵犯，形成长圆形葡状隆起，类似静脉曲张。但前者呈桃红色或灰红色，橡胶样硬结，不易受压。而后者呈灰蓝色或发白，易受压，病变可延续至食管交界

（续表，标题右上角）续表

食管癌的鉴别诊断：胃食管交界处溃疡型癌需与下述疾病相鉴别。①严重的反流性食管炎伴溃疡、狭窄、炎性息肉。食管癌可局部浸润，结节性隆起可以合并溃疡。反流性食管炎的溃疡或糜烂常沿食管皱襞排列，周围明显炎性充血，病变常位于食管远段。有时两者很难区分，甚至需要先行食管下段狭窄扩张，再行病理活检明确诊断。对直径超过 5mm 的息肉样病变应提高警惕。有时可观察到狭窄段以下存在巨大裂孔疝。②某些转移癌，如乳腺癌、肺癌、胰腺癌等转移至胃食管交界处或淋巴结，可引起外压性狭窄，有时病变侵及该区的肌间神经丛，影像学显示局部黏膜光滑完整，或呈鼠尾样狭窄，临床上类似贲门失弛缓症，需加以鉴别。与食管癌不同，转移癌致管腔狭窄且有癌浸润。③还应与其他肿瘤相鉴别，如食管息肉、腺瘤、间质细胞瘤、淋巴瘤和白血病食管浸润等，均各有其特点。息肉和腺瘤病变均较光滑、柔软，活检可以帮助确诊。食管间质细胞瘤的病变在黏膜下或在肌层，黏膜本身无异常，除非合并溃疡。原发性食管淋巴瘤罕见，继发性食管淋巴瘤可从邻近纵隔淋巴瘤迁延而来，常在食管后壁呈外压性隆起，伴有黏膜浸润时，有浅表溃疡和假膜覆盖。一般来说，肿块表面黏膜完整或仅有非特异性改变，确诊需要活检证实。白血病累及食管，不易被识别，但是对白血病患者存在任何食管改变，就有可能发现异常，均应加以注意。

（6）食管狭窄：多种病因可致食管狭窄（表5-3-4）。内镜检查结合病理活检，既可以确定是炎性狭窄还是癌性狭窄，也可以确定是黏膜病变还是黏膜下病变。有时对于食管炎性狭窄伴结节样增生，内镜下难以区分病变良恶性，需多次病理活检，甚至需要外科手术后才可确诊。

表 5-3-4　食管狭窄的病因

狭窄分型	特点
食管机械阻塞	食管癌或贲门癌、平滑肌瘤、吻合口狭窄（炎性或癌性）、食管炎性狭窄、食管环、食管蹼、食管异物、外压性食管狭窄
食管动力异常	贲门失弛缓症、弥漫性食管痉挛、系统性进行性硬皮病、白塞病、普卢默-文森综合征、大疱性表皮松解症
口咽通过狭窄	
动力异常	中枢神经或周围神经异常、运动终板、肌肉病变、UES 运动障碍
机械狭窄	局部病变

2. 胃和十二指肠疾病的胃镜诊断

（1）慢性胃炎和十二指肠炎：内镜下慢性胃炎很常见。慢性浅表性胃炎（CSG）又称为非萎缩性胃炎，表现为黏膜充血，红白相间，以红为主的花斑样现象，黏膜上可附着黏液，用水冲后，可见其下糜烂、黏膜出血或黏膜下出血点。胃黏膜皱襞水肿、增厚，有时可见黏膜颗粒感或结节样增生。

慢性萎缩性胃炎（CAG）表现为黏膜皱襞变薄、血管透见、黏膜粗糙不平及结节样增生。实际上，慢性萎缩性胃炎的诊断主要是组织病理诊断，需发现胃黏膜腺体萎缩。

慢性胃炎有悉尼分类法，其中内镜分类有红斑渗出性胃炎、平坦糜烂性胃炎、隆起糜烂性胃炎、胃炎伴萎缩、出血性胃炎、肠胃反流性胃炎和粗大皱襞性胃炎。同时，慢性胃炎还有悉尼组织学分类，根据其病因学［如幽门螺杆菌（Hp）、药物等］、局部解剖学（胃体、胃窦和全胃）和形态学（急慢性、炎症活动性、萎缩、肠化、Hp）等做进一步分类，做出程度分类（无、轻、中、重）。悉尼分类法较细、较复杂，因而在我国临床应用较少。

十二指肠炎多位于球部，表现为充血、水肿、黏膜增厚、糜烂、点状出血、颗粒感、绒毛不清、黏膜下可见小血管及球变形等。

（2）溃疡病：内镜是诊断溃疡病的重要方法。内镜下胃十二指肠溃疡分期如下（表5-3-5）。

表 5-3-5　内镜下胃十二指肠溃疡分期

分期	特点
活动期	
A_1	溃疡面上覆苔，可见咖啡样物或凝血块，周边黏膜充血、水肿、糜烂
A_2	溃疡上苔较清洁，边缘清晰，有再生组织，周围黏膜有集中现象
愈合期	
H_1	溃疡缩小、变浅，白苔边缘水肿消退，再生组织增加，皱襞集中
H_2	溃疡缩小，白苔薄，再生组织变宽
瘢痕期	
S_1	溃疡消失，瘢痕发红，皱襞集中
S_2	同上，但为白色瘢痕

胃镜下观察到的溃疡不一定全是良性病变，尤其是胃溃疡需要进行病理活检。位于幽门或十二指肠球部的溃疡，常有幽门水肿、充血、痉挛或变形，球部缩小、变形，并可合并幽门梗阻。

（3）胃癌：是最常见的胃恶性肿瘤。早期胃癌是指病变限于黏膜或黏膜下层。内镜下早期胃癌分为三类，即隆起型、平坦型和凹陷型（表 5-3-6）。胃镜检查所见到的早期胃癌通常是混合型，常见：①Ⅰ型或Ⅰ+Ⅱa型；②Ⅱb或Ⅱc型；③Ⅲ+Ⅱc型。内镜检查早期胃癌的诊断率不高，因病变表浅，容易误诊为良性胃黏膜病变或胃表浅溃疡。

表 5-3-6　早期胃癌内镜分型

分型	特点
Ⅰ型（隆起型）	小息肉样隆起
Ⅱ型（平坦型）	a. 浅表隆起型：黏膜呈灶性轻度隆起
	b. 浅表平坦型：黏膜平坦，但较粗糙，有色泽改变或褪色
	c. 浅表凹陷型：黏膜轻微凹陷，可伴有褪色
Ⅲ型（凹陷型）	呈浅溃疡

进展期胃癌：内镜下表现与肿瘤的生长方式有关。目前仍沿用 Borrmann 分类法：肿块型、溃疡型、浸润型。对进展期胃癌，胃镜检查应注意以下几种情况。①贲门癌：位于贲门及邻近胃底的癌肿黏膜下广泛散布时，可出现食管远端狭窄，黏膜皱襞粗大，但无黏膜破坏表现。用小径内镜仍不能通过狭窄段，可经活检孔放置一根带有套管的细胞刷，进行细胞学检查。②皮革胃：少数胃癌呈弥漫性浸润，累及胃体和胃窦部，黏膜皱襞不一定破坏，即便大量注气，胃腔扩张仍不满意，需细察有无黏膜破坏，如黏膜僵硬、韧而固定，用活检钳难以取材，在这些部位连续活检，可提高阳性检出率。③复发性胃癌：进展期胃癌术后复发并不少见，即使根治术后 5 年以后仍有复发。复发有两种情况，一种是从原发灶通过淋巴系统复发（从浆膜面至黏膜下和黏膜），内镜下表现为狭窄，尤其是残胃吻合口，其上黏膜仅是非特异性吻合口炎表现，如癌组织位于黏膜下，活检或细胞学检查不容易获得阳性结果。另一种是累及黏膜，多数吻合口上有隆起性病变，晚期可有浸润癌的表现。

其他肿瘤：①胃淋巴瘤，内镜下淋巴瘤主要表现为粗大黏膜皱襞，其上有弥漫性溃烂，胃腔变窄，有时与浸润性胃癌不易区分。少数呈火山样溃疡，中央溃疡大而深，周边呈堤岸样隆起，需与溃疡型胃癌区别。还有的淋巴瘤呈单个或多个散在息肉样隆起，直径达 5～15mm，质硬而韧，颜色苍白，与增生性息肉不一，后者充血质软。胃淋巴瘤需要活检或细胞学检查才能证实诊断。②白血病，多数白血病患者胃镜下表现为非白血病性病变，如急性黏膜损害、灶性黏膜出血及出血性坏死、灶性溃疡样结节等，白血病患者的胃黏膜皱襞可能增厚，呈结节感或脑回样，需要病理活检证实。③转移性胃癌，有些胃部恶性肿瘤是从其他部位肿瘤转移而来，如肺、结肠、皮肤、乳腺或卵巢恶性肿瘤等。多数胃转移性肿瘤呈结节样隆起，中央呈凹陷或不规则溃烂，有的呈黏膜下肿物，并无溃疡或中央凹陷，或呈皮革样胃，尤其是从乳腺癌转移来的胃癌。转移性癌的重要特点是黏膜内散在褐黄色肿瘤结节，有时数目很多，可为黄灰色斑，周围有色素，甚至有较大的肿物隆起，也有的为黏膜下肿物，中央有大溃疡，基底有色素沉着。因而，对转移性肿瘤不仅需要活检证实，同时应寻找原发灶。④其他少见的胃恶性肿瘤：如鳞癌、肉瘤、脂肪肉瘤、间质瘤等，这些肿瘤表现为黏膜下肿物伴较大溃疡，均需要病理活检。此外，艾滋病（AIDS）

合并卡波西（Kaposi）肉瘤不仅见于胃，也见于结肠，其病程进展很快，呈弥漫性散在红斑结节，直径可大于5mm，可以呈斑状息肉样隆起，其上常有溃疡，有时与淋巴瘤内镜下表现相似，需要病理活检证实。

（4）十二指肠肿瘤：其发生率明显低于食管和胃的肿瘤。原发性十二指肠癌可呈结节样，或溃疡样，或息肉样隆起。原发性壶腹癌位于壶腹区，局部膨隆肿大并向周围浸润，肿瘤呈结节感，中央常有溃烂，乳头开口常显示不清。壶腹癌需要与增生性息肉、淋巴样增生和腺瘤等进行鉴别。

（5）上消化道出血：临床上消化道出血十分常见，由多种病因引起。胃镜检查是重要的诊断和治疗手段。各种良性或恶性食管、胃、十二指肠疾病均可引起不同程度的上消化道出血。其中，最常见的出血病因是溃疡病和黏膜病损，最严重的出血是食管静脉和胃底静脉曲张破裂，以及病变部位小动脉破裂。剧烈呕吐发生的呕血，应注意有无贲门黏膜撕裂。急性出血时，内镜下常发现大量新鲜血液或咖啡样液体，可能混有食物。必要时需先清洗从而清晰显示病变。急性期出血表现为病变部位活动性出血，如喷射状出血、滴血、渗血；近期出血表现为病变部位有血痂、咖啡斑，黏液池内有咖啡色液。消化道出血是急症，应在24小时内及时安排胃镜检查，超过48小时，胃镜对出血的病因诊断率明显下降。胃镜检查的同时可以进行出血部位止血治疗。

（6）残胃和吻合口病变：胃癌或溃疡病进行胃大部切除术后，可出现残胃炎、吻合口炎，表现为残胃黏膜充血、水肿、糜烂，常有胆汁潴留，吻合口可表现为充血、肿胀、糜烂，有时伴有结节样病变，或发生溃疡。对于残胃或吻合口病变，需要进行病理活检以除外有无肿瘤复发或恶性变。

3. 如何提高内镜诊断率　内镜医师除了熟悉内镜下正常所见和各种病变特征外，对肿瘤病变或怀疑肿瘤病变的部位均应做内镜下病理活检，这对确定肿瘤及其类型十分重要。通常需要采集6～10块标本送病理检查。必要时结合镜下黏膜染色技术，使局部病变更为明显，有利于准确取材，提高诊断阳性率。

如怀疑食管癌，几次活检阴性，又不能与反流性食管炎相鉴别，应进行抗反流治疗后再做内镜复查和活检。对贲门失弛缓症、Barrett食管，应定期随诊。

早期胃癌的癌组织与非癌组织常混在一起，活检成功的关键是对任何有可能的癌变部位逐一进行活检。从溃疡边缘每一侧取两块进行活检。对息肉样或凹陷性病变，还要从中央取活检。此处细胞学作用是次要的，因为早期胃癌通常呈灶性分布。

新的内镜检查技术的应用，如放大内镜能观察到黏膜细微形态变化，提高了对良、恶性病变黏膜微细结构特征的认识和诊断水平。超声内镜检查可帮助了解病变部位深层结构，甚至管腔外结构和淋巴结有无受累。

四、内镜治疗

随着仪器设备的进步和发展，许多内镜治疗技术已经应用于临床，使胃镜检查不仅限于诊断，在治疗领域也得到蓬勃发展。胃镜治疗：①胃镜下异物取出术，如脱落的义齿、误吞的钱币、剪刀等。②狭窄扩张术，包括良性炎性狭窄和贲门失弛缓症扩张、恶性肿瘤所致狭窄置入支架。③病变切除术，胃镜直视下进行息肉电烧切除，早期癌黏膜切除，黏膜下病变如间质瘤电灼切除。④上消化道出血胃镜下治疗，食管静脉曲张套扎治疗、硬化剂注射治疗已经成为肝硬化食管静脉曲张出血的重要治疗手段，对胃底静脉曲张出血注射粘连剂疗效颇佳，非静脉曲张性出血的内镜下治疗，如药物注射、激光光凝、热凝固止血或止血夹等方法，可使中、重度上消化道出血迅速得以止血。⑤胃镜下肿瘤直接化疗或激光治疗的开展，使一些无手术指征的病例得到了积极治疗。⑥内镜下手术治疗，如经皮内镜下胃造瘘术，近期已有报道，内镜下进行食管裂孔疝修补术。

内镜下狭窄扩张治疗可使狭窄部位的纤维组织和肌层组织受到强力伸张、断裂，因而能够解除管腔狭窄和括约肌松弛障碍等病变。

（1）狭窄扩张适应证和禁忌证。适应证：①炎症引起的瘢痕狭窄，如术后吻合口狭窄；②发育不良，如食管环、食管蹼或幽门肥厚；③贲门失弛缓症；④弥漫性食管痉挛；⑤晚期肿瘤，为缓解症状也可以姑息性置放支架，扩张局部。禁忌证：和胃镜检查相同。此外，若狭窄局部有活动性溃疡、出血、重度炎症，不宜急于扩张，宜先控制炎症和治疗溃疡。

（2）狭窄扩张前准备：医师首先根据钡餐造影，了解狭窄部位、特点和病因。对有手术史者，需了解手术方式和病理结果。向患者解释扩张步骤，可能发生的问题，以取得合作。扩张前，患者应至少禁食 12 小时，如食管内有大量食物存留，宜推迟扩张操作，必要时可插管灌注清洗。

（3）扩张方法：常用的扩张方法有探条扩张、气囊扩张和支架扩张

1）探条扩张：金属、聚乙烯或聚乙烯化合物制成的探条主要用于各种类型非动力性狭窄。经内镜活检孔插入导丝，沿导丝缓慢将先端圆锥部送入，直至其体部（即圆柱形部分）通过狭窄口。数分钟退出探条，注意保持导丝位置不变。如此，依次增加探条直径，使狭窄部分逐渐扩张。之后将探条和导丝一起退出。内镜复查，注意狭窄扩开部位、程度及远端有无病变，并做活检。以上过程可在 X 线下或内镜直视下完成，注意确保导丝和探条定位准确无误。

2）气囊扩张：主要用于贲门失弛缓症。方法与探条扩张相同，但需要将气囊中心定位于狭窄部位。否则，充气后气囊容易滑向食管腔或胃腔，影响疗效。扩张的压力需达到 39.9kPa（300mmHg），持续 60 ～ 90 秒。此外，对于短段狭窄可经活检孔道插入小气囊进行扩张，用于狭窄较轻或探条不易完成的扩张，如幽门狭窄。

3）支架扩张：主要用于不能手术的食管癌患者，通过放置支架，扩张局部狭窄，建立进食通道，姑息治疗可起到改善生活质量的作用。

（4）难度大的狭窄扩张

1）高位食管狭窄：尤其存在多处狭窄时，务必在 X 线和内镜直视下插入导丝，逐段扩张。

2）重度食管狭窄：导丝不易插入，可利用活检钳（关闭状态）试插，再引入导丝。遇有狭窄段存在几个小孔时，应仔细分辨哪个是狭窄口或哪个是窦道口。狭窄口常有冒泡现象，导丝插入无阻力，可插入一段距离，而窦道口则不然。

3）长段食管狭窄：狭窄长度超过 4cm，尤其是重度狭窄，扩张难度极大，有可能出现并发症及再次狭窄。扩张时，需特别注意逐步扩张，并限制扩张器直径增加幅度，如此可望减少再次狭窄的速度和程度。

4）贲门失弛缓症伴严重食管潴留：虽经过准备，食管内仍有大量潴留液，可在内镜下反复清水灌注，稀释内容物并抽吸，从而达到一次完成清除和扩张治疗。食管内有结石或异物，可用内镜镜身压迫或套圈套住结石，再将其推送到胃内后进行扩张，大的异物需胃镜取出。

5）贲门失弛缓症伴下段食管憩室：贲门常有明显移位，进镜务必小心，在直视下清楚显露食管下部后，再送入胃镜。

6）贲门癌偶尔侵犯食管远侧：造影片上食管下段呈鸟嘴样，酷似贲门失弛缓症，内镜插入常有阻力，可改用导丝和探条小心扩张后，再进行胃镜检查以获得病理证据。

（5）扩张后注意事项及并发症：食管狭窄扩张后，需要充分吸引，减低胃内压。局部喷洒肾上腺素和硫糖铝，以达到止血和保护局部黏膜的作用，禁食至少 4 ～ 6 小时，静脉输液，并给予抑酸剂。之后如无不适，可进食水。

扩张治疗的并发症有穿孔、出血和感染。发生穿孔时，患者感到突发胸痛，扩张后胸痛持续不减，且出现发冷、发热，继而发生急性纵隔炎及胸膜腔感染。若怀疑发生穿孔，口服液体造影剂，显示造影剂逸出食管外，X 线或 CT 发现纵隔有气影，甚至液气平面即可诊断。小的食管穿孔，食管和胃无潴留物，漏入纵隔内液体不多，可采取保守治疗，禁食、输液及给予抗生素。若为食管较大穿孔或穿破，应及时进行手术处理。

狭窄段经扩张后，有可能出现狭窄口远端向近端反流，以及狭窄再形成。目前主张扩张治疗后应进行抗反流维持治疗，尤其因反流引起的炎性狭窄。宜避免饱饮、饱食，少进油腻食物，睡眠时抬高床头，服用抑酸剂、黏膜保护剂和促动力剂。对反复形成狭窄的患者，建议坚持大口吞咽易消化的食团，偶可起到机械性扩张局部的作用。

（6）扩张后疗效评价：总体来说，扩张治疗狭窄是一种有效方法，操作简单，安全，扩张后

患者即能进餐，可改善经口进食营养问题。多数患者可在门诊完成操作，费用与效价比较低。对食管瘢痕性狭窄，尤其是狭窄段≤1cm时，多数患者扩张 1～2 次可获得满意疗效。狭窄段≥2cm时，局部有明显纤维增生时，需反复扩张。贲门失弛缓症气囊扩张后，患者的吞咽困难、反食，以及夜间呛咳均可得到有效缓解，但少部分患者需要重复气囊扩张，效果仍不佳，需考虑手术处理。

（孙晓红　柯美云）

第四节　超声内镜的诊断和治疗

一、超声内镜的基础知识

1. 概述　超声内镜（endoscopic ultrasonography, EUS）是由超声探头与内镜有机结合而构成，通过内镜的光学系统可以对胃肠腔壁表面进行观察，同时通过超声检查可以显示腔壁各层及周围的组织和器官结构。由于探头直接与胃肠腔壁接触，避免了腔内气体的影响，同时使用了高频超声探头，分辨率高，因此可用于胃肠黏膜以外各层和腔壁邻近器官疾病的诊断与鉴别诊断。EUS 具备了超声和内镜的双重功能，同时弥补了两者的不足，从而提高了内镜和超声的诊断能力。

2. 超声内镜发展历史　1957 年，Wild 和 Reid 等首先将 10～15MHz 的超声探头插入直肠腔内判断直肠癌浸润的深度，这是腔内超声的开始。1980 年，Dimogno 和 Green 等将超声探头置于内镜端侧，研制成第一台 EUS，他们用此进行了动物实验并获得成功。1982 年，日本 Olympus 公司生产的商用 EUS 开始应用于临床。以后对超声和内镜的性能进行不断改进，使内镜的外径缩小，操作性能和超声图像质量不断提高。目前应用于临床的 EUS 包括普通 EUS 和微小超声探头。

3. 超声内镜原理　超声波是一种声波，它由机械振动产生，具有一定频率、波长和传播速度。超声波具有界面发射的特点，通过对反射波的处理则产生了超声图像。

目前常用的是 B 型超声，根据其扫描的方式分为机械性单板振动扫描法和电子线阵式扫描法。

机械性单板振动扫描法即使用的超声探头内仅有一个振动子，其体积大、质量大，产生的能量大，所以穿透能力强。同时由于它是单板振动，超声的发射角度几乎为零，反射波的范围小于2mm，在扫描范围内的超声图像均较清晰。当设置振动方向与镜身垂直时，振动子可以以每秒6.67次的速度围绕镜身做360°的环形扫描，这种方式有利于对胃肠腔壁和邻近器官进行详细检查。通过反光镜技术改变扫描方向使之与镜身平行，可以在镜身纵向上产生330°的扫描图形，这样可以看到穿刺针的全程，可以用于引导穿刺。

电子线阵式扫描法使用的探头是由多个电子元件组成的多个振动子，振动子质量轻，产生的能量低，穿透力差。振动子按线阵排列或凸阵排列，由电子驱动依次激活，然后聚焦，因此限制了扫描范围，而且容易产生杂波，图像质量差。不过其扫描的方向与镜身的方向一致，因此可用于引导穿刺。由于它具备多普勒功能，可以了解血流的速度和方向，还可用于血管的鉴别，增加了穿刺安全性。

超声波在介质传播过程中不断衰减，衰减与频率呈正相关，频率高，衰减快，穿透力则差，当然频率越高，分辨率越高，但穿透力就越差。因此应根据病变的位置和大小选择探头的频率。一般，病变位置近、病变小者可以选择频率较高的探头；病变远、病变大者可以选择频率较低的探头。

4. 超声内镜分类　EUS 应用已有几十年，目前在临床上应用的 EUS 有很多类型，根据超声发生原理、超声结构和用途的不同进行分类。

（1）根据扫描方式：①机械旋转式扫描 EUS；②电子线阵式扫描 EUS。

（2）根据内镜光学系统：①纤维 EUS；②电子 EUS；③通过工作孔道的微型超声探头等。

（3）根据扫描方向：①横轴 EUS，即扫描方向与内镜镜身垂直；②纵轴 EUS，即扫描方向与镜身纵轴一致，包括电子线阵式 EUS 和 Olympus 生产的 GUMP 型 EUS 等。

5. 适应证（针对食管及周围）

（1）食管疾病及其周围纵隔疾病。

（2）肺癌分期，按美国胸科医师学会制定的纵隔淋巴结分组，环扫 EUS 可以探及气管旁、主动脉 – 肺动脉窗、隆突下及食管旁等的淋巴结。

（3）怀疑肺癌但支气管镜检查阴性。

6. 禁忌证

（1）食管狭窄、明显食管静脉曲张、巨大食管憩室和食管畸形。

（2）口腔、咽喉、食管、胃的急性炎症，特别是腐蚀性炎症。

（3）严重心肺疾患、明显胸主动脉瘤、脑出血和处于休克等危重状态。

7. 并发症　超声内镜检查较安全，很少发生并发症，可能的并发症有下述几项。

（1）器械造成的损伤：咽部、食管、胃擦伤，食管穿孔。

（2）出血。

（3）麻醉意外。

（4）心血管意外。

（5）吸入性肺炎，窒息（在无痛状态下）。

8. 超声内镜下正常所见　使用探头频率为 5 ～ 12MHz 时内镜下超声检查，食道腔壁显示为五层结构，从内往外分别为：第一层强回声为界面反射及浅层黏膜，第二层低回声为黏膜肌层，第三层强回声为黏膜下层，第四层低回声为肌层，第五层强回声为周围结缔组织，食管壁没有浆膜层。图 5-4-1 为正常情况下食管壁的示意图。

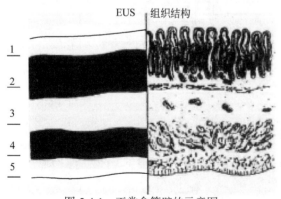

图 5-4-1　正常食管壁的示意图

1. 黏膜层；2. 黏膜肌层；3. 黏膜下层；4. 肌层；5. 周围结缔组织

二、超声内镜在食管疾病中的临床应用

1. 食管息肉　起源于食管上皮细胞，发病仅次于食管平滑肌瘤，居食管良性肿瘤的第二位。食管为鳞状上皮，息肉发生率较低，因此常发生于贲门部的腺上皮。EUS 下可见其起源于黏膜层，呈低回声，突向病灶，无包膜。诊断主要依赖于超声检查和内镜下活检（图 5-4-2，彩图 5-4-2）。

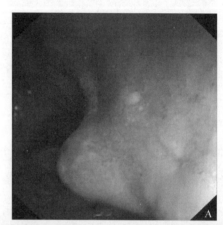

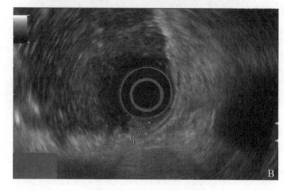

图 5-4-2　食管息肉

A. 内镜下活检；B. 超声检查

2. 食管黏膜下肿瘤　包括平滑肌瘤、间质瘤、脂肪瘤、神经纤维瘤、淋巴管瘤、颗粒细胞瘤等一大类肿瘤，最常见的是平滑肌瘤、间质瘤、脂肪瘤等，非肿瘤病变有食管囊肿、结核及食管静脉瘤等。

判断食管隆起性病变的性质是 EUS 检查的主要适应证之一。由于 EUS 可清晰地显示胃肠道腔壁五层结构及壁外情况，因此容易确定病变起源于第几层，再根据回声即声像图的特点，可以初步判定病变的位置和来源，同时还可结合 EUS 引导下针吸活检（FNA）获得组织学或细胞学病理结果，使诊断更加可靠。此外还可判断病变是来自于食管壁本身还是壁外压迫所致。临床常见的食管黏膜下病变如下所述。

（1）食管平滑肌瘤（包括间质瘤）：间质瘤声像图特征，超声下表现为第二层或第四层的低回声，即相应起源于黏膜肌层或固有肌层，呈梭形或椭圆形，病灶边缘清晰，对邻近组织无侵袭，周围无肿大淋巴结，肿物多有完整包膜，可以向腔内或腔外生长，或为两种生长形式的混合（图5-4-3）。

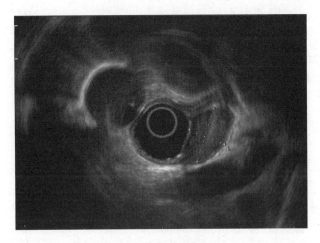

图5-4-4 食管囊肿

（4）食管黏膜下血管病变：是一组良性疾病，按组织结构分为毛细血管瘤、海绵状血管瘤、混合型血管瘤、静脉血管瘤等。内镜下表现为局部黏膜或黏膜下层无回声区或中等偏强回声，边界清楚，有时彩色多普勒下有血流信号可与食管囊肿进行鉴别（图5-4-5，彩图5-4-5）。

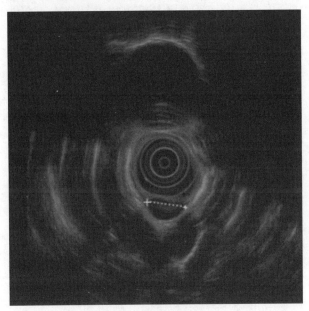

图5-4-3 食管平滑肌瘤

（2）食管平滑肌肉瘤：少见，与良性平滑肌瘤鉴别困难。但一般肿瘤体积较大，最大径超过5～6cm。超声检查为不均匀低回声；内有组织液化所致的低回声，甚至无回声区。包膜完整性差，其所在管壁多有断壁征，病灶周围可有肿大淋巴结。EUS对平滑肌瘤及肉瘤的鉴别并不可靠，有时较大的间质瘤也可有类似改变，必要时需做EUS引导下穿刺活检。

（3）食管囊肿：超声下食管囊肿表现为圆形或椭圆形无回声，多位于黏膜下层，形态规则，囊壁光滑，边界清晰，其后方回声增强，它不侵及管壁结构。有时从超声图像上很难与间质瘤相鉴别，特别是囊肿内囊液稠厚者。但是食管囊肿为无回声，间质瘤为低回声，前者源于黏膜下层，后者源于固有肌层（图5-4-4，彩图5-4-4）。

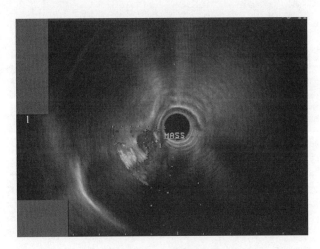

图5-4-5 食管血管瘤

（5）食管脂肪瘤：位于黏膜下层，呈强回声，在食管黏膜下肿物中密度最高。

（6）食管癌：是我国常见的恶性肿瘤之一。由于内镜技术的发展，食管癌诊断不再困难，治疗上也开展了微创治疗（如内镜下早期癌切除术等），从而减少了不必要的开胸探查手术。术前EUS可以确定食管壁内外结构的改变，为术前确定疾病分期提供了有价值的参考，成为肿瘤治疗至关重要的课题。临床上一般采用美国癌症联合委员会（AJCC）和国际抗癌联盟（UICC）共同制定的恶性肿瘤 TNM 分期方案。新的 TNM 分期系统中，包括临床 TNM 分期（cTNM）和病理 TNM 分期（pTNM）两种。临床分期是指在治疗前根据临床资料对肿瘤进行分期，临床资料包括病史、体格检查、影像学资料、内镜及病理活检。病理分期则除了依据治疗前的临床病理证据外，还要结合手术切除标本的病理检查结果，确定最后的肿瘤分期。食管癌新的分期方案（表 5-4-1）。

表 5-4-1　AJCC/AUCC 食管癌分期方案

原发肿瘤（T）

T_X	原发肿瘤不能确定
To	无明显原发肿瘤
Tis	原位癌
T1	肿瘤侵犯固有层或黏膜下层
T2	肿瘤侵犯固有肌层
T3	肿瘤侵犯外膜
T4	肿瘤侵犯邻近结构

区域淋巴结（N）

N_X	区域淋巴结转移不能确定
N0	无区域淋巴结转移
N1	有区域淋巴结转移

远处转移（M）

M_X	远处脏器转移不能确定
M0	无远处脏器转移
M1	有远处脏器转移（包括肝、肺、胸膜、肾的转移和腹腔干旁淋巴结转移）

分期	T	N	M
0	Tis	N0	M0
I	T1	N0	M0
ⅡA	T2	N0	M0
	T3	N0	M0
ⅡB	T1	N1	M0
	T2	N1	M0
Ⅲ	T3	N1	M0
	T4	任何 N	M0
Ⅳ	任何 T	任何 N	M1

对于食管癌术前分期，首先采用 CT 和 PET/CT 来评估是否存在转移性病灶，如果证实不存在远处转移，应更详细地评估局部区域性肿瘤的进展程度（T 分期和 N 分期）。目前通过 EUS 进行局部区域性肿瘤浸润程度的判断，已成为食管癌临床分期的重要手段。EUS 对食管癌分期中 T 分期的准确率达 86%～92%，据文献报道 EUS 对食管癌 N 分期的准确率为 50%～90%，过度分期是由于难以区分反应性淋巴结肿大还是淋巴结转移，分期不足时由于淋巴结癌细胞少量浸润，但未造成形态学变化，而且食管癌淋巴结转移有双向性和跳跃性的现象。为提高 EUS 对淋巴结分期结果的准确率，可通过 EUS-FNA 明确淋巴结性质及转移部位，有助于精确定位放疗范围。EUS 检查准确率较高，优于 CT 检查，但是 EUS 不能替代 CT 检查，主要由于 EUS 穿透深度有一定限制，且仅能进行局部范围内检查，对远处转移（M）无法得出结论性判断，所以对食管癌要做出一个完善的临床分期，需要联合应用 EUS 与 CT。无论如何，EUS 对食管癌的临床分期具有重要价值。肿瘤分期的目的在于制订治疗方案和判断预后。无淋巴结和远处转移的食管癌患者，病变侵犯深度直接影响预后。食管癌患者术后随访发现，原位癌（Tis）［上皮内癌和黏膜内癌（T1m）仅黏膜肌层受损的 T1 癌］的 5 年生存率相似，高达 80%～85%，而 T1sm 癌（黏膜下层癌）和 T2 癌的 5 年生存率明显下降，为 40%～50%。当肿瘤突破固有层达 T3 时，5 年生存率小于 25%。T1N1M0、T2N1M0 和 T3N1M0 的预后相近，均比 T3N0M0 差得很多。若肿瘤侵犯了大血管或远处器官转移（T4 或 M1）时，手术治疗意义不大，可以考虑置入支架等保守性治疗。对手术治疗后患者进行 EUS 检查，可允许镜下观察术后吻合口，活检和细针穿刺技术结合是确定吻合口复发的最佳方法。当食管癌伴食管严重狭窄变形时，EUS 操作较困难，此时可以采用微探头较好地解决这一问题。

如前所述，正常食管壁在 EUS 下可以清晰显示其五层结构，食管癌的声像图像表现为低回声病灶取代了几层或全层结构，形成中断现象。根据 EUS 显示的肿物病变侵犯深度不同，依据 UICC 制定的恶性肿瘤 TNM 分期方案，可将食管癌的 T 分期分为：Tis 期病变位于黏膜内（或称原位癌）；T1 期病变位于黏膜层和（或）黏膜下层；T2 期病变侵及固有肌层；T3 期病变侵及外膜层；T4 期病变侵及周围脏器。食管癌的 N 分期为：N0 期，即无淋巴结转移；N1 期，即区域淋巴结出现转移。由于 EUS 检查深度和食管－淋巴管间含气的遮挡，以及操作者经验等因素，EUS 对于 N 分期的确定受到一定限制，多数仅能判断 N1 期的病变（图 5-4-6 ～图 5-4-10，彩图 5-4-7，彩图 5-4-9）。

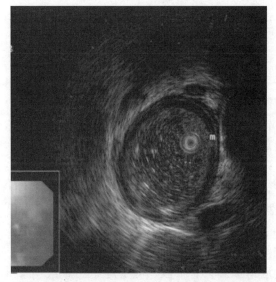
图 5-4-8 食管癌（2）
标记显示病变局限于黏膜层，黏膜下层和肌层完整

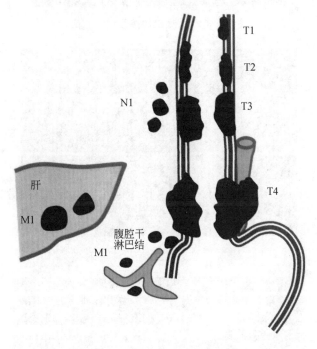
图 5-4-6 食管癌 TNM 分期示意图

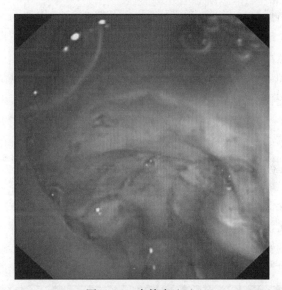
图 5-4-9 食管癌（3）

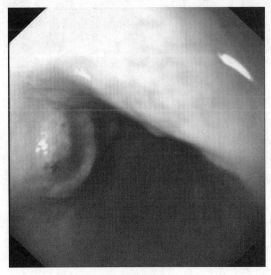
图 5-4-7 食管癌（1）

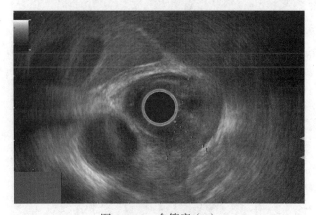
图 5-4-10 食管癌（4）
标记显示病变侵及食管壁全层

三、超声内镜在纵隔淋巴结和纵隔疾病中的应用

若使用环扫 EUS，则先将内镜插至胃腔扫到腹腔干后，旋转镜身并退镜使降主动脉位于扫查时钟 5 点的位置，可以显示左肝叶及降主动脉；然后，缓慢退镜进行扫查即可依次获得图 5-4-11 所示内容，显示降主动脉，食管前方为心脏，后方为脊柱；10R 和 10L 处为右、左支气管淋巴结，7 处为隆突下淋巴结；4L 处为左主支气管淋巴结和 5 处为主动脉肺动脉区淋巴结，4R 处为右主支气管淋巴结。若使用纵扫 EUS，先探查腹腔干，然后退镜到食管下段，可获得降主动脉声像图；向左逆时针旋转镜身可获得奇静脉声像图；向右顺时针旋转镜身可获得左心房和左心室声像图；稍微顺时针旋转并退镜可获得左心房、肺动脉和主动脉声像图；进一步退镜可获得肺动脉和主动脉声像图；继续退镜并微微向左可获得主动脉弓和由其发出的左锁骨下动脉的声像图。正常纵隔图像见图 5-4-11 ～图 5-4-14（彩图 5-4-11）。

1. 转移性淋巴结 真正纵隔内原发性肿瘤并不多见，最常见的是恶性肿瘤转移到纵隔的淋巴结肿大。从形态学上讲，恶性肿瘤转移性淋巴结一般直径为 6 ～ 30mm，大多回声低，呈类圆形或类方形，质地硬，探头压之不变形，在超声下有血流信号。最多见的是肺癌和食管癌的纵隔淋巴结转移，有时原发病灶病变微小，内镜和 CT 不易发现。对这些转移性淋巴结，应首先努力寻找原

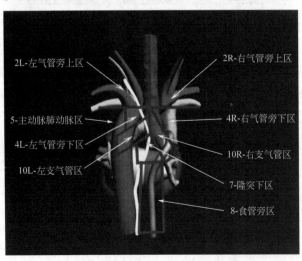

图 5-4-11　ATS 制定的纵隔淋巴结分组

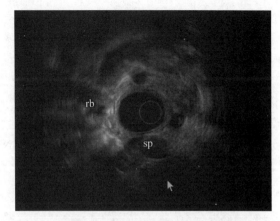

图 5-4-12　环扫 EUS 显示气管右侧

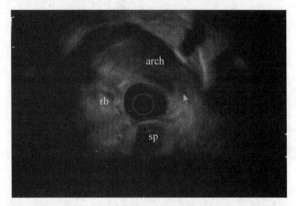

图 5-4-13　环扫 EUS 显示右支气管及动脉弓

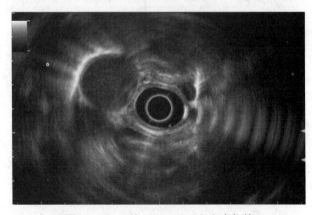

图 5-4-14　环扫 EUS 显示左右支气管

发病灶。此外，对这些纵隔淋巴结进行细针穿刺也是重要选择，如果行 EUS-FNA 抽取足够的组织，则有可能对肿瘤细胞的组织来源和性质进行判断，帮助寻找原发灶部位，对制订治疗方案具有指导作用。

对于已经明确诊断的肺癌和上消化道恶性肿瘤，通过 EUS 和 EUS-FNA 检查纵隔淋巴结，对于 N 分期有着重要意义。

2. 淋巴瘤　纵隔恶性淋巴瘤以纵隔淋巴结肿大为主要特征,淋巴结多融合为团块状,回声一般均匀,而且回声较低,有的中央可有无回声坏死区。

3. 纵隔淋巴结结核　多见于儿童和青少年,成年人偶见。纵隔内可见多发淋巴结肿大,淋巴结回声明显不均,中央多有强回声光团并有声影(淋巴结钙化),对 EUS-FNA 抽取的组织进行病理检查可有助于结核病的诊断。有时纵隔淋巴结结核可破溃进入食管,形成食管溃疡,患者可出现吞咽困难。EUS 显示淋巴结与食管壁紧密接触融合在一起,超声显示局部食管壁结构破坏。

4. 其他肿瘤　对于神经鞘瘤、纤维瘤、神经节细胞瘤、神经母细胞瘤、精原细胞瘤、畸胎瘤和脂肪瘤等发生于纵隔的肿瘤,根据其部位和影像学特点,可以诊断。当确诊有困难,可考虑行 EUS-FNA。远离食管的纵隔肿瘤,则需采取其他检查方法进行诊断。此外,应用 EUS 检查纵隔内的囊性疾病(如支气管囊肿和食管囊肿等)也有一定价值(图 5-4-15)。

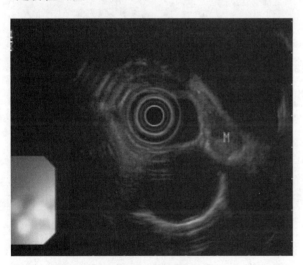

图 5-4-15　纵隔肿物

四、超声内镜在肺癌诊断中的价值

部分肺癌可侵犯纵隔、压迫食管,在胃镜下可见食管狭窄处表面黏膜光滑,EUS 下可见气管隆突下或双侧肺门巨大肿块压迫食管,肿物多呈低密度,内部回声不均,质地硬,探头加压患者会有疼痛感觉。

对于肺癌转移纵隔淋巴结,EUS 可探及的多为第 9、8、7 和 5 组淋巴结,特别是气管隆突下和双肺门淋巴结,EUS 可以帮助发现这些转移病灶并确定其性质。距离食管较远的淋巴结,如左、右主支气管旁第 4 组淋巴结,由于气管内气体干扰,EUS 则无法显示。EUS-FNA 获取的细胞组织学证据是协助诊断肺癌及分期的有效方法,所以 EUS 是协助肺癌诊断和术前分期的一种微创检查手段(图 5-4-16)。

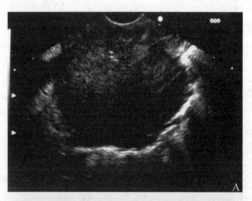

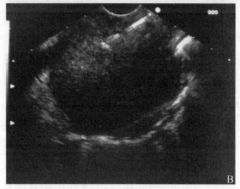

图 5-4-16　肺癌侵犯纵隔

A. 线阵 EUS 见右肺门处 53mm×65mm 巨大低回声肿块；B. 超声引导下细针穿刺细胞学检查结果为腺癌

(温小恒　杨爱明)

第五节　肺活检术

一、概　况

目前,临床上应用的肺活检技术主要有三种:经皮针吸肺活检、经支气管镜肺活检和开胸肺活检。对于肺内局限性病变和弥漫性病变,三种方法的诊断结果和危险性不同。总的说来,开胸肺活检无论对局限性病变或弥漫性病变诊断结果均最佳，危险性最小。缺点是需要开胸手术，对于年迈或心肺代偿功能受损的患者，开胸肺活检不无顾虑。经皮针吸肺活检对于周围型局限性病变的诊断效果较好，但是对于肺的弥漫性病变诊断率很低。经支气管肺活检主要用于怀疑支气管肺癌、淋巴源性肿瘤、结节病或感染性病变，病变位置靠近中心或周围者，其诊断结果较好，危险性较低，但是需要医师有较好的支气管解剖基础和一定的操作经验，从而获得确切的病理诊断。在经皮穿刺肺活检中，应用高速空气钻进行肺活检，优点是获取的组织块较大，病理上容易做出诊断，但是对于肺组织的损伤较大，由此所带来的并发症也较多，使之临床应用受到一定限制。

二、经皮穿刺肺活检

经皮穿刺肺活检（percutaneous needle aspiration lung biopsy）是肺内病变的一种检查方法，其操作简单、迅速，有着较高的诊断价值。但是这种操作具有发生某些并发症的危险，并非每个病例都能适用，因此在应用时需严格掌握适应证和禁忌证。

经皮穿刺肺活检用来诊断肺炎的报告出现于1883年，应用切针进行穿刺肺活检报告于1940年，由于细针或切针肺活检带来的出血、张力性气胸等严重并发症，使得这种诊断方法未能在较大范围内推行。20世纪60年代，随着正侧双向屏幕透视的出现，病理上细胞诊断学的进步，以及方便实用的穿刺针和切针的设计制作，经皮针吸或经皮切针穿刺肺活检的诊断率越来越高，并发症发生率逐渐下降，成为局限性肺部病变安全有效的诊断方法。1960年，出现了高速空气钻肺活检技术，并被用于周围型肺病变，以后又用于弥漫性肺病变。1949年，Klassen等表明，应用局部麻醉在前胸做一小切口，进行开胸肺活检。随着麻醉学的发展和进步，现在全身麻醉下施行开胸肺活检也已经很普遍。

三、细针穿刺抽吸肺活检

细针穿刺抽吸肺活检是周围型肺内病变最有价值的诊断方法。目前使用针径极细的穿刺针获取很少组织或细胞，即能做出确切的细胞学诊断，而并发症也显著减少。经数十年的临床观察随诊已证明，肿瘤细胞在穿刺针道和胸膜腔内种植或播散的发生率很低。在过去几年里，除了在双平面屏幕的透视下进行细针穿刺外，又发展了在B型超声和CT指导下的确切定位，进行针吸肺活检，这样进一步提高了诊断结果准确性，降低了并发症发生率。

四、适 应 证

经皮穿刺肺活检具有较高的诊断价值，但是一种有创伤性的诊断操作，有发生并发症的可能，个别情况下甚至对患者造成危险。因此在选择此项操作时，必须严格掌握适应证。根据文献和临床经验，细针穿刺肺活检的主要适应证见表5-5-1。

表5-5-1 局限性肺部病变的针吸穿刺适应证

怀疑周围型肺癌
怀疑肺转移性病变
双侧或不能切除的肺恶性病变需病理学诊断
怀疑肺上沟瘤
长期不吸收的局限型肺内感染性病变
有严重内科疾病影响开胸手术
在特殊化学药物使用前，取肺标本鉴定细菌、真菌、寄生虫
取活细胞做组织培养，研究免疫、放射、化学药物敏感度

细针穿刺肺活检最常用的情况是鉴别位于肺周围部位的小结节，临床上高度怀疑支气管肺癌，却缺乏明确的病理诊断。由于病变较小，位于肺的周围，纤维支气管镜检查不能窥见，经支气管针吸常不能到达病变部位，痰细胞学检查也多为阴性，此时经皮细针穿刺活检对诊断有极大的价值。肺内存在多个结节时，临床鉴别诊断多有一定困难。多发性肺结节最常见于肺的转移癌，对多发转移性肺癌无开胸手术指征。偶尔多发性肺结节为良性病变，如在临床上所见多发性错构瘤、硬化性血管瘤，或是内科治疗很有效的恶性淋巴瘤、霍奇金淋巴瘤

等，多发性肺结节获得病理上非肿瘤诊断，对于治疗和预后判断有重要意义。

肺内病变外科手术前获得病理诊断极为重要。肺内病变如果在手术切除前获得明确的病理诊断，可以避免盲目开胸，使外科手术有计划地进行。若针吸活检病理结果为小细胞肺癌，术前应先进行必要的化疗或放疗，然后再考虑手术。当肺内病变临床上诊断为恶性肿瘤，并已发现肺门或纵隔淋巴结肿大，开胸手术没有指征，此种情况下，如果获得病变的确切病理诊断，特别是肿瘤的病理类型，可以有效地指导患者的治疗，如化疗或放疗。

肺上沟瘤患者术前获得病理学诊断有一定的价值，文献报告肺上沟瘤术前进行适当的放疗，可以有效地提高手术切除率，取得更长久的存活期。越来越多的胸外科医师推荐患有此种类型肿瘤的患者，术前先行针吸活检。当肺癌患者处于是否手术处理的边缘状态时，如患者存在严重内科疾病，承受开胸手术有一定风险。此时，术前病理诊断对权衡处理有着重大价值。若为鳞癌则争取手术治疗，若为腺癌则更多选择化疗，若为小细胞肺癌就不考虑手术处理的问题。

除了肺的恶性病变外，肺内慢性感染性病变也需要病理诊断指导临床治疗。偶然情况下，某些局限性感染性病变可进行经皮针吸肺活检，从而鉴定病原微生物是细菌、真菌或寄生虫，帮助临床医师选择特殊的化学药物。近年来有学者报告应用针吸肺活检代替开胸肺活检进行免疫学、放射学的研究及化学药物的敏感度研究等。

五、禁　忌　证

经皮穿刺肺活检的主要禁忌证：①可以用其他方法做出诊断的肺部病变；②病变附近存在肺气肿、肺大疱；③怀疑血管性病变，如血管瘤、肺动静脉瘘；④怀疑肺囊性病变，如肺包虫囊肿、支气管肺囊肿；⑤患者为出血素质，有出血倾向，或存在凝血功能障碍，或正在进行抗凝治疗；⑥对侧曾行全肺切除；⑦透视下正侧位均不能清楚地显示病变；⑧患者不合作，不能控制咳嗽，

有严重心肺功能不全，如肺动脉高压、心肺储备能力差等。

六、各种经皮穿刺肺活检方法

目前，有三种方法进行经皮穿刺肺活检：①细针（fine needle）抽吸细胞；②切针（cutting needle）采取组织；③高速空气环钻（trephine）获取组织块。

1. 细针抽吸细胞　多用内径 0.6cm，长度分别为 10cm、12cm、16cm 带针芯的穿刺针。细针口径细，组织创伤小，并发气胸、出血、空气栓塞概率小。但是细针采取的组织少，对于较硬韧的病变常不易刺入，因此诊断率受到一定的影响。细针抽吸操作的具体步骤：摄胸部后前位、侧位及病灶体层像，明确病变的解剖部位。操作前 3 小时禁食，精神过于紧张者可口服地西泮2.5mg。操作时患者卧于操作台，前入路、后入路、侧入路均可采取，以最方便和最近的路径进入，病侧应靠近操作者。透视下用止血钳顶端确定胸壁针刺位置，皮肤消毒铺巾后局部浸润麻醉直达胸膜层。借助定位器（holder）（即一短小中空小管，两端有圆形金属环以固定穿刺针），将带有针芯的穿刺针（一般用 9 号腰穿针，内径为 0.6mm）沿肋骨上缘刺入，方向与操作台垂直。在透视指引下，刺入病变内。当进入病变时，术者可感到阻力增加。穿刺针在透过胸膜腔时速度应快，以免针尖在呼吸时划破脏胸膜和肺造成气胸。

确定穿刺针已达病变后，嘱患者深呼吸屏气，迅速拔出针芯，用手指暂时堵住针尾，防止气体吸入，快速接 20ml 注射器，将穿刺针回拉或深入并结合旋转等动作，在持续负压抽吸下，拔出穿刺针，针孔用棉球覆盖。将针头内容物直接涂片固定于 95% 乙醇溶液内，针管内容物推入 95% 乙醇溶液内，做沉渣包蜡切片，苏木精－伊红染色送病理检查。操作完毕，于直立位做胸部后前位透视或摄片，检查有无气胸或胸内出血。门诊患者可在院内观察 3～4 小时，然后再重复胸部 X 线检查，无特殊可返家。住院患者也应严密观察，警惕并发症的发生。操作后用抗生素 3 天预防感染。

2. 切针采取组织 切针有许多种，如 Vim-Silverman 针、Franklin-Silverman 针、Jack 针、Ahrans 针、Nordenstrom 设计改良切针。切针由三部分组成：套管、切割针头和针芯。针芯和切割针头较套管长出 1 ～ 1.5cm。使用时，将三个部分同时刺入肺内病变边缘，确切定位后，将切割针头和针芯再推入 1cm，拔出针芯，回拉或旋转切割针头以切取部分病变组织，再与套管一起拔出。为了更有效地获取组织，切割针头设计有各种尖端，如螺旋状、匙状、钩状。切针不用注射器回抽，将切割针头内的组织推出送检。切针口径较粗，获取的组织较多，容易做出病理诊断，但是其并发症多，对受检者带来的危险较大。

3. 高速空气环钻获取组织块 适用于弥漫性肺实质病变或间质病变。环钻肺活检一般选择腋中线第 7 ～ 8 肋间近肋骨上缘处，皮肤做 1cm 切口，将带有针芯的环钻插入切口直达胸膜腔，拔出针芯后很快接上钻头，在患者正常呼吸下顺利迅速地到达肺内合适深度，一般为肺内 3cm，此时拆掉钻头，接塑料注射器，内装 4 ～ 5ml 平衡液，在持续负压抽吸下，拔出环钻，标本置无菌器皿中送检，缝合切口敷料包盖。高速空气环钻获取的组织块较直且不变形，一般均可获得直径 1 ～ 5mm、长约 2cm 的圆柱形组织块，可供研究整个病变过程及电镜、光镜、细胞学、免疫学和细菌学检查。对于弥漫性肺间质病变，它可代替开胸活检。环钻口径粗，组织创伤大，并发症多且较重，如 Steel 报告环钻肺活检诊断率为 85%，气胸发生率为 26% ～ 50%，咯血发生率为 1% ～ 12%。

七、经皮穿刺肺活检诊断率、并发症和死亡率

1. 诊断率 对 22 位学者的研究结果进行总结分析（表 5-5-2）。从表中可以看出，肺穿刺活检诊断率为 50% ～ 90%，平均为 84%，堪称良好。比较好的结果如 Sagel 等发表的一组，1153 例直径小于 2cm 的肺内结节，经皮细针穿刺的诊断率达 96%。Sinner 报告的另一组 302 例细针穿刺肺内球形病灶，诊断率也为 96%。各学者报告的诊断率差异很大，其原因是多方面的。从病变本身而言，病变越大，诊断率越高，病变位于周边近胸壁，位于肺尖，诊断率较高。从病变性质看，良性病变诊断率低，恶性病变诊断率高，恶性程度越高，诊断率也越高。其中，未分化细胞癌、燕麦细胞癌诊断率最高。重复穿刺可提高诊断率，如一次穿刺诊断率为 87%，二次穿刺诊断率可达 96%。此外，手术操作者的技术熟练程度及经验，放射科医师的配合及病理科医师的细胞学诊断水平等因素，都在很大程度上影响着诊断率。经皮穿刺肺活检不仅在区分病变的良恶性上达到较高水平，而且较其他细胞学检查，如痰脱落细胞学、支气管镜毛刷细胞学检查等方法，其在鉴别病理类型方面优势更大。有学者报道，对恶性病变的病理类型诊断率，经皮穿刺肺活检可达 87%。针刺肺活检也有一部分假性结果，假阴性、假阳性均有报道。如 Lauby 报道了一组 523 例中有 1 例假阳性；Magnus 报道了一组假阴性率 7%；Sinner 报道了一组假性率（假阴性和假阳性）为 2.5%；Zelch 等报道了一组假阴性率为 18%；Lalli 报道了一组假阴性率为 11%。发生假性结果的原因可能与获取的标本不典型、标本处理不恰当、肿瘤本身分化程度低、病理工作者的诊断水平有关。

表 5-5-2 不同研究中经皮穿刺肺活检结果和并发症

作者	年份	病例数	针型	病变	诊断率（%）	气胸（%）	出血（%）	死亡数
Manfredi	1963	16	细针	弥漫型	59	13	25	0
Aronovich	1963	48	切针	局限型	61	13	0	0
Smith	1964	61	切针	混合型	64	41	8	1
Krumholz	1966	112	细针	弥漫型	66	17	30	0
Adamson	1967	62	细针	混合型	63	20	5	1

作者	年份	病例数	针型	病变	诊断率（%）	气胸（%）	出血（%）	死亡数
Lauby	1965	523	细针	混合型	50.4	6	2.7	2
King	1967	64	细针	局限型	87.5	5	2	0
Magnus	1967	144	细针	混合型	72	—	—	—
Youmans	1968	151	细针	弥漫型	84	30	19	1
Sanders	1971	164	细针	混合型	84	32	5	0
Zavala	1972	40	切针	混合型	80	23	21	0
Zelch	1973	208	细针	局限型	89.3	14	3	0
Sinner	1973	302	细针	局限型	96	5	4	0
Boylen	1973	75	环钻	弥漫型	72	43	7	1
Sargent	1974	350	细针	局限型	81	26.6	1.7	2
Morawetz	1974	362	细针	混合型	92	4.5	0	0
Rosemary	1974	59	细针	局限型	80	20	0	0
Dick	1974	227	细针	混合型	73	19	3	0
Borgeskov	1974	40	细针	局限型	62.5	25	0	0
Silviu	1975	80	细针	局限型	89	25	0	0
Sagel	1978	1153	细针	局限型	96	24	6	0
Lalli	1978	1223	细针	混合型	86.4	24.2	0	1
合计		5464						9

注：—表示未报告。

2. 并发症

（1）气胸：最常见，许多学者报道气胸是经皮穿刺肺活检主要并发症，发生率不等，从5%～44%（表5-5-2），一般在24%以下。分析发生气胸的因素多为使用粗口径的切针，病变部位较深，肺内弥漫性病变，伴有肺气肿的老年患者，多次操作者。位于周围的病变气胸发生率较位于中心者低，分别是9%和18%。使用细针抽吸，气胸发生率较低，有的可在5%以下。气胸发生与病变大小及病变所在肺叶部位无明显关系。经皮肺穿刺引起的气胸多为无明显症状的小气胸，多不需处理可自行吸收。发生气胸的病例中约有7.7%需行胸腔插管闭式引流。因此操作过程中和术后应严密观察患者，警惕气胸的发生。文献报告，早年曾有经皮肺穿刺病例发生张力性气胸未及时处理致死的情况。

（2）局部出血和咯血：此种并发症发生率不高，一般为6%～10%（表5-5-2）。局部出血常为术后少数痰中带血，或在胸部X线片上可见穿刺部位周围有浓密影。轻度出血无需特殊治疗，大量较严重的咯血多发生于肺动脉高压患者中，因操作困难刺破大血管所致，对此应高度警惕。

（3）感染：自开始施行经皮穿刺肺活检以来，很少有报道发生胸内感染，Nordenstrom曾提到过早期1例穿刺后发生脓胸。自从无菌操作技术的提高及抗生素的应用，目前已很少出现因操作而引起的感染。

（4）空气栓塞：Lauby于1965年总结其经皮穿刺肺活检21年经验时，描述早期3例患者立位进行操作时发生惊厥，怀疑为空气栓子所致，以后全部改为卧位，无1例惊厥发生。复习文献经皮穿刺肺活检5000余例，因气体栓子致死的共有2例，Westcott报道1例，Woolf报道1例。目前各地操作均采取卧位，嘱患者呼气后屏住拔出针芯，立即用手堵住针尾，以防空气栓塞发生。

（5）针道种植和转移：这是人们担忧的问题，

历来对此争论较多。部分学者认为针刺肺内病变，尤其是恶性肿瘤，肿瘤细胞有可能沿针道种植或转移。一直有学者报道，沿针道继发肿瘤，或穿刺后出现胸腔积液，其中发现瘤细胞。另一些学者从大量的文献报道和自身的实践提出，针道种植虽有可能，但发生率很低，分析万余例经皮肺穿刺，发现发生种植者仅几例，多出现在使用粗口径的穿刺针和切针或晚期肿瘤患者。有的学者强调行肿瘤切除时，将穿刺针道的组织切除及拔出穿刺针持续保持负压抽吸。有的学者提出在穿刺针外再置一塑料管套管，使穿刺针不与针道组织直接接触。恶性肿瘤患者本身就有血源性转移的可能，是否为针刺活检引起，难以肯定。

3. 死亡率 对 1965 ～ 1978 年 22 位学者报道的 5464 例经皮穿刺肺活检进行分析发现，死亡 9 例，死亡率为 0 ～ 0.18%（表 5-5-2）。另一学者分析了 9000 例经皮穿刺肺活检发现，死亡 6 例，现将两组死亡病例综合列表 5-5-3 分析（两组中有交叉，实际死亡 12 例）。在肺穿刺死亡的病例中，有些与操作有关，有些尚未查清原因。如 1978 年 Lalli 报道的一组中，描述早期针刺操作后死亡，尸检未发现脑血管意外、胸内出血或气胸，不能肯定死亡原因，肺内病变为假性淋巴瘤。Lauby 在 523 例肺穿刺中 2 例穿刺后死亡，1 例与操作有关，术后发生张力性气胸未能及时处理，另 1 例操作后发生休克、呼吸困难、发绀，次日出现惊厥，24 小时后死亡。尸检发现胸膜间皮瘤重约 3600g，造成左下肺不张和纵隔移位，这 2 例均发生于 20 世纪 40 年代。经皮穿刺肺活检术后有 5 例因大量咯血而死亡，1 例因术前服用过量镇静药抑制咳嗽，大量出血后窒息死亡。另 1 例严重低氧血症弥漫性肺间质病变晚期患者行环钻活检，操作后口鼻出血，随即心搏骤停。另 2 例系肺动脉高压刺伤血管致出血死亡。另有 2 例为气栓致死。Westcott 描述 1 例经放射学和病理学证实为气体子致栓塞死亡，Woolf 报道了 1 例严重呼吸困难患者进行针刺活检后发生气体栓塞死亡。经皮穿刺肺活检致死病例，多发生于操作的开始阶段：操作者经验少；病例选择不适当；使用口径较粗的穿刺针；患者一般情况欠佳；对并发症警惕性不够。根据目前的设备、技术、经验，严格地评定适应证和禁忌证，有望使这种检查基本上做到无死亡。

表 5-5-3　经皮穿刺肺活检死亡情况

作者	年份	死亡数	原因	疾病
Woolf	1954	1	气体栓塞	严重肺功能不全
Smith	1964	1	咯血	肺动脉高压
Lauby	1965	1	张力性气胸	双侧大疱性肺气肿
Lauby	1965	1	原因不清	巨大间皮瘤纵隔移位肺不张
Adamson	1967	1	咯血	肺动脉高压
Youmans	1968	1	原因不清	
Meyer	1970	1	咯血	过量镇静药抑制咳嗽，窒息
Boylen	1973	1	咯血	弥漫性病变，环钻肺活检
Westcott	1973	1	气体栓塞	
Sargent	1974	1	气胸	突然心搏骤停
Sargent	1974	1	出血	大量肺内出血
Lalli	1978	1	原因不清	
合计		12		

八、经纤维支气管镜肺活检

经纤维支气管镜肺活检（transbronchial lung biopsy，TBLB）是纤维支气管镜在临床上广泛应用以后发展起来的一种肺活检方法。早在 1974 年，Levin 即报道了 33 例应用纤维支气管镜行肺活检，其中 26 例病理诊断结果与临床一致，这 33 例中包括 22 例弥漫性病变和 11 例局限性病变。以后这 33 例中有 23 例做了开胸肺活检或尸检，16 例与经纤维支气管镜肺活检结果相同，TBLB 诊断率为 70%。近年来，随着细胞学、放射学、免疫组化、细菌学和电镜技术的进步和发展，TBLB 在临床的应用越来越普遍，成为肺内病变的一种较常用的诊断方法。

肺部孤立性局限性病变和弥漫性病变，特别是在纤维支气管镜检查时不能窥及和痰细胞学检查呈阴性的肺内病变，临床诊断十分困难。目前，在 X 线指导下的 TBLB 已使诊断水平显著提高，国内国外报道的诊断率为 70% ～ 80%。TBLB 对于弥漫性肺部病变诊断率相对较高，其中以结节病和弥漫性肺间质纤维化的阳性率最高。在局限性病变中，周围型肺癌较其他良性病变诊断率高。

经纤维支气管镜肺活检常采用活检钳、刮匙、毛刷和穿刺针，可以在X线指引下或无X线帮助下进行。一般做法是患者取仰卧位，采用Olympus BF-B3型纤维支气管镜，由鼻孔进镜，通过声门后注入2%利多卡因做气管表面麻醉，常规检查各支气管分支，然后重点观察病变区域。对于局限性病变，如肿块直径＜3cm，又较接近于肺的周边部位时，则在X线透视下做检查，将毛刷和活检钳正确送入病灶，先刷检后箝取（取组织3～5块）。对于直径＞3cm，较接近中央肺野的周围型病变，则在无X线下进行刷检、活检。对于弥漫性肺病变，如在X线下检查时，则主要选择病变最密集、相应的支气管开口远端，做刷检和肺活检；如在无X线透视下检查时，一般选择右下外（B_8）、后（B_{10}）基底段开口的远端取材。当采用针吸时，除上述检查步骤，选择适当活检部位，应用经支气管吸引可回缩活检针自纤维支气管镜送入，以垂直方向刺入深达1～2cm，拔出针芯，将导管外端连接于50ml注射器，负压抽吸3～5次，拔出穿刺针。将吸取物轻轻推于洁净的载玻片上。近年来，经支气管镜针吸活检（transbronchial needle aspiration，TBNA）对于肺癌诊断的临床应用非常广泛，包括探查纵隔、肺门或其他部位肺癌的转移，特别是中央型小细胞肺癌，因为纤维支气管镜难以发现支气管内病灶。因此对于肺门或支气管外压性包块，进行TBNA细胞学检查可成倍提高诊断率，有助于肺癌的分期。对拟诊肺癌的患者进行隆突下结节常规TBNA，可以为手术治疗提供依据。它的优点是当肿瘤压迫致支气管狭窄，活检钳不能达到时，TBNA可以深入到此部分肺内采集细胞，从而使诊断率提高到70%～80%。国内外资料表明，TBNA可以弥补经支气管镜活检、毛刷和冲洗的不足，诊断阳性率可近70%。

TBLB尽管在临床上获得了广泛应用，但是应当指出它是一种有创性检查，有可能发生某些并发症。TBLB需穿过或截断个别小支气管壁，因此常不可避免地损伤其相邻的细小支气管动脉，引起出血。TBLB常见的并发症是短暂性痰血或咯血，但是超过50ml的出血较少见。活检时发生少量出血，可将支气管镜头端楔入相应的段支气管，使出血局限，数分钟后自行凝固，或经支气管镜注入1：20 000肾上腺素5ml，也能控制出血。出血不能控制时，应迅速撤出支气管镜，取患侧向下的侧卧位，以免血液流向健侧。持续出血时应使用硬质支气管镜或支气管内插管填塞止血，或请外科医师帮助处理。TBLB操作发生气胸的情况较少，约为5.5%。弥漫性肺病变时气胸发生率略高，约为10%。气胸多可以自行吸收，很少需要胸腔插管引流，张力性气胸更为少见。另外，有报道显示TBNA操作后可发生纵隔积血和菌血症。支气管镜类似呼吸道内的占位性病变，操作时可影响通气功能，一般可使动脉血氧分压下降约1.3kPa（10mmHg），在撤出支气管镜后逐渐恢复。当检查时间过长，严重呼吸道阻塞时可导致动脉血氧分压急剧下降，甚至心搏骤停。对于严重肺功能代偿不全患者，可于操作中经鼻导管给氧，检查时间不宜过长，并应有紧急抢救设备。

在考虑进行TBLB确定诊断以指导治疗时，需采取慎重态度，严格掌握操作的适应证和禁忌证。心肺代偿功能低下、出血素质、急性呼吸道疾病、肺动脉高压、肺动静脉畸形、肺大疱和情绪过度紧张者均应视为操作的禁忌证。

九、开胸肺活检

开胸肺活检（open lung biopsy）是最直接获得肺病变组织以确定诊断的方法。与经皮穿刺肺活检及经纤维支气管镜肺活检比较，其具有更多的优点。首先，开胸可以取得足够大的满意的病变肺组织，供病理医师做出明确的诊断。其次，外科医师可以在手术台上进行详细检查，采取多处病变组织供细菌学、免疫学、免疫组化及电镜进行各种诊断检查。开胸肺活检的主要缺点是患者负担较重，患者要经受全身麻醉、开胸手术、术后胸管引流等，这些均可能带来某些并发症或死亡的危险。

开胸肺活检的手术适应证为慢性肺内弥漫性浸润性病变，经简单的血液检查、痰检查、皮肤试验均未能明确诊断者。是否对所有的病例在开胸肺活检之前先行经支气管肺活检，目前仍有争论。有一组材料表明，全部病例经支气管镜肺活检获得的特异性诊断率为 38%，而随后开胸肺活检获得的特异性诊断率达 92%。什么情况下先进行经支气管镜肺活检呢？一般来说，当高度怀疑肺内感染性病变、肺结节病、淋巴性肿瘤等时，用很少一部分组织即可做出诊断，并且诊断率极高。除此之外，其他病变均可一开始就进行有创伤性的开胸肺活检，而且开胸肺活检越早进行越好，不要等到其他检查结果被证明不可靠时才做开胸肺活检。开胸肺活检的禁忌证主要是有出血倾向的患者，而且经适当的药物治疗不能纠正，患者极度衰弱，心肺功能代偿能力低下，开胸手术有一定的危险，但是限定性的开胸肺活检仍可成功。对处于晚期终末阶段的肺纤维化患者，这样的肺活检可能使病理学无法做出明确诊断。

以前曾有学者在局部麻醉下进行开胸肺活检，目前多数医师主张应用全身麻醉。患者平仰卧位，采用前胸肋间切口，偶尔也有采用腋前线垂直切口。切口的选择依胸部影像学检查定位后确定，以最接近肺的病变处开胸为宜。开胸后分开肋骨，用手触摸、探查病变，然后确定摘取肺组织。肺活检应取多处病变肺组织，这包括病变组织及病变附近的正常组织，以保证病理学做出有意义的诊断。术毕置胸管接水封瓶，行胸腔闭式引流。开胸肺活检的切口不同于常规的开胸切口，局限性小切口开胸便足够取得满意的病变肺组织，这样肺功能较差的患者也能耐受，无明显并发症和手术危险。

对切除的标本进行修剪后，将之放入甲醛溶液内。部分标本用于培养和特殊检查，常规进行细菌培养，1g 或 2g 标本进行革兰氏、真菌和抗酸菌染色。需氧菌、厌氧菌、真菌、分枝杆菌属也应进行培养。同时还要进行病毒培养和免疫荧光染色。需要进行电镜检查时按相应方法制备标本。统计几组材料、共 1300 余例开胸肺活检的结果发现，开胸肺活检并发症发生率约为 12%，死亡率约为 0.7%。并发症包括出血（血胸、伤口血肿和咯血）、皮下气肿、肋间神经痛。免疫抑制患者并发症发生率达 11%，手术死亡率为 0.7%。提示对于免疫抑制患者，有时因其病情不稳定，开胸肺活检手术危险性较弥漫性肺病变患者更高。

十、胸腔镜肺活检

1910 年 Jacobaeus 首先应用了胸腔镜，在以后的 35 年，胸腔镜主要被用于分离胸腔内的粘连，制造气胸，从而控制活动性肺结核。1921 年，Jacobaeus 曾描述胸腔镜可用于胸部疾病的诊断。直到 1970 年胸腔镜才在英国和北美得到广泛使用。很长一段时间，胸腔镜未能得到临床应用的主要原因是临床医师惧怕操作导致的呼吸道并发症、难以控制的出血和继发脓胸。而且，错误地认为局限性开胸足够看清楚胸膜腔内的病变。最初应用的双套管系统的胸腔镜逐渐被单一系统胸腔镜、纵隔镜、硬质支气管镜、可弯曲纤维支气管镜、乙状结肠镜、腹腔镜等代替。

胸腔镜检查的主要适应证：应用其他方法，如经皮穿刺肺活检仍未能诊断的胸膜腔内病变；自发性气胸，并明确发病原因；弥漫性肺病变；纵隔肿瘤；胸膜已有转移的支气管肺癌手术前分期及胸部创伤后估计横膈受损程度。胸腔镜也用于某些疾病的治疗，如摘除异物、全肺切除后胸膜腔内清创、自发性食管破裂后胸膜清创术。临床经验提示粘连闭锁的胸膜腔并不影响胸腔镜的治疗。有时联合使用胸腔镜、纵隔镜及支气管镜来进行胸内或肺内病变的诊断及治疗，也能取得较好的效果。

近年来电视辅助胸腔镜（video-assisted thoracoscopic surgery，VATS）得到了广泛的应用。1987 年，Phillippe Mouret 用电视腹腔镜成功地摘除胆囊，以后 Lewis 和 Landreneu 于 1991 年分别报道了电视胸腔镜技术，自此电视胸腔镜越来越多地应用于胸外科临床。电视胸腔镜肺活检较普通的胸腔镜肺活检及小型开胸肺活检有更多的优势：首先，其手术野显露充分，视野宽阔，影像清晰，图像经放大后可以显示胸腔内细微结构，因而 VATS 可以完成普通胸腔镜难以完成的手术操作。其次，VATS 切口小，不损伤胸壁肌肉和肋间神经，术后切口疼痛减少而肌力恢复快，另外因不需输血、切口美观等更易于被患者接受。最后，VATS 术后并发症（如肺不张等）较少，患者恢复快，早期即可下床活动，住院时间显著缩短。VATS 肺活检在进行全面探查后，选择典型病变部位用切割闭合器（endo GIA）摘取部分肺组织送检，这样可以减少出血和漏气。有时还可选取多处病变进行活检。大多情况下均可以获得有价值的病理诊断。VATS 肺活检的缺点：需要双腔气管插管下麻醉；手术时间相对较长；手术费用高；当胸膜腔存在广泛致密粘连时，可能被迫改为小型开胸肺活检。

（张志庸）

参 考 文 献

陈文彬，戴朝明，朱辉，1992. 经支气管针吸术对支气管腔外肺癌的诊断价值. 中华结核和呼吸系统杂志，128：1090.

何为群，王贵谦，1996. 以纤维支气管镜肺活检对肺部疾病的诊断价值. 广州医学院学报，1：30-34.

金震东，李兆申，2006. 消化超声内镜学. 北京: 科学出版社.

柯美云，1994. 贲门失弛缓症 // 潘国宗，曹世植. 现代胃肠病学. 北京: 科学出版社，715-723.

柯美云，陈敏章，1996. 消化道内窥镜检查 // 张天泽，徐光伟. 肿瘤学. 天津: 天津科学技术出版社，418-430.

柯美云，戈烽，李泽坚，等，1992. 贲门失弛缓症的药物、扩张和手术评价. 中华消化杂志，12（2）：73-75.

柯美云，徐巧莲，陆星华，等，1995. 食管狭窄扩张结合抗返流的远期疗效评价. 内镜，12：72-73.

李益农，陆星华，2004. 消化内镜学. 2版. 北京: 科学出版社.

孙思予，2006. 电子内镜超声诊断及介入技术. 北京：人民卫生出版社.

许国铭，李兆申，2003. 上消化道内镜学（实用内镜诊疗丛书）. 上海: 上海科学技术出版社.

张志庸，孙成孚，1983. 经皮肺穿刺活检在临床上的应用. 国外医学. 外科学分册，6（7）：327.

张志庸，孙成孚，徐乐天，等，1985. 经皮穿刺活检诊断胸内及纵隔内病变. 胸心血管外科杂志，1：227.

Altschuler SM，2001. Laryngeal and respiratory protective reflexes. Am J Med，111（Suppl 8A）：90S-94S.

Amirali A，Tsai G，2000. Mapping of brain stem neuronal circuitry active during swallowing. Ann Otol Rhinol Laryngol，110（6）：502-513.

Aviv JE，Mohr JP，Blitzer A，et al，1997. Restoration of laryngopharyngeal sensation by neural anastomosis. Arch Otolaryngol Head Neck Surg，123（2）：154-160.

Baujat G，Faure C，Zaouche A，et al，2001. Oropharyngeal motor disorders in Pierre Robin syndrome. J Pediatr Nutr，32（3）：297-302.

Boeckxstaens GE，2005. The lower esophageal sphincter. Neurogastroenterol Motil，17（Suppl 1）：13-21.

Cook IJ，1991. Normal and disordered swallowing：new insights. Baillieres Clin Gastroenterol，5（2）：245-267.

Cortese DA，McDougall JC，1979，Biopsy and brushing of peripheral lung cancer with fluoroscopic guidance. Chest，75（2）：141-145.

DaVee T，Ajani JA，Lee JH，2017. Is endoscopic ultrasound examination necessary in the management of esophageal cancer? World J Gastroenterol，23（5）：751-762.

de Swart BJ，van der Sluijs BM，2006. Ptosis aggravates dysphagia in oculophageal muscular dystrophy. J Neurol Neurosurg Psychiatry，77（2）：266-268.

Dick R，Heard BE，Hinson KF，et al，1974. Aspiration needle biopsy of thoracic lesions：an assessment of 227 biopsies. Br J Dis Chest，68（2）：86-94.

Eloubeidi MA，Desmond R，Desai S，et al，2008. Impact of staging transesophageal EUS on treatment and survival in patients with non-small-cell lung cancer. Gastrointest Endosc，67（2）：193-198.

Eloubeidi MA，2007. Endoscopic ultrasound-guided fine-needle aspiration in the staging and diagnosis of patients with lung cancer. Semin Thorac Cardiovasc Surg，19（3）：206-211.

Ertekin C，Aydogdu I，2002. Electromyography of human cricopharyngeal muscle of the upper esophageal sphincter. Muscle Nerve，26（6）：729-739.

Ertekin C，Aydogdu I，Tarlaci S，et al，2000. Mechanism of dysphagia in suprabulbar palsy with lacunar infarct. Stroke，31（6）：1370-1376.

Ertekin C，Aydogdu I，1998. Electrodiagnostic methods for neurogenic dysphagia. Electroencephalogr Clin Neurophysiol，109（4）：331-340.

Ertekin C，Turman B，Tarlaci S，2001. Cricopharyngeal sphincter muscle responses to transcranial magnetic stimulation in normal subjects and in patients with dysphagia. Clin Neurophysiol，112（1）：86-94.

Ertekin C，Yüceyar N，Karasoy H，et al，2001. Electrophysiological evaluation of oropharyngeal swallowing in myotonic dystrophy. J Neurol Neurosurg Psychiatry，70（3）：363-371.

Ertekin Tarlaci S, Aydogdu I, et al, 2002. Electrophysiological evaluation of pharyngeal phase of swallowing in patients of Parkison's disease. Mov Disord, 17（5）: 942-949.

Ertekinc, Aydogdu I, seçil Y, et al, 2002. Orophageal swallowing in craniocervical dystonia. J Neurol Neurosurg Psychiatry, 73（4）: 406-411.

Furuta TG, Katzka AD, 2015. Eosinophilic esophagitis. N Engl J Med, 373: 1640-1648.

Gates J, Harthell GG, Gramigna GD, 2006. Videofluroscopy and swallowing studies for neurological diseases: a primer. Radiographics, 26（1）: e22.

Horiguchi N, Tahara T, Kawamura T, et al, 2017. A comparative study of white light endoscopy, chromoendoscopy and magnifying endoscopy with narrow band imaging in the diagnosis of early gastric cancer after Helicobacter pylori eradication. J Gastrointestin Liver Dis, 4: 357-362.

Ivanyi B, Phoa SS, de visser M, 1994. Dysphagia in postpolio patients, a videoflurographic follow-up study. Dysphagia, 9（2）: 96-98.

Jafari S, Prince RA, kim DY, et al, 2003. Sensory regulation of swallowing and airway protection: a role for the internal superior laryngeal nerve in humans. J Physiol, 550（Pt 1）: 287-304.

Jean A, 2001. Brain stem control of swallowing: neuronal network and cellular mechanism. Physiol Rev, 81（2）: 929-969.

Kern MK, Jaradeh S, 2001, Cerebral cortical representation of reflexive and volitional swallowing in humans. Am J Physiol Gastrointest Liver Physiol, 280（3）: G354-G360.

Kitagawa J, Shingai T, 2002. Pharyngeal branch of the glossopharyngeal nerve plays a major role in reflex swallowing from the pharynx. Am J Physiol Regul Comp Physiol, 282（5）: R1342-R1347.

Lalli AF, McCormack LJ, Zelch M, et al, 1978. Aspiration biopsies of chest lesions. Radiology, 127（1）: 35-40.

Logemann JA, 1988. Swallowing physiology and pathophysiology. Otolaryngol Clin North Am, 21（4）: 613-623.

Matthay RA, Moritz ED, 1981. Invasive procedures for diagnosing pulmonary infection. A critical review. Clin Chest Med, 2（1）: 3-18.

Mu L, Sanders I. 2000. Sensory nerve supply of the human oro-and laryngopharynx: a preliminary study. Anat Rec, 258（4）: 406-420.

Nathanson LK, Shimi SM, Wood RA, et al, 1991. Videothoracoscopic ligation of bulla and pleurectomy for spontaneous pneumothorax. Ann Thorac Surg, 52（2）: 316-319.

Nordenstrom B, Effat H, Wojtowicz J, 1965. The use of elevated intrabronchial pressure for the demonstration of anomalous pulmonary veins and atrial defects. Br J Radiol, 38（454）: 762-765.

Nozaki S, Kunitomi A, Saito T, et al, 2003. Process of swallowing disturbance in amyotrophic lateral sclerosis – evaluation of videoflurography and respiratory function. Rinsho Shinkeigaku, 43（3）: 77-83.

Power ML, Hamdy S, Singh S, et al, 2007. Deglutitive laryngeal closure in stroke patient. J Neurol Neurosurg Psychiatry, 78（2）: 1411-1416.

Riski JE, Horner J, Nashold BS Jr, 1990. Swallowing function in patients with spasmodic torticollis. Neurology, 40（9）: 1443-1445.

Sagel SS, Ferguson TB, Forrest JV, et al, 1978. Percutaneous transthoracic aspiration needle biopsy. Ann Thorac Surg, 26（5）: 399-405.

Schaller BJ, Graf R, 2006. Pathophysiological changes of the gastrointestinal tract in ischemic stroke. Am J Gastroenterol, 2006, 101（7）: 1655-1665.

Shaker R, Ren J, 2003. Pharyngoglottal closure reflex: charaterization in healthy young, elderly and dysphygic patients with pre-deglutitive aspiration. Gerontology, 49（1）: 12-20.

Shure D, Fedullo PF, 1983. Transbronchial needle aspiration of peripheral masses. Am Rev Respir, 128（6）: 1090-1092.

Sinner WN, 1973. Transthoracic needle biopsy of small peripheral malignant lung lesions. Invest, 8（5）: 305-314.

Smith SP, Louie BE, 2017. The current state of per oral endoscopic myotomy for achalasia. J Vis Surg, 3: 122-131.

Steel SJ, Winstanley DP, 1967. Trephine biopsy for diffuse lung lesions. Br Med J, 3（556）: 30-32.

Tamborrini G, 2008. Systemic sclerosis. Med Monatsschr

Pharm，31（5）：162-170.

Wall CP，Gaensler EA，Carrington CB，et al，1981. Comparison of transbronchial and open biopsies in chronic infiltrative lung diseases. Am Rev Respir Dis，123（3）：280-285.

Walls WJ，Thornbury JR，Naylor B，1974. Pulmonary needle aspiration biopsy in the diagnosis of Pancoast tumors. Radiology，111（1）：99-102.

Westcott JL，1973. Air embolism complication for percutaneous needle biopsy of the lung. Chest，63（1）：108-110.

Zaninotto G，Briani C，Costantini M，2004. The role of botulinum toxin injection and upper esophageal sphincter myotomy in treating oropharyngeal dysphagia. J Gastrointest Sury，8（8）：997-1006.

Zelch JV，Lalli AF，McCormack LJ，et al，1973. Aspiration biopsy in diagnosis of pulmonary nodule.，63（2）：149-152.

第六章

胸外科手术麻醉

随着胸外科手术的发展，其对麻醉技术的要求也在逐步提高，相应地麻醉学的发展也为胸外科手术的进步创造了更有利的条件，保证了高、难、深的胸部手术操作顺利完成。19世纪初，最初实施的胸外科手术主要为肺结核肺萎陷术和其后的脓胸引流术。单肺通气技术使人们得以开展肺脓肿、支气管胸膜瘘和大咯血等手术。硬膜外镇痛、神经阻滞镇痛和静脉镇痛等方法明显减轻了患者术后疼痛。

第一节　麻醉概论

胸外科手术的麻醉方法以气管插管下全身麻醉为主。麻醉诱导可根据患者病情选择吸入诱导、静脉诱导与复合诱导方法。麻醉方法以静脉快速诱导、静脉－吸入复合麻醉维持较常用。

麻醉前一般先进行心电图、血氧饱和度、血压等各项指标监测，然后建立静脉输液通道。先经静脉给予镇静药、短效阿片类药物、干燥剂。麻醉诱导时静脉注射 3 ～ 6μg/kg 芬太尼，使插入喉镜时患者的反应减轻，继而给予丙泊酚或依托咪酯诱导，并给予快速起效的肌肉松弛药，如罗库溴铵或琥珀胆碱。当患者处于适当麻醉深度（外科期），通过观察血压、心率和眼征的变化（眼睛固定、居中、凝视、无泪及瞳孔不扩大）确定肌肉完全松弛时，可插入喉镜，并使用工具在气管支气管内喷洒局部麻醉药（或静脉注射利多卡因），插入双腔支气管导管（或用单腔支气管阻塞导管做肺隔离术）。静脉注射或气管内喷洒利多卡因可减少气管插管时气道反应和心血管反应。麻醉诱导后可以用肌松监测仪监测肌松程度。在吸入异氟烷或七氟烷加深麻醉和肌松的过程中，必要时可使用小剂量血管活性药物维持血压。胸外科手术如果无大失血，晶体液输入量应控制在最小剂量。维持适度肌松，可减少异氟烷的需要量，并使患者很快清醒。维持麻醉使用异氟烷或七氟烷（0.5 ～ 1MAC）和胸段硬膜外阻滞，若术后即刻气管拔管可不再追加麻醉性镇痛药。手术后不能立即气管拔管，需要较长时间机械通气的患者，应该使用适量的麻醉性镇痛药，胸段硬膜外导管则保留在以后使用。通常采用容量控制模式控制通气，设定潮气量 5 ～ 10ml/kg，吸呼比 1 ∶ 2。呼吸频率 10 ～ 15 次 / 分，也可以采用压力控制模式通气。麻醉维持以静脉－吸入复合麻醉法最常用，即用非去极化肌松药及氧化亚氮、挥发性麻醉药（异氟烷、七氟烷、恩氟烷），进行间歇正压通气。同时间断使用阿片类镇痛药及肌松药以使手术操作过程中肌肉完全松弛，使手术野良好显露。估计手术时间短，可选用中短效肌肉松弛药，如阿曲库铵（卡肌宁）与维库溴铵（万可松），以保证有效的肌松程度，完成手术操作。

麻醉要有足够的深度。浅麻醉下手术操作容易刺激患者，产生肢体活动或呛咳。临床上多以静脉麻醉维持保证稳定的麻醉深度。适宜的麻醉状态，首先应确保患者术中无意识，对术中刺激无记忆，术后无知晓。其次是适度抑制因伤害性刺激引起的应激反应，保持生命体征稳定。同时要求肌肉完全松弛，满足手术操作需要。

手术中麻醉医师应与外科医师密切沟通。必要时外科医师可协助麻醉医师调整气管导管的位置，特别是双腔气管导管，仰卧位时气管导管的位置很好，当摆放侧卧位时，气管导管有可能滑动，移开正确位置。有时，在手术的重要步骤中，麻醉医师可暂停通气以保证手术顺利进行。此外，在整个手术过程中麻醉医师需要用吸痰管反复清理呼吸道分泌物与血液，以保证呼吸道通畅和避免术后发生肺不张。

密切监测术中呼吸功能状态，强调监测脉搏血氧饱和度（SpO_2）与呼气末二氧化碳分压（$P_{ET}CO_2$）。与麻醉诱导期相比，苏醒期的过程较长，患者容易出现躁动、苏醒延迟等情况。胸腔完全关闭以后，需要给予肌松拮抗剂，并持续机械通气，直至呼气末麻醉气体浓度 $< 0.2\%$，同时观察监测仪上呼气末二氧化碳浓度波形，有无自主呼吸引起的切迹或不规则波形，如有则表明自主呼吸恢复。此时可停止机械通气，观察自主呼吸频率、幅度、潮气量、吸气后 SpO_2 变化，$P_{ET}CO_2$ 波形。待患者清醒，显示呼吸功能良好，包括呼吸频率 < 20 次/分，潮气量 $> 6ml/kg$，吸空气下 $SpO_2 > 95\%$，$P_{ET}CO_2$ 波形规则，有正常的肺泡平台，咳嗽反射良好，患者一般状态稳定后，即可拔除气管导管。

气管导管拔除后，应在麻醉恢复室观察一段时间，常规监测患者呼吸、血压、脉搏和神志，待患者彻底清醒，生命体征稳定，才可返回胸外科病房。

对于颈部短粗的患者，为了防止气管拔管后发生舌后坠，可采取放入口咽通气道、喉罩等预防措施，必要时可再行气管插管及机械通气。此外，还应注意麻醉状态下，患者血管通常处于开放状态，末梢循环良好，与清醒状态比较，麻醉状态下循环容积更大。因此，手术结束前应根据患者尿量，平衡患者液体进入量和排出量，必要时适当给予利尿药，排出多余的液体，以适应术后循环状态。

对术前肺功能减退、肥胖、合并冠心病、高龄、术中有较多出血、术后吸入纯氧时动脉血氧分压低于 60mmHg 或 SpO_2 低于 90% 的患者，应考虑延长呼吸支持时间，不要过早地拔除气管导管，可以直接从手术室送至重症监护病房，继续机械通气辅助并观察治疗。

麻醉性镇痛药（如芬太尼）对血流动力学的影响较轻，适合用于冠心病患者麻醉。使用中等量的麻醉性镇痛药可减少挥发性吸入麻醉药用量，而且麻醉性镇痛药不抑制缺氧性肺血管收缩（HPV），可保证单肺通气处于适宜氧合状态。目前还出现了瑞芬太尼术中镇痛，可以及时根据生命体征如心率、血压调整麻醉深度，而且瑞芬太尼作用时间短，有利于术中随时调整镇痛麻醉深度。术后患者苏醒迅速。舒芬太尼作用时间长，安全范围大，但注意在手术结束前 45 ~ 30 分钟及时停止用药，防止药物作用蓄积影响患者苏醒。

术后镇痛是术后管理的重要部分。术后镇痛可改善患者呼吸功能，增加通气量，有利于咳嗽排痰，减少术后肺部并发症。因此，应采用各种有效的镇痛手段促进患者呼吸功能恢复。患者自控镇痛（PCA）、胸部硬膜外镇痛、椎旁阻滞镇痛、肋间神经阻滞镇痛均能实现良好的镇痛。下胸段硬膜外阻滞联合全身麻醉，可以减少术中麻醉药用量，术后还可有效镇痛，有利于术后康复。但术前施行胸段硬膜外麻醉时，应注意：①硬膜外置管前应做神经功能检查；②清醒状态下进行胸段硬膜外置管；③注射试验剂量的局麻药，观察是否有效；④术中经导管给予麻醉性镇痛药，观察患者血流动力学改变情况，调整用药剂量。

第二节 麻醉术前准备

充分的术前准备有利于手术过程中麻醉管理，减少术后并发症。与其他部位手术相比，胸外科手术范围大，影响多个重要脏器功能，术后并发症发生率相对较高。因此，全面充分的术前准备尤其重要。术前准备包括患者器官功能评估和麻醉前准备两方面内容。各种类型手术的术前评估均需注意患者能否承受拟行手术。

非小细胞肺癌（NSCLC）常选择手术治疗，而小细胞肺癌（SCLC）很少选择手术方式进行处理，它常在确诊时即已有广泛转移，因此多不推荐手术切除。约 40%SCLC 患者存在内分泌异常和副肿瘤综合征，表现为抗利尿激素综合征（SIADH），心房利钠激素增加导致低血钠、低血容量和低血压（尤其在麻醉诱导时）。另外，部分 SCLC 患者可能合并 Eaton-Lambert 肌无力综合征，可能与肿瘤相关抗原和钙离子通道发生交叉反应有关，此类患者麻醉时神经肌肉阻滞时间可能延长。

一、术前全面评估

术前评估的目的为确定患者耐受手术和麻醉的能力，以病史、体格检查、实验室检查与特殊检查的结果作为基础，对患者各脏器功能进行全面了解与评估。评估重点在呼吸系统与心血管系统。麻醉医师术前访视时应询问患者有无假牙，假牙可否摘下，有无牙齿松动，切牙是否偏长。注意观察患者张口程度，下颌发育情况，舌体是否肥大，喉头是否较高，以及颈椎能否后仰。还应确定有无肺水肿、呼吸道通畅程度和有无脓性分泌物，并分别记录在案。

开胸手术患者，术前多有咳嗽、咳痰、咯血及呼吸困难等呼吸系统症状。咳嗽是呼吸道激惹的表现，多在肺部存在感染、气道内有肿瘤刺激或压迫情况下发生。咳嗽伴咳痰提示呼吸道黏膜存在炎症反应和分泌物增多，而肿物压迫和异物刺激多引起干性咳嗽。术前评估应了解咳嗽的性质与咳痰量。术前咳痰量较多时应选择双腔支气管导管，以防止诱导和手术过程中患侧呼吸道内痰液流向健肺。咯血是呼吸道黏膜破溃、出血的结果，注意大咯血的严重性在于一旦处理不当或不及时，容易造成呼吸道窒息。因此，咯血患者的麻醉也应采用双腔支气管导管麻醉。肺部炎症、水肿、支气管痉挛等均可造成呼吸困难，呼吸困难的程度直接反映呼吸系统疾病的严重程度和肺功能的储备能力。

体格检查是麻醉医师术前评估的重要内容。去氧血红蛋白 > 50g/L 临床可出现发绀，但是贫血患者却不易显示出来，所以发绀不是低氧血症的绝对可靠征象。恶病质或营养不良患者因全身消耗使呼吸驱动力减弱，这类患者麻醉后容易出现呼吸抑制，麻醉过程中需特别注意。慢性阻塞性肺疾病（COPD）患者查体时可听到肺内喘鸣音，气道梗阻患者以吸气性呼吸困难为主，上气道梗阻时可听到喉鸣音，COPD 患者以呼气性呼吸困难为主。胸骨后甲状腺肿患者颈部可能未扪及甲状腺肿大，但气管可能受压移位。纵隔非霍奇金淋巴瘤患者有可能发现周身浅表淋巴结肿大。

特殊检查包括胸部 X 线检查，胸部 X 线片可显示气胸、大泡性肺气肿和肺大疱，对此类患者

不宜使用氧化亚氮。胸部 X 线片还可显示气管狭窄或移位，气管狭窄或移位可影响气管插管成功率。胸膜腔有渗出、肺纤维化和肋骨骨折可限制患者的通气功能。胸部 X 线片显示有肺实变、肺不张或气胸的患者，其肺通气和血流灌注不匹配并可能有低氧血症。目前，临床更多采用胸部 CT 检查代替胸部 X 线片，能更清晰地显示上述病变。

心电图如显示 P 波高尖、右心室肥厚或右束支传导阻滞，提示患者可能有肺动脉高压及肺源性心脏病。

纤维支气管镜用于中央型肺癌患者术前检查，可以明确呼吸道内病变性质与范围，或用于排除某些气管或支气管病变。支气管镜检查对于肺癌分期、确定手术计划和选择单肺或双肺通气有重要价值，偶尔也能显示先天性解剖结构异常。肺功能检查用于判断患者通气功能受损程度和弥散功能状态，这些检查为选择麻醉方式和制订手术方案提供更为可靠的依据。

对于肺功能的评估，首先评估全肺功能，其指标包括动脉血气分析、肺活量与肺容量。拟行一侧全肺切除前，肺功能评估分为 3 个步骤：第一步评估全肺功能。常氧状态下血气分析出现高碳酸血症（$PCO_2 > 45mmHg$）；第 1 秒用力呼气量（FEV_1）小于预测值的 50% 或低于 2L，或肺活量小于预测值的 50%；最大通气量低于预计值的 50%，或残气量大于肺容量的 50%，均提示手术风险增加。需要进行第二步检查，即单侧肺功能评估。测定单侧肺功能主要利用放射性核素（氙和锝）扫描测定单侧肺血流和单侧肺通气。近年来定量 CT 扫描能同样准确地预测出术后肺功能，CT 扫描简单易行。另外还可以将一氧化碳弥散扫描作为定量测定单侧肺功能的方法。单侧肺血流和灌注检测结合传统的肺活量测定法，可预测术后残余 FEV_1 是否大于 0.85L。假设术前 FEV_1 为 1.4L，预定切除肺的灌注量为全肺灌注量的 40%，那么术后 FEV_1 应当为 1.4L×60%=0.84L，即术后 FEV_1 的预测值等于手术对侧肺灌注量（以百分数表示，本处为 60%）乘以术前 FEV_1。如果评估发现手术后第 1 秒肺活量低于 0.85L，或切除的肺组织血流占肺总血流 70% 以上，提示肺切除手术安全性明显降低。经过上述评估，如果发现术后 FEV_1 不能满足手术最低要求，可以考虑作第

三步评估，即通过球囊介入暂时阻断该侧主肺动脉，从而功能性地切除肺血管床，然后在运动或非运动状态下模拟术后情况，检测模拟术后残余肺组织血管床的顺应性，如果平均肺动脉压高于 40mmHg，动脉血 CO_2 分压高于 45mmHg，或动脉血氧分压低于 60mmHg（或同时存在任两项），说明机体不能耐受切除这一部分肺组织，手术需慎重。

局限性肺切除（非根治性全肺切除）术前肺功能要求相对宽松。但是，对于某些患者，即使肺叶切除或更小的手术也应以功能性全肺切除来看待。因为术后早期手术侧的肺功能可能因肺不张或感染而进一步受损，术后可能出现严重功能不全。有时即使肺组织切除不多，术中若显露不良需要长时间翻动肺组织时，术后血氧饱和度下降风险较高。此外，某些预计行局限性肺切除的病例，开胸后对肺癌重新评估和分期，可能需要改行全肺切除术。再者，术中血液或脓液从手术侧肺溢入对侧肺，将损害非手术侧肺的功能。最后，侧卧位长时间压迫非手术侧肺，其肺功能可能快速减退。综上所述，即使仅仅切除小部分肺组织，有时候也需要按全肺切除进行术前充分准备。

大部分肺癌患者有长期吸烟史，常并发程度不同的 COPD。晚期 COPD 患者可能出现肺动脉高压和肺血管阻力（PVR）增加，随后出现右心肥大和扩张。正常肺血管通过代偿性扩张来适应肺血流的大量增加（血流量可增加 2～2.5倍），保证了肺动脉压仅轻微增加。但 COPD 患者肺血管顺应性差，甚至不能适应肺血流量轻微增加，全肺切除术后可能造成肺动脉高压、肺水肿。切除大量肺血管床将显著增高 PVR。术中 PVR 急性增高可表现为肝颈静脉回流征阳性、腹水和外周组织水肿，提示已经发生了肺源性心脏病。

超声心动图可用于评估右心室变化和肺动脉高压。超声心动图诊断肺源性心脏病的标准是肺动脉高压、右心室扩大或肥厚。利用患者心排血量可以计算肺血管顺应性，从而预测全肺切除术后出现肺动脉高压和右心衰竭风险。如果 PVR 超过 1.90dyne/（s·cm），手术风险将增加。另外，还可以依靠放射科介入，暂时将单侧肺动脉用球囊阻塞，监测静息时和运动时肺血管压，从而预测全肺切除术后残余肺血管床的顺应性和右心室功能。

围手术期可能发生心肌缺血性梗死。心血管危险包括术中或术后心肌梗死、心绞痛、充血性心力衰竭、心律失常和心源性猝死。急诊手术、手术时间过长（超过 3 小时）、胸部或上腹部手术容易促发围手术期心脏病。术前有心绞痛病史或心电图提示心肌缺血者，应做冠状动脉功能评估。心电图改变包括出现 Q 波（以前发生过梗阻）、左束支传导阻滞、ST 段升高（透壁型缺血）、ST 段下降（心内膜下缺血）、T 波倒置和 U 波（左主冠状动脉病变）。术前评估心脏状态包括无创性运动试验。如果运动心电图正常，可以手术；如果运动心电图提示缺血，则需要进行铊（Ti）素运动试验。如果铊素运动试验阳性，提示有缺血，需要进行冠状动脉造影。如果运动试验阴性或可疑，但患者有明显心绞痛症状，也需要进行冠状动脉造影检查。运动试验主要用于检测患者心功能储备，但由于运动强度不仅受心功能储备的限制，还可能受到呼吸储备的限制。对于既往有心肌梗死史，尤其是目前尚有心绞痛症状的患者，应考虑行冠状动脉造影。

超声心动图也可用于评估左心室功能。如果存在严重的冠状动脉病变，患者需在肺切除术前置入冠脉支架，或开胸术中同时行冠状动脉搭桥术。对于存在轻度冠状动脉病变的肺癌患者，应该在冠心病适当治疗开始后再进行肺切除术。偶有肺癌患者需要冠状动脉搭桥术和肺切除同期手术。冠状动脉搭桥术或冠脉支架置入术应先于肺切除术进行。冠状动脉搭桥术后患者病情稳定，心功能良好，可以进行肺切除术。已行冠状动脉搭桥术的患者与无冠状动脉疾病的患者相比，全身麻醉风险区别不大。

胸部疾病患者术后发生肺部并发症的风险较高。第一，术前患者通常合并不同程度的肺功能异常。第二，胸内手术损害肺功能，手术切除了部分肺，残留肺组织功能也可能受损，术后容易发生肺不张或肺水肿。第三，开胸手术和上腹部手术后切口剧烈疼痛，致患者不愿深呼吸和咳嗽，分泌物滞留，易于引起肺不张和肺炎。术前充分准备，术中注意及时清除呼吸道内分泌物，以及术后有效处理疼痛（如胸段硬膜外麻醉、术后自控镇痛），可以在一定程度上降低术后呼吸系统并发症的危险。

二、术前治疗

麻醉前呼吸治疗可降低术后肺部并发症的发生率。常用的麻醉前呼吸治疗包括以下几个方面。

1. 术前呼吸道准备　包括戒烟、扩张气道、稀释和清除分泌物、术前教育、鼓励患者积极参与改善呼吸的护理措施。

（1）有吸烟史的患者，麻醉前 24～48 小时必须戒烟。术前戒烟 4 周以上可改善纤毛功能、减少气道分泌物及刺激性。戒烟仅 24 小时不能减少分泌物数量（至少需要 1～2 周），也不降低气道反应性和术后并发症发生率。不过，停止吸烟 12～48 小时可以显著降低碳氧血红蛋白水平（提高血红蛋白携氧量，增加体内氧转运），使氧合血红蛋白解离曲线右移（提高组织对氧的摄取利用率），减慢尼古丁导致的心动过速。除此之外，戒烟可以显著减少痰液，改善纤毛功能。所有这些效应对处于肺功能失代偿边缘的患者将有很大益处。

（2）解除支气管痉挛的药物治疗：通常采用选择性 β_2 受体激动药沙丁胺醇（喘乐宁）吸入。抗胆碱药可直接扩张支气管，当 COPD 患者吸入该类药时可提高 FEV_1，常用异丙托溴铵（爱喘乐）雾化吸入 0.5mg，尤其对于严重 COPD 患者。还可以吸入皮质激素（当支气管痉挛严重时需注射使用）。色甘酸钠必须在支气管痉挛前使用，也可用格隆溴胺。通常 β_2 受体激动药或（和）抗胆碱能药作为一线药物，类固醇作为二线药物使用。

（3）稀释分泌物：可通过呼吸道水化（湿化器/雾化器），补充水分，或采用黏液溶解剂和祛痰剂。

（4）麻醉前胸部物理治疗：包括加强自主深呼吸锻炼，叩胸拍背，胸部震动加体位引流及吸入雾化、湿化气体，均有助于分泌物排出并增加肺容量。常用的方法包括杯形掌叩击胸壁和使用震动器冲击胸壁，每天 2～3 次，每次 15～20

分钟。胸部物理治疗促使末梢支气管的分泌物排到中央气道，再通过咳嗽咳痰排出。肺部脓肿、肋骨转移、有严重咯血史和不能耐受体位引流的患者，为胸部物理治疗相对禁忌。

（5）加强教育，鼓励患者加强咳嗽锻炼，配合术后护理和治疗。

2. 术前心房颤动和心房扑动的预防　围手术期使用一些药物［包括地高辛、钙通道阻滞药（如地尔硫䓬）、β 受体阻滞药和胺碘酮］可以预防术后心房颤动和心房扑动。

3. 胃食管反流病（GERD）　可以导致手术期间误吸。GERD 患者术前可用无颗粒的抗酸药和胃动力药如甲氧氯普胺治疗。诱导麻醉时应压迫环状软骨，防止胃液反流。如果反流症状明显，术前应用抗酸剂和质子泵抑制剂。

4. 抗生素　用于有脓痰或支气管炎的患者，根据痰细菌培养结果选择抗生素。近期有病毒性呼吸道感染者，特别是儿童，麻醉插管易激惹支气管，导致气管痉挛或喉痉挛，应予注意。

5. 纠正营养不良、水和电解质平衡紊乱

6. 其他　COPD 患者多呈低氧血症、高碳酸血症，对此需间断吸氧。支气管哮喘和气道慢性炎症患者，可能有哮喘发作，术前应加以纠正控制。此外，术中使用酯类局部麻醉药及苄异喹啉类肌松药，有可能促使哮喘发作，应做好应对准备。

三、术前（麻醉前）用药

（1）呼吸功能不全、呼吸道部分梗阻、呼吸抑制的患者，禁用镇静催眠和麻醉性镇痛药。对呼吸道受压出现强迫性体位或有睡中憋醒病史的患者，禁止使用中枢抑制性药物，因为这样极易导致意外窒息。

（2）呼吸道炎症、痰多和咯血患者，病情未控制前禁用抗胆碱药。防止痰液黏稠，阻塞下呼吸道。

（3）高血压和冠心病患者麻醉前应改用东莨菪碱而非阿托品，避免增加心脏作功，加重心肌缺血，此外需防止心率、血压进一步升高。

（4）甲亢患者若术前未能控制基础代谢率，需要用较大量镇静药，但避免用阿托品，改用东莨菪碱。

（5）库欣综合征患者常有过度肥胖，易出现肺通气功能低下和舌后坠。对此类患者应慎用吗啡类药物，防止呼吸抑制。

第三节　麻醉期间呼吸管理

麻醉期间的呼吸管理至关重要。麻醉期间易发生上气道梗阻、中枢性呼吸驱动减弱及呼吸肌功能抑制导致通气功能障碍，也可能因支气管痉挛、肺水肿和肺萎陷造成严重的低氧血症，如不能在短时间内发现、处理并纠正，通常造成不可逆性中枢性神经损伤，甚至危及患者生命。麻醉过程中通气功能障碍和急性呼吸衰竭是麻醉意外的主要部分。

纵隔病变合并肺部疾病患者，需行开胸手术时，会增加麻醉呼吸管理难度，而且显著增高呼吸意外发生率。所以对此类患者应进行充分的术前评估，术前给予适当药物治疗及胸部物理治疗，均有助于麻醉过程的呼吸管理。

一、麻醉期间呼吸功能的观察和监测

肺通气功能障碍常见于上气道梗阻、中枢抑制和呼吸肌麻痹。肺换气功能障碍常见于肺水肿、肺不张（肺萎陷）或支气管痉挛。通气和换气两种功能障碍最后均表现为低氧血症。

胸部手术患者常合并肺部疾病，如气道梗阻或限制性肺疾病，造成肺泡 V/Q 失衡。麻醉期间呼吸功能变化常很急骤，除了利用辅助监测仪器外，临床观察和体征也不容忽视，而且通常可早于仪器显示，更有助于及时发现异常。

1. 观察呼吸运动　由于全身麻醉中需广泛应用肌松药及气管插管，因此机械通气下需要不间断观察气道压力变化及进行血液气体分析。

2. 监听呼吸音　麻醉诱导及气管插管后听诊呼吸音确认气管导管位置是否恰当，麻醉维持中监听呼吸音，若有痰鸣音，提示分泌物过多，需及时吸痰。一旦出现粉红色泡沫痰，提示有急性心力衰竭、肺水肿。

3. 口唇、指甲颜色变化　无贫血患者一旦出现发绀，提示缺氧和二氧化碳潴留。

4. SpO_2 监测　主要应用荧光光度计测量不同血红蛋白光的吸收。其可以提示氧的输送已达测定部位，但不能提示输送的氧量。SpO_2 91% 相当于 PaO_2 60mmHg，所以应作为临界值。正常 SpO_2 应为 92% ～ 96%，相当于 PaO_2 64 ～ 82mmHg；SpO_2 低于 90%，根据氧离曲线图，氧分压急剧下降；相反 PaO_2 升至 100 ～ 400mmHg 时，SpO_2 也只能升至 100% 封顶。SpO_2 监测属于无创检查，应用方便，麻醉患者应进行此项监测。

5. $P_{ET}CO_2$ 监测　也是一种无创性监测，麻醉时气管导管如误入食管，$P_{ET}CO_2$ 迅速降至 0，所以 $P_{ET}CO_2$ 降至 0 是判断气管导管误入食管最确切的方法，$P_{ET}CO_2$ 是呼吸管理中的重要指标，其反映通气量是否充分。

6. 麻醉气体分析监测　可连续测定吸气和呼气时氧浓度、二氧化碳浓度及吸入麻醉药物（恩氟烷、异氟烷）气体浓度（分数）。根据结果可以调节吸入麻醉药的浓度、潮气量及吸入氧浓度，从而调控麻醉深度及通气。

7. 血气分析　可以反映动脉血氧和二氧化碳分压、血氧饱和度和酸碱代谢变化，还可以反映钾离子、钠离子及乳酸量，有利于呼吸及循环调控，间断测定动脉血气常用于复杂或危重患者的手术。

二、气道管理

麻醉期间最易发生急性气道阻塞，特别是完全性气道阻塞，出现三凹征，即吸气时胸骨上窝、锁骨上窝及肋间隙凹陷，而口鼻不出气体，此时如不即刻解除阻塞，常可危及生命。部分气道阻塞出现鼾声或严重喘鸣，长时间不解除终致呼吸衰竭。

1. 舌后坠　肥胖（如库欣综合征患者）、重度镇静、昏迷患者或全身麻醉后咬肌及下颌关节松弛的患者，平卧时容易发生舌根后坠，即舌紧贴咽后壁，完全阻塞或部分阻塞气道，初始时部分梗阻出现鼾声。舌后坠应立即托起下颌，解除梗阻。若患者麻醉程度较深，也可置入口咽通气道或喉罩解除梗阻。浅麻醉下，切忌置入通气装置以防止喉痉挛。

2. 误吸　全身麻醉状态下气道反射被抑制，胃内容物反流或呕吐物容易误吸入气管，导致支气管痉挛或淹溺，出现缺氧、肺不张、呼吸加快、心动过速、低血压，严重时可致窒息死亡。所以术前应充分禁食，取出义齿，并使用阿托品等药物。急诊患者应置胃管排空胃内容物。大咯血患者需采用双腔支气管插管下麻醉隔离双肺。

3. 喉痉挛 是上气道一种保护性防御反射。缺氧和二氧化碳蓄积容易促发喉痉挛。在静脉麻醉和儿童患者中应警惕发生。治疗以给氧为主，出现气道完全梗阻、发绀和三凹征，应立即给予琥珀胆碱及面罩给氧或气管插管。

4. 支气管痉挛 不同于喉痉挛，是下气道一种保护性反射，呈现可逆性呼气梗阻及喘鸣，需挤压呼吸囊且用力手控通气，有时甚至不能进气呈现下呼吸道阻塞，可合并大量黏稠痰液。预防与处理急性支气管痉挛，气管插管应避免触及隆突；应用支气管扩张药物。严重通气功能障碍时，可静脉注入儿茶酚胺扩张支气管，同时静脉输入氢化可的松 $2 \sim 4mg/kg$，也可静脉注入甲基泼尼松龙 $60 \sim 160mg$，6 小时 1 次。支气管扩张药多在上述治疗效果不显著时应用，常用 β_2 受体激动药沙丁胺醇气雾吸入，也可用小剂量肾上腺素或异丙肾上腺素，但常出现心动过速等副作用。

三、麻醉呼吸管理

全身麻醉会抑制呼吸中枢，降低肺容量，造成肺 V_A/Q 失衡，许多麻醉药物还可以减弱患者对高二氧化碳和低氧的通气反应，另外手术机械刺激均可使麻醉及术中出现呼吸变化。

1. 麻醉中通气功能维持 开胸手术应用气管插管下全身麻醉，采用麻醉机进行机械通气，麻醉机可准确地调控各项参数，如通气量、气道压、呼吸频率、吸呼比，配备气体分析仪及呼吸功能监测。通常呼吸频率调节到 $10 \sim 16$ 次 / 分，婴儿为 $30 \sim 40$ 次 / 分。潮气量调节为 $8 \sim 10ml/kg$，吸气压随患者肺 – 胸顺应性而异，通常为 $7 \sim 15cmH_2O$。麻醉期间出现通气不足最终将导致缺氧、二氧化碳蓄积，缺氧可通过提高吸入氧浓度弥补，后者应加强通气管理，有效地排出二氧化碳，维持足够的通气量。一般常给予

$40\% \sim 50\%$ 吸氧浓度，在提高吸入氧浓度的同时，应避免长时间持续吸入纯氧，以避免产生氧中毒及术后肺不张。

有时需用手法辅助通气或控制通气。手法辅助通气常用于麻醉诱导前及拔管脱机后，偶尔术中为了手术操作需要也采用暂时手动膨肺。采用手动间歇正压通气（IPPV）时，以 $12 \sim 18$ 次 / 分的频率有规律地挤压储气囊。一般需 $8 \sim 20cmH_2O$ 正压，每次挤压（吸气）气体容量相当于患者潮气量，挤压后（即吸气末）即应迅速放松储气囊，使肺内气体充分排出（呼气）。施行控制通气时应注意几个方面：① SpO_2、$P_{ET}CO_2$ 及血液气体分析等监测参数，随时调整通气参数。注意风箱升降是否完全，胸廓是否起伏；$P_{ET}CO_2$ 应维持在 $35 \sim 45mmHg$。②气道压力应控制在 $15cmH_2O$ 左右，不宜超过 $30cmH_2O$，否则应查找气道梗阻原因，是否存在支气管痉挛或机械梗阻。若有需立即解除。注意吸入麻醉药浓度过高将加深麻醉，抑制循环功能。③及时清除气道内分泌物和痰液，以免被吹入细支气管内，导致术后肺部感染。④患者自主呼吸恢复，潮气量和呼吸频率均与设置的参数不尽相同，偶与呼吸机对抗，出现气道压骤然上升，血氧饱和度下降，应及时追加肌松药，待其自主呼吸逐渐恢复正常。

2. 术中肺水肿处理 全身麻醉患者机械通气时，气道压突然增加至 $30cmH_2O$ 以上，SpO_2 降至 90% 以下，呼吸道内出现粉红色泡沫样痰，说明发生了急性肺水肿，必须立即采取措施，首先提高吸入氧浓度，纠正低氧血症，减少静脉血回流，降低左心室充盈压，可以施行呼气末正压通气（PEEP）。PEEP 法，即在通气环路上安装一个阻力装置，使呼气末仍保持 $5 \sim 8cmH_2O$ 的气道压力，从而阻止肺泡完全萎陷，增加功能残气量，减少肺内分流，减轻肺充血和间质水肿。但此方法不宜长久应用，更不适宜有肺气肿、支气管哮喘及心源性休克或低血容量休克患者应用。除了提高吸入氧浓度、呼气末正压通气外，尚需给予呋塞米等利尿剂，扩张周围血管，如静脉滴注硝酸甘油或硝普钠。血压低时则需予多巴胺或肾上腺素等提升血压，保持循环系统稳定。更重要的是明确产生肺水肿的原因，若为手术操作所致，需外科医师进行相应处理。

第四节　麻醉期间循环管理

麻醉和手术过程中，由于各种麻醉药物的影响和手术操作的不良刺激，会造成循环系统功能不稳定，导致各类并发症，严重时甚至危及患者生命。所以，在麻醉期间应采取各种措施尽可能将循环系统功能维持在稳定状态。

麻醉诱导常用丙泊酚、芬太尼及咪达唑仑。丙泊酚可抑制交感神经，减慢心率，降低血压，多用于术前血容量不足、老年患者及体质虚弱患者。咪达唑仑用于麻醉诱导可以保持血压、心率平稳。静脉注射芬太尼 $1 \sim 2\mu g/kg$ 可以减轻因气管插管引起的心血管反应。吸入麻醉药可减弱心肌收缩力，但能兴奋交感神经，它对循环系统的影响复杂，总的来说是抑制循环系统功能。

气管插管的应激反应包括置入喉镜和气管插管过程中发生血压急骤升高、心率加快或心动过缓等循环系统反应。这种应激反应对循环功能正常者无明显危害，但是对于患有高血压、心脏病、动脉瘤或脑血管病的患者，可能构成一定危险。另外，麻醉完毕脱机拔管及吸痰操作均可能诱发血压升高，此时充分镇痛及加深麻醉可以消除这种不良反应。

机械通气时，若潮气量过大或呼吸频率过快，胸内压力增高，回心血量减少，将降低心排血量。另外，二氧化碳分压过低，也可减少心排血量和心肌供血。同样，PEEP 值过高，可减少回心血量，降低血压，减少冠状动脉供血，从而导致心肌缺血，心功能不全。

麻醉期间维持有效循环血容量至关重要，容量负荷过大可增加心脏负担，甚至诱发心力衰竭、急性肺水肿，而血容量不足可减少回心血量和心排血量，导致血压下降，甚至休克、循环衰竭。

考虑到血容量的补充受到术前循环状况（如脱水）、术中出血量，以及肾、心、肺等脏器功能等多方面影响，因此有必要建立生理学监测指标。如果条件允许应测定中心静脉压（CVP）、肺动脉楔压（PAWP）和左房压（LAP），以这些指标为参考，并观察患者循环系统的动态反应，指导输入液体的类型、数量和速度，进行有效治疗，如此能够合理地补充麻醉患者的容量。

一、麻醉中循环监测

1. 心率和心律　应在麻醉中进行循环监测。

2. 血压　麻醉期间若血压升高，升高幅度超过麻醉前血压的 20%，或血压超过 140/90mmHg，称为高血压；如血压下降，下降幅度超过麻醉前血压的 20%，或收缩压降低到 80mmHg 以下，称为低血压。脉压降低提示心排血量减少。临床上，常用的动脉血压监测方法分为有创监测和无创监测两种。无创动脉血压监测的缺点是不能测出严重低血压（收缩压小于 60mmHg）。有创动脉血压监测能准确测定血压，但是需要做动脉穿刺置管。直接动脉插管（通常是桡动脉）可以反复进行动脉血气分析，并能进行持续的动脉血氧分压和二氧化碳分压测定，可为胸部严重疾病患者的麻醉管理提供参考。另外，动脉置管可以持续测定动脉压，用于严重心血管疾病患者监护。

3. 中心静脉压　麻醉期间 CVP 测定简单且有重要实用价值。CVP 并不能直接反映患者的血容量，它所反映的是心脏对回心血量的泵出能力，提示静脉回心血量是否充足。$CVP < 2.5cmH_2O$ 提示心脏充盈不足或血容量不足，即使动脉压正常，仍需输入液体。$CVP > 15 \sim 20cmH_2O$ 提示右心功能不全，应控制输液量和速度。测定 CVP 的缺点是不能反映左心功能。测定 CVP 时应注意调整零点与右心房在同一水平（相当于胸壁厚度的中点）。

临床上中心静脉穿刺插管测压常用于脱水、失血、血容量不足、各类重症休克、心力衰竭和低心排血量综合征患者，此外，体外循环心内直视手术等患者和其他危重患者常规进行 CVP 置管测压。穿刺多经颈内静脉、锁骨下静脉或股静脉进行，临床外科手术患者常用颈内静脉途径。经静脉输液使 CVP 从 $6cmH_2O$ 升至 $10cmH_2O$ 时，说明此时已有足够的回心血量被泵入肺动脉。只有当右心室功能不足以克服已经很高的肺动脉压力时，CVP 才开始上升。因此，某些情况下，CVP 升高之前肺水肿可能已经形成，甚至已经处于危险状态。从安全角度考虑问题，手术过程中 CVP 对循环系统功能变化的反应可能太慢。因此，通过肺动脉插管（即 Swan-Ganz 导管，肺动脉漂浮导管）测定肺动脉压，可为终止或减低输液量和输液速度提供早期预警。如果患者有肺动脉高压、肺心病和冠状动脉疾病，特别是预计在围手术期有大量体液和血液丢失时，应选择肺动脉而不是中心静脉插管。另外，通过应用肺动脉导管热稀释技术还能测量心排血量。在临床实际工作中，如果未行肺动脉测压，在中心静脉压升高到 $7 \sim 10cmH_2O$ 后即应减慢输液速度，以便有充裕的时间对输入大量液体可能发生的问题进行评估，从而降低肺水肿发生率。

对 CVP、动脉压和尿量进行综合分析及动态观察，注意这些参数对治疗的反应，将之作为麻醉维持期间循环稳定与否的重要指标，有助于判定血容量和心脏的功能状态。

4. 肺动脉导管　由于右心压力不能反映左心室充盈情况，而肺动脉漂浮导管在气囊充气嵌顿肺动脉分支时即将右心及其瓣膜的影响排除在外。舒张末期，前向血流停止，在漂浮导管的顶端与左心室之间形成一流体液柱，理论上，左心室舒张末压、左房压（LAP）、肺动脉舒张末压（PAEDP）和肺动脉楔压一致。肺动脉压的正常值为收缩压 $15 \sim 30mmHg$，舒张压 $5 \sim 15mmHg$，平均压 $10 \sim 20mmHg$。肺动脉导管可用于持续监测肺动脉压，也可间断测定 PAWP，从而测定心排血量。漂浮导管测压的结果可以反映由于缺氧、肺水肿、肺栓塞和肺动脉功能不全等引起的肺血管阻力变化，早期发现心肌或瓣膜功能不全、心律失常和肺动脉高压，适于心脏病、多器官功能衰竭患者及体外循环心脏术后患者，用以监测心脏功能显著生理变化。

5. 经食管心脏超声（TEE）　为一种无创性检查，该检查可靠、灵敏，便于检查术中心脏功能改变，值得推广，但费用较高，操作相对复杂。

总之，血流动力学参数中临床应用最广泛的是心电图、无创动脉压监测，价值最大的是直接动脉压测定，其次为 CVP 监测，但对危重患者而言，心排血量和肺动脉压监测则有更大的价值。

二、维持循环系统稳定

1. 麻醉诱导期　术前快速补充液体，30 分钟内输入平衡液 $500 \sim 800ml$。

2. 维持期　建立生理学监测指标（如 CVP），同时避免因麻醉过深抑制循环或麻醉过浅镇痛不全导致应激反应，扰乱循环功能。临床麻醉状态主要是在意识消失的基础上抑制交感神经 - 内分泌系统反应，而反映循环系统的各项指标也是反映交感神经 - 内分泌系统的基本指标。因此，麻醉维持期间循环系统稳定的根本方法就是达到并维持稳定的理想麻醉状态。

对手术刺激引发的血压升高，可以给予芬太尼或增加吸入麻醉药浓度。对低血压者，可以补充晶体液或胶体液。输入的晶体液主要用于补充细胞外液，如过多补充晶体液应于手术后期适度利尿，以排出过多的细胞外液。输入胶体液主要用于扩充血容量，维持有效循环血量。另外，对于低血压患者，可考虑使用血管活性药物以收缩血管提升血压。

3. 苏醒期　可考虑在深度麻醉下拔管，保持循环系统稳定。

麻醉期间循环系统功能不稳定的原因很多，大体上可分为三类，即患者自身基础状况，麻醉药物对循环系统功能的抑制和麻醉操作所造成的干扰，以及手术操作的不良刺激和术中出血等。一般来说，年龄不超过 60 岁，既往身体健康，无重要脏器病变，多可耐受各类麻醉药物对循环系统功能的抑制及各种麻醉方式和手术操作所带来的不良刺激，可以通过其自主调节功能加以代偿。

第五节　单肺通气

一、肺隔离的适应证

胸内手术或操作时进行肺隔离有若干绝对和相对的适应证。肺隔离的绝对适应证：①脓胸、肺内出血。将一侧肺与另一侧感染肺（脓肺）或出血肺隔离，以预防感染肺或出血肺的脓液或血液流入健侧肺。若患侧肺的脓液或血液流入健侧肺，常引起健侧肺发生大面积肺不张、肺炎和脓毒症。②较大支气管胸膜瘘、支气管胸膜皮肤瘘。许多单侧肺的病变会阻碍健侧肺充分通气。③肺泡蛋白沉积症，或哮喘、囊性纤维化的患者，进行单侧支气管肺泡灌洗时需要进行肺隔离。

肺隔离的目的是使手术侧肺萎陷，便于操作，其相对适应证：①胸主动脉瘤修补术，该手术需要显露胸腔内全部主动脉。②全肺切除术，尤其是经胸骨切开的全肺切除术，肺隔离术可使手术侧肺萎陷，良好显露肺门，提供理想的手术条件。③肺上叶切除术，手术难度大，经常需要显露纵隔。④胸腔镜检查和胸腔镜肺切除术，双腔支气管插管可以使术侧肺完全萎陷而方便操作。其他手术不需要常规使术侧肺萎陷，但是肺隔离有助于显露手术区域，如中叶和下叶肺切除术、小范围的肺切除术、经胸脊柱手术、食管手术等。较小手术如楔形切除或肺段切除术采用双腔支气管导管，手术者能更好地观察肺形态，易于找到分离平面或肺裂，有助于操作。此外，对于完全阻塞陈旧性肺血栓（体外循环后），采用双腔支气管插管也有利于手术实施。体外循环肺血栓摘除术后发生该侧肺水肿，患者需再次体外循环，此时插入双腔支气管导管可以对双肺进行分别通气。双肺采用不同的通气模式和呼气末正压通气更容易纠正低氧血症。

二、肺隔离技术

（1）后外侧开胸手术和前侧开胸手术治疗纵隔疾病，常需要行一侧单肺通气，使一侧肺完全塌陷，有利于显露术野和纵隔。

目前肺隔离技术被普遍地应用于胸外科手术麻醉，它为胸外科手术操作提供了理想手术野，显著地方便了手术操作，同时还可以保护健侧肺不受到污染。现在，不仅肺手术，胸内其他器官，包括纵隔病变的手术也需要肺隔离通气。有些情况不宜使用肺隔离技术，如主动脉瘤患者插入双腔支气管导管可能压迫动脉瘤，前纵隔肿物手术麻醉时插入双腔支气管导管可能压迫肺动脉，此时应当慎重。饱胃患者插入双腔支气管导管时容易产生误吸，对此也应警惕。

（2）单肺通气生理改变：开胸不通气侧肺（上侧肺）的肺内分流增加，未经氧合的血液回到左心房，总的动脉血氧分压和氧饱和度降低。通气侧肺（下侧肺）的通气血流比值降低。受重力影响，侧卧位时，下侧肺血流增加，但肺组织受纵隔和心脏重力压迫，以及膈肌上升压迫肺，下侧

肺通气不足，通气血流比值降低，下侧肺可能发生肺不张。侧开胸后，纵隔随呼吸的变化在两侧胸腔之间交替移动，称为纵隔摆动。纵隔摆动可引起大血管扭曲，上下腔静脉扭曲造成回心血量减少，心排血量降低，所以开胸后易出现低血压、低心排血量。血压下降造成心肌灌注减少，加上开胸后对呼吸的不良影响，可能出现缺氧或二氧化碳蓄积，容易引起心律失常。手术对纵隔结构的刺激也是心律失常的常见原因。术中应严密进行心电监护，保证足够的有效血容量，维持循环系统功能稳定。

三、肺隔离方法

临床肺隔离方法很多，包括双腔支气管导管、支气管封堵器和单腔支气管插管等。这些技术各有优缺点，适用于不同患者。现在常用的肺隔离和单肺通气的双腔支气管导管是 Robertshaw 型和 Carlens 型。

（一）双腔支气管导管

Robertshaw 双腔支气管导管有 F39、F37、F35、F32、F28 和 F26 号（其相应内径分别约为 6.5mm、6.0mm、5.5mm、5.0mm、4.5mm 和 4.0mm）。F32、F28、F26 号管可分别用于 12 岁、10 岁和 8 岁的儿童。最小号的右侧双腔支气管导管为 F32 号，而 F28 号和 F26 号只有左侧管。特殊型号的左侧和右侧双腔支气管导管可以用于 6 岁和 8 岁的儿童，主要用于肺泡蛋白沉积症患者做支气管肺灌洗。支气管套囊为宝石蓝色，便于纤维支气管镜操作时辨认套囊位置。双侧管尖黑线不透 X 线，可在 X 线照射下清晰地看到。另外支气管和气管的套囊系高容低压型。

尽可能选用最大的适合型号双腔支气管导管以减低呼吸道阻力，大管腔也有利于通过纤维支气管镜和吸痰管。身材较矮小患者可选择 F35 号和 F37 号左侧双腔支气管导管，对于中等身材患者推荐选用 F37 号和 F39 号双腔支气管导管；对于身材高大患者则推荐选用 F39 号和 F41 号双腔支气导管。通常，长期吸烟、支气管扩张和慢性肺部感染患者实际呼吸道直径都大于单纯根据身高预测的值。这些患者常能插入比预测型号更大

的双腔支气管导管。此外，身高相同的男性呼吸道的直径比女性略大。

双腔支气管导管插管与单腔气管导管插管方法基本相同。首先检查套囊是否完好，将导管充分润滑，喉镜显露声门，将双腔支气管导管的支气管斜口朝上插入声门。支气管套囊经过声门后，左侧双腔支气管导管逆时针旋转90°，右侧双腔支气管导管顺时针旋转90°，推进导管直至预计深度，气管插管即初步成功。气管插管初步成功后，应确定导管位置是否正确。

确定双腔支气管导管位置最常用的方法是听诊与支气管镜检查。听诊一般分为三步：第一步，双肺通气时将主气管内套囊适当充气，听诊双肺呼吸音。若双肺呼吸音不一致，气道阻力大，表明双腔支气管导管插入过深，应退出2～3cm。第二步，夹闭主气管腔接口并使主气管腔通气，将支气管套囊充气，听诊确认单肺通气。开放气管腔接口行双肺通气，听诊双肺呼吸音清晰。第三步，确定隔离效果，分别钳夹气管腔与支气管腔接口，听诊单肺呼吸音确定隔离效果。注意患者体位改变后，特别是从仰卧位转变为侧卧位后，应重复上述步骤重新核对双腔管位置。听诊法的缺点是不能确切发现肺叶支气管堵塞情况，确定双腔支气管导管位置最可靠的方法是支气管镜检查。

临床发现右侧双腔支气管导管插入过深容易导致右上肺不张。左侧双腔支气管导管可能进入左肺上叶或下叶的叶支气管，通过支气管镜检查可排除这种可能。套囊内容量2～3ml即可完成隔离，套囊内容量超过3ml才能完成隔离并调整双腔支气管导管位置。一种方法是如果左侧双腔支气管导管插管进入右侧支气管，此时可先将套囊内气体放出，导管后退至距门齿20cm处，将患者头右转90°，同时将双腔支气管导管逆时针旋转90°再向下推送导管即可。另一种方法是夹闭主气管通气，采用支气管腔通气并后退导管，见到双侧胸廓起伏后将患者头向右侧旋转，导管同时逆时针旋转并推进，从而使左侧支气管腔进入左支气管。上述方法不能奏效时，可使用支气管镜指导气管插管。

与其他肺隔离技术相比，双腔支气管导管的优点是有利于对双侧肺进行吸引、通气，容易进

行支气管镜检查，此外双腔支气管导管可以达到完全有效的肺隔离。但当患者解剖存在变异时，固定的导管设计不能适应解剖变异，隔离效果不理想。

对于任何双腔支气管导管位置有疑问，都应用纤维支气管镜来判断。外径为3.6～4.2mm（儿童型号）的纤维支气管镜可通过所有成人双腔支气管导管。关于左侧双腔支气管导管，可以通过右腔（主气管腔）直接观察到气管隆突、左侧支气管导管进入左主支气管，还可见蓝色套囊的上缘刚好在气管隆突以下。若未见蓝色套囊上缘，虽然右侧支气管导管开口在气管隆突以上，而左侧支气管导管可能已阻塞了左肺上叶。内镜还可发现左侧套囊过度充气和压力过高造成的后果，包括套囊突出气管隆突和隆突移向右侧等（两者均会阻塞右主支气管开口和减少右肺通气）。另外，选择内径过小的双腔支气管导管，需要向套囊注射更多的空气才能达到封闭目的，迫使双腔支气管导管向头侧移动，使支气管封闭变得更加困难。

关于右侧双腔支气管导管，当从左腔（主气管腔）向下看时，可清晰地见到气管隆突和右侧管进入了右主支气管。在气管隆突下可能见不到右侧支气管套囊。当内镜顺着右侧管向下看时，可见右侧管上一个轻度狭窄，远端可见右中、下叶支气管分嵴。最重要的是纤维支气管镜可找到导管上的右上肺通气孔，通过将纤维支气管镜末端向头端和侧方弯曲，直接从右上侧肺通气孔见到右上肺开口。建议在仰卧位和随后的侧卧位时，都采用纤维支气管镜检查双腔支气管导管位置。即使仰卧位时没发现问题，也可通过纤维支气管镜熟悉患者气道解剖，有利于随后侧卧位做进一步检查。由仰卧位变为侧卧位，左侧双腔支气管导管常会向外移1cm。搬动体位过程中，可将双腔支气管导管固定于门齿，固定头于中立位或轻微屈曲以防止双腔管移位。头伸展也可使双腔支气管导管向外退出，这将导致支气管套囊移出主支气管；屈头时双腔支气管导管可能会向内移动，这可能导致上侧肺阻塞或者两侧管均进入一侧主支气管。解剖变异和病理改变引起气管隆突变形，尤其需要纤维支气管镜引导气管插管。注意手术时术者对肺门、气管隆突、气管的操作和牵拉常

导致双腔支气管导管位置发生改变。

双腔支气管导管应用的并发症包括气管支气管撕裂、损伤性喉炎和意外缝住双腔支气管导管。支气管套囊充气太多和压力过高是气管、支气管撕裂的主要原因。因此，套囊注气要缓慢，勿过满，防止翻身时套囊移动。

双腔支气管导管应用的相对禁忌证，如饱胃患者易误吸；气管支气管有病变，如气道狭窄、肿瘤，插入双腔支气管导管时可能损伤气管和支气管；患者下颌较短、牙颌畸形（暴牙）、粗颈和喉头高等致插管困难选择内径合适的双腔支气管导管，不要勉强插管；极度危重患者如已经插入单腔气管导管且一刻也不能脱机或使用 PEEP，此时可采用经纤维支气管镜将支气管封堵器放入单腔气管导管内，以达到隔离肺的目的。

（二）支气管封堵器（Univeent 管）

经纤维支气管镜将支气管封堵器放入单腔气管导管内，再进一步将封堵器放入一侧肺从而隔离肺。这种技术常用于儿童，因为双腔支气管导管相对较粗。最小号 F26 左侧双腔支气管导管只能用于体重为 25 ～ 35kg 的 8 ～ 12 岁儿童，更小的儿童无法使用双腔支气管导管，只能采用支气管封堵器。显露声门后，将单腔导管送入声门，导管尖端过声门后将支气管封堵器送入，支气管封堵器可在单腔导管腔内前后移动，继续送入到一侧支气管以堵塞该侧肺。左侧支气管堵塞时将导管逆时针旋转 90°，右侧支气管堵塞时将导管顺时针旋转 90°，套囊充气后再行听诊，确定肺隔离效果。亦可在纤维支气管镜引导下将封堵器送入支气管内。支气管封堵器套囊不充气时即可施行双肺通气。

支气管封堵器的优点在于术后可方便地保留导管，双肺、单肺通气转换方便，特别适宜于儿童。

（三）支气管堵塞

支气管堵塞法是将支气管堵塞囊通过单腔气管导管送入一侧支气管内，实现肺隔离的一种技术。其适用于术中手术方案改变，需要肺隔离但插入双腔支气管导管困难的情况。支气管堵塞法主要缺陷在于对非通气侧肺不能进行正压通气和吸引。

（四）支气管内插管

将单腔支气管导管通过一定手法送入一侧支气管达到肺隔离目的。这种肺隔离技术对非通气侧肺的控制有限。由于使用的是普通单腔气管导管，费用低是该技术的突出优点。

上述四种单肺通气方法均能使手术一侧肺萎陷，方便手术操作，但是单肺通气的缺点是容易发生因氧合不良造成的低氧血症。

四、单肺通气低氧血症

单肺通气容易发生低氧血症，为了降低低氧血症发生率，可以采用以下措施：①在纤维支气管镜直视下重新确定气管导管的位置。②保证下部肺的气管导管和气道通畅，及时清除呼吸道内分泌物、血液与组织碎屑。③提高吸入的氧浓度，甚至吸入纯氧，这样能够提高下部肺的肺动脉血氧分压，促使下部肺血管扩张，增加下部肺血流，从而改善通气血流比例。同时使通气肺能够接受因非通气肺转换来的血流。④避免使用影响肺血管收缩的血管活性药物。若低氧血症持续存在，可要求术者压迫或钳闭一侧肺动脉或其分支。⑤单肺通气应维持足够的潮气量和较快的呼吸频率。为保证通气肺完全膨胀，减少通气血流比例失调，单肺通气时潮气量应接近双肺通气时的潮气量，呼吸频率与双肺通气频率相同。可尝试对通气肺行 PEEP。充分肌肉松弛可使通气肺与胸壁的顺应性增大，防止下部肺的肺内压、气道压过高，从而减少下部肺的血流。⑥对上述方法均不能奏效的低氧血症，采用短暂纯氧双肺通气可迅速纠正低氧血症。对萎陷肺采用间断膨胀、高频通气或维持气道低压的方法，可以增加上部肺功能残气量，增加动脉氧合。有些患者需要定期充气，甚至整个手术过程中需双肺手法通气。⑦手术完毕，单肺通气结束，关闭胸壁之前应充分膨胀萎陷肺，检查吻合口有无漏隙。关胸时为避免肺被缝合针损伤，可使肺暂时再次萎陷，待关胸后再膨肺。

单肺通气的潮气量为 8 ～ 10ml/kg，调节呼吸频率使 $PaCO_2$ 40mmHg，连续检测氧合和通气。在单肺通气的初始阶段常用的呼吸参数设定为潮气量 8 ~ 10ml/kg、100% 吸入氧浓度、呼吸频率较正常增加 20%。通过血气分析检测通气时动脉血氧分压、二氧化碳分压，检测呼吸末二氧化碳和脉搏血氧饱和度。

若通气或氧合存在问题，可选择性给予 PEEP 增加下侧肺容量。下侧通气肺选择性地使用 PEEP，可改善 V/Q，但 PEEP 增加了肺血管阻力，将使该侧肺的血流转至非通气侧肺，增加了肺内分流量。PEEP 的有益作用将大于增加上侧肺内分流的不良作用。另外对上侧肺选择性给予 CPAP，使该侧肺能摄取氧。CPAP 增加该侧肺血管阻力，使血流转移至下侧肺，转移至通气侧肺的血流仍能得到很好氧合。因此，对非通气侧肺给予 CPAP 可显著提高血氧分压。对两侧肺分别给予不同的通气模式——CPAP（上侧肺）和 PEEP（下侧肺）时，对血流分布的影响可以忽略不计，因两侧肺血流都可参与氧合。在此情况下，只是用低压氧气将上侧肺持续膨胀，这种通气方式称为无通气侧肺 CPAP。仅对无通气侧肺实施 CPAP（无潮气量通气）即可显著增加动脉氧合。上侧肺实施 10cmH$_2$O 的 CPAP 对血流动力学无明显影响。在单肺通气时，提高动脉血氧分压最有效的方法是给予上侧肺 5 ~ 10cmH$_2$O 的 CPAP。但是非通气侧肺 CPAP 必须在一次大潮气量后的肺呼气相进行，从而维持萎陷肺于设定 CPAP 水平，在这一固定水平维持肺均匀扩张并避免达到气道和肺泡开放所需的临界压力。如果应用了分侧肺 PEEP/CPAP 后，仍然存在严重低氧血症（这种情况罕见），可给予开胸侧肺间歇正压通气。最后，全肺切除时，多数 V/Q 失调可通过结扎非通气侧肺动脉，直接消除非通气侧肺的分流而得以纠正。

防止复张性肺水肿的主要措施是缓慢、逐渐地使肺复张。一旦发生复张性肺水肿，治疗措施主要包括机械通气、PEEP、限制液体输入、应用利尿剂等。

肺切除术可导致交界区肺血管减少和右心室后负荷增加，部分患者可发生急性右心衰竭。当出现心排血量减少，右房压超过左房压（肺动脉楔压）时，可诊断为右心衰竭。此外，还可伴随左心衰竭的症状，如少尿、精神萎靡、外周性水肿等，并存在肺动脉高压伴肺动脉舒张压 – 楔压梯度增大。急性右心衰竭的治疗原则和左心衰竭相同，包括减慢心率、降低右心室前负荷、增加右心室心肌收缩力、降低肺血管阻力。

五、单肺通气肺塌陷技术

近年来，在单肺通气的肺塌陷方面有不少新进展。目前认为，肺塌陷的过程可以分为两期，一期肺塌陷发生在胸膜腔打开后的第 1 分钟，此时的肺塌陷主要依赖肺的弹性回缩，将肺内气体排出；1 分钟后，由于小气道的闭合，进入二期塌陷，此时的肺塌陷主要依赖肺内气体吸收后发生的吸收性肺不张。

因此，一期肺塌陷时注意保持非通气侧气道通畅，便于气体排出。如使用支气管封堵器时，可在一期肺塌陷时放松封堵器套囊，待气体排出后再充气封堵器套囊。二期肺塌陷时，注意吸入易于吸收的气体，便于尽快发生吸收性肺不张，尽快肺塌陷。有研究显示，单肺通气前吸入氧化亚氮 / 氧气时，因氧化亚氮快速吸收，二期肺塌陷最迅速，吸入纯氧时其次，而吸入空气时，由于氮气在常温下类似惰性气体，无法吸收，所以二期肺塌陷最缓慢。

第六节　胸部特殊疾病手术麻醉

一、胸腔镜手术麻醉

胸腔镜诊断性手术主要是用于探查胸腔内、胸膜和肺实质性疾病，确定肿瘤分期，以及明确胸腔积液原因。除了胸内组织活检外，胸腔镜外科手术还可用于肺楔形切除、肺良性肿瘤摘除、肺叶切除、复发性气胸和肺大疱治疗、胸膜固定术、胸交感神经切除术、脊柱脓肿引流、纵隔肿瘤和囊肿切除、胸腔（膜）异物取出术、胸导管结扎治疗乳糜胸及心包引流或部分切除术。

胸腔镜外科手术可以在局部麻醉、区域麻醉或单肺通气全身麻醉下完成。局部麻醉方法简单，但是患者可能感觉严重不适。肋间神经阻滞可以为胸腔镜手术提供完善镇痛，术中需特别重视呼吸道管理，此外，穿刺点应尽量靠后从而麻醉壁胸膜。大多数胸腔镜外科手术需要全身麻醉气管插管，并使用双腔支气管导管插管，双腔支气管导管插管单肺通气麻醉是胸腔镜外科手术绝对适应证。

二、气管外科手术麻醉

气管肿瘤中大约80%需行气管部分切除（可能包括气管隆突和喉）并一期直接吻合；10%采用人工材料进行重建，另10%仅插入"T"形支架。气管外科治疗主要针对气管肿瘤和气管外伤，气管肿瘤常向腔内外生长阻塞气管，气管外伤或医源性损伤（如长期气管内插管损伤）可能造成气管狭窄，所以气管手术常需要采用特殊的通气模式和氧合方法，并需要进行特殊的麻醉管理。一般常用以下方法麻醉：①经口气管插管；②经气管切开的远端开口处插入气管导管；③高频喷射通气，通气管尖端通过狭窄气管段；④高频正压通气；⑤体外循环。

大多数气管外科麻醉采用经口普通气管插管完成。通常在麻醉诱导后将气管导管插到气管病变处上方，术中在术者帮助下再通过狭窄区进入病变远端。此方式简单易行，但仅限于狭窄较轻、肿瘤较小无蒂的患者。由于气管导管通过气管病变处，妨碍了术野显露，因此不利于手术吻合。

气管病变位置较低时，通常采用右侧开胸入路。麻醉诱导后，将标准气管导管插入至病变上方，开胸后在狭窄（肿瘤）处远端切开气管，术者经此切口送入另一根备好的气管导管，并连接到麻醉机维持通气。气管吻合完毕，拔出第2根（远端）气管导管，将原经口气管导管下推通过吻合口，经此气管导管继续维持通气。这种方式既可以达到满意的麻醉效果，又不会因气管插管影响手术操作，但要求术者与麻醉医师密切配合，已成为临床上最为广泛应用的麻醉方式。

隆突病变手术麻醉，先经口插管，然后切开气管隆突，术者将支气管导管经切开处插入左侧主支气管进行左肺通气维持麻醉。右主支气管与气管吻合完毕，拔出左支气管导管，将原经口气管导管放在右主支气管与气管吻合口的远端做右肺通气维持麻醉。随后进行左主支气管与气管吻合。对于隆突部位病变，还可以用另一种方法，即先经口插管，切开隆突及两侧支气管后，分别在两主支气管内插管，用两台麻醉机进行两肺单独通气，完成隆突切除及气管支气管吻合后，恢复经口插管的气管内全身麻醉。

气管手术的气道管理风险高，术中采用头略低体位可以引流出气管内血液和分泌物。吸引气管内血液和分泌物时必须停止通气，减少吸引次数，有利于保证充分的通气时间。

此外，可以考虑采用高频喷射通气（HFJV），将一小口径无套囊的导管插过狭窄区域，以高频率、高流量进行通气。氧气喷射可以将导管周围的空气卷入肺内，从而提供足够量的通气，而且通气对循环影响不大。使用小口径导管有利于显露术野，方便术者切除气管及吻合。高频喷射通气的缺点在于呼气时间短暂，可能妨碍肺内气体排出。另外，气管内出血可能堵塞导管，妨碍通气，气管导管固定相对困难，高压喷射技术相对普通通气方法更为复杂。

高频正压通气（HFPPV）采用细导管、小潮气量（50～250ml）、高频率（50～150次/分）进行通气。术野显露较好，可连续通气。持续正压气流能减少血和残留组织堵塞肺组织，减少肺和纵隔摆动及肺泡萎陷。隆突手术，高频正压单独左肺通气通常能提供足够的氧合和通气。必要时可以用两根导管经双肺分别行高频正压通气。

最后，对于气管手术，特别是隆突部位手术，手术开始前或过程中可以采用体外循环保证氧合。待病变切除后再用常规气管导管通气并停止体外循环。这种氧合方法适用于高难度气管手术。但要注意，体外循环全身肝素化可引起肺内出血，气管内出血淹溺肺，导致体外循环停止后无法通气，后果严重，所以应用受限。

有学者尝试采用氦氧混合气通气，这种混合气体的气流阻力小于常用的纯氧和空气混合气体，有利于术中通气，由于混合气中氧浓度不高，不利于保证高浓度氧气吸入，临床使用较少。

对于术后需要呼吸支持的患者，应注意气管导管的套囊不应放置于吻合口水平。尽可能早地拔除气管导管，减少因套囊压迫造成的血供不良。吸痰时不应太粗暴，必要时可使用纤维支气管镜辅助吸痰。术后估计若可能发生感染或吻合口过度水肿，需要预防性使用抗生素和激素。

三、肺大疱切除麻醉

肺大疱切除的目的在于减少大疱对正常肺组织的压迫，改善通气，减轻症状。若经内科治疗后仍有呼吸困难的 COPD、快速进展的肺大疱，以及反复发生的气胸，可以考虑手术。有学者尝试胸腔镜下激光消融大疱取得一定效果。

肺大疱手术的麻醉，应注意大部分患者有肺部慢性疾病，通气储备减少。开胸手术将加重通气障碍，导致低氧血症、高碳酸血症。术后还可能需要一段时间的辅助机械通气，无法及时脱离呼吸机。另外麻醉期间机械通气时，较大潮气量进入肺大疱，导致肺泡无效腔增加，容易产生肺通气不足。麻醉诱导时，持续正压通气可使肺大疱内压力增大，甚至有可能造成肺大疱破裂产生张力性气胸，导致通气障碍和循环障碍，若不能及时处理将危及生命。治疗方法是及时插入胸腔引流管引流胸膜腔内高压气体，或者尽快开胸。

肺大疱手术推荐用双腔支气管导管单肺通气。单侧肺大疱患者，术中健侧肺单肺通气，可防止患侧肺大疱破裂，又能提供适当通气氧合。对于双侧均有肺大疱的患者，用双腔支气管导管可进行分侧肺管理，能增加气体交换。全身麻醉下用限制性气道正压通气，可以采用手控呼吸保证低气道压力，也可以用机械低正压通气。术中要及时诊断和快速处理气胸。听诊监测胸部呼吸音确定是否发生气胸。但是，严重肺大疱患者可能听不到呼吸音，此时用听诊监测气胸是否发生无效。重症患者术后可能需要几天时间才能脱机与拔管，术后机械辅助通气时，应限制气道正压以减少发生气胸。双侧肺大疱切除术通常采用平卧位胸骨正中切口，麻醉管理与单侧手术相同。

四、肺减容术麻醉

双侧肺减容术可以经胸骨正中切口，也可采用胸腔镜外科手术直线缝切器切除或激光消融。部分 COPD 患者术前病情危重，麻醉诱导和手术创伤均可能进一步损害肺功能，因此麻醉风险很高。

肺减容术多选用全身麻醉，或选用全身麻醉复合胸段硬膜外麻醉，以减少全身麻醉药的用量和输液量。手术结束后尽快恢复平静自主呼吸，减少机械正压通气，避免肺泡破裂漏气。

麻醉诱导前行胸段硬膜外穿刺置管，保证手术切口在阻滞平面以内。麻醉诱导可以不用阿片类镇痛药进行双腔气管插管麻醉。利用胸段硬膜外导管给予局部麻醉药镇痛并保证肌松。静脉泵注丙泊酚维持麻醉深度，也可并用低浓度吸入麻醉药。单肺通气潮气量要保证吸气峰压为 $25cmH_2O$ 左右，采取呼气时间相对较长的方式，保证氧合正常即可，即使轻度高碳酸血症也可允许。应适当控制液体输注量，勿使液体过多，低血压处理可用血管收缩药。术毕单肺通气结束后，应缓慢而轻柔地膨肺。术后通常在较深麻醉下拔管，然后用面罩辅助通气维持气体交换，直至患者清醒。术后清醒和恢复期通常很长（有些可达几小时）。术后镇痛可采用硬膜外输注稀释的局部麻醉药（如 0.125% 的布比卡因）加入低剂量的麻醉性镇痛药。

五、纵隔镜手术麻醉

纵隔镜可用于肺癌分级及纵隔淋巴结活检、纵隔肿物活检等诊断性操作，也用于后纵隔肿瘤和小的前纵隔肿瘤摘除手术。既往有纵隔镜检查和纵隔炎病史者为绝对禁忌。气管明显移位、上腔静脉综合征及大血管动脉瘤也不宜进行纵隔镜手术。

胸骨上切迹切口入路的纵隔镜手术又称颈部纵隔镜手术，主要用于上纵隔病变的诊断和治疗。胸骨左缘第 2 肋间切口与胸骨旁纵切口入路的纵隔镜手术又称前纵隔镜手术，主要用于前纵隔、肺门、上腔静脉区域病变的诊断及治疗。

纵隔镜术前麻醉用药无特殊要求，麻醉方法包括局部麻醉与全身麻醉。纵隔镜检查可以在镇静及局部麻醉下进行，但为了安全起见，一般多选用全身麻醉控制通气。全身麻醉既能抑制喉与气管反射，防止身体活动和呛咳，当意外损伤静脉时，也可降低发生气栓的可能性。同时全身麻醉有利于及时处理严重并发症，如意外大出血等。

纵隔镜检查常压迫大血管，特别是从右侧颈部进入纵隔时多见，可导致静脉回流障碍和动脉血管受压，颈总动脉及锁骨下动脉血流降低，其中以右侧头臂干受压最多见，采用右上肢测量血压和血氧饱和度可以及时了解动脉受压情况，但此时右上肢的血压变化或脉搏波改变不能完全反映全身情况，因此多主张同时测量双侧肢体血压，以监测全身情况。纵隔镜检查有可能发生意外大出血等并发症，此时需要紧急剖胸止血及快速输血，因此术前宜考虑有两条大静脉的通路。由于上腔静脉有可能受到纵隔肿瘤压迫，或纵隔镜操作压迫致回流受阻，因此开放静脉通路应有一条在下肢静脉。

纵隔镜检查有可能压迫气管，术中宜持续监测气道压力，及时了解气道是否受压，同时要以较低的压力达到满意的氧合及正常二氧化碳排出，胸内压力降低有利于静脉回流。

如已存在呼吸道阻塞或重症肌无力，首选在局部麻醉下清醒气管插管，必要时可在声门进行表面麻醉后，吸入麻醉诱导，在深度麻醉下插入气管导管。

纵隔镜手术操作时间短，应选用中、短效肌肉松弛药，如阿曲库铵与罗库溴铵。吸入麻醉药可考虑选用起效迅速、苏醒快的七氟烷。手术操作可能刺激上纵隔与气管等部位，因此麻醉要有足够的深度以防止呛咳。术后应拮抗肌松药的残余作用，给予纯氧吸入，适时拔除气管导管，继续常规监测。

纵隔肿物对大血管的压迫可能导致麻醉诱导与正压通气时循环功能的恶化。一旦发现气道受压或血管受压，必须立即通知手术医师，退出纵隔镜，或改变、调整纵隔镜位置。主动脉长时间受压后容易发生心动过缓，可静脉给予阿托品治疗。纵隔镜活检不慎损伤大血管可导致危及生命的严重出血。静脉出血可采用直接压迫与填塞压迫的方法暂时止血，以后视损伤严重程度决定是否开胸止血。动脉出血则需紧急开胸止血。为预防术中紧急需要，输血、输液最好经下肢大静脉径路。纵隔镜操作过程中应警惕气栓发生的可能，一旦发生气体栓塞，首先将患者置于头低左侧卧位，再根据栓塞的部位、严重程度予以相应处理。

纵隔镜术后仍然存在出血危险，因此术后还应继续监测生命体征。胸膜创伤可导致气胸，发现气胸后应行胸腔闭式引流。操作中还可能损伤喉返神经与膈神经，出现声音嘶哑和胸闷、气短等症状。

六、大咯血急诊手术麻醉

大咯血患者必须给予100%氧气，防止窒息。如果大咯血患者尚未插管，应立即吸氧并有效吸引出呼吸道内血液。有条件者应检查患者的凝血功能，如有异常应立即纠正。咳嗽可能增加出血，是否使用镇静药和止咳药物依时间而定。未插气管导管时，患者能咳嗽可能是好事，应避免使用止咳药。如果患者有活动性、自发性大咯血，有必要选择清醒气管插管，以免麻醉时注入肌松药后看不清气道而发生窒息。对于已有气管插管的患者，吸引可以替代咳嗽，此时使用止咳药可减少出血。麻醉诱导时注意，由于出血多，血容量低，应采用快速短效麻醉药。尽可能采用双腔支气管导管插管肺隔离技术，无条件时也可以用支气管单腔插管或支气管阻塞管。插管前可以保持半坐位，防止咳嗽时血液上涌，影响视野或淹溺。若为快速诱导气管插管，应注意诱导时按压环状软骨，防止胃内液体反流误吸。气管插管完成，肺隔离良好后，可将患者体位改为出血侧肺在上。麻醉维持使用间歇正压通气，并充分吸引气管内出血和痰液。

麻醉前尽快建立几个大孔径静脉通道，及时交叉配血并准备足够的血液制品（全血、浓缩红细胞、血小板、新鲜冰冻血浆）开始输入。术前给予抗生素，结核患者给予抗结核药物。

七、支气管胸膜瘘手术麻醉

支气管胸膜瘘因肺脓肿、肺大疱、肺囊肿或肺实质组织破裂（如机械通气中使用高压PEEP所致）入胸腔所致，也可因支气管肺癌或慢性炎症侵蚀支气管引起。若肺能扩张充满胸腔，胸腔闭式引流即可解决问题。若瘘口巨大且持续存在，胸膜腔严重漏气，难以自行闭合，需手术处理。若需要麻醉，应在麻醉前先行胸膜腔引流，防止张力性气胸。支气管胸膜瘘并发脓胸，插管时宜采用半坐位，并注意吸引，这样可以减少脓液误吸至健侧肺，诱导插管时按压环状软骨防止误吸。

有两种方法观察瘘口大小：第一，瘘口小则胸腔引流气泡呈间断性，瘘口大则胸腔引流出现连续气泡；第二，瘘口大小通过吸气和呼气潮气量之间的差异测定。对于未气管插管者，可以通过紧闭面罩呼吸，利用与面罩连接的肺活量计来测定；对于已有气管插管者，可以通过肺活量计连接气管导管而直接测定。较大瘘口需要双腔支气管导管插管，或支气管封堵器以隔离支气管胸膜瘘侧的肺组织。瘘口小且不合并感染可行单腔气管插管。未知瘘口大小或合并脓胸、肺脓肿者，应该采用双腔气管插管。对于依赖呼吸机治疗或儿童不能插双腔支气管导管者，可以采用支气管阻塞技术或支气管内插管。

八、肺脓肿和脓胸手术麻醉

单纯性脓胸（无肺脓肿或胸膜瘘）可以通过反复胸膜腔穿刺、胸廓造口术、胸腔镜或切除肋骨床引流治疗。如果无效，于开放引流后行肺叶或肺段切除。

全身麻醉下进行手术治疗时，必须使用双腔支气管导管，防止健侧肺受到污染。采用胸腔镜治疗脓胸时，双腔管便于肺萎陷，方便手术操作。严格检查支气管套囊的密封性，用纤维支气管镜确定双腔支气管导管的位置正确与否。完成上述程序后才能将患者置于侧卧位。术中应经常吸引患侧肺（如有必要可用纤维支气管镜吸引）。术毕，严格检查确定有无支气管胸膜瘘存在。术后注意某些抗生素对神经肌肉阻滞药的影响，有可能出现肌肉松弛、呼吸无力，此时应加强辅助通气，保证氧合。

第七节　特殊纵隔手术麻醉管理

纵隔肿瘤手术麻醉中遇到的最困难的问题是术前即存在肿瘤压迫气道，此时邻近的其他器官也常有不同程度受压，肿瘤严重压迫气道可危及生命。气管插管时，若导管口贴在气管壁上或导管通过狭窄部分时，管腔被完全堵塞或形成一锐角，均可引起气道完全阻塞。因此手术时尽量首选局部麻醉，全身麻醉也需慎重及周密计划。另外，淋巴瘤对放疗或化疗的反应通常极佳，若细胞类型对放疗或化疗敏感，可在全身麻醉和外科处理前先进行放疗或化疗。

一、重症肌无力手术麻醉

术前访视应了解重症肌无力分型分期、严重程度及对药物治疗的反应。强调术前进行肺功能检查，对肺功能明显低下，有明显咳嗽、咳痰或吞咽困难等症状的患者，宜推迟手术，待药物及呼吸物理治疗症状改善后再择期手术。

术前抗胆碱酯酶药物剂量应减至最小，以能维持足够通气量和有效咳嗽、吞咽能力为标准。术日晨抗胆碱酯酶药物不停药、不减量，可以保持良好的呼吸功能，无缺氧、无二氧化碳蓄积，这些均有利于麻醉诱导和维持，保障手术的顺利进行。麻醉前用药原则是小剂量、能镇静并且不抑制呼吸。症状较轻者可选用镇静类药物，症状较重者不用或少用镇静药。抗胆碱酯酶药物的副作用可增加呼吸道分泌物，对此可用阿托品或东莨菪碱控制。

麻醉方式和用药选择应尽量不影响神经肌肉传导。胸腺切除或胸腺瘤切除手术多采用胸骨正中切口，因此选用气管插管下全身麻醉为宜，同时使用丙泊酚加小剂量镇痛镇静药辅助。麻醉诱导多采取快速诱导，在利多卡因充分表面麻醉下，经口腔或鼻腔行气管插管。如果估计术后需行长时间人工呼吸机辅助通气，最好行经鼻腔插管，便于术后患者耐受与呼吸道管理。麻醉插管时尽量不用肌松药，必要时，可给予去极化肌松剂琥珀胆碱 $1.0 \sim 1.5mg/kg$。为保持肌肉足够松弛，术中麻醉维持可选用非去极化肌肉松弛剂，但是用量不能过大，因为重症肌无力患者对这类肌肉松弛药的敏感性很高。临床经验表明，用罗库溴铵、阿曲库铵常用量的 $1/4 \sim 1/2$ 即可。

麻醉期间评定神经肌肉传导功能最可靠的方法是用周围神经刺激器刺激运动神经、测定其引起肌肉收缩的机械效应或肌电效应。术中连续监测可以掌握神经肌肉接头功能有助于术中管理。氨基糖苷类抗生素，如链霉素、卡那霉素、庆大霉素等，还有多黏菌素 B、四环素、林可霉素、克林霉素等，能减少神经肌肉接头乙酰胆碱含量而不宜使用。抗心律失常药（如普鲁卡因酰胺）、利尿药（如呋塞米）等均有加重肌无力作用，故也不宜使用。

与其他手术一样，术中应保持呼吸道通畅，充足供氧，防止二氧化碳蓄积。注意患者术前服用大量抗胆碱酯酶药，术中分泌物增多，需随时吸引清除。术毕在肌松程度监测下给予新斯的明和阿托品拮抗肌松药的残余作用。自主呼吸频率及潮气量恢复正常，神志完全清醒，咳嗽及吞咽反射活跃时，即可拔除气管导管。当重症肌无力累及延髓支配肌和呼吸肌，只有在确认咽下功能恢复，抬头时间超过 5 秒，自主呼吸吸气力超过 2.94kPa（30cmH$_2$O）时，才可作为术后拔管的指征。对于病史较长，术前有呼吸功能不全及服用大剂量抗胆碱酯酶药物的患者，最好保留气管导管，以便随时清理呼吸道分泌物，充分供氧，也方便随时呼吸机辅助通气。

术后并发症主要是肌无力危象、急性呼吸功能不全，其他与手术有关的并发症为出血和气胸。强调术后护理重点在于帮助咳嗽、排痰及呼吸支持，定时测定动脉血气分析，警惕术后肌无力危象和胆碱能危象的发生。术后肌无力症状恶化的患者，需进行人工辅助通气，加强呼吸道管理，防止发生呼吸系统感染及呼吸功能不全，同时需积极进行药物治疗、免疫抑制治疗，必要时甚至需行血浆置换。

重症肌无力危象是指伴随重症肌无力症状急骤恶化而出现的呼吸肌严重麻痹，产生呼吸困难和呼吸衰竭状态。危象又分为肌无力危象、胆碱能危象和反拗性危象三种。肌无力危象是乙酰胆碱分泌过少，或抗胆碱酯酶药物用量不足所引起，给予抗胆碱酯酶药新斯的明 0.5 ～ 1.0mg，或依酚氯胺（腾喜龙）2 ～ 10mg，可使肌张力恢复、呼吸功能改善。胆碱能危象因胆碱酯酶量不足，乙酰胆碱作用过度而引起，临床上患者出现瞳孔缩小、呼吸道分泌物增多、肌肉跳动明显、肠鸣音亢进、出汗等毒蕈碱样反应，给予抗胆碱酯酶药物反而使症状加重。若临床医师一时不能确定为何种危象，可试验性给予依酚氯胺 2mg，如肌张力恢复、呼吸改善，则为肌无力危象。如果给予依酚氯胺后，患者上述症状加重，并伴有肌束震颤，

则为胆碱能危象。如果给药后症状无明显变化，则为反拗性危象。

出现肌无力危象，可肌内注射新斯的明 1mg。若症状不能控制，可加用短期大剂量激素治疗，以后逐渐减量。出现胆碱能危象，可静脉注射阿托品 1 ～ 2mg，每 30 分钟 1 次，直至出现轻度阿托品中毒样改变，同时可以静脉滴注解磷定恢复胆碱酯酶活性，从而减少体内胆碱的含量。对反拗性危象，主要是对症治疗，重点是纠正通气不足产生的各种症状。

术后无论出现哪一种危象，主要的特征是急性呼吸衰竭，患者出现呼吸困难和一定程度的呼吸性酸中毒，均需急诊气管插管行辅助呼吸支持治疗。所以，术后患者突然出现呼吸困难，普通增加吸入氧浓度无明显改善，此时首先进行气管插管呼吸机辅助通气，维持患者呼吸循环稳定，之后再判断、确定是哪种危象，并进行相应处理。

二、甲状腺功能亢进手术麻醉

甲状腺功能亢进（甲亢）时，患者处于高代谢状态，多数患者因为神经质、燥热、肌肉无力、震颤和体重减轻而就诊。心血管系统表现出心律失常（如窦性心动过速、心房颤动）、收缩期杂音和心排血量增高或心肌缺血引起的充血性心力衰竭。凝血酶原浓度降低表明肝脏已存在甲状腺素毒性损害。

甲亢患者可行甲状腺部分切除术或碘放射治疗，或应用抗甲状腺药物（如丙硫氧嘧啶和甲巯咪唑）。手术的应激反应可能激发甲状腺危象，通常见于术后 6 ～ 18 小时。患者表现为腹泻、呕吐、高热而导致的血容量减少，神经精神方面有易激惹、谵妄或昏迷症状。甲状腺危象酷似恶性高热、神经安定药的恶性综合征、脓毒血症、出血和输液反应或药物反应。治疗甲状腺危象包括积极降温，补液，给予 β 受体阻滞药，对肾上腺功能相对不足的患者给予甾体类激素（主要是肾上腺皮质激素），静脉输注碘制剂以阻滞甲状腺激素的合成和释放，以及口服丙硫氧嘧啶等类药物。

麻醉时术前访视应注意，明确是否存在甲状腺肿造成的气道受压和移位。术前给予充分镇静，

避免疼痛致交感神经兴奋，避免使用泮库溴铵及含肾上腺素的局部麻醉药，也应避免药物兴奋交感神经。通常手术可以施行全身麻醉，但毒性甲状腺肿患者也可选用区域麻醉，此种麻醉可以阻断交感神经反射。术中出现低血压时，宜选用直接作用的升压药物治疗。突眼性甲状腺肿患者的眼睛闭合不良，需妥善保护。甲亢患者的药物代谢率高，对麻醉药的需要量显著增加。某些突眼性甲状腺肿患者可合并重症肌无力，肌松药的剂量应根据患者的反应斟酌确定。

三、上腔静脉阻塞综合征手术麻醉

因上腔静脉机械阻塞引起，静脉压增加（可高达 40mmHg）引起上半身表浅静脉怒张；面颈部、上肢水肿；胸壁出现侧支循环静脉和发绀。大部分患者有呼吸道症状如呼吸急促、咳嗽、端坐呼吸，这是由于静脉淤血和黏膜水肿阻塞呼吸道引起。患者还可能发生精神行为改变，提示存在脑静脉高压和严重脑水肿。

对于上腔静脉完全阻塞或几乎完全阻塞的患者［通常表现为脑静脉高压和（或）呼吸道阻塞的症状］，以及经放疗、化疗后症状无改善的患者，应考虑先行上腔静脉旁路术或采用正中胸骨切口手术切除病变。

麻醉前评估包括详细的呼吸道检查。除了面颈部水肿外，水肿同样可以出现在口腔、口咽部和喉咽部。另外，呼吸道也可能受到外部压迫发生纤维化，正常呼吸运动受限，或存在喉返神经损害。怀疑有气道压迫者，术前应行 CT 扫描。

麻醉前用药可以减少或不用，以免加重呼吸困难。为减轻气道水肿，以头高体位护送患者到手术室。存在呼吸道阻塞或肌无力综合征时，首选在局部麻醉下行气管插管。如果采用全身麻醉，诱导前应在局部麻醉下以纤维支气管镜对气道进行评估，采用纤维支气管镜外套加强型气管导管，纤维支气管镜检查完成以后，再插入气管导管。麻醉诱导采用半斜坡卧位。整个手术最好能保留自主呼吸，避免使用肌松药，以防胸腔内压力波动过大，使已软化的气管支气管系统发生塌陷。在场人员应该具备快速将患者改为侧卧或俯卧位的能力。随时准备好一硬质通气支气管镜，以通过远端气管和隆突部位的梗阻，同时应备好体外循环设备和相关人员随时应召。另外也可以采取改变患者体位气管插管的方法。

麻醉中保持肌肉完全松弛。纵隔部位的手术操作可能对上纵隔脏器与气管等产生刺激，因此要有足够的麻醉深度以防止呛咳。存在明显静脉充血者，宜将通气压降至最低，从而进一步降低静脉回流。

纵隔肿瘤压迫肺动脉和心脏的情况罕见。若已明确肿瘤的细胞类型，可考虑先行放疗。若可能，所有诊断性操作应在局部麻醉下进行，若患者要求全身麻醉或患者在仰卧位、坐位、前倾位或甚至俯卧位时症状加重，可给予全身麻醉。全身麻醉过程中保留自主呼吸，可以维持良好的静脉回流、肺动脉压和心排血量。此外，可考虑通过增加容量负荷来维持静脉回流、肺动脉压及心排血量。

麻醉监测可采用有创动脉测压，上肢采用桡动脉，下肢采用股动脉或足背动脉穿刺置入测压管。由于肿物压迫上腔静脉，导致静脉回流障碍，术中若需要快速输血，宜选有两条大静脉通路，其中一条在下肢。有学者提出行人工血管搭桥阻断无名静脉前，可给予肝素 100U/kg，人工血管吻合完毕，除去心耳钳后，静脉注射鱼精蛋白中和肝素。也有学者建议不给予鱼精蛋白，以免发生静脉血栓，堵塞人工血管。根据术中失血量多少及时补充胶体液提升血容量。若手术时间长，输入过多冷血或冷液体，需注意保持体温。

手术中可能遇到的困难是出血。过多失血是由于中心静脉压太高，破坏了侧支循环血管。因病变造成术野组织解剖变形，血管蜿蜒迂曲，大量出血和渗血，术野显露不清，手术相当困难，随时可能误伤发生动脉出血。因此，手术一开始就应备血，且有足够的血源。

术中注意保护重要脏器。为了保证足够的脑供血，阻断一侧无名静脉的回流时间不宜太久。一般限于 30 分钟内。临床经验发现，上腔静脉综合征多为逐渐发生，侧支血管多已建立，手术时阻断一侧无名静脉仍可有另一支无名静脉回流，不至于产生脑血液回流障碍。术中偶有可能压迫右颈总动脉引起偏瘫、长时间主动脉受压后容易发生心动过缓，可予以静脉注射阿托品治疗。

头高位有利于减轻上腔静脉充盈，但气栓危险性增大。术中应预防气体栓塞，由于血管破裂后即与大气相通，无血流时，大气压可使空气进入血管，所以应注意血管破口处被液体掩盖。一旦发生气体栓塞，置患者于头低左侧卧位，并根据栓塞的部位、严重程度等加以处理。

术后除拮抗肌松药残余作用外，继续纯氧吸入，适时拔除气管导管，ICU常规监测，严密观察患者生命体征，特别是术毕前几个小时。注意以下几个方面：神志恢复程度、有无神经系统障碍；有无气道阻塞而需再次气管插管和机械通气；人工血管通畅性；以及术后胸腔内活跃性出血等常见胸外科手术并发症。

第八节　胸外科手术后镇痛

创伤、手术均可使人体产生急性疼痛，伴随着疼痛人体常有自主神经过度反应，精神及情绪也有较大影响，医务人员应遵循系统的检查方法去评估患者，采取有效的措施解除疼痛，使患者免受疼痛折磨。通常，随着创伤消除、伤口愈合，疼痛的程度逐渐减弱以至完全消失。

一、治疗急性疼痛的药物

非阿片类镇痛药，如阿司匹林、对乙酰氨基酚；非甾体抗炎药（NSAID），如布洛芬、萘普生、酮咯酸；阿片类镇痛药，如可待因、氧可酮、吗啡、芬太尼、哌替啶（杜冷丁）；局部麻醉药物，如利多卡因、布比卡因；辅助镇痛药，如苯二氮䓬类（地西泮、咪达唑仑）、苯妥英钠、卡马西平、吩噻嗪类、咖啡因；非阿片类中枢镇痛药，如曲马多、氟吡汀；阿片受体激动-拮抗药，如喷他佐辛等，很少用。

阿司匹林、对乙酰氨基酚和NSAID都可用于疼痛处理。这类药物明显不同于阿片类镇痛药，有封顶效应，无耐受性和躯体依赖性，且有退热效果。阿司匹林和NSAID均通过抑制环氧化酶，阻止各种前列腺素的合成，如前列腺素能够引发疼痛。目前对乙酰氨基酚的镇痛机制尚不明确。即使患者疼痛剧烈需要使用阿片类镇痛药，若同时给予非阿片类镇痛药，合并用药也会

改善镇痛效果。

二、镇痛药副作用

阿司匹林常见的副作用为胃炎和功能性血小板减少，不满12岁的儿童患病毒性感染时禁用阿司匹林。另外，阿司匹林可引起过敏反应，患者出现鼻炎、哮喘和鼻息肉，也可能发生荨麻疹、血管神经性水肿、甚至休克。对阿司匹林过敏者也可能对NSAID过敏。对乙酰氨基酚无抗血小板效应，抗炎作用很弱，对胃黏膜刺激较弱，肝病患者禁止使用此药，因为常规剂量的药物可能导致严重肝衰竭。

NSAID类药物对绝大多数急性疼痛均有治疗效果，镇痛作用与阿司匹林等效。由于不同患者对药物反应不同，当第1次用药效果不好时，应更换其他药物。NSAID能可逆性抑制血小板聚集，但是当血药浓度下降至不能镇痛时，抑制血小板的作用消失。口服抗凝药的患者服用NSAID后，凝血酶原时间延长。此外，NSAID可导致消化不良、胃炎和十二指肠炎，因此服用NSAID时应避免饮酒。服用NSAID还可能引发肾功能不全，机制可能是抑制了前列腺素合成，而前列腺素能扩张肾血管，因此使用NSAID后肾血流减少，肾素分泌减少，肾小管对钠、水的重吸收作用增强，也是导致肾功能不全发生的原因之一。

非阿片类中枢性镇痛药曲马多，主要用于术后中至重度疼痛，可达到与吗啡相似的镇痛效果，而无抑制呼吸作用，尤其适合老年人、心肺功能较差的患者。口服给药与胃肠道外给药效果相同。常用口服剂量为50mg，必要时予100mg，每天2～3次。不良反应如恶心、呕吐，便秘发生较少。

三、全身应用阿片类药物镇痛

1. 阿片类镇痛药应用原则　阿片类药物一直被用于治疗术后急性疼痛，但给药途径、剂量和方案因人而异，即个体化用药。口服给药对慢性疼痛者是最佳途径，必须根据患者的病情、以前使用及最近使用（术前）阿片类药物的情况，决定是否给予口服药物。急性疼痛发作患者可能不适合，因为口服阿片类药物在30～60分钟才达

到峰值。肌内注射可引起局部疼痛、肌肉纤维化及可能产生无菌性脓肿。静脉注射起效最快，静脉给药包括连续输注和患者自控镇痛。芬太尼起效时间为 1～5 分钟，吗啡为 10～15 分钟。

2. 患者自控镇痛　最常使用吗啡，它是 μ 受体激动剂。少数人不能耐受其不良反应。剂量通常为 1mg/ml，一次需要量为 1ml，锁定时间为 6 分钟，睡眠时用药剂量应加以调整。氢吗啡酮是第二种可选药物，一般对吗啡有不良反应的患者可以耐受该药。常规剂量为 0.5mg/ml，每次 0.5～1ml，锁定时间为 10 分钟，睡眠时基础速度为 0～1ml/h。

哌替啶仍广泛用于治疗疼痛，但其代谢产物去甲哌替啶会蓄积，导致癫痫发作。肾功能不良和服用单胺氧化酶抑制剂的患者应用时尤其会增加危险。阿片类药物的实际不良反应为呼吸抑制，胸外科患者应用时尤其应当谨慎，术后应监测呼吸频率，若发现严重呼吸抑制可给予纳洛酮 0.4mg。

临床上常担心使用阿片类药物可能成瘾，因此往往镇痛不足。长期服用阿片类药物可能出现一定程度耐受及躯体依赖，但是通常短期治疗急性疼痛仍很安全。

芬太尼贴剂（多瑞吉）每 3 天换 1 次，方便易用，可获得稳定的血药浓度。首次给药后需要 24～72 小时才能达到最大效应。该药起效缓慢，因此急性疼痛不常使用。如果不能口服或静脉给予阿片类药物，可以经直肠给予阿片类药物，如吗啡控释片。经直肠给药同样可以快速吸收。

阿片类药物静脉给药通常需要量为口服剂量的 1/3。另外，吗啡 10mg 相当于 75mg 哌替啶或 1.5mg 氢吗啡酮。持续输注时，吗啡 1mg/h 相当于芬太尼 50μg/h。

3. 阿片类药物停药和副作用　阿片类药物停药方法为每天减少 1/3 用量。若出现戒断症状，可以给予可乐定。所谓戒断（withdrawal）是指停药后出现交感神经过度兴奋，伴随高热、腹泻、痛觉过敏。药物耐受（tolerance）是指给同样剂量药物后药效减弱。药物依赖（dependence）是指为了避免戒断症状需要连续使用药物。药物成瘾（addiction）是指尽管有不良后果，仍有强迫使用药物的行为。

四、硬膜外镇痛

硬膜外镇痛同样可用于胸科手术后患者。术后硬膜外镇痛可输注 0.1% 布比卡因和 10μg/ml 的芬太尼混合液。芬太尼脂溶性高，起效快（数分钟），作用时间居中（1.5～3 小时），可以与脊髓受体结合，不向脑部扩散，也就不会产生危险。但是对于老年患者和处于临界呼吸状态的成人及儿童，建议减少芬太尼浓度，改用 0.1% 布比卡因和 3μg/ml 的芬太尼。婴儿不能使用硬膜外芬太尼镇痛。硬膜外使用阿片类药物还可以选择吗啡、氢吗啡酮或者 α_2 受体激动剂——可乐定。

采取硬膜外镇痛首先要保证硬膜外腔内至少有 3cm 长的硬膜外导管，以便经此导管给药。为了判断硬膜外导管位置是否合适，可以在手术室或 ICU 监测下，单次给予硬膜外镇痛局部麻醉药 5～10ml，观察 10～20 分钟。如无效果，应重新放置硬膜外导管，也可以给予高浓度局部麻醉药，观察相应节段感觉和运动的变化，判断导管是否到位。一般镇痛 4～7 天后拔除导管。术后如果患者可以经口进食，可将硬膜外镇痛改为口服药镇痛。

静脉和硬膜外镇痛的不良反应包括瘙痒、尿潴留、恶心。此时可静脉给予纳洛酮 0.04～0.1mg。如果出现深度镇静和呼吸抑制，应给予纳洛酮 0.1～0.4mg。硬膜外镇痛采用吗啡时，呼吸抑制的危险性高于其他阿片类药物，但发生率不到 1%。如果同时通过静脉或皮下给予阿片类药物，将增加迟发性呼吸抑制的发生率。同时给予其他抑制中枢神经系统的药物（如地西泮或巴比妥），也会增加迟发性呼吸抑制危险。

五、肋间神经镇痛

肋间神经麻醉可阻滞传到脊髓的传入性痛觉冲动，因此能缓解疼痛。理论上讲，在此部位阻断痛觉通路较硬膜外或全身阿片类镇痛更为优越，肋间镇痛避免了硬膜外镇痛可能发生的运动阻滞和低血压，而且减少了对阿片类药物的需求量，也减少了胃肠外使用阿片类药物的全身作用。开胸手术患者使用肋间镇痛可以减少近 50% 的吗啡用量。

由于肋间神经支配区域相互交错，切口水平及其以上、以下1～2根肋间神经都应阻滞，胸腔引流管处的肋间神经也要阻滞。通常，每一个节段水平需要注射3～5ml局部麻醉药。局部麻醉药中，布比卡因由于长效镇痛作用（6～12小时），使用最为普遍。在局部麻醉药液内加入1：200 000肾上腺素，能够减慢血管对局部麻醉药的吸收，延长阻滞持续时间。肋间神经阻滞的限制是镇痛时间相对较短，需要多次注射。为了延长肋间神经阻滞持续时间，改为肋间置管，可以间断反复给药。

六、冷冻镇痛

冷冻镇痛是一种神经破坏技术，是对肋间神经节段性冷冻，冷冻过程引起神经纤维急性破坏及随后远端神经的沃勒变性。然而不破坏神经鞘，为以后神经再生恢复正常功能提供架构。冷冻镇痛后2～3周神经轴突开始再生，3个月内恢复正常功能。

技术上，冷冻神经分解针置于拟阻滞的肋间神经后部，通常要阻滞切口水平及其上、下各1根肋间神经。为充分冷冻，冷冻针必须与神经直接接触。因此操作仅能在开胸手术时进行。仪器本身使用一氧化氮，液态气体膨胀使探针的金属尖降温至接近 -70～-50℃。冷冻镇痛主要并发症是慢性神经痛，出现在少数患者中。已经证实，为了便于冷冻镇痛而扩大肋间神经解剖，以及不当的冷冻探针操作，有可能造成永久性神经损伤。其他缺点包括偶然增加胸壁出血及延长手术时间。

冷冻镇痛的效果已被证实，它可有效镇痛，改善患者肺部顺应性，显著减少阿片类药物需要量，有研究认为冷冻镇痛与硬膜外镇痛有相同的效果。但是也有某些研究认为，开胸手术患者冷冻镇痛并不比全身阿片类药物镇痛效果更好，并且此镇痛方法有潜在性神经损伤可能，因此开胸手术患者不推荐常规使用这一镇痛方法。

第九节　环杓关节脱位

声音嘶哑是胸外科手术后的一种并发症，最常见的原因是术中损伤了喉返神经，特别是在食管癌切除主动脉弓上吻合或颈部吻合，纵隔肿瘤切除术，左全肺切除术，或主动脉缩窄切除矫正术，动脉导管未闭离断术等。但是，某些非邻近喉返神经的手术，术中确实未损伤喉返神经，术后也可能出现声音嘶哑，此类声音嘶哑是麻醉所造成的并发症——环杓关节脱位所致。

环杓关节脱位是气管插管的并发症之一。杓状软骨位于环状软骨板后上缘，呈三角锥形，其底部和环状软骨连接成环杓关节，在关节面上的滑动和旋转可以使声带张开或闭合。环杓关节脱位的类型根据脱位程度分为全脱位、半脱位，根据脱位的方向分为前脱位、后脱位。环杓关节脱位的主要原因包括气管插管操作粗暴，气管插管不成功多次重复气管插管，气管导管保留时间过长，拔除气管导管手法不当，置入胃管时不当牵拉，颈部肿瘤手术损伤等。

环杓关节脱位的症状为术后出现声嘶、呛咳、喉痛和吞咽不畅。当排除了手术损伤喉返神经后，应当想到环杓关节脱位的可能。直接喉镜、纤维支气管镜均可以在直视下予以诊断。环杓关节脱位的治疗效果与就诊时间密切相关，尤其是术后早期施行杓状软骨复位术，患者可以获得立竿见影的效果。一般认为在脱位发生后的24～48小时内进行复位效果最好。临床上常见的情况，通常是术后声嘶出现超过1周后才请耳鼻喉科医师进行检查和诊断，此时再处理则已经错过了矫正脱位的最佳时机，只能等待其自行代偿。偶尔有些患者可在剧烈咳嗽或呕吐后关节自动复位。实际上，矫正环杓脱位的操作很简单，只需用血管钳将杓状软骨轻轻向上一拨，即可复位。关键要求处理及时、准确。预防环杓关节脱位包括麻醉诱导期肌松药量足够，使得喉部肌肉完全松弛；气管导管插入动作轻柔；争取气管插管一次成功；选用合适的气管导管；以及合适的胃管与正确的胃管置入方法等。

（权　翔　黄　亮　黄宇光）

参 考 文 献

Abe K，Mashimo T，Yoshiya I，et al，1998. Arterial oxygenation and shunt fraction during one-lung ventilation：a comparison of isoflurane and sevoflurane. Anesth Analg，86（6）：1266-1270.

Amar D, Roistacher N, Rusch VW, et al, 2000. Effects of diltiazem prophylaxis on the incidence and clinical outcome of atrial arrhythmias after thoracic surgery. J Thorac Cardiovasc Surg, 120（4）: 790-798.

Arndt GA, Delessio ST, Kranner PW, et al, 1999. One-lung ventilation when intubation is difficult: presentation of a new endobronchial blocker. Acta Anaesthesiol Scand, 43（3）: 356-358.

Batra P, Brown K, Aberle DR, et al, 1992. Imaging techniques in the evaluation of pulmonary neoplasms. Chest, 101（1）: 239.

Bechard D, Wetstein L, 1987. Assessment of exercise oxygen con sumption as preoperative criterion for lung resection. Ann Thorac Surg, 44（4）: 344.

Bense L, 1990. Intrabronchial selective coagulation treatment of hemoptysis: report of three cases. Chest, 97（4）: 990-996.

Benumof JL, Augustine SD, Gibbons JA, 1987. Halothane and isoflurane only slightly impair arterial oxygenation during one lung ventilation in patients undergoing thoracotomy. Anesthesiology, 67（6）: 910-915.

Brindley GV Jr, Walsh RE, Schnarr WL, et al, 1982. Pulmonary resection in patients with impaired pulmonary function. Surg Clin North Am, 62（2）: 199.

Brodsky JB, Tobler HG, Mark BD, 1991. A double-lumen endobronchial tube for tracheostomies. Anesthesiology, 74: 387.

Campos JH, Kernstine KH, 2003. A comparison of a left-sided Broncho-Cath with the torque control blocker univent and the wire-guided blocker. Anesth Analg, 96（1）: 283-289.

Canada E, Benumof JL, Tousdale FR, 1982. Pulmonary vascular resistance correlates in intact normal and abnormal lungs. Crit Care Med, 10（11）: 719-723.

Casthely PA, Lear S, Cottrell JE, et al, 1982. Intrapulmonary shunting during induced hypotension. Anesth Analg, 61（3）: 231-235.

Cohen JA, Denisco RA, Richards TS, et al, 1986. Hazardous placement of a Robertshaw-type endobronchial tube. Anesth Analg, 65: 100.

Cooper JD, Patterson GA, 1996. Lung volume reduction surgery for severe emphysema. Semin Thorac Cardiovasc Surg, 8: 52.

Crawford ES, Morris GC Jr, Howell JF, et al, 1978. Operative risk in patients with previous coronary artery bypass. Ann Thorac Surg, 26（3）: 215-221.

Elman A, Debaene B, Orbent E, et al, 1990. Intrapleural analgesia with bupivacaine following thoracotomy is inefficient: resuits of a controlled study and pharmacokinetics. Anesthesiology, 78: A767.

Ferrari LR, Bedford RF, 1990. General anesthesia prior to treatment of anterior mediastinal masses in pediatric cancer patients. Anesthesiology, 72（6）: 991-995.

Field SK, 1999. A critical review of the studies of the effects of simulated or real gastroesophageal reflux on pulmonary function in asthmatic adults. Chest, 115（3）: 848-856.

Field SK, Gelfand GAJ, McFadden SD, 1999. The effects of antireflux surgery on asthmatics with gastroesophageal reflux. Chest, 116（3）: 766-774.

Ginsberg RJ, 1981. New techniques for one-lung anesthesia using an endobronchial blocker. J Thorac Cardiovasc Surg, 82（4）: 542-546.

Groh J, Kuhnle G, Kübler W, et al, 1991. Direct measurement of the effects of isoflurane anesthesia on hypoxic pulmonary vasoconstriction（HPV）during one-lung ventilation. Anesthesiology, 75（3A）: A341.

Hurford WE, Kolker AC, Strauss HW, 1987. The use of ventilation perfusion lung scans to predict oxygenation during one-lung anesthesia. Anesthesiology, 67（5）: 841-844.

Inoue H, Shohtsu A, Ogawa J, et al, 1982. New device for one lung anesthesia: Endotracheal tube with moveable blocker. J Thorac Cardiovasc Surg, 83: 940.

Janerich DT, Thompson WD, Varela LR, et al, 1990. Lung cancer and exposure to tobacco smoke in the household. N Engl J Med, 323（10）: 632-636.

Johnson D, Chang P, Hurst T, et al, 1992. Changes in PETC02 and pulmonary blood flow after bronchial occlusion in dogs. Can J Anaesth, 39: 184.

Johnson DH, Hurst TS, Mayers L, 1991. Effects of halothane on hypoxic pulmonary vasoconstriction in canine atelectasis. Anesth Analg, 72（4）: 440-448.

Kalso E, Perttunen K, Kassinen S, 1992. Pain after thoracic surgery. Acta Anaesthesia Scand, 36: 96.

Kinchi A, Ellrodt GA, Berman DS, et al, 1983. Right ventricular performance in septic shock: radionuclide and hemodynamic observations. Crit Care Med, 11 (3): 229.

Kramer MR, Metzer E, Sprung CL, 1989. Unilateral pulmonary edema after intubation of the right mainstem bronchus. Crit Care Med, 17: 472.

Lanza LA, Visbal AI, DeValeria PA, et al, 2003. Low-dose oral amiodarone prophylaxis reduces atrial fibrillation after pulmonary resection. Ann Thorac Surg, 75 (1): 223-230.

Larson CE, Gasior TA, 1990. A device for endobronchial blocker placement during one-lung anaesthesia. Anesth Analg, 71 (3): 311-312.

Lejeune P, Deloof T, Leeman M, et al, 1988. Multipoint pulmonary vascular pressure/flow relationships in hypoxic and in normoxic dogs: effects of nitrous oxide with and without cyclooxygenase inhibition. Anesthesiology, 68 (1): 92-99.

Licker M, de Perrot M, Hohn L, et al, 1999. Perioperative mortality and major cardi0pulmonary complications after lung surgery for non-small cell carcinoma. Eur J Cardiothorac Surg, 15 (3): 314-319.

Magora F, Olshwang D, Eimerl D, et al, 1980. Observations on extradural morphine analgesia in various pain conditions. Br J Anaesth, 52: 247.

Maiwand O, Makey AR, 1981. Cryoanalgesia for relief of pain after thoracotomy. BMJ, 282: 1749.

Mangano DT, 1990. Perioperative cardiac morbidity. Anesthesiology, 72 (1): 153-184.

Mfiller LC, Salzer GM, Ransmayr G, et al, 1989. Intraoperative cryoanalgesia for postthoracotomy pain relief. Ann Thorac Surg, 48: 15.

Mountain CF, 1997. Revisions in the international system for staging lung cancer. Chest, 111 (6): 1710-1717.

Newhouse MT, 1990. Is theophylline obsolete? Chest, 98 (1): 1-3.

Nisar M, Walshaw M, Earis JE, et al, 1990. Assessment of reversibility of airway obstruction in patients with chronic obstructive airways disease. Thorax, 45 (3): 190-194.

Nomoto Y, Kawamura M, 1989. Pulmonary gas exchange effects by nitroglycerin, dopamine and dobutamine during one-lung ventilation in man. Can J Anaesth, 36: 273.

Patz EF, Goodman PC, Bepler G, 2000. Screening for lung cancer. N Engl J Med, 343: 1627.

Pecora DV, Hohenberger M, 1979. Effects of postpneumonectomy distension on pulmonary compliance and vascular resistance. Am Surg, 45 (12): 797-801.

Putnam JB Jr, Lammermeier DE, Colon R, et al, 1990. Predicted pulmonary function and survival after pneumonectomy for primary lung carcinoma. Ann Thorac Surg, 49 (6): 909-914.

Quan X, Yi J, Huang Y, et al, 2017. Bronchial suction does not facilitate lung collapse when using a double-lumen tube during video-assisted thoracoscopic surgery: a randomized controlled trial. J Thorac Dis, 9 (12): 5244-5248.

Robertshaw FL, 1962. Low resistance double-lumen endotracheal tubes. Br J Anaesth, 34: 576.

Roissant R, Falke KJ, Lopez F, et al, 1993 Inhaled nitric oxide for the adult respiratory distress syndrome. N Engl J Med, 328: 399.

Scheinin B, Lindgren L, Rosenberg PH, 1988. Treatment of postthoracotomy pain with intermittent instillations of intrapleural bupivacaine. Acta Anaesthesiol Scand, 33 (2): 156-159.

Schwartz DE, Yost CS, Larson MD, 1993. Pneumothorax complicating the use of a Univent endotracheal tube. Anesth Analg, 76: 443.

Shafieha MJ, Sit J, Kartha R, et al, 1986. End-tidal CO_2 analyzers in proper positioning of the double-lumen tubes. Anesthesiology, 64: 844.

Shepherd FA, 1996. Role of surgery in the management of small cell lung cancer. In: Aisner J, Arriagada R, Green MR, et al. Comprehensive Textbook of Thoracic Oncology. Baltimore: Williams & Wilkins, 439-455.

Slinger P, 1993. The Univent tube is the best technique for providing one-lung ventilation. Con: the univent tube is not the best method of providing one-lung ventilation. J Cardiothorac Vasc Anesth, 7 (1): 108-112.

Torda TA, McCulloch CH, O'Brien HD, et al, 1974. Pulmonary venous admixture during one-lung anesthesia. The effect of inhaled oxygen tension and respiration rate. Anaesthesia, 29 (3): 272-279.

Wijeysundera DN, Beattie WS, 2003. Calcium channel blockers for reducing cardiac morbidity after noncardiac surgery: a meta-analysis. Anesth Analg, 97 (3): 634-641.

Wittnich C, Trudel J, Zidulka A, et al, 1986. Misleading "pulmonary wedge pressure" after pneumonectomy: Its importance in postoperative fluid therapy. Ann Thorac Surg, 42（2）: 192-196.

Wu MT, Pan HB, Chiang AA, et al, 2002. Prediction of postoperative lung function in patients with lung cancer: comparison of quantitative CT with perfusion scintigraphy. Am J Radiol, 178（3）: 667.

Zeldin RA, Normandin D, Landtwing D, et al, 1984. Postpneumonectomy pulmonary edema. J Thorac Cardiovasc Surg, 87（3）: 359-365.

Zimmerman GA, Morris AH, Cengiz M, 1982. Cardiovascular alterations in the adult respiratory distress syndrome. Am J Med, 73（1）: 25-34.

第七章

胸 部 损 伤

第一节 肋骨骨折

一、病因及发病机制

直接暴力或间接暴力作用于胸壁可以造成肋骨骨折,肋骨骨折占全部胸部外伤的60%以上。老年人骨质疏松,骨质脆性增加,胸部外伤更容易造成肋骨骨折。肋骨骨折的发病原因为直接暴力或间接暴力。直接暴力在肋骨受到打击处引起骨折,此时骨折断端多向胸内凹陷,进而可能损伤肋间血管、胸膜和肺,继发产生血胸、气胸或血气胸。间接暴力多为胸部遭受前后严重挤压,常在肋骨中段或肋骨角处发生折断,骨折端向外戳破胸壁,容易继发感染和产生肋骨骨髓炎。枪弹或爆炸伤产生的骨折多为粉碎性骨折,且伴有胸内脏器损伤。罕见的情况是肋骨已有癌肿转移,外伤引起继发性病理性骨折。

二、临床表现

第1~3肋骨较短,周围有锁骨、肩胛骨和较厚的肌肉软组织支撑保护,不容易发生骨折。第4~7肋骨较长,前后固定,受冲击后最容易发生骨折。第8~10肋肋软骨连于肋弓,有较大弹性缓冲作用,也较少骨折。第11、12肋为浮肋,活动度大,骨折更少见。单处肋骨骨折时,患者述胸痛,深呼吸或咳嗽时疼痛加重。检查时局部无明显异常,或有轻度皮下组织瘀血、肿胀,且骨折处有压痛。胸廓挤压试验阳性(用手前后挤压胸廓可引起骨折部位剧痛)有助于诊断。

多根肋骨多处骨折,称为连枷胸,可发生胸壁软化,形成反常呼吸运动。严重的连枷胸多合并肺挫伤,可导致气短、发绀和呼吸困难,是胸外伤死亡原因之一。第1肋骨或第2肋骨骨折合并锁骨骨折或肩胛骨骨折时,应注意有无锁骨下血管、神经及胸内脏器损伤。下胸部肋骨骨折,要注意有无膈肌及腹腔脏器损伤。儿童及青少年肋骨富有弹性,不易骨折。因此,儿童及青少年胸外伤,有时虽有内脏伤而无肋骨骨折。若发生骨折,更应警惕有无胸内脏器损伤。

三、诊 断

单处肋骨骨折,根据局部压痛和胸廓挤压试验阳性,易于诊断。多根多处肋骨骨折依据症状、反常呼吸运动、体检发现浮动胸壁,以及胸部X线检查,诊断并不困难。胸部X线或肋骨三维成像可证实肋骨骨折诊断,并能显示胸内脏器有无损伤及有无并发症(如气胸、血胸、肺挫伤、纵隔增宽等)。需要注意如骨折无明显移位,或肋骨与肋软骨交界处离断,胸部X线可能不显示或看不出骨折线,3~6周后复查胸部X线,开始显现骨痂影。目前,骨性胸廓的三维成像可以显示细微的肋骨骨折。怀疑合并肺挫伤者,应行胸部CT检查,以明确肺挫伤的部位、范围和严重程度,有时可发现肺内血肿和肺裂伤。严重的多发性肋骨骨折或连枷胸应进行连续动脉血气分析检查,以明确低氧血症程度。

四、治 疗

肋骨骨折的治疗原则为镇痛、保持呼吸道通畅,预防肺部感染。单处肋骨骨折不需要整复和固定,治疗主要是镇痛,可口服镇痛药。多根肋骨骨折除镇痛外,可用多头胸带固定胸部。若镇痛药物效果不佳,可酌情行骨折痛点封闭、肋间神经阻滞。方法为用 1% 普鲁卡因溶液或 0.5% 利多卡因溶液进行骨折部痛点或肋间神经阻滞效果较佳。肋间神经阻滞的范围原则上应包括断端肋上、下各一肋间。操作时需注意勿损伤肺组织以防止造成气胸。肋骨骨折伤后应鼓励患者咳嗽排痰，有指征时应用抗生素、祛痰药，以预防肺膨胀不全或感染。对于严重的多发性肋骨骨折，在某些有条件的医疗单位可以施行骨折固定手术，用钢丝或肋骨钉固定骨折的肋骨。其优点是改善患者呼吸运动，加速骨折愈合，避免以后肋骨畸形愈合；缺点是此类患者多合并肺挫伤或其他脏器损伤，手术创伤及手术风险很大，术后围手术期合并症发生率高，需要经过较长时间的恢复。几十年前曾倡导叠瓦式胶布固定胸壁，现在已不再用，其原因，第一是大块胶布叠瓦状固定于前后胸壁，随着呼吸运动和出汗等，胶布很快脱落；第二是某些患者对胶布过敏，奇痒难忍，不能耐受。

第二节 连 枷 胸

一、定 义

严重钝性闭合性胸部创伤可造成 2 根或以上肋骨双处骨折，形成连枷胸，即一部分骨性胸壁失去支持，脱离整个胸廓，呈浮动状态，又称浮动胸壁或胸壁软化。此部分胸壁与正常胸壁的呼吸运动相反，呈现矛盾运动，临床又称此种呼吸运动为反常呼吸运动。单纯连枷胸不致伤者死亡，若合并严重广泛肺挫伤，其死亡率可高达 40%。

二、发病机制和病理生理改变

连枷胸的发生机制是严重胸部外伤造成多根多处肋骨骨折，或多根肋骨骨折合并胸骨骨折，或合并肋骨与肋软骨交界分离，受伤部位的胸壁失去肋骨支持，与整个骨性胸廓分离，成为浮动胸壁。浮动胸壁多发生在前胸壁，或发生在侧胸壁，很少发生在后胸壁，是因为后胸壁有强大的脊柱和厚层背部肌肉保护所致。

连枷胸造成的病理生理改变主要为正常吸气时胸内负压增高，整个胸廓向外向前扩张，横膈下沉，气体被吸入呼吸道。但是，连枷胸时失去肋骨支撑的游离肋骨段，即胸壁的浮动部分，却因胸内负压向内凹陷。呼气时胸内负压减小，依靠胸壁和肌肉的回缩性（或弹性、顺应性），使胸壁向内和横膈向上运动恢复到正常位置，呼吸道内气体被排出。浮动胸壁因胸膜腔内压减小而向外凸出，如此形成与正常胸壁运动相反方向或"矛盾"方向的"反常呼吸运动"。大面积和双侧连枷胸造成的反常呼吸运动严重限制了胸膜腔产生足够负压，限制了肺的通气功能，若不及时有效地处理，将很快发生呼吸衰竭。此外，连枷胸破坏了胸廓运动的稳定性，使两侧胸膜腔压力失去平衡，纵隔随呼吸运动来回摆动，上下腔静脉有不同程度的反复扭曲或伸直，从而影响静脉血液回流，最终引起循环功能衰竭。伤后早期因骨折处剧烈疼痛使伤处肌肉处于痉挛固定状态，以及因机体代偿作用，反常呼吸运动多不明显。以后肌肉疲劳逐渐松弛，呼吸道分泌物潴留，致呼吸肌做功增加和呼吸运动幅度加大，反常呼吸运动及其造成的后果更加明显。

三、临床表现

连枷胸伤情多较严重，患者主诉受伤局部疼痛，并因呼吸运动、咳嗽和体位改变使疼痛加剧，同时患者感到憋气、心慌和呼吸困难，可见呼吸增快、发绀，甚至处于休克状态。体格检查除肋骨骨折临床表现外，还可发现骨折部位的浮动胸壁及反常呼吸运动。

四、诊 断

根据外伤史、临床表现及体征，特别是浮动胸壁造成的反常呼吸运动多可做出诊断。较单纯肋骨骨折更应注意有无胸内脏器损伤，尤其是肺损伤（肺挫伤）。进行连续动脉血气分析检查以明确低氧血症程度。胸部正侧位 X 线检查除了可以明确多发多处肋骨骨折的诊断，还可发现胸内脏器合并损伤，如气胸、血胸、血气胸、肺损伤及纵隔增宽。在伤情允许的情况下，应行胸部 CT 或 MRI 检查，进一步确定肺损伤严重程度及范围，以及纵隔脏器，特别是有无心脏大血管损伤。

五、治　疗

连枷胸的治疗原则为尽快消除浮动胸壁造成的反常呼吸运动，阻断恶性循环，纠正其产生的呼吸、循环功能不全。具体为控制反常呼吸运动，可根据反常呼吸运动范围、大小，以及呼吸困难的严重程度及具体条件，采用以下方法处理，有时还需紧急处理。①加压包扎固定胸壁软化区。浮动胸壁范围较小，反常呼吸运动程度较轻，有足够自主呼吸能力，不需要机械通气辅助，应用胸带加压包扎即可。②机械通气：呼吸内固定。经气管插管或气管切开进行控制性机械通气，这是消除反常呼吸、纠正呼吸循环功能障碍最有效的方法。临床上常采用胸带包扎并机械控制通气。特别是伴有低氧血症，$PaO_2 < 8kPa$（$60mmHg$），$PaCO_2 > 6.66kPa$（$50mmHg$），肺内分流 $\geqslant 25\%$ 的患者，更应行控制性机械通气。机械通气能对胸廓提供支撑，稳定胸壁，制止反常呼吸运动，保证呼吸道通畅及足够肺泡通气量，改善气体交换。临床要求机械通气时间较长，直到胸壁运动稳定后，过渡到以自主呼吸为主的机械辅助通气，再过渡到无创呼吸机辅助，最后达到完全自主呼吸。③巾钳重力牵引、胸壁外固定架牵引等方法。因其操作复杂，不能控制自主呼吸，加之疗效难以肯定，目前已经摒弃，被机械通气代替。

即使不用机械通气辅助的患者，也应保持呼吸道通畅，及时清除呼吸道内分泌物，除鼻导管吸痰或经支气管镜吸痰外，必要时可行气管插管或气管切开以利于有效吸除呼吸道内痰液，保持呼吸道通畅。此外，给氧、镇痛和应用抗生素防治感染均是有效的治疗。

连枷胸对伤者生命的主要威胁是反常呼吸。闭合性胸外伤所致的连枷胸，一般不考虑手术方法处理肋骨骨折。如上述加压包扎方法的缺点就是浮动胸壁的反常呼吸被控制，但是出现胸壁塌陷畸形，对其远期呼吸功能有一定影响。有学者曾对胸部创伤胸内出血或脏器损伤患者进行开胸手术，在处理胸部其他创伤的同时，行肋骨骨折固定术。方法包括克氏针骨髓腔内固定、肋骨钻眼钢丝缠绕固定和肋骨钉固定。这些方法的优点是可以准确固定骨折肋骨，有效控制反常呼吸，远期效果好，以后也不遗留胸壁塌陷畸形，缺点是创伤过大，伤者条件常不允许完成如此复杂的手术。

连枷胸常合并严重的肺挫伤，需要同时按肺挫伤的治疗原则处理。

连枷胸是临床上最严重且最难处理的一种胸部外伤，其原因不仅是连枷胸产生的病理生理改变，更多的是它常合并广泛而严重的肺挫伤，造成创伤性湿肺，威胁患者生命，是目前胸部外伤处理的难题。当然，局部小范围的连枷胸处理较为容易，范围较大的连枷胸并伴有广泛肺挫伤的，应当引起胸外科医师的高度警惕。对于此类患者，单纯胸外科手术操作并不多，也许连胸腔引流管也不需要放，但是它考验胸外科医师处理肺挫伤的技能和水平。如监测呼吸系统和循环系统的功能状态、纠正水电解质平衡紊乱、机械辅助通气的参数调整等方面，胸外科医师应与 ICU 医师密切配合，互相协商，共同处理患者。紧急情况下是否要进行开胸手术处理，应慎重考虑。因为大多数患者病情危重，除非胸腔内有急需开胸处理的损伤，一般多在患者病情稳定后再行开胸处理，此时也许已是伤后 2～3 周。

第三节　胸骨骨折

一、病因及发病机制

暴力直接作用于胸骨区，或者暴力挤压胸部均可导致胸骨骨折。交通事故中驾驶员胸部撞击方向盘是目前胸骨骨折最常见的原因，其他如高处坠落或煤矿塌方也是发生胸骨骨折的原因之一。骨折部位通常位于胸骨柄与胸骨体交界处附近的胸骨体部，有时则是胸骨柄与胸骨体软骨结合处断裂。骨折通常为横行或斜行断裂，若有断端移位，多为远断端向前移位，重叠于近断端前方，但是胸骨后骨膜常保持完整。胸骨骨折多为严重胸外伤所致，多合并胸内脏器或其他部位损伤，常见的合并伤有双侧多发肋骨骨折、肺挫伤、心脏大血管破裂、心肌挫伤、气管及支气管断裂等，因此，在诊断时应注意有无合并症的存在。

二、临床表现

本病主要症状为胸前区疼痛，咳嗽及深呼吸使症状加重。体检发现骨折部有明显压痛，如骨折断端有移位，局部可见畸形及活动异常，并可扪及骨折端。合并多根肋骨或肋软骨骨折时，前胸壁凹陷，出现反常呼吸运动和呼吸困难。

三、诊　　断

有明确胸部外伤史；发现胸骨局部有畸形、异常运动或扪及骨断端，诊断即可成立。怀疑胸骨骨折时，应进行胸骨斜位和侧位 X 线检查，特别是在骨折无明显移位时。常规行胸部后前位 X 线检查常不易发现骨折线，但可显示有无其他胸内合并伤。

四、治　　疗

单纯胸骨骨折无移位，不需要手术处理，卧床休息及口服止痛药即可。疼痛严重时可采用局部封闭。骨折部位用沙袋压迫，肩胛间垫以小枕，可达到制动止痛目的。有移位的胸骨骨折，全身伤情稳定后应早期行骨折复位。常用的方法有以下 3 种。

1. 牵引复位　适用于横断性胸骨骨折且有明显移位者。牵引复位可予以局部浸润麻醉，患者取仰卧位，背部垫枕，轻度后仰。在骨折的胸骨旁做小切口，将预先弯好的钩形针从一侧肋间紧贴胸骨后方，从对侧同一肋间穿出，然后用 4～5kg 的重量作悬吊牵引。牵引复位的缺点是患者必须长时间卧床，效果不能完全确定。目前牵引复位法应用很少。

2. 手法复位　患者取仰卧位，胸椎过伸，双臂上举过头部，局部麻醉后，术者用力加压于重叠在近断端之上方的远断端，使之复位。此法适用于横断有轻度移位的胸骨骨折者。

3. 手术固定　适用于骨折移位明显，悬吊牵引不能有效限制骨折处活动，或手法复位困难，或胸骨骨折伴有连枷胸者。具体方法为气管插管，全身麻醉，患者取仰卧位，背部垫枕。于胸骨骨折处正中做纵行切口，用骨膜剥离器或持骨器撬起骨折端，使之上下端对合。然后在上下两块骨片上钻孔，用不锈钢丝穿过钻孔对拢胸骨断端并拧紧固定。胸骨骨折复位后，也可采用钢板固定，目前临床已有胸骨固定器，用以固定胸骨。切口不需要引流。术后应用抗生素预防感染和镇痛，卧床休息 2 周左右，待骨折纤维连接，疼痛减轻后即可下床活动。胸骨骨折的手术效果满意。若骨折已经数周才手术，需要重新离断已纤维连接的骨折线，骨折愈合时间相对延长。

第四节　外伤性气胸

一、闭合性气胸

（一）病因及发病机制

肺泡破裂、肺裂伤或胸壁穿透伤后，少量气体逸入胸膜腔，肺或胸壁的伤口自然闭合，不再有气体进入胸膜腔，这样造成的胸膜腔内积气称为闭合性气胸。例如，胸部闭合伤肺破裂或肺大疱破裂，针灸或胸腔穿刺意外刺伤肺组织。小量气胸时肺萎陷体积小于 20%，对呼吸循环功能影响较少。当肺萎陷体积大于 50%，产生大量气胸，可致限制性通气功能障碍。

（二）临床症状

小量气胸多无明显临床症状，仅在胸部 X 线检查时偶然发现。大量气胸时，患者可有胸闷、不适、气急、胸痛等症状，查体可发现患侧胸部饱满，叩诊呈鼓音，听诊示呼吸音减弱或消失。胸部正位 X 线检查显示患侧肺萎陷，胸膜腔积气，有时可伴少量积液。

（三）诊断

依据病史、症状、体征和胸部 X 线检查可诊断此病，胸膜腔穿刺抽出气体可证实诊断。

（四）治疗

小量气胸无须特殊处理，待空气自行吸收，其吸收速度约为每日 1.25 容积 %。大量闭合性气胸时，患者有明显症状，需行胸膜腔穿刺抽气，或闭式引流，以促使肺尽快复张、膨胀。

二、开放性气胸

（一）病因及病理生理改变

外伤穿透胸壁造成胸壁部分缺损或胸壁遗有伤口，胸膜腔与外界持续相通，空气随呼吸自由出入胸膜腔，称为开放性气胸。开放性气胸与开放性胸外伤不同，开放性胸外伤指外伤致胸部表面不完整，开放伤的深度可限于表面皮肤、皮下层、肌肉层或胸膜外，当外伤造成胸膜破损，胸膜腔与外界直接连通，则为开放性气胸。

由于患侧胸膜腔内负压消失，伤侧肺萎缩，吸气时纵隔移位压迫对侧肺，而且两侧肺内残气对流，均影响肺通气功能和气体交换，长时间可造成呼吸衰竭。开放性气胸造成两侧胸膜腔压力不平衡，吸气时纵隔向健侧移位，呼气时纵隔向患侧移位。这种随呼吸运动出现的纵隔摆动使腔静脉扭曲，影响回心血流，继之心排血量减少，最终可产生循环衰竭。此外，胸壁存在伤口，容易引起胸膜腔感染，并发脓胸。

（二）临床表现

患者可有心慌、气急、呼吸困难、发绀，部分患者血压下降，甚至呈休克状态。查体发现胸部有开放性伤口，呼吸时空气经伤口进出胸膜腔，发出吸吮样声音。

（三）诊断

根据胸部外伤史、症状和体征，易于诊断。开放性气胸的特征性表现是胸壁有创口并随呼吸发出吸吮声。病情稳定后，可行胸部 X 线检查，目的不是诊断开放性气胸，主要是为了了解有无胸内异物或其他胸内合并伤。

（四）治疗

现场紧急处理原则是迅速封闭伤口，变开放性气胸为闭合性气胸，以消除纵隔摆动对循环系统的影响。现场可以用多层纱布或任何可用材料封盖伤口，棉垫加压，胶布绷带固定。以后再按闭合性气胸处理。给氧，补液，必要时输入胶体或血液，纠正休克和循环功能不全。如果怀疑存

在胸内异物或胸内脏器损伤，或有活动性出血，在呼吸循环稳定后于气管内插管、全身麻醉下行清创术，酌情进行相应处理。①如无胸内损伤，无严重创口污染，清创后予以缝合。②伤口污染严重，仅缝肌层，皮下和皮肤延期缝合。③有胸内损伤需行开胸手术，若创口污染不重，且位置恰当，可扩大外伤创口行胸内手术，反之需另作剖胸切口。④胸壁缺损过大，可用带蒂肌皮瓣填补，骨膜片覆盖，或人工代用品等予以修复。清创术毕均需放置胸腔闭式引流，并应用抗生素预防感染。

三、张力性气胸

（一）病因及发病机制

肺裂伤、支气管损伤、食管裂伤或胸壁穿透伤可造成张力性气胸。此时裂口与胸膜腔相通，且形成单向活瓣，吸气时活瓣张开，空气进入胸膜腔，呼气时活瓣关闭气体不能排出，致使胸膜腔内气体不断增加，压力逐渐增高，形成张力性气胸。

张力性气胸的伤侧肺受压萎陷，通气量减少；张力将纵隔推向健侧，使健侧肺也受压。呼吸通气面积减少，但血液仍在灌流不张的肺泡中，肺内分流增加，可引起严重的呼吸功能障碍和低氧血症。由于纵隔移位，使上下腔静脉扭曲成角，以及胸膜腔内高压，均导致回心血流量受阻，心排血量降低，最终造成循环功能衰竭。若不及时救治，可很快导致患者死亡。

（二）临床表现

患者极度呼吸困难、发绀、脉搏细弱、心率加快、血压下降，甚至休克。检查可见伤侧胸部饱满，呼吸活动度减低；叩诊呈鼓音，气管及心尖冲动均向健侧移位，听诊患侧呼吸音减弱或消失。有时气体进入胸壁软组织，可发现胸部、颈部及头面部皮下气肿。

（三）诊断

根据外伤史及临床表现，怀疑张力性气胸。疑有张力性气胸者，有条件时可行胸部 X 线检查，确定有无肺萎陷；无条件进行 X 线检查，但病情危重时，可行试验性诊断性穿刺。于伤侧锁骨中线第二肋间穿刺并有高压气体排出即可明确诊断。

（四）治疗

张力性气胸进展迅速，常危及生命，必须迅速处理，紧急处理原则为排气减压。具体方法为可用粗针头在伤侧第 2 肋间锁骨中线处刺入胸腔内，达到暂时减压的目的。穿刺针尾可连接水封瓶行胸腔引流或使用活瓣针。活瓣针为穿刺针尾端栓一橡皮指套，顶部剪一小口，使气体能够排出但不能进入胸膜腔。此种方法简易有效，便于现场救治与转运。紧急处理后再作胸腔闭式引流，必要时行负压吸引。

一般肺组织裂伤约于 1 周内自行闭合，肺重新复张。若闭式引流后呼吸困难无明显缓解，胸管持续大量漏气，肺不能有效膨胀，提示存在严重肺裂伤或支气管断裂的可能，需尽早剖胸探查。手术多采取侧卧位，后外侧剖胸切口。经第 5 肋间或第 6 肋间进胸。较小的肺组织撕裂伤或缺损，可以采用进针较深的褥式缝合，闭合裂伤创面。如果肺组织损伤大且深，单纯缝合裂伤断面容易渗血，继发感染或形成支气管胸膜瘘，此时应当行肺部分切除或肺叶切除。如果发现为支气管断裂，应进行支气管断裂修补缝合术。目前，临床广泛应用微创技术，VATS 很方便进行胸腔探查、肺裂伤修补术及支气管断裂修补术。胸内修补手术完毕，充分冲洗胸腔，彻底止血。除留置前胸引流管用于排气外，还需在第 7 肋间腋中线另置闭式引流以利于胸腔积液排出。无论是否手术，均应密切观察病情变化。一般处理包括吸氧，预防感染，并注意其他部位有无合并伤。

四、评　　论

临床工作中，外伤所致气胸，无论是闭合性气胸、开放性气胸还是张力性气胸，均很常见，特别是在基层医院、建筑工地、矿山医疗单位常见。一线医务人员对于气胸应有足够的认识和处理技能，经过现场紧急处理，为以后进一步治疗赢得时间，可能会挽救某些危重患者的生命。

闭合性气胸多无明显症状，体征也很少，大多是在胸部 X 线检查时偶然发现。由于胸腔内气体逐渐吸收，因此其危险性较小，对人体损伤也相对较小。

开放性气胸因为有胸壁开放性伤口和随呼吸产生的吸吮声，很容易诊断。问题常出现在现场紧急处理中。某些医师强调需要等待客观检查，如胸部 X 线、血常规或其他更为复杂的检查的结果，诊断清楚后再处理，结果丧失了宝贵的抢救时机。开放性气胸时，纵隔摆动严重影响循环系统功能，是此类急症患者死亡的主要原因。外伤现场常不可能找到无菌纱布或敷料，我们强调采用一切可能获得的材料，如毛巾、围巾、衣服等，此时压盖胸壁伤口立即消除纵隔摆动是第一位，以后再按闭合性气胸处理，防治继发感染等可能出现的并发症。开放性气胸另一常出现的问题是清创术。某些急诊医师未做必要的检查，未明确是否存在胸内异物或其他并发症，仅将伤口简单缝合，结果出现了脓胸。因此，强调在病情稳定后，应进行某些必要的检查，明确诊断后，依病情进行简单清创或开胸探查。

张力性气胸是闭合性胸外伤中最常见的致死原因，主要是未想到张力性气胸的可能，特别是严重复合伤患者。对此，笔者有深刻教训。20 世纪 70 年代初曾有一壮年男性患者，外伤后神志尚清，但表现为呼吸循环衰竭。急诊室邀请基本外科、胸外科、骨科和神经外科医师会诊。基本外科医师排除腹腔内出血和急腹症。骨科医师认为虽有下肢骨折但不至于造成目前严重衰竭的状况，并同意病情稳定后再处理骨折。胸外科参与会诊的是一位年轻医师，认为无明显胸部外伤，呼吸循环衰竭是脑挫裂伤所致。神经外科医师认为患者意识尚清楚，无明确颅内定位体征，无脑挫裂伤和颅内压增高体征，呼吸循环衰竭非神经系统外伤所致。患者当时因病情重笃，无法移动，未行胸部 X 线检查和头颅超声检查。在这些连续会诊过程中，没有科室接收患者，也未予以输液和纠正低血压，单纯鼻导管吸氧远不能缓解低氧血症，最终患者死亡。尸检发现患者右侧肋骨骨折、张力性气胸、腹部及颅脑未见明确致命性损伤。从此例病例中我们应该吸取很多教训。其实，此例病例的诊断和处理均不太困难，只要用手扪一下气管位置，听诊器稍微听半分钟，诊断即可明了，用一根粗针头刺入右胸腔即可挽救一条生命。但是当时年轻的胸外科医师对于张力性气胸的危险性缺乏足够的认识和警惕。许多教科书均强调外伤性气胸紧急处理的原则和方法，就是从此类血的教训中总结出来的。因此所有医师，即使是资历高的医师，也不能放松警惕，永远牢记"三基""三严"，才能有效、成功处理好胸外科急症。

有关张力性气胸的诊断问题，某些医师认为气体在胸膜腔内迅速积聚起来的是张力性气胸，但是缓慢聚积起来的气胸也是张力性气胸。30多年前我们还应用气胸测定仪测定胸腔内压力，抽净胸内的气体后，20分钟后再重复穿刺抽吸，确定是否为张力性气胸。现在气胸测定仪已不再使用，各医疗单位行单纯穿刺抽气来处理外伤性气胸者越来越少，大多数行胸腔闭式引流术。其优点是水封瓶胸腔引流安全有效，无论是闭合性气胸还是张力性气胸均能缓解症状或达到愈合。此外，胸腔闭式引流还可观察胸内漏气有无增减和肺复张状况，若胸内持续漏气无缓解，提示可能存在更为严重的合并症。第二次世界大战时医生应用胸腔闭式引流解决了胸外伤造成的呼吸生理紊乱问题，胸腔闭式引流是胸外科发展的里程碑。

第五节 外伤性血胸

一、基本概念

胸膜腔内积存血液称为血胸。全部胸部创伤中70%有不同程度的血胸。胸壁伤与胸膜腔相通或胸内器官损伤，均能发生血胸或血气胸。外伤性血胸依胸腔积血量多少可分为以下三类。①小量血胸：积血量少于500ml，胸部X线片显示肋膈角消失，或血气胸液面不超过膈顶。②中量血胸：积血量在500~1500ml，胸部X线片显示液面上界达肺门平面。③大量血胸：积血量超过1500ml，肺严重受压萎陷，胸部X线片显示液面可达上肺野。

二、病理生理

血胸依胸腔内积血量多少及出血速度快慢，引起不同的病理生理改变和临床表现。血胸的病理生理改变主要是胸内出血和胸内积血。急性大量失血可引起血容量迅速减少，心排血量降低，

发生失血性休克和循环功能衰竭，严重时可导致死亡。丢失的血液积聚在胸膜腔内，大量血液压迫肺致肺萎陷，气体交换减少，致呼吸功能障碍。此外，大量血胸将纵隔推向健侧，影响静脉回流，加重循环功能不全。

血液流入胸腔，由于心、肺和膈肌运动而脱去纤维蛋白，因此血液多不凝固。但是，急性大量出血，即出血迅速且量大，胸内去纤维蛋白作用不完全，则可能形成血凝块，因此胸膜腔内积存血凝块提示胸内有快速大量的出血。血胸以后，纤维蛋白附着于肺表面形成纤维板，限制肺膨胀，产生凝固性血胸，以后凝固性血胸逐渐机化致纤维胸。胸腔内积血未能及时清除，易引起细菌感染，凝固性血胸在机化过程中继发感染，也可形成脓胸。

造成血胸的出血来源：①肺组织裂伤出血。由于肺动脉压力低，加之肺受压萎陷，肺内的循环血量比正常时明显减少，肺组织出血多能自行停止。偶尔肺内较大血管撕裂出血，仍需手术止血。②胸壁血管出血。一般为胸廓内血管或肋间血管损伤，它们来自体循环，压力高，出血多，常不易自止，常由于持续出血造成失血性休克，需要开胸止血。这是临床上开胸止血最常见的处理情况。③心脏、主动脉、腔静脉及肺动脉、肺静脉主干出血，多为急性大出血，量大且猛，常来不及抢救而死于发生现场。④极为少见的胸内出血。其是气管或食管破裂出血所致，气管或食管损伤引起感染，是对人体的主要威胁，偶尔血胸未能及时处理而发展为脓胸。

三、临床表现

小量血胸对机体呼吸和循环系统影响较小，很少有症状或无症状，少量积血大多可自行吸收，一般不需要特殊处理。中量及大量血胸可因血容量减少和肺组织受压萎陷，表现为内出血症状和呼吸窘迫，可有面色苍白、烦躁不安和呼吸困难的表现。体格检查发现脉速而弱，血压降低，伤侧呼吸运动减弱，患侧下胸部叩诊呈实音，呼吸音减弱，气管可向健侧移位。大量血胸的表现与中量血胸相同，只是呼吸和循环功能障碍的症状更明显，程度更严重。

胸内活跃性出血或称胸内进行性出血，在检查外伤性血胸时，必须明确胸腔内出血是否停止，即确定胸腔内是否存在活跃性出血，这不仅为了明确诊断，更重要的是为恰当地治疗。出现下列征象提示胸内有活跃性出血，需紧急手术开胸止血：①保持胸管引流通畅情况下，引流血量每小时超过 200ml，连续 2～3 小时；②经积极抗休克治疗和补充全血后，患者脉搏、血压和呼吸无明显改善，或暂时好转又迅速恶化；③引流出的血液很快凝固；④血常规检查示血红蛋白测定和红细胞计数呈进行性下降；⑤胸腔引流出的积血为鲜红色，其血红蛋白测定及红细胞计数与周围血液相近。

迟发性血胸是指外伤后患者并无血胸症状，检查也未发现胸膜腔内积液，但在数天后证实存在血胸，甚至存在大量血胸。其原因可能为肋骨骨折，当时无出血，之后因活动或姿势等造成骨折断端刺破肋间血管，或血管破口被凝血块暂时封闭，以后血凝块脱落等。因此，胸部外伤后短期内应重复进行胸部 X 线检查。

血胸继发感染则形成脓胸。外伤性血胸未及时抽吸干净，或凝固性血胸机化过程中发生感染，也可形成脓胸。以下表现提示脓胸已经形成：①体温及白细胞计数增高，伴有感染症状；②抽出液涂片检查红细胞与白细胞比值，正常比值为 500：1，若比值小于 100：1，则提示胸内感染；③抽出液放入试管内，加蒸馏水混合放置 3 分钟，如呈混浊或出现絮状物；④抽出液涂片及细菌培养阳性。

四、诊　　断

依据外伤病史、症状和体征多可以诊断。胸部 X 线检查可显示胸腔内积液或液气胸，以及胸腔内积液量的多少。确诊需要胸腔穿刺抽出血液，但是有凝血块时，不容易抽出或抽出的血液较少。

五、治　　疗

外伤性血胸治疗原则为清除胸膜腔内积血，使肺迅速膨胀；对活跃性出血需进行开胸手术以止血；防治休克和继发感染；处理血胸合并症。

出血已停止的血胸处理方法：①小量血胸可多次行胸腔穿刺抽出血液而愈；已形成血凝块的，可观察等待自行吸收。②中量血胸多需胸腔闭式引流。③大量血胸应及时行胸腔闭式引流，尽快排出积血，促使肺尽快复张。

对于进行性血胸可施行积极输血、补液，纠正循环功能不全，立即行剖胸探查手术止血。开胸探查术一般采用后外侧切口，切断第 6 肋进胸，清除凝血块，迅速寻找出血处。术中寻找出血部位有困难，休克与可能血压太低且未被纠正有关，可先补充血液，待血压回升后再寻找出血部位。根据术中发现，对出血的肋间血管或乳内血管予以缝扎止血；肺裂伤出血行严密缝合，大块肺组织撕裂伤，组织脆弱，缝合不能很好止血，酌情行部分肺切除甚至肺叶切除。目前临床已广泛应用 VATS 进行探查和相应处理。对于轻度表浅心脏、大血管破裂可行缝合修复，重度损伤需在辅助循环下探查修补。术后仍需严密观察，防止再次出血，并应用大量抗生素预防感染。保持引流通畅，鼓励和协助患者咳嗽，排出肺内分泌物，促进肺充分膨胀，消灭无效腔。

伤后凝固性血胸无感染征象，病情稳定，2 周左右行剖胸或 VATS，清除血凝块及附着在肺表面的纤维蛋白膜或纤维板，彻底冲洗，术毕置胸管引流。术后进行呼吸物理治疗，使肺尽快膨胀复张。有学者推荐采用链激酶（2500U）或尿激酶（1000U）溶于 100ml 生理盐水，5～10 分钟缓慢注入胸膜腔内，8～24 小时后行胸腔穿刺抽吸。此法效果不一，可斟酌应用。

对于血胸感染形成脓胸，可反复进行胸腔穿刺抽液，抽毕，胸内注入抗生素。如果穿刺效果不佳，需行胸腔闭式引流，必要时行双管冲洗引流（分别在后肋膈角处和前胸肺尖部置管）。全身抗感染治疗应根据胸腔液细菌培养选用大剂量有效抗生素。凝固性血胸继发感染并分隔，形成多房或保守治疗效果不佳者，应及时行胸腔廓清术。术毕，安置引流管，分层缝合胸壁。

六、临床问题讨论

1. 胸内活跃性出血的判断　临床工作中，判断胸内是否有活跃性出血，有时却并不容易。胸内活跃性出血不只发生于胸外伤，也是开胸术后一个常见并发症。胸管引流不断有血性液体引出，特别是开胸术后，术者担心需要再次手术止血。医师常给出的医嘱是输血、输血浆，加大止血药用量，床旁监测脉搏、血压和血氧饱和度。结果输血或输血浆后引流量又逐渐增多，血压下降后出血量也逐渐减少，挤压胸管也无血液引出，但是患者神志淡漠，周身冷汗，脉搏加快，血压也逐渐下降。为寻找出血停止、一般状况却恶化的原因，再进行床旁胸部 X 线检查，可见胸内下肺野存在大片模糊影，提示积存血凝块。患者叩诊呈浊音，听不见呼吸音，此时稍一搬动患者易使其心搏骤停，甚至没有送往手术室急救的机会。教科书中谈论胸内活跃性出血的指标是血压能否维持在稳定水平，只有血压下降到 80mmHg，才决定是否开胸止血。临床经验告诉我们，判断胸内是否有活跃性出血，脉搏增快这一指标比血压下降更有价值。术后返回病室，患者脉搏为 80 次 / 分，随着胸管引流量增多，脉搏随之加快，从 80～90 次 / 分增至 100～110 次 / 分，血压逐渐下降，从 120mmHg 下降至 90mmHg，因此尽管血压未降到 80mmHg，也应尽快开胸止血，否则患者将丧失手术时机。我们曾遇到 1 例，患者开始脉搏、血压尚能维持，随着胸管引流量增多，血压下降到 80mmHg 左右，此时立即行开胸止血，患者麻醉后翻身摆放体位时心搏骤停，再行心脏按压及输注升压药、进行输血或输血浆等处理，也无济于事。我们的观点是，对于胸内活跃性出血的处理要积极，要面对现实、实事求是，不要心存侥幸。因为胸内活跃性出血提示胸内有较大血管破裂出血，非止血药所能解决。有时输注大量凝血药可使凝血块堵塞胸管，引流虽停止，但积血都存于胸腔内。此外，输血后血压升高，出血较多，又导致血压下降，出血量减少，这些情况都会影响医师的判断，使他们难以下决心去积极处理胸内活跃性出血。我们的体会是，凡是再次开胸止血者基本均存活且无合并症。犹豫不决、心存侥幸是临床外科医师心理素质不成熟的表现。另外，胸内活跃性出血是否需要再次开胸止血，还有一个时间问题，我们的经验是，开胸术后再次止血多在术后 4～5 个小时，此时经过临床观察和对症处理，出血仍不停止，则需要再次开胸止血。

超过 24 小时的胸内出血多不需要再次开胸止血，因为此时出血处已被血块压迫，血管破裂处也已经闭合，出血自止。

2. 胸内出血量的判断　胸内活跃性出血可从胸瓶内的出血量判断，但是当胸瓶内血性引流液达 1500ml 时，患者心率升至 120 次 / 分，血压下降到 90mmHg，临近休克状态。出血量不足全身血容量的 1/4，为何可能会休克？再次行开胸手术所见就会明白，其实引流出的仅是一半的出血量，还有一半的出血积存在胸内，它们或形成血凝块，或被血凝块分隔，或胸管已经被血凝块堵塞，不能引流而出。活跃性出血的出血速度较快，加上应用止血药、术后切口疼痛及血凝块压迫，肺呼吸运动受限，多数都有血凝块形成。行床旁胸部 X 线检查，显示患者患侧下胸部有大片模糊影，提示胸内有较多血凝块存在，也可帮助外科医师判断胸内出血量。我们的经验是当床旁胸部 X 线检查提示患者胸内有血凝块时，应立即再次开胸止血。

3. 出血处的找寻　通常再次开胸清除胸内血凝块，吸净积血后却未能发现明显出血处。原以为有肋间血管、乳内血管破裂出血，或解剖剥离面出血等，最后也不能确定到底是哪里出血，探查所有可能出血处都是渗血，并无活跃性出血。其原因，有学者解释为胸内负压吸引作用，开胸后正压使得活跃性出血停止，也有学者解释为开胸后刺激血管收缩，出血暂时停止。这些解释似乎有些牵强，并不令人满意，但是客观上这种现象并非少见。像腹腔内出血一样，胸内积存血块之处即是高度怀疑出血之处。另外，将所有解剖处的血管逐一缝扎或结扎牢靠，剥离面仔细电灼止血，完全止血后再静观 5～10 分钟，无明显出血后关闭胸腔，这样的处理可保证无胸内再次出血发生。

4. 凝固性血胸处理　临床发现某些胸内出血的患者就诊时已外伤数日，已形成凝固性血胸或部分凝固性血胸。对于此类患者，其处理原则如下。①若存有积血，可以多次穿刺抽吸干净，遗有少量血凝块，可等待其自行吸收。②若凝血块很多，胸腔内阴影超过肺野的下 1/3，为防止之后发生纤维胸或脓胸，应行开胸手术，清除全部凝血块，吸净积血，使肺完全膨胀，彻底冲洗，安置胸管引流。VATS 处理凝固性血胸,操作简单,效果满意。术后鼓励咳嗽和深呼吸,促使肺尽快扩张,不留无效腔。③若凝固性血胸者出现发热,提示可能存在继发感染,应按脓胸处理。

5. 凝固性血胸处理时机　如前所述,凝固性血胸一旦发生感染,则将演变成脓胸。临床上提示胸膜腔内血肿继发感染最敏感的症状是发热,即使白细胞计数和分类不高。某些医师常强调其他部位的感染,却找不到确凿的证据。曾有 1 例煤矿井下工人被双向开行的运煤车挤压,造成连枷胸、肺挫伤、休克。CT 显示患者胸膜腔内有大量积血,经胸管引流后仍积存大量血凝块。一般状况稳定数日后,患者开始发热,大量、多种抗生素输注无效。CT 显示胸内血块影中出现液化,穿刺不能抽出,考虑凝固性血胸继发感染,决定开胸探查。手术清除大量血凝块和积血,冲洗后放置胸腔引流管。术后患者体温回复正常,一周后拔除胸腔引流管,术后复查胸部 CT,提示肺膨胀良好,仅遗有少量包裹性积液。因此,我们认为凝固性血胸患者一旦继发发热,应立即手术探查,清除积血,安放位置合适的胸腔引流管。这种方法与输注大量抗生素、等待其自行吸收比较,恢复快,且省时、省力、省费用,患者所受痛苦也少。

6. 警惕迟发性血胸　迟发性血胸发生的原因及临床表现前已叙述。尽管它的发生率很低,但是不断有个案病例报道,甚或有集中数十例的临床经验总结。因此,对于迟发性血胸应有足够的警惕性。此类患者多发生在急诊室,有时因未能提早说明,造成不必要的纠缠或纠纷。急诊处理胸部外伤患者,发现有单纯肋骨骨折,胸部 X 线检查显示胸内无积液、积气,最好劝说患者次日重复胸部 X 线检查以确定无其他合并症。特别是交通事故或他人致伤的情况,临床医师诊断需慎重。

7. 伤口处理问题　开放性血气胸的伤口处理是一个需要强调的问题,像开放性气胸一样,处理伤口不能仅把外部伤口简单缝合。在维持循环和呼吸稳定后,进行必要的辅助检查以确定胸内伤情,如何处出血、出血量多少、有无其他合并伤,可有准备地进行开胸探查,或是简单地清创后缝合伤口观察。急诊处理胸部外伤时,伤口敞开较

严密缝合对观察病情更为有利,尤其是在胸内伤情不明的情况下,匆忙地缝合表浅胸壁伤口并非明智的选择。

第六节　肺　挫　伤

一、病　因

严重的胸部钝性伤及穿透性伤,均可造成肺挫伤,其中钝性伤最常见,如车祸、减速伤、挤压伤、高空坠落伤、爆炸气浪伤、烟雾烧伤等,弹片伤、子弹伤及骨折脂肪颗粒肺栓塞也可造成肺挫伤。依据暴力损伤的范围,肺挫伤可以发生在单侧,也可以是双侧,可以是局部性的,也可能累及一叶或一侧全肺,呈弥漫性损伤,造成的后果和严重程度可能也相差甚远。广泛弥漫性肺挫伤常合并胸内脏器严重损伤,也是胸外伤最常见的致死原因之一。

二、发病机制及病理改变

胸部钝性伤时,外部冲击波经胸壁突然挤压肺实质,造成肺实质出血、水肿,当冲击波消失,受压的胸壁恢复正常位置,巨大的胸内负压又进一步加重肺损伤。肺挫伤严重程度除了与外伤力大小及是否直接作用于胸壁有关,也取决于伤者胸壁的弹性和柔韧性。

肺挫伤的病理变化与肺组织结构特点有关,肺循环压力较低,肺泡内及其周围缺乏结缔组织支持,最后肺泡毛细血管内压和血浆胶体渗透压之间平衡不稳定,受到外界影响很容易发生一系列病理改变。肺挫伤的主要病理改变为大体检查肺外观呈暗紫色,表面完整,但是重量增加,含气量减少,不容易压缩;显微镜下可见肺部微血管内膜损伤,肺泡和肺间质内有大量血液渗出和间质性水肿,肺泡壁完整但肺泡间隙有出血,肺泡内充满红细胞和渗出液。实验研究发现伤后即出现肺泡水肿,24 小时内肺挫伤呈进行性发展,开始为肺泡和间质出血,以后渗出增加,肺泡和间质内充满蛋白性水肿液和红细胞。

肺挫伤造成的病理生理改变主要包括以下 4 个方面。①肺气血屏障障碍:肺挫伤后病理解剖

改变为肺泡和肺间质充血、水肿，肺泡间隔增厚，导致氧及二氧化碳不容易经过增厚的间隔进行气体交换，即肺弥散功能降低，气体交换严重受阻，肺静脉血内氧含量和饱和度下降，出现低氧血症。②肺内分流增加：第一，肺挫伤可造成肺泡表面活性物质减少，肺泡表面张力增加，肺顺应性降低，肺泡通气减少，致通气灌注比下降，肺内分流增加，从而引起低氧血症。第二，肺挫伤后肺实质受损，毛细血管结构破坏，肺泡内皮细胞间隙增大，水分和胶体渗出到血管外，肺泡及肺间质出血、水肿，最终造成肺不张。小支气管黏膜受到外伤刺激分泌增加，肺泡、细小支气管被血液、水肿液和细胞碎屑堵塞，胸部疼痛限制胸部呼吸运动和咳嗽、排痰，潮气量降低，这些因素都加重肺不张。除了肺泡不张，也可出现肺段或肺叶不张，最终影响肺内分流。③心排血量降低：严重肺挫伤造成大量肺内分流和低氧血症，机体代偿性反应为心率加快和心排血量增加。若低氧血症长时间不能得到纠正和有效缓解，心脏代偿能力丧失，最后产生心力衰竭，反过来进一步加重组织灌注不足和乳酸积聚，此时除呼吸性酸中毒外还增加了代谢性酸中毒。④严重弥漫性肺挫伤：容易发生呼吸窘迫综合征，其原因与上述因素有关，包括肺充血、水肿、肺内分流增加、微小肺泡不张、无效腔增加、肺顺应性下降等，均可造成急性呼吸衰竭，甚至多器官衰竭而致死。

三、临床表现

轻度或局限性肺挫伤临床症状不明显，或症状被其他严重合并损伤掩盖，未能被辨识出来，仅在胸部 X 线检查时发现。严重肺挫伤可出现的症状和体征：①皮肤损伤、皮下淤血或皮下气肿。②胸痛、咳嗽、呼吸急促、咳血性泡沫样痰。③体格检查，听诊可闻呼吸音弱、广泛湿啰音、水泡音或管性呼吸音，心率加快。④合并其他损伤可伴有液气胸或因气栓而致的神经症状。⑤严重肺挫伤可发生急性呼吸窘迫综合征（ARDS），表现为严重缺氧、发绀、呼吸困难、烦躁不安、出血倾向，甚至尿少、昏迷。

辅助检查包括胸部 X 线检查显示肺部局限性或弥漫性斑片状影或团块状影，边缘模糊不清，有时融合成大片状不透光区；胸部 CT 显示大片磨玻璃状阴影，肺实质损伤的影像学表现。胸部影像学改变发生很快，最晚伤后 6 小时即可出现，而出现得早晚与伤情的严重程度并无明显直接关系。动脉血气分析结果提示低氧血症，它的出现早于影像学异常发现之前。若通气功能障碍，还可出现高碳酸血症。动脉血氧分压（PaO_2）< 8kPa（60mmHg），动脉血二氧化碳分压（$PaCO_2$）> 6.6kPa（50mmHg）。此外，还可发生凝血机制的改变、血小板降低，可有出血倾向，也可出现高凝状态。

四、诊　　断

依据外伤史，结合症状、体征和辅助检查，特别是影像学和血气分析结果可明确诊断。

五、治　　疗

依据肺挫伤的严重程度，可有不同的治疗措施。轻度肺挫伤无须特殊治疗，随诊观察和预防合并症发生即可。严重者则需要处理，甚至需要及时、积极地处理，主要是加强监护病房内的内科治疗。

（1）单纯肺挫伤可给氧。给氧方式可为鼻导管给氧或面罩给氧。

（2）合适液体输入保证足够组织灌注。注意补充血容量，维持循环稳定并控制输液速度，同时应防止输液过多，避免继发肺水肿。临床一般按晶体与胶体 2∶1 的比例输入，日总输入量控制在 1500 ～ 2000ml。足够的胶体输入可有效维持血液胶体渗透压，减轻肺间质水肿和肺泡水肿，明显改善呼吸弥散功能，纠正低氧血症。

（3）保证呼吸道通畅。及时反复地清除呼吸道内分泌物和痰液，鼓励患者自主咳嗽排痰或用鼻导管吸痰、经支气管镜吸痰等。若患者呼吸困难，痰液不能有效清除，为减少呼吸道无效腔和阻力，便于吸痰，应及时行气管切开术。

（4）防治感染。严重肺挫伤患者容易继发肺部感染，开始可经验性应用广谱抗生素，以后依细菌敏感度选择合适的抗生素。

（5）应用糖皮质醇激素。肾上腺皮质激素本身有抗炎作用，可以稳定溶酶体，降低毛细血管通透性和血管阻力，使肺组织内分泌减少，减轻水肿，从而降低右心负荷。创伤后期应用激素的目的在于抑制血小板聚集，防止毛细血管内微血栓形成，减少白细胞聚集，减轻肺纤维化。激素应用要求早期、大量、短疗程。

（6）机械辅助通气。当动脉血气分析报告提示 $PaO_2 < 60mmHg$、$PaCO_2 > 50mmHg$ 时，应立即行气管插管机械辅助通气。机械辅助通气除改善通气功能，还可减少肺出血，应用呼气终末正压通气（PEEP）还可促使塌陷的肺泡重新复张，减轻肺水肿，改善弥散功能，保证充分供氧，有效纠正低氧血症。

（7）有效处理合并症。如合并气胸或血气胸，行胸腔闭式引流。骨性胸廓有骨折应予以稳定。单纯肺挫伤多无手术适应证，当胸腔内持续大量漏气或严重出血，保守治疗无效，应考虑为肺组织出血，需开胸探查，必要时可切除受损肺组织。实际上这种肺出血是因为肺裂伤而非肺挫伤。

第七节　胸壁软组织损伤

一、基本概念

在胸部损伤中，胸壁软组织损伤最多见，包括浅表皮肤擦伤、软组织血肿、肌肉撕裂伤、软组织挫伤和软组织穿通伤等。胸壁软组织损伤的致伤原因分为锐器伤和钝性伤。锐器伤多为刀刺伤、枪弹伤和玻璃扎伤。钝性伤主要为撞击伤、挤压伤、拳击伤和跌伤。

锐器伤常造成皮肤裂伤、肌肉断裂、软组织出血、疼痛，但是损伤仅限于壁层胸膜外，又称为胸部开放伤，它不同于开放性气胸，区别在于锐器伤损伤未进入胸膜腔。钝性伤为暴力作用在胸部，但皮肤保持完整，无裂伤口，主要为皮下、软组织出血和肌肉断裂，产生皮下淤斑、血肿和局部深处肿胀。肿胀可因局部软组织炎性反应渗出、淤血或皮肤损伤所致。

二、临床表现

胸壁软组织损伤，常有受伤局部疼痛，疼痛程度与暴力的强度、性质、持续时间及受伤部位的神经分布有关。钝性伤打击处局部肿胀，压痛明显，并可有不同程度的功能障碍，严重损伤可因疼痛限制患者呼吸运动和咳嗽，导致肺部合并症。锐器伤因不同致伤物的性质和强度可造成皮肤表面伤痕、破损、撕脱和肌肉撕裂等。

三、诊　　断

胸壁软组织损伤的诊断依据包括明确外伤史，受伤局部有皮肤、软组织伤口，或局部有皮下瘀血、淤斑、血肿，压痛明显。一般情况下心率、血压、呼吸多在正常范围。严重、大面积的软组织损伤可出现心率加快、血压升高或降低，呼吸幅度变小、频率加快。剧烈疼痛可致患者面色苍白、冷汗。

辅助检查示胸廓挤压试验阴性，提示无肋骨骨折或骨性胸廓损伤。胸部正侧位像正常，可以排除胸内其他合并伤。

四、治　　疗

胸壁软组织损伤的治疗原则为受伤局部的对症处理。依据伤情给予活血、化瘀、镇痛的中、西药物。钝性软组织挫伤可进行局部理疗，受伤早期行局部冷敷，无继续出血迹象后行热敷或选用其他方法进行物理治疗。锐器伤皮肤软组织有裂伤口需要进行清创术。皮肤有破损者，彻底清除伤口内异物及坏死组织，充分止血。有血管、神经损伤者，应予以相应外科处理，之后缝合伤口。伤口有严重污染，肌肉软组织损伤较重，估计感染发生率较高，清创术后伤口不缝合，予以开放换药、延期缝合。选择适当抗生素预防感染，短期口服镇痛剂镇痛。根据损伤情况决定是否给予破伤风及抗毒血清。

胸壁软组织损伤在临床工作中较常见，特别是在急诊室。而软组织损伤又常发生于打架斗殴，如被他人拳击或脚踢损伤时，或乘车时突然刹车造成意外撞伤等。所以，在诊断胸壁软组织伤时需要慎重，必须排除胸内脏器损伤或其他合并损伤，最后才诊断软组织损伤，以免日后引起不必要的纠纷。钝性伤时需注意排除肋骨骨折，皮下淤血或软组织血肿虽有疼痛，但是压痛并不剧烈，难以忍受的压痛或疼痛长时间不能缓解应怀疑更严重的损伤。

开放性胸外伤应警惕有无异物在伤口深处存留，如玻璃碎屑、弹片、子弹或折断的锐器。详细了解为何种致伤物，以及其进入胸部的方向、深度，拔出的锐器是否完整等。清创时应耐心认真，必要时扩大伤口以清除所有异物或可疑坏死组织，严重软组织损伤清创术后估计渗血较多时，可置放皮下引流管，术后加压包扎，保证不留后遗症。此外，还应确定胸膜腔是否完整，是否存在小的开放性气胸或张力性气胸。当不能完全确定诊断时，需要进行辅助检查，包括胸部正侧位 X 线检查，甚至胸部 CT 检查，排除其他损伤。某些胸壁开放性损伤，皮肤有裂伤口或持续出血，需要现场紧急包扎处理，以后再行彻底清创术。

第八节　创伤性窒息

一、基本概念

创伤性窒息是胸部钝性损伤较常见的一种综合征，典型表现为上胸部、颈部、面部和眼结膜处弥漫性分布大小不等的紫红色淤血、淤斑或出血点，但是伤者一般状况较好。创伤性窒息发生的主要原因为胸部或上腹部遭到暴力前后发生挤压，或遭受骤间钝性撞击，如工矿坍塌、交通事故及高空跌落等。当伤者胸部受到严重挤压，瞬间反射性深吸气并屏住呼吸，紧闭声门，增加胸腹部肌肉张力，胸腔内压力骤增，致右心血液逆行回流，而上腔静脉系统缺乏静脉瓣，造成末梢静脉和毛细血管过度充盈、破裂、出血。表浅毛细血管出血对机体无明显影响，但是颅内静脉大量出血或脑震荡、脑缺氧、颈部和眼球受挤压可致昏厥、昏迷、抽搐、脑水肿，甚至死亡。视网膜或视神经附近出血可影响视力。鼓膜破裂可有外耳道出血和听力障碍。

二、临床表现

单纯创伤性窒息后常有短时间意识障碍，患者述头昏、头痛、乏力，少数可有耳鸣、听力减退或视力下降。检查可发现胸部以上皮肤和皮下有不同程度淤血、淤斑，呈紫红色，压之可有暂时褪色。口腔、鼻腔黏膜和眼结膜充血、出血或淤斑，特别是以结膜下出血及结膜肿胀为特征。此类患者实验室检查多无阳性发现。

三、诊　　断

创伤性窒息有胸部钝性伤病史。检查发现胸部以上皮肤和皮下有淤血、淤斑，结膜肿胀和结膜下出血为其特征性表现。患者有昏迷和神经系统症状时，需要行头颅 CT 或 MRI 检查，确定颅内出血范围和程度。

四、治　　疗

单纯创伤性窒息的症状多可自行缓解，因此不需要特殊处理。其治疗原则是严密观察、对症治疗。皮肤和皮下出血斑在创伤后 2 周左右消退，结膜下出血多在 1 周后吸收，不遗留痕迹。颅内大静脉出血且量多，神经系统症状明显，可予以降低颅内压治疗，包括静脉快速推注甘露醇溶液或山梨醇溶液，必要时给氧、补液。合并其他胸部伤或脊柱损伤时，应行相应处理。

五、临床问题讨论

创伤性窒息外观惊人，但是患者生命体征稳定，实际伤情一般并不严重，而且预后较好。预后取决于外伤力量大小、持续作用时间的长短、患者当时的体位和状况，以及有无合并伤存在。造成创伤性窒息的钝性伤多较重、较急，诊断时需要特别注意合并伤的存在，如肋骨骨折、血气胸、肺挫伤，甚至心脏挫伤、大血管伤。对于主诉多、病情重的患者，应进行详细全面的检查，以排除其他合并伤及内脏伤，不要满足于单纯创伤性窒息的诊断。年轻医师在处理创伤性窒息时，常容易与挤压综合征混淆。暴力挤压胸部是造成创伤性窒息的原因，而不是挤压综合征。挤压综合征是剧烈暴力长时间挤压肢体发生肌肉缺血性改变，继而引起以肌红蛋白血症、肌红蛋白尿、高血钾和急性肾衰竭为特征的全身性改变。简单来讲，重大自然或人为灾害，如地震、战争等造成大面积建筑物倒塌，将众多伤员压埋在重物之下，造成的损伤是挤压综合征，如四川汶川大地震相当数量的伤员是挤压综合征所致，伤员被迫行截肢手术。挤压综合征的主要病理改变为受压局部血循环受阻，同时受压的血管和神经也受到不同程度的损伤。肌肉受压后出现炎症水肿之后发生变性、坏死，肌肉呈灰褐色，弹性消失，触之无收缩，严重者可发生液化。肌肉坏死后释放出大量分解产物，主要是肌红蛋白、钾、肌酸及肌酐，这些代谢产物进入血循环，引起一系列全身反应，最突出的是肾小管损害，严重者可造成肾衰竭。

第九节　胸部异物

一、基本概念

胸壁或胸腔内存留各种金属或非金属物品，即为胸部异物。异物包括子弹、弹片、射钉枪的金属钉、金属碎片、铁锤碎屑，以及山石、衣物、布条等。这些异物可以存留在胸壁内、胸膜腔内、气管内、肺内、纵隔内、食管内，也可以存留在心脏、大血管内。造成胸内异物最常见的原因是外伤，但是其他原因也可致胸内异物，误吸造成异物存留在气管内，如塑料笔帽、花生米、豆类等，进食时呛咳可将骨碎片、辣椒卡在支气管内，食管内异物多因吞咽反射减退误咽或有意吞咽异物所致。此外，医源性异物包括折断的造影导管、人工心脏瓣膜碎裂、胸腔穿刺导丝、固定骨折的克氏针等。

二、临床表现

胸腔内异物，因为异物的种类不同，以及存留在胸腔内的不同部位，产生的症状也不相同。大致有两种表现，一种为异物本身造成阻塞和压迫，另一种为异物带入的污染或进入呼吸道、消化道引起的继发感染。高速运动的弹头、弹片等金属异物，温度高，常不引起感染，长期留存也很少出现临床症状。碎石、玻璃碎片等外伤常将泥土、衣服碎片等带入胸腔内，造成胸腔内感染，

形成脓胸或胸壁窦道，长期不愈。临床上可出现发热、胸痛、咳嗽等症状。胸壁内异物可致局部疼痛、肿胀，触痛明显。气管内异物主要表现为剧烈呛咳、呼吸窘迫。较大的气管内异物可以立即引起呼吸道梗阻，出现呼吸困难、缺氧、发绀。检查可见三凹征，听诊发现气管内有吸气性哮鸣音。支气管内异物最常引起支气管堵塞，引起反复继发感染，出现咳嗽、咳痰、发热，甚至肺不张或肺实变。留存在肺内的异物常引起发热、咳嗽、咳痰、咯血等肺部感染的症状和体征。食管异物多在误咽时即发现，部分异物可随食管蠕动进入胃内，以后经消化道排出。不能下行的食管异物则表现为吞咽不畅或吞咽疼痛。纵隔异物常因外伤所致，容易造成纵隔内大血管出血，引起纵隔血肿，严重大出血者可立即死亡，少数可致纵隔血肿、感染或再次出血。心脏大血管内异物可以随血液流动而移位，通常情况下无明显症状，如果异物进入右心室可以引起期前收缩，体循环动脉内异物随血流移动可以栓塞于小的动脉分支内，引起相应部位的梗死。静脉内异物最终梗死于肺动脉分支内，从而产生肺动脉栓塞相应症状和体征。

三、诊　　断

典型的胸部外伤史，临床症状和体征，均提示胸内异物诊断。胸部 X 线检查和 CT 扫描检查有助于发现胸内金属异物的位置、大小、形状，以及是否合并其他损伤。注意某些非金属异物，如塑料，在 X 线检查中不显影，需要进行特殊的检查，如血管造影，以确定异物存在与否。

四、治　　疗

原则上有临床症状的胸腔内异物，无论是金属异物还是非金属异物，在胸内任何部位均应积极手术摘除。肺内异物应及时开胸探查摘除，若深在肺组织实质内，可行局部肺切除，甚至肺叶切除。因为肺内异物迟早会引发感染或形成肺脓肿。气管或主支气管内异物应该争取在硬质气管镜下取出，镜下不能取出时，应考虑开胸探查取出。远侧肺组织丧失功能时需行肺切除。食管内

异物需根据异物的大小、形状、性质、位置，经硬质食管镜取出，或将其推入胃内，等待其自行排出。心脏、大血管内异物，应争取尽早手术摘出，避免以后继发血栓或感染，但术前必须做好充分准备，如在体外循环辅助下进行手术。某些子弹或弹片嵌在心肌内或大血管旁，患者无临床症状，也不影响血流动力学，可以长期观察，是否摘除需权衡利弊，慎重考虑。

五、临床有关问题讨论

金属异物在体内可能随肌肉运动、内脏活动移动而改变位置，摘除术前需重新定位。曾有一患者，男，41岁，4年前因右肩峰骨折行2枚克氏针交叉固定，2年后门诊检查示骨折愈合良好，遂取出克氏针1枚。3个月前体检普查胸部X线时意外发现右侧胸腔内上方1枚0.2cm×5.0cm高密度金属影，怀疑金属异物，可能为未取出而遗留在体内的克氏针（图7-9-1，图7-9-2）。当地医院行右侧开胸探查，纵隔内未发现异物，上腔静脉内也无异常，但右下肺动脉基底干内扪及金属异物。在解剖下肺韧带提起右下肺后，再次检查发现右下肺动脉内异物消失。手术时进行胸部X线检查，发现左侧胸腔心影后方金属异物影。胸部螺旋CT检查显示金属异物影位于左侧气管壁外，怀疑左下肺动脉基底干内金属异物（图7-9-3，图7-9-4）。之后行左侧开胸探查，采取头高脚低位，开胸后即用心耳钳阻断肺门血管，探查发现异物在左下肺动脉后基底支内，血管壁及肺门结构完整，未见血肿及组织破损。心耳钳阻断下肺动脉干，将异物在血管内向近侧推移，使金属异物末端抵住血管壁，切开基底动脉壁约1.0cm，取出异物，确定为克氏针，长约5.0cm，外覆薄膜样纤维组织，针尖指向远侧端，修补血管裂口。患者术后恢复良好。从此例可以得出以下教训和经验：①异物可在体内移动，移动的位置多种多样。本例估计因肌肉运动致克氏针游走移动，开始进入右锁骨下静脉、上腔静脉，之后经右心房进入右心室，最后进入肺动脉干内，因重力和体位的原因，异物更容易进入下肺动脉。所幸本例金属异物移动缓慢，进入血管后未造成严重出血。②术前应明确异物位置。本例术前仅满足于纵隔内异物，

未想到异物在血管内，术前若能作CT检查，特别是增强CT扫描检查，可以确定异物位置。③摘除异物的技巧为血管内异物摘除时应先阻断近心端血管，以免异物因手术操作再次移位。

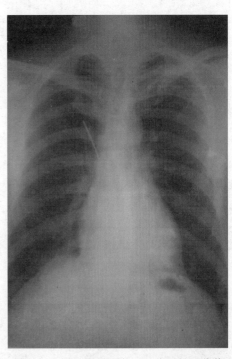

图7-9-1 胸内金属异物——克氏针正位像

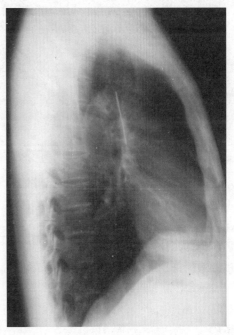

图7-9-2 与图7-9-1同一患者，胸内金属异物
——克氏针侧位像

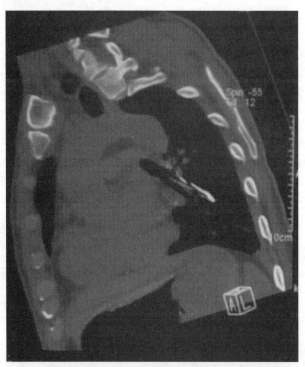

图 7-9-3   与图 7-9-1 同一患者，胸内金属异物，克氏针
移动到左下肺动脉内

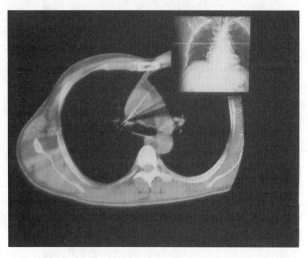

图 7-9-4   与图 7-9-1 同一患者，CT 像

术前评估手术的难易，做好充分准备。另一例病例也给我们有益启示。患者，男，38 岁，被铁屑击伤前颈部 2 天并声音嘶哑 1 天入院。查体示患者一般状况稳定，左颈根部胸骨切迹上缘有长约 1cm 的伤口。胸部 X 线片示上纵隔增宽；CT 可见左前上纵隔气管旁金属异物（图 7-9-5），血肿占据上纵隔，主动脉弓三支血管受压移位，心影无增大。入院诊断：纵隔金属异物、纵隔血肿。2 天后急诊开胸探查，左颈及胸正中"Γ"形切口，纵劈胸骨柄至第 4 肋间，开胸后发现纵隔血肿从

上向下延续，累及胸腺、纵隔、胸膜，并伸延到左无名静脉后方。清除血肿后，探查发现无名动脉左侧方有一间隙，可扪及金属异物。在清除血凝块的过程中，突然涌出大量鲜红血液，立即填塞压迫，同时扩大切口。考虑有动脉破裂出血，需行体外循环辅助。于左股动脉和右心房分别插管建立部分体外循环，降压、降温。去除压迫纱垫，持续吸除出血并回收，进一步解剖发现距离起始部约 1cm 处的左颈总动脉有一长 0.8cm 的不规则裂口。阻断钳箝闭左颈总动脉根部，用 5-0 聚丙烯修补裂口数次不成功，遂决定截除损伤段血管，用膨体聚四氟乙烯材质的人工血管行主动脉弓 - 颈总动脉架桥术。术毕检查吻合满意，无渗血，左颈动脉血流通畅。取出金属异物，切除双侧纵隔胸膜，并彻底冲洗，置双侧胸腔引流管。术后恢复顺利，声音嘶哑好转，12 天后痊愈出院。

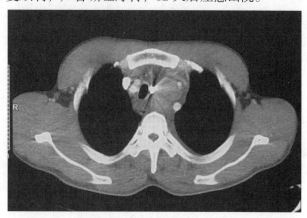

图 7-9-5   外伤性纵隔血肿，除纵隔血肿外尚可见纵隔内
金属异物

胸壁多发异物有时不可能完全摘除，尤其是猎枪发射的钢珠，呈散射状，胸部 X 线片能清楚显示，但是无法完全如数清除，唯尽力取出，部分遗留在体内，再酌情处理。

气管内异物多在发生后不久即获确诊，并能经支气管镜取出，大多需要用硬质气管镜取出。但是支气管内异物多发现较晚，经气管镜取出并非易事。有时因已造成梗阻并发症才就医，术后病理检查才发现异物。笔者曾为一右中肺叶反复发作感染致肺实变患者行中肺叶切除，术后病理报告为中叶支气管内异物梗阻。

食管异物取出的方式差别较大，有的仅将异物推入胃内即可，困难的是异物卡在食管内，经胃镜取出需要一定的技巧和经验。如故意吞入铁

钉、钢片或刀片，这些异物多停在食管第二狭窄处，一般经胃镜可安全取出，取异物时需要耐心、细心，胸外科医师临床上很少需要行开胸手术。

　　肺内异物并非少见，如射钉枪的金属钉、缝衣针。笔者曾开胸取出一枚金属钉，该患者为民工，第一次使用射钉枪，因未垂直射入物体内致金属钉反弹入自己右前胸内（图7-9-6，图7-9-7）。肺内异物取出多行肺的局限性切除，因金属异物的刺激，其周围被纤维结缔组织严密包裹，单纯取出异物多不可能。在确定肺内异物位置方面，胸部CT有重要价值。

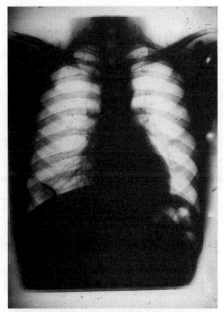

图7-9-6　右肺内金属异物正位像

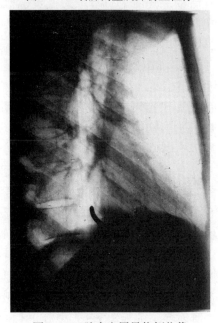

图7-9-7　肺内金属异物侧位像

第十节　气管及支气管损伤

　　气管及支气管损伤是一种少见但可能威胁患者生命的胸部损伤，无论是穿透伤还是钝性伤均可导致气管或支气管断裂，造成严重后果。由于气管及支气管的解剖位置，穿透性损伤时常因合并心脏、大血管损伤而死于现场，临床所见到的穿透伤多为颈段气管损伤，胸段气管穿透伤罕见。闭合性钝性伤所致气管或支气管破裂多发生在胸段气管或主支气管，临床处理的也多为此类损伤。

一、病因及发病机制

　　颈段气管损伤多为锐利器械伤及颈部所致，如刀刺伤、刃器割伤或枪弹伤，可引起气管破裂或穿透。此外，医源性操作，如手术误伤、纤维支气管镜检查或穿刺、摘取气管或支气管内异物，也可损伤气管或支气管。气管内异物偶尔也可造成颈段气管损伤。颈部钝性伤者（如勒缢颈部），多因窒息而死亡，少数救活者可发生气管折断。胸段气管或支气管伤多为闭合性钝性伤所致，特别是交通事故致胸壁挤压伤或撞击伤，常导致气管或支气管断裂。

　　颈段气管因位置表浅，无其他组织保护，容易遭受锐器损伤，其发生机制不难理解。胸段气管或主支气管锐器伤，战时多由枪弹或锐器所致，平时所遇到的病例多由刀具刃器、枪弹伤，或纤维支气管镜下取异物引起。单纯性胸段气管主支气管锐器损伤罕见，常伴有其他重要脏器的损伤。

　　胸部闭合伤造成气管和主支气管损伤临床上最多见，其发生机制尚未完全清楚，可能机制包括以下几点。①解剖学上，胸廓富有弹性，环状软骨和气管隆突部位相对固定，胸部遭受突然暴力冲击或挤压，胸廓前后径减小，横径增大，双肺向两侧移位，对隆突附近的支气管产生剪切应力。当隆突受到的牵扯力超过一定限度时，即可发生气管破裂。②胸部受挤压的瞬间，声门紧闭，气管被挤压于胸骨与脊柱之间，气管内压骤升而超出气管的弹性，可致气管断裂。暴力将气管和主支气管在隆突部猛撞于脊柱上，导致气管破裂或折断。③高速运动时突然减速，可对支气管产生水平剪切应力，这种剪切应力主要作用在主支气管软骨环和膜部交界处，从而产生撕裂。

临床上80%左右的破裂部位在距隆突2.5cm以内，裂口常发生在气管分叉部，或气管膜部与软骨结合处。左侧与右侧主支气管破裂发生率无显著差异。气管断裂后，依断裂破口大小、位置可产生不同的病理改变。气管破口小者，可能仅有少量纵隔气肿；破口较大或气管完全断离，可出现严重纵隔气肿和张力性气胸，甚至发生急性呼吸窒迫。主支气管断裂后，有两种可能情况发生，一种情况是患者伤后即出现气胸，胸腔引流后长期漏气，经CT扫描或纤维支气管镜检查发现主支气管断裂；另一种情况是患者支气管破裂口被血凝块或软组织暂时阻塞，或因为其他严重合并伤，早期未能引起临床医师注意，造成漏诊。急性期后，支气管完全断裂者，呼吸道内无菌分泌物潴留，导致支气管腔完全堵塞，造成阻塞远端长期肺不张。若支气管不完全断裂，局部瘢痕形成造成狭窄，仍有部分气流通过，则可发生阻塞远端支气管内反复感染，发生肺脓肿或支气管扩张，甚至毁损肺。

二、临床表现

颈段气管锐器损伤可致呼吸困难、疼痛、咳痰和咯血。检查可发现颈部伤口，且随呼吸运动颈部伤口出现气流进出的吸吮声。

钝性伤造成胸段气管断裂，气管裂口位于纵隔胸膜内，逸出的气体上升、扩散，出现纵隔及颈部皮下气肿。少数病例由于气管断裂口小，周围组织密集，可维持气管通气，无明显纵隔气肿或气胸症状。胸部闭合性损伤造成主支气管断裂，纵隔胸膜破裂，气体外溢常有气胸或张力性气胸，患者出现呼吸困难、发绀、呼吸窒迫甚至窒息。引起呼吸困难的主要原因有主支气管破裂所致气胸，血液或分泌物阻塞下呼吸道，合并肺挫伤，受伤支气管黏膜水肿或血肿等。此外，患者受伤后早期常有咯血，咯血量多为少量至中量，罕有大量咯血者，有时可见泡沫样血痰。另一典型特点为胸腔闭式引流后，漏气不止，长期肺不张。钝性伤造成主支气管断裂晚期，若断裂远端支气管完全堵塞可引起伤侧肺不张，出现胸闷、憋气、

气短及肺活量下降等呼吸功能低下的表现。其原因为萎陷肺叶减少了呼吸面积，以及肺内血液由右向左分流增加。若主支气管部分断裂，狭窄形成但未完全闭塞，远端分泌物潴留，引起肺部反复感染，出现咳嗽、咳脓性痰、发热甚至咯血等支气管扩张和肺脓肿的临床征象。胸部X线正侧位像显示纵隔气肿、气胸或液气胸，伤侧肺门下坠，肺完全萎陷。

三、诊　断

有明确的颈部外伤史、典型临床表现和临床检查，颈部气管损伤诊断并不困难。胸段气管或主支气管断裂诊断依据为有胸部外伤史的临床症状和体征。外伤性气胸行胸腔闭式引流后，有效吸引但漏气不减，肺仍不复张，应想到主支气管断裂的可能。胸部X线片及CT影像能显示气管或支气管断裂。一侧主支气管断裂时，胸部X线立位片显示伤侧肺因失去支气管的悬吊作用而坠落至胸腔底部心膈角处，此时X线表现称为肺坠落征。一般气胸，萎陷的肺被压向纵隔肺门部。因此肺坠落征对于两者的鉴别具有重要价值。慢性期支气管断裂者，行CT扫描可清楚显示支气管盲袋状近心端或狭窄部支气管。纤维支气管镜可以直接显示气管或主支气管断裂口而确诊，并可辨清损伤的部位、裂口大小及断端远侧情况。慢性期支气管断裂患者，行纤维支气管镜检查，可发现支气管破裂处，或支气管狭窄或堵塞处。

四、治　疗

气管或支气管完全断裂的治疗原则为一经确诊应立即处理，从而保证呼吸道无漏隙，肺组织完全膨胀，改善呼吸功能。紧急处理包括保持呼吸道通畅，尽快清除气道内的异物和血凝块。颈部气管裂口较大，可经裂口插入气管导管，以保证患者良好的通气。手术处理前，应进行必要的术前准备，包括吸氧、补液，保证胸腔引流管通畅。

处理颈段气管锐器伤时，应在全身麻醉或局部麻醉下进行彻底清创及气管修补。气管裂口处已放置导管者，可经口插入气管导管，同时拔出裂口处的导管，清创后，间断缝合气管裂口。术前有声带

麻痹者，尤其是双侧声带麻痹者，不进行气管重建修复而行永久性气管造口。具体手术处理方法为患者取平卧位，肩下垫枕抬高，头部后仰，做颈部低位横切口。探查气管裂口，气管裂口常在血肿周围，位于气管侧面、软骨和膜部交界处。彻底清创和止血后，修剪裂口边缘，对合整齐，全层缝合气管裂口。气管完全断裂时，可于上下断端用粗线缝吊拉拢，按先膜部、再前壁部的顺序间断缝合裂口。若在局部麻醉下缝合，可经口插细塑料管进入远端，确保供氧。吻合完毕用肌肉覆盖吻合口，置引流片。为减轻术后吻合口张力，可用粗线固定下颌，使之贴近前胸，2周后拆除。有环状软骨创伤时，清创时应注意勿损伤后侧面的喉返神经，对端吻合时下断端前壁留长些，使之缝在甲状软骨上。术后保持呼吸道通畅，并应用抗生素防治感染。

处理胸段气管锐器伤，小的气管裂伤口，特别是医源性损伤，大多可自行愈合，不需要手术处理。保守治疗措施包括使用大剂量抗生素防治感染，必要时需行胸腔闭式引流或气管切开。大的裂口需要及时通过手术进行修补，用可吸收线间断缝合裂口。若同时伴有严重肺裂伤修补困难，或有肺大血管损伤出血难以控制时，可行肺叶或一侧全肺切除。胸段气管锐器伤多在处理合并胸内其他脏器伤手术的同时处理，多行后外侧剖胸切口进胸。单纯胸段气管锐器伤，也可经胸骨正中切口而不进入胸膜腔，如此对于术后呼吸功能干扰较小，患者恢复更快。对完全离断的支气管两残端，经清创后，用4-0聚丙烯缝线做褥式间断缝合，外用纵隔胸膜加固。手术中遇到小的漏气，可用手指间断压迫，边压迫边缝合撕裂伤口。若能使用双腔气管插管或术中将带套囊的单腔导管送入对侧，则可避免支气管裂口漏气，有利于手术操作。在修复广泛撕裂的病例时，可考虑使用体外循环机，在心肺转流下进行修补术。

对于胸段气管钝性伤或主支气管断裂处理，早期支气管断裂的治疗原则为急诊行支气管断裂修补吻合术，手术越早效果越好，早期手术可达到肺功能完全恢复的效果。手术治疗通常取左侧卧位，于右后外侧切口进胸。切断奇静脉，显露气管和隆突部。清除裂伤口周围积血及坏死组织，确定气管或右主支气管裂伤口的部位、大小。修补时注意将气管或支气管断端修剪整齐，准确对

位，在无张力情况下进行吻合。吻合完毕用心包或带蒂纵隔胸膜加固。术后给予抗生素以预防、控制感染，在颈俯位和下颌固定体位练习进食和排痰，以减少术后吻合口张力。若患者一般情况差，不能立即行手术修补，延期处理可行气管造口，以便清除呼吸道分泌物，减少感染和阻塞，待情况好转后再行延期修补。由于气管造口不利于排痰，容易损伤吻合口，应尽量不使用此法（图7-10-1）。

慢性期支气管断裂的治疗原则为切除狭窄段支气管，重建气道，使肺重新复张。若支气管断裂远侧萎陷肺已有不可逆性改变，肺不能复张，则应将受累肺叶或一侧全肺切除。慢性期支气管断裂一般粘连较重，解剖时发现的瘢痕区就是支气管破裂口处。仔细耐心地解剖出气管或支气管裂口，吸净远侧端支气管内的胶

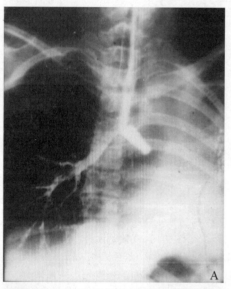

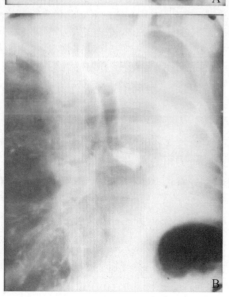

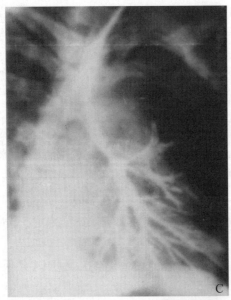

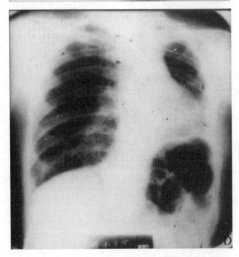

图 7-10-1　胸部闭合性挤压伤

A. 患者，女，15 岁。左胸闭合性压伤，马车从胸部碾过后 4 个月。碘油造影示左主支气管断裂，左侧肺不张，右侧肺疝向左侧。B. 患者，男，37 岁。左胸闭合性挤压伤 1 年。碘油造影示左主支气管断裂，左侧肺不张，右侧肺疝向左侧。C. 与图 A 为同一患者。患者经手术吻合左主支气管后 1 年，碘油造影示左侧肺复张，支气管通畅。D. 与图 B 为同一患者。患者经手术吻合左主支气管后 1 个月胸部 X 线检查示左侧肺部分复张后引起狭窄

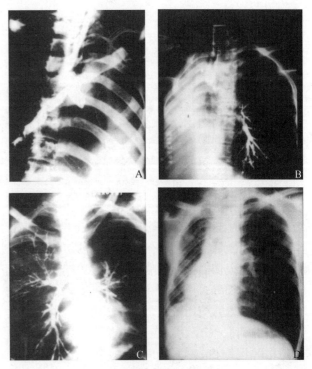

图 7-10-2　胸部挤压伤

A. 患者，女，20 岁。拖拉机急转弯时，患者从车上摔下，胸部着地。伤后 2 个月碘油造影示右侧主支气管裂伤，左侧主支气管断裂。B. 患者，男，16 岁。6 年前胸部挤压伤，右侧肺不张，左侧肺疝向右侧，右侧胸廓塌陷。碘油造影示右侧主支气管自根部断裂。C. 与图 A 为同一患者。患者经左侧主支气管吻合术后 1 年行碘油造影，示两侧支气管通畅，两肺膨胀良好。D. 与图 B 为同一患者。患者经手术吻合右侧主支气管后 1 年行胸部 X 线检查，示右侧肺仅部分膨胀，右侧肋间隙仍狭窄

样分泌物，膨肺，鉴定远侧肺能否重新复张。一般支气管完全断裂者，尽管病史有 2 年甚至更长，远侧肺仍可以恢复通气功能。然后，切除狭窄处瘢痕，修剪创缘，对合完好，做间断对端吻合。吻合后试验无漏隙，用心包或带蒂胸膜包盖吻合口。若支气管撕裂处无法修补或吻合，或远端肺不能复张，已丧失功能，或支气管不完全阻塞，存在支气管扩张或肺脓肿，则需行肺叶切除或一侧全肺切除（图 7-10-2）。

五、临床问题讨论

气管或支气管损伤在临床上并不少见，颈部气管锐器伤的诊断显而易见，处理起来却并不简单。刀刺或子弹伤及颈部气管，若合并周围颈动静脉大血管损伤，可致早期死亡。临床医师处理的颈部气管伤多与食管伤并存。单纯颈部气管伤最多见于刎颈。自杀者用刀伤及颈部最突出的气管，因疼痛而止。此时，颈部气管仅部分切断，即切断了软骨部，遗留气管膜部连接，检查可见自颈部伤口随呼气喷出血性痰液，吸气时可听到吸吮声。遇到此类患者勿紧张，患者能送来急诊室，提示其无致命性损伤，可用敷料暂时包盖伤口，在局部麻醉或全身麻醉下行部分气管断裂修补术。如伤口污染较轻，送来也及时，手术较顺利，一般术后恢复快。

临床胸外科医师处理最多的一类是钝性伤致胸内主支气管断裂，或急性期或慢性期主支气管断裂。根据典型的临床表现和辅助检查，特别是纤维支气管镜检查，可以明确诊断。关键是要想到支气管断裂的可能。例如，医师对一位严重复合伤患者进行诊断时，常仅考虑肋骨骨折、血气胸、连枷胸，未想到主支气管断裂的可能，直到胸腔闭式引流管持续漏气，肺不复张时，才想到支气管断裂的可能。另一类是慢性期主支气管断裂。患者主诉呼吸功能减退症状，误以为是胸部外伤"后遗症"，胸部X线正侧位检查显示肺叶不张，甚至一侧全肺不张，或患者述反复呼吸道感染、咳嗽、咳痰，有时咯血，初诊为支气管扩张或肺脓肿，详细询问可追踪到胸部外伤史。以肺功能减退为主诉的患者，经开胸手术多能完成支气管裂伤口吻合重建，肺组织得以保留。以反复肺部感染为主诉的患者，因肺化脓性疾病致肺组织器质性损害，不得不切除已毁损的肺叶。

气管或支气管断裂修补吻合重建时，吻合技术并无特殊，像支气管袖状切除一样，吻合还是先从气管后壁开始缝合，通常的做法是气管后壁行连续缝合，前壁间断缝合或"U"形缝合。若两断端口径不相匹配，可扩大一侧切口，或用膜部矫正。缝线采用不吸收的聚丙烯滑线。为减少术后吻合口狭窄，缝合的切缘不要留的太宽，缝距勿过密，所有线结均打在气管壁外。既往文献均强调，为减轻术后气管吻合口水肿，促使吻合口顺利愈合，常规应用皮质激素。经过数十年临床实践发现，皮质激素并非必需，应用或不用皮质激素对吻合口的愈合并无明显影响。对合不良的吻合口用了皮质激素仍会出现吻合口瘘。血运良好、吻合满意者，不用皮质激素也能顺利恢复。甚至有学者提出，为避免加重术后感染，术后最好不要使用皮质激素。总之，目前对于术后皮质激素的应用存在不同的观点，相信经过更长时间的临床实践检验，终会得到一致的意见。

第十一节　食管损伤

一、基本概念

食管外伤并不常见，包括食管黏膜伤和食管穿孔，临床上食管穿孔，特别是胸段食管穿孔对患者的生命威胁极大，治疗困难，常因合并伤或疏忽而延误诊断和治疗，造成较高的死亡率。因此，早期发现、早期诊断和早期治疗是降低死亡率的关键。

食管损伤的常见原因为颈部或胸部外伤或异物刺破食管，目前最常见的原因是医源性损伤，如食管镜检查、食管扩张穿孔，以及胸内手术误伤等。食管黏膜损伤较为多见，因损伤表浅，其严重性较食管穿孔轻。常见的食管黏膜损伤原因包括进食粗糙干硬食物或误吞尖锐异物造成食管黏膜擦伤；以及胃镜检查、食管扩张疗法、放置支架、食管拉网细胞学检查等。此外，大量饮酒后剧烈呕吐也可致食管下端贲门黏膜撕裂。枪弹、弹片及刃器穿透性伤可造成食管穿孔，尤其是胸段食管损伤多合并心脏、大血管损伤，伤者常死于发生现场。颈部食管穿孔临床最多见。钝性伤所致食管破裂是胸骨与脊柱间突然遭受剧烈挤压引起的。此外，高压冲击波经口腔传入食管，使食管腔内压力急剧升高也可导致食管破裂。医源性食管穿孔主要是内镜检查、镜下组织活检、食管扩张及食管附近手术误伤所致。内镜检查引起的食管穿孔，大多发生在食管解剖学上第一狭窄处，或食管入口环咽肌以下部位。食管下段及贲门附近穿孔，多数在食管原有疾病基础上发生。医源性穿孔发生经过和后果较其他原因所致穿孔较轻。其原因为约50%的食管穿孔发生在颈段，比较容易处理；医源性食管穿孔多在发生时即能发现，可获及时治疗；检查前经过禁食准备，污染较轻；内镜检查或操作造成食管穿孔较小，引起纵隔及胸腔感染也较轻。

异物引起的食管穿孔仅次于器械，为食管穿孔第二个常见原因。引起食管穿孔多为锐利不整形或体积较大的异物，如骨块、义齿、铁钉、铁丝、刀片等。异物或刺破食管直接造成穿破，或异物压迫食管壁引起坏死穿孔，也有采用强行吞咽大块食物试图将异物推下而致食管穿孔，也有经内镜取出异物时意外造成食管穿孔。

食管穿孔后根据胃内容物多少，以及纵隔胸膜是否穿破，可能会有不同的后果。若存有大量胃内容物可迅速经破口进入纵隔，加之唾液不断分泌，强烈的化学性刺激及消化道内各种细菌，可引起严重纵隔炎症和感染。局限于纵隔内的严重感染可引起急性化脓性纵隔炎。若纵隔炎症侵蚀穿破纵隔胸膜进入胸腔，可形成一侧或双侧液气胸，继之产生急性脓胸。纵隔和胸腔的广泛感染，毒素吸收，大量液体丧失，患者可很快发生中毒性休克，不能及时引流则可能威胁患者生命。若食管破裂口较大，吞咽的空气不断进入纵隔或胸腔，偶尔可以产生张力性纵隔气肿或张力性气胸，加重呼吸与循环功能紊乱。若穿孔前已禁食，胃内容物已排空，且食管穿孔较小，仅造成纵隔局限性包裹，则对患者的影响较小。

二、临床表现

食管黏膜损伤表现为吞咽食物时胸骨后疼痛、烧灼感，进食刺激性食物、热食及干硬的食物时更为敏感。疼痛可向背部、左肩部放射。如无严重感染，上述症状多在 3 ～ 5 天后消失。颈段食管穿孔时，颈部疼痛、肿胀感和吞咽困难明显，吞咽或颈部活动时加剧。体格检查可发现局部肿胀及皮下气肿，胸锁乳突肌前缘压痛。胸段食管穿孔可有胸骨后或上腹部突发性剧痛，随即出现气急、发热、呼吸困难或休克，呕吐物常带有血性。若破入胸腔可出现患侧胸痛、胸闷、气短。下段穿孔常有上腹部压痛、肌紧张，易误诊为急腹症。全身症状有发热、呼吸困难、发绀、脉搏快，血常规示白细胞和中性粒细胞计数升高。发现较晚的食管穿孔，可有低血压、全身中毒症状及呼吸衰竭。

三、诊　　断

食管黏膜损伤根据病史和症状容易做出诊断。上消化道造影检查可用于排除异物，对诊断黏膜损伤本身帮助不大。纤维内镜检查可发现食管黏膜有出血点，患者往往有外伤、手术、食管镜检查、扩张、误吞异物或剧烈呕吐的病史，体检发现有局部肿胀、压痛、皮下气肿，颈部穿透伤可有唾液自伤口流出，因此颈部食管损伤不难诊断。胸部闭合性钝性损伤者可发现一侧或双侧呼吸音低，气管向健侧移位，胸腔积液或液气胸，应高度警惕食管穿孔或破裂。胸腔穿刺抽出酸性带食物的胸腔积液，口服亚甲蓝溶液后胸液染色，提示食管穿孔。胸部 X 线显示颈部气肿、纵隔积气和积液或纵隔影增宽，液气胸。最有价值的检查是口服水溶性造影剂或碘油行上消化道造影，发现造影剂外逸到纵隔或胸腔而确定食管穿孔或破裂。此外，纤维胃镜检查可见食管破裂口，以及破口的位置、大小。但是因担心检查可能使穿孔扩大，临床一般不进行内镜检查。

四、治疗原则

食管黏膜损伤的治疗原则为对症处理。症状明显但能进食者可进流质食物或软食，可口服消炎、镇痛、抗酸或收敛药物，有发热、白细胞计数升高等感染迹象时，可适当应用抗生素。食管黏膜破裂出血，可给予止血剂，或电凝、微波、激光等止血治疗。

食管穿孔或破裂的治疗原则为争取早期手术处理，减少和去除纵隔和胸腔的污染来源，充分引流，给予有效的抗生素及有力的营养支持治疗。依据穿孔的部位、大小、穿孔距诊断时间和前期处理措施正确与否，需采取不同的治疗方法。入院较晚，穿孔小且局限，破口漏出的体征少，以及不需要引流也可解决的穿孔（位于颈段或胸段），可行保守治疗。保守治疗主要是禁食，鼻胃管行胃肠减压。纠正脱水和电解质紊乱，加强营养支持，输入全血或血浆。通过鼻饲、胃或空肠造口饲食。开始应用大剂量广谱抗生素，以后根据细菌培养及药敏试验，选用合适的抗生素。

颈段食管穿孔，裂孔小且局限于纵隔，未溃入胸腔，可作颈部局部引流，嘱患者尽量将唾液吐出，或于颈部伤口上方放置吸引管。已形成纵隔脓肿时需行纵隔引流。进食后外漏明显或体温升高者，应禁食，置胃管鼻饲，或作胃或空肠造口饲食。

胸段食管穿孔或破裂，食管穿孔较小，由器械检查所致，纵隔炎尚不明显，食管造影仅见纵隔积气而未见造影剂漏出或漏出较少者，允许在保守治疗下严密观察。穿孔发现较晚，但症状不严重，全身情况较好，穿孔有转向自然愈合趋势者，也可考虑保守治疗。此时若行开胸手术，其目的为充分引流胸腔，尽力修补裂口，防止纵隔及胸膜腔进一步被污染。胸段食管穿孔或破裂口较大，纵隔和胸膜腔污染较重，应采取禁食，置胃管胃肠减压，立即行胸腔闭式引流和抗休克治疗。同时应用大剂量抗生素控制感染，改善中毒症状。情况稳定后，穿孔在24小时之内者，可开胸探查，试行食管穿孔或破裂修补缝合。同时作胃或空肠造口，行胃肠内营养，或予以静脉高营养。术后注意胸腔引流通畅，促使肺早日膨胀，消除脓胸。

腹段食管穿孔者，处理方法与胸段食管穿孔基本相同，有指征时行剖腹探查并进行穿孔修补，术毕充分引流，预后较胸段食管穿孔好。

五、手术治疗

手术治疗主要针对胸段食管破裂，颈段食管行局部引流多可自行愈合，很少引起严重后果。胸部食管穿孔或破裂的手术方法有以下几类。

初期缝合修补适用于穿孔后24小时以内，纵隔感染和食管壁炎性水肿程度尚不严重。彻底清创后，找到食管破口，纵行切开食管肌层，仔细寻找黏膜裂口，黏膜层的小裂口争取间断横行缝合，以免日后狭窄；再间断缝合食管肌层，肌层外周选用邻近组织，如胸膜片、带蒂肋间肌瓣、心包瓣、带蒂膈肌瓣及胃底，作包绕缝盖加固。时间不是初期缝合修补适应证的唯一标准，不少穿孔超过24小时后进行缝合修补也可获得成功，因此决定初期缝合的重要因素是纵隔污染和食管壁炎症水肿的程度。

食管穿孔时间较久，食管壁炎症、水肿明显，裂口缺损较大，不能直接缝合，可采用其他组织闭合缺损。下胸段或腹段穿孔，可用膈肌瓣、胃底或空肠移植片修补，无须将穿孔边缘对拢缝合，而是将补片或移植片覆盖在穿孔周围，缝合在健康的食管肌层上。

（1）食管"T"形管置入术：晚期食管穿孔，不能采用缝合修补或补片闭合缺损，开胸彻底清除所有污染和坏死组织后，经穿孔破口在食管腔内放置"T"形管，并由胸壁引出，使食管内容物通过"T"形管引流至体外，穿孔周围及胸腔内形成闭式引流。3～4周形成造口后拔出"T"形管，改为开放引流。食管置管后可行胃造口减压引流，空肠造口饲食。

（2）颈部食管外置术：食管穿孔晚期，胸腔感染严重，患者情况差，不能耐受开胸手术，可将颈段食管外置，并进行胸腔闭式引流。同时在腹部做小切口，将贲门结扎关闭，胃或空肠造口饲食，以后再行二期食管胃吻合术。

（3）食管旷置术：诊断延误、胸腔感染严重的病例，一般状况差，无法修补应行食管旷置术。食管旷置后可杜绝胸腔感染来源。在胸腔引流通畅下，能促使肺扩张，造口愈合。先行胃或空肠造口，缝合关闭贲门。贲门以上食管置入胃管引流。然后行二期食管胃吻合术。两次手术间隔6～8周。有学者在穿孔下方的腹段食管用一根粗尼龙线临时阻断食管3～6周，同时用胃管引流食管腔。待造影证明穿孔愈合后，再将粗尼龙线拔去。

（4）全胸段食管切除术：经胸腔引流及抗生素治疗后仍不能控制的严重纵隔感染和食管广泛损伤，可行全胸段食管切除和一期重建。或颈部食管外置，缝合关闭贲门，以及行胃或空肠造口饲食，2～3个月后，全身情况改善再行二期消化道重建。

对于原有食管疾病并发的穿孔，如穿孔远端有狭窄、贲门失弛缓症、裂孔疝等，处理时应注意，若穿孔发现较早且患者情况允许，在缝合修补穿孔后，同时针对基础疾病进行相应手术治疗。

食管异物所致食管穿孔，若镜下取出失败可经颈或胸途径手术取出异物，并行纵隔或胸管引流，如此处理疗效满意，并发症较少。若异物损破食管较重，取出异物后需按上述处理原则进行治疗。食管异物穿孔并发胸主动脉破裂大出血时，病情凶险，处理困难，应争取在有效阻断胸主动脉或低温体外循环的基础上，修补主动脉破口，并用大网膜包裹缝盖。这类病例多发现较晚，即有胸主动脉穿孔破裂又有食管穿孔纵隔炎症或胸膜炎，手术结果不能令人满意。

六、临床问题讨论

食管损伤总体发生率并不高，但是某些病例一旦发生，且处理不当、不慎或不适时，则可能造成极大危害，甚至危及患者生命。因此，对其要有足够警惕，全面掌握其发生机制、病理改变，做出客观的判断，进行合理的处理。食管黏膜损伤为表浅性损伤，对人体影响较小，多经保守治疗而痊愈。其中，需注意的是食管下端黏膜撕裂出血（又称食管黏膜撕裂症），这种疾病很少为外伤所致，更多出现在剧烈呕吐之后，出血量少者可经保守治疗而痊愈；出血量多者可在内镜下烧灼、环扎止血，若失败则需开胸于直视下缝扎出血的血管，甚至行贲门切除术。食管损伤中症状最严重、处理最棘手的是胸段食管穿孔或破裂。外伤引起者常有外伤史，其实稍有警惕，诊断并不难。临床上的误诊、漏诊大都为未想到食管穿孔发生的可能。曾有一患者，男，25岁，在工地劳动时不慎从十余米高处坠下，恰好落在两堵墙之间，当即被送往医院。在急诊室检查发现伤者呼吸急促，血压为80/40mmHg，神志淡漠，腹部检查示肌紧张和压痛，腹腔穿刺抽得混浊腹腔内液体。胸部X线检查未能显示明显异常，胸部CT未发现气胸或胸腔积液，但可见到前纵隔和食管周围后纵隔有异常气带影（图7-11-1）。腹部外科医师因不能除外腹内脏器损伤，急诊行开腹探查。开腹后却未能发现腹内脏器有任何损伤，不能解释临床上患者的症状和体征，转而开胸探查胸腔。开胸后发现中段食管于主动脉弓下2cm处有一长约4cm的食管纵行裂伤，食管裂伤缘不规整，且位于主动脉弓后方，相邻的气管膜状部也被压迫损坏，食管周围纵隔内纤维组织已有水肿，颜色变淡白色，并见炎性渗出液，急性纵隔炎已经开始形成。开胸时间为外伤发生后8小时。经气管膜部缝合修补及食管部分切除吻合治疗，患者3周后痊愈出院。

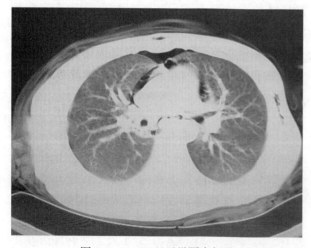

图 7-11-1　CT 显示纵隔内气肿

患者，男，25岁，从高处跌落夹于两堵墙之间，胸部挤压伤。CT检查发现纵隔内食管周围有气影，同时可见前纵隔和食管周围后纵隔有异常气影带，开胸手术证实为创伤性食管破裂

高压冲击波经口进入食管造成破裂，在临床上罕见，更多的是无高压冲击波也可因患者剧烈呕吐造成食管破裂，这种破裂称为食管自发性破裂，有关食管自发性破裂将在有关章节详细讨论。食管损伤中小的食管穿破为穿孔，大的食管穿破为破裂，两者并无本质区别，仅是损伤程度不同，但随之造成的纵隔污染和继发感染不同，对患者造成的危害也相差甚远。医源性损伤多为内镜检查或治疗所致的穿孔，经保守治疗多可治愈。但是，钝性伤所致食管破裂则产生严重后果，需要缜密研究、分析，并针对患者食管损伤的部位、裂口长度、破裂持续时间、全身状况和纵隔、胸膜腔感染程度等各种条件，综合判断，依上述外科处理原则，给予恰当、科学、合理的处理，最后才能获得满意疗效。

第十二节　胸导管损伤

一、基本概念

锐器伤或钝性伤均可造成胸导管损伤，如子弹、弹片或刀具等颈部穿入伤，交通事故钝性撞击伤、挤压伤。但是，临床上外伤造成的胸导管破裂并不多见，大多数是医源性损伤，因胸外科手术损伤胸导管所致，如纵隔肿瘤摘除、肺癌全肺切除、食管癌切除弓上吻合或颈部吻合、心脏大血管手术中动脉导管切断缝合术、主动脉缩窄切除修补、大血管转位矫正术等。

外伤导致胸导管破裂，乳糜液泄漏进入胸膜腔，形成乳糜胸。胸导管始于腹腔内的乳糜池，收集横膈以下躯体、躯体上部和头颈部左半侧的淋巴。胸导管于 T_{12} 水平经主动脉裂孔穿过横膈进入胸腔。在胸腔内胸导管位于脊柱表面、食管之后，降主动脉与奇静脉之间的中点偏右，全长45cm，不充盈时直径约为2mm。在 T_5 水平时斜向左方，于主动脉弓后方上行，进入左后纵隔，向上达颈根部，汇入左颈静脉，与左锁骨下静脉相交。约80%人群具有单一胸导管，部分人胸导管可有2～4个分支变异，进入静脉系统的位置也可不同。人体摄入的脂肪70%通过淋巴系统吸收并经胸导管进入血流，曾有学者测定24小时乳糜液可达2500ml，流速为14～110ml/h。乳糜液内含有大量的水分、电解质、脂肪、酶、脂溶性维生素和细胞，一旦发生乳糜瘘，可导致严重的代谢紊乱，使免疫力降低。大量乳糜液积聚在胸膜腔，造成肺萎陷，肺活量减低，纵隔移位，静脉回流受阻，从而产生一系列呼吸循环障碍。

二、临床表现

锐器伤所致的胸导管损伤多为伤后出现大量胸腔积液，患者可有相应的临床症状，长期大量乳糜液丧失，将造成患者营养不良，体质消耗以致极度衰竭。钝性伤所致乳糜胸，在伤后短期，乳糜液积聚在纵隔内，形成纵隔乳糜肿，以后随其增多终将穿破纵隔胸膜，形成乳糜胸。

医源性损伤胸导管，手术后胸膜腔每天引流量不但不减少，反而日渐增加，达 700～800ml，甚至更多，患者逐渐出现营养不良的表现。禁食情况下，由于乳糜液中脂肪含量少，乳糜胸的胸膜腔引流液多为淡粉红或淡黄色，类似胸腔积液。此时苏丹Ⅲ染色可能为阴性。若给予含脂肪食物或经胃管注入牛奶，2～3 小时后胸腔引流液变为乳白色，再次苏丹Ⅲ染色则为阳性。

三、诊　　断

外伤后或胸部手术后出现胸腔大量积液的症状和体征，辅助检查显示低蛋白血症和水电解质紊乱，应高度警惕胸导管损伤。胸部 X 线检查提示胸腔大量积液。胸腔穿刺或胸管引流出乳糜样液体，苏丹Ⅲ染色显示橙黄色脂肪球为阳性即可确诊。另一试验为乙醚试验，收集乳糜液加入乙醚后摇动，脂肪溶解，牛奶样混浊变澄清可确定诊断。核素淋巴系统显像和淋巴系统造影检查可确定有无淋巴外漏，并可以提示造口位置，淋巴系有无狭窄、梗阻和畸形，有助于乳糜胸的病因诊断。

四、治　　疗

胸导管损伤的治疗原则为尽早闭合造口，清除胸腔内积液，促使肺复张，同时改善营养，增强体质。临床上所有乳糜胸患者开始均需进行一段时间的保守治疗。保守治疗包括禁食，胃肠道外静脉高营养，反复胸腔穿刺抽液或进行胸腔闭式引流，观察每天引流的乳糜液量，若乳糜液量逐渐减少，可以继续保守治疗，直到胸导管造口自动闭合。若乳糜液量无明显减少或持续增多，则应考虑手术处理。观察的时间间隔长短，目前尚无定论，有学者赞成 4 周或更长时间。关键要考虑每天丢失大量蛋白质和营养物质，可能使全身情况逐渐恶化，甚至无法耐受手术。

手术治疗主要是胸导管结扎术，经右胸后外侧切口或腋窝切口切断第 6 肋后进胸。在胸主动脉和奇静脉之间探查，可发现乳白色液体自破口流出，在靠近膈肌平面处将胸导管缝扎，并用纵隔胸膜加固。术前 3 小时口服含奶制品的液体 200ml，有助于术中发现胸导管破损处。胸导管结扎术毕附加胸膜腔固定术，即人为地造成脏、壁胸膜粘连，使胸膜腔闭合，可用干纱布摩擦壁胸膜，使其充血却不出血。保守治疗时也可进行胸膜固定，经胸腔引流管向胸膜腔内注入高浓度葡萄糖液，或其他任何可刺激胸膜发生反应的制剂，如滑石粉，抗肿瘤药物如博来霉素、顺铂、白细胞介素。以前多用四环素液注入，因其疼痛难以忍受，现已停用。

五、预防术中损伤胸导管

施行胸导管附近手术时，为避免发生术后乳糜胸，胸部手术结束关胸之前需仔细检查纵隔，如发现纵隔面上持续有白色液体积聚，擦干后仍见液体流出，应高度警惕胸导管损伤的发生。若发现胸导管破损处，可以用丝线在其上下方深部分别缝扎。切除癌性食管，行胃弓上吻合或颈部吻合时，容易损伤胸导管，笔者多年来常行预防性结扎胸导管，在主动脉弓上和胸主动脉水平处分别结扎胸导管，至今已进行 500 余例，未发生 1 例术后乳糜胸。这也是临床上较为常用的术中预防性结扎胸导管，可避免术后发生乳糜胸。

六、临床问题讨论

外伤造成的胸导管损伤临床罕见，文献上曾有报道患者向后伸腰造成乳糜胸。以后不少文章引用这个病例，认为外伤可以引起乳糜胸。笔者所在医院近40年中手术处理的34例乳糜胸中，仅1例与外伤有关，可见外伤并不是乳糜胸发生的主要原因。除非颈部锐器伤直接刺破胸导管，钝性伤伤及胸导管更为少见。胸外科医师处理的大多数是医源性损伤胸导管。另一类乳糜胸则为非创伤性或自发性乳糜胸，这类乳糜胸原因不明，临床更难处理，效果也不佳，对胸外科医师是一种严峻挑战。

大多数胸外科医师均处理过手术后乳糜胸，这类乳糜胸多在术后1周左右才获得诊断，一般开始认为是胸腔积液过多，直至进食后胸腔积液呈乳白色才怀疑是胸导管损伤。处理术后乳糜胸的原则和具体方法如上，但是采取保守治疗还是手术处理，意见仍未统一。部分学者主张保守治疗，需3～4周禁食，胃肠道外维持营养。我们推荐手术所致乳糜胸一旦确诊尽早采取手术方法结扎胸导管。其一，手术简单，仅行右后外侧小切口（目前已用VATS），在降主动脉与奇静脉之间找到胸导管，双重结扎或缝扎，纵隔胸膜加固，之后再行胸膜固定术。目前VATS结扎胸导管更为方便容易。其二，疗效可靠肯定，立竿见影，术后3天即可恢复经口进食，停止胃肠道外营养。其三，节省住院费用和时间。

第十三节　膈肌破裂

一、基本概念

像其他胸部损伤一样，锐器伤或钝性伤均可能造成创伤性膈肌破裂，横膈破裂后因胸腹腔之间压力差别，腹内脏器可疝入胸腔，形成创伤性膈疝。刀具、枪弹或其他锐利器械直接损伤横膈，其膈肌裂口较小，较少的腹腔脏器，多为大网膜疝入胸腔。钝性损伤造成胸部闭合性伤，如车祸、高处坠落、挤压及爆震伤等均可能造成横膈破裂，临床上左侧膈破裂多见，占90%左右。闭合伤产生的膈肌裂口常较大，从中心腱向外侧呈放射状撕裂，因而多位于横膈外侧肌肉部。膈破裂后疝入胸腔的脏器，右侧主要是肝，左侧多数是胃、结肠和大网膜。胸部钝性伤很少造成单纯膈破裂，常合并胸内其他脏器伤，伤后早期被其他严重损

伤掩盖，常发生漏诊，待全身情况稳定后，才注意到膈疝的症状和体征。无论是锐器伤还是钝性伤很少造成双侧横膈同时损伤，而且罕见心包膈面和膈肌脚损伤。

横膈破裂后主要病理生理改变为横膈破裂后其功能受阻和腹腔脏器疝入胸膜腔。横膈完整性被破坏，肺吸气受限，并可出现反常呼吸。腹内脏器疝入胸腔的机制为胸腔为负压，而腹腔为正压，随呼吸运动，特别是用力呼吸，更促使膈疝形成。腹腔内脏疝入胸腔后，脏器本身的功能如胃、肠管等消化系统功能受到影响，另外，腹内脏器堆积在胸腔，伤侧肺受压萎陷，通气和弥散能力下降。当大量的腹腔脏器疝入胸腔，可能造成纵隔移位，不仅影响呼吸，同时也影响循环功能。

二、临床表现

临床症状取决于横膈破裂长度、疝入的腹腔脏器多少和肺受压萎陷严重程度三种病理生理改变。伤后初期，横膈破裂的部分症状和体征被其他严重合并损伤掩盖，或被当时各种抢救措施掩盖，如机械辅助正压通气，延迟了腹内脏器疝入胸腔，恢复自主呼吸以后才出现临床症状。大多数横膈破裂患者诉胸痛、胸闷、憋气、咳嗽、心悸、食欲缺乏、恶心、腹胀、腹痛、消化不良，严重时可有呕吐、呕血、黑粪。有的可出现停止排气及排便等肠梗阻症状。查体发现患侧下胸部叩诊呈浊音或浊音与鼓音相间，听诊示呼吸音减弱或消失，胸部听诊闻及肠鸣音对诊断有重要价值。有时可发现心脏及气管向健侧移位。

胸部X线检查显示患侧膈肌影模糊或消失；透视下横膈运动减弱或呈矛盾运动；膈上出现胸内胃泡或肠袢气液平面。右侧膈破裂可有部分肝疝入胸腔，类似肺部肿块。置入鼻胃管后，胃管滞留在胸腔内。上消化道造影显示胃在胸腔内。胸部超声检查和CT扫描有助于明确诊断。

三、诊　断

膈肌破裂有明确的胸部外伤史，尤其是胸部钝性闭合性损伤史。患侧肺萎陷和呼吸功能减低，

以及消化道不全梗阻的症状和体征，应高度怀疑膈破裂致横膈疝的可能。

胸部影像学典型表现：①患侧膈角模糊，横膈显示不清，或呈均匀的不透光区，或膈肌上升、运动减弱。②患侧下肺不张，与横膈界限不清，纵隔移向对侧。③胸腔内出现胃泡影或肠管内气液平面，或不能解释的实体脏器影。④上消化道造影显示充满造影剂的胃体翻入胸腔内，提示胃在胸腔内。此外，胸部超声波检查有助于发现肝、脾疝入胸腔。诊断时强调一点，怀疑有胃、肠等空腔脏器疝入胸膜腔时，禁做胸腔穿刺或胸腔闭式引流，以免损伤脏器。

四、治疗原则

膈肌破裂的治疗原则是一经确诊应尽快开胸探查，并手术修补。当合并其他复合伤时，首先处理危及生命的脏器伤，可以推迟对膈肌破裂的处理。膈肌修补手术前应禁食，留置鼻胃管减压。手术可以经胸或经腹路径进行修补，胸外科医师多采取经胸入路，理由为路径简捷，第 7～8 肋间进胸直达横膈。另外，疝入的脏器可能有较重的粘连，尤其是发现晚期的慢性膈肌破裂病例，经胸显露更容易解剖。

手术技巧：开胸后先行探查，明确膈肌破裂的位置、裂口大小、疝入的脏器。锐器损伤膈肌的，多在伤后早期即行开胸探查。此种膈肌裂口小，疝入脏器少，容易回复，缝合膈肌简单。需注意锐器可能伤及膈下腹内脏器，有时需要扩大横膈裂伤口，探查有无胃、肠管、脾损伤，避免遗漏。钝性伤造成的膈肌破裂，在急性期，疝入脏器与膈肌裂口尚未形成粘连，游动度较大，还纳腹腔器官并无困难。陈旧性膈肌破裂，疝入脏器与膈肌裂口边缘常有致密粘连，裂口边缘常不清楚，需耐心辨识，仔细解剖，还纳时需慎重，勿损伤腹腔脏器。修整膈肌破口边缘，切除膈肌血供不良部分，然后行间断"8"字缝合或双层折叠缝合。术后短期继续禁食，鼻胃管胃肠减压。

膈破裂患者手术治疗效果良好，单纯因膈肌破裂致死者很少见。急性期危重膈肌破裂合并复合伤患者死亡率可达 10%～26%；绝大多数死于复合伤，而非膈肌破裂，如大出血、心脏伤、颅脑伤等。急性期获得诊治者死亡率为 3%，延迟诊治者死亡率可达 25%，主要原因为膈疝长期影响呼吸、循环和消化功能，造成患者慢性衰竭，若疝入脏器发生绞窄、嵌顿、坏死，则危险更大，死亡率增加。

五、临床问题讨论

创伤性膈疝误诊、漏诊并不少见，有主观原因，也有客观原因。创伤性膈疝的典型症状为呼吸、循环障碍和消化道症状并存，但是膈疝常合并其他部位的严重损伤，自身症状和体征容易被掩盖。此外，伤后早期可能仅有膈肌破裂，腹腔脏器尚未疝入胸腔，或疝入脏器与周围组织尚未发生粘连，可移行于腹腔与胸腔之间，造成伤后早期症状和不典型体征，早期胸部 X 线检查可能仅表现为液气胸、患侧膈肌影模糊，或膈肌升高，甚至无明显异常改变，因此早期诊断较为困难。临诊医师对创伤性膈肌破裂缺乏警惕性是造成误诊及漏诊的主观原因。膈肌破裂不单纯发生在胸部锐性伤或钝性伤中，全身他处损伤也可造成横膈破裂，尤其是下腹部和各种增加腹内压的损伤，多发长骨骨折、骨盆骨折等常合并膈疝。20 世纪 70 年代，有一儿童被大马车碾压下腹部，该患儿被诊断为骨盆骨折，收入骨科病房，行牵引治疗。患儿感胸闷憋气，进食不畅，行床旁胸部 X 线检查，显示为"液气胸"。穿刺抽出白色酸味欠清亮液体，怀疑为胃内容物。进行胃管造影，证实为膈肌破裂，胃疝入胸腔。此处强调，凡是胸腹部遭受严重直接或间接暴力损伤的急诊患者，均应考虑创伤性膈肌破裂的可能，需详细询问病史，进行全面体格检查，连续动态观察患者病情变化。急诊手术探查胸部、腹部损伤的同时，还需探查横膈，确定有无损伤，以免漏诊。

膈肌破裂修补手术的入路是临床有争论的问题。开胸途径的优点如上所述，开胸入路方便探查和处理胸内和上腹部脏器损伤，可良好地显露膈肌，也便于还纳腹内脏器和修补膈肌。对于陈旧性膈肌破裂，胸内粘连很重，开胸处理可在直视下解剖分离膈肌边缘粘连的内脏，不容易造成意外损伤。但是，对于腹部多脏器损伤合并膈疝而胸部无明显病变的病例，采取经腹部切口更为可取。有学者建议尽量避免采用胸腹联合切口，必要时可分别行胸部切口和腹部切口，因为胸腹联合切口需切断肋弓，破坏了骨性胸廓的稳定性，对已有严重胸腹伤、呼吸功能受损的患者，创伤过大，并有发生肋骨骨髓炎的可能。

某些著作中提到陈旧性膈肌破裂的外科手术技巧时，强调沿着膈肌裂口边缘的正常膈肌处切开，将所有疝入胸腔的脏器与粘连的膈肌一并推入腹腔，再将横膈破裂口重叠缝合即可。这样做的优点是不需要解剖疝缘粘连的组织，避免疝入内脏的损伤。曾进行过陈旧性膈疝修补的胸外科医师可能会有异议。我们曾手术修补 1 例慢性创伤性膈疝，疝入内容物为胃和网膜。按其中所述方法，沿着破裂口边缘，在正常的膈肌上切开，剪开一周，将疝入的网膜、胃及与之粘连的膈肌创缘一并推入腹腔，然后修补并关闭横膈。但是术后患者出现进食梗阻，梗阻的部位在胃体部，呈环形箍闭。再次开腹手术，发现为原来疝入胸腔内的大网膜包括部分膈肌创缘缠绕胃体，造成消化道梗阻。逐一解剖松解并剪除粘连的大网膜和膈肌创缘，恢复胃的正常解剖位置。术后患者恢复顺利。因此，对于陈旧性膈肌破裂病例的处理，笔者的意见是除了传统的在膈肌破裂边缘的正常膈肌处切开，还要认真解剖疝入的内容物，将膈肌创缘、粘连的多余大网膜全部切除，并恢复疝入的内容物在腹腔内的位置，以免术后发生并发症。

第十四节　肺爆震伤

一、基本概念

炸弹、炮弹、火药或其他爆炸物爆炸后，产生大量的热能、高气压和爆震波（气浪或水浪冲击波），当人体暴露在爆炸可能损伤的范围内，有可能发生肝、脾、肺等器官挫伤，胸廓面积大，因而对肺的损伤更为显著，也更为常见。冲击波作用于胸部，可直接传导至肺造成肺损伤。其作用机制为强大冲击波先压缩胸廓，之后依靠胸廓顺应性和减压，胸廓回弹，这种加压和减压的压力巨变，使肺组织在胸腔内撞击胸壁，造成严重的肺挫伤。此外，冲击波也作用于细小支气管和肺泡，引起肺泡破裂、出血，发生肺水肿，导致

肺通气和换气功能紊乱。冲击波还可引起心包出血和心肌裂伤，影响循环功能。

患者支气管及气管内可有大量血性渗出物，如不能及时有效地咳出，容易导致支气管痉挛和呼吸道梗阻，加重缺氧和呼吸困难。组织缺氧反过来又增加肺毛细血管渗透性，使更多的液体渗出进入肺泡，形成恶性循环。

二、临床表现

肺爆震伤的表现与损伤的严重程度有关。由于胸廓弹性大，从外表上看可能无明显损害或损伤很轻，但是内部损伤则很严重。其主要表现为胸闷、憋气、咳嗽、咳痰、咳血性泡沫样痰和呼吸困难，严重时可有呼吸衰竭。体检时胸部外表未发现明显异常，细心听诊可发现呼吸音减弱，并闻及广泛细小水泡音和干啰音，有肺血管损伤时，因肺循环阻力增大，血容量减少，右心负荷加重，可出现缺氧及右心衰竭体征。

三、诊　　断

典型的胸部爆震伤病史，临床症状和体格检查阳性发现可初步诊断肺爆震伤。胸部 X 线检查显示，轻者仅有受伤局部肺纹理增粗、透光性降低。重者可见大片模糊影，或呈弥漫性斑片状、云雾状或磨玻璃状改变。此外，动脉血气分析提示低氧血症。

四、治　　疗

迅速将患者撤离危险区，立即予以鼻导管或面罩给氧，卧床休息。清除呼吸道分泌物，保持呼吸道通畅。镇痛、镇静，减少耗氧量。静脉输液，必要时补充胶体，保证足够有效的循环血容量。同时注意输液量和输入速度，避免因输液量过多、过快而加重肺水肿，必要时给予利尿剂。治疗中应予以广谱抗生素防治感染。如出现肺水肿，除相应处理外，必要时可行气管切开，呼吸机辅助通气。由于肺爆震伤时，细小支气管、肺泡和小血管可能同时受损，采用机械辅助呼吸正压通气时，需注意防止发生气栓。

第十五节　胸腹联合伤

一、基本概念

胸部、横膈和腹部脏器遭受同一致伤物打击造成的损伤称为胸腹联合伤。例如，刀具、子弹、弹片所致胸部贯通伤或穿入伤，若低于前胸第4肋、侧胸壁第6肋或后胸第8肋水平，可能伤及膈肌及其邻近的腹腔脏器，如肝、脾、胃、结肠或腹内血管等。下胸部和上腹部钝性闭合性损伤，如交通事故、高处坠落、房屋倒塌和煤矿坍塌造成的挤压伤、撞击伤，可造成胸内脏器和腹内脏器损伤，同时因胸腹腔压力差致横膈破裂，产生创伤性膈疝。

胸部损伤前已分别叙述，此处不再重复。腹内脏器损伤包括实质脏器破裂，如肝破裂、脾破裂或肾破裂等，临床上出现急性腹腔内大出血，如不能及时救治可严重威胁患者生命。腹内空腔脏器，如胃、小肠、结肠、膀胱等可发生穿孔或破裂，内容物逸出进入腹腔，引起继发性感染，出现急性化脓性腹膜炎，严重时可致患者死亡。此外，横膈破裂后腹部内脏疝入胸腔，可发生扭转、嵌顿、绞窄、坏死、穿孔。总之，胸腹联合伤是胸部伤、腹部伤和膈破裂横膈疝损伤的综合性损伤，伤情复杂危重、危险性大，处理技巧要求较高，稍有不慎将会造成难以弥补的损伤。

二、临床表现

胸腹联合伤既有胸部伤又有腹部伤，同时还有膈破裂横膈疝，因此可出现此三种病变的临床症状和体征。锐器伤外观可发现伤口，伤口多在上述的下胸部、下背部和上腹部。钝性闭合性损伤与外界无伤口相通。胸部损伤可有胸痛、咳嗽、咯血、呼吸急促、发绀。检查发现皮下气肿、气胸、血胸、血气胸、肋骨骨折、肺挫伤等。腹部外伤若伤及空腔脏器，可出现脏器穿孔，并继发急性腹膜炎，出现腹痛、发热，检查发现腹部压痛、反跳痛、腹肌紧张等腹膜刺激征。腹腔穿刺抽出混浊脓性液体，化验可见大量白细胞。腹腔内实质性脏器受损，可发生内出血，患者有腹痛、腹胀和失血性休克表现。检查腹部出现移动性浊音，

腹腔穿刺抽出血性液体。少数病情严重者就诊时已经处于休克或昏迷状态。膈破裂的症状和体征同"膈肌损伤"。

三、诊　　断

详细询问受伤时的体位，致伤物性质、大小、长短，以及进入身体内的深度，根据贯通伤或穿入伤的入口、出口和路径初步判断创伤范围和可能受伤的脏器。根据患者的症状和体征，在条件允许的情况下进行必要的辅助检查，包括胸部X线正侧位检查、胸部B超检查、腹部B超检查、腹部X线检查、胸部CT扫描、腹部CT扫描、血常规、血清肝肾血脂和各项酶学检查，特别要进行血清淀粉酶测定。有指征时进行胸腔穿刺或腹腔穿刺。

诊断时要求明确锐器伤是贯通伤还是刺入伤，刺入伤方向、深度，贯通伤的入口和出口，致伤物路径，有无异物存留。钝性闭合性损伤时，注意挤压部位，受伤时间，坠落高度和地面状况，以及受伤时伤员的姿势。胸内伤时，明确有哪一种或哪几种胸部伤，威胁生命的是哪种损伤。腹内伤是实质脏器破裂还是空腔脏器穿孔，有几个脏器损伤。横膈有无破裂。注意少数的胸部表现并非胸内脏器损伤所致，如血胸可以是腹内器官如肝脾破裂，血液经膈肌裂孔进入胸腔引起。气胸可以是结肠损伤后气体经腹膜后间隙逸入胸腔造成的。胸腹联合伤常可能合并颅脑损伤、四肢骨折等，诊断时勿遗漏。

四、治　　疗

处理胸腹联合伤首先保证患者生命体征稳定，按轻重缓急有次序、有重点进行处理。首先解除呼吸道梗阻，维持循环稳定，伤情严重者可以边处理边检查。严重胸腹联合伤者多有血压降低、休克、呼吸困难，应给氧、输液，必要时予以输血或补充胶体。开始予以广谱抗生素，以后根据细菌培养和敏感度选择有效抗生素。留置尿管观察尿量，以判断血循环功能。危重伤员应行中心静脉置管并监测中心静脉压，监测心电和血氧饱和度。张力性气胸应立即排气减压，胸壁开放伤

并开放性气胸者应立刻用油纱布封闭加压包扎，并放置胸腔闭式引流管。胸腔有积血，尽可能抽净积血，或放置胸腔引流，保证肺尽快复张。呼吸停止应立刻气管插管，机械通气辅助呼吸。有气胸或血胸应先置入胸腔引流管再行辅助通气。有心脏损伤致心包压塞，应立即心包穿刺抽出积血或行心包切开引流。怀疑气管、支气管损伤或食道损伤，应做好相应准备，情况稳定后进行急诊开胸探查。确诊腹内空腔脏器穿孔或实质脏器破裂，患者一般状况改善且稳定，应尽早剖腹探查，并进行相应的手术处理。探查应按系统有次序进行，以免遗漏。膈肌破裂且腹腔脏器疝入胸膜腔，若出现绞窄、嵌顿，应开胸探查或在开腹手术同时予以膈肌破裂修补。无紧急指征时膈肌破裂修补可以推迟或延期处理。胸腹联合伤涉及胸外科和腹部外科，可能还涉及神经外科或骨科，需要多学科通力合作，共同努力，才能完成满意的手术治疗。此外，加强医疗科及护理部协作对术前准备和术后处理起着不可替代的作用，是患者顺利康复的重要保证。

第十六节　现代胸部创伤治疗进展

一、胸部创伤历史

自从外科学发展以来，医学家们一直对胸部创伤这一课题有着浓厚的兴趣。埃及文献就有关于胸部外伤的记载，希波克拉底曾描述肋骨骨折后咯血。Homer 对心脏穿透性损伤的致死性做过统计。Ambroise Pare 描述了肋骨骨折的并发症和皮下气肿。William Beaumont 曾治疗过一位曾经历了漫长肺疝治疗的患者，该患者康复以后，William Beaumont 才完成了经典的慢性消化道瘘的实验。直到20世纪，胸部战伤死亡率仍居高不下（表7-16-1）。美国总统里根和以色列总理拉宾都曾被子弹射中胸部，并接受胸科手术治疗。近代医疗器械、诊断手段、药物及医疗体系的完善，促进了胸部创伤治疗重大进展。

表 7-16-1　胸部战伤死亡率

克里米亚战争	79%
美国内战	62.5%

续表

普法战争	55.7%
第一次世界大战	24.6%
第二次世界大战	12%

二、国外胸部创伤流行病学

目前美国每年有 150 000 例创伤致死患者，其中有 25% 为胸部创伤所致，另外还有 25% 患者死亡或因合并有胸部外伤，或因其他创伤引起胸部并发症。据 Lo Cicero 和 Mattox 报道，美国每10万例胸部创伤者中有 40 人死亡，世界上其他26个国家的资料是每 10 万例胸部创伤中有 52 人死亡。胸部创伤的发生率如表 7-16-2 所示。

表 7-16-2　美国和瑞士不同时期胸部创伤发生率

损伤类型	美国新奥尔良 1960 年（%）	瑞士 1983 年（%）
胸壁伤	39	54
血胸	28	21
肺损伤	16	21
混合性损伤	7	18
气胸	—	20
连枷胸	—	13
大血管损伤	10	—
心脏损伤	5	—
膈肌损伤	5	—

重度胸部创伤中胸主动脉损伤最为严重，北卡莱罗纳州的创伤登记显示，39 个月期间，创伤登记有 26 617 例，其中 908 例发生了 1148 处血管损伤，58 例有胸主动脉损伤。

三、我国胸外伤流行病学

我国有关胸外伤的大组病例报道多出自厂矿医院、基层医疗单位及少数大的医疗中心。在非战争的胸外伤中，闭合性伤多于开放性伤，以车祸、高处坠落、挤压和钝器打击为主要原因，开放性伤以刀刺伤和枪弹伤多见。战争时期开放伤多于闭合伤，且多为火器伤和刀器伤。

内蒙古报道 1134 例胸外伤，闭合性伤占84%，以车祸最多见，全组死亡率极低，为0.03%。新疆报道 544 例胸外伤，其中闭合伤 356 例，车祸（205 例）占 58%；开放伤 188 例，刀伤占94%；死亡 23 例，死亡率为 4.23%。河南油田报道严重胸外伤 246 例，死亡率为 3.17%。内蒙古林区报道 446 例胸外伤，死亡率为 2.5%。在闭合性胸外伤中，迟发性血胸应引起人们足够的注意，内蒙古报道迟发性血胸发生率为 8.7%，笔者建议伤后 2 天胸腔内积血超过 500ml 即可诊断为迟发性血胸，无肋骨骨折者也可发生迟发性血胸。

四、目前我国胸外伤治疗研究现状

1. 临床治疗 在治疗肋骨骨折方面，安徽省报道强调胸带包扎固定术，不赞成胶带粘贴固定。对于多根多段肋骨骨折的处理，有许多种方法，在基层单位有用钢丝捆绑，弓形竹片或自制铁甲外固定，也有行开胸手术用克氏针内固定者，但均有各自的优缺点。加压固定简单但缺点是减少了肺容量；肋骨悬吊牵引效果好但操作复杂，并限制患者下地活动；有机塑料板或玻璃板固定需要肋间钢丝，以后还要拆除；呼吸机辅助治疗为"呼吸内固定法"，效果可靠但可产生呼吸机辅助的各种并发症。河北省采用开胸探查并用有机玻璃条固定肋骨骨折，并认为较以上各种方法更有效。新疆维吾尔自治区报道指出多根多处肋骨骨折会造成浮动胸壁，致呼吸窘迫、低氧血症，主要是肺挫伤所致肺实质性损害，并非来自反常呼吸。其治疗重点是肺挫伤而不是胸壁软化。陆军军医大学（原第三军医大学）强调连枷胸和肺挫伤的治疗重点在于镇痛、软化胸壁的良好固定及有效的呼吸机辅助治疗。

对于开放性损伤，山东报道了 104 例的处理经验，其中 82 例采用闭式引流，早期剖胸探查者仅 22 例。甘肃省报道了 92 例胸部穿透伤的处理经验，其中 27 例行早期开胸探查，死亡率为 4.3%。解放军 155 医院报道了 312 例胸外伤的处理经验，有 53 例发生呼吸衰竭，占 16.99%，其中发生 ARDS 12 例（22.64%），MOF 9 例，死亡 2 例，死亡率为 3.77%。

总结以上报道，可见平民胸外伤最多见于钝性伤，以交通事故为主，锐器伤较少。锐器致伤常为刀刺伤和枪弹伤。大多数胸部钝性伤保守治疗即可，很少需要开胸探查，仅部分锐器伤需要胸外科手术治疗，主要是心脏、心包损伤时应及时诊断和处理。胸外伤的治愈率较高，早期死亡多因心脏大血管损伤致失血性休克，晚期死亡多

因呼吸衰竭和多脏器衰竭。目前我国胸外伤的死亡率在 5% 以下。

2. 临床研究 陆军军医大学、广西医科大学和四川大学华西医学中心均有超过千例的临床病例分析报道；空军军医大学（原第四军医大学）在心脏外伤的急救处理方面有较全面的总结；四川大学华西医学中心将心脏穿透伤分为亚临床型、心包压塞和失血性休克三种临床分型，强调早期诊断和及时手术的重要性，强调胸外伤第一线的早期救治，特别是严重胸外伤的院前急救。四川大学华西医学中心研究了闭合性胸腹多发性损伤的诊断方法与处理措施，以及在术前评估穿透性膈肌破裂的方法，并总结了其治疗效果。陆军军医大学探讨了胸部外伤早期剖胸探查的指征，对后期创伤性脓胸的治疗进行了有实用价值的研究。对于胸外伤后最为严重的 ARDS 发生的影响因素，中南大学湘雅医学院提出休克、肺挫伤、大量输血和合并有长骨骨折 4 项，同时有以上 4 项中任意 3 项的患者，ARDS 的发生率可达 54%。

在决定手术处理胸外伤时，强调小切口探查以明确诊断，减少开胸手术或剖腹手术的盲目性。近年 VATS 也应用于胸外伤的处理，有报道用 VATS 代替开胸手术有更大的优越性。胸外伤后较大的胸壁缺损，各地有报道用国产涤纶布、进口膨体聚四氟乙烯补片，还有个案报道用组织工程肋骨修复胸壁巨大缺损。术前检查许多医院除了常用的胸部 X 线检查及胸部 CT，有的还应用超声，甚至床头二维超声检查以帮助诊断心脏损伤。除了医疗临床研究，胸外科护理上也有了不少进步，除常规胸外科护理外，目前更多集中在胸外伤，特别是连枷胸、严重肺挫伤、创伤性湿肺后呼吸道管理、积极排痰，以及胸外伤患者的心理治疗。

3. 基础研究 胸外伤分为平民胸外伤和战伤胸外伤两种。军队系统，特别是陆军军医大学、空军军医大学等对战伤胸外伤方面进行了深入研究，包括胸部撞击伤的发生机制，冲击波对动物胸部或腹部局部作用的致伤效应，爆炸性武器、榴弹爆炸、钢珠弹致动物胸腹部损伤，高原地区胸部火器伤与肺水肿的关系。海军总医院建立了胸部开放伤海水浸泡后动物实验模型，并对肾、肝、呼吸系统等各系统的影响，以及多脏器功能衰竭及死亡的原因进行了一系列的研究。

四川大学华西医学中心、空军军医大学对胸外伤的发生机制、细胞免疫学和伤后确切评估指标做了大量工作，如创伤性连枷胸呼吸病理生理及牵引治疗效果的实验研究，创伤后心肌损伤机制的研究，创伤性 ARDS 发生指数动态监测在胸外伤中的应用，钝性胸部伤致 ARDS 和肺外脏器的损伤机制，胸外伤患者血清可溶性白细胞介素 -2 受体和肿瘤坏死因子 -α 的变化，游离三碘甲状腺原氨酸治疗胸部火器伤后心功能不全的原理，胸部火器伤后血浆肾上腺素和去甲肾上腺素的变化，甲状腺素对胸部火器伤后心功能不全的治疗作用，胸部闭合性损伤的严重程度评估及临床意义，胸部穿透性损伤解剖评分重伤值的价值，修正胸部穿透伤的生理评分，胸部撞击后肺组织细胞凋亡的变化，胸部撞击伤、内毒素及复合损伤对动物大血管通透性的影响。这些均反映了我国在胸外伤的理论研究方面已做出显著的成绩，基础研究已达到相当高的水平。

五、胸部创伤术前处理和切口选择

我国在胸部创伤患者的处理，不论是在创伤发生现场、院前创伤急诊抢救室，还是创伤急救中心、手术室、加强监护病房方面，都有了长足的进步。其主要表现在：①认识到对胸部创伤应进行限制性补液（无论是在受伤现场还是在急诊室、手术室）；②胸部血管损伤的手术入路选择；③改进外科危重患者的护理等。最重要的进步是对于胸部伤及全身伤治疗入路观念上的转变。

1. 创伤中心、急救中心处理和复苏　全部外伤患者中，不足 10% 的患者是重度伤，需要在院前创伤中心处理。然而，这些患者更需要直接送往创伤中心，不应在当地急诊室为稳定病情而过久停留。在送达创伤中心之前进行过度的复苏措施，如补充大量晶体液，气胸患者穿刺排气，心包穿刺，以及使用抗休克裤等，这些措施均未能显示能够提高生存率，减少并发症。已有资料表明，在创伤中心的复苏阶段，谨慎补液，尽量不使用白蛋白，以及用直接观察来评估患者病情等是治疗胸部创伤的有效方法。

对于某些伤后立即送来的胸部创伤患者，在急诊室施行紧急开胸已经成为标准治疗。创伤后

有心搏骤停的伤员，入院前需进行体外心脏按压，体外心脏按压过程中要密切监测。有资料表明，无气管插管患者体外心脏按压超过 4 分钟，有气管插管患者体外心脏按压超过 10 分钟，最终结果均是死亡。若对心脏穿透伤患者施行紧急开胸，直接对心脏进行按压，生存率有望提高到 30%。

过去在急诊室，有时在手术室，常采用剑突下心包切开来帮助临床诊断心包积血，同时也缓解了创伤性心包压塞症状。现在外科医师在急诊室进行腹部超声检查，可以诊断心包积血，而且常在创伤性心包压塞症状出现之前就可以做出诊断。采用心包穿刺术来缓解创伤性心包压塞症状不仅不可靠，还可能造成医源性心脏损伤。许多创伤外科医师及胸外科医师均认为，在目前医疗条件下，对于创伤性心包积血患者进行心包穿刺，无论是诊断还是治疗，既无必要也无帮助。

许多医院都有戳孔式胸腔引流管，但大多数创伤中心临床指南已不再使用这种胸腔引流管。因为这种戳孔式胸腔引流管管径小，侧孔少，对于血胸的引流效果不如其他类型的胸腔引流管。而且约25%的患者可能存在某种程度的胸膜粘连，使用戳孔式胸腔引流管容易造成医源性肺损伤，还有可能伤及胸部及上腹部的其他脏器。

对于胸部外伤者，在院前急救中心医师就要决定是否需要手术处理。急诊开胸探查指征主要基于体格检查、监测结果、内镜发现及影像学表现（表 7-16-3）。目前胸部创伤的评估方式和治疗方法都发生了变化，以前常提及的开胸探查指征出现了争议（表 7-16-4）。需要注意的是，对于某些胸部创伤患者，医师可能开始认为不必手术处理，在随后的一段时间内病情发生了变化，又需要对其进行开胸探查（表 7-16-5）。

表 7-16-3　急诊开胸指征

病情急剧恶化，血流动力学不稳定
胸导管放入后瞬时引流出血性胸腔积液 ≥ 1500ml
胸内活跃性出血 > 200ml/h
心包压塞
存在确定的胸腔出口处血管损伤
开放性胸部创伤
确定的胸主动脉损伤
确定的食管损伤
确定的气管、支气管损伤
胸腔大量漏气

表 7-16-4　有争议的创伤开胸探查指征

子弹横穿过纵隔，但病情稳定
子弹嵌入血管内（可经血管内镜取出）
取出重要器官附近的子弹
选择性的腹部创伤
开腹手术前控制胸主动脉

表 7-16-5　创伤晚期开胸探查指征

血胸造成大量血块积聚
慢性创伤性膈疝
确定的创伤后严重心腔内损伤
保守治疗无效的长期乳糜胸
创伤性动静脉瘘
创伤性动脉 – 支气管瘘或动脉 – 食管瘘
肺内血肿继发感染
忽略性气管、支气管损伤
创伤性气管 – 食管瘘
无名动脉 – 气管瘘
慢性创伤后假性动脉瘤

2. 手术切口选择　只有15%的胸部外伤患者需要行正规的开胸手术。对创伤患者施行手术存在着术野显露和如何修补的问题，这与确定的胸部手术操作不同，也与确诊的心脏病甚至复杂血管疾病的手术不同，对于外科手术医师来说这是一个严峻的挑战。体位摆放和切口选择对于胸部外伤处理更为重要。外科医师必须考虑到所有可能受伤的部位，包括头、颈、胸、腹、腹股沟、四肢。因为在处理胸部创伤的过程中可能需要同时处理这些部位的创伤，在摆放体位时就应想到上述情况。实际工作中常根据估计可能的创伤和（或）已记载的创伤来选择切口。

（1）前外侧开胸术：前外侧开胸切口适用于绝大多数胸部外伤患者。经此切口可以很容易探查心脏、肺门、膈肌和多数胸内大血管，甚至可以阻断降主动脉。如果合并肠管损伤，还可以另外做腹部切口。通常患者取仰卧位，这样颈部、腹股沟和四肢均可以顾及。如果术中发现后纵隔处的食管或降主动脉也有损伤，可以先处理前侧胸内损伤，然后关闭前外侧切口，再做后外侧切口，这样可以在充分显露的条件下修补后纵隔损伤。

（2）双侧前外侧开胸术：双侧分别行前外侧开胸切口（两切口互不相连），便于处理两侧胸腔内损伤。这种切口术后并发症较少，最适合怀疑双侧胸腔均有损伤而仅行一侧胸腔探查的病例。

（3）胸骨横断双侧前外侧开胸术：如果显露前纵隔或上纵隔病变有困难，首先采用左前外侧开胸切口，然后将切口向右延长，横断胸骨到右侧前胸，操作时需注意在较高处离断胸骨，以便更充分地显露纵隔，也为了以后容易关胸。这种切口被形象地称作"蛤壳状切口"。上纵隔的血管、心脏的各个部分，都可以通过这一切口进行修补。经此切口也很容易建立体外循环。横断胸骨的切口一般用 Gigli 锯，施行这种切口手术需结扎双侧乳内动脉。

（4）左后外侧开胸术：处理下段食管伤、降主动脉损伤和胸导管损伤最理想的入路是左后外侧开胸切口，此切口也适用于左侧慢性凝固性血胸、脓胸及左侧膈疝。

（5）右后外侧开胸术：右后外侧开胸切口适用于上段食管和气管分叉处损伤的处理，这种切口最适合探查奇静脉。实际上绝大多数奇静脉损伤通常是在前外侧开胸切口时被发现的。

（6）剑突下心包切开术：急诊医学和创伤医学相关文章常引用这一术式，但是许多创伤科医师和胸外科医师仍不认可这种腹部"小孔"对于胸部创伤的治疗效果。腹部超声检查能清楚显示心包病变，这在很大程度上减少了单纯为诊断目的而进行的剑突下心包切开术。即使确实存在心脏损伤，这种剑突下切口也无法获得满意的显露，仍需要进行正规的开胸探查。剑突下心包切开的唯一指征是心脏损伤和（或）心包积血时紧急减压。如果入院初期创伤性心包压塞的体征尚未表现出来，而且主治医师也未怀疑到这一点，在进行腹部手术时出现严重的创伤性心包压塞症状，唯一的急救措施是切开膈肌，打开心包。

（7）胸骨正中切口：许多胸外科医师都推荐胸骨正中切口，包括那些很少处理创伤患者的胸外科医师，但是经胸骨正中切口处理胸部创伤也有很大的局限性，其仅应用在少部分胸部创伤患者。对于前胸两乳头之间的刺伤、升主动脉损伤及主动脉分支大血管损伤，采用这种切口可以获得更好的显露。胸部后侧及外侧的创伤通常伤及肺和肺门，此时，胸骨正中切口不能满意地显露术野，会妨碍外科医师处理这些部位的创伤。

（8）胸骨正中切口合并颈部或锁骨上切口：处理胸廓出口处大血管复合伤患者，常需要将胸骨正中切口向上延伸至颈部或锁骨上区，从而获得更好的显露，便于阻断损伤血管的近端和远端，进而满意地施行血管重建手术。对于缺乏创伤处理经验的外科医师来说，处理胸廓出口结构损伤时，最保险的方法是选择可最佳显露的那种切口。

（9）滑动门切口或书形切口：20世纪60年代，滑动门切口被描述为处理胸腔出口处血管损伤的手术入路，经此切口容易阻断近端血管并进行血管重建，特别是在处理左锁骨下动、静脉损伤时最为方便。采用这种切口手术耗时长，术野显露较小且不能再扩大，需要一个助手用力牵拉胸壁切缘，对臂丛神经造成很大的牵张力并可导致损伤，使该侧上肢痛觉减弱或丧失，因此目前不鼓励采用这种切口进行胸外伤处理。

（10）胸腹联合切口：20世纪50～60年代，教科书上提到采用胸腹联合切口处理上腹部和胸部创伤，胸腹联合切口做起来比较费时，要切断肋弓，切开横膈，对于胸腔显露较差，术后切口疼痛明显，有时肋弓断端愈合不佳，影响患者术后呼吸功能，现在已经不提倡经这种切口处理胸部或腹部损伤。

（11）左侧前胸第2～3肋间切口：极少数情况下，锁骨下动脉或腋动脉损伤时，经锁骨上入路阻断其远端血管之前，可行左侧前胸第2～3肋间切口，用于阻断胸内部分的左锁骨下动脉近端，从而容易处理血管损伤。

六、胸外伤急诊特殊处理

1. 入院前转送观念变化 美国创伤外科医师学会推出地区性创伤治疗规范，使美国在为创伤患者提供恰当治疗方面有了明显进步。美国无论是市区还是郊区，都建立了创伤中心，因此在当地抢救室不再进行"稳定病情"的处理，这样创伤中心可为严重创伤患者提供更多的生存机会。在这些地区，即使具备直升机运送伤员的条件，也不鼓励。一项研究显示，用私人汽车迅速将患者送到急救中心，比在现场等待急救人员到来后在急救车内进行抢救效果更好。对于入院前现场

进行穿刺抽吸心包积血或胸腔置管引流等急救措施，仍存在较大争议。怀疑有胸部创伤的患者禁止使用抗休克裤，大多数创伤患者也不适用。

2. 补液观念改变 在处理躯干损伤时，最大的观念改变是摒弃了在急救车内或抢救室内补充大量晶体液进行复苏。有资料表明对于躯干部位穿透伤和伤后低血压患者，补充过量晶体液不但不能提高生存率，反而增加了并发症的发生率。这一措施对于钝性伤患者是否有价值尚在研究之中。在过去20年中，比较补充大量晶体液与限制晶体液输入两种方法抢救胸部钝性伤患者的结果，前者产生的呼吸系统并发症更多。

3. 影像学技术 创伤患者进行术前评估，需将传统影像学检查（如普通胸部X线检查）与新出现的影像学技术进行谨慎平衡。毫无疑问，创伤中心复苏室内的床头小型X线机即可进行常规仰卧位（偶尔立位）胸部X线检查，为外科医师提供尽可能多的信息，帮助外科医师做出判断，在急诊室、手术室或监护病房内即可进行紧急处理。做出判断后的第二步是对所有影像学结果进行综合分析。但是，许多医院的急诊科医师和放射科医师常热衷于新的复杂的检查，而忽略了最常用且最基本的影像学检查，结果耗费大量的时间、资源和经费。

4. 腹部快速超声 目前，创伤外科医师大都已经掌握了腹部超声检查技术，长期以来超声诊断仪是日本和欧洲国家创伤外科医师必备的医疗检查设备，现在也成为我国创伤中心的必备之物。有了超声诊断仪，在中心静脉压升高之前或创伤性心包压塞症状出现之前，医师就能够探查出心包积血。

5. 造影检查 动脉造影是评估胸主动脉钝性伤及胸腔出口穿透伤或钝性伤的金标准。外科医师要求多方位投照，才能确保观察到所有可能存在的损伤。通过动脉造影检查能发现无名动脉与左颈动脉同时撕脱损伤，而且能发现某些血管异常，如血管环、憩室及右锁骨下动脉从降主动脉异常发出畸形。外科医师必须掌握这些异常情况，手术中一旦发现这些异常，可以进行满意地处理。但是，对于胸主动脉穿透性损伤，动脉造影检查作用不大，因为主动脉内造影剂浓度太淡，无法显示小的穿透伤破口，除非是X线束恰好直对动

脉破裂口。

6. 螺旋 CT　临床医师对胸部创伤患者常过度使用 CT 检查技术，某些影像科医师倾向于新式的螺旋 CT 快速扫描来评估可能存在的胸内大血管损伤。对于一些病情稳定的患者，因担心 CT 扫描可能会遗漏某些异常情况及合并损伤，可能会重复进行昂贵的动脉造影检查。对于胸部创伤晚期并发症，特别是肺部感染并发症，CT 扫描有极为重要的价值。应用螺旋 CT 扫描进行胸部血管重建的作用，目前正在评估之中。

7. 经食管超声心动图检查（transesophageal echocardiography，TEE）　可判断心脏功能，探查大血管损伤，临床应用越来越广泛。有资料显示，TEE 能清楚地显示心内分流。目前心外科医师将 TEE 作为主动脉壁异常的筛选工具。由于受到胸廓出口和升主动脉等部位盲区的限制，TEE 仅作为一种筛选工具，尚不能完全用于特异性诊断。

七、手术技巧进展

1. 肺切除术　穿透性肺损伤常需要开胸探查，因为肺实质组织常有严重的损害。以往这样的患者多接受保守治疗，或仅将体表的入口和出口重叠缝合。对于穿透性肺损伤，在支气管内压力增高的情况下，致命性动脉空气栓子对患者有严重的威胁。施行肺切除术，即不管肺段的正常解剖关系，在肺穿透伤口两侧放置两把大号血管钳，并于两把血管钳之间切断组织，然后严密重叠缝合肺切缘，从而达到止血和防止漏气的目的。应用直线切割缝合器也可以满意地完成肺切除术，伤员能够很好地耐受，且无明显并发症。

2. 胸主动脉损伤延期手术　在过去 10 年中，部分诊断明确的胸主动脉损伤患者，因病情不稳定，伤后初期采取非手术治疗（表 7-16-6）。最近，有报道约 283 例诊断明确的急性降主动脉钝性损伤患者进行了有目的的延期手术。这些患者都符合表 7-16-6 所列标准。每位患者伤后血流动力学稳定期均超过 6 小时，而且无纵隔血肿。283 例中有 5 例在等待手术期间死于主动脉破裂，其中 2 例死于内科降低后负荷和控制血压的治疗阶段，另外 3 例死于主动脉血肿破裂，出现在高血压已被控制，降低后负荷的治疗已经停止之后。因此，对伤

后血流动力学稳定已经超过 6 小时，收缩压不超过 120mmHg，纵隔"情况稳定"的患者，心外科医师可考虑将手术推迟数小时、数天甚至数周、数月后进行，以确保手术能安全平稳完成。

表 7-16-6　胸主动脉损伤急诊手术禁忌证

伤后 10 天内格拉斯哥昏迷评分 ≤ 6
头部 CT 显示出血
PT/PTT ≥ 1.5 正常时间
血流动力学不稳定
左肺无法萎陷

3. 胸主动脉损伤是主动分流还是箝夹或修补

胸主动脉损伤远端手术时如何处理，阻断主动脉时如何保护脊髓，哪种方法更好，这些问题一直存在着争议。有学者提出主动脉"安全"阻断时间为 30 分钟，超过这一时间可能出现截瘫。另外有一些医师提出若在主动脉阻断期间采用主动脉分流，患者很少发生截瘫。目前至少有 4 种手术入路，包括常规体外循环、被动分流、主动分流及单纯箝夹阻断。前三种方法均比较复杂。最近 Sweeny 报道了一个医学中心的研究资料，所有病例均采用单纯箝夹或修补方法，其结果与主动分流（前三种方法中最佳者）结果相似甚至更好。因此，可以说没有哪一种治疗方案是最好或是最差的，都可能获得相当的效果。

4. 心脏伤口闭合　通常在急救中心急诊开胸就能够成功地修补心脏损伤，但是在这种急诊手术中手套破损率高达 85%。城市创伤患者经常罹患某些病毒性疾病，携带病毒，如肝炎病毒或人类免疫缺陷病毒（HIV）等。急诊开胸手术时，用大号针、丝线在心脏跳动的情况下缝合心脏破口，或开胸直视下心脏按压时，都很容易发生手套破损。使用闭合器闭合心脏创口可以降低手套破损率，并能加固心肌缝合缘，效果良好。这种方法有实用价值，值得推广。

5. 胸廓出口血管损伤处理　处理胸廓出口处血管损伤有许多种方法，但都很复杂。上纵隔血肿与主动脉峡部血肿容易鉴别，后者主要出现在左侧胸腔，掩盖了主动脉结，而上纵隔血肿经常表现为气管前方纵隔血肿影，或左侧或右侧，但总是紧贴中线。无名动脉损伤，或近侧颈动脉损伤，或锁骨下动脉损伤都可以表现为这种血肿影。罕

见的情况是在初始评估病情时，血管突发破裂可能表现为纵隔血肿影。必要时，需将患者转运到上级医院。手术操作包括经胸骨正中劈开切口显露，血管重建可以用单纯血管搭桥，而不需要低温、转机泵血和肝素化。

6. 气管内支架 支架技术正在兴起并迅速发展。目前有许多新型金属支架用于气管或支气管软化或狭窄患者，支架也用于其他疾病。当患者病情不稳定且无大量漏气时，在气管或支气管内放置支架可以争取时间，使患者从其他严重合并伤包括肺挫伤中恢复过来。以后再择期处理气管病变。

7. 血管支架 过去几年，人们对于血管内支架的兴趣不断增加。血管检测技术，以及在病变部位应用各种补片和支架技术都有了很大改进。对于胸腔出口处血管损伤患者、慢性创伤性降主动脉瘤患者，安放血管支架正成为解决这种复杂问题的有效方法，目前这一技术正在逐渐被外科医师接受并掌握。

8. 电视辅助胸腔镜（VATS）外科清除凝固性血胸 对于机化性血胸，在其演化为纤维胸之前进行血肿清除是公认的原则。应用 VATS 早期清除胸内凝血块是最理想的内镜应用技术之一。对于怀疑有纵隔弹道伤但病情稳定的患者，胸腔镜也是一种理想的评估工具，通过胸腔镜可以了解胸腔内情况，决定是否行开胸手术，并指导摆放体位、选择切口。

9. 清除血管内异物 应用开胸术，偶尔借助体外循环，清除大血管内异物，效果良好。但是栓塞于右心室和肺动脉内的异物可以通过介入放射学方法成功地取除。介入放射科医师、介入心内科医师、消化内镜科医师组成协作小组，与胸外科医师、创伤科医师合作，一起为胸部创伤患者提供最理想的治疗。

八、观念改变

1. 改进无效治疗评估 对于末期心脏疾病、晚期肿瘤及退化性疾病患者，治疗往往无效。一方面，对于创伤患者，治疗无效可见于各年龄段，而且无法预料。在实际工作中极为重要的是迅速采取正确的复苏措施，以便争取时间，做出合理判断，如病情有无可能逆转。另一方面，对于致命性头颅损伤或不可逆的心脏、血管损伤者，治疗要慎重，以免为患者增加新的痛苦。

2. 人造血液 人们对输入库存血可能带来的某些疾病的恐惧，以及有关复苏过程中最恰当的液体是什么的讨论，促进了红细胞替代品领域的迅速发展。最近，有学者正在进行一项多中心临床实验，评估琥珀酰水杨酸结合无人体血红蛋白基质溶液的效果。目前至少有三项技术正在进行实验室检测，从而发现能够给组织输送氧气、增加氧释放，却不产生氧自由基和血管活性的人造血液。

3. 食管外置 早年教科书和文献提出，食管广泛损伤最好的处理方法是食管外置。其做法是在食管与胃交界处进行阻断，颈部行食管造口术。某些情况下，可在胸入口处阻断食管。目前食管外置的并发症较多。对于广泛食管损伤，像食管瘘一样，可通过食管腔内置入"T"形管，或将食管撕脱出来进行处理，这样做较食管外置效果更好。

4. 心肌挫伤 "心肌挫伤"这个词一直被滥用。近几十年来心肌挫伤在创伤评分中占了很大比重。前胸部钝性伤可能或确实造成明显的心脏损伤，其中严重的可能有心脏破裂、间隔穿孔、主动脉冠状瓣损伤、冠状动脉损伤，甚至出现心包撕裂。这些解剖结构上的损伤与心电图、酶指标、经食管超声、核素检查的结果无确切关系，但都包括在心肌挫伤这一概念内。因此有学者要求制定新的心脏创伤命名方法，以确定心脏不同程度和不同部位的损伤。

5. 体循环空气栓子 是胸部创伤和（或）创伤复苏过程中一种少见的并发症，它更多是医源性的，发生在支气管内压超过 60torr（1torr ≈ 133.32Pa），而且毗邻的细支气管和肺小静脉有损伤的患者。一旦冠状动脉、降主动脉、脑循环内出现空气栓子，死亡率非常高。处理此并发症的最好方法是预防，避免氧气袋内压力过高，或使用有开关的氧气袋，将气袋内压设置在 40cm H_2O 以下。

（张志庸）

参考文献

陈习进，刘喜文，王茂，等，1994. 道路交通事故伤 1028 例分析. 中华创伤杂志，10（2）：77.

方祥如，赵兴吉，吴瑞青，等，1992.胸部创伤治疗中的几个问题.中华创伤杂志，8（3）：147.

高承业，杨锡耀，桑显富，1996.抢救危重胸外伤的处理程序.中华创伤杂志，12（4）：232.

蒋耀光，1995.胸部创伤救治概况.中华创伤杂志，11：274.

李文超，王其彰，陈东鸿，等，1992.食管破裂与穿孔——附69例报告.中华创伤杂志，8（3）：155.

马长华，徐全律，杨宗民，等，1998.胸部创伤703例.中华创伤杂志，14（1）：28.

邵孝洪，蒋朱明，1992.急诊医学.上海：上海科学技术出版社，201-249.

吴阶平，裘法祖，1992.黄家驷外科学.5版.北京：人民卫生出版社，1540-1551.

张庆河，冯先富，谢士成，等，1992.外伤性支气管断裂的诊断和处理.中华创伤杂志，8（3）：160-162.

赵晓刚，张昌铭，张万光，等，1998.胸外伤并发成人呼吸窘迫综合征临床分析.中华创伤杂志，14（1）：10-12.

Bickell WH, Wall MJ Jr, Pepe PE, et al, 1994. Immediate versus delayed fluid resuscitation for hypotensive patients with penetrating torso trauma. N Engl J Med, 331: 1105-1109.

Demetriades D, Chan I, Cornwell E, et al, 1996. Paramedic versus private transportation of trauma patients. Arch Surg, 131: 133-138.

Durham LA, Richardson RJ, Wall MJ, et al, 1992. Emergency center thoracotomy: impact of prehospital resuscitation. J Trauma, 32: 775-779.

Graham JM, Beall AC, Mattox KL, et al, 1977. Systemic air embolism following penetrating injury to the lung. Chest, 72: 449-454.

LoCicero J, Mattox KL, 1989. Epidemiology of chest trauma. Surg Clin N Am, 69: 15-19.

Mattox K, Bickell W, Pepe P, 1989. Prospective MAST study in 911 patients. J Trauma, 29: 1104-1112.

Mattox KL, Funt LM, Carrico CJ, 1992. Blunt cardiac injury (formerly termed "myocardial contusion"). J Trauma, 33: 649-650.

Mattox KL, 1997. Red river anthology. Trauma, 42: 353-368.

Rozycki GS, Shackford SR, 1996. Ultrasound: what every trauma surgeon should know. J Trauma, 40: 1-4.

Shoff WH, Shoff CT, Shepherd SM, et al, 1993. Resources for the Optimal Care of the Injured Patient: 1993. Chicago: American College of Surgeons.

Sweeney MS, Young DJ, Frazier OH, et al, 1997. Traumatic aortic transection: eight-year experience with the "clamp-sew" techniques. Ann Thorac Surg, 64: 384-389.

Von Oppell UO, Donne TT, DeGroot MK, et al, 1994. Traumatic aortic rupture: twenty-year metaanalysis of mortality and rise of paraplegia. Ann Thorac Surg, 58: 585-593.

Wall MJ Jr, Hirshberg A, Mattox KL, 1994. Pulmonary tractotomy with selective vascular ligation for penetrating injuries to the lung. Am J Surg, 168: 665-669.

第八章

胸壁、胸膜疾病

第一节　胸壁畸形

胸壁畸形多为先天性疾病，常见的肋骨发育畸形表现为肋骨分叉、融合、数目增多或减少，也有由于一侧肋骨发育障碍导致的胸壁不对称等畸形。除颈肋引起胸腔出口综合征外，其余肋骨畸形多无症状，不需要治疗。胸骨畸形可造成胸腔容量改变，引起一系列病理生理反应，一般要求尽早矫正。胸骨畸形有三种主要形式：①漏斗胸，凹陷畸形；②鸡胸，凸出畸形；③胸骨裂，裂缺不全。

一、漏　斗　胸

（一）定义

漏斗胸是胸骨中下部向后凹陷畸形，最深处位于胸骨剑突根部，同时附着于胸骨中下部两侧的肋软骨也随之下陷弯曲，构成畸形的两侧壁，呈漏斗样胸廓畸形（图8-1-1）。胸骨下端与脊柱的距离缩小，严重者凹陷最深处可抵及脊柱。心脏受压移位，因胸廓畸形使肺运动受限，影响气体交换，结果引起心肺功能紊乱和减退。本症有家族倾向，有的合并其他畸形。某些婴幼儿前胸壁在2～3岁呈凹陷并伴反常呼吸，以后自行消失，称为假性漏斗胸。

（二）病因和发病机制

肋软骨与肋骨发育的速度不平衡，造成漏斗胸或鸡胸。肋软骨发育速度比肋骨发育速度快，过度过快生长的肋软骨将胸骨挤向后方，致胸骨向内凹陷，形成漏斗胸。当过快生长的肋软骨将胸骨推向前方，则形成鸡胸。此外，漏斗胸的形

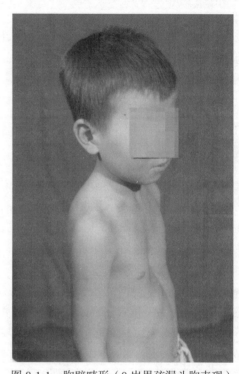

图 8-1-1　胸壁畸形（8岁男孩漏斗胸表现）

成还与胸骨受牵拉而凹陷有关，有学者认为膈肌中心腱过短，牵拉剑突及胸骨下端导致漏斗胸。漏斗胸患者因胸椎前空隙减少，心脏受压，肺运动受限，影响气体交换，严重者可致心肺功能减退。

（三）病理生理

实际上，漏斗胸是胸骨体及其剑突的畸形，胸骨体纵轴和横轴均向后方凹陷，双侧肋软骨由于生长过长，也随之从一侧乳头线到另一侧乳头线，以对称或不对称的各种深度向后弯曲。如有胸骨旋转，多弯向右侧，乳腺发育右侧比左侧影响小。漏斗为一极深的胸骨中央凹陷，其最深点多在剑突稍上部位，最严重时胸骨内面可接触胸椎内面，将心脏推向左侧胸腔，漏斗深处可放入

患者的拳头，甚至可容纳 500ml 液体。但是，左侧及右侧胸腔的前后径通常正常。另外一种漏斗胸畸形是从一侧乳头线到另一侧乳头线为浅而宽的盘状凹陷，向后凹陷不深，但占据较多的胸腔空间。心脏可无移位，只是受压抵达脊椎腹面。畸形的胸骨及其肋软骨凹陷入胸腔内的实际体积比中央凹陷畸形更多，因此可引起更为严重的病理生理改变。

由于心脏左移或前后径受压变小，胸部 X 线检查显示心脏右侧有一明显的放射线半透明区，胸部 CT 和心血管造影显示右心受压及右心室流出道受阻。此种患者在直立运动时不能增加心排血量，严重影响了患者的运动量及耐力。心导管检查描记右心室压力，可发现舒张期斜坡或平坦，类似缩窄性心包炎的指征。漏斗胸患者可合并左肺发育不良或缺如，也可合并左侧缺肢畸形。北京协和医院曾发现一患者并存漏斗胸和鸡胸。

（四）临床表现

婴儿期表现可能不甚明显，有些虽有吸气性喘鸣和胸骨吸入性凹陷，但常未引起家长注意，也未查出原因。随着年龄增长，畸形和症状逐渐明显。学龄前儿童漏斗胸呈对称性凹陷，尚能耐受心肺等脏器受压，不出现症状，但是容易发生上呼吸道感染。12～15 岁患者，多为不对称凹陷，严重者可出现胸椎右突和腰椎左突的脊椎侧弯。患者除前胸壁凹陷畸形外，还可伴有颈肩部前俯、两侧肋弓上翘和上腹部凸出、驼背体型等特殊体型。年轻人常因体态缺陷而致心理障碍，性情消沉孤僻。

胸部 X 线检查后前位像显示心脏左移。心脏右缘与脊椎相齐、两下肺野透光度增强。侧位片示肋骨呈前下方倾斜并与体轴成锐角，胸骨体凹陷，胸骨与脊椎距离明显缩短。膈肌下降，活动减少，胸廓纵轴增长。心电图示电轴左偏。CT 显示畸形更清晰明确。

（五）诊断

依据胸部 X 线前后位相，漏斗胸采用下列评定方法。

（1）漏斗胸指数：漏斗胸指数 $=a\times b\times c/A\times B\times C$，当其大于 0.2，即有手术指征。其中 a

为漏斗胸凹陷外口纵径长度，A 为后前位胸部 X 线片上胸骨长度，b 为漏斗胸凹陷外口横径长度，B 为后前位胸部 X 线片上胸部横径，c 为漏斗胸凹陷外口水平线至凹陷最深处长度，C 为侧位胸部 X 线片上胸骨角水平后缘与椎前缘间距。

（2）胸脊间距：根据胸部侧位片所得胸骨凹陷后缘与脊椎前缘间距，当此距离 >7cm 为轻度、5～7cm 为中度、<5cm 为重度漏斗胸。

（六）治疗

（1）治疗原则：手术应在入学年龄（5～7 岁）前、尚未接触社会前进行。其目的在于矫正畸形，解除对心肺的压迫，消除心理压力。

（2）手术要点：术前行肺功能及血气测定、心电图、超声心动图检查，排除先天性心脏疾病。积极控制呼吸道感染，合并哮喘的患儿手术前后 1 天，可予以解痉剂（或激素），以免麻醉时发生气管痉挛。

手术可有许多方式，如胸骨横断抬高、肋软骨切除、胸骨翻转、保留乳内动脉胸骨翻转等。手术常采用正中切口，考虑到美观，也可采用乳腺下横切口，纵行分开胸前肌群，拉向两侧，暴露胸骨。术中注意切口偏下些，有利于剑突与肋弓矫治。肋骨骨膜剥离足够长，有利于增加胸廓前后径，防止术后成为扁平胸。避免损伤胸膜、肋间血管及乳内动静脉。

漏斗胸手术矫正术效果良好，尤其是术后远期效果较好。对合并胸内其他先天畸形的漏斗胸患儿，如心脏病、肺内畸形等可同时矫正。

（3）矫正术式

1）骨膜下肋软骨切除、胸骨楔形切开成形术：在骨膜下切除生长过长、内陷畸形的肋软骨，通常是第 3～6 根，先左后右，两侧分别进行。对少年或成年患者，肋软骨外侧切端要达到骨质肋骨。切断剑突，用手指伸入胸骨后，将胸膜推向两侧，切断相应的肋间肌束，使胸骨只连接胸骨柄。在胸骨上段，胸骨柄与第 1、2 肋软骨保持正常连接，以第 3 根肋软骨开始，距离胸骨外缘 2cm 处，在骨膜下将肋软骨逐一切断。左右两侧分别进行。肋软骨斜行切断，使胸骨抬起后，肋软骨内侧端恰好重叠于外侧端的斜面上，用合成纤维缝线贯穿缝合固定两断端，固定时务使胸骨过度向前以矫正畸形。如果矫正不够满意，可在相应部位做一横行前侧或后侧胸骨楔形骨切开，将一骨片做楔子镶入胸骨切开处，缝线固定，从而达到满意矫正，然后缝合肋间肌束及骨膜，最后缝合胸大肌和皮肤各层。

2）骨膜下肋软骨切除、克氏针骨固定术：又称胸骨横杠抬高术。此术式适用于成人或胸骨很长的高大少年及合并其他生理缺损患者，例如，先天性一侧肺缺如或同时切除较大肺大疱。对成年患者，此术式也适合宽浅型漏斗胸，或以前曾做过矫正术而术后复发病例。手术步骤与以上术式基本相同，在肋软骨骨膜下，切除过长向后弯曲畸形肋软骨，然后行骨固定术，即采用粗克氏针，平行胸前壁穿过胸骨下段的狭窄间隙，将克氏针两端卷起，固定于相应的肋骨上，然后缝合胸肌覆盖，也可以将剑突和肋间肌束缝回到胸骨双侧边缘。术后如克氏针不松动可不拔除。

3）胸骨翻转术：自1984年以来，对于前胸有宽大或较深畸形的漏斗胸病例都采用此种矫正术。经胸正中切口，逐步游离胸前肌群，暴露生长过长、向后凹陷肋软骨，上至胸骨角，下达剑突，两侧到肋软骨与肋骨交界外侧2cm处，在肋软骨骨膜下切断两侧所有畸形的肋软骨，切线由前内向后外斜行，通常包括第3～6肋软骨，少数病例还需切断向后凹陷的肋弓。彻底游离胸骨后组织，切断附着于胸骨体两侧缘的肋间肌束及附着于肋软骨和剑突上的腹部肌束。在正常的胸骨上段，即胸骨开始向后凹陷水平上方1cm处，用线锯切断胸骨，使胸骨体及其两侧畸形的肋软骨成为游离骨块，此巨大游离骨块只靠保留下来的双侧乳内动脉胸骨分支供血。在胸骨两侧从第1肋间至第3肋间水平，小心游离足够长度的乳内动脉，结扎切断其肋间肌发出的分支，但要保留其所有的胸骨分支。在剑突水平可将乳内动脉与腹壁动脉的交通支切断，若保留此交通支，则需游离足够长度，便于翻转胸骨块。向上抬起游离的胸骨肋软骨块，以腹壁动脉为轴，将其翻转180°后覆盖于前胸壁缺损处。检查翻转后双侧乳内动脉及其与腹壁动脉交通支（现已呈交叉状附着于胸骨块）的血供情况，应避免有张力，最少也应保证有一支动脉供血通畅。将两侧相对应的肋软骨修整固定：切除重叠过长的肋软骨，用2-0

聚丙烯缝线分别将两侧相应肋软骨缝合固定（图8-1-2，彩图8-1-2）。如翻转后胸骨体过度凸起，可修整剪平。用钢丝或聚丙烯缝线将胸骨两断端缝固，肋间肌束及腹部肌束缝固于翻转后胸骨肋软骨块的相应部位。逐层缝合胸前肌束、皮下组织及皮肤。此手术不进入胸膜腔，术毕在胸骨后方前纵隔安放引流片或引流管，术后1～2天拔除。保留乳内动脉胸骨翻转术可获得较好的骨固定，矫正疗效立竿见影。

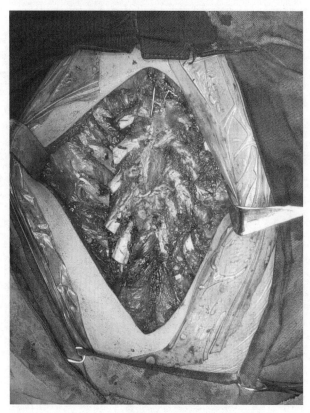

图8-1-2　胸骨翻转治疗漏斗胸术毕像

1998年，Nuss等报道经胸腔镜辅助置入矫形板胸骨抬举术，自此国内外相继将此种手术逐渐应用于临床。此种手术是遵循微创外科治疗原则，采用塑形钢板长期支撑凹陷的胸骨，达到矫正畸形的目的（图8-1-3）。目前Nuss手术应用范围颇广，不仅应用于儿童，某些单位还将其扩大到成人患者，患者年龄最大达43岁，据说手术均获得成功，平均失血量为35ml，手术时间为85分钟，无严重手术并发症。更有学者对此种手术进行改良，不需要胸腔镜辅助，不切断胸骨和肋软骨。提倡此种手术的学者认为该手术方式的优点是切口小、隐蔽，手术时间短、出血少、恢复快，不需要游离胸壁肌肉皮瓣，不需要切除肋骨和肋软骨，并能长期保持胸廓伸展性、扩张性和弹性等。但是，所有报道的手术随诊尚不满 10 年，目前来讲，短期效果满意，长期矫正效果如何还需更长时间的随诊验证。

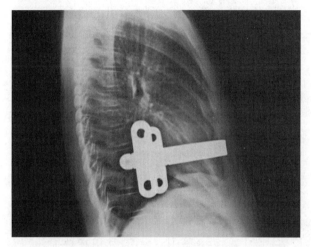

图 8-1-3　Nuss 手术矫正漏斗胸

二、鸡　　胸

1. 定义　鸡胸是胸骨向前突出畸形，形似鸡、鸽等禽类的胸部，为前胸壁第 2 种常见畸形，仅次于漏斗胸。50% 以上在 11 岁以后发现。有家族史者占 26%，约 21.4% 患者合并脊椎侧突。胸骨突出畸形有两种类型：第一种畸形较常见，是胸骨下部向前移位较上部明显，由于第 4 ～ 8 肋软骨生长过长，向内后方凹陷，胸骨被推向前方隆起。胸骨突出部分由于两侧肋软骨内陷与胸骨形成的深沟而更加明显。第二种畸形称为鸽状凸胸畸形，胸骨柄向前突出成角，紧接其下方的胸骨体急剧后降，然后反转向前，其矢状面呈 "Z" 形走向，每侧肋软骨也有凹陷，此种畸形较第一种少见。虽然两种畸形总的外形是胸骨突出，但胸骨远端均为部分凹陷，因此有学者认为这也是漏斗胸的一种。

有学者按解剖和畸形不同，将鸡胸分为 3 种类型。

（1）对称型鸡胸：最常见，占 90%。中下部胸骨向前突出，两侧肋软骨对称性凹陷，剑突向后弯入。

（2）不对称型鸡胸：不常见，占 9%。单侧肋软骨隆起突出。胸骨在正常部位，但胸骨纵轴向对侧方向扭转，对侧肋软骨正常或凹陷。

（3）胸骨柄肋软骨突出型：在胸骨柄与体交界处，相当于第 2 前肋软骨水平，胸骨向前隆起突出，胸骨中下方体部凹陷，剑突向前，从侧面看胸骨呈弓形，该畸形常伴有先天性心脏病或杵状指（趾），或躯体过小畸形。此型少见。

2. 病因及发病机制　尚不清楚，主要是肋软骨生长速度较其他骨更快，肋骨过度向外生长而将胸骨推向前方。膈肌附着胸骨的中央腱发育不全是次要原因。鸡胸常在少年和青年时期表现出来。

3. 临床表现　鸡胸的生理影响主要是胸骨前突和脊椎背突，使胸廓前后径增加，肺组织弹性减退，吸气时呼吸幅度减弱。部分患者有气促表现，但无严重肺功能减退。鸡胸严重者，其胸廓前后径增大，在呼吸时胸壁的正常功能必然受到干扰，通气功能受限，呼吸运动主要依靠膈肌升降运动。在鸽状凸胸畸形病例中，心脏受压移位，运动量受限。任何鸡胸畸形都可能呈奇形怪状，穿上衣服也难以隐藏。鸡胸和漏斗胸可发生在同一家族及同一患者，可合并其他先天性畸形，如脊椎侧弯和马方综合征。

4. 诊断　通过视诊即可诊断。

5. 治疗　严重鸡胸病例，从健康和美观角度，即使症状不重，也应考虑手术治疗。一般认为 3 岁以后即可接受手术，手术和康复效果均比青少年及成人好。

（1）治疗原则：手术矫形是治疗严重鸡胸的唯一有效方法。严重的鸡胸畸形除对患儿呼吸功能产生影响外，还可造成患者心理压力，因此应及早进行手术矫治。

（2）手术要点：术前详细检查胸部、心脏、大血管及其他系统有无合并畸形。体表拍照作为术后疗效对比。

由于鸡胸与漏斗胸的发病机制相同，畸形的形成是由于肋骨和肋软骨生长过长，而胸骨继发性受累。同时，自 1955 年第 1 例鸡胸手术起，医学界的注意力几乎全部集中到处理肋软骨上。手术治疗原则与漏斗胸矫形术相同，标准的鸡胸矫正术是切除骨膜下畸形肋软骨，即通过前胸正中切口或横向切口，用电刀游离皮瓣，自胸骨中线向两侧分离胸大肌和前锯肌，离断与剑突相连的腹直肌，充分显露胸骨及两侧肋软骨的畸形区域，对胸肌拉向两侧，腹直肌翻向下以暴露整个前胸壁，将全部被累及的肋软骨做软骨骨膜下切除。切除过多的肋软骨后，将肋软骨两断端缝合固定。应用缝线将紧缩过长肋间肌束和肋软骨骨膜缝合覆盖于断端表面。内侧为胸骨，外侧为正常肋软骨与肋骨，拉紧缝线可使胸骨与肋软骨紧密对合。个别病例需要修剪去除胸骨隆起部分和肋软骨、胸骨凸出的结节，最后缝合胸肌，覆盖于胸骨前面，上提腹直肌缝固于胸骨下段或胸大肌下缘。

对鸽状凸胸畸形治疗，考虑到呈"Z"形弯折，要求采用不同的手术方案。在两侧肋软骨骨膜下，去除一短段累及的肋软骨，将剑突从宽大的胸骨体下段分离（通常剑突是成对的）。胸骨的两处成角畸形需要行骨切开术矫正，即近端成角畸形凸面向前，可做一楔形骨切开矫正，当胸骨柄抬起向前时，楔形骨切开的间隙即闭合，用粗线缝固。远端成角畸形的凹面向前，在前面做线状骨切开将胸骨撑开，再将从近端胸骨切下的骨块镶入此骨切开处，用粗线缝固，使骨切开处保持张开，以恢复胸骨的正常形状。

术后处理和抗感染与漏斗胸处理相同。一般畸形矫治效果满意，无严重并发症或死亡，总的术后并发症发生率低于4%。

三、胸骨裂

1. 定义　在胚胎发育过程中，正常胸骨应自上而下融合。若延缓靠拢或融合不完全，则形成胸骨裂。其重要性在于胸骨裂时其下方的内脏常脱出或合并心脏畸形。胸骨裂可分为三类。

（1）不完全裂：即胸骨上侧裂或下侧裂。

（2）完全裂：胸骨完全或不完全裂开伴心脏脱出。

（3）广泛胸骨裂：即坎特雷尔五联征，是一种复合畸形，包括胸骨下部缺损或裂，半月形膈肌前部缺损、邻接的壁层心包缺损，上腹壁中线缺如、脐膨出，严重心脏畸形（室间隔缺损、法洛四联症或单纯右旋心等）。

2. 发病原因和机制　胸骨起源于中胚叶的胸骨索，胚胎第6周时，胸骨为分离开来的两列胸骨索，第7～10周，两列胸骨索从上向下愈合形成胸骨。如果愈合过程中发生障碍，出生后胸骨即可出现缺如、窗形缺损或胸骨裂畸形。

3. 临床表现　胸骨裂可出现呼吸困难及呼吸道感染。严重时前胸完全缺损，局部出现呼吸反常运动。上侧裂时，部分心脏脱出，在胸骨缺损部可触及心脏跳动。下侧裂合并膈肌缺损时，可发生胃肠疝出。部分胸骨裂可合并先天性心脏病。

4. 诊断　通过视诊和触诊即可诊断，但是需要明确是否合并其他畸形。

5. 治疗　原则上是将脱出的内脏复位，再将裂开的胸骨对拢缝合。

婴幼儿骨质软，可以行胸骨直接缝合术，即向中央拉拢两侧分离的胸骨，直接缝合固定。必要时，可切开剑突的融合部，或切断几根肋软骨以减小张力，使之容易拉拢缝合。裂孔较大或年龄增长后骨质较硬，不能拉拢缝合时，可用自体骨移植、人工材料修补等进行前胸壁重建。自体骨移植常切取第8～10肋软骨移植在缺损部。人工材料有金属网、Marlex聚乙烯网等。

上述前胸壁重建术，具体做法是移动肋软骨及肋骨，行胸廓成形术。早期可进行直接缝合术，手术效果较好。即将两侧第1～4肋软骨分别于不同长度处切断。将第1、3肋软骨远侧端下移，与第2、4肋软骨的近侧端缝合，并拉拢胸骨缝合固定。此方法可防止胸廓周径缩小，避免心脏受压。

合并心脏脱出的患儿，若胸腔内没有足够的空隙可以容纳心脏，就不能勉强还纳缝闭胸骨，应在裂开处用自体肋软骨架桥，或被覆金属网或Marlex聚乙烯网。

胸骨完全裂开合并心脱出型，心脏可能裸露，易发生感染。为防止感染，应紧急手术，但手术失败率很高。术前有呼吸道感染时，应先用药物控制感染，然后再行手术。手术后仍应加强抗感染治疗。伴有先天性心脏病的胸骨裂患儿，手术效果差，死亡率高达80%。

坎特雷尔综合征合并有心脏畸形，术前应作超声心动图等检查。对此类病例目前均在体外循环下行一期手术治疗，在矫正心脏畸形的同时行胸骨裂修补。术后处理主要是密切观察有无心脏受压症状。

（郭　峰　李泽坚）

第二节　肋软骨炎

肋软骨炎（costal chondritis）是胸外科门诊常见疾病之一，分为化脓性肋软骨炎和非化脓性肋软骨炎两种。化脓性肋软骨炎又分为原发性和继发性。根据是否伴有肋软骨肿胀，非化脓性肋软骨炎分为单纯肋软骨炎和痛性非化脓性肋软骨肿胀，后者临床最常见。

一、非化脓性肋软骨炎

1. 定义　1921 年 Tietze 首先报道并定义痛性非化脓性肋软骨肿胀，为肋软骨与胸（肋）骨交界处不明原因的非化脓性肋软骨炎性病变，是一种表现为局限性疼痛伴肿胀的自限性疾病，是临床常见的肋软骨炎类型。

2. 流行病学、病因及病理学　肋软骨炎多见于 20 ～ 30 岁和 40 ～ 50 岁两个年龄段患者，左右侧发病率无异，70% ～ 80% 为单侧单发病变，无显著性别倾向，国内文献报道称本病女性患者偏多。

肋软骨炎发病原因不明，有以下假说：①目前多数学者认为可能与肋软骨膜微小创伤及胸肋关节韧带局部应力异常造成劳损有关；②可能与上呼吸道病毒感染有关；③可能与免疫或内分泌异常引起肋软骨营养障碍有关。

病理学检查显示肋软骨呈良性膨胀性增生，细胞体积增大，软骨膜纤维增厚，血管过度生成，其他未见异常（图 8-2-1，彩图 8-2-1）。软骨膜在损伤后修复过程中，软骨细胞大量增生，软骨膜纤维增厚，致软骨膜与骨膜粘连、硬化，肋软骨应力平衡失调，骨膜张力增高，牵扯、刺激肋软骨膜表面肋间神经的前皮支神经末梢，从而产生持续且定位明确的疼痛。

3. 临床表现和诊断　各个肋软骨均可发病，但是最多发生在胸骨旁第 2 ～ 4 肋软骨与肋骨交接处，偶也可见于肋弓。轻者仅感轻度胸闷，前胸疼痛多为钝痛、隐痛，偶伴针刺样痛。疼痛点固定不变，咳嗽、深呼吸、扩展胸壁等胸廓过度活动可使疼痛加重。严重者肩臂惧动，甚或累及上半侧躯体。此病病程长短不一，多在 3 ～ 4 周自行痊愈，但部分患者可反复发作，迁延数月其

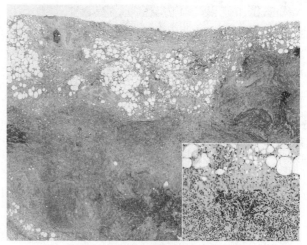

图 8-2-1　肋软骨炎病理切片检查

纤维和脂肪组织存在严重的非特异性慢性炎症反应（H&E 放大 2 倍）。炎性浸润由淋巴细胞、浆细胞及散在的巨噬细胞组成（右下角插图为 H&E 放大 10 倍）

至数年。体格检查可见受累肋软骨局部肿胀隆起，质硬，表面光滑而边界不清，基底固定，局部压痛明显，但无皮肤红热征象，挤压胸廓时疼痛加剧。累及多根肋软骨时，可呈"串珠状"畸形。

辅助检查包括血象和血沉均无异常改变，胸部 X 线检查因肋软骨不显影也无阳性发现。CT 可清楚地显示肋软骨肿胀及软骨骨化，但不能显示软骨骨膜下活动性炎症。MRI 能够显示骨、软骨、滑膜及骨髓的活动性炎性改变，其特异度和敏感度均较高。^{67}Ga- 二磷酸盐或 ^{99m}Tc- 二磷酸盐核素骨显像对显示骨炎症病变极为敏感，但特异度不高。有学者提出 B 超能显示 X 线检查不能显示的肋软骨肿胀及结构改建，避免 CT 容积效应及体位影响而出现的假阳性或假阴性表现，且双侧对比容易，准确观察肿胀变化，可作为筛选本病的检查。肋软骨炎是一种常见的良性疾病，详细询问病史，认真查体及必要的辅助检查，在排除其他疾病后，根据临床表现和体征可以明确诊断，所以临床医师很少采用 MRI、超声或核素骨显像等复杂检查。

在鉴别诊断方面，引起前胸壁疼痛的原因有很多（表 8-2-1），其中肋软骨炎约占 30%。因肋软骨炎而表现有局部疼痛且无肿胀者，应该与肋软骨痛、肋间神经痛、带状疱疹、反流性食管炎、冠心病心绞痛和肝胆系统疾病相鉴别。疼痛伴局部肿胀者，应与肋软骨肿瘤、胸壁结核、骨折后骨痂形成等疾病相鉴别。肋软骨炎的症状、体征

可出现在任何累及前胸壁的关节疾病中（表8-2-2），其中最常累及胸锁关节的是强直性脊柱炎和类风湿关节炎。其他需要鉴别的疾病还有淋巴瘤、多发性骨髓瘤、浆细胞瘤和骨转移灶等，必要时需行CT扫描及病变活检，以免误诊。

表8-2-1 胸壁疼痛原因

局部原因	全身性病因	牵涉性痛
肋软骨炎	纤维肌痛	颈椎棘突
痛性非化脓性肋软骨肿胀	精神性风湿病	肩部
肋骨创伤	骨性关节炎	胸腔内脏器
创伤性肌痛	类风湿关节炎	神经根病
良性劳损性肌痛	痛风性关节炎	
滑动肋骨综合征		
胸锁关节炎		
胸骨柄、胸骨关节软骨炎		
疼痛性剑突综合征		
流行性肌痛		
局部感染，带状疱疹		
肿瘤骨转移：乳腺癌、肺癌、甲状腺癌、肾或前列腺癌		

表8-2-2 肋软骨及胸肋关节慢性炎症其他原因

败血症（化脓性、霉菌性、炎症病灶、结核、布鲁菌病）

类风湿关节炎

强直性脊柱炎

银屑病关节炎

SAPHO综合征（滑膜炎-痤疮-脓疱病-骨肥厚-骨炎）

痛风

良性肿瘤

恶性肿瘤

机械性原因（咳嗽、骨折等）

致密性骨炎

4. 治疗

（1）保守治疗：对症处理，主要是阿司匹林或其他非甾体类镇痛消炎药。疼痛明显、对症治疗欠佳，可于软骨骨膜肿胀处注射长效类固醇激素局部封闭治疗。其他治疗包括热敷、超声波、低剂量激光、磁疗及紫外线照射等物理治疗，目的是消炎消肿，减轻神经末梢刺激，促进血液循环，改善局部营养。强调抗感染治疗对肋软骨炎无效。中医认为本病属"胸痹""胁痛"范畴，发病机制为情志不畅、肝郁气滞、风邪侵袭、瘀阻经络、

气虚血瘀，治疗以疏肝解郁、理气健脾、补气活血、消肿散瘀止痛之法，如柴胡疏肝散、复元活血汤、补阳还五汤、逍遥散结汤等，可缓解疼痛，但治愈率较低，常反复发作，对肿大、增粗的肋软骨无作用。

（2）手术治疗：少数非手术治疗无效，反复发作，肋软骨明显肿大且症状严重，以及不能排除恶性病变，应进行病变肋软骨切除，达到治愈。传统手术方法为骨膜内肋软骨切除，注意只要求将肿大增粗的肋软骨切除，保留骨膜及胸壁其他组织，切除肋软骨时勿损伤乳内动脉和静脉。其他方法还有闭合性微创手术、"十"字形切开肿大肋软骨上的骨膜（图8-2-2）及刺孔减压术，肋软骨膜松弛后解除对神经末梢的牵张刺激，使疼痛缓解。锁骨下区为颈胸交感神经链星状神经节支配，持续疼痛刺激传入可导致疼痛，局部缺血又加重疼痛，偶尔可行星状神经节阻滞以控制疼痛，缓解局部缺血。

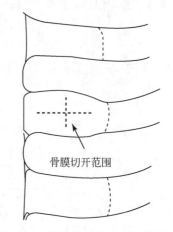

图8-2-2 肋软骨骨膜"十"字形切开

二、化脓性肋软骨炎

1. 定义 化脓性肋软骨炎是一种少见的外科感染，分为原发性和继发性。原发性多为血源性感染，病原菌多为结核杆菌、伤寒杆菌、副伤寒杆菌、铜绿假单胞菌、葡萄球菌、链球菌、大肠杆菌、肺炎球菌等。文献报道继发性肋软骨炎居多，为胸外科少见而严重的术后并发症。

2. 病因 化脓性肋软骨炎多数因手术创伤所致。术野暴露时间过长，组织干燥，细菌污染，过度牵拉胸骨，钢丝固定或术中操作损伤骨膜，

均可能破坏肋软骨血供，尤其是某些手术切断肋软骨后断端裸露。此外，术区渗血引流不畅，电灼造成组织坏死，骨蜡、钢丝等异物存留等也会增加炎症感染的概率。

3. 病理　组织学上肋软骨是肋骨与胸骨之间的连接，为透明软骨，由软骨细胞和基质组成，自身无血管，唯一的血供来自肋软骨膜。损伤和感染使肋软骨膜游离，肋软骨丧失血供，发生肋软骨无菌性坏死或继发感染，受感染的软骨坏死崩解过程较慢，感染病变不能通过吸收而消退，最终感染坏死的肋软骨，形成死骨，成为异物。

脓液聚集致软骨膜内压力增高，刺激软骨膜神经产生疼痛。肋软骨出现退行性变后，钙盐沉积，水分减少，基质流失，表面龟裂，更易被细菌侵袭。因解剖学特点，第 1～4 肋软骨单独存在，感染较少向邻近肋软骨蔓延，第 5～10 肋软骨互相连接，形成肋弓，并借助剑突与对侧相连，感染可蔓延至同侧和对侧多根肋软骨。

因感染、缺血、坏死，肋软骨表面不光滑，呈虫蚀样改变或变细呈鼠尾状，周围有脓液及肉芽组织形成。累及范围分为三型：Ⅰ 型为单一肋软骨感染；Ⅱ 型为一侧多根肋软骨感染；Ⅲ 型为双侧多发肋软骨感染。

4. 临床表现及诊断　固定的、持续性前胸壁胀痛不能自行缓解，患者拒绝触诊，如累及胸锁关节，则上肢运动受限。重者因惧怕疼痛而不敢深呼吸、咳嗽，容易引起肺部感染。全身症状较轻者，体温可正常，局部皮肤可有或无红肿，触诊局部质地硬韧伴明显压痛是最常见的，后期可有波动感或窦道形成，感染可迁延数周、数月不愈。

化脓性肋软骨炎穿刺抽液并进行细菌培养多提示条件致病菌，病情发展较慢，局部反应轻重不一，不易早期确诊，临床怀疑该病可行 B 超、CT、MRI、骨扫描等检查帮助确诊。

5. 治疗　疾病早期，诊断明确后先行保守治疗，选用针对性抗生素有效控制感染。一般单纯镇痛药及理疗、封闭治疗无效。因肋软骨血供特殊，抗感染能力弱，疾病后期可形成局限性感染灶。未能有效控制的感染灶可全身扩散，出现致命性血行感染、纵隔感染及胸膜腔感染。抗生素治疗效果不佳时，处理原则是手术彻底清除病变肋软骨。中医药对感染灶控制有一定效果，术前

可外敷金黄散，形成窦道者予以祛腐生肌膏，促进坏死及脓性分泌物尽早脱落，使创面肉芽组织生长，减轻炎症反应及疼痛，促进炎症局限，为彻底手术切除创造条件。

手术要点：①广泛切除感染和坏死的肋软骨及相连的少许健康肋软骨，肋弓、剑突、胸骨的受累部位也要切除至正常组织，用过氧化氢溶液、生理盐水、甲硝唑液彻底冲洗创面，并进行一期缝合。②术中仔细止血，置放引流管并保持通畅，术后加压包扎，使创面贴合紧密，防止积液。③术后根据细菌培养结果选择敏感抗生素，应用 1～2 周。有学者提出对于严重广泛化脓性肋软骨炎，第 5 肋骨以上需将胸骨旁的肋软骨整段切除，第 5 肋骨以下因肋软骨互相连接，广泛切除整个肋弓后缝合外侧部分切口，中央部分开放引流，由肉芽组织填充Ⅱ期愈合。也有学者不同意扩大清除范围，因肋软骨切除过多会影响胸壁稳定性，推荐自正常肋软骨 1～2cm 处切除病变软骨即可。术后复发的主要原因是对病变范围估计不足、切除不彻底。④注意术中勿损伤乳内动静脉，若切除双侧肋弓可能产生胸廓变形，影响术后呼吸功能，严重时可造成呼吸衰竭，术后应加强呼吸道管理，并适当固定胸廓。⑤清创肋软骨切除术后有可能发生残端肋骨骨髓炎，病程迁延数日不愈，需反复手术。⑥胸大肌和腹直肌血运良好，抗感染能力强，可以转移此肌瓣填充清创后的组织缺损，尤其适用于累及胸锁关节、部分锁骨切除者。

6. 预防　消毒范围应充分，术中严格无菌操作，尽量缩短手术时间，减少不必要的电灼和损伤，注意保护肋软骨膜，早期应用足量有效抗生素。手术如需切断肋软骨，可使用预防性手术技巧（图 8-2-3），注意保留切除部位肋软骨骨膜，

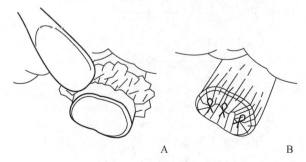

图 8-2-3　预防性手术技巧

A. 剥离一小段肋软骨膜以暴露拟切除的肋软骨；

B. 用骨膜包盖切除肋软骨断端

包埋缝合肋软骨残端,从而避免软骨裸露,改善软骨残端血供。

(马冬捷)

第三节　胸壁结核

一、定　义

胸壁结核是继发于肺结核或胸膜结核感染的肋骨、胸骨、胸壁软组织的结核性病变,是全身结核病表现的一部分,它不是肿瘤,但有时会与胸壁肿瘤相混淆。胸壁结核多发生于青年和中年,表现为结核性寒性脓肿或慢性胸壁窦道,有时胸壁结核与原发结核病灶同时存在。

二、发病原因及机制

2/3 胸壁结核患者患有肺结核、胸膜结核或身体他处结核,胸壁结核是结核菌侵犯胸壁组织所致,结核菌的来源有:①胸内原发结核病灶通过淋巴管累及胸骨旁、胸椎旁或肋间淋巴结,使之发生干酪样病变,穿透肋间组织,在胸壁软组织内形成结核性脓肿。它也可穿破皮肤形成窦道。由于胸壁结核脓肿产生于胸壁深层淋巴结,需穿透肋间肌才能达到胸壁浅层,常在肋间肌内外各形成一个脓腔,两者以小洞相通,形成所谓的哑铃状脓肿。②浅表的肺结核灶或胸膜结核灶,透过胸膜粘连直接扩散至胸壁,此种类型胸壁结核常合并有肺内结核。③结核菌经血液循环感染肋骨或胸骨骨髓腔,引起结核性肋骨骨髓炎或胸骨骨髓炎,然后穿破骨皮质而形成胸壁结核,此种情况临床少见,肋骨骨髓炎或胸骨骨髓炎主要造成骨质破坏,不形成哑铃状脓肿。

三、临床表现

胸壁结核发病缓慢,全身症状多不明显。若原发结核病灶尚有活动,则可出现疲倦、低热、盗汗、虚弱乏力等症状,局部可出现疼痛不适,而多数患者只是局部出现不红、不热、无痛的脓肿,因此称为寒性脓肿。胸壁结核脓肿好发于乳腺与腋后线之间的第 3 ～ 7 肋骨处,常在肋间隙的内外形成哑铃形的脓腔。一端位于胸壁的深处,另一端位于胸壁浅层,脓腔可经数条窦道通向各方,在窦道远端又形成多个脓腔。脓肿可侵蚀破坏肋骨皮质。

胸壁结核脓肿呈半球形隆起,基底固定。开始质地稍硬,随脓肿增大而逐渐变软,形成冷脓肿,内为干酪样物及黄灰色脓液,扣诊有波动感。若脓肿穿破皮肤,常排出稀薄、混浊、无臭味的脓液,并伴有干酪样物质,脓肿破溃口经久不愈,形成溃疡或窦道,其边缘皮肤常有悬空潜行现象。脓肿出现混合感染后,包块迅速增大、变软,疼痛加重,皮肤变薄发红,压痛明显,自行破溃或因切开引流可形成经久不愈的慢性窦道。

胸部 X 线检查多无明显异常发现,胸部 CT 可显示胸壁软组织囊性肿物(图 8-3-1)。肿块穿刺可抽出无臭稀薄黄白色脓液或干酪样物,培养无细菌生长,也不易查到结核菌。

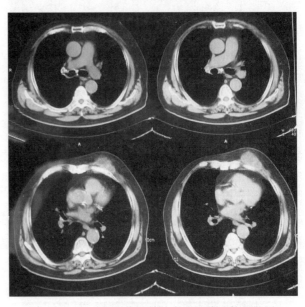

图 8-3-1　CT 显示胸壁结核突出于胸壁软组织层

四、诊　断

胸壁无痛性肿块,按之有波动感,首先应考虑胸壁结核寒性脓肿可能。穿刺若抽得脓液,涂片及细菌培养阴性,多可确定诊断,但一般不易查到结核菌。穿刺部位应选在脓肿的上方,针体通过皮肤后宜变换方向再刺入脓腔,避免垂直刺入而致脓液沿针道流出形成瘘管。胸部 X 线检查有时可发现肺、胸膜或肋骨结核病变，但是 X 线检查结果为阴性，并不能排除胸壁结核。胸部 CT 有助于诊断（图 8-3-2），胸部 CT 除了显示胸壁脓肿，还可确定肺内或胸膜是否存在结核病，纵隔淋巴结是否有结核性感染，以及肋骨或胸骨有无骨质破坏（图 8-3-3）。若有溃疡或窦道，活体组织检查常可发现结核病变。

诊断时应注意与化脓性肋骨、胸骨骨髓炎，外穿性结核性脓肿，椎旁脓肿，胸壁放线菌病及胸壁肿瘤相鉴别。

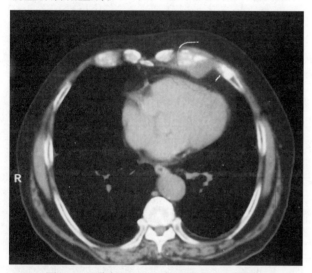

图 8-3-2　胸部 CT 显示胸壁结核突入胸膜腔

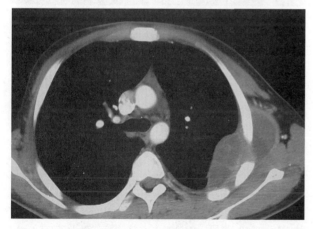

图 8-3-3　胸壁结核患者 CT 显示胸膜内外软组织影，且为液体密度

五、治　疗

胸壁结核属全身结核病的一部分，应注意全身治疗，加强休息，改善营养状况，以及系统服用抗结核药物治疗，如有活动性肺结核、纵隔或肺门淋巴结结核者，在全身结核病有效控制后，依胸壁结核局部病变情况，进行胸壁结核的外科处理。较小的胸壁结核，可进行局部穿刺抽脓，再注入抗结核药，反复数次可达到治愈的目的。单纯寒性脓肿不应切开引流。较大的胸壁结核或已合并继发感染时，需要外科手术处理，即进行胸壁结核病灶清除术。

胸壁结核病灶清除术的适应证为胸壁结核脓肿或慢性窦道诊断明确，只要病情稳定，无活动性肺结核或胸膜结核存在，应进行病灶彻底清除。当患者病情不稳定，或身体其他部位有活动性结核病灶时，暂不宜进行手术治疗。

手术治疗要求彻底切除病变组织，包括受累的肋骨、淋巴结、肋软骨、肌肉和有病变的胸膜，有时胸壁结核病变可能通向胸膜或肺，因此术前应做好开胸准备。

采用气管内插管，静脉复合麻醉。如皮肤及浅层肌肉未受病灶侵犯时，切口可沿脓肿的长轴走行切开。如皮肤已受累或已有窦道存在，应沿病灶的长轴梭形切除病变的皮肤及窦道。将皮肤及肌层向两侧游离，尽量完整切除脓腔，多数在解剖时脓腔破溃，此时应彻底清除脓液和干酪样物质。切除窦道及其邻近的肌肉组织，脓腔下的肋骨也应切除，用刮匙搔刮脓腔壁，不留残腔。由于窦道走行常蜿蜒迂曲，所以应当用探针细心找寻窦道及肋骨下面的脓腔，直到胸膜层。冲洗脓腔后，游离邻近带蒂肌瓣，填充消灭残腔。切口内安置引流条，然后逐层严密缝合切口后加压包扎。

术后 24 ~ 48 小时拔除引流条，继续加压包扎，伤口无感染则可按期拆线。术后行抗结核治疗至少半年。

单纯的寒性脓肿不应切开引流。若合并化脓性感染，可先切开引流，待感染完全控制后再按上述手术原则处理。

六、临床问题讨论

胸壁结核胸外科临床并不少见，但是并不容易达到满意处理结果。需要强调的是，必须将感染的组织，包括皮肤、坏死软组织、肉芽组织及肋骨完全切除才能获得预期效果。笔者曾见一患者，为年轻女性，发现胸壁包块，诊断为胸壁结核，外院行手术治疗，但是未切除肋骨。术后 3 个月，原手术瘢痕处隆起包块，并伴有低热、乏力。CT 检查提示右侧胸壁有 2 处病灶，且有液化。再次行病灶清除术，将病灶处的肋骨切除，肌瓣填塞，切口一期愈合。术后继续行抗结核治疗半年，随诊患者恢复良好。笔者的经验是首先要敞开所有的窦道，可用探针沿脓液流出处逐一耐心检查；其次即使表面看不出任何异常，也要将病灶处的肋骨切除，唯有这样做，才能达到有效的治疗。

术前应估计胸内病变的范围，胸壁结核局部炎症粘连，胸膜普遍增厚。所以，术者不必担心结核灶会进入胸膜腔。但需要强调的是，应注意局部肺组织是否已有结核感染，即肺表面结核灶直接侵犯胸壁产生的胸壁结核。曾有一患者，手术时发现胸壁病灶与肺组织有粘连，医师仅切断了肺胸膜处的粘连。术后患者高热、咳嗽，行胸部 X 线检查，发现胸壁病灶局部的肺组织呈大片高密度阴影。除抗结核治疗外，不得不再次开胸，行肺部分切除。一般来讲，合并肺内结核患者需积极进行抗结核治疗，病情稳定后，再行胸壁结核病灶清除术。

对于胸壁包块，诊断应慎重，既需临床诊断，也需要进行病灶穿刺并送细菌学检查，因为并非所有的脓肿都是寒性脓肿和胸壁结核。有一患者入院前曾在多家医院就诊，并服用抗结核药物，但是近期胸部包块明显增大，囊内张力增加，且疼痛加重，致夜不能寐，表面皮肤菲薄，色呈红紫，眼见包块即将破溃，同时患者有发热，每日体温在 38℃ 以上。术前医师凭经验诊断为"胸壁结核合并继发感染"。术中医师发现患者胸部脓肿已深入肋骨以下，并有多处窦道，皮下组织和肌肉已经坏死，行病灶清除术后切口不愈，流出脓样分泌物。经伤口分泌物培养才诊断为乙型副伤寒杆菌感染性脓肿。对于此类脓肿，除药物治疗外，切开引流，清除坏死组织，即可痊愈，并不需要切除肋骨等复杂治疗，应引以为戒。

（张志庸　郭　峰）

第四节　胸廓出口综合征

胸廓出口综合征（thoracic outlet syndrome，TOS）定义为因各种先天性或后天性局部解剖因素（纤维、韧带、肌肉或纤维 - 骨组织）对胸出口这一特殊区域的臂丛神经和（或）锁骨下血管（动脉或静脉）造成压迫而出现的一组临床症候群。神经血管结构受压之后可以产生上肢及颈部各种症状，包括钝痛、麻木、麻刺感、上肢无力，以及上肢血管舒缩运动变化（由于神经压迫引起交感神经过度活动）、肩部束带样疼痛，甚至出现同侧头痛，这些症状与受压的时间和严重程度有关，而且神经、血管的压迫症状可以单独出现，也可混合存在。通常患者的病史较长，症状时轻时重，主诉凌乱、不确定，因此患者常就诊于骨科、神经科、血管外科、疼痛科和胸外科等多种专业科室。外科医师认为 TOS 在临床上常被低估、忽视，且容易误诊。由于这个区域的特殊解剖关系，各学科对其诊断和手术治疗方法始终未能完全统一，近年来仍有争论，但已有了较多进展。

胸廓出口综合征的诊断和手术治疗历来有争议，这与本症的特点有关。本症长期以来缺乏有效、可信服的检查方法进行诊断，治疗又伴随较高的并发症发生率，以致人们在过去很少接触胸廓出口综合征，无论是诊断还是治疗。随着医师对这一疾病认识的不断深入，诊断率较前明显增加。因此近年来，胸廓出口综合征成为临床上多见的疾病。造成胸廓出口综合征患者疼痛的原因不仅包括臂丛神经和锁骨下血管受压，还有背部、颈部和肩部肌肉的不平衡。对于这些肌肉不平衡引起的疼痛，大多能通过理疗运动获得改善，甚至治愈。对于神经血管压迫造成的疼痛，需要确切诊断与有效处理。

一、历史与发展过程

公元前 150 年即有记载人类可能存在颈肋，早在公元 2 世纪 Galenus 和 Veaslius 曾描述因颈肋造成压迫症状，1742 年，德国解剖学家 Hunald 对颈肋及相关症状进行了详细描述。1903 年，Bramwell 提出第 1 肋骨可以引起血管神经压迫。1920 年，Law 阐述了颈部韧带和其他软组织与颈肋、胸第 1 肋之间的关系。1921 年，Cooper 描述了胸出口区域上肢神经受压的临床症状，1927 年，Adson 和 Coffey 强调了前斜角肌在 TOS 中的作用，

1935年，Ochsner Gage和Debakey根据在TOS中前斜角肌异常，提出将这种疾病命名为前斜角肌综合征，并且成功切除了前斜角肌，患者症状得以改善。1956年，Peet首次采用胸廓出口综合征这一名称来概括颈、臂及上肢疼痛和麻木等相关病变。直到1958年，Charles Rob正式将胸出口压迫综合征定义为"在胸出口区域存在臂丛和（或）锁骨下血管压迫的一组症候群"。

采用外科手术方法治疗TOS，最早可追溯到1861年，Coote首次尝试手术切除颈肋。1905年，Murphy第一次经锁骨上径路成功切除第1肋，完成了锁骨下动脉瘤切除。1927年，Murphy和Coffey施行斜角肌切除，这一切除方式成为以后多年来解除颈胸关节处神经压迫最常用的手术方法。由于单纯斜角肌切除术后复发率高达60%，1962年，Clagett引入经后路切除第1肋的手术方法，但这种方法创伤大、出血多，未能获得临床广泛接受。20世纪60年代还有经锁骨上、下径路切除第1肋的方法，也未能普及。1966年，David Ross引入经腋路切除第1肋治疗TOS的手术方法，这种方法因创伤最小，不久被临床广泛接受并普及。1976年，Urschel介绍了对于复发胸廓出口综合征再次手术的方法。1989年，Atasoy采用经腋路行第1肋切除同时经颈部切口切除前、中斜角肌，据称可以达到完全解除胸出口压迫的效果。

二、外科基本解剖

1. 胸出口解剖 胸出口的界限从第1肋骨的外缘到上纵隔的中点，向上到第5颈神经。在这个狭小区域内有许多重要的结构，包括前、中斜角肌，以及5根神经、3个臂丛干、膈神经、胸长神经、肩胛背神经、星状神经结、胸导管、锁骨下动脉、锁骨下静脉和肺尖。这些重要结构在解剖上又形成众多不同间隙。在胸腔上部间隙内有锁骨下血管和臂丛神经横行穿过颈腋管（即现在所称的胸出口）到达上肢。颈腋管被第1肋又分为两个部分，近侧有斜角肌间隙和肋锁间隙，远侧是腋窝。神经血管的压迫主要发生在近侧段。当上肢外展时，锁骨旋向后面的第1肋和前斜角肌，当过度外展时，神经血管束则被胸小肌韧带、喙突和肱骨头牵拉。此种体位使喙突斜向下加大了

神经血管束的张力。胸锁关节通常形成15°～20°角，当锁骨极度向外下时，角度变小，胸锁关节间隙出现狭窄。正常情况下，吸气时前斜角肌提升第1肋，也使胸锁间隙变窄。前斜角肌也可以引起第1肋异常提升，这种情况见于严重肺气肿或此肌肉过度发达的患者。前斜角肌插在第1肋的前结节上，将肋锁间隙分为两部分，前中间隙含有锁骨下静脉，后侧间隙含有锁骨下动脉和臂丛（图8-4-1）。

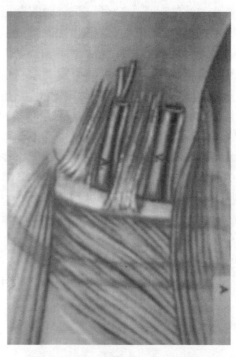

图8-4-1 将肋锁间隙分为两部分，前斜角肌的前方间隙有锁骨下静脉经过，前斜角肌的后方有锁骨下动脉和臂丛经过

2. 斜角肌间隙或斜角肌三角 斜角肌三角（图8-4-2）的前缘是前斜角肌，后缘是中斜角肌，底缘是第1肋。正常后缘的长度是1.1～1.2cm，前缘高度为7.1cm，后缘高度为6.7cm。接受手术的病例其底缘平均长度女性和男性分别是0.67cm和0.77cm。前斜角肌起于C_3～C_6椎体横突的前结节，止于第1肋的斜角肌结节。中斜角肌较长、较大，起于C_2～C_7椎体横突的后结节，止于第1肋后部，且止点较宽。TOS仅30%～50%患者存在斜角小肌，它起于C_6～C_7椎体横突，止于第1肋和胸膜支持筋膜，位于锁骨下动脉和臂丛T_1根部。后斜角肌起于C_5～C_7椎体横突后结节，通常止于第2肋，有时第3肋。由于位置较深，它与TOS无关。作为辅助呼吸肌，前、中斜角肌的作用是提

升第 1 肋和轻度弯旋颈部。这些肌肉在第 1 肋的止点可以变异并重叠形成"V"形，这样就使间隙变窄，造成对臂丛和锁骨下动脉的压迫。有时中斜角肌止于整个第 1 肋，使得手术时看不到血管神经，并造成血管神经通过间隙狭窄。这些肌肉可以在斜角肌三角的上面重叠，从上方压迫神经。如果出现斜角肌重叠，通常见于 C₇ 椎体的横突较大和有颈肋的患者，有时肌肉形成"U"形或悬带状，手术时可以看到其从下方压迫臂丛下干和锁骨下动脉。一些患者，来自斜角肌鞘的厚层纤维覆盖在臂丛之上，可以引起臂丛粘连和压迫。前、中斜角肌特别接近时，可以造成斜角肌间隙变窄，压迫臂丛上干。众多解剖变异可以引起斜角肌三角的上角变窄，影响臂丛上部，产生前斜角肌综合征上型，累及臂丛干中第 5、6 颈神经。如果斜角肌三角的底边升高，可以压迫锁骨下动脉和臂丛干中的第 7、8 颈神经和第 1 胸神经，产生斜角肌综合征下型的症状，这时手术台上不易看到臂丛上干。曾有报道称前、中斜角肌发生融合，而臂丛又在这些融合的肌肉间穿过。还有报道称锁骨下动脉在前斜角肌肉间穿过。当斜角小肌存在时，也使斜角肌间隙变窄。

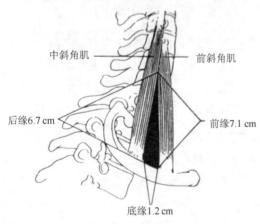

图 8-4-2　斜角肌三角的解剖结构

3. 颈肋　颈肋的发生率为 0.5% ~ 0.6%，女性与男性比为（2 ~ 3）∶1，常见于左侧。临床上 75% 的胸廓出口综合征发生于女性，左侧多见。但是其中仅 9% 为颈肋造成。有报道称 50% ~ 80% 为双侧颈肋，根据颈肋的大小，10% ~ 20% 产生症状。颈肋变异较大，可以非常短小，或全程增长并具有肋软骨，肋骨和韧带止于第 1 肋。有时神经和动脉受压是第 1 肋尖端的韧带和纤维带所

致。

第 1 肋异常可使神经和锁骨下静脉通过的间隙变窄并产生症状。这些异常包括颈肋与第 1 肋融合，第 1 肋与第 2 肋融合，第 1 肋位置异常，第 1 肋或第 2 肋分叉。当人们放松和下垂肩部，这些变异即可产生从下方对神经和血管的压迫。锁骨和第 1 肋骨折，如果骨折部位出现大的血肿，可以形成过度瘢痕组织，造成间隙变窄从而对锁骨下血管神经产生压迫。也有报道称局部肿瘤（肋骨软骨瘤、神经根部肿瘤）直接压迫臂丛，或使间隙变窄继发压迫臂丛。

4. 肋锁间隙　是一个三角区域，1943 年 Falconer 和 Weddell 首次描述。此间隙的前缘是锁骨中段，底缘是锁骨下肌的肌腱部分和肋骨喙骨韧带。后中部是第 1 肋和前中斜角肌的止点，后侧缘是斜角肌上缘。

先天性发育异常或后天性创伤，致第 1 肋和锁骨结构改变，使得锁骨下肌、韧带和肋骨喙骨韧带异常，结果压迫锁骨下动脉、静脉和臂丛神经。肋骨喙骨韧带在锁骨下静脉压迫中起着重要作用。第 1 肋平直，锁骨较直，因缺乏前弯均可使这个间隙变小，造成神经血管受压。

不良位置的肩部松垂也可造成肋锁间隙狭窄，从而压迫血管神经出现 TOS 症状。肩部外展时，肩胛和喙骨向下运动，拉紧了锁骨下肌和肋喙韧带，可以压迫神经血管。同样，肩部外展时锁骨在胸锁关节水平上升，当向后伸展 30° ~ 35° 时，也可造成肋骨锁骨间隙变窄。

5. 胸小肌下间隙　这个间隙并不重要，也不是胸廓出口综合征的常见原因，这个间隙恰好位于喙突下。胸小肌止于喙突下方，过度外展时神经血管结构则被压迫在胸小肌喙突止点下方。1945 年，Wright 曾描述过这种情况，称为过度外展综合征。这种综合征常见于身材矮小、短胖的肌肉型男性，在职业上常见于工作时需要双手高于肩部和头部。在这个位置上肢出现麻木、无力和刺痛。过度外展时，锁骨向上、向后移动，同样可造成肋锁间隙变窄，引起手部和上肢症状。

锁骨下动脉起自上纵隔，通过前斜角肌后方然后弯过第 1 肋上缘，经过斜角肌三角。锁骨下静脉的走行与动脉相似，但不经过斜角肌三角，它位于前斜角肌的前面，向下外经过锁骨下韧带

和肋锁韧带。臂丛位于锁骨下动脉的上、后、外侧。这三个结构在通过锁骨下和锁骨下肌肉之后行程一致，经过紧靠止点的胸小肌下方，然后进入腋间隙。这些神经血管结构在它们从斜角肌到腋窝的行程中，被筋膜鞘覆盖，而这个筋膜鞘是颈深筋膜的一部分。在它的行程尾部深筋膜分开，覆盖锁骨下肌然后再融合，形成肋骨喙突韧带，也称肋锁韧带，它位于锁骨下肌的下方。这个韧带止于第1肋骨中部，位于肋骨肋软骨结合部，恰好位于锁骨下静脉的中点。肋锁韧带在锁骨下静脉血栓形成中起重要作用（用力性血栓形成或原发性锁骨下腋静脉血栓形成）。在肋锁韧带的下部，筋膜变薄称为锁骨胸肌筋膜。这个筋膜裂开形成胸小肌鞘，然后在腋部融合，形成腋悬吊韧带。

这些间隙如果有先天性骨或纤维肌肉变异，或后天性创伤，均有可能发生胸廓出口综合征。创伤可以引起局部挛缩、炎性病变和纤维化，使这些间隙变窄，引起神经血管结构受压。

6.异常肌束和纤维束带　在胸廓出口综合征中，更常见的原因是斜角肌严重异常或纤维肌性束带异常。骨性异常引起胸廓出口综合征的原因包括颈肋、第7肋较长且横行生长，第1肋发育不良和颈部或第1肋有硬结形成假关节。斜角肌异常和纤维肌束带异常远较骨性异常多见。在经腋部入路手术时，外科医师可以看得更清楚。Roos描述了以下10种软组织异常。

（1）第1肋中1/3至不完全颈肋的纤维韧带，压迫下方臂丛和第1胸神经。

（2）较长颈肋的末端到斜角肌结节的后缘韧带，形成纤维性颈肋。

（3）在第1胸神经和锁骨下动脉之间的异常肌束，从颈部横行，止于第1肋斜角肌结节后缘。

（4）异常增大的中斜角肌止于第1肋较前部位，使第1胸神经不能垂直到腋下，需绕行中斜角肌前缘，此斜角肌前缘较锐利。这是较常见的解剖异常，常引起患者尺侧神经症状。它产生向肩背部放射性疼痛，通过三头肌向下到前臂内侧和环指、小指。此类型的亚型是在中斜角肌的下缘还有一白色纤维韧带，跨过第1胸神经的近侧止于椎体。

（5）斜角小肌，属肋间外肌，位于第1胸神经和第8颈神经及锁骨下动脉之间，与前斜角肌平行，但在动脉的后方止于第1肋斜角肌结节后缘。

（6）小斜角肌也止于Sibson筋膜（肺顶胸膜反折），这种情况在切除了第1肋后，肌肉仍存在。

（7）起于中斜角肌下缘的一束长纤维肌性韧带向前止于肋缘或胸骨，第1胸神经和锁骨下动静脉位于韧带下面。

（8）纤维肌性韧带起于前斜角肌，在锁骨下静脉下方止于肋缘，这种情况容易引起锁骨下静脉血栓形成。

（9）一束薄层锐缘筋膜，位于第1肋后内缘，从而抵压第1胸神经。

（10）罕见异常，一束形成"V"形的双纤维韧带，止于肺顶部，后支起于颈肋或第1肋中1/3，前支起于胸骨或肋软骨。

Poitevin后来又补充了三种异常束带，这些束带分别起于T_1椎体、C_7椎体横突尖部、颈肋和第1肋，止于Simpson筋膜顶部和第1肋凹缘。纤维肌肉结构通常在第1肋后凹部中斜角肌的止点处。当臂丛特别是T_1和C_8被拉向这些束带时，则会产生症状。

外科医师在手术中可发现一种或几种上述异常。北京协和医院的外科医师在治疗胸廓出口综合征时，注意到多种异常肌束或纤维束带并存的情况。不仅了解、掌握这些异常，手术时还注意寻找可能存在的异常，除切除第1肋外，解除这些异常软组织束带的压迫将提高手术的成功率，获得更佳的治疗效果。

以往由于胸廓出口综合征的诊断缺乏可靠的检查方法，加之术后复发率较高，人们在临床上很少能做出胸廓出口综合征的确切诊断和给出恰当的手术适应证。现在随着对这一疾病发生机制认识的提高，胸廓出口综合征的诊断率也随之增加。实际上胸廓出口综合征并不是一种少见疾病，只是大多数医师对它缺乏足够的认识和警惕性，许多患者被误诊或漏诊。目前大家获得的共识是，构成胸廓出口综合征疼痛的原因除上述臂丛神经、锁骨下血管受压外，还有背部、颈部和肩部肌肉的不平衡。对于上背部、颈部肌肉不平衡引起的症状，大多数能够通过特殊的理疗、运动，症状获得缓解并达到治愈。

三、新观点和新理论

近年来，有关胸廓出口综合征，出现了一些

新的认识，提出了新的理论。

1. 慢性神经压迫的组织病理学　胸廓出口综合征最主要的原因是压迫臂丛神经，并且胸廓出口综合征患者常有腕管和肘管综合征。因此，了解慢性神经压迫的病因对于理解胸廓出口综合征非常重要。第一个变化是由神经束膜下和神经内膜水肿引起的血管神经屏障阻断。随着压迫时间延长，神经外膜或神经鞘内外发生纤维化，同时伴有神经鞘增厚。随后，有髓鞘的纤维发生节段性脱髓鞘，继之发展为弥漫性节段性脱髓鞘，最后形成沃勒（Wallerian）退行性变，即神经纤维因血运不良造成营养不良性脂肪变性。慢性神经压迫发生过程缓慢，并与压迫的程度和时间有关。典型慢性神经压迫，其神经束内的变化轻重不同，这种情况在有症状的患者中可能遇到，而电生理检查却表现正常或接近正常。

慢性神经压迫的组织病理学继续变化，将直接影响患者的症状和临床表现（图 8-4-3）。即使解除了慢性神经压迫的病因，患者症状仍将进行性加重。在感觉方面，最初患者主诉间歇性感觉异常，而后变为持续性感觉异常，最后表现为麻木。在运动方面，开始患者主诉肌肉疼痛，随之肌肉无力，最后发展为肌肉萎缩。由于慢性神经压迫的组织病理学改变程度不同，患者的症状表现出较大差异，最初症状仅在某种体位或诱发因素下出现，静止时无任何症状。在此阶段，静止体位感觉试验正常，诱发体位，如手臂上举，感觉不正常。患者上举上肢 60 秒，在锁骨上区压迫臂丛神经，小指的振动阈明显增大，此时我

们即可诊断胸廓出口综合征。患者有持续感觉异常病史，振动和皮压试验测量感觉阈有改变，更严重者两点辨别能力下降，均为胸廓出口综合征的表现。

疼痛常是胸廓出口综合征的主诉，患者很快学会改变肢体位置以减轻疼痛。这种做法的结果是臂丛不定期受压，很少发展成持续性慢性压迫臂丛。然而，一旦发生两点辨别能力的改变，更像远侧神经受压，如腕管或肘管压迫，这与胸廓出口综合征无关。

2. 双重挤压综合征　1973 年，Upton 和 Mccomas 首次提出了双重挤压的假说，认为近侧神经受压使同一神经的远侧部分对于压迫更为敏感。其根据是颈根部神经受损时，常伴有较高的腕管和肘管综合征发病率。结论是神经多水平轻度压迫，可能导致轴浆流动改变和随后病理学改变，从而造成最初的挤压，后来呈持续性疼痛，这种病变可能与糖尿病有关。这种假设认为，对于胸廓出口综合征患者来说，其症状可能与多水平神经受压有重要关系。单独某一个点的压迫对于神经本身并不足以产生症状，但是沿着神经的多点轻微压迫的蓄积作用将使患者产生明显症状，并且出现电生理异常，经检查确诊则需要手术治疗。因此，腕管和肘管综合征加上胸廓出口综合征则构成了双重压迫机制。

3. 肌肉不平衡　正常一根肌肉纤维在静止时的长度可产生最大张力。然而，肌肉能够改变它的静止长度，这种变化将明显影响它们的功能。在缩短位置，肌凝蛋白和肌动蛋白纤维之间的间隙重叠，伸长位置时重叠减少。在这两种情况下，肌肉的张力和力量均减少。处于伸长状态的肌肉收缩时，容易造成肌肉损伤。缩短状态的肌肉收缩则不易引起特殊损伤，但可出现肌肉无力。因此，伸长状态的肌肉更容易引起损伤。我们每日所处的舒适姿势，并不一定是理想的肌肉静止长度。近年来因肌纤维异常伸长所造成的肌肉损伤逐渐引起人们的重视。

4. 积蓄创伤性疾病　近 10 年来，美国和加拿大已经注意到积蓄创伤性疾病明显增多，尽管患者的症状不明确，但临床表现持续存在。患者常主诉肩胛下、肩胛骨和颈部疼痛，有时伴有偏头痛、手麻木和麻痹，当上肢抬高或相对抬高时，疼痛

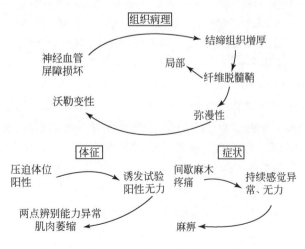

图 8-4-3　慢性神经压迫组织病理变化与临床关系

和症状加重。胸外科医师常将这种情况诊断为胸廓出口综合征，骨科医师或手外科医师常诊断为腕管或肘管综合征。这类患者大多数有上肢多水平的轻度神经受压，以及颈部、肩部和上背部肌肉不平衡。

肢体处于某些位置时，可以对神经的不同止点直接增加压力，或使神经张力增加，引起慢性神经压迫。例如，当手腕从中立位变为屈曲位或过伸位时，腕管内的压力增加。同样肘部的屈曲使尺神经的张力增加，并使肘管的压力增加，肘管内的间隙减少。前臂前旋时在前臂的近侧压迫正中神经和桡侧感觉神经，均可产生相同的作用。理论上，上臂高于头部使臂丛张力增加，致受累神经的根部产生麻木。双重挤压机制解释了上肢多点轻度压迫产生累积作用，从而出现临床症状，然而电生理学诊断试验却显示正常。

长期保持某种体位可使肌肉处于异常缩短或延长的位置，从而造成某些肌肉使用过度，某些肌肉使用较少，导致肌肉发展不平衡。患者常主诉肌肉紧张、痉挛，并且过度使用时出现严重症状，如胸廓出口综合征。同样，过度缩短的肌肉也产生疼痛，这种长期处于紧张、缩短的肌肉（斜角肌、胸小肌），可继发压迫臂丛神经。异常体位特别是头颈部前突和肩部前屈，可引起某些肌肉机械性障碍，以致上肢肌肉活动无力（中、下斜方肌、前锯肌），而其他肌肉代偿性过度使用，引起了肌肉不平衡恶性循环。

四、症状和体征

1. 临床症状　患者的神经系统症状源于上臂丛（第5～7颈神经），它的解剖部位特点不同于下臂丛（第8颈神经、第1胸神经），上臂丛受压的症状也与下臂丛不同，疼痛位于颈部前面，从锁骨到下颌、耳、乳突，有时放射到面部、前胸部、肩胛区，以及斜方肌，再经上肢外侧到桡神经分布的拇指、示指背侧。手术时发现的解剖异常见于以下一种或几种：①前斜角肌与第5、6颈神经外膜融合；②前斜角肌的大肌束与中斜角肌在臂丛下连接，并且分隔第5～7颈神经；③异常发育的前斜角肌在第5、6颈神经之间，并且中斜角肌的上部连接到第5颈神经移位，甚至

使臂丛向前移位至前斜角肌前面，与膈神经并行；④斜角肌形成一大块肌肉，未能分出前斜角肌和中斜角肌，使臂丛的走行受阻，不同的臂丛分支穿透肌肉；⑤垂直的纤维束带跨过第7、8颈神经，从中心到前斜角肌的深面，术中不易看到，但在切除第1肋后可摸到；⑥第7、8颈神经被非前斜角肌的肌肉覆盖，如斜角小肌；⑦异常的纤维肌束拱形跨过第5颈神经，连接前斜角肌和中斜角肌。颈部创伤产生肌肉痉挛，压迫第5颈神经产生症状。

此外，还有双侧膈神经、椎动脉走行异常等，手术时注意保护运动神经，麻醉诱导插管后，不再使用肌松剂，此外，术中使用神经刺激仪是鉴别神经的有效方法。许多患者出现胸廓出口综合征时多有解剖异常，外科医师应详细了解这个区域的解剖，注意手术时的异常情况。

2. 体征　胸廓出口综合征常累及通过胸出口的一个或多个解剖结构，这些结构包括上下臂丛、周围神经、交感神经系统、锁骨下动脉和静脉。详细体格检查、询问病史，可确切了解受压的各个系统。血管系统检查操作容易完成，尺神经和正中神经的传导功能检查较难，但它们是评价手术效果重要、可靠的方法。

胸廓出口综合征诊断主要基于患者主诉有上肢麻木和疼痛，对于这些主诉很难定性，尽管有许多临床检查方法，如X线检查、电生理试验，但是没有一项被认为是诊断的金标准，临床评定则是诊断的主要依据。因此临床上又将胸廓出口综合征细化，分成神经源性胸廓出口综合征、静脉源性胸廓出口综合征和动脉源性胸廓出口综合征。临床发现，神经源性胸廓出口综合征最多见，压迫臂丛约占90%，压迫锁骨下静脉占6%～7%，压迫锁骨下动脉占3%～4%。通常这种疾病见于成年人，女性多于男性，其比约为3∶1。但也有青少年患病的报道，青少年患者血管受压的比例较成年人明显增高，血管源性和神经源性几乎各占50%。在血管源性病因为主的患者，静脉源性胸廓出口综合征更多见，主要是静脉栓塞和外伤造成的血管损伤。

3. 神经源性胸廓出口综合征　理解患者症状需要认识慢性神经受压的原因。组织病理学检查跨越的范围较广，最初是血管神经屏障，

继之进行性节段性脱髓鞘，最后是沃勒变性。这些变化随压迫的时间和程度而不同。患者的主诉与组织病理学的变化相平行。最初患者主诉间歇性麻痹，可因特殊姿势诱发，但静止时无症状。随着压迫时间延长，出现持续性麻痹，最后发展成完全麻木。典型病例疼痛部位主要是肩胛上、下，颈部疼痛可放射至上肢，患者常述手和前臂麻痹或麻木，臂丛下干感觉异常则局限于尺神经分布区。临床上神经源性胸廓出口综合征的症状较血管受压症状更常见。其主要的症状是疼痛和麻木感，出现在95%患者中。10%出现运动无力和小鱼际肌及掌间肌萎缩。其症状通常出现在尺神经支配的前臂和手内侧，以及环指和小指侧面。疼痛通常隐匿发生，易于累及颈部、肩部、前臂和手。

过度体育运动，上肢外展和颈部用力过伸位可诱发疼痛和麻木。初期症状在上肢外展和手放于颈后体位睡眠时出现，其他还有上肢或颈椎创伤等诱因。体格检查可能无异常阳性体征，部分患者可能发现前臂和手内侧感觉迟钝，以及小鱼际肌和掌间肌萎缩及环指和小指挛缩。在胸廓出口综合征中，臂丛的 C_4、C_5 神经受压，疼痛出现在三角肌和上臂侧面。疼痛症状的鉴别诊断应除外颈椎间盘脱出。当病变累及臂丛 C_7、C_8 可引起正中神经支配的示指和中指症状。胸廓出口综合征患者因颈肋骨也可出现 C_5、C_6、C_7、C_8、T_1 不同程度受压的各种症状（表8-4-1）。

表8-4-1　神经受压症状

沿前臂内侧和手掌感觉麻痹

握肌（中指屈肌）和手部小肌肉（鱼际肌和掌间肌）无力或萎缩

手部细微运动障碍

前臂内侧肌肉（中指屈肌）出现痛性痉挛

上肢和手部疼痛感

颈、肩、上肢和手部麻木和针刺感

某些患者出现疼痛不典型症状，疼痛累及前胸部和肩周区域，甚至出现假性心绞疼症状，但是冠状动脉造影正常。当尺神经传导速度低于48m/s时，提示胸廓出口综合征诊断。通常肩部、上肢和手部症状可以提供诊断胸廓出口综合征线索。疾病初期，常缺乏上肢和手部症状，即使有症状与严重胸痛相比也微不足道。因此，胸廓出口综合征诊断常被临床医师忽略。许多患者未经确切检查被误诊为"心脏病"，当医师告诉他们冠状动脉检查正常，仍未查明引起疼痛的原因时，患者又产生了严重的精神抑郁。

当累及臂丛下干或有腕管综合征时，患者主诉拇指、示指和中指感觉异常。在直立综合征中，感觉异常在整个上肢和手。枕部和眶部头痛，面部疼痛，前胸部疼痛，但与心绞痛不同。上肢过伸或过头的体位使上肢症状加重。所以，上肢和手无力是常见的主诉，常与颈肋骨有关，但手的内侧肌肉萎缩并不多见。患者最初症状都很隐匿，与睡眠的体位，如上臂放过头或屈肘有关。某些患者可因车祸造成颈部损伤，早期仅感觉轻度异常，或无感觉异常，以后慢慢出现上肢疼痛、不适和感觉变化症状。反复上肢过头的动作使症状加重，女性可由化妆、梳头、吹发等动作引起。手提重物也可使症状加重，患者常自行改变姿势和体位以减轻症状。当患者有麻痹或麻木症状时，多与臂丛神经压迫有关，而单纯以疼痛为主的患者，则多与颈肩背部肌肉不平衡有关。

4. 血管源性胸廓出口综合征　其包括静脉源性胸廓出口综合征和动脉源性胸廓出口综合征。其可因颈肋骨、软组织异常，或锁骨骨折后瘢痕组织形成造成血管压迫。尽管胸廓出口综合征患者血管压迫不如神经压迫常见，但是重视临床表现对于诊断与处理也是十分重要的。

静脉源性胸廓出口综合征是锁骨下静脉梗阻所致，伴有或不伴有静脉血栓形成。其主要表现是患侧上肢肿胀，颜色变深，常伴有肢体发绀，以及肩周浅静脉扩张、淤血和一定程度的疼痛，有时还可有肢体麻木。当静脉完全阻塞时，出现上肢水肿和淤血。某些患者在上肢用力外展时出现肿胀，某些在平静状态下即可见到。上肢肿胀的原因是肩部突然向后、向下支撑、提重物和上肢用力体力活动等，造成静脉受压并诱发静脉痉挛，长期可形成静脉血栓。体格检查时，若静脉内血栓形成可发现腋静脉张力中度增高，在静脉行程上可以看到网状结构。急性期症状可以在几周后随着侧支循环建立而消退。当侧支不能充分代偿时，症状可以重复出现。静脉造影是唯一确切和可靠的诊断方法。静脉源性胸廓出口综合征可发生急性锁骨下静脉血栓形成，即原发性锁骨下腋静脉血栓症，也是这种疾病的一种表现（表8-4-2）。

表 8-4-2 血管受压症状

上肢或手肿胀或膨胀感
手部颜色变为紫蓝色
上肢或手部沉重感
锁骨上有搏动性包块
颈部或肩部灼痛，夜间加重
手和上肢活动极易疲劳
手部浅静脉怒张

动脉源性胸廓出口综合征的主要症状包括动脉受压后出现上肢和手部皮肤发凉、色白、无力或易于疲劳，持续麻木感和弥漫性疼痛；也可能出现持续性上肢缺血，周期性上肢缺血或上肢外展时出现缺血症状。根据临床统计，肱动脉血栓形成后 7.5% 患者出现雷诺现象，通常为单侧，上肢过度外展、头部旋转或手提重物可诱发。临床上雷诺病通常是双侧和对称性，因寒冷和情绪激动而诱发。胸廓出口综合征患者常有寒冷过敏现象，突然感到一个或几个手指发冷和变白，然后慢慢出现发绀和持续麻木感。一旦出现血管受压症状常提示永久性动脉血栓即将形成。

动脉闭塞通常发生在锁骨下动脉，常表现为手指持续发凉、发绀、变白，某些患者甚至可出现溃疡和坏疽。手指持续发绀提示动脉血栓形成或完全闭塞。长期压迫锁骨下动脉可能形成锁骨下动脉瘤，在肩胛区扪及明显的动脉搏动，提示存在锁骨下动脉狭窄后扩张或动脉瘤形成。长期压迫还可能引起血栓形成和远侧动脉栓塞。严重动脉血栓形成可造成锁骨下动脉完全闭塞，远侧动脉继发栓塞，主要症状包括手部缺血，上肢外展时出现交感神经过度血管舒缩现象，以及类似间歇跛行样的上肢症状。这种栓塞甚至可导致手或手指坏死。以血管症状为主的胸廓出口综合征，与神经症状为主的患者比较，临床表现更为明显，也容易发现和诊断。

临床观察发现经常提举重物（手提箱、肩包、手工搬运）的人可以引起肩带肌肉和韧带肥厚，从而引起神经血管束的压迫症状。经常将手举过头部的工作人员，如电气工程师、画家、雕刻家，经常过度外展上肢的某些体育运动的人员，如游泳运动员、排球运动员、网球运动员、棒球运动员等，长期固定体位工作的人员，如生产线上工人、收银员、学生、刺绣工、电脑工作人员，经常处于肩部前伸体位的人、老年人和驼背中年人，均容易出现胸廓出口综合征的症状。

一组关于 176 次手术经验的报道显示，25% 的患者症状为双侧性并需要同期手术治疗，单纯神经症状占 8.5%，手部缺血症状占 21.6%，静脉压迫和静脉血栓形成占 15.4%，但是有 54.5% 的患者为混合多种症状存在。手术入路选择时，患者骨结构严重异常，以神经症状为主，或有严重肢体缺血，可以考虑经锁骨上径路手术。当为以静脉症状和（或）动脉症状为主的胸廓出口综合征，可选经腋径路施行手术。

五、诊断方法

1. 病史和体格检查 胸廓出口综合征的诊断包括病史、体检、神经系统检查、胸部和颈椎 X 线、肌电图、尺神经传导速度测定等。某些不典型病例，还需要其他诊断方法，如周围血管（动脉或静脉）造影和脊髓造影。详细的病史、体格检查及神经检查可以对神经血管受压做出初步诊断。一种或多种经典临床诱发试验阳性加上尺神经传导速度减慢，通常可以确定诊断。临床医师未能耐心地询问病史，未认真地进行体格检查，常将它误诊为颈椎病、肩周炎等，误诊时间甚至长达 10 年以上，说明临床医师对该种疾病认识不足和重视不够。强调临床医师基本功训练，详细询问病史和进行必要的功能检查是诊断这种疾病的基础。

2. 诱发试验 诊断胸廓出口综合征的诱发试验，主要用于评价血管情况，注意桡动脉搏动减弱或消失，症状诱发试验有以下 4 种方法。

（1）Adson 试验或斜角肌试验：用力旋转头部、转向患侧同时深吸气，出现症状并桡动脉搏动消失提示动脉受压（图 8-4-4）。

（2）Halsted 试验或肋锁试验：立正、双肩向后，使肋锁间隙变窄，动脉脉搏消失，出现症状为阳性（图 8-4-5）。

（3）Roos 试验：屈肘、外旋抬高上肢 90° 约 3 分钟，手指快速并拢和放开，或当上肢过度外展达 180° 时出现症状，为阳性（图 8-4-6）。

（4）Allen 试验：肘部屈曲向上 90°。掌心向前，肩部水平位，当患者头部转向对侧，桡动脉搏动消失为阳性（图 8-4-7）。

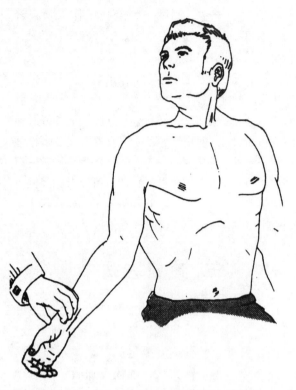

图 8-4-4　Adson 试验或斜角肌试验

嘱患者深吸气，然后屏住，颈部伸直，将头转向检查的一侧，上肢处于向下、向后位，脉搏减小或消失为阳性

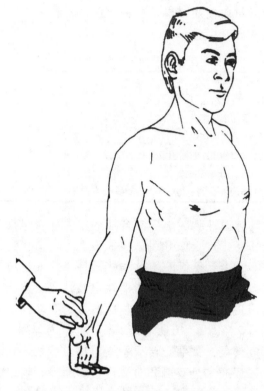

图 8-4-5　Halsted 试验或肋锁试验（军姿试验）

双肩向下、向后，挺胸、抬头。这个姿势使锁骨更靠近第 1 肋骨，肋锁间隙变窄，造成对血管神经束的压迫。产生的症状和桡动脉搏动减弱提示血管神经束受压

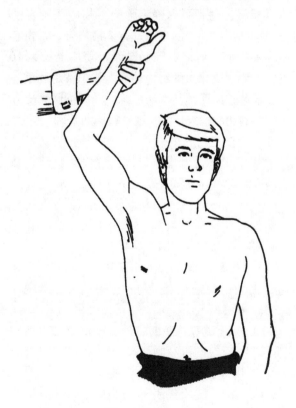

图 8-4-6　Roos 试验

当上肢过度外展达到 180°，血管神经束被拉向胸小肌韧带和喙突、肱骨头，如果出现桡动脉搏动减弱，提示有血管神经束的压迫

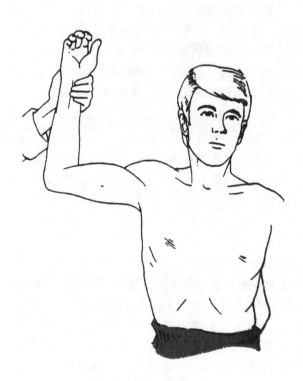

图 8-4-7　Allen 试验

患者的肘部向上屈曲 90°，掌心向前，肩部水平位，嘱患者将头部转向对侧，桡动脉脉搏消失为阳性

这些检查方法都不是金标准，存在较多的假阳性和假阴性结果。理论上，许多患者主诉是神经受压症状，但是上述检查方法却是用于观察锁骨下血管受压情况。

由于慢性压迫的病理变化和临床表现之间存在较大差异，单一试验不可能完全合理地评价神经压迫的各个阶段。病程早期体位和压力引起的症状，任何试验可能均为阴性。出现远侧神经压迫症状，包括肘管、腕管受压，与神经分布有一定关系。运动或压迫神经60秒后产生与神经分布相关的症状为阳性，胸廓出口综合征患者伸肘、上举上肢时，100%出现症状。注意上肢和手指的蒂内尔征，阳性结果说明慢性神经压迫后期出现了麻木针刺感，不是疼痛或不适，此时触摸锁骨上区发现中斜角肌区张力增加。

神经压迫程度加重可出现感觉异常，早期神经压迫时，低频感觉正常，高频减弱。胸廓出口综合征患者振动感觉异常多在小指。长期严重压迫时可出现两点辨别能力下降。注意双点压迫现象，近年来研究认为，一点压迫不足以产生症状，而多点压迫症状容易出现。因此，对胸廓出口综合征患者，除注意臂丛压迫外，还应注意是否存在腕管或肘管压迫情况。此外，诊断胸廓出口综合征时，还需注意颈肩胛区是否存在颈肩胛活动受限和肌肉不平衡情况，如头向前倾、肩向前旋、驼背可使颈肩胛区肌肉紧张并拉长，因此需要评价颈部、肩部活动范围，局部肌肉的张力和紧张度。

3. 影像学检查

（1）X线检查：胸部与颈部X线检查可以发现骨性异常，包括颈肋、退行性改变、异常增大的 C_7 横突，6% ～ 11% 胸廓出口综合征患者可发现颈肋。

（2）CT：目前认为采用64排容积CT，使用30%显影剂，在正常体位和强迫姿势行三维重建获得的图像，能够更好地显示这种疾病造成的动脉狭窄，敏感度达到99%。而普通横断和矢状位图像的阳性率仅为70% ～ 80%。另外在64排螺旋CT进行两个体位检查后，测量肋锁间隙。症状严重者，此间隙明显变窄。同时注意体位变化时锁骨下动脉有无前后移位。

（3）MRI：可用于胸廓出口综合征诊断，MRI可以清晰显示软组织影像，测量斜角肌内三角、前斜角肌厚度、肋锁间隙（测量最小肋锁距离，锁骨下肌下缘与前胸壁距离，锁骨下肌最大厚度，第1肋与水平线的夹角）、胸小肌后间隙（胸小肌后缘与腋血管行程的后缘）和胸小肌厚度，从而对胸廓出口综合征进行诊断。TOS患者在诱发体位时肋锁距离变小，锁骨下肌增厚，胸小肌后间隙增宽。静脉受压现象可以在斜角肌前间隙、肋锁间隙和胸小肌后间隙显示，但此种现象在正常人中也可以显示。胸廓出口综合征有静脉、动脉同时受压征象者占72%，正常人无动脉压迫征象。通过自然体位和Adson体位及不同的过伸体位进行测量，阳性发现有意义。特别是体格检查为阳性的患者，MRI测量和图像也显示有阳性结果。

4. 神经电生理检查

（1）神经传导速度：其检查广泛用于伴或不伴手部运动无力的肩部疼痛，麻刺、麻木病因的鉴别诊断。这组症状因压迫不同部位而产生，如脊髓、胸出口或肘部。这些部位均可诱发延迟性尺神经传导麻痹，在腕的屈面可以产生腕管综合征。通过阴极刺激不同神经走行分布从而确定受压部位，即在尺神经、正中神经、桡神经和肌皮神经的不同部位测量运动传导速度。Caldwell改进了尺神经传导速度的测量技术。测量尺神经近侧和远侧段的传导速度，刺激点在锁骨上凹、上臂中部、肘部下方和腕部，在小鱼际肌和背侧骨间肌记录动作电位。

（2）神经传导速度检查方法：使用Meditron 201 AD或312或TECA–3肌电图仪，测量双上肢神经传导速度。带有3针的同轴导线或表面电极用于测量电位，在荧光屏上显示结果。通常采用Krusen-Caldwell技术，患者平卧，肘部伸直，肩部外展20°以利于尺神经全程测量。使用特殊测量单位进行4点测量，根据患者负荷电刺激强度约为350V，患者负荷加上皮肤阻力5000Ω实际相当于300V。在各点均使用超强刺激以获得最大反应。刺激持续0.2毫秒，肌肉特别强壮的患者可能需要0.5毫秒。刺激的时间、传导延迟情况、肌肉反应均显示在TECA屏幕上，每毫秒带有时间标记。传导速度计算公式如下：

传导速度（米/毫秒）=两个邻近刺激点的距离（毫米）/两点隐伏差（毫秒）

（3）尺神经的正常传导速度：尺神经跨过胸

出口的正常传导速度是 72m/s 以上，跨过肘部的速度是 55m/s 以上，跨过前臂的速度是 59m/s 以上，腕部延迟为 2.5～3.5m/s。速度减慢或延迟增加，表示存在神经受压或受损、神经源性病变、神经病变。跨过胸出口的传导速度减慢提示胸廓出口综合征的诊断。肘部传导速度减慢提示尺神经病变或神经源性病变，腕部延迟增加提示腕管综合征。

（4）神经压迫程度与神经传导速度的关系：有时患者跨胸出口部位的神经传导速度处在正常范围，而临床体征比较典型。任何神经传导速度低于 70m/s 均提示存在神经受压。受压程度与神经传导延迟程度相关。当速度在 66～69m/s，为极轻度受压，60～65m/s 为轻度受压，55～59m/s 为中度受压，低于 54m/s 为重度受压。用神经传导速度鉴别神经压迫对诊断胸廓出口综合征的价值仍有争议，用它诊断远侧神经受压更有意义。近年来采用更敏感的躯体感觉诱导电位诊断胸廓出口综合征，结合诱发体位检查价值更高，诱发体位 3 分钟和 6 分钟的神经电生理检查可以明显提高诊断阳性率。

肢体肌电图、上肢神经电流图和感觉诱发电位均不具有确切的诊断价值，但是有助于除外腕管综合征和颈神经根疾病。

5. 超声检查 近年来，随着超声设备的改进，临床上对胸廓出口综合征患者也开始采用超声检查，特别是检查胸出口部位锁骨下动脉是否存在狭窄及狭窄程度，在上肢不同体位和上肢外展 130° 及 170° 和诱发体位，观察横切面锁骨下动脉是否有狭窄。超声检查还可以显示双侧斜角肌是否对称，胸出口部位肌肉是否肥大，动脉血流是否有湍流，测量动脉血流的流速和峰流速的减少或增加，血管收缩与舒张压力的幅度改变。

6. 血管造影 通过临床体格检查可以确定上肢血管受压的严重性，当患者存在锁骨周围搏动性包块，锁骨下动脉有杂音，桡动脉脉搏消失，以及锁骨周围存在血管杂音时，需要进行血管造影。顺行或逆行锁骨下动脉或分支动脉造影均可显示局部血管病理改变。当临床怀疑锁骨下静脉狭窄、阻塞或静脉血栓栓塞时，需要静脉造影来显示静脉血管和侧支情况。近年来的研究指出血管源性胸廓出口综合征患者，采用坐位、诱发体位进行血管造影，可以发现血管受压及严重程度，

阳性率达 91%。当临床怀疑有静脉阻塞时应做上肢静脉造影。

六、鉴 别 诊 断

胸廓出口综合征需要与各种神经源性疾病、血管疾病、心脏疾病、肺部疾病及食管疾病进行鉴别（表 8-4-3）。

表 8-4-3　胸廓出口综合征的鉴别诊断

鉴别疾病	病名
颈椎	椎间盘脱出
退行性病变	
骨关节炎	
脊髓肿瘤	
臂丛	肺上沟瘤
创伤－姿势性麻痹	
周围神经	累及神经的病变
腕管－正中神经	
尺神经－肘部	
桡神经	
肩胛上神经	
医源性神经病变	
创伤	
肿瘤	
血管现象	
动脉	动脉硬化－动脉瘤
动脉闭塞	
血栓闭塞性脉管炎	
栓塞	
功能性病变	
雷诺病	
反射性血管舒缩性营养不良	
灼性神经痛	
血管炎，结缔组织病变	
指膜炎	
静脉	血栓性静脉炎
纵隔源性静脉梗阻	
恶性	
良性	
其他疾病	
心绞疼	
食管病变	
肺部疾病	

位于脊髓、臂丛、周围神经的神经源性病变引起的肩部和上肢疼痛，临床较难鉴别。引起上肢疼痛的常见原因是颈部椎间盘脱出。脱出的椎间盘通常发生在C_5/C_6或C_6/C_7，并产生特征性症状。其主要是颈部旋转产生疼痛，疼痛沿着肩胛内缘放射到肩部，偶尔放射到前胸、上肢侧面甚至手指。手指可有麻木和麻痹。疼痛分布以近侧为特征。发生在C_5/C_6椎间盘脱出，压迫第6颈神经根，引起的疼痛和麻木主要在手的拇指，很少累及示指。二头肌和桡侧腕伸肌无力，二头肌反射减弱或消失。C_6/C_7椎间盘脱出，通常压迫第7颈神经根，在手的示指产生疼痛和麻木，示指屈曲无力，尺侧腕伸肌无力，三头肌无力、反射减弱或消失。由于前斜角肌痉挛，颈部椎间盘脱出常引起上肢和手尺侧缘麻木。罕见的情况是尺侧分布区的麻痹和疼痛可能与C_7/T_1椎间盘脱出有关，这时压迫第8颈神经根，出现掌间肌无力。C_5/C_6椎间盘破裂引起相应区域的感觉迟钝，C_7椎间盘破裂引起上肢内侧面疼痛。

诊断颈椎间盘脱出主要根据病史和体格检查，颈椎侧位X线检查可发现在椎间盘脱出部位，颈部生理弯曲消失或变为反向弯曲。肌电图可以确定神经根受刺激的部位和范围。临床怀疑颈部椎间盘脱出应行颈部脊髓造影和（或）MRI检查。

引起上肢疼痛的其他原因包括颈椎脱位，椎间盘无脱位但发生退行性病变，颈椎骨刺产生的椎体异常连接，在椎管和椎间孔产生凸起。颈部X线、颈部CT、MRI和肌电图有助于发现这些异常。严重的动脉或静脉疾病可以出现与胸廓出口综合征相似的症状，常需要与胸廓出口综合征进行鉴别。对于主诉有胸痛的患者，需要想到与冠心病鉴别。必要时做运动心电图和冠状动脉造影检查。

七、治　疗

1. 保守治疗　目前认为所谓保守治疗是指非手术的一切治疗方法和手段。这些方法包括理疗、矫姿、药物使用等。对于大多数神经压迫症状较轻、病史较短的患者来说，保守治疗有效。长时间臂丛或周围神经受压可能引起严重感觉或运动障碍，

以及交感神经周围的血管反应，包括胸痛、静脉受阻等，这些需要手术治疗。临床上，确诊胸廓出口综合征后，首先给予物理治疗，方法包括热按摩、颈部锻炼，以及抻拉斜角肌、上部斜方肌等姿势锻炼指导。中年患者肩胛带下垂是此综合征的常见原因，症状不严重，许多患者通过改变姿势和抻拉肩胛带使症状缓解。药物治疗包括使用肌肉松弛药、抗炎性反应的药物。至今尚缺乏随机对照和荟萃分析的临床报告，也没有与不治疗组比较的研究结果。究竟采用哪种治疗方法更有效尚不能确定。无论如何，保守治疗可以减轻症状，改善功能。临床发现胸廓出口综合征患者，当尺神经传导速度大于60m/s时，保守治疗通常能够获得症状改善。当尺神经传导速度低于此数值，经过物理治疗后症状无改善或进一步加重，同时存在血管神经束压迫症状时，提示需要接受外科手术，切除第一肋和解除其他异常结构引起的压迫，从而缓解症状。

2. 外科治疗　外科治疗胸廓出口综合征有两种手术入路，一种是经腋下，另一种是经锁骨上。选择的原则是哪种径路更适合患者的具体病情。手术包括切除第1肋、松解臂丛的束缚和切断前中斜角肌。其中完整切除第1肋可以预防复发，获得长期症状完全缓解。

具体的胸出口减压手术：①切除第1肋；②腋部松解锁骨下动静脉；③分离肋锁韧带；④切断前斜角肌、中斜角肌；⑤松解第7、8颈神经根和第1胸神经根，以及臂丛的中下部。第1肋切除可以经腋部、锁骨上或后入路。笔者倾向采用经腋部途径。对于复发患者可采用后路途径。对于锁骨下动脉闭塞或动脉瘤患者，需要进行动脉重建，此时采用锁骨上、下径路效果更佳。静脉已经闭塞的患者，应采用静脉溶栓和经腋路径切除第1肋减压。延迟溶栓或不切除第1肋的患者，术后复发率和并发症发生率极高。存在交感神经受压或交感神经活动亢进，在切除第1肋的同时行背部交感神经节切除术。

交感神经切除术还用于多汗症、反射性交感神经萎缩、交感神经性持续性疼痛、雷诺现象或雷诺病。除多汗症患者外，交感神经的星状神经结阻滞还可用于评价手术效果。

3. 手术适应证　胸廓出口综合征下臂丛型患

者，症状严重的应行手术治疗，有臂丛或周围神经压迫保守治疗无效；或疼痛持续，感觉或运动异常症状持续3个月或进一步加重；尺神经或正中神经传导速度明显延长等，均需行手术治疗。其他适应证：①不典型胸痛除外冠状动脉疾病、食管和肺疾病，经保守治疗不能缓解。②高位交感神经活动症状持续存在。③无周围血管栓塞的锁骨下动脉狭窄或梗阻。④腋-锁骨下静脉血栓形成保守治疗无效。⑤锁骨下静脉血栓形成及原发性锁骨下腋静脉血栓化。

4. 手术方法

（1）经腋下路径：胸廓出口综合征的手术治疗包括切除第1肋，松解锁骨下动脉和静脉压迫，松解肋锁韧带，在第1肋止点上切断前斜角肌和中斜角肌，松解第7、8颈神经根和第1胸神经根及臂丛的中下部分。对于神经受压的患者，笔者倾向于采用经腋下路径行第1肋切除，松解锁骨下动、静脉和臂丛。完全切除第1肋可防止骨或纤维软骨再生，松解和切断相关的肌肉和韧带，解除所有压迫结构后，神经血管损伤的危险最小，复发可能性最低。早年报道经锁骨上路径切除第1肋，必须牵开臂丛和血管，这种做法容易产生并发症。

1）麻醉：选择气管插管全身麻醉，全身麻醉使用肌松剂使肌肉充分松弛，以利于上肢牵引，达到充分显露术野，避免损伤神经血管束。在切除第1肋时，若意外损伤胸膜发生气胸，由于处于全身麻醉机械通气状态下，不会导致严重呼吸困难。

2）体位：患者侧卧，患侧在上，上肢外展90°，包裹前臂借助滑轮向上方牵引，使上臂悬吊，通常牵引重量为3磅（1磅=0.45g）。无滑轮牵引时，需第2助手站在患者头前，双手握住上臂并向上方（上肢外展90°）持续牵引，帮助显露和手术操作。

3）切口和手术方法：取平行腋毛下缘的横行切口（图8-4-8），切口位于胸大肌与背阔肌肌缘之间，切开皮肤后先垂直向下至胸外筋膜和肋骨，然后沿胸壁向上达第1肋。注意尽可能不要损伤第1肋和第2肋之间的肋间皮神经丛，可将其向前或向后牵开。如果损伤，将引起上臂内侧皮肤麻木。小心解剖血管神经束和与其相关的第1肋及前、中斜角肌。分离并切断前斜角肌时需要将直角钳放在前斜角肌的后方，然后在前斜角肌

与第1肋止点处切断前斜角肌。注意不要损伤臂丛神经和锁骨下动脉及静脉（图8-4-8）。切开骨膜，使用骨膜剥离器在骨膜下游离第1肋，注意将骨膜和胸膜一并向下分开，以免造成气胸。先去除第1肋中段，再切除前方的肋软骨，切断肋锁韧带，最后切除第1肋后段，包括横突关节、肋骨颈部和肋骨头（图8-4-9）。中斜角肌止于第

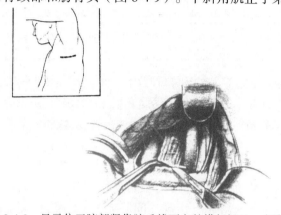

图8-4-8　显示位于腋部紧靠腋毛线下方的横行切口，在胸大肌外侧缘和背阔肌之间。分离并切断前斜角肌时需要将直角钳放在前斜角肌的后面，然后在前斜角肌与第1肋的止点处切断前斜角肌

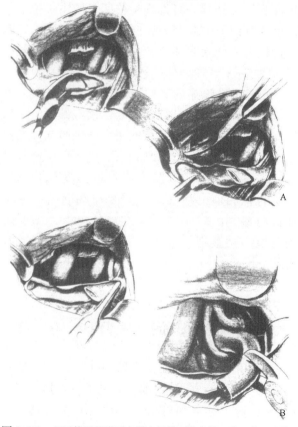

图8-4-9　显示使用骨膜剥离器在骨膜下游离第1肋，先去除第1肋的中段（A）；再切除前面的肋软骨，切断肋锁韧带，最后切除第1肋的后段，包括横突关节、肋骨颈和肋骨头（B）

1肋，通常不必在止点切断，最好用骨膜剥离器将其从肋骨上剥离下来，中斜角肌后缘有胸长神经，注意不要损伤。使用双关节长头垂直咬骨钳可以完全切除第1肋的肋骨头。在此部位可以看到第7颈神经根和第1胸神经根，注意勿损伤。解剖松解臂丛各束和第7、8颈神经及第1胸神经。如果存在颈肋，颈肋的前端通常与第1肋形成关节，应将这个部位切除。剩下的部分颈肋在切除了第1肋后再予以完全切除。解剖松解锁骨下动、静脉血管的鞘膜和束带，最后仔细止血。切口内放置负压引流，对合缝合皮下与皮肤。术后鼓励患者锻炼术侧上肢，术后1周开始进行颈部肌肉抻拉锻炼，术后3周逐步开始进行上肢功能锻炼，但3个月内避免用力提举重物。

交感神经切断可以在上述手术中同时进行，主要适应证是患者伴有多汗，反射性交感神经源性萎缩，交感神经性持续疼痛综合征，雷诺现象或雷诺病，其他适应证还有灼痛综合征。经腋入路是一种更为便捷的手术途径，经此可以完全去除第1肋，很少复发，同时对第7、8颈神经根和第1胸神经根及臂丛下干进行有效解压。

采用这种径路的优点是去除第一肋不需要过多分离肌肉，不需要过度牵拉臂丛，且能完全松解锁骨下区的所有结构，也不易损伤血管神经束，术后恢复迅速，切口隐蔽，具有较好的美观性。需要强调的是一定要完全切除第1肋，包括肋骨头和肋骨颈，才能完全解除对臂丛的刺激，第1肋部分残留是症状复发的主要原因。此外，手术不能仅限于切除第1肋，单纯切除第1肋常不能完全缓解症状和解除全部压迫因素。术中必须仔细探查其他可能造成血管神经束压迫的异常畸形和解剖因素。不能满足于发现了一种解剖异常，而忽视了彻底探查和解除其他压迫因素。Roos报道946例1150次手术的经验，98%患者除了有第1肋或颈肋作用，还有韧带、血管鞘和腱鞘等其他因素压迫臂丛和血管，产生与骨架结构相似的剪力压迫作用。早些年笔者曾报道术中发现有前斜角肌止于第2肋和异常粗大的斜角肌等，同一患者存在多达8种异常解剖结构造成压迫。

如果同时切断交感神经、切除交感神经节，需要术中做冰冻病理切片证实是否交叉感染神经组织。切除第2、3胸神经节及交感链可以使90%以上有交感神经症状的患者症状消除，如果同时切除第1胸交感神经节，症状几乎达到100%缓解，如果是雷诺病，切除了所有的交感神经节，包括第7、8颈交感神经节和第1胸神经交感神经节，术后可能产生霍纳综合征。

4）结果与并发症：经腋径路手术的术后并发症较少，症状缓解率达90%以上。报道的症状复发率为10%左右，复发原因包括局部瘢痕形成、骨膜下形成新骨、第一次未完全切除第1肋等。如果术后神经症状复发，可以通过内科药物治疗，除非患者第1肋未完全切除。根据患者症状是否持续存在、理疗有无效果、尺神经和正中神经的传导速度是否仍然延长，来决定是否需要再次手术。

如果术前诊断明确，首次手术方法正确，手术后很少出现动脉或静脉症状复发。据报道经锁骨上路径手术神经损伤并发症发生率在5%左右。一旦臂丛神经损伤将终身不能恢复。损伤锁骨下静脉或动脉可引起严重出血，由于血管位置较深，出血不易自行停止，锁骨下静脉损伤可引起上肢肿胀，严重的动脉损伤甚至需要截肢。避免损伤重要结构的关键是在手术操作时，上肢一定要向上牵引，使臂丛神经和血管靠近肱骨侧并拉直。牵引上肢还需要注意不要暴力牵引和过度牵引，非理性牵引可能引起臂丛牵拉损伤。神经损伤的部位包括臂丛主干或臂丛分支、周围神经、膈神经和胸长神经损伤，文献报道称经腋路手术所致神经损伤少于1%。

经腋路径进行第1肋切除和松解神经血管，手术切口较小，显露受限，直视性较差，切除颈肋和第1肋的后半部有一定困难，术者需要熟悉局部解剖，耐心仔细操作，勿急于求成，以免发生并发症。手术效果差的主要原因是未完全切除第1肋，部分患者由于术后纤维软骨形成造成再次压迫。神经损伤的发生率在1%以下。气胸是术中损伤胸膜所致，多能及时发现。术后胸壁麻木感可能为术中过度牵拉肋间皮神经所致。

（2）锁骨上入路：全身麻醉，平卧位，手术侧肩胛和颈部稍垫高。手术切口位于锁骨上2横指，与锁骨平行，从胸锁乳突肌外侧缘至斜方肌前缘。切开颈阔肌后，注意颈阔肌下就是锁骨上神经，仔细游离神经的近侧和远侧，将其牵向后方，切断肩胛舌骨肌，结扎颈横血管。将胸锁乳突肌的锁骨头牵向中线，由下向上解剖剥离锁骨上脂肪垫，在达到前斜角肌时，注意膈神经位于斜角肌表面，需要游离、牵开并予以保护。胸长神经位于中斜角肌后面，通常有两支。切断前斜角肌后，可立即看到锁骨下动脉。在第 1 肋上切断中斜角肌。注意第 8 颈神经和第 1 胸神经位于第 1 肋的上下，臂丛位于前中两个斜角肌之间，将臂丛的上、中、下干作为一个单位进行游离。当再次手术、创伤后手术和复发性手术时，因为粘连或纤维化，需使用微细手术器械切开外膜进行臂丛神经解剖。注意保护锁骨下动脉和臂丛神经后，再连同骨膜一起完整切除第 1 肋，包括颈肋和增长的横突。此外，将所有可能造成压迫的组织结构完全松解开，包括韧带、腱膜、颈肋、长的 C_7 横突，以及松解臂丛神经的表面束带。锁骨上入路可以直视臂丛的受压情况，从而彻底松解。笔者的经验是臂丛常与第 1 肋或颈肋有紧密粘连，有时臂丛在第 1 肋或颈肋的位置发出多个分支，如手指样，手术必须游离并牵开臂丛后，才能游离和切除第 1 肋。术中对臂丛的刺激，常使患者术后手指甚至上肢出现麻木感、感觉异常，严重时出现短时间运动障碍。也有报道称术后发生膈神经永久性麻痹或一时性麻痹。

为了减少术后局部瘢痕形成，可在胸膜顶开窗引流出局部渗血，或置放胸腔闭式引流管，用可吸收线缝合皮下组织和皮肤。术后尽可能早期活动上肢和颈部，并在术后第 1 天即拔除引流管。

最严重的并发症是神经血管结构损伤，膈神经损伤可引起膈肌麻痹，胸长神经损伤可引起翼状肩胛。术中使用神经刺激仪有助于鉴别神经而避免损伤。许多患者在术后主诉锁骨上神经分布区域感觉减退或不适，对此可予以对症治疗。术后局部出血、血肿和血胸等并发症临床少见。

长期颈部损伤是神经源性胸廓出口综合征的常见病因，这些患者手术失败的原因与手术创伤有关，也与是否完全切除第 1 肋、彻底松解韧带和软组织压迫有关，还与引发患者症状的病因直接有关。如果术后仍然从事可引起损伤的相关工作，或在工作中反复产生应力，症状复发率可高达 42%。单纯因车祸或自发产生症状的患者，复发率较低。若症状产生与工作相关，手术仅做颈肋切除而未切除第 1 肋，症状复发率高达 75%，而非工作相关症状的患者复发率较低。如果同时切除颈肋和第 1 肋，即使症状与工作相关，术后症状复发率也小于 25%。当患者无颈肋，症状复发则与工作的相关性不明显。

5. 复发性胸廓出口综合征手术 手术切除第 1 肋治疗胸廓出口综合征的患者，约 10% 术后有肩、上肢或手部疼痛和麻木感，症状通常轻微，持续时间不长，对于理疗的反应良好。仅 1.6% 的患者术后持续出现症状，甚至症状进行性加重。分析原因可能是臂丛下干和第 8 颈神经根及第 1 胸神经根被挤压。通常术后 3 个月内出现症状，表现为灼样疼痛，伴麻木感，范围累及颈、肩、肩胛区、前胸壁、上肢和手。术后发生血管病变不多见，曾有报道称因第 1 肋未完全切除，致其残端损伤锁骨下动脉引起假性动脉瘤。复发的诊断包括详细询问病史、物理检查、神经系统检查、测量跨胸出口神经的传导速度、神经系统详细检查胸部及颈部 X 线检查等。有指征时还需要行颈部和胸部 MRI、锁骨下动脉造影。

术后复发需要再手术的患者有两种情况，一种是第一次手术未能切除第 1 肋而错误地将第 2 肋切除；或仅切除了颈肋，未同时切除第 1 肋或是未能将第 1 肋完全切除。另一种是仅切除了第 1 肋，未能完全松解相关的韧带和神经血管的鞘膜，或是局部有过多瘢痕形成。

再次手术应选择经后外侧剖胸切口进行改良胸廓成形术路径，切口位于肩胛骨内缘与棘突之间，从肩胛角上 3cm 起始向上切开长约 5cm，分开菱形肌和斜方肌，将肩胛骨向外牵开，将脊棘肌牵向内侧，切开第 1 肋骨膜，切断后斜角肌，在骨膜下切除残余的第 1 肋和颈肋，切除骨膜下形成的新骨，多数新骨来自未切除干净的肋骨断端，切除 2～3cm 的第 2 肋骨，经此切口进一步处理交感神经节。通过此入路可以较好地暴露神经根和臂丛，保护锁骨下动脉和静脉血管。这个切口可以提供较宽的术野，容易切除任何残余的第 1 肋骨，较广泛地松解粘连的韧带，以及神经根和臂丛外周的粘连，注意不要损伤神经鞘膜，损伤了容易形成瘢痕。再次手术时需要同时在胸膜外切除交感神经及第 1～3 胸神经节，避免损伤第 8 颈神经节，这个神经节损伤后临床上将产生霍纳综合征。再次手术切除交感神经节可以缓解锁骨上下区域的灼痛及非冠心病的胸痛。术毕仔细止血并放置引流，可将 80mg 甲泼尼龙喷洒于神经附近，但不需要全身用药。切口分层缝合，术后悬吊上肢，3个月内患肢轻度活动。如果锁骨下动脉发生感染性动脉瘤，需要切除并施行人工血管置换术。当第一次手术处理不正确，或未能从解剖学完全去除产生症状的病因，再次施行恰当的手术处理，其结果仍可令人满意。

6. 微创技术　采用内镜技术经腋路径行第1肋切除现在已应用于临床，初步经验显示这种方法安全有效，视频图像能更清晰显示解剖结构关系而更有利于教学。

2005年Martinaze报道使用Da Vinci三维视像计算机化内镜操作仪器，在相对狭小、不易进入的组织间隙中，能够顺利进行软组织结构遥控操作。他们使用这种仪器经腋路径切除第1肋，解除了所有血管、神经压迫，减少神经血管损伤，获得完全解压的良好效果。

近年来杂交外科技术也被引入胸廓出口综合征的治疗，特别是血管源性胸廓出口综合征，即在手术切除第1肋、松解韧带粘连之后，进行血管造影。如果动脉狭窄仍然存在，需要置换带支架的人工血管。若发现血管内存在血栓，可以经导管行血栓取出术，通过血管内扩张或介入方法（血管内支架置入），使残留的狭窄达到完全通畅。采用这种治疗方法明显降低了术后血管狭窄和血栓形成的发生率。

对于以血管症状为主的患者，手术时可能需要附加锁骨上下切口，以充分显露血管全程。锁骨下动脉瘤可以手术切除并行血管置换或搭桥转流手术。静脉源性胸廓出口综合征治疗有3个目的，分别是存在血栓应予以去除、解除静脉压迫和消除狭窄。治疗方法包括术前溶栓及经导管介入扩张。对于急性血栓形成者可以先给予溶栓，然后再手术治疗，通常溶栓后2周接受手术。如果时间间隔过长，引起狭窄和压迫的病因未去除，仍有可能出现再次血栓形成。经皮静脉取栓术用于发生急性静脉血栓形成的患者，并可作为静脉溶栓的辅助方法。这些方法可以根据患者的具体情况，在外科手术治疗胸廓出口综合征之前或之后使用。

7. 手术治疗效果　由于诊断胸廓出口综合征缺乏客观标准，评价手术治疗效果也有一定困难，主要根据患者症状缓解的程度和复发情况。此外，效果评价还与随诊时间、患者体质、局部解剖的异常原因、手术彻底性、术后瘢痕形成等因素有关。复发原因与手术技巧及患者均有关。对于神经症状复发患者，开始可采取保守治疗，当保守治疗无效或症状持续存在，或有肋骨再生或纤维软骨再生，均应考虑再次手术。无论第一次是经锁骨上路径还是锁骨下路径手术，再次手术采用胸部后路径较为安全有效，手术可切除剩余的第1肋、瘢痕组织，有指征时还可切除交感神经。有学者强调，应尽可能地完全切除第1肋，但有研究证明，第1肋后半部残留过多是术后效果不佳的主要原因之一。另外，病史较短者手术效果不如病史较长的患者。

（于洪泉）

第五节　脓　　胸

一、脓胸定义

胸膜腔内积存有脓液即为脓胸。医学史上早已有关于脓胸的记载，最初Hippocrates深入描述了这一疾病的临床症状和自然病程。几十年前，Graham和Bell就提出了处理脓胸的基本原则，这些原则至今仍然适用。在发现抗生素之前，脓胸是一种严重威胁人们健康的疾病，当患者度过严重肺部感染以后，他们中约有10%发生脓胸这一合并症。抗生素问世后被证明能有效地控制肺部感染，因而使肺炎后脓胸的发生率极大降低。抗生素的应用使临床能有效控制肺部感染，促进胸外科手术的进步，结果是许多以前不能治疗的胸内疾病，现在都可以经外科手术处理。如此开胸手术成为脓胸发生的主要原因。手术后脓胸与肺炎后脓胸的特点不同，处理方法也不尽一致。随着各种有效抗生素和外科手术技术的提高，如今术后脓胸也不多见。但是对于初涉胸外科的年轻医师来讲，辨识和处理脓胸还缺乏经验，本章拟在这方面予以必要的介绍。

二、脓胸的病理

（一）脓胸的发病原因

原发性脓胸临床极为罕见，绝大多数是胸膜

腔内继发感染所致。继发感染中约 60% 从邻近胸膜腔的脏器或组织感染而来，其中肺部感染最常见。肺炎后脓胸发生机制可能是细菌和感染物堵塞了肺部淋巴管，致淋巴液逆流，感染物通过淋巴管从肺部病灶传递到胸膜腔，或是肺炎直接扩散至胸膜腔，细菌产生溶组织酶引起组织坏死和形成微小脓肿，终末小支气管的脓肿破溃可直接污染胸膜腔发生脓胸。所以，胸膜腔内存在无效腔，胸膜腔内积液成为细菌培养基，加上细菌污染的共同作用引起了脓胸。临床上所谓的"原发性脓胸"实际上都是亚临床肺炎。其他引起脓胸的原因还有来自纵隔内的感染，如食管破裂最终会造成脓胸，曾有过器械或内镜操作检查史可帮助诊断脓胸和明确其产生的原因。但是缺乏引发脓胸的明显诱因时，应尽力寻找，同时应警惕自发性食管破裂的可能。某些少见的情况也可造成脓胸，如颈后深部软组织感染、胸壁感染、胸椎感染及罕见的纵隔淋巴结感染等。在附近脏器感染蔓延所致的脓胸中，膈下脓肿临床上并不少见，它常造成反应性胸腔积液，偶尔严重感染蚀破膈肌也可直接感染胸膜腔。隐匿发生的腹腔内脓肿有时也可产生类似情况。

细菌直接种植胸膜腔也是导致脓胸的原因之一，占 35% ~ 40%，如胸腔诊断性穿刺、胸膜腔置管引流、较大的胸腔内手术操作及食管或肺等的污染性手术，均可造成手术后脓胸。另外，胸部创伤中胸壁穿透伤和血气胸最有可能产生脓胸，前者是因为可能附有细菌的异物存留于胸膜腔，后者是因胸腔穿刺、置管或邻近肺组织的感染污染了胸膜腔，从而继发血肿感染。已有资料表明，血气胸比单纯血胸或单纯气胸更容易继发感染。少见的胸外伤所致脓胸还有食管破裂和急性膈破裂造成肠嵌顿绞窄坏死等。更少见的是细菌血源性播散发生在一侧全肺切除后的胸腔内，在脓胸发病原因中，占不到 1%。

（二）脓胸的病理分期

脓胸一般按疾病的进程分为三期，从患者的治疗角度主要分为急性期和慢性期二期。

1. 急性期 也称渗出期或脓胸前期，此期的主要病理改变是胸膜明显水肿充血，白细胞浸润，胸膜腔内大量渗出液，渗出液稀薄清亮，细胞成分少，无纤维素沉着。此时若排空胸膜腔，肺组织能迅速复张且不留无效腔，患者停留在急性期而愈，不转变为慢性期。

2. 纤维脓性期或移行期 若在以上炎症基础上有细菌侵入，感染进一步发展，胸腔积液内有大量中性粒细胞，此时培养可发现细菌。感染使得胸腔积液逐渐变得黏稠和混浊，在脏和壁两层胸膜上均有大量纤维素沉着，开始形成纤维素层，束缚肺的膨胀，患者呼吸受到一定的限制。

3. 慢性期或机化期 胸膜表面形成极厚的纤维素板，并有大量新生毛细血管和成纤维细胞长入，纤维素板机化变硬，严重束缚嵌闭肺组织，使得肺组织失去了舒缩作用和呼吸功能。脏、壁两层胸膜，特别是壁层胸膜增厚尤为显著，厚可达 2 ~ 3cm，有时胸膜发生钙化坚硬如石。胸膜增厚是由纤维组织构成，呈纤维板样，两层增厚胸膜之间即为脓腔，其内可有肉芽组织，中间存有积液，积液内 75% 为细胞成分和沉渣，极为稠厚，或完全变成脓性。脏层胸膜和肺为机化的纤维瘢痕包膜所限，肺的呼吸功能受到严重影响。膈肌表面也有纤维素沉着增厚成板状使之固定。纤维板的机化过程可以于发病后的 7 ~ 10 天开始，通常于病后 4 ~ 6 周即进入脓胸的慢性期。

脓胸的合并症可以出现于脓胸病程中的任何一期，但是临床所见多发生在脓胸的慢性期。脓胸最终结果，一种是脓液与胸壁软组织分离，它可穿透胸壁皮肤形成窦道。另一种是脓液侵蚀穿破肺组织，形成支气管胸膜瘘，脓液自发经支气管内引流，以咳出的形式排出。少见的合并症还有肋骨骨髓炎、椎骨骨髓炎、化脓性心包炎、纵隔脓肿和脓胸经膈裂孔造成腹膜腔感染。

（三）脓胸的致病菌

在有效抗生素发现以前，肺炎球菌和链球菌是脓胸最常见的致病菌。目前由于抗生素广泛大量应用，葡萄球菌已成为呼吸系统最常见的致病菌，尤其是 2 岁以下的儿童脓胸病例，92% 培养出的细菌是葡萄球菌，其次是革兰氏阴性菌，如假单胞菌属、肺炎杆菌、大肠杆菌、产气杆菌、变形杆菌和沙门菌等。随着细菌培养技术的提高，以上这些细菌引发的脓胸越来越多地被辨识出来。

三、脓胸的临床表现

肺炎后脓胸并无特殊的临床表现。对于急性肺部感染的患者，若合并胸腔积液，应想到急性脓胸存在的可能。典型急性脓胸患者常见的主诉有患侧胸部疼痛、沉重感。全身症状可有发热，疲乏无力，心率、呼吸加快，有时患者可有咳嗽并咳出脓痰。体格检查可发现受累侧胸廓呼吸动度减弱，肋间隙饱满增宽，叩诊有疼痛并呈浊音，听诊呼吸音减低或消失，偶可闻及胸膜摩擦音。

胸部放射学检查能确切显示胸腔内病变，这是体格检查和化验无法比拟的客观检查结果。初始胸部X线检查可能显示肺炎或肺组织炎及中等量胸腔积液，或一侧胸腔因大量积液变得完全不透明。不含气的肺组织与胸腔积液在X线检查中具有相同的密度，面对一侧胸腔完全灰白不透明，放射科医师单从X线检查中很难判断肺不张或肺实变的程度，或胸腔积液的量。此时，胸部听诊可有较大帮助，肺实变可闻及支气管性呼吸音，胸腔积液则听不到呼吸音。另外，大量胸腔积液时，气管与纵隔可被推移向健侧，而肺不张时气管和纵隔可被拉向患侧。有时纵隔移位可产生严重的呼吸循环障碍，出现明显的临床症状。

目前临床上已有了更多可供选择的检查手段，使脓胸的诊断变得更容易、更简单。超声检查为鉴别胸腔积液与肺实变、肺不张提供了较大帮助。胸部CT能清楚显示胸膜腔内的病变，如积液的量、部位及肺内病变等。一旦证实胸腔内有积液，应立即行胸膜腔诊断性穿刺。有学者提出，穿刺液的大体形态特征和臭味对脓胸诊断和处理最有价值。对于稀薄的脓液只要培养出细菌，胸腔穿刺和抗生素治疗就可取得明显的治疗效果，而稠厚的脓液则需要外科手术处理。

胸腔穿刺抽出的胸腔积液要进行细菌培养和药物敏感度试验，包括革兰氏染色、厌氧菌培养。最近的研究表明，耐青霉素的金黄色葡萄球菌、革兰氏阴性菌和厌氧菌是造成脓胸的最主要病菌。Bartlett等提出76%的脓胸患者，有35%单独存在厌氧菌，有41%合并需氧菌。

在胸腔积液的分析检查中，最有争议的是关于胸腔积液的生化指标。某些学者认为，若胸腔积液内的pH低（<7.0），葡萄糖含量低（<50mg/dl），乳酸脱氢酶（LDH）含量高（>1000IU/L），则应行胸腔引流。因为这些参数预示着将要发生脓胸等合并症，这些生化指标的改变在细菌染色和培养结果出来以前即已出现。究其原因，是白细胞活性及酸性代谢产物增加的结果。

患者接受抗生素治疗后，其临床症状、体征可有相当大的变化。抽出的胸腔积液仅可见稍许混浊，50%的病例细菌培养常为阴性，但是胸腔内感染依然存在，这是因为抗生素对细菌培养的掩盖作用，也可能是未进行全面的细菌培养，如厌氧菌培养。在进行胸腔积液细菌培养的同时，还需要做痰细菌检查和培养，意义在于导致肺部感染的致病菌同时也是造成脓胸的致病菌。若连续多次细菌培养均为阴性，而患者治疗后无明显改善，此时应怀疑脓胸是否因结核菌或真菌感染所致。纤维支气管镜检查的目的是除外气管或支气管内有无肿瘤存在及有无异物存留。此外，通畅的呼吸道对于胸管引流后肺的膨胀或以后行胸膜纤维板剥脱手术均是必不可少的。在鉴别诊断方面，脓胸和肺内脓肿的鉴别对治疗有较大的意义。虽然两者的治疗原则均是抗感染和脓液引流，但是脓胸依靠胸管引流出脓液，而肺脓肿则需要体位引流达到治疗的目的。若将胸管误插入肺脓肿内，则可能会产生脓胸、气胸、支气管胸膜瘘和出血等合并症。但是若肺脓肿周围有较多增厚的胸膜和纤维化的肺组织包围，也不一定会发生以上合并症，关键要看肺脓肿的位置，而紧贴胸膜的肺脓肿并无太大的危险。出现气液平面对于两者的鉴别也没有更大的帮助，因为包裹性脓胸也可出现气液平面，如气体可来自产气杆菌，胸腔穿刺以前未完全吸收的气胸，有支气管胸膜瘘等。此时，胸部CT在鉴别诊断上有较大帮助。一般来讲，脓胸的脓腔形态比较均匀，位置靠近胸壁，垂直向和水平向比横向更大。相对典型肺脓肿多呈球形，并不一定贴近胸壁，肺脓肿周围有较重的肺组织感染。此时，肺炎症状逐渐减轻或消失，但是患者仍持续有发热。最终脓胸可形成皮下脓肿自发从胸壁破溃，或蚀破支气管形成支气管胸膜瘘。此时，患者可有咳嗽、咳痰，有时可咳出有臭味的脓性痰。支气管胸膜瘘形成后，若引流量大，应嘱患者侧卧，病侧位于下方，以免大量呼吸道分泌物和胸腔积液体流入健侧造成窒息。

急性脓胸发作6周后即进入脓胸的慢性期。慢性脓胸多是急性脓胸未能及时发现，或虽然发现了却未能适当治疗，引流不彻底所致。另外，某些患者是因为胸内有异物存留、存在支气管胸膜瘘、邻近脏器有慢性感染，如肋骨骨髓炎、膈下脓肿，还有些患者是因患有肺结核病。患者多表现为消瘦、全身衰弱、贫血、营养消耗、低蛋白血症，还有慢性全身中毒症状，如乏力、低热、食欲缺乏等。体检可发现患侧胸廓塌陷变形，肋骨聚拢，肋间隙缩窄，纵隔移向患侧，呼吸音明显减低，有时还可见杵状指（趾）和脊柱侧弯（脊柱凸向对侧）。

慢性脓胸的放射学检查可发现胸膜广泛增厚、钙化或异物存留。有支气管胸膜瘘则可显示气液平面。包裹性脓胸脓腔较小或有窦道存在，可注入造影剂显示脓腔大小和范围及与支气管胸膜瘘的关系（图8-5-1）。

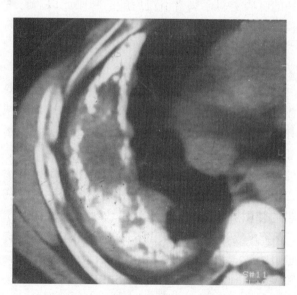

图8-5-1　慢性包裹性脓胸患者胸部CT显示弧形脓腔，腔壁厚，有钙化

四、脓胸的治疗

（一）急性或移行性脓胸的治疗

正常胸膜腔，只要肺能完全膨胀就有很强的抵御细菌侵入的能力。肺部感染出现胸腔积液，以后发展成慢性脓胸，意味着肺内感染未能有效控制。一旦肺炎得到有效控制，胸膜腔本身即有能力清除积液和残渣。因此，处理肺炎后胸腔积液的重点应放在治疗肺部感染上。针对慢性脓胸施行的许多方法，如开放引流、胸廓成形术、胸膜纤维板剥脱术，都是因为身体本身缺乏肺部病变自愈的能力。继发于肺炎的胸膜腔积液，可能是清稀浆液性的，或云雾状混浊的，或完全是脓性的。后两种胸腔积液存在可以诊断为脓胸。

对于急性和纤维脓性期脓胸的治疗原则是：①全身和局部应用有效的抗生素控制感染；②充分引流排净胸腔内积液；③促使肺复张，闭塞胸膜腔。胸腔穿刺是最简单有效的排除胸腔积液的方法。首先确定积液的位置，采用大号粗针进行穿刺，渗出性稀薄的积液有时一次穿刺即可抽净，加上应用敏感的抗生素，治疗效果极佳。当脓胸已有包裹时，脓腔定位并不容易。此时，胸部正侧位检查帮助不大，胸部CT和超声检查对定位有重要作用。若胸部穿刺抽出稠厚的脓液，送化验检查显示低pH、低葡萄糖量、高LDH，则应行胸腔闭式引流，以尽快排净胸内积液，使肺尽快复张。若胸腔积液检查显示非细菌污染，是支气管内肿瘤或局限性肺炎而致肺不能膨胀产生的胸腔积液，此时不宜插管引流，因为可能会造成胸膜腔污染和形成脓胸。至于采取哪种胸管（橡皮管、蘑菇头状或硅胶管）或是用哪种方式（切开或套管针）进行置管，依每个医师的偏好决定，目的是充分引流，尽快促使肺复张。需注意的是置管多少具有一定的盲目性，小心勿损伤膈肌穿透横膈将胸管插入膈下。

当脓液比较稠厚时，穿刺不容易抽出较多脓液，此时胸腔置管行闭式引流可有较好效果，它可以排空胸内脓液，也可促使肺尽快复张。有时反复胸腔穿刺后，胸内脓液逐渐变得黏稠，并因纤维素沉着，使游离的胸腔出现分隔，无论穿刺或胸腔闭式引流均不能有效排出脓液，在这种情况下，肋骨部分切除胸腔引流术便有指征。具体做法是在全身麻醉下，切开胸壁及肌层，切除一小段肋骨，完全打通胸膜腔内所有的分隔，再吸净胸内脓液，冲洗胸腔，最后另戳孔置放胸腔引流管，接闭式引流。一般状况不好的患者，可在局部麻醉下进行。术后是否行负压吸引，则视情况酌情处理。根据笔者的体会，负压吸引并非如理论上所说的有那么多优点，单纯闭式引流不加负压吸引同样可以取得良好的治疗效果，治疗关键是胸管引流要通畅。胸腔引流管放置 2～3 周后，脓腔缩小，胸腔引流管的液面不再上下波动，脓液量逐渐减少，当每日引流量少于 20ml 时，则可改成开放引流。胸腔开放引流的条件是胸内脓腔已经形成包裹，纵隔相对固定，胸腔引流管通向大气也不会产生纵隔摆动，肺组织也不会被压缩。具体做法是在距离胸壁约 1cm 处剪断胸腔引流管，并用安全别针和胶布固定，以免胸腔引流管脱出或滑入胸膜腔，每日更换敷料。以后随着肉芽组织生长和纤维化逐渐填塞脓腔，胸腔引流管逐渐被推出，最后由肉芽组织自行将胸腔引流管完全推出胸膜腔，达到脓胸的完全治愈，在开放胸腔引流的过程中可进行脓腔造影，以了解脓腔的大小。注意不要主观地将胸腔引流管向外拔出，以免遗留残腔导致日后脓胸再发。当然，在治疗脓胸的同时，也要积极治疗肺内的原发病灶，否则脓胸的治疗也不会彻底。

对于稠厚黏滞的脓液，为了引流通畅，有学者推荐胸腔内注入纤维素溶酶。一般的做法是 250 000 单位的链激酶溶于 100ml 的生理盐水内注入胸膜腔，目的为刺激纤维素液化促进引流。纤维素溶解酶仅用于脓胸的早期阶段，到了慢性期脓腔已形成包裹，纤维素溶解酶无任何作用。另外，在使用溶解酶时应慎重，偶尔有患者对此发生过敏反应。

对于急性脓胸，传统的治疗是胸腔引流，但是早在 21 世纪初即有学者推荐早期胸膜剥脱治疗急性脓胸。Lilienthal 是第一位介绍早期胸膜剥脱概念的学者，以后不断有多篇报道赞同这一做法。最近 Fishman 和 Hoover 报道了他们应用早期开胸行胸膜剥脱术治疗先天性免疫缺陷和药物成瘾患者的脓胸，整个存活率优于长期置管胸腔引流的患者。早期开胸行胸膜剥脱术的指征为患者一般状况好，脓胸已形成多房性分隔，或单纯依靠胸腔引流肺组织不能自行膨胀，此时单纯行胸膜剥除即可达到治疗目的，因为一旦胸膜腔被排空，肺迅速膨胀，壁层胸膜自然变薄。

（二）慢性脓胸的处理

急性脓胸未能及时发现；或虽然被发现却没有合理、正确的治疗；或肺内病变未得到有效的处理，如存在支气管胸膜瘘、异物存留；或邻近脏器有感染灶存在，如膈下脓肿、肋骨骨髓炎或肺本身特异性感染，如结核病等。以上多种原因均可造成慢性脓胸。到了这个阶段，肋骨切除引流或开窗引流开始尚可有某些作用，但是若脓腔已经形成包裹固定，脓腔不再缩小，此时则需行胸膜纤维板剥脱、胸壁塌陷、肌肉瓣填塞残腔等胸廓成形术。

与急性脓胸不同，慢性脓胸的治疗原则是改善患者的全身状况，增强患者体质，消灭胸内残腔，保留肺的呼吸功能。慢性脓胸患者因长期感染和慢性消耗，常有营养不良、全身衰弱等表现。其治疗应包括纠正水电解质紊乱和贫血、低蛋白血症，增加蛋白质和维生素的摄入，改善肺功能，减少痰量。鼓励患者轻度活动和锻炼，以提高手术的耐受力。慢性脓胸手术方法有改进脓胸的引流、胸膜纤维板剥脱术、胸廓成形术和胸膜肺切除术。

改进脓胸引流最简单的方法是更换较粗的引流管或做一较大的胸腔造口，最好切除一段肋骨使脓液得到充分引流。这是一个较小的手术操作，需在脏胸膜与壁胸膜之间形成较多的粘连，用于一般情况不佳、胸膜残腔不大且有可能较早地自行闭合的患者。具体方法前已叙述。肋骨切除胸管引流需要肉芽组织生长填塞残腔，因此所需时间较长，剪断胸管和更换敷料较麻烦。

另一比较有明确治疗效果的是胸壁开窗引流术。最早是由 Eloesser 提出用于引流急性结核性胸膜炎，之后有学者加以评价。其主要做法是在脓腔之上切除 2～3 根肋骨，然后再游离皮片，将其翻入胸腔，缝到壁胸膜上形成脓腔的衬里，进行持续引流。开窗引流的优点是可以在直视下清除坏死的组织和纤维素碎片，以后随着脓腔的缩小变成无菌的干腔。用抗生素充满后闭合肉芽组织窗口，或残腔太大无法自行闭合时，可用肌瓣填塞残腔。开窗引流有时也为以后胸廓成形术和其他手术创造条件。

一侧全肺切除术后脓胸的治疗可采用无菌残腔技术，这是 Clagett 等对治疗慢性脓胸的贡献。其基本做法是通过原手术切口进行前胸壁开窗术，每日脓腔灌洗持续 4～8 周，当判断残腔已经干净无菌时，再将皮瓣拆除，腔内灌满抗生素溶液，分层缝合胸壁开窗伤口。虽然各组报道的结果不尽相同，但是总的说来不合并支气管胸膜瘘的患者约 50% 可治疗成功，若有支气管胸膜瘘，则有效率为 5% ～ 10%。无菌残腔技术也可用于未行肺切除的脓胸患者，效果颇佳。

自从 Abrashanoff 首次报道应用肌肉瓣填塞术治疗感染性胸膜残腔后，不论是闭式胸腔引流还是胸壁开窗，均获得良好的治疗效果，得到了广泛的应用。应用此技术的关键是腔内要存在有生机的活的肌肉组织，当然选择肌肉还要考虑脓腔的部位、大小和形状，同时应注意保护其血运、神经和成块的肌肉。手术时应保证使整块肌肉充满脓腔，不留间隙，以免日后复发脓胸。小的（<2mm）支气管胸膜瘘不必缝合，大的支气管胸膜瘘应修剪后严密缝合关闭。术后脓腔引流要保留 10 ～ 12 天。

胸膜剥脱术和脓胸切除术的目的都是要促使肺膨胀以充满胸内残腔，胸膜剥脱是清除增厚的胸膜纤维板，脓胸切除是彻底清除脓腔和其内容物。手术成功要求脏胸膜的完整，更重要的是需要肺能够膨胀填满整个胸膜腔。有时为了彻底清除慢性感染的来源，不得不切除邻近的肺段或肺叶，极少情况下需做全胸膜肺切除术。

胸廓成形术应用于单纯胸管引流后感染的胸膜腔不能闭合，或没有满意的肌肉瓣填塞或不能填满脓腔，或肺不能有效膨胀，这样需要胸壁本身塌陷来消灭残腔。去除几根肋骨减少胸腔的体积，再使感染的胸腔塌陷以消灭脓腔的概念首先由 Scheede 和 Eastlander 提出的，以后经学者不断改进，使此种技术逐渐完善。安全有效地施行此手术的基本要点是全面考虑患者对于手术的耐受力，手术可一次或几次完成，为了保持颈部、肩带和上胸廓骨性结构的完整性，保留第 1 肋是必要的，当椎旁间隙也要塌陷时，切除肋骨应达到肋骨横突，为美观、结构完整，也为保护肺功能，前胸下部肋骨切除应持保守态度。要有良好的术前准备，包括营养、水电解质平衡、纠正贫血、加强锻炼。小的支气管胸膜瘘术后可能自行闭合，大的瘘口需严密缝合。过去数十年，胸廓成形术在临床上的作用越来越少，主要原因是患者难以耐受这种破坏性较大的手术。最近的报道显示，胸膜外胸廓成形术对于选择性患者有极好的效果。Hopkins 等报道，30 例患者手术死亡率为 10%，82% 的存活者术后脓腔持续性闭合。而 Gregoire 等报道，17 例全肺切除后脓胸，经一期胸廓成形术治疗无手术死亡，15 例（88%）术后脓胸即获得控制。

北京协和医院胸外科 1982 ～ 2008 年共收治慢性脓胸患者 34 例，均行胸膜纤维板剥脱或切除，其中 3 例合并肺叶切除，3 例合并小型胸廓成形术。34 例患者无围手术期死亡和住院死亡，术后无重大术后并发症。开胸后发现肺组织被增厚的纤维板包裹，看不见肺的舒缩活动。剥脱纤维板，特别是脏层纤维板，肺可明显舒张和收缩，监测仪也显示肺通气和氧合改善。我们限定纤维板切除后若肺膨胀能充满 2/3 胸腔，即不考虑胸廓成形术。早年有 3 例均为肺长期受束缚，胸膜腔存在巨大空腔，或肺已损毁，完全不能膨胀，施行了肺叶切除或胸廓成形术。至于壁胸膜增厚部分，可酌情切除，不必勉强切除干净，特别是后肋膈角和横膈之上的纤维板，一是因为平卧姿势致纤维板最厚，二是不容易完全切除，再者它对肺的充分膨胀影响较小，完全剥脱肺胸膜是保障手术成功的关键。

相当一部分临床医师认识急性脓胸，但对于急性脓胸与结核性胸膜炎的关系却不清楚。我们习惯将结核性胸膜炎单独分出来，是因为它是特异性结核菌造成的胸膜腔感染。因此，结核性胸膜炎属于脓胸的范畴，也有急性和慢性之分，处理方法与非特异性细菌产生的脓胸也不尽相同。平常我们习惯将急性脓胸限于非特异性细菌造成的胸膜腔感染，如金黄色葡萄球菌、链球菌、铜绿假单胞菌等。胸外科医师应当认识到，凡是胸膜腔内存在感染，有感染性液体（脓液、脓性渗出液）积存在胸膜腔，即可诊断为脓胸。至于慢性脓胸是结核性还是普通化脓性感染，有时鉴别也很困难，由于长时间慢性感染的结果，缺乏病变的特异性征象，即使显微镜下也分辨不清，病理学家仅能报道慢性炎症。

临床上一个较为普遍的问题是对急性脓胸的处理不够及时，甚至在医院看着患者由急性脓胸转变为慢性脓胸。当确切诊断胸膜腔内存在感染，且属于非特异性细菌所致，首先应穿刺抽液并进行细菌和敏感度试验。穿刺应反复进行，直到胸膜腔内积液消失，肺完全复张。胸外科医师不主张置入静脉穿刺管代替胸腔闭式引流管。因为胸外科主张引流通畅，使压缩的肺尽快复张。细小口径的静脉穿刺管不能达到通畅引流，肺不能尽快复张，某些病例因为引流不畅致胸膜腔内分隔，形成多房性脓腔，患者反复发热，应用多种大量抗生素无效，此时才找胸外科医师会诊，但此时即使行胸腔闭式引流效果也不佳。对于此类病例，行肋骨床引流才能挽救患者，不致造成慢性脓胸。近30年来，临床上施行肋骨床引流的病例越来越少，有些年轻胸外科医师甚至还不清楚操作步骤和原因，这一技术就像胸廓改形术一样，逐渐被淡忘，仅在结核病专科医院保留下来。我们的前辈将肋骨床引流、胸廓改形术作为胸外科基本功进行训练，我们也不能丢失掉。在我国广大农村和边远地区，急性脓胸发病率较高，我们应该学会如何处理这些病例。

（张志庸）

第六节　自发性气胸

肺实质或脏胸膜在无外源性或介入性因素的影响下破裂，引起气体在胸膜腔内蓄积，称为自发性气胸，自发性气胸根据造成气体逸入胸膜腔的原因，又分为特发性气胸和继发性气胸。特发性气胸多见于青少年。体型瘦高者，在胸部X线检查甚至是在开胸手术直视下，脏胸膜表面常不能发现明确的病灶。中老年人继发性气胸多见，主要原因为肺内原有病灶破裂，如肺大疱、肺结核、肺脓肿、肺癌等。

1724年，Boerhaave在关于自发性食管破裂的病例报道中描述了胸膜腔内大量积气并伴肺萎陷，从而第一次报道了这种无胸部外伤而发生的气胸。1826年，Laennec描述了气胸的临床特征。许多年来，自发性气胸一直被认为是结核病的并发症。1932年，Kjaergaard首次强调在大多数自发性气胸患者中存在非结核性的病因。

文献报道自发性气胸的发病率差异较大，为（4～47）/10万。我国在1995年福州呼吸急症学术会议上共报道自发性气胸8826例，而实际上自发性气胸的发病率可能更高。自发性气胸多见于男性，男女之比约为5∶1。

一、病因及发病机制

自发性气胸的病因构成随着社会和医学发展而发生着变化。1932年，Kjaergaard报道的自发性气胸的病因多为胸膜下肺大疱。20世纪50年代，结核病成为自发性气胸的常见病因，之后，随着对结核病有效的药物治疗和流行病学控制，由结核病引发的自发性气胸的发病率有所下降。20世纪80年代以后，随着社会人口老龄化进程加快，由老年性慢性阻塞性肺疾病（COPD）引起的自发性气胸的比例有上升趋势。同时随着某些特殊社会现象的出现，获得性免疫缺陷综合征（acquired immunodeficiency syndrome，AIDS）患者由卡氏肺囊虫感染引起的自发性气胸也有所增加。

气胸的发生与病变肺泡的内压骤增相关。一般来说，引起正常肺泡破裂所需的压力为7.8～13.7kPa，而有病变的肺泡和肺大疱所能承受的压力远远小于正常肺泡，所以肺泡容易破裂，尤其是以下这些情况更容易发生自发性气胸：①剧烈咳嗽，腹压增高；②呼吸道感染引起局部气道半阻塞状态，气体只能进入远端肺泡而排出不畅，使受阻远端肺泡内压升高；③哮喘持续状态；④机械通气，气道内持续正压，超过病变肺泡所能承受的压力极限；⑤进行某些体力活动时骤然用力，突然改变体位，如打哈欠等。

自发性气胸常见的病因见表8-6-1。

表8-6-1　自发性气胸常见病因

气管疾病	肺脓肿
肺大疱	放线菌病
COPD	诺卡菌病
哮喘	结核病
先天性肺囊肿	非典型分枝杆菌病
囊性肺纤维化	肺孢子菌肺炎
间质疾病	肿瘤
特发性肺间质纤维化	原发性肿瘤

续表

嗜酸细胞性肉芽肿	转移性肿瘤
结节性硬化症	其他
胶原血管病	子宫内膜异位症
感染	Ehlers-Danlos 综合征
厌氧菌肺炎	肺栓塞
葡萄球菌肺炎	马方综合征
革兰氏阴性杆菌肺炎	兰姆病

1. 胸膜下肺大疱破裂　青少年自发性气胸多为肺尖部胸膜下肺大疱破裂所致。胸膜下肺大疱大多分为两类，一类是脏胸膜下微小肺大疱，直径小于 1cm，常为多发，可发生于肺尖部、叶间裂边缘及肺下叶边缘。这类微小肺大疱通常是支气管和肺部炎症愈合、纤维组织瘢痕形成过程中牵拉及通气不畅所致。胸膜下微小肺大疱所致的自发性气胸在胸部 X 线检查或手术时不易发现病灶，因此也称为"特发性气胸"。另一类为胸膜下肺大疱，常单发，体积较大，多发生于肺尖部，由于脏胸膜先天性发育不全，逐渐由小的肺大疱聚集，最后出现肺大疱，这类自发性气胸常见于瘦高体型的青少年，在手术过程中除发现肺大疱外，常不能找到与之相关的肺实质内的基础病变。实际上临床医师有时候很难严格区分这两类肺大疱，因为这两类肺大疱破裂引起的自发性气胸均可在剧烈活动、咳嗽、打喷嚏后诱发，也可在安静状态下自然发生。

2. 大疱性肺气肿破裂　在 COPD 终末期，由于肺泡单位过度充气而排出受阻，久之造成肺泡壁破坏，形成小叶中心型肺气肿和全小叶型肺气肿，肺泡进一步融合压迫肺泡间隔和肺间质形成大疱性肺气肿，其特点是在胸部 X 线检查和胸部 CT 片上可见到大疱内有被压得极薄的血管和肺泡间隔，以此与巨型肺大疱鉴别。当肺实质内残气量进一步增加，压力过高，造成脏胸膜破裂而出现气胸。该病在 40 岁以上的 COPD 男性患者多见，常伴有长期慢性咳嗽、长期吸烟史、支气管哮喘史等。

3. 肺结核　20 世纪 50 年代，肺结核是引起自发性气胸很重要的因素之一，其发病机制主要为：①陈旧性结核性瘢痕收缩，造成小支气管扭曲、阻塞，形成局限性肺大疱破裂；②活动性肺结核空洞直接破裂；③由结核性损毁肺间接引起对侧肺组织代偿性肺气肿，当出现感染、支气管阻塞时，引发其远端肺泡过度膨胀而破裂。20 世纪 80 年代，随着有效抗结核药物的应用，肺结核的发病率明显降低，由肺结核引起的自发性气胸发生率也有明显下降。1988 年 Beg 报道的 95 例小儿自发性气胸的原因中，肺结核占 21%，仅次于肺化脓性感染。近些年来，结核病的发病率又有上升的趋势，临床上应注意随之而来的气胸并发症。

4. 其他

（1）感染：金黄色葡萄球菌性肺炎和先天性肺囊肿继发感染后破裂是儿童自发性气胸发生的主要原因。随着各种高效抗生素的临床应用，肺脓肿破裂引起的脓气胸已经少见，而肺部真菌感染引起的自发性气胸的报道日渐增多。AIDS 的伴随疾病——肺孢子菌肺炎（pneumocystis carinii pneumonia，PCP）也可引起自发性气胸，Beers 证实其发病机制可能是广泛的肺间质性炎症、肺的囊性蜂窝状组织坏死。

（2）恶性肿瘤：靠近脏胸膜的癌性空洞破入胸膜腔可引起气胸，肺癌引起远端支气管阻塞形成局限性气肿继而破裂。尤其是转移性肉瘤可导致气胸，儿童患者气胸有时可能是骨肉瘤肺转移的第一个表现。

（3）月经期自发性气胸：Maurer 等在 1968 年报道了月经期自发性气胸。1972 年，Lillingto 等把这种气胸命名为月经期气胸。30～40 岁为发病的高峰期，90% 发生在右侧。该病常在月经开始后 48～72 小时内发生，发生原因：①月经期 PGF_2 水平增高，导致肺泡破裂；②月经期宫颈黏液栓缺乏，空气通过子宫颈、输卵管和横膈孔进入胸膜腔；③胸膜或肺的子宫内膜异位症。

（4）AIDS 患者气胸：患者的自发性气胸通常在 PCP 的基础上发生。患 PCP 的 AIDS 患者，约有 6% 发生气胸。卡氏肺孢子虫导致坏死性肺炎合并弥漫性胸膜下肺大疱。气胸常是双侧、顽固、易复发，漏气时间长，保守治疗后复发率高达 65%。约 1/3 的患者表现为同时或非同时双侧气胸。患 PCP 的 AIDS 患者，若并发气胸，死亡率高达 50%，当需要辅助通气支持时，其死亡率接近 90%。

5. 吸烟　有数据表明，吸烟是自发性气胸的高危因素。男性吸烟者自发性气胸的发病风险增加20倍；相比女性吸烟者自发性气胸的发病风险增加近10倍。而非吸烟人群中，男性和女性的自发性气胸发病风险大致相似。

二、临床特征

1. 病理和病理生理　根据气体在胸膜腔内的蓄积量和胸膜腔内压力增高程度，可将自发性气胸分为单纯性气胸和张力性气胸。虽然这两种类型自发性气胸的诱因和发病机制可以相同，但其引起的病理生理改变和临床表现可以有很大差别。

（1）单纯性气胸：由于各种原因引起脏胸膜表面病变组织破裂，气体进入胸膜腔后，患侧肺即被压缩，破裂的肺泡萎陷，肺大疱内压力减低，破口闭合不再漏气，胸膜腔内的气体不再增多，此时胸腔内压力为正压。由于两侧胸腔压力不平衡，纵隔被推移向健侧，呼吸运动过程中，双侧胸腔内压力的相对稳定，纵隔无明显摆动。

（2）张力性气胸：患侧脏胸膜表面的肺大疱破口形成单向活瓣作用，吸气时胸膜腔内压降低，活瓣开放，气体从呼吸道进入胸膜腔；呼气时胸膜腔内压升高，活瓣关闭，胸膜腔内气体不能经呼吸道排出，随呼吸运动胸膜腔内气体量不断增加，压力逐渐升高，直到患侧肺被完全压缩、萎陷，从而丧失全部通气和换气功能。此外，胸膜腔内压增高使纵隔明显移向健侧，健侧肺也逐渐被压缩，影响健侧肺的通气和交换功能。最后，纵隔明显移位，特别是与心脏连接的大血管（上腔、下腔静脉）发生扭曲，直接影响血液向心回流。当胸膜腔内压增加到一定程度，气体可冲破纵隔胸膜或壁胸膜进入纵隔或胸壁，产生纵隔气肿或患侧胸部、头、面、颈部皮下气肿。这种皮下气肿是机体对于患侧胸腔内或纵隔内高压的一种缓解机制，可以从很大程度上缓解积气对胸腔或纵隔内重要脏器及血管的压迫；同时皮下气肿的范围及严重程度，也反映出患侧气体蓄积的程度。

2. 表现　自发性气胸患者的临床症状和体征取决于病因、肺萎陷的程度及是否存在基础肺部疾病。自发性气胸多为单侧，也可为一侧气胸发作经治疗痊愈后另一侧气胸发作，临床上右侧稍多于左侧，约10%的患者为双侧同时发作，约11.5%的患者有自发性气胸家族史。

（1）临床症状

1）呼吸困难：气胸发作时患者均感觉有呼吸困难，严重程度与发作的过程、气胸类型、肺被压缩的程度及原有的肺功能状态有关。张力性气胸患者呼吸困难最为明显。单侧闭合性气胸在年轻、呼吸功能正常的患者中，可无明显呼吸困难，即使肺被压缩>80%，也仅在活动时稍感胸闷，患有COPD的老年患者，轻度肺压缩就有明显的呼吸困难。急性发作的气胸，症状可能更明显；慢性发作的气胸，由于健侧肺可以代偿性膨胀，临床症状可能较轻。

2）胸痛：常在发生气胸当时出现突然胸部尖锐性刺痛和刀割样痛，疼痛与肺大疱大小、破裂速度和肺压缩的程度无关，可能与胸膜腔内压力突然增高及壁胸膜受牵张有关。疼痛部位不确定，可局限在前胸，也可向肩、背、上腹部放射。存在明显纵隔气肿时，可出现持续的胸骨后疼痛。临床发现疼痛是气胸最常见的主诉，在轻度气胸时，可能是唯一的症状。

3）刺激性咳嗽：自发性气胸时偶有刺激性咳嗽。

4）其他症状：自发性气胸合并胸腔内出血称为自发性血气胸，出血量大，患者可出现心慌、血压低、四肢发凉等。发生张力性气胸时，患侧肺被极度压缩，同时纵隔向健侧移位，患者除重度呼吸困难外，还可出现发绀、血压下降、休克甚至循环衰竭。合并皮下气肿时，患者前胸、颜面部肿胀，纵隔移位可造成心脏、大血管移位、大静脉扭曲，影响血液回流，出现体循环淤滞的表现，如静脉怒张等。

5）反复发作：自发性气胸在首次发作后复发率约为50%。90%的复发见于曾经发病的一侧。在第二次发作后，复发率增高到80%。复发的危险因素包括2次以上的气胸发作史、胸部X线检查或胸部CT显示存在肺大疱、身高与体重的比例增大等。

（2）体征

1）胸部体征：患侧胸廓隆起，呼吸运动幅度减弱，肋间隙增宽，患侧胸部叩诊呈清音，听诊患侧呼吸音减弱或消失。左侧气胸并纵隔气肿时，在胸骨左缘可闻及与心搏一致的高调粗糙的杂音，称为 Hamman 征，可能与心脏搏动时撞击左侧胸膜腔内气体和纵隔内气体有关。张力性气胸合并皮下气肿时，可在前胸壁、头面部触及。

2）气管、心脏向健侧移位，尤其是在张力性气胸时更为明显。

3）呼吸频率增快、口唇发绀，多见于张力性气胸。

（3）放射学征象

1）X 线表现：胸部 X 线检查是诊断气胸最简便的方法，可显示胸内状况、肺萎陷程度、有无胸膜粘连、胸腔积液及纵隔移位等。胸部 X 线检查显示无肺纹理的均匀透亮区为胸膜腔积气带，其内侧是与胸壁平行的弧形线状肺边缘。气体量少时常局限于胸腔顶部，常被骨骼掩盖，此时嘱患者深呼气，使萎陷的肺缩小，密度增高，与外带积气的透光区形成更鲜明的对比，从而显示气胸带。大量气胸时，患侧肺被完全压缩，聚集在肺门区呈球形阴影。偶尔在某些患者胸部 X 线检查时可以见到肺尖部肺大疱；如自发性气胸同时伴有胸内出血（血气胸），可见液气平面；当胸内存在粘连带时，萎陷的肺失去均匀向肺门压缩的状态，在胸部 X 线检查时显示出不规则状压缩或肺压缩边缘呈分叶状。严重的自发性气胸患侧膈肌明显下移，气管、心脏向健侧移位；合并纵隔气肿时，可见纵隔和皮下积气影。根据胸部 X 线检查表现，可大致计算出气胸后肺受压缩的程度，这对临床处理气胸有一定指导意义。其简便计算公式如下：

$$\text{肺被压缩的体积（气体占据的体积）}\% = \frac{\text{患侧胸廓面积} - \text{患侧肺的面积}}{\text{患侧胸廓面积}} \times 100\%$$

根据上述公式可以推算，当积气带宽度相当于患侧胸廓宽度 1/4 时，肺被压缩约 35%；当胸内积气带宽度相当于患侧胸廓宽度的 1/3 时，肺被压缩约 50%；当胸内积气带宽度相当于患侧胸廓宽度的 1/2 时，肺被压缩约 65%。根据胸腔积气量的多少可把气胸分为三类：小量气胸（<20%）、中量气胸（20%～40%）和大量气胸（>40%）。

临床上，有时气胸不容易识别。例如，急症或外伤患者在仰卧或半卧位时用便携式 X 线机所拍摄的胸部 X 线片可能使气胸征象模糊不清，尤其是在肺尖或肺野外侧区域，积气也不会显示出气胸征象。由于胸膜疾病、胸部外伤或既往手术引起多处胸膜粘连可表现为局限性气胸，此时气胸容易与肺大疱或大疱性肺气肿相混淆。

2）胸部 CT 扫描：能清晰显示胸腔积气的范围和积气量、肺被压缩的程度，有些患者可以见到肺尖部肺大疱，同时胸部 CT 还能显示胸腔积液的多少，尤其是对含极少量气体的气胸和主要位于前中胸膜腔的局限性气胸，在胸部 X 线检查时常容易漏诊，而 CT 则无影像重叠的缺点，是临床最有效、最准确诊断气胸的检查方法。

3. 鉴别诊断

1）肺大疱：多次反复发作的气胸，由于胸内有粘连，气胸容易形成局限性包裹，此时胸部 X 线片所示图像容易与张力性肺大疱混淆。气胸患者常有突然发作的病史，而张力性肺大疱患者有长时间反复胸闷的症状，胸部 X 线检查时张力性肺大疱在胸壁边缘尤其是肋膈角处可见到纤细的肺大疱边缘线。临床上气胸和张力性肺大疱的鉴别很重要，把张力性肺大疱误诊为气胸而放置胸腔引流管可能引起严重的病理生理改变。

2）支气管断裂：是造成外伤性张力性气胸的主要原因之一。支气管断裂患者常有胸部外伤史，外伤的特点是在加速运动过程中突然停止，支气管断裂引起的张力性气胸，胸腔引流管内常有持续性逸气，行胸部 X 线检查时可见到"肺下垂征"，即萎陷的肺上缘低于肺门水平，而一般原因引起的气胸，肺萎陷的方向是朝向肺门的。胸部 CT 扫描能有效显示主支气管断裂征象，纤维支气管镜检查可帮助鉴别。

3）急性肺栓塞：临床上可有严重呼吸困难等症状，同时常伴有发热、咯血、休克、白细胞计数增高等，一般多有下肢反复发作的深静脉血栓形成史或长期卧床史，胸部 X 线检查表现无气胸征象。

4）其他：当患者出现胸痛、呼吸困难等症状时，临床上应与急性心梗、急性胸膜炎和急腹症等进行鉴别。

三、治 疗

1.一般治疗 各种类型的气胸患者均应卧床休息，限制活动，予以化痰、镇咳、镇痛等治疗，有胸腔积液或怀疑有肺部感染时，应用抗生素，严重呼吸困难者可予以吸氧治疗。一般肺压缩<20%，不需要抽气等外科处理，胸膜腔内的气体可以按每日容积1.25%的速度自行吸收。

2.急性气胸的处理 急性气胸肺压缩>20%，患者有临床症状，应当胸腔穿刺抽气减压，促使肺复张。穿刺抽气部位一般选择在患侧锁骨中线第2肋间，局限性包裹性气胸应当在胸部X线检查的指导下定位，在积气最多的部位穿刺抽气。肺压缩>60%，或怀疑有张力性气胸，应当安放胸腔引流管，接水封瓶排气，安放部位也是患侧锁骨中线第2肋间，或积气最多的部位，通过胸腔引流管可以观察胸腔内有无气泡持续逸出、肺复张程度，以及胸腔内有无出血、积液等情况。

3.张力性气胸的处理 张力性气胸可引起严重的病理生理改变，需要紧急处理，紧急排出胸腔内高压力气体十分重要。在紧急情况下，可用较粗针头，尾端套扎消毒指套或避孕套，指套端剪开一小口，针头经患侧锁骨中线第2肋间刺入胸腔内，高压气体可以迅速冲出胸腔。吸气时，患者胸腔内压力降低，指套在大气压的作用下闭合，阻断外界空气进入胸腔，指套在这里发挥活瓣作用。在紧急排气后，患者情况平稳再被转送到有救治能力的医院，安放胸腔引流管，继续观察气胸的发展变化、促使肺复张，从而治愈张力性气胸。一般胸腔引流管安放48~72小时之后重复胸部X线检查，肺完全复张后，钳闭胸管24小时再次进行胸部X线检查，病情持续稳定，可以拔除胸管。若胸部X线检查显示肺仍未完全膨胀，应当放开止血钳，继续胸腔闭式引流。必要时，可用双瓶负压吸引法，使调节瓶的负压维持在-10~-8cmH$_2$O（-0.981~-0.785kPa），经过上述治疗,大多数(80%~90%)患者可以治愈,若经上述治疗仍不奏效，则应考虑积极外科手术探查。一般来说，胸腔引流管安放时间不应超过10天，时间过长有可能经胸管介入感染，或由于长时间肺不能复张，在萎陷的肺表面形成纤维性包裹，有可能为以后的肺复张和进一步治疗带来困难。此外，长期不能闭合的支气管漏气应当寻找原因，尤其需除外支气管断裂的可能。

4.特殊类型气胸的处理

（1）双侧同时发生的自发性气胸：占自发性气胸的2%~6%。双侧同时发生气胸，由于双侧胸腔均丧失了正常的呼吸功能，情况十分危急，必须及时处理。首先应当行双侧胸腔闭式引流，减低胸腔内的压力，尽快促使肺膨胀，从而维持相对正常呼吸所必需的肺容量和气体交换面积。在决定手术治疗前，应积极安放胸导管，以防在麻醉、气管插管呼吸机正压通气的情况下产生张力性气胸。根据患者情况酌情选择手术方式。对于年轻、无明显肺内病变的患者，可行一期手术，同时处理双侧气胸，选择胸骨正中切口，切开纵隔胸膜，同时处理双侧气胸。目前，电视胸腔镜外科手术（VATS）应用普遍，已经代替了胸骨劈开或剖胸切口等创伤性较大的操作，在VATS下，先用胸腔镜手术处理一侧气胸后，再用同样的方法处理对侧气胸。对于年龄较大或有肺部疾病的患者，宜行分期手术治疗，先行一侧根治术，对侧安放引流管，待手术治疗侧基本恢复后，再行对侧手术治疗。

（2）自发性血气胸：合并胸腔内出血的自发性血气胸占自发性气胸的2%~12%，最常见的原因是胸内粘连带在发生气胸时被撕断，导致胸膜肺大疱漏气，壁胸膜粘连带内血管出血，因此自发性血气胸除处理气胸外，临床上更需注意胸腔内的出血量和出血速度。出血量较小时，可行保守治疗，如安放胸腔引流管，给予止血药，适当输液等。当出血量较大时，患者出现内出血的各种表现，如大汗、心率快、烦躁、血压下降、甚至休克，胸腔引流管内出血量>100ml/h，持续3小时，应积极手术探查，找到并处理出血来源。当然，全身支持疗法也很重要，如输血、抗休克治疗等。当胸腔内慢性出血或急性出血时处理不及时，以后会形成凝固性血胸和机化性血胸，此时应手术清除胸内凝血块，以防肺持续压迫萎缩或继发胸腔内感染。

5.手术治疗 外科手术治疗自发性气胸包括

切除所有的肺大疱（破裂的及尚未破裂的肺大疱），以及切除引起肺大疱的基础病变组织；清除纤维素包裹或纤维板对肺的束缚，促使肺膨胀。此外，行摩擦壁胸膜，或胸腔内喷洒药物刺激脏、壁胸膜之间产生粘连，使胸膜腔闭合等。恰当的外科干预能促进气胸治愈，有利于肺尽早膨胀复张，同时也可确切了解引起自发性气胸的基础病变，采取可靠的根治性治疗措施，防止复发。

（1）手术适应证

1）张力性气胸：胸腔引流管放置 5～7 日后仍有大量气体持续溢出，同时胸部 X 线检查显示肺复张不良者，提示破口较大，不能通过简单的胸腔闭式引流达到治愈，则需手术探查，切除肺大疱。

2）复发性气胸：首次自发性气胸发作，建议采取安放胸腔引流管的方法进行保守处理，痊愈后同侧再次发生自发性气胸，提示肺大疱不稳定，很容易再发第 3 次、第 4 次，此时主张施行外科治疗方法。手术除了切除肺大疱及其基底部相关肺实质病变外，还应进行胸膜腔闭合术，防止术后气胸复发。

3）慢性气胸：自发性气胸在急性发作期处理不恰当，萎陷的肺表面出现纤维素沉积，形成纤维板，使肺大疱表面破口不能完全闭合，持续漏气或肺长期处于萎陷状态不能膨胀。外科治疗的目的是缝闭肺表面破口，清除肺表面的纤维板或切开纤维板，使萎陷的肺重新膨胀复张。

4）血气胸：自发性气胸时，肺突然压缩，可使原已存在于胸腔内的粘连带断裂，粘连带内血供来自体循环，出血不易自行停止，可引起胸腔内活跃性出血。对于严重的胸腔内出血，应积极采用外科治疗，手术目的是切除肺大疱，找到出血源并有效止血，清除胸腔内积血和血块，防止以后形成机化性血胸和脓胸。

5）皮下气肿：一般提示胸腔内气体压力较高，气体溢入胸壁皮下。皮下气肿的形成实际上是胸腔内压力降低的一种机制。严重的皮下气肿、纵隔气肿可压迫纵隔内器官、血管、气管等，产生相应的临床症状，因此可在锁骨上及颈部多处行 1～2cm 的切口，分离皮下结缔组织及肌肉浅面，使积存的气体能够溢出，手术应注意无菌操作。

（2）手术方法

1）开胸直视手术：可以在直视下探查胸腔，检查肺大疱及其基底部的肺内病变，能全面深入地探查脏胸膜，发现那些已经形成但尚未破裂的成簇肺大疱、肺小疱，发现并处理引起出血的胸腔内粘连带。具体手术方法包括肺大疱切除、折叠缝合，或瘢痕切除或肺内病变切除等，切除毕可用干纱布擦拭壁胸膜表面，程度达到胸膜下渗血，以促进术后脏、壁胸膜粘连融合。经典的手术途径多为经患侧后外侧切口，经肋间进入胸腔。也有经腋下横行或纵行小切口，经肋间隙进入胸腔，小切口对患者损伤小，术后恢复快，并发症也少，对呼吸功能的影响小。双侧同时发生的气胸，在一期行双侧手术时，可选择胸骨正中切口，也可分侧切口完成手术。具体手术方式如下。

A. 肺大疱缝扎术：适用于肺边缘孤立的肺大疱，直径 <5cm 的，用血管钳钳夹肺大疱的基底部肺组织，并行全层贯穿缝合结扎、全层间断褥式或重叠贯穿缝合结扎，肺大疱可以不切除。

B. 肺大疱切开缝合术：适用于基部较深，直径 >5cm 的肺大疱，一般均有一支或两支小的支气管与肺大疱相通，切开肺大疱，将其基底部与支气管贯通处严密缝合结扎，然后再将肺大疱壁折叠，全层褥式重叠贯穿缝合肺大疱基底部和脏胸膜。

C. 肺切除术：适用于肺组织形成广泛的肺大疱，肺实质严重破坏并已丧失功能，而余肺，包括同侧和对侧肺组织，功能良好，有足够的代偿储备。

D. 壁胸膜摩擦：对于广泛、多发肺大疱，或探查中未能发现明确肺大疱的自发性气胸患者，可用干纱布摩擦壁胸膜，使其充血，促进术后能够形成脏、壁胸膜粘连，从而闭合胸膜腔。

E. 脏胸膜剥脱或切开：对于慢性气胸患者，由于肺长期处于萎陷或膨胀不全状态，其表面形成纤维素包裹或增厚的纤维板，肺复张困难。手术中可剥除纤维板，如果纤维板与脏胸膜粘连紧密，不能剥除者，可考虑在肺表面作多个放射状切开纤维板甚至脏胸膜，破坏肺表面纤维板的整体性，才有可能使肺重新膨胀复张。

2）VATS：目前已经广泛应用于临床，VATS创伤小、不损伤胸壁的肌肉和神经，借助内镜转换成电视图像，胸腔内的情况清晰可见。时至今日，VATS已经完全代替开胸处理肺大疱引起的自发性气胸，VATS技术治疗自发性气胸的主要程序包括，用钛夹夹闭破裂的肺大疱；或用直线切割缝合器切除肺大疱及其基底的基础病变肺组织；电灼烧毁胸膜下肺小疱；胸膜摩擦或局部使用药物促使胸膜腔产生粘连。目前绝大多数胸外科医师采用直线切割缝合器切除肺大疱及其基底有病变的肺组织，直线切割缝合器的优点在于切除肺大疱的同时可以严密闭合肺残面，从而避免术后切割面的长期漏气。对于有肺气肿的老年患者，可以考虑在直线切割器上套入加固缝合边缘的装置，防止在切割闭合之后，因肺气肿引起的缝合针孔漏气。当无以上切割闭合器和加固材料时，在切除肺大疱后，直接缝合断面，应用打结器结扎。缝合后再用喷胶粘堵肺大疱的破口或切除后的肺残面。VATS切除肺大疱后，也需要摩擦壁胸膜或局部喷洒药物，有助于预防气胸的复发。目前VATS的经验不断积累，胸部仅单一洞口，就能完成全部操作，术后胸腔引流管经此口安放，甚至在彻底抽净胸腔内积气后术后不安放胸管。

VATS应用初始阶段，Van de Brekel等回顾性地分析了710例自发性气胸治疗结果，其中经胸腔镜治疗（88%）622例，胸腔镜下发现肺大疱247例，胸膜下肺小疱92例，其他原因引起气胸22例。VATS手术成功率为88%。有研究表明，VATS手术治疗自发性气胸的复发率＜5%，显然，此结果高于开胸直视下肺大疱切除术的复发率。为此临床上采取了多种措施以降低VATS术后气胸的复发率，但收效甚微。其原因为肺膨胀情况下，肺充满整个胸腔，某些肺大疱，特别是背侧部分的肺大疱，常被遗漏未能查出。另外，肺边缘多发肺小疱采用简单电灼破坏，偶有疏漏烧灼不彻底，以后又可能复发形成肺大疱。由于VATS治疗操作简便易行，效果可靠，创伤较小，患者易于接受，自发性气胸手术处理的适应证也逐渐扩大。目前，首次发作时仍主张置放胸腔闭式引流管，胸管引流超过1周仍不复张者行VATS处理；或者虽然是首次发作，但胸部CT显示存在肺大疱，或肺尖部存在成簇的小疱，即考虑不再观察直接行VATS处理。

3）胸膜粘连融合术：自发性气胸的复发率较高，自发性气胸第一次发作后不进行手术治疗者的复发率约为50%，每次复发后的再发率更高。一般在外科手术切除肺大疱的同时应用物理方法摩擦壁胸膜，或胸腔内喷撒刺激性粘连剂等化学方法，使脏、壁胸膜相互融合，从而消除胸膜腔间隙，这样即使肺内再次形成肺大疱并破裂，空气仍局限于小范围，不至于造成全胸膜腔肺压缩萎陷。

本方法的常用操作是在切除病灶组织之后，用干纱布摩擦壁胸膜，达到充血，或向胸腔内喷撒化学黏合剂，通过这些物理或化学性物质刺激胸膜产生炎症，促使胸膜腔闭合。胸膜腔内滑石粉喷洒的量为2～4g，以能覆盖全部胸膜表面为度。Weissberg等曾对200例气胸患者经胸腔镜喷入2g滑石粉治疗气胸，首次成功率为88%，对12%的失败患者再次喷入滑石粉治疗，成功率提高到97%。上海医科大学中山医院对40例持续性和复发性气胸患者通过胸腔镜喷入3g滑石粉治疗，随访2～7年，复发率为5%。其他类型的粘连剂，如四环素等因刺激性较大，目前已被临床弃用。

胸膜腔喷撒滑石粉后诱导产生恶性肿瘤问题倍受关注。Viskum等报道99例自发性气胸患者，经胸腔镜喷撒滑石粉后，随访超过20年，有2%的患者复发。在资料完整的50例患者中，胸部X线检查示11例正常，37例有轻、中度胸膜改变，如肋膈角变平或有小的胸膜斑片，部分钙化。在11～40年的随访中，未发现1例出现胸内恶性病变。滑石粉胸膜粘连融合术后，患者可能出现高热，一般持续2～3天，另外这种做法有可能为以后再次开胸手术带来较大的困难。近年来，人们又开始重新思考滑石粉到底是否可以真正有效地降低自发性气胸术后的复发风险。2008年Won Jae Chung等报道，术后胸腔内喷洒滑石粉葡萄糖混合溶液，并不能降低术侧自发性气胸的复发率。2012年，Sergio Moreno-Merino等对两组自发性气胸术后患者分别采用胸腔内喷洒滑石粉与单纯胸膜摩擦，比较两组患者术后自发性气胸复发的风险。目前临床工作中多以术者自身偏好或经验决定采取哪种方法闭合胸膜腔，缺乏统一的规定，也许这一课题还需要更多的临床研究工作论证。

（任 华 肖 博）

第七节 乳 糜 胸

一、乳糜胸定义

各种先天性、创伤性或梗阻性的因素影响胸导管或其较大分支的回流，致胸膜腔内积存了乳糜液，即称为乳糜胸。实际上乳糜胸是淋巴管的内瘘。乳糜胸是一种少见病，近年来随着胸部创伤发生率的升高及胸心手术的开展，乳糜胸的发生率也随之增加。同时对于乳糜胸的诊断和处理也不断增添新的内容。目前，乳糜胸的发病率为0.25%～0.50%。

二、胸导管的解剖和生理

横膈以下躯体的淋巴、躯体上部和头颈部左半侧的淋巴汇入胸导管。胸导管始于腹腔内的乳糜池。乳糜池是一长3～4cm、直径2～3cm的球形结构，通常位于邻近第10胸椎到第3腰椎的椎体之间降主动脉的右侧。约50人中有1个人乳糜池完全缺如。在第12胸椎水平胸导管经主动脉裂孔穿过横膈进入胸腔。在胸腔内胸导管位于脊柱表面食管之后，降主动脉与奇静脉之间中点偏右，通常在主动脉右肋间分支的前面，全长约为45cm，不充盈时直径约为2mm。在第5胸椎水平，它斜向左方，于主动脉弓后方上行进入左后纵隔，沿食管向上达颈根部，终止于左颈总静脉和左锁骨下静脉的交点。因此，在第5胸椎以下胸导管损伤时，产生右侧乳糜胸。在第5胸椎以上胸导管损伤时，则产生左侧或左右双侧乳糜胸。来自右侧头颈部、右上肢、右上纵隔的淋巴经支气管纵隔干引流到右淋巴导管，右淋巴导管很细很短，在右颈内静脉与右锁骨下静脉交接处，右淋巴导管汇入静脉系统（图8-7-1～图8-7-3）。

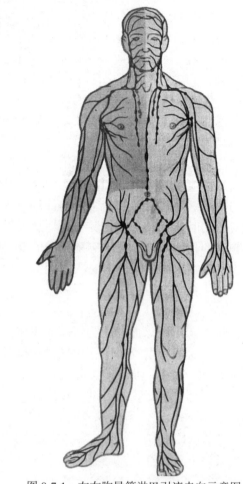

图8-7-1 左右胸导管淋巴引流走向示意图
右胸导管接受来自右半头、面、颈部、右上肢、右上胸部的淋巴引流。而左胸导管接受全身其他所有部分的淋巴引流

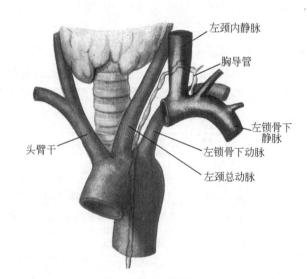

图8-7-2 胸导管走行
左胸导管沿胸主动脉后上行，绕至左锁骨下静脉后方，注入该静脉

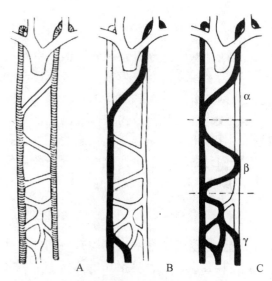

图 8-7-3　左、右胸导管可能有三种变异形式

A. 左、右胸导管分别注入左、右锁骨下静脉；B. 右侧胸导管在膈上沿脊柱右侧上行，在奇静脉以下水平横行向左，再上行注入左锁骨下静脉；C. 左、右胸导管分别注入左、右锁骨下静脉，但注入前两侧可有各种连接和交通。一般认为 B 种情况占大多数

　　胸导管的解剖变异较多，变异主要出现在穿出横膈水平。在横膈以上，78% 的人具有单一胸导管，17% 的人在下部为两条分支，上行后汇集成一条主干，而 5% 的人一直保持两条胸导管。胸导管进入静脉的部位和方式也不完全一致，80% 的人以单一终支进入静脉，也有以两支、三支或四支进入静脉，它可以汇入左无名静脉，也可以直接汇入左颈内静脉、左椎静脉，也有的终止于右颈内静脉。胸导管除了终止于静脉以外，它与身体静脉及淋巴系统之间也有许多交通支。胸导管与奇静脉、肋间静脉及腰静脉存在的许多小的淋巴静脉吻合支尤为重要。胸导管是一内覆上皮的肌性管腔，从第 6 胸椎往上，每隔几厘米腔内就出现瓣膜，胸导管内的瓣膜结构使淋巴液在胸导管内循单一方向流动，特别是在它汇入静脉处尚有成对的瓣膜，可防止静脉血反流入胸导管。

　　正常情况下淋巴液的流量为 1.38ml/（kg·h），流量受进食成分，尤其是脂肪的影响变异很大。摄入的食物和液体吸收后入淋巴系统形成淋巴液，它对淋巴毛细管产生一种推动力，使淋巴液依一定方向流动。此外，淋巴管周围器官的肌肉活动、肠蠕动及呼吸运动中的吸气使膈肌下降，腹内压增加，间歇地压迫乳糜池，同时吸气使胸内负压加大，从而提高胸腹腔之间的压力差，这些均有助于淋巴液向前流动。最后，胸导管、腹膜后淋巴管和乳糜池本身有自发节律性的收缩，推动淋巴液向前流动，这种收缩不受呼吸运动的影响。胸导管的节律性收缩每间隔 10 ～ 15 秒将淋巴液排空到锁骨下静脉。某些药物，如乙酰胆碱、迷走神经兴奋剂刺激胸导管收缩，肾上腺素使其扩张。血液流经颈静脉与锁骨下静脉交界处的胸导管开口处时，产生的吸引作用也促使淋巴液回流。

　　胸导管内充满乳糜液，乳糜液呈牛奶状，无味，碱性，比重为 1.012 ～ 1.025，静置后不凝，其上方形成一奶油层。加入乙醚后变澄清，苏丹Ⅲ染色后在显微镜下观察可发现脂肪球。一般来讲，每 100ml 乳糜液含有 0.4 ～ 0.6g 脂肪，人体摄入的脂肪有 60% ～ 70% 通过淋巴系统吸收并经胸导管进入血流。乳糜液含有多种重要成分和细胞，主要是中性脂肪、非酯化脂肪酸、磷脂、鞘磷脂和胆固醇脂等。碳链上有 10 个以下碳原子的脂肪酸可通过门静脉系统直接吸收，这也是保守治疗乳糜胸时口服中链三酰甘油的原因。乳糜液内中性脂肪形成直径约为 0.5μm 的乳糜微滴。乳糜液中总蛋白质含量为每 100ml 2.2 ～ 5.9g，约为人体血浆蛋白含量的 1/2，主要由白蛋白、球蛋白、纤维蛋白原和凝血酶原组成。因胸导管是正常情况下血管外蛋白质返回循环，以及紧急情况下运输储存蛋白的主要途径。胸导管淋巴内含大量白细胞，为 2000 ～ 20000/ml，其中 90% 是 T 淋巴细胞，它对人体的细胞免疫起重要作用。长期大量漏出乳糜液将明显损害机体的免疫功能。胸导管内也含有少量红细胞，其他成分包括脂溶性维生素、各种抗体和酶，如碱性磷酸酶、淀粉酶、胰脂酶、DNA、乙酰乙酸和尿素氮等，分别依其血浆中的浓度出现在胸导管中。由于乳糜液呈碱性，其中含有大量淋巴细胞、非酯化脂肪酸和磷脂，因此乳糜胸患者很少发生胸膜腔感染。

　　胸导管内淋巴液 95% 来自肝和小肠，来源于肢体的淋巴很少。摄入脂肪性食物后肝内淋巴量增加 150%，肠淋巴液增加量约为静止时的 10 倍。进食脂肪、蛋白质和糖类的混合食物，淋巴液增加较少。饥饿、完全静止休息、注射吗啡等抑制肠蠕动药物时，可减少胸导管内的淋巴液量，此时淋巴液也变成清亮的细滴状。饮水、进食、腹部按摩可使流量增加 20%，流速由 0.93ml/min 增加到 3.9ml/min。在人体胸导管内插管收集 24 小时乳糜液可达 2500ml，流速为 14 ～ 110ml/h。在最大流速高峰时胸导管的压力为 1.0 ～ 2.8kPa（10 ～ 28cm H_2O）。

如前所述，乳糜液内有大量的水分、电解质、脂肪、蛋白质、酶、脂溶性维生素和细胞，一旦发生乳糜瘘，可导致严重的代谢紊乱。另外，存在于乳糜液中的抗体和淋巴细胞也随同丧失，机体免疫力下降。大量乳糜液积聚在胸膜腔内，使肺受压，肺活量降低，纵隔移位，静脉回流受阻，可产生一系列呼吸循环功能障碍，临床上出现明显的症状和体征。胸导管与静脉和淋巴系统有丰富的侧支循环，任何一个水平结扎胸导管均不致发生结扎远端乳糜液外渗。结扎胸导管后其压力可有暂时性升高，甚至可达 6.65kPa（50mmHg），以后随侧支循环的建立其压力逐渐恢复正常。结扎胸导管后 3 小时血中脂肪即下降，16 天以后恢复到正常水平。

三、乳糜胸的病因

引起乳糜胸的原因很多，创伤、手术、肿瘤、结核、静脉栓塞、丝虫病等都可能造成乳糜胸。各种原因引起的乳糜胸发生率不同。文献报道恶性肿瘤引起者占 50%，手术后乳糜胸占 25%，未查明原因者占 25%。北京协和医院胸外科 1962 ～ 1996 年共收治各种原因的乳糜胸 34 例，男性 14 例，女性 20 例，年龄范围为 15 ～ 73 岁，病程最短 5 天，最长 9 年。其中，先天性乳糜胸 1 例，外科手术后乳糜胸 13 例（包括食管癌术后乳糜胸 11 例，胸腺瘤术后 1 例，体外循环心内直视手术后 1 例），外伤性乳糜胸 1 例，非外伤性乳糜胸 19 例（恶性肿瘤致乳糜胸 5 例，结核致乳糜胸 2 例，白塞病致乳糜胸 1 例，淋巴管瘤致乳糜胸 2 例，未明原因的乳糜胸 9 例）。34 例乳糜胸中 7 例合并乳糜腹，1 例合并乳糜心包，1 例合并乳糜尿。

随着胸心外科手术的进展，尤其是心脏外科心内直视手术的广泛开展，手术后乳糜胸的发生率较前有所增加。中心静脉置管输液引起上腔静脉梗阻而致乳糜胸的报道，近年来逐渐增多。一般来说，乳糜胸的病因可分为以下几种。

（一）先天性乳糜胸

先天性乳糜胸是淋巴系统先天性发育结构异常，多于出生后发现有单发或多发乳糜瘘。胸导管先天性缺如或胚胎期胸导管的连接部分未能很好完成，致胸导管狭窄、梗阻，淋巴管广泛扩张和破裂，乳糜液可从胸导管、壁胸膜、脏胸膜下的淋巴管向外漏出。新生儿分娩过程中的产伤也可产生乳糜胸，Robinson 就报道了 3 例。

（二）外科手术后（医源性）乳糜胸

在胸导管附近的手术操作均有可能损伤胸导管主干及其分支，最容易损伤的部位在上胸部，如胸部交感神经链手术、中上段食管手术、心血管外科中松动主动脉弓的手术，主动脉缩窄切除术、Blalock-Taussig 分流术、动脉导管切断缝合术等。先天性膈疝修补术、食管静脉曲张内镜下注射硬化剂偶可造成乳糜胸。在 1967 年，Roy 等报道了 17 000 例胸心外科手术后出现 5 例乳糜胸，这个发生率较低，实际情况可能较此要高，为 0.3% ～ 0.5%。手术后乳糜胸的症状在进食后表现明显，多在 1 周左右发现。外科医师应当警惕的是在远离胸导管部位手术时，也可能发生异常胸导管及其分支的损伤，如肺叶切除、胸骨正中劈开切口的手术等。

（三）非外科手术（创伤后）乳糜胸

1. 锐器伤　颈部、胸部、上腹部子弹、刺刀穿入伤可能伤及胸导管及其主要分支。这些损伤在受伤后多被附近其他重要脏器的损伤所掩盖，早期不易发现。

2. 钝性伤　椎管内压力增高，椎体突然过度伸展，可造成膈上胸导管撕裂，以前曾有过损伤或疾病使胸导管固定于脊柱时更容易发生。此外，爆震伤、挤压伤或剧烈咳嗽也可致胸导管破裂。

3. 闭合性损伤　所致胸导管破裂在受伤与临床症状出现前常有一个间隔期，在 2 ～ 10 天，也可长达几周甚至几个月。胸导管破裂后在纵隔内形成胸膜外乳糜肿，此乳糜肿增大到一定体积后才破入胸膜腔。它多位于右下肺韧带基底部。闭合性损伤所致乳糜胸约 50% 能自行闭合，其余的若不经外科手术治疗可导致死亡。

（四）非创伤性乳糜胸

1. 良性肿瘤　胸导管良性淋巴管瘤，呈类似肿瘤样包块，形成单个或多个囊腔充满乳糜液，它易破入胸膜腔和心包腔，形成乳糜胸或乳糜心包。良性淋巴管瘤多发生于年轻患者。

2. 原发性胸导管恶性肿瘤　鲜有报道，而纵隔淋巴瘤或腹腔淋巴瘤是造成乳糜胸的重要原因。胸导管是恶性肿瘤播散的重要途径，晚期肿瘤患者活体或尸检时收集胸导管内淋巴液，发现恶性肿瘤细胞的发生率为16%～23%。胸内或腹内原发性恶性肿瘤通过淋巴管继发地侵犯胸导管，一旦侵入管腔即可通过栓子或浸润进一步播散。恶性肿瘤侵犯胸导管的发生率为3.6%～30%。恶性肿瘤侵犯胸导管最终发生乳糜漏出，一种情况可能是胸导管管壁本身被肿瘤侵蚀，也可能是肿瘤压迫胸导管造成梗阻，使胸导管内压力增加，其较大分支扩张后破裂；另一种情况是肿瘤将胸导管固定于附近脏器，此时很简单的呼吸运动或心脏跳动即可造成胸导管撕裂。有学者曾在肿瘤所致乳糜胸患者术前及术中行淋巴管造影，发现造影剂顺利通过胸导管或侧支，未见到梗阻，这种乳糜瘘是肿瘤侵蚀管壁造成筛状穿孔所致。肿瘤性乳糜胸可为单侧或双侧，乳糜胸后发生乳糜腹常提示腹膜后肿瘤。胸膜的恶性肿瘤也可合并乳糜胸，它是因肿瘤造成的多个胸膜乳糜瘘。

3. 特异性炎症　胸腔、腹腔的细菌可带入胸导管，引起胸导管的特异性炎症，如胸内结核、丝虫病侵犯阻塞胸导管引起乳糜胸。纵隔放疗后的纤维化也可产生乳糜胸。

4. 循环障碍　胸导管进入左锁骨下静脉和左颈总静脉交界处的梗阻可致乳糜胸。其原因可为栓塞、炎症、肿瘤、创伤或某些尚未清楚的因素。

四、乳糜胸的诊断

胸腔穿刺或胸管引流发现乳糜液即可诊断，但是乳糜胸的病因诊断常不容易，有时需数月、数年，有的甚至需要尸检时方才明确产生乳糜胸的病因。病史对诊断先天性和创伤性乳糜胸有重要价值。新生儿乳糜胸开始为胸腔积液，喂奶后才出现乳糜液。手术后乳糜胸常在术后7～10天进食后出现。闭合性创伤后乳糜胸多有外伤史，症状出现前常有一间隔期。乳糜液中加入乙醚后摇动，脂肪溶解，牛奶样混浊变澄清可明确诊断。苏丹Ⅲ染色后在显微镜下检查可见脂肪球对于乳糜胸诊断有特殊价值。

在鉴别乳糜液时应区分假性乳糜液。假性乳糜液常因肿瘤或感染引起，此种液体中含有卵磷脂蛋白复合物，外观也呈牛奶状，而细胞变性产生的脂肪很少，用苏丹Ⅲ染色无脂肪球出现，比重<1.012，沉渣中有大量细胞，淋巴细胞不构成主要成分，蛋白质和胆固醇含量低于真正乳糜液。鉴别有困难时，可给患者进食混有亲脂性染料（苏丹Ⅲ）的液体，再抽胸腔积液送检。某些结核患者的胸腔积液也呈牛奶状，易与乳糜胸混淆，此种胸腔积液是胆固醇性质的胸腔积液，胸腔积液中胆固醇结晶浓度很高。创伤性乳糜胸的胸腔积液常混有血液，尤其开始时为血性，有时误认为是结核。

乳糜胸除表现为胸腔积液外，无特异性X线征象。淋巴管造影术自1963年由Heilman首次描述以来，应用不断增多。淋巴管造影能直接观察淋巴系统的形态改变，如狭窄、梗阻，并能显示淋巴外漏的部位和范围，有时可以帮助病因诊断。淋巴管造影是有创检查，操作稍复杂，有一定的禁忌证，有可能引起某些并发症。近年来，利用放射性核素淋巴显像技术诊断乳糜胸的报道逐渐增多。核素淋巴显像借助淋巴系统对标记化合物胶体颗粒或大分子的渗透吸收、转运、摄取和吞噬等作用，以显示淋巴通路的形态结构与引流功能，是一种生理性的无创检查，简单易行，无不良反应和并发症，可重复应用，对于乳糜液外溢不仅能定性，也能定位诊断，并可用于术后监测疗效或预后。北京协和医院34例乳糜胸中，18例进行核素淋巴显影，其中13例诊断为阳性，经手术证实有5例为假阴性。理论上目前的许多检查都能对乳糜胸做出诊断，也能确定胸导管漏口的部位、范围、程度及乳糜胸的病因。但是临床上实际却并非如此，笔者从临床工作中得出体会，有些乳糜胸，特别是非外伤性（自发性）乳糜胸，淋巴造影或核素淋巴显像对胸导管漏口的定位常是含糊不清。乳糜胸的病因确定常无法明确，尽管进行了淋巴造影、核素淋巴显像、骨髓穿刺、肝活检、淋巴结活检甚至开胸活检，也未能获得确切的病因。这也是总有一些"未明原因"的乳糜胸病例的原因。对此种非创伤性乳糜胸，胸外科医师有时只能先处理乳糜胸，减轻患者的临床症状，病因诊断则放在了第二位。

五、乳糜胸的治疗

在胸导管结扎手术开始应用以前，医师仅采用胸腔穿刺抽液和营养支持进行治疗，结果约 50% 乳糜胸患者死亡，非创伤性乳糜胸患者无 1 例生存。此后有学者试用静脉输注从胸腔抽出的乳糜液，这种方式后因出现过敏反应而废弃。1934 年，Heppner 提出胸导管瘘的愈合机制是瘘口周围胸膜腔的闭塞，而非损伤胸导管本身的愈合。他建议每天胸腔穿刺后注入各种刺激性物质，如高渗葡萄糖、氮芥、四环素、滑石粉等来治疗乳糜胸。还有学者采用膈神经挤压、碘酊涂擦壁胸膜，诱发粘连，促使胸膜腔闭塞。后来发现直接处理胸导管不产生生理紊乱，于是有学者用银夹夹住胸导管控制乳糜液外漏。有学者在颈部结扎胸导管成功。1948 年，Lampson 全面报道了用结扎胸导管方法成功治疗乳糜胸的经验，从此以后乳糜胸的治疗有了显著的进步，死亡率从 50% 降低到了 15%。

对于先天性和创伤性乳糜胸，大多数学者认为先行一个时期的保守治疗，当效果不佳时再施行手术为宜。保守治疗的期限至今仍有较多争议。有学者认为胸内乳糜液的积累量不是判断手术时机的可靠指标，乳糜液的减少不是逐渐进行的而是在某个时刻骤然停止的，因此提出保守治疗的时间以患者对于丧失乳糜液的耐受程度为度，当丢失量很大时，保守治疗不应超过 3 周，以免发生严重的代谢紊乱和机体衰竭。Leele 认为，成人每日乳糜引流量超过 1500ml，儿童超过 100ml/岁，持续 5 天即需手术处理。医源性（外科手术后）乳糜胸，外科处理应更积极些，更早些进行结扎胸导管手术。通过对液体、电解质和营养缺乏的深入理解，特别是静脉高营养治疗的临床应用，有学者认为通过严格积极的保守治疗，手术后乳糜胸很少需要外科手术。

保守治疗一般包括反复胸腔穿刺，当效果不显著时改用大口径的胸管引流。胸腔内注入刺激性物质，除上述各种胸膜粘连刺激剂外，有学者报道胸膜腔内注入纤维蛋白胶成功治疗乳糜胸。限制患者饮食，给予无脂肪高糖高蛋白的食物。有学者采用禁食、胃肠抽吸、完全胃肠外营养，静脉输注全血、血浆蛋白、维生素、电解质，经肋间胸腔插管观察引流量及促使肺复张等。在保守治疗期间，每天测定血浆蛋白、电解质、血细胞和胸部 X 线检查。

尽管通过全胃肠道外营养治疗可适当补充乳糜液的丢失，但长期存在胸导管瘘，大量乳糜液漏出仍然会造成患者营养和免疫功能的损害，有时可能会达到非常严重的程度。此时，患者常表现为大量的细胞外液和电解质丢失及负氮平衡而致体重减轻，最后免疫功能低下外周淋巴细胞明显减少。因此，在保守治疗无效时需考虑行外科手术治疗。是继续保守治疗还是改为外科处理应考虑到以下几个因素：①造成乳糜胸的病因；②乳糜瘘存在的时间长短；③每天胸腔引流量的多少；④营养缺乏和免疫功能损害的程度；⑤患者对于乳糜液丢失的耐受能力。

目前，外科处理乳糜胸有 2 种被普遍接受的手术方法，即直接闭合胸导管瘘和直接缝扎膈上胸导管。第一种情况单侧乳糜胸，经有胸腔积液的一侧进胸，特别是术后乳糜胸，此时直接处理损伤的胸导管比较容易。寻找胸导管漏口是手术中的困难问题。由于解剖变异和纵隔内大量纤维素凝块沉着，广泛解剖纵隔不仅找不到漏口，反而可使单侧乳糜胸变成双侧乳糜胸。因此，有学者建议术前 3～4 小时口服牛奶或口服混有亲脂性染料的牛奶；或食管壁内注射染料；或开胸时自大腿注入 1% 的伊文思蓝溶液；或手术台上行淋巴管造影等以帮助手术时辨别漏口。笔者的体会是注入染料并无必要，清亮乳白色乳糜液在手术台上能清楚显示，高浓度染料很容易逸出而使很多组织着色，反而影响观察解剖结构。一旦发现漏口，双重缝扎漏口远近断端并缝合纵隔胸膜，最后缝扎膈上胸导管。有学者认为这三点是乳糜胸手术技术上的关键。但是临床上有时无法找到漏口，特别当纵隔胸膜广泛浸渗乳糜液时，此时仅在乳糜液漏出的一处或多处缝合纵隔胸膜并于右侧膈上结扎胸导管即可。也有学者提出对于手术中未能找到胸导管瘘口的病例，可以行部分胸膜切除并适当进行胸腔引流，也可能达到治疗的目的。有学者提出，单纯缝扎右膈上胸导管而不去处理胸导管瘘就能获得有效治疗。笔者同意这样的意见，即不必企图找到胸导管漏口，只要找到膈上胸导管，并予以牢靠缝扎，继之严密缝合纵隔胸膜，用纱布涂揩壁胸膜诱发术后胸膜腔内的粘连，绝大多数病例可获得手术成功，术后乳糜胸完全消失。因此，推荐单侧或双侧乳糜胸均以右侧进入胸膜腔为宜。笔者体会经右侧进胸的好处主要是右侧进胸膈上胸导管位置比较固定，寻找和结扎胸导管比较容易，手术后能有效地控制乳糜液外漏。最近，有学者报道借助体外压力泵行胸腹腔引流将胸内乳糜液引流到腹腔，成功治疗了新生儿乳糜胸。

非创伤性乳糜胸治疗比较困难，主要原因是其病因难以确定。对于非创伤性乳糜胸病例，已知病因则可以直接处理原发病和进行保守治疗，如已知肿瘤引起则可进行放疗或化疗。若原发病因不明确，直接治疗原发病常无的放矢，保守治疗多费时费力，效果难以估计。因此，在这种情况下，结扎膈上胸导管不失为一减轻临床症状的权宜之计。对晚期肿瘤患者也可试用，但是恶性肿瘤患者结扎胸导管的成功率不大。除结扎胸导管外，壁胸膜切除或应用胸膜刺激剂，如碘酊处理过的滑石粉、干纱布拭擦壁胸膜，诱发胸膜产生粘连从而使胸膜腔闭塞，也是成功治疗乳糜胸的重要措施。由此可以看出，对于原因未明的乳糜胸需尽力求得病因诊断，这需要全面体检和完全定量的化验检查，开胸探查仅为最后的手段。若开胸探查不能切除病变，可行活组织检查，便于术后更合理地治疗。若未发现胸导管病变，此时手术可直接处理乳糜胸，包括胸导管结扎和壁胸膜切除。

北京协和医院胸外科收治的34例乳糜胸患者中，保守治疗13例，结果痊愈5例，好转4例，3例治疗后无变化，1例死亡。手术处理21例（加上保守治疗的13例本组共34例），18例经手术结扎胸导管及壁层胸膜摩擦达到痊愈，1例放弃治疗，2例死亡。从发生的原因看，外科术后（手术损伤，如食管癌切除、肺癌切除、巨大纵隔肿瘤摘除，甚或主动脉缩窄、动脉导管未闭手术等）发生的13例乳糜胸中，除1例行保守治疗外，其余12例均行手术处理。

乳糜胸的临床诊断并不困难，关键问题是病因诊断。胸腔穿刺抽液送检，胸腔积液混浊呈牛奶样，苏丹Ⅲ染色镜下发现橘红色脂肪球，乳糜胸诊断成立。病因诊断方面，创伤性乳糜胸和医源性乳糜胸病史可提供诊断依据；先天性乳糜胸多因淋巴系统发育畸形所致；婴儿期出现乳糜胸，诊断也无太大困难。最难诊断的是非创伤性乳糜胸，特别是自发性乳糜胸。非创伤性乳糜胸包括多种疾病，尤其是自身免疫性疾病、结缔组织疾病，疾病本身复杂，许多病理解剖、发病机制、病理生理均未能完全清楚，由此产生的乳糜胸更是难以解释。因此，相当多的自发性乳糜胸病例，经各种检查后最终也未能确定病因，临床医师能够做的只是缓解乳糜胸的症状，无法针对病因进行根本治疗。

大多数乳糜胸可行保守治疗，保守治疗一段时间，一方面增强患者体质，为以后顺利进行手术提供必要的条件；另一方面在此期间进行多种检查，寻求造成乳糜胸的原因。创伤性乳糜胸和医源性乳糜胸直接手术最容易，效果也最好。自发性乳糜胸处理对医师有一定的要求。除了增加营养、改善全身状况，局部处理主要是反复胸腔穿刺或胸腔闭式引流。若准备以后手术，此时则不需要行胸膜固定术，胸膜固定术有利也有弊，优点是它可以封闭胸膜腔，防止乳糜胸发生。但其弊端是封闭不完全，可能出现多房性分隔，处理更为困难，尤其是继发感染，此时处理的是脓胸（乳糜胸很少感染，仅在某些特殊不洁操作或污染情况下发生胸膜腔感染）。

乳糜胸的确切治疗是胸导管结扎。创伤性乳糜胸或医源性乳糜胸胸导管结扎后，效果立竿见影。对于自发性乳糜胸或非创伤性乳糜胸，其病因复杂，病理解剖和病理生理不详，有时单纯结扎胸导管也不能确切防止乳糜胸。结扎胸导管后乳糜胸腔积液量仍持续相当长的时间不减，此时，需要耐心，坚持禁食、完全胃肠道外营养，并保留胸腔闭式引流，保持无菌操作，多次注入胸膜黏合剂，最终可控制乳糜胸。自发性乳糜胸病因不清，复杂性在于病情多变，笔者曾处理1例自发性双侧乳糜胸，结扎胸导管后，乳糜胸消失，但出现了难以控制的乳糜腹。

（张志庸）

第八节 肿瘤性胸腔积液

肿瘤性胸腔积液，又称为恶性胸腔积液，占全部胸腔积液的 38% ~ 53%，其中胸膜转移性肿瘤和胸膜弥漫性恶性胸膜间皮瘤是导致肿瘤性胸腔积液的主要原因。

一、肿瘤性胸腔积液产生的原理

1898 年，Starling 阐明了胸腔内液体进出胸膜腔的基本原理，认为正常情况下胸腔内液体不断产生，又不断被重吸收，保持着一定的动态平衡。胸腔积液循环的主要推动力取决于胸膜毛细血管内和胸膜腔内的静水压、胶体渗透压、胸膜腔内负压和淋巴回流的通畅性。正常人胸膜腔内负压平均为 -0.49kPa（-5cmH$_2$O）。胸腔积液蛋白含量很少，约占 17%，其胶体渗透压为 0.78kPa（8cmH$_2$O）。壁胸膜由体循环供血，其毛细血管静水压为 1.078kPa（11cmH$_2$O），壁胸膜和脏胸膜的毛细血管内胶体渗透压均为 3.33kPa（34cmH$_2$O）。正常人胸膜腔内仅含少量（5 ~ 15ml）液体，以减少呼吸时壁胸膜和脏胸膜之间的相互摩擦。当上述调节胸腔积液动力学的主要驱动力发生变化，即可引起胸腔积液。近年来，对胸腔积液循环的研究提示，壁胸膜的间皮细胞间有很多 2 ~ 12nm 的小孔，该孔隙直接与淋巴毛细管网相连通。正常情况下，成人胸膜腔 24 小时能产生 100 ~ 200ml 胸腔积液，由壁胸膜滤出，再经壁胸膜的小孔重吸收，而脏胸膜对胸腔积液的形成和重吸收作用很小。

肿瘤性胸腔积液产生的机制复杂多样，归纳为以下几个方面。

1. 淋巴系统引流障碍 是肿瘤性胸腔积液产生的主要机制。累及胸膜的肿瘤无论是原发于胸膜还是转移至胸膜的肿瘤，均可堵塞胸膜表面的淋巴管，影响淋巴循环的通畅性，从而破坏正常的胸腔积液循环，产生胸腔积液。另外，壁胸膜的淋巴引流主要进入纵隔淋巴结，恶性肿瘤细胞阻塞胸膜间皮细胞之间的小孔，或与纵隔淋巴结之间的任何部位的阻塞，包括在淋巴管内形成的肿瘤细胞栓塞、纵隔淋巴结转移，均可引起胸腔内液体重吸收障碍，导致胸腔积液。

2. 肿瘤细胞内大量蛋白进入胸腔 胸膜上的肿瘤组织生长过快，细胞容易脱落，进入胸膜腔的肿瘤细胞由于缺乏血运而坏死分解，大量肿瘤细胞内蛋白混入胸腔积液，使胸腔积液的胶体渗透压升高，产生胸腔积液。

3. 胸膜的渗透性增加 恶性肿瘤侵犯脏胸膜和壁胸膜，或肿瘤细胞在胸膜腔内播散性种植，均能引起胸膜的强烈炎症反应，使毛细血管通透性增加，致更多的组织液渗入胸膜腔。

4. 胸膜腔内压降低、胸膜毛细血管静水压增高 肺癌组织阻塞支气管，造成远端肺不张，导致胸膜腔内压降低，当胸膜腔内压由 -1.176kPa（-12cmH$_2$O）降至 -4.7kPa（-48cmH$_2$O），将造成约 200ml 的液体积聚在胸膜腔内。中央型肺癌或肺门淋巴结、纵隔淋巴结转移，可能压迫上腔静脉、奇静脉或侵犯心包，引起静脉回流障碍，致使胸膜表面的毛细血管静水压升高，继发性产生胸腔积液。

5. 其他 原发性肺癌或肺转移性肿瘤引起阻塞性肺炎，产生类似肺炎的胸腔积液。肿瘤细胞侵入血管形成瘤栓，继而发生微小肺血管栓塞，从胸膜渗出。肺癌放射治疗后，胸腔或纵隔接受放射线照射后，可发生胸膜腔渗出性反应。恶性肿瘤消耗引起全身低蛋白血症，血浆胶体渗透压进一步降低，以上均可导致胸膜腔积液。

总之，肿瘤性胸腔积液的产生常是多种因素的综合作用。一方面，因肿瘤对胸膜的直接侵犯或原发于胸膜的肿瘤引起的胸腔积液，常为血性，胸腔积液中多能找到肿瘤细胞，胸膜活检的阳性率高，诊断并不困难，但是因为肿瘤已经广泛侵犯胸膜腔，分期为第 4 期肺癌，难以进行根治性治疗，属于外科手术禁忌证。另一方面，由于阻塞性肺不张、阻塞性肺炎、肺栓塞、低蛋白血症、放疗后胸腔积液及肺门淋巴结肿大等引起的继发性胸腔积液，明确为非胸膜肿瘤侵犯所致的胸腔局限性积液，并不是外科手术绝对禁忌证。

二、肿瘤性胸腔积液的临床表现

1. 临床症状和体征 约 1/3 肿瘤性胸腔积液患者无明显临床症状，仅在查体或影像学检查时偶然发现胸腔积液。其余 2/3 患者主要表现为进行性加重的呼吸困难、胸痛和干咳。

呼吸困难主要由于胸腔内积液占据一定空间，使肺不能充分膨胀，肺通气受到限制，导致出现呼吸困难症状。大量胸腔积液形成后，患侧肺被压迫萎陷，患侧肺循环不能进行气体交换，从而出现动脉、静脉短路；同时大量胸腔积液还将纵隔推向健侧，限制健侧肺通气，更加重了呼吸困难。临床上，呼吸困难的程度与胸腔积液量多少、胸腔积液形成速度及患者本身的肺储备功能有关。当积液量少或形成速度缓慢，临床上呼吸困难程度较轻，患者仅感到胸闷、气短或呼吸不畅。若积液量大，肺受压明显，临床上呼吸困难症状明显，不能平卧，甚至出现端坐呼吸、发绀等。积液量虽然不太大，但在短期内迅速形成，临床上也可表现为突发严重的呼吸困难，尤其是在肺代偿功能较差的患者中更是如此。大量胸腔积液的患者建议取患侧卧位，这样可以减轻患侧的呼吸运动，有利于健侧肺的代偿呼吸，从而缓解呼吸困难。

胸痛与肿瘤侵犯胸膜、胸膜炎症和大量胸腔积液引起壁胸膜牵张有关。壁胸膜存在感觉神经，持续性胸痛多是壁胸膜被侵犯的结果。膈面胸膜受累时，疼痛可向患侧肩部放射。大量胸腔积液牵拉壁胸膜引起的胸痛，患者通常主诉为胀满感或隐隐钝痛。另一常见的症状是咳嗽，多为无痰干咳，是胸腔积液刺激压迫支气管壁所致。其他症状多为晚期肿瘤的非特异性表现，如消瘦、乏力、食欲缺乏、体重下降及恶病质等。

肿瘤性胸腔积液患者体格检查时可以发现胸腔积液的体征，如患侧呼吸运动幅度减弱，肋间隙饱满，气管向健侧移位，积液区叩诊为浊音，呼吸音消失。另外，也可发现消瘦、贫血貌等随病情进展而出现的全身表现。

2. 影像学征象　少量胸腔积液时，液体积聚在胸膜腔的最低部位——肋膈角，普通胸部 X 线检查时可发现肋膈角变钝变平，估计此时胸腔积液量在 200ml 左右。放射学定义为少量胸腔积液。中等量胸腔积液，表现为立姿后前位胸部 X 线检查时可见到液体超过膈面以上，呈现内侧低，逐渐向外侧升高变陡的典型渗液曲线。这一分界线是 X 线投照密度改变的过渡区，并不真正代表胸内液体存在的状态。渗液曲线的形成是由于靠近侧胸壁的液体恰好与 X 线呈切线关系，因此液面的高度可以完全显示出来，而肺组织存在于胸腔中部和内侧，液体存在于肺的前、后方，肺悬浮在胸腔积液中，呈现纵隔侧较宽厚，越向外侧肺组织越薄，也即是 X 线投照胸内液体的厚度，在内侧最薄，越向外侧越厚，同时有肺组织衬托，即使胸腔内积液平面在同样高度，胸部 X 线检查也会显示液面自外向内逐渐变低。胸部 X 线侧位检查示中等量胸腔积液表现为横贯前后胸腔的弧形渗液曲线，前后方高，中间低。经胸腔穿刺抽液或胸腔引流置管后，气体逸入胸腔，胸部 X 线检查则出现液气平面。

渗液曲线的弧形液面超过肺门上缘，称为大量胸腔积液。胸部 X 线检查示仅在肺尖部内侧见到一小部分透亮的肺组织，也可表现为患侧完全不透光；同时患侧胸廓饱满，肋间隙增宽，肋骨平举；心脏和气管影向健侧移位。左侧大量胸腔积液，膈肌拱形圆顶在呼气相向下逆转运动，在吸气相膈肌拱形圆顶向上移动，形成膈肌的矛盾运动，这种现象仅发生在左侧，尤其当胃泡明显时，在透视下可以清楚地观察到。右侧膈下因有肝可以阻止右侧膈肌的逆转。以上这些胸部 X 线检查特点和理论解释在 CT 扫描出现以前争论和研究就很激烈，解释的观点很多，而 CT 出现后，三维空间检查下胸腔积液的特点显露无疑，以上的理论和解释很少有学者感兴趣，胸部 X 线检查逐渐被胸部 CT 检查所代替。

目前，由于胸部 CT 的广泛普及和应用，很少有学者再用普通胸部 X 线检查来评估胸腔积液了。CT 可以清楚地显示胸腔内液体存在有无及液体量多少。仰卧位时，液体积聚在胸腔背侧，可以见到肺被压缩的情况，胸腔积液的 CT 值为 1～15HU，依胸腔积液浓度不同而有一些差异。同时，CT 扫描也能对胸腔积液的病因有所提示，如肺内肿瘤、胸壁肿瘤存在与否，从而提高肿瘤是否侵犯胸壁或侵犯纵隔的诊断准确性。一般来说，胸膜钙化常提示良性病变，如结核性胸膜炎、化脓性胸膜炎，胸膜间皮瘤患者仅偶见胸膜钙化斑。最早 Montalvo 曾提出 4 个有助于诊断恶性肿瘤胸膜转移的 CT 征象：①环状胸膜增厚；②结节状胸膜增厚；③壁层胸膜增厚＞1cm；④纵隔胸膜受侵犯。

随着胸膜腔穿刺和胸腔镜检查操作的简单易行，肿瘤性胸腔积液诊断变得更加容易方便。

3. 超声检查　超声检查胸腔积液为液性暗区，同时能显示胸腔积液平面的宽度、范围、距体表的深度。一般认为，超声诊断胸腔积液的准确性（92%）优于胸部 X 线检查（68%），但对于少量胸腔积液的诊断价值逊于胸部 CT。超声检查可以显示胸腔积液的内部结构、液体回声特征、病变范围及与邻近组织的关系。另外，在超声引导下，可以准确地定位进行胸腔积液穿刺引流及胸膜或胸膜下肿物穿刺活检，在这方面与 CT 指引下穿刺活检效果相同。

三、肿瘤性胸腔积液病因诊断

1. 肿瘤性胸腔积液性质检查

（1）常规检查：肿瘤性胸腔积液一般为渗出液。渗出性胸腔积液的特点是蛋白含量每 100ml 超过 3g 或比重超过 1.016。但是，长期胸膜腔漏出液患者，由于胸腔内液体吸收速率大于蛋白吸收速率，使胸腔积液内蛋白浓度升高，易与渗出液混淆。所以，检查胸腔积液内与血清中蛋白质含量和 LDH 水平，对于区分渗出液与漏出液的准确性达 90% 以上。胸腔积液具有下列一个或多个特征即为渗出液：①胸腔积液蛋白 / 血清蛋白 > 0.5；②胸腔积液 LDH/ 血清 LDH > 0.6；③胸腔积液 LDH > 血清 LDH 上限的 2/3。

大部分胸腔渗出液因含有大量白细胞而外观呈雾状，渗出性胸腔积液的细胞学检查，白细胞计数在 1000 ～ 10 000/μl，白细胞计数 < 1000/μl 为漏出液，而 > 10 000/μl 则为脓胸。胸腔积液以中性粒细胞为主提示炎性疾病，以淋巴细胞为主则多见于进展性结核病、淋巴瘤或癌症。红细胞计数超过 $10 \times 10^5/\mu l$ 的血性胸腔积液见于创伤、肺梗死或癌症。结核病、类风湿关节炎、脓胸及癌症患者的胸腔积液中葡萄糖含量低于血糖水平。胸腔积液 pH 通常与动脉血 pH 平行，但在类风湿关节炎、结核病和肿瘤性胸腔积液中通常低于 7.20。

（2）细胞学检查：在送检胸腔积液进行细胞学检查时，首先需注意标本的制备，每 100ml 积液加入 5000 ～ 10 000 单位肝素钠或加入 10ml 浓度为 3.8% 的柠檬酸钠溶液抗凝，取 150 ～ 200ml

标本为宜，但不应少于 50ml，放入干净容器中立即送检。如果不能立即送检，可将标本置于 -4℃ 保存，时间不应超过 48 小时，以防细胞退变影响诊断结果。

约 60% 的肿瘤性胸腔积液患者，第一次送检标本就可能找到癌细胞，连续 3 次分别取样，阳性率可达 90%。在分次取样时抽取几个标本有助于提高诊断率，因为重复抽取的标本中含有较多新鲜的细胞。癌症所致胸腔积液的机制除了肿瘤直接侵犯胸膜外，还可能因淋巴管或支气管阻塞、低蛋白血症所致，在这些情况下，胸腔积液中不容易找到癌细胞。此外，淋巴瘤患者有胸腔积液时细胞学检查也不可靠。

肺原发性肿瘤较肺转移性肿瘤更容易产生胸腔积液，最常见的是周围型肺腺癌，约占 80%，鳞癌占 2% ～ 5%，其他还有少见的小细胞癌、恶性黑色素瘤等。全身各种恶性肿瘤均可能通过血行转移到胸膜产生肿瘤性胸腔积液，大多数病例可以找到产生恶性胸腔积液的肿瘤，但临床也有极少数无法明确原发灶的肿瘤性胸腔积液病例，如晚期胸膜腔内广泛转移的肺腺癌与弥漫性恶性胸膜间皮瘤，影像学上两者均表现为胸膜结节状增厚、肺萎陷及大量胸腔积液，即使胸膜活检病理组织学上也很难鉴别，镜下细胞学的形态特征均类似于腺癌，此时两者的鉴别很大程度上依赖于免疫组化检查，Ber Ep4、Moc31、B72.3 通常只对上皮源性细胞表达，间皮细胞呈阴性或仅为弱阳性；上皮细胞膜抗原（EMA）在间皮瘤中主要是包膜着色，而在腺癌细胞中则为胞质着色；CK5/6 更多地在胸膜间皮瘤中呈阳性。

2. 胸膜活检　癌肿常累及局部胸膜，胸膜活检阳性率约为 46%，胸腔积液细胞学联合胸膜活检可使阳性率提高到 60% ～ 90%。

3. 胸腔镜检查　当传统诊断方法无法明确胸腔积液的诊断时，VATS 检查有助于提高诊断率。胸腔镜可检查整个胸膜腔，并对胸膜、肺和心包的可疑病变进行有目的活检。通过胸腔穿刺和胸膜活检仍不能明确诊断的胸腔积液患者，经 VATS 检查 80% ～ 96% 病例可做出诊断。对肿瘤性胸腔积液患者，进行 VATS 检查的同时可施行滑石粉胸膜粘连固定术。

直视下 VATS 能准确获取病变组织，对各种胸膜恶性疾病的诊断有很高的敏感度，诊断率达80%～100%，很少出现假阴性结果。Boutin 等回顾性分析了 150 例肿瘤性胸腔积液患者，其中 131例（87%）通过 VATS 活检明确诊断，而同期多次胸腔积液细胞学和胸膜穿刺活检只有 62 例（41%）获得阳性结果。对于 75 例至少经历了 2 次胸腔积液细胞学和多次胸膜活检均为阴性的患者，VATS使得 63 例（84%）得到了明确诊断。Harris 等报道 VATS 对胸膜恶性肿瘤的诊断敏感度为 95%，对良性病变的诊断敏感度为 100%。更重要的是，35 例术前 2 次胸腔积液细胞学检查结果为阴性者，VATS 证实 24 例（69%）为恶性病变。41 例术前两次胸膜活检阴性者，VATS 证实 27 例（66%）为恶性病变。在一项 VATS、胸腔积液细胞学、闭式胸膜活检的比较研究中，Loddenkemper 报道了3 种检查方法的诊断敏感度分别为 95%、62% 和44%。Menzies 和 Charbonneau 报道在 102 例不明原因的胸腔积液前瞻性研究中，VATS 对胸膜恶性疾病的诊断准确度为 96%，敏感度为 91%，特异度为 100%。在诊断胸膜间皮瘤方面，VATS 能够在直视下准确获取标本，因此诊断正确性极高。Boutin 回顾性分析了 153 例恶性胸膜间皮瘤，穿刺胸腔积液细胞学检查与闭式胸膜活检的综合诊断敏感度为 38%，而采用 VATS 检查，虽然在检查过程中 25% 的患者需要电灼或激光分离粘连，但 150 例（98%）患者取得了阳性诊断结果。与开胸活检相比，VATS 检查能获取同样高质量的组织标本，供诊断之用，同时也可对恶性肿瘤进行准确的临床分期。

北京协和医院胸外科曾经应用 VATS 检查诊治了 10 例不明原因的胸腔积液患者，其中 7 例接受多次胸腔积液细胞学检查和闭式胸膜活检，结果均为阴性。最后经 VATS 探查发现脏、壁胸膜遍布小结节样病变，病理证实为低分化肺腺癌并胸膜广泛转移。另有 1 例 25 岁女性，因大量胸腔积液伴肺内肿物，行胸膜活检和经皮细针穿刺，结果均未能明确诊断。最后经 VATS 探查并行胸壁和肺内结节切除，病理诊断为增殖性结核。另有 2 例大量胸腔积液患者，VATS 检查发现胸膜腔内有多个脓性结节和大量纤维素沉积，VATS切除脓性结节并清除纤维素样沉积物，病理检查提示为坏死性非特异性炎症，应用抗生素治疗，

患者康复。同期，北京协和医院胸外科曾经为 9例无临床症状的多发胸内结节患者进行 VATS 检查，术前胸部 X 线检查显示胸壁"波纹状"改变，且均接受多次闭式胸膜活检，结果为阴性，其中5 例为壁胸膜多发、不规则、质硬、白色结节，病理活检为胸膜玻璃样变结节；2 例为胸膜间皮瘤，另外 2 例分别是小细胞肺癌和肺腺癌胸膜转移。

四、肿瘤性胸腔积液的治疗

对于肿瘤引起的恶性胸腔积液，化疗和放疗有助于消除积液并改善呼吸道症状。因淋巴瘤、肺癌及乳腺癌等淋巴结转移会阻塞淋巴管产生的胸腔积液，放射治疗可以使淋巴结缩小，去除阻塞病因，从而使淋巴管重建，改善胸腔积液动力学，效果显著。大量胸腔积液影响呼吸动力学，产生呼吸窘迫，行胸腔穿刺引流或胸腔置管引流可以姑息性缓解症状。

1. 胸腔穿刺和胸腔闭式引流　胸腔穿刺操作简单，能暂时缓解临床症状。但是，96% 肿瘤性胸腔积液患者在 1 个月内会再发，反复穿刺抽液，可能导致低蛋白血症，并由此引起血浆胶体渗透压降低，加速胸腔积液产生速度。另外，进展期肿瘤患者通常处于分解代谢状态，胸腔积液内大量蛋白丢失可加重恶病质和营养不良。反复胸腔穿刺还可引发感染、脓胸、气胸、支气管胸膜瘘，以及包裹性积液等并发症，胸腔穿刺的目的是确定病因、判断胸腔积液再积聚的趋势、受累肺复张能力及缓解呼吸道症状。临床上常在穿刺后留置胸腔闭式引流管，根据积液的积聚量、积聚速度、患者体质情况等因素，可选择较细的"猪尾巴管"接引流袋或稍粗的硅胶引流管连接胸腔引流瓶。细管引流的优点是简便，容易携带，患者可以自控；粗管的优点是引流通畅，可以很快排净胸腔积液，促使肺尽快复张。无论是细管引流还是粗管引流，均可以达到持续引流胸腔积液、缓解症状的目的，避免反复穿刺引发的并发症，此外还可以通过引流管反复向胸腔内注射药物，治疗原发病或诱导胸膜融合固定。

2. 胸膜粘连固定术　对放疗和化疗无效，且临床症状明显的肿瘤性胸腔积液患者，需要对胸膜

腔进行局部治疗，包括消除胸腔积液、闭合胸膜腔，防止胸腔积液再积聚，从而有效缓解症状。1965 年，Thorsrud 发现在肿瘤性胸腔积液患者的胸腔内注射化疗药物，可以阻止肿瘤种植，而后的尸检证实胸膜间隙几乎被纤维性粘连完全封闭，从而阻止了胸腔积液再积聚。最常用的化疗药物有博来霉素、氮芥、多柔比星、氟尿嘧啶和顺铂等，其中博来霉素对胸膜粘连 1 个月内治疗成功率可达 84%。四环素、多西环素作为早期有效的硬化剂曾被广泛应用，但因有剧烈疼痛、高热等并发症，逐渐被临床摒弃。应用于化学性胸膜粘连时，首先于胸腔置管，尽量排尽胸腔积液，以免硬化剂被稀释，同时脏胸膜与壁胸膜相互接触。经胸腔引流管注入混合利多卡因溶液及生理盐水稀释的硬化剂后，夹闭胸管。注入硬化剂后嘱患者变换体位，使硬化剂均匀分布于胸膜间隙。早年用核素标记四环素的研究中发现，注入药物数秒，四环素即在胸腔内扩散，改变体位对分布无影响。当肺未完全膨胀时，变换体位可有助于硬化剂扩散。目前可供选择的硬化剂种类繁多，国外推荐使用博来霉素，国内应用的硬化剂多种多样，如白细胞介素 -2、铂类化疗药、5-FU，甚至高渗葡萄糖，凡是能够刺激胸膜产生强烈炎性反应的药物，均有可能达到有效闭合固定胸膜腔、控制肿瘤性胸腔积液产生的目的。此外，有报道称胸膜腔内注射某些中药制剂也会产生较好的胸膜粘连效果，如鸦胆子乳剂、榄香烯乳，这些中药的作用原理尚不十分清楚，可能也是刺激胸膜产生炎性反应，临床有报道称这两种药物除能引起胸膜粘连外，还可能有一定的抗癌作用，应用时可以同时加用少量利多卡因溶液，以免注入时引起剧烈疼痛。

滑石粉也可以引起严重的反应性胸膜炎，在 VATS 直视下将滑石粉均匀地喷洒在胸膜表面，或通过胸腔引流管将调成稀糊状的滑石粉注入胸膜腔，临床应用的成功率可高达 96%。以滑石粉作为胸膜固定剂的不良反应包括刺激性疼痛和发热，偶有滑石粉微栓塞、局部肺炎、急性呼吸窘迫综合征及限制性肺疾病等。对症状明显的大量肿瘤性胸腔积液且预计生存期很短的患者，滑石粉胸膜粘连术是比较理想的方法，但此法不适用于良性疾病的胸膜粘连，特别是年轻患者（自发性气胸肺大疱切除后）或预计将来可能需要接受胸外科手术的患者。

3. 其他方法

（1）外科胸膜融合及胸膜切除术：早年报道采用开放性全胸膜切除或胸膜划痕方法可以控制胸腔积液复发，有效率达 95%，但由于需要进行开胸手术，广泛切除胸膜，存在 23% 的并发症发生率和 6%～18% 的死亡率，因此临床较少采用。对于某些预期生存期较长，其他消除胸腔积液的方法无效，并有胸膜增厚、肺膨胀受限的患者，可以试验性采用外科胸膜融合及胸膜切除术进行探索。

（2）胸腹腔分流：Denver 胸腹腔分流装置是由 1 个带有瓣膜的泵腔和有孔的胸腔、腹腔硅胶管组成。用人工挤压方法，使胸腔积液通过压力梯度从胸腔（负压）逆向转运到腹腔（正压），瓣膜保证液体不会反向流动。胸腹腔分流适用于化学粘连术后，反复大量胸腔积液，或因心肺功能不全无法承受开胸术的患者。Ponn 等曾对 17 例顽固性胸腔积液患者应用胸腹腔分流装置，其中 15 例为癌症患者，所有患者的临床症状均得到不同程度缓解。胸腹腔分流装置容易被胸腔积液内的沉渣和脱落的组织堵塞，另外肿瘤细胞随肿瘤性胸腔积液引流入腹腔形成肿瘤，也是胸腹腔分流装置在应用过程中所遇到的棘手问题。

（任 华 肖 博）

第九节 胸膜肿瘤

一、概 述

胸膜肿瘤可分为原发性和转移性两类。转移性胸膜肿瘤占胸膜肿瘤的 95%，其中以支气管肺癌、乳腺癌转移至胸膜最多见；其次是胃癌、胰腺癌和原发于子宫的恶性肿瘤；其他少见的胸膜转移性肿瘤为淋巴瘤，尤其是霍奇金淋巴瘤、淋巴肉瘤和慢性淋巴性白血病。原发性胸膜肿瘤又可分为良性、恶性两种。原发性胸膜良性肿瘤包括脂肪瘤、内皮瘤、血管瘤及良性巨块型胸膜间皮瘤。胸膜良性肿瘤生长缓慢，很少有症状，多在胸部 X 线检查时发现，手术切除即可痊愈。原发性恶性胸膜肿瘤也称弥漫性恶性胸膜间皮瘤。

胸膜间皮瘤源自脏、壁、纵隔及横膈胸膜，是一种少见的肿瘤。近年来学者已公认胸膜间皮瘤为原发性胸膜肿瘤，但至今在临床及病理诊断上仍存在一定的困难。Shearin综合分析1910～1960年11名学者的41 335例尸检材料，有136例胸膜间皮瘤，占0.08%。一般将胸膜间皮瘤分为局限型和弥漫型两类，局限型胸膜间皮瘤多为良性肿瘤，而弥漫型胸膜间皮瘤多为恶性肿瘤。

（一）局限型胸膜间皮瘤

良性局限型胸膜间皮瘤，生长较慢，一般无症状，多在X线检查时发现。肿瘤生长于脏胸膜或壁胸膜，大小不等，表面光滑或有结节，肿瘤范围局限，质地均匀。在X线检查中很难与胸内其他肿瘤鉴别，大多数在手术切除后经病理检查才得出诊断。局限型胸膜间皮瘤可分为纤维型、上皮型和混合细胞型三类。局限型胸膜间皮瘤也可具有潜在恶性，临床上常伴有胸腔积液，手术切除后易复发或转移。此种局限型胸膜间皮瘤多为上皮型或混合细胞型。

（二）弥漫型胸膜间皮瘤

恶性弥漫型胸膜间皮瘤是主要的原发性胸膜肿瘤，较良性者多见。近年来恶性胸膜间皮瘤发病率的升高同石棉物质的使用有关。实验证明，于动物胸膜腔内注入石棉混悬液，可以诱发恶性胸膜间皮瘤，而且也曾在胸膜间皮瘤中发现石棉纤维。Selikoff对307例石棉工人进行尸检发现胸膜间皮瘤，发病率达3.1%。Whitwell分析52例恶性胸膜间皮瘤患者，其中33例从石棉接触史到开始出现症状的间隔时间为13～63年，平均为42年。

恶性弥漫型胸膜间皮瘤早期缺乏特异性临床症状，因此不易诊断。早期可有胸闷、气短、胸痛、消瘦和咳嗽，少数有咯血。中晚期患者常有大量胸腔积液，且胸腔积液黏稠，穿刺后可再积聚。病程后期可出现恶病质、呼吸衰竭等，可有锁骨上淋巴结转移、腋下淋巴结转移和肺内转移。

本病诊断主要依靠胸腔积液检查和病理检查。X线检查可以发现胸腔积液，胸部X线检查通常看不到胸膜腔肿块或肺内病变。胸膜腔内注气造影检查有助于判断肿瘤大小和位置。胸腔积液检查是一个重要的诊断方法。胸腔积液突出的特点

为黏稠状，甚至可拉成条状或堵塞针头；可为黄色、鲜红血性或陈旧血性；如无出血，胸腔积液细胞总数和白细胞计数不多，但比重很大，可为1.020～1.028；Rivata试验阳性。细胞学检查虽不能得到直接的恶性肿瘤诊断，但如见到大量间皮细胞，则足以帮助临床考虑恶性弥漫型胸膜间皮瘤的可能。胸膜活检的结果决定是否穿刺到病变所在的部位。如有淋巴结转移时，其细胞形态可为腺癌或单纯癌。开胸探查时可见胸膜表面呈广泛膜状、散在粟粒状、结节状或板状肿瘤。活检可得到确切的病理诊断。

恶性弥漫型胸膜间皮瘤由于病变广泛，难以彻底切除。它对抗癌药物不敏感，且有播种种植的特性。有学者在胸腔内使用米帕平、氮芥，同时加用激素，可有一定的疗效。^{32}P及^{198}Au胶体胸腔内局部治疗可抑制胸腔积液的生长速度。

恶性弥漫型胸膜间皮瘤的预后不佳，一般确诊后，患者的生存时间仅为几个月到数年。近年来有学者主张采用广泛切除手术，切除范围包括脏胸膜、壁胸膜、一侧全肺及部分心包后膈肌，据悉治疗效果较姑息型手术好。

二、胸膜肿瘤各论

临床上需要诊断和处理的胸膜疾病，约50%为胸膜肿瘤。与胸膜转移性肿瘤相比，原发性胸膜肿瘤少见。胸膜肿瘤存在某些规律性表现，但是临床上发现也有例外。胸膜肿瘤常合并胸腔积液，但是某些胸膜肿瘤，既不产生胸腔积液，也无弥漫性胸膜增厚，表现为孤立性胸膜结节或肿块，这在临床上并非罕见，称为孤立性胸膜纤维瘤。血性胸腔积液常提示胸腔内存在恶性肿瘤，约50%胸膜腔内恶性积液却是黄色浆液性液体。一般胸腔积液为渗出液，以淋巴细胞和间皮细胞为主。肿瘤侵犯胸膜产生胸膜腔积液，检查胸腔积液可发现瘤细胞，但是胸膜炎症反应性间皮细胞也可呈簇状增生，与瘤细胞极为相似。临床上胸膜间皮瘤有局限型和弥漫播散型两种类型。这两种类型均可为良性或恶性。绝大多数局限型胸膜间皮瘤有蒂为良性，称为良性局限型胸膜间皮瘤，占全部胸膜间皮瘤的10%，极少部分局限型胸膜间皮瘤产生临床症状，并侵犯周围脏器，称

为恶性局限型胸膜间皮瘤。所有弥漫型胸膜间皮瘤都是恶性的，又称为恶性弥漫型胸膜间皮瘤。

（一）基本概念

1. 基本解剖生理 胸膜为具有渗透性的浆膜，由单层扁平间皮细胞构成，它覆盖胸壁内层、纵隔、横膈和肺的表面。实际上胸膜由两层浆膜组成，即壁胸膜和脏胸膜，壁胸膜紧贴于胸壁，脏胸膜覆盖于肺表面并很难与肺组织分开。在两层胸膜之间的腔隙就是胸膜腔。正常时胸膜腔内仅有少量液体，此液体由间皮细胞分泌。正常情况下胸膜腔内液体很少。若抽吸兔胸膜腔内液体约为 0.2ml，则人胸腔内液体不到 1ml。此液体形成厚约 10μm 的薄层布满在壁胸膜与脏胸膜之间，可减少肺舒缩运动时胸膜之间的摩擦，起润滑作用。正常每 100ml 胸腔积液内含有 1 ～ 2g 蛋白质，与人和动物间质内含量相似，大分子的蛋白质，像 LDH，胸腔积液内含量比血液内低一半。正常人体 1μl 胸腔积液内有 1400 ～ 4500 个细胞，大多数为巨噬细胞，还有少数淋巴细胞和红细胞。这些提示人体内有精细机制调节胸腔积液含量，胸膜的屏障作用严格限制了大分子和细胞通过胸膜腔。

2. 定义 胸膜由间皮细胞构成，源于间皮细胞的胸膜原发性肿瘤称为胸膜间皮瘤。胸膜间皮瘤可以是良性肿瘤，如良性局限型胸膜间皮瘤，也可以是恶性肿瘤，如恶性弥漫型胸膜间皮瘤。与继发性胸膜肿瘤相比，原发性胸膜间皮瘤并不多见，临床上更常见的胸膜肿瘤是胸膜转移瘤。

除胸膜外，腹膜和心包也由间皮细胞构成，可产生腹膜间皮瘤和心包间皮瘤。胚胎期 3 个胚层细胞均参与胸膜构成，但参与构成的成分不同，胸膜间皮瘤组织学外观表现各种各样，由纯粹梭形细胞构成的胸膜间皮瘤外观与间叶组织肿瘤相似，以上皮细胞为主的胸膜间皮瘤呈乳头状或管状，此时很难将它们与转移到胸膜的腺癌区别开。显微镜下这些变化使得诊断胸膜间皮瘤存在争议。但是胸膜间皮瘤的自然病程不同于肉瘤，肉瘤患者多死于血源性播散和转移，而胸膜间皮瘤患者多因原发性肿瘤并发症死亡。

3. 病因 临床上最常见的胸膜肿瘤是恶性胸膜间皮瘤，报道的发生率为每年每百万人口 0.8 ～ 2.1，由于分类和统计的影响，真正的实际发生率远高于此数字。胸膜间皮瘤的发生原因不完全清楚，但是医学上很早就认识到恶性弥漫型胸膜间皮瘤的发生与接触石棉有关。20 世纪 60 年代，有学者观察到在南非石棉矿区工人中发生恶性胸膜间皮瘤的比例很高，认为长期接触石棉是恶性胸膜间皮瘤的重要致病因素。接触石棉时间长短与肿瘤发生有关，而接触石棉的浓度比接触时间更重要。吸烟与恶性胸膜间皮瘤发生似乎无直接关系。长期接触石棉可能导致恶性胸膜间皮瘤是基于在石棉矿区患者中，胸膜间皮瘤发生率最高。另外一个事实是 80% 以上胸膜间皮瘤患者有石棉接触史。最后恶性胸膜间皮瘤患者死后尸检发现肺内有石棉纤维。此外，动物试验发现将石棉注入动物胸膜腔可以诱发胸膜间皮瘤。但是石棉与胸膜间皮瘤发生的确切关系及诱发肿瘤的机制，至今尚不清楚。临床资料表明接触石棉后并不立即诱发恶性胸膜间皮瘤，中间有一个很长的潜伏期，为 20 ～ 40 年。恶性胸膜间皮瘤与石棉长期刺激胸膜有关，但良性胸膜间皮瘤与石棉无明显关系。

4. 病理 良性局限型胸膜间皮瘤由致密纤维结缔组织构成，瘤内含有均匀一致的梭形细胞、不同数量的胶原纤维和成束的网状纤维。梭形细胞内细胞核呈卵圆形或锯齿状，细胞质呈轻度嗜酸性，偶尔可见有丝分裂，但是缺乏核多形性或退行性变。少数局限型胸膜间皮瘤可有囊性变，含有黏液，肿瘤无血管但可有钙化。局限型胸膜间皮瘤组织学上可分为三种类型：纤维型或无细胞型、细胞型及混合型。

恶性弥漫型胸膜间皮瘤的病理诊断存在争议。组织学上将恶性胸膜间皮瘤归于软组织肉瘤，其实只有 20% 是纯粹肉瘤，约 50% 为上皮性或管状乳头状肿瘤组织学表现，30% 组织学上为上皮和肉瘤混合型组织学表现。临床实际应用将恶性弥漫型胸膜间皮瘤分为三型：①上皮型，类似腺癌，由内衬间皮细胞的腺泡腔构成，瘤巢或上皮细胞层被纤维间质环绕；②肉瘤型，除少数间皮细胞衬里的裂隙外，完全是肉瘤组织，类似黏液纤维肉瘤或有纤维变性的纤维肉瘤；③混合型，为上述两型的混合类型。多数病理学家只有发现肉瘤特点或混合型组织学特点才能明确诊断胸膜间皮瘤。其中上皮型胸膜间皮瘤与常见的转移性腺癌鉴别十分困难，鉴别时需要特殊染色、免疫组化和电镜检查结合起来，常规不进行特殊染色和电镜检查，仅在诊断有疑问时才做这两项检查，所以时有将恶性胸膜间皮瘤误诊为胸膜转移性腺癌的。但是鉴别之点是恶性胸膜间皮瘤和转移性腺癌都可以对希夫酸反应表现为阳性，但经淀粉酶消化后，胸膜间皮瘤变为阴性而腺癌阳性保持不变。用胶体铁或 Alcian 蓝染色可显示胸膜间皮瘤产生的透明质酸。胸膜间皮瘤电镜下可显示大量细长微绒毛，桥粒突出，腺癌则表现为短钝微绒毛。

（二）分类

1.良性局限型胸膜间皮瘤　一般源于脏胸膜，但是也可来自壁胸膜，包括纵隔胸膜和横膈胸膜。肿瘤生长缓慢，大小不等，可能很小也可能为巨大肿瘤。肿瘤形态各异，大多有蒂悬吊于胸膜腔内。良性局限型胸膜间皮瘤包膜完整，表面光滑或呈分叶状，有的呈结节状突起，有时多发。多数患者无任何症状，常在体格检查行胸部 X 线检查时偶然发现胸内阴影，若出现症状也多是非特异性呼吸道症状。当肿瘤很大进而压迫肺或支气管，则产生症状。除非肿瘤源于壁胸膜，否则很少产生胸痛。有时还可产生胸腔积液，甚至为血性胸腔积液，此时需要与恶性胸腔积液相鉴别。约 20% 患者可出现肥大性肺性骨关节病改变，如关节僵硬、长骨关节痛和踝关节水肿。出现这些症状提示胸膜间皮瘤很大，体积常超过 7cm。

良性局限型胸膜间皮瘤可合并低血糖症，与肺性骨关节病相同，其肿瘤直径多超过 7cm。对此合并综合征解释有许多假设，有的认为肿瘤消耗大量葡萄糖，释放其代谢产物色胺酸，抑制胰岛素活性。良性胸膜间皮瘤合并低血糖症，有可能出现昏迷或晕厥。

良性局限型胸膜间皮瘤胸部 X 线检查常表现为胸腔内孤立的、边缘清楚、圆形或椭圆形软组织肿块，大小从数厘米到占满整个胸膜腔，肿瘤可呈分叶状，密度均匀，界限清楚（图 8-9-1 ～图 8-9-4）。

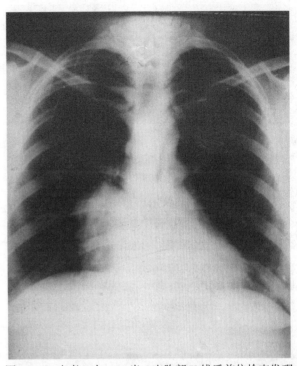

图 8-9-1　患者，女，47 岁。查胸部 X 线后前位检查发现右心缘圆形阴影，靠近中线

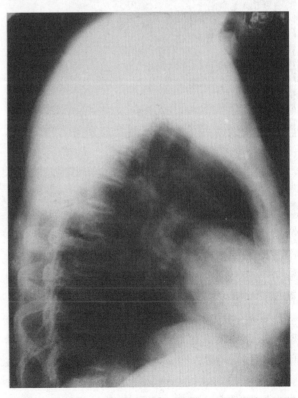

图 8-9-2　与图 8-9-1 为同一患者。胸部 X 线侧位检查示阴影位于心膈角处，边缘光滑，质地均匀，术前诊断为心包囊肿

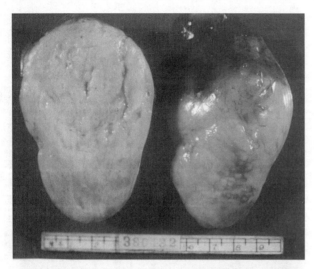

图 8-9-3　与图 8-9-1 为同一患者。手术时发现实质性椭圆形肿物，游离状，有细长蒂与右肺上叶的脏胸膜相连接。肿瘤表面光滑，剖面呈淡红色，中等硬度，病理报告为良性纤维性胸膜间皮瘤

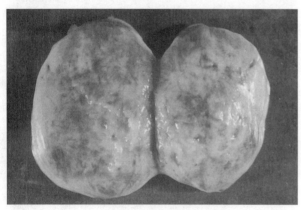

图 8-9-4　患者，男，45 岁。左胸膜壁肿物，无任何症状。手术切除后病理诊断为良性胸膜间皮瘤

良性局限型胸膜间皮瘤术前多数未能确诊，通常是胸部影像学发现胸内孤立性肿物，开胸手术时才做出胸膜间皮瘤诊断。手术时发现此类肿瘤 75% 有分叶，有时有蒂连于脏胸膜，血供源于支气管动脉、肋间动脉或膈动脉。

本病治疗为完全切除。孤立有蒂的胸膜间皮瘤，与肺、纵隔脏器或胸壁无明显粘连，可采用单纯肿瘤切除术。钳夹蒂部后切断，可完整摘除肿瘤。当肿瘤被肺组织包裹，应切除部分肺组织，确保肿瘤被完全摘除。局部切除已足够，没有必要行肺叶切除。

源自壁胸膜的良性胸膜间皮瘤，可距其基底边缘约 2cm 处绕肿瘤切开胸膜，经胸膜切开处

伸入手指或用纱布团在胸膜外间隙作钝性分离，使瘤体完全离开胸壁，将肿瘤完整切除。组织学检查为良性胸膜间皮瘤，摘除肿瘤可达到治愈。Okike 等报道 52 例良性局限型胸膜间皮瘤，随诊 24 年，仅 2 例复发，其存活曲线与常人类似。合并低血糖症和肥大性肺性骨关节病等综合征患者，肿瘤摘除后有 80% 的患者症状缓解或完全消失。

2. 恶性局限型胸膜间皮瘤　与良性局限型胸膜间皮瘤不同，大多数恶性局限型胸膜间皮瘤有症状，如胸痛、咳嗽、呼吸困难和发热。从未发现合并骨关节病。胸部 X 线表现与良性局限型胸膜间皮瘤相似，当肿瘤侵犯胸壁时可有肋骨破坏。大体上可见肿瘤坚实有包膜，与良性局限型胸膜间皮瘤不同，某些部分可因坏死、出血变得柔软。Okike 报道 52 例恶性局限型胸膜间皮瘤，有 8 例肿瘤无蒂，其中 4 例源于脏胸膜，3 例来自壁胸膜，1 例不能确定来源。

恶性局限型胸膜间皮瘤切除后，患者存活期的长短取决于切除是否彻底。因此手术应进行广泛切除，肿瘤基底部侵及胸壁，单独游离肿瘤有困难或肋骨也有破坏时，应行肿瘤并局部胸壁整块切除术及胸壁重建。手术时应小心处理，避免挤压肿瘤造成肿瘤胸膜腔种植，导致复发。若不能做到肿瘤完全切除，可行腔内或腔外照射放疗。完全切除后长期存活率较高，而不完全切除中期存活期约为 7 个月。

3. 恶性弥漫型胸膜间皮瘤　绝大多数恶性弥漫型胸膜间皮瘤源于壁胸膜，表现为多发扁平结节状或薄片状，沿壁胸膜表面呈浸润性生长，下部分胸膜腔受累更为严重和广泛。肿瘤可深入到叶间裂，肺被包裹在肿瘤之内，体积缩小，但肺组织本身不受肿瘤侵犯，肿瘤也可沿心包表面通过纵隔侵犯对侧胸膜腔。晚期肿瘤组织可侵犯胸壁、肋骨，并穿破肋间隙，形成皮下结节。肿瘤通过横膈可侵入腹膜腔。远处转移并非少见，约 50% 的病例有血源性播散，尸检发现 67% 的死亡病例有胸内淋巴转移。病程中胸膜腔内有黄色浆液性或纤维性渗出液，之后因出血可为血性胸腔积液，最终肿瘤完全占满胸膜腔，胸腔积液消失。

恶性胸膜间皮瘤患者大多数是中年人，60 ～ 70 岁更多见，男性患者是女性患者的 3 ～ 5

倍。其主要症状有剧烈胸痛、干咳和气短，个别可有发热。胸痛的特点为开始隐痛，之后逐渐加剧直到患者难以忍受。疼痛常位于病变局部，或放射至上腹部、肩部，以致被误诊为心脏疾病、胆囊炎或肩周炎。咳嗽多为干咳，无痰或痰量很少，很少有痰中带血。气短症状很明显，尤其是活动以后胸闷、憋气加重，休息后缓解。随胸腔积液和肿瘤增大，患者呼吸困难程度逐渐加剧。恶性胸膜间皮瘤患者如不经治疗，终会因极度呼吸困难而窒息死亡。个别恶性胸膜间皮瘤患者可出现低热。

体格检查发现患者在病初时大多无阳性体征，以后可发现大量胸腔积液，胸部叩诊呈浊音，呼吸音减低，纵隔移向健侧。病程晚期，胸膜间皮瘤生长很大，充满整个胸膜腔时，胸腔积液变少，肺容量减小，患侧胸壁塌陷，肋间隙变窄，纵隔被牵拉而移向患侧。肿瘤侵犯邻近脏器时，可导致上腔静脉综合征，下腔静脉受挤压而缩窄，可出现肝大、腹水，侵犯喉返神经而声音嘶哑，累及脊椎、肋骨可产生相应部位的疼痛。除胸部体征外，患者全身表现可有消瘦、贫血、全身衰弱。此外，还可有肺性骨关节病、杵状指（趾）周身淋巴结肿大。某些患者在疾病晚期可发现胸壁肿块，其源于胸膜间皮瘤自胸腔向外长出，也可能是胸腔穿刺后针道种植所致。一般从症状出现到确诊，延误诊断4～6个月。穿刺抽液为黄色或血性积液，涂片检查可发现大量间皮细胞。

虽然典型的临床症状和体征提示恶性弥漫型胸膜间皮瘤可能，但是明确诊断需要辅助检查，特别是病理组织学检查。典型的胸部X线表现为胸腔积液、胸膜增厚和肿块。胸部后前位像和侧位像可清楚显示患侧胸腔积液，约50%患者除胸腔积液外，胸部X线检查还可显示肋间隙缩窄，沿胸膜侧壁呈波浪形生长的多发胸膜团块影，以及弥漫型胸膜结节性增厚（图8-9-5，图8-9-6）。病程后期胸腔积液减少，胸膜腔被肿瘤所占据。肿瘤可侵蚀肋骨而出现肋骨破坏征象。这些为恶性弥漫型胸膜间皮瘤诊断提供了极有价值的线索。

胸部CT可显示患侧胸廓缩小、胸膜显著增厚、有胸腔积液，以及沿胸膜表面大块不规则肿块，肿瘤可沿叶间裂生长并延伸至纵隔内、横膈上，

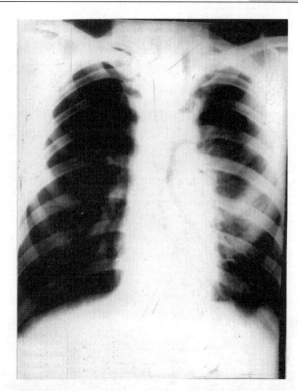

图8-9-5 患者，男，34岁，胸闷、气短4个月。前位胸部X线检查示左上胸壁胸膜包块阴影

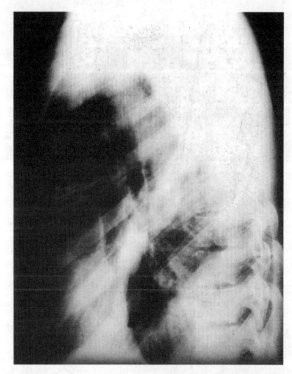

图8-9-6 与图8-9-5为同一患者。侧位胸部X线检查示后上胸壁大片阴影，与叶间阴影相连。手术发现为胸膜间皮瘤，沿整个后胸壁生长，并深入叶间隙内，有少量胸腔积液。肿瘤可以剥除，但不完全。其病理诊断为恶性胸膜间皮瘤。术后症状缓解，1年后复发

也可以经后纵隔侵入对侧胸腔。部分病例尚可见到肺表面结节，结节内可有不规则钙化。胸部CT有时可见肿瘤长出骨性胸廓，破坏肋骨，以及胸壁软组织块影（图8-9-6～图8-9-8）。

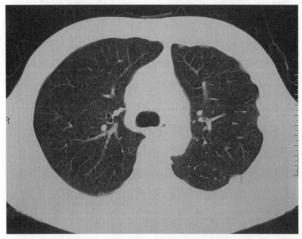

图 8-9-7 恶性弥漫型胸膜间皮瘤 CT 像

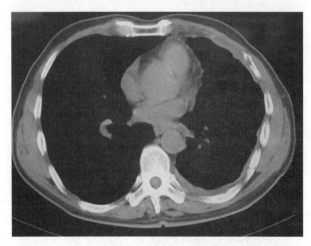

图 8-9-8 与图 8-9-7 为同一患者，纵隔窗显示恶性弥漫型胸膜间皮瘤

恶性弥漫型胸膜间皮瘤患者常干咳无痰，或有很少量痰液，因此痰细胞学检查对于恶性弥漫型胸膜间皮瘤的诊断没有任何帮助。胸腔穿刺抽取胸腔积液进行检查可获得有益的发现。恶性弥漫型胸膜间皮瘤的胸腔积液常是草黄色或血性渗出液，有时胸腔积液黏稠不容易抽出。显微镜下可以发现大量间皮细胞，偶尔可见到肿瘤细胞。除在胸腔积液内发现大量典型的恶性间皮细胞外，偶然见到的恶性肿瘤细胞尚需与其他恶性胸腔积液进行鉴别。经皮穿刺及活检很少能明确诊断，原因是标本太少，即使发现间皮细胞或少许瘤细胞也很难判断。

诊断恶性弥漫型胸膜间皮瘤最好的方法是胸膜活检，或在胸腔镜下开胸直接摘取部分肿瘤组织进行病理学诊断。各种诊断方法诊断率如下：胸腔积液细胞学诊断率为1.2%，针刺活检为16%，胸腔镜活检率为14.46%，开胸活检率为59.34%。目前，临床主要应用胸腔积液细胞学检查和胸膜活检进行诊断，胸腔镜和开胸活检只用于大量胸腔积液检查，不能与支气管肺癌相鉴别，或开胸手术时才发现肿瘤已属晚期，不能切除。纤维支气管镜检查可以显示支气管受压变形，不能提供病变的组织学诊断，但是可以与中央型支气管肺癌进行鉴别。

术前判断病变范围对手术方案确定有重要作用，可以通过胸部和腹部CT明确，肿瘤范围与患者存活期密切相关。Ⅰ期、Ⅱ期和Ⅲ期弥漫型胸膜间皮瘤患者，诊断后中期存活期分别为16个月、9个月和5个月。上皮型或混有上皮型者中期存活期稍长些。

与良性局限型胸膜间皮瘤手术切除不同，恶性弥漫型胸膜间皮瘤多因发现较晚，外科手术难以完全切除肿瘤，多数手术不成功，仅为开胸探查。因此治疗原则为一般不进行手术处理，主要行放疗和化疗等综合治疗。手术适应证为疾病早期，病变限于一侧胸腔内，且无远处转移，可以考虑胸膜间皮瘤切除或胸膜肺切除，术后辅以放疗、化疗及其他综合疗法。胸内病变广泛，肿瘤累及多数脏器，并已有远处转移，且患者心肺代偿功能差，不能耐受全身麻醉开胸探查术等均为手术禁忌证。

具体手术策略如下：若弥漫型胸膜间皮瘤仅为局限性侵犯胸膜，可行胸膜肿瘤切除；若肿瘤包裹一叶肺，可行胸膜肿瘤并肺叶切除术；若肿瘤严重侵犯胸膜腔，或经叶间裂广泛浸润，可行肿瘤并全肺切除术。有时需切除部分心包或膈肌，并用人工材料修补缺损。术中应尽量切净病变组织，减少术后复发。

总的说来，一般恶性弥漫型胸膜间皮瘤及少见的胸膜纤维肉瘤的治疗结果令人失望（图8-9-9），无论采取外科手术、放疗还是化疗，均未能达到满意的效果。已明确诊断的恶性弥漫型胸膜间皮

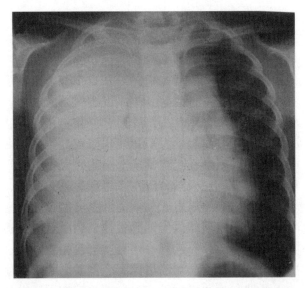

图 8-9-9　患者，男，12 岁。右胸纤维肉瘤，经手术切除后 3 个月复发

瘤，其中期存活时间为 6～14 个月，大多数患者最后死于胸膜间皮瘤胸腔局部并发症而不是远处转移。

4.胸膜其他良性肿瘤　胸膜良性肿瘤很少见，如脂肪瘤、血管内皮瘤、血管瘤、神经纤维瘤及胸膜囊肿等，大多在常规胸部 X 线检查时发现壁胸膜上扁平致密影，它们源于胸膜下组织，紧邻胸膜。最常见的是脂肪瘤，它有完整包膜，与下方深层组织游离，紧紧固定在胸膜上，这种脂肪瘤一般多经手术摘除，目前普遍经 VATS 确诊并摘除。胸膜囊肿，如支气管囊肿，最常见的部位为心包胸膜角处，其无分叶，胸部上呈典型水样密度，它来自壁胸膜，生长缓慢，很少产生临床症状，多数在发现后为明确诊断而行开胸手术摘除。

三、临床问题讨论

由胸膜间皮细胞产生的良性肿瘤为良性局限型胸膜间皮瘤，过去称纤维间皮瘤、胸膜纤维瘤或局限型纤维间皮瘤。与恶性局限型胸膜间皮瘤不同，良性局限型胸膜间皮瘤的发生与接触石棉无关。良性局限型胸膜间皮瘤生长缓慢，患者大多无临床症状，很少出现胸痛。肿瘤产生于壁胸膜时，可生长很大，压迫支气管可造成肺不张，此时可出现咳嗽、胸部沉重感和气短。许多患者在常规体检胸部 X 线检查时偶然发现胸内肿瘤。

良性局限型胸膜间皮瘤最明显的特点是常合并某些综合征，如肥大型肺性骨关节病，患者出现杵状指（趾）、关节僵直、疼痛、踝部水肿等。另一个常见合并症是低血糖，患者可发生晕厥、惊厥或昏迷等中枢神经系统症状，甚至造成死亡。良性局限型胸膜间皮瘤合并低血糖症状的原因目前尚无合理解释，可能的原因是肿瘤消耗大量葡萄糖，另外肿瘤可能释放某种代谢产物，从而抑制糖原异生，呈现胰岛素样作用。当胸膜间皮瘤摘除后，低血糖症状可完全消失。肿瘤复发时低血糖又重新出现。临床上，大多数良性局限型胸膜间皮瘤是从脏胸膜产生而来，其界限清楚，有完整包膜，有时并有蒂连接胸膜。笔者曾遇 1 例患者，偶然行胸部 X 线检查发现位于前下纵隔一边缘规整、密度均匀的肿物，术前考虑可能的诊断是纵隔肿瘤，原因不清。开胸手术时发现右前下纵隔一实性肿瘤，大小约为 8cm×7cm×6cm，包膜完整，界限清楚，并有一长蒂连于右上脏胸膜，实际上肿瘤从脏胸膜表面生长由上向下坠落到前下纵隔。手术不难，术后病理报告为良性局限型胸膜间皮瘤。另外，有的良性局限型胸膜间皮瘤的胸部 X 线检查仅表现为孤立性肺部结节，术前多被误诊为肺内良性肿瘤。因此，若发现胸内实质性肿块，边缘清晰，密度均匀，不强化，无囊性变也无钙化，其表现特征既不像支气管肺癌，又不像该部位的纵隔肿瘤，那最可能是良性胸膜间皮瘤（图 8-9-10～图 8-9-12）。良性局限型胸膜间皮瘤彻底切除后不复发。尽管某些学者提出有恶变可能，报道的恶变率约为 2%，但复发与恶性变常有关联，北京协和医院胸外科近 40 年手术治疗良性局限型胸膜间皮瘤 25 余例，尚未发现有良性局限型胸膜间皮瘤恶性变的病例。

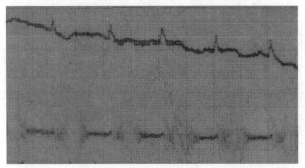

图 8-9-10　与图 8-9-9 为同一患者。右胸前壁心音图，示全收缩期菱形杂音，因肉瘤血运丰富引起

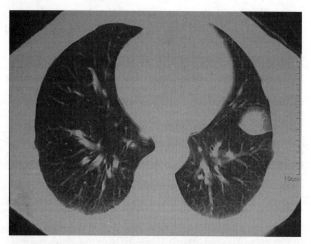

图 8-9-11　CT 肺窗显示局限型胸膜间皮瘤

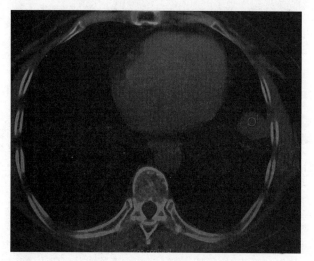

图 8-9-12　与图 8-9-11 为同一患者，CT 纵隔窗显示局限型胸膜间皮瘤

　　目前临床上对恶性弥漫型胸膜间皮瘤采取的措施有内科支持疗法，外科胸膜切除或根治性胸膜全肺切除，放疗和化疗。由于外科治疗无论是缓解患者症状或延长患者寿命都不满意，因此内科医师倾向于单纯支持治疗，像胸腔穿刺抽液并注射粘连剂以闭塞胸膜腔；消除胸腔积液，从而缓解患者症状。放疗科医师应用大剂量外照射来减轻胸部疼痛。外科胸膜切除是将肉眼所见的胸膜间皮瘤及壁胸膜完全切除，其优点是手术死亡率较低，肺组织和膈肌得以保留，术后有较好的呼吸功能，另外可有效控制胸腔积液的复发。残留的肿瘤术后可应用同位素放射治疗。根治性胸膜和全肺切除术是从胸膜外将一侧全肺、壁胸膜、纵隔胸膜、心包和横膈一并切除，切除后遗留的心包及横膈缺损用替代材料予以修补。此种治疗

方法理论上有一定道理，但实际上很难做到。其主要的问题是手术难以达到胸膜全部切除，尤其是壁胸膜与脏胸膜转折处，心包、大血管、肺门部和横膈上脏胸膜切除极为困难且危险。此种手术死亡率很高，可高达 30%。度过围手术期后，患者的存活率也未见提高。所以，胸膜切除术与胸膜全肺切除术相比，后者死亡率较高，而存活率未见明显差别，因此临床上更趋向于单纯胸膜切除。笔者曾开胸行恶性弥漫型胸膜间皮瘤切除，手术极为困难，手术时解剖面广，出血量大。摘除的胸膜间皮瘤似鹅卵或鸡蛋样，最困难的是摘除心包、膈肌及深入到叶间裂的胸膜间皮瘤，这些肿瘤侵犯血管而无法将其完全剥离出来。放疗对于恶性胸膜间皮瘤没有根治性治疗作用。内照射是利用放射性胶体金 ^{198}Au 对于浆膜内皮细胞有某种亲和力，在胸腔内尚未形成分隔时，将胶体金注入胸膜腔，并行内照射。无论是内照射还是外照射，目的均为减轻胸部疼痛，缓解患者症状，并不是延长患者寿命。因为缺乏随机对照临床研究，化疗的作用也并不清楚，不过联合几种药物，如含有多柔比星、顺铂等化疗药物的化疗，可有一定的作用。目前的趋向是将外科手术、化疗、放疗及支持治疗等措施综合起来，以期将来取得更加理想的治疗效果。最近，一种新的化疗药，利比泰（Alimita）应用于临床，国外资料显示它对于某些耐药性支气管肺癌有一定效果，对于恶性弥漫型胸膜间皮瘤有特殊疗效。笔者观察了部分病例，某些患者胸膜间皮瘤确实明显缩小，症状改善，但是持续疗效尚不满意，有些患者应用利比泰不久对利比泰也产生了耐药。但无论如何，利比泰的出现为胸膜间皮瘤患者提供了另一种治疗药物的选择，相信经过不断深入研究，会出现更有效的综合治疗方案。

　　有关文献提到恶性局限型胸膜间皮瘤，又称为纤维肉瘤样间皮瘤，占原发型恶性胸膜肿瘤的20%。这些肿瘤表现为局限性生长的肿块，但是与良性胸膜间皮瘤不同，恶性局限型胸膜间皮瘤具有某些临床症状，最常见的症状是胸痛、咳嗽、气短和发热。胸部 X 线检查显示胸膜局限性包块，当肿瘤侵犯胸壁时，可见到肋骨破坏和局部软组织阴影。因此，恶性局限型胸膜间皮瘤有时很难与原发性的胸壁恶性肿瘤相鉴别。而手术前也很

难做出明确诊断，多数情况是在手术后对切除的标本进行病理组织学检查而做出诊断。有效的治疗为广泛整块切除肿瘤及受累的组织，这包括肺、胸壁、软组织和皮肤。有时术中并未认识到其为恶性局限型胸膜间皮瘤，因而切除不彻底，术后容易复发，对复发病例有条件者可再次行手术切除，但术后辅助放疗的效果不确定。一般来讲，恶性局限型胸膜间皮瘤预后不佳，其预后取决于肿瘤切除是否彻底，肿瘤切除彻底的患者生存期可达 10 年，而切除不彻底的患者，多于术后 1 ～ 2 年死亡。

（吴良洪、张志庸）

参 考 文 献

陈济人，李保庆，宋振川，1998. 化脓性肋软骨炎的诊断和治疗（附 8 例报告）. 中国实用外科杂志，18（8）：472-473.

管汴生，李杰，2005. 针灸对非特异性肋软骨炎临床镇痛的疗效观察. 四川中医，23（9）：108-109.

李昌玉，马艳芳，2004. 柴胡疏肝散合逍遥丸治疗肋软骨炎 50 例. 黑龙江中医药，5：14-15.

李旭东，刘志勇，蒋佩明，等，2003. 小切口肋骨膜切开术治疗非特异性肋软骨炎. 中国现代医学杂志，13（16）：115-118.

林昌锦，王天佑，韩鸥，2000. 心脏术后晚期化脓性肋软骨炎 3 例. 中华胸心外科杂志，16（6）：359.

吕国蔚，1997. 脊髓感觉机制. 北京：人民卫生出版社，130-131.

马虹，王冰水，刘玉凤，2000. 旋磁加氦—氖激光治疗肋软骨炎疗效观察. 中华物理医学与康复杂志，22（1）：59.

马显杰，韩岩，郭树忠，等，2005. 开胸术后肋软骨炎的整形外科治疗. 临床外科杂志，13（5）：306-307.

潘伟军，曾昭明，李钊，2006. 柴胡疏肝散配合超激光照射治疗肋软骨炎 31 例. 新中医，38（3）：73-74.

任华，2000. 胸腔镜在临床上的应用 // 蔡柏蔷. 呼吸内科分册. 北京：中国协和医科大学出版社，103.

王冬，刘青林，龚晓军，2004. 中西医结合治疗感染性肋软骨炎 8 例. 现代中西医结合杂志，13（20）：2746.

王欣，廖崇先，陈道中，1997. 心脏术后慢性胸骨、肋软骨炎的诊治. 福建医药杂志，19（2）：1-2.

王振捷，于洪泉，任华，等，1998. 胸廓出口综合征的诊断与治疗. 中国医学科学院学报，20（4）：308-312.

吴兆红，高锦平，陈岗东，等，2004. 心脏瓣膜替换术后慢性化脓性肋软骨炎. 广州医学院学报，32（1）：81-82.

薛志广，2003. 补阳还五汤合逍遥散治疗非化脓性肋软骨炎 46 例. 浙江中医杂志，9：26.

闫道先，2001. 感染性肋软骨炎 19 例诊治体会. 中国综合临床，17（6）：464.

曾骐，贺延儒，李士惠，1998. 小儿鸡胸的分型及外科治疗. 中华胸心血管外科杂志，15（4）：225-227.

张涤生，钱云良，唐思聪，等，1998. 胸骨裂–心脏异位一例. 中华外科杂志，36（8）：511.

张贵有，2007. 逍遥散结汤治疗肋软骨炎 89 例. 陕西中医，28（8）：1019-1020.

张珍祥，1997. 发生胸腔积液的其他疾病 // 罗慰慈. 现代呼吸病学. 北京：人民军医出版社，949.

中华结核和呼吸杂志编辑委员会，1990. 胸膜间皮瘤 310 例综合分析. 中华结核和呼吸杂志，13（4）：216.

Aeschlimann A, Kahn MF, 1990. Tietze's syndrome: a critical review. Clin Exp Rheumatol, 8（4）: 407-412.

Atasoy E, 2004. Thoracic outlet syndrome: anatomy. Hand Clin, 20（1）: 7-14.

Atasoy E, 2004. History of thoracic outlet syndrome. Hand Clin, 20（1）: 15-16.

Azizkhan RG, Canfield J, Alford BA, et al, 1983. Pleuro-peritoneal shunts in management of neonatal chylothorax. J Pediatr Surg, 18（6）: 842-850.

Bartlett JG, Gorbach SL, Thadepalli H, et al, 1974. Bacteriology of empyema. Lancet, 1: 338.

Baulieu F, Baulieu JL, Mesny J, et al, 1987. Visualization of the thoracic duct by lymphoscintigraphy. Eur J Nucl Med, 13（5）: 264-265.

Bayes AJ, Wilson JAS, Chiu RCJ, et al, 1987. Clagett open-window thoracotomy in patients with empyema who had and had not undergone pneumonectomy. Can J Surg, 30（5）: 329-331.

Bense L, Eklund G, Wiman LG, 1987. Smoking and the increased risk of contracting spontaneous pneumothorax. Chest, 92（6）: 1009-1012.

Bergh NP, Ekroth R, Larsson S, et al, 1977. Intrapleural streptokinase in the treatment of haemothorax and empyema. Scand J Thorac Cardiovasc Surg, 11（3）: 265.

Bessone LN, Ferguson TB, Burford TH, 1971. Chylothorax.

Ann Thorac Surg, 12（5）：527-550.

Bortolotti U, Faggian G, Livi U, et al, 1982. Postoperative chylothorax following repair of coarctation of the aorta. Report of a case with unusual clinical manifestation. Thorac Cardiovasc Surg, 30（5）：319-321.

Bozzetti F, Arullani A, Baticci F, et al, 1982. J Parenter Enteral Nutr, 6（6）：526-527.

Cameron HU, Fornasier VL, 1974. Tietze's disease. J Clin Pathol, 27：960-962.

Cerfolio RJ, Bryant AS, Patel B, et al, 2005. Intercostal muscle flap reduces the pain of thoracotomy: a prospective randomized trial. J Thorac Cardiovasc Surg, 130（4）：987-993.

Cevese PG, Vecchioni R, D'Amico DF, et al, 1975. Postoperative chylothorax. J Thorac Cardiovasc Surg, 69：966.

Cheng SWK, Stoney RJ, 1994. Superclavicular reoperation for neurogenic thoracic outlet syndrome. J Vasc Surg, 19：565-569.

Cho KD, Cho DG, Jo MS, et al, 2006. Current surgical therapy for patients with tuberculous abscess of the chest wall. Ann Thorac Surg, 81：1220 - 1226.

Choi YW, Im JG, Song CS, et al, 1995. Sonography of the costal cartilage: normal anatomy and preliminary clinical application. J Clin Ultrasound, 23：243-250.

Chung WJ, Jo WM, Lee SH, et al, 2008. Effects of additional pleurodesis with dextrose and talc-dextrose solution after video assisted thoracoscopic procedures for primary spontaneous pneumothorax. J Korean Med Sci, 23（2）：284-287.

Clagett OT, Geraci JE, 1963. A procedure for the management of postpneumonectomy empyema. J Thorac Cardiovasc Surg, 45：141.

Crosby IK, Crouch J, Reed WA, 1973. Chylopericardium and chylothorax. J Thorac Cardiovasc Surg, 65（6）：935-939.

Curci MR, Dibbins AW, 1980. Bilateral chylothorax in a newborn. J Pediatr Surg, 15（5）：663-665.

Demirbag D, Unlu E, Ozdemir F, 2007. The relationship between magnetic resonance imaging findings and postural maneuver and physical examination tests in patients with thoracic outlet syndrome: results of a double-blind, controlled study. Arch Phys Med Rehabil, 88（7）：844-851.

Dietrick RB, Sade RM, Pak JS, 1981. Results of decortication in chronic empyema with special references to paragonimiasis. J Thorac Cardiovasc Surg, 82：58.

Ducharme JC, Belanger R, Simard P, et al, 1982. Chylothorax, chylopericardium with multiple lymphangioma of bone. J Pediatr Surg, 17（4）：365-367.

Eloesser L, 1935. An operation for tuberculous empyema. Surg Gynecol Obstet, 60：1069.

Fetsch PA, Abati A, 2001. Immunocytochemistry in effusion cytology: a contemporary review. Cancer, 93（5）：293-308.

Filippo M D, Albini A, Castaldi V, et al, 2008. MRI findings of Tietze's syndrome mimicking mediastinal malignancy on MDCT. European Journal of Radiology Extra, 65（1）：33-35.

Fioravanti A, Tofi C, Volterrani L, 2002. Malignant lymphoma presenting as Tietze's syndrome. Arthritis Rheum, 47（3）：229-230.

Fishman NG, Ellertson DG, 1977. Early pleural decortication for thoracic empyema in immunosuppressed patieuts. J Thorac Cardiovasc Surg, 74：537.

Freeston J, Karim Z, Lindsay K, et al, 2004. Can early diagnosis and management of costochondritis reduce acute chest pain admissions? J Rheumatol, 31：2269-2271.

Gertsch P, Mosimann R, 1983. Chylothorax complicating sclerotherapy for bleeding oesophageal varices. Br J Surg, 70（9）：562.

Goldstraw P, 1979. Treatment of postpneumonectomy empyema: the case for fenestration. Thorax, 34（6）：740-745.

Graham EA, Bell RD, 1918. Open pneumothorax: its relation to the treatment of acute empyema. Am Jmed Sci, 156：839.

Grégoire R, Deslauriers J, Beaulieu M, et al, 1987. Thoracoplasty: its forgotten role in the management of nontuberculous postpneumonectomy empyema. Can J Surg, 30：343-345.

Guglielmi G, Scalzo G, Cascavilla A, et al, 2008. Imaging of the seronegative anterior chest wall（ACW）syndromes. Clinical Rheumatology, 27（7）：815-821.

Harris RJ，Kavuru MS，Rice TW，et al，1995. The diagnostic and theraputic utility of thoracoscopy：a review. Chest，108（3）：828.

Hoover EL，Hbu HK，Wess H，et al，1988. The surgical management of empyema thoracic in substance abuse patients：a 5-year experience. Ann Thorac Surg，46：563.

Hopkins RA，Ungerleider RM，Staub EW，et al，1985. The modern use of thoracoplasty. Ann Thorac Surg，40（2）：181-187.

Houston MC，1981. Pleural fluid pH：diagnostic，therapeutic and prognostic value. Am J Surg，1987，154：333.

Hsu HS，Wang LS，Wu YC，et al，1995. Management of primary chest wall tuberculosis. Scand J Thorac cardiovasc Surg，29（33）：119-123.

Hurvitz RJ，Tucker BL，1986. The eloesser flap：past and present. J Thorac Cardiovasc Surg，92（5）958-961.

Joyce LD，Lindsay WG，Nicoloff DM，1976. Chylothorax after median sternotomy for intrapericardial cardiac surgery. J Thorac Cardiovasc Surg，71（3）：476-480.

Kamel M，Kotob H，1997. Ultrasonographic assessment of local steroid injection in Tietze's syndrome. Br J Rheumatol，36（5）：547-550.

Khan J H，Rahman S B，Clary-Macy C，et al，1998. Giant solitary fibrous tumor of the pleura. Ann Thorac Surg，65（5）：1461-1464.

Kim Y T，Han KN，Kang CH，et al，2008. Complete resection is mandatory for tubercular cold abscess of the chest wall. Ann Thorac Surg，85：273-277.

Kshettry VR，Rebello R，1982. Chylothorax after coronary artery bypass grafting. Thorax，37（12）：954.

Kuzucu A，Soysal O，Günen H，2004. The role of surgery in chest wall tuberculosis. Interac Cardio Thorac Surg，3（1）：99-103.

Lampson RS，1948. Traumatic chylothorax. J Thorac Surg，17：778.

Lawrence WW，1998. 现代外科疾病的诊断与治疗. 纪宗正，黎一鸣，译. 10 版. 北京：人民卫生出版社，334.

Lemmer JH，Botham MJ，Orringer MB，1985. Modern management of adult thoracic empyema. J Thorac Cardiovasc Surg，90：849.

Li B，1998. 106 cases of non-suppurative costal chondritis treated by acupuncture at Xuanzhong point. J Tradit Chin Med，18：195-196.

Light RW，1987. Parapneumonic effusion and empyema. Sem Resp Med，9：37.

Lilienthal H，1915. Empyema：exploration of the thorax with primary mobilization of the lung. Ann Surg，62（3）：309.

Macfarlane JR，Holman CW，1972. Chylothorax. Am Rev Respir Dis，105（2）：287-291.

Mackinnon SE，Novak CB，1996. Evaluation of the patient with thoracic outlet syndrome. Semin Thorac Cardiovasc Surg，8（2）：190-200.

Mackinnon SE，Patterson GA，Novak C B，1996. Thoracic outlet syndrome：a current overview. Semin Thorac Cardiovasc Surg，8（2）：176-182.

Mackinnon SE，Patterson GA，1996. Supraclavicular first rib resection. Semin Thorac Cardiovasc Surg，8：208-213.

Maloney JV，Spencer FC，1956. The nonoperative treatment of traumatic chylothorax. Surgery，40（1）：121-128.

Mandal AK，Thadepalli H，1987. Treatment of spontaneous bacterial empyema thoracis. Thorac Cardiovasc Surg，94：414.

Martini N，Mc Cormack RM，Bains MS，et al，1987. Pleural mesothelioma. Ann Thorac Surg，43：113.

Moreno-Merino S，Congregado M，Gallardo G，et al，2012. Comparative study of talc poudrage versus pleural abrasion for the treatment of primary spontaneous pneumothorax. Interact Cardiovasc Thorac Surg，15（1）：81-85.

Morin JE，Munro DD，Maclean LD，1972. Early thoracotomy for empyema. J Thorac Cardiovasc Surg，64：530.

Morris BS，Maheshwari M，Chalwa A，2004. Chest wall tuberculosis：a review of CT appearances. Br J Radiol，77：449-457.

Moss R，Hinds S，Fedullo AJ，1989. Chylothorax：a complication of the nephritic syndrome. Am Rev Resp Dis，140：1436.

Novak C B，1996. Conservative management of thoracic outlet syndrome. Semin Thorac Cardiovasc Surg，8（2）：201-207.

Ogilvie AG，1950. Final results in traumatic haemothorax：a report of 230 cases. Thorax，5（2）：116-132.

Orringer MB，1988. Thoracic empyema：back to basics. Chest，93（5）：901.

Oshio T, Matsumura C, 1983. Chylothorax following Bochdalek herniorrhaphy in an infant. J Pediatr Surg, 18 (3): 298-299.

Patrterson GA, Todd TRJ, Delarrue NC, et al, 1981. Supradiaphragmatic ligation of the thoracic duct in intractable chylous fistula. Ann Thorac Surg, 32 (1): 44-49.

Pettit J, Sawczuk IS, 1988. Use of lymphoscintigraphy in chyluria. Urology, 32: 367.

Pijning JM, de Boeck H, Desprechins B, et al, 2003. Tietze's syndrome in a 2-year old boy. Ned Tijdschr Geneeskd, 147 (43): 2134-2136.

Primrose WR, 1984. Spontaneous pneumothorax: a retrospective review of aetiology, pathogenesis and management. Scott Med J, 29 (1): 15-20.

Ravitch MM, Fein R, 1961. The changing picture of pneumonia and empyema in infants and children. JAMA, 175: 1039-1044.

Robinson CLN, 1985. Management of chylothorax. Ann Thorac Surg, 40 (3): 315.

Roos DB, 1996. Historical Perspectives and Anatomic Considerations. Thoracic Outlet Syndrome, 8 (2): 183-189.

Samson PC, 1947. Total pulmonary decortication; its evaluation and present concepts of indications and operative technique. J Thorac Surg, 16: 127.

Sanders RJ, 1996. Results of the surgical treatment for thoracic outlet syndrome. Semin Thorac Cardiovasc Surg, 8 (2): 221-228.

Seele JG, Snyder HW, Schreiber TJ, et al, 1973. Chylothorax: indications for surgery. Ann Surgery, 177: 245.

Seibert JJ, Golladay ES, Keller C, 1982. Chylothorax secondary to superior vena caval obstruction. Pediatr Radiol, 12 (5): 252-254.

Shields TW, 1983. General Thoracic Surgery. 2nd ed. Philadelphia: Saunders, 440.

Sousa C, Neves J, Sa N, et al, 2011. Spontaneous pneumothorax: a 5-year experience. J Clin Med Res, 3(3): 111-117.

Stafford EG, Clagett OT, 1972. Postpneumonectomy empyema. Neomycin instillation and definitive closure. J Thorac Cardiovasc Surg, 63: 771.

Stenzl W, Rigler B, Tscheliessnigg KH, et al, 1983. Treatment of postsurgical chylothorax with fibrin glue. Thorac Cardiovasc Surg, 31 (1): 35-36.

Sugerbaker DJ, Norberto JJ, 1998. Multimodality management of malignant pleural mesothelioma. Chest, 113 (1 Suppl): 61.

Tamakawa S, Tsujimoto J, Iharada A, et al, 1997. Stellate ganglion block therapy for a patient with Tietze's syndrome. J Anesth, (11): 225-227.

Thongngarm T, Lemos LB, Lawhon N, et al, 2001. Malignant tumor with chest wall pain mimicking Tietze's syndrome. Clinical Rheumatology, 20 (4): 276-278.

Tietze A, 1921. Über eine eigenartige Befund von Fällen mit Dystrophie der Rippenknorpel. Berlin Klin Wochenschr, 58: 829.

Toussirot E, Gallinet E, Auge B, et al, 1998. Anterior chest wall malignancies. A review of ten cases. Rev Rhum (Engl Ed), 65 (6): 397-405.

Urschel H C, Jr, Razzuk M A, 1999. Thoracic outlet syndrome//Sabiston DC, Spencer FC. Surgery of the Chest. 6th ed. Beijing: Science Press, Harcourt Asia: W. B. Saunders, 613-633.

Urschel H C, Jr, 1996. The transaxillary approach for treatment of thoracic outlet syndrome. Semin Thorac Cardiovasc Surg, 8 (2): 214-220.

Urschel JD, 2002. Infections of the chest wall//Yang SC, Cameron DE. Current Therapy in Thoracic and Cardiovascular Surgery. Philadelphia: Mosby.

Varkey P, Rose HD, Kutty K, et al, 1981. Empyema thoracis during a ten-year period. Arch Intern Med, 141: 1771.

Wada J, Ikeda K, Ishida T, et al, 1970. Results of 271 funnel chest operations. Ann Thorac Surg, 10 (6): 526-532.

Watts MA, Gibbons JA, Aaron BL, 1982. Mediastinal and osseous lymphangiomatosis: case report and review. Ann Thorac Surg, 34 (3): 324-328.

Weber DO, Mastro PD, Yarnoz MD, 1981. The management of chylothorax. Ann Thorac Surg, 32 (5): 499-492.

Weissberg D, 1982. Empyema and broncho-pleural fistula: experience with open window thoracotomy. Chest, 82(4):

447-450.

Williams CD，Cunningham JN，Falk EA，et al，1973. Chronic infection of the costal cartilages after thoracic surgical procedures . J Thorac Cardiovasc Surg，66（4）：592 -593.

Young JE，Miller JD，Urschel JD，2002. Costal chondritis after thoracoabdominal esophagectomy：how to prevent it. J Surg Oncol，80（1）：61-62；discussion 63.

第九章

气管、支气管外科

第一节　气管、主支气管肿瘤

一、气管、主支气管解剖学和生理学特点

（一）气管的解剖和生理

气管起于环状软骨下缘，止于气管隆突水平，其长度为 10 ～ 13cm，平均长度为 11cm，个体的气管长度存在差异，与身高、体重有关。人类气管有 18 ～ 22 个软骨环，大约每厘米有两个软骨环。气管的内径个体差异较大，成人气管横径约为 2.3cm，前后径约为 1.8cm，横截面呈椭圆形。婴儿气管的前后径较大，随着生长发育，气管形状出现变化，成人横径＞前后径。但慢性阻塞性肺疾病（COPD）和肺气肿患者的气管前后径明显增大，可达气管横径的 2 倍，称为刀鞘样气管。在发育过程中，气管的生长点主要在气管软骨侧方边缘。

正常气管中，唯一呈完整环状的软骨是喉部的环状软骨，环状软骨后方增厚呈盘状，其他气管软骨均呈马蹄状。气管的第一软骨环凸向环状软骨或嵌在环状软骨的边缘。气管构成除了前方的软骨环外就是气管后壁的膜状部，主要由纤维、肌肉组成，气管后方有食管随行，气管与食管两者之间借疏松结缔组织相连。当胸腔内压增高时，气管受压，两侧壁靠近，气管腔明显变小；左、右胸腔压力不同时，气管可向一侧移位变形。气管有相当的柔韧性，可以缓冲胸腔内的压力，但延伸性不强，且随年龄增长逐渐变硬。环状软骨钙化不常见，随着年龄增长，其他气管软骨环可能出现钙化，钙化也可在局部创伤后出现，如气管切开或气管插管后损伤等。

气管与相关的解剖结构一起可以进行垂直移动。环状软骨以下的气管固定在主动脉弓横跨左主支气管的上方。年轻人平卧位头颈部过度后伸时，气管一半长度可上移至胸骨上窝。如果头部尽量前屈，环状软骨可以向下降到胸骨上窝水平。老年人气管可移动性明显减低，喉部的位置随头颈的伸展屈曲变化不大。

颈段气管前方紧邻颈部皮肤，后抵食管，胸段气管位于主动脉弓和心包之后，在隆突水平，气管后方紧贴椎前筋膜。气管侧位像显示，气管并非垂直下行，它向下向后 15° 斜行。

气管与周围结构的关系十分清楚。气管上部前方，甲状腺峡部横跨气管的第二、三软骨环，甲状腺通过结缔组织和血管固定在气管的两侧。无名动脉斜行跨过气管前壁，无名动脉前方有左无名静脉。气管下部的前侧方恰位于主动脉弓之后，主动脉弓跨过左主支气管。气管后方的食管紧贴气管膜部全长。奇静脉弓形跨过右主支气管，并在此处与右侧气管支气管夹角相邻，注入上腔静脉。气管侧方与纵隔胸膜相接，右侧为含有淋巴结的纤维脂肪组织，在奇静脉上方气管的右前侧是气管旁最大的淋巴结群，左侧淋巴结群略小，位于左侧气管支气管夹角。气管下方有隆突下前、后两组淋巴结。气管各区域、各节段的淋巴引流均直接汇入气管旁和隆突下淋巴结。

左侧喉返神经在主动脉弓下水平自迷走神经发出后，绕过主动脉弓，沿气管左侧气管食管沟上行进入喉部，右侧喉返神经自迷走神经发出后，绕过右锁骨下动脉，沿气管右侧上行进入喉部。

气管的血运与食管侧方、主支气管血运的来源一致。气管上部血运来自甲状腺下动脉，通常双侧均有三个主要小分支供应气管上部，气管上

部还接受来自锁骨下动脉、肋间动脉、乳内动脉及无名动脉分支的血液供应，这些动脉的分支下行供应气管和食管，并在气管侧方有很多纵向吻合，形成血管网，并由此在气管软骨环之间发出横行血管供应软骨环和黏膜下层（图9-1-1）。由于气管的血供大部分是终末血管，并且呈节段性分布，因此在气管外科手术中应尽量不做气管的环周游离，以免破坏气管血供。在施行气管节段性切除时，为了避免气管晚期缺血性坏死，切缘应仅留2～3mm。气管的血运从侧方进入，因此完全游离气管前方比较安全，气管膜部可很容易从后方食管游离出来而不破坏较大的血管（图9-1-2）。

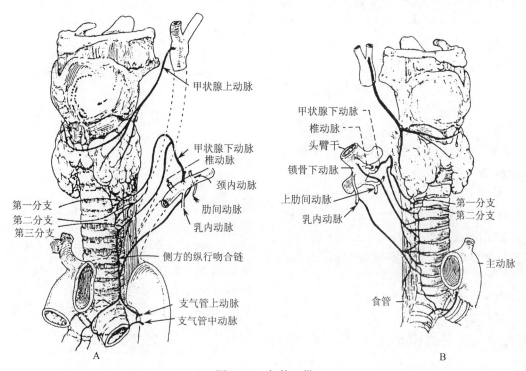

图 9-1-1　气管血供

A.左前斜位观气管的血液供应，可见甲状腺下动脉、颈内动脉和支气管动脉在侧方的纵行吻合链；B.右前斜位观气管的血液供应，显示甲状腺下动脉、锁骨下动脉和乳内动脉在气管侧方的纵向吻合

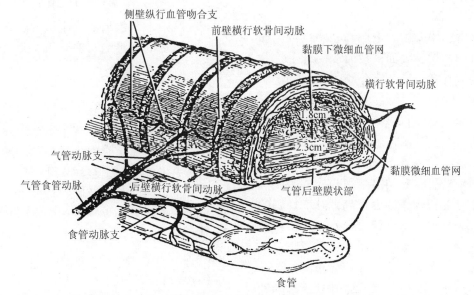

图 9-1-2　气管血供示意图

软骨间动脉来自气管侧壁纵行血管吻合支，穿入形成黏膜下丰富的血管网

气管黏膜为假复层纤毛柱状上皮，其中散在分布黏液腺体，纤毛具有清除微粒物质及分泌物的功能。在慢性气管支气管炎、重度吸烟者中，气管黏膜上皮可出现一定程度的鳞状上皮化生，有时甚至出现纤毛柱状上皮完全脱失。气管系不成对器官，其长度相对较短，又不能过度伸展，这些特点使得胸外科医师在气管外科手术中遇到一定困难。气管与大血管紧密相邻，通过任何单一的切口均不能满意显露气管全长，因此临床在制订外科手术入路时应格外小心。

（二）支气管解剖和生理

气管下部分叉形成左、右主支气管，两者之间呈 65°～80° 锐性夹角，分叉在气管内形成的隆起，称为隆突。主支气管向下继续又分出叶支气管、段支气管、亚段支气管、小支气管、细支气管，直至终末支气管等共 16 级。支气管具有通气功能，而终端的呼吸性细支气管、肺泡管和肺泡囊具有换气功能。左主支气管长约 5.0cm，从主动脉弓下方、降主动脉起始部和食管的前方向外下行，约在第 6 胸椎水平与左肺相连。左主支气管与气管中轴线的交角为 40°～50°，左肺动脉由前方绕至其上方。与左主支气管相比，右主支气管粗而短，长约 2.5cm，走行较垂直，约在第 5 胸椎水平与右肺相连。奇静脉从右主支气管的后方跨至上方，注入上腔静脉。右肺动脉从右主支气管下方，行至其前方。右主支气管与气管中轴线的交角为 25°～30°。

支气管壁由黏膜、黏膜下层和外膜组成。黏膜层是支气管的内层，表面被覆假复层纤毛柱状上皮，其间嵌有杯状细胞，有分泌黏液的功能。固有层中弹力纤维较多，散在有淋巴组织和淋巴小结。黏膜内面可见纵行皱襞。黏膜下层为疏松结缔组织，内含支气管腺体。外膜由支气管软骨和纤维组织构成。与气管类似，支气管软骨呈半环状，背侧为平滑肌束和结缔组织构成的膜部。第 6 级支气管以下软骨环消失，代之以不规则的软骨片和平滑肌组织。支气管软骨外被纤维组织包裹，内含血管、淋巴管、神经纤维、脂肪组织和支气管腺体。大部分区域支气管分布有纤毛，纤毛持续性单向摆动呈波浪式，使纤毛顶端的黏液向上移动，将吸入的尘埃、病原体有效地排出。

支气管血供来自甲状腺下动脉的气管支，以及胸主动脉的支气管动脉、肋间动脉、乳内动脉的纵隔前动脉。支气管动脉与肺动脉之间有侧支循环。支气管静脉可经气管静脉汇入甲状腺下静脉，经支气管前静脉汇入无名静脉，经支气管后静脉汇入奇静脉。支气管的神经来自迷走神经的支气管前、后支，喉返神经的气管分支和交感神经分支。

二、气管、主支气管肿瘤

（一）生物学特征

原发性气管和主支气管肿瘤，无论是良性肿瘤还是恶性肿瘤均不多见。1990 年，Grillo 报道美国麻省总医院在 50 年间治疗了气管、主支气管（简称支气管）肿瘤患者 198 例；1964 年，Ash 分析了 5050 例上呼吸道肿瘤患者，其中气管肿瘤 100 例；1985 年，徐乐天等报道北京协和医院 25 年间治疗气管、主支气管肿瘤患者 50 例；1983 年，黄偶麟等报道上海胸科医院 20 年间共治疗气管肿瘤患者 19 例。统计数据表明，气管、主支气管恶性肿瘤在呼吸系统恶性肿瘤中占比低于 0.2%。

气管恶性肿瘤主要包括腺样囊性上皮癌、鳞状上皮细胞癌、类癌，其中以腺样囊性上皮癌最为常见，占原发性气管恶性肿瘤的 50% 以上，鳞癌约占 40%。还有一些少见的恶性肿瘤，如小细胞癌、纤维肉瘤、软骨肉瘤等（图 9-1-3）。气管良性肿瘤则主要包括上皮来源的乳头状瘤、腺瘤及间质来源的纤维瘤、血管瘤、脂肪瘤、神经纤维瘤和软骨瘤等。

原发性支气管的恶性肿瘤又称为原发性支气管肺癌，发病率很高，本书已在"支气管肺癌"部分单独专门介绍。本节主要介绍发生于主支气管内的恶性肿瘤，它们多属于低度恶性肿瘤，主要包括支气管类癌、腺样囊性上皮癌和黏液表皮样癌。此三种低度恶性肿瘤均来源于主支气管腺体，以前曾被称为支气管腺瘤。但是，它们与支气管良性肿瘤的病理组织学类型不同，又有复发和转移的特点，因此被称为主支气管低度恶性肿瘤更为合理。

依据其来源的病理组织学，起源于黏膜上皮的原发性气管、主支气管的肿瘤有鳞状上皮细胞

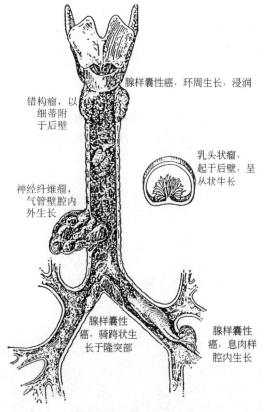

图 9-1-3 气管、支气管肿瘤的几种生长形式

图中标注：
腺样囊性癌，环周生长，浸润
错构瘤，以细蒂附于后壁
神经纤维瘤，气管壁腔内外生长
乳头状瘤，起于后壁，呈丛状牛长
腺样囊性癌，骑跨生长于隆突部
腺样囊性癌，息肉样腔内生长

癌、腺癌、乳头状瘤；起源于黏膜腺体或黏膜下腺体的有腺样囊性上皮癌、黏液表皮样癌；起源于黏膜上皮嗜银 Kulchitsky 细胞的有神经内分泌癌或类癌；起源于间质组织的有平滑肌瘤、血管瘤、软骨瘤、神经纤维瘤、错构瘤、癌肉瘤等。气管、主支气管的原发性肿瘤无论良性、恶性，起源部位大多来自气管、主支气管后壁的膜状部与软骨环交界处的两个后角。

1. 气管、主支气管良性肿瘤 病理组织学分类及生物学特性基本类似，其统称为气管良性肿瘤。该肿瘤的病理形态学虽呈良性特征，但能引起大气管阻塞，导致严重呼吸困难，其后果与恶性肿瘤无任何区别。气管良性肿瘤如能早期诊断、早期治疗，则预后良好，而长期延误诊治可能招致不良后果。

（1）乳头状瘤：常见于喉部，起源于支气管树的乳头状瘤罕见。本病多见于儿童，成人少见，儿童常为多发性，成人多为孤立性，乳头状瘤可发生恶性变。病因可能与病毒感染引起的炎症反应有关。乳头状瘤原发于气管、主支气管黏膜，呈不规则乳头绒毛样突起，以血管、结缔组织为

核心，被覆数层分化成熟的上皮细胞，呈放射状排列，表层为鳞状上皮细胞，可有角化。气管乳头状瘤呈簇状生长，通过较细的蒂附着于气管膜部，乳头状瘤的特点是质脆，易脱落。有多发性，术后易复发，相关治疗经验显示，无论采取何种治疗方法均不能完全防止其复发。

气管体层摄影、CT 及 CT 气管成像重建有助于诊断，纤维支气管镜是明确诊断的可靠方法。支气管镜下观察，乳头状瘤呈菜花样、淡红色，质脆易出血，基底部宽或有细蒂。活检时应做好准备，以免出血或瘤体脱落引起窒息。体积小的良性乳头状瘤可经纤维支气管镜摘除或经纤维支气管镜激光治疗，亦可行气管切开摘除。体积较大、基底较宽和怀疑恶变者，应行气管袖状切除或气管侧壁局限性切除。

（2）纤维瘤：气管内纤维瘤少见。肿瘤表面被覆正常气管黏膜。支气管镜下，肿瘤呈圆形、灰白色，表面光滑、基底宽、不活动、不易出血，常出现多次镜下活检阴性的情况，术前常缺乏确切诊断。

（3）血管瘤：分为海绵状血管瘤、血管内皮细胞瘤、血管外皮细胞瘤等，可原发于气管或由纵隔的血管瘤延伸入气管。血管瘤可弥漫性浸润气管黏膜并使气管腔狭窄，亦可突入气管腔内引起梗阻。纤维支气管镜下，突入腔内的血管瘤质软、色红，呈息肉样，一般禁止活检，以免引起出血，导致窒息。治疗可行内镜切除、激光治疗或外科切除手术。

（4）神经纤维瘤：气管内神经纤维瘤属于神经鞘肿瘤，常为孤立性，有包膜、质硬，肿瘤可带蒂突入气管腔内。纤维支气管镜下可见气管壁上圆形、质硬、表面光滑的肿物。组织学上表现为梭形细胞和黏液样基质交替，神经鞘细胞排列成典型的栅栏状。气管内神经纤维瘤可经内镜摘除或气管切开摘除。

（5）纤维组织细胞瘤：气管内纤维组织细胞瘤罕见，肿瘤常位于气管上 1/3，呈息肉样、质软、灰白色、向管腔内突出。组织学上很难鉴别良、恶性，主要根据肿瘤有无外侵、转移及较多细胞核分裂象来判断。纤维组织细胞瘤局部切除后常易复发，因此手术范围应更广泛一些，行局部扩大切除或气管袖式切除术。气管恶性纤维组织细

胞瘤恶性程度高，应行根治性切除，术后还需辅以放疗及化疗。

（6）脂肪瘤：气管内脂肪瘤极罕见，起源于分化成熟的脂肪细胞或原始间质细胞。纤维支气管镜下可见淡红色或黄色圆形肿物阻塞管腔，表面光滑，被覆支气管黏膜，质地较软，多为广基底，偶可有短蒂。气管内脂肪瘤可经支气管镜摘除，并用激光烧灼基底。瘤体较大且穿过软骨环至气管外时，应行气管壁局部切除术或气管袖状切除术。

（7）软骨瘤：气管软骨瘤极少见，文献仅有少数个案报告。肿瘤呈圆形、质硬、色白，部分位于气管壁内，部分突入气管腔内。体积小的软骨瘤可经纤维支气管镜摘除。气管软骨瘤术后可以复发甚至发生恶性变。

（8）平滑肌瘤：气管平滑肌瘤常发生于气管下 1/3 段，起源于气管黏膜下层，呈圆形或卵圆形，表面光滑，突入腔内，黏膜苍白。组织学上，肿瘤由分化良好、交错排列的梭状细胞束构成。气管平滑肌瘤生长缓慢，较小肿瘤可经纤维支气管镜摘除，瘤体较大时应行气管袖状切除术。

（9）错构瘤：是最常见的气管、支气管内良性肿瘤，肿瘤呈圆形或卵圆形，包膜完整，一般有细小的蒂与气管、支气管壁相连。肿瘤表面光滑、坚硬，纤维支气管镜容易窥见肿瘤，但活检钳常不易取得肿瘤组织。较大的错构瘤可长期堵塞气管、支气管，造成反复炎症发作，误诊为"哮喘、支气管炎"的病例并非少见。该肿瘤可经支气管镜、激光烧灼、汽化肿瘤或用活检钳摘除。摘除时需小心，避免瘤体脱落而堵塞呼吸道。少数错构瘤长期堵塞支气管造成远侧肺实变甚至毁损肺，不得不行肺叶切除。

2. 原发性气管恶性肿瘤 以腺样囊性癌和鳞状上皮癌最为多见，其他少见类型包括气管肉瘤、黏液表皮样癌、类癌、小细胞癌、腺癌等。

（1）气管腺样囊性癌：又称为圆柱瘤、腺囊性基底细胞癌、肌腺上皮癌、假腺瘤基底细胞癌，多发于女性，2/3 发生于气管下段，靠近隆突和左右支气管的起始水平。肿瘤起源于腺管或腺体的黏液分泌细胞，呈息肉样沿气管软骨环间组织环周性浸润性生长，阻塞管腔，可直接侵犯周围淋巴结。肿瘤突入管腔内，无完整的黏膜覆盖，很

少形成溃疡，隆突部的腺样囊性癌可向两侧主支气管内生长。组织学上腺样囊性癌分为假腺泡型和髓质型，细胞内外的黏液 PAS 染色阳性是其主要特征。

腺样囊性癌生长缓慢，病程很长，即使发生远处转移，临床表现亦相对温和。最常见的症状为呼吸困难，较大的气管腺样囊性癌往往引起纵隔移位。气管腺样囊性癌可沿气管黏膜下层浸润生长，累及长段气管。有些病变恶性程度较高，在发现气管原发肿瘤之前已经出现胸膜转移和肺转移。远处转移最常见于肺、肝、脑、骨等。腺样囊性癌常沿黏膜下浸润，范围常比肉眼所见广泛，因此切除时常见切缘阳性。某些气管腺样囊性癌患者，接受过多次气管内肿瘤局部切除或气管节段性切除，这些患者往往都有远处转移。

治疗原则为手术切除＋术后放疗，5 年生存率基本可在 50%～80%，患者治疗后应随诊。

（2）气管鳞状上皮癌：简称为气管鳞癌，多发生于气管的下 1/3 段，男、女比例为（3～4）：1，发病年龄通常在 50～70 岁，比腺样囊性癌晚，患者常有吸烟史。气管鳞癌的组织形态可表现为突起型病变，亦可为溃疡型，呈浸润性生长，易侵犯喉返神经和食管，偶可见到气管内有多发散在的鳞状上皮癌，表面溃疡型上皮癌可累及气管全长。大约 1/3 气管鳞癌患者初诊时已有深部纵隔淋巴结和肺转移，肿瘤播散常先累及邻近的气管旁淋巴结或直接侵犯纵隔结构。发生在气管近端的鳞状上皮细胞癌有时很难辨明肿瘤来自气管本身、喉的基底部还是喉部肿瘤侵犯气管。当肿瘤同时累及气管和食管时，经支气管镜活检也很难从病理形态学上鉴别肿瘤来自气管还是食管。目前气管鳞癌治疗仍以手术切除＋术后放疗为主，5 年生存率通常在 25%～50%，预后因素为淋巴结有无转移、外科手术是否完全切除。

（3）其他少见的气管原发恶性肿瘤：主要包括气管肉瘤、黏液表皮样癌、类癌、非鳞状细胞癌（包括小细胞癌、腺癌、大细胞癌、腺鳞癌）。临床常见症状均为咯血、咳嗽、呼吸困难，治疗原则均为手术切除＋术后放疗，有个别报道以上四组患者治疗后的 5 年生存率依次为 78%、100%、86%、60%，显示效果尚可。

3. 主支气管原发性低度恶性肿瘤　均起源于支气管腺体，主要包括类癌、腺样囊性癌、黏液表皮样癌，这几类肿瘤以前曾被统称为支气管腺瘤。

（1）支气管类癌：类癌起源于支气管黏膜的Kulchitsky细胞，细胞内含有神经内分泌颗粒，约占支气管低度恶性肿瘤的85%，发病年龄为11～88岁，男女比例约为1∶1。病理上分为典型类癌和非典型类癌。类癌好发于主支气管及其远端支气管。临床症状与肿瘤发生的部位有关，发生在主支气管的类癌可引起反复肺部感染、咳血丝痰或咯血。少数类癌伴有类癌综合征及库欣综合征。位于主支气管内的类癌可通过支气管镜看到，镜下能判断肿瘤的位置并可直接观察肿瘤外形，通过活检获得病理学诊断，但活检的阳性率仅50%左右，因为Kulchitsky细胞分布于支气管黏膜上皮的基底层，向腔内生长的肿瘤表面常被覆完整的黏膜上皮，所以活检时不易取到肿瘤组织。

支气管类癌的外科治疗原则是尽可能最大限度地切除肿瘤，同时又最大限度地保留正常组织。位于主支气管、中间段及叶支气管的肿瘤，如远端无明显不可逆改变的患者应争取行支气管节段切除＋支气管成形术，肺门有淋巴结转移则应同时行肺门淋巴结清扫。如远端肺组织因反复感染已有不可逆性改变，则需行肺叶或全肺切除。类癌对放射治疗有一定敏感性，术后可以辅以放射治疗。典型的气管支气管类癌手术切除后预后良好，术后5年生存率可达90%以上。非典型类癌因多有淋巴结转移，其预后相对较差，5年生存率仅为60%～70%。

（2）支气管腺样囊性癌：与气管腺样囊性癌类似，支气管腺样囊性癌的治疗以手术＋术后放射治疗为主，5年生存率可达90%。对无法耐受手术的患者可行姑息性放疗。对晚期腺样囊性癌患者采用化疗的经验不多，有报道称有效率为18%～40%，中位生存期为12～27个月。

（3）黏液表皮样癌：发病率较低，多发生在主支气管、中间段支气管和叶支气管，肿瘤表面有黏膜覆盖。临床表现与肿瘤所在部位有密切关系。经支气管镜活检病理检查可明确诊断。临床上黏液表皮样癌具有浸润性，可沿淋巴途径转移。

手术治疗包括肺叶切除或全肺切除、肺门及纵隔淋巴结清扫，术后可以辅以放射治疗。黏液表皮样癌手术治疗后容易复发，与腺样囊性癌和类癌比较，它的预后更差。

4. 气管、主支气管继发性恶性肿瘤（简称继发性气管肿瘤）　常由来自支气管黏膜外的癌灶扩展至气管下段黏膜所致。胃癌、乳腺癌、肺癌可引起气管支气管树内广泛淋巴管性播散而累及气管。恶性黑色素瘤和肾癌可以发生气管黏膜内息肉样转移。食管癌常直接侵犯气管，引起食管气管瘘。甲状腺癌包括甲状腺滤泡样癌，甚至甲状腺乳头状癌都可直接通过颈部软组织或从颈部淋巴结转移，从而侵及气管前壁或侧壁。霍奇金淋巴瘤能从颈部淋巴结扩散进入或穿过气管壁，形成气管内结节。气管淋巴瘤常为淋巴细胞性淋巴瘤或急性白血病，可造成气管腔内局限性阻塞。

（二）临床表现

原发性气管和支气管肿瘤虽同属上呼吸道肿瘤，但因病变位置关系，二者的临床症状可完全不同；而气管或支气管的良性肿瘤与恶性肿瘤相比较，临床症状却有共同之处。病变早期，痰中可带少量血丝，不易被患者注意，一般临床检查也不易发现腔内病变，因此诊断往往被延误。

气管肿瘤无论良性、恶性，产生症状的主要原因是管腔狭窄，通气受阻。在气管管腔被阻塞1/2～2/3时，患者才出现严重的通气障碍，从而引起临床症状。患者的第一症状往往是活动后气短，症状进展缓慢，但呈逐渐加重趋势。少数患者需坐立姿势才能呼吸。胸部X线检查难以观察到气管腔内病变，因此几乎所有气管肿瘤均曾被误诊为支气管哮喘，按哮喘治疗，直至患者出现喘鸣、呼吸困难、发绀等严重症状时才明确诊断。徐乐天等报道一组50例气管肿瘤患者，74%在明确诊断前被误诊为支气管炎和支气管哮喘，平均延误诊断时间为12～15个月，其中1例患者直到出现极度呼吸困难，急诊床旁胸部X线检查时因投照位置偏高、电压过高而意外发现气管内肿瘤。气管肿瘤患者常见的症状是干咳、气短、哮喘、喘鸣、呼吸困难、发绀、咯血等，体力活动、体位改变、气管内分泌物均可使症状加重，恶性病变者可有声音嘶哑、吞咽困难等。原发性气肿瘤的另一组症状是反复发作性单侧或双侧肺炎。如果病变位于一侧气管支气管交界处，即使气道狭窄非常明显，也只能发现一侧肺炎。如果肿瘤位于气管，则可见到双侧肺炎。除气管梗阻症状外，持续顽固性咳嗽也是原发性气管肿瘤的临床表现之一。

支气管肿瘤无论良性、恶性，不完全阻塞管腔时，多表现为反复肺部化脓性感染、支气管扩张、肺脓肿等；当管腔被完全阻塞，则表现为肺不张、肺实变。有些患者甚至开胸探查后才证实支气管肿瘤的存在。

（三）诊断方法

气管后前位像及侧位体层像、气管分叉体层像对诊断气管、支气管肿瘤有重要意义。这些检查可清晰地显示气管腔内肿瘤的轮廓、位置、范围和病变与邻近器官的关系。良性肿瘤可有钙化，基底有细蒂。恶性肿瘤基底宽，边界、轮廓均不完整。行后前位气管体层成像时，嘱患者说"E"，可以很好地显示后前方向的喉部及气管全长的详情；摄侧位气管像时做吞咽动作，能使喉部抬高，从而清晰地显示喉与气管的关系；左、右后斜位气管体层成像对显示器官，尤其是支气管各主要分支的病变有很大帮助。

CT 对诊断气管肿瘤有极大帮助。CT 可显示气管腔内密度增高的软组织影，其多为偏心性，气管壁增厚，管腔呈不规则狭窄，大约 10% 的气管肿瘤沿气管周围生长，30%～40% 的气管肿瘤直接累及纵隔。CT 扫描支气管肿瘤可表现为向腔内生长或向腔外浸润的肿物影，可引起支气管不全或完全梗阻，出现阻塞性肺炎或肺不张。根据支气管肿瘤的浸润程度，Naidich 等将其分为 6 种表现：①支气管壁正常；②支气管壁均匀狭窄；③支气管不规则狭窄；④支气管管腔完全阻塞；⑤支气管管腔内肿块；⑥支气管受压移位。现代 CT 能够进行三维支气管树重建，清楚地显示肿瘤所在的部位，以及肿瘤与气管及支气管的关系，为临床诊断提供可靠的影像学信息。

MRI 可以从横断面、矢状面和冠状面来重建气管的影像，因此可非常精确地显示气管肿瘤的位置、范围和浸润程度，甚至可以清晰地看到肿瘤累及的软骨数目。MRI 通过纵向弛豫时间（T_1 值）和横向弛豫时间（T_2 值）的不同成像可判断出 T_2 增强的病理性组织影像。对于支气管肿瘤，MRI 可通过气管分叉的冠状面重建，较气管分叉体层 X 线像可更清楚地显示支气管腔内被阻塞的情况和程度。

气管支气管肿瘤梗阻不严重时可行支气管碘油造影，此时可更清晰地显示管腔内受阻的部位和程度，但这项技术已经被 CT 或 MRI 气管支气管成像所取代。

纤维支气管镜检查可以直接观察腔内肿瘤的形态，并可进行活检，取得病理学证据，但有些肿瘤如腺样囊性癌，其表面常被覆坏死组织，纤维支气管镜活检钳常不能取到肿瘤组织；有些肿瘤如类癌，其血运丰富、肿瘤质脆，极易出血，给活检带来一定的困难；有些良性肿瘤如软骨瘤、错构瘤等，质地较硬，难以通过活检取得组织。一般来说，对于气管肿瘤合并明显气管狭窄的患者，纤维支气管镜检查的时间往往要推迟到手术前，甚至在手术台上行纤维支气管镜检查以防出现紧急情况而来不及处理。

在上述各种诊断方法均不能得到明确诊断时可以采取开胸探查，直接切开气管、支气管观察病变的特点和侵犯范围，并取组织进行病理冷冻切片检查以明确诊断。

（四）手术治疗

气管支气管外科手术目的是彻底切除病变，消除梗阻，解除通气障碍，重建呼吸道。病变切除虽力求彻底，但要权衡利弊，当不能完全切除病变时，也要用简单方法解除气道梗阻，姑息性解决通气障碍。

1. 手术适应证 气管肿瘤一旦诊断明确，首先考虑手术切除。但气管可切除的长度有限，病变广泛者，气管切除过长，术后将因吻合口张力过大影响愈合，因此，手术治疗只适用于有限的病例。对症状严重、发展较快的病例，应积极解除呼吸道梗阻。病变较长、外侵明显者，先行放射治疗，然后再考虑手术。甲状腺肿瘤侵犯气管，原则上应一并切除，同时行颈淋巴结清扫。气管肿瘤侵犯食管时，因术中损伤食管将引起严重并发症，决定手术要慎重。气管肿瘤并发喉返神经麻痹造成声音嘶哑，或压迫上腔静脉造成上腔静脉阻塞时,应为手术禁忌。气管肿瘤如有远处转移,原则上也为手术禁忌,但若患者气道梗阻明显,严重威胁生命,可行简单手术,暂时解除气管梗阻以缓解症状。

2. 手术前准备　气管手术前应重视痰液细菌培养和药物敏感试验,以便选用有效抗生素,手术前一日晚和手术当日晨各用一次,使组织的抗生素浓度在切皮前就达到满意水平。很多患者的气管造瘘口或实性病灶中可能已有病原菌存在,因此术后应继续使用抗生素5天。雾化吸入剂内加入抗生素可控制呼吸道感染,同时能稀释痰液,术前就应开始使用。术前还应训练患者在颈前屈位进食和咳痰。

3. 麻醉　气管外科麻醉特别要求保证通气,随时清除呼吸道内分泌物,确保患者不发生缺氧和窒息。麻醉前和麻醉中避免使用肌肉松弛剂,保证术中有自主呼吸,减少通气抑制。气管阻塞严重者,宜清醒时行气管插管。应准备两套气管插管和延长螺纹管,一套为常规插管,另一套为无菌气管插管和延长螺纹管,为术中切开肿瘤下方气管时将其插入气管远端维持呼吸之用。

气管高度梗阻患者施行麻醉应缓慢、轻柔,采用恩氟醚(Halothane)吸入技术。气管严重梗阻患者,诱导也许需要很长时间,此时应备纤维支气管镜在旁,以防诱导过程中加重梗阻。如果病变造成气管狭窄,直径小于5mm,应先行气管扩张。若气管直径大于5mm,气管插管应刚好达到狭窄上方,不要压迫或顶住狭窄部,否则容易加重狭窄。可用较细口径的插管通过肿瘤旁伸入到气管远端。对有蒂的气管肿瘤,进行气管插管时要格外小心,麻醉前在X线片、CT气管重建像上仔细测量声门到肿瘤的距离,将气管插管置于肿瘤近端上方,避免插管过深将肿瘤捅掉,阻塞远端主支气管。有经验的麻醉医师可以用纤维支气管镜引导插管,使之达到理想的部位和深度。气管外科中,高频通气是有效的临床麻醉手段。为了减少插管对气管缝合的损伤,手术一结束时即应使患者恢复自主呼吸。

4. 手术切口选择　颈部横行切口可允许切除4cm长度的气管,用于颈段气管切除。颈纵隔切口,即颈部横切口加胸骨上部纵行半劈开,用于胸段气管切除。大多数气管上段病变,不论良性、恶性肿瘤,均可通过上述切口完成切除。全胸骨劈开对气管显露无帮助,劈开胸骨的目的是为手术者提供手术操作和器械工作的空间。

气管下半部的病变可经右侧第4肋间或第5肋床后外开胸切口显露。对于复杂气管病变,术中可能需要变动体位,应准备颈部、右上臂悬吊并消毒,以便术中更好地暴露颈部。既往曾有气管切开,领状切口可帮助显露和游离气管,偶尔需增加喉松解术。

唯一能显露气管全长的切口是从颈部开始,沿胸骨正中,再直角转向右侧第4肋间至腋后线,这一切口可达到颈部气管前缘和喉部,如果需要还可到达隆突后方。

某些特殊病例,病变范围广,既往有较大范围的局部外科手术史,准备手术切口时应注意,要容易使切口能从一个方向转向另一个方向,垂直的前切口有可能变为右胸第4肋间前外侧切口或后外侧切口,也许在胸骨上方加一个横行颈部切口。偶尔,胸骨切口也可做在前胸壁宽大的皮肤桥下方,以备需要在喉和气管之间置皮管,或可能经纵隔行气管切开。充分认识这些可能性很重要,以便术者采取相应的步骤处理(图9-1-4)。

5. 手术方法

(1)气管节段切除对端吻合术

1)上段气管节段切除:患者仰卧,肩下垫充气垫,使颈部充分伸展,若可能行右侧开胸,患者体位为45°角斜位,手术开始时调节手术台,使患者处于水平位,先做一个位置较低、短小领状切口,如果需要可以向下延伸做"T"形切口。

气管前方的分离应从环状软骨到隆突。如果近期内有炎症,无名动脉与气管前方有粘连,为了避免损伤无名动脉,游离时应靠近气管。分离气管后方从气管病变下方开始。如果气管插管未通过狭窄部,分离须特别仔细,以防引起气道梗阻。对于炎性病变,分离时须紧贴气管,以免损伤喉返神经。病变恰在喉下时,更要特别注意。气管肿瘤的手术入路很多,分离多从气管侧方开始,包括气管旁组织,认清此处的神经,若声带已经麻痹,在切除肿瘤时可将神经一并切除。在病变下用布带绕过气管,然后用2-0丝线进行侧方牵引,位置在准备分离气管的下方不超过2cm

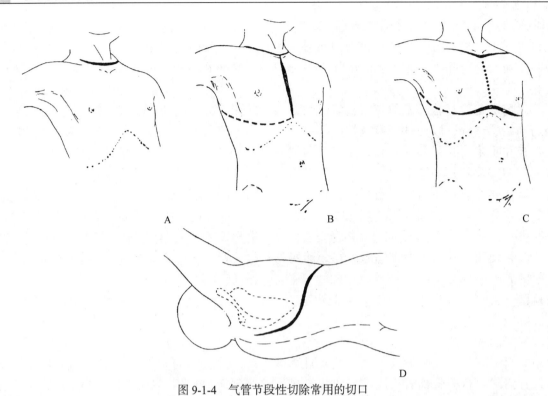

图 9-1-4　气管节段性切除常用的切口

A. 颈部领状切口。B. 颈部领状切口加胸骨纵行切口，可显露气管胸上段。必要时可延长为第 4 肋间前外侧切口，一般可显露胸段气管的全长。C. 偶尔需要保留胸前皮瓣，准备间置皮管，可行颈部领状切口和胸部经第 4 肋间水平切口，游离胸前皮瓣，于皮瓣下纵行劈开胸骨。D. 后外侧开胸切口

处，从病变下方切开气管，勿切开过多的气管环，确认切除部位达到基本正常的气管结构。若病变位于隆突上方，可在病变上方横断气管。横断前将软性带套囊的 Tovell 管、连接设备和螺纹管准备好，以便需要时将其插入远端气管。钳住病变向上提起，分离下方的食管，注意勿切断含有供应血管的气管旁组织。环行分离横断气管的近端和远端不超过 1.5cm，此长度为气管吻合提供了足够空间。主刀医师和助手将气管上、下端的牵引线拉拢，麻醉医师抬起患者头部，撤去颈部垫枕，使颈部弯曲。如气管两断端接近并无张力，则不需要进一步分离。Mulliken 和 Grillo 在尸体上发现，气管被切除 4.5cm，从前方入路在颈部弯曲 35° 时重新吻合气管，吻合口可承受 1 千克力的拉力，这一张力是吻合口可负担的较安全水平，如 Cantrell 和 Folse 所描述的那样，这个数字随患者年龄、体格而改变。充分游离主动脉弓后和左主支气管前方可使气管进一步松解。

如果尽量屈曲颈部气管两断端仍不能拉拢，有两种办法处理。第一种办法为减少切口张力，延长切口至右侧第 4 肋间，使右肺和隆突松动，

但有一定危险性，万一患者的肺功能较差，这种做法则属于禁忌。此时，应采用第二种办法，即游离喉部做喉松解，此方法也可以帮助减少吻合口张力。Dedo 和 Fishman 通过切断甲状舌骨肌和甲状舌骨筋膜，使甲状舌骨韧带拉长，同时切断甲状软骨上角使喉部松解，注意勿损伤喉上神经或患者吞咽功能，一旦损伤，患者术后可有较严重的吞咽困难，但随时间的延长可以逐渐恢复。气管切除的长度变化很大，在年轻、颈部相对较长的患者中，只经颈部切口而不做胸骨切开，气管切除的长度即可达气管全长的 60%，对年迈、气管弹性较差者，甚至仅切除 4cm 气管的手术也较困难。

经过以上步骤，一旦确定气管两断端可以接近，即将患者头部退回原位，然后进行吻合（图 9-1-5）。吻合时的关键是上、下切缘要整齐，保持接触面紧闭而无缝隙，纤维肌肉组织不能夹带突入腔内，否则易产生肉芽肿，第一针缝在气管后壁的中线上。各种缝线均具有各自的优缺点，一般多采用较细的可吸收缝合材料（4-0 Vicryl），它可被吸收，能维持张力 3 周左右。丝线容易产生异

物反应，加速肉芽肿形成。肠线可被吸收，并因膨胀而堵塞针孔，减少漏气。缝合线从气管壁外向腔里全层缝合气管壁，进针距切缘 3mm，结打在气管壁外，每针间距约 3mm，如遇到气管软骨环可缝透软骨，在软骨环之间的气管切缘应尽量多保留，每对缝线按顺序用血管钳夹好，呈放射状排开。对端吻合时，麻醉医师应配合上、下移动气管插管，以防误缝，更应避免缝针刺破插管气囊，造成血液溢入下呼吸道。缝好所有的缝线后，拔除远端的 Tovell 管，上方的气管内插管通过吻合口向下插入远端气管，或在两气管断端接近时，将气管插管推入右主支气管。最后使患者颈部屈

曲，头部固定在此位置上，主刀医师和助手同时拉起侧方的牵引线，然后逐一打结，使气管两断端对紧，但避免内翻。吻合缝线打结应从前面开始，每打一个结，即将线剪断。一般吻合口后方的结看不见，需要凭感觉打紧。用盐水测试吻合口无漏气后，伤口放置引流管。偶尔，将术中被切断的甲状腺峡部重新对合或用其他组织包在气管吻合口前面，用带蒂的肌肉轻轻地覆盖在重建的气管表面。一般来说，不需特别将气管吻合口和无名动脉隔离开，如果有特殊问题，可将带蒂的肌瓣置于动脉和气管之间以隔离。

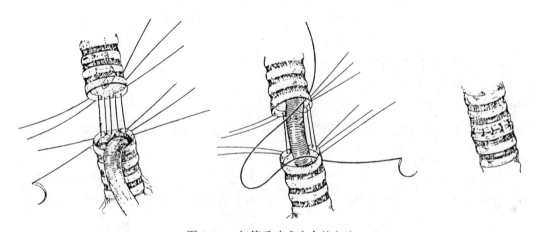

图 9-1-5 气管重建术吻合的方法

先吻合气管后方，摆好所有的缝线呈放射性排开，去除远端的气管插管，送入经口气管插管，从气管后方开始打结，最后完成吻合

靠近环状软骨的肿瘤不能做节段性切除，因为该处气管内腔窄小，容易损伤声带。喉返神经在甲状软骨与环状软骨之间的后侧穿入喉部，因此必须保留环状软骨后角，不能切除。如果环状软骨被切除，气道失去支架，将引起声带下气道塌陷，此时只能做气管造口。环状软骨受到癌肿侵犯，只能行全喉切除。下面这种方法值得推荐：在喉返神经穿入点以下做斜行切除（前高后低），以保存环状软骨后部和环甲关节，将气管缝在喉部，基本技术与气管吻合技术相同，应尽量使黏膜对合，上斜角要嵌在下切面的中点。

累及喉部甲状软骨下的肿瘤，一般范围较广，重建亦较难。各种复杂的分期外科手术效果均不十分满意。Gerwat、Pearson 和 Grillo 描述了一期切除这类肿瘤的手术方法，即切除喉前下部和受

累气管，并用远端气管与甲状软骨进行吻合，用环状软骨后方组织保护喉返神经，若肿瘤侵犯后方，需施行成形术（图 9-1-6）。

手术完成后，患者可维持在低剂量麻醉控制下自主呼吸，用粗线将下颌下方缝在胸骨前皮肤上，使颈部处于前屈 10° ～ 30° 的位置（Pearson 头部固定法）（图 9-1-7）。此缝线作为术后恢复的一种保护机制，以防颈部突然移动使未愈合的吻合口受牵拉，缝线保留约 7 天，此时已经早期愈合，患者也已习惯颈部屈曲体位，继之 7 天，患者可自如活动，以上建议基于临床经验，事实证明效果良好。

手术结束，应在手术室拔除气管插管，此时需注意患者呼吸质量。少数患者需要留置气管插管，并给予一定程度的通气支持，注意气管插

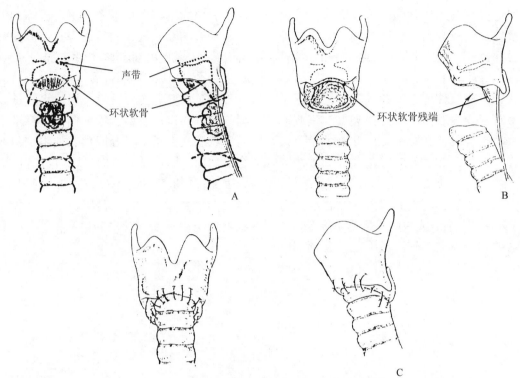

图 9-1-6 肿瘤累及声门下喉部和上段气管的处理方法

A. 喉和气管可能切除的范围；B. 切除肿瘤后，尽可能保留喉返神经；C. 呼吸道重建

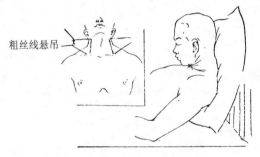

图 9-1-7 Pearson 头部固定法

管位置，即使是低压套囊，也应避免放在吻合口处。

2）下段气管节段切除：下段气管切除基本手术切口是经右胸第 4 肋间或第 5 肋床后外侧切口。经此切口可切除将近 1/2 长度的气管，有效地松解胸内结构可使断端对合。在此过程中，不需颈部屈曲，仅简单游离肺门周围结构和松解隆突处粘连即可使下段气管移动 3cm。另外游离与大血管和心包的关联，切断下肺韧带又能延长 1cm。切断左主支气管并将其重新植于右侧中间段支气管上，并额外加上屈颈，还能使气管移动 4.5～5cm，每一操作步骤均应尽可能保留支气管血供。沿气管前面向上游离至颈部，有利于气管断端吻合。

若既往有气管切开史，喉部松解所提供的长度有限，这样在胸部切口的基础上需另加一个颈部切口。

很多经胸切除的气管病变位置太低，远端气管插管后不能做到双侧肺同时通气，此时可将气管插管推入左主支气管，采用单侧肺通气。慢性肺部疾病患者，若 PO_2 监测提示不正常，应想办法解除未通气的右肺动脉分流，可用阻断钳暂时控制右肺动脉，分流可被解除。如果术前未能认识到左肺动脉梗阻，氧合不能维持，可用右肺通气，即用另一台麻醉机间断工作，直到气管重建完成。吻合的方法与颈部气管重建相同，最后用带蒂的胸膜片包绕吻合口（图 9-1-8）。

（2）隆突切除重建术：隆突切除和重建存在特殊困难，不仅存在手术中维持麻醉的问题，还在选择和完成吻合重建技术、术后气管分泌物清理和维持肺脏良好膨胀等方面存在比较难解决的问题。隆突切除重建术有以下几种基本方法：

1）单侧全肺切除，隆突部分切除，气管成形术（图 9-1-9）。

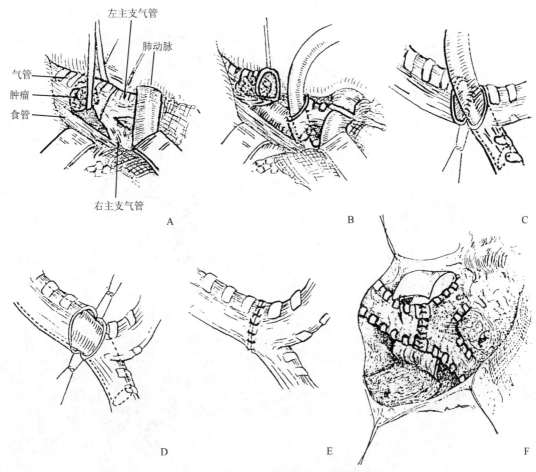

图 9-1-8　胸段气管节段性切除，对端吻合术

A. 进入胸腔后显露气管；B. 肿瘤下方切断气管，气管插管放入远端支气管，维持通气；C. 吻合气管后壁；D. 转向吻合气管前壁，去除远端气管插管，将经口气管插管置入；E. 吻合完毕；F. 用软组织或心包片包盖吻合口

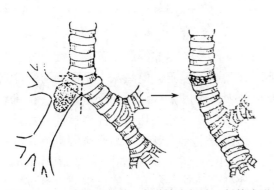

图 9-1-9　一侧全肺切除，部分隆突切除，气管成形术

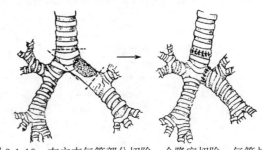

图 9-1-10　左主支气管部分切除，全隆突切除，气管与右主支气管端端吻合，左主支气管与右中间段支气管端侧吻合

　　2）左主支气管部分切除，全隆突切除，气管与右主支气管端端吻合，左主支气管与右中间段支气管端侧吻合（图 9-1-10）。

　　3）一侧全肺切除，全隆突切除，气管与对侧主支气管端端吻合，亦称袖式全肺切除（图 9-1-11）。

　　4）右肺上叶切除，部分隆突切除并重建（图 9-1-12）。

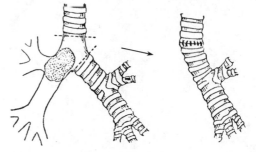

图 9-1-11　一侧全肺切除，全隆突切除，气管与主支气管端端吻合术

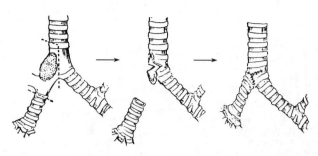

图 9-1-12 右肺上叶切除，隆突部分切除，气管重建术

5）全隆突切除，气管与右主支气管端端吻合，左主支气管与右中间段支气管端侧吻合，或气管与左主支气管端端吻合，右主支气管与左主支气管端侧吻合（图 9-1-13）。

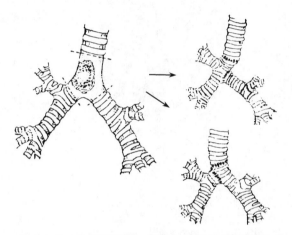

图 9-1-13 全隆突切除，气管与右主支气管端端吻合

6）全隆突切除，气管与左主支气管端端吻合，右主支气管与气管端侧吻合，或气管与右主支气管端端吻合，左主支气管与气管端侧吻合（图 9-1-14）。

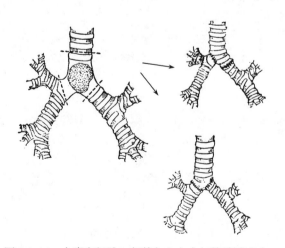

图 9-1-14 全隆突切除，气管与左主支气管端端吻合

7）全隆突切除，两侧主支气管根部侧侧吻合，重建隆突，修剪上端而成一个开口，与气管行端端吻合（图 9-1-15）。

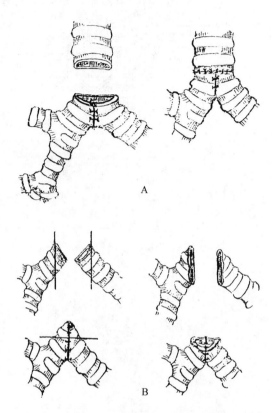

图 9-1-15 全隆突切除，隆突重建术
A. 隆突切除后，左右主支气管侧侧吻合，重建隆突，气管与重建的隆突端端吻合；B. 隆突重建的方法，可先切除部分左右主支气管壁，行左右主支气管的侧侧吻合，根据气管的直径，切除部分吻合后的左右主支气管

当肿瘤侵及隆突部或气管下段，或主支气管根部疑有黏膜下侵犯，但临床上考虑尚可保留肺叶或全肺者，可以施行隆突切除重建术。手术径路一般采用右胸后外侧切口，此切口能较好地显露气管和两侧主支气管。左侧开胸因有主动脉弓阻挡，操作不便，除非切断结扎 3～4 对肋间动脉，将主动脉弓向前下方推开才能显露出气管下段和隆突部。左胸径路只适用于左侧也有病变的患者。右胸径路通过第 4 肋间或第 5 肋床进胸，切断奇静脉，纵行切开纵隔胸膜，呈露出气管和隆突部，将迷走神经向后推开，沿气管和左、右主支气管壁进行分离，注意保护左侧喉返神经，探查病变，明确切除范围和长度，为了精确定位可以在膜状部纵行切开，探查肿瘤。在肿瘤下方 0.5cm 处横断气管和主支气管，并向远端插入事先准备好的

消毒气管插管进行单肺通气。气管切断后，修剪软骨环间的肌肉筋膜样组织，这样能使吻合口对合整齐，减少吻合切缘的肉芽组织形成。吻合前需测量两端管腔口径、切除长度和切缘间的距离。吻合口对合时患者颈前屈。原则上吻合应以右侧主支气管与气管吻合，因为右主支气管口径较大，走行较直，易于对合，而左主支气管口径较细且与气管纵轴成角较大，与气管吻合易使气道变窄成角。根据气管和主支气管口径的差异，确定针距，使之按比例均匀地排列，进针、出针尽量穿过软骨，先缝暴露最差的一方，全部挂好缝线，呈放射状排列，拔出远端支气管插管，引入经口插管，接近或通过吻合口。从左方开始先对合结扎软骨部缝线，再对合结扎膜状部缝线。缝合过程中，麻醉医师将气管插管上下移动避免刺破气囊或缝住插管。

气管和右主支气管对端吻合完毕后，在右主支气管内侧面软骨环和膜状部的连接处，选择与左主支气管自然接近的部位做一相应大小切口，先缝合膜状部，再缝合软骨。一般端侧吻合口在端端吻合口的远端 2cm 以远。最后检查吻合口是否漏气，用带蒂心包和周围胸膜覆盖吻合口。

（3）复杂性气管重建术：某些复杂病例，如气管广泛破坏或肿瘤侵犯较广，以及既往有外科手术史所致气管缺失，为了重建气管，必须从第一软骨环以下就切断颈部气管，并使其带着血供沉入纵隔。这种复杂的手术只能用于最棘手的情况，即喉部松解失败，此类患者可一期行前胸双横切口，用带蒂皮瓣做皮管间置手术，皮管置放于功能喉和重建的气管之间，然后在胸骨后方行气管造口，皮管中放入塑料环，以备后期在颈部与气道两端吻合时用，此种手术死亡率高，应当慎用。次全切除后气管重建问题现阶段尚未解决，如果肿瘤侵犯喉部不得不切除时，仅行纵隔内气管造口即可。在一些少见病例中，虽然病变累及大部分气管，但还能保留喉的功能，这些患者仅剩 2～3cm 长的相对正常的气管，其余部分由气管切开插管和其周围的瘢痕组织隧道构成。对一些腺样囊性癌和鳞癌患者，一般不采用重建来解决，而采用多期皮管及上部胸骨部分移动来解决，这一过程较烦琐，有可能引起出血和吻合口瘢痕形成。对于少数肿瘤患者，临床上可试行应用气管替代物。

（4）全喉气管切除术：肿瘤累及喉部同时累及大部上段气管时，临床上需行根治性全喉气管切除。

（5）气管开窗肿瘤切除术：气管开窗肿瘤切除或称气管侧壁切除，适合于病变局限、基底部较宽的良性肿瘤，或低度恶性肿瘤。遗留的缺损可用上下缘拉拢缝合。气管壁切除 4cm 以下时，一般均可直接缝合，张力不大，术后不致狭窄，也不会造成成角畸形。可使用丝线，单针间断缝合或褥式外翻间断缝合，也可使用带缝针的无创伤不吸收性合成缝线，以减少组织反应，减少肉芽肿形成。如切除肿瘤后缺损为长形，不能上下拉拢缝合，而纵行缝合可能造成管腔狭窄时，则需使用气管替代物进行修补，气管替代物包括阔筋膜加心包、阔筋膜加胸膜、阔筋膜加皮肤，也有用带蒂的肋间肌加胸膜，还有使用 Marlex-Mesh 加带蒂的心包。

（6）气管肿瘤局部刮除术：某些气管肿瘤由于临床上诊断延误，致患者就诊时表现为严重呼吸道梗阻，呼吸困难，病情危重。此时，简单而有效地疏通呼吸道是外科手术的首要目的。局部刮除气管肿瘤也不失为有效治疗方法，尤其对气管良性或某些低度恶性肿瘤更是如此，特别注意在局部刮除气管内肿瘤时，应电灼肿瘤基底部，这样能很好地止血，并能杀伤其根部残余瘤组织，但是电灼不能过度，以免造成气管壁坏死、穿孔。若为气管低度恶性肿瘤，术后应辅以放疗，效果满意。

6. 术后处理　气管手术后保持呼吸道通畅十分重要，室内空气保持一定湿度，可用雾化吸入帮助患者排痰，如痰液黏稠阻塞支气管，可用纤维支气管镜冲洗吸痰。一般尽量不做气管切开，以免增加创伤和感染机会，缓慢进食水，以免误吸。术后采用颈前屈位，保持 10～14 天，以后逐渐活动，增加伸展程度，但应避免仰头，以防增加吻合口张力，3 个月后头部可自如活动。一般主张术后应用短期中剂量激素，因激素有扩张支气管、减轻水肿、减少肉芽组织及瘢痕形成作用。用法是地塞米松 5～10mg，每天 1～2 次，或氢化可的松 100mg，每天 1～2 次，静脉滴注，5～7 天后逐渐减量，3 周内停药。术后远期如果出现反复刺激性咳嗽伴咯血，应考虑吻合口线头刺激或肉芽出血，可在纤维支气管镜直视下拔除线头或电灼肉芽肿止血。如果吻合口瘢痕形成造成吻合口狭窄，可在高频通气下行球囊狭窄部扩张，或放置记忆合金气管支架。

（五）气管外科中的特殊问题

1. 气管切除的安全长度　气管节段切除对端吻合术是治疗气管肿瘤最理想的方法，但是气管可切除长度有限，切除过长将导致吻合口张力过大而影响愈合。1961 年，Michelson 提出气管可以切除的长度为 4.0 ～ 6.0cm，若充分游离下肺韧带和切断左主支气管，可多切除 2.5 ～ 5.0cm，使总的切除长度达 6.0 ～ 10.0cm，此时将气管两端进行吻合，吻合口需承受约 1 磅（1 磅 =0.45kg）重量的张力。同时，50 岁以上患者的气管活动度仅是年龄 30 ～ 50 岁患者的一半。1964 年，Dignan 等提出游离下半段气管的方法分为三步：游离右肺门并切断下肺韧带，可增加切除气管长度约 3.0cm；心包内游离肺静脉附着处，可增加 0.9cm；切断左主支气管并移植至右中间段支气管，可增加 2.7cm。应用这些步骤，可使气管切除的总长度达 6.6cm。1968 年，Mulliken 和 Grillo 在颈部屈曲 15° ～ 30°，经颈纵隔切口游离气管前后方，保留侧面血管软组织，切除气管 4.5cm，如果再开胸游离右肺门可多切除 1.4cm，切除气管的总长度达 5.9cm。1969 年，Fishman 应用喉松解术，将舌骨与甲状软骨间的甲状舌骨肌及其韧带切断，可使喉下降 2.0cm，又增加了气管的可切除长度。气管长度随身长而异，临床上应用气管切除对端吻合术而考虑所能切除气管长度时，必须根据具体对象制订手术方案。老年人气管弹性减退，可切除长度相应减少，年轻人则可适当延长。颈部位置也十分重要，当颈部后仰，气管的隆突部可达胸骨柄和胸骨体交界处，而颈部前屈时，气管几乎全部退入纵隔内。

2. 继发性气管肿瘤的外科处理　喉癌可直接侵犯累及上部气管，这类肿瘤可采取根治性肿瘤切除术，同时在近气管隆突处行远侧气管切开。喉癌术后在气管切开处复发不太常见，多数复发由淋巴播散所致。

支气管源性肿瘤，特别是起自主支气管的肿瘤可以侵及气管，也可累及纵隔淋巴结，当支气管源性肿瘤侵及气管壁时，一般不可能采用外科方法根治。有些主支气管类癌患者接受了不恰当的手术方式，后期还需行隆突切除术。

食管癌侵及气管壁时可产生食管气管瘘，往往是癌肿直接侵蚀或破坏所致，临床上更常见食管癌侵及气管后壁，放疗后造成局部坏死、穿孔。临床上很少采用食管癌切除同时行气管切除，术后再辅以放疗。仅有一种情况可应用术后放疗，即食管病变能完全切除，仅留一小部分与气管粘连。这样做虽然可以控制局部病变，但远处转移和复发仍较常见。

需要气管外科治疗最多的一类继发性肿瘤是甲状腺恶性肿瘤，甲状腺滤泡样癌甚至甲状腺乳头样癌均可侵及气管。如果甲状腺肿瘤引起气管梗阻或是在甲状腺切除术中发现肿瘤侵及气管，理想的治疗方式是在初次手术中或二次手术时，切除受累节段的气管，Grillo 对大量甲状腺癌侵及气管的患者进行治疗，初次手术时侵及气管的甲状腺肿瘤被剔除，术后复发。有些患者手术切除完全是姑息性的，但还能维持很长时间。但是，若术后接受了大剂量放射治疗存在残余肿瘤，再手术切除气管则为禁忌证，因为放疗后气管手术很难愈合。

其他可能侵及气管的肿瘤还包括头部、颈部肿瘤转移，侵及纵隔的乳腺癌和纵隔淋巴瘤，这些通常均不是施行气管切除的指征。

（六）治疗结果

气管、支气管肿瘤的预后与组织病理形态有重要关系。鳞状上皮细胞癌发展较快，向周围浸润性生长，影响呼吸和进食，预后较差。腺样囊性癌、类癌等发展较慢，恶性程度低，虽呈浸润生长且可转移，但可带瘤生存较长时间，预后尚好。气管乳头状瘤属良性，但有多发和复发的特点，临床上处理较复杂，需特别注意；神经纤维瘤属良性，预后好，也可局部复发；间质组织肿瘤如软骨瘤、毛细血管瘤和错构瘤，预后好，局部切除即可达到治愈（图 9-1-16 ～ 图 9-1-20）。

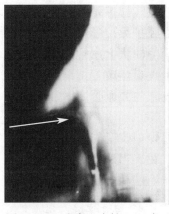
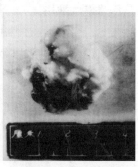

图 9-1-16　患者，女性，31 岁。气管侧位体层像，箭头示气管内阴影

行气管右侧壁切除术，病理为圆柱瘤，大小为 3cm×3cm×2.5cm，位于隆突上 2cm

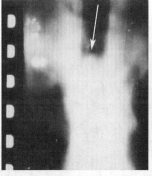
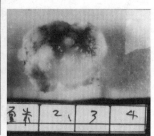

图 9-1-17　患者，男性，23 岁。气管后前位体层像，箭头示气管内圆形阴影

经颈切口，手术切除声门下 8cm 处气管内错构瘤，有细蒂附于膜状部，质坚硬，大小为 2cm×2.5cm×2cm

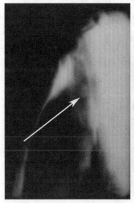
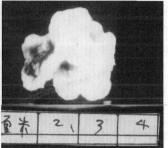

图 9-1-18　患者，47 岁。气管侧位体层像，箭头示气管内阴影

手术局部切除，乳头状瘤呈丛状生长，以细蒂附于后壁膜状部。质脆，易脱落，光滑，呈乳白色。大小为 2cm×2cm×1.5cm。术后 4 个月复发

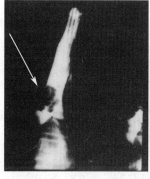
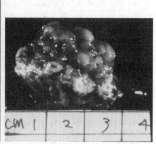

图 9-1-19　患者，男性，11 岁。气管碘油造影示右侧壁充盈缺损呈结节状

行右侧气管侧壁切除术，病理为神经纤维瘤，大小为 6cm×4cm×3cm，结节光滑，根部附于膜状部。术后随诊 5 年无复发

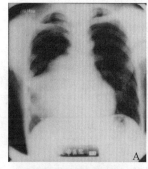
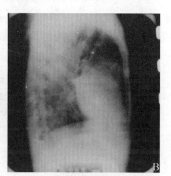
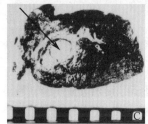
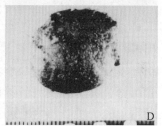

图 9-1-20　患者，男性，35 岁。右肺慢性化脓性感染 3 年
A. 后前位胸部 X 线片示右肺中叶阴影；B. 侧位像示右肺中叶肺不张及肿物，呈椭圆形阴影；C. 切除的右肺中叶标本，支气管扩张，腔内有大部分游离状的畸胎瘤；D. 自支气管分离出来的带有毛发及皮脂腺样物质的畸胎瘤

　　Grillo 曾经报道 198 例原发性气管肿瘤治疗结果。在接受一期气管下段切除并行气管重建的气管鳞状上皮癌患者中，20% 术后 2 年尚存活，1 例在切除后 1.5 年复发，另 1 例在肺部和舌部出现两处鳞癌。这组患者包括 80 例气管腺样囊性癌，其中 50 例接受了气管节段切除和隆突成形术，其 5 年和 10 年生存率分别为 66% 和 56%，切除残端阳性率为 8%。因此，Grillo 主张术后应积极行放射治疗。徐乐天等报道了 50 例原发性气管支气管肿瘤，其中 3 例鳞状上皮细胞癌患者均在探查性

手术后 1 个月、4 个月、6 个月内死亡，在这一组中，腺样囊性癌患者均接受局部刮除术，气管壁和肿瘤基底部电灼，术后辅以放疗，5 年生存率为 75%，10 年生存率近 50%，其中有 2 例分别于术后 4 年半和 5 年复发，经再次手术刮除肿瘤，其中 1 例已在二次术后生存 9 年。笔者指出腺样囊性癌的病程长，对此类患者术后随访应当延长到 20 年。继发性气管肿瘤患者无明确治愈间期，然而甲状腺癌侵犯气管时其缓解期可延长至 6～8 年。

从以上这些结果可以得出以下结论：①切除气管良性原发性病灶和低度恶性肿瘤可以获得相当满意的缓解和较高治愈可能；②如果一期切除并行气管重建，气管鳞癌和腺样囊性癌可得到明显缓解及最好的治疗机会，但常需要加用放疗；③对于继发性累及气管的肿瘤，如低度恶性甲状腺癌累及气管，某些经过选择的患者进行气管切除和重建，患者症状可以获得明显缓解。

第二节　支气管扩张

支气管扩张是以支气管树异常扩张为特征的一种常见慢性支气管疾病。主要由于支气管及其周围肺组织炎症破坏了支气管壁弹力层和肌层，引起支气管变形和支气管持续性扩张。支气管扩张可分为先天性支气管扩张和继发性支气管扩张两种。先天性支气管扩张是由于支气管先天性发育不良，呈囊状扩张，可伴有心脏异位、鼻窦炎和胰腺囊性纤维化等。继发性支气管扩张的基本致病因素是支气管 - 肺反复感染和支气管阻塞，既往常与麻疹或百日咳有关，现多由革兰氏阴性杆菌肺炎所致。反复感染使支气管各层组织，尤其是平滑肌纤维和弹力纤维破坏，削弱了支气管壁的支撑作用，吸气时支气管腔内压力增高，支气管同时受到胸腔内负压的牵引而扩张。因支气管阻塞，呼气时气体不能排出，大量分泌物长期淤积在支气管腔内，从而加重支气管壁炎症和破坏程度，长此以往，逐渐发展成为支气管扩张。

一、病理和病理生理

支气管扩张的形态可分为囊状、柱状和混合状，先天性支气管扩张多为囊状，继发性支气管扩张多为柱状。典型的支气管扩张的病理改变是支气管壁组织破坏，管腔扩大，管壁上皮呈急性及慢性炎症和溃疡，纤毛柱状上皮常被鳞状上皮所替代，支气管周围出现炎症改变、纤维化、机化或肺气肿。支气管血管与肺血管之间的交通支开放，吻合增多。

支气管扩张的病理生理改变与支气管扩张数量及并发肺实质病变有关。当病变范围广泛，支气管黏膜上皮破坏，纤毛摆动所致气道自洁作用减弱或消失，分泌物潴留在支气管腔内不能排出，从而加重支气管炎症，刺激支气管痉挛，出现阻塞性通气障碍，通气 / 血流比值失调。支气管扩张患者肺循环血管与支气管循环血管之间交通支开放增多，解剖分流增加，同时随着通气 / 血流比值区域增大，生理分流日渐明显，可以出现弥散功能障碍、低氧血症，严重时可造成呼吸功能不全。病变严重时，肺间质毛细血管床广泛破坏，肺循环阻力及右心室后负荷增加，可出现右心室肥厚、右心衰竭。

二、临床表现

病程呈慢性经过，多于青壮年发病，最常见的症状为咳嗽、咳痰、咯血和反复肺部感染，临床症状与支气管病变的轻重和感染程度有关。临床将以咳痰为主的称为湿性支气管扩张，典型的痰液放置数小时后，可分为三层，上层为泡沫，中层为黏液，下层为脓性物和坏死组织。以咯血为主的占 57%～75%，咯血量从痰中带血至大量咯血，咯血量与病情严重程度和病变范围不一定平行。部分患者以咯血为唯一症状，临床上称为干性支气管扩张，常见于结核性支气管扩张。反复肺部感染可引起发热、乏力、贫血等全身中毒症状，严重时可引起气促、发绀。Brooke Nicotra 等报道称，咳嗽是最主要的症状，占 90%，51% 的患者有反复发作的咯血，多数患者常伴有胸痛和反复发热，偶可有呼吸困难。

体格检查：合并反复肺部感染时，局部叩诊呈浊音，可闻及湿啰音和哮鸣音，并不随体位变化改变。患者可有杵状指（趾）（表 9-2-1），见于不足 5% 的病例。总之，体格检查常缺乏特异性发现，偶可见慢性鼻窦炎所致的鼻息肉。病程早期无肺源性心脏病和营养不良的表现，一旦出现，提示病程已到晚期。

表 9-2-1　支气管扩张的症状和体征（一组 123 例患者分析）

症状	例数（%）	体征	例数（%）
咳嗽	111（90.2）	捻发音	86（69.9）
每日咳痰	93（75.6）	喘鸣音	42（34.1）
咯血	63（51.2）	干啰音	64（43.9）
反复发热	86（69.9）	杵状指（趾）	4（3.2）
反复胸膜刺激	57（46.3）		
呼吸困难	88（71.5）		

影像学检查的某些特征性征象对诊断支气管扩张有帮助。通常首先摄标准胸部 X 线片，主要征象包括支气管周围纤维化和分泌物潴留所致肺纹理增粗，呈斑片状，或呈融合肺阴影或表现为肺不张，偶尔可见囊状扩张的支气管。CT 是目前临床上最常用的检查方法，CT 可发现支气管扩张典型表现、严重程度及分布范围，已经替代了既往的支气管碘油造影。若要准确地诊断支气管扩张，应在急性感染控制 6 ~ 8 周后再做支气管造影检查。

10mm 层厚 CT 扫描的敏感度为 66%、特异度为 92%，而 1.5mm 薄层 CT 扫描（HRCT）的敏感度和特异度分别为 84% 和 92%。CT 扫描另一个优于支气管造影的特点是能更好地显示支气管周围炎症和肺间质改变。

核素肺血流灌注扫描对支气管扩张患者术前评估有重要作用，它可显示 CT 影像表现正常的潜在的异常支气管扩张区域，其原因为支气管动脉增生，造成体–肺动脉分流，使病变区域核素灌注不良。这种血流阻断不仅揭示了更广泛的病变范围，而且也影响了治疗方法选择。相反，灌注正常提示支气管扩张为早期，不需手术处理。灌注正常也见于肺段不张或肺叶不张，常是邻近的正常肺组织占据了其解剖部位（假阴性）。

支气管扩张患者的其他检查包括支气管镜检查，目的为除外异物或肿瘤；痰培养和细菌药敏学检查；Sweat 试验以除外囊性纤维化，以及鼻窦区 X 线、CT 检查和某些免疫学检查，包括血清免疫球蛋白测定（B 淋巴细胞）、淋巴细胞计数和皮肤试验（T 淋巴细胞）、白细胞计数和分类（吞噬细胞）、补体成分测定（CH_{50}、C3、C4）。

局限性支气管扩张患者的肺功能检查多正常，有学者发现弥漫性支气管扩张有明显小气道阻塞，类似慢性支气管炎表现。严重支气管扩张患者可伴低血氧混合型通气障碍。

必要时还可能做其他检查，如支气管动脉造影，以证实咯血部位；怀疑存在胃食管反流时需做食管造影及呼吸道上皮活检进行纤毛超微结构研究等。

三、治疗方法

1. 内科治疗　几乎所有支气管扩张患者最初的治疗都在内科，包括控制感染、应用支气管扩张药和呼吸物理治疗。一般而言，抗生素有益于减少每天痰量、改变脓痰性质和缩短住院天数，但是长期大量使用抗生素对患者并非合理。支气管扩张药物通常使用喷雾剂，其可减轻黏膜水肿，解除支气管痉挛。呼吸物理治疗对于多段病变最重要，主要是体位引流（图 9-2-1 ~ 图 9-2-8）、每天拍背咳痰、进行呼吸锻炼和宣教呼吸保健原则等。内科治疗支气管扩张的其他方法还有湿化呼吸道以增加黏液流动性，应用祛痰药有利排痰，以及戒烟以减少刺激物接触等。现在临床上常在易感季节（春季、冬季）应用多种细菌萃取类药物（如泛福舒），使体内产生针对多种细菌的抗体，从而预防感染发生。

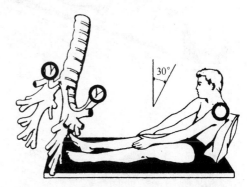

图 9-2-1　肺节段性体位引流——上叶尖段
床头抬高，上身与下肢弯曲成 120°，以手掌轻拍锁骨与肩胛骨顶端之间的区域

内科治疗的另一重要方面是治疗相关疾病，如鼻窦炎、胃食管反流、免疫球蛋白缺乏症等，注射百日咳、麻疹及流感的疫苗可有一定帮助。

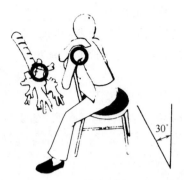

图 9-2-2　肺节段性体位引流——上叶后段

患者反向跨坐于椅上，前胸靠椅背，使身体前倾 30°，以手掌轻拍上背部

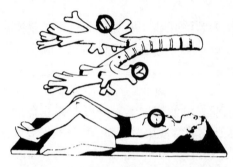

图 9-2-3　肺节段性体位引流——上叶前段

患者仰卧，下肢屈曲，背部平贴床面，以手掌轻拍锁骨与乳头之间的胸部

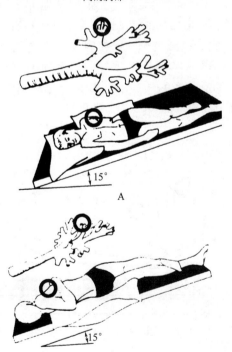

A

B

图 9-2-4　肺节段性体位引流——左肺上叶舌段或右肺中叶

将床尾抬高 15°，患者向健侧卧位，身体再向患侧旋转 1/4 圈，以枕头垫在患侧肩、臀之下，上方的腿弯曲，以手掌轻拍患侧乳头部位

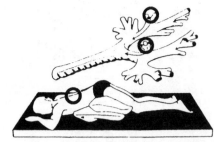

图 9-2-5　肺节段性体位引流——下叶背段

患者俯卧，以枕头垫在腹下，使臀部抬高，以手掌轻拍肩胛骨尖端与脊柱两侧的中间背部

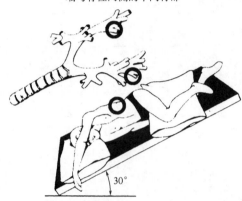

图 9-2-6　肺节段性体位引流——下叶内、前基底段

将床尾抬高 30°，患者向健侧卧位，患侧上肢向前伸直与头同高，患侧腿弯曲，枕头垫于两腿之间，以手掌轻拍腋窝侧肋骨部位

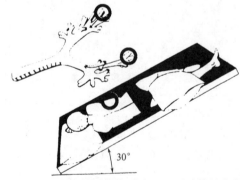

图 9-2-7　肺节段性体位引流——下叶外基底段

将床尾抬高 30°，患者向健侧卧位，身体向患侧旋转 1/4 圈，患侧腿弯曲，以枕头垫于两腿之间，用手掌轻拍最下肋骨的最高部位

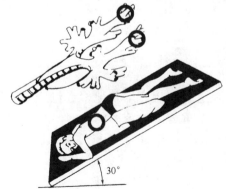

图 9-2-8　肺节段性体位引流——下叶后基底段

将床尾抬高 30°，患者俯卧，头部朝下，以枕头垫在腹部和臀部之下，使臀部抬高，以手掌轻拍最下肋骨与脊椎之下的背部

2. 外科治疗

（1）手术适应证：Hodder 等提出，手术切除适应证必须满足以下条件：①术前通过支气管造影或 CT 证实病变为局限性支气管扩张；②有足够心肺功能储备能耐受拟行的切除术；③肺组织出现不可逆病变，非早期可保守治疗阶段；④明显持续慢性咳痰、反复发作咯血和肺炎发作；⑤充分的药物治疗失败。外科治疗的先决条件是明确病变范围。因为术中很难准确判断哪些肺段受累，有帮助的间接征象是受累的肺段或肺叶膨胀差，触及扩张的支气管，肺表面多无炭末沉着。所有手术患者，至少在术前 48 小时接受有效的抗生素治疗及拍背和体位引流等积极的呼吸物理治疗。

（2）手术方法：1923 年 Graham、1927 年 Whittemore、1928 年 Sauerbruch 报道了外科分期治疗支气管扩张的不同方法。1929 年，Harold 和 Brunn 报道了 5 例成功的一期肺叶切除治疗支气管扩张。1931 年 Nissen、1934 年 Cameron Haight 为晚期支气管扩张患者成功地施行了一侧全肺切除。1939 年，Churchill 和 Belsey 对支气管扩张手术进行了规范，并介绍了 86 例肺段切除的经验。

外科治疗支气管扩张的目的是去除所有的受累肺段，同时最大限度地保留肺功能。最终必须保留至少 2 个最小肺叶或 6 个肺段以保证有足够的肺功能。技术上，支气管扩张手术既容易又困难。采用双腔气管内插管麻醉以避免术中患侧肺内的分泌液流入对侧。由于脏胸膜、壁胸膜间粘连较重，必须在胸膜外游离肺叶，此可能会增加手术操作难度。下叶支气管扩张，与膈面常有严重粘连，必须小心游离解剖，注意偶有叶内型肺隔离症是造成支气管扩张的原因，若未想到也未能认真鉴别，手术操作可能会误伤异常体动脉分支。因为长期炎症粘连，游离解剖肺动脉及其分支周围的肿大淋巴结也会延长手术操作时间。支气管周围的支气管动脉增粗，若未能仔细确认及牢靠结扎，可能导致术中和术后出血。弥漫性和多肺段病变患者，手术疗效难以预知，一般这些患者不是手术最佳适应证，应避免手术处理。满足以下适应证的患者，手术可能获益：①药物治疗无效且症状明显，手术可以彻底切除病变；②难以控制的咯血或支气管动脉栓塞后复发咯血；③姑息性手术主要目的为缓解症状，即切除多数受累的肺叶或肺段。

3. 治疗效果　95% 的患者能从手术获益，局限性病变患者疗效更佳。手术死亡率为 1.4%～2.2%，并发症发生率约为 24%，88%～95% 的患者术后症状明显改善甚至不再复发。

（任　华　肖　博）

第三节　气管切除及重建技术现状

许多原因可以导致气管解剖学或功能性狭窄，最简单有效的治疗方法是气管部分切除并一期气管端端吻合。在过去 30 年中，气管手术技术不断改进成熟，使得这项手术效果良好，并发症及死亡率很低。目前气管松解技术的发展使得更长段气管的切除得以完成并能进行无张力吻合。现代技术对累及声门下区域的狭窄可以进行一期喉 - 气管切除和重建。而对于累及气管全长的病变，用自体或合成材料进行气管替代仍停留在试验阶段。本节将简单介绍需要进行气管切除的各种疾病及临床表现，然后详细地讨论其诊断及治疗方法。

一、需要气管切除的病变

引起气管狭窄的病变大致可以分为：先天性，创伤性，肿瘤性，感染性，炎症性，其他原因，以及找不到原因的特发性气管狭窄（表 9-3-1）。先天性气管狭窄少见，它可以表现为气管内网状横隔，通常位于环状软骨下水平，或气管任何水平长段的漏斗形狭窄或短段狭窄。先天性气管下段狭窄可以合并支气管异常，如右上叶支气管起源于主支气管，或合并血管异常，如左肺动脉发自右肺动脉近端（肺动脉索）。先天性气管狭窄也可表现为完全性的气管软骨环，缺乏膜性后壁。

表 9-3-1　需施行气管切除及重建的气管狭窄分类

先天性
　并发或没有相应的支气管或血管畸形
创伤性
　插管后气管狭窄
　套囊气管狭窄
　造瘘口气管狭窄

续表

声门下气管狭窄

气管食管瘘

气管无名动脉瘘

直接外部损伤所致气管狭窄

烧伤性气管狭窄

肿瘤性

原发性气管肿瘤

鳞状细胞癌

囊性腺样癌

其他原发肿瘤

肿瘤继发性侵犯气管

支气管肿瘤侵犯隆突

甲状腺肿瘤局部侵犯

感染性

白喉所致气管狭窄

结核所致气管狭窄

组织胞浆菌病所致气管狭窄

炎症性

结节病所致气管狭窄

淀粉样变性所致气管狭窄

韦格纳肉芽肿所致气管狭窄

复发性多软骨炎所致气管狭窄

特发性

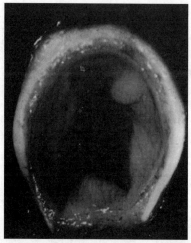

图 9-3-1　气管切开口狭窄。由气管前、侧壁瘢痕化形成特征性的"A"形管腔

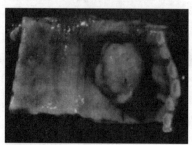

图 9-3-2　套囊水平狭窄。该部位的狭窄是环周管腔，呈圆形

即使广泛使用低压气囊，气管插管后狭窄仍然是临床上一个棘手问题。长期插管后气管狭窄主要发生在气管切开或气管内插管的套囊水平，或造瘘口部位。造瘘口部位的狭窄是由气管前壁、侧壁瘢痕形成的，该损伤因气管切开瘘口插管的杠杆（翘起）损伤引起，此种狭窄在支气管镜下表现为一种"A"形狭窄（图9-3-1）。套囊造成的狭窄过去多因高压气囊所致，现在则多因低压气囊过度充气所致。这种损伤常造成环形压迫性损伤并形成环形狭窄（图9-3-2），气管软骨可以相对完整或完全破坏，造成一定程度的气管软化。气管软化位于造瘘口与套囊狭窄之间，使得该段气管不能用于重建。切除气管必须包含狭窄段及软化区域。

声门下部的狭窄多由长时间气管内插管，环甲膜切开或高位气管切开后，经环状软骨置入插管时损伤造成。近年来经喉插管过长时间（2～3周及以上）使此类损伤发生率明显增加，因此需要开展喉气管切除技术。

长时期机械通气产生的并发症中需要手术处理的有两种：气管食管瘘和气管无名动脉瘘。前一种并发症最常见于长时间留置鼻饲管及带充气套囊的气管插管。后一种并发症是气管切开下缘过低可能侵蚀无名血管壁，发生气管无名动脉瘘，这种情况可能需要单纯修补而不需要气管切除。高压气管套囊最常造成无名动脉损伤，此时常合并气管环状损伤，需要在修补时切除气管。

外部钝性或穿透性直接损伤可以造成相应水平气管撕裂或完全损坏。临床上应辨识这种损伤，早期进行气道处理，同时注意处理其他合并损伤，这是抢救成功的关键。如果急诊医师对修补的原则尚不熟悉，最好先行气管切开以保护气道，为以后的气管重建做准备。若进行一期修补，必须遵守气管手术的基本原则。清除坏死组织，进行无张力吻合。

吸入性烧伤是另一种造成创伤性气管狭窄的病因。这类损伤在声门下最重，而远端气道损伤较轻，多数情况下，气管环未被破坏。因为声门下损伤严重，范围较长，烧伤组织切除后容易形成较大瘢痕,因此不宜进行早期切除。烧伤后气管狭窄的早期处理是气管切开或放置硅胶 T 管。数月后,烧伤瘢痕逐渐减退,可以尝试拔除 T 管。少数轻症病例可能不需要进一步治疗即可恢复正常通气。对于复发性狭窄的病例,可以再放置 T 管或行气管切除重建手术。强调对这些患者过早地施行手术可能适得其反,反而导致手术失败。

　　肿瘤性气管狭窄可以由原发性或继发性气管良性、恶性肿瘤引起。原发性气管肿瘤少见,发病率为每年 2.7/100 万。其中大部分是恶性。两种最常见的气管恶性肿瘤是囊性腺样上皮癌和鳞癌(图 9-3-3),还有其他恶性程度不同的肿瘤。一般而论,气管肿瘤最有效的治疗方法是气管切除重建。

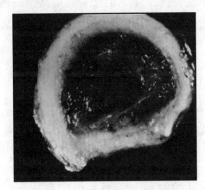

图 9-3-3　气管的外生型鳞癌

　　气管鳞状细胞癌的流行病学特点与肺鳞状细胞癌相似,多发生于 50～60 岁的吸烟者。最初就诊时,它多局限于气管,也可能形成相邻纵隔肿块,或是纵隔淋巴结转移或肿瘤直接侵犯纵隔。约 40% 气管肿瘤患者同时存在第二个肿瘤,如同期的上消化道鳞癌。近 1/3 气管肿瘤患者出现症状时已属晚期,此时禁忌手术治疗。

　　囊性腺样上皮癌通常被认为是气管内的外分泌腺来源的肿瘤,但它也可以形成气管外肿块。最初它仅压迫而不侵犯纵隔结构,可以发生淋巴结转移,但概率比鳞癌小得多。囊性腺样上皮癌的显著特点是它能在黏膜下蔓延或沿神经长距离扩散,范围远远超过肉眼所见。为保证切除彻底,术中切缘冰冻病理十分重要。但是基于肿瘤生长缓慢且对放疗敏感,在临床上本病患者即使病变残端阳性也可以长期存活。

　　放疗是气管恶性肿瘤的主要治疗手段之一,越来越多的临床资料证明早期手术结合术后放疗效果更佳。放疗作为主要治疗手段仅用于鳞癌有远处转移者或不能彻底切除并重建气道的患者。对囊性腺样上皮癌患者来讲,远端有转移时切除了原发病灶也属合理,因即使存在转移瘤,患者也有可能获得长期带瘤生存。

　　原发于其他器官而累及气管的肿瘤:①支气管癌,由主支气管延伸至隆突,彻底切除需行隆突切除;②中段食管癌,向外直接侵犯气管,此类患者预后很差,临床很少施行气管及食管同时切除;③甲状腺癌,侵犯气管并不少见,这类肿瘤生长缓慢且无明显症状,姑息性切除或根治性切除的指征均很充分,当无广泛远处转移,切除手术常可以获得长时期姑息性症状缓解,从而避免了出血或梗阻引起的窒息,若技术允许时应尽量施行。

　　很多感染可以引起气管狭窄。白喉曾经是常见病因,但现在已罕见。支气管内膜结核感染愈合后,黏膜下纤维化可以导致气管狭窄。组织胞浆菌病继发纵隔纤维化,可以累及气管、支气管,从而形成狭窄,但此种病变很少考虑气管切除重建。许多系统性疾病也可累及气管,如结节病、淀粉样变性、韦格纳肉芽肿和复发性多软骨炎均可累及气管,对这些罕见病例的治疗必须个体化。

　　最后,还有一些患者喉气管及上段狭窄却无法找出明显诱因,称为特发性气管狭窄。这些患者多为女性,病变组织学特点为环形瘤样瘢痕纤维化,固有层增厚,软骨无破坏,镜下可以看到从新鲜炎症到成熟瘢痕一系列表现。瘢痕成熟后应该进行切除重建手术。黏膜红润、质脆则提示仍处于炎症状态,最好推迟手术,直到病变发展到瘢痕成熟期再施行。气道狭窄过渡期需采取反复扩张治疗来维持,这些患者手术时通常需要行喉气管切除重建。

二、临床表现

　　气管狭窄引起的病因多种多样,但所有患者的临床表现都大致相似,开始时表现为活动后气短,以后出现哮喘和(或)喘鸣,有的出现复发性肺炎。气管软化患者表现为特殊的犬吠样咳嗽及呼气相喘鸣，单纯气管狭窄患者表现为吸气相喘鸣，这是两者的鉴别之处。因此，在气管病变确诊之前患者常被误诊为哮喘而长期治疗，尤其是生长缓慢的气管肿瘤。任何有气道梗阻症状且近期有气管插管史的患者，需考虑是否存在气管狭窄。插管后损伤通常发生在拔管后 1 ～ 6 周。

除上述表现之外，恶性肿瘤常有咳嗽及痰中带血，巨大肿瘤可以出现声音嘶哑及吞咽困难。鳞状细胞癌较囊性腺样癌血痰的发生率更高，因此确诊也更早。

三、放射学评估

一旦怀疑气管病变，通过简单的放射学检查即可以明确诊断。出现痰中带血时，支气管镜检查可以发现气管肿瘤。但是，除非梗阻十分严重需要紧急处理外，临床上我们一般将支气管镜检查推延至手术时进行，以免因镜检发生意外。

放射学检查的目的是揭示病变位置、长度及有多少正常气管可用于重建手术。高曝光标准的胸部 X 线后前位片可以显示气管及大多数支气管狭窄。因此，怀疑气管病变时均应行高电压胸部 X 线后前位检查，用铜滤光器显示整个气管。颈部侧位伸展像可以很好地显示喉及上段气管。此外，透视可以看清声门的功能状态并划分软化范围。标准断层像可用来局部放大以显示细节（图 9-3-4）。

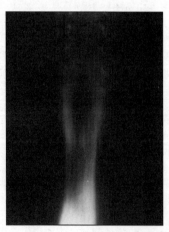

图 9-3-4　典型的气管断层像显示套囊狭窄

我们发现清晰的传统纵向成像往往比 CT 横断像对手术医师的帮助更大，CT 的优点是可以清楚地显示肿瘤的腔外范围及鉴别血管。磁共振在气

管病变诊断中的价值还有待研究，但它可以提供气管的冠状位及矢状位图像，对于某些病例它可以提供比传统放射技术更精确的细节。长期带管的患者在进行检查时需要拔除气管内插管，因此需要一位可以紧急换管的医师在场。

四、支气管镜检查

支气管镜下直视观测气管狭窄程度对气道评估极其重要。描述气管病变的主要指标是狭窄近端、远端的位置，以及病变与环状软骨、声门、隆突的关系。

如前所述，支气管镜检查与镜下手术的条件应当相同。硬管支气管镜（简称硬镜）和软管支气管镜（简称软镜）都有用，但软镜通过严重狭窄部位可能引起急性气道梗阻，尤其是门诊患者。因此，我们建议支气管镜检查应在手术室使用硬镜，患者也要做好思想准备，必要时行气管插管和狭窄扩张，这是在急诊或亚急诊情况下评估病变的最安全方法。硬镜除了能保护气道外，还有放大及望远的效果，较软镜可以更精确地显示病变范围和黏膜质地。当然，如果存在明显炎症，建议推迟镜检和手术，直到炎症消退后再进行。

气管肿瘤或插管后狭窄可能表现为呼吸道急症，在这种情况下，有时条件不允许气管插管或插管很危险，经过简单急救措施，如头部抬高，吸入冷、湿化氧气，轻度镇静的同时迅速进入手术室，紧急建立呼吸通路。可以采用吸入麻醉缓慢诱导直至能够进行硬镜检查，这可能需要 20 分钟左右。强调为避免麻醉过深，不使用肌松剂。检查气道肿瘤要求硬镜刚好放置在梗阻近端，从而可以评估该区域。通常情况下只有硬镜可以通过病变狭窄部位检查远端。硬镜镜头可以穿过肿瘤，之后再用吸引器及活检钳去除碎片。镜检很少发生严重出血，遇到出血可以将气管镜越过病变予以压迫并对远端通气。少数情况下可用浸有肾上腺素的棉球压迫或直接电凝止血。笔者体会激光技术虽然有效，但与上述技术比较并无更多的优点。

对于气管插管后气道狭窄急症，大口径硬镜通过狭窄段可能会造成气管破裂或突发梗阻。在这种情况下，可以放置 Jackson 扩张器逐步扩大，此可有效地扩张狭窄部位直至可以通过硬镜。其他方法也可以用直径 2～4mm 的儿科气管镜，逐渐增大气管镜的口径做轻柔的旋转式推进。一旦镜下明确了病变长度并看到正常气管，即可建立有效的气体通路，移去气管镜进行插管，剩下的就是等待手术。

有时濒临气道完全阻塞的患者，在手术室急诊处理后获得缓解，一旦建立了安全气体通路，可以做进一步详细检查，询问病史，这些对于患者有极大帮助，患者可停止所有的激素治疗，并允许日后接受手术处理。需要指出的是，炎性狭窄患者在抢救成功后数天或数周内可能出现再次狭窄，因此在等待手术间期可以重复进行扩张。

最后，强调所有患者都应尽量避免气管切开，因为它减少了用来重建的气管组织，使手术复杂化。对于少数某些患者，用其他方法不能建立气体通路，必须行气管切开时，应选择损伤最严重的部位，最大限度地保护正常气管。

五、手术解剖

成人气管自环状软骨下缘到隆突的平均长度为 11cm，加上可能发生狭窄并需要切除的喉内声门下 1.5～2cm 气道，共有 18～22 个软骨环，每两个软骨环之间长约 1cm。正常气道内唯一完整的软骨环是环状软骨，其余都是前方软骨弓。正常气管即使在咳嗽时也能保持通畅，这与软化的气管不同，软化的气管在咳嗽时呈塌陷状态。

气管手术最重要的是气管的血供及相连结缔组织的长度。气管容易随同周围结构做垂直运动。年轻人头部过伸可以使 50% 的气管进入颈部，而曲颈时几乎整个气管进入纵隔，后者这种姿势可明显减轻气管吻合口张力。对于老年或驼背患者，屈颈运动可能受到限制，也就缩小了气管切除的范围。上段气管主要由甲状腺下动脉供血，下段气管主要由支气管动脉分支供血。这些血管经过侧壁进入气管。纵向的交通支很细，术中必须小心保护，缝合断面不宜过长，以免破坏气管血供的终末支。我们要求气管环周切除范围限制在 1～2cm。因为血供由侧面进入，气管前壁及气管膜部切开不受严格限制。喉返神经在双侧气管-

食管沟中上行并在甲状软骨下角由后外向内侧行进，由环状软骨结合部且邻近环杓关节处进入喉（图 9-3-5）。需要清楚这个神经的走行，术中需认真辨清并加以保护。要做到这一点应注意一定要紧贴气管操作，保证剪刀与气管壁之间无组织夹带。

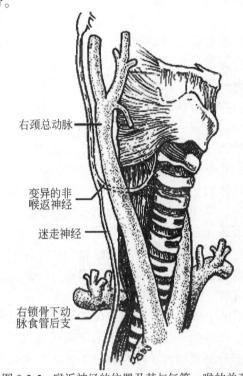

图 9-3-5　喉返神经的位置及其与气管、喉的关系

在第二、三气管软骨环水平，甲状腺峡部与气管紧贴，这是甲状腺癌最常侵犯气管的部位。中段食管相当于气管隆突水平，是食管癌侵犯气管的常见位置。气管前方相当于气管 1/2 位置，有无名动脉跨过，是气管无名动脉瘘发生的常见部位。环绕气管全长有淋巴结群，系淋巴回流到相应部位的淋巴结。气管原发肿瘤转移至两侧淋巴结者并不少见，但转移至远处纵隔淋巴结者并不多见。

六、手术方法

大多数气管狭窄可以通过气管切开、间断气管扩张或放置硅胶 T 管得到一定程度治疗，但要想获得最满意的效果，应由经验丰富的外科医师行气管切除。狭窄病变不太长，未累及声门复杂结构，气管切除可能获得根治或长时间缓解。对于肿瘤患者或气管插管后狭窄的患者，拖延气管切除手术毫无意义。临床的做法是一旦脱离激素，瘢痕成熟，全身情况准备充分，就应及时手术。另外，对儿童先天性或插管后气管狭窄，应尽可能长时间地采用非手术治疗。随儿童气道生长可以减轻狭窄症状，也可能不再需要手术，或最终必须手术时，也允许手术在相对安全的条件下进行。

1. 简单的气管切除　主要是指未经过放疗，相对较短气管段切除的手术技巧。这些病变不累及复杂的声门下区域，也不累及气管最远端或隆突部位。如前所述，计划手术时先进行硬镜检查和必要的扩张，若适于手术，即行插管、摆好体位，准备手术。严重的气管狭窄必须进行扩张，以防止术中二氧化碳潴留并发心律失常。

具体做法：患者取仰卧位，肩下垫气枕使颈部后仰，头圈支撑头部，颈部及胸骨上段皮肤消毒并覆盖无菌巾。气垫的作用是在吻合时及之后放气，帮助颈部前屈，以减轻张力。如果需要进胸松解或在胸腔内切除气管，消毒范围还应包括整个右胸，并轻度抬高右侧。

单纯上段部分气管切除仅需要做颈部低领状切口。有时为切除中段气管病变需要垂直延长切口行部分胸骨劈开（图 9-3-6A）。切开颈阔肌并向上翻起，直至环状软骨，向下解剖至胸骨上凹。从中线分开带状肌至气管前壁，这样可以防止损伤喉返神经。必要时在气管前平面一直分离至隆突水平，注意不要对无名动脉固有膜做过多分离，防止该血管术后出血。显露术野即可看到病变的位置和界限（图 9-3-6B）。某些病变界定存在一定困难，此时需要借助软镜，从气管内透光来确定切除的上、下边缘。

先在病变远端锐性解剖气管，完全游离后用 Penrose 引流管环绕气管并提起。在距离预定切缘的近端和远端各 1cm 处，用 2-0 Vicryl 线于气管两侧垂直全层置牵引缝线。首先，将气管插管拔出至声门下，紧贴狭窄的远端切断气管，将预先准备好的带套囊气管插管迅速插入远端气管内，并经无菌连接管与麻醉机连接，从而建立气体通路（图 9-3-6C），保证患者自由地通气，术者可以从容地施行气管切除。继续解剖气管病变并将其与食管锐性分离开，直到保证病变上端切缘干净。然后切断近端，移去病变段气管。

肩部垫枕减压使患者颈部前屈，将近端及远端牵引线尽力拉拢靠近，当它们完全贴合即可进行无张力吻合。存在稍微的张力时可以通过进一步屈颈或纵向松解气管前无血供间隙获得缓解。当完全屈颈也不能使两断端靠拢时，则需要进行松解手术。一般应在切开气管前进行气管松解，手术非常简单，但也不是每例都能够做到。

确认可以进行无张力吻合后，用 4-0 Vicryl 线间断缝合（留置线暂不打结），并将线结打在气管壁外。气管缝合自后壁开始，逐步从中点向前后两侧行进直至前壁（图 9-3-6D）。缝线距切缘 3～4mm，间距 4mm。术中要保证精确缝合，特别是后壁困难部位，需要持续吸引出远端气管内渗血。在前壁处理留置缝合线之前拔除气管插管，并将经喉气管内插管小心地送过吻合口。吻合缝线打结前完全放掉肩下气垫内气体，并尽可能前屈颈部。先结扎牵引线，然后由前向后将吻合线逐一打结。检验吻合成功与否可以松弛气管内套囊，将盐水灌注在吻合口附近，请麻醉医师膨肺检验吻合口有无漏气。如未接受过放疗，不需要用组织瓣包盖吻合口，但要在气管前放置引流片。此处强调三点：一是伤口逐层缝合后，将胸骨角（Louis 角）皮肤和下颌皮肤缝合一针，目的是固定颈部为前屈位，利于气管吻合后的愈合。二是术毕在手术室拔除气管插管比较安全，麻醉时尽量少用肌松剂，对此有较大帮助。三是顾虑极少数患者的吻合效果而行气管切开，切开部位至少离开吻合口两个软骨环以上，并用甲状腺或带状肌保护吻合口。如考虑术后可能需要气管插管，最初就不要拔除气管内插管。

对于肿瘤患者，手术方法需要进行一定调整。最主要的是判断肿瘤是否彻底切除，是否有足够的组织保证切缘干净且能原位吻合重建，这需要相当丰富的临床经验。对囊性腺样癌患者的判断尤其困难，因为在大体检查时切缘干净，但可能存在显微镜下肿瘤阳性。再要延伸切除气管远端时，可能需行劈开胸骨上段直至第 4 肋间水平。为了保证切缘彻底干净，解剖肿瘤的间隙必须离开受累的气管，这样喉返神经受损的危险远大于良性病变的手术。如果喉返神经已受到肿瘤侵犯，则应该牺牲该神经。理论上应尽量将气管旁淋巴结与肿瘤组织一并整块切除，但有可能广泛切除

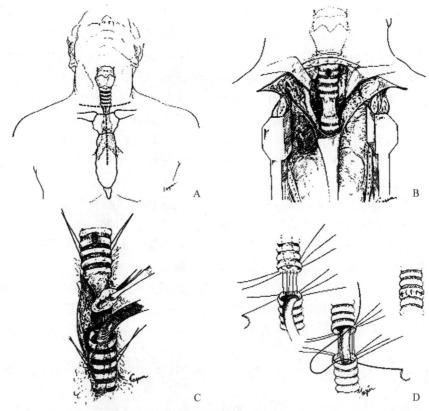

图 9-3-6　单纯中段气管狭窄切除

淋巴结后会破坏剩余气管的血供，因此实际上不可能如此进行。对于鳞癌和囊性腺样癌患者，我们更多采用术后放疗而不是术前放疗，至少那些病理上有淋巴结受累或切缘阳性病例应这样做。最近术后放疗已成为气管恶性肿瘤常规治疗。

2. 气管松解方法　年轻患者切除范围超过气管一半，或年长、驼背患者即使切除范围稍短，常规游离气管及屈颈也不能满足无张力吻合的要求。在这种情况下，需要进一步游离或松解气管。在我们的经验中，8.3% 气管插管后狭窄及 15% 的肿瘤患者进行气管切除术时需要松解气管。某些方法对松解颈部气管有效，而另一些对松解胸廓内气管有较大帮助。

切除上段气管时，采用 Montgomery 舌骨上松解法对喉进行舌骨上松解可以额外延长气管。这包括切断舌骨上面正中的肌肉。切断舌骨两侧至舌骨小角内侧的连接及舌骨茎突韧带。这样可以获得额外 1.5 ～ 2cm 长度。注意喉松解术后可能出现误吸，尤其是液体摄入时，但随时间延长几乎所有的患者上述症状均消失。

对于胸廓内气管切除或隆突切除，不仅需要

喉松解，还需要肺门松解以获得额外长度。首先游离右肺门，松解下肺韧带后在下肺静脉下 "U" 形切开心包可以使肺门向上移动。额外的长度还可以通过切开肺门血管周围的心包而获得。左侧肺门也可以在右侧肺门松解不能达到目的时同法切开松解（图 9-3-7）。

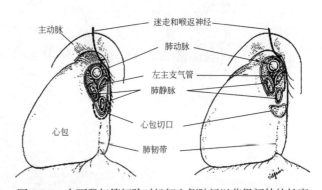

图 9-3-7　在下段气管切除时松解左侧肺门以获得额外的长度

3. 喉气管切除　少数病例，插管后狭窄（通常是长期经喉插管）、肿瘤或特发性病变可以同时累及气管上段和喉下段，需要施行喉气管切除。这种复杂手术必须根据其特殊的病变解剖特点进行设计。一些情况需要特别强调讨论。长期气管插管后产生的狭窄，主要在气管前壁、侧壁。如果狭窄对环状软骨下方造成杠杆性损伤，那么环状软骨前壁可能呈斜行破坏，此时需要将气管缝合到喉部（图9-3-8A～C）。这些病例切除后上缘要做成一个圆滑的曲线，从前方向两侧切开一段后，再沿斜角行向侧后直达环状软骨。当必须切除整个环状软骨前部时，在中线上的切缘尽量靠近甲状软骨下缘，以便有坚硬的组织来进行缝合。从甲状软骨中央向两侧沿环甲膜切开直达环状软骨外上缘。继续斜向下、向后切开，将环状软骨的前部从后部断开并切除。在后侧，横行切除线位于环状软骨下缘。气管黏膜也在此处锐性切开。后方的切口不能高过环状软骨最下缘1～2mm。

如果环状软骨下后壁广泛受累，也要将环状软骨后壁的瘢痕组织清除干净。环状软骨后板应

予以保留，从而可以保护喉返神经。在前面气管与甲状软骨吻合时，于后壁将气管膜部组织缝合并覆盖在后方裸露的环状软骨表面（图9-3-8D、E）。这种吻合需要较高的技巧，仅能使部分患者恢复正常的气道横径，因为许多病变深在黏膜下，甚至累及声门下结构。

4. 下段气管及隆突切除 下段气管及隆突病变通常采用经第4肋间后外侧切口。有时手术需要进一步游离上段气管，也应消毒颈部。对低位气管病变，需要一根软的、加长的气管内插管，并带有短套囊，可以很容易放置在主支气管内而不会阻塞上叶支气管或滑入气管。依次切开纵隔胸膜，游离奇静脉，显露气管远端。将气管从前面的上腔静脉及后方的食管游离。切断远端气管后，通常将Tovell管插入左主支气管，使右肺完全塌陷。如果单肺通气不能耐受，可以钳夹右侧

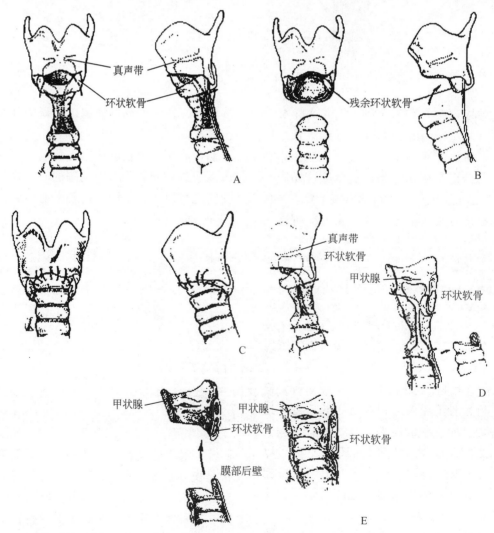

图9-3-8 A～C.主要累及喉前、侧壁的病变行气管喉切除术；D、E.明显累及喉后壁的病变行喉气管切除时的手术技巧

肺动脉以减少无通气的右肺 - 体动脉分流。或者用第二个呼吸器进行双肺分别独立通气。无论哪种情况，随后都可以如前所述进行气管切除及重建手术。

隆突切除涉及的技术问题很复杂，气管或主支气管病变的位置及范围决定了切除和重建的方式（图 9-3-9）。当单肺切除合并隆突切除时，显然重建应行气管 - 主支气管端端吻合。隆突切除后需保留双侧肺时，极少数患者切除范围局限于隆突，多数是将左、右侧主支气管相互缝合并

重建新的隆突。更常见的情况是切除隆突后，将气管与左主支气管吻合，再松解右肺门，抬高右主支气管并将其缝合在气管侧壁上。病变切除后，若气管与左主支气管之间距离太远，超过了4cm，可以松解肺门后将右主支气管直接与气管吻合，然后再将左主支气管经纵隔缝合在右中间段支气管上。在下段气管或隆突切除术后，我们常规用胸膜或其他组织瓣包埋吻合口，以保护周围大血管不被缝线摩擦侵蚀破坏。

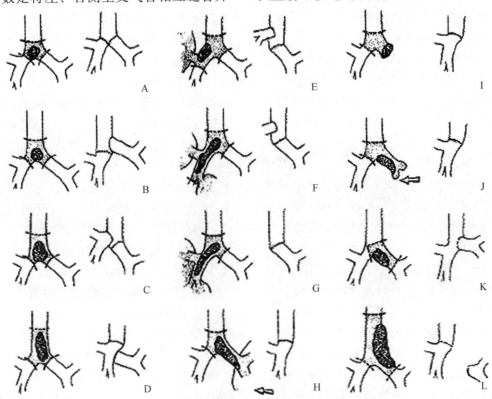

图 9-3-9　现有隆突切除及重建的方法

A. 左、右主支气管 - 气管端端吻合；B. 右主支气管 - 气管端端吻合，左主支气管 - 气管端侧吻合；C. 右主支气管 - 气管端侧吻合，左主支气管 - 气管端端吻合；D. 右主支气管 - 气管端端吻合，左主支气管 - 右中间段支气管端侧吻合；E. 病变累及右上叶支气管，合并右上肺切除，右中间段支气管 - 气管端侧吻合，左主支气管 - 气管端端吻合；F. 病变累及右上肺和中间段支气管，合并右上、中肺叶切除，右下叶支气管 - 气管端侧吻合，左主支气管 - 气管端端吻合；G. 病变累及右上中下叶支气管，合并右全肺切除，左主支气管 - 气管端端吻合；H. 病变累及左上叶和下叶支气管，合并左全肺切除，右主支气管 - 气管端端吻合；I. 病变累及左主支气管，合并左全肺切除，右主支气管 - 气管端端吻合；J. 病变累及左主支气管和下叶背段，合并左全肺切除，右主支气管 - 气管端端吻合；K. 病变累及左主支气管，合并左主支气管袖式切除，左主支气管 - 气管端侧吻合；L. 病变累及左主支气管，右主支气管 - 气管端端吻合，左主支气管 - 右中间段支气管端侧吻合

5. 放疗区域的气管切除　气管切除术前接受过放疗的患者，术后吻合口裂开的发生率明显升高。动物试验已充分证明放疗对组织愈合能力的损伤，特别是对于气管愈合能力的损伤。麻省总医院早年对大剂量放疗后，尤其是放疗结束后很长时间的患者进行的气管切除手术的结果证明了上述结论，这些患者吻合手术的失败率大大增加。

对于接受了大剂量放疗（超过 4500cGy）或术前 12 个月曾接受过放疗的患者，我们要求必须用有血供的组织瓣包埋吻合口。手术的关键是使组织瓣平整地贴在气道上，血管蒂不能绞绕或有张力，因为这样可能破坏血供。我们发现大网膜是最可靠的用于包埋的组织，它可以由胸骨后提入胸腔。将大网膜提至颈部通常需要切除一侧锁骨头或部分胸骨柄。当不能使用大网膜时，如胃

手术后大网膜多已切除，可以用心包周围脂肪垫、肋间肌或胸膜来包埋气管断端。

在麻省总医院，19 例放疗后接受了气管切除及带血管蒂组织瓣包埋手术的患者中有 15 例使用了大网膜瓣，1 例使用了心包外脂肪垫瓣，1 例使用了肋间肌瓣，2 例使用了胸膜瓣。手术后只有 1 例出现了吻合口瘘并死亡。另 1 例发生了气管旁脓肿，需要放置 T 管，最后死于鳞癌复发。2 例患者伤口感染，经治疗后好转。其余 15 例患者效果优良，无呼吸困难，其中 2 例效果较好，仅在中度活动后感到呼吸困难。

6. 气管无名动脉瘘及气管食管瘘的修补

气管无名动脉瘘经常是在有先兆出血行支气管镜检查时发现的。大部分瘘因气管切开过低导致插管直接侵蚀血管造成。这种类型的瘘发生大出血时，可以用手指经造瘘口压迫止血，在出血部位将手指向前压向胸骨，再用一根小号的气管内插管滑入气道到达手指远端，打气充满套囊以保证通气，同时可防止流出的血液被吸入呼吸道内，然后迅速将患者送入手术室进行手术处理。

在气管切开水平先做颈部领状切口，再垂直向下延长以纵劈胸骨，最终切口呈"T"形，如此可以很好地显露术野。牵开器撑开胸部切口，继续保持手指压迫止血，游离动脉近端并钳夹，然后控制血管远端。切除受损伤的动脉段，双层缝合关闭动脉远端、近端。将残端包埋入正常组织中，通常用胸腺或颈前带状肌包盖。无名动脉两断端应行人工血管旁路移植，以维持右侧上半躯体的血流灌注。新的气管切开口应在更高部位，并使用一根足够长的插管通过之前的造瘘口。最后将颈前带状肌缝合在之前的造瘘口位置以增强其愈合。

由高压套囊或气管切开插管头部压迫所引起的气管无名动脉瘘，经常引起低位出血，这时手指压迫并无效果。在这种情况下，可以放置另一气管内插管使套囊恰位于出血处，气囊充气以压迫控制出血。手术结束通常需要另行气管切开（因为术前即需要），必须保证套囊远离吻合口。

获得性、非肿瘤性气管食管瘘通常位于气管插管套囊水平，且损伤不限于瘘口，还可能伴有气管环形损伤。若瘘已确诊但仍需要机械通气，应推迟修补术至合适时机。此时食管内不能放置插管以堵塞瘘口，仍保留气管内插管，但需小心不要使套囊过度充气。调整套囊位置于气管食管瘘远端，从而防止消化道液体污染气管支气管树而造成呼吸道继发性感染。调节机械通气的压力在最低水平，达到既能保证有效通气又不致扩大瘘口。继之行胃造瘘或空肠造瘘来维持机体营养，直至患者脱离呼吸机再考虑行瘘口修补。

瘘口修补手术的切口采用包括气管切开的领状切口（图 9-3-10A）。与前所述的单纯气管切除技巧一样，游离气管显露瘘口。自下向上游离出气管后壁，环形分离瘘管与食管连接部位，将瘘口连同周围一部分正常的食管壁从食管分离，并将之连同受累的气管一并切除（图 9-3-10B）。移去标本后，修补食管分两层用 4-0 丝线纵向缝合关闭（图 9-3-10C），最后将胸骨舌骨肌或胸骨甲状肌缝合在食管瘘口修补处以支撑食管破损，并在气管食管瘘修补缝线间放置健康组织（图 9-3-10D），继而再修补气管瘘口。如前所述，可以行气管端端吻合。如果气管壁损伤的横径短于长径，呈长形瘘口，可以"V"形切除气管缺损边缘，并在气管端端吻合之前先纵行缝合前壁。罕见情况下，气管壁并无明显损伤，不需行气管切除，仅将气管、食管分别进行简单修补并用肌肉瓣填塞加固支撑即可。

笔者对 38 例气管食管瘘患者进行了 41 次手术，其中 9 例行单纯游离并关闭瘘口，其余患者行气管切除重建及食管修补。食管缺损采用二层缝合关闭，对所有患者均在食管和气管修补缝合两排缝线间放置了带状肌以支撑。手术结果为 4 例患者死亡（10.5%），3 例瘘复发，1 例出现后期气管狭窄，上述出现术后并发症的患者均通过二次手术得到治疗。随诊显示 34 例存活的患者中，33 例可以正常吞咽，32 例不需要气管支架能够自由呼吸。

七、术后注意事项

患者术后病程很大程度上取决于术中手术技术。术中及术后监护的主要目标是保持良好的呼吸功能，促进吻合口愈合。术前即应开始胸部物理治疗的指导，术后进行面罩雾化以帮助清除呼吸道分泌物。同时应尽量减少液体摄入，防止喉头水肿。大多数患者可以通过咳嗽排痰自行保持呼吸道清洁。如果不能的话，应经鼻导管行气管

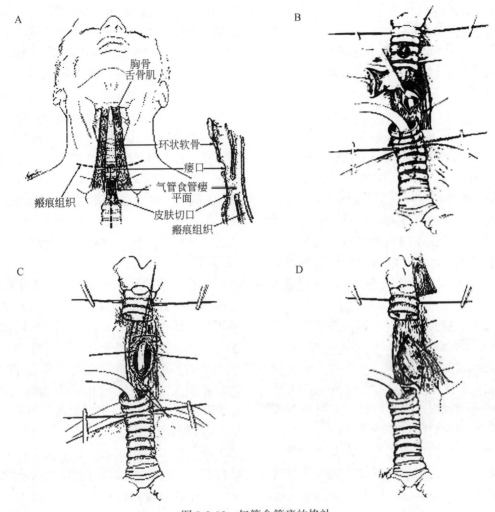

图 9-3-10 气管食管瘘的修补

A.如气管切开的领状切口，游离气管至显露瘘口；B.自下向上游离气管后壁，环形分离气管食管瘘管连接部分，将瘘口连同周围一小部分食管从正常气管切离，与受累的气管一并切除；C.移去标本后，分两层用 4-0 丝线纵向缝合关闭食管；D.将胸骨舌骨肌或胸骨甲状肌缝合在该部位以支撑食管破损，并在气管食管间放置健康组织。如前所述，行气管端端吻合

内吸痰。若需反复吸痰，可在床旁应用软镜直视下吸痰，从而减少对吻合口的损伤。我们认为促进吻合口愈合的最重要的方式是避免术后机械通气，因为长时间的机械通气可以引起吻合口分离。避免或减少术后机械通气的方法包括麻醉时不使用大量肌松剂，术中避免血或分泌物进入远端呼吸道内。术后下颌 - 胸部缝合保持5 ～ 7 天以保证屈颈位置，随后 1 周内也应避免用力伸展颈部。在拆除下颌 - 胸部缝合针之前，我们常规行软镜检查以确认吻合口愈合正常。开始经口进食时应谨慎，尤其是行喉松解术的患者。最初应进食稠厚的液状食物，这样发生误吸的可能性最小。

八、结果及并发症

气管切除的结果非常好。对于插管后狭窄行单纯切除的患者，包括早期手术及二次手术病例，503 例中仅死亡 12 例，失败 18 例；440 例效果良好（87%），31 例效果满意（6%）。在 80 例因声门下狭窄行喉气管切除的病例中，仅 1 例术后死亡；其中 18 例效果显著（22%），52 例效果明显（65%），8 例效果满意（10%）；仅 2 例不能建立功能性气道。对原发气管肿瘤的患者行气管切除及重建，包括隆突切除，132 例患者中死亡 6 例，其中 5 例死于复杂的隆突切除手术，6 例出现术后再狭窄，但都成功地进行了二次手术。这些患者的肿瘤治疗结果均比单纯放疗好，但对这个相对复杂的问题进行详细讨论已超出了本章范围。在 27 例甲状腺癌侵犯气道而行气管切除重建手术（包括简单或复杂喉气管切除手术）的患者中，2 例术后死亡，1 例出现一段短的气管坏死需行二次切除。其余均通过一次手术获得足够的气体通路。仅 2 例出现气道肿瘤复发。但除了这些令人鼓舞的结果外，确有并发症发生，并发症主要发生在喉气管切除及隆突切除的病例中，在上段气管切除时较少。不能清除气道分泌物，随后形成肺不张，这是最常见却也是较轻的并发症，可以按前述方法治疗。在实际工作中，在单纯气管切除中发生过肺炎或呼吸衰竭。涉及喉的手术可以出现喉头水肿，一般在 1 周内逐渐消退。治疗喉头水肿要限制液体摄入，给予消旋肾上腺素，24 ～ 48 小时雾化吸入激素或全身使用激素。

晚期常见并发症是缝线部位肉芽肿形成，患者出现喘鸣或少量血痰则提示该现象。这种并发症在处理炎性病变时比肿瘤病变更常见，因为这些病例虽然已度过了急性炎症期，但残存的炎症依然存在。肉芽肿可以在轻度麻醉下通过支气管镜去除。经常会发现缝线已移行至腔内肉芽肿的根部。这种情况下去除缝线可以获得最终愈合。对于一些病例，在一定时间内需要反复行支气管镜检查。最近使用 Vicryl 缝线代替以往的不可收缝线明显地减少了这种并发症。

吻合口瘘或狭窄是最可怕的并发症。几乎都与吻合张力及血供破坏有关。Grillo 1986 年报告的一组患者气管重建后共发生 10 例吻合口瘘或狭窄并发症。这些问题最常发生在较长一段气管切除后和接受过放疗的患者中，肿瘤性患者比插管后狭窄患者常见。使用激素且术前未停药也与吻合失败有关。缝线处早期的、小的气漏可以靠闭式负压引流治愈而无后遗症。真正的气管吻合口裂开经常表现为呼吸窘迫。

术后即出现的吻合口破裂预示严重的手术技术失误，在这种情况下应再次手术。早期裂开不能用重新缝合或肌瓣支撑补救的患者可以通过气管切开或放置 Montgomery T 管缓解症状。数月后急性炎症消退再进行修补手术。有时以这样的 T 管作为支架，对气管壁局部再狭窄可以留有一个可耐受的气道，为以后处理提供必要条件。

狭窄可能于术后初期出现在吻合部位，如没有明确的裂开迹象，可以用硬镜扩张而暂时得到缓解，但最终大部分患者需要再次手术。这必须在术后 4 个月后进行以使炎性反应消退。

统计 8 例单侧喉返神经损伤患者，主要为气管肿瘤患者，因保证切除足够的范围而造成喉返神经损伤，其他少见并发症有肺动脉致命性大出血［可能由附近的气管 - 支气管吻合侵蚀引起（1 例）］、无名动脉出血（5 例）、气管 - 食管瘘（1 例）、食管皮肤瘘（1 例）、脓胸（1 例）、四肢瘫（1 例），后者与下颌 - 胸部过屈有关。

九、总　　结

气管切除重建技术目前已经发展到一定水平，并取得了良好的手术效果，手术的并发症及死亡率均在可接受范围。非手术治疗手段如扩张、消融、支架等技术都不能治愈气管狭窄，但在姑息性治疗或术前缓解症状方面有一定价值。现在的治疗原则是对于有症状并可以切除的良性气管狭窄予以手术切除。对于原发性气管肿瘤，如鳞癌，估计可以彻底切除者应行手术切除。对进展缓慢的囊性腺样上皮癌患者，即使显微镜下切缘阳性的姑息性切除也可以明显缓解患者症状。对低度恶性的甲状腺癌且已侵犯气管的患者，也应尽力切除气管以达到根治或缓解症状，即使有远处转移也应争取手术。人体全气管切除的替代技术目前仍在研究之中。

（李　力）

第四节　人工气管的实验研究和临床应用

长段气管切除后气管重建一直是气管外科难以解决的问题。一般认为气管切除的安全长度可达气管总长度的 1/2，为 6.0 ～ 6.4cm。长段气管切除后气管重建方法主要有人工气管替代术、自体组织再造气管和气管移植。

一、人工气管替代术

切除一段气管后，多数情况下首选气管直接

吻合，而不使用气管替代物，个别病例由于切除范围过大、缺损大，需采用气管替代物。

人工气管的理想条件是可通气，有适当硬度，能抵抗腔内外压力，并具有一定柔韧性，不漏气，能抵御机体组织液浸泡，并能与之相适应，最终人工气管腔能被自身上皮覆盖，要达到这些条件相当困难，而导致失败的最常见原因是感染。

Grillo 曾复习文献，综述人工气管所用的各种类型材料，包括多种材料的实性和筛状假体，如金属、玻璃、塑料、一些包含或不包含支撑物质的组织材料，主要有聚四氟乙烯（PTEE）、Marlex 网、达克尼网和聚硅酮气管支架等。人工气管置换虽然在动物犬模型和临床应用中取得一些成功，但远期效果不尽人意。1973 年，Borrie 等给绵羊植入人工气管，最初效果理想；1976 年，Neville 等将硅胶材料人工气管应用于临床取得成功，患者存活数年。人工气管置换远期效果不佳的主要原因与组织生物学的基本问题有关，通常临床上所用的人工假体，如心脏瓣膜、人工血管、人工关节等，均被植入相对无菌的间质组织内，而人体内被衬有黏膜上皮的腔道，如食管、胃肠道、气管、泌尿道，用人工材料假体置换后效果均不满意。人工气管埋入间质组织床后，邻近黏膜上皮被细菌污染而出现以慢性溃疡为特点的组织反应，使人工气管稳定性减退，在慢性溃疡愈合过程中，附近肉芽组织逐渐向中心长入，并形成肉芽肿，造成人工气管管腔狭窄或梗阻。人工气管移位和炎症侵蚀还可能引起致命性纵隔内大血管破裂出血。

二、自体组织再造气管

用患者自体组织进行复杂气管重建，被成功地应用于颈部气管重建中，颈部气管重建后延期愈合也可以接受，而且颈部可进行多次分期手术治疗。利用自体组织重建气管，主要有翻转带蒂食管、带蒂小肠、胸壁肌皮瓣和肋软骨肋间肌瓣等组织。Nelson 等在一组动物试验中，利用大网膜包裹人工气管支架和自体组织，并为其提供血运，结果表明，气管支架脱落、气管软化、瘢痕形成及气道狭窄是影响实验成功的主要问题。近些年来，生物组织工程在器官再造方面成为热点。

自身组织干细胞（骨髓间质干细胞、造血干细胞、骨骼肌卫星细胞等）具有多向分化潜能，在适当刺激物的诱导下，可以分化为全身各种成熟的组织细胞，包括肌肉细胞、上皮细胞、软骨细胞、脂肪细胞等。将这些细胞种植在可以缓慢自行降解的气管支架上，经过体外培养，并最终植入人体。虽然目前尚无临床应用成功的报道，但这一生物组织工程方法无疑将有可能成为今后气管再造的主流方法。

三、气管移植

1950 年，Daniel、Ferguson、Jackson 等先后报道了犬同种异体气管移植的实验研究，所有实验犬均于术后 2 周左右出现严重气管狭窄，并死于气管阻塞及肺炎。1979 年，Rose 等报道了人类同种异体气管移植，术后患者存活 9 周。随着有效免疫抑制剂的临床应用，各脏器移植均取得明显进展，然而气管移植却停滞不前。

气管血供为节段性分布，上段主要由甲状腺下动脉第三分支供给，下段主要由支气管动脉分支供给，这两组动脉细小，在气管移植时很难通过血管吻合使移植气管获得血运，这是气管移植失败的主要原因。为了解决这一难题，人们进行了大量动物试验，比较成功地建立移植气管血运的方法是带蒂大网膜移植。Takachi 和 Li 的犬气管移植实验中带蒂大网膜自体气管移植的成功率达 83%，尸检显示移植气管无收缩、肉芽组织形成或坏死，组织学检查显示移植气管结构无变化。带蒂大网膜异体气管移植的成功率为 44%，不带蒂大网膜的自体气管移植的成功率为 50%。实验结果证明，带蒂大网膜对移植气管可进行再血管化，增加移植气管抗感染能力，是提高移植气管愈合和术后动物生存率的有效方法。建立移植气管血运的其他方法还有带胸锁乳突肌瓣气管移植等。

同种异体气管移植与其他器官移植一样具有排斥反应，为细胞介导的排斥反应。排斥反应的靶细胞为移植气管的上皮细胞和微血管内皮细胞，急性排异反应的表现是微循环血栓形成。另外，移植气管软骨组织也存在排斥反应。因此，免疫抑制剂在同种异体气管移植中起十分重要的作用，但应用免疫抑制剂的同时也增加了异体移植物感染的风险。寻找一种既能减少气管移植术后排斥反应，又能减低移植物易感染性的免疫抑制方法，尚有待进一步研究。

目前气管移植仍处于动物试验阶段，虽然有个别临床成功应用的报道，但要广泛应用于临床仍有较大困难。主要问题在于移植气管的再血管化、有效的免疫抑制方法和供体气管的采取及保存等。

四、生物组织工程化气管

生物组织工程是近些年备受关注的新兴学科，生物组织工程化气管就是用组织工程方法来构建气管。组织工程方法多种多样，构建气管的途径也有很大差异。2008 年西班牙科学家在《柳叶刀》杂志上发表的文章引起轰动，其采用的构建组织工程化气管的方法是以尸体支气管作支架，去除细胞成分和免疫原性，然后取患者自体的支气管黏膜上皮细胞培养，并铺衬于支气管支架内表面，构成复合组织工程气管，并成功地应用于临床。后续的研究均以此为框架——选取合适的种子细胞，采用合适的支架材料，使用最接近正常组织结构的方法进行组织工程构建。

理想的生物组织工程化气管构建的种子细胞来源于自体骨髓间充质干细胞（BMSC）。研究证实，BMSC 有多向分化的潜能，能在各种诱导剂的诱导或在特殊环境中转分化为人体所有类型的成熟细胞。由 BMSC 为种子细胞构建的生物组织工程化气管可能是最为理想的气管替代物，它来源于自身，无免疫原性，理论上可以达到任何临床所需要的长度。目前，BMSC 向气管黏膜上皮细胞和软骨细胞的诱导分化在动物试验中取得了良好的效果，并成功将再造气管应用于临床移植，患者目前生存状态良好。2011 年，Jungebluth 等将自体 BMSC 种植在纳米复合材料的支架上，再次取得组织工程气管临床移植的成功。在实际应用中 BMSC 也有一些问题尚需解决，如 BMSC 的分离纯化、经多次传代后其增殖能力和分化能力的保持、诱导过程中的特异性、避免瘤变等。另外，目前还有研究尝试以胚胎干细胞和脂肪来源的干细胞作为种子细胞，但距离临床应用还有一定距离。

目前常用的气管支架材料有合成材料（聚羟基乙酸、聚乳酸、聚酸羟基乙酸、DegraPol、Pluronic F-127 及它们之间的复合材料）、纳米复合材料、气管基质材料等。纳米复合材料既有天然材料丰富的生物信息、合理的立体结构，也有合成材料的降解速度、机械性能可控性好的优点，而且纳米复合材料在促进细胞黏附、增殖及分化中具有重要的意义。Jungebluth 等根据气管缺损形状，利用纳米复合材料制成气管支架，并将患者自身 BMSC 及气管黏膜上皮细胞种植于其上，植入体内后取得了世界上第 2 例组织工程气管临床移植的成功。由纳米复合材料制成的气管支架在组织工程领域有很大的潜能，是未来组织工程气管研究的一个重要方向。

利用适宜的气管种子细胞与生物支架材料，构建出合适的组织工程气管，进而移植入患者体内，是组织工程气管研究的核心内容。组织工程气管构建实验研究的起步时期仅是种子细胞与材料的简单复合，进展到模拟体内环境的旋转式三维立体细胞培养。最近由 Jungebluth 等在 2012 年提出的体内组织工程气管的概念，使组织工程气管的构建方法有了质的进步。

目前 BMSC 已能成功地诱导分化为气管软骨细胞和上皮细胞并用于临床。纳米复合材料气管支架已基本符合临床移植对气管支架的要求，并已在临床实践中得到应用。同种异体的气管经脱细胞技术处理后也能适用于临床气管移植。三维立体动态培养技术也越来越受到研究者的重视。体内组织工程气管能有效避免种子细胞数量不足、体外构建组织气管时间较长、植入体内后的免疫排斥及移植后的再血管化等问题，且具有易于操作、可复制性强及费用较低等优点。但是，组织工程气管在走向大规模临床使用前，仍然有一些问题需解决。干细胞向软骨细胞或上皮细胞诱导分化的分子调控机制、具体的诱导因子及其作用等并不完全清楚，实验可复制性较差；纳米复合材料在精确控制支架三维结构的孔径大小、结构布局及提高细胞依附性上尚需进一步的研究；处理同种异体气管的脱细胞技术如何高效率地清除抗原成分并保留完整的细胞外基质；组织工程气管移植后的再血管化及体内营养支持等都还需要进一步的探索。

（任 华 肖 博）

参 考 文 献

侯东祥，蒋开泰，昝宏昌，等，1995. 人工气管移植的实验研究及临床应用. 中华胸心血管外科杂志，11（3）：149.

任华，柏刚，李泽坚，等，1993. 原发性气管肿瘤的局限性切除. 中华外科杂志，31（3）：141.

Baiguera S，Birchall MA，Macchiarini P，2010. Tissue—engineered tracheal transplantation. Transplantation，89（5）：485-491.

Benjamin B，Parsons DS，1988. Recurrent respiratory papillomatosis: a 10 year study. J Laryngol Otol，102（11）：1022-1028.

Briselli M，Mark GJ，Grillo HC，1978. Tracheal carcinoids. Cancer，42（6）：2870-2879.

Chao MW，Smith JG，Laidlaw C，et al，1998. Results of treating primary tumors of the trachea with radiotherapy. Int J Radiat Oncol Biol Phys，41（4）：779-785.

Darling G，Ginsberg RJ，2005. Carcinoid tumors//Shields TW，Locicero J，Ponn RB，et al，General Thoracic Surgery. 6th ed. Philadelphia: LWW，1753-1767.

De Ugarte DA，Morizono K，Elbarbary A，et al，2003. Comparison of multi-lineage cells from human adipose tissue and bone marrow. Cells Tissues Organs，174（3）：101-109.

Engineering T，Differentiated C，Embryonic H，et al，2007.Tissue engineering with chondrogenically differentiated human. Stem Cells，25：2183-2190.

Faber LP，Warren W，2005. Benign and malignant tumors of the trachea//Shields TW，Loocicero H，Ponn TB，et al，General Thoracic Surgery. 6th ed. Philadelphia: LWW，1061-1081.

Gaissert HA，2003. Primary tracheal tumors. Chest Surg Clin North Am，13：247-256.

Gaissert HA，Grillo HC，Shadmehr MB，et al，2004. Long-term survival after resection of primary adenoid cystic and squamous cell carcinoma of the trachea and carina. Ann Thorac Surg，78（6）：1889-1896.

Gaissert HA，Grillo HC，Shadmehr MB，et al，2006. Uncommon primary tracheal tumors. Ann Thorc Surg，82（1）：268-272.

Gedlicka C，Schüll B，Formanek M，et al，2002. Mitoxantrone and cisplatin in recurrent and/or metastatic salivary gland malignancies. Anticancer Drugs，13（5）：491-495.

Gong XL，Hou LL，Bai C，et al，2011. Isolation and biological characteristics of chicken adipose-derived progenitor cells. DNA Cell Biol，30（7）：453-460.

Grillo HC，1978. Tracheal tumors: surgical management. Ann Thorac Surg，26（2）：112-125.

Grillo HC，1983. Congenital lesions, neolpasms, and injuries of the trachea. In: Sabiston DC, Spencer FC. Gibbon's Surgery of the Chest. Philadelphia: WB. Saunders Co，244.

Grillo HC，Mathisen DJ，1990. Primary tracheal tumors: treatment and results. Ann Thorac Surg，49（1）：69-77.

Honings J，Gaissert HA，Ruangchira-Urai R，et al，2009. Pathologic characteristics of resected squamous cell carcinoma of the trachea: prognostic factors based on an analysis of 59 cases. Virchows Arch，455：423-429.

Jeremic B，Shibamoto Y，Acimovic L，et al，1996. Radiotherapy for primary squamous cell carcinoma of the trachea. Radiother Oncol，41（2）：135-138.

Jungebluth P，Bader A，Baiguera S，et al，2012. The concept of in vivo airway tissue engineering. Biomaterials，33（17）：4319-4326.

Kanematsu T，Yohena T，Uehara T，et al，2002. Treatment outcome of resected and non-resected primary adenoid cystic carcinoma of the lung. Ann Thorac Cardiovasc Surg，8（2）：74-77.

Kirshbom PM，Harpole DHJ，2002. Bronchial gland tumors//Pearson FG，Cooper JD，Deslauriers J，et al. Thoracic Surgery. 2nd ed. Philadelphia: Elsevier，763-771.

Litzky L，2003. Epithelial and soft tissue tumors of the tracheobronchial tree. Chest Surg Clin North Am，13（1）：1-40.

Macchiarini P，Jungebluth P，Go T，et al，2008. Clinical transplantation of a tissue-engineered airway. Lancet，372：2023-2030.

Maziak DE，Todd TR，Keshavjee SH，et al，1996. Adenoid cystic carcinoma of the airway: thirty-two-year experience. J Thorac Cardiovasc Surg，112（6）：1522-1531.

McCaughan JS，Williams TE，1997. Photodynamic therapy for endobronchial malignant disease: a prospective fourteen-year study. J Thorac Cardiovasc Surg, 114（6）: 940-947.

Mitchell JD, Mathisen DJ, Wright CD, et al, 2001. Resection for bronchogenic carcinoma involving the carina: long-term results and effect of nodal status on outcome. J Thorac Cardiovasc Surg, 121（3）: 465-471.

Mornex F, Coquard R, Danhier S, et al, 1998. Role of radiation therapy in the treatment of primary tracheal carcinoma. Int J Radiat Oncol Biol Phys, 41（2）: 299-305.

Nomori H, Horio H, Nara S, 1995. Synchronous reconstruction of the trachea and innominate artery in thyroid carcinoma. Ann Thorac Surg, 60（5）: 1421-1422.

Pearson FG, Thompson DW, Weissberg D, et al, 1974. Adenoid cystic carcinoma of the trachea. Experience with 16 patients managed by tracheal resection. Ann Thorac Surg, 18（1）: 16-29.

Prommegger R, Salzer GM, 1998. Long-term results of surgery for adenoid cystic carcinoma of the trachea and bronchi. Eur J Surg Oncol, 24（5）: 440-444.

Rea F, Rizzardi G, Zuin A, et al, 2007.Outcome and surgical strategy in bronchial carcinoid tumors: single institution experience with 252 patients. Eur J Cardio-Thorac Surg, 31（2）: 186-191.

Refaely Y, Weissberg D, 1997. Surgical management of tracheal tumors. Ann Thorac Surg, 64（5）: 1429-1432.

Regnard JF, Fourquier P, Levasseur P, 1996. Results and prognostic factors in resections of primary tracheal tumors: a multicenter retrospective study. The French Society of Cardiovascular Surgery. J Thorac Cardiovasc Surg, 111(4): 808-813.

Schraube P, Latz D, Wannenmacher M, 1994. Treatment of primary squamous cell carcinoma of the trachea: the role of radiation therapy. Radiother Oncol, 33（3）: 254-258.

第十章

肺 外 科

第一节 先天性肺发育异常

一、基本概念

（一）定义

先天性肺发育异常是一组少见的、未能达到肺正常发育程度的病理状态，异常可发生在支气管、肺实质或肺血管系统。发生在肺组织的先天性异常主要是肺不发育、肺发育不全、肺发育不良和透明肺。除了肺组织发育异常外，其他的肺发育畸形还有支气管囊肿、肺动静脉瘘、肺隔离症、肺囊性纤维化等。

（二）肺胚胎发育

在胚胎期妊娠 24 天左右，肺芽与前肠分离，26～28 天肺芽分成左右 2 个支气管芽，然后经假腺体期（5～17 周）及管道形成期（16～27 周）发育为支气管树和早期肺泡。在终末囊泡期（27～36 周）肺泡周边出现血供，从 32～36 周到出生后为肺泡形成期，6～8 岁肺泡发育结束。肺、支气管的血液供应在胚胎早期来自腹主动脉和背主动脉之间的内脏丛，另有肺动脉来自第 6 对鳃弓动脉。当支气管芽长入肺实质内时，内脏血管丛消失。若在此过程中出现障碍，可产生各种血管畸形，如肺动静脉瘘、肺隔离症等。研究肺发育的调节机制为探索和治疗先天性肺发育异常开辟了道路，已知糖皮质激素、促甲状腺释放激素、甲状旁腺激素相关蛋白（PTHrP）等内分泌激素和多种生长因子及转录因子、白细胞介素等参与调节，其间存在复杂的协同或拮抗作用。

（三）疾病分型

1909 年，Schneider 根据肺组织发育停滞的三个不同阶段，将先天性肺发育异常分为三型：①肺不发育（agenesis），指隆突、患侧主支气管、肺血管及肺组织完全缺失；②肺发育不全（aplasia），指隆突和患侧主支气管残端存在，呈囊袋状，但肺血管和肺组织缺失；③肺发育不良（hypoplasia），患侧主支气管及部分支气管已形成，但支气管、细支气管及肺泡减少，肺实质呈原始结缔组织肉样结构并形成囊肿。Guleria 等根据血管造影将先天性肺发育异常分为两型：①一侧肺实质及肺动脉完全缺失；②肺组织发育异常，其血供可以来自同侧肺动脉或来自体循环。

二、肺不发育

肺不发育又称为肺未发生，此种发育障碍出现在胚胎早期阶段，约在第 26 天，胚胎直径约 4mm，肺尚未发育。病理解剖检查无支气管、肺实质和血管系统的痕迹。发病原因与基因异常、叶酸和维生素 A 缺乏、药物或环境影响、胚胎早期病毒感染等因素有关。双侧肺不发育的胎儿出生后不能存活。Knowles 认为这种发育畸形是胚胎期发育缺陷中最极端的形式。单侧肺不发育尸解时的发现率为 1/15 000～1/10 000，左右两侧肺不发育的发生率基本相同，男性略多于女性（1.3∶1）。60% 以上肺不发育的患儿合并其他先天性畸形，包括心脏、消化道、泌尿生殖系统和骨骼等畸形，患儿主要死亡原因为心脏畸形。右肺不发育合并其他畸形者更常见，其纵隔移位程度更严重，因此呼吸循环障碍更明显，预后劣于左侧肺未发育。

一侧肺不发育患儿，健侧肺组织的代偿性增强，肺泡数量增多。若不合并先天性心脏畸形，则症状少而隐匿。主要临床表现为低氧、发绀、发育迟缓、反复呼吸道感染诱发新生儿呼吸窘迫，症状的严重程度取决于纵隔移位导致循环功能障碍、肺组织总量及呼吸运动损害程度。半数患儿产后第 2 天即出现症状。体格检查可发现健侧胸廓膨隆，心脏、气管移向患侧，健侧呼吸音增强，感染时可有啰音。

肺不发育胎儿在产前即可获得诊断，产前超声检查与产后 CT 对照的病理诊断符合率分别为61.5% 和 65.4%。辅助检查中，胸部 X 线片显示患侧胸廓缩小或塌陷，肋间隙变窄，膈肌抬升，患侧全肺野无肺纹理，呈均匀致密影，健侧肺呈代偿性肺气肿表现，肺纹理增粗，纵隔结构内缘呈平直状疝入患侧为本病的影像学特点。CT 扫描可见患侧胸腔缩小，无主支气管和肺组织，膈肌明显上抬，纵隔移向患侧，健侧肺过度膨胀形成纵隔疝。增强 CT 显示患侧无肺血管影。纤维支气管镜检查未能发现隆突，可自气管直接进入健侧主支气管。HRCT 三维重建及 MRI 能清晰全面地显示支气管和肺血管异常改变，其结果与选择性肺动脉造影相当，并可以提示其他合并畸形。一侧肺不发育需要与一侧性肺不张鉴别，两者都可出现一侧肺"不透光"，纵隔和心脏移向患侧，患侧肋间隙变窄和健侧肺气肿，但是一侧全肺不张多为局限性前上纵隔疝，健侧肺内缘中上部呈弧形疝入患侧，不张的肺叶紧贴在纵隔旁。临床发现少数单纯一侧肺不发育患者可以存活到成年，但是约 30% 患儿在 1 岁内死亡，50% 患儿于 5 岁内死亡，右侧肺未发育者死亡率尤高。单纯一侧肺未发育且无明显临床症状的患儿，不需特殊处理，但是应注意预防和积极治疗健侧肺呼吸道感染，避免诱发致死性呼吸衰竭。对于合并心脏畸形者，可根据情况择期予以矫正。

三、肺发育不全

肺发育不全发生在胚胎直径约 5mm 时，肺胚芽已经发生但是发育停止在初级阶段。本症的病理生理和临床表现均与肺不发育类似，两者的区别在于肺发育不全存在隆突和患侧主支气管残端。

肺发育不全多见于单侧，可以是一叶肺发育不全，也可以是数个肺叶发育不全，甚至整个一侧肺发育不全。

发育不全的支气管残端常常是肺部反复感染的源头，此残端可以是叶支气管残端，也可以是患侧主支气管残端。因残端反复继发肺部感染，不切除此残端则不能有效控制肺内感染。对于肺发育不全患儿常需要行开胸手术切除未发育的支气管残端。一侧全肺发育不全患儿，健侧肺过度膨胀，出现代偿性肺气肿，同时过度牵拉主支气管及肺动脉，以及有严重纵隔移位，这些解剖位置的改变严重影响呼吸循环功能。为了缓解上述病理生理改变，有学者提出在患侧胸腔内放置充气式组织扩张器，填充患侧胸膜腔以对抗健侧肺疝入，这种填充作用的效果较好，但主要风险是有可能对心脏产生压迫。

四、肺发育不良

肺发育不良出现在胚胎发育的更晚阶段，常发生在妊娠最后 2 个月肺泡系统发育阶段。其病理特征是患儿已经发育出比较完整的支气管系统和肺血管系统，但是肺泡管和肺泡数量较少，支气管终末端呈肉样结缔组织或囊肿样结构，覆盖在细支气管内壁的立方状细胞延伸至肺泡管，毛细血管芽生长不良，肺小动脉壁的中层平滑肌增生。肺发育不良严重程度较前两种发育障碍为轻，发生率也稍高，在新生儿尸检中占 14% ～ 21%。肺发育不良畸形分为两类，即原发性肺发育不良与继发性肺发育不良。

原发性肺发育不良临床罕见，患儿出生后即可出现低氧血症，从而导致肺血管收缩、呼吸性酸中毒、急性呼吸窘迫且对给氧治疗无效，新生儿难以存活。正常新生儿出生后肺小动脉肌层逐渐退化，肺循环阻力下降，肺血流量增加。本症可能因为胎儿长期处于应激状态，出生后肺小动脉肌层不发生退化变薄；相反，动脉外膜和中层细胞分化出更多的平滑肌细胞，致使出生后肺血管阻力继续保持在较高水平，此种称为持续性肺动脉高压（persistent pulmonary hypertension，PPH）。持续肺动脉高压造成肺血流量不足，唯通过肺血管床、未闭的卵圆孔或动脉导管出现右向左分流。对于 PPH，目前尚未见肺移植治疗成功的报道，经房间隔气囊造口术治疗肺动脉高压也未成功。

继发性肺发育不良是继发于其他异常的畸形，这些异常包括：①胸腔容积缩小，胸内原因如先天性胸腔积液、膈疝、肺囊肿。腹腔内原因如腹内肿块或腹水，使膈肌抬高造成胸腔容积缩小。最常见的是先天性膈疝（congenital diaphragmatic hernia，CDH），腹腔脏器疝入胸腔限制同侧肺发育，同时纵隔移位影响对侧肺发育（图 10-1-1）。②泌尿系统发育异常或胎膜早破致羊水减少，子宫压迫胎儿胸腔。③无脑、开放性脊柱裂等使呼吸运动受抑制。④成骨不全、软骨发育不良、脊柱侧弯致胸廓畸形或僵硬等。⑤心脏畸形、肺血管畸形。⑥染色体异常疾病如 Down 综合征等。

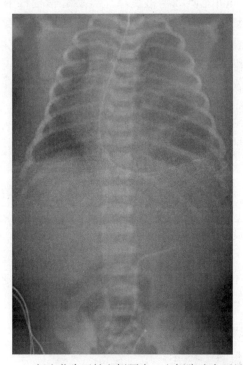

图 10-1-1　新生儿先天性左侧膈疝，左侧胸腔内可见肠管

继发性肺发育不良的临床表现依发育不良的程度而异，轻度继发性肺发育不良患儿症状较少且隐匿，常在体检时偶然发现。但是多数患者因为支气管狭窄、肺组织供血不良及纵隔移位等因素发生反复呼吸道感染，表现为咳嗽、咳痰，偶有痰中带血，严重时出现呼吸困难。重度肺发育不良患儿可出现呼吸窘迫，若产后 24 小时内患儿出现严重急性呼吸窘迫综合征，则死亡率可高达 40%～50%。严重肺发育不良造成持续性弥漫性

肺泡缺氧，引起肺血管收缩、血管平滑肌增厚或合并大量肺毛细血管床减少，从而产生持续性肺动脉高压。此外，细胞外基质改变及肺表面活性物质减少也导致肺顺应性降低。

应用产前超声检查可以发现胎儿脏器的发育畸形，如 CDH、神经管缺陷、心脏畸形、纵隔移位及肺动脉高压。胸部 X 线片显示患侧肺野较小而清晰，可见部分透光区及不规则肺纹理，对侧肺呈代偿性肺气肿，纵隔移向患侧，甚至形成纵隔疝。上叶发育不良多为含气囊肿样阴影，局部肺纹理稀疏，水平裂或斜裂上移。中下叶发育不良表现为含气囊肿或心膈角处呈三角形密度增高影，容易误诊为中叶不张、肺囊肿、肺隔离症或支气管扩张。纤维支气管镜检查可发现病变部位支气管管腔狭窄或接近完全阻塞，合并感染时局部有渗出和分泌物。CT 及 MRI 检查可以显示患侧肺叶体积缩小，密度增高，内见多个含气囊肿样改变，为发育不良的肺组织囊性变或囊状扩张，支气管开口常狭窄或阻断，阻断处的气道盲端呈圆钝状外膨，肺动脉细小，肺血管数量减少。健侧肺叶呈代偿性肺气肿，肺动脉变粗大，纵隔偏移并可形成纵隔疝。经 MRI 图像测量肺容积可评估 CDH 胎儿是否需使用体外膜氧合（extracorporeal membrane oxygenation，ECMO）技术。因此，CDH 的膈肌缺损大小和肺动脉高压是决定本症预后的最重要因素。横膈裂孔疝的膈肌缺损大小与生存率直接相关。肺通气/灌注核素显像可以显示通气和肺血流均明显减少。放射性核素肺泡计数和肺重/体重值降低。

先天性肺发育不良治疗包括基础治疗和手术治疗。基础治疗应改善通气、纠正低氧、降低肺动脉压和改善肺顺应性。主要措施有予以镇静及超前镇痛，应用高频通气，诱导过度通气致呼吸性碱中毒或允许性高碳酸血症通气，以及必要时采用 ECMO。吸入一氧化氮（NO）可促进肺泡发育，降低肺动脉压力，减轻氧依赖。使用前列环素（PGI_2）或内皮素受体抑制剂（波生坦）扩张肺血管。对呼吸窘迫患儿应使用外源性肺表面活性物质，并给予足量有效的抗生素以预防和治疗肺部感染。

1987 年 Bartlett 成功地将 ECMO 用于治疗 CDH 所致的严重呼吸衰竭。对于先天性横膈裂孔

疝造成的肺发育不良，目前一致意见是先经保守治疗及 ECMO，病情稳定后再行膈疝修补术，出现严重呼吸窘迫时应急诊手术。CDH 患儿应尽早置胃管减压，增加胸腔容积。术中不要切除发育不良的肺或强制性肺扩张，因为这样会导致间质性肺气肿进一步损害通气功能。裂孔疝修补术后患肺可继续生长，血管重建，血管壁肌层减少。如果肺部感染反复发作而健侧肺有足够代偿能力，应考虑行肺叶切除，并同时处理合并的心脏、大血管畸形。手术禁忌证为患儿全身情况很差，不能耐受全身麻醉开胸手术，或者术后健侧肺无能力代偿。VATS 治疗先天性肺发育异常的优点是可以减轻胸壁畸形、脊柱侧弯等远期并发症，目前 VATS 逐步替代传统开胸手术。此外，细胞学发展突飞猛进，胚胎干细胞极有潜力成为肺发育不良的治疗基础，现已人工诱导培育并纯化得到 II 型肺泡上皮细胞。

五、肺动脉未发育或发育不全

一侧肺动脉或一叶肺动脉未发育或发育不全，可使相应一侧肺或一叶肺发育不全，患侧肺由支气管动脉或主动脉侧支循环供血。发育不全的肺或肺叶完全缺乏肺血管，也无弥散呼吸功能，患侧肺呈纤维化收缩，体积缩小，支气管扩张呈囊状。此病常发生于右侧，左侧肺动脉未发育或发育不全者常伴有其他心脏畸形，如法洛四联症。一侧肺或一叶肺动脉未发育或发育不全患儿主要临床表现为反复发作的肺部感染、咳嗽和咯血。辅助检查胸部 X 线片显示一侧肺或一叶肺透光度明显

增高，呈透明肺影像学改变。增强 CT 扫描显示患侧肺的肺动脉细小、不规则或完全闭锁。对于肺动脉未发育或发育不全的患儿，其处理原则为有症状者应考虑行病变肺切除、一侧全肺切除或肺叶切除，同时处理合并的其他畸形。无症状者可暂时观察并采取保守治疗措施，不需积极手术治疗。

六、其他肺发育异常

（一）先天性肺囊性腺瘤样畸形

先天性肺囊性腺瘤样畸形（congenital cystic adenomatoid malformations，CCAM）的发生率为 1/35 000 ~ 1/10 000，左右肺发病大致相近。此类畸形是在胚胎发育 5 ~ 6 周时，支气管分支形成异常和间充质细胞过度增生，引起错构性病变，终末细支气管形成大小不同的囊肿，支气管内壁被覆过度增生的腺瘤样立方上皮或柱状上皮细胞，囊肿可压迫周围肺泡导致肺泡发育不良。先天性肺囊性腺瘤样畸形的临床表现主要为新生儿急性呼吸窘迫或日后出现难治性肺炎。其并发症包括癌变（肺泡癌、横纹肌肉瘤、胚胎细胞瘤）、反复气胸和咯血。辅助检查包括产前超声检查即可诊断，胸部 CT 对此症敏感性很高，可用于术前评估病变大小及范围（图 10-1-2，图 10-1-3）。处理原则为病情稳定者等待 3 ~ 6 个月再行患侧肺局部切除或肺叶切除，此期间手术切除可有效减少反复肺部感染和呼吸窘迫，避免可能出现的并发症。术后健侧肺可代偿性生长，预后良好。目前采用 VATS 肺叶切除已经获得满意的治疗效果。

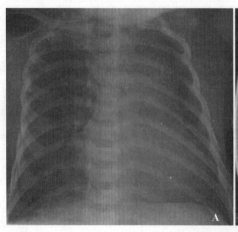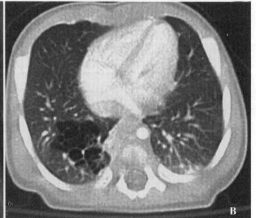

图 10-1-2 A. 产前诊断为右下肺 CCAM 的无症状患儿的胸部 X 线片；B. CT 显示右下肺多发含气囊肿

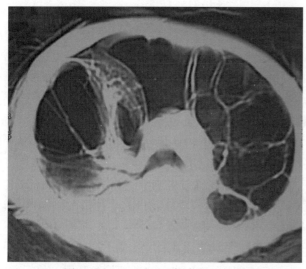

图 10-1-3　CT 显示双侧广泛 CCAM

（二）先天性肺泡 - 毛细血管发育不良

在胚胎发育的终末囊泡期，如果肺泡上皮细胞周边的毛细血管减少且接触不良，可导致新生儿呼吸窘迫及致死性 PPH，预后极差。先天性肺泡-毛细血管发育不良（congenital alveolar capillary dysplasia，CACD）畸形的组织学可见肺泡间隔的结缔组织、肺小静脉和肺小动脉在腺泡中央区异常增生，而非正常地存在于小叶间隔（图 10-1-4，彩图 10-1-4）。肺小动脉数量减少，小动脉壁的中间肌层纤维增厚，肺小叶内肺泡减少。患儿的预后与肺泡周边毛细血管的接触量呈正相关。绝大多数患儿产后 48 小时内出现进行性低氧、呼吸窘迫、严重呼吸性酸中毒及低血压。此类畸形的影像学表现缺乏特征性，临床诊断很困难，大多数

在尸检时方可明确诊断。患儿发病急骤，病情危重，又不能及时诊断，初始多为对症处理，而常规治疗效果不佳，ECMO 仅为抢救的紧急措施。多数学者建议对疑诊者尽快行肺活检确诊后选择治疗方案，对严重者则可适时放弃治疗。

（三）先天性大叶性肺气肿

先天性大叶性肺气肿（congenital lobar emphysema，CLE）的发育畸形原因为支气管软骨环发育不良，导致吸气时小气道软化、管壁塌陷而出现某一肺叶过度充气，并压迫同侧其余肺叶。该种异常畸形多数仅累及单个肺叶，67% 为左上叶受累，其次为右上叶或右中叶受累，男性略多于女性。病理改变为病变肺实质弹力蛋白缺乏及肺间质纤维化。主要临床表现为新生儿急性呼吸窘迫，出现越早病情越严重，约 10% 患儿合并其他发育畸形。辅助检查胸部 X 线片的特征性表现为病变肺叶过度膨胀，肺纹理稀疏，患肺肺叶气肿并使邻近的其他肺叶明显受压膨胀受阻，严重时横膈变扁平，出现纵隔移位（图 10-1-5）。CT 检查可清楚地显示小气道梗阻部位及病变范围。此症临床诊断并不困难，处理原则为对于轻度或中度患儿，保守治疗有一定疗效，若需机械通气辅助时，应调低平均气道压以避免病变肺叶过度膨胀。严重先天性肺叶气肿产生呼吸道症状，健侧肺不能充分膨胀并且造成呼吸功能减低，需择期行病变肺叶切除。出现严重急性呼吸窘迫则是急诊切除病变肺叶的手术指征，手术疗效满意，切除后余肺将发育代偿，预后良好。

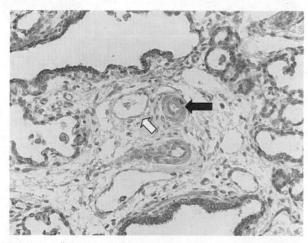

图 10-1-4　典型 CACD 病理显示肺小静脉（白色箭头）及肺小动脉（黑色箭头）增生，间隔结缔组织位于腺泡中央区

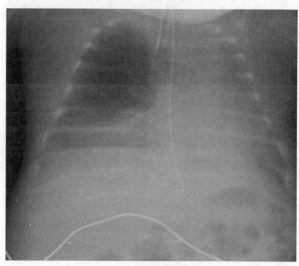

图 10-1-5　CLE 因呼吸窘迫，辅助通气后加重右上叶过度充气

七、临床问题讨论

肺的先天性发育异常中临床上主要是肺发育不良，肺不发育和肺发育不全者均在胎儿期或出生后不久夭折，其仅仅是胚胎学或解剖学的理论问题。最常见的是肺先天性发育不良患儿，其临床表现，特别是影像学特点、纤维支气管镜下的表现值得胸外科医师特别关注，胸外科医师应该掌握各种先天性肺发育畸形的知识，如未能考虑到肺先天性发育不良这种发育异常，缺乏肺发育畸形的有关病理解剖和病理生理知识，可能导致临床误诊、漏诊和错治。对于先天性肺发育不良的手术治疗，应严格掌握手术适应证。勉强施行开胸手术或不必要的开胸探查可能破坏了原已形成的生理平衡，从而造成术后凶险的恢复过程，甚至危及患者生命。实施胸外科手术者不能完全依赖内镜医师的观察及检查结果，需要自己独立判断。曾有一患儿，主诉经常咳嗽、咳痰，容易感冒。胸部 X 线片发现左肺大片模糊影，仅上肺野有肺组织影。内镜医师检查结论为支气管狭窄、肺不张。开胸后发现左侧未见到肺组织，上肺野的肺组织为右侧肺疝入左胸腔。探查肺门仅有左主支气管盲端，也未见到左肺动脉。术后诊断为左侧肺未发育。回顾术前检查，胸部 X 线片已表现有纵隔疝，左侧胸腔因无肺组织而呈大片模糊影，详细分析胸部 X 线片未能找到左主支气管。因纵隔移位，内镜医师将左主支气管盲端误诊为狭窄。所有这些若经临床仔细分析不难提出疑问并找到答案，如此可避免不必要的开胸探查。

临床上偶可见到一侧或一叶肺动脉发育不良的患者，他们常为外科处理的对象。此类患者表现为一侧肺或一叶肺野透光度明显增高，肺纹理稀疏。若患者有临床症状，应考虑行相应的肺切除。无症状者可暂时采取保守治疗，不必积极手术处理。笔者曾诊治一名 3 岁女性患儿，主诉为反复咳嗽、咳痰及间断咯血。影像学检查发现左下肺萎缩，肺纹理明显减少，增强 CT 扫描显示左下肺动脉极细，下肺静脉呈条索状，术前诊断左下肺血管发育不良。开胸探查发现左下肺基底动脉很细，约为正常的 1/4，下肺静脉呈一条索状质硬物，切开静脉未见血液流出，行左下肺切除，

术后经过顺利。术后呼吸道症状完全消失。

合理地选择病例和手术时机，做好有效的术前准备可保证手术治疗成功。手术治疗方式多为病变肺段或肺叶切除，合并右心、大血管畸形者应行矫形手术。术后效果取决于肺发育异常的程度、肺动脉高压、心功能及合并畸形严重程度。总的来说，先天性肺发育不良的手术适应证：①反复发作肺部感染，健侧肺有足够的代偿功能；②患侧肺合并支气管和血管异常；③合并右心、大血管畸形。手术禁忌证：①全身情况差，不能耐受手术；②一侧肺发育不全或发育不良，对侧肺也存在病变或估计术后肺功能不能代偿。

（马冬捷　张志庸）

第二节　肺　囊　肿

肺囊肿又称为肺内支气管囊肿，是指发生在肺内的先天性支气管源性囊肿，是先天性肺囊性疾病，也是临床较多见的一种先天性肺发育异常。根据其解剖学和组织学特性差异，目前认为先天性肺组织囊性发育畸形包括囊性腺瘤样畸形、肺隔离症、先天性肺叶气肿、支气管肺囊肿及先天性囊性支气管扩张等。

一、病　因

下呼吸系统在妊娠第 4 周开始形成，喉气管沟翻转形成喉气管憩室，并继续延长形成肺芽，气管食管褶融合形成气管食管隔，将前肠和喉气管憩室分隔开来。在妊娠第 5 周早期肺芽依次分为 2 个支气管芽，此后形成各级支气管。内胚层形成呼吸上皮，间充质构成结缔组织、软骨、肌肉和血管。先天性肺囊性病变是胚胎发育期，由气管、支气管异常萌芽或分支异常发育所致。肺囊肿则由胚胎发育时远端肺实质成分中一小堆细胞与肺芽分离而发展形成。具体过程为发育障碍，肺芽条索样组织不能演变成管状，其远端的原始支气管组织与近端组织脱离，逐渐形成盲囊，内部黏液不能排除，盲囊膨胀扩张，形成以支气管组织为囊壁、内含黏液的肺囊肿。肺芽索条状结构在气管未发生分支之前形成的单发、孤立的囊

肿，多位于纵隔内，通常称为纵隔支气管囊肿。若发育障碍发生较迟，在气管发生分支之后形成的囊肿，位于肺组织内，可为单发，也可为多发，通常称为支气管肺囊肿，或肺囊肿，占全部支气管囊肿的 50%～70%。偶尔在一叶肺或多叶肺内形成多个肺囊肿，呈蜂窝状，称为多囊肺。也有学者将广泛多发蜂窝状肺囊肿称为先天性囊性支气管扩张。

二、病理结构

肺囊肿呈圆形或椭圆形，囊肿壁厚薄不一。内层为假复层柱状纤毛上皮，与支气管上皮相似。囊内面可光滑或有网状小梁。继发感染后上皮因炎症而结构不清。囊壁外层为疏松结缔组织，包括纤维组织、弹力纤维、平滑肌纤维、黏液腺和淋巴组织，个别可有软骨。如果囊肿与支气管不相通，未参与呼吸活动，囊壁菲薄，则无炭末沉着，囊腔内充满黄色清亮液体、黏液和脱落上皮细胞，称为含液囊肿或闭合囊肿。囊肿若与支气管相通，继发感染，部分囊液排出，气体进入，此种囊肿内可含有脓液、血液和空气，囊壁增厚，称为气液囊肿。若黏液全部排出，囊腔内完全被气体充盈，称为含气囊肿。若囊肿与支气管相通时有活瓣作用，则形成张力性含气囊肿，张力极大时与张力性气胸难以鉴别。

先天性肺组织囊性发育畸形可发生在支气管分支的不同部位、不同发育阶段，因而具有各自相应的临床和病理特点。同时也可能有病变共存的表现，提示这些病变具有统一的病理学基础。有学者认为其发生可能与子宫内气道梗阻有关，气道梗阻的水平、完全性及发生时间共同导致了不同的肺囊性先天性发育畸形。

三、临床表现

小的肺囊肿无明显临床症状，多在胸部 X 线检查或尸检时被发现。当囊肿与支气管相通时可引起继发感染，产生张力性含气囊肿、含液囊肿、气液囊肿，或破溃后产生张力性气胸等，可以压迫周围肺组织、心脏、纵隔造成气管移位，临床上出现明显症状。症状大体分为两大类，一种为囊肿本身产生压迫症状，如压迫支气管和周围肺组织，出现喘鸣、咳嗽。另一类为感染症状，包括咳嗽、咳痰、低热及偶尔少量咯血等。在不同阶段，依囊肿大小、症状出现早晚，临床表现有不同特点。

1. 婴幼儿期 临床上偶可突发胸内张力性高压症状，系囊肿与支气管相通发生张力性含气囊肿。患婴表现为呼吸急促、发绀或急性呼吸窘迫。体格检查见气管移向对侧，患侧叩诊鼓音，呼吸音降低或消失。胸部 X 线片显示患侧肺囊性病变导致同侧肺不张，纵隔、气管向对侧移位，并可出现纵隔疝，病情危急，不及时诊断和处理可因呼吸衰竭而死亡。

2. 儿童期 多见同一部位反复发作的肺部感染。患儿常因发热、咳嗽、胸痛就诊。症状类似支气管肺炎。

3. 成人期 常无症状或因继发感染出现症状，如发热、咳嗽、咳脓痰、咯血、胸闷、哮喘样发作和劳累性气促等。

四、诊 断

纵隔支气管肺囊肿多位于纵隔内，常为单个、单房，内有液体或黏液，多与支气管树相连，但并不相通。肺囊肿多数位于外周肺实质内，单发囊肿更多见。偶有体积较小的多发肺囊肿，集中在一叶内，称为细支气管囊肿，此时它与囊状支气管扩张难以分辨。肺囊肿诊断主要依赖影像学检查及手术病理检查。

1. 胸部 X 线正侧位片 不同类型的肺囊肿具有不同 X 线表现。单个液性囊肿最为常见，可发生于任何肺叶，以下叶居多。肺内孤立含液囊肿呈圆形、卵圆形薄壁囊肿阴影，其内充满液体，密度均匀，边界清楚，周围肺组织无浸润征象。囊肿大小不一。与支气管相通后可出现气液平面，称为气液囊肿。肺囊肿的特点是囊壁很薄，邻近的肺组织无炎性浸润病变，纤维病变不多，肺组织无明显受压表现，因而囊肿界限清晰。有时单个囊肿在胸部 X 线片上显示为患侧肺内含气囊肿，偶尔巨大含气囊肿可占据一侧胸腔，或巨大囊肿与相通的支气管因活瓣作用而形成张力性囊肿时，可严重压迫肺、气管、纵隔和心脏。多发肺囊肿表现为一叶肺或多个肺叶内大小不等的蜂窝状重叠透亮区，内可有多个小液气平面，周围组织可见炎性浸润。

2. 胸部 CT 扫描 可以更清楚详细地显示肺囊肿的特点，除了平片显示的特征外，CT 扫描能够明确肺内存在的孤立或多发肺内囊肿性病变。CT 扫描肺囊肿多表现为边缘光整的圆形或类圆形阴影（图 10-2-1）。囊肿可含液、含气或气液混合，罕见囊壁钙化。肺囊肿多数为单发，多发肺囊肿可聚集成堆，合并感染时连成一片，可见多个气液平堆聚在一叶，呈蜂窝状，类似囊性支气管扩张。CT 平扫示液性肺囊肿密度均匀，CT 值近于水的密度，视其内容物的浓度，CT 值为 10 ~ 30HU。囊内容物黏稠或合并囊内出血，CT 密度增高。肺囊肿壁薄而均匀，合并感染时囊壁有不均匀增厚，分界模糊不清，周围可出现斑片状或索条状影。长期继发感染的肺囊肿严重时可引起肺段甚或肺叶实变，并使病灶呈分叶状或不规则形状。张力性肺囊肿与肺大疱相似，壁薄，周围组织受压移位。囊肿壁若有钙化，多呈点状或不连续弧线状。

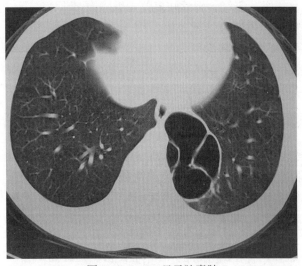

图 10-2-1　CT 显示肺囊肿

3. 产前超声检查 产前超声检查在产前即可查出胎儿发育畸形，可以发现宫内胎儿先天性肺囊性病变，包括肺囊肿，诊断准确率可达 70% 左右。如出生后得到证实可早期及时手术治疗，避免引起致命的呼吸窘迫和严重肺部感染。

五、鉴别诊断

1. 先天性囊性腺瘤样畸形 是以细支气管过度生长为特征的一种肺发育异常，特征与错构瘤相似，但一般无软骨组织。病理组织学按 Stocker 标准分型，可分为三型。Ⅰ 型病变显著特征是存在大的厚壁囊腔，直径多 > 2cm。囊腔内衬假复层纤毛柱状上皮，厚壁周围有平滑肌和弹力组织。在囊肿之间或邻接囊肿处存在肺泡样结构。Ⅱ 型病变以多分隔囊腔为特征，最大直径通常 < 1cm。囊腔内衬立方至高柱状纤毛上皮，只有很少假复层上皮，结构介于呼吸性细支气管与扩张的衬覆上皮的肺泡之间。Ⅲ 型病变大体上看为较大、坚实的肺组织肿块，有显著的纵隔移位。病变类似细支气管样结构，衬有纤毛的立方上皮。肺囊肿与先天性囊性腺瘤样畸形鉴别主要依据病理组织学特点。

2. 肺脓肿 临床表现较重，如细菌性肺脓肿，急性起病，有高热、咳嗽及明显中毒症状，抗感染治疗有效，咳出大量脓痰，内引流后脓肿可治愈。阿米巴脓肿患者常有痢疾病史，咳棕红色痰，痰涂片可找到阿米巴包囊或滋养体。单个肺囊肿继发感染时与肺脓肿症状相似，但 X 线片显示肺脓肿壁较厚，界限不清，周围肺组织有浸润或纤维化改变，病灶经抗感染治疗后可有动态变化，先天性肺囊肿患者往往全身中毒症状不重，感染控制后囊腔内液体可以排空，囊肿形态却固定无明显改变。CT 扫描显示肺脓肿周围肺组织反应明显，肺纹理增粗，壁厚薄不均，其内有空洞。

3. 肺棘球蚴病 是一种寄生虫病，流行于我国西北牧区，由于人口流动，原来仅流行于牧区的棘球蚴病现在非流行地区也可因间接接触而受感染。

4. 肺包虫囊肿 是一种不断扩展的占位性病变，以年倍增，囊壁较薄，较小的囊肿一般不引起症状，长大到一定程度对周围组织有压迫，继发感染后可有胸痛、咳嗽、发热等症状。胸部 X 线片及 CT 扫描可见囊肿内有液平面，其上方可见两层弧形透亮影；若仅内囊破裂，部分囊膜漂浮在囊液上，显示"水上浮莲征"。

5. 空洞性肺结核 一般较小，周围可见卫星灶，且有播散病灶。可通过结核病病史、结核菌素试验、结核菌抗原和抗体检测及 X 线影像变化予以区别。

6.肺大疱合并感染 肺大疱合并感染可能与液气型肺囊肿相混淆。肺大疱壁菲薄均匀，感染后形态发生改变，短期内出现气液平面，大泡破裂后可造成气液胸，肺大疱消失。先天性肺囊肿则长期存在，部位固定不变。不合并感染的肺大疱，其内可见纤细的肺纹理，含气肺囊肿内无丝条状肺纹理存在。

7.气胸 巨大张力性肺含气囊肿应与气胸相鉴别。肺囊肿位于肺实质内，即使位于肺尖、肺底或肋膈角部位仍可见到周围有含气肺组织。气胸的气体位于胸膜腔，受挤压的肺组织被推向肺门，胸部 X 线检查和 CT 扫描有助于两者鉴别。

8.先天性膈疝 好发于左侧，临床亦以呼吸窘迫为主要表现，钡剂造影有助于与巨大肺囊肿相鉴别。

六、治 疗

治疗原则为诊断明确、无急性炎症情况下均应早期手术摘除。手术治疗肺囊肿的理论基础为肺囊肿容易继发感染，药物治疗不能根治囊肿。因多次反复感染囊壁周围炎症反应，致胸膜广泛粘连，增加手术困难，且容易发生并发症。年龄不是手术绝对禁忌证，尤其在出现缺氧、发绀、呼吸窘迫时，更应及早手术，甚至急诊手术，解除梗阻，挽救生命。

手术方式根据病变部位、大小、有无感染而定，孤立于脏胸膜下未感染的肺囊肿，可做单纯囊肿摘除术；局限于肺边缘部分的囊肿，可做肺楔形切除术；囊肿位于肺实质内，或继发感染致周围粘连，或邻近支气管有继发性病理改变，如支气管扩张，需做肺叶切除甚或全肺切除术。儿童病例应尽量保留更多的正常肺组织。

临床拟诊肺囊肿时，应避免做胸腔穿刺进行确诊，以免引起胸膜腔感染或发生张力性气胸。个别病例表现为严重缺氧、发绀、急性呼吸窘迫，又无条件做急诊手术，可考虑行囊肿穿刺引流，达到暂时性减压、解除呼吸窘迫症状的目的。囊肿穿刺引流已成为术前一种临时性紧急处理措施。一般肺囊肿手术切除后，预后良好。但是若病变过于广泛，肺功能严重下降，或合并严重心、肝、肾等器质性疾患时，则禁忌手术。

七、临床问题讨论

北京协和医院胸外科从 1983 ～ 2007 年共手术治疗先天性支气管囊肿患者 50 例，其中男性 28 例，女性 22 例，年龄为 18 ～ 64 岁（平均年龄为 36.9 岁）。33 例有临床症状，最常见为咳嗽（13 例），其余少见的有咯血、囊肿感染、吞咽困难等。本组 50 例支气管囊肿中，28 例位于纵隔，为纵隔支气管囊肿；12 例位于肺实质内，为肺囊肿；其他 3 例囊肿位于肺门，6 例位于胸内罕见部位，包括下肺韧带、前胸壁、后纵隔及前纵隔胸腺区；另 1 例囊肿位于腹腔内肠系膜上。47 例患者行囊肿完整切除，3 例患者行次全切除术。12 例肺囊肿患者，10 例行肺叶切除，1 例行肺段切除，1 例行楔形切除，其中 5 例在 VAT 下完成手术。1 例肺囊肿术后出现持续漏气，1 例纵隔支气管囊肿术后发生声音嘶哑。术后随访 4 个月至 10 年，无囊肿复发或恶变。

肺囊肿在临床上并非罕见，胸外科医师在行医过程中均对此类患者进行过手术处理。典型的无症状单发肺囊肿，无继发感染，手术处理和术后都比较顺利，预后颇佳。问题是有过多次继发感染，周围界限模糊，肺门粘连，淋巴结炎性肿大，血管解剖层次欠清，在手术时需要慎重，以免增加手术难度。特别强调应像对待肺化脓性疾病如支气管扩张或肺脓肿一样处理，耐心细致地操作，注意严密止血和预防感染。多发性肺囊肿或多囊肺有长期反复肺部感染，胸膜腔内严重致密粘连，其手术并不比肺脓肿容易。有时仅仅分离胸膜腔内粘连，渗血就可能达 1000ml。解剖肺门血管又是一个挑战。最后分离支气管时，还要将支气管周围粘连解剖清楚，扩张迂曲的支气管动脉需要逐一结扎或缝合。关闭胸腔前，应认真严密止血，逐一检查粘连剥离面、支气管动脉、肺门血管结扎处，确保无纰漏，以防术后胸内出血需再次开胸处理。与支气管扩张和肺脓肿一样，因肺囊肿手术再次开胸止血，并非罕见。

另一临床胸外科医师常疑惑的是切除的范围。不少教科书都提及肺囊肿可以行囊肿剜除术或局部肺切除术。我们也曾对肺囊肿施行肺局部切除，但前提是肺囊肿很小，位于肺的周边、表面，囊肿界限清楚，周围无浸润或粘连。对于较大的肺囊肿，不完全位于肺周围边缘，或不在肺表面，我们倾向于做一肺叶切除，手术干净，解剖清楚，术后恢复顺利，极少出现并发症。笔者在门诊曾遇到一位患者，女性，25 岁，主要咨询处理意见。半年前她曾在当地医院因左下肺囊肿行单纯肺囊肿局部切除，术后恢复尚好，但是 3 周以后出现低热、咳嗽、咳痰，并痰中带血丝。曾予以大量多种抗生素治疗，呼吸道症状时好时坏，反复发作，始终不愈合。患者术前胸部 CT 显示为左下肺孤立囊肿，周围界限清楚，余肺野无异常发现。术后胸部 CT 显示为左下肺野原局部切除处大片模糊浸润影，部分呈小叶实变，胸膜腔内炎症粘连，部分胸膜增厚并可见包裹性积液。会诊处理意见为左下叶余肺切除。如前所述，较大病灶的局部切除或楔形切除有不确定之处，以前常用大长弯钳箍夹，切除边缘采用"U"形缝合关闭。现在即使应用切割闭合器也会因箍夹过厚的肺组织而产生闭合不严，切缘渗血、漏气。尤其是切缘不净，存在小的感染灶，加上渗血，继发肺部感染，终至产生上述病例情况。本院曾有 1 例肺囊肿患者行局部切除后持续漏气，留置胸管引流和抗生素治疗多日方愈。

　　肺囊肿是否会发生癌变？这是一个敏感而严肃的问题，文献上意见并不统一。有大宗病例报道及长期随诊结果表明，未发现肺囊肿癌变。但是，文献上也不乏零散个案报告肺囊肿癌变。这里存在诊断标准和材料准确性的问题，是否发生癌变至今尚存在争议。但是，笔者确实经历过肺囊肿合并肺泡癌病例。12 年前，笔者为一肺囊肿患者施行了手术。患者为中年男性，患左上肺孤立性囊肿（图 10-2-2），考虑患者年龄、病变性质，以及患者本人的要求，施行了左上肺舌段切除。手术顺利，术后情况良好。但是病理报告除了肺囊肿诊断外，病理科医师还发现在肺切缘上存在少许癌细胞，可能为肺泡细胞癌。与患者沟通讨论后提出两种处理方法：一是立即再次开胸，切除左上余肺。二是定期随诊观察，若发现左上肺出现阴影，尽快开胸手术。患者考虑良久，最后决定采取第二种方案。之后每 3 个月，然后是 6 个月，再之后是每年行胸部 X 线、CT 复查。至今已经过 12 年随诊，未发现肺内新生病灶。据推测，一种可能是少许肺泡癌细胞已被完全切除，治疗彻底，未再复发；另一种可能是病理学的诊断标准，慢性炎症浸润和肺泡癌细胞镜下鉴别可能存在混淆。目前免疫组化等可以帮助鉴别。另外，病理学上未能认真仔细检查，也容易将肺泡癌误诊为肺囊肿。这些经验或教训值得我们深思。

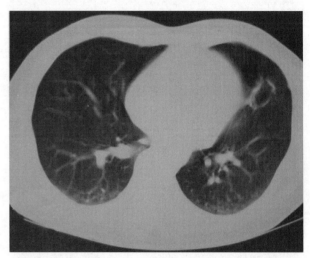

图 10-2-2　男性，56 岁，胸部 CT 显示左上肺舌段支气管囊肿

行左上肺舌段切除。病理诊断为左上肺支气管囊肿合并微小肺泡癌细胞。术后未行放化疗。每年胸部 CT 随诊至今，未见肿瘤复发或转移

（孙　杰　张志庸）

第三节　肺隔离症

一、定　义

　　肺隔离症的英文名称是 sequestration，这一名称来自拉丁文，意为"隔离"。1777 年，Huber 首次描述异常系统动脉供应肺组织；1861 年，Rokitansky 报道副叶肺叶畸形或叶外型肺隔离症；1910 年，McCotter 描述了肺隔离症的临床表现。1940 年，Harris 报道 1 例行肺叶切除时因异常血管大出血致死病例。在以后的 10 年里又有 26 例肺隔离症经手术治疗，不幸的是其中 3 例死于术中大出血，由此引起临床胸外科医师的注意。1946 年，Pryce 报道叶内型肺隔离症，并首次使用叶内型隔离肺和叶外型隔离肺的名称。

肺隔离症是一种少见的先天性肺发育畸形。胚胎时期一部分肺组织与主体肺组织分离开来单独发育,形成无呼吸功能的肺部囊性肿块,供应此部分囊性团块的血管来自异常的体循环动脉,这种症候群即肺隔离症,此肺囊性团块又称为隔离肺。隔离肺内的支气管可以与机体支气管系统相通,则常有反复发作的局限性感染;当其与支气管不相通时,不发生感染亦不出现任何呼吸道症状。供应隔离部分肺组织的血管是胚胎时期与背主动脉相通的内脏毛细血管,因未被吸收而遗留下来成为畸形血管。

二、发病机制

肺隔离症的发病机制多年来一直是许多人争论的问题。Pryce 主张牵引学说,认为胚胎时期在背主动脉和内脏毛细血管床之间,有许多交通支围绕着前肠和肺芽,其中某一交通支未被吸收,在主动脉与肺之间存在持续交通,此交通支来自系统循环,血管内压力高,它压迫某部分肺组织影响其发育,以致发生囊性变和纤维性变,因之异常血管的牵拉作用引起肺组织分离。赞成此种说法的学者较多。也有学者提出血管发育不全学说,即在胚胎发育早期,于正常肺芽的尾部形成副肺芽,同时有动脉血管供应,若此副肺芽出现较早,则副肺芽仍可由正常胸膜所覆盖,形成叶内型隔离肺。若副肺芽出现在胸膜已经形成以后,则会产生叶外型隔离肺。叶外型隔离肺有其自己的胸膜覆盖,生长与正常肺组织无关。Boyden 却认为肺组织囊性变是原发病变,异常血管是继发的。

三、发病率和病理生理

肺隔离症并非罕见,发病率为 0.15% ～ 6.4%,在肺切除手术中占 1.1% ～ 1.8%。Carter 报道了233 例肺隔离症,病变位于左侧的较多,左右之比为 2：1,男性多于女性,男女发病率之比为3：1。然而,Savic 等报道无论是叶内型肺隔离症或叶外型肺隔离症,两型之间发病率无明显差异。至 1985 年我国共报道 80 例,其中叶内型肺隔离症 70 例,叶外型肺隔离症 8 例,混合型肺隔离症 1 例,未能分型肺隔离症 1 例。北京协和医院自 1962 ～ 2005 年共手术治疗肺隔离症 41 例,其中叶内型肺隔离症 38 例,叶外型肺隔离症 3 例。

隔离肺的异常动脉主要来自降主动脉,为横膈上的胸主动脉或横膈下的腹主动脉,其他还有来自肋间动脉、锁骨下动脉、膈动脉。据统计 75% 的隔离肺的动脉血管来自胸主动脉或腹主动脉,来自胸部或腹部其他动脉血管者占 25%。80% ～ 90% 异常血管位于膈上。文献也报道隔离肺罕见的异常血管交通,如 Silverman 报道的 1 例肺隔离症,其动脉血供来自冠状动脉左回旋动脉分支。80% 的肺隔离症的异常动脉为 1 支,但是也有多支血管,最多可有 5 支。血管直径大小不等,为 0.2 ～ 1.0cm,最大可达 2cm(图 10-3-1)。

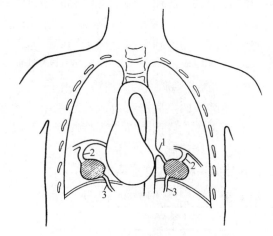

图 10-3-1　肺隔离症的体循环动脉来源示意图
右侧可来自肋间动脉(2)及膈下动脉(3),左侧可来自胸主动脉分支(1)、肋间动脉(2)及膈下动脉(3)

隔离肺的分布,左侧隔离肺多于右侧,约为2：1。肺下叶多于肺上叶,60% 隔离肺出现在左下叶后基底段,少数发生在上叶。文献报道亦有双侧隔离肺,我们即遇到 1 例,术中发现右下肺隔离症,于解剖时撕破对侧胸膜发现左下肺也有一肿物及异常血管,手术仅行右下肺叶切除。国外 Savic 统计 540 例肺隔离症文献时发现,异常血管来自胸主动脉的 418 例,腹主动脉的 99 例,肋间动脉的 16 例,锁骨下动脉的 3 例,其他动脉 4 例。国内有记录的 62 例中,来自胸主动脉的 44 例,腹主动脉的 15 例,肋间动脉的 2 例,锁骨下动脉的 1 例。北京协和医院手术治疗的 41 例中,来自胸主动脉的 32 例,腹主动脉的 5 例,膈动脉的 1 例,锁骨下动脉的 2 例,肋间动脉的 1 例。

隔离肺分为叶内型隔离肺及叶外型隔离肺。叶内型隔离肺常见，它从同叶肺分离出来，周围是正常肺组织，因此它与正常肺有共同的胸膜。叶内型隔离肺约 95% 的静脉回流至肺循环系统，它产生的病理生理改变是左向左分流。约 17% 的叶内型隔离肺与支气管相通，原因是隔离肺内有黏液分泌，囊腔肿胀，压迫邻近肺组织产生感染，通过肺泡间 Kohn 孔扩展到邻近的隔离肺，引起隔离肺段继发性感染或脓肿形成，最终侵蚀囊腔使之与支气管相通。叶外型隔离肺可视为副肺叶，它从其他肺叶分离出来，因此病变部分有自己的胸膜。异常动脉多在下肺韧带内，同时可有肺动脉。叶外型隔离肺的静脉回流到奇静脉、半奇静脉和门静脉系统。叶外型隔离肺引起的病理生理改变是左向右分流。因为供应隔离肺的血来自体循环的动脉血，隔离肺本身无呼吸功能，也即无气体交换，动脉血经隔离肺直接进入身体静脉系统，产生的结果是动脉－静脉短路，左向右分流。不管哪一种类型的隔离肺都可能接受系统动脉或肺动脉血液供应，或两者兼之，静脉回流可以回到肺静脉或系统静脉，或回流到两者。叶内型隔离肺和叶外型隔离肺的鉴别见表 10-3-1。

表 10-3-1　叶内型隔离肺与叶外型隔离肺的鉴别

项目	叶内型隔离肺	叶外型隔离肺
发病情况	少见	极少
性别	男女发病无区别	男性多见，男女比为 4∶1
合并畸形	罕见	＞50%
合并膈疝	个别	30%
分布	左侧＞右侧（2∶1）	左侧＞右侧（2∶1）
胸膜覆盖	同一正常胸膜覆盖	独立胸膜
供血血管	系统动脉	系统动脉
静脉回流	下肺静脉	奇静脉、半奇静脉
支气管交通	多有交通	无
发现年龄	青春期或成年人	新生儿
症状	咳嗽、发热、咳痰、感染	少见，呼吸窘迫
放射学	下叶肺脓肿	三角形块状影
病理	脓腔	海绵状或囊状

隔离肺常合并其他畸形，特别是叶外型隔离肺合并畸形者可达 50%。常见合并的畸形包括横膈疝、室间隔缺损、肺静脉畸形引流、心包囊肿、心包缺如、漏斗胸、脊柱畸形、肺不发育、肺动静脉畸形、异位胰腺及食管或结肠重复畸形等。

隔离肺的囊腔偶可与下段食管或胃底相通。1968 年 Gerle 将这种类型统称为支气管－肺－前肠发育畸形（congenital bronchopulmonary foregut malformation）。

四、临床表现

肺隔离症的临床表现决定于隔离肺的病变特点，一般来说分为以下三类。

（1）呼吸道症状：主要发生于叶内型隔离肺。典型的表现是反复发作的肺部感染。叶内型隔离肺患者 15% 无症状，但是多数患者自幼即有呼吸道症状，如咳嗽、咳痰，继发感染时咳脓痰。另一种表现是咯血，为感染蚀破毛细血管出现的痰中带血，若隔离肺内异常血管发生粥样硬化，溃破入气道可发生大咯血。隔离肺内感染引流不畅可有发热、胸闷、憋气及心悸、气短。长期反复炎症感染可致消瘦、乏力、营养不良、贫血、低蛋白血症。有的出现肺性骨关节病的改变，如杵状指（趾）。隔离肺内感染长期应用抗生素的病例，偶可继发曲霉菌感染或形成曲霉菌球。隔离肺的典型症状出现在 20 岁以前，40 岁以后很少发作。从出现症状到确诊平均间隔大约 17 个月。

（2）无症状：检查胸部 X 线片时发现肺内肿块影，这主要发生在叶外型隔离肺，叶内型隔离肺病程早期与支气管不相通时亦无症状。

（3）心血管症状：主要是心力衰竭，极为少见，为大量的血液经隔离肺直接流入静脉所致。White 曾描述 6 例儿童叶内型隔离肺，2 例有严重先天性心脏病，4 例隔离肺内有动静脉分流。有明显分流者在腋部或胸部可闻及血管杂音。

除了以上三类主要临床表现外，罕见的复合症状是消化道与隔离肺相通，隔离肺内发生严重感染，可有咯血或便血。北京协和医院曾遇 1 例因咳出食物残渣被诊断为食管支气管瘘和支气管扩张。手术中发现左下肺一囊性肿块与来自胸主动脉的异常分支动脉相连，血管直径约 0.2cm，此外肺门处隔离肺与食管有一通道。结扎血管后行下叶肺切除及瘘管切除，这可能就是前面所提及的"支气管－肺－前肠发育畸形"。术后此例合并支气管胸膜瘘患者经治而愈。也有文献报道隔离肺并存食管或胃与支气管相通。

五、诊 断

影像学检查是诊断肺隔离症的重要方法。胸部 X 线表现分为囊肿型和肿块型两种类型。囊肿型出现在隔离肺与支气管相通时，特别在合并感染时可见一个或多个囊腔（图 10-3-2），囊内并有气液平面，此时极似先天性肺囊肿，但是隔离肺囊腔周围有炎症浸润。囊肿型隔离肺与支气管不相通者，囊肿边缘光滑，周围肺野清晰。肿块型或称实质型，可为圆形、卵圆形或三角形分叶状团块，边缘清晰。病灶断层像可见逗点状或条索状异常动脉与病变相连。胸部 CT 可显示异常血管，但是普通 CT 平扫常显示不清，增强 CT 检查可显示条索状或蒂状血管阴影伸向病变处，其与动脉血管同时显影，提示异常血管来自体循环（图 10-3-3）。纤维支气管镜检查的意义不大。支气管造影时在病变部位碘油不易进入囊腔。近来应用 Turbo-Flash 序列（快速小角度发射）的 MRI 对隔离肺异常血管显示有较大帮助，但通常不作为常规检查方法。如果对诊断仍有怀疑，术前确切诊断需要主动脉造影，不过临床上一般多不需要血管造影，仅选择性地应用在某些特殊病例。曾有 1 例因肺内球形阴影怀疑肺动静脉瘘的患者，MRI 显示左下肺树枝状血管影，又怀疑血管畸形，最后主动脉造影显示胸主动脉一分支进入左下肺后基底段，手术证实为叶内型隔离肺。在临床实际工作中，肺脓肿、肺隔离症、先天性肺囊肿不易鉴别，有时甚至病理标本检查诊断也有一定的困难。只有手术时发现异常血管通向病变部分可予以临床诊断，病理检查时发现病变处的异常血管，结合病变处病理特点可做出确切诊断（图 10-3-4，图 10-3-5）。

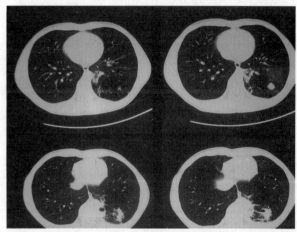

图 10-3-3 患者，女性，26 岁。反复发作左下肺感染，胸部 CT 平扫肺窗显示左下叶内型肺隔离症

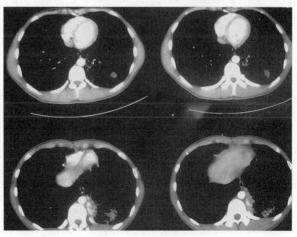

图 10-3-4 与图 10-3-3 为同一患者，患者胸部 CT 增强后纵隔窗显示左下肺隔离症

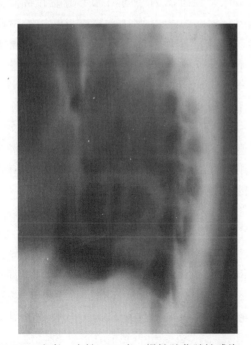

图 10-3-2 患者，女性，38 岁。慢性肺化脓性感染，左侧位胸部体层像示左下肺内空洞。手术切除左下肺叶，临床病理诊断为肺内型隔离症，有空洞形成及来自肋间动脉的血管

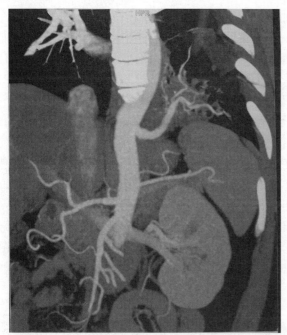

图 10-3-5　与图 10-3-3 为同一患者，术前增强 CT 冠状位扫描显示左下肺隔离症，异常血管来自于胸主动脉

六、病 理 特 点

病理检查隔离肺含有正常肺组织的各种成分，有软骨、支气管腺体、肺泡结构，但是排列异常紊乱，其内充满大小不等的囊腔，囊壁衬纤毛上皮，发生感染后可出现纤维化和炎性病变。因无通气，表面无炭末沉着，隔离肺呈粉红色。囊壁周围结缔组织有炎症反应，脏胸膜呈增厚灰白色瘢痕。反复感染后隔离肺有支气管扩张的形态改变。异常血管表现为肺动脉的特征，主要由弹力纤维构成，肌纤维少，有学者提出约 75% 的患者，即使是年轻人，其异常血管也有动脉粥样硬化的改变，认为此为高压的动脉血长期直接流向低压的静脉所致。

七、治　　疗

治疗肺隔离症的目的在于切除感染的肺组织。肺隔离症治疗原则为一旦诊断明确就应采取手术治疗，以减轻患者的症状。对于无症状的患者，手术切除则可预防将来发生并发症。

对于叶外型肺隔离症患者，手术治疗主要是切除叶外型肺段并安全地结扎异常动静脉血管。叶外型肺隔离症如合并同侧胸内其他器官严重畸形则需手术矫正，可同时处理，如无症状，则手

术处理并非必要。但是临床上常常遇到的问题是叶外型肺隔离症难以与肺部肿瘤相鉴别，有时它位于后纵隔，又不容易和纵隔神经源性肿瘤区分，因之大多数情况下行开胸探查手术切除，术后才明确是叶外型肺隔离症。

对于叶内型肺隔离症患者来说，由于叶内型隔离肺与支气管相通，常合并反复感染或咯血，应予以切除。因反复炎症感染，粘连重，支气管动脉变得迂曲扩张变形，解剖肺门时出血多。单纯切除隔离肺段的操作较困难，因此一般叶内型隔离肺不做局部切除或楔形切除，常需要行肺叶切除。隔离肺的异常动脉壁层肌肉少、壁薄，弹性组织弱，易碎、易出血。我们强调手术处理左下肺化脓性病变时应慎重，特别是术前没有想到肺隔离症诊断，手术操作时应警惕，防止意外大出血。在确定和结扎异常动脉血管时，需格外小心，文献已有报道，结扎血管时不慎发生血管断端缩到膈下造成隐蔽性大出血。笔者医院有 2 例因术者经验不足，切断下肺韧带结扎不牢引致大出血，所幸异常血管来自胸主动脉，缝合后血止，出血量达 1000ml。另 1 例术前诊断为上叶球形阴影，术中发现肿物与后胸壁严重粘连，分离时突发大出血，经辨认为肋间动脉发出的异常分支至肿物内，此时方考虑到肺隔离症诊断。经多次缝合和骨性胸壁外缝合后，出血得以控制，其出血量达 1500ml。手术时尚需注意隔离肺的囊肿与食管或胃底有无交通的瘘管，若发现有异常交通应根据术中发现的情况酌情处理，做到既切除隔离的肺组织，又妥善处理食管或胃与之的异常交通。除了直接开胸手术切除隔离肺叶外，近年来有报道应用 VATS 行隔离肺叶摘除，相信将来会有越来越多的病例应用 VATS 治疗肺隔离症。

北京协和医院胸外科曾手术治疗 41 例肺隔离症，其中左肺下叶切除 26 例，右肺下叶切除 10 例，右肺上中叶切除 1 例，左肺上叶和右肺上叶切除各 1 例，隔离肺病灶切除 2 例。病理检查病变最大 15cm×10cm，最小 3cm×2cm，2 例为多发囊性肿物布满一叶肺，未能确切扪及肿物。单支异常血管 31 例，2 支和 3 支血管各 3 例，数支血管 4 例。血管直径最粗 1.0cm，最细 0.2cm。异常血管来自胸主动脉 32 例，腹主动脉 5 例，膈肌动脉 1 例，锁骨下动脉 2 例，肋间动脉 1 例。病理诊断

叶内型隔离肺 38 例，叶外型隔离肺 3 例。手术并发症包括术中大出血 3 例，出血量 1000ml 以上，术后胸内活跃性出血需再次开胸止血 2 例，支气管胸膜瘘 1 例，以上病例均经妥善处理痊愈出院。随诊 3～20 年，患者均健康生活。

对于出生前就已诊断的胎儿肺隔离症的治疗尚存有争议。Dolcart 报道 1 例在妊娠第 25 周、27 周和 28 周时行胸腔－羊膜腔引流，以减少胸膜腔积液并预防肺发育不良，但是患儿早产，并于出生后不久很快死亡。Boiskin 对一例 32 周胎儿行胸腔引流术，该胎儿被顺利分娩，以后又接受隔离肺切除手术，结果令人满意。然而，纵观大多数出生前被诊断为肺隔离症的胎儿，其预后均不乐观，约 50% 患肺隔离症的胎儿在出生前或出生后不久死亡。幸运的是，肺隔离症只是零散发病，且是一种非遗传性疾病。

（张志庸）

第四节　肺动静脉瘘

先天性肺动静脉瘘（肺动静脉瘤、肺动静脉畸形、肺血管瘤）是由肺毛细血管祥末梢缺陷导致血管扩张，形成壁薄血管囊，是一种异常肺动静脉连接。本病可以单发或多发（20%），双侧者占 10%。这种先天性畸形是由于毛细血管发育异常，伴有最原始动静脉血管丛之间的连接及毛细血管吻合支中血管间隔形成不完全，或血管间隔分裂，逐渐扩大形成动静脉瘘。肺动静脉瘘属于解剖结构异常，会产生如同心内右向左分流的病理生理结果。严重畸形时，这种分流可能导致严重的血流动力学后果。肺动静脉瘘是较少见的肺部先天性异常。北京协和医院在早期 26 年间仅手术治疗了 6 例。近年随着定期体格检查和技术设备的改进，接受常规体格检查人数增加，这种疾病的实际发生率可能还要有所升高。

一、分　类

肺动静脉瘘有多种分类。胚胎学上，根据动静脉畸形部位分类，分为动脉型肺动静脉瘘、静脉型肺动静脉瘘和毛细血管型肺动静脉瘘；根据病因分为先天性肺动静脉瘘、后天性肺动静脉瘘（肿瘤、

创伤）；根据血液来源分类，分为体循环动脉供血的肺动静脉瘘（如乳内动脉、肋间动脉、主动脉异常分支）和肺动脉供血的肺动静脉瘘；根据数目分为单发或多发。需注意某些患者合并遗传性出血性毛细血管扩张症（hereditary hemorrhagic telangiectasia，HHT），也称为 Rendu-Osler-Weber 病。HHT 的发病率约为 1/10 000，40%～60% 合并其他部位的动静脉交通，包括皮肤、黏膜和其他器官。遗传性与性别无关，患者的家族成员可能出现小型、扩张的动静脉异常连接，表现在口腔、口唇、皮肤、黏膜、尿道、膀胱、中枢神经系统等。HHT 患者的肺动静脉瘘常多发，但是多发性肺动静脉瘘患者多无家族史。以往认为，HHT 患者仅 6.4%～15% 合并肺动静脉瘘，近年来随着影像学的进展，认为其合并肺动静脉瘘的发生率为 15%～33%。单发肺动静脉瘘患者多无家族史。

二、病 理 特 点

大体标本上，肺动静脉瘘多近似球形，直径从 1cm 到数厘米不等。位于胸膜下或气管血管束附近，形成一个或几个囊样结构（图 10-4-1）。血管壁较薄，呈暗紫色，为囊状或海绵状，表面可扪及震颤。有一支或数支粗大的供给血管和引流血管。引流血管多大于供给血管。组织学上，

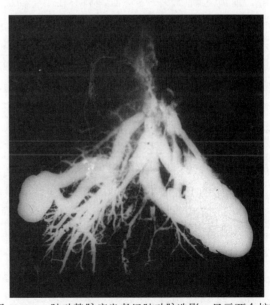

图 10-4-1　肺动静脉瘘患者经肺动脉造影，显示两个扩张的囊腔

肺动静脉瘘由不同比例的血管间内细胞、弹力纤维和少量手指肌纤维等结缔组织构成，其瘤样扩张的囊壁主要含有弹性纤维和平滑肌细胞。

HHT 是因基因转换异常而引起的一种常染色体显性遗传性血管发育异常。临床上 HHT 为鼻出血、毛细血管扩张和某些器官如肺、脑、肝发生的动静脉畸形。内皮联蛋白和 ALK1 蛋白是转化生长因子（transforming growth factor，TGF-β）家族的特殊内皮受体，是血管完整性的基础。鼠和人类基因研究发现 TGF-β 在血管形成过程中起主导作用。通过与 TGF-β Ⅱ 型受体结合，TGF-β 能够激活内皮细胞 2 个不同型受体（ALK1 和 ALK5），这两种受体在内皮细胞增生和移行过程中产生完全相反的作用。最近对 HHT 患者循环游离的内皮细胞进行研究发现，内皮联蛋白表达下降，依赖 TGF-β 信号的 ALK1 和 ALK5 受损，细胞骨架紊乱，并且不能形成索状结构，这可能造成 HHT 患者血管发育不良，小血管受损后变脆弱，容易出血、血管基因异常和断裂。这些也可以解释患者的临床症状。

三、临床表现

在结构上，肺动静脉瘘持续保留胚胎时期毛细血管吻合状态，它提供低阻力血流，允许未氧合血分流，径直进入肺静脉。这种损害呈逐渐膨大趋势，血流逐渐增多。尽管血管畸形在出生时已经存在，但是出现临床症状常常是在成年 20 ～ 30 岁。某些患者一直无症状，经胸部 X 线检查时偶然发现肺内单发或多发结节状阴影。多发性肺动静脉瘘症状出现较早，可能与分流量较大有关。肺动静脉瘘发生率女性是男性的 2 倍，可能与其主要基因表达不完全有关。儿童期临床症状主要为呼吸困难、易疲劳。30 ～ 40 岁患者往往有运动后呼吸困难、心悸和易疲劳，见于 50% 的患者。当肺动静脉瘘与毛细血管扩张症并存时，应注意其肺外表现，如皮肤黏膜血管扩张、咯血、出血、鼻出血、上下消化道出血，有的甚至伴有颅内血管瘤。体格检查可以发现发绀、杵状指（趾）。部分患者在胸壁上听诊可闻及连续性血管杂音。典型的杂音呈一连续性粗糙蜂鸣声，深吸气收缩期时增强，此外还可有红细胞增多症。

典型的肺动静脉瘘病例多有发绀、高血红蛋白血症、杵状指（趾）、鼻出血。但是临床发现典型病例仅占全部病例的 20%。当患者出现发绀，提示至少有 25% ～ 30% 的循环血量从右向左分流，动脉血氧分压降低而二氧化碳分压正常。心内压和动静脉瘘近侧的血管内压正常，心排血量增加，动脉血压和心电图正常。通常心脏无增大。分流量较大时，吸入 100% 氧也不能纠正低氧血症。长期低氧血症可引起继发性高血红蛋白血症和高动力性心力衰竭。贴近胸壁的较大肺动静脉瘘，有时在胸壁可以听到血管性杂音（图 10-4-2）。

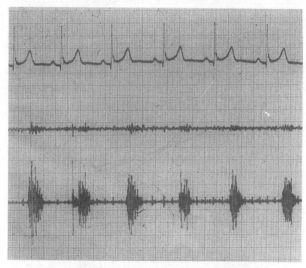

图 10-4-2　与图 10-4-1 为同一患者，右胸壁心音图，示血管性杂音。除肺动静脉瘘外，胸壁血管性杂音还见于胸壁肉瘤和严重的肺脓肿

四、并　发　症

肺动静脉瘘是一种高流量、低压力性心外分流，是自单支供养动脉通过瘤状囊腔引流静脉回左心系统，此病变的病理解剖结构使肺毛细血管丧失了过滤作用，因此可以引起脑卒中、脑脓肿、一过性脑缺血，以及呼吸困难和低氧血症等并发症。文献报道肺动静脉瘘并发症可有肺动脉高压，肺动静脉瘘破裂可突发胸部疼痛、出血性休克，同时伴大量血胸，此时临床需除外主动脉夹层，急诊肺动脉造影可以明确肺动静脉瘘的诊断。并发症还包括转移性脑脓肿、低氧血症、高血红蛋

白血症引起的脑血管意外，如脑栓塞、脑血栓形成等。临床上常见的急性死亡原因为畸形血管破裂，血液进入支气管，造成窒息。

五、X线表现

胸部 X 线检查是诊断肺动静脉瘘的主要方法。胸部 X 线片上，约 2/3 病灶位于中下野肺或内下方的胸膜下，多为圆形或椭圆形，略呈分叶状，为血管性密度，界限清晰，边缘光滑（图 10-4-3）。偶因静脉壁炎症产生钙化。约 1/3 患者为多发病灶。诊断的根本要素是确定供给血管和引流血管。宽大线状阴影与肺门相连提示为供给血管。根据平片表现诊断有一定困难，采用病灶断层、增强 CT 及 CT 三维成像可以容易发现较大的动脉、静脉影，或扩张扭曲的血管影与肺门相连，静脉引流朝向左房（图 10-4-4）。肺血管造影可以明确诊断和确定部位、数量（图 10-4-5），这对于设计手术方案十分重要。在选择造影诊断方法时，考虑到肺动静脉瘘具有多发性，应采用肺动静脉造影而不是选择性肺动脉造影，以免遗漏。透视下做 Valsalva 和 Muller 运动，可见到肺内阴影搏动。吸气时阴影增大，呼气时阴影减小，这些是本症的诊断特征。

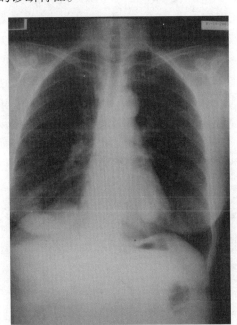

图 10-4-3　胸部 X 线片显示右下肺团块状影和与肺门相连的血管影

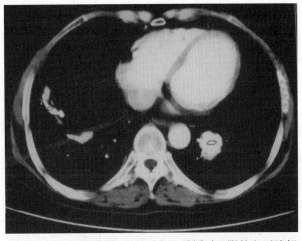

图 10-4-4　增强胸部 CT 显示与心脏同时显影的左下肺部肿块影，提示肺动静脉瘘的影像学诊断

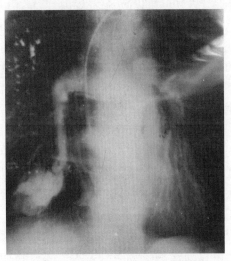

图 10-4-5　患者，男性，48 岁。右肺动静脉瘘，肺动脉造影示右肺动脉远端囊状扩张

对比增强磁共振血管成像（contrast-enhanced MR angiography，CE-MRA）可用于筛查临床怀疑 HHT 的患者，它能够对肺动静脉血管畸形患者的病变部位准确定位和分期，以及准确区分病变和决定栓塞部位。

六、其他辅助检查

放射性核素灌注肺扫描是肺动静脉瘘的另一种无创性辅助诊断方法。从静脉注入 Tc 标记的红细胞，在肺动静脉瘘患者肺内可见到异常聚积和持续的热点。静脉注入用 Tc 标记的直径为 10～15μm 的白微球蛋白，这种微球蛋白聚积在肺毛细血管床而不进入体循环。对于肺动静脉瘘患者，微球蛋白进入体循环并在瘘的部位显示冷区。近年来还有报道采用超声造影方法筛查肺动静脉畸形。

七、手术治疗

本病内科治疗无效，确切可靠的治疗方法是外科手术切除肺动静脉瘘，手术并发症和死亡率极低，复发机会也极少。由于大多数肺动静脉瘘位于肺的脏胸膜下，小的、周边的肺动静脉瘘可行局部切除或楔形切除，较大单发或位置较深的病变或局限于一个肺叶的多发病变，应行肺叶切除。当患者是双侧多发病变时，造影显示病变较局限，保守性切除可以减轻症状和分流量。因此，有症状的单发或多发的肺动静脉瘘是手术治疗的适应证，单发同时伴有家族性遗传性毛细血管扩张症的患者应积极手术治疗，因这组患者的肺动静脉瘘容易增大，易出现症状和并发症，对于这些病例，一经诊断均应尽快手术切除。术中应仔细解剖，明确供给血管和回流静脉。此外，注意罕见的来源于体循环供血的肺动静脉瘘，体循环血管可以来自支气管动脉、乳内动脉、胸主动脉。由于病变多位于脏胸膜下，开胸和解剖需轻柔，以防止术中破裂出血。

近年来，外科技术改进还表现在对于孤立性病灶，可以通过胸腔镜外科手术行部分肺切除或完整肺叶切除。

1974年，Dines首先提出选择性血管栓塞方法治疗肺动静脉瘘。当今的导管技术已使这种治疗的可靠性进一步提高，目前栓塞治疗已成为一项有效的治疗方法。栓塞治疗主要适应证是患者有手术禁忌证，手术治疗后复发或手术未能彻底切除。对于双侧多发肺动静脉瘘，可采用分次栓塞治疗，或手术切除大的、产生严重分流的动静脉瘘，其余小的、剩余的动静脉瘘施行栓塞治疗。

八、预　后

未经手术治疗的肺动静脉瘘患者，约40%死于肺动静脉瘘破裂、脑血管意外和脑脓肿。单发性肺动静脉瘘手术切除预后良好。

九、临床问题讨论

北京协和医院胸外科手术治疗的39例肺动静脉瘘患者中，90%以上行肺叶切除。手术台上发现病变外观呈蓝紫色、突出于肺表浅面的肿物，按压肿物则变小甚至消失，放松压迫，肿物恢复原来的外观。此外，还发现患处的肺动脉和肺静脉异常增粗，按压肺动脉同样可使肿物消失，扪及肿物可感到震颤。手术均为孤立型单一肺动静脉瘘，或多发但局限于一叶的肺动静脉瘘，行肺叶切除，无手术死亡或并发症。对于弥漫性多发肺动静脉瘘，我们不推荐手术处理，建议行介入治疗或保守处理。

肺动静脉瘘的诊断在临床上并不是一个难题，有经验的胸外科医师阅读胸部X线片和CT像时大致可诊断，特别是增强CT扫描可清楚显示充满增强剂的不规则团块影，有时并可见到进入和流出团块的血管影，提示肺动静脉瘘（图10-4-6，

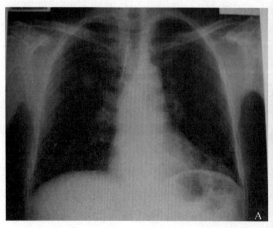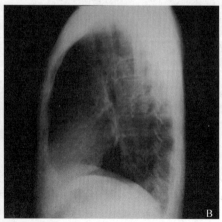

图 10-4-6　肺动静脉瘘正侧位胸部 X 线片

图 10-4-7）。因此，目前很少有人去做肺动脉造影来确诊此病，除非是用于教学。在诊断时需要特别注意的是多发性肺动静脉瘘，阅读影像学资料要全面、认真，勿遗漏任何细微改变，以免术后效果不佳。

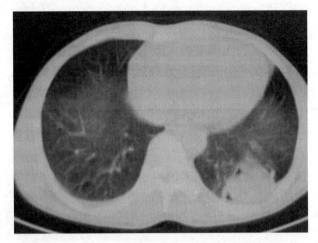

图 10-4-7　与图 10-4-6 为同一患者，胸部 CT 像

肺动静脉瘘患者体格检查时有可能发现明显的阳性体征。胸外科医师最常发生的错误是重视影像学检查，轻视体格检查。有些胸外科医师一看胸部 CT 片立即诊断"肺癌"，并决定可以手术、收入院。待住院医师进行全面问诊和体检后，发现无双侧锁骨上淋巴结肿大则否定了原来的诊断。对于巨大肺动静脉瘘患者，在病灶附近的胸壁听诊可闻及血管杂音，这是一个特殊的体征，除了动静脉瘘，闻及类似杂音的还有肺脓肿。此外，诊断肺动静脉瘘的三大特点是晚期出现的发绀、杵状指（趾）和红细胞增多。这些都是因大量右向左异常血液分流造成长期缺氧、机体代偿所致。完整的体格检查可有助于确诊，判断疾病严重程度，从而设计出合理的治疗方案。

笔者印象较深的 1 例患者，为 40 多岁男性，因两次发生脑脓肿在当地接受开颅手术及药物治疗，病因未明。偶然一位医师建议患者进行胸部 X 线检查，发现肺内阴影后患者来笔者医院。从阴影形态和特点高度怀疑肺动静脉瘘。经增强 CT 扫描确定为肺动静脉瘘，并行手术切除和术后病理证实。成年人发生脑脓肿很少见，应当追查原因，特别是连续两次发生脑脓肿，更应详细深入地检查胸部和心脏。儿童发生脑脓肿应考虑到先天性心脏病，如右向左分流的法洛四联症，动脉导管

未闭也可发生脑脓肿，听诊器在胸部心脏区听诊即可诊断。至于成年人，无其他部位感染灶，更应想到进行性病变所致脑脓肿。因右向左大量分流，血红蛋白代偿性增高，血液黏稠，流速减慢，容易继发感染，产生脑脓肿。此外，可发现该患者明显杵状指（趾）（图 10-4-8 ～图 10-4-10，彩图 10-4-9），血红蛋白水平为 17.8g/dl。因患者检查出肺动静脉瘘后，其姐妹检查也均发现肺内有阴影，怀疑肺动静脉瘘，拟相继行手术处理，这似乎证实该病有家族遗传倾向。我们对该患者检查时未发现周身毛细血管扩张表现，因此未能诊断为遗传性出血性毛细血管扩张症。

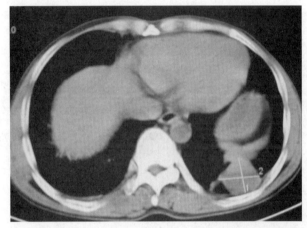

图 10-4-8　与图 10-4-6 为同一患者，增强 CT 扫描

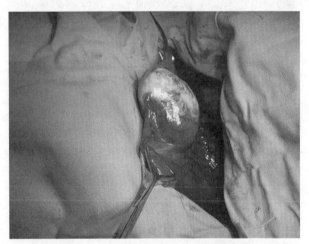

图 10-4-9　与图 10-4-6 为同一患者，手术显示肺动静脉瘘

肺动静脉瘘多位于肺表面，原因为动静脉瘘是一进行性改变的疾病，随年龄的增长，动静脉逐渐扩张，终于形成一囊瘤。因为肺实质内肺组织阻力较大，囊瘤向阻力较小的肺表面逐渐扩张，

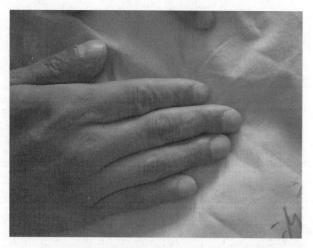

图 10-4-10　与图 10-4-6 为同一患者，示肺动静脉瘘患者杵状指

偶尔肺动静脉瘘破裂可造成活动性胸内出血，致自发性血胸。尽管如此，肺动静脉瘘破裂出血发生率很低。本院遇到 1 例患者，女性，25 岁，妊娠 4 月余，无明显诱因突发胸闷、憋气、心悸，急诊检查发现右侧胸腔大量积液，血红蛋白逐渐下降，从入急诊室时的 11.3g/dl 到 10.5g/dl，再到 8g/dl。既往无明显疾病史，此次也无外伤史。放射学检查胸部 CT 发现右侧胸腔大量积液，但是无胸内积气。增强 CT 可见右肺中叶一不规则团块影，强化明显，怀疑肺动静脉瘘破裂。备好充足血液后急诊开胸探查，证实为肺动静脉瘘破裂出血，胸内积血量约 2000ml，行右肺中叶切除，手术顺利，术后经过良好。

弥漫性肺动静脉瘘临床少见，症状明显，主要是因大量右向左分流造成的严重缺氧，心肺代偿功能下降。影像学表现如上述。此类型肺动静脉瘘处理时十分棘手。双肺多发动静脉瘘无手术治疗指征，栓塞疗法也无法栓塞所有瘘口，病情严重者可尝试肺移植，但此类型患者往往预后不佳。

（于洪泉　张志庸）

第五节　肺化脓性疾病

肺化脓性疾病包括各种原因引起的肺部感染，如细菌、真菌、寄生虫等。由于抗生素的广泛应用，病原菌生态学和宿主免疫功能的改变，近数十年来肺化脓性疾病发生率出现了明显变化，有些感染减少了，而另一些感染又大大增加了。其原因是许多新的抗生素的出现和应用，以及免疫抑制剂、激素和抗代谢药物的使用改变了患者细胞免疫机制。此外，糖尿病、结缔组织病、低 β 球蛋白血症和肿瘤患者发病率增高，器官移植患者寿命延长，这些均使肺部机会性感染增加。对于肺化脓性疾病，胸外科医师的作用发生着重要的变化，今天相当多的肺化脓性疾病不需要胸外科医师参与即可诊断和治疗。在某些特定情况下，处理肺化脓性疾病时胸外科医师的作用有限。

一、支气管扩张

（一）基本概念

顾名思义，形态学上支气管发生了扩张性改变，即支气管扩张。肺实质感染或支气管继发感染引起支气管壁破坏及管壁持久性扩张，发生不可逆变形，支气管扩张是临床最常见的慢性肺实质化脓性疾病。早在 150 年以前，Laennec 就认识了此病，几十年来支气管扩张一直严重影响人们健康。目前，因婴幼儿期传染病的有效预防，肺部感染被及时控制，并且放射学技术的进步提高了其诊断水平，支气管扩张在病程早期即获得有效治疗，其发病率逐渐下降。临床上罕见因支气管扩张而致死的病例。

（二）病因及机制

支气管扩张的发病原因包括很多种，归纳起来无非是先天性因素和后天性因素两种（表 10-5-1）。先天性因素不甚清楚，可能由支气管壁先天性发育缺陷所致，它使机体易于罹患支气管扩张。后天性因素中的感染在发病中作用更重要。

表 10-5-1　支气管扩张的致病因素

先天性	后天性
先天性囊性支气管扩张	感染：细菌、病毒
选择性 IgA 缺乏	支气管梗阻
原发性低 β 球蛋白血症	内在：肿瘤、异物、黏液栓
肺囊性纤维化	外在：肿大淋巴结
先天性支气管软骨缺损	中叶综合征
Kartagener 综合征	内膜结核愈后瘢痕
支气管肺隔离症	获得性低 β 球蛋白血症

造成支气管扩张的病理机制如下。第一，肺部感染或支气管周围组织慢性感染破坏了支气管管壁弹力纤维和平滑肌组织，致使其丧失弹性，发生扩张。支气管感染引起管壁充血、水肿，分泌物增多，使支气管管腔变得狭窄、阻塞，管腔内压力增加，这是造成支气管扩张最常见的管腔内原因，如婴幼儿时期发生的麻疹、百日咳和肺炎等感染性疾病。第二，炎症感染使支气管管壁变薄，吸气时胸内负压使支气管被动扩张，呼气时支气管无力回缩，造成支气管管腔内大量分泌物不能有效排出，潴留在支气管管腔内，致管腔进一步狭窄阻塞。积存的分泌物又继发加重支气管感染，循环往复，形成支气管管壁不可逆改变。此外，支气管管腔向外压迫、牵拉，如支气管内膜结核愈合后（上肺野），以及慢性肺脓肿残余，周围感染使结缔组织增生，瘢痕收缩牵拉，也可造成支气管变形、扩张，这是支气管扩张的腔外原因。第三，支气管管腔内梗阻，如支气管内异物堵塞，腔内肿瘤或肿大淋巴结压迫，如中叶综合征和异常畸形血管，如主动脉弓畸形。无论腔内因素或腔外因素均可造成支气管管腔狭窄、阻塞，支气管内分泌物不能排出，继发感染，最终都会产生支气管扩张。第四，先天性因素，支气管扩张由支气管先天性发育不良造成，常呈囊状扩张。先天性家族性因素如支气管软骨发育不全或缺如，可出现有家族倾向的弥漫性支气管扩张，称为 Williams-Campbell 综合征。有学者估计支气管扩张致使 0.5% 的人群发病，20% 的内脏转位和右位心患者合并支气管扩张与鼻窦炎。支气管扩张，鼻窦炎，内脏转位，全身纤毛、鞭毛、精子功能不全构成了 Kartagener 综合征。低 β 球蛋白血症降低了患者对感染的抵抗能力，加重支气管扩张的发生。胰腺囊性纤维化合并支气管异常分泌，以及肺先天性囊性疾病均可合并支气管扩张。

支气管扩张早期病理改变为支气管黏膜急、慢性感染表现，常有表皮溃疡、脱落，柱状上皮化生为鳞状上皮，失去纤毛上皮的清除和保护功能。支气管管壁与肺泡之间有大量淋巴细胞浸润积聚，形成淋巴滤泡并向管腔内突出，使管腔进一步狭窄、梗阻，加重感染，最终使支气管管壁的弹力纤维、平滑肌组织及软骨发生破坏，有弹性的支气管管壁变成无弹性的、扩张的纤维管腔，形成支气管扩张。

支气管扩张产生的病理生理损害主要是支气管管壁破坏，管腔内积存大量分泌物不能排出，严重地影响了肺通气功能和弥散功能，造成机体不同程度缺氧。长期咳出大量脓痰，体力消耗，致患者肺储备代偿功能降低。长期慢性广泛病变最终可造成肺功能严重减退，通气/血流比例失调，生理分流增加，出现低氧血症、肺动脉高压、呼吸衰竭、心力衰竭等。部分支气管扩张患者可发生咯血，主要因慢性炎症造成支气管动脉与肺动脉末梢血管侧支交通，形成支气管动脉-肺动脉之间的动静脉瘘，临床上此血管破裂可发生间断咯血或大咯血。

支气管扩张最多见于两肺下叶，以及右肺中叶和左肺上叶舌段支气管。双肺下叶易见是因为体位致肺下叶支气管引流不佳。左肺下叶支气管细长，与左主支气管形成角度大，呈横行走向，且邻近心脏，这些解剖学特征使其引流不畅，容易继发感染。舌段支气管管口紧邻下叶开口，下叶感染也容易进入舌段支气管，因而左肺下叶和上叶舌段支气管扩张常合并存在。同样，中叶支气管与右主支气管形成角度大，管径细长，且上中下三组淋巴结均汇合于此，容易发生支气管扩张，因此中叶支气管也常与下叶支气管同时存在扩张。肺上叶支气管扩张临床少见，因肺上叶引流较下叶更为通畅，若发生支气管扩张多因支气管内膜结核致管腔闭塞、扭曲或肺实变，此时扩张更多发生在上叶后段支气管。

支气管扩张在病理形态学上分为柱状扩张、囊状扩张和混合型扩张。临床上柱状扩张最常见，囊状扩张最少。柱状扩张可产生较多的临床症状，囊状扩张无感染时不出现症状。

（三）症状

支气管扩张患者的症状和体征取决于支气管内有无化脓性分泌物。当有脓性分泌物存在时，患者咳嗽并咳出大量脓性痰，有时痰液有臭味，这是湿性支气管扩张的主要特征。另一特点是支气管扩张的邻近肺实质反复发生肺炎。急性发热期，患者常有胸痛和脓性痰量增加。许多放射学检查诊断支气管扩张的患者，临床上可能没有症状。这可能因其病变部位，如上叶支气管扩张，患者的主要症状可能是慢性反复咯血。

局限性支气管扩张患者咯血发生率为 41%，这是干性支气管扩张患者的主要症状，咯血为间断反复发生。在多叶、多段或弥漫性病变的支气管扩张患者中，66% 的患者出现咯血，偶尔还可见到 24 小时内咯血量超过 600ml 的大咯血。典型的体征如发绀、杵状指（趾）和体重减轻，现在已很少见到。病变局部叩诊可发现浊音。急性期在受累部位可闻及湿啰音或水泡音，或呼气相粗糙的干啰音。有学者指出儿童期发生的后天性支气管扩张，青春期前可能并无临床症状，到了成年开始吸烟后发生了支气管炎，才出现症状。

（四）诊断

诊断依靠典型病史、症状体征和影像学特征性的表现。胸部 X 线片可见病变部位肺纹理增多、增粗，支气管聚拢，对于某些严重病例，部分扩张的支气管内充满脓性分泌物，平片上可显示蜂窝状或环状阴影，有时可显示多个小的气液平面（图 10-5-1）。此外，还可发现肺叶或肺段不张，胸膜增厚或粘连，纵隔向患侧牵拉移位。目前，胸部 CT 扫描可发现典型的囊状或柱状支气管扩张影像（图 10-5-2），并能清楚地显示病变范围、部位、类型和严重程度，可为制订手术方案、切除范围提供较为合理的依据。既往推荐支气管造影检查，此检查虽然能确定支气管扩张诊断，提供病变的范围、部位及病变是囊性还是柱状或混合型扩张，同时显现对侧肺支气管树的状况，但是造影检查要求较高，存在某些限制，如需要有效控制感染，痰量减少到一定程度一次仅能检查一侧支气管，因碘油的刺激性及不能完全排出，目前很少再应用这项检查，它已被增强 CT 所代替（图 10-5-3）。

纤维支气管镜检查对于支气管扩张诊断并无确定的价值，有临床表现和典型的影像学特点即可诊断。纤维支气管镜检查可以直接观察支气管黏膜表面性状，确定某些溢出脓性分泌物特殊肺段的位置及咯血的来源。更为重要的是排除支气管腔内异物、肿瘤或黏液栓，清除呼吸道内分泌物，有利支气管引流，并可取管腔内脓液进行细菌培养和敏感度测定，为应用有效抗生素提供依据。支气管镜下吸除腔内稠厚分泌物本身又是一种有

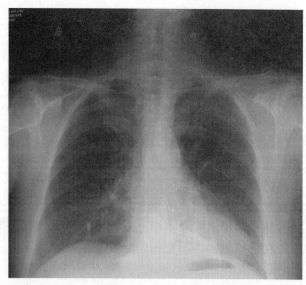

图 10-5-1　患者，女性，42 岁。反复发作咳嗽、咳脓性痰 20 余年，胸部 X 线片显示左下肺支气管聚拢

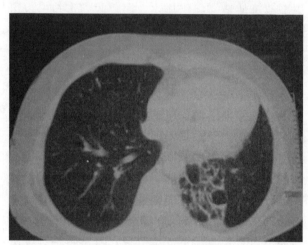

图 10-5-2　与图 10-5-1 为同一患者，胸部 CT 显示左下肺支气管扩张

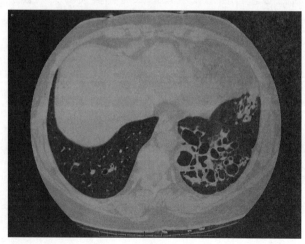

图 10-5-3　另一患者，CT 像显示左肺下叶及上叶舌段支气管扩张

效的物理治疗。

（五）治疗

支气管扩张是一种渐进性疾病，病程后期发生不可逆性损害则无自愈可能。支气管扩张一旦形成，随时间延长反复感染，病变逐渐加重。疾病早期多采用内科治疗，控制病变不再继续发展，其中包括施用适当的抗生素控制感染，减少痰量，改变脓痰性质。支气管扩张喷雾剂能减轻黏膜水肿和支气管痉挛。体位引流、鼓励咳嗽排痰等物理治疗有助于呼吸道内分泌物排出。其他还有应用祛痰药、雾化吸入等。外科手术则是严重支气管扩张唯一有望根治的治疗方法。

如果长期内科治疗不成功，患者仍有明显症状，或反复发作肺炎，持续咳出大量脓性痰，或反复多次咯血，则应当考虑外科手术治疗。外科手术前首先要确定病变部位、计划切除的范围，这就如前所述 CT 显示的双侧肺段的解剖，尽可能做到既切除所有病变，又不致切除过多肺组织，以免术后发生呼吸功能不全。外科切除最理想的病变是局限于一侧肺叶内的支气管扩张，特别是年轻时有明确肺炎病史，症状明显但无支气管梗阻和鼻窦炎的患者，手术治疗效果最好。当双侧均有支气管扩张病变，手术先行较严重一侧，以期对侧病变不行手术治疗。发生大咯血时，目前较为普遍的是应用支气管动脉栓塞术，其能暂时控制出血，为以后手术治疗争取宝贵的时间。

外科手术治疗的适应证：①临床症状明显，非手术治疗无效，有足够心肺代偿功能，病变局限于一侧。②病变累及双侧，年龄较轻，全身情况良好，余肺足够代偿，可行双侧同期手术或行计划性分期手术，先切除病变较重一侧，以后根据症状和心肺功能代偿情况决定另一侧病肺切除。③反复咯血，出血部位明确，可在间歇期行手术切除。急性大咯血危及生命，经非手术治疗无效，尽快明确出血部位后可做急症抢救性手术。手术禁忌证：① 40 岁以上，病变累及双侧，心肺肝肾功能减退；②一侧毁损肺，对侧肺功能重度减退；③儿童和老年支气管扩张患者，决定手术处理应慎重；④处于急性感染期患者，需有效控制感染后再考虑手术处理。

手术处理支气管扩张时，需要强调的是采用双腔气管插管麻醉，便于术中吸痰和防止病肺分泌物及血液流入健侧。术中麻醉医师及时吸除呼吸道内痰液，术毕拔管前应将气管内分泌物彻底吸净。若胸膜腔内粘连严重且分离困难时可行部分胸膜外分离，绕过粘连致密区后再转入胸膜内。下叶支气管扩张与膈面粘连应小心解剖，警惕存在叶内型肺隔离症。肺血管粘连处理较困难，可先处理支气管，然后再处理肺血管。术中强调操作轻柔，勿挤压患肺，若呼吸道内分泌物较多，可先将患处支气管阻断，以后再处理肺动静脉。彻底切除病变还需尽量保留健康肺组织，术前明确病变部位，术中确定切除范围。术后处理注意保持呼吸道通畅，加强咳嗽排痰，雾化吸入，使余肺尽快扩张，消除胸内残腔。防治感染，静脉输注敏感有效的抗生素，特别是控制铜绿假单胞菌的抗生素。术中术后出血较多，尤其病期长、胸膜广泛粘连而解剖困难者，术后严密观察胸腔引流量，发现胸内活跃性出血应及时开胸止血。

（六）结果

外科手术的结果极大地取决于术前准备和残留病变的范围、程度。术前通过呼吸物理治疗将痰量减少到最小，术后肺部并发症发生也少。余肺中残留的支气管扩张病变很小，术后可无明显症状或有极少症状。手术本身相关并发症主要是术后出血和胸腔内感染，这是因为长期慢性支气管扩张，支气管动脉变得屈曲、延长、增粗，且与肺动脉分支发生多处吻合；其次长期支气管扩张与周围的肺组织发生炎症粘连，术中解剖常有一定困难，会致使术中出血多，术后胸腔内渗血也增多。对于长年反复的呼吸道感染，患者已应用了多种大量抗生素的情况，许多病原菌已产生了耐药，术后肺内或胸腔内感染发生率很高，术中污染切口也可发生术后切口感染。有无残留病变对患者的长期结果有较大的影响。局限性病变外科手术后 80% 患者可获得良好的结果，手术并发症和死亡率都很低。北京协和医院 40 余年手术治疗支气管扩张近 200 例，无手术死亡和住院死亡，并发症发生率为 3%，主要并发症有切口感染、胸膜腔内感染、肺不张、术后胸内活跃性出血需再次手术开胸止血和支气管胸膜瘘。术后残留症状多发生在切除不彻底，双侧病变仅切除一侧，弥漫性病变不可能切除全部病变组织的病例中。

（七）临床问题讨论

支气管扩张的诊断并不困难，临床医师遇到的问题包括判断病变的严重程度，病变范围，是否继续内科治疗，何时推荐手术处理。若行手术治疗，需考虑切除范围大小，双侧病变是否都需要切除，是同时手术还是分期处理；干性支气管扩张出血部位的确定，特别是急性大咯血如何确定出血位置以保证急诊手术成功等。

病变严重程度可根据临床症状和影像学表现两个方面进行判断。年龄不是一个决定性因素。理论上讲，年龄越大，病变越重，但是个体差异很大。从笔者手术处理的患者年龄看，大多数患者在 20 ～ 40 岁年龄范围。笔者手术处理的患者中年龄超过 60 岁者仅 2 例，其中 1 例 40 年前既已确诊，因本人和家庭条件所限，一直拖延到术前。另 1 例为长期误诊所致。以往，影像学检查的局限性给确诊带来一定困惑，现在随着 CT 扫描的普及，诊断支气管扩张已不是难事。但是在这方面，医师的知识水平具有重要作用。对于长期反复发热、慢性咳嗽和咳脓性痰的患者，抗生素可暂时缓解症状，甚或无效，应警惕支气管扩张，简单的 CT 检查即可明确诊断。及时将患者推荐到外科就诊以确定下一步治疗，对患者疾病的治疗、减少盲目应用抗生素和节省医疗费用都有重要价值。

确定病变范围对施术的胸外科医师是极为重要的一步，因为若切除不完全，术后症状仍将持续，手术效果不佳。若切除过多，将造成患者健康肺组织不必要的丢失，影响日后呼吸功能。我们建议手术前术者必须亲自、详细、认真阅读胸部 CT 片，明确回答以下问题：①支气管扩张诊断是否明确？②病变的范围是一侧还是双侧？③病变累及一叶肺还是多叶肺？④若是肺下叶支气管扩张，右肺中叶或左肺上叶舌段是否受累？⑤能否完全排除叶内型肺隔离症？⑥若为干性支气管扩张，出血来源在哪一侧？哪一叶？在计划手术时，对于双肺支气管扩张患者，应根据每侧病变的严重程度、患者年龄、心肺代偿储备功能进行综合分析判断，最后决定是双侧同期处理抑或分期处理，或仅处理一侧。

支气管扩张患者手术前应进行必要的准备，包括呼吸物理治疗，体位引流，咳嗽排痰，应用解痉祛痰药物等。要求每天痰量少于 40ml，无发热，呼吸道症状有效控制，体力恢复良好。此外，术前应做咽拭子培养以确定细菌种类。临床发现支气管扩张患者经长年应用多种抗生素，细菌培养多数为耐多种药物的铜绿假单胞菌，说明此类患者再应用广谱抗生素则无任何价值。术前营养支持也是重要的一项，纠正贫血、低蛋白血症有助于术后顺利康复。

手术技巧如上所述，此处仅强调手术的难易程度差别很大，术者应有充分思想准备。复杂病例只是进入胸腔这一操作就可能花费 1 ～ 2 小时，出血达数百毫升。在呼吸道内分泌物很多的病例中，开始不处理肺门粘连，先钳夹患处支气管，控制分泌物溢出，再逐一解剖肺门血管，从而减少术中污染和健侧肺被淹。对于扩张、迂曲的支气管动脉需逐一牢靠结扎或缝合，减少术中和术后胸内渗血与出血。另一强调的是叶间裂解剖要确保断面和断缘闭合严密、无渗漏。以前，曾用长血管钳两侧钳夹后缝合，偶尔闭合不严密造成术后切缘、切面渗血、血肿。笔者曾会诊 1 例患者因叶间裂分离处渗血、血肿造成术后血胸合并咯血，再次开胸探查，发现为叶间裂断面处出血感染，继发支气管胸膜瘘，最终未能挽救患者生命。目前，临床备有切割闭合器，保证断面闭合严密。以前在做左肺上叶舌段切除时，在闭合舌段支气管后将舌段肺组织从肺上叶撕脱下来，再缝合撕裂面。此种做法偶有撕裂面出血，术后患者长时间出现低热、咯血，只好应用抗生素等待其自行吸收闭合。现在钳闭舌段支气管后，沿舌段肺间隙应用切割闭合器予以关闭切断，无断面渗漏之虞。

干性支气管扩张的问题在于确定咯血的来源，尤其存在双侧多段支气管扩张时。询问患者哪一侧卧位容易咯血或咯血时哪侧胸痛，为确定出血部位提供线索。有时患者甚至可以明确告诉血从哪侧咯出。尽管如此，术者仍需有确切证据证实出血部位。急性出血期禁忌做纤维支气管镜检查，病情稳定后，纤维支气管镜又难以发现出血来源。影像学仅能提示支气管扩张的诊断，不能指出咯血部位。我们过去曾对急诊大咯血患者在手术室麻醉插管前行纤维支气管镜检查，发现血迹处即为出血支气管，然后据此摆放为卧位行开胸手术。目前，对于支气管扩张咯血病例，先行支气管动脉栓塞术，待病情稳定后再行处理。近年来有报道称薄层螺旋 CT 扫描能显示微小出血灶，可帮助临床医师判断出血部位。

二、肺 脓 肿

（一）基本概念

1. 定义 化脓性细菌感染引起的肺组织实质炎变、坏死、液化，大量脓液积聚在局部肺组织内而形成肺脓肿。广义上讲，肺脓肿包括结核性、真菌性、寄生虫性和细菌性脓腔，感染性肺大疱、感染性肺囊肿、支气管扩张、肺梗死后肺脓肿，以及肺部肿瘤内坏死脓腔和肿瘤阻塞支气管远端发生的肺脓肿。狭义上讲，肺脓肿主要是由肺内化脓性感染导致的肺脓肿。细菌感染可经气道，如误吸，也可能是全身他处感染继发引起的肺感染，如脓毒血症或败血症所致肺部感染。临床上将 1.5 个月以内形成的肺脓肿划为急性期肺脓肿，超过 1.5 个月而少于 3 个月为亚急性期肺脓肿，3 个月以上为慢性期肺脓肿。

2. 历史 早在抗生素问世以前，Neuhoff 等报道了他们采用外科引流方法治疗肺脓肿的经验，得出结论是大多数严重肺脓肿病例都需要进行外科手术处理。他们还强调及时辨识肺脓肿的重要性，不要拖延治疗，以致发生严重合并症、威胁患者生命。维持营养和体位引流等支持治疗虽然很重要，但是抗生素的问世彻底改变了临床医师治疗肺脓肿的思路。

自第二次世界大战以来，有效抗生素的出现明显改变了肺脓肿的自然病程，也显著降低了外科引流的治疗作用。第二次世界大战前，肺脓肿是一种致死性疾病，患者常常是到了病程晚期、中毒症状很重且呈现极度衰竭时才来找胸外科医师进行引流，可想象当时外科治疗的结果。如果早期外科就参与肺脓肿治疗，其结果显然不同。1942 年一组 122 例肺脓肿患者早期施行开放引流，仅有 4 例死亡。20 世纪 40 年代后期，临床上开始使用青霉素，许多肺部炎性疾病经抗生素治疗得到有效控制，肺部感染很少会发展到肺脓肿阶段，

而需要外科手术处理的肺脓肿病例也很少，有的话也是选择性的肺叶切除，很少施行肺脓肿外引流。随着抗生素、抗代谢药、激素和免疫抑制剂的应用，改变了周围细菌的生态学，无论是非特异性肺脓肿还是原发性肺脓肿，发生率均明显降低。另外，在高龄、机体抗感染能力减低情况下，机会性感染所致的肺脓肿发生率增加了，机会性肺脓肿的治疗更为困难。

3. 病因和病理 化脓菌引起的肺脓肿多数因咽喉部感染性物质误吸而致，如牙龈感染或咽喉部感染，老年患者咳嗽反应受到抑制，容易误吸感染性分泌物，早年牙科和扁桃体手术后肺脓肿发生率较高。另外，患者在失去知觉的情况下，如酗酒或全身麻醉状态下，以及昏厥、脑血管意外时，常处于卧位，特别是仰卧位，感染性分泌物因重力关系可直接流入右主支气管，然后进入到上叶后段和下叶背段，临床上这两个部位均是原发性肺脓肿最常见之处。导致肺脓肿的致病菌多为混合性，目前常见的菌种为抗药性较强的金黄色葡萄球菌、铜绿假单胞菌、大肠杆菌和变形杆菌，厌氧菌检出率达 75% ～ 95%。阿米巴感染偶尔也可导致肺脓肿。实际工作中多是未等细菌培养结果出来就已经开始应用抗生素，因此细菌培养多不能获得阳性致病菌。一旦液化，坏死物经引流支气管排出，含有脓液和空气的脓腔–肺脓肿便形成了。

肺脓肿形成需要三个因素：细菌感染、支气管堵塞和机体抗感染能力低下。其病理改变是化脓菌造成肺实质破坏，这一过程包括炎症期、化脓期、脓肿形成期。开始细菌引起肺部感染、支气管阻塞后致使远端肺段发生肺不张和炎变，如感染未能得到有效控制，支气管堵塞未能有效解除则引起肺段血管栓塞和破坏，继之产生大面积肺组织坏死和液化，周围的胸膜、肺组织也呈现炎性改变，终于形成脓肿。急性肺脓肿的内壁衬纤维脓性物质与周围实变的肺组织混为一体。当病变经过急性阶段后，支气管阻塞未能及时完全解除，引流不畅，感染未彻底控制，肺脓肿可进入慢性阶段。慢性阶段的肺脓肿，其内壁逐渐变成纤维肉芽组织，显微镜下的特点是存在富含脂质的巨噬细胞。以后的病理过程为脓腔内壁衬有低柱状上皮细胞甚至假复层纤毛柱状上皮细胞。

到了此阶段，脓肿周围的肺组织产生瘢痕，瘢痕组织收缩并逐渐堵塞脓腔。慢性肺脓肿期间感染反复发作，既有受累肺组织病变，又有支气管病变；既有组织破坏，又有组织修复；既有急性炎症，又有慢性炎症。结果表现为肺组织中一界限分明的脓腔，周围肺组织有不同程度的炎变和纤维化。肺脓肿结构包括内层为坏死组织，中层为炎性肉芽组织，外层为纤维结缔组织。慢性肺脓肿具有明确的特点，肺脓肿最初发生在肺组织的表浅部位；肺脓肿与一个或多个小的支气管相通；脓肿不断向周围蔓延发展，晚期不受肺段和肺叶的限制，可跨段、跨叶形成多个互相沟通的脓腔。

急性期肺脓肿可侵犯周围胸膜表面，引起胸膜炎、胸腔积液或脓胸。若脓肿穿透胸膜腔，则可出现张力性脓气胸。晚期或被忽略的肺脓肿可破入纵隔、心包或膈下，分别引起化脓性纵隔炎、化脓性心包炎及膈下感染。

肺脓肿可长期存在，需外科处理，另一种转归是脓肿经保守治疗后吸收，空洞逐渐缩小至愈合，周围炎症渗出吸收至不留任何痕迹。炎症吸收遗留范围不等，为不规则纤维灶，或形成长期不吸收的肺大疱、支气管扩张。血源性肺脓肿吸收后不留任何痕迹。

（二）各种原因造成的肺脓肿

1. 吸入性肺脓肿　误吸是最常见导致肺脓肿的原因，因酗酒或药物致意识丧失时，呕吐最常造成误吸。头部外伤、精神疾病发作、全身麻醉均是促进误吸的因素。某些引起食管梗阻的病变（如贲门失弛缓症）、食管狭窄、食管癌或胃食管反流是产生肺脓肿的次要原因。肺脓肿还可因头部和颈部感染蔓延而致。儿童期的肺脓肿应当考虑有无异物存留而造成支气管内梗阻。有学者强调体位可引起某些肺段发生肺脓肿，特别是肺上叶后段和肺下叶背段，误吸后最容易发生肺脓肿。

2. 肺梗死后脓肿　过去一直认为肺梗死是肺脓肿的最常见原因，现在这种观点已经改变了。误吸造成肺脓肿的理论貌似更有道理，因为它基于解剖学和临床观察得出。毫无疑问，脓性栓子可导致肺脓肿，栓子可来自不洁流产或前列腺炎所致盆腔静脉血栓；周围化脓性血栓性静脉炎，

肝脓肿、化脓性胰腺炎或化脓性腹膜炎后躯体静脉含有的感染性栓子，均可产生肺脓肿。抗生素的使用使上述各种感染源明显减少，脓性栓子引起肺脓肿的发生率也较过去显著降低。

3. 创伤后肺脓肿　胸部穿透伤或钝性伤偶可导致肺脓肿。创伤后肺内血肿，可因血源性细菌、误吸或肺内异物而发生感染。并非所有存在于肺内的异物都需要摘除，但是肺内异物引起肺脓肿时，不摘除异物则肺脓肿就不可能痊愈。非胸部创伤患者长期住院、昏迷、卧床或败血症引起肺部合并症，如肺不张、肺炎，偶尔也会导致肺脓肿。这种肺脓肿多是医院内获得性细菌感染，治疗起来相当困难，对此应有充分认识并积极预防。

4. 纵隔或腹腔感染扩散肺脓肿　膈下感染或纵隔感染引起的最常见的肺、胸膜腔合并症是脓胸，但是如果胸膜腔有粘连，肺又紧密粘连于邻近的壁胸膜上，膈下感染或纵隔感染可能直接穿透肺组织，形成肺脓肿。此种肺脓肿可继发于阿米巴或化脓性肝脓肿，以及任何原因所致的膈下脓肿。肺脓肿也可继发于纵隔炎，最常见于食管穿孔或破裂。对于此种类型的肺脓肿，治疗成功的关键在于有效地处理原发疾病。

5. 支气管梗阻的肺脓肿　支气管梗阻最多因肿瘤和异物所致，少见的原因有支气管内结石、炎性支气管狭窄，这些器质性梗阻造成远侧肺段或叶支气管分泌物引流不畅，继发肺部感染，加重肺不张，可发展成肺脓肿。因为支气管梗阻可能导致肺脓肿，经积极抗生素和支持疗法治疗后，肺部局限性反复感染无明显改变，此时应行纤维支气管镜检查以除外支气管梗阻。

6. 坏死性肺炎后肺脓肿　金黄色葡萄球菌、Ⅲ型肺炎球菌、铜绿假单胞菌、克雷伯菌感染都容易造成肺实质坏死而形成肺脓肿。金黄色葡萄球菌感染多为原发性感染灶，特别是在儿童期。肺炎球菌感染容易致老年患者发生肺脓肿。院内获得性感染，特别是革兰氏阴性菌感染常发生于严重创伤患者、经历大手术患者，即主要发生在免疫力明显抑制的患者中。免疫机制严重抑制及营养状态极差的患者发生肺炎或肺脓肿后常很快发展为败血症甚至死亡。

7. 原有肺病变的肺脓肿　原有肺内支气管囊

肿或后天性肺大疱者发生继发性感染后，X 线片上也会产生类似"肺脓肿"样改变。若感染前已知原有肺囊肿或肺大疱和（或）胸部 X 线片上有一界限清楚的气液平面，周围没有明显肺浸润表现，那么应高度怀疑肺囊肿感染或感染性肺大疱的可能。对此可在纤维支气管镜下用带有导丝的塑料管进行抽吸，抽出液检查可给诊断带来很大的帮助，同时也可作为治疗的一部分。少见的情况是，肺隔离症继发感染后产生肺脓肿，肺隔离症形成的肺脓肿对单纯非手术治疗反应很差。怀疑此类肺脓肿时，应行主动脉造影显示畸形血管，此也可防止术中发生意外大出血。

8. 癌性肺脓肿 空洞性肺癌是中年吸烟男性患者最常见的肺脓肿原因，对这种患者应尽早行纤维支气管镜检查，明确诊断后及时手术切除可获得长期存活。

9. 机会性肺脓肿 由于有效广谱抗生素的应用，化脓性肺炎得以有效控制，因此原发性肺脓肿或非特异性肺脓肿很少能形成，目前这两种类型肺脓肿的发生率明显降低了。机会性感染所致肺脓肿则表现为突出的问题。机会性肺脓肿多发生于年轻患者或年迈患者，机体对于感染缺乏有效防御能力，身体其他系统有严重疾病，肺脓肿仅是系统疾病的一种并发症。早产、支气管肺炎、先天性发育畸形、手术后、恶病质、存在其他感染或系统性疾病都是发生机会性肺脓肿的重要因素。对于老年患者，全身系统性疾病；恶性肿瘤，特别是肺部或口咽部的恶性肿瘤；长期应用激素或免疫抑制剂治疗；放射治疗及围手术期，均构成其患机会性肺脓肿的基础条件。机会性肺脓肿呈多发而非单一的肺脓肿，其中绝大多数为医院内获得性感染所致。细菌学上，致病菌也不同于典型的吸入性肺脓肿，金黄色葡萄球菌仍是最主要的致病菌，其他还有甲类链球菌、卡他奈瑟菌、肺炎球菌、变形杆菌、大肠杆菌和克雷伯菌。偶尔在长期应用广谱抗生素者的痰中可培养出罕见细菌，甚或真菌。机会性肺脓肿发生部位无明显区别，脓肿可出现在肺的任何部位，临床发现右侧肺脓肿多于左侧。

（三）临床表现

由于导致肺脓肿的原因不同，肺脓肿临床症状的严重程度也不同。有的肺炎发作后随即出现发热和咳痰，也有误吸间隔数天或数周后，临床才出现发热和咳痰。肺脓肿患者的痰多呈脓性且混有血液，痰量很多且有恶臭味。若将痰液存于容器内静置，可发现痰液分层，最底层为黄绿色沉淀物，中间层为黏液，最表层为泡沫。部分肺脓肿患者可有胸痛，呈持续性胸膜疼痛。在症状的复杂性方面，肺脓肿与其他肺化脓性疾病或感染性空洞性肺病变没有更多的区别。典型患者常有上呼吸道感染病史，伴有发热及感染中毒症状，少见胸痛和咯血，常见咳脓性痰，有时为咳腐败性脓痰。痰量可能很多也可很少，颜色可有绿色、棕色、灰色或黄色，酱油色痰提示可能是阿米巴性肺脓肿。婴儿期或儿童期葡萄球菌性肺炎常因毒血症、呼吸困难、发绀和感染中毒性休克而掩盖了肺脓肿的症状与体征。这些表现可突然发作，也可能因胸膜下脓肿破裂造成脓气胸，从而加重了肺脓肿的症状。儿童最常见发热、厌食、衰弱等症状。

急性肺脓肿患者常呈重病容，体温高，心动过速，呼吸增快。呼吸有臭味，受累肺部表面胸壁触诊可能有压痛。叩诊常发现浊音，呼吸音减低，不一定听到啰音。当肺脓肿与支气管相通时，可闻及管性呼吸音，此时还会听到干啰音及湿啰音。胸部体征随着脓肿与支气管的状态常发生变化，因此需要仔细反复地进行胸部体格检查。杵状指（趾）是许多慢性缺氧性肺部疾病经常存在的体征，肺脓肿患者可以很明显，在肺脓肿发作后 2 周就可能出现杵状指（趾），随着治疗肺脓肿痊愈，杵状指（趾）也逐渐消退。

急性肺脓肿 3 个月不愈转为慢性肺脓肿，主要是支气管源性肺脓肿，血源播散性肺脓肿很少形成慢性肺脓肿。

慢性肺脓肿主要症状为咳嗽、咳脓痰，程度不等的咯血，胸痛及消瘦、乏力、低热等营养不良和慢性毒血症表现。长期慢性感染会使呼吸功能受到损害而出现慢性缺氧。体格检查发现贫血、消瘦、杵状指（趾）。患侧局部胸廓塌陷，肋间隙变窄，呼吸运动减弱，叩诊呈浊音，语颤增强，呼吸音减低或闻及啰音。部分病例可出现反复炎症发作，病灶周围与胸壁产生严重粘连，脓肿血管与胸壁血管及肺血管之间形成丰富的侧支循环交通，血流自压力较高的体循环胸壁血管流向压力较低的肺动脉。体格检查时在体表部位可听到收缩期或连续性血管杂音，类似肺动静脉瘘（图 10-5-4）。

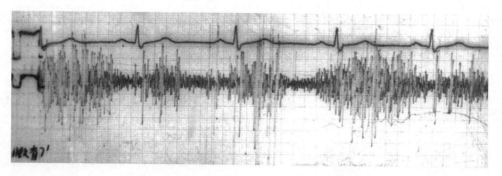

图 10-5-4　患者，男性，55 岁，患右侧严重肺脓肿
图片录自右胸壁的心音图，示全收缩期中等程度的血管性杂音。由长期炎症引起的胸膜、胸壁血管侧支循环、血运丰富所造成。手术时得到证实

（四）诊断和鉴别诊断

典型的症状和体征，特别是既往有误吸史对诊断有较大帮助。早期在脓肿形成前，胸部 X 线表现缺乏肺脓肿的特征。此时表现为肺内大小不等、边缘模糊的斑片状或大片状致密影，病变界限不清，可累及一个肺段或多个肺段甚至整个肺叶。脓肿形成后，在大片阴影中可见密度减低区，一旦肺脓肿与支气管相通，脓液经支气管排出，可见有液气平面的圆形空洞，大小不等，内壁光整或不规则，这是放射学上肺脓肿的特征性表现（图 10-5-5）。肺脓肿的另一特征为病变周围有

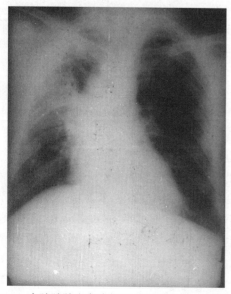

图 10-5-5　右肺脓肿患者胸部 X 线后前位片，病变阴影周围界限不清，病灶内有透亮区

肺实质浸润带，表现为空洞周围有较厚云雾状炎性浸润影。吸入性肺脓肿为单发，范围大，甚至占一叶，脓肿一侧常贴近胸壁、纵隔或叶间裂。血源性肺脓肿者为双肺中下野多发球形或不规则斑片状阴影。

慢性肺脓肿以厚壁空洞为主要表现，空洞大小、形态不一，边缘不整可有毛刺，周围有增厚的纤维结缔组织，伴程度不等的支气管扩张，胸膜增厚，纵隔向患侧移位。某些病例由于反复炎症增生致脓肿引流的支气管被纤维组织牵拉、扭曲，或炎症造成管壁增厚、堵塞，液化物不能排出逐渐干涸，胸部 X 线片上仅见到团块状致密影，无空洞或有很小空洞。血源性者短时间内（1～2 天或 3～4 天）双肺中下野多发薄壁空洞，可有或无气液平，空洞周围很少有浸润。

胸部 CT 较胸部 X 线片的优点在于能在病变早期发现累及肺段的片状高密度影，邻近的胸膜密度均匀性增高，叶间裂胸膜界限清楚、锐利。病灶组织液化坏死后 CT 可见低密度区。液体排出可见空洞和气液平面。空洞内壁开始不规整，之后坏死物排净，内壁逐渐被上皮覆盖且光滑平整，空洞周围有炎性浸润。此外，CT 能更清楚地显示胸膜增厚。增强后坏死组织不强化，空洞形成后洞壁可呈明显强化（图 10-5-6）。

纤维支气管镜检查主要用于肿瘤与结核的鉴别，同时镜检获得标本以进行细菌培养和药物敏感度测定。上消化道造影检查有时用于肺脓肿或

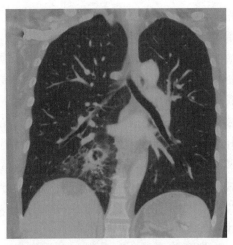

图 10-5-6　冠状面 CT 显示肺脓肿

反复发作肺炎的患者，上消化道吞钡造影可显示胃食管反流，肿瘤引起的食管梗阻，食管狭窄或贲门失弛缓症，均可使消化道内容物误吸到呼吸道，导致肺炎和肺脓肿，这种情况对于儿童病例尤为重要。

　　需要与化脓性肺脓肿相鉴别的有癌性空洞、肺结核空洞、合并支气管胸膜瘘的脓胸、肺囊肿感染、空洞性真菌感染、肺大疱合并感染。由于肺癌的发生率逐年增高，首先要鉴别的是肺癌，特别是中年男性吸烟者。薄壁脓肿并有气液平面，提示肺囊肿感染或肺大疱合并感染，常伴有胸腔积液、脓胸和脓气胸。腔壁增厚呈结节状提示癌性空洞的可能。此外，肺门或纵隔淋巴结明显增大提示肺癌。偶尔肺脓肿与合并支气管胸膜瘘的脓胸鉴别时存在一定困难。

（五）治疗

　　过去，比较一致的意见是全身支持疗法，包括营养维持和胸部呼吸物理治疗，如各种体位引流，这些都是肺脓肿重要而有效的治疗方法。适当的抗生素治疗不仅降低了肺脓肿的发病率，而且改变了肺脓肿的治疗方式和治疗结果。抗生素问世之前，肺脓肿治疗均采用保守疗法，如前所述的支持疗法和支气管镜方法。保守疗法无效的肺脓肿患者，需要进行二期或一期手术治疗，术后并发症和死亡率很高，长期随诊表明结果均不满意。虽然应积极进行肺部灌洗，并给予适当的营养支持，输血补液，但还要注意引起肺脓肿的原因，如口腔卫生、误吸和酒精中毒等都非常重要，

抗生素的应用明显改变了肺脓肿临床治疗效果，现在肺脓肿很少需要行外引流或肺切除手术。正如 Leroux 所总结的肺脓肿治疗主要包括适当地使用抗生素；引流脓液；肺组织发生不可逆损害并持续有症状或出现威胁生命的大出血，应施行肺切除。外科治疗保留用于某种特殊情况，包括内科治疗失败；怀疑存在肺癌；严重咯血；慢性肺脓肿及肺脓肿的合并症，如脓胸或支气管胸膜瘘。根据 Rubin 的结果，在一般临床工作中，需要外科处理的肺脓肿不到 15%，但是忽略了不适当治疗的病例，外科治疗的比例会更高些。

　　成功的内科治疗意味着经 4～5 周积极抗生素治疗后症状明显减轻，胸部 X 线片上显示不留残腔或仅有直径 2cm 以下薄壁囊腔。如果经 5 周治疗后仍遗有固定大小的残腔，特别是直径大于 2cm 的薄壁残腔，患者持续存在症状，则需行外科手术切除，否则患者将持续有咯血或复发感染，长期预后很差。经适当抗生素治疗后，虽遗有小的薄壁残腔，患者却无明显症状，经数周或数月观察也可能完全愈合则不一定需要外科处理。

　　诊断慢性肺脓肿时，应进行痰培养和涂片检查以鉴定致病菌，包括需氧菌和厌氧菌。这些可能需要经支气管穿刺抽吸或支气管镜直接获得确切致病细菌，以排除口腔细菌污染标本。痰检查还应当包括真菌、抗酸菌和瘤细胞检查。一旦诊断肺脓肿，应立即施以广谱抗生素，以后再依细菌培养和药物敏感度结果调整抗生素。一般来讲，抗生素应用后数天至 1 周，临床症状就有明显改善。某些病例可能需要数周甚至数月的抗生素治疗，直到胸部 X 线上脓肿完全吸收征象出现为止。需要提及的是，临床症状改善先于 X 线片表现数日或数周。如果患者临床症状改善，尽管有气液平面存在，有或无周围肺组织浸润则不需要外科处理。

　　几乎所有肺脓肿患者都需要进行支气管镜检查或治疗。支气管镜检查的目的是为细菌培养提供最确切的材料；早期排除支气管梗阻的原因如异物、肉芽肿或肿瘤；可经支气管镜直接抽吸脓液；刺激肺脓肿的支气管内引流。急性期肺脓肿的年老体弱患者，药物治疗不能控制中毒症状，可经支气管镜穿破脓腔，将脓液经支气管排出，即所谓肺脓肿内引流。支气管镜检查应用硬管或软管（纤维支气管镜），并要有一定的技巧，避免操

作时脓液大量溢入支气管内而突然发生窒息。当患者经治疗后症状无明显改善或放射学上脓肿无吸收的证据，可能需要多次支气管镜检查。已有在X线透视下经支气管导管进行脓腔引流的报道。纤维支气管镜用于肺脓肿的治疗有逐渐代替外科的趋向，一组26例肺脓肿的治疗中，无一例需要外科处理。肺脓肿位于周边，贴近胸壁，此时内引流不容易成功，可经肋骨床在脓肿与胸膜粘连处置管到脓腔内，将脓液经胸壁排出，称为肺脓肿外引流。部分病例经引流后可以痊愈或改善临床症状。若引流仍不能愈合，遗留有窦道或形成损毁肺，需施行开胸手术。

经抗生素和支持疗法，一般人群急性肺脓肿的死亡率明显下降，绝大多数患者可获得治愈。80%～90%的肺脓肿患者不需要进行外科处理即可治愈。Barnet等认为，内科治疗成功的决定因素在于开始治疗前症状持续时间和脓腔大小。根据他们的意见，若开始治疗前症状已出现12周，最初脓腔直径超过4cm，单纯内科治疗多不会成功。

外科施行外引流包括经皮穿刺置管和胸腔造口引流。若患者持续发热超过10天至2周，治疗6～8周胸部X线片上仍无改善的征象，或出现某些合并症，如咯血、脓胸或支气管胸膜瘘，则需要进行外科引流处理。介入性治疗的进展使得放射科医师在透视下经皮肤将引流管置入肺脓腔内，从而获得成功治疗。临床经验显示经皮穿刺引流一般不会造成脓胸，即使在正压通气辅助呼吸的情况下，也可成功地进行经皮穿刺引流而无并发症。在某些病例治疗过程中，应考虑早期行经皮穿刺引流，7岁以下的儿童患者对于保守治疗反应很差，经皮引流更应早期进行。同样，巨大肺脓肿也应早期引流。有学者观察所有的肺脓肿迟早都会接近胸壁，只要选择合适投照位置，经皮穿刺进行肺脓肿外引流均会获得成功。

外科胸腔造口能直接进行肺脓肿引流，是治疗急性肺脓肿的有效方法。在操作过程中有两点需要注意，第一，确切定位，摄胸部X线片正侧位、斜位片，或在CT像上预先计算好肋骨切口，有疑问时可在皮肤上做出标记。第二，术者进行胸腔造口时必须肯定脓肿处的肺组织与其壁胸膜已经发生粘连，否则可能会发生脓腔内脓液散布于游离的胸膜腔内。一般采取气管内双腔插管全身麻醉，切除5～6cm长的肋骨，已经发生粘连的胸膜呈灰色增厚不透明，先用注射针进行穿刺抽取脓液，确定脓肿的深度和位置，将抽取的标本送细菌学和病理学检查。电刀切开脓肿表面的肺组织进入脓腔，抽吸和刮除清创，最后置入粗口径的引流管或蘑菇头引流管，连接水封瓶或负压吸引。胸腔引流后，患者的临床症状可有明显迅速改善，痰量减少，发热减退，引流量逐渐减少。术后肺漏气是经常见到的，随着愈合过程，于数天至2周漏气停止。当患者情况逐渐改善，引流量减少，漏气停止，可停掉负压抽吸，剪短胸管，改为开放引流，用敷料包盖，患者可下床活动。胸管可能留置数周，患者可带管出院。出院后还应进行随诊。因肺脓肿与支气管相通，一般不主张进行胸管灌洗。当患者情况完全改善，胸部X线片表明肺脓肿吸收愈合，可拔除引流管。引流口随时间将逐渐闭合。胸管引流术并非完全没有问题，如发生继发性出血；脓气胸或脑脓肿均可因肺脓肿本身或胸管引流操作所诱发。但是胸管引流对某些危重患者、大的脓肿患者可能起到救命作用，经胸管引流的患者晚期发生支气管胸膜瘘的情况罕见。

经抗生素治疗，引流或不行引流，大多数急性肺脓肿病例均可获得满意的治疗效果。偶尔急性肺脓肿可进入到慢性肺脓肿，脓腔壁增厚，周围的肺组织发生不可逆的病变，临床上患者出现持续发热、咳嗽和咳痰的症状。导致慢性肺脓肿的因素有脓腔引流不畅、支气管梗阻和脓肿穿破到胸膜腔产生脓胸。在这种情况下需要进行肺切除，多数是肺叶切除即获痊愈。其他肺切除的指征有大咯血和反复发生的严重咯血。总之，慢性肺脓肿手术适应证：①全身情况改善，心肺功能可耐受肺切除手术。②内科规律治疗3个月以上未能治愈的慢性肺脓肿，症状持续或反复发作。胸部X线片显示有不可逆性病灶者（≥2cm的厚壁空洞，大块炎症及纤维化病灶）；范围广泛的支气管扩张和支气管狭窄引起肺实变或张力性空洞。③肺脓肿合并支气管胸膜瘘、脓胸、食管瘘、反复发作的气胸。④合并其他病灶，或不能除外肺癌、肺结核、肺真菌感染。⑤慢性肺脓肿突发大咯血，可能引起窒息而危及生命，或经积极药物治疗无效，须急诊手术。

慢性肺脓肿行肺楔形切除或肺段切除常产生并发症，因为切除边缘的肺实质常含有病变，术后肺持续漏气和脓胸的发生率较肺叶切除高，因此临床胸外科医师多不采用。在大多数情况下，肺通气灌注扫描常能确定病变范围，若显示一叶肺完全无功能，则需行肺叶切除。手术时需要注意采取双腔插管麻醉，以防止脓液在手术操作过程中流入对侧或同侧健康的肺叶，有可能的话尽早钳闭患侧支气管。手术中可能发现胸膜增厚并布满增生的血管，肺门处严重粘连，先行抽吸减压可使手术操作更安全易行。长期慢性炎症使得支气管血管迂曲、增粗，淋巴结肿大且致密粘连，不仅粘连到支气管，还粘连至肺动脉及其分支。解剖肺门时尤应慎重以免发生大出血。术毕严密止血是另一值得注意的问题，手术出血多是淋巴结的渗血和小的出血，或是来自粘连面上小的系统动脉出血，而不是肺动脉出血。系统动脉压力高，出血多不容易自行止住。术后胸膜腔引流应充分，至少应放置2根粗口径的引流管，以利余肺的迅速膨胀，阻止肺漏气，避免术后脓胸的发生。慢性肺脓肿切除不仅改善患者慢性症状，移除肺部病灶也有助于防止肺脓肿的复发。

某些肺脓肿对适当治疗无明显反应，也可能是因为原发病是支气管肺癌，肿瘤阻塞了支气管，以致远端发生肺脓肿，或大的肿瘤本身发生缺血性坏死形成癌性空洞。影像学上提示癌性空洞线索有脓肿壁厚且不规则，脓腔内壁可见到壁内结节。支气管镜检查和毛刷细胞学可明确诊断。若经3～4周抗生素治疗，脓肿无明显反应，支气管镜检查未能获得肯定的诊断结果，则需行开胸探查手术。

（六）结果

现今原发性吸入性肺脓肿的死亡率与早年结果明显不同，也不同于严重疾病获得性肺脓肿，经有效抗生素治疗后，非特异性肺脓肿的死亡率从10～15年前的25%降低到目前的5%左右。与此相反的是机会性肺脓肿（即继发于系统性疾病的肺脓肿），75%～90%的患者可能死亡，说明机会性肺脓肿死亡率很高，反映伴随疾病的重要性及合并症对于预后的影响作用。及时迅速辨识肺脓肿，尽快应用有效抗生素，果断进行内引流或外引流，预防和处理肺脓肿的合并症，对某些慢性肺脓肿病例选择性施行肺切除手术，在相当程度上可能会改变不尽如人意的肺脓肿治疗结果。此处不讨论血源性播散性肺脓肿，它们由菌血症或败血症引起，通常都是多发性肺脓肿，很少需要外科手术处理。但是，McMillan于1978年报道了12例血源性肺脓肿患者，他们中的大多数是海洛因成瘾者，开胸手术仅有1例死亡。

（七）临床问题讨论

胸外科医师面临的常是慢性肺脓肿，偶尔也可能应邀会诊急性肺脓肿，胸部X线片或CT显示大片界限不清、模糊的肺浸润影，中心已经液化或空洞形成，而纤维支气管镜无法行内引流或引流不成功的肺脓肿患者。胸外科医师可以考虑施行外引流术。在胸部CT指引下，于脓肿与胸膜腔粘连最紧密处，先穿刺确定部位后置入胸腔闭式引流管，一旦脓液引出，则可达到立竿见影的效果。高热减退，全身症状改善，省去了大量抗生素的使用。有时为张力性脓气胸，患者除了感染中毒症状外，因肺受压萎陷，出现急性呼吸窘迫，需要紧急脓腔置管挽救生命，度过危险期后再考虑脓胸的下一步处理。在此种紧急情况下，需要胸外科医师当机立断，及时处理。单纯抗生素治疗和吸氧不能改善缺氧状态，更不能施行辅助通气，机械通气对于张力性气胸将适得其反。

对慢性肺脓肿患者施行手术，术者应做好充分的思想准备和物质准备。此类手术难度大，粘连重，出血多，手术时间长，术后并发症多，死亡率也高。多数肺脓肿患者需做肺叶切除术，有时被迫需做一侧全肺切除。20～30年前，肺脓肿是胸外科最常见的死亡原因。首先因为肺脓肿界限不清，它可能跨过叶间裂累及邻近肺叶或肺段，将血管包埋其内，解剖时找不到适宜的层次。然后因炎症致血管紧密粘着于支气管壁上，企图将血管分离出来甚为困难。因此，术中很容易损伤血管又无法有效止血。肺脓肿的外壁纤维组织粘连很重，稍不慎会戳破脓肿，致脓液外溢而污染术野，这就是术后脓胸和切口感染发生率很高的原因。既往常准备肺门止血带，将肺门，包括肺动静脉和支气管一并捆扎，切除肺叶或全肺。此外，术中渗血多，主要因为炎症粘连、叶间粘连、胸膜粘连、胸壁粘连，长期慢性粘连使侧支循环血管增多，且多从胸壁动脉流向肺组织，单纯电灼达不到要求，因它仅暂时止血，以后血痂、血凝块脱落，可造成胸内活跃性出血。对这些胸壁粘连出血处需要牢靠缝扎止血，有时需要跨肋间缝合止血，个别病例使用止血纱布、止血海绵、生物胶均无济于事，只能用大块宫纱填塞，达到暂时止血目的，关闭胸腔，3天后再取出。

胸外科医师处理的另一类疾病是肺脓肿的合并症——包裹性脓胸和支气管胸膜瘘。单纯性脓胸为胸膜纤维板剥脱，使受束缚的肺组织能有效膨胀，消灭胸内残腔。这种非特异性感染造成的脓胸与结核病脓胸并无明显区别。手术方法、难度和效果基本一致。需要强调的是要鉴别单纯性脓胸还是合并支气管胸膜瘘，有瘘存在，需要认真修补瘘口，修补不确定或不成功，可能需要行肺叶切除和胸廓成形术。

（张志庸）

第六节　肺结核的外科治疗

肺结核的外科治疗已有近百年的历史。20世纪40年代以前，曾广泛应用萎陷疗法治疗肺结核。自发现有效的抗结核药物链霉素（1944）、对氨基水杨酸钠（1946）及异烟肼（1950）后，单靠合理的化疗即可治愈多数初治痰菌阳性的患者，并使选择性切除肺结核病灶能安全进行。高效药物乙胺丁醇（1961）和利福平（1963）等的发现，使对初治痰菌阳性的肺结核病例，采用异烟肼、利福平和吡嗪酰胺组合为基础，配合链霉素或乙胺丁醇6～9个月的治疗方案，这些病例的痰菌阴转率达98%～100%，两年复发率仅为1%～2%。因此，外科手术治疗已不占主要地位。目前，肺结核外科治疗最常用的手术方法仍是肺切除术，它是消灭慢性传染病源、预防复发和治疗各种严重并发症的有效手段。对重症病例，应做胸膜全肺切除术和全肺切除术，全肺切除术后有可能并发脓胸的病例才考虑做附加的胸廓成形术。肺段切除术后并发肺瘘较多，现已少用。胸廓成形术和其他胸膜外萎陷疗法目前已极少采用。

一、肺切除术

1. 肺切除术适应证　近30年来，由于药物的疗效极佳，手术适应证也有了很大的改变。肺切除术主要用于对药物无效或毁损的结核病灶。

（1）空洞性肺结核：开放性空洞，痰菌阳性，经3～6个月药物治疗无效者，应建议手术。巨大空洞（直径＞3cm）、张力性空洞、厚壁空洞及肺下叶空洞，因支气管引流不畅，空洞难以闭合，均不宜进行萎陷疗法。药物无效，X线显示病灶不缩小，痰菌阳性，不能坚持服药及随访者，以及体力劳动者或不能排除癌性空洞的病例，均应考虑肺切除术。

（2）肺结核并发支气管扩张或狭窄：在慢性肺结核病例中，与病灶相通的支气管并发支气管内膜结核，或因肺门淋巴结结核压迫穿破支气管壁形成溃疡，继发瘢痕增生，造成支气管完全梗阻，引起肺不张。如为部分梗阻，可形成张力性空洞。严重者引起支气管扩张，常有咳痰、咯血等症状。上述情况均应做肺切除术。

（3）结核球：是一圆形或椭圆形的干酪样坏死组织或结核肉芽组织，周围环绕纤维组织，一般与支气管不相通，治疗意见尚不一致。小的结核球经长期化疗后，一般可逐渐吸收，纤维化或钙化，终至愈合。因此对于小的结核球，只要痰菌持续阴性，不一定急于手术。较大的结核球（直径＞2cm）有时会溶解液化，形成空洞。将切下的病灶做病理检查，即使术前某阶段痰菌阴性，89%的标本也含有抗酸杆菌。此外，考虑到较大结核球坏死组织内无血管分布，周围又被纤维包膜，药物难以渗入，经18个月常规抗结核治疗无效，特别是并发咯血，痰菌阳转，说明病灶已活动或溃破，均应建议行手术治疗。

（4）结核病灶：可能与肺癌并存或在肺结核瘢痕周围生长瘢痕癌，因此对不能排除肺癌的病例，也应考虑肺切除术。

（5）毁损肺：广泛的干酪样病变和空洞及纤维化的陈旧性肺结核病灶导致肺功能大部分丧失，成为感染源，若其引发咯血、支气管扩张及继发感染，应根据病情做肺叶或全肺切除术。

（6）反复大咯血：多由于空洞溃破，支气管动脉破裂出血，大量咯血而危及生命。24 小时咯血量大于 600ml，药物治疗无效。为挽救患者，应及早做 X 线检查并慎重考虑做支气管镜检查，以判定出血的具体部位，急诊行肺切除术。对不宜做急诊手术的病例，可急诊做支气管造影，明确出血的血管，注入明胶海绵，栓塞破裂的支气管动脉以止血，1 个月后再做肺切除术。

（7）胸廓成形术后无效：这些病例经长期休养及药物治疗后，空洞仍不闭合，持续排菌或并发咯血等，应建议做肺切除术。

（8）合并慢性结核性脓胸：应考虑做脓胸、肺切除术或胸膜纤维板剥脱术。

2. 肺切除术禁忌证

（1）肺结核活动期，对侧肺或同侧其他肺叶有浸润性病变，大量排菌，体温、脉搏及血沉不正常时，均不宜手术，应先做 6 个月的短程抗结核治疗，以免手术并发血行播散。

（2）术前应做肺功能测定，全肺切除术者应做分侧肺功能测定。根据平地行走的速度、能上几层楼梯等临床指征，结合仪器测定结果，全面评估肺功能。肺功能的可靠指标是最大通气量。术前最大通气量高于正常预计值的 70%，手术较安全；低于 60% 时，应慎重考虑肺切除术。有严重心脏病，如冠心病者，哮喘及重度肺气肿者，广泛的肺外结核病者，药物难以控制者，某些重症使患者全身情况难以改善及不能延长寿命者，均不考虑做肺切除术。

（3）未成年儿童的肺结核病，抗结核治疗多能治愈，不必急于进行手术。老年患者的心肺功能一般较差，应尽量避免做肺切除术。

3. 手术的选择　术前准备要充分，争取病变稳定，痰菌转阴，但不宜拖延，以免出现耐药菌株。合适的手术时机是抗结核治疗后 6 ～ 9 个月，在此段时间内，大部分可逆性病变已经愈合或消退。

肺切除的手术原则是尽可能切除病灶及保留健肺组织。具体手术操作与治疗非结核性病变的手术无多大差别。手术类型的选择要根据影像学检查结果及术中探查情况决定。楔形切除术只适用于小的结核球及 1cm 以下的结核病灶。肺段切除术适用于局限性残余空洞及纤维干酪样病变。病变局限于一个叶内的做肺叶切除术；累及同侧

肺的几个肺段或两肺的不同肺叶和肺段，可做多段切除术及多叶或肺叶加肺段切除术，常用肺上叶及肺下叶背段切除术。双侧肺上叶有空洞时，用抗结核治疗控制后可同期或分期做肺上叶切除术。肺段或复合肺切除术的术后并发症发生率高，自 20 世纪 70 年代起，多选择肺叶切除术。一侧毁损肺，有持续痰菌阳性，反复咯血或继发感染的病例，应做全肺切除术。上叶和下叶肺切除后，若仅留存中叶，术后易引起中叶支气管扭曲，造成中叶不张和胸腔积液，也应考虑全肺切除术。

预防术后并发症的一个重要因素是使肺在术后尽快复张。壁胸膜、脏胸膜之间的粘连要用电灼分离切断，仔细止血。尽量切除增厚的脏胸膜，使受束缚的肺松解并舒张。肺剥离面要用胸膜缝合覆盖，以减少漏气及胸膜腔感染。

在开展肺结核病肺叶切除术早期，因顾虑术后余肺过度膨胀及肺内已静止的病灶复发活动，曾有学者主张同期常规加做胸廓成形术。后来，大量临床实践证明，术后余肺可能出现代偿性扩张，但并无严重肺气肿的组织学改变。胸廓成形术除了可能并发脊柱侧凸外，还会损害肺功能和增加术后并发症发生率。目前，多数学者不主张在肺切除术后同期常规做胸廓成形术。肺切除术后遗留的残腔，一般无症状，多数在数周或数月后消失。只对少数病例，如上叶切除后，余肺叶较小或也存在结核病灶，粘连严重，难以松解时才考虑做局部胸廓成形术：切除第 2 ～ 4 肋肋骨的后外侧段，保留前段，以避免前胸壁内陷畸形。也可采用胸膜成形术，避免胸廓畸形，即在切除上叶后，在胸腔顶剥脱壁胸膜，不切除肋骨，使胸膜内残腔变为胸膜外腔，渗血可潴留在此腔内，维持纵隔在正中位可有效地限制余肺过度膨胀。

4. 肺切除术后并发症　除开胸后的一般并发症外，肺结核病肺切除术可能出现支气管胸膜瘘及结核播散。

（1）支气管胸膜瘘：其发生率较非结核性肺切除术高，占 5% ～ 10%，多由支气管残端存在内膜结核、缝合不妥造成。肺切除术后，如发现胸腔引流管持续漏气超过 10 ～ 14 天，应怀疑并发支气管胸膜瘘。于胸腔内注入亚甲蓝液 1 ～ 2ml，如患者咳出带有蓝色的痰液，即可确诊。术后早期发生支气管胸膜瘘时，患者可突感胸闷憋气、

呛咳、痰量增多，并有少量咯血。如大量胸腔积液自瘘口突然吸入对侧肺内，可引起呼吸困难甚至窒息。遇此情况应立即置患者于侧卧位，术侧在下，直至安置胸腔闭式引流管为止。及早应用广谱抗生素，加强全身支持疗法，约20%的病例经治疗后瘘管可能闭合。如瘘口长期不愈，可视病情行开放引流。后期治疗包括胸廓成形术，通常需分期完成。

（2）结核播散：麻醉操作，患者体位，术后不能有效排痰及发生支气管胸膜瘘等，都可引发结核播散。通常可用药物控制。术前、术后合理化疗（至少6个月）可减少此并发症。

二、胸廓成形术

胸廓成形术是一种萎陷疗法，即切除多根肋骨，去除骨性胸廓的支撑作用，使胸壁向病肺塌陷，压缩病肺组织，使其得以静息，有利于组织愈合。同时，减缓该部位血液和淋巴回流，减少毒素吸收，并产生局部缺氧，不利于结核菌繁殖。压缩的肺组织可使空洞壁靠合，促使组织愈合。其他萎陷疗法包括人工气胸、人工气腹、膈神经麻痹术等，因疗效较差，20世纪60年代后已不再使用。

胸廓成形术的适应证为上叶空洞，对侧无明显病变或已稳定。双侧上叶空洞也可考虑分期做双侧胸廓成形术。厚壁空洞、张力性空洞、下叶空洞、结核瘤及合并支气管内膜结核的病例，均不宜做胸廓成形术。其原因是难以达到压缩的目的或是压缩病肺后，使支气管移位、扭曲，造成严重梗阻。20世纪80年代后，我国已很少采用胸廓成形术治疗肺结核。

典型的胸廓成形术要求切除足够的骨性胸壁，使空洞周围的肺组织萎陷。对上肺空洞，要切除第1～7肋。第1～3肋的前切端要包括部分肋软骨，第4～7肋逐渐少切；第1～7肋后端要切除胸椎横突及肋骨颈部，以使后胸壁充分塌陷。为预防术后反常呼吸运动，手术应分两期进行，每期切除肋骨不超过4根，自上而下进行，相隔10～14天完成。

（李泽坚）

第七节　分枝杆菌病的外科治疗

现在结核病远远未能根治，它仍是一种非常活跃的传染性疾病。世界范围内约有20亿人感染结核，每年全世界有700万～900万活动性结核病病例，300多万结核病患者死亡。1996年美国就有21 327例新的结核病患者，绝大多数为肺结核。免疫功能受到抑制的患者比非免疫抑制患者更容易罹患非肺部结核病。在美国每年约有2000人因结核病死亡。美国持续出现结核病病例受多种因素影响，包括免疫抑制病例增多，居住地不固定的生活方式，老龄化人群细胞介导免疫降低，贫困，酗酒，患者及医师忽视结核病等。

结核病治疗有5种一线药物，分别是链霉素、异烟肼、吡嗪酰胺、乙胺丁醇和利福平。这些药物不良反应很常见。长期服用异烟肼可造成肝炎和周围神经炎，利福平可致肝炎和血小板减少，而乙胺丁醇可致视神经炎和胃肠道不适；链霉素的毒性作用有听神经、前庭神经及肾功能损害；吡嗪酰胺的毒性作用包括尿酸增加、肝中毒、恶心和呕吐。其他抗结核药物毒性大，效果差，价格昂贵。

利福平是临床数十年来应用的一线抗结核药，首次报道于1966年。目前仍尚未研究出新的更有效的一线抗结核药物。结核病的标准治疗方法是服用异烟肼加利福平6个月，吡嗪酰胺2个月。其他的变化主要是服药时间，为5～9个月，其或多或少取决于服用药物的种类和数目。当怀疑存在耐药结核菌时，即开始给予乙胺丁醇，持续到药物敏感结果出来，再调整适应的抗结核药物。

美国外科治疗结核病最常见的指征是对多种抗结核药有耐药性的结核病（MDR TB）并毁损肺；痰菌阳性或阴性的持续空洞性病变。其他指征包括大咯血、支气管胸膜瘘和支气管腔狭窄。此外手术也用于除外肿瘤或松解肺组织的粘连束缚（纤维板剥脱）。松解肺组织束缚这种传统性手术指征在其他国家比美国更常见。某些非结核性分枝杆菌属（MOTT）感染患者也有增加，这部分的增加是由于诊断技术和认识的提高，另外这些分枝杆菌属感染的病例数也确实有增加。结核菌能感染正常肺组织，分枝菌常侵犯原已有损害的肺组织，在陈旧性结核性空洞内最容易发现分枝杆菌。

对有外科适应证的分枝杆菌病患者应进行术前检查和必要的术前准备，包括 2～4 个月正规的抗结核治疗；肺灌注通气扫描；肺功能测定；胸部 CT；营养支持和药物治疗，如降钙素治疗。怀疑有支气管狭窄时应行纤维支气管镜检查，若无创检查发现有肺动脉高压，还需做右心导管检查。

男性易患多种耐药性结核，女性易患非结核性分枝杆菌感染。耐药性结核菌感染患者的年龄较分枝杆菌感染患者年轻，相差 10～15 岁。耐药菌结核病好发于居住地不固定人群和贫困地区。美国非结核性分枝杆菌感染者绝大多数是白种人，原因并不清楚。需要外科手术治疗的非结核性分枝杆菌感染病例主要感染的是细胞内鸟结核分枝杆菌属，最近患龟分枝杆菌感染的病例有所增加，这种感染经外科治疗也有一定疗效。

手术采用双腔气管内插管麻醉，硬膜外或鞘内应用止痛剂有助于补充全身麻醉作用。由于胸膜腔内常因纤维粘连而闭塞，所以手术时应尽可能采用胸膜外解剖。当需要做一侧全肺切除时，应选择胸膜外全肺切除方式。薄层粘连能够容易松解而不进入胸膜外间隙。解剖过程中应小心勿让空洞内容物溢出污染术野。其他外科治疗原则包括强调切除所有空洞性病变和毁损肺组织，尽量保留适当的肺储备。散在性结节样病灶可留在原处不予处理。临床医师一直努力争取于手术前使患者痰菌转阴，但是这种情况在多药耐药结核感染或非结核性分枝杆菌感染的病例中很难实现，仅 50% 病例能达到痰菌转阴。

开胸手术前应做纤维支气管镜检查，术中发现有大量分泌物时，术毕需再次行支气管镜检查以彻底清除呼吸道内分泌物。术中尽可能利用肌肉瓣或大网膜覆盖支气管残端，以预防支气管胸膜瘘发生或术后遗留较大胸内残腔。强调术前和术后给予患者营养支持。对于痰菌阳性，有支气管胸膜瘘，多种细菌污染及预计肺叶切除术后可能有残腔问题的病例，利用肌肉瓣覆盖支气管断端或填塞胸膜残腔可获较大的益处。一般选择背阔肌，若用前锯肌可牵拉肩胛骨使其翘高，但这样可能影响营养欠佳病例的切口愈合。对于大多数病例来说，应用肋间肌显然太小，无法达到满意的完全包盖。对肌肉组织条件不够，为非结核

性分枝杆菌感染，又有明显多种污染，以及需行右侧全肺切除的病例，可采用大网膜填充残腔，因为此类患者支气管残端裂开的发生率很高。多种耐药结核感染病例，肺叶切除后支气管胸膜瘘的发生率为 2%，此类患者手术时 50% 的病例痰菌阳性。这些病例支气管胸膜瘘发生率如此低的原因应归于充分使用肌肉瓣和大网膜。

因 MDR TB 施行全肺切除者，左侧全肺切除数是右侧的 2 倍。许多学者报道了 MDR TB 患者左侧全肺切除明显占多数的情况，而 MOTT 患者并未显示左侧有这一特点，MOTT 患者全肺切除率左侧与右侧大致相等。施行肺叶切除时，无论 MDR TB 或 MOTT 感染患者均以右肺上叶切除最常见。肺中叶和舌段切除只见于 MOTT 患者，而且全部是女性。显然 MOTT 是一种容易侵犯女性的感染菌，患者通常体态羸弱，合并胸廓畸形及心脏二尖瓣膜脱垂。

一组 285 例 MOR TB 与 MOTT 感染患者的手术死亡率约为 2%，并发症发生率很高，特别是 MOTT 患者行右全肺切除。除了支气管胸膜瘘外，其他并发症包括呼吸衰竭，因营养不良所致的各种切口问题，喉返神经损伤及术后出血。全肺切除后不合并支气管胸膜瘘的脓胸，可行引流处理，每日用浸有 5% Dakin 液（次氯酸钠）的纱布填塞伤口，最终经手术闭合脓腔。

外科治疗 MDR TB 与 MOTT 感染者手术死亡率低，但并发症发生率高。MOTT 感染患者术后支气管胸膜瘘发生率较高，尤其是右全肺切除后。需要施行左全肺切除的病例，多由 MDR TB 侵犯所致。出现合并症受到几个因素影响：痰菌阳性，开胸术病史，胸部放疗后，多种细菌污染，营养不良。与单纯内科药物治疗相比，手术联合持续内科治疗能明显改善治疗效果。尤其重要的是术后继续药物治疗 18～24 个月。治疗结果显示 MDR TB 患者效果优于 MOTT 感染患者，可能是因为 MOTT 感染常无明显症状，诊断与治疗较晚。

推荐无论是 MDR TB 还是 MOTT 感染患者，外科手术之前应当进行 2～4 个月适宜的抗生素治疗。局限性 MDR TB 患者应进行外科治疗，MOTT 感染患者应于早期进行肺切除，这样可能会改善治疗结果。手术尽可能利用肌肉瓣和（或）

大网膜，这将有益于肺叶切除后闭塞胸膜残腔和减少支气管胸膜瘘发生。另一个重要事项是术前、术后进行纤维支气管镜检查，此外还应强调的是术前和术后的营养支持。

第八节　肺曲霉菌病

一、概　　论

肺曲霉菌病是一种机会性感染。随着抗生素、激素和免疫抑制剂使用的增加，引起人体内菌群失调。近年来，曲霉菌所致感染的发生率呈逐渐上升的趋势。据统计，在需要住院治疗的全身性真菌感染中，肺曲霉菌病占第三位。

曲霉菌广泛存在于自然界中，在植物如谷物，动物如鸟类、哺乳类和人类中均可找到曲霉菌。特别是牲畜棚、圈附近，在许多储存的干草仓或粮仓内也发现有曲霉菌。目前自然界中存在约200多种曲霉菌，这些曲霉菌并非都可以致病，它们多以无害的方式与人类共存。其中某些曲霉菌在某些条件下可以造成人类肺部感染。烟曲霉菌、黄曲霉菌、黑曲霉菌、构巢状曲霉菌、棒曲霉菌等是人体主要常见的曲霉菌。特别是烟曲霉菌在温度相当高的环境内仍可以生存，对人类的威胁最大。

曲霉菌的致病原因尚不清楚，可能因为反复不断的严重感染或因其他疾病降低机体对曲霉菌的抵抗力，致使存在于机体内的真菌变为致病菌，即条件致病菌，从而产生机会性感染。曲霉菌致病时以破碎的粗糙的菌丝状态存在，偶尔发现真菌菌丝产生的孢子，这些呈短棒状或呈球样丝丛的孢子最易致病。当人体吸入这些菌丝、细胞体或孢子后，它们在人体内繁殖，从而引起炎症和肉芽组织增生并形成脓肿，此外还可引起淋巴结肿大、病变组织纤维化、钙化或形成空洞。据文献报道，饲养鸟、鸽者，农民和制革业工人发生肺曲霉菌病最多见。

近年来，有关肺曲霉菌病的报道较前增多，在这些报道中原发性肺曲霉菌病较少，更多的是继发于肺的其他慢性疾病而发生的肺曲霉菌感染，如肺结核、肺大疱、肺脓肿、支气管扩张、支气管囊肿、硅沉着病（又称矽肺）和肺棘球蚴病等。

有学者提出肺部慢性病变越久，并发曲霉菌感染的机会越多。长期接受抗生素治疗的患者，因为抗生素的作用使得细菌与曲霉菌之间的相互拮抗作用失去平衡，促使曲霉菌迅速繁殖从而致病。此外，长期应用皮质激素和免疫抑制剂降低了机体的免疫功能，也是机会性感染发生的原因之一。

二、分　　类

临床上肺曲霉菌病分为三种病变类型：①过敏型，曲霉菌性支气管炎；②腐败寄生型，曲霉菌球；③败血症型，坏死性支气管肺炎、出血性梗死、脓肿形成或血源性感染。对于胸外科医师来讲，最常遇到并需要处理的是肺曲霉菌球。在原有肺空洞病变基础上继发曲霉菌感染时，则形成肺曲霉菌球或曲霉菌性肉芽肿。慢性肺空腔性病变，如肺结核空洞、肺囊肿、支气管扩张、肺结节病等，常隐藏有曲霉菌球。极少见的情况是在原有真菌病变的陈旧性空洞内合并曲霉菌感染。1970年，英国一组较大的随诊报道指出，在原有肺结核空洞中合并曲霉菌球的病例占17%。北京协和医院胸外科报道手术治疗10例肺曲霉菌球，其中7例是在囊性支气管扩张基础上发生的，其中支气管囊肿和肺结核空洞内曲霉菌球各1例，真菌性肉芽肿内曲霉菌球1例。

三、病 理 改 变

肺曲霉菌病的病理组织改变开始为急性炎症改变，伴有组织坏死或脓肿形成，慢性期则为非特异性肉芽肿。发生以上病理改变的原因是曲霉菌的内毒素引起组织坏死，病灶呈浸润性病变或实变，出现支气管周围炎或表现为弥漫性粟粒样病变。当曲霉菌侵入呼吸道后，菌丝可穿透支气管壁，侵犯肺内血管，产生急性化脓性坏死性肺炎。此时，呼吸道内的小支气管或细支气管内充满脓液。肺实质因菌丝存在引致急性炎症，形成白色小结节。病变晚期可造成肺组织纤维化。当机体免疫力低下时曲霉菌可引发严重的曲霉菌感染，也可侵入血管造成曲霉菌的血行播散，从而出现败血症型曲霉菌感染。曲霉菌还可侵入原有肺空洞病灶，曲霉菌菌丝在空洞内繁殖形成真菌团，产生特征性的曲霉菌球。曲霉菌球是一种圆形坏死组织团块，呈灰色、红色、棕色或黄色，团块外观呈坏死物状，其内由互相交织的菌丝、纤维素和炎性细胞组成。团块在空洞内可以自由移动，并且随体位而改变其位置。

四、临床表现

肺曲霉菌病依其不同的病理类型而有相应的临床表现和特点。曲霉菌性支气管炎又称为过敏性肺曲霉菌病，类似于哮喘性支气管炎。对于曲霉菌过敏的患者在吸入大量真菌孢子后，发生小支气管痉挛，引致远端短暂性肺不张，并有反复游走性肺浸润。数小时内发生哮喘、咽痒、咳嗽、低热、咳痰和痰中伴有血丝等症状。血液检查：嗜酸性粒细胞增高，血清中总 IgE 和特异性 IgE 升高。胸部 X 线片上可表现为反复出现的短暂性肺浸润。曲霉菌培养可发现阳性结果。经激素治疗和脱离接触真菌后，患者临床症状迅速减轻，胸部 X 线片上浸润影消失。再次接触曲霉菌后，又可发作。病程晚期出现肺纤维化、囊性支气管扩张和肺气肿等病理改变。当继发于全身或局部免疫力低下时，机体吸入大量曲霉菌，可发生曲霉菌性支气管炎，菌丝不侵入支气管壁，只在支气管黏膜上生长繁殖。黏膜轻度炎症在临床上出现咳嗽、咳棕黄色痰、低热等症状。病变严重时菌丝可侵犯血管，形成血栓，导致急性坏死性化脓性肺炎，临床表现为高热、咳嗽、咯血、咳脓性痰，当病变侵犯胸膜时可产生胸膜炎或脓胸。慢性期肺曲霉菌病可表现为低热、咳嗽、消瘦、肺部 X 线检查表现为多发结节影或片状浸润影、肺纹理增粗、肺门淋巴结肿大，临床上常被误诊为肺结核病变。

播散型或败血症型曲霉菌感染最常见于免疫功能受到严重损害的患者，如血液病或淋巴系统肿瘤患者，有资料指出 10%～24% 的白血病患者合并曲霉菌感染。临床上也见到继发于大面积烧伤、严重外伤、重度肺部感染和器官移植后应用免疫抑制剂的患者。曲霉菌通过血行播散到身体其他脏器，常见的有肾、脑膜、心脏、肝、骨骼等。

偶尔输入污染曲霉菌的血液、液体等也可发生败血症型曲霉菌病，临床上出现高热、寒战、谵妄等类似革兰氏阴性菌败血症的表现，严重者可累及心脏导致曲霉菌性心内膜炎。

胸外科医师最关心的是肺曲霉菌球。肺曲霉菌球患者可以多年毫无临床症状。最常见的症状是咯血，咯血程度可轻可重，从痰中带血到大量咯血。咯血常无明显诱因，但是多在肺部有感染时发生。咯血量最多者一次可达 1000ml。据报道 50% 的肺曲霉菌球患者至少有过一次咯血，10% 的患者有严重咯血。咯血的程度不仅反映存在曲霉菌球，也反映了合并慢性肺实质病变的严重性。肺结核空洞内曲霉菌球患者发生严重咯血的危险性最大。曲霉菌球发生咯血的原因不清楚，有学者认为咯血由曲霉菌侵蚀肺内血管壁所致，也有学者认为是曲霉菌内毒素的溶血作用，另有学者认为系曲霉菌丝对囊内壁的刺激作用引起出血。体格检查常没有阳性发现，或者存在原有肺结核、结节病、组织胞浆菌病、支气管扩张、支气管囊肿、慢性肺脓肿或空洞性肺癌等有关慢性肺部病变的体征。

肺曲霉菌球可为单纯性曲霉菌球或复合性曲霉菌球，单纯性曲霉菌球存在于内衬上皮细胞的薄壁囊腔内，周围肺实质正常。复合性曲霉菌球存在于厚壁囊腔内，囊腔附近肺实质病变明显。

曲霉菌球在 X 线片上表现为圆形或椭圆形致密阴影，其边缘光滑。团块影大小依病变发展程度和空腔大小而各有不同，直径可以为 2～3mm，大者甚至达 6～7cm。在曲霉菌球与空腔壁之间的外侧常有一向外凸的新月形空隙或透亮带（空气带）。这种透亮带有时仅在病灶的体层像上才能显示。曲霉菌球在空腔内呈游离状态，因此在各种体位摄片时，其位置可以改变。但是无论是胸部立位 X 线片或侧卧横位的胸部 X 线片，或者在俯卧位、仰卧位胸部 CT 检查，新月形空气带永远位于团块的上方，这是肺曲霉菌球影像学上的典型特征。北京协和医院报道的一组病例，10 例中有 4 例显示曲霉菌球的典型影像特征，这 4 例术前均被诊断为肺曲霉菌球（图 10-8-1，图 10-8-2）。

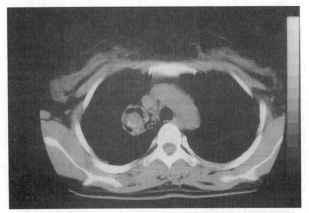

图 10-8-1　肺曲霉菌球患者胸部 CT 显示右肺内病变，当患者平仰卧位时，病灶阴影内半月形透亮区气腔在患者腹侧、病变阴影的上方

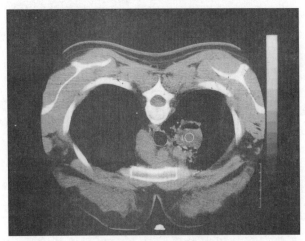

图 10-8-2　与图 10-8-1 为同一患者，胸部 CT 显示，当患者俯卧位时，半月形透亮区气腔移至患者背侧，仍在病变阴影的上方，提示气腔内病灶有活动性肺曲霉菌球

五、诊　断

　　痰检查发现有某一种曲霉菌存在并不能肯定即为曲霉菌病，痰培养有阳性曲霉菌则可提出曲霉菌病的诊断。经支气管镜或直接肺穿刺获得阳性曲霉菌则有确定的诊断价值，特别对于肺曲霉菌感染的免疫抑制患者，可以避免诊断性开胸手术。血清内有烟曲霉菌抗体沉淀、曲霉菌抗原皮肤试验阳性及特征性的影像学表现都是确诊的有力证据。临床上肺曲霉菌球术前被误诊的情况屡见不鲜，北京协和医院报道的一组病例中，术前一半的病例接受过抗结核治疗，时间从半年至 6 年不等。这里强调的是详细询问职业史、注意临床症状、详细分析影像学检查结果，若想到曲霉

菌病的可能，术前诊断并不困难（图 10-8-3 ～图 10-8-5）。

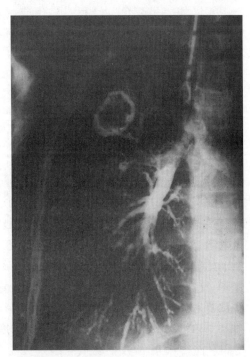

图 10-8-3　患者，女性，34 岁。右侧支气管碘油造影示造影剂充入一空腔，腔内有游离的球状物，此为曲霉菌球的典型表现

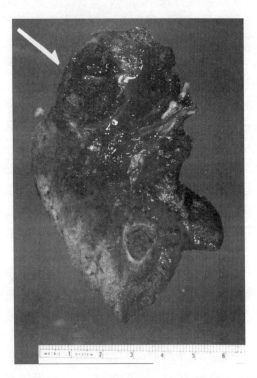

图 10-8-4　与图 10-8-3 为同一患者。术前诊断为右上肺空洞内曲霉菌球。箭头示手术切除的右肺上叶尖部空洞内有游离的曲霉菌球

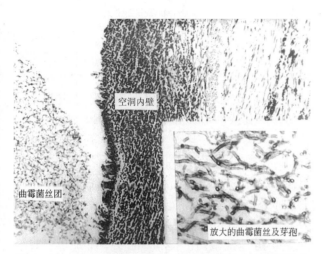

图 10-8-5 患者，女性，34 岁。病变处切片。图左侧为曲霉菌球的菌丝团，右侧为空洞内壁，仍有支气管上皮细胞，右下小图为放大的菌丝及芽孢

六、治 疗

一般而言，曲霉菌球的治疗取决于临床症状的严重性。当肺曲霉菌球患者出现严重反复咯血等临床症状时，应进行外科手术治疗。但是在临床实践中，相当多的情况是肺曲霉菌球患者长期没有临床症状，或被原有疾病的症状所掩盖，或在曲霉菌球的自然病程中曲霉菌球自行溃散或消失，少数肺曲霉菌球在某些条件下又可能发生全身播散。以上的种种情况表明，曲霉菌球的病程变异很大，临床上尚没有固定一致的治疗方案。临床医师在决定手术时，应根据患者的具体情况，权衡手术和并发症的利弊，慎重考虑。我们知道，肺曲霉菌球常是在肺空洞性病变的基础上发生的继发性机会性感染，曲霉菌球附近的肺实质多已有不同程度的病变，因此复合性曲霉菌球手术切除后并发症较多。单纯性孤立的薄壁空洞内的曲霉菌球手术并发症较低，在选择手术病例时，区分是单纯性肺内空洞还是肺空洞合并曲霉菌球往往有一定困难，选择手术处理时应对其治疗作用进行全面考虑。

外科切除手术是肺曲霉菌球的主要治疗方法。关于外科处理曲霉菌球，存在两种完全相反的学术观点。一种观点推荐预防性外科切除曲霉菌球，即对于所有曲霉菌球患者只要条件允许，病变能够切除，即使患者没有临床症状，也予以外科处

理，以免日后发生大咯血。另一种观点认为不应常规进行外科切除，因为严重的大咯血发生率很低，外科切除的并发症不容低估，尤其对于曲霉菌球周围肺实质已有病变的患者，手术的危险性更大。美国梅奥诊所报道称，在 53 例肺曲霉菌球的手术结果中，92% 的患者或有严重的肺部病变，或存在免疫方面的危险因素，结果复合型曲霉菌球者的手术死亡率为 47%，而单纯型者死亡率仅为 5%。手术后的并发症发生率亦截然不同，分别为 78% 和 33%。由于缺乏严密的对照研究，对于某个患者采取何种方式处理多数凭借医师的经验。根据国内资料和笔者的经验，笔者认为一旦怀疑肺曲霉菌球存在，应当严密观察患者的临床表现及影像学方面的变化。当肺曲霉菌球患者无咯血或咯血症状较轻，或偶尔发作时，单纯观察、定期随诊即可，不需立即手术治疗。患者症状较重，频繁咯血或威胁生命的大咯血，或诊断不肯定，不能除外恶性病变，以及切除手术有助于原有基础病变的治疗，则应进行手术治疗。

手术方式依据病变的部位、周围肺组织受累情况决定。一般来讲，多行肺叶切除。当病变较小、局限，周围肺组织无明显病变，局部肺切除也可取得良好的结果。北京协和医院报道一组肺曲霉菌球病例，8 例行肺叶切除，1 例行楔形肺切除，另 1 例行单纯支气管囊肿摘除，均获得满意的疗效。某些患者手术危险性较高，施行手术有所顾虑，患者的症状又较重，有学者建议进行肺空洞胸膜外引流术，或者支气管管腔内或空洞内灌注碘化钠或两性霉素 B 偶尔可获得较满意的治疗效果。曲霉菌球较小，位置靠近周边，借助 VATS 用器械切割闭合器进行局限性切除，手术风险小，效果可靠。

对于曲霉菌性脓胸的治疗，目前治疗方法有经胸腔引流、胸膜切除、胸腔改形术和支气管瘘修补术等，以及胸膜腔内灌注新霉素、两性霉素 B 等辅助措施，成功治疗的报道很多。

临床上偶可遇到肺曲霉菌球患者发生严重大咯血的情况，重者甚至可危及生命，需要急症处理。有学者曾估计发生率约为 15%。此时威胁生命的不是失血量而是血液溢入呼吸道引起的窒息。虽然推荐的紧急处理办法有多种，但是实践证明这些方法均缺乏肯定一致的治疗效果，理由是原有

的基础病变并不完全相同。保守治疗包括置患者于半坐位或患侧在下的侧卧位,补充失血,经支气管进行填塞。急性大咯血时确定肺内出血部位是抢救患者的重要前提。若放射学检查未能清楚显示出血部位,小量出血可在纤维支气管镜下确定出血部位,较大量出血(600ml/24h)可在硬支气管镜下确定出血部位。空洞内充满血块或排空的影像,或双侧或多发病变中某个空洞充满血块的影像都可以帮助提示出血的来源。气管内双腔插管可以保持健侧肺有效通气并且可以吸出血块。冰盐水灌洗可以成功地帮助控制出血和缓解出血,以赢得宝贵时间准备手术,将急症手术变为选择性手术。在抢救过程中,保持呼吸道畅通是非常重要的,对此应高度重视。术前行气管内双腔插管麻醉。一旦开胸即应迅速钳闭患侧主支气管以免血液流到健侧发生窒息。当发生急症大咯血而又无手术条件时,有学者推荐对选择性病例可采用支气管动脉栓塞以暂时控制肺出血,为以后手术创造条件。

内科治疗肺曲霉菌球的效果一直不满意。应用两性霉素 B 治愈肺曲霉菌病的个别病例报道也见诸期刊。两性霉素 B 是目前治疗肺曲霉菌病的首选药物,实践中药物治疗失败的主要原因是临床医师担心两性霉素 B 的毒副作用,过早停药,以致药物剂量未达到治疗的要求,使得许多肺曲霉菌病例的治疗未能成功。临床经验表明两性霉素 B 单纯静脉给药对肺曲霉菌球的治疗没有帮助。腔内灌注两性霉素 B 则有较好的治疗效果。两性霉素 B 主要是用于播散型曲霉菌病,播散型曲霉菌病死亡率很高,可达 80% 以上。联合用药,如两性霉素 B 和 5- 氟胞嘧啶、利福平、咪康唑或酮康唑对于治疗播散性肺曲霉菌病的效果仍有争议。

北京协和医院胸外科曾先后报道了外科手术治疗肺内曲霉菌球的结果,其中 95% 以上行肺叶切除,少数几例病变位于肺周边表浅部位行肺楔形切除。术前高度怀疑肺曲霉菌球者多在胸部 CT 扫描时发现肺空腔病变内存在球状物,其上方有半月形气带。这些空腔性病灶包括肺结核空洞、肺囊肿、囊性支气管扩张等。患者术后均恢复顺利,2 例发生与曲霉菌有关的合并症,1 例术后出现曲霉菌过敏性哮喘,1 例合并胸腔曲霉菌感染致真菌

性胸膜炎,需进行正规的抗真菌治疗。

典型肺曲霉菌球诊断并不困难,关键是要考虑到它存在的可能。影像学的特点是肺空洞性病变内存在圆球形结节影,其上方有半月形或新月形透亮带。球形物漂浮在空洞内,随体位改变而移动,但是新月形透亮带永远位于球形物上方。既往行胸部 X 线正侧位片投照后,再行侧卧横位投照,观察新月形透亮带的位置。现在,CT 扫描能很清楚地显示这一特点(图 10-8-6),即先行正常仰卧位 CT 扫描,然后再改为俯卧位 CT 检查,即可显示空洞内的球形物及其上方的新月形透亮带(图 10-8-7,图 10-8-8)。此外,职业史和既往疾病史也有助于该病的诊断。笔者曾诊治一位年轻患者,详细询问病史,发现他曾喂养了多只鸽

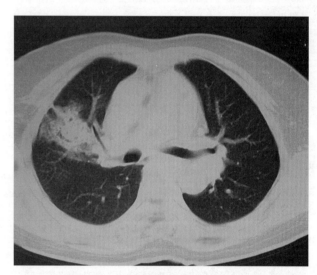

图 10-8-6　右上肺曲霉菌球的 CT 影像

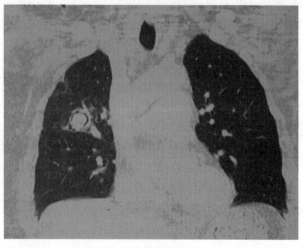

图 10-8-7　与图 10-8-6 为同一患者,右上肺曲霉菌球的冠状位 CT 影像

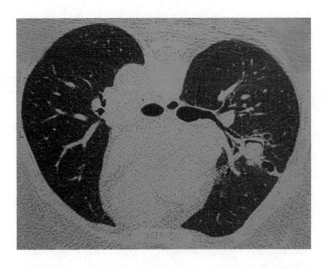

图 10-8-8　与图 10-8-6 为同一患者，俯卧位 CT 像示新月形气带

子，之后出现呼吸道症状才来院诊治。在临床诊治的患者中，绝大多数是有了症状才来医院就诊，并由此发现了先天性肺囊肿、支气管扩张等疾病。有的则是陈旧性肺结核患者，经治多年已经"愈合"，但是近来出现咯血，抗结核治疗无效，结果发现肺结核空洞及其内的球形物。在临床表现方面，我们强调咯血这一症状，这是许多患者来医院检查的主要原因。

对肺曲霉菌球患者采取哪种手术方式？理论上，可以行肺楔形切除或局部切除，但是肺曲霉菌球多在原有肺空洞病变基础上继发机会性感染，因此临床医师多行肺叶切除，既切除了肺曲霉菌球病灶，又处理了肺原发性疾病。除非曲霉菌球很小，且位于肺的周边，楔形切除即可达到治疗目的。在肺结核空洞病变基础上继发曲霉菌球，处理时需要谨慎。曾有一年轻女性患者，有长期结核病史，近期咯血发现肺球形肿物，CT 显示为肺结核空洞内球形影，临床考虑为肺曲霉菌球，建议行手术切除。外科意见：患者因肺结核已行肺叶切除，再次手术需做一侧余肺切除。手术过程较困难，再次手术粘连重，渗血多。

在肺曲霉菌病的分类上，第一类为过敏型，多在首次接触曲霉菌时发生，通常在呼吸内科遇到。我们曾遇到一肺曲霉菌球患者行肺叶切除后不久即发生过敏反应，排除了输入液体和其他原因后，经皮肤科确诊为曲霉菌所致。患者为一中年男性，患右上肺结节，在原有肺空洞病变基础上继发曲霉菌感染。术前曾有间断咳痰及咯血。行右肺上叶切除，手术过程无特殊。术后一天患者即出现不明原因哮喘、胸闷、憋气、咳嗽，皮肤出现大小不等荨麻疹。胸部 X 线片仅显示部分浸润影和术后改变。输入皮质激素、抗过敏药物方逐渐缓解。皮肤科会诊后排除了其他致敏原，最后确诊为曲霉菌过敏。术后 1 周患者完全恢复。

对于术后是否必须应用抗真菌药物，目前各种意见不一。既往对两性霉素 B 治疗真菌感染寄予了很大希望，但是结果并非如愿。尤其与外科治疗有关的曲霉菌感染，如曲霉菌球、曲霉菌性胸膜炎等，药物治疗的效果如何尚存在争论。现在有氟康唑类抗真菌药效果较好，但是用药时间较长，至少应用 2 周。按照内科医师意见，外科切除后还必须至少应用 2 周抗真菌药物。外科医师对此提出质疑，曲霉菌球是继发性机会性感染，感染灶已经彻底摘除，没有必要也无指标确定药物的效果。目前缺乏有力证据，外科在摘除病变之后，仍需按内科医师意见执行抗真菌治疗 2 周。

（张志庸）

第九节　胸部棘球蚴病

一、肺棘球蚴病

（一）概述

棘球蚴病（hydatid disease）是畜牧区常见的人畜共患的地方性、流行性寄生虫病，是由棘球绦虫的幼虫寄生在人体导致的一种寄生虫病。

棘球蚴病几乎遍及世界各国，广泛流行于亚洲、北非、拉丁美洲、大洋洲等畜牧业发达的地区。在我国，该病主要分布在甘肃、新疆、宁夏、青海、内蒙古、西藏等地。由于交通发达，人口流动，畜产品输出，非流行区亦可间接受到感染。

棘球蚴病可分为两种类型，一种是细粒棘球绦虫的虫卵感染导致的单房型棘球蚴病，简称棘球蚴病或棘球蚴囊肿。另一种是多房型棘球蚴病，又称泡球蚴病，系包虫病的一种，统称泡状棘球蚴病。多房型棘球蚴病系多房棘球绦虫的幼虫型棘球蚴，寄生于人体所致慢性寄生虫病。该病潜伏期很长，从感染至发病一般在2年或更长的时间，呈明显隐匿性的特点。临床上单房型棘球蚴远较多房型棘球蚴为多。

（二）发病原因及机制

本病感染的主要途径是消化道。细粒棘球绦虫的终宿主是犬，中间宿主是牛、马、羊等牲畜和人。绦虫的成虫寄生在犬的空肠内，其虫卵随粪便排出。人或牛、羊吞食被虫卵污染的食物后，在十二指肠内卵壳被消化液消化，孵化为虫蚴，虫蚴穿过消化道黏膜进入门静脉系统。大多数虫蚴滞留在肝脏内，少数虫蚴经过肝脏的血流进入体循环的回心静脉血内，从而停留在肺及其他脏器和组织中。虫蚴在人体内发育形成棘球蚴囊肿。人体内棘球蚴囊肿发生最多的部位是肝脏、肺和脑。这些器官的棘球蚴囊肿占全部棘球蚴囊肿的85%～90%。其他内脏和组织，如心包、心脏、胸膜、纵隔、肌肉、脾和肾脏发生的棘球蚴囊肿，也有少数病例报告。此外，本病还可经肠壁淋巴管、呼吸道、阴道、皮肤伤口等途径侵入进行传播。

棘球蚴囊肿的结构包括内囊和外囊。内囊是棘球蚴囊肿的固有囊壁，厚度仅1mm。内囊内含有囊液，内囊壁又分为内层和外层。内层为生发层，较薄，能产生很多子囊和头节。外层为无细胞结构的膜，呈乳白色、半透明，粉皮样，韧而有弹性。外囊是人体组织对内囊病变发生反应而形成的一层纤维性包膜，包绕在内囊周围，壁厚3～5mm。内囊与外囊之间结构疏松，一般无明显粘连。肺棘球蚴病约占棘球蚴病的14.81%，男性多于女性（约为2：1），儿童占25%～30%，40岁以下者占大多数。多为单发性棘球蚴囊肿，右肺发病多于左肺，下叶多于上叶。

（三）临床表现

棘球蚴生长速度缓慢，可存在多年而无明显临床症状，仅在胸部X线检查时偶然发现肺内阴影。其生长速度与脏器血运、组织致密程度和机体的免疫力有关。常于感染后5年左右发病，有的长达20年，甚至30年以上。

肺棘球蚴囊肿呈缓慢扩张性生长，挤压周围脏器，从而产生临床症状。囊肿长大后出现周围组织和脏器受压的症状，如慢性咳嗽、胸部隐痛、胸闷、气急等。小的囊肿体格检查可能无阳性体征。巨大囊肿可压迫肺脏致其萎陷，体格检查时叩诊呈浊音，听诊呼吸音减弱或消失。肺棘球蚴囊肿常见的合并症为囊肿破入支气管，咳出大量囊液、破碎的内囊和子囊，并可有少量咯血。囊肿破入胸膜腔产生液气胸，继发胸膜腔内棘球蚴病，合并感染可形成脓胸。巨大棘球蚴囊肿压迫支气管可产生阻塞性肺炎、肺不张等并发症。

（四）诊断

肺棘球蚴病的诊断应根据流行病学、病史、血清免疫学反应及影像学表现进行综合分析判断。在流行区出现咳嗽、咯血等类似肺结核、肺化脓性疾病的病例，需要与肺棘球蚴囊肿进行鉴别。体格检查发现肝、脾等部位有棘球蚴囊肿，同时出现肺部症状的患者，也应考虑肺棘球蚴病的存在。

胸部X线片上可显示肺部椭圆形或圆形阴影，其界限清楚，边缘光滑，密度较淡且均匀（图10-9-1，图10-9-2）。当阴影顶部出现新月形透亮区提示可能囊肿的外囊破裂而内囊完整。如果内、外囊均破裂则可出现液气平面，顶部出现两层弧形透亮带。内、外囊破裂后内囊漂浮于囊液表面形成不规则内层阴影，称为水上浮莲征。CT扫描可更清楚地显示胸部X线片所见，如圆形或椭圆形囊性影像，顶部新月形透亮带，囊内气液平及水上浮莲征。棘球蚴囊肿CT表现为密度均匀一致的含液性肿物，其CT密度值为16～75HU（平均32HU）。

目前诊断棘球蚴病最常用的辅助检查是血清学检查，应用最多的是间接血细胞凝集试验（IHA），其敏感度和特异度较高，交叉反应少，但有的单位报告的阳性诊断率仅50%。此外，酶联免疫吸附试验（ELISA）阳性率超过80%；乳胶凝集试验（LA）阳性率在70%以上。过去常用的有Casoni试验，其阳性率为70%～90%，但是近年来发现其假阳性率和假阴性率都很高，且此试验在高发区简便易行，在非高发区获得皮试液有时较为困难，因此目前在某些医学中心并不常规进行。

偶尔，在咳出的水样液体内查出虫蚴，或者

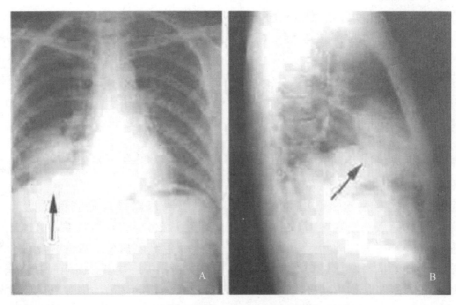

图 10-9-1 肺棘球蚴囊肿胸部 X 线正侧位像（箭示）

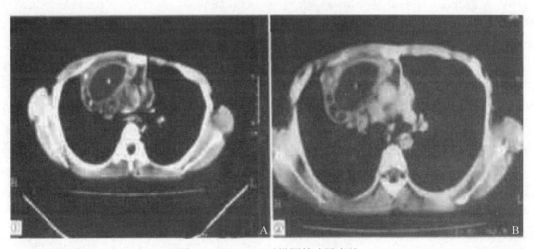

图 10-9-2 CT 显示纵隔棘球蚴囊肿

囊肿破入胸膜腔，穿刺液内可能发现虫蚴，这些均有助于肺棘球蚴囊肿的诊断。但是，对怀疑棘球蚴囊肿的患者禁忌行囊肿穿刺以免囊液溢出引起过敏反应或棘球蚴囊肿播散。

（五）治疗

肺棘球蚴囊肿是人畜共患性寄生虫病，囊肿破裂或继发感染的发生率高且对人体造成严重危害，因此治疗原则为确诊后尽早择期手术处理。外科手术是肺棘球蚴病的主要治疗方法，包括囊肿摘除、内囊摘除、肺叶切除、肺段切除等。肺棘球蚴囊肿破入胸腔，可发生过敏性休克，需及时处理，病情较重者在抗休克治疗同时进行胸腔

闭式引流。待全身情况稳定后，尽早行开胸手术。目前，虽出现多种治疗棘球蚴囊肿的药物，如吡喹酮、阿苯达唑、甲苯达唑等，但是其治疗疗程长、见效慢，效果尚不满意。

肺棘球蚴囊肿的手术适应证：①单纯型肺内棘球蚴囊肿；②囊肿继发感染或合并肺部感染，造成局部支气管扩张；③囊肿破裂进入胸膜腔引起过敏性休克，需要进行抗休克治疗，待全身情况稳定后再行手术处理。

肺棘球蚴囊肿手术治疗原则是摘除全部棘球蚴囊肿的内囊，清除囊内液。术中应防止囊肿破裂，以免囊液溢出到其他脏器或组织，引起棘球蚴病的播散或产生过敏反应。在彻底手术的同时还要

尽可能多地保留有功能的肺组织，一般受压萎陷的肺组织多能恢复重新膨胀，不需要做肺切除术，除非该部分肺组织已毁损丧失功能。

一般采用双腔气管内插管全身麻醉，术中施行单侧肺通气可保证术侧肺完全塌陷，有助于术中解剖分离囊肿。另外，手术过程中摘除囊肿前常有囊肿破裂，双腔插管肺隔离技术可以有效避免囊液或内囊碎片误溢入对侧支气管。当然，若双腔插管不顺利，较大的囊肿有可能在麻醉诱导过程中发生囊腔破裂，此点须引起麻醉医师注意。如考虑行肺切除，可选择后外侧剖胸切口，一般经第 5 肋间或肋床进胸，便于处理肺门。单纯囊肿摘除可在最贴近囊肿处选择胸部切口。具体可根据病灶局部情况和肺组织受累程度采用以下几种方式：

（1）内囊完整摘除：在保护周围脏器和组织以后，将外囊囊壁切开，沿外囊与内囊之间间隙扩大外囊囊壁切口，将囊肿完整摘除。

（2）内囊穿刺摘除：用穿刺针抽出大部分囊内液体，然后注入 0.5% 硝酸银溶液或 10% 氯化钠溶液以杀灭头节，15 分钟后切开外囊将塌陷的内囊全部摘除。检查并修补支气管瘘口，最后从内向外仔细缝闭残腔。

（3）局部肺切除：位于肺周边的小型肺棘球蚴囊肿，可行局限性肺楔形切除。

（4）囊肿部分切除：当囊肿已经局限化且侵犯周围重要脏器，此时不必将囊肿和周围组织全部切除，可以在切除囊肿生发层后行囊肿部分切除。

（5）肺叶切除：病变范围大，肺周围组织严重纤维增生且已丧失功能，或继发产生支气管扩张，应考虑行肺叶切除。

（6）特殊类型棘球蚴病的处理：如肺棘球蚴囊肿同时合并肝棘球蚴囊肿，可以行一次性摘除肺和肝内囊肿手术。双侧肺均有棘球蚴囊肿者，可先处理病变较大或有并发症的一侧。肺囊肿有支气管胸膜瘘，先行闭式引流，待感染得到控制、体力恢复后再行肺切除手术。

（7）VATS 在肺包虫囊肿治疗中的应用：传统开胸手术存在胸部切口长，损伤大，出血多，术后恢复慢，切口及肋间神经疼痛等缺点，但 VATS 恰好弥补了开放式胸科手术的不足。VATS 下行肺棘球蚴囊肿摘除术、局部肺切除术、囊肿部分切除术和肺叶切除术，适合于无合并感染或钙化的肺细粒棘球蚴病患者。对合并感染、粘连严重者，或既往有胸腔或肺部病变且胸膜广泛粘连者，但棘球蚴囊肿纤维囊钙化较重者，仍需要选择经典开胸手术进行处理。

二、纵隔棘球蚴病

纵隔棘球蚴病的病例罕见，占棘球蚴病的 0.1% ～ 2.6%。偶然发现的纵隔异常或具有临床症状的纵隔病变，囊性病变占全部纵隔肿物的 1/4。成人和儿童患者纵隔内囊性病变主要是支气管囊肿、心包囊肿、胸腺囊肿、食管囊肿、淋巴管囊肿、胸内脊膜膨出、肠源性囊肿及其他少见的囊性病变，但对有流行地区居住史或牧犬接触史的患者，应想到有可能是纵隔棘球蚴病。

1. 临床表现　像肺棘球蚴囊肿一样，纵隔棘球蚴囊肿的发生和生长均很缓慢，也很少出现合并症。囊肿可存在多年而无明显临床症状，临床医师也难以发现此类囊肿。出现症状和并发症取决于囊肿的大小、部位及邻近脏器受累的程度。与囊肿本身有关的症状主要是邻近脏器受到压迫或受到侵蚀所产生的症状。这些症状包括轻者有胸骨后或胸骨旁疼痛、咳嗽、吞咽不畅；重者可有呼吸困难，气管和上腔静脉严重受压、受阻。在复习了纵隔棘球蚴囊肿的临床表现以后，Eroglu 认为绝大多数棘球蚴囊肿患者都有不同程度的症状，仅 18% 为无症状而体检行胸部 X 线片时发现囊性病变，合并症多因囊肿破裂引起。棘球蚴囊肿破裂后囊内的子囊和头节溢出，在胸膜腔内成长形成新的棘球蚴囊肿，Eroglu 有 1 例纵隔囊肿破入胸膜腔，Martire-Bonatti 报道 1 例纵隔棘球蚴囊肿破入主动脉。Franquet 等报道 1 例纵隔棘球蚴囊肿破裂造成棘球蚴性肺栓塞、严重肺动脉高压。少数患者因对囊内液体的过敏反应死亡，或因大量囊内液体吸入气道造成窒息而死亡。囊肿破裂后若继发细菌感染可以造成不同部位的感染性脓肿。

2. 诊断　一般来说，纵隔棘球蚴病既缺乏特异性的临床症状，影像学上也难以与纵隔其他囊性疾病相鉴别，诊断需要结合病史、临床表现、影像学特点和实验室检查结果进行综合分析确定。

纵隔棘球蚴囊肿除了临床症状以外，体格检查多缺乏有诊断价值的阳性体征。诊断纵隔棘球蚴囊肿需要有流行地区居住史或牧犬接触史，此外还要有影像学检查的阳性发现。胸部 X 线、CT 和 MRI 检查是公认的重要检查手段，其中胸部 CT 扫描能清楚地显示囊肿形态、密度、界限、与周围脏器的确切关系，因而是有效和有价值的检查方法。有报道称全部患者在 CT 像上均有异常发现，其主要表现为纵隔肿物影；纵隔弥漫性增宽；部分纵隔肿物影被肺组织实变遮掩。囊肿边缘锐利，与周围肺组织界限清晰。有的肿物有分叶，有的呈光滑球形。最常见的棘球蚴囊肿在 CT 下的特点是密度均匀一致的含液性肿物。纵隔内棘球蚴囊肿的分布部位以后纵隔脊椎旁沟为最多，前纵隔次之，中纵隔最少。诊断棘球蚴囊肿的辅助检查参见本节"一、肺棘球蚴病"。

3. 治疗　纵隔棘球蚴囊肿一旦诊断，根本治疗是外科彻底摘除生发层和切除囊肿周围组织，行囊肿摘除术或内囊摘除术。根据囊肿的部位，手术可以采取前胸侧切口、后外侧切口或胸骨正中切口。手术原则是摘除全部棘球蚴囊肿的内囊和清除囊液，采取有效措施防止囊肿破裂，妥善保护周围组织，以免囊液溢出到其他脏器或组织，从而引起棘球蚴病的播散或产生过敏反应。

手术方法包括内囊穿刺摘除，具体操作可先用穿刺针抽出大部分囊内液体，然后注入 0.5% 硝酸银溶液或 10% 氯化钠溶液以杀灭头节，15 分钟后切开外囊将塌陷的内囊全部摘除。若采用内囊完整摘除术，则不进行穿刺抽液，在保护周围脏器和组织以后，将外囊囊壁切开，沿外囊与内囊之间间隙扩大外囊囊壁切口，将囊肿完整摘除。当囊肿已经局限化并且侵犯周围重要脏器，此时不必将囊肿和周围组织全部切除，可以在切除囊肿生发层后，行囊肿部分切除。

三、胸膜棘球蚴病

胸膜棘球蚴病即棘球蚴在胸膜腔内形成的囊肿，也称为胸膜包虫囊肿。临床罕见，目前仅见少数报道。此病往往被临床医师忽视和误诊。临床医师对胸膜肿瘤或胸腔积液等疾患进行鉴别诊断时，应该考虑到胸膜棘球蚴病的可能性。

1. 临床表现　患者无确定的自觉症状，个别患者可出现干咳、胸闷、胸痛，有的患者因其他系统疾病进行检查时发现胸膜腔病变。阳性体征主要表现在患侧叩诊浊音，呼吸音弱，巨大胸膜棘球蚴囊肿表现为类似胸腔积液的体征。

2. 诊断　与纵隔棘球蚴病一样，胸膜棘球蚴病缺乏特异性的临床症状，诊断需要结合病史、临床表现、影像学特点和实验室检查结果综合分析确定。一般患者居住在或到过棘球蚴病流行区，有牧羊犬接触史。胸部 X 线检查是重要的辅助检查，胸膜棘球蚴病的胸部 X 线片特点为单发囊肿，少数有 2～3 个圆形或椭圆形囊肿阴影，低密度均匀、边界清楚、极少有钙化。胸部透视下发现囊肿阴影随呼吸运动可上、下移动，若为膈胸膜棘球蚴病，囊肿则随膈肌上、下移动。CT 有较高的密度分辨率，可更清晰地显示胸膜内囊肿（图 10-9-3）。根据肿物的部位、形态和范围，该病能比较容易与其他胸膜疾病进行鉴别。超声检查对胸膜腔内含液囊肿具有定性、定位、定量的诊断意义。实验室检查中，血常规显示嗜酸性粒细胞比例增高。此外，其他棘球蚴病的各种辅助检查均有助于胸膜棘球蚴病的诊断。强调当怀疑胸膜棘球蚴病时，禁忌用穿刺术作为诊断方法，以免发生囊液外渗产生过敏反应和棘球蚴播散等严重并发症。

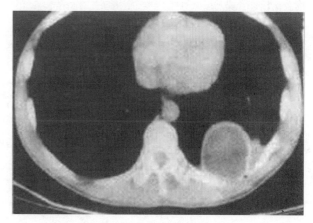

图 10-9-3　胸膜棘球蚴病 CT 像

3. 治疗　胸膜棘球蚴病主要是手术切除，目前尚缺乏特效药物。棘球蚴囊肿一般呈进行性生长，能"自愈"的极少，绝大多数迟早因囊内压力增高而破裂，从而产生胸膜炎、脓胸等严重并发症，因此一旦确诊即应及时进行手术处理。根据囊肿大小、数目多少、部位、有无并发感染及胸膜是否粘连决定手术方式。术前可在 X 线透视下确定病变部位，选择适当切口以最短距离进胸。如病变处有粘连，应仔细解剖分离，避免囊肿破裂，囊液溢入胸腔其他部位，或溢入胸壁软组织，引起棘球蚴病变播散或过敏反应。

本病有两种手术方法——内囊完整摘除和内囊穿刺摘除术，具体方法如上述。

四、总　结

胸部棘球蚴病（无论肺内、纵隔内或胸膜腔内棘球蚴囊肿）的主要治疗方法是手术切除，术中需注意防止发生继发感染及过敏性休克。目前而言，该病尚无特效药物。国内外提倡在外科切除手术后辅以口服阿苯达唑或甲苯达唑等治疗棘球蚴病的药物，对于预防囊肿复发可能有一定作用，结果还需要长期临床随诊观察。对胸部棘球蚴病的预防措施主要有以下三点：①在流行区进行健康教育，普查和治疗患者，培训专业人员，建立防治机构，开展防治监测和科学研究。②严格控制传染源，合理处理病畜及其内脏，提倡对患病牲畜的尸体深埋或焚烧，对家犬和牧犬应定期进行药物驱虫，捕杀牧场周围的野生食肉类动物，消灭传染源。③加强个人防护，培养良好的卫生习惯，不吃不洁净的生菜，不饮生水，勤洗手等。

（曹智理）

第十节　肺吸虫病

肺吸虫病（paragonimiasis）又称为并殖吸虫病，主要是寄生在人体的肺吸虫幼虫及成虫在人体内穿行或寄居所引起的疾病，病变特点为在器官或组织内形成互通的多房性小囊肿。

一、流 行 病 学

世界上已知有 48 种（或亚种）并殖吸虫，可以感染人的只有 16 种，包括远东及东南亚的卫氏并殖吸虫（*Paragonimus westermani*），西非的非洲并殖吸虫（*Paragonimus africanus*），中南美洲的墨西哥并殖吸虫（*Paragonimus mexicanus*）和北美的柯氏并殖吸虫（*Paragonimus kellicotti*），在我国感染人的并殖吸虫中最常见的是卫斯特曼并殖吸虫。卫斯特曼并殖吸虫在我国主要分布在山东、江苏、安徽、江西、浙江、福建、广东、河南、湖北、湖南、四川、贵州、广西、云南、台湾、甘肃、陕西、山西、河北、辽宁、吉林、黑龙江等地。

二、形态学及生活史

并殖吸虫是雌雄同体，有口吸盘和腹吸盘，色褐红，卫氏并殖吸虫虫体大小为（7.5～12）mm×5mm×（3.5～5）mm，呈扁平卵圆形，具有较强的收缩运动能力。人和动物（犬、猫、猪和野生动物）是并殖吸虫的终宿主。虫卵主要随痰或粪便排出至淡水中，在 20～30℃经 15～20天孵化成毛蚴，毛蚴侵入第一中间宿主（淡水螺），经过胞蚴、雷蚴等发育阶段最后成为尾蚴，之后在第二中间宿主（溪蟹、蝲蛄）体内发育成囊蚴。人食用生的或半生的溪蟹、蝲蛄以后，囊蚴经口感染，在胃和十二指肠内囊蚴破裂，脱出幼虫，幼虫活动能力很强，再加上分泌的消化酶作用，幼虫穿过肠壁进入腹腔，通过横膈入胸腔和肺，在肺内发育为成虫。虫体进入纵隔，可沿颈内动脉入颅内侵犯脑组织。肺内病变呈炎性反应，有中性粒细胞和嗜酸性粒细胞浸润，破坏肺组织，形成脓肿和囊肿，囊肿周围有纤维包膜，囊内含胆固醇晶体、夏科-莱登晶体、虫卵等。囊肿内多数只有 1 个成虫，一处形成囊肿后，移行至另一处，再构成新的囊肿，旧病灶空洞可闭合，经纤维化、钙化而痊愈。一般从囊蚴进入体内到在肺内成熟产卵，需 2～3 个月。吸虫在宿主体内一般可存活 5～6 年，最长可达 20 年。

三、病 理 改 变

1. 组织破坏期　主要因虫体移行引起组织破坏和出血。肉眼可见病变处呈窟穴状或隧道状，内有血液，有时可见虫体。随之出现炎性渗出，内含中性粒细胞及嗜酸性粒细胞等。接着病灶四周产生肉芽组织而形成薄膜状脓肿壁，并逐渐形成脓肿。X 线片显示病灶为边缘模糊、界限不清的浸润阴影，伴有胸腔积液时，肋膈角变钝。

2. 囊肿期 由于炎症渗出，大量细胞浸润、聚集，最后细胞死亡、崩解液化，脓肿内容物逐渐液化，呈棕褐色黏稠液体。镜检可见嗜酸性粒细胞、夏科-莱登晶体和虫卵等。囊壁周围因大量肉芽组织增生，逐渐形成纤维状囊壁，肉眼呈紫色葡萄状，称为并殖吸虫性囊肿。胸部 X 线片显示边界清楚的结节状阴影，有时可见液平面。如虫体离开囊肿移到其他部位则形成新的虫囊，这些虫囊互相沟通，成为多房性囊肿，X 线片显示多房性囊样阴影。

3. 纤维瘢痕期 虫体死亡或转移至其他处，囊肿内容物通过支气管排出或吸收，肉芽组织填充囊肿，病灶逐渐纤维化，最后形成瘢痕。X 线片显示硬结或条索状阴影。

以上吸虫三个阶段的病理改变可以在同一器官内发现。

四、临床表现

肺吸虫病的全身症状包括发热、头痛、胸痛、腹痛等，并可以出现全身荨麻疹及哮喘发作等过敏反应。在肺部吸虫病变阶段，有 10%～20% 的患者可以出现发热，约 2/3 的患者在整个病程中出现过发热。由于有胸膜炎可能产生胸痛，以前报道称有 40%～60% 的患者出现胸痛，但近年来自日本和韩国的报道称，胸痛症状并不常见。

卫氏并殖吸虫最常累及的器官是肺，因此呼吸道症状很明显，主要症状为咳嗽、咳痰和咯血。初始为干咳，随病程进展出现血痰，呈铁锈色或棕褐色，血痰为肺吸虫病最典型的症状，系肺吸虫囊肿的坏死组织随痰咳出所致。

在疾病早期可出现腹部症状，主要是腹痛和腹泻，偶尔有恶心、呕吐或便血。神经系统症状多见于罹患严重感染的儿童与青少年。肺吸虫侵犯神经系统可分为脑型吸虫病和脊髓型吸虫病两种，以前者多见。成虫寄生在脑内可压迫、破坏脑组织，引起颅内高压，临床出现刺激性症状和炎症性症状。成虫侵入脊髓可造成受累部位以下运动障碍，如下肢感觉减退、瘫痪、腰痛、坐骨神经痛等。卫氏并殖吸虫病还可有皮下结节，多出现在下腹部至大腿之间深部肌肉组织内，外观不易看到，但能用手触及。其他表现可有睾丸炎、淋巴结肿大、心包积液和眼球突出等，但均少见。

五、辅助检查

1. 实验室检查 周围血常规检查示白细胞总数及嗜酸性粒细胞计数均增高。有报道称血中嗜酸性粒细胞含量可超过 80%。虫卵检查时在痰、胸腔积液、肺泡灌洗液、胃液、粪便中若查到肺吸虫虫卵即可确定诊断。临床上对可疑病例要反复检查虫卵，收集 24 小时痰液进行检查可提高诊断阳性率。免疫血清学诊断中，皮内试验已广泛应用，肺吸虫抗原皮内试验为即时型反应，阳性率高达 98.3%～100%。但是肺吸虫的皮内试验与华支睾吸虫、姜片吸虫有交叉反应。补体结合试验对早期诊断有价值，试验的阳性率为 90%～100%。ELISA 的敏感度为 100%，特异度为 91%～100%，有报道称血清 IL-5 水平升高提示可能有肺吸虫感染。

2. 胸部 X 线检查 胸部 X 线片的表现与疾病进展程度有关。在确诊的肺吸虫病患者中，12.8%～20% 的患者胸部 X 线片表现正常。典型 X 线片表现为胸膜粘连增厚，胸腔积液、气胸或液气胸等征象，多数病例肺内呈混合型阴影。本病影像表现可分为以下四种情况：①边缘模糊的浸润性阴影，肺吸虫病早期因吸虫侵入肺组织引起出血性改变，病变自下而上，因此胸部 X 线片表现出以中下肺野为主的孤立性或融合的肺浸润阴影，其边缘模糊不清。②多房性囊样阴影，当吸虫在肺内形成新鲜的囊肿和隧道时，特征性胸部 X 线片表现为在肺门周围或下肺野的大片阴影内存在蜂窝状透亮区。③边缘锐利的结节状阴影，当囊肿被肉芽组织和纤维组织包裹，X 线片表现为散在分布、边缘锐利的结节影，大小为 0.8～2cm，有时中心可看到多个空泡，结节周围有特征性放射状条纹影，几个结节相互重叠则可显示为团块影。④硬结或钙化影，经药物治疗，病情好转，囊肿逐渐缩小，形成边缘锐利的小结节，1～2年后复查胸部 X 线片可发现硬结或钙化影。

3. CT 检查 有学者研究发现，肺吸虫病的特征性肺部改变为圆形低密度囊性病变，在实性结节中充满液体或空气，另外为结节影及线状模糊影。Kim 等报道了 31 例肺吸虫病患者的 CT 表现，认为其最大特点为胸膜下或肺叶裂下出现边缘不清、直径约为 2cm 的结节，其内伴有坏死性低密度区。另外一个特点是局灶性胸膜增厚，以及与坏死结节相应部位的线状模糊影。其他一些征象有附近支气管扩张、胸腔积液和自发性气胸等。

4. 活体组织检查 行皮下或肌肉结节活体组织检查、胸腔穿刺或肺活检时可以发现幼虫或虫卵，或嗜酸性肉芽肿。

5. 支气管镜检查 对于肺内病变患者，支气管镜检查有一定帮助，镜下常见支气管狭窄，充血水肿。镜下活组织检查可见嗜酸性粒细胞浸润，肺泡灌洗可发现肺吸虫虫卵。

六、诊　　断

根据病史，患者生活在流行区或曾到过流行区，有进食生的或半生的溪蟹或蝲蛄史，临床上有咳嗽、咯血、发热、胸腹痛的症状，结合必要的痰液、血清学及影像学等检查，特别是找到吸虫或吸虫虫卵即可做出诊断。但本病需与以下疾病相鉴别：①肺结核，肺吸虫病与肺结核病鉴别很困难，尤其是患者同时患有两种疾病时。Singh 等报道一组肺吸虫病患者，59% 最初诊断为肺结核。Johnson 也报道称 68% 的患者曾接受过抗结核治疗。②肺癌，有时肺癌与表现为结节的肺吸虫病鉴别也有一定困难。Joeh 等报道 36 例肺吸虫病患者中，28% 的最初诊断为肺癌。Watanabe 等报道肺吸虫病与肺癌一样，在 PET 检查时表现为氟代脱氧葡萄糖（FDG）的摄取增高。

七、治　　疗

1. 药物治疗 肺吸虫病一旦确诊，首选药物治疗，常使用的药物：①硫氯酚（bithionol），此药对肺吸虫病治疗有效率高，但不良反应大。一般成人口服剂量为 1 次 1g，每天或隔天 3 次，

10～20 个治疗日为 1 个疗程。脑型血吸虫病患者可重复 2～3 个疗程。不良反应有头晕、头痛、消化道反应、皮疹等。出现肝脏损害时应立即停药。有严重心脏病、肾脏疾病或妊娠时禁用。②吡喹酮（praziquantel），为首选治疗药物，其优点是疗效好、疗程短、服用方便、不良反应少，仅有轻微头晕、头痛、乏力等。口服剂量为每次 25mg/kg，每天 3 次，连服 2～3 天。脑型患者在上述服药后，间歇 1 周再服 1 个疗程。此药的总体治愈率超过 90%。③三氯苯咪唑（triclabendazole），临床耐受性更好，起效更快，有效率与吡喹酮相近，是一种很有前景的药物。

2. 手术治疗 对于病变性质不清，不能与其他疾病，特别是肺癌相鉴别时，可采用开胸探查手术切除，既可明确诊断也可去除病灶。对于并发脓气胸的患者，可采用胸腔引流术。有皮下结节者，可行手术切除结节。对于有脊髓压迫症状者，需行手术解除压迫。北京协和医院胸外科曾行开胸手术治疗 4 例肺吸虫病患者。4 例均为男性，年龄为 30～40 岁，主要症状为咳嗽、咳痰、胸部不适，有的患者在病程中曾有过低热。术前怀疑周边型肺癌，或肺内结节影性质不明，术前均无明确诊断。开胸时发现胸膜腔广泛粘连，胸膜增厚，呈慢性胸膜炎症表现。剥脱部分胸膜纤维板后，扪及肺内结节，呈不规则形，直径为 1～2cm，质硬中等，实质性，无囊性感，行肺楔形切除后冰冻病理检查发现，结节内有吸虫虫卵，诊断为肺吸虫病。术后予以吡喹酮药物治疗，随诊无复发或不适，均恢复正常工作和生活。术后追问病史，3 例曾去南方小镇生食过龙虾或溪蟹。

八、预　　防

在流行区对易感人群进行广泛宣传教育，消除生食或半生食溪蟹、蝲蛄的习惯，提倡不饮用生水。有效控制传染源，及时发现并彻底治疗患者，对病畜、病兽加强调查和捕杀。切断传播途径，防止患者的痰液和粪便污染水源，杀灭痰液和粪便中的虫卵，不用生溪蟹、蝲蛄喂食家畜。

（刘洪生）

第十一节 肺结核瘤

一、基本概念

1. 定义 肺结核瘤是一种特殊类型的肺结核病变，又称为肺结核球，为肺内圆形或椭圆形的、由干酪样坏死组织和结核性肉芽组织混杂而成的瘤体，其外周被多层纤维结缔组织包绕。病变直径一般以1～3cm较为多见，大于5cm则相当少见。肺结核瘤属于浸润型肺结核，实际上是肺结核病发展过程中的一个阶段，因为这种病变在临床上较为多见，且在诊治方面有其特殊之处，因此将此病单独列出，以引起重视。

2. 结核病基本病理变化

（1）渗出型：病变早期或恶化时，表现为组织充血水肿、炎症细胞浸润和纤维蛋白渗出，抗酸染色可以发现结核菌。常常是病变组织内菌量多、致敏淋巴细胞活力高和变态反应强的反映。其发展演变取决于机体变态反应与免疫力之间的相互平衡，剧烈变态反应可导致病变坏死，进而液化，若免疫力强，病变可完全吸收或演变为增殖型病变。

（2）增殖型：当病灶内结核菌少、毒性低而机体抵抗力强，则形成结核病的特征性病变——结核结节：中央为巨噬细胞衍生而来的朗格汉斯细胞，周围由巨噬细胞转化来的类上皮细胞成层排列包绕，其外还有淋巴细胞和浆细胞散在分布与覆盖。单个结节直径约为0.1mm，其中结核菌极少伴纤维化，结节可以融合形成融合性结节。增殖型病变的另一种表现是结核性肉芽肿，是一种弥漫性增殖型病变，多见于结核性空洞壁、窦道及其周围与干酪样坏死灶周围，由类上皮细胞和新生毛细血管构成，其中散布有朗格汉斯细胞、淋巴细胞和少量中性粒细胞，有时可见类上皮结节。

（3）干酪样坏死型：为病变恶化的表现，当病变内结核菌多，毒力强，免疫力低下或变态反应强，发生坏死，坏死组织内含有脂质呈黄色，质地均匀细腻，像奶酪样半固体或固体密度，称为干酪样坏死。

结核病是一种慢性病变，由于机体反应性、免疫状态、局部组织抵抗力的不同，入侵菌量、毒力、类型和感染方式的差别，以及治疗措施的影响，上述三种基本病理改变可以相互转化、交错存在，单一病变很少独立存在。

3. 发病原因及机制

（1）结核渗出性病变经过抗结核治疗，形成了局限性包裹性干酪样结核，或许多小的结核结节灶相互融合，并发生干酪样坏死，形成干酪样坏死性结核瘤。

（2）单个纤维干酪样病灶扩大，坏死区域周围逐渐有肉芽组织增生，形成肉芽肿性结核瘤。

（3）若形成空洞的支气管发生堵塞，空洞内会充满干酪样坏死物质并逐渐浓缩，从而形成阻塞性空洞性结核瘤。

（4）慢性肺结核后遗症是支气管扩张，扩张的支气管内充满坏死的干酪样物质，形成支气管扩张性结核瘤。

4. 结核瘤基本构成和转归 由上可见，肺结核瘤的形成机制为渗出型病变，经抗结核治疗后，病变局限化形成包裹性干酪样肺炎，最后形成干酪性结核瘤。结核瘤的基本结构是肺结核空洞形成，空洞内存有干酪样坏死物质，之后干酪样物质逐渐浓缩，空气吸收，外周被增厚的纤维结缔组织包围，形成纤维干酪样病灶，称为结核瘤或结核球。

结核瘤的转归有以下四种：

（1）结核瘤体小，机体免疫力强，结核瘤发生机化或钙化愈合，最后形成钙化灶或骨化灶。

（2）干酪样物质排出，纤维结缔组织增生，瘤体逐渐减小或消失，遗留条索或星状瘢痕。

（3）机体抵抗力低，局部组织变态反应剧烈，干酪样坏死组织发生液化，经支气管排出，其内含有大量代谢活跃、生长旺盛的结核菌，经支气管内播散，发生干酪样肺炎。

（4）结核瘤内干酪样物质排出，形成干酪样空洞，侵蚀血管而发生大咯血，威胁生命。

二、临床表现

肺结核瘤是肺结核病发展过程中的一个阶段，可以相对长期存在并保持稳定，既不吸收也不液化。在这段时间内，少数患者可以有午后低热、盗汗、乏力等典型的结核全身中毒症状，偶有因病灶邻近胸膜出现胸痛，但绝大多数患者可以无任何临床症状，体格检查也无明显的阳性体征，仅在胸部X线检查时偶然发现肺内球形阴影。

当机体抵抗力降低时，结核瘤内的干酪样物质排出，可发生肺结核经支气管内播散，出现干酪样肺炎，此时临床上可能出现高热、咳嗽、乏力、倦怠等结核全身中毒症状。直径＞3cm的结核瘤，中心可发生溶解液化坏死，排出干酪样物质后形成干酪性空洞，侵蚀血管时可发生大咯血。

三、诊断及鉴别诊断

1. 病史 现病史可以提供临床症状等资料，虽然活动性结核患者可以有午后低热、盗汗、乏力等典型的结核全身中毒症状，但肺结核瘤患者却往往无明显症状，或者虽有临床症状，但缺乏特异性，因此临床症状仅能作为诊断或鉴别诊断

的参考依据，还需要根据影像学检查、辅助检查结果和通过治疗动态观察病变的演变过程进行诊断。既往史有时可以提供更具价值的信息，如糖尿病史、免疫抑制性疾病或接受激素和免疫抑制剂治疗的病史，以及既往肺结核病史等，都有助于诊断和鉴别诊断。

2. 影像学 随着影像学技术的发展，常规的胸部X线、断层扫描等技术只能作为筛查手段，目前CT检查已经成为肺部疾病最主要的影像学检查手段，随着同层动态增强CT、高分辨率CT、低剂量CT在临床的广泛应用，肺部病变的成像更精细，细微结构显示得更清晰，肺部疾病的影像学诊断、鉴别诊断趋于更成熟、可靠。

（1）病变部位：肺结核瘤好发于双肺上叶的尖后段，其次是下叶的背段。

（2）病变大小：直径多在1～3cm，＞3cm的病灶多已发生破溃形成结核空洞（图10-11-1），＞5cm的肺结核瘤则相当少见。

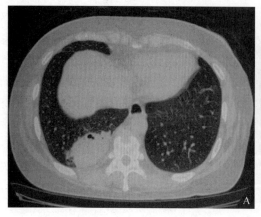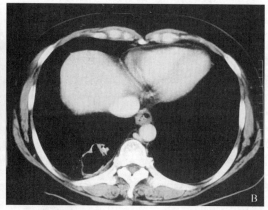

图 10-11-1 CT 示肺结核球空洞

（3）病变形态：多表现为单发的圆形或椭圆形阴影，边缘光滑清楚，其病理基础为干酪样坏死灶被完整地纤维包膜包裹；少数呈不规则形或浅分叶状，病理基础为多个结核结节融合形成融合病灶。深分叶、边缘不光滑、有细小毛刺则是肺癌的特征性影像学表现。

（4）卫星灶：肺结核瘤病灶周围常可见到散在的增殖性和纤维性卫星灶，是诊断结核瘤的有力证据（图10-11-2）。

（5）钙化：是肺结核瘤相对可靠的影像学表现之一，但有时肺癌也可有钙化灶，两者的区别在于肺结核瘤的钙化多为靠近病灶边缘的层状、

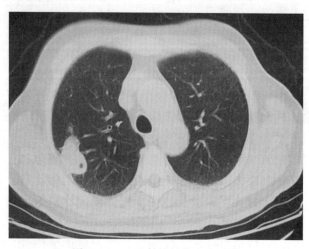

图 10-11-2 肺结核球伴有卫星灶

环状或弧形钙化，有时可以是弥漫性的点状钙化（超过病灶面积的10%），而肺癌的钙化往往是少量的散在的点状钙化。

（6）刺状突或舌状突：不同于肺癌病灶常见的细小毛刺征，部分肺结核球可以有病灶边缘的刺状突或舌状突，即在球形影的边缘有突向周围的三角形阴影，其病理学基础是结核瘤包膜与肺组织之间存在结缔组织和肉芽组织，并把两者连接起来，或是结核灶正在向周围组织侵犯，并伴有结核瘤包膜外小叶性肺不张。

（7）CT同层动态增强扫描：多数肺结核瘤增强扫描后的净增CT值小于15HU，肉芽组织的数量和分布是肺结核瘤强化的病理学基础。根据肺结核瘤不同的发展阶段、病灶内干酪样坏死物与周围纤维组织及肉芽组织在整个结节中所占的比例不同，肺结核瘤CT同层动态增强扫描主要表现为无增强（净增CT值小于5HU，以干酪样坏死为主，无肉芽组织）、包膜样增强（薄层纤维肉芽包膜），有时也可见周围型强化（厚层纤维肉芽组织），少数情况下可见到广泛的均匀或不均匀强化，往往属于活动性肺结核瘤，对抗结核治疗敏感，但需要和肺癌相鉴别。因此，球形病灶无增强或包膜样增强是肺结核瘤CT同层动态增强扫描的特征性表现，而病灶的净增强化值可作为鉴别周围型肺癌（净增强化值大于20HU）与肺结核球的依据之一。

（8）结节周围支气管扩张征：肺结核瘤在高分辨CT扫描图像上有时可出现结节周围支气管扩张征，其成因可能是肺结核球病灶周围纤维化组织的外向牵拉作用导致周围支气管扩张，也可能是由病灶引流支气管或支气管内膜结核导致的。有学者认为这一征象有助于鉴别肺结核瘤和肺癌，虽然这一征象只在少数肺结核瘤患者中出现，但有时可能是唯一可鉴别的CT征象。

需要强调的是，无论影像学技术如何进步、影像学表现如何典型，仅仅凭借某一项或某几项影像学特征性表现是无法做出确切诊断的。影像学检查是诊断和鉴别诊断的重要参考依据，但绝不是唯一、更不是绝对的依据，需要结合病史、临床表现、体格检查、实验室检查等因素进行全面分析，慎重鉴别，才能正确体现影像学检查的价值。

3. 辅助检查

（1）细菌学检查：直接获取细菌学证据是明确诊断的强有力证据，可以通过痰液、超声雾化导痰及支气管肺泡灌洗液涂片抗酸染色和结核菌培养进行诊断，但这些往往只在开放性肺结核患者中有较高的阳性率。涂片抗酸染色阳性率低，与其他抗酸菌难以鉴别；而培养需4～6周，不利于及时诊断；PCR快速省时，阳性率高。

（2）抗结核抗体检测：血清结核抗体特异性差，敏感性低，但可供综合分析参考。

（3）结核菌素皮肤试验（PPD）：在我国意义不大，因人群感染率高，儿童期已接种卡介苗，有时免疫抑制剂、激素的使用会干扰结果的正确性；对于短期内转阳性、强阳性者有参考价值。

四、治　疗

诊断明确的结核瘤，若病灶直径小于3cm、痰菌阴性或经药物治疗痰菌转阴的患者，经长期药物治疗可望逐渐吸收和纤维化、钙化直至愈合，可行保守治疗，并定期随诊。诊断明确，但病灶直径超过3cm的结核瘤由于药物很难渗入纤维包膜，坏死组织内血管稀少，抗结核治疗效果难以保证。若并发咯血、痰菌转阳，说明病灶已经活动或破溃，均应施行手术治疗。

一般来说，临床确诊的病例采取非手术治疗的适应证包括：①病灶较小，一般以3cm以下为界；②病灶被厚层纤维结缔组织包裹，与支气管不通；③病变处于长期稳定状态，无明显临床症状；④抗结核治疗有效，等待吸收、纤维化、钙化。

临床上对已经确诊的肺结核瘤病例又施行了手术治疗，其理论基础：①肺结核瘤较大，机体免疫力低下，可能发生液化、坏死，形成空洞排出结核菌，造成结核菌支气管内播散；②切除的结核瘤标本内有时存在结核菌，提示它具有潜在的再次感染、播散能力；③厚层纤维结缔组织包裹，缺乏血管，药物很难到达病灶内；④临床有症状提示结核病灶活动或破溃。

胸外科医师采取手术治疗的适应证：①体积较大的结核瘤，一般以3cm为界，超过3cm的肺结核瘤经药物治疗后很难有效吸收，且容易形成空洞，导致咯血、排菌等症状。②有临床症状，病灶有活动或破溃；经长期正规药物抗结核治疗后仍持续排菌或病灶持续增大的患者；耐药的肺结核瘤患者。③肺内球形病灶，不能区分是肺结核瘤还是周围型肺癌。④肺结核球合并肺癌或瘢痕癌形成。

肺结核瘤手术治疗方式常有以下几种选择：①术前确诊为肺结核瘤的病例，手术方式宜偏保守，即在完全切除病灶的前提下尽可能保留正常肺组织，最大限度地保留残余肺功能。因此，对于位于肺周边或表面的病灶宜行楔形切除，对于位于肺实质内深部或接近肺门的病灶宜行肺段或肺叶切除，尽量避免全肺切除。②术前诊断不明确的病灶，提倡术中行冰冻病理诊断，避免不恰当地扩大或缩小手术切除范围。③胸腔镜手术的逐步开展，使术前诊断不明确的周围型孤立性肺结节的微创诊治成为可能，而且患者更容易接受手术处理。

缺乏肺结核瘤手术适应证或患者的心、肺、肝、肾等重要脏器功能严重障碍，无法耐受预期胸部手术，均属手术禁忌证。

强调术后应当继续服用抗结核药物半年至一年，以防结核病在余肺和全身播散。

五、北京协和医院相关资料

北京协和医院胸外科自 2007 年 5 月到 2008 年 8 月共收治经手术明确的肺结核瘤 8 例，年龄为 24～73 岁，平均年龄为 52 岁，男性 7 例，女性 1 例；其中有明确肺结核既往史 1 例，合并糖尿病 1 例，无长期大量服用激素或免疫抑制剂病例。

无临床症状者 4 例，均为体检偶然发现。有症状者 4 例，其中咳嗽 1 例，气短 1 例，咯血 2 例。术前痰菌检查均为阴性；4 例行纤维支气管镜检查，其中 1 例发现高度可疑瘤细胞，其余 3 例镜检均为阴性。CT 扫描显示病变有钙化 2 例，有卫星灶 2 例，1 例有毛刺征，2 例有分叶，1 例有双侧胸腔积液，2 例有肺门及纵隔淋巴结肿大，术前均无法与肺癌鉴别，因此可施行开胸探查肺切除术。病变位于左上肺 2 例（尖段及舌段各 1 例），左下肺 2 例，右上肺 1 例，右中肺 1 例，右下肺 1 例，右侧三肺叶均有病变者 1 例。

手术方式包括肺叶切除 4 例，其中 1 例为 VATS 肺叶切除，肺楔形切除 4 例，其中 1 例为 VATS 肺楔形切除。肿瘤大小为 1.5～5cm，除 1 例未行术中冰冻病理外（术前纤维支气管镜高度怀疑肺癌），其余 7 例术中冰冻病理均提示"结核"，所有 8 例术后病理诊断为肺结核瘤，其中 2 例抗酸染色阳性，余 6 例阴性。术后无并发症，无围手术期死亡。术后所有患者均给予正规抗结核药物治疗。随诊半年至一年，患者恢复顺利，状态良好。

六、临床问题讨论

典型的肺结核瘤，根据临床症状，如低热、盗汗、乏力；辅助检查，如 PPD 皮肤试验、痰菌检查、血沉等，以及影像学特点，如病灶内钙化、周围卫星灶等，可获得疑似诊断；此时，通过纤维支气管镜检查、经皮肺穿刺活检、胸腔积液检查等手段可以获取细菌学证据并排除肺恶性病变，从而明确诊断。但是，对于不典型病例，特别是位于肺周边的孤立性结核瘤，临床诊断医师常有一定的困难或顾虑，主要是肺结核瘤与肺癌的鉴别，担心将肺癌误诊为结核瘤，长期抗结核治疗，直到肿瘤增长、纵隔淋巴结肿大或出现胸腔积液方才怀疑诊断是否有误，但为时已晚。此种情况临床上并非罕见。至今，术前尚无某种特异性检查能确切地将肺结核瘤与肺癌区别开来，除非获得确切的病理学证据。两者鉴别需要根据临床表现、辅助检查和影像学特征，以及试验性治疗随诊结果进行综合分析判断。表 10-11-1 列出两者主要鉴别点，供读者参考。

表 10-11-1 肺结核瘤与周边型肺癌的鉴别

项目	肺结核瘤	周边型肺癌
年龄	＜ 45 岁	＞ 45 岁
病程	长	短
症状	全身中毒症状、咳嗽	咳嗽、胸痛、痰中带血丝
痰细胞学	抗酸菌（+）	瘤细胞（+）
影像学	直径＜ 3cm	直径＞ 3cm
	边缘光滑，有时有舌状突	边缘有细小毛刺
	无分叶或浅分叶	深分叶或浅分叶
	罕见胸膜皱缩	常见胸膜皱缩
	有层状、环状或弧形钙化	密度均匀无钙化或点状钙化
	有卫星灶	无卫星灶
	CT 增强扫描无强化或呈包膜状强化，净增强值小于 20HU	CT 增强扫描呈弥漫的均匀或不均匀强化，净增强值一般大于 20HU

诊断为肺结核瘤后如何处理，至今未获得完全一致的意见，因为每个病例表现不完全相同，很难用统一的标准来规范每个病例的治疗。但是，至少有一个框架来帮助和指导临床医师选择合适、恰当的治疗方法。如本节在治疗方面讨论了许多内容，其目的是说明肺结核瘤治疗的复杂性。内科医师根据内科临床角度、检验结果和放射科意见，常坚持抗结核治疗或试验性治疗；而外科医师多强调影像学特点、病理学诊断确诊后再治疗，推荐开胸探查明确诊断后再进行确定的治疗，两者目的都是为了有效处理疾病，如何在此两者之间找到一致的观点平台达成共识，需要内外科医师密切配合、相互沟通，从而有益于患者顺利康复。

术后继续抗结核治疗是必须强调的一点。笔者曾有教训，一位下叶背段结核瘤患者，行局部肺楔形切除，手术顺利，恢复良好。术后半年复查胸部 X 线片，显示粟粒样结节布满双肺野，患者述有潮热、盗汗等不适症状。追问术后未行任何抗结核治疗，以为手术切除即为完成全部治疗。出院时医嘱未强调继续抗结核治疗至少半年并定期复查，确定结核病已被有效控制才能停药，否则尚需延长抗结核治疗。

手术处理的原则是完全切除病灶并最大限度地保留健康肺组织。在具体手术中如何做到这一点确实需要斟酌。结核瘤是一特异性感染，要求切缘（楔形切除）必须无结核病变，否则术后将在其切缘、切面上复发结核感染，患者出现发热、咳嗽、咯血，同时胸部 X 线片表现为大片胸膜反应或胸腔积液，严重者最后可形成支气管胸膜瘘，有时不得不再次手术切除余肺。手术发现下叶背段结核瘤跨过叶间裂累及上叶后段，或上叶结核瘤累及中叶，在粘连的叶间裂内分离肺血管时，解剖层次不清，渗血多，有时需做双肺叶切除，免得术后出现严重并发症。

将肺癌误诊为肺结核瘤，会延误治疗，给患者造成巨大损失。将结核瘤误诊为肺癌而行肺切除，偶尔也会产生医疗纠纷，特别是术前交代不明确，或患者对手术未完全接受或尚未理解，匆忙施行手术也会惹来麻烦。因此，术前最好能有确切诊断，或者无病理诊断但家属或患者本人强烈要求开胸探查，若病理结果为肺癌，手术切除

可达到早期治疗；若为结核瘤，手术切除病灶也缩短了治疗观察时间，减少长期抗结核药物治疗，避免结核瘤破溃致结核支气管内扩散之虞。近些年逐步开展并推广的胸腔镜微创手术，为一些位置较表浅的周边型肺结节提供了一种较好的诊治手段，提高了患者对手术的可接受程度。

（秦应之　张志庸）

第十二节　肺错构瘤

一、定义及病因

1904 年，Albrecht 首次定义错构瘤，认为肺错构瘤是正常肺组织成分的异常混合，属于一种先天性肿瘤样畸形。既往认为在胚胎发育过程中，将要发育成支气管的一部分组织因某些原因发生脱落、倒转等异常，被正常的肺组织包裹，逐渐发展成瘤样结构，称为肺错构瘤（pulmonary hamartoma，PH）。新近研究提出，肺错构瘤是来源于支气管黏膜相关的未分化间质细胞，是一种真性良性肿瘤，它由混合支气管呼吸上皮细胞、软骨样细胞、脂肪细胞等间质细胞组成。多数学者认同其为间质良性肿瘤，但目前文献还尚未使用肺间质瘤（pulmonary mesenchymoma）替代肺错构瘤。1992 年，Fletcher 发现错构瘤有增殖性染色体畸变，细胞遗传学研究显示了染色体带 6p21 和 14q24 的重组，后来反复证实错构瘤细胞存在异常核型，因此认为肺错构瘤是真性后天性肿瘤，而不是正常肺组织的异常混合。有研究发现，肺错构瘤存在性激素受体，可能与其发生及调控有关。多年来一直认为错构瘤为先天性构成异常，提出后天性来源的概念未能被大家认同，因此有关错构瘤的真正发生原因可能需要更进一步的研究才能确定。

二、分　型

根据发生部位可分为肺实质内型错构瘤和支气管内型错构瘤。影像学分为中央型肺错构瘤和周围型肺错构瘤。病理学分为软骨型肺错构瘤和非软骨型（平滑肌型）肺错构瘤。

三、流行病学

肺错构瘤是肺内最常见的肺良性肿瘤，约占肺良性肿瘤的 77%，尸检发现率为 0.25%，占孤立性肺小结节的 8%，为继肉芽肿及肺癌之后第三常见病变。绝大多数错构瘤发生于肺周边，未发现偏发于某一肺叶，确诊时直径多小于 4cm，50 ～ 70 岁发病率较高，发病率随年龄增长，男女比为（2 ～ 3）∶ 1，罕见有双侧发病。在错构瘤数量最多的报道（包括 215 例）中，支气管内错构瘤占肺错构瘤的 1.4%。已有报道称软骨型肺错构瘤伴发肺癌 50 余例，他们有以下共同点：①中年以上男性；②多伴发腺癌；③肺癌病灶与软骨型肺错构瘤多位于同一肺叶。

北京协和医院自 1983 ～ 2009 年共诊断及治疗肺错构瘤 171 例，其中肺实质内型错构瘤 163 例，支气管内型错构瘤 8 例（均为男性），错构瘤占同期肺良性肿瘤的 62.2%。支气管内型错构瘤占肺错构瘤的 4.68%，占支气管内肿瘤的 9.76%。错构瘤发病男女比为 1.31 ∶ 1，发病高峰在 40 ～ 70 岁（占 75.44%），平均年龄为 50.7 岁。各肺叶发生概率无明显差别，左肺∶右肺为 1.12 ∶ 1；上叶、中叶之和与下叶比为 1.09 ∶ 1。有 3 例为多发错构瘤。11 例（男性 8 例，女性 3 例）因诊治肺恶性肿瘤同时发现伴发错构瘤，占肺错构瘤的 6.43%，其中 1 例伴绒毛膜上皮癌肺转移，6 例伴发肺腺癌，4 例伴发肺鳞癌，与上述文献不同，本院治疗的错构瘤与恶性肿瘤仅 1 例位于同一肺叶内。

四、病　　理

北京协和医院资料显示，瘤体最大径为 5 ～ 95mm，平均为 19.57mm；87.6% 的瘤体最大径 ≤ 30mm。54% 的病例肉眼见表面呈颗粒分叶状，46% 的瘤体表面光滑圆形，10.1% 存在包膜。软骨型肺错构瘤占 90.8%；24.7% 的有钙化（均为软骨型肺错构瘤），典型爆米花样钙化仅为 11.2%，可见骨小梁样结构。10.7% 的瘤周肺组织显示慢性炎症，肿大淋巴结均为反应性增生、慢性炎症。肺错构瘤病理容易诊断，多不需行免疫组化检查，本组仅 2 例平滑肌型肺错构瘤行免疫组化，1 例

Desmin（＋），SMA（－），HMB-45（－），ER（－），PR（－）。1 例为多中心平滑肌型肺错构瘤，SMA（＋），Desmin（＋），TTF-1（＋），HMB-45（－），ER（＋），PR（＋），S-100（－）。

有研究指出，肺错构瘤的支气管、细支气管的原始间质细胞可以分化成为软骨细胞、平滑肌和脂肪细胞，呼吸上皮成分仅是陷入肿瘤之中，继而形成肿瘤，因此肿瘤内不含肺泡结构。软骨型肺错构瘤可以呈单中心分叶状生长，进而增殖演变为多个葡萄串样软骨样间质肿瘤，其生长间隙包绕有正常细支气管纤毛上皮及肺泡上皮。周围型和中央型肺错构瘤的成分 90% 以上由软骨组成，软骨周边有纤维组织包绕，肺实质内型错构瘤脂肪比例高于支气管内型错构瘤。支气管内型错构瘤内 80% 为软骨，12% 为成纤维细胞，脂肪及骨组织分别占 5% 和 3%。瘤体内常包含肺泡 II 型纤毛上皮或非纤毛分泌黏液的细支气管上皮，这一特点支持瘤体系多中心成熟的观点。瘤体周围有时可见淋巴细胞、浆细胞及巨噬细胞为主的炎性渗出。肺实质内型错构瘤中软骨样组织占 50%、脂肪占 33%、成纤维细胞占 8%、骨成分占 8%。由此可见，91% 的肺错构瘤含软骨成分，为最多的成分，其他成分在不同病灶内比例变化较大。美国病理学家协会报道了 19 例肺错构瘤经皮肺穿刺活检的病理结果，肿瘤内均存在软骨、间质细胞和上皮细胞，部分呈反应性增生，细胞核形状不规则，大小不一，核内陷，有多核细胞形成等，内部无坏死区。26% 的病理学家能够做出错构瘤的正确诊断，22% 的病理学家误诊，多误诊为类癌、腺癌、小细胞癌。穿刺活检如采用多种细胞学检查模式（Diff-Quik 染色涂片、巴氏涂片、细胞阻滞切片等）可提高准确率。免疫组化 vimentin，S-100，胶质纤维酸性蛋白，SMA，calponin 常呈阳性，而 cytokeratins 呈阴性。

五、临床表现

肺实质内型错构瘤位于肺周边，患者多无症状，常因体格检查或因其他疾病行胸部影像学检查时发现肿瘤。支气管内型错构瘤常阻塞支气管，临床表现有发热、咳嗽、憋气、咳血丝痰、咯血、胸痛、持续或反复同一部位的肺部感染等。

六、影像学检查

胸部 X 线上表现为类圆形阴影，边缘光滑或有分叶，周围无浸润也无卫星灶。支气管内型可表现为肺内片状浸润阴影甚至阻塞性肺不张。

胸部 CT 扫描显示：①病灶多呈类圆形，边缘光滑，无毛刺，可有分叶（图 10-12-1）。②随诊病灶体积不变，或极缓慢增长。③肿块多为软组织密度，内含脂肪密度区，为典型 CT 表现。④软骨型病灶内可有点状或特征性爆米花样钙化，但仅占 10% ~ 15%。⑤肺实质内型错构瘤瘤体多紧邻脏胸膜之下，肺门及纵隔内多无肿大淋巴结；支气管内型错构瘤出现远端肺阻塞性病变时，肺门及纵隔淋巴结可以肿大。⑥增强后扫描肿块仅轻度强化，周边可有环状强化或完全无增强。动态增强 CT 扫描有助于鉴别不含脂肪和钙化的错构瘤与边缘光滑的周围型肺癌。肺错构瘤血管含量少，强化不明显，且最大 CT 强化值出现较晚。周围型肺癌具有较高 CT 强化值且出现时间早，且肺癌内含有丰富微血管。动态 CT 扫描示肺错构瘤呈间隔强化，不强化区域为软骨成分，其间周围内陷包埋的呼吸上皮等疏松结缔组织内血管可轻度强化。薄层 CT 三维重建可清晰显示支气管腔内肿物形态、边缘，有时可显示蒂部。临床上孤立性肺小结节含脂肪密度病灶仅有错构瘤、脂质性肺炎或脂肪瘤，因此影像学发现脂肪密度有重要价值。孤立性肺小结节存在四种钙化形式：中心型钙化、散在颗粒状钙化、层状钙化［此三种为典型的既往感染征象（特别是肺结核或组织胞浆菌病）］和爆米花样钙化（为典型肺错构瘤软骨样钙化）。肺恶性肿瘤很少见钙化，多为较大肿瘤呈偏心分布微小斑点状钙化，或是在原有钙化病灶基础上发生的瘢痕癌。

MRI 可区分软组织肿物内部细微结构，尤其能特征性显示错构瘤内裂隙样间隔增强结构，明显好于 CT 扫描，在 T_2 加权像信号强度变化极为敏感。因瘤体挤压周边肺呼吸上皮，周边血供增加导致动脉期边缘环状增强，但环状增强并不具备影像学特异性，因为 77.8% 的结核瘤和 11.8% 的恶性肿瘤也呈周边增强。在 T_2 加权像中软骨组织呈高信号强度，而结核瘤呈低信号强度。

PET 检查多无代谢增高，但个案报道有 SUV_{max} 为 3.3，SUV_{mean} 为 1.7 的肺错构瘤。

北京协和医院胸外科资料显示，肺实质内型错构瘤除 4 例边缘不规则呈细短毛刺且与周边肺组织分界不清外，其余的均与周边正常肺组织界限清晰，无浸润。CT 值强化最明显者自 52HU 增强至 112HU。有 7 例患者术前进行 PET 检查，除 1 例 SUV_{max} 为 1.7 外，余均在正常范围。

七、诊断及鉴别诊断

本病主要依靠临床表现、影像学特征、穿刺或支气管镜活检病理结果进行诊断与鉴别诊断。典型的错构瘤，如具有爆米花样、核桃仁样钙化，诊断并不困难。结节内如同时含有钙化和脂肪，影像学上可诊断为错构瘤。随访过程中肺结节若增大缓慢且钙化逐渐增多，渐变为爆米花样钙化则可确定错构瘤诊断。但是肺实质内软组织型的错构瘤可能表现为既无钙化又无脂肪密度的孤立性肺小结节，其诊断和鉴别诊断对于临床医师是一个挑战（图 10-12-2）。由于错构瘤进展极为缓慢，单纯的 CT 影像学随诊观察常难以演进到出现典型影像学特征，联合 MRI、PET/CT 等多种影像学手段，有助于综合判断病灶特征，从而区分良、恶性以获得影像学诊断。

支气管内型错构瘤可持续有临床症状，影像学也能发现异常（图 10-12-3），需及时行支气管

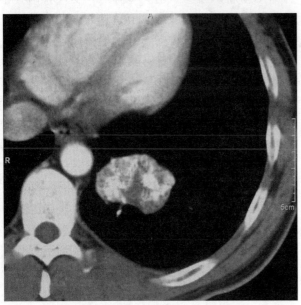

图 10-12-1 CT 像示左下肺错构瘤

镜检查。内镜下直视肿瘤，可见其多呈息肉状，基底较宽或有蒂，部分或完全阻塞支气管管腔。虽然镜下可见肿物，但刷片或活检常因瘤体质硬，成分多样或表面被覆反应增生上皮，难以获取有诊断价值的标本（图 10-12-4，彩图 10-12-4）。纤维支气管镜活检支气管内型错构瘤确诊率约为 16.7%，误诊率约为 25%，58.3% 的需待查，主要误诊为

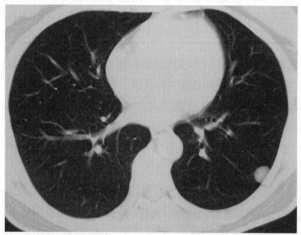

图 10-12-2　软组织型肺错构瘤

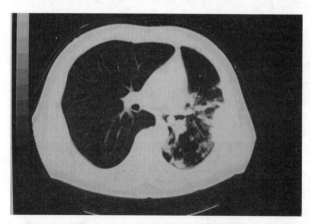

图 10-12-3　左主支气管内错构瘤

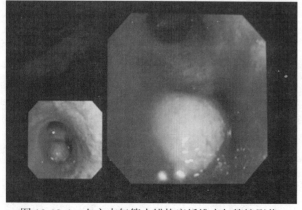

图 10-12-4　左主支气管内错构瘤纤维支气管镜影像

软骨瘤、肉芽肿、脂肪瘤等。支气管镜检查肺实质内错构瘤无诊断意义，经皮肺穿刺活检 85% 可确诊，但存在发生气胸的风险。细针穿刺病理学诊断的假阳性率为 22%，假阴性率为 5% ～ 29%。

肺实质内型错构瘤主要需要与肺结核瘤、肺癌、炎性假瘤相鉴别。①肺结核瘤：多位于肺上叶尖后段和下叶背段，可单发也可多发，直径为 2 ～ 3cm，呈类圆形，边缘光整或有长毛刺，周围可见卫星灶。结核瘤内主要为干酪样物质，CT 值常低于软组织，容易液化形成空洞。结核瘤沿纤维包膜下可有环形或弧形钙化，或沙粒样钙化或不规则钙斑；增强扫描无强化或仅见包膜强化。此外，抗结核治疗后病灶常逐渐缩小，追询病史常能发现有结核接触史或结核中毒症状。②周围型肺癌：肺癌病程短、发展快，呈进行性加重，常有咯血、消瘦、转移早、预后差等特点。肺癌结节常为分叶状，呈浸润性生长，边缘毛糙模糊不清，并有短细毛刺。肿块较大者内部可见坏死、液化等低密度区，或呈空泡征或眼镜征，肿物内可能显示支气管气影；增强扫描有均匀或不均匀强化，很少见到钙化灶，常有纵隔淋巴结肿大及肺内外转移。错构瘤边缘光滑、界限清晰，无胸膜牵拉征和边缘毛刺征，无空洞、血管集束征及肺门、纵隔淋巴结肿大等肺癌特征性改变。动态观察肺错构瘤形态改变很小，无转移，预后好，无恶变。支气管镜检查、癌标志物及病理活检均有助于肺癌诊断。③中央型肺癌：支气管内型错构瘤易误诊中央型肺癌，但是它局限于支气管腔内生长无外侵，纤维支气管镜检查病理活检有助于鉴别。④肺炎性假瘤：错构瘤与炎性假瘤两者都缺少特异性症状和体征，影像学上都可呈结节影，长期随诊无明显变化。CT 显示炎性假瘤密度均匀，周围界限欠清晰，可有短毛刺征，无软骨和脂肪阴影对比差异。肺炎性假瘤曾有肺部感染病史，为其诊断提供线索。

八、治　疗

外科手术可明确病灶的病理诊断并去除病变，达到治愈目的。对于肺错构瘤的处理，因病变部位、大小、产生的临床症状不同，处理方法也不能一概而论。

1. 治疗原则

（1）周围型肺结节无症状者，如能经皮肺穿刺或支气管镜取得错构瘤病理诊断或影像学确认为肺错构瘤（CT 见肿物含钙化及脂肪密度），可以定期行影像学随诊，暂不行手术处理。如果症状进展或肿物呈增长趋势则需手术切除；若术前难以确诊，尤其是影像学既无脂肪密度又无钙化的软组织型肿物，而瘤体又小于 10mm 时难以施行 CT 引导下经皮肺穿刺以明确病理，与肺癌不能鉴别，或直径大于 4cm 有症状者均推荐手术切除病灶，强调术中进行冰冻病理检查以明确诊断。

（2）支气管内型错构瘤术前难以活检明确诊断，无法排除恶性，且病灶常引起临床症状，甚至阻塞支气管造成远端肺不可逆病损，因此均应切除。主张对支气管内型错构瘤行镜下摘除或支气管袖状切除，尽量保留更多的健康肺组织，当出现远端肺损毁则需行肺段或肺叶切除。

2. 手术方式 肺错构瘤是良性肿瘤，预后良好，复习文献发现罕见复发、恶变，因此，进行准确术前诊断对于采取治疗方式和制订手术方案极为重要，同时强调术中冰冻病理诊断，如果肺错构瘤不合并肺恶性肿瘤均无须清扫淋巴结，从而减少不必要的手术创伤。

北京协和医院的 163 例肺实质内型错构瘤患者中，VATS 楔形切除 40 例，占 24.5%；早年手术中开胸楔形切除 54 例，占 33.1%；开胸肿瘤剜除术 51 例，占 31.3%；肺段或肺叶切除 18 例，占 11.04%。8 例支气管内型错构瘤中，1 例因完全阻塞主支气管开口，致左全肺萎缩、实变、毁损而被迫行左全肺切除术，3 例行肺叶切除术，2 例行支气管袖状切除术，2 例行内镜下切除术。

北京协和医院胸外科总结了肺实质内型错构瘤剜除术技巧。当肺错构瘤紧邻脏胸膜下时则仅划开脏胸膜即可摘除；位于肺实质内一定深度的错构瘤，均需切开部分肺组织，如此剖面容易出血造成术后局部血肿、继发感染。为避免上述并发症，建议用手指将肺实质内型错构瘤从后方顶起，使瘤体尽量贴近脏胸膜，在其最薄处切开脏胸膜和肺组织，边切开边用血管钳钳夹出血处，注意在瘤体根部可能有蒂，需钳夹切断后缝合结扎。逐一缝合出血处，如切面上有细支气管断端也需仔细缝合，最后将剖面切缘严密缝合。如此

处理即使剜除深在的肺实质内型错构瘤，也无 1 例发生血肿、感染等并发症。

VATS 具有损伤小、恢复快、并发症少和术后美观等优点。北京协和医院胸外科发现，肺实质内型错构瘤病灶 59.3% 邻近脏胸膜，25.6% 术中探查见其凸出于脏胸膜，呈灰白色质硬肿物（术中冰冻病理均确认为软骨型肺错构瘤），无胸膜凹陷或脐样皱缩，胸膜腔内无粘连；这种肺实质内型错构瘤尤其适合 VATS 楔形切除，也可行小开胸行剜除术。如肺实质内型错构瘤位于肺实质深部邻近肺门区，与大血管关系密切，或肿瘤体积巨大，几乎占据整个肺叶，需要根据实际情况行大楔形切除、肺段切除或肺叶切除，合并恶性肿瘤者需行肺叶切除及淋巴结清扫。

对于支气管内型错构瘤，当远端肺组织未出现不可逆病损时，首先争取内镜下治疗。CT 显示支气管内肿瘤呈息肉样，内镜下为质硬、光滑的瓷白色带蒂肿物，病理多为软骨型错构瘤，此类型最适合内镜治疗。文献报道，内镜下使用氩气刀或 YAG 激光可以完全去除肿瘤，疗效与手术相仿而无明显创伤及并发症，随访未发现肿物残留或复发。此外，对于支气管内型错构瘤，也可开胸行支气管肿瘤切除术，在其蒂部切开支气管壁以摘除肿瘤。无蒂或基底较宽的支气管内型错构瘤应行支气管袖状切除术，尽量保留健康肺组织。当支气管内错构瘤因不全堵塞造成远端肺组织反复感染且完全损毁，则需行远端肺叶或全肺解剖性切除。

文献有个别病案报道，错构瘤向支气管腔内外呈哑铃状生长，施行了肺叶切除。另 1 例错构瘤大小为 22cm×20cm×18cm，重达 6kg，占满左胸腔，行左上肺叶切除后下肺膨胀良好。对于多发性肺实质内型错构瘤，尽量行局部剜除，采用 YAG 激光切除肺多发错构瘤对肺实质损伤较小，有报道激光切除左下肺软骨型错构瘤，最大径 15cm，重 1350g。

九、随诊及预后

有学者提出肺错构瘤患者的肺恶性肿瘤发病率增加了 6.3%。Gjevre 随访了 215 例完整切除肺错构瘤病灶后未发现恶变或复发的患者，说明手

术治疗可达到治愈的目的，并无确切证据说明错构瘤是发生肺癌的危险因子。北京协和医院统计了 11 例患者在诊治肺恶性肿瘤时发现伴发肺错构瘤，占肺错构瘤的 6.43%，可能是由于恶性肿瘤出现症状较早而就诊较早，或因为合并恶性肿瘤，影像学检查较细致更容易发现伴发的肺错构瘤。Cosío BG 报道了一组 47 例支气管内型错构瘤，44 例行内镜治疗，均无复发或转移。Trahan 曾报道 1 例复发性非软骨型肺错构瘤恶变为高分化脂肪肉瘤，当属个例。有研究细胞分子遗传学显示，20% 的错构瘤基质细胞和 90% 的脂肪肉瘤细胞中存在染色体 12q14 ~ q15 带 *MDM2* 和 *HMGA2* 基因扩增，并早于肿瘤发生形态学变化之前，认为属于恶变的分子生物学机制。北京协和医院的一组肺错构瘤病例随访数十年未发现继发肺癌病例，错构瘤也无复发或恶变。

（马冬捷　张志庸）

第十三节　肺炎性假瘤

一、基本概念

肺部细菌和病毒感染后遗留的局限性非特异性病变是一种慢性炎症增生性改变，是多种细胞组成并有纤维化及增生组织形成的肿瘤样团块，它并非真正的肿瘤。既往存在多种名称，如黄色瘤、黄色纤维瘤、硬化性血管瘤、组织细胞瘤、浆细胞肉芽肿等。

肺炎性假瘤的形成可能与机体免疫功能低下有关。肺部各种非特异性炎症未完全吸收，迁延时久进入慢性期，形成机化性肺炎，进而包裹局限化形成瘤样肿块。尤其是应用大量抗生素，削弱了机体对病原菌的炎症反应，降低了机体纤维蛋白溶酶的作用，使纤维结缔组织大量增生，从而形成了炎性假瘤。除了细菌以外，某些病毒感染后也可产生肺炎性假瘤。

炎性假瘤病理形态学表现复杂多样，且相互交错，显微镜下主要包括成熟的浆细胞、淋巴细胞、成纤维细胞、异物巨细胞、组织细胞和泡沫细胞。肺泡上皮呈腺泡样或乳头状增生，此外还有不同程度的血管增生和扩张，并有含铁血黄色

沉着，纤维组织大量增生呈局部或广泛纤维化，从而组成瘤样结构，部分病例呈炎性肉芽肿改变。大体检查其外观呈肿瘤样病变，境界清楚者有假包膜，界限不清者无假包膜，其周围有增生性和渗出性炎症。依肿瘤组成的成分不同可分为 4 型。

（1）组织细胞增生型：以组织细胞增生为主。

（2）乳头状增生型：以肺泡上皮乳头状增生为主。

（3）硬化血管瘤型：以血管增生和上皮乳头状增生为主。

（4）淋巴细胞（或浆细胞）型：以淋巴细胞为主（或浆细胞为主）。

二、临床表现

肺炎性假瘤青壮年发病居多，男女比例无差异，约半数患者无临床症状，若有则多为非特异性呼吸系统症状，如咳嗽、咳痰、气短、胸部不适，甚至痰中带血丝等。

体格检查多无阳性发现，偶尔可见轻度杵状指（趾）。实验室检查结果多在正常范围。

三、诊　断

炎性假瘤术前确诊困难。术前真正能肯定诊断的炎性假瘤病例罕见，绝大多数被误诊为"肺癌"，或虽然从影像学表现考虑到炎性假瘤，但是缺乏病理证实，也只能以"肺部阴影"不能除外恶性病变而行开胸探查。即使在开胸手术时面对一巨大肿块，也很难确定是肿瘤或假瘤。术中冰冻切片检查也可能报告"存在可疑瘤细胞"，最终需要切除标本的石蜡切片获得确诊。由此可见，胸外科、放射科、呼吸科乃至病理科医师都可能做出错误的诊断，主要原因是此种病变临床并不多见，症状、体征和影像学表现缺乏典型性特征，病理解剖结构的复杂性和多变性，另外，肺癌的发病率明显升高。以下几方面可为临床医师诊断提供帮助。

（1）许多患者因其他原因进行胸部 X 线检查时发现肺内球形阴影。追问病史数月以前曾有呼吸道感染史，经抗感染治疗后"恢复正常"。

（2）临床症状和体格检查对诊断不能提供有

价值线索。影像学检查也缺乏特征性。胸部 X 线表现为发生在两肺任何部位的孤立病灶或较大肿块，呈圆形或椭圆形，大小为 1～6cm，最多见的为 2～4cm。边缘清楚或不清，清楚者可有分叶或有放射冠表现。肿块密度中等、均匀、化脓性感染时可有空洞。CT 扫描能更清楚地显示肺内球形或巨块形中等密度病灶，边缘有细小毛刺，少数偶见透亮区或钙化灶，病变附近可见局限性胸膜增厚，形成幕状或线状粘连带（图 10-13-1，图 10-13-2）。

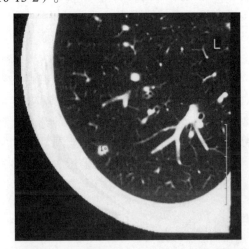

图 10-13-1　右下肺结节影，手术证实为肺炎性假瘤

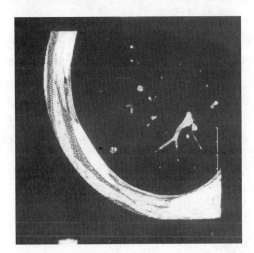

图 10-13-2　与图 10-13-1 为同一患者，CT 纵隔窗显示结节影

（3）连续较长时间随诊动态观察，病灶大小、形态无明显变化，反复发作炎症时肿块可缓慢增大。

（4）由于临床表现和影像学缺乏特异性，本病病理结构复杂，经皮穿刺或纤维支气管镜活检多有误诊，本病术前仅 1/3 能被确诊。既往有肺部感染史可为诊断提供可疑线索，但是确诊往往通过手术切除病灶后石蜡切片病理检查证实。

（5）PET 作为一项新型、特异性高的检查，被越来越广泛地应用于临床诊断。王淑侠等报道了 1999 年 11 月至 2005 年 4 月的 213 例病例，为确定肺部肿物性质而进行 PET 检查，随后经病理确诊，其中 16 例为炎性假瘤，男性 11 例，女性 5 例，年龄为 34～77 岁。PET 检查后，8 例行开胸手术切除病灶，余 8 例行活检检查。此组报道中有 62.5% 病灶 $SUV_{max} > 2.5$，所有延迟显像病灶的摄取均有不同程度的增加，6 例延迟显像中有 3 例增幅在 20% 以上。笔者提出肺炎性假瘤不同于一般的肺部炎性病变，其代谢变化和 FDG 摄取与一般的肺良性病变不同。炎性肉芽组织内吞噬细胞的浸润可能会使 FDG 摄取增高，且多表现为持续摄取 FDG。笔者得出结论 PET 对炎性假瘤鉴别诊断的特异性仍偏低，形态学表现不典型的炎性假瘤容易误诊为肺癌。因此，对于可疑的炎性假瘤，病理学检查仍然是目前最有效的确诊手段。

在临床实践中，常将炎性假瘤与机化性肺炎或慢性肺炎相混淆，因此有必要进行区别。炎性假瘤外观呈肿瘤样增生性炎症，为特殊慢性炎症的大体形态。机化性肺炎为炎症区被增生纤维结缔组织取代，呈不规则实变区，为炎症的一种转归。慢性肺炎系根据病程长短而划分为急性炎症或慢性炎症，慢性炎症则以增生变化为主。三者之间的关系似乎可能代表着炎症的不同阶段：慢性炎症—机化性肺炎—炎性假瘤。

四、治　　疗

1. 治疗原则　肺炎性假瘤是一种肺良性病变，容易与支气管肺癌混淆，相当多的肺炎性假瘤被误诊为肺癌而行手术切除，或者是在诊断不明确的情况下行剖胸探查。某些病例术前已经考虑肺炎性假瘤诊断，但由于病灶较大，保守治疗长期不吸收，也可手术切除。

治疗肺炎性假瘤以外科手术为主，原则是完整切除病变而最大限度地保留肺组织，临床上多行楔形、肺段或肺叶切除，术后效果良好。

2. 手术适应证

（1）胸部 X 线片、CT 发现肺部阴影，虽怀疑为炎性假瘤，但不能除外恶性肿瘤。

（2）体积较大的炎性假瘤，抗炎治疗无效。

（3）炎性假瘤阻塞远段支气管，继发肺不张、反复感染或阻塞性肺炎。

3. 手术要点 肺炎性假瘤施行手术治疗时，应注意在保留尽可能多的正常肺组织前提下，完全切除病灶。病变位置表浅、体积较小时可做肺楔形切除。若位置较深或位于肺门、紧贴血管和支气管，需施行肺段或肺叶切除。病灶较小的肺炎性假瘤也可以采用 VATS。

炎性假瘤是肺部炎症遗留下的瘤样病变，粘连多较重，病灶界限也不太清晰，特别是表现为肺门附近的巨大肿块，叶间裂粘连分界难辨，手术解剖困难，出血、渗血多，切除手术常是很艰难的过程，需要耐心、细心的操作和娴熟的技巧，切忌急躁和慌乱，企图一蹴而就往往适得其反。较大的炎性假瘤多行肺叶切除，较小的可行肺楔形切除，但也做较大的楔形切除，切缘必须为正常肺组织，以免术后断面漏气、渗血、渗液，继发感染或形成小的支气管胸膜瘘，长期不愈，甚至再次手术行肺叶切除。

五、结果和愈后

肺炎性假瘤的愈后良好，成功的手术处理无后遗症，也无术后复发或转移。文献极少报道炎性假瘤出现恶变，概率＜1%。姑息性切除者有复发可能，有学者主张再次手术。有报道称放疗也有一定效果，甚至个别病变可自行消失。有报道称复发或恶变的病例均为局部切除的肺炎性假瘤，其最初病理报告也需重新复查，确定诊断的可信度。北京协和医院胸外科手术处理的肺炎性假瘤病例尚未发现有复发或恶变，因此我们认可目前较为一致的意见，肺炎性假瘤是一良性病变，无复发或恶变的可能。其转归可能长时间保持稳定不变，或者呈缓慢增长扩大，完全吸收消失几乎不可能，也许完全吸收的病例未在胸外科医师所涉及的范围之内（呼吸内科随诊），也许完全吸收的不是肺炎性假瘤而是机化性肺炎。机化性肺炎可以转变为炎性假瘤，也可以完全吸收而不留任何痕迹。

北京协和医院胸外科从 1985 年 1 月至 2009 年

2 月手术治疗炎性假瘤 43 例，男性 28 例，女性 15 例，年龄为 21 ～ 67 岁，平均年龄为 43 岁。17 例无症状，26 例以咳嗽、低热、咯血为主要症状。病程 1 个月至 3.5 年，平均为 6.3 个月。影像学检查病变多不规则，密度不均匀，很少有钙化，部分病变周围可见肺段或亚段的充气不全或炎性改变。13 例术前行纤维支气管镜检查，8 例未见异常，5 例发现所属肺叶或段支气管黏膜充血、水肿、狭窄，刷检均未发现结核菌或瘤细胞。4 例术前曾行 PET 检查，2 例提示 SUV 大于 2.5。2 例接受经皮穿刺针吸活检，报告发现"可疑癌细胞"。术前 6 例诊断为肺炎性假瘤，28 例诊断为肺癌，4 例诊断为肺良性肿瘤，5 例诊断为结核瘤。所有 43 例患者均行开胸探查手术治疗（其中 2 例行 VATS），施行的手术方式分别为肺叶切除 31 例，楔形切除 8 例，肺段切除 2 例，单纯活检 2 例。全部病例手术顺利，无手术死亡及围手术期并发症，术后诊断均为肺炎性假瘤。随诊 3 个月至 7 年（7 年后再无随诊），恢复好，无复发病例。

（郭　峰　张志庸）

第十四节　肺硬化性血管瘤

肺硬化性血管瘤（sclerosing hemangioma of the lung, SHL）是一种少见的肺部良性肿瘤，占肺部良性肿瘤的 20% ～ 30%。1956 年，Liebow 和 Hubbell 首次描述此瘤并命名为"肺硬化性血管瘤"，此后国内外对其组织学来源、性质及命名就一直争论不休，直到近年才有较为统一的认识，认为此瘤是一种从原始肺上皮起源的良性上皮性肿瘤。本病临床症状很少或轻微，缺乏特异性诊断手段，术前确诊困难，容易误诊，即使术中冰冻病理结果也时有误诊，从而会误导术中对手术方式的选择。

一、病理学特征

1. 大体特征 肺硬化性血管瘤多数位于外周肺实质内，有时邻近叶裂或肺膜下，少数可发生于段支气管周围，偶可突入支气管腔内呈息肉状，并有支气管黏膜糜烂。绝大多数为单发，直径 1 ～ 8cm 不等，多数小于 3cm。大体上表现为境界清楚的圆形或类圆形肿物，质地较软，伴硬化者可呈橡皮样质韧感，邻近肺表面者也无胸膜牵拉或脐样凹陷。无包膜或有假包膜，剖面实性或海绵状，呈灰白色或灰红色，可伴有出血，偶有囊性变或钙化。

2. 光镜特征 肺硬化性血管瘤内的主要细胞成分有两种：一种是立方状的肺泡上皮细胞，胞质呈嗜酸性，核小而深染，被覆乳头状结构，衬覆于实性细胞区裂隙及血管样腔面；另一种为实性区的圆形或多边形细胞，形态一致，胞质丰富浅染，界限不清，胞质淡染或呈淡嗜酸性，核呈圆形或卵圆形，可见小核仁，罕见核分裂。由于肺间质内瘤细胞数量不同，肺泡的正常结构发生不同的变化，从而构成此瘤组织形态的复杂多样性，主要由乳头状结构、实性细胞区、血管瘤样区及硬化区四种组织构型按不同比例组成。

（1）乳头状结构：多位于肿瘤的外周部，由肺间质内的瘤细胞与肺泡表面的立方状的肺泡上皮细胞共同构成乳头状结构，突入肺泡腔内。肺泡上皮细胞常有不同程度的增生，有的增生十分显著，密集呈复层，核大而深染，有一定异型性，有的可见明显的嗜酸性核内包涵体（亦见于细支气管肺泡癌）。如乳头状结构的间质中圆形瘤细胞少，易误诊为细支气管肺泡癌（为真性上皮性乳头，其轴心为纤维血管轴心，而不是圆形、多角形肿瘤细胞）。在以乳头状结构为主的个别病例中可观察到乳头表面增生的肺泡上皮，除局部异型增生外，有的移行、转变为透明细胞，大小、形状不等，在间质内形成不规则的透明细胞巢（核无不典型性），易误认为恶性变。

（2）实性细胞区：肺泡间质中的瘤细胞数量显著增多，使肺泡间隔明显增宽，亦可构成大片实性细胞区，肺泡腔有的变小尚存，有的或无，或有的被挤压成为"裂隙"，或呈小腺管状，甚至消失。

（3）血管瘤样区：有的病例由于出血，肺泡上皮细胞受压呈扁平状，扩大的肺泡腔内充满红细胞，低倍镜下呈海绵状血管瘤样图像。肺间质内瘤细胞数量较少，肺泡间隔有不同程度的增宽，但尚保留肺泡的基本结构。

（4）硬化区：多位于病变中心区，可见肺泡间隔中纤维组织增生，进而纤维化、透明变性，

形成硬化性乳头或大片硬化区，其中可见少数硬化的小血管，在其间质中仍可见少数圆形瘤细胞散在。

此外还可见到含铁血黄素、胆固醇裂隙，以及慢性炎症细胞、泡沫细胞、肉芽肿等成分。

大多数肺硬化性血管瘤在常规染色光镜下就可以被诊断，甚至术中冰冻检查也能较准确诊断本病，但如果仅见到单一的组织构型或有较明显的细胞异型性，则可能与其他肿瘤难以鉴别，有时要推迟诊断，并需要免疫组化染色帮助鉴别。

3. 电镜特征 电镜观察肺硬化性血管瘤，发现衬覆在乳头状结构表面的上皮细胞，其胞质内含有大量板层小体或致密颗粒，证实其为肺泡Ⅱ型上皮细胞或Clara细胞。而位于肺间质内的瘤细胞，其具有原始肺上皮的特征，即瘤细胞之间有细胞微腔、桥粒连接和指突状连接，细胞微腔内有微绒毛，细胞外有基膜。有的在其胞质内见有数量不等的神经分泌颗粒（NSG）和微管、微丝，提示神经内分泌分化。

4. 免疫组化特征 免疫组化有助于鉴别肺硬化性血管瘤，尤其当光镜下难以鉴别时，可以起到确诊的作用。肺硬化性血管瘤中的立方状上皮细胞和圆形、多角形细胞均为肿瘤成分，经免疫组化显示，两种细胞EMA及TTF21均为90%～100%阳性，MAP22亦有部分病例呈阳性表达。TTF21可在胎儿肺上皮表达，因此认为此瘤是来自原始肺上皮的一种良性上皮性肿瘤，但部分病例圆形细胞CK7呈阳性，有的Vim呈阳性，有的神经内分泌标志物呈阳性，提示有多向分化特征，包括神经内分泌分化。此外，肺泡或乳头状结构的立方状肺泡上皮细胞的免疫组化还显示，表面活性物质蛋白A、B（SP2A、SP2B）及Clara细胞抗原（+），AE1/AE3、CK-L及CEA呈阳性，EMA及TTF21（90%～100%）呈阳性，肺神经内分泌肿瘤特异性标志物MAP-2（33.3%）呈阳性，vimentin呈阴性；而间质内的圆形瘤细胞则显示，AE1/AE3、SPA、SPB及Clara细胞抗原均呈阴性，但MAP-2（33.3%）、CK27（31%）及CAM5.2（17%）呈阳性；部分病例瘤细胞vimentin也呈阳性；部分病例的圆形细胞Syn、CgA和NSE呈阳性，有的尚有降钙素（CTN）、胃泌素（gastrin）、生长激素（GH）和促肾上腺皮质激素（ACTH）等

的表达；多数病例的圆形瘤细胞 ER、PR 及 PgR 呈阳性，这可能与该肿瘤好发于女性相关，而 Ki-67 近乎为 0（表 10-14-1）。

表 10-14-1　肺硬化性血管瘤免疫组化特征

项目	肺泡或乳头状结构的表面上皮	间质中的圆形瘤细胞
表面活性蛋白 A、B（SPA、SPB）	+	−
Clara 细胞抗原	+	−
AE1/AE3	+	−
CK-L	+	N/A
CEA	+	N/A
EMA	+（90%～100%）	+（90%～100%）
TTF1	+（90%～100%）	+（90%～100%）
肺神经内分泌肿瘤特异性标志物 MAP-2	+（33.3%）	+（33.3%）
vimentin	−	部分 +
CK-7	N/A	+（31%）
CAM5.2	N/A	+（17%）
Syn	N/A	部分 +
CgA	N/A	部分 +
NSE	N/A	部分 +
降钙素	N/A	部分 +
胃泌素	N/A	部分 +
生长激素（GH）	N/A	部分 +
促肾上腺皮质激素（ACTH）	N/A	部分 +
ER	N/A	多数 +
PR	N/A	多数 +
PgR	N/A	多数 +
Ki-67	N/A	0

注：N/A，无或不适用。

二、临床表现

肺硬化性血管瘤占肺部良性肿瘤的 20%～30%，好发于中年人群，女性多于男性（约 4∶1），临床可无任何不适或症状较轻，主要症状为咳嗽、咯血、胸痛、胸闷。临床上发现相当数量的患者并无任何症状，因其他疾病进行检查或常规体检时胸部 X 线片上发现肺内阴影而来胸外科就诊。

临床症状中强调的是咯血，与支气管肺癌患者不同，硬化性血管瘤患者咯血多为满口鲜血，偶尔为少量痰中带血。体格检查常无明显阳性发现。

三、影像学表现

总体来说，肺硬化性血管瘤在影像学检查上表现为较典型的肺周围良性孤立性结节的特征，CT 检查（包括平扫和增强）对于诊断有较大帮助，但术前确诊仍然有一定困难。

胸部 X 线表现为内上肺野，特别是在下肺野可见圆形或椭圆形孤立结节或球形影，边界光整锐利，密度均匀，一般无钙化，但偶有点状钙化，周围无卫星灶。另一特点是肿瘤多靠近叶间裂（图 10-14-1）和位于肺门附近，可压迫支气管但很少出现肺节段性不张。

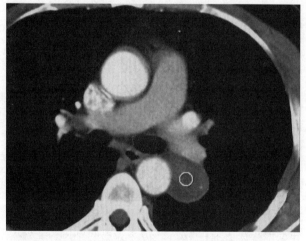

图 10-14-1　硬化性血管瘤 CT 像显示病变位于叶间裂

胸部 CT 扫描显示病变呈圆形、卵圆形孤立性结节影，边缘光滑，无毛刺，无胸膜牵拉，少数呈浅分叶状，密度均匀，CT 值呈软组织密度，通常无钙化或卫星灶；纵隔及淋巴结一般无明显肿大。注入强化剂后 CT 扫描显示病变有中等以上强化，净增 CT 值为 40～50HU，一般为均匀性增强，但病灶越大，强化越不均匀（图 10-14-2，图 10-14-3）。

四、诊　　断

肺硬化性血管瘤依靠临床症状和影像学表现，以及痰脱落细胞学、纤维支气管镜、经皮肺穿活

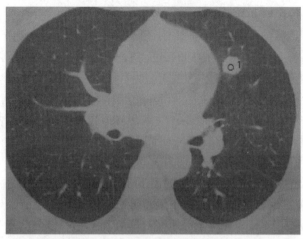

图 10-14-2 左上肺硬化性血管瘤 CT 肺窗像

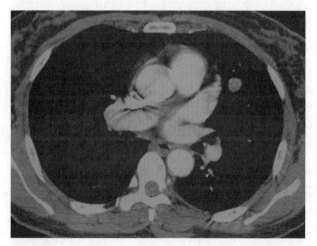

图 10-14-3 与图 10-14-2 为同一患者，硬化性血管瘤 CT 纵隔窗像

检等检查，术前仍然很少能确诊，除了需要和肺癌鉴别外，还要和其他良性肿瘤鉴别。临床上大多数病例是在开胸探查摘除肿瘤后，经病理检查才明确诊断的。

术中冰冻病理诊断的结果对于治疗有相当大的参考价值，但由于取材、染色条件等的限制，少数病例在术中冰冻病理切片上难以和肺癌鉴别。例如，以乳头状结构为主的硬化性血管瘤，其肺泡Ⅱ型上皮细胞常有不同程度的增生，有时核大而深染，易误诊为细支气管肺泡癌；而以实性区为主的硬化性血管瘤，瘤细胞大小、形状一致，排列呈实性片块状时，则与类癌酷似。此时，需结合术前影像学资料及术中探查所见综合判断，最好能与病理科医师充分沟通，以帮助判断。北京协和医院曾有类似情况发生，有时临床判断为恶性肿瘤，而术中冰冻病理误判为硬化性血管瘤，

相反的情况也有发生，有时通过反复沟通及时纠正，但仍有一些导致手术扩大或二次手术。

术后的石蜡病理经免疫组化染色一般都很容易鉴别上述情况：肺泡细胞癌是真性上皮性乳头，其轴心为纤维血管轴心，表面上皮 SPA、SPB 及 Clara 抗原（＋），硬化性血管瘤的乳头轴心是圆形肿瘤细胞，瘤细胞 TTF1、EMA、vimentin（＋），SPA、SPB（－）。硬化性血管瘤的瘤细胞 TTF1、vimentin（＋），可与类癌进行鉴别。

五、治 疗

手术切除病灶是目前肺硬化性血管瘤唯一有效的治疗方法，手术不仅切除了病变，同时也明确了诊断。手术处理的主要理由是它与肺癌难以鉴别，此外，临床上患者有持续咯血症状，多数需行开胸探查以明确咯血原因。

由于目前认为硬化性血管瘤属于良性肿瘤，术后预后良好，多数同行达成共识的手术方式是尽可能多地保留正常肺组织。硬化性血管瘤多数位于周边肺组织，局部剜除或楔形切除是适宜的方式；少数位于段、叶支气管附近的硬化性血管瘤则需要行肺段或肺叶切除。一般认为肺门及纵隔淋巴结清扫并非必须。

手术适应证：①咯血症状明显，临床诊断为肺硬化性血管瘤；②虽怀疑硬化性血管瘤，但不能除外肺癌或其他肿瘤。硬化性血管瘤的手术禁忌证主要为患者心、肺、肝、肾等重要脏器功能障碍，无法耐受预期施行的手术。

根据病变的部位、大小及与周围血管的关系，可以行肿瘤剜除术；肺局部（楔形）切除术，或肺段、肺叶切除术。对于硬化性血管瘤，推荐小切口或胸腔镜摘除病变更有其独特价值。

六、北京协和医院相关资料

自 2007 年 1 月到 2008 年 8 月共收治经手术证实的肺硬化性血管瘤 8 例，年龄为 24～73 岁，男性 7 例，女性 1 例。临床无症状 2 例，为体检时偶然发现。有临床症状者 4 例，其中咳嗽、咳痰 3 例，库欣综合征 1 例。术前均未行纤维支气管镜检查，CT 显示病变位于外周 5 例，邻近肺门

1例，其中1例有浅分叶，1例有点状钙化，1例有毛刺征，均未发现卫星灶。病变位于左下肺3例，右中肺1例，右下肺2例。术前仅1例考虑可能为肺硬化性血管瘤诊断，1例考虑为肺内异位促肾上腺皮质激素（ACTH）分泌肿瘤，其余4例均以肺孤立性结节待查收治。手术方式包括肺叶切除2例（1例考虑异位ACTH瘤，另1例术中冰冻病理为肺泡细胞癌），肺楔形切除4例。肿瘤大小为1～4cm，除1例术中冰冻病理报告肺泡细胞癌，1例未行冰冻病理（考虑异位ACTH瘤）外，其余4例术中冰冻病理均提示硬化性血管瘤。5例术后病理提示肺硬化性血管瘤，1例提示硬化性血管瘤伴类癌（异位ACTH）。术后无并发症，无围手术期死亡。随诊至今最长2年，全部患者恢复良好，无任何症状或肿瘤复发征象。

关于硬化性血管瘤起源的争论持续了半个世纪，直到近些年才逐渐形成较为统一的认识。硬化性血管瘤曾被认为来源于血管，但20世纪70年代通过免疫组化和电镜观察否定了这种观点，并称为硬化性血管瘤。后来还曾被误归为错构瘤、炎性假瘤或肉芽肿等，定义不清、命名混乱。在世界卫生组织（WHO）肺肿瘤分类中，先后将其归在"瘤样病变"（1981）和"杂类肿瘤"（1999，2004）。现在免疫组化的结果提示硬化性血管瘤的两种主要细胞成分均来源于原始肺上皮，并且具有神经内分泌等多向分化潜能；而分子生物学的显微切割技术则证实这两种细胞成分具有相同的单克隆源性，均为肿瘤细胞。在命名上，考虑到此瘤原始肺上皮起源和光镜下乳头状结构常较明显，有学者认为将其命名为乳头状肺细胞瘤（papillary pneumocytoma）似乎更确切。

由于对硬化性血管瘤的认识不断提高，目前已有相当数量的部分病例术前即已怀疑硬化性血管瘤，但是术前获得病理诊断较为困难。纤维支气管镜检查多因病灶远离中心而不能窥及，活检或毛刷也多为阴性结果。经皮穿刺活检病理检查也仅描述镜下细胞结构特点，不能给出明确诊断。因此，术前多数病例以肺内阴影进行开胸探查，或者是肺内阴影不能排除肺癌而开胸手术。其实认真分析临床症状和影像学的特点，不难拟诊硬化性血管瘤，这些表现包括咯血，胸部CT显示靠近叶间裂、边界清楚的圆形肿物，

无毛刺，软组织密度明显强化等。当然，不典型病例常有误诊。

在手术技巧方面，需要提及的是尽量采用较小的创伤完成摘除肿瘤。因为我们发现硬化性血管瘤多位于下肺野周围部位，常贴近叶间裂之处。病灶表浅，与周围肺组织界限清楚，有些病例可以行病灶剜除术、局部肺切除或楔形切除。没有必要行典型剖胸切口，可以在病灶附近胸壁做小切口，切口下直接触及肿瘤并摘除。在这方面VATS有着明显优势，也是其处理肺部病变的良好适应证。当然，若肿瘤位于肺门附近或病灶紧邻肺门大血管，做局部切除或剜除肿瘤均有较大困难，此时则需做肺叶切除。

强调一点的是在肺孤立性结节的术中冰冻病理检查时，最常见的错误是将硬化性血管瘤误诊为肺泡细胞癌，导致扩大了手术切除范围。另外，冰冻病理报告将肺泡细胞癌误诊为硬化性血管瘤，施行肺病灶局部切除，造成术后再次开胸肺叶切除。笔者所在医院这两种情况均有发生。主要原因如上文所述，硬化性血管瘤的乳头状结构的间质中瘤细胞少，而肺泡上皮细胞明显增生，密集呈复层，核大深染，并出现异型性，有时可见到明显的嗜酸性粒细胞核内包涵体，细支气管肺泡癌的瘤细胞内也可以出现这些特点，因此造成硬化性血管瘤的冰冻病理误诊。为了避免上述误诊的发生，胸外科医师在送检怀疑硬化性血管瘤或怀疑细支气管肺泡癌冰冻病理时，应与病理科医师及时沟通，详细介绍患者的有关临床特点、影像学资料及临床医师的判断。但是，尽管如此，有时术中仍不能获得确切结果，只能暂时关胸结束手术，等待最后石蜡切片及免疫组化检查的诊断。

（秦应之 张志庸）

第十五节 少见肺部肿瘤

下呼吸道良性肿瘤约占其全部肿瘤的5%，绝大多数良性肿瘤位于肺实质内，而位于支气管内者仅占6%，位于气管、较大支气管的肿瘤将单独介绍，本节叙述的是临床少见的肺部肿瘤。

一、命名及分类

许多肺部良性肿瘤的组织来源及特性并不明确，在认识过程中，许多肿瘤在不同的时期被冠以不同的名称，造成同一名词可能代表不同肿瘤，或同一肿瘤有多个名称，加之中文翻译的差别，使一些肿瘤的命名混淆不清。多年来，肿瘤分类方法也一直存在着争论。1938 年，Womack 和 Graham 曾对支气管肺良性肿瘤分类进行了尝试，他们根据肿瘤的组织来源将肿瘤分为中胚层和内胚层两大类，并首次提出"混合瘤"的概念，以描述类似腮腺肿瘤的肺部低度恶性肿瘤。1951 年，Jackson 提出比较简单的分类方法，分为良性、恶性及低度恶性三类。Miller 在 1969 年根据肿瘤好发部位分类，分为以下三类：①气管、主支气管常见肿瘤，包括乳头状瘤、息肉、粒细胞瘤、脂肪瘤、纤维瘤、其他气管肿瘤（血管瘤、淋巴管瘤、纤维囊性骨炎等）；②气管、主支气管及远端支气管、肺等发生的肿瘤，包括平滑肌瘤、神经源性肿瘤等；③远端支气管及肺部常见肿瘤，包括错构瘤、肺动静脉瘘、炎性假瘤、硬化性血管瘤、胸腺瘤及畸胎瘤等。

以往根据肿瘤病因学、性质、细胞组成及发生部位的分类都不够准确、明了，也难以统一。自 1952 年开始，WHO 组织了 50 多个国家及地区的 300 多名病理学家，以 Liebow 在 1952 年出版的病理图谱为基础，采用肿瘤的组织学命名法，分别于 1967 年（第一版）、1981 年（更正版）公布了人体肿瘤分类。其中 1981 年的更正版将肺部肿瘤分为七类：上皮类肿瘤、软组织肿瘤、间皮瘤、其他类肿瘤、继发性肿瘤、不能分类肿瘤、瘤样病变。该分类提出了一些新的肿瘤名词，废弃了某些以前常用的名词；把某些此前划为良性的肿瘤定为恶性，如支气管腺瘤类的类癌、圆柱瘤及黏液表皮样癌，以及肺的胚胎细胞瘤和血管外皮细胞瘤。此处仅叙述几种临床少见的肺部肿瘤，至于 WHO 分类中的其他罕见肿瘤，临床数十年未见，可能仅是病理学家争论的事情，与临床医师帮助不大，不再赘述。

二、临床特点

肺周围型良性肿瘤很少产生临床症状，60% 以上在体检时放射学检查发现异常。中央型（段以上支气管）良性肿瘤，临床表现取决于肿瘤的大小、活动度和阻塞支气管管腔的程度。小的支气管肿瘤多无任何症状，较大的肿瘤，因不完全阻塞呼吸道，可发生反复性肺部感染。若肿瘤较大且完全堵塞呼吸道，引起肺不张或肺实变。有文献报道，87% 良性肿瘤出现症状，其中 46% 有咳嗽，36% 有声嘶，28% 有肺部感染，3% 有咯血，而最常见的症状是咳嗽及非特异性胸痛。

三、诊　断

在胸部 X 线片上发现的呼吸系统单发肿瘤中，良性肿瘤占 8% ～ 15%，成人气管内的原发肿瘤很少见，且多为恶性，儿童的气管肿瘤多为良性。中央型良性肿瘤可经支气管镜活检或毛刷检查确诊，但要注意有些良性肿瘤不易获取病变组织，或因活检而引起大出血，胸部 X 线片往往仅能显示其继发性肺部病变，很少能见到瘤体。支气管体层像或 CT 扫描可清楚地显示瘤体，并有助于明确肿瘤大小、部位、累及的范围。周围型肿瘤支气管镜检查很少有益，主要借助胸部 X 线及 CT 检查，大致了解肿瘤的特性，如钙化、边界、生长速度及与支气管的关系等，因此术前很少能够确诊。CT 诱导下经皮穿刺活检对肺周边的良性肿瘤有一定诊断价值，但是某些病变即使在显微镜下也难以获得准确诊断，往往需要免疫组化等特殊检查方法。目前认为微创手术、VATS 是诊断及治疗肺周围型良性肿瘤的最佳手段。

四、治　疗

下呼吸道良性肿瘤的治疗目的主要是与恶性肿瘤鉴别，获得组织学诊断及防治其可能引起的肺部并发症。保守治疗极少有效，开胸切除术是唯一可靠的确诊及治疗方法。切除原则为最大限度地保留正常肺组织，尽可能彻底地切除病变并减少术后并发症。肿瘤位于肺周边时，以局部切除及微创手术为主。肿瘤位于气管、支气管内，以袖状切除术为主，也可采用支气管镜、激光等方式做肿瘤姑息性切除。在某些特殊情况下，肺叶切除或全肺切除也可能是唯一的选择。

五、少见的下呼吸道（肺部）肿瘤

1. 乳头状瘤 为良性肿瘤，Mackenzie 在 100 多年前首先使用 "乳头状瘤" 一词，最初认为它是喉部的良性肿瘤，可表现为单发、多发或弥漫性生长。除复发性呼吸道乳头状瘤外，其他类型的病因不明。Drennan 和 Douglas 于 1965 年将乳头状瘤分为单发、多发及炎性乳头状瘤三类。Spencer 在 1985 年将其分为以下五类：单发良性、多发良性、良性伴支气管黏膜腺体的表皮乳头状瘤、原位乳头状支气管癌、支气管乳头状瘤。WHO 根据乳头状瘤的组织来源分为两类：鳞状细胞乳头状瘤和移行细胞乳头状瘤。

（1）鳞状细胞乳头状瘤：为向支气管管腔内突起的乳头状肿物，有一个纤维组织核，表面覆以复层鳞状上皮，上皮内偶混有产生黏液的细胞。蒂由结缔组织构成并有淋巴细胞渗出。1892 年，Siegert 报道了首例单发鳞状细胞乳头状瘤。但临床常见多发者，单发者少见，可与咽部同类病变共存，青年人多见。

（2）移行细胞乳头状瘤：被覆多种上皮，包括骰状上皮、柱状上皮或纤毛上皮，也可见灶性鳞状上皮化生及黏液分泌成分。本病可为多发，即使无不典型增生改变，术后也可复发，并有恶变可能。1970 年，Osborn 报道了移行细胞乳头状瘤，认为此病与吸烟无关，肿瘤可能源于支气管的基底细胞或其储备细胞。

（3）单发性乳头状瘤：为极少见的下呼吸道良性肿瘤，占切除的下呼吸道良性肿瘤的 4%。目前认为它起源于气管、支气管上皮及其黏膜腺体，现已除外它起源于 Kultschitzky 细胞，并可与囊腺瘤等其他肺良性肿瘤并存。肿瘤可位于支气管树的任何部位，但多见于叶或段支气管。组织学分型多为鳞状细胞乳头状瘤。少数位于周边肺组织内者，由类似透明细胞或混合上皮型细胞构成。单发乳头状瘤多见于 40 岁以上者，表现为慢性咳嗽、喘鸣、反复发作肺炎及哮喘样症状。有些患者会自己咳出肿瘤组织。因肿瘤多位于支气管内，因此胸部 X 线片上很少见到瘤体，CT 可以证实为非腔外生长肿瘤，并确定有无纵隔淋巴结肿大。支气管镜发现可活动的肿瘤及继发性支气管扩张。根治性手术为最佳治疗方法，一般采用气管部分切除或袖状切除术，如果远端肺组织发生不可逆性损害，也可连同肺组织一并切除，但应尽量避免肺叶切除术。内镜切除可缓解症状，但疗效不彻底，也可采用激光烧除术。个别病例报告术后发生恶变，切除彻底者极少复发。有学者认为近 50% 的单发支气管乳头状瘤最终导致肺癌，另有学者发现在邻近乳头状瘤的支气管上皮处可见到局灶性原位癌，其可能是本身恶变，也可能是邻近组织发生的癌变。

（4）多发性乳头状瘤：Syme 于 1927 年就已详细报告此肿瘤。它多见于 5 岁以下儿童，15 岁以后少见。Ullman 在 1923 年发现，提取该肿瘤的瘤细胞可导致犬患同样的肿瘤，因此提出病因为病毒感染。目前认为部分患者因人乳头状瘤病毒（human papilloma virus，HPV）6 或 11 亚型感染所致，此类患者也被称为复发性呼吸道乳头状瘤病。此类肿瘤常首先发生在会厌、喉部等上呼吸道，极少见下呼吸道为其首发部位。部分患者可自愈。但有 2% ~ 17% 的喉部乳头状瘤病患者因病毒传播而使病变向支气管远端扩散，因此容易导致上呼吸道梗阻及并发症。仅不足 1% 的患者扩散至肺实质，累及细支气管、肺泡。呼吸道末端的乳头状瘤可呈囊性表现，因此双肺多发的囊性或实性病变要考虑可能为肺内播散。临床表现主要为声嘶，晚期可见喘鸣及呼吸道梗阻等表现。较大支气管内乳头状瘤可引起远端呼吸道阻塞，放射学仅见肺不张、肺炎、肺脓肿及支气管扩张等影像。明确诊断需要内镜检查及活检。目前尚无有效的治疗方法。可供选择的手术方式有：①手术切除或激光烧除；②冷冻疗法、透热疗法；③辅助药物治疗，如氟尿嘧啶、类固醇、疫苗、普达非伦、大剂量维生素 A 及干扰素等。注意气管切开可能导致乳头状瘤播散，其致命的高危因素有声门下乳头状瘤及长期气管插管。2% ~ 3% 的患者可发生恶变，恶变者多有长期病史（病史多超过 10 年），特点为婴幼儿期确诊，因病重而反复手术或气管切开,可在 20 岁左右恶变为鳞癌,恶变后多在短期内(平均 4 个月)死亡。发生播散或恶变的高危因素包括儿童期放疗、吸烟、气管插管及肺实质内病变等。具有以上高危因素者发生恶变的可能性为 15% 左右。

2. 腺瘤 良性肿瘤中腺瘤非常少见,北京协和医院胸外科 1970 ~ 1997 年共手术治疗下呼吸道良性肿瘤 212 例,其中仅 5 例为肺腺瘤,约占总数的 2.3%。

(1)单形性腺瘤:类似于发生在支气管壁的涎腺类肿瘤,只是成分单一,可表现为囊性、囊腺样或实性。

(2)多形性腺瘤:为涎腺类良性肿瘤,特征性表现是存在多形性或混合性,即有明确的上皮组织、黏液样或软骨样组织的混合存在,上皮成分可为肌上皮或鳞状上皮组成导管状或片状结构。多形性腺瘤也被称为混合瘤。1965 年,Payne 首先报道 2 例,最初认为它起源于支气管腺体,见于较大的支气管内,一般位于支气管的软骨部,但也可发生在肺内。文献报道发病年龄为 47 ~ 74 岁,平均为 57 岁。男女发病率相等。临床无症状,或有咳嗽、肺炎等症状,症状持续 1 个月到 20 年。胸部 X 线片可见包块或肺不张,支气管镜下发现白色息肉样结节,部分阻塞支气管。首选治疗为完全手术切除。原发性多形性腺瘤生长缓慢,极罕见淋巴或远处转移。但是也有学者认为位于支气管内的多形性腺瘤有潜在恶性。

(3)良性黏液表皮样瘤:真正的良性表皮样瘤被从黏液表皮样癌中分出,归为良性腺瘤类。

(4)乳头状腺瘤:1966 年,Montes 首先报道乳头状腺瘤,并提出该支气管肿瘤的组织学特点近似于 Clara 细胞。

(5)Clara 细胞腺瘤:1980 年,Spencer 报道 Clara 细胞腺瘤,临床极少见。典型的 Clara 细胞位于远端细支气管,是无纤毛的柱状上皮或骰状上皮,肿物多位于肺周边,缺乏临床症状,胸部 X 线片发现钱币样阴影,直径多为 1.5cm 左右。镜下肿瘤由骰状上皮细胞组成,排列呈乳头状。摘除术后患者可长期存活。

(6)肺泡细胞腺瘤:1986 年,Yousem 报道了 6 例,然而 Wada 在 1974 年以"淋巴管瘤"一词报告的病例被认为是最早报道的肺泡腺瘤。肺泡腺瘤由增生的良性肺泡上皮细胞和间叶组织组成,它可能源于肺泡 II 型上皮细胞。Semeraro 在 1989 年提出,肺泡腺瘤是硬化性血管瘤的一种类型,类似其血管瘤样区。但也有学者认为,虽然该病与硬化性血管瘤在发病性别、年龄分布、肿瘤部位及临床行为等方面很相似,但它们的组织学表现不同。肺泡细胞腺瘤的发病年龄为 45 ~ 74 岁,平均 59 岁,70% 为女性。几乎所有患者均无症状,多为查体时胸部 X 线片检查发现。瘤体可位于任一肺叶,多在胸膜下,直径为 1.2 ~ 2.8cm,平均约为 2cm。手术很容易将肿瘤从肺实质内剥出。肉眼检查为边界清楚的海绵状结节,无真正包膜,但与正常组织分界清楚。光镜下发现瘤体具有单一组织学特征。瘤体由单层骰状细胞组成并排列成多囊性肺泡腔,有时排列为图钉状或片状。诊断时需要与硬化性血管瘤、淋巴管瘤(其囊腔由内皮细胞排列)、错构瘤、囊腺样畸形及支气管肺泡癌相鉴别。需要注意与支气管肺泡腺瘤的差别,后者也被称为腺样增生或不典型腺样增生,常与肺癌(特别是支气管肺泡癌)并存。近期认为支气管肺泡腺瘤是一种肿瘤,86% 位于上叶,可转变为支气管肺泡癌。

(7)囊腺瘤:为良性肿瘤,少见。Ferguson 在 1988 年报道了气管内囊腺瘤,此为英文文献中的首例报道。目前认为它源于正常黏膜下层的黏液腺,由黏液分泌细胞构成的腺样或管状结构。囊腺瘤位于气管或支气管内,多发生在右侧支气管,也有报道左、右侧支气管发病率均等。肿瘤呈息肉样向腔内生长,可阻塞支气管管腔,引起呼吸道阻塞症状及咯血。囊腺瘤男女发病率均等,发病年龄为 8 ~ 66 岁,平均年龄为 33 岁。支气管镜下见息肉状肿物,呈粉红色,较坚韧,覆盖有完整上皮,很少有蒂。光镜下显示肿瘤由很多充满黏液的小囊腔组成,囊腔内壁为分化好的黏液上皮。虽然它很少有蒂,但仍可在气管镜下刮除、冷冻或使用激光等完全摘除。开胸手术切除仅适用于远端肺组织已有不可逆损毁或气管镜下摘除失败的病例。完全切除肿瘤可获得永久性治愈。

(8)(支气管)大嗜酸性粒细胞瘤:1937 年,Hamperl 报道首例,既往它被认为是类癌的一个亚型。此类肿瘤源于黏液腺体,为良性上皮类肿瘤。因其胞质内含有嗜酸性细小颗粒而得名，这些颗粒是胞质内富含的线粒体。该肿瘤多见于男性，发病年龄为 22 ～ 75 岁。无特异性症状。胸部 X 线片表现为边缘清楚的致密影，瘤体直径为 1 ～ 3cm。光镜下肿瘤由胞质内含有细小嗜酸性颗粒的细胞群构成。偶可见其与类癌混合共存的瘤体。病理上需要与类癌进行鉴别，光镜下两者表现相似，但是电镜下可以明确区分。大嗜酸性粒细胞瘤局部切除效果较好，但也有个例报道有肺门淋巴结转移。

3. 腺泡细胞瘤　此类肿瘤源于唾液腺，常发生在唾液腺体，同其他唾液腺肿瘤一样也可发生在肺内。Fechner 在 1972 年报道了肺内腺泡细胞瘤，为一名 63 岁男性患者，病变位于右肺下叶。Katz 和 Bubis 在 1976 年报道主支气管内病变，为一名 12 岁女孩，位于右侧主支气管内。1982 年，Heard 报道了气管内病变，为 54 岁男性患者。镜下发现瘤体由两种细胞组成：一种细胞质丰富并有空泡，另一种细胞质内含有黑色颗粒，光镜下容易误诊为类癌，需借助电镜确诊。该肿瘤的特点是无类癌样神经内分泌颗粒，腺泡细胞瘤所含的颗粒直径大于 300nm，类癌细胞颗粒的直径小于 300nm。腺泡细胞瘤多为临床体检发现，瘤体直径约为 4.2cm。首次切除若不彻底，极易复发，因此应进行较广泛切除。

4. 息肉　极少见，多累及上呼吸道。纤维息肉起源于支气管的黏膜层或黏膜下层，是一被覆鳞状上皮或柱状上皮的肉芽组织，并向管腔内生长。注意与乳头状瘤进行鉴别。息肉病变可通过气管镜切除，偶尔需行支气管袖状切除或支气管切开肿瘤摘除术。如病变远端的肺实质呈不可逆转性损害，需同期切除。

5. 纤维瘤　1767 年，Lieutaud 对 1 名 12 岁男孩进行尸检时发现气管内纤维瘤，此为最早关于呼吸系统纤维瘤的报道。1866 年 Turck 通过喉镜证实，1897 年 Killian 经气管镜诊断，1906 年 Elsberg 首次成功摘除纤维瘤。因纤维瘤常与其他不同含量的间质成分共存，因此某些肿瘤也含有纤维瘤成分，纤维瘤内也包含有其他肿瘤成分。这些肿瘤包括纤维腺瘤、纤维软骨瘤、气管神经纤维瘤和黏液纤维瘤等。纤维瘤可发生在较大支气管内或肺实质内，发病见于任何年龄，男女发

病率相近。纤维瘤生长缓慢，支气管镜下表现有各种形态，可为支气管管腔内结节状或息肉状肿物，直径多为 2.0 ～ 3.5cm，可有蒂或无蒂，包膜完整，质软或质硬，可有钙化，肿瘤有上皮覆盖，可见表层下有不同程度的血管分布。组织学表现为单纯无细胞结构的纤维组织或疏松的纤维组织结构，也有报道称肿瘤内有囊性变或骨化。大气道内的纤维瘤可经激光烧除或内镜下切除，肺内纤维瘤可行保守性切除。有学者提出纤维瘤有癌变可能，建议力求彻底切除。

6. 软骨瘤　早在 1845 年，Lebert 即用显微镜证实了肺内含少量软骨组织的肿瘤，称其为软骨瘤。但直到 1950 年，Franco 才给予肺软骨瘤以准确定义。在此之前，一直将肺软骨瘤与肺错构瘤统称为含软骨类肿瘤，早期文献中也未能明确区分。Franco 提出软骨瘤专指仅含中胚层软骨成分的良性肿瘤，不应与错构瘤相混淆，后者含结缔组织及上皮组织。软骨瘤是位于支气管壁软骨部最常见的支气管内肿瘤，极少见位于肺实质内。与错构瘤不同的是，发生于软骨部位上的软骨瘤，更多见于主支气管，还可能表现为支气管软骨的自生软骨瘤。大体表现为实性，质硬，半透明，也可见有骨化或钙化成分。组织学上肿瘤为被覆上皮的软骨组织，无腺体及其他成分。以往认为软骨瘤是第二常见的间质类良性肺部肿瘤（除外错构瘤），因它多合并 Carney 综合征，近期有关单发肺软骨瘤的报道较少。北京协和医院胸外科于 1970 ～ 1997 年手术治疗软骨瘤 2 例，占同期下呼吸道良性肿瘤的 0.9%。

Carney 综合征是 Carney 于 1977 年报道了首例，并以其名字命名。此综合征指以下三个不同脏器同时发生三种不同的肿瘤：①胃平滑肌肉瘤，多呈巨大包块，可多发，位于胃的任何部位，因胃平滑肌肉瘤易造成溃疡、出血，因此 68.4% 有慢性贫血。晚期可转移到肝、肺。胃平滑肌肉瘤的恶性程度明显低于单纯原发性胃平滑肌肉瘤，后者术后生存期很少超过 3 年，Carney 综合征术后生存期多超过 5 年。②肾上腺外嗜铬细胞瘤，52.6% 的 Carney 综合征患者可发现此瘤，可为多发。肿瘤常有内分泌功能，可分泌儿茶酚胺，引起恶性高血压及颅内出血，此类肿瘤多位于椎旁交感神经节的任何部位，最常见于肾上腺外，且可发

生转移。以上两种肿瘤应尽早切除。③肺软骨瘤（或错构瘤），87.5%为单发，也可为多发。瘤体见于任何肺叶，胸部X线片显示阴影边缘整齐，可有钙化，术中很容易剜除。病理检查发现瘤体的主要成分是软骨，有时可见骨形成，瘤体周边为成熟骨及软骨，中心部位为退行性变。与软骨肉瘤的鉴别在于其细胞无有丝分裂。以上三种肿瘤只要同时发现两种即可诊断为Carney综合征。也有报道称可合并乳腺纤维瘤。Carney综合征多见于青年女性，仅有个别男性病例报道，发病年龄为7～37岁。患者多因前两种肿瘤的症状而就诊，极个别病例首发症状在肺部。40岁以下女性患者，如发现以上三种肿瘤之一，均应进行全面检查，包括血常规、大便常规加潜血、上消化道造影、胸部X线及生化检查，后者包括24小时尿的儿茶酚胺降解产物测定等。如果术前确诊为Carney综合征，肺软骨瘤的治疗应放在最后考虑，一般多采用局部切除术。

7. 脂肪瘤 1946年，Watts证实支气管正常解剖结构内包含脂肪，此前1854年，Rokitansky报道了下呼吸道脂肪瘤；1927年，Kernan报道了支气管镜下切除脂肪瘤；1946年，Watts、Claggett及McDonald报道了开胸切除气管脂肪瘤手术。在中胚层起源的良性下呼吸道肿瘤之中，脂肪瘤为第三位常见肿瘤（除外错构瘤）。支气管内脂肪瘤均为单发，其来源于大气道壁内脂肪组织，瘤体覆盖有呼吸道上皮，包膜完整，边缘光滑，瘤体内仅有成熟脂肪细胞，少见其他成分，如纤维组织、腺体、骨及软骨组织，罕见钙化，此特点可与错构瘤鉴别。支气管内脂肪瘤占所有肺部肿瘤的0.1%，占肺部良性肿瘤的4.6%。80%的脂肪瘤位于气管、支气管壁上，以左主支气管内最为常见，可能与左主支气管最长有关。20%脂肪瘤位于周边肺组织，被认为是源于肺周边细支气管壁的脂肪组织。本病发病年龄为29～64岁，平均年龄为51岁，以40～60岁最多见。男性多于女性，女性仅占10%～20%。病程数周至15年，多数患者可在出现症状2年内手术。支气管镜检查可见圆形的、活动的肿物，基底部窄小形成蒂，有时也可呈较宽的基底。瘤体表面呈黄色或灰黄色，支气管内瘤体直径多在1～3cm，部分脂肪瘤呈哑铃状，主要瘤体位于气管外，窄细的颈位于支气管壁内，从而连接腔内外瘤体。肺周边脂肪瘤稍大。脂肪瘤本身很难与脂肪瘤样错构瘤鉴别，两者大体上无明显差异。位于支气管内的脂肪瘤，瘤体较小。若肿瘤远端的肺组织正常，可行气管切开肿瘤摘除术或支气管袖状切除术。某些脂肪瘤也可在内镜下切除。

8. 肺平滑肌瘤及平滑肌瘤病 早期肺平滑肌瘤被认为是肺部良性肿瘤之一。1910年，Farkel就以肺纤维平滑肌瘤报道了此类肿瘤。1912年Deussig报道了肺多发性平滑肌瘤。1939年，Steiner采用"转移性纤维平滑肌瘤"一词报道了一位36岁女性患者因双肺过大的肿物而导致右心衰竭。肺平滑肌瘤约占肺部良性肿瘤的2%，是常见的第四位中胚层良性肿瘤（除错构瘤外）。平滑肌瘤可单发，也可多发，肺部的病变也可能由其他部位肿瘤转移而来，特别是与子宫浆膜下平滑肌瘤有关，也有报道称肺平滑肌瘤合并皮下多发同类肿瘤，所以目前对该病的认识尚有不明确之处。Steiner当时对"转移性平滑肌瘤病"的定义为组织学上原发灶及转移灶均呈良性表现，肿瘤由分化好的平滑肌细胞及结缔组织构成。Martin将肺的平滑肌病变分为三类：女性的平滑肌瘤病、男性和儿童的转移性平滑肌瘤及多发的肺纤维平滑肌瘤样错构瘤。如纤维组织成分较多，也称为纤维平滑肌瘤。平滑肌瘤可位于气管、支气管内，也可位于周围肺组织内，两种部位的发生率相近，也有报道称前者多见。一般认为支气管内平滑肌瘤来源于支气管壁的平滑肌层，肺周围型平滑肌瘤可能来源于小气道或血管的肌层，也可能由肺外平滑肌瘤转移而来。青年及中年人多见该肿瘤，发病年龄为6～67岁，平均年龄为35岁。女性多于男性，男女比为2：3。肿瘤可以有囊性变，或表现为息肉状向支气管腔内或胸膜腔内生长。位于气管、支气管内的平滑肌瘤呈舌状向腔内生长，为灰色的瘤样组织。肺周边的肿瘤可表现为带蒂的向胸膜腔内生长的肿物。囊性变时多呈巨大的囊肿样表现。手术切除为该肿瘤的首选治疗，位于支气管内不伴远端肺损害者可经气管镜激光切除。女性良性转移性平滑肌瘤在切除卵巢后可自行消退。新生儿先天性多发性平滑肌瘤病常导致肠梗阻及肺炎等致命并发症。

9. 神经源性肿瘤 下呼吸道良性神经源性肿

瘤包括神经鞘瘤、神经纤维瘤及神经瘤等三类肿瘤。1940 年,Rubin 和 Aronson 报道了肺的神经纤维瘤病病例,患者死于肺部并发症。1951 年,Straus 和 Guckien 报道了 1 例息肉样生长的神经鞘瘤,并在支气管镜下将其成功切除。1954 年,Tillon 和 Good 报道了支气管内神经瘤。1976 年,Silverman 报道了肺内神经鞘瘤。神经源性肿瘤可位于较大支气管内或肺实质内,以前者更多见。肺神经源性肿瘤可见于任何年龄,男女发病率相近。神经源性肿瘤容易被误诊为平滑肌瘤、纤维瘤或间皮瘤。瘤体位于肺周边时可行局部切除,位于支气管内可经支气管镜下切除,此类肿瘤很容易复发,因此强调彻底切除。

10. 血管球瘤 1950 年,Hussarek 报道了第 1 例气管内血管球瘤,患者为一位 43 岁女性。1978 年,Tang 报道了位于肺内的血管球瘤,患者为一位 67 岁女性。血管球瘤可发生在皮肤、骨骼、肺及胃肠道。目前认为它源于一种特殊动静脉分流(Sucquet-Hoyer 通道)的细胞。肿瘤多位于气管,常单发,恶性血管球瘤较少见,血管球瘤多表现为局部浸润,仅个别病例报道有广泛转移。临床上,血管球瘤可引起呼吸困难、咯血等症状,需与血管外皮瘤、类癌及嗜铬细胞瘤等相鉴别。光镜下血管球瘤容易被误诊为类癌,电镜下血管球瘤细胞胞质内无类癌样的神经内分泌颗粒。气管内血管球瘤可在气管镜下用激光烧除,摘除以后预后良好,偶有报道术后复发病例。

11. 副交感神经节瘤 – 化学感受器瘤 此类肿瘤属于颈动脉体瘤及其相似组织来源的肿瘤,化学感受器瘤多见于纵隔,肺内少见。早在 1880 年,Riegner 就成功地切除了颈动脉体肿瘤,而这一病例在 1951 年才报道。1891 年,Marchand 首先报道了颈动脉体肿瘤。Sapegno 在 1913 年报道了颈动脉体瘤远处转移,直到 1950 年,Mulligan 建议将此类肿瘤称为化学感受器瘤;1952 年,Lattes 称此类肿瘤为非嗜铬性副交感神经节瘤。Zeman 在 1956 年报道了肺内化学感受器瘤,1958 年,Heppleston 报道了肺内此类肿瘤,其为 1 名 47 岁男性所患肿瘤当时被称为颈动脉体样肿瘤。1960 年,Korn 报道了肺内多发性化学感受器瘤。肺内副交感神经节细胞瘤(副神经节瘤)分为转移性和原发性两类,原发性极少见。肺内原发性副神

经节细胞瘤有两种类型:①多发的、瘤体直径小于 3mm 的一型称为多发微小型;②单发的、瘤体直径大于 1cm 的另一型称为单发型。早期认为此类肿瘤源于化学感受器细胞,因而也称为化学感受器瘤。目前,对其来源及特性尚不明确。近期的电镜研究发现,肿瘤与化学感受器无关,而与脑膜细胞或肌细胞的特性相近。对多发微小型化学感受器瘤的超微结构及免疫组化研究也提示,它与脑膜细胞有关,因此有学者认为应将其称为微小肺脑膜瘤,其与单发的肺脑膜瘤之间的关系尚不明确。多发性副神经节细胞瘤是此类肿瘤中最常见的,瘤体较小,直径为 1 ~ 3mm,仅为肉眼可见,通常位于肺部血管周围,与慢性肺部疾病有关,可以表现为局部缺血或栓塞后造成的副交感神经节细胞残留,尸检发现率约为 3%。单发性副神经节细胞瘤瘤体较大,直径多为 1 ~ 5cm,最大者可达 17cm。右肺多见。患者多为中年女性,好发年龄为 43 ~ 69 岁。患者可有咳嗽、胸痛、憋气等症状,伴有高血压时提示它可能为功能性肿瘤。偶见肿瘤局部浸润,但术后无复发,有个别报道肺门淋巴结转移。副神经节细胞瘤的组织形态与类癌、血管外皮瘤相似,正常的副交感神经节附着于肺血管上,因此副交感神经节细胞瘤常与肺动脉分支紧密相连。病理诊断常需用免疫组化染色方法与类癌进行鉴别。肺副交感神经节细胞瘤对 S-100 蛋白呈阳性反应,对细胞角蛋白和 5- 羟色胺呈阴性反应,而类癌则相反。有学者建议在治疗方式上,此类肿瘤应按恶性肿瘤处理,全身各部位发生的副交感神经节细胞瘤有 5% ~ 10% 为恶性,肺内原发者极少为恶性,如考虑为恶性,应首先除外转移性肿瘤。副交感神经节细胞瘤在组织学上表现为良性,但出现区域淋巴结转移时,应诊断为恶性。

12. 肺脑膜瘤 肺实质内脑膜瘤可为原发,也可为转移而来。原发性脑膜瘤多见于 40 ~ 70 岁女性。患者多无临床症状,胸部 X 线片表现为肺内结节影。肉眼检查可见肿瘤边界清晰,呈球形,直径为 1.7 ~ 6.0cm,切面呈灰白色。光镜下见肿瘤由含沙砾样小体的脑膜细胞组成。电镜可见交错的细胞膜和桥粒。vimentin 免疫组化染色肿瘤细胞全为阳性,上皮细胞膜抗原(EMA)免疫组化染色部分为阳性,但角蛋白、S-100 及神经特异性

烯醇化酶免疫染色为阴性。肺内脑膜瘤可能为颅内病变的转移灶，因此发现肺内脑膜瘤后应进行全面检查，以除外颅内病变和其他部位转移。原发性肺脑膜瘤的治疗为手术切除，预后较好。

13. 血管类肿瘤 1936 年，Bouer 首次报道 1 例肺血管瘤破裂致死的患者。

（1）海绵状血管瘤：1944 年，Janes 成功地进行了多发海绵状血管瘤的局部切除。肺海绵状血管瘤较少见，它实质上为一种肺动静脉畸形。部分患者可能患有遗传性出血性毛细血管扩张症。单发的肺海绵状血管瘤可施行手术切除。

（2）淋巴管瘤：1974 年，Wade 报道了 1 例肺淋巴管瘤，患者为一 66 岁男性，淋巴管瘤位于右肺上叶。一般淋巴管瘤的瘤体多位于叶间结缔组织内，因此处的淋巴管组织最为丰富。此种类型肿瘤常合并颈部的囊状水瘤或血管内皮瘤。成人罕见此病。儿童淋巴管瘤多位于气管内，婴幼儿气管淋巴管瘤容易引起上呼吸道梗阻。确诊后必要时可行手术切除，手术需同时切除颈部的囊状水瘤等并发肿瘤。

（3）血管瘤：1942 年，Hepburn 报道成功切除了肺血管瘤。肺血管瘤是一种血管畸形，发生部位多在婴幼儿的喉部、声门下或气管上部，肿瘤较大可导致呼吸道梗阻，该病还可能伴有其他部位的皮肤或黏膜下血管瘤。支气管镜检查可以诊断，该肿瘤对放疗敏感有效，此种肿瘤很少累及气管切开水平以下的气管，因此通常的气管切开可用于治疗严重呼吸道梗阻。

（4）血管内皮瘤：为一种良性肿瘤，它有更多的实性瘤体成分，而瘤体的其他部分为血管瘤样畸形。1931 年，Wollstein 报道了 1 例肺内血管内皮瘤，患者为一婴儿，当时称该病为恶性血管瘤，也曾称为血管肉瘤。此病也见于身体其他部位、器官，肺内血管内皮瘤临床少见，常见于婴幼儿，可合并先天性心脏病。血管内皮瘤常表现为肺内单发结节，也可表现为支气管内息肉样病变。肺血管内皮瘤破裂可导致血胸，肿瘤长期存在也可致肥大性肺性骨关节病。若出现上述两种表现，患者常在短期内死亡。

14. 颗粒细胞瘤 1926 年，Abrikossoff 报道了 1 例舌部的颗粒细胞瘤，此为在人体发现的第 1 例颗粒细胞瘤。1939 年，Kramer 报道了支气管内颗粒细胞瘤。其准确来源不明，可能源于原始的成肌细胞、施万细胞或组织细胞。颗粒细胞瘤临床罕见，多为良性，常发生在舌、皮肤及黏膜，乳腺、呼吸道及消化道等不常发生的部位。仅 2% ～ 6% 的颗粒细胞瘤位于呼吸道内。呼吸道颗粒细胞瘤多位于主支气管内，偶有位于周围肺组织者。4% ～ 14% 为多发。多为无蒂或呈息肉样生长的白色结节，表面光滑，边界清楚，直径为 2 ～ 3cm，最大者直径可达 6.5cm。约 20% 的颗粒细胞瘤沿支气管黏膜下生长，偶见侵入周围肺组织，但局部有扩散并不一定提示恶性。该肿瘤可在任何年龄发病，以 30 ～ 50 岁最多见，平均发病年龄为 37 岁。黑种人较其他人种多见。肿瘤多无症状而偶然发现，但肿瘤位于支气管内可导致远端肺不张。病理检查肿瘤无包膜，由大的卵圆形或多边形细胞组成，PAS 染色显示这些细胞富含嗜伊红的胞质颗粒。注意该肿瘤应与支气管腺瘤、息肉、错构瘤、肉芽肿、动静脉畸形及其他恶性肿瘤进行鉴别。根据肿瘤在支气管管腔内的大小及侵犯支气管壁的程度，可采取手术切除肿瘤及其阻塞远端的受损肺组织。此类肿瘤可有局部浸润，可复发，所以不论支气管镜下切除或是手术切除，一定要彻底。有学者提出肿瘤直径大于 8mm 或 CT 显示有周围组织侵犯时，由于不能确定其侵犯气管壁的深度，此时不宜行镜下切除。也有学者建议术后放疗。6% 的非呼吸道颗粒细胞瘤为恶性，可发生远处转移，而下呼吸道颗粒细胞瘤虽有报道邻近淋巴结转移，但尚未发现远处转移的报道，因此其预后尚好。

15. 良性透明细胞瘤 也称为糖瘤，于 1963 年由 Leibow 和 Castleman 首次报道，组织来源不明。有学者根据光镜、组化、超微结构的研究，认为肿瘤来源于细支气管无纤毛上皮细胞（Clara 细胞）或上皮的浆液性细胞。有学者发现肿瘤内一些细胞有神经内分泌功能，但是不能肯定肿瘤细胞的来源，有可能源于 Kulchitsky 细胞。75% 的患者于 45 ～ 59 岁发病，男女发病率无差异。所有患者均无症状。胸部 X 线片显示单发、周围型结节，直径为 1.5 ～ 3.0cm。透明细胞瘤的组织学特点为其类似肾上腺的肿瘤，并含丰富的糖原。因临床非常少见，确诊前需要在病理上除外肺内原发性肺透明细胞癌，以及转移性肾的透明细胞癌。手术切除可达到治愈目的。

16. 肺泡上皮增生 早在 1876 年，Friedlander 就使用"不典型上皮增生"一词来描述肺的特定病变。他通过反复诱发肺炎的动物实验进行观察，提出"在反复发作性肺炎的晚期，支气管壁内及周围组织形成上皮性结节，同样的改变也可发生在人类"。1920 年，Winternitz 提出不典型增生与肺组织瘢痕有关。1953 年，Raeburn 及 Spencer 发现在肺部陈旧性瘢痕的周围，有灶性肺泡上皮增生与肺癌共存。肺泡上皮增生分为典型增生及不典型增生两型，以不典型增生多见。常见于弥漫性肺间质纤维化及肺手术后，也见于无纤维化的肺组织内。临床上其主要与分化好的周围型腺癌相鉴别。目前，尚不能确定周围型腺癌是否由肺泡上皮增生转化而来。肺组织纤维化后发生的肺泡上皮增生常为不典型类型，与周边型、局限性、分化好的腺癌存在内在联系，目前尚缺乏由肺泡不典型增生转化成腺癌的直接证据。有学者通过形态学、免疫组化及电镜等研究也不能证实非纤维化的肺组织内不典型增生是癌前病变。手术治疗肺泡上皮不典型增生的目的往往是为了与肺癌鉴别。

17. 淋巴增生 肺内可以发生几种淋巴细胞增生性病变，并可持续数月到数年，这些病变可表现为局灶型淋巴增生（单发或多发）或弥漫型淋巴增生。局灶型淋巴组织增生称为假性淋巴瘤，特征是存在原胚中心、混合类型的细胞渗出、以小淋巴细胞为主及淋巴结不受累及。弥漫型淋巴组织增生称为淋巴间质性肺炎，细胞渗出类似于局灶型，其中包括原胚中心。另一种类型是淋巴瘤样肉芽肿，其淋巴液渗出含有未成熟细胞，特别是浆细胞系统，常合并脉管炎。以上三型均可发展成恶性淋巴瘤，但彼此之间的关系尚不明确。1961 年，Prichard 将此类疾病命名为"淋巴样错构瘤"；1992 年，Franchi 报道家族性结节样淋巴增生。最初认为此类疾病属于炎性假瘤，后将其归为淋巴样增生。肺内淋巴细胞可位于以下三个部位：①肺门淋巴结；②支气管旁淋巴组织；③肺间质。病毒感染等多种因素可导致淋巴系统免疫反应，使淋巴细胞数量及分布发生异常，慢性肺部感染可造成肺支气管旁淋巴组织增生。肺淋巴增生多为散发病例，个例报道有家族史。肺

原发型淋巴组织肿瘤分为恶性淋巴细胞型的淋巴瘤和良性炎症型假性淋巴瘤，两者均局限在肺内或局部淋巴结。肺淋巴增生被认为是良性疾病，但也有报道此病可发展成恶性淋巴瘤。在病理学上，肺淋巴增生表现为以淋巴细胞及浆细胞为主的肺间质渗出，分为两种类型：①弥漫型，肺内广泛的片状渗出；②局限型，局限在细小支气管壁的结节样渗出。目前尚不能明确这两种类型是一种疾病的两种表现，还是两种不同性质的疾病。有学者通过基因研究认为，假性淋巴瘤及反应性淋巴增生是两种不同类型的疾病。血清中 IgG、IgA 及 IgM 水平可能升高。T 淋巴细胞计数比例失衡，要诊断肺部原发性淋巴系统疾病必须除外纵隔及全身淋巴系统病变。此外，Down 综合征可伴有呼吸系统淋巴组织增生。肺淋巴增生以全身激素治疗为首选。对于单发局限性病变可采用手术切除。

假性淋巴瘤的组织学类似于淋巴间质性肺炎，但较局限，不累及多叶肺。其预后较好，虽无复发，但有恶变的报道。假性淋巴瘤应行肺叶或肺段切除，术中应清扫肺门淋巴结，只有肺门淋巴结阴性才支持原发性肺内假性淋巴瘤的诊断。有学者认为假性淋巴瘤不总是良性表现，也有导致恶性淋巴瘤的可能，因此建议术后进行长期随访。复发者对放、化疗敏感。假性淋巴瘤的发生与几种全身性疾病有关，如重症肌无力、恶性贫血、慢性活动性肝炎、胶原血管病、人体免疫缺陷病毒及 EB 病毒感染。如果怀疑肺结节性淋巴增生，应进行临床及实验室检查除外上述所有疾病。如果患儿有合并自身免疫性疾病、慢性肺浸润灶及实变等家族史，应考虑家族性淋巴增生症。支气管镜活检的诊断率较低，最有效的诊断方法是开胸肺活检。手术切除的目的往往是诊断，并非治疗。

18. 先天性囊性腺瘤样畸形（简称囊腺样畸形） 指末端支气管样结构过度生长，缺乏成熟的肺泡组织，曾被称为弥漫性错构瘤、腺样畸形等。1949 年，由 Chin 和 Tang 首先报道。1955 年，Graham 和 Singleton 成功地施行肺叶切除治疗囊腺样畸形。囊腺样畸形的组织学特点：①呼吸道末端的支气管结构呈腺瘤样增生，纤毛柱状上皮排列在其周围，散布的囊泡类似未成熟的肺泡，

结缔组织基质内存在混乱、无序的弹力纤维及平滑肌；②支气管上皮组成的囊泡黏膜可突入囊腔呈息肉样增生；③囊壁间质内缺乏支气管黏膜腺体及软骨板；④偶见肺泡群排列着类似肠黏膜的黏液分泌细胞，而并不是正常的支气管上皮细胞。根据临床表现及病理特征囊腺样畸形可分为囊性、实性及中间型三型。其中囊性型多见于足月新生儿及年龄稍大的幼儿，很少伴其他畸形，病变以囊性成分为主，可见成熟的肺泡细胞，预后较好。实性型见于刚出生及早产婴儿，常合并其他畸形，以实性成分为主，主要为未成熟的肺泡细胞，常见于黏液上皮及软骨，预后较差。中间型组织病理学表现介于以上两者之间，预后尚好。患者主要表现为反复肺部感染，根据胸部 X 线表现往往不能确诊，胸部 X 线显示为患肺多发囊腔，腔内可见气液平面，单发囊性病变类似肺叶气肿。该病需要与先天性膈疝、支气管源性囊肿、肺隔离症及肺大疱进行鉴别。即使 CT 扫描检查也难以提高诊断率。治疗以手术为主，有个例恶性变报道。有学者认为先天性囊腺样畸形的诊断本身就是手术适应证，包括有症状及无症状者。

19. 肺淋巴管平滑肌瘤病 1958 年，Laipply 和 Sherrick 最早准确地定义了此类疾病。此后在 1966 年，Cornog 和 Enterline 以 "淋巴管肌瘤病" 一词报道了此类病变，并总结了此前以不同名称报道的类似病例。此病临床罕见，目前认为其属于肺平滑肌病变，以肺、淋巴系统（包括肺门、腹部及下颈部淋巴结、胸导管）内的平滑肌结节性及弥漫性增生为主要特征。肺淋巴管平滑肌瘤病仅见于女性，多在生育年龄（30～50 岁）发病，因此认为其发生与雌激素水平有关。肺内平滑肌组织增生，继发呼吸道、静脉和淋巴管阻塞，导致肺气肿、气胸、乳糜胸、肺出血和咯血等疾病。胸部 X 线表现为肺基底部多发性小结节病变，继发性肺实质缺损，形成 "蜂巢样" 改变。镜下可见胸膜增厚及肺间隔包绕着许多充气的囊腔，如蜂窝状囊腔。肺的小叶间隔、胸膜、肺泡壁、细支气管、小静脉及淋巴管肺平滑肌组织呈结节样增生。此种病理表现与肺结节性硬化相似，可能两者之间存在共同之处。患者常发生自发性气胸，此时胸膜固定术及四环素均有利于胸膜腔粘连。

有学者建议行卵巢切除术，如果必要还可行保守性切除术。因为病变范围较大较广，因此临床上广泛根治术比单纯肺楔形切除术应用得更多。但是多数患者因为双侧均有严重病变，不能手术。有学者认为雌激素治疗有效，但也有意见认为雌激素、黄体酮受体阳性仅存在于个别病例中。此病如果不及时治疗，上述并发症最终可导致呼吸功能不全，甚至死亡。虽然肿瘤生长缓慢，但缺乏有效治疗方法，多数患者在发病 10 年内因呼吸衰竭而死亡。目前有学者推荐此类疾病患者接受肺移植治疗。

20. 肺内结节性淀粉样变性 1877 年，Lesser 报道了肺内结节性淀粉样变性的个案病例，患者为 78 岁女性，发现左肺上叶直径达 15cm 的肿瘤，最后患者却死于风湿性心脏病，死亡与肺内肿瘤无关。结节性淀粉样变性可发生于呼吸道的任何部位，淀粉样变性分为三种类型：①气管支气管型，此型又分为局限型和广泛型两个亚型；②肺内结节型，可单发或多发；③肺间质弥漫型。广泛性气管支气管型常累及咽、气管，引起声嘶；局限性气管支气管型最常见于段支气管开口处，表现为圆形、光滑、灰白色的无蒂肿物。肺内结节型是淀粉样蛋白在肺内蓄积呈结节样，周围有巨细胞反应，病变结节可以单发或多发，直径为 2～15cm，多位于胸膜下或邻近大的支气管、血管，而且常可见钙化。三型中仅肺内结节型可行手术治疗。结节型淀粉样变性可发生于任何年龄，以 60～70 岁多见，性别无差异。临床多无症状，常在体格检查时发现。气管或肺内单发结节患者行支气管镜下摘除或开胸局限性切除即可治愈。如气管内广泛病变导致呼吸道梗阻，也可采取手术方法治疗。病理诊断上该病应与炎性假瘤进行鉴别。此外，本病还可合并多发性骨髓瘤。单发或局限性病变切除术后无复发，但是多发性弥漫型病变尽管进展缓慢，终会因严重影响肺通气和换气功能造成呼吸衰竭而导致死亡。

21. 肺透明肉芽肿 1977 年，Engleman 报道了肺透明肉芽肿。本病由透明结缔组织构成，为肺内感染或炎症导致大量玻璃样变的结缔组织聚积成瘤。发病年龄为 24～77 岁，平均年龄为 42 岁。男女发病无差异。可无临床症状，偶尔也有咳嗽、气短、胸痛和体重下降等表现。大体检查，肺透明肉芽肿呈结节状，大小不等，直径由几毫米至15cm，常为多发性病变，可累及双侧肺组织。手术切除不仅可以明确病变性质、确定诊断，还可去除病灶，达到治疗目的。

22. 肺畸胎瘤 1839年，Mohr报道了畸胎瘤，本次报道与其后的几例报道一样，均未能明确说明肿瘤的良恶性质或部位。直到1937年，Laffitte明确报道了左肺上叶支气管内良性畸胎瘤。畸胎瘤常含有1～3个胚层分化而来的组织，如皮肤、头发及其他皮肤的附件组织，还可有胰腺或骨组织。原发于肺内的畸胎瘤极少，临床更多见的是原发于前纵隔的畸胎瘤。其生长扩大后可累及肺部。原发于肺内者多位于左肺上叶前段或其支气管内。发病年龄为19～68岁，女性多于男性。本病患者可有咳嗽、咯血及胸痛等症状，但均无特异性。影像学检查发现肿瘤内有脂肪组织、钙化及周边空洞等表现可提供诊断线索，但术前确诊仍有困难，需要与睾丸肿瘤肺部转移及纵隔肿物直接侵犯肺部进行鉴别。手术是唯一有效的治疗方法，彻底切除可达到治愈目的。

23. 肺内胸腺瘤 胸腺瘤位于纵隔的胸腺组织内，肺内胸腺瘤临床罕见。目前认为其来源为异位胸腺组织散布在肺内及肺门旁，这些异位的胸腺组织可以发生胸腺瘤。肺内胸腺瘤需要与纵隔胸腺瘤的肺内转移进行鉴别，临床上所见累及肺组织的胸腺瘤绝大多数由纵隔胸腺瘤直接侵犯或转移造成。

24. 肺囊性纤维组织细胞瘤 1990年，Joseph报道了该病。组织学上，肺囊性纤维组织细胞瘤与皮肤或身体其他部位的良性组织细胞瘤相同，肺内肿瘤在间质组织内增殖，并有肉眼或镜下可见的囊性变。该肿瘤为两肺同时受累，表现为结节状或囊状肿瘤，也可两者共存。病变生长缓慢，缺乏临床症状，偶可有气胸及胸闷气短等表现。本病治疗以控制并发症为主，无其他特殊治疗。

25. 囊状纤维性骨炎 最常见于黏膜下生长，它起源于气管软骨，可能有骨化，表现为多发黏膜下生长的肿瘤，肿瘤在软骨环之间生长并扩展到气管全长。病理上气管软骨常覆盖有完好的黏膜，仔细检查可见多发无蒂扁平小结节突入到气管腔内，气管壁增厚变硬，骨化的主要部分局限于气管软骨部，膜部相对正常。病变从声带下几厘米开始，向下扩展到隆突，偶尔支气管受累，通常气管及支气管管腔直径明显缩小，但不影响呼吸功能。该病进展缓慢，无明显并发症，很少引起严重临床症状，因此，患者常无手术处理适应证，偶尔需要进行支气管镜下切除。

（戈 烽 张志庸）

第十六节 肺减容术治疗肺气肿

肺气肿是一种进行性、致残性疾病，属慢性阻塞性肺疾病（COPD），是目前人类第四大致死病因。肺气肿累及范围很广，在美国约有200万肺气肿患者，而且随着吸烟和空气污染的日益加剧，肺气肿发病率还有增高的趋势。在世界范围内，肺气肿是两大死亡率逐年增加的疾病之一（另一种为肺癌），1980～1992年，肺气肿年死亡率增加了64%。由于肺气肿患者多、死亡率高，因此对肺气肿和COPD的治疗近年来备受重视。

既往对于肺气肿常规采用保守性药物治疗，这些方法对患者生活质量的提高和生存状况的改善程度有限，大多数肺气肿患者的症状越来越多。药物治疗的局限性促使临床医师思考引入其他治疗方式的可能性，包括外科介入方法，希望能对一部分患者的症状改善有所裨益。1957年，Brantigan和Mueller介绍了肺减容手术治疗肺气肿的概念，并预测肺减容是唯一有效改善严重肺气肿患者气体交换机制的办法。1995年，Cooper医师重新将肺减容术引入临床，并进行深入探讨，肺减容术被广泛关注，同期也出现了大量有关肺减容术治疗肺气肿的临床报道。已有部分证据显示，对于重度肺气肿患者，肺减容术治疗比传统的内科药物治疗能使患者更多受益，从而延长患者生存期。

一、肺气肿的病理生理学改变

肺气肿指各种原因引起的肺泡和肺泡管永久性异常扩大，肺泡壁破坏，以致肺内残气量增多。根据受累肺泡的范围分为小叶中心型肺气肿（常位于肺尖部）、全小叶型肺气肿（常在肺基底部）

和远端小叶型肺气肿。全小叶型肺气肿和小叶中心型肺气肿的发生与吸烟有关，这两种类型的肺气肿常合并存在，均匀分布在肺的上叶或下叶。随着肺气肿逐渐加重，呼吸道梗阻的程度也在进展。细支气管炎症反复发作造成了小气道梗阻、肺间质破坏，以致呼吸道机械支持力丧失，使其塌陷和呼吸道梗阻，从而进一步加重了肺气肿（图10-16-1～图10-16-6）。因为病变肺泡丧失了换气功能和弹性收缩功能，所以对患者肺功能的主要影响表现为失用性和占位性两方面，也就是说，除了病灶本身的气体交换功能丧失之外，还会挤压相邻的正常肺泡组织，影响其正常的换气功能和收缩功能。随病情进展，受累肺泡越来越多，肺泡越胀越大，患者会出现典型的过度扩张的胸壁－膈肌下降呈扁平，肋间隙增宽，变成水平肋。

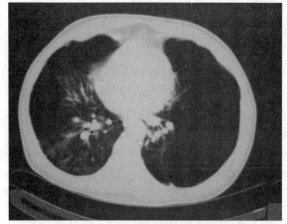

图 10-16-3　与图 10-16-1 为同一患者，肺气肿 CT 像

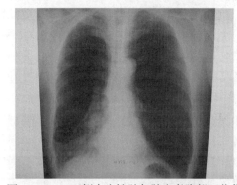

图 10-16-4　双侧大疱性肺气肿患者胸部正位像

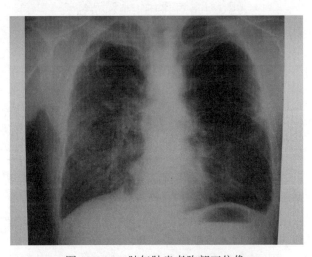

图 10-16-1　肺气肿患者胸部正位像

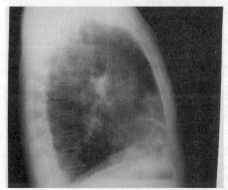

图 10-16-5　与图 10-16-4 为同一患者，胸部侧位像

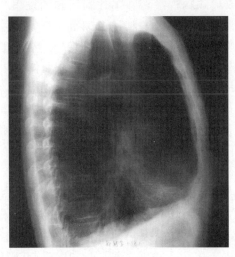

图 10-16-2　与图 10-16-1 为同一患者，肺气肿胸部侧位像

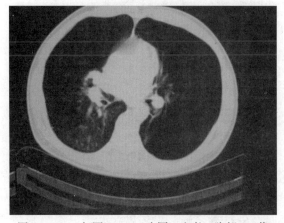

图 10-16-6　与图 10-16-4 为同一患者，胸部 CT 像

肺气肿患者呼吸肌肌肉功能也发生明显的变化，其辅助呼吸肌、肋间肌也不能在正常长度 - 张力曲线上工作。膈肌的膨升程度减低，使其收缩时不能形成足够的胸腔内负压。膈肌变平后，收缩时向下牵拉下部胸廓，挤压肺，对呼吸的影响产生反向效果，膈肌收缩时胸廓变大，使吸气功能变成呼气功能。

肺泡壁结构的破坏使肺毛细血管床减少，肺微循环的破坏使肺血管阻力增高，肺气肿患者的肺血流阻力与肺一氧化碳弥散能力呈反向相关，因此肺气肿患者在肺动脉高压出现之前一段时间内存在着气体交换功能的严重损害。

α_1 抗胰蛋白酶缺乏和肺气肿之间关系的研究揭示，由于肺内蛋白酶和抗蛋白酶含量不平衡，破坏了肺泡间隔，从而产生肺气肿，大量肺气肿动物模型的研究支持这一假说。人类肺气肿的研究证明，肺气肿患者的弹性多肽浓度增加。吸烟可增加弹性蛋白溶解活性，抑制肺成纤维细胞浸润，增加其对弹性蛋白酶组织敏感性，抑制抗弹性蛋白酶活性。这些发现支持吸烟打破了弹性蛋白酶和抗弹性蛋白酶之间的平衡，从而造成肺的微细结构破坏，最终引起肺气肿。

二、肺气肿的预后

肺气肿和COPD患者的预后与很多因素有关。与生存呈正相关的因素包括第一秒用力呼气量（FEV_1）、气流梗阻恢复能力、运动能力、弥散能力、潮气量等。与生存呈负相关的因素有年龄、FEV_1 降低、静息心率、动脉二氧化碳张力、肺动脉压、肺总量、严重呼吸困难、吸烟和营养不良。严重肺气肿患者，如果 FEV_1 在预计值的 30% 以下，其 1 年生存率和 5 年生存率分别为 90% 和 40%。如果 COPD 患者需要住院治疗，其住院生存率为 80%，年龄超过 65 岁的患者 1 年生存率仅 41%。

三、肺气肿的内科治疗

肺气肿内科治疗包括停止吸烟，减少暴露于污染的环境，接种流感疫苗以减少病毒性肺炎的发生，对于 α_1 胰蛋白酶缺乏患者用蛋白替代治疗亦是有效措施之一。很多患者需要用药物来缓解临床症状，如支气管扩张剂（拟交感神经药、抗胆碱能药物、茶碱、黏液溶解剂）。怀疑有细菌感染者，可间断应用抗生素，另外还有激素和机械通气等。气管插管机械辅助通气只适合病情严重或急剧恶化且症状有可能恢复的患者。长期吸氧治疗的指征是低氧血症。通过治疗可以延长患者生存时间，改善肺循环的血流动力学，减少心脏负荷，增强活动能力。

呼吸功能训练能减少 COPD 患者的住院时间和重复住院次数，大多数中、重度肺气肿患者均能从心肺功能恢复锻炼中获益，但功能恢复锻炼以后，呼吸功能和气体交换指数等客观指标结果并无明显改善。

终末期肺气肿患者均有蛋白能量缺乏性营养不良，因此营养支持也很重要。

四、肺气肿的外科治疗

1. 手术方式演变

（1）历史背景：由于终末期肺气肿患者生存质量差，生存期有限，长期以来出现了多种外科治疗方法，试图对药物治疗反应不佳的患者进行手术。基于骨性胸廓容积有限且相对固定，已经发生了气肿的肺在胸廓内不能再充分膨胀这一概念，早在 20 世纪初，就有学者采用切除肋软骨和骨膜的方法以减轻胸壁的硬度。结果显示接受治疗的患者呼吸困难程度有所减轻，潮气量也有轻度增加，但总体结果不能令人满意。之后有学者认识到肺气肿的基本问题是肺高度膨胀，引发了胸壁成形和膈神经切除治疗肺气肿的设想，但事实证明手术后呼吸困难反而加重。有学者尝试用腹腔内加压和人工气腹使膈肌抬高，临床也无明显效果。又有学者提出切除胸膜来刺激新生毛细血管向肺内生长，这一手术能否改善呼吸功能也缺乏足够的证据。切断神经支配来减少气管、支气管张力，从而减轻呼吸困难，最终也无明确的生理学依据，尝试均告失败。

（2）肺移植：20 世纪末以来，随着身体其他脏器移植不断成功，肺移植治疗终末期肺气肿患者取得了成功。肺移植最初被用来治疗终末期限制性肺部疾患，1989 年才开始对 COPD 患者尝试进行单侧肺移植，近年来，COPD 患者已经成为肺移植最普遍群体（占 1/3 ～ 1/2）。对于肺气肿患者，理想的肺移植方式是单肺移植还是双肺移植尚有争议，COPD 患者肺移植术后近期生存率为 90%，4 年平均生存率为 60%，与肺移植者相比，生存时间相同或略长。然而，应用肺移植治疗肺气肿存在几个具体问题：被移植者必须经 10 ～ 25 年时间等待合适的供体，而等待期间的年死亡率为 10%；移植手术费用很高；长期应用免疫抑制剂可能继发血液系统恶性肿瘤，增加感染发生率；很多患者可能出现移植肺闭塞性细支气管炎，造成严重呼吸困难，需要再次进行肺移植。正是由于这些原因，临床医师需要找到某种成本投入更少、不良反应更小的治疗终末期肺气肿的手术方式。

（3）肺减容术：对弥漫性肺气肿患者进行肺减容手术由 Brantigan 和 Mueller 在 20 世纪 50 年代末首先提出，他们的理论基础是在正常状态下，膨胀的肺弹性可以传递给相对细小支气管，并通过环周的弹性牵拉力使细小支气管保持开放状态，肺气肿患者丧失了保持支气管开放的环周牵拉力。假设通过减少肺容量可以恢复放射性牵拉力，能保持细小支气管开放状态，从而减少呼气时气流的梗阻，减轻呼吸困难。但以后的临床资料很少发现有支持肺减容治疗肺气肿观点的客观证据，因而这一方法未能被采纳作为治疗肺气肿的常规手术方式。

1995 年，Cooper 等重新尝试用肺减容术治疗弥漫性肺气肿，再次启用这种手术方式主要基于麻醉和外科技术的进步，包括随着肺移植治疗肺气肿临床经验的积累，证明了肺气肿患者在单肺通气麻醉下可以安全手术；此外，肺气肿患者接受肺移植治疗，术后早期胸廓形态就可恢复到接近正常，并在采用正中胸骨劈开施行双肺手术及有效防止肺大疱手术后的漏气方面均积累了较多的成功经验。

最近有些学者提出肺减容术可以作为肺气肿患者等待肺移植的"桥梁"。对于终末期肺气肿患者，是行肺减容术还是行肺移植，哪种更适合？资料显示，两种手术方式均有各自的优缺点，也均出现较多并发症。在术后早期肺功能改善方面，单侧肺移植优于双侧肺减容术，但肺移植手术费用高、术后需要长期应用免疫抑制剂，随访期间

的死亡率较高。另外，肺减容术为非根本性治疗，它的疗效能维持多久？以后是否还需要再次行减容手术？最终还需要肺移植吗？这些问题均未能解决。

2. 肺减容术的现状

（1）手术指征：现在公认单纯肺气肿患者，有严重的肺功能损害，在 Modified Medical Research Council 呼吸困难分级中为 3 级或 4 级，影像学显示肺气肿病灶明确并相对局限的患者均适合进行肺减容术。肺减容术的手术指征如下。

1）肺气肿诊断明确。

2）严重呼吸困难（Modified Medical Research Council 呼吸困难 3 级或 4 级）。

3）应用支气管扩张剂后 FEV_1 ＜预计值 35%。

4）肺残气量＞预计值 200%。

5）肺总量＞预计值 120%。

6）CT 显示肺气肿病灶位置明确，并相对局限。

7）核素扫描显示肺血流灌注分布存在区域性差异。

8）能够参加术前肺功能康复训练。

肺减容术的禁忌证如下。

1）年龄＞ 80 岁。

2）6 个月内吸入任何烟草。

3）肺动脉高压［收缩压＞ 6.0kPa（45mmHg），平均压＞ 4.6kPa（35mmHg）］。

4）静息状态动脉二氧化碳分压＞ 7.2kPa（55mmHg）。

5）肥胖（＞ 1.25 理想体重）或消瘦（＜ 0.75 理想体重）。

6）冠心病，不稳定型心绞痛。

7）对生命有影响的其他疾病（未能控制的恶性肿瘤，严重充血性心力衰竭，严重肝硬化，肾衰竭需要透析）。

8）呼吸机依赖。

9）严重慢性支气管炎、支气管扩张或哮喘。

10）影像学显示肺气肿病灶呈弥漫性分布，难以确定手术切除区域（靶区）。

（2）手术前准备程序：除了常规项目（病史、体格检查、血清生化检查、心电图和尿样分析）外，标准的术前准备工作包括胸部 CT 明确肺气肿相关的结构改变，对目标切除区域进行定位，同时还

可以筛查肺癌。放射性核素肺通气／血流灌注放射性扫描显示通气和血流的区域性差异，对目标区域定位。另外，多普勒心脏彩超可以评价左、右心功能，以及瓣膜功能，此检查有助于排除心源性呼吸困难；右心功能检查可以确定有无肺动脉瓣关闭不全、三尖瓣关闭不全、右心室肥厚、右心室扩张，怀疑肺动脉高压时，应行右心导管检查。

在应用或不应用支气管扩张药物的情况下检测肺功能，如肺容量和肺残气量测定、心肺功能运动试验和6分钟步行试验，多年来后者被用于评估肺移植术后肺功能，现在也被用于肺减容术，这一试验简单、可靠、易行且可重复。

服用激素的患者一旦被定为肺减容手术对象，术前准备期间应当逐渐停止口服激素或将泼尼松控制在20mg/d以下。康复训练可促进呼吸功能恢复，包括适当呼吸锻炼，上身伸展运动，也可通过补充营养、爬山、骑自行车或其他器械锻炼改善全身状态。在康复训练中，应监测动脉血氧饱和度，吸氧使饱和度达到90%以上。康复训练的目标是患者能连续30分钟不停顿地爬山、骑自行车。患者每2周到医院进行体检，确定是否达到训练目标。

3. 肺减容术的理论基础 肺气肿因肺间质慢性炎症所致，炎症引起肺泡壁破坏，导致终末支气管远端的气腔扩张，形成异常的间质改变，间质破坏使正常肺间质作用在细支气管上的环形牵拉力减小，放射状牵力作用使小气道在整个呼吸周期呈开放状态，直到呼气末胸部和肺的弹性回缩力达到平衡。由肺泡破坏所致的肺泡驱动力和牵扯力减少的综合作用使小气道在呼气相早期关闭，引起呼气气流受阻和过度充气。气体在肺内存留限制了吸气能力，明显地损害了患者最大呼吸能力，最大自动通气指数降到最低。

理想的肺减容术适应证：应在放射性核素肺通气／血流灌注扫描上表现出明显的病变区域（靶区），其特点是存在单个灌注减低的区域，而且这个区域同时在通气扫描上有气体存留，患者肺的其他部位灌注良好。如果低灌注区均匀弥漫性地分布在肺内，则被视为肺减容术的禁忌证。

肺减容术的目的是切除功能异常的病变区域，减少残留气体，有4个因素使肺气肿患者接受肺减容术后呼吸状态得以改善，这4个因素相互影响、相互关联。

（1）改善肺弹性回缩（顺应性）：Brantigan的研究提示，手术切除了部分病变肺组织，其余的肺代偿性膨胀可以改善弹性回缩，从而重新建立环周牵力以保持小气道开放，减小呼气时呼吸道阻力，改善呼气气流。

（2）改善肺通气／血流匹配：肺气肿患者吸入的气体存留在病变区域，致肺组织过度膨胀，毛细血管床破坏，弥散功能降低，最终体循环 CO_2 水平升高。另外，高度膨胀的病变肺组织压迫邻近区域的相对正常肺组织，产生通气不足或引起肺不张，血流灌注到低充气区，形成动静脉分流，引起低氧血症。切除功能异常的肺组织可以使上述情况得以改善，减轻低氧血症和高碳酸血症。

（3）改善呼吸肌有效收缩：呼吸肌包括膈肌、肋间肌，均在理想长度下才可以产生最大张力，肌肉过度伸张，收缩力反而减低。肺气肿高度膨胀的肺组织使肋间肌过度牵拉，膈肌低平，呼吸肌收缩的效能和强度均减低。切除病变肺组织使肺容量减少，胸廓变形恢复到相对正常大小，肋间肌达到最佳收缩前长度，膈肌恢复"屋顶"状，能使呼吸肌做功更有效，从而改善通气。

（4）改善心血管血流动力学：肺减容术使原来不张的肺膨胀，原来低灌注的肺毛细血管重新充盈，有利于改善右心功能，减轻右心后负荷。另外，在机械通气的情况下，终末期肺气肿患者肺内气体存留会产生所谓"肺填塞"现象，胸膜腔内压明显增高将引起体循环静脉回流障碍。肺减容术可减少胸膜腔内压，使静脉回流增加，右心室前负荷增加。

肺减容手术后，上述因素的综合作用使呼吸循环功能得以改善，至于哪个因素更重要尚无定论，且因人而异。

4. 手术方式

（1）激光治疗方法：Wakabayshi和Barker等首先提议采用激光治疗终末期肺气肿，以后Little、Hazelrigg、McKenna等也进行了这方面的工作，各种激光（ CO_2 ，Nd：YAG）经过不同途径灼闭气肿的肺组织，总的手术死亡率为5.5%～16%，术后需1～5天机械通气，主要并发症是大量漏气，15%～45%的患者有中、重度皮下气肿，30%左右的患者持续漏气，平均胸腔引流管放置5～13天。

术后随访 1 ~ 6 个月，患者主观呼吸困难症状均有改善，FEV_1 增加 14% ~ 27%，6 分钟行走距离增加 24%，需要吸氧的患者人数降低 18%。但是有些指标的改善可以通过术前正规呼吸功能训练达到，因此最终尚不能肯定激光治疗的作用。

（2）肺切除方法：1995 年，Cooper 报道了经正中胸骨切口双侧钉夹切除法治疗 20 例终末期肺气肿患者的初步结果，全组无手术死亡，术后 FEV_1 平均增加了 82%，血氧分压增加了 0.8kPa（6mmHg），吸氧人数明显减少，生活质量明显提高。一般认为，终末期肺气肿患者的肺功能较差，对手术耐受性也差。

21 世纪初，VATS 发展迅速，日益普及。胸腔镜手术创伤小，对患者呼吸功能影响少，可使术后疼痛和肺部并发症减少到最小程度，有益于患者恢复。对于肺组织质量整体较差的患者，建议在钉夹表面加垫片，如人工衬片或心包片，可大大降低术后漏气风险。McKenna 等总结对比了用 VATS 技术进行单侧、双侧肺减容手术后患者的情况，指出在缓解呼吸困难、减少吸氧方面，双侧肺减容优于单侧。对双肺均有病变而无禁忌证的病例，应当采用双侧手术方式，只有病变局限于单侧或有特殊禁忌证（既往开胸手术史、胸膜粘连）时，才施行单侧肺减容手术。

有关肺减容手术切除多少肺组织对患者最为有利，目前尚无定论。一项动物实验表明，切除 15% ~ 20% 气肿的肺组织将使肺的顺应性和弹性回缩力增加，残气量减少，肺的弥散功能有轻度提高。切除范围 > 25%，肺顺应性和弹性回缩力增加，残气量减少，与切除 15% ~ 20% 时类似，肺的弥散功能明显降低。另外有学者认为，减容手术后剩余肺的形状应尽可能保持与胸廓形状一致，这对肺均匀复张可能有益。

Cooper 和 Patterson 对 100 例肺减容术后患者进行随访，结果显示其 1 年实际生存率为 94%，虽然 FEV_1 的增加幅度略有降低，但 6 分钟行走能力有明显改善（增加 25%），血氧分压平均增加 1.2kPa（9mmHg），呼吸困难缓解，生活质量提高。

在 1998 年 1 月至 2002 年 7 月进行的"美国国家肺气肿治疗试验"（National Emphysema Treatment Trial，NETT）中，随机进行了肺减容术和药物治疗患者的对比研究，结果显示手术组和内科治疗组之间的整体死亡率没有差异。手术组患者术后在运动能力、步行距离、FEV_1、生活质量等方面都有显著改善，重要的是，后续截至 2006 年的随访发现，手术组患者的生活质量和运动能力的改善都是长期持续的。在 NETT 的早期阶段，研究人员发现对于 FEV_1 < 20% 预测值的患者和 CT 或一氧化碳弥散量（DLCO）测定显示肺气肿病灶呈均匀分布的患者，手术治疗对活动耐力、FEV_1 指标、主观生活质量都没有明显的改善；而肺减容术后 30 天内的死亡率为 16%。由于这样的高死亡率，研究人员随即对 NETT 进行了修正，排除 "FEV_1 < 20% 预测值的患者" 和 "CT 或 DLCO 显示肺气肿病灶呈均匀分布的患者" 入组。这意味着，病灶分布的不均匀性可能是影响预后的最重要因素。因此，对于病灶分布均匀、难以确定目标切除区域的患者（双肺弥漫性肺气肿，缺乏靶区）来说，不适宜肺减容手术，肺移植或许是唯一的手术选择。

有学者认为，肺减容术解决了胸廓固定性与气肿肺持续膨胀的矛盾，解决了通气 / 血流不匹配问题，因而改善了肺通气和换气，改善了患者的运动功能和生活质量。但是肺减容术并不能降低患者的死亡率，可能是因为肺减容术并未解决肺气肿的根本原因，也就是说不能阻挡肺气肿的进展，它是一种姑息性治疗方法，不能改变肺气肿的自然病程，不能根本性阻止肺气肿的发生及进展。

5. 结论 肺减容术是治疗终末期肺气肿患者的一种重要的姑息性治疗方法。医学界尝试用外科手术方法治疗肺气肿已经进行了近 100 年，在近 20 年更是取得了长足的进步，但是肺减容这一概念还有待进一步完善，肺减容手术治疗终末期肺气肿的效果，也还需要时间和临床经验的继续积累。现有的资料证明，肺减容术可以在临床上实施，其并发症和死亡率不高，同时能在一定程度上、一段时期内改善终末期肺气肿患者呼吸功能和生活质量，但是它的长期效果并非原想的那样满意，同时也存在很多方面的问题，有待进一步研究，如高龄、活动性支气管炎和肺动脉高压是否为绝对禁忌证；肺尖部减容与基底部减容效果是否一致？肺减容手术切除多少肺组织合适，如何测量；随访多长时间才能判定肺减容手术对终末期肺气肿患者的生存有益；肺减容术能否减少常规终末期肺气肿患者治疗过程中的费用等。随着肺移植的成功率和远期效果不断提高，对于肺减容术的热情趋向于降低，但无论如何，肺减容术仍不失为等待肺移植术期间一种权宜之计。

（任 华 肖 博）

第十七节　肺动脉栓塞

1846 年，Rudolph Virchow 报道通过尸解发现肺动脉栓塞，证实了造成肺栓塞的血栓来自盆腔和下肢静脉，自此肺栓塞一直是一个受临床关注的热点问题。每一位临床医师都遇到过静脉血栓形成的高危患者。静脉血栓引起的肺栓塞是一种严重致死性疾病，是住院患者常见并发症之一。美国每年约有 60 万例患者发生肺栓塞，10 万例患者死于肺栓塞。在死于肺栓塞的患者中，约 50% 的患者死亡前没有得到确诊和接受正确治疗。6 万～ 9 万例肺栓塞患者于发病后数小时内死亡，约 1 万例患者在得到诊断和治疗后死亡。未能做出正确诊断和治疗的患者病死率是正确诊断治疗组的 4 ～ 6 倍。肺栓塞病例增加的主要原因是患者寿命延长，年龄增大，手术量增多，特别是大手术增多，以及诊断水平和一线复苏水平的提高。肺栓塞的先发病变——深静脉血栓形成患者往往病史不明确，体检缺乏特异性阳性体征，也缺乏可靠的非侵入性实验室检查手段，以及患者同时合并其他疾病，这些均是造成肺栓塞诊断困难的原因。此外，肺栓塞的临床表现又常常与其他疾病的症状相混淆。随着科学技术的发展和进步，现代医学理论和医疗技术水平发展使得我们能够对肺栓塞这一疾病进行及时诊断和有效治疗，较之前有了较大进步。尽管如此，今天它的病死率仍较高。从发生的根源看，只有积极预防深静脉血栓形成才能有效地预防肺栓塞的发生。

一、肺栓塞的病理改变

肺栓塞多见于中老年、长期卧床、不活动的患者，有慢性充血性心力衰竭和心房颤动的患者更容易发生肺栓塞。心肌梗死、脑血管意外和癌症患者易于发生下肢静脉血栓形成，骨折、前列腺手术、外科大手术、妊娠、分娩后也容易发生静脉血栓形成。尸检时肺栓塞很常见，40 岁以上患者，肺动脉内存在新旧血栓者占 64%。死于肺栓塞者的尸检报告显示，血栓直径为 1 ～ 15cm，最长可达 50cm，而小的碎屑状血栓更常见，右侧肺多于左侧肺，肺下叶多于上叶。血栓多来源于体循环的静脉系统，以髂静脉和股静脉最多见。急性肺栓塞的血栓呈暗红色，为易碎的血栓组织。亚急性或慢性肺栓塞的血栓由三部分构成，远端为白色血栓，主要成分为血小板，中间部分为脱落血栓内所含的纤维素，近侧是新鲜血栓，是血液在闭塞的盲端凝固而成（图 10-17-1）。

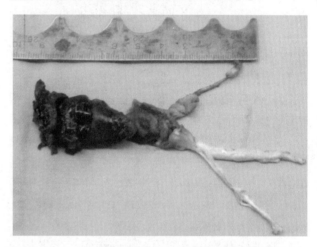

图 10-17-1　亚急性或慢性肺柱塞的血栓由三部分构成，中间部分是脱落血栓，其中含有纤维素，远端是白色血栓，以血小板成分为主，近侧是新鲜血栓

二、肺 梗 死

肺栓塞的严重后果是肺梗死，即在肺栓塞远端发生了组织死亡。传统的观点是肺接受双重供血，即支气管循环和肺循环，肺循环主要保证机体氧气和二氧化碳气体交换，支气管动脉保持支气管的营养代谢。近来的研究显示，另一个供氧源来自肺静脉侧。由于多源供氧，当肺动脉供氧受损时，一般不产生肺实质缺血，即使发生肺实质缺血和梗死，也仅局限在肺缺血的周围部分。肺栓塞后通常不易发生肺梗死。当这些部位的支气管循环也减少了，肺栓塞后支气管动脉发生收缩，从而加重了损害肺的氧供。因此，只有较大的肺栓塞容易发生周围肺组织梗死。当患者合并

左心功能不全或 COPD 时，更容易发生肺梗死。

三、肺栓塞的病理生理学

栓子栓塞肺动脉后主要影响肺组织、肺循环和气体交换，其作用机制、发生发展过程非常复杂，而且即使相同疾病的患者之间表现也不尽相同。肺栓塞后气体交换异常的类型和严重程度受许多因素影响，包括栓塞的血管大小、血管是否完全堵塞、是否存在心肺血管疾病、是急性栓塞还是慢性栓塞，以及栓塞发生到治疗间隔的时间长短等均有着重要的作用。

肺栓塞后生理无效腔和肺泡无效腔增加，引起右向左分流、肺通气/灌注比失衡、混合静脉血氧张力下降，这些综合作用的结果是低氧血症。由于未栓塞区域血液过度灌注形成了单位肺的低通气/灌注比，栓塞区域还可发生肺不张，栓塞溶解和栓塞区域再灌注均可造成肺通气灌注异常。所谓肺不张由多种原因引起。肺动脉血流量被阻断，发生缺血性肺不张导致肺表面积减少。灌注和通气显像显示在肺的低灌注区域出现气体移动，从而产生区域性低碳酸血症，继之引起细支气管和肺组织收缩，从而出现肺不张。从包绕血小板的栓子上释放出来的体液介质使肺收缩和肺表面积丧失，这也促进肺不张的发生。

在各种肺栓塞的动物实验中，栓塞后肺水肿对低氧血症起着重要作用，但是这些动物实验的结果与人并不完全相同。另一种情况是发生肺动脉高压，右心室负荷增加，右房压增加，使卵圆孔开放形成心内的右向左分流，约15%的正常人可能存在卵圆孔持续开放。

肺栓塞后最初的结果是气体交换异常，人体生理反射可以使这种情况尽快恢复，包括低碳酸血症刺激支气管收缩，低氧也使血管收缩。这些作用分别使肺通气减少，增加通气/灌注比，减少肺灌注，降低通气/灌注比。气体交换异常还可由肺外因素引起，在已存在分流和通气/灌注比不适当的情况下，出现动脉氧分压下降和混合静脉血氧分压下降，混合静脉血氧分压下降促使心排血量降低，并使心排血量不能随代谢的变化而增加，当肺栓塞发生在已有心脏病的患者中时，常发生严重的心排血量下降。

四、肺栓塞的血流动力学影响

急性肺栓塞后血流动力学受损程度与血管阻塞程度相关。栓塞后的直接后果是肺动脉压升高，只有肺动脉栓塞程度超过50%时，才发生肺动脉高压。肺动脉压升高引起右心做功增加。正常人右心室是一个薄壁腔，缺乏做高强度功的条件来对抗高压，右心的代偿能力有限。在没有心肺疾病的患者中，机体可耐受的最大平均肺动脉压是5.33kPa（40mmHg）。右心室容量增加造成室间隔向左移动，影响了左心室舒张。右心室负荷增加，使右心需氧量增加，如果发生动脉压下降，则产生右心缺血，进一步降低心排血量，患者可能死于心律失常或右心功能不全。当患有心肺疾病时，即使肺血管阻塞程度低于50%也可能出现严重的血流动力学不稳定和循环衰竭。循环衰竭的原因是肺血管床的截面积减少，通过肺的血流阻力增加，肺动脉压增高。维持循环的因素主要取决于右心是否能对抗肺栓塞后的阻力，否则即发生右心衰竭。在这种情况下，左心功能完全取决于右心功能。动物实验发现，这时使用动脉升压药物改进冠状动脉对右心的灌注可使动物存活。当压力负荷持续存在时将发生右心衰竭、急性肺功能不全和休克。

肺栓塞发生后机体反射和体液作用对血流动力学的影响机制早已引起人们的关注。血小板去颗粒作用并释放各种血管活性介质促使肺血管收缩。这些反射和体液的共同作用引起严重的血流动力学障碍。当患者已有心肺疾病，并且肺血管储备能力已经下降，即使是小的肺血管栓塞也可能引起严重的肺动脉高压和右心功能不全。需要指出的是，血流动力学障碍不能完全解释由肺动脉高压造成的结果，因为右心衰竭时，心排血量下降，肺动脉压也下降了。因此，不能完全以肺动脉压作为诊断和治疗肺栓塞的指标。

五、自 然 病 程

急性肺动脉血栓栓塞后的过程复杂，且处于动态变化中。肺循环本身对血栓的反应包括血流冲碎血栓并使其变形，这可解释为什么在血栓栓塞几分钟到几小时后血流动力学又能够得以恢复。在肺栓塞发生随后的几天到几周，机体同时出现复杂的血栓纤溶和机化过程，以恢复血管的通畅。血块机化过程较纤溶过程更长，通过机化过程，血栓内膜化并融入血管壁，导致不同程度的内膜瘢痕化或形成网状再通，最后血栓完全溶解。这一过程不论使用抗凝还是溶栓都会自然发生。人体肺栓塞溶解的时间尚不清楚，一些研究显示为急性栓塞后 6～8 天。对大多数患者，很少采用血管造影成像或放射性核素成像来证实血栓溶解。有研究通过溶栓剂的临床试验显示，使用肝素的患者栓塞发生后血栓溶解过程在 2 周内最迅速。治疗 5 天后，放射性核素检查显示 36% 血栓被溶解，14 天时 52% 被溶解，3 个月时 73% 被溶解，1 年时 76% 被溶解。存在心肺疾病时，肺栓塞溶解速度减慢，肺栓塞溶解程度可通过肺通气 / 灌注扫描或肺动脉造影来随诊观察。

大多数患者肺栓塞可被完全溶解，少数患者未溶解的血栓持续存在，这些患者缺乏急性肺栓塞症状，但是经过数月或数年可逐步发展为肺动脉高压。这种情况多见于临床未能诊断和治疗、反复多次发作的肺栓塞患者。反复多次栓塞发生的肺动脉高压与原发性肺动脉高压症状十分相似，肺灌注扫描是最重要的鉴别诊断方法。

六、肺栓塞的诊断

近年肺栓塞的诊断方法已被确定，尽管肺栓塞的临床症状和体征多是非特异性的，但最开始出现的症状极为重要，它能帮助临床医师明确肺栓塞的诊断。对于任何高危患者，出现肺栓塞的相似症状时都应该提高警惕。

1. 症状 两个因素在诊断肺栓塞中起重要作用，即栓塞前心血管症状和栓塞的严重性。临床上呼吸困难和胸痛最常见，一半以上的患者有焦虑感和咳嗽。有极度焦虑及濒死感、晕厥或近似晕厥者常提示为大块肺栓塞。呼吸困难的程度和严重性依患者个人情况及病情而不同，大多数患者呼吸困难持续时间较短。呼吸困难的程度和时间与栓塞程度有关。胸痛有两种类型，一种是胸骨后钝性沉重感和紧缩感；另一种是胸膜炎性胸痛，此种胸痛更常出现，特别是发生较大的栓塞

并发肺梗死和充血性肺不张时。在一项经尸检或血管造影成像证实的研究中，21% 的患者有胸膜炎性胸痛。较大肺栓塞发生后另一个常见症状是咯血。当患者无呼吸困难、胸痛和呼吸过速时，往往不能做出肺栓塞诊断。在一项纳入 328 例血管造影成像证实的肺栓塞报道中，临床症状出现的频率依次为胸痛（88%）、呼吸困难（85%）、恐惧（59%）、咳嗽（53%）、咯血（30%）、晕厥（13%）。

2. 体征 肺栓塞后呼吸困难是主要临床表现。心动过速也较常见，约占 40%，一般心率不超过120 次 / 分。呼吸困难和心动过速可能是一过性的，出现严重呼吸困难和心动过速常提示发生了大块肺栓塞。40% 的患者有发热，为 37.8～ 38.3℃。听诊可发现局限性摩擦音。如果发生肺动脉高压，可出现右心淤血和右心衰竭的体征。栓塞早期，右心室负荷增加，可出现肺动脉瓣第二音增强，右心室舒张期奔马律。许多患者出现发绀。由于右心功能不全，患者随后出现充血性肝大和腹水。临床体征出现的频率依次为呼吸困难（92%），胸膜摩擦音（58%），肺动脉瓣第二心音增强（53%），心动过速（44%），发热（43%），出汗（36%），奔马律（34%），静脉炎（32%），水肿（24%），发绀（19%）。当患者出现不明原因的呼吸困难、心动过速、低氧血症三联症时，首先应考虑肺栓塞的诊断。

3. 辅助检查

（1）心电图：缺乏特征性改变，也不能与已存在的心肺疾病引起的异常进行鉴别。心电图常显示正常或仅为窦性心动过速，常见 ST 段和 T 波改变，这是由于心排血量减少和血压下降。在肺栓塞患者的心电图上可发现 QRS 波低平，完全性右束支传导阻滞，肺性 P 波和室性期前收缩。心房颤动较少见，不足 5%。但是此时心电图检查的优点是可以除外急性心肌梗死和心包炎，这两种情况与肺栓塞很相似。

（2）胸部 X 线检查：其目的是除外其他胸部疾病，如气胸、充血性心力衰竭、肺炎等。肺栓塞的胸部 X 线可表现为肺实质异常，如肺实变或肺不张及胸膜浸润性改变，中下肺野肺血管表现为区域性血量减少，肺动脉近端不对称性扩张等。近来，MRI 用于肺栓塞的诊断有助于鉴别肺栓塞、

肺梗死和肺炎。

（3）超声心动图：在明确肺栓塞的诊断方面有特殊价值。它能判定右心腔内有无血栓，探及肺动脉主干、左右肺动脉近端的血栓。此外，间接证据包括肺动脉压异常升高，但是超声心动图检查结果正常时并不能除外肺栓塞。

（4）动脉血气分析：肺栓塞患者常见低氧血症，但大多数患者动脉血氧分压仍维持在 10.7kPa（80mmHg）以上，计算肺泡 - 动脉氧分压差发现明显增宽。32% 的患者氧分压低于 8.0kPa（60mmHg），提示发生了较大肺栓塞。但是，临床上大多数有心肺疾病的患者也存在低氧血症。急性肺栓塞患者常见低碳酸血症，即使因肺部疾病已经引起高碳酸血症，肺栓塞后可使二氧化碳分压进一步减低，同以往的分压值相比仍有明显下降，患者不能以增加每分通气量来代偿低氧血症。当存在严重神经 - 肌肉疾病时，二氧化碳分压升高也不能除外肺栓塞。在这种情况下，测量动脉血气的同时测定肺呼出气量、无效腔气量与潮气量比均具有特殊诊断价值，并且对肺栓塞患者非常敏感。

（5）实验室检查：血液内纤维蛋白形成和纤溶过剩均可用于诊断静脉血栓形成，还可测量血浆和尿中的纤维蛋白肽 A、纤维蛋白碎片 E、血栓 - 抗血栓Ⅲ复合物、交联纤维蛋白降解产物。这些方法对大多数患者缺乏特异性和敏感性。测量血浆 D- 二聚体（D-dimer，一种肺栓塞时血浆中出现的特殊交联蛋白衍生物），当血浆中的 D- 二聚体水平低于 500μg/L 时，可除外肺栓塞的诊断（阴性可靠性达 98%），不必再做进一步的实验室检查。但是此结果阳性的诊断率为 44%，假阳性率较高，达 39%。即排除性诊断较好（D- 二聚体＜ 500μg/L），确定性诊断较差（D- 二聚体＞ 500μg/L），需结合临床和其他辅助检查进行判断。

（6）肺灌注扫描：是一种相对非侵袭性的检查，对于大多数怀疑有肺栓塞的患者，这是最初的筛选手段。肺灌注扫描采用静脉注射 ^{99}Tc 标记的白蛋白微球或大的凝聚物，这些特殊物质分布在未阻塞的肺血管内，它们的摄取可反映区域的肺血流。正常肺灌注扫描显示放射性核素分布与肺血流一致，在肺血流多的部位，放射性核素的分布也多。一旦进入肺血管床内，不论患者怎样变换体位，局部血流分布影像将持续出现，直到

几小时后标志物被蛋白溶酶溶解。放射性核素检查使肺血流的分布成为可视性影像。肺血管灌注梗阻使标志物不能进入肺血管床，从而产生灌注缺损区。肺放射性核素灌注缺损见于以下情况（表 10-17-1）。

表 10-17-1　放射性核素肺灌注异常的原因

血管腔内堵塞	淋巴结
血栓栓塞	血管断裂
脂肪栓塞	肺血管阻力增加
肿瘤栓塞	充血性心力衰竭
血管狭窄	肺炎
寄生虫	反射性血管收缩致局部低氧血症
真菌	反应性气管疾病
血管腔外压迫	黏液痰栓
肿瘤	气管异物

从 6 个方位（前、后、左、右、左后斜、右后斜）观察完全正常的肺扫描，能够除外肺栓塞，不需要进一步做其他辅助检查。当出现灌注缺损时应考虑相应的血管段解剖性病变，段和叶的灌注缺损更具有意义。肺栓塞呈多发性，因此当出现多处灌注缺损时，更提示肺栓塞诊断。

结合胸部 X 线和肺通气 / 灌注扫描检查可以增强肺灌注扫描的特异性，除外肺部疾病及结构缺陷造成的灌注缺损。如果灌注缺损与胸部 X 线检查异常（通气状况）相符，诊断肺栓塞的特异性降低。引起局部通气降低的疾病有 COPD，反应性缺氧性血管收缩也会导致肺灌注缺损，有这种情况应增加肺通气扫描。常用的肺通气扫描选用放射性核素气体氙、氪或反射性气溶胶。检查需要观察一次完整呼吸运动结果，通气异常表现为放射性核素气体摄取延迟、排出或平衡程度不一。如果通气和灌注均出现缺损，而胸部 X 线表现正常，提示病变不是肺栓塞。只有在通气正常情况下单纯灌注缺损才提示肺栓塞诊断。然而在实践中这些简单的概念并不始终持续存在。因为通气和灌注的区别不大，并且受许多疾病过程的影响，在具体使用中应注意检查方法本身的影响因素和局限性。肺灌注扫描还可用于随诊肺栓塞患者的自然病程和治疗结果，此种检查方法应用方便、相对无创伤，也更为可靠。

（7）肺动脉造影：是唯一能确定肺栓塞诊断的方法。造影能显示肺动脉内血栓，显示肺动

完全阻塞或不完全阻塞两种情况。肺动脉造影是有创的检查方法，并发症发生率为 2%，死亡率低于 0.01%。主要危险性是心搏骤停、心脏或肺动脉穿孔、威胁生命的严重心律失常、血管内膜损伤和造影剂过敏。病情危重伴肺动脉高压的患者容易出现并发症甚至死亡，但是经验丰富的医师仍能安全操作。当非侵袭性方法不能肯定或除外肺栓塞诊断时，应该做肺动脉造影检查。

　　除了尸检外，肺动脉造影是诊断肺栓塞的金标准。通常经股静脉插管进行肺动脉造影，但是经上肢血管造影更好。当怀疑肺栓塞时均予以抗凝或溶栓治疗，采用经上肢的途径易于止血，减

少导管径路引起的下肢血栓脱落。存在右心衰竭或低血压时，在选择的血管上经手控注射少量造影剂可减少并发症发生。当今广泛采用的数字减影血管造影技术（DSA）减少了造影剂用量，经影像处理后图像更为清晰。近来，MRI 已用于可疑肺栓塞的确诊，此外 MRI 还有助于肺梗死、肺炎和肺栓塞的鉴别。另外，增强胸部 CT 可以清楚地显示肺动脉内充盈缺损。图 10-17-2 显示右侧主肺动脉内血栓，图 10-17-3 显示双侧肺动脉内血栓。肺灌注扫描可以提供造影剂注射部位。选择非碘造影剂可增加安全性。当患者有左束支传导阻滞时，应经静脉置入临时起搏器，以防止发生完全性传导阻滞。

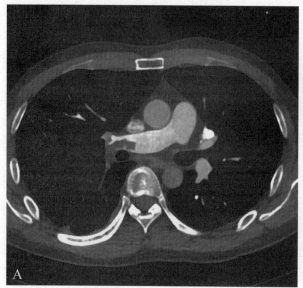
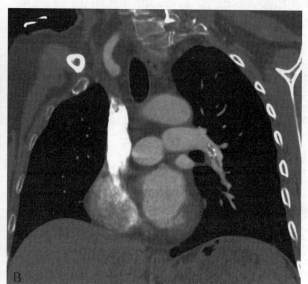

图 10-17-2　胸部增强 CT 显示右侧主肺动脉内血栓

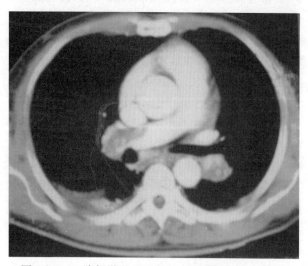

图 10-17-3　胸部增强 CT 显示左右双侧肺动脉内血栓

　　（8）诊断程序：肺栓塞的诊断过程依每位患者而不同，诊断过程中既要考虑稳定患者病情，也要考虑检查、治疗方法的危险性，当地的诊断条件和设备也是必须考虑的。病史、体格检查、血常规检验、胸部 X 线和心电图检查均可能提供诊断的线索。图 10-17-4 示诊断程序。因为绝大多数肺栓塞的栓子来源于躯体下肢深静脉，采用多普勒检查能确定下肢静脉有无血栓形成。若患者病情不稳定，尤其表现出右心衰竭、持续严重缺氧，应首先考虑肺栓塞诊断，尽早完成肺动脉造影。采用溶栓、下腔静脉滤器置入、肺动脉切开取栓术等操作之前，也需做肺动脉造影。

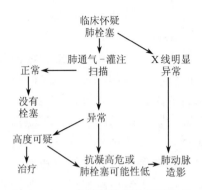

图 10-17-4　急性肺栓塞的诊断途径

七、治　疗

处理肺栓塞的第一步是支持患者生命体征，许多非特异性治疗的目的在于稳定病情。吸氧、静脉输液纠正低氧血症和右心功能不全，循环不稳定时应积极使用血管升压剂、抗心律失常药物。无禁忌证时，对怀疑有肺栓塞的患者应立即进行肝素抗凝治疗（图 10-17-5）。

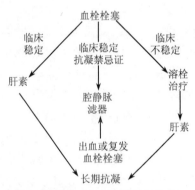

图 10-17-5　急性肺栓塞的处理

1. 抗凝治疗

（1）肝素：对于大多数静脉血栓栓塞患者，最重要的是尽快开始肝素化治疗。药物作用可改变自然形成的抑制剂——抗血栓素Ⅲ，它能与不活动的某些凝固蛋白酶、凝血酶和因子Ⅹa结合。使用肝素治疗能够降低肺栓塞患者病死率。具体使用方法是持续静脉滴注肝素或每 4 小时静脉注射 1 次。持续滴注引起的出血并发症较间断注射少。肝素可维持低水平抗凝，防止血栓形成并预防反复发生血栓栓塞。恰当的剂量因人而异，治疗指标是活化部分凝血酶原时间（APTT）延长到正常值的 1.5～2 倍。许多肺栓塞患者未能及时接受正确的肝素治疗，原因是多方面的。最初，在临床怀疑肺栓塞时未能立即开始肝素治疗，即使使用了肝素，使用的剂量和方法也并不一定合适。临床上的问题是怎样监测肝素治疗？这种监测方法必须可信。对于持续静脉滴注肝素的患者，每 24 小时监测 APTT。在血栓栓塞发生后的最初数天，肝素的需要量最大，此时应密切监测血中肝素水平。临床上很少见患者对肝素不敏感，若不敏感，应想到可能由先天性抗凝血酶原Ⅲ缺乏、严重肝脏疾病所致。使用肝素应每 2～3 天监测血小板计数，肝素有可能引起血小板减少和动脉血栓形成。如果禁忌抗凝治疗，只能行腔静脉阻断术。

通常肝素使用应持续 5～10 天，肝素治疗 24～72 小时后，开始合并应用华法林治疗，两种药重叠并用 4～5 天，将提供足够的时间来抑制肝脏合成依赖维生素 K 的凝血因子和纤维蛋白合成。有学者对 5 天肝素治疗的第 1 天开始应用华法林与 10 天肝素治疗的第 5 天开始应用华法林的效果和并发症进行比较，发现两种治疗方法的结果和大出血并发症基本一致，复发性血栓栓塞发生率为 7%，但短时间肝素治疗可缩短住院时间，减少患者费用。皮下注射肝素治疗同样可以引起血小板减少和骨质疏松症。高危妊娠患者应给予长时间皮下肝素治疗，无条件接受严密监测的患者也可以采用皮下注射肝素治疗。静脉血栓栓塞患者使用肝素治疗的目的是防止发生反复肺栓塞，但是尽管适当的肝素化仍可能有肺栓塞发生，因为这种栓子来自静脉血管内游离血栓或存在于右心腔内的血栓。

肝素治疗的并发症包括致死性出血（达 1%～2%），大出血需要输血（达 10%～20%），年龄超过 60 岁的女性患者发生出血的危险性达 50%。此外还有血小板减少和动脉栓塞。当血小板减少到 50×10^9/L 时，应停止肝素治疗。肝素治疗并发症是医院病死率的第二位原因。

（2）华法林：如果抗凝治疗时间较长，不可能长期静脉滴注肝素，可采用口服华法林治疗。研究表明，急性静脉血栓形成后，反复血栓栓塞发作将持续至少 3 个月，甚至长达 6 个月或更长。华法林抑制肝脏合成维生素 K 的依赖性凝血因子Ⅱ、Ⅶ、Ⅸ、Ⅹ。另外，华法林抑制蛋白 C 反应，这是一种维生素 K 依赖性抗凝蛋白,具有纤溶作用。通过监测凝血酶原时间可以了解华法林的作用,以及清除血浆中凝血因子需要的时间,因此服用华法林数天后才能发挥作用,其间隔的时间与血浆维生素 K 依赖因子存在的时间有关。为此停用肝素之前,应将肝素和华法林重叠使用 2 ～ 3天。同时监测凝血酶原时间。当临床症状和抗凝作用稳定后,每 2 周监测凝血酶原时间一次即可。

许多药物会影响华法林代谢,包括干扰蛋白结合和药物清除时间。影响华法林的主要药物是胺碘酮、别嘌醇、西咪替丁、硫酸奎尼丁、甲氧苄啶、巴比妥类、激素和口服避孕药。

以前要求凝血酶原时间延长到正常值的 1.5 ～ 2.5 倍,现在有人推荐使用兔脑制剂测定凝血酶原时间,达到正常值的 1.3 ～ 1.5 倍即可满足要求。如此可减少抗凝药使用量也相应减少并发症,但应在保证防止血栓复发的前提下。华法林持续治疗时间与静脉血栓形成因素有关,一般为 3 个月。但是若患者存在血栓形成病因,如某些恶性肿瘤、抗血栓因子Ⅲ缺乏、蛋白 C 和蛋白 S 缺乏等,则需要终身抗凝。某些选择性患者仅用 1 个月即可完全恢复,存在腓肠肌静脉血栓的患者需用药物治疗 3 个月。当不能进行抗凝治疗时,应进行非侵袭性检查,了解下肢血栓延伸情况。长期使用预防性低剂量肝素并不明智。当禁忌口服或无法口服抗凝药时,需要使用肝素使凝血酶原时间延长到正常值的 1.5 倍。口服抗凝药也可引起出血并发症,是否发生出血与患者年龄、药物使用时间和剂量有关,即使凝血酶原时间在 1.5 ～ 2 倍的患者,仍有发生出血可能。出血部位多是消化道、女性生殖道。停止口服华法林并使用大剂量维生素 K,24 ～ 36 小时即可逆转华法林的作用。严重出血的最佳治疗方法是输入新鲜冻干血浆。另外,华法林可透过胎盘引起早产和畸形,因此妊娠女性最好选择肝素治疗。

急性肺栓塞患者使用抗凝治疗,再栓塞的发生率为 1% ～ 2%,若终止抗凝治疗,其发生率为10%。

2. 溶栓治疗 尽管肝素治疗能明显减少血栓栓塞复发,但是它不能溶解血栓凝块。如某些药物能溶解血凝块,作用更直接,也能更迅速地改善肺栓塞后的心肺功能。溶栓还可挽救下肢静脉的完整性。因此,静脉血栓患者具有指征时也建议采用溶栓治疗。

临床使用的溶栓剂有链激酶、尿激酶、组织纤维蛋白溶酶原激活剂三种。链激酶和尿激酶的作用是激活内源性纤溶系统,在血内形成纤维蛋白溶酶原复合物。链激酶形成一种激活复合物,通过分解蛋白,反转未复合的纤维蛋白溶酶原到纤维蛋白溶酶,再通过裂解纤维蛋白、纤维蛋白原和其他凝血因子来溶解血凝块。尿激酶来自人尿液,不具抗原性,但它可直接将纤维蛋白溶酶原变为纤维蛋白溶酶。链激酶是溶血性链球菌产生的一种激酶,有刺激机体产生中和抗体的作用。组织纤维蛋白溶酶原激活剂选择性地与少量体内纤维蛋白溶酶原作用,溶解血栓的纤维蛋白。

溶栓治疗后比较理想的治疗方法是给予抗凝治疗。链激酶和尿激酶在最初 24 ～ 48 小时可加速溶解肺动脉血栓。肝素和溶栓两种方法,患者的存活结果和长期预后相同。溶栓治疗最好在肺栓塞发生的 48 小时内进行。对于严重大块肺栓塞、存在血流动力学并发症、血气异常或肺栓塞发生在已有心肺疾病的患者中,应给予溶栓治疗。临床上比较链激酶和尿激酶两种药物的最终效果,术后 2周和 6 个月的结果一样,肺灌注扫描和血管造影的结果也大致相同。大组人群的研究结果显示,尿激酶在改善肺灌注和肺动脉压方面更明显,链激酶则在改善 24 小时心排血量方面更具优势。

组织纤维蛋白溶酶原激活剂作为新的溶栓剂,静脉注射或经肺动脉注射,2 ～ 6 小时便可使血凝块几乎完全溶解,与尿激酶相比,作用更迅速也更安全。用药 2 小时,组织纤维蛋白溶酶原激活剂可使 82% 血栓溶解,尿激酶可使 48% 血栓溶解,但是 24 小时肺灌注扫描显示的结果是一样的。根据动物实验结果,给药方法以单次注射更好,有利于促进血栓溶解,减少出血并发症。

比较链激酶溶栓和单纯肝素治疗结果显示,溶栓治疗效果明显优于肝素治疗,对出现症状 3 天之内的患者效果最明显。溶栓治疗应使用标准剂量,最初 30 分钟给予 25 万 U 链激酶,随后每小时予以 10 万 ～ 15 万 U。尿激酶 30 分钟的负荷剂量是 40 万 U/kg。使用的时间目前尚未确立,有学者推荐尿激酶用 12 ～ 24 小时,链激酶用24 ～ 48 小时,组织纤维蛋白溶酶原激活剂在 2 小时内使用 100mg，单次给药方法是在 2 分钟内给予 0.6mg/kg，同时使用肝素。使用尿激酶和链激酶时，需停止使用肝素。

临床监测溶栓治疗效果常使用凝血酶原时间或优球蛋白溶解时间，它们可表示机体处于溶栓状态，但是不能预测溶栓的效果和并发症是否减少。溶栓治疗开始，凝血酶原时间为正常对照的 2 倍，4 小时为 2～5 倍。当凝血酶原时间不能达到此值，说明尿激酶被迅速代谢消耗或缺乏纤维蛋白溶酶原物质。但不论什么原因，均应停用尿激酶并开始行肝素治疗。使用链激酶溶栓失败，可能由存在大量抗链激酶抗体，或与链激酶结合的纤维蛋白溶酶原复合物饱和所致，留下的物质不足以激活纤维蛋白溶酶。如果非抗体过剩，则较低剂量的链激酶不能使纤维蛋白溶酶原完全转换为纤维蛋白溶酶。

使用溶栓治疗的禁忌证包括有活动性内出血、脑血管意外、2 个月内颅内病变、2 周内有消化道出血、舒张压高于 14.7kPa（110mmHg），以及有创伤、活检、接受外科手术或近期接受过胸外按压心肺复苏的患者。妊娠末期 10 天内可能临产的孕妇是高危患者。近期有过大血管穿刺，且穿刺部位难以有效压迫者也属禁忌证。溶栓出血是常见并发症，发生率在 6%～30%。发生出血时，需立即停止溶栓治疗，必要时需使用新鲜冻干血浆和 6- 氨基己酸。也有报道称溶栓后发生再灌注性肺水肿。对选择性病例可经肺动脉导管注入少量溶栓剂，这较传统溶栓方法更迅速且能减少出血危险性。随后可使用肝素治疗和预防性置入下腔静脉滤器。

3. 下腔静脉滤器 有效的抗凝治疗可减少下腔静脉滤器的使用，但以下患者仍适用下腔静脉滤器：①急性肺栓塞伴抗凝剂禁忌证，或在抗凝治疗中发生出血；②尽管给予适当抗凝剂，仍反复出现肺栓塞；③需要外科手术取栓；④已经发生一次大型肺栓塞并有复发危险；⑤血栓经过卵圆孔引起动脉系统栓塞。现在多采用经静脉放置腔静脉滤器，Greenfield filter 是一种不锈钢伞形结构，具有较高远期通畅率，不需长期抗凝治疗。近来推出的鸟巢滤器，长期效果尚待进一步观察。使用滤器出现的并发症也有报道，包括滤器向近心侧或远心侧移动、置入位置不当、后腹膜出血、

十二指肠穿孔、滤器近侧或远侧血栓形成等。因此，此操作只有对适应证明确的患者，由有经验的医师施行。

4. 外科治疗

（1）肺动脉栓子取出术：1908 年，Trendelenburg 完成了第 1 例肺动脉栓子取出术，但患者仅存活 38 小时。1926 年，Kirschner 施行了 1 例肺动脉栓子取出术，患者获得长期存活。直到 1960 年他共做了 22 例，仅存活 3 例。1960 年，Allison 通过深低温阻断循环的方法使脑损害明显减少。1961 年，Sharp 第 1 次在体外循环下进行肺动脉栓子取出术，从而使这一手术变得更加安全。巨块型肺栓塞是最严重的急危重症，患者随时可能死亡，存活时间可能仅几分钟或几小时，即使栓塞前全身状况较好的患者，也只有 48% 存活 8 小时以上。

急诊肺动脉栓子取出术的适应证是经肺扫描或肺动脉造影明确有巨大肺栓塞，伴持续性或不易纠正的低血压。早期处理包括迅速肝素化、使用正性肌力药物和气管内加压给氧，积极复苏 1～2 小时。如果血压高于 90mmHg，肾功能和脑功能维持较好，可暂时推迟手术。临床上当收缩压低于 90mmHg，尿量少于 20ml/h，动脉氧分压低于 8.0kPa（60mmHg）时，应考虑尽早手术治疗。当患者已存在心肺疾病，即使是单叶肺动脉栓塞也可引起顽固性低血压、低氧血症，这是急诊手术适应证。另外，经内科积极治疗，临床情况改善不明显，如进行性少尿，血压下降或需要较大剂量升压药才能维持血压，持续性代谢性酸中毒、持续性肺动脉高压等均是手术适应证。对于内科抗凝或溶栓治疗有禁忌的患者，如术后早期、药物过敏等，或存在出血性疾病，也是选择手术的适应证。

胸骨正中切口能较好地显露肺动脉，切开心包后，建立体外循环，阻断上、下腔静脉，切开肺动脉行血栓取出术。先使用不同大小的圈钳，取出左、右肺动脉主干内的血栓，再使用 Fogarty 导管进入肺动脉的较小分支逐一取出血栓，然后用水冲洗肺动脉，同时打开胸膜，从远侧挤压肺组织，有利于取出全部血栓。缝合肺动脉切口，恢复心脏功能，并逐步停止体外循环。若出现严重心肺功能衰竭，应在床边先经股动、静脉建立部分体外循环以保证组织供氧，然后送往放射科

进行肺动脉造影。患者明确诊断后或当地不具备体外循环条件时，可在部分体外循环条件下，经左或右胸前外侧第 3 肋间切口开胸，阻断开胸侧肺动脉后切开取栓。肺动脉切开取栓的主要并发症是器官内出血和再灌注性肺水肿。治疗方法主要是延长机械通气时间和使用呼气终末正压通气（PEEP）。术后仍需持续抗凝治疗。

（2）慢性肺栓塞：大多数患者发生肺栓塞后，自体纤溶系统会立即被自动激活，迅速溶解肺血栓。实验研究发现，栓塞后 21 天灌注缺损区完全恢复，说明血栓已经被纤溶系统完全溶解。临床应用肺通气和灌注扫描及肺动脉造影研究肺栓塞，发现栓塞后 8 ～ 14 天开始溶解。有些患者溶解的时间较晚。少数患者出现反复性肺栓塞或纤溶不适当，栓子未能完全溶解，渐渐蓄积在肺动脉内，导致慢性肺动脉高压、低氧血症、右心衰竭。这类患者的主要临床症状包括劳力性呼吸困难（86%），平均症状出现的时间为 2 年；血栓性静脉炎（79%），时间持续 1 ～ 48 年，平均 9 年；进行性呼吸困难（64%），平均出现的时间为 14 年；以及咯血（50%）、胸痛（26%）、感觉乏力（21%）。胸部 X 线片上表现为主肺动脉扩张、右心室增大、肺野透亮度增加和胸腔渗出。血气分析特点是动脉低氧血症和过度通气。心脏超声和右心导管显示慢性肺动脉高压。当患者的平均肺动脉压高于 4.0kPa（30mmHg），5 年存活率为 30%；肺动脉压高于 6.7kPa（50mmHg），5 年存活率仅有 10%。肺栓塞未能溶解的原因可能是机体纤溶系统不完整、缺乏凝血因子抑制物和血管内血栓形成机制缺陷。抗凝血酶Ⅲ（ATⅢ）是凝血系统的主要蛋白之一。当患者 ATⅢ缺乏时，临床表现为反复发作静脉血栓形成和产生肺栓塞的高凝状态。另外，凝血因子Ⅳ、Ⅴ抑制物和蛋白 S，共同作用于激活蛋白 C，当激活蛋白 C 缺乏时，血栓栓塞发生率升高。不适当的纤溶系统致机化血栓引起的栓塞，最终也不能被纤溶系统溶解。研究肺血管内膜发现，正常血管内膜蜕变，造成促凝固环境，在大小肺血管内产生原位血栓。有的患者在最初肺栓塞的基础上，发生近侧肺动脉血栓，最终造成肺动脉高压，这种患者内科治疗效果很不理想。因此，怀疑慢性肺栓塞引起肺动脉高压时，应行肺动脉造影和肺灌注扫描，这些检查可提供诊断

依据、解剖部位和肺动脉压力，选择适当的患者行血栓内膜切除术可取得良好的治疗结果。手术适应证包括严重呼吸功能不全、低氧血症、肺动脉高压、栓塞位于肺血管近侧、支气管动脉造影显示栓塞远端的侧支循环建立、无右心衰竭的患者。相反，患者有远侧肺动脉小分支栓塞、严重右心衰竭和高度肥胖则是手术禁忌证。当栓塞在一侧肺动脉，选择前外侧开胸，阻断肺动脉后，行血栓内膜切除术。当肺栓塞在两侧或累及主肺动脉，应采用正中开胸，体外循环下手术更安全。慢性肺栓塞的血栓与血管壁紧密粘连，行内膜剥脱术时应特别小心。要求取出所有栓子，有时需在肺动脉的远侧再做切口，直至看到逆向血流。最好用心包补片闭合肺动脉切口，以防止狭窄。术后并发症包括右心衰竭、肺出血。手术结果令人满意。对于慢性肺栓塞患者，无论是否手术均应行抗凝治疗，防止发生进一步血栓栓塞。对某些患者使用血管扩张剂可能有一定效果。

（3）肺栓塞的治疗步骤：肺栓塞的治疗步骤如图 10-17-5 所示，肝素化是首选治疗，当禁忌抗凝治疗时，可选择置入下腔静脉滤器。出现较大栓塞时，应考虑手术治疗，长期治疗包括华法林或肝素皮下注射。

八、预　后

患者具有较高的右室压力、低心排血量、平均肺动脉压高于平均动脉压的 30% 时提示预后不佳，应积极采取手术治疗。在有经验的医疗单位，手术死亡率约为 8%，术后患者可以逐步恢复正常生活，术后 6 ～ 9 个月还可有进一步恢复。

（于洪泉）

第十八节　肺动脉血栓内膜切除术

肺动脉血栓内膜切除术（PTE）是一项技术要求很高的手术，也是治疗慢性肺栓塞性疾病最有效的方法。尽管许多医院试图开展此项手术，但由于难度较大，目前仅限于在某些大医院中施行。要取得满意的疗效，首先应选择合适的患者，其次还应有高超的手术技巧及术后精细护理措施。手术成功的关键在于将所有肺动脉血栓的血管内

膜全部切除（而不是单纯的栓子摘除术）。本节主要描述肺动脉血栓伴肺动脉高压患者的手术入路、术前准备、术中操作及目前的治疗效果。

许多心肺疾病可以引起肺动脉高压。引起肺动脉高压的心脏疾病分为先天性心脏病和后天性心脏病；肺部病因可分为原发性肺动脉高压（不明原因的肺微血管系统病变，呈进展性且不可逆性）；肺本身疾病，如肺气肿或肺纤维化；肺血管疾病如急、慢性肺动脉栓塞和肺静脉阻塞性疾病。

肺动脉高压患者预后很差，尤其是不伴有心内分流的患者。因此，原发性肺动脉高压、因肺栓塞导致的肺动脉高压及艾森门格（Eisenmenger）综合征患者处于更高危状态。栓塞性肺动脉高压患者若平均肺动脉压超过 50mmHg，5 年内死亡率达 90%。

肺动脉高压是目前难治性疾病之一，内科处理通常采取姑息性治疗，疗效难以令人满意。针对肺动脉高压原发病及肺动脉高压的可逆性转变，开展了外科手术治疗。除了栓塞性肺动脉高压外，其他晚期肺动脉高压患者可施行肺移植来挽救生命，这也是唯一可选择的治疗手段。在一些大的医疗机构，肺移植一直被用来治疗肺栓塞性疾病。但是，肺移植，尤其是双肺移植的死亡率仍然偏高。因此，采用肺动脉血栓内膜切除术治疗肺栓塞性疾病，手术操作相对简单，术后管理容易，同时降低了肺移植患者在等待过程中的死亡率，也避免了移植术后长期服用免疫抑制剂，而且能达到长期的治愈效果。

一、栓塞性肺动脉高压

1819 年，Laennec 最早提出了肺动脉栓塞概念，他描述了肺动脉栓塞与深静脉血栓之间的关系。Virchow 认为存在三方面因素容易导致静脉血栓形成：静脉血流淤滞、血液高凝状态及血管壁受损。尽管对于深静脉血栓的病因和病理还不十分清楚，但可以肯定的是深静脉血栓的形成是发生肺栓塞继而造成死亡和并发症的主要原因。在国外，急性肺栓塞是引起死亡的第三位病因，排在癌症和心脏病之后。

实际上，急性肺栓塞的发生率远比通常描述的要高。很多肺栓塞病例常无明显症状，因此未被发现。1975 年，Dalen 统计了美国一年肺栓塞发病共 630 000 例，是同期急性心肌梗死的一半，是脑血管意外的 3 倍。然而，这还可能是一个保守性估计，因为尸检结果表明肺栓塞致死的患者，死前 70%～80% 都未被诊断出来。最近一项 13 216 人的尸检结果表明，肺栓塞占 5.5%，其中老年人则上升到 31.3%。

大多数非巨块型急性肺栓塞可以自行缓解，但是小部分将发展成慢性栓塞性肺动脉高压。残留在肺动脉内的血块机化，并可堵塞各级肺动脉，包括主肺动脉、叶动脉、段动脉及亚段动脉水平。一般来说，肺血管堵塞程度超过 50% 的病变才能产生肺动脉高压（图 10-18-1～图 10-18-4）。然

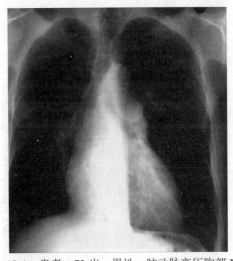

图 10-18-1 患者，72 岁，男性。肺动脉高压胸部 X 线正侧位像

肺动脉压力高于体循环压力，肺血管阻力为 1250dyn/（s·cm³），图示右心扩大，肺动脉影膨出，左右肺野灌注减少

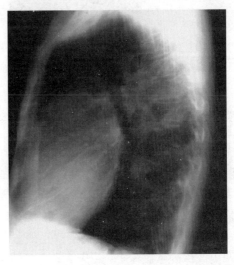

图 10-18-2 与图 10-18-1 为同一患者，胸部 X 线侧位像

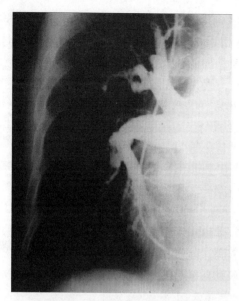

图 10-18-3　与图 10-18-1 为同一患者，右肺动脉造影像，显示右上、中、下肺远端血流明显减少

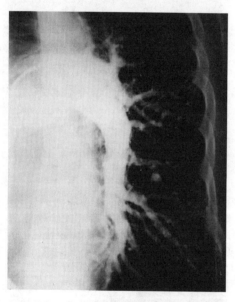

图 10-18-4　与图 10-18-1 为同一患者，左肺动脉造影像，左肺大血管仍有充盈，但是界限不清

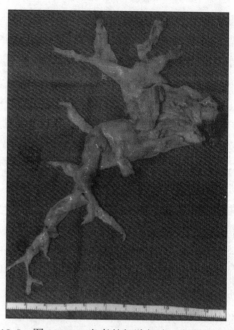

图 10-18-5　图 10-18-1 患者的切除标本。标本从右侧肺获取，左侧无血栓栓子梗阻。所有病变都发生在小血管内（Ⅳ a 型）。术前肺灌注扫描显示，大多数血液流向左肺。术后患者肺动脉压和肺血管阻力正常，肺灌注扫描显示右肺有血液灌注

因急性肺栓塞继而引起肺动脉高压的病例，其占比不能确定，但是由慢性肺栓塞引起肺动脉高压的病例不在少数。Presti 等进行了 7753 例肺动脉高压尸检后发现，仅 1% 患者肺大动脉内有大块血栓形成。然而，很多做过 PTE 的患者，其肺动脉高压都得以缓解，并使病变局限于小的肺动脉血管中，尸检时这些小血管的慢性栓子通常被忽略掉。

大部分肺动脉堵塞形成的肺动脉高压都因自发性血栓栓塞造成。少数（5%～10%）因血凝系统异常所致，如狼疮抗凝物、蛋白 C 或抗凝血酶Ⅲ缺乏。对此类患者的研究表明，上述血凝异常也不一致，小部分患者在应用肝素抗凝时常伴有肝素诱导血小板抗体产生，可以对肝素抗凝产生矫枉过正的矛盾反应。对这部分患者在围手术期体外循环中应用前列环素（PGI$_2$）时必须特别注意，同时也应注意去除所有静脉输入液内的肝素。

而，对尚未阻塞的血管发生病变的研究表明，晚期肺动脉高压临床表现类似于艾森门格综合征，由长期高速血流冲击造成。对于这些病例，手术可以去除堵塞的血块或是增生的内膜，疏通血管，但是却不能解除因反应性肺动脉高压所致的肺小血管内病变（图 10-18-5）。

大多数慢性肺栓塞疾病患者不知道既往曾有血栓栓塞史或深静脉血栓史，临床表现也不典型，直到出现右心衰竭症状时才引起注意。由此可见，

二、诊　断

1. 病史　如上所述，90% 以上的患者肺动脉

血栓发病源自深静脉血栓，却有不足一半的栓塞性肺动脉高压患者有深静脉血栓或肺栓塞病史。因此，临床应寻找深静脉栓塞形成的病因，询问有无下肢肿胀病史，或引起肺栓塞症状的任何原因。肺动脉高压起始症状不明确，常常被归结于其他原因，如冠心病或心肌病、肺间质病变、哮喘等。尤其是患者无症状或休息时肺动脉压正常，很多病例长期都未能获得确切诊断。此病后期还可以有其他症状，包括活动时胸痛、咳嗽和咯血。

2. 体格检查 尚未发展到右心衰竭阶段，本病体检无阳性发现。当血液流经狭窄的肺动脉或受累的支气管动脉时，可以闻及血管杂音，尤其是在背部更明显。

3. 辅助检查 在栓塞性肺动脉高压与其他类型的肺动脉高压进行鉴别时，胸部 X 线、心电图和肺功能检查的价值均不大。然而，当体检未能获得明确结论时，这些检查可以给出存在肺动脉高压的最初线索。

根据胸部 X 线片较难诊断肺动脉高压，肺动脉影增粗和肺血流减少可以提示大血管阻塞。胸部 X 线侧位片常显示右心室肥大。心脏超声检查提示右心房室扩大和不同程度的三尖瓣反流。标准二维超声心动图有助于判定肺动脉高压及其严重程度，同时也可以排除其他疾病，如艾森门格综合征。多普勒检查三尖瓣反流可以估算肺动脉收缩压。经胸壁心脏超声检查，偶尔可以见到肺动脉主干或右肺和左肺动脉干近端慢性机化栓子，但是此项检查的敏感度较低，且对于容易形成栓子的肺血管显示欠佳。食管超声检查较为理想，它可以应用新型多平面探头、多角度获取图像，从而可显示大部分肺叶动脉血管的起始部。新的经气管心脏超声显示肺动脉血管的检查正在研究中。

诊断肺动脉高压也可应用肺灌注扫描，这项检查主要应用于原发性肺动脉高压的鉴别诊断。原发性肺动脉高压的扫描图像通常正常，或呈斑片状和花斑状，而慢性血栓栓塞性疾病的图像显示多处肺叶或肺段缺失。灌注扫描还可以评估肺血管堵塞的程度。此外，还可以应用 CT 扫描诊断肺栓塞性肺动脉高压，最近已经应用增强 CT 图像来显示急性期肺动脉高压和慢性期肺动脉高压。增强 CT 图像至少能够显示肺动脉主干和肺叶动脉

有无阻塞及阻塞的程度。在 CT 上肺衰减的嵌合体图像也说明了肺的不同区域灌注情况，从而提示慢性肺栓塞是肺动脉高压的病因之一。

一旦怀疑栓塞性肺动脉高压，进行外科手术前应根据右心导管和肺血管造影的结果对患者进行综合评估。这些检查对评价肺动脉高压程度、确定栓塞性疾病存在、评估手术风险和可行性及在鉴别诊断上都是非常重要的。静息状态时中度肺动脉高压患者仅轻微活动也可引起肺动脉压的显著升高。尽管按常规来说，血管造影对肺动脉高压患者有极大风险，但临床还未遇到过。某些医疗中心几乎每天都在为肺动脉高压患者进行肺动脉造影，用非离子造影剂选择性高压注入右肺和左肺动脉主干，患者能较好耐受。慢性血栓栓塞性疾病在肺血管造影上的典型表现为血管管腔不规则，提示血栓附着在血管壁上。血栓呈带状或网状横跨血管腔，有时伴狭窄后扩张。堵塞的分支血管在外周不能显影，常表现为肺血管突然中断，犹如一盲囊形状（图 10-18-6）。此外，35 岁以上患者做肺血管造影时，若需要可附带行冠状动脉造影和其他心脏检查。因为同时合并严重心脏疾病的患者可在行肺动脉血栓内膜切除术时一并完成心脏手术。

约 20% 的病例不能鉴别是原发性肺动脉高压还是周围小血管肺栓塞性疾病。对于这些患者来说，需要进行肺血管内镜检查来帮助鉴别。肺血管镜是一种纤维光导内镜，通过中心静脉进入肺动脉血管。其顶端含有一个气囊，注入盐水膨胀后被挤压在血管壁上，如此可以获得无血流的视野来观察肺动脉壁。血管镜下，慢性肺栓塞性疾病的典型形态有血管内膜增厚，伴内膜不规则和瘢痕形成，并有网状物横跨小血管内。这些网状物是小血管栓子溶解后的残余物，发现以上特征即可诊断肺血管栓塞性疾病。通过肺血管镜检查可以确定有无血管堵塞，以及是否存在血栓性物质。

三、治 疗

1. 内科治疗 未经治疗的肺动脉高压患者预后很差。平均肺动脉压在 30mmHg 以上患者，5 年生存率为 30%，平均肺动脉压在 50mmHg 以上者，

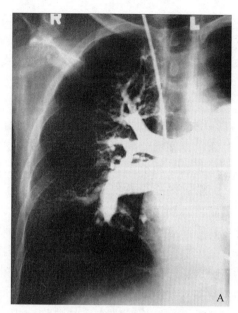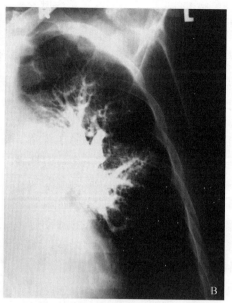

图 10-18-6　患者，37 岁，男性，患严重肺动脉高压

A.右肺动脉造影像；B.左肺动脉造影像

5 年生存率为 10%。药物治疗栓塞性肺动脉高压（应用抗凝剂、血管舒张药或血栓溶解剂）疗效不佳。外科手术治疗急性肺栓塞存在争议，手术治疗慢性肺栓塞的疗效现在已经得到肯定。1908 年，Trendelenburg 首次描述了血栓堵塞肺血管时，支气管血供可使肺实质免受局部缺血影响，虽然存在肺动脉血栓而不致发生肺缺血坏死，与心脏和脑相比，后二者缺乏额外的血供。因此，数年后溶解或摘除肺动脉血栓堵塞的栓子，受损部位的肺组织也可恢复其氧合功能。因为不受手术时机的限制，不必像原发性肺动脉高压那样等待供体接受肺移植，肺动脉血管内膜切除术的优点是可以择期进行，使患者的术前情况调整到最佳状态。

很多选择进行 PTE 的患者，肺血管阻力常超过 1000dyn/（s•cm^5），并且肺动脉压极高，年龄范围从 14 ～ 83 岁。肺血管阻塞的病史短至几个月，长达 24 年。因此，在 PTE 前，须放置下腔静脉过滤器。术后患者还需无限期应用抗凝剂治疗。

2. 外科手术　要保证这种极具挑战性手术获得成功，需要注意一些关键要点。第一，手术应处理两侧肺动脉，因为患慢性栓塞性肺动脉高压的患者均为双侧肺病变。第二，体外循环时为获得清晰无血的术野，需要深低温停循环。第三，血管内膜剥脱平面应达到血管壁中层。注意，最

初检查时肺血管床可以表现正常，绝大多数患者不存在游离血栓，偶尔可能需要清除血管内血栓。

经胸骨正中切口、体外循环下完成手术，这样切口可以进行双侧胸腔操作，并且可以施行低温体外循环。停循环时间应在 20 分钟以内，在每次停跳间歇应恢复血流灌注。随着手术经验积累，一侧肺动脉内膜剥脱在一次停循环期内即可完成。其他心脏手术整个停跳期提倡脑血流逆行灌注，但此种手术无必要，因为逆行灌注不能保证术野无血。另外，随着经验积累，完全可以使停循环时间缩短。手术将所有受累肺叶、肺段及肺亚段的血管内膜进行环形解剖剥除，显露满意时可将所有残存的血栓堵塞物完全清除，甚至最远可以达到膈肌水平。

如心脏手术一样，需行主动脉和肺动脉插管及脑电图监测，最好放置股动脉插管监测，因为深低温停循环后深部血管容易发生痉挛，使术后早期从桡动脉插管获取的监测数据不准。选择胸骨正中切口劈开胸骨，显露心脏，可见右心肥大并伴有不同程度的三尖瓣反流。体外循环插管放在升主动脉和上下腔静脉内。心肺灌注保持标准转速逐渐降温，使动脉血和膀胱（或直肠）维持 10℃的温差。临时做一个肺动脉插管。一旦发生心室颤动可通过右上肺静脉在左心房另行插管。如此可防止患者因支气管动脉过度灌注引起左心

扩张。手术中患者头部围以冰袋降温。灌注过程中静脉血氧饱和度增加，25℃时饱和度为80%，20℃时饱和度为90%。在低温下血液稀释降低了血液黏滞度，并且改善了毛细血管灌注；低温状态红细胞压积维持在0.18～0.25。降温时，患者静脉内给予苯妥英钠，按15mg/kg给予，最大量为1g。

在冷却降温期间，进行初步解剖使升主动脉和肺动脉游离。游离上腔静脉一直到无名静脉，并使右肺动脉游离。显露奇静脉但不需解剖。右肺动脉与左心房的反折应游离开。由于进展性右心衰竭、肝脏淤血常导致凝血功能异常，上述解剖游离最好用电凝完成。需注意勿损伤上腔静脉旁的右侧膈神经。肺动脉解剖应在心包内进行，不必进入胸膜腔。

充分显露右肺动脉后才能看到上叶和中叶动脉的起始处。通常看不到上肺静脉，因为它是从肺动脉壁间反折向上。在右肺动脉根部做一切口，行经升主动脉下方、上腔静脉下方进入下叶肺动脉分支，恰在中叶动脉起始部以下。做右上叶动脉血管剥脱时只需一个切口，从正中切口进入比在上叶动脉另做一切口容易。切口远端通常限定于距中叶动脉起始部远侧约1cm处，随后缝合也只能到此。此时任何松散栓子都可以清除掉，假如血管内血流不是很大，可以确定动脉内膜切除层面。在体外循环开始之前，进行一小部分解剖游离，完成解剖剥离需要在体外循环下良好显露。

慢性栓塞性肺动脉高压的外科治疗不仅仅是摘除附壁血栓，本质上是剥脱肺动脉血管壁内膜。单纯摘除血栓而不进行血管内膜剥脱对治疗该病无效。另外，90%慢性栓塞性肺动脉高压患者，术中直视下肺血管壁都无明显栓塞物。所以，对经验不足或粗略检查者来说，肺血管壁常常显示"正常"。

存在四型与栓子有关的肺栓塞性疾病，具体如下。

Ⅰ型（约占栓塞性肺动脉高压的10%）：大血管内有栓子。如上所述，行血管内膜剥脱术前要清除掉所有大动脉内的栓子。

Ⅱ型（约占70%）：大血管内无明显栓子，血管内膜层要剥脱至较大血管、肺叶或段血管内。

Ⅲ型（约占20%）：此型对术者最富有挑战性，病变累及肺段和亚段的分支血管，要仔细、耐心地剥脱内膜到每个肺段和亚段分支血管。Ⅲ型病变最大可能因血管内插管，如起搏器导线，或房室分流反复产生血栓所致。

Ⅳ型：此型不属于原发性栓塞性肺动脉高压，而且手术治疗无效。此型为肺内自身小血管病变，在此病变的基础上血流淤滞，继发形成血栓。小血管病变既可因高速血流冲击引起，如艾森门格综合征（Ⅳa型），也可因原发性肺动脉高压引起（Ⅳb型）。

当患者体温降至20℃，夹闭主动脉并注入心脏停搏液（1L）。另用冷敷料保护心肌。整个操作过程在主动脉夹闭期内完成，不必再增加心脏停搏液。主动脉夹闭后，应用硫喷妥钠（0.5～1g）维持直至心电图变为直线。体外循环开始后，关闭所有监测设施，以防吸入空气。随后即可剥离血管内膜，剥脱肺叶的血管内膜要延续到周围肺段和亚段血管。开始这些周围小血管显露不出，逐步游离和牵拉内膜可以将整个肺血管内膜完整地剥脱掉。为了更好地完成手术，可以准备一种特殊器械——圆头剥脱器，连接到吸引器上（图10-18-7）。在血管无堵塞情况下，尽可能多地将剥脱器滑入亚段的分支血管内使之游离，直到远端再无梗阻。停循环时间应限制在20分钟以内，有必要时可以重复进行停循环。再次灌注时应在18℃，最少10分钟。经过这段时间以后，静脉血氧饱和度可以恢复到90%以上。有经验的术者可以在20分钟体外循环时间内完成一侧肺全部内膜剥脱，如此可以利用再次灌注的时间来缝合右肺动脉切口，然后

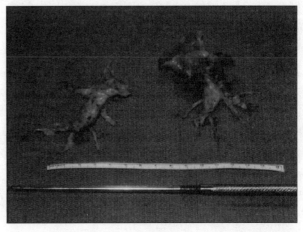

图10-18-7　图10-18-6患者的切除标本，同时显示解剖器械

进行左侧手术。

左侧切口做在左肺动脉根部、心包处及经左肺上叶动脉起始部。清除所有松散栓子，在深低温停体外循环下再次做血管内膜剥脱术。左侧手术最困难的部位是左下肺，因为此段肺动脉血管位于支气管后方，显露更加困难。通过逐步牵拉、游离每个肺段血管，还是可以完成剥脱的。注意在牵拉剥脱血管内膜时，不要撕裂肺动脉切口。

完成内膜剥脱后，再次开始体外循环并复温，静脉内注入甲泼尼龙 500mg，复温过程中，使灌注液和体温维持 10℃温差。如果全身血管阻力很大，可给予硝普钠促使血管扩张，使机体升温。复温过程大约需要数十分钟，不同体重的患者可能不同。复温过程中可以缝合左肺动脉。检查右心房，清除掉可能存在的血栓，以及修补可能存在的房间隔缺损和卵圆孔未闭。如果肺动脉压不能马上恢复正常，右向左分流可以导致术后低氧血症。这些患者总有三尖瓣反流且很严重，却不能做三尖瓣修补。术后需数天时间，右心室和三尖瓣功能才能够恢复。若需要做其他心脏手术，如冠状动脉、房室瓣或主动脉瓣手术，最好在复温期间完成。

体外循环即将结束时，机体周围血管阻力常较低，此时应给予 α- 肾上腺素能药物（如新福林）以维持机体血压在正常低限。心排血量常较高。随之数小时内尿量较多，这是此前组织低温灌注的结果。常规关闭切口需保留心房和心室起搏器。

3. 术后护理 精细术后护理是保证手术成功的重要环节。所有术后患者都需要呼吸机辅助通气，要保证足够尿量，在 24 小时内恢复到术前体重水平。大多数患者术后肺动脉压立即降到正常水平，但是某些患者的肺血管灌注较差（常见于长期慢性血栓栓塞患者），通常需要 24 小时以后才能缓解。术后短期内肺动脉收缩压仍可较高，成功的内膜剥脱术中肺动脉舒张压明显降低，表明僵硬血管的快速恢复。同时，肺动脉血管可灌注容量逐渐恢复，显示收缩压下降。患者多在术后第一天脱机，术后 7 ~ 10 天顺利出院。

少部分患者可出现再灌注水肿，也称为再灌注反应，即为肺血管内膜剥脱部位毛细血管通透性增加所致。造成通透性增加有多方面原因，很明显，剥脱界面较深肯定会发生，然而也可以发生在非常成功的手术之后，类似反应性充血水肿。内膜剥脱区的血管常被优先灌注，正常肺组织的血液向此再转流汇集。灌注区内毛细血管通透性增加，可造成此区域内严重低氧血症，正常肺血管继发于低血氧产生反应性收缩，又加重了低氧血症。治疗措施为支持疗法，若能够维持满意的氧合，再灌注性肺水肿最终将消失。此外，要注意呼吸管理和慎重处理体液平衡；保持较高的红细胞压积，即使透析也要大量利尿，采用稍低 FiO_2 使血氧饱和度维持在 90% 左右即可。偶尔可以应用体外灌注支持（ECMO 或 ECCOR），通常应用 7 ~ 10 天，使呼吸功能满意恢复。

4. 手术效果 1961 年到 1997 年 5 月，美国加利福尼亚大学圣地亚哥分校（UCSD）共施行了 850 例 PTE 手术。其中大部分（700 例）是在 1990 年改进手术方法后 7 年间完成的。随着显露和手术技术的不断完善，复发率和死亡率已经极大降低；最近 500 例统计死亡率为 6.4%。主要死亡原因是周围远端的堵塞物不能清除，导致持续性肺动脉高压和右心衰竭（50%），或严重再灌注水肿和低氧血症（25%）进一步加重。这些病例的肺动脉压都不下降。回顾性分析发现，这些病例原发病变应归为小血管病变（Ⅳ型病变）而非血栓栓塞性病变。鉴别这两种类型疾病在某些情况下仍很困难，因为原发性肺动脉高压晚期患者，血管远端也可形成血栓栓塞。所以，当肺动脉高压完全由血栓栓塞引起时则是外科手术适应证，有明确血栓栓塞病史的患者（约占患者总数的 50%）比无栓塞史患者的手术风险相对要低得多。与常规开心手术相比，围手术期精神紊乱和脑卒中的发生率差别不大。手术时间虽较长，却很少发生伤口感染。

术后患者血流动力学和循环功能可获得明显改善。常规右心导管检查显示肺动脉压和肺血管阻力稳定下降，心排血量明显增加。心脏超声检查提示右心室功能显著恢复及三尖瓣反流减少。患者术前于下腔静脉放置一伞形滤器并终身服用华法林，可以长期地维持患者血流动力学稳定及改善。避免肺栓塞再发。术前超过 95% 的患者，其心功能为 NYHA 分级的Ⅲ级或Ⅳ级，术后 1 年测定，95% 患者的心功能保持在Ⅰ级或Ⅱ级。

四、结 论

血栓栓塞性肺动脉高压预后很差。替代肺血栓血管内膜剥脱术的治疗只有肺移植。与肺移植相比，血栓血管内膜剥脱有较多的优点，如手术死亡率较低，平均为5%～7%，长期疗效较好，疗效保持稳定，无同种移植慢性排斥反应，不需要长期服用免疫抑制剂等。这些都是肺移植难以达到的。

肺动脉血管栓塞剥脱对外科技巧要求较高，需要在体外循环甚至深低温停循环下快速对肺动脉各层次细致解剖，并清除所有（包括细小肺血管）血管内全部血栓才能获得满意的短期和长期疗效。关键是选择恰当的手术适应证，娴熟的手术技巧，完善的术后护理，从而为患者提供更大的治愈机会。

（李单青）

第十九节 肺 癌

一、流 行 病 学

WHO 2015年发布的癌症统计数据显示，肺癌为全球范围总体人群中发病率和死亡率最高的恶性肿瘤；在2012年，全球肺癌患者约新增1 825 000例，死亡1 590 000例，分别占全部恶性肿瘤发病和死亡的13%和20%。其中35.8%的新增病例和37.6%的死亡病例发生在中国。2018年，美国预估新增和死亡肺癌病例分别约为234 030例和154 050例，仍为美国发病率第二、死亡率第一的恶性肿瘤。来自我国权威癌症统计数据显示，2015年，中国人群肺癌新发病例约为733 300例，死亡约为610 200例，肺癌已成为发病率男性第一位、女性第二位，死亡率男女均为第一位的恶性肿瘤。因此，肺癌的防治是全球恶性肿瘤防治的重中之重。

流行病学及病因学研究表明，肺癌发生的主要危险因素：①吸烟（主、被动），大量流行病学数据包括部分前瞻性研究结果已经证实，在所有已知的致癌因素中，吸烟是导致肺癌发生的首要危险因素。同时，肺癌与吸烟存在明显的剂量依赖关系，包括吸烟年限、吸烟量及开始吸烟年龄。烟草燃烧后所释放的多种有毒化合物如多环芳烃类、苯酚、亚硝胺类等可通过体内代谢酶活化后导致DNA损伤而发生突变，进而可能导致肺癌的发生。因此，控烟在肺癌的防治中具有至关重要的作用。但近年发现不吸烟的女性肺癌发生率明显增高，这类人群值得关注，具体原因仍有待进一步探究。②大气污染，主要包括室外空气污染和室内空气污染。前者主要来源于煤炭及石化燃料的燃烧和挥发性有机物等，如工业有害气体及汽车尾气污染（苯并芘、苯、一些金属、颗粒物质、臭氧等）。后者主要来源于室内装修材料及烹饪或取暖时所产生的有害气体，如烹调油烟可产生苯并芘、甲醛、多环芳烃等致癌物。研究表明，空气中粒径小于2.5μm的细颗粒物（PM2.5）密度每增加10μg/m³，肺癌发生率增加14%，死亡率增加8%。研究表明，有效地控制大气污染（降低PM2.5密度）可明显改善民众健康水平。③职业因素，特殊的职业暴露与肺癌的发病存在明显相关。主要包括石棉、石英粉尘、镍、砷、铬、二氯乙醚、芥子气等。国内外相关研究均表明，从事煤矿开采的工人及矿区周边区域的人群肺癌发病率和死亡率明显升高，且与暴露水平呈明显剂量依赖关系。因此对与肺癌发生相关的直接暴露人群应予以高度关注。④肺部慢性疾病，部分肺部慢性疾病与肺癌发生具有相关性，如COPD、肺炎、肺结核、哮喘等。大样本前瞻性研究证实具有COPD病史的患者其肺癌风险明显增高。同时，研究认为COPD与肺癌在表观遗传学改变、信号通路异常及诱导因素等方面存在共同之处。⑤雌激素水平，越来越多的证据表明，雌激素是影响肺癌发生的一个重要因素。临床观察和实验研究表明，雌激素在癌变、肿瘤血管生成、肿瘤免疫、肿瘤侵袭转移过程中均发挥一定作用。部分研究发现雌激素替代治疗或口服避孕药会明显增加肺癌发生的风险。⑥遗传易感性与肺癌家族史，暴露在相同致癌因素中的不同个体其罹患肺癌的概率不尽相同，表明遗传易感性存有差异。同时，肺癌的发生存在一定的家族聚集性，即亲属中有肺癌患者的人群其肺癌患病率显著增高。我国科学家进行的全基因组关联研究发现，3q28、5p15、13q12和22q12这4个染色体区域上的 6 个单核苷酸多态（SNP）与肺癌易感性呈显著相关。⑦其他因素，如膳食及营养、感染、免疫状态、社会心理、经济水平等。

另一流行病学趋势就是肺癌组织学类型在男女性别中的显著变化。鳞癌的发病率在男性中所占比例大幅度下降，而肺腺癌的比例相应增加。腺癌的发病率在女性中继续增长。2014 年由 WHO 发布的全球恶性肿瘤报告显示，肺腺癌已逐步取代肺鳞癌成为肺恶性肿瘤的最常见组织病理学类型，约占所有肺恶性肿瘤的 40%，肺鳞癌约占 20%。尽管目前采取手术、放疗和药物治疗三种主要治疗手段的不同组合方式进行综合治疗，期望提高肺癌的整体疗效，但至今收效仍不甚满意。因此，一方面，专业医务人员应对广大群众多展开卫生宣传，告知民众吸烟危害，并强调"二手烟"对周围人群的危害，强调大气中各种有毒气体污染的致癌作用。另一方面也要不断提高广大医务人员的诊疗水平；同时，对高危人群进行肺癌筛查，从而达到早期发现、早期诊断、早期治疗以提高肺癌的疗效。目前肺癌患者总体 5 年生存率仍然约为 17%，主要原因在于很多患者未能早期发现而及时诊治，就诊时已经发展为中晚期。因而，降低肺癌患者死亡率并改善预后的主要出路在于早期发现与早期治疗。当前，胸部低剂量螺旋 CT 是发现早期肺癌最有效的检查手段。2011 年美国肺癌筛查试验（NLST）研究结果显示胸部低剂量螺旋 CT 筛查可以降低肺癌患者约 20% 的死亡率，并提出其作为肺癌筛查的主要手段。世界其他各国也推荐了低剂量螺旋 CT 作为肺癌高危人群筛查的主要检查方法。

二、临床表现

肺癌的临床表现常缺乏特异性，尤其是早期周围型肺癌初诊时常无任何症状和体征。总体上，肺癌患者的症状与体征主要可归为三大类：一是由肺内原发肿瘤侵犯局部肺组织和邻近组织、器官引起，包括咳嗽、咯血、胸痛、胸闷气短、声音嘶哑、吞咽困难、面颈部水肿等；二是肿瘤转移到胸腔外其他器官而引发的症状与体征，包括锁骨上淋巴结肿大，头痛，恶心、呕吐，肝区疼痛，背部、盆腔或四肢骨性疼痛等；三是肿瘤分泌异位激素及免疫功能低下而引起的肺外综合征和全身症状，包括杵状指（趾）、低血糖症、高钙血症、库欣综合征、抗利尿激素分泌异常综合征、类癌综合征、皮肤或神经副癌（Lambert-Eaton）综合征，以及消瘦、慢性贫血、恶病质、红细胞增多症等。

（1）咳嗽：多数为干咳，无痰或少痰，占各种症状的 67% ～ 87%。既往以咳嗽为始发症状的占全部病例的 55.0% ～ 68.4%。中央型肺癌在支气管腔内生长或压迫支气管可以引起刺激性咳嗽，肺癌患者的咳嗽症状还可能与肿瘤引起的阻塞性肺炎、肺实质内多发转移、胸腔积液等因素相关。但近年来随着体检意识的提高，很多肺癌患者体检发现时并无任何咳嗽症状。

（2）咯血：出现于 31.6% ～ 58.5% 的病例中，多数为间断发作，为痰中带血丝或血点，大咯血少见。以此为始发症状的患者占病例总数的 1/3。痰中带血是促使患者就医的主要原因之一。对此临床医师务必慎重，进行胸部 X 线、CT、痰脱落细胞学及必要时纤维支气管镜等检查以排除支气管肺癌。

（3）胸痛：占全部病例症状的 34.2% ～ 62.0%，多数为隐痛，24% 病例以胸痛为首发症状。出现胸痛的肺癌患者常提示病变可能已累及壁胸膜，若是固定、剧烈的疼痛，需排除肿瘤胸膜种植、肋骨和脊柱受侵等可能。

（4）胸闷气短：出现在 10% ～ 50% 的病例中，约 6.6% 患者以气短开始，原因可能为肿物堵塞小支气管造成肺段或肺叶不张，经过短期适应，气短可能减轻缓解。如严重气短胸闷可能提示胸腔积液或心包腔积液，或者气管或隆突严重受压或病变广泛肺转移。胸腔积液或心包积液患者体检可发现相应体征。

（5）发热：出现在 6.6% ～ 39.0% 的病例中，以发热为始发症状者占 21.2%，常为低热。原因是肿瘤阻塞支气管造成远端节段性或肺叶甚至全肺不张。继发感染则发热持续不退。这种阻塞性肺炎，有时 X 线片表现如大叶性肺炎，抗感染治疗可暂时有效，常被误诊为单纯肺炎，但往往不久会有相同部位炎症复发。反复出现于某一固定部位的肺节段性炎症，提醒医务人员警惕此类炎症可能是表象，实际上是肿瘤阻塞支气管腔所致。

还有偶尔遇到因肿瘤生长过快，瘤细胞坏死脱落入血导致的发热，这种发热通常为每天不定时发热，一般体温在38～39℃，消炎药物作用不明显。部分患者同时出现白细胞计数增高，通常切除肿瘤后发热方可消退。

（6）声音嘶哑：肺癌患者出现声音嘶哑大多由左侧喉返神经受侵，致声带麻痹引起。左侧喉返神经自迷走神经发出经主动脉弓下绕行，易受到位于主肺动脉窗的原发肿瘤或转移性肿大淋巴结的侵犯。因此，喉返神经受侵常提示肺癌的病期已处于中晚期，是肺癌手术治疗的相对禁忌证之一，也是新辅助治疗的依据之一。

（7）上腔静脉压迫综合征：通常是由右肺上叶中央型肺癌或右侧气管旁转移性肿大淋巴结压迫侵犯上腔静脉，造成上腔静脉狭窄、梗阻引起的。上腔静脉综合征通常表现为面部肿胀、潮红、咳嗽、颈部和上胸部皮下静脉曲张，其严重程度在很大程度上取决于梗阻发展的速度，以及侧支循环建立的情况。

（8）转移：晚期肺癌全身转移可发生在中枢神经系统、肝脏及骨骼系统。中枢神经系统转移的症状主要是由颅内压增高引起的，出现头痛、恶心、呕吐等。骨转移大多数发生于中轴骨，如椎骨、骨盆、胸骨、肋骨，少数见于四肢骨；大多数骨转移造成溶骨性骨破坏，可以产生相应部位持续性疼痛。发生全身性转移的肺癌患者预后极差。

（9）肺癌副肿瘤综合征：指非肺癌本身、直接侵犯或转移所引起的临床表现，又称为副癌综合征。临床表现多样，缺乏特异性，以神经系统表现多见，且常可早于肺癌症状；也可发生于疾病的晚期或预示肿瘤复发。本病可表现为癫痫、共济失调、神经肌肉病变、库欣综合征、抗利尿激素分泌异常综合征、异位促性腺激素综合征（男性乳房发育）、肢端血管综合征、下肢水肿、低血糖症、高钙血症等，以小细胞肺癌、大细胞肺癌、肺鳞癌等多见。其发生机制尚不完全清楚，多数学者认为由多种因素综合所致（肿瘤产生的激素类物质、肿瘤的免疫反应等）。

晚期肺癌侵及周围组织和器官，可能出现某些特殊的症状，如剧烈胸痛，声嘶，上腔静脉受压症状，臂丛神经、交感神经及膈神经受侵产生疼痛、麻痹，食管受压产生吞咽困难，心脏压塞，剧烈骨痛，头痛，肝区疼痛等。

肺癌原发病灶产生的症状都属于支气管、肺等呼吸系统，与感冒、支气管炎和肺炎症状类似，如咳嗽、咳痰、痰中带血、胸闷、气短等，容易被患者甚至临床医师忽视或误认为肺炎或感冒，造成误诊、误治。另外，部分肺癌患者初诊时若以肺外症状就诊，如骨关节病（杵状指、趾，肺性骨关节炎）、库欣综合征、低血糖症、男性乳腺增生症、类癌综合征、小脑病变、肌无力综合征、黑棘皮病和全身性红斑水肿、慢性贫血、红细胞增多症等，这些肺癌的肺外表现会使临床表现变得错综复杂，也容易导致误诊、误治。

三、诊断与分期

（一）诊断

1. 痰脱落细胞学检查 简便、无创，易于为患者接受。痰检阳性率与病灶是否和支气管相通密切相关，其敏感度为35.0%～86.0%，特异度为68.0%～98.0%。既往认为此方法适合在高危人群中进行普查，对于肺内孤立影或原因不明咯血的确诊，也有一定价值。但近年周围型肺癌发病率的增加使其诊断价值大大下降。为了提高检出率，从咳痰起始就应予以重视，首先教会患者从肺的"深"部咳出真正的痰液，而不是唾液，必要时用药物刺激引痰。其次要在痰液新鲜时挑样涂片固定，然后染色读片。痰脱落细胞学检查的阳性率与痰液标本的收集、细胞学涂片的制备方法、检验者的诊断水平、肿瘤的部位和病理类型等许多因素有关。中央型肺癌和伴有咯血的肺癌患者痰细胞学检查阳性率较高。周围型肺癌无症状的早期肺癌患者阳性率低。

2. 血清学肿瘤标志物 是指由于原癌基因或抑癌基因，或其他肿瘤相关基因及其产物异常表达所产生的，而在正常组织、良性疾病中不表达，或者仅有一定程度的表达或表达量极少的一类物质。它能够在一定程度上反映癌症的发生和发展、肿瘤相关基因的激活，或者失活程度及监测肿瘤对治疗的反应。肿瘤标志物通常可以在肿瘤患者的血液、体液、组织和排泄物中检测到。目前常用的肺癌血清肿瘤标志物有癌胚抗原（CEA）、鳞状细胞癌相关抗原（SCC-Ag）、细胞角蛋白21-1 片段（Cyfra21-1）、糖类抗原 125（CA125）、糖类抗原 153（CA153）、糖类抗原 199（CA199）、神经元特异性烯醇化酶(NSE)、组织多肽抗原(TPA）等，临床上检测这些肿瘤标志物对于肺癌的发现、诊断、疗效观察、预后评判和预测复发有一定的参考价值。需强调的是，它并不能代替病变的组织病理学和细胞学诊断。近年发现肺癌患者血清中 miRNA（miRNA-652、miRNA660）、ctDNA 也具有一定的诊断价值。

3. 影像学检查

（1）X 线检查：包括胸部透视和胸部 X 线正侧位片，普通胸部 X 线片能显示出一定大小的病灶（比实际体积略有放大），可以比较清楚地显示病变的密度、边界、胸膜改变、中心液化等改变，对于胸内病变的有无可以起到筛选作用。体积较大的肺癌通过胸部 X 线检查大多可以被发现，并可根据其形态特点初步判断病变的性质；但是处于肺门、心膈角和心脏后方的肿物，以及局限于支气管壁的早期中央型肺癌，或者很小的周边型病灶，在胸部 X 线正位片上容易遗漏而不能被发现，一般须同时拍摄胸部 X 线正侧位片。当胸部 X 线正侧位片不能诊断或有怀疑时，应及时做胸部 CT 检查。

（2）胸部 CT 检查：CT 扫描具有高分辨率，可从横断方向显示病变，弥补了胸部 X 线片的不足和可能遗漏。CT 的优点使得它被迅速推广采用，且已逐步替代曾经采用的体层照相、支气管造影、肺动脉造影等。CT 在了解病变位置、与周围脏器关系、胸膜种植、少量积液、节段性肺不张、肺内微小转移灶，以及肺门、纵隔各组淋巴结有无肿大等方面显著优于普通胸部 X 线片；同时，CT 可以显示周围小结节病灶的边缘、密度、内部空洞、钙化、血管穿行、胸膜牵拉等特征，有助于肺癌的早期发现，是目前肺癌发现、诊断、分期、治疗评估和监测复发等必不可少的检查方法。

（3）磁共振成像（MRI）检查：对于显示肺内病灶并不优于 CT 扫描，但是 MRI 能更清晰地显示中央型肺癌与周围脏器血管的关系，无须造影剂，借助于流空现象，能良好地显示出大血管的解剖，从而判断肿瘤是否侵犯了血管或压迫包绕血管。如肿瘤包绕范围超过血管周径的 1/2，切除有困难；如超过周径的 3/4 则不必进行手术探查。肿瘤外侵累及周围软组织时，MRI 也能清晰显示。目前，MRI 主要用于判断血管、胸壁和纵隔软组织及神经是否受侵，尤其是用于鉴别肺上沟瘤是否侵及血管和臂丛神经；中央型肺癌是否侵及纵隔的心脏和大血管结构；区分肿瘤组织块与其产生的肺不张或放疗后纤维化等方面具有明显优势。对于增强 CT 检查有禁忌的患者，MRI 是观察纵隔、肺门大血管受侵情况及淋巴结状况的首选检查方法，同时对于肺癌有无脑转移、骨转移的判定也具有重要价值。

（4）PET 或 PET/CT：该检查的成像原理是应用 ^{18}F 标记脱氧葡萄糖作为肿瘤显像剂，注射到患者体内后，肿瘤细胞生长代谢活跃而摄取葡萄糖较多，同时 ^{18}F 标记脱氧葡萄糖在完成磷酸化后生成 6- 磷酸氟代葡萄糖后不能通过细胞膜到达细胞外继续分解；因而在肿瘤细胞内滞留较长时间并浓聚，其正电子与细胞内的负电子结合发出 γ 射线，利用 γ 射线探测仪结合计算机技术可以显示肿瘤内部代谢和功能状况。PET/CT 是将 PET 与 CT 的优势合二为一，即将肿瘤细胞的代谢功能和解剖形态学结合起来。PET/CT 的融合图像不仅能清晰显示肿物的准确部位、内部特征、边缘特点和周围结构，还能显示肿瘤内部代谢和功能状况。因此，在肿瘤的诊断和分期中具有重要作用。PET/CT 可以发现其他诊断手段难以发现的胸外转移灶和纵隔淋巴结转移。PET/CT 与以往的图像诊断手段相比虽有巨大进步，但由于葡萄糖代谢增高并非肿瘤组织独自特点，一些炎性病灶和代谢旺盛的组织与器官会出现假阳性的影像，一些生长缓慢的肿瘤由于代谢低，常常显示假阴性或低 SUV。因此，在肺癌诊断方面 PET/CT 仍存在一定的假阳性率和假阴性率。容易出现假阳性的疾病主要有代谢旺盛的肺结核、炎症性病变、肉芽肿病变、隐球菌病、组织胞浆菌病和近期术后改变等。假阴性的病变主要见于生长缓慢的附壁生长型腺癌和恶性程度低的病变或极小的癌结节（< 1cm）。由于 PET/CT 可以探测肿瘤细胞内部代谢的特征，临床上它也常常用于化疗和放疗前后病灶的比较及疗效的评估。

4. 纤维支气管镜检查 纤维支气管镜可分为

普通白光支气管镜（直径为 4.9～5.9mm）、超细支气管镜（直径为 1.8～4mm）、超声支气管镜和荧光支气管镜等。支气管镜检查对于肿瘤的定位诊断和获取组织学诊断具有重要价值。对于中央型肺癌，支气管镜检查可以直接窥及病变，95%以上病例可以通过细胞学刷检和组织学活检获得明确病理诊断；尤其是支气管近端肿瘤侵犯范围的判断，这对于原发肿瘤的分期和选择手术方式有重要价值。对于支气管镜检查不能直接窥及的周围型病变，可以通过各种超细支气管镜、鞘导航和磁导航支气管镜等方式对病变定位，通过支气管内刷检或引导下穿刺获取细胞学或组织学诊断。通过支气管镜还可以对邻近支气管的肺门和纵隔淋巴结进行穿刺活检（EBUS-TBNA），用于肺癌的定性诊断和区域淋巴结分期诊断。一般来说，纤维支气管镜检查比较安全，但对于疑似类癌并直观下血运丰富的肿瘤，纤维支气管镜检查应谨慎操作，尤其是在进行活检时，以免造成严重的出血危险。

5. 纵隔镜检查　1954 年，Harken 等首先施行纵隔镜检查。1959 年，Carlens 等进一步完善了此检查技术，并为现代纵隔镜检查术奠定了基础。标准颈前纵隔镜检查是在距胸骨上切迹 1cm 处做横切口（3～4cm），切开皮肤、皮下组织和颈阔肌，钝性分离颈前肌群和软组织到达气管前间隙，打开颈前筋膜，用手指钝性游离出气管前通道并适当探查周围组织结构，置入纵隔镜缓慢通过无名动脉的后方，观察气管旁、气管支气管角及隆突下等部位的肿大淋巴结。先用细长针试行抽吸，证明不是血管后，用特制活检钳解剖、剥离取得活组织。综合大组病例显示总的阳性率为 39%。另有学者报道，纵隔镜检查可使 25% 肺癌病例免去不必要的开胸探查。但是也有学者报道其假阴性率达 8%，可能原因是转移淋巴结位于纵隔镜可抵达观察的范围之外。标准颈前纵隔镜检查可以到达的部位是 2R、2L、4R、隆突前区域。而经左前第 2 肋或第 3 肋间胸骨旁切口的纵隔镜检查可以到达 5 区、6 区。纵隔镜不能检查的区域包括隆突下后方和下纵隔 8 区、9 区的纵隔淋巴结。这些区域的淋巴结可以通过经超声食管镜穿刺而获得细胞学诊断。目前比较一致的看法是，如果 PET/CT 检查纵隔淋巴结阴性，可以直接手而无须行纵隔镜检查。目前，由于纵隔镜检查需要全身麻醉，加之经支气管镜和食管镜穿刺活检技术的推广及胸腔镜技术的广泛应用，纵隔镜检查在肺癌诊断和分期中的应用已逐渐减少。

6. 经皮肺穿刺　适用于经其他无创性检查未能获得明确细胞学或组织学诊断者，它对位于胸壁或肺周边病灶的诊断有一定帮助。目前主张对位于非中心、肿块较大或病期较晚已无手术指征的患者采用此方法，目的为获取病理诊断从而指导化疗或放疗，或采取标本进行基因检测确定能否进行靶向治疗。穿刺活检可以在 CT、B 超、模拟透视机引导下进行。视肿物大小、部位和周围包绕的血管神经等结构而选用适当穿刺方法和针具。目前临床上多采用在 CT 引导定位下细针穿刺，其操作安全，并发症较少。经皮肺穿刺的阳性率在恶性肿瘤中为 74%～96%，阴性结果的诊断率较低，因为阴性结果的判断可能为未能穿刺到确切部位，或本身即是非恶性病变。经皮肺穿刺活检所取得的样本量较少，并有肿瘤种植和出现血气胸甚至咯血的风险。操作时应严格选择适应证。

7. 胸腔镜或开胸活检　对于影像学发现的肺部病灶，虽经痰脱落细胞学、支气管镜和穿刺活检等各种检查方法仍未能获取组织学或细胞学明确诊断，临床上又高度怀疑肺癌或经短期观察后不能除外肺癌可能的患者，可以考虑胸腔镜或开胸活检获得明确的组织学诊断。此外，它对纵隔肿大淋巴结、胸膜结节及胸腔积液的诊断也具有重要价值。目前 VATS 活检＋术中冰冻病理检查已作为明确周围型肺内结节或磨玻璃样病变（GGO）性质的主要活检手段。VATS 的优点是创伤少，避免因穿刺导致的并发症，如气胸、出血、肿瘤细胞针道种植，而且保证获得确切的病理诊断。

（二）鉴别诊断

肺癌的症状与感冒、支气管炎和肺炎症状相似；另外，影像学上可以表现出不同的影像特征。因此，需要将肺癌与肺内各种感染性疾病所产生的影像改变进行鉴别，以免造成误诊、误治或过度的诊治。

1. 结核瘤　既往结核病流行的年代，肺结核瘤是最需要与肺癌相鉴别的常见肺部疾病。有报道称某医疗中心收治 460 例肺癌中，45% 曾被误诊为肺结核。各型肺结核病变中又以结核球（又称结核瘤）与类圆形周围型肺癌最易混淆。结核性球形灶多见于 40 岁以下年轻人，很少痰中带血，血沉变化少，在 16% ～ 28% 患者痰中发现结核菌。外周型肺癌多见于 40 岁以上患者，痰中带血较多见，痰中癌细胞阳性者达 40% ～ 50%。在影像学方面，结核球病灶多呈圆形，多见于肺上叶尖后段或下叶背段，体积较小，直径一般不超过 3cm，边界光滑，密度不匀，可见钙化。16% ～ 32% 病例可见引流支气管影指向肺门，较少出现胸膜皱缩，病灶增长缓慢，如中心液化出现空洞，多居中、薄壁，且空洞内壁光滑。一些病例结核球病灶周围可见卫星灶，与病灶贴邻的壁胸膜可见增厚。外周型肺癌上叶、下叶分布无明显差别，多为结节状或分叶状，有毛刺及胸膜皱缩，生长速度较快，周围常无卫星灶。鳞癌较大时偶见空洞形成，但空洞内壁呈结节状不平，一般肿瘤内无钙化灶。皮肤结核菌素试验可以帮助鉴别诊断。结核菌素试验阳性或强阳性并不能肯定病变一定为结核病变；但若为阴性，诊断结核的可能性要小得多。年轻患者，当肺内病灶怀疑结核时，应做相关结核方面的检查以确诊或除外结核。

2. 肺门淋巴结结核　多见于右上纵隔气管旁，当炎症淋巴结肿大并融合成团时，需与纵隔型肺癌及肺癌纵隔淋巴结转移相区别。结核所致的肺门或纵隔旁淋巴结肿大，通常不造成肺不张。气管镜下偶见支气管管腔狭窄改变，但很少发现黏膜糜烂或结节，刷片细胞学检查多为阴性。而肺癌导致的肺门或纵隔旁淋巴结肿大，多见咯血及肺不张改变。气管镜下可见支气管黏膜糜烂、溃疡、增厚或结节样改变，活检或刷片细胞学检查多可发现肿瘤细胞。

3. 粟粒型肺结核　弥漫性肺癌与粟粒型肺结核的影像学改变有时不易区别。两者均表现为双肺野多发粟粒样结节病灶。但是粟粒型肺结核结节大小均匀，全身中毒症状较重（低热、盗汗、消瘦等），抗结核治疗能够缓解症状。弥漫性肺癌结节大小不一，常是肺癌支气管内播散的结果，通常表现为咳嗽、胸闷、气短和乏力（晚期时明显），全身中毒症状不明显，如低热、消瘦和食欲减退等，

痰细胞学检查容易找到癌细胞。

4. 肺结核合并肺癌　既往在我国结核病发病率较高情况下，肺结核与肺癌共存的机会并不少见。在治疗肺结核过程中，有的病灶吸收好转，而另外病灶继续增长恶化时，应高度警惕两种疾病并存。在影像学检查时，发现病灶旁或病灶边缘出现钙化灶，不要轻易做出结核病诊断，需要动态观察病变的变化，在正规抗结核治疗中，如病灶某局部持续增大，应高度怀疑恶性病变，并及时做进一步的诊断与治疗。

5. 肺内感染性疾病

（1）肺炎：感冒后肺内局部小叶性肺炎，通常在胸部 X 线片上表现为淡薄片状阴影，无实性结节病灶存在。胸部 CT 上表现为边界模糊的斑片状影而非实性结节。因此，某些肺部炎症与表现为磨玻璃样病变的肺癌有时较难鉴别。前者起病较急，通常有明显咳嗽、发热症状。抗炎治疗后阴影逐渐消散。而早期肺癌通常系查体偶然发现或慢性起病，常无明显症状，阴影呈磨玻璃样改变，其内可见含气小腔或支气管充气征。抗炎治疗后不吸收且长期存在缓慢增长。当肺癌堵塞支气管造成远端阻塞性肺炎时，与单纯肺炎也很难区别。如不张肺组织内炎症加剧，甚至可发展成慢性肺脓肿，患者有发热、咳黄脓痰或咯血，与单纯肺脓肿相似。如果发现肺内某同一部位反复出现炎症不愈，应高度怀疑肿瘤堵塞所致，如影像学肯定支气管有狭窄、截断或支气管镜下见到肿物阻塞支气管腔可以确诊。

（2）中叶综合征：广义的中叶综合征为各种原因所致的右肺中叶不张，并伴有慢性炎症或支气管扩张。最常见造成不张的原因是中叶支气管周围淋巴结反复炎症肿大、挤压中叶支气管，造成管腔狭窄，通气受阻。当炎症得到控制，淋巴结缩小，气管受压缓解而恢复通气时，不张的肺泡不能复张。不张肺叶内炎症常反复，患者出现间歇发热、咳嗽、咳黄痰甚至咯血。一般多见于年轻人，病史较长。如果是老年患者，短期内发生中叶肺不张，肺门区出现结节影时，应怀疑肺癌可能，应进一步行纤维支气管镜检查以确诊。

鉴别肺内阴影是良性还是恶性病变，是胸科医师面临的重要问题，有时也是十分困难、棘手的问题。根据中国医学科学院肿瘤医院对于肺内

孤立型病灶的研究分析，30 岁以下者 80% 为良性，50 岁以上者 80% 为恶性，症状中咯血多见于恶性病变患者（50%），良性仅 10% 有咯血症状。影像学上通过以下七项进行鉴别：①肿物倍增时间，根据 Mayer 公式 $T_D=t \log (2/3 \log)(D_t/D_0)$ 计算，T_D 为倍增时间（天），D_0 为首次 X 线片测量直径，D_t 为末次 X 线片测量直径，t 为首次与末次测量的间隔日期，有报道 T_D 小于 7～37 天或大于 465～500 天者均属良性病变。不同病理类型其 T_D 也不同，鳞癌为 7～381 天，平均为 100 天，腺癌为 17～590 天，平均为 183 天，小细胞癌为 17～71 天，平均为 33 天。②肿块体积，如直径大于 5cm 时，83.9% 的可能是恶性。③边界清晰，见于 86% 的良性病例，恶性中只有 47.8% 边界清晰。④外形有分叶，恶性中占 58.4%，良性中仅占 17.2%。⑤钙化，恶性中仅占 0.6%～3.3%，良性病变 16.4% 可见钙化。钙化如果集中于病变之中心，或以中心钙化为核心层层包围，形成同心圆（又称为公牛眼状）或爆米花样，皆为良性病变之表现。⑥毛刺，恶性病变中占 68.4%，良性中仅有 9% 出现毛刺。⑦胸膜皱缩，恶性中占 21.1%，良性仅 3.3% 可见胸膜皱缩。

总之，肺内孤立性良性病灶的鉴别要点有两方面：①2 年内病灶无增大；②病灶内可见钙化特征。良性病灶常见的为错构瘤和硬化性血管瘤。

（三）肺癌临床及病理 TNM 分期

按照肿瘤体积和外侵程度（T）、局部或区域淋巴结转移情况（N）及远处转移之有无（M）判定其临床及病理分期，从而选择相应的治疗方案是肿瘤治疗中的一大进展。如果分期基于手术中及术后病理发现，则为病理分期。临床分期与病理分期相比，后者有手术所见和原发灶、转移灶标本的病理检查，分期较前者更科学、精确，也更符实际。以病理分期为基础来判定比较某几个治疗方案的优劣或估计治疗预后，较以临床分期为基础者更具重要性，也更为准确。

目前最新版的肺癌分期，共纳入全球 16 个国家的 35 个数据库的 94 708 例肺癌病例资料；历经 6 年的数据采集及样本分析之后，在国际肺癌研究协会（International Association for the Study of Lung Cancer，IASLC）的主导下，国际抗癌联盟（Union for International Cancer Control，UICC）和美国癌症联合委员会（American Joint Committee on Cancer，AJCC）将新修订的第 8 版肺癌 TNM 分期发表于 2017 年第一期 CHEST 杂志上。具体内容如下。

1. T——原发肿瘤

Tx 原发肿瘤无法评估，或痰中或支气管洗液中发现恶性细胞证明有癌，但是影像学或内镜检查看不到病变。

T0 无原发肿瘤证据。

Tis 原位癌（腺癌或鳞癌）。

T1 肿瘤最大径≤3cm，周围包以肺组织或脏胸膜，支气管镜检肿瘤尚未侵入叶支气管（即肿瘤未达主支气管）。

T1a（mi）微浸润腺癌。

T1a 沿中心气道表面生长（表浅扩展型肿瘤，不论体积大小，侵犯限于支气管壁）；肿瘤最大径≤1cm。

T1b 肿瘤最大径＞1cm 且≤2cm。

T1c 肿瘤最大径＞2cm 且≤3cm。

T2 肿瘤最大径＞3cm 且≤5cm；或肿瘤累及脏胸膜；累及主支气管（未及隆突）；肺不张。

T2a 肿瘤最大径＞3cm 且≤4cm。

T2b 肿瘤最大径＞4cm 且≤5cm。

T3 肿瘤最大径＞5cm 且≤7cm；或侵犯胸壁、心包、膈神经；或同一肺叶另有孤立肿瘤结节。

T4 肿瘤最大径＞7cm；或侵犯纵隔、膈肌、心脏、大血管、喉返神经、隆突、气管、食管、脊柱；或同侧的其他肺叶有肿瘤结节。

2. N——区域淋巴结 N_x 区域淋巴结无法评估。

N0 无区域淋巴结转移。

N1 同侧肺内或肺门淋巴结转移。

N2 同侧纵隔内/隆突下淋巴结转移。

N3 对侧纵隔/对侧肺门、同侧或对侧锁骨上淋巴结转移。

3. M——远处转移 M0 无远处转移。

M1a 恶性胸腔积液/心包积液；或胸膜/心包转移结节；或对侧肺孤立肿瘤结节。

M1b 单发胸外转移。

M1c 多发胸外转移（1 个或多个远处器官）。

说明：大多数肺癌的胸腔（和心包）积液是由肿瘤引起的。然而，少数患者的胸腔（心包）

积液多次细胞病理学检查为阴性，且积液既非血性也非渗出性，如果临床判断也认为积液与肿瘤无关，那么积液不再作为分期的因素。

4. TNM 分期组别 见表 10-19-1。

表 10-19-1 TNM 分期组别

病情分期	癌本身分期	淋巴结分期	转移分期
隐性癌	Tx	N0	M0
0 期	Tis	N0	M0
ⅠA 期	T1	N0	M0
ⅠB 期	T2	N0	M0
ⅡA 期	T1	N1	M0
ⅡB 期	T2	N1	M0
	T3	N0	M0
ⅢA 期	T1	N2	M0
	T2	N2	M0
	T3	N1N2	M0
ⅢB 期	任何 T	N3	M0
	T4	任何 N	M0
Ⅳ期	任何 T	任何 N	M1

5. 第 8 版 TNM 分期较第 7 版变化

（1）新分期系统将原位癌（Tis）细分为原位腺癌 [Tis（AIS）] 和原位鳞状细胞癌 [Tis（SCIS）]。微浸润腺癌的 T 分期定义为 T1a（mi）。

（2）将 T1 分为 T1a（≤1cm）、T1b（>1cm～≤2cm）和 T1c（>2cm～≤3cm），T2 分为 T2a（>3cm～≤4cm）和 T2b（>4cm～≤5cm）。T3 和 T4 的界点被确定为 7cm。进一步突出肿瘤大小变化在肺癌分期的重要性。尤其对于早期肺癌，每 1cm 的肿瘤直径增长都会对分期和预后带来明显影响。

（3）第 7 版将主支气管受累但距隆突 < 2cm、不侵犯隆突、合并全肺不张或肺炎归为 T3，第 8 版将其降期为 T2，即不再考虑主支气管肿瘤与隆突的距离（只要未侵犯隆突）及肺不张的范围（无论是肺叶不张或全肺不张）。将膈肌侵犯升期为 T4，删除了纵隔胸膜浸润。

（4）对于部分实性成分的磨玻璃样影（GGO），在临床分期中需要通过影像学检查测量实性成分的最大径，在病理分期中通过镜下测量浸润性成分的大小；同时建议应对 GGO 和镜下全部肿瘤病灶进行测量并记录相关数据，以期进一步明确肿瘤全病灶大小对患者预后的影响。

（5）淋巴结分期无变化，但未来转移位置和跳跃转移将受到重视：单站和多站 N1 被分别确定为 pN1a 和 pN1b；单站和多站 N2 被确定为 pN2a 和 pN2b。后者则将 N2 进行了细分：无 N1 的单站 N2（跳跃式转移）被确定为 pN2a1，而有单站或多站 N1 的单站 N2 被确定为 pN2a2，多站 N2 被确定为 pN2b。

（6）ⅠA 期细分为 ⅠA1、ⅠA2、ⅠA3 期；T1a～2aN1M0 由 ⅡA 期更新为 ⅡB 期；T3N2M0 由 ⅢA 期更新为 ⅢB 期；T3～4N3M0 由 ⅢB 期更新为 ⅢC 期；M1a 和 M1b 更新为 ⅣA 期，M1c 更新为 ⅣB 期。

（7）严格掌握手术适应证，使患者从中受益，就必须在术前周密地进行 CT、MRI、超声、纵隔镜等检查，以尽可能准确地定期。实践证明，即便经过详细全面检查，临床 TNM 期别与病理 TNM 期别之间的不符合率相当高。笔者所在医院曾对 2007 例肺癌 cTNM 分期与 pTNM 分期比较发现，cTNM 与 pTNM 分期的总的符合率为 39.0%。以病理分期为金标准，分期上调的占 45.2%，分期下调的占 15.8%。小细胞肺癌的不一致率则更高。很多所谓 Ⅰ 期、Ⅱ 期的早期非小细胞肺癌术后很快发生复发转移，部分可能是由于分期定期偏早。目前，PET/CT 可以发现胸外转移灶，或对侧肺门、纵隔和锁骨上的 N3 淋巴结转移，有助于使临床定期更为准确。同时可以在临床分期的基础上应用纵隔镜检查或经超声支气管镜（EBUS-TBNA）和（或）食管镜（EUS-FNA）对肺门及纵隔淋巴结进行穿刺针吸活检，来获得病理组织学或细胞学定性诊断，此使治疗前分期更为确切。

四、治 疗

1. 手术治疗

（1）手术适应证：外科手术是已被公认的治疗肺癌的首选方法，到目前为止根治性切除仍是唯一有可能使肺癌患者获得治愈，从而恢复正常生活的治疗手段。根据多年来积累的外科治疗效果分析，以下四方面是肺癌的手术适应证：

1）临床分期为Ⅰ期、Ⅱ期、部分ⅢA期及ⅢB期非小细胞肺癌即 T1～3N0～1M0；对于 T1～3N2M0 是否首选手术治疗仍存有争议。

2）小细胞肺癌要求更严，分期限于Ⅰ期和Ⅱ期。至于手术中始确立的 N2 病变，如果能达到根治性切除，则不应放弃手术治疗。小细胞肺癌术后一律辅助化疗。

3）随着影像诊断技术的发展和低剂量螺旋CT 的广泛应用，周围型孤立性肺结节发现率逐年增加。这些病变的诊断往往只能依靠影像学检查，很难获取病理学诊断，从而有赖于手术探查明确。因此在影像学诊断倾向于肺恶性肿瘤时，应在同患者及家属充分沟通的基础上，积极给予手术治疗，从而达到诊断与治疗同时并举的目的。

4）有孤立转移病灶的非小细胞肺癌，是肺癌外科的探索性手术适应证，目前主要集中在同时或异时的孤立肺转移、脑转移和肾上腺转移（M1b）。既往有研究表明，切除孤立转移瘤病灶（并切除肺癌原发灶）可改善患者远期生存，但仍需要进一步广泛研究数据支持。

（2）手术禁忌证：肺癌治疗的手术禁忌证，简而言之即超出了上述适应证期别的病变。如各种 T4 肿瘤已经侵入纵隔、心脏、大血管、气管、食管、椎体、气管隆突等；N 级别达到 N3，如对侧肺门、纵隔、锁骨上、腋下等处淋巴结转移；已有恶性胸液（M1a）或有远处脏器多发转移，如转移到肝、骨、脑、肾上腺等处（M1c）。此外，禁忌证还包括患者有严重的合并症，如严重肺部慢性感染、肺气肿、通气及换气功能重度低下、心力衰竭、3 个月以内的心绞痛发作史和（或）心肌梗死史、3 个月以内的脑血管意外、肾功能不全、凝血功能障碍等。

（3）围手术期准备：手术治疗并不始于手术之时，而是从综合分析病史、临床症状、体征、影像学所见及各种定性、定期的检查结果后，确诊为肺癌或高度可疑肺癌，且肿瘤本身及患者体质具备了手术条件时。简言之，从医师诊断肺癌可能性，并建议外科治疗而患者又接受了医师建议之时，术前准备就应开始。术前准备包含病变分期评估及各种手术风险评估，分期评估为评估肿瘤期别及是否适合手术，是否需要术

前新辅助治疗；而风险评估中又以呼吸系统和心血管系统的评估与围手术期准备工作最为重要。另外一项准备工作是术前合并症的处理，包括常见的高血压、冠心病、糖尿病、心律失常、慢性支气管炎等。

1）呼吸道准备：肺癌患者多为老年人，因长期吸烟而有程度不同的慢性支气管炎、肺气肿等合并症。因此，劝说患者戒烟是头等重要的工作。当患者有慢性支气管炎多年，咳嗽有黄痰时，或因肿瘤堵塞产生部分肺不张甚或阻塞性肺炎时，则应及早针对致病菌种的药敏试验给予相应的抗生素治疗，力争术前肺内炎症得到有效控制，体温不超过 37.5℃。除了全身应用抗生素外，药物雾化吸入的局部治疗也可获得良好的治疗效果。对某些患者诊断不定，无法排除肺结核可能，或是肺癌与肺结核并存，术前应有 2 周足量联合抗结核用药的准备，以免术后机体免疫功能低下，患者缺乏抗结核药物保护而引起结核感染复燃或扩散，但目前临床上此类状况已明显减少。

2）心血管准备：为了增强和保护心肌功能，手术前可适当给予能量合剂（葡萄糖、胰岛素、氯化钾、维生素 C、辅酶 A、肌酐等）。如有水、电解质紊乱，应予以纠正。心律失常患者，可以行 24 小时动态心电图检查以明确其种类和严重程度；房性期前收缩或心房颤动可以用维拉帕米或洋地黄类药物（毛花苷 C 或地高辛）控制，室性期前收缩可用利多卡因类或美西律或心律平等药物控制。高血压患者要每天监测血压 2 次，用不同种类的降压药物把血压控制在基本正常范围。有心绞痛或心肌梗死病史或已经放置冠状动脉支架者，通常都服用抗血小板药物（阿司匹林等），这些药物通常在做有创检查和手术前 1 周开始停用直至术后 1 周，以后视情况恢复（如不能停用者可以用小剂量低分子量肝素替代治疗，但目前国内外指南已认为术前无须停用阿司匹林）。有高凝倾向者术前 1 天开始可用小剂量低分子量肝素治疗直至术后 3～5 天。为了增加心肺功能储备，可以指导患者进行登楼锻炼，即令患者以中等速度爬楼梯，由少及多，逐渐增加负荷。一般如果患者能够不停顿地步行上三层楼，登楼后呼吸不超过 20 次 / 分，心跳不超过 100 次 / 分，则粗略估计患者能够耐受肺叶

切除手术。但如果有运动心肺功能检查设备则能更准确地判断患者是否适合手术。

3）肺通气功能和运动心肺功能测定与风险评估

A．常规肺功能：胸部手术最低标准，FEV_1 占预计值百分比（$FEV_1\%$）> 60%、用力肺活量（FVC）占预计值百分比（FVC%）> 60%，FEV_1/FVC > 50%、最大通气量（MVV）占预计值百分比（MVV%）> 50%；但若肺一氧化碳弥散功能（D_LCO）< 50%，即便 $FEV_1\%$ > 80% 或排除 COPD 者，手术风险仍大，需进一步评估。一侧全肺切除，FEV_1 > 2.0L、$FEV_1\%$ > 80%、MVV% > 70%；肺叶切除，FEV_1 > 1.0L、$FEV_1\%$ > 60%、MVV% > 60%；肺段及楔形切除，FEV_1 > 0.6L、$FEV_1\%$ > 50%、MVV% > 50%。

B. 运动心肺功能中 $V_{O_2}max$ > 20ml/（kg·min）则可以进行任何类型的手术；15 ～ 20ml/（kg·min）则有一定的手术风险；< 15ml/（kg·min）则手术风险很大；< 10ml/（kg·min）则不宜开胸手术。

C. 预计术后肺功能（ppo肺功能）：是预测开胸术后并发症最有意义的单项指标。ppo-FEV_1=FEV_1 术前 ×（1−S/19），ppo-DLCO=DLCO 术前 ×（1−S/19）；S 为切除的段数或支气管肺单位。< 40% 术前实测值则手术风险大，术后并发症发生率可高达 50%。

D. 术后心肺并发症的发生与患者的年龄、术前伴随疾病严重程度、心肺功能状况水平、手术切除多少有功能的肺组织及操作范围的大小、手术相关并发症等有明显或显著相关性。因此，术前风险的评估一定要全面综合考虑患者的各方面情况，包括病期、年龄、一般状况、术前伴随疾病、心肺功能状况、手术切除范围等做出综合评价。术前加强合并疾病的控制、选择适当的术式，术中力求操作精细和稳妥，术后加强监护和及时处理，可以避免严重心肺并发症的发生。

4）肺癌外科手术术式的选择和评价：肺切除治疗肺癌的历史从全肺切除开始，以后随着外科技术的提高，麻醉方法的改进，肺叶切除逐渐取代全肺切除，成为治疗肺癌的标准术式。从 1952 年 Allison 开创右肺上叶袖状切除治疗肺癌以来，全肺切除的比率迅速下降，肺叶切除术占 70%，全肺切除下降到 20%，如将袖状肺叶切除计算

在肺叶切除项下，则肺叶切除术的比率上升接近 80%，个别医院可达 85%。在不增加手术后并发症发生率及死亡率的情况下，这种变化已为广大胸外科医师所接受并付诸实践（表 10-19-2）。因为袖状切除这种成形手术体现了肺癌外科治疗的两条基本准则，一是最大程度切除肿瘤，二是最大限度保存健康有功能的肺组织。如果两条不能兼顾，则在患者心肺功能可以承受的前提下，取第一原则以达到根治为目的，如肺叶（包括双叶或袖式）切除不能达到根治目的，在心肺功能允许的情况下，则宁可行全肺切除术以达到完全切除的目的。但也要防止另外一种倾向，本来常规肺叶切除可以根除的肿瘤，却做了袖状肺叶切除术，延长了手术时间和增加了术后并发症。袖状肺叶切除术的操作要领是正规的肺叶切除术加支气管切除成形术，技术上不是太难，一般训练有素的胸外科医师皆能胜任。如果术中发现肿瘤侵及纵隔器官，或是有广泛的纵隔淋巴结转移，其程度超过了一站以上，肿瘤已无法根治性切除时，手术切除是否合理，要根据肿瘤的情况加以判断。如有不张、继发阻塞性炎症或肺脓肿，单纯用抗生素无法控制感染时，则可行姑息性切除术以达到减症的目的。

表 10-19-2　全肺切除与肺叶切除的比率（国内部分资料）

作者	年份	例数	全肺切除（%）	肺叶切除（%）
孙成孚等	1980	96	30.2	69.8
李椿龄等	1981	125	21.6	78.4
黄绍锵等	1981	75	18.7	77.3
黄国俊等	1985	601	12.3	74.0[a]

a 如与袖状肺叶切除术的 11.2% 合计，此值应为 85.2%。

对于邻近隆突的肿瘤，可行隆突切除成形合并肺切除术，我国报道的两组手术死亡率分别为 6.3% 及 15%（3/20），其中一组 5 年生存率仅为 6.5%（2/31），另一组的 5 年生存率为 20%（1/5），但是后者包括了 T4 病例，即肿瘤已经侵及隆突或气管。

关于 T4 病例前文已列入手术禁忌证，但是一些日本学者报道，扩大切除肺癌及相邻脏器，5 年生存率为 10% ～ 26%，但若切除部分左心房、上

腔静脉、肺动脉、食管或膈肌则无长期生存，绝大多数术后 2 年内死亡。如合并多个脏器切除，结果更差，均在 6 个月内死亡。

有恶性胸腔积液的 M1a 患者属于胸膜种植而归入手术禁忌。上海市胸科医院报道 31 例病侧全肺及胸膜切除术，加局部液氮冷冻治疗能缓解症状，但仅 3 例存活 2 年。目前胸膜播散患者的外科治疗仅限于胸腔镜探查活检取得肿瘤组织，为后续治疗明确诊断和有足够组织进行基因检测。另外，如果胸膜播散患者的主病灶位于周边肺组织内，可以楔形切除，这样可减轻肿瘤负荷并为后续治疗提供帮助，达到延长患者生存期的目的。有胸腔积液者可以放置胸管引流，并可以于术中和术后经胸管注入相应药物杀灭癌细胞及促进胸腔粘连，达到减少胸腔积液和缓解患者胸闷气短症状的目的。

近年由于麻醉技术的发展和胸腔镜技术的开展应用，在条件许可情况下，对于早期肺癌应用微创外科手术治疗，以达到减少创伤、减轻疼痛和促进恢复的目的。微创手术包括不切断胸壁肌肉小切口手术、VATS、全胸腔镜手术等。这些手术切口和术式的选择需要依据病变大小、期别早晚、术者微创手术的经验和患者经济状况等情况综合考虑与选择。从事微创手术的医师，必须有足够的常规开放性开胸手术经验，然后再经严格培训和由浅及深逐步实践来适应微创手术的要求。当遇有胸膜腔严重广泛粘连而胸腔镜操作困难或有意外情况（出血、残端漏气等）发生时，应及时中转开胸手术，以保证患者安全和减少围手术期并发症发生。王俊等报道 322 例 VATS 手术患者中包括肺癌患者 83 例，治疗术式包括肺楔形切除、肺叶切除、全肺切除、胸膜活检和（或）固定术等。中转开胸率为 2.8%（9/322）。围手术期并发症发生率为 7.5%（24/322），死亡率为 0.6%（2/322）。何建行等报道 2200 例 VATS 手术，已随访 5 年的 130 例中包括单肺叶切除 110 例，双肺叶切除 11 例，全肺切除 9 例。5 年生存率 I 期为 87.8%，II 期为 42.8%，III A 期为 27.3%。笔者认为全胸腔镜肺叶或全肺肺癌根治术具有创伤小、恢复快、出血和输血少、对心肺功能损伤小、开关胸时间缩短等优点，且 5 年生存率与传统开胸术组差别无统计学意义甚至略优于常规开胸手术。因此，对于早期肺癌施行手术切除，VATS 值得推广应用，但必须在各方面条件具备和相应的开胸手术经验基础上逐步开展。

肺的淋巴引流有一定规律，右肺上叶流向右肺门及右上纵隔淋巴结；右肺中叶流向中、下叶汇总区淋巴结、隆突下淋巴结及右上纵隔淋巴结；右肺下叶引至中、下叶汇总区淋巴结，隆突下、下肺韧带及右上纵隔淋巴结；左肺上叶引至主动脉弓下（Bottallo）淋巴结、左前上纵隔淋巴结；左肺下叶淋巴流向上下叶汇总区，隆突下及跨越纵隔到右上纵隔淋巴结。如采用成毛绍夫的淋巴结图例（图 10-19-1），肺癌的淋巴结转移（N 状态）则可以如表 10-19-3 所示。

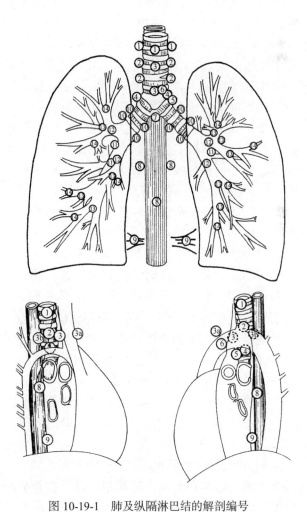

图 10-19-1 肺及纵隔淋巴结的解剖编号

①上纵隔或最高纵隔；②气管旁；③气管前：3a 前纵隔，3b 气管后或后纵隔；④气管、支气管；⑤主动脉弓下或 Bottallo 淋巴结（主肺动脉窗）；⑥主动脉旁（升主动脉）；⑦隆突下；⑧食管旁（隆突以下）；⑨肺韧带；⑩肺门；⑪叶间；⑫叶内——上叶、中叶、下叶；⑬段；⑭亚段

表 10-19-3　肺癌发生部位和其转移纵隔淋巴结部位的关系

肺癌部位	易转移纵隔淋巴结	肺癌部位	易转移纵隔淋巴结
右　上叶	2R、3、4R	左　上叶	4L、5L、6L
中叶	2R、4R、7、9		
下叶	7、8、9	下叶	7、8、9 及 2R4R

术中根据肺癌部位及其引流区淋巴结状况，尽可能将各有关部位的淋巴结予以清扫。纵隔内淋巴引流管交通支丰富，因此跳跃式转移、反方向转移都可能出现，右侧病变转移到左纵隔的也屡有发生，在诊治中应考虑周全。手术切除属于局部治疗，只有在病变没有远处转移时才有可能达到根治的效果。事实上当肺门和（或）纵隔有广泛淋巴结转移时，单纯依靠手术切除达到根除的目的可能性较少。

（1）亚肺叶切除术：随着近年来早期肺癌的增多及肺多发 GGO 的增加，亚肺叶切除术式较以往应用逐年增加。其主要术式包括解剖性肺段切除和肺楔形切除术。解剖性肺段切除是指切除一个或多个支气管肺段，相应的肺段支气管血管结构单独处理；而楔形肺切除则不考虑肺段间或肺叶间解剖平面，肺段支气管血管结构不单独处理的非解剖性部分肺切除方式。

肺段切除或楔形肺切除适用于：①心肺功能不能耐受肺叶切除的周围型肺癌患者；②开胸后因胸膜腔播散或淋巴结转移等原因不能行根治切除而行姑息切除或单纯活检的肺癌患者；③不同肺叶多原发性肺癌，为尽可能多地保留正常肺组织选择一个或多个病变行局部切除的患者；④作为某些早期周围型肺癌的首选术式，但此部分仍有争议，正在研究中。目前推荐解剖性肺段切除指征为病变＜2cm 的周围型肺癌，恶性程度较低，即磨玻璃成分较多，SUV 较低，病理亚型为非微乳头和实性成分为主的类型，且术中肺门和纵隔淋巴结冰冻病理阴性。肺段切除要求切缘离肿瘤至少 2cm 以保证肿瘤切除完全和降低复发概率。另外，淋巴结清扫至少要清除相应段支气管旁和肺门及邻近纵隔组淋巴结，有条件的医院应将这些清除的淋巴结送冰冻检查，如果结果均为阴性，可以不清扫其他区域淋巴结，即日本学者报道的肺叶特异性淋巴结清扫。如果有任何淋巴结阳性，则需要改行肺叶切除并行系统性淋巴结清扫。

楔形切除术虽肺功能损失小，但不足之处在于肺组织切除不足，切缘较难保证切除干净，段间支气管旁和肺门淋巴结无法清扫，增加了局部复发的风险。因此，楔形切除一般应用于诊断性活检、良性病灶及转移瘤切除、原位癌、微侵癌灶如单纯 GGO、不典型腺瘤样增生，或小于 1cm 的早期肺癌切除。这些病灶淋巴结极少转移，因此可以考虑不清扫淋巴结。

（2）肺叶切除术：包括复合肺叶切除术。目前肺叶切除术是肺癌外科治疗首选的标准切除术式。

对于绝大多数周围型肺癌和支气管侵犯范围未超出段支气管开口的中央型肺癌患者，在肺叶血管条件许可的情况下，应争取行肺叶切除。右肺中叶或下叶肺癌邻近或侵犯中下叶支气管间嵴、中间段支气管肺癌、原发肿瘤或转移淋巴结侵犯中下叶肺动脉、原发肿瘤跨叶侵犯中下叶者，可以考虑行右肺中下叶切除。右肺上叶或中叶根部肺癌累及上肺静脉根部或原发肿瘤跨叶侵犯上中叶者，可以考虑行上中叶切除。对于肺癌跨叶侵犯上下叶者，行上下叶切除而保留中叶在技术上可行，但是由于中叶体积较小且单独保留中叶容易发生肺叶扭转，一般采用全肺切除而不主张单独保留中叶。但个别情况下，如中叶体积较大，肺膨胀后胸内残腔不大者可以考虑保留中叶，但术后一定让患者注意咳嗽排痰，保持肺处于膨胀状态。对于肺癌原发肿瘤跨叶侵犯者，如肿瘤主体位于一个肺叶，跨叶侵犯另一肺叶的体积较小，为保留肺功能可行主体肺叶切除并将受累肺叶楔形或肺段切除。

无论是开放还是腔镜下肺叶切除，以先解剖肺裂和解剖血管相结合的方式行肺叶切除较方便实用，这样对于淋巴结清扫可能更容易彻底。但在叶裂发育不全的情况下，可以考虑单向式肺叶切除，即先断肺静脉，然后再断动脉，最后断支气管。偶遇肿物或转移淋巴结侵及肺门血管情况下，先用无创血管钳或弯头哈巴狗无创止血钳游离控制血管近心端和肿瘤的远心端，然后将肿瘤侵犯的血管壁予以侧壁切除或袖状切除，用 4-0 Prolene 血管缝合线缝合血管，必要时可以取部分心包做成血管片或先缝合成口径与离断血管口径相当的代血管进行间置吻合。

（3）支气管和血管成形切除术：是最能体现最大限度地切除肿瘤和最大限度地保留生理功能这一肿瘤外科基本原则的手术方式，尤其是对于心肺功能不能耐受全肺切除的患者，扩大了外科治疗的适用范围。研究显示支气管袖状肺叶切除术后患者不仅肺功能与标准肺叶切除术后相当，远期生存亦无明显差异。

应用支气管成形术时，应注意支气管切缘肿瘤残存的问题。术前支气管镜检查所见的肿瘤侵犯范围和肿瘤的病理类型，对于判断是否可以选择应用支气管成形术非常重要，术中应常规行支气管切缘快速冰冻切片检查以保证切缘无肿瘤残存，如不能保证充分切缘，应在心肺功能允许的情况下毫不犹豫地改行全肺切除。

肺癌原发肿瘤和转移性肿瘤的肺门纵隔淋巴结可以侵犯肺动脉，根据其受侵犯的范围不同可以选取不同的肺动脉成形术以避免因肺动脉血供原因行全肺切除，比较局限的侵犯可以采用简单的肺动脉侧壁切除直接缝合或自体血管或心包及人工材料血管缺损修补技术，而更大范围的受累可能需要肺动脉袖状切除对端吻合技术或人工血管重建技术。对于主肺动脉受累的病例，血管重建有时需要采用体外循环技术辅助以保障手术安全。

（4）全肺切除术：在肺癌外科治疗之初，其曾被认为是肺癌外科的标准切除术式，但在20世纪50年代后已逐渐被肺叶切除术取代。

全肺切除术目前仅适用于即使应用了支气管成形和血管成形技术，由于解剖因素仍不能通过肺叶切除、双肺叶切除实现肿瘤完全切除，且通过仔细评估心肺功能能够耐受该术式者。①肿瘤侵犯主支气管或支气管分叉部位，无法通过支气管成形技术完成肺叶切除者；②肿瘤侵犯肺动脉主干或分支，无法通过血管成形技术完成肺叶切除者；③肿瘤侵犯上、下肺静脉分叉及以上部位，必须一同处理者；④巨大肿瘤累及多个肺叶，各肺叶病变均不适合局部切除者；⑤由于肿瘤性或非肿瘤性原因，肺叶血管或支气管无法解剖分离者；⑥术中因解剖血管发生意外情况被迫行全肺切除者。

由于全肺切除手术创伤大、术后对患者的心肺功能影响大、发生手术并发症及死亡的风险大，而且影响患者术后其他辅助治疗的耐受性，因此做出全肺切除的决定必须慎重。若需行右全肺切除则应更慎重。因为右全肺切除损失的肺功能更多，且很难再给予术后辅助治疗。如果术前考虑病期偏晚，可能需要全肺切除，最好术前行新辅助化疗2～4个周期以提高疗效，从而避免术后过多的辅助化疗致患者难以耐受。最好术前通过气管镜等检查或术中活检获得明确病理诊断，心肺功能评估达到能够耐受全肺切除手术标准，术中判断最好能够达到完全性切除病变和转移淋巴结的要求。如不能达到完全切除的要求，则只有在挽救生命的紧急情况下才能施行，如存在危及生命的大咯血和保守方法难以控制的症状，如严重的阻塞性肺炎等。另外，依据以往经验，全肺切除需要强调以下几点：全肺切除患者术前需要行支气管镜检查以明确病变范围；术前经支气管镜活检或刷片，或术中获得明确病理或细胞学诊断为非小细胞肺癌，一般小细胞肺癌在术前明确诊断的情况下不建议行全肺切除；病变经全肺切除能达到根治，无多站纵隔或多个淋巴结转移（N0～N1或单站N2），对于多站或多个淋巴结转移或单站淋巴结肿大转移超过2cm者一般不建议行全肺切除。

（5）早期周围型非小细胞肺癌术式选择：尽管对于早期非小细胞肺癌，肺叶切除仍为首选的标准手术切除方式。但随着早期肺癌发现比例的逐年增加，尤其是直径≤2cm肺癌，解剖性肺段切除是否在未来会取代肺叶切除，近年一直争论不断，它已成为全球胸外科学者研究的热点和关注的焦点。

赞成者认为尽管肺段切除能够充分保留更多肺功能，但到目前为止该术式并未成为早期非小细胞肺癌治疗的标准术式。主要原因是1995年北美肺癌研究组进行的早期非小细胞肺癌（T1N0）前瞻性随机对照肺叶切除与亚肺叶切除（肺段及楔形切除），结果显示亚肺叶切除组复发率、总死亡率及肺癌相关死亡率均明显高于肺叶切除组。但现在反观这项20年前的研究发现，当时（20世纪80年代）入组的病例是通过胸部X线片进行的，而并未常规使用CT和PET来进行术前分期及随访，这就意味着并不能发现术前或术后已存在转移的患者。而且在亚肺叶组内约1/3的患者接受的是楔形切除而非解剖性肺段切除。同时，并没有专门对直径＜1cm 或＜2cm 肺癌进行分层分析。当前普遍认为，对于早期非小细胞肺癌，解剖性肺段切除相比肺楔形切除是更优选择，主要在于其能更充分地清扫 N1 淋巴结及更能保证肿瘤切缘阴性结果。

一项来自美国 SEER 数据库的研究对比了 688 例肺段切除或楔形切除和 1402 例肺叶切除的直径＜1cm Ⅰ期非小细胞肺癌患者的生存结果发现，总生存率及肿瘤特异性生存率两者没有差别。2015 年一项对年龄＞65 岁的直径＜2cm Ⅰ期非小细胞肺癌患者的研究也发现，对于腺癌患者，肺段切除同肺叶切除相比具有同样的远期生存率。同样，2014 年国际早期肺癌行动项目组回顾性研究分析了直径＜2cm 的肺癌患者术后生存情况发现，亚肺叶切除组与肺叶切除组 10 年生存率分别为 88% 和 84%，同时，所有的局限性切除发生复发的病例均为楔形切除术后，而在肺段切除术后未发现局部复发，证明在局限性切除中肿瘤控制获益，肺段切除更优于楔形切除。两项近期的 Meta 分析也发现在ⅠA 期非小细胞肺癌中，肺段切除与肺叶切除相比，在总生存率、肿瘤特异性生存率、局部复发及远处转移率方面均无显著统计学差异。这些研究说明，解剖性肺段切除更适用于周围型肺癌直径≤2cm、保证能有充分的切缘（肿瘤位于肺段内且在肺外周区域，要求切缘距肿瘤组织 2cm 以上）。目前的研究焦点又集中在 VATS 下和传统开胸下肺段切除的并发症发生率、复发和长期生存的对比，且相关的回顾性研究发现 VATS 下肺段切除患者住院时间更短，术后并发症更少，胸管留置时间短且长期生存等肿瘤学效果无明显差别，但推进系统性清扫肺门及纵隔淋巴结是有必要的，以排除隐匿性转移并保证准确的分期。

反对者认为，尽管目前正等待随机对照研究的结果，但仍要仔细评估肺段切除。外科医师应该明确肺段切除的复杂性，在难以触摸的肺内结节中，应充分保证肿瘤切除的切缘及系统清扫肺门淋巴结，应该通过术前三维重建及术中冰冻切片评估肿瘤切缘。其中，最大的一个难点是如何确定段间平面以保证充分的肿瘤切缘，这可能解释为何段切除类型手术是局部复发的独立因素，同时各肺段切除的预后也不一致。左肺上叶各段及背段切除术后局部率低，右肺上叶各段及基底

段切除术后局部复发率高。因此，肺段切除应谨慎，尤其是纯实性结节。另外，有文献研究结果显示，对于高龄的早期非小细胞肺癌患者，肺段切除较肺叶切除有着更低的总生存率及肺癌特异性生存率，因此高龄并不是肺段切除选择的一个指征。近期一项 Meta 分析研究显示，对于合并其他疾病或心肺功能受限的肺癌患者，只有能耐受肺段切除或肺叶切除的患者生存率才一致，但对于不能耐受肺叶切除的患者，肺段切除预后更差，其体现的是不能耐受肺叶切除患者的非肿瘤相关死亡。肺段切除有着更好的预后，与肺切除范围无关，主要在于肿瘤直径＜2cm、周围型肺癌及磨玻璃特征等。有学者研究表明肺叶切除在直径＜1cm、1～2cm 组中均优于肺段切除。同时，亚肺叶切除由于不能充分清扫 N1 淋巴结，导致可能低估非小细胞肺癌分期。另外，虽然理论上认为肺段切除能够保留更多的肺功能，但是这只存在于术后短期内，在术后 6 个月后肺功能无明显差别。

目前正在开展的两项前瞻性的随机对照研究（CALB-140503 及 JCOG-0802）将会为早期非小细胞肺癌肺切除范围提供依据。

（6）纵隔淋巴结清扫：系统性纵隔淋巴结清扫是肺癌根治性切除的重要组成部分。但对于清扫淋巴结个数、淋巴结站数，学者们尚未完全达成共识。欧洲学者认为至少清扫肺门及纵隔各站共 6 枚淋巴结，其中必须包括隆突下。也有一些共识会议推荐至少清扫三站（肺门或纵隔各站）淋巴结共 10 枚。但在临床实际中往往存在一些特殊情况，如在 8 区、9 区淋巴结很少甚至没有，4L 区淋巴结常因清扫困难而难以完整切除。

对肺癌纵隔淋巴结清扫方式有两种意见，一种称为纵隔淋巴结采样术（mediastinal lymphnode sampling），对于纵隔各淋巴结区进行取样活检。另一种是系统的纵隔淋巴结清扫术（systematic mediastinal lymphadenectomy），术中应将纵隔淋巴结连同周围的脂肪组织一并切除。虽然多数文献报道系统的纵隔淋巴结清扫可以提高肺癌手术治疗的 5 年生存率，但 2011 年美国外科医师学会肿瘤学组（ACOSOG）发表的 Z0030 多中心随机对照研究结果显示，对 cT1～2N0～1 期非小细胞肺癌，系统的纵隔淋巴结清扫对比淋巴结采

样并不能提高远期生存率，但这并不适用于术后病理分期升期的肺癌患者。目前，有不少学者倾向于选择性淋巴结清扫（又称为特异性淋巴结清扫），尤以日本学者研究最为深入。其理论基础一是并非所有的非小细胞肺癌患者纵隔各站淋巴结都存在转移，尤其是早期非小细胞肺癌；二是肺癌的淋巴结转移遵循肺叶特异性转移规律：肺癌淋巴结转移一般先转移到肺门及该肺叶的邻近纵隔区域（特异性淋巴结引流区），如果此区域淋巴结均阴性，其他纵隔区域淋巴结（非特异性淋巴结引流区）转移率很低，有研究证实低于3%。如果特异性引流区淋巴结阳性，非特异性引流区淋巴结转移阳性率会较高，研究报道为20%～35%。例如，右上叶肺癌一般转移至右肺门及邻近的右上纵隔（2R 和 4R），如果右肺门和右上纵隔淋巴结清扫后送冰冻病理检查均为阴性，则隆突下和8区及9区淋巴结转移率很低，可以不做清扫。同理，下叶的肺癌上纵隔淋巴结转移率也极低。例如，右肺下叶癌一般先清扫下叶附近区域的肺门淋巴结和纵隔7区、8区、9区淋巴结送冰冻病理检查，如果为阴性，右上纵隔区域则不用清扫。已有不少研究结果显示在早期肺癌，尤其在肿瘤 < 2cm 时，特异性淋巴结清扫的远期生存率和局部复发率同系统性淋巴结清扫没有明显差异。但是对于术前判断为实体型，SUV 高，CEA 值高或术中冰冻病理检查报告为实体型或微乳头型，肺泡腔有癌细胞扩散现象，或浸润性腺癌等患者一般需要行肺叶切除和系统性淋巴结清扫。因此，肺段切除 + 特异性淋巴结清扫适合肿瘤小于 2cm、恶性程度偏低、磨玻璃成分较多（> 50%）的早期肺癌患者。且要求术中先清扫特异性引流区淋巴结送冰冻病理检查，如果淋巴结阳性，需要改行肺叶切除 + 系统性淋巴结清扫。

（7）手术操作要点：2000 年以前外科治疗主要为中晚期肺癌，而手术方式以开胸为主。统计在四组 2884 例肺癌的手术方式中肺叶切除占 70.3%，全肺切除占 20%，袖状肺叶切除占 4%，部分肺切除占 5.1%，隆突成形切除占 0.6%。病理类型分布中鳞癌最多，在 8960 例肺癌患者中占 47.5%，腺癌其次，为 32.6%，小细胞肺癌占 10.3%，大细胞肺癌为 3.3%，其他为 5.8%。

近年随着国家经济不断发展和人民生活水平提高及健康意识的增强，早期肺癌发现率不断增加，主要为临床 I 期肺癌。目前早期肺癌手术已占北京协和医院手术比例的 70% 以上。因此，手术治疗方式已逐渐由既往常规开胸手术转为胸腔镜手术为主，病理类型以腺癌为主，约占早期肺癌的 90% 以上。

无论是胸腔镜下或开胸直视下进行肺癌手术治疗，主要依赖于严密周详的围手术期处理及术者的熟练操作。术前详细查阅患者的影像资料和气管镜检查资料，对患者手术的难点要充分考虑，并做出预案以备术中不测。如果术前估计手术有困难或可能需要全肺切除，术前需要做充分准备，如详细评估心肺功能是否可耐受全肺切除，另外是否有病理结果确诊为肺癌，手术器械中要准备好无创血管钳和血管缝线，甚至要准备体外循环设备和提前请血管外科会诊，以备术中协助处理等。在掌握肺门支气管、血管等解剖结构基础上，轻柔准确地运用剪刀和电钩等锐性分离器械进行相应结构的解剖，目前应用电钩和超声刀已相当普遍，可以明显减少术中出血和缩短手术时间，并且安全性明显增加。腔镜下或开胸直视下手术均需妥善应用切割缝合器进行相关血管及支气管的切割缝合或结扎，或缝扎后切断。操作过程中：①首先要全面探查肺组织、胸腔、胸膜及肿瘤相关情况。除了肿物的性状、部位、外侵程度，还要了解肺门、纵隔等处淋巴结有无肿大或融合成团，确定有无转移。必要时，可行肿物和（或）淋巴结活检及冰冻病理检查。如有胸液或其他肺内或胸膜可疑结节，也应予以重视，必要时要做活检及冰冻病理检查，重要的是排除肿瘤扩散的可能，评估手术切除可能性及手术操作的难度，并做出术式的合理选择。②手术操作过程中必须轻柔，避免挤压、揉搓肿块造成医源性血行播散。③实践证明以前提倡的先结扎切断肺静脉以杜绝癌细胞流入体循环而扩散到全身的做法有些过分谨慎。先结扎肺静脉与先结扎肺动脉相比较，其远期效果无明显区别，先结扎肺动脉还避免了肺组织内血液淤积的缺点。④血管分支的处理，肺动脉分支个体变异极大。术者一定要注意仔细将所有分支血管逐一结扎切断，同时还要注意有时会存在极细的分支，如果解剖时稍有疏忽，即可造成撕断出血。可以结扎或用超声刀进行处理。⑤肺静脉异常，有些患者缺少下肺静脉或上肺静脉，肺部回心血仅有一条肺静脉通路。其确切发生率不详，多发生在左肺，因此在行左侧上叶切除时，必须确认下肺静脉的存在，以免单一肺静脉结扎切断后余肺循环有入血而不能流出，肺组织高度充血、肺组织肝化，产生肺湿性坏疽，患者出现咯血不止、高热，需再次手术切除以挽救生命。⑥支气管切缘，切缘距离肿瘤最好应超过 2cm，不小于 1cm，如肉眼判断有怀疑时，应即刻送切缘的冰冻切片检查，若确有残余，应进一步截除残端，或改变原计划的术式，改行袖状切除，以增加支气管截除的长度。在肺功能可以承受的前提下施行全肺切除术，力争达到根治的目的。⑦袖状肺叶切除术，以最常见的右上叶袖状切除为例，开胸后首先探查肿瘤的部位、体积及侵犯程度。确诊肿瘤位于上叶开口，尚未侵及主支气管或中间支气管，肺门虽有肿大淋巴结，但尚能与血管、支气管分离；纵隔无 N2 淋巴结时，可以判定从解剖学与肿瘤学角度适宜袖状切除（图 10-19-2，图 10-19-3）。据统计，患者有 N2 时（病理Ⅲ A 期），其 5 年生存率为 16.6%，明显低于Ⅰ期、Ⅱ期的 62.5%。解剖肺门，结扎切断所属肺动、静脉分支。游离出叶支气管口部及其邻近的右主支气管和中间段支气管。争取离肿瘤边缘 2cm 以上（最少不小于 1cm）截断主支气管及中间段支气管，为了解决两个截端口径大小不一，发生吻合不严密的困难，两个截端切法不一。主支气管应该垂直切断，中间支气管则斜行截断。通常叶口部癌瘤侵犯主支气管或中间支气管的外侧壁，其内侧壁往往是正常管壁，从外向内上斜行截断，就是多保留对开口侧（内侧）的管壁，这样下截端之口径可以增大而接近上截口的大小。无论在腔镜下，还是在开放直视下做袖状肺叶切除行支气管端端吻合，在吻合操作时可以用可吸收缝线间断或连续缝合，也可应用 3-0 血管缝线从一侧膜部边缘开始向两侧双针反向缝合，进针方向为外—里—里—外连续缝合，先缝合后侧的膜部。缝合务必妥帖、严密，做到一次吻合成功。缝线间距为 2～4mm，线结打在管腔外，对合松紧合适。最后缝合前侧。为了弥补两截端口径大小不一致性，可以在吻合时调整

两端缝线间距，口径大的一侧间距也大一点，较小的一侧缝线间距适当缩小，做到虽然口大口小，但两侧一齐缝合妥帖，吻合口不漏气。如果发现有漏气处，应用可吸收缝线妥善加针缝合。如判断在后侧吻合口出现漏气时，补针常十分困难，由于位置关系，如果术者对该处检查不清，则修补费时且收效不佳。此时不如毅然将前侧吻合口拆除几针，以显露后侧缺损区，妥善缝补。如果修补确有困难，可考虑拆开整个吻合口重做吻合，这样做吻合更保险，反而能节省操作时间。腔镜下或开胸直视下支气管对端连续缝合时最忌讳的是绕线，一旦绕线，不容易抽紧缝线，导致吻合口缝合不严和吻合口组织间夹线，术后容易发生吻合口瘘。吻合口张力较大时，为防止吻合口瘘可截取带蒂之胸膜瓣或心包瓣包绕覆盖吻合口，这种措施还有助于防止吻合口肺动脉瘘大出血的严重并发症。中国医学科学院肿瘤医院胸外科统计 2004 例患者的资料显示，155 例袖状肺叶切除术患者中，5 年生存率为 53.9%（根治性切除者为 57.3%，姑息性切除者为 14.3%），远优于全肺切除术组的 31.2%。分析其可能原因有袖状组早期（Ⅰ期、Ⅱ期）病例占全组的 89.2%；袖状组的病理类型以鳞癌居多，占 72.9%；由于保留了更多的功能肺组织，该组患者术后有较优的生存质量，可能是原因之三。姑息性全肺切除效果不佳，容易复发，因此如果心肺功能允许，应考虑行根治性全肺切除。

当支气管口肿瘤同时侵及或粘连肺动脉干时，可同时行肺动脉成形术，如受累区小于动脉周径 1/3 时可做血管侧壁切除。如超过 1/3 周径时应做节段性切除，对端吻合。为避免吻合口出现张力，肺动脉切除的长度以不超过 3cm 为宜。血管切缘距肿瘤的距离不小于 0.5cm。同时行左上叶支气管、血管双袖状切除时，肺动脉干切除长度可达 5cm。一般先做支气管成形术，再吻合血管。术后需加抗凝治疗。隆突成形肺切除术的注意事项是气管支气管吻合部无张力，因此切除长度的安全范围从气管下端到对侧支气管不超过 4cm。更具体点说，病变同侧主支气管内延伸距隆突不大于 1cm，气管下段病变离隆突不大于 2cm，对侧主支气管病变离隆突不大于 1.5cm 时，适于隆突全肺切除术（图 10-19-4）。

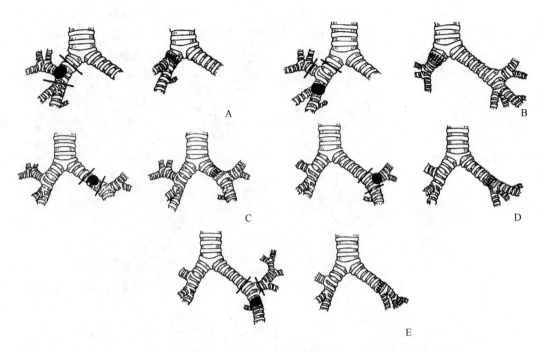

图 10-19-2 支气管成形术

A.右肺上叶袖状切除术；B.右支气管及中下叶切除，右上叶右主支气管吻合（保留右上叶）；C.左主支气管袖状切除（保留左全肺）；D.左肺上叶袖状切除术；E.左主支气管左肺下叶切除 + 左肺上叶左主支气管吻合术（保留左肺上叶）

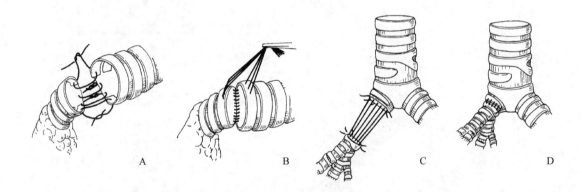

图 10-19-3 袖状肺叶切除支气管成形吻合术

A.摆正方位，两端应膜部对膜部，软骨环对软骨环。最先缝合远侧（后侧），用可吸收合成细线间断缝合或 3-0 Prolene 线连续外翻缝合。B.远侧半圈已妥善对合，开始缝合近侧半圈。C.两侧气道口径大小不等时纠正的办法：在吻合时细心调整两侧缝线的间距，口大侧间距稍宽，口小侧间距稍窄。D.吻合妥帖严密

（8）肺癌外科治疗的疗效及影响因素：既往我国肺癌外科治疗以中晚期肺癌治疗为主，总体效果不佳，多年来保持在一个比较稳定的水平，与国外的情况相似。统计在六组 8960 例患者切除率为 80.4% ～ 91.4%，术后并发症发生率为 1.7% ～ 22.3%，术后死亡率（30 天内）为 0.8% ～ 3.1%，术后 5 年生存率为 27.2% ～ 42.0%（表 10-19-4）。中国医学科学院肿瘤医院对 2004 例中资料比较完整、可进行分析的 1516 例进行分析发现，其 1 年、3 年、5 年、10 年、15 年生存率分别为 74.3%、47.3%、38.8%、31.8% 及 21.8%，与综合组的结果相符（图 10-19-5）。依据既往文献报道分析，影响肺癌切除术后远期疗效的因素比较多，主要为手术性质（根治 / 姑息）、有无淋巴结转移、肿瘤的大小及外侵程度、病理类型和分化程度等均有重要影响。中国医学科学院肿瘤

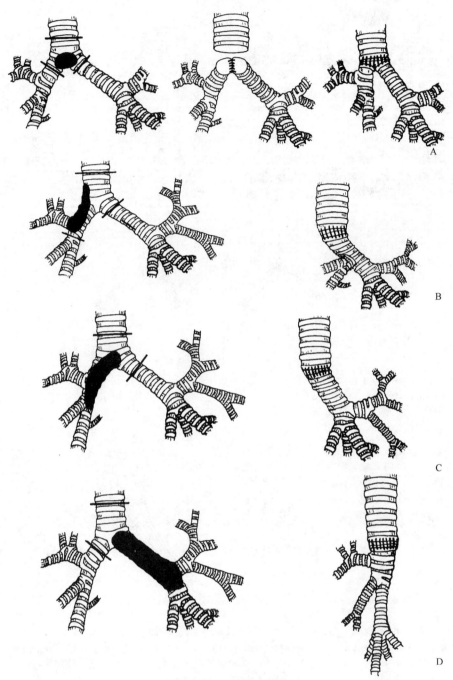

图 10-19-4　隆突成形术

A. 气管隆突切除，隆突成形，气管隆突吻合术；B. 右上叶、气管、隆突切除，气管、左总支气管对端吻合，右中间支气管、左总支气管
端侧吻合术；C. 气管隆突右全肺切除，气管、左主支气管对端吻合术；D. 气管隆突左全肺切除，气管、右主支气管对端吻合术

表 10-19-4　既往我国肺癌外科治疗的疗效（部分资料）

年份	研究者	例数	切除率（%）	并发症发生率（%）	死亡率（%）	5 年生存率（%）
1986	黄国俊等	748	80.4	22.3	1.2	42.0
1986	辛育龄等	458	91.4	?	1.3	30.1
1988	廖美琳等	2636	97.8	?	?	40.6
1988	丁嘉安等	2048	91.1	4.4	3.1	31.8
1988	裴广廷等	1336	87.7	1.7	0.8	33.4
1991	滕恒等	1734	?	9.7	0.9	27.2
合计		8960	87.7	9.5	1.6	34.2

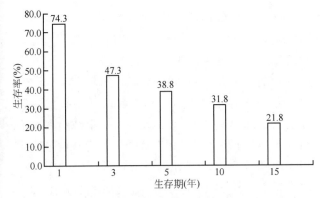

图 10-19-5　1516 例肺癌切除术后远期生存（中国医学科学院肿瘤医院 2004 例组资料）

以化疗可明显提高远期生存率（表 10-19-5 ）。

表 10-19-5　单一外科与手术加化疗组小细胞肺癌的 5 年生存率（国内综合两组 204 例资料）

年份	研究者	例数	5 年生存率（%）	
			单一外科	手术加化疗
1987	廖美琳	100	0	36.3
1991	张大为	104	16.7	32.4
合计		204	8.4	34.4

医院 2004 例资料统计 5 年生存率显示根治性切除为 42.9%，显著高于姑息切除（为 17.2%），淋巴结无转移 N0 为 49.4%，显著高于 N1 的 28.3% 和 N2 的 18.2%，T1、T2、T3、T4 的 5 年生存率分别为 56%、40.7%、17.3% 及 25%。T1 与 T2、T2 与 T3 间差别有统计学意义。T3 与 T4 间差别不明显。病理 TNM 分期包含了 T 级别和 N 状态在内的 6768 例国内资料，其 Ⅰ、Ⅱ、Ⅲ 期的 5 年生存率分别为 54.7%、29.7% 及 22.5%。

近年，早期肺癌发现率不断增加，手术治疗方式以胸腔镜手术为主，包括肺叶、肺段和楔形切除。目前报道的早期肺腺癌（ p Ⅰ 期）5 年无复发生存率和总生存率为 77.0% 和 81.0%。肿瘤大小、TNM 分期、肿瘤分化程度、支气管是否受侵、淋巴管血管是否有瘤栓和受侵、腺癌亚型等均显著影响患者的生存率。肿瘤直径越大，TNM 期越晚，分化程度越差，支气管受侵，淋巴管和血管受侵，病理腺癌亚型为实体型和微乳头型者预后越差。其他类型如附壁型最好，乳头型和腺泡型效果居中。

（9）外科治疗在小细胞肺癌治疗中的地位：小细胞未分化肺癌（SCLC）是肺癌中恶性程度最高的一种，其发生率占全部肺癌的 15%～20%。临床特点是生长迅速，淋巴和血运转移早，适合手术治疗者少，外科治疗病例中仅占 4.2%～8.1%。临床上，SCLC 以内科化疗和放疗为主。只有较早期的 SCLC 适合先手术治疗，且术后需要辅助化疗以提高疗效。大量的回顾性研究表明，对于高度选择的局限期 SCLC，尤其是 T1～2N0～1M0 期，手术切除后再辅

以化疗可明显提高远期生存率（表 10-19-5 ）。

2. 放射治疗

（1）术前放疗：其理论依据如下。①清除手术区域以外的亚临床病变，如纵隔内的微小转移灶；②减小肿瘤体积及与相邻结构组织间的浸润，增加可资解剖的组织平面；③削弱肿瘤细胞的活力，减少局部种植和远处转移的可能。其预期的益处是提高切除率和远期生存率。但是目前相关的临床实践结果事与愿违，上述两目的皆未达到，术前放射治疗往往只能应用于部分高选择性患者。20 世纪 70～80 年代，Shields 及 Warram 分别报道两个前瞻性随机分组试验的结果，前者试验组 170 人与对照组 160 人的切除率分别为 51% 与 53%，4 年生存率分别为 12.5% 与 21%，试验组低于对照组。后者是美国国家癌症研究所（NCI）几个医院的协作研究课题，参与病例数较多，试验组为 290 例，对照组为 278 例，结果与退伍军人系统（Shields 报道）的结果一样，两组的切除率为 61% 与 64%，两组的 5 年生存率为 14% 与 16%。所以，术前放疗结合手术可以说并没有使患者受益，且大剂量放疗可引起广泛的纤维化反应，导致术中解剖难度增大，相关并发症也增加许多。因此，临床上术前辅助放疗已不作为常规采用。

肺尖癌的术前放疗或放化疗结合手术治疗是目前标准治疗手段，各家报道结果很不一致。如表 10-19-6 所示，Paulson 研究中患者的长期生存率达 34.1%，但 Kirsh 研究中术前放疗剂量大，但无 5 年生存者。Hilaris 报道术前放疗与不放疗两组的 5 年生存率相差不大，但是术前放疗组治疗后，无瘤时期为（30±10）个月，明显优于单一手术组（表 10-19-6 ）。

表 10-19-6　肺尖癌术前放疗综合手术治疗效果

研究者	年份	例数	切除数	术前剂量	5 年生存率 (%)
Paulson DL	1973	80	52	3000cGy/（10～12 天）	34.1
Kirsh MM 等	1973	35	12	5000～6000cGy/（5～6 周）	0
Hilaris 等	1974	27	16	3000～4000cGy/（3～4 周）	22
合计		57	18	0	15

（2）术后放疗：非小细胞肺癌切除术后加用术后放疗，其作用不清楚，各医院报道结果常有矛盾。目前临床证据显示，Ⅰ～Ⅱ期和 N0～N1 期非小细胞肺癌在根治性切除后不需要进行术后放疗，对于切缘阳性或有肿瘤大体残留的患者则需要进行同步放化疗。但是对于行根治性切除的ⅢA 期 N2 非小细胞肺癌是否需要术后放疗目前还有争议。

可切除ⅢA 期 N2 非小细胞肺癌是异质性较大的一组疾病，5 年生存率为 7%～34%。目前已证实辅助化疗可以提高该类患者的生存率，但是化疗后局部区域复发率仍然高达 40%。术后放疗能够显著降低患者的局部区域复发率，但是对生存的影响目前仍不确定。1998 年，Lancet 报道了综合 9 组包括 2128 例的随机试验结果表明，术后放疗对生存率有重要影响，其风险率为 1.21%（95% CI 为 1.08～1.34），这 21% 的死亡风险相对增加，相当于对 2 年生存率产生 7% 的损害，使其从 55% 减到 48%。这种有害性在Ⅰ期、Ⅱ期 N0、N1 病例中表现尤为突出。在Ⅲ期 N2 患者中作用不明显，报道的结论是术后放疗对根治切除的Ⅰ期、Ⅱ期非小细胞肺癌的生存率有害无益，因此不宜常规采用。报道也提到放射剂量及放射计划不影响结果，也就是说，目前尚缺乏某一方案的损害比其余的损害都小的统计依据。

（3）不可手术的局部晚期 NSCLC 放射治疗：放疗与化疗的联合是目前局部晚期 NSCLC 的主要治疗策略，对于一般状况可以耐受的局部晚期 NSCLC 患者，同步放化疗为首选的标准治疗。多项研究结果均证实同步放化疗的局控率及生存率均优于序贯式放化疗。

超分割放射治疗或大分割放射治疗也可作为局部晚期 NSCLC 的治疗选择。英国的一项连续加速超分割的Ⅲ期临床研究采用 54Gy，每次 1.5Gy，连续放疗 12 天，较 60Gy 常规分割取得了 9% 的 2 年总生存绝对获益。ECOG 做了一些加速超分割的临床试验，其中一个Ⅲ期临床试验在 2 周期诱导 PC 方案化疗后将患者随机分为常规分割组和加速超分割组，超分割组得到了较好的中位生存（20.3 个月 vs 14.9 个月），尽管未获得统计学差异，但这一数据已经接近同步放化疗的中位生存。治疗实施的繁琐性和相对同步放化疗更高的急性毒性（食管）限制了（连续）加速超分割的临床应用。

（4）早期非小细胞肺癌立体定向放疗：早期 NSCLC 主要指Ⅰ～Ⅱ期 NSCLC，由于术后生存率较高，手术切除仍是早期 NSCLC 的传统根治性治疗手段。对于无法耐受手术的早期 NSCLC 患者，首选放射治疗。其中对于外周型Ⅰ期 NSCLC，立体定向放射治疗（stereotactic body radiation therapy，SBRT 或 stereotactic ablative radiotherapy，SABR）已被广泛接受为首选治疗。与常规放疗相比，SABR 较传统的三维适形放疗（three-dimensional conformal radiation therapy，3D-CRT）提高了早期 NSCLC 的生存。目前接受 SBRT 的早期 NSCLC 的选择仍主要限于无法耐受手术的患者，如曾接受过胸部手术、既往接受过胸部放射治疗、具有严重心肺疾病或肺功能重度不全等内科合并症的早期 NSCLC 患者等。虽然目前 SBRT 主要适用于无法耐受手术的早期 NSCLC，但既往均有多项回顾性研究显示，可手术的 T1 和 T2 期 NSCLC 经 SBRT 治疗后，局部控制率及长期生存率与手术切除结果相似，对传统的经典手术治疗形成挑战。2015 年发表在 Lancet Oncology 杂志上的随机对照研究更是为 SBRT 在早期非小细胞肺癌中的应用添加了砝码。尽管该研究在研究设计、入组标准及随访时间上均有争议的地方，但这无疑为以后进一步开展对比 SBRT 与手术切除的治疗效果提供依据。

3. 化学治疗

（1）术前辅助化疗：20 世纪 70 年代，第一例实体瘤早期生殖细胞瘤应用化疗取得显著疗效，化疗后加用手术清除残存病变的综合治疗使生存率得到惊人的提高，这事实上开启了肿瘤学家将生殖细胞肿瘤的治疗模式尝试用于其他实体肿瘤。多药方案治疗非小细胞肺癌和小细胞肺癌有效后，所谓的术前辅助化疗（又称为新辅助化疗）在临床试验迅速展开。最早的新辅助方案由多伦多小组首先试用在少数小细胞肺癌病例中。术前多药化疗继以手术及术后巩固性放疗。回顾性对比研究此种结合疗法可以改善早期小细胞肺癌的生存率。美国肺癌研究组及其他医学中心将此方法应用于非小细胞肺癌，术前多药化疗含有铂化合物并加术前放疗，对象是ⅢA期病例，回顾性对照研究显示综合治疗改善了中位生存期及最终的生存率。随着更多的有效药物问世，单一诱导性化疗的有效率达70%，完全缓解达10%。回顾性对比研究发现，凡是有效且期别较早的病例，与过去相同期别的单一外科治疗病例比较，其生存率均有提高。Rosell和Roth等报道的小组病例（60例）研究认为术前化疗+手术的综合治疗与单纯手术相比，综合治疗组生存率有明显提高，但较大的前瞻性随机分组研究报道并未能证实。Albain等将396名ⅢA期N2患者随机分为两组，一组予以同步放化疗+手术（顺铂50mg/m² 第1天、第8天、第29天、第36天+依托泊苷50mg/m² 第1~5天、第29~33天+放疗45Gy），而另一组则只给予放化疗（相同化疗方案+放疗61Gy），两组中位无瘤生存时间分别为12.8个月 vs 10.5个月（$P=0.017$），但总的中位生存时间为23.6个月比22.2个月（$P=0.24$）。研究结果分析发现，放化疗有效并降期且使手术治疗者获益。Depierre等将345名Ⅰ期（T1N0M0者除外）、Ⅱ期、ⅢA期患者随机分为术前化疗+手术组和单纯手术组，化疗方案为MIC（丝裂霉素、异环磷酰胺、顺铂），化疗后稳定或缓解者予以手术切除治疗，术后再给予同方案化疗2周期。两组中不完全切除者和N2患者给予术后放疗40Gy。术前化疗+手术组与单纯手术组1年、2年、3年、4年生存率分别为77.1%、59.2%、51.6%、43.9%比73.3%、52.3%、41.2%、35.3%。分析发现术前化疗对N0和N1患者效果好于N2患者，而N2患者并没有显示获益。Huang等对1994~2004年8组早期可手术的术前化疗共1965名患者的研究结果作了Meta分析，总的结果认为术前化疗对Ⅰ~Ⅲ

期可手术患者的总体生存的影响不显著（$P=0.15$）。由于肺癌是异质性极强的恶性肿瘤，一部分患者会在术前辅助治疗中受益明显，并可提高根治性手术切除率，改善化疗效果及提高手术完全切除的局部晚期NSCLC患者的生存率。

因此，对于术前辅助化疗获益的患者可以考虑进一步手术治疗，而对于不能获益的局部晚期患者则不宜行手术治疗，继续行放化疗。

（2）术后辅助化疗：针对术后辅助化疗的临床试验与研究开展了近20年，在1990年以前，仍未取得明显的进展。直至1995年，一项包含了8个含铂辅助化疗的临床研究Meta分析结果显示术后化疗降低了13%的死亡风险率，5年生存率提高了5%。近年4个较大组前瞻性随机分组术后辅助化疗与单纯手术比较的临床研究结果显示，含铂方案辅助化疗可使完全切除的非小细胞肺癌患者生存受益，延长5年生存率为4%~15%。癌症和白血病协作组B（Cancer and Leukemia Group B）评估了共344例ⅠB期（T2N0M0）患者紫杉醇联合卡铂方案作为辅助化疗的疗效，术后辅助化疗组和单纯手术组3年总生存率分别为79%和71%（$P=0.043$），但5年总生存率两组间无差别（59% vs 57%，$P=0.375$）。进一步分层分析发现ⅠB期中肿瘤大于4cm的患者可从化疗中受益。加拿大国家癌症研究所临床试验小组（NCIC CTG）JBR 10协作组比较了482例ⅠB期（T2N0）或Ⅱ期（T1N1或T2N1）完全切除术后的非小细胞肺癌患者，采用长春瑞滨联合顺铂辅助化疗的术后化疗组5年生存率为69%，单纯手术后观察组为54%（$P=0.03$）。该研究结果分析显示Ⅱ期患者为主要受益人群。国际肺癌辅助试验（IALT）在1995~2000年，将来自33个国家148个肺癌治疗中心的1867例Ⅰ~Ⅲ期接受外科手术切除的肺癌患者随机分为两组，一组接受含铂方案（顺铂+依托泊苷或长春碱）的辅助化疗，另一组术后单纯观察。术后辅助化疗组5年总生存率为44.5%，观察组为40.4%（$P<0.03$），5年无病生存率为39.4% vs 34.3%（$P<0.003$），辅助化疗组5年生存的绝对受益为4.1%。该研究的主要受益人群为ⅢA期患者。欧洲诺维本辅助治疗国际试验者组织（ANITA）开展临床试验将840例完全切除术后Ⅰ~ⅢA期NSCLC患者随机分为两组，NP方案进行术后辅助化疗，而另

一组为单纯手术组。术后辅助化疗组 2 年、5 年和 7 年生存率分别为 68%、51% 和 45%，而观察组 2 年、5 年和 7 年生存率分别为 63%、43% 和 37%；其中 NP 组 I 期、II 期和 IIIA 期患者 5 年生存率分别为 62%、52% 和 42%，观察组 I 期、II 期和 IIIA 期患者 5 年生存率分别为 63%、39% 和 26%。结果分析显示辅助化疗显著提高 II 期和 IIIA 期完全切除术后的 NSCLC 患者的 5 年生存率，但在 I 期患者中未观察到益处。该研究还显示术后化疗组中 N2 患者如果加术后放疗，则能改善生存，而对于 N1 患者再加术后放疗也没有益处。

目前，术后 IA 期不需辅助化疗，但对于 IB 期患者术后是否须行辅助化疗仍存在争议。美国国家综合癌症网络（NCCN）指南提出，对于那些存在高危因素的患者，包括肿瘤分化差、楔形切除、胸膜受累、肿瘤大于 4cm、Nx 或以实体和（或）微乳头成分为主的肺癌患者，推荐术后辅助化疗。一项前瞻性随机对照研究显示，I 期（未细分 IA、IB 期）非小细胞肺癌术后行辅助化疗组的 5 年无病生存率明显高于单纯手术组，且两组复发转移率分别为 40.7%、15.3%，说明术后辅助化疗能降低 I 期患者复发转移率并可能提高长期生存率。

4. 靶向治疗 目前分子靶向药物主要有两大类，一类是小分子酪氨酸激酶抑制剂（TKI），另一类是血管内皮生长因子单克隆抗体。靶向药物的应用是未来的方向，也是实体肿瘤药物治疗的巨大进步，靶向药物的研发和应用使实体肿瘤逐渐变成可控的慢性病，并使患者带瘤生存较长时间成为可能。

（1）表皮生长因子受体酪氨酸激酶抑制剂（epidermal growth factor receptor tyrosine kinase inhibitors, EGFR-TKI）：EGFR 通路是近年来肺腺癌驱动基因研究的热点通路，文献报道其在东方人群的非小细胞肺腺癌患者中突变率为 20%～76%，其中以女性、不吸烟者、腺癌人群突变率最高。临床观察发现 EGFR 的 19 和 21 外显子突变应用 TKI 药物的治疗效果最好。已有多项随机对照临床研究表明，在 EGFR 突变型晚期肺腺癌患者中，EGFR-TKI 已替代以铂类为基础的化疗方案成为一线治疗方案。目前临床常规使用的 EGFR-TKI 药物主要是第一代药物，包括已上市的吉非替尼（易瑞沙）、盐酸厄洛替尼（特罗凯）和盐酸埃克替尼（凯美纳）。此类药物疗效及安全性已经得到临床认可。优点是药物不良反应轻，患者耐受性好，治疗方便。不足之处是服药一段时间后会出现耐药，如何克服这类药物的耐药性或在耐药后有其他种类药物可以替代继续抑制肿瘤的生长是未来研究和药物开发的热点。第二代 EGFR-TKI 包括已经上市的阿法替尼及正在研究中的达克米替尼（dacomitinib）和来那替尼（neratinib，HKI272）。第三代中的代表性药物包括 AZD9291、CO1686 和 HM61713。已有应用这类药物对可以手术切除但有淋巴结转移为 N2 者进行新辅助化疗，以及淋巴结阳性患者术后辅助化疗的临床研究，对于有 EGFR 基因突变的患者其疗效并不亚于铂类方案化疗。

（2）间变性淋巴瘤激酶（anaplastic lymphoma kinase, ALK）抑制剂：ALK 基因是继 EGFR 之后发现的 NSCLC 其他潜在突变的驱动基因，其所研发的靶点 TKI 药物克唑替尼也已证实疗效及安全性明显优于化疗。2014 年 NCCN 指南开始推荐克唑替尼一线治疗晚期 ALK 阳性的 NSCLC 患者。随着对 ALK 抑制剂耐药的研究，新一代 ALK 抑制剂也在不断研发。2015 年 5 月美国食品药品监督管理局（FDA）批准了第二代 ALK 抑制剂色瑞替尼（ceritinib）上市。同年 12 月快速批准了艾乐替尼（alectinib）上市。不足之处是 ALK 基因突变率较低，人群中突变率约 4%，因此可以应用的人群有限。

（3）贝伐单抗（bcvacizumab）：是一种重组的人源化 IgG1 单克隆抗体，可与 VEGF 结合，阻碍 VEGF 与其受体在内皮细胞表面相互作用，从而阻断肿瘤血管的生成，抑制肿瘤的生长。研究结果表明，贝伐单抗联合化疗可显著改善非鳞癌 NSCLC 总生存及无病生存，然而不良事件如呕吐、粒细胞减少、出血、蛋白尿的发生率增加。

（4）西妥昔单抗（cetuximab）：是一人鼠嵌和型 IgG1 单克隆抗体，它可以阻断 EGF 和肿瘤坏死因子 α（TGF-α）与 EGFR 的结合，从而抑制其下游信号的激活，达到抑制肿瘤生长的作用。一项随机多中心 III 期临床研究表明，对于晚期 NSCLC，西妥昔单抗联合长春瑞滨和顺铂（NP）在总生存上优于单纯使用 NP 方案化疗。同时，

EGFR 高表达的患者无论何种病理类型均可从西妥昔单抗治疗中获益。

（5）尼妥珠单抗（nimotuzumab）：是一种人源化 EGFR 的单克隆抗体。2010 年 ASCO 会议上汇报了一项关于尼妥珠单抗作为可选择的二线方案姑息性治疗晚期非小细胞肺癌患者的初期研究报告，结果显示，中位 OS 治疗组为 8.11 个月，安慰剂组为 5.33 个月，无 3 级或以上不良反应的发生。该研究认为尼妥珠单抗与其他标准二线治疗等效并提高了患者的生存质量。

5. 免疫治疗 免疫检查点抑制剂的出现将免疫治疗带入新的时代，除了对肺癌有效外，其对一系列包括黑色素瘤、卵巢癌、膀胱癌、肾癌等在内的实体肿瘤效果显著。肿瘤免疫治疗在近年的迅猛势头为许多既往仅有少数有效治疗手段的患者提供了希望，显著延长了部分患者的生命且提高了生存质量，因此美国临床肿瘤学会也将"免疫治疗 2.0"列为 2017 年度主题。

目前主要的免疫检查点研究有细胞毒 T 淋巴细胞相关抗原 4（cytotoxic T lymphocyte antigen-4, CTLA-4）和抗程序性死亡分子（programmed death-1, PD-1）/PD-1 配体（PD-1 ligand, PD-L1），此外淋巴细胞活化蛋白 -3、TIM-3 等新的检查点抑制或激活分子也被研究者关注，尤以 PD-1/PD-L1 研究最引人关注。目前研究中 PD-1 的拮抗剂主要是纳武单抗与帕博利珠单抗（pembrolizumab）；阿特珠单抗（atezolizumab）是 PD-L1 的抑制剂。研究表明，PD-1/PD-L1 抑制剂在相关分子表达阳性的晚期非小细胞肺癌中客观缓解率优于传统的化疗方案。目前关于 PD-1/PD-L1 检查点抑制剂的研究多为临床 I 期 / II 期研究，仍需大规模、多中心的随机对照研究进一步验证。

（章智荣 毛友生 张大为）

第二十节 国际肺癌分期系统

肺癌分期是一种有效的方法，它便于患者的分组，使同一组患者接受相似的治疗方法并获得相似存活期，并有利于在世界范围内进行学术交流。病变的解剖范围，肿瘤细胞的病理组织学类型，以及患者的全身状况一直是选择治疗方式和估计预后的最主要参考指标。目前正在进行着许多与肿瘤和患者有关的生物学因素研究，这些工作尚未能得到有效证实，因此现在还未能在临床上获得应用。

自从 1986 年国际肺癌分期系统被 UICC 和 AJCC 采纳以来，这一分期系统在世界范围内得到了广泛应用。1996 年 5 月这个分期系统的修改稿也被以上组织所采纳。修订版在 TNM 亚型的分期、分级规则中强调了 2 个问题：①TNM 亚型中 I 期、II 期和 III A 期的最终结果存在着不均等性；②分期、分级需要具有更高的特异性。分期系统对于原发肿瘤的范围（T）、局部淋巴结（N）和远处转移（M）的状况提供了统一的可重复的界定，同时也明确了 TNM 亚型的分期分级。修订后的分期系统有助于某一特殊组患者，即使采取不同治疗方法，其结果也可以进行客观的、有根据的比较，同时对新的研究方法及研究结果的评价也更科学、更严谨。需要强调的是，随着诊断技术、治疗效果的提高，临床也提出许多新问题，肺癌的分期系统也在不断修订和改进。每年的国际肺癌会议都在修订肺癌的分期系统，删除某些陈旧、过时的内容，又增添新的内容，不断丰富着肺癌的分期系统，使其更加合理完善，从而满足临床工作和科研的需要。

注意确定分期贯穿肺癌患者整个生命过程的不同阶段，临床分期主要根据治疗开始前所有诊断和评估资料来确定，对每个患者都要进行临床分期（cTNM-cStage），并且始终反映到以后的治疗中去。外科病理分期（pTNM-pStage）是基于切除标本的病理检查结果进行的。在多种综合治疗过程中，治疗后重新分期对于确定以后治疗步骤及估计预后可能更有用。

国际肺癌分期系统适用于 4 种主要细胞类型肺癌：鳞状细胞癌、腺癌（包括细支气管肺泡癌）、大细胞癌和小细胞癌。它也适用于未能分出细胞亚型的笼统地分类为未分化癌的肺癌。小细胞癌常被划分为局限型或广泛型癌症，用 TNM 原则分类则更为实用。肿瘤完全缓解后的复发率，以及对治疗有反应的缓解间期，直接与病变范围有关。在 TNM 分期基础上，可以考虑给予患者多种综合治疗，包括辅助性外科手术。

一、肺癌国际分期系统

（一）分期、分级修订版

修订版的主要原则不变，增加了 T4 和 M1，帮助对同侧肺的肿瘤卫星灶或转移灶进行分类（表 10-20-1）。在原发肿瘤的肺叶内出现的肿瘤卫星灶定为 T4，在同侧非原发肿瘤的肺叶内出现的孤立转移灶定为 M1。表 10-20-2 显示了 17 种解剖亚型，反映了肿瘤进展过程，从很小的孤立的钱币形病灶发展成具有远处转移的晚期肿瘤。

表 10-20-1　TNM 分期标准

原发瘤 (T)

Tx　未能确定原发瘤，或者痰细胞学或支气管灌洗中发现瘤细胞，但是影像学或支气管镜检查未能发现肿瘤

T0　无原发瘤证据

Tis　原位癌

T1　肿瘤最大直径 3cm 或以下，肺实质内或脏胸膜下，支气管镜检查肿瘤侵犯叶支气管，未侵犯主支气管[a]

T2　肿瘤的大小和范围具有以下特征
　　最大直径超过 3cm
　　侵犯主支气管，距离隆突 2cm 或超过 2cm
　　侵犯脏胸膜
　　合并有肺不张或阻塞性肺炎扩展到肺门，但未累及一侧全肺

T3　任何大小肿瘤但是直接侵犯以下任何一个脏器：胸壁（包括肺上沟瘤）、横膈、纵隔胸膜、壁层心包，或肿瘤位于主支气管距隆突少于 2cm，但未侵犯隆突，或合并一侧全肺不张或阻塞性肺炎

T4　任何大小肿瘤但侵犯以下任一部位：纵隔、心脏、大血管、气管、食管、椎体、隆突，或出现恶性胸腔积液或心包积液[b]，或在同侧原发灶的肺叶内出现肿瘤卫星灶

局部淋巴结 (N)

Nx　不能确定局部淋巴结

N0　无局部淋巴结转移

N1　同侧支气管周淋巴结转移，或同侧肺门淋巴结转移，原发灶直接侵犯肺内淋巴结

N2　同侧纵隔淋巴结转移和（或）隆突下淋巴结转移

N3　对侧纵隔淋巴结，对侧肺门淋巴结转移，同侧或对侧前斜角肌淋巴结、锁骨上淋巴结转移

远处转移 (M)

Mx　不能确定远处转移

M0　无远处淋巴结转移

M1　远处淋巴结转移[c]

　　a. 少见表浅肿瘤，任何大小，侵犯限于支气管壁扩展到主支气管也归类于 T1；

　　b. 大多数肺癌合并胸腔积液是由肺癌所致，而少数病例多次胸腔积液检查瘤细胞阴性，这些病例的胸腔积液为非血性，不是渗出液。这些结果和临床判断提示胸腔积液与肿瘤无关，那么应排除胸腔积液作为分期指标，患者应分类在 T1、T2 或 T3。心包积液按同样规则处理；

　　c. 同侧非原发肿瘤所在肺叶的孤立的转移癌也分类为 M1。

表 10-20-2　TNM 亚型[a]

分期	TNM 亚型	分期	TNM 亚型
0	原位癌		T2N2M0
ⅠA	T1N0M0		T3N2M0
ⅠB	T2N0M0	ⅢB	T4N0M0、T4N1M0
ⅡA	T1N1M0		T4N2M0
ⅡB	T2N1M0		T1N3M0、T2N3M0
	T3N0M0		T3N3M0、T4N3M0
ⅢA	T3N1M0	Ⅳ	任何 T 任何 NM1
	T1N2M0		

　　a. 此分型不适宜隐性癌 TxN0M0。

为了检验修订版分期、分级规则，我们收集了一些资料列于表 10-20-3 中。

表 10-20-3　肺癌分类研究资料

研究单位	时间	病例数
Texas 大学肿瘤中心	1975~1988 年[a]	4351
肺癌解剖和病理分类中心	1977~1982 年[b]	968
合计		5319

　　a. 1975～1980 年外科治疗原发性支气管肺癌病例，1981～1988 年仅外科治疗病例，1983～1988 年为未经任何治疗的非小细胞肺癌；

　　b. 美国国家肿瘤研究所肺癌协作组治疗的原发性肺癌幻灯资料和病例报告，经 Texas 大学 Anderson 肿瘤中心解剖与病理分类中心鉴定。

（二）ⅠA 期和ⅠB 期

修订版的分期原则将Ⅰ期分为ⅠA 期和ⅠB 期（图 10-20-1）。T1N0M0 期肺癌患者的预后明显优于任何其他分期的肺癌患者，这一点已经被临床分期研究结果和外科病理诊断结果所证实。在一组研究材料中，61% 的 cT1N0M0 期肿瘤患者和 67% 的 pT1N0M0 期肿瘤患者可望存活 5 年或更长，许多其他较大医疗中心报告的生存期与此结果相似（图 10-20-2）。对于有选择的患者，如那些进入特殊研究组的患者，存活率可能更高。因此，将 T1N0M0 期肺癌单列为ⅠA 期一组，单独报告其最终结果较为合适。T2N0M0 期肺癌，肿瘤体积增大并侵犯脏胸膜，此组患者存活率较 T1N0M0 期降低（图 10-20-1B），图 10-20-2 显示 cT2N0M0 患者 5 年生存率为 38%，外科治疗后 pT2N0M0 5 年存活率为 57%。ⅠA 期（T1N0M0）肺癌与ⅠB 期（T2N0M0）肺癌患者 5 年生存率有着明显的差别，根据临床分期和外科病理分期标准，临床分期较外科病理分期显示这种差别更大。

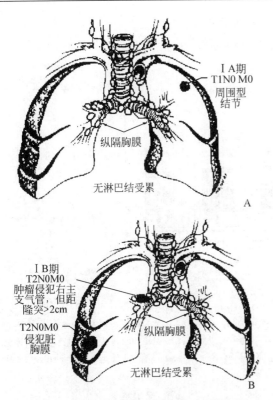

图 10-20-1　ⅠA 期和ⅠB 期肺癌国际分期图示

A.ⅠA 期；B.ⅠB 期

图 A 引自 Mountain CF，1986. Chest. 89:225s~233s;Mounlain CF，1997. Chest，111.1710-1717. 图 B 引自 Mountain CF，1986. Chest. 89:225s~233s;Mounlain CF，1997. Chest，111.1710-1717

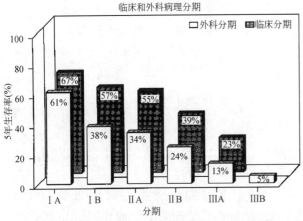

图 10-20-2　临床和外科病理分期患者 5 年生存率

临床分期：整个比较 $P<0.05$。患者数ⅠA 期 687 人，ⅠB 期 1189 人，ⅡA 期 29 人，ⅡB 期 357 人，ⅢA 期 511 人，ⅢB 期 1030 人，Ⅳ期 1427 人。细胞类型分布百分比：腺癌 47.2%（2466/5230），鳞癌 33.9%（1773/5230），大细胞癌 3.1%（163/5230），小细胞癌 11.9%（624/5230），未分化癌 3.9%（204/5230）。术后病理分期：整个比较 $P<0.05$。患者数ⅠA 期 511 人，ⅠB 期 549 人，ⅡA 期 76 人，ⅡB 期 375 人，ⅢA 期 399 人。细胞类型百分比：腺癌 53.0%（1012/1910），鳞癌 41.6%（794/1910），大细胞癌 3.6%（68/1910），未分化癌 1.9%（36/1910）

（三）ⅡA 期和ⅡB 期

ⅡA 期和ⅡB 期肺癌的解剖分类见图 10-20-3，主要为肿瘤小却有肺内和肺门淋巴结转移的肺癌，即 cT1N1M0 期，临床上很少见到，经外科手术发现的多处于移行期阶段。图 10-20-3 显示的 T1N1M0 期患者较 cT2N1M0 期（即原发性肿瘤体积更大、外侵更明显）患者预后更好，其 5 年生存率分别为 34% 和 24%。在外科治疗组中观察到的更多是 pT1N1M0 期肿瘤。pT1N1M0 期与 pT2N1M0 期患者的生存率存在着明显差别，5 年生存率分别为 55% 和 39%。修订版的分期标准特别将 T1N1M0 期患者划归到ⅡA 期，以上结果也肯定了这一分期的优点。T3N0M0 期肺癌患者，即肿瘤有局限性肺内侵犯却无淋巴结转移，其存活率优于其他ⅢA 期患者，类似于 T2N1M0 期肺癌患者的结果。如图 10-20-4 显示临床分期 cT2N1M0 期患者预期 5 年生存率为 24%，cT3N0M0 期患者预期 5 年生存率为 22%。虽然分期高了，但是患者经过确定手术，两组获得了相似的治疗结果。T2N1M0 期与 T3N0M0 期肺癌患者进行手术切除，两组 5 年生存率差不多，分别为 39% 和 38%。这

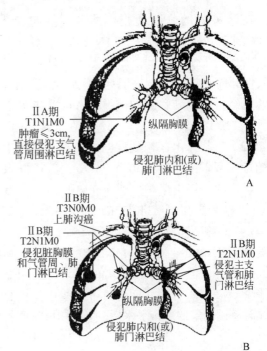

图 10-20-3　ⅡA 期和ⅡB 期肺癌国际分期图示

A.ⅡA 期；B.ⅡB 期

引自 Mountain CF，1986. A new international staging system for lung cancer . Chest，89：225s-233s

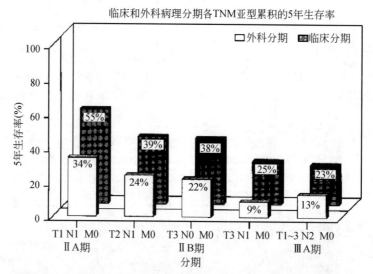

临床和外科病理分期各TNM亚型累积的5年生存率

图 10-20-4　基于临床和外科病理分期标准的 TNM 亚型 5 年生存率

临床 TNM：患者数 cT1N1M0 29 人，cT2N1M0 250 人，cT3N0M0 107 人，cT3N1M0 40 人，cT1 ～ 3N2M0 471 人。配对比较：cT1N1M0 对 cT2N1M0，$P > 0.05$；cT1N1M0 对 cT3N0M0，$P < 0.05$；cT2N1M0 对 cT3N0M0，$P > 0.05$；cT3N1M0 对 cT1 ～ 3N2M0，$P > 0.05$

病理 TNM：患者数 pT1N0M0 76 人，pT2N1M0 288 人，pT3N0M0 87 人，pT3N1M0 55 人，pT1 ～ 3N2M0 344 人。配对比较：pT1N1M0 对 pT2N1M0，$P < 0.05$；pT1N1M0 对 T3N0M0，$P < 0.05$；pT2N1M0 对 pT3N0M0，$P > 0.05$；pT3N1M0 对 pT1 ～ 3N2M0，$P > 0.05$

样新修订版的肺癌分期标准将 T3N0M0 期肿瘤置于 II 期而不是 IIIA 期，将 T2N1M0 及 T3N0M0 亚群都放在 IIB 期则是恰当的。

（四）IIIA 期

在修订版的分期规则中，IIIA 期包括了 4 个解剖亚群；T3N1M0、T1N2M0、T2N2M0 和 T3N2M0（图 10-20-5），那些无远处转移，但有局限性肺内侵犯，淋巴结转移限于肺内淋巴结和肺门淋巴结，以及转移到同侧纵隔和隆突下淋巴结的所有 T1、T2、T3 期肿瘤全都包括在 IIIA 期内（表 10-20-2）。临床上探查到淋巴结转移，对于生存率的影响反映在 T3N1M0 和 T1 ～ 3N2 亚群患者组，累积的 5 年生存率分别为 9% 和 13%。N2 组患者中 72% 的肿瘤（340/371）为 T2N2M0，22%（103/471）被分类到 cT3N2M0，6%（28/471）被分类到 cT1N2M0。观察 cT1N2M0 组患者较其他组预后更好，但这种少数患者的结果并不明显影响整个 cN2 组患者存活期。对于某些选择性 III A 期肿瘤经过确定的外科手术后，生存期可有改善。同样，累计 pT3N1M0 和 pT1-2-3N2M0 患者的 5 年生存率分别为 25% 和 23%。最终的结果说明了修改后分期标准中将某些 TNM 亚群划到 III A 组的合理性。

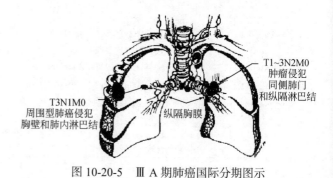

图 10-20-5　III A 期肺癌国际分期图示

引自 Mountain CF，1986. A new international staging system for lung cancer. Chest，89：225s-233s

（五）IIIB 期和IV 期

对于 IIIB 期（图 10-20-6）和 IV 期，除前文已提到的修改后 T4 和 M1 的定义，包括肿瘤所在肺叶出现的卫星灶和转移结节外，其余与之前标准保持不变。III B 期包括 T4 任何 N 和 M0 及任何 TN3M0 的肿瘤。临床分类为 III B 期患者的 5 年生存率为 5%（图 10-20-2）。根据 TNM 分期，对于 cT4 任何 NM0 的患者 5 年生存率为 6% ～ 8%，决定于 TN 的亚群，对于那些 c 任何 TN3M0 肿瘤患者，5 年生存率仅为 3%。如前所预料，IV 期患者的预后最差，5 年生存率为 1%。III B 期患者与 IV 期患者的存活期尽管在临床上差别不大，但在统计学上有意义。

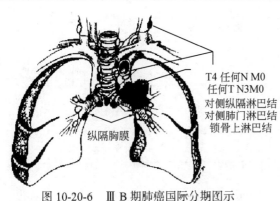

T4 任何N M0
任何T N3M0
对侧纵隔淋巴结
对侧肺门淋巴结
锁骨上淋巴结
纵隔胸膜

图 10-20-6 ⅢB期肺癌国际分期图示

引自 Mountain CF，1986.A new international staging system for lung cancer. Chest，89：225s-233s

（六）TNM 分期亚型分组

修订版的肺癌分期标准将Ⅰ期和Ⅱ期再分成 A 和 B 两个亚群，规定ⅢA期使之能更确切地反映出 TNM 亚群病变的解剖范围对于预后的影响。T1N0M0、T2N0M0 和 T1N2M0 解剖亚群都被指定为单独的范畴，T3N0M0 置于ⅡB期，这与此组的最终结果一致（表 10-20-4）。根据临床和外科病理的分期标准，最终研究结果证实修订版的肺癌分期规则是合理的，既保持了分期系统的连续性，又能满足临床和研究的需要。7 个分期如ⅠA期、ⅠB期、ⅡA期、ⅡB期、ⅢA期、ⅢB期和Ⅳ期，使得常规治疗时有较好的重复性和可比性，而修订版增加了特异性，分组标准便于临床研究设计和结果分析，容易获得更佳重复性。在目前肺癌生物学研究中，需要分出某些特殊患者组以评估分子生物学因素对于预后的作用。TNM 分期分级是研究分子生物学预后因素的唯一标准。

表 10-20-4 淋巴结标定定义

淋巴结站	解剖标志
N2 淋巴结：所有 N2 淋巴结都位于纵隔胸膜内	
1 高位纵隔淋巴结	头臂静脉上缘水平线以上，左侧横跨气管中线以上水平的所有淋巴结
2 气管旁淋巴结	主动脉弓上缘和第 1 组下缘之间的淋巴结
3 气管前后淋巴结	定为 3a 和 3p，中线处定为单侧淋巴结
4 下气管旁淋巴结	右侧，气管中线右侧，主动脉弓上缘与上叶支气管之间的右主支气管的淋巴结 左侧，气管中线左侧，主动脉弓上缘与左主支气管之间，动脉导管索内侧的淋巴结
5 主动脉下淋巴结	侧方为动脉导管索或主动脉或左肺动脉，左肺动脉第 1 分支近侧淋巴结

续表

淋巴结站	解剖标志
6 主动脉旁淋巴结	升主动脉或主动脉弓或无名动脉前侧方，主动脉弓上缘以内
7 隆突下	气管隆突下，但不与下叶支气管或肺动脉相关
8 食管旁	紧邻食管壁中线的左侧或右侧，不包括隆突下
9 下肺韧带	肺韧带内，包括下肺静脉后壁和下方的部分淋巴结
N1 淋巴结：所有 N1 淋巴结都在纵隔胸膜远侧脏胸膜内反折	
10 肺门	纵隔胸膜反折以外近侧支气管淋巴结，右侧中间段支气管淋巴结，影像学上因肺门和叶间淋巴结致肺门影增宽
11 叶间	叶支气管之间淋巴结
12 叶	邻近远侧支气管的淋巴结
13 段	邻近肺段支气管淋巴结
14 段下	肺段下支气管淋巴结

二、局部淋巴结和分类

AJCC 和 UICC 采纳了修订版分期、分级标准，也将局部淋巴结分区作为肺癌分期标准的一部分，这就需要将过去的 AJCC 采用 Naruke 提出的方案与美国胸外科协会（AATS）和北美肺癌研究组（LCSG）推荐的系统结合成一个系统。目前推荐的就是这一系统，它与国际上所接受的 TNM 分期定义完全相容。图 10-20-7 显示了这个分类内容，同时见表 10-20-4 的定义说明。这个分类去除了以前的应用解剖标志，将所有纵隔胸膜反折以外的淋巴结定为 N2（纵隔）与位于脏胸膜以内的淋巴结定为 N1 的区分。将纵隔、肺门和肺内淋巴结分成 14 个组（图 10-20-7）。N2 代表 1～9 组淋巴结，包括 1～4 组的上纵隔淋巴结，5～6 组为主动脉淋巴结，描述在图的下部分，7～9 组为下纵隔淋巴结。根据原发肿瘤的位置，同侧淋巴结指定为与原发肿瘤同为右侧或左侧的淋巴结，在中线上血管前和气管后淋巴结定为同侧淋巴结。如表 10-20-4 所示，下气管旁淋巴结是沿着右和左主支气管及上叶开口近侧的淋巴结定为纵隔淋巴结，即 4R（右）和 4L（左）组。

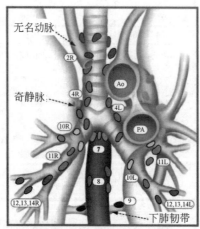
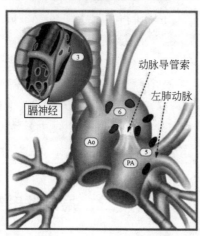

上纵隔淋巴结
1.最上纵隔
2.上气管旁
3.血管前和气管后
4.下气管旁（包括奇静脉淋巴结）

主动脉淋巴结
5.主动脉下（主肺动脉窗）
6.主动脉旁（升主动脉或膈神经淋巴结）

下纵隔淋巴结
7.隆突下
8.食管旁（隆突以下）
9.肺韧带

N1淋巴结
10.肺门
11.叶间
12.肺叶
13.肺段
14.亚段

图 10-20-7　肺癌分期的局部淋巴结分类

引自 Naruke et al. 1978. Lymph node mapping and curability at various levels of metas tasis in resected lung cancer. Jthorac Cardiovasc Surg，76：832-839；American Thoracic Society，1983. Clinical staging of primary lung cancer. Am Rev Respir Dis，127：1-6

所有位于纵隔胸膜反折以外的 N1 淋巴结为 10 ～ 14 组，在 N1 中最近处的淋巴结是 10L 和 10R，指定为肺门淋巴结，11R/L 到 14R/L 为肺内淋巴结，用于特别表明是支气管内或支气管之间的淋巴结。标定淋巴结分布对临床分期和研究淋巴转移非常有用，在诊断性和评估性检查，如放射学、CT、PET、放射免疫，或在纤维支气管镜下进行经支气管针吸活检，或纵隔镜检查或纵隔切开术中它的作用很大。不管原发肿瘤的特点如何，一般均可通过淋巴结转移程度来评估预后，然而某些特殊类型或特征性淋巴结转移对于存活期的作用尚未被完全理解。某些问题，如转移到特殊淋巴结，淋巴结的数目，受累淋巴结所在位置，原发肿瘤特点和组织学的影响，结内或结外病变的影响与预后的关系，都需要进一步研究。统一的淋巴结标定系统提供了一致的命名，从而根据这一统一的名称来收集资料，用以研究转移播散类型，并且将这些资料提供给临床及科学研究之用。

（张志庸）

第二十一节　肺癌外科诊断与治疗现状

肺癌是目前威胁人类健康的第一位恶性肿瘤。本节拟对外科检查方法在肺癌分期中的应用现状和地位，早期非小细胞肺癌外科治疗，肺癌微创治疗，局部晚期肺癌外科扩大切除、手术与新辅助化疗，小细胞肺癌和肺上沟癌外科治疗等方面进行讨论。

一、外科检查方法在肺癌分期中的现状和地位

肺癌多学科综合治疗的基础是准确的肿瘤分期。PET 或 PET/CT 及纵隔镜的应用极大地提高了肺癌诊断率和分期准确性。PET 以 ^{18}FDG 为代谢示踪剂，利用正常细胞和癌细胞之间葡萄糖代谢的差异，借助正电子核素用于恶性肿瘤显像，以 SUV 大于 2.5 为阳性判断标准。对于肺内孤立性结节，其诊断肺癌的敏感度和特异度分别达 92% 和 90%。对于肺部原发肿瘤，PET 或 PET/CT 除了能进行定性诊断外，在判断肺门、纵隔淋巴结肿瘤转移方面，其准确性也明显高于 CT 和 MRI，因此它可以用于更准确的术前临床分期。但是，对于直径小于 1cm 的肺结节，PET 检查的假阴性结果明显增加，对此临床医师应有足够的重视。此外，PET 检查价格昂贵，对我国绝大多数患者来说经济上往往不易承受，不能作为临床普查或筛查的必需检查项目。临床应用时，需结合患者实际情况权衡后进行综合考虑，有针对性地选择检查项目，避免过度诊疗而加重患者经济负担。

电视辅助纵隔镜检查在纵隔肿瘤诊断和评价肺癌纵隔淋巴结转移方面具有重要作用。纵隔镜诊断纵隔淋巴结转移的敏感度超过 87%，特异度达 100%。在临床诊断为 I 期的非小细胞肺癌中，PET 诊断纵隔淋巴结转移的敏感度、特异度分别为 82% 和 87%，而阳性预测值只有 47%。纵隔镜检查发现约 7% 肺癌患者有同侧或对侧纵隔淋巴结转移。为了更准确地进行肺癌术前分期，许多学者认为手术前应常规进行纵隔镜检查。按照手术方法，纵隔镜检查可分为经颈切口、颈胸联合切口和经胸前纵隔切开三种术式。只要操作过程中解剖层次清晰，纵隔镜检查非常安全，仅 0.4% 纵隔镜检查因出血需要剖胸止血。

VATS 检查对临床 N0 期和 N1 期患者假阴性率高达 25%，因此应用 VATS 检查意义不大。对临床 N2 期患者，胸腔镜诊断准确率为 63%，相关并发症为 8.57%。此外，VATS 需用双腔气管插管及单肺通气，其操作较纵隔镜复杂，检查范围局限于单侧纵隔，用于肺癌纵隔淋巴结分期效果不及纵隔镜。但是，VATS 检查可以探查隆突后方的淋巴结和下纵隔淋巴结，作用明显超出纵隔镜可及范围。从肺癌纵隔淋巴结分期角度而言，VATS 检查可作为纵隔镜检查的补充。

食管腔内超声引导针吸活检（EUS-FNA）是一种获取纵隔肿大淋巴结性质的有效方法，食管腔内超声可以明确探头与靶组织间有无血管，实时显示、监控穿刺针道，能准确引导定位以避免误伤。此检查经食管途径，对邻近食管的纵隔淋巴结活检最为适宜。在纵隔镜较难抵达的纵隔淋巴结（第 3p、5、8、9 组）恰适合于 EUS-FNA，从而弥补了纵隔镜检查不足。EUS-FNA 对淋巴结肿大诊断敏感度为 92%，特异度为 93%。该检查安全有效，并发症少且轻，但是仍约有 10% 病例无法获得诊断，主要原因是穿刺标本量太少不足以供病理诊断。无论如何，EUS-FNA 不失为肺癌分期准确而安全的辅助检查手段之一，它可弥补纵隔镜检查术的部分盲区和空白。

二、早期肺癌的微创治疗

微创技术是目前外科学发展的热点之一。经典肺癌外科治疗时，常规后外侧开胸切口需切开背阔肌和前锯肌，手术创伤大，术后患者受疼痛困扰，生存质量会受到不同程度的影响。在肺癌综合治疗过程中，要求临床医师始终遵循提高患者生存率和改善生存质量并重的原则。发展迅速的微创技术在肺癌早期治疗中发挥着巨大作用，成功的微创治疗不仅不降低患者生存率，而且能大大改善患者生存质量。保留胸壁肌肉的小切口开胸术是常用的微创手术方法。根据肿瘤部位和美容考虑，可选择腋下纵切口、前胸外侧切口、保留前锯肌的后外侧切口等，切口长度为 10～15cm。小切口开胸术对胸壁肌肉创伤小，切口愈合快，术后患者呼吸功能和上肢运动功能恢复快，住院时间缩短，外形美观，无胸壁塌陷，术后疼痛轻，无明显切口并发症，是早期肺癌外科术式的发展方向。

20 世纪 90 年代，VATS 发展迅速，应用范围已不局限于胸内良性疾病治疗和肿瘤局部切除，在早期肺癌尤其是 I 期肺癌手术治疗中也有一定价值。该术式胸部切口进一步缩小，胸壁肌肉基本保持完整，肋骨不受外力牵拉。初步结果显示，

电视胸腔镜下肺叶切除治疗Ⅰ期肺癌创伤小、恢复快、效果满意。但是，胸腔镜手术对纵隔淋巴结系统性清扫是否能达到与开胸手术相同的效果，远期疗效如何，有待更长时间随诊研究，至少目前尚不能完全取代开胸手术。

三、局部晚期肺癌外科治疗

1. T3 期肺癌

（1）肺癌侵犯胸壁（T3）应进行外科切除，影响切除术后长期存活的因素包括胸壁受累范围，肿瘤是否能完全切除，以及有无淋巴结转移。T3N0M0 期肿瘤侵犯胸壁经外科完全大块切除后5 年生存率接近于 50% ～ 60%。如前所述，除非有明显肌肉受侵或骨质破坏，影像学尚不能准确地判断胸壁受累的范围。T3N0M0 期肺癌仅侵犯壁胸膜，其预后远较侵犯肌肉和肋骨者好得多，5年生存率分别是 62% 和 35%。

T3 期肿瘤侵犯胸壁多为周边型肺癌，它们很少播散到纵隔淋巴结，如果淋巴结有转移，N1 期或 N2 期淋巴结转移对于肿瘤切除后长期存活无明显影响。许多研究认为 T3N2M0 期肺癌患者 5 年生存率极低，因此不应该一开始就推荐行外科切除，目前的观点认为 T3N2M0 期患者在外科切除前先行肿瘤辅助治疗，主要是化疗或化、放疗。重要的是，肿瘤已经侵犯胸壁时，在肺切除和胸壁切除前先进行颈部纵隔镜检查，以除外 N2 期或 N3 期有无病变。胸壁切除有关技术方面的考虑，不仅要考虑切除手术本身，还需要预先考虑、设计好胸壁重建。任何 T3 期肿瘤切除的目的是完全切除，不完全切除的 5 年生存率几乎为零，完全切除后所有切缘均为阴性，5 年生存率接近 40%。一般原则是肿瘤边缘上下各一个肋骨均要切除，从而保证切除肿瘤边缘阴性。最理想的是将肿瘤整块切除，只要可能应尽量争取做到，无法做到时也只能做分块切除。肿瘤仅侵犯壁胸膜需要做包括肋骨的整个胸壁切除一直存在争议。其实如果壁胸膜切除能够达到边缘阴性就足够了，但是手术需要特别谨慎。

是否需要胸壁重建，取决于胸壁稳定性。切除较短一段 1 根或 2 根肋骨，或者是切除肩胛骨下或椎旁肌下后 3 根肋骨，不需要进行胸壁重建。

需要胸壁重建时，Marlex 或 Methyl-methacrylate（异丁烯酸甲酯）夹心式技术可以保持胸壁稳定并防止呼吸时产生的胸壁矛盾运动。采用 Gore-Tex 补片，拉紧缝合也可以获得同样结果。胸壁大块切除的合并症较少，主要与胸壁缺损大小和部位有关，也与肺组织切除多少及胸壁重建技巧有关。

处理肿瘤侵犯胸壁时，辅助治疗的价值一直没有定论。对此类患者已经施行了术前、术后放疗，但是尚未见到确切有关生存期延长的报道。一般原则是，如果肿瘤未能切除，或肺门和纵隔淋巴结有转移的患者，术后应进行放疗以减低肿瘤局部复发率。术中植入放射性同位素探针对于未完全切除的肿瘤可能有某些益处。预后差的肿瘤（即N2 期肿瘤，全层胸壁受侵的肿瘤）诱导性放化疗的作用目前仍在研究之中。

（2）肿瘤侵犯纵隔：肿瘤侵犯了纵隔胸膜、脂肪、神经和心包，尚未侵犯大血管或重要脏器，代表了 T3 中的另一类亚型，这些患者单纯外科切除后 5 年生存率极低，部分原因是这类患者的纵隔淋巴结可能受累，另一个原因是纵隔淋巴结已受侵犯的肿瘤切除率明显降低。由于 N2 期发生率高，CT 显示纵隔淋巴结受侵的患者应该进行颈部纵隔镜检查，以除外纵隔淋巴结转移或 T4 期肿瘤。诊断为 N2 期需要进行外科手术时，诱导性治疗（辅助化疗、放疗）可能有助于延长生存期。如果纵隔镜检查发现非 N2、N3 或 N4 期肿瘤，这些患者的肿瘤彻底切除后 5 年生存率可达 30%。开胸后发现肿瘤不能完全切除，肿瘤部分切除合并术中植入放射性同位素探针，术后辅助外照射，生存率也可提高到 10%，但这种方法仅仅作为一种替换治疗，与不手术而直接进行外照射的结果未进行过比较研究。

（3）隆突近端肿瘤：肿瘤距隆突 2cm 以内但未侵犯隆突，构成了 T3 期肿瘤的另一种亚型。像其他 T3 期肿瘤一样，这些支气管近端肿瘤的治疗主要是外科手术切除。切除后影响长期生存的主要因素包括支气管周围有肿瘤扩散及存在 N2 期淋巴结转移。已报道距隆突 2cm 以内的肿瘤完全切除后患者 5 年总生存率为 36%。对于肿瘤限于主支气管而未侵犯支气管周围组织或者不合并 N2 期的患者，报道的 5 年生存率达 80%。

T3 期肿瘤接近隆突或合并 N2 期淋巴结转移

的患者，5年生存率几乎为零。因此，推荐这些患者外科手术前先进行颈部纵隔镜检查，确定是否为 N2 或 N3 期肿瘤，若为 N2 或 N3 期，则手术对患者无益。如果纵隔镜确定为 N2 期肿瘤，诱导性化疗可能有一定作用，但是尚需等待临床结果证实。

累及主支气管肿瘤的外科手术问题，与切除范围、术中气道管理和袖状切除技巧有关。对限于左主支气管内、未完全浸透支气管壁的小支气管鳞癌，单纯主支气管袖状切除、一期支气管对端吻合即可，如此可保留左全肺。同样，右侧主支气管内肿瘤，因为右上叶支气管开口距右主支气管很近，通常需要做右全肺切除或右上叶支气管袖状切除。对于肿瘤已侵犯叶支气管开口或侵犯主支气管，无支气管周围淋巴结或肺门淋巴结转移的患者，只要有可能就要尽力施行叶支气管袖状切除而不做一侧全肺切除。

肿瘤侵犯支气管周围组织或 N1 期肿瘤，通常需要做一侧全肺切除。若肿瘤侵犯靠近隆突，切除主支气管后要与气管贴平吻合，同时要求切缘阴性，此时不能用闭合器闭合支气管，需用手工缝合的方法闭合残端。若手工闭合有困难，可选择一侧全肺切除及气管袖状切除。

行近端支气管切除时气道管理和通气极为重要。主支气管切除需选用标准的气管内双腔插管或支气管内气囊堵塞行单肺通气。T3 期肿瘤很少需要气管袖状一侧全肺切除，若需要时，应保持远侧余肺通气。解决这个问题有几种办法，包括将一细单腔气管内插管通过吻合口高频通气入远侧肺内，或者在手术台上经切开的支气管开口插入单腔管进行余肺通气。

2. N2 期肺癌 此类患者单纯外科手术切除总的 5 年生存率仅为 5%～15%，在某些选择性病例中，首先进行手术切除依然获得了明显的效果。仅有一组淋巴结包膜内转移的 T1 期原发性肺癌，以及纵隔镜或 CT 扫描检查"临床诊断纵隔淋巴结阴性"的患者，外科完全切除后 5 年生存率也已达30%～40%，而术前诊断巨块型 N2 期肺癌及有淋巴结转移的 T3 期原发性肺癌患者，5 年生存率不到10%。预后最好的是左上肺肺癌和限于第 5、6 组淋巴结转移的 N2 期肺癌，完全切除后 5 年生存率高达42%。但是 N2 期肺癌患者情况差别很大，肺癌有"很小"的 N2 受累，手术切除相当有效，但它仅占整个 N2 期肺癌中很少部分。对于那些巨块型"临床诊断" N2 期肺癌的患者还需进行术后辅助治疗。

处理 N2 期患者的外科技术问题包括纵隔淋巴结清除范围和清扫技巧。只要有可能就应完全摘除所有淋巴结。右侧肺癌摘除第 2、4 组淋巴结时，应包括摘除所有含淋巴结的脂肪组织，范围从气管前，腔静脉及无名动脉后，肺动脉上，主动脉弓以外。左侧肺癌行第 5、6 组淋巴结清扫比较容易，但是从左侧开胸清扫第 2、4 组淋巴结相对较困难，主要是受主动脉弓和大血管位置的影响。隆突下淋巴结（第 7 组）应常规进行清扫，无论从左侧或右侧都比较容易，同样也应常规清扫第 9 组和第 8 组淋巴结。清扫纵隔淋巴结时，应小心勿损伤喉返神经和迷走神经，应用血管夹钳闭所有可疑的小血管和淋巴管，以免术后长时间胸腔积液量不减，不能及时拔除胸腔引流管。气管和支气管的营养血管尽可能保留，但是隆突下解剖时不可避免要结扎支气管动脉。

ⅢA 期（N2）非小细胞肺癌，术后辅助化疗和（或）放疗已用于提高患者生存率，但是无论化疗或放疗，尚没有一种辅助治疗显示有明显的效果。前瞻性随机研究表明，5000cGy 剂量辅助放疗与单纯手术切除相比，生存期无明显延长。N2期非小细胞肺癌外科手术切除后局部复发有所减少，但是 80% 患者出现远处肿瘤转移（特别是脑），这一事实提示改进生存期需要进行全身系统治疗。许多试验的结果均显示 N2 期患者术后辅助化疗生存期并未延长。最近一组 52 例非小细胞肺癌患者完全切除后应用辅助化疗，Meta 分析表明只有以顺铂为主的化疗方案才有较小的益处，有 3% 的患者 2 年生存期延长。最近日本一项纳入 323 例患者（55 例为 T1～3N2M0 或 T3N0～1M0）的研究表明，非小细胞肺癌在完全切除后口服替加氟加尿嘧啶（UFT）较单纯手术切除的生存期有明显延长。辅助化疗对ⅢA 期非小细胞肺癌的作用尚未确定，目前正在进行Ⅱ期临床试验，目的为寻找疗效更高、毒性更小的化疗药。

四、诱导治疗

肿瘤诱导治疗为在确定的局部治疗前所进行的治疗，有两个方面与非小细胞肺癌诱导治疗有关，首先对于局部晚期非小细胞肺癌，外科能否彻底切除有着重要影响，而术前减少肿瘤负荷可能有益于更多患者肿瘤的完全切除。早期诱导治疗主要集中在术前放疗。尽管肿瘤的局部控制和切除率有了很大的提高，但是已有远处转移的肿瘤患者生存期并无明显延长。这就提出了诱导治疗第二个方面，外科手术时肯定存在微小转移，那么术前任何解决这一问题的治疗方案都有可能延长患者生存期。这两个概念是施行诱导治疗非小细胞肺癌的基础。

诱导治疗的另一个优点是患者手术前较手术后顺应性强而免疫受损较少，在肿瘤切除前进行化疗可以更加确切地评估化疗对肿瘤的病理效应。术前治疗期间，进行诱导治疗时要密切监测患者，以判断肿瘤是否仍在生长，以及肿瘤是否变成不能切除等情况。已经清楚 N2 期患者单纯外科手术获益很少，术前放疗对长期存活无明显作用，诱导化疗对这类患者则是一种理想治疗选择。术前化疗，正如 Sloan-Kettering 肿瘤中心和多伦多大学应用的 MVP 方案，与过去的结果对照，显示诱导治疗可明显延长生存期。然而术前化疗、放疗的大多数报道基本上以过去的诱导化疗结果作对照。这项 Ⅱ 期研究中虽包括数百名患者，研究却是非随机、非前瞻性的，与历史资料作对比缺乏真正对照价值，因此不能做出确切客观的治疗评价。此外，各个中心化疗方案差异较大，术前分期也不统一，所得结果更难于解释。

与诱导治疗有关的死亡可因化疗、放疗、外科手术及联合治疗引起，多数报道与诱导治疗有关的死亡率为 5% ～ 15%。化疗引致死亡决定于化疗药种类、剂量及药物对于机体免疫功能的影响。应用细胞毒性化疗药以前，首先需要解决支气管梗阻，以避免产生梗阻后肺炎和白细胞计数过低造成的死亡。放疗或支气管腔内激光可解除支气管梗阻。诱导化疗后应重复肺功能检查，从而估计如丝裂霉素、环磷酰胺等药物对肺功能的影响，这些药物对肺泡上皮和内皮细胞均有毒性作用，影响肺泡弥散作用。给予多柔比星后应行心肌影像学检查以评估药物对心肌的损害作用。顺铂和长春碱类药物化疗后，如果血内肌酐水平升高应测定肌酐清除率。用这些有特殊毒性的化疗药物进行诱导治疗后，更应密切监测围手术期，从而避免已有损害的脏器、系统发生功能衰竭。

五、小细胞肺癌的外科治疗

在小细胞肺癌治疗的各个阶段，化疗始终占主导地位，局部治疗多采取胸部放疗。随着化疗经验逐渐积累，外科治疗成为再次需要考虑的问题。经全身性治疗转移灶被控制后，外科切除作为一种局部治疗，既摘除了原发灶及局部淋巴结，又清除了胸部残余病灶。这种方法的好处是避免了同期进行化疗（特别是以表柔比星为基础的方案）和胸部放疗，这种同期联合治疗对纵隔和肺损伤极大。

外科治疗小细胞肺癌的理论基础包括外科切除减少局部复发；不妨碍化疗强度；与放疗相比，外科手术不抑制骨髓功能；外科确切分期是影响预后的重要因素。尽管如此，单独手术的生存率仍不能令人满意。术后给予化疗 5 年生存率显著提高，长期生存率为 16%，明显高于单纯化疗（7%）的生存率。大量资料表明，手术加化疗可以降低发病率及病死率。外科治疗仅适于 T1N0M0、T1N1M0 或 T2N0M0，对于 T3 和 N2 期患者不适宜。因此，正确分期对于决定是否进行外科治疗至关重要。有报道称 58 例临床分期为 Ⅰ 期的 SCLC 患者，最后只有 28 例在病理分期被证实为 Ⅰ 期，其余 30 例均由于淋巴结转移的假阴性结果而被低估。Shepherd 等研究发现，临床分期为 N1 的患者有 60% 在病理分期中已达到 N2。Meyer 通过对 SCLC 患者经纵隔镜检查后行外科治疗和化疗回顾性调查发现，80% 的 Ⅰ、Ⅱ 期患者无瘤期达 30 个月，50% 的 T3N1 期患者无瘤期达 30 个月，而 N2 期患者只有 62.5% 能行外科治疗且全部复发。因此，对 SCLC 患者应该进行纵隔镜和（或）纵隔活检，以排除纵隔淋巴结转移。也有不同的看法。Kobayashi 等通过对 30 例 Ⅲ 期 SCLC 患者（27 例为 N_2）进行外科治疗后连续研究发现，7 例无瘤生存 5 年以上。体外细胞学研究表明，SCLC 是一种异质肿瘤，即使明显处于 N2 期，外科治疗及化疗也可以通过清除耐药细胞，达到延长生存期和提高生存质量目的。

六、肺上沟瘤的治疗

对于肺上沟瘤，传统手术方法是取后外径路的 Paulson 切口切除肿瘤。近年采用经颈胸联合前径路切口更有利于手术野显露，提高手术安全性。手术切除彻底性同样是影响预后的重要因素，彻底切除和有肿瘤残余的 5 年生存率分别为 44.9% 和 0。强调术前细致而慎重地评估肿瘤病灶。目前，采用多学科综合治疗肺上沟瘤，对于临床评估可切除的病例，建议同期化疗、放疗后再行手术完整切除；对于临床评估不能切除的病例，行 2 个周期含铂方案化疗合并同期放疗（45Gy）后，再对病灶重新进行评估。若能手术切除，术后再予以化疗；对于不愿手术，或化疗、放疗后仍不能切除者，继续化疗、放疗，放疗总量以 60Gy 为宜。诱导治疗的死亡率＜ 1%，手术死亡率约为 1.2%。

七、展　　望

近 20 年，肺癌的生存率及生存期得到了一定程度改善，这种有限的改善主要建立在多学科综合治疗模式上，是综合治疗模式的进步，尤其是化疗的进步在其中发挥了重要作用。评价外科的作用必须纳入到肺癌多学科综合治疗的理论和实践中去，在多学科综合治疗的模式中予以科学、合理的定位。外科治疗如何与新辅助化疗、辅助化疗及分子靶向治疗结合？以 VATS 为代表的微创外科技术怎样更合理地纳入到肺癌多学科综合治疗模式中去？在局部晚期，特别是无纵隔淋巴结转移的局部晚期肺癌治疗过程中，外科如何发挥作用？随着以三维立体适形调强技术为代表的放疗技术进步，外科手术作用如何得以重新定位？如何在手术治疗过程中进一步考虑患者生活质量等一系列问题，仍是当今肺癌外科研究的方向和热点。以上热点问题需要在循证医学基本理论的指导下，按照肺癌多学科综合治疗的要求，逐步加以解决，从而使外科治疗在肺癌多学科综合治疗的模式中，逐步从标准化治疗过渡到最终的个体化治疗。

（郭　峰　张志庸）

第二十二节　肺转移性肿瘤

一、肺转移性肿瘤的概念和历史

原发性肿瘤经过适当局部治疗后还是常常转移到身体的其他器官。肿瘤经血行播散说明肿瘤并未被有效地控制，也预示着疾病正在迅速进展，最终可能导致死亡。与之相反，孤立的肺部转移灶不一定代表原发性肿瘤已经在全身播散或肿瘤未能控制。肺是全身恶性肿瘤最常见的转移部位，恶性肿瘤在其发生发展过程中约有 30% 可转移到肺。孤立肺部转移灶有其独特的生物学特性，与多处脏器有转移的患者相比，无论是局部治疗或系统治疗都有着更大选择余地。肺部所有转移灶完全切除的患者，比那些未切除者生存期更长。约 1/3 肺转移性肿瘤经手术切除后生存期可超过 5 年。随着对肿瘤生物学研究的深入，肿瘤自然病程的改变及外科手术技术的提高，外科处理肺转移性肿瘤的作用逐渐增加。但是，若想取得更长的生存期，除了外科手术外，还需要做更多的工作，如改善局部治疗，加强全身或局部化疗，施行生物免疫治疗或基因转移及采取肿瘤生物学调控措施等。

外科切除肺转移性肿瘤不是新近才出现的，早在 1883 年，Kronlein 首次成功地切除了 1 例肺转移性肿瘤，是在原发性胸壁肿瘤切除的同时切除了肺转移灶。Davis 在 1926 年、Thorek 在 1930 年分别切除了肺的转移性肿瘤，但他们都是在切除了肺部病变后才发现是转移癌。真正术前即诊断肺转移性肿瘤以后才进行肺肿瘤切除术的是 1939 年的 Berney 和 Churchill。1931 年他们发现患者肺内有病变，并且左肾也有一肿瘤。经过研究，1932 年他们为患者施行了左肾切除，病理诊断为左肾腺癌，随后对肺内病变予以放疗，但是肺内肿瘤继续长大。1933 年他们施行开胸探查左上肺舌段肿瘤楔形切除，术后病理证实亦为腺癌，此患者存活 23 年，后死于心脏病。1947 年，Alexander 和 Haight 复习了 24 例肺切除术治疗肺转移癌，其中 12 例术后 3 年内未发现复发。在过去数十年中，有关肺转移性肿瘤外科手术切除的报告不断增加，治疗效果亦越来越好。尽管有的缺乏严格的对照，但在选择性病例中外科手术治疗肺转移性肿瘤的5年治愈率达到25%～30%。此外，胸外科医师对于肺转移性肿瘤的外科手术适应证更趋向于扩大，也更为积极。开始时手术仅限于肺内孤立性转移结节和长期无瘤生长的病例，到1965年，Thomford报道29例单侧肺多发转移瘤经手术切除后5年生存率达31%。此结果与孤立肺转移灶手术切除5年存活率30%相似。以后Martini等观察到双侧多发肺转移瘤与单侧肺转移瘤切除的结果无明显区别。

尸检资料表明，约1/3癌症患者死亡时有肺转移，少部分肿瘤患者死亡时只有肺转移。骨肉瘤和软组织肉瘤常常只转移到肺内。其他实体瘤，如黑色素瘤、乳腺癌或结肠癌，孤立性肺转移不常见，但是这些肺转移性肿瘤却有着良好的肿瘤生物学特性，是一类有可能治疗的肿瘤。患者有孤立可切除肺转移灶，又无胸外转移时，从肿瘤治疗和治愈的角度出发，应当进行彻底肺转移灶切除手术。但是，对于双肺多发肺转移瘤的手术适应证，临床胸外科医师对此还存在着争议。

二、肺转移性肿瘤的生物学行为

恶性肿瘤播散具有高度选择性。在肿瘤细胞转移过程中，它要面临宿主一系列防御机制的抗争。在任何一个过程中，若肿瘤细胞没有能生存下来，就不可能发生转移。原发性肿瘤的生长需要血管化过程，而转移癌的生长需要通过血流。有充分的实验材料证明促血管生成素对于肿瘤血管化有着重要作用。随着肿瘤生长，原发性肿瘤可以通过黏膜表面、浆膜表面局部侵犯血管；或通过浆膜腔或淋巴管向外侵犯。Hart曾将肿瘤侵犯的机制分为三种方式。

（1）恶性肿瘤细胞复制增殖性生长和压迫浸润。

（2）肿瘤细胞粘连松解，游动性增加。

（3）肿瘤细胞释放溶解酶破坏宿主组织。

一个肿瘤细胞首先要与瘤块分离，然后才能穿透组织发生转移。局部侵犯和分离以后，单个瘤细胞或成团的瘤细胞可以有几种途径进行转移。肿瘤细胞可以直接种植于胸膜腔，转移到胸膜表面，这种机会较少。更多见的是肿瘤细胞通过血管或淋巴管侵入到肺实质内。恶性肿瘤细胞可以

在血管和淋巴管之间自由地穿过，以前认为肿瘤仅仅通过一种途径发生转移的观点，现在看来未免太简单化了。

血循环中存在瘤细胞并不意味发生转移。经过大量的研究，Salsbury发现血循环中存在瘤细胞与预后差之间并不存在直接因果关系。在传递过程中瘤细胞必须经受住来自各方面的机械性损伤，以及通过宿主免疫防护机制存活下来，最后才有可能发生转移。停留于肺毛细血管床内的瘤细胞，首先要黏附于血管内皮上，或黏附于基底膜裸露区，并向外侵透到细胞外周围基质。有关肿瘤细胞停留和黏附的形态学表现已有详细描述。如果传递、停留和外侵的瘤细胞能够在远离原发肿瘤的部位重新复制并生长增大，那么就可以说发生了转移。

转移的发生起始于原发肿瘤内特殊的起源细胞，这些起源细胞有能力完成复杂的转移过程。任何一类恶性肿瘤均由与原器官组织学相同而生物学特性不同的细胞组成。发生转移的肿瘤细胞仅限于原发肿瘤中的某种亚群，它们容易在某个器官内继发生长而不容易在另外的器官内生长。例如，某种肿瘤容易转移到肺而不转移到肝脏，这种特性取决于原发肿瘤的类型。目前关于转移机制的研究和认识能帮助我们理解转移的规律，否则我们可能会想当然地认为恶性肿瘤总会发生广泛转移。其实不然。Farrell在1935年就报道15%的癌症患者和25%的肉瘤患者死于肺转移，而尸检时在身体其他部位却未能发现原发肿瘤。

大量资料表明，许多恶性肿瘤细胞开始脱落于输出端的血循环中，以后停留在最初进入的毛细血管内。对于大多数原发性恶性肿瘤，除了引流到门静脉系统血流外，其首次汇入的毛细血管床就是肺内毛细血管床。这样不难理解为什么肺转移性肿瘤常常是多发、双侧，部位多在周边。亦不难理解为什么肺转移性肿瘤多发生在外科操作挤压或切除原发肿瘤以后血液中已存在的瘤细胞骤然增加的病例。有人估计30%的恶性肿瘤患者死前有肺转移。当然并不是所有肺转移性肿瘤患者都适宜外科手术治疗。从原发部位进入肺循环的瘤细胞可能出现几种情况。有些瘤细胞可以穿过肺滤网，经解剖学血流进到肺静脉，再进入到全身循环，这样就有可能发生肺外其他部位的

转移。人们普遍认为进入肺毛细血管床的瘤细胞大多数被摄获在那里，这意味着毛细血管床血流较正常生理情况容易发生堵塞。存在于肺毛细血管床内的瘤细胞，通过血小板栓子黏附在毛细血管内皮上，继而经局部浸润侵犯肺实质，形成独立的血液供应，从而在局部生长，然后出现局部或全身播散。在这种播散过程的任何阶段，可能受到某些局部因素或因宿主免疫机制的作用而终止。很明显，肺转移性肿瘤的发生和继续生长取决于许多因素，因此不同器官原发肿瘤发生肺转移的变化相当大。在同一器官原发肿瘤的两种不同病理分型之间，以及同一肿瘤不同部位的转移，都存在很大的变异。很可能是原发肿瘤肺转移代表着瘤细胞内某一特殊类型，这就给临床外科医师提出了一个值得特殊研究的问题，在手术处理某些肿瘤的同时，是否应当给予辅助化疗。

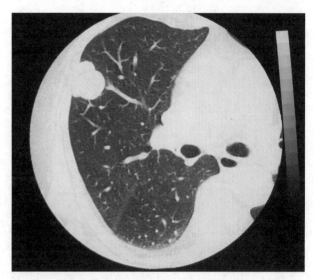

图 10-22-1 结肠癌肺转移 CT 成像

三、肺转移性肿瘤诊断

大多数肺转移性肿瘤无明显临床症状，常是在身体他处患有肿瘤后进行全身检查时才被发现，或原发肿瘤治疗后随诊胸部 X 线检查时发现肺内存在阴影。有报道称此类患者仅 13% ～ 15% 在诊断时有症状。某些报道的比例可能更高些。肯定地讲，所有恶性肿瘤患者，特别是肉瘤患者，外科治疗认为原发肿瘤已经治愈，随诊时应当常规进行胸部 X 线检查，因为 10% ～ 20% 有肺转移的患者其转移仅限于肺内，从某种角度来说，多数肺转移是可以治愈的，因此临床早期发现肺转移更为重要。文献报道身体他处肿瘤转移到肺的发生率并不相同，依次为结肠癌（图 10-22-1）和直肠癌（23.4%），肾癌（16.5%），乳腺癌（14.0%），睾丸癌（12.1%），子宫癌（11.6%）（图 10-22-2 ～图 10-22-4），头和颈部肿瘤（6.9%），黑色素瘤（6.7%），膀胱癌（2.5%），卵巢癌（1.0%），其他肿瘤（5.3%）。北京协和医院胸外科在近 40 年经外科手术治疗的各种肿瘤的肺转移性肿瘤中，以结肠癌最多，其次是乳腺癌、肾癌、甲状腺癌、滑膜肉瘤和食管癌等。当然，绒毛膜上皮癌肺转移是一种特殊类型的转移，它属于滋养叶细胞，并非瘤细胞，在我们的统计中，绒毛膜上皮癌肺转移发生率远远高于其他类型的肿瘤。

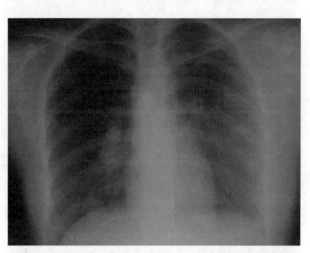

图 10-22-2 患者，女性，25 岁。10 个月前因子宫颈癌行子宫切除。术后化疗并定期随诊。20 天前胸部 X 线片发现右下肺阴影，CT 扫描显示右下肺实性占位病变，纵隔、肺门右纵隔淋巴结肿大。开胸行右下肺切除加肺门纵隔淋巴结清扫。病理报告为低分化鳞癌

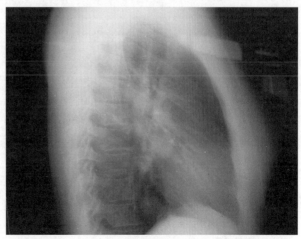

图 10-22-3 与图 10-22-2 为同一患者，胸部侧位像

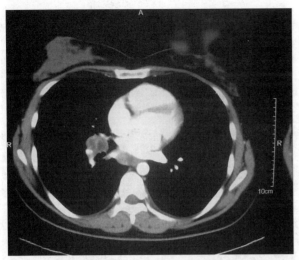

图 10-22-4　与图 10-22-2 为同一患者，胸部 CT 成像显示
肺门肿物及纵隔淋巴结肿大

　　肺转移性肿瘤最初筛选通常是通过普通胸部 X 线正侧位像，以前认为全肺野断层扫描比普通正侧位像能够发现更多的肺转移灶，推荐肿瘤患者随诊时应进行全肺野断层扫描。目前胸部 CT 扫描比全肺野断层扫描更敏感，能够清楚地显示断层不易发现的肺转移灶，特别是直径为 3 ～ 6mm 的小结节。转移灶可表现为轮廓清晰孤立或多发性结节影，或呈粟粒状或大块弥漫性阴影。胸部 X 线片上没有提示肺转移癌的证据，胸部 CT 上却能显示有转移癌。与胸部 X 线片比较，胸部 CT 确定肺转移癌比较敏感，但是特异性不高，胸部 CT 为手术切除肺转移癌和确定解剖部位提供了参考。

　　需要注意的是，影像学发现的肺内病变，组织学上缺乏特异性。无论是胸部 X 线，还是全肺野断层扫描或是胸部 CT 发现的肺内病变，并非都是转移癌。事实上胸部 CT 上发现的许多结节后来手术证实不是转移癌，有良性病变也可被误诊为恶性肿瘤肺转移。一组报道在胸部影像学检查上发现的 800 例肺孤立结节病变中，近 600 例是原发性肺癌，196 例是孤立肺转移灶，11 例为良性病变。在这种情况下，病变的组织病理学诊断更加重要。如果一肿瘤患者发现肺内有多发性结节病变，那么绝大多数情况下肺内病变是转移性肿瘤。有人提出乳腺癌患者肺内孤立性结节通常是原发性肺癌，黑色素瘤患者肺内孤立性结节病变多数是黑色素瘤肺转移，而结肠癌患者肺内实质性病变，其原发性肺癌和结肠癌肺转移各占一半。还有报道称普通胸部 X 线片上发现的肺结节

90% 是恶性肿瘤，全肺野断层扫描中 66%、胸部 CT 中 45% 是恶性肿瘤。单独胸部 CT 显示的结节仅 20% 为转移癌，说明影像学检查对显示肺转移性肿瘤很敏感，但是缺乏特异性。另外，手术证实的肺转移性肿瘤 36% 经普通胸部 X 线片发现，47% 经全肺野断层扫描发现，58% 经胸部 CT 发现。断层扫描容易漏掉某些小的病变，如心影后、肋膈角和胸膜下的微小病变。胸部 CT 对于肺门附近、肺尖部和靠近横膈的结节检出率很高。因此，临床上不应强调单独依靠某一种检查方法，应根据不同情况选择相应的检查。其次亦应考虑费用和放射线照射量，全肺野断层扫描比胸部 X 线费用高 3 ～ 4 倍，CT 比胸部 X 线费用高 2 ～ 3 倍。胸部 X 线的放射线剂量为 0.185 拉德，全肺野断层扫描为 1.4 拉德，胸部 CT 若 1cm 一个层面接受放射线剂量则为 2.3 拉德。我们在临床上一般应用的原则是采用胸部 X 线片进行筛选，当胸部 X 线片上发现可疑病变时，进行胸部 CT 检查。我们不推荐全肺野断层扫描是因为其针对性不强，费用高，而病灶断层扫描又不能发现全部肺野存在的病灶。因此，胸部 CT 已经逐渐替代了断层扫描。

　　临床上遇到身体其他处有恶性肿瘤的患者，发现肺内病变怎么办？由于转移癌多位于肺的周边部，纤维支气管镜、纵隔镜和前斜角肌淋巴结活检多无帮助。位于周边的结节性病变不管是原发性肺癌还是转移癌，痰细胞学检查多为阴性。经皮针吸肺活检可能获得阳性结果，但是阴性结果也不能排除恶性肿瘤的可能。因此，开胸探查前应进行全身各系统详细检查，如肝脏、骨骼、脑有无转移性病变。常是开胸切除肺内病变之前并没有确切的诊断而仅仅是怀疑肺转移性肿瘤。临床上尚有另一种情况，胸部 X 线发现一周边型结节影，经其他检查后诊断为原发性周围型肺癌，切除后病理诊断为腺癌。手术后不久发现胃部不适，胃镜检查及病理活检为胃腺癌，将两处病理切片对比属同一细胞形态的腺癌，之后进一步检查发现已有腹腔内淋巴结转移，头颅 CT 有脑转移，核素骨扫描显示多发骨转移。实际上最初的肺周边型肿瘤是胃癌肺转移。对于孤立性结节性肺病变可以行局限性肺切除，临床一般还是以肺叶切除为好。如果恶性肿瘤患者发现肺内有多发结节病变，尽管患者无明显临床症状，绝大多数情

况下肺内病变是转移癌，临床医师在处理这种患者时，应进行必要的检查并制订周密的治疗计划。

四、肺转移性肿瘤外科手术适应证

大多数肺转移性肿瘤患者体内可能存在多部位转移，或者有不能切除的肺内转移或胸膜转移，对这些患者的治疗只能是姑息性缓解症状，虽然常应用放疗或化疗，但对多数这些组织类型的肿瘤，无治愈希望。当原发肿瘤已被有效控制，转移灶仅限于肺内，可以考虑将所有可见或可触及的转移灶全部切除，不论原发肿瘤是何种组织学分型。一般来讲，肺转移灶彻底切除后，患者的生存期均能改善。

肺转移性肿瘤的外科手术适应证有两个绝对的标准，一是患者应当能够耐受开胸手术；二是手术可以摘除所有的转移灶而保留足够的肺功能。另外，尚有两个附加标准，一是原发肿瘤已得到有效的控制；二是身体其他脏器无转移性病变。唯一的例外是虽然其他部位有转移，但是可以在开胸手术时一并摘除或通过其他方法有效控制。当然如果有更方便、更有效的非创伤性治疗方法，尽量不做手术处理。例如，睾丸癌对于联合化疗反应良好，睾丸癌肺转移时应对化疗反应不佳或化疗期间复发的病例才进行外科处理。儿童时期骨肉瘤有肺转移时，外科手术亦应在化疗的配合下进行。某些因素影响手术治疗或不支持手术处理，如转移癌的数目（不管是单侧或双侧），原发瘤的病理类型，无瘤期间隔长短，肿瘤倍增时间及有无肺门淋巴结肿大等。以上任一因素均可影响患者的生存率，但是没有一条是手术治疗的绝对禁忌证。因而在决定手术治疗肺转移性肿瘤时，重要的是一次手术能够摘除所有的转移瘤；患者能够耐受手术；术后患者的肺功能无明显的影响。肺转移性肿瘤切除的标准和指征见表10-22-1。我们在进行肺转移性肿瘤手术时，应严格遵循上述手术适应证，多以局限于单侧肺孤立性肿瘤为指征。手术方式以局限性肺切除或肺叶切除为主，尚无因转移癌而行一侧全肺切除的病例，因此无手术死亡，术后无重大合并症发生。偶尔有适应证病例，在一次手术处理肺转移性肿瘤数周后，再开胸进行第二次手术切除对侧肺转移性肿瘤。

表 10-22-1　肺转移性肿瘤切除

肺转移性肿瘤完全切除标准	肺转移性肿瘤部分或全部切除的其他指征
全部肺转移性结节被切除	明确诊断
原发癌已被控制	化疗后残留很小病变
计划中所有可切除的肺结节被切除	取得病变组织进行肿瘤标志物或免疫组化研究
预期有适宜的肺功能储备	减瘤作用
无胸外转移	

五、肺转移性肿瘤手术治疗原则

肺转移性肿瘤手术治疗原则与原发性肺肿瘤的手术治疗原则一样，坚持两个最大限度，即最大限度切除肿瘤和最大限度保留健康肺组织。肺转移性肿瘤外科切除后，极有可能出现再发肺转移瘤，需要再次手术切除。其原因是初次手术时某些转移癌太小，术时未能辨认出来而并非切除不彻底。因此，对于肺的转移性肿瘤除了摘除肿瘤外，尽可能多地保留健康肺组织更重要。保守性切除是肺转移性肿瘤的手术治疗原则。对位于脏胸膜下的较小肺转移性肿瘤，大多数情况下行单纯肺楔形切除即可达到满意的治疗效果。而肿瘤较大且位于深在的肺组织内的转移癌，可能需要做肺段切除或肺叶切除。某些学者描述应用电灼或激光技术，细心剜除表浅部位或深在肺组织内的转移性肿瘤，而又保存更多的肺组织，取得较好疗效。一般来讲，应尽可能不要做一侧全肺切除。肺转移性肿瘤为血行转移，很少有肺门或纵隔淋巴结转移，一般不行淋巴结清扫，当然若有淋巴结转移时，亦应一并摘除。目前VATS应用广泛，位于肺表浅的孤立转移癌是其最佳适应证，经VATS行肺楔形切除、肺叶切除均能获得满意的治疗效果。

肺转移性肿瘤的手术切除可以通过剖胸切口或正中胸骨劈开切口，各种手术入路均有其各自的优缺点（表10-22-2）。侧剖胸切口或后外剖胸切口为肺切除解剖提供良好的术野显露，但缺点是对侧肺的转移情况不清楚，尽管术前放射学检查未能显示而手术时（正中切口）却发现对侧肺有转移灶。Takita报道此种情况发生在50%的病例中。分期开胸手术摘除肺转移性肿瘤也有某些顾虑，在第二次手术前，有可能对侧转移癌生长或再转移。另外，分期手术也可能推迟术后化疗。

表 10-22-2　各种外科手术切除方法优缺点

胸骨正中切口	优点	一个切口探查双侧胸腔
		术后不适感减轻
	缺点	位于后侧或内侧病变（近肺门）切除较为困难
		肥胖、充血性心力衰竭或 COPD 者左下叶显露有困难
后外侧剖胸切口	优点	标准入路
		一侧胸腔最好显露
	缺点	尽管有硬膜外麻醉，仍有术后不适感
		一次手术仅能探查一侧胸腔
		双侧肺转移需再次开胸
胸腔镜外科手术	优点	肺叶切除机体免疫损伤较少
		良好的视野
		并发症和不适感很少
		脏胸膜转移极好显露
		确定不能切除的转移或胸膜骨化
	缺点	不能确定肺实质内所有转移灶
		需要学习实践
		操作时间长
		手术费用高
		一次性器械或闭合钉等费用高
横断胸骨切口	优点	一个切口可进行双侧胸腔探查
		最适合巨大肿瘤手术
		双侧肺门显露良好
		对双侧肺所有部分均可观察和探查
	缺点	切口更大
		比胸骨正中劈开术后更不舒适

同时双侧开胸手术，可能会增加患者手术负担，限制胸壁活动和稳定性，手术后有可能产生呼吸功能不全。推荐胸骨正中劈开切口，是因为胸正中切口对于纵隔和双侧胸膜腔可提供良好的显露；可以在一次手术时观察到双侧肺转移性肿瘤的程度和范围；同时处理双侧肺转移性肿瘤。此种切口与经典的后外剖胸切口相比，对于呼吸功能的影响小，切口疼痛轻，因此术后肺功能恢复较快。胸正中切口的缺点是处理左下叶肺转移瘤或行左下肺叶切除时，显露较差，尤其是患者有心脏增大或心功能不全、血循环动力学不稳定时，处理肺转移性肿瘤有一定困难。在胸正中切口进行左下肺转移性肿瘤切除时，需要某些手术技巧或借助于某些器械，在这方面 Johnston 已经有详细描述，如松解粘连和下肺韧带，切开后侧脏胸膜与壁胸膜反折，在胸腔后方放置纱布垫将肺推向前侧术野之下，在膈神经前方将心包与膈肌附着处分解，并应用心包牵引线以利于左肺

的显露等。如此处理不会造成血流液动力学紊乱，手术可安全进行。另外，胸正中切口切除肺转移性肿瘤时，采用双腔气管内插管对于手术有较大的帮助，在一侧肺完全塌陷时更容易探摸微小转移灶，局部切除病灶更简单。已经报道经胸骨正中切开行肺转移性肿瘤切除的手术死亡率为 0.8%～1.5%，临床胸外科医师在采取侧剖胸或后外剖胸切口行肺转移性肿瘤切除时，应注意保护胸壁肌，勿使胸壁肌受到较大的损伤。双侧同时开胸手术时，亦需采取双腔气管内插管麻醉，手术时尽量减少对肺组织的挤压。我们认为在肺转移性肿瘤手术前，需要认真研究手术方案，是采取剖胸切口或胸正中切口还是双侧同期开胸手术，均需权衡利弊，慎重考虑后决定。重要的是考虑到患者全身情况和耐受手术的能力，既要切除转移瘤，又要保证术后患者生存质量。

六、肺转移性肿瘤手术治疗的结果

肺转移性肿瘤治疗的随机研究报道不多，目前较为一致的意见是外科手术在治疗肺转移性肿瘤方面仍起着重要作用。在选择性患者中，手术可以取得良好效果。但是也有个别学者提出反对意见，认为手术对于肺转移性肿瘤的治疗无价值，因为某些肺转移性肿瘤可以自行消退，手术对患者无益。尽管选择手术治疗肺转移性肿瘤的标准并不一致，外科医师对手术的态度或积极或保守，但确实某些局限于肺的转移瘤，手术摘除后患者获得明显的治疗效果。总的来说，多数学者报道 5 年无病生存率为 25%～40%，大多数为 30% 左右。例外的情况是睾丸癌肺转移和骨肉瘤肺转移两个极端，提倡手术治疗的医师认为肺转移性肿瘤手术后 5 年无病期至少像外科治疗原发性肺癌的一样。Wilkens 等比较了麻省总医院两组患者，肺转移性肿瘤的 5 年生存率为 30%，同期 820 例原发性肺肿瘤的 5 年生存率为 26%。一组包含 448 例肺转移性肿瘤的报道，其中有 202 例肉瘤和 246 例癌，经 663 次开胸术，5 年生存率为 25%，此组中 1/3 患者经历 1 次以上开胸术，2 例曾行 10 次开胸术。Takita 报道了单个或多发肺转移性肿瘤切除后 5 年生存率相差不多，约为 40%。北京协和医院胸外科手术治疗肺转移性肿瘤效果良好，其

中以结肠癌、肾透明细胞癌手术生存期最长，但这些患者常死于肿瘤以外的原因，与原发瘤和肺内转移瘤无关。当然，效果好的原因与严格选择手术适应证有关。

有许多因素影响肺转移性肿瘤的治疗结果，包括原发瘤病理组织学类型，转移瘤数目，一侧肺转移还是双侧肺转移，肿瘤倍增时间等。从原发瘤的病理组织学类型看，肺转移性肿瘤的生存率变异较大。Mountain 等报道上皮类癌肺转移 5 年生存率为 18%，而腺癌如乳腺癌肺转移的 5 年生存率为 14%，他们也提出肺转移性肿瘤中最高生存率的原发瘤为泌尿系肿瘤或男性生殖系肿瘤，5 年生存率分别为 50% 和 37%。头颈部肿瘤和结肠、直肠癌肺转移患者，其 5 年生存率分别为 30% 和 28%。McCormack 和 Martini 报道睾丸癌肺转移 5 年生存率最高，为 51%，而结肠癌肺转移最低，为 14%。因此，原发瘤的生物学特点较大影响着肺转移性肿瘤患者的预后，上述结果也存在着各组中不同医师选择病例的问题。

转移瘤数目对患者的治疗和预后也产生较大的影响。虽然理想的病例是切除单一肺转移性肿瘤，但是不少学者指出单个和多个肺转移性肿瘤几乎具有相同的 5 年生存率。至于最多能切除多少个肺转移性肿瘤没有定论，比较清楚的是若患者的肺已完全被转移瘤所占据，或完全切除肺转移性肿瘤后所剩肺组织不多，不能维持有效呼吸，就不应行外科手术治疗。有报道一次手术切除 30 个肺转移性肿瘤，还有报道最多可切除 60 个肺转移性肿瘤。有人讨论无瘤间隔时间，即治疗原发瘤至出现肺转移的间隔时间，此间隔时间越长，特别是超过 5 年，预后越好。肿瘤发生转移和转移发展的速度可能也是一影响因素，但是多组报道结果并未显示无瘤间隔时间对最后生存期的影响有统计学意义。单侧肺转移还是双侧肺转移影响预后吗？单侧或双侧肺转移影响较明显的是外科手术的选择，当肺转移是多发时，无论是单侧或是双侧，对患者预后的影响都是一样的。仅发现一篇报道支持单侧肺转移比双侧肺转移预后好。1971 年，Joseph 等介绍了肿瘤倍增时间的概念，并提出倍增时间超过 40 天的肺转移性肿瘤切除后，其预后较倍增时间少于 20 天的要好得多。从临床胸外科角度看，倍增时间长短不是肺转移性肿瘤手术切除的禁忌证，当其他条件满足时，仅倍增时间一项不影响手术治疗选择。

七、外科手术治疗肺转移性肿瘤有争议的问题

某些特殊类型的恶性肿瘤，如睾丸癌或骨肉瘤，当转移到肺时，应用药物化疗已经取得了显著疗效。化疗后这些肺转移性肿瘤常会消失或肿瘤体积明显缩小。但是仔细研究发现大多数患者肺转移结节仍长期存在，这些可能代表着原来转移瘤化疗后的残余病灶；或是经化疗作用后耐受的变异成更加成熟的转移瘤；也可能是化疗后遗留的瘢痕组织。对这种残余病变的鉴别单纯依靠活检多不可能诊断清楚，此时开胸探查切除肺部病变不仅可明确诊断，确定肿瘤分期，同时也是治疗的一部分。

某些医师提出质疑，术前已经清楚患者有广泛肺转移性肿瘤，肺内转移灶很多，手术完全切除根本不可能，那为什么还要进行开胸手术处理呢？有人解释在这种情况下进行外科手术的目的是尽可能多地去除肿瘤，使肿瘤体积减小，即通常所说的减瘤手术，目的是使之后的化疗作用更有效。目前对于这种手术适应证还是有争论的，至少到现在为止还未发现最有效的化疗药物，也没有更多的证据显示，术后肺内遗留有较大、较多肿瘤的情况下，化疗药物如何进入到肿瘤内，患者究竟从手术中有多少获益不得而知。在这种情况下，采取全身化疗、外照射或内照射放疗，也许会有某些帮助和效果。

另一个手术指征是通过手术提取肿瘤细胞标志物和肿瘤细胞培养。这种指征虽少，且支持者逐渐增多，但争议仍存在。例如，开胸提取乳腺癌肺转移的雌激素受体是否有价值？同样对某些不能治愈的肺转移性肿瘤，开胸活检进行细胞培养和药敏试验在某些医院已经进行，但是这些仅限于条件较好的实验室，在设计严密的试验中方有价值。若要进行这方面的研究，在施行肺转移性肿瘤切除的患者中，应当预先周密设计，进行标本肿瘤受体激素检测及细胞培养，从而为以后的辅助化疗或激素治疗提供有益的帮助。

是肺转移性肿瘤还是原发性支气管肺癌？肉

瘤或其他确定的非肺部恶性肿瘤转移到肺，相对来说比较容易诊断，而从乳腺癌、结肠癌转移到肺的孤立性结节，或原发性头颈部的鳞癌转移到肺的孤立性肿块，与原发性肺癌的鉴别确实有一定困难。传统上，对原发性肺癌与肺内结节的鉴别，一直是在光镜下检查决定其来源，现在单克隆抗体可以帮助鉴别原发性支气管腺癌与结肠癌肺转移灶。肿瘤分子标志物，像扩增的 K-ras 肿瘤基因在原发性肺癌中表达，也在结肠癌肺内转移表达。单克隆抗体已用于鉴别原发性肺腺癌和转移性肺腺癌，流式细胞计数和 DNA 分析也已应用在此类鉴别诊断中。

在肺转移性肿瘤中肿瘤支气管内转移和气管内转移是一种很少见的肺转移性肿瘤，它常见于身体有恶性肿瘤并且他处已有转移的情况。原发瘤的治疗与气管或支气管转移出现的间隔时间常常很久，平均为 5 年。与肿瘤肺转移不同的是，支气管或气管转移患者常有明显症状。支气管转移患者常有咳嗽、咯血、呼吸困难和喘息。胸部 X 线检查可发现肺段不张，需要与之相鉴别的病变是原发性肺癌。诊断依靠纤维支气管镜和病理活检。治疗主要是针对局部和全身转移症状。虽然支气管转移常标志着肿瘤已到晚期，但是其进展却很慢，因此可以有计划地进行局部治疗和适当的全身化疗。对于高危患者，手术摘除或全身化疗已不可能，在这种情况下，局部外照射或内照射放疗也可能取得惊人的疗效。若行手术治疗，多以肿瘤的局部摘除或肺叶切除为主。肿瘤气管内转移患者常主诉喘鸣和严重呼吸窘迫，有时需要在急诊情况下行纤维支气管镜检查，并在镜下摘除肿瘤后，患者呼吸困难才得以缓解。此时不仅挽救了患者，同时也获取了病理诊断。支气管转移癌经外科手术切除或经支气管镜摘除肿瘤后，需辅以局部放疗或化疗，尤其是乳腺癌支气管转移病例多需要激素治疗。气管转移很少需要气管切除，因病期已晚，身体其他地方也已有转移，手术价值不高。据报道常转移到气管或支气管的恶性肿瘤是乳腺癌和结肠癌，也有报道称第一位的是肾癌，其次才是乳腺癌和结肠癌。影响这些患者的预后因素更多的是身体其他部位的转移。

八、肺转移性肿瘤新的治疗策略

1. 转移瘤基因标志物　基因治疗的目标是耐受化疗的肿瘤或易于转移的肿瘤。骨肉瘤患者应用化疗后，*MDRI* 基因产物 P-糖蛋白的过度表达是预后不良的重要指标。这些患者 *MDRI* 表型并不容易转移，与 P-糖蛋白过度表达有关的 *MDRI* 表型患者预后差主要是因为他们对细胞毒性化疗药无反应。另一项研究表明 42% 骨肉瘤患者发生转移表现有 ErbB-2 表达，与早期发生肺转移和预后差有关。因此，ErbB-2 可能增强肿瘤的生长和促进肿瘤转移。这些学者推荐 ErbB-2 可以作为骨肉瘤患者预后的预测指标。

软组织肉瘤的 *p53* 变异，可损害整个生存期，可能是由于 DNA 的损伤使得细胞内野生型 *p53* 对细胞的生长失去控制。有资料表明某些肿瘤的 *p53* 变异使之产生多柔比星化学耐受性。将野生型 *p53* 重新注入已有 *p53* 变异的人类软组织肉瘤中（平滑肌肉瘤），可增加肉瘤对化疗的敏感性，这可从体外软琼脂克隆形成试验中获得。这种处理在未来可能产生有效的治疗价值。

2. 肺组织局部药物灌注　人们一直在努力寻找治疗肺转移性肿瘤的新策略。软组织肉瘤和骨肉瘤肺转移全身性化疗药物已经应用多年。对这些患者经最大剂量全身化疗获得反应后，再施行外科切除手术作为挽救性治疗手段。化疗药物治疗的副作用是可能产生全身性毒性反应，这种毒性作用限制了它的广泛应用。采用局部灌注化疗药后，肿瘤局部血管内药物浓度很高，而全身药物浓度较低，这种局部用药可以有效减少化疗药全身毒性作用，局部高浓度药物可以有效杀灭肿瘤细胞，从而达到治疗肿瘤的目的。

临床上已经施行单肺局部药物灌注，Johnston 等报告采取单肺持续灌注多柔比星作为一种很安全的技术应用于临床，正常肺组织与肿瘤内的药物浓度随着所灌注药物浓度的增加而增加，其研究中 8 例患者有 2 例出现较重合并症：1 例发生了肺炎和胸骨裂开，另 1 例于灌注后 4 天发生呼吸衰竭，4 例肉瘤患者无 1 例出现不良反应。在理论上，应用机器泵进行持续灌注优点很多，但是这种灌注技术过分依赖机器且耗费太多的时间，内在的问题是多柔比星与肝素有着不相容性。Pass 等测定肿瘤坏死因子-α、γ-干扰素和高温，对不能手术切除的肺转移性肿瘤进行单一肺灌注，结果发现无住院死亡，短期内（＜6个月）15例中有3例结节体积缩小。

最近已经开始用多柔比星进行单侧肺灌注的动物试验，在大白鼠体内进行左侧开胸后，游离出肺动脉和肺静脉后钳闭阻断。灌注多柔比星前先冲洗肺组织，灌注约10分钟，拔除灌注管恢复正常肺循环前，再将灌注药物冲洗干净，灌注药物浓度为225mg/L。这样的浓度与全身输注75mg/m² 浓度比较，全身毒性作用要小得多。肺组织浸出比例为58%，肺组织内多柔比星的浓度是系统药物浓度的25倍。这种技术效果很明显：有研究在种植甲基胆蒽诱导肉瘤的动物中用320mg/L浓度药物灌注，结果10只动物中有9只转移性肿瘤完全根除。

最近正在进行对不能切除的软组织肉瘤肺转移患者的一期研究，但有效治疗结果太少，局部肺灌注后肺转移性肿瘤内和肺组织内的药物浓度是否增高，都需要临床上进一步的研究。

九、结　　论

孤立性、可切除的肺转移性肿瘤代表了宿主、原发瘤和转移瘤之间的一种特殊生物学关系。完全切除了所有转移灶，患者可以获得长期存活，这是外科手术的价值。但是，不是所有的转移灶都能彻底切除，只能在某些选择性病例做到。它反映出在原发肿瘤和转移灶之间存在的某些独特生物学作用。不管原发肿瘤的组织学类型如何，完全切除是长期存活的决定性因素。影响预后的各种因素可能解释了转移性肿瘤的生物学特性，预测切除后的生存率，并帮助临床医师选择哪些患者可以从手术中获益。最近的分子生物学技术有助于确定肺转移性肿瘤的肿瘤细胞来源，并可作为更好的辅助治疗以延长患者生存期或达到治愈。对于可切除的肺转移性肿瘤病例，外科手术切除在获得长期存活或无病生存期方面一直不太成功，60%～80%患者肺转移灶虽然切除了，但是仍不能达到治愈的目的。手术切除本身并不能改变肿瘤的基本生物学特性，也不能改变其转移过程。要取得肺转移性肿瘤治疗的最好结果需要改进辅助治疗方法，需要针对转移瘤细胞在生命周期中生物学和分子学的变化中提出更新的治疗策略。

（张志庸）

第二十三节　滋养细胞肿瘤肺转移的手术治疗

一、概　　述

妊娠滋养细胞疾病（gestational trophoblastic disease，GTD）是一组源自胚胎滋养细胞的疾病，主要包括葡萄胎（hydatidiform mole）、侵蚀性葡萄胎（invasive mole）、绒毛膜癌（choriocarcinoma）及属于中间型滋养细胞肿瘤的胎盘部位滋养细胞肿瘤（placenta-site trophoblastic tumor，PSTT）和上皮样滋养细胞肿瘤（epidermoid trophoblastic tumor，ETT）等。葡萄胎又可分为完全性葡萄胎（complete mole）和部分性葡萄胎（partial mole）两类，而侵蚀性葡萄胎、绒毛膜癌、胎盘部位滋养细胞肿瘤及上皮样滋养细胞肿瘤则又统称为妊娠滋养细胞肿瘤（gestational trophoblastic neoplasia，GTN）。另有极少数非生殖系统的绒毛膜癌（简称绒癌）源自生殖细胞，并非继发于妊娠，称为原发性绒癌或非妊娠性绒癌，常和纵隔其他恶性生殖细胞肿瘤（如纵隔非精原细胞性生殖细胞肿瘤）混合存在。

20世纪50年代以来，有效化疗药物的应用使滋养细胞肿瘤的治疗得到彻底改观，无转移病例治愈率可达100%，总治愈率达80%～90%。随着化疗药物及其他治疗手段的发展与进步，滋养细胞肿瘤已成为一种可以治愈的肿瘤，甚至一些病变广泛的晚期患者也能够通过化疗达到治愈。尽管如此，手术在滋养细胞肿瘤的治疗中仍然发挥着重要的作用。Maier和Taylor最先报道了利用手术切除的方法治疗滋养细胞肿瘤肺部转移病灶。随后化疗取代了既往手术切除在滋养细胞肿瘤治疗中的主导地位，形成以化疗为主、手术为辅的治疗模式。

滋养细胞肿瘤容易发生血行转移，血行转移的第一站即为肺部。在首次诊断的滋养细胞肿瘤中，60%～70%患者已经发生肺转移。在其后的化疗过程中，多数患者肺部病灶缩小消失，但是仍有一部分患者经过多疗程化疗后，影像学检查显示肺部病灶仍持续存在。对于这些耐药病例或复发病例，我们采取肺切除的外科方法获得了有效的治疗结果。

滋养细胞肿瘤发病存在地域性，亚洲尤其是东亚、东南亚地区是滋养细胞肿瘤的高发区，早在 20 世纪 60 年代，北京协和医院宋鸿钊教授开创的 6-MP 治疗绒毛膜上皮癌即达到世界先进水平。目前北京协和医院是国际上治疗滋养细胞肿瘤病例数最多的医疗中心之一，该院手术治疗滋养细胞肿瘤肺转移的病例数也为国内外少见。自 20 世纪 60 年代，该院首例外科切除滋养细胞肿瘤肺转移病例以来，至今已积累超过 200 余例。早在 1979 年，该院王元萼报道了 29 例绒毛膜癌肺转移耐药病例的手术治疗结果，1985 年，该院徐乐天等报道了 43 例耐药性绒毛膜上皮癌肺转移的外科治疗结果，这是当时外科报道的病例数最多的结果。现在经几十年来几代人的努力，妇产科联合胸外科、病理科和放射科多科协作，对于滋养细胞肿瘤的治疗及肺转移的外科切除适应证和禁忌证等积累了一定经验，对改进滋养细胞肿瘤的治疗效果、提高长期治愈率起到了促进和帮助作用。

二、病因学及发病率

原发绒毛膜癌属于生殖细胞肿瘤，可发生于青春期前女性或男性，而妊娠滋养细胞肿瘤则来源于胚胎的滋养细胞，仅发生于性成熟后的女性。滋养细胞肿瘤的发病原因尚不清楚，可能与饮食结构、遗传因素等有一定关系。滋养细胞肿瘤属少见疾病，具有明显的民族、地域差异，我国属较高发区域。据我国多个省份的调查，葡萄胎的发病率为 1 ∶ 1290 妊次。我国文献报道的绒毛膜癌发病率平均约为 1 ∶ 2882 妊次。

三、病　理　学

葡萄胎组织在显微镜下有三个特点：①绒毛间质水肿；②绒毛间质血管减少或消失；③滋养细胞不同程度的增生。侵蚀性葡萄胎的病理特点为葡萄胎组织侵入了子宫肌层或其他器官、组织。绒毛膜癌的病理特点是增生的滋养细胞大片地侵入子宫肌层或其他器官、组织，无绒毛结构。胎盘部位滋养细胞肿瘤和上皮样滋养细胞肿瘤则起源于中间型滋养细胞，大多局限于子宫。

四、滋养细胞肿瘤的播散

滋养细胞具有增生活跃及侵袭、破坏母体组织和血管的特性，对于胚胎着床和胎儿－母体物质交换具有重要作用。当滋养细胞增生和侵袭超过正常限度时，便形成各种滋养细胞疾病。由于滋养细胞具有侵蚀血管的特性，因此与大多数其他肿瘤相比，滋养细胞肿瘤血行转移更早且多发，其中以肺转移最常见，占全部病例的 60% 以上。肺转移系瘤栓脱落后循静脉回流至肺，在肺内停留、寄居继发产生肺转移；肺转移瘤进一步增大，再形成瘤栓脱落后随动脉路径可转移至脑、肝等器官。因此，一般肺是远处血行转移的第一站。

五、滋养细胞肿瘤的分期与评分系统

目前通用国际妇产科联盟（FIGO）颁布的 FIGO 2000 滋养细胞肿瘤分期与评分系统（表 10-23-1，表 10-23-2），其中分期方面主要基于北京协和医院宋鸿钊院士提出的方案。总分 0 ～ 6 分为低危，≥ 7 分为高危；肺转移瘤直径 > 3cm 者予以计数。

表 10-23-1　FIGO 2000 滋养细胞肿瘤分期

Ⅰ期	病变局限于子宫
Ⅱ期	病变扩散，但局限于生殖器官
Ⅲ期	病变转移至肺
Ⅳ期	病变转移至其他器官

表 10-23-2　FIGO 2000 滋养细胞肿瘤评分系统

项目	评分（分）			
	0	1	2	4
年龄（岁）	< 40	≥ 40		
末次妊娠	葡萄胎	流产	足月产	
距前次妊娠时间（月）	< 4	4 ～ 7	7 ～ < 13	≥ 13
HCG（IU/L）	< 10^3	10^3 ～ 10^4	10^4 ～ 10^5	> 10^5
最大肿瘤直径（cm）	/	3 ～ < 5	≥ 5	
转移部位		脾、肾	胃肠	脑、肝
转移瘤数目（个）		1 ～ 4	5 ～ 8	> 8
以前化疗失败			单药化疗	多药化疗

六、滋养细胞肿瘤肺转移临床表现

早期肺转移通常无明显临床表现，转移较多、较大时可有咯血、胸闷、胸痛、憋气等表现，严重者出现呼吸衰竭。过去凭借胸部 X 线检查对于发现早期肺转移灶有一定限制。目前胸部 CT 已被广泛使用，肺转移癌大多能得到早期发现和诊断。由于对绒毛膜癌患者定期随诊检查胸部，既往常见的咯血等症状已很少见。至于少数多发和（或）巨大肺转移瘤，除有上述症状乃至呼吸衰竭的表现外，往往因合并远处转移（Ⅳ期）而表现出相应的症状。

七、滋养细胞肿瘤肺转移的诊断

滋养细胞能够产生人绒毛膜促性腺激素（human chorionic gonadotropin，HCG），因此 HCG 可以作为滋养细胞肿瘤敏感而特异的指标。与诊断身体其他实体瘤必须有确定的病理结果不同，诊断滋养细胞肿瘤主要基于排除妊娠原因以后 HCG 仍持续异常。诊断滋养细胞肿瘤肺转移主要依赖于肺的影像学 [CT 和（或）胸部 X 线片]，其中 CT 扫描应用日益广泛，现在已作为诊断和监测的有效手段（图 10-23-1，图 10-23-2）。滋养细胞肿瘤肺转移的典型表现为位于肺外周肺野（特别是肺中下叶）类圆形结节影，边缘光滑、清晰，界限清楚，密度均匀。早期病变可表现为小片状阴影，以后逐渐增浓增密，形成孤立结节，晚期结节内可有空洞形成。多数肺门或纵隔淋巴结无明显肿大。

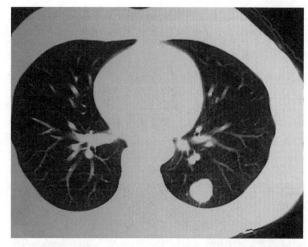

图 10-23-2　与图 10-23-1 为同一患者，胸部 CT 扫描成像

八、滋养细胞肿瘤肺转移的治疗原则

发现有效化疗方法之前，滋养细胞肿瘤的预后极差，曾有"凡是绒毛膜癌无能够存活者，凡能存活者不是绒毛膜癌"之说。自 20 世纪 50～60 年代以来，陆续发现了一些对于滋养细胞肿瘤有着极好疗效的化疗药物，此后滋养细胞肿瘤的治疗效果发生了根本性改变，目前总的治愈率在 90% 以上。宋鸿钊院士通过长期研究，与国外同步取得了根治滋养细胞肿瘤的成绩，是我国癌症防治史上的一项重要成果。

滋养细胞肿瘤的治疗原则以化疗为主，辅以必要的综合治疗措施（包括介入治疗、手术治疗和放射治疗等）。对于大多数肺转移患者而言，化疗即可取得治愈的效果。仅有少数具有耐药性的肺部转移病灶或巨大转移瘤者方需要手术治疗。

九、滋养细胞肿瘤肺转移的手术治疗要点

1. 严格掌握适应证　如上所述，通过化疗即可使大多数滋养细胞肿瘤肺转移获得治愈，需要手术治疗者一般仅限于以下两种情况：①局限于一叶的孤立病灶，或同侧肺内二个肺叶的耐药患者；②虽经有效化疗，肺部病灶仍较大（大于3cm）（图 10-23-3）。值得注意的是，临床上常见的情况是患者经化疗血清 HCG 恢复正常并予以适当巩固疗程以后，胸部 CT 检查仍提示原有病灶

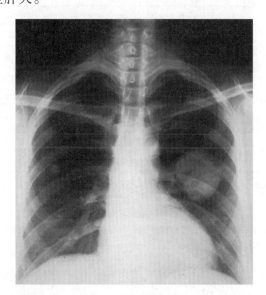

图 10-23-1　绒毛膜癌肺转移胸部 X 线片显示
左下肺转移结节

部位未完全吸收、消失。这种情况一般属于原有病灶形成纤维化瘢痕，并非有存活的滋养细胞病灶，更不是耐药病灶。对于此种情况，临床医师可予以观察随诊，只要血清 HCG 保持正常，就不必过分担心，既不应过度化疗，更不必急于手术治疗。另外，手术决策时还应注意全面考虑患者的全身状况，如果除肺以外，其他部位存在无法根除的病灶，即使肺部病灶能够切除，也不应予以手术。

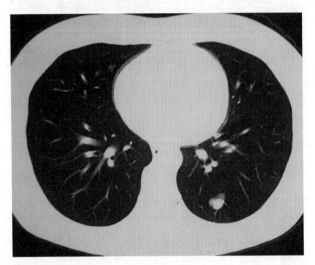

图 10-23-3　与图 10-23-1 为同一患者，经化疗后左下肺转移结节不再缩小

2. 选择恰当的手术时机　切忌在血清 HCG 持续升高的情况下施行开胸肺切除手术。国内外文献均明确提示，血清 HCG 较高（＞ 100 ～ 1000mIU/ml）时，切除肺转移性肿瘤的效果极差。究其原因，血清 HCG 较高时，提示病灶控制不满意，滋养细胞增生活跃，手术非但难以根除病灶，而且极易引起病灶播散，因此此在这种条件下手术预后较差。笔者的经验表明，手术时机最宜选在血清 HCG 基本正常或稳定在较低水平（＜ 20mIU/ml）时。对于血清 HCG 难以控制的耐药患者，如果血清 HCG 能够稳定在较低水平（最好＜ 100mIU/ml），也可尝试手术，但术前应与患者充分沟通，充分告知手术和术后的可能风险，如脑转移。对于血清 HCG ＞ 1000mIU/ml 的患者，应当绝对禁忌手术。

3. 围手术期化疗药物的应用　身体其他部位肿瘤的手术时机通常宜在化疗间歇期进行，滋养细胞肿瘤手术与之截然不同，是在化疗疗程中进行的，只是这种围手术期化疗方案一般选择疗程较短或较少药物进行。目的在于防止因手术可能造成的肿瘤细胞播散，避免在短期内又产生新的病灶，理由是滋养细胞具有侵蚀血管和倍增时间短的特点。我们通常采用的方案为甲氨蝶呤（MTX）＋放线菌素 D（KSM）方案，或依托泊苷（VP16）＋KSM 方案。同时，实际工作中，我们在术后拔除胸腔引流管前，自引流管注入 5- 氟尿嘧啶（5-FU）1000mg，可以起到增强局部抗肿瘤作用和预防粘连形成的效果。两种方案的具体流程见表 10-23-3。

表 10-23-3　滋养细胞肿瘤肺叶切除术围手术期化疗药物的使用

时间	MTX+KSM 方案	VP16+KSM 方案
术前 1 天	MTX 100mg/m² + NS 30ml，iv	VP16 100mg/m² + NS 1000ml，iv drip
	MTX 200mg/m² + NS 1000ml，iv drip	KSM 500μg +5% GS 200ml，iv drip
手术当天	肺叶切除术	
术后第 1 天	KSM 500μg +5% GS 200ml，iv drip	VP16 100mg/m² + NS 1000ml，iv drip
		KSM 500μg +5% GS 200ml，iv drip
术后第 2 天	KSM 500μg+5% GS 200ml，iv drip	VP16 100mg/m² + NS 1000ml，iv drip
		KSM 500μg +5% GS 200ml，iv drip
引流管拔除前	5-FU 1000mg，自引流管注入胸腔	

注：自 MTX 开始输注起计时，24 小时后开始使用四氢叶酸钙，每 12 小时肌内注射 15mg，共 4 次。iv drip，静脉滴注；NS，生理盐水；GS，葡萄糖溶液。

十、胸外科处理滋养细胞肿瘤肺转移

自 20 世纪 60 年代开始，北京协和医院胸外科对滋养细胞肿瘤肺转移施行肺切除以来，已经施行手术 167 例。我们掌握的开胸外科手术原则：对化疗后肺部病灶缩小到一定程度不再变化的部分患者行肺叶切除；多个肺叶同时存在病灶，则切除最大病灶所在的肺叶；对于同一侧不同肺叶的病灶则以切除一肺叶为主，其他病灶行肺楔形切除或病灶局部切除；对于初次肺叶切除术后又有病灶进展的个别患者，开胸行第二次肺切除。尽管如此，随着化学治疗学和病理学及妇科学的不断进展，以及临床经验的积累，对于滋养细胞肿瘤肺转移的手术切除指征也在不断修正，对于不同的滋养细胞肿瘤手术适应证也不相同。对不同个体如何选择恰当的治疗，实施个体化治疗，仍是目前妇科和胸外科医师面临的重要课题。

化疗能使大部分滋养细胞肿瘤肺转移病灶消失，但部分病例转移灶缩小到一定程度后便不再变化，虽经多疗程多药联合化疗肺部阴影仍不能消失，此时临床多行肺叶切除，但是从北京协和医院手术病例分析，某些切除的标本病理显示为出血坏死性或修复性纤维组织，并无活性肿瘤组织存在，多数带瘤生存患者可长期处于稳定无进展期，因此提示肺切除只有在适当时机才能发挥真正的治疗作用。

侵袭性葡萄胎对化疗敏感，单纯化疗而未手术的侵袭性葡萄胎肺单侧或双侧带瘤者，随诊10余年无疾病进展。另外，化疗后手术标本病理检查均为坏死性结节，证实化疗已完全杀灭肿瘤。因此，化疗并手术与单纯化疗两组在化疗总疗程上无明显差别，提示开胸手术并未起到切除耐药病灶或缩短化疗疗程的辅助治疗作用。对于侵袭性葡萄胎肺转移患者，单纯化疗即能达到治愈目的，多程化疗后肺部未消失的病灶多为坏死性或纤维化组织，临床通常可以随诊观察，不需要考虑肺切除。

绒毛膜癌对化疗敏感性相对较差，手术对去除耐药病灶、防止复发有不可替代的作用。患者年龄、末次妊娠性质、疾病期及肺转移侧等均不是耐药的高危因素。合体滋养细胞易被化疗杀灭，滋养细胞可存活并产生低水平 HCG，使血 β-HCG 下降缓慢，表现出明显"拖尾"现象。病理阳性和疾病进展（PD）病例组的 β-HCG 下降所需疗程明显多于病理阴性组及带瘤疾病稳定（SD）组，因此血 β-HCG 下降的"拖尾"现象提示可能存在耐药滋养细胞，应行肺叶切除。

对既往已经多程化疗的病例，即便肺部病变无明显增大、血 β-HCG 经再次化疗后能迅速恢复正常，也应行肺叶切除。因其切除的肺叶病理可见绒毛膜癌滋养细胞。

王元夔等曾报道 29 例绒毛膜癌肺转移病例，其中瘤结节周围有完整包膜者生存率为 91.7%，无包膜者生存率为 35.3%。北京协和医院之后的 45 例病例也表现出相似的结果。病理显示周围有纤维化者，其临床缓解率明显高于出血坏死者。一般认为耐药病灶形成有两种机制，一种为病灶周围瘢痕组织形成，从而影响血运，化疗药物不能进入病灶而产生耐药。另一种为肿瘤发生了生化改变所致耐药。肿瘤病灶周围瘢痕组织形成，说明肿瘤曾经对化疗药物敏感，所以肿瘤组织被局限，术中不会因挤压而致肿瘤播散，手术切除多较彻底，效果较好。因此，病理结果可以作为判断预后的一个辅助指标。

胸外科医师在处理滋养细胞肿瘤行肺转移性肿瘤切除时，需要注意的问题有：①强调手术时避免挤压肿瘤，探查动作也要轻柔，以免造成术后肿瘤播散。②肺叶切除的顺序，按照先结扎肺静脉后结扎肺动脉原则进行，目的也是减少或避免肿瘤经动脉系统扩散。具体来说，开胸后术者进行肿瘤探查即可，无须每位手术参加者都要触摸肿瘤。另外，确定手术后，先解剖肺动脉分支，可以套线但不结扎。继之解剖肺静脉总干并结扎，然后迅速结扎、切断肺动脉各支，这样可以减少肺动脉灌血。最后再——结扎、切断肺静脉。行肺叶切除是否需要彻底清扫淋巴结？从北京协和医院手术切除的 167 例滋养细胞肿瘤肺转移的结果来看，全部病例均按原发性支气管肺癌外科处理原则行肺切除及系统淋巴结清扫，结果发现仅少数（2 例）患者有肺门淋巴结转移，其余病例淋巴结病理检查均为阴性。其原因正如滋养细胞肿瘤经血行转移到肺部，由非淋巴系统转移所致。因此，肺门及纵隔淋巴结很少发生转移。这也提示胸外科医师进行此类手术时，不必刻意进行系统淋巴结清扫。至今我们按以上方法处理近 200 例滋养细胞肿瘤肺转移，无住院死亡，无重大合并症发生，患者均安全度过围手术期，顺利康复。

化疗可导致机体免疫功能下降和肺组织损害，使局部肺组织容易伴发各种感染。杨佳欣曾报道了 10 例滋养细胞肿瘤伴发肺结核的患者，7 例于化疗过程中出现结核，而 β-HCG 正常。说明化疗降低了机体的免疫功能，使得体内潜伏的或外界环境中的结核杆菌趁虚而入。因此，有以下情况应警惕绒癌肺转移合并肺结核：①肿瘤通过化疗已被控制，血 HCG 正常而患者出现低热；②肺部阴影消失后复现，但血 HCG 正常；③临床疗效与影像学转归不相符。对于化疗和随诊过程中重新出现的肺部阴影，要结合血 β-HCG 水平及变化情况来判定是否为疾病进展，再决定是否手术。北京协和医院曾有 1 例侵袭性葡萄胎患者停化疗后 1 年，肺部出现点片状阴影，经抗炎治疗未好转，β-HCG 正常，开胸肺楔形切除病理证实为肺隐球菌感染。也有 1 例术后病理证实为软组织型肺错构瘤非绒毛膜癌肺转移灶。从 PD 病例中可看出，肺部病灶增大和血 β-HCG 升高多相伴出现，因此对血 β-HCG 正常的肺部新发或增大阴影的患者决定做肺叶切除术时应十分谨慎。

总之，对于滋养细胞肿瘤肺转移患者是否手术及何时行肺切除手术，其治疗方案应个体化，针对不同患者给予不同的治疗方案。对侵袭性葡萄胎，由于其恶性程度不高，对化疗敏感，应严格掌握手术指征，尤其是血 HCG 水平已降到正常，肺部残存的转移灶较小，而且具备密切随诊条件的患者，可以不做手术，但是需要定期监测血 HCG 和肺部影像学变化。对于绒毛膜癌患者，特别是具有高危因素的患者，如对化疗耐药，手术应更积极些。若血 HCG 稳定或接近正常，原发灶已控制，全身其他部位转移灶吸收，但是影像学提示肺转移灶局限于单侧肺叶并持续存在，应行肺叶切除，以获得满意的治疗效果。

肺叶切除应在化疗基础上、血 β-HCG 控制在正常或接近正常时进行。Thomford 认为手术时血 HCG 应控制在 1000mIU/ml 以下。任彤等总结了 45 例滋养细胞肿瘤肺叶切除病例，术前血 β-HCG < 20mIU/ml 的患者都获得较好效果，而 β-HCG > 63mIU/ml 的 3 例患者全部死亡。我们认为在血 β-HCG 水平较高的情况下行肺叶切除无助于疾病治疗。

综上所述，手术治疗对于耐药性和复发性滋养细胞肿瘤肺转移而言是一种行之有效的治疗方法，可明显改善难治性滋养细胞肿瘤患者的预后。在有效联合化疗的基础上，滋养细胞肿瘤肺切除应严格掌握指征，遵循个体化的原则，使患者能得到适当的治疗并取得满意的效果。随着时代发展和科技进步，采取何种手术方式完成肺切除，也有了很大的改变。目前腔镜微创外科迅猛发展，已经取代了相当数量的开胸手术，由于肺转移性肿瘤的特殊部位及其转移瘤的病理特点，更多的转移瘤手术采取了微创外科治疗，并取得良好的效果。

（万希润　张志庸）

第二十四节　肺小结节和磨玻璃样病变的诊断和处理

一、鉴别肺小结节和磨玻璃样病变的意义

数十年来，肺癌的发病率和死亡率均跃居全身恶性肿瘤之首。虽然肺癌的治疗手段，如手术切除、化疗、放疗及生物治疗均取得了一定进展，但是肺癌患者的最终 5 年生存率为 10% ～ 15%，仍远远不能令人满意。深入分析，其中 ⅠA 期患者 5 年生存率可达 70% ～ 90%，ⅢB、Ⅳ期肺癌患者难有 5 年生存率。因此，提高治疗效果，改善肺癌患者预后的关键仍为早期发现、早期诊断、早期治疗。如何早期发现、早期诊断肺癌呢？

胸外科医师在临床工作中，常常遇到的一个问题是，胸部 X 线检查或 CT 扫描发现肺野内孤立小结节影，它是什么？是良性病变还是恶性病变？如何根据已经掌握的资料进行相关检查，综合、归纳全面分析，做出正确诊断及鉴别诊断，继之采取有针对性的治疗，这些是胸外科医师经常要做的工作。近年来，随着低剂量螺旋 CT 检查的开展和临床应用，可筛查出一定数量表现为磨玻璃样病变（GGO）的早期肺癌患者。那么如何恰当评估 GGO？如何从众多表现为 GGO 的病变中找出早期肺癌？这是较肺小结节鉴别更为深邃、更为困难的问题，是发现更早期或者肺癌前病变的重要课题，也是当前胸外科医师面临的严峻挑战。

周围型肺癌的表现之一是肺内孤立性球形病灶，但是并非所有的肺内孤立性球形病变都是恶性肿瘤。单纯孤立性肺内结节影有许多可能病变，如早期肺癌、肺结核瘤、炎性假瘤、错构瘤、硬化性血管瘤、间皮瘤、肺动静脉瘘、肺囊肿、肺曲霉菌球、包虫囊肿及从其他部位恶性肿瘤转移到肺内的转移瘤等。单纯从影像学或临床表现上

确切诊断肺内小结节是肺癌、结核瘤、错构瘤、炎性假瘤，或是其他病变都有一定困难，更多的情况是将肺内小结节划分为良性病变和恶性病变两大类，良性病变可以继续观察，而恶性病变则需立即处理，其意义在于以免延误诊断和治疗，给患者带来不必要的伤害和损失。

在胸部 X 线片和 CT 影像上，通常将 3cm 作为划分肺结节和肺肿块的界线，而肺小结节则限定病变直径小于 2cm。随着时代的变化，人们对于肺小结节的认识在不断深化，肺小结节的病理类型也随之变化。20 世纪 60 年代，国外五大组肺小结节统计的病理结果显示，肉芽肿占 58.9%，错构瘤占 6.6%，肺癌占 28.3%，转移癌占 3.5%，即 60% 以上的肺小结节属于良性病变，恶性仅占 30% 左右。到 1997 年 Webb WR 报道的一组肺小结节的病理诊断中，50% 为良性病变，40% 为肺癌，10% 为肺转移癌，即孤立性肺小结节中，良性病变已降低到 50%。有关近年来肺小结节的病理结果尚未报道，据临床估计，恶性病变所占比例较前将有增高。近 10 年，肺内孤立磨玻璃样病变逐渐引起人们的兴趣，因为它有可能是早期肺癌，特别是早期肺腺癌、细支气管肺泡癌或肺癌的前期表现——不典型性腺瘤样增生（atypical adenomatous hyperplasia，AAH）。

胸外科医师对于孤立性肺小结节及孤立性磨玻璃样病变表现出极大兴趣，其原因是在这些肺小结节病变内包含一定比例的早期肺癌，尤其是预后较好的细支气管肺泡癌或肺癌前期的不典型性腺瘤样增生。若能在肺癌的早期阶段即发现这些病例并给予正确诊断和相应处理，将极大地提高肺癌的治疗效果，如此可能做到对肿瘤的早期发现、早期诊断和早期治疗。

二、癌性肺小结节的影像学特点

影像学上表现为孤立性肺小结节的早期周围型肺癌，有如下特点：

1. 形态和大小　周围型肺癌表现为孤立性球形病灶的形态学特点，包括在胸部 X 线片或 CT 扫描上，病灶在 1cm 以下表现为炎症样不规则浸润性病变影，1～2cm 的病灶呈片状或小结节样，2～3cm 则呈结节状或球形，3cm 以上表现为不规则肿块影。

2. 轮廓　周围型肺癌的轮廓常有分叶，分叶的病理学基础是开始阶段癌细胞在肺小叶内生长增殖，刺激间隔组织发生增殖性间质反应。此外，肿瘤细胞向各方向生长速度不均匀，遇到细小血管或淋巴管，生长受阻，从而表现为分叶。强调两点：第一，肺结核瘤的轮廓也会出现分叶，但肺癌的分叶发生率远高于肺结核瘤；第二，结节轮廓无分叶也不完全是良性病变，也就是说，恶性病变也可表现为轮廓光整。

3. 边缘　肿瘤细胞向外浸润性生长；周围间质组织发生反应性增生；细小静脉阻塞致局部淤血；继发炎症，肿瘤边缘与正常肺组织界限并不清晰，X 线片上表现为毛刺，典型的毛刺为细小毛刺。构成毛刺的病理学基础为肿瘤周围的间质反应、不张的肺泡、扩张的细小支气管及增生的小血管。

4. 密度　CT 扫描可以显示病变的密度，即显示病灶内的质地，有无液化、钙化或脂肪。较小的肺癌结节密度较淡且均匀，肿瘤较大时密度变深且不均匀。CT 扫描上有时显示低密度区，低密度区包括三类，第一类是支气管充气征或支气管气影，第二类为含气肺泡影，第三类是肿块内液化坏死。

支气管充气征多数提示细支气管肺泡癌，或者是腺癌沿肺实质内支气管壁生长。有相当比例表现为支气管充气征的肺结节为恶性病变（图 10-24-1），但是有少部分良性病变（不完全是结节）也可以出现支气管充气征（图 10-24-2），如活动性炎症、炎症后期及纤维性病变。孤立性肺结节内有支气管充气征的患者 60%～70% 为腺癌，5% 为良性病变。含气肺泡影或称为假空洞，为局灶性气泡样改变或透亮区，病理基础是病变区域内的肺泡未被完全吸收，如肺泡癌细胞沿肺泡壁生长产生的眼镜征（或称为戒环征）。最后一种低密度区包括肺脓肿中心液化排出脓液前后呈现的 CT 低密度影，或是巨大肿块型肺癌，中心发生缺血性坏死、液化所致低密度区。一旦液体排出则形成空洞，影像学检查呈现气液平面。

5. 空洞　病变内部出现空腔，或称为肺空洞。肺结核空洞常为薄壁、规则的空洞，多位于结核好发部位，如肺上叶尖后段或下叶背段。肺癌性空洞多为肿块内厚壁空洞，空洞内壁不光滑，常

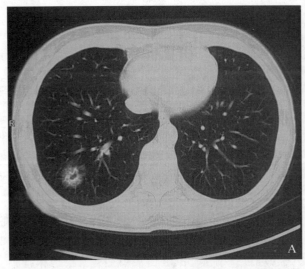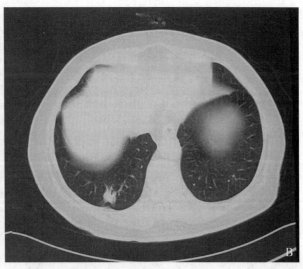

图 10-24-1　肺癌表现为小结节影内有充气征

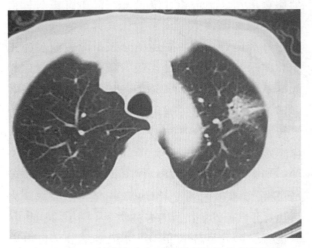

图 10-24-2　肺内炎症也可表现为结节内有充气征

呈凹凸不平状。所谓壁内结节，为巨大肿瘤中心发生缺血性坏死，部分瘤组织脱落排出，形成空洞，多见于巨大肺鳞癌或小细胞癌（图 10-24-3）。有资料显示，壁厚小于 5mm 时，95% 为良性病变，当壁厚超过 15mm，84% 为恶性病变。此外，活动性感染性肉芽肿也可出现空洞，如肺脓肿，脓液排出后形成的空洞，但是肺脓肿空洞与癌性空洞的鉴别在于肺脓肿周围肺组织有明显的炎症反应，因此其界限模糊不清。

6. 钙化　肺癌组织内极少出现钙化，这也是肺癌和肺结核瘤的鉴别要点。肺内病变钙化可分为两种，即良性钙化和恶性钙化。良性钙化包括

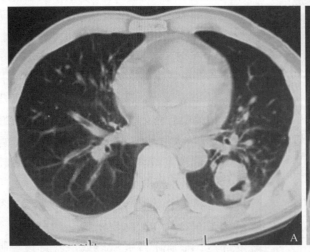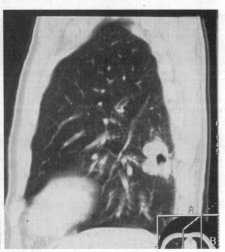

图 10-24-3　癌性空洞

完全钙化（石块）、中心性钙化、弥漫性钙化、层状钙化和爆米花样钙化。恶性钙化包括点状钙化、离心性钙化等。如果肺癌阴影内出现钙化，可能是在原有钙化病变基础上新发生的肺癌，如瘢痕癌。

7. 卫星灶 影像学常发现在局灶性病变周围出现细小的结节影或点状病灶影，称为卫星灶。卫星灶最多见于肉芽肿性病变周围，如肺结核瘤，肺癌很少见到卫星灶。因此，凡发现肺结节周围存在卫星灶，不考虑肺恶性病变。

三、常见肺小结节的鉴别

综合以上几点，肺良性肿瘤发生于中叶和舌叶的比例较高，结节轮廓光整，边缘界限清晰，密度均匀，有时可有钙化。恶性肿瘤结节多呈浸润性生长，轮廓多不清楚，密度不均，周围边界常有毛刺和分叶，贴近肺表面时可有胸膜皱缩。临床上，最常需要与癌性结节鉴别的几种良性病变简述如下。

1. 炎性假瘤 是肺部非特异性感染的后遗症，它不是肿瘤而是一种瘤样病变。在CT影像上表现为边缘清楚、光滑、呈球形的高密度病灶影，密度比较均匀，少见钙化，偶可形成空洞。有的炎性假瘤周围部分有增强，有助于诊断。当病灶贴近胸膜时，可见附近局限性胸膜增厚，形成幕状或线状粘连带。追问病史常可发现患者以前曾有肺部感染或炎症病史，以后"炎症痊愈"。动态观察在较长时间内病灶无改变。大多数肺炎性假瘤因为不能排除肺部恶性肿瘤，所以进行开胸探查肺切除术，术后病理诊断为炎性假瘤。

2. 肺结核瘤 是肺结核病变的一种类型，它可表现为肺内孤立性球形病灶或结节，结核瘤的病理检查多为干酪样病灶或纤维包裹的较大干酪样病灶。有时结核瘤与周围型肺癌的鉴别也有一定困难。2cm以下的结核病灶形状规则，多呈圆形或椭圆形，边缘光滑清楚，密度均匀。大于3cm的结核瘤很少见，也呈圆形、椭圆形及不规则形状，边缘清楚或不规则，无典型分叶，但是有的结核瘤边缘模糊、毛糙，出现长毛刺，有的病灶周围有卫星灶。超过3cm的结核瘤常因中心缺血致坏死，出现空洞，临床痰检可查到抗酸菌阳性。此

时，全身结核中毒症状也多较明显。由于纤维化的瘤壁很厚，缺乏血管，抗结核药物很难进入肺结核瘤内。另外，由于结核瘤不容易与肺癌鉴别，临床医师常常采取开胸探查来切除病灶，达到既明确诊断也去除病变的目的。

3. 肺错构瘤 为最常见的肺良性肿瘤，肺小结节中60%是错构瘤。它属于先天性肺发育异常，即正常的支气管结构的各种成分均存在，只是各种成分的数量、排列顺序和分化程度异常，从而产生肺部瘤样畸形。以软骨为主的错构瘤与肺癌容易鉴别，因为其病灶内的骨化或钙化极具特征。但是以软组织成分为主的错构瘤常与肺癌混淆，有的是在外科切除病灶后行病理检查时才获得确切诊断。

四、磨玻璃样病变

1. 基本概念 磨玻璃样病变（GGO）是指CT上表现为肺密度轻度增加，但是支气管、血管束仍清晰可辨的区域。此征象常为早期肺部疾病表现。GGO特点之一是缺乏特异性，可见于各种炎症、水肿、纤维化及肿瘤等病变。其病理改变基础为肺泡部分萎陷、气腔充盈不全或肺泡壁轻度增厚等。由于其密度浅淡，可见血管支气管影，可与肺实变鉴别。

2. 分类 按照GGO分布的范围可分为弥漫性GGO和局限性GGO两大类。弥漫性GGO常见于过敏性肺炎、肺水肿、肺挫伤、皮肌炎、风湿性关节炎、放射性肺炎等疾病的早期阶段，也见于肺出血和肺炎消散期。低剂量薄层螺旋CT扫描表现为肺野内淡薄的略高密度影，病理结构为肺泡内渗出液聚集，有少量淋巴细胞、中性白细胞、巨噬细胞及不定形物质等，同时伴有肺泡壁增厚的改变。局限性GGO多由肺纤维化及肿瘤病变所致，纤维化病变的病理改变为肺泡萎陷和纤维增生，并伴有肺泡间隔纤维性增厚。

根据局限性GGO病灶内是否存在实质性成分，将孤立性GGO分为单纯型GGO或混合型GGO两种。单纯型GGO为病变完全呈磨玻璃样改变，在CT扫描纵隔窗病变不能显示，其中的代表是不典型腺瘤样增生（AAH）（图10-24-4）。AAH引起大家的关注，是因为它属于肺癌的癌前病变，CT上表现为典型的单纯型GGO。混合型GGO的中央呈实质性，周围为磨玻璃样改

变（图 10-24-5），有时可以发现典型的肿瘤内部血管生成改变，提示肿瘤倍增时间缩短，并可能发生转移。实际上，单纯型 GGO 和混合型 GGO 是癌症进展病程中不同阶段的表现。当混合型 GGO 周边的磨玻璃样改变（云雾区）完全被实质性结构所取代时，它就进展到肺结节 - 孤立性周围型肺癌了（图 10-24-6）。

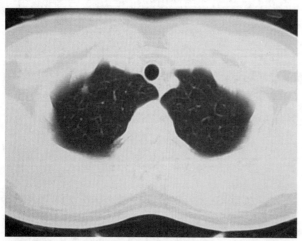

图 10-24-4　单纯型 GGO

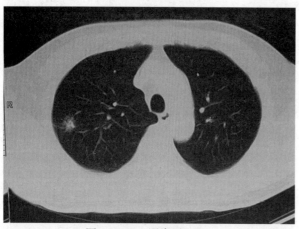

图 10-24-5　混合型 GGO

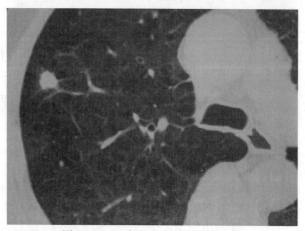

图 10-24-6　表现为肺小结节的肺癌

3. 影像学特点

（1）低剂量螺旋 CT 扫描：近年来采用低剂量薄层螺旋 CT 扫描对无症状人群进行肺癌普查发现，它对早期肺癌有较高的敏感度，同时降低了受检者接受的 X 线辐射剂量。普通 CT 扫描参数包括 120kV 或 140kV，20 ～ 50mA，准直宽度为 5mm 或 10mm，螺距 1 ～ 2。使用薄层螺旋 CT 扫描甚至可以将参数降至 10mA 而不降低图像质量，能够满足临床诊断需要。美国学者将 CT 扫描图像上显示的肺结节分为钙化结节和非钙化结节 2 种，日本学者将其分为 3 种，即不定性结节、可疑肺癌结节和肺小结节（直径≤ 3.0mm）。美国对非钙化结节、日本对 3 种结节进一步行低剂量螺旋 CT 扫描 （HRCT），扫描参数为 140kV，200mA，层厚 1mm，螺距为 1，估算法重建。然后对其进一步分析，如三维重建分析和计算机辅助测量等，以确定结节的性质及选择处理方式。对于含有 GGO 的小结节（直径≤ 2.0cm），尚可对其大小、范围及 GGO 所占比例做进一步量化分析。

（2）肺小腺癌的组织学亚型：1995 年，Noguchi 等对 236 例周围型肺小腺癌进行组织病理学观察，按照生长特征将其分为六种亚型：A 型，局限型肺泡癌（localized bronchioloalveolar carcinoma，LBAC，7.2%）；B 型，局限型肺泡癌伴肺泡塌陷（LBAC with foci of collapse of alveolar structure，7.2%）；C 型，局限型肺泡癌伴成纤维增生（LBAC with foci of active fibroblastic proliferation，59.7%）；D 型，低分化腺癌（poorly differentiated adenocarcinoma，18.6%）；E 型，管状腺癌（tubular adenocarcinoma，3.8%）；F 型，乳头状腺癌伴压迫和破坏性生长（papillary adenocarcinoma with compression and destructive growth，3%）。

（3）肺小腺癌与 AAH 的鉴别：伴 GGO 的小腺癌需要与 AAH 相鉴别，因为 AAH 常表现为单纯型 GGO 结节，AAH 可见于腺癌周围的肺组织，也可单纯存在。目前多数学者认为它是腺癌的癌前病变。虽然 A ～ C 型病理上与 AAH 一样，异常细胞均沿着肺泡壁生长，但 B 型、C 型肿瘤无论在 HRCT 上的大小、密度、GGO 面积，还是肿瘤病理上弹性纤维分布、增生等级和含气肺泡面积等方面均与 AAH 不同。在肿瘤结节的大小、密度、GGO 面积、弹性纤维分布、增生等级及含气肺泡面积等方面，A 型与 AAH 区别有一定困难，这可能是由于 A 型与 AAH 的组织病理学特点较为接近，鉴别两者需进一步追踪观察或行细针穿刺活检确定。

（4）GGO 含量与肿瘤分期及分型的相关性：Aoki 等对 24 例含有 GGO 的腺癌研究表明，GGO 面积＞50% 者中 96% 为ⅠA 期。Nakata 等报道，89% 的 AAH 表现为单纯型 GGO，且直径均＜1.0cm。小腺癌（A 型和 B 型）所含 GGO 的比例明显较高，且直径多超过 1.0cm。Takashima 等认为当瘤体中 GGO 面积＜40%，提示多为 C 型，其准确度达 85%，敏感度为 70%，特异度为 97%。而 GGO 面积＜30% 时，提示其为 C 型的特异度为 100%，但敏感度较低仅 56%。Tsubamoto 的研究提出，当瘤体中 GGO 面积＞70% 且瘤体直径＜1.5cm 时，提示 A 型的可能性大，反之则多为腺癌。可见，瘤体内 GGO 面积越大，肿瘤的分期越早，其组织亚型多为 A 型和 B 型。

（5）GGO 的范围与肿瘤倍增时间的相关性：Hesegawa 等报道腺癌的倍增时间（doubling time，DT）为（533±381）天，鳞癌为（129±97）天，小细胞癌为（97±46）天。然而，在 HRCT 上表现为单纯型 GGO 的腺癌，其 DT 可长达（813±375）天。表现为混合型 GGO，其 DT 为 457 天，纯实体结节的 DT 为 149 天。此外，Aoki 等研究发现病理学上为 A 型和 B 型的腺癌，含有 GGO 成分较多，其 DT 超过 1 年，增长较慢；而呈实体性增生的 D 型、E 型和 F 型腺癌增长较快，DT 多不足 1 年。可见，含 GGO 的比例越高，肿瘤的生物学行为越好，瘤体对邻近肺组织破坏少，而且增长缓慢。通过 GGO 在瘤体中所占比例可初步了解周围型腺癌的病理生长方式，能对肿瘤的预后做出粗略的评估。

（6）GGO 范围与临床处理方式选择：对存在时间超过 3 个月的局限性 GGO 的临床处理目前尚存在争议。多数学者认为首次 CT 检查发现肺内局限性 GGO，定性诊断有一定困难，长期随访在目前是一种比较常用的鉴别诊断方法，因为炎症等经治疗后可在短期内消散。Kodama 等对 19 例单纯型 GGO 进行连续 2 年以上的随访观察发现，病灶增大缓慢，其中 8 例无变化，仅

有 6 例增大超过 5mm，但是经过手术处理的 10 例中，除了 AAH 和纤维化各 1 例以外，其余均为恶性病变。Aoki 也报道了小腺癌中 GGO 面积在 50% 以上者无淋巴结转移和术后复发。Nakajima 等对 64 例局限性单纯型 GGO 的研究发现，即使是单纯型 GGO，仍有 10%（均为腺癌）的病变表现为轻度间质性浸润。因此，他们建议应及早对长时间存在的局限性 GGO 病变行细针穿刺活检或手术探查。

4. 诊断和术前定位 对影像学发现的 GGO 如何确诊是临床医师面临的一个挑战。现有的辅助检查对诊断都不能提供确切的帮助。肺癌筛查各项肿瘤标志物指标可能均无异常，尽管有人提出表现为 GGO 的早期肺癌其 CEA 可能升高，但各家报道的结果不一。另外，GGO 恰是 PET 检查的盲区，主要原因一是病灶微小；二是病变代谢率不高。因此，术前多需要病理学诊断，但极为困难，有时即使术中定位也绝非容易之事。有报道称术前在 CT 指导下经皮穿刺活检，对于单纯型 GGO 阳性率极低。为避免术中定位困难，有人采用术前在 CT 指引下将鱼钩形穿刺针置入病灶（图 10-24-7），或在病灶周围注射染料等方法，据学者称这种方法对手术时病灶定位有一定帮助。总之，无创性检查对术前定性、定位均很困难。

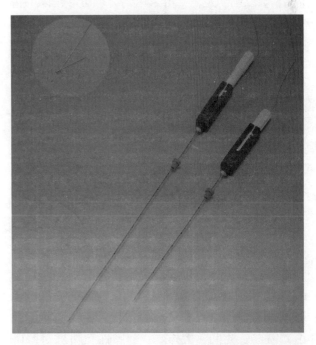

图 10-24-7 经胸壁穿刺针，术前在透视下将鱼钩形穿刺针刺入肺小结节内，次日于 VATS 下将穿刺针处的肺行局部切除

何时需要进行有创检查明确诊断？目前较统一的意见是混合型 GGO 出现典型的肿瘤微血管征或支气管充气征，若高度怀疑恶性，应尽快行有创检查以明确诊断。对单纯型 GGO 可定期随诊。患者随诊期间病灶变淡、消散、吸收，提示为炎性病变。若随诊期间 GGO 密度增强，出现结节病灶，CT 显示为强化结节或出现肿瘤微血管征，应立即开胸探查。研究表明，表现为 GGO 的早期细支气管肺泡癌生长缓慢，其倍增时间较鳞癌或腺癌明显延长，常超过 800 余天。一般认为单纯型 GGO 随诊 3 个月以上病变不消失，不能除外肺泡癌或 AAH 时均需考虑行手术探查。另一重要的因素是，当临床医师对 GGO 既不能肯定也不能排除早期恶性肿瘤时，患者的主观意愿则是决策的关键，它能帮助医师做出选择。

5. 手术发现和手术方式　对于表现为 GGO 的早期肺癌，是开胸手术还是 VATS？是局部切除抑或肺叶切除？是否需要清扫淋巴结？这些问题在当前均无定论，因为研究 GGO 的单位较少，还不普遍，时间尚短，特别是随诊时间远未达到要求。一般认为 GGO 为早期病变，首选微创手术。具体来说，可先行 VATS 探查，若病灶位于肺浅表面即可经 VATS 直接处理。若病灶在肺实质深部，VATS 难以确切定位，可采用胸部小切口，以手指触摸确定病灶。笔者的体会是采用胸部小切口，根据术前影像学提示，用手指触摸探查，所有病例均能确切扪及病灶，国外报道也推荐触摸方法以确定病灶。

确定病灶后，先行局部切除，快速冰冻病理检查。若报告为良性病变或不典型腺瘤样增生，局部切除或较大范围的楔形切除足矣。若报告为恶性肿瘤，可采取较积极的方式，行肺叶切除并淋巴结清扫。有报道称 GGO 局部切除疗效较佳，也有报道称 GGO 实性成分超过 50%，即可能有淋巴结转移。现有文献报道单纯型 GGO 早期肺癌 5 年生存率达 98% ～ 100%，因此术后不需要化疗和放疗。但是，目前许多问题并未解决，对于 GGO 的处理，采取哪种术式最好，是否清扫淋巴结，以及术后辅助放疗和化疗的作用，现在均不能定论，需要长时间、大样本、前瞻性和随机对照研究才能对这些问题做出客观、科学的评价。

6. 北京协和医院资料　北京协和医院胸外科从 1997 年 1 月至 2008 年 9 月共收治了 55 例 GGO 患者，其中 46 例行手术治疗（47 例次，其中 1 例行 2 次手术）。本组男性 25 例，女性 30 例，年龄为 31 ～ 77 岁，平均年龄为 53.7 岁。45 例为查体发现肺内病灶，10 例有咳嗽、咳痰、发热等呼吸道症状。既往史中 9 例曾行恶性肿瘤手术（肺癌 4 例，乳腺癌 2 例，肾癌、鼻窦癌和卵巢癌各 1 例）。

影像学检查发现病变直径 4 ～ 25mm 不等，平均为 13.6mm。随诊观察时间自 1 个月至 5 年，平均为 7.8 个月。手术处理 46 例（47 例次），手术距发现肺内阴影间隔时间平均为 8.9 个月。术前 3 例行 PET 检查，结果未见异常。半数病例行肺癌筛查和肿瘤标志物测定均未能提供有价值帮助。术前均无明确病理诊断。46 例患者行 47 次手术。VATS 6 例，其中 2 例完全根据影像学定位经 VATS 行肺切除；4 例胸腔镜探查不能确定病灶部位，中转开胸。41 例小切口开胸手术。本组局部肺切除 14 例，33 例行单纯肺叶切除并行肺门、纵隔淋巴结清扫。本组 8 例良性病变，除 1 例慢性炎症病变最大径为 15mm，其余均小于 10mm，39 例次恶性病变中有 6 例最大径小于 10mm，17 例大于 10mm。

全组患者术后恢复顺利，无围手术期并发症及死亡。局部肺切除 14 例的病理结果显示，5 例为慢性炎症（图 10-24-8），1 例为慢性淋巴结炎（图 10-24-9），2 例为不典型腺瘤样增生（AAH）（图 10-24-10），2 例为细支气管肺泡癌（图 10-24-11）和 4 例为高分化腺癌（图 10-24-12）。肺叶切除 33 例，其中腺癌 17 例，细支气管肺泡癌 16 例。病理检查均未发现淋巴结转移。本组手术治疗 GGO 的 47 例次中，恶性病变为 41 例，占 87.2%（41/47）。2 例 IB 期肺癌术后接受 4 周期化疗。全组手术患者随诊 3 个月至 10 年，无复发或转移征象。

本组 55 例局限性 GGO 患者中，9 例未行手术处理，其中 1 例经观察 27 个月后发生全身多处转移；2 例虽然病变明显增大但患者拒绝手术；2 例随诊 CT 显示肺内 GGO 影变淡、吸收，最后消失；4 例患者病灶无明显变化仍在随诊中。

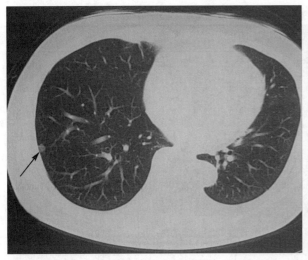

图 10-24-8 慢性炎症

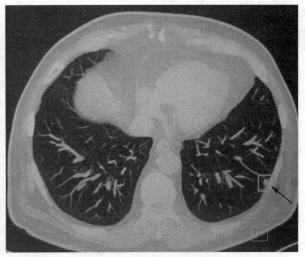

图 10-24-9 慢性淋巴结炎

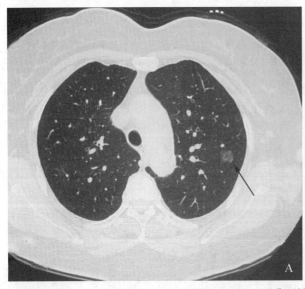

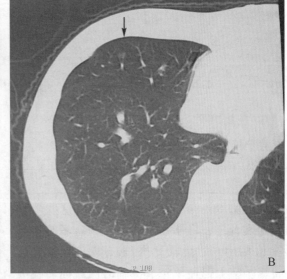

图 10-24-10 不典型性腺瘤样增生（AAH）

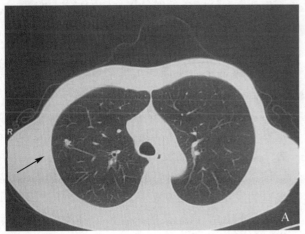

图 10-24-11 细支气管肺泡癌

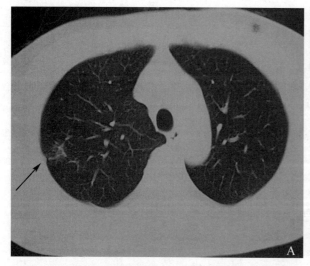
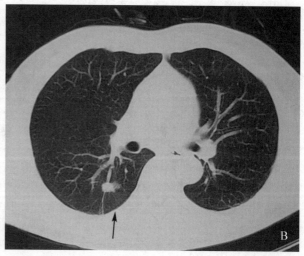

图 10-24-12　患者，男性，53 岁。因呼吸道症状检查，CT 显示右上肺及右下肺双处 GGO，术后病理诊断为肺腺癌

（张志庸　郭　峰）

第二十五节　肺部小结节定位方法

近数十年，肺癌的发病率和死亡率逐年增高，成为威胁人类健康的主要疾病之一。随着人们生活水平的提高，健康意识的增强及影像学的进步，体检发现的肺部阴影逐渐增多，如何将这些阴影更早地鉴别开来，将那些早期肺癌从众多的肺部阴影中检测出来，给临床医师提出了严峻的挑战。通常医学上把直径大于 3cm 的病灶称为肿块（mass），把小于 3cm 的病灶称为结节（nodule），把小于 2cm 的病灶称为小结节（small nodule），把小于 5mm 的病灶定为微小结节（micronodule）。目前临床上小结节、微小结节越来越多地被检测出来，其中相当一部分在 CT 下表现为 GGO，它们仅在 CT 扫描的肺窗内显现为磨玻璃样结节，而在纵隔窗内不显现。随着病程进展，其中心逐渐出现实性部分并最后完全变为实性，并在纵隔窗内显示出来，此时我们称为结节。如此，磨玻璃样病灶是比结节更早期的病变。

现在亚肺叶切除包括肺段及楔形切除的理念也越来越得到大家的接受和认可，因此精准定位肺部小结节对临床医师提出了更高要求。对于大多数位于肺表浅部位的肺内小结节，可以通过手指细心触摸定位，这需要术者有丰富的临床经验，而一些距离肺表面较远、在肺实质内较深的结节病灶，或某些纯磨玻璃样结节，通过手指触摸很难定位，这也是临床医师最难下决心处理的问题。日本学者 Suzuki 发现直径小于 1cm 的肺部结节，当距离脏胸膜大于 5mm 时，术中不被发现的概率 >50%，当距离大于 1cm 时，术中几乎无法直接发现。随着技术的进步，人们为此也探索了很多方法来帮助肺部结节定位。主要包括以下方法：

1. 影像学定位方法

（1）鱼钩定位法：手术前在 CT 指引下，根据"垂直最近"原则，在局部麻醉下经皮肤穿刺入定位套针，随后立即放入带钩钢丝并回收套针，获取 CT 重建三维图像。手术时根据钢丝的引导，手术医师能够快速、准确地核实钢丝深度，确定病灶部位，用抓钳提起定位钢丝，准确地切除病变组织，并进一步做病理诊断。鱼钩定位法简单实用，需时较短，在肺表面很容易定位，有文献报道称其准确度为 93.6% ～ 97.6%，同时也报道称有 2.4% ～ 6.9% 的脱钩率，一旦脱钩则需要重新定位，比较棘手。此外气胸的发生率为 7.5% ～ 40%，出血的发生率为 13.9% ～ 36%，5% 发生皮下气肿。鱼钩定位的缺点是某些部位，如肺尖、膈面和肩胛骨遮挡部位及一些位置深、距离血管较近的病灶，均不适合行鱼钩定位，在极少数情况下还有引起致命性大出血或空气栓塞的风险。

（2）弹簧圈定位法：1994 年，Asamura 首先报道了微弹簧圈定位方法，其后微弹簧圈在临床上得到了广泛应用，成功率在 93% ～ 98.4%。其优点是弹簧圈位于肺内，不突出于胸壁，减少了患者的不适，定位后可不必马上手术，并有充足的时间做术前准备，同时弹簧圈不容易移位，并发症如气胸、出血及血胸的发生率与鱼钩定位法相似。弹簧圈定位缺乏肺表面的标志，因此往往需要术中利用 X 线进行定位，从而增加了放射线暴露的风险。Powell 采用"拖尾法"弹簧圈定位，改进常规弹簧圈定位，使之更加直观明了，效率更高。具体该方法将弹簧圈头端释放于肺结节周围组织，尾端在脏胸膜外，手术时即可见到弹簧圈尾盘曲在肺表面，可直观地辨认出病灶位置。在取出的标本内通过寻找弹簧圈周围肺组织确定小结节。由于肺表面显示有标记位置，不需要 DSA 辅助定位，则节省了时间，减少了放射线暴露风险。强调该方法对操作技术要求较高，某些比邻大血管的病灶需谨慎操作。

（3）亚甲蓝定位法：在 CT 影像引导下经皮穿刺定位后，注射亚甲蓝来标定病灶的位置，是比较简单易行且经济实惠的方法，文献报道称其成功率较高。但亚甲蓝是水溶性溶液，注射后很容易向周围扩散造成肺组织大片蓝染，从而影响确切定位，因此这种方法对时间要求较高，注射后立即尽快手术。此外，一些长期吸烟患者或硅沉着病患者肺的本来颜色就很深，注射亚甲蓝后很难与周围组织区分，也造成了临床应用受限。目前这种方法主要与其他方法结合使用，其风险类似鱼钩定位法和弹簧圈定位法。应注意的是某些患者对亚甲蓝过敏，应禁用，否则将引起致命的过敏反应。

（4）造影剂定位方法：有学者采用注射造影剂的方法来协助结节定位，如在 CT 扫描引导下注射钡剂，术中再用 X 线协助定位。本方法的缺点是钡剂存在于病灶内对术后病理诊断有一定程度干扰。又有学者采用碘油注射代替钡剂，因碘油无色透明，不干扰病理检查结果。碘油可以在体内存留较长时间，在肺实质内不容易扩散，患者定位后可从容不迫地进行手术治疗，对时间要求较低，因此与钡剂相比更有优势，有文献报道称碘油造影成功率可达 100%。应注意对碘过敏的患者禁用，此外碘油也可引起碘油栓塞问题，因此每次注射量不宜过多，以 0.2 ～ 0.6ml 为宜。

（5）放射性示踪剂定位法：2000 年，Chella 采用在 CT 影像引导下将放射性锝标记的大分子蛋白注射到病变附近，术中再用探针探测放射性物质发射的 γ 射线帮助结节定位，此方法准确性可达 100%。缺点是对设备要求较高，而且患者和医务人员对放射性物质的暴露较大，其他风险与 CT 影像引导下穿刺放置弹簧圈、鱼钩风险类似。

（6）混合定位法：以上方法各有优缺点，有人将 2 种甚至 3 种方法结合起来以增加定位准确性，如微弹簧圈结合亚甲蓝注射，鱼钩结合放射性核素等，均取得了很好的结果，但相对比较复杂、费时，相应的各种方法的不良反应也可能会增大。

（7）杂交手术室辅助小结节定位：以上在 CT 下定位方法通常需要术前在放射科进行，主要缺点是定位后不能立即手术，需要有一定的时间间隔再进行手术，这增加了患者的不便及发生并发症的风险。将 CT 机安放在杂交手术室内，则彻底解决了这个问题，一旦出现鱼钩脱位等情况还可以进行补救性的再次定位，此方法的缺点是对设备、场地的要求较高，机器安装、设备维护昂贵，只能在少数大型医疗中心进行。

（8）术中超声定位：由于超声检查可以实时定位，方便灵活，成本较低且无创伤，有学者采用术中超声检查进行肺小结节定位，据报道其敏感度为 72.3% ～ 100%，但超声定位也有局限性。首先，超声检查需要肺完全塌陷，对麻醉要求较高；其次要求术者具备一定的超声检查的知识和技术，需要学习；最后对于实性结节的定位效果较好，而纯磨玻璃样结节，特别是距离肺表面比较远的病灶，定位效果欠佳，目前术中超声定位应用较少。

（9）电磁导航支气管镜（electromagnetic navigation bronchoscopy，ENB）辅助定位法：ENB 是近年来发展较快的一项技术。它是将导航技术应用于医疗领域而开发出的新一代支气管镜检查系统。检查前首先进行胸部 CT 扫描，将这些 CT 扫描数据导入到电磁导航支气管镜的术前计划系统中，经 ENB 系统独有的三维 CT 成像技术进行还原，重建患者的三维支气管树结构。医师通过 CT 图像和重建的支气管树三维图像对病灶进行分析并设置目标点。术前计划系统会根据所设的目标点自动给出导航路线，医师还可以根据实际情况进一步调整导航路线。施术时，术者可从系统给出的多个视图中选择其中合适的视图进行导航。配合导航视图中的指示方向，调整操作手柄与之相符，即可顺利将导航探头置于指定目标，进行确切定位。患者在全身麻醉下进行，没有过多痛苦，没有放射线暴露风险，此导航系统定位精准，基本可到达全肺任何一个部位，无盲区、无死角。缺点是器械设备比较昂贵，需要专门的操作学习培训，而且还要结合其他方法，如结合亚甲蓝注射等方能保证准确无误。

（10）近红外荧光成像辅助结节定位法：术前24小时给患者注射吲哚青绿，通过近红外荧光成像接收器在胸腔镜下检测发射局限性荧光的部位并予以切除。近红外荧光技术几乎没有辐射风险，可在直视下看到，较直观明了。该方法能在更大范围内观察肺表面，并实时动态观察，对技术条件要求不高。其缺点是由于荧光穿透力弱，当病灶距离肺表面较深时不容易被探测到。

（11）术中分子靶向成像定位技术：因为肿瘤细胞表面存在表达叶酸的受体，用荧光标记的叶酸受体靶向造影剂与肿瘤细胞结合，联合实时光学成像技术可在术中识别肿瘤。这种技术对于胸膜下结节的定位最有效，且与肿瘤大小无关。目前该技术的明显局限性是距离胸膜较远的肺小结节确切定位尚未解决，此外，不是所有肿瘤均能表达叶酸受体，因此仍然存在某些肿瘤无法定位的情况，但从长远的角度看，该方法有着广阔的应用前景。

2. 解剖位置定位法 某些基层医院尚缺乏高级的医疗设备，此时可以参照解剖位置帮助定位。如以胸廓内7个固定标志确定横向坐标：后肺门、后胸膜返折点、肋骨小头、胸壁拐点、最高点（腋中线）、前胸膜返折点、前肺门。并通过两两之间的等分点进一步确定结节位置。同时可以依据其他解剖标志，如肺裂、CT影像上可见的肿大淋巴结或其他良性病灶等辅助定位，这些标志在胸腔内均容易辨识。我国有学者报告使用本方法进行定位，取得了良好的效果。

3. 三维重建立体定位 随着影像学技术的进步，目前可以对患者进行精确到毫米级的高分

辨率CT检查。利用一些医学影像重建软件，如Mimics、Orisix等，可以对肺部影像进行三维立体重建，它不仅能准确地定位肺部小结节的位置，还可以对其毗邻的肺动脉、肺静脉及支气管进行精准重建，这大大地帮助了术者进行术前评估。该方法不足之处是需时较长，对技术要求较高，目前自动化程度尚不够完善等。随着技术的发展，特别是人工智能技术的应用，相信将来前景会更美妙。

4. 其他定位方法 如混合现实技术（mixed reality，MR）就是将真实世界和虚拟世界混合在一起来产生新的可视化环境，此环境中同时包含了物理实体与虚拟信息。将三维重建的肺部影像，通过特殊的混合现实设备，实时投射到眼前视野，可以随时参考，任意角度旋转，具有良好的互动性，同时因为它不遮挡视野，不影响手术操作，较普通的三维立体重建具有更强实用性。但目前仍存在可视角度过小、分辨率不高、无法精确模拟实物大小等缺点。即使这样，MR技术仍是我们值得期待的对小结节的定位方法。

（刘洪生）

参 考 文 献

陈迪，丁嘉安，蔡月娥，等，1985.老年人肺癌手术治疗的疗效.中华肿瘤杂志，7（2）：128-130.

陈文庆，陈钢，王自生，等，1992.复杂性肺包虫囊肿外科治疗改进.中华外科杂志，30（4）：216.

褚涛，2007.先天性肺发育不全的X线及CT诊断及鉴别诊断.医学影像，4（31）：106.

宋鸿钊，吴葆桢，1988.对绒毛膜上皮癌肺转移耐药性病人行切除治疗作用 中国滋养性细胞疾病的研究.北京：国际科技出版社，251.

郭峰，张志庸，崔玉尚，等，2008.肺局限性磨玻璃样病灶的外科处理.中国肺癌杂志，11：739-741.

滑炎卿，丁其勇，唐平，等，2008.孤立性肺结节的鉴别诊断：肺错构瘤的CT征象.上海医学影像，17（2）：86-89.

黄国俊，汪良骏，张大为，等.1986.肺癌不同术式外科治疗的评价.心肺血管病杂志，（02）：32-33.

黄绍权，张明斌，吴涛，2004.肺不发育和发育不全的X线及CT诊断.实用医学影像杂志，5（3）：144-146.

黄直凡，周晖楠，刘广森，等，1987.274例原发性肺癌的

外科治疗.中山医科大学学报,8(1):9.

阚清,顾筱琪,周晓玉,2006.正常胎儿肺发育调节研究进展.实用儿科临床杂志,21(20):1428-1430.

李椿龄,蒋向民,倪庆增,等.1981.158例肺癌的外科治疗.江苏医药,5:517.

李应珍,毕达义,杜来提,1995.肺包虫病1026例的临床分析.中华结核和呼吸杂志,18(05):296.

廖美琳,黄偶麟,林震琼,等.1987.小细胞肺癌化疗结合手术的多学科治疗.中华结核和呼吸杂志,10(3):129-132.

廖美琳,徐昌文,1981.30岁以下肺癌59例.中华肿瘤杂志,3(3):191-194.

廖美琳,徐昌文,曹毓秀,等,1988.2636例原发支气管肺癌手术后生存率的分析.中华肿瘤杂志,10(1):34-37.

马富锦,史宁江,高昕,等,1998.支气管隆凸血管成形术治疗肺癌96例疗效分析.中华胸心血管外科杂志,14(2):90-92.

马彦清,王存,李旭东,等,1998.肺包虫病345例的诊断和治疗.中华胸心血管外科杂志,2:107-108.

明安宇,1994.论当前肺结核病的内科治疗——兼论不失时机的转外科治疗.中华结核和呼吸杂志,17(2):70-72.

裴广廷,郑和情,沈小东,等.1988.原发性支气管肺癌的外科治疗.中华胸心血管外科杂志,4(3):148-150.

钱中希,1988.胸包虫928例诊治经验报告.中国实用外科杂志,8(10):5-10.

全国结核病流行病学抽样调查技术指导组,1992.第三次全国结核病流行病学抽样调查报告.中华结核和呼吸杂志,15(2):69.

仁青多吉,赵银生,1996.脏层胸膜包虫病1例报告.西藏医药杂志,4:60.

任彤,向阳,杨秀玉,等,2003.肺叶切除术治疗滋养细胞肿瘤肺转移的价值.中国医学科学院学报,25(4):418-421.

宋鸿钊,杨秀玉,向阳,等,2004.滋养细胞肿瘤的诊断和治疗.北京:人民卫生出版社,240-287.

孙成孚,徐乐天,李泽坚,等,1980.影响肺癌手术疗效的病理学因素.中华外科杂志,18(3):215-216.

孙子燕,夏黎明,陈欣林,等,2007.胎儿先天性肺囊腺瘤样畸形的MRI表现及其诊断价值.中华放射学杂志,41(5):490-492.

谈彬庸.1994.肺结核外科现况和展望.中华结核和呼吸杂志,17(2):68-69.

滕恒,唐国学,李士昌,1991.1734例肺癌的病理类型与外科治疗.中华胸心血管外科杂志,7(2):102-104.

汪良骏,黄国俊,张大为,等,1986.肺癌外科治疗748例经验.中华肿瘤杂志,8(4):283-286.

汪钟贤,彭靖,彭东辉,等,1992.上海市结核病控制10年回顾.中国防痨杂志,(03):140-141.

王德江,孙雪飞,李希波,2003.肺炎性假瘤的诊断与治疗.中国胸心血管外科临床杂志,10(3)221-222.

王启俊,祝伟星,袁光亮,1995.2001年北京地区癌症死亡预测.中华流行病学杂志,16(4):195-198.

王锐,周祝谦,2005.肺错构瘤的动态CT表现及其相关病理研究.中华现代影像学杂志,2(7):618-619.

王锡华,丁庆民,李建新,等,1999.肺包虫病的X线诊断及鉴别诊断(附50例报道).中国医师杂志,1(5):24.

王元尊,宋鸿钊,夏宗馥,等,1979.绒癌肺转移耐药病例的手术治疗(附29例分析).中华妇产科杂志,14:173-177.

吴家琪,计威康,龙为红,1996.肝并发胸膜包虫病一例.中华结核和呼吸杂志,(03):192.

夏拉,高哲俊,1997.肺包虫病330例临床诊治报告.青海医药杂志,27(3):9-10.

辛育龄,蔡廉甫,葛炳生,等,1986.458例肺癌术后五年生存率和生活质量的随诊.中华胸心外科杂志,2(3):157-160.

徐乐天,2004.现代胸外科学.北京:科学出版社,303-306.

徐乐天,孙成孚,吴良洪,等,1980.肺曲菌球手术切除3例报告.中国医学科学院学报,2(4):272-274.

杨华,2000.633例包虫病临床浅析.青海医学院学报,1:24-25.

杨佳欣,向阳,杨秀玉,等,2002.恶性滋养细胞肿瘤肺转移合并肺结核的诊断及治疗.现代妇产科进展,11(1):65-66.

尹丹,夏宇,刘进康,2006.CT对肺错构瘤的诊断价值.中国现代医学杂志,16(6):933-936.

曾鸿雁,雷鸣,2002.胸膜包虫病误诊为胸腔结核性包裹积液一例报道.公共卫生与预防医学,13(4):62.

张大为,毛友生,刘向阳,等,1996.小细胞肺癌外科为主的综合治疗结果.中华肿瘤杂志,18(5):372-375.

张甲焕,1991.老年人肺癌90例手术疗效.中华胸心血管外科杂志,7(1):46.

张志庸,郭峰,崔玉尚,等,2005.北京协和医院外科治疗肺癌生存率变化分析.中国肺癌杂志,8(2):124-128.

张志庸, 佟凤山, 李单青, 等, 1997. 肺曲菌球手术治疗（附 10 例报告）. 心肺血管病杂志, 16（1）: 24.

张祖颐, 任长裕, 石美鑫, 等, 1989. 70 岁以上高龄肺癌病例的肺切除. 上海医学, 12（11）: 638-640.

赵一昕, 张家骐, 詹乐寰, 等, 1989. 40 岁以下肺癌 32 例临床特点分析. 中华胸心血管外科杂志, 5（3）: 156-157.

Abbondanzo SL, Rush W, Bijwaard KE, et al, 2000. Nodular lymphoid hyperplasia of the lung: a clinicopathologic study of 14 cases. Am J Surg Pathol, 24（4）: 587-597.

Aberg T, Malmberg KA, Nisson B, et al, 1980. The effect of metastasectomy: fact or fiction? Ann Thorac Surgb, 30: 378.

Afzelius BA, 1976. A human syndrome caused by immotile cilia. Science, 193（4250）: 317-319.

Albrecht E, 1904. Ueber hamartome. Verh Dtsch Ges Pathol, 7: 153-157.

Alexander J, Haight C, 1947. Plumonary resection for solitary metastatic sarcomas and carcinomas. Surg Gynecol Obstet, 85: 129.

Alfageme I, Perez -Ronchel J, Reyes N, et al, 2002. Endobronchial hamartoma diagnosed by flexible bronchoscopy. Journal of Bronchology, 9: 212-215.

Altinok G, Guler G, Sahin A, 1999. Tumor metastasis to an oncocytoma. Scand J Urol Nephrol, 33（6）: 416-417.

American Joint Committee on Cancer, 1992. Lung//Beahrs OH, Hensen DE, Hutter RVP, et al. Manual for Staging Cancer. 4th ed. Philadelphia: Lippincott, 115-121.

American Thoracic Society, 1983. Clinical staging of primary lung cancer. Am Rev Respir Dis, 127（5）: 659-664.

Aokage K, Yoshida J, Ishii G, et al, 2010. Subcarinal lymph node in upper lobe non-small cell lung cancer patients: is selective lymph node dissection valid? Lung Cancer, 70（2）: 163-167.

Aoki T, Tomoda Y, Watanabe H, et al, 2001. Peripheral lung adenocarcinoma: correlation of thin-section CT findings with histologic prognostic factors and survival. Radiology, 220: 803-809.

Arnedillo A, Cubillo TM, Puente L, 1997. Congenital pulmonary arteriovenous fistulas. An Med Interna, 14（8）: 406-408.

Asamura H, Kondo H, Naruke T, et al, 1994. Computed tomography-guided coil injection and thoracoscopic pulmonary resection under roentgenographic fluoroscopy. Ann Thorac Surg, 58（5）: 1542-1544.

Ashour M, Pandya L, Mezraqji A, et al, 1990. Unilateral post-tuberculous lung destruction: the left bronchus syndrome. Thorax, 45（3）: 210-212.

Auborn KJ, 2002. Therapy for recurrent respiratory papillomatosis. Antivir Ther, 7（1）: 1-9.

Auperin A, Le Pechoux C, Rolland E, et al, 2010. Meta-analysis of concomitant versus sequential radiochemotherapy in locally advanced non-small-cell lung cancer. J Clin Oncol, 28（13）: 2181-2190.

Avila NA, Chen CC, Chu SC, 2000. Pulmonary lymphangioleiomyomatosis: correlation of ventilation perfusion scintigraphy, chest radiography, and CT with pulmonary function tests. Radiology, 214（2）: 441-446.

Avila NA, Kelly JA, Chu SC, 2000. Lymphangioleiomyomatosis: abdominopelvic CT and US findings. Radiology, 216（1）: 147-153.

Awais O, Reidy MR, Mehta K, et al, 2016. Electromagnetic navigation bronchoscopy-guided dye marking for thoracoscopic resection of pulmonary nodules. Ann Thorac Surg, 102（1）: 223-229.

Bakhos R, Wojcik EM, Olson MC, 1998. Transthoracic fine-needle aspiration cytology of inflammatory pseudotumor, fibrohistiocytic type: a case report with immunohistochemical studies. Diagn Cytopathol, 19（3）: 216-220.

Barnett TB, Herring CL, 1971. Lung abscess: initial and late results of medical therapy. Arch Intern Med, 127（2）: 217-227.

Barney JD, Churchill EJ, 1939. Adenocarcinoma of the kidney with metastasis to the lung. J Urol, 42（3）: 269-276.

Bartlett JG, Gorbach SL, Tally FP, et al, 1974. Bacteriology and treatment of primary lung abscess. Am Rev Respir Dis, 109（5）: 510-518.

Batori M, Lazzaro M, Lonardo MT, et al, 1999. A rare case of pulmonary neurofibroma: clinical and diagnostic evaluation and surgical treatment. Eur Rev Med Pharmacol Sci, 3（4）: 155-157.

Battaglini JW, Murray GF, Keagy BA, et al, 1985. Surgical management of symptomatic pulmonary aspergilloma. Ann Thorac Surg, 39（6）: 512-516.

Benjamin B, Parsons DS, 1988. Recurrent respiratory papillomosis: a 10 year study. J Laryngol Otol, 102（11）: 1022-1028.

Bossone E, Bodini BD, Mazza A, et al, 2005. Pulmonary arterial hypertension: the key role of echocardiography. Chest, 127（5）: 1836-1843.

Brahmer J, Reckamp KL, Baas P, et al, 2015. Nivolumab versus doeetaxel in advanced squamous-cell non-small-cell lung cancer. N Engl J Med, 373（2）: 123-135.

Braman SS, Whitcomb ME, 1975. Endobronchial metastasis. Arch Intern, 135: 543.

Brantigan OC, Mueller E, 1957. Surgical treatment of pulmonary emphysema. Am Surg, 6（7）: 409-411.

Brantigan OC, Mueller E, Kress MB, 1959. A surgical approach to pulmonary emphysema. Am Rev Respir Dis, 80: 194-202.

Briselli M, Mark GJ, Grillo HC, 1978. Tracheal carcinoids. Cancer, 42（6）: 2870-2879.

Brown J, Pomerantz M, 1995. Extrapleural pneumonectomy for tuberculosis. Chest Surg Clin N Am, 5（2）: 289-296.

Buccheri G, Ferrigno D, 2003. Identifying patients at risk of early postoperative recurrence of lung cancer: a new use of the old CEA test. Ann Thorac Surg, 75: 973-980.

Burton JR, Zechery JB, Bessin R, et al, 1972. Aspergillosis in four renal transplant recipients. Diagnosis and effective treatment with amphotericin B. Ann Intern Med, 77（3）: 383-388.

Büsing KA, Kilian AK, Schaible T, et al, 2008. MR relative fetal lung volume in congenital diaphragmatic hernia: survival and need for extracorporeal membrane oxygenation. Radiology, 248（1）: 240-246.

Cabezalí Barbancho D, Cano Novillo I, García Vázquez A, et al, 2008. Thoracoscopic lobectomy in patients with congenital cystic adenomatoid malformation. Cir Pediatr, 21（2）: 107-110.

Calvopina M, Guderian RH, Paredes W, et al, 1998. Treatment of human pulmonary paragonimiasis with triclabendazole: clinical tolerance and drug efficacy. Trans R Soc Trop Med Hyg, 92（5）: 566-569.

Carter R, 1969. Pulmonary sequestration . Ann Thorac Surgery, 7（1）: 68-88.

Chang AE, Schaner EG, Conkle DM, et al, 1979. Evaluation of computed tomography in the detection of pulmonary metastases. Cancer, 43: 913.

Chang JY, Senan S, Paul MA, et al, 2015. Stereotactic ablative radiotherapy versus lobectomy for operable stage I non-small-cell lung cancer: a pooled analysis of two randomised trials. Lancet Oncol, 16（6）: 630-637.

Chapman AD, Kerr KM, 2000. The association between atypical adenomatous hyperplasia and primary lung cancer. Br J Cancer, 83: 632-636.

Chapman KR, Mannino DM, Soriano JB, et al, 2006. Epidemiology and costs of chronic obstructive pulmonary disease. Eur Respir J, 27（1）: 188-207.

Chee A, Stather DR, Maceachern P, et al, 2013. Diagnostic utility of peripheral endobronchial ultrasound with electromagnetic navigation bronchoscopy in peripheral lung nodules. Respirology, 18（5）: 784-789.

Chella A, Lucchi M, Ambrogi MC, et al, 2000. A pilot study of the role of TC-99 radionuclide in localization of pulmonary nodular lesions for thoracoscopic resection. Eur J Cardiothorac Surg, 18（1）: 17-21.

Chen CH, Huang WC, Liu HC, et al, 2008. Surgical outcome of inflammatory pseudotumor in the lung. Thorac Cardiovasc Surg, 56（4）: 214-216.

Chen W, Zheng R, Baade PD, et al, 2016. Cancer statistics in China, 2015. CA Cancer J Clin, 66（2）: 115-132.

Choi BG, Kim HH, Kim BS, et al, 1998. Pulmonary nodules: CT-guided contrast material locahzation for thoracoscopic resection. Radiology, 208（2）: 399-401.

Choudhury SR, Chadha R, Mishra A, et al, 2007. Lung resections in children for congenital and acquired lesions. Pediatr Surg Int, 23（9）: 851-859.

Chung MH, Lee HG, Kwon SS, et al, 2000. MR imaging of solitary pulmonary lesions: emphasis on tuberculomas and comparison with tumors. J Magn Reson Imaging, 11（6）: 629-637.

Codish SD, Tobias JS, Hannigan M, et al, 1979. Combined amphotericin B-flucytosine therapy in aspergillus pneumonia. JAMA, 241: 2418-2419.

Cohan WG, 1973. Excision of melanoma metastases to lung: problems in diagnosis and management. Ann Surg, 178: 703.

Cohan WG, Castro EB, 1975. Significance of a solitary lung shadow in patients with breast cancer. Ann Surg, 181: 137.

Cohan WG, Castro EB, Hajdu SI, 1974. The significance

of a solitary lung shadow in patients with colon carcinoma. Cancer, 33: 414.

Cohan WG, Shah JP, Castro EB, 1978. Benign solitary lung lesion in patients with cancer. Ann Surg, 187: 241.

Congenital Diaphragmatic Hernia Study Group, Lally KP, Lally PA, et al, 2007. Defect size determines survival in infants with congenital diaphragmatic hernia. Pediatrics, 120 (3): e651-e657.

Conlan AA, Hurwitz SS, 1980. Management of massive haemoptysis with the rigid bronchoscope and cold saline lavage. Thorax, 35 (12): 901-904.

Connors JP, Roper CL, Ferguson TB, 1975. Transbronchial catheterization of pulmonary abscesses. Ann Thorac Surg, 19 (3): 254-260.

Cooper JD, Patterson GA, 1995. Lung-volume reduction surgery for severe emphysema. Chest Surg Clin N Am, 5: 815-831.

Cooper JD, Trulock EP, Triantafillou AN, et al, 1995. Bilataral pneumonectomy (volume reduction) for chronic obstructive pulmonary disease. J Thorac Cardiovasc Surg, 109: 106-119.

Cosío BG, Villena V, Echave-Sustaeta J, et al, 2002. Endobronchial hamartoma. Chest, 122 (1): 202-205.

Dai C, Shen J, Ren Y, et al, 2016. Choice of surgical procedure for patients with non-small-cell lung cancer ≤ 1 cm or > 1 to 2 cm among lobectomy, segmentectomy, and wedge Resection: a population-based study. J Clin Oncol, 34 (26): 3175-3182.

Dalen JE, Alpert JS, 1975. Natural history of pulmonary embolism. Prog Cardiovasc Dis, 17 (4): 259-270.

Daly RC, Pairolero PC, Piehler JM, et al, 1986. Pulmonary aspergilloma. Results of surgical treatment. J Thorac Cardiovasc Surg, 92 (6): 981-988.

Dantzker DR, Bower JS, 1981. Partial reversibility of chronic pulmonary hupertension caused by pulmonary thromboembolic disease. Am Rev Respir Dis, 124: 129-131.

Darling GE, Allen MS, Decker PA, et al, 2011. Number of lymph nodes harvested from a mediastinal lymphadenectomy: results of the randomized, prospective American College of Surgeons Oncology Group Z0030 trial. Chest, 139 (5): 1124-1129.

Darling GE, Allen MS, Decker PA, et al, 2011. Randomized trial of mediastinal lymph node sampling versus complete lymphadenectomy during pulmonary resection in the patient with N0 or N1 (less than hilar) non-small cell carcinoma: results of the American College of Surgery Oncology Group Z0030 Trial. J Thorac Cardiovasc Surg, 141 (3): 662-670.

Dash H, Ballentine N, Zelis R, 1980. Vasodilatous ineffective in secondary pulmonary hypertension. N Engl J Med, 303: 1062-1063.

Davis RD, Oldham HN, Sabiston DC, 1987. Primary cysts and neoplasms of the mediastinum: recent changes in clinical presentation. Methods of diagnosis, management and results. Ann Thorac Surg, 44 (3): 229-237.

de Almeida LF, Szarf G, Lederman HM, et al, 2008. Giant pulmonary hamartoma. J Thorac Imaging, 23 (3): 188-190.

Dedo HH, Yu KC, 2001. CO_2 laser treatment in 244 patients with respiratory papillomas. Laryngoscope, 111 (9): 1639-1644.

Detterbeck FC, Boffa DJ, Kim AW, et al, 2017. The eighth edition lung cancer stage classification. Chest, 151 (1): 193-203.

Detterbeck FC, Socinski MA, 1997. ⅡB or not ⅡB: the current question in staging non-small cell lung cancer. Chest, 112 (1): 229-234.

Diamond IR, Herrera P, Langer JC, et al, 2007. Thoracoscopic versus open resection of congenital lung lesions: a case-matched study. J Pediatr Surg, 42 (6): 1057-1061.

Dillman RO, Herndon J, Seagren SL, et al, 1996. Improved survival in stage Ⅲ non-small cell lung cancer—seven-year follow-up of cancer and leukemia group B (CALGB) 8433 trial. J Natl Cancer Inst, 88: 1210-1215.

Dobremez E, Fayon M, Vergnes P, 2005. Right pulmonary agenesis associated with remaining bronchus stenosis, an equivalent of postpneumonectomy syndrome. Treatment by insertion of tissue expander in the thoracic cavity. Pediatr Surg Int, 21 (2): 121-122.

Doo KW, Yong HS, Kim HK, et al, 2015. Needlescopic resection of small and superficial pulmonary nodule after computed tomographic fluoroscopy-guided dual localization with radiotracer and hookwire. Ann Surg Oncol, 22 (1): 331-337.

Eguchi S, Endo S, Sakashita I, et al, 1971. Surgery in treatment of pulmonary aspergillosis. Br Dis Chest, 65:

111-118.

Erasmus JJ, Connolly JE, McAdams HP, et al, 2000. Solitary pulmonary nodules: Part I . Morphologic evaluation for differentiation of benign and malignant lesions. Radiographics, 20（1）: 43-58.

Eroglu A, Kurkcuoglu C, Karaoglanoglu N, et al, 2000. Primary hydatid cysts of the mediastinum. Euro J Cardio-thoracic Surg, 22: 599-601.

Estrera AS, Platt MR, Mills LJ, et al, 1980. Primary lung abscess. J Thorac Cardiovasc Surg, 79（2）: 275-282.

Eugene J, Ott RA, Gogia HS, et al, 1995. Video-thoracic surgery for treatment of end—stage bullous emphysema and chronic obstructive pulmonary disease. Am Surg, 61（10）: 934-936.

Farrell JT, 1935. Pulmonary metastasis: a pathologic, clinical, roentgenologic study based on 78 cases seen at necropsy. Radiology, 24: 444.

Farrugia MK, Raza SA, Gould S, et al, 2008. Congenital lung lesions: classification and concordance of radiological appearance and surgical pathology. Pediatr Surg Int, 24（9）: 987-991.

Faulkner SL, Vernon R, Brown PP, et al, 1978. Hemoptysis and pulmonary aspergilloma: operative versus nonoperative treatment. Ann Thorac Surg, 25, 389-392.

Ferguson TB, 2001. Congenital lesions of the lung and emphysema//Sabiston DC. Surgery of the Chest. 6th ed. Philadelphia: W. B. Saunders, 822-885.

Fernández-Navarro P, García-Pérez J, Ramis R, et al, 2012. Proximity to mining industry and cancer mortality. Science of the Total Environment, 435: 66-73.

Ferreira D, Almeida J, Parente B, et al, 2007. Complete resection of endobronchial hamartomas via bronchoscopic techniques, electrosurgery by Argon plasma and laser. Rev Port Pneumol, 13（5）: 711-719.

Finley RJ, Mayo JR, Grant K, et al, 2015. Preoperative computed tomography-guided microcoil localization of small peripheral pulmonary nodules: a prospective randomized controlled trial. J Thorac Cardiovasc Surg, 149（1）: 26-31.

Flehinger BJ, Kimmel M, Melamed MR, 1992. The effect of surgical treatment on survival from early lung cancer. Implications for screening. Chest, 101（4）: 1013-1016.

Fletcher JA, Pinkus GS, Donovan K, et al, 1992. Clonal rearrangement of chromosome band 6p21 in the mesenchymal component of pulmonary chondroid hamartoma. Cancer Res, 52（22）: 6224-6228.

Folkman J, 1974. Tumor angiogenesis. Adv Cancer Res, 19: 339.

Fourcade L, Vahdat B, Panagides D, et al, 1996. Pulmonary arteriovenous fistulas. A race cause of dyspnea and cyanosis in an adult. Arch Mal Coeur Vasiss, 89（1）: 103-106.

Fox W, Scadding JG, 1973. Medical Research Council comparative trial of surgery and radiotherapy for primary treatment of small celled or oat celled carcinoma of bronchus. Ten-year follow-up. Lanect, 2（7820）: 63.

Franquet T, Plaza V, Llauger J, et al, 1994. Hydatid pulmonary embolism from a ruptured mediastinal cyst: high-resolution computed tomography, angiographic, and pathologic findings. J Thorac Imaging, 14（2）: 138-141.

Freixinet J, de Cos J, Rodriguez de Castro F, et al, 1995. Colonisation with aspergillus of an intralobar pulmonary sequestration. Thorax, 50（7）: 810-811.

Fujimoto K, 2008. Usefulness of contrast-enhanced magnetic resonance imaging for evaluating solitary pulmonary nodules. Cancer Imaging, 8: 36-44.

Fujiyoshi F, Ichinari N, Fukukura Y, et al, 1998. Sclerosing hemangioma of the lung: MR findings and correlation with pathological features. J Comput Assist Tomogr, 22（6）: 1006-1008.

Furuse K, Fukuoka M, Kawahara M, et al, 1999. Phase III study of concurrent versus sequential thoracic radiotherapy in combination with mitomycin, vindesine, and cisplatin in unresectable stage III non-small-cell lung cancer. J Clin Oncol, 17（9）: 2692-2699.

Gaerte SC, Meyer CA, Winer-Muram HT, et al, 2002. Fat-containing lesions of the chest. Radiographics, 22 Spec No: S61-S78.

Galie N, Hinderliter AL, Torbicki A, et al, 2003. Effects of the oral endothelin-receptor antagonist bosentan on echocardiographic and Doppler measures in patients with pulmonary arterial hypertension. J Am Coll Cardiol, 41(8): 1380-1386.

Garon EB, Rizvi NA, Hui R, et al, 2015. Pembrolizumab for the treatment of non-small-cell lung cancer. N Engl J Med, 372（21）: 2018-2028.

Gehan EA, 1975. Statistical methods for survival time studies//Staquet MJ. Cancer Therapy, Prognostic Factors and Criteria of Response. New York: Raven Press, 7-35.

George SA, Leonardi HK, Overholt RH, 1979. Bilateral pulmonary resection for bronchiectasis: a 40-year experience. Ann Thorac Surg, 28(1): 48-53.

Gerle RD, Ashley CA. Berne A S, et al, 1968. Congenital bronchopulmonary foregut malformation. Pulmonary sequestration communicating with the gastrointestinal tract. N Engl J Med, 278(26): 1413-1419.

Ginsberg RJ, 1998. Surgical resection for non small cell lung cancer the impact of chemotherapy. Lung Cancer, 21(Suppl 1): 13-14.

Gjevre JA, Myers JL, Prakash UB, 1996. Pulmonary hamartoma. Mayo Clin Proc, 71(1): 14-20.

Goldhaber SZ, Hennekens CH, Evans DA, et al, 1982. Factors associated with correct antemortem diagnosis of major pulmonary embolism. Am J Med, 73(6): 822-826.

Gregori-Romero MA, Lopez-Gines C, Cerda-Nicolas M, et al, 2003. Recombinations of chromosomal bands 10q24, 12q14-q15, and 14q24 in two cases of pulmonary chondroid hamartoma studied by fluorescence in situ hybridization. Cancer Genet Cytogenet. 142(2): 153-157.

Grillo HC, 1978. Tracheal tumors: surgical management. Ann Thorac Surg, 26(2): 112-125.

Grillo HC, 1983. Congenital lesions, neolpasms, and injuries of the trachea//Sabiston DC Jr, Spencer FC. Gibbon's Surgery of the Chest. Philadelphia: W. B. Saunders Co, 244.

Grillo HC, Mathisen DJ, 1990. Primary tracheal tumor: treatment and results. Ann Thorac Surg, 49(1): 69-77.

Groenman F, Unger S, Post M, 2005. The molecular basis for abnormal human lung development. Biol Neonate, 87(3): 164-177.

Hagan JL, Hardy JD, 1983. Lung abscess revisited. A survey of 184 cases. Ann Surg, 197(6): 755-762.

Hammerman KJ, Sarosi GA, Tosh FE, 1974. Amphotericin B in the treatment of saprophytic forms of pulmonary aspergillosis. Am Rev Respir Dis, 109(1): 57-62.

Hammond CB, Borchert LG, Tyrey L, et al, 1973. Treatment of metastatic trophoblastic disease: good and poor prognosis. Am J Obstet Gynecol, 115: 451-457.

Hargis JL, Bone RC, Stewart J, et al, 1980. Intracavitary amphotereicin B in the treatment of symptomatic pulmonary aspergillomas. Am J Med, 68: 389-394.

Harpole DH Jr, Healey EA, DeCamp MM Jr, et al, 1996. Chest wall invasive non-small cell lung cancer: patterns of failure and implications for a revised staging system. Ann Surg Oncol, 3(3): 261-269.

Hart IR, 1981. Mechanisms of tumor cell invasion. Cancer Biol Rev, 2: 29.

Hasegawa M, Sone S, Takashima S, et al, 2000. Growth rate of small lung cancers detected on mass CT screening. Br J Radiol, 73: 1252-1259.

Heras F, Ramos G, Duque JL, et al, 2000. Mediastinal hydatid cysts: 8 cases. Arch Bronconeumol, 36(4): 221-224.

Herring M, Pecora D, 1976. Pleural aspergillosis: a case report. Am Surg, 42: 300-302.

Hilaris BS, Martini N, Batata M, et al, 1975. Interstitial irradiation for unresectable carcinoma of the lung. Ann Thorac Surg, 20(5): 491-500.

Hilaris BS, Martini N, Luomanen RKJ, et al, 1974. The value of preoperative radiation in apical cancer of the lung. Surg Clin North Am, 54(4): 831-840.

Himpe U, Deroose CM, Leyn PD, et al, 2009. Unexpected slight fluorodeoxyglucose-uptake on positron emission tomography in a pulmonary hamartoma. J Thorac Oncol, 4(1): 107-108.

Hirota S, Matsumoto S, Tomita M, et al, 1998. Pulmonary arteriovenous fistula: long-term results of percutaneous transcatheter embolization with spring coils. Radiat Med, 16(1): 17-23.

Hishida T, Miyaoka E, Yokoi K, et al, 2016. Lobe-specific nodal dissection for clinical stage I and II NSCLC: Japanese multi-institutional retrospective study using a propensity score analysis. J Thorac Oncol, 11(9): 1529-1537.

Horio H, Sakaguchi K, Kuwabara K, et al, 2005. Endobronchial hamartoma removed by bronchoscopic electrosurgical snaring. Kyobu Geka, 58(7): 559-563.

Hosgood HD, Chapman RS, Wei H, et al, 2012. Coal mining is associated with lung cancer risk in Xuanwei, China. American Journal of Industrial Medicine, 55(1):

5-10.

Hu Z, Wu C, Shi Y, et al, 2011. A genome-wide association study identifies two new lung cancer susceptibility loci at 13q12. 12 and 22q12. 2 in Han Chinese. Nature Genetics, 43（8）：792-796.

Huber RM, Flentje M, Schmidt M, et al, 2006. Simultaneous chemoradiotherapy compared with radiotherapy alone after induction chemotherapy in inoperable stage ⅢA or ⅢB non-small-cell lung cancer· study CTRT99/97 by the Bronchial Carcinoma Therapy Group. J Clin Oncol, 24（27）：4397-4404.

Hughes CF, Waugh R, Lindsay D, 1986. Surgery for pulmonary aspergilloma：preoperative embolisation of the bronchial circulation. Thorax, 41：324-325.

Hughes JH, Young NA, Wilbur DC, et al, 2005. Fine-needle aspiration of pulmonary hamartoma：a common source of false-positive diagnoses in the College of American Pathologists Interlaboratory Comparison Program in Nongynecologic Cytology. Arch Pathol Lab Med, 129（1）：19-22.

Hugh-Jones P, Whimster W, 1978. The etiology and management of disabling emphysema. Am Rev Respir Dis, 117：343-378.

Hwang Y, Kang CH, Kim HS, et al, 2015. Comparison of thoracoscopic segmentectomy and thoracoscopic lobectomy on the patients with non-small cell lung cancer：a propensity score matching study. Eur J Cardiothorac Surg, 48（2）：273-278.

IARC, 2012. Personal habits and indoor combustions. Volume 100 E. A review of human carcinogens. IARC Monogr Eval Carcinog Risks Hum, 100（Pt E）：1-538.

Im JG, Whang HY, Kim WS, et al, 1992. Pleuropulmonary paragonimiasis：radiologic findings in 71 patients. AJR Am J Roentgenol, 159（1）：39-43.

Irani FA, Dolovich J, Newhouse MT, 1971. Bronchopulmonary and pleural aspergillosis. Am Rev Respir Dis, 103：552-556.

Iyoda A, Baba M, Saitoh H, et al, 2002. Imprint cytologic features of pulmonary sclerosing hemangioma：comparison with well differentiated papillary adenocarcinoma. Cancer, 96（3）：146-149.

Jamieson SW, Auger WR, Fedullo PF, et al, 1993. Experience and results of 150 pulmonary thromboendarterectomy operations over a 29-month period. J Thorac Cardiovasc Surg,

106（1）：116-127.

Jeon K, Koh WJ, Kim H, et al, 2005. Clinical features of recently diagnosed pulmonary paragonimiasis in Korea. Chest, 128（3）：1423-1430.

Johansson M, Dietrich C, Mandahl N, et al, 1993. Recombinations of chromosomal bands 6p21 and 14q24 characterise pulmonary hamartomas. Br J Cancer, 67（6）：1236-1241.

Johnson JR, Falk A, Iber C, et al, 1982. Paragonimiasis in the United States：a report of nine cases in Hmong immigrants. Chest, 82：168-171.

Johnson S, 1999. Rare diseases. Lymphangioleiomyomatosis：clinical features, management and basic mechanisms. Thorax, 54（3）：254-264.

Johnston MR, 1983. Median sternotomy for resection of pulmonary metastases. J Thorac Cardiovasc Surg, 85：516.

Jones WB, Romain K, Erlandson RA, et al, 1993. Thoracotomy in the management of gestational choriocarcinoma. A clinicopathologic study. Cancer, 72（7）：2175-2181.

Joseph WL, Morton DL, Adkins PC, 1971. Prognostic significance of tumor doubling time in evaluating operability in pulmonary metastatic disease. J Thorac Cardiovasc Surg, 61（1）：23.

Kan H, Ogata T, Taniyama A, et al, 1995. Extraordinarily high eosinophilia and elevated serum interleukin-5 level observed in a patient infected with Paragonimus westermani. Pediatrics, 96（2pt1）：351-354.

Karasik A, Modan M, Jacob CO, et al, 1980. Increased risk of lung cancer in patients with chondromatous hamartoma. J Thorac Cardiovasc Surg, 80（2）：217-220.

Karnak I, Ciftci AO, Tanyel FC, 1998. Hydatid cyst：an unusual etiology for a cystic lesion of the posterior mediastinum. J Pediatr Surg, 33（5）：759-760.

Kates M, Swanson S, Wisnivesky JP, 2011. Survival following lobectomy and limited resection for the treatment of stage I non-small cell lung cancer ≤ 1cm in size：a review of SEER data. Chest, 139（3）：491-496.

Keating JJ, Kennedy GT, Singhal S, 2015. Identification of a subcentimeter pulmonary adenocarcinoma using intraoperative near-infrared imaging during video-assisted thoracoscopic surgery. J Thorac Cardiovasc Surg, 149（3）：e51-e53.

Keating JJ, Runge JJ, Singhal S, et al, 2017. Intraoperative near-infrared fluorescence imaging targeting folate receptors identifies lung cancer in a large-animal model. Cancer, 123 (6): 1051-1060.

Keenan RJ, Landreneau RJ, Sciurba FC, et al, 1996. Unilateral thoracoscopic surgical approach for diffuse emphysema. J Thorac Cardiovasc Surg, 111 (2): 308-116.

Khosa JK, Leong SL, Borzi PA, 2004. Congenital cystic adenomatoid malformation of the lung: indications and timing of surgery. Pediatr Surg Int, 20 (7): 505-508.

Khullar OV, Liu Y, Gillespie T, et al, 2015. Survival after sublobar resection versus lobectomy for clinical stage ⅠA lung cancer: an analysis from the national cancer data base. J Thorac Oncol, 10 (11): 1625-1633.

Kikuchi K, Kobayashi K, 1997. Surgical treatment for tracheobronchial tuberculosis. Kekkaku, 72 (1): 43-48.

Kim MK, Park SH, Cho HD, et al, 2001. Fine needle aspiration cytology of primary pulmonary paraganglioma. A case report. Acta Cytol, 45 (3): 459-464.

Kim TS, Han J, Shim SS, et al, 2005. Pleuropulmonary paragonimiasis: CT findings in 31 patients. AJR, 185 (3): 616-621.

King MA, Bergin CJ, Yeung DW, et al, 1994. Chronic pulmonary thromboembolism: detection of regional hypoperfusion with CT. Radiology, 191 (2): 359-363.

Kirsh MM, Dickerman R, Faycs J, et al, 1973. The value of chest wall resection in the treatment of superior sulcus tumors of the lung. Ann Thorac Surg, 15 (4): 339-346.

Knight WB, Mee RB, 1995. A cure for pulmonary arteriovenous fistulas. Ann Thorac Surg, 59 (4): 999-1001.

Knowles S, Thomas RM, Lindenbaum RH, et al, 1988. Pulmonary agenesis as a part of the VACTERL sequence. Arch Dis Child, 63: 723-726.

Kobashi Y, Fukuda M, Nakata M, et al, 2006. Inflammatory pseudotumor of the lung: clinicopathological analysis in seven adult patients. Int J Clin Oncol, 11 (6): 461-466.

Kodama K, Higashiyama M, Okami J, et al, 2016. Oncologic outcomes of segmentectomy versus lobectomy for clinical T1a N0 M0 non-small cell lung cancer. Ann Thorac Surg, 101 (2): 504-511.

Kodama K, Higashiyama M, Yokouchi H, et al, 2002. Natural history of pure ground-glass opacity after long-term follow-up of more than 2 years. Ann Thorac Surg, 73: 386-392.

Kornum JB, Svaerke C, Thomsen RW, et al, 2012. Chronic obstructive pulmonary disease and cancer risk: a Danish nationwide cohort study. Respir Med, 106 (6): 845-852.

Kuan FC, Kuo LT, Chen MC, et al, 2015. Overall survival benefits of first-line EGFR tyrosine kinase inhibitors in EGFR-mutated non-small-cell lung cancers: a systematic review and meta-analysis. Br J Cancer, 113 (10): 1519-1528.

Kudoh S, Yoshimura A, 2004. Current status and measures for lung injuries in cancer treatment. Gan To Gaku Ryoho, 31 (5): 679-684.

Lacquet LK, 1994. Present views of the surgical treatment of non-small cell lung cancer. Verh K Acad Geneeskd Belg, 56: 473-493.

Lagerwaard FJ, Verstegen NE, Haasbeek CJ, et al, 2012. Outcomes of stereotactic ablative radiotherapy in patients with potentially operable stage Ⅰ non-small cell lung cancer. Int J Radiat Oncol Biol Phys, 83 (1): 348-353.

Lahde S, Rainio P, Bloigu R, 1995. Survival of patients after resection for lung cancer. Predictive value of staging by CT vs thoracotomy. Acta Radiol, 36: 515-519.

Le Roux BT, Mohlala ML, Odell JA, et al, 1986. Suppurative diseases of the lung and pleural space. Part Ⅰ: Empyema thoracis and lung abscess. Curr Probl Surg, 23 (1): 1-89.

Lee KN, Yoon SK, Choi SJ, et al, 2000. Cystic lung disease: a comparison of cystic size, as seen on expiratory and inspiratory HRCT scans. Korean J Radiol, 1 (2): 84-90.

Leighl NB, Zatloukal P, Mezger J, et al, 2010. Efficacy and safety of bevacizumab-based therapy in elderly patients with advanced or recurrent nonsquamous non-small cell lung cancer in the phase Ⅲ BO17704 study (AVAiL). J Thorac Oncol, 5 (12): 1970-1976.

Lele SM, Pou AM, Ventura K, et al, 2002. Molecular events in the progression of recurrent respiratory papillomatosis to carcinoma. Arch Pathol Lab Med, 126 (10): 1184-1188.

Lenglinger FX, Schwarz CD, Artmann W, 1994. Localization of pulmonary nodules before thoracoscopic surgery: value of percutaneous staining with methylene blue. AJR Am J Roentgenol, 163（2）：297-300.

Li MC, Hertz R, Spencer DB, 1956. Effects of methotrexate therapy upon choriocarcinomas and chorioadenomas. Porc Soc Exp Biol Med, 93：361-366.

Li SN, 2011. Postoperative radiotherapy in non-small-cell lung cancer：systematic review and meta-analysis of individual patient data from nine randomised controlled trials. Lancet, 15（6-7）：514-517.

Lien YC, Hsu HS, Li WY, et al, 2004. Pulmonary hamartoma. J Chin Med Assoc, 67（1）：21-26.

Mac Manus M, Hicks RJ, 2008. The use of positron emission tomography（PET）in the staging/evaluation, treatment, and follow-up of patients with lung cancer：a critical review. Int J Radiat Oncol Biol Phys, 72（5）：1298-1306.

Macchiarini P, 2004. Resection of superior sulcus carcinomas （anterior approach）. Thorac Surg Clin, 14（2）：229-240.

MacMillan JC, Milstein SH, Samson PC, 1978. Clinical spectrum of septic pulmonary embolism and infarction. J Thorac Cardiovasc Surg, 75（5）：670-679.

Maier HC, Taylor HC, 1974. Metastatic choriocarcinoma of the lung treated bylobectomy. Am J Obstet Gynecol, 53：674-677.

Mao R, Shi W, Chen D, et al, 2017. Technique of skeletal navigation for localizing solitary pulmonary nodules. J Surg Oncol, 116（6）：763-765.

Mark PH, Turner JA, 1968. Lung abscess in childhood. Thorax, 23（2）：216-220.

Marti-Bonmati L, Touza R, Montes H, 1988. CT diagnosis of primary mediastinal hydatid cyst rupture into the aorta：a case report. Cardiovasc Intervent Radiol, 11：296-299.

Martini N, Huvos AG, MikóV, et al, 1971. Multiple pulmonary resections in the treatment of osteogenic sarcoma. Ann Thorac Surg, 12（3）：271.

Mayo JR, Clifton JC, Powell TI, et al, 2009. Lung nodules：CT-guided placement of microcoils to direct video-assisted thoracoscopic surgical resection. Radiology, 250（2）：576-585.

McCaughan JS Jr, Williams TE, 1997. Photodynamic therapy for endobronchial malignant disease：a prospective fourteen year study. J Thorac Cardiovasc Surg, 114（6）：940.

McCormack PM, Bains MS, Beattie EJ, et al, 1978. Pulmonary resection in metastatic carcinoma. Chest, 73：163.

McCormack PM, Martini N, 1979. The changing role of surgery for pulmonary metastasis. Ann Thorac Surg, 28：139.

McKenna RJ Jr, Brenner M, Gelb AF, et al, 1996. A randomized, prospective trial of stapled lung reduction versus laser bullectomy for diffuse emphysema. J Thorac Cardiovasc Surg, 111（2）：317-322.

Melly L, Sebire NJ, Malone M, et al, 2008. Capillary apposition and density in the diagnosis of alveolar capillary dysplasia. Histopathology, 53（4）：450-457.

Meyer RD, Young LS, Armstrong D, et al, 1973. Aspergillosis complicating neoplastic disease. Am J Med, 54（1）：6-15.

Mezzetti M, Dell'Agnola CA, Bedoni M, et al, 1996. Video-assisted thoracoscopic resection of pulmonary sequestration in an infant. Ann Thorac Surg, 61（6）：1836-1837.

Michalsky MP, Arca MJ, Groenman F, et al, 2005. Alveolar capillary dysplasia：a logical approach to a fatal disease. J Pediatr Surg, 40：1100-1105.

Miller RD, Divertie MB, 1972. Kartagener's syndrome. Chest, 62（2）：130-135.

Minami M, Fujii Y, Mizuta T, et al, 1996. Video-assisted thoracoscopic local excision of pulmonary arteriovenous fistula. J Thorac Cardiovasc Surg, 112（5）：1395-1397.

Misao T, Satoh K, Nakano H, et al. 2003. Pulmonary inflammatory pseudotumor with rapid growth and serum carcinoembryonic antigen elevation. Jpn J Thorac Cardiovasc Surg, 51（3）：104-106.

Morandi L, Asioli S, Cavazza A, et al, 2007. Genetic relationship among atypical adenomatous hyperplasia, bronchioloalveolar carcinoma and adenocarcinoma of the lung. Lung Cancer, 56：35-42.

Moser KM, Auger WR, Fedullo PF, et al, 1992. Chronic thromboembolic pulmonary hypertension：clinical picture and surgical treatment. Eur Respir J, 5（3）：334-342.

Mountain CF, 1986. A new international staging system for lung cancer. Chest, 89：225s-233s.

Mountain CF, 1995. New prognostic factors in lung cancer. Chest, 108：246-254.

Mountain CF, 1997. Revisions in the international system for staging lung cancer. Chest, 111：1710-1717.

Mountain CF, Dresler CM, 1997. Regional lymph node

classification for lung cancer staging. Chest, 111（6）：1718-1723.

Mountain CF, Khalil KG, Hermes KE, et al, 1978. The contribution of surgery to the management of carcinomatous pulmonary metastases. Cancer, 41（3）：833-840.

Mukae H, Taniguchi H, Matsumoto N, et al, 2001. Clinicoradiologic features of pleuropulmonary Paragonimus westermani on Kyusyu Island, Japan. Chest, 120：514-520.

Na W, Shinn SH, Paik SS, 2009. Dumbbell shaped exophytic and endobronchial lipomatous hamartoma. Thorac Cardiovasc Surg, 57（2）：122-124.

Nakamura-Uchiyama F, Onah DN, Nawa Y, 2001. Clinical features of paragonimiasis cases recently found in Japan：parasite-specific immunoglobulin M and G antibody classes. Clin Infect Dis, 32：e151-153.

Nakata M, Saeki H, Takata I, et al, 2002. Focal ground-glass opacity detected by low-dose helical CT. Chest, 121：1464-1467.

Nakata M, Sawada S, Yamashita M, et al, 2005. Objective radiologic analysis of ground-glass opacity aimed at curative limited resection for small peripheral non-small cell lung cancer . J Thorac Cardiovasc Surg, 129（6）：1226-1231.

Narain K, Devi K R, Mahanta J, 2005. Development of enzyme-linked immunosorbent assay for serodiagnosis of human paragonimiasis. Indian J Med Res, 121（6）：739-746.

Naruke T, Suemasu K, Ishikawa S, 1978. Lymph node mapping and curability at various levels of metastasis in resected lung cancer. J Thorac Cardiovasc Surg, 76（6）：832-839.

National Emphysema Treatment Trial Research Group, 2001. Patients at high risk of death after lung-volume-reduction surgery. N Engl J Med, 345（15）：1075-1083.

Naunheim KS, Ferguson MK, 1996. The current status of lung volume reduction operations for emphysema. Ann Thorac Surg, 62（2）：601-612.

Naunheim KS, Keller CA, Krucylak PE, et al, 1996. Unilateral VATS lung reduction. Ann Thorac Surg, 61：1092-1098.

Naunheim KS, Wood DE, Mohsenifar Z, et al, 2006. Long-term follow-up of patients receiving lung-volume-reduction surgery versus medical therapy for severe emphysema by the National Emphysema Treatment Trial Research Group. Ann Thorac Surg, 82（2）：431-443.

Neifeld JP, Michaelis LL, Doppman JL, 1977. Suspected pulmonary metastases. Cancer, 39：383.

Nicod P, Peterson K, Levine M, et al, 1981. Pulmonary angiography in severe chronic pulmonary hypertension. Ann Intern Med, 107（4）：565-568.

Nishio W, Yoshimura M, Maniwa Y, et al, 2016. Re-Assessment of intentional extended segmentectomy for clinical T1aN0 non-small cell Lung cancer. Ann Thorac Surg, 102（5）：1702-1710.

Noguchi M, Morikawa A, Kawasaki M, et al, 1995. Small adenocarcinoma of the lung. Histologic Characteristics and Prognosis, Cancer, 75：2844-2852.

Nomori H, Horio H, 1996. Colored collagen is a long-lasting point marker for small pulmonary nodules in thoracoscopic operations. Ann Thorac Surg, 61（4）：1070-1073.

Nomori H, Horio H, Nara S, 1995. Synchronous reconstruction of the trachea and innominate artery in thyroid carcinoma. Ann Thorac Surg, 60（5）：1421.

Nomori H, Horio H, Naruke T, et al, 2002. Fluoroscopy assisted thoracocopic resection of lung nodules marked with lipiodol. Ann Thorac Surg, 74：170-173.

Nomori H, Kosaka N, Watanabe K, et al, 2005. ^{11}C-acetate positron emission tomography imaging for lung adenocarcinoma 1 to 3 cm in size with ground-glass opacity images on computed tomography. Ann Thorac Surg, 80：2020-2025.

O'mara CS, Baker R R, Jeyasingham K, et al, 1978. Pulmonary sequestration. Surg Gynecol Obstet, 147（4）：609-616.

Oh JY, Kwon SY, Yoon HI, et al, 2007. Clinical significance of a solitary ground-glass opacity （GGO） lesion of the lung detected by chest CT. Lung Cancer, 55（1）：67-73.

Okusanya OT, Holt D, Heitjan D, et al, 2014. Intraoperative near-infrared imaging can identify pulmonary nodules. Ann Thorac Surg, 98（4）：1223-1230.

Omasa M, Kobayashi T, Takahashi Y, et al, 2002. Surgically treated pulmonary inflammatory pseudotumor. Jpn J Thorac Cardiovasc Surg, 50（7）：305-308.

Onishi H, Shirato H, Nagata Y, et al, 2011. Stereotactic body radiotherapy （SBRT） for operable stage I non-small-cell lung cancer：can SBRT be comparable to surgery? Int J

Radiat Oncol Biol Phys, 81（5）: 1352-1358.

Ootaki Y, Yamaguchi M, Yoshimura N, et al, 2004. Pulmonary agenesis with congenital heart disease. Pediatr Cardiol, 25（2）: 145-148.

Osada H, Yokote K, Arakawa H, et al, 1995. Bilateral intralobar pulmonary sequestration. J Cardiovasc Surg, 36（16）: 611-613.

Panasiuk A, Dzieciol J, Nowak HF, et al, 1993. Pulmonary thromboembolism-random analysis of autopsy material. Pneumonol Alergol Pol, 61（314）: 171-176.

Pappas G, Schroter G, Brettschneider L, et al, 1970. Pulmonary surgery in immunosuppressed patients. J Thorac Cardiovasc Surg, 59（6）: 882-887.

Park JH, Lee CT, Lee HW, et al, 2005. Postoperative adjuvant chemotherapy for stage I non-small cell lung cancer. Eur J Cardiothorac Surg, 27（6）: 1086-1091.

Park KY, Kim SJ, Noh TW, et al, 2008. Diagnostic efficacy and characteristic feature of MRI in pulmonary hamartoma: comparison with CT, specimen MRI, and pathology. J Comput Assist Tomogr, 32（6）: 919-925.

Parker LA, Melton JW, Delany DJ, et al, 1987. Percutaneous small bore catheter drainage in the management of lung abscesses. Chest, 92（2）: 213-218.

Paulson DL, 1973. The importance of defining location and staging of superior pulmonary sulcus tumors. Ann Thorac Surg, 15（5）: 549-551.

Pearson FG, Thompson DW, Weissberg D, et al, 1974. Adenoid cystic carcinoma of the trachea: experience with 16 patients managed by tracheal resection. Ann Thorac Surg, 18（1）: 16-29.

Pelage JP, Lagrange C, Chinet T, et al, 2007. Embolization of localized pulmonary arteriovenous malformations in adults. Journal De Ra diologie, 88（3 Pt 1）: 367-376.

Pelosi G, Rosai J, Viale G, 2006. Immunoreactivity for sex steroid hormone receptors in pulmonary hamartomas. Am J Surg Pathol, 30（7）: 819-827.

Pennington JE, 1986. Fungal disease of the lung. Orlando, Florida: Grune & Strtton, 175-190.

Perelman M, 1983. Precision techniques for removal of pathological structures from the lung. Surgery, 11: 12.

Pereszlenyi A, Rolle A, Rudek B, et al, 2007. Laser-assisted resection of a giant pulmonary chondrohamartoma -a case report. Thorac Cardiovasc Surg, 55（3）: 201-202.

Pesch B, Kendzia B, Gustavsson P, et al, 2012. Cigarette smoking and lung cancer-relative risk estimates for the major histological types from a pooled analysis of case-control studies. International Journal of Cancer, 131（5）: 1210-1219.

Pirker R, Pereira JR, Szczesna A, et al, 2009. Cetuximab plus chemotherapy in patients with advanced non-small-cell lung cancer（FLEX）: an open-label randomised phase III trial. Lancet, 373（9674）: 1525-1531.

Plunkett MB, Peterson MS, Landreneau RJ, et al, 1992. Peripheral pulmonary nodules: preoperative percutoneous needle localization with CT guidance. Radiology, 185（1）: 274-276.

Pollock AB, Hasan MA, Roy TM, et al, 2008. Pulmonary hamartoma an algorithmic approach to the diagnosis and management. Clin Pulm Med, 15（1）: 35-39.

Pomerantz M, 1993. Surgery for pulmonary infections with mycobacterium other than tuberculosis（MOTT）. Chest Surg Clin N Am, 3: 737.

Pomerantz M, Denton JR, Huitt GA, et al, 1996. Resection of the right middle lobe and Lingula for mycobacterial infection. Ann Thorac Surg, 62（4）: 990-993.

Pomerantz M, Madsen L, Goble M, et al, 1991. Surgical management of resistant mycobacterial tuberculosis and other mycobacterial pulmonary infections. Ann Thorac Surg, 52（5）: 1108-1111.

Ponn RB, 1999. Congenital lesions of the lung//Shields TW. General Thoracic Surgery. 5th ed. Philadelphia: Lippincott Williams & Wilkins, 941-945.

Pope CA, Burnett RT, Thun MJ, et al, 2002. Lung cancer, cardiopulmonary mortality, and long-term exposure to fine particulate air pollution. JAMA, 287（9）: 1132-1141.

PORT Meta analysis Trialists Group, 1998. Postoperative radiotherapy in non small cell lung cancer: systematic review and meta analysis of individual data from nine randomised controlled trials. Lancet, 352（9124）: 257-263.

Powell TI, Jangra D, Clifton JC, et al, 2004. Peripheral lung nodules: fluoroscopically guided video-assisted thoracoscopic resection after computed tomography-guided localization using platinum microcoils. Ann Surg, 240（3）: 481-488.

Powles T, Savage P, Short D, et al, 2006. Residual lung lesions after completion of chemotherapy for gestational trophoblastic neoplasia: should we operate? Br J Cancer, 94 (1): 51-54.

Presti B, Berthrong M, Sherwin RM, 1990. Chronic thrombosis of major pulmonary arteries. Hum Pathol, 21 (6): 601-606.

Rakower J, Milwidsky H, 1960. Primary mediastinal echinococcosis. Am J Med, 29: 73-83.

Ranganadham P, Dinakar I, Sundaram C, et al, 1990. Posterior mediastinal paravertebral hydatid cyst presenting as spinal compression. Clin Neurol Neurosurg, 92 (2): 149-151.

Reck M, Rodrlguez-Abmu D, Robinson AG, et al, 2016. Pembrolizumab versus chemotherapy for PD-L1-positive non-small-cell lung cancer. N Engl J Med, 375 (19): 1823-1833.

Refaely Y, Weissberg D, 1997. Surgical management of tracheal tumors. Ann Thorac Surg, 64 (5): 1429.

Regal AM, Reese P, Antkowiak J, et al, 1985. Median sternotomy for metastatic lung lesions in 131 patients. Cancer, 55: 1334.

Regnard JF, Fourquier P, Levasseur P, 1996. Results and prognostic factors in resections of primary tracheal tumors: a multicencter retrospective study. The French Society of Cardiovascular Surgery. J Thorac Cardiovasc Surg, 111 (4): 808.

Reiss I, Van De Ven CP, Tibboel D, 2008. Congenital lung malformations–diagnostic and therapeutic approaches. Intensiv Med, 45: 12-18.

Remy J, Arnaud A, Fardou H, et al, 1977. Treatment of hemoptysis by embolization of bronchial arteries. Radiology, 122 (1): 33-37.

Riedel M, Stanek V, Widimsky J, et al, 1982. Long-term follow-up of patients with pulmonary embolism. Late prognosis and evolution of hemodynamic and respiratory data. Chest, 81: 151-158.

Ripe E, 1971. Bronchiectasis. I. A follow-up study after surgical treatment. Scand J Respir Dis, 52 (2): 96-112.

Rizzi A, Rocco G, Robustellini M, et al, 1997. Modern morbidity following pulmonary resection for postprimary tuberculosis. World J Surg, 21 (5): 488-491.

Roszell B, Mondrinos M, Seaton A, et al, 2008. Embryonic stem cells as a potential treatment modality for pulmonary hypoplasia. J American College of Surg, 207 (3): S71.

Rowe LD, Keane WM, Jafek BW, et al, 1979. Transbronchial drainage of pulmonary abscesses with the flexible fiberoptic bronchoscope. Laryngoscope, 89 (1): 122-128.

Rubin P, Block AJ, 1972. Nonspecific lung abscess. A perspective. Geriatrics, 27 (2): 125-136.

Rubinstein I, Murray D, Hoffstein V, 1988. Fatal pulmonary emboli in hospitalized patients. An autopsy study. Arch Intern Med, 148 (6): 1425-1426.

Salsbury AJ, 1975. The significance of the circulating cancer cell. Cancer Treat Rev, 2 (1): 55-60.

Sancheti MS, Lee R, Ahmed SU, et al, 2014. Percutaneous fiducial localization for thoracoscopic wedge resection of small pulmonary nodules. Ann Thorac Surg, 97 (6): 1914-1918.

Sanderson JM, Kennedy MC, Johnson MF, et al, 1974. Bronchiectasis: results of surgical and conservative management: a review of 393 cases. Thorax, 29 (4): 407-416.

Saqi A, Shaham D, Scognamiglio T, et al, 2008. Incidence and cytological features of pulmonary hamartomas indeterminate on CT scan. Cytopathology, 19 (3): 185-191.

Schaner EG, Chang AE, Doppman JL, et al, 1978. Comparision of computed and conventional whole lung tomgraphy in detecting pulmonary studies: a prospective radiologic-pathologic study. Am J Roentgenol, 131: 51.

Schreiber MD, Gin-Mcstan K, Marks JD, et al, 2003. Inhaled nitric oxide in premature infants with the respiratory distress syndrome. N Engl J Med, 349 (22): 2099-2107.

Schwickert HC, Schweden F, Schild HH, et al, 1994. Pulmonary arteries and lung parenchyma in chronic pulmonary embolism: preoperative and postoperative CT findings. Radiology, 191: 351-357.

Sealy WC, Bradham RR, Young WG Jr, 1966. The surgical treatment of multisegmental and localized bronchiectasis. Surg Gynecol Obstet, 123 (1): 80-90.

Seller SM, Katariya K, 1998. Primary lung tumors other than bronchogenic carcinoma: benign and malignant//Fishman AP. Pulmonary Diseases and Disorders. 3rd ed. New York: McGraw-Hill, 1833-1840.

Shanti CM，klein MD，2008. Cystic lung disease. Semin Pediatr Surg，17（1）：2-8.

Shaw AT，Kim DW，Nakagawa K，et al，2013. Crizotinib versus chemotherapy in advanced ALK-positive lung cancer. N Engl J Med，368（25）：2385-2394.

Shennib H，Bret P，1993. Intraoperative transthoracic ultrasonographic localization of occult lung lesions. Ann Thorac Surg，55（3）：767-769.

Shields T，1972. Preoperative radiotherapy in the treatment of bronchial carcinoma. Cancer，30：1388-1394.

Shields TW，2000. Mesothelial and other less common cysts of the mediastinum//Shields TW. General Thoracic Surgery. 5thed. Philadelphia PA：Lippincott William & Wilkins，2423-2435.

Shields TW，Higgins GA，Mathews MJ，et al，1982. Surgical resection in the management of small cell carcinoma of the lung. J Thorac Cardiovasc Surg，84：481-488

Shim YS，Cho SY，Han YC，1991. Pulmonary paragonimiasis：a Korean perspective. Semin Respir Med，12（1）：35-45.

Shinkai M，Kobayashi H，Kanoh S，et al，2004. Pulmonary hamartoma：unusual radiologic appearance. J Thorac Imaging，19（1）：38-40.

Shure D，Gregoratos G，Moser KM，1985. Fiberoptic angioscopy：role in the diagnosis of chronic pulmonary arterial obstruction. Ann Intern Med，103（6）：844-850.

Siegel RL，Miller KD，Jemal A，2018. Cancer statistics. CA Cancer J Clin，68（1）：7-30.

Singh TS，Mutum SS，Razaque MA，1986. Pulmonary paragonimiasis：clinical features，diagnosis and treatment of 39 cases in Manipur. Trans R Soc Trop Med Hyg，80（6）：967-971.

Sironi S，Picchio M，Mangili G，et al，2003. [18]F fluoro-deoxyglucose positron emission tomography as a useful indicator of metastatic gestational trophoblastic tumor：preliminary results in three patients. Gynecol Oncol，91（1）：226-230.

Slatore CG，Chien JW，Au DH，et al，2010. Lung cancer and hormone replacement therapy：association in the vitamins and lifestyle study. J Clin Oncol，28（9）：1540-1546.

Snider GL，1992. Emphysema：the first two centuries-and beyond. A historical overview，with suggestions for future research：Part 2. Am Rev Respir Dis，146（6）：1615-1622.

Sobin LH，Wittekind CH，1997. Lung and Pleural Tumors in TNM Classification of Malignant Tumors. 5th ed. New York：Wiley Liss，91-97.

Soleto MJ，Olivera MJ，Pun YW，et al，2002. Hookwire localization of pulmonary nodules for video-thorascopic surgical resection. Arch Bronconeumol，38（9）：406-409.

Solit RRW，McKeown JJ，Smullens S，et al，1976. The surgical implication of intracavitary mycetomas（fungus balls）. J Thorac Cardiovasc Surg，62（3）：411-422.

Solomon BJ，Mok T，Kim DW，et al，2014. First-line crizotinib versus chemotherapy in ALK-positive lung cancer. N Engl J Med，371（23）：2167-2177.

Sortini D，Feo CV，Carcoforo P，et al，2005. Thoracoscopic localization techniques for patients with solitary pulmonary nodule and history of malignancy. Ann Thorac Surg，79：258-262.

Stannard PA，Sivananthan MU，Robertson RJ，1994. Case report：The use of turbo-Flash MRI for delineating vascular anatomy in bronchopulmonary sequestration. Clin Radiology，49（4）：286-287.

Stewart BW，2014. World cancer report 2014. Lyon：International Agency for Research on Cancer 2014.

Stocker JT，Madewell JE，Drake RM，1997. Congenital cystic adenomatoid malformation of the lung：classification and morphologic spectrum. Hum Pathol，8（2）：155-171.

Suzuki H，Morimoto J，Mizobuchi T，et al，2017. Does segmentectomy really preserve the pulmonary function better than lobectomy for patients with early-stage lung cancer? Surgery Today，47（4）：463-469.

Suzuki K，Nagai K，Yoshida J，et al，1999. Video-assisted thoracoscopic surgery for small indeterminate pulmonary nodules：indications for preoperative marking. Chest，115（2）：563-568.

Takemura T，Kusafuka K，Fujiwara M，et al，1999. An immunohistochemical study of the mesenchymal and epithelial components of pulmonary chondromatous hamartomas. Pathol Int，49（11）：938-946.

Takita H，Edgerton F，Krakousis C，et al，1981. Surgical management of metastases to the lungs. Surg Gynecol Obstet，152：191.

Thameur H，Chenik S，Abdelmoulah S，et al，2000. Thoracic hydatidosis. A review of 1619 cases. Rev Pneumol

Clin, 56（1）: 7-15.

Thomford NR, Woolner LB, Clagett OT, et al, 1965. The surgical treatment of metastatic tumor in the lungs. J Thorac Cardiovasc Srug, 49: 357-363.

Tojo Y, Bandoh S, Fujita J, et al, 2003. A case of synchronous primary lung cancer with hamartoma. Nihon Kokyuki Gakkai Zasshi, 41（7）: 474-479.

Tomoda Y, Arii Y, Kaseki S, et al, 1980. Surgical indications for resection in pulmonary metastases of choriocarcinoma. Cancer, 46: 2723-2730.

Topalian SL, Hodi FS, Brahmer JR, et al, 2012. Safety, activity, and immune correlates of anti-pd-1 antibody in cancer. N Engl J Med, 366（24）: 2443-2454.

Trahan S, Erickson-Johnson MR, Rodriguez F, et al, 2006. Formation of the 12q14-q15 amplicon precedes the development of a well-differentiated liposarcoma arising from a nonchondroid pulmonary hamartoma. Am J Surg Pathol, 30（10）: 1326-1329.

Trendelenburg F, 1908. Uber die operative behandlung der embolie derlungarterie. Arch Klin Chir, 86: 686-700.

Tshibwabwa ET, Richenberg JL, Aziz ZA, 2002. Lung radiology in the tropics. Clin Chest Med, 23（2）: 309-328.

Van Doren JA, Van Slooten EA, 1978. The surgical treatment of pulmonary metastases. Cancer Treat Rev, 5: 29.

Varkey B, Rose HD, 1976. Pulmonary aspergilloma. a rational approach to treatment. Am J Med, 61（5）: 626-631.

Verappa MM, Devananda NS, Ramesh PV, et al, 2008. Left pulmonary agenesis with single atrium simulating cardiac type of total anomalous pulmonary venous connection. IJTCVS, 24: 180-183.

Vidal E, LeVeen HH, Yarnoz M, et al, 1971. Lung abscess secondary to pulmonary infarction. Ann Thorac Surg, 11（6）: 557-564.

Waddell TK, Shepherd FA, 2004. Should aggressive surgery ever be part of the management of small cell lung cancer? Thorac Surg Clin, 14（2）: 271-281.

Wakabayashi A, 1995. Thoracoscopic laser pneumoplasty in the treatment of diffuse bullous emphysema. Ann Thorac Surg, 60（4）: 936-942.

Wallace MJ, Krishnamurthy S, Broemeting LD, et al, 2002. CT-guided percutaneous fine-needle aspiration biopsy of small （≤1cm）pulmonary lesions. Radiology, 225:

823-828.

Wallace RJ, Cohen A, Awe RJ, et al, 1979. Carcinomatous lung abscess. Diagnosis by bronchoscopy and cytopathology. JAMA, 242（6）: 521-522.

Warram J, 1975. Preoperative irradiation of cancer of the lung: final report of a therapeutic trial. A collaborative study. Cancer, 36（3）: 914-925.

Warren BA, 1973. Environment of the blood borne tumor embolus adherent to vessel wall. J Med, 4（3）: 150-177.

Watanabe K, Nomori H, Ohtsuka T, et al, 2006. Usefulness and complications of computed tomography-guided lipiodol marking for fluoroscopy-assisted thoracoscopic resection of small pulmonary nodules: experience with 174 nodules. J Thorac Cardiovasc Surg, 132（2）: 320-324.

Watanabe S, Nakamura Y, Kariatsumari K, et al, 2003. Pulmonary paragonimiasis mimicking lung cancer on FDG-PET imaging. Anticancer Res, 23: 3437 -3440.

Weder W, Schmid RA, Bruchhaus H, et al, 1998. Detection of extrathoracic metastases by positron emission tomography in lung cancer. Ann Thorac Surg, 66（3）: 886-893.

Weissberg D, 1984. Percutaneous drainage of lung abscess. J Thorac Cardiovasc Surg, 87（2）: 308-312.

Whyte RI, Donington JS, 2003. Hamartomas of the lung. Semin Thorac Cardiovasc Surg, 15（3）: 301-304.

Wicky S, Dusmet M, Doenz F, et al, 2002. Computed tomography-guided localization of small lung nodules before video-assisted resection: experience with an efficient hook-wire system. J Thorac Cardiovasc Surg, 124: 401-403.

Wilkins EW, Head JM, Burke JF, 1978. Pulmonary resection for metastatic neoplasm in the lung. Am J Surg, 135: 480.

Willis RA, 1973. The Spread of tumours in the human body. 3rd ed. London: Butterworth, 157-174.

Wilson RD, Hedrick HL, Liechty KW, et al, 2006. Cystic adenomatoid malformation of the lung: review of genetics, prenatal diagnosis, and in utero treatment. Am J Med Genet A, 140（2）: 151-155.

Winkler MH, Rohrer CH, Ratty SC, et al, 1990. Perfusion techniques of profound hypothermia and circulatory arrest for pulmonary thromboendarterectomy. J Extracorpor Technol, 22: 57-60.

Xu LT，Sun ZF，Li ZJ，et al，1983. Tracheobronchial tumors：an eighteen-year series from Capital Hospital，Peking，China. Ann Thorac Surg，35（6）：590-596.

Xu LT，Sun ZF，Li ZJ，et al，1987. Clinical and pathologic characteristics in patients with tracheobronchial tumor：report of 50 patients. Ann Thorac Surg，43（3）：276-278.

Yang HX，Hou X，Lin P，et al，2009. Survival and risk factors of surgically treated mediastinal invasion T4 non-small cell lung cancer. Ann Thorac Surg，88（2）：372-378.

Yang J，Xiang Y，Wan X，et al，2006. The prognosis of gestational trophoblastic neoplasia patient with residual lung tumor after completing treatment. Gynecol Oncol，103（2）：479-482.

Yang Q，Xie B，Hu M，et al. 2016. Thoracoscopic anatomic pulmonary segmentectomy：a 3-dimensional guided imaging system for lung operations. Interact Cardiovasc Thorac Surg，23（2）：183-189.

Zhang L，Li M，Yin R，et al，2015. Comparison of the oncologic outcomes of anatomic segmentectomy and lobectomy for early-stage non-small cell lung cancer.Ann Thorac Surg，99（2）：728-737.

Zhao ZR，Lau RW，Ng CS，2016.Hybrid theatre and alternative localization techniques in conventional and single-port video-assisted thoracoscopic surgery.J Thorac Dis，8（Suppl 3）：S319-S327.

第十一章

人同种异体肺移植

一、肺移植发展历史和现状

很久以前人类就渴望实现器官移植的美好愿望，并为此进行了不懈努力。

肺移植的一个基本要求是切开和缝合气道后能够满意愈合。1939 年 Eloesser 切除了一个气管腺瘤，证实了气道有足够的愈合能力。随后 Clement Price-Thomas 在 1947 年做了第 1 例袖状肺叶切除术，支气管吻合处愈合良好。

1946 年之前苏联学者就开始进行肺移植的实验研究。1950 年美国学者 Andro A. Juvenell 等切除犬的左肺，并原位再植成功。同年法国学者 Metras 首先尝试左心房袖吻合替代肺静脉吻合进行动物单肺移植，存活 1 年余。1963 年美国学者报道右肺移植实验犬存活 2 年半。

在动物试验的基础上，1963 年 6 月 11 日，James Hardy 在美国密西西比大学为一位 58 岁左侧肺门部鳞癌、对侧肺气肿老人做了第 1 例人体肺移植。患者存活 18 天，死于肾衰竭和营养不良。虽然患者死亡了，但是仍然表明肺移植技术可行，而且排异可以用免疫抑制剂避免，至少可以短时间避免。

1968 年 11 月比利时 Derome 为一位 23 岁终末期硅沉着病患者施行右肺移植。这是 1963 ～ 1983 年世界上 40 例肺移植中存活时间最长的病例。

Veith 等对肺移植的发展做了许多重要贡献，他们证实匙状吻合或在吻合口处用一个静脉片可以防止血管吻合口狭窄。此外，他们还证实供肺支气管的长度与支气管吻合的并发症有直接关系，缩短供肺支气管可以减少并发症，进而证实套入式支气管吻合可以减少缺血性支气管并发症。

1983 年他们率先报道了环孢素可以提高肺移植的存活率。

1981 年斯坦福大学 Reitz 团队为特发性肺动脉高压患者施行心肺联合移植，并首次获得成功，极大促进了临床医师对肺移植手术的追求和努力。尽管早期心肺移植是用于治疗肺动脉高压引起的心力衰竭患者，但他们确信这些患者可以仅做肺移植就能够存活。

1983 年 11 月 7 日，Cooper 为一位患有终末期肺纤维化的 58 岁男性患者施行了右肺移植，6 周后患者出院并恢复正常生活，6 年半后不幸死于肾衰竭。术后的 6 年半，他生活质量非常好，恢复全日工作，参加旅游，不知疲倦地进行肺移植供体、受体的组织工作。1983 ～ 1985 年，Cooper 领导的多伦多肺移植组共报道了 7 例单肺移植，其中 5 例存活，更促进了肺移植工作的进一步开展。

1986 年治疗肺气肿的双肺移植首次获得成功。这些都得益于外科技术的进步和环孢素的问世。在这之后的数年，肺移植的数量迅速增加，成为治疗终末期肺疾病的公认方法。

随着单肺移植生存率的提高和经验的增加，20 世纪 90 年代开始使用单肺移植技术分别移植每一侧肺，即序贯式双侧单肺移植，使得双肺移植变得简单而安全。横断胸骨的双侧开胸，可以相继切除和植入每一侧肺，多数情况下不需要体外循环，即使需要体外循环，也只是短时间的部分转流，不需要缺血性的心脏停搏。目前双侧序贯式移植技术已被临床普遍采用。

在双肺移植技术改进的同时，1988 年巴黎 Mal 和 Andteassian 为慢性阻塞性肺疾病（COPD）患者做了多例单肺移植手术，术后患者恢复良好，V/Q 比例基本正常，证实单肺移植适用于 COPD，文章报道后很短时间内 COPD 成为单肺移植的适应证。

另一个进展是，应用肺移植治疗原发肺动脉高压或艾森门格综合征的同时修补心内畸形，肺移植减轻右心室后负荷后可以促进心室功能的恢复。单肺移植术后肺灌注扫描发现移植肺能够接受超过 80% 的血流灌注而无不利影响，这些均支持移植肺能够耐受绝大部分（如果不是全部）心排血量的观点，肺动脉高压单肺移植术后心功能恢复良好。

1988 年以后世界肺移植的数量急剧增加，依据国际心肺移植学会注册处统计，到 2016 年 6 月共完成 60 107 例成人肺移植手术，其中 2015 年有

140 个中心完成了 4122 例（图 11-0-1）。全世界有 170 个中心做过 1 例以上肺移植，其中 48 个中心（占 28%）每年移植 30 例或以上，占移植手术总量的近 2/3；18 个中心（占 11%）每年移植 50 例或以上，占每年移植总量的 37%。

自 2000 年以来双肺移植的数量明显增加，已接近单肺移植的 2 倍。近年来，保持了近 30 年的肺移植数量和双侧移植数量的上升趋势有所减缓，而单肺移植的数量相对稳定。美国做肺移植的数量最多，其次是英国、法国和德国（图 11-0-2）。双肺移植和单肺移植中位生存时间分别是 7.4 年和 4.6 年，条件中位生存时间分别是 9.9 年和 6.4 年（图 11-0-3）。

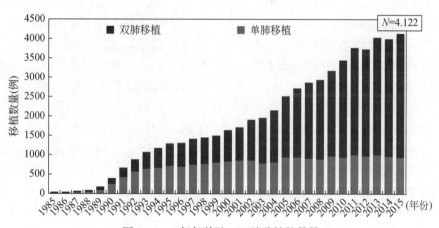

图 11-0-1　每年单肺、双肺移植的数量

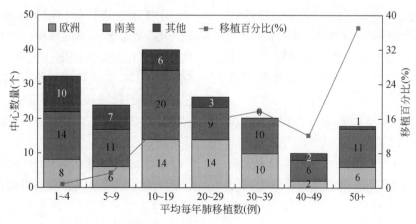

图 11-0-2　欧美肺移植数量及所占百分比

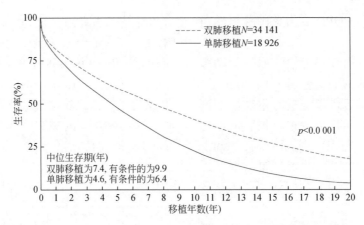

图 11-0-3　肺移植生存率

亚洲地区肺移植技术发展相对落后。中国台湾 1991 年 7 月率先为一位硅沉着病患者行单肺移植，术后半年因感染死亡。泰国报道 1993 年 2 月首次进行双肺移植，沙特阿拉伯报道至 1994 年行单肺移植 4 例，韩国曾行 2 例肺移植但未成功，1995 年 7 月中国香港葛量洪医院行单肺移植 1 例。1996 年 Takagi 调查亚洲 11 个国家及地区至 1995 年进行肺移植的情况，其中泰国最多，22 例，其次为中国香港，3 例。中国台湾肺移植技术 1995 年以后发展很快，至 1998 年已完成 22 例次。

东方人的传统观念是影响开展肺移植的主要障碍，脑死亡、遗体器官捐献迟迟难以立法，是制约开展器官移植的最重要因素。

我国肺移植起步很早，20 世纪 70 年代末上海市肺科医院丁嘉安教授进行了大量肺移植动物实验，实验犬最长存活 437 天。

1979 年，北京结核病控制研究所辛育龄教授曾为 2 例肺结核患者施行肺移植，因当时尚无环孢素等有效免疫抑制剂，患者急性排异及感染难以控制，分别于术后 7 天和 12 天将移植肺摘除。

1993 年哈尔滨医科大学附属第二医院为一位肺动脉高压患者行单肺移植，术后不久死亡。

1995 年 2 月 23 日首都医科大学附属北京安贞医院陈玉平教授为一位终末期结节病肺纤维化患者行左侧单肺移植，术后存活 5 年 10 月余，成为我国首例成功的单肺移植病例。

1998 年 1 月 20 日陈玉平教授又为一位特发性肺动脉高压、三尖瓣严重关闭不全伴反流的患者在体外循环下行双侧序贯式肺移植，术后发生吻合口狭窄，扩张后治愈，1 年后因结核感染切除右肺，该患者术后存活 4 年 3 月余，其间夫妻生育一个男孩，成为我国首例成功的双肺移植病例。

至今首都医科大学附属北京安贞医院共完成肺移植 20 例，其中单肺移植 9 例，双侧序贯单肺移植 9 例，双侧序贯肺叶移植 2 例。患者存活时间最长的超过 8 年。

除首都医科大学附属北京安贞医院外，南京军区总医院、中日友好医院（曾与唐山工人医院和第三军医大学第三附属医院及兰州军区兰州总医院合作）、广州医科大学附属第二医院、中南大学湘雅医院、上海市肺科医院、上海市胸科医院、无锡第五人民医院、广州医科大学附属第一医院、哈尔滨医科大学附属第二医院、首都医科大学附属北京朝阳医院等多家医疗中心相继完成了肺移植术。

近年来，进行肺移植数量较多的单位逐渐集中到几个经验较丰富的单位，如上海市肺科医院、无锡市第五人民医院等，大部分手术获得成功。2017 年中日友好医院成立器官移植中心肺移植科，进一步推进我国肺移植的开展。据不完全统计，全国肺移植数量总计已超过 500 例，存活率在不断提高。

总之，我国的肺移植工作已经有了长足的进步和发展，但是总体来说，仍比较落后。

二、肺移植一般标准、适应证及禁忌证

肺移植是治疗各种终末期肺部疾病，包括肺血管和肺实质疾病的有效手段，主要是用来治疗

双侧肺部均有严重病变、内科及外科都无法处理的终末期肺疾病患者。单侧肺部病变再严重也不是适应证，因为将一侧肺全部切除，对侧肺功能仍可以很好地维持生命。因此，选择适当的受体仍然是肺移植成功的最重要因素。

1. 一般标准　考虑接受肺移植的终末期肺疾病患者，都是有过难以忍受的生活经历，日常生活受限，虽然经过最佳的内、外科治疗，患者临床状态仍然逐渐恶化，且日常生活中症状明显，预期生命不足2年。另外，患者的其他器官没有疾病。美国胸外科协会（AATS）和国际心肺移植协会（ISHLT）曾经制定受体选择标准，具体如下。

（1）适当的年龄：心肺移植55岁，单肺移植65岁，双肺移植60岁。尽管1997～2004年全世界约4%的肺移植患者年龄超过65岁，20%超过60岁，不过60岁以上的受者生存率还是比年轻人低，中位生存期为3.5年，50岁以下的中位生存期为5年。

（2）患有严重肺部疾病，经药物治疗效果不佳或无法治疗。

（3）预期生存期有限（不足2年）。

（4）营养状况尚可，体重为一般标准体重的80%～120%，或体重指数（BMI）小于30kg/m²。

（5）心理健康并有家庭社会支持。

（6）有足够的经济来源，支持完成手术及术后治疗。

2. 适应证　早年单肺移植适应证主要局限于终末期肺纤维化，患者术后由于原有肺灌注和通气阻力高，通气和血流都倾向于移植肺，效果满意。而COPD常合并肺内感染，单肺移植后易产生移植肺感染，而且过度膨胀的自体肺使纵隔移位，严重挤压移植肺，造成通气灌注失衡，因此需要双肺移植。对于肺动脉高压患者，常存在不同严重程度的右心肥厚、功能障碍，移植术后肺血管阻力减低、右心压力减低、右心缩小、右心流出道反而成为新的狭窄障碍，因此被认为是心肺联合移植的适应证。

根据ISHLT注册处统计，最常见的肺移植适应证是伴有或不伴有α₁抗胰蛋白酶缺乏症的COPD，还有肺间质病变（包括特发性肺间质病变）、支气管扩张症（包括囊性肺纤维化）及肺动脉高压等，这些疾病约占全世界总肺移植病例的85%，其余15%包括各种不同的终末期肺疾病，如结节病、淋巴管平滑肌瘤、闭塞性支气管炎等（表11-0-1）。

阻塞性肺疾病受体选择的特殊标准：阻塞性肺疾病是患者肺功能测定有慢性气道阻塞。阻塞

表 11-0-1　成人肺移植适应证

诊断	单肺移植 (N=18 207) (%)	双肺移植 (N=36 046) (%)	总计 (N=54 253) (%)
COPD	8 063（44.3）	11 451（31.8）	19 514（36.0）
不伴有 α₁ 抗胰蛋白酶缺乏症 COPD	7 266（39.9）	9 539（26.5）	16 805（31.0）
伴有 α₁ 抗胰蛋白酶缺乏症 COPD	797（4.4）	1 912（5.3）	2 709（5.0）
肺间质病变	7 527（41.3）	8 915（24.7）	16 442（30.3）
特发性肺间质病变	6 449（35.4）	6 990（19.4）	13 439（24.8）
非特发性肺间质病变	1 078（5.9）	1 925（5.3）	3 003（5.5）
支气管扩张症	285（1.6）	9 679（26.9）	9 964（18.4）
囊性肺纤维化	218（1.2）	8 266（22.9）	8 484（15.6）
非囊性肺纤维化	67（0.4）	1 413（3.9）	1 480（2.7）
肺动脉高压	223（1.2）	2 171（6.0）	2 394（4.4）
特发肺动脉高压	88（0.5）	1 481（4.1）	1 569（2.9）
非特发肺动脉高压	135（0.7）	690（1.9）	825（1.5）
其他较少见疾病	1 187（6.5）	2 561（7.1）	3 748（6.9）
结节病	312（1.7）	1 026（2.8）	1 338（2.5）
肺淋巴管平滑肌瘤 / 结节性硬化症	146（0.8）	381（1.1）	527（1.0）
闭塞性支气管炎	73（0.4）	395（1.1）	468（0.9）
结缔组织病	140（0.8）	282（0.8）	422（0.8）
肿瘤	7（0.0）	27（0.1）	34（0.1）
其他	509（2.8）	450（1.2）	959（1.8）
再移植	922（5.1）	1 269（3.5）	2 191（4.0）

性肺疾病包括肺气肿的特殊改变和与 α_1 抗胰蛋白酶缺乏症有关的改变。肺气肿由形态学确定，即肺组织有破坏性的损伤并伴有明显的弹性改变和气体交换面积的减少。COPD 指的是以咳嗽、咳痰、呼吸困难、气流受限和气体交换受损为特点的疾病，常与吸烟有关。死于 COPD 的患者多数有严重的肺气肿（吸烟引起的肺气肿）。其生理异常表现为第 1 秒末用力呼吸量（FEV$_1$）的减低和用力呼气量（FVC）的减低。阻塞性肺疾病患者活动耐力极差，基本上不能生活自理，FEV$_1$ 迅速降低，小于预计值的 25%，并且 BMI 小于 20kg/m^2 或体重小于标准体重的 90%，休息时低氧血症，PaO$_2$ < 55mmHg，并有二氧化碳蓄积，疾病晚期可产生继发性肺动脉高压，需要永久性气管切开 / 机械通气。COPD 患者符合以上条件时应考虑肺移植。

限制性疾病如特发性肺纤维化，某些渗透性肺疾病，异常表现为弥散功能减低（小于预计值的 39%）；还有化脓性肺部疾病（特别是囊性纤维化）患者，表现为气流和弥散均减低。当患者休息时低氧血症、PaO$_2$ < 55mmHg、二氧化碳蓄积，以及 FEV$_1$ 低于预计值的 30% 时，提示预后较差，应该考虑肺移植。

肺动脉高压患者表现为美国纽约心脏病协会临床分期 Ⅲ～Ⅳ 级，6 分钟步行距离低于 350m 或持续下降，平均右心房压 > 10mmHg（1mmHg ≈ 0.133kPa），平均肺动脉压 > 50mmHg，心脏指数 < 2.5L/（min·m^2），常有右心衰竭或晕厥和咯血的病史，都说明预期生命有限。大多数患者心功能容易确定，而肺动脉高压时确定心功能往往有困难，肺动脉高压患者右心室总是有肥厚扩张，三尖瓣常有中度或严重反流，肺动脉瓣也有功能不全，移植成功后严重的三尖瓣反流会在几日内消失，同样右心室内径也会在几日内恢复正常，因此只有中度或严重肺动脉瓣反流才是单纯肺移植的禁忌证，明显右心衰竭的证据是转氨酶升高、腹水和胆红素升高。

截至 2008 年初，首都医科大学附属北京安贞医院共完成肺移植 20 例次，其中包括 COPD 3 例、肺纤维化 5 例（结节病肺纤维化 1 例）、肺泡细胞癌 1 例、肺淋巴管平滑肌瘤病 4 例（其中 1 例先右肺移植、后左肺移植）、特发性肺动脉高压 2 例、室间隔缺损肺动脉高压 4 例、肺动静脉瘘 1 例。

3. 禁忌证 ①仍然在吸烟、吸毒或艾滋病病毒阳性、乙肝抗原阳性、丙肝；②有不服从治疗的历史；③恶性肿瘤病史，无瘤生存期不足 5 年；④存在肺以外的感染性疾病；⑤有肝、肾、中枢神经系统疾病，冠心病及左心功能不全，进展性神经肌肉疾病及严重胸廓脊柱畸形。

相对禁忌证：①既往胸部外伤史或开胸手术史；②年龄偏大；③全身激素治疗用量每日超过 20mg；④有症状的骨质疏松症；⑤多种耐药的细菌感染或真菌感染；⑥营养不良；⑦心理障碍；⑧长期依赖机械通气。

三、肺移植的类型及术式选择

需要肺移植的患者双侧肺均有严重病变，由于人肺具有巨大呼吸潜力，移植一侧健康的肺完全可以维持正常生活。近 10 年来肺移植已经成为各种终末期肺部疾病越来越重要的治疗手段，单肺移植、双肺移植、亲属活体肺叶移植和心肺移植这 4 种移植手术获得了广泛应用。

早年心肺联合移植一直是最常用的肺移植类型。1986 年，多伦多肺移植组率先使用整体双肺移植，手术需要应用体外循环，技术复杂，死亡率及并发症发生率很高，尤其是气管吻合口并发症高达 50%。后来单肺移植经验逐渐积累，成为最常用的术式，并取得满意的结果。1989 年，华盛顿肺移植组率先使用序贯式双肺移植，其优势是避免使用体外循环，简化了操作，降低了并发症发生率和死亡率。现在双侧序贯单肺移植使用率已经超过了单肺移植，除此之外，双肺移植和亲属活体肺叶移植也已经在临床中应用。

具体应用哪种术式至今尚无统一标准，一般认为阻塞性肺疾病、限制性肺疾病、肺动脉高压可以行单肺移植，也可以行双肺移植，依据肺源及医师的经验及习惯决定。感染性肺疾病一般选择双肺移植，避免术后使用免疫抑制治疗时加重肺部感染。对于先心病、艾森门格综合征可以选用心内畸形修补的同时进行单肺移植或双肺移植，甚至心肺联合移植。

单肺移植可以使更多的患者得到供肺，缓解供肺短缺的限制，但是单肺移植所提供的肺功能较少，较难克服后期并发症。单肺移植手术的优点是操作较双肺移植简单，使用标准后外侧切口，在对侧肺通气的情况下，使肺萎陷并切除。如果出现严重低氧血症，就要夹闭患侧肺动脉，去除萎陷、不通气肺的肺内分流。如果低氧血症不能改善或血流动力学不稳定，就需要采取已经备好的体外循环机或体外膜肺辅助，但是临床上需要体外循环辅助的手术可能性比双肺移植小。此外，它还具有手术操作时间和麻醉时间较短、术中出血量较少、术中较易管理及供体缺血时间缩短等优点。由于单肺移植只有1个支气管吻合口，支气管吻合口的并发症发生率也较双肺移植低。

　　选择哪一侧进行单肺移植，一般原则为双侧病变有轻有重，切除病重侧，以保留较多肺功能；双侧轻重相似的，移植右侧，因右肺体积较大；一侧有胸膜肥厚或曾行开胸手术者，肺切除困难，出血量也多，最好避免行该侧肺移植术。

　　双肺移植可以提供双侧健康的肺，移植后6分钟步行距离明显优于单肺移植，生活质量优于单肺移植，若发生排异反应和闭塞性细支气管炎使肺功能下降时，还拥有较多的肺功能储备，有助于延长生命。双肺移植术后闭塞性细支气管炎的发生率也可能低于单肺移植。

　　对于肺气肿患者，现在多数学者支持行双肺移植。由于肺气肿患者胸腔远大于正常人，很难找到足够大的单肺供体。如果采用双肺移植，就不用担心由于供体肺与受体本身肺之间的顺应性差异，导致原肺气肿的肺过度膨胀、肺大疱甚至气胸等问题。同时双肺移植也可以使用所谓的"边缘肺"。部分学者认为，双肺移植虽然手术时间较单肺移植长，但术后并发症并不会增多。双肺移植术中应用体外循环不会对术后早期肺功能和生存率产生影响。

　　对于肺动脉高压患者，过去都采用心肺联合移植，现在认为肺移植术后原来肺动脉高压的病因消失，右心的改变也会逐渐恢复，因此近年来多采用单肺移植或双肺移植，仅在少数情况下需要心肺联合移植，但到底采用单肺移植还是双肺移植仍存在争议。一些学者认为，肺动脉高压单肺移植术后血流更多地流向移植肺，患者自体肺的血流负荷减轻，使病变可以得到缓慢恢复；当出现移植肺失去功能时，患者的自体肺尚能维持生命。

　　早年对先天性心脏病、艾森门格综合征患者行心肺联合移植是唯一的外科治疗手段，其后单侧或双侧肺移植同期行心内修补术日益增多，它的优越性也得到了较充分的认识，主要优点：①等待移植的时间明显缩短；②长期生存率与心肺联合移植相同；③可以减少心脏移植相应的排异反应；④避免了因心脏移植产生的相关并发症，即移植后冠心病的发生，有报道称移植后冠状血管病变占心肺移植晚期死亡原因的5%～10%。其缺点则是手术复杂，术后心功能恢复不完全。Stoica等认为对于不复杂的先心病，如房间隔缺损（ASD）、动脉导管未闭（PDA）等合并艾森门格综合征的患者，可行一侧或双侧肺移植同期行心内畸形修补术，而对于室间隔缺损（VSD）及其他复杂心内畸形，或存在严重左、右心室功能不全的患者，仍选择心肺联合移植。

　　单肺移植加心内畸形修补，手术相对简单且创伤小，但一个严重的缺点是存在术后再灌注损伤及严重的通气血流比失调。大部分右心排量进入单侧移植肺可以增加术后闭塞性细支气管炎的发生率。因此，越来越多的中心采用心内畸形修补同期双侧肺移植。肺移植同期心内畸形修补术后少见的死亡原因是术后右心室流出道梗阻，其发生原因是在原有肺高压的基础上右心室流出道肥厚。在肺高压的基础上，右心室流出道尚能扩张，行肺移植后，右心室后负荷明显下降，扩张的右心室缩小，肥厚的右心室流出道无法扩张而引起梗阻。简单地讲，就是以一个新的高后负荷（右心室流出道）取代旧的高后负荷（病肺），因此术中及术后必须引起注意。

　　据ISHCT注册处报道，成人肺移植中位生存期是5年，双肺移植的中位生存期为7.4年，较单肺移植的4.6年生存期稍好。不过，中位生存期的差别是否是术式引起的还有争论，有学者认为差异可能是由双肺移植患者较年轻且术前情况较好所致（见图11-0-3）。

四、供肺选择、保护和采集

　　1. 供肺的选择　移植给患者的健康肺（即"供肺"）来自肺外原因死亡者，在正常情况下，供肺不能耐受长时间的缺血。肺移植早期多伦多肺移植组制定了选择标准，沿用至今。这一标准并没有严格的科学依据，因此将符合该标准的供肺称为理想供肺，而将不完全符合标准的供肺称为边缘供肺。

获得健康、合适肺的标准：①供者年龄小于40岁；②无甲型肝炎、乙型肝炎、丙型肝炎，以及 HIV 抗体阴性、无传染病及吸毒史、无恶性肿瘤病史；③无心肺疾病史、无外伤所致的严重心肺损伤、无全身感染、无严重解剖畸形，吸入纯氧、吸气末正压 5cmH₂O 时，氧分压大于 300mmHg；④痰及纤支镜灌洗液涂片无明显致病菌及真菌；⑤供者和受者 ABO 血型相同、人类白细胞抗原（HLA）配型相近、巨细胞病毒（CMV）相配；⑥胸廓大小相近，胸部 X 线检查示肺野清晰。

边缘供肺的供体年龄可以放宽至 65 岁。

合适的供器官短缺已经成为实体器官移植广泛应用于临床的主要障碍，在西方国家大多数移植实体器官来自仍然有心跳的脑死亡供者，当完全符合脑死亡标准，并得到允许后才能从有心跳的捐献者身上获取适合移植的器官。估计脑死亡供者中只有 20% 的肺可以使用。其他实体器官移植已经开始使用无心跳供者。来自无心跳供者的肺移植也取得了可喜进展，并已经有了成功的报道，但是仍有许多实际困难阻碍着无心跳供肺移植的广泛应用。首先，器官捐赠应该是完全自愿的，依靠无私奉献和人的素养，只有积极捐献器官，才能增加移植的数量。不过实际捐献的器官数量仍然很低，目前增加器官捐献的诸多努力主要集中在公众宣传和教育。

脑死亡供者处理的一般原则：脑死亡会引起一系列病理生理反应，目前有些反应对移植器官的损害尚不清楚，供体处理包括一系列复杂的复苏努力来克服这些影响，最大限度地保存器官的活力，基本的目标是保持血流动力学稳定及所有准备移植器官的功能。超过 50% 的肾移植和肾以外的多数实体移植器官都能恢复功能，如果死亡供者符合脑死亡标准，且心功能尚好，多数器官都能够使用。脑死亡是不可逆的，移植器官能否恢复完全依赖监护技术，监护技术能够维持循环和呼吸生理平衡，如果没有监护支持，脑死亡的同时就会发生心肺死亡。

内科的职责：不管依据脑死亡标准还是依据心肺死亡标准，移植器官的恢复依赖死亡前后适当的内科处理，尽管有监护支持，脑死亡供者的处理仍然是一种挑战，因为脑死亡的自身平衡紊乱会产生病理生理改变，内科处理必须预防和治疗可能引起移植器官循环衰竭和永久性损伤的异常。

在手术室、监护室和急诊室接诊危重和创伤患者的医师，必须具有鉴别潜在器官供体的能力，并且知道脑死亡和器官捐献的标准。美国医疗照顾和救助服务中心要求，只有经过特殊训练的人员才能参与器官捐献的选择工作，多数学者认为器官获取协调者和治疗医师的合作是最有效的器官捐献途径，另外内科医师、器官获取组织和移植中心的有效配合能够最有效地提高供体状况，从而扩大移植器官的数量。这一点在拥有很多患者的专门创伤治疗中心特别重要。

器官是一种紧缺的公共资源，器官分配市场化的行为是不道德的，应该严厉禁止。

我国至今尚未通过有关脑死亡的法律法规，因此只能从传统意义上的"心脏停搏、呼吸停止"的器官捐献者身上获取移植器官，实际操作非常困难，器官质量没有确实保证。我国有识之士正在为改变这一状况而进行不懈努力。

2. 肺保护 理想的肺保护液应该能够防止灌洗期间肺间质水肿，抑制细胞内水肿、酸中毒和防止氧自由基对细胞和组织的损伤，并在肺保存期间提供必要的能量供给。

至今，临床上仍没有一种非常满意的肺保护液，无论是 EC 液还是 UW 液，其特点均是高钾、低钠。高钾不仅对血管内皮细胞有损伤，而且对肺血管具有收缩效应，其缩血管作用在肺动脉温度高于 10℃时不易被前列腺素 E₁ 所纠正。在短期的肺保存期间（6～8 小时），EC 液能较快地恢复供肺的结构和功能，但 8 小时以后，UW 液显示了更好的肺保护作用，它可降低肺血管阻力，提高肺氧合功能。

LPD 液是近年来研究较多的专门用于肺保护的细胞外液型保护液，其对供肺的良好保护效果主要是通过右旋糖苷 40 和低钾的作用。LPD 液低钾，对内皮细胞的损伤较轻，从而减少内皮细胞的生成和炎症介质的释放。溶液中的右旋糖苷 40 的作用：①提高保护液胶体渗透压，预防细胞水肿；②改善红细胞的变形能力，阻止红细胞聚集，并通过覆盖在内皮细胞和血小板表面，产生抗凝作用，改善微循环，保护内皮 – 上皮屏障，从而发生复流；③减少供肺脂质过氧化发生的可能性，保护肺表面活性物质的活力。

细胞外液型保存液在肺保护方面还具有某些其他优点，与 EC 液比较，LPD 液在保护肺泡Ⅱ型上皮细胞功能和内皮细胞的新陈代谢等方面有一定的优势。内皮细胞在调节肺血管的舒张和收缩功能中有重要的作用，并且是肺损伤的主要靶点。保持内皮细胞和肺泡Ⅱ型上皮细胞的完整性对肺保存有重要的意义。Sugita 的研究结果表明，细胞外液型肺保存液能有效地维持 Na^+-K^+ 三磷酸腺苷（ATP）酶活性，从而更好地保障肺泡液的吸收，减轻肺水肿。Suzuki 等也发现细胞外液型肺保存液影响 Na^+-K^+ATP 酶对 β - 肾上腺素能药物的反应性和肺泡上皮细胞的活性。Gamez 等报道称在肺移植术后早期恢复阶段，LPD 液可以使肺再灌注损伤发生率降低 50%。

Chu 等提出，供肺保存液的组成成分对肺的保存作用比其离子含量属细胞内液型或细胞外液型更重要，保存液中添加的保护成分通常更有价值。

（1）前列腺素及前列环素均为扩张血管的药物，前列腺素尚有免疫抑制、保护细胞、抑制血小板凝集、抑制血栓形成、抑制白细胞计数增多及释放溶酶体等作用，并有可能降低血管通透性。供者于术前注射或在保存液中加入前列腺素，可拮抗冷灌注所引起的反射性血管收缩和气道痉挛，从而使灌注液在肺内和支气管中更均匀地分布，从而减轻肺损伤，改善肺保存的效果，进一步延长肺保存时间。同时前列腺素 E_1（PGE_1）还可有效抑制钾离子介导的血管收缩。PGE_1 可以通过激活血管内皮细胞和平滑肌细胞中环磷酸腺苷依赖性蛋白激酶，维持肺血管内环磷酸腺苷（cAMP）的平衡，实现保护肺的作用，伊洛前列素（Iloprost）对长时间保存后肺泡表面活性物质的功能有更好的保护作用。

（2）一氧化氮（NO）作为一种重要的信使分子，具有维持细胞内环境稳定和保护细胞的作用，同时也参与细胞的损伤过程，NO 是以 *L*- 精氨酸为底物在关键酶——氧化氮合酶（nitric oxide synthase，NOS）的催化下合成的。NO 激活鸟苷酸环化酶，使细胞内钙离子浓度下降，从而舒张平滑肌，抑制炎症介质释放。因此能降低肺血管阻力，减少肺内分流、扩张气道、抑制局部炎症反应，从而改善供肺氧合。在肺灌注保存过程中，由于缺血、缺氧和低温等多种因素的影响，血管内皮和平滑肌细胞的 cAMP 水平明显下降，结果导致中性粒细胞聚集、肺血管渗透性增加、血管收缩加重，在一定程度上引起缺血 – 再灌注损伤。因此，在保存液中加入外源性环磷酸腺苷和硝酸甘油（外源性一氧化氮），可以有效加强对肺的保护作用。

（3）海藻糖和棉子糖在肺保存中的作用越来越受到重视。实验研究结果证实，海藻糖和棉子糖可明显提高肺保存液对肺保护的效果，延长肺保存时间。Wright 等研究表明，单用棉子糖进行肺保存也可以达到与 UW 液同样的效果，而且价格更便宜。海藻糖和棉子糖的作用主要是对其细胞进行保护，而不是能量维持，两者比较，海藻糖更具有优势。

（4）添加 1% 葡萄糖溶液的 LPD 液（LPD-glucose 液）为供肺有氧代谢提供了底物，延长了供肺缺血时限，显示了更好的保护作用。

（5）钙离子拮抗剂（如硝苯地平）可以阻断钙离子向细胞内流动，明显增强早期移植肺的功能，减轻钾离子导的血管收缩，比 PGE_1 更具优势。尼可地尔、吡那地尔属 ATP 敏感的钾离子通道开放剂，可以使平滑肌细胞的钾离子通道开放，导致钾离子外流和静息膜电位负相转移，使静息时的细胞超级化，最后细胞内钙离子减少，平滑肌松弛，外周血管扩张，阻力下降。

（6）抑肽酶是一种非特异性丝氨酸蛋白酶抑制剂，可以通过抑制肺移植早期炎症反应、中性粒细胞渗出等多种途径，减轻缺血再灌注损伤。

（7）正常情况下体内细胞产生少量氧自由基，肺对氧自由基是高度敏感的，缺血再灌注时，大量的氧自由基形成，其与细胞膜脂质反应，导致细胞损伤及通透性改变。因此，自由基清除剂可以作为肺动脉灌注液的基本组成成分，如 UW 液含有别嘌呤醇，EC 液含有甘露醇、谷胱甘肽，LPD 液含有低分子右旋糖酐等，这些成分可作用于氧自由基形成的不同环节，进而改善移植肺功能。

施尔生液（去极化高钾液，血管保护液）在保护肺血管功能方面稍优于 LPD 液，可能主要是由于其含有还原谷胱甘肽（GSH）、组氨酸等物质，这些物质在预防自由基损伤中具有重要作用。

此外，还有在灌注保存液中加入补体活化阻断剂、组氨酸、炎性因子抑制剂、维生素 E、维生素 C、尿激酶等的试验研究，但是目前均尚未应用于临床。临床实际应用的仍然是 EC 液、UW 液和 LPD 液，近年来应用 LPD 液的单位逐渐增多。

关于肺保护液的优劣目前只能是回顾性临床分析、研究，未开展过随机双盲对比研究，有待今后进一步研究。

灌注方法：可以使用经肺动脉灌入、经肺静脉流出的顺行灌注；经肺静脉灌入、经肺动脉流出的逆行灌注；还可以在植入之前再次灌注，以利于冲洗去除保存过程中产生的氧自由基、激活的炎性介质和补体等细胞毒性成分，较单次肺动脉灌注更能减轻肺内皮细胞和肺泡细胞的损伤。

首都医科大学附属北京安贞医院早期 8 例肺移植均使用该院药房配置的改良 EC 液，2004 年以后开始使用 LPD 液，保存时间最长的病例保存时间接近 10 小时，手术仍然获得成功。具体使用的肺保存条件是：先顺行灌注，灌注液量为 50 ～ 60ml/kg；温度为 4 ～ 8℃；灌注时压力为 40cmH$_2$O；灌注时肺通气，吸入氧浓度为 50%，肺膨胀程度为 50%；保持肺膨胀状态并放入保存袋，保存液温度在 0 ～ 4℃；保存时间不超过 8 小时；置入胸腔前 10 分钟再经左房袖逆行灌约 250ml LPD 液。

为了解决供肺短缺的问题，学者们注意到无心跳供体（NHBD）肺。肺是实体器官中唯一不依赖灌注进行细胞呼吸的器官，肺内呼吸是通过气体相位进行的，因此肺实质在循环停止以后仍可能存活一段时间。大量实验证明只要在心跳停止的最初几分钟内及时给予全身肝素化及局部有效降温，无心跳供体肺完全可以用于移植，而且进一步研究显示，用去白细胞血灌注，或在灌注时加入 10mg 中性粒细胞弹性蛋白酶、硝酸甘油、前列腺素等可以改善无心跳供体肺的早期功能。

由于我国尚未确立脑死亡法规，目前的肺移植都是心跳、呼吸停止并确认死亡后短时间内获取的供肺，因条件所限，供肺质量得不到充分保障，因此存活率、术后并发症都受到极大影响，这也是肺移植落后于其他大器官移植的主要因素。近

年来我国生前或死后亲属遵遗嘱签署捐献遗体协议的逝者明显增加，供体的来源及质量明显改善，相信器官移植事业将会迎来突飞猛进的发展。

据 ISHLT 统计 2009 年 1 月至 2015 年 6 月 10 883 例双肺移植及 4370 例单肺移植的中位缺血时间分别是 5.5 小时和 4.2 小时，个别病例超过 10 小时，仍可存活。

ISHLT 发现，供肺缺血时间与术后急性排异相关，供肺缺血时间较长的受体，术后 1 年发生急性排异的概率较高。

3. 活体肺叶移植 鉴于供肺极度短缺，外科医师摸索出肺叶移植的技术，该技术更适用于儿童及体格较小的成年人，患者体重一般在 20 ～ 50kg。肺叶移植早期只应用于肺囊性纤维化，后来逐渐扩大至儿童原发性肺动脉高压、闭塞性细支气管炎、成人肺纤维化、特发性间质肺炎、支气管扩张等。

正常人有 5 个肺叶，右侧 3 叶、左侧 2 叶，2 个供体各捐献 1 个肺叶，左下叶或右下叶，还留有 4 个肺叶，基本上不影响肺功能和日常生活质量。受者切除两侧全肺，植入分别来自 2 个供者的 2 个肺叶，就能得到非常满意的肺功能和正常生活质量。

亲友捐献肺叶移植可以计划安排手术时间，不必在医师和手术室人员很累的夜间做手术。还可以像肾移植一样从有遗传关系的亲属中选择供者，以便得到更好的结果。活体肺叶移植还可以避免脑死亡供体在转运过程中缺血、缺氧，活体肺叶移植的缺血、缺氧时间可以很短。活体肺叶移植的长期及短期效果均比无心跳供体肺移植要好，尤其是二次移植，围手术期死亡率分别为 7.7% *vs.* 42.3%，5 年生存率分别为 40.4% *vs.* 29.7%。

供肺下叶的切取与肿瘤或感染性病变的单纯下叶切除有非常重要的区别，即所有的解剖应远离下叶，以减少对其损伤，防止移植后肺组织漏气；切取肺叶的支气管、肺动脉及肺静脉时，应保留合适的长度及口径，以利于和受者的支气管、肺动脉及肺静脉吻合。

目前我国肺移植经验尚不够丰富，但多家医院已经积累了无心跳供体肺叶移植的经验，北京安贞医院完成了 2 例无心跳供体肺双侧肺叶移植，获得满意效果，但是开展亲属捐献肺叶移植尚需

进一步积累经验。

异种移植将是解决合适的供体短缺问题最有希望的方法，但是这将依赖于免疫抑制方面的进展，实现这一技术仍然存在很多障碍，有待逐步克服。

4. 供肺的采集 通常供肺与心脏一起采取，标准胸骨正中劈开，主动脉和上、下腔静脉套带子，纵行打开胸膜从膈肌到胸顶，剪开心包，下肺韧带游离到下肺静脉，左右肺动脉从分叉处游离到肺门，主动脉及主肺动脉根部缝置荷包线，分别插入直径10mm 的灌注管，当各个移植组都准备好以后，在50ml 生理盐水中溶解 500μg PGE$_1$ 并迅速注入肺动脉，血压降低后结扎上腔静脉，横断下腔静脉，阻断主动脉之前剪开左心耳（图 11-0-4）。

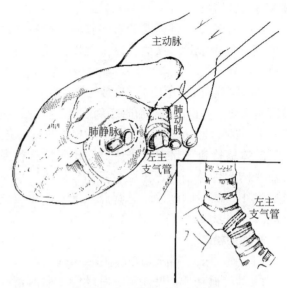

图 11-0-5　切取心脏示意图

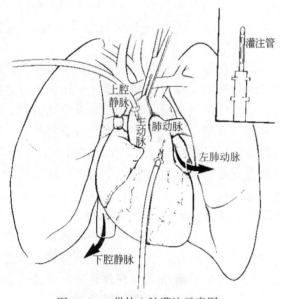

图 11-0-4　供体心肺灌注示意图

这一步骤对于降低左、右心室压力，以及最大限度地减少肺实质损伤很重要。在灌注压（40cmH$_2$O）下，于主肺动脉灌注 6000ml（100ml/kg）4 ~ 8℃的肺保护液，同时于升主动脉灌注心脏停搏液，灌注期间持续肺通气，心脏和肺表面放置盐水冰屑，灌洗结束后开放气管插管使肺萎陷，抬起心脏显露左、右肺静脉，在距离静脉开口 5mm 处切开左心房（图 11-0-5）。并从左心房上切下肺静脉，仅保留 5mm 的左心房袖，在左、右肺动脉分叉处横断肺动脉主干，移出心脏，这时用电凝分离支气管周围软组织，经肺通气膨胀、肉眼观察没有肺不张以后，再双重夹闭支气管、切断、移出肺

组织，摘取隆突下淋巴结进行组织配型，供肺放入保存液中储存、转运（图 11-0-6）。

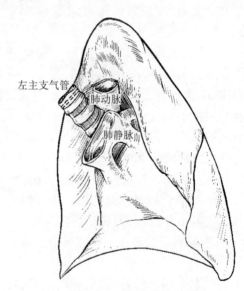

图 11-0-6　切取供肺示意图

五、术前检查和准备

1. 移植患者的病史采集

（1）现病史：注意肺部疾病的起因、发展、治疗过程和效果（尤其是使用过激素的患者，要注意用量、持续时间），以及目前主要不适、活动耐量、吸氧量、持续时间。

（2）既往史：注意是否有胸部外伤或手术史；

是否有器官移植史。

（3）个人史：注意是否有对饮食、药物的特殊依赖，是否吸烟、饮酒，以及程度；是否有吸毒史。

（4）家族史：注意是否有家族性肺部疾病病史、糖尿病病史、高血压等心血管疾病病史、消化道溃疡病史、遗传性疾病病史、精神病病史、肿瘤病史。

2. 体格检查 除常规查体，发现阳性体征及有意义的阴性体征外，要注意身高、体重，以及胸廓大小，测量胸围，注意营养状况，体重应达标准体重的 80% ～ 120%。

3. 辅助检查

（1）血、尿、粪常规检查；血型（ABO、Rh）。

（2）凝血功能、肝功能、肾功能（肌酐清除率）、电解质、血糖、糖化血红蛋白检查。

（3）淋巴细胞毒性试验；组织配型：HLA-A、HLA-B、HLA-DR。

（4）细菌病毒等筛查：甲、乙、丙肝炎病毒，梅毒螺旋体，艾滋病病毒、巨细胞病毒（CMV）、EB 病毒检测；痰培养。

（5）纤维支气管镜检查：刷片、灌洗液的细菌、真菌检查及培养，病毒学检查。

（6）肺功能检查：胸部 X 线检查、CT、肺通气及换气功能、血气分析、6 分钟步行距离、放射性核素肺扫描。

（7）心功能检查：心电图、动态心电图、运动试验、超声心动图、核素心肌显像、CT 冠状动脉成像、右心导管、冠状动脉造影，以便确定左心功能基本正常，右心功能移植后可以恢复。

（8）其他器官功能检查：腹部 B 超、胃镜、肠镜等。

4. 术前准备 积极治疗肺部疾病，尽力控制恶化速度，注重呼吸康复训练，有利于患者耐受手术及术后康复。改善营养状况，积极进行心理指导，使患者做好充分心理准备，配合手术及围手术期康复治疗。

六、肺移植术的麻醉及体外循环

肺移植术的麻醉（anesthesia for lung transplantation）在众多的器官移植术麻醉中，是难度最大的一种。承担此种手术麻醉的医师还须去处理在过去看来不可思议的事情，如一名晚期肺实质性病变的患者，表现为呼吸功能完全丧失，按传统的标准，属于麻醉禁忌证，已经不适合施行全身麻醉，尤其不适合用间断正压通气，然而为完成移植术却需要全身麻醉，术中还需要单肺通气和阻断肺动脉，而且要保证患者循环不发生意外。这些对于麻醉医师来说是一种挑战，只有经验丰富的麻醉医师才能胜任这项工作。手术前一日主麻醉医师要与主刀医师沟通，确定患者切皮时间。一般以患者入室麻醉诱导到完成各项操作需 1 小时左右。

移植患者术前的呼吸支持、治疗原发疾病的药物均必须继续，红细胞增多症患者包括艾森门格综合征患者，可以考虑采集自体血以备术后使用，或者单纯静脉输液，避免脱水引发血栓。依据培养结果选用无肾毒性的敏感抗生素。术前 6 小时禁食禁水。

由于移植患者肺功能及循环储备极小，麻醉诱导时用药剂量稍大或给药速度较快都会导致循环衰竭，应缓慢诱导。插入双腔气管插管后，仔细听诊双肺呼吸音，并行纤维支气管镜检查，以确保插管双侧通气孔到位。术中应用的药物较多，应准备好足够的通路，穿刺中心静脉放置漂浮导管，送入病变严重的一侧肺。麻醉后吸入纯氧，有助于提高血氧水平，改善组织缺氧。

吸入性麻醉药可显著抑制心肌收缩力，对肺有强烈的刺激作用，且均可增加肺损害，所以不主张使用吸入性麻醉药。静脉复合麻醉是肺移植理想的麻醉方法，麻醉药不经肺摄入或排出，可避免麻醉药对肺的损伤，有利于肺保护。

监测是器官移植术极其重要的任务，只有在完善的监测下发现问题并及时纠正，才可能维持重要脏器的基本功能，保证患者的安全。局部麻醉下桡动脉、股静脉或颈内静脉置管（对于不能头低脚高位，只能坐位的患者，虽然气胸的风险较高，静脉置管绝不能省略），同时要送入漂浮导管。监测可及时、准确地了解患者机体各重要脏器功能的变化，以便指导精确的治疗。气管插管成功后，摆体位前应留置经食管超声探头，术中监测肺静脉吻合口及右心功能，以及左心功能的变化，有助于确定术中是否需要使用体外循环机或体外膜肺。放置胃管。摆体位时还需要放置消毒过的空气保温毯，以保证术中适当的体温。

　　术中肺动脉阻断后如果出现右心室扩张，收缩力下降，经过最佳的通气支持、恰当的正性肌力药和肺血管扩张药治疗后情况无改善，则应考虑使用体外循环。标准：①呼吸性或代谢性酸血症，pH < 7.20；②吸入氧浓度为100%时，$SaO_2 \leqslant 90\%$，$PO_2 \leqslant 65\%$；③ $CI \leqslant 2.0L/(min \cdot m^2)$，平均肺动脉压 $> 40mmHg$。随着肺移植经验的积累和技术水平的提高，特别是自采用双侧序贯单肺移植术以后，多数病例可以不使用体外循环完成手术，但是移植手术都应准备体外循环设备，并且有一组熟悉体外循环技术的人员随时准备。当然体外循环不仅操作复杂，而且可能引起并发症，如肺部感染、肝素化时容易引起渗血等，因此应该尽量避免使用体外循环。

　　近年来，借助材料学、工程学等相关学科的研究成果，以体外膜式氧合（extracorporeal membrane oxygenation，ECMO）的技术发展最为迅速，逐渐形成新兴的交叉学科，在术中对呼吸循环不稳定的患者进行支持。与使用体外循环有所不同，ECOM 已经展现了可喜的应用前景，但是尚有待进一步总结、比较。ECMO 的另一个应用较多的方面是移植术后肺功能支持，尽早使用效果较好。

　　术后早期镇痛极其重要，有助于患者尽早拔除气管插管、咳嗽排痰及康复治疗。

七、手术操作

　　1. 手术入路的选择　经典的整体双肺移植是劈开胸骨整块植入供体的双肺，这是需要完全体外循环才能完成的复杂手术，由于风险大，逐渐被双侧序贯式单肺移植所替代，手术时使用横断胸骨、经双侧第 5 肋间切口进胸，即"蛤壳式"切口，相继进行连续左、右单肺移植。随着移植技术的不断成熟，现在已经可以经过双侧第 4 肋或第 5 肋间前外侧切口，只切断一根肋软骨，两侧分别开胸，正中皮肤切口也可以不连续，分别完成两侧单肺移植。囊性纤维化患者经常有胸顶粘连，而且肺门上提，最好从第 4 肋间进胸，第 5 肋间特别适合 COPD 患者（图 11-0-7）。

　　患者仰卧位，胸廓前后径特别大的一般是阻塞性肺疾病患者。双臂放在两侧，如果胸廓基本正常，要把两臂上抬90°，曲肘90°，绑在头架上，但要避免臂丛神经牵拉。手术消毒范围要尽量向两侧胸壁延伸，并包括两侧腹股沟；吸引器及输液管道要足够长，以便于手术床最大限度地向两侧旋转，也就是向术者的对面旋转，以保证术者完成两侧肺移植。如果仅做单肺移植，仍然可以使用后外侧切口，经第 5 肋或第 6 肋间进胸，这完全由术者的经验及习惯决定。

　　2. 单肺移植手术技术　在供肺到达前 1 小时左右开始麻醉，插入漂浮导管和动脉测压管，如果术前通气灌注扫描显示两侧肺功能有明显差别，一般选择先移植功能较差的一侧，如果两侧肺功能都不好，则依医师的习惯来选择先做哪一侧。但是，不要先做曾经受过外伤或做过手术的一侧，以免拖延手术时间。限制性肺部疾病一般用后外侧切口经第 4 肋间进胸，COPD 经第 5 肋间进胸更好。一般使用双腔气管内插管，左侧单肺移植时也可以用带 7 号阻断球囊（80cm，2.5ml）的气管内插管。游离受体肺动静脉及主支气管，沿肺静脉周围切开心包；试关闭肺动脉 5 分钟，确定患者能否耐受，是否需要体外循环。

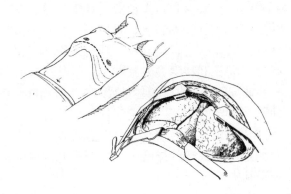
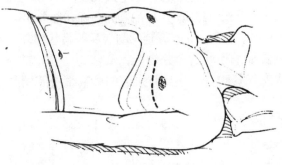

图 11-0-7　手术入路示意图

供肺到达后切除病肺，与标准的肺切除相比，移植全肺切除有许多改进，手术侧肺萎陷，保持对侧单肺通气。游离肺动脉包括上叶的第一分支，暂时阻断肺动脉，观察肺动脉高压的程度和右心室灌注对侧肺的功能。结扎肺动脉第一分支及下干后，在其远端切断肺动脉。游离上、下肺静脉，在断口的分支处分别结扎，这样就可以保证心房有足够的长度，在肺静脉近端用心耳钳夹闭左心

房，并将上、下肺静脉间隔打开，形成左心房袖，以利于与供体心房吻合。结扎和切断支气管周围和隆突下的血管。在囊性纤维化患者钝性分离时要电凝淋巴结和增粗的支气管动脉，在接近上叶支气管处切断主支气管，要注意尽量不解剖近端支气管，并保留周围血管。放入供肺前要仔细止血，特别是后纵隔，否则移植完成后止血非常困难（图 11-0-8）。

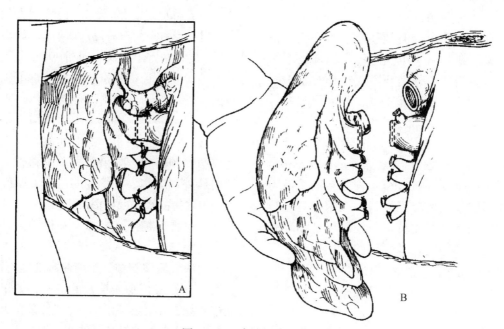

图 11-0-8　病肺切除示意图

供肺到达置入同侧胸腔的后部，用冰纱垫包裹供肺，继续保持供肺低温。植入过程中依先吻合支气管，再吻合肺动脉，最后吻合左心房的顺序，从后到前。

首先进行支气管吻合，显露支气管可能有些困难，尤其是左侧，小心地牵拉已游离的肺动脉和上肺静脉可以较满意地显露下面的支气管。先将支气管后壁的软组织用 4-0 的 PDS（polydiaxone）线连续缝合，再用 4-0 PDS 连续吻合后壁膜状部，前壁软骨部采用间断套叠缝合，通常 5～6 针就能完成支气管吻合，并且对血运的影响最小（图 11-0-9）。

也可采用"8"字缝合，供、受体的支气管口径大小总有些差别，只要缝合跨越一个软骨环就会自然套入。当 2 个支气管口径已经很小时，要避免使用套入缝合，否则最终会影响气道内径。吻合完

成后将吻合口浸泡在冷盐水中膨肺，确定吻合口无漏气后，用支气管周围软组织覆盖吻合口。

经过多年实践，肺移植技术已经基本成熟，1983 年以前肺移植手术失败的重要原因是气道吻合口愈合不佳，Cooper 等用大网膜包绕吻合口的方法使手术获得成功，其后逐渐认识到不用大网膜包绕，只要避免过多游离受体支气管，并尽量缩短供体支气管的长度，只用支气管周围组织包绕吻合口，就可以达到满意愈合。当然，仍然有吻合口裂开和狭窄并发症的发生，其原因有待进一步研究解决。有学者主张重建支气管动脉供血，使支气管愈合更好，纤毛运动得到改善，但是因为技术复杂、耗时较长，可能造成较多出血，以及如果重建失败将导致气道完全裂开的风险，未能得到推广。

继之修剪供、受体的肺动脉，保留合适长度。

如果过短，缝合后会有张力，易漏血，同时两端又都不应过长，否则肺膨胀后过长的肺动脉会在吻合口处扭曲。另外，供、受体的肺动脉要很好对位，上叶第一分支是对位的标志。如果供、受体肺动脉口径不一致，应该将较细的一侧纵行剪开，再吻合，尽量避免将较粗的一侧缝缩。用 5-0 聚丙烯线连续缝合肺动脉即可（图 11-0-10），缝合时应该行外翻缝合，切实保证内膜对内膜，缝线不能收的过紧，以免在吻合口形成"钱袋收缩"，产生吻合口狭窄。在收紧缝线之前、未开放肺动脉阻断钳时用肝素盐水排气。此时给予首剂 500mg 甲泼尼龙，预防再灌注损伤。

最后用 3-0 聚丙烯线连续吻合左心房袖，同样注意内膜对合，松紧适度（图 11-0-11）。

当左心房袖缝合完成后，在左心房缝线打结之前供肺通气，麻醉医师轻轻膨肺再开放肺动脉钳，1～2 分钟后肺动脉血流从左心房袖吻合口流出后，再夹闭肺动脉钳，开放左心房阻断钳，见

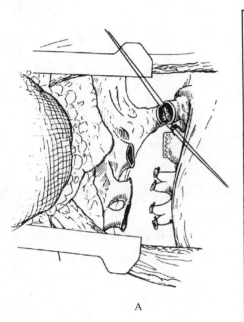

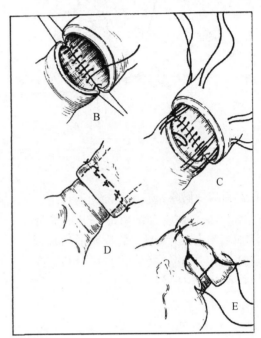

图 11-0-9　支气管吻合示意图

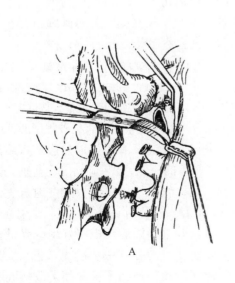

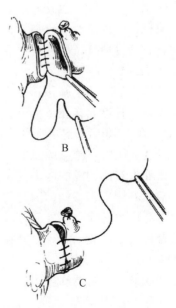

图 11-0-10　肺动脉吻合示意图

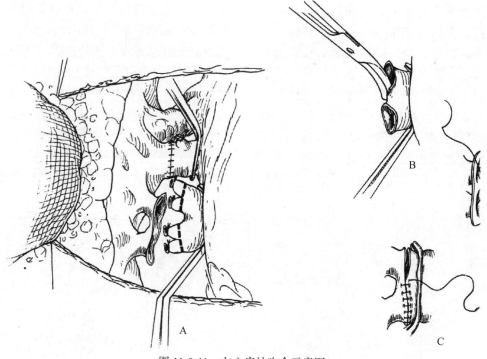

图 11-0-11   左心房袖吻合示意图

到左心房逆行出血后，撤除左心房阻断钳、打结，再撤除肺动脉钳。左心房吻合结束准备开放循环时，开始滴注前列腺素 E_1。大量实验证明前列腺素 E_1 可以改善肺再灌注损伤。然后肺通气，并立即使用 $10cmH_2O$ 呼气末正压通气（PEEP），一直维持到术后，预防再灌注肺水肿。

彻底止血后胸顶和肋膈角放置胸腔闭式引流管，用粗的可吸收线关闭肋间，表层用不可吸收线缝合，皮肤用皮钉，纱布包扎。最后拔出双腔气管插管，换粗口径的单腔气管插管，纤维支气管镜检查支气管吻合情况，离开手术室前彻底吸除气道内残余分泌物。

限制性疾病患者左侧单肺移植效果很好，因为左侧膈肌可以在骨骼肌作用下向下移位，使移植肺充分膨胀。COPD 患者右侧单肺移植效果较好，因为保留的过度膨胀的左肺使膈肌向下移位的能力比越过中线疝入右侧胸腔的能力强。原发肺动脉高压患者常做右侧单肺移植，因为如果需要，经过主动脉右心房插管建立体外循环较容易，肺动脉高压患者也可以经股动脉、股静脉插管建立体外循环或建立体外膜肺支持。

对于 COPD 患者，如果单肺移植的对侧肺存在明确的灌注很差的"靶区"，同时实施肺减容术，可以改善术后早期肺功能，减少气体滞留和肺过度膨胀。

3. 双侧单肺移植技术   双肺移植主要用于感染性肺疾病患者，如囊性纤维化、支气管扩张患者施行的手术。化脓性肺疾病患者大量脓性分泌物不仅可以引起通气不良，也可以溢过隆突污染新移植的肺。这种患者开始麻醉时要先插单腔气管插管，用纤维支气管镜将所有气道分泌物吸除干净，以后再改换成双腔气管插管。手术时麻醉医师要定时反复吸痰，外科医师也要在术中经开放的支气管断端吸痰。

可靠的血流动力学监测非常重要，尤其是在植入一侧肺并夹闭肺动脉时，要连续监测。有时股动脉插管可以避免低温对桡动脉压力曲线的影响，特别是在手术后期患者通常有某种程度的低温。

根据术前通气灌注扫描显像定量结果，先移植功能较差的一侧，如果肺功能无差别，先做右侧。右侧一般比较大，可以最大限度地避免使用体外循环，而且做左侧时要推挤心脏，常引起低血压，植入右侧健康肺以后可以更好地耐受低血压。为避免顺应性差的肺进一步过度膨胀，也为了避免单侧通气造成肺损伤，目前都是双侧同时开胸，提前游离双侧肺门和两侧弥漫性粘连，如此可以减少第 2 个单肺的缺血时间。

在双侧序贯单肺移植时并不常规使用体外循环，双侧开胸切口对于常规方法经心包升主动脉和右心耳插管则非常方便。对于持续低氧血症、高碳酸血症和酸中毒患者，或严重肺动脉高压引起右心功能不全的患者，判断是否需要使用体外循环，有时可以预先使用前列腺素 E_1 和全身血管活性药物来控制肺动脉高压，若顽固性肺动脉高压就需要体外循环。另外，囊性纤维化患者在手术开始时，单肺通气不能满足手术要求，常是因为对侧气道内充满黏稠的脓痰，从双腔气管插管送入的细吸痰管不能把痰吸出，则需要使用体外循环。具体操作与单肺移植基本相同。

在双侧序贯单肺移植经验积累的基础上，近几年进展较快的是活体肺叶移植。两个供体分别切取左下肺叶、右下肺叶，切下的供体肺叶经支气管内插管并用 50% 的氧通气。采用顺行或逆行灌注，甚至二次复灌，确保供肺肺叶充分灌注至组织变成白色。儿童气管内径小，不允许插双腔管，可以用单腔气管插管和一个前端带充气气囊的导管，或常规使用体外循环。受体置仰卧位，上肢和肘弯曲 90°。右下肺叶供体植入右侧胸腔，支气管和肺动脉的吻合同单肺移植，将供肺叶的静脉吻合到受体的上肺静脉或左心房袖上。右肺叶灌注的同时用同样的方式完成左肺叶移植。由于移植的肺叶很难完全填满整个胸腔，因此常有液体和气体潴留，胸腔闭式引流管可能需要留置较长时间。

八、术后处理

肺移植的术后处理是肺移植成功的重要组成部分，比一般胸部手术复杂且困难，它跨越几个专科的界限，包含了心胸外科、呼吸科、监护室、心内科、免疫科、感染科和精神科等。精确地说，患者的康复需要许多医护人员共同完成，因此认真组织非常重要，各科密切配合，相互交流，综合分析，做出决定，对于术后处理至关重要。

所有患者移植术后从手术室直接送到监护室，最好是心胸外科监护室，要由经验丰富、经常护理重病患者的护士负责，护士与患者的比例最少是 1∶1，必要时可以 2∶1。无须绝对隔离，只

要注意洗手、戴帽子口罩和手套就足够了。必需的基本监测包括心电图、动脉血压、漂浮导管、尿管、持续氧饱和度、液体平衡监测等。12 ～ 24 小时以后，患者情况稳定，可以逐步减少监护，通常在监护室监护 2 ～ 3 天，逐渐增加活动量，可以逐一拔除漂浮导管、胸管和尿管等。和任何胸外科手术一样，肺膨胀满意、胸内无残腔、无出血、引流量很少是拔除胸管的指征。

手术后早期机械通气与现在监护室使用的基本相同，选择标准的容量通气。肺移植患者没有太特殊的要求，只需保持呼吸道通畅，因此容量和脱机指标也和一般情况一样。强调经常吸痰对患者恢复非常重要，某些情况下需要合理地变换体位，以便血流到达一侧或另一侧肺。

肺气肿患者单肺移植后要慎重使用 PEEP。一方面，由于供肺和自体肺的大小和顺应性的差别，可能引起一侧肺过度膨胀、纵隔移位和血流动力学受到影响，对这类患者使用 PEEP 时要特别注意。另外，选择供肺时要适当大一些，以便减少上述问题的发生。另一方面，对肺血管疾病患者和自体肺血管阻力增高的患者，要特别注意防止发生肺水肿和肺渗出，一定要用 PEEP，而且在手术室刚开始恢复通气的时候就要使用，最少为 $5cmH_2O$，有时更高一些，必要时可以在移植后 1 ～ 2 天让患者处于麻醉状态，更重要的是这类患者需要患侧在上，以便于引流和防止间质水肿。

手术后检查血常规、环孢素血液浓度和淋巴细胞计数，根据指端血氧饱和度监测动脉血气，这样可以尽快减少吸入氧流量，尽早脱机。每天 2 次床旁胸部 X 线检查，检查时尽可能采用相同条件、相同位置，以便与以前的胸部 X 线检查进行比较。之后可以改为每天 1 次，逐渐减少胸部 X 线检查次数。有条件时允许并鼓励患者活动，早期坐在床上摆腿，在床边踏步、站立、步行，活动时要继续监测动脉血氧饱和度，以便及时发现任何变化。

肺移植患者术后的液体平衡很重要，术后早期要让患者保持干燥一些，避免过多输入晶体液，合理使用胶体液、升压药和利尿药。由于新移植肺在采取时淋巴系统受到破坏，对液体过量非常敏感，因此要严格控制液体量，静脉输入药物的液体量也要仔细计算，使达到最小量，以防止晶

体液过量。

排异反应是器官移植成功的主要障碍，为使移植肺存活，必须终身应用免疫抑制剂。免疫抑制从手术前分别静脉输注或口服硫唑嘌呤（或骁悉）和环孢素（或普乐可复）开始，手术前给免疫抑制剂的方法并不统一，但是需提醒麻醉医师在手术中不要丢弃胃内容物，如果手术需要体外循环就不要给环孢素，因为环孢素可能会增加肾损害。移植完成开放肺循环前开始静脉输注甲泼尼龙 1g，手术后给泼尼龙 120mg/8h，连续数天，逐渐减量至口服剂量。根据肾功能和血浓度分次静脉给予环孢素（或普乐可复），继续给硫唑嘌呤（或骁悉），当患者肠道蠕动恢复可以吸收时，三种药都要尽快改成口服。一般术后第 6 天开始口服泼尼松 1mg/kg，每周从每天的剂量中减少5mg，直到 10～15mg/d 的维持剂量，同时根据肝功能和血液化验结果调整药物浓度。

根据 ISHLT 统计，2004 年 1 月至 2016 年 6 月接受肺移植并出院的 19 656 位患者使用了泼尼松，其中 60% 接受了诱导治疗，随着时间的推移，白细胞介素 -2（IL-2）拮抗剂的使用越来越多，近年来已经达到 80%。使用多克隆抗淋巴细胞球蛋白 / 抗胸腺细胞球蛋白的患者比例逐渐下降，同时仍然有一小部分患者接受阿仑单抗治疗。这些患者使用他克莫司和霉酚酸酯 / 霉酚酸（MMF/MPA）进行免疫抑制维持至少 1 年。近 10 年环孢素和硫唑嘌呤的方案已经逐渐减少。

早期的排异反应只能是临床诊断，患者感觉不太好，但又说不出具体什么问题，白细胞计数可能有些增高，低热，氧饱和度下降，胸部 X 线检查示改变主要是出现结节影、轻度间质水肿、浸润、渗出甚至肺实变，争取在这些改变出现之前做出诊断，但这些改变有时是突发的。尽快行痰细菌培养，判断这些改变是否由感染引起，纤维支气管镜检查可以获得合适的标本，并且能了解供体支气管的生长能力。此时做经支气管活检帮助不大，常得不到特异的组织学改变，因此可以不做活检。一旦排除感染，就可以连续 3 天给甲泼尼龙 1g，既为了诊断又为了治疗，如果 12 小时内上述病情得到改善，或病情大部分好转或解除，即可以诊断排异反应。如果病情没有改善甚至恶化，则需进一步查找不明显的感染源、

血管吻合口或其他合并症。如经支气管活检不能迅速诊断，必要时可考虑开胸活检。

ISHLT 发现，供肺缺血时间与术后急性排异相关，供肺缺血时间较长的受体，术后一年发生急性排异的概率较高。

感染性并发症是肺、心肺移植早期（术后 30 天至 1 年）死亡的主要原因。感染的发生与手术后大剂量使用免疫抑制剂有关，但是又存在许多与其他实体器官移植后感染的不同之处。首先，即使在最好的环境下进行的肺移植也是一种污染手术，移植肺在器官采取时经常是携带细菌的，受体可能存在慢性化脓性支气管疾病；手术时开放的供、受体气道增加了污染手术术野的危险；供、受体共生的细菌可能引起手术后急性肺炎。其次，由于移植肺与外界相通，移植肺容易受到空气污染。再次，移植器官本身是主要的感染目标，也是最容易受到影响的部位，有时感染很像排异，所以可能造成诊断和治疗的错误。最后，感染可能促进排异和（或）闭塞性细支气管炎的产生。闭塞性细支气管炎等移植物失功能是肺移植生存 1 年以上患者晚期死亡的主要原因，肺移植术后淋巴增生性障碍也是一个重要的原因，同时非淋巴性的恶性肿瘤也逐渐增多，成为肺移植术后晚期死亡的原因之一。

正常情况下，支气管上皮细胞通过黏液分泌和黏液纤毛运动、咳嗽反射等生理机制发挥防御作用，防止感染。但是在肺移植后，由于支气管血运中断，功能受损，增加了感染的可能性。再加上肺是唯一与外界环境直接相通的实体内脏器官，大量潜在的感染源始终威胁着移植肺的安全，在长期使用免疫抑制剂的情况下，移植肺一直处于感染的危险之中。大多数肺移植术后死亡都是感染所致，包括细菌、病毒和真菌感染，因此有必要预防性用药。

预防细菌感染，可从经验性用药开始，逐渐改成根据移植时供体支气管分泌物培养结果、受体纤维支气管镜分泌物及咳出痰的培养结果用药，在等待结果时可以使用头孢类药物。

移植术后结核感染并不少见，可能与供体带有潜在结核病灶及移植术后免疫抑制治疗有关。当确定结核感染后应用抗结核治疗时，注意环孢素的血药浓度，抗结核药利福平影响环孢素血药

浓度，常需要加大环孢素的剂量。

移植后早期真菌感染已经比较常见，移植前很多患者已经用了很长时间的激素和各种抗生素，因此常有曲霉菌、念珠菌和其他真菌。当开始使用大剂量免疫抑制剂时，临床出现感染并不奇怪，所以使用小剂量的抗真菌药物，如两性霉素或依曲康唑进行预防合情合理。如果有任何感染的证据，就要把药物的剂量增加到治疗剂量水平，此时需特别注意肾功能。

病毒感染同样也是肺移植患者死亡和发生并发症的原因。人口中约80%已经有巨细胞病毒（CMV）感染，所以供体和受体都要检查血清CMV。巨细胞病毒可以是肺炎和多器官疾病的感染源，因此预防很重要。理想的供、受体匹配是获得一个CMV检查呈阴性的供体，并保证所有血液制品的CMV检查都是阴性，但这种可能性极少。ISHLT 2016年统计表明，供、受体巨细胞病毒均为阴性的患者与供、受体不匹配的患者移植后1年、5年、10年的生存率分别为87%和84%；61%和51%；35%和28%。数据显示CMV检查为阴性的受者与CMV检查为阳性的供体匹配对长期生存具有潜在的不利影响。一般在CMV不完全匹配的情况下可以在移植后90天内预防性使用更昔洛韦，并测定尿量和监测肝功能，该药物有时也用于治疗。其他病毒感染，如呼吸道合胞体病毒、腺病毒肺炎等比较少见。

肺移植后进行纤维支气管镜检查尚无统一规定。一般完成移植后，在手术室做一次纤维支气管镜，检查支气管吻合口，排除技术缺陷造成的问题，并保证彻底清除血块和其他碎片。气管插管一般保留12～24小时，在拔除气管插管之前再做一次纤维支气管镜检查，此时做纤维支气管镜检查并不会太痛苦，目的是了解供体支气管是否已有满意的血液供应，同时做细菌学检查。以后再做纤维支气管镜检查的目的是采取样品，当怀疑有排异反应时，采取活检及了解气道愈合情况。出院前多数患者都已做过几次纤维支气管镜检查，出院后若有特殊情况可再行纤维支气管镜检查。

经食管超声技术已经被应用到肺移植术后检查，可以在床边或手术室进行，以了解动静脉的状况，对临床非常有用。在移植过程开放肺动脉阻断钳后4～6小时，突然出现呼吸困难、严重低氧血症、血流动力学不稳定和肺水肿，多数是免疫现象，但是也可能是静脉吻合口阻塞。用经食管超声技术可以清楚地了解流出道的情况、血流量和特性，还可以检查血管吻合口，多数情况下能满意地显示血流。必要时可以重复做这项检查，这样就能很容易发现患者是否有异常。

肺通气灌注扫描能确定两侧肺灌注是否适当，手术后肺灌注扫描可以确定移植肺的血流量，不同疾病的血流量可以从60%～95%，移植后尽快做一次 V/Q 作为基础，当灌注减少时，考虑可能与排异有关，因此，此项检查可以增加对诊断排异的信息。

有些很小但在肺移植患者早期护理中很重要的问题，如早期活动、早期拔管和积极的理疗都有很大帮助。用附带氧气和指端氧饱和度监测的特制轮椅，允许患者离床活动，必要时还可以增加支气管扩张剂的吸入，或某些抗生素的吸入，将有助于移植患者尽快康复。

九、肺移植术后并发症

肺移植的对象是病情非常严重的患者，且供体肺又经过摘取、灌洗、保存、植入及术后免疫治疗，所以术后并发症比一般肺部手术多且复杂。常见的非感染性并发症有出血、肺缺血、气管缺血、吻合口不愈合、狭窄，以及急性和慢性排异等。感染性并发症有细菌、真菌及病毒（CMV、EBV、HSV）性肺炎、肺脓肿、支气管扩张及肺孢子菌肺炎等，还有免疫抑制剂的不良反应，如双手震颤、肝肾毒性、高血压及糖尿病等。

在肺移植手术中也能够见到一般肺手术常见的并发症，如出血等。肺移植较特殊的并发症是肺动脉吻合口、左心房袖吻合口出血，以及吻合口扭转、狭窄和血栓形成等。其主要原因可能与术中供受体血管直径不匹配，而且在吻合过程中未能有效地调整，或是与技术操作不当有关。近年来术中应用经食管超声监测，及时发现和纠正血管吻合口的问题，使得血管并发症的发生率显著降低。术后放射性核素灌注扫描、肺血管造影检查可以发现血管吻合口狭窄，心导管检查可以测量出吻合口狭窄近端和远端的压力梯度。狭窄可以用球囊扩张或血管支架置入改善症状。严重狭窄可以考虑再次手术血管成形。

肺移植术后更常见的是气道并发症，而且是最常见的主要死亡原因。发生气道并发症的主要因素是气道缺血，任何人都知道移植器官如果没有血供，器官一定会受到损害，而现在所有大器官移植中唯独肺移植的血供受到的影响最直接。预防气道并发症的措施是用双侧支气管吻合代替气管吻合，将吻合口置于肺血管供应的范围之内。这种方法的主要问题是吻合口依赖低压的不饱和血供，可能使气道缺血，而且序贯肺移植气道并发症的发生率可能是双肺整块移植的 2 倍，因为序贯肺移植实际上是做了 2 个单肺移植，此外第 2 个植入的肺可能缺血时间过长。

另一项预防措施是直接重建支气管血液供应，支气管动脉解剖位置相对固定，约 90% 的患者与右侧肋间动脉共干（RICBA）（图 11-0-12）。

可以用大隐静脉将支气管动脉与降主动脉连接供血，或把支气管动脉的开口直接吻合到受体的降主动脉上，也可以用带蒂乳内动脉或游离血管重建右侧支气管肋间动脉。这种方法的主要问题是重建血管增加了手术时间，器官缺血时间延长约 4 小时。

支气管吻合技术的改进如下所述。

（1）吻合时使用间断缝合，尽管手术时间可能稍长，但可以避免单层连续缝合时常发生的从部分裂开扩展到全部裂开。

（2）"套入式"吻合，将供体的气道套在受体的气道内，能达到同样的目的。许多晚期肺病均引起气道扩大，有利于套入式吻合。经典"套入式"吻合是将一个支气管套入另一个支气管（通常是供体套入受体，也有学者尝试将供体气道套在受体气道外，并认为缺血的供体支气管通过此方法能够得到更好的血供），在支气管软骨部进行"U"字形缝合（图 11-0-13），但是经典的套入式吻合在管腔内遗留一个无血管的边缘可能引起分泌物滞留、严重感染或晚期狭窄，近似于连续缝合的对端吻合表现出的同样问题（图 11-0-14）。

改良"套入式"技术是在软骨部中间和两头进行 3 针"U"字形缝针，在"U"字形缝合之间进行 2～3 针"8"字形缝合，使支气管壁密合。缝线也改用单丝可吸收聚二氧六环酮线（图 11-0-15）。

如果预防措施失败，就要依靠及时、有效和准确的处理来减少气道并发症的发生率和死亡率。根据并发症的类型、发生时间及患者的一般状况，大部分早期吻合口裂开的病例都将死亡，气管完全裂开患者唯一的存活希望是再移植，如果能再手术、重新吻合及再包绕，可能有存活希望。如果只有包绕组织内的部分支气管裂开（没有脓血症、没有气胸或纵隔气肿），可行保守治疗，最好是等待延期愈合，不过大多数将形成气道狭窄，需要进一步处理。部分裂开仍然包裹在纵隔或包绕组织

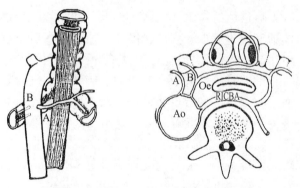

图 11-0-12　支气管动脉解剖位置示意图

Ao. 主动脉；RICBA. 右侧间动脉与支气管动脉共干；Oe. 食管；
A. 左肋间动脉；B. 右肋间动脉

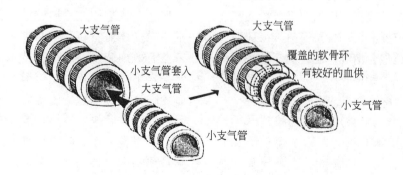

图 11-0-13　支气管套入式吻合示意图

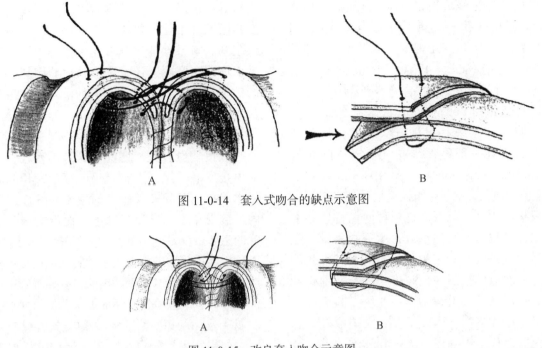

图 11-0-14 套入式吻合的缺点示意图

图 11-0-15 改良套入吻合示意图

中，是再手术的禁忌证，因为可能将从气道内很好引流的局限性脓肿变成致命的弥漫性纵隔炎。

多数没有死亡的早期气道裂开的患者，可能有 3 种后遗症：纤维性气道狭窄、肉芽组织反复生长及气道软化部分塌陷，这些都会有气道梗阻的症状，如呼吸困难、喘息、慢性咳嗽、通气功能减退或病变远端肺组织萎陷，常在移植后 1～3 个月出现。治疗的目标是恢复气道的口径，纤维化狭窄可以单纯扩张或激光凝固，激光治疗去除肉芽组织效果很好，但需要反复治疗。还可以选择植入一个可回收膨胀支架，对单纯纤维化狭窄治疗效果很好，可避免影响黏膜纤毛功能和阻塞对侧支气管开口。在有炎性肉芽的情况下，不能使用膨胀支架，它会使病情恶化，造成完全闭合，因此，传统的硅脂支架更合适。支架在气道裂开处起架桥作用，但是这只能作为最后的手段，因为支架可能侵蚀气道周围的血管而引起大出血。

十、急 性 排 异

肺移植后都要应用免疫抑制剂，如果免疫活动未能被适当抑制，而失去平衡，临床上将出现急性排异症状。免疫活动在术后早期较强烈，以后逐渐减弱，但是终生都不会产生获得性免疫耐受。绝大部分（28%）肺移植患者术后 1 年都会发生 1 次以上的急性排异，仅有个别病例未出现急性排异，如 1963 年历史上第 1 例同种异体肺移植因肾衰竭死亡，解剖未见排异病理改变。第 1 次急性排异常发生在术后 1 周，术后排异最早可在术后 4 天出现，术后 2～3 周发生率最高，此后发生率逐渐降低，术后 4 年肺活检仍可见到急性排异的组织学改变，但是一般无临床症状。

急性排异的组织改变主要是肺小血管周围的单核细胞浸润，进一步发展浸润至肺间质及肺泡中。根据血管周围炎症的程度，即向肺间质及肺泡扩展的范围，组织学的改变由轻到重分为 4 级，至 4 级时可能有肺泡坏死。在多次检查后还可以进行比较，了解组织改变是否进展、消退或已经成为消退后改变。这个分类纯粹是病理学描述，与临床表现联系不多，如在无症状的患者中，一般 0 级、1 级不需要治疗，3 级、4 级要治疗，而无症状的 2 级改变是否需要治疗则不易确定。急性排异症状常在数小时内迅速出现，主要有体温升高超过原基础体温 0.5℃以上，胸痛、全身不适、疲乏、咳嗽等，也可能有气短。胸部 X 线检查时可见到肺门旁火焰状阴影、下肺野浸润或胸腔积液，但是有近 50% 病例胸部 X 线检查完全为阴性。通气功能检查常显示早期有困难（因胸痛、体力较差），稍晚期可查出 FEV_1 下降，$FEV_1 > 10\%$。血气检查示 PaO_2 下降，可能 $PaO_2 > 1.3kPa$（10mmHg）。上述各种表现均无特异性，需要注意鉴别诊断。

急性排异最可靠的诊断方法是肺的组织学检查。开胸取肺组织是有创方法，仅在特殊情况下采用，现在一般经纤维支气管镜取肺活检（transbronchial lung biopsy，TBLB）。最好在 X 线透视监测下进行，把活检钳插至最远端胸膜下，然后向后拔出少许，打开活检钳再向前推进并夹取肺组织，将取出的肺组织放入生理盐水中，如果组织浮起则表明是肺组织，如果沉下可能是软骨组织。一次取的组织块数越多，诊断的准确性就越高，一般从不同叶段取 4～5 块。因为气胸并发症发生率相当高，因此不要一次采取双侧肺活检。在取活检组织前先行支气管肺泡灌洗，灌洗液可以行细胞学及细菌学等检查。

急性排异的临床表现和胸部 X 线检查，均未见特异性，肺再植反应、感染等症状都很相似，实际上感染及排异也可以同时存在。鉴别诊断上，症状出现的时间有一定帮助，在术后 4 天内发生的为肺再植反应。急性排异最早出现在术后 4 天，而感染从术后不久至晚期都有可能发生。各类型感染发生的时间也不同。临床上有较典型的症状时，先通过肺泡灌洗等除外感染后，可以按急性排异处理，用甲泼尼龙 500mg，每天 2 次，静脉冲击治疗，一般数小时内症状明显好转，1～2 天后各种客观表现（如胸部 X 线检查所见）也逐渐正常。术后早期行 TBLB 也有困难，不得已时可以考虑用甲泼尼龙实验性治疗，同时给予抗生素。急性排异如果反复出现，要考虑原来的免疫抑制剂疗效不足，适当增加药物剂量或改用抗胸腺（或淋巴）细胞球蛋白、OKT_3 等。

十一、慢性排异

慢性排异出现在术后数月至数年，最早的慢性排异与急性排异的差别不完全是发病时间的早晚，主要区别为组织学改变。由于各家掌握的标准不同，发病率在 9.6%～54%，有的出现明显症状才算，而根据肺活检材料来确定是否发生慢性排异，诊断标准更为客观、科学。主要病理改变是阻塞性细支气管炎，细支气管的瘢痕增生导致阻塞。阻塞性细支气管炎常作为慢性排异的同义语应用，实际上还有许多其他原因能引起类似的组织学改变。在移植术后的前 4 年，每年约有 10% 的患者受到影响。慢性排异的发生原因可能与多次急性排异、肺部感染（如 CMV、EBV 等病毒）及呼吸道缺血有关。慢性排异的病程较长，也可能停止发展，但不少患者仍能存活较长时间，这是术后存活时间较长患者的主要并发症及死亡原因。接受免疫诱导治疗的患者比没有接受诱导治疗的患者较少发生闭塞性细支气管肺泡炎（BOS）。

慢性排异临床表现为术后肺功能已经恢复正常或大体正常后，出现无诱因的进行性呼吸困难，肺部听诊常有干湿啰音，逐渐加重至低氧血症、呼吸功能减退，确诊仍然依靠经纤维支气管镜肺活检。

如果在术后较早期出现，治疗时可加强免疫抑制剂的应用，但是效果不如急性排异明显，有些患者病情可能暂时平稳，但是后来会恶化。如果在术后数年才出现，增加免疫抑制剂的用量很少有效。其他治疗还有给予抗生素控制同时存在的感染、物理治疗和经常给氧。移植肺如果已经严重丧失功能，唯一的有效治疗方法是肺再移植。

十二、我国发展肺移植工作需要解决的 几方面问题

器官移植是医学新兴学科，我国的水平与国际先进水平有很大差距，落后的原因很多。首先，器官移植涉及社会医学、伦理学、法律等诸多方面，中国人的思想观念难以迅速改变和接受。虽然通过医学界同仁的百倍努力，取得可喜成绩，但是在器官移植领域肺移植的发展水平落后于肾、肝、心脏移植。国内临床肺移植水平远落后于国际先进水平，尽快提高肺移植效果和水平，是我国相关各界的迫切任务。

1. 肺移植适应证问题 虽然我国终末期肺病患者不计其数，但是不少患者对生活质量的要求不高，情愿过呼吸很困难的痛苦生活，也不愿意冒手术风险，这种生活观念是很难在短期内改变的。需要行肺移植的患者都是双侧肺部存在严重病变，预计存活期不到 2 年，而各种肺病的自然

存活期究竟是多长，我国的调查研究还很少，不易说服患者及其家属，甚至呼吸科医师也意见不一。部分医务人员对肺移植尚不了解，不愿意患者接受肺移植。另外，由于我国人口众多，经济基础薄弱，目前尚存在大量未能及时治疗的先天性心脏病患者，其中很多患者延误成难以治疗的艾森门格综合征，肺移植则是救治这些患者的有效方法，但是也面临着极大的挑战，目前国内成功病例尚属罕见。

2. 科学规范合法地解决移植器官来源问题
在器官移植的调节体制和资金支持方面，政府的作用十分重要。为了进一步规范和加强人体器官移植技术临床应用与管理，促进我国器官移植更加科学化、规范化和法制化建设，国家卫生健康委员会制定下发了《人体器官移植技术临床应用管理暂行规定》，重申人体器官不得买卖，医疗机构用于移植的人体器官必须经捐赠者书面同意。国务院还批准颁发了《人体器官移植条例》，规定活体器官的接受人限于活体器官捐献人的配偶；直系血亲或三代以内旁系血亲；或有证据证明与活体器官捐献人存在因帮扶等形成亲情关系的人员。严格遵照规定和条例开展肺移植，是每一位公民和医务工作者义不容辞的义务，也必将使我国肺移植工作健康、合法地前进。

3. 脑死亡与器官移植问题　传统的死亡概念是心脏和肺丧失功能，不过近年来，传统的死亡观念遇到了挑战，一方面是由于复苏抢救设备的出现，使人工维持心肺功能成为可能，心跳及呼吸停止才算是死亡的观念受到质疑。另一方面，大量的资料表明当脑干受到广泛而不可恢复的损伤时，即使人工维持的心肺功能非常好，也不能真正挽救生命，而只是在延迟心肺的死亡过程，所有诊断为脑死亡的患者，心脏迟早要停止跳动，因此从中枢神经系统角度来定义死亡就越来越受到重视，这样不仅可以减少患者及其家庭的痛苦，也可以减轻医院和社会的负担。

因此，1981年美国总统研究医学生物学伦理和行为委员会通过了确定死亡的医学、法律和伦理的报告，很快美国所有州都接受了这个报告确定的诊断死亡的统一标准，即一个人无论是循环呼吸功能不可恢复地停止了或是脑包括脑干的功能不可恢复地停止了，就是死亡，应该宣布死亡。

1983年脑死亡原则已经基本完善，西方国家普遍接受脑死亡原则，并制定了相应的法律。世界卫生组织（WHO）统计表明，全世界需要器官移植的患者与器官获得数的比值为30∶1，在近乎无望的等待过程中，许多生命静静地逝去。2000年以来，美国因为有良好的供体器官而完成了近30万例各类器官移植手术，因而拯救了几十万人的生命。相比之下，我国仅做了2万多例手术。造成这种差距的原因并不完全是技术问题，主要在于我国供体器官极其匮乏。

我国目前尚未对脑死亡进行立法，无法像西方国家那样，在判定脑死亡后，在仍然有呼吸、心跳的情况下摘取供肺，即无法获得有血流灌注的供肺，只能使用呼吸、心跳停止后的无心跳供体肺，供肺的质量没有保障，一些术前必要的检查也无法进行，这些均影响移植术后的处理及效果。

1986年6月在南京召开的心肺脑复苏座谈会上，与会的急救、麻醉，以及神经内科、神经外科等医学专家们倡议并草拟了我国第一个《脑死亡诊断标准（草案）》。1988年，上海有关学科的专家围绕着拟议中的上海市脑死亡诊断标准进行研讨。1999年5月，中国器官移植发展基金会、中华医学会器官移植分会和《中华医学杂志》编委会在武汉召开全国器官移植法律问题专家研讨会，与会专家在查阅数十个国家和地区有关器官移植的法律文本和脑死亡标准的基础上，提出了《器官移植法（草案）》和《脑死亡标准及实施办法（草案）》。

4. 经济效益问题　在美国，数年前做1例肺移植，手术本身要花费24万美元，是几种大器官移植中费用最高的，到1998年1例恢复最顺利的单肺移植手术也仍然要花费13万美元，患者术后还要长期应用免疫抑制剂，花费也很大。我们在精打细算的情况下开展这项工作，最低也需要10万～20万元人民币，虽然只有西方国家花费的1/10，仍有一些人认为不值得。这与我国人口众多，经济尚不够发达有关。但观念方面的问题也不容忽视，与用呼吸机、起搏器、静脉营养或管饲长年维持的植物人的花费相比，用在肺移植上的费用就显得非常有价值了。

肺移植为终末期肺病患者提供了有效的治疗方法，我国目前的技术水平也已经完全能够开展这项工作，只要不断努力，相信一定会取得丰硕成果。

（陈玉平　张志泰）

参考文献

陈玉平，张志泰，韩玲，等，1996.肺移植治疗肺纤维化一例报告.中华外科杂志，34：25.

陈玉平，周其文，胡燕生，等，1998.双肺移植治疗终末期原发性肺动脉高压.中华胸心血管外科杂志，14：321.

何文新，林若柏，2005.一氧化氮与肺移植.国外医学呼吸系统分册，25（3）：213-215.

辛育龄，蔡廉甫，胡启邦，等，1979.人体肺移植一例报告.中华外科杂志，17：323.

辛育龄，蔡廉甫，赵志文，等，1981.第二例人体肺移植的临床报告.中华器官移植杂志，2：4.

张本固，彭品贤，蔡广振，等，1998.单侧肺移植技术——附一例报告.广州医学院学报，4：16.

赵凤瑞，蒋耀光，李乃斌，等，1997.肺移植经验与教训（附3例报告）.中华外科杂志，35：616.

中华人民共和国国务院，2007.人体器官移植条例.http://www.moh.gov.cn/newshtmtl/18469.htm.

中华人民共和国卫生部，2006.人体器官移植技术临床应用管理暂行规定.http://www.moh.gov.cn/newshtmtl/15447.htm.

Alessandrini F, DArmini AM, Roberts CS, et al, 1994. When does the lung die? Ⅱ. Ultrastructural evidence of pulmonary viability after "death". J Heart Lung Transplant, 13: 748.

Anyanwu AC, McGuire A, Rogers CA, et al, 2001. Assessment of quality of life in lung transplantation using a simple generic tool. Thorax, 56: 218-222.

Belzer FO, Southard JH, 1988. Principles of solid-organ preservation by clod storage. Transplantaiton, 45（4）: 673-676.

Boyd GL, Phillips MG, Henry ML, 1996. Cadaver donor management//UNOS. Organ Procurement, Preservation and Distribution in Transplantation. 2nd ed. Richmond, Virginia, Phillips, MG（Ed）, 1996.

Bresticker MA, LoCicero J, Oba J, et al, 1992. Successful extended lung preservation with UW solution. Transplantation, 54（5）: 780-784.

Carbognani P, Rusca M, Spaggiari L, et al, 1997. The defect of trehalose on human lung fibroblasts stored in euro-collins and low potassium dextran solutions. J Cardiovasc Surg（Torino）, 38（6）: 669-671.

Cassivi SD, Meyer BF, Battafarano RJ, et al, 2002. Thirteen-year experience in lung transplantation for emphysema. Ann Thorac Surg, 74: 1663-1670.

Chong CK, Sweet SC, Guthrie TJ, et al, 2005. Repair of congenital heart lesions combined with lung transplantation for the treatment of severe pulmonary hypertension: a 13-year experience. J Thorac Cardiovasc Surg, 129: 661-669.

Chu Y, Wu YC, Chou YC, et al, 2004.Endothelium-dependent relaxation of canine pulmonary artery after prolonged lung graft preservation in University of Wisconsin solution: role of L-arginine supplementation. J Heart Lung Transplant, 23（5）: 592-598.

Cooper JD, Patterson GA, Grossman R, et al, 1989. Double-lung transplant for advanced chronic obstructive lung disease. Am Rev Respir Dis, 139: 303.

Cooper JD, Pearson FG, Patterson GA, et al, 1987. Techniques for successful lung transplantation in humans. J Thorac Cardiovasc Surg, 93: 182-198.

Couraud L, Bendet E, Martigne C, et al, 1992. Bronchial revascularization in double-lung transplantation: a series of eight patients. Ann Thorac Surg, 53: 88-94.

D'Alessandro AM, Hoffmann RM, Knechtle SJ, et al, 1995. Successful extrarenal transplantation from non-heart-beating donors. Transplantation, 59: 977.

D'Armini AM, Roberts CS, Griffith PK, et al, 1994. When does the lung die? Ⅰ. Histochcmical evidence of pulmonary viability after "death". J Heart Lung Transplant, 13: 741.

Date H, Ace M, Nagahiro I, et al, 2003. Living-donor lobar lung transplantation for various lung diseases. J Thorac Cardiovasc Surg, 126: 476-481.

Dauriat G, Mal H, Thabut G, et al, 2006. Lung transplantation for pulmonary Langerhans' cell histiocytosis: a multicenter analysis. Transplantation, 81: 746.

Derome F, Barbier F, Ringoir S, et al, 1971.Ten month survival after lung homotransplantation in man. J Thorac Cardiovasc Surg, 61: 835-846.

Dosemeci L, Yilmaz M, Cengiz M, et al, 2004. Brain

death and donor management in the intensive care unit: experiences over the last 3 years. Transplant Proc, 36: 20.

Egan TM, Lambert CJ Jr, Reddick RL, et al, 1991. A strategy to increase the donor pool: the use of cadaver lungs for transplantation. Ann Thorac Surg, 52: 1113.

Ferguson GT, Cherniack RM, 1993. Management of chronic obstructive pulmonary disease. N Engl J Med, 328: 1017-1022.

Fischer S, Hopkinson D, Lin M, et al, 2000. Raffinose improves the function of rat pulmonary grafts stored for twenty-four hours in low-potassium dextran solution. J Thorac Cardiovasc Surg, 119 (3): 488-492.

Fukuse T, Hirata T, Nakamura T, et al, 1999. Role of saccharides on lung preservation. Transplantation, 68 (1): 110-117.

Fukuse T, Hirata T, Omasa M, et al, 2002. Effect of adenosine triphosphate sensitive potassium channel openers on lung preservation. Am J Respir Crit Care Med, 165(11): 1511-1515.

Gámez P, Córdoba M, Millan I, et al, 2005. Improvements in lung preservation: 3 years experience with a low-potassium dextran solution. Arch Bronconeumol, 41 (1): 16-19.

Gohrbandt B, Sommer SP, Fischer S, et al, 2005. Iloprost to improve surfactant function in porcine pulmonary graft stored for twenty-four hours in low-potassium dextran solution. J Thorac Cardiovasc Surg, 129 (1): 80-86.

Guadagnoli E, Christiansen CL, Beasley CL, 2003. Potential organ-donor supply and efficiency of organ procurement organizations. Health Care Financ Rev, 24: 101.

Hadjiliadis D, Davis RD, Palmer SM, 2002. Is transplant operation important in determining posttransplant risk of bronchiolitis obliterans syndrome in lung transplant recipients? Chest, 122: 1168-1175.

Hardy JD, Webb WR, Dalton ML, et al, 1963. Lung homotransplantation in man. JAMA, 186: 1065-1074.

Hesse UJ, Hemptinne B de, Derom F, 2003. History of transplantation at the University Hospital of Ghent Belgium 1965-2002. Acta Chir Belg, 103: 28-31.

Hsieh CM, Mishkel GJ, Cardoso PFG, et al, 1992. Production and reversibility of right ventricular hypertrophy and right heart failure in dogs. Ann Thorac Surg, 54: 104-110.

International guidelines for the selection of lung transplant candidates. 1998. The American Society for Transplant Physicians (ASTP)/American Thoracic Society (ATS)/ European Respiratory Society (ERS)/International Society for Heart and Lung Transplantation (ISHLT). Am J Respir Crit Care Med, 158 (1): 335-339.

Kaiser LR, Pasque MK, Trulock EP, et al, 1991. Bilateral sequential lung transplantation: the procedure of choice for double-lung replacement. J Thora Cardiovasc Surg, 52 (3): 438-446.

Karcioglu O, Ayrik C, Erbil B, 2003. The brain-dead patient or a flower in the vase? The emergency department approach to the preservation of the organ donor. Eur J Emerg Med, 10: 52.

Kelly RF, 2000. Current strategies in lung preservation. Lab Clin Med, 136: 427.

Kerem E, Reisman J, Corey M, et al, 1992. Prediction of mortality in patients with cystic fibrosis. N Engl J Med, 326: 1187-1191.

Kishima H, Takeda S, Miyoshi S, et al, 1998. Microvascular permeability of the non-heart-beating rabbit lung after warm ischemia and reperfusion: role of neutrophil elastase. Ann Thorac Surg, 65: 913-918.

Kozower BD, Sweet SC, de la Morena M, et al, 2006. Living donor lobar grafts improve pediatric lung retransplantation survival. J Thorac Cardiovasc Surg, 131 (5): 1142-1147.

Kpodonu J, Massad MG, Chaer RA, et al, 2005. The US experience with lung transplantation for pulmonary lymphangioleiomyomatosis. J Heart Lung Transplant, 24: 1247.

Kroshus TJ, Kshettry VR, Hertz MI, et al, 1995. Suicide right ventricle after transplantation for Eisenmenger syndrome. Ann Thorac Surg, 59: 995-997.

Kwon KY, Cho Ch, Kang YN, et al, 2004. Ultrastructural evaluation of the protective effect of nitroglycerin in preservation-reperfusion injury of rat lungs. Transplant Proc, 36 (7): 1936-1938.

Loehe F, Preissler G, Annecke T, et al, 2004. Continuous infusion of nitroglycerin improves pulmonary graft function of non-heart beating donor lungs. Transplantation, 77: 1803-1808.

Mal H, Andreassian B, Pamela F, et al, 1989. Unilateral lung transplantation in end-stage pulmonary emphysema. Am Rev Respir Dis, 140: 797-802.

McCowin MJ, Hall TS, Babcock WD, et al, 2005. Changes in radiographic abnormalities in organ donors: associations with lung transplantation. J Heart Lung Transplant, 24: 323.

Milman N, Burton C, Andersen CB, et al, 2005. Lung transplantation for end-stage pulmonary sarcoidosis: outcome in a series of seven consecutive patients. Sarcoidosis Vasc Diffuse Lung Dis, 22: 222.

Novick RJ, Gehman KE, Ali IS, et al, 1996. Lung preservation: the importance of endothelial and alveolar type Ⅱ cell integrity. Ann Thorac Surg, 62 (1): 302-314.

O'Blenes SB, Fischer S, McIntyre B, et al, 2001. Hemodynamic unloading leads to regression of pulmonary vascular disease in race. J Thorac Cardiovasc Surg, 121: 279-289.

Okada Y, Kondo T, 2006. Impact of lung preservation solutions, Euro-Collins vs. low-potassium dextran, on early graft function: a review of five clinical studies. Ann Thorac Cadriovasc Surg, 12 (1): 10-14.

Orens JB, Becker FS, Lynch JP, et al, 1995. Cardiopulmonary exercise testing following allogeneic lung transplantation for different underlying disease states. Chest, 107: 144-149.

Orens JB, Estenne M, Arcasoy S, et al, 2006. International guidelines for the selection of lung transplant candidates: 2006 update—a consensus report from the Pulmonary Scientific Council of the International Society for Heart and Lung Transplantation. J Heart Lung Transplant, 25: 745.

Pallis C, 1981. Prognostic value of brainstem lesion. Lancet, 1: 379-380.

Pallis C, 1996. ABC of Brain Stem Death. 2nd ed. London: British Medical Association: 38-42.

Pasque MK, Trulock EP, Kaiser LR, et al, 1991. Single-lung transplantation for pulmonary hypertension. Three month hemodynamic follow up. Circulation, 84 (6): 2275-2279.

Patterson GA, Cooper JD, Goldman B, et al, 1988. Technique of successful clinical double-lung transplantation. Ann Thorac Surg, 45: 626-633.

Patterson GA, Todd TRJ, Cooper JD, et al, 1990. Airway complications following double-lung transplantation. J Thorac Cardiovasc Surg, 99 (1): 14-21.

Pechet TT, Meyers BF, Guthrie TJ, et al, 2004. Lung transplantation for lymphangioleio- myomatosis. J Heart Lung Transplant, 23: 301.

Pinsker RL, Koerner SK, Kamholz SL, et al, 1979. Effect of donor bronchial length on healing. J Thorac Cardiovasc Surg, 77: 669-673.

Powner DJ, Darby JM, Kellum JA, 2004. Proposed treatment guidelines for donor care. Prog Transplant, 14: 16.

Price-Thomas C, 1955. Conservative resection of the bronchial tree. J R Coll Surg Edinburgh, 1: 169-186.

Rega FR, Vandezande EJ, Jannis NC, et al, 2003. The role of leukocyte depletion in ex vivo evaluation of pulmonary grafts from (non-) heart-beating donors. Perfusion, 18 (Suppl1): 13-21.

Reitz BA, Wallwork JL, Hunt SA, et al, 1982. Heart-lung transplantation: successful therapy for patients with pulmonary vascular disease. N Engl J Med, 306: 557-564.

Santillan-Doherty P, Sotres-Vega A, Jasso-Victoria R, et al, 1998. Effect of prostaglandin E2 on the trancheobronchial distribution of lung preservation perfusate. J Invest Surg, 11 (4): 259-265.

Sasaki S, Yasuda K, McCuily JD, et al, 1999. Calcium channel blocker enhances lung preservation.J Heart Lung Transplant, 18 (2): 127-132.

Sasaki S, Yasuda K, MeCully JD, et al, 1999. Does PGE1 attenuate potassium-induced vasoconstriction in initial pulmonary artery flush on lung preservation? J Heart Lung Transplant, 18 (2): 139-142.

Schutte H, Schell A, Schafer C, et al, 2003. Subthreshold doses of nebulized prostacyclin and rolipram synergistaically protect against lung ischemia-reperfusion. Transplantation, 75: 814-821.

Serrick CJ, Jomjoum A, Real A, et al, 1996. Amelioration of pulmonary allograft injury by administrating a second rising solution. Thorac Cardiovasc Surg, 1124: 1010.

Shafer TJ, Davis KD, Holtzman SM, et al, 2003. Location of in-house organ procurement organization staff in level

I trauma centers increases conversion of potential donors to actual donors. Transplantation, 75: 1330.

Shimoyama T, Tabuchi N, Kojima K, et al, 2005. Aprotinin attenuated ischemia-reperfusion injury in an isolated rat lung model after 18-hours preservation. Eur J Cardiothorac Surg, 28（4）: 581-587.

Shorr AF, Davies DB, Nathan SD, 2002. Outcomes for patients with sarcoidosis awaiting lung transplantation. Chest, 122: 233.

Shorr AF, Davies DB, Nathan SD, 2003. Predicting mortality in patients with sarcoidosis awaiting lung transplantation. Chest, 124: 922.

Siminoff LA, Arnold RM, Caplan AL, et al, 1995. Public policy governing organ and tissue procurement in the United States. Results from the National Organ and Tissue Procurement Study. Ann Intern Med, 123（1）: 10.

Sommer SP, Wamecke G, Hohifeld JM, et al, 2004. Pulmonary preservation with LPD and celsior solution in porcine lung transplantation after 24h of cold ischemia. Eur J Cardiothorac Surg, 26: 151-157.

Sretn WY, Kreisel D, Karakousis GC, et al, 2002. Cardiopulmonary by pass for bilateral sequential lung transplantation in patients with chronic obstructive pulmonary disease without adverse effect on lung function or clinical outcome. J Thorac Cardiovasc Surg, 124: 241-249.

Starnes VA, Barr ML, Cohen RG, et al, 1996. Living-donor lobar lung transplantation experience: intermediate results. J Thorac Cardiovasc Surg, 112: 1284-1291.

Steen S, Ingemansson R, Budrikis A, et al, 1997. Successful transplantation o f lungs topically cooled in the non-heart-beating donor for 6 hours. Ann Thorac Surg, 63: 345-351.

Steen S, Sjoberg T, Pierre L, et al, 2001. Transplantation of lungs from a non-heart-beating donor. Lancet, 357: 825.

Stoica SC, Afres ED, McNcil KD, et al, 2001. Heart-lung transplantation for eisenmenger syndrome: early and long-term results. Ann Thrac Surg, 72: 1887-1891.

Struber M, Hohlfeld JM, Fraund S, et al, 2000. Low-potassium dextran solution ameliorates reperfusion injury of the lung and protects surfactant function. J thorac Cardiovasc Surg, 120（3）: 566-572.

Sugita M, Suzuki S, Kondo T, et al, 1999. Transalveolar fluid absorption ability in rat lungs preserved with Euro-Collins solution and Ep4 solution. Transplantation, 67（3）: 349-354.

Sundamsan S, 1998. The impact of bronchiolitis obliterans on late morbidity and mortality after single and bilateral lung transplantation for pulmonary hypertension. Semin Thorac Cardiovasc Surg, 10: 152-159.

Sundaresan RS, Shiraishi Y, Trulock EP, et al, 1996. Single or bilateral lung transplantation for emphysema? J Thorac Cardiovasc Surg, 112: 1485-1495.

Suzuki S, Inoue K, Sugita M, et al, 2000. Effect of Ep4 solution and LPD solution vs. Euro-Collins solution on Na+/K+-ATPase activity in rat alveolar type II cells and human alveolar epithelial cell line A549 cells. J Heart lung Transplant, 19（9）: 88-893.

Tagaki H, 1997. Organ transplants still too new in Japan and Asian countries, Transplant Proceed, 29: 1580.

The Toronto Lung Transplant Group, 1986. Unilateral lung transplantation for pulmonary fibrosis. N Engl J Med, 314: 1140-1145.

Toyooka S, Sano Y, Yamane M, et al, 2008. Long-term follow-up of living-donor single lobe transplantation for idiopathic pulmonary arterial hypertension in a child. J Thorac Cardiovasc Surg, 135（2）: 451-452.

Trulock EP, 1997. Lung transplantation. Am J Respir Crit Care Med, 155: 789.

Trulock EP, Christie JD, Edwards LB, et al, 2007. Registry of the international society for heart and lung transplantation: twenty-fourth official adult lung and heart-lung transplant report-2007. J Heart Lung Transplant, 26: 782.

Veith FJ, 1970. Lung transplantation 1970. Ann Thorac Surg, 9: 580-583.

Veith FJ, Kambolg SL, Mollenkopf FP, et al, 1983. Lung transplantation 1983. Transplantation, 35: 271-278.

Veith FJ, Richards K, 1970. Improved technique for canine lung transplantation. Ann Surg, 171: 553-558.

Veith FJ, Richards K, Lalezari P, 1969. Protracted survival after homotransplantation of the lung and simultaneous contralateral pulmonary artery ligation. J Thorac Cardiovasc Surg, 58: 829-836.

Waddell TK, Peterson MD, 2003. Lung transplantation.

Xenotransplantation. Chest Surg Clin N Am，13：559.

Williams MA，Lipsett PA，Rushton CH，et al，2003. The physician's role in discussing organ donation with families. Crit Care Med，31：1568.

Wittwer T，Franke UF，Fehrenbach A，et al，2005. Experimental lung transplantation：impact of preservation solution and route of deliver. J Heart Lung Transplant，24：1081-1090.

Wood KE，Becker BN，McCartney JG，et al，2004. Care of the potential organ donor. N Engl J Med，351：2730.

Wright NC，Hopkinson DN，Shaw TE，et al，2000. 24-hour lung preservation：simplified versus conventional University of Wisconsin solution in a porcine model. Transplantation，69（7）：1261-1265.

Yusen RD，Edwards LB，Dipchand A，et al，2016. Registry of the International Society for Heart and Lung Transplantation：33rd Adult Lung and Heart-Lung Transplant Report—2016.Focus Theme：Primary diagnostic indications for transplant. J Heart Lung Transplant.

第十二章

食管疾病

第一节 先天性食管闭锁及气管食管瘘

一、概　述

先天性食管闭锁和气管食管瘘（congenital esophageal atresia and tracheoesophageal fistula）是胚胎前原肠发育异常所造成的一种严重上消化道畸形。本病常合并先天性心脏病、直肠肛门闭锁、骨骼系统和泌尿系统等多种畸形，又因吞咽困难致误吸唾液而早期并发肺炎、肺不张等，因此病死率极高。国际公认本病为小儿外科综合水平的代表病种。我国本病的诊疗水平与国际先进水平尚存在相当大的差距。

1670 年，Durston 首先描述胸腹连胎女婴之一的食管上部为盲端。1697 年，Gibson 首次报道 1 例 2 天死婴的Ⅲ型食管闭锁，直到 1821 年 Martin 才再次报道。1840 年，Hill 首次报道本病合并无肛畸形并尝试经后矢状入路进行手术治疗。1862 年，Hirschsprung 连同自己的 4 例共收集文献报道 14 例，发现均为Ⅲ型食管闭锁，其中 1 例远端食管壁含有软骨组织。1868 年，Holmas 首次建议手术治疗本症。1898 年，颈部食管吻合失败后，Hoffman 首次完成胃造瘘术。1902 年，Steward 在伦敦报告手术治疗食管闭锁 1 例，存活 14 天。1910 年，Keith 注意到上、下食管肌肉纤维不同。1913 年，Richter 提出结扎瘘管并食管吻合或同时行胃及食管造瘘术。1936 年，Lanman 胸膜外吻合食管失败。1941 年 Levin，1944 年 Ladd 分别报道各自于 1939 年用前胸皮管分期代食管吻合成功。

1946 年，Haight 首次成功行一期食管吻合，并经胸膜外切断缝合气管食管瘘。此后一期食管吻合术迅速成为本病的标准治疗，英、美等国陆续有多例报道。先天性食管闭锁畸形从认识到首次手术治愈历时 270 年。

在我国，北京协和医院在 1941 年前只有 4 例，1948 ～ 1957 年共有 9 例。1951 年天津毕金钊等报道 2 年前开胸一期吻合 6 天男婴的Ⅰ型食管闭锁。术后吻合口瘘，行食管及胃造瘘术，2 个月后死亡。上海石美鑫等 1958 年报道治愈 1 例。1961 年吉林秦绍安等报道 2 例，手术失败。同年，北京潘少川等报道治愈 1 例，1964 年已治愈 5 例。

国外统计 2500 ～ 4500 次活产中有 1 例。我国有学者认为发病率为 1/（3000 ～ 4000）。有报道白种人平均为 1.0/10 000 出生，非白种人 0.55/10 000 出生，平均发病率为 2.4/10 000 出生。在北京协和医院 1933 ～ 1942 年 12 193 例住院病例中，该病占 0.05%。

二、食管发育、病因和发病机制

1. 胚胎食管发育　胚胎 3 周时卵黄囊顶部的内胚板凹陷、卷曲成头尾方向的原肠，分为前原肠、中原肠和后原肠三个部分。4 周时前原肠腹侧正中增厚，自尾端开始前原肠两侧壁突起成嵴，并渐相连而融合成隔，使前原肠分为腹侧和背侧两部分。此腹侧管即原始气管，其尾端肺芽开始发育。背侧管发育为食管。胚胎 5 周开始出现气管分叉时，食管和气管才完全分离，以后食管和气管伸延。4 周末原肠的胃部开始膨起，并由于食管延长和横膈发育而位于膈下。食管的内环肌于 5 ～ 6 周开始形成，外纵肌于 8 ～ 9 周开始直至 11 ～ 12 周时完成发育。上段为骨骼肌，下段为平滑肌。其间两种肌肉逐渐交替，无一定比例。自环状软骨背侧至后颈部其外纵肌由2个条状成"V"形融合。此处食管的内环肌裸露，食管壁较薄弱。食管初呈圆柱形，在胚胎5周时变为扁平（上部背腹侧呈扁形，下部左右侧呈扁形），7～8周时上皮迅速增殖，几乎充满管腔，此即实心期。以后因不规则空泡出现在细胞群内，再互相连通，5个月时形成星状管腔。在胚胎4个月时从食管中部开始逐渐被覆复层鳞状上皮。7周时血管长入黏膜下层，神经节细胞也和肌层发育同期进行。

2. 病因及发病机制 本病的病因和许多先天性畸形一样尚不甚明了。由于胚胎食管分化和形成在妊娠4～8周，该期间或其前任何遗传和环境因素均有可能导致畸形。文献中有多篇家庭病例报告，如兄弟、兄妹、父子、父女、同父异母3兄妹、3代2例、单卵及双卵双胎同患本病。有学者统计18例双卵患者中83.3%为单卵发育。北京儿童医院在20世纪80年代初曾有一家兄弟相隔几年先后患Ⅰ型食管闭锁或Ⅲ型食管闭锁。这些说明本病可能有一定的遗传因素。1997年曾报道1例试管婴儿患有该病。本病的双胎率较高。国外有报道称109例食管闭锁中有10例（9%）双胎。北京儿童医院一组统计为169例中有6例（3.5%）双胎。一般活产新生儿的双胎率为2.5%。

食管闭锁和食管气管瘘形成原因有多种学说。一般认为食管闭锁是由食管发育的实心期空化受阻所致。1940年，Gruenwald检查1例9mm胚胎病例后认为气管生长较食管快，当二者分隔稍延迟，则食管被快速生长的气管分离为近远两端，食管中部并入气管背侧，从而解释了其壁内气管立方上皮的成因。有学者认为发生气管食管瘘是前原肠侧壁上皮嵴和快速延长的气管联合所致。有的学者则认为瘘的形成与气管和食管分隔期前原肠过度屈曲有关。其他如锁骨下血管压迫局部、血管功能不全、溃疡、感染和某种物质缺乏等多种病因的学说均被否定。

为研究本畸形的发病机制和过程，许多学者曾致力于动物模型的制作。20世纪40～50年代，国外曾有报道用维A酸或维生素B$_2$缺乏的饮食诱发气管食管瘘和食管闭锁。又有学者将鸡胚过伸而制成1例"H"形气管食管瘘。1978年，

Thompson等用多柔比星和柔红霉素成功地制成胎鼠食管闭锁模型和肾脏、心脏及消化系统伴发畸形。1987年，Kluth等用矢状切片和电镜研究鸡胚，认为在气管和食管分隔过程中至少存在前颅即喉部、背部和下部，即气管食管三个皱褶。食管畸形的不同型别则是由上述三个皱褶发育不平衡导致的结果。而单纯气管食管瘘则可假设为消化和呼吸道上皮过度贴近，其间缺乏中胚层母细胞而造成共壁吸收所致。单纯食管闭锁则由已形成的食管在后期缺血引起。1995年，我国齐宝权等在英国报道了以不同剂量多柔比星注射妊娠大白鼠腹腔制成了酷似人类本病的模型。这项成果为进一步研究本病奠定了重要基础。近年已有多篇研究胎鼠食管闭锁畸形胚胎学、神经发育、神经肽和神经标志物含量、伴发骨骼和心脏畸形的报道。1998年，西班牙Possogel等研究后认为气管和食管的分隔始于气管芽出现时，并由此向下发展。位于呼吸原基水平的两侧嵴可能因腹侧和背侧内壁上皮细胞厚度不平衡或某种间质外压力所致。他未见到两个侧嵴向中间融合，因此坚持认为气管和食管分割主要基于延长的前原肠派生出间质快速增长。结论：①共同的气管食管腔末端分叉为3个，即1个背侧（食管）和2个腹侧（支气管）。从腹侧的支气管内衬上皮的PAS染色结果认定呼吸芽的出现不是偏晚，更像其位置偏低。②共同管腔继续生长，背侧上部形同裁出食管近端，下部在气管分叉处变为瘘管和远端食管（图12-1-1）。

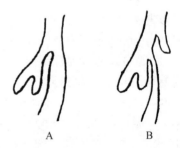

图12-1-1　妊娠13天胎鼠的前原肠分化为肺芽和食管
A.正常对照胎鼠；B.多柔比星致畸胎鼠，其下部前原肠在气管分支附近形成瘘管和远端食管

此外，郑伟等1997年通过研究致畸胎鼠食管的S-100蛋白、甘丙肽、生长抑素、血管活性肠肽、蛋白基因产物和P物质等，发现前二者的免疫反

应明显升高。齐宝权等发现畸形胎鼠食管内某些神经组成异常，神经纤维密度明显降低、发育不全甚至缺如，认为异常神经组成和免疫反应可能解释人类食管闭锁行食管吻合术后功能不良与动力紊乱的原因。1993 年，Cozzi 等提出食管闭锁可能属于一种神经嵴病变的观点。

2002 年潘伟华等也对胎鼠模型进行了病理组化研究，发现食管壁近膈肌端的环肌纤维中，线粒体数目减少并远离中心，可能是引起食管动力学功能异常的根本原因。1999 年以后出现了更多的分子生物学胎鼠模型研究，各有不同发现，至今尚无统一意见。

三、病理及病理生理

1.病理分型 1944 年，美国小儿外科医师 Ladd 将食管闭锁分为 6 型（图 12-1-2）。Ⅰ型：食管近远两段均为盲端，近段扩张，管壁肥厚，远段壁薄、腔细。胃小，出生后不充气。此型少见，占全部病例的 2.5% ～ 9.3%。Ⅱ型：近端食管与气管间有瘘管相通，远端食管为盲端。此型病例少于 0.5%。Ⅲ型：近端食管呈盲端，管腔扩张、管壁肥厚。远端食管壁薄、腔细，有瘘管与气管分叉处交通，气体可由气管经此进入胃内，因此胃泡充盈。本型最常见，占 79.3% ～ 90.9%。两端距离为 0.5 ～ 5cm。1955 年，Roberts 将大于或

小于 2.0cm 者又分为Ⅲa型或Ⅲb型。Ⅳ型：食管近远两段各有瘘管与气管相连。此型少见，占 0.7% ～ 5.0%。Ⅴ型：食管无闭锁，与胃相连，但食管有一短瘘管向前上方与气管相通。曾称"H"型，现改称"N"型，因更接近实际形态。本型发生率 < 1.0%。Ⅵ型：实为先天性食管狭窄，发生率为 0 ～ 2.8%。可单发或多发，常位于食管中或下段，长 1 ～ 10cm。表 12-1-1 为几组各型发生率的统计。1976 年，Kluth 收集了大量文献，归纳食管闭锁的解剖畸形为 10 型 96 种。

表 12-1-1 各型先天性食管闭锁的发病率（%）

作者或单位	年代	例数	Ⅰ	Ⅱ	Ⅲ	Ⅳ	Ⅴ	Ⅵ
北京儿童医院	1955 ～ 1981	210	7.6	-	90.9	1.0	0.5	
Holder	1964	1058	7.8	0.8	86.6	0.6	4.2	
Suruga	1975	710	10.3	0.7	85.5	1.4	2.1	
Tsunoda	1980	1101	11.1	0.8	85.3	0.8	1.8	0.2
Louhimo	1983	500	7.8	0.4	88.2	1	2.4	0.2
Randolph	1984	107	9.3	-	79.5	2.1	6.5	2.8(Ⅵ)
Hirai	1985	1049	10.5	0.7	86	0.9	1.8	0.1
Cudmore	1990	?	8	罕见	87	罕见	4	1
Beasley	1991	584	6	1.9	85	0.4	6	0.7
Rokitansky	1975 ～ 1991	223	0	5.8	92	2.2	0	
Spitz	1980 ～ 1992	372	7.0	1.0	85.2	2.7	4.1	
Holder	1993	118	2.5	1.5	85	5	6	
Spitz	1996	410	6.5	1	86.1	2.1	4.1	0.2
Okada	1997	159	5	0.6	91.8	0	2.5	0.1
Deurloo	2002	371	6.7	0.5	88.7	0.5	3.5	
Little	2003	69	14.5	1.5	76.8	5.8	1.4	

2.病理解剖 食管闭锁可伴或不伴气管食管瘘。闭锁的两端距离不等。有时食管外壁连续，酷似正常，实则内腔因隔膜闭锁。两端均闭锁的Ⅰ型者远端食管发育不良，仅在膈上约 1.0cm 处发现。最常见的Ⅲ型远端瘘管与气管相通的位置高低不一，多在气管分叉上下 0.5 ～ 1cm 处，均为端侧形式。少见的近端气管食管瘘则为侧侧形式。

以占本病总数约 90% 的Ⅲ型、出生体重 2 ～ 2.5kg 者为例，其近端食管闭锁呈盲端，因宫内胎儿吞咽羊水受阻，因此管腔扩张，直径为 1.4 ～ 1.5cm，管壁增厚 0.2 ～ 0.25cm，长

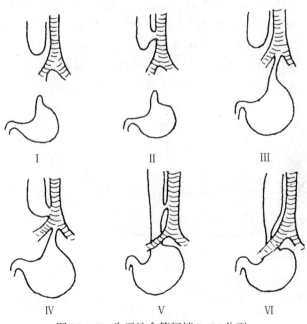

图 12-1-2 先天性食管闭锁 Ladd 分型

2.5～3.5cm，血运良好。远端食管有瘘管和气管相连，发育较差，直径约为0.7cm，壁厚约为0.15cm。瘘管外径为0.3～0.4cm。偶见瘘管纤细而被黏液堵塞，出生后胃肠道不充气，酷似Ⅰ型表现。

1996年，南非Davies尸检研究1例1.9kg早产婴Ⅲ型食管闭锁，与1例4个月正常食管对照后指出，Ⅲ型食管闭锁时其近、远端食管壁的肌纤维并非由近端向远端逐渐从横纹肌渐变为平滑肌，二者有重叠交叉现象，而是以盲端为明显分界，近端为横纹肌，远端由平滑肌组成（图12-1-3）。近端食管在解剖上与咽有关，因此命名为咽食管，而远端食管则称为胃食管。胃食管的神经支配来自中枢的迷走神经背核。迷走神经内含有副交感神经和部分交感神经纤维，连同欠规整的血供抵达食管壁。而咽食管壁的横纹肌则由体神经纤维——喉返神经自左、右两侧按节段方式支配，其中枢来源尚不清楚（图12-1-4）。

1996年，日本Usui报道的5年32例食管闭锁患儿中，15例（47%）因气管支气管发育异常致手术前后自主呼吸时气管后壁运动异常。27例气管软骨部和膜部周长之比（C∶M）为2.0±0.6，明显低于对照组3.0±0.3。1997年，Qi等在多柔比星诱导的胎鼠食管闭锁模型上也证明有气管软化、气管腔小、形态不规则，绝大多数软骨环为2～4碎块，失去"D"形状。C∶M为1.51∶1，与对照组4.34∶1有显著差异。

Merei等1996年在多柔比星诱导的胎鼠中也观察到近似上述人类的改变。他们发现食管气管瘘内被覆纤毛上皮，有时纤毛上皮与复层鳞状上皮同在，有的前者突然消失，而不规则的空腔内覆盖着鳞状上皮，以后成为正常的食管黏膜。瘘管壁肌层初起时缺如，以后有不规则平滑肌纤维，食管黏膜上皮正常以后肌纤维也规则分布。有时瘘管壁内见有软骨，迷走神经纤维包绕瘘管全长。

2006年，李凯等用光镜、电镜及免疫组化方法对比研究了本病及非食管疾病死亡新生儿的中段食管各10例。发现食管闭锁的食管肌层内存在神经结构缺陷和神经递质表达异常，认为这可能是食管功能异常的原因之一。

3. 病理生理 以Ⅲ型食管闭锁为例。由于近端食管闭锁，新生儿一方面吞咽受阻，大量含有细菌的唾液误吸入肺；另外气体经气管食管瘘进入消化道而致胃肠充气，尤其术前因肺炎而进行人工呼吸者可致胃明显扩张，腹压升高，横膈显著上升，影响呼吸；加之新生儿平卧，出生后早期高浓度胃酸经瘘管逆行流入气管和支气管。这些生物（细菌）、化学和物理性刺激导致新生婴儿早期合并严重消化性肺炎和细菌性肺炎，常伴

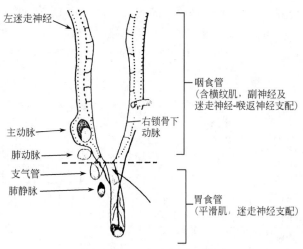

图12-1-3 人体食管闭锁结构

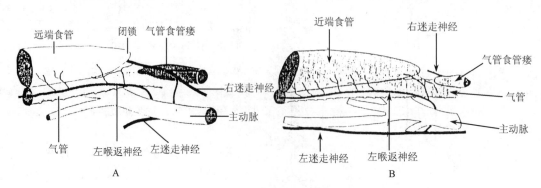

图12-1-4 人体近端食管盲端迷走神经支配

A. 远端食管盲端；B. 近端食管盲端

肺不张,早期即因呼吸衰竭死亡。此外,食管闭锁常合并气管软化,一方面由于胎儿吞咽羊水而使闭锁的近端食管肥厚扩张,向前方压迫气管;另一方面有瘘管与食管相通致气管内压降低,气道缺乏内支撑;更重要的是胎儿肺水少,没有足够的支气管内压刺激,因此影响支气管和肺泡发育。"N"型食管畸形时因缺乏气道内压力,有时呈犬吠样咳嗽。

有学者用食管测压方法分别检查近端(经口)和远端食管(经胃造瘘)的动力学,发现术前、术后二者均有异常、不协调或减弱。

四、临床表现

1. 性别 一般认为该病无性别差异。国外几组统计男女发病之比分别为 1.25∶1、1.34∶1 和 1.55∶1。北京儿童医院 169 例统计为 1.7∶1。正常的新生儿男女之比为 1.05∶1。

2. 羊水过多 本病常伴有孕妇羊水过多史。Waterston 统计 Ⅰ 型中 85% 羊水过多,合并瘘管的各型羊水过多者为 32%。北京儿童医院 13 例 Ⅰ 型中为 61%,合并瘘管的 120 例 Ⅲ 型中仅 37% 羊水过多。羊水中甲胎蛋白和乙酰胆碱酯酶可能升高。食管闭锁可能合并多种消化道梗阻,后者也可伴羊水过多。

3. 低体重 食管闭锁常伴羊水过多、早产和出生体重低。需与足月低出生体重儿(小样儿)区别。有学者统计 34～37 周早产婴病死率为 3.8%,足月小样儿则高达 5.4%,而正常足月儿仅 0.6%。由于早产和低出生体重,容易并发体温不升、硬肿症、凝血酶原低下和肺炎等,明显影响存活率,因此出生体重是影响愈后的重要因素。北京儿童医院 20 世纪 80 年代初统计 20 余年间近 200 个病例中,约 2/3 体重＞ 2.5kg,约 3/4 为足月儿。Waterston 将出生体重＜ 1.8kg 者划为 C 组(参见临床风险分组)。一组统计 1951～1959 年 113 例中 C 组 32 例,仅 2 例(6.3%)存活。1980～1992 年 Spitz 统计 357 例,总存活率为 87.6%,其中 C 组 1980 年存活率为 25%(9/36),1991 年为 63.9%(23/36)。

4. 伴发畸形 1972 年,Quan 报道 VATER 综合征,即脊柱(vertebral)、肛门(anal)、气管-食管(tracheo-esophageal)、桡骨(radial)

和肾脏(renal)畸形。1984 年,Czeizel 等提出的 VACTERL 综合征已广泛地被用于概括食管闭锁的各种常见伴发畸形。它们是脊柱 / 血管(vertebral/vascular)、肛门(anal atresia)、心脏(cardiac)、气管-食管(tracheo-esophageal)、肾脏(renal)和四肢(limb),尤其是桡侧(radial)畸形。1984 年,Lillquist 提出 CHARGE 综合征,即虹膜缺损(coloboma of the iris)、心脏病(heart disease)、后鼻孔闭锁(choanal atresia)、发育迟缓(retarted growth)、生殖器发育不良(genital hypoplasia)和耳疾(deafness)。2008 年,Lee 报道总计为 15%～20% 的 CHARGE 综合征伴食管闭锁及食管气管瘘。他还报道了世界上第 3 例本病合并 CHARGE、主动脉狭窄和 DiGeorge 综合征(DGS),即由第 3、4 咽囊发育异常导致胸腺发育不良或缺如、心脏缺陷及低钙。

据统计半数以上食管闭锁病例伴发各系统畸形。日本 Okada 统计 141 例中 92 例(65.2%)伴发其他畸形。表 12-1-2 列举了各家统计的伴发畸形分类。其中最常见的为心脏,其次为泌尿系统、骨骼和直肠肛门畸形等。

(1)心血管畸形:是食管闭锁最常见、最严重的伴发畸形,发生率占 1/4～1/3,统计为 18.9%～46.0%。畸形类型包括室间隔缺损、房间隔缺损、复杂心脏畸形、肺动脉闭锁和狭窄、房室通道、法洛四联征、动脉导管未闭、卵圆孔持续开放、主动脉狭窄、右位主动脉弓、右位心、单脐动脉等。严重心脏畸形明显影响预后。Spitz 统计英国某医疗中心合并心脏畸形的食管闭锁生存率为 70%(73/105),其中非严重心脏畸形的生存率与无心脏畸形者无区别,但是严重心脏畸形的生存率仅为 42%(21/50);全组 46 例死亡中心力衰竭占 41%(19/46)。

(2)泌尿生殖系畸形:此系畸形伴发率为 1/10～1/5,统计为 8.8%～19.7%。畸形类型包括尿道下裂、隐睾、睾丸缺如、单肾、肾发育不良、蹄铁形肾、肾积水、双输尿管、脐尿管畸形、直肠尿道瘘、直肠阴道瘘、会阴瘘、子宫或阴道畸形、处女膜闭锁等。

(3)骨骼畸形:骨骼畸形伴发率约占 1/5 病例,统计为 13.4%～22.6%。畸形种类包括脊柱侧弯、隐性脊柱裂、椎体其他畸形、肋骨和指(趾)畸形、

表 12-1-2　先天性食管闭锁伴发畸形分类

项目	Poenaru	Ein	Cudmore	Holder	Chetcuti	Rokitansky	Okada	Spitz	Deurloo
年份	1989	1989	1990	1993	1993	1993	1995	2006	2002
总例数	95	97	447	118	334	223	92	253	371
畸次	105	102	417	123	187		150	213	376
伴发畸形分类（%）									
心脏	17.2	38.2	27.8	23.6	12	27.4	46	29	30
泌尿生殖	11.6	8.8	19.7	8.9	25	17.9	11.3	14	14
椎体	10.4	3.8	11.0		17		9.3	10	15
骨骼	10.4	9.8	11.6	15.5	12	17	5.4		
直肠肛门	7.6	12.8	12.2		10	10.3	12	14	14
胃肠	8.6	6.8	9.1	14.5		9.9	8	13	1
咽腭	5.7	1.9	8.6				3.3		
呼吸	7.6	4.9		17.1	2			6	
中枢神经	3.8	0.9		13.0					
腹壁	3.8	0.9		4.1					
染色体	2.8	7.8		3.3	22	2.2		4	2
其他	10.5	3.4				15.3	4.7	23*	23

* 含 VACTERL、CHARGE。

桡骨缺如、短肢、髋发育不良、一侧颜面畸形、马蹄足等。

（4）消化道其他畸形：消化道其他畸形伴发率约占 1/5 病例，统计为 14.5% ～ 21.3%。畸形类型包括直肠肛门畸形、肠旋转不良、环状胰腺、异生胰腺、食管重复畸形、胃发育不良、副脾、巨结肠等。

（5）呼吸系统：呼吸系统畸形伴发率占 4.9% ～ 17.1%。畸形类型包括后鼻孔闭锁、喉蹼、气管软化、支气管发育不良、右上支气管缺失或异位、支气管狭窄、气管食管瘘的气管端有隔膜、单肺、右肺缺如、右肺发育不良（可合并膈疝）、远端食管开口于右侧支气管等。

（6）其他：其他伴发畸形包括唇腭裂、头颅和颅面畸形、脑发育不全、小头畸形、脑积水、脑室侧孔和正中孔闭锁综合征（Dandy-Walker syndrome）、脊髓纵裂（diastematomyelia）、斜颈、身材矮小不对称和性早熟综合征（silver syndrome）、原发性卵巢功能不全（Turner syndrome）、21- 三体综合征、18- 三体综合征、束带畸形、脐膨出、脐疝、小眼球等。

北京儿童医院 1981 年统计 210 例共有 59 例（28.1%）合并畸形，包括室间隔缺损、右位心、腹主动脉狭窄、半椎体、赘生拇（趾）、第 1 掌指关节脱臼、马蹄内翻足、双侧 13 肋、蹄铁形肾、直肠肛门闭锁、无肛伴直肠尿道瘘、前庭瘘或会阴瘘、处女膜闭锁、环状胰腺、十二指肠梗阻、巨结肠、副脾、右肺缺如、斜颈、外耳畸形等。笔者在临床实践中不止一次见到"三闭锁"，即食管、十二指肠和直肠肛门三者同时闭锁（图 12-1-5、图 12-1-6）。2008 年英国 Spitz 报道 239 例中有 213 例（89.1%）合并畸形。

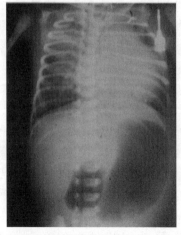

图 12-1-5　36 小时女婴胸腹卧位 X 线片。Ⅲ型食管闭锁，胃管弯曲于第 3 胸椎上缘，胃及十二指肠充气，示十二指肠完全梗阻

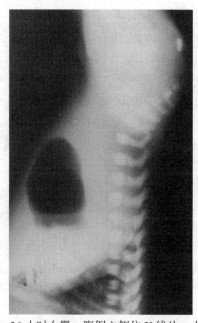

图 12-1-6　36 小时女婴，腹倒立侧位 X 线片。小肠及结肠未充气，合并肛门闭锁

由上可见，食管闭锁合并的畸形种类繁多，不呈综合征表现，而是非随机发生，这证明了 Stephen 认为的本病病因为妊娠 4 周时胚胎间叶组织普通受损所致。

5. 症状

（1）呼吸系统：由于食管闭锁，唾液下行受阻，因此口腔充满泡沫。喂水或奶后，极易误吸，加上胃液自瘘管逆行入气管，早期并发肺炎和肺不张，呼吸困难明显，口周及面色青紫和鼻翼扇动。起初充分吸净近端食管盲端内的奶汁和稠厚、混浊的橙黄黏液后，上述症状较快好转，但不久症状又出现。如此反复数日致呼吸衰竭，病死率极高。有肺炎时，双肺前后痰音明显，伴细小啰音，合并肺不张时可能叩诊浊音。早产婴儿呼吸浅表，听诊可无异常。约 1/3 低出生体重儿在出生后 3 天内可因低血糖而反复出现呼吸停止、窒息发作。

（2）消化系统：患儿呕吐物为泡沫状黏液或无乳凝块奶汁，不含胆汁。罕见经气管食管瘘而"吐"出黄绿色黏液。因不能进奶，2～3 天逐渐出现眼眶凹陷、皮肤弹力减低等脱水症状，且胎粪排出后无黄色粪便。常见的 III 型食管闭锁因合并气管食管瘘，则胃肠充气，腹部饱满。I 型食管闭锁因无瘘管，胃肠无气，则腹部略凹陷。如合并肛门闭锁，则腹胀严重，不排胎粪。有瘘管

与直肠相通时，胎粪自尿道、前庭、阴道或会阴少量排出。

（3）其他症状：如青紫、心律失常、心脏杂音等，与伴发畸形种类有关。

五、诊断及鉴别诊断

1. 诊断　先天性食管闭锁的诊断内容应包括型别、并发症及合并畸形。早期诊断的关键在于提高产科、超声科及新生儿科医师对本病的警惕性，尤其对羊水过多的孕妇，应怀疑食管闭锁及其他先天性消化道梗阻的可能。出生后数天的婴儿口吐泡沫状黏液，喂水或奶后呛咳、发绀和呼吸困难，吸"痰"后明显好转，如此反复发作及早期合并肺炎者，应高度怀疑本病。

（1）产前诊断：20 世纪 50 年代已有人注意到本病和羊水过多间的关系。直到 B 超技术的应用，1980 年，Farrant 根据羊水过多同时胎儿无胃泡，第一次产前诊断了食管闭锁。但是，由于羊水量不同、羊水过多见于 0.4%～1.5% 的妊娠，羊水过多也可能在妊娠期为良性过程，而先天性畸形中 10%～20% 伴有羊水过多。所以，对羊水过多，无论胎儿有无胃泡或小胃泡及有无食管闭锁，均应注意认真予以鉴别。1983 年已有人注意到"上颈部盲袋征或上部袋状征"的孕妇，应进行追踪监视。必要时用 MRI 作为补充。羊水染色体检查也很重要。有报道 18- 三体综合征中 14%～100% 伴发食管闭锁。

成功的产前诊断为出生后早期诊断和提高治愈率提供了良好条件。在国外应用已极为广泛，有的发达国家已超过 90%。2000 年苏格兰报道的 1985～1997 年 176 例产前诊断之中，158 例（89.8%）产后获得确诊。我国妊娠 16～20 周开始行产前 B 超检查以早期发现出生缺陷。产前诊断在北京、上海等大城市已广泛开展。陈晓康等 2005 年对 1016 例妊娠 13～40 周胎儿的胃泡长、宽及周径进行研究，提出对小或无胃泡者应动态观察其意义。2003 年前已有产前诊断食管闭锁的报道，2008 年洪凤珍等报道 6 年中诊断 11 例。此项检查简单易行，无创伤，需大力推广应用。

（2）产后诊断：当产前诊断可疑或产后出现典型症状时，产后应尽早选用影像学等方法，如

B超、食管造影、CT及MRI进行检查。但是最快捷、简单的方法是产后立即在产房或在儿科门诊内插入胃管、摄胸腹部X线片。具体方法是采用8F～10F较新、有一定韧性和弹性的橡胶管或带特殊标记的不透X线的硅胶管。旧导管过软在食管近端盲端内容易弯曲，易向前压迫气管，导致呼吸困难，或偶经气管瘘管入胃。有以上呼吸困难症状时，应迅速拔管，换管重新试插。插管时可选择经口腔或鼻孔小心缓慢向下插入，在10～12cm处受阻，继续下插则导管顶端从口或鼻孔逆出。此时拔管再插，如此反复1～2次，证实梗阻后即可将导管向外拔出3～4cm，使导管顶端回缩并弯曲于近端食管盲端内。牢牢固定导管于面部，摄胸腹立位或斜位X线片。X线片中弯曲导管的底部即相当于近端盲端的水平位置（因导管有弹性，则实际盲端的位置略低于此），通常以相应的胸椎表示。Ⅰ型时，近端盲端常在第2胸椎附近，同时胃肠无充气（图12-1-7）。当盲端位于第3胸椎下缘或第4胸椎上缘水平，而胃肠无气体，可能为罕见的Ⅲ型气管食管瘘被黏液堵塞。如同时胃肠充气，则为最常见的Ⅲ型（图12-1-8），预示一期食管吻合手术可能成功。盲端位于第3胸椎上缘，同时胃肠充气，则可能属于两盲端间距＞2cm的Ⅲa型。用以上插管或X线胸腹摄片法基本可以诊断90%以上的病例。用泛影葡胺、碘油、25%水溶碘剂、电离子水或微粒化硫酸钡甲基纤维素混悬液等进行近端食管造影多无必要，钡剂造影易误吸并滞留肺内更属禁忌。

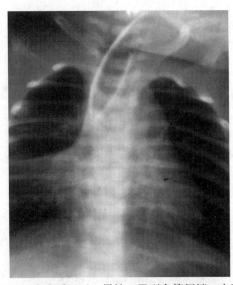

图12-1-8　出生后3天，男性，Ⅲ型食管闭锁。右肺中叶不张，肺炎，橡皮导管卷曲于近端食管内

对罕见的Ⅱ型、Ⅳ型国外曾报道用气管镜或食管镜直视下予以诊断，或自食管缓慢向胃内插管，同时见置于水中的导管末端有气泡溢出时，可疑近端食管有瘘。"V"型即"N"型食管闭锁的诊断困难，患儿常表现为进食后突然咳嗽或窒息，也可能有频发的肺炎伴有右上肺不张。1984年，法国一组69例"N"型瘘管总结为Helmswocth-Pnyles三联症，即饮食时呛咳、腹胀、复发性青紫和肺炎。三者有时缺一或缺二。术前CT检查还可确诊有无其他伴发畸形，如右位主动脉弓及双主动脉弓畸形。

对于瘘管的确切数目和位置，以及食管两盲端间距离的诊断，国外已用矢状位、冠状位及三维CT图像检查。我国深圳2004年对6例进行插胃管、摄胸正侧位X线片及双层螺旋CT扫描，并进行多个平面重建、三维重建和仿真内镜显示两盲端间距及瘘口的位置，为术前提供了重要参考资料。此外，国外有的医院近年已将纤维食管镜和（或）气管镜列为术前检查常规，以明确瘘口的数目和位置、型别、气管插管深度，有时发现瘘口隐藏于发炎的气管后壁黏膜皱襞中。

肺部并发症的诊断也常依靠胸部X线片。肺炎的轻重与确诊食管闭锁的时间密切相关。在北京儿童医院1956～1980年的200余例中，出生后12小时以内就诊者仅占10.4%，出生后12小时至3天确诊者占55.7%，3～7天者占26.9%，而7天以上者（包括出生后25天和29天各1例）

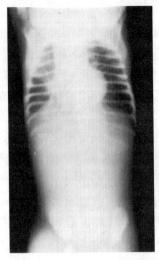

图12-1-7　出生后11天，男性，Ⅰ型食管闭锁。右肺上叶肺炎，胃肠不充气

竟占 7%。患儿几乎 100% 并发肺炎。20 多年来此种情况已有明显好转。2005 年一组多国 6 家医院 104 例的平均手术日龄仅 1.2 天。

影像学检查还可诊断合并畸形，如疑有直肠肛门畸形、心脏畸形、腹部其他畸形时，应酌情选用腹部倒立侧位片、钡剂灌肠、超声心动及静脉肾盂造影等。超声检查为重要首选。图 12-1-5 和图 12-1-6 为 1 例术后 36 小时女婴的食管、十二指肠和肛门三闭锁的 X 线片，因为十二指肠闭锁致出生后 36 小时仍不能显示直肠闭锁的高度。

在诊断食管闭锁时应结合患儿日龄分析，足月儿出生后胃肠充气常需数小时以上，早产婴儿可能需要 24 小时。在检查全过程中应注意保暖，充分并随时吸引近端食管盲端内的黏液和给氧。

近 20 年，因围生医学和新生儿诊疗综合水平的迅速提高，在发达国家已经解决食管闭锁的早期诊断问题，肺部并发症极少。以往影响疗效的重要因素主要是低出生体重和严重的合并畸形，尤其是心脏畸形，目前基本上为严重的先天性心脏病。我国大中城市对本病的诊断水平已有很大提高，但发展极不平衡，就全国而言，与国外的差距仍然甚远。

2. 鉴别诊断

（1）肺炎：食管闭锁常因早期并发肺炎而漏诊。最好的方法是观察有无吞咽困难、进奶或饮水后呛咳及吸"痰"即刻好转等表现。当怀疑有食管闭锁时，试插胃管可以入胃，则立即排除 Ⅰ～Ⅳ 型食管闭锁。

（2）先天性食管狭窄：此即为 Ladd 食管闭锁的 Ⅵ 型，本型畸形少见。往往见于开始加辅食后表现为吞咽困难的婴幼儿。用泛影葡胺或钡剂食管造影较易诊断。常为单一狭窄，也有多处狭窄。部位常在食管中段或中下段。狭窄长度为 1～10cm 不等。狭窄近端稍扩张，远端突然膨大而呈正常的食管管腔。病理检查食管肌层及黏膜下层肥厚或纤维化或食管壁肌肉环畸形。本病扩张效果良好，个别需切除狭窄，吻合食管。

有报道称食管壁内有气管、支气管组织（软骨和腺体）或黏膜下层中混有唾液腺组织。此种异常也可伴发于食管闭锁。狭窄均位于食管下 1/3 贲门上 3～5cm 处，易误诊为贲门痉挛。但本病发病较早，多发生于出生后 4～6 个月加辅食后。狭窄近端食管中上段仅轻度扩张。食管扩张疗法效果大多良好。

（3）喉气管食管裂：病因与气管食管瘘同样不明，二者可能相关。本病罕见，有报道称约每 2000 次活产中有 1 例喉部畸形。本病仅占喉畸形的 0.3%。病理表现为喉及气管后壁与食管前壁间有裂隙。裂隙范围可上自喉部，包括杓状软骨间的肌肉和环状软骨板（Ⅰ 型），向下延伸至颈部气管（Ⅱ 型），喉和气管全裂至气管分支处（Ⅲ 型），以及喉、气管及单侧或双侧支气管均裂（Ⅳ 型）。症状因此而轻重不一。轻者可无症状，重者表现为唾液多、喘鸣，声音呈典型的弱猫叫样，进食时哽咽、呛咳、突发呼吸窘迫、慢性咳嗽和复发性肺炎等。支气管镜检查时如内镜"坠落"入后方的食管内，则可以确诊。本病需外科手术修补。

（4）咽部假性憩室：本病由反复过度用力吸引咽部，人为造成假道所致。文献报道见于新生儿呼吸窘迫综合征的复苏过程，也可能合并气管穿孔而致气胸或纵隔气肿。位于食管后壁的真性食管憩室极罕见。

六、治　疗

1. 原则　先天性食管闭锁合并或不合并气管瘘均影响正常进奶，易呕吐误吸，早期并发肺炎，病死率高，所以应早期诊断，积极准备，尽早手术，力争一期吻合食管，合并存在的肺炎也可获得治疗。同时争取尽早明确其他的合并畸形（如消化道其他梗阻、肺发育不良、心血管畸形、肾脏畸形等）。对重大畸形的矫治应与食管闭锁的手术同时考虑并有计划进行。术前需全面交代病情、手术和后果，征得家长的理解和同意。

2. 临床风险分组　在解剖和病理分型的基础上，为便于指导食管闭锁治疗、估计预后和比较疗效，有几种不同分组法。

（1）1962 年，Waterston 分组法。

A 组：体重 > 2.5kg，一般情况好。

B_1 组：体重为 1.8～2.5kg，一般情况好。

B_2 组：体重 > 2.5kg，伴中度肺炎或先天性畸形。

C_1 组：体重 < 1.8kg。

C₂ 组：任何体重，伴重度肺炎或先天性畸形。

早在 20 世纪 70 年代末，在发达国家 A 组病例基本上全部治愈。近几年国外总结 20 ～ 40 年的治疗经验表明此分类法已不再适用。但目前在发展中国家，本分组法用于估计预后和比较疗效仍有一定价值。

（2）1983 年，Louhimo 提出改良分组法，即仅用出生体重和并发畸形两项，分为 A、B、C 三组，因为 20 年间随着围手术期呼吸管理，肠外营养和抗生素等疗法的进步，当时的肺炎已不成为影响预后的重要因素。该组 500 例中最后 5 年的 100 例生存率 A 组为 100%、B 组为 95%、C 组仅为 50%。

（3）1989 年，Ein 总结 97 例合并畸形数、出生体重与病死率的关系，发现畸次增加，体重越低，则存活率下降。该组 46 例无其他合并畸形者 100% 存活，2 例并发 4 种畸形者均死亡。这种按畸次的分组法未被采用。

（4）1993 年，加拿大魁北克蒙特利尔儿童医院统计该院 20 年 101 例后，认为体重已不是影响死亡的重要因素。建议根据是否依赖人工呼吸和伴发畸形的轻重分组。

Ⅰ组：无须人工呼吸，无或伴发轻度畸形。

Ⅱ组：依赖人工呼吸，无或伴发轻度畸形。

Ⅲ组：依赖人工呼吸，伴发重度畸形。

按上述分组法该组 101 例中 Ⅰ 组病死率 6.6%、Ⅱ 组和 Ⅲ 组分别为 11.5% 和 71.4%。而按 Waterston 分为 A、B 和 C 组，则病死率分别为 6.7%、5.3% 和 29.8%。A 和 B 组差别不显著。

（5）1997 年，Teich 修改上述分组法，仅分为 Ⅰ 组和 Ⅱ 组。Ⅰ 组包括无须人工呼吸，无或伴有轻或重度畸形；或需要人工呼吸，但无或仅伴发轻度畸形。Ⅱ 组为需要人工呼吸，伴重度畸形；或无须人工呼吸，但伴有危及生命的畸形者。

（6）1994 年，Spitz 认为出生体重和有无严重先天性心脏病才是影响预后的重要因素，推荐新的分组（表 12-1-3）。

表 12-1-3　Spitz 风险分组

组别	体重（kg）	严重心脏病	总例数 1994 年	总例数 2006 年	存活率（%）1994 年	存活率（%）2006 年
Ⅰ	≥ 1.5	无	293	132	97	98.5
Ⅱ	< 1.5	或有	70	50	59	82
Ⅲ	< 1.5	有	9	6	22	50

两组统计说明近 10 年本病的总体疗效变化不明显。但是由于新生儿、小儿外科和小儿心外科的技术进步，Ⅱ 组疗效有改善。本分组法既明确了本病的实际诊疗水平，又指出了努力方向，已得到日益广泛的应用。

虽然有以上各种分组方法，但是由于我国国情及小儿外科的诊治水平，当前仍多依照 Waterston 分组法进行统计和比较。有的医院已开始使用 Spitz 分组法。将 Waterston 和 Spitz 分组法同时使用和比较的方法值得效仿。

3. 术前准备　自怀疑本病开始，术前准备包括明确诊断、治疗肺炎和早产婴儿可能合并的呼吸窘迫综合征及颅内出血等并发症，全面评价全身情况及合并畸形严重性，确定治疗步骤和内容。

（1）呼吸管理：目前我国食管闭锁的诊断多不够及时，入院时肺部并发症的发生率仍很高。围手术期良好的呼吸管理对提高生存率有非常重要的意义，有时甚至起着关键的作用。北京儿童医院外科在 20 世纪 80 年代初，特殊重视了呼吸管理，术后总生存率由原来维持了 25 年的 26.9% ～ 29% 迅速提高至 81%。此观点在国内已得到广泛共识。

围手术期呼吸管理的目的在于改善呼吸功能，使患儿能更安全地耐受手术，为顺利地渡过围手术期创造有利条件。一般来说，呼吸管理包括以下内容。

1）加强消毒隔离：最好单间隔离，专人护理，或在新生儿监护病房。工作人员勤洗手，各种用具（如氧气口罩、鼻塞、吸痰管等）尽量使用一次性的，或用毕冲净后浸泡于消毒液中备用。有的器具则需每天消毒。

2）保温与保湿：新生儿初离母体，环境温度、湿度骤然下降，易感性明显增加。首先要注意保温，对早产婴儿更需要特别保护。室温保持在 26 ～ 30℃。体温应每 2 ～ 4 小时测量 1 次，或用暖箱保温并持续监测体温。这样有利于减少能量消耗和肺部感染的机会，在冬季可以预防硬肿症。患儿在转运途中及在医院内各项检查过程中应由有经验的人员护送并保持体位。室内相对湿度应为 60% ～ 65%。

3）体位：仰卧位或半俯卧位，头略抬高，以利于胃内气体向上，减少胃内液体经气管食管瘘逆流入气管内，同时减少唾液误吸。术前和术后最初 2～3 天每 2 小时翻身 1 次，以后根据病情和分泌物多少逐渐改变间隔时间。

4）拍背和吸痰：是保持呼吸道通畅的重要措施，应定时进行，使用电热加温湿化器更好。充足的水分能更好地湿化呼吸道，防止痰液黏稠，并使之易于吸出。加温湿化的水温一般为 40℃，有助于呼吸道黏膜上皮细胞纤毛运动，冬季使用更有好处，每天 3～6 次，每次 20～30min。此后再翻身拍背和吸痰。吸痰操作动作应轻柔，在肺炎和肺不张部位需反复认真进行。首先选用硅胶管经口吸痰和近端食管的唾液，经鼻腔吸引易损伤局部黏膜。

5）呼吸道持续正压给氧：新生儿呼吸力弱，支气管纤细，易被分泌物堵塞而致肺不张。呼吸道持续正压给氧可以扩张肺泡，改善通气，预防并治疗肺不张。使用时用乳胶鼻塞或硅塑双鼻管。根据病情调整氧气流量、压力及使用时间。

6）人工呼吸机的应用：术前并发肺炎可出现呼吸浅表，节律不齐，或合并肺不张，经呼吸道持续正压给氧效果不显著时，可以应用人工呼吸机，并由此过渡至手术。术后酌情逐渐撤离呼吸机。使用呼吸机期间需反复多次监测动脉血气，并及时调节呼吸机的频率和压力。尤其要密切注意气管插管的深度，过深可以造成或加重肺不张，听诊比较双侧肺部呼吸音和胸部 X 线片可以确诊。插管过深时（超过第 4 胸椎水平）应拔出少许，并牢靠地固定气管插管，防止移动和滑脱。在食管闭锁患儿围手术期时可以安全使用呼吸机，拔管也多顺利，但仪器价格较贵，技术条件要求较高，应严格掌握适应证。术前使用呼吸机时应注意，因气体可经气管食管瘘进入胃内，引起腹胀、横膈上升，从而影响呼吸，甚至造成胃穿孔、气腹或纵隔气肿。实际工作中可将鼻管给氧和以上几种呼吸治疗先后应用或重叠应用。

（2）营养支持：由于患儿不能进奶，尤其是早产婴儿和低体重儿，体内能量储备不足，应按照完全肠外营养补充能源和蛋白质。因为常合并肺炎或先天性心脏病，且雾化吸氧时部分液体自肺部吸收，因而应适当限制输入液体量和输液速度。过多液体量可致上睑或足、背及外阴轻度水肿。

（3）抗生素应用：积极静脉输注两种抗生素

以治疗肺部炎症。病情稳定后尽早行手术吻合食管。依据痰培养结果调整抗生素。国外一组报道出生后 24 小时内一期吻合食管 29 例（55% 近端盲端内无菌生长，45% 为正常菌群），术前均用抗生素预防感染。接受抗生素者可培养出假单胞菌和沙雷菌，24 例出生后 1 周手术者培养出白色葡萄球菌。

（4）其他术前用药：有学者建议术前静脉应用西咪替丁降低反流胃液的酸度，并持续用至术后吻合口愈合为止，此法未被广泛采用。大家接受术前肌内注射维生素 K_1 10mg。常规采用气管插管复合麻醉，因此术前半小时还需肌内注射阿托品。

（5）其他检查：血常规、尿常规、便常规、动脉血气分析、交叉配血和肝、肾功能等血液生化检查当属常规检查项目。

4. 麻醉 过去多采用清醒气管插管，注意插管深度。诱导时尽量少用加压面罩，严防胃扩张或胃液、气体在加压间歇期返入气管。诱导时用肌松剂、芬太尼或阿托品、氯胺酮等。术中间歇正压通气，异氟醚维持吸入。此外，异丙酚及维库溴胺等亦可选用。术中注意与术者配合，如压迫右肺处理奇静脉、结扎气管食管瘘、寻找近端食管盲端、吻合食管后壁后经口助导管入胃，以及关胸时保持通气，防止缺氧。在胸腔镜手术过程中，使用肌松剂减轻呼吸道压力、降低氧耗、缩短手术时间。术中全程严密监测心率、血压、血氧饱和度、血 PCO_2 及体温等。

5. 手术 原则上，食管闭锁均应在产前或出生后一经诊断即施行一期食管吻合术。国外有学者认为分离结扎气管食管瘘的最佳时间为出生后 12 小时内，因为 24 小时后肺的顺应性变小。瘘管需较高压力进行呼吸支持，从而容易导致胃破裂、气腹和气胸的发生。实践中需结合具体患儿的出生体重、合并畸形和肺炎的严重程度全面考虑。

曾有美国医师推荐按 Waterston 风险分组选择术式，A 组应即刻一期吻合食管；B 组宜延期行食管吻合术，先做胃造瘘并控制肺炎等并发症；C 组应分期手术，先行食管及胃造瘘术，再行食管吻合或结肠、小肠代食管术，或先做胸膜外气管食管瘘结扎术和胃造瘘术。目前，在发达国家早期诊断已不成问题，因而肺炎并发率及程度明显下降，影响愈后的高危因素已转移到低出生体重

（尤其是＜ 1.5kg 者）和严重的合并畸形（尤其是先天性心脏病）两方面，因此上述标准早已不实际。1997 年已经报告体重只有 740g 的 III 型食管闭锁病例一期吻合成功，并强调术后新生儿良好监护的重要意义。在我国按上述分组来选择术式的参考价值不大。

下面以占 90% 以上的 III 型食管闭锁为例，分别叙述常用的几种手术。

（1）食管吻合术

1）切开手术法：可选择经胸或胸膜外入路法手术。经胸腔入路手术影响肺功能，不利于肺炎恢复和术后呼吸管理，术后若并发吻合口瘘常需再次开胸手术，结扎远端食管并近端食管造瘘，否则将继发感染，形成脓气胸，预后险恶，因此现在已很少应用。当有内脏转位或明显心脏右移，经脐动脉造影、彩色超声波或 CT 确诊右位主动脉弓，应选择经左胸部切口。

手术步骤：气管插管全身麻醉后，左侧卧位，右上肢上举，屈肘位固定。经右侧第 4 肋或第 5 肋间横切口，长 10 ～ 12cm，后端位于肩胛骨下角附近，前端距胸骨右缘约 2cm。逐层切开胸大小肌后暴露肋骨。此时，再次核对肋间。沿第 5 肋骨上缘，横向切开肋间外肌，保留薄层肋间内肌纤维。用蚊式钳缓慢、小心地撑开第 4、5 肋骨，逐一撕断薄层肋间内肌。术者用右手示指裹盐水纱布小心地沿切口上下缘自胸壁内面剥离胸膜直至暴露奇静脉为止。此时偶可损伤胸膜，可以予以结扎或缝闭。第 4、5 肋间置肋骨牵开器，分离、结扎、剪断奇静脉。在胸膜外沿后纵隔向下解剖分离找到远端食管，直径通常为 0.7 ～ 0.8cm，近端逐渐变细，直径约为 0.3cm，发现在气管分叉水平食管与气管相连，此即气管食管瘘。此时尽力减少游离远端食管，以保护血运和神经。

处理瘘管：有三种方法，第一种方法用 4-0 可吸收线结扎后切断，断端再用 0 号线间断缝合。外面用肋间肌或胸膜覆盖。第二种方法用可吸收线单纯结扎两道后，不切断瘘管，而与近端食管做侧端吻合。此法优点是可以减轻吻合口张力，吻合口径略大于端端吻合。但是实际上吻合口径增大极有限，且随每次吞咽动作，吻合口均受牵拉，不利于愈合，反易使瘘管复发。加拿大学者曾比较 74 例端端和 37 例端侧吻合术后瘘管复发率和

病死率，前组为 3% 和 3%，后组为 22% 和 16%，两组差异显著。第三种方法用 4-0 可吸收线双重结扎或缝扎瘘管、再单纯结扎一道后切断。此法操作简单，效果较好，需要注意保证结扎切实有效和松紧适度，过紧可能复发，过松结扎线可能脱落，亦可造成瘘管复发。结扎时还应尽量靠近气管侧，以免在气管分叉处后壁形成憩室，产生慢性呼吸道症状。也有主张间断缝闭气管侧瘘口者。处理瘘管时特别警惕罕见的畸形——远端食管与右侧支气管相交通。如是，则结扎"瘘管"后右肺萎陷。因此，在切断瘘管前常规由麻醉医师膨肺，明显受阻或右肺不膨胀时，应立即拆除结扎线并食管造影。结扎切断瘘管后的食管远端应用 0 号丝线悬吊牵引备用，勿钳夹，周围尽量少或不分离。

近端食管处理：III 型食管闭锁时，近端盲端扩张，管壁肥厚，血运良好，易于识别，应尽力游离，增加长度，以减少吻合口张力。多年来，数种扩张延长近端食管的方法（如橡皮探条、汞充填探条、压力导管、经口和内镜经胃造瘘引入 Perlon 线或丝线的穿线连通法及电磁铁吸引法等）取得一定疗效。1980 年 Gough（图 12-1-9）、1989 年 Bar-Maor（图 12-1-10）建议用盲端前壁肌瓣法延长食管。1994 年，我国韩湘珍等报道用近端食管后壁横切口，远端食管前壁纵切口（图 12-1-11）；1998 年，岳军正等报道了改良 Ten-Kate-Bvpob 术式，与上述相似但方向相反（图 12-1-12），都是类似的新尝试。

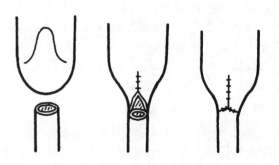

图 12-1-9　近端食管切开吻合法（Gough，1980）

最被广泛接受的方法是 1973 年 Livaditis 的食管壁肌层环切术（图 12-1-13）。理论上每个环行切口可能延长食管 0.5 ～ 1cm。为使延长效果更加

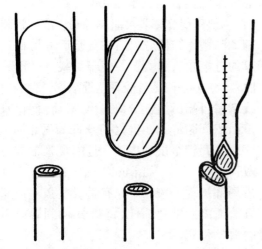

图 12-1-10 近端食管切开吻合法（Bar-Maor，1989）

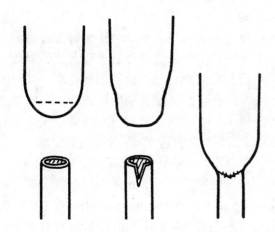

图 12-1-11 近端食管切开吻合法（韩湘珍等，1994）

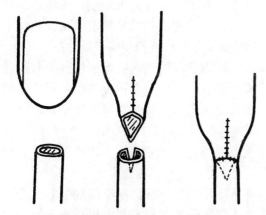

图 12-1-12 近端食管切开吻合法（岳军正等改良，1998）

明显，又有螺旋切开法、不同高度相互交错的多个切开法和阶梯状切开法等临床实践或动物实验。实际上，因近端食管盲端位置较高，在胸腔内环形切开肌层有一定困难，必要时可自颈部切口提

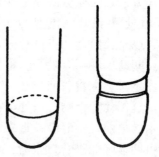

图 12-1-13 近端食管肌层环切法（Livaditis，1973）

出盲端，环切后再回置备用。通常在牵引线下将肥大壁厚的近端食管充分游离后于盲端顶部做横向的 0.8 ～ 0.9cm 切口。切口过长，将增加缝合针数，延长手术时间，也影响吻合口愈合。

食管端端吻合术：两端食管均在丝线牵引下用无损伤针线（4-0 Dexon 或 PDS 等可吸收线）间断、全层纵向或横向缝合食管后壁 4 ～ 5 针后，逐一在壁外打结。剪除缝线，麻醉医师经口向食管内插入 10 号硅胶或橡胶管，术者将导管诱导入胃以保护已吻合的食管后壁。继续用同法吻合食管前壁 3 ～ 4 针，共 7 ～ 9 针。既往近端黏膜和肌层分别与远端食管全层吻合法因损伤过大，已被摒弃。对吻合口的保护性固定措施，如食管端侧吻合、固定近端食管于脊柱旁数针、将切断的瘘管后壁与近端食管后壁固定，以及用静脉片加固吻合口等方法，均带有一定风险，应慎用。吻合术毕，仔细检查吻合口两侧后拔除食管内硅胶管。也有学者主张保留胃管以利于喂养及愈合。

食管吻合前后需酌情由麻醉医师数次加压膨胀肺脏，检查无出血后用 1-0 号线间断缝合肋间切口 3 ～ 4 针，结扎最后一缝线时由麻醉医师再次加压膨肺，同时助手拔除预先放在手术区的 12 号橡胶管，以最大限度地减少无效腔。经胸手术时更需重视此操作。此后逐层严密间断缝合胸壁各层，无须缝合皮下组织。胸膜外或胸腔内均可不留置引流管。

2007 年北京陈永卫等认为奇静脉只在必要时才予以结扎切断，远端食管壁也可做环形切开。2003 年郑州李群等报道了改良 Livaditis 法治疗 15 例（Ⅰ型 2 例、Ⅳ型 1 例、Ⅲa 型 7 例、Ⅲb 型 5 例）。其中 13 例痊愈，1 例Ⅰ型术后 6 天确诊吻合口瘘后家属放弃治疗，另 1 例Ⅰ型术后死于肺炎。具体方法是在充分游离近端食管后，距其 1.5～2.0cm 处横行切开前壁肌层半周，适当游离黏膜下层，以延长前壁，将盲端开口前移以适当延长后壁。间断单层吻合食管。将切开的近端肌层下拉，固定于远端食管肌层 3～5 针以覆盖吻合口前壁。近端食管近吻合口处与脊柱前筋膜固定，防止术后早期吞咽时牵拉近端食管。笔者认为本术式可明显降低吻合口张力，对食管蠕动功能影响小，适用于盲端间距为 1.5～3.0cm 者。

2）胸腔镜手术法：1998 年文献开始报道应用腔镜微创方法治疗新生儿外科疾病。由于开胸手术存在打击大、出血多及术后胸廓变形等缺点，近年来发展了用胸腔镜吻合食管的手术方法。最早于 1999 年 Lobe 等首先报道 1 例 I 型食管闭锁经胃造瘘喂养、近远端食管扩张后 48 天，在气管插管全身麻醉下左侧卧位 60°，CO$_2$ 充气，用 3 个套管针（3mm，第 4 肋间，腋后线；30° 镜，5mm，第 2 肋间，腋中线；3mm，第 6 肋间，腋中线）。游离食管后用 4-0 可吸收线单层缝合食管，外涂纤维蛋白胶。胸腔置管排出 CO$_2$。此例术后合并败血症。

2000 年，美国 Rothenberg 报道第 1 例 III 型食管闭锁用胸腔镜（4 个套管针）吻合食管，术后 5 天胸管内有少量黏液。2002 年，荷兰 Klaas 报道了 8 例 III 型食管闭锁均治愈；1 例合并吻合口瘘，4 例吻合口狭窄。2005 年，美国、荷兰、阿根廷和中国香港 6 家医院报道 104 例，平均手术日龄 1.2 天，手术平均时间 129.9 分钟，机械辅助呼吸 3.6 天。5 例（4.8%）中转开胸手术，1 例二期吻合食管。3 例死亡中仅 1 例与食管闭锁有关。2 例（1.9%）瘘管复发，25 例（24%）需行胃底折叠术。该组大量病例有力地证明胸腔镜手术方法安全、有效，但要求术者有熟练的腔镜技术。在我国 2007 年北京报道 3 例，上海报道 1 例，均获成功。

（2）食管造瘘术：适应证包括①因局部（I 型食管闭锁、某些 III a 型食管闭锁）、全身或其他原因不能一期食管吻合，又不宜、不能置管长期持续吸引盲端内唾液者；②经胸或胸膜外食管吻合术后发生吻合口瘘，保守治疗无效。国外有主张盲端间距为 2～6 个椎体时应争取在出生后 8～12 周试行一期食管吻合术。当超过 6 个椎体时选择食管造瘘术，3～4 个月后考虑代食管术。

手术步骤：右侧颈部下 1/3 处横切口，长约 3cm。向内侧牵引胸锁乳突肌胸骨头，沿甲状腺外侧达颈动脉鞘，钝性分离后在气管后方易找到扩张肥厚的近端食管盲端。为便于寻找，可预先自口腔插入 14F 号橡胶或硅胶管至近端食管盲端内。细丝线牵引盲端后钝性分离提出，再将食管肌层和皮下组织间断缝合，继之切开盲端顶部约 1cm 后同法缝合食管全层和皮肤。近端食管常较短，虽可做肌层环行切开（Livaditis 法）以延长少许，但术后局部护理仍较困难。有学者主张左颈部切口行食管造瘘，以利于日后左半结肠间置或胃代食管的吻合术。

（3）胃造瘘术：适应证包括①因局部或全身性原因（如极低体重、I 型食管闭锁、重症肺炎、呼吸窘迫综合征、严重先天性心脏病等）短期内不能行一期食管吻合；②结扎气管食管瘘后，因 III a 型食管闭锁无法吻合或吻合食管后失败；③因危重急症紧急行气管食管瘘结扎术，以便人工呼吸，防止胃食管反流和酸性肺炎，同期可进行胃造瘘术；④一期食管吻合术后瘘形成，此时胃造瘘术常需与食管造瘘术同期或先后实施。

手术步骤：脐左上方腹部横切口，长约 4cm。切口与左肋缘相距 5～6cm，以利于胃造瘘管从其间引出，避免与肋骨相触。用 4-0 可吸收线在近胃底部胃前壁做相距约 0.4cm 的荷包缝合 2 个。于其中央切开胃壁，置 10F Foley 硅胶管后结扎内荷包缝线，继之结扎外荷包缝线，再将造瘘管自腹壁引出，并分别将其妥善固定于腹膜和腹壁皮肤。国外有将荷包缝线经切口引出并系于 Foley 管上即可，认为该管的气囊已足够使胃壁与腹膜粘连。术中注意保护瘘口周围皮肤。将胃造瘘管与胸腔闭式引流系统连接后，可以维持胃内压低于人工呼吸通气压力的 2.0～3.0kPa（2～3cmH$_2$O），这样既可以施行人工呼吸，又防止了胃穿孔和胃食管反流。此种做法国内尚未见有关报道。

胃造瘘术在 20 世纪 80 年代基本上被视为常规手术。但国外随机对照研究胃造瘘和经吻合口放置胃管，两组间气管食管瘘复发率和食管狭窄率并无明显区别，而术后胃底折叠术在胃造瘘组却增加 3 倍。目前此手术仅限于个别病例采用。

（4）替代食管手术：此手术适用于 III a 型、I 型及食管狭窄等，不能一期吻合食管或食管吻合失败术后瘘形成的病例。重建食管有数种方法，如胃上提、管状胃、胃大弯延长、结肠间置、游离空肠及胸腔外食管延长等。移植器官可位于皮下、胸骨后或食管床。但至今尚无公认成熟且最好的替代食管方法。关于是否可以利用远端食管以防反流；结肠间置采用顺蠕动或逆蠕动；以及新生儿期或1岁时是否可行替代食管手术等问题，意见也不统一。自然的食管永远是最好的食管，所以应该力争采用各种方式延长近端食管并一期或延期施行食管吻合术，这是治疗食管闭锁的金标准。

目前常用的有以下几种术式。

1）结肠代食管术：曾是使用最普遍的方法，1921年由Lundblad首创。1955年，Dale和Shermann叙述了胸骨后路结肠代食管的方法。1957年，Waterston推广了经胸后纵隔入路法。此后有多种改良，采用的有右半结肠或横结肠、左半结肠。美国费城儿童医院总结了31年24例结肠代食管手术（右半结肠15例，余为横结肠或左半结肠）经验，早期并发症有吻合口瘘、肺炎、血气胸、长期人工呼吸支持、伤口感染和裂开、结肠穿孔、声带麻痹、霍纳综合征和胰腺炎。晚期并发症有严重近端吻合口狭窄、胃结肠吻合口狭窄、倾倒综合征、粘连性肠梗阻等。7例需再次手术。随访大多患儿功能良好，也有结肠过长及排空障碍等问题。最近有学者推荐远端食管腹部造口术，认为此术式既可以用来减轻胃部压力、局部插管喂养时可防反流，又可与替代食管的结肠吻合。实际上食管闭锁时需要替代食管者的远端食管常很短，不易提出，而且结构可能异常而功能不良，因此上述方法应用范围有限。

2）管状胃代食管术：1951年由罗马尼亚的Gavriln介绍。1987年，加拿大多伦多儿童医院总结了21年36例的经验，认为此术式最大优点在于血运良好的管状胃在胃大弯处剪裁可获满意长度。缺点是全组均有胃液反流、酸性胃液致管胃上皮溃疡、颈部吻合口瘘和狭窄。

3）胃代食管术：继前人利用全胃代食管的实践，1950年，Potts首次在食管闭锁婴儿皮下以胃代食管，引起呼吸窘迫。40年后于1992年，英国的Spitz重新使用全胃代食管术，将胃置于后纵隔以免压迫肺脏。由最初54例中5例死亡、

5例并发倾倒综合征和2例长期人工呼吸支持，到1996年83例（其中56例为食管闭锁）中死亡6例，生存率达92.8%。吻合口瘘和狭窄为常见的并发症及需处理的问题。

4）回盲肠代食管术：曾是一种推荐的术式，有完好的回盲动脉为首选条件。手术分两组同时进行，顺行吻合食管－回肠和盲肠－胃吻合。其优点是回盲瓣可以阻挡异味，回肠蠕动快，进食较快。缺点是易发生缺血性坏死和吻合口瘘，溃疡常在近胃端处，偶见吞咽困难。本术式最先在1953年由芝加哥Javid应用于18个月的I型食管闭锁患儿，经胸骨后路手术获得成功（图12-1-14）。

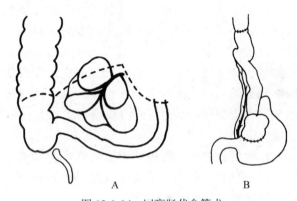

图12-1-14 回盲肠代食管术
A.保留回盲动脉，切除阑尾；B.食管、回肠及盲肠、胃顺行吻合

以上几种术式由于各种原因在我国未见总结报道，经验罕见。近年国外应用也明显减少。瑞典报道1986～1995年82例和1996～2005年65例食管闭锁治疗及1～20年随访比较。一期食管吻合术由78%上升到85%，胃造瘘术由15%降至6%。后10年无1例结肠间置、胃代食管及颈部食管造瘘。

6. 术后处理 食管吻合术后处理至关重要，有时甚至是手术成败的关键之一。正确的医疗和护理可以预防肺炎的发生或避免加重，减少吻合口瘘发生，有利于早期康复，缩短住院日并减少费用。内容包括下述几项（以III型为例）。

保温、保湿、单间隔离或监护病房护理等条件和要求同术前。实践证明良好的术后呼吸管理，如雾化吸入、定时翻身、拍背和吸痰对预防肺炎、肺不张和顺利恢复极为有利，要求动作更加轻柔。吸痰时，各班护士务必熟知吸痰管伸入到咽及食管的警戒长度，最好在床前、暖箱旁或吸痰管上

标明，以防损伤吻合口。早产婴儿和低出生体重儿的监护条件要求得更高。

术后应仔细和严密地观察病情，除定期测量体温、脉搏和呼吸等生命体征外，面色、呼吸幅度，尤其是口腔内泡沫状唾液量及心肺听诊等应随时进行监测。必要时摄胸部 X 线片并进行血液气体分析监测。为促进吻合口愈合和防止瘘发生，学者多主张以下各项措施：食管吻合后留置导管；术后持续吸引口腔分泌物以减少吞咽运动；药物镇静；轻度低头屈颈位；主动预防性地麻痹膈肌和人工呼吸数日；以及口服西咪替丁持续至吻合口愈合等。为观察吻合口径及除外吻合口瘘，应常规在术后 3～4 天用泛影葡胺造影。无瘘则当天进水，第 2 天喂奶。文献有主张术后次日经食管内留置的导管喂糖水，术后 3～4 天内喂奶。为保证机体的抗菌能力、组织修复和生长发育所需，静脉使用抗生素和全肠外营养数天。随时警惕气管插管勿过深。可疑时急摄胸部 X 线片予以立即矫正。

7. 术后合并症　常见的术后合并症有肺炎、肺不张、吻合口瘘、气管食管瘘复发、吻合口狭窄、气管软化和胃食管反流等。

（1）肺炎和肺不张：术前常已存在肺炎和肺不张，尤其在出生 1 天以后住院者。围手术期间良好的新生儿护理、严格的呼吸管理和正确应用抗生素都有助于术后恢复。20 余年前当合并重症肺炎时，常规选择先行胃造瘘并治疗肺炎，好转后再开胸行食管端端吻合术。随着出生后早期确诊等新生儿诊疗技术的提高，重症肺炎已明显减少，加之应用胸膜外入路术式，现在对严重肺炎患儿首选的方法是围手术期在监护病房内加强监测和呼吸治疗。一般来说，吻合口如期愈合，婴儿正常进奶，肺炎也同时顺利治愈。但长期随访发现术后 5 年内最常见的仍然是呼吸系统问题。

（2）吻合口瘘：是食管吻合术后常见且严重的合并症，发生率达 9%～27%。国际上 2005 年一组报道 104 例中吻合口瘘为 7.6%，北京市 2007 年一组 107 例中吻合口瘘高达 27.1%。吻合口瘘大多数发生在术后 1 周内。瘘口较大者术后 1～3 天就发生，可伴张力性气胸，病情不稳定。瘘口较小者多见于术后 6～7 天，仅在胸部引流管内发现少量泡沫样黏液。

影响吻合口愈合的因素：①吻合条件，除全身状况外，尤其与型别有关。Ⅰ型、Ⅲa型吻合口易有张力。北京儿童医院 107 例中Ⅰ型、Ⅲa型、Ⅲb型和Ⅳ型的吻合口瘘的发生率分别为 50%、30%、21.3% 和 100%。②吻合技术，包括分离食管及切开肌层操作轻柔，注意保护远端食管血运。针法要求"小心内翻缝好每一针"，有的部分需双层缝合或与脊柱前筋膜固定。选择缝线种类（质量好的可吸收线），以及腔外或腔内打结、结扎松紧度及吻合口外涂纤维蛋白胶等。③术式，胸膜外和经胸方法区别不大，只是在于前者手术无胸腔污染。胸腔镜法应用时间尚短，暂无法分析。④术后处理，营养和抗感染很重要，国外有学者主张术后常规辅助呼吸并应用抗生素 5 天。

吻合口瘘处理：小的瘘口，尤其是胸膜外入路，全身症状不明显时可先行保守疗法，瘘口多可自愈。大的瘘口需要开胸手术处理。目前在我国现实条件下，开胸食管造瘘、远端食管结扎加胃造瘘术、再次吻合食管、再次吻合加胸膜补片或肋间肌瓣等治疗方法均难获得家长支持。因此，实践经验颇少。

（3）吻合口狭窄：极常见，发生率为 25%～49.1%。吻合口狭窄早可发生在术后 10～14 天，晚者见于 1～2 岁时。Gross 曾按症状出现的时间分为早期（术后 3～4 周）、迟发期（术后 1～5 个月）和晚期（术后 10～12 个月）。

症状有吞咽困难、误吸、反复肺炎及营养不良等。早期发生的狭窄往往与手术技巧有关，此期局部感染、水肿和瘢痕显著。迟发和晚期狭窄时瘢痕较轻，水肿也不明显。有的与曾经合并吻合口瘘有关。迟发者见于术后数月开始增加辅食后，或偶然发作吞咽困难，经检查确诊。文献报道胃食管反流、吻合口瘘与吻合口狭窄有关。一组统计 199 例，合并吻合口狭窄的吻合口瘘达 58.8%（20/34），该组吻合口瘘发生率为 27.1%。我国近年一组 107 例中吻合口狭窄仅为 3.74%。

治疗食管瘢痕性狭窄是一件困难的事。常需全身麻醉，可用探条或气囊，也有局部注射激素后进行扩张、内镜下电灼等疗法。每周扩张 1～2 次，时间可长达 1～3 年。效果不佳时需行胃造瘘后改用 Tucker 橡胶探条，或再次行开胸手术切除瘢痕行端端食管吻合。国内多家医院已经常规在术后 3 ~ 4 天用食管造影初步观察吻合口。必要时术后 2 周即开始扩张。2005 年一组多国 104 例胸腔镜吻合术后，31.7% 病例至少需扩张 1 次。当证明吻合口狭窄与胃食管反流有关时，需考虑抗反流手术。美国一组 57 例 5 ~ 15 岁患儿 17% 有反流，其中 1/3 行胃底折叠术。荷兰 2002 年一组 269 例中 47 例需经 3 次以上的食管扩张，其中 22 例（47%）诊断胃食管反流，14 例（64%）需行胃底折叠术。

（4）气管食管瘘复发：发生率较低，为 2% ~ 8%。20 世纪 50 ~ 60 年代曾达 15%。原因有局部线头脓肿，结扎线过松或过紧，瘘管未完全切断，或手术时过度挤压食管等。瘘管复发可发生于术后早期或数月后，平均术后 20 周，也可能数年后因屡发喂养时哽噎、青紫、窒息、呛咳、液状痰、反复肺炎和肺不张而疑及本病。这些症状无特异性，可以出现在瘘管、吻合口狭窄、气管软化及胃食管反流等各种疾病状态之中，因此诊断困难，可能需要不止一次内镜检查。造影时也常需要多次变换体位观察。采用电灼或激光治疗方法处理瘘管复发显然不如直视下缝合瘘口安全、可靠。由于局部严重粘连致手术探查困难，宜选择经胸腔入路，分别缝闭瘘口后再用肌瓣或心包补片覆盖。亦曾报道需经气管修补或 3 次复发后改用结肠代食管术。日本一组 39 年 118 例中，8 例（6.8%）瘘管复发，5 例修补治愈，3 例再次复发，其中 1 例因食管吻合口溃疡、穿孔并累及主动脉壁大出血死亡。荷兰一组 20 年 153 例术后仅 1 例（0.65%）瘘管复发。处理方法是胸膜外用聚二乙醇酸缝线在靠近气管 5mm 处结扎，再用同样线缝扎稍远端一道。该组唯一的复发者术后 7 年半经 X 线造影确诊后，经手术缝合加胸膜补片治愈。20 世纪末，美国一组报道有 10% 瘘管复发，多见于术后 40 ~ 60 天，竟然多在 3 ~ 4 周自愈，而手术后瘘管再复发率高达 20%。

（5）胃食管反流：是食管闭锁术后更常见的合并症。发生率为 41% ~ 52%，甚至有的高达 72%。食管吻合术后胃食管反流的原因可能有多种，分为原发和手术损伤两种。原发者如先天性近端食管肌间神经丛发育缺陷或缺如；胃排空延迟可能是反流的重要原因，或者与内源性先天性神经发育异常有关。手术损伤的原因可有食管张

力增大、排酸力降低、术后腹腔段食管变短致胃食管结合部变形、术中损伤迷走神经、术后吻合口瘘及感染以致影响食管动力学等。国外有学者认为 50% 的新生儿即存在胃食管反流，食管闭锁时更为常见，胃造瘘可使其增至 72%。甚至有学者认为术后经吻合口置管也会增加反流。

胃食管反流症状有复发性呕吐、腹痛、腹胀、轻度吞咽困难、胃灼热、胸骨后疼痛及急慢性呼吸道问题，如误吸、哮喘、窒息和肺炎。

诊断方法包括钡剂或泛影葡胺造影、核素闪烁造影、食管 24 小时 pH 监测、食管测压、胃电图和内镜检查等。上消化道造影可以诊断胃食管反流，还可发现吻合口狭窄、憩室、溃疡、瘘管及胃食管动力异常。有学者研究 10 例食管闭锁术后 5 ~ 10 年的胃排空后认为，核素闪烁造影诊断方法易行，可用固体或液体检查，放射量小、安全、可靠。胃电图异常可能表示胃动力不足。2002 年国外一组 269 例的术后食管 24 小时 pH 监测发现，40% 有胃食管反流，但是根据临床症状加 pH 监测，仅确诊 32%，且多见于 I 型食管闭锁和 II 型食管闭锁。国外有的医院已将 pH 监测列为术后常规检查项目。

治疗胃食管反流包括药物和手术两类。15% ~ 45% 的病例需要手术治疗。为有利于食管排空，国外有学者认为用胃底半周折叠的 Boix-Ochoa 或 Boerema 手术优于环周折叠的 Thal、Dor-Nisson 手术。因为有的病例需做胃底折叠术，所以主张对婴儿先用抗反流药物治疗。本病病程可迁延数年或近成人期，因此需要用食管镜定期随访，以发现 Barrett 食管、上皮化生或恶性变。2002 年国外 371 例的经验证明，长期胃食管反流的结果之一是食管吻合口狭窄，因此主张较积极行胃底折叠术。

（6）气管软化：也是较常见的合并症，发生率为 7.2% ~ 47.0%。日本报道的发生率最高，27 年 141 例中有 25.8% 和 5 年 32 例中达 47%。病因为气管软骨发育不良，气管软骨短小或呈碎片，失去"D"形态、膜部比例加大，气管被主动脉或无名动脉压迫变形等。

气管软化的症状与瘘管复发、胃食管反流大致相同。由于呼气时气管瘪塌而有典型的嘶哑、咳嗽，还可出现进食后呼吸困难、青紫、肺炎，

严重时可发生致命性青紫和窒息等。

国外报道，无论有无症状，30%病例在常规支气管镜检查时即可发现气管软化。CT影像可以明确诊断。食管闭锁术后经保守治疗大多数气管软化可好转，有时需间断呼吸支持。国外报道约1%因症状严重需医疗干预。严重的气管软化有生命危险，主动脉悬吊术能使68%病例症状立即消失，88%显效。约50%需做Nisson胃底折叠术。也有报道置入人工气管支架。手术时需注意除外血管环及复发性气管食管瘘（因主动脉悬吊后瘘管会加大），此时手术的顺序是先处理瘘管，继之悬吊主动脉，最后行抗反流手术。

（7）吞咽困难：食管闭锁术后常见吞咽困难，有统计15岁以前发生率可达15%。吞咽困难是由食管动力不良所致。临床上发现长期存在症状的患儿往往学会进食时饮用大量液体。

（8）肥厚性幽门狭窄：本症作为食管闭锁术后并发症之一，曾于1982年由Czernik、1986年由Qvist Magilner和1997年由Okada描述过。原因不明，可能与迷走神经疾患、胃造瘘术和经幽门喂养管有关。正常人群中肥厚性幽门狭窄的发生率为0.1%～1%，但2002年一组多中心371例统计中23例（6%）术后并发幽门狭窄。

（9）其他：远期随诊时可见胸廓畸形、乳房不对称、体力和智力发育低下等，这些更像是某种因素所致的发育畸形，并不属于真正手术合并症。

8. 治疗效果 先天性食管闭锁的手术效果，主要体现在近期生存率和远期生活质量两个主要方面。

（1）生存率：40多年来食管闭锁的生存率在国内和国外均发生了比较明显的变化。在发达国家生存率由20世纪50年代的15%～35%，20世纪60年代的60%～70%，20世纪70年代的75%～85%，达到20世纪90年代的85%～95%（表12-1-4）。在我国也由20世纪50年代开始有个案报道到20世纪80年代已有多篇报道；生存率也逐渐提高，达16.6%～81%，偶见90%（表12-1-5）。随着手术逐渐普及，20世纪90年代以后生存率也基本稳定在60%～80%。在少数专科医院少量Ⅲ型无严重合并畸形者生存率可达90%。然而，国家和地区间仍存在明显的差异与不平衡。这些差异一方面是由于社会科技进步和经济水平的影响，另一方面则是由于衡量和评定标准的改变。从过去病死率表现在外科手术和非手术之间的显著差异转变为目前对合并疾病、出生体重和伴发畸形的诊疗水平上。两者间似乎形成了尖锐对比，并由此产生了采用更适用的Spitz临床风险分组法，以体现治疗水平间的差异和进步。表12-1-6为英国同一家医院不同时期的疗效比较，我国尚未见同类报道。两组统计说明近10年本病的总体疗效变化不明显。但是由于新生儿、小儿外科和小儿心外科技术的进步，两组疗效有改善。

表 12-1-4　国外先天性食管闭锁手术生存率

国家	作者	年代	例数	生存率（%）
美国	Gross	1933～1952	233	47
	Strodel	1935～1976	365	36～＞86
	Alexander	1966～1986	21	81[*]
	Randolph	1962～1982	78	85.9
		1983～1988	39	92.3
	Teich	1972～1991	94	83
	Holder	?～1993	114	97.4
加拿大	Poenara	1969～1989	95	84.2
	Ein	1979～1985	97	84
		1942～1991	69	33[*]
				（0～＜100）
	Tsai	1975～1995	81	78
英国	Cudmore	1964～1974	134	66
		1975～1985	124	75.8
	Puri	1979～1992	11	100[*]
	Spitz	1945～1995	410	86.8
		?～2006	132	98.5
日本	角田昭夫	1961～1978	1081	54.6
	Okada	1968～1995	112	80.4
芬兰	Louhimo	1947～?	100	12
		?～1978	100	85
德国	Ure	1963～1971	137	46
奥地利	Rokitansky	1975～1991	223	58.7
罗马尼亚	Rivosevchi	1976～1981	50	50
澳大利亚	Chetchi	1948～1986	334	62.1
印度	Agarwala	1980～1986	121	67
瑞典	Lilja	1986～1995	82	87
		1996～2005	65	94

[*] 为Ⅰ型。

表 12-1-5 我国先天性食管闭锁手术生存率

作者	年代	例数	生存率（%）
叶蓁蓁	1956～1978	170	23.5
	1978～1980	11	81
陈幼容	1981～1992	33	69.7
谷兴琳	1961～1981	156	16.6
	1982～1987	10	90
韩茂棠	1982～1983	9	56
韩湘珍	1987～1991	15	66.6
胡劲	1983～1986	10	60
	1987～1991	12	83.8
王慧贞	1984～1992	15	33.3
马汝柏	1984～1995	17	58.8
李群	?～1995	9	44.4
	1995～2003	21	90.5
俞刚	2003	12	83.3
陈永卫	1994～2006	107	79.4

表 12-1-6 先天性食管闭锁和食管气管瘘 20 年生存率比较（引自 Houben，2008）

型别	临床风险分组	1980～1992 年（372 例）	1993～2004 年（188 例）
Ⅰ	出生体重＞1.5kg，无严重心脏畸形	97%（283/293）	98.5%（130/132）
Ⅱ	出生体重＞1.5kg，或严重心脏畸形	59%（41/70）	82%（41/50）
Ⅲ	出生体重＞1.5kg，有严重心脏畸形	22%（2/9）	50%（3/6）

生存率的提高原因是综合和多方面的：①小儿麻醉水平进步，麻醉机对低出生体重儿精确供氧，预防低体温和选用麻醉药品等。②科技进步，先进的麻醉机、微创手术器械、超声仪、CT、MRI 和呼吸机等。③围手术期新生儿监护、呼吸及营养支持和保温。④外科手术技术改进，增加了胸膜外入路法，微创手术开始应用，采用延长食管手术、减少胸部术后引流和不必经吻合口置管喂养等，以及缝合方法，尤其是缝线的改进、小儿心外科技术水平的提高、选择性围手术期机械通气、力争一期吻合食管，大量减少食管造瘘、胃造瘘和结肠等代食管手术等。⑤多学科密切合作，产前超声诊断，新生儿科与小儿外科合作，诊疗经验交流和积累等。这些因素再次有力地证明了先天性食管闭锁是现代（小儿）外科的缩影。

（2）生活质量：国外有多篇长期（1～53 年）、大量（41～371 例）的追踪观察报道。内容包括临床症状评估、生长发育和营养、智能及社交功能等方面。

1）临床症状评估

A. 呼吸系统：除临床咨询和体格检查外，还应用 X 线、肺功能和内镜等方法进行评估。症状包括咳嗽、夜咳、气短、恶臭呼吸、屏息、喘鸣，甚至窒息发作。5 岁以下组发生率超过 50%。住院患儿 31% 曾患有肺炎或合并肺不张。5 岁以后患肺炎者仅 5%。5 岁以前有症状者容易持续到 15 岁以后。肺功能检查肺活量、肺总量和呼气峰流速均有下降。1 岁时功能残气量正常，但大多数呼吸道阻力增加。内镜检查 1/3 合并气管狭窄，2/3 气管有组织学炎性改变，更常见气管软化。呼吸道症状与术后各种合并症，如食管狭窄、胃食管反流及气管软化等有关。

B. 消化系统：随诊方式有咨询、体检、各种辅助检查和食管功能检查，包括食管蠕动、食物通过时间、代食管的排空时间、下食管括约肌压力测定、食管 24 小时 pH 监测，以及食管内镜、活体组织及细菌学检查等。主要症状包括恶心、呕吐、反胃、胃灼热、饱足感、嗳气、吞咽困难等。约 1/3 有吻合口狭窄，41%～72% 有胃食管反流（有食管 pH 异常与主观反流症状不吻合的亚临床症状）、7%～29% 下食管括约肌压力降低（与 3/4 食管蠕动功能不良不平行）、51% 食管炎、21% 幽门螺杆菌感染、6% Barrett 食管，甚至合并食管癌（腺癌、鳞癌）。许多症状在 5 岁以后好转，很少需要再次手术。2008 年一组 125 例 20 年随诊结果，60% 有吞咽困难，40% 有胃食管反流，术后症状改变不明显。在 16～20 岁组中，只有 6% 需用药物治疗。有报道认为长期随诊显示食管动力不良和亚临床胃食管反流可能说明食管黏膜发育异常。

2）生长发育和营养状况：由于食管闭锁术后最初 5 年内呼吸和消化道症状表现较明显和频繁，则影响发育和营养。有统计表明在一期吻合组受影响者占 10%～25%，而分期吻合和结肠代食管受影响者达 30%～44%。

通过对 53 例和 71 例两组术后 1 个月至 31 年

的随访，包括体格测量，如身高、体重、三角肌皮褶厚度和上臂围等项。研究结果表明，5 岁以下患儿容易出现急性营养不良。1979 年一组 108 例术后 5 年随访结果显示，24% 身高和体重低于同龄健康小儿曲线的第 5 个百分点。影响生长发育滞后的因素包括漏诊可矫治的外科或内科疾病、遗留某些未知的问题和合并症及医源性疾病。13 岁以下患儿容易出现慢性营养不良，表现在身高 / 年龄与体重 / 身高的值上。由于突发生长常在 13 岁以后才明显表现，因此身高的追赶现象使慢性营养不良随年龄增加有减轻趋势。一组 334 例 1 ～ 37 年随访结果显示身高平均值位于正常曲线的第 25 个百分点。另一组 41 例 5 ～ 25 年随访却反而常见于体重超标。

3）智能和社交功能：德国的随诊资料（58 例 20 ～ 31 年）证明食管闭锁患儿术后生活质量都较好，甚至非常良好，他们或全日工作或上学，26% 已生儿育女，在身体、情感和社会功能等方面均与 158 例志愿者相似。而结肠代食管者常有症状。此组随诊研究对生活质量判定采用了三项指标分析：①一般情况和检查；② Spitz 指数（职能、日常活动、健康、交友和亲情、展望未来共五项）；③胃肠道生活质量指数（症状、体能、情感和社会功能）。评分结果显示食管一期吻合成功者高于结肠代食管者，而在胃肠道质量指数方面后者也明显落后。

通过长期随访证明，目前对先天性食管闭锁的诊疗有待进一步研究和提高。工作重点除继续提高手术存活率、减少合并症外，还需从整体上多方面加强，包括长期随访，追踪至中年甚至老年。国外重视家长的配合与支持，且已开始正视对于伴发生命危险的严重畸形进行治疗的价值。

目前，先天性食管闭锁的诊疗工作已由单纯提高生存率转至更早诊断、治疗更低胎龄、更低体重儿的伴发畸形，首先是严重先天性心脏病，以及更大程度地提高新生儿监护水平。本病在术后最初几年内出现的多种症状有望通过诊治在数年后有所减轻，从而使患儿正常发育、成为健康的下一代。但是较常见的反复呼吸道症状和食管动力异常、潜在的胃食管反流仍是重要的挑战。

七、结　语

先天性食管闭锁合并或不合并气管食管瘘，是一种并不少见的新生儿上消化道严重而复杂畸形，其诊疗水平可称是反映一个国家小儿外科综合水平的代表病种。我国按 13 亿人口出生率 1.7‰ 计算，每年病例应为 5000 ～ 6000 名，而实际上每年诊断和治疗的病例估计尚不及 10%，其原因有诊断、治疗水平和家长的经济能力等多方面。

几十年来国内外对本病的诊断和治疗水平都有较大提高，但是我国和发达国家间的差距仍极为明显。在我国发展也极不平衡，少数及个别医院的存活率虽可达 90%，但病例少、随诊时间也短，还不能说有稳定的疗效。虽然产前诊断已经开始应用，但在不少大城市和众多的中小城市中诊断仍是问题。我国当前的治愈水平只停留在术后的近期存活率上，对远期追踪，进一步研究术后食管动力、胃食管反流、食管狭窄和气管软化、营养状况及生活质量诸方面，基本上仍为空白。胎鼠模型制作等基础研究仍在进行中，有关 *HOXD* 基因病因和人工食管仍未见报道。因此，张金哲院士提出"中心单位要赶上国际水平，做小儿手术的单位能达到 70% 治愈率"的目标也许需要 1 ～ 2 代人的努力才能完成，在这方面我们任重道远。

（叶蓁蓁）

第二节　食管上括约肌运动功能失常

一、食管上括约肌运动功能失常的原因

很多疾病可以累及吞咽动作，但食管上括约肌（UES）的原发性运动功能障碍则较少见。这类患者虽然并未吞咽食物，但其咽部始终有梗死感。吞服对比剂后做 X 线检查，可见其 UES 处于收缩状态，呈现为咽食管结合部的后方出现一个锯齿形凹陷。有学者认为这实际上是 UES 痉挛的一种表现。

咽食管运动功能性障碍最常见的原因是神经肌肉性疾病，其次为结构性改变所引起（表 12-2-1）。

表 12-2-1　UES 运动功能失常的原因

A. 神经肌肉性疾病

  a. 神经性原因

    1. 脑血管意外

    2. 肌萎缩性脊髓侧索硬化症

    3. 延髓型脊髓灰质炎

    4. 先天性疾病（Riley-Day 综合征）

    5. Huntington 舞蹈病

    6. 进行性全身性硬化症

    7. 帕金森病

    8. 喉返神经损伤

    9. 球上性麻痹

  b. 肌源性疾病

    1. 重症肌无力

    2. 肌营养不良

    3. 眼咽性肌营养不良

    4. 颅颈张力障碍

    5. 痉挛性斜颈

B. 结构性原因

  a. 特发性环咽肌功能障碍（无憩室）

  b. 环咽憩室

  c. 局部病变

    1. 炎症

    2. 先天畸形

    3. 肿瘤

    4. 外部挤压（甲状腺肿、淋巴结肿大、颈椎增生）

  d. 咽喉部手术或放疗后

  e. 咽喉部化学性烧伤

C. 原因不明

  球性综合征

（一）神经性疾病

1. 脑血管意外　患者可出现语言障碍及表情障碍。构语障碍可能伴有咽喉和 UES 活动不协调，并导致食团形成和推进的困难，因此脑卒中后 70% 的患者伴有下咽困难，为一种预后不良的征兆。在缺血性脑卒中以后，患者除此之外尚可有胃肠道出血、排空延迟及结肠直肠功能障碍。此类患者容易发生误吸及肺炎。Power 设计了一种方法观察患者在吞咽时其食团的移动与喉部关闭的关系，结果发现脑卒中后，患者在吞咽时喉部关闭时间延迟及感觉障碍程度与其误吸的程度密切相关。

2. 肌萎缩性脊髓侧索硬化症　Nozaki 报道 11 例肌萎缩性脊髓侧索硬化症（amyotrophic lateral sclerosis）的检测结果，发现患者均有：①口腔内漏（oral leakage）；②食团形成不良；③口腔内淤积；④食团运行异常；⑤吞咽反射延迟；⑥喉部穿透（laryngeal penetration）；⑦误吸；⑧鼻腔反流；⑨会厌谷及梨状窝存积；⑩PES 异常开放。以上这些现象说明患者的口咽期吞咽功能全部受累，有的口期先于咽期出现，有的则相反，有的为混合型。

3. 延髓型脊髓灰质炎　Ivanyi 报道急性脊髓灰质炎患者晚期可能发生进行性脊髓灰质炎后肌萎缩。40 例患者中有 8 例出现吞咽困难。其发病与出现下咽困难之间的时间跨度为 27.1 年（23～45 年）。功能障碍包括吞咽反射延迟、咽缩肌蠕动减退、喉上升力减弱、食团淤积等。

4. Riley-Day 综合征　是一种先天性家族性自主神经功能异常，表现为直立性低血压，少汗，膀胱和性功能障碍。此类患者有呼吸中枢的化学或机械感受器功能异常，因此常出现呼吸困难，使其动脉血氧饱和度（SaO_2）明显降低，可同时有下咽障碍。

5. Huntington 舞蹈病　是一种老年性神经系统疾病，表现为身体各部位不自主的连续性无目的动作，在口咽部则表现为下咽障碍。

6. 进行性全身性硬化症（progressive systemic sclerosis）　是一种严重的多器官结缔组织疾病，受累器官以心、肺、肾及胃肠道最常见，此类患者中有 50% 食管功能受累。

7. 帕金森病（Parkinson disease，PD）　Ertikin 报道对 58 例 PD 患者吞咽时咽期的电生理研究结果显示：①由于食团在口腔内与舌的接触和处理不够，吞咽反射的触发延迟。②由于舌骨上-颌下肌群的运动变慢，以致咽反射的时间极度延长。参与测试的患者中 53% 其下咽困难测试数据不正常，符合下咽困难的确立标准。但患者 UES 的环咽肌电生理性能正常，笔者因此得出结论。PD 的各种运动功能障碍对其口咽期吞咽有很大的影响，使其吞咽运动减弱，自发性吞咽速度减慢是一种节段性有协调的序列运动变慢，而不是延髓中吞咽中心的异常功能变异所致。

8. 喉返神经损伤　吞咽激活了由喉上神经内侧

支分布的机械受体（mechano-receptor），并连接到引发吞咽的中枢神经元，从而引发瞬时的喉部关闭与呼吸暂停，防止吞咽物被吸入呼吸道。喉上神经内侧支的传入信号对于吞咽时的呼吸道保护十分必要，这种机制出现障碍，往往是吞咽时喉部关闭不完全所致，出现此种情况最常见的原因为喉返神经损伤。

9. 球上性麻痹　Ertikin 报道 34 例球上性麻痹（suprabulbar palsy）伴陷窝梗死（lacunar infarction）的吞咽功能检查结果发现，此类患者的皮质延髓系统的兴奋与抑制信号传递进行性地被累及，最后影响到延髓吞咽中心的功能，是此类患者吞咽击发延迟的重要原因，同时造成 UES 的超反射性不协调。

（二）肌源性疾病

1. 重症肌无力　延髓型重症肌无力患者咽部的骨骼肌、环咽肌和 1/4 上部食管肌肉经常受累，造成一种特殊的下咽困难，常伴有咳嗽、呛咳及食物反流入鼻腔。此种现象并非由于环咽肌梗阻或不能松弛，而是由于软腭无力所产生的肌力软弱，以致在吞咽时不能使鼻咽部彻底封闭。

2. 肌营养不良（muscular dystrophy）　原因不明，可以造成咽部骨骼肌和食管肌肉退行性变，使其运动功能受到影响，患者可有下咽困难。患者不易激动且对事物大多表情淡漠，因此其下咽困难常不易被人察觉。临床研究发现，70% 的强直性肌营养不良患者有口咽性下咽困难，吞咽反射的持续时间明显延长。

3. 眼咽性肌营养不良（oculopharyngeal muscular dystrophy，OPMD）　是一种少见的老年疾病，其主要症状为下咽困难与进行性上眼睑下垂。头部后屈是上眼睑下垂的主要代偿机制，可对吞咽功能产生负面影响。Swart 的临床试验证明此类患者上眼睑下垂的程度明显地与头后屈有关，这种代偿动作可以招致吞咽困难加重。

4. 颅颈张力障碍（craniocervical dystonia）　Ertikin 报道测试此类患者吞咽功能的结果；根据临床评估 36% 的患者疑有吞咽困难，但经测试后其发生率被提升为 72%，大多患者有颏下肌肌电图异常及喉再定位时间延长，吞咽击发时间延长，环咽肌肌电图多显示该肌处于超反射状态。笔者

在另外一篇文章中报道 18 例颈部肌张力障碍的电生理检测结果，发现其口咽期吞咽困难的主要原因为口咽部肌肉全部有病理性软弱和肌强直。

5. 痉挛性斜颈（spasmodic torticollis）　在 43 例痉挛性斜颈患者中，Riski 发现 25 例（58.1%）有吞咽困难的客观证据，15 例（34.9%）有自觉症状，检测的主要发现为吞咽反射的击发延迟与会厌谷内有食物潴留。

（三）结构性疾病

1. 特发性环咽肌功能障碍（无憩室）　很多疾病可以累及吞咽动作，但 UES 的特发性（或称原发性）运动功能障碍则较少见。此种患者多为紧张型，对此目前尚无法提出明确的神经或心理解释作为发病的基础。主要表现为口咽部的吞咽困难，食物经常造成堵塞和误吸。虽然并未吞咽食物，但其咽部始终有梗死感。吞服对比剂后做 X 线检查，可见其 UES 处于收缩状态，呈现为咽食管结合部的后方出现一个锯齿形凹陷。有学者认为这实际上是 UES 痉挛的一种表现。

2. 环咽憩室　有环咽憩室者多有吞咽困难，原因可为环咽肌由于憩室的存在而协调不良或痉挛。治疗时除完成憩室切除之外，尚应加做环咽肌切开术。

3. 先天性畸形　Baujat 报道了 27 例 Pierre Robin 综合征，此症包括①后位 U 型腭裂；②颌后缩；③舌下垂。50% 患者食管压力测定结果异常，包括食管运动功能不良及食管下括约肌高张力。

（四）原因不明的吞咽困难

食管上部痉挛可以作为一种独立的现象出现，临床上称为球性综合征（globus syndrome）。此类患者的 UES 静息压可以高达 140.27～199.5mmHg，而正常人仅为 73.5～140.3mmHg。临床症状为吞咽困难，其原因迄今未明。

二、UES 运动功能失常的诊断

1. 放射线检查　对于口咽性下咽困难的患者需要进行多阶段、多体位透视和电视扫描检查。由于吞咽过程中各个环节的快速活动，只有应用

这些技术才能准确的记录，如舌的运动，软腭的活动，咽部收缩的对称性，喉的活动及原来处于静息状态下 UES 的活动情况等。

2. 放射性核素排空试验　应用放射性核素可以很容易对口咽部的排空功能进行测试。在各类口咽性下咽困难患者中，使用液体或固体食团可以使排空功能量化（图 12-2-1，图 12-2-2）。

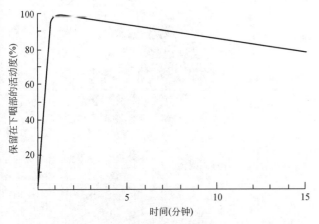

图 12-2-1　一名口咽性下咽困难患者做环咽肌切开术前，下咽部的排空曲线

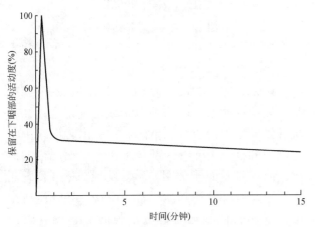

图 12-2-2　与图 12-2-1 为同一患者，环咽肌切开术后的排空曲线

3. 运动功能压力检测　对于 UES 进行生理功能检测必须考虑两个重要因素：其一为此括约肌纤维排列呈放射性与其轴性的不对称性；其二是在吞咽过程中此括约肌向前、向上方向移动。单孔压力导管在检测 UES 静息压时不太准确，多腔压力导管在同一平面上有其各自的孔口，可在静息状态下准确地记录 UES 各处的压力。有一种圆周压力传感器可以提供最准确的压力数据。

神经性口咽性运动功能障碍表现为 UES 静息压异常、不协调和松弛障碍（图 12-2-3）。

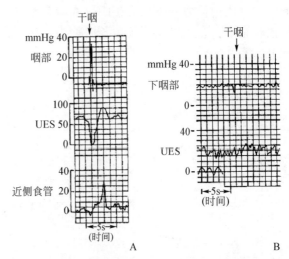

图 12-2-3　A. 正常的咽食管处压力曲线；B. 一名脑血管意外患者的压力曲线。其下咽部静息压明显上升，在干咽时无收缩，UES 亦无松弛

肌源性口咽性下咽困难患者咽部的收缩力较弱，持续时间也较长。其收缩力不足以将食团推经 UES，使得 UES 的存在变成了食物推进的一种障碍（图 12-2-4）。

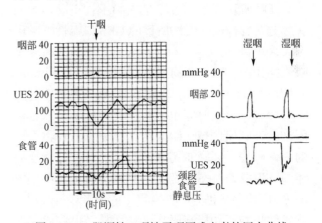

图 12-2-4　肌源性口咽性吞咽困难患者的压力曲线

结构性病因中包括无法用神经性及肌源性疾病解释的 UES 功能紊乱，如特发性 UES 功能障碍。此类患者无咽食管憩室。Cook（1992）及 Jamieson 等（1994）对 UES 功能紊乱合并咽食管憩室进行了十分深入的研究，他们发现在吞咽过程中，下咽部的食团内压力明显升高（图 12-2-5），同时他们测量了开放以后的括约肌的最大面积，发现患者的括约肌面积明显小于正常人。最近的研究工作发现 Zenker 憩室患者的 UES 多有组织纤

维化和括约肌炎症等局限性肌病的组织学征象，说明 Zenker 憩室的形成是 UES 顺应性降低和下咽部食团内压力升高以后，UES 在缺乏解剖学松弛状态下，食团以高抵抗力长时期强力运行的结果。

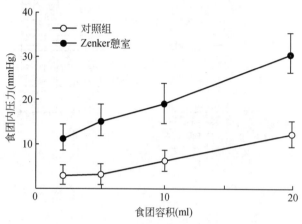

图 12-2-5　与正常人比较，Zenker 憩室患者的食团内压力明显升高

三、UES 运动功能失常的外科治疗

环咽肌切开术是治疗 UES 口咽性下咽困难的有效方法，神经性疾病所致的 UES 口咽性下咽困难大多可以适用。手术的目的在于取消或减少环咽肌的作用，以便食物通过 UES 时阻力减小。肌源性疾病所致的 UES 口咽性下咽困难患者咽部收缩力较弱，持续时间也较长，其力量不足以将食团推经环咽肌区域，UES 的存在变成了食物推进的一个障碍，环咽肌切开术的目的与神经性疾病相同，为减少 UES 的阻力。这些患者虽然咽部收缩无力，但手术仍能使 75% 以上的患者获得改善。特发性环咽肌功能障碍指无法用神经病或肌肉病理学来解释的 UES 功能紊乱，此类患者无食管憩室，可用环咽肌切开术治疗，曾有 80 多例患者见诸报道，7/8 的患者术后情况良好。继发于 UES 功能障碍兼有咽食管憩室形成，其主要症状为下咽困难，如果憩室很小，广泛的环咽肌切开术可使憩室囊腔与症状同时消失。若憩室的囊腔较大，可切断环咽肌去除其限制作用，并将憩室悬吊于咽后方。如果憩室十分巨大无法悬吊，可切除囊腔并使环咽肌切开后广泛张开，此应为首选的治疗方案（图 12-2-6）。Lerut（1987）发现如果不

做肌层切开术而单纯切除憩室，术后并发症将增加 1 倍，而且憩室的复发率很高。正确的治疗原则应该是将咽食管憩室作为一种限制性肌病的并发症，做肌层切开后立即做憩室悬吊或切除术，有文献报道称 90% 以上病例效果良好。

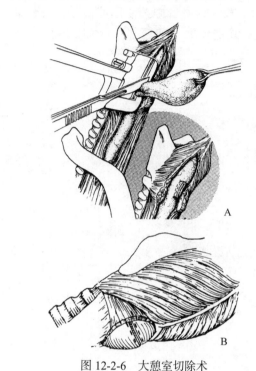

图 12-2-6　大憩室切除术

A. 环咽肌切开术已经完成，在憩室基底部垂直闭合；B. 切除憩室后环咽肌切开处保持开放

1. 环咽肌切开术的适应证　①有 Zenker 憩室；②经测压证明有环咽肌不协调或松弛不全；③脑血管意外后咽部收缩功能障碍。手术可以减少咽部排空的抵抗力。有一部分患者有下咽困难的症状，但 X 线检查则无明显异常发现。标准食管测压不一定有环咽肌功能异常，而特殊导管测压则可以显示食团在通过部分松弛的 UES 时，阻力明显增加。此种情况的病理生理学基础为下咽时 UES 松弛不足，其静息压仅下降到食管压力基线以下，没有松弛到食团无阻碍地进入食管的水平。换言之，它只是有了压力上的松弛，而没有解剖上的松弛。手术可以使这种没有顺应性的括约肌直径加大，从而减少了对食团的抵抗力。

Zaninotto 建议在为口咽性吞咽困难的患者做环咽肌切开术以前，应先试用环咽肌内注射肉毒素。笔者治疗的 21 例患者中，8 例（38%）有中枢神经异常，5 例（24%）有周围神经病，8 例（38%）

为自发性。按照笔者的治疗方案处理后，有43%的患者下咽困难得到缓解。对于注射肉毒素效果不佳者，若舌部运动功能良好，可以进行环咽肌切开术。

Aviv报道称对中枢神经损伤及迷走神经功能障碍病例应用感觉神经移植术。2例患者患有脑干性脑卒中合并吸入性肺炎，并有严重的吞咽困难。检查发现2例均有环咽肌痉挛及喉上升障碍，且有严重的喉部感觉障碍。在做环咽肌切开术的同时，笔者为他们作了单侧耳大神经与喉上神经的微神经缝合术。结果术后1年2例患者均有同侧咽喉部感觉恢复，不再出现误吸，可以经口进食。

2.手术成功的先决条件　①食团在口咽部通过顺利；②有完整的吞咽反射；③已经明确有环咽肌功能不协调和（或）Zenker憩室存在；④无过多的胃食管反流。

3.环咽肌切开术的技术要点　术前下鼻胃管，在局部麻醉下沿胸锁乳突肌内侧做切口，以环状软骨为中点，长约8cm，切开颈阔肌，将肩胛舌骨肌牵向外侧，显露出食管，将之向前牵拉，暴露食管的左侧壁，术者用手指扪及环状软骨并以其为中心，向上向下将咽下缩肌、环咽肌及食管上端环形肌纵行切开长约6cm的一段，直抵黏膜下层。此时令患者饮水两口，可见水在黏膜下流动。如发现有水溢出黏膜，说明黏膜有损伤，应用细丝线将漏水处缝合修补，术后按食管切除处理。

第三节　食管运动功能失常

食物通过环咽肌后，吞咽的食管期启动，蠕动波将食团送达食管下括约肌时，该肌随即松弛，食物进入胃以后食管下括约肌又复关闭。食管下括约肌（LES）平时基本上处于收缩状态以防止胃食管反流。如果这种收缩不彻底，食管体将出现蠕动波以清除这些反流物，食管蠕动的有序传递需要完整的神经肌肉结构，蠕动活动分为原发性蠕动波、继发性蠕动波和三级蠕动波。神经源性或肌肉组织异常可以造成原发性食管运动功能失常或继发于食管以外的异常情况（表12-3-1）。

表12-3-1　食管运动功能失常的原因

A.原发性食管运动功能失常
1.失弛张症
2.弥漫性食管痉挛
3.胡桃夹食管
4.高张性LES
5.非特异性食管运动功能失常
B.继发性食管运动功能失常
1.进行性全身性硬化症
2.假性失弛张症
3.多发性硬化症
4.糖尿病性神经病
5.Sjögren综合征
6.Chagas病
7.反流性食管炎
8.帕金森病
9.酒精中毒
10.甲状腺功能亢进
11.淀粉样变
12.Crohn病
C.先天性疾病
1.遗传性痉挛性共济失调
2.Riley-Day综合征
3.Pierre Robin综合征
4.食管闭锁手术后

一、原发性食管运动功能失常

（一）失弛张症

1.病因及发病机制　失弛张症（achalasia）的病因目前尚未明确。近年有一系列报道称此症的发生可能与下列情况有关。

（1）中枢神经结构功能障碍：先天性中枢性通气障碍综合征（congenital central hypoventilation syndrome，CCHS）是一种原因不明的呼吸控制中枢疾病，累及范围包括脑干结构大范围的功能失调，是一种神经嵴病（neurocristopathy）。由于吞咽引起的食管蠕动是由中枢调控，其神经信号通道源自神经嵴发出的食管分支，因此CCHS患者常伴有吞咽困难。Faure为一组7例患者做了食管测压，发现其压力曲线全不正常；其中5例显示LES压力明显高出对照组。笔者认为，根据检查结果可知CCHS患儿的LES有明显功能异常，其发病原因为控制吞咽的中枢结构出现了功能障碍。

（2）迷走神经本身的功能障碍：早在1965年

就有人做过实验；通过破坏犬的延髓内双侧疑核或猫的迷走神经背侧运动核，制造出食管扩张和食管运动功能障碍的动物模型，证明失弛张症的发生可能是迷走神经功能出现变异的后果。Shafik研究了 14 名正常人和 6 例失弛张症患者的食管膨胀对 LES 的影响，结果发现正常人食管膨胀可造成明显的 LES 压力下降，此种反射性动作称为食管括约肌抑制性反射（esophago-sphincter inhibitory reflex，ESIR），但对失弛张症患者给予膨胀刺激后，LES 则无此种反射性动作。笔者认为食管括约肌抑制性反射的消失在失弛张症的发病原因上可能是一种重要因素。

（3）炎症：Raymond 等报道对失弛张症的食管壁间神经丛进行免疫组化和超微结构研究，提出原发性食管失弛张症的病因为炎症。该学者检查了 16 例失弛张症的食管活检标本，对照组为 5 例无食管疾患的尸检食管标本和 3 例弥漫性食管痉挛，1 例胃食管反流性病（gastro-esophageal reflux disease，GERD）及 1 例食管癌。切片做免疫染色观察神经丝 NF70、NF200、S-100 蛋白和神经元特异性烯醇化酶（neurone-specific enolase，NSE）。对于有炎性浸润的活检标本用抗体加做免疫染色，观察白细胞共同抗原、CD20、CD43、CD68 和 CD45RO。凡有自主神经丛的标本均做电镜检查，结果在 90% 的失弛张症病例中发现沿神经束及节细胞周围均有程度不同的炎性反应，所有这些患者均有 T 淋巴细胞增生，自主神经呈现纤维丢失与退行性变。对照组则显示神经丛正常，无上述的炎症浸润现象。该学者的结论为，退行性变和明显的神经纤维丢失伴以壁间神经丛周围明显的 T 淋巴细胞浸润说明原发性食管失弛张症的自主神经损伤（可能是自身免疫）源于炎症。

Boeckxstaens（2008）报道称失弛张症的特点为食管壁间神经丛炎，以致最后神经细胞消失。从失弛张症患者食管 LES 中分离出细胞毒性 T 细胞，可以对人类疱疹病毒（HSV-1）呈现反应，并且产生 γ-IFN 及少量 IL-2，同时出现克隆样增生。另一现象为，不仅大多患者呈现 HSV-1 DNA，而且对照组同样如此。这些现象说明失弛张症是一种免疫介导的炎症疾病（immune-mediated inflammatory disease），是一种潜在的 HSV-1 感染导致持续性的免疫活动，最后使食管壁间神经丛发生自行破坏。

（4）自身免疫及免疫遗传因素：近年有关失弛张症的自身免疫和免疫遗传性致病机制的报道颇多，Storch 等报道失弛张症患者存在对抗壁间神经丛的自家抗体，认为此症是一种自身免疫疾病，患者体内有循环抗体用以对抗食管壁上的壁间神经丛。该学者应用标准间接免疫荧光技术来确认对抗壁间神经丛的 IgG 抗体。58 例失弛张患者，病期 I ～ IV 期、病程 1 ～ 20 年，37 例壁间神经丛细胞质内发现有抗体，而对照组中 54 例健康者中有 4 例，11 例消化性食管炎和 13 例重症肌无力中各有 1 例在壁间神经丛中发现有抗体。此外，在 12 例 Hirschsprung 病和 12 例食管癌中未发现有抗体，因此该学者认为，对抗壁间神经丛的自身免疫是失弛张症致病原因的重要因素，但其作用机制不明。Verne 等报道等位基因 HLA-DR 与 HLA-DQ 和特发性食管失弛张症的关系。该学者认为此症的特点为 LES 松弛不全，食管体正常蠕动消失，远端食管的抑制性神经元消失，并有自主神经系统、迷走神经背侧运动核及迷走神经本身的异常。虽然此症的病因尚不明了，但弥漫性神经元改变说明可能为病毒或神经退行性病变造成的结果。通过血清检测技术发现特发性失弛张症与 HLA-DQ1 表现型之间有十分紧密的联系，说明此症的发生可能为免疫遗传学机制。为了进一步深入了解其可能性，该学者对此症患者作了组织分型以确定其特异性 HLA 表现型，使用的方法为选择 32 名此症患者（白种人 23 名，黑种人 9 名），用 PCR 技术测定其周围血的 HLA-DR 和 HLA-DQ 分型。结论为特发性失弛张症由种族特异性的方式与等位基因 HLA 结合所致。此项结果说明此症的发生与免疫遗传性机制相关。

（5）神经介质因素：Sigala 等报道了与失弛张症有关的神经介质系统。他指出很多临床及药理学征象均提示食管运动功能涉及几种不同的神经介质。除熟知的胆碱能和交感神经支配以外，在食管壁内还发现了含多巴胺和血管活性肠多肽（VIP）的神经末梢。刺激 VIP 受体和 D2 多巴胺受体，可以诱发 LES 压力下降，而刺激 D1 多巴胺受体则可介导 LES 收缩。该学者通过实验证实，在失弛张时，VIP 和多巴胺系统均处于一种失调控状态，特别是此症不仅在其 LES 中缺少 VIP，而且对 VIP 神经的刺激也常常不能做出应有的反应。该学者还发现患者 D2 多巴胺受体丧失了选择性功能，但 D1 多巴胺受体介导的反应则无变化。

（6）病毒感染：关于病毒与失弛张症的关系近年也有很多报道。Robertson 等报道，为了检测失弛张症患者过去或现在是否存在带状疱疹病毒感染，该学者对 58 例失弛张症患者进行了带状疱疹 I 型病毒、巨细胞病毒及水痘 - 带状疱疹病毒的血清抗休浓度测试，另外以 40 名无食管疾病的人作为对照组，结果发现带状疱疹 I 型病毒和巨细胞病毒在失弛张症与对照组之间无差异，但水痘 - 带状疱疹病毒抗体在失弛张症患者中则明显高于对照组（$P < 0.05$）。他用 9 例失弛张症患者含有壁间神经丛的食管组织进行检查，结果发现 3 例有水痘病毒，但全部均无巨细胞病毒及水痘 - 带状疱疹病毒的征象。另外，有 20 例虽无失弛张症，但有其他食管疾病的对照组患者，无 1 例发现有这三种病毒的征象。与对照组比较，失弛张症患者的水痘 - 带状疱疹病毒的阳性率明显上升（$P < 0.02$）。此结果说明水痘 - 带状疱疹病毒 DNA 能持续存在于某些失弛张症患者的食管壁间神经丛中，因而该学者认为此种病毒是失弛张症的重要病因，但其他学者的研究却得出了相反的结论：Niwamoto 等为了验证食管失弛张症可能是某种亲神经的病毒损伤了食管壁间神经丛的假说，应用 PCR 技术对 12 名失弛张症患者及 6 名食管癌患者做了人类疱疹病毒 DNA 与麻疹病毒 RNA 的检测，另有 8 名志愿者检测其周围血单核细胞和 2 名婴儿检测其脐带血中的周围单核细胞作为对照组，测试结果发现不存在特异性病毒是失弛张症病因。Birgisson 等（1997）试图用 PCR 技术从失弛张症患者的食管肌层上寻找疱疹病毒、麻疹病毒或乳头状瘤病毒，结果证明上述各种病毒并不存在于失弛张症患者的食管组织内，但不能排除另外一种尚未被发现的病毒成为致病原，他建议进一步深入研究寻找此种病毒。Facco（2008）研究了失弛张症患者的 T 细胞受体及其识别人类疱疹病毒 HSV-1 抗原浸润 T 淋巴细胞的能力，发现患者 LES 中有寡克隆淋巴细胞浸润（oligoclonal lymphocyte infiltration），标志着发现了一种由 HSV-1 抗原诱发的免疫炎症反应。Facco 认为被激活的淋巴细胞所释放的 Th-1 型细胞因子（Th1-type cytokine）能够造成细胞损伤，最后在临床上表现为特发性失弛张症的症状。

（7）一氧化氮（NO）：关于 NO 与失弛张症发病的关系近年也有不少报道。Guslandi 认为消化系统是人类体内 NO 的重要来源之一。NO 能使平滑肌松弛并有扩张血管的作用，使其在调节胃肠道蠕动功能、控制黏膜血运及对胃肠道的保护方面发挥着十分重要的作用。最近的研究工作表明 NO 还参与了失弛张症、中毒性巨结肠症、Hirschsprung 病和门静脉高压的发病机制过程中。

硝酸盐对消化道平滑肌是一种强力松弛剂。临床上对失弛张症患者做食管造影时给予亚硝酸戊脂可以立即使 LES 松弛。最近的研究工作证明，内源性硝酸盐（以 NO 的形式出现）对食管运动功能十分重要，实验证明 NO 是作为一种抑制性非肾上腺素能、非胆碱能介质作用于人类食管，而且其作用可以被 NO 合成酶的封闭物所抑制。此种合成酶可以从食管壁和 LES 中测出，说明 NO 在这些组织内起一定作用。动物及人体外的实验证明，封闭 NO 生成可以抑制 LES 的松弛。临床上这种内源性 NO 的重要性还不明了，但已有初步证据说明在实验动物体内封闭 NO 的生成，可以同时封闭迷走神经诱导的 LES 松弛，说明 NO 确有重要的生理功能，而且在食管蠕动方面也起着重要作用，因为 NO 合成酶抑制剂，如 L-NAME[N（6）-nitro-arginine methyl ester] 和 L-NNA[N（6）-nitro-L-arginine] 可以使实验动物的食管推进动作明显增加，并使 LES 松弛减少。有学者曾做过这样的临床实验，给志愿者静脉注射人体血红蛋白重组体（作为 NO 清除剂），结果出现食管蠕动速度增加，自发性收缩的数量明显上升，收缩压力及持续时间增加，伴有 LES 松弛受到抑制，说明 NO 在食管蠕动和 LES 松弛方面负担着重要生理功能。以上这些实验结果说明某些食管运动功能障碍可能是 NO 神经肌肉传递过程中出现异常的结果。

2. 病理改变 Goldblum 等对 42 例失弛张症手术切除的食管标本进行检查的目的在于了解临床上未能治愈的失弛张症食管形态学的变化及演变过程。发现所有标本的壁间神经丛的节细胞均明显减少，有 20 例甚至完全消失。另有 20 例在食管近端有散在的残余节细胞。15 个标本的中下部有少量散在的节细胞。全部标本的壁间神经均呈炎症反应，表现为淋巴细胞和嗜伊红细胞的混合浸润，此外尚有浆细胞与肥大细胞参与。所有标本呈现局灶性壁间神经为胶原所代替的现象，其中几例壁间神经完全被胶原所代替。在切除的食管标本中均有食管壁形态学的改变。一部分改变可能由食管的生理性梗阻所致，表现为肌肉肥厚。其他改变可能为食管腔内长期淤积所引起，包括弥漫性鳞状上皮增生、淋巴细胞性食管黏膜炎（lymphocytic mucosal esophagitis）、固有层及黏膜下层淋巴细胞炎性浸润，生发中心明显，半数标本的黏膜下腺完全消失，1例呈现鳞状上皮过度增生，1例出现表浅的浸润型鳞状上皮癌。另外，有以往肌层切开后所致改变，包括13例经24小时食管pH监测证实存在胃食管反流，4例Barrett食管。该学者认为在临床上治疗无效而切除食管的失弛张症病例，半数切除的食管标本节细胞完全消失，其余也明显减少。所有标本均存在广泛的壁间神经破坏和壁间存在炎症。目前尚无法确定炎症是神经进行性破坏的一种表现，还是一种继发性征象。

3. 症状 患者吞咽动作正常，但由于食管不能排空，遂出现下咽困难，其困难的程度与食管的扩张度呈负相关，食管越扩张，下咽困难越轻微。食物依靠重力进入胃中。有时患者自己能觉察到食物突然由食管涌过贲门进入胃中，且经常出现部分消化的食物反流回食管。夜间反流可导致咳嗽、噎塞或误吸，以老年患者为多。有的患者因进食慢，不愿意和大家一起进餐，如果时间充裕，他们仍可咽下。少数患者进食时感觉胸痛，可能与其食管无效蠕动有关，此种蠕动不足以克服未松弛的LES。个别患者食管扩张不明显，但食管收缩幅度大，出现明显的三级蠕动波，称为强力性失弛张症。Henderson依据失弛张症食管扩张的直径分为：Ⅰ期，食管直径小于4cm（轻型）；Ⅱ期：食管直径4～6cm（中度）；Ⅲ期，直径超过6cm（重型）。强力性失弛张症多为Ⅰ期，食管扩张虽轻但症状较重。多数失弛张症患者不存在食管蠕动，但强力性失弛张症可有较强的食管蠕动。

4. 诊断 诊断失弛张症主要依靠病史、影像学及食管运动功能检查。尤其是Ⅱ期患者食管造影可显示食管下端呈"鸟嘴样"狭窄（图12-3-1）。进行食管造影检查时，很容易将失弛张症与食管远端狭窄或贲门癌相混淆，致使Kahrilas等将其误诊为假性失弛张症（pseudoachalasia），鉴别的方法为进行食管镜检查及活检。

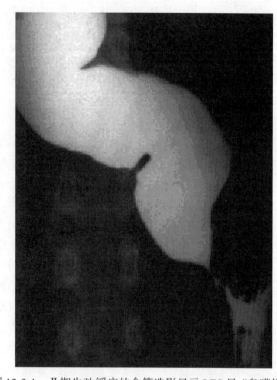

图12-3-1 Ⅱ期失弛缓症的食管造影显示LES呈"鸟嘴样"狭窄

食管运动功能检测是诊断失弛张症的重要方法。患者UES的动度正常，食管体部全长均有收缩异常，食管体内静息压升高，无论大气压和胃内压如何改变，食管体内静息压始终处于升高状态。吞咽时食管平滑肌蠕动完全消失。在病变早期，静息压虽然升高，但收缩压尚属有力（图12-3-2），病变进一步发展，食管腔发生扩张后，收缩力逐渐减弱（图12-3-3）。近来曾有学者将氯贝胆碱用于诊断，给药后静息压逐渐上升，给予阿托品后可使反应消失（图12-3-4）。

5. 治疗 失弛张症的治疗主要有药物治疗、器械治疗和手术治疗三类方法。

（1）药物治疗：包括可以降低LES压力的胃肠激素，如VIP同时具备激素与神经介质的作用，具有松弛胃肠道平滑肌、抑制LES张力的作用。Rosstier等报道应用VIP治疗失弛张症时，观察到患者LES压力下降同时症状缓解。生长抑素

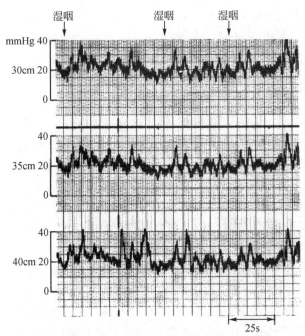

图 12-3-2 早期失弛张症的食管体运动功能，其静息压升高，收缩压有力但无蠕动

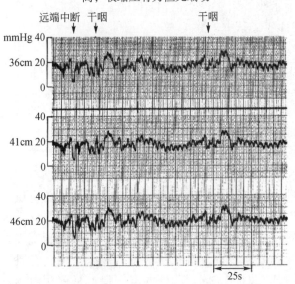

图 12-3-3 晚期失弛张症的食管体运动功能。所有的吞咽反应均为平坦而无蠕动的波形。静息压上升，无蠕动波，改变见于整个食管体

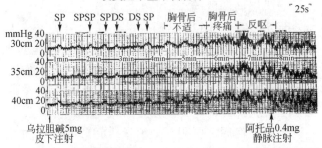

图 12-3-4 失弛张症患者给予氯贝胆碱后食管体对胆碱能刺激的反应，食管自发性活动增加。注射阿托品后反应消失
注：SP，自发性蠕动；DS，干咽

（somatostatin，SS）：生理剂量的 SS 可刺激食管收缩，降低 LES 张力。对中枢神经系统 SS 可作用于迷走神经运动核内受体 5，通过胆碱能传入纤维作用于其他神经元，间接作用于平滑肌以增加抑制神经元活动。SS 可以选择性地抑制 LES 兴奋性神经元，从而抑制 LES 收缩。阿片肽（opioid peptide，OP）：主要存在于中枢和整个胃肠道，胃肠道的 OP 包括甲啡肽、亮啡肽和少量强啡肽，其作用的受体不同，对 LES 产生的作用也不同。OP 有 4 种受体，即 α、δ、μ 和 κ。作用于 μ 和 κ 受体可抑制 LES 收缩，研究证实 OP 可以使 LES 张力下降。降钙素基因相关肽（calcitonin gene-related peptide，CGRP）：广泛分布于神经系统和胃肠道组织中，其功能为松弛 LES。有学者研究了负鼠食管平滑肌 CGRP 与食管 LES 的关系，结果发现 CGRP 能直接作用于 LES 使其松弛。NO：为肠神经系统中非肾上腺素能、非胆碱能的抑制性神经介质，在食管神经肌肉调节中发挥重要作用。有学者报道，贲门失弛缓症患者 LES 内缺乏 NO，另有研究显示，NO 含量减少时，LES 压力升高。

除以上这些药物之外，肉毒杆菌毒素也可用于失弛张症的治疗。肉毒杆菌毒素是一种强力的类细菌毒剂，它选择性地作用于乙酰胆碱能神经元，在突触前神经末梢处抑制乙酰胆碱释放。肉毒杆菌能快速而紧密地与突触前乙酰胆碱能神经末梢结合，通过与一种突触体蛋白（synaptosomal protein）SNAP-25 作用来抑制乙酰胆碱的释放，因此可以理解，肉毒杆菌毒素可以使兴奋性和抑制性神经介质之间的平衡向抑制一侧倾斜，这是期望发生的作用。目前已有证据表明肉毒杆菌毒素可以作为治疗失弛张症和慢性肛裂的一种选择。与其他方法包括手术比较，此药的毒副作用小，作用可持续几个月而且可以完全逆转。此一特点对失弛张症不利，对慢性肛裂却是一种突出的优势。Moreto 等首次报道经食管镜将肉毒杆菌毒素（ethalolamine）注射到 LES 治疗失弛张症，33 例中 31 例获得满意的效果。

总之，药物治疗失弛张症的作用有限，可以试用于轻度失弛张症，或者用于尚在考虑是否采用其他治疗的患者，或者有其他因素致高风险患者。药物治疗的效果明显低于扩张疗法。经过一

段时期的扩张治疗而仍然有下咽困难或食物淤积时，则应考虑肌层切开术。在使用扩张或肉毒杆菌毒素注射疗法以后，仍残留一些症状，可以使用其他药物以增强其效果。对于有高风险因素或不愿意接受扩张、肌层切开术的患者，可以考虑肉毒杆菌毒素注射。个别患者经一次注射即可完全恢复，然而多数患者需要在数月后重复注射。对于小于 50 岁的患者，肉毒杆菌毒素注射的效果与扩张术一样不能令人满意，因此在其他方法失败之后仍应建议手术治疗。

（2）扩张疗法：其原理是采用强力将 LES 的环行肌撕裂以扩大食管腔。目前使用的方法为在透视下将气囊置于 LES 处，然后充气加压。如果扩张成功，患者将感觉到一种强烈而局限的锐痛，短时间后逐渐消退。但如果此种疼痛持续存在或扩张器外部有血迹，则应怀疑食管壁组织有损伤，需要即刻做食管镜检查确定。Ott 等报道一组 34 例失弛张症病例做气囊扩张术后立即进行了放射线检查，发现 1 例食管穿孔与 1 例食管壁间血肿。Barnett 等建议在胃镜之外置一气囊，通过胃镜将气囊置于 LES 处进行扩张，他称此法为 Witzel 技术。Ferguson 收集了 1980 ～ 1990 年文献上报道的 11 组 899 例失弛张症患者做气囊扩张术的治疗结果，其中 70.8% 有改善，16.6% 需要继续扩张，8.3% 最后需要做肌层切开术。食管穿孔的发生率为 1.4%，死亡率为 0.3%。

（3）贲门肌层切开术（改良 Heller 手术）：外科治疗失弛张症的标准术式是改良 Heller 手术。最初 Heller 于 1914 年设计的肌层切开术为在食管壁的前后侧各做一个纵行肌层切口，后来发现术后胃食管反流难以控制，遂改为只在食管前壁包括贲门处切开肌层，为改良的术式。由 Heller 最初设计此手术迄今已经经历 100 余年，通过各家的临床实践逐渐使其标准化，包括肌层切开的范围及是否加做抗反流术等，但在手术入路上仍然存在经胸、经腹的争议。原则上无论经胸或经腹，分离应向两侧扩展以求黏膜能从切开处膨出，必须将 LES 处的环行肌纤维彻底切断。由 LES 向上切开 6 ～ 8cm 即可。笔者认为肌层切开的远端为贲门胃壁黏膜下层的边沿，破坏了膈食管膜，因此术后应加做抗反流术。如系经腹入路，应加做部分前侧胃底折叠术（Dor 手术）。如系经胸入路，应加做 Belsey Mark Ⅳ 抗反流术。无论采用何种

术式，必须注意不能造成术后反流或梗阻。Nissen 手术由于包绕的松紧，即新建的腹段食管的长度和直径不好掌握，常常容易过松，术后出现反流，过紧又导致下咽困难，不能打嗝。

为了探索以上这些术式的真实效果，Ferguson 报道了他的研究结果，将患者分为三类：A 类 11 组病例，经腹手术加做抗反流术。B 类 5 组病例，经胸手术不加抗反流术。C 类 9 组病例，经胸加做抗反流术。结果各组之间出现惊人的可比性：A 类 432 例患者 90.0% 有改善，B 类 310 例患者 87.1% 有改善，C 类 280 例患者 91.4% 有改善。以上三类患者共 25 组 1190 例，术后获得改善者 89.2%，手术死亡率 0.3 %，2.9% 的患者需要再次手术，10% 的患者术后出现胃食管反流症状。Shai 等报道经胸做贲门肌层切开术 15 年的经验，51 例患者有 47 例经胸、4 例用胸腔镜做贲门肌层切开，2 例加做了 Belsey Mark Ⅳ 抗反流手术。手术改善率 93.5%，优良率 80.6%，术后随访平均 7.4 年，其中 1 例 44 岁女性于肌层切开术后 2.2 年发生贲门癌，结论为经胸做贲门肌层切开不加抗反流术同样可以获得良好效果，无严重手术并发症。笔者的经验为经胸手术暴露良好，术前放置一鼻胃管，切开纵隔胸膜，游离出食管下端后用纱带将之提起，切开膈肌游离出贲门，由 LES 与胃交界的最狭窄处缓慢切开肌层 2cm 左右直抵黏膜外，此时不能操之过急，否则容易损伤食管黏膜，稍等片刻待食管黏膜自行膨出，用一直角止血钳沿肌层与黏膜下层之间的界面向上做钝性分离约 8cm，边分边剪开，再掉转方向，向食管胃交界处以远分离 2 ～ 3cm 抵达胃壁的黏膜下层，将肌层切开后即告完成。此处的解剖特点是壁薄而且胃壁的肌纤维排列方向紊乱，此处操作应该特别轻柔，因为绝大多数黏膜穿孔均发生于此处。将切开的肌层向两侧的深层游离，使食管黏膜由切开处充分膨出（图 12-3-5）。

用纱布蘸取无菌生理盐水滴于肌层切开处，同时请麻醉医师由鼻胃管打气。如黏膜无损伤，充气后黏膜膨起将更明显；反之，如有损伤，则不见黏膜膨起，并在破损处有气泡逸出。确定发生黏膜损伤后，可用 0 号细丝线间断缝合，注意结扎线不能过紧防止切割。Topart 等（1992）报道术后近期随访的结果，显示手术后有 90% 的患者

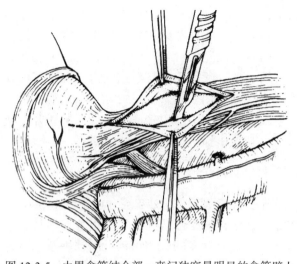

图 12-3-5 由胃食管结合部、贲门狭窄最明显的食管壁上切开肌层达黏膜下间隙层面

吞咽困难可得到缓解，其 LES 静息压也有相应下降。肌层切开术后，一般原来的食管运动功能异常无改变，远端食管的收缩力进一步下降，术后远期可见近端食管的推进力可有一定程度的恢复。曾有学者总结过肌层切开术的并发症（Andreollo 和 Earlam，1987；Moreno Gonzales 等，1988），术中黏膜穿孔发生率为 1.1%，形成瘘及感染者为 0.4%。反流性疾病为远期严重的并发症，可能与肌纤维的断裂和 LES 变弱有关，其发生率为 0 ～ 52%（Jamieson 和 Duranceau，1988）。发生率随术后时间的延长而增加，术后 13 年以上发生率不再增加（Jara 等，1979）。这些数据提示术后时间越久，并发症将越多，因此在肌层切开术终了时应该加做一个抗反流手术。笔者的经验是 Belsey Mark Ⅳ 手术具有令人满意的抗反流功能（图 12-3-6），而且发生狭窄的机会很少。

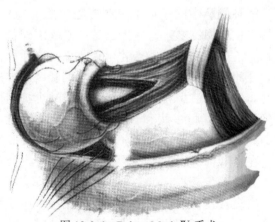

图 12-3-6 Belsey Mark Ⅳ 手术

Upadhvava 等（2008）报道婴儿期原因不明的贲门失弛张症 8 例，其呼吸道误吸症状明显，呕出物主要成分为未凝固的乳汁。全组婴儿均经腹做了贲门肌层切开及抗反流手术。7 例存活，术后症状明显消失。Vaos 等（2008）报道一组 15 例儿童贲门失弛张症的远期治疗效果，平均年龄为 9.5 岁，均经腹做改良 Heller 手术而不加抗反流手术。术后观察 0.5 ～ 15 年，除 6.7% 的患儿于第 1 次术后 8 个月左右因有食管梗阻需再次手术以外，其余患儿无症状，经测压及 24 小时 pH 测定，证明手术效果为良－优。

（4）微创手术：指电视胸腔镜外科手术或腹腔镜外科手术。Patti 等（1999）报道了用胸腔镜及腹腔镜做食管肌层切开术 168 例的 8 年经验，患者年龄平均为 45 岁，病期 48 个月，其中 48 例食管直径超过 6cm。35 例经左胸用胸腔镜做肌层切开，133 例用腹腔镜做肌层切开加胃底折叠术。随访 145 例。结果胸腔镜组优良率为 85%，腹腔镜组优良率为 93%，两组平均为 90%。平均住院时间胸腔镜组为 72 小时，腹腔镜组 48 小时。全组中有 8 例因症状复发或持续有下咽困难需要做二次手术。2 例需做食管切除术。全组无手术死亡。Agrawal 等（2008）报道了用胸腔镜作改良 Heller 手术 56 例治疗失弛张症的远期疗效，症状均为 Ⅳ 级下咽困难，病期为（45±4.6）年，术前有 18 例（32.1%）做过气囊扩张，随访时间为（5.9±4.6）年。术后 49 例（87.5%）症状消失，梗阻症状持续存在者 7 例（12.5%），其中有 4 例下咽困难为 Ⅳ 级。7 例中有 6 例再次手术（4 例肌层切开，2 例贲门切除）。术后有 11 例患者有胃灼热、反流，需用药物控制。

（5）气囊扩张术失败后的外科治疗：Ponce 等（1999）报道失弛张症气囊扩张失败后外科手术治疗的结果，一组 276 例失弛张症患者，其中，32 例气囊扩张失败后做食管肌层切开加做 180° 前方胃底折叠术，20 例术后随访 1 年，其中 19 例症状获得改善，手术结果优良 16 例（80%），多数患者的 LES 压力下降到 10mmHg 以下，8 例术后有反流症状。笔者认为气囊扩张失败的病例进行食管肌层切开具有良好的效果。

（6）食管肌层切开失败病例的外科治疗：用腹腔镜做贲门肌层切开术治疗失弛张症的失败率

为 10% ～ 20%。Iqbal 等（2006）报道应用腹腔镜治疗失弛张症 106 例，其中 15 例手术后持续有症状，失败率为 5.6%。两次手术之间的间隔平均为 23 个月，术后随访时间 30 个月。失败的原因有肌层切开不彻底（33%），肌层切开处纤维化（27%），胃底折叠处松开（13%），胃底折叠过紧（7%），肌层切开不彻底加纤维化（26%）。再次手术效果，71% 者吞咽困难改善，89% 者反呕改善，58% 者胃灼热改善，40% 者胸痛改善。全组有 3 例再次手术失败，需要进一步外科治疗。手术并发症包括黏膜穿孔 3 例，气胸 1 例。Palanivelu 等（2008）报道对 11 例肌层切开术失败表现为"乙状"巨食管症患者，采用腹腔镜经膈肌裂孔行食管切除，全组手术均获成功。手术困难之处在于游离胸腔内迂曲的食管。

（7）食管内金属支架置入：临床食管内记忆合金金属支架置入日益增多，适应证包括食管良性狭窄、食管气管瘘、食管吻合口狭窄等。经过临床观察发现其并发症相当严重。De Palma 报道了用支架治疗常规方法未能治愈的失弛张症 8 例，平均年龄为 67.6 岁，曾经使用的方法有肌层切开和（或）气囊扩张，肉毒毒素注射等。支架长度 10cm，置于胃食管结合部。置入后近期并发症有胸痛 1 例，胃食管反流 1 例，向近侧移位 1 例，向远侧移位 2 例，1 例因支架移入结肠行手术摘除。术后随访 35.5 个月，远期并发症包括胸痛 2 例，反流性食管炎 1 例，支架移位 1 例。由于并发症发生率过高，该学者不建议推广食管内支架置入疗法。Cheng 报道应用 140 个支架于 138 例胃肠道良性狭窄病例的结果，其中失弛张症患者置入支架后出现的并发症有疼痛 23 例（16.7%），反流 16 例（11.6%），重复狭窄 8 例（5.8%），支架移位 5 例（3.6%），食团梗阻 2 例（1.4%）。由于放置支架后并发症太多，因此 Cheng 建议此方法只限于治疗恶性病变及气管食管瘘等疾病。

除药物治疗以外，其他疗法包括扩张、支架置入及肌层切开都是为了解除贲门处的梗阻，而食管本身的运动功能并没有明显恢复，在治疗上应该考虑选择效果好、并发症少、痛苦少而且简便的方法。扩张疗法复发率高，而且有穿孔的危险，放置支架并发症多，因此这些方法应该留给无法承担过高手术风险的患者。要想获得良好的治疗效果，必须严格掌握手术适应证。对于 Ⅰ～Ⅱ期的失弛张症，应当考虑应用肌层切开术。Ⅲ期患者（已经出现迂曲的"乙状"巨食管症）需要做食管切除术。微创手术是经过临床验证用于治疗 Ⅰ～Ⅱ期失弛张症的理想方法，经胸或经腹均可。儿童及婴儿微创手术以经腹为宜。肌层切开完成后，应加做 Belsey Mark Ⅳ 抗反流手术。

（二）弥漫性食管痉挛

弥漫性食管痉挛（diffuse esophageal spasm，DES）的特征是食管平滑肌失去正常的蠕动调节功能，代之以自发的收缩活动，出现一系列重复蠕动波，收缩时间延长，而且收缩幅度明显增高。患者的 LES 本身正常，包括肌张力及吞咽时的反应能力。Dalton 等报道其分析 1480 例食管测压的结果，发现其中有 56 例 DES，发生率为 4%。Clouse 等在 1013 名做食管测压的患者中发现典型的 DES 压力曲线者占 5%。

DES 的病因尚不明了。Weusten 等强调在食管蠕动正常调控中，含 NO 的抑制性神经元与胆碱能兴奋神经之间的互相协调起着重要作用。如果这种协调出现紊乱，其后果将出现失弛张症或 DES。Sifrim 报道在原发性食管运动功能障碍的病理生理中有吞咽抑制作用。Sifrim 认为正常的食管蠕动性收缩发生于吞咽动作结束的潜伏期之后，除了收缩性蠕动之外，它还要有能够产生推进力的最小幅度。异常的潜伏期可以产生自发收缩，收缩幅度过小则收缩无效，如反流性食管疾病。但若收缩幅度过大，又将产生胸痛和下咽困难，DES 就是这样。吞咽与收缩蠕动之间的潜伏期主要是吞咽之后立即出现肌肉抑制所造成的，是位于壁间神经丛内的一种抑制性神经元释放 NO 的结果。在此抑制之末，由于兴奋性乙酰胆碱神经元释放乙酰胆碱，食管壁才出现收缩。这两种神经元之间的相互作用决定了食管收缩幅度与推进速度。失弛张症患者的食管壁上明显缺少抑制性神经元（血管肠多肽和 NO），只有一些相对较多的兴奋性乙酰胆碱神经元。该学者通过实验发现，在吞咽抑制程度与食管收缩推进速度之间存在十分精确的调控，抑制越少，收缩推进速度越快。出现自发性收缩是缺少抑制的结果。原发性食管运动功能障碍患者推进收缩极为快速，而自发性收缩为数不多，但也有自发性收缩相对多一点的。存在于抑制程度与收缩推进速度之间的相互关系说明，不同的食管原发性运动功能障碍是食管不同程度抑制的表现。Robson 等报道 1 例患者初起时为胃食管反流性疾病，以后发展成为 DES，最后形成失弛张症。各种情况需详细检查后才能确诊。Robson 认为此病例可以证明食管运动功能性障碍可以由一种转化成为另一种。这是文献上首次报道的转型病例。Lannello 等报道了 1 例老年女性患者有严重的下咽困难，血检验发现有明显的低镁血症（0.55mmol / L）（正常值为 0.8 ～ 1.05mmol/L）。食管造影显示有 DES。给予口服镁制剂 4 个月后，在血镁逐渐恢复的同时，下咽困难也逐渐消失，食管造影见原来典型的 DES 征象已不复存在。Lannello 认为低镁血症可以并发神经肌肉疾病如喉痉挛，建议在临床上遇到 DES 时应检查血镁。

DES 的典型症状为严重的痉挛性疼痛，可在吞咽任何一种食物时发生，同时可有下咽困难、反呕和进行性消瘦。食管 X 线造影可见其下 2/3 有明显的运动性痉挛（图 12-3-7），食管壁可增厚达 5mm 甚至更多。

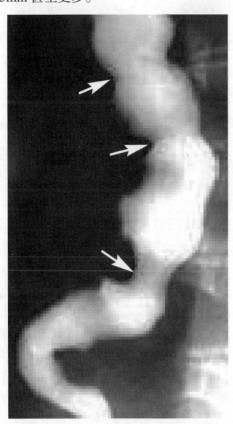

图 12-3-7 弥漫性食管痉挛的食管造影
箭头为痉挛的狭窄处

单纯做 X 线检查有时难以做出诊断，食管镜检查可能无特殊发现，但食管测压有特殊的诊断价值。测压可见环咽肌正常，异常情况主要局限在食管下 2/3 或食管壁的平滑肌部分，包括吞咽时出现的痉挛性蠕动波，持续时间长且有很高的收缩幅度，有时可以高达 100cmH$_2$O（图 12-3-8，图 12-3-9）。

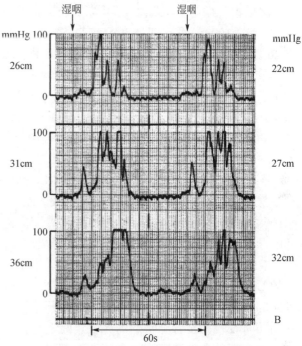

图 12-3-8 弥漫性食管痉挛的多相性异常收缩

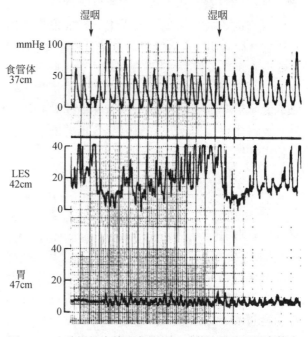

图 12-3-9 弥漫性食管痉挛的 LES 功能。虽然下段食管有
持续性活动，在吞咽时仍有松弛

Allen 等（1992）报道了对 DES 患者进行测压检查时，吞咽食物可以增加测压诊断的准确性。有些学者推崇使用药物来减轻弥漫性食管痉挛症状，包括钙通道阻滞剂如甲氧氯普胺（metoclopramide），肼屈嗪（hydralazine），异山梨糖醇（isosorbide），bethanechol 等。钙通道阻滞剂（nifedipine、verapamil、diltiazem）可以有效地降低食管蠕动性收缩幅度，并降低 LES 张力。Handa 等（1999）用抗抑郁剂治疗 DES 9 例，并与 26 例正常人进行对比，对 9 例 DES 患者的心理学背景做了深入调查，按照《精神疾病诊断与统计手册》规定的标准做出心理学诊断后，给予二硝酸异山梨糖醇（isosorbide dinitrate，ID）1 个月。以后再给予抗抑郁剂 1 个月。DES 的 9 人中有 5 人（56%）被诊断有严重心理学障碍。9 例中有 1 人服 ID 后有进步，其余 8 例在服用抗抑郁剂后有改善，Handa 认为抗抑郁剂对 DES 有效。Henry（1998）报道了通过内镜为 1 例 DES 患者用肉毒杆菌毒素行 LES 内注射，随访 3 个月，效果良好。

总的来说，药物治疗 DES 效果较差。由于患者的 LES 正常，因此扩张疗法并无适应证。比较可靠的疗法为长段食管肌层切开术，切开范围包括测压时发现的食管异常运动区，实际上包括了由胸内食管的顶部一直到胃食管结合部以下。如果发现有食管裂孔疝，或标准酸反流试验提示有反流存在时，应加做抗反流手术。Ellis 报道了用长段食管肌层切开术治疗 DES 患者 42 例，术后观察 5 ~ 6 年。6 年以后他发表文章认为用此手术治疗 DES 是否有效尚无定论，其确切效果不如失弛张症，术后早期效果良好是否能够持续尚有待长期观察。术后反复出现疼痛为疗效不佳的表现，有的患者甚至需要做全食管切除术。

（三）胡桃夹食管

胡桃夹食管（nutcracker esophagus，NE）又称为超级挤压食管（supersqueeze esophagus），其特征为食管远侧端在收缩时其压力可超过 180mmHg，病因不详。有一种假设认为此症系由控制食管蠕动的抑制性通道出现障碍所致。Brito 曾想通过实验予以证实，但实验结果显示患者和对照组的吞咽蠕动波持续时间、压力强度和蠕动波的传输速度均无显著差别。结论为 NE 患者食管蠕动控制中心及吞咽功能抑制机制存在且功能良好，不存在控制食管蠕动的抑制性通道出现障碍问题。

NE 常发现在因胸痛而就诊的患者中。通过适当检查可以除外血管疾病。患者一般无胃灼热、反呕或下咽困难，但患者的情绪与症状有密切关系。放射线检查可见过多的蠕动波（图 12-3-10）。

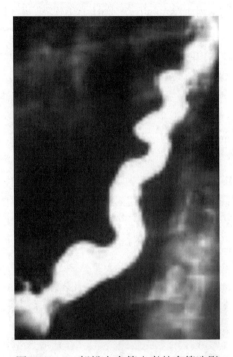

图 12-3-10　胡桃夹食管患者的食管造影

测压检查，在吞咽之后，出现强度上升的蠕动波，其收缩压峰值平均值在 180mmHg 以上，LES 的功能异常，静息压升高（图 12-3-11）。

NE 的治疗尚无确定的有效方法。Traube 建议用钙通道阻滞剂，如硝苯地平或地尔硫草以减少食管收缩幅度。有学者使用长效硝酸盐制剂，二硝酸异山梨糖醇（isosorbide dinitrate），此药不良反应明显，包括头痛及颜面潮红等。Alstermark 等（2008）推荐使用 γ- 氨基丁酸 B 型受体拮抗剂 [gamma-aminobutyric acid type B（GABAB）receptor agonist baclofen]，此药为一种抗痉挛剂，对中枢神经系统的作用比较温和。文献上曾经有学者报道对于一部分药物效果不理想的患者作长段食管肌层切开术，切开的上端应该达到主动脉弓下沿平面，下端达到贲门胃壁黏膜。肌层切开完成后，需加做 Belsey Mark IV 抗反流术。Traube

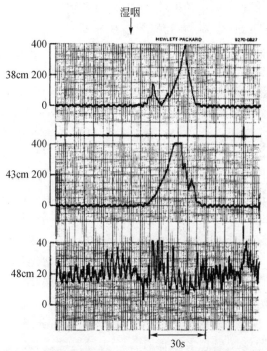

图 12-3-11 胡桃夹食管的下段食管显示功能过高性紊乱

等曾报道 4 例接受此种手术的患者，术后 5 年食管运动功能检查结果显示，食管远端的收缩强度与双峰波的百分比均有下降，蠕动波减少，所有患者的 LES 均成为低张力性，临床症状明显改善。

（四）高张性食管下括约肌

LES 的高张区位于食管远侧端的 4cm 范围之内。食管 UES 在食管上端有比较明确的解剖标志，而 LES 则无。高压区的压力调控受神经支配。腹腔压力上升时 LES 张力也随之增加。此外，LES 的张力还受内分泌支配，胃泌素可使其张力上升，促胃液素（secretin）、胆囊收缩素（cholecystokinin）可使之下降。失弛张症患者的 LES 缺少血管活性肠多肽，是不能完全松弛的重要原因。Guelrud 报道称静脉给予血管活性肠多肽可使失弛张症患者 LES 松弛得到改善。1/3 的弥漫性食管痉挛患者 LES 张力上升，胡桃夹食管也是这样。Bassotti 等（1992）报道在有下咽困难或非心源性胸痛患者中，有 2.7% 为不合并其他食管运动功能异常的 LES 张力过高患者。此类患者多需做食管肌层切开术，但少数患者也可用扩张疗法治愈。

（五）非特异性食管运动功能障碍

临床上约有 1/3 非心源性胸痛的患者，食管测压显示异常，但又不符合上述原发性食管运动功能障碍的诊断标准，因此将之归于非特异性食管运动功能障碍（unspecific esophageal motility disorder）一类。治疗可用钙通道阻滞剂。除非合并有 LES 张力过高，否则扩张疗法无效。个别患者需要做长肌层切开术。

二、继发性食管运动功能失常

继发性食管运动功能障碍指食管对损伤所做出的反应，包括感染（如念珠菌病）、异物、化学刺激性损伤和胃食管反流等。炎症累及食管壁肌层以后，可造成纤维组织增生，使食管壁纤维化，从而影响有序的蠕动，管壁全层纤维化可使蠕动完全消失。某些全身性疾病可以累及食管，产生继发性食管运动功能失常。

1. 进行性全身性硬化症（progressive systemic sclerosis） 一些结缔组织病可以累及食管，常见者为进行性全身性硬化症，又称为硬皮症（scleroderma）。进行性全身性硬化症累及食管可产生反流性食管炎（图 12-3-12）。食管下端可能

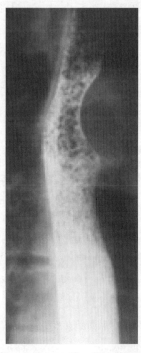

图 12-3-12 患者，女性，30 岁。硬皮症患者食管造影，显示食管壁上大量圆形小泡，形成泡沫状阴影

出现狭窄，测压可见食管远端 2/3 出现低张力性收缩及运动紊乱（图 12-3-13），伴 LES 张力下降。Feussner 等报道 60% 的硬皮症患者有食管受累，其病理改变包括食管下 1/3 平滑肌萎缩，结缔组织内胶原沉积，血管内膜下小动脉纤维化。病变主要累及肌层，但食管壁间神经丛也可能受累。X 线检查主要表现为食管缺乏张力，有时可合并食管裂孔疝及反流。

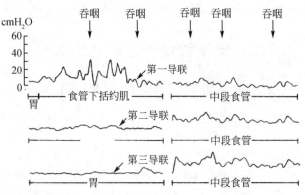

图 12-3-13　进行性全身性硬化症的食管压力曲线。显示低张力性 LES 及食管远端 2/3 的低张力性收缩和不规则蠕动

　　Cameron 等报道用食管镜检查 33 名正常人及 13 名硬皮症患者，观察食管及 LES 收缩功能，发现正常对照组的食管中段出现明显收缩者占 78.8%，而硬皮症患者则仅为 23.1%。对照组 LES 正常张开者有 93.9%，而硬皮症患者仅有 7.7% 能张开。对照组的食管体收缩以后，其 LES 能够先张开，以后复关闭者为 100%，而硬皮症者仅为 7.7%。Cameron 认为根据内镜下观察到的以上情况即可对硬皮症做出诊断。Bestetti 报道了对 18 例硬皮症患者及 13 例正常人用 ^{99m}Tc 标记的半固体食物检测食管，结果发现硬皮症患者的食管通过时间及排空时间明显较正常对照组延长。Lock 等报道了对硬皮症患者的肺功能检查结果，发现大多数患者均有程度不同的肺功能障碍，其原因可能为硬皮症常有胃食管反流，从而造成了肺组织损害，或是硬皮症本身的病理过程损害了肺组织。Abu-Shakra 报道 262 例全身性硬化症患者 82% 有胃肠道症状，包括①食管运动功能障碍；②LES 功能障碍；③细菌过分生长；④宽口憩室形成。

　　目前对硬皮症尚无特殊有效的治疗方法。有胃食管反流症状者可采用饮食控制、抗酸药物、改变入睡体位或食管扩张等方法处理。对此种患者做食管切除必须慎重考虑，因为重建食管使用的空肠或结肠可能已被硬皮症累及。

2. 假性失弛张症（pseudoachalasia）　指 X 线片显示失弛张症的影像学征象，实际上为贲门癌所致。食管镜可以予以鉴别。

3. 多发性硬化症（multiple sclerosis）　是一种慢性进行性神经系统疾病，有时患者的食管运动功能可出现障碍，目前对机制尚不了解，主要表现为食管 LES 不能松弛。针对此症尚无特殊有效的治疗方法，目前以药物治疗为主。Brochet（2008）报道了多发性硬化症患者长期应用醋酸格拉替雷（glatiramer acetate，GA）的效果，他对 10 年来 108 例长期应用 GA 的多发性硬化症患者的临床资料进行了分析，发现复发率逐年递减。结论为 GA 可以安全地长期服用。

4. 糖尿病性神经病（diabetic neuropathy）长期糖尿病患者多伴有食管通过迟缓及食管运动功能异常。Hollis 等报道了对 50 例糖尿病患者的研究结果，发现其中 56% 有食管运动功能障碍，主要表现为多次出现的食管自发性收缩和原发性蠕动功能减退。蠕动张力并无变化，但食管蠕动速度有所下降。Annese 等对 35 名 2 型糖尿病（非胰岛素依赖型）患者的食管、胃及胆囊运动功能进行研究，发现 18 例食管测压结果有异常，16 例食管排空延迟。Holloway 等对 11 名 1 型糖尿病（胰岛素依赖型）患者进行食管通过及运动功能的研究，发现 96% 患者的食管通过固体食物时有障碍，原因为食管蠕动功能减弱或局灶性低压力。Ahmed 等（2006）对 56 名糖尿病伴有或无神经病患者的食管运动功能进行检测，结果发现有糖尿病性神经病患者的食管出现双峰蠕动波或无蠕动波的情况明显多于无糖尿病性神经病患者，高张力性 LES 在无糖尿病性神经病患者中更多。有糖尿病性神经病患者的血糖多数未得到有效控制。Faraj 等（2007）研究糖尿病患者的食管运动功能障碍、胃排空延迟和其他胃肠道症状，目的是了解有胃肠道症状的糖尿病患者是否同时存在食管和胃运动功能障碍。31 例患者参与了检测。结果发现 58% 有异常食管运动功能障碍，68% 有胃排空延迟，二者之间无相互联系。Ordog（2008）报道对糖尿病性胃肠病的 Cajal 细胞进行研究，结果对糖尿病性胃肠病的病理机制了解不够，因此目前的治疗多局限于减轻症状。实验证明糖尿病性胃肠病累及的不仅是交感神经和副交感神经，而且涉及肠神经元、平滑肌细胞和 Cajal 间质细胞（ICC）。ICC 是一种间叶细胞，存在于全部胃肠道壁肌肉中，其主要作用为保证胃肠道正常运动功能，包括消化、吸收与废物的运转和清除。ICC 减少或功能减退可出现很多糖尿病性胃肠病的症状。这些研究结果说明糖尿病破坏了正常的 ICC 网络或使之减少，从而引起 ICC 严重功能障碍。这些观点有可能成为引导新疗法的重要思路。

5. Sjögren 综合征 1933 年，Sjögren 描述了一种临床现象，包括干性角膜结膜炎、口腔干燥和腮腺反复肿胀，遂冠以他的名字称为 Sjögren 综合征。此症为一自身免疫过程，合并有唾液腺和泪腺的破坏，环咽肌受累患者可有下咽困难。Rosztóczy（2001）报道，对 25 例原发性 Sjögren 综合征患者的食管运动功能进行了监测，发现全部患者均有 LES 张力下降及松弛延长，食管体蠕动速度下降。SS 多发生于中老年妇女，表现为角膜结膜炎，伴干性咽炎、腮腺肿大、慢性多关节炎及口腔干燥，又称为口眼干燥关节炎综合征。Ramirez-Mata 等（1976）也报道了 10 名原发性 SS 患者食管测压结果，发现此类患者的食管运动功能障碍完全不同于其他结缔组织疾病，主要表现为食管上 1/3 的收缩能力消失或减弱。10 例患者中 4 例食管体明显受累。笔者认为上述改变不能完全用 SS 的口咽部干燥与黏膜萎缩来解释。

SS 是一种进行性自家免疫性风湿病，原因不明。有一种说法认为此综合征源于 Epstein-Barr 病毒感染。Rhodus（1999）认为暴露于 Epstein-Barr 病毒或病毒再活化，可以诱发人类白细胞抗原复合体的表达，引起细胞因子包括肿瘤坏死因子、IL-2、γ-IFN 等释放。瑞典最近一次流行病学调查发现此病的发病率为 2.7%。10 年前美国此综合征患者不足 10 万人，现今估计约有 100 万人，90% 患者为 40～50 岁的妇女。Tapinos 等（1999）报道了此病的特点为贴近外分泌腺的上皮细胞出现单核细胞浸润，主要为 CD4 阳性的 T 淋巴细胞（60%～70%），而 B 细胞仅占浸润细胞的 1/4。患者的小唾液腺上皮细胞呈现炎前细胞因子（IL-1β，IL-6）与原癌基因（c-Myc）阳性

表达。上皮细胞破坏可能因数种细胞凋亡路径活化所引起，其上皮细胞表达有不同分子如 Fas、Fas L 和 Bax，这些与细胞凋亡有关，同时此种上皮细胞具有再生能力。Sobihani 等（1998）报道了 1 例男性慢性腹泻伴吸收不良、体重减轻及干燥综合征。内镜及 X 线检查见胃肠道黏膜无异常，免疫组化显示弥漫性多克隆 T 淋巴细胞浸润，累及上皮及消化道固有层，曾应用皮质类固醇、硫唑嘌呤及环孢素无效，以后每月静脉注射环磷酰胺，1 年后腹泻停止，体重上升，随访 5 年无症状。Chambers（2004）报道了唾液的成分与功能，除主要成分水以外，唾液中尚含有矿物质、各种酶、电解质、生长因子、细胞活素、免疫球蛋白、蛋白质及一些代谢产物。很多全身疾病可以影响唾液的功能，其中之一即为 SS。SS 的治疗以综合治疗为主，根据症状轻重选择胆碱能兴奋剂、人工唾液、非类固醇性抗炎药、抗风湿药等。Mathews（2008）报道了 Sjögren 综合征的典型症状为极端困倦，合并口、眼干燥。口腔干燥逐渐发展为吞咽困难，患者常有口腔感染，唾液成分出现变异，包括乳铁蛋白、β_2 微球蛋白、溶菌酶 C 和半胱氨酸蛋白酶抑制剂 C 上升，唾液淀粉酶、碳酸酐酶下降。Kasama（2008）报道了原发性 SS 患者应用 H_2 受体拮抗剂尼扎替丁对于口腔干燥的作用。27 例 SS 患者中 14 例服用尼扎替丁 300mg/d，另外 13 例同样服药，但剂量减为 40mg/d 作为对照，观察时间为 8 周。结果发现此药可明显改善口干、咀嚼困难及吞咽困难。

6. 美洲锥虫病 又称为 Chagas 病，是感染南美锥虫（*Trypanosomia cruzei*）所致的疾病，主要发生在比利时、阿根廷、玻利维亚等地。主要病理改变为锥虫使壁间神经丛遭受破坏，形成与原发性失弛张症无法区别的食管无张力性扩张，病变为全身性，可累及心脏、结肠、腮腺及其他器官，约 30% 慢性 Chagas 患者有上述器官受累。Sterin Borda 等（1999）报道了 Chagas 心脏神经肌肉病和失弛张症的分子机制，他证明 Chagas 病患者的血液内存在一种抗体，与心肌的 β 类肾上腺素能性及蕈毒碱性胆碱能受体结合以后，可诱发细胞内信号传导，使靶器官的生理功能变异，正常细胞变为病理活性细胞。上述的抗体与心肌的 β 类肾上腺素能及胆碱能受体结合后，可以诱发生理性、形态性、酶性及分子性等一系列

改变，最后造成组织损伤。与对照组无心肌或食管自主神经障碍的人群比较，血清抗体阳性患者的抗体分布与心肌、食管自主神经功能障碍之间存在密切关系。因此，此种抗体存在可以部分解释 Chagas 病患者的失弛张症和心脏神经肌肉功能障碍的原因。此类患者的交感神经和副交感神经系统均受到影响，最后出现进行性神经传导受体封闭和交感、副交感神经的去神经化，此种现象在 Chagas 病的病程中表现为心肌神经病及失弛张症。de Lima 等（2008）报道了 Chagas 性巨食管症的 Cajal 间质细胞改变，称为 Chagas 性巨内脏症，是 Chagas 病最重要的消化道表现，包括食管、结肠等脏器扩张及运动功能失调。解释此种现象的理论之一为"神经丛学说"，最近研究发现患者结肠的 Cajal 间质细胞（interstitial cell of Cajal, ICC）明显减少。此种细胞存在于胃肠道，被称为起搏细胞，专司协调蠕动和调节神经兴奋。用抗 -CD117 抗体做组织染色，包括纵行肌、环形肌与壁间神经丛，结果发现 Chagas 性巨食管症患者食管壁肌肉与神经丛的 Cajal 间质细胞较对照组明显减少。该学者认为此类细胞减少可能是巨食管症的发病原因。Dantas 等（1990）报道了 118 例慢性 Chagas 患者 LES 压力测量结果，发现其压力较正常对照组及特异性失弛张症为低。另外，此症患者食管癌的发病率较高。

7. 其他　有很多内科疾病可以产生继发性食管运动功能障碍，包括酒精中毒、甲状腺功能亢进、淀粉样变及 Crohn 病。有效的治疗决定于对原发疾病的正确处理。另外，有些先天性疾病如遗传性痉挛性共济失调（hereditary spastic ataxia）和 Riley-Day 综合征，又称为家族性自主神经功能异常，可能由于生化或酶异常以致自主神经系统功能发生紊乱，表现为腺体分泌过量及支气管树梗阻。Pierre-Robin 综合征，包括后位 U 形腭裂、颌后缩和舌下垂，食管运动功能障碍多见。86% 患儿需要长期管饲，平均长达 8.6 个月。经食管压力测定 50% 有异常。临床及测压结果提示此症患者有可能在 1 年以后趋向自愈。此外，食管运动功能障碍也可出现在先天性食管闭锁手术治疗后。

（刘　锟）

第四节　食管憩室

一、基本概况

食管憩室，即食管壁的一部分向外膨出，形成一囊袋，较大者其内可潴留食物，日久可并发炎症、感染或溃疡出血，偶尔发生恶性变。食管憩室在临床上发病率不高，偶可遇到。食管憩室分类较复杂，按憩室所在的部位，可分有咽食管憩室、支气管旁憩室和膈上憩室，这些憩室分别位于咽与食管交接处；气管分叉处和膈上数厘米以内。有学者根据憩室壁的结构分为真性憩室和假性憩室，所谓真性憩室是由食管壁全层构成的憩室，假性憩室仅由食管黏膜构成憩室壁。Zenker 等则将憩室分为膨出性憩室和外牵性憩室两类，膨出性憩室是因为食管腔内压力增高致食管壁向外膨出而形成的憩室；外牵性憩室则因为食管壁外的炎症粘连牵拉作用，将食管全层或部分牵拉向外而形成的憩室。

1764 年，Ludlow 最早描述了咽部食管憩室，1979 年，后人发表了，Ludlow 所报道的咽部食管憩室标本像片。1878 年，Zenker 等收集文献上 22 例加上他们自己的 4 例食管憩室病例加以分析，讨论憩室的性质和形成过程，提出膨出性憩室和外牵性憩室的分类。1833 年，Deguise 报道了第 1 例膈上憩室。1882 年，Oekonomides 又报道了 2 例，当时文献上已积累膈上憩室 31 例。

二、发　生　率

三种食管憩室发生率不同，据统计超过 2000 例食管憩室报道中，咽食管憩室占 62.0%，支气管旁憩室占 17.2%，膈上憩室占 20.8%。另外，1957 年，Brombart 又根据他自己的病例分类，咽部食管憩室（Zenker 憩室）38 例、胸中段憩室 259 例、膈上憩室 33 例和贲门旁憩室 11 例。关于发病年龄和性别，缺乏系统资料，有材料表明 536 例咽食管憩室中最多发生于 50～70 岁，而且男性明显多于女性，性别比为 3.4∶1。膈上憩室也多见于男性。

三、分 类

根据多数学者的意见，食管憩室的分类以下面最常用。

1. 颈部憩室（图 12-4-1）

（1）咽食管憩室（Zenker 憩室，膨出性憩室，假性憩室，咽下憩室）。

（2）先天性憩室：①壁内；②壁外。

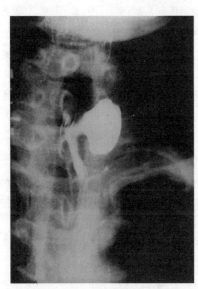

图 12-4-1 患者，男性，50 岁。吞钡剂显示在颈段食管有憩室膨向左侧，轮廓清楚，边缘整齐。憩室颈部较细，但通畅

（3）创伤性。

2. 胸上段憩室

（1）支气管旁憩室（Rokitansky 憩室，外牵性憩室，真性憩室，结核性憩室）。

（2）膨出性憩室、外牵性憩室。

（3）先天性憩室。

3. 胸下段憩室

（1）膈上憩室。

（2）功能性憩室和继发性憩室。

四、咽食管憩室

（一）病因

这种类型的憩室位于斜形的咽下缩肌与横形的环咽缩肌之间，中线偏后，有人称此部位为 Killian 三角，此处发生的憩室又称为咽食管憩室、Zenker 憩室。

迷走神经支配环咽肌，分布于环状软骨的后壁。正常情况下环咽肌呈收缩状态，当吞咽、呕吐和嗳气时松弛。食物进入咽部时，咽下缩肌收缩，环咽肌松弛，食物下行至食管。食物通过后，环咽肌又恢复到收缩状态。这种肌肉协调动作保证吞入的食物顺利通过并防止发生误吸。某种原因引起这两种肌肉功能失调，吞咽时咽下缩肌收缩而环咽肌不能松弛，环咽肌以上的咽腔内压力增加，导致先天性薄弱的 Killian 三角区的组织结构不能抵御每次吞咽时的压力，肌纤维逐渐伸长变薄，膨出形成囊袋，从而形成咽食管憩室。部分食物可潴留于囊袋内，随着食物重量下坠，使囊袋扩张，体积增大并下垂，将食管推向前方。囊袋的口径也随之扩大，致咽下的食物直接进入囊袋内，进入食管的食物量减少，除非借助外力压迫，如用手按压局部，才能将囊袋内的食物推入食管消化。造成咽部协调功能障碍的原因很多，如随着年龄增长，环咽肌－椎前筋膜的固定作用松弛，致该肌功能障碍或失调；胃食管反流可能造成咽部压力增加等。创伤所致咽部食管憩室已有报道，有的是因为爆震伤，有的是行器械摘取异物后引起，还有的是战争中弹片伤后遗症。总之，咽下缩肌收缩与环咽肌松弛时间失调及功能关系紊乱或其他运动障碍，以及 Killian 三角区结构最薄弱又缺乏保护的解剖学特点，是咽食管憩室发生的主要原因。咽食管憩室以 50～80 岁的患者为多见，30 岁以下者罕见。常规上消化道钡餐造影时咽食管憩室的发现率为 0.1%。

（二）病理

咽食管憩室的壁主要由黏膜鳞状上皮、黏膜下层及散在的肌肉纤维组成，缺乏真正的食管肌层。术中常见到憩室被疏松的结缔组织所包绕，很少有增厚的结缔组织。显微镜下憩室壁内衬的上皮呈现慢性炎症表现，囊壁有急性和慢性炎症细胞浸润，并含有增生的血管。

（三）症状

咽食管憩室的症状决定于憩室发展的不同阶段。咽食管憩室的发生发展分为三个阶段。初期，仅有黏膜和黏膜下层通过咽食管交接处的薄弱三角区向外膨出。此时除了食物暂时潴留产生偶发短暂的下咽不畅，患者没有任何不适主诉。第二阶段球形囊袋已经形成并向后下方膨出，憩室的开口与食管腔的轴线不在垂直线上，因而食团仍可直接进入食管。此时的症状主要是因囊袋内潴留食物、液体和黏液所致，如患者常有自发性食管内容物反流入口腔，出现嗳气，呼吸有腐败恶臭气味，吞咽食物时有气过水声，但是没有任何食管梗阻表现。有时食管痉挛可造成吞咽疼痛。发展到第三阶段，憩室的大小无明显改变，但是咽部向下开口直接通向憩室，真正的食管腔开口移位被推向前侧方。此阶段的发展机制是憩室变狭长，并被环咽肌所固定，随着其内潴留物的重力越来越大，憩室朝着纵隔方向逐渐向下。这种异常的解剖关系使得食物团直接进入憩室而不是进入食管。在这一期除了上述症状外，还会出现不同程度食管梗阻，同时充满食物团和液体的憩室对远侧食管进行压迫，梗阻的症状越来越明显。

综上所述，咽部憩室的症状主要因食物潴留、憩室炎症、感染，囊壁溃疡，继之产生狭窄梗阻，并发症包括憩室穿孔、出血或并发恶性肿瘤。小的憩室虽然开口较小，却可能引起严重的症状，大的憩室其开口也大，食物液体可自由出入，暂时可以无明显症状，但是随着憩室体积增大，潴留液体和食物增多，症状的严重性也在增加。此外，食管上括约肌功能不协调和痉挛对于症状的出现及严重性起了较大的作用。症状持续的时间变异很大，从开始出现症状到需要药物治疗需要很长的时间，美国杜克大学医院统计的资料表明，平均症状持续时间为 3.5 年。咽部食管憩室的症状变化很大，有的憩室内存有食物，仅有咽喉处感觉不舒服，有的则出现食管完全梗阻不通。一少部分食物停在憩室很小的开口处，令患者咽喉后部时常有刺激感、异物感，患者不断分泌过多的唾液，有时还伴随吞咽不畅。食物已经有潴留，症状决定于潴留物的多少、憩室排空的程度及有无误吸。吞咽不畅或多或少变得越来越严重，但是最麻烦的是反流症状，有时进食或饮水后马上就有反流，偶尔弯腰或躺下时发生反流。有时夜间反流和误吸为患者的主要症状，储存于憩室内的食物和液体反流使患者从梦中憋醒。很多患者憩室很小也无食管症状，却出现呼吸道并发症，长期检查或处理却没有发现食管憩室。肺部合并症包括邻近肺叶受累、肺脓肿和支气管扩张。呼吸道的主要症状是咳嗽和支气管炎，其他还有呼吸困难等。吞咽时喉部有声响是另一个常见症状，多出现于憩室已经形成，随着吞咽食物和饮水，空气也被吞下进入憩室，根据咽下空气量的多少，发出了各种不同的声响。因此，咽食管憩室最常见、最明显的症状包括吞咽不畅、反流、咽东西时有声响、咳嗽、憋气等。其他的还有唾液多、口臭、不思饮食、恶心和声嘶。声嘶因咽炎所致，发生率据统计为 2%～8%。有时可发现进食时颈部有包块，患者按压局部使食物排空，包块消失。有的扭转头部也可使包块消失。憩室出血发生少见。憩室增大而致食管梗阻后，可有体重减轻，完全梗阻则有营养不良。曾有 1 例报道咽下憩室进食后晕厥发作，并曾有一次发生休克和偏瘫，提示颈动脉和迷走神经受压，切除食管憩室后患者进食良好，再无类似发作。

（四）诊断

放射学上食管憩室表现为食管壁向外膨出，外形轮廓清楚，位置恒定，随食管弹性和蠕动而有大小、形态和方向改变。这些特点可帮助与第三蠕动波相鉴别。为确切诊断需要重复显示憩室的形态。一般来讲，放射学检查基本上可以做出食管憩室的诊断（图 12-4-2）。咽食管憩室最初表现为在咽与食管交接处很小地向外膨出，它位于后侧，侧位像最能清楚显示。随着憩室增大，在正位像上也能显示出伸长的充满钡剂的憩室，其下缘呈圆形。但是仍应摄侧位像，以除外此处的狭窄病变或食管蹼。憩室体积增大，其开口本身被推移向前，侧位像上可见到钡剂从憩室的顶部在固定的环咽水平排出。憩室较大可见到气管向前移位。咽食管憩室内壁光滑规则，黏膜有炎症也可致内壁呈轻度不规则，当见到内壁明显不规则时，应考虑到憩室内发生恶性病变可能。

诊断食管憩室内镜检查并非绝对需要，缺乏经验的医师可能因未辨识清楚憩室下端是一盲袋，导致进行内镜检查可能发生憩室穿孔。当怀疑存在憩室合并症，如食管狭窄、食管蹼或憩室癌时，

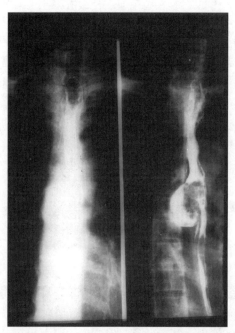

图 12-4-2　患者，男性，55 岁，为食管憩室内并发鳞癌。手术探查时发现憩室内有可疑病变，冰冻切片诊断为鳞癌。行食管切除加胃食管弓上吻合术

则必须进行纤维胃镜检查。咽食管憩室患者行内镜检查时发现直接连通下咽的是憩室，内镜很容易进入，狭长的裂隙则是正常食管。对于较大的咽食管憩室患者，在内镜检查时辨识食管腔可能有一定的困难。

（五）合并疾病

食管憩室，特别是咽食管憩室最常合并有肺部病变。此外，还可合并食管裂孔疝、贲门失弛缓症，弥漫性食管痉挛病例可合并真性憩室或假性憩室。较重要的是食管憩室可并发食管鳞状上皮细胞癌。有关憩室并发癌的报道已出现多处，Mayo 医院 Wychulis 报道 96 例咽食管憩室中 3 例合并食管癌，其发生率为 0.31%，以后 Mayo 医院又报道 2 例。合并食管癌的患者年龄较高，多于60 岁以上，临床症状主要为吞咽不畅，反流出的食物混有血液，同时消瘦、体重减轻。文献报道的病例应用手术切除或放射治疗可延长患者生存期（图 12-4-3，图 12-4-4）。文献报道应用套圈器从憩室内摘除食管息肉，有人报道食管憩室内发生良性食管乳头状瘤。此外还有罕见的病例报道，从憩室内取出金属硬币后，造影发现在原憩室底部又发生另一憩室。咽食管憩室穿孔的报道较多，

较多的是憩室穿孔造成急性化脓性纵隔炎。有时憩室穿孔破入气管。憩室大出血需要多量输血抢救后方可行手术切除。此外尚有多篇巨大憩室和多发憩室的报道。

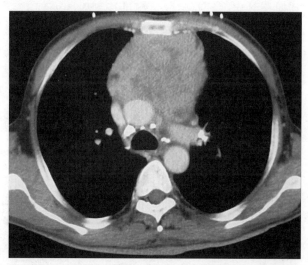

图 12-4-3　患者，男性，55 岁。手术探查时发现憩室内有可疑病变，冰冻切片诊断为鳞癌。行食管切除，胃食管弓上吻合术。此为食管憩室内并发鳞癌

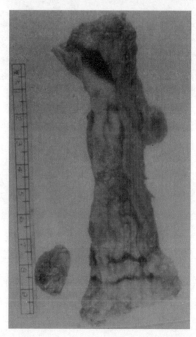

图 12-4-4　与图 12-4-3 为同一患者，手术切除的标本示食管中段向外膨出的憩室左下为淋巴结，但无癌转移

（六）治疗

有临床症状的食管憩室患者，特别是出现食管梗阻或误吸，均应手术治疗。非手术处理尚无效果满意的报道。所有的憩室都会逐渐增大，迟

早会出现临床症状，有的还可能发生合并症。除了有合并症者术前需要准备外，一般不需要任何特殊准备。因进食管梗阻造成营养不良，可行鼻饲营养，不必行胃造瘘。有肺部合并症时应予以治疗。其他合并症则针对不同情况进行相应的处理。

手术切口一般做在颈部，左侧或右侧均可满意显露，临床多用左侧胸锁乳突肌斜行切口（图12-4-5）。解剖出憩室后，在其颈部切断，仔细缝合黏膜并对合缝合肌层。局部置引流。另外，有人对于小的咽食管憩室采用悬吊固定而不切除的方法亦取得良好效果。术中应注意避免损伤喉返神经，尤其是损伤双侧喉返神经时，术后需行永久性气管造口。

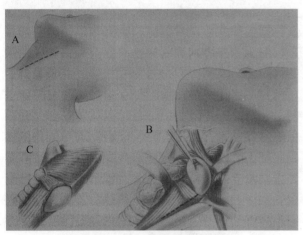

图 12-4-5　颈段食管憩室手术方法
A. 皮肤切口；B. 牵出憩室；C. 切开憩室颈部以下的环咽肌及食管肌层，以切除憩室，根部内翻缝合，食管肌层缝合

术后留置鼻胃管，早期可行吸引，后期行胃饲营养。何时开始经口进食，争论较大，一般认为术后1周即可进食。术后应常规给予抗生素。

手术合并症主要有食管瘘，多在1周左右发生，自颈部切口漏出唾液即可诊断。憩室切除术后发生的食管瘘，经充分引流，胃肠内或胃肠外维持营养，多能自行闭合。术中若损伤了一侧喉返神经可造成术后患者声音嘶哑，这是最常见的并发症。术中憩室黏膜切除过多，缝合后可致食管狭窄，食管狭窄可行扩张治疗，扩张失败需再次手术。早年有零散报道因手术致心肌梗死、脑血管意外甚至死亡。据统计，3000例咽食管憩室手术合并症：食管瘘为1.0%、喉返神经损伤为1.5%、狭窄为0、憩室复发为2.9%、死亡为1.1%。

总的来说，咽食管憩室手术效果颇佳，Payne在1974年报道手术治疗1967例，术后随访5～14年，93%的患者获得良好的结果，仅6例复发需再次手术处理。1984年，Huang描述了Mayo医院31例再次手术病例，前次手术瘢痕粘连，解剖层次不清，致再次手术困难，此组1例发生瘘及败血症死亡，2例复发，余28例获满意结果。北京协和医院曾行咽下憩室切除4例，1例喉返神经损伤，余3例术后无并发症，结果良好。

五、支气管旁憩室

（一）病因

食管憩室位于食管中段气管分叉处或分叉附近，称为支气管旁憩室。此种类型包括先天性憩室、膨出性憩室和外牵性憩室，其中以外牵性憩室最多见。多因纵隔淋巴结炎，特别是结核性淋巴结炎引起，纵隔淋巴结炎症瘢痕将食管壁全层向外牵出形成，为真性憩室。憩室体积通常较小，内径不超过2cm。多发生于气管分叉后方的食管侧壁；约2/3病例的憩室向食管左侧和前侧发展，向后方发展者极少。文献上曾有多篇报道描述支气管旁憩室，这些憩室的尖部常有坚硬的瘢痕组织，有时还可见到黑色的淋巴结或钙化，因而认为炎症淋巴结将食管壁向外牵拉是其发病机制。这些淋巴结中最常见的是结核性淋巴结肿大。有人将切除的憩室做连续切片进行研究，发现粘连于食管壁的淋巴结均是结核性的，新鲜的或陈旧的。病变病理分为急性和慢性两组，急性病变变化较大，从轻度圆细胞浸润到坏死，淋巴结坏死可穿透食管壁。慢性病变呈愈合过程，表现为食管黏膜上皮细胞向穿透的淋巴结增生过程。研究结论为支气管旁食管憩室是结核性淋巴结炎不同程度侵犯食管壁的结果。急性期病变严重时可产生食管穿孔，形成脓腔，随着愈合过程，食管黏膜上皮长入并衬在脓腔壁内，产生了憩室。

除了炎症感染引起食管憩室以外，有学者还提出支气管旁憩室是先天性发生的观点。此类憩室发生类似于气管食管瘘，因为在某些支气管旁憩室周围找不到淋巴结也看不到感染的征象。气管分叉部的憩室均位于前方从食管向下朝向气管，估计可能是未形成好的气管食管瘘。组织学上憩室含鳞状上皮或胃黏膜上皮和少见的异位胰腺组织。

（二）组织学

支气管旁憩室通常向前向右侧，或呈水平或稍微向上，所以容易排空。外牵性憩室的囊壁含有食管的各层结构，憩室顶部和周围炎症反应变异较大，可能很明显，也可能很轻微。某些情况下憩室或多或少被埋在成团的淋巴结之中，其他情况下淋巴结完全愈合，体积缩小，成为支气管旁憩室病变的一部分。

（三）症状

食管中段憩室系外牵性憩室，憩室体积较小，很少有食物潴留，即使有潴留因憩室的位置容易排空，因此一般无明显临床症状，多在 X 线钡餐检查时偶然发现。但是，此种憩室容易继发炎症感染、出血、穿孔、瘘及食管梗阻等合并症。因此，无合并症的支气管旁外牵性憩室，临床上多无症状。如果出现症状肯定已经发生了合并症。症状的出现决定于食物存留于憩室内的时间及感染的程度。如合并憩室炎，患者可感到吞咽疼痛和阻挡感，有胸背部和胸骨后疼痛，胸内饱满感或少量呕吐等临床症状。当憩室穿孔可造成严重急性纵隔炎。形成食管支气管瘘则出现相应临床症状。

（四）诊断

位于气管分叉或主支气管附近的憩室可能是外牵性憩室，也可能是膨出性憩室。放射学上，外牵性憩室开口较宽，憩室呈横形，容易排空。而膨出性憩室形状呈球形，开口较小，并朝向下方，与外牵性憩室相比，不易排空。外牵性憩室向前向右伸展，恰在气管分叉水平，因为这里的淋巴结最容易受到结核病侵犯，检查时可同时发现有淋巴结钙化或肺内结核表现。左前斜位胸部 X 线片最容易发现这类憩室。另一个最常见的憩室部位是位于三角区的膨出性憩室，所谓的三角区是主动脉弓、降主动脉和左主支气管围成的空间。中段食管外牵性憩室在食管镜检查时可见到向前向右膨出的囊袋。有学者经食管测压发现中段食管憩室均有食管动力学的异常，有的是弥漫性痉挛，有的则是失弛缓症。

（五）合并症及有关病变

外牵性憩室最常见的合并症是穿孔，憩室穿孔与单纯食管穿孔或破裂产生的临床症状和病理改变无何区别。笔者曾有 3 例因食管穿孔造成急性化脓性纵隔炎，病程凶险，均因来院时较晚，经保守治疗而愈。病情稳定后造影和胃镜检查证实为食管憩室穿孔（图 12-4-6，图 12-4-7）。此外，憩室穿孔还可造成食管与支气管、胸膜腔、肺、心包、肺动脉及主动脉的瘘形成，瘘的确切发生率难以估计，报道最多的瘘是食管支气管瘘，有人分析 139 例良性食管支气管瘘，其中 32 例因食管中段憩室所致。临床上食管瘘的诊断是主要问题，因为炎症改变，诊断有一定困难，极少见的是食管瘘极小而没有临床症状，诊断更困难。食管支气管瘘形成后，进食后特别是水或液体可经瘘进入气管支气管树，引起剧烈咳嗽，最终出现肺部合并症。当怀疑食管瘘时，吞服碘油或水溶性造影剂可帮助诊断。内镜检查对食管瘘的诊断有一定作用，食管镜下可看到憩室和瘘的开口，但是纤维支气管镜更容易窥及瘘口。临床上一种简单的诊断方法是，吞服亚甲蓝后经口咳出，即可诊断。食管支气管瘘的治疗方法有几种，有人建议电灼瘘管，实际工作中人们更常选用外科切除。除了切除瘘管外，当肺组织已发生不可逆改变时，也需将受累的肺叶切除，手术效果颇佳。

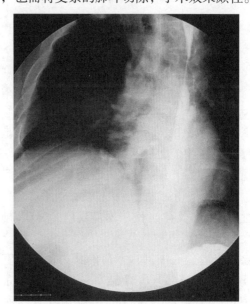

图 12-4-6　食管憩室穿孔产生急性化脓性纵隔炎，术前上消化道造影显示造影剂外溢

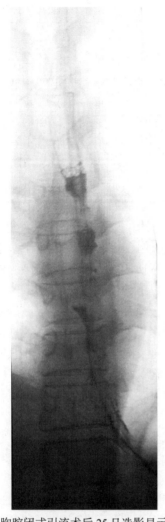

图 12-4-7 胸腔闭式引流术后 25 日造影显示食管憩室存
在，但无造影剂外溢

支气管旁憩室也可合并癌的发生，1940 年麻省总医院首次报道食管憩室癌，1958 年，Scanty 等在 25 例食管憩室中发现 1 例，食管镜检查时于憩室顶部发现癌变，经病理活检证实为食管鳞癌。1980 年，Fujita 也报道 1 例 74 岁支气管旁憩室，憩室内含有一 2cm 大小溃疡性鳞状上皮细胞癌，同时他们复习了文献上所有憩室癌的报道，30 例出现咽下憩室，5 例为支气管旁憩室，10 例为膈上憩室。憩室癌的常见症状包括吞咽困难、反流、呕血和疼痛。仅有 14 例于术前或尸检时获得诊断。绝大多数病例行单纯憩室切除，1/3 行食管部分切除。笔者曾有 1 例，术前诊断为食管憩室，术中发现憩室颈部有硬性结节，切除后冰冻切片病理报告为鳞癌，遂行食管部分切除，手术结果满意。

支气管旁憩室可并发食管裂孔疝，文献多有报道，Solis-Cohen 等报道 1 位患者除了有 2 个支气管旁憩室外还有一膈上憩室，同时合并有食管裂孔疝。Habein 等报道一组 52 例憩室中，15 例合并食管裂孔疝，3 例合并弥漫性食管痉挛，1 例即有裂孔疝又有食管痉挛。支气管旁憩室发生大出血的情况很少见，主要出现于瘘形成的过程中。有报道因外牵性憩室发生大出血致死，尸检证实为憩室壁内炎症肉芽组织出血。另有因憩室炎症蚀破上腔静脉致大出血死亡。有报道称憩室蚀破支气管动脉发生大出血，经手术治疗获得成功。

（六）治疗

一般认为，无合并症、无症状的支气管旁憩室不需要手术切除。Cappelini 却基于自己的材料，认为胸部憩室迟早要出现合并症，目前手术技术的改进，他提出所有胸中段食管憩室均应行一期外科手术闭合。笔者认为若外牵性憩室很小且无明显症状，则不需要行手术治疗，其主要理由是以前的淋巴结炎症粘连，纤维组织增生形成瘢痕，外牵性小的憩室手术时不易发现，解剖严重炎症性粘连，层次不清，手术可能对食管产生不必要的损伤。外牵性憩室切除手术无特别之处，根据术前造影憩室突向的方向分析，选择左侧或右侧开胸入路。外牵性憩室病变多在气管分叉处，小心解剖粘连和瘢痕，辨清支气管、憩室与周围的关系，将憩室于基底部切除，仔细缝合黏膜，依憩室的形态可横行或纵行缝合黏膜，肌层也需牢固缝合，最后用纵隔胸膜缝合加固。有人提出小的憩室、食管壁粘连不重时，可做一荷包缝合将憩室埋入食管内，不失为一种简单有效的手术方法。术后处理与一般开胸食管切除术相同。进食时间决定于手术范围大小，食管腔未破者，术后次日即可进食，食管黏膜已切破，需行胃肠减压，多在术后 4 ～ 5 天进食流食和液体。笔者进行手术切除支气管旁憩室 8 例，手术效果很好，认为术前准备充分，手术计划完善，术中操作认真仔细，均可获得满意的治疗效果。

六、膈上憩室

膈上憩室恰位于横膈之上，绝大多数膈上食管憩室为膨出性憩室，是食管黏膜从食管平滑肌层的薄弱处或缺损区突出或疝出而形成的，所以多数是假性憩室，也可为外牵性憩室或两种兼之。

（一）病因

膈上憩室确切发生原因尚不完全清楚，文献上提出此处食管壁先天性薄弱是其可能的发病原因。也有人提出食管下段憩室含有呼吸道残余，憩室壁上含有异位组织，像胰腺上皮等。但膈上憩室患者的食管腔内压力多不正常，往往合并食管运动功能障碍性疾病，如贲门失弛缓症、食管裂孔疝或反流性食管炎。临床研究发现胃食管反流可导致食管肌肉痉挛和食管腔内压力升高，造成功能性食管憩室，尤其是长期贲门失弛缓可能使食管产生膨出性憩室。Goodman 等收集 126 例膈上憩室，65 例合并有贲门失弛缓症。此外，有报道食管裂孔疝合并膈上憩室，罕见的家族性膈上憩室的报道也见于文献。因此，普遍认为膈上食管憩室是一种后天性疾病，多数为中老年人，男性略多于女性。病理上膈上憩室与咽下憩室相似，憩室壁仅含有黏膜和黏膜下层，只有散在的肌纤维或根本没有肌纤维组织。

（二）症状

膈上憩室，特别是膨出性憩室，因排空不像外牵性憩室那样容易，多有临床症状。症状包括吞咽困难、剑突下疼痛不适、恶心、呕吐或反流、胸骨后憋闷感、嗳气、体重减轻、咳嗽、胃灼热、呕血和呃逆。有的症状为膈上憩室合并疾病产生的症状，如食管痉挛、贲门失弛缓症、反流性食管炎或食管裂孔疝引起的症状。上述这些症状多为偶尔发生，持续的症状主要是吞咽不畅和胸骨后疼痛，可放射到背部两肩胛骨之间。有学者描述初期症状是患者感到食物卡在喉咙处和胸骨后痉挛性疼痛。较大的憩室可产生吞咽困难和反流，反流出隔夜食物。更大的憩室潴留更多的食物，可能压迫下端食管造成梗阻。Mayo 医学中心自 1950～1976 年共收治下段食管憩室 210 例，其中

65 例经动力学检查后有吞咽困难症状者 46 例，其中因狭窄而致者 5 例，食管扭曲成角者 5 例；32 例出现胸痛，合并有贲门失弛缓症者最常见反流。笔者手术处理的 1 例重度膈上憩室，患者有贲门失弛缓症合并支气管哮喘病史 30 余年，术前造影发现左侧横膈上巨大食管憩室，吞入的造影剂绝大部分进入憩室，仅少量流入正常食管，解释患者吞咽困难的原因为巨大憩室挤压正常食管。患者因吞咽困难及消化不良造成严重营养缺乏和体重减轻。手术行下段食管切除和胃食管弓下吻合。

（三）诊断

胸内食管下部分最常见的憩室是膈上膨出性憩室，其部位就位于膈上数厘米的食管上，它多突向右侧，也可突向左向前。憩室可以膨胀相当大仍可容易排空，但是随着憩室体积越来越大，憩室逐渐下垂（图 12-4-8，图 12-4-9），类似咽下憩室。膈上憩室常有下部食管异常收缩运动，或是第三蠕动波或是很长一段食管痉挛。放射学食管造影显示憩室存在，但应除外贲门失弛缓症和食管裂孔疝。CT 能够清楚地显示心脏后方巨大食管憩室（图 12-4-10）。罕见的是憩室发生在贲门部或腹段食管。食管镜检查的目的是除外合并其他食管病变。

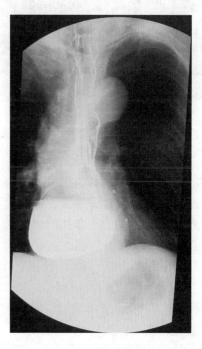

图 12-4-8　膈上憩室造影像

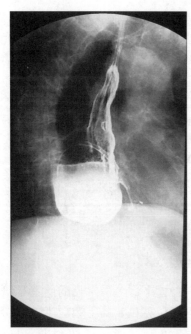

图 12-4-9　图 12-4-8 患者的正位像，显示心脏后方巨大囊
性肿物，内有气液平面

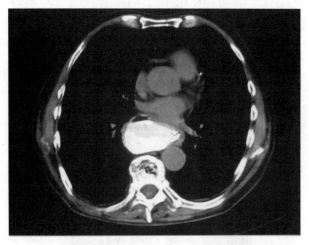

图 12-4-10　与图 12-4-8 为同一患者，CT 像显示心脏后方
的巨大食管憩室

（四）合并症和相关疾病

文献报道多发憩室，膈上憩室同时合并有咽下憩室，或合并有支气管旁憩室，或同时合并两个憩室。此外膈上憩室最多合并的病变是贲门失弛缓症、食管裂孔疝和食管癌。在切除的膈上憩室壁上还发现有良性肿瘤，如纤维瘤和平滑肌瘤。Yeh 等报道膈上憩室发生自发性穿孔。笔者曾遇到 4 例膈上憩室自发性穿孔，造成急性纵隔炎或急性化脓性胸膜炎，病情凶险，处理困难，主要原因是早期未考虑到存在食管憩室。

（五）治疗

膈上膨出性憩室出现临床症状或有合并症时，应当手术切除。在大组数据报道中，这种情况占 12%～25%。较大的膨出性憩室因为不容易排空，多有症状或合并症。在决定手术时很重要的一点是进行手术的时间。Habein 根据他们的材料发现，24 例膈上憩室经胸切除憩室，随诊显示所有患者术后均有症状，或是憩室复发，或是出现弥漫性食管痉挛，或发生食管裂孔疝。因此，强调除非手术治疗同时处理合并症，可先处理合并症，之后再行膈上憩室切除。早年膈上憩室切除多经腹腔将食管下拉，再切除膈上憩室。笔者所在医院曾处理 1 例外院腹腔镜下切除膈上憩室，术后发生食管支气管瘘，再次开胸行瘘口修补及左肺下叶切除。有的经后纵隔切口直接处理憩室。有的还在动物实验上将膈上憩室与胃底进行吻合。直到 21 世纪初才施行经胸膈上憩室切除。经胸膈上憩室切除可从右侧或左侧开胸，为便于同时处理合并症，如食管裂孔疝或贲门失弛缓症或弥漫性食管痉挛，多数从左侧进胸。辨明憩室确切大小后，于憩室颈部切除，需注意勿切除黏膜过多，以免术后发生食管狭窄。有人在食管肌层缝合后用小片胸膜或椎旁筋膜加固。膈上憩室手术切除的结果良好，有问题多出现于未能很好处理合并症。综合文献 173 例膈上憩室切除手术后，术后死亡 6 例，发生食管瘘 6 例，憩室复发 9 例，手术有效率达 88%。北京协和医院胸外科手术切除膈上膨出性食管憩室 10 例，其中 3 例合并有贲门失弛缓症，1 例合并中段食管平滑肌瘤，均同时处理憩室和合并症，术后随诊患者生活良好，无复发或其他合并症。

（六）临床问题讨论

临床上食管憩室并非罕见，处理起来也非易事。食管憩室不是肿瘤，不威胁患者生命，但是处理不慎，会造成手术严重并发症，同样可致患者死亡。不少胸外科医师在处理食管憩室患者时跌了跟头，教训实在不少。对它应引起足够的重视，认真检查分析，慎重处理方可获得良好的治疗效果。

咽食管憩室又称为 Zenker 憩室，诊断并不困难，处理较为棘手，虽然手术操作不多，但是合并症不少，效果不佳。主要是胸外科医师对咽部解剖不够熟悉，寻找憩室颇费时间，此外有时伤及喉返神经，会令医师沮丧。笔者曾处理 1 例咽食管憩室患者，术后出现喉返神经麻痹。后来笔者在施行咽食管憩室手术时，请耳鼻喉科医师协助解剖，将憩室解剖出来，胸外科医师再处理憩室，取得良好效果。有时手术台上难以鉴别出憩室，此时可在手术台上行纤维胃镜检查，从食管腔内外同时确定憩室的部位，为确切处理憩室提供了较大的帮助。

临床上食管中段憩室较多见，但是手术处理的病例较少。主要是憩室较小，临床症状不重，手术困难较多。手术困难主要是难以找到憩室，因为过去的炎症粘连，连同肿大的淋巴结，甚至钙化的淋巴结，致密粘连在食管壁上，分辨不清憩室的确切部位。对此种食管中段憩室，除非有明显的临床症状，胸外科医师通常采取保守治疗方法。

膈上憩室多有症状，常需要手术治疗。手术并不困难，憩室很容易找寻，切除也较顺利。手术时应注意的问题：一是切除憩室应辨清是真性憩室还是假性憩室，最好将黏膜层解剖清楚，将黏膜和肌层分别缝合，再用纵隔胸膜缝合加固。用切割闭合器将憩室一次闭合切除，容易闭合不严，导致食管瘘并发症。二是切除憩室时，将合并的食管疾病也一起处理，否则效果不佳，甚至切除后憩室复发或术后出现并发症，如贲门失弛缓症的 Heller 手术、裂孔疝修补术，应同期施行。

临床上偶可遇到憩室穿孔造成急性纵隔炎，此种急症若处理欠佳、欠妥，可造成严重后果。笔者曾遇 3 例食管憩室穿孔造成严重化脓性纵隔炎，均为穿孔多日才来院治疗，已无手术治疗指征，采取保守治疗，包括胸腔穿刺、闭式引流，经多日抢救方愈。如何诊断憩室穿孔？ 1 例为原来已知有食管憩室，另 1 例为造影检查发现食管憩室。憩室穿孔造成急性纵隔炎，急诊切除憩室多不成功，绝大多数采用开胸探查（有指征时）、清创和胸腔引流，或者单纯胸腔闭式引流，待有条件时再行二期切除手术（图 12-4-11）。

（张志庸）

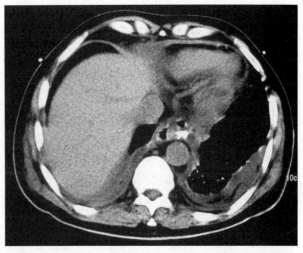

图 12-4-11　患者，男性，54 岁，因突发胸痛，在外院住院 7 天转来。胸部 CT 显示右侧胸腔积液，纵隔内软组织影和气液平面，造影剂溢出到纵隔内。患者原有膈上食管憩室。诊断为食管憩室穿孔并纵隔炎，采取保守治疗而愈

第五节　食管狭窄

腐蚀性食管炎主要包括化学性烧伤及某些药物所引起的食管炎，临床上最多见的是食管化学性烧伤。误服某些化学物品可致食管化学性烧伤，临床上分为酸性化学性烧伤和碱性化学性烧伤两种。在日常生活中，由于含有某些强碱或强酸的物品被广泛使用，误服后可致食管化学性烧伤，少数患者是因企图自杀而服下强酸或强碱造成的。因此，食管化学性烧伤构成了另一种胸外科急症，处理不当可能引起严重的并发症，造成患者致残或死亡。另外，食管化学性烧伤又是可以预防的。

一、发病率和病因

食管化学性烧伤可发生于各个年龄组患者，儿童多为自服或由其他成人误给服下而致，成人则多因自杀造成。我国原北京医科大学报道食管烧伤病例占同期住院患者的 80/10 万。国外报道食管化学性烧伤病例中成人占 67.4%。北京阜外医院表明外科收治的 33 例食管化学性烧伤中，20 岁以上患者为 26 例，占 78.8%。近年食管化学性烧伤发病率较以前有所增多，其原因是家庭用碱性或酸性化学品增多，如洗衣粉、农药、杀虫剂、厨房、

厕所清洁剂等。在某些地区人们喜食火锅食品，但处理肉食要用碱液，因而误服碱液造成食管烧伤时有发生。我国有关药物致食管烧伤的报道较少，国外报道误服某种测试尿糖的药片发生食管烧伤。Kikendall 等复习文献及自己的病例发现，221 例食管化学性烧伤因 26 种药物造成，其中抗生素占了 54%。笔者所在医院资料表明抗生素药片、氯化钾片剂、镇静药、阿司匹林、维生素及类固醇类药剂均可引起食管黏膜损伤。特别是原有食管狭窄或运动功能障碍的患者，食管受损的机会更大。

二、病 理

酸性化合物，如强酸（硫酸、硝酸、盐酸、苯酚等），与接触面发生凝固性坏死。食管黏膜鳞状上皮附有黏液，有很强的耐酸性，可阻止酸向深部组织渗透。酸性化学物质可以达到胃内。因此，临床上酸性化合物除了损伤食管外还可造成胃部烧伤。在实际工作中，碱性化合物质所致的食管烧伤更为常见。碱性化合物（氢氧化钠、氢氧化钾、碳酸钠、碳酸钙等）可为液态或固态，可以是结晶或颗粒状。碱性化合物能溶解蛋白质、胶原和脂肪，迅速产生水肿反应。吞服后会造成液化性坏死，并向深部组织渗透，引起广泛组织损害。液态碱比重高，容易通过咽进入食管和胃。固态碱容易黏附于组织表面，其造成的烧伤常局限于咽或食管的某些局部区域。

食管化学性烧伤的组织学改变决定于化学物质的性质、浓度及吞服量的多少。烧伤初期，食管出现水肿和组织坏死，炎症反应较轻。24 ～ 48 小时后，一层多形核白细胞覆盖于烧伤部位表面。1 周左右坏死组织脱落，食管表面形成溃疡，此时急性炎症明显。至第 2 周时，急性炎症减退，周围纤维组织增生，肉芽组织长入，胶原积聚。但表面溃疡可能长期持续存在并不出现上皮化，食管烧伤周围深部组织反应可致粘连和瘢痕形成。烧伤初期严重深部溃疡可引起食管穿破。严重食管烧伤后期的合并症是狭窄形成。狭窄一般在烧伤 6 周以后，即炎症消退肉芽形成后开始发生。狭窄发生于食管损伤最严重的部位，如食管跨越主动脉弓处、咽下食管及心脏后方的食管部分。

综合资料报道，1682 例食管烧伤后狭窄发生在上 1/3 食管为 36.9%，中 1/3 食管为 45.8%，下 1/3 食管为 15.1%，多发狭窄占 2.2%。

药物引起的食管化学性烧伤多发生在食管的 3 个生理狭窄处，特别是主动脉弓水平的食管黏膜，此处易受外部压迫引起损伤。某些药物，如阿司匹林、维生素 C、四环素等酸性药剂局部作用于黏膜，也容易损伤。多西环素的 pH 为 2.5，溶解后可引起酸性损伤。氯化钾，特别是溶解慢、渗透压高的片剂，可引起食管静脉栓塞。

三、 临床表现和诊断

食管化学性烧伤的症状依化合物性质、吞服量的多少及造成烧伤严重程度有所不同。确定误服何种化合物对于迅速诊断和采取处理方式有重要作用。对于企图自杀者，化学物质的性质、吞服量和稀释度比较容易判断。对于儿童误服化学物质的种类、剂量等判断较为困难。吞服腐蚀剂后，可立即出现唇、口腔、咽部疼痛，随之是颈部和胸部疼痛。吞服强碱后常常有呕吐，唾液增多。以后的症状取决于食管烧伤的范围和程度。轻度食管烧伤，除吞咽时咽喉部疼痛持续数天或数周外，一般无其他不适。中度至重度烧伤，早期可因口咽烧伤、食管痉挛和水肿引起吞咽疼痛、吞咽困难、流涎、呕吐，不能进食固体食物，有时连水也难以咽下。误服碱性化合物伤及声门和大气道时，可有呼吸困难、咳嗽，严重时可出现呼吸窘迫。食管烧伤最终可能发生感染，烧伤后呼吸道误吸也使感染加重，出现发热、心跳加快。某些患者可很快出现脱水、体重减轻。中度烧伤病情好转的征象出现于第 1 周末，口腔疼痛减轻，急性水肿期消退，食管坏死组织脱落。此时表浅食管烧伤患者可给予全量饮食，较深部烧伤可给予软固体食物。呼吸道症状缓解，体温恢复正常。由于能经口进食及饮水，脱水获得矫正。烧伤后 1 周，食管严重烧伤患者病情可迅速恶化，因食管全层均被烧伤，食管黏膜呈整块或整片脱落。呕吐、流涎、疼痛均很严重。呼吸道症状可能很突出，体温升高、脉搏加快，很快进入休克。此时患者可因全身中毒性休克死亡，但是临床上此类患者大多合并有严重烧伤并发症而致死，如食管穿孔、纵隔炎、脓胸、气管食管瘘等。文献上也有某些学者提出烧伤后症状和体征与食管烧伤程度并不平行。

食管烧伤患者的体征很少有特异性。急性期体征仅限于口腔、咽和肺的变化。烧伤后早期可发现口腔黏膜苍白、水肿和坏死，此后坏死组织脱落。但是口腔损伤的程度与食管烧伤的程度并不一致。肺部主要表现为因误吸而致的支气管炎、肺膨胀不全和肺部感染的体征。

实验室检查对于食管化学性烧伤并无特殊的价值，可能显示因脱水、剧烈呕吐等造成的水、电解质紊乱。

放射学检查对食管化学性烧伤的诊断有重要作用。胸部 X 线片可显示肺部受损情况及有无纵隔炎。烧伤早期食管造影的主要特点：①造影剂滞留在食管腔内，食管充气扩张（图 12-5-1）；②食管黏膜皱襞模糊不清；③食管易被激惹而收缩不协调，缺乏原始收缩和蠕动。烧伤后期食管造影主要显示食管有无狭窄，以及狭窄的部位、程度、范围；有无食管裂孔疝，以及胃和十二指肠有无受累。曾有学者将食管烧伤后期狭窄分为四级：Ⅰ级为纤维化未累及食管全周，且限于很短一段食管；Ⅱ级为环状狭窄，纤维化限于黏膜和黏膜下层；Ⅲ级为纤维化已累及全肌层呈哑铃

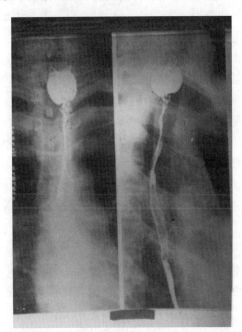

图 12-5-1　食管化学性烧伤患者钡餐造影。显示食管呈索条状狭窄，狭窄近端管腔扩张。左侧为正位食管钡餐造影。右侧为斜位食管钡餐造影

形狭窄，长度不超过 0.5in（1.25cm）；Ⅳ级为食管呈管状狭窄，长度超过 0.5in（1.25cm）。内镜检查可在早期 受伤后数小时至数天进行，其目的为确定有无烧伤，或属于轻微损伤，这样可避免不必要的复杂治疗。内镜检查虽然可观察食管烧伤的范围和严重程度，但是检查时务必慎重，避免检查造成食管穿孔。另外，内镜检查的缺点是无法获知食管烧伤的深度，当近端食管严重烧伤时，也无法观察远端食管的情况。

药物引起的食管化学性烧伤，其症状一般在服药数小时后即出现，如突发吞咽困难、吞咽疼痛，这些症状可能持续数天或数周，也可能有顽固性的胸骨后痛，但临床上呕吐并不常见。详细询问病史是诊断的重要一环。内镜检查可发现食管黏膜有散在溃疡，可以是单个大溃疡，也可以是一组浅表溃疡，同时可有不同程度渗出。有时并可见到食管腔内仍有药物残渣。鉴别诊断应除外反流性食管炎、Barrett 食管及其他食管疾病。内镜病理活检可显示炎症和退行性增生，凭借这些病理改变可鉴别由病毒引起的溃疡或新生物。食管造影可显示黏膜溃疡和食管腔狭窄，食管双重对比造影可有助发现黏膜的微小改变。

四、合并症和预后

食管化学性烧伤早期合并症有休克、喉头水肿、气管支气管炎、食管穿孔、纵隔炎、食管气管瘘等。瘢痕狭窄是食管烧伤远期合并症之一。并不是所有的食管化学性烧伤都会造成食管狭窄，它仅在中度和重度烧伤时才产生。对于发生食管狭窄的病例，需要特殊处理的占烧伤总数的 5%～7%。食管化学性烧伤另一远期合并症是癌变，国内外均有报道。有人分析烧伤后癌变的发生率为 1.2%～1.6%，为正常年龄组的 1000 倍，平均年龄为 50 岁，烧伤至癌变间隔可长达 40 年。癌变大多数位于中段 1/3 食管，病理上为食管鳞状上皮细胞癌。烧伤后的食管癌切除率高且预后好，其原因是患者年龄较轻，梗阻症状出现早，烧伤瘢痕阻止癌细胞扩散。食管化学性烧伤的另一个少见的合并症是食管裂孔疝和反流性食管炎，这是因为食管瘢痕性狭窄后食管缩短，致使食管贲门交界处功能不全。有学者报道 32 例有严重远期合并

症的食管化学性烧伤，其中 11 例在 26 ～ 69 年后出现食管裂孔疝和反流性食管炎，9 例极重者需要手术切除。食管化学性烧伤的死亡率取决于许多因素，如化学物的性质、急性期和慢性期、成人或儿童患者、误服或自杀等。有人统计 18 位学者统计的 2607 例食管化学性烧伤，死亡 338 例，死亡率为 12.9%，但是近数十年死亡率已下降到 4.9%。死亡的原因有化学物的误吸致严重肺损伤、食管穿孔至纵隔、胸腔和气管致严重感染败血症、化学物蚀破大血管、胃穿孔、胃坏死等。

五、治　疗

（一）早期处理

烧伤后立即洗胃可清除胃内残留的化合物，并可鉴别吞服化合物的性质。剧烈呕吐、呼吸窘迫或呈现休克时应予以相应紧急处理。有喉头痉挛、水肿需行气管内插管，喉头声门烧伤者行气管切开以维持呼吸道通畅。胃肠道外补液纠正脱水和电解质紊乱，并维持营养。留置胃管早期用以吸引减压，并可防止食管瘢痕狭窄致食管腔完全闭塞；后期可用于胃肠道内输注营养及作为扩张食管的引导。严重食管烧伤的患者为了维持其营养需行胃造瘘。Dicostanzo 强调对严重食管烧伤患者行全胃肠道外营养有极其重要的价值。除了保持呼吸道通畅、维持营养和对症治疗外，积极而适宜的抗生素治疗也是治疗的重要部分。抗生素可控制或预防感染并在一定程度上降低狭窄的发生。也有学者提出食管腔内置支架来预防以后管腔狭窄。当食管有坏死或穿孔，需行引流或食管部分切除，颈部食管外置造口，渡过急性期后再依据情况采用结肠或小肠间置恢复消化道的连续性。激素和抗生素可以减轻食管黏膜水肿和喉头水肿，也可减低食管瘢痕狭窄的程度，但是它们不能完全防止瘢痕狭窄的发生，尤其是在食管严重烧伤时，激素的作用极其轻微。急性期渡过以后，轻度烧伤患者逐渐恢复经口进食，以后需定期复查确定有无狭窄形成。

药物引起的食管化学性烧伤，如能早期诊断和及时停药，通常数周后症状缓解。有少数病例可形成严重的缩窄，如果已发展为深部溃疡，又未能及时停药，则有可能发生穿孔。治疗的关键是及早停药。黏稠的利多卡因糊有抗酸和止痛的作用，口服后可缓解症状。另外是停服片剂，改用水剂或微胶囊制剂。为预防此病，可在直立位服药，并同时服用足够的水。卧床不起的患者或只能用片剂的患者，应给大量的水送服，以确保药片进入胃内。

（二）烧伤后狭窄的治疗

5% ～ 7% 的食管烧伤患者发生狭窄。程度较轻、范围局限的食管烧伤狭窄，行早期扩张疗法。食管烧伤患者应用激素后，4 ～ 6 周食管壁极其脆弱，此时扩张易引起穿孔等并发症。因烧伤 6 周后狭窄形成，应停用激素后再慎重地进行扩张。扩张疗法有逆行扩张和顺行扩张两种，临床上多用逆行扩张，一般以每周扩张不超过 2 次为宜。当数次扩张后食管狭窄无明显改善应尽早手术处理。

手术治疗的优点是效果明显，消化道功能恢复可靠，营养得以迅速维持，免除患者心理压力，并可避免因多次扩张造成并发症的危险。其具体适应证：①食管腔完全闭塞，顺行或逆行扩张均不能找到食管腔；②无食管周围炎症或纵隔炎；③无食管瘘存在；④患者拒绝多次扩张治疗。临床上多采用胃、结肠或空肠移置来恢复消化道的连续性。据统计，437 例结肠移置中 90.8% 获得良好的结果，死亡率为 4.8%。相比之下，用胃重建消化道的 181 例患者，效果良好者为 93.8%，死亡率为 12.7%。而应用空肠者 104 例，88% 取得良好结果，死亡率为 8.6%。目前，临床上用结肠移置代替食管的效果最好，应用也最普遍。北京协和医院 30 年间治疗食管化学性烧伤狭窄 10 例，均采用结肠间置代食管，效果良好。有学者建议对儿童食管烧伤瘢痕狭窄尽早行结肠代食管而不行扩张疗法取得较好效果，但是根据烧伤的病理生理改变，纤维化瘢痕形成于伤后 6 个月始稳定，因此手术最好在烧伤半年后施行。我国较大一组报道 33 例用结肠、胃代替食管治疗烧伤后狭窄，无手术死亡，随访疗效满意。近年来我国部分医院报道用显微外科技术，利用空肠移置重建食管治疗食管狭窄，取得良好效果。

狭窄的食管段是否切除仍是一个有争论的问题。烧伤后除了狭窄形成外，尚有瘢痕癌变、反流性食管炎、出血等可能，因此主张切除狭窄段食管。不同意切除者认为，食管烧伤后癌变发生晚，手术切除食管需解剖周围组织扩大创伤范围，有可能损伤其他脏器，增加手术死亡率和并发症发生率，而保留食管不损伤迷走神经，术后可维持胃的正常排空功能。笔者的意见是对食管切除与否不做统一规定，手术医师根据自己的经验和不同患者的具体情况来决定。手术治疗烧伤后狭窄，手术失败原因常为吻合口狭窄、吻合口瘘、感染、移置结肠段动脉或静脉阻塞而致坏死、移置胃穿孔。其他非致命的并发症包括胃潴留、溃疡、出血等。

第六节　食管穿孔（自发性和损伤性）

外伤或食管本身病变造成食管小的穿破为食管穿孔，食管腔内压力突然急骤升高而致一段食管壁全层裂开为食管破裂。无论食管穿孔或食管破裂均可能造成周围组织的炎症感染，引起纵隔炎或脓胸，严重时可威胁患者生命。因此，它构成了胸外科一种急症。确切理解和全面掌握食管穿孔或破裂的临床表现、发病原因和机制、诊断方法、治疗原则及疾病的经过和预后，可使临床医师迅速做出诊断并给予合理治疗，使患者得以顺利恢复。

食管穿孔的原因有的比较明确，如医源性（器械、手术）、异物、直接或间接食管损伤等。但是食管破裂，如自发性、食管神经性病变或应激性食管破裂，其发生原因和机制至今尚不完全清楚。文献报道各种原因造成的食管穿孔或破裂的发生率，医源性占 58.1%，异物占 7.0%，外伤占 15.8%，自发性占 19.1%。由此可看出，损伤性食管穿孔占了食管穿孔或破裂的 80%。

一、损伤性食管穿孔

1. 病因　食管本身无病变的食管穿孔发生率较低，一组报道在 78 例医源性食管穿孔中，正常食管占 36%。正常食管穿孔的部位多发生于食管 3 个生理狭窄部，决定于使用的器械和进行何种操作。穿孔可以是器械造成的一长段裂口，也可以是很小的穿孔。食管有病变时穿孔发生率较高，如食管憩室、肿瘤、贲门失弛缓症、狭窄等。扩张器、气囊或胃镜、扩张溃疡病瘢痕狭窄或吻合口狭窄均可造成食管穿孔，贲门失弛缓症患者在器械扩张时也可发生食管穿孔，这些穿孔的部位一般在狭窄的近侧或狭窄处。国外一组报道，1326 例医源性食管穿孔中，涉及三种主要原因，分别是内镜检查占 50.5%、扩张术占 19.5%、取异物占 14.0%。穿孔部位为颈段食管占 34.8%，胸段食管占 56.6%，腹段食管占 8.6%。

除了器械性食管穿孔外，食管附近脏器的手术操作也可造成食管穿孔，如纵隔镜检查、甲状腺切除、气管手术和迷走神经切断术。非外科手术所致食管穿孔中，穿透性食管伤，如刀刺伤、子弹伤和弹片伤是常见的原因。刀刺伤多发生在颈部食管，而子弹或弹片可伤及食管的任何部位。偶尔钝性伤也可造成食管穿孔，这多发生在胸部食管。

2. 临床表现　食管穿孔的症状和体征决定于穿孔部位、大小和原因。颈段食管穿孔最常见的表现是颈部皮下气肿、吞咽痛、局部压痛及因疼痛不适而致颈部僵直感。合并邻近脏器和组织损伤时，可出现相应的症状和体征。如胸膜顶穿破可有气胸，气管损伤可出现喘鸣、声嘶和呼吸困难。稍晚可形成食管气管瘘，此时吞咽时可出现咳嗽并咳出食物。穿透性食管伤可形成食管皮肤瘘。未处理或延误处理的颈部食管后壁穿孔可使感染沿着筋膜层向下扩散到纵隔。食管前壁穿孔或损伤咽侧壁间隙和梨状窝可使感染进入气管前间隙，最后均造成化脓性纵隔炎。

胸段食管穿孔，其症状常在穿孔数小时内即出现，患者可有胸骨后疼痛、呼吸困难和吞咽困难。检查可发现心动过速、气胸、液气胸。当出现皮下气肿时，提示胸内食管穿孔已经扩大。纵隔炎是胸内食管穿孔最严重的合并症，延误治疗的病例其死亡率高达 50%。胸内食管穿孔也可合并食管气管瘘或食管支气管瘘，存在时可造成误吸。胸部食管穿孔最常发生在胸内食管狭窄处，即食管穿过左主支气管处和横膈裂孔处。

腹段食管穿孔后可出现呃逆、剑突下疼痛，并常放射到左或右肩部。腹部检查可有局部压痛、反跳痛和肌紧张。

临床上对于食管穿孔病例最重要的是尽快做

出诊断，因为食管穿孔并发症和死亡率取决于穿孔与确诊之间的时间长短。若此间隔时间过长，无论采取何种治疗方式，其结果均不佳。

3. 诊断 影像学检查是食管穿孔的主要诊断方法。在胸部 X 线片上发现颈部皮下气肿、纵隔气肿、气胸、液气胸、膈下有游离气体、气管向前移位、食管与脊柱之间距离增大、上纵隔增宽，这些均提示食管穿孔存在的可能。确切诊断食管穿孔需要进行消化道造影检查。口服造影剂，最好用水溶性的泛影葡胺，摄正位、侧位和斜位片。临床医师最好亲自观察造影剂自口至胃的走向和过程，确定造影剂有无外溢，溢出的造影剂停留何处，是否破入胸膜腔，以及穿孔的大小、部位与邻近脏器的关系。这些均为以后选择治疗方式和手术入路提供有价值的参考。除非怀疑有异物存留，食管穿孔一般不需要行纤维胃镜检查，因为此项检查有可能使穿孔扩大，致病情复杂化。对于多发复合伤患者，CT 检查有助于发现食管周围有无气体或纵隔气肿，提供食管穿孔的间接证据。口服造影剂后行 CT 检查，可提供食管穿孔的直接证据。在保守治疗过程中应用 CT 来观察患者的反应和病情变化，有助于及时转为外科手术治疗。颈部刀刺伤或枪弹伤患者，口服亚甲蓝液后观察伤口有亚甲蓝漏出即可确诊。在食管器械操作或检查过程中，提高警惕性可避免发生食管穿孔或更早期发现穿孔，减少诊断穿孔的复杂检查过程。

4. 治疗 食管穿孔的治疗取决于穿孔大小、部位、邻近脏器有无损伤、穿孔至诊断的时间及患者的年龄和全身状况等多种因素。每个患者的处理虽不完全相同，但是治疗原则均是及时确诊、减少感染蔓延、尽早闭合穿孔。

治疗方式有保守治疗和外科手术治疗两大类。小的食管器械性穿孔或食管穿孔不久即确诊的病例，无明显主观症状，无发热、白细胞计数增高及纵隔炎或胸膜腔受累等证据，可行保守治疗。任何食管穿孔有大量内容物外漏，且出现明显感染的表现，则不应采取保守疗法。保守治疗包括禁食水、持续胃肠减压、静脉补液保持水和电解质平衡，选择合适的抗生素预防感染，密切监测患者血压、脉搏、体温、呼吸等生命体征，定期测定白细胞计数，并摄胸部 X 线片，以期尽早发现气胸、液气胸和纵隔气肿。当保守治疗效果不佳时，应及时转为手术治疗。

外科治疗的原则是彻底清除感染和坏死组织，确切闭合食管穿孔，充分引流感染区，采取措施预防裂口修补后再破开。对于发生在正常食管中的穿孔可进行一期缝合，修剪裂口边缘，采用双层缝合关闭穿孔。对于食管有病变的穿孔，手术时可将穿孔和食管原有病变一并处理。如笔者所在医院在一食管梗阻患者施行纤维胃镜检查时发生食管穿孔，胃镜检查肉眼所见诊为食管癌。经消化道造影确诊后，于穿孔后 8 小时急诊手术，行食管部分切除和食管胃颈部吻合。术后经过与单纯食管癌切除术无异，患者顺利恢复。当然，术毕继续胃肠减压以预防胃液反流，并在局部引流，包括颈部皮片引流、胸腔闭式引流、纵隔引流。手术中为了使穿孔修补后牢固愈合，可根据穿孔部位利用周围组织予以加固。当诊断已经延误的病例，如超过 24 小时的食管穿孔病例，穿孔处的炎症也已发生，一期缝合修补常不成功。此时不宜行修补，仅做引流，以后根据病情和局部愈合情况再考虑行修补或食管部分切除。

5. 预防 在临床工作中，预防器械性食管穿孔比治疗食管穿孔更有意义。如选择合适的内镜，操作经验不足者需有指导，避免暴力扩张和长时间反复内镜操作；内镜检查前向患者详细解释以取得合作；X 线检查确定食管病变部位后再进行内镜检查。检查时应有耐心，应细心咬取进行活检。如此，可在相当程度上减少医源性食管穿孔的发生。

二、自发性食管破裂

自发性食管破裂指健康人突然发生食管全层破裂。因多数发生于饮酒、呕吐之后，因此称为呕吐后食管破裂。有时破裂与胃酸分泌有关，称为食管消化性穿孔。为了区别于器械损伤等外伤性穿孔，将此称为非外伤性食管穿孔。

1. 发病原因 自发性食管破裂的原因和机制尚不完全清楚。虽然不是所有的患者在发病时都有呕吐，但是大多数（70% ~ 80%）患者均先有呕吐，继有食管破裂，所以呕吐仍为最重要的发病原因。Abbott 于 1970 年综合文献发现 300 例食管破裂；国内胡圣光报道 17 例食管破裂；1980 年严嘉顺综合 7 个医院 1964 ～ 1979 年 15 年间共报道 35 例食管破裂；1980 年杨志山报道 16 例食管破裂。北京协和医院 1967 ～ 2007 年外科治疗 16 例自发性食管破裂。各年龄组均可发生食管破裂，临床上更多见于中年男性。患者多数是在过食、饮酒之后发生呕吐。也有在发病前既无饮酒也无呕吐而发生自发性食管破裂，如分娩、车祸、颅脑手术后、癫痫发作等。

呕吐动作是一复杂的生理活动，如动作不协调，造成食管内压力急剧上升，可发生食管破裂。由于胸膜腔压力小于食管内压力，食管可破入胸膜腔。上段及中段食管周围组织器官多，有支撑力，发生破裂的机会较少。而下段食管周围少支持，加之先天性薄弱，成为最常见的破裂处，占食管破裂的 85% 以上。食管左、右侧均可以发生破裂，致食管内容物进入左侧或右侧胸膜腔，临床上破入左侧更多见，占 79.8%。

2. 临床表现 患者多数为青壮年，也可发生于 50 岁以上患者。两性均可罹患此症，男性明显多于女性。病初症状为剧烈恶心、呕吐，继之出现胸痛、上腹痛。1/3 ～ 1/2 患者有呕血或血性呕出物。询问患者往往有饮酒或过食史。疼痛呈撕裂样，难以忍受，大剂量镇痛剂也不易缓解。疼痛位置多为上腹部、胸骨后、两季肋部、下胸部。有时疼痛可放射至肩背部。症状严重时有明显气短、呼吸困难、发绀甚至休克。早期体格检查多为急腹症表现，如上腹部压痛、肌紧张，甚至板状腹。食管、胃内容物进入胸腔可有液气胸及化学性胸膜炎的相应体征，进入腹腔可有化学性腹膜炎的体征。以后感染形成则出现化脓性胸膜炎、化脓性腹膜炎的相应体征。食管破裂患者早期可无发热，血白细胞数计数也不高。稍晚，短时间内即出现发热、寒战、血白细胞计数升高等全身感染中毒性反应。如食管内容物先破入纵隔，形成包裹，经过一段时间再破入胸膜腔内，临床上则表现出纵隔炎和胸膜炎相应的症状与体征。食管破裂所引起的化脓性纵隔炎、化脓性胸膜炎多为混合性细菌感染，其临床经过凶险，进展迅速，病情重笃。少数病例有大量食管、胃内容物破入胸膜腔，或破入两侧胸膜腔，可引起明显呼吸困难和中毒性休克，危及患者生命。

3. 诊断和鉴别诊断 胸部 X 线检查对诊断有重要价值。不少患者于急诊胸部 X 线检查发现一侧液气胸，应考虑到食管自发性破裂的可能，并引起注意。早期胸部 X 线侧位片可见到纵隔气肿，后前位片有时可见到后下纵隔一侧气肿阴影。稍后当破入胸膜腔即出现胸腔内气液平面。怀疑食管破裂时，应做上消化道造影，可吞服水溶性造影剂或碘化油，甚至钡剂，以明确诊断。造影可确定裂口的大小、部位。有液气胸时应行诊断性穿刺，如抽出物为混浊血性酸味液体，或发现含食物残渣，则可以确诊。穿刺前口服少量亚甲蓝更能明确诊断。

自发性食管破裂的诊断并不复杂，重要的是要考虑到它存在的可能。临床医师对急腹症患者应进行以下检查，能早期发现自发性食管破裂：①对呕吐后突然出现剧烈腹痛，胸痛患者应进行胸部 X 线检查。摄胸部 X 线立位正侧位片，观察有无纵隔气肿，并除外有无液气胸。②发现液气胸立即做诊断性穿刺，检查积液的性质，必要时可先口服少量亚甲蓝再行穿刺。③饮酒、过食后出现呕吐的患者，诉剧烈腹痛、胸痛，如情况允许可吞服造影剂行消化道造影。一般来讲，典型的临床表现、详细的放射学检查及合理客观地解释临床表现和辅助检查的结果，自发性食管破裂的诊断并不困难。但是临床表现不典型，特别是临床医师没有想到自发性食管破裂的可能，则容易误诊。误诊的原因主要是：①对此病缺乏认识和警惕性；②对急腹症患者没有进行必要的胸部 X 线检查；③对临床表现不典型的急腹症病例，没有找专科胸外科医师会诊。临床上自发性食管破裂最常被误诊为溃疡病穿孔、急性心肌梗死、自发性气胸。需要与此鉴别的尚有急性胰腺炎、主动脉夹层、急性胆囊炎、肠系膜动脉栓塞、绞窄性膈疝和肺栓塞等疾病。

4. 处理 自发性食管破裂的治疗方法和预后与就诊的早晚，破裂口的大小、部位，进入纵隔或胸腔内胃内容物数量、污染程度，邻近脏器有无受损，以及患者的年龄和一般状况有密切关系。采取保守疗法抑或手术治疗，应根据每个患者具体情况全面分析、综合考虑，再做出决定。无论采取何种治疗方式，自发性食管破裂的处理原则为：①迅速建立诊断；②感染区引流避免进一步扩散；③妥善处理食管裂口以促使尽早闭合；④预防食管裂口闭合后再破裂。

自发性食管破裂一般为纵行裂口，很少横行，长度为 4～7cm。如果食管破口小，患者立即来诊，进入胸膜腔内食物残渣少，感染尚未形成或扩散，破口自行愈合的可能性大。单纯胸腔闭式引流即可达到有效治疗，可以不需手术修补。如果患者来诊较迟，食管破口大，进入胸膜腔内胃内容物量多或延误诊断，患者常会因感染中毒性休克致命。当患者渡过感染中毒性休克期，或虽然有胸腔闭式引流，但是引流不及时有效，肺膨胀不佳，则可形成脓胸，进而形成食管-胸膜-皮肤瘘。一旦形成食管-胸膜-皮肤瘘，则需延期修补，甚至做部分食管切除，用胃或肠管代替食管恢复经口进食。同时需做胸廓成形术，以消灭脓腔及瘘管。

食管器械性穿孔多在禁食空腹进行检查时发生，而自发性食管破裂多出现于饱食或饮酒后，其胸膜腔污染很重，保守治愈的机会较少。如破裂后不超过 24 小时，积极早期开胸行局部食管修补手术，可达到一期愈合的目的。若胸腔冲洗干净，术后胸腔引流通畅，肺膨胀良好，经过胃肠道内或胃肠道外营养支持，可使破口顺利愈合。如此能缩短治疗时间，避免冗长复杂的治疗过程。当首次食管修补失败，食管发生再破裂，此时采取单纯胸腔引流的保守方式还是再次开胸手术治疗需斟酌患者全身情况和胸腔局部条件来决定。若胸腔引流不多，一般情况稳定，可继续营养支持，等待破口自行闭合。当瘘口长期不愈，为缩短其自行闭合时间，可择期行瘘口修补。术中可用膈肌瓣、壁胸膜或胃底加固裂口进行修补，以保证瘘口愈合完好。当食管裂口修补后再破裂，估计其愈合可能性较小，或愈合时间很长，可再次行开胸手术。切除部分食管，用胃代替食管，但吻合需做在颈部，以避开已经感染的胸膜腔。同时彻底清除胸膜腔内的坏死组织及感染的胸膜纤维板，不必做胸廓成形术。笔者所在医院对以上几种情况均做了合理的处理，收到了良好的治疗效果。

5. 预后　食管穿孔或破裂的治疗结果决定于许多因素，特别是发生穿孔或破裂至确诊和开始治疗的时间间隔。根据某学者报道，当治疗开始于 24 小时之内，自发性食管破裂的死亡率为 25%；超过 24 小时死亡率达 65%；治疗拖延超过 48 小时，可达 89%；当超过 96 小时，自发性食管破裂患者则无 1 例存活。确切的早期诊断，恰当地选择治疗方式，器械性食管穿孔的死亡率已降低至 6%～12%。除了时间因素外，穿孔的部位和大小对预后也有较大的影响。颈部食管穿孔死亡率是胸部和腹部食管穿孔死亡率的 1/4～1/3。合并其他脏器损伤，特别是大血管、心脏及呼吸道损伤，也影响到食管穿孔或破裂治疗的成功率。因此，改进治疗效果在于提高对食管穿孔或破裂的警惕性，早期确诊和积极开始治疗。

三、应激性食管穿孔

应激性食管穿孔多发生在神经系统病变、外科手术后及烧伤以后的食管穿孔。其发生的原因不清。可能在应激状态下，全身性改变或激素调节异常为原因之一。恶心、呕吐、昏迷患者胃内容物反流引起食管炎致食管壁薄弱也可能是其原因。开颅术、烧伤或任何大手术后发生的应激性食管穿孔诊断困难，其原因在于原发病病情严重；全身麻醉等掩盖食管穿孔的症状和体征。而治疗上的困难在于早期常未能认识到食管穿孔存在及其复杂性，加以原发病危重妨碍食管穿孔的治疗。对此种病例，在患者条件允许的情况下，可予以胸腔引流，可能时修补食管裂口。

四、临床问题讨论

食管自发性破裂是一严重的胸外科急症，大约每一位胸外科医师在行医的数十年中都遇到过，但是能够及时诊断、恰当处理取得满意疗效的，即获得成功经验的病例并不多，大多数是总结失败教训。主要原因是该病的发生率较低，病情变化迅速且复杂，急诊医师未想到食管自发性破裂，发病后未能获得及时诊断，失去了宝贵的手术时机，直至患者处于循环、呼吸衰竭时才想到该病的可能，为时已晚，只能吸取教训。

首先是该病的诊断，笔者所遇自发性食管破裂不下 20 余例，80% 以上病例在初诊时分别被诊断为胸膜炎、急性心肌梗死、溃疡病穿孔、急腹症、急性胃炎、自发性气胸等。相当部分的患者在初诊就医的医院接受了开腹探查，却无阳性发现，术后再检查胸部发现液气胸，转至胸外科。或有的患者因当地处理效果不明显，自行转院而来。因此，笔者所遇首诊在本院就诊者很少。作为胸外科医师，胸部 X 线检查是不可缺少的，一旦发现液气胸，接下来就是胸腔穿刺，诊断就容易多了。临床上往往是放置了胸腔闭式引流管，病情稍稳定后，患者带管来胸外科。笔者记忆颇深的 1 例，患者年约 60 岁，因肾病进行中医药治疗，中午服中药后觉得不适，呕吐出中药后即感心前区疼痛，难以忍受，急诊到当地医院，拟诊为"急性心肌梗死"，给予口服硝酸甘油、输液及内科治疗，患者经处理后病情无好转且血压下降、呼吸困难，呈休克状态，距发作约 4 小时，自行转院来我院急诊室。临诊医师为一胸外科医师，首先摄胸部 X 线片，发现液气胸，穿刺抽液获得有中药味和酸味混浊血性液体，诊断为食管自发性破裂，急诊行开胸探查，结果证实诊断，予以修补，但是术后合并食管胸膜瘘，经胸腔闭式引流、胃肠道外营养，历时 5 个月始愈。此例是发病后诊断最早的 1 例，其余的病例有的是发作后 4 ~ 5 天处于感染中毒性休克，有的经普通外科开腹探查后再来胸外科，有的是当地开胸探查后胸内引流不畅再重新开胸清创，有 1 例为发作后近 11 天，高热、胸痛来诊，令人惊讶的是食管破裂后内容物积聚在纵隔内，未破入胸膜腔。术前胸部 CT 显示食管影不清，纵隔向右侧增宽，纵隔内软组织阴影随时间阴影逐渐扩展，最后占据整个纵隔（图 12-6-1）。开胸探查发现纵隔胸膜增厚并向

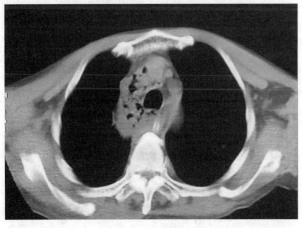

图 12-6-1 患者，男性，52 岁。饮酒后突发呕吐并心前区疼痛，自发性食管破裂后 11 天 CT 扫描显示形成纵隔脓肿

外明显膨出，切开纵隔胸膜，即有 400 ~ 500ml 有臭味的脓液溢出，当时无法辨识哪里是破裂的食管，哪里是炎症感染的纤维组织，只能在纵隔最下方置纵隔 T 形引流管。同时切开奇静脉上方纵隔胸膜，置入另一纵隔 T 形引流管，最后再置放胸腔闭式引流。术后采用经上纵隔引流管冲洗，约 3 个月后纵隔增宽明显缩小，几乎接近正常纵隔形态。

遇到食管自发性破裂患者，相当一部分的胸外科医师主张立即开胸探查手术。他们的主观愿望是尽快修补裂口，促使患者尽快恢复。患者在问，要让破裂的食管自行修复，需要数月的营养支持，裂口何时才能愈合？何时恢复经口进食？但是，主观愿望毕竟只是一种愿望，事物发展是遵循一定的客观规律，不以人的主观意志而转移的。实际上，即使是在发作后 24 小时以内开胸探查的病例，开胸后会发现纵隔内已有炎症渗出，特别是发作前曾有大量进食的患者。破裂的食管周围有纤维素沉着，纤维结缔组织已经将裂口包绕，破裂口组织水肿，稍碰即碎。有的胸腔内容物不多，炎症渗出稍轻，组织水肿稍好。所以，24 小时是一个普遍的规律，绝大多数病例如此，并不是百分之百。有的患者超过 24 小时开胸手术修补也获得了成功，患者一期愈合。近期笔者处理了 1 例自发性食管破裂患者，男性，36 岁，饮酒后剧烈呕吐突发胸痛，当地医院诊断"食管破裂"急诊转来。来我院时已为破裂后 4 天（图 12-6-2，彩图 12-6-3）。急诊开胸发现右侧胸腔内充满胃内容物，纵隔胸膜炎症水肿，食管下段纵行裂开，长约 5cm（图 12-6-4，彩图 12-6-4），彻底冲洗胸腔后，将食管裂口边缘对拢缝合，并经食管裂口置入 T 形引流管，分别置纵隔引流、食管 T 形引流管引流和胸腔引流。同期行空肠造瘘。术后持续胸腔、纵隔和 T 形引流管引流，并行肠内营养。4 周后拔除 T 形引流管，遗留胸腔引流管和纵隔引流管。8 周时行食管造影显示食管局部黏膜完整，造影剂无外溢（图 12-6-5，图 12-6-6），改胸腔闭式引流为开放引流，并逐渐退管。至破裂后 80 天再次造影显示食管裂口已完全愈合，胸腔内无包裹，肺膨胀良好，开始经口进食，并拔除空肠造瘘管。1 个月后胸腔引流管方完全退出。此例是处理自发性食管破裂完全愈合时间最短的 1 例。一般采用

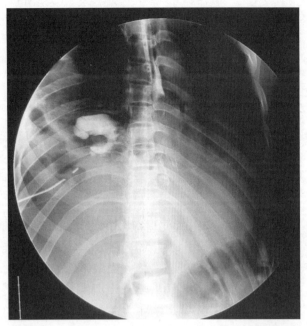

图 12-6-2　术前上消化道造影显示造影剂外溢至纵隔及右
胸膜腔

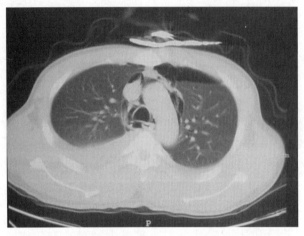

图 12-6-3　与图 12-6-2 为同一患者，胸部 CT 显示气胸、
纵隔气肿和液气平，右侧胸腔积液

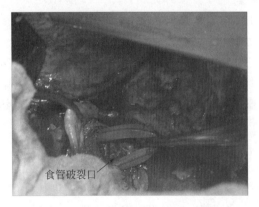

食管破裂口

图 12-6-4　术中发现食管纵行裂口长约 5cm

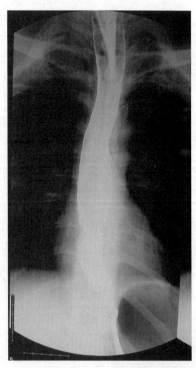

图 12-6-5　术后 45 天造影显示食管破裂已愈

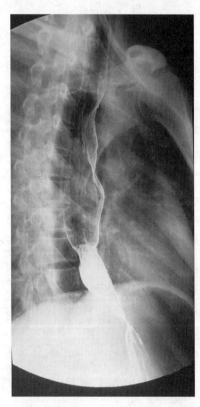

图 12-6-6　与图 12-6-5 为同一患者，术后造影侧位片

引流等保守治疗时间平均需 4 个月或更长。因此，
强调根据每位患者的实际情况，包括年龄，原有
的基础疾病，确诊时距发作的时间间隔，当时的

医疗条件，患者当时的全身状况进行全面分析、综合判断，最后做出治疗处理方案。这样才能获得预想的结果，达到预期的目的。

（张志庸　徐乐天）

第七节　食管结核

一、基本概念

食管结核是结核杆菌感染所致的一种食管壁炎性肉芽肿性病变，一般将身体其他部位无结核病灶的食管结核称为原发性食管结核；由邻近部位的结核病灶直接侵犯食管或粟粒型结核通过血运累及食管称为继发性食管结核。食管对结核杆菌有较强的抵抗力，临床上食管结核少见，绝大多数食管结核继发于身体其他部位结核病变，特别是肺结核、纵隔淋巴结核，原发性食管结核极为罕见。有报道表明在因结核死亡的尸检病例中，食管结核仅占 0.04%～0.2%。近年来，食管结核发病率有增加的趋势，可能与对本症的认识水平不断提高，免疫功能受损，如获得性免疫缺陷综合征（AIDS）患者增加，以及结核病高危人群增多有关。食管结核可发生于各年龄组人群，但以中青年较为多见。

二、发病原因和发病机制

正常食管对结核杆菌有较强抵抗能力，主要原因：①食管本身具有蠕动功能，含有细菌的痰液和食物能够很快通过；②痰液和饮水对食管有冲刷作用；③食管下段括约肌可以防止胃内容物反流入食管；④食管黏膜被覆鳞状上皮，本身对细菌有较强抵抗力。但是，人体正常食管可通过内、外两种途径感染结核，经食管腔内侵及黏膜包括以下方面：①食管黏膜有创伤时咽下含结核杆菌的痰液；②咽喉部结核向下蔓延累及食管，此种类型的病变多位于食管上段；③结核杆菌血源性播散累及食管，但发生率很低。经食管腔外途径侵犯食管包括以下方面：①肺结核术后并发脓胸，结核性肉芽肿侵犯食管，此种方式先侵犯食管外层，再侵犯食管黏膜。②纵隔淋巴结核直接侵犯邻近食管壁，这些淋巴结粘连成团，向内压迫侵

犯食管，形成食管壁内结核脓肿，继之穿破食管黏膜，发生溃疡，愈合后形成瘢痕性狭窄，最常见部位是隆突附近的中段食管（图 12-7-1）。食管结核黏膜破溃可穿破食管壁，形成窦道或瘘，临床最多见为食管纵隔瘘，当结核杆菌同时侵犯食管和气管时则产生食管气管瘘或食管支气管瘘。

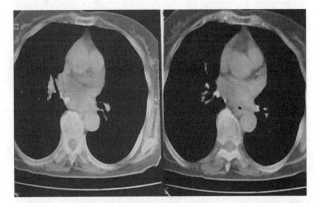

图 12-7-1　胸部 CT 显示纵隔淋巴结肿大，伴有钙化，与食管分界不清，食管管壁增厚

三、病理改变

食管结核的病理改变分为三种类型：增殖型、溃疡型和粟粒型。增殖型表现为食管黏膜皱襞肥大或消失，局部黏膜增厚或呈结节状，镜下见黏膜下层及肌层纤维增生，可发现结核结节，中心可有干酪性坏死。溃疡型多为浅表溃疡，边缘隆起，并有组织坏死，少数表现为"火山口"状溃疡，深者可达肌层甚至穿透管壁。临床上溃疡型最多见，常为黏膜穿破形成溃疡，呈多发病灶，主要为肺结核患者痰中结核杆菌被咽入食管或咽部结核向下蔓延引起。增殖型多见于中段食管结核，系纵隔淋巴结核侵及食管所致，粟粒型最少见。

四、临床表现

食管结核临床表现多种多样，最常见的症状是吞咽困难，出现于 75% 的食管结核患者，其次为胸骨后疼痛。此外，全身表现可有低热、乏力、体重减轻等结核感染中毒症状，这有时容易与食管癌混淆。如果未能及时诊断和处理，可产生严重并发症。食管气管瘘或食管支气管瘘可有饮水呛咳或咯出所吃进的固体食物，发生反复的吸入

性肺炎。其他并发症包括外牵性憩室、食管腔瘢痕性狭窄致完全梗阻、喉返神经麻痹、食管胸膜瘘及食管上腔静脉瘘和食管主动脉瘘。北京协和医院胸外科自 1989～2007 年手术处理 5 例食管结核患者，3 例男性，2 例女性，最小 21 岁，最大 63 岁，病程最短 2 周，最长 5 个月，其中 4 例主要表现为吞咽困难，2 例主诉胸痛。1 例患者因喉返神经受累出现声音嘶哑。

五、诊断与鉴别诊断

对于肺结核或全身结核患者出现吞咽困难，应想到食管结核的可能。但是食管结核患者也可能无明显肺结核或全身结核病史，笔者所在医院患者 2 例有明确全身其他部位结核病，其余 3 例无结核病史，也无明确其他脏器结核病证据。

食管钡餐造影是最常见的检查手段，造影像可表现为不同程度的充盈缺损或管腔狭窄，病变密度不均，边缘模糊，其充盈缺损与管壁交角呈钝角，偶尔还可见到存在于窦道或食管气管瘘（图 12-7-2）。笔者所在医院 5 例患者 4 例做了上消化道钡餐造影检查，2 例放射学诊断为平滑肌瘤，2 例诊为食管癌。约 50% 的患者胸部 X 线片上能够发现肺结核征象，胸部 CT 检查则可以显示食管壁厚度、纵隔淋巴结肿大及肺部结核灶等详细改变。如果纵隔出现积气，则提示可能食管已穿破，存在食管纵隔瘘。笔者所在医院有 2 例 CT 检查发现食管周围存在软组织影。

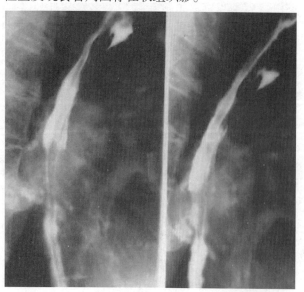

图 12-7-2　钡餐提示食管外压性改变伴充盈缺损

内镜检查可以直接观察病变，镜下可发现食管黏膜充血、水肿、增厚，管腔狭窄或黏膜呈结节状隆起，常见黏膜呈线形溃疡，以及在灰色基底上围以黄色小结节状赘生物（图 12-7-3，彩图 12-7-3）。病理活检可发现干酪样肉芽肿，偶尔可找到抗酸杆菌，但镜下病理活检最重要的目的是明确是否存在恶性病变。酶联免疫吸附试验（ELISA）检查对胃肠道结核的敏感性可达 80% 左右，如果活检未能确定特异性改变，PCR 及细胞学检查对诊断可能有帮助。超声内镜可发现食管壁增厚，纵隔淋巴结压迫食管壁，另外，超声内镜下纵隔淋巴结穿刺活检也是一种诊断方法，DOW 指出结核菌素皮肤试验对诊断食管结核有较大帮助。本院 5 例食管结核患者术前均行内镜检查，1 例位于食管上段，4 例位于食管中下段。2 例食管黏膜光滑呈外压性改变，3 例食管黏膜有溃疡，病理活检提示 2 例有不典型增生，1 例为慢性炎症。1 例食管管腔明显狭窄。5 例术前内镜检查均无明确结核病证据。

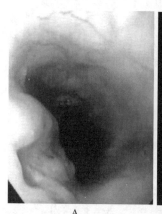
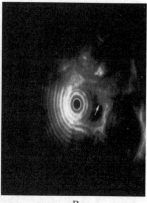

A　　　　　　　B

图 12-7-3　内镜提示食管中段有一溃疡性病变（A）；超声内镜提示食管壁外有一高回声淋巴结，伴有钙化，与食管边界不清，食管壁增厚，管壁各层界线分辨不清（B）

尽管有上述各种检查方法，但在实际工作中食管结核的诊断仍比较困难，文献报道误诊率达 65.7%。最容易混淆的疾病是食管癌和食管平滑肌瘤。详细询问病史，结核高发区或免疫缺陷患者出现吞咽困难症状时需考虑到有无食管结核可能。食管结核患者年龄较轻，吞咽困难症状进展缓慢。食管癌患者年龄较大，出现进行性吞咽困难症状。钡餐造影片上，食管结核所致的充盈缺损边缘多不完整，不似食管平滑肌瘤所致的充盈缺损光滑整齐、边界清楚。食管结核管壁增厚、管腔狭窄、轻度僵硬，扩张度尚存在，不似食管癌所致明显的管腔狭窄、管壁不整、僵硬及黏膜破坏。食管结核有龛影时其周围有明显而不规则的充盈缺损是其特点。内镜下可见食管结核的病变黏膜上、下边界与正常食管分界不清楚；相反，食管癌或食管平滑肌瘤的上、下边界与正常食管分界清晰可见。此外，PPD 皮试、血清抗结核抗体检查及胸部 CT 发现肺部、纵隔或脊柱结核病灶，均有助于食管结核诊断。食管结核最终确诊依靠病理检查结果，但病理检查中典型的食管结核表现少见，找到抗酸杆菌更罕见，只要发现朗格汉斯细胞即可诊断。本院 5 例患者中只有 1 例术前曾考虑可能为纵隔淋巴结核压迫所致吞咽困难，2 例误诊为食管平滑肌瘤，2 例误诊为食管癌，可见术前明确诊断为食管结核并非容易。

六、治　疗

食管结核治疗主要是抗结核药物，经正规抗结核治疗一般均可获不同程度改善，尤其是溃疡型结核愈合迅速而彻底。抗结核药物可采用三联或四联药物，时间为 1～1.5 年。但存在以下情况时，需要考虑外科手术治疗：①正规抗结核治疗，病灶继续增大；②增殖型病灶超过 3cm，此时病灶大、干酪样坏死易形成寒性脓肿，抗结核药物难以进入病灶中心；③有明显食管梗阻症状；④食管瘢痕性狭窄；⑤并发食管穿孔；⑥不能除外食管恶性肿瘤。手术禁忌证包括诊断明确的食管结核，但是无明显食管梗阻；未行抗结核治疗；虽有严重食管梗阻，但全身情况不能耐受行全身麻醉开胸手术。

外科手术处理食管结核依病变范围、程度可选择不同的手术方式。①食管结核切除并用胃代替食管恢复消化道连续性是最常用的手术。此术式与食管癌切除、胃替代食管操作基本相同，但是要求切除范围应超过结核边缘且有足够安全距离的食管，保证食管边缘无结核灶残留，吻合口满意愈合。②食管结核切除、结肠代替食管术，主要适宜结核性食管瘘，瘘口位置较高，特别是位于颈段者，可经颈部切口在瘘口上方切断食管，缝闭远端。经腹游离膈下食管，缝合两断端。游离横结肠及结肠肝曲或脾曲，经胸骨后顺蠕动或逆蠕动方向提至颈部，将结肠两断端分别与颈部食管和腹内胃行端侧吻合。③食管周围淋巴结清扫术，用于纵隔淋巴结肿大压迫食管引起的吞咽困难，术中仅行结核性淋巴结清扫术，不强求病灶彻底清除，只要将脓肿引流，刮除坏死组织，这样可避免医源性食管穿孔，甚至以后被迫行食管切除，术后抗结核治疗至少 1 年。近年国内有报道，采用 VATS 结合术中快速病理检查诊断和治疗食管结核，初步结果尚好。对于已经发生了结核性食管气管瘘或食管支气管瘘患者，传统的做法是采取手术治疗，行食管瘘口和气管瘘口分别修补，结果瘘口愈合不良，常需多次手术，总的结果并不满意。对许多医师来说，结核性食管气管瘘是处理上的难题。近年来一些报道采用保守性抗结核治疗，绝大部分患者可以获得治愈。Lado 等总结了 1976～2001 年 15 例食管支气管瘘患者的治疗结果，只有 3 例采用手术治疗，其余均行抗结核治疗而愈，他们强调瘘口能否愈合与瘘口的大小有关，必要时可辅助支气管镜进行介入治疗。

北京协和医院胸外科自 1989～2007 年共收治食管结核患者 5 例，病史和术前检查结果如前述，2 例术前诊断为"食管癌"，1 例行病变切除、胃食管弓上吻合术，另 1 例主诉为吞咽困难 3 个月，上消化道造影显示食管腔不规则狭窄，黏膜呈条索状改变，未发现明确的充盈缺损。在本院行 3 次纤维胃镜检查见食管中段不均匀结节样隆起，管腔变狭窄，黏膜充血、糜烂但未见溃疡。病理活检均未能发现癌细胞。开胸探查发现胸膜腔内广泛粘连，游离出食管后检查发现病变处食管呈不均匀增厚，未能确切扪及肿瘤。开腹探查腹内广泛粘连，仅取部分纵隔淋巴结活检。术后诊断为纵隔淋巴结结核及食管结核，予以正规抗结核治疗，随诊发现吞咽困难症状逐渐缓解，坚持抗结核治疗 1 年，症状完全消失。

另 1 例为颈部淋巴结结核侵犯上段食管壁，造成进食哽噎感而开胸探查。在剥离肿大淋巴结时，不慎撕破食管，即刻行食管撕裂修补术。术后产生食管瘘，再次手术采用结肠间置，食管-结肠及结肠-胃吻合，恢复消化道连续性，后因间置结肠坏死，不得不拖出间置结肠，空肠造瘘维持营养，待后期再次手术。

余2例术前诊断为"食管平滑肌瘤"，1例行开胸探查，术中发现纵隔淋巴结结核侵犯食管，行单纯淋巴结清扫术。1例行胸腔镜探查，术中同样发现为纵隔淋巴结结核，行胸腔镜淋巴结清扫术，术后常规抗结核治疗，预后良好。

七、临床问题讨论

临床上胸外科医师手术处理的食管结核病例不多，常是术前误诊，在手术台上未能确切发现肿瘤，做了探查或食管部分切除，术后报告为食管结核。若术前诊断为食管结核，多数病例采用抗结核药物治疗，真正造成食管完全梗阻的患者才施行食管部分切除、胃食管吻合术。

术前哪些病例应怀疑食管结核？笔者的经验是上消化道造影缺乏典型的充盈缺损，而呈虫蚀样多发小溃疡，多次纤维胃镜检查未能找到瘤细胞，对此种病例采取手术治疗应慎重。不能为了手术而盲目手术，必须有确切病理诊断，包括上消化道造影阳性发现，胃镜发现和病理活检证实，以及胸部CT检查明确病变范围，估计手术切除的可能性，有了这三项结果，误诊和漏诊的可能性几乎为零。我国误诊多数是将食管结核误诊为食管癌，开胸后未能找到食管肿瘤，用手触摸发现食管病灶呈软质增厚，无确切肿瘤。此外，也会发现胸膜腔多数有粘连，纵隔内淋巴结肿大粘连，腹腔内也可有腹腔结核粘连。有学者曾行食管肿物局部切除，可以预见术后可能产生的严重并发症。总之，当遇到1例不典型的进食梗阻患者时，行鉴别诊断时应想到食管结核的可能性，详细询问病史，认真分析胸部影像学，进行必要的结核病辅助检查，也可能会避免不必要的开胸探查。

（刘洪生）

第八节　食管良性肿瘤

一、基本概念

食管良性肿瘤和囊肿临床不多见，与常见的食管癌相比，食管良性肿瘤约占食管全部肿瘤的10%，食管良性肿瘤发病年龄较低，病程和症状持续的时间较长，这是食管良性肿瘤的特点。

有关食管良性肿瘤和囊肿的记录早已出现在医学文献上。据文献记载17世纪就有关于食管息肉的报道，同时代的报道还记述了采用结扎食管息肉蒂部的方法治疗食管息肉。18世纪陆续出现关于食管平滑肌瘤的报道。1933年，Ohsawa首次成功地摘除了食管平滑肌瘤。美国医师Churchill第一次成功地剔除了位于胸中段的食管平滑肌瘤。当然目前食管良性肿瘤和囊肿在临床上并非罕见，对于其诊断和治疗也积累了较为丰富的经验。

二、分　　类

目前临床上应用较为普遍的分类方法：

（一）食管黏膜上皮来源

（1）乳头状瘤。
（2）息肉。
（3）腺瘤。
（4）囊肿。

（二）非上皮来源

1. 肌瘤
（1）平滑肌瘤。
（2）纤维肌瘤。
（3）脂肪肌瘤。
（4）纤维瘤。

2. 血管
（1）血管瘤。
（2）淋巴管瘤。

3. 其他
（1）脂肪瘤。
（2）黏液纤维瘤。
（3）巨细胞瘤。
（4）神经纤维瘤。
（5）骨软骨瘤。

（三）异位来源

（1）胃黏膜。
（2）黑色素母细胞。
（3）皮脂腺。
（4）粒性成肌细胞瘤。

（5）胰腺。

（6）甲状腺结节。

如上分类，食管良性肿瘤或囊肿约有 20 余种，各种肿瘤或囊肿的发生率明显不同，有些肿瘤仅在理论上存在，临床极为罕见，如食管淋巴管瘤，食管的异位胃黏膜或异位胰腺上皮，黑色素细胞瘤、粒性成肌细胞瘤等在某些大组统计中发生率为零。实践中胸外科最常见的食管良性肿瘤和囊肿依发生率多少排列为食管平滑肌瘤、食管息肉、食管囊肿、食管乳头状瘤、食管纤维瘤。其他较少见的有食管腺瘤、食管血管瘤、脂肪瘤、神经纤维瘤。食管异位的肿瘤最常来源于甲状腺。据分析，食管良性肿瘤中的 2/3 为食管平滑肌瘤。北京协和医院胸外科近 40 年手术治疗食管良性肿瘤和囊肿约 50 例，85% 以上是食管平滑肌瘤，其次是食管囊肿和食管息肉。

三、食管平滑肌瘤

1. 定义　来源于食管平滑肌的肿瘤称为食管平滑肌瘤。一般认为食管平滑肌瘤可能起源于食管的黏膜肌层、固有肌层或血管的肌肉系统及胚胎肌肉组织的变异结节。

2. 发生率　应该说食管平滑肌瘤的发生率以尸检统计的结果最确切，尸检中发现的多为无临床症状的小平滑肌瘤。Smith 报道的一组 36 000 例尸检中发现有 2 例食管平滑肌瘤；Barazyoul 一组 18 847 例尸检中，仅发现有 1 例食管平滑肌瘤。Sweet 等报道在 13 000 例尸检中有 4 例食管平滑肌瘤；美国杜克大学医疗中心在 7000 例尸检中有 10 例食管平滑肌瘤。以上都是 20 世纪 50 年代报道的材料。20 世纪 70 年代以后文献报道的食管平滑肌瘤逐渐增多，Postlethwait 等在 1000 例食管尸检标本中有 51 例食管平滑肌瘤，这些肿瘤大多数都是直径为 1 ～ 4mm 的小肿瘤，其中 2 例还有钙化。Takubo 等把这些肿瘤描述为"秧苗样肿瘤"，他们在 342 例标本中发现 27 例，占 7.9%。

临床医师发现在 11 000 例主诉吞咽困难的病例中，2 例被证实、3 例被怀疑患有食管平滑肌瘤。另一医师发现在 507 例食管下端梗阻病例中，304 例是食管癌，1 例是平滑肌瘤。Faivre 对 20 000 例患者的食管、胃和十二指肠进行检查，发现有 4 例食管平滑肌瘤。从以上报道的数字可以说明食管平滑肌瘤并不多见，真正经外科手术处理的食管平滑肌瘤更少。1976 年，Seremetis 等复习全世界有关文献，发现食管平滑肌瘤共 838 例，经外科手术治疗的共 593 例。在食管良性肿瘤中，食管平滑肌瘤最常见，占全部食管良性肿瘤的 70% ～ 90%，在全部消化道平滑肌瘤中，食管平滑肌瘤占 5% ～ 10%。

3. 年龄性别　食管平滑肌瘤可见于任何年龄患者，但是大多数食管平滑肌瘤发生于中年，以 20 ～ 60 岁患者多见。男性在 20 ～ 49 岁年龄段发病最多，女性发病年龄高峰为 60 岁。研究性别与发病关系显示，2/3 食管平滑肌瘤发生于女性。

4. 部位　食管平滑肌瘤可以发生在食管各个部位，但是在食管各段平滑肌瘤发生率差异较大。绝大多数食管平滑肌瘤发生于主动脉弓水平以下的中段食管和下段食管，颈段食管平滑肌瘤病例罕见。根据食管肌层的组织学特点，不难了解颈段食管很少发生平滑肌瘤。组织学上食管上段的肌层为横纹肌，向下逐渐移行为平滑肌。因为绝大多数食管平滑肌瘤起源于食管固有肌层，以纵行肌为主。因此，80% 的食管平滑肌瘤发生在食管中下段，自主动脉弓以下，平滑肌瘤均等分布。当把整个消化道平滑肌瘤发生率进行比较时，食管平滑肌瘤较其他部位的平滑肌瘤发生率低，Oberhelman 等报道的一组食管平滑肌瘤为 66 例，胃平滑肌瘤 705 例，小肠平滑肌瘤 225 例，结肠平滑肌瘤 109 例。Marshall 和 Cherry 的一组同期手术治疗的食管、胃、小肠和结肠的平滑肌瘤分别为 6、28、14、7 例。Piacentini 和 Skandalakis 等分析了 4241 例消化道平滑肌瘤在各段的发生率：食管 12.2%、胃 58.2%、小肠 20.4%、结肠 7.2%、直肠 2.0%。

5. 病理　检查食管平滑肌瘤的大体标本，发现大多数食管平滑肌瘤为单发，多发的仅占 2% ～ 3%。肿瘤大小直径为 1 ～ 17cm，通常肿瘤的最长直径为 5 ～ 10cm。有报道称肿瘤重量超过 1000g，更有 Vantrappen 报道 1 例食管平滑肌瘤重达 5000g。食管平滑肌瘤大体形态为圆形或卵圆形的实性肿瘤，也可呈螺旋形、哑铃形、姜块形等。瘤体表面光滑，有的有结节，但与周围组织分界清楚，质地较硬。

大多数肿瘤在食管壁内生长，为黏膜壁外型，少数呈息肉状突入食管腔。极个别情况肿瘤长出食管壁外，肿瘤附着在食管壁外而有结缔组织与食管壁连接。罕见的情况是肿瘤类似憩室样扩展到食管壁，有人认为壁外肿瘤的牵拉作用导致憩室形成，肿瘤成为憩室壁的一部分。在收集 304 例食管平滑肌瘤中，8 例为息肉型，其中 2 例体积很大，几乎占满整个食管腔。除了孤立型食管平滑肌瘤以外，还有多个平滑肌瘤的报道，通常是 2～3 个肿瘤，直径为 1～4cm，一患者从食管上剜除 14 个平滑肌瘤。有的食管平滑肌瘤呈马蹄形生长，部分或完全环绕食管壁，如文献上报道 1 例 17cm×7cm 的平滑肌瘤，而向外延续的部分却有 15cm×4cm 大小。也有切除的食管平滑肌瘤如香肠状，大小为 28cm×5cm×4cm，食管壁上的手术切口如螺旋形。有的平滑肌瘤在局部相互融合，形成较大的肿块，典型的出现在食管下端或贲门处，此种类型平滑肌瘤可以生长得很大，临床上却很少出现食管梗阻症状。

显微镜下检查食管平滑肌瘤主要由相互交叠的平滑肌纤维束组成，肌束内的平滑肌细胞分化良好，呈长梭形，边界清晰，肌细胞伸长、增大并含肌原纤维，呈束状或漩涡状排列，偶尔可形成栅状。像正常的平滑肌一样，细胞之间混有一定数量的纤维组织，网状纤维呈线状或金属丝状，偶尔可以见到神经组织。显微镜下也可看到平滑肌瘤细胞与邻近的肌肉组织相互交叉。有学者指出显微镜下的发现可能导致平滑肌瘤与某些病变在诊断上相混淆，如神经鞘瘤、神经纤维瘤，偶尔也可误诊为平滑肌肉瘤。

食管平滑肌瘤病指整个食管壁肌层被肌瘤填满，此种疾病极少见。需注意的是要将此种病变与弥漫性食管肌层增生肥厚进行鉴别。

6. 来源 关于平滑肌瘤来源目前尚无明确结论，大多数是基于理论上的假设。例如，来源于黏膜肌层、固有肌层、血管肌肉层和胚胎迷走肌肉组织等。若从平滑肌瘤的发生部位来看，其来源应是食管的固有肌层。Takubo 提到他们的食管平滑肌瘤病例，28 例起源于环形肌，3 例源于纵形肌，7 例起源于黏膜肌层，这些结果与某些报道大致相同。偶尔在手术切除食管癌的病例中，发现有小的食管平滑肌瘤，文献上与笔者的经验均

遇到同样的情况，食管癌和食管平滑肌瘤这两者之间不存在必然的联系。食管平滑肌瘤内可以有钙化。曾有报道称食管平滑肌瘤可发生恶性变，1976 年 Seremetis 报道 2 例食管平滑肌瘤恶性变，实际上这些是食管间质瘤而不是食管平滑肌瘤。肌瘤表面黏膜极少发生溃疡，这也解释平滑肌瘤患者很少有出血症状。有关平滑肌瘤发生出血症状，文献上仅发现 Flavell 报道的 1 例，该患者的主要症状为反复出现呕血。Kaymakcalan 提到他们的病例中食管平滑肌瘤出现肉瘤样变。位于食管下端的平滑肌瘤延及胃贲门时，可因胃酸反复刺激发生溃疡和出血。

7. 临床症状 食管平滑肌瘤的症状决定于肿瘤的大小，当肿瘤直径小于 5cm，很少产生临床症状。食管平滑肌瘤生长速度缓慢，病程很长。有人对 9 例患者进行 1～15 年随诊，其中 2 例经放射学检查随诊，15 年期间肿瘤大小变化不明显。进食哽噎的症状持续时间很长，很少见到患者短时期内症状迅速进展，有的病例病程中根本没有梗阻症状。

较大的食管平滑肌瘤可有症状，其持续时间较长，且多较轻微。最常见的症状为轻度下咽不畅，很少影响正常进食。进食哽噎感呈间歇性、反复发生，严重程度与肿瘤大小及部位并不完全平行，主要取决于肿瘤环绕管腔生长程度。临床上最常见的主诉是疼痛不适，表现为各种各样的胸骨后、剑突下或上腹部钝性隐痛不适、饱胀感和压迫感，疼痛可牵涉后背部或肩部，与饮食无关。1/3 患者有消化道功能紊乱、消化不良，包括食欲缺乏、反胃、嗳气、恶心及呕吐等。罕见呕血及黑便等消化道出血症状。偶尔巨大平滑肌瘤压迫气管、支气管或肺组织，可有咳嗽、呼吸不畅或哮喘等呼吸道症状。1981 年，Bruneton 等报道 173 例食管平滑肌瘤患者的临床症状中有吞咽不畅者 73 例，胸部疼痛 59 例，有出血 3 例，无症状 38 例。

缺乏临床症状并非罕见，相当一部分食管平滑肌瘤患者是在因其他疾病做消化道造影或行其他手术时意外发现的。因此很明显，诊断食管平滑肌瘤可以没有确定的特征性症状。食管其他病变造成梗阻亦可产生相同的症状。总之持续较久的间断出现的吞咽不畅，提示食管良性病变的可能。文献上也有个案报道少见的临床症状，如

1972 年，Ullal 等报道 1 例增生性骨性关节病患者，切除了一巨大食管平滑肌瘤后，该患者的骨关节疼痛症状明显缓解。1980 年，Schabel 等描述 1 例食管中段平滑肌瘤，大小为 7cm×7cm，发生黏膜溃疡，食管造影显示钡剂溢出到纵隔内，切除了平滑肌瘤后患者很快恢复。

食管平滑肌瘤伴发疾病有食管癌、食管裂孔疝、食管憩室及贲门失弛缓症等。

8. 诊断　临床症状仅能提示食管存在病变，体格检查和实验室检查均无助于平滑肌瘤的诊断。胸部 X 线片对于发现小的食管平滑肌瘤无明显作用，巨大的平滑肌瘤胸部 X 线片上可见到纵隔内软组织影，并突出纵隔胸膜至肺野。胸部 CT 可显示食管实性肿物影，边缘光滑，与周围界线清楚，但不易与食管分清，CT 值为软组织密度。最有价值的诊断方法是上消化道造影和纤维胃镜检查。

上消化道吞钡造影检查时，食管平滑肌瘤表现为食管壁圆形或椭圆形充盈缺损，食管黏膜完整光滑，轮廓清楚，边缘锐利（图 12-8-1）。肿瘤与正常食管壁的交角，无论在近侧或远侧均呈锐角，这是它特有的征象（图 12-8-2）。通常半数肿瘤位于食管内，半数肿瘤位于食管外。直立位造影像显示肿瘤表面的黏膜皱褶被涂抹掉，肿瘤对侧的食管仍显现正常黏膜皱褶，有人描述此为"涂抹征"。局限充盈缺损可能造成钡柱分叉或分流，即钡剂在食管腔内沿肿瘤两侧向下流动并呈环形阴影，称为环形征，具有诊断意义。很少见到钡剂通过迟缓或近侧食管扩张。较大的融合性肿瘤，特别是位于食管下端和贲门处，可使食管形状变扁，从一个角度看食管腔变窄，从对侧角度看食管腔变宽。位于食管下端贲门附近的平滑肌瘤，造影检查呈外形光滑、边缘不规则或成角的表现。诊断食管平滑肌瘤时尚需排除主动脉瘤，为主动脉造影可提供较大的帮助。食管平滑肌瘤内有钙化时，还要与纵隔肿瘤，特别是纵隔畸胎瘤进行鉴别。

纤维胃镜检查是诊断上消化道病变不可缺少的方法。内镜检查食管平滑肌瘤表现为肿瘤不同程度突向管腔；肿瘤表面黏膜正常完整；食管腔变狭窄但内镜可以通过；有的肿瘤在黏膜下可以活动或被推动；个别肿瘤有蒂可以在腔内活动。典型的食管平滑肌瘤的诊断并不困难，但是有时

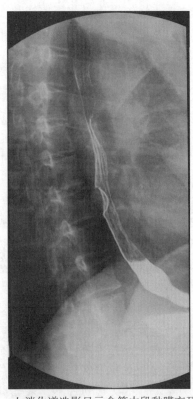

图 12-8-1　上消化道造影显示食管中段黏膜充盈缺损，但边缘光滑界线清楚，提示食管平滑肌瘤

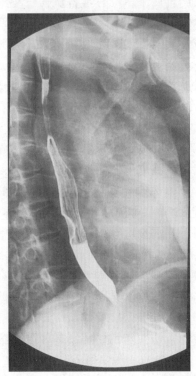

图 12-8-2　上消化道造影显示食管平滑肌瘤

壁内肿瘤与外压性病变造成的食管充盈缺损，临床鉴别有一定困难，如食管旁淋巴结肿大、食管

囊肿、椎骨骨质增生等，对此需要用超声胃镜检查进行鉴别。超声胃镜检查可确定肿瘤是位于食管壁内实性软组织肿物，对食管平滑肌瘤有诊断意义。需要强调的是，当进行纤维胃镜检查时怀疑为食管平滑肌瘤，不要进行病理活检或咬检，因为活检常不能获得平滑肌瘤的病理诊断，其次活检处黏膜愈合后与黏膜下层和肌层粘连，手术剜除肌瘤时容易发生黏膜撕破或损伤，术后发生并发症的可能性增加，并给患者的恢复带来一定的影响。

9. 治疗　对于食管平滑肌瘤，大多数医师的观点是手术切除，即使尚无明显临床症状，肿瘤生长缓慢的患者，也要进行手术切除。因为食管平滑肌瘤可以持续生长，症状迟早会发生，瘤体很大时可以造成食管严重梗阻，或压迫气管、支气管产生呼吸道症状，因此，较大的食管平滑肌瘤多数需要做摘除手术，而且只有手术才能最后排除恶性肿瘤的可能性。少数瘤体巨大者尚需做食管部分切除，行胃食管吻合术。某些食管平滑肌瘤是食管间质瘤，长期随诊观察有可能延误诊断，造成严重后果。也有学者认为较小的无临床症状的食管平滑肌瘤可暂不行手术处理，临床随诊观察即可。总之，食管平滑肌瘤的手术适应证：①食管平滑肌瘤诊断明确，有临床症状；②较大食管平滑肌瘤，造成食管梗阻或有呼吸道症状；③不能与食管间质瘤相鉴别的平滑肌瘤。

手术方法和技巧无特殊之处，主要决定于肿瘤所在部位、肿瘤大小、黏膜是否粘连固定及是否累及贲门。临床上偶然遇到罕见的巨大食管平滑肌瘤，压迫邻近器官或血管，如 Hickling 报道的 1 例摘除肿瘤后上腔静脉梗阻症状缓解。另外，根据肿瘤所在部位选择手术入路，位于中段食管的平滑肌瘤应选择右侧开胸入路，位于远侧 1/3 的食管平滑肌瘤则选择左侧开胸。临床最常做的是肿瘤剜除术，一般仅显露肿瘤所在部分的食管，覆盖肿瘤的肌纤维伸展变薄，切开肌层进入正确的解剖层面，钝性和锐性解剖，肿瘤很容易被剜除，一般不会损伤食管黏膜破入食管腔内。肿瘤切除后间断缝合，疏松对合肌层并用纵隔胸膜缝合加固，术后不会发生管腔狭窄或进食困难。肿瘤摘除后，术野注水，经胃管注气，检查黏膜是否有漏气，如有食管黏膜小裂隙，应严密缝合。

有时肿瘤已嵌入黏膜内，或者以前行纤维胃镜检查时做了咬检病理活检，致使肿瘤与黏膜产生粘连，行肿瘤摘除时不慎损坏黏膜或手术中被迫进入食管腔内，此时均应妥善地进行食管黏膜修补，甚至切除一小片黏膜。还有学者做了实验表明食管黏膜切除的长度限度为 7 ～ 8cm。对于位于食管下端的巨大平滑肌瘤，可能累及贲门，肿瘤表面的黏膜可发生溃疡粘连，肿瘤又多呈环状生长，单纯剜出肿瘤极困难甚至不可能，对此应进行食管下端贲门切除，食管胃端侧吻合。从已经做了切除吻合的病例来看，多数因为肿瘤巨大，或肿瘤环食管呈马蹄形生长，解剖剥离有一定困难，或者肿瘤呈浸润性生长，临床不能排除恶性肿瘤。目前来看，这些食管肿瘤实际上是食管间质瘤，而不是食管平滑肌瘤。

Lortat-Jacob 描述 4 例食管平滑肌瘤病，1 例有吞咽困难 7 年，开始行扩张疗法，以后放射学检查诊断"食管运动障碍"，行手术时发现食管壁呈弥漫性结节样增厚，切开自主动脉弓下至贲门的食管肌层，发现环形肌内有无数小结节，逐一摘除，病理报告为食管平滑肌瘤。其余 3 例食管平滑肌瘤患者用同样方法处理，均获满意疗效。

目前应用 VATS 技术，在纤维内镜指引下可以完整摘除食管平滑肌瘤。手术创伤小，术后恢复快，其结果与开胸手术相似。

10. 效果　食管平滑肌瘤手术效果良好，一般没有重大手术合并症和死亡，但是早年手术治疗的效果并不理想，并发症和死亡率较高。Sermetis 报道的一组 304 例肿瘤剜除术死亡率为 1.3%，38 例食管下端切除胃食管吻合的死亡率为 10.5%。这 342 例食管平滑肌瘤手术治疗共死亡 8 例。肿瘤剜除术后死亡多因麻醉、术后湿肺及脓胸所致。食管部分切除加胃食管吻合术后的死亡病例多数由于吻合口瘘、脓胸和肺炎。在后来的 12 年施行 496 例食管平滑肌瘤手术治疗中无 1 例死亡发生。食管平滑肌瘤为良性肿瘤，罕见恶变或切除后复发、转移病例。以前报道的食管平滑肌瘤恶变，肿瘤侵犯周围脏器或摘除术后复发者，近年来经病理组织学和免疫组化检查证实为食管间质瘤、非管平滑肌瘤，有关食管间质瘤见后面专题讨论。

11. 北京协和医院资料　北京协和医院自 1960 ～ 2003 年来收治的 79 例食管平滑肌瘤，其中男性44例,女性35例;年龄最大者94岁,最小者19岁,平均46岁。病史最长20年,平均4～6个月。主要临床表现包括吞咽不畅24例(30.37%),胸骨后不适17例(21.51%),上腹部不适9例(11.39%),胸痛5例(6.32%),体检发现24例(30.37%),1例因黑便入院检查时发现。

辅助检查中75例行上消化道造影,造影诊断食管平滑肌瘤52例(69.33%),13例误诊。共行内镜检查58例,镜下确诊54例(93.10%),误诊1例,有记录的黏膜活检17例,1例外院活检病理误诊为"分化差的癌",入院后行食管切除术,术后病理证实为平滑肌瘤,黏膜鳞状上皮慢性炎症。15例行超声内镜检查,确诊率为100%,并对瘤体外形及位置进行了精确描述,其中2例不除外平滑肌肉瘤,术后证实为增生活跃的平滑肌瘤。部分患者术前曾行胸部CT扫描,但未列为常规检查。

9例未行手术,包括1例94岁女性患者,内镜下电套圈5例,1例术后有出血,经保守治疗好转,未治疗的9例随诊3例,1例后因瘤体增大而手术,术后病理提示增生活跃的平滑肌瘤。2例肿瘤较小随诊至今,未见明显异常。开胸手术处理70例,其中65例(92.85%)行平滑肌瘤局部摘除术,左侧开胸43例,右侧开胸27例。食管部分切除并胃食管吻合术5例(7.14%),行颈部吻合2例(2.86%)。本组尚无行胸腔镜摘除手术。术后病理均证实为食管平滑肌瘤诊断。本组无住院死亡,手术合并症包括1例(1964年手术)出现支气管胸膜瘘,2例有胸腔积液,2例切口感染,均治愈出院。

病理检查,肉眼观平滑肌瘤外形差别很大,本组肿瘤以不规则形(55.23%)、马蹄形(19.23%)和哑铃形多见(18.35%),少见的有卵圆形、螺旋形、分叶状、弯月形等。肿瘤切面灰白色,体积最大为20cm×10cm×8cm,位于食管上段,术前表现为右上纵隔占位病变。多发性平滑肌瘤5例,均位于食管下段,接近贲门,最多有3个瘤体。镜下发现6例肿瘤细胞增生活跃,2例有退变和出血,1例有钙化,少数病例进行免疫组化检查。本组病例中,1例为外院手术后肿瘤复发来我院再次手术。34例获得术后随访,1例出院后数年出现复发,在外院行再次手术,余33例长期随诊未发现复发及恶性变。

胸外科医师处理食管肿瘤时,仅次于食管癌的第二位肿瘤是食管平滑肌瘤。大多数胸外科医师对它并不陌生,但是恰当合适的处理也并不容易。首先是诊断,其次是治疗。对于该疾病的诊断,症状与体征不能提供特征性诊断信息,更多的要依赖辅助检查。目前来说,超声内镜是诊断本病最可靠的检查手段,患者一经上消化道造影怀疑本病后,即应采用超声内镜检查,可缩短确诊时间,并与其他良、恶性肿瘤鉴别,为手术方式、入路等提供详细资料。腔内超声对食管平滑肌瘤诊断的准确率达95.7%。有学者曾对经手术和病理证实的156例上消化道平滑肌肿瘤进行回顾性分析,认为肿瘤大小及表面溃疡是内镜下鉴别良性平滑肌瘤与恶性肉瘤的重要依据。

近20年,胸部CT普遍应用于临床,CT对本病的诊断价值在于:①与淋巴结肿大等纵隔来源的肿物进行鉴别;②CT值有助于明确瘤体形态、确切位置、与周围组织关系,有助于制订手术设计方案。

本组病例随访34例,无恶性变。目前资料也未见平滑肌瘤与平滑肌肉瘤之间有明显相关。因此,对于无明显吞咽不适症状、瘤体直径<2cm、患者对手术无强烈要求者,不必勉强手术处理,可以定期复查随诊。一旦瘤体短期内增大明显、症状加重或合并出血、黑便等提示病情进展,或不能除外恶性可能时,应向患者建议手术。

对选择性病例可考虑行内镜下肿瘤切除,内镜下摘除的适应证:①直径≤2cm的平滑肌瘤;②内镜或超声内镜提示瘤体位于黏膜下。内镜下电套圈切除效果良好,有学者对95例直径≤2cm的平滑肌瘤经内镜推顶圈套法切除,获得完全成功。开胸手术适应证:①有上消化道症状,经检查除外其他消化系统疾病;②肿瘤>2cm;③多发肿瘤;④瘤体增大明显或辅助检查提示瘤体内有坏死、出血、钙化等增生活跃表现;⑤不能除外癌或肉瘤。手术方式除了肿瘤局部摘除外,必要时行食管部分切除加胃食管吻合术,其适应证:①瘤体巨大或生长方式为包绕性生长;②反复多次活检或术中黏膜损伤严重不能修复;③长期病变导致食管或胃底本身其他疾病,或合并其他食管胃底病变,如严重食管炎、食管裂孔疝、贲门失弛缓症等;④术时发现不能排除恶性。

小的食管平滑肌瘤摘除行开胸手术未免创伤过大，目前开展的 VATS 进行食管平滑肌瘤摘除不失为一种简单有效的手术方式。国外已开展很多，国内也有不少单位经 VATS 摘除取得良好效果。但镜下操作对术者及麻醉要求均高于普通开胸手术，且腔镜手术仍未完全成熟，尚有相当的局限性，应慎重选择病例。

有的医师强调食管平滑肌瘤一经诊断，即使是 1cm 以下的小肿瘤，也即行手术处理。实际上，这种做法并不可取。我们的意见是有临床症状、较大食管平滑肌瘤才有手术适应证。因为即使很小的手术对于患者都是一种创伤，难以预料围手术期会发生什么事情。对于年老、体弱、毫无临床症状的患者施行开胸手术，即使是微创外科手术，若发生意外或合并症，对患者造成的损失将无法弥补。强调诊断明确、立即手术处理是某些外科医师盲目扩大手术适应证的结果。另外，某些内镜医师在发现食管平滑肌瘤后，即在内镜下切开黏膜摘除肿瘤，这是一种科学的进步，说明内镜应用不仅局限于诊断，而且可以有效地应用于治疗。但是也要强调手术适应证，盲目扩大内镜治疗的适应证也可能造成严重后果，给患者带来不必要的损失。

临床上超声胃镜广泛应用对于食管平滑肌瘤诊断起了巨大推动作用，它可以确定肿瘤的部位，是在食管壁内还是在壁外，肿瘤的大小和密度，是囊肿还是软组织肿瘤。有助于计划施行外科手术的方法。但是，超声胃镜的诊断正确率也需要不断积累经验。在这里需要特别提醒的是，内镜医师镜下怀疑为食管平滑肌瘤时，不要进行镜下活检，以免短期内摘除手术有可能发生食管穿破。若已进行了镜下病理活检，摘除手术则应推迟到 2 周以后进行。

食管平滑肌瘤是一种良性肿瘤，它无恶变的倾向，尚未发现真正食管平滑肌瘤恶性变的报道。但是本组遇到过食管平滑肌瘤切除后复发的情况，或者术中发现平滑肌瘤呈浸润性生长，不能完整摘除肿瘤。目前病理学已经清楚表明，这种肿瘤不是食管平滑肌瘤，而是食管间质瘤，是一种低度恶性的肿瘤，处理方法与平滑肌瘤迥然不同。

食管平滑肌瘤可以生长很大，表现为纵隔肿瘤，出现周围脏器受压的临床症状，影像学上也不能肯定其来源部位，至手术解剖时才发现来自食管。由于肿瘤很大，与周围粘连较重，单纯剥离肿瘤困难较大，渗血多，有时被迫行食管与肿瘤部分切除加胃食管吻合术。

四、食管息肉

1. 基本概念　食管息肉是一种食管良性肿瘤，发生极少。由于息肉偶可由食管突入口腔引起临床上的兴趣。生长很大的食管息肉可引起喉部急性梗阻，产生临床急症。另外，由于不能排除恶性肿瘤的可能，多数医师仍坚持尽量早期手术摘除。

食管息肉多出现于老年男性，男性占 72%，相对女性发病年龄较低，多在 20～40 岁。绝大多数息肉位于颈段食管，特别是环状软骨水平，在收集到的 56 例食管息肉中，12 例位于胸部食管，其余均发生在颈段食管。

2. 病理　息肉多为单发，形状呈长形或圆柱形，并随着食管蠕动改变形态，有蒂的息肉可自食管腔伸出到口腔。息肉存在可致食管腔扩张，但并非因肿瘤梗阻所致。病理上息肉由蕴含血管的纤维结缔组织组成，外覆食管黏膜上皮。结缔组织变异较大，从疏松的黏液组织到稠厚的胶原组织，脂肪也可构成其中的一部分。因构成的纤维组织成分较多，有时食管息肉会被误诊为纤维瘤；脂肪成分多时，可误诊为脂肪瘤；腺体成分较多时又可误诊为错构瘤。与嗜酸性肉芽肿的鉴别主要看肿瘤内有无嗜酸性细胞浸润。某些食管癌也可呈息肉样的外观，这样的病例已有报道。

3. 临床表现和诊断　食管息肉的诊断，首先注意有无症状，吞咽困难是最主要的，复习文献时收集了 56 例食管息肉，其中 19 例有过息肉吐出到口腔的情况，有患者还曾企图咬断吐在口腔内的息肉。偶尔息肉堵塞咽喉部，造成窒息和死亡，此种情况 Lejeune、Allen、Cochet 等分别报道 3 例。

影像学研究显示多数患者食管腔内有充盈缺损，肿瘤下缘呈圆形。胃镜检查具有重要价值，内镜下可直视息肉，因息肉表面覆有正常的黏膜，有时不一定能看到息肉的蒂部。食管内充满钡剂提示食管腔扩张，但是不能判断食管扩张因食管息肉所致还是贲门失弛缓症所致，此时应予鉴别。曾有文献报道有病例因食管明显扩张误诊为贲门失弛缓症而进行扩张疗法或手术，以后才发现为食管息肉所致。有时息肉有蒂，可在食管腔内滑动，手术探查时在造影显示充盈缺损部位未能发现肿块，可能会漏掉病变或误行其他手术，给患者带来麻烦。在诊断食管息肉时应强调两点，首先有明显食管扩张的患者可能被误诊为贲门失弛缓症，其次，某些食管癌可能表现为息肉状的形态特点，在诊断食管息肉时这两种病变均应予排除。

4. 治疗和效果 食管息肉治疗主要是手术切除，文献报道 19 例颈部息肉在食管镜直视下用套圈器摘除，近年来多通过电灼息肉蒂部予以摘除。较大的息肉，特别是位于食管胸上段或胸中下段的息肉，需要开胸进行单纯息肉切除或食管部分切除。在进行食管息肉手术前，重要的是确定息肉的基底部位或蒂的部位，以便设计开胸手术切口和入路。摘除食管息肉时，选择息肉基底部对侧食管壁纵行切开，这样便于切断息肉的蒂部，容易摘除肿瘤。

大多数报道食管息肉治疗效果颇佳，内镜下摘除、直视下切除和食管部分切除，均无手术死亡。美国杜克大学医院报道 1 例用套圈器摘除食管息肉后 7 年，肿瘤复发，再次手术摘除后病理报告为脂肪肉瘤。

除了食管平滑肌瘤和食管息肉以外，少见的食管良性肿瘤还有乳头状瘤、纤维瘤、黏液纤维瘤、神经纤维瘤、神经鞘瘤、血管瘤、脂肪瘤、淋巴管瘤、甲状腺结节等。因为它们均为个案报道，统计文献上报道的病例数不超过 60 例，有关的临床特点和病理表现难以概括和总结，较多是在手术摘除后病理检查方知其诊断。

第九节 食管间质瘤

一、概　述

1. 定义 1983 年，Mazur 根据肿瘤分化特征提出了胃肠道间质瘤（gastrointestinal stromal tumor, GIST）概念，胃肠道间质瘤为一组独立的消化道间叶源性肿瘤。它也是胃肠道内最常见的间叶源性肿瘤，可以发生在消化道的任何部位，最常见于胃和小肠。间质瘤不同于胃肠道平滑肌肿瘤、神经鞘瘤、神经纤维瘤及自主神经瘤。胃肠道间质瘤起源于间充质细胞，这种间充质细胞向间质卡哈尔细胞（interstitial cell of Cajal，ICC）转化，或是从一种与卡哈尔细胞同源的多潜能干细胞分化而来。以前它曾被命名为上皮样平滑肌瘤、奇异型平滑肌瘤、平滑肌母细胞瘤、上皮样平滑肌肉瘤、自主神经瘤等。

胃肠道间叶源性肿瘤主要指平滑肌源性肿瘤，此外，还有少见的神经鞘瘤、神经纤维瘤和恶性神经鞘瘤及罕见的颗粒细胞瘤、血管球瘤和血管肉瘤。

来源于食管间充质细胞的肿瘤称为食管间质瘤，食管间质瘤属于胃肠道间质瘤的一种，占全部胃肠道间质瘤的 1.3%～5% 及以下，占食管间叶源性肿瘤的 20%。

食管间质瘤发病年龄为 50～70 岁，中位年龄为 63 岁，男女均可发病，无明显性别差异。食管间质瘤多发生在食管中下段。

2. 来源 对于食管间质瘤的来源尚无统一认识，目前认为其可能来源有三：①来源于原始多潜能干细胞；②起源于胃肠道 ICC，其是一种调节内脏运动功能的间质细胞；③来自树突状间质细胞家族。

3. 病理特点 大体肉眼检查显示，食管间质瘤边界欠清，有或无包膜，位于黏膜下、肌组织间或浆膜下。良性间质瘤切面呈灰白色或灰红色，大部分呈实性，质地较韧，呈编织状，部分区域有出血、坏死、囊性变，也可有黏液性变或玻璃样变。恶性间质瘤切面呈鱼肉样，细腻，质软，常见坏死，也可见黏液变、玻璃样变。

镜下组织学检查包括梭形细胞和上皮样细胞两种。梭形细胞胞界不清，细胞质丰富，胞质嗜酸性或嗜碱性，丝团状或细颗粒状，可有多种细胞形状变异。胞核两端钝圆、细长。核膜薄，染色质细，均匀分布或贴近核膜分布，偶可见紫红色小核仁。梭形细胞呈交叉状、旋涡状、假菊花状、栅栏状排列。上皮样细胞边界较清楚，细胞呈圆形、卵圆形、多边形或不规则形，胞质丰富，轻度嗜酸，略嗜碱性，或透明淡染。细胞核呈圆形、肾形或不规则形，并出现核端空泡或印戒状。核膜和染色质与梭形细胞相同。细胞排列呈弥漫片状、小巢状、条索状、腺泡状，或呈浆细胞样。

4. 免疫组化和电镜特点 间质瘤的免疫组化显示，CD117 呈弥漫阳性，CD34 常为阳性，肌动蛋白有时阳性，结蛋白阴性，S-100 蛋白、神经元烯醇化酶（NSE）阴性或局灶性阳性。由于 CD117 和 CD34 在大多数间质瘤表达阳性，因此临床多将其用于与其他间叶源性肿瘤鉴别。文献报道 CD117 阳性率为 80% ～ 100%，CD34 阳性率为 60% ～ 80%。*C-kit* 基因检测发现第 11 外显子突变，为插入性突变。CD117 是 *C-kit* 的单克隆抗体，*C-kit* 是 HZ4 猫科肉瘤病毒 *kit* 癌基因的同源物，称 *kit* 细胞原癌基因，其表达产物为一类酪氨酸蛋白激酶受体，它分布在细胞表面，可以用 *kit*（CD117）单克隆抗体检测。*C-kit* 表达产物与其配体——干细胞因子（SCF）结合后，可激发酪氨酸残基磷酸化，从而调节细胞生长。某学者认为，食管间质瘤平滑肌化生率高，表现为 SMA 呈局灶表达，提示肿瘤有平滑肌化生，缺乏神经分化，神经丝蛋白（NF）阴性，因此 CD34 阳性率不高。

电镜显示，间质瘤的肿瘤细胞具有丰富线粒体，高尔基体明显，片层状的粗面内质网，充满无定型颗粒状的膨大泡，胞质内蓄积灶状内微丝及微管，偶见被膜下灶状黏着斑和细胞外基膜物质，有明显细弱纤维和伪足样胞质，相互交错，与树突状细胞相互独立，有时可有桥粒样不成熟的细胞连接。

5. 食管间质瘤的良恶性 食管间质瘤可分为良性、恶性和潜在恶性（交界性）三类。诊断食管间质瘤，病理学上应综合瘤体大小、核分裂数、细胞密度、细胞异型性、有无坏死或黏膜浸润、有无转移等因素进行分析。在以上方面中，瘤体大小和核分裂数是判断良恶性的重要指标。但是，长期随诊发现没有绝对良性胃肠道间质瘤，只有转移潜在性的不同。恶性间质瘤转移可以发生于原发肿瘤切除之后长达 30 年之久。

恶性间质瘤指标：①肿瘤有浸润性；②出现远、近脏器转移。

潜在恶性间质瘤指标：①肿瘤直径＞ 5.5cm；②间质瘤核分裂数＞ 5/50 高倍视野；③肿瘤有坏死；④细胞明显异型性；⑤肿瘤细胞生长活跃，排列紧密。

食管间质瘤具有一项恶性指标，或两项及以上潜在性恶性指标，可诊断为恶性间质瘤。仅有一项潜在恶性指标则为交界性间质瘤。无上述任一指标时则为良性间质瘤。

尽管国际上有一定诊断标准，但根据我国的实际情况，适合我国的诊断标准尚有某些特殊之处：①手术时已有肝脏、淋巴结及腹腔转移，脉管内有瘤栓，肌层有浸润，黏膜浸润，肯定为恶性间质瘤；②肿瘤细胞几乎无异型性，无肿瘤性坏死，多张切片无或仅有一个核分裂象为良性；③肿瘤细胞生长活跃并不提示为恶性。

二、临床表现和诊断

除了食管平滑肌瘤的常见症状，如进食哽噎感、胸骨后隐痛、上腹部不适外，食管间质瘤主要特点是吞咽困难症状明显，或伴有消化道出血。因此，食管间质瘤的临床表现并无特异性。

诊断食管间质瘤，上消化道造影检查多数显示肿瘤食管黏膜完整光滑，有的患者可存在充盈缺损、管腔狭窄、管壁僵硬，有的食管壁黏膜中断破坏。超声胃镜检查显示食管壁内肿物，起源于食管肌层，边界清楚，回声均匀。有的肿瘤呈息肉样突入管腔，有的肿瘤基底甚至存在根蒂。除上述检查所见之外，免疫组化检查对诊断食管间质瘤有重要作用，诊断需满足以下 3 点：①食管的非上皮性、非肌源性、非神经源性及非淋巴细胞性肿瘤；②由梭形细胞及上皮样细胞组成；③能表达 CD117 蛋白的间叶性肿瘤。

在诊断方面，原癌基因 *C-kit* 的表达产物 CD117 是间质瘤最为敏感而特异的标志物。

鉴别诊断方面，应注意间质瘤梭形细胞与其他梭形细胞类肿瘤，如平滑肌瘤、神经鞘瘤形态学相似。良性平滑肌瘤或平滑肌肉瘤在光镜下与间质瘤难以区别。常规 HE 染色光镜下观察不足以诊断食管间质瘤。免疫组化是诊断的最有效手段，典型间质瘤 CD117 和 CD34 为阳性，特异性肌动蛋白（SMA）阴性。此外，并非所有间质瘤都表达 CD117，*C-kit* 基因突变一般不会影响 CD117 蛋白表达，但是较大段缺失有可能影响 CD117 蛋白表达，必要时应结合 CD34 等相关抗体免疫组化检查。需要与食管间质瘤鉴别的肿瘤有食管平滑肌瘤、平滑肌肉瘤、神经鞘瘤、血管肿瘤。

临床上食管平滑肌瘤与食管间质瘤最容易混

淆，两者的区别在于：①平滑肌瘤发病年龄较轻，肿瘤细胞稀少，形态单一，多为梭形细胞，胞质极为丰富，强嗜酸性，无 *C-kit* 基因突变；②食管间质瘤具有胃肠道间质瘤特点，发病年龄较大，肿瘤细胞形态多变，排列结构多样，表达 CD117 及 CD34，a-SMA 通常阴性，不表达结蛋白，同时具有 *C-kit* 基因突变。

三、治 疗

食管间质瘤对于放疗和化疗均不敏感，手术切除是食管间质瘤的首选治疗方法。由于术前基本无法确切分辨食管间质瘤或食管平滑肌瘤，因而，术中需要进行冰冻切片检查，虽然无法即刻做免疫组化检查，但冰冻切片检查可以区分肿瘤良恶性。食管平滑肌瘤和非恶性食管间质瘤，肿瘤体积较小，边界清楚，容易解剖分离，或者均为有蒂的肿瘤，局部切除或肿物剔除可达到根治目的。高度侵袭危险性的食管间质瘤，需要行食管部分切除食管胃吻合。食管间质瘤局部侵袭性较消化道癌低，境界相对较清，切缘距肿瘤 2cm 即可。恶性食管间质瘤手术需要按一般胃肠道间质瘤原则进行，手术切缘应距肿瘤 2cm 以上。

手术治疗的关键是切除是否完全，而不是区域淋巴结清扫，因为间质瘤很少有淋巴结转移。选择性地针对 *C-kit* 基因的分子靶点治疗药物 STI-571（greevec）、甲磺酸伊马替尼，能够特异性抑制 CD117 的酪氨酸激酶受体，目前应用此类药物是治疗复发性或转移性胃肠道间质瘤的有效手段。

四、临床问题讨论

食管间质瘤对于胸外科医师似乎是一个新概念，以前，常把食管肌细胞来源的肿瘤统称为食管平滑肌瘤、良性平滑肌瘤或恶性平滑肌肉瘤。但是，既然是良性平滑肌瘤，为什么还有局部摘除不净、必须进行食管部分切除胃食管吻合术的病例？为什么还有肿瘤复发？对于临床胸外科医师的困惑，现在终于有了答案。从病理学角度划出间质瘤概念，到临床医师理解认识并应用于实践，需要一个过程。胃肠道间质瘤可以出现在消化道的任何部位，最多见于胃和小肠，食管间质瘤仅是其中的很少一部分。

理论上，食管间质瘤与平滑肌瘤有许多区别，特别是免疫组化方面的研究结果，但是，临床医师关心更多的是诊断和处理原则。当发现食管平滑肌瘤不容易局部剜除，或者肿瘤呈浸润性生长，与周围界线不清晰时，不要勉强行局部剜除，食管部分切除胃食管吻合则是更合理的选择。手术台上应该做冰冻病理检查，明确良恶性即可，免疫组化需要更多的时间，确切的病理诊断需等石蜡切片结果。

食管间质瘤的临床症状和体征、食管造影、CT 及纤维胃镜检查表现多种多样，均无明显特异性，有时病理活检也很难将其与食管原发性肿瘤相区别，术前容易将其误诊为食管低分化鳞癌、平滑肌瘤或食管息肉，临床诊断有一定困难。在诊断方面，超声胃镜及穿刺免疫组化检查是术前诊断间质瘤简单、有效、准确、创伤小的方法，准确率可达 80% 以上，但最终诊断需要术后病理检查确定。那么对于上消化道造影显示既不像典型的食管癌，又不像典型的食管平滑肌瘤者，则应尽早开胸探查，因为即使肿瘤很小，它也可能是食管间质瘤。手术过程中的判断和处理如前所述。

（张志庸）

第十节 食管裂孔疝和胃食管反流病

食管于后纵隔通过膈肌后部的食管裂孔进入腹腔，胃贲门部及食管腹段或腹腔内脏经此裂孔及其旁边突入胸腔，称为食管裂孔疝（hiatal hernias）。国外尸检资料发现，40 岁以上人群 30% 存在食管裂孔疝。

胃食管反流病（gastro-esophageal reflux disease，GERD）是一种常见的慢性病，多年来是全球研究的热点。2006 年公布有 18 个国家参加讨论，制定以循证医学为基础的蒙特利尔定义，该定义明确指出胃食管反流病是一种由胃内容物反流到食管，引起症状和（或）并发症的疾病，典型的症状是胃灼热和反流，并发症有食管糜烂、食管狭窄、Barrett 食管和食管腺癌，胃食管反流病的发病率在西欧和美国为 10%～20%，在日本为 6.6%，韩国为 3.5%，北京和上海两地发病率为 5.77%。在亚洲国家，内镜对反流性食管炎（reflux esophagitis）的检出率为 3% ~ 5%，我国上海为 2.95%。

我国此两病的发病率较低，在钡餐检查的成年人中，9% 有滑动型食管裂孔疝，其中只有 5% 合并有胃食管反流病。有反流性食管炎症状的患者，经造影检查，只有 60% 存在食管裂孔疝。所以，裂孔疝和反流性食管炎可同时存在，也可分别存在，认识并区别此两者，对临床工作十分重要。1983 ~ 2008 年北京协和医院收治食管裂孔疝患者 282 例，其中 34 例手术治疗；胃食管反流病 734 例，其中 36 例手术治疗。

一、病理和病理生理

形成食管裂孔疝的病因尚有争议，少数发病于幼年的患者有先天性发育障碍因素，食管裂孔较大，裂孔周围组织薄弱。近年来认为后天性因素是主要的，与肥胖及慢性腹内压力升高有关。

胃食管结合部的生理作用仍不太清楚，胃食管结合部功能健全时具有活瓣作用，液体或固体食物咽下入胃，不能反流，只有呃逆或呕吐时，才有少量反流。保证此正常功能的因素：①膈肌对食管的挤压作用；②胃食管结合部黏膜皱襞的作用；③解剖上食管与胃底呈锐角状相接；④腹段食管参与了食管下段的瓣膜作用；⑤食管下段生理性高压区的内括约肌作用。

多数人认为上述因素中第 5 项是防止反流的主要因素，附近的正常解剖关系对此有支持作用。防止胃液反流的作用受迷走神经支配，切除迷走神经后此作用消失。胃内压力增加时，胃液容易反流入食管。贲门部疝入胸腔时，食管下括约肌周围的腹腔压力消失，此时只有食管下括约肌肌张力升高时才能防止胃液反流。静脉内注射胃泌素或口服碱性液体时，食管下括约肌肌张力增加。酒精、烟草、小肠内泌素作用时，食管下括约肌肌张力下降，引起胃液反流。肥胖、孕妇、举重、大便用力均增加腹腔内压力，也可促进胃液反流入食管。

食管黏膜鳞状上皮细胞对胃酸无抵抗力，长期受反流的胃酸侵蚀可引起反流性食管炎，轻者可有黏膜水肿、充血，重者则形成表浅溃疡，溃疡呈斑点分布或融合成片，同时黏膜下组织水肿，

黏膜受损而被假膜覆盖，较易出血。炎症可浸透至肌层及纤维外膜，甚至累及纵隔，使组织增厚，变脆，向上可达第 9 胸椎水平，附近淋巴结增大。

反流性食管炎的严重程度可因下列因素而异：胃液反流量、反流液的酸度、存在时间长短和个体抵抗力差异。反流性食管炎的病理改变多数是可以恢复的，矫正食管裂孔疝后，黏膜病变有可能修复。

二、食管裂孔疝类型

按疝入形式，食管裂孔疝可分为以下 4 型。

1. 滑动型裂孔疝（Ⅰ型）（sliding hiatal hernia）此型最常见，约占全部裂孔疝病例的 90%。但是，如不合并胃食管反流，则其多无重要临床意义。解剖上此型裂孔疝的改变是食管裂孔开口直径稍扩大，膈食管膜伸长变薄，致胃贲门能向上滑入裂孔，继而进入胸腔。覆盖裂孔及伸入食管壁的腹膜并无缺损或裂缝，因此此型疝并无真正疝囊。有学者认为，此疝本身并不是一种疾病，如应用手加压腹部或改变体位等方法，90% 钡餐造影检查的人群可显示出滑动型裂孔疝。呕吐时，由于食管变短，胃和腹部肌肉强烈收缩，正常人胃贲门部也会疝入裂孔内。若患者自童年即有反流症状，则认为是先天性缺损（图 12-10-1）。

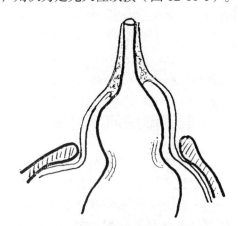

图 12-10-1　滑动型裂孔疝

2. 食管旁疝（Ⅱ型）（paraesophageal hernia）此疝少见，约占全部裂孔疝的 2%，由于腹腔内脏器可疝入胸腔，有重要的临床意义。此疝的膈食管膜有缺损，缺损通常在裂孔左前方，偶尔在右后方。由于缺损存在，通过此缺损的腹膜形成

真正疝囊，相邻的胃也可通过此筋膜缺损疝入胸腔（图12-10-2）。后期，全胃均可疝入胸腔，而贲门仍被膈食管膜固定在原处，这是食管旁疝的特点，幽门已向其靠近，疝入的胃可以发生旋转、扭转、梗阻和绞窄，胸胃极度扩张甚或破裂，如延误诊治，任何一种并发症均可导致死亡。

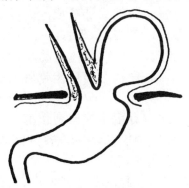

图12-10-2 食管旁疝

3.其他两型 随着Ⅱ型疝的增大，膈食管膜通常变薄，扩张的胃不断变形，向上拖拉胃贲门部，一旦贲门疝出食管裂孔，达膈肌之上，称为混合型食管裂孔疝（Ⅲ型）（mixed hiatal hernia）（图12-10-3）。有学者认为，当腹部多个脏器，如结肠、小肠同时进入食管旁疝囊时，应称为多器官裂孔疝（Ⅳ型）。

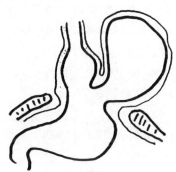

图12-10-3 混合型食管裂孔疝

三、胃食管反流和反流性食管炎

Fass等提出胃食管反流病的3种类型相对独立，很少相互转化或不转化。其包括：①非糜烂性反流病（non-erosive reflux disease，NERD），指存在反流相关症状，但内镜检查食管黏膜无破损或变异；②糜烂性食管炎（erosive esophagitis，EE），内镜可见食管远端黏膜破损；③Barrett食管（Barrett esophagus，BE），指食管远端鳞状上皮被柱状上皮取代。

通过24小时食管内pH监测，发现胃食管反流有3种类型，即生理性反流、非溃疡型消化不良性胃食管反流和病理性反流。病理性反流多数为酸性反流，临床上泛指的反流性食管炎均属酸性反流。Ⅰ型裂孔疝患者只有5%合并病理性反流，大多数患者并无临床症状。

各种引起慢性胃内压升高的因素是反流的原因。当胃内堵满食物而收缩时，如果胃排空受阻，如幽门狭窄，十二指肠、胰腺或胆囊有肿块，胃排空均会延迟，继发胃食管反流。食管壁肌肉弹性消失，如硬皮病，也可导致反流。食管肌层切开后强行气囊扩张造成食管远段过度扩张，是引起反流的另一原因。膈食管膜低位伸入远段食管，无论是先天性或后天性，都将缩短食管腹段的长度并减少其控制反流的作用。膈食管先天性低位伸入是儿童和青年患者严重反流的常见原因。嗜烟和嗜酒可引起慢性食管炎及食管周围炎，使膈食管膜伸入食管壁的角度减小或消失，周围筋膜粘连融合，丧失食管腹段的抗反流功能。肥胖患者，由于环绕贲门的腹膜外脂肪团块阻止腹内压力传导至食管腹段，也可引起反流。

从长期食管内pH监测资料分析，饭后反流在健康人中属正常现象。反流变为长期性，整日或整夜均出现，才诊断为病理性反流。作为反流并发症，发展到食管炎必须具备两个条件，即有害的胃酸消化液或胰液必须经常反流到食管，另外食管缺乏将这些反流物清除回到胃内能力。正常人，食管内酸性液通过反复吞咽动作而清除，而食管炎患者清除能力降低或无能力清除。

长时间食管内pH监测可以发现几种反流的模式。某些病例，在白天直立位时出现反流。另一些患者，在夜间或仰卧位时出现反流，某些资料提示食管炎与夜间反流关系紧密，直立位或白天反流很少并发严重食管炎。严重食管炎病例无论在白天和夜间、直立位和仰卧位均有反流发生，这些多需外科治疗。

出现不正常的胃食管反流，可以很快发展为严重消化性缩窄。根据食管镜检查结果，将食管炎的严重程度进行分级：无红斑或溃疡的病例属0级，食管黏膜有红斑为Ⅰ级。0级和Ⅰ级病例，鳞状上皮的基底层肥厚及表面附近可能有某些改变，属非特异性，可能由某种物质刺激食管黏膜（如酒精）引起，因此，不应将它诊断为反流性食管炎。Ⅱ级食管炎时食管黏膜有明显溃疡。反复溃疡造成纤维化而使食管壁变硬属Ⅲ级食管炎。食管出现明显缩窄，阻碍食管镜通过，即为Ⅳ级。从0级发展到Ⅳ级食管炎可以很快（5～10天），也可历经数年。由于发展到食管缩窄的时间难以预测，因此发现溃疡形成，就应建议行外科处理。

反流性食管炎引起的溃疡也可以自行愈合，是由于胃贲门部抗酸的柱状上皮上移至溃疡区，当柱状上皮伸延到管状食管3cm时，称为柱状上皮覆盖性食管（Barrett食管），许多Barrett食管属后天性病变，继发于反流性食管炎。某些病例，食管黏膜出现残余或岛状柱状上皮，或胃底黏膜，包括壁细胞，则属先天性病变。Barrett食管上皮倾向于发展为新生物。因此，一旦发现存在此上皮，应多处活检，以排除恶性变。

四、临床表现

食管裂孔疝多见于男性、年岁较大者，临床症状由胃食管反流或疝的并发症引起。滑动型裂孔疝（Ⅰ型）很少引起症状，只有合并病理性反流时才出现特殊症状。食管旁疝可以引起临床症状而无反流，症状因并发症产生。食管旁疝的临床表现因疝内容不同而异，共同的临床特点是进食时过早感到饱胀，大量进食后出现呕吐、上腹不适、吞咽困难或胸内咯咯作响。吞咽困难是由疝出的内脏从外侧压迫食管所致。疝入胸腔的内脏挤压肺脏并占据胸腔的一部分，可引起饭后咳嗽和呼吸不畅。如疝入内容物发生梗阻、绞窄、坏死或穿孔等并发症，患者则可出现休克及胃肠梗阻症状，严重者可死亡。

胃液反流表现的症状为胸骨后不适和反酸，不适的部位自咽喉部至剑突下，严重时有胃灼热感。玩耍、举重、用力和排便可使症状加重，进食或服用抗酸剂后症状可缓解。

上腹部疼痛的感觉常不典型，可能是食管痉挛所致。疼痛的性质与消化性溃疡、胆绞痛、心绞痛相似，需要注意区别。裂孔疝的疼痛向下背部放射，甚至向上肢和下颌放射，也可因吞咽活动诱发，因热饮或饮酒而加重。如不能排除心绞痛，应将患者先收入监护室进一步检查。胃液反流还可以引起咽痛、口腔烧灼感，甚至刺激声带而致声音嘶哑。

吞咽困难是胃液反流的常见症状。某些患者无食管炎，此时吞咽困难可能由不同程度的食管痉挛或食管收缩欠佳造成。弥漫性食管痉挛引起的吞咽困难与缩窄引起的不同，其为阵发性，无论进食固体或液体食物均出现，进食以后缓解。合并食管运动功能障碍的病例，胃液可反流到颈段食管，继发环咽部疼痛和痉挛，患者开始吞咽时有困难或感到颈部肿块，常被误诊为癔球症。少数患者因食管内有食物潴留、堵塞而滴水不入。

胃液反流可引起误吸，常见于夜间仰卧位反流的患者，因咳嗽误吸而迫使患者苏醒。严重误吸可引起反复肺炎、肺脓肿和支气管扩张症。晨起声音嘶哑是夜间误吸的另一个症状。偶尔胃液反流引起哮喘，对此尚有争论。但是，哮喘患者因胃液反流而发作频繁。

反流性食管炎引起出血不多见，溃疡型食管炎出血可以是慢性小量出血，大便潜血阳性，严重可致贫血，也可以是急性大量出血、呕血或黑便甚至出血性休克。消化道出血多由食管弥漫性溃疡，或食管远端胃黏膜覆盖区穿透性溃疡引起，这些患者需进行急诊手术处理。

反流性食管炎患者常有胀气和嗳气，为抵抗反流不断吞咽气体的结果。

儿童患者反流症状不明显，可能因为他们不熟悉又不能正确叙说症状。但是，食管裂孔疝合并反流性食管炎常引起儿童发育不良、慢性贫血和反复肺部感染等并发症。

五、反流和裂孔疝诊断

患者主诉有典型的症状，如恶心、胃灼热及反酸，或有不典型症状，如喉头异物感、声音嘶哑、癔球症、胸痛、阵发性咳嗽，或发生哮喘、吸入性肺炎，以及其他非溃疡性消化不良症状，均应考虑反流性食管炎的诊断。给予抗酸治疗能缓解症状，可以大致确诊。证实诊断需做上消化道钡餐造影、内镜检查和食管24小时pH监测。

上消化道钡餐造影是最常用、最基本的检查，但需要一定手法帮助才能显示出裂孔疝。令患者取左侧卧、低头位，胃内充满钡剂后，以手压迫腹部，令患者用力屏气，此时可出现裂孔疝指征：膈下食管段（腹段）变短、增宽或消失；贲门部呈幕状被向上牵拉；膈上可见胃囊；膈上出现食管胃狭窄环（Schatzki 环形狭窄）（图 12-10-4），此环相当于鳞状上皮和柱状上皮交界处。食管有狭窄时，黏膜变形，管腔缩窄（图 12-10-5）。短食管在膈上显示有粗大胃黏膜，胃食管交界点因瘢痕收缩可上升至第 9 胸椎水平。多数学者认为有裂孔疝不一定有反流征象，而有反流征象时不一定存在裂孔疝。出现幕状牵引是否可以诊断裂孔疝，意见尚不完全一致。注意正常食管壶腹不应误认为裂孔疝；弥漫性食管痉挛可以合并裂孔疝和胃液反流征象；硬皮病和贲门失弛缓症患者食管缺乏蠕动功能，也要与裂孔疝相区别。如发现食管有机械性缩窄，应进行多方位观察，以区别新生物。

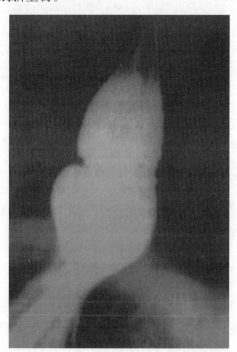

图 12-10-4　上消化道钡餐造影：滑动型裂孔疝

内镜是诊断食管裂孔疝仅次于影像学检查的方法。纤维胃镜较金属硬管镜检查更安全、痛苦小，并可同时检查胃和十二指肠，以排除引起胃内压升高的因素，胃镜检查简便，可多次进行。胃镜检查裂孔疝时，可见食管下括约肌松弛，呼气和

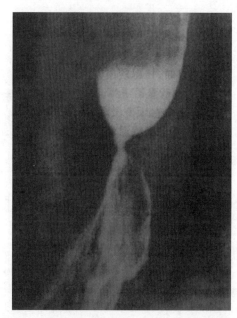

图 12-10-5　上消化道钡餐造影：食管反流病造成食管下段狭窄

吸气时均呈开放状态。正常情况下吸气时胃食管交界点下降，有疝时则位置不变，镜下胃液水平较正常时高。通过胃镜可观察到反流性食管炎患者的食管有无黏膜红斑、溃疡数目、溃疡深度及其排列情况，以及有无溃疡出血、黏膜糜烂及缩窄等。经过呼吸周期贲门持续呈开放状态，则是反流的另一指征。若患者主诉主要是吞咽困难，应用"丁"字手法，从下面观察贲门，可以排除此区存在的早期癌，将胃镜后退到食管，细心逐一检查十分重要。如发现食管缩窄及严重食管炎，或怀疑有 Barrett 柱状上皮，应做多处活检，食管溃疡也可以发生恶性变，当不能排除癌变时，则应用金属硬质镜做深部活检以明确诊断。

怀疑存在反流或发现裂孔疝而无反流症状，造影检查也缺乏反流征象，应考虑行食管功能检查。食管功能检查可在门诊完成，包括食管测压、标准酸反流测定，利用 pH 电极放在食管内做酸清除试验和酸灌注试验。对较复杂的病例，可住院进行 24 小时 pH 监测和连续测压，以提供更多的资料。

近年来，用超声胃镜检查食管胃贲门部，测量食管腹段长度，对较小裂孔疝的诊断，较钡餐 X 线检查更为有效。

偶尔采用 MRI 检查食管旁疝，能较清晰地判断疝内容物性质。

六、治　疗

1. 治疗原则　大多数滑动型食管裂孔疝症状轻微，多合并轻中度食管炎，这些患者首先接受内科治疗，服用抑酸剂，调节饮食，避免腹部压力升高的活动，睡眠时取高枕、左侧卧位等措施。如反流性食管炎已发展到Ⅲ级，为避免出现食管狭窄，应考虑手术治疗。食管旁疝不管有无症状都应及早手术治疗；混合型裂孔疝也应行手术治疗，以避免并发胃壁梗阻和绞窄。

2. 手术治疗

（1）手术适应证与禁忌证：外科治疗食管裂孔疝主要考虑它的合并症或可能发生的并发症，并非基于解剖缺损本身。食管旁疝和混合型裂孔疝可能并发胃壁或其他疝入胸内的多个脏器嵌闭或绞窄，此外，巨大内容物疝入胸腔挤压肺，尽管无明显症状，也应尽早手术。无症状的滑动型裂孔疝可在门诊随诊，不必急于手术。合并反流性食管炎的滑动型裂孔疝，在发展到溃疡型食管炎，食管缩窄、出血，或反流引起肺部反复感染以前，应考虑手术治疗。对于柱状上皮覆盖食管下端的 Barrett 食管，有学者主张手术，目的是预防癌变。

急性感染、严重心肺功能不全、肝肾功能损害及晚期癌症患者，均禁忌手术。食管裂孔疝多发生于老年男性，年龄本身不是手术禁忌证，除非有明显的衰老体征而不能耐受手术。

（2）滑动型裂孔疝和反流性食管炎手术：治疗裂孔疝与反流性食管炎，手术内容应包括修补松弛的食管裂孔，延长并固定膈下腹段食管，重建抗反酸的活瓣机制等几个步骤。

1951 年，Allison 第一次描述了裂孔疝和反流性食管炎的临床症状，并提出进行疝修补以减轻反流性食管炎症状。近代食管外科的发展，认为对疝进行解剖性修补的同时，应侧重修复食管下括约肌功能。

目前，为修补滑动型食管裂孔疝及纠正胃食管反流的手术有胃底折叠术、部分胃底折叠术、解剖性修补及韧带瓣修补术等。

1）胃底折叠术：1956 年，Nissen 报道了胃底折叠术，并于 1963 年报道其早期结果。1973 年

Rossetti 报道改良式胃底折叠术。Nissen 称胃底折叠术为"瓣膜成形术"。此术式采用经腹切口，用胃底完全包绕食管下段，并缝到食管右侧小弯侧。这样，胃内正压传递到围绕食管的这个新建"衣领"并压迫食管。当胃内压力升高时，胃底内升高的压力将食管压得更紧。这种单向活瓣功能使食物可以由食管进入胃内，但不允许食物从胃反流入食管。此手术后 87% 的患者症状消失。胃底折叠后综合征指患者咽下空气后不能将其嗳出，左上腹或心前区产生压迫感，特别是进食后，有时会发展成明显疼痛感。

胃底折叠术还可经左下胸径路，此径路最适宜肥胖患者，或曾经腹部途径做过疝修补失败再次手术的患者，它还适合因广泛瘢痕痉挛继发食管缩短的病例。术后临床观察、X 线造影、食管测压及监测的资料显示，胸内胃底折叠术能起到同样的瓣膜成形效果，使食管下括约肌静止压恢复到正常值（图 12-10-6）。

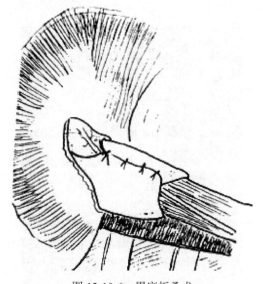

图 12-10-6　胃底折叠术

Rossetti 改良式胃底折叠术是采用胃底的前壁折叠包裹食管下段。目前大多数外科医师常用此改良式代替传统的胃底折叠技术。用有限的胃底前壁进行胃底折叠，其优点是保存小网膜及胃近段的后腹膜固定处。此手术还保留迷走神经的肝支，完整的后腹膜固定可保证部分胃体不会疝入胃底的包裹内。但是，若以前曾接受选择性近段迷走神经切断术的病例，小网膜已被解剖与胃已游离，只能做传统的胃底折叠术。

2）部分胃底折叠术——180°部分胃底折叠术：180°部分胃底折叠术仍被采用，与完全胃底折叠术的区别在于将胃底固定于食管的前面或其外侧面。此外，采取各种措施，减少裂孔滑动及将腹段食管固定在腹腔内。

A. 180°前侧胃底折叠术：在患者仰卧位，全身麻醉下，经上腹正中切口进腹。用3～4根缝线将长4～6cm游离的胃底前壁缝合固定于食管左侧。最下面的缝线要穿过贲门腹膜反折部，最上面的缝线则穿过裂孔边缘。以3～4根缝线再将胃底前壁围绕食管前壁，缝于食管右侧壁，最上面一根同时穿过裂孔边缘，最下面一根穿过贲门的腹膜反折部。拔除大号胃管后关腹，不需做腹腔引流。

B. 180°外侧胃底折叠术（胃后固定术）：1961年，Hill等提出一个增强下部食管括约肌而进行疝修补的设想。术后，大部分患者经测压检查，其食管下括约肌的静止压接近或恢复正常。

Hill手术经腹腔径路，将疝复位并游离远段食管。在食管内后方将膈肌脚缝合，使扩大的裂孔缩小；将胃食管结合部膈食管组织的前束、后束缝于腹主动脉前的内侧弓状韧带上。此方法保留较长一段食管腹内段，使其能耐受腹腔正压。

C. 270°胃底折叠术：此手术通常称为Ⅳ型（MarkⅣ）抗反流修补术，为Belsey设计，此手术独特之处是经胸径路，将疝复位，用3根间断缝线在食管后缝合膈肌脚，缩窄扩大的裂孔。用两层垫式（可带垫片）缝线，将胃底壁折叠，包在远端的食管前面及两侧面，争取保留3～4cm长的远端食管留在膈下，使其能耐受胃内压力及恢复食管下括约肌抗反流功能。由于胃底只覆盖食管3/4周径的面积，1/4周径未被覆盖，大的食团通过时，食管可相应扩张，因此手术后较少并发吞咽困难。

3）修补滑动型疝和抗反流手术评价：目前，解剖学的修补手术较前应用减少。经过多年临床实践，滑动型食管裂孔修补及抗反流常用的手术有Belsey 270°胃底折叠术、Nissen胃底折叠术及Hill胃后固定术。三种术式均能使大部分患者食管下括约肌功能得到恢复。Nissen式术式控制食物反流效果更好，有效率达80%～90%。此术式可经胸径路或经腹径路完成。Belsey式术式术后较少并发"气胀综合征"，但此术式只能采取经胸径路。Hill术式能有效地控制胃食管反流，术后并发症较少，但只能采取经腹径路，不适宜同时处理胸部其他合并症。Belsey术式的最大优点是适用于以前曾做过腹部手术的病例，同时需要处理合并胸部其他疾病及合并食管运动功能障碍的患者，术后很少造成食管下段梗阻。

随着内腔镜技术的发展，经腹腔镜行胃底折叠术及部分胃底折叠术已陆续有成功的报道。

（3）食管旁疝修补术（repairing of paraesophageal hernia）：食管旁疝可以存在多年，患者仅在饭后出现上腹不适、恶心及轻度呼吸困难等症状。由于它为解剖缺损造成，药物不能治愈。此外，它还可能引起许多危及生命的并发症，因此即使无典型症状，也应手术修补。患者一旦出现胃肠道嵌闭坏死、大出血和梗阻症状，则需急诊手术处理。

治疗原则和手术途径：手术治疗食管旁疝的原则与一般疝修补术相同，即将疝出的内容物回复入腹腔，并固定于腹内（腹壁或膈肌），缝缩扩大的裂孔，必要时还要切除疝囊。混合型裂孔疝合并胃食管反流时，于食管旁疝修补后，根据滑动型裂孔疝的具体情况做抗反流手术。

修补食管旁疝可采取经腹或经胸径路。经腹径路术野暴露更充分，能更好地检查疝入胸腔的腹内脏器，使其回复腹腔后再缝缩扩大的裂孔，同时还能处理合并疾病，如十二指肠溃疡和胆石症。此外，经腹径路可以详细检查贲门结构确定疝的类型，如食管下段位于膈下，牢固地固定于后纵隔，则确信此为食管旁疝，非混合型裂孔疝。如果食管旁疝巨大，估计与胸内脏器有严重粘连，或合并短食管，则选择经胸径路，为避免术后疝复发或在胸内形成浆膜囊肿，应尽可能切除疝囊。如需同时做抗反流手术，可将疝复位及处理疝囊后，应用Belsey术式或Nissen疝修补术。如经腹径路，则做Hill胃后固定术或Nissen疝修补术。

（4）食管消化性缩窄的外科治疗（surgical treatment of esophageal digestive stricture）：严重的胃食管结合部狭窄可由原发性反流性疾病引起，也可由食管下段局部长期酸性产物反流造成。后者食管下括约肌完整无损，如Barrett综合征。

治疗消化性狭窄包括术前或术后食管狭窄段扩张术，继之做抗反流手术。如反流由胃排空障碍引起，应考虑行胃切除术、迷走神经切断或幽门成形术。少数食管短缩病例的病变较重，腹段食管难以恢复，需做膈上胃底折叠术，或食管 Collis 胃管伸延，在膈下即能完成胃底折叠或胃底部分折叠。严重食管下段消化性狭窄，扩张困难或损伤较严重，或以前做过手术，甚至为预防 Barrett 食管癌变，可考虑做狭窄段食管切除，以空肠或结肠间置，恢复消化道连续性。

裂孔疝引起的反流性食管炎，继而造成食管下段狭窄，如能扩张并做胃后固定术或胃底折叠术，则可使狭窄及反流性食管炎同时得到解决。单纯扩张术只能缓解吞咽困难，但扩张术后酸性胃液很容易反流入食管，使食管炎症状复发。因此，扩张术后务必做疝修补及抗反流术。

1）Collis 胃成形术：适用于下列情况。消化性食管下段狭窄合并食管缩短病例，经腹径路难以将胃底和腹段食管进行胃底折叠术；手术危险性较大的病例；以及外科医师缺乏结肠或空肠代食管手术经验的情况。

在患者右侧卧位，全身麻醉下经左侧第 7 肋或第 8 肋做胸腹联合切口，或经第 7 肋间后外侧切口进胸。尽可能游离食管达主动脉弓水平，用食管带套起。若胃能回纳入腹腔，即做 Belsey 或 Nissen 疝修补术后结束手术。如不能将胃放回腹腔，可先安插大号胃管经食管进入胃内，将胃管推向小弯侧以做标志，用胃肠切割缝合器在胃管旁将食管与胃底之间切断缝合，形成 5cm 长的胃管，使食管延长。用胃底包绕新形成的远段食管做折叠术，再将其送入腹腔内。暴露膈脚及弓状韧带，在新形成的 Hiss 角水平将胃小弯缝固于弓状韧带上。经膈脚在食管前缝缩裂孔，使其容易通过食指。

2）Thal 补片及 Nissen 胃底折叠术：对于食管消化性狭窄段有坚硬的环状瘢痕的病例，行张力扩张继以疝修补术后，也常有狭窄复发。对于这些患者，可采用 That 补片技术。将狭窄段纵行切开，用胃底作为移植片，补在切开的缺损处，浆膜面面向食管腔内。一般在 3 周内浆膜面将被鳞状上片覆盖，也可在浆膜面上贴上一片游离皮片，可以加快愈合，减少挛缩，防止狭窄复发。Thal 补片技术并不能预防胃食管反流，还必须采用胃底折叠术。经上述综合手术治疗的患者，85% 病例可达到长期治愈。

（5）胃食管反流病外科治疗及展望：胃食管反流病的治疗目的是缓解症状、预防并发症和治愈食管炎，从而改善患者的生活质量。1956 年，Nissen 医师第一次成功在食管远端折叠胃底来治疗严重胃食管反流，此后 Nissen 胃底折叠术成为基本术式，总的判断结果，药物治疗或外科手术治疗都可以改善患者的生活质量，但是对于需要长期治疗的严重病例，药物治疗可能失败，外科手术也许更有效。

至今，外科治疗胃食管反流病的适应证仍无共识，一般认为年龄＜ 50 岁，有典型反流症状，药物治疗效果不佳的病例，选用外科手术治疗的效果较好。有典型反流症状者比症状不典型，或有上食管症状的患者，手术疗效好；合并胃排空延迟时抗反流手术疗效差；对一些病情严重，特别是夜间反流或伴有严重解剖缺陷，如严重食管裂孔疝者，选择手术治疗更好，长期疗效也更可靠。

自 1991 年，Dallemagne 等开展第 1 例腹腔镜下 Nissen 胃底折叠术以来，该技术已迅速发展，在 1 项超过 10 000 次腹腔镜抗反流手术报道中，并发症发生率为 6%，死亡率为 0.08%，再次手术率为 4%，与开腹手术无异，腹腔镜外科技术较安全，治疗费用低，住院时间短，目前有条件的医院，用腹腔镜外科技术治疗胃食管反流病已成为首选方法，但有腹部手术史者和肥胖者可能不适用。

内镜微创技术治疗胃食管反流病的方法包括内镜针式射频治疗、内镜下腔内缝合术和内镜下注射治疗 3 类，其均具有研究、发展的前景。

（李泽坚）

第十一节　Barrett 食管研究进展

一、定　义

Barrett 食管定义为内镜下发现下段食管覆盖柱状上皮长度超过 3cm。由于很难绝对地确定胃食管结合部（GEJ），并进一步定义为食管活检有杯状细胞（特殊化的柱状上皮）并存在不完全性肠上皮化生，即使长度短于 3cm 也可以诊断为 Barrett 食管（图 12-11-1）。这种"短段 Barrett 食管"临床重要性在于，许多资料已经表明在这很小一段 Barrett 食管的基础上，可以发生黏膜上皮高度不典型增生以至于发生食管腺癌。

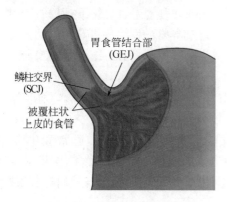

图 12-11-1　Barrett 食管图解

二、历　　史

　　Tileston 复习了 44 例下段食管消化性溃疡，发现部分病例"溃疡周边存在与胃完全相同的腺体"，因而首次提出下段食管黏膜衬有柱状上皮。1950 年，在一篇题为"食管慢性消化性溃疡和食管炎"文章中，Norman Barrett 也提到相同的发现，他对 Tileston 的早期发现提出异议，认为溃疡位于胃，而不是食管，是由于先天性短食管把胃拉入胸腔。1953 年，Allison 和 Johnstone 证实这些改变实际上发生在食管，食管黏膜被胃的柱状上皮所衬覆。1957 年，Barrett 接受了 Tileston 的最初观点和 Allison、Johnstone 的解释，他放弃了"短食管"牵拉的假设，提出此病应称为"下段食管黏膜被柱状上皮覆盖"，这种覆盖柱状上皮的食管就是众所周知的 Barrett 食管，这类病变和相关的并发症（溃疡、狭窄、出血和癌变）都与 Barrett 食管一词相关，若把所有这些疾病都包括进来更贴切的名词应为 Barrett 病。目前，治疗 Barrett 病是普通胸外科最富挑战性的领域之一。

三、病理生理

　　试验和临床观察一直支持"慢性胃食管和十二指肠内容物反流是诱发柱状上皮化生的主导因素"这种假说。这可能是下食管括约肌丧失了抗反流作用和食管清除作用，胃酸分泌增加所致，

pH 测定显示反流频率及时间均增加，食管接触胃酸的时间延长。Attwood 等观察 Barrett 食管患者，发现与单纯食管炎患者比较，食管暴露于酸、碱和十二指肠内容物的时间均增加了。Stein 报道了 pH 为 7，时相正常的患者，反流的胃液内胆酸浓度增加。肝胆扫描也证实 Barrett 食管患者，十二指肠内容物反流更常见。此外，试验研究证实，长时间十二指肠内容物反流，胰液和胆汁分泌对食管的肠上皮化生和局灶性腺体化生有促进作用。Barrett 食管柱状上皮的真正细胞起源还不完全清楚，最可能源于食管鳞状上皮基底层内或黏膜下腺体颈部的多能干细胞。从食管鳞状上皮演变为 Barrett 食管化生上皮，这一过程的确切病理生理仍有待阐明，可能是反流引起鳞状上皮损伤和脱落，胃和十二指肠内容物促进上皮化生，使食管多能干细胞转变成有分泌功能的柱状上皮细胞。尚不清楚其形成是一种"铺展式"的，还是一个脱落的过程。很明显存在某些容易发生 Barrett 食管黏膜的基因倾向，Polepalle 和 McCallum 报道，1% 的 Barrett 食管患者有家族史。同时仅 10% 有反流的患者会患 Barrett 食管，因此除了反流以外，可能还存在其他致病因素。

　　Barrett 食管化生的第二步是有可能发展为腺癌，这是一种癌变过程，出现于部分患者。食管切除术后定位研究明确地支持不典型增生—腺癌这一连续过程，只在不典型增生的 Barrett 黏膜区发现腺癌。短段和长段 Barrett 病变均可发生癌变。十二指肠内容物反流最可能导致 Barrett 食管癌变。经 2、6-DMNM 处理过的大白鼠实验材料证实，十二指肠液反流可诱发癌变发生。现已经明确癌变仅发生于有特殊化上皮的患者，高度不典型增生很有可能发展为腺癌，它常常是浸润性腺癌的先兆。

　　Barrett 食管患者的自然病程尚不清楚，现在还不能准确预期哪一位 Barrett 食管化生的患者，或者有多少 Barrett 食管化生的患者将来会发展为高度不典型增生，以及他们之中又有多少人将会发展为腺癌，继续深入研究这一病理生理过程最终会发现治疗这种疾病的关键。

四、流行病学

　　确定 Barrett 食管的发生率和发病率比较困

难，因反流症状而进行内镜检查的患者中，平均 Barrett 食管的发生率约为 10%，加拿大明尼苏达州东南部某县一项临床与尸检材料显示，从年龄和性别因素估计易患 Barrett 食管的发生率，尸检组是 376/10 万人，为临床诊断发生率的 16 倍。提示 Barrett 食管的发病率远高于以往所认为的发病率，而且，男性比女性多见（0.97% vs. 0.49%）。发病率随年龄增长而增加，内镜首次诊断 Barrett 病的平均年龄是 63 岁。Barrett 食管病例多为散发，Lomboy 等报道 7 例反流性食管炎患者，间隔 1.6 年后发生了 Barrett 食管，其平均长度是 5.1cm。Schnell 的一项研究显示，在 725 例以前正常的患者中，8% 发展为 Barrett 食管，从首次内镜检查到诊断 Barrett 食管的平均间期是 4 年。

Barrett 食管的腺癌发生率和发病率对临床更为重要，源于 Barrett 食管上皮化生的腺癌发生率差别很大，取决于随诊的持久性和认真程度。86% 的远端食管腺癌患者有 Barrett 食管化生，44% 的胃食管结合部腺癌患者有 Barrett 食管化生。一般认为，如果腺癌患者标本未发现 Barrett 食管化生，这可能是由于对邻近上皮结构病理检查不够完全，或是由癌的浸润性生长所致。大量文章显示有 Barrett 食管化生的患者食管癌发生率增加，每年有 52 ～ 141 例 Barrett 食管化生者会发生食管癌。总之，在美国，此人群是普通人群腺癌发病率的 30 ～ 40 倍，已有资料证实男性白种人食管腺癌发病率显著增加，可能与 Barrett 食管有关。

五、临床表现

多数 Barrett 食管患者有胃食管反流症状，患者平均年龄为 50 ～ 60 岁，多为男性白种人。虽然 81% 的患者有胃灼热，但相当一部分人，23% ～ 40% 完全没有症状。胃食管反流程度与症状严重程度并不相称，可能是柱状黏膜对酸和十二指肠液反流的敏感性较低，因此，单纯依靠临床表现不能鉴别患者有无 Barrett 病。

影像学表现可显示存在小的食管裂孔疝，偶可见食管中段狭窄。影像学可能发现 Barrett 食管黏膜改变，但影像学检查对于 Barrett 食管的并发症，如食管狭窄、溃疡和肿瘤的诊断可能更有帮助。内镜检查仍是评估和诊断 Barrett 食管及其并

发症的金标准，病理学家发挥着需要鉴别是 Barrett 食管造成这些并发症，还是食管发育异常的决定性作用。将 Barrett 食管患者与对照组及食管炎患者进行比较，Barrett 食管患者食管下括约肌压力降低和食管体部运动异常的发生率更高，运动异常可能是由食管壁炎症，而不是 Barrett 食管本身所致。这些食管动力学发现不能证实 Barrett 食管诊断，但它有助于制订治疗计划，有助于手术治疗前准备。

Barrett 食管患者并发症并非少见，消化性狭窄发病率为 19% ～ 50%，通常发生在鳞状上皮与柱状上皮交界处。Barrett 食管溃疡发生率近 14%，消化道慢性失血更多见，急性胃肠道大出血罕见。

六、治　疗

Barrett 食管治疗仍有争论，需要考虑的几个问题：什么是最佳药物治疗？Barrett 病可自行退变吗？什么时候行抗反流手术？腹腔镜 Nissen 胃底折叠术的作用如何？抗反流手术是否加上 Barrett 食管黏膜切除？怎样处理高度不典型增生？内镜随诊应间隔多久进行 1 次？对这些问题的解答应基于 Barrett 病的病理生理知识，将之应用于将来发生黏膜化生及最终演变成腺癌者。

1. Barrett 食管治疗　针对 Barrett 食管及其相关症状的处理，最初是应用药物治疗，如果有效，将长期应用。随诊检查为在胃镜下间隔 2cm 的 4 个象限每年进行 1 次活检。药物治疗症状不缓解，应考虑手术治疗，如果出现合并症（溃疡、狭窄和出血），更应考虑手术治疗。

尽管控制了酸和十二指肠液的反流，但是，如果抗反流手术有效也不一定能使 Barrett 食管上皮化生发生逆转。事实上，任何逆转表现都可能是柱状上皮内残留的鳞状上皮再生所致，抗反流手术能否阻止癌变并无定论，McCallum 等发现 Barrett 食管患者在抗反流手术后发展为不典型增生者为 34%，药物治疗发生不典型增生者为 19.7%，提示抗反流手术不能降低发生癌变可能，已有报道经有效抗反流术后，Barrett 病患者发生了腺癌。在 McDonald 一组 113 例患者中，修补术后发生腺癌的有 3 例（2.7%），随诊时间为 4 个月至 18.2 年，平均 4.5 年，所有腺癌都发生在随

诊早期，分别在 13 个月、25 个月和 39 个月，提示癌变过程可能在抗反流手术之前就已经很活跃。

患者的食管有 Barrett 改变而无症状，如何确定抗反流手术时机呢？从发病机制讲，只有外科矫正才能完全解除所有酸和十二指肠液反流。但是也必须权衡早期进行手术的益处与危险，益处是手术死亡率低，但并发症时有发生。现在的倾向是对最初诊断为 Barrett 食管患者，即使没有症状，也进行修补。腹腔镜下抗反流手术目前逐渐被人们接受，若 5 ～ 10 年长期随诊发现需要手术，那么外科介入越早，效果越好，腹腔镜手术越容易接受。此外，所有 Barrett 食管患者抗反流术后，必须继续进行随诊。

2. Barrett 食管并发高度不典型增生的治疗 一旦发生浸润性癌，早期病变也会发生淋巴结播散，肿瘤几乎不可能达到治愈。因此，很重要的是早期诊断和切除，在发生癌变之前就去除 Barrett 病。从高度不典型增生发展到浸润性癌需数年时间，但变异性很大。根据 Levine 等研究，在选择性患者中，高度不典型增生发展速度并不快，从而提出是否应该延期切除高度不典型增生食管。可以先在内镜下反复仔细检查，用大号活检钳多部位进行活检随诊，以期"恰到时机"地切除。对高度不典型增生和早期恶变食管的光动力激光治疗，为患者提供了非手术治疗的第二种选择。最初报道结果令人鼓舞，但材料零散。McCaughan 等报道了光动力激光治疗 77 例食管癌患者，8 例病变属于临床 I 期，其中 7 例光动力激光治疗完全有效。预期这些患者5 年生存率为 51%。Sibille 等报道了光动力激光治疗 123 例食管癌患者，其中 104 例鳞癌、19 例腺癌，经超声检查多数（88 例）病变临床分期为 T1 或 T2，全组总的 5 年生存率为 25%。需要获得光动力激光治疗患者的进一步资料才能确切说明问题。光动力激光治疗创伤虽较小但是确实引起某些并发症，治疗需住院，费用较高，更重要的是，光动力激光治疗可能无死亡率，但长期随诊情况不详。对于不适宜手术治疗的患者来说，光动力激光治疗是另一种合理治疗选择，但是必须小心，不要把它当作标准治疗，代替外科手术。

仅有高度不典型增生而推荐食管切除是否合适呢？决定于最初切除时有多少患者已有浸润性癌，如不切除，癌变发展速度有多快。手术的目的是防止恶变或至少癌变处于早期，以便有更长生存期。此外，选择手术切除时必须考虑到死亡率、并发症、费用和生活质量等。手术切除应做到完全去除恶变部分、所有 Barrett 食管黏膜，以及摘除淋巴结，从而对病变进行确切分期。一般胸外科医师采用经腹和右胸施行 Ivor-Lewis 切除术，如果 Barrett 食管黏膜位于食管中段或更高，可增加颈部切口，在颈部切断食管做颈部吻合。某些医师则偏好经裂孔行食管切除术。手术疗效满意，最初报道的 19 例患者，术前检查为高度不典型增生，未发现浸润性癌，18 例施行了手术切除，无手术死亡，9 例术中发现有浸润性腺癌，其中 6 例外科分期为 I 期，2 例为 IIA 期，1 例为 IIB 期，余 9 例仅有高度不典型增生，即 0 期，平均随诊34 个月，2 例癌复发，总 5 年生存率为 66.7%。以后，又报道另外 19 例高度不典型增生病例，18 例行手术切除术，其中 6 例有浸润性癌。在这两组38 例患者中，36 例行手术切除术，术后发现 15例（41.7%）有浸润性腺癌，两组均无手术死亡，总 5 年生存率相同。内镜检查外观正常的 15 例患者中 14 例做了切除手术，1 例发现有浸润性癌（I 期），占 7.1%，23 例内镜发现异常的 22 例做了切除手术，14 例发现有浸润性癌（63.6%）。

临床一直推荐对高度不典型增生患者施行食管切除术，诊断高度不典型增生需经多位有经验的病理学家证实，这种严格做法可使 5 年生存率超过65%，手术死亡率低。有观点对高度不典型增生和内镜检查正常患者进行随诊观察，其结果有待时间进一步证实。Barrett 食管黏膜活检标本的分子生物学检查，可确定哪个患者 Barrett 食管黏膜有高度恶变倾向，测定原癌基因和抑癌基因，有助于确定哪些患者需要早期手术。找出合适肿瘤标志物有助于鉴别哪个患者应随诊，哪个患者应进行光动力激光治疗，哪个患者需要早期行手术切除。这些先进技术需要继续探索并尽快应用于临床

评价最佳治疗的重要一点是长期功能问题和生活质量。McLarty 复习 1972 ～ 1993 年，359 例I 期、II 期食管癌患者接受了手术切除结果，经长期随诊对存活 5 年以上 107 例（男 81 例、女 26 例）患者的生活质量进行评估，平均生存期是 10.2 年（5 ～ 23.2 年），17 例患者（16%）完全无症状，64 例（60%）有胃食管反流，53 例（50%）有倾

倒症状，27 例（25%）摄入固体食物有哽噎。采用医学疗效 36 项健康调查简表（MOS SF-36）与正常人相比较，评分显示生理功能下降（$P < 0.01$），工作能力、社会活动、日常生活、情感失调、健康活力和精力等评分与正常对照组相似，精神健康评分较高（$P < 0.5$）。

七、我国 Barrett 食管的临床特点

国内曾有学者将在国内发表的 41 项有关 Barrett 食管的消化内科研究进行分析，此分析中包括 4132 例患者，其结果发现，我国 Barrett 食管内镜检出率为 2.39%，男性与女性患者发病比例为 2.08 ： 1，平均发病年龄为 53.27 岁，存在有典型的胃食管反流症状者为 51.0%。内镜下 Barrett 食管的形态以岛状居多，其占 56.81%，有特殊肠化生型者为 36.58%，舌状 Barrett 食管的特殊肠化生检出率较全周型和岛状 Barrett 食管均显著提高。长段 Barrett 食管的特殊肠化生型的检出率高于短段 Barrett 食管。有 492 例获得 2 年随诊，其癌变发生率为 0.61%。以上分析结果表明，中国人内镜 Barrett 食管的检出率低于西方人群；平均发病年龄也低于西方国家报道的结果；Barrett 食管癌变发生率与国外报道接近。此外，男性多发、临床症状、特殊肠化生的检出率等与国外报道的结果一致。

八、展　望

改进 Barrett 食管的治疗对临床医师非常重要，对那些将来有可能发展为腺癌的患者尤为关键。从鳞状上皮演变到化生，从不典型增生到浸润性癌，每一步病理生理改变都需要进一步明确。很清楚只有停止所有酸和十二指肠液反流，才能够成功地阻断 Barrett 食管病理生理进程。是否不考虑患者有无症状，在初次诊断时就做抗反流手术呢？需要认真考虑和研究施行抗反流手术时机。手术方式选择腹腔镜抗反流手术是否较开胸有更多优点，另外光动力激光治疗或黏膜切除术去除 Barrett 食管黏膜能否减少恶变危险存在疑问。对高度不典型增生患者施行早期手术切除，可能是仅有的希望，因为手术能成功阻止 Barrett 食管黏

膜最终恶变为食管腺癌。尝试确定高危黏膜的生物学标志，有助于确定哪些患者可以观察，哪些患者需要早期切除。但是，所有 Barrett 食管患者，不论接受何种治疗，均应随诊，以便医生对 Barrett 食管有更深入了解，从而获得更确切、更科学的治疗方法。

（张志庸　戈　烽）

第十二节　贲门撕裂症

一、基本概念

1. 定义　剧烈干呕、呕吐或其他原因致使腹内压或胃内压骤然增加，食管与胃结合部（贲门）的黏膜被强力牵拉而撕裂，造成胃贲门、食管远端黏膜和黏膜下层线状撕裂，并发大量出血，称为贲门撕裂症。有多个名称描述此症，包括食管贲门黏膜撕裂综合征、贲门食管黏膜撕裂、胃食管撕裂出血、贲门黏膜撕裂综合征等。Mallory 和 Weiss 于 1929 年首次报道此症，大多数人仍称此症为 Mallory-Weiss 综合征（马 - 韦综合征）。

贲门撕裂症的发病率不高，4/10 万人，国外统计贲门撕裂症占上消化道出血病例的 5% ～ 15%。此症男性多于女性，男女发病比例为（5 ～ 6）： 1。发病年龄为 25 ～ 60 岁，常见患者在 30 ～ 50 岁。其是临床常见的上消化道出血原因之一，半数以上撕裂发生在贲门（57/105）和贲门以下（55/105），少数患者有食管下端黏膜撕裂（18/105）。多数患者为一条黏膜撕裂出血，占 69%，2 条及 3 条黏膜撕裂出血者占 26%，其中多处黏膜撕裂占 27%。黏膜撕裂的长度 96% 超过 1cm，30% 超过 2cm，极少病例撕裂超过 3cm。黏膜撕裂的部位，贲门胃小弯侧明显高于胃前壁、后壁及大弯侧。

2. 病因和发病机制　发病原因目前尚不完全明确。早期文献强调该病与饮酒有明显关系，后来有些学者对其发病原因存在不同看法。但是胃内压或腹内压力骤然增高是发生本病的根本原因。恶心、剧烈呕吐、呛咳、癫痫发作、麻醉下呃逆、闭式胸部按摩、抬举重物或大便过度用力或腹部钝性外伤等，均可诱发贲门黏膜撕裂，尤其在伴

有上消化道疾病时，更容易发生。呕吐时食管壁所受压力快速升高至100mmHg，同时可引起胃内压力增高，食管与胃贲门结合部的黏膜结构相对比较薄弱。因此，当胃食管结合部承受巨大、短暂胃内压力时，在胃内与胸内存在透壁压差，贲门被突然急骤推向膈上，然后突然扩张，致使该处黏膜被牵拉而导致撕裂。原已存在食管裂孔疝时，更容易发生。

贲门撕裂症的典型病理特点是在食管远端和贲门近端黏膜有线状非穿透性撕裂。伴门静脉高压时，出血量大，速度更快。除了常见的酒后剧烈呕吐外，其他诱发因素还有进食刺激性食物、重体力劳动或剧烈运动，甚至胃镜检查也可诱发。一组报道提示伴随上消化道疾病者，其发生率达84.8%，主要是消化性溃疡和浅表性胃炎。而医源性诱发（胃镜检查）黏膜撕裂者也占25%。个别报道强调胃黏膜脱垂患者发生贲门撕裂症。总之，任何原因引起的呕吐均可导致贲门撕裂，如肿瘤患者化疗期间的呕吐。此外，据统计，42%～80%贲门撕裂症患者合并食管裂孔疝。

二、临床表现

大多数患者在呕吐前有恶心和无痛性呕血史，少数患者表现有黑便或无明显腹部症状。相当数量的患者缺乏典型的症状。贲门撕裂的主要表现为上消化道出血，出血程度差异较大，轻者为有限的间断性呕血，重者呈大呕血，或大量黑便，严重者甚至发生休克。临床上，许多患者最初被误诊为消化性溃疡、食管静脉曲张或急性胃炎。

三、诊　断

典型病史为干呕或呕吐之后发生呕血，多为无痛性，严重者因大量出血可发生休克或死亡。对呕血的患者问诊时应注意询问呕血前有无饱餐、饮酒、服药、乘车等原因所致剧烈干呕或非血性呕吐史，以及呕血的特征，有无其他消化道疾病史。体检发现多无特殊。

上消化道气钡双重对比造影显示食管下端贲门处黏膜出血灶附近有不规则充盈缺损，有时可见出血灶附近的钡剂存于溃疡龛影内。最有价值

的诊断方法是内镜检查，在发病后24～48小时行急诊内镜检查，诊断阳性率可达85%～100%。胃镜下可见食管和胃的交界处及食管远端黏膜、黏膜下层有纵行撕裂，多为单发，也可为多发，病变轻者仅见一条出血性裂痕，周围黏膜炎症反应不明显。病变重者，裂痕局部常覆盖凝血块，边缘可有新鲜出血，周围黏膜有明显充血水肿。选择性腹腔动脉造影（胃左动脉）检查适用于钡餐造影和内镜检查结果阴性的患者，可检出速度为每分钟0.5ml的出血，并可见造影剂自食管和胃的交界处溢出，沿食管上或下流动，同时显示食管黏膜的轮廓。

诊断贲门撕裂时需要与自发性食管破裂、消化性溃疡、糜烂性出血性胃炎和食管胃底静脉曲张破裂等引起的上消化道出血进行鉴别。

四、治　疗

贲门撕裂症是一种自限性疾病，多数贲门撕裂患者其出血可自行停止，保守处理只需卧床休息，维持有效血容量，监测血压等血流动力学变化，不需要特殊治疗。同时，可给予对症处理，如镇静剂地西泮10mg肌内注射，止吐药甲氧氯普胺10mg肌内注射等以避免进一步呕吐，也可口服止血药物如凝血酶、云南白药，或冰生理盐水和去甲肾上腺素的混合液胃管内注入。如有活动性出血或血压不稳，应给予补液，必要时应给予输血抗休克治疗。

当保守性药物治疗无效时，需采用急救措施，如经内镜止血。目前较多采用的是局部注射无水酒精、多极电灼作为活动性出血性贲门撕裂症的急救处理，为了获得清晰的视野，有时需要在撕裂区注射肾上腺素液，达到暂时止血的目的，为电灼止血创造条件。近年来，设计出止血夹，于出血部位行多处箝夹以止血。有报道称内镜下于出血处行微波治疗取得明显疗效。如经内镜下止血治疗失败，可试行胃左动脉造影并栓塞介入治疗。如以上保守性治疗措施均告无效，出血仍不停止，不能维持血流动力学稳定，手术治疗则是唯一有效的治疗方法，通常行直视下黏膜出血局部缝合术，或贲门切除食管胃弓下吻合术。

文献报道8.8%～27.3%贲门撕裂症患者需要外科手术处理，但是，手术中正确诊断者不足

50%。外科手术常见的误诊原因：术中将胃黏膜皱襞与黏膜撕裂混淆，未注意黏膜撕裂存在；仅注意到胃黏膜撕裂而忽视了同时存在食管黏膜撕裂；术者误以为十二指肠溃疡出血，未详细检查贲门和食管下端，以致在完成远侧胃大部切除后，发现吻合口前壁有出血，再详细检查为贲门黏膜撕裂；再有急诊为上消化道出血，未确诊情况下盲目行胃大部切除，术后再发出血。综上所述，在临床处理上消化道出血患者时，应当想到贲门撕裂症的可能。术前有条件者应行胃镜检查，明确诊断，再决定处理。未行胃镜检查直接手术时，应详细检查胃、十二指肠及贲门食管下端，不能满足于单纯溃疡病或门静脉高压的诊断，而忽视也可能并存贲门撕裂症。

经过治疗后，贲门撕裂复发出血者少见，预后多较好，特别是不饮酒者。复发出血的高危因素是伴有门静脉高压，此时上消化道出血主要原因不是贲门撕裂，而是门静脉高压致食管静脉曲张破裂出血。

五、北京协和医院资料

北京协和医院近 8 年来收治贲门撕裂症患者 7 例，其中男性 6 例，女性 1 例，年龄为 19～57 岁，平均年龄为 32 岁。主要临床症状有呕血（5 例）、腹痛（4 例）、黑便（3 例）。就诊时血红蛋白最低者 6.0g/L，最高者 10g/L。内镜下发现贲门口黏膜有 0.5cm×0.1cm 线性凹陷，色红，纵行糜烂，或齿状线下方条索状出血痕，胃内散在小出血点。确诊后均先采用内科保守治疗，包括禁食，药物治疗包括抑酸剂、洛塞克、巴曲酶、凝血酶，以及胃内注入冰盐水，个别病例局部应用硬化剂注射、血管夹钳闭。以上措施及保守治疗失败的 3 例，胸外科行急诊开胸探查，2 例行贲门切除食管胃弓下吻合，1 例行血管缝合术，无并发症和手术死亡，术后均恢复良好，随诊未发现症状复发。

（张志庸）

第十三节　非恶性食管气管瘘

一、定　义

食管气管瘘是气管的膜部与后方相邻的食管均有破溃，形成病理性交通所致。以往常见病因是纵隔肉芽肿性炎症，目前良性食管气管瘘是气管外伤、气管切开、气管插管套囊过度充气所致。恶性食管气管瘘多见于食管癌，少数情况下，气管原发性或继发性恶性肿瘤也可以引起食管气管瘘，特别是气管隆突淋巴结。瘘可以位于喉以下的气管，直至左主支气管水平的任何部位。此外，气管或食管肿瘤放射治疗可以造成肿瘤坏死，继发食管气管瘘。食管气管瘘除了按病因分类外，按时间还可分为先天性食管气管瘘和后天性食管气管瘘两大类，先天性食管气管瘘已在食管良性病变中讨论。后天性食管气管瘘由上述各种原因造成，如外伤、医源性损伤、邻近脏器病变累及食管和气管，以及特发性的原因（未能明确原因）造成。

二、病因和病理

1. 外伤性食管气管瘘　外伤可以造成后天性食管气管瘘，如食管气管锐器伤，特别是颈部食管和气管，由于部位表浅，很容易受到外界锐器损伤，如刀、子弹、弹片刺入伤和颈胸部贯通伤。胸部钝性伤，如交通伤、挤压伤、打击伤、坠落伤等外伤可同时伤及胸内食管和气管，容易发生食管气管瘘。

2. 医源性食管气管瘘　最常见于长期气管内插管机械辅助通气患者，主要因为气囊压力过大，未能定期开放松解气囊，导致气管黏膜和软骨长期受压，产生局部压迫性坏死。病变过程开始为气管黏膜发生溃疡，以后继发炎症感染、软骨断裂，穿破气管膜部和后方的食管壁，最终形成食管气管瘘。

3. 特发性食管气管瘘　此种食管气管瘘患者无外伤史，也无先天性畸形病史，未曾接受过气管内插管麻醉或辅助通气治疗，在接受气管食管瘘或支气管食管瘘修补后，检查手术切除标本，均未发现畸形、肿瘤、结核或其他真菌感染，即是不明原因的食管气管瘘。此种类型食管气管瘘发病率并不低，北京协和医院胸外科近 15 年来手术治疗 14 例非恶性食管气管瘘，其中特发性食管气管瘘 9 例，经手术分别修补气管瘘口和食管瘘口获得成功，效果良好。

三、临床表现

（1）外伤性食管气管瘘因多为复合伤，或病情严重，伤后早期很少出现症状，也未能引起伤者和医护人员的注意。多数患者在伤后 3～5 天出现症状，主要是吞咽后咳嗽，特别是饮水时呛咳明显，有时可以咳出食物残渣。

（2）医源性食管气管瘘患者在应用机械辅助通气时，突然发生胃肠道充气，或经气管切开辅助呼吸时，饮水出现剧烈咳嗽，或随呼吸胃管内有气泡逸出。

（3）特发性食管气管瘘患者，多以呼吸道症状就医，临床表现为相同部位呼吸道感染反复发作。特征性的症状为吞咽后阵发性呛咳。偶尔可以询问出以前曾有纵隔感染、纵隔淋巴结核或放射治疗等病史。

四、诊　　断

食管气管瘘往往病史较长、诊断不易明确。患者有长期慢性咳嗽病史，可伴有反复肺部感染；有时咳出食物颗粒，偶尔可以合并支气管扩张。这些都是食管气管瘘常见的表现。临床症状不典型的患者，可能长期被误诊，临床医师对此应有足够的警惕性。任何原因所致的食管气管瘘的诊断，除了临床症状外，主要的辅助检查为上消化道造影和纤维内镜。造影时可见造影剂自食管溢入呼吸道（图 12-13-1，图 12-13-2）。内镜下可直接观察到瘘口存在、瘘口大小和部位。内镜检查包括纤维胃镜和纤维支气管镜双重检查，相比之下，纤维支气管镜较胃镜更容易发现瘘口。为了更清楚地显示细小食管气管瘘，造影检查时可选用水溶性造影剂，并采用不同体位，外科医师与放射科医师共同观察造影过程，有助于判断和确定瘘口位置及制订手术治疗方案。

五、治　　疗

食管气管瘘患者病程往往较长，患者长期进食困难、呛咳，存在反复肺部感染，营养状况较差，因而，临床医师在确诊后不要急于手

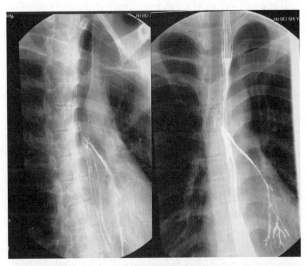
图 12-13-1　上消化道钡餐造影显示造影剂溢入左主支气管

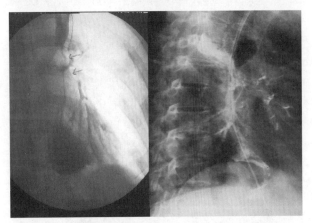
图 12-13-2　食管癌切除、食管胃主动脉弓上吻合术后，造影显示胸腔胃左主支气管瘘

术处理。术前需要进行必要的准备，包括禁食禁水，放置十二指肠营养管或行深静脉置管，行胃肠道内或胃肠道外完全营养支持。经静脉输注营养液按千克体重给予足够热量，保证充分的营养支持治疗。此外，还要有效控制肺部感染，直至患者一般状况稳定、体质明显改善，方可施行手术治疗。

食管气管瘘的治疗原则为消除瘘管，分别修补食管瘘口和气管瘘口，恢复消化道和呼吸道完整性。若为食管支气管瘘，且支气管瘘口远侧肺组织发生毁损丧失功能，则需要切除已毁损的肺组织。

手术适应证主要如下。

（1）特发性食管气管瘘，一经明确诊断，条件允许，即行手术处理。

（2）外伤性食管气管瘘多有合并症，早期诊

断困难，一般不宜行急诊手术处理，可经胃肠道（内、外）营养、抗生素控制感染，待病情稳定后，再行手术处理。

（3）医源性食管气管瘘，因患者需持续机械通气，为避免误吸，可用宽袖带气囊的气管内插管暂时堵塞瘘口，胃管吸引减压，胃肠道营养支持。经充分准备后再选择合适时机施行手术修补。

手术禁忌证主要包括诊断不明确的食管气管瘘，不能以探查名义行开胸手术处理；全身条件差，严重心肺功能不全，不能耐受全身麻醉开胸手术的食管气管瘘患者，也不应行手术治疗。

施行手术治疗时，有关手术技巧需强调：①术前确切评估瘘口的位置、大小，选择合适的体位和手术入路。②进胸后耐心认真解剖分离胸内粘连。先游离出食管，在食管瘘口远近侧分别套带牵拉，有助于解剖瘘口。游离食管最困难处即是瘘口，此处食管与气管或支气管不能分离（图 12-13-3）。③离断瘘管，将更多食管片留在气管瘘口端，先用 Prolene 线间断缝合以封闭气管瘘口，再将多余的食管片覆盖加固缝合气管瘘口。食管瘘口侧可采用黏膜、肌层分层缝合关闭，最后纵隔胸膜分隔食管和气管修补处（图 12-13-4）。

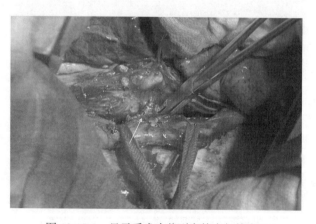

图 12-13-3　显示手术中找到食管支气管瘘口

近年来有报道采用介入及微创方法治疗食管气管瘘获得成功的病例。Ahn 等在胃镜下应用纤维蛋白胶充填，再用止血夹（hemoclips）夹闭瘘口获得成功，Ginesu 等报道在胸腔镜手术下修补瘘口病例，取得微创手术治疗食管气管瘘的最佳疗效，但仅限于个别先天性食管气管瘘，且纵隔感染粘连不重者，其方法难以推广到更大的范围。实际上由于长期慢性炎症导致局部组织充血、肿

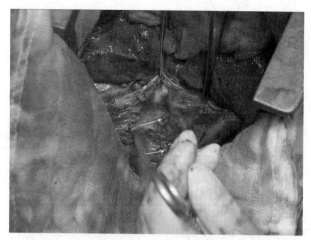

图 12-13-4　食管瘘口与支气管瘘口已分别修补完成

胀、粘连、纤维增生，瘘口周围往往形成质硬瘢痕，解剖分离操作难度很大，微创手术大多以失败告终。笔者有 3 例患者曾长期行内科胃肠营养支持治疗或放置食管腔支架，但均未成功，被迫选择手术治疗。1 例最初选择 VATS 探查手术处理，术中发现其为获得性食管气管瘘，纵隔慢性炎症严重粘连，完全没有解剖间隙，被迫中转改为开胸直视下手术。

六、北京协和医院资料

北京协和医院胸外科自 2001 年 6 月至 2015年 6 月共手术治疗 14 例非恶性食管气管瘘或食管支气管瘘，其中男性 8 例，女性 6 例，年龄32 ～ 72 岁，平均 48.5 岁。14 例均有长期咳嗽、咳痰、进食呛咳、反复发热等症状。其中 2 例曾行食管癌切除，1 例弓上吻合，1 例左胸、颈部两切口颈部吻合，此次食管气管瘘或食管支气管瘘均与肿瘤无关。术前进行各项检查，包括上消化道造影、纤维胃镜、纤维支气管镜检查和胸部 CT等，术前诊断食管气管瘘 8 例，食管左主支气管瘘 1 例，食管癌术后胸胃主支气管瘘 2 例，食管憩室 – 支气管瘘 3 例。瘘修补手术切口包括右侧开胸 11 例，左侧开胸 3 例。8 例行气管瘘及食管瘘分别修补；1 例行支气管瘘修补及食管瘘修补；2 例行支气管瘘修补及胸胃瘘修补；左下肺切除并食管下段切除食管胃弓下吻合术、左下肺切除并食管憩室修补术和右下肺切除并食管憩室修补术各 1 例。14 例患者术后恢复顺利，7 ～ 10 天后恢复经口进食，全组无并发症和院内死亡。随诊

3～16年，均恢复良好健康生活。

七、临床问题讨论

食管气管瘘、食管支气管瘘临床不多见，手术处理的病例报道也不多，而胸外科医师临床上往往可能遇到，如何处理是对胸外科医师的挑战。近年来，食管内支架广泛应用于临床，不少食管气管瘘患者最初被置入食管内支架，瘘口暂时被堵塞，肺部感染得到控制。但是，数日或数月后，出现支架滑动脱落，需重新调整支架位置，甚至有的医师应用支架挂线自鼻孔引出，允许患者自行牵拉，调整支架位置。更为棘手的是支架两端难以控制的肉芽组织生长，最终将食管堵塞。若为食管癌造成的食管气管瘘，因为其生存期有限，支架无疑是一合适的选择。对于食管良性病变造成的食管气管瘘或特发性食管气管瘘，腔内支架并非明智之举。最有效的治疗为手术切除瘘管，分别修补食管瘘口和气管或支气管瘘口。

手术处理食管气管瘘或食管支气管瘘，重要的是术前明确瘘口的位置、大小，从而选择合适的手术入路，如经颈部切口，或经左胸或经右胸入路进胸。最好的办法是手术者在术前与放射科医师共同观察造影检查和讨论造影结果，确定手术方案。手术时依上述的手术技巧，多能顺利完成手术，获得满意的治疗效果。

胸外科医师最难处理的是医源性食管气管瘘，此类食管气管瘘若不进行手术修补，最终患者将死于呼吸道感染。由于患者不能停止呼吸支持，消化道瘘又持续漏气，这些均不允许外科医师即时行手术处理。理想的是患者停止机械支持通气，能够自主维持呼吸，此时方有条件施行瘘口修补。手术可经颈切口或经胸切口。可采用部分肋间肌瓣缝补于气管膜部瘘口，食管侧瘘口由于食管肌层伸缩性较大，一般修补不难。

（郭　峰　张志庸）

第十四节　早期食管癌的诊治

早期食管癌是病理组织学概念，包括原位癌和早期浸润癌。原位癌起源于食管上皮基底细胞，癌组织未浸透固有膜，属于TNM分期中的0期（TisN0M0）。早期浸润癌的癌组织浸透固有膜达黏膜下层，但未侵及食管肌层，无淋巴结转移，属于TNM分期中的Ⅰ期（T1N0M0）。这些早期食管癌由于症状轻微或无症状，患者自行就医者甚少，所以医院发现早期食管癌病例不多。

一、早期食管癌的发现

20世纪50年代以前早期食管癌概念比较模糊，早期食管癌在临床上不易被发现，只能在尸检中被意外发现，或在病理检查时，在癌旁发现原位癌或早期浸润癌。所以历届全国肿瘤会议和食管癌专题研讨会上都没有早期病例报道。直至1959年，四省一市（河北省、河南省、山东省、山西省及北京市）食管癌学术报告会议上，将病变长度在3cm以下，癌组织局限于黏膜层及部分侵及肌层，无淋巴结转移，无症状的病例定为Ⅰ期。就是按这个标准到1964年第三次食管癌学术会议，国内报道的早期病例也只有10余例。而按现在的标准看，大部分也不属于早期。医务工作者深深体会到，患者来院就医者绝大多数属于中晚期病例，治疗效果极差。即使挑选一部分能手术的病例，切除后5年生存率也只有20%～30%，不能令人满意。为了早发现、早诊断、早治疗，从20世纪60年代初开始，在食管癌高发区河南省林县农村，开展食管癌防治研究，实施大面积普查。普查使用的工具是沈琼教授设计的网囊细胞采取器（图12-14-1），采取器有气囊、线网和双腔橡胶管三部分。一管腔用以充气，一管腔用以抽吸细胞标本。管长100cm，直径0.13cm，其上有刻度，气囊呈梭形。让受检者将网囊细胞采取器经口腔吞入胃内，然后将其充气，再向外缓慢拉出，此种检查方法简称"拉网"。从丝网上可以采取涂片4～5张，并立即行巴氏染色。这种方法能采取大量食管脱落上皮细胞（图12-14-2），对食管黏膜微小病变不易漏诊，对早期食管癌的诊断准确率很高。因为早期食管癌发源于食管上皮，癌细胞易脱落，从这种检查的涂片中可以看到食管上皮的各层细胞，如浅层的上皮细胞、中层上皮细胞、副基底层细胞核、基底层细胞等。从涂片中又可以分辨出是早期癌还是晚

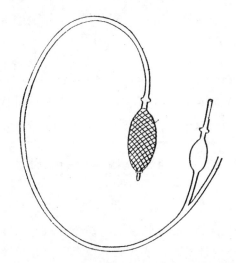

图 12-14-1　沈琼教授设计的网囊细胞采取器

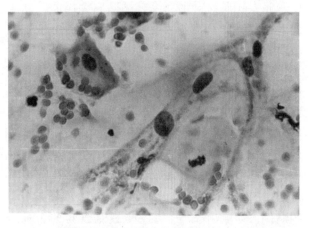

图 12-14-2　使用网囊细胞采取器采取的标本，巴氏染色后显微镜下（×250 倍）可见大量食管上皮细胞中散在单个癌细胞

期癌。早期癌的涂片特点是在大量增生的细胞中，有散在单个癌细胞，视野清晰。晚期癌的涂片特点是成堆的癌细胞夹杂坏死组织，有时混有食物碎屑，视野不清。涂片中还可以发现鳞癌细胞和腺癌细胞。前者来源于食管癌，后者来源于贲门癌。在少数情况下，涂片中同时有鳞癌细胞和腺癌细胞，这可能有 3 种情况：①食管腺发生的黏液类表皮样癌；②食管和贲门双原发癌；③混合癌，既有鳞癌成分，也有腺癌成分。

20 世纪 60 ~ 70 年代，使用拉网采取食管脱落细胞学方法以来，在食管癌高发区河南省林县农村，发动群众配合工作开展大面积普查，发现了极早期的病例，为食管癌流行病学、病因学、病理学及诊断治疗学提供了极有价值的科学资料。食管癌的早期发现为提高治疗疗效创造了

条件，而在食管癌高发区开展普查是发现早期病例的重要措施。在不同的地方早期病例的发现率也有所不同，如 1974 ~ 1975 年，在林县农村通过对 30 岁以上 33 332 人进行食管癌普查，发现食管癌 384 例，其中早期食管癌患者 304 例，占 79.2%。林县姚村卫生院，外科治疗 366 例食管癌患者，其中早期食管癌患者 49 例，占 13.4%。林县人民医院门诊确诊为食管癌的患者有 3396 例，其中早期 225 例，占 6.6%。中国医学科学院肿瘤医院外科治疗 1147 例食管癌，其中早期食管癌仅有 8 例，占 0.7%。很显然通过基层普查发现的食管癌，80% 以上病例都是早期的，而主动就医的食管癌患者中，早期病例微乎其微。当然近年随着临床医师对早期食管癌认识的提高，诊断技术不断改进，在医院发现的早期食管癌病例也有逐渐增多的趋势。

食管拉网细胞学检查在我国已开展 40 余年，广泛用于城乡医院食管癌的临床诊断和食管癌高发区的普查工作。据不完全统计，全国共进行食管癌拉网细胞学检查 362 735 例次。据国内 15 所医院报道的资料，1961 ~ 1989 年检查总数的 32% 是早期食管癌，总例数 1160 例。

随着普查工作的开展，同时发现了大批食管上皮细胞增生病例。在过去 30 年中，全国共检出食管上皮细胞重度增生万余例，重度增生总检出率为 5%。目前，病理学工作者已公认重度增生是癌前病变，这一认识为食管癌的预防和治疗创造了有利条件。被检出重度增生的一部分人，目前有的已经接受营养或化学药物的二级预防治疗，并已显示良好的前景。

二、早期食管癌病理形态学

食管癌因肿瘤发展阶段不同，肿瘤生长方式不同，所处内、外环境不同，其肉眼所见肿瘤形态也是多样的。早期食管癌，病变多数局限于黏膜表面，肉眼观察未见明显肿块，因此肉眼分型有别于中晚期食管癌。裘宗良教授根据 200 多例早期食管癌标本的研究，结合 X 线食管钡餐造影及内镜所见，将早期食管癌分为隐伏型（充血型）、糜烂型、斑块型和乳头型四型，实践证明这种分型切合实际，对于放射学、细胞学、内镜检查及

外科治疗都有重要意义，现将这一大体标本病理分型分述如下（图 12-14-3）。

1. 隐伏型（充血型）　肉眼观察未经甲醛溶液固定的新鲜标本，除癌变处黏膜较正常色泽稍红外（固有膜乳头微血管增生，充血所致），无其他明显异常。经甲醛溶液固定后，可见食管黏膜表面轻微下陷与皱襞紊乱，但肉眼不易察觉，只有镜检才能确定病变性质与部位（图 12-14-3A）。组织学诊断为上皮内癌。固有膜有较多淋巴细胞、浆细胞浸润，还可见到淋巴滤泡形成，证明机体免疫力提高。

2. 糜烂型　病变处黏膜轻度糜烂，形状大小不一，呈地图状，与周围黏膜分界清楚，糜烂处色泽较深，呈细颗粒状。除个别病例有纤维素性脓性假膜覆盖外，多数糜烂面较清洁（图 12-14-3B）。部分病例在糜烂处边缘可见黏膜呈不规则轻微隆起。在纵切面上，病变处食管壁黏膜有浅表缺损，稍下陷。镜检见病变处的上皮较附近非癌上皮薄，癌组织分化一般较差。固有膜炎症反应较明显，癌组织浸润多数局限于黏膜肌层。

3. 斑块型　病变处食管黏膜稍肿胀隆起，色泽暗淡，食管纵行皱襞中断，横行黏膜皱襞宽粗、紊乱、中断。黏膜表面粗糙，呈粗细不等的颗粒与银屑病样表现。至于病变范围则大小不一，少数病例的癌变侵及食管全周，但与上下端正常食管黏膜分界清楚，形成明显节段（图 12-14-3C）。在范围较大的斑块型病灶中，可见多个小的浅表糜烂病灶。在食管壁纵切面上，癌变黏膜增厚明显，镜检见癌变上皮显著增厚，癌组织分化程度不一。

4. 乳头型　肿瘤呈明显结节状隆起，体积较小，呈乳头状或蕈伞状，其边缘与周围食管黏膜分界清晰。瘤体表面偶见糜烂，被覆灰褐色炎性渗出物。在纵切面上，瘤体向食管腔内突出，可见纤细排列的条纹，浸润现象明显。镜检见癌组织呈乳头状生长，分化较好（图 12-14-3D）。外科医师应该对这些早期癌的外观加强认识，以便手术时肉眼及时核对，防止错误切除。

上述各型中，以斑块型和糜烂型最为常见，乳头型与隐伏型较少，其部位分布与中晚期食管癌相同，中段最多，下段次之。

各型早期食管癌的病变长度与侵犯食管周径范围不同，隐伏型全部在 1cm 以内，斑块型与糜烂型侵犯食管全部或大部分周径，多数病例保留有大部分正常管壁。

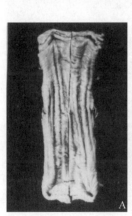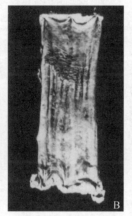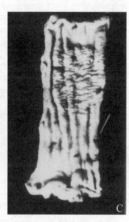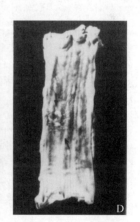

图 12-14-3　早期食管癌裘宗良教授分型
A. 隐伏型（充血型）；B. 糜烂型；C. 斑块型；D. 乳头型

隐伏型全部为上皮内癌，糜烂型多数局限于黏膜固有膜层，而斑块型则半数以上侵及黏膜肌层及黏膜下层。

食管癌为什么会有不同类型呢？根据裘宗良100 例早期食管鳞状上皮细胞癌的病理观察结果，认为食管黏膜上皮自单纯性增生、不典型增生、上皮内癌进一步发展为各型早期癌和晚期癌，与癌组织的三种不同生长方式有关。①以向上生长为主的生长方式，上皮内癌伴随固有膜结缔组织向上呈乳头状生长，癌细胞分化较好，炎症浸润较轻；②以浅表扩散为主的生长方式，癌变范围较广，但大多局限于上皮内或黏膜固有层浸润，癌细胞分化较差，癌变处上皮较薄，呈不规则糜烂或溃疡，间质中炎性细胞浸润与纤维组织较明显；③以向下生长为主的生长方式，在上皮内癌阶段就有较多向下生长的钉突形成，在范围较小时上皮内癌即可发生浸润生长。

在上皮内癌阶段，根据生长方式，早期食管癌分为隐伏型、乳头型、糜烂型与斑块型，随着病变发展，病灶再进一步分别形成晚期食管癌（临床病理分型）的息肉型（腔内型）、蕈伞形、溃疡型、缩窄型及髓质型。上述发展过程可由下列简图说明（图12-14-4）。

5. 食管癌组织发生学及多点起源问题 目前认为，各种刺激因素及致癌物质的长期作用引起食管慢性炎症和上皮细胞增生，最后上皮细胞发生癌变，这已被病理组织学所证实。在食管癌高发区普查，发现大量上皮细胞增生的癌变率为2.6%～30.3%，上皮细胞增生者比正常者的癌变率高140倍。全国各地普查材料表明，上皮细胞增生率与该地区食管癌的发病率一致。实验室生物化学分析细胞的核糖核酸含量，也证明上皮细

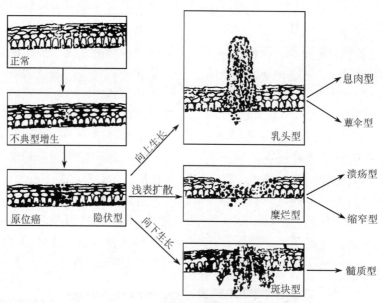

图 12-14-4　食管癌生长方式示意图

胞增生与癌变有一定关系。在癌旁上皮细胞的研究中，也发现绝大多数病例都有上皮细胞增生，并进一步向不同程度间变过渡。早期食管癌切除标本的组织学观察更说明了上皮细胞增生与癌变的关系。全部早期食管癌病例都可以查见癌旁上皮细胞不典型增生，其厚度可超过正常许多倍。癌与非癌上皮细胞呈斜坡状移行过渡。癌灶位于不典型增生上皮细胞之中，说明癌变起源于不典型增生上皮细胞。

另外，从食管病因的实验研究和高发区重度增生病例长期随诊观察，发现在去掉作用因素之后，重度增生上皮细胞（癌前病变）部分可以逆转成正常上皮细胞，另一部分则继续发展成食管癌。因此，对食管癌可以开展预防措施，治疗癌前病变，消除致癌物质，改变生活环境。目前，这些工作已经有人在继续努力，并已收到满意效果。从早期食管癌病理学研究中发现食管癌是多点起源的。孙绍谦等（1962）分析100例食管癌

切除标本中，有癌旁互不相连的底层细胞癌变或原位癌者占94%。刘复生（1977）报道在526例手术切除食管癌标本常规检查中，57例（10.8%）为多发癌。裘宗良（1973）在研究早期食管癌的病理变化中发现，96%有互不相连的病灶。病灶数目多在3个以上，最多可达8个（图12-14-5）。食管黏膜上皮增生、间变和上皮内癌可以连续或间断地分布于整个食管黏膜，其最大的"生癌野"范围可达食管纵长13cm以上，了解这一点对决定手术切除食管范围很重要。

三、早期食管癌的症状

以往临床见到的早期食管癌病例很少，对其临床症状了解不多。实际上，早期癌侵犯食管黏膜层时，黏膜上皮比较敏感。多数病例都有程度不同的吞咽感觉异常或吞咽障碍，以及相应的X线表现，这与病理类型也有一定关系。很显然，

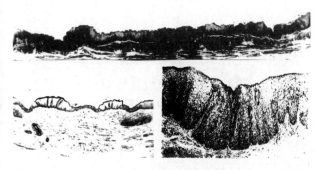

图 12-14-5　食管黏膜纵切面图
可见互不相连的癌病灶

症状的产生不是肿瘤机械作用所致，而是与癌变部位糜烂、炎症及固有膜乳头伸入癌变上皮细胞表面，使局部无鞘神经纤维和化学感受器更易接受外界刺激，从而产生疼痛、痉挛及肌间神经丛神经元细胞退行性变有关。但是，早期食管癌的临床症状，并非持续性，而是时而消失、时而出现，间断发作。根据笔者对 210 例早期食管癌和贲门癌的外科治疗病例，详细询问病史，发现病例中 90% 有症状，只有 10% 无任何症状（是在普查时发现的）。早期食管癌患者常见有下列症状。

1.吞咽食物哽噎感　早期病例这一症状最多，占 43.8%。患者常能讲述第一次发生的时间和引起的原因，一般多因大口吞咽干硬食物，突然出现哽噎，接着又能正常饮食，但患者总觉得食物通过食管某一点时有阻挡不顺，多数自述发生部位在咽喉或食管上段，与实际病变位置多不一致。食管具有较强的弹性，扩张度良好，当病变仅限于食管黏膜层内时，仅偶有哽噎感觉，并不影响正常进食。此症状的发生不是由于食管机械性阻塞，而是癌变部位的食管黏膜破溃、炎症、水肿或发生痉挛所致，这个症状有时自然消失，间隔一定时间复现。

2.吞咽时食管疼痛　约占 40%，患者常叙述吞咽稍硬食物似乎刺激食管内某一痛点，很像反流性食管炎的症状。疼痛主要是钝痛或烧灼样痛，有时如针刺样，进食冷热食物都有同样感觉。如食物温度适中、柔软或小口进食，则症状减轻，此种吞咽疼痛症状也是时轻时重，并非进行性加重，主要是稍硬食物触及糜烂的食管黏膜所致。

3.胸骨后闷胀不适　患者自觉胸骨后似痛非痛的闷胀感觉，似有衣带束紧胸部不能松开，呼吸也觉不畅，此种症状约占 30%。

4.吞咽时食管内异物遗留感　这种情况约占 15%，患者常讲述吃饭时总觉食物未咽干净，似有一部分食物在食管内滞留，咽不下去，也吐不出来的感觉。异物遗留感的部位多与食管病变部位一致。其原因可能是食管病变刺激深层神经丛。

5.咽喉干燥、紧缩感　约 30% 患者有此症状。患者诉说咽喉干燥、发紧，或形容颈部发紧不适。此症状可能与患有慢性咽炎有关，或与食管病变反射到咽部有关。

以上症状多半时轻时重，时隐时现，有的进行性加重，有的持续数月或数年无明显变化，但均不影响正常进食。笔者将这些症状与 210 例切除标本对照分析，发现症状与病理类型存在明显关系，如糜烂型与乳头型中，有症状者 92.6%，无症状者 7.4%；隐伏型与斑块型中，有症状者 65.2%，无症状者 34.8%。从出现症状到确诊的时间，最长者 5 年，最短者 1 个月，病期在半年以上者 42.2%，半年以下者 57.8%。

四、早期食管癌的诊断

1.食管拉网细胞学检查　经过多年广泛实践证明，食管拉网细胞学检查是诊断早期食管癌的比较准确的方法。因为网囊充气将食管黏膜皱襞完全扩展，在整个食管表面擦取细胞，所以能发现很小癌灶，阳性率可达 37.8% ～ 98.2%。拉网细胞学检查的假阴性结果多数由操作不规范、网囊充气不足或网囊未抵到病变处等引起。所以，临床结合 X 线钡餐造影和内镜检查，必要时重复拉网检查，可以获得确切诊断。拉网细胞学检查假阳性结果多由于阅片人员经验不足，将重度增生细胞误认为癌细胞。一般只要阅片人员认真观察，完全可以予以鉴别，很少出现假阳性结果。

另外，拉网细胞学检查不但能定性，也能定位，即采用分段拉网检查，将气囊下至距门齿 25cm、35cm 及 35cm 以下几处分别拉网。如在 25cm 以上处发现癌细胞，则手术时应切除食管大部并在颈部做吻合术；如在 25 ～ 35cm 发现癌细胞，则应切除食管中下段并在主动脉弓上做吻合术；如在 35cm 以下处发现癌细胞，则应切除食管下端及贲门部，并在主动脉弓下做食管胃吻合术。在笔者切除的 210 例早期食管癌病例中，除 3 例用显微镜确诊外，其余 207 例均做了 3 次以上的拉网细胞学检查。210 例术前检查均已发现癌细胞，其中鳞癌 194 例，腺癌 16 例。术前经内镜检查确定病变部位者 29 例，经分段拉网检查确定病变部位者 181 例，这些术前诊断与术后病理检查均相符，充分说明拉网检查的有效性和准确性。

2. 食管镜检查 目前广泛使用的纤维内镜有镜身较细、柔软、可弯曲、亮度大、视野清晰、广角化、不存在盲区、分别率高等众多优点，完全取代了直管金属食管镜，是诊断早期食管癌的重要工具。结合超声内镜检查还可判断食管癌的侵犯深度，从而能有效估计外科手术的可行性。

（1）食管镜检查适应证

1）有吞咽哽噎、吞咽疼痛、食管内异物感和胸骨后闷胀不适的早期食管癌症状者。

2）具有上述症状，但食管造影可疑或阴性者。

3）食管 X 线造影发现异常，需要进一步明确病变性质者。

4）食管拉网细胞学检查阳性，需要进一步明确病变部位者。

5）早期食管癌切除术后怀疑局部复发。

6）食管重度增生病例进行随诊复查。

对食管镜发现可疑处均应行刷片或活检以证实病变性质，一般内镜下所见早期食管癌的形态与大体标本肉眼所见一致，也分为隐伏型、糜烂型、斑块型和乳头型 4 种表现。

（2）食管黏膜染色：甲苯胺蓝、亚甲蓝或复方碘溶液黏膜染色，对早期食管癌的诊断和定位及确定病变范围有一定帮助。通过内镜活检管道插入塑料性注射管，在病灶处喷洒 0.5% 甲苯胺蓝或 3% 亚甲蓝 10ml，稍停片刻用生理盐水冲洗，病灶处常被染成深蓝色。或对病灶及周围黏膜喷洒 3% 卢戈液，病变处不着色，周围正常食管黏膜染成棕褐色。早期食管癌诊断主要还是靠肉眼观察，多点活检证实。黏膜染色是一种辅助手段，阳性率可达 80%，假阳性率约为 20%。所以，在体内用甲苯胺蓝染色可以提高内镜确诊率。例如，拉网细胞学诊断早期食管癌阳性的 80 例患者中，内镜检查肉眼看到病灶的有 60 例（75.0%），同时刷片或活检阳性的只有 43 例（53.8%），而用甲苯胺蓝染色可以提高到 83.9%。

3. X 线造影检查 是早期食管癌诊断的重要手段之一，早期食管癌由于病灶较小、表浅，X线表现不典型，往往容易被误诊或漏诊，必须仔细检查。食管钡餐造影时，患者可以采用站立位或卧位，小口吞钡，多轴透视，仔细观察食管舒张度和黏膜改变。此外，还可以采用透视呃气法或腹部加压法，以降低钡剂流速，可以较满意地观察食管扩张度及充盈情况。

（1）糜烂型 X 线表现：病灶部位食管黏膜皱襞增粗、中断及迂回，边缘毛糙，范围较广。部分病例类似早期食管静脉曲张。中断黏膜间有小龛影，如米粒或黄豆大小。局部扩张度较差或钡剂滞留。

（2）斑块型 X 线表现：在中断的黏膜皱襞病灶中，出现小的充盈缺损，最小 0.4cm×0.4cm，最大 2.0cm×0.5cm。

（3）乳头型 X 线表现：病灶部位可见小的突向管腔内的钡剂充盈缺损，边缘清楚，而黏膜扩张度尚好。

（4）隐伏型 X 线表现：仅见食管局限性舒张度差，除管壁较僵硬外，无其他异常表现。

早期食管癌的 X 线钡餐造影表现可因造影技术及食管炎症等原因发生诊断误差，所以进行 X 线检查时，必须结合细胞学和内镜检查进行综合判断，不能单纯以 X 线表现作为诊断早期食管癌的依据。如前所述，拉网细胞学检查阳性的 80 例早期食管癌，同时使用 X 线造影检查发现阳性特征的只有 40 例（50%）。

4. 早期食管癌诊断的综合判断 诊断早期食管癌一定要慎重，因病变小、症状轻、各项客观检查方法又非绝对可靠，加之经验不足，所以容易发生误诊、漏诊，甚至误行手术。这种情况在各地均有发生，现举例说明。

病例 1：宋××，男性，46 岁，吞咽不适和上腹部烧灼感 4 个月。拉网细胞学检查发现可疑鳞癌细胞，但 X 线钡餐造影诊断为贲门癌。食管镜检查见食管下段黏膜粗糙，细胞学涂片检查为阴性。最后临床诊断为下段食管癌，于全身麻醉下行食管部分切除及食管胃弓下吻合术。术后病理学检查未发现病变，术后 4 年患者因腹泻衰竭死亡。

此例说明拉网细胞学检查结果可疑，食管镜细胞学涂片阴性，两者均不能作为诊断依据。X线钡餐造影诊断为贲门癌，与食管镜所见有矛盾。X线造影和内镜检查均未再重复核对。在这种情况下，进行切除性手术，显然是错误的。

病例2：胡××，男性，49岁，诉吞咽硬性食物食管疼痛半年。两次拉网细胞学检查均见到鳞癌细胞，X线钡餐造影检查发现下段食管黏膜中断、紊乱。食管镜检查为阴性，但因发生器械性食管穿孔意外，于当晚行急诊手术。开胸后仅行食管穿孔修补。术后患者痊愈出院。1年后来院检查，发现食管中段癌已长约7cm，仅能行放射治疗，生存1年后因肿瘤转移死亡。

此例说明两次细胞学检查均为阳性，X线钡餐造影检查也有阳性发现，可以诊断为早期食管癌。而食管镜检查阴性尚不能作为否定细胞学诊断的依据。在食管穿孔意外紧急情况下，被迫开胸手术，也是允许的。但开胸后应该认真考虑两次细胞学阳性结果，如果患者情况允许，应该进行切除性手术，这样可以同时解决食管穿孔问题。

病例3：程××，男性，52岁，诉吞咽疼痛约1年，两次拉网细胞学检查均发现有典型鳞癌细胞。X线钡餐造影发现胃底有软组织阴影，放射学诊断为贲门癌。临床未行食管镜检查即开胸探查，检查腹部未发现肿物，认为X线钡餐造影检查有误，而关胸结束手术。术后2年，X线钡餐造影检查发现食管下段癌，病变已长约6cm，且有左锁骨上淋巴结转移。患者随诊生存17个月死亡。

此例说明临床医师不能单纯依赖一种X线钡餐造影诊断，要紧密结合病理细胞学检查，术前还应行食管镜检查，以核对拉网细胞学检查结果。手术医师在术中未摸到贲门部肿块时，也应考虑两次细胞学检查阳性结果。随诊结果说明此例为早期食管癌。

病例4：李××，男性，60岁，进行性吞咽困难3个月，消瘦，就诊时只能进流食。拉网细胞学检查、食管镜和X线钡餐造影检查均诊断为早期食管中段癌。开胸将食管癌病灶完全游离后，切开膈肌发现贲门部巨大肿块，腹腔内广泛癌转移。术者勉强做了姑息性切除，患者术后仅生存半年。

此例是双发原位癌，即食管中段癌和贲门癌并存，手术前医师将注意力集中在早期食管癌诊断，未考虑严重吞咽困难与早期癌症状不相符，因而遗漏了晚期贲门癌。此例说明患者主诉与临床检查均很重要，其间存在必然联系，忽视任何一项将造成不良后果。

病例5：路××，男性，49岁，吞咽哽噎感3年。X线钡餐造影检查及食管镜检查均诊断为中下段食管癌，分段拉网检查于距门齿25～35cm处发现有鳞癌细胞，临床诊断中下段食管癌。拟行食管大部切除、主动脉弓上食管胃吻合术。于主动脉弓上缘切断食管后，手术台上检查标本，发现食管切断上缘仍有癌组织，则另做左颈部切口，行颈段食管切除、食管胃颈部吻合术。

此例说明食管镜和分段拉网检查定位均有可能发生误差，应手术台上重新核对标本，检查切缘，从而可避免切缘残留肿瘤。

概括以上病例分析，对早期食管癌的诊断，有以下几点经验。

（1）拉网细胞学、X线钡餐造影、食管镜检查及患者临床症状4项，对早期食管癌的诊断都存在正确与错误的概率。因此，确定诊断时要求将4项检查结果综合考虑，全面分析，统一核实。不能对某一项结果孤立考虑或偏废，也不能以某一项检查结果去否定另一项检查结果。

（2）如发现上述4项结果存在相互矛盾之处，一定要进行重复检查，力求获得确切诊断，然后再决定是否手术治疗。

（3）大多数早期食管癌在术中摸不到癌瘤的肿块，因此要求术者在手术台上立即剖开切下的食管标本，肉眼验证病变是否准确切除及病变是否完全切除。

（4）X线钡餐造影检查一定要结合拉网细胞学及食管镜检查的结果，因为X线钡餐造影对贲门部病变容易发生误诊和漏诊。如手术探查未能扪及贲门部肿块，可以根据拉网细胞学检查和食管镜检查结果，在原位切开食管，做腔内检查，及时涂片送病理检查找癌细胞。在缺乏确切合理结论的情况下，既不能轻易施行切除性手术，也不能轻易放弃手术治疗机会。

（5）注意食管癌多点起源和双原发癌（鳞癌和腺癌）问题，遇到此类情况一般主张尽量做全食管切除术，以避免发生癌灶残留。

概括以上几点，笔者对早期食管癌的诊断经验：首先以拉网细胞学检查定性（2次以上阳性），以纤维食管镜或分段拉网细胞学检查方法定位，再辅以X线钡餐造影和临床症状相互证实，必要时，可以在术中原位切开食管或手术台上剖开切下的食管标本，肉眼验证。这样做，一般来说不容易发生诊断和治疗上的错误。

五、早期食管癌的治疗

食管超声内镜检查，显示食管壁层次分明，可以清楚观察食管癌侵犯深度，将早期食管癌分出上皮层癌、固有膜层癌、黏膜肌层癌及黏膜下层癌4种。日本学者Akiyama（1977年）提出，上皮层癌（原位癌）可以经食管镜切除病变。其余各层癌仍以手术切除食管为主，并清除食管旁淋巴结。笔者（1981年）曾报道210例早期食管癌和贲门癌外科治疗结果，切除率为100%，出院的204例患者经10～26年长期随诊，术后5年、10年、15年、20年和25年以上的生存率，分别为92.6%、71.6%、62.7%、50.9%和48.0%。术后随诊26年共死亡88例（包括失随13例），其中食管癌复发26例，占第1位（29.5%），其次第二器官癌19例（21.6%），两者共45例，占死亡总数的一半以上（51.1%）。说明早期食管癌术后远期死亡原因中，癌仍是主要的。术后确诊因癌广泛转移死亡的有4例，均为早期浸润癌，证实早期浸润癌可以发生转移。在210例早期癌切除标本中，经病理证实癌多点起源病例占88.4%，这是残余食管复发癌的原因。因此，早期食管癌也应按肿瘤外科原则进行彻底的广度和长度切除术。本组40例行食管全长切除术，食管胃颈部吻合术者，无1例发生复发癌。复发的26例均是食管部分切除、胸内吻合术后患者。还有1例术后2年死于纵隔转移，可能原因是手术时未进行纵隔淋巴结清扫。所以笔者不主张对较小的病变做食管拔脱术，或仅行部分食管切除术。这种手术切除病变不彻底，术后仍可发生远期复发癌死亡，不如彻底性切除效果好。

本组早期食管癌术后5年生存率达90%，这是目前国内外手术治疗食管癌最好的结果。为了避免发生复发癌，进一步提高远期疗效，手术后仍应坚持治疗癌前病变，消除其他致癌因素，改善生活环境，合理调整膳食，这些措施都是十分必要的。

（邵令方）

第十五节　食管癌外科治疗

食管癌是起源于食管黏膜上皮的恶性肿瘤，是临床常见的恶性肿瘤之一。全球范围内食管癌的发病率居恶性肿瘤第8位，死亡率居第6位。我国食管癌高发，每年食管癌新发病例超过22万例，死亡约20万例。

据史书记载，我国早在2000多年前即对本病有所描述，称为"噎膈"，并提出饮酒多、进热食及高龄等可能为其病因。西方国家关于食管癌的记载较晚，可追溯到2世纪。食管癌的外科治疗始于颈部食管癌切除。1871年，Billroth完成首例颈部食管部分切除的动物实验，Czerny在1877年成功地为1例51岁女性患者施行颈部食管癌部分切除、远端食管造瘘术，术后患者存活1年。1886年，Mikulitz首次切除颈部食管癌并成功重建消化道。1913年，Torek施行胸段食管癌手术切除成功。同年，Zaaiger报道食管下段癌切除成功。1941年，吴英恺在北京协和医院完成我国第1例食管癌切除、胃食管胸内吻合术。中华人民共和国成立后，我国食管癌外科无论是诊断还是治疗均取得了巨大进步。手术适应证不断扩大，手术并发症逐渐减少，手术切除率从60%提高至90%以上，手术死亡率从30%下降到3%以下，5年生存率超过了30%。

一、食管癌的流行病学

食管癌的流行病学有以下特点：①地域性分布；②男性发病率高于女性；③食管癌的发病率随年龄增长而增加；④存在种族差异；⑤食管癌高发于贫穷山区；⑥食管癌常有阳性家族史和家族集聚性。

（一）地域性分布

不同地区发病率极不相同，非洲东部和南部及东亚地区发病率最高，非洲中部、西部及中美洲为低发地区。食管癌是中国第6位最常见恶性肿瘤，预计到2035年，发病人数和死亡人数分别达到43.4万和40.8万人。某些高发区的年发病率甚至超过130/10万。根据《2017中国肿瘤登记年报》结果显示，中小城市食管癌死亡病例高居第4位，而即便在大城市也居第6位。我国各省的发病率极不均等，农村居民死亡率比城市居民高1.7倍，年龄标准化后二者差距超过2倍。有材料表明，在高发区生活的动物（家禽），也有很高的食管癌发生率。

食管癌在很多国家均有发病，但是发病率相差很大。世界上存在3个食管癌高发区，即中国华北三省、伊朗和前苏联的里海沿岸。欧洲、美洲及大洋洲发病率很低。食管癌发病最高的地区集中于亚洲，我国食管癌高发区主要分布在太行山麓，特别是河南、河北和山西华北三省，世界上食管癌发病率最高的地区是伊朗的戈勒斯坦省。

我国食管癌登记资料和三次全国死因调查数据显示，近30年来，食管癌发病率和死亡率总体呈下降趋势，这一现象与国家在食管癌高发区持续推行人群筛查及针对特定危险因素进行干预有关。然而，某些地区食管癌筛查和早诊早治项目的推广力度还有待加强。同时诸如吸烟、饮酒、环境污染等新的危险因素影响日趋增长，食管癌的发病率下降非常缓慢，防控形势依然严峻。

（二）男性高于女性

多数地区食管癌年发病率男性为（2.5～5.0）/10万，女性为（1.5～2.5）/10万。食管癌男女发病率之比平均约为2：1。但在高发区，男女发病比例降低，如河南省林州市为1.5：1；江苏省淮安市为1.4：1。在个别高发区甚至女性发病率高于男性，如广东省梅县区，食管癌男女发病率之比为1：1.6。

（三）发病率随年龄增长而增加

食管癌患者年龄很少小于40岁，40岁以后食管癌发病率呈直线上升，发病高峰年龄为50～70岁，约80%食管癌患者发病在50岁以后，从而死亡最多的也是50～69岁年龄组。

（四）种族差异

食管癌发病率存在着种族差异，在我国，新疆哈萨克族食管癌发病率最高，其男女食管癌合计死亡率高出全国平均的2.3倍。国外统计显示，美国35～64岁男性非白种人食管癌的发病率为20.5/10万，远高于白种人5.8/10万，亚洲的中国人和日本人高于欧洲人和美国人。

（五）多高发于贫穷地区

食管癌高发区一般位于气候干燥、少雨的丘陵山区，当地水源缺乏、土地贫瘠、缺少营养。因为缺水、缺少新鲜蔬菜，居民喜食腌渍的食物，其中某些含有亚硝胺类化学致癌物或促癌物。

（六）阳性家族史和家族集聚性

在高发区，食管癌患者阳性家族史高达60%，调查发现从高发区向低发区的移民中，其发病率仍保持一定水平。例如，旅居新加坡的华人食管癌发病率仍高于当地居民。食管癌高发区河南林州市的居民迁居到山西黎城县，至今已定居2～3代，食管癌死亡率仍高于当地居民5.7～8.6倍。估计这种发病率的差别，可能与各民族的不同生活习惯和遗传易感性存在某种关系。

二、食管癌的病因学

目前普遍认为食管癌是多因素作用、多基因参与、多阶段发展的疾病，然而其发生和发展的确切机制仍不清楚。大量的流行病学和实验室资料证实，某些化学物质（如亚硝胺）、营养缺乏（如维生素A缺乏）、物理因素（如进食过热食物）、生物因素（细菌、病毒）、遗传因素和精神因素等均可能与食管癌的发生密切相关，从而形成了食管癌病因的多样性和复杂性。

（一）亚硝胺类化合物

亚硝胺类化合物是公认的一类很强化学致

癌物，它广泛分布于人类生活环境之中，主要通过饮食途径被吸收而进入体内。实验证明，30 余种亚硝胺类物质具有明显的组织亲和性，可以特异性地诱发动物食管癌。流行病学调查发现，我国食管癌高发区的粮食和饮水中亚硝胺含量明显增高，与当地食管癌高患病率呈正相关。

（二）营养元素缺乏

无论国内还是国外，食管癌高发地区几乎是不发达地区，自然条件艰苦，水资源少，食品匮乏，饮食中缺乏动物蛋白、脂肪、新鲜蔬菜和水果。调查显示，在我国食管癌高发区林州市的农民，维生素 B_2 摄入量不足，维生素 A、维生素 C 等摄入量也较低。实验证明缺乏维生素 B_2 可明显促进亚硝胺诱发大鼠食管癌，而维生素 C 可以阻断致癌性 N- 亚硝基化合物的合成。近年来，在我国高发区人群进行的随机试验结果表明，补充维生素有降低食管癌发病率及死亡率的趋势。调查还显示食管癌高发区饮水中微量元素钼、锌、铜、镁等含量相对较低，这些微量元素对促进亚硝胺类化合物在体内分解和排泄可能起着重要作用。

（三）不良饮食和生活习惯

不良的饮食习惯，如长期进食过热食物，可造成食管黏膜灼伤，从而增加对致癌因素的敏感度。进食速度过快、饮食不规律也增加对食管的不良刺激及慢性损伤概率，从而造成细胞变性。油炸食品中绝大部分维生素 E 和维生素 B 被破坏，油脂反复加热容易产生有毒成分丙烯醛，也会增加诱发多种癌症发生的风险。相关研究结果显示，经常食用油炸食品是食管癌发病高风险因素之一。摄入水果和蔬菜是预防食管癌的有效因素，尤其是水果意义更大。新鲜蔬菜和水果摄入量不足也是罹患食管癌的因素之一。

在食管癌发病相对较低的西方国家和地区，吸烟者发生腺癌的风险是不吸烟者的 2 倍，而吸烟导致食管鳞癌发生的风险高于食管腺癌，是食管鳞癌的强风险因素。饮酒者食管鳞癌的发生风险是非饮酒者的 3 ～ 5 倍，若同时伴吸烟，风险增加更明显。对于既吸烟又饮酒的人来说，酒精可作为致癌物的溶剂，容易促进致癌物进入食管黏膜。

（四）生物因素

1. 真菌 动物实验显示，霉变玉米中的黄曲霉菌、镰刀菌和白地霉菌产生的黄曲霉菌素、雪腐镰刀菌烯醇和脱氧雪腐镰刀菌烯醇等，均有较明确的动物致癌性。有些与亚硝胺类协同，增强致癌性。有材料认为，真菌引起真菌性食管炎及食物污染，是诱发食管癌的主要途径。因它们广泛存在于霉变的食物中，曾被认为是我国某些高发病地区的主要致癌因素。

2. 病毒 过去曾认为人乳头状瘤病毒（HPV）与食管癌无关，随着分子生物学技术发展，已经发现其中 HPV16 型与食管鳞癌发生有关，而 HPV18 型则与食管腺癌有关，我国约半数食管癌患者体内有该病毒的基因。此外已有报道 EB 病毒可诱发食管癌。

（五）遗传基因

虽然食管癌发病与外部环境密切相关，而机体的易感性却是发病的重要内在因素。在我国食管癌高发区，60% 患者有家族史，食管癌发病的家族聚集性提示，在食管癌的发生中遗传因素有一定作用。目前许多研究都在试图寻找相关基因，尤其是易感基因，以阐明食管癌的遗传易感性和癌变机制。

（六）精神因素和免疫监测

在抵御癌症侵袭的免疫力方面，精神因素有重要作用。精神处于长期压抑状态可增加罹患肿瘤的危险性。祖国医学认为食管癌是"累忧之病"。因此，食管癌发生与心理行为、社会因素的关系密不可分。肿瘤能在体内发生、持续存在并发展增大，是由于肿瘤在产生过程中形成了多重免疫逃逸机制，躲避了免疫系统的监视。因此，免疫缺陷者或长期大量使用免疫抑制剂的患者，癌症发生率远高于普通人。

（七）其他因素

慢性反流性食管炎患者，尤其是 Barrett 食管患者，因长期胃内容物反流到食管下段，刺激食管鳞状上皮细胞化生并被柱状上皮细胞覆盖，从而演变为食管腺癌。这是目前西方国家食管癌发病率明显升高的重要原因。

三、食管癌病理学

（一）食管癌形成过程

经过长期研究，人们基本上了解了食管癌的形成和演变过程。目前认为，食管癌发生是食管上皮基底细胞在致癌因素和促癌因素的长期作用下，经过了上皮的单纯性增生、不典型增生、原位癌至早期浸润癌，最终发展为浸润癌。并已明确了食管癌多中心起源，即食管癌往往起源于多个相邻的癌变小灶，外观上呈单一瘤体，实际上是小癌灶在发展过程中彼此融合，形成了单一瘤体。癌瘤形成后，周围组织的癌变过程仍在进行，可与主体癌瘤融合在一起，也可以保持独立，形成"卫星灶"，如果距主体癌较远，则形成"双原发癌"或"多原发癌"。

1. 单纯性增生（simplex hyperplasia）　指食管鳞状上皮的厚度超越了正常，但鳞状上皮细胞本身无不典型性。依据其形态学表现，可将单纯性增生分为棘细胞型、混合细胞型和基底细胞型3种类型。

2. 不典型增生（atypical hyperplasia）　现称为上皮内瘤变（intraepithelial neoplasia），指上皮细胞癌变前的形态学表现，又称癌前病变。癌前病变是在肿瘤演变过程的前期，病变区域的上皮细胞出现了不典型改变。这里有一个重要的概念，即癌前病变是一种可逆性病理改变，当去除了局部致病因素，食管上皮可以恢复到原来的正常状态。但是，如果致病因素持续存在，不典型增生最终可演变为癌肿。因此，将不典型增生称为癌前病变。

根据不典型增生的严重程度和形态学表现，病理学上将不典型增生分为3级。

Ⅰ级（轻度不典型增生）：鳞状上皮全层的下1/3细胞层轻度异型，细胞形态较一致，核染色质分布均匀，偶见核分裂，但无肿瘤性分裂象。

Ⅱ级（中度不典型增生）：鳞状上皮全层的下2/3细胞层细胞异常，细胞大小及形态欠一致性，细胞极向不清，核染色质颗粒明显，染色深，核分裂象不多见，无肿瘤性核分裂象。

Ⅲ级（重度不典型增生）：鳞状上皮细胞全层异型性明显，细胞大小不一致，细胞极向稍有紊乱，核染色质呈团块状，染色深，可见核分裂象，均为非肿瘤性分裂象。事实上，在某些病例中很难将重度不典型增生与原位癌区分开来。

现将不典型增生更新为上皮内瘤变，上皮内瘤变的形态学特点包括结构和细胞学异常，结构异常的特点表现为上皮结构破坏，失去正常的细胞极向；细胞学异常表现有细胞不规则，核深染，胞核和胞质的比例增加，核分裂象增多。根据上皮内瘤变的病变程度其分为两级。

低级别上皮内瘤变（LGIEN）：异型增生的细胞局限于鳞状上皮的下半部。

高级别上皮内瘤变（HGIEN）：异型增生的细胞出现在鳞状上皮的上半部并有更高的不典型性。

3. 原位癌（carcinoma in-situ）　又称上皮内癌（黏膜内癌）。食管鳞状上皮细胞全层恶化，表层上皮缺乏成熟证据，细胞异型性显著，全层细胞极向紊乱，核分裂象多见，癌变局限于黏膜固有层内，尚未突破基膜。根据原位癌细胞分化的程度，将原位癌分为3种类型，即棘细胞样型、多形细胞型和小细胞型。其中以小细胞型癌细胞分化程度最差，恶性程度最高。

高发区食管癌普查细胞学分析结果表明，从重度（Ⅲ级）不典型增生到早期癌变可能需要5年或更长的时间。早期癌从X线不能显示病变发展到有明显的充盈缺损、溃疡和狭窄改变，还需要3～5年。因此，从食管上皮的中度不典型增生发展到中晚期食管癌，估计需要将近10年的时间。

（二）早期食管癌病理学分型

食管癌的病理学分型包括大体形态分型和组织学形态分型两部分。大体形态分型根据肉眼所见的形态特征划分，组织学形态分型根据镜下所见结构确定。

早期食管癌的定义是指癌组织位于黏膜下层以上（即未侵犯固有肌层），同时不能有局部淋巴结转移。

1. 早期食管癌大体形态分型　早期食管癌可看不出病变或仅有黏膜粗糙、糜烂或呈斑块、乳头状隆起，其大体形态类型分为4型，其中以糜烂型和斑块型最常见。

（1）隐伏型（occult）：食管黏膜轻度充血、粗糙，肉眼不易发现。大多数依靠组织学、细胞学检查确诊，组织学表现主要为原位癌。

（2）糜烂型（erosive）：食管黏膜表面浅表糜烂，边界清晰，大小、形态不等，呈地图状，组织学表现大部分为原位癌。

（3）斑块型（plaque）：表面黏膜轻度隆起，高低不平，黏膜皱襞消失，呈牛皮癣样改变，边界清晰。组织学表现部分为早期浸润癌。

（4）乳头型（papillary）：病变如乳头状向腔内突出，癌细胞分化较好，是早期食管癌的晚期类型。组织学表现大部分为早期浸润癌。

2. 早期食管癌组织学分型

（1）原位癌：癌细胞位于食管鳞状上皮层内。

（2）早期浸润癌：癌细胞突破黏膜肌层，侵入黏膜下层。

（三）中晚期食管癌病理学分型

肿瘤的浸润深度如果超过了黏膜下层，则为中晚期食管癌或使用进展期食管癌一词。

1. 中晚期食管癌大体形态分型　我国将中晚期食管癌大体形态分为5种类型，其中以髓质型最多见，息肉型罕见。

（1）蕈伞型：约占20%，瘤体为扁平卵圆形肿块，向食管腔内呈无蒂蘑菇样隆起，表面有溃疡，边缘外翻，与周围食管黏膜境界清楚。其多仅累及食管壁的一部分，外侵及梗阻表现常不明显。

（2）髓质型：约占60%，肿瘤在食管壁内浸润性生长，使管壁弥漫性增厚，表面可形成浅溃疡，病变切面明显增厚，灰白如脑髓质，均匀、质软，常累及食管全周，形成管腔内不规则缩窄、梗阻。

（3）溃疡型：约占10%，食管黏膜面呈深陷溃疡而边缘多平整，底部凹凸不平，溃疡深达肌层，甚至达食管周围软组织。肿瘤多仅累及食管周径一部分，管腔阻塞不明显。

（4）缩窄型：约占8%，此型肿块不明显，肿瘤主要在食管壁内浸润，形成环形狭窄，累及食管全部周径，伴明显的促纤维反应，使食管明显变硬，管腔缩窄。癌上下端食管黏膜皱襞呈辐射状集中于狭窄部位，近口侧食管腔显著扩张，切面癌组织灰白、致密、质硬。

（5）息肉型（腔内型）：罕见，是一种特殊类型食管癌。瘤体形似息肉状，以宽窄不等的蒂与食管壁相连。表面可有溃疡，食管壁浸润不明显，梗阻症状轻，切除率高。

2. 中晚期食管癌组织学类型　在我国食管癌的组织学类型中，鳞癌最多见，约占90%，其次为腺癌，占5%～10%，其他罕见的有癌肉瘤、恶性黑色素瘤等。

（1）鳞癌：来源于食管鳞状上皮的恶性肿瘤，其中40%～60%发生在胸中段食管，20%～40%在胸下段食管，10%～20%在胸上段食管。通常采用三级分类法判断鳞癌的分化程度。

Ⅰ级：又称高分化，癌组织分化良好，恶性程度低，形态学特征为癌巢中心形成显著角化，称为癌珠，癌珠周围的癌细胞排列层次类似正常鳞状上皮。

Ⅱ级：又称中分化，癌组织分化较Ⅰ级差，恶性程度稍高，形态学特征是癌巢中心角化减少，癌珠周围癌细胞排列层次与正常鳞状上皮有一定区别。

Ⅲ级：又称低分化，癌细胞分化很差，恶性程度极高。形态特征是癌巢中心缺少角化，癌细胞形态与正常细胞有明显差异。

（2）腺癌：在我国，原发性食管腺癌少见，在欧美国家，其所占比例较大，大部分来自Barrett食管。通常认为食管腺癌的组织学来源有3种，即食管黏膜腺体、胃黏膜异位及Barrett食管。根据癌组织的分化程度，腺癌分为3级。Ⅰ级称为高分化，癌组织排列成腺管状或乳头状；Ⅱ级称为中分化，癌细胞排列成条索状；Ⅲ级称为低分化，癌细胞呈片块状排列。

（3）其他组织学类型的癌

1）腺-鳞癌：癌组织具有明确的鳞癌和腺癌成分，并且二者混合存在。

2）黏液表皮样癌：其恶性程度较低，组织形态学与唾液腺的黏液表皮样癌相同，由黏液细胞、表皮样细胞和中间细胞组成，黏液细胞呈柱状或杯状，表皮样细胞类似鳞状细胞，中间细胞类似黏液上皮的基底细胞。肿瘤常为多囊性伴实性结构。

3）腺样囊性癌：亦同唾液腺相应肿瘤，组织形态上由两种细胞构成，即导管上皮细胞和变异肌上皮细胞。肿瘤的恶性程度取决于肿瘤大小和浸润范围。

4）癌肉瘤：大体形态上多呈息肉状，组织形态学为癌与肉瘤成分混合存在。癌多为低分化鳞状细胞癌或未分化癌，肉瘤多为纤维肉瘤、未分化肉瘤或其他间叶组织肉瘤成分。

5）神经内分泌癌：包括类癌和小细胞未分化癌，食管类癌极其罕见，主要为小细胞神经内分泌癌，为恶性程度最高的食管肿瘤，5年生存率几乎为零。大体类型近似于食管鳞状细胞癌，而细胞形态呈多样性。因此，依据细胞学表现小细胞未分化癌又可再分为小圆形细胞型、燕麦细胞型、基底细胞样型和混合细胞型小细胞癌。

6）其他罕见的食管恶性肿瘤类型：如食管肉瘤、食管恶性黑色素瘤和食管淋巴瘤等。

（四）食管癌扩散与转移

1. 食管癌局部扩散

（1）管壁内扩散：早期食管癌由原位癌发展侵入固有膜达黏膜下层，进一步发展，癌组织侵入食管浅肌层或深肌层甚至纤维膜，这种扩散方式称为食管癌壁内扩散。

（2）食管壁外扩散：食管浸透纤维膜而向外累及食管周围组织或器官。上段食管癌可侵及喉部、气管甚至甲状腺；中段食管癌可侵犯支气管、胸导管、奇静脉及主动脉；下段食管癌可侵及纵隔、膈肌及贲门。

2. 食管癌淋巴道转移 食管癌细胞侵入局部淋巴管到达淋巴结，具有一定规律性，转移途径与正常淋巴结引流一致（图12-15-1）。食管癌区域性淋巴结划分见表12-15-1。

3. 食管癌血源性转移 食管癌的血源性转移主要见于晚期患者。转移器官以肺最多见，达20.5%～31%；其次为肝，达14%～23%。其他较少见的转移部位有骨、肾、肾上腺、脑等。

表 12-15-1 食管癌区域性淋巴结划分

肿瘤部位	区域性淋巴结范围
颈段食管	锁骨上淋巴结、左右上气管旁淋巴结
胸上段食管	锁骨上淋巴结、左右上气管旁淋巴结、后纵隔淋巴结、气管旁淋巴结、气管隆突下淋巴结和左右支气管淋巴结
胸中段食管	左右上气管旁淋巴结、后纵隔淋巴结、气管旁淋巴结、气管隆突下淋巴结、食管旁淋巴结、下肺韧带淋巴结
胸下段食管	气管隆突下淋巴结、食管旁淋巴结、下肺韧带淋巴结、膈肌淋巴结和贲门旁淋巴结
胃食管结合部	下肺韧带淋巴结、膈肌淋巴结、贲门旁淋巴结、肝总动脉淋巴结、脾门淋巴结和腹腔动脉淋巴结

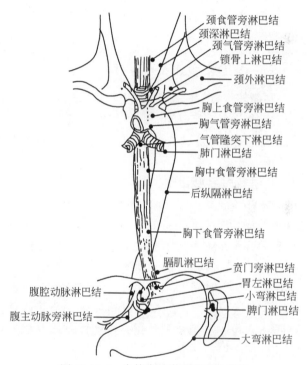

图 12-15-1 食管癌的淋巴引流及分组

四、食管癌症状学

食管癌患者的症状与肿瘤部位、分期及病理类型有一定关系。但临床症状仅是疾病的一种主观反映，对疾病的诊断和鉴别诊断，有赖于进一步的客观检查。

（一）早期食管癌症状

对于绝大多数人群，如不进行常规内镜检查，临床症状则是发现早期食管癌的唯一线索。当肿瘤侵犯食管周径＜1/3时，患者仍可进食普通饮食，因此，早期食管癌患者多数无明显自觉症状。但是在食管癌高发区普查时发现，90%的早期食管癌患者具有不同程度的自觉症状，只是未能引起足够的重视和警惕。常见的早期症状有以下几种。

（1）轻度吞咽哽噎感，这是最常见的食管癌早期症状，占50%～60%。

（2）吞咽时胸骨后疼痛不适感，约占早期食管癌患者的48%。

（3）吞咽时食管内异物感，约占20%，异物感表现为吐之不出，咽之不下。

（4）食物下行缓慢并有停滞感，约占14%。

（5）咽喉部干燥、紧缩感，约占30%。

（6）咽下食物时剑突下持续性隐痛不适感，约占20%。

（二）中晚期食管癌症状

肿瘤超过食管周径2/3以上，即可引起一系列临床症状。症状出现的时间、程度与食管管径受累范围、程度成正比，与肿瘤的组织学类型无明显关系。

1. 进行性吞咽困难　是食管癌特征性症状。80%～90%食管癌患者出现吞咽不畅，其中约2/3的患者以此为首发症状。所谓进行性吞咽困难是指吞咽困难症状发作次数越来越多，程度越来越严重。应当强调的是，吞咽困难最初发生的时间不等于发病时间，因为此时肿瘤已经存在并生长数月甚至数年之久。一般咀嚼较充分的固体食物可以顺利通过管径长0.5cm的食管腔。吞咽困难症状一旦出现，说明食管腔的管径已经很细，大多数＜0.5cm。吞咽困难的严重程度与肿瘤的大体病理形态有一定关系，髓质型和缩窄型患者出现吞咽困难较早且重，溃疡型症状出现较晚。一般而言，中晚期食管癌患者出现典型的吞咽困难症状后，其自然生存期为9个月左右。

2. 吞咽疼痛　多由食管梗阻或固体食物嵌塞在僵硬狭窄的食管腔内引起，也可由饮用刺激性饮料，或过热食物刺激肿瘤表面黏膜糜烂或溃疡处所致。

3. 胸背痛　是由于食管肿瘤溃疡或肿瘤侵犯食管外组织，特别是脊柱受累，提示预后不良。

4. 吐黏液　大多出现在有明显吞咽困难时，原因为食管癌引起病理性唾液和食管分泌物增多，黏液潴留在狭窄段上部，刺激食管逆蠕动而吐出。

5. 体重下降　是中晚期食管癌常见症状，仅次于吞咽困难，原因是吞咽困难导致摄入量减少，肿瘤伴发的消耗增加。体重变化是评估预后的重要指标，体重减轻超过原体重的25%，术后并发症发生率明显增加，预后较差。

（三）食管癌终末期症状和并发症

1. 呕吐　由于长期严重食管梗阻导致近端扩张及食管潴留，黏液分泌增多，最终发生呕吐，夜间或平卧时加重。

2. 误吸　多发生在高位食管癌，或严重梗阻食管内有大量潴留液时，误吸后常见症状为咳嗽，反复发作支气管、肺部感染，甚至发生肺脓肿。

3. 上消化道出血　食管癌患者不常出现，即使出血，出血量也较少。晚期胸上段食管癌可穿破主动脉，造成食管癌主动脉瘘，发生致命性呕血。

4. 恶病质　又称恶液质，是长期不能进食、营养不良和肿瘤消耗所致，表现为极度消瘦、贫血、低蛋白血症、电解质紊乱、完全卧床，最终导致全身衰竭，是晚期食管癌致死的主要原因之一。

5. 肿瘤局部压迫和浸润引起的症状　晚期食管癌可向外压迫邻近器官，如向前可压迫、侵犯气管，引起咳嗽、呼吸困难甚至窒息死亡。侵及胸膜可引起胸腔积液；向后可侵及脊椎，产生剧烈胸背疼痛，累及喉返神经或膈神经则产生声音嘶哑或膈运动障碍等。

6. 肿瘤转移引起的症状

（1）淋巴转移：主要表现为淋巴结肿大，最容易扪及的是颈部淋巴结肿大。气管隆突下淋巴结肿大可产生咳嗽；上纵隔淋巴结转移侵犯喉返神经出现声音嘶哑和饮水呛咳；侵犯颈交感神经链星状神经节可出现霍纳综合征（表现为同侧瞳孔缩小、上眼睑下垂和同侧面部及上肢无汗症）；压迫上腔静脉可出现上腔静脉梗阻综合征（表现为头面部及上肢肿胀、颈静脉充盈增粗等）。腹腔淋巴结转移是食管癌常见的远处转移类型，患者可出现腹胀、腹痛和腹水等表现。

（2）血行转移：肺、肝、肾上腺、脑及皮下是晚期食管癌常见的血行转移部位，转移后可出现相应器官的临床表现。

7. 并发症引起的症状　由于食管外层为纤维膜，无浆膜覆盖，因此肿瘤晚期，尤其是溃疡型食管癌，很容易侵犯穿透纤维膜从而形成纵隔脓肿、穿破支气管、胸膜甚或主动脉，形成食管支气管瘘、脓胸或食管主动脉瘘。

（1）食管气管瘘或食管支气管瘘：食管癌未经治疗，约11%将发生食管气管瘘或食管支气管瘘。临床上最常见的是食管支气管瘘，其次为食管气管瘘。食管气管瘘或食管支气管瘘的主要症状是呛咳和继发肺部感染，突发剧烈咳嗽常是食管气管瘘形成的前兆。一旦发生食管气管瘘，则生存时间明显缩短，平均为3个月。

（2）肺部并发症：主要原因是食管严重梗阻造成反流、误吸或食管支气管瘘，或营养不良造成机体免疫力极度低下，继发肺部感染。重度肺部感染是患者死亡的主要原因之一。

（3）纵隔炎或纵隔脓肿：食管癌穿透食管壁进入纵隔导致纵隔感染，患者出现寒战、高热、剧烈胸痛等感染全身中毒表现。

五、食管癌诊断学

食管癌诊断一般包括4个步骤：第一是明确诊断，确定病变部位和病理组织学诊断；第二是判定临床（术前）TNM分期；第三是评估患者全身状态及手术耐受力；第四是手术切除后病理确定最终TNM分期。原则上如果未能获得食管癌病理组织学诊断，就不应进行食管癌治疗，无论是手术、化疗或放疗。临床上也见到内镜检查发现肿瘤，但是病理活检却不能证实为食管癌，原因可能为活检部位或技术不适当，此时需要重复进行内镜病理检查或直接行手术探查。

诊断食管癌最常用的方法有上消化道造影、内镜、食管超声内镜、脱落细胞学和胸部增强CT等检查，其中上消化道造影和内镜检查对诊断食管癌必不可少。拉网脱落细胞学检查适合高发区大面积人群普查，在大型综合医院很少使用。目前所有的食管癌术前均需要进行胸部CT检查，以明确癌肿部位、大小、侵犯周围脏器的范围和程度，判断切除的可能性。近年来为术前确切分期开展

了食管超声内镜检查。

（一）食管癌影像学诊断

为了便于描述食管病变，放射科将食管分为上、中、下三段。上段自食管入口至奇静脉弓下缘；中段自奇静脉弓下缘至肺下静脉平面；下段自肺下静脉至贲门。跨段病变以病变中心归段，如上下长度均等，则归属于上一段。此种分类方法与食管癌病变分段标准（UICC，2009）不尽相同。

1. 早期食管癌X线钡餐造影诊断　早期食管癌病变在X线钡餐造影检查时不容易显示，最好的诊断率仅70%左右。常见的早期食管癌X线征象如下。

（1）病变区黏膜皱襞增粗、迂曲、紊乱或中断。

（2）小溃疡龛影（0.2～0.4cm）。

（3）小充盈缺损（0.5cm）。

（4）局限性管壁僵硬或钡剂滞留。

2. 中晚期食管癌X线钡餐造影诊断　不同大体分型的食管癌，其X线钡餐造影表现各不相同（图12-15-2）。

（1）髓质型：病变食管黏膜中断破坏，显示不规则充盈缺损，管腔呈不同程度狭窄，病灶上下缘与正常食管交界处呈斜坡状，常有大小不等龛影，有的局部可见软组织肿块影，造影剂通过明显受阻。

（2）蕈伞型：病变部位黏膜中断，可见明显充盈缺损，上下缘呈弧形隆起，界线清晰，常伴有浅表溃疡，造影剂通过轻度受阻，病变以上食管轻度扩张。

（3）溃疡型：在不规则充盈缺损区内出现长条状龛影，与食管长轴走行一致，溃疡边缘可呈环堤，管腔轻度狭窄，造影剂通过无明显受阻。

（4）缩窄型：病变呈环形或漏斗状狭窄，多数长度为2～3cm，局部黏膜消失，边缘光滑，管壁僵硬，造影剂通过严重受阻，狭窄上段食管明显扩张。

（5）腔内型：病变中心增宽，呈梭形扩张，常表现为不规则充盈缺损和龛影，食管壁舒张度较好，造影剂可绕流通过，无明显受阻现象，局部造影剂分布稀薄或不均匀。

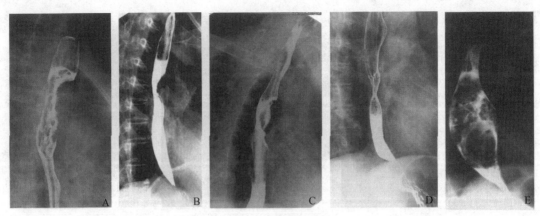

图 12-15-2 中晚期食管癌

A.髓质型食管癌；B.蕈伞型食管癌；C.溃疡型食管癌；D.缩窄型食管癌；E.腔内型食管癌

（二）食管癌内镜诊断

目前，硬质食管镜临床上很少应用，纤维胃镜可完成上消化道所有部位的检查。随着内镜性能的日臻完善，内镜检查的适应证越来越广，而禁忌证越来越少。临床工作中有时会遇到食管癌术前活检结果与术后标本病理诊断不一致的情况。其中一个重要原因是食管癌是多点起源，术前活检标本常以点取材，无法代表整个病灶全面情况。为了减少这种偏差，建议对可疑病灶应尽可能多点取材活检。

1. 内镜下正常食管表现　食管腔直径为 1.5 ～ 2.5cm，从上到下逐渐增宽，静息状态下处于塌陷闭合状态。收缩时食管黏膜形成 4 ～ 6 条纵行皱襞。食管黏膜色淡红、光滑、湿润，黏膜下血管清晰可见。食管与胃连接处，淡红色的食管黏膜与橘红色的胃黏膜形成鲜明的对照，呈形状不整齐的锯齿状，称为齿状线。

内镜下食管分段标准：将距上颌中切牙 15 ～ 20cm 的食管定为颈段；将距上颌中切牙 20 ～ 25cm 的食管定为胸上段；将距上颌中切牙 25 ～ 30cm 定为胸中段；将距上颌中切牙 30 ～ 40cm 定为胸下段（包括腹段食管）。食管四壁的定位依据视野的方位。患者取左侧卧位，在不旋转镜身时，视野的上下左右分别为食管的右侧壁、左侧壁、前壁和后壁（图 12-15-3）。

2. 早期食管癌内镜诊断　内镜下肉眼观察早期食管癌表现不明显，而内镜下碘染色有助于显示病灶，可减少漏诊。早期食管癌初期，内镜下仅表现为局部黏膜充血或黏膜血管纹理紊乱，进

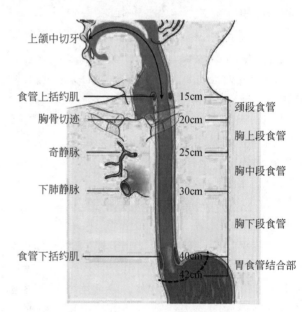

图 12-15-3　镜下食管分段

一步发展为糜烂或微隆起颗粒、结节。我国学者将内镜下早期食管癌分为充血型、糜烂型、斑块型和乳头型，此种分型简单、实用，易于掌握。

3. 中晚期食管癌内镜诊断　中晚期食管癌已形成明显肿块、深在性溃疡或管腔狭窄，一般内镜诊断无困难。肿瘤表现为结节状或菜花样肿物，食管黏膜充血水肿或苍白僵硬，触之易出血，此外，还可见溃疡、管腔狭窄。

4. 食管超声内镜检查　超声内镜检查将超声与内镜相结合，对食管癌的术前 TNM 分期，食管黏膜下肿瘤的诊断、鉴别诊断，以及食管周围脏器病变的诊断，均具有重要的临床价值。

超声内镜的发生系统通过充水囊工作。正常情况下回声发生的第 1 层是黏膜层，第 2 层暗区

是黏膜肌层，第3层回声是黏膜下层，第4层暗区为肌层，第5层回声是纤维膜层。超声内镜检查的优点是可以精确测定病变在食管壁内浸润深度，准确率可达90%；可以测出食管壁外异常肿大的淋巴结，显示率达70%；可以准确鉴别病变位于食管壁内还是食管壁外，病变是囊性还是实性，病灶的范围等。但是超声内镜检查也有其局限性：当病变狭窄严重，探头不能通过时，其下方的食管旁淋巴结则无法探测到；超声内镜探测的范围也有限制，仅能达到仪器主杆中心4cm远的范围以内，且在此范围内不能存在干扰超声的结构。

（三）食管癌鉴别诊断

早期食管癌吞咽困难不明显时，应与慢性咽喉炎、胃食管反流、食管憩室和食管静脉曲张等相鉴别。已有吞咽困难时，食管癌应与食管良性肿瘤、贲门失弛缓症进行鉴别。

1. 早期食管癌鉴别诊断

（1）慢性咽喉炎：表现为咽部干燥、发痒、异物感，与早期食管癌常难以鉴别。但慢性咽喉炎症状在吞咽食物时不会加重，反而有所减轻；而食管癌症状多出现在吞咽时或加重。确切的鉴别方法是内镜检查。

（2）胃食管反流：患者有长期反酸、胃灼热和吞咽不适等症状，吞咽困难出现较晚。X线钡餐造影检查可见食管下段轻度狭窄，呈对称性，边缘光滑。如有食管裂孔疝，则可见疝入胸腔的胃影。内镜检查能除外食管癌，并确定有无反流性食管炎。

（3）食管憩室：存在较大的食管憩室时患者也可以出现吞咽不畅及反流症状。X线钡餐造影和内镜检查均不难鉴别。

（4）食管静脉曲张：患者多有长期肝病病史，吞咽不适症状较轻。X线钡餐造影表现为食管下段黏膜皱襞增粗、迂曲或呈串珠样充盈缺损。内镜下可见典型的黏膜下迂曲血管。

2. 中晚期食管癌鉴别诊断

（1）食管平滑肌瘤：患者吞咽困难的症状较轻，病史较长，X线钡餐造影显示食管呈外压性狭窄，黏膜光滑，呈"涂抹征"。内镜下可见隆起于正常黏膜下的圆形肿物，用内镜触及肿物，

其可在黏膜下滑动，超声内镜检查可明确二者的鉴别。

（2）贲门失弛缓症：本病多发于中青年，吞咽不畅多呈间歇性发作，病程可达数年而无进行性发展。X线钡餐造影可见贲门梗阻呈鸟嘴状，边缘光滑。内镜检查无新生物发现。

（3）食管良性狭窄：一般有吞服强酸、强碱病史，长期胃食管反流也可出现食管下段瘢痕性狭窄。患者有长期吞咽困难症状。X线钡餐造影可见食管狭窄、黏膜皱襞消失，管壁僵硬。鉴别诊断时要警惕在长期炎症基础上发生癌变可能。

（4）食管外压性狭窄：如晚期肺癌气管隆突下淋巴结转移、后纵隔肿瘤等，可压迫食管产生吞咽困难症状，胸部CT和内镜检查不难帮助鉴别。

六、食管癌的分期

（一）食管癌病变分段

为了便于临床诊断与治疗，根据食管癌病变位置，临床上将食管分为数段。一般，食管入口距上颌中切牙约15cm，胃食管结合部距上颌中切牙约40cm，食管全长约25cm。目前国内外仍然使用UICC与AJCC联合制定的食管病变分段标准，且已更新到第8版（UICC，2017年），具体如下。

颈段食管：上接下咽，向下至胸骨切迹平面的胸廓入口，内镜检查距上颌中切牙15～20cm。

胸上段食管：上自胸廓入口，下至奇静脉弓下缘水平，内镜检查距上颌中切牙20～25cm。

胸中段食管：上自奇静脉弓下缘，下至下肺静脉水平，内镜检查距上颌中切牙25～30cm。

胸下段食管：上自下肺静脉水平，向下终于胃，内镜检查距上颌中切牙30～40cm。

（二）食管癌TNM分期

正确地评估食管癌分期，对于制定相应的治疗方案、评价疗效和判断预后有重要意义，并便于比较疗效、进行学术研究和交流。与食管病变分段标准同样的情况，国内外一直沿用的是2002年出版的AJCC/UICC食管癌TNM分期标准（表12-15-2）。第8版分期分别对临床、病理及新辅助治疗后进行分期，不再使用共同的分期系统。对于病理TNM分期，pT1分为pT1a及pT1b以

便对 I 期腺癌及鳞癌进行亚组分析。并介绍全新的区域淋巴结图谱，对区域淋巴结分布位置的描述进行了修订，将仅属于肺的引流淋巴结（第 10～14 组）去除。弃用组织学表现为未分化型（G4）这一术语；组织病理细胞学类型需要更深层的分析。分期为 pT2N0M0 的鳞癌，肿瘤位置将不作为分期指标。胃食管结合部的定义将会进行修订。pTNM 分期系统不再区分不同组织学类型，腺癌及鳞癌共用一个分期系统。

表 12-15-2　AICC/UICC 食管癌 TNM 分期标准（2002）

UICC 期别	肿瘤（T）	淋巴结（N）	转移（M）
0	Tis	N0	M0
I	T1	N0	M0
II A	T2	N0	M0
	T3	N0	M0
II B	T1	N1	M0
III	T3	N1	M0
	T4	任何 N	M0
IV A	任何 T	任何 N	M1a
IV B	任何 T	任何 N	M1b

注：以上分期以术后病理检查为依据。

目前应用的食管癌 TNM 分期标准（UICC，2017 年），具体如下。

病理分期：腺癌见表 12-15-3。

病理分期：鳞癌见表 12-15-4。

表 12-15-3　病理分期：腺癌

T		N0	N1	N2	N3	M1
Tis		0				
T1a	G1	I A	II A	III A	IV A	IV B
	G2	I B				
	G3	I C				
T1b	G1	I B	II B	III A	IV A	IV B
	G2					
	G3	I C				
T2	G1	I C	III A	III B	IV A	IV B
	G2					
	G3	II A				
T3		II B	III B	III B	IV A	IV B
T4a		III B	IV A	IV A	IV A	IV B
T4b		IV A	IV A	IV A	IV A	IV B

表 12-15-4　病理分期：鳞癌

T		N0		N1	N2	N3	M1
		L	U/M				
Tis		0					
T1a	G1	I A	I A	II B	III A	IV A	IV B
	G2~3	I B	I B				
T1b		I B		II B	III A	IV A	IV B
T2	G1	I B	I B	III A	III B	IV A	IV B
	G2~3	II A	II A				
T3	G1	II A	II A	III B	III B	IV A	IV B
	G2~3	II A	II B				
T4a		III B		III B	IV A	IV A	IV B
T4b		IV A		IV A	IV A	IV A	IV B

新辅助治疗后病理再分期：腺癌与鳞癌见表 12-15-5。

表 12-15-5　新辅助治疗后病理再分期：腺癌与鳞癌

	N0	N1	N2	N3	M1
T0	I	III A	III B	IV A	IV B
Tis	I	III A	III B	IV A	IV B
T1	I	III A	III B	IV A	IV B
T2	I	III A	III B	IV A	IV B
T3	II	III B	III B	IV A	IV B
T4a	III B	IV A	IV A	IV A	IV B
T4b	IV A	IV A	IV A	IV A	IV B

临床分期：腺癌见表 12-15-6。

表 12-15-6　临床分期：腺癌

	N0	N1	N2	N3	M1
Tis	0				
T1	I	II A	IV A	IV A	IV B
T2	II B	III	IV A	IV A	IV B
T3	III	III	IV A	IV A	IV B
T4a	III	III	IV A	IV A	IV B
T4b	IV A	IV A	IV A	IV A	IV B

临床分期：鳞癌见表 12-15-7。

表 12-15-7　临床分期：鳞癌

	N0	N1	N2	N3	M1
Tis	0				
T1	I	I	III	IV A	IV B
T2	II	II	III	IV A	IV B
T3	II	III	III	IV A	IV B
T4a	IV A	IV A	IV A	IV A	IV B
T4b	IV A	IV A	IV A	IV A	IV B

（1）T 分期：指临床或病理的原发瘤体分期（图 12-15-4）。

Tx：原发瘤不能测定。

T0：无原发肿瘤证据。

Tis：高度不典型增生。

T1：癌症侵犯黏膜固有层、黏膜肌层或黏膜下层。

T1a：癌症侵犯黏膜固有层或黏膜肌层。

T1b：癌症侵犯黏膜下层。

T2：癌症侵犯固有肌层。

T3：癌症侵犯外膜。

T4：癌症侵入局部结构并且被分类为 T4a 和 T4b。

T4a：癌症侵入相邻结构，如胸膜、心包膜、奇静脉、膈肌或腹膜。

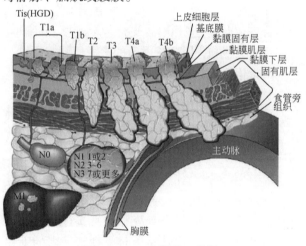

图 12-15-4　食管癌 T 分期

T4b：癌症侵入重要相邻结构，如主动脉、椎体或气管。

（2）N：区域淋巴结。

Nx：区域淋巴结转移不能确定。

N0：无区域淋巴结转移。

N1：1 或 2 枚区域淋巴结转移。

N2：3～6 枚区域淋巴结转移。

N3：≥ 7 枚区域淋巴结转移。

注：必须将转移淋巴结数目与清扫淋巴结总数一并记录。

（3）M：远处转移。

M0：无远处转移。

M1：有远处转移。

（三）食管癌 TNM 分期类型

1. 临床分期（cTNM）　指治疗前根据临床检查结果进行的分期。诊断依据主要是钡餐造影、内镜检查及活检、超声内镜检查、CT、PET/CT 检查等，必要时进行颈淋巴结活检、纵隔镜检查和支气管镜检查。

2. 病理分期（pTNM）　指根据手术切除标本病理检查结果进行的分期，也是最准确的分期。接受新辅助治疗后的肿瘤病理分期采用 ypTNM 分期。

3. 复发分期（rTNM）　经过手术后一段无瘤生存期后，肿瘤复发进行的 TNM 分期。

4. 尸检分期（aTNM）　根据尸检结果进行的病理分期。

（四）食管癌的其他分级指标

1. 肿瘤组织分化程度（G）分级

（1）腺癌 G 分级

Gx：组织分化程度不能确定。

G1：高分化，> 95% 的肿瘤组织由分化好的腺体组成。

G2：中分化，50%～95% 的肿瘤组织显示腺体形成。

G3：低分化，肿瘤组织由片状和巢状细胞组成，其中形成腺体结构的细胞成分 < 50%。

注：如果对"未分化癌"进一步检查发现腺体成分，则属于 G3 期腺癌。

（2）鳞癌 G 分级

Gx：组织分化程度不能确定。

G1：高分化，有明显的角化珠结构及较少量的非角化基底样细胞，肿瘤细胞呈片状分布，有丝分裂少。

G2：中分化，呈现出各种不同的组织学表现，从角化不全到角化程度很低再到角化珠基本不可见。

G3：低分化，主要是由基底样细胞组成的大小不一的巢状结构，内有大量中心性坏死；由片状或铺路石样肿瘤细胞组成的巢状结构，其中偶见少量的角化不全细胞或角化的细胞。

注：如果对"未分化癌"进一步检查发现鳞状细胞成分或经过进一步分析仍考虑"未分化"，则归为 G3 期鳞癌。

2. 手术治疗后肿瘤残留（R）分级

Rx：肿瘤残留不能确定。

R0：无肿瘤残留。

R1：显微镜下肿瘤残留。

R2：肉眼下肿瘤残留。

七、食管的临床解剖学

胸外科医师要进行熟练的食管癌手术，前提是需要熟悉食管的临床解剖学。在此，结合临床实际，进行简要介绍。

（一）食管三个生理性狭窄

食管长度成人约为 25cm，上颌中切牙距贲门长约 40cm。食管有 3 个生理性狭窄，具体如下。

（1）环状软骨下缘，即食管入口处，相当于第 6 颈椎水平。

（2）主动脉弓下缘及气管分叉后方，相当于第 4 胸椎下缘水平。

（3）膈食管裂孔处，相当于第 10 胸椎至第 11 胸椎水平。

（二）食管毗邻

1. 颈段食管　前方为疏松结缔组织构成的气管后间隙，食管纵行肌层的部分肌纤维止于气管后壁，称为气管食管肌。后壁的翼状筋膜和椎前筋膜构成食管后间隙；两侧与气管之间的间隙内有左喉返神经、右喉返神经通过。

2. 胸段食管　在支气管水平以上，食管前壁与气管及左主支气管毗邻，在支气管水平以下与左心房毗邻。第 4 胸椎水平，左侧壁受主动脉弓压迫，右侧壁为奇静脉弓，此后与降主动脉、胸导管、奇静脉伴行。后壁与脊柱之间，为颈部食管后间隙的延续，内含右肋间动脉、胸导管、奇静脉、半奇静脉等。左迷走神经、右迷走神经沿食管两侧下行，在肺门以下左迷走神经转至食管前壁，右迷走神经转至后壁。

3. 腹段食管　从食管裂孔到贲门，长度个体差异很大，平均为 3cm。左壁及前壁包盖腹膜，后者在食管后膈下反折成胃膈韧带的一部分，腹段食管的右壁被小网膜覆盖，其左侧壁与胃底间连接成 His 角。

（三）食管壁的组织结构

食管壁分为 4 层，即黏膜层、黏膜下层、肌层及外膜。黏膜又分为 3 层，即上皮层、固有膜及黏膜肌层。食管上皮层为 20 ～ 25 层细胞组成的非角化复层鳞状上皮。固有膜含丰富淋巴管。食管的黏膜下层内含有大量的血管、淋巴管及神经丛，食管腺也位于此层内。食管肌层分为环形肌层（内）和纵行肌层（外）。食管因缺乏浆膜层，代之以疏松组织的纤维层外膜，从而成为消化道中抗缝线拉力最弱的组织。

（四）食管血运

1. 动脉　食管动脉血供具有节段性、多源性特点。颈部食管血液来自双侧甲状腺下动脉，最多见为 4 支。胸上段来自支气管动脉或支气管食管动脉，一般为 5 支。胸下段源于降主动脉的食管固有动脉，一般为 3 支，是主要的食管供养动脉。腹段主要来自胃左动脉，其次是左膈下动脉。一般 1 ～ 3 支。颈、胸、腹三段供养食管的动脉借吻合支彼此连通，但吻合支行走距离短，且细小，不能远距离供血。因食管供血的多源性和节段性，一般不提倡过度游离食管。

2. 静脉　食管静脉回流分为三组。

（1）食管壁内静脉：分为固有膜内的上皮下脉丛、黏膜下静脉丛及肌层的穿行静脉三组，前两者因贯穿于食管全长，成为门静脉、腔静脉交通支。

（2）迷走神经伴行静脉：接收食管壁内静脉血，最主要的功能是门静脉、腔静脉交通支，其通过支气管后静脉、半奇静脉或直接连接胃左静脉与奇静脉。在门静脉高压时，食管壁内的上皮下静脉丛、黏膜下静脉丛及食管外膜的迷走神经伴行静脉均曲张，而以后者分流的血量最多。

（3）食管壁外静脉：颈段回流到甲状腺下静脉、椎静脉，胸段主要回流到奇静脉，腹段部分回流到奇静脉，部分回流到胃左静脉。

（五）食管淋巴引流

食管黏膜内及黏膜下层淋巴管形成一个复杂的互联网络，并贯穿食管全长。黏膜下淋巴管主要为纵行，并断续穿过肌层，回流到局部淋巴结，部分可直接回流到胸导管，纵隔淋巴管可直接回流到胸导管或奇静脉。

八、食管癌手术适应证和禁忌证

（一）手术适应证

食管癌手术治疗的发展趋势之一是手术适应

证逐渐扩大。一方面由于胸外科手术技术提高，更多复杂食管癌手术成功完成；另一方面是由于术后监护设施进步和护理水平提高，越来越多的伴发各种内科疾病的食管癌患者安全地接受了手术治疗。任何病例非急诊手术治疗前，应根据诊断要求完成必要的包括影像学、内镜等辅助检查，并对食管癌进行 cTNM 分期，以便于制订全面、合理和个体化的治疗方案。以胸外科手术为主要专业的外科医师来负责决定手术切除的可能性和制订手术方案。尽量做到肿瘤和区域淋巴结完全切除。要根据患者的病期、合并基础疾病、肿瘤的部位及术者的技术能力决定手术方式。胃是最常替代食管的器官，其他可以选择的器官有结肠和空肠（对术者有准入要求）。食管癌的手术适应证如下。

（1）Ⅰ期、Ⅱ期和部分Ⅲ期（T3N1M0 和部分 T4N1M0）食管癌，无远处转移或其他禁忌证者，均应进行手术治疗。内镜下治疗对于局限性早期病变，如 Tis 和 T1a 直径 ≤ 2cm，高分化或中分化的肿瘤，同样可以达到满意的疗效。

（2）食管癌放疗后复发，无远处转移，一般情况能耐受手术者。

（3）患者年龄不是绝对条件，对于心肺功能较好的患者，手术年龄可以放宽到 80 岁甚至更高。

（二）手术禁忌证

（1）诊断明确的Ⅳ期、部分Ⅲ期（侵及主动脉及气管的 T4 病变）食管癌患者。

（2）全身情况差，不能耐受手术，或有严重心肺功能不全者。

（3）有严重全身性疾病，如糖尿病、高血压，未能得到满意控制，或在 3 个月内有过心肌梗死者。

九、食管癌围手术期处理

围手术期也称手术全期，指从患者进入胸外科病房到术后痊愈出院这段时期，包括术前、术中及术后。围手术期处理的主要目的：术前全面评估患者的身心状况，采取有效措施使其达到尽可能满意的状态；术中确保手术安全顺利实施；术后防治各种并发症，促进患者尽快康复。

（一）术前准备

（1）加强营养，给予高脂肪、高蛋白饮食。

（2）对于严重食管梗阻的患者，术前 3 天开始，晚上入睡前用导管冲洗食管。

（3）加强刷牙漱口，注意口腔卫生。

（4）术前晚上灌肠 1 次，给予催眠药。

（5）手术日晨置胃管，注射术前用药。

（6）拟行结肠代食管的患者，要进行肠道准备。方法为术前 3 天改为半流食，术前 1 天进流食，术前 1 天夜间及手术日晨各清洁灌肠 1 次，术前 1 天 13：00、15：00、17：00 和 19：00 各服新霉素 1g 及甲硝唑 0.4g。

（二）肺功能评估

胸外科手术围手术期存在多种因素影响肺功能，如手术创伤、麻醉、术后疼痛等，目前术后肺部并发症仍然是围手术期死亡的主要原因。因此，术前需认真慎重的评估患者肺功能。常用的肺功能检查项目包括肺容量测定、肺通气功能测定、肺弥散功能测定、动脉血气分析、脉冲阻抗法测定呼吸阻抗和运动试验等（表 12-15-8）。

表 12-15-8 国内呼吸功能评定标准

呼吸功能评定	MVV %	RV/TLC %	FEV₁ %
正常	> 75	< 35	> 70
轻度损害	60 ～ 74	36 ～ 50	55 ～ 69
中度损害	45 ～ 59	51 ～ 65	40 ～ 54
重度损害	30 ～ 44	66 ～ 80	25 ～ 39
极重度损害	< 29	> 81	< 24

1. 肺容量测定

（1）肺活量（VC）：指最大吸气后尽最大努力所能呼出的气量，通常用实测值 / 预计值表示，正常值 ≥ 80%。

（2）残气容量（RV）：指最大深呼气后残存于肺内的气量，由于 RV 与肺总量（TLC）有关，故 RV/TLC% 的意义更大。

2. 肺通气功能测定

（1）最大通气量（MVV）：指单位时间内尽最大努力所能呼吸的最大气量，是衡量有无胸外科手术禁忌证的重要指标，临床上以 MVV% ≥ 75% 为正常。

（2）用力肺活量（FVC）：指深吸气后以最大努力快速呼气所能呼出的气量。第 1 秒用力呼吸量（FEV$_1$）和 FEV$_1$ 的百分数称为第 1 秒率（FEV$_1$%），正常值 > 70%。

3. 肺弥散功能测定 临床上常用一氧化碳来测定呼吸膜弥散功能，即肺一氧化碳弥散量（D$_L$CO），是有效地预计术后肺部并发症的指标。

4. 动脉血气分析 动脉血氧分压（PaO$_2$）正常值为 80 ~ 100mmHg；动脉血二氧化碳分压（PaCO$_2$）正常值为 35 ~ 45mmHg；动脉血氧饱和度（SaO$_2$）正常值为 95%。如果 PaO$_2$ < 60mmHg 和（或）PaCO$_2$ > 45mmHg，提示术后出现并发症的可能性很大。

5. 脉冲阻抗法测定呼吸阻抗 是通过呼吸阻抗及其组成部分（黏性、弹性和惯性阻力）的特征性改变，反映患者平静呼吸时肺通气功能改变，尤其适用于年老或无法配合用力肺功能测定的患者术前评估。

6. 运动试验 测定方法有登楼试验、定时行走距离试验和运动心肺功能试验。前两项试验方法简便，但标准难统一，受主观影响大；后者能比较全面地判断患者对手术的耐受力。

（三）心功能评估

有心血管疾病的患者食管癌术后并发症发生率和死亡率呈几何数增加。因此，术前准确评估心功能对减少围手术期并发症和死亡率非常重要。术前心功能相关检查分为有创性和无创性两大类。有创性主要指心导管检查，无创性检查方法较多，常用的有以下几种。

1. 心电图检查 是术前评估心功能传统而有效的方法，对诊断冠心病、瓣膜病和心律失常很有帮助。但 25% ~ 50% 的冠心病患者心电图正常。

2. 24 小时动态心电图（Holter）检查 可以发现普通心电图难以发现的心律失常和无症状性心肌缺血。

3. 运动心电图检查 是评估患者是否患有冠心病的传统方法。但是即使运动试验阴性也不能保证围手术期不发生心肌缺血，因为围手术期还有一些产生应激反应的因素，可以诱发冠状动脉痉挛而导致缺血。

4. 超声心动图检查 主要功能指标包括如下三方面。

（1）心脏收缩功能

1）射血分数（EF）：反映左心室泵血功能，

正常值应 > 0.55，射血分数降低常表示心肌收缩力减弱，心功能不良。下列数值供参考：EF > 0.55，正常；EF 为 0.40 ~ 0.55，左心室壁运动功能轻度障碍，相当于心功能 Ⅰ ~ Ⅱ 级；EF 为 0.25 ~ 0.40，左心室壁运动功能中度障碍，相当于心功能 Ⅲ 级；EF < 0.25，左心室壁运动功能重度障碍，相当于心功能 Ⅳ 级。

2）左心室每搏量：可以推算心脏指数等反映左心室总体功能的指标。

（2）心脏舒张功能

1）二尖瓣前叶 EF 斜率：反映左心室顺应性，降低表示顺应性下降。

2）二尖瓣血流频谱 E 峰与 A 峰之比：正常值 > 1，如 ≤ 1 表示左心室舒张功能降低。

3）三尖瓣血流频谱 E 峰与 A 峰之比：反映右心室舒张功能。

5. 心功能分级 目前多采用纽约心脏病协会（NYHA）心功能四级分类法：Ⅰ 级，体力活动不受限制；Ⅱ 级，可进行轻度体力活动；Ⅲ 级，体力活动明显受限；Ⅳ 级，休息时出现心功能不全。Ⅰ 级和 Ⅱ 级心功能患者手术安全性较有保障；Ⅲ 级心功能患者术前要积极准备与治疗；Ⅳ 级心功能患者手术风险很大。

（四）围手术期营养

大多数食管癌患者长期不能正常进食，造成营养不良，增加了手术风险，还增加术后并发症的发生率和手术死亡率。因此，改善患者的营养状态，对于提高患者手术耐受力、减少并发症有十分重要的意义。

（1）术前尽量改善患者血红蛋白、血清总蛋白及其他各项营养指标。

（2）尽量采用肠内营养，对严重营养不良伴消化吸收功能障碍的患者，可同时采用肠内营养和肠外营养。

（3）对于无足够时间纠正营养不良的患者，可选用人工血制品、新鲜全血或血浆，以迅速改善其营养状况。

（4）术后患者排气后，饮食从流食开始，经半流食、软食逐渐过渡到普食，采用少食多餐的供给方式。

（5）术后因失血和渗出液体等原因，常大量丢失钾、钠、镁、锌、铁等无机盐，应根据临床检验结果，通过输液或调整饮食予以补充。

（五）术后镇痛

开胸手术是外科引起术后疼痛最为严重的术式之一，胸部手术后，一般患者难以耐受伤口的严重疼痛。疼痛造成患者不能充分咳嗽排痰，导致呼吸道分泌物滞留，严重者可发生肺炎、肺不张甚至急性呼吸衰竭。疼痛刺激可引起体内儿茶酚胺释放增加，使心率加快、外周阻力增加，从而导致高血压、心律失常、心力衰竭等。严重疼痛会引起交感神经系统兴奋而反射性地抑制胃肠功能，表现为腹胀、恶心、呕吐。术后疼痛还可引起患者烦躁、失眠等。因此，应当充分认识到术后镇痛对患者康复的重要性。

开胸术后镇痛方法常用以下几种。

（1）全身性镇痛：是最传统的镇痛方法。给药途径有口服、肌内注射和静脉滴注等。常用药物有吗啡、哌替啶。优点是简便易行、安全性高。缺点为镇痛持续时间短，降低咳嗽反射和抑制呼吸，部分患者出现呕吐、胃肠功能减退和尿潴留等不良反应。

（2）患者自控镇痛（PCA）：分为硬膜外自控镇痛和静脉自控镇痛两种。前者能取得较满意的镇痛效果，可大大降低患者因咳嗽和呼吸引起的疼痛，使肺不张、呼吸困难和肺炎的发生率明显降低，PCA被认为是开胸手术后最理想的镇痛方法。但硬膜外镇痛操作复杂，麻醉平面不易掌握。此外，静脉自控镇痛时某些镇痛药可产生严重恶心、呕吐，而致患者自行停用。

（3）肋间神经冷冻镇痛：通过冷冻造成暂时性神经组织损伤、神经传导消失而达到镇痛效果。据报道，该方法镇痛有效率可达94%。冷冻疗法偶尔可产生永久性神经损伤。

十、食管癌手术方法

（一）手术方法选择原则

食管癌手术治疗的方法很多，目前认为以胃重建食管的方法最简单、容易，效果最好，其有食管胃胸内吻合和食管胃颈部吻合之分。胸内途径有经食管床和不经食管床之分，还有经右胸和左胸之分。其他少数用来重建食管的器官有结肠和空肠。以结

肠重建食管可采用升结肠、横结肠或降结肠，结肠向上提升时可经胸骨后或胸内途径。传统做法不主张做食管结肠胸内吻合，因为手术操作复杂、吻合口多，一旦发生并发症后果严重。

用于治疗食管癌的有效术式很多，临床上往往遵循以下原则选择手术方法。

1. 食管下段癌 最常用的手术方法是单纯开胸或胸腹联合切口，行食管部分切除食管胃主动脉弓下吻合。这种手术方法的优点是通过一个切口施术，简单易行，创伤相对较小，在我国应用广泛，是治疗食管下段癌的标准术式。缺点是不容易清扫腹腔淋巴结。

2. 食管中段癌 可以采用经左胸食管部分切除及胸内食管胃主动脉弓上吻合术或颈部食管胃吻合术，也可采用经右胸加腹部入路（又称Ivor-Lewis手术）；还可以采用右胸、腹部及颈部三切口手术（又称McKeown手术）。采用哪种术式除了根据术者的手术经验和个人习惯外，主要选择依据是肿瘤的位置。当肿瘤位于主动脉弓后方奇静脉水平，经左胸手术受主动脉弓影响，不容易解剖肿瘤，偶尔可能造成术中大出血，选择右胸加腹部入路或三切口手术更为安全、容易。

3. 食管上段癌 由于其位置特殊，实施手术治疗需特别慎重。术前应常规做气管镜检查，了解有无气管膜部受累。可供选择的手术方法包括右胸、腹部及颈部三切口手术，左开胸并颈部切口食管胃颈部吻合术，以及非开胸食管拔脱颈部食管胃吻合术。非开胸食管拔脱颈部食管胃吻合术适用于肿瘤无外侵且无纵隔淋巴结转移的病例。

4. 颈段食管癌 应施行全食管切除颈部吻合，或全食管 – 咽 – 喉切除术。这是一种创伤极大的致残性手术，只有经过各种检查后确认，无法行单纯食管切除颈部吻合，全食管、咽和喉完全性切除可行时，方可施术。其可采用非开胸食管拔脱、胃代食管或结肠代食管手术。

（二）经左胸食管部分切除、胸内食管胃吻合术

1. 手术切口 多采用第6肋间或第6肋床切口，也可采用第5肋间或第5肋床切口，这种切口显露主动脉弓上部较好，但对于胸廓较长、COPD患者，游离腹部脏器有一定困难。

2. 游离食管肿瘤 沿食管表面纵行切开纵隔胸膜，游离一段正常食管并绕带牵引。先靠近肿瘤从降主动脉至主动脉弓下缘一侧游离肿瘤，分离时可采用电刀和结扎相结合的方法，对从降主动脉发出的 1～3 支食管固有动脉和从主动脉弓平面发出的 2～4 支支气管食管动脉应予以结扎。若肿瘤与降主动脉或主动脉弓浸润粘连较紧，应切开局部主动脉外膜。一般食管肿瘤直接侵犯主动脉肌层的极少，因此，多可将食管肿瘤与主动脉壁分开。若不能判断肿瘤是否已经侵犯主动脉，不可贸然解剖分离，否则将引起难以控制的大出血。

肿瘤游离后，纵隔食管床所有活动性出血点均应电凝止血或结扎止血，可疑的脉管状结构一律进行结扎或缝扎，以防止术后发生血胸或乳糜胸。游离食管时尽量用锐器解剖，清除所有纵隔及附近的淋巴结。当癌肿侵及右侧胸膜、肺或心包时，应将这些组织和器官部分切除。术中应避免挤压肿瘤或暴力牵拉，以减少癌细胞播散概率。如对侧胸膜撕裂，可用干纱布堵塞，防止大量空气和血液进入对侧胸腔，减少污染机会，也有利于右肺的气体交换。肿瘤和食管完全游离，确认可以切除后，暂停胸部操作，打开膈肌，游离胃。

3. 胃的游离 进入腹腔需切开左膈肌。切口从食管裂孔左前方开始，向前向内切，以切至膈神经和心包膈动脉处为止。切断左膈下动脉时，需要妥善缝扎，以防止术后腹腔内出血。牵引膈肌两切缘以增加显露，探查肝脏、贲门旁、脾门、胃大小弯、胰腺、胃左动脉周、腹主动脉处及幽门附近有无肿大淋巴结。决定继续手术即切开食管裂孔部分。

胃的游离包括离断胃网膜左动脉、胃短动脉和胃左动脉。因胃壁内血管分支呈网状相互交通，因此保留胃网膜右动脉和胃右动脉供血即可。游离方法是将胃提至胸腔由助手牵拉，术者分别切断胃网膜左动脉及胃短动脉。因胃短动脉很短，要细心解剖，边切断边结扎，既不能损伤胃壁，也不要损伤脾而引起出血。助手将胃向上前翻转显露胃小弯，从胰腺上缘解剖胃左动脉，在近腹腔动脉处切断结扎，胃左动脉处的淋巴结需一并切除。切断胃左动脉是游离胃的重要步骤，术者

要谨慎细心。一般放置 3 把血管钳，于第 2 把、第 3 把血管钳之间剪断，即在胃左动脉的近端保留两把血管钳，以防血管钳意外滑脱。2 把血管钳宜分别结扎，或结扎第 1 把血管钳后，再贯穿缝扎后放开第 2 把血管钳。正常胃经过充分游离，可以提至颈部与食管吻合而无张力（图 12-15-5）。

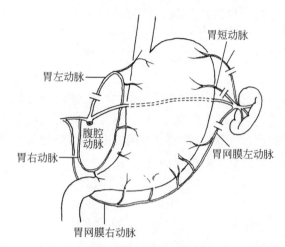

图 12-15-5　游离胃所需要切断的血管示意图

胃游离完毕，从贲门部切断胃食管结合部，可采用边切边缝合的手工方法，也可采用残端缝合器。胃端切口封闭后还纳腹腔，食管残端用橡皮套包套起，防止污染胸腔。手提食管残端牵引线向上游离食管周围附着的正常组织和粘连，直达肿瘤上缘以上 5cm 或更多。

4. 主动脉弓后和弓上食管的游离 拟行食管胃主动脉弓上吻合或胸膜顶吻合时，需将食管钻过主动脉弓。游离主动脉弓后方食管时，宜用手指紧贴食管外膜进行钝性分离。如果肿瘤与主动脉弓后的组织有浸润粘连，分离食管有困难，则可从主动脉弓上方的食管上三角区切开自上而下分离。必要时可以结扎、切断 1～2 支肋间动脉，将主动脉弓向前方翻起，能比较清楚地显露主动脉弓后方的食管。

奇静脉于主动脉弓下缘平面向前经过食管及气管右侧进入上腔静脉。在游离这部分食管时应尽量靠近食管壁，勿损伤奇静脉，如不慎损伤则可致大出血，因为奇静脉无瓣膜，血液可从远近两侧断端流出，出血量大，必须从破口的近侧和远侧分别钳夹缝合才能控制出血。

胸导管在主动脉弓平面之下，位于降主动脉与奇静脉之间，紧贴食管的后侧，食管癌常直接

累及胸导管，必要时可连同胸导管行部分切除，胸导管远近两端用粗丝线双重结扎，防止乳糜胸发生。在主动脉弓上缘，胸导管从后向前、向上绕过食管的左侧，经左锁骨下动脉后外侧到达顶部。在弓上剪开胸膜时，要靠上后行纵行切口，以避开胸导管。

中下段食管癌切除需要清扫气管隆突下淋巴结组。助手用拉钩将主动脉向后拉开，左肺门向前外推拉，暴露气管分叉处，从左、右侧主支气管及左心房后方解剖清扫此组淋巴结。

5. 食管胃主动脉弓上吻合　食管胃吻合的方法可以分为手工吻合和吻合器吻合两大类，手工吻合以食管胃端侧吻合法最常用。

（1）食管胃端侧吻合法：吻合时，第 1 排缝线距食管切缘 2.5cm 左右，于胃底的最高点行 3～4 针浆肌层缝合，继而在距缝线 2.5cm 的胃前壁做一与食管切口相仿的横切口，吸净胃内容物。在选定切除食管的平面夹一把食管钳，残留食管长 3cm 左右，在食管钳的远侧切除带病变的食管。后壁第 2 排缝线用全层间断贯穿缝合，使食管与胃的边缘有良好的组织对拢和最小的组织绞窄，特别注意保证食管和胃黏膜的准确对合，以促进最佳组织愈合。缝线的结扎不宜过紧，也不宜过松，一般边距和针距应适当放宽，有利于血运，并保持吻合口严密。缝合进针处应距边缘 0.5cm，拔针时应随针的弧度出针，以避免针尾切割组织。吻合口后壁缝合完毕，即开始缝合吻合口前壁，线结打在腔内或腔外均可。第 4 排缝线是吻合口前壁的浆肌层缝合包盖，一般将胃浆肌层与食管外膜缝合数针即可。

（2）食管胃吻合器吻合法：距拟行吻合部位远侧约 1cm 处，用荷包钳夹闭食管，用专用的荷包线沿荷包钳的上下孔穿入，切除食管送检。松开荷包钳，用无创伤血管钳夹食管断端，敞开食管口。将吻合器的钉头置入食管腔内，结扎食管荷包缝合线。如采用手工缝荷包，应注意全层、全周缝合，缝合线要结实。如在切断贲门时，贲门断端没有封闭，则可经贲门断端放置吻合器钉砧。如果贲门断端已经封闭，需要在胃底前壁做一小横切口，再放入吻合器钉砧。应尽量在胃大弯侧吻合，以保证血运。吻合后经胃残端开口直视下检查吻合口有无活动性出血。如果有活动性

出血，可在胃内或胃外间断缝合止血。吻合器吻合后，可以在吻合口外用纵隔胸膜包埋数针即可。吻合器吻合后勿将浆肌层套包缝合，因其可增加吻合口狭窄的发生率。吻合器切割下的组织应为 2 个完整环。吻合完成后，麻醉医师配合将胃管送入胃腔内。缝合贲门断端或胃前壁切口。使用吻合器吻合的最大优点是组织对合整齐，手术时间缩短，操作正确则无瘘之忧。

6. 缝合膈肌、关胸　食管胃吻合完成后，清点手术器械和纱布。正确无误后，先缝合膈肌。用小针 4 号丝线采用膈 - 胃 - 膈缝合方法重建食管裂孔。再用 7 号丝线间断缝合切开的膈肌边缘。食管裂孔重建后需检查胃网膜右动脉搏动情况，以防缝合食管裂孔过紧压迫、阻断胃网膜右动脉。生理盐水冲洗胸腔，仔细检查有无活动性出血，安置胸腔闭式引流管，逐层关胸。

（三）经左胸食管部分切除、左颈部食管胃吻合术

1. 手术切口　需要做左胸部切口和左颈部切口 2 个切口。可以采用一个体位同时做 2 个切口，也可以完成胸部操作后关胸，改为仰卧位，重新消毒、铺单，再做颈部切口。左胸切口多采用第 6 肋间或第 6 肋床进胸。左颈部切口沿胸锁乳突肌前缘，上超甲状软骨上缘，下至胸骨上切迹。切开皮肤、颈阔肌及深筋膜，将胸锁乳突肌与甲状舌骨肌向后牵拉，显露胸骨舌骨肌并切开。在甲状腺与颈动脉鞘之间常能暴露出甲状腺中静脉，钳夹切断结扎后，在甲状腺外缘及气管旁解剖食管，注意勿损伤气管食管沟中的喉返神经。

2. 游离食管肿瘤　与经左胸食管部分切除和胸内食管胃吻合术基本相同。需要做颈部吻合者，食管肿瘤的位置大多位于主动脉弓上水平，游离肿瘤容易损伤食管周围的大血管。解剖主动脉弓附近和食管沟处，应注意避免损伤左迷走神经和喉返神经。胃食管结合部切断后，提起食管断端向上游离，手术野暴露较好。食管从主动脉弓后绕过，向胸顶部继续游离，在胸顶部沿食管周围向颈部分离达锁骨上，以便行颈部切口时容易拉出食管。

3. 胃的游离　与食管胃胸内吻合相比，胃上提的位置更高。因此，需要将胃全部游离，并将幽门及十二指肠从腹后壁进行适当的解剖而可以

提供更充分长度。另外，也可用直线缝切器沿胃小弯向胃底部做部分胃切除，做成管状胃，可延长胃的伸展长度，并减少胸胃容积，从而减少胸胃对心脏和肺的压迫。注意做成管状胃时的血运，血运不良容易产生吻合口瘘或胸胃瘘。

4. 提胃至颈部 若采用一个体位做胸、颈 2个切口，可于胃底部最高点缝挂 3～4 针牵引线，并做标记，以辨别提到颈部时胃的前、后、左、右方向，防止发生胃扭转。上提牵引线经食管床至颈部切口时，可一手拉牵引线，一手从胸腔向上轻柔地推送胃，使胃容易通过颈部通路，避免牵引线拉力过大损伤胃壁。此时可去除开胸器，用无菌巾遮盖胸部切口。另一种做法是先关胸，再做颈部切口吻合。这时也同样做胃底牵引线，方法同上。先将胃经食管床上提至主动脉弓上水平，将胃底牵引线与食管断端牢固连接。主动脉弓上的胃底部要有足够长度，防止颈部吻合有张力。缝合膈肌后，置胸腔引流管，逐层关闭胸腔。若改变体位进行吻合，则在关胸后由右侧卧位改为仰卧位，重新消毒、铺单，另做左颈部切口。先将食管拉至颈部，食管断端与胃底牵引线相连，随之胃底也被拉出颈部。后一种手术方法的优点是颈部切口和颈部食管胃吻合时术野暴露更好；缺点是若预留胸胃较短，吻合则有张力，胸胃预留过长，吻合后胸胃在主动脉弓上形成局部膨胀的胃腔。近年，有人用直线缝切器将胃做成管状胃，以避免上述情况的发生。

5. 颈部食管胃吻合 目前大多数仍采用手法吻合，方法与胸内食管胃吻合基本相同。由于颈部食管床狭小，胃包埋食管不宜过多，以免造成吻合口狭窄。食管残端也不可保留过长，以免吻合结束放回食管床时吻合口掉入胸腔，这样一旦发生吻合口瘘，处理将会很复杂，危险性增加。将颈部的胃壁与周围组织缝合数针，首先可预防颈部污染物流入胸腔，其次可减少吻合口张力，最后可防止上提的管状胃因重力坠入胸腔。颈部切口肌层可不做缝合，以备发生感染时，脓液容易溢出。切口下方留置引流片，手术 24～48 小时后拔除。近年开展了颈部食管胃吻合器吻合术。采用吻合器吻合，需要更充分的游离胃。食管断端的处理与胸内吻合器吻合方法相同。要点是需将胃从颈部提出，在胃前壁做一小横切口，放入

吻合器钉砧，颈部食管胃吻合在胃的后壁。再将胃前壁的切口闭合，并外加胃浆肌层包埋。

（四）经右胸食管癌切除、胸内或颈部食管胃吻合术

1. 手术切口 如果在右胸内做食管胃吻合，需行右胸后（前）外侧切口和上腹部正中切口（Ivor-Lewis 术式）。此种术式不切开膈肌，又称经食管裂孔食管癌切除，前述的左开胸食管癌切除又称经膈肌食管癌切除。Ivor-Lewis 术式不切开膈肌，术后呼吸功能影响较小，有利于术后咳嗽排痰、维持正常呼吸。缺点是同时做胸腹部 2 个切口，一个体位 2 个切口，食管显露不佳。

如果做颈部食管胃吻合，需要做右胸后外侧切口、上腹正中切口和颈部切口 3 个切口（McKeown 术式）。3 切口手术有两种方法：一种是患者先取左侧卧位，做第 5 肋间或第 6 肋间（或肋床）后外侧切口，将食管游离后关胸。变换体位为平卧位，腹部组取上腹正中切口，颈部组取左颈部切口，分别游离胃和颈段食管。最后将胃经胸骨后或右胸腔提至颈部做食管胃吻合。此法术中患者变换体位，延长手术时间，但颈、胸、腹部术野暴露好。另一种手术方法是患者取与手术台呈 45°～60° 角的半左侧卧位，沿第 4 肋间或第 5 肋间做前外侧切口。游离食管肿瘤后，将手术台摇向术者侧倾斜，使患者成近平卧位，做腹部正中切口，进而游离胃。颈部取左侧胸锁乳突肌前缘切口，游离颈段食管，胃通过食管裂孔由原食管床提至颈部，进行食管胃吻合。此法的优点是简便、不需变换体位、手术时间短。缺点是显露不清，特别是肺门以下水平，多因肺的阻挡，常需在非直视下钝性分离。

2. 右胸游离食管 入胸后剪开纵隔胸膜，先结扎切断奇静脉，沿肿瘤周围行锐性分离，并逐一结扎食管的营养血管。清除气管隆突下、食管旁及心包旁淋巴结。游离全部胸段食管后，于膈上平面切断食管，上下断端各包套胶皮套。食管下断端从食管裂孔推至腹腔。若行颈部吻合，在胸顶用手指将颈下部食管充分游离，以减少从颈部解剖食管操作。若在胸内吻合，则于拟定切除平面处夹一气管钳，从钳下切除病变食管。

3. 腹部胃的游离 一般多采用上腹部正中切

口。首先探查腹腔，如决定继续手术，切断肝韧带，将肝左叶向右翻转，开始游离切断胃大弯血管。分离胃短血管时，因位置较深显露不好，易损伤脾，可先将贲门断端结扎线经食管裂孔向腹腔牵拉，有助于胃小弯及胃底解剖游离。胃大小弯游离之后，切开十二指肠右上方腹膜，使胃获得更充分长度。术者用手指扩张食管裂孔，约能容纳 4 个指尖即可，最后经食管裂孔将胃上提至胸腔或颈部，与食管在胸腔或颈部进行吻合。

4. 胸内或颈部食管胃吻合　与左胸食管胃吻合或左颈部食管胃吻合相同。

（五）食管癌切除及结肠移植食管重建术

1. 结肠代食管手术适应证

（1）颈段食管癌、胸中上段食管癌。

（2）喉癌侵及食管需行全喉切除及部分食管切除。

（3）用空肠或胃代食管失败或发生吻合口瘘后需要再次手术。

（4）胃部有病变或曾有远侧胃大部切除史。

（5）晚期食管癌严重梗阻，为了解决进食问题，行结肠食管分流术。

2. 结肠代食管的优缺点

（1）优点：①结肠及其系膜易于游离而保证有足够长度，可在任何部位与食管吻合；②其血管弓发育稳定，血运充足；③耐酸性强，可抗胃液反流；④不需要游离胃，适合胃切除术后等复杂条件。

（2）缺点：①结肠本身疾病和肠道细菌容易污染，术前须做必要的检查和充分准备；②术后并发症及死亡率高，主要是因为需做 3 个吻合口，特别是结肠间置后除了动脉缺血外，也可因静脉梗阻而造成血运障碍；③手术繁杂，操作多，时间长，手术后并发症及死亡率高。

根据文献统计，国内手术死亡率为 12%，吻合口瘘发生率为 22%，总的并发症发生率高达 43%，结肠代食管比胃代食管手术危险性高得多，因此必须严格掌握手术适应证。

3. 代食管结肠段的选择　根据结肠系膜血管的解剖分布及其长度来判断。选择代食管结肠袢的原则：首先保证游离的结肠袢有充分血运，此外，如有顺蠕动结肠袢就不采用逆蠕动结肠袢。常用的结肠选择方法如下（图 12-15-6）。

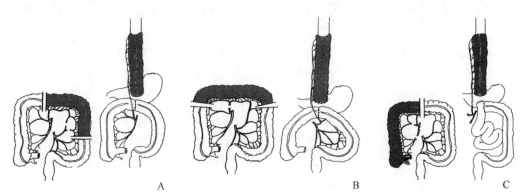

图 12-15-6　食管癌切除结肠重建食管术

A. 保留结肠中动脉，切断结肠左动脉，行左半结肠逆蠕动移植；B. 保留结肠左动脉，切断结肠中动脉，行结肠顺蠕动移植；C. 保留结肠中动脉，切断结肠右动脉，行右半结肠顺蠕动移植

（1）横降结肠：保留结肠左动脉，选用结肠左动脉两分支远处的横结肠及降结肠，优点是顺蠕动，便于操作，特别是左胸或左胸腹入路。

（2）横结肠：保留结肠中动脉，选用横结肠及部分升结肠或降结肠，优点是操作较为方便，管腔口径较升结肠小，缺点是结肠中动脉偏右，多选用逆蠕动。

（3）升结肠：保留结肠中动脉，可包括部分回肠，优点是顺蠕动，回肠与食管吻合，利用回盲瓣防止反流。

根据 Sonneland 600 例尸检分析，回结肠动脉最恒定，在 600 例中无 1 例缺如，结肠右动脉有 12.6% 缺如，结肠中动脉有 3.6% 缺如。另外约 5% 回结肠动脉与结肠右动脉之间，结肠右动脉与结肠中动脉之间无直接吻合支，或吻合支比较纤细。这些不同类型的血管分布对结肠移植重建食管有重要意义。在临床实际应用时首先考虑肠管的血运，其次考虑选用哪段肠管及顺蠕动、逆蠕动等优缺点。因此打开腹腔先检查脾区的结肠中动脉与结肠左动脉的吻合支是否完整粗大，如发育良好，吻合支充分，即保留结肠中动脉，切断结肠左动脉，利用左半结肠逆蠕动移植，或切断结肠中动脉，保留结肠左动脉，利用横结肠顺蠕动移植。反之，再检查肝区结肠中动脉及结肠右动脉吻合支，若吻合支良好，即保留结肠中动脉，离断结肠右动脉，利用右半结肠顺蠕动移植。保留的结肠中动脉必须为粗大单支，如有 2 个以上的细小支则不能保留作为供养移植肠段的血管，因为肠系膜不易拉长（图 12-15-7）。

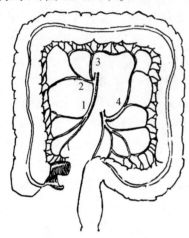

图 12-15-7　结肠血管
1. 回结肠动脉；2. 结肠右动脉；3. 结肠中动脉；4. 结肠左动脉

4. 手术过程　行结肠移植代食管一期手术时，手术人员为一组进行，可采用右侧卧位左侧胸腹联合切口，切除第 6 肋进胸腔，再切断第 6 肋软骨弓，向腹部前下方延长切口约 4cm，即能充分暴露脾区及降结肠。利用左半结肠，切断结肠左动脉，保留结肠中动脉逆蠕动，顺食管床拉上行结肠食管原位移植。上端在胸内行食管结肠吻合，或在颈部行食管结肠吻合。下端在胸内与食管下段段对端吻合或在腹腔与胃小弯处行结肠胃吻合。下端吻合采用左半结肠的优点是结肠有足够长度、血管分布比较恒定、结肠口径接近食管口径，但游离时不如横结肠方便，移植方向为逆蠕动。左胸腹联合切口也可将结肠从肺门前拉上行食管结肠吻合术。如患者取仰卧位，在右胸第 3 肋或第 4 肋行前外侧切口，移植的结肠经胸骨后或胸骨前皮下均可，经胸骨前皮下移植更安全，一旦发生

结肠坏死常不至危及生命。但胸骨前移植的肠管在皮下隆起，外观不雅，一般多采用经胸骨后皮下移植。腹正中切口游离横结肠及升结肠均较方便。若利用升结肠包括一段回肠及部分横结肠，保留结肠中动脉作为供养血管，切断结肠右动脉和回结肠动脉，顺蠕动移植，其优点是食管与回肠吻合口径相似，回盲瓣可有防止食物反流的作用。缺点是血管变异较多，升结肠粗大与食管行对端吻合不适宜。应用横结肠包括肝曲及脾曲，保留结肠中动脉作为供养血管，横结肠游离方便，但由于结肠中动脉偏右侧，因此逆蠕动移植比较方便，顺蠕动肠系膜血管支较短。若保留结肠左动脉，切断结肠中动脉，顺蠕动移植常较方便，但血运不如结肠中动脉好，必须警惕移植肠管坏死。仰卧位手术时，手术人员分为胸颈部组和腹部组，分工进行操作。胸颈部组开胸游离和切断食管，待结肠送到颈部后，行食管结肠吻合；腹部组主要是在腹部操作，包括结肠胃吻合及结肠结肠吻合，其手术步骤如下。

开腹后先将结肠拉到切口外并展开，观察肠管有无疾病及血管分布情况，决定结肠的移植方式。若结肠脾曲血管弓发育完整即利用左半结肠。先沿横结肠边缘分断胃结肠韧带、脾结肠韧带及剪开降结肠的后腹膜，将结肠充分游离至肠系膜根部，注意勿损伤血管弓。测量所需肠管的长度，用一条线从肠系膜根部经胸骨后拉到颈部吻合处，以此长度估测拟切断结肠的部位，一般原则是宁长勿短。从移植肠段切断端送入胃管及十二指肠营养管，一半留在外边，断端用丝线行暂时缝扎，并用胶皮套包裹，粗丝线结扎作为牵引用。与此同时，胸颈组已将胸段食管游离完，并从颈部切口提出。胸颈部组和腹部组人员分别从上、下两端做胸骨后隧道，上端切开附着在胸骨柄上缘颈深筋膜，用手指紧贴胸骨后方向下及两侧分离，下端切断附着在剑突上的膈肌，用手指紧贴胸骨后方向上及两侧分离，推开左右胸膜，其宽度约为 5cm。若上、下两手指不能相接触，可用卵圆钳夹纱布球行钝性分离，分离时应注意勿撕破左右胸膜而产生气胸。前纵隔为疏松结缔组织间隙，比较宽阔，结肠不会受压，但在胸腔入口处，胸锁关节与食管之间空隙窄小，可用手指向两侧钝性分离，通过结肠一般无顾虑。胸锁关节肥大者，

需切除部分胸锁关节，扩大胸腔入口，以避免压迫结肠发生坏死。胸骨后隧道完成后，移植结肠从胃后经小网膜切口通过，提拉牵引线将结肠经胸骨后隧道上提至颈部。牵拉结肠时，边牵拉边推送，注意结肠方向勿扭曲，勿使血管弓承受过大的张力，从而保证移植肠段血运，到达颈部后仔细观察肠段断端颜色及小动脉有无搏动，如发现血运不好，要将肠管退回，将肠管摆顺后再上提。食管结肠对端吻合时，一般采用两层间断缝合，与肠肠对端吻合相似。吻合过程中，将已放入结肠管内的胃管及十二指肠营养管留在外边的一半经吻合口从鼻孔拉出。结肠口径比食管粗，食管可多套入结肠内以防发生漏隙。如移植肠管过长则容易存留食物，常引起进食后呕吐。为此，颈部吻合后，腹部组要向下拉展肠管，再切断结肠与胃小弯处吻合结肠胃。用环形钳从吻合口伸到移植肠管内，拉出胃管及十二指肠营养管分别送到胃及十二指肠内。强调移植肠管伸展呈自然状态，血管蒂越松弛，供血越好。一般需要切除移植肠管多余部分约10cm，才便于行结肠胃吻合。此外，切除移植结肠段后，结肠两断端也需细心吻合，并严密缝合肠系膜以防发生术后内疝。

（六）食管内翻拔脱术

1. 食管内翻拔脱术的手术适应证

（1）不宜开胸手术的较小颈段食管癌或腹段食管癌。

（2）浅表型胸段食管癌及贲门癌，无淋巴结转移。

此种手术不符合肿瘤外科治疗原则，它不能处理已外侵癌肿，也不能彻底清除附近淋巴结，因此该术式为姑息性手术。由于拔脱挤压有增加癌肿扩散的危险，并有发生喉返神经损伤、食管床出血及气管支气管损伤等并发症可能，应权衡利弊，严格掌握此种手术适应证。

2. 手术方法 仰卧位，经腹部切口，在胃前壁作一小切口，将前端带圆球形的金属无创伤探条送入食管腔内达颈部。作颈部切口，游离并切断食管，上断端夹以带齿钳备吻合之用，下断端用粗丝线结扎在探条头上，并连接粗长纱布垫，用以拔脱食管过程中压迫食管床止血，并可作为引导物，将替代食管的器官拉出颈部。完成以上

操作后，在腹部下拉探条，食管残端即翻入食管腔内，且食管被完整撕脱到腹部术野，并切除之。用胃或结肠替代食管时，将牵引线与食管床内的纱布垫腹侧端结扎，从颈部向上提拉纱布垫即可将胃或结肠从食管床引导至颈部而与食管作吻合。若为贲门癌，切除癌后将胃大弯制成管状，再从食管床拉到颈部与食管作吻合。相反，也可以从贲门部切断，自下向上在颈部拉出食管。此种手术的并发症主要是吻合口瘘、喉返神经麻痹及食管床出血，偶尔可能撕破气管支气管膜部。优点是不开胸，对呼吸功能干扰小，患者负担轻，术后恢复快。严重心肺功能不全的早期食管癌患者可以考虑采用此种术式。

（七）食管癌切除、空肠移植食管重建术

空肠较长，任何一段都可以利用，血管比较丰富，空肠本身也很少有基础疾病，口径与食管相似，肠腔污染概率较低，这些特点均是替代食管的有利因素。但是，它也存在一定缺点，如耐酸力差，术后容易发生吻合口溃疡，血管弓细小，距肠管边缘较远，不能随肠管相应伸长，血管蒂张力较大，加之血管弓主支较细，高位移植常引起末端肠管坏死，移植失败概率较高，因此空肠不如结肠。临床较少应用，但是，对不能使用胃及结肠的病例，仍可考虑将空肠作为替代食管移植之用。由于显微血管外科的发展，国内外均有报道采用血管吻合，游离一段空肠移植来治疗高位食管缺损，或移植带血管蒂的空肠段，肠系膜血管与相邻部位血管吻合，以加强其末端血运。

空肠代食管的手术步骤与结肠代食管大致相似。移植肠段可经胸骨前、胸骨后及食管床。经腹正中切口进入腹腔，将空肠上段拉到切口外，观察肠管的血管弓。空肠与结肠不同，从肠系膜分出的血管主支是分段供给肠管，这些血管支距肠管3～4cm处分支互相吻合构成肠管第1层血管弓。从此弓再分支，各支再互相吻合形成第2层血管弓，最后从此弓分出的小血管进入肠管。近端空肠与远端空肠血管弓不一样，近端长而稀，远端密而短。所以移植高位较长一段空肠，至少要离断3～4个血管弓的供血支，而只能保留一条血管弓的供血支。因此，供给全肠段血管支较细，

供血量常常不够充足。有学者主张移植空肠先埋在颈部皮下，暂不进行食管空肠吻合，等1周后拆开切口观察，若空肠血运好，即进行食管空肠吻合，若发生坏死即改用其他手术方法。其余步骤均与结肠手术相同（图12-15-8）。

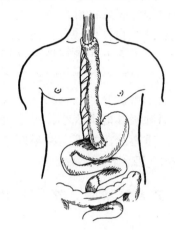

图 12-15-8　胸骨后空肠移植食管重建术

（八）胸腔镜食管切除

尽管开胸食管癌手术在过去很长的时间里都作为基本的手术方式，但开胸手术却由于其创伤性大的特点而不可避免有较高的术后并发症发生率和死亡率。自从1992年胸腔镜食管癌切除术被成功运用于临床治疗食管癌，食管癌的微创手术立刻引起了广泛的关注和研究，并且越来越多的胸外科医师及临床指南开始推荐微创食管癌切除术（minimally invasive esophagectomy，MIE）作为治疗食管癌的优先选择术式。目前的MIE术式与开胸手术术式相似，主要包括经食管裂孔微创腹腔镜食管癌手术和经右胸微创胸腔镜食管癌手术（包括Ivor-Lewis手术入路和McKeown手术入路）等。同时目前关于这两种微创食管癌术式的选择仍然和开胸手术的选择适应证相似，即经食管裂孔微创食管癌手术主要推荐于食管下段或胃食管结合部的早期食管癌患者，而经右胸微创食管癌手术主要推荐于其他情况的患者。然而，由于MIE相对复杂，尤其是Ivor-Lewis手术入路的MIE术中的右胸内消化道重建技术难度较高，要求所在医院、科室有丰富的诊疗食管癌的经验，同时也要求该单位相关专业如ICU、麻醉、护理及内科学等支持系统有较高的水平，当然更要求胸外科医师在食管外科方面有非常丰富的诊断、治疗、决策及手术经验，才能得到理想的外科治疗结果。

虽然目前微创腔镜食管癌手术被普遍认为可以替代传统开胸手术，但现有的强有力临床证据仍然十分缺少。目前仅有极少的关于比较微创食管癌手术与传统开胸手术的随机对照研究报道。已有很多报道，腔镜食管切除术与传统开放手术相比，在手术时间、失血量和淋巴结清扫数目上是有可比性的，只要是在有经验的医疗中心，腔镜手术还可以使患者疼痛更轻、恢复更快。但也有文献报道，喉返神经损伤的发生率要高于传统开放手术。目前有很多Meta分析试图比较微创食管癌手术与传统开胸手术在远期生存结果方面的差异，结果发现微创食管癌手术相较开胸手术更倾向于使患者获得更长的生存时间，但由于缺乏相关的随机对照研究，目前这些Meta分析仅纳入回顾性研究，因此这些Meta分析的结果可信度不高。腔镜手术也在不断改进，如是否使用手辅助、手术体位的变化；经食管裂孔手术，使用纵隔镜或腹腔镜清扫纵隔淋巴结；高清腔镜有助于更精确地清扫淋巴结等。腔镜与开放手术的优劣尚无定论，期待随机对照试验的开展。

微创McKeown手术操作如下。

胸腔镜下游离胸腔段食管和进行淋巴结清扫：左侧卧位，腹侧倾斜30°左右。胸部采用4个切口（图12-15-9），探查确定食管肿瘤可以完整切除后，在正常食管处纵向切开后纵隔胸膜沿食管床游离，将胸段食管及食管肿瘤、食管旁淋巴结、食管床脂肪组织及气管隆突下淋巴结整块游离切除，清扫肺门、下肺韧带及喉返神经旁淋巴结（图12-15-10，图12-15-11，彩图12-15-10，彩图12-15-11）。

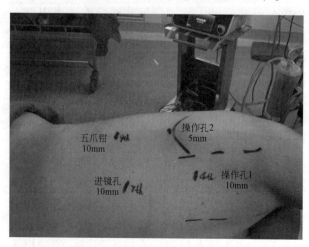

图 12-15-9　胸壁放置套管的切口

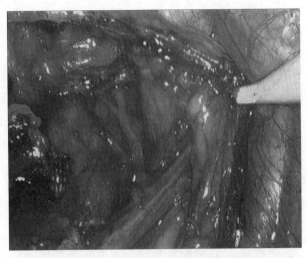

图 12-15-10　右侧喉返神经旁淋巴结清扫

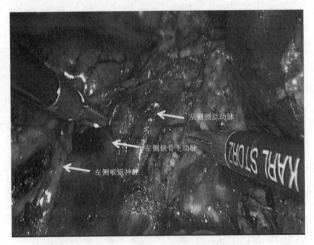

图 12-15-11　左侧喉返神经旁淋巴结清扫

游离颈部食管：让患者取仰卧位，沿颈部胸锁乳突肌前缘作斜切口，游离颈段食管，经颈部切口拉出胸段食管，于颈部离断食管并系牵引延长线。

腹腔镜下腹腔操作部分：让患者取仰卧位，采用 5 个切口在腹腔镜下游离胃，注意保护胃右动脉和胃网膜右动脉弓；游离并结扎处理胃左动脉，清扫胃周、贲门、腹腔干及胃左血管旁淋巴结；取剑突下约 3cm 切口，将下段食管和贲门牵出腹腔，制作管状胃，于胃底处缝线牵引，扩大食管裂孔。

颈部食管胃吻合：将管状胃经食管床随食管牵引至颈部，手工分层端侧吻合，内层可吸收线连续缝合，外层丝线间断缝合，吻合完毕后常规留置胃肠减压管和营养管或空肠造瘘管。

微创 Ivor-Lewis 手术腹腔镜部分：让患者取平卧位，双肺通气，建立人工气腹，脐下 1 指 1cm 切口为观察孔，探查腹腔有无粘连，摇动手术床头

高足低约 30°，选择剑突下 0.5cm 切口，锁骨中线与肋弓交界外侧 1 指处 0.5cm 切口，左侧锁骨中线肋弓与脐水平线中间 0.5cm 切口为辅助操作孔，右侧肋弓与脐水平线中间腹直肌外缘 1cm 切口为主操作孔。用超声刀游离胃小弯侧，打开小网膜囊，注意保护胃右血管，并用超声刀处理胃左静脉，剔除胃左动脉所有淋巴结，然后用 Hemo-lock 血管夹处理胃左动脉。游离胃后与胰腺的粘连及部分胃后血管，暴露右侧膈肌脚。沿胃大弯游离，注意保护胃网膜右血管，扩大食管裂孔至适当大小口径，游离下段食管至下肺韧带水平。游离胃的过程中同时清除贲门旁、胃左血管旁、胃大小弯、肝总动脉旁、脾动脉旁和腹腔动脉旁淋巴结。剑突下操作孔为起点，取腹部正中 4～5cm 切口，贲门处离断食管，将胃拖出切口，直视下用直线切割缝合器制作管状胃。临时简单关闭腹部切口。

胸腔镜部分：使患者更换为左侧卧位，单肺通气，选择腋前线第 4 肋间 4～6cm 切口为主操作孔，镜孔下探查有无粘连，腋中线第 7 肋间 1cm 切口为镜孔，若有粘连，用手指打出一条隧道后分离粘连，腋后线与肩胛线之间第 7 肋间 1.5cm 切口为辅助操作孔。游离奇静脉弓，用 Hemo-lock 血管夹处理后离断，电钩和超声刀配合游离食管，纵隔胸膜及食管周围脂肪组织一并切除，游离食管上至胸顶，下至贲门。清除气管隆突下淋巴结、全胸段食管旁淋巴结、双侧喉返神经旁淋巴结、气管右旁淋巴结、膈肌上淋巴结。经主操作孔置入荷包钳，完成荷包缝合，由助手经后操作孔提出荷包线，切开食管，置入吻合器底钉座，助手收紧荷包线并打结。切除标本，套袋取出。经胸腔提出管状胃，拖出主操作孔，置入吻合器主机，再送入胸腔，完成食管胃端侧吻合。用内镜下直线切割缝合器闭合管状胃残端。经腔镜孔留置胸腔引流管，经后操作孔留置乳胶管至食管床（吻合口下方），摇动手术床，经腹部切口放置胃管和十二指肠营养管。关闭各手术切口。

（张　逊　王　峥　张志庸）

第十六节　食管癌分期新策略

食管癌占美国全部恶性肿瘤的 1%～3%，占

全部消化道恶性肿瘤的 10%。目前对于这种毁坏性疾病的治疗已经有了很大的进步，但是手术合并症和死亡率仍居高不下，应用现代治疗方法生存率依然较低，目前某些学者采用术前联合多种治疗然后再进行手术，获得了较好的结果。因此，早期诊断、合适恰当的分期、有手术指征时术前采用多种治疗后再手术等一系列措施有望提高食管癌患者的长期生存率。

一、解　　剖

食管无浆膜层，从食管癌患者长期存活角度来讲，这是一种缺憾。正常成人食管长约 25cm，虽然食管全程直径并不完全一致，总体来说约为 2.5cm。前后位上，食管起始部在上颈部约在第 6 颈椎环状软骨水平，位于中线，到了下颈部和上胸部移向左侧，到了气管分叉水平，又回到中线，到了下胸部又偏向左侧，在此处经食管裂孔进入腹腔。解剖学将食管分为 3 个部分，即颈段、胸段和腹段。临床上为了食管癌手术之便，将食管分为颈段、胸上段、胸中段和胸下段（包括腹段食管在内）。颈段：自食管入口或环状软骨下缘起至胸骨柄上缘平面，距上颌中切牙约 18cm。胸上段：自胸骨柄上缘平面至气管分叉平面，下界距上颌中切牙约 24cm。胸中段：自气管分叉平面至胃食管结合部（贲门口）全长的上半，其下界约距上颌中切牙 32cm。胸下段：自气管分叉平面至胃食管结合部（贲门口）全长的下半，其下界约距上颌中切牙 40cm。胸下段也包括腹段食管。

食管的淋巴引流主要由两部分组成，纵行交互连接网和黏膜与黏膜下横行交互网连接。纵行的淋巴引流量至少是横行交互网引流量的 6 倍，这也解释了为什么食管癌容易发生广泛播散和跳跃式转移。淋巴在纵、横两个方向自由流动，受胸腔内压力差和（或）淋巴管梗阻的影响。典型的淋巴引流方式为颈部淋巴液引流至颈内淋巴结和锁骨上淋巴结，中段食管淋巴液引流至食管旁淋巴结和食管周围淋巴结，下段食管引流到膈下贲门区、胃左动脉、胃小弯和腹腔动脉周围淋巴结。

组织学上，约 95% 的食管癌是鳞癌，这与身体其他处的鳞癌组织学结构相同，食管鳞癌产生于食管黏膜上皮。约 50% 的食管癌发生在胸内中

1/3 部分的食管，大多数食管癌的常见部位是胸内食管上中 1/3（约占 55%），其次是食管下 1/3（占 37%）。组织学上有 5%～ 8% 的原发性食管癌是腺癌，但每年报道的食管腺癌的数据都有不同的变化，有的组报道食管腺癌超过 50%，患者很少有吸烟史和大量饮酒史，这些腺癌病变多发生在食管的下 1/3 部位，男女的性别比为 3∶1。Barrett 食管患者较普通人群发生食管腺癌的可能性高出约 40 倍，全部 Barrett 食管患者中 10%～ 15% 将发展为食管腺癌，与胃腺癌一样，食管腺癌早期就可扩散至局部淋巴结和浸润邻近组织。

临床上只有少数食管腺癌患者早期被诊断出来，这些病变的生物学行为恶性程度很高，产生广泛淋巴结转移、局部侵犯及经血流扩散至远处器官。这样单纯依据原发肿瘤的部位很难确定哪一组淋巴结是最早转移的淋巴结。食管癌容易侵犯局部周围组织，中下段食管癌可以侵犯主动脉、气管、支气管和左侧喉返神经。有报道称下 1/3 食管癌可侵犯膈肌、心包和胃，另有报道，在确诊为食管癌的全部病例中，70% 食管周围组织已受到肿瘤侵犯。

某些报道表明食管癌患者在确诊时已有淋巴结转移者占 75%，最常受累的淋巴结包括纵隔淋巴结、锁骨上淋巴结和腹腔动脉周围淋巴结。颈部食管癌可转移至颈深丛淋巴结、食管旁淋巴结或气管支气管淋巴结。下段食管癌可转移到食管旁淋巴结、腹腔动脉淋巴结和脾周淋巴结。食管癌经血行可转移到远处的肝、肺，食管癌病例尸检时发现有远处转移的达 90%。

在食管癌高发区，应用细胞学检查作为食管癌早期诊断的筛选方法，这些报道的结果表明利用食管细胞学筛选食管癌患者，能够发现并确切诊断早期食管癌。经过细胞学筛选的食管原位癌，手术治疗的 5 年生存率可达 85%，较晚期的食管癌（已侵犯黏膜下层）5 年生存率为 65%。日本材料表明早期诊断的食管癌，上皮内播散（EP）或播散限于黏膜肌层（MM）者，术后 5 年生存率分别为 100% 和 85.3%。

临床实践中大多数食管癌患者获得确诊多在病变处于较晚的阶段，患者出现了进行性吞咽困难、吞咽疼痛或其他全身症状才就诊。此时食管吞钡造影或食管镜检查通常可发现食管病变，食

管黏膜刷片检查和病理活检证实为食管癌。

二、食管癌分期和检查方法

1. 分期价值 《美国癌症协会肿瘤分期手册（第 4 版）》已被广泛采纳（表 12-16-1），这种新的分期系统修正了以往的分期标准，能更好地区分不同阶段食管癌。像以往的分期标准一样，新的食管癌分期系统可用于临床，也用于病理学诊断，它能够提供有价值的指标来判断预后。新的分期要表明肿瘤侵犯的范围（T）、有无淋巴结转移和转移到哪一水平（N），以及有无远处转移（M）。食管癌新分期的重要性在于 I 期食管癌患者有 60% 的机会能够活到 5 年，II 期或 III 期食管癌患者生存 5 年的机会要小得多。确切的分期可使食管癌患者获得更适当的治疗。这样早期食管癌患者可进行根治性的外科手术切除，晚期食管癌患者仅进行姑息性手术切除或化疗、放疗。目前有几种方法用来诊断食管癌和进行分期。最常用的有上消化道造影、胸部 X 线片、食管镜、支气管镜、同位素镓扫描、CT、MRI 和超声内镜检查。最新的方法还包括胸腔镜和腹腔镜确定淋巴结是否受累，应用正电子发射断层成像（PET）进行食管癌分期。

表 12-16-1　食管癌分期

A. TNM

原发肿瘤

Tis	原位癌
T1	侵犯黏膜下层
T2	侵及固有肌层
T3	侵及外膜
T4	侵犯邻近组织

局部淋巴结

N0	无淋巴结受累
N1	有淋巴结受侵

远处转移

M0	无远处转移
M1	有远处脏器转移
M1A	
M1B	

续表

B. 分期

分期	T	N	M
0	原位癌	0	0
I	1	0	0
II A	2	0	0
	3	0	0
II B	1	1	0
	2	1	0
III	3	1	0
	4	任何	0
IV	任何	任何	1

食管癌已有远处转移或淋巴结受累则不能进行食管癌根治性切除，因此术前确切地估计病变范围，确定有无远处脏器转移、淋巴结受累和周围组织局部侵犯，可以避免不必要的外科切除手术，推荐这些患者接受积极的化疗或放疗。理想的术前分期应当提供肿瘤侵犯范围的确切资料，包括食管癌表浅病变的确切深度、肿瘤外侵的范围及有无淋巴系转移或血源性播散。

2. 影像学分期 胸部影像学检查对于目前食管癌术前分期无明显作用，一份回顾性分析研究表明，经影像学检查诊断为食管癌的患者，3% ～ 47% 有病理学上改变。影像学异常一般包括食管管腔肿瘤浸润或食管狭窄后扩张。

（1）上消化道造影：钡餐造影仍是至关重要的检查，理想的钡餐造影应包括用双重对比法进行食管完全充钡条件下，在荧光屏上观察食管黏膜轮廓，分析食管的边缘情况，理论上这种检查有助于发现局限于黏膜的早期病变。但是在实际工作中多达 30% 的早期远段病变未能获得清晰的影像，近侧食管病变能获得清晰影像者更少。当钡剂通过病变处采用电影照相技术可以发现极小的病变和恶性狭窄。强调在影像学研究中应观察整个食管，包括胃底。除了发现肿瘤外，造影检查还可以帮助确定肿瘤长度及判断肿瘤可切除性。Yamada 认为病变长度＜ 6cm 可以切除，长度＞ 6cm 的病变半数肿瘤已侵犯邻近组织，多不能手术切除。然而其他学者提出肿瘤的长度对于可切除性的判断不起决定作用，但造影检查对于设计放疗野的部位、范围确实有重要作用。

（2）CT扫描：长期以来CT扫描一直用来研究食管癌，CT扫描在食管癌术前分期中的作用随着原发肿瘤的部位不同而不同。CT扫描对研究纵隔内食管癌的分期有重要价值，对于颈段食管癌和胃食管结合部的肿瘤分期，它的作用相对较小。研究食管癌分期和可切除性时，应同时进行胸部CT扫描及包括肝脏在内的上腹部CT检查。如果患者存在恶病质，纵隔结构和腹腔内脏器缺乏正常的脂肪层，这样会给估计肿瘤向外侵犯周围组织和脏器带来一定的困难。患者经过食管手术，因术后瘢痕和正常组织层次消失，组织层面也很难鉴别。同样，组织层面也可因以前放疗作用而改变。食管与纵隔其他结构之间脂肪层变得模糊或扭曲是CT下食管癌的征象。CT检查显示正常食管壁的厚度一般不超过5mm。实践中常可用CT测定整个食管壁厚度，但是却无法测定食管壁每一层的厚度。T1和T2期的食管癌其食管壁的厚度为5～15mm，T3期食管癌食管壁肿瘤的厚度超过15mm，T4期食管癌在CT下可见病变已向外侵犯周围邻近结构。上、中1/3段食管癌侵犯了气管、支气管，提示预后极差，这可表现为气管、主支气管移位，或气管、主支气管后壁弯成弓形，有这种征象者经证实90%～100%的患者食管癌有外侵。由于CT影像不能清晰地勾画出气管或主支气管的膜部，因此气管或支气管后壁弯成弓形，CT影像也不能确切地区分是外在性压迫还是肿瘤直接侵犯所致。在CT图像上通过测定食管与主动脉之间的接触程度，来判断食管癌是否侵犯主动脉，但临床上有时很难确定主动脉受侵，因为正常人食管与胸主动脉之间的脂肪层也可能消失。Picus等表明只有当这两个结构之间的脂肪层>90°的弧度消失时，才能诊断降主动脉受侵。

CT能够测定局部病变的范围，但不能确切地进行淋巴结分期，在鉴别正常小淋巴结与肿瘤转移的小淋巴结方面，它有着明显的限度，有时原发肿瘤体积很小，却可能发生早期淋巴结转移。同样它也不能鉴别增生性淋巴结和肿瘤性淋巴结。已经提出纵隔内淋巴结短轴直径超过1cm应当作为病理性淋巴结肿大，横膈以下淋巴结直径超过8mm的也属于异常淋巴结（图12-16-1）。应用这些标准，CT诊断淋巴结转移的敏感度为100%，

而特异度仅为43%，因为许多转移性淋巴结都在正常大小范围以内。

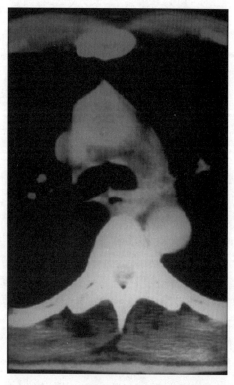

图12-16-1　CT影像显示主－肺动脉窗淋巴结

注射造影剂进行增强CT扫描，能准确地查出食管癌的肝转移（阳性率达94%～100%）。早期报道提倡应用CT扫描进行食管癌术前分期，近年来新的研究发现，应用CT扫描进行分期存在某些程度的限制。

（3）MRI检查：最近研究显示，MRI检查对于中枢神经系统疾病的诊断有较大的帮助，近来几个研究报道证明MRI影像学检查对于食管癌分期也有作用。Mass等表明配有心电图控制的MRI能够探测出大多数食管癌，但是膈肌运动和心脏搏动可产生模糊的人为干扰图像。肿瘤侵犯周围结构，如胸主动脉、气管、支气管和纵隔受侵，MRI与CT一样，表现为食管脂肪层消失或肿瘤侵犯了脂肪层。T_1加权像能清楚地勾画出肿瘤，T_2加权像的影像较差，因为T_2加权像时肿瘤信号增强，信噪比减弱，因而肿瘤与周围组织脂肪的对比度减少（脂肪也是亮的）。应用钆-DPTA可使T_1加权像信号增强，得出与T_2加权像相同的信号（图12-16-2）。MRI的一项进步是能够准确地测定肿瘤的长度，通过冠状面和矢状面

的图像测得肿瘤长度（不同于CT，CT显示肿瘤长度需增加薄层扫描间接测量）。此外软组织有更容易对比的特点，在确定肿瘤浸润周围结构方面，如食管癌侵犯胸主动脉和气管、支气管，有材料证明MRI较CT有更多的优点。

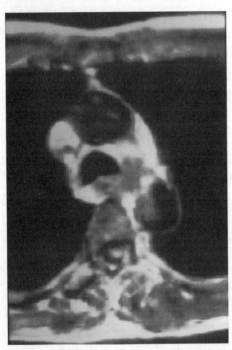

图12-16-2 钇增强MRI显示主-肺动脉窗淋巴结肿大

3. 内镜检查 食管镜下能够直视肿瘤，在诊断食管疾病方面有着重要的作用。通过食管镜不仅能看到肿瘤，而且能可靠地确定食管癌的长度。食管镜下可见正常食管有4～6条纵行皱襞，向食管内注气可使皱襞变成扁平，皱襞表面覆有粉红灰色的上皮及垂直走向的血管。日本食管疾病协会详细地描述了食管癌的外貌，并将其分为5个类型，包括表浅型、突出型、凹陷型、缩窄型和未定型。食管镜的另一优点是能进行组织活检和细胞学检查，从而做出病理组织学诊断。食管镜检查对局限于黏膜的早期病变的诊断可能有一定的困难。

支气管镜检查对于食管癌的作用是确定气管和支气管是否受累，对此支气管镜下可有3种异常发现：①无可辨认的异常；②气管或主支气管后壁受侵或突出；③气管隆突增宽，或气管支气管移位伴有或无管腔狭窄。当直接看到肿瘤外侵或有食管气管或支气管瘘，分类为③内。

4. 核素显像 肝放射性核素扫描仅限于食管癌患者的术前估计。比较放射性核素扫描与CT两种检查方法在确定肝、脾和骨有无肿瘤转移时，CT预测手术可切除的价值为83%，核素扫描对预测淋巴结受累无明显作用。核素扫描仅用于预测有无骨转移，在这方面CT作用相对很小。

5. 超声内镜检查（EUS） 食管癌分期的最新方法是超声内镜检查，应用此种检查可以获得大量的资料，患者的危险性较小，不论腹腔内病变的位置在哪里，都可以进行这种检查。体外超声内镜有几个限度：检查受过多的肠管或肺内气体、肥胖和骨的影响，穿透深度大大地决定于探头发射的频率，一般高频探头显示得更清晰，但穿透性较低。典型的超声内镜探头发射1～500百万兆赫兹，这样可清晰地看到胃肠道内的各层结构，不同反射波决定于其所遇到组织的特性。骨或其他钙化的组织反射性最高，软组织脏器和密度厚的组织容易传递声波，空气和脂肪阻挡声波的传递。胃肠道超声影像学通过变换不同的声波可以显示确切的层面，第1层是高回声（亮），相应于表面黏膜，往下一层是低回声（黑），表示黏膜的余下部分和黏膜下层，第3层是高回声，代表黏膜下层与固有肌层的交界面，第4层超声模糊，呈低回声，代表外膜（表12-16-2）。已经证明89%的食管癌经超声内镜检查能准确地估计肿瘤侵犯的深度，主要是通过测定食管壁各层超声顺序的改变，以及清楚地表现正常食管与病变食管的移行变化来判断。这种方法对于食管有狭窄和器械不能通过食管的病例，检查结果并不准确（图12-16-3）。

表12-16-2 根据TNM分期超声内镜食管分类

T1	位于黏膜层或黏膜下层低回声肿瘤
T2	穿透食管肌层的低回声肿瘤
T3	穿透食管外膜的低回声肿瘤
T4	穿入邻近纵隔结构的低回声肿瘤
N0	高回声模糊结节
N1	低回声界线清楚的结节或直接穿入邻近组织的结节
M0	无腹腔淋巴结转移或肝转移的证据
M1	肝转移
M1A	腹腔内转移

超声内镜检查能够诊断淋巴结转移，但是鉴别肿大淋巴结是转移性的还是非转移性的，其结果并不完全准确。对于远处器官转移，如肝转移，超声内镜的结果也不可靠，准确度为81%，敏感

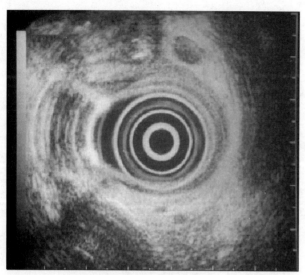

图 12-16-3 超声内镜显示正常食管各层消失及主 – 肺动脉窗淋巴结

度为 95%，特异度为 50%。超声内镜下发现的 <5mm 的淋巴结不可能是恶性，原发肿瘤周围 >10mm 的淋巴结，恶性可能为 48%。有报道应用超声内镜进行食管癌术前分期，结果颇佳。Botet 等报道各种检查方法在确定食管癌侵犯深度方面，超声内镜检查的敏感度为 100%，CT 为 80%，MRI 为 82%。对于确定淋巴结转移，超声内镜的敏感度为 89%，CT 为 85%，MRI 为 82%。Rice 等利用超声内镜记录食管癌对术前化疗的反应发现，超声内镜对病理分期中 T 分期的预测准确率为 82%，对 N 的判断准确率为 73%。最近他们还提出内镜不能通过时，即晚期 T 期病例，它是单一的最重要的预后指标。最近日本报道了一组 209 例食管癌患者的研究结果，Tachimori 应用颈部超声探测颈部淋巴结进行病例筛选，26 例颈部可触及淋巴结，其中 12 例进行了食管癌切除和颈部淋巴结根治性清扫。在 143 例患者中，18 例经颈部超声查出淋巴结增大。83 例手术切除，全部 18 例均有组织学阳性淋巴结转移。联合超声检查和用手触诊检查，淋巴结转移诊断的阳性率达 91.7%。利用超声内镜的另一个新发展是在超声内镜指导下进行活检来确定纵隔淋巴结分期，这种技术更像经支气管镜进行纵隔淋巴结活检，显示出有重要价值的前景。从已进行的支气管镜对非小细胞肺癌的预测结果看，其前途光明。

三、正电子发射断层成像

用这种新的检查方法进行胸部恶性肿瘤分期仍处于发展阶段。代谢性影像学主要取决于肿瘤细胞的代谢活性增加，PET 利用肿瘤细胞与正常细胞对葡萄糖的类似物——氟脱氧葡萄糖（FDG）代谢不同的特点进行诊断。最近的研究表明，PET 可用于确定肺部恶性结节和非小细胞肺癌纵隔淋巴结分期。其缺点是某些炎症也含有巨细胞，这些巨细胞也可有很高的 FDG 摄取率。至今尚无应用 PET 进行食管癌术前分期的报道，只有一个初步材料报道有关 PET 结合胸腔镜或腹腔镜确定淋巴结转移来进行食管癌分期。

四、外科分期

无论对于食管癌的姑息性治疗或根治性治疗，外科手术一直是个金标准。使用手术、放疗或化疗等一系列方法，患者很少能获得根治性效果的原因是诊断太晚。最近的报道表明，在西方发达国家，Ⅰ期、Ⅱ期食管癌单纯手术切除已获得长期生存。食管癌出现症状时已到了很晚阶段，常有黏膜下播散、淋巴结受累及肿瘤侵犯邻近周围组织，这在临床已经屡见不鲜。缺乏统一的满意的常规方法进行食管癌术前分期，结果 2/3 的病例临床分期与病理分期差距很大。Akiyama 研究了食管癌的淋巴结转移，发现食管癌的淋巴结常常沿着胃小弯和腹腔动脉干方向转移。食管癌可转移到远处不同的淋巴结站，大多数食管癌患者，不管肿瘤在哪个部位，经常转移到胸腔淋巴结。

Abe 等描述可切除的食管癌转移类型，发现所有部位的食管癌都转移到纵隔淋巴结和腹腔淋巴结。Skinner 与其他人描述了淋巴结分期在选择食管癌患者手术方式的重要作用，对于食管周围有淋巴结转移的患者应进行广泛彻底的切除。Ellis 最近的研究提出食管癌患者有淋巴结转移是一个单独的预后指标。虽然其他学者表明经食管裂孔行食管切除而不做根治性淋巴结切除也取得了良好的结果，但是这些组的报道确实指出淋巴结分期的重要性，不管采取哪种治疗方法，淋巴结有无转移是一个重要的预后指标。

在设计食管癌治疗方法的比较研究时，主要障碍是缺乏术前确切分期。纵隔镜已成功地用于肺癌的术前分期，从而根据分期结果选择适宜的治疗方法。但是食管癌术前分期也可以将晚期食管癌与早期处于局部病变的食管癌区分开。根据术前分期，某些食管癌患者可以推荐化疗或放疗，这样可减少手术切除带来的合并症与死亡率。Murray 等应用纵隔镜和小型开腹对 30 例食管癌患者进行前瞻性研究，纵隔镜发现 7 例有纵隔淋巴结转移，16 例有腹腔淋巴结转移。根据这些学者意见，采用探查胸腔内淋巴结方法可以做到更确切的外科分期。Dagnini 对 369 例食管癌患者常规进行腹腔镜检查，发现 14% 有腹腔内淋巴结转移，9.7% 有腹腔动脉周围淋巴结转移，这样使得这些患者避免了不必要的手术切除。随着电视技术的进展，现在有了更先进的胸腔镜和腹腔镜技术，这些技术作为纵隔镜的补充，取代了昂贵的外科操作成为术前淋巴结分期的主要手段。Krasna 和 Mclaughlin 描述了胸腔镜对食管癌淋巴结分期的作用，虽然胸腔淋巴结分期正确的有 14 人，但14 人中 2 人在食管切除时发现腹腔淋巴结有转移。CALGB 随访结果发现，胸腔镜和腹腔镜用于胸部及腹部肿瘤分期，成功率超过 90%。更为最近的 65 例报道显示腹腔镜对食管癌分期的准确率达94%，胸腔镜的准确率达 91%。

五、胸腔镜技巧

胸腔镜常经右侧胸腔进行探查，右胸操作不受主动脉位置的影响，可以更好地显示食管及食管周围的淋巴结。若术前非创伤性检查提示左侧淋巴结有转移可能，也可行左侧胸腔镜检查（图 12-16-4）。充入二氧化碳气体结合调整患者体位，利用身体的重力作用使肺完全塌陷不致影响操作。第 4 个探头也可以插入所谓的垒球角处。活检钳用于夹起淋巴结表面的纵隔胸膜，双极电凝切开胸膜，内镜血管夹夹闭淋巴结的滋养血管，取出淋巴结，盐水冲洗术野局部。经上戳孔送入肺牵拉钳，借此可显露食管旁和下肺韧带，位于气管隆突区奇静脉下淋巴结及下肺韧带内的淋巴结均可进行活检（图 12-16-5）。位于气管食管沟的食管旁淋巴结也可以摘除。所有淋巴结应全部摘

除活检，遇到血管应予以血管夹止血。左侧胸腔镜操作，要探查主 - 肺动脉窗（图 12-16-6），这里有另一组食管旁淋巴结及下肺韧带淋巴结。同时应检查胸腔内食管癌有无侵犯纵隔结构或有无肺转移。

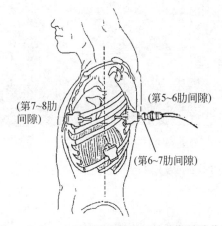

图 12-16-4 患者行胸腔镜淋巴结分期戳孔位置

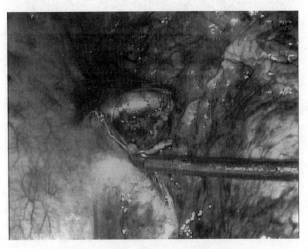

图 12-16-5 奇静脉下淋巴结摘除

六、腹腔镜技巧

协助患者取仰卧位，头部置监测仪，做 3 ～ 4 个直径 10mm 的戳孔，应用角度 > 30° 的腹腔镜进行腹部探查（图 12-16-7）。先探查肝，有病变时取活检送冰冻病理检查。应用扇形牵开器牵开肝，解剖胃小弯摘取淋巴结（图 12-16-8）。经小弯网膜锐性解剖进入网膜囊，检查食管右侧直到右膈肌脚。经触探可确定胃左动脉，它从腹腔动脉干发出，一直向上分布于胃后壁。游离血管周

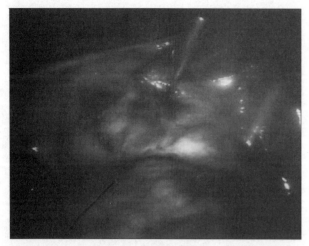

图 12-16-6 胸腔镜下食管癌分期显露主-肺动脉窗淋巴结

围间隙可找到数枚淋巴结。血管夹夹闭控制出血。对于恶病质患者，常于手术结束前于腹腔镜下行空肠造瘘术，同时也可埋入化疗泵以备日后化疗之用。

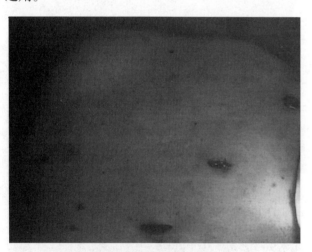

图 12-16-7 腹腔镜淋巴结分期戳孔位置

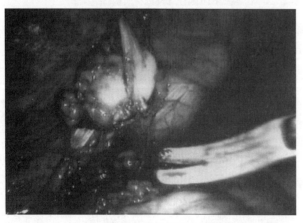

图 12-16-8 腹腔镜淋巴结分期腹腔动脉淋巴结活检

七、初步结果

在美国马里兰大学进行的食管癌前瞻性研究中，术前分期选择 CT、MRI、超声内镜等作为无创性检查方法。口服和静脉给予患者造影剂以进行增强 CT 检查，有条件时可进行高分辨 CT 检查。行胸部和上腹部 MRI 检查，包括钆增强 MRI。超声内镜检查自肿瘤向下直达腹腔动脉干。食管癌邻近气管或支气管时均进行纤维支气管镜检查。开始 14 例患者经左侧胸腔进行胸腔镜检查，此后常规经右侧胸腔进行。如此可避开主动脉，更细致地解剖食管旁淋巴结。1 例因主-肺动脉窗有肿大淋巴结（第 5 组）施行了经左侧胸腔探查。胸腔镜探查完毕后再进行腹腔镜探查。

65 例患者施行胸腔镜食管癌分期，4 例因胸腔严重粘连而胸腔镜检查失败，其中 2 例成功地进行了腹腔镜探查。1 例支气管镜检查有阳性发现不再进行食管癌分期。1 例术后死亡（脑血管意外）。术后 2 例发生切口感染，2 例发生肺炎。全组男性 62 例，女性 3 例。手术包括 Ivor-Lewis 术式食管切除合并开胸或开腹行颈部吻合，或者行左侧开胸食管切除。在这一组内为了确保最大程度地摘除所有淋巴结，不进行经食管裂孔的食管切除。58 例成功地进行了胸腔镜分期。3 例不能手术者，2 例因肺转移，1 例因门静脉高压。经胸腔镜行食管癌分期者，6 例为 N1 期。经胸腔镜检查无淋巴结转移的食管癌患者，4 例手术时发现有 N1 病变。胸腔镜检查正确地诊断 3 例 T4 期患者，他们在临床上属 T3 期食管癌，这样他们就避免了无谓的开胸探查手术。胸腔镜未能查出 T4 期的患者有 3 例（这 3 例患者均在最初的 18 例中），2 例胸腔镜分期时未怀疑有肺转移。因此胸腔镜对食管癌淋巴结分期的敏感度接近 80%，而特异度为 100%。淋巴结转移阳性预测率为 100%，淋巴结阴性预测率接近 88%。38 例成功地进行了腹腔镜食管癌分期，其中 26 例腹腔淋巴结阴性，12 例腹腔淋巴结有转移。腹腔镜分期时 2 例发现有腹腔内播散。2 例患者胸腔镜和腹腔镜检查时淋巴结均为阴性，后来发现有骨转移。

八、结 论

目前胸腔镜和腹腔镜对于食管癌分期的确切作用尚不清楚，胸腔镜或腹腔镜对于食管癌淋巴结分期有着明显的价值，就像纵隔镜确定肺癌的淋巴结有无转移一样准确，确定纵隔有无受侵，提示哪些患者为早期局部病变，应该推荐外科手术，也揭出哪些患者处于肿瘤晚期阶段，无手术切除适应证。胸外科联合研究组正在应用胸腔镜和腹腔镜对食管癌的淋巴结分期进行前瞻性随机研究（CALGB），这个研究的结果将决定这种技术的效果及在处理食管癌方面的价值。

第十七节 贲门癌外科治疗

一、目 的

国内外很少将贲门癌作为一种单独的肿瘤进行专题研究，许多国家将贲门癌归属于胃癌，从而采用开腹手术处理，讨论贲门癌属于普通外科内容。我国食管癌发病率很高，开胸手术治疗贲门癌的病例也多，大多数医疗中心将贲门癌附在食管癌内讨论。所以，至今有关贲门癌的流行病学、临床表现、手术处理方法及预后结果的资料较少，国内外可供参考的文献不多，或者用胃癌的分期和治疗结果替代贲门癌分期及治疗结果，或者用食管癌流行病学和病因研究代替贲门癌的流行病学和发病原因。但是，贲门的解剖学特点、组织学特征与胃和食管均不完全相同，贲门产生的肿瘤的临床特点和治疗结果与胃癌和食管癌也相差甚远，用胃癌或食管癌代替贲门癌既不严谨也不科学，更不能确切地反映贲门癌的诊治规律。因此，这里我们强调将贲门癌单独分离出来，专门讨论它的发病原因、发病机制、临床表现、诊断方法、手术处理技巧和预后结果，希望有益于胸外科医师的临床工作，以便使贲门癌患者得到更加合理、更为妥善的处理。数十年来，国外对于贲门癌的兴趣不断增加和研究热情不断升温，主要原因是食管裂孔疝合并反流性食管炎在西方国家发病率较高，长期反流刺激致食管下端鳞状上皮被贲门的柱状上皮所覆盖，肠上皮进一步化生造成不典型增生，最终发生癌变，形成食管（贲门）腺癌。因此，国外研究的食管（贲门）腺癌多为 Barrett 食管形成的腺癌，而国内更多的是发生于贲门腺体的真正贲门腺癌。尽管两者均为贲门癌，但是其发病原因、病程和病理改变并不完全一致。

二、生理和解剖特点

从解剖学角度，贲门为食管进入胃的开口部位，即胃食管结合部。此结合部既有解剖学标志又有生理学特征。解剖学的标志是管状食管与囊状胃的交汇处。组织学标志是食管的鳞状上皮与胃的柱状上皮交界处，即齿状线，还是食管环形肌与胃斜形悬吊纤维相遇处。在齿状线远侧约 4cm 范围以内，不规则地分布管状腺体和分支状腺体，由这些腺体产生的肿瘤即为真正的贲门癌。曾有人统计肿瘤中心在齿状线以下 2cm 范围内的贲门癌占 72%，恰在齿状线上的占 27%，在齿状线以上的占 1%。

贲门的生理学特点是抗反流机制，在食管下端跨裂孔上下各 1～2cm，存在生理性括约肌，呈高压区，其静息压力约为 3.3kPa，比胃内压高出 0.67～1.33kPa，从而起到抗食管反流作用，参与抗反流高压区的结构包括食管下端环形肌、贲门缩肌、胃悬吊韧带、胃食管角、膈食管韧带、食管裂孔周围膈肌脚、贲门切迹黏膜瓣等。参与生理性括约肌功能的机制，除了胸腹腔压力差别外，神经体液因素也具有一定的调控作用。此外，某些药物如甲氧氯普胺、氯贝胆碱可收缩生理性括约肌，增加高压区压力。抑胃肽、胰高血糖素、抗胆碱药物可使高压区压力降低。

三、历 史 回 顾

早在 1901 年 Ortmann 报道了覆盖腺上皮的食管发生了腺癌。Allison 及 Johnstone 于 1953 年描述了胃食管结合部的准确位置，证明确实存在覆盖柱状上皮的食管。认识到 Barrett 食管患者罹患食管癌的危险性增高，Naef 观察了 140 例 Barrett 食管患者，其中 12 例最终发生了腺癌，进一步证实了上述结论。从此关于 Barrett 食管及贲门腺癌的研究日渐增多，Barrett 食管作为贲门癌的危险因素之一被确定下来。Spechler 发现存在 Barrett 食管的患者贲门原发腺癌的发病率是正常人群的 30～100 倍。历史上曾有一段时期认为贲门癌是胃癌或食管癌的一种特殊类型，以后逐渐发现贲门癌在解剖学、病理学、临床表现及预后等诸方面与胃癌存在明显差异，而且与食管癌也有不同。Castrini 和 Pappalardo 认为贲门癌介于食管癌及胃癌之间，贲门癌容易发生上腹腔淋巴结和纵隔淋巴结转移，有别于胃癌，组织学也不同于食管癌，所以贲门癌是一个独立的疾病。

目前，国际上对于食管腺癌的认识比较一致，但是对于贲门部肿瘤的分类及最佳治疗方法，比较混乱，意见也不完全统一。有的医疗中心认为贲门癌是胃癌的一部分，称为贲门部胃癌，属于腹部外科范畴，经普通外科医师开腹手术处理。有的医疗中心将贲门癌与食管下段癌结合在一起分析，称为食管下段贲门癌，这又与食管癌发生混淆。国外文献有时将贲门癌就称为"贲门癌"，近年来大多数文献称为"胃食管结合部癌"。我国传统地将贲门癌单独列出，属于胸外科范畴，由胸外科医师经开胸手术处理。

四、贲门癌定义

国际胃癌协会和国际食管疾病协会确定贲门腺癌为中心位于解剖学贲门（齿状线）远近两端 5cm 以内的肿瘤，这是内科医师对贲门范围的划分和贲门癌的定义。外科医师根据外科解剖学和手术治疗的经验，将贲门癌定义为原发于食管与胃黏膜交界线（齿状线）以下 2cm 范围以内的腺癌。从这一定义可明显看出，贲门癌具备两点，一点是其位置在齿状线下 2cm 以内，超过 2cm 为胃体癌。另一点是贲门癌为腺癌，非鳞状上皮癌，若病理检查为鳞癌，则属于食管癌。但是，临床上所见的并不如上述界限那么清楚，如病理报告为鳞癌，肿瘤确实位于齿状线上下，可能的判断是食管癌向下生长越过齿状线，或肿瘤位于齿状线以上，如病理检查为腺癌，可能的判断是贲门癌向上生长越过齿状线。因此，临床胸外科医师为了工作方便，将齿状线上下的肿瘤笼统地称为食管下端贲门癌，若病理为腺癌则来自贲门，若病理为鳞癌，则来自食管。由于临床医师的出发

点不同，对于贲门范围的不同理解，结果造成贲门癌定义也存在争议。

定义贲门癌首先需要确定贲门的部位。组织学和病理学教科书上，贲门一般指食管与胃结合部，以其黏膜交接为分界，即鳞状上皮与柱状上皮细胞的交界线——齿状线为界。胃食管结合部的黏膜为贲门黏膜，它由柱状上皮构成，这种黏膜小凹状分支腺体不含泌酸细胞。因此，胃食管结合部的贲门上皮介于鳞状上皮细胞和泌酸上皮细胞之间，并且是一种先天具有的正常结构。

五、贲门癌分型

Siewert 于 20 世纪 80 年代提出将贲门癌分为 3 型（表 12-17-1，图 12-17-1）。1998 年，国际胃癌协会（IGCA）和国际食管疾病学会（ISDE）采纳 Siewert 分型并加以修改，将肿瘤中心位于解剖学贲门（齿状线）近端和远端 5cm 之内的胃食管结合部的腺癌统称为贲门癌，并且根据病因学将贲门癌分为 3 种不同的类型，即 I 型、II 型和 III 型。

表 12-17-1　Siewert 分型

I 型	食管远端腺癌，常为 Barrett 腺癌
II 型	真正贲门癌（胃食管结合部癌）
III 型	贲门下胃癌

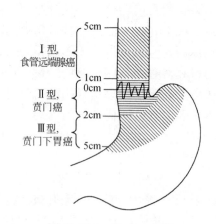

图 12-17-1　Siewert 分型

从临床实用角度，依据肿瘤形态学的部位，将贲门癌分为 3 种类型有利于临床研究其发生学、临床表现和处理方针。I 型肿瘤指食管远端的腺癌，位置在胃食管结合部（齿状线）以上至少

1cm。此型肿瘤通常起源于食管特异性肠上皮化生区，最常见的是 Barrett 食管发生癌变产生的腺癌，此型患者多有食管裂孔疝和长期胃食管反流病史。Ⅱ型肿瘤是真正意义的来自于贲门上皮分支腺体的腺癌，或是贲门短段肠上皮化生而来。Ⅲ型肿瘤是贲门以下的胃体癌向上浸润贲门胃底或食管下端所致。

判断贲门癌为何种类型主要根据形态学及肿瘤中心的解剖位置，如果患者为肿瘤进展期，可以根据肿块的部位来判断。虽然起源相同部位的肿瘤且有许多相同特征，但是 3 种类型的贲门肿瘤有不同的临床表现。Ⅰ型贲门癌患者多有食管裂孔疝，可以有很长时间的胃食管反流病史。有材料显示特异性肠上皮化生在此三型的发生率并不相同，Ⅰ型贲门癌发生率为 80%，Ⅱ型贲门癌为 40%，Ⅲ型贲门癌为 10%。临床发现Ⅲ型贲门下胃癌更倾向于分化差和非上皮化生的生长类型的胃癌。淋巴显影研究显示，3 种类型贲门肿瘤转移部位有所不同，对于预后的影响也有区别，食管下端肿瘤的淋巴可向上至纵隔和向下沿腹主动脉转移，胃贲门和贲门下肿瘤更多地沿腹主动脉向脾门和主动脉周围转移。贲门癌淋巴结侵犯 < 30% 和 > 30% 者，5 年生存率分别为 45% 和 0。有和无淋巴结转移 5 年生存率分别为 27% 和 63%。

Siewert 分型也存在缺点，最明显的一点就是如果肿瘤巨大，跨过食管远端和胃近端，就很难分类，而且对于回顾性分析造成极大困难，因为临床和病理资料中无法找出肿瘤的确切解剖部位。此外，3 种类型肿瘤在分子水平的区别也不清楚。鉴于 Siewert 分型的缺点，2000 年 WHO 提出了新的贲门肿瘤的分类方法，这种分类将贲门癌也分为 3 型（表 12-17-2）。

表 12-17-2　WHO 贲门癌分类

食管腺癌	肿瘤全部位于齿状线上方
贲门癌	跨在齿状线上
近端胃腺癌	肿瘤全部位于齿状线下方

WHO 贲门癌分类的优点是明显结合发病机制和临床表现，有助于前瞻性研究和回顾性研究，对于个体化研究食管和胃近端肿瘤，深入研究病因学、临床症状学和形态学有重要意义。

临床实际工作中分辨这 3 种类型肿瘤还是有一

定困难的，也不能准确区分肿瘤为食管腺癌还是贲门腺癌，同时也发现 3 种类型的胃食管结合部肿瘤的预后大致相似，因此，尽管进行了分型研究，但是临床分辨这 3 种类型肿瘤对于制订治疗方案影响不大。上述 2 种分型能否在临床上广泛应用，或实际应用的意义到底有多大，还有待时间考验。

六、贲门癌流行病学与病因学

国内外很少有人将贲门癌分出，作为单独一类肿瘤进行流行病学调查，国外大多数将其归入胃癌内，国内更多归入食管癌内。因此，可供参考的流行病学资料很少。许多食管癌高发区人群常伴有较高的贲门癌发生率。在我国，贲门癌高发区与食管癌高发区类似，在华北太行山区至四川盆地西北部地区贲门癌呈不规则分布，广东沿海自东北向西南方向发病率逐渐降低。国外报道贲门癌和食管腺癌也有相似的流行病学特征，美国贲门癌以每年 4% ~ 10% 发生率逐年增加，为所有恶性肿瘤中增长速度最快的一种，相反，胃远侧部位的胃癌发生率呈下降趋势。

贲门癌男性多于女性，发病年龄为 40 ~ 70 岁，平均发病年龄为 50 ~ 59 岁，与胃癌相似，但是低于食管癌。贲门癌与胃癌一并统计时，贲门癌占胃癌的 15% ~ 20%，当贲门癌与食管癌一并统计时，贲门癌占食管癌的 11% ~ 50%。国内大组资料显示贲门癌约占食管癌的 1/2 左右。河南省林州市人民医院在 1964 ~ 1979 年的 15 年间收治了 874 例贲门癌，2074 例食管癌。近年，贲门癌在林州市食管癌中的比例逐渐增高，提示贲门腺癌的发病率在升高。河北省南部是中国食管癌的集中高发区，据统计当地贲门癌与食管癌发病率相近，男女比值约为 5 : 7 和 4 : 5。提示食管癌高发区贲门癌的发病率也增高。在我国，贲门腺癌主要是真正贲门处发生的腺癌和胃体癌累及贲门。国外对于 Barrett 食管继发的食管腺癌研究较多，并认为其是贲门部的主要肿瘤。其原因是国外人群食管裂孔疝发病率很高，胃食管反流病很多，长期反流可产生黏膜上皮重度不典型增生，最终可继发食管下端腺癌。我国外科报道的资料中很少提及 Barrett 食管，因为食管裂孔疝发生率相对较低，与 Barrett 食管相关的临床表现描述较少，内镜诊断 Barrett 食管病例有限。可见我国患贲门癌的类型与西方国家贲门癌类型有所不同，我国主要是 II 型贲门癌，即真正的贲门癌。随着我国人群营养状况明显改善，肥胖体质增加，食管裂孔疝发病率和胃食管反流病例也逐渐增多，内镜技术的提高，预计将来有可能发现更多的 Barrett 食管和 I 型贲门癌病例。

Botterweck 指出，根据欧洲癌症登记及死亡数据库资料，丹麦、意大利、斯洛伐克、英国的贲门癌的发病率在 1968 ～ 1995 年不断增高（文中贲门癌合并了食管下段、胃食管结合部的腺癌）。斯洛伐克及英国的女性贲门癌患者发病率明显增高。分析原因可能为纤维胃镜广泛使用，明确的病理分型及诊断方法的改进。他认为除了 Barrett 食管可以作为食管下段腺癌的明确发病因素外，还缺乏其他贲门腺癌病因学实验结果提示。美国、澳大利亚和新西兰的资料也显示类似的发生趋势。

最近，西方国家提出肥胖可能是贲门癌的病因之一，原因在于腹内压增高加重了胃食管反流，促进 Barrett 食管形成，继发产生 I 型贲门癌。在西方国家肥胖人群很多，它可能成为贲门癌的一个病因。Chow 的文章证实了这一点，他还提出身材较高的人群，肥胖与贲门癌的对应效果不明显，可能高身材的人较瘦，体重相对较轻。这种情况在年轻贲门癌患者更为明显，提示肥胖对年轻人发生贲门癌起着更为重要的作用。也有人提出治疗溃疡病的药物是发生贲门癌的可能病因，应用抑酸药物后，胃酸被抑制，过多的碱性胃内容物反流到食管，引起反流性食管炎，从而形成 Barrett 食管，进一步导致贲门癌的发生。Rachael 等观察到叶酸和维生素 B_{12} 相关的多形性改变对发生贲门癌有一定影响，具有 *MTHFR 677TT* 基因型的个体罹患贲门癌的危险度显著增加。在早些年的文章中，提到幽门螺杆菌与贲门癌发生之间无明显联系。最近 Yasuo 观察到幽门螺杆菌感染与贲门癌发生有关，原因可能为幽门螺杆菌长期刺激贲门而产生慢性炎症，导致黏膜破坏，引起肠上皮化生，进一步导致贲门癌。Brown 观察到收入较低或从事较低社会地位工作的人群，食管及贲门腺癌发生率较高，但是，贲门癌也发生在受过高等教育的人群中。这些观察的最终结果有待于进一步证实，提示社会环境可能对贲门癌发生

有一定作用。此外，还有人观察到患乳腺癌家族群体易患贲门癌，提示贲门癌的发生可能存在遗传因素。

以上有关贲门癌的发生因素或可能原因，均来自西方国家医疗中心，结果多是集中在 I 型贲门癌，或者说是 Barrett 食管衍变的贲门癌。这与我国发生的贲门癌不同，在我国主要是 II 型贲门癌，即真正产生于贲门分支腺来源的贲门癌，也许随着我国研究的深入，将揭示出更确切的贲门癌发病原因和易感因素。

七、发病机制

基于上述的现实，将贲门癌进行单独研究的资料很少，国内多将其与食管癌一并研究报道。贲门癌发病地区的自然环境、居民饮食习惯和营养状况与食管癌基本相似。研究显示，亚硝胺也是一种较强的贲门癌致癌物，此外，某些常见的真菌，特别是黄曲霉菌可以将硝酸盐还原为亚硝胺盐，促使亚硝胺产生。维生素 A、维生素 B_2、维生素 C 缺乏及某些微量元素（如铁、锌、钼等）缺乏也可促进癌变的发生。某些不良饮食习惯，如喜食热汤、热粥、粗硬食物等刺激性食物，饮烈酒，暴饮暴食也容易破坏黏膜上皮，造成食管黏膜及贲门黏膜损伤。由上可以看出，贲门癌的发病基本与食管癌相似。较为特殊的是某些良性疾病，如贲门失弛缓症、反流性食管炎可致贲门黏膜受到反复炎性刺激，出现增生等异常，容易诱发癌变。长期胃食管反流可致上皮化生，出现食管下端鳞状上皮被贲门的柱状上皮代替，产生 Barrett 食管。

在贲门癌发病病因中，贲门溃疡和贲门息肉可能有一定关系。贲门黏膜的重度不典型增生被认为是贲门癌真正的癌前病变，在贲门溃疡、贲门息肉和萎缩性胃炎等疾病发生癌变前，均表现有重度不典型增生的病理过程。

八、贲门癌病理学

贲门癌可来源于贲门处的腺体，也可能起源于齿状线下方的胃体腺体，或起源于异位的覆盖食管的腺上皮组织。由 Barrett 食管衍变而来的贲门癌，其发生具有明确的阶段性，发展过程为

黏膜上皮化生—轻度不典型增生—重度不典型增生—原位癌—浸润性癌。即使没有明确的证据证实，考虑其他来源的贲门癌发生也有一定的相似性。有资料显示Ⅰ型贲门癌、Ⅱ型贲门癌和Ⅲ型贲门癌特异性肠上皮化生逐渐递减。

局限于上皮层及黏膜下层的早期贲门癌发生淋巴结转移的概率较低。处在这一期的患者与进展期贲门癌患者相比，具有更好的预后。进展期贲门癌患者，淋巴结转移率高的原因可能与肿瘤侵及富于淋巴回流的黏膜下层及其他组织有关。Roul统计了350例贲门癌患者，其中早期癌为26例，在其病理标本中，4例肿瘤仅侵及黏膜层，22例侵及黏膜下层。肿瘤累及黏膜下层患者中的36%存在淋巴结转移，这些患者的5年生存率为43%。在各医疗中心处理的贲门癌病例中绝大多数处于进展期。

关于贲门癌的大体病理分型，由于缺乏单独系统的深入研究，目前仍然按照胃癌的大体病理类型进行分类，有学者应用3分法将其分为覃伞型、溃疡型和浸润型。有的学者按Borrman分型将其分为隆起型（Borrman Ⅰ型）、局限溃疡型（Borrman Ⅱ型）、浸润溃疡型（Borrman Ⅲ型）和浸润型（Borrman Ⅳ型）。早期贲门癌分为隆起型、凹陷型和平坦型。临床上所见早期贲门癌很少，该分型在实际应用上价值不大。

贲门癌的组织学病理分型包括管状腺癌、黏液腺癌、乳头状腺癌和印戒细胞癌，其中以管状腺癌最多见。在这些类型的贲门癌中，依其肿瘤细胞分化程度其又可分为高分化腺癌、中分化腺癌和低分化腺癌。

1. 管状腺癌　镜下癌细胞排列成明显而规则的管状结构，癌细胞呈柱状或立方形，分为低分化腺癌、中分化腺癌和高分化腺癌。高分化腺癌的癌组织形成明显腺管，大部分癌细胞呈柱状，一般分化都比较好。低分化腺癌的癌细胞比较小，呈低柱状、立方形，癌细胞排列成小管状或小泡状，有时癌细胞分布不均匀或无明显的管状结构。中分化腺癌其镜下表现介于高分化腺癌与低分化腺癌二者之间。通常所说的贲门癌多指的是贲门管状腺癌。

2. 黏液腺癌　癌组织产生大量黏液，高分化黏液腺癌可见到明显黏液湖，癌细胞分化好，多排列成腺样结构。低分化黏液腺癌表现为形状不规则及大小不等的黏液泡，癌细胞分化较差。

3. 乳头状腺癌　肿瘤有明显的乳头状结构，有纤维组织和毛细血管构成肿瘤的中心，被覆高柱状癌细胞或立方形癌细胞。临床上常常不将乳头状腺癌单独列出，将其归类为高分化管状腺癌，二者的预后也类似。

4. 印戒细胞癌　某些贲门癌的癌细胞分泌的黏液积聚在细胞内，将细胞核挤压到癌细胞的一侧，外形如印戒状，癌细胞不形成管腔而呈弥漫性或呈单个分散浸润，常混有数量不等和形状不规则的未分化癌细胞，当印戒细胞为主要成分呈广泛浸润时则称为印戒细胞癌。印戒细胞癌呈弥漫性黏膜下浸润，使整个贲门、胃体呈弥漫性缩小萎陷，外观表现为皮革样，又称皮革胃。据Wijnhoven等报道，19%的贲门癌可看到印戒细胞，有时为完全的贲门印戒细胞癌，有时为贲门腺癌含有部分印戒细胞。

九、贲门癌的分期

如前所述，由于未能将贲门癌单独分为一独立疾病，因此，贲门癌的分期比较混乱，有的学者按照食管癌分期诊断贲门癌，有学者按照胃癌分期来处理贲门癌。目前胸外科对其分期尚无统一的意见。1977年，美国癌症联合委员会（AJCC）曾制定出贲门癌的分期标准。1986年Skinner根据食管癌的食管壁内淋巴结转移的概念，对食管癌的分期标准进行修改。UICC于1992年制定相关的贲门癌术后病理分期，1993年经过补充制定贲门癌术后TNM分期。目前，国际上通用的贲门癌分期为美国AJCC胃癌或贲门癌TNM分期（表12-17-3）和日本胃癌学会分期标准（表12-17-4）。贲门癌通常按胃癌的分期标准进行分期（UICC胃癌1997年TNM分期）。原发肿瘤T分期：Tx为原发肿瘤无法评估；T0为无原发肿瘤证据；Tis为原位癌；T1为肿瘤侵犯固有肌层或黏膜下层；T2为肿瘤侵犯固有肌层或浆膜下层；T3为肿瘤浸透浆膜（脏腹膜）而尚未侵及邻近结构；T4为肿瘤侵犯邻近结构。区域淋巴结N分期：Nx为区域淋巴结无法评估；N0为无区域淋巴结转移；N1为1～6个区域淋巴结有转移；N2为7～15个区域淋巴结有转移；N3为

15 个以上区域淋巴结有转移或远处转移。远处转移（M）分期：Mx 为远处转移情况无法评估；M0 为无远处转移；M1 为有远处转移。临床分期：0 期，TisN0M0；Ⅰ A 期，T1N0M0；Ⅰ B 期，T1N1M0，T2N0M0；Ⅱ 期，T1N2M0，T2N1M0，T3N0M0；Ⅲ A 期，T2N2M0，T3N1M0，T4N0M0；Ⅲ B 期，T3N2M0；Ⅳ 期，T4N1 ～ 3M0；T1 ～ 3N3M0；任何 T 任何 NM1。

表 12-17-3　美国癌症联合委员会胃癌 TNM 分期[*]

原发肿瘤（T）		分期			
Tx	原发肿瘤无法评估	0 期：	Tis	N0	M0
T0	无原发肿瘤的证据	Ⅰ A 期：	T1	N0	M0
Tis	原位癌：上皮内肿瘤，未侵及固有层	Ⅰ B 期：	T1	N1	M0
T1	肿瘤侵犯固有层或黏膜下层		T2a/b	N0	M0
T2	肿瘤侵犯固有肌层或浆膜下层[†]	Ⅱ 期：	T1	N2	M0
T2a	肿瘤侵犯固有肌层		T2a/b	N1	M0
T2b	肿瘤侵犯浆膜下层		T3	N0	M0
T3	肿瘤穿透浆膜（脏腹膜）而尚未侵及邻近结构[‡]	Ⅲ A 期：	T2a/b	N2	M0
T4	肿瘤侵犯邻近结构[‡]		T3	N1	M0
区域淋巴结（N）			T4	N0	M0
Nx	区域淋巴结无法评估	Ⅲ B 期：	T3	N2	M0
N0	区域淋巴结无转移[§]	Ⅳ 期：	T4	N1 ～ 3	M0
N1	1 ～ 6 个区域淋巴结有转移		T1 ～ 3	N3	M0
N2	7 ～ 15 个区域淋巴结有转移		任何 T	任何 N	M1
N3	15 个以上区域淋巴结有转移或远处转移（M）				
远处转移（M）					
Mx	远处转移情况无法评估				
M0	无远处转移				
M1	有远处转移				
组织学分级（G）					
Gx	分级无法评估				
G1	高分化				
G2	中分化				
G3	低分化				
G4	未分化				

*经美国癌症联合委员会允许后使用。此分期的出处为 Springer-Velag New York 2000 年出版的《AJCC 癌症分期手册》（更多信息请登录 www.cancer staging.net），任何对该资料的引用都应该确保 AJCC 为原出处，因此包含此信息的材料未经代表 AJCC 的 Springer-Velag New York 的书面允许不得再次使用或分发。

†肿瘤可以穿透固有肌层达胃结肠韧带、肝胃韧带或大网膜、小网膜，但没有穿透这些结构的脏腹膜。在这种情况下，原发肿瘤的分期为 T2。如果穿透覆盖胃韧带或网膜的脏腹膜，则应当被分为 T3 期。

‡胃的邻近结构包括脾、横结肠、肝、膈肌、胰腺、腹壁、肾上腺、肾脏、小肠及后腹膜。经胃壁内扩展至十二指肠或食管的肿瘤分期取决于包括胃在内的这些部位的最大浸润深度。

§pN0 指所有被检查的淋巴结均为阴性，而不论被切除和检查的淋巴结数目有多少。

表 12-17-4　日本胃癌学会（JGCA）分期（1998 年第 13 版）[*]

原发肿瘤（T）

T1　肿瘤侵犯黏膜层和(或)黏膜肌层（M）和(或)黏膜下层（SM）

T2　肿瘤侵犯固有肌层（MP）或浆膜下层（SS）[†]

T3　肿瘤穿透浆膜（SE）[†]

T4　肿瘤侵犯邻近结构（SI）[‡]

Tx　不明

区域淋巴结（N）

淋巴结分站分组（附表）

淋巴结转移程度

N0　无淋巴结转移证据

N1　第 1 站淋巴结有转移，第 2 站、第 3 站淋巴结无转移

N2　第 2 站淋巴结有转移、第 3 站淋巴结无转移

N3　第 3 站淋巴结有转移

Nx　区域淋巴结无法评估

肝转移（H）

H0　无肝转移

H1　有肝转移

Hx　不清楚

腹膜转移（P）

P0　无腹膜转移

P1　有腹膜转移

Px　不清楚

腹腔细胞学（CY）

CY0　腹腔细胞学良性或无法确定

CY1　腹腔细胞学未见癌细胞

CYx　未做

其他远处转移（M）[§]

M0　腹膜、肝、腹腔细胞学外无远处转移

M1　腹膜、肝、腹腔细胞学外有远处转移

Mx　不清楚

分期

	N0	N1	N2	N3
T1	ⅠA	ⅠB	Ⅱ	ⅢA
T2	ⅠB	Ⅱ	ⅢA	
T3	Ⅱ	ⅢA	ⅢB	
T4	ⅢA	ⅢB		Ⅳ
H1、P1、CY1、M1				

[*] 源自 Japanese Gastric Cancer Association.Japanese Classification of Gastric Caroinoma.2nd English Edition.Gastric Cancer（1998）1：10 ～ 24。

[†] 肿瘤可以穿透固有肌层达胃结肠韧带、肝胃韧带或大小网膜，但没有穿透这些结构的脏腹膜，在这种情况下，原发肿瘤的分期为 T2，如果穿透覆盖胃韧带或网膜的脏腹膜，则应当被分为 T3 期。

[‡] 肿瘤侵犯大网膜、小网膜、食管和十二指肠不作为 T4，经胃壁内扩展至十二指肠或食管的肿瘤分期取决于包括胃在内的这些部位的最大浸润深度。

[§] M1 的种类应注明：LYM. 淋巴结；PLE. 胸膜；MAR. 骨髓；OSS. 骨；BRA. 脑；MEN. 腹膜；SKI. 皮肤；OTH. 其他。

附表　日本胃癌学会（JGCA）分期（1998 年第 13 版）分组分站

肿瘤部位 淋巴结分组	LMU/MUL MLU/UML	LD/L	LM/M/ML	MU/UM	U	E+
No.1　贲门右淋巴结	1	2	1	1	1	
No.2　贲门左淋巴结	1	M	3	1	1	
No.3　小弯淋巴结	1	1	1	1	1	
No.4sa　大弯淋巴结、沿胃短血管	1	M	3	1	1	
No.4sb　大弯淋巴结、沿胃网膜左血管	1	3	1	1	1	
No.4d　大弯淋巴结、沿胃网膜右血管	1	1	1	1	2	
No.5　幽门上淋巴结	1	1	1	1	3	

续表

淋巴结分组 \ 肿瘤部位	LMU/MUL MLU/UML	LD/L	LM/M/ML	MU/UM	U	E+
No.6　幽门下淋巴结	1	1	1	1	3	
No.7　胃左动脉旁淋巴结	2	2	2	2	2	
No.8a　肝总动脉旁淋巴结，前组	2	2	2	2	2	
No.8p　肝总动脉旁淋巴结，后组	3	3	3	3	3	
No.9　腹腔动脉旁淋巴结	2	2	2	2	2	
No.10　脾门淋巴结	2	M	3	2	2	
No.11p　脾动脉旁淋巴结，近侧	2	2	2	2	2	
No.11d　脾动脉旁淋巴结，远侧	2	M	3	2	2	
No.12a　肝十二指肠韧带淋巴结，胆管旁	2	2	2	2	3	
No.12b.p　肝十二指肠韧带淋巴结，门静脉后	3	3	3	3	3	
No.13　胰后淋巴结	3	3	3	M	M	
No.14v　肠系膜上静脉旁淋巴结	2	2	3	3	M	
No.14a　肠系膜上动脉旁淋巴结	M	M	M	M	M	
No.15　结肠中动脉周围淋巴结	M	M	M	M	M	
No.16a1　腹主动脉裂孔淋巴结	M	M	M	M	M	
No.16a2.b1　腹主动脉旁淋巴结，中间组	3	3	3	3	3	
No.16b2　腹主动脉旁淋巴结，尾侧组	M	M	M	M	M	
No.17　胰前淋巴结	M	M	M	M	M	
No.18　胰下淋巴结	M	M	M	M	M	
No.19　膈下淋巴结	3	M	M	3	3	2
No.20　食管裂孔淋巴结	3	M	M	3	3	1
No.110　下段食管旁淋巴结	M	M	M	M	M	3
No.111　膈上淋巴结	M	M	M	M	M	3
No.112　后纵隔淋巴结	M	M	M	M	M	3

注：将胃大弯、胃小弯三等分点依次连线将胃分为三部分，即上部（U）、中部（M）和下部（L），如果肿瘤范围超过任一部分，则根据累及比例从高到低依次排列，肿瘤中心所在部位居首者，肿瘤累及食管或十二指肠分别记为 E 或 D，M 属于远处转移的淋巴结，E+ 为食管受累者的重新分站。

随着临床应用和实践，学者对于分期标准不断提出意见和补充。1993 年，Heidl 和 Nakane 均认为贲门癌应该按食管癌的 TNM 分期标准来进行分期，因为贲门癌与食管癌二者无论患者全部生存率，或按病期统计的生存率并无明显差异。Clark 提出淋巴结分期（N 分期）应该按 UICC 于 1993 年推荐的补充分期标准进行。Steup 认为贲门癌的生物学行为有别于食管癌及胃癌，经过彻底切除肿瘤及进行淋巴结清扫，一部分有相邻淋巴结转移而分在 Ⅳ 期的病例可达到治愈。因此，将相邻淋巴结有转移的患者分为 M1 并不合理。Ellis 支持 TNM 分期系统，认为贲门癌手术入路与食管癌相同，且预后与食管癌相似。一部分贲门癌源于 Barrett 食管，比起胃癌来，它更接近于食管癌。Wijnhoven 提出贲门癌患者的腹腔动脉周围淋巴结转移应划入 N2。1998 年，AJCC 重新修订了食管癌的 TNM 分期方法，并增加了 M1a 和 M1b，以便区分引流区淋巴结转移及非引流区淋巴结转移，但是相应贲门癌 TNM 分期无任何修改。

上消化道造影、CT、胃镜和食管超声检查对于贲门癌术前分期有一定帮助，它们能提供贲门肿瘤的大小、长度、管腔狭窄程度和邻近周围脏器组织受累的程度，以及引流区和非引流区淋巴结有无肿大，但是最终仍需依据术后病理检查才能进行贲门癌确切分期。

十、临床表现

贲门癌的临床症状与食管癌类似，但症状出现比食管癌相对较晚，且更隐匿。早期贲门癌病变局限于黏膜层或黏膜下层，患者可无任何不适，也无明显特征性的症状。患者若有不适也呈非特异性，如食欲缺乏、上腹部不适、剑突下隐痛、烧灼感等。此阶段多被患者忽视，或误认为是消化不良、胃食管反流等。吞咽困难症状多不明显。

中期贲门癌以进行性吞咽困难症状为主，特别是食后呃逆，进食后胸骨后食物停滞感，食团不下行，或有反食。由于贲门呈喇叭口的解剖特点，贲门肿瘤累及贲门全周 1/2 以上时患者才出现吞咽哽噎的症状，当癌肿累及贲门全周，肿瘤完全堵塞贲门口时，则患者出现严重吞咽困难。贲门癌呈菜花样突入管腔内生长，特别是向上侵及食管下端，梗阻症状更明显。呈溃疡型生长的贲门癌，溃疡面积可以很大，梗阻症状相对较轻，但是消瘦和体重减轻更突出。溃疡型贲门癌浸润黏膜血管，患者可发生上消化道出血，表现为呕血或便血，这一症状能够更早地提醒患者就医，得到及时的诊断和处理。临床发现，以上消化道出血为首发症状的贲门癌，手术效果更好，生存期最长。有的贲门癌呈黏膜下广泛浸润，类似胃癌中的印戒细胞癌，累及食管下段、胃底和胃体，贲门和胃体卷曲收缩，状似皮革胃。根据中国医学科学院肿瘤医院 1832 例贲门癌外科治疗结果显示，病程最短可仅 1 个月，最长可达 60 个月。91.4% 病例出现吞咽困难症状，30.9% 有上腹部疼痛，21.4% 呕吐黏液，13.8% 有吞咽疼痛，黑便和呕血分别为 9.9% 和 2.8%。

晚期贲门癌表现为贲门完全梗阻，进食极度困难，患者多有消瘦、贫血、低蛋白血症，面部似有一层灰尘覆盖，涂拭不去。某些症状提示肿瘤侵及周围重要器官，如持续背部疼痛提示肿瘤可能累及腹膜后脏器或胸腰椎体，胸闷憋气提示可能存在胸腔积液，声音嘶哑提示主-肺动脉窗

内肿大淋巴结已经压迫喉返神经。有时贲门癌局部生长穿破胃后壁，侵犯胰腺、脾和结肠，呈巨大团块。腹部扪及包块则表明肿瘤明显外侵。出现腹水则为腹腔内肿瘤广泛转移的体征。某些患者以消化道出血为首发表现，如黑便、呕血，尤其是以上消化道出血为第一症状，提示贲门癌黏膜破溃出血。当肿瘤经血行转移到其他脏器时，可产生相应的临床症状。最常见的血行转移脏器是肝、肺、骨和脑。淋巴转移最常见于胃左动脉周围淋巴结、腹腔干旁淋巴结和纵隔淋巴结，当锁骨上扪及肿大淋巴结时，表明肿瘤经淋巴结已转移出胸腹腔。

贲门癌位于身体深部，体格检查绝大多数无阳性体征发现。体检时有 3 点提示肿瘤处于晚期、无手术治疗指征：颈部发现肿大淋巴结；腹部扪诊发现剑突下包块；直肠指检触及坐骨直肠窝肿块。此外，肝大提示可能有肝转移；单侧神经功能异常或病理征提示可能存在脑转移，局部骨疼痛或压痛提示可能为骨转移。

十一、诊　　断

诊断贲门癌需要典型的临床表现，包括症状和体征，以及辅助检查包括影像学、内镜检查。目前普遍应用的贲门癌术前诊断方法有上消化道造影、内镜检查、胸腹部 CT 扫描。

影像学检查主要是上消化道钡餐造影和胸腹部 CT 扫描。采用气钡双重对比进行上消化道造影可以清楚地显示贲门病变。早期贲门癌患者，造影检查可能无异常改变，有时可能显示黏膜表面不规则或黏膜皱襞中断，或管腔轻度变形狭窄，这种情况与良性狭窄的鉴别存在一定困难。中期贲门癌造影可以发现贲门部有突向管腔肿物影，管壁充盈缺损（图 12-17-2，图 12-17-3），管腔狭窄，病变近端食管因狭窄而扩张。溃疡型贲门癌显示有大小、深浅不一、形态不规则的龛影，周围黏膜有破坏和充盈缺损。因受到肿瘤侵犯，贲门管腔表现为狭窄、僵硬，钡剂呈喷射状或分流进入胃腔。胃底小弯侧受累，胃底呈不规则增厚，胃泡缩小变形，胃小弯僵硬，并有充盈缺损、龛影、充气时不扩张及胃体缩小。管腔扭曲、成角与中线轴位偏移提示肿瘤较大，并已经突出壁外，

累及周围器官。气钡双重造影能清楚地显示肿瘤大小、范围和侵犯胃的程度。有时在胸部 X 线片即可以看到后纵隔软组织影。

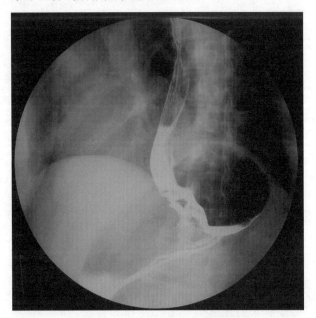

图 12-17-2　男性，72 岁，因进行性吞咽困难 2 个月行上消化道造影检查，显示贲门癌

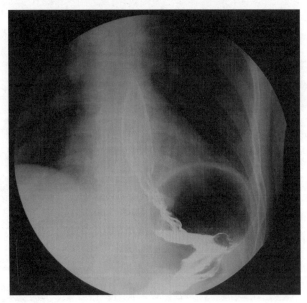

图 12-17-3　与图 12-17-2 同一患者，上消化道造影另一投照野显示贲门癌

20 余年来胸腹部 CT 检查的普及和广泛应用，对于中晚期贲门癌的诊断有极大的帮助。通过内镜检查可以看到管腔内的改变，确诊贲门肿瘤，但是它毕竟只能看到局部，不能判断肿瘤有无外侵和邻近脏器受累的程度。但这对于术前评估肿瘤的可切除性有重要价值。CT 可以显示贲门肿物的大小、范围，向外侵犯的程度，邻近胃壁和周围脏器有无受累。贲门癌的 CT 表现有贲门胃底边缘不规则，贲门处的胃壁增厚，并可见软组织肿物影。累及胃小弯时其胃壁呈不规则增厚（图 12-17-4）。CT 还可显示肿瘤是否向外侵犯肝、胰腺、脾和横膈，以及贲门旁淋巴结、胃左动脉周围淋巴结有无肿大。当腹腔内淋巴结直径超过 1cm 时，应当考虑为转移。CT 还可显示肝、肾和肾上腺有无转移。胸部 CT 可以显示气管隆突下及纵隔淋巴结有无肿大，气管有无受压或移位，有无胸腔积液、吸入性肺炎或肺部转移灶。肝超声显像可以发现 CT 不能发现的微小转移灶。

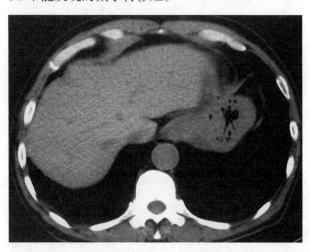

图 12-17-4　与图 12-17-2 同一患者，胸部 CT 显示贲门癌

内镜检查是诊断贲门癌最重要的方法。内镜可以肉眼直视贲门部肿瘤，确定肿瘤的大小、部位、范围，通过组织活检获得病变的组织学和细胞学诊断。活检组织学标本还可明确肿瘤类型、分化程度，通过 DNA 分析可明确其是否为非整倍体。对于早期贲门癌的诊断，内镜检查较影像学检查更准确、更有价值。早期贲门癌镜下表现为局部隆起小结节；浅表黏膜有充血和水肿；糜烂或溃疡。中晚期贲门癌典型的镜下表现为突出黏膜的肿物，黏膜表面僵硬苍白，可有充血、糜烂和溃疡，触之较硬，易出血（图 12-17-5，彩图 12-17-5）。较大贲门癌可表现为肿块周围呈堤状隆起，中心为巨大溃疡。贲门管腔明显狭窄，甚至内镜不能通过。此外，内镜检查还可观察胃体、胃窦部、幽门和十二指肠有无受累。

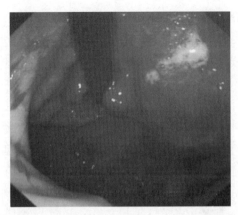

图 12-17-5　与图 12-17-2 同一患者，纤维胃镜下可见贲门癌

有学者建议怀疑 I 型贲门癌时，内镜检查应注意食管下端是否被柱状上皮覆盖，是否为 Barrett 食管，若胃镜发现食管下段有柱状上皮覆盖，应在每个象限每隔 2cm 进行活检，发现高度不典型增生应每隔 1cm 进行活检，以便于找到 Barrett 食管癌变之处。此外，通过黏膜卢戈液染色或自动荧光染色方法可以发现上皮细胞异常增生病变或原位癌，这对于发现早期贲门癌有着重要价值。

纤维胃镜检查贲门病变时，需要强调，反转胃镜可以发现胃底病变，这是硬管内镜检查的缺点。与上消化道造影检查比较，内镜检查能够发现更为早期的贲门病变。胃镜发现的贲门溃疡，不是食管下端溃疡，应高度警惕恶性可能，食管下端可因反流性食管炎可产生溃疡，而贲门不会因反流造成溃疡，一旦出现溃疡绝大多数为贲门恶性肿瘤。

十二、贲门癌术前评估

贲门癌治疗策略很大程度上取决于肿瘤的术前分期。CT 可以准确判断肿瘤大小、范围和转移程度，但是研究表明，CT 对于原发灶 T 分期判断的准确性并不高，敏感度为 0 ～ 67%，特异度为 71% ～ 100%。相对于食管癌来说，贲门癌的术前分期准确性较低。有学者提出嘱患者俯卧位行 CT 检查，使贲门肿瘤离开主动脉及腹腔的血管，可能有助于提高 CT 判断的准确性。

CT 及 MRI 在探测纵隔淋巴结转移方面具有相似的局限性，淋巴结转移的检出率较低。与二者相比，在术前评估 T 分期及判断食管旁淋巴结转移方面，超声内镜有独特优势。前提条件是超声内镜镜头能够通过管腔狭窄部位。超声内镜可以清楚地显示食管 5 层结构，并从食管旁淋巴结的大小及内部结构对淋巴结进行评估。目前认为直径超过 1cm 的淋巴结，其转移可能性较大。与术后病理分期对应比较，超声内镜对贲门癌 T 分期的准确性超过 80%，对淋巴结转移判断准确性超过了 70%。约 20% 的病例超声内镜不能通过病变部位，此时 CT 则显示出了优越性，在这些病例中，食管贲门病变通常为 T3 或 T4。

Luketich 认为在探测贲门癌远处转移方面 PET 优于 CT，其敏感度为 69%，特异度为 93%，准确率为 84%（表 12-17-5）。此外，位于下肺静脉水平的食管腺癌应进行纤维支气管镜检查，除外肿瘤侵犯肺和支气管，阳性表现为气管隆突增宽、气管受压、肿瘤侵犯和瘘存在。目前国外术前采取多种手段联合方式，如胸腔镜、腹腔镜联合超声内镜及 CT 检查，对食管癌及贲门癌术前进行确切分期，制订处理方案，其不失为一种有效的手段。在我国目前的经济和医疗条件下，还不能做到上述国外的术前多种检测，但是，就现在施行的检查项目，已经基本满足术前分期和制订处理方案的要求，加上丰富的临床经验，可以保证正确处理贲门癌并取得满意的效果。相信随着我国的经济发展、医疗条件的改善，我国治疗贲门癌会取得更好的成绩。

表 12-17-5　PET 对确定远处转移的作用

	敏感度（%）	特异度（%）	准确率（%）
CT	46	73	63
PET	69	93	84

十三、手术适应证及手术方式选择

贲门癌的治疗原则主要为手术切除，对于肿瘤切除不净、淋巴结有转移或不能切除的贲门癌患者，可进行化疗、放疗等综合治疗。手术治疗的原则是完全切除全部肿瘤和进行相关淋巴结区清扫，重建消化道恢复经口进食。贲门癌的手术目的因病变程度和病程不同而不尽相同，一般手术分为根治性手术和姑息性减症手术两种。根治性手术为完全切除肿瘤及相邻的淋巴结，恢复消化道的连续性，保证经口进食。姑息性减症手术目的是缓解患者症状，维持患者的营养支持，此类手术不改变患者的远期生存期，但可以提高患者生活质量。

手术适应证：①肿瘤穿透浆膜尚未侵犯邻近脏器，淋巴结转移限于贲门旁、胃左动脉旁和大小弯淋巴结区；②无远处脏器转移；③一般状况能耐受全身麻醉开胸手术；④不能完全切除的贲门癌，为解除梗阻可行姑息性切除、短路手术或空肠造瘘。

手术禁忌证：①贲门癌已有远处脏器转移；②肿瘤已经严重侵犯周围脏器，腹腔内淋巴结广泛转移；③恶病质、一般情况差，不能耐受全身麻醉开胸手术。

术前贲门癌完全切除可能性的判断仍是胸外科医师的难题。除了上述的术前评估外，在具体临床实践中，我们强调除非有确定的证据表明远处脏器转移，所有贲门癌患者均应行开胸探查，争取切除肿瘤，重建消化道的连续性，恢复经口进食，从而改善和提高患者的生活质量，延长患者生存期。

外科手术可以经胸手术或经腹手术，经食管裂孔或切破膈肌切除贲门癌。我国最常采用经左胸切破膈肌行贲门癌切除食管胃弓下吻合，当贲门癌已经侵犯胃体 1/2 以上，还可以行经胸全胃切除、食管空肠吻合。无论采取哪种手术方式，要求两切缘无肿瘤残留。

很多学者的研究表明，开胸整块切除贲门癌及彻底清扫淋巴结比经腹腔切除贲门癌手术的效果更佳，5 年生存率更高。Griffin 及 Wang 均发现约 5% 贲门癌出现肿瘤跳跃式转移现象，提示应当彻底切除贲门癌病灶，完全合理地廓清淋巴结，术后辅以其他治疗，才可能获得满意的治疗效果。某些国外学者，主要是提倡经腹腔切除贲门癌的医师，认为两种手术 5 年生存率基本相同，但经胸手术比经腹手术生存期有更长的趋势。分析产生这种现象的原因可能是相当一部分贲门癌已存在纵隔淋巴结转移，而经腹手术很难摘除纵隔转移淋巴结。但是，开腹手术切除贲门癌对胸内器官特别是呼吸功能影响小，发生手术并发症概率与经胸手术相似。无论经胸或经腹手术方式，Alan

的研究表明，12% 食管腺癌及 28% 贲门腺癌存在不同长度的镜下肿瘤切缘残存，因此他建议不管经胸或经腹切除，食管端或胃端距离肿瘤的切缘应在 5cm 以上。

有学者提出，贲门癌向远处侵犯超过胃体 1/3，贲门癌侵犯胃小弯 1/2 时，应考虑行全胃切除食管空肠吻合术。此外，当残胃较小而行食管胃吻合时张力较大也应行全胃切除。徐乐天等认为若贲门癌向远侧小弯侵犯超过胃体 1/2，胃底癌侵犯大弯侧 1/2 应行全胃切除，这样可以减少胃断端癌残留，避免小胃综合征。同时，胃灼热、上腹饱胀、上腹痛、胆汁反流、倾倒综合征、低血糖综合征、腹泻等术后症状，较近侧胃大部切除术显著为低。徐乐天等比较经胸全胃切除与经胸近侧胃大部切除对于相同期别的贲门癌结果，术后死亡率、并发症发生率及 5 年生存率两组均无明显差异。Wang 等报道贲门癌行全胃切除标本，病理报告幽门上下区淋巴结转移率达 9.1% ～ 13.6%，因此，贲门癌只有行全胃切除，才能达到幽门上下区淋巴结根治性切除的目的。Paolini 等认为，Ⅰ期、Ⅱ期贲门癌应行全胃切除术，Ⅲ期、Ⅳ期贲门癌即使行全胃切除 5 年生存率仍为 0。Papachristou 等比较了全胃切除与近侧胃大部切除术后的 5 年生存率，发现 TNM 分期Ⅰ期、Ⅱ期，全胃切除术患者显著高于近侧胃大部切除术患者；而对于Ⅲ期、Ⅳ期贲门癌，两种术式则无显著性差异。

十四、早期贲门癌和癌前病变的内镜治疗

由于目前就诊的贲门癌患者多处于进展期，创伤大，花费多，术后生活质量低，治疗效果并不理想。随着内镜的改进和发展，内镜诊断贲门癌的技术有了长足的进步，大量早期贲门癌和癌前病变被检测出来。继之在内镜下进行微创治疗。国内外报道内镜下微创治疗癌症创伤小，费用低，术后生活质量高，5 年生存率可达 90% 以上，从而引起了癌症治疗方法的变革，也对胸外科医师提出了严峻挑战。内镜微创治疗主要包括破坏病灶法（氩离子凝固术）和病灶切除法（内镜黏膜切除术）。氩离子凝固术是利用离子化的氩气传导高频电能到组织内，从而产生凝固效应，达到

破坏病灶的目的。缺点是破坏组织的程度不均匀，深度也不容易控制，同时难以获得完整的病理标本。内镜黏膜切除术基于既往黏膜组织大片切除技术，应用于黏膜表浅肿瘤切除。主要缺点为偶尔切除过深会造成贲门穿孔或出血。河北医科大学第四医院内镜医师在当地开展贲门癌高发区人群普查，并对于内镜发现的早期癌或癌前病变进行内镜下微创干预或治疗，他们报道的黏膜切除术治疗成功率达90%，氩气凝固术治疗黏膜内癌和癌前病变的成功率分别为83.3%和100%（图12-17-6，彩图12-17-6）。内镜微创治疗经内镜检查随诊可多次重复进行。内镜微创治疗并发症的发生率为5%

左右，主要是出血，特别是胃小弯侧，出血迅猛、量大。原因为此处胃左动脉供血，通电时电凝不足。另一并发症是穿孔，是由于病灶基底的固有肌层被套圈器套入切除，或高频电凝指数过高、过长。当然，如干预或治疗不足、不够，则需要多次重复应用内镜治疗。一旦发生并发症，严重时可危及患者生命，此时则需要胸外科医师紧急开胸处理。无论如何，内镜微创治疗为早期贲门癌或癌前病变提供了一种简便有效的治疗方法，早期贲门癌或癌前病变的干预、阻断治疗可降低癌症发病率，提高了患者生存率，这些对于高发区的综合治疗研究具有重大的战略意义。

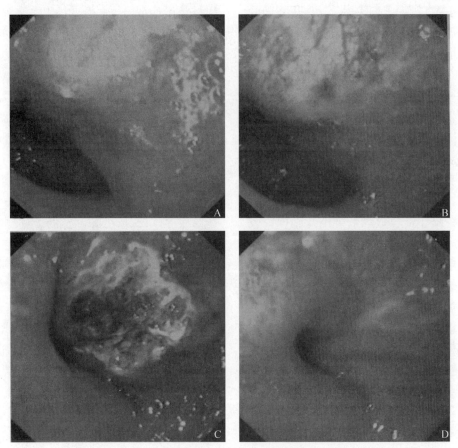

图 12-17-6　早期贲门癌镜下氩气凝固术治疗
A. 早期贲门癌病灶；B. 黏膜下注射；C. 治疗术后创面；D. 治疗 1 个月后的瘢痕
摘自王士杰，王其彰，2008. 食管癌与贲门癌. 北京：人民卫生出版社.

十五、远期疗效分析

　　许多大宗病例分析结果显示贲门癌的 5 年生存率为 10% ～ 26%，低于食管癌的 5 年生存率，术后放疗及化疗有可能改善预后。Giovanni 认为

贲门癌的疗效与 Siewert 分型无关，Siewert 分型不同的患者具有相似的生存率，治愈的可能仅局限于 pN0 及 pN1 的患者。在他的这一组数据当中 5 年生存率为 24%。Mary Armanios 认为多烯紫杉醇和顺铂作为术后辅助化疗可以改善肿瘤完全切除患者的生存率，但是入选的患者只有 59 名，此结

论还需要进一步随机对照试验来加以论证。既往这么长的时期内，贲门癌的预后停滞不前，这一现实给我们提出了严峻挑战，提高贲门癌的治疗水平，任重道远，需要胸外科、放射科、内镜医师、肿瘤科医师及基础研究工作者共同努力，通力合作，探索出治疗贲门癌的成功之路。

十六、临床几个问题讨论

1. 以上消化道出血为首发症状的贲门癌
预后最好。北京协和医院胸外科孙承孚教授曾于1987 年发表文章，总结该院 10 例首发症状为上消化道出血的贲门癌，经手术切除后，这些患者随诊至今已 30 余年，无肿瘤复发或转移。预后良好的主要原因是，消化道出血更早地引起临床医师的警惕，进行必要的纤维胃镜、上消化道造影检查，及时获得确诊，并早期施行贲门癌根治性切除。

2. 术前贲门癌可切除性的估计 自从 CT 在临床上广泛应用，因贲门癌而行开胸探查的病例越来越少，也就是说，术前判断贲门癌可切除性的能力较前有了明显提高。既往单纯通过上消化道造影分析判断，结果较粗糙，开胸仅行探查的病例时有发生。有统计资料显示，单纯开胸探查较不开胸而行保守治疗的贲门癌患者，生存期明显缩短。此外，开胸探查后发生消化道肿瘤出血是临床医师处理的最棘手的问题，可以说对此无能为力，除了对症止血外，只能等待患者自然愈合，或出血自然停止，或走向生命终点。目前大多数胸外科医师治疗贲门癌，术前均要求有上消化道造影、内镜直视检查和病理活检结果，以及胸部 CT 检查结果。综合这三项结果，进行分析判断，现在开胸探查罕见。

3. 术后小胃综合征 常规贲门癌手术施行近侧胃大部切除、食管胃弓下吻合。贲门癌尽管癌肿很小，因为其主要累及小弯侧，行近侧胃大部切除后，残胃经吻合和包埋缝合后所剩下的余胃体积明显缩小，如此小胃术后常常出现消化道症状，包括食后即有饱胀感、嗳气、呃逆、消化不良、经常反流等症状，严重影响了术后恢复和降低了生活质量。目前尚缺乏处理小胃综合征的有效手段，能够做的仅是对症处理。另外，全胃切除无明显消化道症状，如有的医师的推荐，若贲门癌

侵犯胃体 1/2 以上，选择全胃切除代替近侧胃大部切除可以避免小胃综合征的发生。

4. 经胸全胃切除的优缺点 贲门癌向下侵犯胃体，或胃体癌向上累及贲门胃底及食管下端，此时采取哪种术式更佳？大多数学者愿意尽量行近侧胃大部切除、食管胃弓下吻合。这样做的优点是手术相对简单；保留了一小部分胃，可避免完全胃酸缺乏，患者心理较为容易接受。但是，缺点也很明显，主要是胃断端距肿瘤太近，有时切除不干净，肿瘤复发率和转移率很高，生存期较短。此外，术后小胃综合征，特别是胆汁反流致患者极难忍受，严重影响患者生活质量。徐乐天报道 90 例经胸全胃切除治疗贲门胃底癌的结果，全组无吻合口瘘发生，肿瘤均属于Ⅲ期、Ⅳ期，并发症发生率为 6.7%，30 天内死亡占 1.1%，5 年生存率达 13.8%，与近侧胃大部分切除比较，残端阳性率减少，避免了小胃综合征，脂肪吸收功能无降低。经胸全胃切除不失为一种治疗贲门癌行之有效的手术方式。其操作并非想象的那样复杂。目前我们对于贲门癌累及胃体超过 1/2 以上者，均行经胸全胃切除。经胸全胃切除时，胃断端多在幽门处，达不到开腹在十二指肠前离断。全胃切除后，在距 Tietze 韧带（十二指肠悬韧带）25cm 处截断空肠，远侧断端上提经横结肠后入胸腔，距其断端 10cm 处与食管行端侧吻合，空肠断端再作一 P 环与空肠作端侧吻合。近侧空肠端在距食管空肠吻合口 40cm 处，作 R-Y 吻合。这种做法的患者术后无小胃综合征的不适症状，也无袢式吻合常见的小循环造成胆汁反流，空肠 P 环逐渐扩张替代胃的功能。经胸全胃切除难点在于大部分操作是在腹内，开胸切口进行腹部操作可能有些不适合。替代的做法是先开腹完成全胃切除和空肠 R-Y 吻合。重新摆体位，开胸再进行空肠与食管端侧吻合。

5. 贲门癌切除后吻合口瘘 贲门癌手术最常见和严重的并发症仍然是吻合口瘘。尽管国产或进口的吻合器在国内广泛应用，但威胁患者生命的最严重的并发症还是吻合口瘘。食管癌其他常见并发症，如乳糜胸、喉返神经损伤，在贲门癌手术中均极少发生。处理吻合口瘘是对胸外科医师的挑战，每位处理过吻合口瘘的胸外科医师，都会留下深刻的印象。目前，胃肠外营养和胃肠道内营养的改进，无疑挽救了相当数量的吻合口

瘘患者，吻合口瘘的死亡率也从以前的 50% 下降到 10% ~ 20%。强调胸外科医师对每位贲门癌患者，都要细心、耐心、认真进行每一项操作，警惕和避免吻合口瘘的发生。为了改善和提高术后患者的生活质量，目前注意力更多放在吻合口狭窄和胃食管反流的处理和研究上。现在贲门癌手术的另一个特点是可对合并有多发严重基础疾病患者、高龄患者进行手术治疗，以及同期手术处理合并其他器官的疾病，如冠状动脉搭桥同期行贲门癌切除术。相信随着技术进步，研究的深入，贲门癌手术治疗将会有更大的发展和提高。贲门癌切除弓下吻合，一旦发生吻合口瘘，立即再次手术重新吻合的可能性极低，效果均不满意，除了及时引流外似乎没有其他处理措施。有学者在胸膜腔内感染有效控制后，试行结肠间置手术，效果尚难判断。

6. 早期贲门癌 贲门癌患者被发现时，多数处于较晚阶段，原因是进食梗阻症状出现较晚，一旦出现进食哽噎，肿瘤几乎完全堵塞贲门口。此外，贲门的血运和淋巴系丰富，肿瘤容易经血行或淋巴系发生转移。即使手术完美，无任何并发症，但是患者术后生存期有限。比较而言，贲门癌患者的生存期明显低于食管癌。笔者在临床工作中发现，早期贲门癌多是在进行胃镜检查时偶然被发现的，真正有症状者就诊行胃镜检查发现的早期贲门癌患者极罕见。需要强调的另一点是胸外科医师要慎重对待胃镜检查的结果。当胃镜发现贲门（齿状线以下）确实出现溃疡时，应当高度警惕贲门癌的可能。因为，食管下端齿状线以上，受胃液反流刺激，常见食管黏膜溃疡，但是，贲门不会出现溃疡，有溃疡则应考虑恶性病变。其次是胃镜活检的病理结果，有时活检取到的是肿瘤表面坏死组织，未取到其下方真正的肿瘤，或取到的是瘤旁组织，病理检查报告为重度不典型增生。对于这种情况的处理，一是重复进行胃镜检查，二是根据患者的临床表现、上消化道造影特点及胸部 CT 检查结果，综合判断，果断采取有效措施，妥善处理。

7. 辅助治疗 贲门癌切除后病理检查发现淋巴结有转移，或切缘不干净，术后需要进行辅助治疗。贲门癌与食管癌不同，它主要位于腹腔，淋巴结转移多数位于胃左动脉周围淋巴结或腹腔干周围淋巴结，这些部位放疗效果很差。对于贲门癌有纵隔淋巴结转移者可行纵隔放疗，需注意放疗后 40% 患者可能发生食管狭窄。有统计贲门癌单纯放疗 5 年生存率仅为 6%，中位生存期为 9 个月。而且，放疗仅作用于病灶局部，不能控制肿瘤全身转移。外科切除和放疗均是肿瘤的局部治疗，经手术或放疗后约 25% 的患者发生远处脏器转移，提出需要对贲门癌患者术后进行全身化疗。目前以顺铂为基础联合第三代化疗药物显示对于贲门癌有一定疗效。但是，化疗的不良反应对于本来进食梗阻、食欲缺乏的贲门癌患者，产生更严重的营养障碍，妨碍或影响了化疗药的作用。有学者曾提出术前化疗对于贲门癌患者有一定治疗效果，但是目前尚缺乏足够的有说服力的证据。

（张志庸）

第十八节 食管吻合口瘘的现代处理

吻合口瘘是消化道外科致死性并发症，食管吻合口瘘是胸外科最常见、最严重的并发症，既往食管吻合口瘘发生率高达 10% ~ 20%，死亡率高达 40% ~ 50%。在我国，由于食管癌发病率很高，绝大多数胸外科医师的生涯中都经历过食管吻合口瘘，漫长的处理，艰难的愈合，补不完的营养消耗。在处理吻合口瘘的过程中，胸外科医师的认识水平有了提高，积累了临床经验，临床技能和处理水平得到了锻炼和提高。数十年来，由于临床普遍使用器械吻合器代替了手工吻合，营养支持理论发展和肠内外营养广泛应用，吻合口瘘发生率已从 10% 下降到 3% 以下，病死率也从 50% 降低到 10% ~ 20%，尽管如此，吻合口瘘一旦发生，仍然对患者的生命造成极大威胁，也是胸外科手术后常见的死亡原因之一。如何运用解剖学和病理生理学的知识，明确吻合口瘘发生的原因、过程及其后果，如何早期发现和诊断食管吻合口瘘，对不同部位、不同类型的食管吻合口瘘如何妥善处理，这些即使对最有经验的食管外科医师来说也是一个严峻的挑战和考验。

一、发生原因

有几种致病因素与食管吻合口瘘发生有关，基本上分为三大类：解剖和生理；围手术期因素；外科操作技术（表 12-18-1）。与食管吻合口瘘发生有关的解剖学因素：①食管缺乏浆膜层；②食管肌层纵行为主，质地较脆易撕碎。以上 2 个因素致使食管吻合时缺乏承受缝线的拉力。临床上常提到的相关的因素还有食管血供为阶段性，血运相对较差，但是从食管新鲜切缘通常可看到出血，而且缺乏因食管坏死引起吻合口瘘的证据，不支持食管缺血性坏死与瘘发生有因果关系。生理学因素包括胸腔内压力相对于大气压是负压，容易促使消化道内容物通过纵隔内吻合漏口进入胸腔，在唾液、胃内容物、胆汁中消化酶、胆酸和盐酸作用下，食管吻合口漏出的物质更具腐蚀性，对瘘口周围组织产生严重化学刺激，加上唾液中大量口腔厌氧菌协同作用，加速、加重了炎症和继发感染的进展。

术前血浆白蛋白低和女性患者容易发生吻合口瘘。肝硬化、肾功能不全、糖尿病、心脏病和肺功能不全等，一般可能影响伤口愈合，但没有明确证据证明这些脏器疾病增加吻合口瘘发生率。无论是姑息性手术，还是根治性手术，处理恶性肿瘤发生瘘的危险没有变化。已经证实与发生吻合口瘘有关的术中因素是失血过量。有报道分析术后胃排空障碍可能与吻合口瘘发生有关，但是切缘有肿瘤残留并不增加吻合口瘘发生危险性。

对于吻合口瘘是否发生，操作技术更重要。连续缝合比间断缝合、手工缝合比器械吻合、双层缝合比单层缝合技术，均增加发生瘘的危险性。用结肠替代食管比用胃替代食管重建，更可能发生吻合口瘘。消化道重建经胸骨后径路比后纵隔径路发生瘘的概率高。食管颈部吻合相比于胸内吻合，瘘的发生可能性更大。后 2 个因素，替代脏器径路和吻合部位，可能为重建脏器血运减少和吻合口张力增加所致。

表 12-18-1 食管吻合口瘘发生相关致病因素

解剖和生理	术中大量失血
食管无浆膜层	胃排空延迟
脆弱，主要为纵行肌层	外科操作技术
切缘血供障碍	手工缝合不如器械吻合
胸腔内负压	连续缝合技术
存在消化酶和酸性环境	双层缝合技术
围手术期因素	用结肠代替食管重建
低白蛋白血症	胸骨后重建
女性	颈部吻合不如胸腔内吻合

二、发生率

在各组报道的材料中，吻合口瘘的发生率为 0 ~ 30% 以上，平均发生率接近 7%（表 12-18-2）。颈部吻合瘘平均发生率约为 13%，胸内吻合为 6%，两者在统计学上有显著差异。手工吻合的瘘平均发生率是 10%，明显高于器械吻合的 4%。吻合口瘘对手术死亡率有负面影响，无瘘的患者死亡率是 7%，而有瘘的患者死亡率接近 20%。瘘发生部位也影响死亡率，颈部瘘死亡率仅为 7%，而胸内吻合口瘘升至约 45%。

表 12-18-2 食管吻合口瘘的发生率及死亡率

作者	发表年份	病例数	瘘例数	瘘发生率（%）	瘘死亡例数	瘘死亡率（%）	总死亡例数	总死亡率（%）
Page 等	1990	115	2	2	1	50	10	9
Collard 等	1991	187	10	5	0	0	2	1
Griffin 等	1991	72	1	1	0	0	2	3
Lozac' h 等	1991	100	7	7	2	3	4	4
Gelfand 等	1992	160	28	18	0	0	4	3
Law 等	1992	467	21	4	10	50	71	15
Moon 等	1992	88	19	22	1	5	12	14
Ribet 等	1992	60	8	13	4	50	3	9

续表

作者	发表年份	病例数	瘘例数	瘘发生率(%)	瘘死亡例数	瘘死亡率(%)	总死亡例数	总死亡率(%)
Stipa 等	1992	211	13	6	7	54	53	25
Tsutsui 等	1992	141	19	13	3	16	12	9
Orringer 等	1993	578	51	9	0	0	58	10
Vigneswaran 等	1993	130	32	25	1	3	3	3
Alderson 等	1994	40	2	5	0	0	2	5
Altorki 等	1994	25	2	8	0	0	2	8
Bardini 等	1994	42	1	2	0	0	0	0
Lerut 等	1994	63	0	0	0	0	0	0
Vigneswaran 等	1994	49	15	31	0	0	1	2
Wright 等	1994	121	1	1	0	0	3	2
张大为等	1994	3099	181	6	51	30	138	4
Deligiannis 等	1995	44	2	5	0	0	3	7
Dexter 等	1996	23	2	9	1	50	3	13
Steup 等	1996	95	9	9	2	22	6	6
总计		5910	426	7.2	83	19.5	398	6.7

三、分　类

对吻合口瘘进行分类有助于选择最佳治疗方案。虽然有时瘘被认为是术后造成的，如频繁恶心呕吐，或无意将胃管拔除或气管内插管损伤吻合口。但是绝大多数发生瘘的原因是手术操作技术因素，包括缝合不完全，缝合的针距和边距疏密不匀，线结结扎过紧或过松，局部相对缺血、张力过大和周围组织感染。确定这些技术缺陷非常重要，单纯的缝合欠缺偶可经修补愈合，但是局部缺血和吻合口张力过大不能自我修复，这些预示着以后临床经过更为凶险。

根据瘘产生后的并发症和死亡率来进行分类（表12-18-3）。这样分类主要因素包括瘘的位置、瘘的大小、瘘是否局限。如果瘘已局限，是否内引流到消化道腔内。如果颈部吻合口瘘局限在颈部，则经简单开放颈部伤口，充分引流，即可成功治疗。相反，胸内吻合口瘘常需要更复杂的引流技术。瘘已经包裹，且远离可能被蚀破的致命脏器（如主动脉或大气道），常可经保守治疗而愈合。瘘未包裹，则情况危急，需要采取积极手术处理，以保证充分引流。

表 12-18-3　食管吻合口瘘的分类

技术因素	临床因素
局部缺血	部位（颈部或胸部）
吻合不完全	瘘口大小
缝线张力大	瘘包裹的程度
周围感染	邻近致命脏器远近

四、诊　断

吻合口瘘发病率高，合并症多，常不容易诊断。临床高度怀疑发生瘘时，应进行详细体格检查，有时细微的临床征象可能预示严重并发症发生。多数胸外科医师常规在术后第5～7天进行食管造影，判断吻合口愈合情况。是使用水溶性造影剂还是用稀钡进行食管造影呢？哪一种更好呢？仍有争论。水溶性造影剂流速快，不容易残留于组织中，但是显影效果稍差。钡剂较稠不容易排出，易造成感染，但是钡剂能更准确地显示吻合口有无漏隙。此外与水溶性造影剂比较，钡剂呈中性，万一被误吸，不致引起化学性肺炎。实际上，不管使用哪种造影剂，食管造影评估吻合口瘘有重要价值，但是判断吻合口瘘愈合的准确率仅为60%～70%。

吻合口瘘最初都是临床有所怀疑，以后才证实诊断。胸内吻合口瘘常表现有心动过速、发热和早期败血症表现（包括神志障碍）等。瘘发生初期可能白细胞不高或粒细胞分类正常，胸内吻合口瘘很少从胸管引流出漏出物，引流管引流出浆液性液体也并不能证明没有瘘存在。测定胸腔积液中淀粉酶，偶可帮助判断引流液是否含有唾液。结肠替代食管术后口腔恶臭，应怀疑移植肠袢坏死，这是吻合口瘘早期重要表现。若临床高度怀疑胸内瘘存在，而食管造影正常，需做胸部CT或内镜检查，以进一步明确诊断。

颈部吻合口瘘诊断有时也不容易，多数瘘表现为伤口感染征象，如切口皮色变红，局部肿胀或随咳嗽膨起，分泌物或引流液增多。如临床怀疑瘘发生，则可以拆除1～2根缝线，敞开切口，并放置纱条引流。切忌用血管钳无目的探查，以免人为产生吻合口瘘。有医师嘱患者口服亚甲蓝，观察是否有蓝染分泌物漏出。

怀疑吻合口瘘时，胸外科医师一般不建议行内镜检查，特别是在瘘发生早期。应用纤维胃镜检查多在吻合口瘘病程中后期，用以评估吻合口愈合情况。其实，食管部分切除术后，临床医师最关心的是患者体温，术后4～5天体温持续升高不降，胸部X线片发现患侧胸膜反应，此时应高度怀疑吻合口瘘。数天后纵隔内出现气液平面，或胸腔内出现多量积液，后纵隔气液面穿刺抽出臭味脓液，即可确定吻合口瘘存在。

五、处　理

确诊食管吻合口瘘后，首先要对瘘口和患者全身状况做出初步评估。寻找产生瘘的可能原因，估计瘘口大小及纵隔、胸腔污染程度。对患者评估包括是否存在血流动力学紊乱或败血症，如果患者存在血流动力学不稳定，应给予静脉补液，必要时用升压药。静脉给予大剂量广谱抗生素，包括抑制需氧菌和厌氧菌的抗生素。患者不能经口进食时则需营养支持，应用完全性胃肠外营养，或十二指肠营养管饲，或经皮空肠造瘘管灌注。

确定是吻合口瘘还是替代脏器穿孔有重要意义。局部缺血造成重建器官部分坏死而致吻合口瘘，或重建脏器穿孔的患者，其瘘口较大，再次

手术闭合瘘口很少获得成功。病情也比那些与手术操作直接相关的瘘（吻合不全、张力过大导致吻合口部分撕裂）更严重。局部缺血所致吻合口瘘或穿孔引流量很大，症状出现也早，有时可经内镜确诊，或经手术探查确诊。

通过物理检查和放射学检查可以估计瘘对周围组织污染程度。瘘已被包裹的患者很少有败血症表现。大的、未引流的、直接与周围组织接触的瘘，如瘘与胸膜腔交通，常致重要脏器功能迅速失代偿。临床检查可能发现切口破溃并通向胸腔形成伤口窦道，胸膜发生严重反应并有大量积液渗出，甚或会发生纵隔气肿或皮下气肿。胸部X线片可见胸壁软组织内积气，纵隔内积液可能出现气液平面，或出现胸腔积液或液气胸。食管造影可以证实瘘是否存在，准确地显示瘘是否已被局限，但是对瘘造成的污染程度估计不足。对于大的或未包裹的胸内吻合口瘘，以及向纵隔扩散的颈部瘘，CT检查则有很大帮助。即使无其他临床体征或X线放射学征象，CT也能显示胸腔积液、纵隔气肿、纵隔气液平面及胸膜增厚等重要征象，因此，目前胸部CT检查是临床最有效、无创的检查手段，它能为临床医师提供迫切需要明确的资料，从而做出判断，制订进一步处理方案。

1. 颈部瘘

（1）局限性瘘：许多颈部局限性吻合口瘘无症状，不需特殊处理。在术后常规行食管造影时，如果发现吻合口处有小窦道或稍大的盲袋积存造影剂（图12-18-1），患者一般情况良好，可嘱开始进清流质食物，清流质食物时间比无合并症患者延长数天。除非临床表现病情较重，不需要用抗生素，也不需要反复造影检查。经1～2周流质饮食后可进固体食物。注意可能因吻合口愈合后产生狭窄引起吞咽困难。如果出现吻合口狭窄，则需进一步处理。

较大的局限性瘘可用以下两种方法中之一进行处理。瘘完全包裹，漏出的积液自动反流回消化道腔内，且无症状，可密切观察，除继续禁食外，不需特殊处理。3～5天后重复造影，若发现瘘口减小，这时可开始进清流质食物。如果患者出现临床症状，或影像学重复检查发现病情恶化，需行局部引流。瘘未能有效局限，或漏出物未能自行反流回消化道腔内（图12-18-2），需要行开

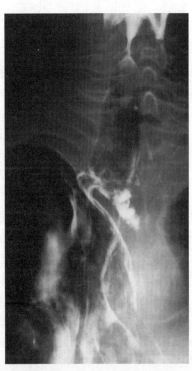

图12-18-1 颈部食管胃吻合口穿出的小窦道，此窦道自行引流回胃内，不需特殊治疗

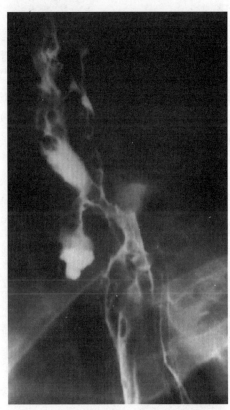

图12-18-2 在食管胃吻合口水平有中量、局限的钡剂潴留，其不能自行引流到胃内，需要开放引流

放引流。如果漏出物未能有效引流，这样的瘘有可能侵蚀破坏邻近器官，特别危险的是侵蚀颈动脉或气管。开放引流可在床旁局部麻醉和服用镇静剂后进行，敞开颈部切口引流局限性瘘，用手指插入肌层深处，松解所有的粘连，使所有分隔小腔都能完全打通而得到充分引流，敷料疏松包盖。每天观察伤口，更换敷料，判断伤口引流量。如果引流量大，可在伤口处放置收集袋，防止引流液刺激皮肤，或留置低量负压吸引管。引流量逐渐减少，可试行进清流质食物。伤口干净无引流液流出时，患者可改为普通饮食。

（2）非局限性瘘：颈部吻合口瘘若未能局限则对患者威胁很大，多数需要立即手术处理，同时静脉输注有效抗生素。患者临床情况稳定，可在全身麻醉下施行手术，如果患者病情危重，存在心肺功能不稳定，则只能在局部麻醉下完成。颈部非局限性瘘常合并肺部并发症，如呼吸困难、咳嗽、声嘶及吸入性肺炎，可能影响麻醉管理。手术操作包括敞开颈部伤口，详细观察吻合口情况，如果破口局限，组织有活力，用手指（勿用器械）探查污染腔隙，通常包括上纵隔，反复彻底冲洗伤口，纵隔内放置引流管。从颈部放入纵隔引流管常缺乏自然引流作用，需要持续负压吸引，也不适合冲洗引流系统。引流维持到瘘口闭合，或维持到瘘口局限，此时可经口进清流质食物。

如果探查时发现吻合口完全撕裂或近乎完全断裂，简单的引流不能有效处理吻合口瘘，有条件时可将重建器官充分游离，试行再次吻合。再次吻合仅局限于重建器官没有张力、周围污染小、患者临床状态良好的情况下才可能完成。但是多数情况下，再次吻合很少成功。因为吻合口断裂会产生许多严重问题，大多数需要拆除重建器官吻合口，行食管颈部造口转流唾液，达到充分引流。以后再行二期手术。同样，重建器官部分坏死导致的吻合口瘘，也需要进行食管颈部造口转流唾液，切除重建器官的坏死部分并引流。待患者临床情况改善，通常间隔数月后，再施行逐步分期重建。

在胃底顶端坏死情况下，只有充分游离胃才有可能保住胃，切除胃顶端坏死部分，保留切缘新鲜食管，若局部污染很轻，则有条件可再做吻合。由于清创后立即再次吻合难以成功，一般临床医师均采取做颈部食管造口，将胃闭合并固定在切口附近，防止胃回缩至纵隔，以备二期吻合。

2. 胸内瘘

（1）局限性瘘：食管造影显示胸腔内小的局限性瘘、存在很短的窦道（图12-18-3），局限性瘘的患者临床状态良好，一般不需要特殊治疗，处理措施类似于颈部局限性小瘘。此类患者进清流质食物的时间稍长于正常恢复的患者，进固体食物要稍晚些，也不需要特殊使用抗生素。

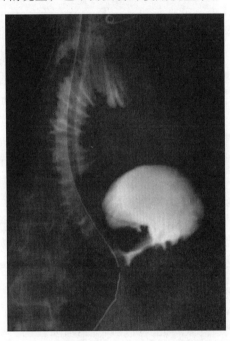

图 12-18-3　在食管胃吻合口水平显示中量及局限的钡剂潴留，其不能自行引流回胃内，需手术引流

胸腔内大的局限性瘘比颈部局限性瘘需要更加仔细地观察，胸内瘘通过自然减压（引流液通过瘘口自行流回消化道腔内）的可能性很小。即使瘘已局限，也可能侵蚀周围脏器，如气道或主动脉。医师需要根据瘘口大小及积液能否自行引流至胃肠道内来估计吻合口瘘的转归，制订处理方案。可以自行引流的小瘘而且无临床症状者，只要CT显示其未邻近致命脏器，即可观察而不需特殊处理。

瘘口较大，不能自行引流，或邻近致命脏器者，需要引流。常用的一种内引流技术是在透视或内镜的引导下，将鼻胃管经吻合口的瘘口放入胸腔包裹性积液底部，此后每隔几天行经胃管造影1次，以确保脓腔逐渐缩小。当脓腔缩小到胃管直径大小时，利用几天时间逐渐退出胃管，以使瘘管闭合，

一旦拔除胃管，患者则开始经口进食。另外也可在透视引导下行经皮胸腔引流，引流效果须定期造影确认。最后，如果各种保守处理方法不能达到充分引流，则需行开胸引流。术中可评估组织活力，放置软负压吸引管和邻近吻合口的胸管。定期行食管造影以评估愈合程度。

（2）非局限性瘘：纵隔或胸膜腔严重污染的胸内瘘可引起重要系统病变，如何处理是一个挑战。组织健康且瘘口较小的胸内瘘，可经皮放置胸管进行引流。吻合口瘘早期获得诊断，CT显示胸膜腔内无严重感染性反应，则可保证胸膜腔充分引流。经放射学证实瘘口经胸管已得到充分引流，确认引流通畅，吻合口瘘在逐渐缩小，最终将达到愈合。

吻合口张力过高、重建器官缺血坏死或吻合的技术问题造成吻合口撕裂形成的胸内瘘（图12-18-4），瘘口较大、漏出液量多、对周围组织污染程度较重，这些因素妨碍了吻合口修复，很难通过简单引流达到瘘口自行愈合，此时不得不切除重建器官，行食管外造口。如果重建器官是胃，将其修补后还纳回腹腔；若是带血管蒂的结肠或空肠则通常需要切除。此外还需行正规胸膜纤维板剥脱术（图12-18-5）。食管外置造瘘用于引流唾液，注意保留足够长的食管，确保以后分期重建的顺利完成。如果食管长度足够，可将其拖出颈部，经皮下隧道，在胸壁行食管造口。这样可保存食管长度，也较颈部造瘘更易处理。

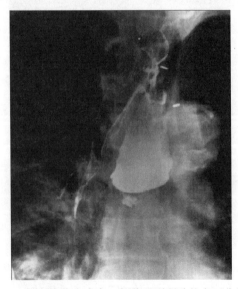

图 12-18-4　高位胸内吻合口部分开裂所致的大而非局限性纵隔积液

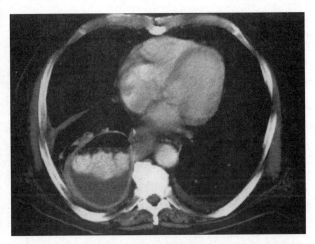

图 12-18-5 食管胃吻合口瘘所致肺静脉水平的胸腔内大量存钡，需剥脱术和引流治疗

保留健康重建器官、隔离吻合口瘘的另一种做法是在颈部引流唾液，远端重建器官引流，防止经瘘口反流。这种技术可以保留重建器官，但是评估吻合口愈合非常复杂，需进行逆行造影检查，逆行造影技术复杂，结果也常不满意。另外，也可选择分离旁路技术，但是人们不愿施行更多的治疗，如施行胸膜纤维板剥除术可能导致败血症发作，不必要地延长患者康复时间。

六、并 发 症

1.食管气管瘘 若食管吻合口瘘累及呼吸道，无论诊断或治疗都是一个难题。在明确呼吸道受累和误吸体征出现之前，患者的临床状况常急骤恶化。当这些征象已经很明显时，患者难以耐受各种检查和治疗。食管气管瘘并发症一旦出现，很少能够经过保守治疗获得成功，只能通过选择性手术处理，患者才能达到临床缓解和恢复。内镜检查或食管造影可以明确食管气管瘘或食管支气管瘘的诊断，同时确定瘘口部位，从而帮助选择手术方法。手术时，需要切断食管气管瘘口或食管支气管瘘口，分别修补气管和食管缺损。气管缺损修补后可以用骨骼肌、胸膜或心包加强瘘口修补。食管瘘因食管伸缩性强，修补更容易。食管和气管两侧修补完毕需用组织填补隔离。处理吻合口缺损的结果决定于缺损大小、组织活力及周围组织污染程度。

2.食管吻合口动脉瘘 食管吻合口瘘与大血管（如主动脉或颈总动脉）相通，产生食管吻合口动脉瘘。食管吻合口动脉瘘发生后诊断不难，但是缺乏有效治疗。吻合口瘘感染蔓延蚀破大血管常引起突发严重大出血，一旦发生，任何紧急抢救措施均无能为力，患者于短时间内死亡，罕见抢救成功的报道。有时某些出血先兆的表现应引起临床医师警惕，进行诊断性血管造影，从而较早地明确诊断并积极处理。处理食管吻合口降主动脉瘘需左侧开胸，便于阻断降主动脉近端和远端，旷置瘘口，应用人造血管旁路吻合方法重建降主动脉。食管吻合口颈总动脉瘘，通常采用胸骨正中切口，向颈部延长，便于血管阻断，旷置瘘口，选择适宜部位行血管重建。术后重要的问题是有效预防和控制感染，若胸内或颈部感染不能控制，移植的人工血管终将成为异物。

3.食管吻合口狭窄 食管吻合口瘘愈合后，半数以上患者将发生吻合口狭窄。典型的吞咽困难症状发生于出院后数周内，随着吻合口瘢痕组织形成、挛缩，症状逐渐加重。早期积极地进行诊断性内镜或食管造影检查有重要作用。采用不同口径探条逐步扩张或应用球囊扩张可立即缓解吞咽困难症状。多数吻合口狭窄患者经数次扩张治疗可有明显效果，约 20% 的患者需要更长时间治疗。少数患者食管吻合口狭窄经扩张治疗难以奏效，需要手术矫正。

4.食管吻合口出血 无论是颈部吻合还是胸内吻合，吻合口瘘发生后并不能全部获得有效治疗，如前所述，吻合口瘘患者约半数将因各种原因死亡，如上述的吻合口动脉瘘、吻合口气管支气管瘘，此外还有一种致命并发症——吻合口出血。如吻合口瘘未能有效引流，局部感染不能控制，偶尔吻合口处感染蔓延侵蚀胃壁，致胃壁动脉溃烂，突然发生吻合口出血。临床表现为突发伤口渗出鲜红色血液，同时胃管内也有鲜血引出，或胸腔引流管内有大量鲜血涌出。全身表现有血压下降、脉搏加快。经输血、止血等对症处理，可能暂时使出血停止。不久再次鲜血涌出，且发作频繁，最终患者死于难以控制的吻合口出血。笔者亲身经历不下 6 例吻合口出血，自首次出血至最终死亡，最长时间 24 小时，最短仅 4 小时。这种吻合口并发症发生突然，来势凶猛，临床医师除了进行对症处理外，似乎无能为力。曾有学者试行手术探查，结果均无成功。临床医师能够做的只有充分引流,控制感染,避免此种并发症发生。

在讨论食管吻合口瘘时,需要提及胸胃穿孔。当食管部分切除食管胃吻合后,即使胸管引流出胃内容物,也不能全部诊断为吻合口瘘,这其中也包括部分胸胃穿孔病例。未经手术探查,单纯从影像学上判断,相当数量的患者被诊断为吻合口瘘,笼统将其归于吻合口瘘有一定错误,因为两者在处理上也不完全相同。引起胸胃穿孔的原因包括大手术后胃壁应激性溃疡、游离胃时胃壁戳伤、胃壁局部血运受损、固定胸胃缝线撕裂和新食管裂孔固定胸胃损伤。胸胃穿孔与吻合口瘘虽然两者均为消化道瘘,但是胸胃穿孔与吻合口瘘表现不尽相同,胸胃穿孔的胸腔引流量大,日引流量可达1000ml,胸腔引流液中发现胃内容物的时间较早,多在术后2~3天出现,这是两者最明显的区别。如胸胃穿孔发现较早,中毒症状尚轻,一般状况较好,可早期开胸探查,有条件者可直接修补破裂口,无条件者可彻底冲洗充分引流。综上所述,临床仅发现胸腔引流液含有胃内容物,诊断为消化道瘘更为客观。

七、结　论

食管吻合口瘘是食管外科严重危害患者健康的并发症,及时诊断吻合口瘘并有效处理可使患者获得最好的疗效。然而,除了遵循吻合口瘘的治疗原则外,临床医师还必须根据每位患者不同临床特点选择恰当的治疗方法。同时,外科医师也应保持一定灵活性,要考虑到各种不同治疗方法的优点和缺点,当选择的治疗方法不能达到预期结果时,就应及时改变治疗方案,使患者尽快顺利康复。

（戈　烽　张志庸）

第十九节　贲门失弛缓症的治疗现状

一、基本概念

失弛缓症是指食管壁肌间神经丛内神经节细胞进行性变性,导致食管下括约肌（lower esophageal

sphincter,LES）不能松弛,伴远端食管蠕动消失。贲门失弛缓症是目前研究最多的食管运动障碍之一,是食管胃结合部（esophagogastric junction,EGJ）神经肌肉功能障碍所致的功能性疾病,主要特征是食管缺乏蠕动,LES高压及对吞咽动作的松弛反应减弱。

贲门失弛缓症在我国尚缺乏流行病学资料,在欧美等西方国家的发病率每年约为1.6/10万人,男女患病比例相似（1∶1.15）。任何年龄均可罹患,但青春期前发病罕见,通常明确诊断多在25~60岁。

贲门失弛缓症病因不明,争论较多,大家所接受的观点是神经肌肉功能障碍所致,与食管肌层内奥尔巴赫（Auerbach）神经节细胞变性、减少或缺乏及副交感神经分布缺陷有关;在神经节细胞发生退行性变的同时,常伴有淋巴细胞浸润的炎症表现,考虑失弛缓症由食管壁神经元炎症性变性引起,或许该病与感染、自身免疫病等因素相关。

失弛缓症的组织学检查显示食管肌间神经丛中的神经节细胞数量减少,余下的神经节细胞被淋巴细胞及少量嗜酸性粒细胞所围绕。这种炎症性变性优先累及抑制性神经元（影响食管平滑肌松弛）,抑制性神经元丢失引起LES不能正常松弛,基础压力升高,食管体部的平滑肌蠕动消失。失弛缓症的临床症状取决于神经节细胞丢失的数量和程度。吞咽时LES不松弛,远端食管蠕动消失均影响食管排空,具体表现为LES松弛障碍引起EGJ梗阻。失弛缓症患者的神经节细胞对炎症变性也可能存在遗传易感性。

二、临床表现、诊断、鉴别诊断

失弛缓症起病隐匿,病情逐渐进展。就诊时患者的症状通常已存在数年。诊断延迟主要是由于错误解读失弛缓症的临床特征。确诊前,其通常被误诊为其他疾病而进行治疗,特别是胃食管反流。对于下列患者,应怀疑失弛缓症:进食固体或液体食物均有吞咽困难;服用质子泵抑制剂后胃灼热无缓解;内镜显示食管内有滞留;内镜虽可通过EGJ但阻力异常增加。贲门失弛缓症的主要症状包括吞咽不畅、反流、胸骨后疼痛和体重减轻，以及因食物反流误吸入呼吸道所致咳嗽、肺部感染等。

吞咽困难出现最早，也最常见（>80%~95%）；初期轻，以后时轻时重，后期呈持续性，但不表现进行性加重的特征。随病程进展食管逐渐扩张，到极度扩张时食管同胃一样，常潴留大量食物及黏液。严重食物潴留可并发食管炎。长期贲门失弛缓症偶可继发食管癌。食物反流和呕吐发生率高达90%。多在进食后20~30分钟发生，常将前一餐或隔夜食物呕出。并发食管炎、食管溃疡时，反流物内可含血液。食管扩张滞留大量物质反流导致误吸（8%），特别是卧位时。误吸可引起反复肺炎、气管炎发作，甚至支气管扩张、肺脓肿或呼吸衰竭。40%~60%的患者主诉疼痛和胃灼热，多位于胸骨后及中上腹，类似典型胃管反流胸骨后灼烧样不适，原因可能是食物通过障碍、食管扩张、食管下括约肌压力增高及食管体部出现高幅度的同步收缩。也有学者认为其可能是食物、药物或滞留的碳水化合物细菌性发酵产生的乳酸直接刺激食管内膜所致。体重减轻与长期吞咽困难影响食物摄取有关。病程较长的患者有营养不良、维生素缺乏和体重减轻等表现明显。追询病史时应警惕吞咽困难迅速进展及体重显著减轻，如有则提示可能为恶性肿瘤引起的假性失弛缓症。疾病后期极度扩张的食管可压迫胸内器官，产生干咳、气急、发绀和声音嘶哑等，临床上常对其症状进行评估（表12-19-1）。

表12-19-1　贲门失弛缓症临床症状评分系统（Eckardt评分）

评分	症状			
	体重减轻	吞咽困难	胸骨后疼痛	反流
0	无	无	无	无
1	<5kg	偶尔	偶尔	偶尔
2	5~10kg	每天	每天	每天
3	>10kg	每餐	每餐	每餐

注：0级，0~1分；Ⅰ级，2~3分；Ⅱ级，4~6分；Ⅲ级，>6分。

诊断贲门失弛缓症最常用的检查方法是上消化道钡餐造影。造影可显示食管不同程度扩张、食管蠕动减弱、食管末端狭窄（呈"鸟嘴"状）、狭窄部黏膜光滑，以上是贲门失弛缓症的典型表现。晚期或终末期失弛缓症可能表现为食管极度

扩张（巨食管）、成角和迂曲，呈"S"形。LES区不随吞咽出现松弛，呈间断开放，仅少量钡剂可溢入胃腔，有时钡剂完全停留在LES之上，长时间不进入胃内，LES不松弛而阻碍空气进入胃部，以致看不到正常胃泡。亨德森等将食管扩张分为以下三级：①Ⅰ级（轻度），食管横径<4cm；②Ⅱ级（中度），食管横径为4~6cm；③Ⅲ级（重度），食管横径>6cm，甚至弯曲呈"S"形（乙状结肠型）。

除了临床症状、常用的造影检查外，诊断贲门失弛缓症还需要进行食管测压，它仍是诊断贲门失弛缓症的金标准。传统测压法显示远端2/3段食管无蠕动且LES不完全松弛，静息LES压力升高。高分辨率测压法（high-resolution manometry，HRM）显示中位完整松弛压（integrated relaxation pressure，IRP）升高，提示EGJ松弛受损，即可诊断。存在失弛缓症的典型症状（固体或液体吞咽困难和非酸性未消化食物或唾液反流），但测压结果不明确，如LES不完全松弛但仍有某些蠕动；或LES完全松弛但无蠕动，食管钡餐造影显示无蠕动、食管扩张、EGJ呈鸟嘴样狭窄和排空不良等支持该诊断，需要进一步通过内镜评估，排除EGJ癌引起的假性失弛缓症。

IRP指吞咽后10秒EGJ松弛窗期间，4秒EGJ最大松弛压的中位数。不同测压系统的IRP中位值的上限有所不同，目前应用最广泛的测压系统的IRP大于或等于15mmHg则为升高。与传统测压法相比，HRM诊断失弛缓症的敏感性更高，因为其给描述失弛缓症特征和EGJ形态学方面提供更多细节。HRM将失弛缓症分为3种不同亚型，从而指导治疗，且预后意义不同。

HRM可连续记录食管全长的运动功能，并可描绘更全面、详细的食管动力图。食管测压装置包括一个多通道压力感应管、压力传感器及一个与计算机连接进行分析的记录仪。依据HRM结果（图12-19-1，彩图12-19-1）将贲门失弛缓症分为Ⅰ型、Ⅱ型、Ⅲ型。Ⅰ型（经典失弛缓症）表现为食管蠕动显著减弱而食管内压不高；Ⅱ型表现为食管蠕动消失及全食管压力明显升高；Ⅲ型表现为食管痉挛，其可导致管腔梗阻。

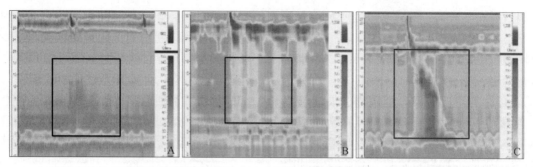

图 12-19-1　食管高分辨率测压将贲门失弛缓症分为Ⅰ型、Ⅱ型、Ⅲ型及测压图形

HRM 结果用于判断手术疗效，Ⅱ型患者疗效最好，而Ⅲ型患者对手术治疗反应最差（表 12-19-2）。

表 12-19-2　贲门失弛缓症患者肌切开术后疗效的预测指标

良好预测指标	不良预测指标
年龄＜ 40 岁	术前严重吞咽困难
Ⅱ型贲门失弛缓症	术前低 LES 压力
早期疾病	既往内镜治疗（肉毒素注射）
术后 LES 静息压≤ 10 ～ 15mmHg	Ⅰ型或Ⅲ型贲门失弛缓症
吞钡 1 分钟后残留钡剂高度低于术前基础值 50% 以上	重度食管扩张
	术后 LES 静息压＞ 10 ～ 15mmHg
	吞钡 1 分钟后残留钡剂高度高于术前基础值 50% 以上

失弛缓症可能被误诊为胃食管反流病（GERD），尤其是有胃灼热、烧灼性胸痛的患者。其他与失弛缓症相混淆的疾病包括淀粉样变性、结节病、神经纤维瘤病、嗜酸细胞性食管炎、多发性内分泌腺肿瘤、幼年型干燥综合征、慢性特发性假性肠梗阻和 Fabry 病。作为上消化道钡餐造影的补充，CT、MRI 及超声内镜（EUS）等可予以鉴别，排除炎症、肿瘤等器质性疾病导致的假性贲门失弛缓症。

对于疑似失弛缓症患者，应采用上消化道内镜检查进行内镜下评估，以排除与失弛缓症混淆的 EGJ 恶性肿瘤。内镜可见食管体部扩张积食，扭曲变形，其内潴留未消化的食物和液体，黏膜外观正常但水肿。LES 通常不能自发性开放，内镜不能轻易通过并进入胃部，但与肿瘤或纤维性狭窄引起的食管梗阻不同，对内镜施加轻柔压力即可轻易通过收缩的 LES。LES 外观可能正常，内镜反转位可能显示肌肉环呈玫瑰

形增厚（图 12-19-2，彩图 12-19-2）。非特异性改变包括红斑和溃疡，继发于积滞食物和药物的炎症，内容物潴留易导致食管念珠菌病，可表现为白斑附着。

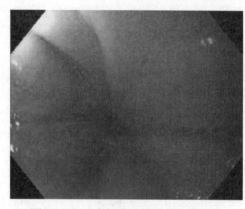

图 12-19-2　贲门失弛缓症的内镜所见

EUS 检查主要目的是排除恶性肿瘤，EUS 可显示 LES 及整个食管平滑肌部分的环形肌层普遍增厚，特别有助于发现远端食管肿瘤和贲门肿瘤。EUS 发现食管壁明显增厚（＞ 10mm）和（或）不对称性增厚，提示有潜在恶性肿瘤。

对于存在以下任何一种情况的患者，美国胃肠病学会（ACG）和美国胃肠病协会（AGA）的指南推荐采用 EUS 引导下细针抽吸活检进行附加评估，以排除 EGJ 恶性肿瘤。提示恶性肿瘤的临床特征包括症状持续不足 6 个月、60 岁以上患者；新发吞咽困难；体重快速或明显减轻。内镜评估结果异常，包括内镜通过 EGJ 的阻力异常增加，或黏膜改变提示恶性肿瘤可能。

如果贲门失弛缓症不治疗，食管将出现进行性扩张，晚期或终末期的特征为食管迂曲、成角及严重扩张呈巨食管（直径＞ 6cm）。晚期或终末期贲门失弛缓症患者发生食管癌的风险升高（常为鳞癌）。一项研究对 448 例失弛缓症患者进行

了中位 9.6 年的随访，15 例患者（3.3%）在症状持续 13 年后发生了食管癌。虽然失弛缓症患者发生食管癌的风险相对于对照者升高至 28 倍（95% CI 17～46），但食管癌的年发病率仅 0.34%（95% CI 0.20～0.56）。关于失弛缓症患者行 Heller 肌层切开术后食管癌的发病率，长期数据有限。现有数据表明此类患者发生食管癌的风险仍然较高。

三、治 疗

治疗推荐参考 2013 年美国胃肠病学会（ACG）和美国胃肠病协会（AGA）的指南（图 12-19-3）。目前贲门失弛缓症尚无法完全治愈，治疗重点在于缓解症状，即通过降低 LES 压力使食管下段松弛，从而解除功能性梗阻，促进食管排空。疗法包括药物治疗，机械性破坏 LES 肌纤维，如气囊扩张（pneumatic dilation，PD），内镜或外科食管肌层切开术，或使用生化方法降低 LES 压力，注射肉毒毒素（botulinum toxin，BT）。对于手术风险低的患者，临床上一般推荐机械性破坏 LES 肌纤维的疗法。治疗流程如图 12-19-3 所示。

1. 药物治疗 对于最初去门诊检查，并确诊为贲门失弛缓症的患者，临诊医师推荐的首选治疗方法是药物治疗，此时症状尚轻，病程较短，患者也愿意接受口服药物治疗。临床常用硝酸盐类药和钙通道阻滞剂，其能够促使 LES 平滑肌松弛，药物治疗的最大缺点是患者快速耐受，这也是失弛缓症最初、疗效最差的治疗选择。由于钙通道阻滞剂和硝酸盐类药物都是短效药物，硝苯地平应在餐前 30～45 分钟舌下含服 10～30mg，而硝酸异山梨酯应在餐前 10～15 分钟舌下含服

5mg。使用钙通道阻滞剂和硝酸盐类药物的患者中约 30% 可能发生不良反应。长时间应用药物后，患者发现其作用有限，病情继续进展，症状不能获得有效改善。

2. 注射肉毒毒素（BT） 对于药物治疗效果不佳、不适合或不愿意进行手术或 PD 的患者，医师建议尝试注射肉毒毒素的措施，肉毒毒素选择性阻滞肌间神经丛的突触前胆碱能神经末端释放乙酰胆碱，从而恢复抑制性与兴奋性神经递质之间的平衡，以此降低 LES 的压力。通常是在胃镜检查下将肉毒毒素分 4 个象限注射至 LES 的周围。肉毒毒素注射的初始有效率为 70%～90%，但不久很多患者在几个月内复发。多次治疗可能会延长疗效，有报道称 2 年临床获益的患者为 60%～85%。接受肉毒毒素治疗的患者在 6～12 个月超过 50% 需要再次治疗。反复的肉毒毒素注射可能使以后的 Heller 贲门肌肌层切开术更具挑战性。肉毒毒素注射治疗并发症较少但效果不能持久，低剂量肉毒毒素无广泛性神经肌肉阻滞的风险。已报道的并发症包括注射后短暂胸痛（25%）和胃灼热（5%），罕见食管壁损伤和食管周围组织炎症。

3. 食管扩张 常用的扩张方法有气囊、水囊、各种探条扩张器甚至支架置入。PD 即将充气气囊膨胀而强力扩张 LES，通过撕裂 LES 肌纤维来降低 LES。PD 初始成功率较高（1 个月时为 85%），并能在 12～24 个月保持疗效，但是疗效随时间推移而逐渐减弱。有报道称在 4～6 年，近 1/3 患者症状复发且需要再治疗。食管扩张并发症包括食管穿孔和胃灼热，因此接受 PD 的患者必须具备潜在手术适应证，PD 相关的食管穿孔发生率为 3%～5%，常常需要手术修复。PD 采取阶

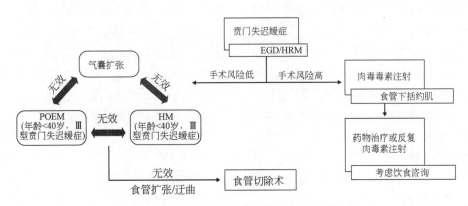

图 12-19-3 贲门失弛缓症目前的治疗流程推荐

POEM. 经口内镜下肌层切开术；HM. Heller 肌层切开术；EGD. 食管胃十二指肠内镜检查；HRM. 高分辨率测压法

梯式治疗，需要进行多次内镜下操作，将 Rigiflex 气囊沿导丝推送，在透视下定位气囊恰在跨过 LES 的部位。这种气囊有 3 种直径（3.0cm、3.5cm 和 4.0cm）。最小的气囊通常用于第 1 次扩张。如果症状持续，则逐步采用更大的气囊重复扩张（阶梯式治疗）。标准的气囊扩张方法为每次治疗扩张 1 次，症状持续或反复需行额外的扩张。如果连续 3 次扩张都不能缓解症状，建议患者转为外科手术治疗。

4. 外科手术

（1）食管肌层切开联合部分胃底折叠术：被证明为效果较好的治疗贲门失弛缓症的方法。外科肌层切开应在较大的医疗中心开展，根据患者的年龄、性别、偏好和当地医疗水平、经验来选择初始治疗患者。40 岁以上、女性、食管狭窄和高分辨率测压为 II 型失弛缓症的患者，肌层切开手术可取得较好效果。此外，PD 也可作为肌层切开术后效果不佳的补救治疗，但效果不如作为初始治疗。一项研究纳入了 27 例肌层切开术后症状复发而接受 PD 治疗，12 个月时 24 例（89%）缓解。2 年、3 年和 4 年的复发率分别为 16%、25%、42%。数项研究和 Meta 分析对比了 PD、肉毒毒素注射与外科肌层切开术的疗效，外科肌层切开术的长期临床症状改善最好，PD 次之，肉毒毒素注射最差。腹腔镜下肌层切开的缓解率显著高于阶梯式 PD（95% vs 78%），且复发率明显降低（5% vs 36%），不良事件的发生率更低（0.6% vs 5%）。

（2）经口内镜下肌层切开术（POEM）：是一种通过隧道内镜进行肌层切开的微创新技术，属于自然体腔微创手术（natural orifice transluminal endoscopic surgery，NOTES）。2008 年日本首次将其用于贲门失弛缓症的治疗。我国于 2010 年开始临床使用 POEM，经过数年的迅速发展，目前已成为开展该技术最多的国家之一。POEM 近期疗效与腹腔镜肌层切开类似，但目前在美国仍是受限制的手术。POEM 适应证为确诊贲门失弛缓症并影响生活质量的患者。禁忌证包括食管黏膜下层严重纤维化而无法建立黏膜下隧道者；食管下段或 EGJ 存在食管静脉曲张、严重炎症或巨大溃疡是 POEM 手术的相对禁忌证。此外，对于食管重度扩张患者，POEM 疗效不佳。

POEM 操作的基本设备：附带送水钳道的内镜、二氧化碳灌注装置、透明帽、切开刀、注射针、热活检钳、金属夹等，以及内镜专用高频电发生器。POEM 操作者应接受过规范化专业技术培训，具备从事内镜切除术［如内镜黏膜切除术（EMR）或内镜黏膜下剥离术（ESD）等］的资格和经验，完成不少于 30 例的食管病变 ESD 治疗，有处理手术并发症（如出血、穿孔）的经验。

POEM 的操作过程（图 12-19-4，彩图 12-19-4）：胃镜直视下应用 CO_2 充气，透明鞘于 EGJ 上 10cm 处行食管黏膜下注射，专用针刀纵行切开黏膜层 1.5～2.0cm，显露黏膜下层，自上而下从"隧道"入口下方 2cm 由浅及深纵行切开环形肌束，切开长度常规为 8～10cm，终点为 EGJ 下方 2cm。为提高长期疗效，建议对症状严重的患者行环、纵全层肌层切开，尤其是 EGJ 上下共 5cm 范围的全层切开，肌层切开足够长是保证 POEM 操作成功的关键。注意尽量靠近肌层进行黏膜下层分离，分离中反复进行黏膜下注射，避免损伤黏膜层。切开完毕将黏膜下"隧道"内和食管胃腔内气体、液体吸净，冲洗创面并电凝创面出血点和小血管，最后用多枚金属夹严密封闭黏膜层切口，如图 12-19-5、图 12-19-6、彩图 12-19-5、彩图 12-19-6 所示。

POEM 可能造成的并发症：食管穿孔、纵隔气肿、气胸、气腹、胸腔积液、出血、感染（纵隔炎，瘘），远期并发症主要是胃食管反流。POEM 的短期疗效与腹腔镜 Heller 贲门肌肌层切开术（laparoscopic Heller myotomy，LHM）相仿，明显优于 PD。POEM 几乎适合各种分型的贲门失弛缓症，成功率取决于适应证的选择、操作者的经验及熟练程度。

（3）胸外科手术治疗：通过外科手术切断食管肌纤维来削弱 LES 张力，是替代内科治疗的主要选择。对于药物、扩张或内镜下治疗效果不满意，症状持续无明显改善，无手术禁忌者，均可考虑手术治疗，施行食管下段贲门肌肌层切开术。POEM 失败而无食管穿孔者，也可考虑再手术（LHM）。对于 40 岁以上的患者，外科肌层切开术可能是最佳的治疗选择，该年龄组患者经历了多种治疗而对再扩张的需求更高、改善症状更迫切。外科手术优点是食管下段、贲门肌层暴露较好，切开、剥离更充分（向两侧剥开＞1cm），术后 LES 松弛效果好。通常在胸腔镜或腹腔镜下进行

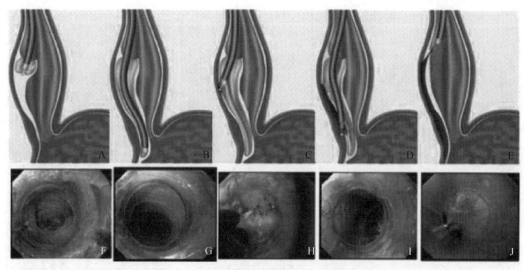

图 12-19-4　POEM 操作示意图及内镜所见

A ~ E. POEM 操作示意图，其中，A 为黏膜层切开；B 为分离黏膜下层，建立黏膜下隧道，C、D 为肌切开，E 为金属夹止血处理；
F ~ J 为对应的内镜下所见

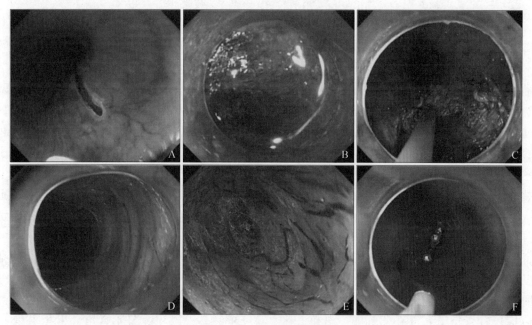

图 12-19-5　POEM 的内镜下操作过程

Heller 贲门肌肌层切开。因为肌层切开对 LES 的破坏可引起反流性食管炎，因此肌层切开常需同期术中加做胃底折叠抗反流手术。

1913 年，Heller 首倡经胸完成食管下段前后双侧肌层切开，以解除食管下括约肌梗阻，扩大贲门通路治疗贲门失弛缓症，以后逐步改良为常用的单侧食管下段贲门肌肌层切开术，称为改良 Heller 术。1991 年，Pellegrini 首先将 VATS 应用于贲门失弛缓症的外科治疗。

一般常用的方法是 Heller 术式 + Nisson 术式（胃底全周包绕），其他常用的还有部分包绕胃

底抗反流术式，如 Toupet 术式、Dor 术式等。依术者的经验和偏好，各种术式均有大量的成功报道和失败的教训。某些学者首选 Toupet 部分胃底折叠术（胃底沿食管后 270° 包绕），强调该手术可通过撑开肌层切开处的边缘，防止瘢痕形成，降低吞咽困难复发风险，可提供更好的抗反流屏障。

随着腹腔镜手术的进展，现在已很少进行开放式手术，腔镜下切开 LES 肌纤维，不破坏食管黏膜层是其主要原则。以前胸外科多从胸腔入路行 VATS，胸腔镜食管肌层切开术（能够达到开胸同样的手术效果）避免了对食管裂孔大范围的游

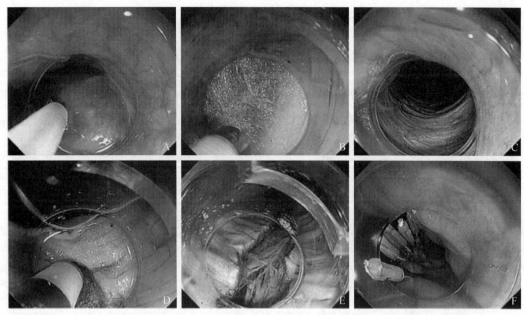

图 12-19-6　内镜下 POEM 的手术操作过程

离，不离断膈食管韧带，不解剖食管裂孔，保护了机体本身抗反流机制，因此可不做胃底折叠抗反流手术。其要点是沿食管纵轴切开食管末端与贲门起始部的肌层，在黏膜外剥离肌层，剥离范围须超过食管周径的 1/2，使黏膜充分膨胀，注意勿损伤食管黏膜，以免发生穿孔。VATS 食管肌层切开术存在几点欠缺：在胸腔内需逆向操作；食管及裂孔位置较深，受心搏影响 EGJ 不易确切显露；从术野显露和操作方面看均不如腹腔镜。VATS 抗反流术（胃底折叠）效果欠满意，术后观察其疼痛较重；吞咽困难的残存率或复发率更高。因此，腹腔镜手术较 VATS 有更多的优越性，但腹腔镜下肌层切开术（LHM）也存在某些并发症的风险，包括胃食管反流、穿孔、气胸、出血、迷走神经损伤和感染。若进行抗反流手术，发生胃食管反流的风险则明显降低（9% vs 32%）。

　　腹腔镜胃底折叠术（laparoscopic fundoplication，LF）的指征：美国胃肠内镜外科医师学会（SAGES）工作指南明确规定的外科治疗适应证：①内科治疗失败；②难以耐受内科治疗而自愿接受手术；③有反流性食管炎并发食管重度扩张与重症炎症；④具有哮喘、声音嘶哑、咳嗽、胸闷及误咽等非典型症状，或监测证明存在重症反流。一项大型回顾性研究纳入 1461 例失弛缓症患者，其中 81% 接受 PD 作为初始手术，

19% 接受肌层切开术作为初始手术。初次 PD 后 1 年、5 年、10 年需要进行任何后续治疗（扩张术、肌层切开术或食管切除术）的累积风险分别为 37%、56% 和 63%，而初次肌层切开术后分别为 16%、30% 和 37%。腹腔镜下 Heller 贲门肌肌层切开术与气囊扩张在疗效和持久性方面比较，肌层切开术优于 PD。另一项回顾性研究纳入 179 例患者，比较 PD 与 Heller 贲门肌肌层切开术的效果，经过 6 年随访发现，Heller 贲门肌肌层切开术与 PD 成功率相当（57% vs 44%）。一项 Meta 分析纳入 3 项随机临床试验，包括 346 例患者，比较了阶梯式 PD 和腹腔镜肌层切开的结果，术后近期疗效对比，肌层切开比 PD 效果更佳（86% vs 77%），且不良事件发生更少（0.6% vs 5%）。但术后 1 年随诊发现 LES 压力、胃食管反流率和生活质量间的差异无统计学意义。由于随诊时间较短，长期结果如何还需等待后续报道。

　　腹腔镜下食管肌层切开术 + 胃底折叠术的操作过程：患者取仰卧头高足低分腿位并腰下加垫，腹部视孔位于脐下缘，依标准腹腔镜技术建立气腹，直视下放置 4 ～ 5 个操作孔（2 个供术者、2 个供助手、1 个用于牵拉遮挡肝脏暴露食管裂孔）。根据外科医师的偏好，初始分离可从食管裂孔的左侧或右侧开始。离断胃底部胃短动脉 2 ～ 3 支，分离膈胃韧带；在无血管区切开肝胃韧带，分离

右前方的膈食管韧带，打开覆盖于腹段食管前面的腹膜。保护位于右前膈食管韧带稍后方的迷走神经前支。如要进行部分胃底后折叠（Toupet）术，需沿左膈脚底部进一步分离，完成食管后开窗。开窗前应辨别并保护迷走神经后支。如果进行胃底前折叠（Dor）术，除非存在食管裂孔疝和（或）食管相对较短，否则无须在食管后开窗；游离食管的远段部分，以切开足够长度肌层，从而分离LES全长，并无张力地进行胃底折叠。在胃食管结合处围绕一根牵引带，向下、向外牵拉食管。进行肌层切开时，充分观察并显露解剖学结构以防意外损伤黏膜。小心将贲门食管脂肪垫、迷走神经前支与食管和胃食管结合部分开。

食管下段和贲门肌层切开至少8cm（齿状线上5cm，齿状线下2～3cm），保证黏膜完整并膨出（图12-19-7，彩图12-19-7）。进行肌层切开术时，应尽量采用如下原则：①使用稳定的平台，首选带光源的探条扩张器（50F），以照亮食管并撑开胃食管结合部的肌纤维，也可使用内镜替代。充分显露食管前表面，并向足侧牵引以保持适度张力。②可从胃或食管开始进行肌层切开，临床多从胃开始进行，注意此处黏膜下平面较难辨别，但向头侧方向切开肌层更容易。③肌层切开时，如果发生出血，应立即压迫止血，避免使用电刀，因其热损伤可造成隐性食管穿孔。可用电钩先离断纵行肌，再显露其深层的环形肌。离断环形肌可显露出白色而光滑的黏膜膨出。认真检查食管黏膜和肌层切开处有无损伤、出血，对于黏膜穿孔，可用4-0和5-0的单股可吸收缝线进行修复，并可通过食管前部胃底折叠术加强修复效果。如图12-19-8、彩图12-19-8所示。

进行胃底折叠术，通常采用部分折叠（常用Toupet术式或Dor术式），而不进行环周胃底完全折叠（Nissen）术，以免胃食管结合部过度受限。Toupet术式是沿食管后进行270°的胃底包绕（图12-19-9，彩图12-19-9）。Toupet术式可扩大肌层切开处的边缘，可能减少肌层切开处的纤维化并减少吞咽困难症状的复发。Dor术式是180°的食管前包绕。部分胃底折叠术较传统的全胃底折叠术的优点是抗反流效果大致相仿，而术后吞咽困难概率较低，该术式可使患者进食通畅、胃食管反流症状少。

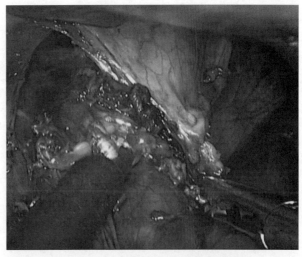

图12-19-7 食管下段及贲门肌层切开

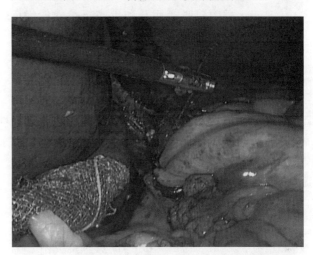

图12-19-8 胃底前壁180°包绕抗反流术

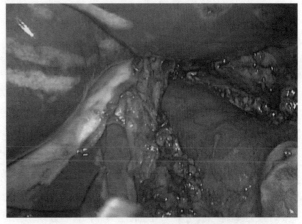

图12-19-9 Toupet术式后壁包绕抗反流术

行腹腔镜下肌层切开术（LHM）和胃底折叠术（LF）后，症状复发或持续存在的原因包括肌层切开不完全、肌层切开处硬化和乙状结肠状巨食管。

手术风险及并发症：在腹腔镜 Heller 贲门肌肌层切开术后，30 天内围手术期的并发症发生率为 1%～10%，死亡率＜ 0.1%。开放式肌层切开术在 30 天内并发症及死亡率可能更高（0～5.4%）。胃或食管穿孔仍是术后最常见的早期并发症，发生率为 1%～16%。迟发性穿孔通常是由术中未能识别的黏膜直接损伤或意外热损伤导致。穿孔可导致弥漫性腹膜炎和（或）纵隔炎，严重时可能危及生命。如果术后出现食管或胃穿孔的症状和体征，如胸痛、上腹痛、发热、心动过速、皮下或纵隔气肿和（或）白细胞升高，应进行食管造影检查确诊。迟发性穿孔的处理需进行改道（转流）、胃造瘘术或食管切除术。吞咽困难症状复发是 Heller 贲门肌肌层切开和胃底折叠术的晚期并发症之一，发生率为 3%～10%，症状多出现在术后 6 个月或更晚。最常见的原因是肌层切开有欠缺、胃食管结合部以下的肌层切开长度短于 3cm。这种情况在胸腔镜肌层切开患者中更常见。吞咽困难复发的处理首先需要辨明病因，除外恶性肿瘤、狭窄和疝等器质性病变。通过上消化道内镜检查或食管造影进行诊断性评估。

胃食管反流（GER）是肌层切开联合部分胃底折叠术后另一个并发症，发生率为 2%～26%。单纯肌层切开 GER 发生率较高。主要症状是胃灼热和反流，因此术后 3～6 个月应进行食管 pH 监测，症状严重者应先进行药物治疗。

手术其他并发症包括气胸、出血、迷走神经意外损伤和感染，均不常见，仅 3% 患者存在其中一种并发症。迷走神经前支离断或损伤和脾损伤（1%～5%），单纯迷走神经前支或后支损伤，无须修复，因为很少发生迷走神经切断后腹泻、腹胀、早饱和（或）倾倒综合征。长期失弛缓症不进行治疗，另一个增加的风险是发生食管鳞癌，癌变率为 1.8%。乙状结肠状巨食管患者，Heller 肌层切开同时进行部分胃底折叠术，应小心食管发生扭曲、成角造成内容物通过受阻。

腹腔镜和（或）开放肌层切开术后护理是满意康复的重要内容，包括渐进式饮食和控制恶心。推荐肠蠕动功能恢复后开始进流质饮食，无吞咽困难、无发热，可进软食。如果发生吞咽不畅，在恢复正常饮食前应维持更长时间的全流质饮食，或全静脉输液维持营养。对于主诉恶心的患者，应积极给予止吐药，以免呕吐导致修复处破裂。当出现胃灼热和反流症状且食管 pH 监测提示 GERD，推荐使用制酸剂或质子泵抑制剂。术后常规护理包括心电监护、禁食、胃肠道外补液、抗生素预防感染，胃管留置 2～3 天，一般术后 3 天进流质饮食，术后 2 周进半流质饮食，术后口服质子泵抑制剂 4 周。复查胸部 X 线片，必要时摄 CT。对比术前和术后检测，食管下括约肌压力降低＞ 60%，是手术疗效良好的预测指标。

展望胸外科治疗贲门失弛缓症将是机器人手术时代，机器人辅助的微创手术（RATS）正在不断发展，成为治疗失弛缓症的手术方式，这种微创手术在理论上优于经典腹腔镜，其器械操作范围及方式大幅增加，明显减少手颤，三维影像呈现的立体视觉、深度和知觉均明显改善，从而能在狭小范围内进行精细缝合操作，大大地减少意外损伤。

病例：患者，35 岁，男性，嗳气、进食不畅、吞咽困难 16 年，严重时自觉呼吸困难，药物保守治疗至今。上消化道造影显示，食管全程一致性扩张，可见液气平面，食管下段逐渐变细，胃腔见充盈。食管下段狭窄呈"鸟嘴样"改变，其上方食管扩张，钡剂潴留最宽处 55mm，胃内气体少但形态正常，张力低（图 12-19-10 ～图 12-19-12）。术后造影显示钡剂通畅，扩张的食管回缩（图 12-19-13 ～ 图 12-19-14）。

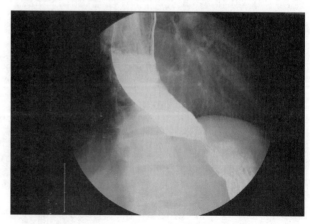

图 12-19-10　贲门失弛缓症术前造影

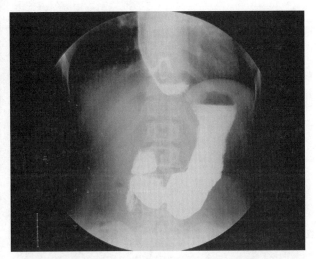

图 12-19-11　贲门失弛缓症术前造影图像

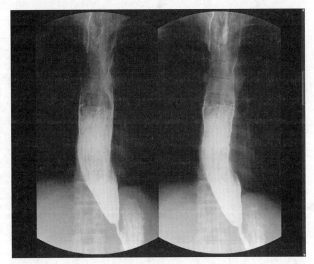

图 12-19-12　术前上消化道造影

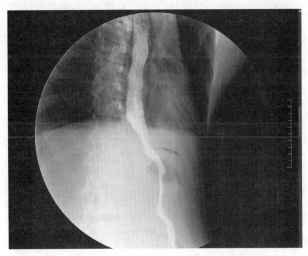

图 12-19-13　贲门失弛缓症术后造影图像

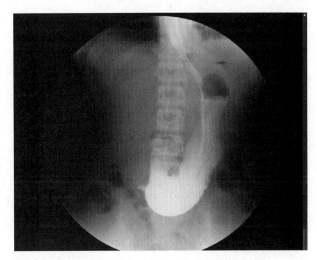

图 12-19-14　术后上消化道造影

（马冬捷）

参 考 文 献

白人驹，张雪林，2010. 医学影像诊断学 . 北京：人民卫生出版社 .

陈万青，郑荣寿，张思维，等，2016. 2012 年中国恶性肿瘤发病和死亡分析 . 中国肿瘤，26（1）：1-10.

方文涛，2017. 通过食管癌 TNM 新分期（第八版）解读 2017 年 NCCN 食管鳞癌诊疗指南 . 中华胃肠外科杂志，20（10）：1122-1126.

房殿春，2006. 2006 年三亚胃食管反流病共识 . 消化快讯，（5）：6.

高辉，张军，罗金燕，等 . 2006. Barrett 氏食管、反流性食管炎、非糜烂性食管病患者反流的对比研究 . 中华医学杂志，86（42）：3012-3014.

郭宝良，杨维良，2008. Mallory-Weiss 综合征的诊治现状 . 临床外科杂志，6（7）：490-491.

郭兰敏，王洲，2010. 实用胸心外科手术学 . 北京：科学出版社 .

海伟丽，张连峰，陈香宇，等，2009. 食管癌超声内镜诊断探讨 . 肿瘤基础与临床，22（2）：151-152.

汉密尔顿，2006，消化系统肿瘤病理学和遗传学 . 北京：人民卫生出版社 .

侯英勇，王坚，朱雄增，等，2002. 食管间质瘤与平滑肌肿瘤对照性研究 . 中华病理学杂志，31（02）：116-119.

胡其光，1957. 自发性食管破裂 . 中华外科杂志，5：579.

黄国俊，2007. 半个世纪以来我国食管癌外科治疗的基本经验.中华肿瘤杂志，29（10）：795-797.

金震东，李兆申，2011.消化超声内镜学.2版.北京：科学出版社.

柯美云，2006.胃食管反流病：从病理生理到治疗的思考.中华医学杂志，86（34）：2377-2378.

林三仁，2007.中国胃食管反流病共识意见指南解读.中华医学信息导报，22（10）：13-14.

刘季春，熊汉鹏，2010.食管外科学.北京：科学出版社.

刘戬，2011.影像学检查方法在评价食管癌淋巴结转移中的价值.癌症进展，09（2）：140-144.

刘庆伟，刘奇，2006.PET/CT肿瘤学.北京：科学出版社：176-191.

罗贤懋，2003.食管癌高发现场的综合防治研究.中华流行病学杂志，24（1）：62-63.

毛友生，赫捷，程贵余，2010.我国食管癌外科治疗的现状与未来对策.中华肿瘤杂志，32（6）：401-404.

潘国宗，许国铭，郭慧平，等，1999.北京上海胃食管反流症状的流行病学调查.中华消化杂志，19（4）：223-226.

潘中允，屈婉莹，周诚，等，2009.PET/CT诊断学.北京：人民卫生出版社.

邵令方，高宗人，卫功铨，等，2007.15 707例食管癌和贲门癌的外科治疗经验总结.食管外科，6（1）：6-12.

单保恩，2012.食管癌高发区综合防治研究.中国科协年会第17分会场：环境危害与健康防护研讨会.

沈琼，王东煜，项芸岩，等，1994.复合核黄素阻断治疗食管癌前增生研究报告.中国肿瘤临床，（4）：250-251.

孙成孚，徐乐天，等，1987.贲门癌引起大出血的诊断和手术治疗.中华外科杂志，20：165-167.

汤玉铭，袁耀宗，2008.胃食管反流病的蒙特利尔定义浅析.临床消化病杂志，20（1）：4-5.

王国清，常扶保，田振杰，等，1980.甲苯胺蓝体内染色诊断早期食管癌的临床应用.中华医学杂志，60（2）：93-95.

王鲁平，虞积耀，丁华野，2004.食管胃交界部位病变.临床与实验病理学杂志，20（6）：647-649.

王其彰，2005.食管外科.北京：人民卫生出版社：165-181.

王其彰，王志超，刘俊峰，等，2006.抗胃食管反流外科治疗的远期疗效观察.中华外科杂志，44（2）：93-96.

王其彰，张逊，邵中夫，2014.邵令方食管外科学.南京：江苏凤凰科学技术出版社.

王士杰，王其彰，2008.食管癌与贲门癌.北京：人民卫生出版社.

吴孟超，2008.黄家驷外科学.北京：人民卫生出版社.

吴岩，贺宇彤，2014.食管癌病因学.食管外科电子杂志，（3）：114-120.

吴英恺，1974.胸部外科.北京：人民卫生出版社：482.

徐乐天，1983.850例食管及贲门癌病人的外科治疗.Ann Thorac Surg，35：542.

徐乐天，1987.664例食管或贲门癌患者切除远期结果.Proc Cams & Pumc，2：41.

徐乐天，1990.晚期贲门癌全胃切除术后早期及晚期效果.Proc Cams & Pumc，5：84.

徐乐天，李泽坚，张建希，等，1992.经胸全胃切除术治疗贲门胃底癌（附90例报告）.中华外科杂志，30（1）：44-45.

严嘉顺，金旦年，郭介基，等，1980.自发性食管破裂.中华外科杂志，18：526.

杨云生，2008.胃食管反流病的外科及内镜治疗现状.临床消化病杂志，20（1）：14-15.

杨志山，李厚文，马富锦，等，1986.发性食管破裂的诊断及治疗.中华外科杂志，23：163.

张德超，张大为，张汝刚，等，1995.食管癌穿孔的外科治疗.中华肿瘤杂志，17（2）：132-134.

张合林，何明，孟宪利，等，2007.1146例胸段食管癌淋巴结转移的相关因素.中国肿瘤临床，34（11）：650-660.

张小刚，钟理，王建飞，2009.食管癌危险因素及预防研究进展.世界华人消化杂志，17（7）：677-680.

张效公，孙玉鹗，黄孝迈，1992.食管胃机械吻合术后吻合口瘘和狭窄.中华外科学杂志，30（03）：158-159.

张毓德，张慕纲，平育敏，等，2007.食管癌和贲门癌20 796例外科治疗经验和远期结果（1952—2005）.食管外科，6（1）：2-5.

张志庸，戈烽，李单青，等，1995.食管癌术后急性呼吸衰竭的治疗.中华胸心血管外科杂志，11（5）：277-278.

张志庸，李单青，崔玉尚，等，2001.食管、贲门癌切除器械吻合术519例.中国胸心血管外科临床杂志，8（3）：197-198.

张志庸，张广敬，崔玉尚，等，2003.食管穿孔和破裂的诊断与治疗.中华胃肠外科杂志，6：298-300.

赵立群，杨玉秀，杨观瑞，等.2007.内镜套扎黏膜切除术治疗食管贲门早期浅表癌.中国内镜杂志，13（6）：583-586.

赵锡江，2006.贲门癌的分型分期与诊断.中华肿瘤防治杂志, 13 (05): 1-5.

Abbott OA, Mansour KA, Logan WD, et al, 1970. Atraumatic so-called "spontaneous" rupture of the esophagus. A review of 47 personal cases with comments on a new method of surgical therapy. J Thorac Cardiovasc Surg, 59 (1): 67-83.

Abe S, Tachibana M, Shiraishi M, et al, 1991. Lymph node metastasis in resectable esophageal cancer. J Thorac Cardiovasc Surg, 100: 287-291.

Abe Y, Matsauzawa J, Fijiwaar T, et al, 1990. Clinical assessment of therapeutic effects on cancer using 18F-2-fluoro-2-deoxy-D-glucose and positron emission tomography: preliminary study of lung cancer. Int J Radiat Oncol Biol Phys, 19: 1005-1010.

Abid S, Jafri W, Hamid S, et al, 2003. Endoscopic features ofesophageal tuberculosis. Gast rointestinal Endoscopy, 57 (6): 759-762.

Abu-Shakra M, Guillemin F, Lee P, et al, 1994. Gastrointestinal manifestations of systemic sclerosis. Semin Arthritis Rheum, 24 (1): 29-39.

Agrawal D, Meekison L, Walker WS, 2008. Long-term clinical results of thoracoscopic Heller's myotomy in the treatment of achalasia. Eur J Cardiothorac Surg, 34 (2): 423-426.

Ahmed W, Vohra EA, 2006. Esophageal motility disorders in diabetics with and without neuropathy. J Pak Med Assoc, 56 (2): 54-58.

Ajani JA, Correa AM, Walsh GL, et al, 2010. Trimodality therapy without a platinum compound for localized carcinoma of the esophagus and gastroesophageal junction. Cancer, 116 (7): 1656.

Akiyama H, Tsurumaru M, Kawamura T, et al, 1981. Principles of surgical treatment for carcinoma of the esophagus. Ann Surg, 194: 438-446.

Alderson D, Courtney SP, Kennedy RH, 1994. Radical transhiatal oesophagectomy under direct vision. Br J Surg, 81: 404-407.

Allen ML, Mellow MH, Robinson M, 1999. Manometry during food ingestion aids in the diagnosis of diffuse esophageal spasm. Am J Gastroenterol, 28 (3): 228-232.

Allen MSJ, Talbot WH, 1967. Sudden death due to regurgitation of a pedunculated esophageal lipoma. J Thorac Cardiovasc Surg, 54 (5): 756-758.

Allen MS, 1998. Open repair of hiatus hernia: thoracic approach. Chest Surg Clin N Am, 8 (2): 431-440.

Allen MS, Trastek VF, Deshamps C, et al, 1993. Intrathoracic stomach. Presentation and resultts of operation. J Thoracic Cardiovasc Surg, 105 (2): 253.

Allison PR, Johnstone AS, 1953. The oesophagus lined with gastric mucous membrane. Thorax, 8: 87-101.

Alstermark C, Amin K, Dinn SR, et al, 2008. Synthesis and pharmacological evaluation of novel gamma-aminobutyric acid type B (GABAB) receptor agonists as gastroesophageal reflux inhibitors. J Med Chem, 51 (14): 4315-4320.

Altorki N, Girardi L, Skinner DB, 1994. Squamous cell carcinoma of the esophagus: therapeutic dilemma. World J Surg, 18: 308-311.

Altorki NK, Oliveria S, Schrump DS, 1997. Epidemiology and molecular biology of Barrett's adenocarcinoma. Semin Surg Oncol, 13: 270-280.

American Joint Committee on Cancer, Task Force on Esophagus, 1997. Manual for staging of cancer. 4th ed. Philadelphia: JB Lippincott.

Anand BS, Schneider FE, El-Zaatari FA, 1994. Diagnosis of intestinal tuberculosis by polymerase chain reaction on endoscopic biopsy specimen. Am J Gastroenterol, 89 (12): 2248-2249.

Ancona E, Semenzato M, Peracchia A, 1977. Iatrogenic perforation of the esophagus. Acta Chir Belg, 76 (3): 211-218.

Anderegg MCJ, Gisbertz SS, Henegouwen MIVB, 2014. Minimally invasive surgery for oesophageal cancer. Best Practice & Research Clinical Gastroenterology, 28 (1): 41-52.

Annese V, Bassotti G, Garuso N, et al, 1999. Gastrointestinal motor dysfunction, symptoms and neuropathy in non insulin dependent (type 2) diabetes mellitus. J Clin Gastroenterol, 29 (2): 171-177.

Appelqvist P, Salmo M, 1980. Lye corrosion carcinoma of the esophagus: a review of 63 cases. Cancer, 45 (10): 2655-2658.

Arora Z, Thota PN, Sanaka MR, 2017. Achalasia: current therapeutic options. Ther Adv Chronic Dis, 8 (6-7): 101-108.

Asadahirayama I, Ono S, Kodashima S, et al, 2013. Preoperative iodine staining may complicate the demarcation of esophageal carcinoma. Gut & Liver, 7（4）: 492-496.

Attar S, Hankins JR, Suter CM, et al, 1990. Esophageal perforation: a therapeutic challenge. Ann Thorac Surg, 50: 45-51.

Attwood SEA, DeMeester TR, Bremner C, et al, 1989. Alkaline gastroesophageal reflux: implications in the development of complications in Barrett's columnar-lined lower esophagus. Surgery, 106（4）: 764-770.

Avery KN, Metcalfe C, Berrisford R, et al, 2014. The feasibility of a randomized controlled trial of esophagectomy for esophageal cancer-the ROMIO（Randomized Oesophagectomy: Minimally Invasive or Open）study: protocol for a randomized controlled trial. Trials, 15（1）: 200.

Aviv JE, Mohr JP, Blitzer A, et al, 1997. Restoration of laryngopharyngeal sensation by neural anastomosis. Arch Otolaryngol Head Neck Surg, 123（2）: 154-160.

Bardini R, Bonavina L, Asolati M, et al, 1994. Single-layered cervical esophageal anastomoses: a prospective study of two suturing techniques. Ann Thorac Surg, 58: 1087-1090.

Bardini R, Castoro C, Sorrentino P, et al, 1990. Prognostic factors for squamous cell carcinoma of the thoracic esophagus after curative resection//Ferguson MK, Little AG, Skinner DB. Diseases of the Esophagus. Vol. I: Malignant Diseases. Mount Kisko: Futura Publishing: 219-228.

Barnett JL, Eisenman R, Nostrant TT, et al, 1990. Witzel pneumatic dilation for achalasia: safety and long-term efficacy. Gastrointest Endosc, 36（5）: 482-485.

Barrett NR, 1950. Chronic peptic ulcer of the esophagus and esophagitis. Br J Surg, 38: 175-183.

Barrett NR, 1957. The lower esophagus lined by columnar epithelium. Surgery, 41: 881.

Bassotti G, Alunni G, Cocchieri M, et al, 1992. Isolated hypertensive lower esophageal sphincter. Clinical and manometric aspects of an uncommon esophageal motor abnormality. J Clin Gastroentrol, 14（4）: 285-287.

Bassotti G, Annese V, 1999. Review article: pharmacological options in achalasia. Alimen Pharmacol Ther, 13（11）: 1391-1396.

Baue AE, Geha AS, Hammond GL, et al, 1991. Glenn's Thoracic and Cardio vascular Surgery. 5th ed. East Norwalko, CT: Appleton & Lange: 670.

Belsey R, 1972. Recent progress in oesophageal surgery. Acta Chir Belg, 71（4）: 230-238.

Bestetti A, Carola F, Conciato L, et al, 1999. Esophageal scintigraphy with a semisolid meal to evaluate esophageal dysmotility in systemic sclerosis and Raynaud's phenomenon. J Nucl Med, 40（1）: 77-84.

Bhutani MS, 1997. Gastrointestinal uses of botulinum toxin. Am J Gastroenterol, 92（6）: 929-933.

Birgisson MS, Galinski MS, Goldblum JR, et al, 1997. Achalasia is not associated with measles or known herpes and human papilloma viruses. Dig Dis Sci, 42（2）: 300-306.

Blot WJ, Devesa SS, Kneller RW, et al, 1991. Rising incidence of adenocarcinoma of the esophagus and gastric cardia. JAMA, 265: 1287-1289.

Boeckxstaens GE, 2008. Achalasia: virus-induced euthanasia of neurons? Am J Gastroenterol, 103（7）: 1610-1612.

Boeckxstaens GE, Annese V, des Varannes SB, et al, 2011. Pneumatic dilation versus laparoscopic Heller's myotomy for idiopathic achalasia. N Engl J Med, 364: 1807.

Botet JF, Lightdale CJ, Zauber AAG, et al, 1991. Preoperative staging of esophageal cancer: comparison of endoscopic ultrasound and dynamic CT. Radiology, 181: 419-425.

Bozymski EM, 1993. Pathophysiology and diagnosis of gastroesophageal reflux disease. J Hosp Pharm, 50（4 suppl）: S4.

Brito EM, Camacho-Lobato L, Paoletti V, et al, 2003. Effect of different swallow time intervals on the nutc-racker esophagus. Am J Gastroenterol, 98（1）: 40-45.

Brochet B, 2008. Long-term effects of glatiramer acetate in multiple sclerosis. Rev Neurol（Paris）, 164（11）: 917-926.

Brombart M, 1957. Definition, distribution and roentge-nologic aspects of esophageal diverticula. Radiology, 68: 289.

Bruneton JN, Drouillard J, Roux P, et al, 1981. Leiomy-oma and leiomyosarcoma of the digestive tract—a report of 45 cases and review of the literature. Eur J Radiol, 1（4）: 291-300.

Cameron AJ, Lomboy CT, 1992. Barrett's esophagus:

age, prevalence, and extent of columnar epithelium. Gastroenterology, 103: 1241-1245.

Cameron AJ, Malcolm A, Prather CM, et al, 1999. Videoendoscopic diagnosis of esophageal motility disorders. Gastrointest Endosc, 49 (1): 62-69.

Cameron AJ, Ott BJ, Payne WS, 1985. The incidence of adenocarcinoma in columnar-lined (Barrett's) esophagus. N Engl J Med, 313 (14): 857-859.

Campos GM, Vittinghoff E, Rahl C, et al, 2009. Endoscopic and surgical treatments for achalasia: a systematic review and meta-analysis. Ann Surg, 249: 45.

Carlson MA, Frantzides CT, 2001. Complications and results primary minimally invasive antireflux procedures: a review of 10735 reported cases. J Am Coll Surg, 193 (4): 428-439.

Carson MA, Frentzides CT, 2001. Complication and results primary minimally invasive antireflux procedures: a review of 10735 reported cases. J Am Coll Surg, 193: 428.

Catalano MF, Nayar R, Gress F, et al, 2002. EUS-guided fine needle aspiration in mediastinal lymphadenopathy of unknown etiology. Gastrointest Endosc, 55 (7): 863-869.

Cheitlin MD, Kamin EJ, Wilkes DJ, 1961. Midesophageal diverticulum. Report of a case with fistulous connection with the superior vena cava. Arch Intern Med, 107: 252-259.

Chen MY, Ott DJ, Sinclair JW, et al, 1992. Gastroesophageal reflux disease: correlation of esophageal PH testing and radiographic findings. Radiology, 185 (2): 483-486.

Cheng YS, Li MH, Chen WX, et al, 2004. Complications of stent placement for benign stricture of gastrointestinal tract. Worlot J Gastroenterol, 10 (2): 284-286.

Chitwood WR Jr, 1979. Ludlow's esophageal diverticulum: a preternatural bag. Surgery, 85 (5): 549-553.

Choi TK, Siu KF, Lam KH, et al, 1984. Bronchoscopy and carcinoma of the esophagus II. Carcinoma of the esophagus with tracheobronchial involvement. Am J Surg, 147 (6): 760-762.

Ciovica R, Gadenstätter M, Klingler A, et al, 2006. Quality of life in GERD patients: medical treatment versus antireflux surgery. J Gastrointest Surg, 10 (7): 934-939.

Clark J, Sodergren MH, Purkayastha S, et al, 2011. The role of robotic assisted laparoscopy for oesophagogastric oncological resection: an appraisal of the literature. Diseases of the Esophagus, 24 (4): 240-250.

Clermont MP, Gamboa AM, Willingham FF, 2015. The role of endoscopy in the diagnosis, staging, and management of esophageal cancer. Berlin: Springer Berlin: 123-148.

Clouse RE, Staiano A, 1992. Manometric patterns using esophageal body and lower sphincter characteristics. Findings in 1013 patients. Dig Dis Sci, 37 (2): 289-296.

Cochet B, Hohl P, Sans M, et al, 1980. Asphyxia caused by laryngeal impaction of an esophageal polyp. Arch Otolaryngol, 106 (3): 176-178.

Collard JM, Otte JB, Reynaert M, et al, 1991. Esophageal resection and by-pass: a 6 year experience with a low postoperative mortality. World J Surg, 15: 635-641.

Cuschier A, 1993. Laparoscopic antireflux surgery and repair of hiatal hernia. World J Surg, 17 (1): 40.

Cuschieri A, Sbimi S, Nathanson LK, 1992. Laparo-scopic reduction, crual repair and fundoplication of large hiatal hernia. Am J Surg, 163 (4): 425.

D'Amato G, Steinert DM, McAuliffe JC, et al, 2005. Update on the biology and therapy of gastrointestinal stromal tumors. Cancer Control, 12 (1): 44-56.

D'Cunha J, Odell DD, Levy RM, et al, 2016. Minimaly invasive esophagectomy. Advances in Surgery, 38 (9): 67.

Dagnini G, Caldironi MW, Marin G, et al, 1986. Laparoscopy in abdominal staging of esophageal carcinoma. Gastrointest Endosc, 32: 400-402.

Dalla Vecchia LK, Grosfeld JL, West KW, et al, 1997. Reoperation after Nissen fundoplication in children with gastroesophageal reflux: experience with 130 patients. Ann Surg, 226 (3): 315-321.

Dallemagne B, Weerts JM, Jehaes C, et al, 1991. Laparoscopic Nissen fundoplication: preliminary report. Surg Laparosc Endosc, 1 (3): 138-143.

Dalton CB, Castell Do, Hewson E G, et al, 1991. Diffuse esophageal spasm. A rare motility disorder not characterized by high-amplitude contractions. Dig Dis Sci, 36 (8): 1025-1028.

Damtew B, Frengley D, wolinsky E, et al, 1987. Esophageal tuberculosis: mimicry of gastrointestinal malignancy. Rev Infect Dis, 9 (1): 140-146.

Dantas RO, Godoy RA, Oliveira RB, et al, 1990. Lower esophageal sphincter pressure in Chagas' disease. Dig Dis Sci, 35 (4): 508-512.

Dantoc M, Cox MR, Eslick GD, 2012. Evidence to support the use of minimally invasive esophagectomy for esophageal cancer: a meta-analysis. Archives of Surgery, 147 (8): 768.

de Frietas J, 1957. Diverticulum of the thoracic esophagus. Hospital (Rio J), 45 (3): 321-335.

de Lima MA, Cabrine-Santos M, Tavares MG, et al, 2008. Interstitial cells of Cajal in chagasic megaesophagus. Ann Diagn Pathol, 12 (4): 271-274.

de Palma GD, Iovino P, Masone S, et al, 2001. Self-expanding metal stents for endoscopic treatment of esophageal achalasia unresponsive to conventional treatments. Long term results in eight patients. Endoscopy, 33 (12): 1027-1030.

Debas HT, Payne WS, Cameron AJ, et al, 1980. Physiopathology of lower esophageal diverticulum and its implications for treatment. Surg Gynecol Obstet, 15 (5): 593-600.

Deligiannis E, Corless DJ, Mitchell I, et al, 1995. Surgery for cancer of the gastroesophageal junction. Dis Esophagus, 8: 275-279.

Devarbhavi HC, Alvares JF, Radhikadevi M, 2003. Esophageal tuberculosis associated with esophagotracheal or esophagomediastinal fistula: report of 10 cases. Gastrointest Endosc, 57 (4): 588-592.

Dexter SPL, Martin IG, McMahon MJ, 1996. Radical thoracoscopic esophagectomy for cancer. Surg Endosc, 10: 147-151.

Ding Y, Shimada Y, Gorrin-Rivas MJ, ct al, 2002. Clinicopathological significance of human macrophage metalloelastase expression in esophageal squamous cell carcinoma. Oncology, 63 (4): 378-384.

Dollemagne B, Weerts JM, Jeheas C, et al, 1991. Laproscopic Nissen fundoplication: preliminary report. Surg Laparosc Endosc, 1: 38.

Dronda F, Fernández-Martin I, González-López A, et al, 1995. Delayed development of tuberculous bronchoesophageal fistulas in a patient with AIDS necessitates endoscopic surgery. Clin Infect Dis, 21 (4): 1062-1063.

Efron DT, Lillemoe KD, 2005. The current management of gastrointestinal stromal tumors. Adv Surg, 39: 193-221.

Ellis FHJr, Watkins EJr, Krasna MJ, et al, 1993. Staging of carcinoma of the esophagus and cardia: a comparison of different staging criteria. J Surg Oncol, 52: 231-235.

Ellis FHJr, 1979. Carcinoma of the distal esophagus and esophagogastric junction. Mod Tech Card\Thor Surg; 13: 1-10.

Ellis FH, 1998. Long esophagomyotomy for diffuse esophageal spasm and related disorders: an historical overview. Dis of the Esophagus, 11 (4): 210-214.

Ellis FH, Watkins EJr, Krasna MJ, et al, 1993. Staging of carcinoma of the esophagus and cardia: a comparison of different staging criteria. J Surg Oncol, 52: 231-235.

Endicott JN, Molony TB, Campbell G, et al, 1986. Esophageal perforations: the role of computerized tomography in diagnosis and management decision. The Laryngoscope, 96 (7): 751-757.

Estremera-Arévalo F, Albéniz E, Rullán M, et al, 2017. Efficacy of peroral endoscopic myotomy compared with other invasive treatment options for the different esophageal motor disorders. Rev Esp Enferm Dig, 109 (8): 578-586.

Facco M, Brun P, Baeeso I, et al, 2008. T cells in the myenteric plexus of achalasia patients show a skewed TCR repertoire and react to HSV-1 antigens. Am J Gastroenterol, 103 (7): 1598-1609.

Faivre J, Bory R, Moulinier B, 1978. Benign tumors of oesophagus: value of endoscopy. Endoscopy, 10 (4): 264-268.

Fang Q, Han YT, Wang SX, et al, 2012. Clinical outcomes and selection conditions of three-field lymph node dissection for thoracic esophageal squamous cell carcinoma. Chin J Oncol, 34 (3): 212-215.

Faraj J, Melander O, Sundkvist G, et al, 2007. Oesophageal dysmotility, delayed gastric emptying and gastrointestinal symptoms in patients with diabetes mellitus. Diabet Med, 24 (11): 1235-1239.

Fass R, Ofmen JJ, 2002. Gastroesaphegeal reflux disease-should we adopt a new conceptual tamework? Am J Gastoenteral, 97: 1901-1909.

Faure C, Viarme F, Cargill G, et al, 2002. Abnormal esophageal motility in children with congenital central hypoventilation syndrome. Gastroenterology, 122 (5): 1258-1263.

Ferguson MK, 1991. Achalasia: current evaluation and

therapy. Ann Thorac Surg, 52（2）: 336-342.

Feussner H, Kreis M, Weiser HF, 1988. Motility disorders of the esophagus in progressive systemic scleroderma. Pathophysiology, diagnosis and therapy. Hautarzt, 39（5）: 291-297.

Fiocco M, Krasna MJ, 1992. Thoracoscopic lymph node dissection. J Laparoendosc Surg, 2: 111-115.

Fleming C, Bernardo J, Regan A, 2001. Free mediastinal airon chest CT scan: a diagnostic feature of esophageal tuberculosis in human immunodeficiency virus infection. The International Journal of Tuberculosis and Lung Disease, 5（9）: 882-883.

Fujita F, Kakegawa T, Shima S, et al, 1980. Carcinoma within a middle esophageal（parabronchial）diverticulum : a case report and the review of the literature. Jpn J Surg, 10（2）: 142-148.

Fujiwara T, Yoshida Y, Yamada S, et al, 2003. A case of primary esophageal tuberculosis diagnosed by identification of Mycobacteria in paraffin-embedded esophageal biopsy specimens by polymerase chain reaction. J Gastroenterol, 38（1）: 74-78.

Gelfand GAJ, Finley RJ, Nelems B, et al, 1992. Transhiatal esophagectomy for carcinoma of the esophagus and cardia. Arch Surg, 127: 1164-1168.

Gillen P, Keeling P, Byrne PJ, et al, 1988. Experimental columnar metaplasia in the canine oesophagus. Br J Surg, 75: 113-115.

Goldblum JR, Whyte RI, Orringer MB, et al, 1994. Achalasia. A morphologic study of 42 resected specimens. Am J Surg Pathol, 18（4）: 327-337.

Goodman HI, Parnes IH, 1952. Epiphrenic diverticula of the esophagus. J Thorac Surg, 23（2）: 145-159.

Govender M, Aldous C, Ferndale L, et al, 2015. Self-expanding metal stent placement for oesophageal cancer without fluoroscopy is safe and effective. South African Med, 105（10）: 858-861.

Griffin SM, Woods SDS, Chan A, et al, 1991. Early and late surgical complications of subtotal esophagectomy for squamous carcinoma of the oesophagus. J R Coll Surg Edinb, 36: 170-173.

Guelrud M, Rossiter A, Souney PF, et al, 1992. The effect of vasoactive intestinal polypeptide on the lower esophageal sphincter in achalasia. Gastroenterology, 103（2）: 377-382.

Guslandi M, 1994. Nitric oxide: an ubiquitous actor in the gastrointestinal tract. Dig Dis Sci, 12（1）: 28-36.

Habein HC Jr, Kirklin JW, Clagett OT, et al, 1956. Surgical treatment of lower esophageal pulsion diverticula. AMA Arch Surg, 72（6）: 1018-1024.

Habein HCJ, Moersch HJ, Kirklin JW, 1956. Diverticula of the lower part of the esophagus. A clinical study of 149 nonsurgical cases. Arch Intern Med, 97（6）: 768-777.

Haggitt RC, Tryzelaar J, Ellis FH, et al, 1978. Adenocarcinoma complicating columnar epithelium-lined（Barrett's）esophagus. Am J Clin Pathol, 70（1）: 1-5.

Hallissey MT, Ratliff DA, Temple JG, 1992. Paraoesophageal hiatus hernia: surgery of all ages. Ann R Coll Surg Engl, 74（1）: 23.

Halvorsen RA Jr, Thompson WM, 1989. CT of oesophageal neoplasms. Radiol Clin North Am, 136: 1051-1056.

Hamilton SR, Smith RRL, 1987. The relationship between columnar epithelial dysplasia and invasive adenocarcinoma arising in Barrett's esophagus. Am J Clin Pathol, 87: 301.

Han D, Yu J, Zhong X, et al, 2012. Comparison of the diagnostic value of 3-deoxy-3-18F-fluorothymidine and 18F-fluorodeoxyglucose positron emission tomography// computed tomography in the assessment of regional lymph node in thoracic esophageal squamous cell carcinoma: a pilot study. Diseases of the Esophagus, 25（5）: 416-426.

Handa M, Mine K, Yamamoto H, et al, 1999. Antidepressant treatment of patients with diffuse esophageal spasm: a psychosomatic approach. J Clin Gastroenterol, 28（3）: 228-232.

Hanimann B, Sacher P, Slauffer UG, 1993. Complications and long-term results of the Nissen fundoplication. Eur J Pediatr Surg, 3（1）: 12.

Hartmuth BB, William CM, Scott RB, et al, 1994. Laparoscopic Nissen fundoplication: operative results and short-term follow-up. Am J Surg, 167（1）: 193-200.

Heller E, 1913. Extra mucous cardioplasty in chronic cardiospasm with dilatation of the esophagus（Extramukose Cardiaplastik mit dilatation des oesophagus）. Mitt Grenzgels Med Chir, 27: 141.

Hemminki K, Jiang Y, 2002. Familial and second esophageal cancers: a nationwide epidemiologic study from Sweden. Int J Cancer, 98（1）: 106-109.

Henderson RD，Barichello AW，Pearson FG，et al，1972. Diagnosis of achalasia. Can J Surg，15（3）：190-201.

Henry MA，Prado RG，1998. Use of botulin toxin in the treatment of diffuse esophageal spasm. A case report. Arq Gastroenterol，35（4）：274-277.

Herring SP，Wang HP，Lee YC，et al，2002. Endoscopic hemoclip placement and epinephrine injection for Mallory-Weiss syndrome with active bleeding. Gastrointest Endosc，55（7）：842-846.

Hickling P，Buksh K，Beck P，1980. A case of leiomyoma of the oesophagus complicated by superior vena cava obstruction and associated eosinophilia. Postgrad Med J，56（656）：431-434.

Higuchi N，Akahoshi K，Sumida Y，et al，2006. Endoscopic band ligation therapy for upper gastrointestinal bleeding related to Mallory-Weiss syndrome. J Surg Endo，20（9）：1431-1434.

Hirasaki S，Kozu T，Yamamoto H，et al，2008. Usefulness and safety of 0.4% sodium hyaluronate solution as a submucosal fluid "cushion" for endoscopic resection of colorectal mucosal neoplasms：a prospective multi-center open-label trial. Gastrointestinal Endoscopy，67（6）：830-839.

Hird WE，Hortenstine CB，1959. Familial esophageal epiphrenal diverticula. JAMA，171：1924-1927.

Hollis JB，Castell DO，Braddom RL，1977. Esophageal function in diabetes mellitus and its relation to peripheral neuropathy. Gastroenterology，73（5）：1098-1102.

Holloway RH，Tippett MD，Horowitz M，et al，1999. Relation shipbetween esophageal motility and transit in patient with type 1 diabetes mellitus. Am J Gastroenterol，94（11）：3150-3157.

Huang BS，Unni KK，Payne WS，1984. Long-term survival following diverticulectomy for cancer in pharyngoesophageal（Zenker's）diverticulum. Ann Thorac Surg，38（3）：207-210.

Huang GJ，1988. National progression in esophageal carcinoma. Int Trends Gen Thorac Surg，4：87-89.

Huang J X，Shen S L，Lin M，et al，2012. Cyclin A overexpression is associated with chemosensitivity to paclitaxel-based chemotherapy in patients with esophageal squamous cell carcinoma. Oncology Letters，4（4）：607.

Iannello S，Spina M，Leotta P，et al. 1998. Hypomagnesemia and smooth muscle contractility：diffuse esophageal spasm in an old female patient. Miner Electrolyte Metab，24（5）：348-356.

Iascone C，de Meester TR，Little AG，et al，1983. Barrett's esophagus：functional assessment，proposed pathogenesis，and surgical therapy. Arch Surg，118（5）：543-549.

Ide H，Hanyu F，Murata Y，et al，1990. Extended dissection for thoracic esophageal cancer based on preoperative staging//Ferguson MK，Little AG，Skinner DB. Diseases of the Esophagus. Vol I：Malignant Diseases. Mount Kisko：Futura Publishing：177-186.

Inbicki JR，Broering DC，Yekebas EF，et al，1986. Surgery of the Esophagus. 2th ed. Berlin：Springer，1986：161.

Inculet RI，Keller SM，Swyer A，1985. Evaluation of noninvasive tests for the preoperative staging of carcinoma of the esophagus. Ann Thorac Surg，40（6）：561-565.

Infante M，Alloisio M，Massone PB，et al，2001. Thoracoscopic resection of an esophageal stromal tumor through the left pleural cavity. Surg Laparosc Endosc Percutan Tech，11：273-276.

Iqbal A，Tierney B，Haider M，et al，2006. Laparoscopic re-operation for failed Heller myotomy. Dis Esophagus，19（3）：193-199.

Ishihara R，Yamamoto S，Hanaoka N，et al，2014. Endoscopic submucosal dissection for superficial Barrett's esophageal cancer in the Japanese state and perspective. Annals of Translational Medicine，2（3）：24.

Iwamoto I，Tomita Y，Takasaki M，et al，1995. Esopha-goaortic fistula caused by esophageal tuberculosis：report of a case. Surg Today（Jpn J Surg），25（4）：381-384.

Jain S，Kumar N，Das DK，et al，1999. Esophageal tuberculosis. Endoscopic cytology as a diagnostic tool. Acta Cytol，43（6）：1085-1090.

Jain SK，Jain S，2002. Esophageal tuberculosis：is it so rare? Report of 12 cases and review of the literature. Am J Gastroenterol，97（2）：287-289.

Jancu J，Marvan H，1973. Multiple diverticula of the esophagus. Am J Gastroenterol，60（4）：408-409.

Jankowski J，1993. Gene expression in Barrett's mucosa. Acute and chronic adaptive responses in the oesophagus.

Gut, 34: 1649-1650.

Jankowski JA, Harrison RF, Perry I, 2000. Barrett's metaplasia. Lancet, 356 (9247): 2079-2085.

Japanese Society for Esophageal Diseases, 1976. Guidelines for the clinical and pathologic studies for carcinoma of the esophagus. Jpn J Surg, 6 (2): 79-86.

Jin HL, Zhu H, Ling TS, et al, 2009. Neoadjuvant chemoradiotherapy for resectable esophageal carcinoma: a meta-analysis. World Journal of Gastroenterology, 15(47): 5983-5991.

Johnson AC, Lester PD, Johnson S, et al, 1992. Esophagogastric ring: why and when we see it, and what it implies: a radiologic-pathologic correlation. South Med J, 85 (10): 946-952.

Jonasson OM, Gunn LC, 1965. Midesophageal diverticulum with hemorrhage: report of a case. Arch Surg, 90: 713-715.

Joshi N, Johnson LL, Wei WQ, et al, 2006. Gene expression differences in normal esophageal mucosa associated with regression and progression of mild and moderate squamous dysplasia in a high-risk Chinese population. Cancer Research, 66 (13): 6851-6860.

Kahrilas PJ, Ghosh SK, Pandolfino JE, 2008. Esophageal motility disorders in terms of pressure topography: the Chicago Classification. J Clin Gastroenterol, 42 (5): 627-635.

Kasama T, Shiozawa F, Isozaki T, et al, 2008. Effect of the H_2 receptor antagonist nizatidine on xerostomia in patients with primary Sjögren's syndrome. Modern Rheumatol, 18 (5): 455-459.

Kato H, Nakajima M, Sohda M, et al, 2009. The clinical application of 18F-fluorodeoxyglucose positron emission tomography to predict survival in patients with operable esophageal cancer. Cancer, 115 (14): 3196.

Kaye MD, 1974. Oesophageal motor dysfunction in patients with diverticula of the mid-thoracic oesophagus. Thorax, 29 (6): 666-672.

Kaymakcalan H, Sequeria W, Barretta T, et al, 1980. Hypertrophic osteoarthropathy with myogenic tumors of the esophagus. Am J Gastroenterol, 74 (1): 17-20.

Keeney S, Bauer TL, 2006. Epidemiology of adenocarcinoma of the esophagogastric junction. Surg Oncol Clin N Am, 15 (4): 687-696.

Khan O, Nizar S, Vasilikostas G, et al, 2012. Minimally invasive versus open oesophagectomy for patients with oesophageal cancer: a multicentre, open-label, randomised controlled trial. Lancet, 379 (9829): 1887.

Kiernan PD, Sheridan J, Elster E, et al, 2003. Thoracic esophageal perforation. South Med J, 96: 158-163.

Kim HJ, Bains MS, 2002. Randomized clinical trials in esophageal cancer. Surg Oncol Clin N Am, 11 (1): 89-109.

Kim WH, Cho JY, Ko WJ, et al, 2017. Comparison of the outcomes of peroral endoscopic myotomy for achalasia according to manometric subtype. Gut Liver, 11 (5): 642-647.

Kirby TJ, Rice TW, 1994. The epidemiology of esophageal carcinoma. The changing face of a disease. Chest, 4 (2): 217-225.

Kramer P, 1974. Infections of the esophagus//Bockus HL. Gastroenterology. Philadelphia: Saunders: 329-338.

Krasna MJ, Flowers JL, Attar S, et al, 1996. Combined thoracoscopic/laparoscopic staging of esophageal cancer. J Thorac Cardiovasc Surg, 111: 800-807.

Krasna MJ, McLaughlin JS, 1993. Thoracoscopic lymph node staging for esopahgeal cancer. Ann Thorac Surg, 56: 671-674.

Krasna MJ, McLaughlin JS, 1994. Efficacy and safety of thoracoscopy for diagnosis and treatment of intrathoracic disease: the University of Maryland experience. Surg Laparosc Endosc, 4: 182-188.

Krasna MJ, Reed C, Jaklitsch MT, et al, 1995. Thoracoscopic staging of esophageal cancer: a prospective multiinstitutional trial. Cancer and Leukemia Group B Thoracic Surgeons. Ann Thorac Surg, 60 (5): 1337-1340.

Kumbhari V, Behary J, Szczesniak M, et al, 2013. Efficacy and safety of pneumatic dilatation for achalasia in the treatment of post-myotomy symptom relapse. Am J Gastroenterol, 108: 1076.

Lado FL, Golpe Gómez A, Cabarcos Ortíz de Barrón A, et al, 2002. Bronchoesophageal fistulae secondary to tuberculosis. Respiration, 69 (4): 362-365.

Lagarde SM, Ten Kate FJ, Reitsma JB, et al, 2006. Prognostic factors in adenocarcinoma of the esophagus or gastroesophageal junction. J Clin Oncol, 24 (26): 4347-4355.

Landreneau RJ, Jolinson JA, Marshall JB, et al, 1992. Clinical spectrum of paraesophageal herniation. Dig Dis Sci, 37（4）: 537.

Law SYK, Fok M, Cheng SWK, et al, 1992. A comparison of outcome after resection for squamous cell carcinomas and adenocarcinomas of the esophagus and cardia. Surg Gynec Obstet, 175: 107-112.

Lebman DA, Edmiston JS, Chung TD, et al, 2002. Heterogeneity in the transforming growth factor beta response of esophageal cancer cells. Int J Oncol, 20（6）: 1241-1246.

Lee KH, Kim HJ, Kim KH, et al, 2003. Esophageal tuberculosis manifesting as submucosal abscess. AJR Am J Roentgenol, 180（5）: 1482-1483.

Leeuwenburgh I, Scholten P, Alderliesten J, et al, 2010. Long-term esophageal cancer risk in patients with primary achalasia: a prospective study. Am J Gastroenterol, 105（10）: 2144-2149.

Lerut T, Coosemans W, Van Raemdonck D, et al, 1994. Surgical treatment of Barrett's carcinoma. J Thorac Cardiovasc Surg, 107: 1059-1066.

Liliequist B, Wiberg A, 1974. Pedunculated tumours of the oesophagus: two cases of lipoma. Acta Radiol Diagn （Stockh）, 15（4）: 383-392.

Litle VR, 2008. Laparoscopic Heller myotomy for achalasia: a review of the controversies. Ann Thorac Surg, 85（2）: S743.

Litle VR, 2008. Laparoscopic Heller myotomy for achalasia: a review of the controversies. Ann Thorac Surg, 85: S743.

Llach J, Elizalde JI, Guevara MC, et al, 2001. Endoscopic injection therapy in bleeding Mallory-Weiss syndrome: a randomized controlled trial. Gastrointest Endosc, 54（6）: 679-681.

Lock G, Pfeifer M, Straub R H, et al, 1998. Association of esophageal dysfunction and pulmonary function impairment in systemic sclerosis. Am J Gastroenterol, 93（3）: 341-345.

Lopushinsky SR, Urbach DR, 2006. Pneumatic dilatation and surgical myotomy for achalasia. JAMA, 296: 2227.

Lozac'h P, Topart P, Etienne J, et al, 1991. Ivor Lewis operation for epidermoid carcinoma of the esophagus. Ann Thorac Surg, 52: 1154-1157.

Lynch KL, Pandolfino JE, Howden CW, et al, 2012. Major complications of pneumatic dilation and Heller myotomy for achalasia: single-center experience and systematic review of the literature. Am J Gastroenterol, 107（12）: 1817.

Maas KW, Cuesta MA, Mi VBH, et al, 2015. Quality of life and late complications after minimally invasive compared to open esophagectomy: results of a randomized trial. World Journal of Surgery, 39（8）: 1-8.

Maas R, Nicholas V, Grimm H, et al, 1990. Magnetic resonance imaging of esophageal carcinoma with ECG gating at 1.5 Tesla: experience in 21 patients with correlation to computed tomography and endosonography//Ferguson MK, Little AG, Skinner DB. Diseases of the Esophagus. Vol Ⅰ: Malignant Diseases. Mount Kisko: Futura Publishing: 145-155.

Machado J, Ministro P, Araújo R, et al, 2011. Primary malignant melanoma of the esophagus: a case report. World Journal of Gastroenterology, 17（42）: 4734-4738.

Mainprize KS, Dehn TC, 2001. Laparoscopic management of pseudoachalasia, esophageal diverticulum, and benign esophageal stromal tumor. Dis Esophagus, 14（1）: 73-75.

Mallory GK, Weiss H, 1929. Hemorrhages from lacerations cardiac orifice of the stomach due to vomiting. Am J Med Sci, 178（4）: 506.

Mathews SA, Kurien B T, Scofield RH, 2008. Oral manifestations of Sjögren's syndrome. J Dent Res, 87（4）: 308-318.

Mathey J, Fekete F, Lortat-Jocob JL, et al, 1960. Treatment of esophagothoracic fistulas. J chir（paris）, 79: 377-397.

McArdle JE, Lewin KJ, Randall G, et al, 1992. Distribution of dysplasias and early invasive carcinoma in Barrett's esophagus. HuM Pathol, 23（5）: 479-482.

McCallum RW, Polepalle S, Davenport K, et al, 1991. Role of antireflux surgery against dysplasia in Barrett's esophagus. Gastroenterology, 100: A121.

McLarty AJ, Deschamps C, Trastek VF, et al, 1997. Esophageal resection for cancer of the esophagus: long-term function and quality of life. Ann Thorac Surg, 63（6）: 1568-1572.

Mearin F, Mourelle M, Guarner F, et al, 1993. Patients with

achalasia lack nitric oxide synthase in the gastro-oesophageal junction. Eur J Clin Invest, 23（11）: 724-728.

Milman S, Kim AW, Farlow E, et al, 2009. Enucleation of a giant esophageal gastrointestinal stromal tumor. Ann Thorac Surg, 87: 1603-1605.

Min M, Peng LH, Yang YS, et al, 2012. Characteristics of achalasia subtypes in untreated Chinese patients: a high-resolution manometry study. J Dig Dis, 13（10）: 504-509.

Mino RA, Murphy Al Jr, Livingstone RG, 1949. Giant pharyngoesophageal diverticulum; case report. Surgery, 26（2）: 237-241.

Mokoena T, Shama DM, Ngakane H, et al, 1992. Oesophageal tuberculosis: a review of eleven cases. Postgrad Med J, 68（796）: 110-115.

Moon MR, Schulte WJ, Haasler GB, et al, 1992. Transhiatal and transthoracic esophagectomy for adenocarcinoma of the esophagus. Arch Surg, 127: 951-955.

Moretó M, Ojembarrena E, Rodriguez ML, 1996. Endoscopic injection of ethanolamine as a treatment for achalasia: a first report. Endoscopy, 28（7）: 539-545.

Mori S, Kasat M, Watenabe R, et al, 1979. Preoperative assessment of resectability for carcinoma of the thoracic esophagus. Ann Surg, 190: 100-105.

Moskovitz M, Fadden R, Min T, et al, 1992. Large hiatal hernias, anemia, and linear gastric erosion: studies of etiology and medical therapy. Am J Gastroenterol, 87（5）: 622-626.

Moss AA, Schnyder P, Thoeni RF, et al, 1981. Esophageal carcinoma: pretherapy staging by computed tomography. AJR Am J Roentgenol, 136: 1051-1056.

Moutsopoulos HM, 2007. Sjögren's syndrome: autoimmune epithelitis. Adv Exp Med Biol, 32（3）: 199-200.

Mu J, Gao S, Mao Y, et al, 2015. Open three-stage transthoracic oesophagectomy versus minimally invasive thoraco-laparoscopic oesophagectomy for oesophageal cancer: protocol for a multicentre prospective, open and parallel, randomised controlled trial. BMJ Open, 5（11）: e008328.

Munn S, 2002. Pseudoazygos lobe caused by lymph nodepneumatocele. Journal of Thoracic Imaging, 17（4）: 310-313.

Murray GF, Wilcox BR, Stared PIK, 1977. The assessment of operability of esophageal carcinoma. Ann Thorac Surg, 23: 393.

Naef AP, Savary M, Ozzello L, 1975. Columnar-lined lower esophagus: an acquired lesion with malignant predisposition. Report on 140 cases of Barrett's esophagus with 12 adenocarcinomas. J Thorac Cardiovasc Surg, 70（5）: 826-835.

Nagi B, Lal A, Kochhar R, et al, 2003. Imaging of esophagealtuberculosis: a review of 23 cases. Acta Radiologica, 44（3）: 329-333.

Newman RM, Fleshner PR, Lajam FE, et al, 1991. Esophageal tuberculosis: a rare presentation with hematemesis. Am J Gastroenterol, 86（6）: 751-755.

Nincheri Kunz M, Cozzani R, Valle O, 1995. Mallory-Weiss syndrome. Clinical cases and review of the literature. Minerva Chir, 50（4）: 367-380.

Nishimura Y, Suzuki M, Nakamatsu K, et al, 2002. Prospective trial of concurrent chemoradiotherapy with protracted infusion of 5-fluorouracil and cisplatin for T4 esophageal cancer with or without fistula. Int J Radiat Oncol Biol Phys, 53（1）: 134-139.

Nishizawa M, Okada T, 1990. Endoscopic diagnosis of early esophageal cancer: establishing an effective detection system//Ferguson MK, Little AG, Skinner DB. Diseases of the Esophagus. Vol I: Malignant Diseases. Mount Kisko: Futura Publishing: 87-91.

Nissen R, 1956. Eine einfache. Operation zur Beeinflussung der Reflux-oesophagitis. Schweizer Medizinshe Wochenschrift, 86: 590.

Niwamoto H, Okamoto E, Fujimoto J, et al, 1995. Are human herpes viruses or measles virus associated with esophageal achalasia? Dig Dis Sci, 40（4）: 859-864.

Ordög T, 2008. Interstitial cells of Cajal in diabetic gastroenteropathy. Neurogastroenterol Motil, 20（1）: 8-18.

Orringer MB, Forastiere AA, Perez-Tamayo C, et al, 1990. Chemotherapy and radiation therapy before transhiatal esophagectomy for esophageal carcinoma. Ann Thorac Surg, 119: 348-355.

Orringer MB, Marshall B, Stirling MC, 1993. Transhiatal esophagectomy for benign and malignant disease. J Thorac Cardiovasc Surg, 105: 265-277.

Ott DJ, Donati D, Wu WC, et al, 1991. Radiographic evaluation of achalasia immediately after pneumatic dilatation with the Rigiflex dilator. Gastrointesti Radio, 16 (4): 279-282.

Page RD, Khalil JF, Whyte RI, et al, 1990. Esophagogastrectomy via left thoracophrenotomy. Ann Thorac Surg, 49: 763-766.

Palanivelu C, Rangarajan M, Jategaonkar PA, et al, 2008. Laparoscoplc transhiatal esophagectomy for 'sigmoid' megaesophagus following failed cardiomyotomy: experience of 11 patients. Dig Dis Sci, 53 (6): 1513-1518.

Pandolfino JE, Ghosh SK, Rice J, et al, 2008. Classifying esophageal motility by pressure topography characteristics: a study of 400 patients and 75 controls. Am J Gastroenterol, 103 (1): 27-37.

Patel D A, Lappas B M, Vaezi M F, 2017. An overview of achalasia and its subtypes. Gastroenterol Hepatol, 13 (7): 411-421.

Patti MG, Arcerito M, Feo CV, et al, 1998. An analysis of operations for gastroesophageal reflux disease identifying the important technical elements. Arch Surg, 133 (6): 600-606.

Patti MG, Pellegrini CA, Horgan S, et al, 1999. Minimally invasive surgery for achalasia: an 8 year experience with 168 patients. Ann Surg, 230 (4): 587-593.

Payne WS, 1974. Diverticula of the esophagus. Philadephia: Lea & Febiger: 207-223.

Payne WS, 1989. Heller's contribution to the surgical treatment of achalasia of the esophagus. Ann Thorac Surg, 48 (6): 876.

Pearson FG, Cooper JD, Patterson GA, et al, 1987. Peptic ulcer in acquired columnar-lined esophagus: results of surgical treatment. Ann Thorac Surg, 43 (3): 241-244.

Pera M, Cameron AJ, Trastek VF, et al, 1993. Increasing incidence of adenocarcinoma of the esophagus and esophagogastric junction. Gastroenterology, 104 (2): 510-513.

Pera M, Trastek VF, Carpenter HA, et al, 1992. Barrett's esophagus with high-grade dysplasia: an indication for esophagectomy? Ann Thorac Surg, 54 (2): 199-204.

Peters JH, Clark GWB, Ireland AP, et al, 1994. Outcome of adenocarcinoma arising in Barrett's esophagus in endoscopically surveyed and nonsurveyed patients. J Thorac Cardiovasc Surg, 108 (5): 813-822.

Petersen RP, Pellegrini CA, 2010. Revisional surgery after Heller myotomy for esophageal achalasia. Surg Laparosc Endosc Percutan Tech, 20: 321.

Picus D, Balfe DM, Koehler RE, et al, 1983. Computed tomography in the staging of esophageal carcinoma. Radiology, 146: 433-438.

Ponce J, Juan M, Garrigues V, et al, 1999. Efficacy and safety of cardiomyotomy in patients with achalasia after failure of pneumatic dilatation. Dig Dia Sci, 44 (11): 2277-2282.

Postlethwait RW, Musser AW, 1974. Changes in the esophagus in 1000 autopsy specimens. J Thorac Cardiovasc Surg, 68 (6): 953-956.

Procter DS, 1976. Aorto-oesophageal fistula complicating tuberculous aortitis. S Afr Med J, 50 (28): 1082.

Quint LE, Glazer GM, Orringer MB, et al. Esophageal carcinoma: CT? Findings. Radiology, 155: 171-175.

Rahden B H A V, Stein H J, 2007. Barrett's esophagus with high-grade intraepithelial neoplasia: observation, ablation or resection? European Surgery, 39 (4): 249-254.

Rankin S, Manson R, 1990. Staging of esophageal carcinoma. Clin Radiol, 42: 152-153.

Rankin S, Manson R, 1993. Staging of esophageal carcinoma. Clin Radiol, 46: 373-377.

Raymond L, Lach B, Shamji FM, 1999. Inflammatory aetiology of primary oesophageal achalasia: an immunohistochemical and ultrastructural study of Auerbach's plexus. Histopathology, 35 (5): 445-453.

Raymond W, Postlethwait BS, Will Camp Sealy BS. 1986. Surgery of the Esophagus. 2th ed. Connecticut: Appleton-Century Crofts/Norwalk: 161.

Reeders JW, Bartlsman WM, 1993. Radiologic diagnosis and pre-opertive staging of esophageal malignacies. Endoscopy, 25: 10-27.

Ribet M, Debrueres B, Lecomte-Houcke M, 1992. Resection for advanced cancer of the thoracic esophagus: cervical or thoracic anastomosis? J Thorac Cardiovasc Surg, 103: 784-789.

Rice TW, Gress DM, Patil DT, et al, 2017. Cancer of the esophagus and esophagogastric junction—major changes in the American Joint Committee on Cancer eighth edition cancer staging manual. Ca A Cancer Journal for Clinicians, 67（4）: 304.

Rice TW, Boyce GA, Sivak MV, et al, 1991. Esophageal ultrasound and the preoperative staging of carcinoma of the esophagus. J Thorac Cardiovasc Surg, 101: 536-544.

Rice TW, Falk GW, Achkar E, et al, 1993. Surgical management of high-grade dysplasia in Barrett's esophagus. Am J Gastroenterol, 88（11）: 1832-1836.

Richardson JD, Tobin GR, 1994. Closure of esophageal defects with muscle flaps. Arch Surg, 129: 541-547.

Robertson CS, Martin BA, Atkinson M, 1993. Varicella-zoster virus DNA in the oesophageal myenteric plexus in achalasia. Gut, 34（3）: 299-302.

Robson K, Rosenberg S, Lembo T, 2000. GERD progressing to diffuse esophageal spasm and then to achalasia. Dig Dis Sci, 45（1）: 110-113.

Rohof WO, Salvador R, Annese V, et al, 2013. Outcomes of treatment for achalasia depend on manometric subtype. Gastroenterology, 144: 718.

Romagnuolo J, Scott J, Hawes RH, et al, 2002. Helical CT versus EUS with fine needle aspiration for celiac nodal assessment in patients with esophageal cancer. Gatsrointest Endosc, 55（6）: 648-654.

Rossiter, Guelrud M, Souney PF, et al, 1991. High vasoactive intestinal polypeptide plasma levels in patients with Barrett's esophagus. Scand J Gastroenterol, 26（5）: 572-576.

Rosztóczy A, Kovács L, Wittmann T, et al, 2001. Manometric assessment of impaired esophageal motor function in primary Sjögren's syndrome. Clin Exp Rheumatol, 19（2）: 147-152.

Rothberg R, Demeester TR, 1989. Surgical anatomy of the esophagus//Shields TW. General Thoracic Surgery. Philadelphia: Lea & Febiger: 87-92.

Saeki H, Ohno S, Miyazaki M, et al, 2002. p53 protein accumulation in multiple oesophageal squamous cell carcinoma: relationship to risk factors. Oncology, 62（2）: 175-179.

Sakai M, Suzuki S, Sano A, et al, 2012. Significance of lymph node capsular invasion in esophageal squamous cell carcinoma. Annals of Surgical Oncology, 19（6）: 1911.

Santy P, Michand P, Viard H, et al, 1957. Fifty-five cases of pharyngo-esophageal diverticula; arguments for one-stage operations. Lyon Chir, 53（4）: 526-536.

Santy P, Michaud P, Viard H, et al, 1958. Diverticula in the lower third of the esophagus. Ann Chir, 12: 504.

Sawyer R, Phillips C, Vakil N, 1995. Short and long term outcome of esophageal perforation. Gastrointest Endosc, 41（2）: 130-134.

Schabel SI, Rittenberg GM, 1980. Esophageal perforation secondary to benign leiomyoma. South Med J, 73（1）: 84-85.

Schick A, Yesner R, 1953. Traction diverticulum of esophagus with exsanguinations: report of a case. Ann Intern Med, 39（2）: 345-349.

Schnell T, Sontag S, Chejfec G, et al, 1994. An attempt to define the incidence of development of Barrett's esophagus （BE）. Gastroenterology, 106: A175.

Seremetis MG, Lyons WS, de Guzman VC, et al, 1976. Leiomyomata of the esophagus. An analysis of 838 cases. Cancer, 38（5）: 2166-2177.

Sgourakis G, Gockel I, Radtke A, et al, 2010. Minimally invasive versus open esophagectomy: meta-analysis of outcomes. Digestive Diseases & Sciences, 55（11）: 3031.

Shaffer HA Jr, Valenzuela G, Mittal RK, 1992. Esophageal perforation. A reassessment of the criteria for choosing medical or surgical therapy. Arch Intern Med, 152（4）: 757-761.

Shaheen N, Ransohoff DF, 2002. Gastroesophageal reflux, Barrett esophagus, and esophageal cancer: clinical applications. JAMA, 287（15）: 1982-1986.

Shai SE, Chen CY, Hsu CP, et al, 1999. Transthoracic oesophagomyotomy in the treatment of achalasia—a 15 year experience. Scand Cardiovas J, 33（6）: 333-336.

Shen Q, Wang GQ, 1988. Cytologic screening for carcinoma and dysplasia of the esophagus in the People's Republic of China. Int Trends Gen Thorac Surg, 4: 25-31.

Shields TW, 1989. Lymphatic drainage of the esophagus// Shields TW. General Thoracic Surgery. Philadelphia: Lea &

Febiger: 76-86.

Siewert JR, Stein HJ, Feith M, 2006. Adenocarcinoma of the esophago-gastric junction. Scand J Surg, 95（4）: 260-269.

Sifrim D, 1999. Role of deglutitive inhibition in the pathophysiology of esophageal primary motor disorders. Rev Esp Enferm Dig, 91（10）: 711-715.

Sigala S, Missale G, Missale C, et al, 1995. Different neurotransmitter systems are involved in the development of esophageal achalasia. Life Sci, 56（16）: 1311-1320.

Silvestri G, Hoffman B, Bhutani M, et al, 1996. Endoscopic ultrasound with fine-needle aspiration in the diagnosis and staging of lung cancer. Ann Thorac Surg, 61: 1441-1446.

Sirohi B, Barreto SG, Singh A, et al, 2014. Epirubicin, oxaliplatin, and capectabine is just as "MAGIC" al as epirubicin, cisplatin, and fluorouracil perioperative chemotherapy for resectable locally advanced gastro-oesophageal cancer. Journal of Cancer Research & Therapeutics, 10（4）: 866-870.

Skinner DB, Ferguson MK, Little AG, et al, 1986. Selection of operation for esophageal cancer based on staging. Ann Surg, 204: 391-401.

Skinner DB, Walther BC, Riddle RH, 1983. Barrett's esophagus. Ann Surg, 198: 554-565.

Sloan S, Rademaker AW, Kalinlas PJ, 1992. Delerminants of gastroesophageal junction in competence: hiatal hernia, lower esophageal sphincter, or both? Ann Intern Med, 117（12）: 977.

Smith CD, Stival A, Howell DL, et al, 2006. Endoscopic therapy for achalasia before Heller myotomy results in worse outcomes than heller myotomy alone. Ann Surg, 243: 579.

Smith M, Zhou M, Whitlock G, et al, 2008. Esophageal cancer and body mass index: Results from a prospective study of 220,000 men in China and a meta—analysis of published studies. International Journal of Cancer, 122（7）: 1604.

Sobhani I, Brousse N, Vissuzaine C, et al, 1998. A diffuse T lymphocytic gastrointestinal mucosal infiltration associated with Sjögren's syndrome resulting in a watery diarrhea syndrome and responsive to immunosuppressive therapy. Am J Gastroenterol, 93（12）: 2584-2586.

Solis-Cohen L, Ersner M, Freidman PS, 1956. Multiple pharyngeal and esophageal diverticula, hiatal hernia of the stomach and chalasia of esophageal cardiac junction: case report. Am J Roentgenol Radium Ther Nucl Med, 75（2）: 242.

Song G, Dongfang LI, Yutong H E, et al, 2017. A comparative analysis of the incidence rates of esophageal cancer and upper digestive tract cancer in Cixian County, Hebei Province, China. Chinese Journal of Clinical Oncology, 44（19）: 979-987.

Spechler SJ, 2013. Barrett esophagus and risk of esophageal cancer: a clinical review. JAMA, 310（6）: 627-636.

Stabler EV, Older TM, Wichern WA, 1966. Massive hemorrhage from esophagogastric tears: Mallory-Weiss syndrome. Postred Med, 40（5）: 614-620.

Stal P, Lindberg G, Ost A, et al, 1999. Gastroesophageal reflux in healthy subjects. Significance of endoscopic findings, histology, age, and sex. Scand J Gastroenterol, 34（2）: 121-128.

Stanford W, Barloon TJ, Lu CC, 1983. Esophagotracheal fistula from a pharyngoesophageal diverticulum. Chest, 84（2）: 229-231.

Stein HJ, Feussner H, Kauer W, et al, 1994. Alkaline gastroesophageal reflux: assessment by ambulatory esophageal aspiration and pH monitoring. Am J Surg, 167（1）: 163-168.

Sterin-Borda L, Borda E, 1999. Overview of molecular mechanisms in chagasic cardioneuromyopathy and achalasia. Medicina（B Aires）, 59（S2）: 75-84.

Steup WH, De Leyn P, Deneffe G, et al, 1996. Tumors of the esophagogastric junction. J Thorac Cardiovasc Surg, 111: 85-95.

Stipa S, Di Giorgio A, Ferri M, 1992. Surgical treatment of adenocarcinoma of the cardia. Surgery, 111: 386-393.

Storch WB, Eckardt VF, Wienbeck M, et al, 1995. Autoantibodies to Auerbach's plexus in achalasia. Cell Mol Biol（Noisy-le-grand）, 41（8）: 1033-1038.

Storr M, Allescher HD, 1999. Esophageal pharmacology and treatment of primary motility disorders. Dis Esophagus, 12（4）: 241-257.

Szymański Z, 1992. Sliding hiatal hernia in endoscopic

examination. Wiad Lek, 45（11-12）: 430-432.

Tachimori Y, Kato H, Watanabe H, et al, 1994. Neck ultrasonography for thoracic esophageal carcinoma. Ann Thorac Surg, 57: 1180-1183.

Takemoto T, Ito T, Aibe T, et al, 1986. Endoscopic ultra-sonography in the diagnosis of esophageal carcinoma with particular regard to staging it for operability. Endoscopy, 18（suppl 3）: 22-25.

Takubo N, Nakagawa S, Tsuchiya S, et al, 1981. Seeding leiomyoma of the esophagus and esophagogastric junction zone. Human Pathol, 12（11）: 1006-1010.

Tanaka S, Toyonaga T, Kawara F, et al, 2017. Peroral endoscopic myotomy using FlushKnife BT: a single-center series. Endoscopy International Open, 05（7）: E663-E669.

Tatum RP, Pellegrini CA, 2009. How I do it: laparoscopic Heller myotomy with Toupet fundoplication for achalasia. J Gastrointest Surg, 13: 1120.

Thompson JJ, Zeinsser KR, Enterline HT, 1983. Barrett's metaplasia and adenocarcinoma of the esophagus and gastroesophageal junction. Hum Pathol, 14: 42-60.

Tio TL, Coeen P, den Hartog Jager FC, et al, 1990. Preoperative classification of esophageal carcinoma by endosonography. Hepatogastroenterology, 37（4）: 376-381.

Tio TL, Cohen P, Coene P, et al, 1989. Endosonography and computed tomography of esophageal carcinoma. Gastroenterology, 96: 1478-1486.

Tougeron D, Hamidou H, Scotté M, et al, 2010. Esophageal cancer in the elderly: an analysis of the factors associated with treatment decisions and outcomes. Bmc Cancer, 10（1）: 510.

Traube M, Hongo M, Magyar L, et al, 1984. Effects of nifedipine in achalasia and in patients with high-amplitude peristaltic esophageal contractions. JAMA, 252（13）: 1733-1736.

Tsutsui S, Moriguchi S, Morita M, et al, 1992. Multivariate analysis of postoperative complications after esophageal resection. Ann Thorac Surg, 53: 1052-1056.

Tumor Prevention, Treatment and Research Group, 1977. Chengchow, Peking and Linhsien, Pathology of esophageal squamous cell carcinoma. Chin Med J, 3: 180-192.

Uc A, Murray JA, Conklin JL, 1997. Effects of calcitonin gene-related peptide on opossum esophageal smooth muscle.

Gastroenterology, 113（2）: 514-520.

Ullal SR, 1972. Hypertrophic osteoarthropathy and leiomyoma of the esophagus. Am J Surg, 123（3）: 356-358.

Unek IT, Akman T, Oztop I, et al, 2013. Bimonthly regimen of high-dose leucovorin, infusional 5-fluorouracil, docetaxel, and cisplatin（modified DCF）in advanced gastric adenocarcinoma. Gastric Cancer Official Journal of the International Gastric Cancer Association & the Japanese Gastric Cancer Association, 16（3）: 428-434.

Upadhyaya VD, Gangopadhyaya AN, Gupta DK, et al, 2008. Esophageal achalasia of unknown etiology in infants. World J Pediat, 4（1）: 63-65.

Urba S, Orringer M, Turrisi A, et al, 1995. A randomized trial comparing transhiatal esophagectomy（THE）to preoperative concurrent chemoradiation（CT/XRT）followed by esophagectomy in locoregional esophageal carcinoma（CA）. Proceedings of ASCO: 199.

Vaezi MF, Pandolfino JE, Vela MF, 2013. ACG clinical guideline: diagnosis and management of achalasia. Am J Gastroenterol, 108（8）: 1238-1249.

Vaezi MF, Pandolfino JE, Vela MF, 2013. ACG clinical guideline: diagnosis and management of achalasia. Am J Gastroenterol, 108: 1238.

Vantrappen G, 1974. Disease of the Esophagus. New York: Springer: 431-446.

Vaos G, Demetriou L, Velaoras C, et al, 2008. Evaluating long-termresults of modified Heller limited esophagomyotomy in children with esophageal achalasia. J Pediatric Surg, 43（7）: 1262-1269.

Vaziri K, Soper NJ, 2008. Laparoscopic Heller myotomy: technical aspects and operative pitfalls. J Gastrointest Surg, 12（9）: 1586.

Vela MF, Richter JE, Khandwala F, et al, 2006. The long-term efficacy of pneumatic dilatation and Heller myotomy for the treatment of achalasia. Clin Gastroenterol Hepatol, 4: 580.

Verne GN, Hahn AB, Pineau BC, et al, 1999. Association of HLA-DR and DQ alleles with idiopathic achalasia. Gastroenterology, 117（1）: 26-31.

Vigneswaran WT, Trastek VF, Pairolero PC, et al, 1993. Transhiatal esophagectomy for carcinoma of the esophagus. Ann ThoracSurg, 56: 838-846.

Vigneswaran WT, Trastek VF, Pairolero PC, et al, 1994.

Extended esophagectomy in the management of carcinoma of the upper thoracic esophagus. J Thorac Cardiovasc Surg, 107: 901-907.

Wahl RL, Quint LE, Greenough RL, et al, 1994. Staging of mediastinal non-small cell lung cancer with FDG, PET, CT and fusion images: preliminary prospective evaluation. Radiology, 191: 371-377.

Walsh TN, Noonan N, Hollywood D, et al, 1996. A comparison of multimodal therapy and surgery for esophageal adenocarcinoma. N Engl J Med, 335: 462-467.

Wang L, Li YM, Li L, 2009. Meta-analysis of randomized and controlled treatment trials for achalasia. Dig Dis Sci, 54: 2303.

Wang N, Razzouk AJ, Safavi A, et al, 1996. Delayed primary repair of intrathoracic esophageal perforation: is it safe? J Thorac Cardiovasc Surg, 111 (1): 114-121.

Waring JP, Legrand J, Chinichian A, et al, 1990. Duodenogastric reflux in patients with Barrett's esophagus. Dig Dis Sci, 35 (6): 759-762.

Watanabe H, Kato H, Tachimori H, 1990. A comparative study regarding surgical treatment for thoracic esophageal cancer according to the procedure of lymph node dissection in diseases of the esophagus//Ferguson MK, Little AG, Skinner DB. Diseases of the Esophagus. Vol I: Malignant Diseases. Mount Kisko: Futura Publishing: 197-203.

Watkinson A, Ellul J, Entwisle K, et al, 1995. Plastic-covered metallic endoprostheses in the management of oesophageal perforation in patients with oesophageal carcinoma. Clin Radiol, 50 (5): 304-309.

Watson DI, Jamieson GG, Game PA, et al, 1999. Laparoscopic reoperation following failed antireflux surgery. Br J Surg, 86 (1): 98-101.

Weaver DS, Johnson EE, 1967. Benign esophageal tumor. Case report with endoscopic removal associated with a Zenker's diverticulum. Gastrointest Endosc, 14 (2): 124-126.

Weusten BL, Smout AJ, 1999. Primary oesophageal motility disorders: how primary are they? Eur J Gastroenterol Hepatol, 11 (12): 1345-1347.

White CS, Templeton PA, Attar S, 1993. Esophageal perforation: CT findings. AJR Am J Roentgenol, 160 (4): 767-770.

Whyte RI, Iannettoni MD, Orringer MB, 1995. Intrathoracic esophageal perforation. The merit of primary repair. J Thorac

Cardiovasc Surg, 109 (1): 140-144.

Williamson RC, Bauer FL, Ross VS, et al, 1978. Contributions of bile and pancreatic juice to cell proliferation in ileal mucosa. Surgery, 83 (5): 570-576.

Williamson WA, Ellis FH, Gibb SP, 1990. Effect of antireflux operation on Barrett's mucosa. Ann Thorac Surg, 49 (4): 537-542.

Williamson WA, Ellis FH, Gibb SP, et al, 1991. Barrett's esophagus: prevalence and incidence of adenocarcinoma. Arch Intern Med, 151 (11): 2212-2216.

Wong J, Branicki FJ, 1988. Esophagoscopy and bronchoscopy. Int Trends Gen Thorac Surg, 4: 36-44.

Wright CD, Mathisen DJ, Wain JC, et al, 1994. Evolution of treatment strategies for adenocarcinoma of the esophagus and gastroesophageal junction. Ann Thorac Surg, 58: 1574-1579.

Wychulis AR, Gunnlaugsson GH, Clagett OT, 1969. Carcinoma occurring in pharyngoesophageal diverticulum: report of three cases. Surgery, 66 (6): 976-979.

Xu M, Jin YL, Fu J, et al, 2002. The abnormal expression of retinoic acid receptor-β, p53 and Ki67 protein in normal, premalignant and malignant esophageal tissues. World J Gastroenterol, 8 (2): 200-202.

Xu QR, Zhuge XP, Zhang HL, et al, 2011. The N-Classification for esophageal cancer staging: should it be based on number, distance, or extent of the lymph node metastasis? World Journal of Surgery, 35 (6): 1303-1310.

Xue L, Ren L, Zou S, et al, 2015. Parameters predicting lymph node metastasis in patients with superficial esophageal squamous cell carcinoma. Modern Pathology An Official Journal of the United States & Canadian Academy of Pathology Inc, 28 (1): 161.

Yaghoobi M, Mayrand S, Martel M, et al, 2013. Laparoscopic Heller's myotomy versus pneumatic dilation in the treatment of idiopathic achalasia: a meta-analysis of randomized, controlled trials. Gastrointest Endosc, 78: 468.

Yamada A, 1979. Radiologic assessment of resectability and prognosis in oesophageal carcinoma. Gastro Rad, 4: 213-219.

Yano F, Omura N, Tsuboi K, et al, 2017. Learning curve for laparoscopic Heller myotomy and Dor fundoplication for achalasia. PLoS One, 12 (7): e0180515.

Yeh TJ, Humphries ALJ, 1963. Spontaneous rupture of esophagus associated with epiphrenic diverticulum. J Thorac

Cardiovasc Surg，46：271-275.

Zaninotto G，Marchese Ragona R，Briani C，et al，2004. The role of botulinum toxin injection and upper esophageal sphincter myotomy in treating oropharyngeal dysphagia. J Gastrointest Sury，8（8）：997-1006.

Zaninotto G，Rizzetto C，Zambon P，et al，2008. Long-term outcome and risk of oesophageal cancer after surgery for achalasia. Br J Surg，95（12）：1488-1494.

Zeigler K，Zeitz CS，Friedrich M，et al，1991. Evaluation of endosonography in TN staging of esophageal cancer. Gut，32：16-20.

Zhang DW，Cheng GY，Huang GJ，et al，1994. Operable squamous esophageal cancer：current results from the east. World J Surg，18：347-354.

第十三章

纵隔及纵隔内疾病

第一节　胸内甲状腺肿

一、概　述

19世纪后半叶欧洲即出现了描述颈部甲状腺向下扩展到胸腔的文献报道，此后有关胸内甲状腺肿的临床、放射学检查及病理特点的研究陆续报道。但是它的命名一直存在争论。有学者将病变是颈部甲状腺增大延续到胸腔而致者，称为部分性胸内甲状腺肿，将病变完全在胸内而颈部未触及甲状腺者，称为完全性胸内甲状腺肿或胸骨后甲状腺肿。也有学者将其泛称为纵隔内甲状腺肿或胸内甲状腺组织。另外一种胸内甲状腺肿为胸内异位甲状腺或迷走甲状腺，它是胚胎发育过程中的变异，来源于异位甲状腺残余组织。异位甲状腺可分布于自舌尖到横膈之间的各个部位，在纵隔内它可出现在喉、支气管、食管、主动脉、心包和心肌等不同部位。文献上有报道罕见的气管内异位甲状腺病例。北京协和医院胸外科曾手术摘除1例气管内肿瘤，术前表现为呼吸道症状，切除后病理检查报告为气管内异位甲状腺。另1例纵隔内异位甲状腺为气管隆突下肿物，术前CT检查发现肿物明显强化，血运丰富，拟诊为纵隔巨大淋巴结增生，术后病理报告为纵隔内异位甲状腺。临床上纵隔内异位甲状腺很少见，最常见的胸内甲状腺肿仍然是由于颈部甲状腺肿因机械性因素延伸到胸腔，据统计约20%的颈部甲状腺肿伴胸内甲状腺肿。

二、应用解剖和生理

正常甲状腺位于颈部，覆盖于喉和气管起始

部两侧表面。甲状腺分为左右两叶，中间由峡部相连，一般位于第2气管软骨环和第3气管软骨环的前方。甲状腺外有两层被膜包裹，内层是甲状腺固有膜，较薄，紧覆甲状腺体。外层较厚，又称甲状腺外科被膜，它与内层的固有膜借疏松的结缔组织相连。两层被膜之间存在着极狭窄的间隙，此间隙内存在丰富的动脉网和静脉网，同时此间隙内还存在两对甲状旁腺，这两对甲状旁腺附在左右甲状腺两叶的背面。

甲状腺是内分泌腺，血液供应极为丰富，血液主要来源于甲状腺上动脉和甲状腺下动脉。甲状腺上动脉来自颈外动脉，沿喉侧下行，达甲状腺两叶上极后，分成前后两支进入甲状腺体前面。甲状腺下动脉起自锁骨下动脉，呈弓形横过颈总动脉的后方，再分支进入甲状腺两叶的背面。偶有一对不对称的甲状腺最下动脉，起自头臂干或主动脉弓，在气管前方上行至甲状腺峡部或一叶的下极。甲状腺上动脉与甲状腺下动脉在同侧相互吻合，而且与对侧分支也互相沟通。此外这些分支还与喉部、气管、咽部及食管的动脉分支吻合，这对外科手术处理有一定意义。因为行甲状腺大部切除时，可以无顾虑地结扎双侧甲状腺上、下动脉，因甲状腺体残留部分和甲状旁腺仍有足够的血液供应。甲状腺表面丰富的静脉血管组成静脉网，汇成甲状腺上、中、下静脉干，上静脉干伴甲状腺上动脉，回流至颈内静脉，中静脉干常单独行进，横过颈总静脉前方，也汇入颈内静脉。甲状腺下静脉干数目较多，于气管前汇入头臂静脉。

在气管与食管之间两侧沟内有喉返神经通过，喉返神经来自迷走神经，绕过主动脉弓上行，在甲状腺下部两叶的背面与甲状腺下动脉交叉，因此处理甲状腺下动脉时需慎重，辨清其解剖关系，勿损伤喉返神经，否则将造成术后声带麻痹。另一需要注意的应用解剖是喉上神经，喉上神经也起自迷走神经，分内、外两支。内支为感觉支，经甲状舌骨膜进入喉内，神经末梢分布在喉黏膜上；外支为运动支，下行分布至环甲肌，贴近甲状腺上动脉。因此在解剖结扎甲状腺上动脉或分离伸延向上的甲状腺上极时，应小心避免损伤喉上神经，特别是喉上神经的外分支。在甲状腺上下动脉周围，有来自颈中、颈下交感神经节的纤维形成交汇网，继而进入甲状腺体内。

甲状腺有丰富的淋巴网，其淋巴液汇合流入沿颈内静脉走行的颈深淋巴结，此外，气管前、甲状腺峡上方的淋巴结，以及气管旁、喉返神经周围的淋巴结也收集来自甲状腺的淋巴液。

在甲状腺左右两叶的背面内侧，有甲状旁腺，其数目常有变异，但一般为4个，甲状旁腺呈扁平状的圆形或椭圆形，大小为（5～6）mm×（3～4）mm×2mm，重40mg左右。腺体呈黄褐色，质地较软。两个上极甲状旁腺的位置较固定，常位于甲状腺两叶背面的上、中1/3的交界处，解剖上相当于环状软骨的下缘水平。两个下极甲状旁腺的位置多有变异，其通常位于甲状腺两叶的背侧，在甲状腺下极的上方约一横指处。上下甲状旁腺均有固定的血液供应，其动脉来自于甲状腺上动脉、甲状腺下动脉。

甲状腺的主要功能是将无机碘化物合成为有机结合碘，即甲状腺激素。于食物中摄取的无机碘化物经消化道吸收进入血液，迅速被甲状腺摄取并将之浓缩，以后借过氧化酶的作用使无机碘化物释放出高活性游离碘，继之经碘化酶作用，又迅速与酪氨酸结合成一碘酪氨酸（T_1）和二碘酪氨酸（T_2）。一个分子T_1和一个分子T_2耦联成三碘甲腺原氨酸（T_3），两个分子的T_2耦联成四碘甲腺原氨酸（T_4）。T_3和T_4都是甲状腺激素，并与甲状腺球蛋白密切结合，储存于甲状腺滤泡的胶体内。甲状腺球蛋白的分子较大，分子量约为680 000，不能穿透毛细血管壁，必须再经蛋白水解酶作用，甲状腺激素与甲状腺球蛋白解离，才能释放入血液。血液中的甲状腺激素99.5%以上与血清蛋白结合（TBG），其中90%为T_4，10%为T_3。T_3的含量虽然较T_4少，但是T_3与蛋白结合松散，易于分离，活性较强并迅速，因此其生理作用较T_4高出4～5倍。

甲状腺激素对于能量代谢和物质代谢都有显著的影响，它能加速所有细胞的氧化率，全面增高人体的代谢，同时增加蛋白质、脂肪和糖类的分解作用。如给予人体甲状腺激素则尿氮排出量增高，肝内糖原降低，脂肪储备减少，同时氧耗量和热量排出量增加。此外其严重影响体内水代谢，促使尿排出量增多。甲状腺功能减退可致机体代谢全面降低，体内水潴留，临床上可出现黏液性水肿。

从甲状腺腺体组织学检查来看，根据甲状腺滤泡壁细胞形态和滤泡内胶体含量多少，可以判断甲状腺激素合成及分泌活动情况，甲状腺激素活动亢进时，滤泡壁细胞呈柱状，滤泡内胶体减少。活动减退时，滤泡壁细胞变扁平，滤泡内胶体增多。甲状腺激素合成和分泌过程受下丘脑通过垂体前叶分泌的促甲状腺激素（TSH）控制和调节。促甲状腺激素不仅加速甲状腺激素分泌（滤泡内胶体减少），而且能增强滤泡壁细胞摄取血液中的无机碘，促使摄取的无机碘转变为有机碘，增加甲状腺激素生物合成（滤泡细胞呈柱状）。促甲状腺激素分泌受血液中甲状腺激素浓度影响，如甲状腺激素分泌过多，或给予大量甲状腺激素，则促甲状腺激素分泌受抑制。反之，手术切除甲状腺，或甲状腺激素生物合成发生障碍（如给予抗甲状腺药物），均能引起促甲状腺激素分泌增加。这种反馈作用维持着下丘脑-垂体前叶-甲状腺之间生理上动态平衡。

三、病因、发病机制和发病率

正常甲状腺被软组织和肌肉包围，上极达喉和甲状软骨，其周围无坚硬结构，因此当颈部甲状腺增大时容易向疏松的胸腔内移行。甲状腺增大后移行到纵隔受以下几个因素影响：甲状腺肿大、颈部较短、胸内负压和呼吸运动。甲状腺坠入纵隔后容易偏向右侧胸腔，原因是左侧存在主动脉弓和由其发出的大血管，它们阻挡坠入的甲状腺向左侧生长。95%的胸内甲状腺肿是颈部甲状腺增大后沿着筋膜向下坠入胸腔形成，有时胸内甲状腺肿由蒂、条索或韧带与颈部甲状腺相连，其血液供应仍来自甲状腺血管。北京协和医院一组64例胸内甲状腺肿中，颈部甲状腺肿坠入胸腔者占95.3%。

与颈部甲状腺肿坠入纵隔的胸内甲状腺肿相

比，胸内异位甲状腺少见得多，它是由胚胎发育过程中甲状腺发生异常所致。甲状腺起源于咽的内胚层，胚胎发育的第4周，在原始咽底壁正中线相当于第2对鳃弓、第3对鳃弓的平面，上皮细胞增生，形成一伸向尾侧的盲管，即甲状腺原基，称甲状舌管。此盲管沿颈部正中线向下伸至未来气管前方，末端向两侧膨大，形成左右两个甲状腺侧叶。甲状舌管的上段退化消失，其起始段开口仍残留一浅凹，称盲孔。如果甲状舌管的上段退化不全，残留部分可形成囊肿。胚胎第11周时，甲状腺原基中出现滤泡，第13周初甲状腺开始出现分泌活动。甲状腺发育过程中出现异常，就可以在舌的基部沿着甲状舌管正常发育途径，即前纵隔、心包或心脏上发现有功能的甲状腺组织（图13-1-1，图13-1-2）。

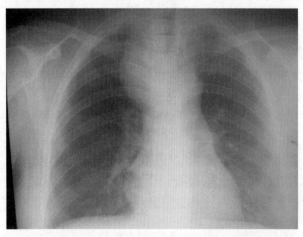

图 13-1-1　纵隔内异位甲状腺胸部正位像

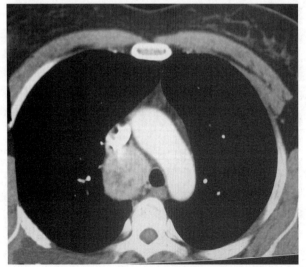

图 13-1-2　与图 13-1-1 同一患者，纵隔内异位
甲状腺 CT 图像

位于前纵隔的异位甲状腺通常位于甲状腺附

近，与正常颈部甲状腺可无明显关系。血供可来自局部血管，也可来自颈部血管，罕见情况下胸内异位甲状腺也可能是身体唯一有功能的甲状腺组织。北京协和医院一组 64 例胸内甲状腺肿中 3 例为异位甲状腺肿，此 3 例分别为气管内异位甲状腺、来自迷走甲状腺的左上纵隔结节性甲状腺肿和右上纵隔异位甲状腺腺瘤。文献中也有气管内异位甲状腺的个案报道。

胸内甲状腺肿并非罕见，文献报道发生率变化较大，原因为各组报道资料的诊断标准不同，另外胸外科和普通外科报道的发生率也有较大差别，因相当一部分胸内甲状腺肿可经颈部切口摘除，需要胸外科医师处理的胸内甲状腺肿相对减少。

目前公认胸内甲状腺肿约占纵隔肿瘤的 10%，占全部甲状腺切除病例的 1% ～ 15%。综合 10 组胸外科报道的 2973 例纵隔肿瘤和纵隔囊肿病例，胸内甲状腺肿占纵隔肿瘤的 5.7%。北京协和医院胸外科近 40 年手术切除胸内甲状腺肿 64 例，其占全院切除甲状腺病例的 2.8%，占同期切除纵隔肿瘤和纵隔囊肿的 10.1%，居纵隔肿瘤的第 4 位。

胸内甲状腺肿可发生于各个年龄组，但是多见于年龄超过 40 岁的患者，北京协和医院一组年龄为 30 ～ 74 岁的研究，平均 52 岁，50 岁以上者占 65.2%。胸内甲状腺肿发病性别分布也有明显偏向，女性患者多于男性，北京协和医院一组 64 例胸内甲状腺患者中，男女之比为 19 ∶ 45。胸内甲状腺肿生长缓慢，病程较长，常可达数年，还有患者甚至长达 30 余年。综合国内 7 个大组手术切除的 442 例胸骨后甲状腺肿，男性与女性分别为 148 例和 294 例，男女性别发病率约为 1 ∶ 2。患者平均年龄为 51.8 岁，国内 7 个大组外科治疗胸内甲状腺肿的基本资料如表 13-1-1 所示。

胸内甲状腺肿的部位也有明显特点，最常见于前上纵隔，但是也可出现于中纵隔或后纵隔，文献报道出现于中纵隔或后纵隔的胸内甲状腺肿占全部胸内甲状腺肿的 20% ～ 50%，中国医学科学院肿瘤医院头颈外科报道的一组 87 例胸骨后甲状腺肿，肿物位于前纵隔、后纵隔和跨前后纵隔的比例分别为 35.6%、31% 和 33.3%。位于后纵隔的甲状腺肿瘤是通过气管、大血管后方向下发展，形成后纵隔甲状腺肿。北京协和医院即有 1 例分别从颈部和胸内 2 次手术摘除胸内前后纵隔各一结节性甲状腺肿。

四、临床表现

相当多的胸内甲状腺肿患者因肿物压迫周围脏器产生的各种症状就医，此种有症状的胸骨后甲状腺肿见于86%的患者。另有少数患者是在常规体检胸部X线片上偶然被发现纵隔内阴影，以后证实为胸内甲状腺肿，这部分约占全部患者的20.1%（89/442）（表13-1-1）。

表 13-1-1 国内大组报道胸内甲状腺肿

单位	例数	平均年龄（岁）	男女比例	体查发现（例）	异位（例）
上海市胸科医院	57	58.3	25：32	13	4
中国医学科学院肿瘤医院	87	52	32：55	10	0
河北医科大学第四医院	34	41.5	9：25	4	0
哈尔滨医科大学	75	47.5	17：58	13	1
河南省人民医院	60	57.5	23：37	19	3
复旦大学附属中山医院	65	54	23：42	21	2
北京协和医院	64	52	19：45	9	3
总计	442	51.8	148：294	89（20.1%）	13（2.9%）

胸内甲状腺肿产生的主要症状有胸闷、憋气、气促、咳嗽、声音嘶哑、胸背疼痛或胸骨后疼痛，仰卧位时胸部有压迫感和憋气。症状常与体位改变有关。一般来说，胸内甲状腺肿患者甲状腺功能正常，合并甲状腺功能亢进时可伴相应症状。因胸内甲状腺肿压迫上腔静脉造成梗阻者少见，所以主诉吞咽困难者临床也不多见。

体检有时可扪及颈部肿大的甲状腺并向胸腔内延伸，但是不能扪及肿块下极。更多的情况是患侧甲状腺区呈空虚感，令患者屏气或仰卧位增加腹压时，胸内肿块上移，于胸骨切迹处可触及肿物上极向颈部膨出。细心检查可发现气管向对侧移位。胸内甲状腺肿多体积较大、固定并且大部分深在胸腔内，因此肿块随吞咽上下移动体征并不明显。

临床上患者通过叙述的病史描述了胸内甲状腺肿的发展过程。患者诉其颈部原有一存在数年的包块，后来不知什么原因肿块消失了，最近自觉胸闷、憋气，活动时甚至感觉呼吸困难。经影像学检查发现纵隔内肿块，此肿瘤是颈部肿块坠入纵隔所致。长期存在的胸内甲状腺肿既不排除肿瘤的恶性变，也不排除发生甲状腺功能亢进，更不除外因肿瘤内出血或其他原因引起肿瘤的急性肿大。胸内甲状腺肿短时间内急性肿大可压迫气管对患者生命造成威胁。

五、诊 断

单纯通过普通胸部X线片和胸部CT即可诊断胸内甲状腺肿。常规于胸部正位X线片上可发现纵隔增宽或上纵隔内存在向外膨出的椭圆形略有分叶的致密影，外侧边缘光滑清晰，肿块中间可以有钙化或条索影。在普通胸部X线片上，胸内甲状腺肿特征性的表现是肿块总是位于锁骨上下，或以锁骨为中心向上和向下生长。肿块可突向一侧或两侧，有时可见肿块上缘延伸入颈部。另一特点是大多数病例在胸部X线片上即可被发现气管受压、变窄或气管向对侧移位（图13-1-3）。偶尔透视下可见肿块随吞咽上下移动。

胸部CT可以更清楚准确地显示胸内甲状腺肿的部位、大小及其与颈部甲状腺相连续，并可明确肿物与血管、气管及周围脏器的关系（图13-1-4）。CT可显示胸内甲状腺肿位于前上纵隔，连续扫描影像可证明胸内甲状腺肿与颈部甲状腺相连，此外CT还可以明确显示气管受压、变窄或移位。甲状腺肿内含碘，因此CT图像上胸内甲状腺肿密度较高，可有轻度增强或明显增强，并且可出现延时增强。有时可发现肿瘤内有钙化。

MRI检查可发现胸内甲状腺肿较正常甲状腺具有较长的 T_1 和 T_2 时间，T_1 加权像表现为略低

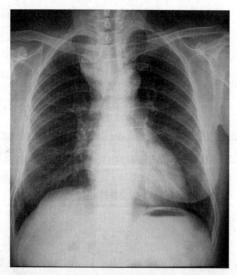

图 13-1-3　胸骨后甲状腺肿胸部 X 线正位像

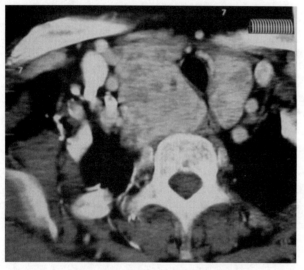

图 13-1-4　胸骨后甲状腺肿 CT 像

于正常甲状腺信号，T_2 加权像呈较均匀的高信号。胸内甲状腺肿常见液化囊性变和钙化，囊性变区在 T_1 加权像为更低信号区，边界清楚或不清楚，T_2 加权像上则呈边界清楚的高信号区。钙化表现为信号缺失区。胸内甲状腺肿如较大则可推挤气管、颈总动脉、锁骨下动脉、头臂静脉，使这些组织移位，但是很少引起血管狭窄或血管内血栓形成。在 MRI 的冠状位、矢状位扫描很容易发现肿瘤与颈部甲状腺下极或峡部相连，从而得以确诊。

放射性 [131]I 扫描可显示甲状腺肿轮廓及确定肿块性质。测定基础代谢率可判断甲状腺功能，这种检查对胸内甲状腺肿合并甲状腺功能亢进患者有一定价值。但是若胸内甲状腺肿无内分泌功能，核素扫描则不能提供胸内甲状腺肿存在的迹象。

纵隔内异位甲状腺发生率较低，国外报道占所有纵隔肿瘤的 1%，国内 7 个大组 442 例胸骨后甲状腺肿中，胸内异位甲状腺仅 13 例，约占 2.9%。这些患者通常无任何临床症状，多在与其无关原因进行胸部 X 线检查时偶然被发现纵隔内阴影，也有报道胸内异位甲状腺产生甲状腺中毒症状。在过去，很少考虑纵隔异位甲状腺诊断，大多当作畸胎瘤、胸腺瘤或来源未明的纵隔肿瘤进行开胸探查，摘除肿瘤后经病理学检查方明确诊断（图 13-1-3）。纵隔异位甲状腺可以很大，偶尔可伸展到横膈顶部。纵隔异位甲状腺阴影内也可存在钙化斑点，这些钙化斑点在 CT 上能清楚地显示出来，注入造影剂后肿块的 CT 值相对较高，并有延时增强，这些特点均使得术前诊断更多地支持纵隔异位甲状腺。此外，若术前怀疑肿物是异位甲状腺，应当采用有效检查方法代替常规 [131]I 摄入，从而确定纵隔内肿瘤不是体内唯一有功能的甲状腺组织。

六、治　疗

胸内甲状腺肿一经诊断，即应手术切除，从而解除肿瘤对周围脏器的压迫症状。缺乏替代性治疗方法，如药物治疗或放疗均不能消除长期存在的巨大甲状腺肿或使肿瘤缩小。对于毒性胸内甲状腺肿，[131]I 可代替手术切除治疗，但是也可能造成胸内甲状腺肿体积急剧增大，从而压迫纵隔威胁患者生命。一般手术前不需要特殊准备，合并甲状腺功能亢进者，术前需要进行药物准备。

摘除胸内甲状腺肿可经两种切口进行。肿瘤位置较高，体积不大，可经颈部领状切口摘除，此种方法简单，手术创伤小，恢复快。具体方法为行颈根部弧形切口，游离切断甲状腺上极血管和甲状腺中静脉，用手指沿甲状腺包膜钝性剥离，推开周围粘连组织，将胸内甲状腺肿块借助于缝线或巾钳逐渐提出纵隔而至颈部，然后再处理甲状腺下极血管，完成甲状腺大部切除或腺瘤切除。

少数胸内甲状腺肿有炎性粘连，侧支循环丰富，盲目钝性剥离往往可能损伤周围脏器和出现大出血，造成严重后果。因此当钝性剥离有困难时，可考虑在第 2 肋间作一前胸壁切口或劈开胸骨上部，如此有助于暴露胸内甲状腺下极。

胸内甲状腺肿较大、部位较深时，可行胸骨正中切口，或胸骨上部正中切口，此种切口手术野暴露充分，容易完成手术，但劈开胸骨对于有气管软化、术后可能需要气管切开的患者，有可能造成纵隔感染及胸骨骨髓炎。笔者在临床上多采用颈部领形切口，因胸内甲状腺肿多为良性病变，其外膜较完整，质地也软，所以容易将其从胸内提到颈部，达到完整摘除。

关于胸内甲状腺癌或伴甲状腺功能亢进者，其处理原则与颈部病变基本相同，但是由于甲状腺癌，特别是甲状腺未分化癌，多呈浸润性生长，无明显包膜，解剖困难，术中出血多，单纯颈部领状切口多不能完成手术，笔者的经验对于胸内甲状腺癌多需采取胸骨正中劈开切口。偶尔胸内甲状腺肿呈多个肿瘤，结节性甲状腺肿多表现为此种类型，有时外科需行联合颈部和胸骨正中 2 个切口来完成全部胸内甲状腺肿摘除手术。

常有临床外科医师担心单纯从颈部摘除胸内甲状腺肿有困难，需要劈开胸骨来完成手术。笔者的经验是需要劈开胸骨摘除胸内甲状腺肿者仅限于三种情况：胸骨后甲状腺未分化癌；胸骨后甲状腺肿巨大不能从颈部切口摘出；复发性胸骨后甲状腺肿再次手术时。

纵隔异位甲状腺治疗原则与任何其他纵隔肿瘤治疗一样，为手术切除。原因是肿瘤长期存在将逐渐增大而对周围脏器产生压迫；明确肿瘤的病理诊断；避免产生某些合并症，如恶性变等。从纵隔内将异位甲状腺摘除不存在任何困难，需要注意的是应根据肿瘤所在部位选择恰当切口。由于胸内异位甲状腺发生率较低，术前多不容易获得确切诊断，常常是拟诊为纵隔内肿物而常规开胸，切除肿瘤后病理诊断为异位甲状腺，所以多数是采用前外或后外开胸切口摘除肿瘤，很少采用颈部切口完成手术。另外，纵隔异位甲状腺属于内分泌腺体，血流丰富，血供来自纵隔，供应血管可能很粗，而且可能完全来自异常血管，如心包膈动脉、乳内动脉或直接来自胸主动脉，偶尔其血供来自颈部血管。异位甲状腺深在纵隔胸膜内，在开胸手术时并不一定能确切辨识清楚异位甲状腺的血供来源，术中解剖出血较多。这

些特点在手术切除时应慎重考虑，手术时应注意细心解剖，彻底止血以免出现意外。异位甲状腺组织学上的特点是胶样甲状腺组织，切除了纵隔异位甲状腺组织后，不影响机体甲状腺功能。在已报道的所有纵隔异位甲状腺切除病例中，经核素扫描检查颈部甲状腺组织均有不同程度的增长和补充。这是因为异位甲状腺内仅含有甲状腺组织，不含其他任何成分，不像卵巢肿瘤容易误诊为畸胎瘤。

临床上需要注意，对于罕见纵隔内异位甲状腺是机体唯一的有功能甲状腺组织病例，切除了异位甲状腺将引起甲状腺功能低下，需要终生补充外源性甲状腺素。因此术前外科医师应确定正常部位甲状腺是否存在，异位甲状腺是否具有正常甲状腺功能，否则需要重新考虑处理方针。

胸内甲状腺肿经颈部手术切除的主要并发症与颈部甲状腺摘除手术相同，综合国内大组报道的手术并发症发生率约为 32%（141/442），主要的并发症包括喉返神经损伤（11.7%）、出血（1.8%）、气管切开（2.5%），以及少见的气胸、甲状旁腺功能低下、甲状腺功能低下、切口感染等（16%）。特别需要注意的是长期存在的巨大甲状腺肿可以引起气管软化，术后可突然发生窒息，对此要做好气管切开准备，术后床旁准备气管切开包。有的医院为此推荐预防性气管切开。国内报道的手术死亡仅 2 例，1 例为麻醉意外，另 1 例为甲状腺未分化癌，死于呼吸衰竭。

最常见的胸内甲状腺肿是结节性甲状腺肿，也可能是滤泡性甲状腺瘤，偶尔可见甲状腺炎和甲状腺癌。分析国内 7 个大组报道，结节性甲状腺肿最多见，占 44.1%，甲状腺腺瘤占 38.5%。虽然文献上曾有个案报道胸内甲状腺肿是甲状腺癌，但是临床上胸内甲状腺癌并不多见，国外报道甲状腺癌占胸骨后甲状腺肿的 2%～16%，国内报道甲状腺癌占全部胸内甲状腺肿的 12%。在切除标本病理诊断为甲状腺癌时，应当判断它是原发性还是继发性的。北京协和医院胸外科曾手术治疗 64 例胸内甲状腺肿，其中 10 例为甲状腺癌，均为原发性癌，这 10 例分别是 3 例甲状腺未分化癌，4 例甲状腺乳头状癌，3 例结节性甲状腺肿灶性癌变。国内大组报道胸内甲状腺肿的病理分类如表 13-1-2 所示。

表 13-1-2　442 例胸内甲状腺肿病理分类、切口及并发症

单位	病理分类				切口				并发症				
	结节性甲状腺肿	腺瘤	甲状腺癌	其他	颈部	胸正中	颈胸联合	其他 a	出血	喉返神经损伤	气管切开	其他 b	死亡
上海市胸科医院	6	35	10	6	36	7	6	8	0	7	4	11	0
中国医学科学院肿瘤医院	64	13	10	0	61	14	0	12	2	18	0	14	2
河北医科大学第四医院	13	9	5	7	34	0	0	0	3	0	0	2	0
哈尔滨医科大学	39	33	1	2	49	7	19	0	1	5	0	39	0
河南省人民医院	7	41	8	0	40	4	13	0	0	6	0	3	0
复旦大学附属中山医院	30	24	9	2	41	4	11	9	2	5	0	0	0
北京协和医院	36	15	10	3	55	0	0	0	0	8	3	1	0
总计	195	170	53	24	316	36	58	29	8	52	11	70	2
占比	44.1	38.5	12.0	5.4	71.4	8.1	1.3	6.5	1.8	11.7	2.5	16	0.4

a 后外侧切口、前侧开胸切口等；b 延迟拔管、甲状腺功能减退、乳糜胸、感染、气胸、甲状旁腺功能减退、胸骨裂开等。

七、预　　后

胸内甲状腺肿手术切除后效果较好，甲状腺瘤切除后一般无复发，结节性甲状腺肿未能完全彻底摘除时，可有复发，对此应根据患者症状轻重权衡再次手术的必要性。当然双侧结节性甲状腺肿应当同时摘除。北京协和医院 1 例结节性甲状腺肿，右侧较大，左侧仅有一小结节，手术切除右侧甲状腺肿，3 年以后左侧结节性甲状腺肿增大，不得不再次手术切除左侧甲状腺肿。胸内甲状腺癌预后依其病理诊断不同而不同，甲状腺未分化癌预后最差，即使术后辅以化疗或放疗，也无长期生存病例。

八、临床上有争议的问题

1. 胸内甲状腺肿是否都需要劈开胸骨才能摘除　在综合医院胸外科医师会诊最多的是颈部甲状腺肿坠入纵隔是否需要劈开胸骨才能完全摘除肿瘤。据笔者数十年临床经验，颈部领形切口可以完成绝大多数胸内甲状腺肿摘除手术，一般情况下不需要行胸骨劈开。国内大组的经验显示 71.4% 的胸内甲状腺肿可以经颈部切口摘除，1.3% 的病例可经颈胸联合切口摘除。但是手术要点是应在包膜内钝性解剖分离，借助缝线或巾钳牵引，使肿瘤逐步移出胸腔，并妥善处理下极血管。在这方面，头颈肿瘤外科特别强调经颈部切口入路摘除胸内甲状腺肿。一般认为良性胸内甲状腺肿，下极在主动脉弓上缘水平，可以从颈部切口摘除，如果下极在此水平以下，则需要行胸骨劈开切口，或颈胸联合切口，以利于手术显露，防止术中或术后大出血。

需要劈开胸骨摘除肿瘤的情况：胸内甲状腺未分化癌，因其呈浸润性生长，特别是侵犯纵隔内重要脏器，单纯颈部领形切口难以摘除的肿瘤；胸内巨大甲状腺肿，主要是胸内巨大结节性甲状腺肿，笔者有 1 例肿瘤大小为 13cm×12cm×9cm 患者，如此巨大体积的肿瘤不可能从颈部切口取出；复发性胸内结节性甲状腺肿，因前次手术引起的粘连，结构改变，再次手术时解剖困难，出血较多，为顺利完成手术，有时需要劈开胸骨。此外，偶见纵劈胸骨的情况是颈部领形切口摘除肿瘤时不慎撕破大血管，此时被迫纵劈胸骨以止血并摘出肿瘤。

2. 胸内结节性甲状腺肿切除的范围如何界定　对于胸内结节性甲状腺肿切除范围，目前临床医师意见尚不统一，结节性甲状腺肿累及双侧甲状腺，双侧均存在甲状腺结节，或整个一侧甲状腺完全受累而对侧甲状腺有散在结节时，完全彻底切除有伤及喉返神经和甲状旁腺可能，术后可能出现甲状腺功能不足。切除不足则有将来复发的可能。另外结节性甲状腺肿多发散在小结节是否需要全部切除干净，也存在争论，争论要点是切

除不足，结节容易复发，切除过多可能损伤其他结构。这两种情况笔者均曾遇到过。笔者的意见是根据实际情况（患者年龄、肿瘤位置、结节数目、粘连程度）全面考虑斟酌处理，原则是既要争取彻底切除肿瘤，同时对机体又不产生较大损害。结节性甲状腺肿复发时，如无手术禁忌，患者全身条件能承受手术，应该再次手术摘除。本组曾有病例经 3 次手术切除胸内结节性甲状腺肿。

3. 胸内结节性甲状腺肿局灶性癌变如何处理
北京协和医院曾有 3 例胸内甲状腺肿经手术切除，切除后病理标本检查发现存在显微镜下微小癌细胞灶，称为甲状腺肿局灶性癌变。复习文献在普通外科行颈部甲状腺肿切除时也有类似发现，这种情况主要出现在结节性甲状腺肿摘除手术的切除标本。

在普通外科，其称为隐性癌，是指直径＜1cm 的微小癌灶，通常是乳头状癌，并且多为硬化性癌。微小癌大多是在尸检时，或是甲状腺完整切除标本每间隔 1～2mm 做切片，每张切片均进行研究，或是在切除巨大结节性甲状腺肿组织学检查时偶然发现微小癌灶。微小癌灶在美国成年人甲状腺的发生率为 5.7%，年轻人发病率更低些，此肿瘤平均直径约为 2mm，多数在 5mm 以下。某些甲状腺细小瘢痕部位也可有沙样瘤小体积聚，因此有人假设这样的病变有自行退化可能。目前大家均接受的观点是这种肿瘤在临床上辨认率很低，因而大多数微小癌并无生物学意义。实际上，在临床常规外科或尸检时，许多的微小癌容易被漏掉。微小癌的原因并不清楚，很可能是隐性硬化性癌的变异，硬化性癌通常较大并含有明显硬化成分，容易发生转移。有学者提出，这种癌与甲状腺放疗后产生的癌相似，放疗后产生的癌只有很少一部分被发现。有报道与放疗有关的癌平均直径约为 1.7cm，只有 14% 直径在 0.5cm 以下。是否这种微小癌会发展为临床上明显的癌肿，仍是一争论的问题。

因此，目前微小癌仅仅是病理学上而非临床上的问题。结节性甲状腺肿局灶性癌变与其他甲状腺癌不同，除了胸内甲状腺肿外，缺乏特征性的症状和体征，只是术后病理检查发现微小癌灶。此种甲状腺癌诊断后是否需要再次手术切除剩余甲状腺，争论较多。从笔者有限的病例和经验看，

此类肿瘤较小，无临床症状和体征，在甲状腺切除后随诊十余年未发现局部有复发，因此笔者的意见对于此种局灶性癌变患者，不必立即再次行手术切除，可以定期严密随诊，一经发现肿瘤增大或出现临床症状，可再次行甲状腺肿瘤彻底切除。

4. 胸内甲状腺癌处理原则　国内有关胸内甲状腺癌报道并不多，文献报道胸内甲状腺癌占胸内甲状腺肿的 2%～16%，上海市胸科医院报道 57 例胸内甲状腺肿，其中 10 例为甲状腺癌，吉林大学白求恩医学部第二临床医学院报道 20 例中有 1 例甲状腺癌。北京协和医院一组 64 例胸骨后甲状腺肿中有 10 例甲状腺癌。国内 7 大组报道 442 例胸骨后甲状腺肿，甲状腺癌有 53 例，占胸骨后甲状腺肿的 12%（53/442）。

根据北京协和医院一组甲状腺癌患者的临床资料，甲状腺乳头状癌和结节性甲状腺肿局灶性癌变的临床表现和影像学特点，与良性甲状腺肿大致相同。而胸内甲状腺未分化癌多表现为位于颈根部质硬不活动肿块，无明显喘憋及呼吸困难，但可出现上腔静脉综合征、声音嘶哑、颈部淋巴结肿大。增强 CT 显示肿块界线不甚清楚，相邻脏器，特别是血管受压变形。对于胸骨后甲状腺未分化癌手术需要行颈部切口合并胸骨劈开联合切口，手术中发现这种肿瘤无完整的包膜，呈浸润性生长，并沿组织间隙向深部侵犯主动脉、上腔静脉和气管，肿瘤质脆易出血，不能完整切除干净。

因此，胸内甲状腺癌有以下特点：①发病年龄、性别、病程与良性甲状腺肿无明显区别；②临床症状多为肿瘤侵犯周围脏器所致，很少发现巨大肿瘤，对邻近脏器的压迫症状相对较轻；③胸部 X 线片难以鉴别胸内甲状腺肿瘤的良恶性，需增强 CT 检查才能辨别肿瘤与周围脏器的界线；④确诊需要病理检查；⑤单纯颈部切口往往不能摘除肿瘤，多需要附加胸骨劈开切口；⑥胸内甲状腺未分化癌完整切除多有困难，患者预后极差；⑦胸内甲状腺乳头状癌切除后可有复发，但是再次手术切除后预后良好，生存期较长；⑧胸内结节性甲状腺肿局灶性癌变切除后极少复发，预后最佳。

5. 甲状腺癌侵及气管的手术处理　大多数

甲状腺癌为分化较好的腺癌，其约占90%，因此，总体说来，甲状腺癌预后较好，死亡率为11%～17%。但是甲状腺癌若侵犯了气管，可引起呼吸道并发症，甚至突然窒息，是甲状腺癌重要的死亡原因之一。有报道称甲状腺癌侵犯呼吸道的发生率为0.9%～22%，据一篇报道，2489例甲状腺癌，13例有呼吸道窒息症状，其中8例气管严重阻塞，5例气道几乎完全堵塞，5例声带麻痹。甲状腺癌侵犯气管根据深度可以分为3种，即肿瘤仅侵犯气管外膜、肿瘤侵及气管软骨和肿瘤长入气管腔内。各种病理类型的甲状腺癌晚期均可侵犯气管，报道的有乳头状癌、髓样癌、未分化癌，但是以乳头状甲状腺癌最多见，而未分化癌侵犯最恶劣。气管受累可由肿瘤直接侵犯，或经气管旁淋巴结转移累及气管。

甲状腺癌侵犯气管虽然临床少见，但对患者的危害却不可轻视，因为甲状腺癌侵犯气管常提示预后不良，特别是侵入气管腔内，临床上出现喘鸣、咯血等呼吸道症状。对此种并发症的外科治疗方法仍存在争论。我国气管外科专家黄偶麟教授意见是甲状腺肿瘤侵犯气管者，原则上应一并切除，并行淋巴结清扫。某些研究提出保守性地剔除气管壁上的肿瘤比较安全，手术并发症较低，生存期与完全切除者大致相似。气管切除对端吻合重建方法，优点是手术切除彻底，可提供长期姑息，部分患者甚至达到治愈。但气管切除重建手术创伤较大，并发症多。限于各医疗单位条件，手术医师技术熟练程度，术后管理经验等方面，目前，采取的手术方式并不统一，关键的问题是手术切除是否彻底。一般认为，对大多数甲状腺癌侵犯气管壁的患者，应当考虑保守性切除手术，只有当肿瘤完全侵犯气管并造成咯血和喘鸣症状，临床表现有严重气道梗阻时，才进行根治性气管切除对端吻合重建。对于局部侵犯气管的甲状腺癌，气管切除可使者恢复完全进食，术后4周，气管功能逐渐恢复，生活质量也明显提高。

对于病理上诊断为甲状腺髓样癌侵犯气管的患者，推荐积极手术治疗。甲状腺髓样癌是一种神经内分泌性肿瘤，有遗传史者占25%，其余75%为个别零散发生。甲状腺髓样癌全部出现在多发Ⅱ型内分泌肿瘤患者，并且常常因为肿瘤侵犯气管、大血管或侵及纵隔造成死亡。甲状腺髓样癌侵及气管常导致死亡，全身化疗无效，放疗作用不肯定，因而需努力争取手术切除。

第二节　纵隔甲状旁腺腺瘤与囊肿

一、纵隔甲状旁腺腺瘤

（一）概述

讨论纵隔甲状旁腺腺瘤或囊肿的重要性在于治疗原发性甲状旁腺功能亢进。经颈部切口探查未能发现甲状旁腺腺瘤，或切除了部分甲状旁腺组织后，甲状旁腺功能亢进症状依然不减，或症状暂时消失以后又复发，这样就要求临床医师继续追查产生甲状旁腺功能亢进的病灶。有功能的异位甲状旁腺组织定位是临床上一大难题，寻求异位甲状旁腺可能需要CT、超声、MRI、血管造影或核素扫描等检查。据统计10%的甲状旁腺功能亢进病例由纵隔内甲状旁腺腺瘤引起，在外科难治性甲状旁腺功能亢进病例中，纵隔是异位甲状旁腺腺瘤最常见的部位。

（二）发病原因和发病机制

甲状旁腺腺瘤是一种良性有内分泌功能的肿瘤，最常见于颈部。但是10%的肿瘤是异位甲状旁腺腺瘤，主要表现为颈部甲状旁腺切除后甲状旁腺功能亢进症状和体征仍然存在。约半数异位甲状旁腺腺瘤位于前纵隔。纵隔甲状旁腺腺瘤多出现在前上纵隔，通常靠近胸腺，或嵌在胸腺上极内或紧邻胸腺上极。这种解剖关系原因是下甲状旁腺与胸腺均来自胚胎的第3鳃裂，上甲状旁腺和甲状腺侧叶衍生于胚胎第4鳃裂，它们随甲状腺侧叶一起移行至食管旁，如果朝着尾侧方向继续移行，甲状旁腺腺瘤则可以出现在后纵隔。甲状旁腺向尾侧方向移行的主要因素包括胸腔负压作用、腺瘤本身重力及咽喉不断吞咽活动。纵隔甲状旁腺腺瘤与颈部甲状旁腺腺瘤在病理学特征上基本相同，其病变为圆形、有包膜肿瘤，一般肿瘤大小为3cm。

（三）临床表现和诊断

纵隔甲状旁腺腺瘤临床表现与颈部甲状旁腺腺瘤的表现相似，主要是由于腺瘤的分泌作用，临床上出现甲状旁腺功能亢进。纵隔甲状旁腺腺瘤体积较小，很少因压迫周围脏器出现明显脏器受压症状。由于纵隔甲状旁腺腺瘤很小，普通的胸部 X 线片很难发现肿瘤存在。胸部 CT 平扫甲状旁腺腺瘤类似于淋巴结，经静脉注射造影剂后，仅 25% 的腺瘤显示增强。甲状旁腺腺瘤在 MRI 的 T_2 像和核素钆增强的 T_1 像有增强信号。对于持续或复发甲状旁腺功能亢进患者，经 MRI 检查可发现 50%～75% 异位甲状旁腺腺瘤。

甲状旁腺腺瘤吸纳核素铊和锝的能力很强，这两个核素在确定异位甲状旁腺腺瘤中有很高敏感度。锝 -99m 标记的 sestamibi 扫描能精确地查出异位甲状旁腺组织，有学者提出，对于原发性甲状旁腺功能亢进病例应常规进行这种检测，此方法经济有效，能缩短颈部探查时间，减少探查失败的可能。另一项研究表明，不论术前是否做定位检查，都不影响围手术期发生并发症和手术最终疗效。一般认为对于前次手术失败可能存在异位甲状旁腺腺瘤患者，应当做术前定位检查。核素锝扫描显示纵隔甲状旁腺腺瘤敏感度为 88%～100%，而核素铊显示纵隔甲状旁腺腺瘤敏感度为 55%～100%。

一般来讲，应用 CT、MRI、放射性铊/锝扫描和选择性动脉造影，80% 的肿瘤术前可获得确切定位（图 13-2-1）。选择合适造影剂行静脉造影可以确定肿瘤位于哪一侧，但是不能确定肿瘤的解剖部位。各医院采取肿瘤定位方法各异，结果也不尽相同。据来自美国国家卫生研究所报道，血管造影、CT 和 MRI 定位纵隔甲状旁腺腺瘤的敏感率分别为 84%、35% 和 19%，而超声检查和铊/锝扫描对检出甲状旁腺腺瘤不甚敏感。

（四）治疗

彻底切除纵隔甲状旁腺腺瘤可达到完全治愈。目前越来越多的学者推荐经胸腔镜手术摘除。大多数纵隔甲状旁腺腺瘤可经颈部切口摘除，需要劈开胸骨摘除肿瘤者仅是合并有甲状旁腺功能亢进的腺瘤，它们约占全部甲状旁腺腺瘤的 2.5%，占纵隔内甲状旁腺腺瘤的 15%。尽管如此，开胸

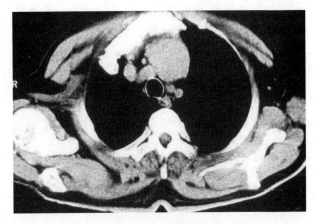

图 13-2-1　纵隔甲状旁腺腺瘤 CT 图像

患者，男性，63 岁，进行性骨痛 1 年。血生化检查提示血钙增高，血磷下降，血甲状旁腺激素增高。^{99m}Tc-MIBI 甲状旁腺扫描显示甲状旁腺左叶下方和上纵隔内类圆形放射性浓聚区。胸部 CT 显示气管前主动脉旁结节影。颈胸联合切口探查，行甲状腺结节切除并纵隔结节切除术。术后病理证实为纵隔甲状旁腺腺瘤

摘除腺瘤病例并不少见，在一组纵隔甲状旁腺腺瘤报道中，约 1/3 的患者经历了开胸探查。常见的情况是在探查颈部结果为阴性后，通过颈部原有切口摘除了纵隔甲状旁腺腺瘤。一般纵隔甲状旁腺腺瘤的血供来自颈部动脉。胸骨正中劈开切口适用于以下患者：临床上甲状旁腺功能亢进持续较久并已产生了严重生化和代谢紊乱；颈部探查 4 个甲状旁腺存在而未能发现腺瘤。

术前进行肿瘤解剖定位很重要，术前有甲状旁腺功能的肿瘤部位未能确定，通常纵隔探查也不容易获得成功。80% 的纵隔甲状旁腺位于前纵隔，余下 20% 出现在后纵隔。约 75% 的纵隔甲状旁腺位于胸腺内或其附近。如果在系统探查纵隔后未能发现肿瘤，需要将胸膜、心包、胸腺及胸腺旁脂肪全部切除。

63% 的患者切除了纵隔甲状旁腺血管获得长期成功。在某些有经验的医学中心，对于持续或复发的甲状旁腺功能亢进患者，初期手术时仅摘除了 1 个甲状旁腺，开始可选择甲状旁腺血管切除。如果初期手术已经摘除了 2 个以上甲状旁腺，切除甲状旁腺血管常常会造成术后甲状旁腺功能低下，这些患者应进行手术探查，并且用冷冻方法保护已经切除过的甲状旁腺组织。

甲状旁腺腺癌是有生物活性、有分泌功能的肿瘤，临床表现与腺瘤不同，甲状旁腺腺癌可产生不同程度的甲状旁腺功能亢进，患者的血钙更

高，甲状旁腺功能亢进的症状更为严重。它们可产生局部侵犯并能全身转移。治疗原则是只要有可能就应进行彻底切除，积极采取手术治疗可以达到治愈。

二、纵隔甲状旁腺囊肿

（一）概述

在正常甲状旁腺内发现小囊肿或在甲状旁腺腺瘤内发现小囊泡均不常见。肉眼可见的甲状旁腺内直径超过 1cm 的小囊肿称为甲状旁腺囊肿。与甲状旁腺腺瘤和甲状旁腺腺癌不同，甲状旁腺囊肿无激素分泌作用，大多数患者无临床症状，常常在胸部 X 线片上显示肿物而被发现。临床上，甲状旁腺囊肿合并慢性甲状旁腺功能亢进及急性甲状旁腺功能亢进的症状和体征也已经报道。因此，甲状旁腺囊肿和甲状旁腺腺瘤囊性变也可以是甲状旁腺功能亢进的极少见原因之一。由于囊肿体积迅速增大，其对周围脏器产生的压迫症状也较腺瘤更明显。甲状旁腺囊肿组织学特点是囊壁上有甲状旁腺细胞，手术切除囊肿可达到完全治愈。

（二）发病原因和发病机制

1880 年，Sandstrom 首次描述了甲状旁腺囊肿，这是一篇划时代的文章。1905 年，Goris 成功地切除了第 1 例甲状旁腺囊肿。1925 年，Dequervain 给 1 例 55 岁男性患者施行了纵隔甲状旁腺囊肿切除，以上 2 例摘除的甲状旁腺囊肿均为无甲状旁腺功能的囊肿，当时也没有测定血钙水平。真正切除有功能的甲状旁腺囊肿是 Greene 在 1952 年完成的。到 1990 年文献报道的甲状旁腺囊肿已超过 230 例。纵隔甲状旁腺囊肿更为少见，文献上仅报道了 29 例。

甲状旁腺囊肿和囊性甲状旁腺腺瘤的分类较混乱，人们定义肉眼可见甲状旁腺内有直径超过 1cm 的囊肿即为甲状旁腺囊肿，合并有高血钙时又称为有功能的甲状旁腺囊肿，其余的为无功能甲状旁腺囊肿。

甲状旁腺囊肿产生原因有几种理论：①源于甲状旁腺内胶体潴留；②甲状旁腺始基囊泡管或腺管样原基在胚胎发育过程中融合；③存在于正常甲状旁腺内的一个微囊泡扩大，或者是几个微囊泡相互融合；④原始第 3 鳃裂、第 4 鳃裂的残余物；⑤甲状旁腺腺瘤退化囊性变。

5 种发生理论中，微囊泡扩大最为多数学者所接受。Black 和 Watts 在 100 例尸检时发现 84 例甲状旁腺内存在微囊泡，他们并且显示从微囊泡发展到肉眼可见的整个囊肿发育过程。Selye 用维生素 D 和醋酸钙刺激小鼠甲状旁腺可产生甲状旁腺囊肿。合并甲状旁腺腺瘤的甲状旁腺囊肿支持最后一种理论。Rogers 等认为已经报道的有功能甲状旁腺囊肿，大多数来自于甲状旁腺腺瘤囊性变。

甲状旁腺囊肿产生于纵隔内取决于 2 个因素。首先，由于囊肿重力及胸腔负压作用，囊肿可降到纵隔内；其次，纵隔内异位甲状旁腺可能发生囊肿。这些囊肿通常源自下甲状旁腺，多数为孤立囊肿，也有多个甲状旁腺发生囊性增生。

（三）临床表现

大多数甲状旁腺囊肿位于颈部，表现为无症状紧邻甲状腺下极的包块。多数是单个单房性囊肿，只有很少病例合并甲状旁腺功能亢进。有功能甲状旁腺囊肿可以造成急性甲状旁腺功能危象。纵隔甲状旁腺囊肿极少合并原发性甲状旁腺功能亢进症。尽管极少，但是也有报道出现高血钙危象的病例。甲状旁腺囊肿多发生于女性，女性为男性的 2.5 倍，但是有功能的甲状旁腺囊肿在男性中发生率更高，约为女性的 1.6 倍。在文献已报道的 29 例纵隔甲状旁腺囊肿中，男性 17 例，女性 12 例，平均年龄为 56 岁，21 例年龄超过 50 岁。17 例囊肿位于右侧，11 例在左侧，1 例双侧均有。在这 29 例中，发现无症状包块 6 例，8 例出现囊肿压迫周围脏器产生的症状，9 例有原发性甲状旁腺功能亢进，其中 2 例出现甲状旁腺功能亢进危象，1 例为继发性甲状旁腺功能亢进。3 例在探查甲状腺时意外发现囊肿。囊肿大小变异较大，为 1～10cm。7 例源于左侧下方甲状旁腺，11 例源于右侧下方甲状旁腺，1 例源于右上甲状旁腺，余 10 例未描述囊肿源于何处。文献报道的 29 例甲状旁腺囊肿，除 1 例囊肿为多房性以外，余均为单房性囊肿。纵隔甲状旁腺囊肿通常为常规体检胸部 X 线片上发现的无症状纵隔肿块。气管受挤压移位可致呼吸困难，食管受压产生吞咽不畅，喉返神经受累可出现暂时性声音嘶哑。少见纵隔甲状旁腺囊肿产生原发性甲状旁腺功能亢进及高血钙危象（图 13-2-2，图 13-2-3）。

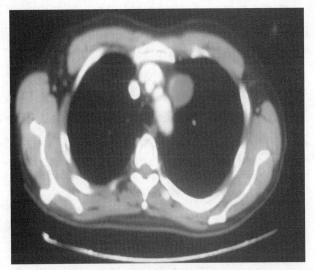

图 13-2-2　有功能纵隔甲状旁腺囊肿
患者，男性，47 岁，发现高钙血症 1 年，术前血钙增高 > 3.0mmol/L，摘除术后血钙明显降低

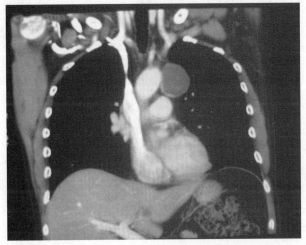

图 13-2-3　与图 13-2-2 同一患者，冠状位显示纵隔囊肿——甲状旁腺囊肿

（四）诊断

甲状旁腺囊肿增大可以在胸部 X 片上显示纵隔内肿块，并有周围脏器受压移位，同时临床上出现症状。若颈部扪及包块，超声检查提示为囊性病变，有助于诊断，并指导针刺抽吸。若病变从颈部不易触及，下一步检查是胸部 CT，胸部 CT 能显示病变确切部位和囊肿性质，因为甲状旁

腺囊肿内液体的高蛋白含量，所以 CT 密度值较高，为 1～41HU。注射造影剂后 CT 检查偶尔可显示囊肿周围有增强（图 13-2-4～图 13-2-7，彩图 13-2-7）。有报道在 CT 指导下可穿刺抽吸囊肿内液体。囊内液为清亮、无色、水样液体，提示甲状旁腺囊肿的可能诊断，抽出液内甲状旁腺激素含量增高和存在有甲状旁腺腺细胞均有诊断价值。一篇综述描述 93 例甲状旁腺囊肿，其中 39 例（42%）表现有甲状旁腺功能亢进。另外，除非需要栓塞治疗，核素显像已经代替了选择性血管造影和静脉采血测定甲状旁腺激素检查。

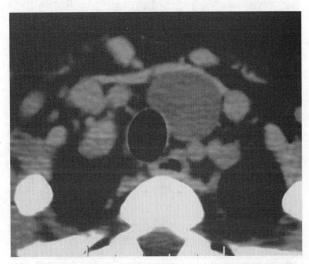

图 13-2-4　CT 显示纵隔内甲状旁腺囊肿
患者，女性，45 岁，查体发现颈部囊肿 1 个月入院。手术取颈部横切口，囊肿位于颈部甲状腺左叶下方，下缘达胸入口，大小为 4cm×3cm×3cm。包膜完整，界线清楚，完整切除肿物。术后病理诊断为甲状旁腺囊肿

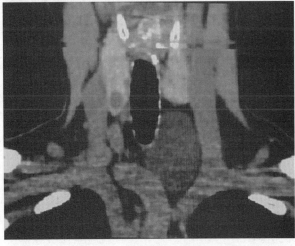

图 13-2-5　与图 13-2-4 同一患者，纵隔内甲状旁腺囊肿冠状位

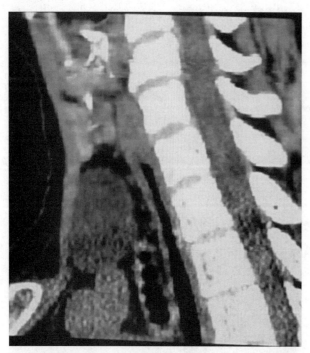

图 13-2-6　与图 13-2-4 同一患者，纵隔内甲状旁腺囊肿矢状位

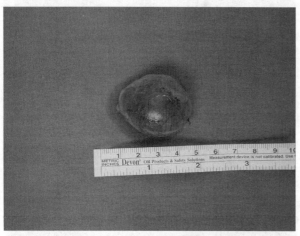

图 13-2-7　与图 13-2-4 同一患者，纵隔内甲状旁腺囊肿切除标本

（五）治疗

无激素活性的单房囊肿，抽吸囊内液即是诊断性的也是治疗性的。铊、锝衰减扫描偶尔帮助诊断，血管内也有核素活性存在，使得解释更困难。对于出现甲状旁腺功能亢进危象患者，手术探查之前应进行病变定位。即使定位后手术时也必须进行全面探查。如果患者血钙高于 3.49mmol/L，颈部探查未发现病变，初始探查就应当探查纵隔，这是大家均已接受的观点。

纵隔甲状旁腺囊肿治疗主要为手术切除，轻柔的手术操作可将囊肿从周围结构或组织中完整剥离摘除。囊肿的血管蒂常来自甲状腺下动脉，很少见来自颈内动脉。已有报道称几例为甲状旁腺囊肿合并甲状旁腺腺瘤，或从几个不同的甲状旁腺产生囊肿。需要强调的是要对所有的甲状旁腺都要进行探查，以免遗漏多发性甲状旁腺病变，致使术后甲状旁腺功能亢进症状复发。

手术时可发现囊肿外观有光泽，有纤维性包膜，囊内液清亮、无色、水样。若有出血则显示为血性囊内液体。甲状旁腺囊肿组织学检查可见囊内壁衬有单层立方上皮，有时在囊壁上可发现甲状旁腺细胞岛，囊壁上可有胸腺组织、淋巴组织、肌肉和骨组织。

第三节　胸　腺　瘤

一、概　　述

在过去的 30 余年，有关胸腺上皮性肿瘤的定义、诊断和治疗一直不断被细化，以前认为凡是来源于胸腺的肿瘤，都归类于"胸腺瘤"。现在它被分成几个临床病理不同的肿瘤，如胸腺瘤、胸腺癌、胸腺类癌、胸腺畸胎瘤、胸腺脂肪瘤等。真正胸腺瘤的形态学和生物学行为更为清楚，更加明确。临床医师迫切需要的是深入讨论最常见的良性胸腺瘤和恶性胸腺瘤的病理特点和预后影响因素，特别是组织病理学与生物学之间的关系，胸腺瘤与其他肿瘤鉴别诊断，显微镜下鉴别特点等。

二、临床特点

胸腺瘤通常表现为前上纵隔肿块，有的是在常规体格检查时被偶然发现，但是多数患者会表现出某些临床症状，如咳嗽、呼吸困难、心悸、胸痛及肩胛间疼痛。某些患者出现副肿瘤综合征也提示胸腺瘤存在，包括重症肌无力、纯红细胞再生障碍性贫血、获得性低 γ 球蛋白血症等。罕见情况是胸腺瘤出现在异常部位，如出现于后纵隔、肺实质内及颈根部。出现在异位的胸腺瘤与胸腺胚胎发育移动过程有关，后纵隔胸腺瘤可以引起胸痛，肺内胸腺瘤可以合并重症肌无力，颈根部胸腺瘤可毫无症状。

三、大体表现

肉眼检查，胸腺瘤有包膜，界线清楚，呈分叶状。典型胸腺瘤切面较硬，粉褐色，质地均匀，由致密纤维结缔组织将肿瘤分隔成肉眼可见的小叶（图13-3-1，彩图13-3-1）。包膜的特征为较厚，纤维性。约50%的胸腺瘤可能含有肉眼可见的小囊，这些小囊内通常含有液体或凝结成块的细胞碎片。此外，还可发现局限性坏死灶，但是广泛性坏死改变，合并有或无出血，较少见，若发现此种情况则需要考虑其他诊断。偶尔，胸腺瘤也可能出现肉眼可见的局限性钙化灶，或周边不完全钙化嵴，甚至骨化。其他的胸腺瘤，特别是淋巴细胞上皮性胸腺瘤，有时缺乏明显纤维性包膜和瘤内纤维性分隔，表现为均匀一致的鱼肉样粉褐色切面（图13-3-2，彩图13-3-2）。极少的情况是在正常胸腺的某一小叶内，有一小结节状胸腺瘤，这是在为治疗重症肌无力而摘除胸腺时最常发现的情况。在胸腺囊肿囊壁上也可见到胸腺瘤样结节。

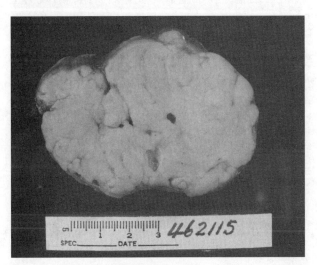

图 13-3-1　胸腺瘤标本切面，可见小叶

外科医师详细描述手术中胸腺瘤肉眼所见是最有价值、最重要的资料。有完整包膜、容易全部摘除的胸腺瘤完全不同于侵犯周围纵隔结构的恶性胸腺瘤。肉眼观察胸腺瘤特点对估计预后有重要价值。胸腺瘤大小变化较大，从逻辑上讲，

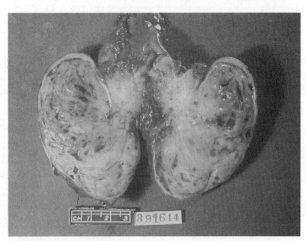

图 13-3-2　胸腺瘤标本切面，呈均匀一致的鱼肉样

肿瘤大小与有无临床症状存在一定关系，Rosai 和 Levine 曾报道过直径仅 1mm 的胸腺瘤，另外，Smith 描述 1 例巨大胸腺瘤，重 5700g，最大直径达 34cm。一般来讲，约 2/3 胸腺瘤直径为 5～10cm，但是梭形细胞构成的胸腺瘤体积更大。

四、显微镜下特点

显微镜下可见胸腺瘤由不同比例的上皮细胞和淋巴细胞构成，在这类肿瘤内，上皮细胞是唯一的肿瘤细胞，上皮细胞体积较大，至少是成熟淋巴细胞的 3 倍，有中等量双染性细胞质。核膜呈锯齿状，染色质分布均匀，核仁不明显。在胸腺瘤上皮细胞内通常可见稀疏核分裂象，但是无不典型核分裂。既往临床常采用淋巴细胞为主型、淋巴细胞 - 上皮细胞混合型及上皮细胞为主型对胸腺瘤进行分类，这种分类方法较武断，它的定义是胸腺瘤内淋巴细胞所占比例多少，占 2/3 或更多为淋巴细胞型，1/3～2/3 为混合型，不足 1/3 者为上皮细胞型。梭形细胞胸腺瘤是一种特殊类型肿瘤，不属于上述 3 种类型范畴。显微镜下胸腺瘤组织学特点是，肿瘤由粗糙纤维组织分隔的无数小叶构成，少量细胞纤维束将小叶再交叉分隔。这些束带在小叶交界处形成锐角。肿瘤外周通常有纤维性包膜。在切除胸腺瘤标本内还可包含残余胸腺组织，残余胸腺组织有正常的皮质和髓质，可以与胸腺肿瘤进行鉴别。

肿瘤内淋巴细胞一般较小，发育较成熟，偶尔可表现为"激活"外貌，此时核增大、核膜皱

褶、核分裂象增多，但是从不表现有淋巴母细胞迂曲外貌，细胞核与细胞质比例也无增加。偶尔淋巴细胞型胸腺瘤含有大量、散在染色的巨噬细胞，在低倍镜下呈现"天空繁星"样图像。淋巴细胞已经成熟，不像脱离滤泡中心的小细胞淋巴瘤，此类淋巴瘤细胞较小。在各种类型胸腺瘤中，通常上皮细胞很明显，如天空繁星。淋巴细胞型胸腺瘤的其他局灶性或细微显微镜下特点有助于将其与淋巴瘤区别开。一个特点是"髓质样分化"（MD），因为它容易让人想起正常胸腺髓质。髓质样分化的胸腺瘤表现为低倍镜下在淋巴细胞中出现圆形低密度区，这些可能会与生发中心，或与结节型淋巴瘤的瘤性滤泡相混淆。但是与生发中心不同的是，它不存在免疫母细胞，也无染色的巨噬细胞。结节型淋巴瘤的滤泡结构主要由小而紧密粘于滤泡中心的细胞构成，而胸腺瘤的 MD 区仅表现为疏松聚集的小的成熟淋巴细胞。此外，在 MD 区局灶内也可能有明显小的哈氏小囊样结构。淋巴细胞型胸腺瘤区别于胸腺小细胞淋巴瘤的另一特点是存在血管周围间隙（小湖）及上皮性肿瘤微小囊改变。血管周围间隙围绕着位于肿瘤中心的毛细血管或微静脉大小的血管，在这些血管和上皮细胞基膜之间充满蛋白样物质，染色呈稍微嗜酸性，在浆液性液体内分布着淋巴细胞、散在红细胞或泡沫状吞噬细胞。偶尔，血管周围间隙可被透明样物质代替。另外，在肿瘤内微小囊与淋巴细胞混合存在，表现为小的，有时为簇状透明区，其内含有退变上皮细胞或淋巴细胞。全部胸腺瘤中约 10% 可以发现真正的生发中心，通常是淋巴细胞型胸腺瘤。有学者认为胸腺瘤内存在生发中心与临床重症肌无力密切相关。最早对这种病变诊断不是胸腺瘤，而是血管滤泡型淋巴结增生（Castleman disease）。但是，胸腺瘤并不表现浆细胞和淋巴细胞围绕着生发中心呈"葱皮样结构"，细胞间也缺乏嗜酸性物质，这些均是淋巴滤泡型淋巴结增生的特点。

上皮细胞型胸腺瘤，组织学上变异较大，诊断时容易与其他肿瘤混淆。胸腺神经内分泌肿瘤（胸腺类癌）常常含有真正玫瑰花结（细胞排列球形包围开放间隙）或假玫瑰花结（瘤细胞包围着小血管）。上皮细胞型胸腺瘤可能采取某种细胞器生长类型和表现有玫瑰花结或假玫瑰花结，

某些情况下与胸腺类癌极为相似，因而需要特殊检查，如电镜、组织化学和免疫组化检查才能获得确切诊断。解决此难题的染色主要是 CAE（chloroacetate esterase）方法（用石蜡包埋组织），胸腺瘤 CAE 染色后整个表现为散射状山毛榉细胞，而胸腺类癌无此特点。

胸腺瘤常见鳞状细胞化生，肿瘤细胞有嗜酸性玻璃样胞质，早期常排列成角化珠，除非小心确定鳞状细胞核表现温和，否则可能会漏掉胸腺癌的诊断。上皮细胞型胸腺瘤出现腺样腔隙可达 1/5，它们内衬为低柱状或立方状上皮细胞，外观类似甲状腺滤泡但无胶体存在，在这些包涵体内有时可见乳头状上皮形成。这种腔隙代表构成胸腺上皮的真正上皮结构，诊断上可能与胸腺转移性腺癌混淆。通过观察整个肿瘤外观和细胞内容物可以排除转移癌，因为它有典型的胸腺瘤结构。

上皮细胞型胸腺瘤的变异类型是梭形细胞瘤，细胞呈梭形外观，相似间质性肿瘤，如果有明显血管基质，或呈席纹状生长并伴有梭形细胞改变，血管周围外皮瘤、内皮瘤或纤维组织细胞瘤都可能是诊断之一。经验表明，前上纵隔梭形细胞瘤大多数都来自胸腺上皮，在这种情况下，将具有短梭形细胞分在细胞器类型肿瘤一组，表现为上皮巢周围细胞彼此平行排列，呈栅栏状外貌，肿瘤内基质为浓密的纤维性。

五、核异型性

上皮细胞型胸腺瘤可以发现核异型性，即核多形性、染色过深和核仁突出，这些变化可以是局灶性，也可以是弥漫性。某些情况下，很难确定一种不典型上皮细胞型胸腺瘤是称它为胸腺瘤好还是胸腺癌好。胸腺癌通常表现为核仁突出，大量核分裂，细胞核与细胞质比例明显增加，以及多灶性自发坏死，此外还有上述的细胞核异型性改变。鉴别胸腺瘤和胸腺癌非常重要，因为两者的临床行为差别很大。

六、电镜检查

胸腺瘤超微结构特点与正常腺体特点非常相似。因为这些肿瘤增生的主要成分是胸腺上皮细

胞，电子显微镜下诊断胸腺瘤主要是鉴别出这些细胞特点。胸腺上皮细胞和胸腺瘤上皮细胞均有卵圆形或稍不规则细胞核，有均匀分布异染色质和小核仁，这些与其组织学结构相应。细胞质内含有通常的代谢细胞器及大量电子密度染色质丝，内含细胞角化中间微丝。胞质相互重叠是其特点，它们蔓延横穿经过很长距离才彼此融合。上皮细胞之间互相连接，有成熟的桥粒，偶尔可见微丝插于其中。沿着胞质伸延的胞膜可见规则基底板。在淋巴细胞型胸腺瘤和淋巴细胞 - 上皮细胞混合型胸腺瘤中，反应性淋巴细胞主要表现为边缘光滑、胞核完整和少量细胞器，这些与免疫学和免疫组织化学显示的胸腺瘤内淋巴细胞是 T 细胞相一致。需要仔细研究找出上皮细胞或它们的衍生物以确切诊断淋巴细胞型胸腺瘤。

七、免疫组化检查

应用 PAP（peroxidase-antiper-oxidase）或 ABC（avidin-biotin-peroxidase complex）方法检查，在确定纵隔内肿块是否为胸腺瘤有一定价值。胸腺瘤含有大淋巴细胞和组织细胞，容易与淋巴瘤相混淆，但是胸腺瘤上皮细胞表达角蛋白，也表达上皮膜抗原（EMA），可用于鉴别。相反的是，胸腺上皮细胞缺乏白细胞共同抗原（CLA），而所有淋巴瘤均有表达。因此，通常用这些免疫组化方法，如抗细胞角蛋白、抗 EMA、抗 CLA 抗体足可以对淋巴细胞型胸腺瘤、上皮细胞 - 淋巴细胞混合型胸腺瘤与小细胞型胸腺瘤、大小细胞混合型淋巴瘤进行鉴别诊断。这种鉴别诊断对于组织病理学家的诊断水平是一种挑战，特别是对穿刺活检标本或针吸活检的细胞学标本进行诊断。对于单纯梭形细胞胸腺瘤与其他间充质肿瘤鉴别，抗角化蛋白和抗 EMA 检查非常有用，梭形细胞瘤对角化蛋白和 EMA 反应，而其他间充质肿瘤则不反应，但它们对抗 Vimentin 反应，胸腺瘤则不反应。

最近，利用淋巴细胞特异性抗原的单克隆抗体来研究淋巴细胞型胸腺瘤的淋巴细胞，这些研究表明，大多数淋巴细胞是 OKT60 阳性细胞和终末脱氧核苷酸（deoxynucleotidyl）转移酶（TdT）

阳性细胞，它们完全缺乏 OKT3 反应（成熟胸腺淋巴细胞），同时还观察到不同数目的 OKT8 细胞（抑制细胞）表型，初步结论是在合并重症肌无力的胸腺瘤中，淋巴细胞数目减少。已经显示淋巴细胞型胸腺瘤中有反应的淋巴细胞和上皮细胞对 Leu-7 和 HLA-DR 抗原有表达，前者在血管周围血清湖局部上皮细胞可以探测到。单独用 OKT、Leu 和 HLA-DR 免疫反应来评估纵隔肿块有可能造成诊断错误，淋巴母细胞型淋巴瘤和分化较好的淋巴细胞型淋巴瘤都可以分别对 OKT6、TdT 呈阳性反应和对 HLA-DR 反应。强调评估胸腺瘤进行免疫反应时需要将上皮细胞标志物包括在内。对于胸腺"激素"的免疫反应，像正常胸腺上皮的胸腺素和血清胸腺因子，也已报道。但是胸腺瘤内是否存在这些激素尚缺乏肯定报道，它们作为胸腺上皮性肿瘤特异性标志物尚未确定。

八、穿刺活检和针吸细胞学

为了获得纵隔肿物组织学诊断，在过去数十年穿刺和针吸活检的研究明显增加，这些检查技术为外科医师制订治疗方案提供了有价值资料。随着经验积累，病理学家对针吸活检标本的诊断率也相应提高。在胸腺瘤穿刺活检中，已经确定的规律仍然应用，特别是对淋巴细胞型胸腺瘤和梭形细胞型胸腺瘤。有时，采用普通显微镜检查不能排除小细胞恶性淋巴瘤或间质瘤，而需要免疫细胞化学特殊技术帮助做出确切诊断。此外，穿刺针吸活检细胞学无法判断肿瘤是否为侵袭性胸腺瘤，不像开胸手术可以确定侵袭与否。这不是主要问题，因为有包膜的胸腺瘤或侵袭性胸腺瘤均需手术治疗，后者更需要大块切除。

九、有包膜胸腺瘤和侵袭性胸腺瘤

预示胸腺瘤生物学行为最重要的因素是肿瘤有无包膜。有完整纤维性包膜且与纵隔结构无严重粘连的胸腺瘤，单纯外科切除 85%～90% 可以达到治愈，相反，侵犯周围软组织、肺、大血管外膜或心包时，若未予以辅助治疗，术后极易复发。

因此，在将所有切除标本送往病理检查之前，需要肉眼仔细观察肿瘤，并多处取材供显微镜下确定肿瘤有无包膜，这一点对每个病例都非常重要。此外，外科医师与病理学者有效沟通，共同确定肿瘤原位特点，也为病理诊断提供重要信息。

有关胸腺瘤 4 个临床分期已有描述。Ⅰ 期包括胸腺瘤有完整包膜，显微镜下无包膜外侵；Ⅱ 期为肉眼见肿瘤侵犯纵隔脂肪、胸膜，或显微镜下包膜有侵犯；Ⅲ 期为肉眼见肿瘤侵犯邻近脏器（心包、大血管、肺）；Ⅳ 期为胸膜或心包肿瘤种植或有远处转移。

小的胸腺瘤，即使有完整包膜，也存在确定的复发危险，Fechner 在 1969 年就报道了几例这样的病例，梅奥医学中心报道有包膜的胸腺瘤 15% 术后出现复发，这一情况提示采取再次手术和术后放疗的必要性。侵袭性胸腺瘤指肿瘤呈浸润性生长，但要保留典型温和的肿瘤细胞学的特点。过去，这些病变常被指作恶性胸腺瘤，这一名词经常与胸腺癌产生混乱，所以应该予以摒弃。侵袭性胸腺瘤术后需要放疗以有效控制复发，术后放疗和化疗现在已应用多年并取得良好的效果。但是，尽管术后辅助放疗，侵袭性胸腺瘤 10 年生存率也不如有包膜的胸腺瘤。需要制订更新的治疗方案来平衡这两组生存率，但至今尚未解决。

十、转移性胸腺瘤

外科手术时发现胸腺瘤有胸膜种植（脏胸膜或壁胸膜转移），或以后出现胸膜种植，此种情况最常见于侵袭性胸腺瘤，这种现象是否代表胸腺瘤的真正转移，还是胸腔积液介导的胸膜腔种植，至今尚是一个有争议的问题，但是胸腺瘤大块胸腔外转移发生率极低（＜5%）。梅奥医学中心的经验显示 283 例胸腺瘤仅有 8 例表现为真正的胸膜腔以外转移，包括颈淋巴结、骨、肝、脑或周围软组织，1 例选择性仅侵犯脑神经和周围神经。骨转移影像学呈爆炸性表现，主要发生在上皮细胞型胸腺瘤，少数表现有核异型性。许多学者一致认为没有可靠的组织学特点预示胸腺瘤将来是否发生转移，需要强调的是上述论述中应将有恶性细胞学表现的胸腺瘤除外。恰当的诊断是简单的"转移性胸腺瘤"。近来 Needle 报道化疗对胸腺瘤胸膜腔外转移有一定疗效。

十一、肿瘤组织学特点与临床表现的关系

有关显微镜下胸腺瘤类型与其临床表现描述很多，包括在题目为"显微镜下胸腺瘤类型""副肿瘤综合征发生率""复发和胸外转移的危险因素和整个存活率"等文章中。

以前发表的文章将胸腺瘤划分为淋巴细胞型、混合型和上皮细胞型胸腺瘤，但是临床上很少实际应用。最近梅奥医学中心的文献复习发现淋巴细胞型整个死亡率为每年 44/1000 例，混合型每年为 76/1000 例，上皮细胞型为每年 93/1000 例（包括梭形细胞型）。这一结果统计学有意义，与 Masaoka 的结果相似。Maggi 在研究 169 例胸腺瘤中发现淋巴细胞型胸腺瘤生存率明显低于上皮细胞型，5 年生存率分别为 76% 和 88%。因此，对肿瘤标本进行多处切片才能对胸腺瘤做出显微镜下确切分类，分类对预后的影响一直有争议。过去认为，缺乏明显细胞学恶性时，上皮细胞型胸腺瘤核异型性与临床结果无关，也没有显微镜下特点能可靠地预示胸腺瘤临床经过。而梅奥医学中心的 283 例结果提示无其他明显胸腺癌特点时，核异型性与更高局部复发率和胸外转移率密切相关（$P < 0.004$），这种情况并未全部超出人们预料，因为胸腺瘤与胸腺癌表现相同的细胞学分化，在两者之间的中间型偶可表现为侵袭性行为。临床上可能发现镜下诊断为不典型胸腺瘤，其他方法诊断为明显胸腺癌。目前，尚不清楚镜下核异型性胸腺瘤的治疗方法，如上讨论，它应该作为一组而不是单个病例来处理。对所有核异型性胸腺瘤定期监测、密切随诊（一年 2 次）将是有益的。目前公认的方法是手术时无肉眼可见外侵或转移的胸腺瘤，也推荐术后辅助放疗或化疗。

关于镜下胸腺瘤分型与副肿瘤综合征的关系，仅有两种说法较为可信。①重症肌无力与胸腺瘤分型有关而与梭形细胞型胸腺瘤无关；②获得性红细胞发育不良或低 γ 球蛋白血症与梭形细胞型胸腺瘤相关。

十二、鉴别诊断

如果已经排除了细胞学明显恶性病变，需要与胸腺瘤进行鉴别诊断的疾病有胸腺区小细胞型恶性淋巴瘤和混合型恶性淋巴瘤（图 13-3-3）、胸腺类癌、梭形细胞间质瘤、血管滤泡型淋巴结增生（Castleman disease）和胸腺囊肿。对于胸腺囊肿，肉眼和显微镜下很容易将之与胸腺瘤囊性变区别。囊肿含有单层鳞状或低柱状上皮，缺乏孤立的上皮增生灶，表 13-3-1 ～表 13-3-3 显示这些鉴别诊断特点。

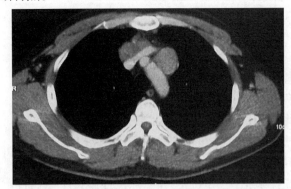

图 13-3-3　上纵隔非霍奇金淋巴瘤 CT 影像

表 13-3-1　胸腺瘤光镜下鉴别诊断

	分叶	MD	PSL	微囊肿	淋巴细胞	玫瑰花	细胞器	基质出血胆固醇
淋巴细胞型	++	++	+	±	+++	0	0	0
上皮细胞型	++	0	++	±	±～+	±～+	0～±	0～++
梭形细胞型	++	0	±	±	±	0	0	0
淋巴结增生	0	0	0	0	+++	0	0	0
淋巴瘤	0	0	0	0	+++	0	0	0
血管外皮瘤	0	0	0	0	0	0	0	0
组织细胞瘤	0	0	0	0	0	0	0	0
胸腺囊肿	0	0	0	0[a]	+～++	0	0	++
胸腺类癌	0	0	0	0	±	++	++	0

a 胸腺囊肿可表现显微镜下微小囊壁突出。

注：MD. 髓质分化；PSL. 血管周围血清湖；0.无；+.局灶性或非全部病例发现；±.可变化；++.全部存在；+++.存在并明显。

表 13-3-2　胸腺瘤电镜下鉴别诊断

	ECP	PBM	微丝	CIF	ICJ	PCL	饮液作用	CDB	NSG
胸腺瘤	++	++	++	±	++（D）	0	0	0	0
恶性淋巴瘤	0	0	0	±	0	±	0	0	0
胸腺类癌	0	+	±	+[a]	+（MA）	0	0	0	++
血管外皮瘤	±	+	0	±	+（AP）	0	+	++	0
组织细胞瘤	+	0	0	±	±（AP）	++	0	0	0

a 胸腺类癌中间丝常局限性位于核周胞质，呈螺纹状。

注：ECP. 细胞突增长；PBM. 基膜；CIF. 胞质间丝；ICJ. 细胞连接；D. 桥粒；MA. 粘连斑；AP. 对合斑；PCL. 胞质溶解；CDB. 胞质浓密体；NSG. 神经分泌颗粒。

表 13-3-3　胸腺瘤免疫组化鉴别诊断

	EMA	CKER	NSE	VIM	ACT	AACT	CLA	染色粒
胸腺瘤	+	+	±	0	0	0	+[a]	0
淋巴瘤	0	0	0	±[b]	0	±[b]	+	0
胸腺类癌	±	±	+	0	0	0	0	+
血管外皮瘤	0	0	0	+	±	0	0	0
组织细胞瘤	0	0	0	+	±	+	0	0
淋巴结增生	0	0	0	±[c]	+[c]	0	+[c]	0

a 限于反应淋巴细胞；b 反应限于混合型淋巴瘤的大细胞；c 反应限于增生的血管成分。

注：EMA. 上皮膜抗体；CKER. 角蛋白；NSE. 神经特异性烯醇化酶；VIM Vimentin. 波形蛋白；ACT. 肌纤蛋白；AACT.α- 抗凝乳蛋白酶；CLA. 白细胞共同抗原。

十三、影响预后因素

在梅奥医学中心的研究中发现，60 岁以上患者因肿瘤生长死亡率更高，肿瘤直径＞ 10cm 死亡率也增加，相反，＜ 5cm 肿瘤无复发或因之死亡，此外，研究也发现纵隔脏器移位也提示预后不佳。

早年报道胸腺瘤合并重症肌无力预后不良，但是最近研究显示这两种疾病与高死亡率之间无统计学意义。同时，合并纯红细胞再生障碍性贫血和低 γ 球蛋白血症患者生存期也无明显缩短，但统计学上处于边缘状态。单纯梭形细胞型胸腺瘤处于中间类型，很少发生致命结果，为判断预后的目的，不应当将其划到上皮细胞型胸腺瘤内。正如 Masaoka 和 Bergh 指出，诊断时分期较高的胸腺瘤（侵犯纵隔脏器、胸膜腔内种植、远处转移）对预后有更大影响。

十四、国内胸腺瘤治疗结果

几十年来我国胸外科手术治疗胸腺瘤，特别是合并重症肌无力者，已取得较大进步。自 1965 年北京协和医院首次施行胸腺瘤切除治疗重症肌无力以来，至今累计病例达数千例，胸腺瘤切除在全国各级医疗中心均已开展，尤其是单纯胸腺切除治疗重症肌无力已经做到无手术死亡，并发症发生率低于 1%，重症肌无力症状改善超过 80%。胸外科医师与神经内科医师密切合作，规范手术适应证，使得胸腺切除成为治疗重症肌无力的有效手段，越来越多地被神经内科医师和众多的重症肌无力患者所接受。笔者检索最近几年国内发表的较大组报道，如表 13-3-4 所示。

表 13-3-4　近年国内大组报道胸腺瘤治疗结果

作者	例数	I＋II期（例）	III＋IV期（例）	合并 MG（%）	切除（%）	姑息（%）	探查（%）	生存率（%）5 年	生存率（%）10 年	死亡例数
复旦大学附属中山医院（2004 年）	166	130	36	22.3	82.5	6.0	11.4	63.7	56.8	1
第三军医大学大坪医院（2003 年）	69	37	32	53.6	81.2	13.0	5.8	83.3	67.4	1
天津医科大学肿瘤医院（2003 年）	109	77	65	20.4	65.1	14.7	20.2	59.9	45.8	未提
昆明医科大学第一附属医院（2003 年）	96	75	21	23.9	86.5	9.4	4.2	63.5	56.3	1
解放军总医院（2002 年）	116	61	55	25	78.4	16.3	5.17	67.9	40.5	2
北京结核病控制研究所（2000 年）	68	41	27	11.7	89.7	5.9	4.4	61.8	29.4	1
郑州大学医学院（2003 年）	258	124	134	34.9	77	19.7		59～81		7
中国医学科学院肿瘤医院（2001 年）	159	127	32	14.5	79.9	11.3	8.8	10～82	0～80	2
北京协和医院（1995 年）	110	70	40	44.5	69.0	14.5	16.4	68.1	40.0	1

注：MG. 重症肌无力。

北京协和医院自 1965 年开展胸腺瘤和胸腺切除治疗重症肌无力以来，至今已切除单纯胸腺瘤 270 例（不包括胸腺摘除和胸腺其他肿瘤），笔者曾于 1993 年报道了 120 例胸腺切除（51 例）和胸腺瘤切除（69 例）治疗重症肌无力的结果。在 1984 年以前，8 例单纯胸腺切除的近期和远期效果均不满意。自 1984 年后，采取多学科（神经内科、胸外科、麻醉科和 ICU）协作，结果有很大改进，无手术死亡，无手术并发症发生，长期随诊（超过 3 年）有效率达 80%。提出影响预后的因素包括年龄、病程、分型、是否有胸腺增生。青年女性、病程较短、躯干型并眼肌型，有胸腺增生者，经胸骨正中切口摘除胸腺，均获得良好结果。

北京协和医院于 1995 年总结了 110 例胸腺肿瘤的治疗结果，在此组内 50.9% 患者合并各种综合征，其中最多的是重症肌无力，其占 44.5%。切除率与肿瘤大小及是否侵犯周围脏器有明显关系，胸腺瘤与胸腺癌和胸腺类癌的切除率在统计学上有显著差别。胸腺瘤切除后其 3 年、5 年和 10 年生存率分别是 82.7%、68.1% 和 40.0%。北京协和医院的有经验的医师认为，影响预后的因素主要是肿瘤病理学分期、周围组织和脏器受累严重程度。是否合并重症肌无力对于预后的影响并不重要，胸腺瘤患者主要死亡原因是肿瘤复发和远处转移。

自 1995 年国内开展 VATS 治疗胸部疾病，包括各种胸部良性或恶性病变，其中应用最多、效果最好的是良性疾病，随着经验积累，手术技巧完善，疗效不断提高。有关利用 VATS 进行胸腺切除或胸腺瘤切除报道的病例数虽然尚少，但也获取了有益的经验，利用 VATS 施行胸腺切除或胸腺瘤切除治疗重症肌无力，其优点是手术创伤小、恢复快、并发症少。但是对于 VATS 能否做到彻底摘除所有的胸腺及纵隔脂肪组织，部分人尚存有疑虑，因此，临床胸外科医师对于利用 VATS 摘除胸腺瘤或胸腺组织治疗重症肌无力仍有争论。无论如何，VATS 是一种有益的探索，不失为一种外科治疗重症肌无力的有效方法。其指征：体积较小的胸腺瘤，非侵袭性胸腺瘤，患者因各种原因不适合开胸手术，重症肌无力合并肺功能低下，患者采用激素治疗重症肌无力而不适宜开胸手术。

（张志庸）

第四节　胸　腺　癌
一、定　　义

胸腺癌为一组侵犯性上皮细胞肿瘤，组织学上表现为恶性细胞特点，容易发生早期局部转移和广泛远处播散。临床上需要区别胸腺癌与恶性胸腺瘤，因为两者症状不同，组织细胞学特点不同，治疗和预后也不相同。以往文献上有关胸腺癌的临床和病理特点论述较少，其原因有三：①早年报道描述的"胸腺癌"后来证实为恶性淋巴瘤、精原细胞瘤或身体其他部位肿瘤侵犯、转移到胸腺，如纵隔型肺癌、肺鳞癌转移到纵隔；②梅奥医学中心在 75 年间仅发现 16 例组织学上证实的胸腺癌；③至今尚无有效方法从病理学上完全区别原发性胸腺癌或转移到胸腺的其他恶性肿瘤。

二、病　理　学

胸腺癌一般界线不清楚，缺乏完整纤维性包膜和瘤内分隔，典型肿瘤切面呈橡皮样或砂粒状，色灰白，常有坏死或出血灶，很少发现肿瘤内囊性变。显微镜下胸腺癌依其发生可有以下几种类型：淋巴上皮样鳞癌、角化性鳞癌、基底细胞样鳞癌、透明细胞癌、肉瘤样癌和黏液表皮样癌。

三、免疫组化特点

胸腺癌与其他相关疾病鉴别，最重要的方法是免疫组化检查。各种类型的胸腺癌对于上皮膜抗原和细胞角蛋白呈免疫阳性反应，但是不对 α-AFP、β-hCG、碱性磷酸酶或皮肤淋巴细胞相关抗原（CLA）反应。Leyvraz 报道 1 例淋巴上皮样胸腺癌对 EB 病毒感染阳性反应，这一发现提示 EB 病毒对此类肿瘤的发生有一定作用，因在鼻咽部确有一定比例的 EB 病毒。将来免疫组化方法有可能揭示 EB 病毒抗原对肿瘤发生的作用。

四、临床特点

胸腺癌多发生于中年男性患者，平均年龄为 46 岁。临床多有症状，如胸闷憋气、咳嗽、气短，甚至声音嘶哑，面部、颈部肿胀。全身可有低热、乏力、体重降低等症状。体格检查除了上腔静脉综合征以外（图 13-4-1），多无阳性发现。诊断多需要影像学检查。

普通胸部 X 线片上，胸腺癌表现为较大、界限不清、浸润性前上纵隔肿块（图 13-4-2），多合并有胸腔积液或心包积液，少见胸膜腔种植。胸部 CT 清楚地显示肿块，可确定肿瘤大小、边界，有无侵犯周围脏器（图 13-4-3）。与胸腺瘤相似的是巨大的胸腺癌也可有囊性变，表现为局部出现液化区（图 13-4-4）。与胸腺瘤不同之处是胸腺癌常有局部侵犯，除了包绕脏器外，还可侵入肺、心包、左右无名静脉或上腔静脉内。此外胸腺癌常见纵隔淋巴结肿大，并多有肿瘤远处播散。因此，怀疑胸腺癌时，应进行全身骨核素扫描及腹部超声检查，确定这些部位是否存在转移。

从上述可见，胸腺癌临床表现与胸腺瘤基本相同，主要的差别是胸腺癌所致纵隔结构受侵、移位更明显，肿瘤生长速度更快。与胸腺瘤明显不同的是，胸腺瘤可以合并副肿瘤综合征，但是胸腺癌不合并重症肌无力、纯红细胞再生障碍性

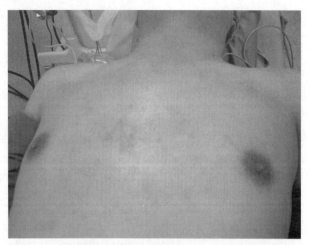

图 13-4-1　胸腺癌累及上腔静脉致梗阻，产生胸壁皮下浅
静脉屈曲扩张

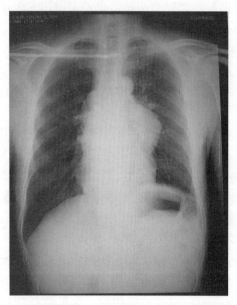

图 13-4-2　胸腺癌，正位胸部 X 线片显示左心缘旁
纵隔肿物影

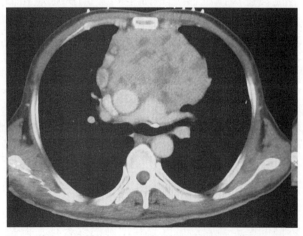

图 13-4-3　胸腺癌，CT 显示前纵隔巨大肿物，肿物无明显
界线，内部密度不均并有部分液化区，周围血管受压变形

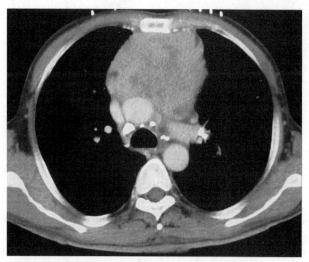

图 13-4-4　胸腺癌 CT 影像，显示胸腺癌密度不均，
多处液化区

贫血或低 γ 球蛋白血症等副肿瘤综合征。罕见 1
例胸腺鳞癌广泛转移后 1 年发生单核细胞白血病，
目前尚难确定此例是否为巧合。

五、鉴别诊断

　　胸腺癌细胞学恶性特点有助于其与侵袭性胸
腺瘤相区别，另外也要将原发性肺癌隐性转移到
胸腺的可能排除，因为他们与原发性肺鳞癌在组
织学上极其相似。

　　胸腺癌与纵隔原发性肿瘤鉴别诊断如表 13-
4-1 所示。重要的一点是各种类型胸腺癌与鼻咽部、
肺、肾、唾液腺、睾丸和肛门直肠的隐性肿瘤转
移到纵隔非常相似，而免疫组化或电镜检查在鉴
别原发肿瘤或继发肿瘤方面也有一定的限制。唯
一例外的是在超微结构上，胸腺透明细胞癌与透
明细胞癌胸腺转移不同，它不像肾和女性泌尿生
殖道透明细胞癌，它含有大量胞质微丝和桥粒，
缺乏微绒毛，糖原含量也不明显。但是诊断胸腺
癌时，必须尽力排除原发于胸腺以外的肿瘤。

　　另一点是淋巴上皮样胸腺癌与胸腺区大细胞
型淋巴瘤极其相似，通过免疫组化检查，如角蛋
白抗体、EMA、CLA 等指标可以对大多数病例予
以鉴别。胸腺癌对于角蛋白和 EMA 呈阳性反应，
对 CLA 不反应，而大细胞型淋巴瘤的反应则相反。

　　纵隔恶性生殖细胞肿瘤，如精原细胞瘤和胚
胎性癌，常与胸腺癌相混淆，详细组织病理学可
予以鉴别，偶尔需要借助电镜和免疫组化检查。精

原细胞瘤不含胞质微丝，或完全形成桥粒，另外，精原细胞瘤有丰富的胞质糖原和复杂的细胞核仁。胚胎性癌通常胞质内含有 AFP，缺少真正微丝。免疫组化检查精原细胞瘤对于人胎盘碱性磷酸酶呈阳性反应，但是对于 EMA 和角蛋白呈阴性反应。胚胎性癌 EMA 阴性，但是角蛋白阳性，同时含有人胎盘碱性磷酸酶，这些免疫组化指标无一与胸腺癌相同。

胸腺囊肿发生癌变很难与增生性胸腺囊肿鉴别，特征为囊内衬鳞状上皮的小巢不规则性套入邻近的基质内，与鳞癌不同，这些增生细胞学上表现为盲目性，无自发性坏死表现。

肉瘤样胸腺癌无肌性分化，可能与真正纵隔内肉瘤混淆，但是真正的肉瘤对 Vimentin 呈阳性，对 EMA 和角蛋白不反应，肉瘤样胸腺癌的反应则相反。

表 13-4-1　胸腺癌与纵隔原发性肿瘤组织学区别

肿瘤	巢状生长	圆形或卵圆形核	复合核仁	退化腺体	淋巴样浸润	侵犯血管	PAS 染色
胸腺癌	+～++	++	0	0	±	0	±
肉瘤样胸腺癌	±	±	0	0	±	0	±[a]
大细胞型淋巴瘤	0[b]	0	0	0	++	++	0
精原细胞瘤	+	0	++	0	+	0	+～++
胚胎癌	+～++	±	±	+～++	±	0	+
真正肉瘤	0	0	0	0	0	0	0

a 孤立细胞团浓厚嗜酸性胞质，有强阳性 PAS 反应，可见横纹；b 大细胞型淋巴瘤有硬化基质，呈簇状生长。

注：0. 无；±. 变化；+. 存在；++. 明显。

六、治疗和预后

各种类型胸腺癌约 85% 为致死性，大多数转移到肺、肝、骨、肾上腺和胸腔外淋巴结，部分病例纵隔肿瘤复发难以控制，最终死亡，放疗和化疗对于控制肿瘤效果不佳。

治疗和预后取决于肿瘤组织学分型和分期。Suster 和 Rasai 报道了一组 60 例胸腺癌临床与病理结果，未能显示各种治疗方案的优劣结果，其他报道提示胸腺癌对以铂类为基础的化疗有完全或部分反应。合理治疗选择采用依托泊苷和顺铂联合化疗并同步放疗。当患者不能耐受同期化、放疗，也可采用程序式治疗。

胸腺癌 3 年生存率、5 年生存率分别是 40% 和 33%。恶性程度极高胸腺癌（分叶性生长、细胞分化极差、广泛性坏死、细胞分裂象极多）5 年生存率为 15%～20%，恶性程度较低胸腺癌其 5 年生存率为 90%，可见组织细胞学分型对于预后影响的重要性。

七、北京协和医院资料

北京协和医院胸外科 1961～2004 年共手术治疗病理证实胸腺癌 43 例，其中男性 30 例，女性 13 例。年龄 22～78 岁，平均年龄为 53.6 岁。病程为 1 个月至 4 年，平均 12.1 个月。主要症状是胸闷不适和胸痛，其他主诉有肩背痛、咳嗽、憋气、头颈部肿胀、咯血、低热、吞咽不畅、双睑下垂。其中 4 例无症状，为体格检查偶然发现纵隔内肿物影。2 例纵隔肿物合并重症肌无力。影像学检查均发现前上纵隔肿物影，肿物大小不一，最大者直径 15cm，最小者直径 3cm。肿瘤形状多不规则，部分病例有明显分叶，肿物界限不清，密度均匀或不均，有的可见肿瘤内存在液化区，罕见钙化灶。影像学显示气管受压变窄和大血管受压阻塞各 7 例，3 例有一侧膈麻痹，1 例显示胸骨破坏。3 例发现胸腔积液，肺内有多发结节和纵隔淋巴结肿大各 4 例。术前诊断 21 例为胸腺瘤，8 例恶性胸腺瘤，8 例为纵隔肿物，4 例胸腺癌，纵隔型肺癌和畸胎瘤各 1 例。

29 例经胸骨正中切口、12 例经后外侧开胸切口、2 例经前外侧切口完成手术。手术发现所有肿物均无完整包膜并侵犯周围脏器，受侵脏器依次为心包、上腔静脉、左或右无名静脉、胸膜、膈神经、肺组织、主动脉、肺动脉、胸骨和横膈，此外还发现 2 例胸膜布满散在结节。肿瘤大小自 15cm×13cm×10cm 至 3cm×4cm×2cm。15 例肿瘤完全切除，23 例行肿瘤部分或大部分切除，5 例仅行开胸探查肿瘤活检。合并心包切除 26 例、上腔静脉及左右无名静脉切除人工血管置换 3 例，上腔静脉部分切除血管成形 1 例，合并肺部分切除 2 例。

术后病理组织检查，均为 C 型胸腺瘤（胸腺癌），鳞癌 30 例，小细胞癌 6 例，淋巴细胞型癌 4 例，其他有低分化癌、未分化癌和腺癌，各 1 例。按 Verley 和 Hollmann 胸腺瘤分期方法，本组 III 期 40 例，IVA 期 2 例，IVB 期 1 例。随访半年至 18 年，平均随访 29.4 个月。43 例中 7 例失访，随访率为 83.7%。术后 1 年内死亡 8 例，术后 2 年死亡 4 例，术后 5 年和 8 年分别死亡 2 例和 1 例，现存活 28 例（失访 7 例在内）。按寿命表法计算 1 年、3 年、5 年和 8 年生存率分别为 68.29%、56.67%、41.56% 和 27.71%。

从本组结果我们初步总结以下几点。

（1）胸腺癌发现率较前有较大增加，原因之一是胸腺肿瘤手术量增加，发现的胸腺癌也随之增多。北京协和医院 1961 ～ 1994 年 33 年间手术治疗胸腺肿瘤 146 例，其中胸腺癌 14 例，占同期手术治疗胸腺肿瘤的 9.6%。1994 ～ 2004 年，10 年间手术治疗胸腺肿瘤 264 例，其中胸腺癌 29 例，占同期胸腺肿瘤的 11.0%。其二是电镜、免疫组化检查技术进步，对胸腺癌认识提高，过去常将胸腺癌归入或误认为恶性胸腺瘤，1993 年 WHO 将胸腺上皮性肿瘤重新命名分类，使病理科医师对于胸腺癌诊断更为科学统一。最后，前上纵隔巨大肿瘤手术切除率提高，并成功地进行上腔静脉系统切除（包括上腔静脉、左右无名静脉切除）人工血管置换，使得以前采取保守或放弃治疗的患者获得有效处理。

（2）胸腺癌的临床表现与恶性胸腺瘤不同，除了显微镜下形态学表现恶性特点外，胸腺癌均有周围脏器直接受侵，如心包、腔静脉系统、肺、膈神经等，常合并纵隔淋巴结转移，CT 可见纵隔淋巴结肿大，可经血行或淋巴系统转移至胸腔外，如本组术后随诊发现肿瘤转移到肺、骨、脑和淋巴结。恶性胸腺瘤可以直接侵犯周围器官，多不合并纵隔淋巴结转移，扩散多局限在胸腔内，如胸膜腔种植，很少发现身体其他部位的转移瘤。两者预后也不相同，恶性胸腺瘤经放疗后效果较

好，而胸腺癌术后经放疗和化疗，生存期相对较短。除了恶性胸腺瘤外，鉴别诊断上胸腺癌还应与纵隔型鳞状上皮型肺癌相区别。

（3）胸腺癌发现时多数有临床症状，很少是常规体格检查偶然发现。本组 4 例无明显临床症状，为常规体格检查发现。仔细询问，这 4 例中有 2 例是因为感冒不适、手足关节肿痛和感冒发热等原因去医院检查，胸部 X 线片发现纵隔阴影，真正常规定期体格检查发现无任何主诉的胸腺癌仅有 2 例。胸腺癌患者病程相对较长，其原因可能是虽有临床症状，但肿瘤较少隐匿在纵隔内，常规胸部 X 线片难以发现。此外临床医师对胸腺癌缺乏足够警惕性也是发现较晚的原因之一。因此对于有持续胸痛、胸闷不适而普通胸部 X 线片无明显发现的可疑患者，应进行胸部 CT 检查，以早期发现胸腺癌。

（4）胸腺癌有无合并重症肌无力是临床上有争议的问题，众所周知胸腺瘤多有胸腺外合并症，最常见的是重症肌无力，而胸腺癌很少合并副肿瘤综合征，仅有零散个案报道胸腺癌合并重症肌无力、纯红细胞再生障碍性贫血。北京协和医院前 14 例中未发现合并副肿瘤综合征，但是以后治疗的 29 例中发现 2 例合并重症肌无力，此 2 例表现为眼肌型，肿瘤切除后重症肌无力症状明显改善。

（5）彻底切除肿瘤与周围受累组织或脏器，可以明显提高治疗效果。胸腺癌多侵犯周围脏器，特别是已经造成气道受压、上腔静脉综合征时，单纯放疗或化疗难以在短期内使肿瘤缩小，彻底切除肿瘤与周围受累组织或器官，症状有明显改善。笔者推荐积极开胸彻底手术切除，近 10 年来笔者无开胸探查病例，所有病例均进行了肿瘤切除。手术时需将肿瘤和受累组织、脏器一并彻底切除，包括心包、胸膜、肺和大血管（上腔静脉、无名静脉）。静脉血管切除后若遗留小的缺损，可以行成形术或局部缺损补片修补，较长段或全部静脉切除后，则需要进行人工血管置换。目前用于临床的带螺旋支架 Goretex 人工血管可用于上腔静脉替换。笔者已在 6 例患者（包括本组 3 例）中应用此种人工血管，术后血流通畅，未发现明显狭窄。术中发现膈神经被肿瘤包绕的处理意见不一，若术前已有膈肌麻痹，则将肿瘤与膈神经一并切除。若术前膈运动功能尚好，建议牺牲膈

神经，彻底切除肿瘤。文献报道肿瘤切除彻底性与术后长期生存率密切相关。北京协和医院 14 例中有 5 例开胸探查活检均于术后 1 年内死亡，近 10 年来除 1 例因呼吸衰竭于术后 1 个月死亡外，手术切除获得随诊的胸腺癌生存期均超过 2 年。

（6）胸腺癌患者无论手术切除是否彻底，均需进行术后放疗、化疗。根据术后病理组织学检查结果，北京协和医院 43 例中 30 例为鳞癌，其次是未分化小细胞癌，因此本组术后均进行了放疗。但是，放疗仅能控制肿瘤局部复发，胸腺癌更常经血行转移，需要在放疗后进行全身化疗。本组近 5 年来应用以铂类为基础合并长春新碱，或吉西他滨（健择），或紫杉醇（泰素）、多西他塞（泰索蒂）等的化疗方案，一般给予 4～6 个疗程，生存率明显提高。文献报道胸腺癌对以铂类为基础的化疗有全部或部分反应，并推荐同期化疗、放疗，不能耐受可以采取程序式治疗。单纯手术治疗胸腺癌 3 年生存率、5 年生存率分别为 38.6% 和 27.5%。而术后合并放疗、化疗的胸腺癌 5 年生存为 48.0%，8 年生存率达 56%，恶性程度极高胸腺癌（分叶性生长、细胞分化极差、广泛性坏死、细胞分裂象极多）5 年生存率仅为 15%～20%，而恶性程度较低胸腺癌 5 年生存率为 90%。北京协和医院前 14 例中，手术切除率仅为 14.3%，随诊 8 年共死亡 10 例，其中术后 2 年内死亡 8 例。以后的 29 例，无开胸探查病例，全部进行完全切除或部分切除，且术后进行放疗、化疗，术后 3 年生存率、5 年生存率分别为 56.67% 和 41.56%。

因此，影响胸腺癌预后的可能因素：①肿瘤侵犯大血管容易经血行转移则预后差；②肿瘤组织学类型，分化极差的胸腺癌预后差；③手术切除彻底性，探查或部分切除者预后差；④术后进行辅助放疗和以铂类为基础的化疗可以提高长期生存。尽管如此，北京协和医院还发现某些病例未进行任何放疗、化疗，依然可存活数年，说明影响胸腺癌预后因素尚有许多不明确之处，需要进一步积累病例深入研究，才能获得更为准确解释。

（7）北京协和医院在随访中发现 3 例胸腺癌切除后出现了第 2 个原发恶性肿瘤，1 例结肠癌，1 例胸壁恶性纤维组织细胞瘤，另 1 例发生食管癌并死于该肿瘤。文献有个案报道胸腺瘤切除后发生结肠癌，但是多数学者的意见是切除胸腺瘤后不升高恶性肿瘤的发生率，Travis 分析 815 例胸腺瘤资料，发生第 2 个原发癌概率极低。有关胸腺癌切除后发生第 2 个原发性恶性肿瘤尚未见报道，分析本组第 2 个原发癌均在胸腺癌切除后较长时间发生，分别在术后 5 年和 7 年出现第 2 个恶性肿瘤。对此种现象还需要积累更多的病例进行分析才能获得有价值的评论。

第五节　胸腺内分泌肿瘤

一、概　述

数十年来，人们发现某些胸腺肿瘤常合并临床内分泌疾病，如库欣综合征等。1972 年，Rosai 和 Higa 确定这些肿瘤与身体其他处的内分泌肿瘤相同，提出将其称为胸腺类癌，自此胸腺类癌与胸腺瘤彻底分开，成为单独一种病理类型的胸腺肿瘤。1930 年，Duguid 等报道纵隔内存在原发性燕麦细胞癌，因为认识上的偏执，认为隐性支气管燕麦细胞癌可以转移到纵隔，所以对纵隔内是否真正存在原发性燕麦细胞癌存有疑问。胸腺类癌病例临床罕见，自 1972 年，Rosai 和 Higa 将其作为独立疾病报道以来，国外报道 200 余例，1995 年以来国内报道共 39 例，最大一组报道 8 例，其余均为少数病例或个案报道（表 13-5-1），北京协和医院胸外科曾报道 1990 年之前手术治疗 7 例胸腺类癌，此后至 2006 年，又手术切除 11 例。北京协和医院胸腺类癌占同期胸腺肿瘤的 5.71%（18/315），国外文献统计为 2%～5%。通常将胸腺类癌和胸腺小细胞癌划归于胸腺内分泌肿瘤项内。

表 13-5-1　国内较大组胸腺类癌结果

时间（年）	作者	例数	合并症	手术情况	辅助治疗
1992	张志庸	7	库欣综合征 2 例	全切 5 例，活检 2 例	放疗 1 例
1999	黄进丰	4	无	全切 4 例	无
2001	朱全	7	无	全切 5 例，活检 2 例	放疗 2 例，化疗 1 例
2002	钟华	8	无	全切 7 例，局切 1 例	放疗 7 例

二、临床特点

大多数胸腺类癌和胸腺小细胞癌均有临床症状和体征，与其他纵隔肿瘤表现大致相同，主要是肿瘤对周围脏器产生的压迫症状，如咳嗽、胸痛、憋气、呼吸困难，邻近脏器受压可出现相应的体征，如上腔静脉综合征、喉返神经麻痹。胸腺类癌特有的症状是合并某些内分泌疾病，如库欣综合征及Ⅰ型多发性内分泌肿瘤（MEN）。文献报道胸腺类癌合并上述两种情况的发生率分别为25%和15%。此外，胸腺类癌合并类癌综合征、异位抗利尿激素综合征、肥大性骨关节病和类重症肌无力综合征（Eaton-Lambert综合征）均已有报道，但是尚无胸腺类癌合并重症肌无力的病例报道。库欣综合征合并皮下色素沉着患者，其血内肾上腺皮质激素（ACTH）水平极高，如果错误的将肾上腺切除后，皮下色素沉着加重，这种情况称为假性尼森综合征。北京协和医院报道一组，18例除了胸部症状外，其中5例合并库欣综合征，1例有多发性内分泌肿瘤（Ⅰ型）。也有部分患者是常规体格检查时胸部X线片或胸部CT偶然发现纵隔肿瘤影（图13-5-1），或在其他手术时意外发现胸腺类癌，这些患者可无任何临床症状和体征。少见的情况是颈部淋巴结、骨或皮肤转移成为胸腺类癌的首发体征。

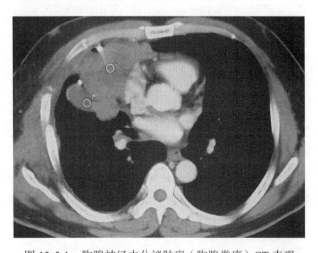

图13-5-1 胸腺神经内分泌肿瘤（胸腺类癌）CT表现
患者，男性，43岁，因胸闷、胸痛4个月，于当地开胸探查肿物活检，病理诊断为胸腺神经内分泌癌。术后1个月来院就诊，CT显示右前上纵隔巨大肿瘤。经原切口二次手术，摘除纵隔肿瘤。病理诊断典型胸腺类癌

三、病 理 学

显微镜下胸腺类癌和胸腺小细胞癌特点与胸腺瘤完全不同，大多数缺乏包膜，最大直径平均为8～10cm，切面灰白质硬，呈沙砾样，约70%的病例可以发现局灶性出血和坏死。合并库欣综合征的胸腺类癌诊断时瘤体较小（直径3～5cm），瘤体也可能完全局限于一叶胸腺包膜之内。

1. 光镜检查

（1）胸腺类癌：表现为类器官样生长方式，特点为肿瘤细胞呈巢状排列，肿瘤细胞形态相对一致，中间被细微纤维血管分隔，肿瘤细胞边缘不清楚，胞质轻度嗜酸性和呈颗粒状，胞核呈圆形或卵圆形，染色质分布均匀，核仁不明显。核分裂变异较大，但通常可见，也可发现异常核分裂象。50%的胸腺类癌出现小梁状生长区域，形成真正玫瑰花结，腔内含有能被Alcian蓝或胶状铁染色的物质。另一特点是在肿瘤细胞巢内存在中心坏死，表现为营养不良性钙化，这是胸腺类癌肉眼检查质地呈沙砾样的组织学基础。

应用嗜银染色技术，所有胸腺类癌均为阳性。胸腺瘤典型的显微镜下特点，如大量的淋巴细胞、微囊肿形成、血管周围血清湖、髓质分化、血管外皮瘤样血管类型等，在胸腺类癌中均看不到。特别需要注意梭形细胞型胸腺类癌核内染色体类型，肿瘤切面的细胞印片检查有助于此方面的病理诊断。少数梭形细胞生长类型的胸腺类癌，应用刚果红或晶体紫染色显示基质内淀粉已有报道。这些肿瘤与甲状腺髓样癌极其相似，但是此类胸腺类癌患者的甲状腺，其部位和结构均完全正常。胸腺类癌在其他显微镜下的变化有胞质内可见褐脂质或黑色素颗粒，广泛纤维化硬化基质，灶性筛状生长或弥漫性生长。这些组织学特点的意义在于他们可能与转移性癌或恶性淋巴瘤相混淆。

（2）小细胞癌：原发性胸腺肿瘤中，表现为燕麦细胞癌（小细胞癌）组织学特点的病例不超过20例，与胸腺类癌不同的是，它们的胞质极少，核分裂更多，类器官样生长不明显。当肿瘤细胞形态学介于燕麦细胞癌与类癌，则很难将它们分类成类癌或燕麦细胞癌内。此时，有学者采用"不典型类癌"或"神经内分泌癌"名称。这些肿瘤

并不向胸腺上皮分化，而在超微结构和免疫组化上与库尔契茨基神经内分泌细胞相似。在诊断胸腺燕麦细胞癌之前需要除外支气管燕麦细胞癌的胸腺转移。Snover 已经报道了 3 例原发于胸腺的燕麦细胞和鳞状细胞混合型癌，由于相似的混合型分化已在原发性支气管肺癌观察到，因此对这些病例需要排除纵隔转移性癌。

2. 电镜检查　电镜下胸腺类癌的超微结构表现为由排列紧密多角形细胞组成，邻近细胞有钝性、交错的细胞突，被基膜状物掩盖，间质由胶原和絮状混合物构成，细胞巢内偶见单个细胞坏死形成的假绒毛。细胞间存在连接，但不多，呈点状粘连。核呈卵圆形或稍不规则，染色质分布均匀，细胞核中央凹入处的细胞质产生假性包涵体外貌，核仁不明显为其电镜下的特点。肿瘤细胞胞质内有大量神经内分泌颗粒，典型的颗粒有膜，中心浓密，直径为 140 ~ 500nm，肿瘤细胞内包涵体均匀一致，偶尔还可见到胞吐作用（exocytosis），类似于垂体催乳素瘤。其他胞质内细胞器有 3 种情况存在：大量丰富粗糙内质网呈平行或向心性排列，特别是有激素分泌的肿瘤。高尔基体多且明显。最后，有合成 ACTH 功能的胸腺类癌其内可见中心浓密颗粒。

胸腺燕麦细胞癌电镜特点与类癌基本相同，但是其胞质更少，内分泌颗粒更少，需要仔细寻找才能发现。胸腺燕麦细胞癌的细胞间连接复合物较胸腺类癌更明显。在光镜下所看到的鳞状分化，电镜下此区有大量的胞质微丝。在鳞状化生的细胞内也可看到核心浓密的颗粒。

3. 免疫组化检查　胸腺类癌与真正胸腺瘤在免疫组化方面有很多相同之处，容易发生混淆，但是也存在明显区别。两者均对低分子角蛋白表现反应，但是胸腺瘤内这种中间型的微丝较胸腺类癌或燕麦细胞癌多得多。某些燕麦细胞癌，像胸腺瘤一样，能表达上皮膜抗体（EMA），胸腺类癌的表达率仅为 50%。在鉴别胸腺瘤与胸腺类癌或燕麦细胞癌方面，有两种抗体血清最有价值，即特异性神经烯醇化酶（NSE）和嗜铬粒蛋白。前者是 2-D 磷酸甘油水解酶的异构酶，它存在于神经元和弥漫性神经内分泌细胞内，嗜铬粒蛋白是一种蛋白质，为神经内分泌颗粒膜的构成成分。在所有的胸腺内分泌肿瘤内均存在这两种抗体，

无论其分化程度如何。但是在胸腺瘤中也可发现NSE。在确定神经内分泌肿瘤的特异性试验方面，抗嗜铬粒蛋白更为可靠，成为检测探针。此外，胸腺类癌和燕麦细胞癌对任何一种神经肽激素或 5- 羟色胺表现出免疫反应，ACTH、生长抑素（somatostatin）、降钙素是最常见的神经肽。胸腺瘤不能合成以上任何一种神经肽。

偶尔，弥漫性生长的胸腺类癌与恶性淋巴瘤也可能混淆，与淋巴瘤不同的是，胸腺类癌对白细胞相关抗原不表现免疫反应。

神经肽免疫组化染色阳性结果，其临床价值不仅可以确定内分泌疾病的部位，也能揭示"静止期"肿瘤，在以上任何一种情况下，血清学可以检测相关激素水平，作为监测肿瘤进展或复发的指标。

四、诊断及鉴别诊断

临床上除了表现内分泌异常外，常见的症状有胸痛、咳嗽、呼吸困难和上腔静脉梗阻。影像学上胸腺类癌表现为前上纵隔肿物，这些均与胸腺瘤难以区分，与胸腺癌也不容易鉴别。但是胸腺类癌在临床表现、病理特点及预后诸方面均与胸腺瘤、胸腺癌不同（表 13-5-2）。此外诊断胸腺类癌时尚需与纵隔生殖源性肿瘤、淋巴源性肿瘤进行鉴别。

胸腺类癌常合并库欣综合征，临床医师对此应有足够的认识，对以内分泌紊乱为主诉的患者，排除垂体瘤、肾上腺腺瘤和肾上腺增生后，应想到异位 ACTH 肿瘤的可能，特别是胸腺类癌，应及时进行胸部影像学检查，以避免漏诊、误诊。

有几种病变需要与胸腺类癌和燕麦细胞癌进行鉴别。上皮细胞型胸腺瘤，首先，胸腺瘤细胞核染色质不均匀，此与胸腺类癌不同；其次，胸腺瘤通常因瘤内有纤维条索产生分叶状；最后，胸腺类癌对嗜铬粒蛋白表现出免疫反应。对于胸腺内甲状旁腺腺瘤，临床上也表现高钙血症，提示疾病内分泌性质，偶尔肿瘤处于不活动期，造成临床上与胸腺类癌相混。两者在显微镜下表现有几点不同，最明显的是甲状旁腺腺瘤无灶性坏死、类器官样生长或玫瑰结形成，这些均是胸腺类癌的特点。通常 PAS 染色为强阳性。甲状旁腺腺瘤电镜

表 13-5-2　胸腺类癌与胸腺瘤、胸腺癌鉴别

	胸腺类癌	胸腺瘤	胸腺癌
来源	神经嵴起源的神经内分泌细胞	支气管嵴衍生上皮细胞	胸腺上皮细胞
合并症	库欣综合征，多发性内分泌肿瘤，心包炎，多发性关节炎，肌炎	重症肌无力，纯红细胞再生障碍性贫血	很少
临床表现	多有症状	部分有症状	多有症状
周围侵犯	50%	10%	100%
病理特点	具有神经内分泌肿瘤特点，与其他处类癌形态相似	分上皮细胞型、淋巴细胞型、混合型，无神经内分泌肿瘤特点	上皮来源恶性肿瘤
复发、转移	30%～40% 胸外转移，转移至皮肤、骨、肝、肾上腺、纵隔淋巴结	胸外转移＜5%	易复发，纵隔淋巴结和远处转移
预后	差，切除后数年仍有复发和转移，化疗、放疗均不易控制	Ⅰ期有包膜者可治愈，Ⅱ期、Ⅲ期放疗、化疗有一定疗效	极差，恶性程度最高

下内分泌颗粒极少，而且免疫组化检测出甲状旁腺激素水平高，这些与胸腺类癌均不相同。纵隔副神经节瘤，形态学与胸腺类癌相近，但是它不出现在胸腺区，它可来自主动脉或肺动脉体，多与大血管相连，或是大血管内副神经节瘤。此外，副神经节瘤细胞呈更紧密的簇状生长（Zellballen 形成），而胸腺类癌细胞则呈更大的类器官样簇状生长。同时，副神经节瘤无细胞分裂，胸腺类癌则很容易发现细胞核分裂象。副神经节瘤嗜铬（Argentaffin）染色可以呈阳性，而胸腺类癌为阴性。最后，两类肿瘤对于 Met-enkephalin 和 Leu-enkephalin 均可出现免疫反应，但副神经节瘤更为多见。

某些转移到胸腺的肿瘤更难诊断，它们与胸腺类癌极为相似。某些胸腺类癌亚型表现为呈筛孔状生长，也可能提示为继发性癌，而不是原发性胸腺肿瘤。临床上极少见肺或小肠的类癌选择性地转移到纵隔而原发灶无明显疾病。在诊断胸腺类癌之前，应进行支气管镜检查和消化道造影，以排除胸腺转移性癌。胸腺原发性或继发性燕麦细胞癌的鉴别也需认真对待，在鉴别诊断问题上，免疫组化染色作用有限，NSE、嗜铬粒蛋白和其他神经肽激素在原发性和继发性神经内分泌肿瘤均可观察到，因此很少用于鉴别诊断。罕见的情况，恶性淋巴瘤和纵隔精原细胞瘤也可与胸腺类癌混淆，此时免疫组化检查对鉴别诊断有较大帮助，淋巴瘤表达皮肤淋巴细胞相关抗原（LCA），精原细胞瘤含有胚胎性碱性磷酸酶，血中 α-AFP 和

β-hCG 值升高，胸腺类癌不含以上两种物质。

五、分类方法

病理学上，来源于胸腺上皮神经内分泌细胞肿瘤属于胸腺神经内分泌肿瘤，它与胸腺癌不同，与非上皮神经内分泌肿瘤，如副神经节细胞瘤也不相同。世界卫生组织（WHO）将胸腺类癌归于胸腺神经内分泌癌之中，除了分化较好的胸腺类癌以外，胸腺神经内分泌癌还包括分化较差的大细胞癌和小细胞癌。

Arrigoni 在 1972 年根据有无外侵将支气管类癌分为不典型类癌和典型类癌，将这一标准应用于胸腺类癌分类上，大多数胸腺类癌相当于不典型支气管类癌。有学者报道 82% 胸腺类癌表现为恶性肿瘤特点，为不典型类癌，此比率明显高于不典型支气管类癌 26% 的发生率。比较胸腺类癌与支气管类癌，前者呈更弥漫性生长，诊断时多处于晚期阶段，表现更高程度的细胞不典型性。最近的一项研究显示胸腺不典型类癌较支气管类癌预后更好。不典型胸腺类癌的 5 年生存率、10 年生存率分别为 84% 和 75%，典型支气管类癌为 87% 和 87%，不典型支气管类癌为 56% 和 35%

与支气管类癌分为典型类癌（良性）和不典型类癌（恶性）相似，根据胸腺类癌的组织学特征和核分裂多少，将胸腺类癌分为典型胸腺类癌（核分裂数少于 2 个 /10HP）和不典型胸腺类癌［核分裂数（2～10）个 /10HP］。从临床实践结果看，

WHO 这种再分类方法较为实用，对选择治疗和预后判断有更大的价值。影像学上，典型胸腺类癌边界清楚，密度均匀，不侵犯周围脏器。术中发现其包膜完整，无淋巴结转移，手术能彻底切除，术后不需要辅助治疗，罕见肿瘤复发，长期随诊发现预后颇佳，与非侵袭性胸腺瘤相似。不典型胸腺类癌影像学上表现为纵隔巨大肿块，界线不清，常侵犯周围脏器或组织，术中多见肿瘤局部侵犯心包、纵隔胸膜、肺组织，手术不容易切除干净，术后容易复发和转移，需要进行辅助放疗和化疗，长期随诊发现预后较差，此类胸腺类癌与侵袭性胸腺瘤或胸腺癌相似。

北京协和医院病理科从 2001 年起将胸腺类癌分为典型类癌和不典型类癌两种类型，共 7 例，4 例典型类癌，有完整包膜，无纵隔淋巴结转移，容易完整切除，至今随诊已超过 3 年，均恢复良好。3 例不典型类癌，有纵隔淋巴结转移，局部侵袭心包、上腔静脉和肺组织，手术切除困难，1 例术后短期死于肺部感染败血症，1 例术后 3 年复发转移死亡，另 1 例恢复尚可，长期结果待随诊。

将胸腺类癌的病理分化程度与典型或不典型性联系起来，有报道 72% 的胸腺类癌为中分化型，与不典型支气管类癌相似，其余或为低分化癌，类似于肺小细胞癌，或为更为少见的高分化癌，类似于典型支气管类癌。

六、治疗和预后

外科切除是胸腺类癌唯一有效的治疗手段，手术方式对预后有明显影响，探查手术、部分切除手术预后均不佳，根治性切除肿瘤及受累组织有望获得长期生存。北京协和医院 1992 年以后 11 例胸腺类癌，无 1 例开胸探查手术，大部分病例能彻底切除肿瘤及受侵的组织和器官，其中 2 例并施行上腔静脉系统人工血管置换，1 例术后因继发肺部感染死于败血症，另 1 例恢复良好，本组有限资料显示彻底手术切除能够提高长期生存率。复习文献 81 例结果显示，完全切除的（53 例）5 年生存率为 77%，10 年生存率为 30%，部分切除者（12 例）分别是 65% 和 19%，未切除者（16 例）分别为 28% 和 0。另一组研究显示未切除者 5 年和 10 年生存率分别是 28% 和 10%。

胸腺类癌术后是否需要进行辅助治疗目前仍存在争议。有报道提出根治性手术或姑息切除手术，术后进行放疗或化疗能够延长生存时间。北京协和医院资料显示，术后辅助治疗是影响预后的相关因素，典型胸腺类癌完全切除后可不进行任何辅助治疗，长期随诊无复发。对于不典型胸腺类癌及未能完全切除的胸腺类癌，术后应予以局部放疗；继之进行 4～6 个周期以铂类为基础第 3 代化疗药物的综合治疗。此外，其他治疗方式包括对生长抑素受体高表达的患者给予生长抑素（善得定）治疗，可能有某些疗效。

一方面强调区分胸腺类癌与燕麦细胞癌，另一方面强调胸腺类癌与真正胸腺瘤的区分，主要原因在于它们各自的生物学行为迥然不同。至少 30%～40% 的胸腺内分泌肿瘤有胸腔外转移，可转移到骨、皮肤、淋巴结和肝，而这些转移癌对于辅助化疗或放疗均无反应。但是仅不到 5% 的胸腺瘤有胸腔外转移。

胸腺类癌死亡率高于 Ⅰ 型多发性内分泌肿瘤（MEN）（垂体瘤、甲状旁腺腺瘤或增生、胰岛细胞瘤）。有异位分泌 ACTH 功能产生库欣综合征的胸腺类癌患者，远比无临床内分泌紊乱者预后差。不典型胸腺类癌即使有包膜也有潜在恶性，切除多年后仍可能复发，因而需要对此种病例进行长期随诊。有报道术后 10 余年复发，再次手术切除也可有较好疗效的病例。因此，胸腺类癌肉眼检查特点并无预后意义，这与真正胸腺瘤不同。本组 2 例分别于术后 2 年和 3 年复发，再次手术时，虽粘连重，渗血多，但肿瘤仍能再次切除干净。笔者的资料显示是否合并内分泌综合征并不影响预后，摘除有分泌 ACTH 功能的胸腺类癌以后，临床症状明显改善，并可能获得长期存活。因此，对此类患者应争取彻底切除肿瘤，从而有效地改善症状，获得满意的疗效。胸腺类癌病理分化程度（高分化、中分化、低分化）与临床预后有密切关系，一组报道组织学分化越高，预后越佳，高分化类癌中期生存期为 9～11 年，中分化为 5～7 年，低分化为 1.5～3 年。

七、北京协和医院资料

北京协和医院自 1980 年 1 月至 2006 年 1 月，

外科手术治疗纵隔原发性胸腺类癌 18 例，其中男性 13 例，女性 5 例，性别比为 2.6 ∶ 1。年龄为 21 ～ 68 岁，平均 40 岁。除 1 例表现为库欣综合征长期治疗发现纵隔肿瘤病程为 4 年外，其余 17 例病程 1 ～ 6 个月，平均为 3 个月。

主要症状包括胸痛、胸闷、刺激性干咳。5 例以库欣综合征为主诉，1 例表现为多发性内分泌肿瘤。体检偶然发现纵隔占位者 1 例，心包切除术中发现胸腺结节 1 例。18 例均于全身麻醉下开胸手术切除。术中发现肿瘤大小不一，最小者 3cm×2cm，最大者 15cm×13cm，平均 4cm× 4cm。肿瘤完整切除 14 例，开胸探查活检 2 例，姑息性切除 2 例。除了切除肿瘤外，7 例合并切除心包，5 例合并行部分肺切除。肿瘤及上腔静脉系统（上腔静脉和左右无名静脉）切除并人工血管置换 2 例（图 13-5-2 ～ 图 13-5-5）。术后 4 例接受放疗，2 例接受化疗。经 8 个月至 15 年随诊，2 例开胸探查患者分别于术后 1 年和 2 年死于肿瘤转移。5 例表现库欣综合征的胸腺类癌患者，1 例行肿瘤及上腔静脉切除人工血管搭桥术后因心肺骤停继发肺部感染，2 周后死于败血症；4 例库欣综合征术后 2 周症状开始改善，其中 1 例 2 年后颈部淋巴结转移，其余 3 例随诊 3 ～ 7 年情况良好。2 例分别于肿瘤切除后 2 年、3 年肿瘤复发，经再次手术切除恢复。2 例近期手术者短期效果良好，

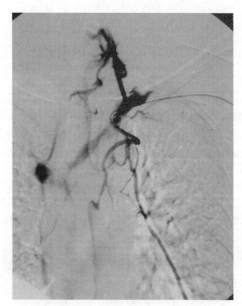

图 13-5-3　术前左上肢静脉造影图像

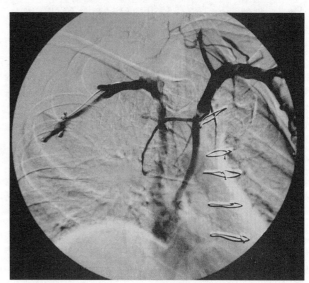

图 13-5-4　术后 1 个月上肢静脉造影正位图像

7 例术后随诊 1 ～ 15 年无复发。

用寿命表（life table）法计算生存率，Log-rank 检验进行显著性检验；将患者临床资料按 8 个变量进行统计，用 Cox 单因素回归模型分析胸腺类癌预后的影响因素。全部数据用 SPSS10.0 统计软件包分析。统计结果显示本组 3 年生存率为 72.6%，5 年生存率为 60.5%，10 年生存率为 40.3%。纵隔淋巴结转移、病理类型、手术方式、术后综合治疗等是影响预后的主要因素，统计学上有显著差异（$P < 0.05$）。性别、年龄、术

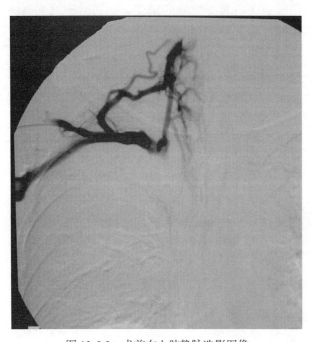

图 13-5-2　术前右上肢静脉造影图像

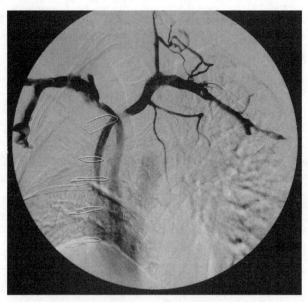

图 13-5-5 术后 1 个月上肢静脉造影斜位像

患者，男性，53 岁，因胸痛活动后气促 3 个月入院。经胸骨正中切口行胸腺瘤及上腔静脉系统切除，双侧无名静脉与右心耳人工血管旁路移植

前症状和合并症对预后影响无统计学意义（$P >$ 0.05）。

（张志庸 郭 峰）

第六节 胸腺畸胎瘤

一、概 述

畸胎瘤是由不同于其所在部位组织的多种组织成分构成的肿瘤，人体许多部位都可以发生畸胎瘤。

二、来 源

胸腺畸胎瘤临床少见，不同于其他纵隔畸胎瘤，胸腺畸胎瘤起源于胸腺始基内胚层原始细胞，在胚胎发育过程中与胸腺一起下降到纵隔。与常见的纵隔畸胎瘤不同的是，胸腺畸胎瘤直接产生于胸腺，因而主要发生在前上纵隔，与胸腺相连或相关，这是其重要的诊断特点之一。1983 年，Lewis 在他报告一组内发现有几个病例畸胎瘤直接来源于胸腺，估计胸腺畸胎瘤约占全部纵隔畸胎瘤的 23%。以前未深入检查其与胸腺的关系，大多数将胸腺畸胎瘤混在纵隔畸胎瘤内报道。

三、临 床 表 现

胸腺畸胎瘤临床表现多样，常见症状有胸痛、咳嗽、咳痰、胸闷、憋气，偶有痰中带血或咯血，特征性症状是咳出毛发及油脂样物。体格检查很少发现阳性体征。少数患者因其他原因检查，胸部 X 线片偶然发现纵隔阴影就诊。

四、影像学检查

影像学检查是诊断胸腺畸胎瘤的重要方法，其中胸部 X 线片首先发现肿物（图 13-6-1），胸部 CT 扫描最重要，MRI 可以显示肿物与血管的关系。CT 不仅能明确肿瘤是否存在，而且可以帮助明确定位，显示肿瘤大小、密度，有无钙化及与周围脏器的关系（图 13-6-2）。胸腺畸胎瘤位于前上纵隔，或左或右，有时肿瘤较大可累及双侧前纵隔。肿瘤边缘锐利，界线清楚。密度多不均匀，常显示肿瘤内存在低密度区或液化区，提示瘤内含有脂肪组织，或瘤内有出血、坏死或囊性变。临床常见的纵隔畸胎瘤典型表现，如骨骼、牙齿，胸腺畸胎瘤少见，北京协和医院一组 18 例胸腺畸胎瘤中仅 3 例 CT 上显示有钙化（图 13-6-3）。肿

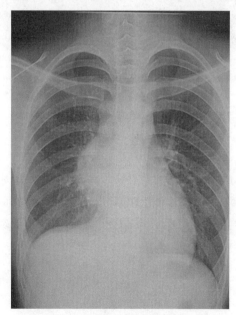

图 13-6-1 胸腺畸胎瘤胸部正位像

瘤位于前上纵隔，边界清晰，密度不匀，内有脂肪密度区或液化区等征象有助于胸腺畸胎瘤术前诊断。即使如此，术前完全确诊尚有一定困难，北京协和医院一组术前误诊率达 35.7%，因此正确诊断需要术后病理组织学检查。

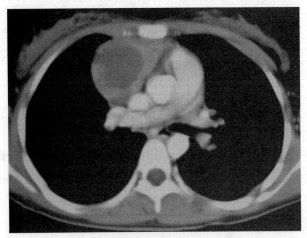

图 13-6-2　胸腺畸胎瘤 CT 影像

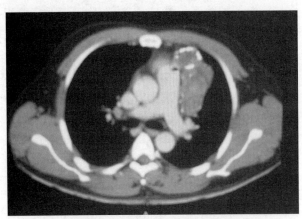

图 13-6-3　胸腺畸胎瘤 CT 表现

患者，男性，34 岁，检查发现纵隔肿物，CT 扫描显示肿瘤密度不均，周边有钙化。手术摘除后病理诊断胸腺畸胎瘤

五、病理组织学检查

病理组织学检查，镜下发现肿瘤组织内含有皮脂腺、毛发、软骨和鳞状上皮，此外，肿瘤包膜内可见胸腺或其周围有胸腺组织，即可诊断为胸腺畸胎瘤。

六、治　　疗

胸腺畸胎瘤治疗原则为一经发现即应择期手术治疗，外科切除既是诊断性的也是治疗性的。气管插管一般选择单腔插管，特别是经胸骨正中劈开切口。若肿瘤已侵入肺或支气管，应选择双腔气管内插管。北京协和医院一组病例，21.4%（3/14）病例施行了肺部操作，其中 1 例同时行肺叶切除。此时双腔气管内插管有其优越性，除了易于进行肺部手术，还可防止术中肿瘤破溃，内容物误入支气管造成意外窒息。

切口选择对完成手术有较大作用。恰当的切口有利于完整切除肿瘤，提高手术安全性，减小手术创伤和并发症发生。肿瘤较小，与周围组织粘连不重时，选择偏向患侧的侧开胸切口即可顺利完成手术；肿瘤与周围重要血管关系密切、粘连严重时，正中切口更易处理病变。北京协和医院一组病例根据病变情况选择适宜的切口，均取得了良好效果，避免了并发症发生。

随着畸胎瘤内膜分泌增多，反复炎症，其体积增大，压迫、粘连周围脏器的范围和程度增加，导致手术难度加大。北京协和医院一组病例，64.3%（9/14）肿瘤与周围组织器官有粘连，6 例术中解剖肿瘤时瘤壁破裂，内容物溢出，4 例肿瘤和周围脏器，特别是无名静脉或上腔静脉，粘连致密造成手术困难，1 例未能完全切除。目前 VATS 广泛应用，对胸腺畸胎瘤有较好的效果，但是应强调慎重操作，特别是因严重粘连到大血管或肺组织，解剖困难的情况，对此应当机立断，果断中转开胸，以保证手术安全。临床因微创手术术野太小，造成误伤、大出血和术后并发症的病例屡有报道。

胸腺畸胎瘤属于纵隔良性生殖细胞来源肿瘤中畸胎瘤范畴，强调胸腺畸胎瘤的重要性在于它来自胸腺，位于前上纵隔，与周围重要脏器紧密粘连，解剖时容易发生大血管或神经损伤，造成严重并发症，甚至会危及患者生命。因此在处理肿瘤与周围脏器粘连时，应耐心、细心、谨慎从事，避免力求完全切除造成大血管或神经损伤。胸腺畸胎瘤完全切除后可达到治愈目的，但是技术上可能有一定难度，15% 的病例可能需要行肺叶切除、心包切除。对于不能完全摘除的胸腺畸胎瘤，可将残留肿瘤内壁上皮剔除干净，并用碘酊涂拭，以破坏其分泌功能，避免术后发生脓胸。Levis 一组内有 7 例仅能完成肿瘤部分切除，术后肿瘤无复发，1例死亡，与外科手术合并症有关。

七、北京协和医院资料

1992～2006年北京协和医院胸外科手术切除并经病理证实的胸腺畸胎瘤共18例，其中4例曾以病例报告形式在杂志上发表。1992年以前是否有胸腺畸胎瘤现在尚不得而知，主要取决于病理科的诊断水平，可能以前的胸腺畸胎瘤混在纵隔畸胎瘤内，未能单独分出。

18例胸腺畸胎瘤中，男性6例，女性12例，男女之比为1：2。年龄为16～55岁，平均年龄为28.38岁。主要临床症状包括胸痛（6例）、憋气（4例），胸闷、咳嗽（各3例），痰中带血或咳毛发及油脂样物（各2例），发热、皮疹、乏力（各1例）。8例患者无明显症状，查体时发现纵隔肿物。病程为2天至18年，平均31个月。

18例摄胸部X线片，17例行胸部CT，1例行MRI检查。除1例肿瘤位于中纵隔外，其余17例均位于前上纵隔。左前纵隔7例，右前纵隔8例，3例病变累及双侧纵隔。肿瘤最小直径为2cm×2cm，最大者为13.5cm×10.0cm×7.5cm，平均最大直径6.5cm。肿瘤呈类圆球形者15例，不规则形状者3例。14例肿物密度不均匀，呈囊实性或有液化区，3例胸部CT显示肿物内有钙化。本组影像学术前误诊5例，其中4例误诊为胸腺瘤，1例误诊为胸腺囊肿。

所有患者均行外科切除手术。胸骨正中切口5例，前外开胸切口3例，后外开胸切口8例，电视胸腔镜辅助小切口（VAMT）2例。术中发现所有肿瘤均与胸腺组织相连，或直接起源于胸腺。16例为囊性或囊实性，2例为完全实性。14例有完整包膜，4例因与周围粘连致包膜不完整。8例术中分离肿瘤时囊壁破裂，溢出淡黄色或棕褐色混浊液体，4例肿瘤与周围脏器粘连紧密致手术困难，其中1例肿瘤广泛侵及右上肺，除了摘除肿瘤外，同时行右肺上叶切除，2例同时行肺楔形切除，1例肿瘤与心包、升主动脉、无名静脉致密粘连未能完整切除，采用肿瘤内壁剔除，有机碘涂搽。本组结果除1例未能完全摘除肿瘤外，其余17例均完全摘除。随诊最长18年，无

术后并发症或手术死亡。术后病理诊断为胸腺成熟性畸胎瘤。

（崔玉尚　张志庸）

第七节　胸腺囊肿

一、概　述

胸腺来源的囊肿少见，认识它可追缩到19世纪早期。1832年对2例梅毒患者尸检时，Lieutaud发现其胸腺上有"化脓性改变"，当时他们把这一病变与尸检发现的干酪性肺结核联系起来。1850年，Dubois描述3例死于先天性梅毒新生儿，在他们的胸腺内发现囊性改变，提出胸腺病变不是结核而是梅毒性化脓性感染。此后许多学者，如Chiari、Pollosson、Erdheim、Hammar、Pappen-heimer、Klose等均描述了胸腺囊性改变。所有这些早期研究都来自尸检材料，这些囊肿或被认为是梅毒性，或是先天性。

二、胚　胎　学

两侧下颌角到胸骨柄连线中间的任何部位均可发现胸腺囊肿，常紧靠或就在颈前三角内，纵隔内胸腺囊肿最常位于前纵隔，向下可直至横膈。胸腺囊肿的发生部位与其胚胎学有密切关系。

胸腺衍生于第3对鳃弓，也可来自于小的不连续的第4对鳃弓，在胚胎发育第6周，第3鳃弓腹侧表面胸腺内皮出现小囊，这些憩室小芽增长形成中空胸腺咽管，最后他们与咽离断，形成成对始基。随着内皮延长和增生，此管逐渐变成实性胸腺茎管，并向尾侧移行靠近中线。在胚胎发育第13周，胸腺始基穿过已发育的甲状腺后方，紧贴心包并与心包一起下降至前纵隔，发育为成对胸腺。第8周，增长的胸腺茎管近侧部分萎缩并随之消失。如果胸腺咽管上部分未能退化，那么沿胸腺下降的这条线上任何地方就可以发现它的残余。早在1912年，Wenglowski报道尸检时发现了小的胸腺囊肿，10例成人胸腺囊肿中2例在颈部，65例婴儿胸腺囊肿中21例囊肿在颈部。Gilmour在1941年报道了13例在不寻常部位发现

胸腺组织。1949 年，King 报道称尸检发现 8 例颈部胸腺囊肿。在手术切除的甲状腺组织内偶然也发现合并有胸腺囊肿。

三、来　源

1938 年，Speer 提出假设，胸腺囊肿可能从以下 5 种类型中衍生而来：①胚胎胸腺咽管残余、鳃裂或胸腺小管；②病理退化的胸腺组织；③淋巴细胞样、网状细胞样或结缔组织肿瘤性病变；④退化的哈氏小体；⑤在胸腺发育、退化或增生各个阶段，从血管或结缔组织成分而来。Krech 将胸腺囊肿分为 3 类：①先天性；②炎症性；③肿瘤性。

所谓 Dubois 脓肿或炎症性囊肿是由梅毒导致，在胸腺肿瘤内出现的囊肿可能是由肿瘤退化或坏死导致。有些学者提出非肿瘤性或非炎症性胸腺囊肿可能为先天性来源，不明原因导致出血或积液后，胸腺或胸腺咽管先天性保持缺损状态，促使囊肿形成。1963 年，Fielding 重新提到很老的理论，胸腺囊肿来源于退化哈氏小体。他们坚持退化性改变足够广泛，可以造成哈氏小体扩张，这也解释为什么胸腺囊肿形态各异，而且囊肿破裂后出现肉芽肿改变。事实上，哈氏包囊与胸腺咽管衍生的复合上皮网相连，并成为其一部分，这一事实提示胸腺退化可以发生多灶性和多囊性肿块。但是胸腺囊肿内并不都能发现哈氏小体内囊性变。退行性变发生在胸腺囊肿囊壁可能是正常胸腺结构局部扭曲结果。许多胸腺囊肿出现在 10 岁以内的儿童中，此时不可能发生退行性改变。在正常发育的儿童中没有显示胸腺囊肿退行性变。哈氏小体来源于胸腺咽管以后合并成淋巴网状成分，未能合并进去的胸腺咽管残余将来可能持续存在，或者在胸腺外，或者在它的分隔组织内。所有胸腺囊肿的临床和病理特点都可以用胸腺咽管持续存在来解释。先天性来源的证据为颈部胸腺囊肿常合并其他内分泌腺疾病，囊肿多包含正常甲状旁腺组织，很少含有正常甲状腺组织，已有报道囊性甲状旁腺腺瘤混有胸腺成分，临床少见纵隔胸腺区迷走性囊性肿瘤含有正常胸腺、甲状旁腺和唾液腺组织。颈部胸腺囊肿与正常纵隔胸腺相连提示先天性来源。从逻辑上，胸腺囊肿发生可因先天性胸腺咽管残留在胸腺内，或在胸腺附近，以后随着发育，胸腺咽管与胸腺脱离，并在其内发生出血或积液等退行性变，从而产生了胸腺囊肿。

四、组　织　学

胸腺囊肿为多房性囊肿，大小为 2 ～ 15cm，每个小房大小变化较大，直径小到几毫米，大到胡桃大小，内含清亮液体，或因含胆固醇结晶，或出血而混浊。内衬扁平上皮、柱状上皮、纤毛柱状上皮或鳞状上皮，上皮细胞常退变并被肉芽组织、炎性细胞和泡沫巨噬细胞所取代，在纤维性囊壁上可见到胆固醇性肉芽肿，有时还可发现异物巨噬细胞、含铁血黄素巨噬细胞。胸腺囊肿内衬上皮类型对于诊断有重要价值。若缺乏哈氏（Hassall）包囊，或缺乏弥漫性胸腺上皮成分，组织学上胸腺囊肿与支气管囊肿难以区分。由于胸腺随年龄退化，诊断时需要多处取材并在显微镜下仔细检查。有时发现囊壁上有多个小囊肿提示可能是其中之一增大所致。胸部与颈部的胸腺囊肿其组织学结构基本相同。

五、先天性胸腺囊肿

纵隔胸腺囊肿与颈部胸腺囊肿发生比例估计约为 2.5 ：1，男女发病大致相等。

1. 颈部胸腺囊肿　Guba 在 1978 年曾深入研究此题目，他复习了组织学确定的 56 例颈部胸腺囊肿，发现病变在左侧者为 70%，病变在右侧者为 23%，位于中线或咽部为 7%。90% 的患者主诉为颈部无痛性包块，其余为吞咽不畅、呼吸费力、声音嘶哑，罕见疼痛，肿块偶尔出现大小变化，可能因囊肿感染或出血。颈部胸腺囊肿在儿童期发病率最高，平均年龄为 12 岁，发现时平均为 7 岁，75% 以上年龄在 20 岁以下。Indeglia 曾报道 3 例年龄在 60 岁以上，2 例有纵隔囊肿，1 例有颈部囊肿。Behring 报道颈部胸腺囊肿可以是单房，也可以是多房，最常见位于一侧。Guba 提出 50% 的颈部胸腺囊肿与纵隔胸腺有关，可能是囊肿在胸骨后直接扩展，或是经一索带或胸腺残余延伸入胸腔。

Mikal 分析 47 例颈部囊肿，其中 25 例为支气管囊肿，12 例为甲状舌骨囊肿，8 例为甲状腺囊肿，

1例为胸腺囊肿，1例为甲状旁腺囊肿。胸腺囊肿与支气管囊肿的关系颇难确定，大多数颈部胸腺囊肿青春期前即被发现，此时胸腺体积和活动性最大，其囊壁上很容易辨认出胸腺组织。支气管囊肿则在青春期以后被发现，此时胸腺已经发生退化萎缩，很难鉴别出胸腺组织。偶尔在支气管囊肿壁上发现胸腺组织，其支持两种囊肿为同一发育畸形的变异。但是，经典概念是支气管囊肿衍生于支气管鳃弓鳃裂复合体残余，从第2鳃弓或His颈窦发生，偶尔囊肿附近或其壁上也可含有某些异位胸腺组织。其实真正的支气管囊肿从第2鳃弓鳃裂发出后，在颈内动脉、颈外动脉之间动脉分叉之上走行，终止于扁桃体上隐窝，而胸腺囊肿走行于颈动脉分叉的后方，终止于梨状窝。

2.纵隔胸腺囊肿 不多见，1971年。Wychulis描述了1064例纵隔肿瘤和囊肿，196例为良性囊肿，其中19例为胸腺囊肿，仅2例年龄在30岁以下。纵隔胸腺囊肿常无临床症状，多因其他疾病行胸部X线检查时意外发现，也无特殊诊断措施提示前上纵隔肿物为胸腺囊肿，出现在前上纵隔的其他囊肿还有支气管源性囊肿、食管源性囊肿、胃肠源性囊肿、间皮性囊肿、肿瘤性囊肿、寄生虫性囊肿、心包性囊肿、胸导管性囊肿和支气管食管囊肿及囊性血肿。实际上包虫病可累及任何脏器，胸腺包虫囊肿也有报道，某些纵隔非特异性囊肿是那些即使是组织学检查也不能确定的囊肿，很可能在这些非特异性纵隔囊肿内包含了胸腺囊肿，其上皮因退行性破坏被肉芽组织替代。Bernatz研究了138例胸腺肿瘤发现，胸部X线片上肿物周边的线性钙化为非侵袭性胸腺瘤囊性变发生的瘤壁上钙化，或是界线清楚肿瘤纤维包膜上钙化。胸腺囊肿也可有周边钙化，但齿状钙化常出现在纵隔皮样囊肿和包虫囊肿中。

六、后天性胸腺囊肿

后天性胸腺囊肿最常见的原因是感染，早年曾有许多关于此方面报道，近年已经消失了。尸检时报告Dubois脓肿为多个大小不等囊性腺体，其内充满脓液，被认为是先天性梅毒所致。1912年，Ribbert描述了这些囊肿，在明显增大的Hassall包膜内充满角蛋白和坏死碎屑，对梅毒作用为其原因的学说产生疑问。霍奇金淋巴瘤放疗后也可产生胸腺囊肿，这类囊肿表现为纵隔肿物长期存在，需要与霍奇金淋巴瘤复发进行鉴别，有人提出此类囊肿仅与放疗作用有关，需要注意，偶尔仅给予化疗也产生了胸腺囊肿。

七、囊性胸腺肿瘤

Yamakawa提出单纯胸腺囊肿也可能发生于肿瘤，他们描述胸腺囊肿壁上有小块胸腺瘤灶，存在胆固醇裂隙和淋巴细胞灶，很可能是胸腺瘤发生了囊性变。也有描述胸腺囊肿壁上存在生发灶。真正的胸腺囊肿恶性变仅有1例报道，64岁男性患者，无症状，切除一11cm×7cm×4cm纵隔囊性肿物，在囊内鳞状上皮囊壁上发现分化较好的乳头状鳞癌，术后随访7年未见复发。40%胸腺瘤内也可发现囊肿，大的胸腺瘤比小的更多见，囊肿体积变化很大，从不明显含清亮液体的小囊腔至巨大囊腔，内含血液或黄棕色黏稠液体，含有胆固醇和其他血液碎屑物。囊性肿瘤特别容易钙化。有时肿瘤囊性变极为广泛以致所能看到的胸腺瘤仅为一小结节与包囊相连，且难以发现。再次强调肉眼仔细观察，并广泛取材于显微镜下检查。某些胸腺瘤周围胸腺组织内可以有真正囊性变。显微镜下囊性变也可出现在其他胸腺区肿瘤，如生殖细胞肿瘤和畸胎瘤。胸腺内很少发现淋巴管瘤和淋巴管囊肿存在。

八、治　疗

胸腺囊肿唯一治疗是手术切除，手术不仅可明确诊断，而且也可去除任何恶变或局部侵犯组织，术中冰冻切片可帮助决定切除范围。

九、北京协和医院资料

北京协和医院胸外科1962～2006年共手术治疗纵隔胸腺囊肿52例，相关报道曾于1986年和2004年分别发表。

本组男性27例，女性25例，年龄12～73岁，平均49.5岁。主诉包括胸闷、胸痛、气短，少数诉咳嗽和进食不畅，此外15例为查体胸部X线检查偶然发现纵隔肿物。有症状者，其症状持续 2～9 个月，平均 3.4 个月。本组 52 例仅 1 例合并重症肌无力。全部患者体检均无阳性发现。胸部 X 线片显示肿物均位于前纵隔，1 例位于颈部。CT 能清楚地显示纵隔内包块，其边缘光滑，轮廓清晰，呈圆形或椭圆形，密度较淡，多为液体密度（图 13-7-1），6 例有钙化。肿物最小者为 1.0cm×1.2cm，最大者为 18cm×15cm（图 13-7-2），平均 6.4cm。1 例囊肿占据一侧胸膜腔，2 例透视下可见肿物有传导性搏动。

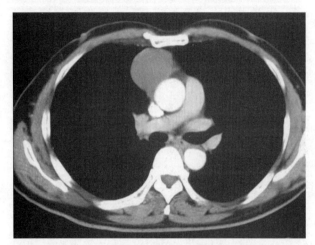

图 13-7-1 　右前上纵隔胸腺囊肿 CT 图像

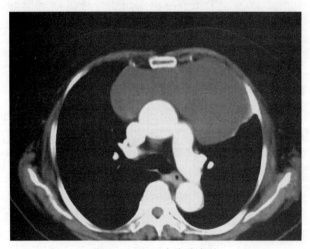

图 13-7-2 　巨大胸腺囊肿

　　52 例均在全身麻醉下开胸手术切除，经后外侧切口摘除囊肿 45 例，VATS 下摘除 4 例，腋下小切口手术 3 例。术中见肿物包膜完整，界线清楚，表面有结节样突起，除 1 例中等硬度外其余均为囊性肿物。与纵隔胸膜粘连 10 例，与心包粘连 8 例，与膈神经粘连 2 例，但是均容易解剖。术中即能辨清囊肿来自胸腺下极者 38 例，其中 4 例有蒂连于胸腺，4 例手术中尚不能辨识其来源。1 例因囊

肿巨大有意刺破囊壁以利解剖，8 例术中解剖不慎撕破囊壁，溢出淡黄色稀薄内容物，其余均剥离后完整摘除。术后患者恢复顺利，无手术并发症，无手术死亡。本组 1 例术后 1 年发现颈部囊肿，再次手术切除，余 51 例随诊超过 20 年，未发现复发或恶性变。

　　病理标本检查显示胸腺囊肿外观色灰白，囊壁光滑，部分有结节，囊壁厚 0.1～0.5cm，有的壁薄如纸（图 13-7-3，彩图 13-7-3），个别病例合并出血坏死，感染后的壁厚可达 1cm。囊壁切面灰白细腻，囊内多被纤维结缔组织分成多个小房，囊内含淡黄色清亮液体，有的为脂肪样油状物，有时囊壁可见钙化。镜下囊肿为单个或多个囊腔，通常为多囊，囊壁被覆鳞状上皮、柱状上皮或低柱状上皮。囊壁菲薄，壁内可见萎缩的胸腺组织。有时因为出血、变性，而导致囊壁上皮脱落，囊壁内面可以见到含有较多胆固醇结晶和囊壁纤维化，偶尔发现胸腺小体。

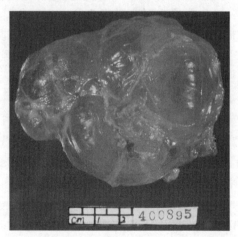

图 13-7-3 　与图 13-7-1 同一患者，切除的纵隔胸腺囊肿标本

　　从本组的诊断治疗结果，可以得出以下几点供同道参考：①纵隔胸腺囊肿是一种临床少见的纵隔肿物，绝大多数位于前上纵隔，有时因体积过大可以伸延或扩展到下纵隔、后纵隔；②胸腺囊肿患者多无症状，若有也为非特异性胸部症状，罕见合并重症肌无力；③影像学对诊断有重要价值，主要特点是前上纵隔圆形或椭圆形阴影，界线清楚，密度较淡且均匀，有时可见到周边钙化影，CT 能清楚地显示病变，CT 值为液体密度；④手术是唯一有效的治疗方法，操作无困难，但需要仔细解剖勿损伤其他脏器；⑤病理诊断关键在于

囊壁上发现有胸腺组织和胆固醇结晶。

（张志庸　张　恒）

第八节　胸腺肿瘤术后评估和预后

一、胸　腺　瘤

在全身肿瘤中，胸腺瘤发生率相对较低，但它是成人最常见的前上纵隔肿瘤，占全部纵隔肿瘤的29%～47%。儿童很少发现胸腺瘤，许多儿童胸腺瘤易被误诊为胸腺淋巴母细胞性淋巴瘤，真正的儿童胸腺瘤进展快，预后极差。成人胸腺瘤是一种生长缓慢的肿瘤，大块浸润性生长的胸腺瘤在部分切除后辅助放疗，症状可长时间缓解，另外，包膜完整容易切除的小胸腺瘤又可能复发。在妊娠期发生的胸腺瘤病情极其恶劣，全部病例均有广泛局部侵犯和远处转移，7例中有5例在分娩后6个月内死亡。

临床评估胸腺瘤有2个重要方面：局部侵犯程度和有无合并副肿瘤综合征，如重症肌无力、纯红细胞再生障碍性贫血（PRCA）。外科医师临床评估肿瘤侵犯邻近脏器程度比肿瘤组织学判定切缘更重要，但需注意有时粘连邻近器官容易与肿瘤真正侵犯相混淆。1981年，Masaoka描述了4个分期：Ⅰ期，有完整包膜；Ⅱ期，肉眼见肿瘤侵犯邻近脂肪或胸膜，显微镜下可见侵犯包膜；Ⅲ期，肉眼即见肿瘤侵犯周围器官；Ⅳ期，胸膜或心包有播散种植，远处有转移。如果从胸膜上分离肿瘤有较大困难，或肿瘤包膜界线不清楚，应定为Ⅱ期。肿瘤与邻近结构有纤维性粘连并不影响预后，在Masaoka报道的一组病例中，Ⅰ期与Ⅱ期患者预后无明显差别，仅有的差别是37例Ⅰ期患者只有2例复发，Ⅱ期患者13例中有3例复发。梅奥医学中心报道有粘连者比无粘连者有更高的复发率，有粘连者为9/45例，无粘连者11/142例，有粘连者因疾病而死亡数目是2/42例，无粘连者为2/142例。

一直强调应该将侵袭性胸腺瘤或转移性胸腺瘤与胸腺癌区分开来，但文献上常将这两种肿瘤统归于恶性胸腺瘤之内，这使得临床医师很难对不同组的结果进行比较，也很难对治疗做出判断和计划治疗方案。胸腺癌有其特殊恶性细胞学特征，预后很差。侵袭性胸腺瘤或转移性胸腺瘤，细胞学表现较温和，可以侵犯邻近脏器或有远处播散，但是它对化疗或放疗有良好反应，约2/3的病例有明显较长的无瘤生存期。目前缺乏可靠的组织学诊断标准预测肿瘤复发或转移。Lewis提出假设胸腺瘤和胸腺癌之间有一定连续性，中间有轻微不典型性者为恶性胸腺瘤。在他们的经验里，这些病变特别值得术后随诊，其临床病程与组织学特点相似，处于良性胸腺瘤与典型胸腺癌之间中间状态。这一点与以前Gray和Verley的发现完全一致。有关胸腺瘤形态学研究证实了这一概念：侵袭性胸腺瘤比非侵袭性胸腺瘤有明显增高的胞核胞质比例。Fujimura报道2/3的转移性胸腺瘤有不同程度的不典型性。上皮细胞为主的胸腺瘤更易外侵、恶性程度更高，混合型胸腺瘤主要是上皮细胞成分呈现不同程度的不典型性。

胸腺瘤组织学分型对于预后的影响仍存在争论。Verley报道梭形细胞型胸腺瘤和淋巴细胞型胸腺瘤预后（5年和10年生存率分别是80%和75%）比上皮细胞型胸腺瘤（5年和10年生存率分别是72%和50%）更佳，而侵袭性胸腺瘤更多的是上皮细胞型胸腺瘤。Lewis复习梅奥医学中心的283例经验显示，淋巴细胞型胸腺瘤死亡率为每年44/1000例，淋巴细胞-上皮细胞混合型为每年76/1000例，上皮细胞型为每年93/1000例，梭形细胞型有完整包膜，生长缓慢。但是也有学者报道了不同结果，Maggi复习了169例胸腺瘤，发现淋巴细胞-上皮细胞混合型胸腺瘤的预后最差，其5年、10年的生存率分别是76%和55%，淋巴细胞型为88%和88%，上皮细胞混合型为88%和79%。根据这些资料，组织学分型对预后影响并不像肿瘤外侵那样重要，正如Lewis所说上皮细胞型胸腺瘤诊断时就已有明显侵犯，组织学分型并不作为预测胸瘤行为指标。他们提到8例中5例有胸腔外播散的肿瘤均是上皮细胞型胸腺瘤，其他人报道12例中8例有胸腔外播散的胸腺瘤也是上皮细胞型胸腺瘤。Nakahara分析141例胸腺瘤结果也证实了以上这些发现。如果除外未完全切除病例，3个组织学类型完全切除的胸腺瘤其生存率无明显区别，36例淋巴细胞型胸腺瘤中33

例完全切除（92%），混合型 77 例中 61 例完全切除（79%），26 例上皮细胞型中仅 18 例获得完全切除（69%）。3 种类型的 10 年生存率分别是 88%、86% 和 66%。全部完全切除的 10 年生存率为 94%，未完全切除的 10 年生存率为 68%。梅奥医学中心的材料提出 4 个独立预后因素：①有外侵或转移；②有症状存在（肿瘤直接产生的症状，非肿瘤外症状）；③年龄低于 30 岁；④手术未能全部切除。4 个因素中第 1 项作用最大，它与其他 3 项比例为 2.4 : 1。肿瘤大小不是独立预后因素，这与 Papatestas 的意见并不一致，Papatestas 认为肿瘤大小是预后主要因素。

另一个比较迷惑的问题是胸腺瘤切除后出现重症肌无力（MG），这种现象出现在 3%～9% 病例中，而且不合并肿瘤复发。发生 MG 在性别上无差异，发病年龄为 30～73 岁，从胸腺瘤切除至 MG 首次发作间隔时间为 2 个月至 22 年。大多数病例初始肿瘤有完整包膜，MG 对治疗的反应不受以前肿瘤切除的影响。Boumghar 经验指出 3 例 MG 分别出现在侵袭性胸腺瘤切除后不久、3 年和 12 年。另 1 例 72 岁女性切除了淋巴细胞型胸腺瘤后出现轻微间断性 MG 症状，很明显重新发作 MG 可能预示胸腺瘤复发（表 13-8-1）。

表 13-8-1　胸腺瘤切除后出现重症肌无力

性别	年龄（岁）	胸腺瘤	切除与出现重症肌无力间隔	结果
女	43	上皮细胞型，侵犯性	9 年	切除后 16 年死于心力衰竭，尸检肿瘤复发
女	62	混合型，侵犯性	35 年	切除后 1 年出现乳腺癌
男	67	混合型，侵犯性	术后数周	胸腺瘤切除后 3 个月死于右心衰竭
女	72	淋巴细胞型，有包膜	切除后不久	死于车祸

副肿瘤综合征与胸腺瘤的关系已在多处讨论，此处提及梭形细胞型胸腺瘤生长缓慢，有包膜，通常合并副肿瘤综合征，包括 MG 和 PRCA。除了低 γ 球蛋白血症以外，大多数这些症状在胸腺切除后有所缓解。几份大组报道显示副肿瘤综合征存在与否并不影响胸腺瘤患者生存率。另一影响预后的问题是胸腺瘤患者出现第 2 个原发恶性肿瘤。梅奥医学中心报告的发生率为 17%，Papatesta 复习了 2062 例，发现 131 例出现胸腺外肿瘤，其中 89 例是未行胸腺瘤切除者，962 例切除胸腺者 42 例发生肿瘤（表 13-8-2）。早期出现的肿瘤多发生在已有胸腺瘤的患者。Papatesta 最后结论：早期胸腺切除可以预防第 2 个胸腺外原发肿瘤发生，原因尚不清楚。

1. 非侵袭性胸腺瘤　生长缓慢，长时间不出现临床症状，其中 38%～52% 不合并胸腺副肿瘤综合征，完全摘除肿瘤可达到治愈目的。但是许多报道 2%～12% 非侵袭性胸腺瘤可以局部复发，复发时间甚至晚到术后 10 年之久。梅奥医学中心的生存曲线长达诊断后 15 年之久，比较肿瘤、年龄、性别对生存影响，结果大多数死亡是因胸腺肿瘤，1 例手术后 26 年肿瘤复发。Boumghar

表 13-8-2　胸腺瘤切除后第 2 个原发肿瘤

第 2 个原发肿瘤		胸腺瘤与第 2 个原发肿瘤间隔时间
侵袭性胸腺瘤	梅克尔憩室类癌	2 年
	前列腺癌	7 年
非侵袭性胸腺瘤	胸腔恶性纤维组织细胞瘤	1 年
	直肠平滑肌肉瘤	2 个月
	乳腺癌	1 年
	膀胱癌	同期
	纵隔淋巴肉瘤	8 年
	皮肤基底细胞癌	1 年
	胃癌	同期

的材料显示 24 例非侵袭性胸腺瘤，2 例分别在术后 1 年和 14 年出现纵隔和胸部切口复发，整个 5 年生存率、10 年生存率为 63% 和 37%。由于非侵袭性胸腺瘤虽小但确实有局部复发倾向，一些学者推荐切除肿瘤时将纵隔脂肪全部摘除以清除所有残余肿瘤。有些学者甚至推荐术后常规辅助放疗。但是这种做法似乎太过，因为放疗也可产生局部并发症，已有 2 例胸腺瘤术后放疗引起死亡，有学者报道 996 例因 MG 行胸腺切除，发现 191

例隐性胸腺瘤，完全切除后未进行任何化疗或放疗仅 3 例有肿瘤复发。

有关手术方式仍然存在争论，有学者提出纵劈胸骨大块切除胸腺和纵隔组织对长期存活并无明显益处，而使住院时间更长，花费也高。有学者提出相反意见，认为扩大胸腺切除对有或无胸腺瘤的 MG 患者长期症状缓解率更高。资料显示有无副肿瘤综合征对整个生存率无明显影响，但是有无 MG 或其他副肿瘤综合征却是一重要的预后因素。合并 MG 或 PRCA 小的非侵袭性胸腺瘤完全切除，比无 MG 相同病例的预后相对要差。相反，未能切除的侵袭性或转移性胸腺瘤，控制肿瘤生长则是预后的主要因素。Nakahara 的材料显示，42 例 I 期胸腺瘤患者 1 例死于肿瘤，7 例死于副肿瘤综合征。33 例 II 期病例，4 例死于肿瘤，4 例死于副肿瘤综合征。III 期胸腺瘤有 35 例，5 例死于肿瘤，1 例死于副肿瘤综合征。13 例 IV 期病例中，4 例死于肿瘤，无 1 例死于副肿瘤综合征。这样看来，胸腺完全切除的 6 例因肿瘤死亡，副肿瘤综合征死亡 13 例，不完全切除者分别是 7 例和 0 例，仅开胸活检未切除者分别为 10 例和 0 例。Boumghar 一组 3 例非侵袭性胸腺瘤合并副肿瘤综合征，1 例死于 MG 所致呼吸衰竭，1 例死于低 γ 蛋白血症免疫并发症。由此可见，无论有无 MG 或其他副肿瘤综合征，非侵袭性胸腺瘤 5 生存率为 85%～96%，10 年为 67%～80%。Nakahara 报道 I 期胸腺瘤实际生存率 5 年和 10 年均为 100%，15 年为 86%，III 期胸腺瘤生存率 5 年为 91.5%，10 年为 84.4%，15 年为 70.4%。各组报道结果患者死亡均与胸腺切除或 MG 无明显关系。

2. 侵袭性胸腺瘤 发生率为 7%～67%，大多数组报道为 25%～60%，范围如此之大反映无论从肉眼还是显微镜下分辨侵袭性胸腺瘤都较为困难。外科医师仔细估计肿瘤是否外侵是最重要的预后标准，Boumghar 的经验提示 21 例诊断为侵袭性胸腺瘤，5 例组织学上缺乏侵犯周围邻近脏器证据。在几个大组报道中，侵袭性胸腺瘤较非侵袭性胸腺瘤更少合并 MG 和其他副肿瘤综合征，也有报道 MG 在侵袭性胸腺瘤和非侵袭性胸腺瘤的发生率无明显区别。

侵袭性胸腺瘤胸外转移率为 1.5%～15.5%，通常转移到肝、脑、淋巴结和肾。转移呈多发性，偶尔也可出现肺内孤立球形影。骨转移好发部位是脊柱，可以是融骨性或是成骨性破坏。有包膜肿瘤完全切除也可能发生转移，Lewis 报道一组完全切除并有包膜的肿瘤中 3 例术后 2～8 年发生转移，1 例肿瘤与邻近结构有粘连但无肉眼可见侵犯。这 3 例中，1 例存活 21 年，1 例 3 年后死于肿瘤，1 例于最后随访时已存活 11 年。Boumghar 一组 21 例侵袭性胸腺瘤，2 例在完全切除肿瘤并行放疗后 8 年和 10 年死于肿瘤脊柱转移和脑转移，此外还发现无名静脉内漂浮肿瘤，肿瘤阻塞大静脉而并无转移。此组侵袭性胸腺瘤总的生存率 5 年为 44%，10 年为 27%，20 年为 0。

放疗的结果不一致，一致的认识是侵袭性胸腺瘤辅助放疗有一定效果。Uematsu 报道未能完全切除的胸腺瘤对放疗有极佳反应。但是放疗并非没有危险。Boumghar 一组报道 2 例在切除胸腺瘤及放疗后 3 年和 8 年死于肺放射性损伤并发症，1 例放疗后 9 年死于放疗诱发的胸内淋巴肉瘤。

化疗可能是侵袭性胸腺瘤的有效辅助治疗，铂类和泼尼松可能是迄今所报道的单药或多药化疗方案最有效化疗药。但是 Boumghar 一组 2 例早期化疗（无铂类化疗药）效果欠佳，1 例 53 岁男性，淋巴细胞型胸腺瘤，术后 2 年胸膜腔内连续有 3 个转移灶，采用长春新碱、甲氨蝶呤和环磷酰胺 4～5 个周期，患者仍存活，最后一次复发为治疗后无病生存期 6 年。

侵袭性胸腺瘤预后主要取决于肿瘤是否彻底切除。肿瘤切除和（或）放疗后复发率为 7%～36%，但它对于治疗（手术、放疗、化疗）仍有良好反应。Boumghar 一组 21 例侵袭性胸腺瘤手术切除后 2 个月至 10 年复发 9 例（32%）。Maggi 报道完全切除的 5 年生存率为 80%，不完全切除并放疗者 5 年生存率为 59%，活检后采用非手术治疗者 5 年生存率为 45%。Masaoka 报道上述三种切除类型的 5 年生存率分别为 89%、54% 和 25%。但是 Verley 报道生存率并不取决于切除的彻底性。这种矛盾结果可能与近期化疗和放疗进步有关，虽然如此，这些报道结果仍显示出侵袭性和非侵袭性胸腺瘤生存率的差别。Nahakara 报道 III 期完全切除的 5 年实际生存率为 100%，10 年和 15 年为 95%，这与 I 期和 II 期完全切除的结果无明显差别，但肿瘤未完全切除的 5 年、10 年生存率为 80%，15 年为 0。Ⅳ期 5 年生存率为 46.5%，10 年为 0，单纯活检未切除者无 1 例生存超过 8 年。

二、胸腺癌

真正的胸腺癌，极其少见，它与侵袭性胸腺瘤并不混淆，最大一组来自梅奥医学中心，他们报道 75 年间共收集 20 例胸腺癌。胸腺癌常见症状是由肿瘤本身引起的，如胸痛、咳嗽、呼吸困难、上腔静脉综合征、胸腔积液和肩部僵硬或疼痛，全身症状有体重减轻、盗汗、发热、乏力等，副肿瘤综合征仅偶尔出现，某些组报道无 1 例有副肿瘤综合征表现。但是 Verly 报道 14 例Ⅳ型胸腺瘤患者中有 4 例合并 MG，而Ⅳ型组织病理学符合胸腺癌诊断标准。Thomas 报道 1 例胸腺癌合并再生障碍性贫血。尽管应用多种积极治疗，包括手术、化疗和放疗，但结果很差，Wick 报道 20 例胸腺癌18 例死亡，平均生存期为 18 个月，1 例最后一次随诊为 18 个月，另 1 例无病生存期最长为 43 个月。Verly 一组所有患者均在 4 年内死亡，Snover 报道了 8 例胸腺癌，1 例存活 2 年，另 1 例存活 2.5 年，均无肿瘤复发。Shimosato 报道的 8 例结果让人们看到希望，此 8 例均为鳞癌，6 例诊断后无瘤存活1 ～ 12 年，平均 4.3 年，1 例死于 11 个月，另 1例死于 21 个月，但是详细研究此组中某些病例实际上是胸腺瘤而不是胸腺癌。

三、胸腺脂肪瘤和胸腺脂肪肉瘤

胸腺脂肪瘤临床罕见，其体积大，生长缓慢，类似正常胸腺，或类似增大心脏，常与胸膜或心包粘连，以致纵隔脏器移位，但是从未见到胸腺脂肪瘤侵犯邻近脏器的报道。这些肿瘤可以合并再生障碍性贫血、纯红细胞再生障碍性贫血、低γ球蛋白血症、MG 和 Graves 病。切除肿瘤可达到治愈，切除肿瘤后副肿瘤综合征症状缓解。Boumghar 一组有 2 例胸腺脂肪瘤但不合并副肿瘤综合征，1 例为 11 岁女孩因怀疑心脏增大进行检查发现并切除巨大胸腺脂肪瘤，术后恢复良好。另 1 例为 48 岁男性患胸腺脂肪瘤在 6 年内经 8 次开胸手术切除，此 2 例术后均行放疗，第 2 例可能因放疗诱发脂肪肉瘤。Havlieck 报道 2 例胸腺脂肪肉瘤，第 1 例 25 年后复发再次切除，6 年后发现第 5 胸椎转移行放疗。第 2 例切除后顺利，长期随诊无复发或转移。

四、胸腺内分泌肿瘤

Rosai 认为所有的类癌都是恶性肿瘤，分化最差的类癌称为Ⅲ级类癌、燕麦细胞癌或小细胞癌，此种类型在胸腺中极少见。Wick 在 1982 年报道了1 例，复习文献仅发现 6 例。这些病例的结果并非想象的那样糟糕，2 例对化疗反应良好。值得一提的是 Wick 的 1 例胸腺类癌合并恶性胰岛细胞瘤并有家族性多发性内分泌肿瘤史。Wick 在 1980 年报道 20% ～ 30% 类癌发生转移，最常见转移到皮肤和骨，术后 10 年也可发生转移。Wick 根据自己临床经验和文献资料，显示 38% 胸腺类癌合并库欣综合征或其他内分泌综合征，64% 的胸腺类癌生物学行为属恶性，10 年死亡率达 65%。当合并库欣综合征时完全切除肿瘤可使内分泌症状缓解，但是症状再现意味着肿瘤复发。45% 的胸腺类癌不合并内分泌异常，这些病例中仅 48% 表现为恶性，10 年死亡率为 29%。剩余的 17% 病例属多发性内分泌综合征一部分，这些病例 67% 为恶性，10 年死亡率为 50%。

Rossi 在 1972 年报道了他自己的 8 例并复习文献上 8 例经全部或部分切除的胸腺类癌结果，完全切除 12 例，11 例获得随访，9 例无病存活 1 ～8 年（平均 4.6 年），2 例复发或局部或锁骨上淋巴结转移，因随诊时间短无法认为这些病例完全治愈。4 例部分切除者术后辅以放疗，2 例辅以化疗，这 4 例中 2 例死于肿瘤，1 例存活至最后随诊时已全身播散，1 例术后 8 年死于放疗并发症，但无肿瘤复发。但是梅奥医学中心的经验与上不同，50 年间共发现 15 例胸腺类癌，3 例死于库欣综合征，尸检时发现胸腺类癌，真正生前诊断的患者为 12 例。11 例行完全或彻底肿瘤切除，其中 9 例术后辅以放疗或化疗，7 例仍然发生广泛转移。未行手术者行化疗至终。此组 73% 出现转移，7 例死于肿瘤局部复发、转移或肿瘤代谢合并症（6 例），或心肌梗死（1 例）。5 例存活并有转移（出现转移长达术后 8 年），3 例存活者有 1 例无病存活超过 5 年。8 例中有 1 例随访至少 5 年，属治愈，7 例对化疗有反应者仅 1 例存活 15 年，并于术后 10 年发生颈部淋巴结转移。Boumghar 组有 2 例胸腺类癌，1 例为 44 岁女性，有库欣综合征，切除肿瘤并放疗无瘤存活 13 年，开始诊断为单纯上皮细胞型胸腺瘤，无淋巴细胞成分，最后诊断为胸腺类癌。第 2 例为 19 岁女性，近期有上腔静脉综合征，发现纵隔肿瘤，经右侧开胸行肿瘤部分切除，术后辅以放疗和化疗，病理诊断为神经内分泌胸腺癌，于术后 11 个月死亡。

五、恶性淋巴瘤

许多年来胸腺结节硬化型霍奇金淋巴瘤被认为是胸腺瘤的一种形式，现在这种看法已经改变。

1. 霍奇金淋巴瘤（HD）　前纵隔 HD 最常见的类型是结节硬化型，为 I 期病变，这些病变有包膜，呈单个包块，约半数患者肿块生长很大并发生部分囊性变，有或无邻近淋巴结肿大。Bergh 一组 17 例中 1 例上腔静脉受累，6 例肿瘤直接侵犯肺实质。这 7 例积极行手术切除，随后辅以放疗和化疗后，3 例早期死亡，1 例晚期死亡，3 例复发。2 例长期存活者均为肿瘤直接侵犯肺实质。位于纵隔的 HD 长期结果与身体其他部位 I 期淋巴瘤无明显区别，对纵隔 HD 首先应当切除原发病灶，再以相同治疗方案进行处理（分期开腹，放疗）。化疗应留给 III 期、IV 期病例，从而避免发生因治疗诱发的白血病。最近材料显示 I 期 HD 的 5 年生存率已接近 90%，目前将大多数结节硬化型 HD 归于预后结果较好的一类。Mauch 发现初始病变大小是主要预后因素。肿瘤小于胸腔横径 1/3 对放疗有效，大肿瘤除非有更积极的治疗，否则很容易复发。North 报道完成治疗后胸部 X 线片显示遗有纵隔增宽，复发可能性增加 2 倍。Boumghar 一组有 12 例 HD，1 例严重侵犯大血管，术中因发生不能控制大出血死亡，1 例患者有巨大纵隔肿物压迫纵隔脏器，行肿瘤部分切除，随之放疗、化疗，5 个月后死于进行性全身衰竭和心肺功能不全，此 2 例于尸检时均未发现胸腔外病变，此组有 3 例复发，第 1 例虽经外科、放疗、化疗治疗，18 个月后死于全身转移（肺、骨）。第 2 例在切除肿瘤后 8 年，正常妊娠后几个月发现锁骨上淋巴结肿大，

给予辅助化疗，随诊至今 22 年无肿瘤复发。第 3 例开胸术后 6 个月，进行开腹分期，发现肝、脾和淋巴结腹腔内广泛转移。此组 12 例患者 7 例在切除原发瘤、开腹分期、放疗和化疗后存活 6～12 年。有学者报道 1 例纵隔 HD 同时合并胸腺内小的有包膜胸腺瘤，此例提示胸腺 HD 与胸腺瘤不是同一种形式的肿瘤。

2. 非霍奇金淋巴瘤（NHL）　胸腺非霍奇金淋巴瘤占全身非霍奇金淋巴瘤 5% 以下，表现为弥漫性大细胞型淋巴瘤，常是 B 细胞来源，尽管采取积极治疗，但是这些病例仍有恶性侵犯。根据 Waldron 观点，T 细胞型淋巴瘤对多种药物化疗反应较好。Menestrina 报道 8 例诊断时胸腺大肿块（超过 10cm）而无胸外病变，积极治疗后，7 例出现转移扩散，4 例部分缓解，3 例死亡，平均生存期 9 个月，5 例平均生存期 13 个月，3 例无瘤生存期分别为 4 个月、7 个月和 21 个月。Trump 报道同样结果不佳，经积极治疗，9/11 患者死于诊断后 26 个月以内。Perrone 报道了 60 例纵隔弥漫性硬化型大细胞淋巴瘤，典型病变发生在年轻女性，79% 的病例对初始治疗有反应，但是 40% 复发，死亡率为 80%。半数患者无瘤生存期 34.5 个月，所有第 1 次复发出现在诊断后 19 个月以内。他们发现年龄在 25 岁以下，诊断时胸外有病变，或对初始治疗无反应，结果均较差。

六、生殖细胞肿瘤

1. 良性畸胎瘤　2 个大组外科切除纵隔肿瘤报道，生殖细胞肿瘤占全部纵隔肿瘤 10% 和 14.4%，这些肿瘤 80% 是良性畸胎瘤。梅奥医学中心也报道 86 例这类肿瘤。良性畸胎瘤生长缓慢，多无症状，常为囊性。出现症状多由肿瘤所致，如胸骨后疼痛、呼吸困难。典型的症状是咳出毛发或油质样物。肿瘤多发生在年轻人，性别无差别，个别畸胎瘤可出现在后纵隔，外科医师特别提到约 23% 的这类肿瘤与胸腺密切相关。Lewis 强调几个病例的畸胎瘤直接来源于胸腺。所有畸胎瘤完全切除后可达到治愈，但是在技术上可能有一定难度，因为差不多所有病例肿瘤均紧密粘连于纵隔内重要脏器，15% 可能需要行肺叶切除、心包切除或牺牲膈神经，7 例仅能完成肿瘤部分切除。术

后肿瘤无复发，唯一的死亡是与手术并发症有关。

2. 恶性原发性生殖细胞肿瘤　纵隔恶性原发性生殖细胞肿瘤罕见，Aygun 复习文献发现总报道例数为 319 例，其中 124 例是单纯性精原细胞瘤（39%），纵隔精原细胞瘤发病率与睾丸精原细胞瘤一样，精原细胞瘤是纵隔内最常见的纯粹恶性生殖细胞肿瘤。胸痛是最常见的症状，随之有咳嗽和呼吸困难，多见上腔静脉综合征，1985 年，Knapp 报道 24 例中仅 3 例无症状。在 Aygun 文献复习中，只有 28/127（22%）手术能切除肿瘤，13 例辅助放疗，15 例未行辅助治疗，合并放疗 13 例中 11 例平均生存 9 年，1 例死于 11 个月，1 例初始治疗后发生转移经治疗后无瘤存活 3 年。15 例未行辅助治疗者，13 例获得随诊，1 例术后死亡，12 例平均生存 9.3 年。其余患者行部分切除或仅行活检，64 例获得随诊，18 例死于该疾病，3 例死于无关病变，9 例发生转移但存活。这样整个治愈率为 65%。7 例出现局部复发，3 例转移分别发生在 40 个月、4 年和 10 年。Knapp 报道完全切除有效者为 9/24，21 例给予放疗，12 例无瘤平均生存 143 个月，3 例肿瘤有进展，9 例在诊断后 50 个月死亡。

影响预后的因素：年龄超过 35 岁；有上腔静脉综合征；淋巴结肿大；发热；胸部 X 线片上肺门有病变。Lee 发现 6 例单纯纵隔原发性精原细胞瘤，全部接受放疗，1 例化疗。5 例无瘤生存 2.5～7 年，1 例于 1 年后发生脊柱转移。Boumghar 有 2 例纵隔精原细胞瘤，第 1 例是 25 岁男性，行左侧全肺切除和心包切除，术后辅以放疗，3 年后行睾丸混合性肿瘤（精原细胞瘤和胚胎性癌）切除及腹股沟淋巴结切除。1 年后出现肺转移，经化疗后 1 年转移癌消失。最终于全身播散 7 年死亡。第 2 例患者于 10 年前因无症状纵隔单纯精原细胞瘤行部分切除，随后放疗，以后有 4 次复发，远处转移至下脊柱和骨盆，随后出现胸内转移和淋巴结转移，经放疗、化疗和手术治疗，每次治疗症状均获完全缓解，血中绒毛膜促性腺激素恢复到正常水平，至今他仍生存并准备第 5 次化疗。

（1）胚胎性癌（embryonal carcinoma，EC）：在 Knapp 报道的 56 例中有 17 例，9 例为单纯 EC，其余为混合型。随诊到 15 例，12 例于诊断后 10 个月死亡，1 例肿瘤被"有效控制"生存 36

个月，2 例诊断后无瘤生存 8 个月和 102 个月。Vogelzang 报道他们的 EC 患者无 1 例生存。

（2）卵黄囊肿瘤（yolk sac tumor，YST）：也称内胚窦瘤，常以混合型肿瘤形式出现。Knapp 报道 3 例单纯 YST，均短期内死亡。Kuzur 报道 10 例纵隔 YST，所有病例均不能切除，8 例在 23 个月内死亡，1 例带瘤生存 21 个月，1 例无病生存 5 年。Gooneratne 和 Truong 对此类肿瘤均持保守治疗观点。

（3）绒癌（choriocarcinoma）：是另一种纵隔恶性生殖细胞肿瘤，极少以单纯的一种肿瘤形式出现，Knapp 报道 3 例，均迅速死亡，直到目前尚未发现有长期生存病例报道。

3. 混合性肿瘤　各种组织学类型生殖细胞肿瘤不仅混合存在，偶尔也可看到这些肿瘤中混杂其他恶性肿瘤成分（肉瘤、癌）。这些肿瘤极罕见，但不一定为致死性。Boumghar 一组有 4 例纵隔非精原细胞性生殖细胞肿瘤，经积极治疗（手术、放疗、化疗），全部在诊断后 5 周至 11 个月死亡。Einhorn 复习睾丸肿瘤治疗进展，开始用顺铂，然后应用依托泊苷和异环磷酰胺作为初始和挽救性化疗，改善了睾丸非精原细胞性生殖细胞肿瘤治疗结果。现在采用化疗，有时再加上手术切除残余肿瘤，90% 的患者可达到治愈。这些治疗方法也应该用于纵隔原发性生殖细胞肿瘤。由于这种肿瘤很罕见，梅奥医学中心 1930～1985 年才发现 56 例，因此要将这种治疗结果公布出来还需要数年时间。Kay 报道了 12 例纵隔原发性非精原细胞生殖细胞肿瘤，应用顺铂、长春碱（或依托泊苷）和博莱霉素化疗，改善了生存期。众多研究结果提示，这种肿瘤不像睾丸肿瘤，它们很少有较好预后结果，因为在诊断时多数肿瘤已生长很大而且已有外侵。

第九节　胸腺肿瘤治疗现状

胸腺肿瘤包括位于胸腺区的许多肿瘤，如常见的病程温和的胸腺瘤，行为恶性的胸腺癌、胸腺类癌，以及胸腺畸胎瘤、胸腺脂肪瘤、胸腺囊肿等。对于胸腺肿瘤主要治疗是完全切除肿瘤，部分切除对患者无何裨益，放疗对不完全切除的患者有一定作用。对于Ⅲ期、ⅣA 期胸腺瘤患者，术前化疗可增加手术切除率并延长生存期，对此类患者应当考虑给予术前化疗。以前文献报道所持观点很少涉及肿瘤的生物学行为，目前基于循证医学资料，正在出现处理胸腺肿瘤新临床概念。

一、分　类

1. 分期系统

（1）目前世界范围被广泛接受的分期系统是1981年 Masaoka 提出的分期系统，此分期系统主要取决于肉眼或镜下肿瘤侵犯纵隔结构的范围（表13-9-1）。

表13-9-1　Masaoka 分期系统

分期	定义
I	肉眼观肿瘤有包膜，无镜下包膜侵犯
IIA	肉眼见肿瘤侵犯周围脂肪组织或纵隔胸膜
IIB	镜下肿瘤侵入包膜
III	肉眼见肿瘤侵犯邻近脏器
IVA	胸膜或心包肿瘤转移
IVB	肿瘤淋巴系或血行转移

（2）TNM 分期系统已经被提出，它平行于 Masaoka 分期，但是目前尚未见到应用这一系统结果的报道。在法国应用类似 Masaoka 的另一种分期系统，它还包括肿瘤切除完全性。法国这种分期系统可能有预后价值，但是在选择最理想治疗之前，它本身并不能提供肿瘤临床分期。

2. 组织学分类

目前胸腺肿瘤可以分成三类。①典型胸腺瘤，无细胞学恶性特点；②中间型或称为分化较好胸腺癌（well-differentiated thymic carcinoma，WDTC），具有胸腺瘤特点，但有些部位出现不典型性，偶可见到核分裂（通常少于2个/10HP），它又被称为不典型胸腺瘤；③胸腺癌（thymic carcinoma，TC），有广泛核分裂象及其他恶性细胞学特点。有学者提出以上3种分别称为典型性胸腺瘤、不典型性胸腺瘤和胸腺癌。

胸腺癌代表一组确定但数量很少的胸腺肿瘤，它占全部胸腺肿瘤的10%以下，出现在各年龄组，典型的胸腺癌不合并 MG。胸腺癌局部侵犯较重，临床多有症状，肿瘤呈更为恶性侵犯性生长。胸腺癌组织学可分为鳞癌、黏液表皮样癌、基底细胞癌、淋巴上皮样癌、小细胞癌/神经内分泌癌、肉瘤样癌、透明细胞癌和未分化癌。胸腺类癌归于胸腺癌之内，有学者将其列为单独一类，为胸腺神经内分泌癌。

中间型胸腺瘤——分化较好胸腺癌，是否分为单独一组尚有争论，有的病理学家坚持认为单独分为一组较好，另一些病理学家认为单分一组问题较多。分类观点变化反映出此组肿瘤生存率差异较大，以及报道的胸腺癌发生率不同，有的报道胸腺癌发生率不到10%，有的报道胸腺癌高达30%（18%～41%），显然是将此类中间型包括在胸腺癌之内。有关中间型胸腺瘤的人口统计学特点与典型胸腺瘤相似。在报道的各组内 MG 普遍存在（范围为25%～77%），也见到胸腺瘤其他合并综合征，这与胸腺癌完全不同，胸腺癌基本不合并 MG 和其他综合征。

大多数胸腺瘤细胞形态学较温和，临床病程也较平稳，有学者提出此类肿瘤多种组织学分类系统，但其临床应用价值存在疑问。将某种胸腺瘤划分为特殊范畴，其结果常不相一致，将组织学分类与预后相互联系，其结果常互相矛盾。多因素分析结果表明，组织学类型并不是独立的预后影响因素。另外，中间型胸腺瘤及胸腺癌的预后比单纯温和的胸腺瘤要差。

最近，WHO 于1999年提出新的分类，此系统保留了 Muller-Hermelink 系统某些相同部分，并提出了6个不同胸腺瘤类型，即 A、AB、B1、B2、B3、C 型。A 型为梭形上皮细胞型肿瘤，无核异型性，也无肿瘤性淋巴细胞存在。AB 型与 A 型相似，但存在局灶性肿瘤性淋巴细胞。B 型由大量上皮细胞组成，依据上皮细胞比例和核异型性再分为3个亚型。B1 型类似正常胸腺皮质，部分与胸腺髓质相似；B2 型有散射状排列的肿瘤上皮细胞和泡状细胞核；B3 型绝大部分由轻度核异型性上皮细胞组成，相似于前述的分化较好胸腺癌。C 型定为胸腺癌。

由于 WHO 分类系统公布不久，目前对其应用价值尚缺乏深入研究，一组报道发现 WHO 分类与进展更快的肿瘤分期相关，以后此组又报道了一大组包括273例长期随诊结果，显示分类与预后有关（B3 组预后明显较差，但未包括 C 组）。

此组的多因素分析显示作为独立预后因素，WHO 分类与 Masaoka 分期一致。另一组包括 90 例研究 WHO 分类系统发现，A 型与 B 型预后无差别，单因素和多因素分析显示，C 型的生存期最差。仔细分析发现此组将切除彻底性这一重要因素排除在外。因此，对于某个典型胸腺瘤、中间型胸腺瘤或胸腺癌来说，WHO 分类的价值还不是很清楚。某些学者采取容易产生误导的名词，用良性胸腺瘤来概括大体上无外侵的胸腺瘤。但是所有大组均报道胸腺瘤切除后出现复发和转移，对于 I 期胸腺瘤如此，对于胸腺瘤各个亚型也是如此，某些学者未观察到髓质性胸腺瘤有复发，但是病例较少。尽管病程相对平稳，行为温和，无外侵的胸腺瘤也存在恶性肿瘤基本特征，因此，良性胸腺瘤这一名词应予以摒弃。

二、临床表现

1. 性别分布　超过 100 例的大组报道显示，胸腺瘤发病率在男女性别之间分布大致相等。

2. 年龄　年龄分布范围较广，从不到 1 岁至 90 岁以上。超过 50 例的报道中，合并 MG 胸腺瘤的发病高峰年龄为 30 ～ 40 岁，不合并 MG 的胸腺瘤高峰年龄为 60 ～ 70 岁（主要是女性）。

3. 确诊时分期　超过 100 例大组报道显示，确诊时约 40% 的胸腺瘤为 I 期，II 期、III 期各约为 25%，IVA 期约为 10%，仅 1% ～ 2% 胸腺瘤为 IVB 期。

4. 症状　在超过 50 例报道中，约 1/3 的胸腺瘤患者无症状。有症状者，40% 表现与胸内肿瘤相关的局部症状，30% 有全身症状，其余表现为 MG 症状。最常见的症状是胸痛、咳嗽和呼吸困难。上腔静脉综合征和体重减轻偶尔可见，一般更多见于侵袭性肿瘤。少数患者有低热、盗汗，此症状更典型出现在淋巴瘤患者。胸腺瘤常合并某些胸腺外综合征，这些一般是自身免疫性疾病，最常见的是 MG。在报道 100 例以上的大组中，约 45% 的胸腺瘤患者（10% ～ 67%）合并 MG，另外，10% ～ 15% MG 患者发现有胸腺瘤。PRCA 和低 γ 球蛋白血症为第 2 位常见的副肿瘤综合征，每种出现于 2% ～ 5% 的胸腺瘤患者。其他包括多发性肌炎、系统性红斑狼疮、类风湿关节炎、甲状腺炎、干燥综合征（sjogren syndrome）、溃疡性结肠炎等，这些在胸腺癌患者不多见，更常见于无胸腺瘤的患者，胸腺瘤与这些疾病之间有何关系尚缺乏有力的说明。许多研究注意到胸腺瘤患者第 2 个原发恶性肿瘤发生率更高（9% ～ 27%，平均为 15%）。

三、诊　　断

前上纵隔肿瘤中，约 50% 为胸腺瘤，25% 为淋巴瘤，其他各种肿瘤占剩余的 25%。上述的其他肿瘤常具有放射学特点，如畸胎瘤。除非存在某些肿瘤的典型症状，如发热、盗汗，或其他胸腺外症状，区分胸腺瘤与淋巴瘤则很困难。在许多情况下，临床诊断胸腺肿瘤就足够了，如某患者合并胸腺副肿瘤综合征，或局限于胸腺区的小肿瘤。需要确切诊断胸腺瘤的目的主要是巨大肿瘤考虑非手术治疗，或术前需要放疗、化疗，或者诊断更可能是淋巴瘤。病理学证实胸腺瘤诊断可经开胸活检获得，成功率为 90%，经皮细针穿刺活检，常需用大口径穿刺针、多次穿刺，其成功率为 60%。最近核素奥曲肽（octreotide）扫描在 17 例胸腺瘤患者取得 100% 准确率。有学者担心针吸活检胸腺瘤可能造成胸膜腔和穿刺部位种植性播散，从而禁止这项检查，但这种说法缺乏确切证据，至今尚未发现有关穿刺针道或活检部位播散报道，但是却有 3 例报道开胸切口肿瘤复发。一个大组 136 例报道多因素分析表明，切除前活检有更好的生存率。担心胸膜腔种植主要基于观察到切除胸腺瘤后，整个壁胸膜呈结节状复发。这种播散方式是胸腺瘤本身的特点，与手术操作方式无关。约 68% 的晚期胸腺瘤患者常见胸膜转移结节，他们从来未进行过活检。许多大的医疗中心具有丰富经验，对于可疑巨大胸腺瘤，术前常规获取病理活检。

四、治　　疗

1. 外科　90% ～ 95% 的胸腺瘤为局限性肿瘤，手术切除是主要治疗方式。横跨几十年超过 100 例的大组结果，手术死亡率平均为 2.5%（0.7% ～ 4.9%）。在超过 50 例的报道中，I 期胸腺瘤均可以达到 100% 肉眼和显微镜下完全切除，其他分期的胸腺瘤切除率变异较大，Ⅱ期切除率平均为85%（43%～100%），Ⅲ期切除率平均为47%（0～89%），Ⅳ期切除率平均为26%（0～78%）。其反映出外科医师是否愿意进行更广泛的肿瘤切除手术（如上腔静脉切除）。扩大彻底切除是最有效的治疗方法，完全切除是最重要的预后因素。

2. 生存率 切除后总的5年生存率良好，即使是Ⅲ期、Ⅳ期胸腺瘤（表13-9-2）。报道的Ⅰ期、Ⅱ期、Ⅲ期、Ⅳ期胸腺瘤15年总的生存率分别为78%、73%、30%、8%。尽管精心选择，并不是所有的Ⅲ期、Ⅳ期胸腺瘤都能获得完全切除。在超过100例外科切除组报道中，平均38%（19%～58%）死亡与胸腺瘤有关，9%（2%～19%）死于术后并发症，22%（16%～27%）死亡与MG有关，9%（2%～19%）与其他自身免疫性疾病有关，29%（8%～47%）死于其他无关原因（包括其他恶性肿瘤）。

无瘤生存率可能更好地反映外科手术治疗效果，超过100例的研究发现对于Ⅰ期、Ⅱ期、Ⅲ期和Ⅳ期胸腺瘤术后10年平均无瘤生存活分别为92%、87%、60%和35%。判断切除后最好的指标是肿瘤复发率（表13-9-3）。Ⅳ期胸腺瘤复发率变化较大，反映出病例选择及报道的组内Ⅳ期病例较少。一般来说，报道的肿瘤复发主要是手术时肉眼所见的肿瘤被切除，不是显微镜下肿瘤切除干净。

肿瘤复发平均时间约为5年（3～7年），也有报道切除后32年后肿瘤复发。Ⅰ期胸腺瘤切除后复发平均为10年，Ⅱ期、Ⅲ期和Ⅳ期切除后复发为3年。超过100例的报道显示所有复发中，81%为局部复发，9%为远处转移，11%既有局部复发又有远处转移。在肿瘤复发患者，胸膜腔或肺受累占58%（最多见壁胸膜下1个结节），心包或纵隔为41%，骨为10%，肝为8%。

表 13-9-2 胸腺瘤患者整体生存率 [a]

研究者	病例数	完全切除率（%）	5年生存率（%）				10年生存率（%）			
			Ⅰ期	Ⅱ期	Ⅲ期	Ⅳ期	Ⅰ期	Ⅱ期	Ⅲ期	Ⅳ期
Kondo[b]	924	92	100	98	89	71	100	98	78	47
Regnard	307	85	89	87	68	66	80	78	47	30
Maggi	241	88	89	71	72	59	87	60	64	40
Verly	200	—	85	60	33	—	80	42	23	—
Nakahara[b]	141	80	100	92	88	47[c]	100	84	77	47[c]
Wilkins	136	68	84	66	63	40	75	50	44	40
Blumberg	118	73	95	70	50	100	86	54	26[d]	—
Quintanilla	116	94	100	100	70	70[e]	100	100	60	0[e]
Pan[b]	112	80	94	85	63	41	87	69	58	22
Elert	102	—	83	90	46	—	—	—	—	—
平均[f]			92	82	68	61	88	70	57	38

a 标准，Masaoka 分期≥100例；b 不包括胸腺癌；c Ⅳ A+Ⅳ B；d 生存9年；e <5例；f 括号内除外。

表 13-9-3 胸腺瘤复发率 [a]

研究者	病例数	完全切除率（%）	接受治疗（%）		复发率（%）			
			化疗	放疗	Ⅰ期	Ⅱ期	Ⅲ期	Ⅳ期 [a]
Kondo[b]	862	100	12[c]	32[c]	1	4	28	34[d]
Regnard	307	85	极少	半数	4	7	16	58
Maggi	241	88	7	12	2	13	30	25
Verley	200	—	少	大多数	6	36	38	—

续表

研究者	病例数	完全切除率（%）	接受治疗（%）		复发率（%）			
			化疗	放疗	I 期	II 期	III 期	IV 期 [a]
Cowen[be]	149	42	100	50	（0）[f]	7	23	25
Wilkin	136	68	7	37	8	10	24	（0）[f]
Monden[b]	127	80	—	74	3	13	27	54
Blumberg	118	73	32	58	4	21	47	80
Ruffini	114	100	—	25	5	10	30	33
Quintanilla	105	100	0	24	0	13[g]	13	（0）[f]
平均[h]					4	14	26	46

a ＞ 100 例有 Masaoka 分期；b 除外胸腺癌；c 估计值，未报告结果；d IVA+ IVB；e 仅纵隔复发者除外；f ＜ 5 例；g 19% 和 6% II A+ II B；h 括号内除外。

3. 肿瘤大部分切除 大家都很清楚，应尽一切努力做到完全切除，但是争论在于，肿瘤不能完全切除时，肿瘤大部分切除（减瘤术）对患者是否有益。某些学者提出，对不能切除的病例，部分切除较单纯活检为患者提供更好生活质量。一般来说，似乎是这种情况，肿瘤大部分切除 10 年生存率约为 39%，活检为 33%（表 13-9-4）。但多数研究显示这种差别一直很小，只有两组报道有实质性差别。另一大组报道显示肿瘤大部切除与单纯活检的 5 年生存率有明显差别（64% vs 36%），但 10 年生存率基本无区别，提示肿瘤大部分切除的益处仅存在于术后中间阶段。其他学者认为不完全切除与活检的生存率无明显差别。

对于肿瘤部分切除与单纯活检结果进行比较确实有一定困难。原因是其他治疗对结果也有一定影响；手术选择有倾向性；胸腺瘤患者分期存在差别；以及随访时间不同等。此外，在这些研究中，还不清楚有多少复发是限于未完全切除的病例，切除多少肿瘤算是部分切除。关于后面这点，一组 28 例报道显微镜下未完全切除（R1）的复发率低于肉眼未完全切除（R2）的复发率（36% vs 71%），此组所有未完全切除患者均进行辅助放疗。总之，部分切除是否有益尚缺乏足够资料说明，一般来说，生存率差别较小，也可以完全用病例选择偏好来解释。而肿瘤部分切除后仅留下少量残余肿瘤，加上术后放疗，因此可以延长患者生存期。

表 13-9-4　胸腺瘤部分切除后生存率 [a]

作者	例数			10 年生存率（%）			P[b]
	完全切除	部分切除	活检	完全切除	部分切除	活检	
Kondo[cd]	186	50	24	（93）[e]	（64）[e]	（36）[e]	＜ 0.03
Maggi	211	21	9	81	72[f]	27[f]	0.001
Nakahara[d]	113	16	12	（94）[g]	（68）[g]	（0）[g]	＜ 0.01
Blumberg	86	18	14	70	28	24	NS
Mornex[d]	4	31	55	—	43	31	＜ 0.02
Regnard[h]	43	28	12	75	29	35	NS
Gamondes[d]	45	15	5	91	32	53	—
Wang	34	9	18	48	20	20	NS
Kaiser	39	13	7	82	48	44	—
平均[i]				75	39	33	

a ＞ 50 例；b P 值仅为部分切除对活检；c III 期、IV 期胸腺瘤；d 胸腺癌除外；e 5 年生存率；f 8 年生存期；g 无病生存期；h III 期患者；g 括号内值除外。

注：NS. 无意义。

五、影响预后因素

单因素分析发现，分期与预后密切相关（表 13-9-2）。每一大组报道均显示完全切除有明显更好的生存率。最大组之一的材料显示，肿瘤完全切除 10 年生存率，Ⅰ期为 80%，Ⅱ期为 78%，Ⅲ期为 75%，Ⅳ期为 42%。其他组报道Ⅲ期、Ⅳ期胸腺瘤完全切除也获得较好结果。很明显，Ⅲ期胸腺瘤如果能够完全切除，其长期生存率与Ⅰ期胸腺瘤相似。胸腺瘤合并 MG 曾被认为是影响预后的负面因素，但是，大多数组的结果显示合并 MG 是一种负面影响倾向，也许预后结果更好些。进行几个超过 100 例大组影响预后的多因素分析显示，独立预后因素是肿瘤分期和切除完全性，仅极少例外。在最大一组，当把所有变量均包括在模型内，完全切除是唯一有意义的预后影响因素，Masaoka 分期并无独立影响意义。另一大组报道对于整个生存率来说，完全切除而不是分期为预后独立影响因素，分期和未完全切除对于无瘤生存率有明显影响。某些学者提出肿瘤小，年龄 < 30 ~ 40 岁患者预后更好。肿瘤组织学类型一般不是独立的预后影响因素，除少数例外。其他影响因素或发现没有价值，或尚未研究。

六、术后辅助放疗

肿瘤切除后是否进行放疗仍存在争论。有学者推荐肿瘤切除后所有患者均行放疗，其他学者则认为术后放疗仅限于Ⅱ期和Ⅲ期胸腺瘤，或未完全切除的胸腺瘤患者。大多数胸腺瘤复发为局部复发，主要是胸膜和心包种植，这些部位不一定在放射野内。所有强调术后放疗研究均是数十年回顾性分析，非设定计划的连续治疗经验，病例选择也缺乏统一标准。为了将病例选择偏好的影响降至最小，这里分析限于不同分期和完全切除所报道的结果，这两个是最重要的独立预后因素。

表 13-9-5 显示术后放疗与不放疗回顾性比较分析的结果，完全切除的（R0）Ⅰ期胸腺瘤复发率很低，甚至不用放疗，此时放疗不一定正确。对于完全切除的Ⅱ期、Ⅲ期胸腺瘤，放疗的作用尚不清楚。某些组提出Ⅱ期胸腺瘤放疗后复发率似乎更低，但是至今最大一组结果提示并无明显区别，另一大组却发现相反结果。完全切除的Ⅲ期胸腺瘤，有三组报道复发率无区别，而另一组提出辅助放疗后复发率更高。Ⅱ期和Ⅲ期完全切除胸腺瘤的研究报道提出，术后放疗虽有降低复发的倾向，但无意义。

表 13-9-5　切除和放疗后复发率[a]

作者	完全切除率（%）	复发率（%）						P	
		Ⅰ期		Ⅱ期		Ⅲ期		Ⅱ期	Ⅲ期
		观察	放疗	观察	放疗	观察	放疗		
Kondo[b]	100	—	—	4	5	26	23	NS	NS
Ruffini	100	5	0	4	31	16	64	0.02	0.02
Regnard	100	—	（22）[c]	（13）[c]	—[c]	—[c]	—	NS[c]	—
Haniuda[b]	100	0	（0）[d]	24	19	25	25		
Monden[b]	100	8	0	29	8	—	—		
Curran[b]	100	0	（0）[d]	—[c]	—[c]	（42）[c]	（0）[c]	—	NS
Blumberg	100	—	—	—	—	52	48	NS	NS
平均[e]		3	0	15	16	30	44		

a ＞ 50 例有分期并完全切除；b 除外胸腺癌；c Ⅱ期＋Ⅲ期；d ＜ 5 例；e 括号内数除外。

注：NS. 无意义。

对于未完全切除的胸腺瘤，有 2 个报道提出辅助放疗有价值，2 个报道的病例数量不多，病例也有明显选择性。第 3 个报道包括了 R0（完全切除）及 R1 和 R2（显微镜下或肉眼未完全切除）的Ⅲ期胸腺瘤，术后放疗可降低术后复发率，放疗和不放疗复发率为 24%、40%。不完全切除的Ⅳ期胸腺瘤放疗也可降低复发率，放疗与不放疗的复发率为44%、75%（13例患者）。对于Ⅲ期大部分切除的胸腺瘤（26例），放疗可以降低纵隔复发率，5年实际生存率为21%（不放疗）、100%（放疗）。在未完全切除肉眼可见残余肿瘤病例，经放疗后纵隔复发率很低，支持不完全切除病例应予以放疗的观点，放疗与不放疗纵隔复发率为16%、21%。

总之，术后放疗的价值一直未能有效地确定，对于Ⅰ期胸腺瘤的作用充其量也就是边缘状态。在回顾性分析研究中，由于矛盾的结果和有选择地进行放疗，完全切除的Ⅱ期、Ⅲ期胸腺瘤放疗的作用并不清楚，但是，不完全切除的胸腺瘤患者术后辅助放疗确实减少了肿瘤复发。

七、化 疗

胸腺瘤对化疗有确定敏感性，2/3的病例有客观反应率（10%～100%），1/3的病例有完全反应率（0～43%），研究结果差距如此之大的原因不清楚。各种化疗药均已应用，因研究的样本较小（11～37例），对以铂类化疗药为基础的各种方案，未能做出有意义的比较。只有几例胸腺癌包括在研究中。在这些研究中，中期反应时间变异很大，12～93个月，为什么是这种情况呢？原因不明。

化疗药对患者生存期影响很难评估。一项回顾性分析报道包括90例Ⅲ期和Ⅳ期胸腺瘤，部分切除（34%）或仅行探查（61%）经放疗后，化疗明显减少了肿瘤到肺、胸膜或远处部位转移率（17% vs 38%，$P < 0.05$）。化疗也提供给这些病例更好的无瘤生存期，5年生存率55%比32%，10年生存率41%比24%，但无统计学意义。在更小样本研究中，19例未能切除的Ⅲ期胸腺瘤，

无论化疗与否，5年生存率为56%和58%，无明显区别。对于化疗耐药患者，生长抑素类似物（奥曲肽）和泼尼松显示了新的治疗途径。

尽管各种化疗方案对胸腺瘤均显示出一定效果，但是理想的化疗方案或满意的治疗结果均尚未获得。

八、术前放疗

对已侵犯周围脏器的胸腺瘤，有限病例进行了术前放疗，已报道能够完全切除病例为53%、59%和75%，这一结果与Ⅲ期胸腺瘤单纯手术平均切除率50%相近。在两组（19例和12例）局部晚期胸腺瘤进行术前放疗，生存期没有明显提高，10年生存率为44%、48%。Ⅲ期胸腺瘤术前放疗与不放疗，生存期也无明显改善。

九、多种治疗

研究表明，对Ⅲ期、Ⅳ期胸腺瘤，采用多种方法联合治疗，即术前化疗、手术、术后化疗或放疗，能够提高手术切除率，延长生存期（表13-9-6）。表13-9-6中研究显示胸腺瘤对化疗有确定敏感性，客观反应率为90%，完全反应率为23%，病理反应率为21%。单独切除率研究报道显示，Ⅲ期、Ⅳ期胸腺瘤切除率分别为50%和25%，综合治疗后完全切除率提高到72%。对于单纯外科切除的Ⅲ期、Ⅳ期胸腺瘤，5年生存率分别为65%和62%，综合治疗后5年生存率也有提高，平均为78%。对于不能切除的胸腺瘤，什么是最好的治疗方法，尚缺乏结论性意见，原因是资料零散，非对照性研究。总体来说，约1/3仅进行活检的胸腺瘤患者也可生存10年（表13-9-4）。

表 13-9-6 术前化疗及外科切除结果 [a]

作者	病例数	术前化疗	辅助治疗	反应率（%）	完全切除率（%）	病理反应率（%）	5年生存率（%）
Venuta[b]	25[c]	PEEPi×3	放疗/化疗	—	80	4	80[d]
Kim[b]	22	CAPPr×3	化疗/放疗	77	82	18[e]	95
Rea[b]	16	CAPV×3	化疗或放疗	100	69	31	57
Macchiarini[b]	7	PEEPi×3	放疗	100	57	29	—
平均				92	72	21	78

a ＞5例有术前化疗；b 除外胸腺癌；c 21/25术前化疗；d Ⅲ期为92%，ⅣA期为68%。

注：CAPPr. 环磷酰胺、多柔比星、顺铂、泼尼松；CAPV. 环磷酰胺、多柔比星、顺铂、长春新碱；PEEPi. 顺铂、鬼臼碱、表柔比星

十、特殊治疗问题

1.复发　对于复发性胸腺瘤，几位学者推荐积极治疗，其中，1/2～1/3 的复发性肿瘤可以手术摘除，再次手术完全切除率达 62%（45%～71%），完全切除后 10 年生存率达 53%～72%，再次未完全切除者 10 年生存率仅 0～11%。有两组报道第 1 次复发完全切除后，16%～25% 的胸腺瘤出现第 2 次复发（在第 1 次复发后随诊平均 4 年和 5 年）。复发肿瘤的其他治疗有化疗或放疗，应用各种治疗 5 年生存率为 25%～50%，但是长期生活质量很差。

2.分化较好的胸腺癌　生存率变化较大，5 年生存率为 60%～80%，平均为 75%。10 年生存率为 30%～78%，平均为 61%。诊断时 58%～83%，平均 73% 的患者为Ⅲ期或Ⅳ期胸腺瘤。对这些患者处理主要是手术切除，约 2/3 的病例能获得完全切除。但是报道未提及有关放疗或化疗对肿瘤的作用。

3.胸腺癌　50%～95% 的胸腺癌患者就诊时已处于晚期阶段，即Ⅲ期或Ⅳ期胸腺癌。大多数胸腺癌是鳞癌（42%），或者是淋巴上皮样胸腺癌（32%）。有学者将胸腺癌划分为高分化癌，如鳞癌、黏液表皮样癌、基底细胞癌，以及低分化癌，如淋巴上皮样癌、未分化癌、小细胞癌、肉瘤样癌和透明细胞癌。胸腺癌预后一般很差，中期生存期约为 2 年，5 年平均生存率为 40%，10 年生存率为 33%。胸腺癌主要治疗是手术切除，但是全部患者仅 1/3 能够完全切除。复习报道提示，分化高的胸腺癌预后明显优于分化低者，如鳞癌 5 年生存率为 57%，淋巴上皮样癌 5 年生存率仅为 13%。总体说来，3/4 的病例可复发，约 50% 的病例出现远处转移。未切除或部分切除的胸腺癌，中位生存期为 12～36 个月。有限病例试行了各种方案化疗，总的反应率为 20%～60%。一组随访 1～10 年研究结果显示，放疗的部分反应率为 86%，放疗有反应患者肿瘤局部控制率为 83%。

4.胸腺类癌　临床少见，文献报道仅有 150～200 例，各年龄组均可发病，男性多见，男女发病比例为 3∶1。约 25% 的患者因库欣综合征就医。在多发性内分泌肿瘤Ⅰ型综合征中，约 15% 合并胸腺类癌。胸腺类癌患者尚未见 MG 或其他胸腺瘤合并症的报道，但是偶尔合并其他副肿瘤综合征，2 例表现有类癌综合征。72% 胸腺类癌为中分化型，与肺内不典型类癌相似，其余或为低分化癌，类似于肺小细胞癌，或为更少见的高分化癌，类似于典型支气管类癌。

约半数胸腺类癌患者有淋巴结转移，但是这并不预示着预后不良。即使肿瘤完全切除，多数患者还可以出现远处转移。胸腺类癌常见局部复发，无病间期较短，一般为 1～2 年。然而中位生存期相当不错。在一组 81 例患者中，完全切除的胸腺类癌（53 例），5 年生存率为 77%，10 年生存率为 30%。部分切除者（12 例）的 5 年生存率和 10 年生存率分别是 65% 和 19%，未切除者（16 例）分别为 28% 和 0。此结果被另一组 50 例研究证实，5 年生存率和 10 年生存率分别是 28% 和 10%。另一组 41 例报道结果更好，10 年生存率为 75%，而且各分期的胸腺类癌生存期无明显区别。多因素分析显示只有未切除和晚期胸腺类癌患者生存期较短，性别、年龄、库欣综合征、化疗、放疗及复发对于预后均无明显影响。例数更少组的报道，组织学分化越高，预后越佳，高分化肿瘤中位生存期为 9～11 年，中分化为 5～7 年，低分化为 1.5～3 年。

十一、结　　论

尽管胸腺瘤病程缓慢，细胞学表现温和，但是所有胸腺瘤都可能表现为恶性行为。针对表现温和胸腺瘤进行的分期及其预后的判断还存在疑问，将胸腺癌和分化较好胸腺癌区分出来则更有实际意义。胸腺瘤合并症引起人们更多兴趣，但是它并不影响胸腺瘤本身的治疗。

怀疑为胸腺瘤而进行肿瘤活检对人体并无损害，每位患者均应进行确定诊断和估计手术完全切除可能性。手术切除一直是胸腺瘤主要治疗方式，肿瘤完全切除是最重要的预后因素，应尽力做到完全切除。肿瘤部分切除（减瘤手术）作用很小甚至毫无价值。胸腺瘤对于化疗或放疗有很高反应率，Ⅱ期或Ⅲ期完全切除的胸腺瘤，术后辅助放疗的作用目前尚不清楚，但是资料显示辅助放疗对肿瘤未完全切除者有益。多种综合治疗，包括术前化疗放疗可以提高Ⅲ期、Ⅳ期胸腺瘤完全切除率。由于能做到手术完全切除，即使晚期肿瘤也可有良好长期的生存率。对这种病例，应当考虑施行多种方法的综合治疗。复发性肿瘤也应尽力做到完全切除，切除了复发肿瘤后患者可以获得更长期生存。

（张志庸）

第十节　胸腺切除治疗重症肌无力

重症肌无力是累及神经肌肉接头、突触后膜乙酰胆碱受体的自身免疫性疾病。由于神经肌肉接头传导的安全系数降低而致骨骼肌容易疲劳和无力，临床表现多样，除横纹肌无力外，尚有内脏表现，从而患者丧失劳动力，甚至死亡。

1672 年，Willis 首先描述了重症肌无力的临床症状。1934 年，Walker 发现箭毒可引起类似重症肌无力的临床症状，从而指出神经肌肉传导障碍是本病的基础。Blalock 在 1936 年成功地为一位重症肌无力患者切除了胸腺瘤。1944 年，他指出切除胸腺对相当数量的病例有良好疗效，这是外科治疗重症肌无力的一个里程碑。1960 年，Simpson 提出重症肌无力可能是一种自身免疫性疾病的假说。近 30 年的临床实践，特别是 1973 年 Partrich 和 Lindstrom 用提纯的乙酰胆碱受体使兔接种免疫，引起实验性过敏性重症肌无力，并在血清中发现抗乙酰胆碱受体的抗体，充分说明这个假说的正确性。

一、病理生理

（一）抗体发现

采用放射免疫试验，在 85% ～ 90% 的重症肌无力患者血清中可测出乙酰胆碱受体抗体，他们多数属于免疫蛋白 IgG 类。抗体阴性的患者属于轻型或局限性肌无力。抗体有众多的异型，不同的抗体结合于受体的不同部位，但至今的技术水平尚难以分辨出抗体的亚类。大部分抗体结合于终板抗体 a 组的主要免疫区。因此，重症肌无力更多是一种突触后的疾病。

（二）神经肌肉接头处改变

正常状态下，只有 25% ～ 30% 的终板受体参与神经肌肉传导，其余 70% ～ 75% 的受体组成"安全系数"备用。重症肌无力患者有功能的受体减少，因而"安全系数"降低，其原因是功能性阻滞，受体退化率增加，或者由于突触后膜补体介导的溶解。电子显微镜发现，神经肌肉接头处的突触后膜稀疏，接头褶变浅，有明显简化的几何学改变。

最近发现，在正常神经支配的神经肌肉接头处，乙酰胆碱受体由亚类组成，其有显著不同的更新率。大部分神经肌肉接头处的受体较稳定，半衰期超过 12 天，其他的约占 20%，为快速更新，半衰期只有 1 天。有学者认为，快速更新的受体可能是稳定受体的"先辈"。重症肌无力患者的抗体结合受体后，受体数量减少，不仅直接攻击稳定的受体，而且耗尽快速更新的受体。当抗体在血液置换时被清洗掉，患者机体为迅速达到临床康复，很快就会合成快速更新的受体。

（三）电生理改变

早期采用单根微电极研究发现，患者的微小终板电位频率正常，但其振幅降低，由此认为神经肌肉传导障碍降低突触后反应，而乙酰胆碱在突触前的合成、集中和释放均正常。患者大部分电位都在临界值以下，不能触发活动电位，仅少部分勉强达到临界值。重复刺激神经只引起较小的肌肉活动电位，说明对神经肌肉传导的阻滞在不断增加。

最常使用诊断神经肌肉传导的电生理检查方法是重复刺激一根运动神经，同时记录刺激后相应肌肉活动电位。重症肌无力的神经传导速度正常，开始时复激肌肉活动电位的振幅正常（即使平均值较正常的平均值稍低），以 1 ～ 5 次/秒的频率重复刺激将出现递减反应，此现象随着频率增加而增加。

（四）胸腺异常

重症肌无力除累及横纹肌外，患者的胸腺也有病理改变，即 80% 重症肌无力患者的胸腺有病变。胸腺异常存在两种形式：10% ～ 30% 重症肌无力和异常胸腺者表现为肉眼或显微镜下见胸腺瘤，其余重症肌无力和胸腺异常者存在胸腺淋巴滤泡增生。胸腺瘤多为良性，有包膜、钙化或囊性变，一般由上皮细胞和淋巴细胞组成。恶性胸腺瘤主要依肉眼判断肿瘤是否累及周围组织，如胸膜或心包。胸腺瘤多发生在 30 岁以上的重症肌无力患者，男性稍多。儿童和青少年重症肌无力患者多为胸腺增生，罕见胸腺瘤。

大多数年轻重症肌无力的患者，胸腺瘤有皮质淋巴增生和髓质淋巴增生，牛发中心的数目可能增加，但这并非重症肌无力患者所特有，尚不能判断生发中心的数目是否与病程、严重程度及对治疗的反应有关。胸腺的 T 细胞数量及其亚类一般正常，但 B 细胞增多。55 岁以后，晚期发作的重症肌无力患者，其胸腺萎缩，但仍拥有免疫活性，在前纵隔的脂肪组织内仍可发现胸腺细胞。

二、发病机制

自 1960 年提出重症肌无力是一种自身免疫性疾病以来，α 金环蛇毒素结合的研究发现，乙酰胆碱受体数量的减少伴随微小终板电位波幅降低和病情加重。在 90% 重症肌无力患者血清中能检测出独特的抗乙酰胆碱受体抗体，因而此抗体在重症肌无力发病机制的作用受到关注，从而设想此抗体使有功能的乙酰胆碱受体减少，从而损害神经肌肉传导。其机制如下：①加速突触后膜乙酰胆碱受体退化。②调整和加速受体和抗体复合物细胞内的退化。③减少乙酰胆碱合成。④与受体结合后，占领空间，妨碍受体与乙酰胆碱结合，加速受体的降解和破坏；通过调理素的作用，选择性地破坏具有受体的突触后膜。此外，实验性研究还发现，此抗体在重症肌无力发病机制中发挥作用：①重症肌无力患者血清中存在一种能降低体外培养的肌细胞乙酰胆碱受体敏感度的休液因子，应用离子交换色层分析法证明此因子为 IgG；②将患者血清中的 IgG 注入实验动物，可使其微小终板电位波幅降低，神经肌肉接头处乙酰胆碱受体数目减少；③将患者血清注入啮齿动物，重症肌无力可被动地转移，实验性重症肌无力还能从一只动物转移给另一只动物。上述事例说明，抗体对受体有破坏作用，在发病机制中它有重要意义。但也有些研究发现，患者胸腺切除后，血

清抗体的滴度从未转至阴性；血清置换后，血清抗体滴度短暂下降，而临床症状缓解可持续数周或数月。因此认为，血清中抗体滴度与临床症状并无直接关系，抗体滴度水平并不反映抗体在神经肌肉接头处的活性。

补体也可能在重症肌无力发病机制中起作用。1977 年，Engel 展示 IgG 和 C3 补体沉积在突触后膜，在乙酰胆碱受体分布的节段和突触间隙退化接合褶的碎片上，这可能是抗体与受体结合后激活了补体，破坏了突触后膜，进一步发展到突触后膜由补体介导溶解。

最近，Sahashi 采用免疫过氧化物酶的方法，展示 C9 出现在突触后接合褶和突触间隙，类似 C3 补体分布区激活了 C9 补体，导致不可逆的膜破坏，这一结论支持补体介导和溶解在重症肌无力膜破坏机制中的作用。这一过程不同于其他情况，如杜兴氏脊髓性肌萎缩，它的接合褶被破坏，并没有 IgG 和 C9 补体参加。最近有资料指出，胸腺可能激活补体的替代途径并加速反应过程，抗体也可能引起补体介导的溶解。

体液免疫机制很重要，但在重症肌无力发病机制中仍不能排除细胞介导的免疫机制。实验性研究显示，后期发作的患者周围循环血液的 T 细胞减少，减少的主要 T 细胞亚类是 3AI 和 OKT4。切除胸腺后，这些变化恢复正常。当周围循环血液与胸腺的淋巴细胞接触后可以提纯出乙酰胆碱受体抗原，并出现积聚在横纹肌内变异的淋巴细胞。实验发现过敏性重症肌无力急性期动物的神经肌肉接头处有严重的淋巴细胞浸润。从电鳗提取的乙酰胆碱受体和重症肌无力患者胸腺提取的乙酰胆碱受体，对患者周围血液淋巴细胞均有刺激作用。提示患者周围血液内淋巴细胞曾被乙酰胆碱受体致敏过。重症肌无力患者胸腺和周围血液的淋巴细胞对体外培养的肌细胞有细胞毒性作用，直接破坏突触后膜。上述结果表明细胞免疫在发病机制中可能起一定作用。

重症肌无力的免疫学病因尚无定论，自身免疫性疾病多在遗传的基础上发生。多数学者认为遗传可能为其内因，外因与胸腺的慢性病毒感染有关。具有 HLA、A1、A8、B8、B12、DW3 的重症肌无力患者多为女性，青年发病，存在胸腺增生，无肿瘤，乙酰胆碱受体抗体检出率低，用抗

胆碱酯酶药治疗无效，早期切除胸腺疗效较好。具有 HLA、A2、A3 的重症肌无力患者多为男性，40 岁以后发病，多合并胸腺瘤，乙酰胆碱受体抗体检出率高，提示遗传因素具有重要作用。胸腺因素也不容忽视。20 世纪初即清楚了胸腺与重症肌无力的关系，近 50 年胸腺切除治疗结果说明胸腺因素在发病机制中起重要作用。免疫系统和神经系统均广泛地分布于全身各器官，成人免疫系统重约 2 磅（1 磅 =0.45kg），它由干细胞中数以兆计的淋巴细胞组成。这些细胞在胸腺中加工成 T 淋巴细胞，其功能是负责细胞免疫，还可分化成 B 淋巴细胞，其产生抗体负责体液免疫。体液免疫依靠 B 淋巴细胞变成浆细胞并产生抗体的免疫球蛋白。抗体的生产由 T 淋巴细胞的两种亚类，即辅助细胞和抑制细胞进行调节。其他 T 淋巴细胞变成致敏细胞，能杀死与宿主免疫功能不同的任何细胞，如癌细胞和移植细胞。由此可见，胸腺在体液免疫和细胞免疫方面都具有重大作用（图 13-10-1）。

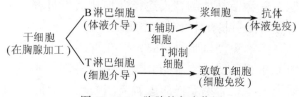

图 13-10-1　胸腺的免疫作用

正常情况下，对来源于内部的抗原，由于胸腺 T 抑制细胞过多而抑制抗体产生，不产生自身免疫，如果 B 淋巴细胞异常，不管辅助细胞和抑制细胞的状况如何，都会产生大量抗体，从而引起自身免疫性疾病。

胸腺的慢性、持续性病毒感染（胸腺炎），使其上皮细胞变成具有新抗原性的肌样细胞，它们与胚胎肌细胞很相似，是成熟淋巴细胞的前辈，胸腺 B 淋巴细胞增多并出现变异，导致产生大量自身抗体。这些肌样细胞具有乙酰胆碱受体，其抗原性与横纹肌细胞的乙酰胆碱受体有交叉，即由胸腺肌样细胞新抗原产生的大量抗体，对抗横纹肌细胞神经肌肉接头处的乙酰胆碱受体，于是发生了自身免疫性疾病——重症肌无力。患胸腺炎的胸腺，也能产生一群 T 杀伤细胞，破坏神经肌肉接头，或产生一群 T 辅助细胞，刺激周围循环血液的淋巴细胞，产生乙酰胆碱受体抗体。

胸腺切除后症状缓解的原因，可能是除掉了下列来源：①乙酰胆碱受体抗原；②乙酰胆碱受体抗体的产生；③直接攻击神经肌肉接头处已致敏的 T 杀伤细胞；④促使周围淋巴细胞产生抗体——已致敏的 T 辅助细胞；⑤激活补体途径导致补体介导溶解的胸腺因素。也有些重症肌无力病例切除胸腺无效，可能原因：①切除不完全；②神经肌肉接头处的损伤已不可逆转；③胸腺外，位于脾或周围淋巴结的淋巴细胞群仍具有类胸腺作用；④长期存活的周围 T 淋巴细胞仍有活性；⑤异源性疾病机制，每个患者对胸腺影响的反应不同。

三、重症肌无力的自然经过

患病的初始 3 年多可决定病变范围、严重程度及预后。约 14% 的病例只局限于眼外肌群，其余 86% 的病例在患病 1 年内变为全身型。肌无力的严重程度取决于：①神经肌肉传导的安全系数；②肌肉快速再合成乙酰胆碱受体能力、受体缺陷的代偿能力；③不同肌肉甚至不同患者，乙酰胆碱受体并不相同。危象多发于病程早期，发病后 2 年内发生率较高，男性肌无力发生率约为 31%，高于女性患者的 10%。危象死亡率约为 40%。胆碱危象发生率约为 2%，男性病死率高于女性，青年人病死率较低。约 11% 的原发眼肌型病例可完全自行缓解。青年发病的临床过程较壮年波动大，可以长期缓解，或已无症状又突然加剧。有些病例变为慢性迁延性，可长达 25 年表现为顽固性肌无力，久治不愈。

四、临床表现

重症肌无力在普通人群中发病率为 1/2 万～ 1/3 万，可发生于任何年龄，以青年女性和老年男性居多。发病第一高峰为 20 岁，第二高峰为 50 岁，男女比例为 1：2，青年患者中此比例达 1：4。主要症状为横纹肌无力、疲乏，晨重暮轻，活动后加重、休息后减轻。肌无力发作，每天甚至每小时均有起伏。肌无力可逐渐缓慢发生或迅速发作，可完全恢复或部分恢复。首发症状多为单纯眼外肌麻痹，也有单纯肢体、延髓肌或颈肌无力者。56% ～ 60% 重症肌无力患者眼外肌受累。90% 的患者均有眼肌无力症状，表现为上眼睑下垂、复视，在检查过程中眼睑下垂起伏不定。Cogan征（向上凝视后，上睑提肌下垂）阳性。随着眼肌受累，环眼肌也显得无力，其他脑神经受到影响，可引起吞咽困难及呼吸困难等潜在的致死性并发症。后期发作的患者常影响咀嚼，不能吞咽，靠鼻饲喂养，舌不能伸出口外，肌挛缩，表面形成不典型的三条沟。此外，患者还可有构音障碍、声音低、鼻音重，面肌无力，呈苦笑面容，颈部伸肌无力迫使患者以双手支撑其头颅。80%以上患者在眼肌受损1年内发展为全身型肌无力。四肢肌肉无力多为对称性，近端肌群较远端重，上臂较下肢重。个别患者有单条肌肉不对称的肌无力症状。深腱反射存在，但重复刺激时可暂时消失。患者常主诉非特异性感觉，但检查正常。自主神经系统改变表现为瞳孔改变、膀胱无力和多汗，但上述症状不常见，仅偶尔发生。伴随锥体束征时，表现为四肢腱反射亢进，可引出病理反射。精神压力、情绪波动、运动后、过敏接种或妊娠，均可使症状突然发作或逐渐加重。麻醉或使用肌松剂后，重症肌无力表现为顽固性肌无力。

根据病情轻重分型，如下所示，此为改良的Osserman分型。

Ⅰ型：只有眼肌的症状和体征，无死亡。

ⅡA型：轻度全身肌无力，发作慢，常累及眼肌，逐渐影响骨骼肌及延髓肌。无呼吸困难，对药物反应好，病死率低。

ⅡB型：中度全身肌无力，累及延髓肌，呼吸尚好，对药物反应差。活动受限，病死率低。

Ⅲ型：急性暴发性发作，早期累及呼吸肌，延髓肌和骨骼肌受损严重，胸腺瘤发生率最高。活动受限，对药物治疗疗效差，但病死率低。

Ⅳ型：后期严重的全身型重症肌无力。最少在Ⅰ型或Ⅱ型症状出现后2年才达到此程度，可逐渐加重或突发。胸腺瘤发生率占第2位。其对药物反应差，预后不佳。

重症肌无力在各种年龄的临床症状各异。

（一）暂时性新生儿重症肌无力

12%～20%重症肌无力女性患者分娩的新生儿患重症肌无力，通常出生时即有体征，偶尔拖延12～18小时，常合并吸吮困难和下咽困难，哭声无力，呼吸困难需要辅助呼吸，患婴眼睑下垂、面肌无力、表情差。主要原因是母亲的乙酰胆碱受体抗体通过胎盘进入胎儿血液中。抗体在胎儿血液中不断被降解、破坏后，临床症状也相应好转，此型称为暂时性重症肌无力。症状多在3周内自然消失，可以逐步减少药物用量或停药，无复发危险。对危重患婴应立即给予治疗，根据病情口服新斯的明1～5mg，并维持其呼吸功能及营养支持。

（二）先天性重症肌无力

先天性重症肌无力指正常母亲生产的婴儿患重症肌无力，家族中常有重症肌无力患者。42%病例于2岁前，66%于20岁以前发病。患儿血液中不存在乙酰胆碱受体抗体，其发病机制与遗传有关。突触后膜结构发生畸形，几乎完全缺乏有功能的接头褶，微小结构减少，终板乙酰胆碱受体不足。此型与暂时性新生儿重症肌无力不同，症状为持续性，不能完全缓解。症状多在出生后不久出现，眼外肌受累明显，常可累及面部肌肉而影响摄食。全身肌无力少见。

（三）家族性婴儿型重症肌无力

家族性婴儿型重症肌无力指正常母亲生产的婴儿患重症肌无力，家族中有其他重症肌无力患者，如兄弟或姐妹，为常染色体隐性遗传。出生时患儿有严重呼吸困难和摄食困难，尤以呼吸暂停为特点，以此而与前两型区别，婴儿常因呼吸衰竭死亡。症状多在2岁内发作，有自然缓解倾向，随年龄增长而病情好转，但也可因感染再次发作引起窒息致死。胆碱酯酶抑制剂治疗有效，应尽早确诊。

（四）胆碱酯酶缺乏

此型重症肌无力由终板亚神经结构缺乏乙酰胆碱酯酶所致，发生于儿童，累及眼肌和脑神经区第Ⅸ～Ⅻ对脑神经支配的肌肉。躯干肌肉也受累，肢体近端较远端重。依酚氯铵试验阴性，胆碱酯酶抑制剂或增加乙酰胆碱释放的药物治疗无效，泼尼松治疗效果明显。

（五）青少年重症肌无力

全部肌无力患者中，4%在10岁前发病，24%

在 20 岁前发作，女性多发（女男比例为 4 ：1）。此型与婴儿相反，遗传因素影响相对小，发病过程中起主要作用的是免疫机制。病情进展慢，有明显起伏。合并胸腺瘤者少见。

（六）成人重症肌无力

70% 的成人重症肌无力患者有胸腺增生，年轻人多见。10%～15% 的病例合并胸腺瘤，老年人较多见。男性较女性患者发病快、缓解率低、病死率高。临床过程有明显加剧期和缓解期。3/4 眼肌受累的患者在第 1～3 年发展为全身型肌无力，甚至咽喉肌受损，严重时不同肌群受累而出现不对称组合症状。生存者大部分为慢性迁延性，发作次数减少，症状逐渐减轻。

（七）鉴别诊断

肌无力综合征（Lambert-Eaton 综合征），又称"假性肌无力"，是获得性运动神经末梢疾病，由乙酰胆碱释放量减少所致。典型患者是 50～70 岁男性，主诉肢体带状肌群无力，主要是上肢，而下肢、眼肌或延髓肌受累较轻或不被累及，深腱反射倾向于减弱或正常。此病常被误诊为重症肌无力，重症肌无力多为肿瘤合并症，又称"副肿瘤综合征"，特别是小细胞肺癌，肌无力症状常先于肿瘤出现。

肌无力综合征有自身免疫的基础，致病的 IgG 抗体与突触前主要负责释放乙酰胆碱的钙离子系统有交叉反应。在患病的神经终板，乙酰胆碱含量和乙酰转移酶活性正常，说明乙酰胆碱的合成和聚集正常，而缺陷是小囊泡释放受损，减少了乙酰胆碱释放量，从而造成此疾病的发生。在胆碱能自行调节的部位，乙酰胆碱释放量减少，继发出现家族性自主神经功能异常，表现为口干、眼肌损伤、眼球对不同距离的调节能力受损、排尿困难和便秘。肌无力综合征的典型肌电图呈递减现象。与重症肌无力相反，增加运动量和痉挛性刺激反而可减轻症状。患者通常因面部肌无力而呈苦笑面容，但肌力相对较好。重症肌无力患者面部变化不重，但肌无力明显。抗乙酰胆碱酯酶治疗肌无力综合征，疗效不佳，3, 4- 二氨基吡啶可增加递质释放，对抗神经肌肉和自身免疫的神经系统疾病有效。此外，增加突触前神经末梢

释放乙酰胆碱的药物，如钙可能有效。重症肌无力患者对非去极化肌松剂敏感，对去极化肌松剂耐药。肌无力综合征患者对上述两种肌松剂均敏感。诊断肌无力综合征时，应进行胸部 CT 检查，必要时做支气管镜或纵隔镜检查，怀疑肺癌时应开胸探查以取得病理学诊断。

癔症、甲状腺疾病、神经肌肉疾病和其他肌无力的症状，有时被误诊为重症肌无力，但依酚氯铵试验、单根纤维肌电图、抗体水平的测定均可有助于鉴别这些疾病。

（八）合并症

重症肌无力可合并其他疾病，如类风湿关节炎、系统性红斑狼疮、多发性肌炎、干燥综合征、溃疡性结肠炎等自身免疫性疾病，也可合并维生素 B_{12} 缺乏病、甲状腺疾病、糖尿病、甲状旁腺疾病、肾上腺疾病和白斑等。它被认为是多腺体功能不全综合征的一部分，可能存在遗传因素。基于这些疾病与组织相容性抗原相关，特别是 HLA-AI、HLA-B8、HLA-DW3 是自身免疫性疾病的危险因素，在某一患者，一次特殊的接触即可引起不正常反应。基于研究单卵双生同胞的资料，发现只有其中一位婴儿患重症肌无力，才得出这个推论。

5% 的重症肌无力患者有甲状腺功能低下。有时难以区分是重症肌无力的症状还是甲状腺疾病的症状，因为两者均可引起近端肢体无力和眼病。甲状腺疾病是内分泌性疾病，而重症肌无力更多的是免疫性疾病或遗传性疾病。所有甲状腺疾病，包括甲状腺肿、黏液性水肿、Graves 病和桥本甲状腺炎都可合并重症肌无力。

五、诊　　断

（一）药物检查

胆碱酯酶抑制剂的作用机制为阻滞乙酰胆碱在突触裂水解，延长乙酰胆碱的作用及增强乙酰胆碱和突触后乙酰胆碱受体间相互作用能力，升高微小终板电位，增加神经肌肉传导的安全系数。这些药物可以缓解或减轻重症肌无力的临床症状和电生理异常。最常用的胆碱酯酶抑制剂是依酚氯铵，它的作用短暂，对 95% 的重症肌无力病例有效。依酚氯铵反应阳性即可确诊，个别病例反

应阴性也不能排除重症肌无力诊断。建议傍晚或运动后肌无力症状最严重时做此检查，效果最佳。眼肌型对此药最不敏感，因此对于局限性眼肌型重症肌无力难以做出诊断。

静脉注射 2 ~ 10mg 依酚氯铵，初始量 2mg 做敏感试验，用于正在服用胆碱酯酶抑制剂的患者，可以避免出现胆碱能肌无力症状。进行此项检查，应做过敏反应和呼吸系统并发症紧急处理的准备。阳性反应一般出现在 30 ~ 60 秒，持续 1 ~ 5 分钟。一般采用三联盲测法，应用生理盐水和烟碱酸进行对照。依酚氯铵可引起轻度头痛、发热感、流泪和颜面潮红，医师应会辨别这些反应。烟碱酸也会出现上述症状，但不影响神经肌肉传导，所以是比较理想的对照药。如反应短暂，常规床旁技术不易记录时，可用长效胆碱酯酶抑制剂，其潜伏期和作用期均较长，如新斯的明 1 ~ 5mg 肌内注射，10 ~ 30 分钟可改善症状，持续 4 小时。如反应仍不肯定，可做长期试验，口服胆碱酯酶抑制剂数周。

（二）电生理检查

重症肌无力患者电生理检查表现为微小终板电位振幅降低。Jolly 试验是重复刺激一根神经，正常人可以忍受 40 ~ 50 次 / 秒的刺激。重症肌无力患者 2 ~ 3 次 / 秒的刺激就会导致活动电位不正常递减。国内采用的低频重复电刺激（2 次 / 秒、3 次 / 秒、5 次 / 秒、10 次 / 秒及 20 次 / 秒）有诊断意义。上述试验优点在于简便，但敏感性稍差，约 50% 的重症肌无力患者在发病早期对此检查并无反应。

检查神经肌肉传导较为敏感的方法是单根纤维肌电图检查。利用单根纤维针电极，插入同一运动神经支配的两根肌纤维之间。两个活动电位之间潜伏期以颤抖形式表示。重症肌无力患者神经肌肉传导的形式是颤抖增加，严重病例阻滞 1 个活动电位，2 个活动电位之间的潜伏期很长。重症肌无力患者多组肌肉受累时，95% 的颤抖不正常，颤抖代表微小终板电位振幅功能。这个检查可用于监测重症肌无力患者的临床过程。优点是较敏感，能及早做出诊断，缺点为使用设备昂贵，并需要神经生理学评定。

镫骨反射衰减也被用来诊断重症肌无力，对

眼肌型高度敏感，但全身型重症肌无力反应较差。

（三）血清学检查

重症肌无力患者血清中含有许多非特异性抗体，包括抗横纹肌抗体、抗核抗体、抗甲状腺抗体、抗胃壁抗体、抗精子抗体和抗神经元抗体，测定其含量可供诊断参考。

从眼镜蛇分离提纯出的特殊神经毒素 α- 金环蛇毒，有针对不可逆转凝固乙酰胆碱受体活性部位的作用，这个毒素可以识别乙酰胆碱受体抗体并可测出其数量。此项检查是将被检验者血清作用于人肌肉乙酰胆碱受体抗原，后者已埋有 ^{125}I 标记的 α- 金环蛇毒。如果血清中有乙酰胆碱受体抗体，它就会凝固乙酰胆碱受体，与 ^{125}I 标记的 α- 金环蛇毒形成复合物，凝固在受体相邻部位，然后抗人蛋白使这个复合物沉淀。根据沉淀剂的放射性可计算出乙酰胆碱受体抗体的水平（放射免疫试验）。血清乙酰胆碱受体抗体对重症肌无力有高度特异性，在 90% 的病例中可以测出。一般认为此抗体水平与患者的临床症状无关，单纯眼肌型患者抗体滴度较低。

最近采用酶联免疫吸附试验（ELISA）测定抗体，其敏感性高于放射免疫试验。用 α- 金环蛇毒素 2 ~ 5pmol/ 孔包被，中层为由电鳗提取的乙酰胆碱受体（0.2pmol/ 孔）。同时测定乙酰胆碱受体的相对滴度，即患者于某一时相的绝对滴度与其最高绝对滴度的百分比。经直线回归和相关性研究，证明了重症肌无力患者肌无力程度与其血清乙酰胆碱受体抗体相对滴度密切相关。此外，还可进行血清免疫球蛋白（包括 IgG、IgA、IgM）检查及 C3 补体测定等免疫学检查，这些检查均有助于重症肌无力的诊断。

（四）胸部 X 线检查

常规胸部 X 线检查是比较简单的检查方法，对胸腺瘤的诊断率可达 62%。纵隔胸腺区体层摄影可发现 30% 胸部 X 线片未能显示的胸腺瘤。胸部 CT 诊断准确率达 94%，CT 扫描可鉴别病变的囊性或实性，有无钙化，以及发现更小的胸腺瘤，并能确定有无侵犯胸膜、肺及大血管等恶性胸腺瘤指征。图 13-10-2、图 13-10-3、图 13-10-4 为 58 岁男性重症肌无力合并胸腺瘤患者的胸部 X 线检查所见及切除标本，图 13-10-5 为 18 岁男性重症肌无力合并胸腺增生患者的胸部 CT 检查所见。不合并胸腺瘤的重症肌无力患者的 CT 扫描图像仅显示有胸腺增生，为单纯性重症肌无力，如图 13-10-5 所示。

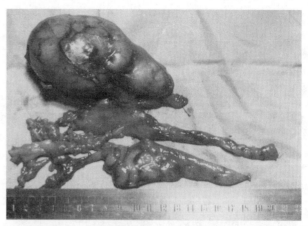

图 13-10-4　手术切除标本，提示胸腺瘤体，大小为 10cm×6cm×6cm

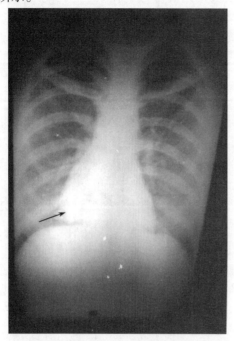

图 13-10-2　患者，男性，58 岁。重症肌无力合并胸腺瘤，后前位胸部 X 线片显示右心缘旁阴影

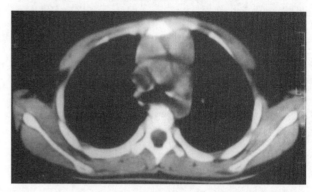

图 13-10-5　重症肌无力合并胸腺增生，胸部 CT 显示胸骨后肿物阴影

六、治　疗

当前治疗重症肌无力的原则如下。

（1）胆碱酯酶抑制剂，提高神经肌肉接头处传导的安全系数，纠正低钙血症，应用盐酸胍和盐酸 4- 氨基吡啶增加乙酰胆碱释放和增强肌肉反应等措施。

（2）免疫疗法，包括摘除胸腺、胸腺放疗和应用抗胸腺淋巴细胞血清等胸腺免疫抑制疗法及应用肾上腺皮质类固醇、免疫抑制剂、细胞毒素、抗淋巴细胞血清等超胸腺免疫抑制疗法，还包括血浆置换、胸导管淋巴引流、淋巴细胞置换、诱导抗个体基因型抗体等降低血清中乙酰胆碱受体抗体措施。

（3）避免使用产生和释放乙酰胆碱的抑制剂，阻滞乙酰胆碱受体和肌肉反应的药物，以避免降低安全系数。

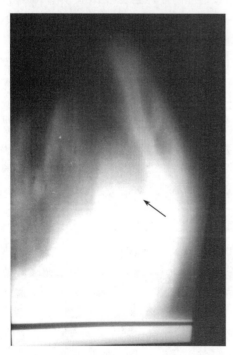

图 13-10-3　与图 13-10-2 同一患者，右侧位胸部体层片，显示右前下纵隔阴影

（一）内科治疗

1. 胆碱酯酶抑制剂（ChEI） 1934～1983年主要使用新斯的明和溴吡斯的明治疗重症肌无力，但这些ChEI只有缓解症状作用，对大多数严重病例、进行性加重者，特别是有咽喉肌和呼吸肌障碍者，疗效甚微。动物实验显示长期服用ChEI，可导致乙酰胆碱受体结构改变，出现类似重症肌无力的病理变化。ChEI只适用于轻型或局限性重症肌无力病例。

有学者认为摘除胸腺后短期内患者对ChEI处于超敏状态，即使用量与术前相同，甚至更小剂量，也有可能过量，而出现胆碱能危象，最好在术前3天停用，对此目前仍存在争议。为避免上述可能，术后可自小剂量开始，逐渐增量。

新斯的明静脉注射可引起严重心动过缓、血压下降，严重者出现心搏骤停，因此尽量避免静脉注射，必要时可与硫酸阿托品合用。口服新斯的明30～60分钟后药理作用达高峰，持续3～6小时。口服量因人而异，225～180mg/d，对四肢肌无力疗效较好，作用可维持4～6小时。溴吡斯的明起效缓慢，较平稳，作用持续6～8小时，对延髓型肌无力疗效较好，常用量为180～720mg/d。

2. 血浆置换 作用机制是清除周围循环血液中乙酰胆碱受体抗体，对45%的病例疗效明显。经数次血浆置换后，抗体水平明显降低，通常在第1～4次置换后开始显效（每周3次），1个疗程为1～2周，共需4～8次。血浆置换量1～4L，以白蛋白、血浆蛋白和生理盐水替代。新鲜血浆可能有高敏反应和传播肝炎或艾滋病危险，不常用。血浆置换后症状改善只持续4天至12周。它可用于急救和并发呼吸衰竭的危重患者，也可与皮质类固醇或其他免疫抑制剂合用。目前，血浆置换常用于胸腺切除的术前准备，以防术后肌无力危象发生。

3. 皮质类固醇 肾上腺皮质类固醇的作用机制是抑制乙酰胆碱受体抗体的合成，使突触后膜免受或少受自身免疫攻击，使突触前膜易释放乙酰胆碱，促使兴奋传导，终板再生，增加突触后膜乙酰胆碱受体数目。肾上腺皮质类固醇多用于单纯眼肌型重症肌无力患者，应用ChEI治疗不理想，准备做胸腺切除的全身型重症肌无力者，或病情恶化不适于或拒绝做手术的患者。其对高龄合并胸腺瘤患者疗效较好。肾上腺皮质类固醇开始治疗时，约48%的病例症状加重，其中86%的病例需用人工呼吸机。早期加重与其后的疗效无关。因存在此并发症可能，所以治疗应在加强监护病房进行。近年来，主张从大剂量开始，60～100mg/d，当症状持续好转后逐渐减量。早期可配合使用ChEI，待病情好转后逐渐减量甚至停用。一般用药60天内有效，疗效持续3个月至10年，平均为3.8年。类固醇疗效明显，但不良反应较重，约70%的病例有不良反应，其中库欣综合征为33%，白内障为26%，体重增加为18%，糖尿病和高血压各占12%。

4. 免疫抑制剂 硫唑嘌呤对45%的重症肌无力病例有效，Ⅱ型、迅速发展的病例及高龄合并胸腺瘤患者疗效最好。通常用1.5～3mg/kg，起效时间为6～12周，最大疗效需3～12个月。约1/3的Ⅱ型患者可完全恢复，但对硫唑嘌呤有依赖性，2/3的患者明显好转。硫唑嘌呤对Ⅰ型患者疗效较差，但可使患者减少对皮质类固醇或血浆置换的需要。

环孢素A比硫唑嘌呤有更多选择性，它抑制T辅助淋巴细胞激活和增殖，但存在肾毒性，也损害肝功能。因此，只有严重病例用硫唑嘌呤治疗无效时或导致特异性反应时，才考虑使用此药。

（二）外科治疗

1. 手术适应证 总结近60年外科治疗重症肌无力的经验，认为所有成人重症肌无力患者，一旦发展为全身型，应尽快做胸腺切除，特别是年龄小于55岁的患者。年龄并不是手术禁忌证，超过50岁的患者手术也可获得满意疗效。有胸腺瘤者的疗效差于无瘤者，但也应手术切除（图13-10-6，图13-10-7）。虽无事实根据，但因担心胸腺切除是否导致免疫缺陷，所以对儿童胸腺切除要慎重考虑。只有儿童眼型重症肌无力，长期药物治疗无效后才考虑胸腺切除（图13-10-8）。

2. 术前准备 全面认真分析患者的年龄、性别、发作情况及病程长短、有无胸腺瘤、病情严重程度、是否累及延髓肌和呼吸肌。术前应查肝功能、肺功能。存在慢性呼吸系统疾病和术前肺活量<2.9L是术后需要呼吸支持的指征。Ⅲ期、Ⅳ型患者溴吡斯的明用量较大，或同时应用肾上腺皮质类固醇，以

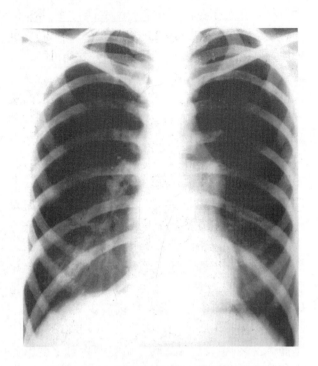

图 13-10-6　延髓型重症肌无力胸部 X 线片

患者，男性，27 岁。延髓型重症肌无力 11 年，伴有胸腺瘤。后前位胸 X 线片显示左心腰处弧状阴影。1965 年手术切除胸腺瘤，术后使用桶状正负压呼吸器 7 天，患者死于呼吸衰竭，这是我国第 1 例胸腺瘤切除治疗重症肌无力

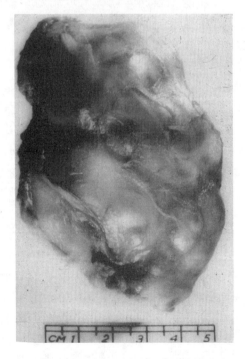

图 13-10-7　与图 13-10-6 同一患者，手术切除标本，肿瘤有包膜，呈结节状，中等硬度，无肿大的淋巴结。病理报告为胸腺瘤，淋巴细胞型

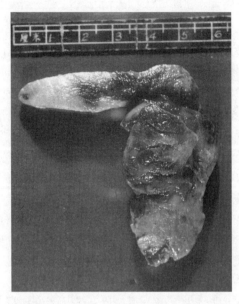

图 13-10-8　患者，女性，12 岁。重症肌无力 2 年。胸腺切除术后 1 年肌无力症状缓解。标本示增大的胸腺，无肿瘤

及合并胸腺瘤病程＞ 6 年和年龄＞ 50 岁，这类患者术后需用辅助呼吸的可能性最大。

术前尽量改善患者一般情况。术前应该继续使用胆碱酯酶抑制剂至麻醉前。术后是否继续使用应根据患者具体情况而定，目前尚有一定争论。AchEI 有减慢心率的作用，临床应用时需注意监测。AchEI 可抑制血浆胆碱酯酶活性，包括假性胆碱酯酶活性，故能降低琥珀酰胆碱的降解，从而增加突触间琥珀酸胆碱的浓度，增加肌无力的症状。因此重症肌无力患者全身麻醉时，禁用琥珀酸胆碱。由于重症肌无力患者对非去极化肌松剂的敏感性增加，全麻使用非去极化肌松药应该减量。目前有学者主张，特别对危重病例，只用血浆置换改善患者的术前状况，不用免疫抑制剂，停用 ChEI，皮质类固醇减量或停用。由于重症肌无力患者呼吸储备能力差，术前用药需慎重，特别对有延髓肌症状患者，入手术室前，只给阿托品 0.6mg 肌内注射。术前夜口服地西泮 5mg 以促进睡眠。并告知患者术后可能需气管内插管辅助呼吸及采取呼吸支持管理。

3. 麻醉　重症肌无力患者对非去极化肌松剂高度敏感，而且对琥珀酰胆碱的反应难以预料，有些麻醉医师避免使用肌松剂，而靠加深吸入性麻醉（氟烷、恩氟醚等麻醉剂）来插管和维持麻醉。其他人则采用复合麻醉，使用肌松剂，不需加深吸入性麻醉，从而避免呼吸和心血管的不良反应。大多数麻醉医

师采用短效巴比妥酸盐进行麻醉诱导，用吸入麻醉剂维持麻醉。预计术后需要呼吸支持的患者，经鼻腔做气管内插管；如可能早期拔管，则经口腔插管，以避免由于长期置管而损伤鼻黏膜。

由于患者神经肌肉接头处乙酰胆碱受体数目减少，安全系数降低，从而患者对非去极化肌松剂高度敏感。1/10 的正常麻醉剂量可能足以使患者麻醉，这就是为何许多麻醉医师避免使用非去极化肌松剂的原因。近年来采用了新型中短效非去极化肌松剂——阿曲库铵（atracurium），探索出适合于重症肌无力患者较理想的剂量范围（为正常剂量的 2/5），避免用药不合理影响围手术期呼吸功能。重症肌无力患者对阿曲库铵也很敏感，采用小剂量 0.2mg/kg（正常人剂量为 0.5mg/kg），为手术麻醉提供满意的肌松条件，由于其肌松恢复时间与正常人类似，因此不干扰术后患者自主呼吸重建和调整 ChEI 剂量。

4. 胸腺切除术　手术需要有经验的手术团队完成，团队中神经内科医师、麻醉医师、外科医师和 ICU 工作人员紧密配合，患者术前在神经内科病房进行准备，手术后在 ICU 度过围手术期，以后再返回神经内科继续治疗。

（1）胸腺外科解剖：胸腺原基来自第 3 鳃裂，紧贴下甲状旁腺，部分原基也可能从第 4 鳃裂发展而来，与甲状旁腺相邻。在鳃裂结合期，咽鳃管闭合，咽与胸腺相通。最后，胸腺两叶与甲状旁腺分开，下降入胸廓内与大血管、胸膜和心包相邻。若下降过程中出现障碍，则可能在颈部、左主支气管、肺实质内、后纵隔或肺门形成异位胸腺。正常胸腺呈"H"形，上极细小，沿气管筋膜伸延到颈根部，以甲状腺胸腺韧带与甲状腺左、右两叶相连。胸腺可位于左无名静脉前方或后方，外侧以薄包膜与胸膜、胸膜旁脂肪及膈神经相邻，下极伸入胸膜脂肪内。胸腺血供来自乳内动脉的心包膈分支，1～2 根胸腺中心静脉注入左无名静脉的前方或后方。1～2 岁时胸腺生长最快，青春期胸腺最大，可达 25～50g。青春期后胸腺结构逐渐被脂肪组织代替。老年人胸腺可用显微镜发现其残余。

（2）外科操作：胸腺切除的手术原则是尽可能完全切除胸腺组织。手术切口有多种，通常采用经颈部或经胸骨正中切口摘除胸腺。

1）经颈部胸腺切除术：适用于正常胸腺切除。

某些医师偏向采用此切口主要是考虑美观，此术式优点为病死率低和住院时间短。作此切口时应按胸骨正中切口准备，必要时附加正中切开以充分暴露纵隔。在颈根部胸骨切迹上 2cm 水平作一弧形切口，外侧达双侧胸锁乳突肌内侧缘，切开颈阔肌，纵行分开颈前肌至胸骨柄及胸锁关节附着点。用特殊拉钩提起胸骨柄，先后暴露胸腺上极、甲状腺胸腺韧带及双下极，细心分离体部，结扎切断注入左无名静脉的静脉及来自乳内动脉的动脉，可用银夹、电灼或结扎止血，钝性剥离双下极，分开相邻组织后即可摘除胸腺（图 13-10-9）。上前纵隔置引流管。推荐此术式者认为其疗效与胸骨正中切口相同，但是临床发现 60% 经颈部切口手术的病例，纵隔内仍残存胸腺组织，术后复发率高，此术式曾因撕破左无名静脉而引起大出血，因此近 10 年很少采用。

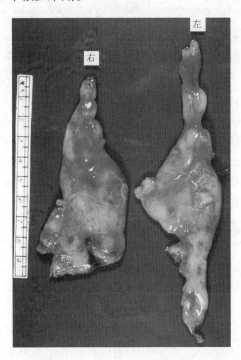

图 13-10-9　患者，女性，24 岁，眼肌型重症肌无力 3 个月。经颈部切口行胸腺切除术，术后症状减轻。病理检查胸腺有增生无肿瘤

2）经胸骨正中切口胸腺切除术：以往认为胸骨正中切口不美观、创伤大及容易产生肺部并发症。近 10 年来，由于提倡病情尚轻时早期手术，术前血浆置换改善患者状况，术后呼吸管理改进，从而术后肺部并发症明显减少。如需做气管切开，胸骨正中切口可与气管分隔开，避免污染。基于

上述优点，近来几乎所有病例都采用了胸骨正中切开，从而充分暴露术野，做到胸腺广泛切除。根据胸腺结构特点，从胸腺两叶下极和旁侧开始解剖，连同附着的所有脂肪、软组织一并切除，外侧达胸膜心包返折，止于两侧膈神经，去除全部无名静脉周围和无名动脉旁的软组织，牢靠结扎切断乳内动脉的胸腺分支，以及汇入左无名静脉的 1～2 支中心静脉。钝性剥离伸至颈部的上极并与胸腺一起切除。常规置前纵隔引流，如进入胸膜腔，裂口较大难以缝合，可在该侧胸膜腔行闭式引流，也可置另一根纵隔引流管。钢丝闭合胸骨，皮内缝线以保持胸部切口美观。近 10 年来，有学者建议采用胸前横切口（乳腺上或乳腺下）进行超根治性切除，包括心包及纵隔胸膜附着的所有脂肪组织，但此术式未被广泛接受和应用。术中如发现胸腺质地较硬或与周围组织有粘连，特别是术前诊断合并胸腺瘤，需细心探查，将胸腺瘤与胸腺一并切除。如肿瘤已侵犯胸膜、心包及大血管并向肺播散，考虑为恶性胸腺瘤，应尽可能做到完全切除，包括切除全部肿瘤组织、受累的纵隔胸膜、心包、无名静脉、肺组织，甚至牺牲一侧膈神经。术后辅助放疗及化疗，可控制肌无力症状，延长患者生存期。不能做到完全切除的胸腺瘤合并重症肌无力，可以银夹标志，供术后放疗参考。

5. 术后处理 术后所有患者带单腔气管插管返回 ICU 病房，给予低频间断指令通气，直至患者清醒，能抬头 5 分钟，恢复自主呼吸，吸气负压超过 2.0kPa（20cmH₂O），生命体征平稳，即可考虑停止辅助呼吸，带 T 管自主呼吸。应用胆碱酯酶抑制剂以避免发生危象，24 小时内可考虑拔除气管插管，拔管后仍需做好再插管的准备工作。

重症肌无力患者有呼吸衰竭的危险。经胸骨胸腺切除术后，约 50% 的患者需要延长术后呼吸支持，下列几点可供参考。

（1）病程超过 6 年（12 分），病程对预测是否需要通气支持最有价值。

（2）与重症肌无力无关的其他慢性呼吸系统疾病（10 分）。

（3）术前 48 小时溴吡斯的明用量＞750mg/d（8 分）。

（4）术前肺活量＜2.9L（4 分）。

如总分≥10 分，则认为此患者术后需采取辅

助呼吸 3 小时以上。经颈部胸腺切除仅 7.4% 病例术后需要延长通气支持 3 小时以上。其指标为Ⅲ期或Ⅳ型，以前因重症肌无力并发过呼吸衰竭和曾用皮质类固醇治疗者。

术后当天肌内注射新斯的明 10mg。术后第 1 天口服或胃管灌入术前半量的胆碱酯酶抑制剂，术后第 3 天恢复术前全量，这不仅可预防术后胆碱能危象的发生，而且也促使主动排痰，控制呼吸道感染。以后 2～4 周逐步减少胆碱酯酶抑制剂的用量。少数患者对胆碱酯酶抑制剂反应差，如症状复发且加重，术后 3～5 天开始慎用肾上腺皮质类固醇。

术后避免使用降低安全系数的药物：肾上腺皮质类固醇和甲状腺素均可使病情恶化，此类药物只在被迫时才慎用，同时需要调整胆碱酯酶抑制剂的用量且准备好人工呼吸机。

吗啡和镇静剂对呼吸有抑制作用，应慎用，地西泮相对安全。氨基糖苷类抗生素（如链霉素）、杆菌肽、多黏菌素等抑制乙酰胆碱的产生和释放，应慎用，有肾功能不全者禁用。甚至 β 受体阻滞剂滴眼也会使病情加重。肌肉松弛剂（筒箭毒和 D-筒箭毒碱）、去极化药物（十甲季胺、丁二酰胆碱）和膜稳定剂（奎尼、奎尼丁、普鲁卡因胺）等神经肌肉接头阻滞剂应小心使用。据报道青霉胺可导致重症肌无力，但不加重自发性重症肌无力。有报道个别病例灌肠可致重症肌无力患者猝死，机制不详。胆碱酯酶抑制剂使肠道张力增高，其猝死可能与张力增高，肠道突然牵张引起腹膜反射有关。

6. 手术疗效 因为选择的患者不同，手术方法各异，有关疗效的报道多有不同（图 13-10-10）。一般术后半年内病情波动较大，2～4 年逐渐稳定，术后 5 年有效率为 57%～96%，且疗效持久，其

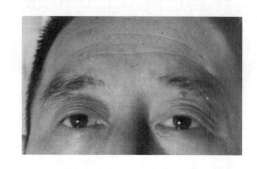

图 13-10-10 眼肌型重症肌无力患者，手术切除胸腺瘤后双眼能睁开，图示双上眼睑因长期下垂而有多条皱纹

中 20% ~ 46% 达到完全康复，50% 继续用药后症状消失或逐步改善，4% 病例无效。重症肌无力患者可以自然康复，因此很难对比外科治疗和内科治疗的效果，更不能与自然发展过程进行比较。但是，至今尚无单纯药物治疗优于外科手术的报道。一般不合并胸腺瘤的重症肌无力患者，其疗效优于有胸腺瘤者，只有 10% 合并良性胸腺瘤的重症肌无力病例术后完全康复。合并恶性胸腺瘤的重症肌无力患者 50% 于术后 5 年内死亡，其余大部分在术后 1 年死于重症肌无力并发症。

目前，胸腺切除仍是治疗重症肌无力的有效方法之一，特别是合并胸腺瘤的重症肌无力，手术越早越好。这样，可以减少恶性胸腺瘤的并发症，也避免了长期服药产生的不良反应。需要强调要严格选择手术适应证，内科药物治疗有效就无须外科处理，手术毕竟是一种创伤，它有可能带来意想不到的并发症。尽管有些医院建议不使用药物，术前血浆置换后，即行胸腺切除，也有明显疗效。但是，血浆置换费用高，仅能在有条件的医疗中心进行。总之，对于重症肌无力的治疗，应综合分析，全面考虑，切勿片面强调某一种治疗的效果。随着技术发展，目前胸腔镜切除胸腺已获得良好的效果，此外，试用单克隆抗体直接控制致病因素，有望在不久将来获得成功。

（李泽坚　郭惠琴）

第十一节　重症肌无力外科治疗现状与争论

目前认为重症肌无力是一种自身免疫性疾病，临床表现为肌肉无力和自主性肌肉疲劳。病理机制研究结果认为其是一种内分泌性疾病，是抗体作用于突触后膜乙酰胆碱受体，导致神经肌肉交接处信号传递障碍，其理论依据是 90% 以上重症肌无力患者血清内可以检测到乙酰胆碱受体抗体（acetylcholine receptor antibody，AchRAb）。在全身各种肌肉群中，脑神经支配的肌肉更容易受累。大量临床和实验室研究发现，抗体水平并不随临床治疗症状改善而变化，即血中 AchRAb 水平尚不能作为重症肌无力治疗结果的评判指标。目前对于重症肌无力的病理生理学变化还有许多不明

之处，需要更加深入地研究。

临床上，重症肌无力男女发病率约为 1 : 2，临床表现也多种多样。很早以前人们就注意到重症肌无力与胸腺异常有关，并且可采用胸腺切除方法进行治疗。最早期治疗重症肌无力的手术方法是阻断胸腺血管或切除胸腺供血血管，这种方法临床效果并不明显，且在当时伴有较高死亡率，因此未被临床医师所接受。1939 年，Blalock 为一位 19 岁重症肌无力女性患者成功地切除了大小为 6cm×5cm×3cm 的胸腺瘤，术后患者症状明显改善。自此，经过半个多世纪反复实践，意见逐渐统一，除了药物以外，胸腺切除作为重症肌无力治疗方法之一已无争议；不同观点仅在于胸腺切除指征和手术方式。

一、诊断与分级

在外科手术治疗前通常需要明确重症肌无力诊断和病程分级，诊断性试验：①胆碱酯酶抑制剂刺激试验（如依酚氯铵试验）；②电生理学检查（肌电图）；③血清乙酰胆碱受体抗体检测；④临床症状和体征。

胸部 CT 有助于确定有无合并胸腺肿瘤。综合以上各项检查结果，根据 Osserman 制定的分型系统对重症肌无力程度进行分型。分型主要依据临床症状（如全身型或眼肌型）及其严重程度而定。

二、胸腺切除治疗重症肌无力

如何治疗重症肌无力尚无前瞻性治疗经验可供参考，由于重症肌无力患者临床表现与年龄、性别、肌肉受累范围、乏力程度和乙酰胆碱受体抗体滴度等均有关系，基于这些因素的变化，Drachman 认为重症肌无力是一种全身性疾病。临床治疗方法多样，包括胆碱酯酶抑制剂治疗、激素治疗、血浆置换、免疫抑制剂治疗和外科胸腺切除治疗。

胸腺切除治疗重症肌无力的安全性和有效性目前已经有广泛共识，手术死亡率为 0 ~ 2.4%，临床症状缓解率为 62% ~ 100%。Remission 的结果为症状完全消失无须任何治疗者为 8% ~ 69%。Crucitti 等报道 10 年生存率为 78%。Buckingham

等使用计算机辅助对内科保守治疗和外科手术治疗的重症肌无力患者进行随机前瞻性研究发现，对于总体症状缓解率和 5 年生存率、10 年生存率，外科治疗效果均优于单纯内科治疗（图 13-11-1），且手术治疗的优点与年龄无关。Lanska 对重症肌无力感兴趣的神经内科医师进行调查，了解他们对于外科治疗重症肌无力的接受程度，结果 8% 神经内科医师赞成对不足 1/3 重症肌无力患者进行手术治疗；57% 神经内科医师赞成对 1/3 ～ 2/3 重症肌无力患者进行手术；35% 神经内科医师赞成对 2/3 的患者进行手术治疗。所有神经内科医师均认为如果有下列情况应该采用手术治疗：①合并胸腺瘤；②全身性病变，药物治疗无效；③非手术治疗无效的少部分眼肌型患者。

对于何时施行手术、如何进行术前准备及采取哪种手术方式，仍存在争议。但是总的倾向是早期外科手术。

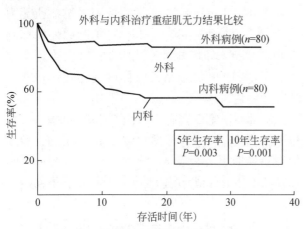

图 13-11-1　药物和手术治疗重症肌无力生存率比较
引自 Buckingham JM，et al，1993. The value of thymetcomy in myasthenia gravis. Ann Surg，184：453-458

三、胸　腺　解　剖

对于胸腺与重症肌无力之间的关系目前尚不能完全解释清楚，但手术治疗重症肌无力的原则是完全切除胸腺。因此，了解胸腺的解剖对于能否成功彻底地切除胸腺至关重要，也非常必要。

胸腺位于前纵隔，外形呈"H"状，为灰色至粉红色、有分叶的腺体。血液由乳内动脉分支供应，回流到无名静脉。常见的胸腺解剖变异，包括少数患者胸腺上极位于无名静脉后方；2% 患者胸腺组织完全局限于胸腺包膜内。此外，由于复杂的

胚胎迁移过程，颈部和纵隔均可有胸腺组织分布。Masaoka 等发现在前纵隔脂肪中存在异位胸腺组织。Jaretzki 等发现 32% 和 98% 的患者分别在颈部和纵隔出现异位胸腺组织，他们同时绘制了异位胸腺的详细"地图"，建议采用颈胸联合切口以便能完全切除胸腺及异位胸腺组织，称为"最大化胸腺切除术"。Fukai 认为在前纵隔脂肪、气管隆突后脂肪和主动脉前脂肪中发现异位胸腺组织的可能性分别为 44%、7.4% 和 0。Ashour 综述有关文献发现 39.5% 重症肌无力患者有异位胸腺，与 Jaretzki 的发现不同，他发现 63.2% 异位胸腺出现在颈部。某些学者常引用这些数据来支持他们采用扩大性胸腺切除术式。

四、术　前　准　备

重症肌无力患者是否需要特殊术前准备，也存在争议，但是毫无疑问，周密、系统的治疗计划可获得最佳结果。Wechsler 一直倡导进行前瞻性治疗设计途径，并在美国杜克大学提出，只要有可能就应将胸腺切除作为重症肌无力唯一治疗方法，其他药物治疗仅在必要时才考虑应用，不作为常规治疗，若病情不平稳，可以采用血浆置换。Hopkins 医学中心的治疗原则是仅对重症肌无力症状平稳的患者实行胸腺切除，这种手术原则可以避免因使用过量激素影响切口愈合。血浆置换主要用于稳定急性重症患者病情。任何术前感染，即使无临床意义，也应该在手术前得到有效控制。理论上任何局部感染也可以影响机体免疫功能，从而影响重症肌无力症状和治疗效果。

有几项研究探讨术后发生呼吸衰竭的术前危险因素。Leventhal 等制定了一项重症肌无力患者麻醉风险评分标准，他们发现有以下 4 项危险因素：①病程大于 6 年（12 分）；②存在与重症肌无力无关的慢性阻塞性呼吸道疾病（10 分）；③术前 48 小时溴吡斯的明剂量大于 750mg（8 分）；④术前潮气量＜ 2.9L（4 分）。他们发现当评分＞ 10 分时，就可能需要延长机械通气。但是按照这个评分标准进行的有关研究发现，这个评分标准价值有限。现在认为术后需要机械通气治疗的相关因素有疾病严重程度（如分期）、呼吸功能及是否行正中切口。

五、术前用药

一般来讲，应尽量避免术前用药。如果患者感到紧张，可以服用小剂量的苯二氮䓬类药物，如地西泮。手术日晨是否应用胆碱酯酶抑制剂意见不统一。因为术后胆碱酯酶抑制剂需要量减少，临床医师一般采取减量或停用胆碱酯酶抑制剂。如果停药常使某些患者到达手术室时感觉虚弱乏力。长期服用类固醇类药物患者，可在麻醉诱导前静脉推注 100mg 氢化可的松，然后每间隔 8 小时再注射 1 次，共 3 次。

六、术中处理

胸腺切除患者手术中应该进行下列检测：血压、脉搏、体温、心电图、二氧化碳浓度、血氧饱和度、神经肌肉阻滞程度，以及进行心前区或食管内听诊。经胸骨正中切口常需要放置动脉测压管，用于监测血流动力学变化和进行血气分析。除非患者有明显的心血管或呼吸系统疾病，否则经颈部胸腺切除一般不需要有创血流动力学检测。

静脉应用硫喷妥钠、丙泊酚或吸入依托咪酯进行麻醉诱导。如果可能，应尽力避免使用肌松药。通常情况下肌无力本身和挥发性麻醉药物的肌肉松弛作用足以完成气管内插管并维持麻醉。插管时如果需要肌肉松弛，可以考虑琥珀酰胆碱。服用胆碱酯酶抑制剂的患者对于琥珀酰胆碱反应可能出现异常，原因是抗胆碱药物抑制了胆碱酯酶活性，胆碱酯酶可以水解琥珀酰胆碱，从而延长阻断时间。有报道称患者对琥珀酰胆碱产生抵抗，可能与活动期患者乙酰胆碱受体数目减少有关。如果患者术后能够完全恢复，这种反应通常是可逆的。

活动期重症肌无力患者对于非去极化肌肉松弛剂（如泮库溴铵、阿曲库铵、维库溴铵）敏感，这些药物有增强和延长肌肉松弛作用。如果使用非去极化药物，建议应用阿曲库铵，它的半衰期较短，且降解很快。同样，维库溴铵也可用于重症肌无力患者。对于大多数患者，维库溴铵剂量超过 0.005mg/kg，就需应用神经肌肉监测仪监测。现在尚无证据表明术前服用吡斯的明会增加对非去极化药物的敏感性。神经肌肉阻滞可以用新斯的明或依酚氯铵进行逆转。理论上应用胆碱酯酶抑制剂逆转可能导致胆碱能危象，但临床上这种情况并不多见。总之应该慎用引起神经肌肉阻滞反应药物，如氨基糖苷类抗生素、钙通道阻断剂和抗心律失常药物（如奎尼丁、普鲁卡因）等。

围手术期可输注胆碱酯酶抑制剂，将每天吡斯的明口服剂量除以 60，得出输注用量，于 24 小时内滴注（将新斯的明加入到 1L 生理盐水或乳酸林格液中进行输注，约 42ml/h）。一旦患者能够经口进食即停止静脉输注，改用口服正常剂量吡斯的明。

七、术后疼痛处理

经胸骨劈开切口胸腺切除术，采用胸部硬膜外麻醉加少量全身镇痛药可以取得很好术后镇痛效果。Kirch 等报道经胸骨胸腺切除手术，腰椎硬膜外注射吗啡与术中静脉注射麻醉药相比，前者更有利于术后镇痛和呼吸功能恢复，不延长术后带管时间和机械通气时间。有时还可采用蛛网膜下腔阻滞方法缓解术后疼痛。在切开皮肤前，于蛛网膜下腔内注入吗啡可以减少术后镇痛药物用量。对于不适合硬膜外或蛛网膜下腔麻醉的患者，术后可静脉或肌内注射镇痛药物。

八、手术技巧

切除胸腺手术方法有颈胸联合切口（最大化胸腺切除术）、胸骨正中切口（经胸骨入路）、颈部切口、部分胸骨切开及胸腔镜手术。

1. 颈胸联合切口（最大化胸腺切除术）　基于颈部、纵隔内异位胸腺发生率很高这一理论，采取了颈胸联合切口，这种切口可以充分显露纵隔和颈部，有利于发现和去除异位胸腺组织。这种切口最早由 Jaretaki 等提出。让患者取平仰卧位，行单腔气管内插管全身麻醉。分别采用颈部领状切口和胸骨正中切口（图 13-11-2），2 个切口连起来呈 "T" 形，更利于显露胸腺瘤并完成手术。颈部解剖范围包括上自甲状腺峡部下至无名静脉，两侧以喉返神经为界。松解甲状腺，检查并摘除甲状腺后方的异位胸腺。注意保护两侧甲状旁腺，避免将异位胸腺与其下面的甲状旁腺一并切除。继之正中劈开胸骨进行纵隔胸腺切除。切除范围包括膈肌到无名静脉上方，两侧以膈神经为限（注意不要损伤膈神经）。后方则以心包作为解剖底界，去除胸腺和所有纵隔脂肪，包括两侧纵隔胸膜脂肪。仔细解剖胸腺中心静脉并结扎，将胸腺从无名静脉完全分离。如果存在胸腺瘤，采取同样切口处理。检查纵隔胸膜表面有无肿瘤种植，若肿瘤粘连、侵犯周围组织，如纵隔胸膜、心包和无名静脉，则应与肿瘤一并切除。常规关闭胸部切口，放置纵隔引流和（或）胸腔引流。

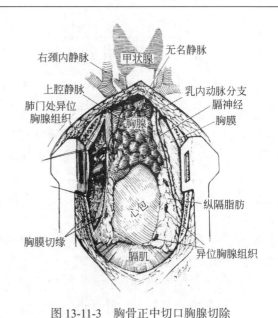

图 13-11-3　胸骨正中切口胸腺切除
引自 Mulder DG，1996. Extended transternal thymectomy. Chest Surg Clin N Am，6：95-103

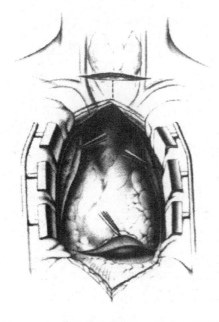

图 13-11-2　颈胸联合切口——最大化胸腺切除
引自 Jarezki A，Wolff M，1988. "Maximal" thymectomy for myasthenia gravis. J Thorac Cardiovasc Surg，96：711-716

2. 胸骨正中切口　许多术者认为经胸骨正中切口就可以完成全胸腺切除。此种切口可以充分显露纵隔，且手术安全、操作容易。必要时可向上延伸充分显露颈部病变。基于美容需要，自胸骨正中切口衍生出一些其他的切口，如双乳房下切口和"香槟酒杯"样切口。采用单腔气管内插管全身麻醉。完全胸腺切除应包括前纵隔所有脂肪组织的大块切除（图 13-11-3）。如同前面描述，手术关键是要将胸腺从无名静脉分离出来。某些术者常规切开双侧纵隔胸膜并切除。另外一些术者认为无此必要。术中需注意保护膈神经。解剖自胸腺下极开始，剪开胸腺包膜，并逐渐向下牵拉胸腺，有利于解剖胸腺上极，最后分离胸腺上极与甲状腺下方的纤维条索并结扎切断。胸腺瘤切除方法与之类似，但是若胸腺瘤出现局部侵袭，则应考虑更广泛彻底的切除。

3. 经颈部切口　有学者担心经胸骨正中切口摘除胸腺，术后可能发生切口疼痛而影响呼吸功能，以及膈神经损伤和纵隔炎等问题。为避免这些术后并发症，Crile 提出了经颈部切口切除胸腺，Kark、Kirschner、Cooper、Furguson 等均赞同这种术式。颈部切口手术采取平仰卧位，肩部垫枕，颈部过伸。采用单腔气管内插管全身麻醉。取颈部领状切口，牵拉颈阔肌上下皮瓣。首先解剖并游离胸腺上极，向上牵拉胸腺上极，继续向下解剖分离（图 13-11-4）。胸腺上极牵引缝线有助于分离胸骨柄后方胸腺。直角拉钩向前提起胸骨，可以扩大前纵隔显露，纤维光纤头灯有助于术野观察。分离胸腺中心静脉，结扎或钳夹后切断。之后继续向上牵拉，解剖胸腺包膜，摘除所有胸腺和纵隔脂肪组织。一些术者常将胸腺连同上纵隔脂肪一起去除；另外一些术者认为分别切除胸腺和前纵隔脂肪更容易。摘除脂肪组织时应注意勿损伤膈神经。解剖中若撕破纵隔胸膜，可以在缝合切口时通过膨肺暂时行纵隔"排气"解决。如果需要则可向下延长切口，施行部分或完全胸骨劈开切口。Ferguson 报道颈部切口手术中仅 5% 的患者需要转为胸骨切口。大多数学者认为合并胸腺瘤是经颈部切口手术禁忌证。若术中才发现

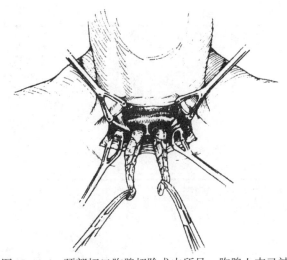

图 13-11-4　颈部切口胸腺切除术中所见。胸腺上支已被牵开

引自 Kark AE，Kischner PA，1971. Total thymectomy by the transcervical approach. Br J Surg，58：323-326

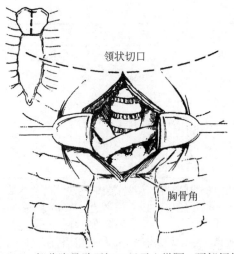

图 13-11-5　部分胸骨劈开切口显示上纵隔 - 颈部领状切口

引自 Heitmiller RF，1996. Thoraxixi inxisions//Baue AE. Glenn's Thoracic and Cardiovascular Surgery. 6 th ed. Norwalk CT：Appleton and Lange

存在隐匿胸腺瘤，绝大多数病例需要部分或完全胸骨切开。

4. 部分胸骨切口有或无颈部切口　单纯部分胸骨切口或联合颈部切口即可显露颈部和纵隔，此种切口可以显露前上纵隔，不必完全劈开胸骨。患者体位同标准胸骨正中切口。在胸骨柄上方作垂直正中切口至第 3 肋间隙，电动锯纵行劈开胸骨柄至第 4 肋骨上方水平，儿童用胸骨牵开器显露纵隔（图 13-11-5）。必要时可以加行颈部领状切口，这种切口可避免全胸骨切开，但美观是其欠缺之处。

LoCicero 介绍了一种改进的部分胸骨切开术，更美观。他认为此种切口比颈部切口能更好地显露术野，而且可以避免完全胸骨切开。禁忌证是巨大胸腺肿瘤，尤其是侵犯下纵隔的胸腺瘤，以及可能需要冠状动脉旁路移植的患者，因为这种切口需要牺牲双侧乳内动脉。具体方法是采用胸骨切口体位，作第 2 肋间水平横切口，沿中线分别向两侧延伸5cm 成一弧形切口。提起厚皮瓣，充分显露胸骨柄。在相对于胸骨角水平结扎并切断乳内动脉。使用震动锯沿胸骨角横断胸骨，再垂直劈开胸骨柄。利用 Tuffer 或 Reinhoff 牵引器，充分显露前纵隔和下颈部。与胸骨切开手术一样，自下向上进行胸腺切除。用 4 根钢针闭合分离的胸骨。一般需要放置 2 根胸管，1 根在上，另外 1 根在胸骨后方，逐层关闭切口，48 小时拔除引流管。

5.VATS 胸腺切除　VATS 胸腺切除在临床上广泛施行已经多年。采用双腔气管内插管全身麻醉。由于胸腔镜显露对侧和颈部胸腺较差，合并胸腺瘤患者不推荐行电视胸腔镜外科手术。除了上述缺点外，胸腔镜下摘除胸腺无其他限制。Kaiser 描述胸腔镜下完全切除胸腺的步骤：气管内双腔插管全身麻醉成功后，让患者取平仰卧位，采用左侧切口，一般左胸抬高 30°。在第 6 前肋或第 7 前肋间放置胸腔镜镜头，乳房下缘皱褶处放置 2 个工作口，其中 1 个作为操作口。摘除胸腺步骤与开胸手术相同，自下向上完全切除胸腺，如果需要，可以加用颈部切口。

九、术后护理

如果患者情况允许，手术结束即可拔除气管插管。术后处理原则已有描述，需要强调局部麻醉镇痛技术，使用间歇正压通气使肺膨胀达到理想程度。患者可以口服药物（如果需要）时，可以停止 ICU 监护。常规处理要警惕任何可能感染并发症，以及术后肌无力危象发生。

十、结　果

胸腺切除治疗重症肌无力的结果如表 13-11-1 所示，无手术死亡，并发症较低（0 ～ 21%）。78% ～ 96% 患者在临床分期和（或）减少服药剂

表 13-11-1　胸腺切除治疗重症肌无力的结果

作者	病例数	方法	死亡率（%）	并发症发生率（%）	改善率（%）	缓解率（%）
Jaretzki	45	cx+ms	0	7.4	96/87.5/86[a]	46/12.5/13[a]
Frist	46	ms	0	ns	87	28
Cooper	65	cx	0	3.1	95	52
Nussbaum	48	ms	0	21	94	42
Detterbeck	100	ms	0	ns	78	69/29[b]
Olanow	47	ms	0	0	83	61

a 改善率和缓解率，无胸腺瘤 / 二次切除 / 重症肌无力手术切除；b 中重度重症肌无力缓解率。

注：cx. 颈部切口；ms. 胸骨正中切口；ns. 未报告。

量有所改善。28% ～ 69% 患者没有临床症状和停药。Crucitti 等报道 1969 ～ 1989 年胸腺切除手术死亡率明显降低。这归功于多学科协作和监护水平提高。

尽管胸腺切除治疗重症肌无力在安全性和有效性方面没有问题，但是选择何种手术方式仍然存在争议。手术治疗一致原则是完全切除胸腺。对于采用何种术式才能达到这一要求，有不同的观点。Jarezki 等通过研究异位胸腺在颈部和纵隔分布和发生率，比较不同外科术式的术后结果（图 13-11-6），认为只有通过颈胸联合切口才有可能完全切除胸腺。另外一组根据口服免疫抑制剂治疗重症肌无力患者术后可能发生并发症的研究表明，经颈部切口切除胸腺同样有效并且更安全。临床上最常用的切口仍是胸骨正中切口。Jarezki 等通过手术方式来比较症状缓解率，发现最大范围切除胸腺症状缓解率最高，颈部切口症状缓解率最低。Cooper 等认为颈部切口胸腺切除优于或等于经胸骨正中切口或颈胸联合切口。由于缺少前瞻性对照性研究；临床分期不同和治疗方法多样性，导致外科手术治疗重症肌无力疗效至今仍存在争议。表 13-11-1 清楚地显示，事实上各种外科手术方式均有良好结果，而且彼此相互重叠。

外科术后随诊发现，重症肌无力临床症状的改善是一个长期缓慢过程。Jaretzki 等在术后 89 个月随诊中发现，无胸腺瘤患者症状消退率为 81%。Frist 等报道术后 5 年的生存率为 100%。Crucitti 等报道 10 年生存率为 78%，复发率为 3%。与胸腺切除有关的预后因素至今尚无定论。Jaretzki 等认为术前症状重，合并胸腺瘤，二次胸

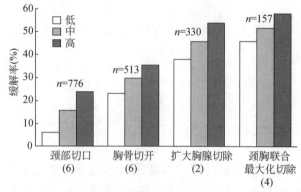

图 13-11-6　不同手术方法胸腺切除重症肌无力缓解率比较（不包括合并胸腺瘤）

引自 Jarezki A，1988．"Maximal" thymectomy for myasthenia gravis. J Thorac Cardiovasc Surg，96：711-716

腺切除，均提示胸腺切除预后不佳。另外，多变量分析显示年龄、性别、病程、胸腺病理（除外胸腺瘤）、血浆置换或抗胆碱酯酶抗体水平与预后无关。Ashour 认为有无异位胸腺可以作为预测术后结果指标。他发现有异位或无异位胸腺完全切除后重症肌无力症状消退率分别为 13.3% 和 47.8%。Frist 等复习 46 例重症肌无力手术患者，发现三个评判预后的指标：①年龄小于 45 岁；②女性；③术前分期。

有关资料显示二次手术对于无胸腺瘤患者仍然安全有效。Jarezki 报道在他进行的所有二次手术患者均发现有残留胸腺组织，尽管此前这些患者已经进行过胸腺切除，术前 CT 检查正常或不确定。这组病例没有手术死亡；无病情恶化发生。87.5% 的患者临床症状改善，12.5% 的患者获得完全缓解。

（张志庸）

第十二节 纵隔生殖细胞肿瘤

一、概 论

成人及儿童原发性纵隔肿物中 10% ～ 12% 来自生殖腺组织。这些肿瘤分为三大类，即畸胎类肿瘤、原发性纵隔精原细胞瘤和非精原细胞性生殖细胞肿瘤。生殖细胞肿瘤来自残存的多能生殖干细胞，它们在胚胎发育过程中异位迁移，从而在人体内产生肿瘤。这类肿瘤最常见于儿童骶尾区及成人性腺区，纵隔是生殖细胞肿瘤第 2 个常见部位。

畸胎瘤是最常见的生殖细胞肿瘤，按照定义，它是由其所在部位以外的组织构成，主要是外胚层衍生物，但也可以包含源自三种原始生殖细胞层结构。如果仅有外胚层及其衍生物，称为皮样囊肿。畸胎瘤最常见于年轻人，也有报道称各种年龄人群均可发病，男女发病率相同。大多数皮样囊肿（80%）为良性肿瘤，进展慢，预后良好。恶性畸胎瘤呈浸润性生长，容易扩散，预后不佳。畸胎瘤患者多数有症状，只有约 1/3 的患者无症状。通常症状包括胸痛、咳嗽及呼吸困难。若肿瘤侵蚀气管、支气管，患者可能出现咯血，甚至咳出已经分化了的组织，如毛发或皮脂样物。畸胎瘤可能破入胸膜腔，产生急性呼吸窘迫，或破入心包腔，产生心脏压塞。胸部 X 线片上，囊性畸胎瘤通常为圆形，边缘光滑，界线清楚。如为实性畸胎瘤，则多呈分叶状、不对称肿物影。CT 能发现肿瘤内有软组织、脂肪及钙化（偶尔可发现成形的牙齿、骨骼），根据这些特点术前即能确诊畸胎瘤。由于术前不能确定畸胎瘤良恶性，肿瘤可能进一步扩大，压迫、侵蚀邻近脏器，因此所有的畸胎类肿瘤都应该手术切除。恶性畸胎瘤切除后辅助化疗也能改善预后。

原发性纵隔精原细胞瘤与畸胎瘤在许多方面均不相同，几乎仅见于男性，常在 20 ～ 30 岁时发病，多数患者因胸痛、呼吸困难、咳嗽、声音嘶哑及吞咽困难就诊。上腔静脉综合征并非少见。精原细胞瘤属恶性进展性肿瘤，常局部扩散，也可远处转移，通常转移至骨骼。它们分泌人绒毛膜促性腺激素，但不分泌甲胎蛋白。预后不良因

素包括年龄超过 35 岁，上腔静脉梗阻，锁骨下、颈部或肺门淋巴结肿大及出现发热。精原细胞瘤对放疗极其敏感。已有扩散的患者对化疗也有惊人的反应。积极采用以顺铂为基础化疗，所有纵隔精原细胞瘤长期生存率可达近 80%。

纵隔非精原细胞性生殖细胞肿瘤分类方法各不相同，大致可分为胚胎细胞癌、绒毛膜癌和内胚窦瘤或卵黄囊瘤。这些高度恶性肿瘤常分泌人绒毛膜促性腺激素、甲胎蛋白或癌胚抗原，约 50% 的患者出现临床表现，如男子乳房发育。另外，此类肿瘤可合并 Klinefelter 综合征，以及血液系统恶性肿瘤。与精原细胞瘤相同，非精原细胞性生殖细胞肿瘤主要见于 20 ～ 40 岁男性患者，多数患者有症状。大多数患者就诊时已有扩散，预后比精原细胞瘤还要差。最近采用以顺铂为基础大剂量联合化疗取得了令人鼓舞的疗效。即使已有扩散或耐药的恶性生殖细胞肿瘤，经过积极化疗及挽救性化疗，包括骨髓移植，50% 以上的患者能够获得长期生存。

二、纵隔畸胎类肿瘤

（一）发生和发生率

畸胎瘤为由不同于其所在部位组织的多种组织成分构成的肿瘤，身体许多部位都可以发生畸胎瘤。发生在纵隔的畸胎瘤与胸腺、甲状腺、甲状旁腺来源相同，是胚胎时期第 3 鳃囊、第 4 鳃囊和鳃裂随着膈肌下降而入纵隔，它来源于胚胎期一种多能干细胞，在身体发育过程中，增殖发展成畸胎瘤。因此，纵隔畸胎瘤又称纵隔良性生殖细胞肿瘤。纵隔畸胎瘤多位于前纵隔，与胸腺、大血管、心包等相邻近，或位于颈根部，或位于颈-纵隔，呈哑铃状肿瘤。个别来自脊索遗迹的畸胎瘤可以位于椎旁区。

畸胎瘤是纵隔内常见肿瘤之一，统计 1952 ～ 1988 年国外 13 个医学中心分析 2431 例纵隔肿瘤和囊肿显示，生殖细胞肿瘤占 10%，排名位于神经源性肿瘤、胸腺瘤和淋巴瘤之后，为第 4 位。美国杜克大学资料显示 441 例纵隔肿瘤和囊肿，生殖细胞肿瘤在这些纵隔肿瘤和囊肿中排第 3 位，其中良性畸胎瘤占整个生殖细胞肿瘤的 53%。

纵隔内生殖细胞肿瘤占全部生殖细胞肿瘤的3% ～ 5%，纵隔是生殖腺外生殖细胞肿瘤最常见的发生部位。与睾丸常发生恶性肿瘤不同，纵隔内发生的生殖细胞肿瘤多为良性肿瘤，为恶性肿瘤的 3 ～ 4 倍。国内报道纵隔畸胎类肿瘤的发生率占纵隔肿瘤和囊肿的 25.2% ～ 39.2%，排第 1 位或第 2 位，或次于神经源性肿瘤或次于胸腺瘤。纵隔巨大肿瘤（直径＞ 10cm）中最多见畸胎类肿瘤，其占 41.4%。

（二）分类及病理

畸胎类肿瘤包括畸胎瘤和囊肿，含有多种组织成分。1933 年 Hedblom 按肿瘤组织结构将其分为三种，即类上皮囊肿、皮样囊肿和畸胎瘤。只含外胚层组织者称为类上皮囊肿，同时含有外胚层及中胚层组织者称为皮样囊肿，同时含有外胚层、中胚层及内胚层 3 个胚层组织的称为畸胎瘤。临床实践中也简称囊性畸胎瘤或实性畸胎病，笼统地称为畸胎类肿瘤。

畸胎瘤含有三种胚层成分，通常外胚层占较大的比例，约占全部畸胎肿瘤成分的 69%，可有皮肤、毛发、毛囊、汗腺、皮脂腺、胆固醇结晶、神经胶质组织或牙齿。中胚层成分主要包括平滑肌、软骨和脂肪。内胚层成分主要是呼吸道上皮、消化道上皮或胰腺组织。后来发现畸胎瘤组织学并不容易区分，实际上这三种类型胚层的发生学相同，若仔细查找，类上皮囊肿和皮样囊肿往往也能查到 3 个胚层组织，只是其中所含内、中、外 3 个胚层组织含量比例不同而已。所以目前临床上更多地将此类肿瘤统称为畸胎类肿瘤。并根据组织学分为成熟性、非成熟性和恶性畸胎瘤，成熟性和非成熟性的划分是参照肿瘤组成成分的分化程度，成熟性畸胎瘤属良性肿瘤，非成熟性畸胎瘤的生物学行为与年龄因素有关，恶性畸胎瘤含有恶性上皮和恶性中胚叶成分。

大多数畸胎类肿瘤是良性的，少数实质性畸胎瘤可发生恶变，视恶变组织成分产生相应的癌或肉瘤。以前将畸胎瘤恶性程度估计过高，其原因是早年文献常把具有精原细胞瘤、绒毛膜癌、胚胎性癌或卵黄囊瘤成分的畸胎瘤均包括在纵隔畸胎瘤内。良性畸胎瘤主要由成熟的上皮、内皮和间皮组织组成，占纵隔畸胎类肿瘤的

50% ～ 70%，也有相当比例的畸胎瘤包含不成熟的成分或分化不良的组织，含有不成熟组织的畸胎瘤有一定恶性，预后也差。儿童期畸胎瘤多含未成熟组织，恶性变可能性大，成人畸胎瘤多为成熟组织，恶变概率相对较小。

大多数成熟性畸胎瘤为囊性，也可为实性或囊实性，占畸胎类肿瘤绝大部分。肿瘤呈圆形，表面光滑，色灰白，包膜完整。肿瘤可生长得很大，压迫邻近组织或器官而产生相应临床症状。肿瘤剖面可见为单腔或多房，囊内壁衬有复层鳞状上皮，局部常有钙化，囊内含有皮脂腺、毛发，有时还可发现神经组织、胃肠道组织、呼吸道组织甚至胰腺组织等 3 个胚层成熟组织成分。肿瘤内含有胰岛时可引起低糖血症。如瘤内皮脂样物破出或因胰酶作用囊内物，可引起周围炎症粘连，或形成外瘘管，如穿破肺组织和支气管，患者可咳出油脂和毛发，偶尔囊内物穿破皮肤，可形成皮肤瘘。

非成熟性畸胎瘤含有 3 个胚层不成熟组织成分，不成熟性表现为含有幼稚神经组织。瘤体多为实性，有的生长很大，多有分叶，常向外侵犯或与周围组织结构粘连。肿瘤剖面呈实体性，存在多发小囊腔，肿瘤内含有骨、软骨、皮脂样物和灰色神经组织。非成熟性畸胎瘤组织学表现与生物学行为之间并无确切相应关系，最好的预后指标是年龄，有的研究表明，尽管瘤体内有较多不成熟成分，发生于 15 岁以前儿童的非成熟性畸胎瘤多为良性，发生于 15 岁以后的非成熟性畸胎瘤则多表现为恶性。

恶性畸胎瘤在组织学上表现有恶性上皮成分或肉瘤样成分，含有的恶性上皮常为鳞状上皮癌或腺癌，肉瘤成分常为横纹肌肉瘤、血管肉瘤、脂肪肉瘤等。恶性畸胎瘤为实性，呈膨胀性生长，瘤体有分叶，增长迅速。恶性畸胎瘤发病率较低，占纵隔畸胎类肿瘤的 2% ～ 6.48%。国内报道发生率为 0 ～ 5.7%，儿童期为 14.2%。恶性变的畸胎瘤均为实质性畸胎瘤。目前已将恶性畸胎瘤，包括畸胎癌或畸胎肉瘤，划为纵隔非精原细胞性生殖细胞肿瘤内讨论。

（三）临床表现

纵隔畸胎瘤可发生于任何年龄组，最常见于 20 ～ 40 岁成人，性别分布无明显差别，多见于前

纵隔，只有3%位于后纵隔，偶可出现于心包内。

与纵隔其他肿瘤一样，瘤体较小的纵隔畸胎类肿瘤多无自觉症状，肿瘤逐渐长大或继发感染时，可压迫、侵蚀或穿破周围组织和器官，产生一系列复杂临床症状和体征。尽管如此，临床偶见纵隔内长期容纳相当大体积畸胎类肿瘤而毫无症状。良性畸胎瘤较恶性畸胎瘤患者出现症状少，无症状畸胎瘤病例可达34%～62%。但是，就纵隔肿瘤和囊肿而言，纵隔畸胎类肿瘤仍是产生临床表现最多的纵隔肿瘤，也是产生并发症最多的纵隔肿瘤。

最常见的症状是胸痛、咳嗽、前胸部不适、呼吸困难。这些症状多由于肿物刺激胸膜，或肿块压迫支气管导致远端发生阻塞性肺炎。体格体检很少发现明显阳性体征。当支气管有阻塞时，可发现肺内哮鸣音、湿性啰音、发绀和患侧叩诊浊音。特征性症状是咳出毛发和油脂样物，提示畸胎瘤已破入支气管，破入心包腔时可造成急性心脏压塞，破入胸膜腔可致急性呼吸窘迫，畸胎瘤穿破皮肤可形成窦道。上腔静脉综合征也可出现，但良性畸胎瘤所致者少。

1.压迫症状　畸胎类肿瘤一般生长缓慢，早期无任何临床主诉。随着肿瘤逐渐增大，其对周围组织或脏器产生了压迫，轻者出现胸闷不适、心悸气短，以活动后最明显。重者可造成肺不张，偶可产生上腔静脉综合征或霍纳综合征，出现相应的临床征象。瘤体内含物积聚增多致胸膜膨胀，或粘连的胸膜受牵拉引起胸痛，有时胸部疼痛类似心绞痛。肿瘤多位于前纵隔，但是增大或膨胀后可占据前纵隔、中纵隔甚至后纵隔，临床很少发现有食管受压症状。

2.感染粘连症状　囊内继发性感染是畸胎瘤常见并发症，可引起肿瘤内容物聚集，体积突然增大甚至破裂，发生胸内感染症状，如发热、咳嗽、咳痰、胸痛等。畸胎瘤如破入肺组织、支气管、胸腔、心包腔，则可引起肺脓肿、脓胸、心脏压塞，甚至突发窒息、死亡。畸胎瘤增大长期压迫周围脏器，容易与相邻器官发生粘连。粘连可因肿瘤与心包不断摩擦，也可因外胚层向囊内释出油脂样物刺激，引起巨细胞及异物反应，出现无菌性炎症，也可因囊腔内感染。畸胎瘤一旦发生感染，很容易破入邻近脏器，穿破的原因可为外伤，也可为囊内容积急骤增大而致囊内外压力不平衡，也可为感染。畸胎瘤内感染可因肺部炎症浸润，或由其他病灶传入，也可为血源性播散而来。

3.肿瘤破裂穿入脏器引起的相应症状　感染、恶性变或瘤体内含有消化腺分泌的消化酶作用等因素，均可引起畸胎类肿瘤穿孔或破裂，对周围组织或脏器产生侵蚀作用，有学者称为"外穿性纵隔畸胎瘤"。肺组织最容易受累，常见肺部感染、肺不张、支气管扩张、肺脓肿等，此时可出现发热、咳嗽、咳脓痰、咳血痰或咯血，有的可咳出皮脂样物或毛发。肿瘤破入胸腔，可引起胸腔积液和呼吸窘迫，继发感染者可形成脓胸或支气管胸膜瘘。肿瘤穿破胸骨或肋间可形成局限性包块，破溃后溢出分泌液、皮脂样物或毛发，形成经久不愈的皮肤窦道。穿破心包可产生心包积液，与心包粘连，以后形成缩窄性心包炎，出现肝大、下肢水肿等症状或体征，大量畸胎瘤内液体破入心包腔，可以突发急性心脏压塞。纵隔畸胎瘤外穿的特点：①多侵犯邻近的薄弱部位，如浆膜腔（胸膜腔、心包腔）、含气肺组织（上叶前段最多见）、胸壁软组织间隙（胸骨上窝、肋间隙等）；②在受累器官内，如支气管（痰）、浆膜腔（胸腔积液、心包积液）、体表肿块（穿出液）或窦道（排除物）中可以查到皮脂性物质或毛发；③肿瘤向外穿破前多有瘤体迅速增大征象，伴有剧烈胸痛，一旦肿瘤穿破，囊内减压，胸痛可以缓解，肿瘤破溃口可暂时粘连封闭，以后又可多次破溃反复粘连；④畸胎瘤累及的组织或器官与外界相通时，主要表现为反复感染的症状和体征。

（四）诊断

1. X线检查　是诊断纵隔畸胎瘤最基本的检查方法，约90%的患者胸部X线片显示异常。正侧位胸部X线片可见前纵隔内圆形或椭圆形肿块影，边界较清楚，多向一侧突出，肿瘤较大或巨大时，其后缘可凸向中后纵隔，甚或占据一侧胸腔（图13-12-1，图13-12-2）。肿瘤的长轴多与身体长轴平行；有的肿瘤边缘呈分叶状或结节状。肿瘤阴影密度不均匀，特征性的表现为肿块内有钙化，出现在20%～40%的病例中。钙化形状不规则或肿瘤壁钙化，出现于26%的病例中，偶尔胸部X线片可发现牙齿或骨骼影。肿瘤继发肺部

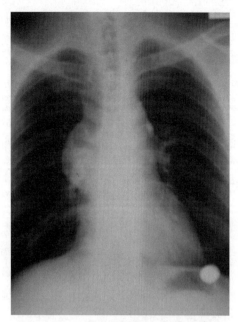

图 13-12-1 纵隔畸胎瘤正位胸部 X 线片

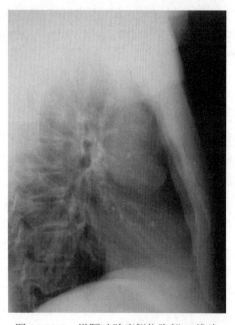

图 13-12-2 纵隔畸胎瘤侧位胸部 X 线片

感染时，表现为纵隔肿块有结节样外突，边缘变得模糊。肿瘤破入肺内的主要表现是纵隔肿瘤伴有肺不张或慢性肺脓肿。肿瘤与支气管相通产生肿瘤内气腔，可见肿瘤内气液平面，向腔内凸出的多个圆形或乳头状结节。肿瘤破入胸腔表现为纵隔肿瘤伴发胸腔积液。肿瘤破入心包腔时表现为纵隔肿瘤伴心包积液。当肿瘤合并急性感染时（包括肿瘤本身感染，继发肺、胸膜、心包等感染），除了全身感染的症状和体征，常表现为肿瘤短期内增大，边缘模糊不清，或伴有少量胸腔

积液或心包积液等。

2. CT 检查 CT 可以准确地显示病变位置、大小、范围，以及肿瘤与周围组织器官的关系，并能根据肿瘤内不同密度分辨出肿瘤内脂肪、液体、软组织、钙化灶及其他类型的组织。增强 CT 对于了解肿瘤与心脏、大血管关系，以及肿瘤与血管瘤的鉴别具有重要的价值。目前随着 CT 检查普遍应用，纵隔畸胎瘤术前诊断率大大提高了，并对手术设计、选取切口提供较大帮助（图 13-12-3，图 13-12-4）。

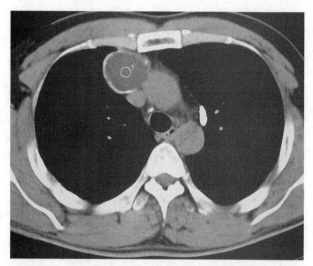

图 13-12-3 CT 显示纵隔畸胎瘤

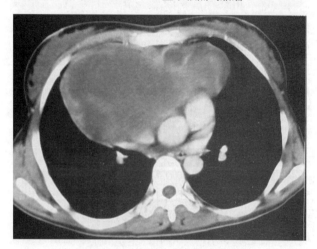

图 13-12-4 纵隔畸胎瘤 CT 影像

3. 超声检查 纵隔的解剖位置特殊，前有胸骨，后有胸椎，侧面有含气肺和肋骨，使超声探测检查受到一定限制。但采用胸骨旁经肋间路径、胸骨上切迹路径和剑突下经肝途径，应用扇形实时扫描，对于前纵隔肿瘤检出率较高。此外，食

管腔内超声检查更好地排除了后纵隔肿瘤诊断问题。畸胎瘤的声像图特点为肿瘤边缘较光滑，与周围组织界线清楚；肿瘤内有多房分隔液性暗区，囊壁及隔壁上可有实性不均质性光团，表现为混合性肿物。部分囊性畸胎瘤含油脂性液状物并充满囊腔，可出现不均匀实质性回声，内有强回声光点或光斑。B超检查对畸胎瘤诊断符合率可达96.4%，高于CT及其他检查。尽管上述各种路径超声检查方法对于纵隔畸胎瘤的诊断具有价值，但是，从临床医师实践角度讲，超声检查的真正作用仍在于鉴别纵隔肿物是囊性还是实性，因为临床医师还需采用更多、更确切的检查措施诊断纵隔畸胎瘤。

4. 实验室检查 血清甲胎蛋白（AFP）、癌胚抗原（CEA）、绒毛膜促性腺激素（hCG）测定，对非成熟性畸胎瘤及恶性畸胎瘤的诊断和疗效评定有一定参考价值，但是对于临床常见的纵隔畸胎瘤的诊断无明显帮助。除非临床医师怀疑纵隔肿物为精原细胞瘤或非精原细胞性生殖细胞肿瘤，一般多不进行上述诸项实验室检查。

5. 经皮穿刺针吸活检 肿瘤贴近于前胸壁时，经皮针吸活检有助于诊断。如能抽出皮脂样颗粒状物即可确诊。在CT广泛应用之前，有学者对纵隔囊性肿瘤，通过抽出部分囊内容物，注入空气后采取不同体位摄片的方法检查，此方法不但能显示囊壁，还可以了解肿瘤边界和大小，同时，测定抽出液内的淀粉酶含量可能很高。但是，因纵隔肿瘤的多样性及复杂组织来源，经皮穿刺针吸活检对大多数病例很难做出确切病理组织学诊断，一组报告显示B超、CT和经胸穿刺活检对纵隔肿瘤诊断率分别为96.4%、89.5%和19.5%。此外，穿刺囊性肿物还要顾虑囊液溢出而污染胸膜腔，机体对囊内液发生过敏反应，以及误穿入血管性肿物。因此，大多数临床胸外科医师不主张对纵隔囊性畸胎瘤患者采用经皮穿刺针吸活检方法进行术前诊断。对于实性畸胎瘤，在CT指引下，进行肿物穿刺活检，尚有一定临床价值。随着无创性检查不断发展，如CT、MRI、彩色多普勒超声、PET等检查，目前临床上对于纵隔囊性畸胎瘤已很少进行穿刺活检。

综合以上各项检查结果，前纵隔内肿物伴有以下特征之一者，可诊断为纵隔畸胎类肿瘤：①胸部X线片显示肿瘤影内有形状不规则钙化灶、骨骼或牙齿；②胸部CT显示肿瘤内有脂肪、液体、软组织、钙化或其他组织的不同的密度；③患者出现刺激样咳嗽，并咳出皮脂样物或毛发；④患者出现经久不愈的胸壁窦道，并溢出皮脂样物或毛发；⑤出现胸腔积液或心包积液，经穿刺抽出皮脂样液体或物质；⑥B超检查肿瘤内有分隔多房液性暗区，囊壁及隔壁上有实性非均质性光团，表现为囊实混合性肿物。

（五）鉴别诊断

纵隔畸胎类肿瘤虽然术前诊断率较高，但临床上仍有部分病例被误诊。需要与纵隔畸胎类肿瘤进行鉴别的疾病有胸腺瘤、胸内甲状腺肿、纵隔淋巴结结核、恶性淋巴瘤及中心型肺癌。胸腺瘤密度均匀，CT值呈软组织信号，极少有液体密度。常合并各种自身免疫性疾病，如重症肌无力、纯红细胞再生障碍性贫血或结缔组织病等。来自胸腺的畸胎瘤，称为胸腺畸胎瘤，与纵隔内畸胎类肿瘤无区别，只是在其囊壁上发现胸腺组织，以及肿瘤位于胸腺区。胸内甲状腺肿患者颈部甲状腺区常有空虚感，气管被肿瘤压迫变狭窄并移向健侧。CT可发现肿物自颈部甲状腺向下延续坠入前上纵隔。放射性 [131]I 核素扫描检查对有功能的胸内甲状腺肿诊断有一定意义。纵隔淋巴结结核密度不均，多有钙化灶，常伴有结核中毒症状，肿大淋巴结分布在中纵隔气管周围及肺门附近。此外，其常合并肺结核和颈部淋巴结结核。PPD试验阳性，抗结核抗体增高，血沉增快，抗结核治疗有效等可以予以鉴别。纵隔恶性淋巴瘤是一组起源于淋巴结或其他淋巴组织的恶性肿瘤，好发于中纵隔，常有不规则发热，浅表淋巴结无痛性增大。胸部X线片表现以气管旁淋巴结肿大为主，且两侧对称。肿块边界清楚，呈结节状向外突出，肿物密度均匀，无密度降低或钙化。通常伴有肝脾大。浅表淋巴结活检，或骨髓涂片见里-斯细胞或淋巴瘤细胞即可确诊。本病对放疗或化疗均较敏感。有时，纵隔型肺癌或中心型肺癌合并肺不张或阻塞性肺炎时，容易与纵隔实性畸胎瘤合并肺部并发症相混淆。肺癌患者多有呼吸道症状，如咳嗽、咳痰、痰中带血和胸痛，胸部CT、痰细胞学和纤维支气管镜检查有助于明确诊断。

（六）治疗

纵隔畸胎类肿瘤治疗主要采用外科手术，治疗原则是一旦诊断成立，只要患者一般情况允许，均应开胸探查手术切除。肿瘤小，手术早，肿瘤容易切除，患者恢复快。纵隔畸胎瘤手术治疗，既是诊断性的也是治疗性的。畸胎瘤内存在有不成熟的组织成分时，可能恶变，更需及时手术切除。即使为良性畸胎瘤，其并发症也较多，为减少对纵隔内脏器压迫和以后手术困难，需尽早手术摘除。

1. 手术时机 纵隔畸胎瘤一经诊断即需择期进行手术切除。畸胎瘤破入心包腔发生急性心脏压塞时，应急诊手术。畸胎瘤合并感染，应进行一段时间抗感染治疗，使感染得到有效控制，但不宜拖延太久，不需等待体温完全恢复正常，争取在并发症出现以前及时手术。

2. 术前准备 中小型纵隔畸胎瘤手术前不需特殊准备，体积不大，又无合并症的纵隔畸胎瘤，手术切除一般无任何困难。巨大纵隔畸胎瘤，有反复感染史及肺部并发症者，手术前应充分估计手术难度，做好肺叶切除、支气管瘘修补、大血管修补或成形等附加手术准备。此外，还应准备足够血液，以防大出血时所需。

3. 麻醉处理 巨大纵隔畸胎类肿瘤，麻醉诱导后摆放体位时，患者可能出现血压突然下降，这是侧卧位时巨大肿物坠向一侧胸腔，压迫和牵拉腔静脉，影响回心血量所致。为避免麻醉后肌肉松弛，或因体位变化，肿瘤压迫气管和心脏大血管，引起通气和循环障碍，全身麻醉后患者平卧位时，对巨大囊性肿瘤可先予以穿刺或引流，尽量引流出肿瘤内容物，然后再翻身转侧卧位进行手术。另外的方法是在麻醉诱导时，先不给肌松药，在清醒状态下直接插管，等插管成功或开胸后，再加深麻醉和使用肌松药。首都医科大学附属北京胸科医院早年曾有1例在麻醉诱导成功后，由于肿瘤压迫气管而导致插管困难，患者发生窒息，后虽经积极抢救，但由于患者脑缺氧时间过久而处于植物状态，半年后死亡，应引以为戒。

4. 手术切口选择 根据患者全身状况，肿瘤大小、位置，感染粘连程度，以及有无心、肺、血管系统合并症等，选择适当开胸手术切口，这是手术成功的关键。任何切口都应使术野显露满意，方便手术操作，而且一旦出现意外情况，不至因切口而影响紧急处理。一般情况下，对位于偏向一侧前纵隔畸胎瘤，多采用该侧前肋间开胸切口，这一径路具有显露好、损伤小、出血少等优点，一旦发现肿物延伸到对侧或损伤血管，可横断胸骨扩大切口，方便处理。对位于前纵隔突向双侧或位于前上纵隔与颈部紧密相连的畸胎瘤，或怀疑为恶性畸胎瘤严重侵犯纵隔组织者，应选择胸骨正中纵劈切口，必要时可加行颈部领状切开而呈"T"形切口，一般可达到良好显露。对于肿瘤位于后纵隔，或位于一侧胸腔的巨大肿瘤，或准备加行肺叶切除或支气管瘘修补术者，首选后外侧开胸切口。但是手术切口的选择因人而宜，每一位胸外科医师可根据自己的习惯和经验及患者的情况选择最适宜的手术切口。

5. 分期手术 位于一侧胸腔内的中小型畸胎瘤一期摘除无特殊困难。囊性畸胎瘤是胸内最大的囊性病变。由于广泛严重炎性粘连，有时一期完整摘除肿瘤往往有困难，如强行剥离可致创面大量渗血或可能损伤重要脏器。因此，如一期手术有困难，则可先行引流或部分切除，待囊肿缩小后再做择期手术切除。对于双侧巨大囊性畸胎瘤患者，可先切除一侧，引流对侧，以后再切除对侧残余肿物和窦道，则很容易成功。北京协和医院早年即有2例行一期切除两侧胸腔内纵隔巨大畸胎肿瘤，1例成功，另1例术前已有休克，肿瘤破入心包，由于手术创伤过重而致休克加重，死亡。因此，对于累及双侧的巨大畸胎瘤，患者一般情况较差，可考虑行分期手术为宜。

6. 手术技巧——细心解剖避免误伤 畸胎瘤或因肿瘤较大，或因反复感染，与周围组织脏器多有粘连浸润。此外，肿瘤可破入胸膜腔、心包腔、支气管或肺内，使正常解剖关系变得难以辨认。特别是肿瘤与胸内血管紧密相邻，易与胸内大血管粘连或直接包绕大血管，从而给手术带来困难。在纵隔畸胎瘤的手术过程中，意外地损伤上腔静脉、左右无名静脉或升主动脉病例不乏报道，有的甚至发生大出血，患者死于手术中或死于术后脑缺氧。摘除肿瘤时，须细心、耐心地解剖游离肿瘤，要辨清肿瘤与周围大血管（如无名静脉、上腔静脉、主动脉）的关系。腔静脉壁薄、张力小，过度牵拉肿瘤，腔静脉往往呈条索状，容易被误认为是纤维粘连带，造成误伤。若意外损伤大血管，勿惊慌失措，可暂时用手或纱布压迫出血处，加快输血，吸净手术野积血，辨清损伤的部位、范围及程度，迅速做出判断，再选择血管破口直接缝合、涤纶片修补血管裂伤、人工血管旁路移植等方法处理。遇有囊肿过大，手术野不易暴露，与大静脉严重粘连的畸胎瘤，可先切破囊壁减压，从囊内清除所有囊内容物，再切除大部分囊壁，遗留少部分与大静脉黏着的囊壁，应用石炭酸、碘酒或电凝烧灼处理，破坏囊壁上皮并止血，这样处理后肿瘤无复发。对于恶性畸胎瘤直接侵犯大血管病例，可以行姑息性切除，不可勉强，以免发生意外，在有条件的单位可行大血管切除人工血管置换。

7. 破入其他脏器的处理　畸胎瘤破入支气管或肺内时，硬性剥离其粘连浸润部分，往往出血多、创伤大，若肿瘤浸润粘连致肺功能有明显损害，或已有肺脓肿、支气管扩张，可考虑行肺部分切除或肺叶切除。肿瘤长期压迫致肺发育不良、通气受阻，巨大纵隔畸胎瘤摘除后，可因复张后肺水肿致呼吸衰竭死亡。此外，术后容易发生肺不张和胸腔积液，因此，胸腔导管拔除的时间应适当延长，并鼓励患者咳嗽、排痰，早日下床活动，以利肺膨胀，减少术后并发症。肿瘤与心包紧密粘连时，先剥离肿瘤与心包粘连部分，也可先切开囊壁吸净囊内容物，以利暴露，然后于正常心包处切开，将肿瘤与部分心包一并切除。囊肿或心包腔内有感染者，先引流囊肿和心包，待感染控制后再切除肿瘤及部分心包，以防日后发生缩窄性心包炎。畸胎瘤破入心包腔产生急性心脏压塞，应急诊手术，酌情行一期肿瘤摘除和心包切除，或先引流减压，以后再行肿瘤和部分心包切除。畸胎瘤破入胸膜腔时，根据有无感染，处理原则同上述破入心包腔的处理。

8. VATS　应用 VATS 摘除纵隔肿瘤，包括胸腺肿瘤、纵隔巨大囊肿及后纵隔肿瘤均有报道，但是应用 VATS 摘除纵隔畸胎类肿瘤的报道较少，在 Roviaro 报道的一组 20 例纵隔肿瘤中，仅 2 例畸胎瘤，1 例发生术后出血并发症，需再次手术止血。VATS 在处理纵隔畸胎瘤方面受到一定的限制，主要是操作中肿瘤显露不佳，解剖分离肿瘤与重要脏器粘连浸润有困难，常常是 VATS 难以完成摘除，中转开胸手术。摘除中小型纵隔畸胎瘤则是 VATS 的确定适应证。

（七）结果与预后

良性畸胎瘤切除彻底，手术经过顺利，一般无复发，长期随诊预后良好。恶性畸胎瘤治疗效果均不满意，国内一组研究报道，3 例恶性畸胎瘤分别于切除肿瘤后 1 个月、半年和 1 年复发死亡。北京协和医院胸外科手术发现 4 例畸胎瘤恶性变，其中 2 例于术后 2 年内死亡。1 例为 15 岁男孩，因纵隔畸胎瘤切除 1 年复发入院，再次手术时不能彻底切除，次年肿瘤广泛侵犯纵隔脏器和肺，致呼吸循环衰竭死亡，尸检报告为"纵隔畸胎瘤恶变腺鳞癌"。文献也有畸胎瘤恶性变报道。

早年临床经验显示，放疗和化疗除了对纵隔精原细胞瘤有一定疗效外，对其他类型畸胎瘤效果不佳。但是，近年来，由于化疗方法的不断改进，特别是铂类和第三代化疗药联合应用方案，初步取得了一定成绩，因此，对于纵隔畸胎类肿瘤要早期诊断，及时手术，从而可减少手术困难，也可在其恶性变之前予以切除，从而提高治疗效果。

三、原发性纵隔精原细胞瘤

（一）病原学

组织学上，原发性纵隔精原细胞瘤与睾丸精原细胞瘤完全一样，因此，当怀疑纵隔精原细胞瘤时，首先应当排除它是否是睾丸精原细胞瘤转移到纵隔。生殖系统以外发生的生殖细胞性肿瘤组织来源，一直是个有争论的问题。1946 年，Schlumberger 提出这些肿瘤来源于胸腺细胞，是体细胞异常发育结果。这种理论未能解释混合型肿瘤中存在生殖细胞成分，因为这种混合型肿瘤不可能从体细胞产生。其他学者提出的争论是纵隔精原细胞瘤是转移瘤，原发灶在睾丸，它或是隐性睾丸精原细胞瘤或是睾丸肿瘤本身自发性退变。临床或是尸检结果并不支持隐性睾丸癌转移到纵隔的理论，此外这种理论也未能解释女性患者也发现有纵隔精原细胞瘤。1951 年，Friedman 提出假设，支持生殖系统以外部位存在原发性生殖性细胞肿瘤，现在这种假设已被大多数人接受。这种理论提出所有生殖系统以外部位的生殖细胞肿瘤，是因为原始生殖细胞移位产生，这种原始生殖细胞移位通常沿着人体中线分布。据此可以理解精原细胞瘤存在不同组织学类型是肿瘤细胞不同分化程度的结果。

（二）流行病学

原发性纵隔精原细胞瘤与全身精原细胞瘤一样，一般出现在男性患者，女性原发性纵隔精原细胞瘤极罕见。肿瘤多发生于 30 岁左右年龄段，其次是 20 岁和 40 岁年龄组。全身恶性生殖细胞肿瘤，特别是原发性纵隔精原细胞瘤，发病年龄范围很广。如果女性患者发生纵隔精原细胞瘤，发病年龄与男性相似。从人种上看，白种人较黑种人更多见，Aygun 在文献复习中发现 26 例纵隔原发性精原细胞瘤仅 1 例黑种人病例。合并 Klinefelter 综合征的患者，其纵隔生殖细胞性肿瘤发生率增加，主要是非精原细胞性生殖细胞肿瘤。

（三）发生率

生殖细胞肿瘤占成人全部纵隔肿瘤及囊肿的 10% ～ 15%，Mullen 和 Richardson 报道生殖细胞肿瘤约占儿童纵隔肿瘤 24%，若仅限于纵隔恶性肿瘤，生殖细胞肿瘤占纵隔恶性肿瘤的 28.9%。纵隔生殖细胞肿瘤包括畸胎瘤、精原细胞瘤、胚胎细胞肿瘤（胚胎性癌）、绒毛膜癌和卵黄囊瘤（内胚窦瘤）。生殖细胞肿瘤可以由单一类型细胞组成（单纯型），也可以由几种肿瘤细胞混合而成（混合型）。单纯型较混合型更常见，单纯型占全部纵隔生殖细胞肿瘤的 39% ～ 48%。根据以上推断，估计纵隔精原细胞瘤发生率在成年人可高达 5% ～ 7%，其中大多数是单纯型精原细胞瘤。

（四）诊断

1. 临床特征 原发性纵隔精原细胞瘤通常较大，容易侵犯周围邻近脏器，症状也多由巨大纵隔肿块导致，因此症状是非特异性的。临床症状与肿瘤大小不呈平行关系。最常见的症状是胸痛，其次是呼吸道症状，如呼吸困难、咳嗽，已有报道非精原细胞性生殖细胞肿瘤患者出现咯血，而原发性精原细胞瘤患者咯血罕见，吞咽困难和声音嘶哑也不常见，肿瘤局部侵犯致上腔静脉梗阻

已有报道。纵隔精原细胞瘤可以转移至骨、肺、肝、脾、扁桃体、甲状腺、皮肤、脊髓和脑，依其转移部位不同可出现相应转移部位的特殊症状。

2. 实验室和组织学检查 一般血常规、尿常规、便常规检查对诊断无特殊意义，纵隔精原细胞瘤患者血中甲胎蛋白、绒毛膜促性腺激素、癌胚抗原和乳酸脱氢酶可能升高。血中肿瘤标志物有改变，但是诊断必须有组织学检查结果证实。肿瘤标志物测定的价值，在于连续随诊过程中确定肿瘤对治疗的反应，以及探测肿瘤隐性复发的可能。组织学检查发现精原细胞瘤主要由单一类型的精原细胞瘤细胞组成，细胞核明显，细胞质透明，细胞膜界线清晰，也可见到淋巴细胞浸润和纤维组织增生。个别病例出现炎性反应，肿瘤内有淋巴细胞和巨噬细胞浸润，这可能是机体对肿瘤的免疫组织反应。有学者指出有炎性反应的肿瘤患者预后更好。

3. 放射学检查 纵隔精原细胞瘤瘤体较大，常规胸部放射学检查多能发现。除了常规胸部 X 线片外，应当进行胸部 CT 检查，以明确肿瘤大小，有无肿瘤外侵和侵犯范围，纵隔淋巴结是否肿大，肺内有无转移灶。此外 CT 也可用于确定放疗的部位，定期 CT 检查随访可用于观察肿瘤对治疗的反应（图 13-12-5）。腹部 CT 可确定腹内有无肿瘤及肿瘤的范围，腹膜后广泛淋巴结增大提示原发灶可能是睾丸癌，纵隔肿块为转移灶。睾丸超声检查怀疑有病变时，应进行睾丸活检或睾丸

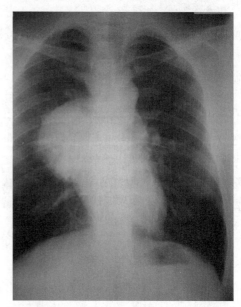

图 13-12-5　纵隔精原细胞瘤正位胸部 X 线片

切除。如果出现神经系统症状或骨痛提示可能有头颅或骨骼转移，需进行头颅 CT 检查或核素全身骨扫描。

（五）分期和预后影响因素

目前所用的睾丸精原细胞瘤分期是改良的 Boden 和 Gibb 分期系统，首次提出这一分期系统是在 1951 年。现在尚无广泛接受的生殖系统以外原发性精原细胞瘤分期标准，有学者推荐睾丸精原细胞瘤分期标准可用于所有的精原细胞瘤患者。Cefaro 提出对这些患者用分期分级标准（表 13-12-1），此系统中 I 期为局限性病变；II 期纵隔肿瘤较大，对周围脏器有压迫但尚未侵犯；III 期肿瘤有局部侵犯；IV 期为病变广泛性转移。对于原发性纵隔精原细胞瘤应用这种分期标准较好，同时，Cefaro 的分级标准对治疗结果和预后判断也有较大价值，值得临床医师采用。

表 13-12-1　原发性纵隔精原细胞瘤分期标准

I 期	局限性病变
II 期	巨大肿块，无外侵
III 期	局部侵犯
IV 期	转移

预后不良的因素：年龄超过 35 岁；肿块大，估计不能完全切除；上腔静脉梗阻；纵隔淋巴结肿大；肺门受侵犯及甲胎蛋白持续升高。

（六）治疗

由于纵隔精原细胞瘤发病相对少见，表现为局限性肿块（有外侵或无外侵）或肿瘤全身转移，前瞻性随机临床研究很少，以及缺乏统一分期标准等，所以至今尚没有规范性的标准化治疗方案。随着治疗经验积累，其基本治疗原则越来越清楚。预后也与原发性睾丸精原细胞瘤大致相近，但是也存在某些特殊的治疗观点，结果也不完全相同。

1. 外科手术　外科处理包括肿瘤完全切除、减瘤切除和活检。大部分纵隔精原细胞瘤患者表现有局部侵犯症状，往往不可能完全切除。Knapp 和 Aygun 报道纵隔精原细胞瘤成功切除的病例仅占 37.5%。此外，即使局限性无外侵的纵隔精原细胞瘤，单纯手术处理效果也不理想。原则上只要可能则应尽力做到肿瘤完全切除，术后还要进行辅助治疗，主要是放疗。外科手术入路推荐胸骨正中切口。Kiffer 和 Saudeman 报道，纵隔精原细胞瘤减瘤手术后辅以放疗，可获得更好结果，他们这组仅 4 例患者，3 例肉眼认为切除"干净"。Kersh 一组 13 例全部接受手术后纵隔放疗，手术能完全切净的患者生存率达 100%。开胸活检与肿瘤大部切除患者之间生存率无明显差别，但是与完全切净组相比，前者预后明显比后者差。大多数报道指出，患者经过放疗或化疗，常常能接受肿瘤全部切除或减瘤手术，即便如此，与非手术治疗患者相比，还无法确定外科手术是否能够控制肿瘤局部生长，也不能确定手术处理是否能够提高患者生存期。临床上，外科最常用的处理方式是纵隔肿瘤活检以明确诊断，可经胸骨正中切口入路或气管旁入路，或在胸腔镜下或纵隔镜下进行活检。

2. 放疗　像睾丸精原细胞瘤一样，原发性纵隔精原细胞瘤对于放疗很敏感，大量研究表明放疗的治疗作用主要局限于纵隔内的精原细胞瘤，不论肿瘤是否外侵，都应单纯放疗或行外科切除以后辅助放疗。放疗剂量为 30 ～ 45Gy。有学者提出更大放射剂量，但是其结果证实患者并未从大剂量放疗中获益。Kersh 根据总放射剂量 30 ～ 50Gy 的结果制作剂量反应曲线，他们提到仅有 1 例肿瘤局部控制失败，此例接受了 45Gy 剂量放射。由此他们得出结论，对于原发性纵隔精原细胞瘤放疗，放射剂量没必要超过 30Gy。为了取得有效的治疗效果，必须确定放射野范围，其应包括整个纵隔和锁骨上淋巴结。Uematsu 提出接受全纵隔和锁骨上区照射病例无局部复发，仅接受肿瘤局部照射患者，2/3 出现了局部复发。此外，他们的材料还表明局部复发率与挽救性化疗是否耐药有关。据报道，放疗对纵隔精原细胞瘤局部控制有效率为 89% ～ 97%。除了对原发性肿瘤的治疗作用，放疗也能有效地控制有症状的转移性肿瘤。Lee 等报道 1 例，开始接受放疗治疗原发性纵隔精原细胞瘤，1 年后出现椎骨转移，再次行放疗获得长期生存。已有报道对局限于纵隔无外侵的精原细胞瘤放疗的 5 年生存率为 50% ～ 100%。临床上采用放疗作为主要治疗的纵隔精原细胞瘤，5 年生存率为 50% ～ 75%。

3. 化疗　基于铂类化疗药物能有效治疗晚

期睾丸癌的经验，许多研究者使用相同治疗方案治疗原发性纵隔精原细胞瘤。常用的化疗药有顺铂、博莱霉素、长春碱、鬼臼碱、环磷酰胺、多柔比星。最常用的联合化疗方案是联合顺铂、博莱霉素、鬼臼碱或长春碱。已报道完全反应率为71%～100%。Motzer采用以顺铂为主的化疗方案，完全反应率为88%，此结果与晚期睾丸精原细胞瘤化疗结果相似。一项比较化疗与放疗治疗生殖系统以外精原细胞瘤的前瞻性随机试验中，Jain提出一开始就采用大剂量顺铂进行化疗能够改善患者生存期。他们这一组21例，20例局部病变广泛，14例（平均地分布在化疗或放疗两组内）在治疗时已有转移。这项研究尚不能得出"化疗对于所有纵隔精原细胞瘤患者是更有效的治疗方法"的结论，但是研究结果提示局部晚期纵隔精原细胞瘤和转移性纵隔精原细胞瘤确实能从大剂量化疗中获益。对于化疗有部分反应的患者辅以放疗，可以转为完全反应，特别是接受过博莱霉素化疗的患者。但是联合放疗和化疗其并发症也随之增加，特别是致命的肺纤维化。

化疗后残余肿瘤是否需要进一步治疗尚无完全一致意见。Shultz报道，晚期精原细胞瘤经过顺铂联合化疗以后，放射学显示存在残余肿块，没有接受任何其他治疗，1例死于肿瘤复发，2例复发却分别生存了21个月和24个月。残余肿瘤的大小与生存无明显关系。笔者得出结论，化疗后存在残余肿瘤，可以密切进行CT监测，而不进行辅助治疗（或外科活检）。他们将辅助治疗仅用于放射学显示肿块有进展的患者。有报道称一开始就进行化疗5年生存率为67%～85%，纵隔精原细胞瘤化疗的结果与晚期睾丸精原细胞瘤化疗结果基本相同。

目前某些特殊的治疗原则，如表13-12-2所示。

表 13-12-2　原发性纵隔精原细胞瘤的治疗原则

Ⅰ期	切除、放疗
Ⅱ期	放疗或化疗
Ⅲ期	放疗或化疗
Ⅳ期	化疗

大多数病例发现时肿瘤已不能完全切除，但是只要有可能则应尽力切除局限性无外侵的肿瘤，继之辅以放疗。有材料证明，不论放疗前是否进行过手术切除，放疗对于局限性纵隔精原细胞瘤（Ⅰ期、Ⅱ期、Ⅲ期）有明显疗效。对于广泛性转移的纵隔精原细胞瘤（Ⅳ期），放疗仅能姑息性地减轻转移灶症状。对于纵隔内存在大块肿瘤（Ⅱ期）的患者，纵隔放疗或全身化疗，哪一种是最理想的治疗方式，目前尚未定论。化疗主要用于处理有广泛局部病变的病例（Ⅱ期和Ⅲ期）或转移性肿瘤（Ⅳ期）。辅助放疗用于开始化疗且仅取得部分缓解病例。需要强调的是化疗和放疗有明显协同治疗作用，但是其毒副作用发生率也随之增加。化疗后影像学检查显示有残余肿瘤并不一定必须辅助治疗，临床上仅需密切观察，进一步治疗应用于影像学检查显示肿瘤有进展的病例。由于有可能出现肿瘤晚期复发，因此不论采取哪种方式治疗，均需要进行长期随诊。

四、纵隔非精原细胞性生殖细胞肿瘤

（一）概述

纵隔非精原细胞性生殖细胞肿瘤是一种很少见的肿瘤，不仅存在于纵隔内，同时又是生殖细胞性肿瘤。在铂类化疗药物问世以前，这类患者治疗和预后令人失望。最近数年有报道，以铂类为主的化疗方案，必要时再辅以手术治疗，使得非精原细胞性生殖细胞肿瘤的预后有了相当大改进。

（二）病原学

一般认为纵隔非精原细胞性生殖细胞肿瘤是在胚胎发育过程中，生殖细胞沿着泌尿生殖嵴错误移行的结果。另一种假设是这些肿瘤是由正常胚胎发育过程中出现的一部分多能干细胞形成的。还有一种古老的假说，这种肿瘤是未被辨认出来的睾丸肿瘤转移到纵隔，这种假说现在已被摒弃。

（三）发病率

纵隔非精原细胞性生殖细胞肿瘤并不常见，仅占全部纵隔肿瘤的1%～3%，在全部生殖细胞肿瘤中，纵隔生殖细胞性肿瘤占1%～3%。纵隔生殖细胞肿瘤是生殖腺以外最常见的生殖细胞肿瘤。约90%以上非精原细胞性生殖细胞肿瘤发生于男性，发现肿瘤时的年龄变异较大，儿童及60

岁左右老年人发病率最高，平均发病年龄为 30 岁。

（四）病理学

纵隔非精原细胞性生殖细胞肿瘤，组织学上与发生在睾丸的精原细胞瘤相似。最常见的组织类型是畸胎癌（畸胎瘤内含有胚胎细胞癌），其他组织学类型包括胚胎性癌、内胚窦瘤（卵黄囊瘤）和绒毛膜上皮细胞癌（简称绒癌）（图 13-12-6，图 13-12-7），以及包含以上几种组织成分的混合型非精原细胞性生殖细胞肿瘤（图 13-12-8，图 13-12-9，彩图 13-12-9）。

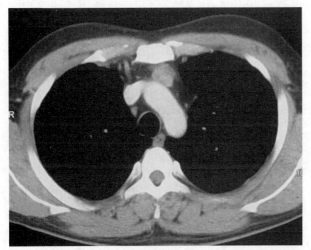

图 13-12-6 CT 影像显示左前上纵隔结节影

患者，男性，33 岁，1.5 年前痰中带血，检查发现前纵隔肿物及右下肺结节，当地医院行 VATS 探查活检诊断"纵隔绒癌肺转移"，先后化疗共 27 个疗程。2 个月前患者胸闷气短加重伴咯血，CT 显示双肺多发转移灶。在当地医院行胸腔镜辅助双肺病灶切除术。入院时血化验结果 β-hCG 为 80IU/L（正常＜5IU/L），α-AFP 2.79ng/ml（正常＜25ng/ml），CT 显示双肺有多发结节

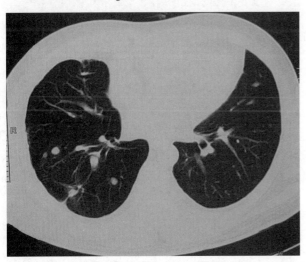

图 13-12-7 与图 13-12-6 同一患者，CT 显示双肺多发转移灶

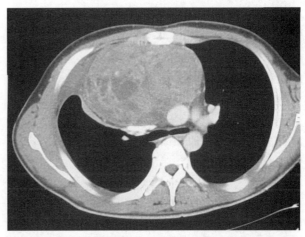

图 13-12-8 内胚窦瘤和胚胎癌的混合型肿瘤 CT 影像

患者，男性，26 岁，主诉胸闷、活动后气促 4 个月。于当地医院穿刺行病理检查，诊断为"卵黄囊瘤"。给予 4 个疗程化疗，肿块无明显缩小而来笔者所在医院行手术处理。经胸骨正中切口行姑息性纵隔肿瘤切除。术后病理报告为"卵黄囊瘤和胚胎癌混合型肿瘤"。术后恢复顺利，1 个月后继续化疗和放疗

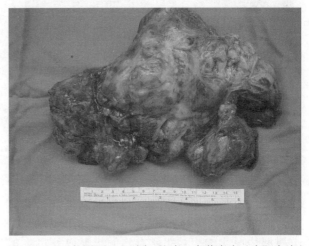

图 13-12-9 与图 13-12-8 同一患者，卵黄囊瘤（内胚窦瘤）和胚胎癌混合型肿瘤切除标本

（五）临床特点

纵隔非精原细胞性生殖细胞肿瘤临床特点为肿瘤生长迅速，出现症状期很短，多为位于前纵隔巨大肿瘤产生的症状，包括胸痛、咳嗽、气短，全身症状常见发热和体重减轻。体格检查多无异常发现，偶尔可扪及锁骨上淋巴结肿大。有时发现上腔静脉综合征特点，但是极少见到男子乳腺发育。

胸部影像学检查：在普通胸部 X 线片上均可发现异常，典型表现为前上纵隔有一巨大肿块。胸部 CT 显示前纵隔巨型肿块，其密度不均匀，内部有多处液化区，提示肿瘤内部有坏死、液化或

出血，同时可以看到纵隔结构受压特征，如肿瘤侵犯周围脏器及肿瘤包绕大血管。

诊断非精原细胞性生殖细胞肿瘤，必不可少的检查是血清肿瘤标志物测定，如人绒毛膜促性腺激素（hCG）和甲胎蛋白（AFP）。在评估前上纵隔肿块时，特别是青年患者，必须进行肿瘤标志物检查。约90%的非精原细胞性生殖细胞肿瘤患者血清内，这两项中的一项升高或两项都升高，约80%的病例有AFP升高，30%的有hCG升高。原发性纵隔精原细胞瘤仅偶尔有β-hCG轻度升高（< 100IU/L），AFP明显升高提示肿瘤内部存在非精原细胞成分，应重新分类为非精原细胞性肿瘤。此外，约90%的此类患者血清乳酸脱氢酶（LDH）会升高。连续进行血清学肿瘤标志物测定在随诊跟踪肿瘤活动性方面有着重要价值。

（六）术前评估

术前评估包括病史，特别是注意寻找有无肿瘤隐性转移的病史。体检时要仔细检查睾丸，应当明确将要手术的纵隔肿块是否为未被辨认出来的原发性睾丸癌转移灶。临床上并不一定常规进行睾丸超声检查和睾丸活检。需要做的是胸部CT和测定血清中AFP、hCG和LDH。除非患者有临床症状，一般不进行骨扫描和头颅CT检查。如果计划进行包括博莱霉素化疗，则要测定肺功能，包括肺弥散功能测定。是否需要外科来明确诊断，应根据情况决定，并非所有病例都需要外科来帮助确诊，在某些细胞学检查经验丰富的医疗中心，病理科医师仅根据细针穿刺（FNA）活检就足以做出诊断。若经皮细针穿刺活检不能获得确定诊断，那么可以进行小型前上纵隔切开活检或纵隔镜活检，一般避免开胸活检，开胸手术对患者创伤大，而且手术切除并不是主要治疗手段，同时也可能延迟开始化疗的时间。肿瘤活检可以确定组织学诊断（这对于推断患者预后有价值），也可以确定肿瘤内有无非生殖细胞成分，此类肿瘤偶然会出现这种情况。单纯依据患者临床表现、纵隔有肿块、血清中肿瘤标志物升高，就应毫不迟疑开始化疗，不一定非等到做出病理诊断，尤其是对于病程已处于晚期的患者。

（七）治疗

已经证明，纵隔非精原细胞性生殖细胞肿瘤局部治疗无明显效果，一开始就进行放疗，效果也不佳，因为局部复发和全身转移发生率均较高，单纯手术治疗对患者也无裨益，极少获得长期生存。全身化疗时，应用单一化疗药或无铂类制剂化疗药，其结果也很差。以铂类为主的联合化疗方案，极大地改善了睾丸癌患者生存率，现在已经证明其治愈率达70%以上。生存率与发现时肿瘤体积有关。纵隔非精原细胞性生殖细胞肿瘤患者与睾丸癌患者一样，预后不佳，因为患者出现症状后才来就诊，那时纵隔肿块已经很大。纵隔非精原细胞性生殖细胞肿瘤生存期与原发睾丸癌晚期患者完全相似。以铂类为主联合化疗，应在3～4个月给予3～4个周期化疗，这种治疗方法很少出现严重化疗中毒症状，化疗过程中和结束时，应连续重复进行胸部CT和血清肿瘤标志物测定，以重新进行肿瘤分期。判断治疗效果主要依据患者是否出现完全反应，即血清中肿瘤标志物水平恢复到正常范围，胸部影像学恢复正常。

图13-12-10显示介入治疗后处理患者的程序。若血内肿瘤标志物正常、胸部X线片未发现明确肿块，只要进行临床观察定期随诊就足够了。在完全反应的患者中，约有20%复发，复发多出现于化疗后最初2年内。因此化疗结束定期门诊随诊非常重要，开始1年内要每月重复进行胸部影像学和血清学检查，第2年则延长到每2个月重复进行1次检查。

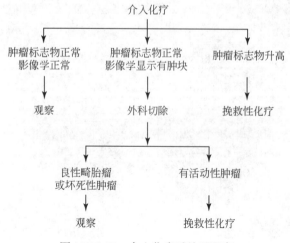

图 13-12-10　介入化疗后处理程序

患者血清内肿瘤标志物水平持续升高，提示存在有活动性残余肿瘤，应当接受挽救性化疗，但是这种挽救性化疗很少能产生长期生存效果。对于这些患者采用大剂量化疗及自体骨髓移植的结果各异，有的报道结果令人失望。化疗后患者血清肿瘤标志物水平正常，但是胸部影像学检查显示有持续存在的纵隔肿块，应进行手术切除，重新确定这些患者对治疗的反应。大多数用铂类化疗药治疗的患者是这种情况，最终需要外科手术获得完全治疗反应。

超过50%的患者在切除标本内发现有良性畸胎瘤。典型患者在介入化疗后经过手术切除肿瘤才能获得完全治疗反应。化疗后存在残余肿瘤应予以摘除，以除外存在肿瘤标志阴性的肿瘤，或恶性非生殖细胞肿瘤，避免将来发生畸胎瘤等问题。畸胎瘤可以表现为局部缓慢生长，长大后可压迫周围重要脏器或最终侵犯这些脏器，也有报道畸胎瘤发生恶性变。对于术前活检标本内发现有大量畸胎瘤成分的患者，更需要化疗后进行外科手术摘除持续存在的畸胎瘤。切除标本内有活跃的肿瘤细胞存在，应给予抢救性剂量化疗。在切除标本内有非生殖细胞肿瘤的患者，预后很差，对此类患者治疗效果不肯定，应因人而异。切除的标本内无活跃肿瘤细胞患者，如上所述可在门诊随诊观察。

肿瘤主要位于胸中线附近时，应用正中劈开胸骨入路进行摘除手术较为适宜，但是临床上较多见的情况是肿瘤多偏向一侧胸腔，此时选择标准后外侧开胸切口，或横断胸骨的前开胸切口更容易完成手术。术中常发现肿瘤粘连于心包前表面，多数病例需进行部分心包切除。另外膈神经也常被肿瘤侵犯，若术中发现膈神经仅被肿瘤周边部分侵犯，或是纤维素性粘连，或是纤维化，此时应保留膈神经，术中冰冻切片病理检查可肯定原因。如果膈神经已明显受侵，则可牺牲膈神经，因为良性畸胎瘤遗留，数年以后也可能产生许多问题。术中尽量不要切除大血管，因为肿瘤都有较大假包膜，将肿瘤与大血管分开并不困难。手术中还可能遇到肿瘤牢固地粘连于肺的上叶，必要时可行肺楔形切除或肺叶切除。年轻病例手术多较顺利，很少出现明显并发症。

（八）预后

目前有了铂类化疗药物，非精原细胞性生殖细胞肿瘤长期生存率5年可达50%，这与以前治疗结果相比有了很大进步。由于积累病例不够多，还很难得出纵隔非精原细胞性生殖细胞肿瘤各个组织亚型的预后结果。从组织学上看，卵黄囊瘤和绒癌比其他类型肿瘤预后差。从多个医疗中心报谊来看，虽然化疗方案小有出入，但是总的报道长期生存率大致相近（表13-12-3）。与典型睾丸癌患者相比，纵隔非精原细胞性生殖细胞肿瘤的长期治疗结果还不能令人满意，需要进一步改进治疗方法，以获得更佳的治疗效果。

表13-12-3　纵隔非精原性生殖细胞瘤采用
以顺铂为主的化疗的结果

作者	年份	病例数	外科切除病例数	完全反应率（%）	生存率（%）
Kay 等	1987	10	7	60	40（4年）
Wright 等	1990	28	20	79	57（5年）
Lemarie 等	1992	45	22	64	53（2年）

（九）北京协和医院资料

有关纵隔非精原细胞性生殖细胞肿瘤，国内文献仅见个案报道。北京协和医院胸外科1980～2004年共收治原发性纵隔恶性生殖细胞肿瘤16例，其中3例为精原细胞瘤，13例为纵隔非精原细胞性生殖细胞肿瘤。13例非精原细胞性生殖细胞肿瘤中12例经手术治疗，1例未来得及手术死于急诊室。13例全部为男性，年龄为13～31岁，平均年龄为22.1岁，30岁以下者11例。病程为1～6个月。临床症状包括6例患者出现咳嗽、咳痰等呼吸道症状，5例有胸痛，3例有持续性高热，9例出现胸闷、憋气和呼吸困难。1例因严重呼吸困难急诊行气管支架置入，另外主诉声嘶和心悸各1例。术前肿瘤标志物检测包括6例进行了hCG和AFP测定，4例hCG检测值升高，5例AFP升高。另1例只检查了hCG，结果正常。所有患者术前均摄正侧位胸部X线片和胸部CT扫描，影像学检查显示位于前上纵隔或中纵隔内巨大肿物，密度不均，内有大片液化区。CT

值提示为软组织密度。肿瘤边缘光滑，但与邻近脏器界线不甚清楚，肿瘤周围脏器如气管、心脏、大血管常受侵或受压偏移。3 例肿瘤与胸壁紧密相贴。7 例合并胸腔积液，3 例合并心包积液。1 例肿块短期内急剧膨胀，占据一侧胸腔。1 例肿瘤破入胸膜腔，5 例肿物与胸膜无法区分，3 例肿瘤压迫或侵犯支气管或肺组织出现肺不张。1 例行正电子断层扫描（PET）提示纵隔内恶性肿块，标准摄取值升高（SUV > 2.6）。2 例术前在 CT 引导下行纵隔肿瘤经皮穿刺活检，结果找到恶性肿瘤细胞。2 例混合型生殖细胞肿瘤于外院手术并化疗，本次 CT 提示纵隔肿瘤和肺内多发结节，诊断肿瘤复发和转移。余 9 例术前分别诊断为畸胎瘤、胸腺瘤、纵隔肿块。

1 例采用前外侧切口，2 例采用正中切口，9 例采用后外侧切口完成手术。术中发现 3 例肿瘤有完整包膜，9 例包膜不完整，其中 7 例肿瘤突破包膜向外生长。11 例肿瘤与大血管粘连或侵犯。3 例肿瘤侵犯肺叶，4 例侵犯心包，4 例侵犯胸壁，膈神经受累或喉返神经受累各 1 例。7 例肿瘤与胸腺、1 例肿瘤与甲状腺密不可分。10 例肿瘤基本切除无肉眼残余，余 2 例分别因肿瘤侵犯心包、心脏，或侵犯腔静脉、无名静脉，未能完全切除，残余肿瘤予以电灼破坏。5 例联合胸腺切除，3 例联合心包部分切除，2 例联合一侧膈神经切除，2 例联合肺部分切除，联合肺叶切除或甲状腺部分切除各 1 例。手术过程中无大血管或其他脏器损伤，全组 13 例非精原细胞性生殖细胞肿瘤中，除 1 例因肿瘤压迫气管未来得及手术在急诊室窒息死亡外，余 12 例无手术死亡。病理检查肿瘤直径 7 ~ 22cm，平均 13cm，最重 810g。3 例为实性肿瘤，9 例肿瘤为囊实性，其中 5 例有液化、坏死、出血。术后病理诊断 7 例为畸胎癌，3 例为混合型生殖细胞肿瘤（胚胎性癌及内胚窦瘤，或内胚窦瘤合并畸胎瘤），2 例内胚窦瘤（卵黄囊瘤）。依据分期方法，本组 Ⅱ 期肿瘤 3 例，Ⅲ 期 5 例，Ⅳ 期 5 例。

2 例术前进行化疗，1 例术前化疗并放疗，2 例在本次住院前曾在外院接受手术和化疗。化疗方案包括 PEB 方案、PVE 方案及 EMA-CO 方案。本组除 1 例院内死亡之外，余 12 例中 11 例获得随访。平均随访时间为 13.5 个月。6 例于术后 1 年内死亡，生存时间分别为 2 个月 3 例，3 个月 1

例，9 个月和 12 个月各 1 例。1 例生存 2 年后死亡。4 例随访至今仍生存，已分别生存 5 个月、6 个月、2 年、5 年。死亡主要原因为肿瘤复发、全身转移和多器官功能衰竭。

根据笔者的治疗结果和复习文献，此处提出笔者对此类肿瘤诊断和治疗几点意见。

（1）纵隔非精原细胞性生殖细胞肿瘤属于纵隔恶性生殖细胞肿瘤的一种，包括单纯胚胎细胞癌、单纯内胚窦瘤（卵黄囊肿瘤）、绒癌、畸胎癌（畸胎瘤内含有胚胎细胞癌）和混合型生殖细胞肿瘤。此类肿瘤临床并不多见，它占全部纵隔肿瘤的 1% ~ 3.5%，占所有生殖细胞肿瘤的 1% ~ 2%。与精原细胞肿瘤相比，纵隔非精原细胞性生殖细胞肿瘤生长、转移速度更为迅速，恶性程度更高。

（2）临床症状：分两大类。一类为肿瘤引发的全身症状，如体重减轻、乏力、发热；另一类为肿瘤压迫或侵犯周围脏器引起的症状，后者在临床上更明显、更严重。肿瘤坏死出血可产生持续高热，给临床医师一种提示。肿瘤突发出血破入心包腔或胸腔可出现胸外科急症，需紧急处理。临床上由转移引发症状并不少见，常见转移部位多为肺、胸膜、局部淋巴结及肝，并引发相应临床症状。

（3）影像学检查是纵隔生殖细胞肿瘤的重要诊断方法，非精原细胞性生殖细胞肿瘤 CT 扫描典型表现为前上纵隔巨大肿物阴影，有时可扩展到中纵隔。肿物密度不匀，内含多处液性暗区为其特点。肿瘤呈侵袭性生长，与周围脏器界线不清，常压迫或侵犯邻近脏器并包绕大血管生长。判断肿瘤与周围血管关系，MRI 比 CT 更有价值。肿瘤标志物检测（β-hCG、α-AFP）为诊断提供较大帮助，对于纵隔巨大肿块而血中 β-hCG 或 α-AFP 升高的患者应高度怀疑非精原细胞性生殖细胞肿瘤。关键是临床医师应想到它存在的可能，以进行必要检查。临床误诊除了本症发生率低以外，术前未想到此类肿瘤是主要原因。

（4）诊断明确，是采取化疗、放疗还是手术治疗呢？Wood 认为纵隔非精原细胞性生殖细胞肿瘤多呈侵袭性生长，确诊时肿块巨大并转移，手术无法完整切除，对转移性病灶也无治疗作用，所以主张不宜手术处理。现在已经证明局部治疗无明显疗效，因局部复发和全身转移发生率较高，所以一开始就进行放疗效果也不理想。单纯手术治疗极少获得长期生存。目前一致观点是以铂类为主要成分联合化疗，3～4个月予以3～4个周期化疗。化疗结束后重复进行胸部CT和肿瘤标志物测定。完全反应的标准为肿瘤标志物水平恢复到正常，胸部肿块缩小或消失。血清肿瘤标志物持续升高，提示存在有活动的残余肿瘤，应行抢救性化疗，但很难产生长期生存效果，大剂量化疗及骨髓移植结果也不满意。化疗后肿瘤标志物水平正常，但影像学检查显示肿物持续存在，此时应进行手术切除。只有手术切除残余肿瘤才能获得完全治疗反应。

临床上常见的一种情况是发现前上纵隔肿块，未行穿刺细胞学诊断，也未检测肿瘤标志物，临床诊断为"胸腺瘤或畸胎瘤"即行开胸探查，术后病理检查开始明确诊断为纵隔非精原细胞性生殖细胞肿瘤。本组8例即属于这种情况。另一种情况是纵隔肿瘤患者出现临床急症，被迫开胸探查，本组有2例。本组另有2例术前经皮穿刺活检确诊，先行化疗再手术。2例外院已手术切除肿瘤，化疗后肿瘤标志物再次升高，CT发现肿瘤复发，笔者采用二线化疗药物化疗后再手术，术后继续化疗。

（5）化疗后肿瘤标志物测定值持续升高的患者如何治疗，目前仍存有争议。多数人主张进行二线化疗，有学者认为目前缺乏有效二线化疗方案，化疗后手术切除更重要。Vuky报道一线化疗后，92%的患者纵隔内仍存在有活力的肿瘤或畸胎瘤组织，二线抢救性化疗后仍有71%的患者有肿瘤存活，他认为化疗后都应当手术。Kesler等的报道也证实化疗后有76%的患者仍带有肿瘤。此外部分恶性畸胎瘤化疗后可转变为肉瘤，部分复发者也可能转变为肉瘤，这些肿瘤对铂类药物化疗反应不佳，因此更应行手术治疗，因而手术是肿瘤治疗的重要组成部分。Vuky和Kesler均证实术前肿瘤标志物水平升高与水平正常者术后生存率无显著差别，但是术后病理检查发现标本中存在有活力的肿瘤，应当再行挽救性化疗，这类患者仅靠手术无法达到有效治疗。术后挽救性化疗最常用药物为依托泊苷、异环磷酰胺和顺铂。但挽救性化疗的长期生存率很低，采用大剂量化疗结合骨髓移植很少成功，说明纵隔非精原细胞性生殖细胞肿瘤生存率低。本组1例患者仅化疗1个疗程后手术，术后5年无瘤生存，提示手术对

改善某些患者预后有一定效果。2例复发后再次手术的患者，虽经术后正规化疗，肿瘤仍然发生扩散、转移，提示除采取综合化疗、放疗和手术来提高患者生存率外，同时需要发现和研究新型化疗药物。

（6）是否需要完全切除，是否需行血管移植？此类肿瘤呈明显侵袭性生长，与周围界线消失，或紧密包绕大血管、侵犯心脏，完整切除常不可能，或患者一般状况差，不能耐受根治性大手术。笔者的意见是不必强求彻底完全切除，可以施行姑息性切除，或吸除质软的肿瘤组织，或电灼肿瘤残面，术后辅以化疗仍可获得有效治疗。非精原细胞性生殖细胞肿瘤大多有假包膜，术中仔细解剖，多数可以保留血管，所以建议尽量避免施行血管移植及由此带来的血管移植并发症，本组病例即采取这种原则，未施行人工血管移植。

（7）需要强调，此类肿瘤无论采取何种方法或联合治疗，预后均不佳，5年生存率为40%以下。预测生存率最重要因素是化疗后手术切除标本的病理结果，若病理学上发现肿瘤有坏死，术后5年无瘤生存率大于90%，发现有良性畸胎瘤成分的患者术后5年无瘤生存率为60%，发现有活力生殖细胞肿瘤的患者5年无瘤生存率仅为30%。

（张志庸　黄　亮　杨爱民）

第十三节　纵隔神经源性肿瘤

一、概　　述

（一）基本概念

纵隔神经源性肿瘤是产生于胸腔内周围神经、交感神经和副交感神经成分来源的肿瘤，每个纵隔神经源性肿瘤都有一种与其神经嵴有关的胚胎来源，依据肿瘤内主要特殊神经细胞类型（神经鞘细胞、神经节细胞、轴突）及神经细胞分化成熟程度进行病理学分类。神经特异性烯醇化酶（NSE）是神经组织最常见的免疫组织化学标志物，在所有这些肿瘤中均能测出神经特异性烯醇化酶。

除了弥漫性神经纤维瘤病（Von Recklinghausen disease）外，目前尚无确切证据显示纵隔神经源性肿瘤存在特异性病因。弥漫性神经纤维瘤病是一种很少见的外胚层和中胚层错构异常，也是一种

外显型遗传基因变异，临床表现变化很大，这种疾病可产生许多神经性肿瘤，大致分为中心型和周围型两类。周围型多合并各种类型纵隔神经源性肿瘤。此外患有弥漫性神经纤维瘤病的患者，若被发现有纵隔神经源性肿瘤，其更多可能是恶性，此类纵隔肿瘤常从胸腔向脊柱椎管内扩展。北京协和医院胸外科 40 余年手术治疗 110 例纵隔神经源性肿瘤，发现 4 例弥漫性神经纤维瘤病，这 4 例除了纵隔神经源性肿瘤外，患者有皮下多发性神经纤维瘤及皮肤色素沉着。第 1 例为纵隔神经鞘瘤，来自于右侧迷走神经，呈串珠状生长（图 13-13-1，彩图 13-13-1）。第 2 例肿瘤占满右侧胸腔下部，手术时肿瘤未能摘除彻底，术后 1.5 年胸内肿瘤复发同时发生骶尾部肿瘤，此肿瘤病理诊断为恶性神经鞘瘤。第 3 例为 13 岁男孩，患纵隔节神经细胞瘤，肿瘤呈 "哑铃状" 生长，经椎间孔长入椎管内。第 4 例为 20 岁男性，患弥漫性神经纤维瘤病及后上纵隔神经鞘瘤，其母亲也患有弥漫性神经纤维瘤病。

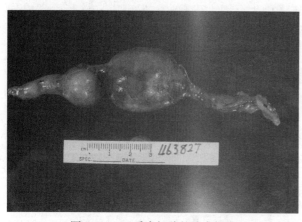

图 13-13-1　手术切除的肿瘤标本

患者，男性，40 岁，弥漫性神经纤维瘤病，皮下多发神经纤维瘤及皮肤色素沉着，曾切除皮下结节病理证实为神经纤维瘤。近年发现纵隔内肿物。手术切除来自右迷走神经的串珠样生长肿瘤

（二）发生率

纵隔神经源性肿瘤是最常见纵隔肿瘤之一，占全部纵隔肿瘤的 10.0% ~ 34.0%，儿童期纵隔神经源性肿瘤更常见，占全部纵隔肿瘤的 50% ~ 60%，14 岁以下儿童纵隔神经源性肿瘤发生率更高，占纵隔肿瘤的 84.8%。综合国内外 10 组报道共 2973 例纵隔肿瘤和囊肿，神经源性肿瘤占 21.8%。中国医学科学院肿瘤医院和中国医学科

学院阜外医院报道纵隔肿瘤和囊肿共 908 例，其中神经源性肿瘤 188 例，占 20.7%。北京协和医院胸外科 40 余年手术治疗纵隔神经源性肿瘤 110 例，占同期手术切除纵隔肿瘤和囊肿的 18.6%。河北医科大学第四医院占 22.0%。一般来说，成人神经源性肿瘤在纵隔肿瘤中居第 2 位，目前国外文献报道胸腺肿瘤比神经源性肿瘤更常见，在纵隔肿瘤中居第 1 位，部分原因是在胸部 CT 中更容易鉴别出胸腺肿瘤。国内大多数报道居第 1 位的纵隔肿瘤是畸胎瘤，神经源性肿瘤居第 2 位或第 3 位。

（三）分类

组织学上根据肿瘤结构主要成分所占的比例，将纵隔神经源性肿瘤分成神经鞘肿瘤、交感神经肿瘤和副神经节细胞肿瘤 3 个亚型，每种亚型中既可有良性肿瘤，也可有恶性肿瘤（表 13-13-1）。国内较大组研究报道纵隔神经源性肿瘤的病理分类如表 13-13-2 所示。

表 13-13-1　纵隔神经源性肿瘤病理分类

神经鞘肿瘤
　良性
　　神经鞘瘤（施万瘤）
　　神经纤维瘤
　恶性
　　恶性神经鞘瘤
交感神经肿瘤
　良性
　　神经节细胞瘤
　恶性
　　神经母细胞瘤
　　神经节母细胞瘤
副神经节细胞肿瘤
　副神经节细胞瘤（化学感受器瘤）
嗜铬细胞瘤

表 13-13-2　国内大组纵隔神经源性肿瘤病理分类

	北京协和医院	河北医科大学第四医院
总例数	110 例	125 例
神经鞘瘤	49 例	61 例
神经纤维瘤	38 例	34 例
神经节细胞瘤	13 例	17 例

续表

	北京协和医院	河北医科大学 第四医院
神经纤维肉瘤	4 例	
恶性神经鞘瘤	1 例	
原始神经外胚层肿瘤	2 例	
副神经节细胞瘤	1 例	
神经母细胞瘤	1 例	
嗜铬细胞瘤	1 例	
其他少见		13 例

胸腔内神经组织分布决定了纵隔神经源性肿瘤各亚型的部位，95%的纵隔神经源性肿瘤起源于肋间神经和椎旁交感神经链，这些神经和神经节都集中于椎旁沟内，一般划为后纵隔，这也是神经鞘肿瘤和交感神经肿瘤最常见的部位。副神经节细胞瘤与后纵隔的交感神经链有关，也与中纵隔心脏神经丛有关，其可在后纵隔，也可在中纵隔。据统计约 3/4 的纵隔神经源性肿瘤位于后纵隔，但是神经源性肿瘤也可能出现在中纵隔，以及胸腔的其他部位，如胸腺区、心包、胸壁和其他区域。纵隔神经源性肿瘤通常是良性肿瘤，恶性神经源性肿瘤很少见。

二、神经鞘肿瘤

（一）概述

神经鞘肿瘤包括神经鞘瘤和神经纤维瘤两类，它们衍生于神经元周围的施万细胞，是最常见的纵隔神经源性肿瘤，在已报道的病例中占40%～65%，良性神经鞘肿瘤占95%以上。北京协和医院报道的国内较大组纵隔神经源性肿瘤中，神经鞘肿瘤占 79.1%（87/110），包括 49 例神经鞘瘤和 38 例神经纤维瘤。

神经鞘肿瘤发病率无明显性别倾向，其高峰发病年龄为 30～40 岁，典型病例无临床症状，呈无痛性生长过程。由于肿瘤部位和大小不同，患者可以出现各种症状。如肿瘤生长得很大或部位特殊，胸内脏器受压出现如胸痛、咳嗽、呼吸困难、咯血等症状，喉返神经受压可致声音嘶哑。最常见的是由于肿瘤压迫周围脏器或沿受累神经

而出现局限性或神经源性疼痛，以及体壁神经麻痹（臂丛神经麻痹）。或由于肿瘤向椎管内生长压迫脊髓，患者出现神经系统症状。

（二）神经鞘瘤

神经鞘瘤是最常见的神经鞘肿瘤。胸腔内各种神经都可以发生神经鞘瘤，包括臂丛神经、迷走神经及最常见的肋间神经。

大体检查可见神经鞘瘤有完整的包膜，大小不一，质地较实、较硬，有囊性变时可为柔软较韧的包块。肿瘤呈圆形或结节状。肿瘤常压迫邻近组织，但不浸润周围脏器，与其所发生的神经无粘连。剖开肿瘤可见肿瘤呈灰白色或灰棕色略透明，切面可见漩涡状结构，有时可见出血和囊性变。

（三）神经纤维瘤

神经纤维瘤约占神经鞘肿瘤的 1/4，神经纤维瘤患者中 30% 发现有弥漫性神经纤维瘤病。大体检查可见神经纤维瘤无真正的包膜，或有假包膜，肿瘤质实较脆，切面呈黄灰色略透明，常找不到其起源的神经。如发生肿瘤的神经粗大，则可见神经纤维消失于肿瘤之中。肿瘤切面可见漩涡状纤维。肿瘤极少发生囊性变，也很少有囊腔形成或出血。

神经鞘瘤和神经纤维瘤均可以发生恶性变，神经纤维瘤较多见，尤其是弥漫性神经纤维瘤病患者，其纵隔内神经纤维瘤有较高恶变倾向。恶性纵隔神经鞘肿瘤约占神经鞘肿瘤的 5% 以下，大多数合并弥漫性神经纤维瘤病。患者男性多于女性（4：1），神经纤维瘤从幼儿至老年均可发生，恶变病程较长，一般超过 5 年。恶性变的神经鞘肿瘤常见局部侵犯或远处转移。大体检查可见肿瘤无包膜，质地较硬。组织学可见肿瘤细胞数目增多，出现多形性，核分裂象广泛存在，并有细胞栅栏，同时伴有血管增生。肿瘤形态颇似纤维肉瘤，以往有人将其称为神经纤维肉瘤。

三、交感神经肿瘤

（一）概述

第 2 位常见的纵隔神经源性肿瘤是从交感神

经细胞分化出来的肿瘤，它们占收集的纵隔神经源性肿瘤的 35% ~ 55%，多出现于儿童。

交感神经肿瘤包括神经节细胞瘤、神经母细胞瘤和神经节母细胞瘤，以上肿瘤每一种都含有神经节细胞，并混有不同数量其他神经成分（施万细胞、神经元细胞）。将交感神经肿瘤再分类则显示肿瘤分化程度及生物学行为的差异。神经节细胞瘤是分化最好的良性肿瘤，神经母细胞瘤是典型未分化恶性肿瘤，神经节母细胞瘤的组织学表现和生物学行为属于上述两类的中间类型。

2/3 的交感神经肿瘤发生于 20 岁以下人群，其中半数以上属恶性，交感神经肿瘤生长速度快，临床症状也比神经鞘肿瘤多见，与其生长速度过快有关，也与肿瘤含有神经上皮产生的儿茶酚胺和其他血管活性物质有关。除了神经压迫症状以外，还可发现有脊髓硬化、高血压、腹泻和皮肤潮红等症状。

（二）神经节细胞瘤

神经节细胞瘤是良性交感神经肿瘤，占交感神经肿瘤的 40% ~ 60%，最常产生于后纵隔交感神经链。大体检查可见肿瘤形状不规则，有包膜，切面柔软色灰（图 13-13-2，彩图 13-13-2）。显微镜下可见周围透明的腔隙带，节细胞混有纤维突并被疏松结缔组织基质所分隔。肿瘤内可见有髓和无髓的轴突混杂其中。

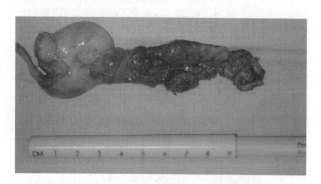

图 13-13-2　手术切除的神经节细胞瘤标本

（三）神经节母细胞瘤

神经节母细胞瘤（ganglioneuroblastoma，GNB）是一种最常发生于肾上腺和腹膜后的肿瘤，纵隔内神经节母细胞瘤临床很少见，迄今为止，国内文献仅有 8 例纵隔神经节母细胞瘤报道。北京协和医院胸外科 2002 ~ 2006 年手术切除并经病理证实为纵隔神经节母细胞瘤的有 3 例。

神经母细胞瘤来源于原始神经外胚层细胞，形成肿瘤后仍保留其分化能力，肿瘤组织中存在各种分化程度的肿瘤细胞。由完全成熟节细胞构成的肿瘤称为神经节细胞瘤。在神经母细胞瘤与神经节细胞瘤之间有不同成熟程度的中间类型，称为神经节母细胞瘤。1915 年，Robertson 首先采用神经节母细胞瘤描述来源于交感神经细胞、包含恶性神经母细胞瘤和良性神经节细胞瘤两种成分的移行性肿瘤。神经节母细胞瘤与神经母细胞瘤的治疗和预后均不相同。

神经节母细胞瘤多发生于儿童，尤其是 2 ~ 4 岁以内幼儿，成人少见。纵隔神经节母细胞瘤来源于交感神经干，多位于后纵隔，占据脊柱旁沟，临床医师初诊常为神经源性肿瘤。Adam 复习文献发现 1944 ~ 1978 年共 80 例神经节母细胞瘤，多数肿瘤有完整包膜，肿瘤长径为 2 ~ 17cm，重 20 ~ 420g。60% 的肿物呈球形、梨形或结节状。部分肿瘤可侵入椎管内向脊髓扩展，呈哑铃形生长。北京协和医院 3 例纵隔神经节母细胞瘤中，1 例肿瘤侵入椎间孔内呈哑铃形，另 2 例造成椎间孔扩大。由于纵隔神经节母细胞瘤存在包膜，生长缓慢，体积较大，生物活性不强，临床上常缺乏症状，多数于体检时在胸部 X 线片上偶然发现纵隔肿物，半数病例可完全或大部分切除，从这些看它更接近神经节细胞瘤，与神经母细胞瘤临床相似之处仅在发病年龄上。

约 1/3 神经节母细胞瘤的肿瘤质软或呈肉样，2/3 硬韧或甚硬，决定于神经纤维和胶原纤维含量。肿瘤切面色泽以灰色或棕色为多。切面灰白而质韧提示肿瘤主要由神经节细胞瘤组成；质软而见出血灶多为神经母细胞瘤成分。由于肿瘤内神经节细胞和神经母细胞分布不均，所以术中选取少量组织送冰冻病理检查，可能误诊为神经节细胞瘤或神经母细胞瘤。例如，北京协和医院手术的 3 例神经节母细胞瘤通过冰冻病理检查均未正确诊断，分别诊断为神经节细胞瘤和小细胞恶性肿瘤。确切诊断常需多处取材行石蜡切片检查。

病理学分化差的神经节母细胞瘤与神经母细胞瘤界限很难划分，一般认为存在神经节细胞特点和神经节细胞前体，即可诊断神经节母细胞瘤。

免疫组化是病理诊断的重要环节。有材料显示神经节母细胞瘤特异性神经烯醇化酶（NSE）、酸性二聚体钙结合蛋白（S-100）和嗜铬素A（CGA）阳性率分别为85%、73%和50%，提出这三项指标可以作为神经节母细胞瘤的标志物。Evans关于神经母细胞瘤分期标准也用于神经节母细胞瘤分期，Ⅰ期指肿瘤界线清晰，未入侵周围组织；Ⅱ期指肿瘤侵入周围软组织或骨骼，但未越过中线，可伴有同侧淋巴结转移，同时Ⅱ期也包括单侧侵入椎管内的哑铃状肿瘤；Ⅲ期肿瘤已越过中线；Ⅳ期肿瘤已发生远处转移。

CT和MRI是显示纵隔神经节母细胞瘤特征的最好方法，肿瘤多呈长圆形，边界清楚，其上下径较前后径和横径为长是神经节母细胞瘤影像学特点，也是其与其他纵隔神经源性肿瘤鉴别之处。肿瘤CT值为30.7～35HU，有出血、坏死、囊性变和钙化时密度不均匀，增强扫描肿瘤有均匀或不均匀强化。MRI显示肿瘤呈稍长T_1信号、长T_2信号。

神经节母细胞瘤的治疗原则是完全切除肿瘤，这也是影响预后的主要因素。由于大多数神经节母细胞瘤存在包膜，因而约半数肿瘤可以做到完全切除或大部分切除。Zajtchuk等总结31例胸腔内神经节母细胞瘤治疗结果，4例因肿瘤过大未手术而仅行放疗，此4例在放疗后3个月内因呼吸衰竭死亡。其余27例接受了手术切除，平均随诊10.8年，2例肿瘤完全切除未行任何辅助治疗，术后10年和11年无复发，余25例在完全切除或部分切除后接受了放疗和（或）化疗。接受放疗的25例中11例发生中重度骨骼畸形，放疗剂量超过20Gy者全部出现骨骼畸形。4例有淋巴结转移，术后生存6～22年，2例骨髓内有肿瘤细胞的患者术后随诊17年仍然生存，8例骨转移中6例生存。

肿瘤不完全切除需要行辅助放疗，剂量不要超过20Gy。Adam组11例放疗剂量超过20Gy及2岁以下患儿均发生骨骼畸形，对于年龄较大者剂量可不受此限制。

神经节母细胞瘤属于低度恶性肿瘤，预后较神经母细胞瘤要好得多。Adam报道神经节母细胞瘤5年生存率为88%，文献一般引用的神经母细胞瘤2年生存率为45%～50%。尽管目前各医疗中心报道的结果不尽相同，但较一致的意见是完整切除肿瘤者，术后不需其他辅助治疗，未完全切除者术后应进行辅助放疗，发现有远处转移者除放疗外还需加用化疗，从而可以提高患者长期生存率。

北京协和医院胸外科2002～2006年手术切除并病理证实3例纵隔神经节母细胞瘤，这是国内报道较多的病例，为使读者对此类病例有较深入了解，我们将其中1例记录较完整的临床、治疗和病理结果详细报告：患者，女性，19岁，因咳嗽1个月，发现纵隔占位3周入院。患者1个月前感冒，伴咳嗽和胸部针刺样痛，无咳痰、咯血，自觉体温升高但未测量。当地医院胸部X线片及胸部CT检查提示右后上纵隔占位性病变。入院查体未见明确异常。纤维支气管镜见气管下段右侧壁外压性改变。入院增强CT显示右后上纵隔占位性病变，密度较低，增强后肿块边缘呈弧形强化（图13-13-3，图13-13-4）。开胸探查发现肿物位于右后上纵隔，呈长圆形，约6cm×3cm×3cm大小，外形不规则，囊实性，有完整包膜，血供丰富。局部肋骨无破坏，椎间孔扩大，但肿瘤未侵入椎管内。沿肿物长轴方向切开包膜，将肿物完整切除。术中冰冻病理报告"小细胞恶性肿瘤，不除外淋巴造血或神经组织来源肿瘤"。术后病理检查显示囊实性肿物，大小7cm×4.5cm×3cm，表面大部分光滑，有包膜。切面呈灰红色、灰黑色，质脆易碎，囊性区壁厚0.1～0.3cm，实性区呈灰红色。免疫组化结果CD99（-），NSE（+），LCA（-），S-100（+）。术后病理诊断（纵隔）神经节母细胞瘤（图13-13-5，彩图13-13-5）。术后化疗及放疗，但2年后肿瘤复发。

（四）神经母细胞瘤

神经母细胞瘤是来自交感神经系统的肿瘤，主要为肾上腺内或交感神经节内原始细胞恶性肿瘤，为婴儿和儿童中仅次于白血病和中枢神经系统肿瘤的最常见恶性肿瘤，占儿童恶性肿瘤的1/10和新生儿恶性肿瘤的1/2～1/5。神经母细胞瘤的发生率每年约为1/10万，国内6所儿童医院统计材料显示在2113例恶性实体肿瘤中，神经母细胞瘤为269例，占全身实体瘤的12.7%，初诊时约有2/3患儿已经存在转移病灶。

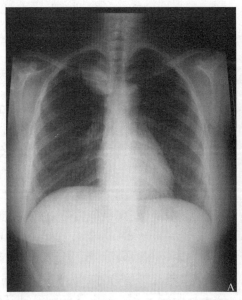
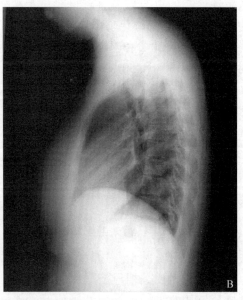

图 13-13-3　纵隔神经节母细胞瘤的正位及侧位胸部 X 线片，显示右后上纵隔占位

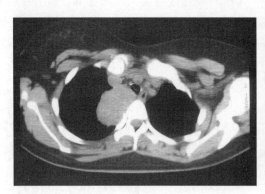
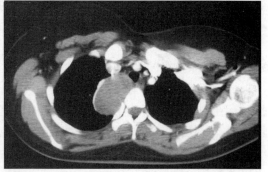

图 13-13-4　与图 13-13-3 同一患者，纵隔神经节母细胞瘤平扫及增强胸部 CT，显示右后上纵隔占位
性病变，肿物边缘有弧形强化

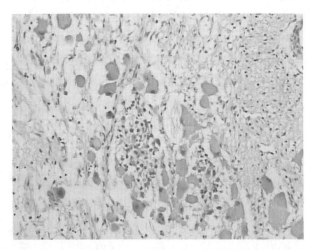

图 13-13-5　与图 13-13-3 同一患者，神经节母细胞瘤的病理切片，可见神经母细胞、成熟的神经节细胞及不同分化程度的神经母细胞（弥散性）。HE 染色，×150

　　神经母细胞瘤的常见部位是肾上腺及颈、胸、腹交感神经节，膀胱、坐骨神经发生神经母细胞瘤也有报道。胸内神经母细胞瘤占全身所有神经母细胞瘤的 20%。神经母细胞瘤发生与先天畸形无关，但是某些病例有家族史，可能与遗传基因存在某种联系，有报道 70% 的病例第 1 对染色体短臂异常或部分缺失。有些家庭不止一个成员发生神经母细胞瘤，经常是同胞间多个发病，在同一个体多发性原发病灶也时有发现。

　　神经母细胞瘤呈结节状，被覆血管丰富的结缔组织形成的假被膜，切面灰白呈髓样组织，其间有出血和坏死，有时有钙化，镜下病理检查可见未分化型和低分化型。未分化型由小圆形细胞和卵圆形细胞组成，核深染，胞质少呈弥漫密集分布。低分化型肿瘤细胞较大，呈圆形、椭圆形或长梭形，胞核淡染，染色质分散，核中央可见小核仁，20～30个肿瘤细胞呈放射状排列，组成菊花形团，这是神经母细胞瘤的病理特点之一。肿瘤细胞和神经胞突中存在不同直径的圆形、椭圆形神经分泌颗粒，颗粒的数量随细胞分化程度增高而依次递增，肿瘤组织内发现神经分泌颗粒是诊断神经母细胞瘤的特征之一，神经分泌颗粒与儿茶酚胺的储存及释放有关。

神经母细胞瘤的自然病程变化很大，其自我消退率比其他肿瘤高，居第1位。神经母细胞瘤自然消退，可以逐渐成熟为良性神经节细胞瘤，加之出血、坏死、纤维化、钙化、营养障碍，部分肿瘤溶解，甚至看不到肿瘤组织痕迹。约2%的神经母细胞瘤可转化、成熟为神经节细胞瘤或神经节母细胞瘤。另外神经母细胞瘤也可以迅速进展引起早期死亡，这可能与机体免疫机制有关。

肿瘤内有淋巴细胞和浆细胞浸润提示预后良好，患者年龄影响预后，肿瘤部位也是影响预后的因素，胸腔与盆腔内神经母细胞瘤预后较好。其他影响肿瘤预后的因素还包括肿瘤成熟程度和肿瘤分期。

胸内纵隔神经母细胞瘤临床特点中全身症状包括食欲缺乏、消瘦、体重减轻、疼痛，特别是不明原因的低热，贫血常是肿瘤初发症状。胸部常缺乏局部症状，多在行胸部X线片时偶然发现纵隔阴影。肿瘤生长达一定程度可出现局部压迫症状，如肺膨胀受限产生咳嗽、咳痰、肺部感染甚至呼吸困难，其他有吞咽困难、循环障碍等。纵隔内神经母细胞瘤位于脊柱旁沟，常沿神经根扩展，从椎间孔侵入椎管，形成哑铃状肿瘤。纵隔哑铃状肿瘤压迫脊髓和神经常表现感觉异常、肌萎缩、下肢麻痹、尿失禁等。

神经母细胞瘤恶性程度高，发展迅速，早期即可出现转移。肿瘤常在短时期内突破包膜，扩散到周围组织及器官。肿瘤沿淋巴管可转移至局部淋巴结或远处淋巴结，也可经血液循环转移，常见的转移部位是骨骼系统，如颅骨、眼眶、长骨骨骺端、胸骨、骨髓，以及肺、肝、脑等。

神经母细胞瘤的特殊症状是肿瘤产生血管活性物质出现难治性水样腹泻、低血糖，儿茶酚胺代谢异常引起高血压、多汗、心悸、易激惹。纵隔神经母细胞瘤比胸腔外神经母细胞瘤更常出现

急性小脑性共济失调、斜视、眼肌痉挛、无规律眼球震颤等自身免疫性综合征。

神经母细胞瘤诊断过程通常是，首先于胸部X线片上发现纵隔内肿物阴影，胸部CT和MRI确定为后纵隔肿瘤，但是术前确切诊断神经母细胞瘤尚不容易。测定尿中儿茶酚胺含量显著升高，具有诊断价值。但是良性神经节细胞瘤患者尿中儿茶酚胺含量也可能升高，因此，此检查尚不能确切鉴别良性或恶性交感神经源性肿瘤。骨髓穿刺涂片用于排除有无骨髓转移，但是由于不能确切地穿刺到转移部位，其检查结果的可靠性受到一定影响。放射性核素骨扫描对骨转移的诊断有一定帮助。来源于神经组织的特异性烯醇化酶（NSE）存在于交感神经源性肿瘤内，88%的病例血清NSE值升高。目前神经母细胞瘤特异性抗血清已开始应用于临床，可用于诊断并鉴别淋巴结转移。

神经母细胞就诊时多已属肿瘤较晚阶段，治疗效果受到一定影响。手术切除仍是治疗神经母细胞瘤的最有效方法，但是术前对于肿瘤切除的可能性要有充分的评估。肿瘤局限于原发部位或已扩展但不超过中线，可以行根治性切除。手术发现肿瘤已与周围重要脏器或血管粘连，不必强行切除，可部分切除或仅行活检，术后行化疗、放疗，再次手术仍可达到有效治疗的目的。神经母细胞瘤对放疗极敏感，但是罕见单用放疗达到肿瘤治愈者。肿瘤已扩散并超过中线或有远处转移者，联合手术、放疗和化疗有一定价值。对于神经母细胞瘤骨转移剧烈疼痛病例，放疗有减轻骨性疼痛、缓解症状的作用。化疗对神经母细胞瘤有确定的治疗作用，但是化疗不能明显地改善预后，化疗多采取几种化疗药物联合应用。

四、副神经节细胞瘤

副神经节细胞瘤是一种很少见的纵隔神经源性肿瘤，占收集病例的不足5%。它源于正常存在胸腔内各种部位的副神经节组织，包括中纵隔和后纵隔。副神经节细胞瘤不同于其他纵隔神经源性肿瘤，它在任何部位发生率大致相等。根据起源部位将其分类，位于中纵隔的有主动脉体（头臂干）副神经细胞瘤，起源于后纵隔脊肋沟的为

主动脉副交感神经节细胞瘤。

副神经节细胞瘤在组织学上与嗜铬细胞瘤一样，根据是否分泌儿茶酚胺或其他血管活性物质分成有功能或无功能副神经节细胞瘤。无功能副神经节细胞瘤又称化学感受器瘤，有分泌功能的称为嗜铬细胞瘤。与其他纵隔神经源性肿瘤不同，它们更多的存在临床症状，主要是肿瘤直接侵犯，或对周围脏器的压迫，或释放儿茶酚胺所致。副神经节细胞瘤血管丰富，大体上多无包膜，呈浸润性生长。显微镜下可见成堆均匀一致的"Zellballen"细胞，被高度血管化的基质小梁所分隔，有无分泌功能的副神经节细胞瘤在组织学上无明显区别。

主动脉体副神经节细胞瘤多出现于年轻人，性别分布相等，这些肿瘤容易广泛侵犯周围纵隔脏器，肺、肝或骨转移的发生率很高。主动脉交感神经链的副神经节细胞瘤更多见于 30 ～ 40 岁年龄组，特别是男性。此类肿瘤较主动脉体副神经节细胞瘤发生率低，更多局部生长，远处转移较少。任何一类副神经节细胞瘤，判断良恶性取决于肿瘤有无胸内播散或手术能否彻底切除，而不是组织学上有无特殊。

五、诊断、治疗和预后

（一）临床症状

大多数纵隔神经源性肿瘤，与无症状的纵隔病变一样，多在常规胸部 X 线检查时发现，若出现症状，主要与交感神经肿瘤、副神经节细胞肿瘤或恶性肿瘤的特有症状有关。临床症状可以分为肿瘤的局部作用和全身作用，局部作用与肿瘤局部压迫或侵犯周围脏器有关，全身作用则是肿瘤释放的生物氨类或其他生物介质产生的相关症状（表 13-13-3）。所有的交感神经肿瘤和副神经节细胞瘤都可能分泌生物氨，从这些生物介质引发症状的患者尿中可以发现儿茶酚胺衰变产物（香草基扁桃酸和高香草酸）量增加。

表 13-13-3　纵隔神经源性肿瘤的症状

局部症状

　疼痛：局部、神经性、胸膜疼痛

　脊髓压迫：哑铃形肿瘤

　臂丛麻痹

　霍纳综合征

　喉返神经麻痹

　膈神经麻痹

　呼吸困难

　吞咽困难

　静脉充盈：颈面部、上肢

　上肢缺血

　脊椎侧凸

　胸壁畸形

全身症状

　高血压

　皮肤潮红

　出汗

　腹泻、腹胀

　体重减轻

　乏力

（二）影像学检查和核素扫描

正侧位胸部 X 线片是确定纵隔神经源性肿瘤最常用的检查方法，80% 后纵隔圆形软组织密度肿物可能是神经源性肿瘤。肿物轮廓与其特殊组织学类型相关，神经鞘瘤多为圆形，边界清晰，肿瘤的上下都可见到典型的压沟作用（图 13-13-6，图 13-13-7）。交感神经肿瘤多为卵圆形或长圆形神经节细胞瘤，典型的是沿后侧交感神经链长圆形肿物，边缘逐渐模糊不清（图 13-13-8 ～图 13-13-10），看不到明显的压沟，但是可有其他胸膜改变，如胸腔积液或胸膜结节。神经纤维瘤多见软组织肿瘤的分叶，但是分叶在恶性神经鞘肿瘤或恶性交感神经肿瘤中发生率更高。神经鞘瘤可发生囊性变，并可见均匀钙化灶，巨大神经节细胞瘤偶可见斑点状钙化。

纵隔神经源性肿瘤可能造成骨性胸廓和脊椎骨多处异常，胸部 X 线片上即可显示。良性肿瘤也可见到肋骨头下缘侵蚀和肋间隙增宽，严重者可造成肋脊关节脱位。恶性神经源性肿瘤患者，特别是交感神经肿瘤患者，可以发生肋骨破坏。最常见的椎骨异常是椎间孔增大，见于 5% 的患者。这种现象提示肿瘤有可能扩展到脊椎内，需要深入研究。有时可见远离肿瘤的胸椎后凸畸形，或椎体发育异常，此种表现更常见于交感神经肿瘤。胸部 CT 扫描提高了对纵隔神经源性肿瘤诊断敏感性和准确性。CT 扫描可以确定病变的部位、性质、轮廓特点及与周围结构关系（图 13-13-7，图 13-13-9），也可筛查出恶性肿瘤远处部位转移（肺、肝）。此外 CT 可估计局限性肋骨和脊椎受侵蚀的范围或椎间孔有无扩大。最后，CT 还可以评估后纵隔肿瘤椎管内侵犯程度（图 13-13-11）。然而，确定肿瘤是否侵犯到椎管内，MRI 比 CT 效果更佳。

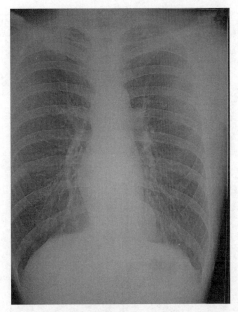

图 13-13-8 交感神经节细胞瘤正位胸部 X 线片，显示左下心缘旁圆形阴影

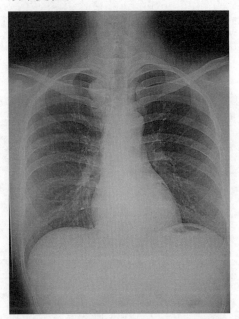

图 13-13-6 纵隔神经鞘瘤正位胸部 X 线片

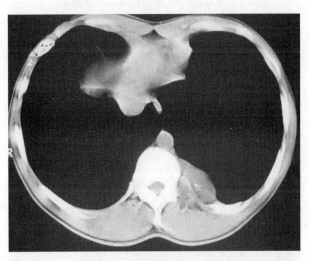

图 13-13-9 与图 13-13-8 同一患者，纵隔神经节细胞瘤的 CT 影像，显示后纵隔脊椎旁沟肿物影

MRI 评估纵隔神经源性肿瘤有其特殊价值。它能从冠状、矢状和纵向 3 个方向来确切显示肿瘤整个范围，显示椎管内神经结构，从而区分正常脊髓和肿瘤组织，评估肿瘤侵犯脊髓的程度。对于血管丰富的副神经节细胞瘤，MRI 可以提示肿瘤内血管化情况（流空现象），估计肿瘤侵犯脊髓的程度（图 13-13-12 ～图 13-13-14）。确定纵隔肿瘤已经侵犯椎管内，选择性动脉造影可以鉴定供血给前脊髓动脉的 Adamkiewicz 动脉，造影检查主要是应用于下胸部第 6 胸椎水平以下的肿瘤。应用 ^{131}I- 间

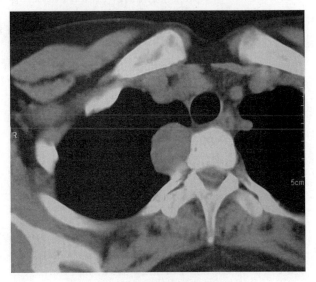

图 13-13-7 纵隔神经鞘瘤胸部 CT

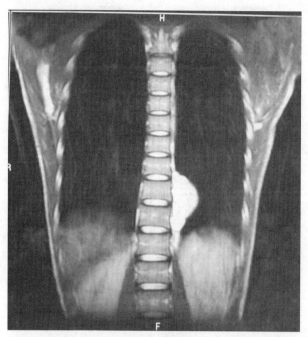

图 13-13-10　与图 13-13-8 同一患者，冠状面显示纵隔神
经节细胞瘤

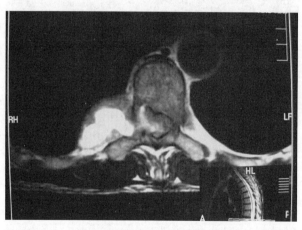

图 13-13-11　CT 可以清楚地显示神经源性肿瘤有无侵犯到
椎管内及侵犯程度

位碘代苄胍（131I-metaio-dobenzylguanidine）扫描
能有效地确定胸内和胸外有分泌功能的副神经节
细胞瘤——嗜铬细胞瘤，这种方法诊断嗜铬细胞
瘤的假阳性率为 0，假阴性率为 10%，也可用于最
初筛选嗜铬细胞瘤，或对已知有嗜铬细胞瘤患者
确定体内可能存在的多发肿瘤。

（三）有创性检查

根据影像学的特点，大多数纵隔神经源性肿
瘤诊断并不困难。但是要对某些肿瘤术前做出确

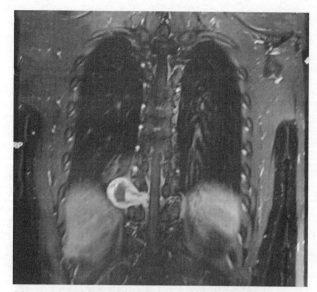

图 13-13-12　MRI 可以清楚地显示神经源性肿瘤有无侵犯
到椎管内及侵犯程度，为冠状位图像

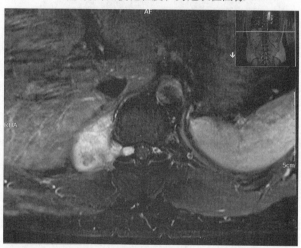

图 13-13-13　与图 13-13-12 同一患者，为 MRI 横断面图像

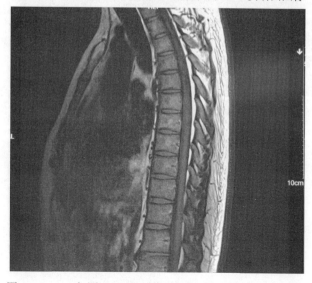

图 13-13-14　与图 13-13-12 同一患者，为 MRI 矢状位图像

切诊断和分类，则需要组织学资料。一般术前多用细针抽吸活检，但是用这种检查方法诊断神经源性肿瘤并不令人满意，一组报道称 50% 的病例细针抽吸活检可供诊断的材料不足，材料充足时诊断正确率为 86%，可见细针抽吸活检的作用有限。对于后纵隔肿瘤，为诊断而行的纵隔镜检查也有一定的限制。此外，各种纵隔神经源性肿瘤，无论良性肿瘤或恶性肿瘤，都在逐渐生长增大，终将对周围胸内脏器产生压迫，或因其特殊的分泌作用产生临床症状，因此需要早期诊断和治疗。外科手术切除是最主要的处理方法，它既可以进行诊断分类，同时也是一种治疗手段。

术中冰冻组织活检确定肿瘤良恶性有时极为困难，特别是神经鞘瘤。在这种情况下最适宜的做法是在合理范围内行肿瘤大块切除，此时术中仅鉴定其组织来源而不再进一步分类。

（四）治疗

1. 治疗原则　纵隔神经源性肿瘤诊断确定后，应进行术前评估，选择适宜的手术治疗方法。如前所述，大多数纵隔神经源性肿瘤，包括各种组织学类型的良性肿瘤或恶性肿瘤，缺乏临床症状，因此手术治疗的指征并不取决于有无症状。手术处理的目的：其一，良性神经源性肿瘤若不进行手术，则难以获得确切病理诊断；其二，肿瘤增长最终可能侵犯周围脏器，将限制彻底切除。常规切除纵隔神经源性肿瘤有 2 个明显的例外，一是胸腔外肿瘤广泛转移（如神经母细胞瘤），二是胸内大血管结构广泛受侵（如主动脉体副神经节细胞瘤）。

2. 手术方法　大多数纵隔神经源性肿瘤位于后纵隔，当确定肿瘤无椎管内侵犯，可经后外侧切口开胸摘除肿瘤。典型的经肋间切口，在肿瘤上或下、1 或 2 个肋间进入胸腔，这样可以避免开胸时损伤肿瘤，然后再进行肿瘤切除。交感神经肿瘤比神经鞘肿瘤更容易与周围组织粘连，可能需要切除部分邻近组织（肺组织）以达到肿瘤边缘切除干净。有时要完整地切除神经源性肿瘤则不可避免地会牺牲神经根。细心地分离和结扎邻近的肋间血管，可避免发生血管断端回缩到椎管，造成出血和脊髓损伤。肿瘤起源于重要运动神经或肿瘤邻近重要神经（喉返神经、臂丛），可能需要借助手术显微镜以保护附近神经纤维才能进行

解剖。术前应告知患者因手术操作有可能出现术后感觉或运动障碍。此外，神经受压后恢复过程难以预测，肿瘤切除后术前症状能否完全消除更无法确定，这些均需要向患者及其家属交代清楚。

3. 胸膜外肿瘤摘除　对于手术摘除较小的后纵隔神经源性肿瘤，若采用常规后外侧切口开胸，则创伤较大，出血多，并有术后切口疼痛等症状。对此类肿瘤可以采用微创外科技术进行治疗。方法为在背部作一纵向切口，长 3～4cm，切开皮肤、皮下组织，解剖椎旁肌，切除一小段肋骨，于胸膜外应用钝性和锐性解剖，将神经源性肿瘤摘除。胸膜外纵隔肿瘤摘除术临床已应用多年，效果颇佳。此种切除方法的优点是手术创伤小，无明显出血，手术时间及麻醉时间均缩短，尤其是手术操作不进入胸膜腔，不干扰呼吸系统，术后恢复快，切口疼痛很轻。不置入胸腔引流管，术后次日即可下地活动。若担心切口积血可于皮下置橡皮引流片，于术后 24 小时拔除。

胸膜外纵隔肿瘤摘除手术的关键是术前确切定位，纵向切口就取于肿瘤对应的体表，北京协和医院的做法一般于术前 1 天在透视下定位标记。另外术中应细心解剖，保证在胸膜外切除肿瘤，若术中不慎撕破胸膜，小的裂伤可即时修补，较大的裂伤不能修补时可行胸腔闭式引流。北京协和医院胸外科近年来施行胸膜外纵隔神经源性肿瘤摘除术 6 例，仅 1 例需行胸腔闭式引流，余 5 例均顺利恢复，术后 3 天出院。北京协和医院推荐肿瘤直径 < 3cm、位于后纵隔的良性神经源性肿瘤采取此方法。胸膜外肿瘤摘除是一创伤小而有效的手术治疗方法。

4. VATS 摘除肿瘤　近十余年来，VATS 已经用于纵隔神经源性肿瘤的诊断与治疗。典型的神经源性肿瘤术前影像学检查即已显示，VATS 可以在直视下解剖游离肿瘤，最后经一小切口将肿瘤移出胸腔。VATS 可以更好地检视位于胸膜顶后纵隔神经源性肿瘤，对此，VATS 手术有其独到之处。对于大多数患者来说，VATS 技术显然比常规开胸手术有更多的优点。

任何一种治疗方法均有其确定适应证和禁忌证，选择 VATS 应当为局限性、良性纵隔神经源性肿瘤，由有丰富胸腔镜应用经验的外科医师进行操作，如此方能获得良好治疗效果。国内外均报

道了应用 VATS 摘除纵隔肿瘤的经验，特别是纵隔神经源性肿瘤，其是 VATS 最佳适应证。北京协和医院已应用 VATS 摘除纵隔神经源性肿瘤 14 例，患者均顺利恢复，无术后并发症，术后短期即可出院，减少了住院时间，由于摘除神经源性肿瘤不需要一次性特殊器械，经济上费用也节省了。采用 VATS 摘除纵隔神经源性肿瘤不仅获得临床医师欢迎，也为患者广泛接受。

5. 哑铃状肿瘤的处理 后纵隔神经源性肿瘤通过椎间孔向内侧生长进入椎管，在椎管内产生明显肿瘤，这种类型肿瘤在狭窄椎间孔两侧均有球形肿瘤，外观上形成哑铃状。对于任何一个后纵隔肿瘤都应当警惕哑铃状肿瘤的存在。后纵隔神经源性肿瘤中约 10% 为哑铃状肿瘤，各种类型神经源性肿瘤都可能出现哑铃状，其中最多见的仍是神经鞘瘤，其约占 90%。这种类型肿瘤约 60% 出现脊髓受压症状，其余的暂时无临床症状，但迟早也会产生脊髓受压症状。临床医师术前若未能辨识哑铃状肿瘤存在，手术中才发现，手术操作将会遇到一定的困难。为了彻底摘除椎管内肿瘤，有可能会损伤椎管内血管，造成椎管内出血、血肿，术后造成截瘫。因此，对于任何后纵隔神经源性肿瘤都应提高警惕，术前进行充分检查评估，设计最佳手术方案。

摘除哑铃状肿瘤最好选择胸外科与神经外科合作一期手术。一种手术方法是置患者于侧卧位采取"L"形切口，切口的垂直部分要越过脊椎骨的棘突，包括受累椎间孔的上下 5cm，切口的水平部分应向侧方延伸到常规的开胸切口，将切口下方的皮肤和皮下组织向上方牵拉，经肋间进胸。在胸腔内游离解剖肿瘤直至椎间孔以后，神经外科医师切开椎板进入椎管，经硬膜外，必要时用显微外科技术，将肿瘤从脊髓内解剖出来。胸腔内、外部分肿瘤完全摘除后，应用组织瓣严密封闭椎间孔，以防术后脑脊液外漏。

另一种手术方法是置患者于俯卧位，作背部弧形切口。这种方法特别适合于肿瘤大部分在椎管内，或病变累及 2 个以上的椎间孔者。处理小儿纵隔哑铃状神经源性肿瘤，手术应胸外科与骨科医师协作以减少术后晚期可能发生脊柱侧弯。治疗哑铃状肿瘤的各种方法均有其优缺点，采取哪种方法均可获得优良结果，临床上更多地取决

于胸外科医师偏好。北京协和医院一组 110 例纵隔神经源性肿瘤中有 7 例"哑铃状"肿瘤，其中 4 例采用侧卧位"L"形切口，手术由胸外科医师与神经外科医师协作，同台一次摘除椎管内外肿瘤。另外 3 例哑铃状肿瘤，先由神经外科医师摘除椎管内肿瘤，2～4 周后再由胸外科医师开胸摘除纵隔内部分肿瘤。两种方法均取得良好效果。若开胸始发现肿瘤为"哑铃状"，且椎管内部分较小，可用咬骨钳扩大椎间孔，用刮匙将肿瘤刮除。如果椎管内肿瘤较大，需要请神经外科医师协助同期或分期手术。

哑铃状肿瘤无病理学特殊性，良性肿瘤或恶性肿瘤均可产生哑铃状，笔者一组 7 例"哑铃状"神经源性肿瘤，其中，2 例为神经纤维瘤，3 例为神经鞘瘤，2 例为原始神经外胚层肿瘤（PNET 恶性肿瘤）。5 例完全切除，2 例未能完全摘除。国内一组报道 7 例哑铃状纵隔神经源性肿瘤，其中，3 例神经鞘瘤，3 例神经纤维瘤，1 例恶性神经鞘瘤。完整切除 5 例，未完全切除和探查各 1 例。未能完全摘除肿瘤者术后均复发。

摘除中纵隔的副神经节细胞瘤最适合采用胸骨正中劈开切口，术前采用 MRI 或核素扫描来确定手术入路和（或）判断手术切除的可能性。少见的情况下，肿瘤局限性地累及心脏大血管，则需要在体外循环下摘除肿瘤。

（五）预后

纵隔神经源性肿瘤完全摘除后预后良好。任何病理类型的良性肿瘤完整切除后，生存率达到 100%，通过开胸切口摘除良性肿瘤，局部复发率几乎为零。经 VATS 摘除神经源性肿瘤，目前尚未能获得长期随诊结果。神经源性肿瘤若切除不完整，再行切除又不可能时，辅助放疗可有一定效果，放疗剂量为 20～40Gy，依据残余肿瘤大小及距离脊髓远近而酌情调整。尽管有肿瘤残留，应用辅助放疗其预后结果还是可以接受的。应用这种方案治疗，已有报道良性神经鞘瘤和交感神经肿瘤 5 年生存率超过 75%。

恶性神经源性肿瘤，完全切除后也可有较好预后结果，恶性神经鞘瘤完全切除后长期结果已有报道。恶性交感神经肿瘤中的神经节母细胞瘤和神经母细胞瘤的 5 年生存率分别为 88% 和

80%。完全切除的恶性副神经节细胞瘤预后也良好。但是在许多情况下，纵隔恶性神经源性肿瘤不可能完全切除。一般来说，这些患者预后不佳。神经节母细胞瘤有残留时通过辅助放疗，其结果与切除不完全的良性神经源性肿瘤相似。不完全切除或未能切除的神经母细胞瘤，合并放疗和化疗长期生存率可达到30%～40%。未能完全切除的副神经节细胞瘤，对各种辅助治疗反应均不好，这些患者在症状出现后10年内均死亡。

北京协和医院一组110例纵隔神经源性肿瘤手术中，有2例术后死亡，1例为全身麻醉后意外死亡，与手术无明显关系，另1例为20世纪60年代摘除的1例巨大神经鞘瘤，术后死于急性呼吸循环衰竭。8例出现手术并发症，占7.27%（表13-13-4），包括4例霍纳综合征，2例（肿瘤来自迷走神经）喉返神经损伤，2例术后短期出现术侧上肢乏力、感觉迟钝，2个月后恢复正常。国内大组报道并发症发生率为4.0%。恶性肿瘤3年生存率为18.2%。北京协和医院一组8例恶性神经源性肿瘤，其中，4例分别死于术后6个月、1年、2年和3年，另外4例已经分别生存1年、2年、2年、5年，目前仍在随访之中。在102例良性神经源性肿瘤中，神经鞘瘤和神经纤维瘤各1例因肿瘤切除不彻底术后复发，需要再次手术。1例多发性神经鞘瘤患者，虽经多次手术切除后恶变为恶性神经鞘瘤，自首次手术至恶变时间为25年。

表13-13-4　北京协和医院110例纵隔神经源性
肿瘤术后并发症

并发症	例数
霍纳综合征	4
声带麻痹	2
术后短期上肢无力	2

（张志庸　范　彧）

第十四节　纵隔囊肿

一、胚胎性囊肿

（一）概述

成人及儿童纵隔肿物中，10%～20%为各类

纵隔胚胎性囊肿，部分囊肿术前尚难做出确切病理组织学分型。纵隔胚胎性囊肿依据囊壁被覆的上皮组织可以分为心包囊肿、支气管源性囊肿、肠源性囊肿、胸导管囊肿、甲状旁腺囊肿、胸腺囊肿及畸胎类囊肿。支气管源性囊肿和肠源性囊肿分别是腹侧或背侧前肠异常发育的结果，因此常归类为前肠囊肿。

心包囊肿约占成人全部纵隔囊肿的1/3，儿童心包囊肿少见。典型心包囊肿位置紧贴于心包、横膈或心膈角前胸壁。偶尔心包囊肿与心包相通。心包囊肿本身并无危害，但是它增大后可能压迫周围脏器，甚至造成右心室流出道梗阻，囊肿破裂或出血可产生急性心脏压塞，甚至导致心脏性猝死。

典型纵隔支气管囊肿位于大气道附近，恰于气管隆突后方，偶尔也可与食管相连，甚至位于心包内。囊壁含软骨及呼吸道上皮。大多数支气管囊肿无症状，多为偶然发现；但也可与气管支气管相交通而继发感染；某些儿童纵隔支气管囊肿，特别是婴儿，急性增大后可造成呼吸道梗阻，压迫肺动脉，引起循环衰竭，甚至致命性心肌梗死。曾有报道称麻醉过程中支气管囊肿破裂，内容物溢入气道，造成灾难性后果。

肠源性囊肿的部位和外观与支气管囊肿类似，但囊壁被覆的是消化道上皮。此类囊肿在成人中相对少见，但在婴幼儿中是最常见的。婴幼儿肠源性囊肿可向椎管内伸延，并可合并脊柱畸形，称为神经管原肠性囊肿。肠源性囊肿偶可多发，而且同时合并胃肠道其他部位重复畸形。

普通胸部X线片、CT或超声检查可以发现纵隔胚胎性囊肿，经皮穿刺细胞学可能有助于某些病例做出诊断。怀疑囊肿向椎管内延伸的病例，MRI检查有重要价值。从理论上讲，纵隔囊肿多数为良性病变，除非有症状，良性囊肿是否手术切除仍有争论。大多数临床医师赞成纵隔囊肿诊断明确后，应当进行摘除手术，主要理由是不容易获得囊肿确切病理诊断，囊肿长期存在可以压迫周围脏器和组织，引起并发症，而且开胸摘除纵隔囊肿手术较简单，手术并发症少，效果佳。近年来，除开胸手术外，还可以在胸腔镜或纵隔镜下摘除囊肿。有学者采取纵隔囊肿穿刺进行诊断和治疗，未能获得大多数人认可。囊肿摘除后复发病例已有报道，但一般完整

摘除后可达到治愈。

（二）前肠囊肿

1. 定义　先天性前肠囊肿是最常见的纵隔囊肿，约占纵隔肿物20%，它包括支气管囊肿、肠源性囊肿及神经管原肠性囊肿，其中纵隔支气管囊肿占所有纵隔前肠囊肿50%～60%，肠源性囊肿包括食管囊肿、胃囊肿、小肠囊肿，占5%～10%，神经管原肠性囊肿占2%～5%。此外，高达20%纵隔前肠囊肿缺乏特异性组织学特点而不能进一步进行分类，可能因为之前有过出血或感染致组织学辨识困难，最后诊断为不确定囊肿或非特异性囊肿。

2. 病因和发病机制　前肠囊肿可能是原始前肠异常发育的结果。一般认为腹侧前肠发育成气管支气管树，背侧前肠发育成消化道。支气管囊肿是腹侧前肠胚芽发育异常的结果，肠源性囊肿则起源于背侧前肠异常发育。

（1）支气管囊肿：是胚胎时期气管支气管树异常分化形成。正常情况下呼吸系统与消化系统均衍生于原始前肠，气管起自前肠腹内侧膨出的喉气管沟。第3～4周，喉气管沟发育成与食管管腔平行的原始气管，尾侧逐渐增大；第6周，此原始气管分叉形成左右原始肺芽，它们继续分为二分叉，最终形成支气管、细小支气管。在呼吸系统发育过程中，肺芽异常分化形成支气管囊肿。如异常肺芽出现较早且与呼吸道失去联系，则形成肺外支气管囊肿，即纵隔支气管囊肿。异常肺芽出现较迟且与支气管壁仍保留有一定联系，则形成肺内支气管囊肿，它被肺实质所包围。囊肿上皮分泌物使其逐渐增大形成一闭合囊腔。

85%的支气管囊肿发生在纵隔内，它紧邻气管、主支气管或气管隆突，约15%的支气管囊肿位于肺内。偶尔支气管囊肿可被淹没在发育的食管内，或变狭缩小、脱落移行到不典型部位，如心包、胸膜、下肺韧带、颈部、横膈或腹部等处。

（2）肠源性囊肿：胚胎发育过程早期，原始食管最初为实性胚块，以后形成空泡，最后胚胎前肠壁空泡闭合形成中空管腔，这是以后的食管。某单一孤立空泡与食管壁分离并持续存在，在食管壁外逐渐增大成一囊腔，即为食管囊肿。当几个空泡遗留并串联在一起沿纵轴发展则形成先天

性前肠重复畸形，即是食管囊肿发生原因和过程。12%的食管囊肿合并其他先天性畸形，最常见合并消化道畸形。

（3）神经管原肠性囊肿：是在胚胎发育早期前肠和背索相融合时形成的。确切发生机制尚不十分清楚，可能是两者之间粘连造成前肠折叠并变狭缩小，形成一个前肠囊肿，此囊肿可向脊椎管内伸延。临床上神经管原肠性囊肿不如肠管重复畸形、肠系膜囊肿或其他消化道畸形多见，它的特点是常与脊柱畸形有关。

3. 病理　前肠囊肿为内衬上皮的囊性结构，依据囊肿壁组织学特点而不是囊肿所在位置进行分类。支气管囊肿的囊壁重复气管支气管上皮结构，肠源性囊肿的囊壁则重复着消化道结构。前肠囊肿呈球形单房性肿物，壁薄光滑，少数食管囊肿可表现为食管旁管状病变，又称食管重复畸形。前肠囊肿很少与气管支气管、食管腔相通。囊内所含物质变化较大，包括浆液、黏液、脓液、含钙的奶汁和血。

（1）支气管囊肿：内壁衬有呼吸道上皮（假复层纤毛柱状上皮），囊壁内含有软骨、腺体和平滑肌，其他先天性囊肿偶也可发现呼吸道上皮。病理检查支气管囊肿为球形囊腔，单房或多房，多为单发，也可有多发，大小为2～10cm，色灰白，外壁光滑，囊壁因含平滑肌和软骨呈小梁状，囊内充满灰白色黏稠液体，也可因出血而成棕色稠厚液体似脓液（图13-14-1，彩图13-14-1）。继发感染时腔内可为脓液。组织学上，支气管囊肿内衬呼吸道上皮，以及含有腺体的固有层、结缔组织、平滑肌和软骨，也可有局灶性钙化。继发感染后上皮可表现为局灶性或广泛鳞状上皮化生，有时可变薄成单层扁平上皮，囊肿基质内可有慢性灶性炎症改变。

（2）肠源性囊肿：内壁衬有鳞状上皮者称为纵隔食管囊肿，内衬胃黏膜柱状上皮者称为纵隔胃囊肿，内衬小肠黏膜上皮者称为纵隔小肠囊肿，少见病例囊壁衬有胰腺上皮，则为纵隔胰腺囊肿，囊肿内壁衬有多种上皮时称为混合性囊肿，所有消化道囊肿统称为肠源性囊肿。其中以食管囊肿最多见，其次为含有胃黏膜上皮或胰腺组织的肠源性囊肿。肠源性囊肿的囊壁结构除了上皮特点以外，还有两层发育完好的平滑肌和肠肌层神经

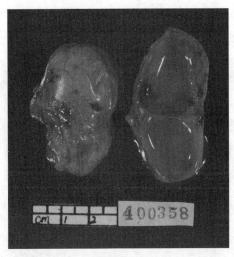

图 13-14-1　纵隔支气管囊肿切除标本

丛。食管囊肿无一例外地均存在食管壁内或粘连到食管上。

食管囊肿常为单房、圆形，表面布有肌纤维囊腔，腔内含有清亮棕色或绿色黏液，它们可附于食管壁或在食管邻近的纵隔内。一般食管囊肿可为壁内型，位于食管黏膜外肌层内；壁外型，其疏松地附于食管壁上；壁内外型，即一小部分在肌层，大部分在食管外。食管囊肿囊壁常内衬非角化复层鳞状上皮，可有局灶性或广泛纤毛柱状上皮，囊壁有黏膜固有肌层。其形态学与正常食管结构相似，有时囊壁可有局灶性钙化。

既往文献上有食管重复畸形这一名称，食管重复畸形又称双食管畸形，有2个食管腔，内层与正常食管上皮一样，食管壁结构也与正常食管无异，但2个食管之间的管腔外层肌肉层混合交织，两食管之间无明显交通，称双食管畸形。目前经病理和临床实践证实这种食管重复畸形实际上就是食管囊肿，无更特殊之处。

食管囊肿与支气管囊肿鉴别有时比较困难。因两者发生部位相近，形态学相似，来源均为前肠。有时在发育过程中支气管囊肿可黏附于食管，极少见在食管壁内发现支气管囊肿情况。鉴别点为病理检查时可发现支气管囊肿壁上可有软骨，缺乏内环外纵两层肌肉组成的固有肌层。食管囊肿可以完全内衬纤毛柱状上皮，但囊壁无软骨，却有完好的固有肌层及肠肌神经丛。

（3）神经管原肠性囊肿：病理特点与食管囊肿相同，但是通常囊壁含有神经组织和肠源性组织，包括胃黏膜上皮。与食管囊肿一样，神经管原肠性囊肿可能表现为与脊髓无关的孤立纵隔囊肿，或有一纤维条索与脊髓相连，偶尔前肠组织也可向椎管内伸延，纵隔内与椎管内均有神经管原肠性囊肿的病例约占20%，单纯椎管内孤立存在囊肿也有报道。前肠囊肿向椎管内扩展可能影响椎体发育，造成脊柱裂或更加严重的畸形。由于背索向头侧生长，前肠向尾侧生长，典型的神经管原肠性囊肿比其他纵隔囊肿更多见合并脊椎畸形。

4. 临床表现　前肠囊肿在男性和女性中发病率大致相等，也有报道神经管原肠性囊肿在男性发生率更高。

（1）支气管囊肿：发生于所有年龄组，更多见于成年人，平均年龄为36岁，有时在无症状患者中意外发现囊肿。若囊肿发生出血、感染或上皮样分泌物增多，则囊肿急骤增大，出现呼吸道或消化道压迫症状。2/3的患者最终会出现症状，最常见的症状是呼吸道或食管梗阻。婴幼儿常有严重呼吸道梗阻症状或反复发作肺炎。纵隔支气管囊肿感染少见，罕见囊肿破入支气管、心包或胸膜腔。

（2）肠源性囊肿：大多数食管囊肿出现在儿童期，几乎所有神经管原肠性囊肿发现在1岁内，通常因为食管或气管支气管树受压出现症状和体征而发现病变。当囊肿壁内衬胃黏膜或胰腺组织时，消化道分泌物可加重囊肿出血、坏死或破裂。神经管原肠性囊肿向椎管内伸展的患者可能出现神经系统症状。前肠囊肿极少发生恶性变。

纵隔食管囊肿临床症状与囊肿大小及部位有关。巨大的食管囊肿可占据一侧胸腔，压迫或阻塞呼吸道，尤其在胸腔入口和气管分叉部位可造成明显呼吸道受压症状，表现为喘鸣、呼吸困难和反复发作呼吸道感染。在儿童中严重者可出现极度呼吸困难、发绀甚至窒息死亡。囊肿粘连穿破气管、支气管，可继发支气管扩张或肺脓肿。食管囊肿另一种表现为食管受压症状，如吞咽困难、进食不畅、反流、呕吐、胸骨后疼痛、体重减轻，此多见于成人患者。当然小的食管囊肿可无任何症状，在检查时于胸部X线片上偶然发现纵隔阴影。

体格检查多难以发现有价值的体征。主要诊断方法为X线检查和纤维内镜检查。胸部X线片多发现中后纵隔团块影，边缘光滑，密度较淡，靠近后纵隔脊柱时，易与神经源性肿瘤或脑脊膜膨出相混淆。小的肌层内囊肿类似于食管壁内肿瘤，上消化道造影时，可见食管呈光滑圆形或弧形充盈缺损，一侧黏膜纹理消失，对侧黏膜形态正常，上下缘呈斜坡状，且可见到造影剂分流征。纤维内镜检查可见凸入食管腔的圆形肿物，其表面的黏膜完整；食管超声胃镜检查可探及食管外囊性肿物。

5. 诊断　纵隔支气管囊肿诊断关键在于胸部影像学检查。较小囊肿被纵隔结构所掩盖不易被发现，较大支气管囊肿表现为界线清晰、密度均匀的球形纵隔肿块。后前位胸部 X 线片表现为自纵隔突出的半圆形或椭圆形阴影，密度均匀一致，边缘清晰光滑，大小为 2 ~ 10cm。典型的支气管囊肿出现在气管旁或气管隆突下，但是它们也可见于胸腔内任何部位，当与支气管相通时可见气液平面。侧位胸部 X 线片可见肿物阴影全貌，断层能清楚地显示囊肿存在，并可以与附近肺门结构相鉴别，在诊断上有重要意义。透视下有时可见囊肿随呼吸运动形状改变，当附于食管时可随吞咽上下移动。偶尔，囊肿可能隐匿不被发现，也可能被肺实变所遮掩。总之，对于上纵隔紧邻气管或支气管、密度均匀、边界清楚的肿物，应当想到纵隔支气管囊肿的可能。超声检查有助于鉴别肿物是囊性或实性。临床上一般不需要纤维支气管镜和上消化道造影检查。

胸部 CT 检查对纵隔病变具有较高诊断价值。CT 显示支气管囊肿为球形病变阴影，本身无强化，密度视囊内容物而变化。但是囊壁可有增强或钙化（图 13-14-2），囊肿很少与气管、支气管树相交通，有交通时囊肿内出现气液平面。儿童呼吸道长期受压可以产生肺气肿、肺不张或气管移位。MRI 图像上，支气管囊肿在 T_1 加权像显示为低或高密度信号，T_2 加权像典型的表现为高亮密度信号。根据病变 CT 扫描特点提示前肠囊肿的患者，有学者提出经胸腔镜针吸抽出不含血的液体，内含黏液和支气管上皮，也可做出初步诊断。诊断时强调一点，虽然纵隔支气管囊肿多位于气管、支气管树附近，但是它也可能位于胸腔内任何部位，北京协和医院手术摘除的纵隔支气管囊肿可以位于下肺韧带、胸膜顶、前纵隔、后纵隔和侧胸壁。因此，北京协和医院提出当发现胸腔内一

囊性肿物，与其所在部位常见肿物诊断不符，最有可能的诊断是支气管囊肿（图 13-14-3）。

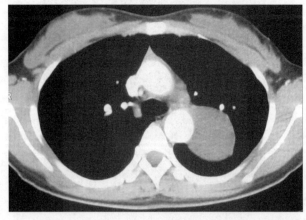

图 13-14-2　纵隔支气管囊肿 CT 图像，显示肿物边缘光滑清楚，CT 值为液体密度，位置邻近气管或大支气管

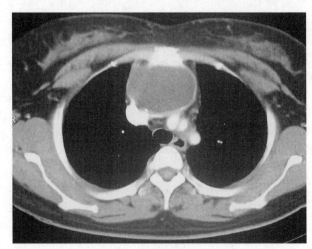

图 13-14-3　CT 发现前纵隔囊性肿物，切除后病理诊断支气管囊肿

肠源性囊肿影像学特点与支气管囊肿几乎完全一样，唯一的不同是它很少出现钙化。大多数食管囊肿与食管远端右侧有关联。食管囊肿在上消化道造影时显示食管旁肿物影，界线清晰（图 13-14-4，图 13-14-5）。CT 能更清楚显示病灶，呈液体密度，当然超声胃镜检查可提示壁外肿物。

90% 的神经管原肠性囊肿出现在后纵隔，多在气管隆突之上，偏右侧，并与食管分离。大小为几厘米至 12cm，50% 合并颈部或上胸部脊柱畸形，如脊柱侧弯、前脊椎裂、半椎体、蝶形椎或脊椎融合。进行 MRI 检查的目的为排除后纵隔囊肿有无伸延到椎管内。

在鉴别诊断上根据有无结核病史和结核中毒

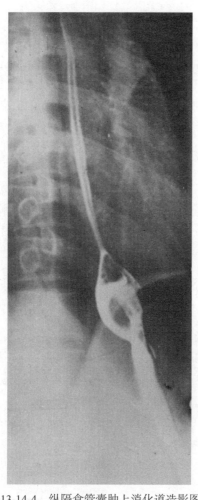

图 13-14-4 纵隔食管囊肿上消化道造影图像

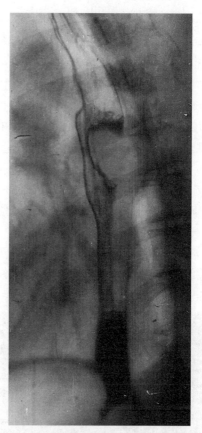

图 13-14-5 纵隔食管囊肿上消化道造影图像

症状，有无其他处淋巴结肿大，抗结核治疗是否有效等，前肠囊肿可与纵隔淋巴结核相鉴别。根据纵隔内多数球形影、全身淋巴结肿大、贫血乏力等消耗症状，本病与纵隔淋巴瘤也不难鉴别。但是，临床上支气管囊肿和食管囊肿是不易鉴别的，从起源上两者均起自胚胎前肠，在病变部位上，食管囊肿多位于后纵隔食管附近，支气管囊肿多贴近气管支气管树，但是部分支气管囊肿可附于食管壁或嵌于食管肌层。区别在于病理组织学表现，支气管囊肿壁内多衬假复层纤毛柱状上皮，壁内可有软骨及腺体。食管囊肿壁内衬鳞状上皮，囊壁有固有的环形肌及纵行肌层。虽然两者术前诊断有时混淆，但是两者治疗原则均为手术摘除。纵隔支气管囊肿有时诊断颇不容易，尤其囊壁有钙化，囊内液体较稠厚有分隔成多房时，酷似纵隔淋巴结核，北京协和医院早年即有 1 例 32 岁女性，因间断胸闷发现纵隔肿物影，于外院按纵隔淋巴结核治疗 10 年，纵隔肿块影无缩小，

始来北京协和医院诊治。经 X 线片及断层诊断为纵隔支气管囊肿，手术时发现一直径约为 2.5cm 的椭圆形孤立囊肿位于上腔静脉前近气管处，与周围脏器无严重粘连，囊肿被完整摘除，病理报告支气管囊肿。

6. 治疗 前肠囊肿治疗原则为行彻底手术切除，即使对无临床症状患者也要行手术处理，目的为去除病变、明确诊断及避免引起并发症。若囊肿不能完整切除干净，可将残余囊壁切除，或去除残余囊内上皮，防止以后囊壁上皮分泌造成胸腔内感染。当患者不能承受开胸手术时，有学者建议行支气管镜或胸腔镜穿刺抽吸。还有学者建议，无临床症状成年患者，意外发现纵隔支气管囊肿，可以临床随诊，不急于手术摘除。但是，胸外科医师临床实践结果表明，彻底切除前肠囊肿是处理该病的最佳选择。

北京协和医院的意见是支气管囊肿一旦诊断明确，手术摘除即为主要治疗，但处理方法视病变情况而异。孤立无粘连的支气管囊肿，完整摘除无困难（图 13-14-6，图 13-14-7，彩图 13-14-6，彩图 13-14-7）。支气管囊肿嵌入食管肌内时，

可行囊肿剜除术，如囊肿因反复继发感染与周围脏器严重粘连，难以完整切除囊壁，为避免术中损伤血管造成大出血及切除不彻底，可先放出囊内液体，减轻对邻近脏器压迫，再行囊肿切除，残余囊壁用碘酊涂抹以清除感染并破坏上皮细胞的分泌功能，北京协和医院如此处理的3例支气管囊肿患者术后恢复良好，随访5年以上未见复发。至于支气管镜、胸腔镜或纵隔镜抽吸支气管囊肿，仅适用于某些选择性患者，目前临床上已极少采用，唯一的情况是在囊肿造成急性呼吸窘迫时，穿刺抽液目的为紧急减压。此外，近年来VATS广泛应用，北京协和医院部分病例经VATS成功摘除纵隔支气管囊肿，患者创伤小，恢复快，效果颇佳。

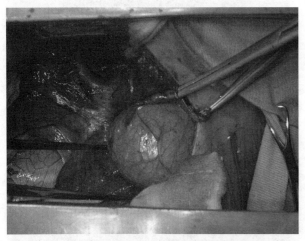

图 13-14-6　纵隔支气管囊肿手术中所见

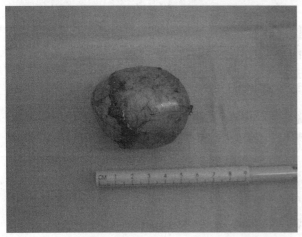

图 13-14-7　与图 13-14-6 同一患者，摘除的支气管囊肿标本

国内报道纵隔支气管囊肿病例数超过数百例，北京协和医院 1961 年至今 40 余年来共手术治疗纵隔支气管囊肿 38 例，北京协和医院院曾于 1990 年报道 10 例成人纵隔支气管囊肿手术治疗结果，以后手术摘除纵隔支气管囊肿 20 余例，占全部纵隔肿瘤的 3.2%。纵隔支气管囊肿常见部位为气管附近，尤其是气管前、腔静脉与奇静脉交汇处的上方。典型的支气管囊肿手术摘除并不困难，若囊肿体积不是太大，粘连较轻，则多容易将其完整摘除，术后也无复发，随诊数十年无任何不适或后遗症。

与其他纵隔肿物一样，食管囊肿一经诊断也应择期进行手术摘除。但是多数食管囊肿术前确诊并非易事，尽管囊肿在食管壁上，但术后诊断也并不一定是食管囊肿。多数食管囊肿外壁光滑，粘连不重，均容易摘除，如北京协和医院 3 例即完整摘除。当巨大食管囊肿与气管、支气管、食管或主动脉粘连紧密，且囊壁血运丰富时，切除则有困难。有学者主张在囊壁取一切口，剥离囊壁内衬的黏膜上皮而保留囊壁外层，以达到治疗目的。也有报道行囊壁部分切除和上皮剥除，获得良好效果，关键是切除囊壁内衬上皮，因为它有分泌功能，至于囊壁，以后其可萎缩粘连和纤维化。如小儿因纵隔内巨大食管囊肿压迫而致呼吸窘迫，可以先行急诊穿刺减压，二期再行手术摘除囊肿。

支气管囊肿和食管囊肿切除术后效果良好，手术后无复发，罕见肠源性囊肿恶性变的报道。

食管囊肿临床并不多见，国内仅见零散个例报道，检索国内近 20 年文献共报道 28 例，最大一组是中国人民解放军空军军医大学在纵隔前肠囊肿中包括的 9 例食管囊肿。北京协和医院 40 余年胸外科手术治疗 6 例，这些病例术前多不能确切诊断，有的误诊为食管平滑肌瘤，或笼统地诊断为纵隔肿物而被开胸探查，手术中发现肿物为囊性，与食管粘连，或位于食管壁内，与食管黏膜并不相连，摘除较容易。但是巨大的食管囊肿粘连较重，手术创伤很大，渗血量多，术中不得不填塞宫纱止血，数日后再次手术取出宫纱。自超声胃镜应用于临床之后，食管囊肿多被诊断为食管壁外囊性肿物，但是确切诊断仍需术后病理检查确定。

神经管原肠性囊肿临床罕见，笔者曾见 1 例，女性，13 岁，以脊柱侧弯畸形进行骨科矫形手术治疗，住院期间胸部 CT 发现后纵隔肿物。胸外科手术顺利摘除了纵隔肿物，该肿物为含液体囊性肿物，病理诊断为神经管原肠性囊肿，但椎管内尚有另一囊性肿瘤，为椎管内神经管原肠性囊肿。

（三）心包囊肿

1. 定义　心包囊肿是一种纵隔先天性囊肿，属于发育畸形。心包囊肿发生率不高，临床少见，北京协和医院心包囊肿占纵隔肿瘤的 3.1%。绝大多数心包囊肿是在无症状的成年人被发现并做出诊断，两性之间无明显差别，通常发现于 40～50 岁患者。心包囊肿很少出现并发症，也无恶性变倾向，手术可完全切除。

历史上有关心包囊肿命名较混乱，曾使用的名称有水囊肿或泉水囊肿、纵隔水瘤、间皮囊肿、心包腔囊肿、心膈角囊肿、纵隔胸膜囊肿、心包憩室等。它们常和心包有密切关系，由间皮组成，内含清亮液体，称心包囊肿较为恰当。

2. 病因和发病机制　心包囊肿来源尚无定论，目前有三种解释。第一种认为原始中胚层侧板形成心包腔时，部分未能融合遗留腔隙持续存在，形成单纯囊肿。第一种认为心包腔形成与两对腹嵴和背嵴有关，背嵴发育成心包腹膜管，它将发育成胸膜腔，腹嵴在发育过程中，如其盲端异常闭合则发生心包憩室或心包囊肿。第三种解释认为心包腹膜管在形成胸膜腔过程中遇到阻力，本身发生折叠，此部分与胸膜腔分隔形成一孤立腔隙，而形成心包囊肿。目前第一种解释为大多数人所接受，即心包囊肿是先天性前心包隐窝异常融合所致。心包囊肿偶尔是后天获得的，曾有 1 例报道，在心包炎发作后 10 年发生了心包囊肿，因此提出心包炎症后形成囊肿的假设。

3. 诊断　大多数心包囊肿患者无临床症状，多在常规体格检查时偶然被发现纵隔病变。但是北京协和医院胸外科半数病例是因呼吸道症状就医而被发现。影像学检查对诊断有重要价值。后前位胸部 X 线片可见呈圆形、椭圆形或有分叶状，界线清楚，边缘光滑，密度均匀一致的阴影，大小一般为 5～8cm，偶尔体积也达到更大。罕见囊壁钙化（图 13-14-8，图 13-14-9）。囊肿多位于右侧，少数位于左侧心膈角。一组手术切除 82 例心包囊肿报道，70% 位于右心膈角，22% 位于左侧心膈角，其余 8% 位于前心包旁。侧位相呈泪滴

样，并可伸入肺叶斜裂内侧或伏于横膈之上。无论后前位片或侧位片，囊肿总是紧贴心包、横膈、前胸壁，很少与心包腔相通。只有极少数突出到前上纵隔或后纵隔。文献报道 1 例囊肿孤立位于心包后，不与纵隔其他结构相连。北京协和医院近年也发现 2 例位于后纵隔囊性肿物，摘除术后病理为心包囊肿。偶尔囊肿与心包腔相通，透视下可见柔软充满液体的囊肿影，形态随呼吸运动和体位而改变。

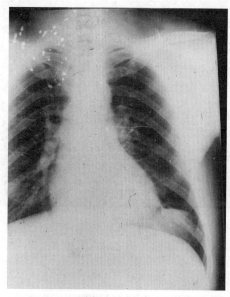

图 13-14-8　纵隔心包囊肿，正位胸部 X 线片显示心脏左下方圆形阴影

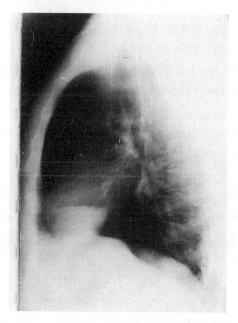

图 13-14-9　与图 13-14-8 同一患者，侧位胸部 X 线片

胸部 CT 可以清楚地显示囊肿位置、大小及与心包的关系，典型的心包囊肿为单房不增强的肿块，囊壁纤细，因囊内含清亮液体，其 CT 值为水样密度（图 13-14-10）。其在 MRIT$_1$ 加权像为低密度信号，T$_2$ 加权像为亮密度信号。

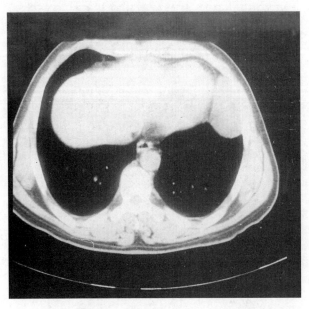

图 13-14-10　与图 13-14-8 同一患者，心包囊肿 CT 图像

在胸部 CT 和 MRI 出现之前，单纯胸部 X 线检查诊断为心包囊肿者，开胸后相当部分病例证实并非心包囊肿。常常容易与心包囊肿混淆的病变有横膈前部局限性膈膨升、原发性或继发性胸膜肿瘤、右中叶或左上叶舌段周围型球形病灶、胸骨旁疝、胸腺囊肿、心包脂肪垫、囊性畸胎瘤、淋巴管瘤、脂肪瘤、左心室室壁瘤及左心耳瘤样突出等。病灶断层像、胸部 CT、MRI、超声检查、超声心动图检查及气腹均有助于心包囊肿的鉴别诊断。目前心包囊肿诊断并不是困难问题。经皮穿刺抽吸可以明确诊断，但作为治疗一是不彻底，二是有诱发超敏反应的可能，一般不宜采用。

4. 治疗和预后　早年文献对于心包囊肿的处理意见是，诊断心包囊肿后进行一段时间临床和影像学随诊，如果出现症状，或影像学出现不典型表现，才施行手术切除，以除外前肠囊肿或囊性纵隔肿瘤。目前一致的意见，心包囊肿一经诊断，手术是最佳治疗选择。手术可以摘除病变、明确诊断，除外恶性病变，手术死亡率和并发症极低，预后极佳。手术可以采取后外侧切口，术中多发

现病变位于前下纵隔、心膈角处，与心包紧密相贴。部分病例囊肿与肺和膈肌粘连。囊肿外观呈圆形、椭圆形，有的呈分叶状，表面脂肪组织呈黄白色，有出血时则呈蓝褐色。囊壁薄而透明，内充满液体（图 13-14-11，彩图 13-14-11）。北京协和医院 1990 年报道的 10 例心包囊肿最小直径为 4cm，最大为 11cm，平均为 6.3cm，2 例有蒂与心包腔相通，蒂短细，直径 0.5cm。术中有 2 例意外刺破囊壁流出淡黄色清亮稀薄液体，其余均完整切除。手术时宜用钝性和锐性解剖，如无意外则完整摘除囊肿一般无困难。当发现有蒂时做根部结扎切断。20 世纪 90 年代后 VATS 开展以来，更多的心包囊肿经 VATS 摘除，操作简单，创伤小，避免了大切口小手术的缺点。

病理检查，大体见心包囊肿外观呈黄白色或蓝褐色，表面光滑，局部附有脂肪组织，囊壁菲薄半透明，由薄层纤维结缔组织组成，厚约 0.2cm，多为单房囊性病变，内含黄色清亮液体，化验检查为漏出液。囊肿内壁光滑，显微镜下见囊壁内层衬有单层扁平细胞或立方形间皮细胞，囊肿本身由薄层胶原纤维和平滑肌组成，血管周围有多少不等淋巴细胞浸润，一般无炎症反应。

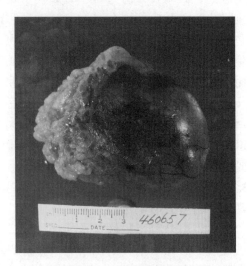

图 13-14-11　心包囊肿切除标本

心包囊肿摘除后恢复良好，症状均明显减轻或消失，长期随访无复发。国内外文献尚未见有复发的报道，也未见恶性变报道。

二、胸导管囊肿

（一）定义

囊壁内衬上皮细胞，腔内充满淋巴液，且与胸导管相交通的囊肿称为胸导管囊肿。实际上它是胸导管管壁局部扩张所致。胸导管囊肿多出现在沿胸导管走行路径的胸腔内或颈部。与此有关的是囊腔内充满有淋巴液的囊肿，称为淋巴囊肿或淋巴管囊肿，它是小的淋巴管局部扩张所致，可以出现于盆腔、腋部或身体其他部位，位于颈部的淋巴管囊肿又统称为囊状水瘤。

1892年，Carbone在尸检时发现了胸导管囊肿并首次报道。自从1950年Emerson第1次在生存患者诊断胸导管囊肿，至1999年文献报道经外科手术处理的胸导管囊肿仅27例。大多数胸导管囊肿在腹部或胸部，颈部胸导管囊肿更为少见，第1例颈部胸导管囊肿报道见于1964年，至1999年共有10例颈部胸导管囊肿报道。Ochsner复习了手术处理的42例纵隔先天性囊肿，仅发现1例胸导管囊肿。因此，胸导管囊肿的发病率很低，临床罕见。

（二）发病原因和机制

胸导管囊肿的发病原因至今尚不完全清楚，已经提出的可能原因有三种：①胸导管管壁发育先天性薄弱，以后因各种各样原因使管壁的薄弱处逐渐扩张，最后形成囊肿；②胸导管管壁发生炎症，或管壁发生硬化，导致胸导管管壁本身发生退行性改变，最终形成胸导管囊肿，此为后天性发生学说；③其他提出的囊肿形成假设，称胸导管受到损伤，以后发生瘤样扩张，最后形成胸导管囊肿。但是，临床上仍有相当多的胸导管囊肿病例最后也未能查清其形成的可能原因。

胸导管进入静脉系统有很多变异，胸导管常于锁骨上方、左颈总动脉和主动脉弓后方3～4cm，椎动脉、交感神经链和甲状颈干前方进入颈部，然后进入左颈内静脉。颈段胸导管变异较多。早年尸检发现以1个终支汇入静脉的占89%，7%有2个终支，4%有3个终支。近年来发现1个终支的仅有25%。92%～95%病例胸导管汇入左侧大静脉，2%～3%汇入右侧大静脉，汇入双侧的占1.0%～1.5%。解剖学研究发现60%的患者胸导管进入颈内静脉，15%的患者汇入锁骨下静脉，汇入颈内静脉与颈外静脉交角处的为7%，汇入颈外静脉与锁骨下静脉交界处的为2.5%，汇入无名静脉的为1.5%。

淋巴在胸导管内流动，受3个因素影响，包括胸导管管壁本身有规律的收缩运动、腹内压力和胸内压力差别作用及邻近脏器传导的搏动作用。胸导管与小静脉之间存在广泛侧支循环，因此，单纯结扎胸导管并不能产生胸导管囊肿，也不造成乳糜胸。

（三）临床表现

胸导管囊肿发病年龄多在中年，复习文献上报道的27例胸导管囊肿，年龄为19～86岁，平均为44.4岁，其中37%有症状，是囊肿压迫周围脏器产生的，主要症状有前胸疼痛、活动后呼吸困难、吞咽不畅、咳嗽和背部不适。体格检查多无阳性体征。约2/3的胸导管囊肿患者无明显症状，为胸部X线检查偶然发现纵隔肿物。手术摘除的胸导管囊肿大小为3～15cm，平均为7cm。囊肿部位大多数（80%）在后纵隔。

颈部胸导管囊肿多因发现颈部包块就医，体检可发现锁骨上区肿块，质地柔软，部分活动，无压痛，无搏动，但可以压缩。

胸导管囊肿并发症有囊肿急骤增大导致的急性呼吸窘迫，胸导管囊肿破裂造成的乳糜胸或颈部乳糜瘘。

（四）诊断

胸内胸导管囊肿在胸部X线片上多表现为纵隔内囊性肿物，其边缘光滑，密度较低且均匀。CT能清楚地显示纵隔内囊性病变，肿物界线清晰，周围脏器可受压变形，但是无明显浸润或破坏。肿物呈水样密度，此密度可以排除脓肿或血肿（图13-14-12）。口服造影剂后再进行CT检查用于胸导管囊肿诊断也已报道。但是由于病例较少，临床应用价值尚待研究。

颈部增强CT发现颈部胸导管囊肿无增强，肿物可压迫颈静脉，但周围淋巴结无肿大。CT仅能将病灶诊断为纵隔内或颈部囊性病变，提示肿物与周围脏器的关系，但是不能确切诊断胸导管囊肿。

MRI较CT能更好地显示软组织轮廓，提供更详细的解剖学上改变，在T_1加权像淋巴管呈低密度或中等密度信号，在T_2加权像淋巴管呈现为

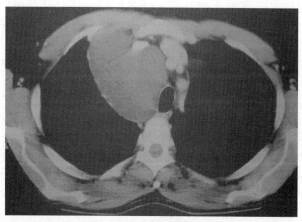

图 13-14-12　纵隔胸导管囊肿的 CT 图像

高信号。此外放射性元素钆可以帮助鉴别淋巴管与小静脉，从而提高检查质量。

颈部胸导管囊肿可进行囊肿穿刺，抽出液送化验检查以确定是否为乳糜液。典型的乳糜液含有大量淋巴细胞，约占细胞总数的 95%，应用流式细胞计数检查显示淋巴细胞中 90% 为 T 淋巴细胞。乳糜液内还含有巨噬细胞、中性粒细胞和上皮细胞。乳糜液内蛋白含量和成分与其他液体不同，乳糜液内蛋白含量与正常蛋白含量相同，为 $2.0 \sim 3.0g/dl$，但是白蛋白与球蛋白之比升高，约为 3：1，血内两者比例为 1：1。此外，它还含有较高含量的甘油三酯和乳糜微粒，通常这些成分只有在进食完毕后采取的血标本中才能查到。当然苏丹Ⅲ染色则是最有诊断价值的化验指标。

确切诊断胸导管囊肿需进行淋巴管造影或淋巴系统核素扫描。穿刺抽出液证实为乳糜液，仅能诊断为含有淋巴液的囊肿，但其是否为胸导管囊肿尚需确定囊肿与胸导管有无相通。穿刺抽出囊液后再注入造影剂，进行逆行囊肿造影检查，可以确定囊肿与胸导管有无交通。这种方法可以显示颈段、胸段胸导管，以及胸导管进入颈内静脉入口的状况。胸内胸导管囊肿则需行淋巴管造影，显示胸导管路径中有无膨大的造影剂滞留区，从而诊断胸导管囊肿。同理，淋巴系统核素扫描也可作为诊断方法之一，但是，核素扫描显示局部膨大的胸导管囊肿不如淋巴管造影清晰和准确。临床上经皮细针抽吸除了抽取囊内液进行化验检查外，还可除外实体性恶性肿瘤。应用超声检查颈部胸导管囊肿可以明确其是囊性包块还是实性包块，淋巴囊肿显示无回声包块或低回声包块。

在有症状或无症状的纵隔内囊性包块进行鉴别诊断时，需要考虑胸导管囊肿的可能性。胸导管囊肿诊断的主要线索是囊腔内存在乳糜液，或囊肿有一蒂将乳糜液排入左锁骨下静脉或其他静脉。临床上偶尔是在开胸手术治疗其他疾病时，意外发现纵隔内囊性肿物，若能考虑到胸导管囊肿并妥善处理，术后则恢复顺利，否则术后将产生乳糜胸。

（五）治疗

绝大多数人同意治疗胸导管囊肿采取手术切除。大多数病例均能成功地手术切除，无明显并发症。但是也有学者提出，若囊肿较小，患者无任何临床症状，可以定期观察随诊，不一定立即行手术切除。Maurer 提出有些胸导管囊肿容易发生破裂，从而造成乳糜胸，因此推荐手术切除。Fromang 曾报道 1 例胸导管囊肿患者，进食肉食后，由于胸导管内乳糜液大量增加，胸导管囊肿骤然增大，产生急性呼吸窘迫，不得不急诊行气管内插管辅助呼吸。

摘除胸内胸导管囊肿的手术操作与摘除纵隔囊性肿物一样，除了完整切除囊肿以外无特别之处，需要强调的是解剖囊肿时，必须辨清囊肿与胸导管的关系，仔细结扎囊肿与胸导管连接的下极，此处如未妥善处理，将产生术后并发症。最常见的合并症是乳糜胸，严重乳糜胸需要再次手术处理。

手术入路应根据囊肿部位、大小及是否容易完整摘除囊肿来选择，同时能有效地保护周围脏器，并能控制进、出胸导管囊肿的淋巴管。可以采取标准开胸切口，对于位于上纵隔较大胸导管囊肿，半壳状切口能更好地满足手术要求，这种切口可以提供整个纵隔视野良好显露，喉返神经及颈胸连接处可以一览无遗，并且术后不影响肩带、胸壁顺应性和呼吸功能。要求术者应具有胸导管正常解剖及其各种可能变异的有关知识。如果对此估计不足或知识较少，将发生乳糜漏或乳糜胸。

VATS 是另一种摘除纵隔囊肿的手术方式，但是对于位于颈胸连接处较大胸导管囊肿，应用 VATS 有可能伤及喉返神经和膈神经。此外用 VATS 在解剖胸导管囊肿过程中，比开胸直视手术解剖更有可能撕破囊肿，造成囊内乳糜液溢入胸膜腔，因此采用 VATS 需要更加慎重。

对于颈部胸导管囊肿是采用保守方法，还是手术治疗，尚有不同意见，一般认为若患者出现临床症状，或囊肿将要破裂，或外貌上影响患者美观，则推荐手术，其他情况采取保守治疗。在文献上报道的 15 例颈部胸导管囊肿中，早年曾有 2 例采用保守方法，未发现对患者有害的影响，但是这 2 例均是 20 世纪 60 年代的病例。其他保守治疗方法是采用反复细针抽吸，服用中锌脂肪酸的低脂饮食，但是囊肿常复发，最终还需行手术摘除。有学者推荐细针抽液作为首发治疗，但是细针抽液复发率高达 80%，重复抽吸也有带来感染的危险。将各种硬化剂，包括 tetradecyl 硫酸钠、有机碘和四环素等，注射到囊腔内促使囊腔自动闭合，在临床上已应用，效果不一。

在已报道的 27 例胸内胸导管囊肿中，3 例出现了手术并发症——乳糜胸，其中 1 例仅结扎了囊肿的上极，另 2 例仅摘除了囊肿，未结扎与胸导管连接的蒂部。

尽管有以上这些术前诊断方法，但是相当一部分病例的诊断是在手术切除标本病理检查后才确定的。标本病理组织学检查发现囊肿内壁衬有单层胸导管内皮细胞、平滑肌和淋巴网状上皮细胞小岛，即可以诊断。近年来用肿瘤标志物染色胸导管内皮可以确定诊断。CD31、CD34 和第Ⅷ因子是血管来源标志物，角蛋白和上皮膜抗原是上皮来源细胞标志物，钙网膜蛋白是间皮来源细胞标志物。角蛋白偶尔可在非上皮来源细胞染色呈阳性反应，如内皮细胞。角蛋白染色阳性、上皮膜抗原染色阴性支持细胞为非上皮性质来源，这样可以肯定囊壁是内皮细胞，囊壁内衬内皮细胞肯定了胸导管囊肿诊断。Brauchle 报道 1 例颈部胸导管囊肿切除标本的免疫组化研究，结果囊肿内壁细胞对于 CD31、CD34、第Ⅷ因子和角蛋白染色呈阳性反应，而对于上皮膜抗原和钙网膜蛋白不反应。

胸导管囊肿临床罕见，北京协和医院胸外科尚未处理 1 例真正的胸内胸导管囊肿，但是手术处理过胸内淋巴管瘤，1 例女性因颈部囊状水瘤摘除术后出现胸腔积液，再次手术摘除胸内淋巴管瘤及脾，胸内长期积液数年不愈。

三、纵隔包虫囊肿

（一）病因和发病机制

绦虫病是一种寄生虫病，它主要发生在草原牧区，我国西北地区包括新疆、内蒙古、西藏、甘肃、宁夏、青海等省及自治区，世界某些地区，如土耳其，地中海沿岸，亚洲的中东、远东、澳大利亚、新西兰，菲律宾，东欧及南美洲，均是绦虫病高发地区，在这些地区包虫囊肿发病率很高。

细粒棘球绦虫的虫蚴侵入人体内脏后，可以产生包虫囊肿。人体内包虫囊肿发生最多的部位是肝、肺和脑。这些器官的包虫囊肿占全部包虫囊肿 85%～90%。其他内脏和组织，如心包、心脏、胸膜、纵隔、肌肉、脾和肾发生的包虫囊肿，也有少数病例报道。

细粒棘球绦虫的终宿主是犬，中间宿主是牛、马、羊等牲畜及人。绦虫成虫寄生在犬的空肠内，虫卵随粪便排出。人或牛、羊吞食被虫卵污染的食物后，在十二指肠内卵壳被消化液消化，孵化为虫蚴，虫蚴穿过消化道黏膜进入门静脉系统。大多数虫蚴滞留于肝内，少数虫蚴经过肝血流，进入血液循环，从而停留在肺及其他脏器和组织。虫蚴在人体内发育形成包虫囊肿。牲畜宰杀后，含有包虫囊肿的内脏被犬吞食，绦虫又成长寄生在犬的肠道内。临床上最多见肝包虫囊肿，其次是肺包虫囊肿和脑包虫囊肿。停留在纵隔内的虫蚴极少，因而发生纵隔包虫囊肿病例罕见，检索至 2002 年，在英文文献报道的纵隔包虫囊肿约 100 例。

包虫囊肿结构包括外囊和内囊。内囊内含有囊液，又分为内层和外层。内层为生发层，较薄，能产生很多子囊和头节。外层为无细胞结构的膜，呈乳白色、半透明，粉皮样，韧而有弹性。外囊是人体组织对内囊病变发生反应而形成的一层纤维性包膜，包绕在内囊周围，壁厚 3～5mm。内囊与外囊之间结构疏松，无明显粘连。

（二）发病率

偶然发现的纵隔异常，或具有临床症状的纵隔病变，囊性病变占全部纵隔病变的 1/4，成人和儿童患者纵隔内囊性病变主要是支气管囊肿、心包囊肿、胸腺囊肿、食管囊肿、淋巴管囊肿、胸内脊膜膨出、肠源性囊肿及其他少见的囊性病变。Thameur 等分析 1619 例胸内包虫囊肿病例，8 例确定为纵隔包虫囊肿，占 0.5%。Rakower 和 Milwidsky 统计了数个大组超过 23 000 例包虫病病例，发现纵隔内包虫囊肿仅有 25 例，发生率为 0.1%。来自土耳其细粒棘球绦虫高发区医学中心报道，在 17 年间手术处理胸内包虫囊肿 427 例，原发性纵隔包虫囊肿 11 例，占 2.6%。

（三）临床表现

与肺内包虫囊肿一样，纵隔包虫囊肿发生及生长均很缓慢，常不出现并发症。囊肿可存在多年而无明显临床症状，临床医师也难以发现此类囊肿。是否出现症状和并发症取决于囊肿大小、部位及邻近脏器受累的程度。与囊肿本身有关的症状，主要是邻近脏器受到压迫或受到侵蚀所产生的。这些症状包括轻者有胸骨后或胸骨旁疼痛、咳嗽、吞咽不畅；重者可有呼吸困难，气管和上腔静脉严重受压、受阻。Eroglu 复习纵隔包虫囊肿临床表现文献后，认为绝大多数包虫囊肿患者都有症状，但程度不同，仅 18% 的无症状患者于行胸部 X 线片时被发现囊性病变，并发症多由囊肿破裂引起。包虫囊肿破裂后囊内的子囊和头节溢出，在胸膜腔内成长而形成新的包虫囊肿，Eroglu 报道 1 例纵隔囊肿破入胸膜腔，Marti-Bonatti 报道 1 例纵隔囊肿破入主动脉。Franquet 等报道 1 例纵隔包虫囊肿破裂造成包虫性肺栓塞、严重肺动脉高压。少数患者由于发生囊内液体过敏反应而死亡，或由大量囊内液体吸入气道造成窒息死亡。囊肿破裂继发细菌感染可以造成不同部位感染性脓肿。心肌也可能是包虫病原发部位，此种囊肿破裂可造成心包积液，使整个心包腔受累。

（四）诊断

纵隔绦虫疾病既缺乏特异性临床症状，影像学上也难以与纵隔其他囊性疾病相鉴别，诊断需要结合病史、临床表现、影像学特点和试验室检查结果综合分析确定。

纵隔包虫囊肿除了临床症状以外，体格检查多缺乏有诊断价值的阳性体征。诊断纵隔包虫

肿需要有流行地区居住史或牧犬接触史，此外还要有影像学检查的阳性发现。胸部 X 线片、胸部 CT 和 MRI 检查是公认的重要检查手段，其中胸部 CT 能清楚地显示囊肿形态、密度、界线、与周围脏器确切关系，因此是有效、有价值的检查方法（图 13-14-13）。一组报道称全部患者在 CT 图像上均有异常发现，主要表现为纵隔肿物影，纵隔弥漫性增宽，部分纵隔肿物影被肺组织实变遮掩。囊肿边缘锐利，与周围肺组织界线清晰。有的肿物有分叶，有的呈光滑球形。最常见的包虫囊肿 CT 特点是密度均匀一致的含液性肿物，其 CT 值为 16 ～ 75HU（平均为 32HU）。

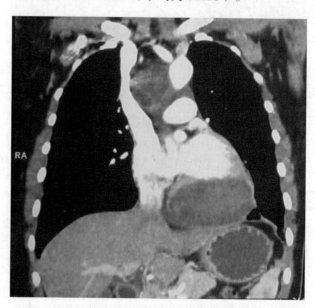

图 13-14-13　心包和心脏包虫囊肿增强后 CT 冠状面图像

诊断包虫囊肿最常用的辅助检查是血清学检查，其中应用最多的是间接血细胞凝集试验，但阳性诊断率仅为 50%。过去常用的 Casoni 试验，报告的试验阳性率为 70% ～ 90%。近年来发现其假阳性率和假阴性率都很高，因此目前在某些医学中心并不常规进行。其他还有血中嗜酸性粒细胞升高。除了以上检查外，诊断时还需注意肺、肝内是否存在囊肿，合并肺内囊肿、肝内囊肿，有助于纵隔包虫囊肿的诊断。对怀疑包虫囊肿患者禁忌囊肿穿刺进行诊断，以免囊液溢出引起过敏反应或包虫病播散。

有关纵隔内包虫囊肿分布部位，Rakower 收集文献上的 74 例纵隔包虫囊肿发现，55% 原发性纵隔包虫囊肿位于后纵隔脊椎旁沟，36% 位于前

纵隔，不足 8% 位于中纵隔。Eroglu 报道 11 例，4 例位于前纵隔，5 例位于后纵隔，2 例位于中纵隔。

（五）治疗

目前尚缺乏有效的治疗包虫囊肿药物，一旦诊断包虫囊肿，根本治疗是手术彻底摘除生发层、切除囊肿周围组织，行囊肿摘除术或内囊摘除术。根据囊肿部位，手术可以采取前胸侧切口、后外侧切口或胸骨正中切口。手术原则是摘除全部包虫囊肿内囊和清除囊液，采取有效措施防止囊肿破裂，妥善保护周围组织，以免囊液溢入其他脏器或组织，从而引起包虫病播散或产生过敏反应。

具体操作为可先用穿刺针抽出大部分囊内液体，然后注入 0.5% 硝酸银溶液或 10% 氯化钠溶液杀灭头节，15 分钟后切开外囊将塌陷的内囊全部摘除。另一方法是不进行穿刺抽液，在保护周围脏器和组织以后，将外囊囊壁切开，沿外囊与内囊之间间隙扩大外囊囊壁切口，将囊肿完整摘除。当囊肿已经局限化并且侵犯周围重要脏器，此时不必将囊肿和周围组织全部切除，可以在切除囊肿生发层后，行囊肿部分切除。有学者提出外科手术后辅以口服阿苯达唑预防囊肿复发。也有学者推荐对于不能切除的包虫病变，服用甲苯达唑获得成功。

（六）预防

包虫病为寄生虫疾病，主要发生在草原牧区，在流行病地区进行卫生宣传教育，保护水源，加强牲畜屠宰场管理，妥善处理患有包虫病牲畜的内脏，这些预防性措施有重要意义。此外，注意居民饮食卫生，养成饭前洗手习惯，对可疑患有包虫病牧犬给予驱虫药等措施，可以大大降低包虫病发生率。

四、心脏包虫囊肿

（一）历史

尽管在希波克拉底时代人们就认识了包虫囊肿疾病，但是直到 1846 年才由 Griesinger 首次描述了心脏包虫囊肿病。1921 年，Marten 和 De Crespign 第 1 次试行手术治疗这一疾病。

1932 年，Long 在未用体外循环下成功地治疗心脏包虫囊肿。在体外循环下切除心脏包虫囊肿是 1961 年以后的事情。

（二）发生率和传播途径

绦虫疾病累及心脏造成了心脏包虫囊肿，其发生率因不同的报道，结果有一定差别，为 0.5%～3%。心脏发生囊肿是虫蚴经过冠状动脉达到心肌。此外，肠淋巴管、胸导管、上腔静脉、下腔静脉、结肠和痔静脉都可能是虫蚴到达心肌的途径。通过肺静脉途径产生心肌包虫囊肿也有报道。发生心脏包虫囊肿无年龄区别，偶尔幼儿也可发生。除心脏外，其他器官也可同时发生包虫囊肿。

（三）临床表现和诊断

心脏包虫囊肿罕见，其危害极大，可类似瓣膜病变、心腔内肿瘤，产生心腔内肿块的体征，或导致充血性心力衰竭。心脏通常在儿童期就受到感染，从初始感染到出现临床症状，潜伏期很长，症状又多为非特异性，因此早期诊断心脏包虫囊肿相当困难。依包虫囊肿数目、大小、部位和有无并发症，临床表现不尽相同，这也使临床医师对其早期诊断存在一定困惑。心脏超声检查、CT 和 MRI 都是有价值的诊断方法。一组研究报道 8 例心脏包虫囊肿经心脏超声检查确诊 7 例，仅 1 例诊断为心房黏液瘤。对于纵隔内囊性病变，包虫囊肿常常是需要进行鉴别诊断的疾病之一，尤其是曾生活在草原牧区，有过犬、牲畜接触史的患者。

（四）治疗

心脏组织中存在有活力的包虫，应进行外科手术处理。左心室是心脏血运最丰富部分，因此包虫感染发生率也最高，达 55%～60%。已报道室间隔包虫囊肿发生率为 5%～9%。右心房壁包虫囊肿发生率为 3%～4%，右心室心肌发生率为 15%。左心房、肺动脉和心外膜发生率分别为 8%、7% 和 5%。左心室包虫囊肿通常位于外膜下，很少破入心包腔。但是右心室包虫囊肿位于内膜下，容易破裂，破入心腔常可发生肺栓塞。心腔内包虫囊肿可破坏心脏瓣膜，治疗时可能需要行瓣膜置换，有时表现类似瓣膜疾病。发生在室间隔的包虫囊肿可影响心脏传导系统，甚至发生完全性传导阻滞。

心脏包虫囊肿多在体外循环下手术切除，偶尔需要在深低温停循环条件下完成手术。除了体外循环常规操作以外，处理心脏包虫囊肿与纵隔包虫囊肿原则一样，保护周围组织避免被头节污染，将生发层完整切除，遗留的囊腔可进行囊腔缝合使之闭合。有时可能需要切除部分心肌或心室流出道，缺损部分予以补片修补。在处理右心室流出道包虫囊肿时，须将肺动脉阻断，以防止发生肺栓塞。

如合并有肺内包虫囊肿，也可在心脏包虫囊肿切除手术同时，一期一并切除。当合并有肝包虫囊肿，则需要二期开腹行肝包虫囊肿摘除。

五、纵隔假性胰腺囊肿

（一）概述

腹腔内假性胰腺囊肿经横膈裂孔扩展到纵隔，或囊肿直接蚀破膈肌，在纵隔内形成假性胰腺囊肿。

（二）病因和发病机制

胰腺慢性炎症可以损毁胰腺导管造成胰液外漏而形成假性胰腺囊肿，此囊肿在腹腔内可以产生各种并发症，如囊肿破裂进入腹腔造成胰液性腹水；囊肿压破胆道临床上出现黄疸；囊肿侵蚀肠系膜动脉分支动脉壁形成假性动脉瘤，动脉瘤破裂可造成腹腔内大出血。除了腹腔内各种并发症外，假性胰腺囊肿经过横膈裂孔可以蔓延至纵隔，在纵隔内形成假性胰腺囊肿。

横膈有着良好屏障作用，因此囊肿经横膈裂孔向后纵隔蔓延发生率较低，一旦穿破横膈就可以在纵隔内形成假性胰腺囊肿。绝大多数纵隔假性胰腺囊肿经食管裂孔进入纵隔，少数经主动脉裂孔进入纵隔，罕见病例是囊肿蚀破膈肌直接穿入纵隔。胰液外漏可在纵隔内形成假性胰腺囊肿；胰液侵蚀胸膜腔可以形成胰腺胸膜瘘，产生胰液性胸腔积液；或者胰液侵蚀支气管壁产生胰腺支气管瘘。纵隔假性胰腺囊肿、胰液性胸腔积液和胰腺支气管瘘是慢性胰腺炎造成的胰腺内瘘在胸腔内的三种表现。

（三）临床表现

发病年龄大多数为 30 ～ 40 岁，此年龄组患者占全部病例 75%，但也有个案报道儿童发生纵隔假性胰腺囊肿。男女发病率无明显差别。多数患者有酒精性胰腺炎或慢性胰腺炎病史。

纵隔假性胰腺囊肿来自于腹内假性胰腺囊肿，一旦侵犯纵隔，主要临床症状由纵隔病变引起。最常见表现首先是胸腔积液，其次是呼吸困难，此两项约占半数以上。剑突下疼痛或胸痛也见于多数患者。囊肿压迫食管并使其移位可出现吞咽困难，特别是假性胰腺囊肿经食管裂孔进入纵隔者，消化道不适症状更明显，但是很少发现纵隔假性胰腺囊肿患者出现食管梗阻症状。其他少见的主诉还有恶心、呕吐、乏力、消瘦、体重减轻等。

体格检查异常发现主要与胸腔积液有关。当腹部假性胰腺囊肿局限在腹膜后，常规腹部检查可扪及腹内包块，腹内假性胰腺囊肿向纵隔内减压后，腹内常不容易扪及包块，偶尔在剑突下可触及囊性包块。纵隔假性胰腺囊肿最常合并胸腔积液，即使假性胰腺囊肿局限在腹部也常合并胸腔积液，这方面常常是临床医师未能意识到的。许多文章均报道了腹内假性胰腺囊肿合并胸腔积液，有学者统计腹内假性胰腺囊肿合并胸腔积液的发生率为 20% ～ 47%，与胸腔积液相应的胸内病理生理改变是明显下叶肺不张。纵隔假性胰腺囊肿体积变异很大，体积小者多无明显不适症状，体积巨大者可产生纵隔填塞，临床上类似急性心脏压塞，有的则蚀破心包腔产生急性心脏压塞，临床上出现低血压、休克，需要紧急抢救。胰腺支气管瘘或胰腺支气管食管瘘可因误吸造成反复、难治性肺部感染，甚至死亡。

（四）诊断

假性胰腺囊肿扩展到纵隔的患者，术前约有半数未能获得明确诊断。主要原因是病史采取不全面，注意力主要集中在胸部，未想到腹内疾病病史。胸部 X 线片和 CT 显示心脏后方纵隔内存在囊性肿块，同时下端食管和胃有移位，合并胸膜腔积液，腹部 CT 显示胰腺呈慢性炎症改变并有钙化，这些特点都有着极高诊断价值。

以胸腔积液为主要症状的患者就诊时，需要

行胸腔穿刺抽液送检，可以发现胸腔积液为渗出液，渗出液内蛋白质含量和淀粉酶含量均升高。诊断纵隔肿物时临床医师常常进行超声检查，但是超声检查仅能确定肿物属于实性或囊性，难以对肿物做出进一步确定诊断。某些纵隔假性胰腺囊肿形态极似主动脉瘤破裂，此时进行主动脉造影检查有重要价值，它可以排除主动脉瘤样扩张，也可以勾画出腹膜后假性胰腺囊肿轮廓。近来有学者应用联合 MRI 和胰胆管造影的磁共振胰胆管造影检查对纵隔假性胰腺囊肿进行鉴别诊断，不仅可以确诊纵隔假性胰腺囊肿，而且能除外坏死碎屑引起胰腺导管堵塞而致的胰腺炎。有学者建议剖腹探查时将染料注射到囊肿内，进行术中囊肿造影，可以直接观察到囊肿整个范围和扩展程度。对于这种少见病变，有学者建议术前或术中进行囊肿造影，对于计划如何处理病变有重要的作用（图 13-14-14，图 13-14-15）。

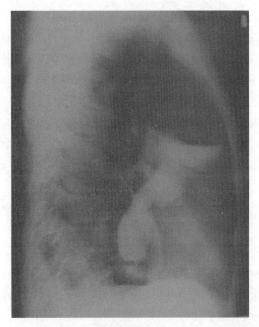

图 13-14-15　注入造影剂后侧位胸部 X 线片显示纵隔假性胰腺囊肿

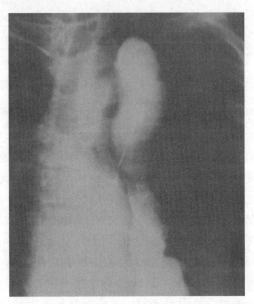

图 13-14-14　注入造影剂后正位胸部 X 线片显示纵隔假性胰腺囊肿

（五）治疗

纵隔假性胰腺囊肿是慢性胰腺炎症并发症，约 20% 患者纵隔囊肿可以随着胰腺炎症得到有效控制而消退。纵隔囊肿持续存在可能导致各种并发症，如继发感染、出血，对周围脏器或组织产生压迫，穿破脏器形成各种瘘，因此需要进行处理。尽管纵隔假性胰腺囊肿有明显胸部症状和体征，但是处理这类疾病并不需要行开胸手术。有学者进行开胸手术清除囊肿及粘连组织，其结果为患者术后长期不愈，开胸术后均需再次开腹处理胰腺的原发病灶。

处理纵隔假性胰腺囊肿一般有两种方法，即单纯囊肿外引流和囊肿 - 胃或囊肿 - 小肠吻合内引流。目前认为单纯囊肿外引流效果不佳，术后全部复发，不得不进行再次处理。最好的处理方法是将假性胰腺囊肿与胃肠道进行内引流，如囊肿 - 胃吻合术，或囊肿 - 空肠 R-Y 吻合术。美国 Barnes-Jewish 医院报道的一组腹内假性胰腺囊肿，11 例中 4 例施行外引流术后复发，经内引流治疗的病例全部治愈。因此推荐假性胰腺囊肿选择进行囊肿与肠腔吻合术治疗。经过适当内引流后，纵隔假性胰腺囊肿很快消失，不需要任何针对胸膜腔的特殊处理。

开胸手术行外引流效果差，有学者试行在 CT 引导下用特制穿刺针经肝、经横膈留置导管行囊肿外引流，效果良好。也有学者在胸腔镜下施行囊肿外引流。最近有学者在 1 例内镜逆行胰胆管造影（ERCP）显示胰导管狭窄逆向扩张和胆管近端狭窄患者，内镜下试行于胰导管内和胆管内置入支架，胸腔积液和纵隔假性胰腺囊肿囊液迅速吸收，3 个月后复查 CT 显示假性胰腺囊肿完全消失，随诊 7 个月无症状复发，但是患者需要定期更换支架。

北京协和医院胸外科曾收治 2 例纵隔假性胰腺囊肿，1 例开胸手术清除囊肿，但手术后胸腔积液持续不减少，不能拔除胸腔引流管，最后经普通外科行腹腔内假性胰腺囊肿 - 空肠吻合内引流而治愈。另 1 例腹内假性胰腺囊肿累及纵隔，在纵隔内形成假性胰腺囊肿。患者胸部症状明显，如胸闷、憋气、胸痛、咳嗽。胸部 CT 显示胸腔积液，抽出液检查显示淀粉酶极高。经胸外科与腹外科会诊，考虑当时腹内无条件行内引流，先行一阶段保守治疗，此后做了囊肿 - 小肠吻合内引流，纵隔假性胰腺囊肿随之而愈。

国内胸外科有关纵隔假性胰腺囊肿的报道很少，20 世纪 60 ～ 70 年代国外报道也多是个案，表 13-14-1 总结了文献上报道的 12 例纵隔假性胰腺囊肿临床资料。以下笔者摘录 2 例国外纵隔假性胰腺囊肿病例，以供同道参考。

表 13-14-1 文献报道 12 例纵隔假性胰腺囊肿临床资料

年龄（岁）	性别	症状	术前确诊	胸腔积液	穿过横膈	开胸	开腹	手术治疗	结果
60	男	呼吸困难、腹痛	-	+	食管裂孔	-	-	无	死亡
41	男	胸背痛	-	-	主动脉裂孔	右	+	胸膜切除（食管括约肌胆总管切开外引流）	佳
46	女	呼吸困难、腹痛	+	-	主动脉裂孔	-	+	囊肿胃吻合	佳
15	男	胸痛、乏力	-	+	食管裂孔	-	+	胰腺切除外引流	佳
46	女	呼吸困难、胸痛	-	+	主动脉裂孔	左	+	胰腺切除外引流	好
10	女	呕吐、腹痛	-	+	食管裂孔	-	+	囊肿胃吻合	好
44	女	腹痛、体重减轻	-	+	食管裂孔及主动脉裂孔	-	+	外引流	死亡
33	男	腹痛	+	-	食管裂孔	-	+	囊肿胃吻合复发	好
34	男	呼吸困难、腹痛	?	-	主动脉裂孔	+	+	囊肿胃吻合	好
48	女	下咽困难、腹痛	-	+	食管裂孔	左	+	外引流囊肿肠吻合复发	好
42	男	呼吸困难、胸痛	-	+	食管裂孔	-	+	外引流囊肿肠吻合复发	好
42	男	下咽困难	+	+	食管裂孔	左	+	囊肿胃吻合	好

注：+ 为是；- 为否。

病例 1：患者，女性，48 岁，7 年前因酒精中毒、肝大入院，以后 6 年间因胰腺炎 3 次住院。本次主诉剑突下疼痛、吞咽困难、恶心呕吐 36 小时入院。体检发现肝大，肝缘右肋下缘 4 横指，质硬。血清淀粉酶在正常范围。胸部 X 线片显示纵隔内圆形肿块。入院后即刻行上消化道造影，显示远侧食管痉挛，提示"食管溃疡"。静脉输注营养不能缓解呕吐。重复上消化道造影发现纵隔内食管旁软组织肿块，食管远端几乎完全梗阻，近端食管明显扩张。纤维胃镜检查肯定食管远端为外压性肿物。临床诊断为食管壁内肿瘤致食管梗阻，可能为食管平滑肌瘤，建议手术治疗。

开胸探查发现在后纵隔主动脉与食管之间有一张力很大的巨型囊性肿物，直径为 5cm，其自横膈下通过食管裂孔延伸而来。囊肿穿刺抽出棕色稀薄液体，其淀粉酶水平超过 3500U/L，切开囊壁溢出 800ml 液体。经囊内探查发现肿物与横膈下腹膜后假性胰腺囊肿相交通，此假性胰腺囊肿源自胰腺尾部。切除纵隔内假性胰腺囊肿，严密缝合食管旁膈肌裂孔，并经肋间插管行纵隔囊肿外引流处理。术后患者进食良好，无任何不适，造影显示食管恢复正常大小，经引流管造影显示纵隔囊腔体积缩小，引流量逐渐减少，术后 3 周拔除胸腔引流管，术后 1 个月患者出院。

出院后 4 个月患者又出现吞咽困难，吐出未消化食物，上消化道造影发现远端食管向前、向左移位，胃向前移位，胸部 X 线片未发现纵隔肿物，触诊左上腹可扪及包块，诊断为假性胰腺囊肿复发。纤维胃镜肯定外压性包块所致食管远端明显移位。随后进行剖腹探查，发现在胰尾小网膜囊内有一巨大假性胰腺囊肿。囊壁活检确定诊断，并详细检查除外遗漏小的囊肿以后，进行囊肿与空肠 R-Y 吻合。术后经过良好，自此次内引流术后，该患者一直无任何症状。

病例2：患者，男性，42岁，主诉左侧胸痛和呼吸困难入院。13年前患直肠癌行剖腹切除手术，目前无任何肿瘤复发证据。患者曾有数次胰腺炎发作病史。体格检查腹部无明显异常，但是胸部检查发现有大量胸腔积液。胸部X线片提示左侧胸腔因胸腔积液变得完全不透明。多次胸腔穿刺抽得数升液体，胸腔积液化验检查测得淀粉酶超过72 000U/L，同时测得血清淀粉酶波动于250～400U/L。由于患者严重气短，其他方法难以控制胸腔积液增长，遂行左侧胸膜切除手术，术前未注意胸腔积液内淀粉酶增高的意义。

4个月后患者主诉咳嗽和左上腹疼痛再次住院。体检腹部未扣及包块，但胸部X线片发现前纵隔内巨大包块，上消化道造影显示纵隔肿块将胃向下方推移。尽管造影显示胆道正常，但是分泌试验提示慢性胰腺炎。经左前第3肋间隙行经皮纵隔肿物穿刺，抽出液体淀粉酶含量超过70 000U/L。造影检查囊腔显示扩展到纵隔巨大假性囊肿。11天后行剖腹探查发现胰腺增厚变硬并呈结节状，假性囊肿经食管裂孔与纵隔相通，行假性囊肿外引流术。术后窦道造影显示囊腔缩小，引流停止后拔除引流管。

术后4年患者一般状况良好，后因体重减轻、腹痛和上腹部包块再次入院。胸部X线检查无异常发现，而上消化道造影再次显示胰尾附近一巨大假性囊肿。应用剖腹手术对复发假性囊肿（无纵隔囊肿）施行囊肿空肠R-Y吻合的内引流术。自此次手术后患者再无出现症状。

（张志庸）

第十五节　纵隔间叶组织肿瘤

一、概　述

临床上原发于纵隔间叶组织的肿瘤属于少见疾病，如脂肪瘤、纤维瘤、血管瘤、淋巴管瘤及其他罕见肿瘤。它们来自结缔组织、脂肪、平滑肌、横纹肌、血管或淋巴管，可以发生在纵隔内任何部位。与身体其他部位的同类肿瘤相比，纵隔间叶组织肿瘤组织学特点及临床特点并无实质性差别。除非肿瘤特别巨大，否则出现临床症状就意味着病变为恶性。国内外大宗病例报道纵隔间叶组织肿瘤占全部纵隔肿瘤6%以下。King报道儿童纵隔间叶组织肿瘤占10.7%。Wychulis报道在梅奥医学中心，纵隔间叶组织肿瘤中恶性肿瘤占55%，King报道儿童纵隔间叶组织肿瘤中，85%为恶性。

纵隔间叶组织肿瘤临床表现各异，依据其部位、大小、良恶性而不同。发生在儿童的间叶组织肿瘤比成人更容易出现症状。恶性纵隔间叶组织肿瘤，也即临床常称的纵隔肉瘤，临床更罕见，Burt报道最常见的四类纵隔肉瘤分别是神经鞘肉瘤、梭形细胞肉瘤、平滑肌肉瘤和脂肪肉瘤。术前放疗可能改善某些肉瘤预后。目前对于间叶组织肿瘤尚无满意的分类方法。一般来说，纵隔间叶组织肿瘤应将恶性神经来源肿瘤去除，恶性神经源性肿瘤常归于后纵隔神经源性肿瘤内讨论。常见纵隔间叶组织肿瘤的分类如表13-15-1所示。

表13-15-1　纵隔间叶组织肿瘤分类

脂肪组织肿瘤
　脂肪瘤
　脂肪瘤病
　脂肪母细胞瘤，脂肪母细胞瘤病
　蛰伏脂肪瘤，冬眠瘤
　脂肪肉瘤
血管源性肿瘤
　血管瘤
　血管肉瘤
　良性、恶性上皮样血管内皮瘤
　良性、恶性血管外皮瘤
　血管球瘤
淋巴管源性肿瘤
　淋巴管瘤，囊状水瘤
　血管淋巴管瘤
纤维组织肿瘤
　纤维瘤病
　纤维肉瘤
　恶性纤维组织细胞瘤
　低度恶性血管瘤样纤维组织细胞瘤
平滑肌源性肿瘤
　平滑肌瘤
　平滑肌肉瘤

续表

横纹肌源性肿瘤
    横纹肌瘤
    横纹肌肉瘤
胸腹膜间叶组织肿瘤和其他少见纵隔肿瘤
    良性、恶性间质瘤
    局限性纤维瘤
    钙化纤维假瘤
    脂肪纤维瘤，黄色瘤
    淀粉样假瘤
    弹力蛋白纤维脂肪瘤
    滤泡树突样细胞瘤
    硬脊膜瘤
    室管膜瘤
    滑膜肉瘤
骨骼外纵隔肉瘤
    骨骼外纵隔软骨肉瘤
    骨骼外纵隔骨肉瘤

二、脂肪组织肿瘤

脂肪瘤是最常见的纵隔间叶组织肿瘤，多见于前纵隔，可以有包膜或无包膜。无论有无包膜，脂肪瘤均呈圆形、光滑、边界清楚的包块。CT扫描脂肪瘤呈现低密度肿块影特征表现，有利于诊断。若肿块组织结构不均匀，侵犯邻近组织，肿块周边界线模糊不清，应注意排除脂肪恶性肿瘤，如脂肪肉瘤或脂肪母细胞瘤。

临床上比脂肪瘤更多见的是纵隔脂肪增生，即纵隔内存在过多脂肪组织，这些脂肪组织无包膜，组织学上完全正常。正常人前纵隔内存在部分脂肪，通常包含在胸腺内或围绕着胸腺。脂肪过多常见于肥胖或库欣综合征患者，或使用外源性糖皮质激素或其他药物者，有时原因并不明确。普通胸部X线片上纵隔脂肪增多症表现为纵隔轮廓增宽或膨出，CT扫描显示阴影呈脂肪组织低密度且均匀，可肯定诊断。一般纵隔脂肪组织增生不会压迫、推移其他纵隔结构。

多发性对称性脂肪增多症完全不同于上述脂肪组织增生，十分少见，它可产生气管受压，但是通常不影响前纵隔、心膈角及脊柱旁区的组织

结构。

脂肪肉瘤是临床较常见的一种纵隔肉瘤。统计显示其占全部纵隔肉瘤的9%。一般认为脂肪肉瘤来源于原始间充质细胞，而非脂肪瘤恶变。与良性脂肪瘤好发部位不同，脂肪肉瘤多见于四肢深部、腹膜后、胸腔等部位。

脂肪肉瘤多发生于成年人，儿童少见，男性略多于女性，可发生于纵隔内任何部位，但常见于前中纵隔下部及心膈角区，可向一侧或双侧胸腔内突出，甚至向一侧颈部伸延生长。Schweitzer报道85%的脂肪肉瘤患者有临床症状，只有15%的患者在常规胸部影像学检查时偶然发现。绝大多数患者表现有咳嗽、喘息、呼吸急促和呼吸困难。约半数患者有胸部、背部疼痛或压迫感。其他症状包括25%患者体重下降，15%患者有上腔静脉综合征。

病理组织学上，大体标本可见脂肪肉瘤通常较大，边界清晰但缺乏完整包膜。肿瘤切面常常显示凝胶状，可有不同颜色，如淡黄色、亮黄色、白色或灰白色。肿瘤某些区域可有局部坏死、出血或囊性变。Klimstra报道一组脂肪肉瘤病例，肿瘤直径为6～40cm，平均为15.7cm，平均重量为1500g。Enzinger更把脂肪肉瘤进行病理学分类，分为5型，即高分化型、类黏液型、圆形细胞型、未分化型和多形性型，其中类黏液型最多见，占40%～50%。组织学检查所有肿瘤均包含有数量不等的脂肪母细胞。

纵隔脂肪肉瘤影像学表现为胸内巨大分叶状团块影。CT扫描对大部分病例可以明确诊断。CT扫描特点为纵隔内软组织密度影，或脂肪性密度、液体性密度混杂存在。其CT值为负值，或介于水和脂肪之间，常高于良性脂肪瘤的CT值。然而，恶性程度很高，含有大量异性细胞的脂肪肉瘤，CT值可达15～20HU。

脂肪肉瘤一经诊断，如果可能，应彻底行手术切除。由于脂肪肉瘤体积较大，缺乏完整包膜，开胸手术切除时需要耐心、慎重，以免损伤纵隔内重要脏器，但是完整摘除并无很大困难，术后经过也多平稳顺利。Aubert曾报道1例低度恶性黏液脂肪肉瘤，采用VATS切除，术后出现胸腔内转移和种植，因此有学者指出VATS不适合用于脂肪肉瘤切除，尽管术后可以进行辅助治

疗，但是肉瘤次全切除只能起到短时间姑息作用。Castleberry报道放疗、化疗对个别病例有效，对大部分纵隔脂肪肉瘤患者而言，放疗作用有限。

纵隔脂肪肉瘤有假包膜者，预后好于无包膜呈侵袭性生长的病例。Standerfer报道有假性包膜、经过彻底切除的纵隔脂肪肉瘤，生存期可达3～17年。有报道约半数黏液脂肪肉瘤患者表现为局部复发，只有一小部分发生远处转移。高分化型脂肪肉瘤比类黏液型更少侵袭，圆形细胞型和多形性型脂肪肉瘤更具有侵袭性，它们可转移到肺、骨和其他器官。

北京协和医院曾有1例纵隔黏液脂肪肉瘤，32岁女性，主诉胸闷气短，胸部X线片发现纵隔肿瘤，CT显示肿瘤位于中纵隔，直径约为15cm，手术完整切除后5年肿瘤原位复发，第2次切除肿瘤后16年，纵隔内黏液脂肪肉瘤再次复发，第3次开胸手术切除，随诊至今已3年，恢复良好（图13-15-1，图13-15-2）。

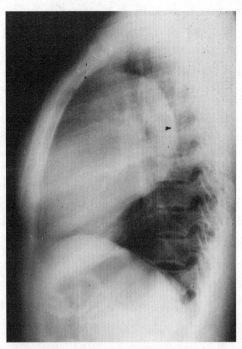

图13-15-2 黏液脂肪肉瘤侧位胸部X线片

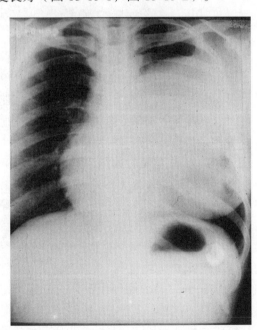

图13-15-1 黏液脂肪肉瘤正位胸部X线片

三、血管源性肿瘤

纵隔血管源性肿瘤占全部纵隔肿瘤0.5%以下。此类肿瘤可发生于任何年龄，男女比例大致相等。最常见的部位是前纵隔，中纵隔和后纵隔很少发现。Cohen曾报道半数良性血管源性肿瘤缺乏临床症状。血管源性肿瘤分为两种基本类型。第一种主要为血管增生性改变，包括血管瘤和血管肉瘤；第二种为以血管外膜、中膜或内膜细胞增生占绝对优势而产生的肿瘤，如外膜细胞增生为主的良性或恶性血管外皮细胞瘤，起源于中膜平滑肌细胞的血管平滑肌瘤和平滑肌肉瘤，起源于内皮细胞增生的良性或恶性血管内皮细胞瘤和表皮样血管内皮细胞瘤。

1. 血管肉瘤 是血管源性恶性肿瘤，长期以来存在一系列不同名称，如恶性血管内皮瘤、血管纤维肉瘤、血管网状细胞瘤、血管内皮母细胞瘤和血管内皮肉瘤等。血管肉瘤通常出现在全身各处，如皮肤、乳腺的皮下组织和深部软组织内。纵隔内恶性血管肉瘤临床上少见。

纵隔血管肉瘤的病因不清。如上所述，其组织来源于血管内皮细胞和向血管内皮细胞分化的间叶细胞。肿瘤一般无包膜，肿瘤内有广泛出血、坏死，肿瘤细胞密集，细胞异型性明显，核分裂象易见，细胞一般都被围在网状纤维鞘内，呈实片状，细胞之间腔隙不明显。血管肉瘤恶性程度高，病程进展迅速，呈浸润性生长，侵犯周围脏器，可有广泛淋巴转移，并向远处转移，特别是肺转移更常见。肿瘤切除后常在短期内复发，患者生存期较短，预后极差。

2. 上皮样血管内皮瘤 1988 年，Enzing 和 Weiss 采用血管内皮瘤这一名词，定义为组织学表现介于良性血管瘤和血管肉瘤之间的一组血管源性肿瘤。目前，病理学上皮样血管内皮瘤包括了所有起源于血管内皮细胞的低度恶性肿瘤，并把它们分为 3 个亚型，即上皮样血管内皮瘤、梭状细胞血管内皮瘤和所谓的 Dabska 肿瘤。

上皮样血管内皮瘤的以上 3 个亚型，其生物学行为介于良性血管瘤与恶性血管肉瘤之间，有无症状变异较大，临床多见有症状患者，但症状缺乏特异性。

纵隔上皮样血管内皮瘤的瘤体较大，直径常为 5 ～ 15cm，影像学表现为纵隔内边界光滑或分叶状巨大包块，肿瘤内部密度均匀，有时有灶性钙化。手术时发现肿瘤可以有完整包膜，或缺乏包膜，肿瘤并有局灶性浸润，很少严重侵犯周围脏器。组织学上肿瘤细胞呈圆形或卵圆形，肿瘤内有孤岛或小网状结构，排列在纤维组织基质中，确定肿瘤细胞内皮特性需要免疫组化检查，其对Ⅷ因子相关抗原呈阳性反应，对 Ulex europasus 抗原呈外源性血凝素凝集反应。电镜检查发现细胞内存在 Weibel-Palade 小体，证实其来源于血管内皮细胞。

上皮样血管内皮瘤治疗需要手术广泛切除，包括清扫区域淋巴结，转移灶及复发灶均为手术适应证。放疗、化疗对转移灶及复发灶均有效。

3. 血管外皮瘤 起源于血管外皮细胞，其生物学行为有良恶性区分，但是在病理组织学上两者难以区别。有学者认为不能根据组织形态学来判断肿瘤良恶性，应该将所有的血管外皮瘤均视为恶性肿瘤或潜在恶性肿瘤。Enzinger 提出恶性血管外皮瘤的诊断标准：①核分裂象 ≥ 4/10 高倍光镜视野；②肿瘤细胞丰富，排列密集，肿瘤细胞幼稚，呈多形性；③肿瘤内存在出血和坏死区。血管外皮瘤可发生于身体任何部位，但是以下肢、腹膜后和头颈部最常见，无论良性或恶性血管外皮瘤极少累及纵隔，这一点与肺血管外皮瘤类似。目前认为纵隔的血管外皮瘤来源于包绕毛细血管周围小动脉的外皮细胞。

血管外皮瘤在发病年龄及性别方面无明显差别，病程长短也不一致，出现症状到确诊历时数年到数十年，提示此类肿瘤生长缓慢。大多数患者无临床症状，疾病后期因肿瘤巨大压迫周围脏器或肿瘤浸润邻近组织可出现症状。术前临床表现很难提供有诊断价值的线索。

血管外皮瘤病理学表现，大体观察瘤体呈单发，边界清楚，质地柔软，切面呈灰白色。如有完整包膜，则提示为良性病变。如发现灶性出血、囊性变及坏死，则提示为恶性肿瘤。镜下检查良性和恶性血管外皮瘤组织学特征完全一致，肿瘤主体细胞为多形性，细胞构成增加，恶性表现为镜下发现出血及坏死区。恶性血管外皮瘤可局部浸润呈进行性增大，除局部侵犯外，肿瘤还可转移，主要转移途径是血行播散，以肺和骨转移常见。血管外皮瘤的临床表现和影像学特征缺乏特异性，病理组织学检查也不能完全区分良恶性，临床过程不可预测。因此治疗原则为手术彻底切除，对于切除不彻底者，术后应密切随诊，并给予化疗和放疗等辅助治疗。

四、纤维组织肿瘤

纤维组织在人体内广泛存在，它构成了体内间质，起着支架作用。纤维组织一般由纤维细胞和胶原纤维组成，其中纤维细胞自成纤维细胞衍生分化而来，具有形成纤维组织能力。纤维细胞、成纤维细胞及胶原纤维三者是纤维组织肿瘤主要组成成分。纤维组织来源的纵隔肿瘤少见。Strug 报道一组 106 例纵隔肿瘤仅 3 例是纤维组织来源，纵隔内纤维组织细胞瘤发病率占全部纵隔肿瘤的 2.8%，其中 1 例良性，另 2 例为恶性纤维组织细胞瘤。国内上海市胸科医院报道一组 1796 例纵隔肿瘤，纤维组织来源肿瘤有 17 例。现在通常将纤维组织细胞瘤分三类，即纤维瘤病、纤维肉瘤、恶性纤维组织细胞瘤。

1. 纤维肉瘤 病因尚不清楚。临床上此肿瘤多见于后纵隔。纤维肉瘤呈圆形或椭圆形，可生长得很大，通常有假包膜。常见的症状有咳嗽、胸痛、憋气或进食哽噎感。临床上偶尔发现体积巨大肿瘤可分泌胰岛素因子引起患者低血糖发作。病理学上，纤维肉瘤质地不均，软硬均可出现，切面呈灰白色至褐黄色不等。分化良好者切面呈灰白色，质地坚韧，有漩涡状纹理。分化差者切面如鱼肉状，质地柔软，可见出血坏死。镜下所见肿瘤主要由梭形成纤维细胞构成，并含有大量网状纤维及胶原纤维，部分区域有黏液样变，可见核分裂象，细胞呈不同程度异型性。

纤维肉瘤恶性程度高，多表现为胸腔内持续生长肿块，并在纵隔内局部扩散，压迫或侵犯邻近组织结构，如肋骨、胸椎等，甚至累及重要脏器，远处转移少见。手术切除是治疗纵隔纤维肉瘤的有效方法，由于纤维肉瘤浸润性生长，多累及周围脏器，因而往往不能完整切除，即使手术切除，也常有肿瘤局部复发倾向。对此种肿瘤，临床医师多主张术后予以放疗和化疗。但是，放疗、化疗对于纤维肉瘤的疗效并不确定，因此预后很差。患者多在发现该病几年内，因胸腔内广泛播散而死亡。文献上偶有术后长期生存的个案报道。

2. 恶性纤维组织细胞瘤　Enzinger 和 Weiss 提出恶性纤维组织细胞瘤是成人最常见的软组织肉瘤，其常见于肢体末端和腹膜后，很少原发于纵隔内。若发生在纵隔，可出现于纵隔任何部位，但多见于后纵隔。影像学上纵隔恶性纤维组织细胞瘤表现为类圆形或不规整肿块，向纵隔一侧突出，大小不等，一般密度均匀，少数密度不匀，可伴有钙化。CT 能更清楚地显示肿瘤各种特点及与周围组织，特别是血管的关系。由于纵隔恶性纤维组织细胞瘤缺乏特征性影像学表现，临床多容易误诊，一般确切诊断需要病理组织学活检。根据病理组织学其分为 5 型：席纹状多形性型、类黏液型、大细胞型、炎症型和类血管型。检查肿瘤大体标本发现，此肿瘤为果肉状多分叶肿块，切面呈灰色或白色。显微镜下可见肿瘤显示为成纤维细胞和组织细胞混合体，并包含有多形性巨细胞和炎性细胞。成纤维细胞与波形蛋白可发生免疫反应。

纵隔恶性纤维组织细胞瘤治疗为尽可能完全手术切除，术后辅助放疗有一定疗效。术前采用多种药物化疗和放疗可以使瘤体缩小，便于手术彻底切除。有报道认为对于放疗、化疗不敏感的患者，应用干扰素可能有某些作用，原因是干扰素能增强细胞免疫功能。纵隔恶性纤维组织细胞瘤切除后容易复发，可经血行转移到肺，经淋巴道转移至淋巴结。Enzinger 和 Weiss 曾报道此类肿瘤手术后局部复发率为 44%，远处转移率为 42%。

纵隔良性纤维组织细胞瘤非常罕见，其特点与发生在肺内的良性纤维组织细胞瘤相似，但是纵隔内良性纤维组织细胞瘤预后不容易确定，特别是在组织病理学上表现有炎症或肿瘤特征时，预后不一定良好。病理学大体检查肿瘤有完整包膜，细胞成分为成纤维细胞、组织细胞和多核巨细胞混杂共存。当发现细胞核不典型性，存在有丝分裂象和坏死时，患者常因肿瘤迅速发展而早期死亡。

3. 纵隔纤维瘤病　纤维瘤病又称硬纤维瘤，在美国，发病率为（3 ~ 4）/100 万，占所有肿瘤的 0.03%，不到软组织肿瘤的 3%。发病年龄为 15 ~ 60 岁，青年人多见，中位诊断年龄略超过 30 岁，女性发病为男性 2 ~ 3 倍。Enzinger 将纤维瘤病分为浅表型和深部型。纤维瘤病的大体形态因部位不同大小变异较大，一般直径为 5 ~ 10cm，个别报道病变超过 20cm。病变位于肌肉与筋膜相连处，由于浸润肌肉内生长，可以形成界线模糊的结节或条索状肿块。腹腔或盆腔内病变则可形成边界较清楚的圆形或椭圆形肿块，切面粗糙，呈灰色或灰红色，有编织状纹理，类似瘢痕组织。镜下观察病变界限不清，常浸润周围肌肉或脂肪组织，肿物由形态一致的梭形成纤维细胞和肌成纤维细胞组成，同时含有大量胶原蛋白。影像学检查通常显示为软组织肿块，向周围肌肉间和软组织浸润，边界清晰，但更多病例肿物界线模糊不清。MRI 检查对评估肿瘤浸润范围有一定帮助。

临床上分为腹壁和盆腔型、腹内韧带样型和腹部外型 3 种类型。腹壁和盆腔型与腹内韧带样型临床常见，腹部外型病例多发生在颈肩背及胸壁等部位，发生于纵隔内的纤维瘤病临床罕见，仅见个案报道。Tam 报道 1 例 35 岁男性，无临床症状，胸部 X 线片无意中发现左前纵隔心膈角处有一光滑、边界清楚肿瘤，手术发现肿瘤侵及邻近骨骼肌和脂肪组织。纤维瘤病名称上为良性病变，但是行为上表现为恶性，具有浸润性生长、局部复发倾向，特殊的是它不具有转移能力。治疗原则为广泛彻底切除肿瘤。若切除不彻底，局部肯定复发。此类肿瘤对放疗、化疗不敏感。对复发病例有学者尝试采取靶向治疗，初步观察结果证实有效，但还需临床积累更多资料进一步研究判断。

五、平滑肌源性肿瘤

严格来说，纵隔平滑肌源性的平滑肌瘤和平滑肌肉瘤不属于纵隔肿瘤范畴，应归类为大血管肿瘤，因其发源于大血管的中层组织。原发于纵隔内的血管平滑肌瘤或平滑肌肉瘤极为罕见，文献仅报道10余例，但这些病例均未经免疫组化和细胞超微结构确认，其中不乏可能为神经源性肿瘤的病例。

1. 纵隔平滑肌瘤 食管以外纵隔平滑肌瘤来源尚不清楚，最可能的来源是纵隔内小血管壁、上腔静脉壁、肺动脉壁、气管或支气管囊肿壁，或畸胎瘤壁上的平滑肌。纵隔平滑肌瘤为良性肿瘤，偶可因平滑肌肉瘤或其他肿瘤放疗后发生。女性发生率较高，约为男性的5倍，发病年龄为22～67岁，平均为55岁。肿瘤位于中纵隔或后纵隔，可因肿瘤局部压迫周围组织出现相应症状，影像学检查表现缺乏特异性，术前诊断多较困难。组织学可见肿瘤成分主要是梭形细胞，偶尔可伴有不同程度核分裂象。纵隔平滑肌瘤治疗为单纯手术剜除。

2. 纵隔平滑肌肉瘤 纵隔平滑肌肉瘤来源于纵隔内血管管壁，作为纵隔原发肿瘤，临床上极其罕见。纵隔平滑肌肉瘤多见原发于肺动脉，也有肿瘤起源于上腔静脉、下腔静脉、周围静脉或支气管囊肿壁。因此，此类肿瘤并不能定义为真正纵隔肿瘤，定义为大血管肿瘤更好。不同来源的平滑肌肉瘤表现出不同临床症状。肺动脉平滑肌肉瘤常发生于肺动脉主干，表现为肺动脉血流量减少、右心室负荷增加，严重时可出现右心衰竭。CT、增强CT和MRI显示肺动脉增宽，腔内有肿物生长，放射性核素肺灌注显像显示患侧血流减少或缺失。上腔静脉平滑肌肉瘤患者可出现上腔静脉综合征，CT、增强CT和MRI可以明确上腔静脉内肿瘤位置和腔内梗阻程度。

平滑肌肉瘤一经确诊应当进行积极手术治疗，手术需要将肿瘤与大血管壁一并切除，行人工血管置换，术后并给予辅助放疗。肺动脉主干内平滑肌肉瘤应在低温体外循环辅助下，进行肺动脉内肿瘤切除或联合肺动脉切除、人工血管置换手术。上腔静脉内平滑肌肉瘤也应在体外循环辅助下或静脉转流下进行上腔静脉内肿瘤切除或上腔静脉节段切除、人工血管置换术。单纯纵隔平滑肌肉瘤手术后辅以放疗，患者可获长期生存，但是初次手术行血管置换（特别是腔静脉）要权衡利弊慎重考虑。

六、横纹肌源性肿瘤

1. 纵隔横纹肌瘤 单纯横纹肌瘤属良性肿瘤，通常生长于头颈部区域，中年女性外阴和阴道也较常见横纹肌瘤，纵隔内横纹肌瘤临床罕见。

2. 横纹肌肉瘤 1854年，Weber首次报道了横纹肌肉瘤，它是儿童期常见恶性软组织肿瘤，占儿童恶性肿瘤5%～8%，为儿童软组织肿瘤发病率第1位或第2位。在全部横纹肌肉瘤中，2%发生于胸腔内，包括肺内横纹肌肉瘤和纵隔内横纹肌肉瘤。横纹肌肉瘤质地较韧，富有弹性，肿瘤切面呈苍白色或红褐色，局部可有坏死和囊性变。显微镜下可分4个亚型，即胚胎型、葡萄簇型、腺泡型和多形性型。年轻男性横纹肌肉瘤可与纵隔非精原细胞性生殖细胞肿瘤合并出现，因此临床医师对于可疑患者应检测血中AFP和hCG水平。

横纹肌肉瘤呈浸润性生长，手术多不能完全切除，往往仅限于病理组织活检。化疗对此类肿瘤有一定效果，最常用的化疗药物有多柔比星、环磷酰胺、放线菌素D、长春新碱等。文献报道化疗对此类肿瘤有效率为80%。

七、骨骼外纵隔肉瘤

骨骼外肉瘤包括骨肉瘤和软骨肉瘤，均可发生于胸腔，但是起源于纵隔的骨骼外肉瘤仅见个案报道，国内外均罕见此类肿瘤的大宗病例报道。

1. 骨骼外纵隔软骨肉瘤 非常罕见。Chetty报道1例青年男性，肿瘤位于右侧脊椎旁，经手术切除，术后很快复发，最终因肿瘤肺部转移死亡。1997年，Suster和Moran报道了6例骨骼外纵隔软骨肉瘤，年龄为11～63岁，中位年龄为32岁，女性5例，男性1例，其中2例无临床症状，其他4例主要症状包括背痛、胸痛、呼吸困难和吞咽困难。所有6例肿瘤均位于后纵隔。胸部X线片和CT显示肿瘤边界清晰，密度不均匀，部分病例肿瘤内部有钙化，增强 CT 显示 4 例有强化，其中 1 例肿瘤部分地包绕气管和主动脉。所有患者均接受彻底手术切除，没有 1 例显示肿瘤起源于骨组织。大体标本检查肿瘤直径为 5～12cm，4 例患者肿瘤局限性生长，有薄纤维膜，肿瘤切面呈褐色或白色，质地柔软，并有分叶。另外 2 例无包膜，切面呈黏液胶冻样。镜下检查前 4 例诊断为间质性软骨肉瘤，另 2 例中有 1 例为中低度分化软骨肉瘤，有 1 例为黏液性软骨肉瘤。3 例间质性软骨肉瘤中和 1 例黏液软骨肉瘤接受免疫组化染色检查，角蛋白、表皮膜抗原、癌胚抗原、结合蛋白、肌动蛋白和 CD34 均为阴性，所有细胞波形蛋白呈强阳性，S-100 染色间质性软骨肉瘤呈阳性而黏液软骨性肉瘤呈阴性。随诊结果，4 例间质性软骨肉瘤中，1 例于术后 8 年死亡，1 例生存 6 年，2 例于术后 3 年、7 年复发。中低度分化软骨肉瘤病例中 1 例失访，1 例黏液软骨肉瘤患者术后 10 个月肺转移需再次手术处理。

需要与骨骼外纵隔软骨肉瘤进行鉴别诊断的病变包括孤立纤维瘤、滑膜肉瘤和脊索瘤。骨骼外纵隔软骨肉瘤治疗原则为手术切除，术后并予以辅助放疗。

2. 骨骼外纵隔骨肉瘤　1974 年，Ikeda 报道了 1 例骨骼外纵隔骨肉瘤，此肿瘤位于中纵隔，第 1 次手术后复发，经过第 2 次手术及术后放疗，患者生存了 5 年。1995 年，De Nictolis 报道了 1 例骨骼外纵隔骨肉瘤，此例为 68 岁男性患者，肿瘤位于前纵隔，彻底手术切除，术后生存 38 个月。1988 年，Tarr 报道 1 例前纵隔骨肉瘤，CT 显示肿瘤中心有高密度钙化，笔者认为肿瘤内钙化灶有助于骨肉瘤诊断。Greenwood 和 Meschter 同样报道 1 例前纵隔骨肉瘤，肿瘤与肺动脉、主动脉弓紧密相连、关系密切，但笔者没有提及肿瘤的确切起源。

由于手术处理的病例较少，骨骼外纵隔骨肉瘤的预后很难估计，可能与其他骨骼外骨肉瘤预后大致相似，仅不足 25% 的患者术后可获长期生存。此外，与恶性神经鞘瘤一样，骨骼外纵隔骨肉瘤常常继发于放疗之后，成为放疗后的一个远期并发症，已有多位学者报道了纵隔精原细胞瘤、纵隔霍奇金淋巴瘤等放疗后发生继发性纵隔骨肉瘤。

第十六节　纵隔未分化癌

一、概　述

纵隔未分化癌（或分化差癌）这一名词是指纵隔内上皮细胞肿瘤，因组织病理学缺乏明显特点，以致无法确定其来源部位。10%～15% 纵隔原发性肿瘤患者在病理活检时诊断为纵隔未分化癌。这一诊断名称涵盖了与通常诊断相异的一组患者，实际上，某些患者还是有明确诊断类型的。临床上确有部分病例，病理上无法确定其来源，统称为纵隔未分化癌。所以应当尽最大努力确定这类患者病理类型，从而根据各种特殊肿瘤的各自特点进行相应标准化治疗。以前认为所有的纵隔未分化癌患者，无论采取何种治疗方法，预后均很差，而来自美国 Vanderbilt 大学报道显示，采用以铂类为基础的综合化疗可有效地缓解这类患者症状，某些甚至可以达到治愈。

二、分　类

许多类型肿瘤可以出现在纵隔，有些肿瘤组织学分化很差，这些包括性腺外生殖细胞肿瘤（精原细胞瘤或非精原细胞性生殖细胞肿瘤）、非霍奇金淋巴瘤、恶性胸腺瘤、胸腺类癌、转移性肺癌（小细胞肺癌或非小细胞肺癌）、未分化软组织肉瘤及其他转移性肿瘤（表 13-16-1）。只有排除了原发性或继发性肺癌之后，才能将这些病变认为是纵隔未分化癌。实质上这类肿瘤因组织学分化极差，无法追踪其真正来源，病理学家将其都归类于纵隔未分化癌。

表 13-16-1　纵隔未分化癌的鉴别诊断

性腺外生殖细胞肿瘤
精原细胞瘤
非精原细胞性生殖细胞肿瘤
淋巴瘤
非霍奇金淋巴瘤
区域性肿瘤
分化差肉瘤

续表

胸腺肿瘤
  胸腺癌
  胸腺类癌
  恶性胸腺瘤
转移性肿瘤
  肺癌
    小细胞肺癌
    非小细胞肺癌
  肾癌
未分化癌
软组织肉瘤

三、诊　断

以上所列这些肿瘤，许多肿瘤存在特殊治疗方法，因此在确定治疗以前，重要的是采取各种有效方法尽力明确这些特殊肿瘤的诊断（表13-16-1）。详细病史和全面体格检查是寻找肿瘤原发部位的重要途径。所有患者均应摄胸部X线片，进行胸部、腹部CT检查。大多数情况下，肿瘤常局限于前纵隔（血管前），但也可以累及上纵隔。通过患者症状和体征特点，进行必要影像学检查。如果患者症状和体征缺乏特殊性，盲目无休止地进行检查去寻找肿瘤原发部位，结果最终证明都是徒劳。然而进行详细辅助检查（包括超声检查和女性盆腔脏器检查）偶尔也可能发现原发性生殖细胞肿瘤。

除常规实验室检查外，所有患者均应测量hCG和AFP浓度，因为这些肿瘤标志物对恶性生殖细胞性肿瘤诊断有着极为关键的价值。纤维支气管镜检查用于寻找隐性原发性支气管肺癌，特别是年龄大有吸烟史的患者。经皮细针抽吸活检或经皮切割活检，常常不能提供足够标本为组织学检查和特殊检查之用，临床上多需要纵隔切开术或纵隔镜获取活检的组织。通常采取的前纵隔切开术或纵隔镜检查，也可根据CT结果指导具体入路。为了确保获取适当的活检标本，正确地处理标本，以进行必要恰当的研究，需要外科、肿瘤科和病理科医师密切合作和沟通（图13-16-1）。当适当大小的活检标本经光镜检查，发现有大型多形

性相互黏附的恶性肿瘤细胞而无确定的组织生长类型，应当进一步行病变特异性诊断检查，这些检查包括特殊染色、电镜检查，必要时进行染色体检查或基因分析研究。

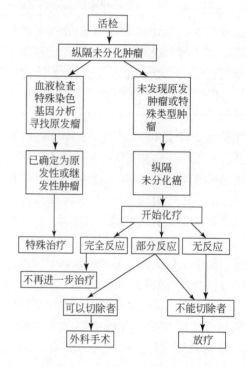

图13-16-1　纵隔未分化癌处理流程

对分化差的肿瘤进行分析时，免疫过氧化物酶染色技术可能有重要作用，人hCG或AFP染色阳性结果，提示可能存在恶性生殖细胞肿瘤，即使血液测定以上肿瘤标志物水平并无明显升高。普通白细胞抗原阳性，角蛋白染色阴性提示可能是淋巴瘤。神经特异性烯醇化酶（NSE）阳性和嗜铬粒蛋白染色阳性提示神经内分泌癌的可能。波形蛋白染色和结蛋白染色阳性提示肿瘤为分化差肉瘤。S-100蛋白阳性、波形蛋白阳性和结蛋白染色阳性提示为黑色素瘤。应用免疫过氧化酶染色技术，可使20%的患者获得特异性诊断。用电子显微镜分辨肿瘤超微结构特点，对诊断也有较大作用，它可有效地鉴别淋巴瘤与癌，并且可以确切地诊断黑色素瘤和分化差肉瘤。阐明恶性肿瘤的基因变异，不同肿瘤存在不同肿瘤标志物，因此，进行染色体检查和更多特殊异常基因检查对诊断可能有更重要的价值。例如，很大比例的恶性生殖细胞肿瘤，其第12对染色体短臂有特殊性异常。现在，已经发现白血病、淋巴瘤和周围型神经上

皮类肿瘤（原始神经外胚层肿瘤）存在特异性染色体异常。

四、治　　疗

某些纵隔未分化癌无明显特征性的症状和体征，肿瘤体积相对较小、局限于纵隔内，并不侵犯邻近结构，对这些患者应进行完全肿瘤切除，少部分患者可能会治愈。完全切除术后进行辅助治疗的作用尚不清楚。

对患者进行诊断性评估，可以确定某些类型肿瘤治疗。hCG 或 AFP 水平升高病例，应按恶性非精原细胞性生殖细胞肿瘤处理。患者有支气管内病变，电镜或免疫过氧化酶染色显示神经内分泌特点，应按小细胞肺癌处理，若无神经内分泌特征，则按非小细胞肺癌处理。

大多数纵隔未分化癌患者纵隔内存在巨大不能切除的肿瘤，这些患者需要用非手术方法处理。最初人们认为某些患者是未被辨识的性腺外生殖细胞肿瘤的亚型，从经验上予以顺铂、长春新碱和博莱霉素（PVEB）治疗。Vanderbilt 报道一组超过 200 例患者，用顺铂为主的化疗方案，类似于治疗生殖细胞肿瘤的有效方案，36% 的病例对化疗有部分反应，26% 的病例有完全反应。治疗后随诊平均5年,现在全组有16%病例无病生存(随诊 1～11 年)。此组实际 10 年生存率为 16%。有性腺外生殖细胞肿瘤临床特征的患者与整个全组病例比较，完全反应率更高和长期生存率（29%）更高。此组报道结果与以前报道结果不同，以前报道原发部位不清的纵隔未分化癌，应用不含顺铂化疗方案，没有长期无病生存者。

尽管某些高度反应的患者可能是生殖细胞肿瘤，但是测定这些患者的肿瘤标志物为阴性，用目前的病理学检查方法还不能确定其病理类型，推测有反应的肿瘤可能属于一组异型性肿瘤。据 Vanderbilt 的经验，对于顺铂为主化疗方案反应的肿瘤，最后证明是非霍奇金淋巴瘤、分化差的神经内分泌肿瘤和恶性胸腺瘤。这种少见的一组肿瘤可能是唯一对化疗敏感的肿瘤，某些可能代表了以前未确定的肿瘤类型。另一种推测，某些纵隔高度未分化癌，是隐性原发部位来源的上皮细胞肿瘤，对化疗敏感。原发肿瘤通常对系统治疗反应很差。

对化疗有反应的肿瘤，如果确定仅仅是部分反应（与完全反应相比），应尽力全部摘除残余肿瘤。许多情况下摘除的是纤维性包块而不含肿瘤。偶尔继续治疗，甚至在有残余肿瘤存在的情况下，也可达到治愈目的。如果肿瘤侵犯了局部脏器，不可能摘除残余肿瘤，对残余肿瘤进行放疗可能有一定价值。对于化疗不反应的肿瘤，放疗可能有作用，但是很少能治愈。

五、小　　结

纵隔未分化癌的诊断将纵隔肿瘤划出一类异型肿瘤，过去曾取得的经验表明，他们不是毫无治疗价值的患者。他们不是不可治愈的，不能仅用姑息放疗或单纯对症处理。对某些患者，详细分析患者临床症状和体征，进行合理和恰当病理检查和基因分析，能够做出特异性诊断，同时也可施行特异性治疗。此外，有些分类为未分化癌的患者经过详细临床和病理检查，接受以顺铂为主的积极化疗，可以达到治愈，所以不应放弃此部分患者，对他们应进行试验性治疗研究。目前，由 Vanderbilt 组推荐的一线治疗是顺铂、鬼臼碱和博莱霉素联合治疗。这一化疗方案至少可像顺铂、长春新碱和博莱霉素那样有效，而毒性较小，可以预见此组患者反应很迅速。但是当 1 个疗程或 2 个疗程化疗后患者无明显反应，则应终止治疗。

（郭　峰　张志庸）

第十七节　纵隔血管性肿瘤

一、概　　述

血管瘤最常见于人体肝脏内，尸检发现肝内血管瘤占 0.4%～7.3%。血管瘤可发生于骨骼和肌肉，形成体积大小不同血管瘤。纵隔血管瘤少见，自 1914 年 Shennan 首次描述发生于纵隔内良性血管瘤以来，至 20 世纪 80 年代末，文献报道 100 余例，约占全部纵隔肿瘤的 0.5%。大部分纵隔内血管瘤是良性血管瘤，为海绵状血管瘤或毛细血管型血管瘤，其余良性血管瘤有纤维血管瘤、血管脂肪瘤、纤维脂肪血管瘤、血管淋巴管瘤、纤维血管淋巴管瘤、静脉血管瘤及动静脉瘘畸形。30% 的纵隔血管瘤为恶性，恶性纵隔血管瘤包括血管内皮瘤和血管肉瘤，多见于老年人。血管外皮瘤并不来源于血管内皮细胞，它来自血管外皮细胞，围绕周围毛细动脉生长，所以，临床一般也将其归于纵隔血管源性肿瘤内。

二、病因和病理解剖

良性血管瘤是一种血管系统肿瘤，起源于血管内皮细胞，是先天性发育畸形。纵隔血管瘤多发生于纤维脂肪组织内，与胸腺残余多相关。病理组织学上，纵隔内血管瘤与身体其他处血管瘤基本一致，主要是血管呈肿瘤性增生，增生的瘤体直径大小不同，血管壁厚度可有变异，由薄壁均匀一致纤维组织、平滑肌和内衬单层内皮细胞组成。血管腔内血栓形成后可发生机化、钙化，形成静脉石。肉眼见病变呈红色柔软肿块，边界清楚。少数病变呈侵袭性生长，延伸到邻近组织间隙，有的甚至包绕脏器，致界线不清，缺乏完整包膜。镜下检查病变组织学主要为不规则、相互交叠的薄壁毛细血管扩张，海绵状血管瘤内含有交互相连的血管腔隙，内有增厚平滑肌壁，基质内有灶性黏液变性和卫星细胞，此种细胞在超微结构上呈肌肉细胞特征。手术解剖时血管瘤可皱缩萎陷并溢出血液，淋巴管瘤则无红细胞，此情况可作为两者鉴别的特征。

三、临床表现

Davis 复习文献中 81 例纵隔血管瘤发现，纵隔血管瘤发病无性别倾向，男女发生率大致相当。诊断时年龄跨度较大，从出生后 26 天至 76 岁，75% 的患者年龄在 35 岁以下，发病高峰在 10 岁以内。

纵隔血管瘤患者缺乏临床症状，1/2 ~ 1/3 的患者为体检时于胸部 X 线片偶然发现纵隔阴影。出现症状多为肿瘤压迫或侵犯周围脏器或组织所致，常见的主诉有咳嗽、喘鸣、呼吸困难、胸痛，少数可有声音嘶哑、上腔静脉综合征、霍纳综合征或吞咽不畅，肿瘤侵入椎管可出现脊髓受压的神经症状。

在 Davis 文献复习中发现，前纵隔血管瘤占全部纵隔血管瘤的 68%，单一纵隔间隙受累占 58%，后纵隔内血管瘤为 22%。1 例患者纵隔内分别有 2 处单独血管瘤。7% 的血管瘤从纵隔伸延到颈部或锁骨上区。2% 的患者在身体其他部位同时有血管瘤。因此，纵隔血管瘤可以单独存在，或纵隔内有多发血管瘤，纵隔血管瘤也可能是全身血管瘤病一部分。

四、诊 断

纵隔血管瘤患者体格检查多无明显异常发现，实验室测定的各项指标也多在正常范围之内，诊断主要依据胸部影像学检查。

胸部 X 线片显示血管瘤为圆形或分叶状肿块，最多出现在前上纵隔，也可在后纵隔，孤立的中纵隔血管瘤尚未见报道。发现病灶内存在静脉石具有诊断价值，这一特征性表现出现在约 10% 的纵隔血管瘤患者中，原因为血管瘤内血栓、静脉炎最后钙化形成静脉石。胸部 X 线片上静脉石表现为环状或斑点状钙化，这一特点与纵隔内其他肿瘤表现的包膜钙化、点状钙化或软骨性钙化很容易区别开。血管瘤邻近肋骨时也可有肋骨侵蚀表现。纵隔恶性血管瘤界线不清且向周围浸润，也可侵蚀胸壁。

许多学者提出纵隔血管瘤胸部 CT 上的特点，如病变密度约 30HU，静脉注射造影剂后，病变与周围血管结构有相同强化，增强呈均匀一致性。但是也有学者认为显示病变增强呈现不均匀性，为轻度到中度强化表现。CT 可以清楚地显示肿瘤侵犯周围脏器，特别是较大血管瘤范围和程度，为术前准备和计划手术方案提供有价值的参考。静脉石或钙化被公认为诊断血管瘤的征象，骨骼肌肉内血管瘤静脉石发生率为 30%，有时普通胸部 X 线片即可发现病变内静脉石，但是胸部 CT 比胸部 X 线片能更好地显示静脉石存在，病变内未发现钙化灶对诊断血管瘤帮助不大（图 13-17-1）。

位于前纵隔的血管瘤需要进行鉴别诊断的有淋巴瘤、畸胎瘤、胸腺瘤及胸内甲状腺肿。位于中纵隔和后纵隔的血管瘤应与纵隔心包囊肿、支气管囊肿、肠源性囊肿和神经管原肠性囊肿及神经源性肿瘤鉴别。总体来说，囊肿性病变 CT 显示

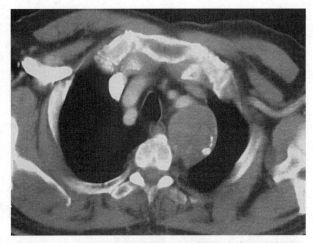

图 13-17-1　纵隔海绵状血管瘤 CT 显示边缘光整肿物影，特别注意瘤内存在静脉石

为水样密度，给予造影剂后无明显增强。实性肿块有时需要组织学诊断，经皮穿刺活检可有助于诊断，但是对于血管瘤经皮穿刺则难以获得有价值的组织学标本。有学者对怀疑纵隔血管瘤病变推荐行纵隔镜活检，同样也会因活检可能造成出血而提出反对。此外，诊断时还应考虑各种动脉或静脉来源的血管瘤样扩张的可能，这些瘤样扩张是假性血管肿瘤，对它们的鉴别需要依靠动脉造影或静脉造影。

五、治　疗

原则上，与纵隔淋巴管瘤一样，纵隔血管瘤一经诊断应立即行择期手术。临床医师应警惕手术难易程度与肿块性质、所在部位及是否侵犯周围脏器有明显关系。手术适应证应全面、慎重考虑。无明显症状、纵隔局限性血管瘤摘除并不困难，完整切除后无并发症。但是对于病变界线不明显、呈侵袭性生长的血管瘤，包绕膈神经、上腔静脉、无名静脉、肺动脉，手术甚为困难，术前应有充分准备。已有报道称因肿瘤侵犯大血管，解剖时发生大出血，被迫施行降主动脉部分切除人工血管移植、上腔静脉切除人工血管架桥。有学者提出患者无临床症状，肿瘤呈侵袭性生长，活检组织学无恶性表现，则不必强行手术切除。若患者出现症状，则需要手术治疗。不能完整地摘除血管瘤，也应当尽可能多地切除肿瘤，电灼和严密缝合残余囊壁，以防日后复发。血管瘤预后决定于切除彻底性，病变较大，局部有侵犯，且与重

要脏器粘连时，均难以完全切除。血管瘤无恶性变倾向，肿瘤部分切除后很少复发，因此对于肿瘤完全切除有较大危险病例，推荐保守性手术治疗。放疗对于血管瘤治疗作用甚微。

六、北京协和医院资料

北京协和医院 30 年间曾手术切除纵隔血管瘤 4 例，因病例较少，北京协和医院将纵隔血管瘤与纵隔淋巴管瘤于 1995 年一并报道。本组 4 例纵隔血管瘤均为海绵状血管瘤，外观呈浅蓝色或棕褐色，状似海绵，摘除时肿瘤可皱缩塌陷并溢出血液，有不完整包膜，界线尚清楚，与周围粘连不重，可以完整摘除。本组最长随诊 23 年，未发现复发和恶变，生活质量良好。

（张志庸　徐乐天）

第十八节　纵隔淋巴管瘤

一、概　述

淋巴管瘤是一种少见的淋巴管源性良性病变，它不是真正意义上的肿瘤，它以淋巴管增生为主要特征。囊状水瘤是最常见的淋巴管瘤。1828 年 Redenbacker 首次临床描述，1843 年 Wernher 从病理上予以命名。淋巴管瘤组织学为良性增生性交互连接的淋巴管网状或囊状结构，生长类型可呈浸润性表现。位于纵隔的淋巴管瘤不多见，占全部淋巴管瘤的 1% 以下。最常见的纵隔淋巴管瘤是原有颈部囊状水瘤向纵隔伸延，此种病例约占 10%。纵隔内淋巴管瘤常合并其他异常，如乳糜胸、骨溶解性破坏、血管瘤及弥漫性或多发性脏器淋巴管瘤疾病。临床上有重要意义的是纵隔淋巴管瘤术前常不容易获得正确诊断，有时手术也相当困难，某些病例术后可能复发，因此纵隔淋巴管瘤对临床胸外科医师是一种挑战。

二、发　生　率

胸内肿瘤中，间胚层组织肿瘤占 10%，其中一半是血管源性和淋巴管源性的肿瘤。Ellis 报道囊性淋巴管瘤占纵隔肿瘤的 6.9%，国内陈迪等报道纵

隔淋巴管瘤和血管瘤发生率为4%，严嘉顺等报道144例纵隔肿瘤中，淋巴管瘤4例，发生率为2.8%。北京协和医院胸外科手术切除416例纵隔肿瘤和囊肿，发现淋巴管瘤8例，其发生率为1.9%。

三、病因和分类

纵隔淋巴管瘤来源至今尚不完全清楚，一般认为它是先天性发育异常。胚胎时期，间胚层组织遗留在纵隔或间胚层组织的生发中心自颈部移行到纵隔，某些原因导致这些淋巴管胚芽未能与静脉或其他淋巴管相通，自行闭锁且增生，其内潴留淋巴液，逐渐扩张，最后形成淋巴管瘤。也有学者提出其他假设，认为它可能是一种错构瘤样来源，或肿瘤性来源。有学者把淋巴管瘤分成三类：①单纯性淋巴管瘤，由毛细血管样薄壁淋巴管构成；②海绵状淋巴管瘤，淋巴管扩张并有纤维性外膜覆盖；③囊状淋巴管瘤（或囊状水瘤），由几毫米至数厘米大小囊肿构成。三种淋巴管瘤中以后者最常见，其出现于人体颈部和腋部。以上淋巴管瘤分类方便简单，临床医师认为如此详细分类并无必要，纵隔内三种类型淋巴管瘤混合存在并非少见。Bill和Sumner提出囊肿大小和组织学表现决定于解剖部位，如病变局限于狭小致密间隙则形成小的淋巴管瘤。腋部和颈部组织疏松间隙较宽，病变容易扩张，可形成巨大囊性水瘤。纵隔内淋巴管瘤多为中小型肿瘤。北京协和医院8例纵隔淋巴管瘤平均直径为5.1cm。文献报道颈部囊状水瘤可坠入纵隔，延伸形成纵隔淋巴管瘤，称为颈-纵隔淋巴管瘤，这种淋巴管瘤自颈部延伸至纵隔内，位于重要脏器附近并多与之粘连，手术创伤大，手术摘除有一定的难度。

四、部位和特点

典型淋巴管瘤发生于幼儿，50%在出生时发现，90%病例发现在2岁以内。约75%的淋巴管瘤发生在颈部，其中10%的肿瘤扩展至前上纵隔。发生在腋部的淋巴管瘤占20%，余5%的淋巴管瘤出现在纵隔、腹膜后、脾或结肠。纵隔淋巴管瘤大多数出现于前上纵隔，少见于中纵隔或后纵隔，淋巴管瘤作为成年人原发性纵隔肿瘤罕见，弥漫性淋巴管瘤病呈多灶性累及多个脏器时，纵隔淋巴管瘤是全身淋巴管瘤病的表现之一。

1. 上纵隔淋巴管瘤 约95%的淋巴管瘤出现于颈部或腋部，这些病变绝大多数发生于2岁以内。颈部囊状水瘤是胚胎期颈部淋巴管未能与相应静脉系统完整交通，从而引起这种先天性畸形。Chervenak等应用超声检查发现子宫内胎儿颈部囊状水瘤的几个特征，确定病变为先天性来源。10%的颈部囊状水瘤可以伸延至上纵隔，位于上纵隔的淋巴管瘤占全部胸内淋巴管瘤半数以上。位于上纵隔的淋巴管瘤有以下临床特点：①多数发生于年幼患者；②多从颈部延及至纵隔；③肿瘤常浸润到颈部重要脏器，手术不能完全摘除；④术后肿瘤容易复发。影像学特点：①肿瘤呈长形扩展到胸腔入口并与颈部相交通；②气管受挤压向侧方移位。

2. 前纵隔淋巴管瘤 位于前纵隔的淋巴管瘤约占全部纵隔淋巴管瘤的30%，是纯粹的纵隔淋巴管瘤，它不是颈部淋巴管瘤向纵隔伸延所致，与颈部囊状水瘤无关。前纵隔淋巴管瘤原因尚不清楚，有学者提出胚胎时期间胚组织遗存在纵隔，或间胚组织自颈部移行到纵隔形成纵隔淋巴管瘤。此部位纵隔淋巴管瘤的临床特点：①大多数为中年患者；②常无临床症状；③影像学表现与纵隔淋巴结肿大或胸腺肿瘤相似；④术前常被误诊；⑤部分病例肿瘤包绕心脏和大血管，呈浸润性生长，手术不能完全切除。影像学上，前纵隔淋巴管瘤与常见的纵隔淋巴瘤、胸腺瘤或畸胎瘤难以区分，胸部X线片仅显示纵隔增宽，CT可清楚显示密度不均、匐行生长的肿瘤。

3. 后纵隔淋巴管瘤 位于后纵隔的淋巴管瘤少见，除了表现为非特异性囊性肿物以外，部分病例呈弥漫性淋巴管瘤病表现，其特点：①多位于后下纵隔脊柱旁；②肿瘤界限不清；③常累及邻近椎骨或肋骨，呈溶骨性破坏；④肿瘤可向下穿越横膈延伸到腹膜后间隙；⑤术后常出现乳糜胸。

4. 弥漫性囊性淋巴管（或血管）瘤病 这种病变表现为多发性骨骼囊性改变，囊内壁衬有内皮结构，或衬淋巴管内皮，或衬血管内皮，或两者兼有。囊性淋巴管瘤病大多数局限于骨骼系统，它们也常侵犯到骨骼以外，胸部、腹内脏器（脾或腹膜后间隙也可被囊性病变所累，胸部淋巴造影发现肺内或纵隔存在囊性包块，提示该脏器受累。弥漫性淋巴管瘤病患者，淋巴管瘤和血管瘤常同时存在，两者从组织学上很难区分。通常认为这种疾病发病机制是脉管系统弥漫性发育畸形。

此种病变多发生于儿童和青年，发病率在性别、种族和遗传学上无倾向性。文献报道弥漫性淋巴管瘤病合并纵隔淋巴管瘤，可出现乳糜胸或乳糜心包。病变呈多发性溶骨性破坏的患者，出现乳糜胸或乳糜心包提示预后极差。弥漫性囊性淋巴管瘤病可造成广泛软组织和内脏受累，以及远处骨骼病变，这是它与 Gorham 疾病不同之处。典型的 Gorham 病主要是全身性骨骼囊性改变处附近的软组织受累，偶尔巨大软组织囊性淋巴管瘤也可出现于 Gorham 患者，此时两者区分很困难。

5. Gorham 病　是一种骨骼系统疾病，胸外科提及此病是追寻自发性乳糜胸原因时考虑到 Gorham 病的可能。Gorham 病是一种溶骨性破坏性疾病，病理学特征是骨骼系统多发性血管瘤，并蔓延到邻近软组织。此病病因不清，临床进程和预后难以预料，具体治疗方法缺乏。尽管血管瘤是良性病变，但是骨质吸收溶骨性破坏持续性进展，会广泛性累及肋骨和椎骨，最终导致患者死亡。病理学上，在受累骨骼结构内出现淋巴管瘤样组织，有时纵隔内也出现相同的病变组织，主要是淋巴毛细血管和窦状隙很明显，也可以有血管瘤成分。影像学上，骨骼改变呈进行性骨质溶解性破坏，但是其界线不超过关节面。广泛肋骨破坏可造成胸廓塌陷，以致死亡。与淋巴管瘤病或血管瘤病不同的是，Gorham 病的病变骨骼周围软组织经常受侵，但不累及远处软组织。Gorham 病可能是一种广泛性淋巴管发育不良，除了骨骼受累以外，也可能表现为胸内淋巴管发育不良，特别是纵隔内淋巴管瘤可以造成乳糜胸，合并乳糜胸的 Gorham 病预示预后不良。外科治疗此病极为困难。Pedicelli 报道切除纵隔淋巴管瘤组织和壁胸膜成功治疗 Gorham 病合并乳糜胸。其他人尚无更多报道，确切治疗方法不得而知。

6. 与淋巴管瘤相关疾病　三种与淋巴管瘤相关疾病，即 Klippel-Trenaunay 综合征、淋巴管曲张和淋巴管平滑肌瘤病，临床罕见，但与淋巴管瘤密切相关。

（1）Klippel-Trenaunay 综合征：是一种先天性血管畸形，包括四肢骨和软组织肥大，血管瘤或淋巴管瘤（或两者兼有），以及静脉曲张三联征。最初表现为明显肢体病变，病变也可能影响躯干。1984 年，Telender 报道 42 例这种综合征，其中 12 例有胸部病变，主要是胸壁受累。

（2）淋巴管曲张：Servelle 和 Nogues 描述了胸膜和纵隔内多发扩张淋巴管曲张，这种病变被他人命名为纵隔淋巴管扩张。病变特征是先天性或早期获得性淋巴管畸形，合并乳糜池缺失。代偿性淋巴管侧支循环建立，替代缺失的胸导管功能。在横膈上，或沿着肺、肋间隙、胸膜下、支气管周围和纵隔淋巴管侧支循环建立，因为淋巴液流动缓慢及缺乏瓣膜功能，所以表现为淋巴管曲张。当扩张淋巴管之一破裂，则发生乳糜胸。Servelle 警告对此不要进行外科阻断，以免破坏已建立的侧支循环，阻断淋巴管的近侧有可能发生并发症危险。

（3）淋巴管平滑肌瘤病：特点是纵隔淋巴结内、肺实质和腹膜后淋巴管的平滑肌发生增生性改变。此病出现于生育年龄女性，可能是一种错构瘤样病变，而不是淋巴管瘤。临床表现主要是乳糜胸和反复发作气胸，通常表现有网状结节状肺浸润。这种病变的大型淋巴管逐渐发生阻塞，梗阻远侧淋巴管出现扩张，这种淋巴管平滑肌瘤病通常致命。

五、临床表现

纵隔淋巴管瘤临床上常无症状，北京协和医院报道一组纵隔淋巴管瘤病例，50% 进行胸部 X 线检查时发现纵隔阴影，如有症状多为肿瘤压迫周围脏器所致，如胸闷、憋气、前胸不适、咳嗽等，严重程度和持续时间均有很大变异。

体格检查时一般多无阳性发现。胸部 X 线片、X 线断层图像和胸部 CT 为诊断提供一定线索。胸部 X 线片表现为纵隔内圆形或椭圆形有分叶阴影，可突向一侧，也可向左右两侧膨出，其界线清楚，密度均匀，很少有钙化。肿瘤较大时，肿瘤可以浸润穿越组织层面，或推移气管或压迫食管。CT 扫描图像上，平扫淋巴管瘤表现为单房或多房性密度均匀一致的囊性占位病变，瘤体直径变化较大，从 1 ～ 2mm 到数厘米，边界清楚、锐利，壁薄，CT 图像可能显示或不能显示。增强后扫描显示瘤内间隔厚薄不匀，有轻度增强（图 13-18-1）。典型的纵隔淋巴管瘤为水样密度，密度增高可能因囊内液体沉积，或以前曾有过出血或感染。临床上纵隔淋巴管瘤常被误诊为纵隔淋巴结结核、支气管囊肿、胸腺瘤或畸胎瘤。大多数纵隔淋巴管瘤位于前上纵隔，但约 25% 的病变位于后纵隔，Brown 报道 14 例纵隔淋巴管瘤中有 4 例位于后纵隔，北京协和医院 8 例纵隔淋巴管瘤中有 3 例位于后纵隔。位于后纵隔的淋巴管瘤多在脊柱旁，临床上易误诊为纵隔神经源性肿瘤。

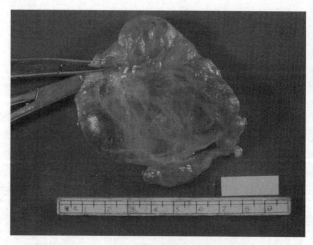

图 13-18-2　切除的纵隔淋巴管瘤标本

淋巴管瘤内皮细胞常缺乏细胞质内因子Ⅷ的免疫反应，而在血管源性肿瘤，此为特征性的，因此免疫细胞化学检查可帮助两者鉴别。

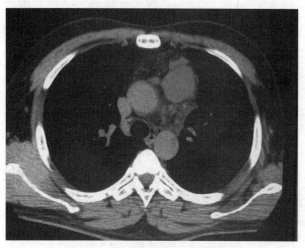

图 13-18-1　纵隔淋巴管瘤 CT 图像

六、病理解剖

病理组织学上，淋巴管瘤由淋巴管增生扩张所致。肉眼观察瘤体大小直径从毛细管到数厘米。囊壁较薄，呈半透明状，质地柔软（图 13-18-2，彩图 13-18-2）。镜下可见囊壁含平滑肌纤维、血管、神经、脂肪和淋巴样组织，瘤内有分隔，由大小不等、相互连通的囊腔组成，分隔由薄厚不同的结缔组织做支架。内层衬扁平内皮细胞，部分内皮细胞呈立方状，胞质嗜伊红染色，基质内有淋巴细胞浸润，但无红细胞。囊内为黄色澄清含蛋白成分的淋巴液，若与淋巴管相通则为乳糜液。淋巴管瘤病理诊断主要基于扩张囊腔，内衬内皮细胞，含有淋巴细胞、蛋白质成分，以及平滑肌明显增生。病变累及多数淋巴链时称为淋巴管瘤病。

七、治　　疗

纵隔淋巴管瘤增大可压迫纵隔脏器，继发感染时可造成局部硬化和纤维化，一经诊断应尽可能及时手术。放疗不能使肿物缩小，有时可能促使恶性变，注射硬化剂效果也不佳。

手术切除为有效治疗方法；分界清楚有包膜者摘除较容易，纤维－血管－淋巴管瘤常呈浸润性生长，它伸出伪足沿组织间隙包围邻近器官，常不能完全切除。残留肿瘤因囊壁扩张致术后复发。北京协和医院 1 例多发性囊状淋巴管瘤病，10 岁时切除了颈部囊状水瘤，25 岁切除脾血管淋巴管瘤，26 岁时又切除了双侧胸腺和纵隔纤维－血管－淋巴管瘤，同时此患者又患有上腔静脉畸形，纵隔淋巴管瘤摘除术后出现乳糜胸，经多次穿刺转为慢性，5 年后方静止。国内外均有以上类似报道。未能切除干净的淋巴管囊壁渗出大量淋巴液，需再次手术缝扎囊壁同时结扎胸导管才能缓解。因此，临床外科医师对此种病例应当尽可能多地切除肿瘤囊壁，并缝扎囊壁创面。北京协和医院有 4 例按上述方法处理，长期随诊未见复发。

（张志庸）

第十九节　纵隔淋巴结肿大

一、纵隔淋巴结结核

纵隔淋巴结结核或称结核性纵隔淋巴结炎，为结核杆菌侵入纵隔内淋巴结引起的慢性疾病。原发性纵隔淋巴结结核发病率很低，大多为全身结核疾病继发引起纵隔淋巴结感染。由于其呈长期慢性疾病过程，早期临床表现多种多样，缺乏特异性症状和体征，后期合并症多且严重，容易与纵隔肿瘤或中心型肺癌相混淆。如果不进行有创性检查，如纵隔镜检查、纵隔切开活检或开胸探查，常不能获得确切细菌学及病理组织学诊断，因此，临床上纵隔淋巴结结核极易误诊、误治。

（一）发病机制和发生率

结核杆菌经呼吸道进入肺泡后，被肺泡内的巨噬细胞吞噬。结核杆菌数量、细菌毒力和巨噬细胞酶及杀菌素含量不同，被吞噬的结核杆菌可有不同转归。若在细菌繁殖和宿主细胞反应之前结核杆菌即被消灭，则机体不遗留任何感染证据。当细菌繁殖复制致肺泡巨噬细胞死亡时，释出的结核杆菌又被肺泡巨噬细胞和体循环内巨噬细胞吞噬，结核杆菌及其碎屑、宿主产生的补体等吸引更多巨噬细胞和中性粒细胞在局部聚集，则形成结核病早期病灶，随后机体出现结核病感染病程。

结核病的基本病理改变包括渗出型病变、增生型病变和干酪样坏死。渗出型病变表现为组织充血、水肿，大量中性粒细胞、淋巴细胞和单核细胞浸润及纤维蛋白渗出。结核病病理改变取决于细菌和宿主反应是否平衡。剧烈变态反应导致病灶坏死，继之液化；若机体免疫力强，病变可以完全吸收，或者演变成增生型病变。典型增生型病变表现为结核结节，结节中央为巨噬细胞衍生的朗汉斯巨细胞，周围由巨噬细胞转化而来的类上皮细胞成层排列。结核肉芽肿是一种弥漫性增生型病变。干酪样坏死主要为组织混浊肿胀，继之细胞脂肪变性，细胞核碎裂、溶解，直至完全坏死，外观呈黄色，类似乳酪样固体或半固体密度。因机体反应性、局部组织抵抗力不同，侵入细菌数量、毒力和感染方式差别，上述三种病

理改变可以相互转化、交错存在，或以某一病变为主。

结核病可以有两种不同结果，一种是好转、痊愈，即渗出型病变完全吸收不留任何痕迹。轻微干酪样坏死或增生型病变也可经治疗吸收、缩小，遗留细小纤维瘢痕。结核病好转另一种表现是纤维化，即病灶炎性成分吸收，结节性病灶中成纤维细胞增生，产生胶原纤维，形成纤维化。此外局限化的干酪样病灶逐渐脱水、干燥，钙质沉着，形成钙化灶，儿童钙化灶可以进一步骨化。另一种转归是恶化，发生干酪样坏死和液化。当严重免疫抑制或结核性空洞久治不愈，可以发生结核病扩散，包括局部蔓延、支气管、淋巴管和血行性播散，以及淋巴结 - 支气管、淋巴 - 血行播散。

早期肺结核可在肺任何部位造成以渗出为主的炎性病灶，称为原发性病灶，经引流淋巴管到达相应肺门淋巴结或纵隔淋巴结，产生结核性淋巴管炎或结核性淋巴结炎，这三者构成了儿童期结核病，即原发综合征。通常原发灶较小，直径为 2 ～ 3mm，容易吸收，不易被发现。但是肿大淋巴结内病理改变比较严重，愈合速度远比肺内原发灶为慢。与成人相比，幼儿淋巴结对各种感染反应更强烈，淋巴结肿大明显，所以临床上有时仅发现纵隔或肺门淋巴结肿大而无肺内结核病灶。淋巴结肿大程度与自然免疫力、侵入细菌数量及毒力有关，若机体免疫功能较强，侵入结核杆菌数量少、毒力弱，则肿大淋巴结病灶逐渐吸收或形成钙化。若机体免疫力低下，侵入结核杆菌数量多、毒力强，或反复发生结核感染又未能及时治疗，则肿大淋巴结可发生干酪样变性、坏死、液化，形成纵隔增生型淋巴结核或结核性脓肿。经积极治疗后病灶可得到有效控制，逐渐吸收或进入静止状态，以后任何使机体抵抗力降低的因素均可使病变重新活动，成为继发性纵隔淋巴结结核。

20 世纪 50 年代国外文献报道，纵隔淋巴结核占手术治疗纵隔肿物的 0.6% ～ 6%，Lyons 报道造成纵隔增宽的病因依次为淋巴瘤、结节病、转移性癌、组织胞浆菌病和纵隔淋巴结结核，在 782 例纵隔肿瘤中，淋巴结结核排第 5 位，占 6%。北京协和医院 134 例纵隔肿物手术中经病理证实为淋巴结结核的占 10%，其他医院报道为 20%。国

内报道经纵隔镜检查病理活检最后证实的中纵隔病变，良性病变中最常见的是纵隔淋巴结结核，占全部良性病变的 75%。近年，报道纵隔淋巴结结核发生率增多原因：胸部影像学，特别是 CT、MRI 检查对纵隔肿物检出率提高；外科医师对纵隔肿物手术探查态度更为积极；此外，免疫组化和病理学诊断更为准确。

（二）临床表现

纵隔淋巴结结核一般起病缓慢，少数患者可以急性起病。该病多发生于青壮年，女性多于男性，为（1.9～2.8）：1，儿童病例并不少见。主要表现分为两大类，全身性结核中毒症状和肿大淋巴结对周围脏器产生的压迫症状。与全身其他处感染结核病一样，纵隔淋巴结结核中毒症状包括低热、乏力、盗汗、食欲缺乏、消瘦、咳嗽。合并肺部结核病变时可有咳痰或咯血。一组研究报道 58 例纵隔淋巴结结核约半数有低热、咳嗽。急性起病者可出现寒战、高热，伴有头痛、全身不适，类似感冒等症状，多见于儿童。纵隔内各组淋巴结受累范围及病变严重程度不同，纵隔淋巴结结核对周围脏器产生的压迫症状也不相同。肿大淋巴结压迫气管及支气管，使局部黏膜充血、水肿，管腔变窄，临床上出现呼吸不畅、间断喘鸣及阻塞性肺气肿，甚至阻塞肺动脉出现呼吸困难。慢性淋巴结结核长期压迫气管，侵蚀气管壁，造成管壁缺血、坏死，或淋巴结脓肿直接穿破气管壁而形成气管、支气管淋巴瘘，可咳出干酪样坏死物。气管隆突部位肿大淋巴结可以压迫食管，造成吞咽不畅。淋巴结侵蚀食管管壁可造成食管自发性穿孔，或食管纵隔瘘。长期慢性淋巴结炎症侵蚀食管壁可形成食管外牵性憩室。纵隔淋巴结肿大压迫喉返神经、大血管、交感神经、膈神经等可产生相应压迫症状，如声音嘶哑、上腔静脉综合征、霍纳综合征和膈肌运动障碍。个案报道纵隔结核性淋巴结炎偶可表现为长期不明原因低热。理论上上述症状均可能发生，但在实际临床工作中所见到的主要是胸痛、咳嗽、发热、进食不畅和体重减轻。当病变向上伸延累及颈部淋巴结时，可引起颈部淋巴结肿大，患者以颈部包块就诊。

因为纵隔淋巴结结核深在中纵隔内，体格检查多无明显阳性发现。临床上常见的是纵隔淋巴结结核慢性经过，出现周围脏器严重压迫症状或产生的合并症，如上述气道、消化道、血管、神经受压或受侵等症状和体征。合并颈部淋巴结结核，触诊可发现颈部淋巴结肿大。

（三）辅助检查

胸部 X 线检查是纵隔病变最基本检查方法。纵隔淋巴结结核在胸部 X 线片的表现：①后前位胸部 X 线片显示上纵隔影增宽、密度增浓或肺门增大，部分呈串珠样或半圆形、椭圆形阴影突向肺内，肿块分界清楚，边缘光滑，合并炎症时边缘模糊不清（图 13-19-1）。②肿块边缘多有分叶或呈结节状，提示多个淋巴结受累并相互融合。部分肿块内可有液化或钙化。③肿块多位于上中纵隔，单侧多于双侧，右侧更为多见。原因可能为右侧气管旁淋巴结接受淋巴引流较左侧多，此外，右侧纵隔组织松软，左侧有主动脉弓阻挡，病变不容易向左侧扩展。④气管隆突下淋巴结肿大时，断层片可见气管分叉角度增大，气管隆突角变钝。⑤常伴有肺部结核病灶的影像学改变。

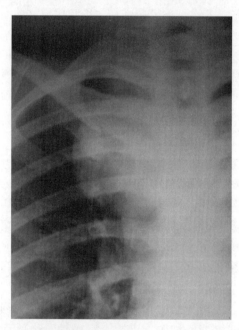

图 13-19-1　纵隔淋巴结结核正位胸部 X 线片显示右上纵隔旁肿物影

在显示纵隔淋巴结结核方面，胸部 CT 较胸部 X 线片有更大价值。CT 能清楚地显示气管旁、支气管周围和气管支气管区纵隔淋巴结及肺门淋巴结增大，尤其是右侧（图 13-19-2，图 13-19-3）。肿大淋巴结可为单发或多发，多个肿大淋巴结相互融合可呈不规则肿块。CT平扫时大多数肿大淋巴结密度较均匀，部分密度不均，以较大淋巴结为明显，中心部密度较周围密度低，有的可见"爆米花"样钙化。注射造影剂后行增强扫描，较小淋巴结常呈均匀性强化，较大淋巴结多为周边不规则厚壁强化、薄壁环状强化及间隔状强化。病理上淋巴结强化区提示为血管丰富的结核肉芽组织，不强化部分多为干酪样坏死，间隔状强化是多个含有干酪样坏死淋巴结融合结果。结核性淋巴结肿大在增强扫描前后密度改变具有一定特征性，尤以环状强化和间隔状强化有助于淋巴结结核的诊断。

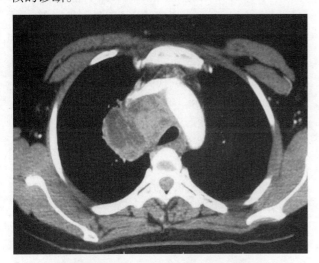

图13-19-2 纵隔淋巴结结核CT图像

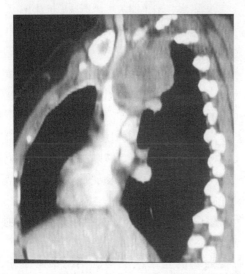

图13-19-3 增强后矢状位CT显示纵隔淋巴结结核

图13-19-1～图13-19-3为1例纵隔淋巴结结核影像学检查。患者，女性，26岁，咳嗽6周，发热5周。CT报告不除外右上叶后段、右下肺背段结核。电视辅助纵隔镜活检病理诊断"纵隔淋巴结结核"。

怀疑纵隔淋巴结结核时，并不一定要做纤维支气管镜检查，施行纤维支气管镜检查主要目的在于排除纵隔型支气管肺癌，此外也用于确定有无支气管内膜结核和支气管淋巴瘘，同时获取支气管壁黏膜组织学和细菌学诊断依据。有学者认为纤维支气管镜检查对于纵隔淋巴结结核诊断有定性作用。国内报道相当多的病例术前未行纤维支气管镜检查，但是在进行了此项检查的病例中，约1/3发现了支气管淋巴瘘。纵隔淋巴结结核多位于气管、支气管周围，可通过坏死、液化、破溃等直接向气管或支气管壁侵蚀，从而形成气管或支气管淋巴瘘。气管、支气管淋巴瘘的镜下表现为局部黏膜新生物，呈灰白色或黄白色，多为结节状，质地较韧，咬检出血少，周围黏膜充血糜烂少见。刷检涂片找抗酸杆菌和咬检送病理检查可明确诊断。

结核病免疫学检查在诊断活动性肺结核方面的价值越来越受到临床医师重视，免疫学检查对各种活动性肺结核诊断具有重要作用。①PPD试验：是结核特异性变态反应，纵隔淋巴结结核患者多呈阳性或强阳性反应。某报道20例纵隔淋巴结结核PPD皮试结果，强阳性为60%，纵隔肿瘤或结节病为阴性。②抗结核抗体检测，其敏感度为76.4%，特异度为88.2%，对诊断活动性结核具有重要价值。同一单位报道32例纵隔淋巴结结核进行抗结核抗体检测，全部结果均高于正常。③脂阿拉伯甘露糖-IgG抗体检测（结明试验），脂阿拉伯甘露糖是分离纯化的分枝杆菌胞壁特异性抗原，有较高免疫源性，其敏感度为66.3%，特异度为97.4%，因此，结明试验阳性时应考虑体内存在活动性结核。单纯纵隔淋巴结结核痰细菌学检查为阴性，当合并肺结核或气管、支气管淋巴瘘时，痰菌可为阳性。因此，痰细菌学检查结果取决于有无呼吸道内结核病存在，尽管有报道纵隔淋巴结结核痰菌阳性率高达29%。

经上述各项检查仍不能确诊中纵隔肿物，临床又高度怀疑纵隔淋巴结结核时，可以行试验性抗结核治疗，经一阶段抗结核治疗后仍无明显效果，可行纵隔镜检查。有条件的医院，开始就对可疑病例进行纵隔镜检查，而不进行试验性抗结核治疗。纵隔镜检查主要用于 2R、4R、2L、4L、7 和 10R 区纵隔肿大淋巴结检查，对于后纵隔肿物此项检查效果不佳。具体操作见纵隔镜检查有关部分。特别提出的是，如发现纵隔肿物为寒性脓肿，可以借助纵隔镜切口进行引流治疗。有学者建议在 CT 指导下经支气管行纵隔淋巴结穿刺活检，对纵隔淋巴结结核诊断率达 85%，但是其主要并发症是穿刺可能造成出血，发生率达 77%。

（四）诊断

纵隔淋巴结结核不易获取细菌学及病理组织学依据，术前确切诊断比较困难。临床医师应结合病史、体格检查和各项辅助检查结果综合分析，以明确诊断。以下几点有助于纵隔淋巴结结核的诊断：①具有结核病全身中毒症状，如低热、乏力、盗汗等，特别是青壮年、女性患者；②伴有肺内结核病灶或肺外结核病变，如颈淋巴结结核、腹腔结核、生殖系统结核病；③ PPD 皮试呈强阳性或阳性，多提示存在活动性结核疾病；④结明试验或抗结核抗体阳性，血沉明显增快；⑤胸部 CT 显示纵隔肿物内有钙化灶，或增强时周边不规则厚壁强化、薄壁环状强化及间隔状强化；⑥浅表淋巴结，特别是颈部淋巴结活检为结核性病理改变；⑦纤维支气管镜检查发现气管、支气管淋巴瘘；⑧抗结核治疗有效；⑨纵隔镜检查发现纵隔肿物病理活检为结核性改变。

纵隔淋巴结结核术前常被误诊，最常误诊为胸腺瘤、畸胎瘤、淋巴瘤、结节病、食管平滑肌瘤、胸骨后甲状腺肿等，在诊断本病时应与以上疾病进行鉴别。

（五）治疗

1. 内科治疗　纵隔淋巴结结核如能获得早期诊断，给予及时抗结核治疗，可获得满意疗效。但是纵隔淋巴结结核不易取得细菌学诊断，难以获取药物敏感试验结果，所以临床医师多凭经验用药。用药选择及原则与治疗肺结核相同，即要求早期、联合、规则、足量、全程治疗，尤以联合规则用药和完成计划疗程最重要。应注意在使用异烟肼和利福平治疗时前 1 ～ 3 个月偶可有肿块"暂时性增大"。只要诊断正确，继续维持原方案治疗，症状可逐渐缓解。

2. 外科治疗　按照原则进行正规抗结核治疗，纵隔淋巴结结核均能收到良好效果。但如果有以下情况应考虑手术治疗：①经正规抗结核治疗 3 个月以上病灶无好转或继续扩大；②病灶直径在 3cm 以上无明显钙化，或相互融合液化形成寒性脓肿；③出现气管、食管压迫症状，或已腐蚀气管、食管壁，造成气管或支气管穿孔，或食管穿孔，形成气管、支气管淋巴瘘，或食管淋巴瘘；④不能除外纵隔肿瘤；⑤伴有肺不张、干酪性肺炎经内科治疗无效。

典型纵隔淋巴结结核在右侧气管旁淋巴结，即奇静脉上下，邻近上腔静脉及无名静脉，此处淋巴结多为纵隔第 2、3、4 组淋巴结，此外第 5、7 组淋巴结也常常受累。术中可见多个淋巴结肿大，淋巴结肉芽组织增生、坏死、干酪样液化或形成结核性脓肿，数个脓腔可互相连通，最大脓腔可达 10cm×9cm×8cm。此外淋巴结与周围邻近脏器粘连坚实而紧密，特别与血管、气管、食管粘连侵犯更为明显。完整摘除整个病变是最理想的术式，但是大多数情况下，病变不能整块剥离切除干净，手术者能做的是病灶清除术，即切开囊壁，彻底刮除病灶，冲洗脓腔，置放有效引流管，为以后病变吸收创造条件。病灶清除术是临床胸外科医师最常用治疗纵隔淋巴结结核方法，操作简单安全，疗效肯定，长期随诊结果满意。除了开胸手术治疗纵隔淋巴结结核外，近 10 年来有人应用 VATS 进行纵隔淋巴结结核诊断，以及切除淋巴结结核囊壁，清除残腔，并用抗结核溶液冲洗脓腔，术后持续引流，取得了良好的治疗效果。

气管、支气管淋巴瘘最常发生在支气管分叉处，也是肺门纵隔淋巴结结核严重并发症，干酪样坏死物大量溢入支气管可造成窒息或结核病肺内播散。若支气管淋巴瘘口较小、无肺内结核病存在，则可行单纯瘘口修补，并用胸膜或肌肉瓣覆盖。瘘口较大，而且局限于肺叶支气管，可行肺叶切除。对于其他部位瘘口，手术时可采取各种方法，原则是既去除病灶又尽量保留健康肺组织。

需要强调的是，纵隔淋巴结结核常是全身结核病继发性病变，为避免纵隔淋巴结结核复发，手术后应常规进行 1 年抗结核治疗，以巩固外科治疗效果。

二、纵隔巨大淋巴结增生

（一）概述

最常见的纵隔异常是胸部 X 线片上显示淋巴结肿大，其中气管隆突下淋巴结、气管旁淋巴结、肺门区淋巴结肿大最常见。众所周知，正常淋巴结大小在 1cm 以内，直径超过 1cm 即被认为异常淋巴结肿大。纵隔淋巴结肿大，除了恶性肿瘤转移外，常见于三大类疾病，即淋巴瘤、结节病及肉芽肿性炎症，此外还有许多其他少见疾病，包括纵隔巨大淋巴结增生（Castleman 病），即血管滤泡性淋巴样增生。艾滋病患者常见纵隔淋巴结肿大，通常与感染有关，但其也可由淋巴瘤、卡波西肉瘤或其他疾病导致。CT 及 MRI 可以探测出淋巴结肿大，缺点是不能确切地区分肿大淋巴结是良性肿大还是恶性肿大，因此，临床上 CT 和 MRI 主要用于指导有创性检查。

巨大淋巴结增生是一种特殊形式良性淋巴结增生性病变。最初在 1956 年由 Castleman 描述，开始报道的巨大淋巴结增生均在纵隔内，以后发现只要有淋巴结之处都可能出现淋巴结巨大增生，但大宗统计资料显示 71% 的增生淋巴结在胸部，大多数为纵隔内沿气管支气管树淋巴结，或肺门淋巴结，也有的在肺叶间裂。除了纵隔之外，腹膜后、颈部、腋部、肌肉和盆腔等部位均可以是巨大淋巴结增生常见部位。多年来有许多名称描述巨大淋巴结增生这一病变，包括血管滤泡性淋巴样增生、淋巴样错构瘤、滤泡淋巴网状内皮瘤、血管瘤病和良性巨大淋巴瘤。这些肿瘤通常位于前上纵隔，也可以出现在后纵隔或心膈角，如此又容易与神经源性肿瘤或心包囊肿相混淆。

（二）发病原因和发病机制

巨大淋巴结增生原因至今并不完全清楚。已经提出的理论：①增生性反应（炎症）性来源；②错构瘤来源；③混合性来源；④免疫反应失调。目前最广泛被人们接受的理论是炎症性来源。Keller 将它分为两种完全不同组织学分型：透明血管型和浆细胞型。透明血管型即 Castleman 最初描述的类型，约占全部巨大淋巴结增生病例的91%，表现为局限性孤立无明显症状特征的病变，

最常位于纵隔内，临床呈良性病程。组织学特点是小型透明血管性滤泡和滤泡间毛细血管增生。第二种类型是浆细胞型，约占 9%，特征为大型增生性淋巴样滤泡，其间布满大片浆细胞，临床呈侵犯性恶性病程。在临床实践中，这两种类型病变有时并不容易确切划分，因此，有学者提出将其划分为 3 个组织类型，即除了以上两型外，增加了混有透明血管型和浆细胞型两种类型的混合型。

由于目前对此病的治疗尚存在一定困难，最新研究发现白细胞介素 6（IL-6）参与其发生机制过程，因此治疗上也出现新的思路。如同以前报道晚期多发性骨髓瘤患者一样，给予鼠抗 IL-6 单克隆抗体后，局限型 Castleman 病患者的症状明显改善，化验检查结果各项指标转为正常，这是唯一报道的病例，此项治疗期很短，治疗后症状终止，最后经外科手术摘除了肿大淋巴结，患者获得完全缓解。

有几种理论解释 Castleman 病的病理改变和临床特点。慢性低度炎症、免疫缺陷和自身免疫性疾病都被提出是此病可能的发病原因。这些假设的证据不多且多是推测，但是随着探寻 Castleman 病模型的研究深入，最终会发现这种疾病的病因机制。有资料显示增生的淋巴结产生过量 IL-6，在局限型和多中心型 Castleman 病发生中起着重要作用。IL-6 是由几种细胞分泌的一种可溶性蛋白，它在介导免疫功能和造血细胞生成方面起一定作用。在 B 淋巴细胞增生并成熟为具有免疫球蛋白分泌功能的浆细胞过程中，必须有 IL-6 参与。动物模型显示，IL-6 发生失调可造成淋巴结异常、浆细胞增生、淋巴器官多克隆、高 γ 球蛋白血症，这是一种在临床和组织学上与人类 Castleman 病难以区分的综合征。此外，已经显示从 Castleman 病患者摘取的淋巴结能合成大量 IL-6，提示 IL-6 合成不适当在这种综合征发生过程中起着一定作用。除了对 B 淋巴细胞作用外，IL-6 也能诱导正常内皮细胞增生和获得性免疫缺陷综合征——卡波西肉瘤细胞衍生。最后 IL-6 滴度增加也能解释全身表现，如发热、乏力、贫血、高 γ 球蛋白血症及浆细胞型 Castleman 病常见的急性期反应。尽管 IL-6 滴度升高与 Castleman 病的组织形态学及全身表现有关，但是，认为 IL-6 异常增高就是非霍奇金淋巴瘤和卡波西肉瘤等恶性病变唯一和最关键的原

因，似乎不太可能。就像任何一种假设，细胞迅速增生更可能经过基因突变才能导致恶性变。很可能是异常 IL-6 驱动淋巴浆细胞增生，仅是恶性淋巴瘤发生的一个阶段。同样，通过释放血管生成因子（包括 IL-6），可能促进血管增生，最后产生血管性肿瘤。

综上，在浆细胞型 Castleman 病淋巴增生基础上发生淋巴瘤，在透明血管型 Castleman 病内皮细胞增生基础上发生血管性肿瘤。因此，Castleman 病可以概括为增生与退变的肿瘤性淋巴细胞增生过程，在此过程中由相应增生淋巴结产生继发性肿瘤。多中心型 Castleman 病存在免疫缺陷状态，这种发现可能有助于进一步研究"机会性"恶性肿瘤的发生机制，如卡波西肉瘤和 B 细胞淋巴瘤。

（三）临床表现

巨大淋巴结增生可发生于任何年龄，但临床发现它最常发生于年轻成年人中，发病年龄高峰为 20 ～ 40 岁，半数患者年龄低于 30 岁。发病无种族和性别倾向性，男女发病率相近。至今也未能发现罹患此病的危险因素。

患者多无临床症状，或缺乏特异性症状。如果出现症状，大多数是气管或支气管受压所致，如咳嗽、呼吸困难、胸痛、呼吸道感染、咯血和背部疼痛。Feigert 等描述了一种血管滤泡性淋巴结增生综合征，除上述的淋巴结增生外，还有多发性神经炎、肝脾大、内分泌紊乱、单克隆 γ 球蛋白病变和皮肤改变（polyneuropathy, organomegaly, endocrinopathy, monoclonagammopathy, skin change，POEMS）。

无症状的胸部血管滤泡性淋巴结增生，通常在常规体检胸部 X 线片上发现病变。有的病变本身表现为长期存在的肿块，甚至长达 20 年肿块大小无明显改变或变化甚微。但是对于透明血管型和浆细胞型混合型巨大淋巴结增生，肿块可持续生长，或摘除后肿块复发。所以巨大淋巴结增生的范围可从一端的局限性透明血管型，到另一端有全身表现的浆细胞型。肿瘤本身最常见的表现为单个、界线清楚肿块。透明血管型 Castleman 病，多无明显临床症状，常在常规体检胸部 X 线片检查时发现。浆细胞型 Castleman 病患者常有全身症

状，包括发热、盗汗、乏力、贫血、关节疼痛、高 γ 球蛋白血症、血小板增多及血沉加快等。全身性（多中心型）巨大淋巴结增生在组织学上与浆细胞型密切相关，病情逐渐加重，最终可以导致死亡。

浆细胞型在其病程中可以出现"B"型临床症状，"B"型症状最常见于浆细胞型，也可以在透明细胞型出现，这些症状并不直接由肿瘤引起，而是全身性反应，如表 13-19-1 所示。手术切除肿大淋巴结以后，这些全身症状完全消失，并有长期疗效。

表 13-19-1　Castleman 病的全身临床表现

血液
难治性贫血（PC）
自身免疫性全血细胞减少（PC）
血栓性血小板减少性紫癜（HV）
骨髓纤维变性（HV）
抗凝性狼疮（PC）
皮肤
寻常型天疱疮（PC）
皮肤卡波西肉瘤（HV）
肾小球性血管瘤（PC）
肺
闭塞性细支气管炎（HV）
反复胸腔积液（HV）
肾
肾病综合征（PC）
急性肾衰竭（PC）
肾小球肾炎（PC）
肿瘤
恶性淋巴瘤（PC，HV）
硬化型骨髓瘤（PC）
γ 重链型疾病（HV）
髓外浆细胞瘤（PC）
结性卡西波肉瘤（PC）
神经
周围神经炎（PC）
脑性假瘤 [a]（PC，HV）
重症肌无力（HV）

续表

其他
淀粉变性（PC）
生长受限（PC）
颞部动脉炎（HV）
心包积液（HV）
POEMS 综合征（PC）
紫癜性肝炎（PC）

a 合并多发性 Castleman 病。

注：HV. 透明血管型淋巴结增生；PC. 浆细胞型淋巴结增生；POEMS. 多发性神经炎，肝脾大，内分泌紊乱，单克隆 γ 球蛋白病变和皮肤改变。

多中心型 Castleman 病患者年龄一般较局限型偏大，平均为 56 岁，并且多有全身症状、肝脾大和周身淋巴结增大（表 13-19-2）。实验室检查常能发现贫血、血沉快、多克隆高 γ 球蛋白血症、粒细胞增多和骨髓浆细胞增多。与局限型 Castleman 病比较，多中心型临床恶性程度更高，并按以下 4 个病程之一发展：复发缓解，长时间保持稳定，迅速致命或转变为恶性淋巴瘤。组织学检查、临床症状和实验室测定结果并不能可靠地预测某一患者的结果或其临床病程。最新研究显示，存在周围神经病变常提示治疗无效、预后很差。硬化型骨髓瘤和 POEMS 综合征（多发性神经炎、肝脾大、内分泌紊乱、单克隆 γ 球蛋白病变和皮肤改变）患者也出现 Castleman 病组织学改变。POEMS 综合征最初描述的是日本患者，其为多系统疾病，主要特点为周围神经病变、视神经乳头水肿、单克隆 - 多克隆 γ 球蛋白病变、血小板增多、硬化型骨髓病变。患者常有淋巴结肿大，其组织学特点与浆细胞型改变相似。硬化型骨髓瘤、多中心型 Castleman 病及 POEMS 综合征之间确切分界并不十分清楚，三者之间在组织学和临床特点方面有时混淆并相互重叠。浆细胞型 Castleman 病更倾向为多中心型，有着重要临床意义。在制订治疗计划前，临床医师应彻底检查其他部位有无淋巴结受累以便确定分期。检查项目包括血浆蛋白电泳、骨髓穿刺涂片，胸、腹和骨盆 CT，骨骼放射性核素扫描，镓扫描能够提供病变范围极其重要的资料，并且能区分多中心型与局限型 Castleman 病。此外，多中心型 Castleman 病患者需要密切随访，因为它们发展成卡波西肉瘤和淋巴瘤的危险性极高。

表 13-19-2　局限型和多中心型 Castleman 病临床表现比较

	局限型	多中心型
年龄	12～72 岁	19～85 岁
平均年龄	23.5 岁	56 岁
临床表现	偶然，肿块压迫	"B" 症状
组织学特点	HV、PC、HV-PC	PC、HV、HV-PC
淋巴结分布	中心性	周围性
肝脾大	无	有
癌变可能性	偶然	常常
临床经过	良性	恶性
治疗	手术切除	化疗
预后	良好，5 年生存率 100%	有限，中位生存期 26 个月
鉴别诊断	滤泡型淋巴瘤、淋巴结肿大其他原因、AIDS、KS	滤泡型淋巴瘤、AIL、硬化型骨髓瘤、POEM、AIDS、KS

注：AIDS. 获得性免疫缺陷综合征；AIL. 血管免疫母细胞淋巴结肿大；HV. 透明血管型；HV-PC. 混合型；KS. 卡波西肉瘤；PC. 浆细胞型。

（四）诊断

胸部 X 线片和胸部 CT 有助于该病诊断，主要是透明血管型淋巴结增生，此类肿块 70% 位于胸部，特别是前纵隔，当然也可出现在纵隔其他部位，有时出现在肺裂处，偶尔其表现类似于肺肿瘤或孤立肺内结节。肿块表现为密度均匀、边界清晰、高度血管化，特别是在注射造影剂后进行 CT 扫描，巨大淋巴结增生病变有丰富血液供应表现明显增强（图 13-19-4～图 13-19-6）。用此可与滤泡型淋巴瘤、胸腺瘤相鉴别，后两者在 CT 上无明显增强。有的巨大淋巴结增生肿块内存在钙化灶。少见的报道有合并反复胸腔积液。血管造影用于辅助 CT 检查，确定病变血管化程度，透明血管型肿块特征性表现是在增强扫描毛细血管相出现散光延长的致密肿物影，这种方法也用来勾画出已经萎缩的肿块供应血管轮廓。

巨大淋巴结增生病变大小变异较大，一般最大直径为 3～7cm，有完整包膜，或相对来说界线较清楚。外表面多较光滑，也有呈结节状分叶，提示其是几个淋巴结融合而致。病变内血管十分丰富，并且容易发生广泛性出血。有学者提出术

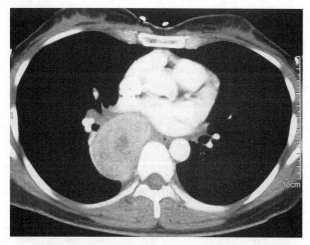

图 13-19-4　增强后纵隔巨大淋巴结增生 CT 图像

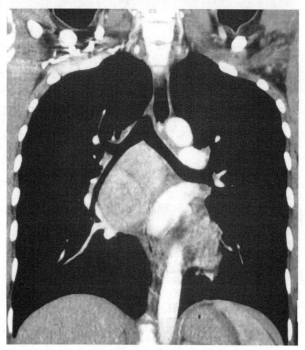

图 13-19-5　增强后冠状面显示纵隔巨大淋巴结增生

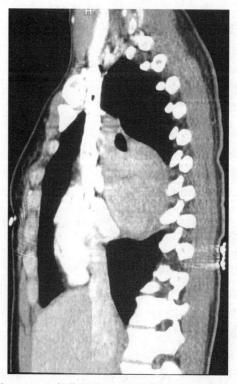

图 13-19-6　侧位矢状面显示纵隔巨大淋巴结增生

前进行血管造影同时进行血管栓堵可明显减少出血而使手术切除更容易。一般，病变边界清楚，也有些病变与周围脏器和组织（如支气管、肺动脉）粘连或浸润，个别病变从纵隔内伸展出来进入叶间裂，甚至呈指状浸润入肺实质。

与表现为单一孤立圆形肿块的透明血管型淋巴结增生不同，浆细胞型淋巴结增生通常显示为多发、分散的淋巴结肿大。浆细胞型淋巴结增生最常出现在胸腔以外部位，如肠系膜和腹膜后间隙，或同时累及多个含淋巴结的脏器。CT 上这种病变表现为软组织性肿块，有轻度到中度强化。偶尔 CT 显示卫星样淋巴结肿大或点状钙化，或两

者均存在。纵隔内病变可以累及支气管，表现为各种不同支气管内病变，在支气管镜活检或其他器械检查时，有时可发生大量出血。

术前病理学诊断较困难。因病变位于纵隔内，位置深且血运丰富，穿刺活检标本常不成功，或引起活检后出血。纵隔镜检查及胸腔镜检查也因顾虑检查操作引发出血并发症，不易取得满意标本或足够标本供组织学检查诊断。因此，Castleman 病组织学诊断大多数经手术切除标本进行病理学检查做出。术中冰冻切片病理检查常发生误诊，有学者统计冰冻切片报告的诊断正确率仅 50% 左右。冰冻切片误诊的原因有获取标本不适当，或组织标本量太少，难以做出确切诊断。

透明血管型巨大淋巴结增生的病理学特点为形态学上特殊的小淋巴滤泡增生，其掩盖了正常淋巴结结构，在皮质内滤泡被环形分布的数层小淋巴细胞所包绕，其内带毛细血管穿透生发中心。生发中心常常含有透明膜碎片，呈现一种涡轮样外貌，与此相反的是滤泡内基质表现有明显毛细血管增生，并含有不同数量小淋巴细胞，偶尔可见浆细胞。免疫组化检查显示滤泡内 B 淋巴细胞和浆细胞多克隆轻链表达。

浆细胞型巨大淋巴结增生也有大量淋巴滤泡，

其淋巴滤泡更大，显著的是生发中心更为典型的反应性淋巴滤泡增生。偶尔滤泡也具有与上述透明血管型相同的形态学特点。Castleman 病的浆细胞型与透明血管型不同之处在于其扩大的滤泡内带以成熟浆细胞为主。滤泡内基质很少有血管，更多的是高度内皮化的小静脉。淋巴结可以部分受累，未受累的淋巴结表现为开放窦隙。大多数浆细胞型巨大淋巴结增生免疫组化检查显示为浆细胞轻链多克隆表达，某些也可有单克隆浆细胞表达，并可合并有血浆 M 蛋白。

尽管具有上述典型组织学特征，但是它们是非特异性的。类似 Castleman 样组织学改变的病例也有大量报道，相同的淋巴结结构改变也出现在类风湿关节炎、干燥综合征、药物反应（如苯妥英过敏）、淋巴结转移癌、医源性免疫抑制病变，以及先天性或获得性免疫缺陷综合征。有报道称相同淋巴结组织学改变出现在霍奇金淋巴瘤病例并导致临床误诊。

（五）治疗

透明血管型巨大淋巴结增生治疗是手术切除，完全手术切除可使全部病例达到治愈。但是透明血管型病变有广泛血管存在，手术切除可能导致大量出血，手术者必须谨慎，避免术中、术后发生大出血。巨大淋巴结增生有时不能完全切除，术后可能出现肿瘤局部复发。对于不适宜外科切除或切除不彻底的患者，放疗可能有一定效果。透明血管型淋巴结增生起源被认为是良性、自身限制性病变，手术摘除肿瘤以后，患者临床症状明显缓解或消失，总体来说，透明血管型巨大淋巴结增生摘除术后预后良好，5 年生存率可达 100%，很少有其他合并症。但是有可能发展成血管性肿瘤，类似卡波西肉瘤，典型的卡波西肉瘤合并多中心型巨大淋巴结增生，已有报道卡波西肉瘤样血管肿瘤合并局限型 Castleman 病，此外有少数报道在初始诊断透明血管型淋巴结增生以后数年，其可发展成恶性淋巴瘤或血管性肿瘤。因此，某些淋巴结增生病变切除后可能有复发。

病变长期存在而体积无明显增大，手术切除后恢复顺利，提示这种疾病是一种良型病变特点。但是某些病变，如浆细胞型淋巴结增生却表现为恶性病变生物学特点，特别是多中心型浆细

胞型 Castleman 病，它表现为全身弥漫性淋巴结肿大，形态学与巨大淋巴结增生相同，但患者常有临床症状，如发热、寒战、体重减轻、肝脾大，以及免疫功能紊乱和自身免疫性疾病，与典型的 Castleman 病良性临床病程不同，多中心型 Castleman 病更多表现为恶性疾病，有报道称它可合并人类免疫缺陷病毒（HIV）感染，合并感染后常致死亡。因此浆细胞型淋巴结增生患者需要进行密切随诊。

局限型浆细胞型 Castleman 病可经手术切除，并有较好预后。与此相反，多中心型浆细胞型 Castleman 病需要全身治疗，而且结果不佳。一个报道显示整个死亡率为 50%，中位生存期为 26 个月，最常见的死亡原因是败血症和淋巴瘤。免疫抑制剂单独或联合应用也用于治疗多中心型病变，其效果不尽相同。联合激素和细胞毒性药物化疗可使临床症状获得暂时改善，但是至今尚没有单一药物或某一化疗方案能使患者获得长期持续症状缓解。从多中心型 Castleman 病的恶性行为和预后很差的角度来讲，提出了应当采用更积极的强有力化疗。放疗在个别病例上获得成功，对于多中心型 Castleman 病，放疗作用尚未得到肯定。

近年来，胸外科微创技术突飞猛进，国内外有文献报道应用胸腔镜下行肿瘤切除。对于此种术式，北京协和医院的体会：对前纵隔区域肿物，主要涉及保护无名静脉、上腔静脉系统及膈神经，相对安全，胸腔镜下多能顺利完成；对于单纯后纵隔区域肿物，手术难度也不大；而对于跨越中后纵隔区域肿物，往往肿物位置深，由气管、食管间隙向下延伸至气管及支气管分叉，深入血管间隙特别是心脏大血管起始部位，并且向中线两侧膨胀性生长，对大多数右侧入路而言，显露极其困难，况且一旦肿物钳夹、分离中有破溃，由于肿物血运丰富，术野立即被淹没，极易误伤周围重要结构。各医学中心一定要根据自己自身情况选择合适方式，切勿固执坚持，必要时尽早中转开胸，以避免严重事故。

由于病灶位于纵隔区域，空间狭窄，周围多发血管及重要器官，肿瘤血运丰富，手术操作困难。对于确实难以完整切除的肿瘤，在术中明确病理的前提下，选择术式，如透明血管

型，肿瘤生长缓慢，可以选择姑息或大部切除，达到减轻症状目的，解除压迫症状，术后中期随诊效果尚可。

对多发淋巴结肿大，手术目的即为活检，获取足够数量标本即可，不必追求过多切除。

（六）北京协和医院资料

北京协和医院 1998～2003 年，5 年内共收治 13 例经手术切除或淋巴结活检病理证实的巨大淋巴结增生，临床资料和病理诊断如表 13-19-3 所示。

表 13-19-3　北京协和医院 13 例纵隔巨大淋巴结增生资料

年龄（岁）	性别	淋巴结部位	主要症状	全身症状	临床分型	病理分型
39	男	后纵隔	左后背痛 2 年	（−）	孤立型	透明血管型
17	女	上纵隔	无	（−）	孤立型	透明血管型
28	女	上纵隔	干咳 1 个月	（−）	孤立型	透明血管型
38	男	前纵隔	胸闷、胸痛 6 个月	（−）	孤立型	透明血管型
37	女	腹膜后	上腹饱胀、食欲缺乏 1 个月	（−）	孤立型	透明血管型
65	女	右腋下	无	（−）	孤立型	透明血管型
41	女	纵隔	头晕、乏力 2 年	（+）POEMS	弥漫型	浆细胞型
25	女	小肠系膜	间断发热、乏力 4 年	（+）IgG↑	孤立型	浆细胞型
27	女	纵隔及全身	发热、乏力、消瘦 1 年	（−）	弥漫型	浆细胞型
43	男	腹股沟腘窝	双下肢麻木、痛风	（+）POEMS	弥漫型	浆细胞型
29	男	纵隔及全身	肝脾大及乏力、消瘦	（+）IgG↑	弥漫型	浆细胞型
30	女	气管隆突下	黏膜糜烂、咳嗽 1 个月	（−）	孤立型	透明血管型
31	男	左肺门、叶间裂	无	（−）	孤立型	透明血管型

13 例中男性 5 例，女性 8 例；年龄 17～65 岁，平均年龄 46.3 岁；有症状者病程从半个月至 4 年，尚有 2 例无明显症状，为体检发现。临床分型孤立型淋巴结增生 9 例，主要表现为局限于纵隔淋巴结或沿支气管树淋巴结增生。4 例弥漫型，表现为除了纵隔淋巴结增大以外，尚有腋下淋巴结、腹腔内淋巴结或腹膜后淋巴结及全身浅表淋巴结增大。组织学诊断 8 例为透明血管型，5 例浆细胞型。9 例孤立型淋巴结增生中仅 1 例为浆细胞型，其余 8 例组织学诊断均为透明血管型。4 例弥漫型淋巴结增生的组织学诊断均为浆细胞型。孤立型增生主要症状为干咳、胸痛、肩背痛，其中 2 例查体发现。弥漫型浆细胞型表现为全身多处淋巴结肿大，包括耳后、腹股沟、腋下、腹膜后、小肠系膜等处淋巴结肿大，此外，患者还有肝脾大和多发性浆膜腔积液。1 例合并有 POEMS。此外，浆细胞型者多有全身症状，包括乏力、消瘦等症状。6 例纵隔孤立型巨大淋巴结增生行手术完全切除，手术后恢复平稳，顺利出院，3 例分别局限在腹膜后、小肠系膜和腋下的淋巴结增生也行手术切除，3 例弥漫型者仅行病理活检，明确诊断

后予化疗。在切除增生纵隔淋巴结术中，发现肿物边界清楚，包膜完整，与周围脏器粘连但不浸润周围脏器，肿瘤最大直径为 10cm。肿块血运丰富，肿瘤表面布满迂曲扩张的血管，2 例术中出血近 2000ml。纵隔淋巴结增生伴身体其他部位淋巴结增生行淋巴结活检，明确诊断后进行全身治疗。3 例胸腔外局限型淋巴结增生，分别位于腹膜后、腋窝和小肠系膜等部位，均完整切除。本组对 4 例弥漫型浆细胞型淋巴结增生，在病理诊断明确后采用化学药物和糖皮质激素治疗，2 例化疗前有间断发热患者，化疗后体温恢复正常，病情平稳出院；1 例伴有双下肢麻木、痛风症状的全身性淋巴结增生患者，并发 POEMS 综合征，经化疗后症状有所缓解。1 例弥漫型全身淋巴结肿大伴乏力、消瘦患者，合并副肿瘤综合征，入院后已有闭塞性细支气管炎，虽经多疗程化疗，但是病情未能有效控制，最后因呼吸衰竭死亡。从本组结果看，局限型淋巴结增生或孤立型淋巴结增生患者，在手术摘除肿块后，症状消失，无须其他治疗，仅临床随诊即可。

（张志庸　杨爱民）

第二十节　纵隔脂肪组织增生

一、概　　述

纵隔脂肪组织增生是一种纵隔良性病变，主要指纵隔内存在过多脂肪组织，组织学上这些脂肪组织完全正常，由成熟脂肪细胞构成，脂肪肿块无包膜，仅由脂肪堆积而成。纵隔脂肪组织增生本身对机体并不产生严重影响，患者也不会因大量脂肪堆积而致残或死亡。临床上，其重要性在于，影像学上发现了纵隔内异常低密度肿物影，可能被误诊为脂肪瘤、脂肪肉瘤或胸腺瘤，甚至开胸手术摘除了一堆脂肪。胸外科医师应当有纵隔内脂肪组织增生概念，特别是多发性对称性脂肪增多症，除非有明显临床症状，大多数患者不需要胸外科手术处理。

二、发病原因和发病机制

正常人前纵隔内存在部分脂肪，通常包含在胸腺内或围绕着胸腺。脂肪过多常见于肥胖人群，或库欣综合征患者，以及长期应用外源性糖皮质激素或其他药物患者，有时无以上情况，某些患者也可以出现脂肪增生，其为原因不明的脂肪组织增生。

临床上最常见发生脂肪组织增生的是长期应用大量皮质激素治疗某些疾病的患者，如慢性肾炎、肾病综合征、慢性阻塞性肺疾病、哮喘（喷雾剂）、结缔组织病、自身免疫性疾病、器官移植等。但是临床上的问题是激素应用多少剂量、多长时间可以造成脂肪组织增生，至今尚无定论。有学者推论每天服用 60mg 泼尼松长达数年即可产生脂肪堆积。事实上有些患者长期应用大剂量皮质激素以后，并未发现有脂肪大量增生。

纵隔内增生的脂肪，在组织学结构上与身体皮下脂肪无明显区别，这些脂肪质地均匀一致。若影像学上发现肿物密度不均匀，可能存在其他原因，如脂肪性肿瘤浸润、纵隔炎。有时儿童胸腺增生很大，或成人胸腺未完全退化，仍保持较大残余胸腺，也可能在前上纵隔表现为脂肪密度肿物阴影。以上这两种情况勿与脂肪增生相混淆。

纵隔脂肪组织最常堆积在前上纵隔，除此之外，过多纵隔脂肪组织也可积存在心膈角（心包脂肪垫）、椎旁沟或房间沟和室间沟处，或者脂肪堆积在胸膜外。一般来讲，脂肪组织增生并不对周围脏器或组织产生压迫。

三、诊断与鉴别诊断

纵隔脂肪增生的诊断主要依据病史和体格检查，确诊需要通过胸部影像学检查。胸部 X 线片上，纵隔脂肪增多症表现为上纵隔轮廓增宽或膨出。CT 扫描图像上纵隔脂肪组织增生显示为前上纵隔巨大肿物，密度较淡且均匀一致，其密度与皮下脂肪密度相同，CT 值为脂肪组织的低密度，呈负值（图 13-20-1，图 13-20-2）。经皮细针抽吸对某些病例有助诊断，但是纵隔内脂肪组织增生多存在于前上中纵隔，经皮穿刺往往有一定困难。

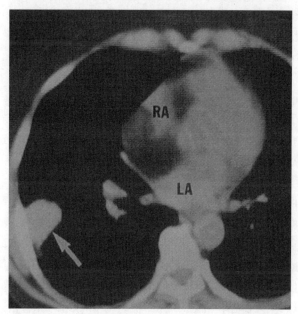

图 13-20-1　CT 显示胸壁脂肪组织增生（箭头所示）
RA. 右心房；LA. 左心房

诊断纵隔脂肪组织增生时需要与纵隔某些其他病变相鉴别。脂肪瘤是最常见的纵隔间质组织肿瘤，它可发生在纵隔内任何部位，最多见于前纵隔，通常肿瘤有完整包膜，体积较小，呈圆形，边缘光滑，界线清楚。CT 扫描脂肪瘤呈现低密度是其特征，有利于诊断。脂肪瘤内也可以有纤细的纤维间隔，其使肿瘤密度变得不均匀。除非是巨大脂肪瘤，一般它对周围脏器不产生压迫。若

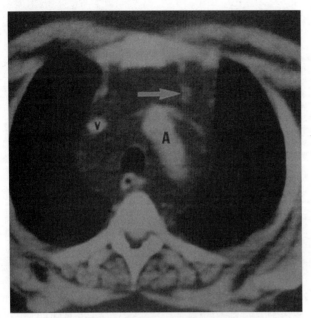

图 13-20-2　CT 显示上纵隔脂肪组织增生
V. 静脉；A. 动脉

脂肪瘤组织结构不均匀，出现软组织密度区，或侵犯邻近组织，或肿块周边模糊不清，应注意排除恶性脂肪肿瘤（脂肪肉瘤或脂肪母细胞瘤）或畸胎瘤。脂肪母细胞瘤主要出现在婴儿和幼儿中，通常脂肪母细胞瘤发生在四肢，其次是躯干，很少在纵隔内发现脂肪母细胞瘤，脂肪母细胞瘤含有不成熟脂肪细胞，由纤维组织分隔成小叶，无数小叶构成脂肪母细胞瘤。良性成熟畸胎瘤是纵隔内最常见的生殖细胞肿瘤，一般它位于胸腺内，偶尔也可以位于后纵隔。CT 上畸胎瘤呈现含有脂肪、液体、软组织和钙化的混合性物质，这些特点对诊断畸胎瘤有较大帮助，在成熟畸胎瘤内脂肪成分约占 50% 或更少。有时，可以见到畸胎瘤内充满脂肪性液体。恶性生殖细胞肿瘤含有大量软组织成分，界线不清，容易与脂肪组织增生相鉴别。纵隔肉瘤临床罕见，最常见的有四类纵隔肉瘤，分别是神经鞘肉瘤、梭形细胞肉瘤、平滑肌肉瘤和脂肪肉瘤。其中纵隔脂肪肉瘤需要与纵隔脂肪增多症进行鉴别。纵隔肉瘤均由软组织成分构成，在 CT 图像上，肿瘤软组织成分密度与脂肪增生的低密度明显不同，从而鉴别纵隔肉瘤与脂肪增生并不困难。

胸腺脂肪瘤是来自胸腺且生长缓慢的良性肿瘤，男女患病率无明显差别，发病年龄范围较广，但是临床上最多见于中年男性患者，平均年龄约

为 27 岁。大约半数患者无明显临床症状。胸腺脂肪瘤体积较大，质地柔软，包膜完整，肿瘤内含成熟胸腺小叶和脂肪组织，肿瘤由成熟脂肪细胞和胸腺组织构成。约 25% 的胸腺脂肪瘤重量超过 2kg。胸腺脂肪瘤是胸内生长最大的实性肿瘤之一。影像学上，胸腺脂肪瘤显示为巨大前上纵隔肿物，由于其重量较大，肿瘤常坠入前下纵隔，有时肿瘤可占据一侧或双侧胸膜腔。影像学的特征是肿瘤与邻近脏器常混淆在一起，类似心脏增大或横膈局限性膨升。而且肿瘤形态随着患者体位改变而变化。在胸部 CT 和 MRI 图像上，胸腺脂肪瘤表现为孤立软组织密度影，典型的特点是肿瘤结构含有脂肪成分与软组织成分，提示肿瘤内混合有胸腺组织和纤维分隔的脂肪组织。此外，解剖学上肿瘤与胸腺密切连接。某些胸腺脂肪瘤的胸腺组织成分减少，类似于单纯的纵隔脂肪瘤。

偶尔，腹腔内大网膜，经胸骨旁疝进入胸腔可表现为前下纵隔脂肪密度的阴影，容易与纵隔脂肪组织增生相混淆。鉴别要点是仔细分辨肿物内是否存在纤细的线状纹理，它代表大网膜内血管，同时，由此也可以与心包脂肪垫相鉴别。腹腔内大网膜也可经食管裂孔疝入胸腔内，或经胸腹膜疝或后天性横膈疝进入胸腔，这些疝入的大网膜均可以表现为脂肪性质的纵隔肿物，鉴别在于认真阅读影像学资料，确定除了脂肪之外，是否还含有其他成分，如肠管、胃或脾。此外，大网膜经横膈裂孔疝入胸腔更多出现在左侧后纵隔，右侧因有肝脏阻挡则很少见到。

四、多发性对称性脂肪增多症

多发性对称性脂肪增多症（multiple symmetric lipomatosis，MSL），又称 Madelung 病，它完全不同于上述的脂肪组织增生，临床十分少见。1846 年 Brodie 首次描述了此症临床表现，以后 1888 年 Madelung 报道了 33 例颈部脂肪组织增生，并确定了该病的特征和命名。自此人们将多发性对称性脂肪增多症也称为 Madelung 病。

临床上 MSL 呈一种缓慢、进行性脂肪组织生长过程，脂肪组织主要堆积在上肢、下肢、颌下、锁骨上等处，脂肪越堆积越多，逐渐形成巨大肿块，以致外观上产生了畸形。纵隔内发生对称性脂肪

组织大量增生、堆积也很常见，纵隔内积累的大量脂肪可能压迫纵隔内含气脏器，如气管、食管，特别是压迫气管、支气管，使气道变窄、移位，临床上出现喘鸣、呼吸窘迫或呼吸困难，甚至发生临床急症。纵隔内大量脂肪压迫食管可产生吞咽不畅。纵隔脂肪堆积可造成上腔静脉梗阻，头颈部广泛脂肪增生可以产生舌部脂肪浸润、喉头受压及颈部活动受限。气管受压可造成睡眠呼吸暂停综合征，但是纵隔内脂肪通常不积存在前纵隔、心膈角及脊柱旁区。MSL 增生的成分主要是成熟脂肪细胞（缺乏核不典型性），浸润肢体的肌肉，或少见的浸润躯干肌肉。MSL 分为两型，Ⅰ型为局限于某部位的脂肪增生，Ⅱ型为弥漫性脂肪增生。

　　绝大多数 MSL 发生于中年男性，此类患者常有酗酒史，多合并脱髓鞘周围神经炎和自主神经炎，以及内分泌紊乱和脂肪代谢紊乱，包括高尿酸血症、高脂血症、甲状腺功能低下和酒精中毒。此症与应用皮质激素无关的论述也可见报道。曾有报道称哮喘患者长期应用激素，产生对称性脂肪增多，甚至在硬膜下腔也出现脂肪堆积。个案报道支气管黏膜下脂肪堆积，造成了支气管阻塞。当纵隔堆积大量脂肪，在小剂量肝素作用下，患者可发生小血管或毛细血管出血，产生纵隔血肿，造成临床诊断困难。MSL 患者血液检查，可发现高密度胆固醇、低密度胆固醇和高尿酸血症。

　　有报道称应用大量皮质激素导致食管壁脂肪增生。大量应用激素不良反应之一是脂肪代谢紊乱，发生脂肪向心性移动堆积，产生向心性肥胖。纵隔是脂肪常见堆积部位，实际上纵隔内每个部位都可能堆积脂肪。食管是纵隔内一个脏器，也有脂肪积存。食管壁内脂肪增生主要在食管上段，延伸到食管上括约肌，偶尔也可见于食管下段（图 13-20-3，图 13-20-4）。食管肌层包括两层，外层为纵行肌，内层为环形肌，上段主要为横纹肌，下段主要为平滑肌。借助于连续 CT 扫描发现，在食管上段肌层之间有大量脂肪增生，致食管腔呈环状、不规则形或马蹄状。分析其原因可能是横纹肌较其他肌肉更容易被脂肪浸润发生萎缩。另外约半数患者应用喷雾吸入激素，喷雾中的激素除了支气管、肺吸收之外，尚有部分存留在咽喉部，从而造成上段食管肌层脂肪过度增生。尽

管食管有脂肪增生，但是患者多无吞咽困难症状，大多在胸部 CT 检查时偶然发现。

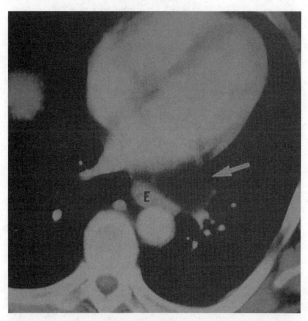

图 13-20-3　CT 显示食管（E）壁内脂肪增生

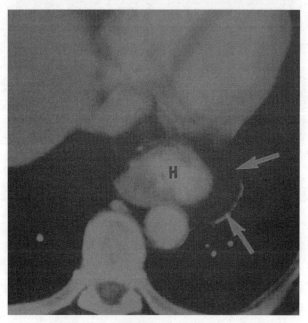

图 13-20-4　食管壁脂肪大量增生 CT 图像
H. 疝

五、治　疗

　　纵隔脂肪增生常有原发原因存在，如库欣综合征，以及长期大量应用激素治疗某些疾病，对这些病例应针对其原发原因予以相应处理。若患者无明显临床症状，单纯临床观察随诊即可，不

予以特殊处理。若患者临床症状较明显，特别是呼吸道受压，常需行手术切除增生的脂肪组织。由于脂肪增生症的肿块无包膜，呈浸润性生长，从而整块完整切除常不容易完成，对此类病例可行大部分切除，或分块切除肿瘤，以减轻和缓解临床症状，同时停止应用激素。

第二十一节　胸内脊膜膨出

一、概　　述

胸内脊膜膨出是一种极少见的后纵隔囊性病变，病理解剖学改变为过多脑脊膜经椎间孔或破坏的椎骨呈球形向外膨出，疝入胸膜腔内，特别是疝入后纵隔。膨出脊膜内充满脑脊液，囊壁由硬脊膜和蛛网膜及少许神经组织构成。胸腔内脊膜膨出多位于后纵隔，容易与后纵隔肿物相混淆，偶尔可能造成临床医师误诊、误治。对此种病变处理不当，有可能产生严重后果。

二、病因和发病机制

自 1933 年 Pohl 首次描述胸内脊膜膨出以来，至 20 世纪 60 年代末文献报道了 98 例，其中 64% 合并弥漫性神经纤维瘤病。到了 20 世纪 70 年代末，Erkulvrawart 综述发现约 85% 的胸内脊膜膨出病例合并有弥漫性神经纤维瘤病，或者有弥漫性神经纤维瘤病家族史。弥漫性神经纤维瘤病是一种染色体显性遗传性疾病，其外显性变异较大，特征为明显皮肤色斑、多发性神经源性肿瘤和骨骼畸形。最常见的骨骼畸形是脊柱侧弯和脊柱后凸畸形。

有报道称胸内脊膜膨出并不常合并以上这些病变。有学者认为合并神经纤维瘤病的骨质改变，如脊柱后凸畸形、脊柱侧弯、蝶样椎体、椎间孔扩大和肋骨改变等，是脊膜膨出的决定性因素。也有学者提出即使不存在神经纤维瘤病其他体征，胸内脊膜膨出也是神经纤维瘤病的一种表现形式。Nanson 提出胸内脊膜膨出是神经纤维瘤发生囊性变的结果，与硬脊膜腔相通只是继发性改变。这些理论主要是基于脊膜膨出合并神经纤维瘤病，但是当不合并神经纤维瘤病时，这种理论则解释

不通。

胸内脊膜膨出也可能是先天性的，如有的病例出生时即出现胸内脊膜膨出，Miles 提出椎骨和肋骨先天性发育不良，主要是间充质生骨节在 2 个分离的骨化中心延迟分离造成骨性发育不良。这一观点得到大多数人支持，胚胎发育过程中，脊椎骨和脊膜发育缺陷，使胸椎病变区硬脊膜及蛛网膜难以接受蛛网膜下腔压力。后来在成人期，由于胸膜腔内压力与椎管内压力的差别，才形成胸内脊膜膨出。随着囊内脑脊液量逐渐增加，囊壁随之胀大变薄，形成典型胸内脊膜膨出。但是，大多数病例发病前胸部和脊椎影像学正常，以及出生后数月未观察到有脊膜膨出，这些数据均不支持先天性发病的假设。

Cross 等提出了创伤对胸脊膜膨出产生作用，但是文献上报道以前有过严重胸外伤发生脊膜膨出的患者仅有 5 例，这些病例脊膜膨出也可能是膨出的脊神经袖发生病变造成的，脑脊液积聚在胸膜腔，以后反应性结缔组织增生包裹形成脊膜膨出。Osaka 已经提出轻微创伤对于发生胸内脊膜膨出也会起到至关重要的作用。Sengpiel、Mendeson 和 Kay 提出脊膜膨出产生于神经袖异常延长，这些过长的神经袖从椎间孔向外伸展，在用力、咳嗽和打喷嚏时，致使硬脊膜下腔向外疝出并逐渐增大。尽管脊髓造影显示神经袖过长更多见于腰部，但是背部发生脊膜膨出更多，可能是因为胸膜腔内压力与硬脊膜下腔压力差别更大。椎间孔扩大是膨出的脊膜不断增大及脑脊液长期不断搏动作用的结果。

三、临床表现

胸内脊膜膨出症发生率很低，男性和女性发病率无区别，约半数患者无明显临床症状，部分患者是在偶然体检时发现胸内肿块阴影，或者是在检查与其无关的胸部病变时发现。综述文献材料发现只有 25% 的患者主诉疼痛，脊髓受累体征仅出现在 10% 的病例。当巨大脊膜膨出时，患者可出现胸闷、后背神经根部剧痛，特别是婴幼儿患者，可出现咳嗽、呼吸困难等呼吸道症状。发病年龄可分 2 个年龄段，一种发生在婴幼儿，另一种发生在 40 岁和 50 岁成年人。

四、诊 断

胸部 X 线片上胸内脊膜膨出症表现为位于后纵隔脊柱旁、边缘锐利球形肿块，密度淡而均匀，侧位图像显示肿块影与脊柱相重叠（图 13-21-1，图 13-21-2）。本病常合并有骨质异常，如椎体后部压迫性坏死；肿物所在部位椎间孔扩大；脊柱后凸畸形及脊柱侧弯。典型胸内脊膜膨出 2～3cm 大小，临床上也可见更大囊肿，文献报道最大胸内脊膜膨出直径可达 10～15cm。弥漫性神经纤维瘤病患者后纵隔出现液性肿块最可能是胸内脊膜膨出。大多数胸内脊膜膨出症患者为意外发现（60%），或因呼吸困难（23%）而就诊。依 Miles 关于此病大型综述中，约 70% 的患者影像学上可见脊柱后凸畸形、蝶样椎骨和椎间孔扩大。其他影像学异常包括肋骨畸形和脊柱其他平面也有脊膜膨出。Laws 和 Pallis 强调胸部 X 线片上有邻近肋骨和椎骨骨质异常足以做出诊断，但是如有下肢轻瘫，则需要进行脊髓造影以除外丛状神经纤维瘤。椎管脊髓造影检查可以明确膨出脊膜与脊髓的关系，以及是否存在哑铃状病变，因为造影剂稀释，脊髓造影不能显示膨出脊膜腔真正大小，有时膨出的脊膜囊腔可能被骨质所掩盖。

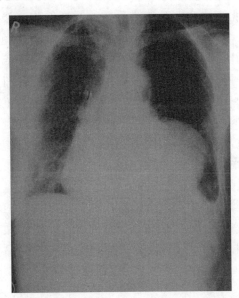

图 13-21-1 正位胸部 X 线片显示胸内脊膜膨出

自 CT、超声检查和 MRI 问世，胸内脊膜膨出症诊断更多地依赖 CT 和超声检查。CT 扫描胸

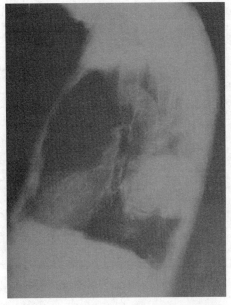

图 13-21-2 侧位胸部 X 线片显示脊膜膨出

内脊膜膨出症表现为脊椎旁圆形低密度病灶阴影，边缘清晰，对造影剂无增强。肿物与椎管相交通，其密度与脑脊液相同，这些是胸内脊膜膨出的典型影像学表现。CT 检查的优点是能更清楚地显示胸内脊膜膨出大小、边缘及脊膜膨出的轴向，并显示膨出脊膜内脑脊液与硬脊膜腔内脑脊液相连续，呈现为水样密度，或呈特征性水样液体（图 13-21-3，图 13-21-4）。Weinreb 报道应用水溶性造影剂行脊髓造影增强 CT 检查，可获得更清晰图像。除了影像学检查外，临床医师应对患者进行全面体检，确定有无皮肤色斑存在，有无多发性皮下结节，并取结节活检，确定有无合并弥漫性神经纤维瘤病。

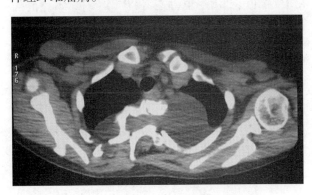

图 13-21-3 胸部 CT 显示脊椎畸形脊膜膨出

需要与胸内脊膜膨出症进行鉴别、经椎间孔扩展到脊椎旁的脊髓病变有哑铃状神经纤维瘤、毛细血管母细胞瘤或囊状水瘤。此外需要进行鉴

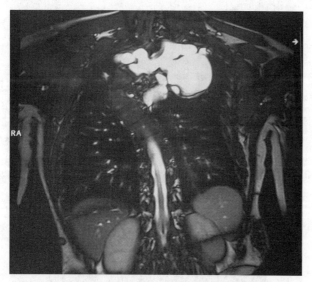

图 13-21-4　胸部 MRI 显示脊椎畸形脊膜膨出

别的还有位于后纵隔的神经鞘瘤、神经母细胞瘤和节神经细胞瘤。鉴别要点在于 CT 的不同特点，这些肿瘤多为实性肿物，其密度与脑脊液不同，而且它们在增强 CT 检查时可有造影剂增强。其实普通 CT 扫描足以做出诊断，仍有怀疑时可在椎管内注射 Metrizamide 进行脊髓造影增强 CT 检查。由于脑脊液进出脊膜膨出囊腔内存在活瓣作用，数小时后造影剂可渗入膨出脊膜腔内并可维持数天。更容易混淆的是神经鞘瘤囊性变，两者发生部位、形态及合并椎间孔扩大均相同，鉴别之处在于神经鞘瘤囊性变的液体为混浊性，密度较高，而且影像学上瘤蒂与蛛网膜下腔并不相通。

临床上大多数胸内脊膜膨出症往往被误诊，Miles 报道 55% 胸内脊膜膨出被误当神经源性肿瘤而开胸探查。主要原因是开胸手术前未想到胸内脊膜膨出的可能。因此当弥漫性神经纤维瘤病患者，或脊柱有侧弯或后凸畸形者，发现后纵隔有一圆形边缘清晰囊性肿物时，首先应想到胸内脊膜膨出的可能。此外无弥漫性神经纤维瘤病患者，后纵隔脊柱旁发现一囊性肿物，也应进行详细检查以除外脊膜膨出可能。

五、治　疗

大多数胸内脊膜膨出症因膨出的脊膜较小，临床又无明显症状，明确诊断后可经临床和影像学随诊，不急于外科处理。一般来说，胸内脊膜膨出的大小并不随时间而增大。但是也有个别报道称膨出的脊膜囊进行性增大。若肿物增大、出现疼痛，或出现神经系统、呼吸系统症状，则需要进行手术治疗。手术治疗可以缓解临床症状，特别是能明显缓解患者疼痛。有学者提出较大脊膜膨出在用力、剧烈咳嗽时，可突然发生破裂，大量脑脊液流入负压的胸膜腔，甚至导致休克、死亡。

术前若发现囊腔较小，可以经椎板切开入路经硬脊膜外缝合囊颈。若为中等或大型囊腔，后外侧开胸入路则更为可取。手术关键在于如何妥善封闭囊腔底部的囊颈，确切修补脊膜缺损，防止脑脊液瘘。对于小的脊膜缺损，可以直接用囊壁缝合修补。缺损较大者，需用带蒂的肌肉瓣或人工材料修补。实践证明修补脊膜缺损并非易事，在完善修补缺损后仍可发生术后脑脊液漏出。有时修补缺损需要神经外科医师协助处理。某些青年医师缺乏经验，将胸内脊膜膨出误认为后纵隔肿瘤而切破膨出的脊膜，甚至造成脊髓或神经组织损伤，待流出清亮脑脊液，发现囊腔基底部存在缺损并与椎管相通，此时才想到是胸内脊膜膨出症。误诊病例因囊壁破损较大，直接修补甚为困难，可能需用人工材料修补。有学者提倡应用氰基丙烯酸盐水泥加固不渗漏缝合，效果良好，无并发症，不必用合成材料或自身组织瓣加固修补。

北京协和医院胸外科曾治疗 2 例胸内脊膜膨出症，术前未明确诊断，拟诊为后纵隔神经源性肿瘤开胸手术。术中切开囊肿壁而致清亮脑脊液流出，方诊断胸内脊膜膨出症，经神经外科医师协助完成修补脊膜缺损，但术后合并脑脊液漏，2 个月后始愈合。另 1 例胸内脊膜膨出囊肿较小，术前曾考虑胸内脊膜膨出症，手术中完全切除囊肿，用囊壁修补囊颈，患者术后顺利恢复，胸部症状消失，无脑脊液漏发生，痊愈出院。

国内有关胸内脊膜膨出的报道较少，检索仅发现 2 篇外科治疗结果报道和少数个案报道，还有放射科报道，总例数共 15 例。以下介绍 2 例胸内脊膜膨出症，经手术治疗而愈。

病例 1：患者，女性，50 岁，4 年前在一次车祸中伤及背部，损伤较轻，未产生神经根或脊髓损伤症状，此后也没有进行任何有关脊髓影像学检查，很快恢复正常日常生活。2 年前患者常诉左胸疼痛，未进一步检查和治疗。近日因消化不良行上消化道造影，发现在第9胸椎和第10胸椎水平脊柱左侧旁有一圆形阴影。胸部体层图像证实肿物存在。入院后神经系统检查未发现异常，无弥漫性神经纤维瘤病临床体征及此病家族史。影像学检查显示第9胸椎和第10胸椎椎间孔扩大。CT显示第9胸椎和第10胸椎水平脊柱左侧旁有一圆形低密度区，其界线清晰，密度与脑脊液相同，并经第9椎间孔和第10椎间孔与椎管相通，椎间孔扩大。因为肿物形态及密度特点，初步诊断为胸内脊膜膨出。但是椎管硬膜下腔注射Metrizamide却未能显示膨出的脊膜囊腔。患者经后外侧开胸切口进胸，发现一圆形胸膜外肿物，切开囊壁后，溢出清亮脑脊液，从胸膜上解剖出囊壁并切除。囊肿蒂部很大，经第9椎间孔和第10椎间孔伸延，将其蒂部从骨性边缘分离，予直接缝合关闭。未行椎板切除，经椎管入路处理囊腔蒂部。术后恢复良好，无脑脊液漏，术后2个月疼痛消失。

病例2：患者，男性，31岁，因发现左后纵隔肿块入院。患者否认任何呼吸道症状，患者每天能跑3～4km。入院前患者感到后背模糊钝痛已有3个月之久，但无其他处不适、乏力、感觉异常、步态不稳或括约肌功能失常。在其14岁时即已诊断有弥漫性神经纤维瘤病，当时脊髓造影发现在左胸腔内有一界线不清楚，造影剂充盈区，或者"阴影"。在其26岁时胸部CT扫描发现左椎骨旁肿瘤，但是直到此次住院前，每年影像学检查随诊未发现肿瘤增大。其父和2个兄弟均有弥漫性神经纤维瘤病。

入院检查一般状况良好，脑神经无欠缺，周身浅表淋巴结未扪及，颈、面和躯干可扪及多个软质皮下小结节，四肢皮下结节较少。左手背侧、躯干和腋部可见咖啡牛奶斑。除了胸部脊柱后凸畸形外全身体检未发现特殊。胸廓前后直径在正常范围，横膈移动度正常，无肋骨或脊柱压痛。步态可疑增宽，无其他神经系统体征。生化检查和血常规检查均在正常范围。胸部X线片发现左上纵隔巨大肿块和脊柱后凸畸形，上胸椎骨向前蝶样畸形。胸部脊髓造影显示脊柱侧弯和蝶样畸形。胸部CT并造影剂增强扫描发现硬脑膜普遍扩张，左侧第5、6胸椎水平胸内脊膜膨出，囊

内部分充盈造影剂。CT扫描同时显示在第2、3胸椎和第3、4胸椎水平有2个充有液体的脊膜膨出囊腔，左侧卧位脊髓造影肯定这些肿块为囊性肿物。

患者经后外侧切口开胸手术，在膨出的脊膜部位行胸膜外解剖囊腔，显露囊肿后，切除了硬脊膜囊壁，用氰基丙烯酸酯（万能胶）材料进行加固密封缝合。术中未发现丛样神经纤维瘤，但有相邻椎间孔广泛侵蚀和肋骨受压破坏。神经根无受压，脊髓正常无受损。术后第2天左侧胸腔积液自行吸收，无脑脊液瘘。术后随诊1年患者生活良好，胸部X线复查肿物无复发。

第二十二节　纵　隔　炎

纵隔炎是纵隔内急慢性炎症，以及与之相关的疾病过程和造成的后果。绝大多数纵隔炎是感染性的，但是临床表现千差万别，主要因为纵隔炎症持续的时间长短，而不是某种特殊的病原体。因此，按照病程将纵隔炎分为急性纵隔炎和慢性纵隔炎，比按照特异性病原体分类更为合理。急性纵隔炎是一种确定的严重感染性疾病，因为纵隔解剖学特点，急性纵隔炎的危害极大，处理不及时、不适当将导致患者死亡。慢性纵隔炎包括了许多疾病，一般依据病变的影像学特点或组织学特点来定义、分类，包括从活动性肉芽肿性炎症到弥漫性纵隔纤维化等一系列病变。

纵隔炎除了以炎症持续时间进行分类外，有时还将纵隔炎按疾病起源分为原发性纵隔炎和继发性纵隔炎，原发性纵隔炎包括特异性纵隔炎和非特异性纵隔炎。继发性纵隔炎可由食管穿孔和破裂、气管支气管断裂及喉部手术引起。

一、急性纵隔炎

急性纵隔炎曾是一种少见而凶险的突发性疾病，历来剧烈呕吐后发生的自发性食管破裂或贯通性胸外伤引起的急性纵隔炎常常是致死性急症。然而从20世纪50～60年代开始，随着内镜技术的开展，尤其是20世纪70年代心脏手术经胸骨正中切口的应用，急性纵隔炎的发生更为多见，临床表现也变得千差万别。因为纵隔炎发生的这

些变化,其中包括了相对不显性感染,因此有学者提出化脓性纵隔炎比急性纵隔炎更准确。不管是化脓性纵隔炎还是急性纵隔炎,它们与慢性肉芽肿性纵隔炎或纵隔纤维化,在病因、临床表现、诊断和治疗方法方面均明显不同,因此需要划分清楚。

(一)临床分类

纵隔内不同解剖部位的感染都有其特殊的感染来源,上纵隔感染最常见于颈部感染向下直接蔓延;前纵隔感染一般发生于前胸部贯通伤或胸骨正中切口手术后;后纵隔脓肿则是结核性感染或脊柱化脓性感染特征性部位。感染途径和感染环境极大地影响着急性纵隔炎的临床表现,因此根据感染途径和环境进行临床分类更合理(表13-22-1)。

表 13-22-1　急性纵隔炎病因

胸腔脏器穿孔
食管
剧烈呕吐后自发性破裂(Boerhaave 综合征)
穿透性创伤
吞入异物
硬质食管镜或扩张器损伤
肿瘤侵蚀,坏死性感染
气管或主支气管
穿透性损伤
气管镜、气管插管损伤
异物
肿瘤侵蚀
激光治疗
其他部位感染直接蔓延
胸内感染:肺、胸膜、心包、淋巴结、脊柱周围脓肿
胸外感染
上方:咽后间隙或口腔感染
下方:胰腺炎
原发性纵隔感染
吸入性炭疽热
胸骨切开术后纵隔炎

(二)临床表现

典型的急性纵隔炎,其临床表现如自发性食管破裂一样,发病突然且病情危重。患者出现寒战、高热、烦躁不安,常取俯卧位。体格检查发现患者呼吸急促、心率加快,有明显全身中毒症状,且有濒死感。绝大多数患者主诉胸骨后剧烈疼痛,深呼吸或咳嗽使疼痛加重,甚至麻醉性镇痛药也不能使之缓解。如果病变累及纵隔最上部,疼痛可放射到颈部和耳后。后纵隔或下纵隔受累,可出现神经根疼痛,并放射到整个胸部和两侧肩胛骨之间。

体格检查可以发现锁骨上区饱满,胸骨、胸锁关节处压痛,并可有皮下捻发音,其他纵隔气肿和皮下气肿的体征也可很明显。听诊Hamman 征(前胸部闻及与心脏收缩期同步的压榨音)具有特征性,但不常出现。此外,体格检查还可能发现气管移位、颈静脉怒张等纵隔结构受压的征象。

局限化的纵隔脓肿常出现对周围脏器的压迫征象,其症状和体征包括声音嘶哑(喉返神经受累)、膈肌收缩无力或麻痹(膈神经受累)、霍纳综合征(交感神经星状神经节受累)、心率加快(迷走神经受累)。

以上临床症状和体征,在Boerhaave综合征(食管自发性破裂)表现最典型,其他原因引起的纵隔炎,临床表现变异较大。目前,无明显诱因的自发性急性纵隔炎已经极少见到,医源性损伤造成的急性纵隔炎日渐增多。随着内镜检查技术发展,外科治疗技术改进,以及有效抗生素广泛使用,急性纵隔炎的临床表现也发生了很大变化。

(三)胸腔脏器穿孔引起的纵隔炎

Boerhaave 综合征是指剧烈呕吐后发生的食管破裂,典型特点是在过量进食或大量饮酒之后发生。现在临床上其已经不多见,偶尔还可遇到,其是人们最熟悉、最典型的急性纵隔炎。除了上述临床表现之外,在真正的食管完全破裂之前,可能会有呕血或血性呕吐物,一旦食管完全破裂则呕血减少或消失。食管自发性破裂后常发生一侧液气胸或双侧液气胸,随之迅速发展为脓胸。

自发性食管破裂的诊断历来是临床上一个难题。此症发病急骤、进展迅速,当患者神志不清、意识有障碍时,往往患者就医时间推迟。即使在急诊室,医师难以获得详细的相关病史,也可能延误诊断与治疗。临床急诊医师最容易混淆的是将中下段食管自发性破裂误诊为急腹症，开腹探查后才想到食管破裂。

Rogers 认为食管破裂发生的原因是食管腔内的流体压力超过了正常食管壁的张力。呕吐、创伤、晕厥，或在其他用力情况下，胃内压短暂一过性升高，同时伴随食管下括约肌松弛，胃内容物从而反流至扩张的食管下段。如果此时食管上括约肌没有开放，食管内容物不能反流到口腔而积聚在食管内，导致食管内静水压增高，此压力作用在食管壁最薄弱点即可造成食管破裂。临床发现食管破裂多在食管下段左后侧壁，此处纵行肌纤维束排列疏松，食管腔内气体最容易经此最薄弱处向外膨出，撕裂食管而进入纵隔，形成食管破裂。这一过程就像汽车轮胎的内胎被扎破或刺破，或者用嘴贴紧轮胎的气门芯时出现的奇特现象一样。

胸部贯通伤可以造成急性纵隔炎，尤其是在伤口有明显污染、损伤了内脏器官或伤后就诊较晚时。在这些情况下，如果患者同时合并有其他脏器严重损伤，多不容易诊断出急性纵隔炎。严重胸部钝性伤，如胸部挤压伤，偶尔也可造成食管破裂，患者可能仅仅表现有严重循环呼吸功能不全，而缺乏消化道的症状和体征，临床医师对此种病例应提高警惕，以免误诊和漏诊。

现在，急性纵隔炎最常见的原因是内镜诊断和治疗过程中发生的医源性食管穿孔。一项有关治疗食管穿孔 30 年经验回顾性分析显示，在纤维内镜广泛使用以前，77% 的食管穿孔是内镜（硬直管内镜）所致。现在纤维内镜（软管）广泛应用，器械检查引起的食管穿孔已经减少，但是当食管本身存在病变时，食管穿孔仍然是器械检查或治疗的主要并发症。

Wesdorp 回顾性分析了因内镜或其他器械引起的 54 例食管穿孔，35 例为食管癌患者置入食管支架发生穿孔，另外 19 例穿孔发生在食管良性疾病患者中，其中 6 例为纤维内镜检查，13 例为扩张食管狭窄。94% 在穿孔发生后 2 小时内即获得确诊。19 例食管良性疾病穿孔中 14 例接受保守治疗，5 例外科手术，全组无死亡。这个结果反映出空腹时发生的食管穿孔，对机体造成的影响较轻，早期发现和及时处理可获得良好结果。

内镜下注射硬化剂治疗食管静脉曲张，部分患者出现纵隔并发症，特别是反复注射治疗病例。较大的穿孔常发现有食管壁坏死，多数出现在注射硬化剂后 2 ～ 14 天，文献报道此类食管穿孔发生率约为 6%。注射硬化剂治疗食管静脉曲张更常见的并发症是胸腔积液，推测可能是合并亚临床化学性纵隔炎，但食管尚未穿孔，这种并发症发生率可高达 14%。这种并发症绝大多数可以自愈，保守治疗效果较好。

其他食管创伤性穿孔，包括气管内插管气囊压迫食管，吞入异物，特别是吞入的物体造成食管损伤，如义齿，金属性异物及食管内支架。有报道 6 个犯人为获得假释，吞下了弯曲成"星"形的注射针头。食管金属异物多数均需手术才能取出。服入腐蚀性液体，如强碱或除草剂，除了出现烧伤食管外，严重者也可造成穿孔。

诊断食管穿孔在相当程度上取决于临床医师对它的警惕性。普通胸部 X 线片上的特征是纵隔轮廓弥漫性增宽，纵隔及其他部位出现软组织内积气，有时还可以发现纵隔内气液平面、气胸或液气胸。胸部 CT 可以更清晰地显示这些异常表现（CT 显示食管环周存在气体提示食管穿孔）。如果普通胸部 X 线片特征性明显，患者病情较重，则不一定必须进行 CT 检查。上消化道造影发现造影剂溢入食管周围间隙，或进入胸膜腔可确定诊断。有学者曾推荐剑突下经皮纵隔穿刺进行早期诊断，其操作安全性和诊断确切性均存在一定的问题，未被临床医师接受。

较大的食管穿孔需要早期行手术修补、纵隔引流和胸腔引流，以及使用有效的抗生素治疗。如果感染局限形成纵隔脓肿，临床情况稳定，可在 CT 引导下行经皮纵隔脓肿置管抽吸引流。

食管穿孔所致急性纵隔炎的合并症包括局限性脓肿、弥漫性脓胸和食管胸腔皮肤瘘。病程较长者常见病情反复，可能需要再次开胸处理达到充分引流，因此多需要胃肠外静脉营养支持。

食管破裂所致急性纵隔炎死亡率为 10% ～ 20%，最高可达 40% ～ 50%。这种差异主要由治疗时间、病例选择和治疗方法不同导致。外科引流开始的时间是决定预后的首要因素，一项有关食管镜检查以后发生的食管穿孔回顾性分析显示，24 小时内接受外科手术处理者生存率为 70%，24 小时后手术处理者生存率为 20%。一项近期的研究显示积极外科处理，即使在出现症状超过 24 小时后才进行外科手术，自发性食管破裂后生存率可达 89%～90%。

其他医源性原因造成的纵隔炎，包括支气管镜检查和中心静脉插管所致纵隔炎。支气管镜检查引起的纵隔炎比食管镜少得多，但是在恶性肿瘤造成支气管阻塞或阻塞性肺炎患者中，采用钕 - 钇铝石榴石激光治疗及支气管内器械操作，增加了纵隔并发症的发生率。急性纵隔炎的另一个病因是中心静脉导管尖端穿破血管壁至纵隔。如果静脉导管内输入的是高渗液体、刺激血管药物（vessicant）或血管活性药物，则产生的主要是化学性纵隔炎而非感染性纵隔炎。

（四）其他部位感染直接蔓延的纵隔炎

由于抗生素广泛地应用于临床，其他部位感染直接蔓延至纵隔很少见。然而在 20 世纪早期这种类型的纵隔炎并非罕见。1938 年曾有一组 100 例化脓性纵隔炎报道，其中继发于口咽部感染的化脓性纵隔炎达 21 例，这些感染源于牙周组织、扁桃体周围感染或咽部食管穿孔（图 13-22-1，图 13-22-2）。这些感染通过椎体前间隙、内脏间隙或气管前间隙蔓延，或在颈动脉鞘内蔓延。临床上最常见的感染径路是通过咽后间隙伸延到后纵隔，这种扩散方式形成的纵隔炎，称为下行性坏死性纵隔炎，也是临床上最凶险的纵隔炎。

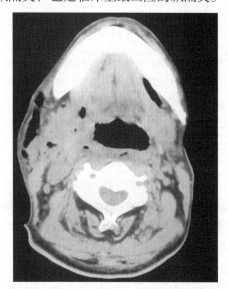

图 13-22-1　下行致纵隔炎的咽部感染 CT 图像

患者，男性，68 岁，因右口咽部感染，纵隔感染半月入院。即往"脑栓塞"病史。CT 显示口咽部脓肿，下行至纵隔脓肿，行颈部伤口清创引流＋空肠造瘘术治疗而愈

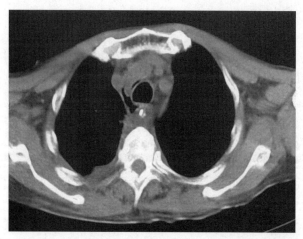

图 13-22-2　与图 13-22-1 同一患者，纵隔炎 CT 图像

历来牙源性感染是下行性坏死性纵隔炎最常见的原因，绝大多数是需氧菌和厌氧菌混合性感染，而且常合并化脓性胸膜炎和化脓性心包炎。

食管穿孔后急性纵隔炎除了前述临床体征外，颈部侧位 X 线片可以显示咽后间隙增宽，有或无液气平面，气管内气柱前移，正常颈椎侧弯消失。不能确切诊断的病例可以行颈部 CT 检查。尽管采取积极的外科引流，食管穿孔经颈部入路的总体死亡率仍高达 23%～42%。胸腔镜和经皮引流是食管穿孔的治疗方法之一，但是经典的治疗仍是积极开放引流和灌洗。对于累及气管隆突以下和进展期病变，通常需要广泛的纵隔开放引流。采取经胸腔积极外科引流，12 例下行性坏死性纵隔炎的死亡率已降至 16.5%。

其他部位感染直接侵犯胸部造成急性纵隔炎很少见，但肿瘤直接侵蚀则可以发生急性纵隔炎。有报道称药物注射成瘾者前胸壁和颈部感染灶蔓延到纵隔，也有报道称胸外心肺复苏后发生急性化脓性纵隔炎，但其发病机制尚不清楚。病程相对较慢的纵隔炎，可能是椎体结核或肋骨结核的并发症，这种类型纵隔炎在当今发展中国家也不多见。

也有文献报道胰腺炎蔓延至纵隔，表现为急性纵隔增宽及纵隔炎的临床征象。推测这种纵隔炎是通过主动脉裂孔或食管裂孔播散到纵隔。

（五）原发性纵隔炎

炭疽由炭疽杆菌感染引起，主要发生在牛、绵羊、山羊等动物身上的疾病，全世界以中东地区发病率最高。人类感染通常由与感染了炭疽的

动物皮或毛发接触引起。90%的病例是皮肤型炭疽病，经直接接触感染。吸入型炭疽病或称剪羊毛工病，由吸入 B 型炭疽杆菌孢子造成，此型不常见。吸入的孢子沉积在远侧肺泡腔，以后被肺泡巨噬细胞吞噬，带至纵隔淋巴结。随之迅速发生出血性纵隔炎和败血症而导致死亡。

临床上，开始 2～3 天患者有类似感冒症状，紧接着出现急性纵隔炎表现，严重呼吸窘迫、胸痛，继而很快衰竭。胸部 X 线片显示纵隔增宽。组织活检标本中找到革兰氏阳性菌可以诊断，直接荧光抗体皮试有助于确诊。尽管出现了耐青霉素菌株，治疗上仍然采用静脉注射大剂量青霉素 G。炭疽杆菌毒力极强，即使及时适当治疗，吸入型炭疽病仍是高度危险的疾病。美国曾详细报道了 13 例吸入型炭疽病，最终 12 例死亡。一篇文章称美国在 25 年间仅有 2 例确诊的炭疽病。基于吸入型炭疽病造成的严重后果及其他方面的危害，因此值得临床医护人员特别关注。

（六）心脏手术后纵隔炎

随着其他原因引起急性纵隔炎发生率降低，冠状动脉旁路移植、瓣膜置换或先天性心脏病矫形手术施行胸骨正中切口所致的细菌性纵隔炎成为目前的主要问题，心脏移植和心肺联合移植术后出现急性细菌性纵隔炎也有几例报道。正如内镜检查广泛开展以后，其并发症增加，胸骨正中切口所引发的纵隔炎成为当今医源性急性纵隔炎的主要原因。

心脏手术后纵隔感染的发生率差异较大，文献报道为 0.4%～5.0%，但 0.7%～1.4% 的发生率相对具有代表性。在一项全面回顾性研究中，Sarr 等报道的发生率为 1.3%，11 967 例心脏手术中发生了 151 例纵隔炎。胸骨切开后纵隔炎成为临床上一个重要问题，主要因为经胸骨正中切口施行心脏手术和其他手术越来越普及，造成的纵隔炎发病率增高。

心脏手术后纵隔炎的影响因素包括其他系统存在严重疾病、既往胸骨切开手术史、手术持续时间、灌注时间及一期冠状动脉旁路移植联合多瓣膜置换手术。不论是冠状动脉旁路移植手术还是瓣膜置换，或是先心天性心脏病矫形手术，经胸骨正中切口都有可能出现纵隔炎。术后早期出现低心排血量综合征和术后出血也是加重纵隔炎发生的危险因素。一项研究显示，53% 病例术后失血量超过 1250ml 而发生了纵隔炎。术后因活跃性出血再次手术，或者术后机械通气时间超过 48 小时，发生纵隔炎的概率明显增加。术前使用 β 肾上腺素药物也与纵隔炎发生有关，可能使用种药物时患者存在阻塞性肺疾病，呼吸气流受阻和咳嗽均增加对胸骨切口的压力。近期研究表明，慢性阻塞性肺疾病患者容易发生术后纵隔炎。其他研究显示术前心功能不全，美国纽约心脏病协会心功能分级较高和肥胖是术后纵隔炎的易发因素，也有学者得出不同结论。年龄和性别不影响纵隔炎的发生率；儿童和成人心脏手术后发生纵隔炎的概率无明显差别。

心脏手术后纵隔炎的细菌学差异较大，与早期人工瓣膜置换后引起的心内膜炎相似。几个研究显示，表皮葡萄球菌和金黄色葡萄球菌是最常见的致病细菌，多达 40% 的病例为混合性感染，革兰氏阳性菌和革兰氏阴性菌发生率大致相同。厌氧菌罕见，白念珠菌和非典型分枝杆菌（龟分枝杆菌和机会性分枝杆菌）虽有相关报道，但是相对少见。白念珠菌和非典型分枝杆菌感染的临床症状更隐匿，常累及胸骨或肋软骨。

大多数感染是在手术过程中纵隔直接受到污染所致，流行病学研究结果提示，手术室内预防感染的各项措施和无菌技术仍然是最有效的预防方法。预防性应用抗生素的价值尚缺乏足够的证据，但是临床上在心脏外科围手术期，大家仍在应用预防性抗生素。这种做法已经影响到细菌谱并改变了纵隔炎的临床表现，因为细菌常对预防性抗生素产生了耐药性。

纵隔炎发生的时间可以早至术后 3 天，迟至术后 6 个月，大多数纵隔炎出现在术后 2 周内。术后 1 周内出现症状者多合并革兰氏阴性菌感染，而且常伴发菌血症。手术 2 周后出现纵隔炎症状者，致病菌更可能为葡萄球菌。

心脏手术后急性纵隔炎比其他类型急性纵隔炎的危害性要小，可能是由于局限时间相对较长，容易较早发现。Bor 报道 21 例中只 4 例有典型纵隔炎表现。心脏手术后急性纵隔炎的典型临床过程，包括第 1 天有发热和全身症状，第 2 天随之出现菌血症，第 3 天发现伤口局部感染征象。大多数病例胸骨伤口有渗出液，或有伤口感染的其他局部表现。

心脏手术后纵隔炎诊断通常是再次探查胸骨切口时做出的，其他表现仅提示临床上要高度怀疑。有时鉴别是伤口表浅部位感染还是伤口深部感染可能有一定困难，特别是感染的征象不太明显。文献报道采用各种诊断检测方法，包括放射性镓显像、超声、CT 检查等。在确定和辨识软组织肿胀、积液、胸骨侵蚀或裂开方面，CT 具有特殊价值。术后早期常见软组织肿胀和切口积液，术后持续存在，或术后 14 天才出现的，对诊断则更有价值。对于发展迅速的胸骨切口感染所致纵隔炎，上述辅助检查可能有延误诊断的危险，因此某些学者建议对可疑病例进行剑突下或经胸骨切口细针穿刺。当胸骨切开术后有发热、血培养阳性和伤口异常，均需行手术探查。

与其他类型急性纵隔炎一样，胸骨切开术后纵隔炎治疗包括早期手术探查、清创和引流、长时间全身使用抗生素。过去对于切口是敞开引流还是闭合灌洗曾存在不同意见。目前大多数学者同意早期闭合伤口，即使需要再次手术也要将伤口关闭。这一措施避免了胸部切口敞开对呼吸功能和循环功能的影响，虽然伤口敞开或关闭死亡率相同，但伤口敞开的患者住院时间更长。对于某些仔细选择的病例，单纯引流管引流也有一定疗效。

心脏手术后纵隔炎死亡率差异相当大，部分是因为伴发的疾病、治疗方法、预防性抗生素应用和患者治疗年代不同。有的报道病例追溯到 20 世纪 50 年代。现在大多数心脏手术后纵隔炎病例能够生存，死亡率为 20%～40%。生存者住院时间因纵隔炎而延长，合并纵隔炎的平均住院时间为 46 天，无感染病例住院时间则为 23 天。

纵隔感染扩散至邻近人造材料或人工瓣膜是极其危险的并发症，常导致死亡。偶尔感染可以扩散至毗邻的心包、肺和胸壁。胸骨骨髓炎或肋软骨炎曾一度出现在 1/3 心脏手术后纵隔炎病例，现在经过早期积极治疗，已不多见了。

对一组术后平均生存 50 个月的患者进行一项研究强调，心脏手术后有可能发生进行性纵隔纤维化，以及产生其他长期致残后果，11 例中 5 例胸部 X 线片显示胸膜增厚，但患者无明显临床症状，也无生理上影响。

二、慢性肉芽肿性纵隔炎和纵隔纤维化

（一）概述

肉芽肿性纵隔炎和纵隔纤维化是一类疾病的统称。如果慢性纵隔病变源于非恶性疾病，那么通常将它归类为肉芽肿性纵隔炎或纵隔纤维化。

肉芽肿性纵隔炎和纵隔纤维化并不是两个完全独立的疾病。它是慢性炎症和纤维化疾病过程的两个极端。大多数文献均未描述这种病理生理学上的连续性，通常他们根据不同的标准收集几组病例，针对病程中的某一阶段来进行讨论。在较大样本病例分析中，有些学者根据病理检查有无肉芽肿或纤维化而选取病例，有些学者仅报道病因明确的病例，其中有的是胸部 X 线片上发现纵隔肿物或纵隔增宽，有的是上腔静脉梗阻。由于病例选取缺乏统一标准，因而妨碍了从文献中收集到广泛大样本病例。另外，因为几乎所有已发表的研究都是回顾性的，所以这些研究结果对于慢性纵隔炎的临床描述既不全面也不准确。从活动性肉芽肿到纯粹纵隔纤维化是一个连续的病理过程，在这一过程中，包括纵隔淋巴结炎、纵隔肉芽肿、硬化性纵隔炎、纵隔胶原病和纤维性纵隔炎等病变。从理论上讲，所有上述名称描述的病变都是同一基本病理过程中的不同变异，区别在于患者的自身反应性，以及各名称描述的某一阶段的自然病程。

（二）病理生理学和病因学

应用组织胞浆菌病或结核病进行实例说明，很容易理解肉芽肿性纵隔炎和纵隔纤维化的发病过程及与之相关的临床表现。

首先是肺内原发灶，继而原发灶引流的淋巴结受累，最后形成纵隔淋巴结炎。这一过程通常伴有一定程度的淋巴结周围炎，干酪样物质占据整个淋巴结，并穿破淋巴结外膜形成不规则的包块，以后纤维组织增生形成包裹。有些包块内出现致密钙化。大多数情况下纵隔肿块直径为 4～6cm，有时直径可达 10cm。纤维包膜的厚度是临床表现的主要决定因素，约 75% 病例包膜壁厚 2～5mm，如此很少引起临床症状。约 25% 病例包膜壁厚达 6～9mm，这将侵蚀邻近的组织和脏器。因为纵隔内各脏器相邻较近而易受损伤，所以即使一个良性局限性病变也可能引起相当严重的病理生理改变。

此类纵隔病变临床表现主要取决于究竟是哪组纵隔淋巴结受累。大多数受累的淋巴结在右侧肺门旁，这可能导致广泛上腔静脉综合征。如果病变继续发展为弥漫性纤维化，那整个上纵隔都将受累。

为什么对某些患者来说纵隔炎症和纤维化较严重，而对于某些患者则无明显影响？Goodwin 认为受累淋巴结长期、缓慢地渗出可溶性抗原及其他物质可能导致纤维化，患组织胞浆菌病患者的情况就是如此。两种现象支持这一理论：①有纵隔纤维化的患者，组织胞浆菌素试验反应性比其他病变的反应性高；②球霉菌病虽然也产生纵隔肉芽肿性淋巴结炎，但是它从来不会发展成纵隔纤维化。持反对意见者认为导致纵隔纤维化的原因是多种刺激原引起胶原异常机化。究竟以上哪种假说更合理，答案尚不得而知，但是有一点较为明确，宿主对刺激的应答能力及活力，在疾病发展过程中起着重要的作用。

有些患者同时患有纵隔纤维化和腹膜后纤维化，另一些人只有特发性纵隔纤维化，这使研究人员想到了自体免疫机制。还有学者发现，纵隔纤维化和腹膜后纤维化及其他部位的纤维化，可以出现在同一个家族的不同成员身上，称为"家族性多发性纤维性硬化"。与纵隔纤维化同时发生的其他纤维化病变包括腹膜后纤维化、慢性纤维性甲状腺炎、硬化性胆管炎、眼部假瘤、硬化性子宫颈炎、硬化性盲肠周围炎及瘢痕体质。另有学者认为纵隔纤维化与腹膜后纤维化有区别，不同意上面提到的多种疾病一元化学说。

从干酪性炎症向无细胞纤维化演变过程中，原发性疾病的病因越来越难以确定。但是大多数肉芽肿性纵隔炎是由组织胞浆菌病或结核引起的。在北美，主要以组织胞浆菌病为主。一份 180 例病例回顾性分析认为肉芽肿性纵隔炎为 103 例，但最终确诊的只有 33 例，77 例被认为是纵隔纤维化，仅有 3 例最后确认符合诊断。组织胞浆菌病

和结核占确诊病例中的 83%。地域和种族因素可以影响纵隔感染的发生率。在北美，最常见的感染源是组织胞浆菌，亚洲人结核病的发生率明显高于北欧后裔。

其他能够引起纵隔纤维化的感染性疾病还有放射菌病、梅毒、线虫类感染（如斑氏丝虫病）。此外还有报道化脓性疾病产生纵隔纤维化，但是多数学者认为化脓性疾病经治疗后很少留有慢性后遗症。

常见的纵隔纤维化病因是组织胞浆菌病，然而其他疾病也可以产生与组织胞浆菌病类似或相同的组织学变化及临床表现，如治疗重症血管性头痛的药物麦角新碱就可以引起纤维化。曾有报道 27 例应用麦角新碱的患者出现了腹膜后纤维化，其中 3 例同时累及肺和纵隔。这种药物在体内可以彻底清除，大多数患者停药以后，麦角新碱引起的纤维化可以恢复，临床症状缓解。也有报道称肼屈嗪是另一种产生纵隔纤维化的药物。

一份肉芽肿性纵隔炎的回顾性分析中，11% 确定结节病是纵隔纤维化的病因之一，结节病引起上腔静脉综合征。造成纵隔纤维化的其他非感染性病因有硅沉着病、液状石蜡（结核填充物迟发并发症）、创伤性纵隔血肿。有时结节硬化性霍奇金淋巴瘤也可能被误诊为纵隔纤维化，所以在评估纵隔肿物时应仔细研究活检标本才能确切诊断。曾有报道称纵隔放疗可致上腔静脉综合征，鉴于纵隔放疗广泛应用，其他文献尚未见类似报道，所以放射线还不构成纵隔纤维化的常见原因。

（三）临床表现

从活动性肉芽肿性纵隔炎发展为完全纵隔纤维化这一过程中，前者一般无临床症状，常是在胸部 X 线片上偶然发现纵隔增宽，而后者在多数情况下出现症状。最大一组病例分析表明，74% 的肉芽肿性纵隔炎患者无症状，纵隔纤维化有临床症状者占 83%。Loyd 研究了 52 例组织胞浆菌感染纵隔纤维化患者，41% 的病例首发症状为咳嗽，32% 有呼吸困难，31% 有咯血，23% 出现胸痛，产生症状的原因是在纤维化过程中纵隔结构受侵或受压，其次是钙化包块腐蚀邻近组织。如果以下脏器出现症状，应考虑上腔静脉也可能受累，按发生率依次为食管、气管、主支气管、大的肺

血管和纵隔内神经。有时临床症状和体征是多个脏器同时受累共同结果。

1. 上腔静脉梗阻 肉芽肿性纵隔炎和纵隔纤维化最常见的并发症是上腔静脉梗阻。大多数情况下，产生上腔静脉梗阻的是恶性疾病。但是，良性病变造成上腔静脉梗阻占 3%～6%，其中，肉芽肿性纵隔炎和纵隔纤维化占了绝大多数。在肉芽肿和纤维化的任何阶段均可能发生上腔静脉梗阻，有症状的肉芽肿性纵隔炎引起上腔静脉梗阻发生率为 77%，纵隔纤维化引起上腔静脉梗阻的发生率为 52%。肉芽肿性纵隔炎或纵隔纤维化引起的上腔静脉梗阻，典型症状与上腔静脉综合征相同。由于梗阻发展缓慢，侧支循环有可能将大部分血液分流，因此临床症状较预想的为轻，随时间发展症状可有一定缓解。但是，即使慢性上腔静脉梗阻也可能发生严重并发症，如食管静脉曲张出血、反复上肢血栓性静脉炎和静脉炎后综合征。

下腔静脉和奇静脉很少受累，罕见累及胸导管，然而，一旦胸导管受累将出现乳糜胸及相应临床表现。

2. 食管受累 对于肉芽肿性纵隔炎和纵隔纤维化患者，食管受累的临床症状仅次于上腔静脉梗阻，表现有食管外压性改变、外牵性食管憩室、食管运动功能异常、食管出血等。食管受累时约 1/3 的病例主诉吞咽困难、胸痛或呃逆。

3. 呼吸道受累 气管或主支气管受累产生的症状较普遍，发生率仅次于上腔静脉和食管位于第 3 位。研究表明，29 例纵隔纤维化中 7 例出现了呼吸系统并发症。出现呼吸道合并症是外科治疗适应证。纵隔纤维化可以累及任何一支叶支气管，最常见中叶支气管受累，常伴中叶综合征。气管食管瘘少见，但也有病例报道。气管食管瘘发生之前先出现咳痰或咯血。儿童纵隔淋巴结炎出现症状时，特征为咳嗽呈刺耳性金属音，是气管或支气管受压所致。原发综合征纵隔淋巴结炎本身是自限性疾病，一般症状持续数周至几月以后自行消失。

4. 肺血管受累 纵隔纤维化可能累及出入心脏的大血管。一旦大血管受累，预后较上述脏器受累更严重。一侧或双侧主肺动脉进行性梗阻将产生肺动脉高压、肺源性心脏病、难治性右心衰竭。

纵隔纤维化产生肺动脉高压时，临床症状和影像学表现与慢性肺动脉主干栓塞相同。近端肺静脉狭窄临床上类似二尖瓣狭窄，出现肺静脉压升高和反复发作咯血。单侧肺静脉受累可能出现一侧肺静脉高压，导致相应的一侧肺纤维化。

5. 纵隔内神经受累 某些症状可能源于纵隔神经受累。一侧喉返神经受到牵拉或压迫，可出现声音嘶哑。一侧或双侧膈神经受累可出现膈肌麻痹或呼吸窘迫。交感神经链或颈交感神经节受累可出现霍纳综合征。迷走神经受累可有持续性心动过速。

（四）诊断和治疗

如果出现上腔静脉综合征、局限性纵隔肿物或其他明显临床症状，多数情况下需要行外科手术探查，明确病变良恶性。微创手段不能明确上腔静脉综合征诊断时，需要考虑纵隔镜检查。纵隔镜检查简单、有效、风险相对较小。某些病例经多年随诊，影像学无明显变化，或团块中有高密度钙化影，临床确诊为非恶性病变，可以不采取手术探查来明确诊断。

大多数纵隔纤维化病例胸部 X 线片即有异常。肉芽肿性纵隔炎普通胸部 X 线片表现有右侧气管旁局限性团块。到了纤维化阶段，上纵隔原有团块变为纵隔弥漫性增宽影像，但这也并非绝对。对比肉芽肿性纵隔炎或纵隔纤维化与癌肿所致上腔静脉综合征，可以发现前者肿块有分叶，边缘更光滑。硬化性纵隔炎在 PET 检查时可出现阳性结果，所以判断纵隔占位性病变的良恶性不能完全依赖 PET 检查。有时临床上已经出现明显上腔静脉梗阻症状，但胸部 X 线片却未能显示纵隔异常，此时需要进一步行胸部 CT 平扫或增强扫描（图 13-22-3，图 13-22-4）。

至今对于肉芽肿性纵隔炎和纵隔纤维化尚无特异性治疗。一些证据表明，抗真菌治疗对于与组织胞浆菌病有关的活动性炎症有一定疗效。但是抗真菌治疗特异性指征仍不明确。对于结核菌引起的纵隔并发症，除非痰或组织活检分枝杆菌阳性，或有确切证据支持活动性结核（进行抗结核治疗）外，仍以保守治疗为主。

肉芽肿性纵隔炎和纵隔纤维化临床表现与感染本身有关，也与患者机体反应性有关，据此理

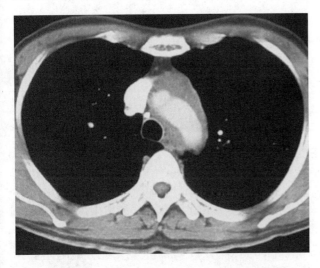

图 13-22-3 CT 主动脉弓平面显示慢性纵隔炎

患者，男性，47岁，主因前胸部疼痛1年余、声音嘶哑10个月入院。血沉 50m/h。不同层面纵隔 CT 显示左上纵隔占位性病变，CT 值呈软组织密度，病变无明显界线并包绕血管生长。全身麻醉下行正中切口探查，血管松解，纵隔肿物切除，心包开窗术。术后病理诊断为纵隔炎性假瘤（慢性纵隔炎）

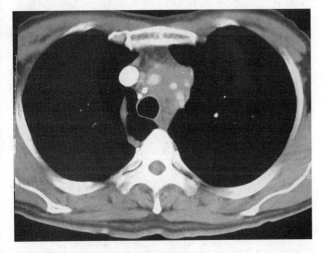

图 13-22-4 与图 13-22-3 同一患者，主动脉弓上层面显示慢性纵隔炎

论于是出现了针对机体炎症反应的治疗方案。但是应用皮质类固醇治疗纵隔纤维化和腹膜后纤维化却得到了两种相反的结果。弥漫性纤维化对类固醇治疗反应更明显。迄今激素对肉芽肿性纵隔炎和纵隔纤维化的治疗作用尚无定论。

为了获得更确切的诊断，一些外科医师建议尽量切除炎症性或纤维化组织，减小肿块体积，以免将来肿块增大粘连，压迫纵隔内邻近脏器或组织。对纵隔纤维化和纵隔肉芽肿的手术操作较困难，但支气管成形术的效果较好。上腔静脉梗阻所致反复发作的食管静脉曲张出血和上肢静脉炎，理论上也应该行手术治疗。上腔静脉旁路移植技术难度较大，效果也不确切，血管内放置支架是治疗选择之一。大的肺血管梗阻提示预后不佳，目前治疗肺血管梗阻的方法有限，对于某些患者，血管内导管扩张或放置支架仍然不失为一种治疗选择。

（五）总结

急性纵隔炎是一种突发的严重疾病，目前大多由内镜操作造成食管穿孔所致。剧烈呕吐产生自发性食管破裂一直是急性纵隔炎重要原因，随着心脏外科手术的开展，胸骨正中切口感染导致的急性纵隔炎逐渐增多。各种原因引起的急性纵隔炎都可能严重威胁患者生命，需要尽快诊断，并行外科引流和有效抗生素治疗。

相对于急性纵隔炎，慢性纵隔炎较少见，常与纵隔肉芽肿感染有关，最后演变为纵隔纤维化。慢性纵隔炎的合并症包括上腔静脉综合征、食管功能紊乱、支气管梗阻和肺血管阻塞。治疗的目的是缓解器质性并发症。抗炎症治疗和抗感染治疗的作用尚不完全清楚。

第二十三节 纵隔气肿、纵隔血肿和纵隔疝

一、纵隔气肿

（一）概述

纵隔内存有气体即称纵隔气肿。纵隔内存在感染或炎症则称为纵隔炎。这两种病变主要影响纵隔内腔隙、间质及淋巴组织，通常并不侵犯内脏器官。这两种病变可以同时存在，如食管破裂以后，即存在纵隔感染又有纵隔气肿，但是纵隔气肿通常是指纵隔内单纯存在异常的气体而不伴有感染或炎症。纵隔炎则指纵隔内原发病变是感染或炎症，而不论纵隔内是否存在气体。这两种病变在临床工作中经常会遇到，或者单独发生，或者两者同时合并存在。

纵隔气肿因为机体内含气脏器穿孔或破裂使得气体逸出进入纵隔，偶尔是某种原因使得外界

气体进入纵隔内。临床实践中，胸外科医师常应邀去会诊纵隔气肿患者，而纵隔气肿又是机体存在严重异常的危险信号，因此，临床医师对纵隔气肿应予以高度重视。

（二）临床解剖

纵隔内存在含气器官，如气管和食管，这些含气脏器内有许多细菌，此外呼吸道、肺实质随着呼吸可吸入无数细菌、抗原和灰尘，它们可以经过淋巴引流至纵隔淋巴结。纵隔内脏器穿孔或破裂后，空气、炎症或感染性物质很容易进入纵隔。此外，沉积于呼吸道、远侧肺组织内的物质可以经过淋巴系统进入纵隔。

肺泡破裂逸出的气体，或胸腔外气体如何进入纵隔，进入纵隔后会发生哪些病理生理改变和出现哪些临床症状和体征，通过了解颈、胸、腹软组织结构间隙即可容易理解。这种解剖关系可以允许气体在整个纵隔内自由穿行，同时也加重了纵隔内感染和其他炎症扩散。气管、食管和大血管周围间隙从颈部向胸腔延续，并包绕着纵隔内这些脏器，其中食管穿过横膈与腹膜后间隙相连。这样就把包围颈部、胸部和腹膜后脏器间隙都连接起来了。同样在胸壁的胸内筋膜与腹横筋膜之间也存在着交通。此外，在纵隔内，肺门周围血管和支气管也被间质间隙所包绕，这些间隙向远侧肺实质伸延，最终融入支气管血管鞘周围间隙。

源于上述任何一个脏器内的气体，或者纵隔内任何一个部位炎症，均可以在该脏器周围蔓延并在纵隔内播散。除了张力性纵隔气肿以外，通常纵隔内气体在临床上并不产生严重后果。但是，许多邻近重要脏器的纵隔组织层面对炎症损伤变得异常脆弱，很容易继发纵隔炎症，结果临床上出现了各种各样受累脏器功能改变的表现，这些功能改变的表现较炎症本身的症状和体征要严重得多。

（三）定义和历史

纵隔积气指纵隔内积存空气或其他气体，也称纵隔气肿。纵隔气肿是肺泡外积气（或者称肺泡外气体）的一种形式，是气体从呼吸道或消化道逸出的一种形式，肺泡外积气的其他形式还有肺间质气肿、心包积气、皮下积气、腹腔内积气和腹膜后积气。临床上最常见的危及生命的肺泡外积气是气胸。

纵隔气肿和皮下气肿作为肺泡外积气的一种形式，在临床上并不少见，最早人们是在分娩过程中认识它的。据 Faust 考证，1784 年，Simmons 描述了分娩过程中 Valsalva 动作能引起纵隔气肿和皮下气肿，这是第一份正式医学专业性报道。到了 1927 年已经报道 130 多位产妇发生过这种现象。在此后的 20 年间，Hamman 详细描述了自发性纵隔气肿的临床特征，Macklin 则更充分地阐述了自发性纵隔气肿病理生理学改变。尽管今天很少有学者对这些先驱者的研究再增添什么新的内容，但是纵隔气肿和其他形式的肺泡外积气，在现今各种临床工作中越来越多地被遇到。除了前面提到的分娩可发生纵隔气肿以外，还有机械通气、各种重症监护、潜水病、胸部创伤、哮喘等诸多治疗措施均可引发纵隔气肿。

（四）病理生理学

纵隔气肿发生的环境和条件决定了其病理生理改变。纵隔气肿的气体最常来源于微小肺泡的破裂；也可以是上呼吸道逸出气体，以及胸腔内呼吸道或是消化道逸出的气体，内脏间隙的细菌感染可以产生气体。此外，手术和创伤也可将外界空气带入纵隔。纵隔内气体的可能来源归纳于表 13-23-1 中。

表 13-23-1 纵隔内气体的可能来源

上呼吸道
头和颈部感染（牙齿感染、唾液腺炎、颈淋巴结炎、扁桃体炎、扁桃体周围脓肿、颌部骨髓炎）
骨折（累及鼻旁窦、眶骨、颌骨，其他面骨）
黏膜损伤（创伤、手术、气管内插管）
牙科手术（拔牙、气钻凿孔）
胸内呼吸道
胸部钝性伤或穿透伤
异物
医源性（支气管镜、支气管内毛刷、经支气管活检、细针抽吸活检）
肿瘤

续表

肺实质
　　肺泡直接损伤（穿透性损伤、手术、经支气管活检、细针
　　　抽吸活检）
　　肺泡自发性破裂（肺泡和邻近支气管血管鞘之间的剪切力
　　　造成）
胃肠道
　　食管穿孔
　　经气腹或腹膜后（胃肠道穿孔、憩室炎、肠壁囊样积气征、
　　　内镜检查、活检或感染）
产气菌感染
　　急性细菌性纵隔炎
　　头颈部感染
来自体外气体
　　颈、胸部穿透性损伤
　　外科手术（气管切开、纵隔镜检查、胸骨切开）
　　经胸腔引流管引流产生的皮下气肿
　　人工气胸
　　人工气腹

1. 气体源于上呼吸道　气体自头颈部向下扩展到纵隔有几条途径。颈部气体来自咽后壁脓肿早已众所周知，其他感染如牙龈脓肿、颈淋巴结炎、唾液腺感染、扁桃体炎及颌面骨髓炎也可能产生气体造成纵隔气肿。牙源性感染是气体最常见的来源之一。拔牙或钻牙，主要是拔除下臼齿或下臼齿钻孔，尤其使用气动钻钻牙都可能造成纵隔气肿。人们一直认为牙科操作以后产生的纵隔气肿肯定是钻牙造成的，但是单纯拔牙不使用牙钻，也可以产生纵隔气肿和并发症。牙齿拔除后，若口腔内压力增高就可以使大量的空气经牙槽进入颈部软组织。有个病例生动地描述了这一现象：一名军号手拔牙后归队马上吹号，结果颈部一下子肿起来了。鼻旁窦、眼眶、下颌骨或其他邻近上呼吸道的面部骨骼受伤，如鼻骨撞伤，很容易导致空气进入颈部筋膜层。此外，凡涉及上呼吸道手术操作，也能使空气从口咽黏膜裂口、气管或皮肤破损处进入颈部。气管切开术后常合并纵隔气肿或皮下气肿，一组研究报道儿童气管切开术后纵隔气肿发生率为43%，成人前瞻性研究结果显示气管切开术后纵隔气肿发生率为13%。气管内插管操作造成咽下黏膜损伤或气管膜部损伤，或气管插管套囊过度充气都可能造成纵隔气肿。气管创伤或食管破裂产生的纵隔气肿是巨大压力将空气压入张开的口腔经破裂的食管或气管进入纵隔。

2. 气体源于胸内呼吸道　胸部钝性伤，特别是常见的车祸减速伤，容易引起气管、主支气管折断或撕裂，致空气进入纵隔内。这种损伤可以发生在近端气管，但临床上发现它主要发生在距气管隆突3cm以内范围，可能是由于气管隆突位置相对固定，突然刹车使身体多个可活动部位发生移位产生剪切应力。源自胸内呼吸道气体产生的纵隔气肿，其他可能来源还有误吸异物造成的穿孔，食管肿瘤和气管肿瘤侵蚀引起穿孔。纤维支气管镜检查造成的穿孔不像纤维胃镜那么多，但是支气管腔存在梗阻，反复进行支气管腔内治疗，频繁支气管镜活检，均明显增加发生呼吸道穿破的可能。

3. 气体源于肺实质　多数情况下纵隔气肿是肺泡破裂造成的。直接损伤肺实质可造成肺泡破裂，如胸部贯通伤使气体从破损的肺组织逸出；肺手术时肺断面的肺泡或终末细支气管可能发生漏气。气管切开或中心静脉穿刺置管，均有可能划破肺组织，使肺泡内气体逸入纵隔。同样，经皮肺穿刺活检，或经支气管穿刺肺活检都可引起肺泡外气体。然而大多数情况下，纵隔气肿气体来源于自发性肺泡破裂。

（1）肺泡破裂机制：肺泡内压力突然增高，或血管周围间质压力突然降低，就会引起肺泡壁破裂，气体进入支气管血管鞘内。也就是说，只要肺泡壁内外压力梯度达到足够大，就可以使基底部的肺泡壁破裂，导致气体进入肺间质。这种发生机制容易理解，如在减速损伤后产生的肺泡外气体，同时，这也可能是在其他临床环境下发生纵隔气肿的机制。有学者提出假设肺内压增加到足够高可以导致肺泡破裂，但是动物实验表明，跨肺压增高引起肺泡容积增大才是肺泡破裂的决定性因素。这一发现也可解释为什么打喷嚏和咳嗽很少引起肺泡破裂，这两个动作经过胸壁和腹壁缓冲作用来对抗一过性跨肺压增高。肺泡容积增大恰恰遇到外界压力突然降低可导致肺泡破裂。此时肺泡破裂机制可能与攀升时肺内气体量增加使得肺泡过度膨胀有关。因此，从低平处突然攀高特别容易发生肺泡破裂。胸内气体体积膨胀比例较大，如从水平面下2.5m上浮至1.6m时肺内

气体体积膨胀 33%，当从水平面下 0.83m 上浮至水面时，肺内气体则要膨胀 1 倍。

呼吸机引起纵隔气肿和其他形式气压伤，多数是受累肺本身存在肺实质病变所致，许多自主呼吸时发生的损伤也是如此。以上两种情况，无论是呼吸机辅助通气还是自主呼吸，发生肺泡破裂机制是一样的，即在支气管血管鞘内，肺泡和周围间质间隙之间存在着一过性压力梯度增加。尸检时一些生前肺无病变却常发现肺泡周围和肺泡间隔内存在肺大疱，依据前面理论，由于存在肺大疱，这些人比正常人更容易发生肺泡破裂。

（2）肺泡破裂后气体扩散：气体进入支气管血管鞘内并局限则产生肺间质气肿，这是肺泡破裂后最初结果，也是肺泡外气体（肺泡外积气）唯一明显表现，新生儿呼吸窘迫综合征时特别明显。根据 Munsell 的理论，Laennec 把这种情况称为小叶间气肿，成人很少发现有肺间质气肿。纵隔内平均压和胸膜腔平均压一样，但是与肺泡内压和邻近肺实质压力相比，它经常是负压，这种压差使得气体容易随着呼吸运动挤压而呈向心性流动。Macklin 于 1944 年发表的文章中，描述了这种现象，他们通过动物实验首次肯定了这一结果。"首先……在肺过度膨胀的部位，肺泡基底部张力增加，气体通过基底部许多微小破裂口进入血管鞘，随即气泡沿着血管鞘走行，并相互融合，体积增加。这种肺间质气流运动让人想起涓涓溪流汇成江河。气团通过肺门进入纵隔并使之膨胀，随着气团不断涌入，可以出现腹膜后积气和前纵隔气肿，有时颈根部和腋部皮下也会出现气肿。某些纵隔气肿病例，严重时可撕破纵隔胸膜出现气胸。"这些经典观察在后来其他研究中获得证实，但很少在理论上继续深化或发展。动物实验显示，造成肺间质气肿所需的气道压力一般小于产生纵隔气肿或产生气胸的压力，而且急性呼吸窘迫综合征（ARDS）患者进行机械通气时，纵隔气肿的影像学表现经常先于气胸之前出现。肺泡外气体可以进入肺间质，也可以进入肺血管内造成动脉气栓。机械通气时常常发生肺泡破裂或其他辅助通气并发症，但很少发生动脉气栓，动脉气栓是潜水病常见并发症。机械通气与潜水病都可以引起肺泡破裂，为什么发生气栓的概率却不同？这可能与以下因素有关：

①单位时间内进入循环的气体量多少不同；②气体进入体循环处的肺静脉或肺小静脉损伤程度不同；③病情危重时判断各种类型气栓存在一定困难；④潜水员直立姿势上升，进入体循环的气体临床上更容易产生脑栓塞；⑤即使不存在肺的气压伤，减压时体循环内可直接形成气泡引致动脉气栓。普遍认为存在心内间隔缺损或肺动静脉瘘条件下，动脉气栓才能进入静脉系统，实际上缺乏这样的缺损，动脉气栓也能进入静脉系统。

气体一旦进入纵隔，就会沿着阻力最小路径，穿过疏松纵隔筋膜和纵隔胸膜进入胸腔。机械辅助通气患者先发生纵隔气肿后才发生气胸的观察支持上述模型。Newton 和 Adams 提出了肺泡破裂引起气胸的另一种机制，他们认为气体走行方向不是向心性进入纵隔，而是向着肺的边缘扩散，以胸膜下大疱破裂的形式穿破脏胸膜产生气胸。以上哪一种说法最能说明自发性气胸发生机制，目前尚不能确定。肺泡破裂产生肺泡外气体，还可能在膈下出现腹腔积气或腹膜后积气。纵隔内气体经食管周围疏松的网状间隙向下行，穿过横膈到膈下，进入腹膜后间隙，然后再到达腹膜腔。纵隔内气体也可直接穿过膈肌进入腹腔。Hillman 对 28 例机械辅助通气发生腹腔积气病例进行回顾性分析发现，19 例有皮下气肿，18 例有气胸，仅 13 例有纵隔气肿。潜水员配备水下呼吸器紧急上浮时，可以有腹腔积气而无纵隔气肿。

4. 气体来自胃肠道 纵隔内气体可来自膈上或膈下消化道，与纵隔内气体穿过膈肌进入腹膜腔相比，这种情况要少见得多。在 Boerhaave 综合征中，气体和其他物质可经破裂的食管进入纵隔，此时，纵隔气肿通常伴有纵隔炎。纵隔气肿是食管穿孔的后果之一，食管穿孔可发生在胃镜检查或吞食腐蚀剂造成食管化学性烧伤以后。腹膜后间隙空气或其他气体也可扩散至纵隔，虽然少见，但也时有发生。因此，十二指肠溃疡穿孔、溃疡性结肠炎、乙状结肠憩室炎、肠壁囊样积气症、直肠气压伤及乙状结肠镜、结肠镜检查和钡剂灌肠都可能引起纵隔气肿。

5. 外源性气体和其他来源的气体 外界气体进入体内也可能产生纵隔气肿，尤其是正压作用于皮下筋膜层时。例如，气管切开时气体可进入颈部软组织。肩部关节镜手术操作时气体可进入胸壁，以后也可进入纵隔。胸腔闭式引流后，气胸可以通过不寻常机制引起纵隔气肿。一旦在某种条件下（胸膜腔内压力高或胸腔引流管侧孔位于皮下），胸腔引流管使胸腔与皮肤沟通，气体就能进入皮下组织，渗入颈部，并从上面浸入纵隔。在有张力的条件下进入胸膜腔的气体，很容易直接穿过壁胸膜进入纵隔，就像当年采用人工气胸治疗结核病一样。当年采用人工气腹治疗结核病与现在普遍应用腹腔镜类似，腹腔内缓缓充气可能发生纵隔气肿。推测进入腹腔的任何气体，可能遵循图 13-23-1 的逆过程，进行移动，从而产生纵隔气肿，其中包括盆腔检查、盆腔灌注、分娩后锻炼或阴道充气，特别是妊娠期间进行这些检查和操作，均可使气体通过女性生殖道进入腹腔。

由产气菌引起的急性化脓性纵隔炎也可在纵隔内产生气体。临床上更常见的是纵隔气肿与化脓性纵隔炎有关，这些纵隔炎可与胃肠道相通（如 Boerhaave 综合征），或与呼吸道相通（如坏死性肺炎，或头、颈部软组织感染），或来自外界的气体（创伤性纵隔炎或胸骨切开后纵隔炎）。

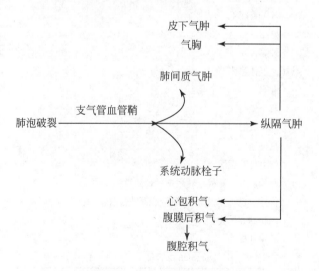

图 13-23-1　肺泡破裂造成不同形式肺泡外积气的发生机制

（五）发生纵隔气肿的临床环境和综合征

肺泡破裂后引起纵隔气肿多见于两种临床环境：①自发性纵隔气肿；②气压伤（正压通气或外界施压肺扩张产生纵隔气肿）。有 2 个临床综合征值得讨论，一个是心包气肿（或称心包积气），气体局限在心包内，某些情况下具有重要病理生理意义。另一个是体循环气栓，常见受累微小血管并发症。

1. 自主呼吸时纵隔气肿　有时自我改变呼吸方式，会引起肺容积增加或肺内压突然变化，从而可能诱发肺泡破裂。用力吸气使肺达到最大容积后，强大压力作用在关闭的声门上可能是其发生机制。有报道医学院学生进行肺功能测定后出现纵隔气肿和皮下气肿，同样在一些训练课程中，健康青年人跳舞、大喊大叫、大笑、唱歌等动作也发生了纵隔气肿和皮下气肿。此外，吹号、吹气球、爬山等活动在健康人群也可引发纵隔气肿。登山运动员发生肺泡破裂与其"自己控制压力呼吸"方式有关。Vosk 和 Houston 报道登山协会成员发生肺泡破裂，他们均经过"自己控制压力式呼吸"攀登训练。紧张或用力时下意识自我调节呼吸方式比前面所讲的"自控压力呼吸"更为常见。世界上第 1 例有记载的纵隔气肿是在分娩时发生的，除分娩外，过食后呕吐、妊娠剧烈呕吐、糖尿病酮症酸中毒、癫痫引起长时间肌痉挛，体育比赛、剧烈咳嗽等也可引起纵隔气肿。任何引起胸膜腔内压力短暂剧烈升高的活动都可能导致肺泡破裂，造成纵隔气肿。另外打喷嚏、打嗝、用力排便也是诱因之一。局部气道梗阻可使受累肺组织过度扩张，最终引起肺泡破裂，出现前面所提到的各种形式肺泡外气体。异物、血块或肿瘤所致气道梗阻最容易产生这种情况，同时也可以解释气道梗阻和肺实质病变时为什么会出现肺泡外积气。无论儿童还是成人哮喘发作，常发生纵隔气肿。因为哮喘发作时并不常规行胸部 X 线检查，其实纵隔气肿并不少见，有报道称儿童哮喘发作时拍摄的 479 张胸部 X 线片中，5.4% 可见纵隔气肿。合并纵隔气肿的肺实质病变，包括肺不张、细支气管炎、肺炎、感冒、麻疹及源于恶性软组织肿瘤的肺转移瘤。

正如前面提到的，肺泡破裂是突然减压产生的常见并发症。潜水病或高压氧舱减压的临床症状是肺泡外积气，航空旅行时气压突然改变也可发生肺泡外积气。尽管自发性纵隔气肿或其他形式的肺泡外积气患者，从病历上几乎都可找到诱发因素或潜在疾病，但是确实存在最终未能查清诱因或内在疾病的自发性纵隔气肿的病例，它们被认为是 Hamman 综合征。最早描述的这种综合征患者是 1 名 51 岁内科医师，在他身上没有发现任何易感因素。后来 Hamman 又报道了几例真正的"特发性"纵隔气肿病例。

2. 外界正压所致纵隔气肿 产生肺泡外积气的另一类临床环境是外界所施加的胸膜腔内正压（表 13-23-2），在这一类临床范畴中，最熟悉的是机械辅助通气产生的"气压伤"。其实，从某种程度上讲这个名称不够准确，因为起决定作用的不是气道内高压，而是肺泡的过度膨胀。不论是正压通气还是严重肺功能障碍的患者，机械辅助通气中经常会见到肺泡外积气。正压通气时发生的肺泡破裂是肺实质存在病变或气道梗阻区域的肺泡过度膨胀的结果。施行机械通气治疗的疾病本身容易发生肺泡破裂；设定的潮气量超过 15ml/kg，再加上呼气末正压通气（PEEP）的条件较高，都容易造成气压伤。事实上，Gammon 等发现 AIDS 最容易合并气压伤。在所有机械通气患者，AIDS 是唯一与气压伤有关的独立危险因素。将气道压与气压伤之间的单变量关系联系起来，气道压力仅是肺损伤（功能障碍）程度的标志，而不是肺气压伤的直接危险因素。最近研究发现急性呼吸窘迫综合征有气压伤和无气压伤的患者，其气道压及潮气量无明显差异。事实上，肺部基础病变的严重性、气道梗阻程度和呼吸机使用的特殊设定，这三者联合起来导致肺内高压和肺泡过度膨胀，最终造成肺泡破裂，形成肺泡外积气。至今已有几种不同的机械通气模式，其都是为了减少发生气压伤，其中包括压力限制型机械通气（吸气压力支持、压力控制通气、气道压力缓释通气）和高频通气。通过上述通气模式希望能减小气压伤是基于理论的推断，目前还没有发现压力限制型与容量限制型两种通气模式有对照的临床研究结果。高频喷气式通气似乎减少了婴儿肺间质气肿的发生率，但是并没有真正减少肺泡漏气。其他研究发现儿童和成人行高频通气时，肺气压伤的发生率无明显差异。另一种通气模式是采用传统的容量限制型通气并选择某些参数以避免肺泡过度膨胀和反复开闭肺泡。这种保护性通气策略，初始设计目的是减少呼吸机引起的微小肺损伤，现在它也有可能减小气压伤发生。2 个随

机分组试验对这种通气参数与传统的通气参数进行了比较，但所得到的产生气压伤的结果相互矛盾，因而难以得出结论。

表 13-23-2　肺泡破裂的临床环境

自主改变呼吸模式
肺功能测定
爬山
吹奏乐器
叫喊、呼喊、歌唱
训练及非自主改变呼吸模式
分娩
呕吐
癫痫发作及持续状态
剧烈咳嗽、打喷嚏、呃逆
举重、体育竞技比赛
用力排便
肺基础病变
哮喘
肺不张
支气管炎
肺炎
感冒
麻疹
结核
硅沉着病
异物
肿瘤
减压、气体膨胀
潜水
航空旅行
外源性胸膜腔内正压
机械通气
气道持续正压
心肺复苏、麻醉或转运中手控通气
仪器设备工作异常，氧疗或麻醉时连接不良
Heimlich 手法
减速性损伤
特发性病变（Hamman 综合征）

对动物实验的理论分析和研究表明，慢慢吸气，在吸气高峰时作短暂停顿，可使气体在肺内达到最理想的分布和最佳氧合。然而在临床实践中这种方法的价值令人怀疑，甚至有些冒险。延长吸气时间就会缩短肺排空时间，这样气体可滞留于肺内，产生内在性 PEEP，尤其当气流受阻或需要大通气量时，这种动力性气体滞留将导致肺

过度膨胀、肺泡破裂和明显气压伤。临床观察表明，严重哮喘发作时，任何想增加通气量的措施（不管是某种特殊通气模式），都将合并内在性PEEP的压力增高和气压伤。

无创正压通气比起传统机械通气引起气压伤少，可能因为无创正压通气处理的疾病较轻，应用气道压力较低。间歇正压通气处理重症哮喘能引起致命性气胸，但它不像其他模式机械通气有很高肺泡破裂发生率。与之相似，通过面罩实现气道持续正压通气很少引起纵隔气肿，其发生率仅为1/331。不适当的过度手控通气、高压充气或充氧都容易引起气压伤。气压伤是心肺复苏过程中手控通气常见的并发症，静脉穿刺置管可伤及肺组织，肺过度膨胀也可导致肺损伤。气管插管患者转运过程中，如果氧气管道连接不当，可能造成呼气受阻，产生致命性气压伤，在麻醉和手术过程中也可能发生同样的错误。除此之外，麻醉引起的肺泡破裂也是多种多样，大多数是由不经意过度通气和机械性呼气梗阻造成。即使没有开放性胸外伤或肋骨骨折，减速性损伤也会产生肺泡外积气。减速性损伤多由车祸引起，但是胸部冲击伤或自高处落水时声门关闭也可发生。此外，窒息时用Heimlich手法复苏也可引起纵隔气肿。

3. 心包积气 肺泡破裂后气体可以进入心包形成心包积气，或称心包气肿。心包积气可能是肺泡外积气在胸部X线片上唯一可见的证据。成人少见心包积气，婴儿多见，特别是用机械辅助通气治疗新生儿呼吸窘迫综合征时，心包积气是一种致命并发症。成人机械通气引起的心包积气，很少影响到血流动力学改变，与婴儿相比，成人心包与纵隔其他部分不容易发生交通。然而一篇文献复习显示，成人或婴儿的心包积气均可造成心脏压塞，在收集81篇文献中包括252例心包积气，37%心包积气可引起明显血流动力学改变，主要是婴儿和严重胸外伤成人，其余病例临床环境多种多样。某些情况下，紧急心包抽气减压是挽救生命的重要措施。曾报道1例成人在心脏手术后持续正压通气过程中，突然出现危及生命的心包积气，它改变了纵隔和心包间组织层面，中止持续正压通气后心包积气自行吸收。肺间质气肿通过"气体阻塞"形式引起血流动力学

改变，是婴儿机械通气的另一个并发症，它的临床表现与心脏压塞相似。从本质上说，肺泡外积气在肺内蓄积到足够大量，就会压迫气道，导致远端气体滞留，从而影响肺血流，出现急性肺源性心脏病。

4. 动脉气栓 异常气体进入肺血管将产生体循环或动脉气栓。其在潜水病中多见，约3%潜艇救生训练员发生过气栓，并常伴有纵隔气肿。如果存在哮喘等易感因素，即使从游泳池底浮出水面也可能发生气栓。临床表现取决于气栓量的多少及分布，脑血管气栓常可致命。机械通气很少引起动脉气栓并发症，一般婴儿多于成人，成人出现动脉气栓多发生在肺部贯通伤或开胸手术后。体循环气栓也可以发生在非肺泡破裂的环境下，这些包括胸腔出血、人工气胸治疗肺结核和其他各种医疗条件下，医源性因素包括体外循环、半直立位行颅内或颈部血管手术和血液透析等。

（六）临床表现和诊断

1. 症状、体征和实验室检查 纵隔气肿常见的症状是胸痛，可能是气体在扩散过程中牵拉纵隔组织所致。80%～90%的自发性纵隔气肿患者有胸痛，特征性的疼痛部位在胸骨后，随运动、呼吸、体位改变而加重，常放射到背部、肩部或上肢，不适感可能会延伸到颈部。咽后部或喉周围的气体扩散可能会出现吞咽困难或发声困难，典型的表现是发出食热土豆的声音，半数病例可出现呼吸困难。如果气体进入腹膜后或腹膜腔可引起腹部不适，但并不多见。

50%的病例体格检查时在颈部和锁骨上区可有握雪感。因纵隔内存有气体可致心脏浊音界叩不清楚，此外，还可观察到发绀和颈静脉怒张。纵隔气肿最典型的第1个体征是Hamman征，即在心前区听到与心跳同步的摩擦音或咔嗒音，吸气和左侧卧位时增强。Hamman摩擦音就像2个气球相互摩擦时发出的声音一样。尽管Hamman认为这种声音是纵隔气肿有诊断意义的特殊体征，但在胸部X线片上，无纵隔气肿而有气胸征象的患者，偶尔也能听到这种摩擦音。听诊时发现的第2个体征是心包积气患者出现典型的水车轮声（bruit de moulin），这是心包内既有气体又含液体，两者相互撞击发出的一种金属散落音，一组研究

报道 159 例心包积气患者中 57 例听到此杂音。

无感染也无其他疾病情况下，单纯纵隔气肿患者常有低热。这种伴有轻中度白细胞升高的低热可能是由于气体在组织间隙扩散产生的反应性炎症。一组研究报道 23 例单纯纵隔气肿，16 例白细胞超过 1 万，5 例超过 2 万，不经任何处理 1～2 天后白细胞均恢复正常。纵隔气肿患者无心脏病，心电图可有改变，其中包括普遍性低电压、非特异性电轴偏移、ST-T 波改变和胸侧导联 ST 段抬高。这些变化在气胸患者也可观察到，可能与纵隔结构移位有关。

2. 影像学特点 正位胸部 X 线片常能发现纵隔气肿，无皮下气肿时，纵隔气肿是肺泡外积气的一种确定表现。沿左侧心缘存在线状纤细透光区时，即可明确诊断。其他常见体征有主动脉结突出，是周围包绕着透光区而致，或是"横膈连续征"，即存在一条从一侧横膈穿过心脏下缘一直延伸到另一侧横膈影的连续透光线。侧位胸部 X 线片上更容易看到纵隔内气体，侧位胸部 X 线片能更清楚地显示胸骨后积气及垂直的透光线条勾画出主动脉、肺动脉及其他纵隔内结构，此外还可有其他多种多样的表现。有时视觉 Mach 带现象混淆，使得发现纵隔气肿较为困难。Mach 带指的是 X 线片上物体边缘明显透光区域（阴性 Mach 带）和不透光区（阳性 Mach 带）。Mach 带所展示的影像在 X 线片中其实并不存在，它是由视网膜边缘区抑制所引起的人视觉某种错觉。如果将邻近物体轮廓遮住，消除强烈对比，Mach 带就会消失。在某些情况下，由于纵隔边缘与邻近气体对 X 线透过度不同而产生的 Mach 效应，反而更容易察觉出纵隔气体。

纵隔气肿与轻度气胸有时很难鉴别，如果气体在胸膜腔内能自由游动，那么侧卧横照摄片会发现气体上升到胸膜腔最高点，而纵隔内气体很少随体位改变而变化。呼气末拍摄的 X 线片，纵隔内气体和气胸气体影像都很清晰。呼吸窘迫综合征的患儿，X 线片上可以看到肺间质内的气体（肺间质气肿），这在成人中很少看到。肺间质气肿特征性表现是胸膜下肺大疱或囊肿，以及血管周围积气。血管周围积气的征象较难鉴定，尤其是危重患者床旁胸部 X 线片更难辨识。一组研究报道 12 例尸检确定的肺间质气肿病例，仅 3 例

生前胸部 X 线片中有确切的 X 线表现。皮下气肿在胸部 X 线片上表现为颈部或皮下组织内条纹影或袋状影。它常能勾画出胸壁组织轮廓，使胸肌清晰可辨。机械通气患者常合并皮下气肿和纵隔气肿，发生率约为 7%。正压通气时发生的皮下气肿和纵隔气肿，临床上是一个极其重要的危险信号，半数以上患者最终发展为气胸。

（七）治疗方法

1. 纵隔气肿的自然病程 多数纵隔气肿气体扩散到整个纵隔，以后从胸腔逸到皮下组织间隙。有时，皮下气肿范围很大，令患者和医师都感到惊恐，实际上皮下气肿本身并无任何危险，没有必要通过手术治疗来缓解。只要原发漏气口闭合，气肿则将在 2～3 周后自行吸收。根据不同临床情况，其他类型气肿有时需要处理，但实质上处理目的主要是缓解气体机械性压迫产生的生理功能障碍。

2. 自发性纵隔气肿处理 自发性纵隔气肿多数与一个或多个易感因素有关，如支气管痉挛、感染、异物，去除了这些易感因素，自发性纵隔气肿会逐渐自行吸收。疼痛和其他症状可对症处理，很少需要特殊治疗。有学者建议吸入高浓度氧气可加速气体吸收，其实吸入普通氧气能提高动脉血氧分压就足够了，对于大多数病例而言，没有必要吸入高浓度氧气。有学者曾用高压氧舱治疗潜水训练并发症，目前来看，纵隔气肿还不是高压氧治疗的适应证。

纵隔气肿很少引起人体病理生理改变，但在少数严重病例可能导致循环衰竭，历史上曾有 2 例纵隔气肿导致循环衰竭而死亡的报道。人们常常提及进行皮肤和皮下穿刺或切开以排出积气，临床实际上很少需要这样做。Munsell 重新复习了 150 多年前 Laennec 医师描述的一次车祸抢救过程。一小男孩被粪车轧伤了，法国著名医师 Laennec 被请去会诊，他详细描述了这个 4 岁男孩如何被抬入帐篷，一根蜡烛照明，Laennec 分别在伤者的颈部、锁骨上区和前胸插入小木棍，随即，一股快速有力的气体涌出，竟吹灭了蜡烛，刚才还奄奄一息的小孩逐渐恢复过来。对于这样简易的紧急减压措施，现代医学除了用消毒的针头替换小木棍以外，并没有什么更好的改进方法。还

有一些威胁生命的纵隔气肿，经外科急救立即缓解的病例，它们同样是可信但缺乏详尽描述。虽然书中都提到用外科手段处理大面积、有症状的皮下气肿，但仔细查阅文献发现，实际上外科处理的病例并不多。迄今为止曾采用过的外科手段有用针抽吸纵隔气体、颈部纵隔切开、锁骨下皮肤切开、胸骨劈开或胸骨完全切除。有学者提倡施行气管切开，也有学者反对，认为气管切开属于治疗禁忌。临床上极少见的情况是，气道阻力越来越大或影响到循环功能，如出现休克或急性上腔静脉梗阻，临床医师才会积极地采取有创性方法进行治疗，比较稳妥和保险的做法是在胸骨上窝作一小切口直达纵隔筋膜层，帮助纵隔内气体有效排出。

3. 正压通气所致纵隔气肿处理　历来正压通气出现纵隔气肿和皮下气肿都是临床医师最关注的问题。不合并张力性气胸的纵隔气肿，通常无生理意义，但是有可能纵隔气肿迅速进展为张力性气胸。机械通气患者出现气胸需要立即放置胸腔闭式引流管，有些医师赞成一发现肺泡外积气就预防性留置胸腔闭式引流管。这种方法不一定合理，因为对于这样的患者放置胸腔引流管有一定风险和并发症，但患者床旁应备好胸腔闭式引流包，以备出现张力性气胸时急用。只要可能就要尽快离断正压通气，这对呼吸机辅助通气引起的各种肺泡外积气有莫大的益处。除此之外，推荐几种判断方法，这些判断方法虽然没有临床研究支持，但从理论上讲能减少气体进入纵隔。潮气量应设置在 10～12ml/kg 以内。尽量减小 PEEP，有可能就要停止。调节吸气流量和时间来降低胸膜腔内平均压。如果临床条件允许，用触发压力限制型通气（即吸气压力支持）或低频间断强制型通气取代强制性容量限制型通气。监测胸廓有效顺应性，尤其在 PEEP 治疗过程中，可以帮助减小额外肺泡破裂发生的可能性。隐性 PEEP 或固有的 PEEP 可能加重气体的泄漏，这种情况一经发现应立即采取措施，这些措施包括减少每分通气量，增加吸气高峰流速和使用抗压缩的呼吸机管道，目的是减少吸气时间。最后，机械通气时如果出现支气管痉挛和其他引起气体滞留的可逆性原因，都应该予以积极相应的处理。

气管、支气管破裂引起的肺泡外积气需要尽快确诊并立即进行外科修补。胸部钝性伤患者，有广泛软组织皮下气肿、气道出血或放置胸腔引流管后数日气胸无改善，特别是胸部 X 线片上显示萎陷的肺组织从肺门坠落，均应当考虑气管、支气管断裂的可能。有这些情况存在，应该进行急诊纤维支气管镜检查以尽快明确诊断。新生儿机械通气时发生的心包积气是一种内科急症，应立即排气减压。大多数学者推荐使用心包引流管引流。成人张力性心包积气很少见，心包穿刺可缓解症状，随后还应密切观察其变化和转归。

（八）小结

对于纵隔气肿，一旦去除病因或中止疾病进程，大多数纵隔气肿最终都会消退。虽然儿童和成人自发性纵隔气肿复发病例都有报道，但极少见。胸膜腔内积气能诱发局限性嗜红细胞性炎症，称为反应性嗜红细胞性胸膜炎。对纵隔内发生的这种现象已有描述。一项对 63 例重症肌无力患者研究，在胸腺切除术前 1 周进行诊断性纵隔充气，其中 29 例患者在切除的胸腺内发现有组织嗜红细胞性肉芽肿。提示发生在其他临床环境下的纵隔气肿，也可能存在类似改变，然而这种改变是否一直存在，有什么临床意义，目前尚不清楚。

纵隔气肿可以出现在许多不同的临床情况下，但总体来说它并不多见。造成纵隔气肿的气体多数来源于肺，也可以源于上呼吸道或胃肠道（特别是来自于食管）。少见的情况是胸部穿透性损伤造成纵隔气肿，或是由产气杆菌感染造成纵隔气肿。纵隔气肿最初的症状是胸骨后疼痛。只有胸部影像学检查发现纵隔内存有气体方可建立诊断。处理纵隔气肿主要取决于有效地治疗原发病，很少需要外科直接处理纵隔气肿，如排气减压或心包积气减压。

二、纵隔血肿

（一）概述

纵隔血肿是纵隔内发生出血，血液或血块积存在纵隔内，形成的纵隔肿块，又称纵隔出血。纵隔本身无血管因而也不会出血，但是纵隔解剖结构内有众多脏器、许多大血管（包括升主动脉、主动脉弓、头臂大血管、左右无名静脉和上下腔静脉）及无数小动脉、小静脉和毛细血管。这些血管在经受胸部严重创伤，特别是钝性伤，容易发生破裂出血。纵隔手术后出血可以产生纵隔血肿，某些有创性操作，如静脉穿刺，操作不慎也可造成血管损伤，引起纵隔出血和血肿。无明显外伤的自发性纵隔血肿也不少见。此外罕见的药物诱发出血造成纵隔血肿也有文献报道。在某些循环系统疾病，如高血压、动脉硬化等，或抗凝治疗、溶栓治疗过程中，以及出血性疾病，血管可自发性破裂而出现纵隔出血或血肿。另外，也有报道无出血性疾病不明原因的纵隔血肿。

（二）病因和发病机制

纵隔出血最常见的病因是钝性胸外伤或胸部穿透性伤，主动脉夹层、主动脉瘤破裂，胸部手术或有创性操作。胸部钝性伤后纵隔出血的发生率为 2.5% ～ 10.7%，致伤原因有交通事故伤、高处坠落伤、重物砸伤和挤压伤，并且多合并胸部其他损伤，如肋骨骨折、胸骨骨折、血气胸、肺挫伤等。同时胸部钝性伤还可能伴有腹部或身体其他处严重损伤。胸部和颈部的穿透性伤可造成大动脉或大静脉撕裂，而胸部钝性伤可造成主动脉或大静脉横断及胸内血管损伤（如乳内动脉、奇静脉撕裂）。通常主动脉横断的部位最常见于左锁骨下动脉发出处远端，其次常见的横断部位是无名动脉发出处的近端，最后是主动脉瓣环上方。大动脉或大静脉发生撕裂伤或横断后，出血迅猛、量大且急，可致急性纵隔压塞或心脏压塞，或大量血胸，造成循环功能急骤衰竭，患者往往因未能被运送到有条件的医疗中心获得及时诊断及救治而死于发病现场。大多数胸部钝性伤后发生的纵隔出血，是纵隔内小血管破裂所致，如胸骨骨折戳伤胸膜小血管，高压冲击下胸膜腔内压增高使纵隔内小静脉破裂出血，以及心包壁或周围组织小血管破裂出血。此类纵隔出血的速度和出血量均不如上述大血管破裂严重，手术时常不能确切辨识出血的血管。临床上能获得有效诊断治疗的多为此类胸外伤纵隔出血的患者。

胸部大手术，特别是体外循环下进行心脏或大血管手术，术后可能发生严重的心包内出血或纵隔出血，其原因与体外循环下手术全身肝素化有关。其他与临床操作有关的纵隔出血还有血管造影时发生大血管撕裂，中心静脉穿刺置管或动脉插管意外穿透血管壁，血管内支架或其他血管内器械（下腔静脉伞）磨损蚀破血管，气管切开后气管内套管长期压迫蚀破无名动脉，以及经支气管穿刺抽吸活检等。

自发性纵隔出血或血肿临床并非罕见，常与以下的诱发或加重因素有关：①纵隔肿瘤，最常见的是胸腺瘤、恶性生殖细胞肿瘤、甲状旁腺腺瘤、胸骨后甲状腺肿和畸胎瘤，以及少见的血管源性肿瘤，这些肿瘤可以发生瘤内出血破入纵隔，有时类似主动脉瘤破裂。②突然持续高血压，可致主动脉夹层、假性动脉瘤或动脉瘤破裂。无主动脉瘤，无胸部钝性创伤，也无主动脉夹层时，自发性胸主动脉破裂出血病例，1961 ～ 2000 年英文文献也已报道 18 例。③出血性疾病，如抗凝治疗、溶栓治疗、尿毒症透析、肝功能不全凝血机制障碍或血友病患者。④胸膜腔内压力暂时性急骤增高，如咳嗽或呕吐时发生的胸膜腔内压一过性增高。发生纵隔出血的病理生理机制是纵隔内小静脉破裂。小血管破裂一般造成小量纵隔出血，临床上呈良性过程，症状很快消退，不遗留远期后遗症。

（三）临床表现

纵隔出血的临床表现依据不同病因变异较大。常见的症状有胸骨后疼痛并放射到背部或颈部，胸闷、憋气。随着纵隔内积存血液增多，纵隔脏器，主要是大静脉，受压的症状和体征越发明显，这些包括呼吸困难、颈静脉充盈或怒张、发绀，以及因血液渗入颈部软组织内而出现的颈部瘀斑。若失血量很大也可因失血造成循环功能不全。大量纵隔内出血可产生纵隔压塞，表现为心动过速、低血压、尿量减少、右侧和左侧心脏充盈压相同，最终造成右心衰竭。纵隔压塞的发生过程比心脏压塞更加隐匿，因为纵隔较心包有更大的容积，因而危害更大，预后也差。因此，诊断纵隔压塞的主要目的是在循环功能不全发生之前及时做出诊断。

（四）诊断

诊断方法包括胸部 X 线片、CT、MRI、超声和血管造影。上纵隔增宽、正常的主动脉弓弧形影消失、前上纵隔出现软组织阴影是胸部 X 线片诊断纵隔出血的 3 个基本指标。有学者提出气管旁带增宽超过 5mm，主动脉弓上水平的上纵隔宽径超过 8cm，主动脉球弧弓变浅或消失均提示存在纵隔出血。超声心动图检查可显示纵隔内有液性暗区，并提供心内结构有无异常或病变，有无心包内积液或心脏压塞。胸部 CT 扫描，特别是增强 CT 扫描，对诊断纵隔出血或血肿有重要价值。它可以显示纵隔包块的大小、范围，判断是否内含血液或血凝块，确定有无心包积血或心脏压塞，确切地显示血肿与大血管关系，尤其是大血管内有无假腔存在。基层医疗单位常收治胸外伤患者，也是抢救外伤的第一线医疗中心，胸部 X 线片、B 超检查和胸部 CT 对于纵隔出血的诊断率分别为75%、66% 和 83.3%，提示这三项辅助检查对于胸部损伤造成的非大血管破裂所致纵隔出血的诊断有着重要作用。MRI 检查对于纵隔血管性病变诊断有着特殊价值，它除了具有增强 CT 的诊断作用外，还可以从三维空间显示病变特点，特别是对于大血管病变的诊断，有代替血管造影的趋势。对于某些自发性纵隔出血或血肿病例，动脉或静脉血管造影可用于确定出血血管的部位，以及血管内膜有无撕脱或夹层，有无动脉瘤存在，为确切诊断和选择治疗方法提供有价值的资料。当然进行血管造影检查需要有一定条件，这一检查也有带来某些并发症的危险，因此需要认真、慎重选择适应证。

近十余年，各种检查方法的不断改进，对于纵隔出血及其原因的诊断更趋完善和准确。经食管超声检查可发现主动脉损伤直接和间接证据。直接征象：主动脉壁条纹增厚；出现假性动脉瘤；主动脉出现夹层；主动脉血肿；主动脉呈梭形变和主动脉完全梗阻。间接征象：主动脉直径稍有增加；多普勒超声检查显示彩色血流受阻，主动脉探头距离增加和直接探到纵隔出血。有学者报道对于严重钝性胸外伤而致胸主动脉或其大分支破裂的患者，经食管超声定量测定纵隔血肿获得一定的成绩。其方法为在主动脉峡部测定超声食管镜与主动脉前侧壁的距离（Ⅰ）和主动脉后外侧壁与左侧脏胸膜距离（Ⅱ），此项结果的敏感度为 80%，特异度为 92%，阳性预测率和阴性预测率分别为 86% 和 89%。但是当食管超声探头不

能探及之处，应警惕并需要进一步检查，以除外其大血管分支损伤的可能。增强螺旋 CT 对胸部钝性伤造成胸主动脉破裂诊断有重要价值。一组研究报道 7820 例胸部钝性伤，1104 例（14.3%）施行了胸部增强螺旋 CT，发现 118 例（10.7%）有纵隔出血，24 例（20.3%）有胸主动脉损伤的直接证据。增强螺旋 CT 对临床随诊有 100% 敏感度，99.7% 的特异度，其阳性预测率和阴性预测率分别为 89% 和 100%，全部诊断率为 99.7%。因此增强螺旋 CT 能确切探及纵隔出血的有无、部位及获得主动脉损伤的直接证据。Wicky 报道用螺旋 CT（SCT）主动脉造影诊断创伤性主动脉损伤，获得极佳的诊断效果，他报道 1992～1997 年对 487 例胸部钝性伤患者进行螺旋 CT（SCT）主动脉造影检查，其诊断胸主动脉损伤的标准有纵隔血肿、主动脉周围血肿、主动脉壁形态不规则、主动脉假性憩室、主动脉内膜剥脱和主动脉夹层。结果其中 14 例（2.9%）被诊断主动脉损伤，随诊 473 例无假阴性结果。此项检查的敏感度和特异度分别达 100% 和 99.8%。

对于胸外伤患者，临床医师遇有下列情况下，应考虑有纵隔出血或血肿的可能：①有明确的胸部外伤史，尤其是胸部闭合性损伤；②临床上出现有胸闷、憋气、胸痛、呼吸困难、心动过速和血压下降等呼吸循环功能障碍；③胸部 X 线片显示上纵隔增宽、主动脉球弧弓变浅或消失；④超声检查纵隔内存在液性暗区；⑤胸部 CT 显示纵隔内有液体密度的阴影并压迫周围组织和脏器。对于有高血压病史，或正在抗凝治疗、溶栓治疗，或凝血机制有障碍患者，出现胸部疼痛、憋气、不适等症状，要想到纵隔出血或纵隔血肿可能性，应进行必要检查，包括胸部 X 线片、超声检查、胸部 CT 扫描。有适应证时应行增强 CT、MRI 检查。与外科操作有关的纵隔出血或血肿病例，因为多有外科操作或手术史，出现临床症状常能及时发现并诊断。

（五）治疗

根据产生纵隔出血的病因、出血量、出血速度，或纵隔血肿的大小、部位、对邻近脏器或组织产生压迫症状严重程度，采取不同治疗方法。

胸部钝性伤后小的纵隔血肿无须治疗，可以

自行吸收。中等量血肿如出现轻度循环、呼吸功能障碍，可以在超声或 CT 引导下，进行穿刺抽液，这即是诊断性的也是治疗性的，有时从纵隔内仅仅抽出 200ml 血液，就可使患者症状获得明显改善。有的中等量纵隔出血病例，经一次穿刺即可治愈。强调纵隔穿刺有一定危险性，若反复穿刺有可能刺破血管，另外，若纵隔内为凝血块，穿刺可能无效。外伤性纵隔内大量出血或血肿，需要进行手术治疗，其主要目的是清除纵隔内淤血和血块，减轻对纵隔脏器的压迫，并修补损伤的血管。对于胸部、颈部穿透性损伤严重威胁患者生命时，可以急诊行手术探查，不必非等到血管造影确诊之后才开胸。

与临床操作有关的纵隔内出血，根据出血的量和速度，可先行保守治疗，无效则需行手术处理。心脏手术后发生的纵隔出血，依心外科常规处理。偶尔在 CT 引导下放置导管行纵隔引流，某些病例也可获得有效治疗，无明显并发症。自发性纵隔出血的治疗变化较大，若为高血压患者发生动脉瘤破裂或主动脉夹层，需请心外科专科医师处理。若是抗凝治疗、溶栓治疗或凝血机制障碍发生的纵隔血肿，一般内科保守治疗多有明显疗效，很少需要手术处理。

近年北京协和医院成功地处理 1 例外伤性纵隔血肿，简要叙述如下。

患者，男性，38 岁，被铁屑击伤前颈部 2 天并声音嘶哑 1 天于 2005 年 4 月 12 日入院。查体患者一般状况稳定，右颈根部胸骨切迹上缘 1cm 伤口。胸部 X 线片显示上纵隔增宽；CT 可见左前上纵隔气管旁金属异物（图 13-23-2），血肿占据上纵隔，主动脉弓三支血管受压移位，心影无增大。入院诊断纵隔金属异物、纵隔血肿。2005 年 4 月 14 日急诊开胸探查，左颈及胸正中"Г"形切口，纵劈胸骨柄至第 4 肋间，开胸后发现纵隔血肿从上向下延续，累及胸腺、纵隔胸膜，并伸延到左无名静脉后方。清除血肿后探查，发现无名动脉左侧方有一间隙，可扪及金属异物。清除血凝块过程中，突然涌出大量鲜红血液，立即填塞压迫，同时扩大切口。考虑有动脉破裂出血，需行体外循环辅助。于左股动脉和右心房分别插管建立部分体外循环，降压、降温。去除压迫纱垫，

持续吸除出血并回收，进一步解剖。发现距离起始部约 1cm 处的左颈总动脉有一长 0.8cm 不规则裂口。阻断钳夹闭左颈总动脉根部，5-0 Prolene 缝线修补裂口数次不成功，遂决定截除损伤段血管，用 Gortex 人工血管行主动脉弓 - 颈总动脉旁路移植术。术毕检查吻合满意，无渗血，左颈动脉血流通畅。取出金属异物（图 13-23-3，彩图 13-23-3），切除双侧纵隔胸膜，并彻底冲洗，置双侧胸腔引流管引流。术后恢复顺利，声音嘶哑好转，12 天痊愈出院。

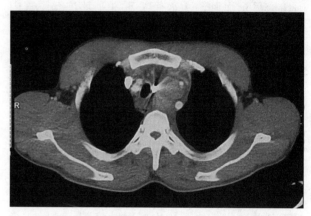

图 13-23-2　外伤性纵隔血肿，除了纵隔血肿外尚可见纵隔内金属异物

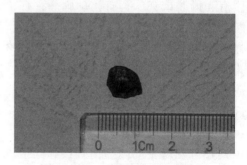

图 13-23-3　手术取出的金属碎屑

从本例可以获得如下经验教训：①遇到外伤性纵隔血肿应想到大血管（特别是大动脉）损伤的可能性；②术前仔细阅读胸部增强 CT，必要时行动脉造影检查，怀疑大动脉破裂应备体外循环；③术中始发现大血管破裂，勿惊慌或盲目钳夹，迅速用纱垫压迫暂时止血，迅速建立体外循环。充分显露术野，辨清损伤血管，根据损伤部位、范围和严重程度，进行血管修补或切除部分血管行人工血管置换，可获得满意结果。

三、纵隔疝

(一)概述

纵隔疝是指一侧部分肺经纵隔进入对侧胸膜腔,因此,它是一种临床症候群而不是一种独立疾病。除了肺可以疝入对侧胸膜腔,其他脏器也可疝入一侧胸膜腔,临床上最多见的是食管部分切除后,胃替代食管恢复消化道连续性,在颈部或胸膜腔内进行食管胃颈部或主动脉弓上吻合,位于纵隔内的胸腔胃,严重扩张时可以疝入对侧胸膜腔。

一侧肺多经过纵隔薄弱部位疝入对侧胸膜腔,常见的薄弱部位有3个,即前上纵隔、后上纵隔和后下纵隔。前上纵隔是两侧肺最为接近之处,具体来说,第1~4肋软骨水平,特别是以胸骨角作为中心,前方为胸骨,后方是大血管,心脏在其下方。后上纵隔是另一个纵隔薄弱部位,它恰与前上纵隔相对应,只是在后方,它在主动脉弓和奇静脉之上,约在第3~5胸椎水平,前方为食管、气管和大血管,后方为脊柱。最后一个纵隔薄弱部位为后下纵隔,其上为主动脉弓、奇静脉和第5胸椎,前方为大血管和心脏,后方为降主动脉和脊柱,下方为横膈。在3个纵隔疝疝入胸膜腔薄弱处,临床上最常见到的是肺经前上纵隔疝入胸膜腔。当胸腔胃形成纵隔疝时,一般来说多有纵隔胸膜撕裂,左右胸膜腔之间形成交通,为纵隔疝形成提供了发生的条件。

(二)病因和发病机制

胸膜腔有2个重要的生理特点:密闭和负压。密闭的内容:①胸膜腔与外界大气不相通;②胸膜腔与胸内脏器不相通;③两侧胸膜腔彼此也不相通。负压的含义是无论在吸气相还是呼气相胸膜腔永远保持在负压状态,吸气时胸膜腔内压力为 $-8cmH_2O \sim -10cmH_2O$,呼气时为 $-4cmH_2O \sim -5cmH_2O$,凭借胸膜腔内的负压,肺进行不间断舒缩,产生呼吸运动。除了与外界保持负压状态以外,两侧胸膜腔之间也需要保持压力平衡,当一侧胸膜腔压力超过对侧,或者是一侧胸膜腔的压力低于对侧,两侧胸膜腔压力不平衡,高压力可使纵隔向对侧移位,主要是气管和心脏移位,

同时胸膜腔内高压造成肺组织经纵隔薄弱处向对侧移位,肺组织外尚有纵隔胸膜包盖,则形成纵隔疝。这种情况临床上最多见于张力性气胸、巨大肺大疱、张力性肺大疱、局限性阻塞性肺气肿、大量胸腔积液、巨大肺囊肿,明显地都是一侧胸膜腔存在巨大的占位性病变,从而经纵隔疝向对侧。除了一侧胸腔内病变使得该侧容积增大外,另一种情况是一侧胸膜腔因病变而致容积缩小,压力降低,使得纵隔移向患侧,随之健侧肺过度膨胀并疝入患侧。如先天性一侧支气管或肺不发育或发育不全,一侧全肺不张,一侧全肺切除后,肺结核致一侧损毁肺,慢性脓胸瘢痕收缩等。如前所述,食管胃胸内或颈部吻合术后胸腔胃,经过后下纵隔路径也可疝入对侧胸膜腔。

纵隔疝与纵隔移位并不完全相同,纵隔疝是指部分肺组织或其他脏器越过胸中线伸到对侧胸腔,纵隔位置可以保持不变。纵隔移位则是纵隔发生的移位,主要指心脏和气管因各种原因从胸中线的位置偏移向一侧胸腔,随同纵隔的移位,部分肺组织或其他脏器也可以移向对侧胸腔。所以在谈及纵隔移位时,多不特别强调纵隔疝存在与否。在诊断纵隔疝时多指肺组织或胸腔胃疝到对侧,也不强调纵隔移位的有无。

(三)临床表现

纵隔疝的临床症状取决于引起纵隔疝的原发性疾病和纵隔疝的严重程度,它本身无明确特征性的症状和体征。婴幼儿先天性支气管或肺不发育,或发育不全造成的纵隔疝,平时一般无明显临床症状,当健肺发生感染,多经胸部X线检查才发现纵隔疝。有的无先天性肺或支气管发育异常患儿,肺部发生严重感染时也可造成纵隔疝。先天性支气管肺发育不全患者,在青春发育期可出现活动后心悸、气短、胸闷、憋气、咳嗽甚至呼吸困难。这些呼吸系统症状均缺乏特异性。严重的纵隔疝影响到循环功能时,可出现心悸、气短、活动受限甚至肢端水肿。体格检查可能发现气管、心脏位置偏移,两侧胸廓不对称,患侧胸廓塌陷,心尖搏动移向患侧,呼吸音减弱、消失,或呈管状呼吸音(传导所致),对侧呈过度轻音,呼吸音增强。

胸胃纵隔疝多出现在颈部吻合或胸内弓上吻

合，纵隔疝大多数疝入右侧胸膜腔（左侧开胸手术）。主要症状为术后早期餐后出现胸闷、心悸与间歇性恶心呕吐。体格检查发现主要是右侧胸部呼吸音明显减弱，叩诊上方呈过鼓音，下方为浊音。

（四）诊断

确诊纵隔疝主要依靠影像学检查。胸部 X 线片可以发现胸廓不对称，患侧肋间隙狭窄，肺野出现局部过度透亮区，其是疝入的肺组织，肺门周围肺纹理稀疏。健侧肺透光度增强，肺纹理增重。心脏、纵隔向患侧移位。胸胃纵隔疝可见右胸内有巨大气液平面，肺组织被压缩。CT 对诊断纵隔疝有重要价值（图 13-23-4），它可确切显示纵隔疝的位置、范围和严重程度，同时也可以显示造成纵隔疝的原发疾病，如先天性支气管肺发育畸形、肺部感染，或者胸胃纵隔疝。影像学检查足够确定纵隔疝诊断，不需要进行其他特殊检查。临床上有时施行某些检查主要用于诊断原发疾病。支气管不发育患者，在纤维支气管镜检查时可见气管隆突消失，镜下找不到一侧支气管开口，或支气管开口呈裂隙状，健侧支气管角度变小、变直。对于胸胃纵隔疝患者，上消化道钡餐造影常可发现吻合口下方有较大的囊状区突向右侧胸腔，胃黏膜规整，边缘整齐，有时胸胃远端呈"S"状扭曲，胸胃内存在较大的气液平面。送入胃管后抽出大量胃内容物，再次摄胸部 X 线片发现膨胀扩张的胸胃缩小，可以证实胸胃纵隔疝的诊断。胸胃纵隔疝的严重性在于确定有无存在绞窄，胸腔胃发生绞窄时其胃内容物呈大量咖啡样液体，临床症状恶化提示胃壁可能坏死、穿孔，继发严重纵隔感染或胸腔内感染可危及患者生命。

（五）治疗

纵隔疝本身并不是一种独立的疾病，它是各种原因产生的一种症候群，因此纵隔疝本身并不需要治疗，解除纵隔疝的症状需要处理其原发病。由于造成纵隔疝原发病的原因不同，治疗有时较为简单容易，有时则较为复杂，甚至有的纵隔疝仅仅是一种诊断问题，无法进行治疗，如张力性肺大疱可以及时行肺大疱穿刺减压，以缓解呼吸窘迫。巨大肺囊肿、巨大肺肿瘤和慢性脓胸纤维

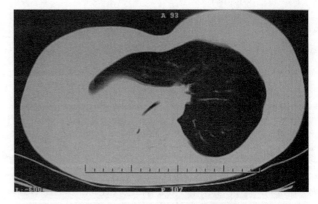

图 13-23-4　CT 显示纵隔疝

化及损毁肺可进行相应手术治疗。对于一侧先天性支气管、肺不发育或发育不全造成的纵隔疝，治疗需要慎重（图 13-23-5 ～图 13-23-8）。

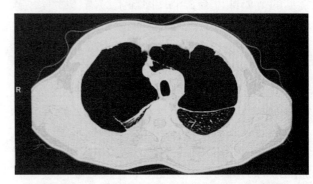

图 13-23-5　右肺巨大肺大疱并纵隔疝 CT 表现

患者，男性，34 岁。主诉胸闷、气短十余年，近期加重，检查发现右胸内巨大肺大疱。经胸部 X 线片和 CT 检查诊断为右肺巨大肺大疱并纵隔疝。开胸手术行右肺大疱切除，前纵隔胸腺区呈一巨大空腔，与左胸腔不相通。本图显示纵隔胸膜存在，大疱经前纵隔间隙疝入左胸腔，左肺无大疱

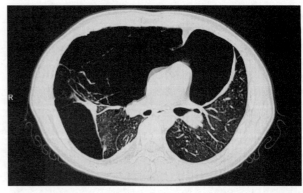

图 13-23-6　与图 13-23-5 同一患者，左主支气管水平横断面 CT 显示右肺大疱疝入左胸腔，纵隔胸膜连接处仍在。左、右肺组织均被压缩萎陷

胸胃纵隔疝常常是在急性胃扩张产生症状时，才需要处理。一般胸胃纵隔疝除了进食后患者感

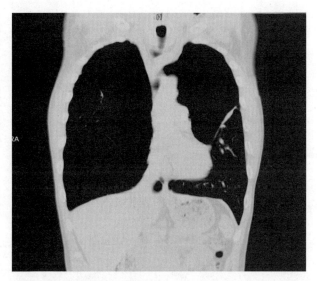

图 13-23-7　与图 13-23-5 同一患者，冠状位 CT 显示右肺大疱经前上纵隔疝入左胸腔，左肺无大疱，左肺受压萎缩

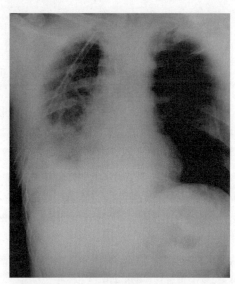

图 13-23-8　与图 13-23-5 同一患者，术后 2 天床旁胸部 X 线片显示右肺大疱已切除，右肺膨胀，左肺也已完全复张

到胸闷、胀满感外，并无其他特殊不适。此时不需要进行特殊处理。当患者出现临床症状，或发生急性胸胃扩张时，应禁食水，予以有效胃管抽吸，减少胃内容物量。静脉输液供给营养，维持水、电解质平衡。经此治疗，一般均可恢复。若怀疑胸腔胃发生绞窄，应急诊开胸探查，将胸胃还纳复位，并固定于食管床，或固定在后胸壁。若胸胃较大过长呈 "S" 形，可拆除胸胃于横膈的缝线，将过多的胸胃回纳入腹腔，重新固定胸胃于新裂孔。

　　避免胸胃纵隔疝重在预防。因为其发生的原因很多，如食管癌处于晚期与周围粘连，术中不

得不切除部分对侧纵隔胸膜，导致左右胸膜腔相通，胸腔胃容易疝入对侧胸腔。技术上欠缺，如胸胃固定不牢，胸胃过大过多导致远端胸胃呈 "S" 形扭曲。术中损伤迷走神经导致术后胃排空障碍，加之术后胸胃引流不畅，胸胃过度膨胀。针对以上发生原因，在手术时应注意几点：胸胃不应留在胸腔过多过长；胸胃较大应予以缝缩；牢靠固定胸胃于后胸壁或食管床上；术中尽量避免损伤迷走神经；术后行有效胃肠减压。

（张志庸）

参 考 文 献

安郁英，祝海，谢鸣，1994. 支气管肺囊肿纵隔疝一例. 中华外科杂志，32（10）：605.

曹金红，金百祥，1982. 小儿纵隔肿瘤和囊肿 33 例报告. 中华小儿外科杂志，3：8.

曹振元，1987. 胸内脊膜膨出症误诊误治一例报告. 胸心血管外科杂志，3：44.

陈宝田，林训生，吴英恺，1986. 外穿的纵隔畸胎瘤. 中华外科杂志，24：18-19.

陈迪，丁嘉安，计威康，等，1981. 原发性纵隔肿瘤的外科治疗. 中华肿瘤杂志，3（3）：200.

陈冬，李炳科，2002. 纵膈神经节细胞瘤和神经节神经母细胞瘤的 CT、MRI 诊断. 医用放射技术杂志，1（1）：92-93.

陈杰，崔晓利，2003. 142 例胸腺瘤临床分析. 中国肿瘤临床，30：342-344.

陈巨坤，陈冬，王魁英，2000. 后纵隔神经节细胞瘤和神经节神经母细胞瘤的 CT 和 MRI 诊断. 中国医学影像学杂志，8（2）：90-92.

陈龙奇，平育敏，张合林，等，1996. 巨大纵隔肿瘤的临床特点及外科治疗. 中国肿瘤杂志，18（6）：448-450.

陈重，2003. 胸内甲状腺肿的诊断及治疗. 山东医药，43：45-46.

程邦昌，毛志福，黄杰，等，2003. 胸内脊膜膨出症的诊断与治疗. 中国胸心血管外科临床杂志，10（4）：310-311.

崔玉尚，梁锡堂，李单青，等，1999. 胸腺畸胎瘤（附 4 例报告）. 现代外科，5：53-54.

段建福，林代明，1994. 外伤性纵隔血肿的 X 线诊断. 中外医用放射技术，11：50-51.

范志民，闻国强，张振和，等，1998. 胸腺切除术在治疗重

症肌无力中的价值.中华医学杂志,78(5):363.

葛棣,郑如恒,范虹,等,2004.胸腺瘤166例临床分析.中华肿瘤杂志,23:503-504.

葛俊恒,2003.胸骨后甲状腺肿瘤34例的外科治疗.中华普通外科杂志,18:227-228.

郭峰,张志庸,崔玉尚,等,2007.胸腺类癌外科治疗长期结果.中国胸心血管外科临床杂志,14(6):422-425.

黄进丰,汪良骏,李鉴,等,1999.胸腺类癌4例.中华胸心血管外科杂志,15:363.

黄立军,王云杰,刘琨,等,2001.纵隔前肠囊肿的外科治疗.第四军医大学学报,221:300.

黄宇光,1990.阿曲库铵在重症肌无力患者的神经肌肉效应.中华麻醉学杂志,10(2):73.

江吕泉,孙江,2000.创伤性纵隔血肿的特点和处理.中国胸心血管外科临床杂志,7:139-140.

李冀文,王玉珍,牛占丛,等,1991.纤维支气管镜对成人胸内结核性淋巴结病的诊断.中华结核和呼吸杂志,14(06):358.

李鉴,汪良骏,张大为,等,2001.胸腺瘤预后的Cox多因素分析及分期探讨.中华肿瘤杂志,23:500-502.

李剑峰,王俊,张克录,等,2003.电视胸腔镜治疗胸腺瘤和重症肌无力.中华胸心血管外科杂志,19(2):77-78.

李欣,张丽群,杨志勇,1997.儿童神经母细胞瘤的CT诊断.中华放射学杂志,(12):814-817.

林如珍,叶红,1999.婴幼儿肺炎并发纵隔疝20例临床分析.福建医科大学学报,33(13):335-336.

刘向阳,张汝刚,张大为,1995.纵隔镜检查诊断中纵隔肿物的价值.中华外科杂志,33:510-512.

邱新生,杨玉理,柳和武,等,1991.纵隔淋巴结结核的诊断和外科治疗(附6例分析).中华胸心血管外科杂志,7(1):31-32.

仇德惠,曾亮,徐正浪,等,1996.胸骨后甲状腺肿的诊断和治疗,上海医学,19:70-72.

苏振立,樊英荣,苏广慧,等,1997.先天性右支气管及肺未发育并纵隔疝1例.临床耳鼻喉科杂志,11:124.

孙德庆,孟繁学,1981.并用利福平、异烟肼治疗过程中发生纵隔淋巴结暂时性肿大10例报告.中华结核和呼吸系疾病杂志,4:262-264.

唐卫华,汪筱娟,王美清,等,1998.神经母细胞瘤中NSE、S-100、CGA及p_{53}、p_{21}、C-erb-B_2蛋白表达与分化程度关系的研究.山东医科大学学报,36(02):100-102.

田荣阁,赵守先,1980.胸骨后甲状腺肿.白求恩医科大学学报,6:83-85.

汪筱娟,唐卫华,王谦,等,1997.节细胞神经母细胞瘤的临床病理学及免疫组化研究.齐鲁肿瘤杂志,4(2):114-116.

王恩桐,赵福元,安若昆,等,1999.715例原发性纵隔肿瘤的诊断和外科治疗.中国肿瘤临床,26(04):269-279.

王律,邹学超,周伯年,等,1998.40例胸腺瘤合并重症肌无力的手术治疗.中华胸心外科杂志,14(1):24.

王平,陈新醒,李洪荣,2003.胸腺瘤的外科治疗.中国肿瘤临床与康复,10:150-151.

王善政,田辉,张庆慧,1997.原发性纵隔内胚窦瘤2例.中华胸心血管外科杂志,13:186-188.

王延明,臧玉林,袁玉朝,等,1996.食管癌切除术后胸胃纵隔疝(附5例报告).中国胸心血管外科临床杂志,3(2):97.

王艳君,王牧,牛远图,等,1990.B型超声诊断纵隔畸胎瘤.中华物理医学杂志,12:1-3.

王云喜,孙玉鄂,张军,等,2002.胸腺瘤的诊断、治疗和预后.中华外科杂志,40:294-297.

王振菊,张秀慧,樊忠,1996.先天性无右肺畸形右肺纵隔疝右位心误诊为气管异物.中华耳鼻咽喉科杂志,31(1):52.

王忠武,谷天祥,2005.胸腔脊膜膨出症的诊断和治疗(附5例报告).浙江医学,(7):755.

王子彤,阎东杰,李世业,2000.68例胸腺瘤的诊断和外科治疗.中国医刊,35:28.

吴英恺,王一山,李平,等,1986.国际心胸外科实践.上海:上海科学技术出版社:478-479.

徐国鸿,王耀程,梁国民,等,2003.胸内脊膜膨出的X线平片及CT表现(附3例报告).实用放射学杂志,19(7):599-602.

徐乐天,1979.胸腺瘤的外科治疗.首都医院科技资料选编:176-179.

徐乐天,1980.胸内巨大畸胎囊肿10例手术报告.中国医学科学院学报,2:117-120.

徐乐天,1980.胸腺瘤26例外科治疗.北京医学,2:75-77.

徐乐天,1990.124例胸腺切除术治疗重症肌无力及胸腺瘤的分析.Endocrine Surgery(Japan),7:361.

徐乐天,孙成孚,李泽坚,等,1980.26例胸腺瘤外科治疗.北京医学,2:75.

徐乐天，孙成孚，李泽坚，等．1984.原发性纵隔肉瘤 8 例报告.中国医学科学院学报，6（1）：54.

徐乐天，孙成孚，李泽坚，等．1984.纵隔血管瘤及淋巴管瘤 6 例报告.中国医学科学院学报，6（1）：56.

徐乐天，孙成孚，吴良洪，等，1981.纵隔淋巴结结核 17 例的诊断与外科治疗.中华结核和呼吸系疾病杂志，4：69-70.

许贤豪，谭铭勋，1987.重症肌无力治疗的进展.中华神经精神科杂志，20（5）：311.

许贤豪，谭铭勋，朱立平，等，1985.重症肌无力——肌无力严重度与 AChR Ab 相对滴度密切相关.中国免疫学杂志，1（16）：22.

薛志强，王如文，蒋耀光，等，2003.胸腺瘤患者预后因素分析.中国胸心血管外科临床杂志，10：98-100.

严秉泉，陈汉章，1996.胸腔镜胸腺切除治疗重症肌无力.中华外科杂志，34（9）：543.

严洪珍，许贤豪，李泽坚，等，1989.重症肌无力患者胸腺放射学检查与诊断(附61例分析).中国医学科学院学报，11（6）：402.

严嘉顺，1982.纵隔肿瘤 144 例的外科治疗.河北医学院学报，（1）：17-20.

严嘉顺，杜喜群，宋玉忱，1981.纵隔肿瘤 144 例的外科治疗.中华肿瘤杂志，3：195-197.

杨声，郝风景，张力，1995.肺门、纵隔淋巴结结核的诊断与外科治疗.中华结核和呼吸杂志，18（4）：230-231.

杨文锋，王善政，杨国涛，等，2003.哑铃型纵隔神经源性肿瘤的外科治疗.肿瘤，23（2）：145-146.

杨昇，张志红，陈文虎，2003.胸内甲状腺肿的外科治疗.医师进修杂志，26：29-30.

臧琦，1995.胸导管囊肿破裂致自发性乳糜胸.实用肿瘤杂志，10：178-179.

曾涟乾，黄壮士，张斌，2003.胸腺瘤与胸腺瘤合并重症肌无力的临床探讨.中华胸心血管外科杂志，19：19-20.

张彬，屠规益，1987.胸骨后甲状腺肿物的手术处理.中华耳鼻喉科杂志，32：115-118.

张合林，平育敏，白世祥，等，1999.纵隔神经源性肿瘤临床病理特征和外科治疗.中华肿瘤杂志，21（6）：458-460.

张恒，任华，张朝纪，等，2004.胸腺囊肿 36 例诊治体会.中华实用医学杂志，6：39-40.

张利民，张为迪，张百江，等，2001.胸导管囊肿二例.中华外科杂志，39：689.

张临友，王淑云，王月成，等，2000.胸内甲状腺肿的外科治疗.中国地方病杂志，19：136-138.

张晓波，孙玉鹗，1988.纵隔静脉瘤 1 例报告.中华医学杂志，68：319.

张振馨，邓发智，课铭勋．1988.重症肌无力 100 例的临床分析.中华神经精神科杂志，21（5）：273.

张志庸，陈涛，崔玉尚，等，2005.胸腺癌的外科治疗与预后.中国胸心血管外科临床杂志，12：377-380.

张志庸，崔玉尚，周易东，等，2001.胸骨后甲状腺肿的诊断和治疗.中华外科杂志，39：291-293.

张志庸，郝武森，任华，等，1992.胸腺类癌（附7例报告）.中华肿瘤杂志，14：382-384.

张志庸，黄亮，李单青，等，2003.纵隔非精原细胞性生殖细胞肿瘤 13 例.中华胸心血管外科杂志，19：369.

张志庸，李泽坚，曾繁祥，等，1990.心包囊肿 10 例报告.中华胸心血管外科杂志，6（2）：88-89.

张志庸，刘鸿瑞，吴良洪，等，1986.纵隔胸腺囊肿 – 附 9 例报告.胸心血管外科杂志，2：72-73.

张志庸，王枫，李单青，等，1997.胸腺癌.中华胸心血管外科杂志，13：285-287.

张志庸，王永华，戈烽，等，1995.纵隔淋巴管瘤和血管瘤的外科治疗（附 12 例报告）.中国肿瘤临床，22（5）：328-330.

张志庸，徐乐天，孙成孚，等，1993.重症肌无力单纯胸腺切除疗效分析.中华胸心血管外科杂志，9：108-110.

张志庸，徐乐天，孙成孚，等，1994.影响胸腺瘤切除及预后诸因素分析.中华肿瘤杂志，16：375.

张志庸，郑建国，李泽坚，等，1990.成人纵隔支气管囊肿的外科治疗.中国医学科学院学报，12：445-447.

张志庸，周易东，崔玉尚，等，2002.纵隔神经源性肿瘤的诊断和治疗.中华外科杂志，40（9）：676-678.

张铸，吴明拜，陈刚，1997.胸内脊膜膨出误诊一例.中国胸心血管外科临床杂志，4（2）：94.

赵福元，安若昆，工恩桐，等，1990.原发性纵隔肿瘤的诊断和治疗.中华胸心血管外科杂志，6：159-161.

赵珩，黄偶麟，屈宁，等，1995.纵隔恶性畸胎瘤的外科治疗（附 35 例报告）.中华胸心血管处科杂志，11（1）：14-15.

钟华，陈岗，韩宝惠，2002.8 例胸腺类癌的临床分析.肿瘤学杂志，8：236-237.

周飚，詹福生，2001.胸腔内脊膜膨出症一例.中国胸心血管外科临床杂志，8（4）：277.

周云生，徐建勋，1997. 经食管床胃食管颈部吻合术后并发胸腔胃纵隔疝 2 例. 肿瘤，17（02）：98.

朱佰锁，孙玉鹗，黄孝迈，1993. 纵隔畸胎类肿瘤临床特点和外科治疗. 中华胸心血管外科杂志，9（4）：325-326.

朱全，陈广明，朱宁，2001. 胸腺类癌的外科治疗. 中国肿瘤临床与康复，8：85-86.

Abel M, Eisenkraft JB, Paten N, 1991. Response to suxamethonium in a myasthenic patient during remission. Anesthesiology, 46: 30-32.

Abell MR, 1956. Mediastinal cysts. Arch Pathol, 61（5）: 121-123.

Adam A, Hochholzer L, 1981. Ganglioneuroblastoma of the posterior mediastinum: a clinicopathologic review of 80 cases. Cancer, 47: 373-381.

Adebonojo SA, Nicola ML, 1976. Teratoid tumors of the mediastinum. Am Surg, 43: 361-365.

Adikins RB, Maples MD, Hainsworyh JD, 1984. Primary malignant mediastinal tumors. Ann Thporac Surg, 38: 648-659.

Ahmed M, Saleem M, Al-Arifi A, et al, 2002. Obstructive endotracheal lesions of thyroid cancer. J Laryngol Otol, 116: 613-621.

Akaogi E, Ohara K, Mitsui K, et al, 1996. Preoperative radiotherapy and surgery for advanced thymoma with invasion to the great vessels. J Surg Oncol, 63: 17-22.

Akcakaya N, Soylemez Y, Cokugras H, et al, 1994. A case of hydatid cyst with inyramural cardiac localization. Scand J Infect Dis, 26: 765-766.

Akwari OE, Payne WS, Onofrio BM, et al, 1978. Dumbbell neurogenic tumors of the mediastinum. Mayo Clin Proc, 53: 353-362.

Albertson DA, Marshall RB, Jarman WT, 1981. Hypercalcemic crisis secondary to a functioning parathyroid cyst. AM J Surg, 141: 175-177.

Alihan D, Celiker A, Aydingoz U, 1995. Cardiac hydatid cyst in a child: diagnostic value of echocardiography and magnetic resonance imaging. Acta Padiatri Jpn, 37: 645-647.

Allansmith R, Richards V, 1958. Superior vena cava obstruction. Am J Surg, 96: 353-359.

Allum WH, Watson DCT, 1983. Recurrent thymoma with myasthenia gravis. Br Med J, 286: 440.

Alrabeech A, Gillis DA, Giacomantonio M, et al, 1988. Neurenteric cysts—a spectrum. J Pediatr Surg, 23: 752-754.

Amato MB, Barbas CS, Medeiros DM, et al, 1998. Effect of a protective-ventilation strategy on mortality in the acute respiratory distress syndrome. N Engl J Med, 338: 347-354.

Ammann JF, Vogt BP, 1993. Paraparesis after operatoion for intrathoracic meningocele. An unknown compltcation. J Thorac Cardiovasc Surg, 65（3）: 453-457.

Amorosa JK, Smith PR, Cohen JR, et al, 1978. Tuberculous mediastinal lymphadenitis in the adult. Radiology, 126: 365-368.

Appelquist P, Kostiainen S, Franssila K, et al, 1982. Treatment and prognosis of thymoma: a review of 25 cases. J Surg Oncol, 20: 265-268.

Argubright KF, Mattox JH, Messer RH, 1984. Thymoma in pregnancy. Obstet Gynecol Surg, 39: 185-191.

Arrigoni MG, Woolner LB, Bernatz PE, 1972. Atypical carcinoid tumors of the lung. J Thorac Cardiovasc Surg, 64: 413-421.

Artucio H, Reglia JL, Di Bello R, et al, 1962. Hydatid cyst of the interventricular septum of the heart ruptured into the right ventricle: first case in the world literature diagnosed and successfully operated upon with open heart surgery. J Thorac Cardiovasc Surg, 44: 110.

Ashour M, 1995. Prevalence of ectopic thymic tissue in myasthenia gravis and its clinical significance. J Thorac Cardiovasc Surg, 109: 632-635.

Askin FB, McCann BG, Kuhn C, 1977. Reactive eosinophilic pleuritis: a lesion to be distinguished from pulmonary eosinophilic granuloma. Arch Pathol Lab Med, 101: 187-191.

Aterman K, Schueller EF, 1970. Maturation of neuroblastoma to ganglioneuroma. Am J Dis Child, 120: 217.

Athanassiadi K, Gerazounis M, Moustardas M, et al, 2002. Sternal fractures: retrospective analysis of 100 cases. World J Surg, 26: 1243-1246.

Atilgan D, Demirel S, Akaya V, et al, 1996. Left ventricular hydatid cyst: an unusual location of echinococcus granulosus with multiple organ involvement. J Am Soc Echocardiogr, 9: 212-215.

Aubert A, Chaffanjon P, Peoch M, et al, 2000. Chest wall

implantation of a mediastinal liposarcoma after thoracoscopy. Ann Thorac Surg, 69: 1579-1580.

Awad WI, Symmans PJ, Dussek JE, 1998. Recurrence of stage I thymoma 32 years after total excision. Ann Thorac Surg, 66: 2106-2108.

Ayed AK, Behbehani NA, 2001. Diagnosis and treatment of isolated tuberculous mediastinal lymphadenopathy in adults. Eur J Surg, 167: 334-338.

Aygun C, Slawson RG, Bajaj K, et al, 1984. Primary mediastinal seminoma. Urology, 23: 109-117.

Bach JF, 1979. Thymic hormones. J Immunopharmacol, 1: 277-310.

Bacha EA, Chapelier AR, Macchiarini P, et al, 1998. Surgery for invasive primary mediastinal tumors. Ann Thorac Surg, 66: 234.

Barlow D, Gracey L, 1965. Cystic dilation of the thoracic duct. Br J Clin Pract, 19: 101-102.

Baron RL, Sagel SS, Baglan RJ, 1981. Thymic cysts following radiation therapy for Hodgkin disease. Radiology, 141: 593-597.

Bartoli E, Massarelli G, Soggia G, et al, 1980. Multicentric giant lymph node hyperplasia: a hyperimmune syndrome with a rapidly prigressive course. Am J Clin Pathol, 73: 423-426.

Baskett RJ, MacDougall CE, Ross DB, 1999. Is mediastinitis a preventable complication: a 10-year review. Ann Thorac Surg, 67: 462-465.

Baskin SE, Wozniak R, 1975. Hyperbaric oxygenation in the treatment of hemodialysis associated air embolism. N Engl J Med, 293: 184-185.

Battifora H, Sun TT, Bahu RM, et al, 1980. The use of antikeratin antiserum as a diagnosis tool: thymoma versus lymphoma. Hum Pathol, 11: 635-641.

Baud M, Stamenkovic I, Kapanci Y, 1981. Malignant thymomas: clinicopathologic study of 13 cases//Fenoglio CM, Wolff M. Progress in Surgical Pathology: New York: Masson: 129-146.

Baydur A, Korula J, 1990. Cardiorespiratory effects of endoscopic esophageal variceal sclerotherapy. Am J Med, 89 (4): 477-482.

Bayezid O, Ocal A, Isik O, et al, 1991. A case of cardiac hydatid cyst localized on the interventricular septum and causing pulmonary emboli. J Cardiovasc Surg (Torino), 32: 324-326.

Bayindir Y, Sevinc A, Serefhanoglu K, et al, 2004. Cervico-mediastinal tuberculous lymphadenitis presenting as prolonged fever of unknown origin. Jnat Med Assoc, 96: 682-685.

Beck JT, Hsu SM, Wijdenes J, et al, 1994. Alleviation of systemic manifestations of Castleman's disease by monoclonal anti-interleukin-6 antibody. N Engl J Med, 330 (9): 602-605.

Beckwith JB, Martin RF, 1968. Observation on the histopathology of neuroblastomas. J Pediatr Surg, 3: 106-110.

Beduneau G, Quieffin J, Etienne M, et al, 2001. Endobronchial localization of Launois Bensaude syndrome. Rev Mal Respir, 18 (3): 323-325.

Behring C, Bergman F, 1963. Thymic cyst of the neck: report of a case. Acta Pathol Microbiol Scan, 59: 45-50.

Bell DA, Bahn AK, 1987. Immunohistochemical characteristics of seminoma and its inflammatory cell infiltrate. Hum Pathol, 18: 511-520.

Benjamin SP, Mccormack LJ, Effler DB, et al, 1972. Primary lymphatic tumors of the mediastinum. Cancer, 30: 708.

Berberich FR, Bernstein ID, Ochs HD, et al, 1975. Lymphangiomatosis with chylothorax. Pediatr, 87: 941-943.

Bergh NP, Gatzinsky P, Larsson S, et al, 1978. Tumors of the thymus and thymic region: II. Clinicopathological studies on hodgkin's disease of the thymus. Ann Thorac Surg, 25 (2): 91-106.

Bergstrom JF, Yost RV, Ford KT, et al, 1973. Unusual roentgen manifestations of bronchogenic cysts. Radiology, 107: 49-54.

Bernatz PE, Harrison EG, Clagett OT, 1961. Thymoma: a clinicopathologic study. J Thorac Cardiovasc Surg, 42: 424-444.

Bernatz PE, Khonsari S, Harrison EG, et al, 1973. Thymoma: factors influencing prognosis. Surg Clin Noryh Am, 53: 885-892.

Berrih-Aknin S, Morel E, Raimond F, et al. 1987. The role of the thymus in myasthenia gravis: immunohistological and immunological studies in 115 cases. Ann N Y Acad Sci, 505: 50-70.

Berry BE, Ochsner JL, 1973. Perforation of the esophagus: a 30-year rewiew. J Thorac Cardediovasc Surg, 65: 1-7.

Bilaceroglu S, Gunel O, Eris N, et al, 2004. Transbronchial needle aspiration in diagnosing intrathoracic tuberculous lymphadenitis. Chest, 126: 259-267.

Bill AH Jr, Sumner DS, 1965. A unified concept of lymphangioma and cystic hygroma. Surg Gynecol Obstet, 120: 79-86.

Birch R, Williams S, Cone A, et al, 1986. Prognostic factors for favorable outcome in disseminated germ cell tumors. J Clin Oncol, 4: 400-407.

Black BM, Watts CF, 1949. Cysts of parathyroid origin. Surgery, 25: 941-949.

Blalock A, Mason MF, Morgan HJ, et al, 1939. Myasthenia gravis and tumous of the thymic region: report of a case in which the tumor was removed. Ann Surg, 110 (4): 544-561.

Blanco I, Carril JM, Banzo I, et al, 1998. Double-phase Tc-99m sestamibi scintigraphy in the preoperative location of lesions causing hyperthyroidism. Clin Nucl Med, 23: 291-297.

Blegvad S, Lippert H, Simpler LB, et al, 1990. Mediastinal tumors: a report of 129 cases. Scan J Thorac Cardiovasc Surg, 24: 39-44.

Blossum GB, Erstoff RM, Howells GA, et al, 1993. Thymectomy for myasthenia gravis. Arch Surg, 128: 855-862.

Blumberg D, Burt ME, Bains MS, et al, 1998. Thymic carcinoma. Current staging does not predict prognosis. J Thorac Cardiovasc Surg, 115: 303-309.

Blumberg D, Port JL, Weksler B, et al, 1996. Thymoma: a multivariate analysis of factors predicting survival. Ann Thorac Surg, 60: 908-914.

Boden G, Gibb R, 1951. Radiotherapy and testicular neoplasma. Lancet, 2: 1195-1197.

Bogaert J, Rosseel S, Verhaegen J, et al, 2000. Esophageal lipomatosis: another consequence of the use of steroids. Eur Radiol, 10 (9): 1390-1094.

Bolton JW, Shahian DM, 1992. Asymptomatic bronchogenic cystd: what is the best management ? Ann Thorac Surg, 53: 1134-1137.

Bonnard A, Lagausie P, Malbezin S, et al, 2001. Mediastinal pancreatic pseudocyst in a child. A thoracoscopic approach. Surg Endosc, 15: 760-762.

Bonomi P, Finkelstein D, Aisner S, et al, 1993. EST 2582 phase Ⅱ trial of cisplatin in metastatic or recurrent thymoma. Am J Clin Oncol, 16: 342-345.

Bor DH, Rose RM, Modlin JF, et al, 1983. Mediastinitis after cardiovascular surgery. Rev Infect Dis, 5: 885-897.

Borges AC, Gellert K, Dietel M, et al, 1997. Acute right-sided heart failure due to mhemorrhage into a pericardial cyst. Ann Thorac Surg, 63: 845-847.

Boston B, 1976. Chemotherapy of invasive thymoma. Cancer, 38: 49-52.

Boumghar M, Dusmet M, 1999. Postoperative Evolution and prognosis of thymic tumors// Givel JC. Surgery of the Thymus. Berlin: Springer-Verlag: 319-333.

Boumghar M, Saegesser F, 1982. Tumeurs granulomateuses pr'etendues psedo-Hodgkiniennes de la loge thymique (lymphogranlosarcomes thymiques). Ann Chir Thorac Cardiovasc, 36: 134-136.

Brachman PS, 1980. Inhalation anthrax. Ann NY Acad Sci, 353: 83-93.

Bradford ML, Mahon HW, Grow JB, 1947. Mediastinal cysts and tumors. Surg Gynec Obst, 85 (4): 467-491.

Branson RD, Hurst JM, DeHaven CBJ, 1985. Mask CPAP: state of the art. Respir Care, 30: 846-857.

Brauchle WR, Risin AS, Ghorbani PR, et al, 2003. Cervical thoracic duct cysts. Arch Otolaryngol Head Neck Surg, 129: 581-583.

Breckler IA, Johnston DG, 1956. Choristoma of the thymus. Am J Dis Child, 92: 175-178.

Bril V, Kojic J, Ilse WK, et al, 1998. Longterm clinical outcome after transcervical thymectomy for myasthenia gravis. Ann Thorac Surg, 65 (6): 1520.

Broun ER, Nichols CR, Kneebone P, et al, 1992. Long-term outcome of patients with relapsed and refractory germ cell tumors treated with high-dose chemotherapy and autologous bone marrow rescue. Ann Intern Med, 117: 124-128.

Brown LR, Aughenbaugh GL, Wick MR, et al, 1982. Roentgenologic diagnosis of primary corticotrophin-producing carcinoid tumors of the mediastinum. Radiology, 142: 143-148.

Brown LR, Muhm JR, Aughenbaugh GL, et al, 1987. Computed tomography of benign mature teratomos of the mediastinum. J Thorac Imaging, 2: 66-71, 882-892.

Buckingham JM, Howard FM Jr, Bernatz PE, et al, 1993. The value of thymectomy in myasthenia gravis. Ann Surg, 184: 453-458.

Bukowski RM, 1993. Management of advanced and extragonadal germ-cell tumors. Urol Clin North Am, 20: 153-160.

Burgess FW, Wilcosky B Jr, 1989. Thoracic epidural anesthesia for transsternal thymectomy in myasthenia gravis. Anesth Analg, 69: 529-531.

Burt M, Ihde JK, Hajdu SI, 1998. Primary sarcomas of the mediastinum: results of therapy. J Thorac Cardiovasc Surg, 115: 671-680.

Byrd MC, Thompson LD, Weineke JA, 2003. Intratracheal ectopic thyroid tissue: a case report and literature rewiew. Ear Nose Throat J, 82: 514-518.

Cabooter M, Bogaerts Y, Javaheri S, et al, 1982. Intrathoracic meningocele. Eur J Respir Dis, 63: 347-350.

Caixas A, Berna L, Hernandez A, et al, 1997. Efficacy of preoperative diagnostic imaging localization of technetium 99m-sestamibi scintigraphy in hyperparathyroidism. Surgery, 121: 535-541.

Carey LS, Ellis FH, Goodm CA, et al, 1990. Neurogenic tumors of the mediastinum: a clinicopathologic study. AJR, 84: 189-195.

Carneiro E, Bernardes I, Da Silva ML, et al, 2003. Epidural lipomatosis secondary to corticotherapy. Acta Med Port, 16 (3): 179-182.

Carter C, Bibro MC, Touloukian RJ, 1982. Benign clinical behavior of immature mediastinal teratoma in infancy and childhood. Cancer, 49: 398.

Castleberry RP, Kelly DR, Wilson ER, et al, 1984. Childhood liposarcoma: report of a case and review of the literature. Cancer, 54: 579-584.

Castleman B, Iverson L, Menendez VP, 1956. Localized mediastinal lymph-node hyperplasia resembling thymoma. Cancer, 9: 822-830.

Cefaro GA, Luzi S, Turriziona A, et al, 1988. Primary mediastinal seminoma. Br J Urol, 62: 461-464.

Cervantes-Perez P, Fuentes-Maldonado R, 1976. Thoracic duct cyst of the mediastinum: case report. Chest, 70: 411.

Chaer R, Massad MG, Evans A, et al, 2002. Primary neuroendocrine tumors of the thymus. Ann Thorac Surg, 74: 1733-1740.

Chahinian AP, Bhardwaj S, Meyer RJ, et al, 1981. Treatment of invasive or metastatic thymoma: report of eleven cases. Cancer, 47: 1752-1761.

Chalabreysse L, Roy P, Cordier JF, et al, 2002. Correlation of the WHO schema for the classification of thymic epithelial neoplasms with prognosis. Am J Surg Pathol, 26: 1605-1611.

Chan WC, Zaatari GS, Tabei S, et al, 1984. Thymoma: an immunohistochemical study. Am J Clin Pathol, 82: 160-166.

Chen FS, Bando T, Hanaoka N, et al, 1999. Mediastinal thoracic duct cyst. Chest, 115: 584-585.

Chen G, Marx A, Wen HC, et al, 2002. New WHO histologic classification predicts prognosis of thymic epithelial tumors: a clinicopathologic study of 200 thymoma cases from China. Cancer, 95: 420-429.

Chervenak FA, Isaacson G, Blakemore KJ, et al, 1983. Fetal cystic hygroma: cause and natural history. N Engl J Med, 309: 822-825.

Chetty R, 1990. Extraskeletal mesenchymal chondrosarcoma of the mediastinum. Histopathology, 17: 261-263.

Chong GC, Beahrs OH, Sizemore GW, et al, 1975. Medullary carcinoma of the thyroid gland. Cancer, 35: 695-704.

Chuang MT, Barba FA, Kaneko M, et al, 1981. Adenocarcinoma arising in an intrathoracic duplication cyst of foregut origin: a case report with review of the literature. Cancer, 47: 1887-1890.

Chung DA, 2000. Thymic carcinoma—analysis of nineteen clinicopathological studies. Thorac Cardiovasc Surg, 48: 114-119.

Ciernik IF, Meier U, Lütolf UM, 1994. Prognostic factors and outcome of incompletely resected invasive thymoma following radiation therapy. J Clin Oncol, 12: 1484-1490.

Cioffi U, Bonavina L, De Simone M, et al, 1998. Presentation and surgical management of bronchogenic and esophageal duplication cysts in adults. Chest, 113: 1492-1496.

Clark OH, 1988. Mediastinal parathyroid tumors. Arch Surg, 123: 1096-1100.

Clauss RH, Wilson DW, 1958. Pancreatic pseudocyst of the mediastinum. J Thoracic Surg, 35: 795.

Close PM, Kirchner T, Uys CJ, et al, 1995. Reproducibility of a histogenetic classification of thymic epithelial tumours. Histopathology, 26: 339-343.

Cohen AJ, Sbaschnig RJ, Hochholzer L, et al, 1987. Mediastinal hemangiomas. Ann Thorac Surg, 43: 656-659.

Collins DH, Pugh RCB, 1964. Classification and frequency of testicular tumors. Br J Urol, 361 (suppl): 1-11.

Comings DE, Skubi KB, Eyes JV, et al, 1967. Familial multifocal fibrosclerosis. Ann Intern Med, 66: 884-892.

Conn JM, Goncalves MA, Mansour KA, et al, 1991. The mediastinal parathyroid. Am Surg, 57 (1): 62.

Cooper GN Jr, Narodick BG, 1972. Posterior mediastinal thymoma: case report. J Thorac Cardiovasc Surg, 63: 561-563.

Cooper JD, Al-Jilaihawa N, Pearson FG, et al, 1988. An improved technique to facilitate transcervical thymectomy for myasthenia gravis. Ann Thorac Surg, 45: 242-247.

Coosemans W, Lerut TE, Van Raemdonck DEM, 1993. Thoracoscopic surgery: the Belgian experience. Ann Thorac Surg, 56: 721-730.

Cordeiro AC, Montenegro FL, Kulcsar MA, et al, 1998. Parathyroid carcinoma. Am J Surg, 175: 53-55.

Coselli MP, de Ipolyi P, Bloss RS, et al, 1987. Bronchogenic cysts above and below the diaphragm: report of eight cases. Ann Thorac Surg, 44: 491-494.

Cowen D, Richaud P, Mornex F, et al, 1995. Thymoma. Results of a multicentric retrospective series of 149 non-metastatic irradiated patients and review of the literature. FNCLCC trialists. Federation Nationale des Centres de Lutte Contre le Cancer. Radiother Oncol, 35: 9-16.

Craddock DR, Logan A, Mayell M, 1968. Traumatic rupture of the esophagus and stomach. Thorax, 23: 657-662.

Crile GJ, 1966. Thymectomy through the neck. Surgery, 59: 213-215.

Cross GO, Reavis JR, Saunders WW, 1949. Lateral intrathoracic meningocele. J Neurosurg, 6: 423-432.

Crucitti F, Doglietto GB, Bellantone R, et al, 1992. Effects of surgical treatment in thymoma with myasthenia gravis: our experience in 103 patients. J Surg Oncol, 50: 43-46.

Culliford AT, Cunningham JJ, Zeff RH, et al, 1976. Sternal and costochondral infections following open-heart surgery: a review of 2594 cases. J Thorac Cardiovasc Surg, 72: 714-725.

Cummings RG, Wesly RLR, Adams DH, et al, 1984. Pneumopericardium resulting in cardiac tamponade. Ann Thorac Surg, 37: 511-517.

Curran WJ Jr, Kornstein MJ, Brooks JJ, et al, 1988. Invasive thymoma: the role of mediastinal irradiation following complete or incomplete surgical resection. J Clin Oncol, 6: 1722-1727.

D'Andrea F, Maiuri F, Corriero G, et al, 1985. Postoperative lumbar arachnoidal diverticula. Surg Neurol, 23: 287-290.

Daniel RA, Diveley WL, Edwards WH, et al, 1960. Mediastinal tumors. Ann Surg, 151: 783.

Dau PC, Lindstrom JM, Cassel CK, et al, 1977. Plasmapheresis and immunosuppressive drug therapy in myasthenia gravis. N Engl J Med, 297: 1134.

David RDJ, Oldham HNJ, Sabistaon DCJ, 1987. Primary cysts and neoplasma of the mediastinum: recent changes in clinical presentation, methods of diagnosis, management and results. Ann Thorac Surg, 44: 229-237.

Davidson KG, Walbaum PR, McCormack RJM, 1978. Intrathoracic neural tumors. Thorax, 33: 359-364.

Davis JM, Mark GJ, Greene R, 1978. Benign blood vascular tumors of the mediastinum. Radsiology, 126: 581-587.

Davis RD Jr, Oldham HN Jr, Sabiston DC Jr, 1987. Primary cysts and neoplasms of the mediastinum: recent changes in clinical presentation, methods of diagnosis, management and results. Ann Thorac Surg, 44: 229-237.

Day DL, Warwick WJ, 1985. Thoracic duct opacification for CT scanning. AJR Am J Roentgenol, 144: 403-404.

de Montpréville VT, Macchiarini P, Dulmet E, 1996. Thymic neuroendocrine carcinoma (carcinoid): a clinicopathologic study of fourteen cases. J Thorac Cardiovasc Surg, 111: 134-141.

de Nictolis M, Goteri G, Brancorsini D, et al, 1995. Extraskeletal osteosarcoma of the mediastinum associated with long term patient survival. A case report. Anticancer Res, 15: 2785-2789.

de Perrot M, Spiliopoulos A, Fisher S, et al, 2002. Neuroendocrine carcinoma (carcinoid) of the thymus associated with Cushing's syndrome. Ann Thorac Surg, 73: 675-681.

de ugarte DA, Shapiro NL, Williams HL, 2003. Tuberculous mediastinal mass presenting with stridor in a 3 month-old child. J Pediatr Surg, 38: 624-625.

Dehner LP, 1990. Germ cell tumors of the mediastinum.

Semin Diagn Pathol, 7: 266-284.

DeLellis RA, Blount M, Tischler AS, et al, 1983. Leu-enkephalin-like immunoreactivity in proliferative lesions of the human adrenal medulla and extra-adrenal paraganglia. Am J Surg Pathol, 7: 29-37.

Demmy TL, Krasna MJ, Detterbeck FC, et al, 1998. Multicenter VATS experience with mediastinal tumors. Ann Thorac Surg, 66: 187-192.

Demontpreville VT, Dulmet EM, Nashashihi N, 1998. Frozen section diagnosis and surgical biopsy of lymph nodes tumor and pseudotumors of the mediastinum. Eur J Cardiothoracic Surg, 13: 190.

Denayer MA, Rao KR, Wirz D, et al, 1986. Heptic metastatic thymoma and myasthenia gravis 22 years after the apparent cure of an invasive thymoma: a case report anf review of the literature. J Neurol Sci, 76: 23-30.

Deoherty GM, Doppman JL, Miller DL, et al, 1991. Results of a multidisciplinary strategy for management of mediastinal parathyroid adenoma as a cause of persistent primary hyperparathyroidism. Ann Surg, 215: 101.

Desai C, Kumar KS, Rao P, et al, 1999. Spontaneous esophagral perforation due to mediastinal tuberculous lymphadenitis atypical presentation of tuberculosis. J Postgrad Med, 45: 13-14.

Detterbeck FC, Scott WW, Howard JF Jr, et al, 1996. One hundred consecutive thymectomies for myasthenia gravis. Ann Thorac Surg, 62: 242-245.

Dexeus FH, Logothetis CJ, Chong C, et al, 1988. Genetic abnormalities in men with germ cell tumors. J Urol, 140: 80-84.

DiLorenzo M, Colin PR, Vaillancourt R, et al, 1989. Bronchogenic cysts. J Pediatr Surg, 24: 988-991.

Do YS, Im JG, Lee BH, et al, 1995. CT findings in malignant tumors of thymic epithelium. J Comput Assist Tomogr, 19: 192-197.

Dogan R, Yuksel M, Cetin G, et al, 1989. Surgical treatment of hydatid cysts of the lung: report on 1055 patients. Thorax, 44: 192-199.

Dolynchuk NK, Teskey J, West M, 1990. Intrathoracic meningocele associated with neurofibromatosis: case report. Neurosurgery, 3: 485-487.

Doppman JL, Marx SM, Brennan MF, et al, 1977. The blood supply of mediastinal parathyroid adenoma. Ann Surg, 185: 488-490.

Drachman DB, 1994. Myasthenia gravis. N Engl J Med, 330: 1797-1810.

Drachman DB, deSilva S, Ramsay D, et al, 1987. Humoral pathogenesis of myasthenia gravis. Ann NY Acad Sci, 505: 90.

Duguid JB, Kennedy AM, 1930. Oat-cell tumorsof mediastinal glands. J Pathol Bacteriol, 33: 93-99.

Dulmet EM, Macchiarini P, Suc B, et al, 1993. Germ cell tumors of the mediastinum. A 30-year experience. Cancer, 72: 1894-1901.

Dyer NH, 1967. Cystic thymomas and thymic cysts: a review. Thorax, 22: 408-421.

Eagels EA, Pfeiffer RM, 2003. Malignant thymoma in the United States: demographic patterns in incidence and association with subsequent malignancies. Int J Cancer, 105: 546-551.

Easton JM, Levine PH, Hyams VJ, 1980. Nasopharyngeal carcinoma in the United States: a pathologic study of 177 US and 30 foreign cases. Arch Otorhinolaryngol, 106: 88-91.

Econmou JS, Trump DL, Holmes EC, et al, 1982. Management of primary germ cell tumors of the mediastinum. J Thorac Cardiovasc Surg, 83: 643-649.

Economopoulos GC, Lewis JW, Lee MW, et al, 1990. Carcinoid tumors of the thymus. Ann Thorac Surg, 50: 58.

Edlin P, 1951. Mediastinal pseudocyst of the pancreas. Gastroenterology, 17: 96.

Edling JE, Bacon BR, 1991. Pleuropulmonary complications of endoscopic variceal sclerotherapy. Chest, 99: 1252-1257.

Ege E, Soysal O, Gulculer M, et al, 1997. Cardiac hydatid cyst causing massive pulmonary embolism. Thorac Cardiovasc Surg, 45: 249-250.

Eggleston PA, Ward BH, Pierson WE, et al, 1974. Radiographic abnormalities in acute asthma in children. Pediatrics, 54: 442-449.

EI Oakley RM, Wright JE, 1996. Postoperative mediastinitis: classification and management. Ann Thorac Surg, 61: 1030-1036.

Einhorn LH, 1985. Cancer of the testis: a new paradigm. Hosp Pract (Off), 21: 165-178.

Eisenkraft JB, Book WJ, Mann SM, et al, 1988. Resistance to succinylcholine in myasthenia gravis: a dose-response study. Anesthesiology, 69: 760-763.

Eisenkraft JB, Papatestas AE, Kahn CH, et al, 1986. Predicting the need for postoperative mechanical ventilation in myasthenia gravis. Anesthesiology, 65: 79-82.

Elder JS, Touloukian RJ, 1979. Surgical diagnosis of mediastinal lymphoma of childhood. Arch Surg, 114: 54.

Elert O, Buchwald J, Wolf K, 1988. Epithelial thymus tumors—therapy and prognosis. Thorac Cardiovasc Surg, 36: 109-113.

Ellis FH, et al, 1955. Mediastinal cysts and tumors. Surg Gynecol Obstet, 100: 532-538.

Emerson GL, 1950. Supradiagphragmatic thoracic-duct cyst. N Engl J Med, 242: 575-578.

Emirogullari N, Uzum K, Ustunbas HB, et al, 1995. Primary cardiac echinococcosis in childhood. Case report. Scand J Thorac Cardiovasc Surg, 29: 153-156.

Enzi G, 1984. Multiple symmetrical lipomatosis: an updated clinical report. Medicine, 63: 56-64.

Enzinger FM, Smith BH, 1976. Hemangiopericytoma: an analysis of 106 cases. Hum Pathol, 7: 61-82.

Enzinger FM, Weiss SM, 1995. Primitive Neuroectodermal Tumors and Related Lesions. Soft Tissue Tumors. 3rd ed. MO, Mosby: St. Louis: 929-964.

Enzinger FM, Weiss SW, 1988. Soft Tissue Tumors. 2nd ed. St. Louis: CV Mosby.

Enzinger FM, Weiss SW, 1995. Soft Tissue Tumors. 3rd ed. St. Louis: CV Mosby: 431.

Enzinger FRM, Weiss SW, 1983. Benign tumors of peripheral nerves//Enzinger FJ, Weiss SW. Soft Tissue Tumorsw. St. Louis: Mosby: 580-603.

Equi A, Redington A, Rosenthal M, et al, 2001. Pulmonary artery occlusion from tuberculous lymph-adenopathy in a child. Pediatr Pulmonol, 31: 311-313.

Eraklis AJ, Griscom NT, McGovern JB, 1969. Bronchogenic cysts of the mediastinum in infancy. N Engl J Med, 281: 1150-1154.

Erb WH, Grimes EL, 1960. Pseudocysts of the pancreas: a report of 17 cases. Ameri J Surg, 100: 30-34.

Erkulvrawart S, El Gammal T, Hawkins JB, et al, 1979. Intrathoracic meningocele and neurofibromatosis. Arch Neurol, 36: 557-559.

Eroglu A, Kurkcuoglu C, Karaoglanoglu N, et al, 2000. Primary hydatid cysts of the mediastinum. Euro J Cardiothoracic Surg, 22: 599-601.

Erol C, Candan I, Akalin H, et al, 1985. Cardiac hydatid cyst simulating tricuspid stenosis. Am J Cardiol, 36: 833-834.

Estrera AS, Landay MJ, Grisham JM, et al, 1983. Descending necrotizing mediastinitis. Surg Gynecol Obstet, 157: 545-552.

Estrera AS, Landay MJ, Pass LJ, 1987. Mediastinal carinal bronchogenic cyst: is its mere presence an indication for surgical excision? South Med J, 80: 1523-1526.

Evans AE, Albo VD, Angio GJ, et al, 1976. Factors influencing survival of children with nonmetastatic neuroblastoma. Cancer, 38: 661-666.

Evans AE, D'Angio GJ, Randolph J, 1971. A proposed staging for children with neuroblastoma. Children's cancer study group A. Cancer, 27 (2): 374-378.

Evans WK, Thompson DM, Simpson WJ, et al, 1980. Combination chemotherapy in invasive thymoma: role of COPP. Cancer, 46: 1523-1527.

Fahmy S, 1974. Cervical thymic cyst: their pathogenesis and relationship to branchial cysts. J Laryngol Otol, 88: 47-60.

Fallon M, Gordon RG, Lendrum AC, 1954. Mediastinal cysts of foregut origin associated with vertebral abnormalities. Br J Surg, 41: 520-533.

Faust RC, 1940. Subcutaneous emphysema during labor. Northwest Med, 39: 24-26.

Fayet P, Hoeffel C, Fulla Y, et al, 1997. Technetium-99 sestamibi scinitgraphy magnetic resonance imaging and venous blood sampling in persistent and recurrent hyperparathyroidism. Br J Radiol, 70: 459-464.

Fechner RE, 1969. Recurrence of noninvasive thymomas: report of 4 cases and review of literature. Cancer, 23: 1423-1427.

Feigert JM, Sweet DL, Coleman M, et al, 1990. Multicentric angiofollicular lymph node hyperplasia with peripheral neuropathy, pseudotumor cerebri, IgA dysproteinemia, and thrombocytosis in women. A distinct syndrome. Ann Intern Med, 113 (5): 362-367.

Feigin D, Fenoglio JJ, McAllister HA, et al, 1977. Pericardial cysts: a radiologic-pathologic correlation and review. Radiology，125：15-20.

Feigin DS，Eggleston JC，Siegelman SS，1979. The multiple roentgen manifestations of sclerosing mediastinitis. John Hopkins Med J，144：1-8.

Ferguson MK，1996. Transcervical thymectomy. Chest Surg Clin N Am，6：105-115.

Fessler RG，Johnson DL，Brown FD，et al，1992. Epidural lipomatosis in steroid-treated patients. Spine，17：183-188.

Field C，Amoold W，Gloster ES，et al，1986. Steroid therapy as treatment for idiopathic fibrosis of the retroperitoneum and mediastinum. Pediatrics，78：936-938.

Fielding JF，Farmer AW，Lindsay WK，et al，1963. Cystic degeneration in persistent cervical thymus：a report of four cases in children. Can J Surg，6：178-186.

Flood TR，1988. Mediastinal emphysema complicating a zygomatic fracture：a case report and rewview of the literature. Br J Oral Maxillofac Surg，26：141-148.

Fogelfeld L，Rubinstein V，Bar-On J，et al，1986. Severe thyrotoxicosis caused by an ectopic intrathoracic goiter. Clin Nucl Med，11：20-22.

Fornasiero A，Daniele O，Ghiotto C，et al，1991. Chemotherapy for invasive thymoma：a 13-year experience. Cancer，68：30-33.

Francis ND，Hollowood K，Gabriel R，1988. Angiofollicular lymph node hyperplasia. J Clin Pathol，41：353-354.

Franquet T，Plaza V，Llanger J，et al，1994. Hydatid pulmonary embolism from a ruptured mediastinal cyst：high-resolution computed tomography，angiographic，and pathologic findings. J Thorac Imaging，14：138-141.

Fratellone PM，Coplan N，Friedman M，et al，1994. Hemodynamic compromise secondary to a mediastinal bronchogenic cyst. Chest，106：610-612.

Fredman CS，Parsons SR，Aquino TI，et al，1994. Sudden death after a stress test in a patient with a large pericardial cyst. Am Heart J，127：946-950.

Friedman M，Danveizadeh JA，Calderelli DD，et al，1994. Treatment of patients with carcinoma of the thyroid invading the airway. Otolaryngol Head Neck Surg，120：1377-1381.

Friedman NB，1951. The comparative morphogenesis of extragenital and gonadal teratoid tumors. Cancer，4：265-276.

Frist WH，Thirumalai S，Doehring CB，et al，1994. Thymectomy for the myasthenia gravis patient：factors influencing outcome. Ann Thorac Surg，57：334-338.

Frizzera G，1985. Castleman's disease：more questions than answer. Hum Pathol，16：202-205.

Frizzera G，Massarelli G，Banks PM，et al，1983. A systemic lymphoproliferative disorder with morphologic features of Castleman's disease. Pathological findings in 15 patients. Am J Surg Pathol，7（3）：211-231.

Fromang DR，Seltzer MB，Tobias JA，1975. Thoracic duct cyst causing mediastinal compression and acute respiratory insufficiency. Chest，67：725-727.

Fujimura S，Kondo T，Handa M，et al，1987. Results of surgical treatment for thymoma based on 66 patients. J Thorac Cardiovasc Surg，93：708-714.

Fukai I，Funato Y，Mizuno T，et al，1991. Distribution of thymic tissue in the anterior mediastinal adipose tissue. J Thorac Cardiovasc Surg，101：1099-1102.

Fukai I，Masoaka A，Fujii Y，et al，1999. Thymic neuro-endocrine tumor（thymic carcinoid）：a clinicop-athologic study in 15 patients. Ann Thorac Surg，67：208-211.

Gal AA，Kornstein MJ，Cohen C，et al，2001. Neuroen-docrine tumors of the thymus：a clinicopathological and prognostic study. Ann Thorac Surg，72：1179-1182.

Galligan JJ，Williams HJ，1966. Pancreatic pseudocyst in chilhood. Am J Dis Child，112：479.

Galzer CM，Axel L，Moss AA，1982. CT diagnosis of mediastinal thyroid. Am Roentgennol，138：495.

Gammon RB，Shin MS，Buchalter SE，1992. Pulmonary barotraumas in mechanical ventilation. Patterns and risk factors. Chest，102：568-572.

Gammon RB，Shin MS，Groves RH，et al，1995. Clinical risk factors for pulmonary barotraumas：a multivariate analysis. Am J Respir Crit Care，152：1235-1240.

Gamondès JP，Balawi A，Greenland T，et al，1991. Seventeen years of surgical treatment of thymoma：factors influencing survival. Eur J Cardiothorac Surg，5：124-131.

Ganjoo KN，Rieger KM，Kesler KA，et al，2000. Intensive chemotherapy and radical resections for primary nonseminomatous mediastinal germ cell tumors. Ann Thorac Surg，69：337-344.

Gee W，Foster ED，Doohen DJ，1969. Mediastinal pancreatic pseudocyst. Ann Surg，169：420.

Geier A，Lammert F，Gartung C，et al，2003. Magnetic resonance imaging and magnetic resonance cholangiopancreaticography for diagnosis and preinterventional evaluation of a fluid thoracic mass. Eur J Gastroenterol Hepatol，15（4）：429-431.

Genkins G，Kornfeld P，Papatestas AE，et al，1987. Clinical experience in more than 2000 patients with myasthenia gravis. Ann NY Acad Sci，505：500.

Gerald W，Kostianovsky M，Rosai J，1990. Development of vascular neoplasia in Castleman's disease：report of seven cases. Am J Surg Pathol，14：603-614.

Gharagozloo F，Dausmann MJ，McReynolds SD，et al，1995. Recurrent bronchogenic pseudocyst 24 years after incomplete excision. Report of a case. Chest，108：880-883.

Giaccone G，1991. Multimodality treatment of malignant germ cell tumors of the mediastinum. Eur J Cancer，27：273-277.

Giaccone G，Ardizzoni A，Kirkpatrick A，et al，1996. Cisplatin and etoposide combination chemotherapy for locally advanced or metastatic thymoma. A phase II study of the European Organization for Research and Treatment of Cancer Lung Cancer Cooperative Group. J Clin Oncol，14：814-820.

Gilmour JR，1941. Some developmental abnormalities of the thymus and parathyroids. J Pathol Bacteriol，52：213-218.

Gindhart TD，Tucker WY，Choy SH，1979. Cavernous hemangioma of the superior mediastinum：report of a case with electron microscopy and computerized tomography. Am J Surg and Pathol，3：353-357.

Ginsberg RJ，Atkins RW，Paulson DL，1972. A bronchogenic cyst successfully treated by mediastinoscopy. Ann Thorac Surg，13（3）：266-268.

Giraud G，Negre E，Thevenet A，et al，1963. Kyste hydatique du thymus. Presse Med，71：1375-1376.

Glenner GG，Grimley PM，1974. Tumors of the extra-adrenal paraganglion system：（including chemoreceptors）//Glenner GG. Atlas of tumor pathology，fascicle 9. Washington，DC：Armed Forces Institute of Pathology：68-69.

Goarin JP，Catoire P，Jaquens Y，et al，1997. Use of transesophageal echocardiography for diagnosis of traumatic aortic injury. Chest，112：71-80.

Gobien RP，Stanley JG，Gobien BS，et al，1984. Percutaneous catheter aspiration and drainage of suspected mediastinal abscess. Radiology，151：69-71.

Goksel S，Kural T，Ergin A，et al，1991. Hydatid cyst of the interventricular septum. Diagnosis by cross-sectional echocardiography and computed tomography，treatment with mebendazole. Jpn Heart J，32：741-744.

Goldel N，Böning L，Fredrik A，et al，1989. Chemotherapy of invasive thymoma：a retrospective study of 22 cases. Cancer，631：493-500.

Goldstein MR，Benchimol A，Cornell W，et al，1969. Chylopericardium with multiple lymphangioma of bone. N Engl J Med，280：1034-1037.

Gomelsky A，Barry MJ，Wagner RB，1997. Spontaneous mediastinal hemorrhage：a case report with a review of the literature. Md Med J，46：83-87.

Goodwin RA，Nickell JA，Desprez RM，1972. Mediastinal fibrosis complicating healed primary histoplasmosis and tuberculosis. Medicine，51：227-246.

Goodwin RAJ，1980. Disorders of the mediastinum//Fishman AP. Pulmonary Diseases and Disorders. New York：McGraw-Hill：1479-1486.

Gooneratne S，Keh P，Sreekanth S，et al，1985. Anterior Mediastinal endodermal sinus（yolk sac）tumor in a female infant. Cancer，56：1430-1433.

Gordon CA，1927. Respiratory emphysema in labor：with two new cases and review of 130 cases in the literature. Am J Obstet Gynecol，14：633-646.

Gould VE，Wiedenmann B，Lee I，et al，1987. Synaptophysin expression in neuroendocrine neoplasms as determined by immunocytochemistry. Am J Pathol，126（2）：243-257.

Graham JR，Suby HI，LeCompte PR，et al，1966. Fibrotic disorders associated with methysergide therapy for headache. N Engl J Med，274：359-368.

Gran JT，1993. Chronic idiopathic mediastinal fibrosis presenting with malaise，pleuritis and thoracic back pain. BR J Rheumatol，32：757-759.

Gran Martin A，Gonzalez-Huix F，Ricart Engel W，et al，1989. Multiple symmetrical lipomatosis and chronic alcoholism. An Med Intera，6（12）：635-638.

Grant RP，Jenkins LC，1982. Prediction of the need for postoperative mechanical ventilation in myasthenia gravis：

thymectomy compared to other surgical procedures. Can Anaesth Soc J, 29: 112-116.

Gravanis MB, 1968. Metastasizing thymoma: report of case and review of the literature. Am J Clin Pathol, 49: 690-696.

Gray GF, Gutowski WT, 1979. Thymoma: a clinicopathologic study of 54 cases. Am J Surg Pathol, 3: 235-249.

Greene EI, Greene JM, Busch RC, 1952. Unusual manifestations after removal of parathyroid cyst. JAMA, 150: 853-855.

Greenfield J, Gottlieb MI, 1956. Variations in the terminal portion of the human thoracic duct. Am J Surg, 73: 955-959.

Greenfield LJ, Shelley WM, 1965. The spectrum of neurogenic tumors of the sympathetic neuvous system: maturation and adrenergic function. JNCI, 35: 215-226.

Greenwood SM, Meschter SC, 1989. Extraskeletal osteo-genic sarcoma of the mediastinum. Arch Pathol Lab Med, 113: 430-433.

Griffin JD, Aisenberg AC, Long JC, 1978. Lymphocytic thymoma associated with T-cell lymphocytosis. Am J Med, 64: 1075-1079.

Grigas D, Bor DH, Kosinski E, et al, 1984. Cardiopulmonary function following postcardiac surgical mediastinitis. Chest, 85: 729-732.

Grillo HC, Ojemann RG, Scannnell JG, et al, 1983. Combined approach to "dumbbell" intrathoracic and intraspinal neurogenic tumors. Ann Thorac Surg, 36: 402-407.

Grim PS, Gottlieb LJ, Boddie A, et al, 1990. Hyperbaric oxygen therapy. JAMA, 263: 2216-2220.

Guba AM, Adam AE, Jaques DA, et al, 1978. Cervical presentation of thymic cysts. Am J Sur, 136: 430-436.

Guillan RA, Zelman S, Smalley RL, et al, 1971. Malignant thymoma associated with myasthenia gravis, and evidence of extrathoracic metastases: an analysis of pulished cases and report of acases. Cancer, 27: 823-830.

Guvendik L, Oo Lionel KM, Roy S, et al, 1993. Management of a mediastinal cyst causing hyperparathyroidism and tracheal obstruction. Ann Thorac Surg, 55: 167-168.

Hainsworth JD, Greco FA, 1991. Poorly differentiated carcinoma of the mediastinum//Shields TW. Mediastinal Surgery. Philadelphia: Lea and Febiger: 225-227.

Hainsworth JD, Johnson DH, Greco FA, 1992. Cisplatin based combination chemotherapy in the treatment of poorly differentiated carcinoma and poorly differentiated adenocarcinoma of unknown primary site: results of a 12 year experience. J Clin Oncol, 10: 912-922.

Hainworth JD, Greco FA, 1983. Testicular germ cell neoplasms. Am J Med, 75: 817-832.

Hainworth JD, Greco FA, 1991. General features of malignant germ cell tumors and primary seminomas of the mediastinum//Shields TW. Mediastinal Surgery. Philadephia: Lea and Febiger: 211-218.

Halicek F, Rosai J, 1984. Histioeosinophilic granulomas in the thymuses of 29 myasthenic patients: a complication of pneumomediastinum. Hum Pathol, 15: 1137-1144.

Halliday DR, Dahlin DC, Pugh DG, et al, 1964. Massive osteolysis and angiomatosis. Radiolgy, 82: 637-644.

Hamilton JP, Koop CE, 1965. Ganglioneuromas in children. Surg Gynecol Obstet, 121: 803-810.

Hamman L, 1937. Spontaneous interstitial emphysema of the lungs. Trans Assoc Am Physicians, 52: 311-319.

Hamman L, 1939. Spontaneous mediastinal emphysema. Bull Johns Hopkins Hosp, 64: 1-21.

Hamman L, 1945. Mediastinal emphysema. JAMA, 128: 1-6.

Hammoud ZT, Mathisen DJ, 2003. Surgical management of thyroid carcinoma invading the trachea. Chest Surg Clin N Am, 13: 359-367.

Haniuda M, Miyazawa M, Yoshida K, et al, 1996. Is postoperative radiotherapy for thymoma effective. Ann Surg, 224: 219-224.

Harper RAK, Guyer PB, 1965. The radiological features of thymic tumors: a review of sixty-five cases. Clin Radiol, 16: 97-105.

Hartmann CA, Roth C, Minck C, et al, 1990. Thymic carcinoma: report of five cases and review of the literature. J Cancer Res Clin Oncol, 116: 69 82.

Havlicek F, Rosai J, 1984. A sarcoma of thymic stroma with features of liposarcoma. Am J Clin Pathol, 82: 214-217.

Hazelrigg SR, Landreneau RJ, Mack MJ, et al, 1993. Thoracoscopic resection of mediastinal cysts. Ann Thorac Surg, 56: 659-660.

He J, 2002. Surgical treatment for well-differentiated thyroid carcinoma invading the laryngo-trachea. Chin J Oncol,

24: 589-591.

Healy JF, 1980. Lateral thoracic meningocele demonstrated by CT. Comput Tomogr, 4: 159-163.

Heras F, Ramos G, Duque JL, et al, 2000. Mediastinal hydatid cysts: 8 cases. Arch Bronconeumol, 36: 221-224.

Herman SJ, Holub RV, Weisbrod GL, et al, 1991. Anterior mediastinal masses: utility of transthoracic needle biopsy. Radiology, 180: 167-470.

Highley M, Underhill C, Parnis F, et al, 1999. Treatment of invasive thymoma with single-agent ifosfamide. J Clin Oncol, 17: 2737-2744.

Hillman KM, 1982. Pneumoperitoneum-a review. Crit Care Med, 10: 476-481.

Ho FCS, Fu KH, Lam SY, et al, 1994. Evaluation of a histogenetic classification for thymic epithelial tumours. Histopathology, 25: 21-29.

Ho FCS, Ho JCI, 1977. Pigmented carcinoid tumor of the thymus. Histopathology, 1: 363-369.

Holland GA, Rosenberger A, 1887. The thoracic duct//Baum S. Abrams' Angiography: Vascular and Interventional Radiology. 4th ed. Boston, Mass: Little Brown & Co Inc: 1891-1906.

Honicky RE, de Papp EW, 1973. Mediastinal teratoma with endocrine function. Am J Dis Child, 126: 650-653.

Hopikins CR, Reading CC, 1995. Thyroid and parathyroid imaging with Tc99m. Semin Ultrasound CT MR, 16: 279-295.

Hosins MC, Evans RA, King SJ, et al, 1991. "Sabre sheath" trachea with mediastinal lipomatosis mimicking a mediastinal tumour. Clin Radiol, 44: 417-418.

Hsieh ML, Quint LE, Faust JM, et al, 1993. Enhancing mediastinal mass at MR: castleman's disease. Magn Reson Imaging, 11: 599-601.

Hsu CP, Chen CY, Chen CL, et al, 1994. Thymic carcinoma. Ten years' experience in twenty patients. J Thorac Cardiovasc Surg, 107: 615-620.

Hughes M, Marsden HB, Palmer MK, 1974. Histologic patterns of neuroblastoma related to prognosis and clinical stages. Cancer, 34: 1706-1711.

Hullin DA, Brown K, Kynoch PAM, et al, 1980. Purification, radioimmunoassay, and distribution of human brain 14-3-2 protein (nervous-system specific endolase) in human tissues. Biochim Biophys Acta, 628: 98-108.

Ikeda T, Ishihara T, Yoshimatsu H, et al, 1974. Primary osteogenic sarcoma of the mediastinum. Thorax, 29: 582-588.

Illacharan A, Monaghan JM, 1988. Pelvic lymphocyst: a 10 year experience. Gynaecol Oncol, 29: 333-336.

Im GJ, Song SK, Kang SH, et al, 1987. Mediastinal tuberculous lymphadenitis: CT manifestation. Radiology, 164: 115-119.

Indeglis RA, Shea MA, Grage TB, 1967. Congenital cysts of the thymus gland. Arch Surg, 94: 149-152.

Internationgal Germ Cell Cancer Collaborative Group, 1997. International germ cell consensus classification: a prognostic factor-based staging system for metastatic germ cell cancers. J Clin Oncol, 15: 594-603.

Isaacson PG, 1989. Castleman's disease. Histopathology, 14: 429-432.

Ishak KG, Rabin L, 1975. Benign tumors of the liver. Medical Clinics of North America, 59: 995-1013.

Jackson MA, Ball DL, 1991. Post-operative radiotherapy in invasive thymoma. Radiother Oncol, 21: 77-82.

Jacobs EM, Hutter RVP, Pool JL, et al, 1959. Benign thymoma and selective erythroid aplasia of the bone marrow. Cancer, 12: 47.

Jaffe MB, Ferguson BT, Holtz S, et al, 1972. Mediastinal pancreatic pseudocysts. The Am Surg, 124: 600-606.

Jain KK, Bose GJ, Whitmore WF, et al, 1984. The treatment of extragonadal seminoma. J Clin Oncol, 7: 820-827.

Jaretzki A III, Wolff M, 1988. "Maximal" thymectomy for myasthenia gravis. Surgical anatomy and operative results. J Thorac Cardiovasc Surg, 96: 711-776.

Jaretzki A, Penn AS, Younger DS, et al, 1988. "Maximal" thymectomy for myasthenia gravis. J Thorac Cardiovasc Surg, 95: 747-757.

Jaskowiak N, Norton JA, Alexander HR, et al, 1996. A prospective trial evaluating a standard approach to reoperatiion for missed parathyroid adenoma. Ann Surg, 224: 308-320.

Jose B, Yu AT, Morgan TF, et al, 1980. Malignant thymoma with extrathoracic metastasis: a case report and review of literature. J Surg Oncol, 15: 259-263.

Kacmarek RM, 1992. Methods of providing mechanical

ventilatory support//Pierson D, Kacmarek R. Foundations of Respirtory Care. New York: Churchill Livingstone: 953-972.

Kaiser LR, 1996. Thoracoscopic resection of mediastinal tumors and the thymus. Chest Surg Clin N Am, 6: 41-52.

Kaiser LR, Martini N, 1989. Clinical management of thymomas: the Memorial Sloan-Kettering Cancer Center experience//Martini N, Vogt-Moykopf I. Thoracic surgery: frontiers and uncommon neoplasms. St. Louis: CV Mosby: 176-183.

Kamegaya K, Mori K, 1962. Parathyroid cyst and multicystic parathyroidadenoma. Acta Pathol Jpn, 12: 99-103.

Kaplan M, Demirtas M, Cimen S, et al, 2001. Cardiac hydatid cysts with intracavitary expansion. Ann Thorac Surg, 71: 1587-1590.

Kaplan WD, Watmocl M, Holman BL, 1974. Scintigraphic identification of complete thoracic goiter with normal appearing cervical thyroid: a case report. J Can Assoc Radiol, 25: 193.

Karaoglanoglu N, Gorguner M, Eroglu A, 2001. Hydatid disease of rib. Ann Thorac Surg, 71: 372-373.

Kard RW, 1972. Bronchogenic cyst causing repeated left lung atelectasis in an adult. Ann Thorac Surg, 14: 434.

Kark AE, Kirschner PA, 1971. Total thymectomy by the transcervical approach. Br J Surg, 58: 323-326.

Karnak I, Ciftci AO, Tanyel FC, 1998. Hydatid cyst: an unusual etiology for a cystic lesion of the posterior mediastinum. J Pediatr Surg, 33: 759-760.

Katlic MR, Grillo HC, Wang CA, 1985. Substernal goiter. Ann Thorac Surg, 39: 391-399.

Katz AD, Dunkelman D, 1984. Needle aspiration of nonfunctioning parathyroid cysts. Arch Surg, 119: 307-308.

Katz M, Piekarski JD, Bayle-Weisgerber C, et al, 1977. Masses mediastinales residduelles post-radiotherapiques au cours de la maladie de Hodgkin. Ann Radiol (Paris), 20: 667-672.

Kausel HW, Reeve TS, Stein AA, et al, 1957. Anatomic and pathologic studies of the thoracic duct. J Thorac Surg, 34: 631-641.

Kay PH, Wells FC, Goldstraw P, 1987. A multidisciplinary approach to primary nonseminomatous germ cell tumors of the mediastinum. Ann Thorac Surg, 44: 578-582.

Keller AR, Hochholzer L, Castleman B, 1972. Hyaline-vascular and plasma-cell types of giant lymph node hyperplasia of the mediastinum and other locations. Cancer, 29 (3): 670-683.

Kennebeck GA, Wong AK, Berry WR, et al, 1999. Mediastinal bronchogenic cyst manifesting as catastrophic myocardial infarction. Ann Thorac Surg, 67: 1789-1791.

Kersh CR, Eisert DR, Constable WC, et al, 1987. Primary malignant germ cell tumors and the contribution of radiotherapy: a southeastern multiinstitutional study. Am J Clin Oncol, 10: 302-306.

Kesler KA, Rieger KM, Ganjoo KN, et al, 1999. Primary mediastinal nonseminomatous germ cell tumors: the influence of postchemotherapy pathology on long-term survival after surgery. J Thor Cardiovasc Surg, 118: 692-700.

Khan J, Akhtar M, Von Sinner WM, et al, 1994. CT-guided fine needle aspiration biopsy in the diagnosis of mediastinal tuberculosis. Chest, 106: 1329-1332.

Kiernan PD, Hernandez A, Byrne WD, et al, 1998. Descending cervical mediastinitis. Ann Thorac Surg, 65: 1483-1488.

Kiffer JD, Saudeman TF, 1989. Primary malignant mediastinal germ cell tumors: a study of eleven cases and a review of the literature. Int Radiat Oncol Biol Phys, 17: 835-841.

Kim DJ, Chang HW, Ghan CW, et al, 2003. A case of complete resolution of mediastinal pseudocyst and pleural effusion by endoscopic stenting of pancreatic duct. Yonsei Med J, 44 (4): 727-731.

Kim ES, Putnam JB, Komaki R, et al, 2004. Phase II. study of a multidisciplinary approach with induction chemotherapy, followed by surgical resection, radiation therapy, and consolidation chemotherapy for unresectable malignant thymomas: final report. Lung Cancer, 44 (3): 369-379.

Kim HJ, Jun GT, Sung WS, et al, 1995. Giant lymph node hyperplasia (Castleman's disease) in the chest. Ann Thorac Surg, 59: 1162-1165.

Kim J, Ahn W, Bohk TH, 2003. Hemomediastinum resulting from subclavein artery laceration during internal jugular catheterization. Anesth Analg, 97: 1257-1259.

Kim YI, 1987. Lamberteaton myasthenic syndrome: evidence for calcium channel blockade. Ann NY Acad Sci, 505: 377.

Kimural J, van Sllen MW, 1967. Postthymectomy myasthenia gravis report of a case of ocular myasthenia gravis after total removal of a thymoma and review of the literature. Neurology (Mineap), 17: 413.

King DT, Duffy DM, Hirose FM, et al, 1979. Lymphangiosarcoma arising from lymphangioma circumscriptum. Arch Dermatol, 115: 969.

King ESJ, 1949. The lateral lympho-epithelial cyst of the neck ("branchial" cyst). Aust NZ J Surg, 19: 109-121.

King RM, Telander RL, Smithson WA, 1982. Primary mediastinal tumors in children. J Pediatr Surg, 17: 512-520.

Kirchner T, Schalke B, Buchwald J, et al, 1992, Well-differentiated thymic carcinoma: an organotypical low-grade carcinoma with relationship to cortical thymoma. Am J Surg Pathol, 16: 1153-1169.

Kirsch JR, Diringer MN, Borel CO, et al, 1991. Preoperative lumbar epidural morphine improves postoperative analgesia and ventilatory function after transsternal thymectomy in patients with myasthenia gravis. Crit Care Med, 19: 1474-1479.

Kirschner PA, 1990. Reoperation for thymoma: report of 23 cases. Ann Thorac Surg, 49: 550-555.

Kirwan WO, Walbaum PR, McCormack RJ, 1973. Cystic intrathoracic derivatives of the foregut and their complications. Thorax, 28: 424-428.

Klatte EC, Franken EA, Smith JA, 1976. The radiographic spectrum in neurofibromatosis. Semin Roentgenol, 9: 17.

Klimstra DS, Moran CA, Perino G, et al, 1995. Liposarcoma of the anterior mediastinum and thymus. A clinicopathologic study of 28 cases. Am J Surg Pathol, 19: 782-791.

Knapp RH, Hunt RD, Payne WS, et al, 1985. Malignant germ cell tumors of the mediastinum. J Thorac Cardiovasc Surg, 89: 82-89.

Knowles DM, 1985. Lymphoid cell markers, their distribution and usefulness in the immunopathologic analysis of lymphoid neoplasms. Am J Surg Pathol, 9 (Suppl): 85-108.

Kodama T, Watanabe S, Sato Y, et al, 1986. An immunohistochemical study of thymic epithelial tumors, I. Epithelial component. Am J Surg Pathol, 10: 26-33.

Kohan D, Miller P, Rothstein S, et al, 1993. Madelung's disease: case reports and literature review. Otolaryngol Head Neck Surg, 108: 156-159.

Koizumi K, Nakao S, Haseyama Y, et al, 2003. Severe aplastic anemia associated with thymic carcinoma and partial recovery of hematopoiesis after thymectomy. Ann Hematol, 82: 367-370.

Kolbenstvedt A, Aanesen J, 1986. Cystic dilation of the thoracic duct presenting as a supraclavicular mass. Br Radiol, 59: 1228-1229.

Kondo K, Monden Y, 2001. A questionnaire about thymic epithelial tumors as compared to pulmonary atypical carcinoids. Nihon Kokyuki Geka Gakkai Zasshi, 15: 633-642.

Kondo K, Monden Y, 2003. Therapy for thymic epithelial tumors: a clinical study of 1, 320 patients from Japan. Ann Thorac Surg, 76: 878-884.

Kowalski LP, Fielho JG, 2002. Results of the treatment of locally invasive thyroid carcinoma. Head Neck, 24: 340-344.

Krech WG, Storey CF, Umiker WC, 1954. Thymic cysts: a review of the literature and report of two cases. J Thorac Surg, 27: 477-493.

Krudy AG, Doppman JL, Shawker TH, et al, 1984. Hyperfunctioning cystic parathyroid glands: CT and sonographic findings. AJR, 142: 175-178.

Krueger SK, Ferlic RM, Mooring PK, 1975. Left atrial appendage aneurysm: correlation of noninvasive with clinical and surgical findings: report of a case. Circulation, 52: 732.

Kucera RF, Wolfe GK, Perry ME, 1986: Hemomediastinum after transbronchial needle aspiration. Chest, 90: 466.

Kuhlman JE, Fishman EK, Wang KP, et al, 1985. Esophageal duplication cyst: CT and transesophageal needle aspiration. AJR Am Roentgenol, 145: 531-532.

Kuhlman JE, Fishman EK, Wang KP, et al, 1988. Mediastinal cyst: diagnosis by CT and needle aspiration. AJR Am Roentgenol, 150: 75-78.

Kuhn MW, Weissbach L, 1985. Localization, incidence, diagnosis and treatment of extratesticular germ cell tumors. Urol Int, 40: 166-172.

Kulan K, Tuncer C, Kulan C, et al, 1995. Hydatid cyst of the interventricular septum and contribution of magnetic resonance imaging. Acta Cardiol, 50: 477-481.

Kuriyama K, Ikezoe J, Arisaura J, et al, 1986. Functioning parathyroid cyst extending from neck to anterior mediastinum. Diagn Imag Clin Med, 55: 301-305.

Kurtin PJ, Pinkus GS, 1985. Leukocyte common antigen-a diagnostic discriminant between hematopoietic and nonhematopoietic neoplasms in paraffin sections using monoclonal antibodies: correlation with immunologic studies and ultrastructural localization. Hum Pathol, 16: 353-365.

Kuzur ME, Cobleigh MA, Greco A, et al, 1982. Endodermal sinus tumor of the mediastinum. Cancer, 50: 766-774.

LaForce FM, 1990. Bacillus anthracis (anthrax) //Mandell GL, Douglas RGJ, Bennett JE. Principles and practice of Infectious Diseases. 3rd ed. New York: John Wiley: 1593-1595.

Laird CA, Clagett OT, 1966. Mediastinal pseudocyst of the pancreas in a child: report of a case. Surgery, 60: 465.

Lanska DJ, 1990. Indications for thymectomy in myasthenia gravis. Neurology, 40: 1828-1829.

Lardinois D, Rechsteiner R, Läng RH, et al, 2000. Prognostic relevance of Masaoka and Müller-Hermelink classification in patients with thymic tumors. Ann Thorac Surg, 69: 1550-1555.

Lardinois D, Sippel M, Gugger M, et al, 1999. Morbidity and validity of the hemiclamshell approach for thoracic surgery. Eur J Cardio-thorac Surg, 16: 194-199.

Lastoria S, Vergara E, Palmieri G, et al, 1998. In vivo detection of malignant thymic masses by indium-111-DTPA-D-Phe1-octreotide scintigraphy. J Nucl Med, 39: 634-639.

Latters R, Pachter R, 1962. Benign lymphoid masses of probable hamartomatous nature: analysis of 12 cases. Cancer, 15: 197-213.

Laws JW, Pallis C, 1963. Spinal deformities in neuro-fibromatosis. J Bone Joint Surg (Br), 45B: 674-682.

Lee CK, Bloomfield CD; Goldman AI, et al, 1980. Prognostic significance of mediastinal involvement in Hodgkin's disease treated with curative radiotherapy. Cancer, 46: 2403.

Lee JD, Choe KO, Kim SJ, et al, 1991. CT findings in primary thymic carcinoma. J Comput Assist Tomogr, 15: 429-433.

Lee YM, Jackson SM, 1985. Primary seminoma of the mediastinum. Cancer control agency of British Columbia experience. Cancer, 55: 450-452.

LeGolvan DP, Abell MR, 1977. Thymomas. Cancer, 39: 2142-2157.

Lemarie E, Assouline PS, Diot P, et al, 1992. Primary mediastinal germ cell tumors. Results of a French retrospective study. Chest, 102: 1477-1483.

Leong ASY, Brown JH, 1984. Malignant transformation in a thymic cyst. Am J Surg Pathol, 8: 471-475.

Leroux BT, 1962. Cysts and tumors of the mediastinum. Surg Gynecol Obstet, 115: 695-703.

LeRoux BT, Kallichunrum S, Shama DM, 1984. Mediastinal cystd and tumors. Curr Probl Surg, 21: 1-76.

LeTian Xu et al. 1990. Analysis of 124 thymectomies for myasthenia gravis or thymoma. Endocrine Surgery, 7 (3): 361.

Leventhal SR, Orkin FK, Hirsh RA, 1980. Prediction of the need for postoperative mechanical ventilation in myasthenia gravis. Anesthesiology, 53: 26-30.

Levine E, Wetzel LH, Neff JR, 1986. MR imaging and CT of extrahepatic cavernous hemangiomas. Am J Roentg, 147: 1299-1304.

Levine GD, 1973. Primary thymic seminoma: a neoplasm ultrastructurally similar to testicular seminoma and distinct from epithelial thymoma. Cancer, 31: 729-741.

Levine GD, Bensch KG, 1972. Epithelial nature of spindle cell thymoma: an ultrastructure study. Cancer, 30: 500-511.

Levine GD, Rosai J, 1976. A spindle cell variant of thymic carcinoid tumor: a clinical, histologic, and structural study with emphasis on its distinction from spindle cell thymoma. Arch Pathol Lab Med, 100: 293-300.

Levine GD, Rosai J, 1978. Thymic hyperplasia and neoplasia: a review of current concepts. Hum Pathol, 9: 495-515.

Levine GD, Rosai J, Bearman RM, et al, 1975. The fine structure of thymoma, with emphasis on its differential diagnosis: a study of ten cases. Am J Pathol, 81: 49-86.

Levis BD, Hurt RD, Payne S, et al, 1983. Benign teratomas of the mediastinum. J Thorac Cardiovasc Surg, 86: 727-731.

Lewis JE, Wick MR, Scheithauer BW, et al, 1987, Thymoma. A clinicopathologic review. Cancer, 60: 2727-

2743.

Leyvraz S, Henle W, Chahinian AP, et al, 1985. Association of Epstein-Barr virus with thymic carcinoma. N Engl J Med, 312: 1296-1299.

Lichtenstenin AK, Levine A, Tayler CR, et al, 1980. Primary mediastinal lymphoma in adult. Am J Med, 68: 509.

Linos DA, Schoretsanitis G, Curvinness E, 1989. Parathyroid cysts of the neck and mediastinum. Acta Chir Scand, 155: 211-216.

Lippmann M, Solit R, Goldberg SK, et al, 1992. Mediastinal bronchogenic cyst: a cause of upper airway obstruction. Chest, 102: 1901-1903.

Lipuma JP, Wellman J, Stern H, 1982. Nitrous oxide abuse: a new cause for pneumomediastinum. Radiology, 145: 602.

Liu HC, Hsu WH, Chen YJ, et al, 2002. Primary thymic carcinoma. Ann Thorac Surg, 74: 1076-1081.

Livermore GH, Kryzer TC, Patow CA, 1993. Aneurysm of the thoracic duct presenting as an asymptomatic left supraclavicular neck mass. Otolaryngol Head Neck Surg, 109: 530-533.

LoCicero J, 1996. The combined cervical and partial sternotomy approach for thymectomy. Chest Surg Clin N Am, 6: 85-93.

Loehrer P, Jiroutek M, Aisner S, et al, 1991. Phase Ⅱ trial of etoposide (V), ifosfamide (I) plus cisplatin (P) in patients with advanced thymoma (T) or thymic carcinoma (TC). Preliminary results from an ECOG (Eastern Cooperative Oncology Group) coordinated intergroup trial. Proc ASCO, 17: 30a.

Loehrer P, Kim K, Aisner S, et al, 1994. Cisplatin plus doxorubicin plus cyclophosphamide in metastatic or recurrent thymoma: final results of an intergroup trial. The Eastern Cooperative Oncology Group, Southwest Oncology Group, and Southeastern Cancer Study Group. J Clin Oncol, 12: 1164-1168.

Loehrer PJ, Chen M, Kim K, et al, 1997. Cisplatin, doxorubicin, and cyclophosphamide plus thoracic radiation therapy for limited-stage unresectable thymoma. An intergroup trial. J Clin Oncol, 15: 3093-3099.

Loehrer PJ, Hui S, Clark SA, et al, 1986. Teratoma following cisplatin-based combination chemotherapy for nonseminomatous germ cell tumor: a clinicopathological correlation. J Urol, 135: 1183-1189.

Lokich JJ, Goodman R, 1975. Superior vena cava syndrome: clinical management. JAMA, 231: 58-61.

Lopez-Cano M, Ponseti-Bosch JM, Espin-Basany E, et al, 2003. Clinical and pathologic predictors of outcome in thymoma-associated myasthenia gravis. Ann Thorac Surg, 76: 1643-1649.

Lowenthal RM, Gumpel JM, Kreel L, et al, 1974. Carcinoma tumor of the thymus with systemic manifestations: a radiological and pathological study. Thorax, 29: 553-558.

Loyd JE, Tillman BF, AtKinson JB, et al, 1988. Mediastinal fibrosis complicating histoplasmosis. Medicine, 67: 295-310.

Luna MA, Valenznela-Tamariz J, 1976. Germ cell tumors of the mediastinum. Post-mortem findings. Am J Clin Pathol, 65: 450-454.

Luntz M, Nusem S, 1993. Kronenberg: Management of penetrating wound of the neck. Eur Arch Otorhinolaryngol, 250: 369-374.

Luosto R, Koikkalainen K, Jyrala A, et al, 1978. Thoracic duct cyst of the mediastinum. Scand J Thorac Cardiovasc Surg, 12: 261-263.

Lyons HA, Calvy GL, Sammons BP, 1959. The diagnosis and classification of mediastinal masses: a study of 1782 cases. Ann Intern Med, 51: 871-932..

Macchiarini P, Chella A, Ducci F, et al, 1991. Neoadjuvant chemotherapy, surgery and postoperative radiation therapy for invasive thymoma. Cancer, 69: 706-713.

MacDonald J, Parker JC, Brown S, et al, 1978. Cerebral metastasis from a malignant thymoma. Surg Neurol, 9: 58-60.

Mace J, Sybil Biermann J, Sondak V, et al, 2002. Response of extra-abdominal desmoid tumors to therapy with imatinib mesylate. Cancer, 95: 2373-2379.

Machens A, Busch C, Emskotter T, et al, 1998. Morbidity after transsternal thymectomy for myasthenia gravis: a changing perspective? Thorac Cardiovasc Surg, 46 (1): 37-40.

Macklin MT, Macklin CC, 1944. Malignant interstitial emphysema of the lungs and mediastinum as an important occult complication in many respiratory diseases and other conditions: an interpretation of the clinical literature in the light of laboratory experiment. Medicine, 23: 281-352.

Magara T, Onoe M, Yamomoto Y, et al, 1998. Massive mediastinal bleeding due to spontaneous rupture of the vertebral artery in Von Recklinghausen disease. Jpn J Thorac Cardiovasc Surg, 46: 906-909.

Maggi G, Casadio C, Cavallo A, et al, 1991, Thymoma: results of 241 operated cases. Ann Thorac Surg, 51: 152-156.

Maggi G, Giaccone G, Donadio M, et al, 1986. Thymoma: a review of 169 cases, with particular reference to results of surgical treatment. Cancer, 58: 765-776.

Maholtz MS, Dauber JH, Yousem SA, 1994. Case report: fluconazole therapy in histoplasma mediastinal granuloma. Am J Med Sci, 307: 274-277.

Maiuri F, Corriero G, Giampaglia F, et al, 1986. Lateral thoracic meningocele. Surg Neurol, 26: 409-412.

Makinen J, 1972. Microscopic patterns as a guide to prognosis of neuroblastoma in childhood. Cancer, 29: 1637-1646.

Manivel C, Wick MR, Abenoza P, et al, 1986. The occurrence of sarcomatous components in primary mediastinal germ cell tumors. Am J Surg Pathol, 10: 711-717.

Marangos PJ, Schmechel D, 1980. The neurobiology of the brain enolases//Youdin MBH, Lovenberg W, Sharman DF, et al. Essays in Neurochemistry and Neuropharmacology. New York: Wiley: 211-230.

Marcheusky AM, Kaneko M, 1984. Surgical Pathology of the Mediastinum. New York: Raven Press: 235, 238, 266.

Marino M, Muller-Hermelink HK, 1985. Thymoma and thymic carcinoma. Virchows Arch A, 407: 119-149.

Marti-Bonmati L, Touza R, Montes H, 1988. CT diagnosis of primary mediastinal hydatid cyst rupture into the aorta: a case report. Cardiovasc Intervent Radiol, 11: 296-299.

Marty-Anae CH, Berthet JP, Alric P, et al, 1999. Management of descending necrotizing mediastinitis: an aggressive treatment for an aggressive disease. Ann Thorac Surg, 68: 212-217.

Masaoka A, Monden Y, Nakahara K, et al, 1981, Follow-up study of thymomas with special reference to their clinical stages. Cancer, 48: 2485-2492.

Masaoka A, Nagaoka Y, Kotake Y, 1975. Distribution of thymic tissue at the anterior mediastinum: current procedures in thymectomy. J Thorac Cardiovasc Surg, 70:

747-754.

Masaoka A, Yamakawa Y, Niwa H, et al, 1994. Thymectomy and malignancy. Eur J Cardiothorac Surg, 8: 251-253.

Matsuno Y, Morozumi N, Hirohashi S, et al, 1998. Papillary carcinoma of the thymus: report of four cases of a new microscopic type of thymic carcinoma. Am J Surg Pathol, 22: 873.

Matsuzaki Y, Tomita M, Onitsuka T, et al, 1998. Influence of age on extended thymectomy as a treatment for myasthenia gravis. Ann Thorac Cardiovasc Surg, 4 (4): 192.

Mauch P, Hellman S, 1984. Mediastinal Hodgkin's diseas: significance of mediastinal involvement in early stage Hodgkin's disease. Hematol Oncol, 2: 69-72.

Maunder RJ, Pierson DJ, Hudson LD, 1984. Subcutaneous and mediastinal emphysema: pathophysiology, diagnosis, and management. Arch Intern Med, 144 (7): 1447-1453.

Maurer ER, Ciocinosti MD, 1956. Complete extirpation of thoracic duct. J Amer Med Ass, 161: 135.

McBurney RP, Clagett OT, McDonald JR, 1951. Primary intrapulmonary neoplasm (thymoma?) associated with myasthenia gravis: report of a case. Mayo Clin Proc, 26: 345-353.

McClintock JT, McFee JL, Quimby RL, 1965. Pancreatic pseudocyst presenting as a mediastinal tumor. JAMA, 192: 573.

McDowell GG, Babian RJ, Johnson DE, 1991. Management of symptomatic lymphocele via percutaneous drainage and sclerotherapy with tetracycline. Urology, 37: 237-239.

McGuire WA, Simmons D, Grosfeld JL, et al, 1985. Stage 2 neuroblastoma: does adjuvant irradiation contribute to cure? Med Pediatr Oncol, 13: 117-125.

Melamed Y, Shupak A, Bitterman H, 1992. Medical problems associated with underwater diving. N Engl J Med, 326: 30-35.

Mendelson HJ, Kay E, 1949. Intrathoracic meningocele. J Thorac Surg, 18: 124-128.

Menestrina F, Chilosi M, Bonetti F, et al, 1986. Mediastinal large-cell lymphoma of B-type, with sclerosis: histopathological and immunohistochemical study of 8 cases. Histopathology, 10: 589-600.

Menke DM, Camoriano JK, Banks PM, 1992. Angiofollicular lymph node hyperplasia: a comparison of unicentric, multicentric, hyaline vascular, and plasma cell types of disease by morphometric and clinical analysis. Mod Pathol, 5: 525-530.

Mensah GA, Gold JP, Schreiber T, et al, 1988. Acute purulent mediastinitis and sternal osteomyelitis after closed-chest cardiopulmonary resuscitation: a case report and review of the literature. Ann Thorac Surg, 46: 353-355.

Merrigan BA, Winter DC, O'Sullivan GC, 1997. Chylothorax. Br J Surg, 84: 15-20.

Micke O, Seegenschmiedt MH, 2005. Radiation therapy for aggressive fibromatosis (desmoid tumors): results of a national patterns of care study. Int J Radiat Oncol Biol Phys, 61: 882-891.

Mikal S, 1974. Cervical thymic cyst: case report and review of the literature. Arch Surg, 109: 558-562.

Miles J, Pennypacker J, Sheldon P, 1969. Intrathoracic meningocele: its development and association with neurofibromatosis. J Neurol Neurosurg Psychiatry, 32: 99-110.

Miles SA, Rezai AR, Salazar-González JF, et al, 1990. AIDS Kaposi sarcoma-derived cells produce and respond to interleukin 6. Proc Natl Acad Sci U S A, 87 (11): 4068-4072.

Mineo TC, Pompeo E, Ambrogi V, et al, 1998. Video-assisted completion thymectomy in refractory myasthenia gravis. J Thorac Cardiovasc Surg, 115 (1): 252-254.

Mirvis SE, Shanmuganathan K, Buell J, et al, 1998. Use of spiral computed tomography for the assessment of blunt trauma patients with potential aortic injury. J Trauma, 45: 922-930.

Mirzayan R, Cepkinian V, Asensio JA, 1996. Subcutaneous emphysema, pneumomediastinum, pneumothorax, pneumopericardium, and pneumoperitoneum from rectal barotraumas. J Trauma, 41: 1073-1075.

Mohamedani AA, Bennett MK, 1985. Angiofollicular lymphoid hyperplasia in a pulmonary fissure. Thorax, 40: 686-687.

Moinuddin M, Whynott C, 1996. Ectopic parathyroid adenomas: multi-imaging modalities and its management. Clin Nucl Med, 21: 27-32.

Moley JF, 2003. Medullary thyroid carcinoma. Curr Treat Options Oncol, 4: 339-347.

Monden Y, Nakahara K, Iioka S, et al, 1985. Recurrence of thymoma: clinicopathological features, therapy and prognosis. Ann Thorac Surg, 39: 165-169.

Monden Y, Nakahara K, Kagotani K, et al, 1984. Myasthenia gravis with thymoma: analysis of and postoperative prognosis for 65 patients with thymomatous myasthenia gravis. Ann Thorac Surg, 38: 46-52.

Moon WK, Im JG, Yeon KM, et al, 1998. Mediastinal tuberculous lymphadenitis: CT findings of active and inactive diseas. Am J Roentgenol, 170: 715-718.

Moore KH, McKenzie PR, Kennedy CW, et al, 2001. Thymoma: trends over time. Ann Thorac Surg, 72: 203-207.

Moran CA, Suster S, 2000. Neuroendocrine carcinomas (carcinoid tumor) of the thymus. Am J Clin Pathol, 114: 100-110.

Morettin LB, Timothy EA, 1986. Thoracic duct cyst: diagnosis with needle aspiration. Radiology, 161: 437-438.

Mori M, Kidogawa H, Isoshima K, 1992. Thoracic duct cyst in the mediastinum. Thorax, 47: 325-326.

Mornex F, Resbeut M, Richaud P, et al, 1995. Radiotherapy and chemotherapy for invasive thymomas: a multicentric retrospective review of 90 cases. The FNCLCC trialists. Federation Nationale des Centres de Lutte Contre le Cancer. Int J Radiat Oncol Biol Phys, 32: 651-659.

Mosahebi A, Gleeson M, Owen WJ, 1998. Mass in the neck after whiplash injury. J R Soc Med, 91: 493-494.

Motro B, Itin A, Sachs L, et al, 1990. Pattern of interleukin 6 gene expression in vivo suggests a role for this cytokine in angiogenesis. Proc Natl Acad Sci U S A, 87 (8): 3092-3096.

Motzer RJ, Amsterdam A, Prieto V, et al, 1998. Teratoma with malignant transformation: diverse malignant histologies arising in men with germ cell tumors. J Urol, 159: 133-138.

Motzer RJ, Bosl GJ, Geller NL, et al, 1988. Advanced seminoma: the role of chemotherapy and adjunction surgery. Ann Intern Med, 108: 513-518.

Motzer RJ, Rodriguez E, Reuter VE, et al, 1991. Genetic analysis as aid in diagnosis for with midline carcinoma of uncertain histologies. J Nalt Cancer Inst, 83: 341-346.

Mulder DG, Herrmann C, Keesey J, et al, 1983. Thymectomy for myasthenia gravis. Am J Surg, 146: 61-66.

Mullen B, Richardson JD, 1986. Primary anterior mediastinal tumors in children and adults. Ann Thorac Surg, 42: 338-345.

Müller-Hermelink HK, Marino M, Palestro G, et al, 1985. Immunohistological evidences of cortical and medullary differentiation in thymoma. Virchows Arch, 408: 143-161.

Munsell WP, 1967. Pneumomediastinum. JAMA, 202: 689-693.

Murray JA, Parker AC, 1984. Mediastinal Hodgkin's disease and thymic cysts. Acta Hematol (Basel), 71: 282-284.

Myojin M, Choi NC, Wright CD, et al, 2000. Stage Ⅲ thymoma: pattern of failure after surgery and postoperative radiotherapy and its implication for future study. Int J Radiat Oncol Biol Phys, 46 (4): 927-933.

Nakahara K, Ohno K, Hashimoto J, et al, 1988. Thymoma. Results with complete resection and adjuvant postoperative irradiation in 141 consecutive patients. J Thorac Cardiovasc Surg, 95: 1041-1047.

Namba T, Brunner NG, Grob D, 1978. Myasthenia gravis in patients with thymoma, with particular reference to onset after thymectomy. Medicine, 57: 411-433.

Nanson EM, 1957. Thoracic meningocele associated with neurofibromatosis. J Thorac Surg, 33: 650-652.

Nathaniels EK, Nathaniels AM, Wang C, 1970. Mediastinal parathyroid tumors: a clinical and pathological study of 84 cases. Ann Surg, 171: 165-170.

Naunheim SK, 1993. Video thoracoscopy for masses of the posterior mediastinum. Ann Thorac Surg, 56: 657-658.

Naunheim SK, Andrus HC, 1993. Thoracoscopic drainage and resection of giant mediastinal cyst. Ann Thorac Surg, 55: 156-158.

Needles B, Kemeny N, Urmacher C, 1981. Malignant thymoma: renal metastases responding to cis-platinum. Cancer, 48: 223-226.

Newman LS, Szczukowski LC, Bain RP, et al, 1988. Suppurative mediastinitis after open heart surgery. Chest, 94: 546-553.

Newton NI, Adams AP, 1978. Excessive airway pressure during anesthesia: hazards, effects, and prevention. Anaesthesia, 33: 689-699.

Ng AF, Olak J, 1997. Pericardial cyst causing right ventricular outflow tract obstruction. Ann Thorac Surg, 63: 1147-1148.

Ng JW, Yeung GH, Cheng DP, 1998. Videoassisted thymectomy in patients with myasthenia gravis: lateral versus supine position. J Thorac Cardiovasc Surg, 115 (1): 226-265.

Nichols CR, 1992. Mediastinal germ cell tumors. Semin Thorac Cardiovasc Surg, 4: 45-50.

Nichols CR, Andersen J, Lazarus HM, et al, 1992. High-dose carboplatin and etoposide with autologous bone marrow transplantation in refractory germ cell cancer: An Eastern Cooperative Oncology Group protocol. J Clin Oncol, 10: 558-563.

Nichols CR, Heerema NA, Palmer C, et al, 1987. Klinefelter's syndrome associated with mediastinal germ cell neoplasms. J Clin Oncol, 5: 1290-1294.

Nichols CR, Hoffman R, Einhorn LH, et al, 1985. Hematologic malignancies associated with primary mediastinal germ-cell tumors. Ann Intern Med, 102: 603-609.

Nichols CR, Roth BJ, Heerema N, et al, 1990. Hematologic neoplasia associated with primary mediastinal germ-cell tumors. N Engl J Med, 322: 1425-1429.

Nichols CR, Saxman S, 1998. Primary salvage treatment of recurrent germ cell tumors: Experience at Indiana University. Semin Oncol, 25: 210-214.

Nickels J, Franssila K, 1972. Primary seminoma of the anterior mediastinum. Acta Pathol Microbiol Scand A Pathol, 80: 260-262.

Nickels J, Franssila K, 1976. Thymoma metastasizing to extrathoracic sites: a case report. Acta Pathol Microbiol Immunol Scand (A), 84: 331-334.

Nomori H, Horinouchi H, Kaseda S, et al, 1988. Evaluation of the malignant grade of thymoma by morphometric analysis. Cancer, 61: 982-988.

North LB, Fuller LM, Sullivan-Halley JA, et al, 1987. Regression of mediastinal Hodgkin's disease after therapy: evaluation of time interval. Radiology, 164: 599-602.

Nussbaum MS, Rosenthal GJ, Samaha FJ, et al, 1992. Management of myasthenia gravis by extended thymectomy with anterior mediastinal dissection. Surgery, 112: 681-688.

O'Neill JA, 1991. Foregut duplications//Fallis JC, Filler

RM, Lemoine G. Current Topic in General Thoracic Surgery: An International Series. New York: Elsevier: 121-123.

O'Neill P, Whatmore WJ, Booth AE, 1983. Spinal meningoceles in association with neurofibromatosis. Neurosurgery, 13: 82-84.

Oates E, 1994. Improved parathyroid scintigraphy with Tc99m MIBI, a superior radiotracer. Appl Radiol, 23: 37-40.

Obara T, Fujimoto Y, Tanaka R, et al, 1990. Mid-mediastinal parathyroid lesions: preoperative localization and surgical approach in two cases. Jpn J Surg, 20: 481-486.

Ochsner JL, Ochsner SF, 1966. Congenital cysts of the mediastinum: 20-year experience with 42 cases. Ann Surg, 163: 909-920.

Ohri SK, Liakakos TA, Pathi V, et al, 1993. Primary repair of iatrogenic thoracic esophageal perforation and Boerhaave's syndrome. Ann Thorac Surg, 55: 603-606.

Ohtake M, Saito H, Okuno M, et al, 1996. Esophago-mediastinal fistula as a complication of tuberculous mediastinal lymphadenitis. Intern Med, 30: 984-986.

Okumura M, Miyoshi S, Fujii Y, et al, 2001. Clinical and functional significance of WHO classification on human thymic epithelial neoplasms: a study of 146 consecutive tumors. Am J Surg Pathol, 25: 103-110.

Okumura M, Miyoshi S, Takeuchi Y, et al, 1999. Results of surgical treatment of thymomas with special reference to the involved organs. J Thorac Cardiovasc Surg, 117: 605-613.

Okumura M, Ohta M, Tateyama H, et al, 2002. The World Health Organization histologic classification system reflects the oncologic behavior of thymoma: a clinical study of 273 patients. Cancer, 94: 624-632.

Olanow CW, Wechsler AS, Roses AD, 1982. A prospective study of thymectomy and serum acetylcholine receptor antibodies in myasthenia gravis. Ann Surg, 196: 113-121.

Olanow CW, Wechsler AS, Sirontkin-Roses M, et al. 1987. Thymectomy as primary therapy in myasthenia gravis. Ann NY Acad Sci, 505: 595.

Oldham HN Jr, Sabiston DC Jr, 1977. Primary tumors and cysts of the mediastinum. Curre Probl Cancer, 2(5): 1-55.

Olscamp G, Weisbrod G, Sanders D, et al, 1980. Castleman disease: unususal manifestation of an unusual disorder. Radiology, 135: 43-48.

Olson JL, Salyer WR, 1978. Mediastinal paragangliomas (aortic body tumor): a report of four cases and a review of the literature. Cancer, 41: 2405-2412.

Osaka K, Handa M, Wantanbe H, 1981. Traumatic intrathoracic meningocele (traumatic subarachnoid-pleural fistula). Surg Neurol, 15: 137-140.

Osborn M, Weber K, 1983. Tumor diagnosis by intermediate filment typing: a noval tool for surgical pathology. Lab Invest, 48: 372-394.

Osserman KE, 1958. Myasthenia Gravis. New York: Grune and Stratton: 79-86.

Osserman KE, Genkins G, 1971. Studies on myasthenia gravis: review of a twenty-year experience in over 1200 patients. M Sinai JM, 38(6): 497.

Otto HF, Loening TH, Lachenmayer L, et al, 1982. Thymolipoma in association with myasthenia gravis. Cancer, 50: 1623-1628.

Paepe MD, Straeten MV, Roels H, 1983. Mediastinal angiofollicular lymph node hyperplasia with systemic manifestation. Eur J Respir Dis, 64: 134-140.

Page GW, Burke ML, Metzger WT, 1984. Parathyroid cysts. Am Surg, 50: 29-32.

Palmieri G, Montella L, Martignetti A, et al, 2002. Somatostatin analogs and prednisone in advanced refractory thymic tumors. Cancer, 94: 1414-1420.

Pan CC, Wu HP, Yang CF, et al, 1994. The clinico-pathological correlation of epithelial subtyping in thymoma: a study of 112 consecutive cases. Hum Pathol, 25: 893-899.

Pan TC, 1992. Surgical treatment of myasthenia gravis and its evaluation. Chung Hur Wai Ko Tsa Chih, 30(4): 234.

Papatertas AE, Alpert LI, Osserman KE, et al, 1971. Studies in myasthenia gravis: effects of thymectomy: results on 185 patients with nonthymomatous and thymomatous myasthenia gravis. Am J Med, 50: 465.

Papatesta AE, Genkins G, Kornfeld P, et al, 1987. Effects of thymectomy in myasthenia gravis. Ann Surg, 206: 79-88.

Papatesta AE, Pozner J, Genkins G, et al, 1987. Prognosis in occult thymomas in myasthenia gravis following transcervical thymectomy. Crah Surg, 122: 1352-1356.

Park HS, Shin DM, Lee JS, et al, 1994. Thymoma. A retrospective study of 87 cases. Cancer, 73: 2491-2498.

Parker D, Holford CP, Begent RHJ, et al, 1983. Effective treatment for malignant mediastinal teratoma. Thorax, 38: 897-902.

Pasaoglu I, Dogan R, Hizan E, et al, 1992. Right ventricular hydatid cyst causing recurrent pulmonary emboli. Eur J Cardiothorac Surg, 6: 161-163.

Pasaoglu I, Dogan R, Pasaoglu E, et al, 1994. Surgical treatment of giant hydatid cyst of the left ventricle and diagnostic value of magnetic resonance imaging. Cardiovasc Surg, 2: 114-116.

Pascoe HR, Miner MS, 1976. An ultrastructural study of nine thymomas. Cancer, 37（1）: 317-326.

Patronas NJ, Jafer J, Brown F, 1981. Pseudomeningocele diagnosed by metrizamide myelography and computered tomography. Surg Neurol, 16: 188-191.

Pavlidis NA, Skopouli FN, Bai MC, et al, 1990. A successfully treated case of multicentric angiofollicular hyperplasia with oral chemotherapy（Castleman's disease）. Med Pediatr Oncol, 18: 333-335.

Peabody JW Jr, Brown RB, Sullivan MB, et al, 1958. Mediastinal granuloma: a revised concept of their incidence and etiology. J Thorac Surg, 35: 384-396. .

Pearse HEJ, 1938. Mediastinitis following cervical suppuration. Ann Surg, 108: 588-604.

Pedicelli G, Mattia P, Zorzoli AA, et al, 1984. Gorham syndrome. JAMA, 252: 1449-1451.

Perrone T, Frizzera G, Rosai J, 1986. Mediastinal diffuse large-cell lymphoma with sclerosis: a clinicopathologic study of 60 cases. Am J Surg Pathol, 10: 176-191.

Pescarmona E, Rendina E, Venuta F, et al, 1990. Analysis of prognostic factors and clinicopathological staging of thymoma. Ann Thorac Surg, 50: 534-538.

Peterson DT, Zatz LM, Popp RL, 1975. Pericardial cyst ten years after acute pericarditis. Chest, 67: 719.

Pierson DJ, 1988. Alveolar rupture during mechanical ventilation: role of PEEP, peak airway pressure, and distending volume. Respir Care, 33: 472-483.

Pierson DJ, 1994. Barotrauma and bronchopleural fistula// Tobin MJ. Principles and Practice of Mechanical Ventilation. New York: McGraw-Hill: 813-836.

Pilla TJ, Wolverson MK, Sundaram M, et al, 1982. CT evaluation of cystic lymphangiomas of the mediastinum.

Radiology, 144: 841-842.

Piramoon AM, Abbasioun K, 1974. Mediastinal enterogenic cyst with spinal cord compress. J Pediatr Surg, 9: 543-545.

Pohl R, 1933. Meningokele im Braustram unter dem Bilde eines intrathorakalen rund shattens. Roentgenpraxis, 5: 747-749.

Politis GD, Baumann R, Hubbard AM, 1997. Spillage of cystic pulmonary masses into the airway during anesthesia. Anesthesiology, 87: 693-696.

Pope AJ, Ormiston MC, Bogod DG, 1982. Sclerotherapy in the treatment of recurrent lymphocele. Postgrad Med J, 58: 573-574.

Poppel MH, 1959. Some migratory aspects of inflammatory collections of pancreatic origin. Radiology, 72: 323-329.

Potapov EV, Bauer M, Knollmann F, et al, 2000. Impersonation of a ruptured thoracic aneurysm by a transdiaphagmatic pancreatic cyst. Ann Thorac Surg, 69: 1571-1573.

Prader E, Kirschner PA, 1969. Pericardial diverticulum. Dis Chest, 55: 344-346.

Pugnale M, Portier F, Lamarre A, et al, 2001. Hemomediastinum caused by rupture of a bronchial artery aneurysm: successful treatment by embolization with N-butyl-2-cyanoacrylate. J Vasc Interv Radiol, 12: 1351-1352.

Pyatt RS, William ED, Clark M, et al, 1981. Ctdiagnosis of splenic cystic lymphangiomatosis. J Comput Assist Tomogr, 5: 446-448.

Quintanilla-Martinez L, Wilkins EJ, Choi N, et al, 1994. Thymoma. Histologic subclassification is an independent prognostic factor. Cancer, 74: 606-617.

Rachmaninoff N, Fentress V, 1964. Thymomna with metastasis to the brain. Am J Clin Pathol, 41: 618-625.

Raimond F, Morel E, Bach JF, 1984. Evidence for the presence of immunoreactive acetylcholine receptors on human thymuscells. J Neuroimmunol, 6: 31.

Rakower JU, Milwidsky H, 1960. Primary mediastinal echinococcsis. Am J Med, 29: 73-83.

Ramenofsky ML, Leape LL, McCauley RGK, 1979. Bronchogenic cysts. J Pediatr Surg, 14: 219-224.

Rammohan G, Berger HW, Lajam F, et al, 1975. Superior venacava syndrome caused by bronchogenic cyst. Chest, 68: 599.

Rana SR, Saxena SB, Gumbs RV, 1985. Tuberculous mediastinal lymphadenitis with a chest wall mass. Pediatr Radiol, 15: 127-128.

Randall WB, Seymon AR, Rhonda PG, et al, 2003. Cervical thoracic duct cysts. Arch Otolaryngol Head Neck Surg, 129: 581-583.

Ranganadham P, Dinakar I, Sundaram C, et al, 1990. Posterior mediastinal paravertebral hydatid cyst presenting as spinal compression. Clin Neurol Neurosurg, 92 (2): 149-151.

Rea F, Sartori F, Loy M, et al, 1993. Chemotherapy and operation for invasive thymoma. Cardiovasc Surg, 106: 543-549.

Read CA, Moront M, Carangelo R, et al, 1991. Recurrent bronchogenic cyst. An argument for complete surgical excision. Arch Surg, 126: 1306-1308.

Reddick RL, Jennette JC, 1983. Immunologic and ultrastructural characterization of the small cell population in malignant thymoma. Hum Pathol, 14: 377-380.

Reed JC, Hallet KK, Feigin DS, 1978. Neural tumors of the thorax: subject review from the AFIP. Radiology, 126: 9-18.

Reed JC, Sobonya RE, 1974. Morphologic analysis of foregut cysts in the thorax. Am J Roentgenol, 120: 851-860.

Regnard JF, Magdeleinat P, Dromer C, et al, 1996. Prognostic factors and long-term results after thymoma resection: a series of 307 patients. J Thorac Cardiovasc Surg, 112: 376-384.

Regnard JF, Zinzindohoue F, Magdeleinat P, et al, 1997. Results of re-resection for recurrent thymomas. Ann Thorac Surg, 64: 1593-1598.

Reimann PM, Mason PD, 1990. Plasmapheresis: technique and complications. Intensive Care Med, 16: 3.

Reinhart SE, Miller R, Mayer W, et al, 1983. Cardiac presentation of bronchogenic cyst. West J Med, 139: 534.

Reintgen D, Fetter BF, Roses A, et al, 1978. Thymolipoma in association with myasthenia gravis. Arch Pathol Lab Med, 102: 463-466.

Rekhi BM, Esselstyn CB, Levy I, et al, 1972. Retroperitoeal cystic lymphangioma. Report of two cases and review of the literature. Cleve Clin Q, 39: 125-128.

Remadi JP, AI Habash O, Hage A, et al, 1994. Kyste hydatique du septum interventriculaire. A propos d'un cas.

Arch Mal Coeur, 87: 409-413.

Reynes CJ, Love L, 1969. Mediastinal pseudocyst. Radiology, 95: 115.

Ribet EM, Cardot RG, 1994. Neurogenic tumors of the thorax. Ann Thorac Surg, 58: 1091-1095.

Ribet M, Voisin C, Pruvot FR, et al, 1988. Lymphoepithelial thymomas: a retrospective study of 88 resections. Eur J Cardiothorac Surg, 2: 261-264.

Ribet ME, Copin MC, Gosselin B, 1995. Bronchogenic cysts of the mediastinum. J Thorac Cardiovasc Surg, 109: 1003-1010.

Ricci C, Rendina EA, Venuta F, et al, 1990. Diagnostic imaging and surgical treatment of dumbbell tumor of the mediatinum. Ann Thorac Surg, 50: 586-588.

Riddel B, Larsson S, 1980. Coexistence of a thymoma and Hodgkin's disease of the thymus: a case report. Acta Pathol Microbiob Scand (A), 88: 1-4.

Rinder RE, Pugatch RD, Faling LJ, et al, 1980. Diagnosis of posterior mediastinal goiter by computed tomography. J Comput Assist Tomogr, 4: 550.

Ringborg U, Henle W, Henle G, et al, 1983. Epstein-Barr virus-specific serodiagnostic tests in carcinomas of the head and neck. Cancer, 52: 1237-1243.

Rodriguez Paniagua JM, Casillas M, Iglesias A, 1988. Mediastinal hemangioma: correspondence. Ann Thorac Surg, 45: 583.

Roe SM, Brown PW, Pate LM, et al, 1998. Initial cervical exploration for parathyroidectomy is not benefited by preoperative localization studies. Am Surg, 64: 503-507.

Rogers LA, Fetter BF, Peete WPJ, 1969. Parathyroid cyst and cystic degeneration of a parathyroid adenoma. Arch Pathol, 88: 476-479.

Rogers LF, Puig AW, Dooley BN, et al, 1972. Diagnostic consideration in mediastinal emphysema: a pathophysiologic-roentgenologic approach to Boerhaave's syndrome and spontaneous pneumomediastinum. Am J Roentgenol, 115: 495-511.

Rohwedder JJ, 1982. Neoplastic disease and mediastinal disorders//Guenter CA, Welch MH. Pulmonary Medicine. 2nd ed. Philadelphia: JB Lippincott: 880-883.

Rosado de Chrisenson ML, Pugatch RD, Moran CA, 1994. Thymolipoma: analysis of 27 cases. Radiology, 193: 121-126.

Rosado de Christenson ML, Templeton PA, Moran CA, 1992. Mediastinal germ cell tumors: radiologic and pathologic correlation. Radio Graphics, 12: 1013-1030.

Rosai J, 1981. Mediastinum//Rosai J. Ackerman's Surgical Pathology. Mosby: St. Louis: 306-311.

Rosai J, Higa E, 1972. Mediastinal endocrine neoplasm of probable thymic origin, related to carcinoid tumor: clinicopathologic study of 8 cases. Cancer, 29: 1061-1074.

Rosai J, Levine GD, 1976. Tumors of the thymus. In: Atlas of tumor pathology, sec ser, fasc 13. Washington DC: Armed Forces Institute of Pathology: 48-49, 207-211.

Rosai J, Levine GD, Weber WR, et al, 1976. Carcinoid tumors and oat cell carcinoma of the thymus. Pathol Annu, 11: 201-226.

Rosai J, Limas C, Husband EM, 1984. Ectopic hamartomatous thymoma: a distinctive benign lesion of lower neck. Am J Surg Pathol, 8: 501-513.

Rosai J, Sobin L, 1999. Histological typing of tumours of the thymus. In: World Health Organization. International Histological Classification of Tumours. New York, Berlin: Springer: 9-14.

Rosai J, Sobin LH, 1999. World Health Organization International Histological Classification of Tumors: Histological Typing of Tumors of the Thymus. 2nd ed. Berlin: Springer Verlag: 15-18.

Rose DM, Jarczyk PA, 1978. Spontaneous pneumoperitoneum after scuba diving. JAMA, 239: 223.

Rosenow EC, Hurley BT, 1984. Disorders of the thymus. Arch Intern Med, 144: 763-770.

Roslyn JJ, Gordon HE, Mulder DG, 1983. Mediastinal parathyroid adenomas: a cause of persistent hyperparathyroidism. Am Surg, 49: 523-527.

Ross JK, 1961. A review of the surgery of the thoracic duct. Thorax, 16: 12-21.

Routh A, Hickman BT, Hardy JD, et al, 1982. Malignant chemodectoma of posterior mediastinum. South Med J, 75: 879.

Roviaro G, Rebuffat C, Varoli F, et al, 1994. Videothoracoscopic excision of mediastinal masses: indications and technique. Ann Thorac Surgm, 58: 1679-1684.

Rowland LP, 1980. Controversies about the treatment of myasthenia gravis. J Neurol Neurosurg Psych, 43: 644.

Rubsh JL, Gardner IR, Boyd WC, et al, 1973. Mediastinal tumors: review of 186 cases. J Thorac Cardiovasc Surg, 65: 216-222.

Ruffini E, Mancuso M, Oliaro A, et al, 1997. Recurrence of thymoma: analysis of clinicopathologic features, treatment, and outcome. J Thorac Cardiovasc Surg, 113: 55-63.

Russell CF, Edis AJ, Scholz DA, et al, 1981. Mediastinal parathyroid tumors. Experience with 38 tumors requiring mediastinotomy for removal. Ann Surg, 193: 805-809.

Russell DS, Rubinstein LJ, 1977. Pathology of Tumors of the Neuvous System. 4th ed. London: Edward Arnold Ltd.

Rutledge R, Applebaum RE, Kim BJ, 1985. Mediastinal infection after open heart surgery. Surgery, 97: 88-92.

Sabiston CD, Spencer CF, 2001. Surgery of the Chest. 6th ed. Harcout Asia: W. B. Saunders: 582-583.

Saegesser F, Zoupanos G, 1970. Thymolipomes. Schweiz Med Wochenschr, 15: 657-662.

Sakamoto H, Uda H, Sato A, et al, 1991. Thoracic duct cyst of the neck: a case report. Lymphology, 24: 130-134.

Sakamoto Y, Tanaka N, Furuya T, et al, 1997. Surgical management of late esophageal perforation. Thorac Cardiovasc Surg, 45: 269-272.

Sakorafas GH, Vlachoa A, Tolumis G, et al, 2004. Ectopic intrathoracic thyroid: case report. Mt Sinai J Med, 71: 131-133.

Salyer DC, Salyer WR, Eggleston JC, 1977. Benign developmental cysts of the mediastinum. Arch Pathol Lab Med, 101: 136-139.

Salyer WR, Eggleston JC, 1976. Thymoma: a clinical and pathological study of 65 cases. Cancer, 37: 229-249.

Sanders DB, 1987. The electrodiagnosis of myasthenia gravis. Ann NY Acad Sci, 505: 539.

Sanders LE, Rossi RL, Shaahian DM, et al, 1992. Mediastinal goiter. The need for an aggressive approach. Arch Surg, 127: 609-613.

Sarfati E, Billotey C, Halimi B, et al, 1997. Early localization and reoperation for persistent primary hyperparathyroidism. Br J Surg, 84: 98-100.

Sarr MG, Gott VL, Townsend TR, 1984. Mediastinal infection after cardiac surgery. Ann Thorac Surg, 38: 415-423.

Sato Y, Watanabe S, Mukai K, et al, 1986. An immunohistochemical study of thymic epithelial tumors. II Lymphoid component. Am J Surg Pathol, 10: 862-870.

Sazuki T, Suzuki S, Kamio Y, et al, 1997. Mediastinal tuberculous lymphadenitis diagnosis and treated by thoracoscopy. Thorac Cardiovasc Surg, 45: 140-142.

Scalzetti EM, Heitzman ER, Groskin SA, et al, 1991. Development lymphatic disorders of the thorax. Radiogrophics, 11: 1069-1085.

Schlumberger HG, 1946. Teratoma of anterior mediastinum in group of military age: study of sixteen cases and review of theries of genesis. Arch Pathol, 41: 398-444.

Schmid FE, Drapanas T, 1972. Congenital cystic lesions of the bronchi and lungs. Ann Thorac Surg, 14: 650.

Schmid JR, Kiely JM, Harrison EG, et al, 1965. Thymoma associated with pure red agenesis. Cancer, 18: 216.

Schowengerdt CG, Suyemoto R, Main FB, 1969. Granulomatous and fibrous mediastinitis: a review and analysis of 180 cases. J Thorac Cardiovasc Surg, 57: 365-379.

Schuman BM, Beckman JFWM, Huibregtse K, et al, 1987. Treatment of endoscopic injection sclerotherapy: a review. Am J Gastroenterol, 82: 823-830.

Schurawitzki H, Stiglbauer R, Klepetko W, et al, 1991. CT and MRI in benign mediastinal hemangioma. Clin Radiol, 43: 91-94.

Schwartz AR, Fishman EK, Wang KP, 1986. Diagnosis and treatment of a bronchogenic cyst using transbronchial needle aspiration. Thorax, 41: 326-327.

Schweitzer DL, Aguam AS, 1977. Primary liposarcoma of the mediastinum: report of a case and review of the literature. J Thorac Cardiovasc Surg, 74: 83-97.

Scully RE, Mark EJ, McNeely BU, 1982. Case records of the massachusetts general hospital (case 47). N Engl J Med, 307: 1391-1397.

Seeger RC, Siegel SE, Sidell N, 1982. Neuroblastoma: clinical perspectives, monoclonal antibodies and retinoic acid. Ann Intern Med, 97: 873-877.

Seelig MH, Klinger PL, Oldenburg WA, 1998. Treatment of post operative cervical chylous lymphocele by percutaneous sclerosing with povidone iodine. J Vasc Surg, 27: 1148-1151.

Seelos KC, Demarco R, Clark OH, et al, 1990. Persistent and recurrent hyperparathyroidism: assessment with gadopentetate dimeglumine-enhanced MR imaging. Radiology, 177: 373-378.

Selye H, Ortega MR, Tuchweber B, 1964. Experimental production of parathyroid cysts. Am J Pathol, 45: 251-259.

Sengpiel GW, Ruzicka FF, Lodmell EA, 1948. Lateral intrathoracic meningocele. Radiology, 50: 512-520.

Servelle M, Nogues C, 1981. The Chyliferous Vessels. Paris: Expansion Scientifique Francaise: 49-59.

Shaffer K, Rosado de Christenson ML, Patz EF, et al, 1994. Thoracic lymphangioma in adults: CT and MRI imaging features. Am J Roentgenol, 162: 283-289.

Shamji F, Pearson FG, Todd TRJ, et al, 1984. Results of surgical treatment for thymoma. J Thorac Cardiovasc Surg, 87: 43-47.

Shapiro B, Sisson J, Kalff V, et al, 1984. The location of middle mediastinal pheochromocytomas. J Thorac Cardiovasc Surg, 87: 814-821.

Shellito J, Khandekar JD, McKeever WP, et al, 1978. Invasive thymoma responsive to oral corticosteroids. Cancer Treat Rep, 62: 1397-1400.

Shem JST, Fu KH, Choi PHK, et al, 1990. Primary mediastinal seminoma. Oncology, 47: 124-127.

Shen W, Duren M, Morita E, et al, 1996. Reoperation for persistent or recurrent primary hyperparathyroidism. Arch Surg, 131: 861-867.

Shields TW, 2000. Mesothelial and other less common cysts of the mediastinum//Shields TW. General Thoracic Surgery. 5th ed. Philadelphia: Lippincott William & Wilkins: 2423-2435.

Shields TW, Immermann SC, 1999. Mediastinal parathyroid cysts revisited. Ann Thorac Surg, 67: 581-590.

Shields WT, Reynold M, 1988. Neurogenic tumors of the thorax. Surg Clin North Am, 68: 645-651.

Shier KJ, 1981. The thymus according to Schambacher: medullary ducts and reticular epithelium of thymus and thymoma. Cancer, 48: 1183-1199.

Shimada H, Chatten J, Newton WA, et al, 1984. Histopathologic prognostic factors in neuroblastic tumors: defination of subtypes of ganglioneuroblastoma and an age-linked classfication of euroblastoma. J Natl Cancer Inst, 73: 405-416.

Shimizu N, Date H, Moriyama S, et al, 1991. Reconstruction of the superior vena cava in patients with mediastinal malignancies. Eur J Cardio-thorac Surg, 5: 575-578.

Shimosato Y, Kameya T, Nagai K, et al, 1977. Squamous cell carcinoma of the thymus: an analysis of eight cases. Am J Surg Pathol, 1: 109-121.

Shin DM, Walsh GL, Komaki R, et al, 1998. A multidisciplinary approach to therapy for unresectable malignant thymoma. Ann Intern Med, 124: 100-104.

Shinomiya N. 1981. In vitro study of T-cells regulation anti-acetyl choline receptor antibody formation in myasthenia gravis. Ann N Y Acad Sci, 377: 882.

Shivpuri DN, Ban B, 1957. Tuberculous hilar and mediastinal adenitis. Am Rev Tuberc, 76: 799-810.

Shkrum MJ, Green RN, Shum DT, 1991. Azygos vein laceration due to blunt trauma. J Forensic Sci, 36: 410-421.

Shultz SM, Einhorn LH, Conces DJ, et al, 1989. Management of post-chemotherapy residual mass in patient with advanced seminoma: Indiana University experience. J Clin Oncol, 7: 1497-1503.

Silverman NA, Sabiston DCJ, 1980. Mediastinal masses. Surg Clin North Am, 60: 757-777.

Simposon JA, 1960. Myasthenia gravis: a new hypothesis. Scott Med J, 5: 419.

Sirgh B, Moodley M, Goga AD, et al, 1996. Dysphagia secondary to Tuberculous lymphadenitis. S Afr J Surg, 34: 197-199.

Sirivella S, Ford WB, Zikria EA, et al, 1985. Forwgut cysts of the mediastinum. J Thorac Cardiovasc Surg, 90: 776-782.

Sloane JP, Ormerod MG, 1981. Dustribution of epithelial membrane antigen in normal and neoplastic tissue and its value in diagnostic tumor pathology. Cancer, 47: 1786-1795.

Smith JR, Oates E, 2004. Radionuclide imaging of the thyroid gland, patterns, pearles, and pitfalls. Clin Nucl Med, 29: 181-183.

SmithWF, DeWall RA, Krumholz RA, 1970. Giant thymoma. Chest, 58: 383-385.

Smythe WR, Bavaria JE, Kaiser LR, 1998. Mediastinoscopic subtotal removal of mediastinal cysts. Chest, 114: 614-617.

Smythe WR, Baviria JE, Hall RA, et al, 1995. Thoraco-scopic removal of mediastinal parathyroid adenoma. Ann

Thorac Surg, 59: 236-238.

Snover DC, Levine GD, Rosai J, 1982. Thymic carcinoma. Five distinctive histological variants. Am J Surg Pathol, 6: 451-470.

Snyder ME, Luck SR, Hernandez R, et al, 1985. Diagnostic dilemmas of mediastinal cysts. J Pediatr Surg, 20: 810-815.

Sofferman RA, Nathan MH, 1998. The ectopic parathyroid adenoma: a cost justification for routine preoperative localization with technetium Tc 99m sestamibi scan. Arch Otolaryngol Head Neck Surg, 124: 649-654.

Somnier FE, 1993. Clinical implementation of anti-acetylcholine receptor antibodies. J Neurol Neurosurg Psychiatry, 56 (5): 496.

Souadjian JV, Enriquez P, Silverstein MN, et al, 1974. The spectrum of diseases associated with thymoma. Arch Intern Med, 134: 374-379.

Speer FD, 1938. Thymic cysts: report of a thymus presenting cysts of three types. NY Med Flower Hosp Bull, 1: 142-150.

Spencer MP, Oyama Y, 1971. Pulmonary capacity for dissipation of venous gas emboli. Aerosp Med, 42: 822-827.

Sridhar KS, Hussein AM, Patten JE, 1990. Spontaneous pneumomediastinum in esophageal carcinoma. Am J Clin Oncol, 13: 527-531.

Standerfer RJ, Armistead SH, Paneth M, 1981. Liposarcoma of the mediastinum: report of two cases and review of the literature. Thorax, 36: 693-694.

Stark DD, Gooding GAW, Moss AA, et al, 1983. Parathyroid imaging: comparison of high-resolution Ctand high-resolution sonography. Am J Roentgenol, 141: 633-638.

Steinberg I, 1964. Roentgen diagnosis of persistent jugular lymph sac. Radiology, 82: 1022.

Stewart TE, Meade MO, Cook DJ, et al, 1998. Evaluation of a ventilation strategy to prevent barotrauma in patients at high risk for acute respiratory distress syndrome. Pressure- and Volume-Limited Ventilation Strategy Group. N Engl J Med, 338: 355-361.

St-Georeges R, Deslauriers J, Duranceau A, et al, 1991. Clinical spectrum of bronchogenic cysts of the mediastinum and lung in the adult. Ann Thorac Surg, 52: 6-13.

Stokes SH, Griffith RC, Thomas PR, 1985. Angiofollicular

lymph nodem hyperplasia（Castleman's disease）associated with vertebral destruction. Cancer, 56: 876-879.

Stout AP, 1947. Ganglioneuroma of the sympathetic system. Surg Gynecol Obstet, 84: 101-110.

Strollo CD, Melissa CL, Christenson DR, et al, 1997. Primary mediastinal tumors. Part 1: tumors of the anterior mediastinum. Chest, 112: 511-522.

Strug LH, Leon W, Carter R, 1968. Primary mediastinal tumors. Am Surg, 34: 5-14.

Sugarbaker JD, 1993. Thoracoscopy in the management of anterior mediastinal masses. Ann Thorac Surg, 56: 653-658.

Sumner TE, Volberg FM, Kiser PE, et al, 1981. Mediastinal cysts hygroma in children. Pediatr Radiol, 11: 160-162.

Superina RA, Ein SH, Humphreys RP, 1984. Cystic duplications of the esophagus and neurenteric cysts. J Pediatr Surg, 19: 527-530.

Suster S, Moran CA, 1997. Malignant cartilaginous tumors of the mediastinum: clinicopathological study of six cases presenting as extraskeletal soft tissue masses. Hum Pathol, 28: 588-593.

Suster S, Moran CA, 1999. Thymoma, atypical thymoma, and thymic carcinoma: a novel conceptual approach to the classification of thymic epithelial neoplasms. Am J Clin Pathol, 111: 826-833.

Suster S, Rosai J, 1991 Thymic carcinoma: a clinicopathologic study of 60 cases. Cancer, 67: 1025-1032.

Swinborne-Sheldrake K, Gray GF, Glick AD, 1985. Thymic epithelial neoplasms. Southern Med J, 78: 790-800.

Sybers HD, Shelp WD, Morrissey JF, 1968. Pseudocyst of the pancreas with fistulous extension into the neck. N Eng J Med, 278: 1058.

Sywak M, Pasieka JL, McFadden S, et al, 2003. Functional results and quality of life after tracheal resection for locally invasive thyroid cancer. Am J Surg, 185: 462-467.

Taille C, Fartonkh M, Hoael R, et al, 2001. Spontaneous hemomediastinum complicating steroid-induced mediastinal lipomatosis. Chest, 120: 311-313.

Takamoto RM, Armstrong RG, Stanford W, et al, 1971. Chylothorax with multiple lymphangiomata of the bone. Chest, 59: 687-689.

Takeuchi Y, Okabe H, Myojo S, et al, 2002. CT-guided drainage of a mediastinal pancreatic pseudocyst with a transhepatic transdiaphragmatic approach. Hepatogastrocnterology, 49: 271-272.

Tam CG, Broome DR, Shannon RL, 1994. Desmoid tumor of the anterior mediastinum: CT and radiologic and features. J Comput Assist Tomogr, 18: 499-501.

Tan MH, Kirk G, Archibold P, et al, 2002. Cardiac compromise due to a pancreatic mediastinal pseudocyst. Eur J Gastroenterol, 14: 1279-1282.

Tanaka A, Takeda R, Utsunomiya H, et al, 2000. Severe complications of mediastinal pancreatic pseudocyst: report of esophagobronchial fistula and hemothorax. J Hepatobiliary Pancreato Surg, 7: 86-91.

Tanaka F, Kitano M, Tatsumi A, et al, 1992. Paraganglioma of the posterior mediastinum: value of magnetic resonance imaging. Ann Thorac Surg, 53: 517-519.

Tanaka M, Shimokawa R, Matsubara O, et al, 1982. Mucoepidermoid carcinoma of the thymic region. Acta Pathol Jpn, 32: 703-712.

Tanakaya K, Konaga E, Takeuchi H, et al, 2002. Colon carcinoma after thymectomy for myasthenia gravis: report of a case. Surgery Today, 32: 896-898.

Tao LC, Pearson FG, Cooper JD, et al, 1984. Cytopathology of thymoma. Acta Cytol, 28: 165-169.

Tapia FJ, Polak JM, Barbosa AJA, et al, 1981. Neuon-specific enolase is produced by neuroendocrine tumors. Lancet, 1: 808-811.

Tarr RW, Kerner T, McCook B, et al, 1988. Primary extraosseous osteogenic sarcoma of the mediastinum: clinical pathologic, and radiologic correlation. South Med J, 81: 1317-1319.

Tasi FC, Fang JF, Lin PJ, et al, 1999. Blunt trauma induced thoracic artery injury: case report. Changgeng Yi Xue Za Zhi, 22: 666-670.

Taylor J, Dibbins A, Sobel DB, 1993. Neonatal pneumomediastinum: indications for, and complications of treatment. Crit Care Med, 21: 296-298.

Teh BT, Zedenius J, Kytola S, et al, 1998. Thymic carcinoids in multiple endocrine neoplasia type I. Ann Surg, 228: 99.

Teixeira JP, Bibas RA, 1989. Surgical treatment of tumors of the mediastinum: the Brazilian experience//Martini N, Vogt-Moykopf I. International Trends in General Thoracic Surgery. Vol 5. Thoracic Surgery: Frontiers and Uncommon

Neoplasms. St. Louis：CV Mosby.

Telander RL，Kaufman BH，Gloviczki P，et al，1984. Prognosis and management of lesions of the trunk in children with Klippel-Trenaunay syndrome. J Pediatr Surg，19：417-422.

Tellez G，Nojek C，Juffe A，et al，1976. Cardiac echino-coccosis：report of 3 cases and review of the literature. Ann Thorac Surg，21：425-430.

Templeton PA，Vainright JR，Rodriguez A，et al，1988. Mediastinal tumors presenting as spontaneous hemothorax，simulating aortic dissection. Chest，93：828-830.

Thameur H，Chenik S，Abdelmoulah S，et al，2000. Thoracic hydatidosis. A review of 1619 cases. Rev Pneumol Clin，56：7-15.

Thomas CV，Manivel JC，1987. Thymic carcinoma and aplastic anemia：report of a previously undocumented association. Am J Hematol，25：333-335.

Thomford NR，Jesseph JE，1969. Pseudocyst of the pancreas. Ameri Surg，118：86-89.

Tiffet O，Nicholson AG，Ladas G，et al，2003. A clinicopathologic study of 12 neuroendocrine tumors arising in the thymus. Chest，124：141-146.

Tobert DG，Midthun DE，1996. Bronchongenic cyst. J Bronch，3：295-299.

Torres MI，Danguilan JL，1998. Thymectomy for myasthenia gravis：outcome of treatment in a tertiary hospital. Ann Thorac Cardiovasc Surg，4（4）：196-200.

Torres Relucio JJ，Cases Viedma E，Padoilla Alarion J，et al，2002. Thyroid carcinoma with tracheal invasion：a series of five cases. Arch Bronconeumol，38：542-544.

Travis BL，Boice DJ，Travis DW，2003. Second primary cancer after thymoma. Int J Cancer，107：868-870.

Travis WD，Rush W，Flieder DB，et al，1998. Survival analysis of 200 pulmonary neuroendocrine tumors with clarification of criteria for atypical carcinoid and its separation from typical carcinoid. Am J Surg Pathol，22：934-944.

Trump DL，Mann RB，1982. Diffuse large cell and undifferentiated lymphomas with prominent mediastinal involvement：a poor prognostic subset of patients with non-Hodgkin's lymphoma. Cancer，50：277-282.

Truong LD，Harris L，Mattioli C，et al，1986. Endodermal sinua tumor of the mediastinum：a report of 7 cases and review of the literature. Cancer，58：730-739.

Tseng yL，Wang ST，Wu MH，et al，2003. Thymic carcinoma：involvement of great vessels indicates poor prognosis. Ann Thorac Surg，76：1041-1045.

Turgut M，Benli K，Eryilmaz M，1997. Secondary multiple intracranial hydatid cysts caused by intracerebral embolism of cardiac echinococcosis：an exceptional case of hydatidosis. Case report. J Neurosurg，86：714-718.

Turnbull A，1900. A remarkable coincidence in dental surgery. BMJ，1：1131.

Tuttle RJ，Shier KJ，1979. Angiography of angiomatous lymphoid hamartoma（Castleman tumor）and a suggested pathogenesis. Radiology，130：311-315.

Uematsu M，Kondo M，1986. A proposal for treatment of invasive thymoma. Cancer，58：1979-1984.

Uematsu M，Kondo M，Dokiye T，et al，1992. The role of radiotherapy in the treatment of primary mediastinal seminoma. Radiother Oncol，24：226-230.

Ulbright TM，Loehrer PJ，Roth LM，et al，1984. The development of non-germ cell malignancies within germ cell tumors：a clinicopathologic study of 11 cases. Cancer，54：1824-1833.

Unal M，Tuncer C，Serce K，et al，1995. A cardiac giant hydatid cyst of the interventricular septum masquerading as ischemic heart disease：role of MR imaging. Acta Cardiol，50：323-326.

Urgesi A，Monetti U，Rossi G，et al，1990. Role of radiation therapy in locally advanced thymoma. Radiother Oncol，19：273-280.

Urgesi A，Monetti U，Rossi G，et al，1992，Aggressive treatment of intrathoracic recurrences of thymoma. Radiother Oncol，24：221-225.

Urschel HC Jr，Razzuk MA，Netto GJ，et al，1990. Sclerosing mediastinitis：improved management with histoplasmosis titer and ketoconazole. Ann Thorac Surg，50：215-221.

Uysalel A，Aral A，Atalay S，et al，1996. Cardiac echinocaccosis with multivisceral involvement . Pediatr Cardiol，17：268-270.

V'Azquez Quintana E，1997. Parathyroid carcinoma：diagnosis and management. Am Surg，63：954-957.

Vacanti CA, Ali HH, Schweiss JF, et al, 1985. The response of myasthenia gravis to atracurium. Anesthesiology, 62: 692-694.

Vanheerden JA, Harrison EG, Bernatz PE, et al, 1980. Mediastinal malignant lymphoma. Chest, 57: 518.

Varsano S, Bruderman I, Bernheim JL, et al, 1980. Minimal change nephropathy and malignant thymoma. Chest, 77: 695.

Vassilev BN, Kazandziev PK, Losanoff JE, et al, 1997. Esophageal "stars": a sinister foreign body ingestion. South Med J, 90: 211-214.

Venuta F, Rendina EA, Longo F, et al, 2003. Long-term outcome after multimodality treatment for stage 3 thymic tumors. Ann Thorac Surg, 76: 1866-1872.

Venuta F, Rendina EA, Pescarmona EO, et al, 1997. Multimodality treatment of thymoma: a prospective study. Ann Thorac Surg, 64: 1585-1592.

Verley JM, Hollmann KH, 1985. Thymoma. A comparative study of clinical stages, histologic features, and survival in 200 cases. Cancer, 5: 1074-1086.

Vessey MP, Doll R, Norman-Smith B, et al, 1979, Thymectomy and cancer: a further report. Br J Cancer, 39: 193-195.

Videbaek A, Thomsen G, 1959. Tumors of the thymic region: follow-up on 36 operated cases. Acta Radiol(Didgn)(Stockh), 188: 261-275.

Vignon P, Rambaud G, Francois B, et al, 1998. Quantification of traumatic hemomediastinum using transesophageal echocardiography: impact on patients management. Chest, 113: 1475-1480.

Vogelzang NJ, Raghaven D, Anderson RW, et al, 1982. Mediastinal nonseminomatous germ cell tumors: the role of combined modality therapy. Ann Thorac Surg, 33: 333-339.

Vosk A, Houston CS, 1977. Mediastinal emphysema in mountain climbers: report of two cases and review. Heart Lung, 6: 799-805.

Vuky J, Bains M, Bacik J, et al, 2001. Role of postchemotherapy adjunctive surgery in the management of patients with nonseminoma arising from the mediastinum. J Clin Oncol, 19: 682-688.

Wain JC, 1992. Neurogenic tumors of the mediastinum// Benfield JR. Mediastinal tumors-Chest surgery clinics of North America. Philadephia: Sauders: 121-136.

Wakata N, Fujioka T, Nishina M, et al, 1993. Myastheia gravis and invasive thymoma. Eur Neurol, 9（2）: 108-110.

Wang C, Gaz RD, Moncure AC, 1986. Mediastinal parathyroid exploration: a clinical and pathologic study of 47 cases. World J Surg, 10: 687.

Wang DY, Chang DB, Kuo SH, et al, 1994. Carcinoid tumours of the thymus. Thorax, 49: 357-360.

Wang LS, Huang MH, Lin TS, et al, 1992. Malignant thymoma. Cancer, 70: 443-450.

Wara DW, 1981. Thymic hormones and the immune system. Adv Pediatr, 28: 229-270.

Wax MK, Treolar ME, 1992. Thoracic duct cyst: an unusual supraclavicular mass. Head Neck, 14: 502-505.

Weber AL, Bird KT, Janower ML, 1968. Primary tuberculosis in chilhood with particular emphasis on changes affecting the tracheobronchial tree. AJR, 103: 123-132.

Wechsler AS, 1995. Surgical management of myasthenia gravis//Sabiston DC Jr, Spencer FC. Surgery of the Chest. 6th ed. Philadelphia: WB Saunders: 1100-1122.

Weg JG, Anzueto A, Balk RA, et al, 1998. The relation of pneumothorax and other air leaks to mortality in the acute respiratory distress syndrome. N Engl J Med, 338: 341-346.

Weide LG, Unbright TM, Loehrer PJ, et al, 1993. Thymic carcinoma. Cancer, 71: 219-223.

Weidmann P, Rutishauser W, Siegenthaler W, et al, 1969. Mediastinal pseudocyst of the pancreas. Am J Med, 46: 454.

Weinreb JC, 1984. CT-metrizamide myelography in multiple meningoceles. J Comput Assist Tomgr, 8: 324-326.

Weisenburger DD, Nathwani BN, Winberg CD, et al, 1985. Multicentric angiofollicular lymph node hyperplasia: a clinicopathologic study of 16 cases. Hum Pathol, 16: 162-172.

Wenglowski R, 1912. Uber die halsfisteln und cysten. Langenbecks Arch Klin Chir, 100: 789-892.

Wesdorp ICE, Bartelsman JFWM, Huibregtse K, et al, 1984. Treatment of instrument esophageal perforation. Gut, 25: 398-404.

Westcott JC, Cole SR, 1974. Interstitial pulmonary emphysema in children and adults: roentgenographic features. Radiology, 111: 367-378.

Wheatley MJ, Stirling MC, Kirsh MM, et al, 1990.

Descending necrotizing mediastinitis: transcervical drainage is not enough. Ann Thorac Surg, 49: 780-784.

Whitaker JA, Defenbaugh LD, Cooke AR, 1980. Esophageal duplication cyst. Am J Gastroenterol, 73: 329-332.

Whitley MA, Pierson DJ, 1986. Does this patient have a pneumomediastinum? Respir Care, 31: 1151-1153.

Whychulis AP, Payne WS, Clagett OT, et al, 1971. Surgical treatment of mediastinal tumors. A 40-year experience. J Thorac Cardiovasc Surg, 62: 379.

Wick MC, Bernatz PE, Carney JA, et al, 1982. Primary mediastinal carcinoid tumors. Am J Surg Pathol, 6: 195-205.

Wick MR, Nichols WC, Ingle JN, et al, 1981. Malignant, predominantly lymphocytic thymoma with central and peripheral nervous system metastases. Cancer, 47: 2036-2043.

Wick MR, Scheithauer BW, 1982. Oat-cell carcinoma of the thymus. Cancer, 49: 1652-1657.

Wick MR, Scheithauer BW, 1984. Thymic carcinoid: a histologic, immunohistochemical, and ultrastructural study of 12 cases. Cancer, 53: 475-484.

Wick MR, Scheithauer BW, Kovacs K, 1983. Neuron-specific enolase in neuroendocrine tumors of the thymus, bronchus and skin. Am J Clin Pathol, 79: 703-707.

Wick MR, Scott RE, Li C Y, et al, 1980. Carcinoid tumor of the thymus: a clinicopathologic report of seven cases with a review of the literature. Mayo Clin Proc, 55: 246-254.

Wick MR, Weiland LH, Scheithauer BW, et al, 1982. Primary thymic carcinomas. Am J Surg Pathol, 6: 613-630.

Wicky S, Capasso P, Meuli R, et al, 1998. An efficient technique for the diagnosis of traumatic aortic injury. Eur Radiol, 8: 823-833.

Wiener ES, 1980. Case report of the Massachusetts General Hospital. N Engl J Med, 303: 270-276.

Wilkins EJ, Edmunds LH, Castleman B, 1966. Cases of thymoma at the massachusetts general hospital. J Thorac Cardiovasc Surg, 52: 322-330.

Wilkins EJ, Grillo HC, Scannell JG, et al, 1991, Role of staging in prognosis and management of thymoma. Ann Thorac Surg, 51: 888-892.

Wilkins EW, Castleman B, 1979. Thymoma: a continuing survey at the Massachusetts general hospital. Ann Thorac Surg, 28: 252.

Wilkins KB, Sheikh E, Green R, et al, 1999. Clinical and pathologic predictors of survival in patients with thymoma. Ann Surg, 230: 562-574.

Williams CL, Hay JE, Huiatt TW, et al. 1992. Paraneoplastic IgG striational autoantibodies produced by clonal thymic B cells and in serum of patients with myasthenia gravis and thymoma react with titin. Lab Invest, 66 (3): 331.

Willimas JA, Presbury G, Orenstein D, et al, 1985. Hemothorax and hemomediastinum in patients with hemophilia. Acta Haematol, 73: 176-178.

Willis RA, 1962. The Borderland of Embryology and Pathology. 2nd ed. London: Butterworths: 283-287, 442.

Wilson BS, Lloyd RV, 1984. Detection of chromogranin in neuroendocrine cells with an monoclonal antibody. Am J Pathol, 115: 458-468.

Wilson JB, Davidson M, Rausch RL, 1978. A clinical trial of mebendazole in the treatment of alveolar hydatid disease. Am Rev Respir Dis, 118: 747.

Wiot JF, 1983. Tracheobronchial trauma. Semin Roentgenol, 18: 15-22.

Wolfe JT, Wick MR, Banks PM, et al, 1983. Clear cell carcinoma of the thymus. Mayo Clin Proc, 58: 365-370.

Wood DE, 2000. Mediastinal germ cell tumors. Semi In Thor Cardiovasc Surg, 4: 278-289.

Wood GS, Link M, Warnke RA, et al, 1984. Panleukocyte monoclonal antibody L3B12: characterization and application to research and diagnostic problem. Am J Clin Pathol, 81: 176-183.

Worsnop CJ, Teichtahl H, Clarke CP, 1993. Bronchogenic cyst: a cause of pulmonary artery obstruction and breathlessness. Ann Thorac Surg, 55: 1254-1255.

Wright CD, Kesler KA, Nichols CR, et al, 1990. Primary mediastinal nonseminomatous germ cell tumors. Results of a multimodality approach. J Thorac Cardiovasc Surg, 99: 210-217.

Wychulis AR, Payne WS, Clagett OT, et al, 1971. Surgical treatment of mediastinal tumors: a 40 year experience. J Thorac Cardiovasc Surg, 62: 379-392.

Ya Deau RE, Clagett TO, Divertie MB, 1965. Intrathoracic meningocele. J Thorac Cardiovasc Surg, 49: 202-209.

Yabuhara A, Yanagisawa M, Murata T, et al, 1989. Giant lymph node hyperplasia (Castleman's disease) with spontaneous production of high levels of B-cell differentiation factor activity. Cancer, 63: 260-265.

Yagi K, Hirata T, Fukuse T, et al, 1996. Surgical treatment for invasive thymoma, especially when the superior vena cava is invaded. Ann Thorac Surg, 61: 521-524.

Yamakawa K, Tsuchiya Y, Naito S, et al, 1961. A case report of thymic cyst. Am J Dis Chest, 39: 542-545.

Yamakawa Y, Masaoka A, Hashimoto T, et al, 1991. A tentative tumor-node-metastasis classification of thymoma. Cancer, 68: 1984-1987.

Yano T, Hara N, Ichinose Y, et al, 1993. Treatment and prognosis of primary thymic carcinoma. J Surg Oncol, 52: 255-258.

Yekeler I, Kocak H, Aydin NE, et al, 1993. A case of cardiac hydatid cyst localized in the lungs bilaterally and on anterior wall of right ventricle. Thorac Cardiovasc Surg, 41: 261-263.

Yokoyama H, Ohmi M, Sadahiro M, et al, 2000. Spontaneous rupture of the thoracic aorta. Ann Thorac Surg, 70: 683-689.

York JC, Taylor CR, Lukes RJ, 1981. Monoclonality in giant lymph node hyperplasia. Lab Invest, 44: 77A.

Yoshizaki K, Matsuda T, Nishimoto N, et al, 1989. Pathogenic significance of interleukin-6 (IL-6/BSF-2) in Castleman's disease. Blood, 74 (4): 1360-1367.

Yousem DM, Scheff AM, 1995. Thyroid and parathyroid gland pathology. Role of image. Otolaryngol Clin North Am, 28: 621-649.

Zajtchuk R, Bowen TE, Seyfer AE, et al, 1980. Intrathoracic ganglioneuoblastoma. J Thorac Cardiovasc Surg, 80: 605-609.

Zaugg M, Kaplan V, Widmer U, et al, 1998. Fatal air embolism in an airplane passenger with a giant intrapulmonary bronchogenic cyst. Am J Respir Crit Care Med, 157: 1686-1689.

Zeiger MA, Swartz SA, MacGillivray DC, et al, 1992, Thymic carcinoid in association with MEN syndromes. Am Surg, 5: 430-434.

Zhang Z, Ge F, Li S, et al, 1995. Factors affecting removal and prognosis of thymic tumors. Chin Med Sci J, 10 (4): 229-231.

第十四章

膈肌疾病

第一节 膈膨升

一、概　述

膈膨升又称膈肌膨出症，1774 年由 Petit 首次描述，1829 年由 Beclard 定名。男女发病率无差别，经胸部 X 线检查成人发病率约为 1/10 000，左侧发病明显多于右侧 [（8～9）：1]。膈膨升的定义有狭义和广义两种，狭义上是指由胚胎期横膈的肌肉组织发育异常导致的膈肌先天性薄弱、缺陷，从而引起的膈肌膨出，称为先天性（或原发性）膈膨升。广义上通常指因各种原因造成的膈肌纤维萎缩所致的异常抬高，包括不明病因、不明部位的膈神经损伤造成的膈肌抬高，又称为后天性（获得性或继发性）膈膨升。

二、发病原因和机制

膈膨升临床少见，确切原因还不清楚，如上所述，通常分先天性肺膨升和后天性肺膨升两种。

先天性膈膨升或新生儿膈膨升可能源于胎儿时期膈肌先天性发育缺陷，因膈的胚胎发育障碍致膈肌发育不全。随着年龄增大、腹内压增高、胸内负压增大，膈肌逐渐伸长变薄，向上凸入胸腔内。整个横膈（两侧膈肌）或一侧膈肌发育不全可造成双侧横膈或单侧膈膨出，全横膈膨升的婴儿存活困难。单侧部分性膈膨升分为前部、后外侧部和正中三种类型。先天性膈膨升常合并其他畸形，如同侧肺发育不全、胃扭转、肠旋转不良和异位高位肾等。

后天性膈膨升病因复杂，最主要的原因是膈神经受损，造成一侧或双侧膈肌萎缩，使膈升高。

膈神经受损的原因如下：①肿瘤直接侵犯或压迫，如肺癌、食管癌、纵隔淋巴结转移、纵隔肿瘤、心包或心脏恶性肿瘤及胸膜间皮瘤；②巨大主动脉弓部瘤压迫左膈神经；③炎症感染，包括肺炎、肺脓肿、纵隔炎、膈下感染和纵隔巨大淋巴结结核，均可损伤膈神经；④膈神经周围手术损伤，如肺癌左全肺切除、恶性胸腺瘤切除、心包切除等手术中意外损伤或被迫切断膈神经，心内直视手术膈神经被心包腔内冰屑冻伤；⑤颈椎水平的创伤、感染、肿瘤或脊柱结核压迫第 3～5 胸神经；⑥中枢神经系统疾病（感染性多发性神经根炎）；⑦病毒感染或传染病累及膈神经，如脊髓灰质炎、单纯疱疹、带状疱疹、白喉；⑧乙醇或铅中毒和变态反应（注射抗破伤风血清后）。后天性膈膨升病例也可呈部分性膈膨升，原因是膈神经麻痹后，某一分支未能完全恢复或局部直接受损。右侧膈神经分支较多，因此部分性膈膨升多见于右侧。

三、病理及病理生理

先天性膈膨升病例的膈神经本身无异常，只是膈肌纤维变薄所致的发育不全。病变严重时，缺乏肌纤维，横膈薄如一张半透明膜，由胸膜、筋膜和腹膜构成。后天性膈膨升的膈肌纤维发育良好，但呈营养不良、退化、萎缩，变薄的部分无肌肉纤维而由弹性组织组成。

单侧膈膨升丧失膈肌功能，使肺活量减少33%。膈肌升高产生矛盾运动（正常状态下，吸气时膈肌收缩而下降。膈麻痹后，吸气时患侧膈肌上升而健侧下降），使患侧肺受压、膨胀不全、通气和灌注比例失衡，直接影响换气功能。此外，膈肌担负全部通气量的60%。因此，以腹式呼吸为主的幼婴，通气功能受限的症状尤为严重。横膈抬高后还可造成心脏移位，影响回心血量，最终可致心功能受损。

完全性膈膨升改变了食管进入胃的角度，引起胃食管反流。左侧膈膨升时胃底上升并可能发生扭转，使食物通过贲门或幽门时受阻。部分性膈膨升引起的呼吸症状较少，但有时肝及肠袢嵌入，出现类似后外侧膈疝的 X 线征象和临床症状。

四、临床表现

严重新生儿单侧膈膨升的主要临床表现为出生后重度呼吸功能不全，是因为同侧肺受压萎陷，引起低氧血症。治疗上首先需要纠正酸碱失衡，呼吸支持，维持生命体征平稳，当患儿情况稳定后，实施外科手术治疗。然而，临床上患儿更常见表现为进食困难、发绀、反复发作肺炎和呼吸困难。

成人膈膨升的主要临床表现是呼吸系统症状，包括咳嗽、憋气、胸闷、气短，严重时可有心悸、呼吸困难。Wright 报道一组膈膨升病例，患者仰卧位时，症状更为明显，通气功能（包括 FEV_1、肺容量、肺活量等）均明显低于预计值。临床上，症状的严重程度与膈肌受损范围和程度有关，完全性膈膨升症状严重，部分性膈膨升症状轻微，甚至可能完全没有症状。

五、诊断和鉴别诊断

完全性膈膨升最显著的特点是新生儿急性呼吸衰竭，对这些患儿，重要的是首先鉴别是先天性膈疝还是产伤引起的膈神经麻痹，如果是后者可不必手术，等待其自然恢复。然而临床实践发现，往往只有手术才能对先天性横膈裂孔疝或膈神经损伤造成的膈膨升做出确切鉴别。

成人膈膨升患者在胸部 X 线检查透视下可见患侧横膈高位，膈肌活动受限或消失，心脏移向健侧，吸气时更明显。后前位胸部 X 线片显示膈肌上升，上抬的膈肌影形成一条从纵隔到肋缘的拱形弧线，同时合并下叶肺萎陷、肺容积减少和纵隔向对侧偏移。观察全膈时需做斜位或侧位胸部 X 线片（图 14-1-1，图 14-1-2）。随着横膈升高，胃也被向上牵拉，胸部 X 线片上还可发现升高的胃泡；如果改变了胃底的位置，则显示部分性或

完全性胃扭转影像。此外，胸部透视还有助于排除心包囊肿或纵隔脂肪过多，这些病变常位于心膈角，易于与膈膨升混淆。CT 扫描对膈膨升诊断有极大帮助（图 14-1-3），它可以确切显示病变，排除肝、肺原发病变，但与膈疝的鉴别诊断需要进行膈肌三维重建来确定横膈的完整性。

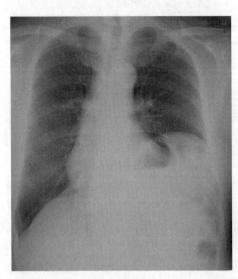

图 14-1-1　左侧膈膨升术前正位胸部 X 线片

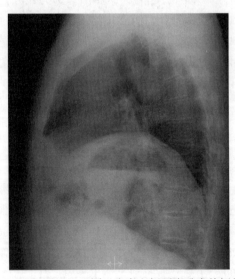

图 14-1-2　与图 14-1-1 同一患者左侧膈膨升术前侧位胸部 X 线片

六、治　疗

完全性膈膨升造成新生儿呼吸窘迫时，需要急诊手术。青少年和成人的膈膨升一般源于完全或不完全的膈肌麻痹。局限性膈膨升常见于右侧，

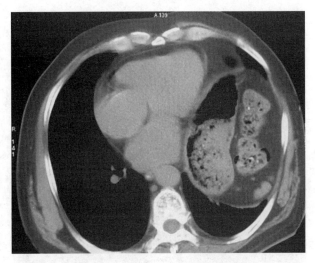

图 14-1-3 与图 14-1-1 同一患者左侧膈膨升术前 CT 扫描

一般不需外科手术处理。完全性膈膨升患者有明显的呼吸系统症状和循环系统症状，或出现胃肠道症状，影响患者的生活和工作，需要考虑手术治疗。

手术通常采用经胸切口，经第 8 肋或第 9 肋间隙或肋骨床入胸。游离胸腔内粘连，即可见菲薄的横膈膜，缺乏肌肉组织，仅遗留中心腱膜。在横膈周边距肋骨边缘数厘米处切开横膈，将变薄的膈肌伸展拉紧，行折叠式缝合；或切开膈肌重叠缝合，最后将膈肌重新固定在肋骨边缘的胸壁上。缝合要点是前后方向两端至肋骨边缘；缝合 5～6 针，每针 5～6 褶；使用不吸收缝线；全层缝合，直到膈肌缩减至正常高度；如果膈神经分支有功能，应避免损伤。

有学者推荐施行重叠缝合术，即将横膈提起，在其底部行贯穿缝合。此方法的优点是不需要切开膈肌，最小限度地损伤膈肌本身；最小程度地损伤膈神经及其分支。术式简便易行、有效。缺点是缝合时盲目穿过膈肌，有可能损伤腹腔内脏器（缝针挂穿腹内脏器，如胃、网膜或肠管）。Kimura 报道以此种膈肌折叠缝合方式手术治疗 30 例膈膨升，均获得满意疗效。我们也发现应用此种重叠缝合术式后，个别病例出现腹腔内胃瘘等合并症。

叠瓦式缝合可经胸或经腹，沿膈肌前后径经膈顶切开膈肌，或切除部分纤维化变薄的膈肌，再将两侧膈肌切缘呈叠瓦式进行折叠式缝合，第一层将外缘缝于内侧缘上，再将膈肌内侧缘牢固地缝合到侧胸壁上。该术式的优点是直视下缝合，

可以避免损伤腹腔脏器，且将膈肌拉伸达到最大张力，再缝合到胸壁上，可保证横膈下降到理想程度。缺点为需要严密设计横膈切口，不容易掌握切除和重叠缝合的范围，过度牵拉有可能造成薄弱的膈肌再次损伤。

无论何种缝合方式，膈膨升修补术的并发症和死亡率均极低，目前折叠式缝合或叠瓦式缝合治疗膈膨升均在多地施行（图 14-1-4）。

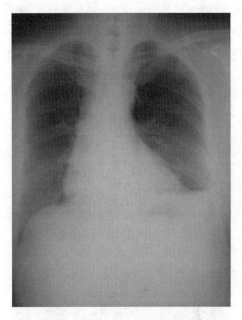

图 14-1-4 与图 14-1-1 同一患者左侧膈膨升折叠术后正位胸片，显示左膈已明显降低

近年来采用电视辅助胸腔镜外科手术（VATS）进行膈膨升手术的报道逐渐增多。Mouroux 报告的结果显示胸腔镜手术优于常规开胸术。Knigh 也支持胸腔镜手术，但报告的例数较少。Hazelrigg 强调手术医师应积累大量胸腔镜手术经验，采用胸腔镜施行膈膨升手术应慎重。近来 Mouroux 又发表了用 VATS 进行膈膨升修补的前瞻性研究结果。总之，开胸手术或是 VATS 两者的结果比较还需要更长时间的随诊。

膈膨升临床多见左侧发病，右侧罕见。北京协和医院曾手术治疗 40 余例，绝大多数获得成功，效果满意。此处介绍 1 例少见的膈膨升。患者女性，30 岁，胸闷、活动后气促 3 年余。胸部 X 线片、胸部 CT 显示右侧膈肌抬高，胃结肠大网膜等腹腔脏器疝入胸腔，诊断右侧膈膨升。患者追溯 15 年前曾经正中切口接受室间隔缺损修补，

推测病因可能为心脏手术时损伤右侧膈神经。行右侧开胸探查，见膈肌菲薄，明显上抬，行膈肌叠瓦式缝合修补，手术效果良好（图 14-1-5 ～图 14-1-7）。此例提示，虽然右侧有肝位于横膈之下，罕见右侧膈膨升，但临床医师应想到此病可能，处理方法同左侧膈膨升。强调一点，并不是所有的病例都适合手术治疗，只有严格选择手术适应证，才能获得有效的手术结果。治疗膈膨升多用于左侧，主要是左侧膈膨升发病率高，右侧因有肝阻挡，膈肌不容易升高。笔者曾对 1 例右侧膈膨升进行叠瓦式缝合修补术，术后效果不如左侧膈膨升修补术理想，究其原因，可能为右侧横膈

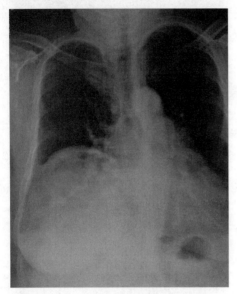

图 14-1-5　右膈膨升正位胸部 X 线片

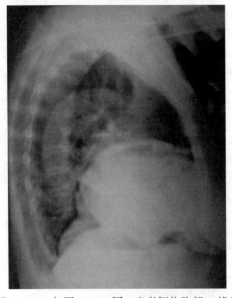

图 14-1-6　与图 14-1-5 同一患者侧位胸部 X 线片

长期膨升，肝也随之提升，固定肝的多个韧带也相应延长，膈肌折叠缝合后，肝不易下沉，沉下后因韧带牵拉又回复到原来的位置，因此，矫正右侧膈膨升需切断肝的固定韧带。右侧膈膨升发病率低，矫正手术复杂，有时效果不理想，这就是临床报告的手术结果绝大多数是左侧膈膨升的原因。

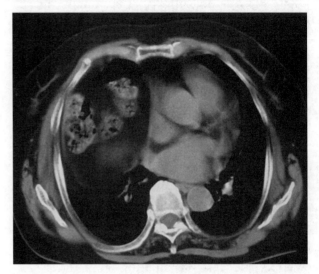

图 14-1-7　与图 14-1-5 同一患者术前胸部 CT 显示右横膈上升，其下方可见充气肠管和肝脏

第二节　膈　疝

膈疝是腹腔内脏器或腹膜后器官通过膈肌裂孔或膈肌缺损之处疝入胸腔形成的。膈疝分为以下几种。

（1）先天性膈疝：主要有胸腹膜裂孔疝、胸骨旁膈疝。

（2）食管裂孔疝：滑动性裂孔疝、食管旁疝和混合性疝。

（3）创伤性膈疝：由膈肌非穿透伤或穿透伤造成，多是由胸腔手术后并发症或膈下感染继发引起的膈疝。

临床最常见、也最常处理的是食管裂孔疝。在先天性膈疝中，患横膈裂孔疝的婴儿多不容易存活。成人胸外科常需要处理的是胸腹膜裂孔疝和胸骨旁膈疝。至于创伤性膈疝，急症多在创伤外科给予手术处理，陈旧性膈破裂造成的膈疝患者多因引起消化道症状而就诊。

一、食管裂孔疝

1. 概述 食管裂孔疝是由部分胃囊经膈食管裂孔进入胸腔所致的疾病。临床分为滑动型、食管旁型和混合型三种，其中以滑动型食管裂孔疝最多见，占食管裂孔疝的75%～90%。

2. 发病原因和机制 食管下段由膈食管膜包绕，膈食管膜为一弹力纤维膜，连接食管下段与膈食管裂孔，此外，下段食管与胃的连接分别由上、下膈食管韧带及胃膈韧带固定于食管裂孔处。食管裂孔疝的发生原因可为先天性因素，如横膈脚发育不良、食管-横膈韧带薄弱，近年来认为后天性因素更重要，如肥胖、习惯性便秘、慢性咳嗽、过量进食、平卧、弯腰、妊娠、剧咳、猛抬重物，以及长期佩戴宽腹带造成长期腹压增高。食管裂孔疝可见于各年龄组，老年人发病率较高，可能是由年龄增大食管-胃韧带松弛所致。

3. 临床表现 食管裂孔疝多见于中年男性，临床症状多因胃食管反流或裂孔疝的并发症引起。滑动型裂孔疝因疝囊上下移动很快回复，较少引起明显症状，只有当合并病理性胃食管反流时才出现症状。食管旁疝的症状明显但不出现反流，症状是由并发症所致，主要临床特点是进食不久即感到饱胀，大量进食后呕吐、上腹不适及吞咽困难。吞咽困难是疝出的内脏压迫食管所致。疝入胸腔的内脏挤压肺并占据胸腔的一部分，可引起餐后咳嗽和呼吸困难。如并发疝内容物嵌顿、绞窄、坏死或穿孔，患者则出现机械性胃肠道梗阻等一系列症状，严重者可致死。

4. 诊断与鉴别诊断 胃肠X线钡餐造影检查可以诊断食管裂孔疝，但需要一定的技巧和手法。嘱患者平卧或头低位，钡剂充满胃腔后，上腹部加压并令患者屏气。注意贲门与胃的位置有无变化及有无反流、反流的程度，还要注意食管下段黏膜的炎症表现，有无溃疡和狭窄。

滑动型裂孔疝的X线征象：①膈上出现疝囊；②膈上出现蒂状牵引的胃黏膜影；③疝囊壁上出现B环（食管胃环）和A环（相当于食管前庭上缘的肌肉收缩环升高、收缩）。检查过程中可进行腹部加压下造影，从而显现疝囊（图14-2-1）。单纯X线造影检查滑动型食管裂孔疝漏诊率较高，这与

其X线征象形态多变、检查者对本病X线征象缺乏足够的认识及未采取最佳的卧位有关。目前，除上消化道吞钡造影外，口服造影剂后即行CT检查对诊断也有较大帮助。上消化道造影检查可清楚显示食管旁疝，对诊断作用较大（图14-2-2，图14-2-3）。

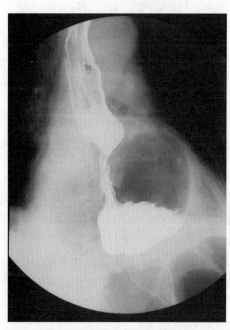

图14-2-1 滑动性食管裂孔疝
患者，女性，73岁，自述胸背部疼痛1年，气短3个月来诊。上消化道吞钡造影显示食管裂孔疝

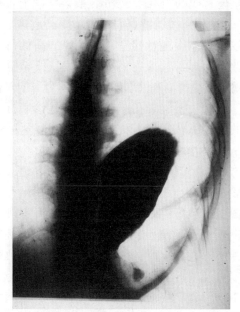

图14-2-2 与图14-2-1同一患者，上消化道吞钡造影显示食管旁疝，胃底位于胸内

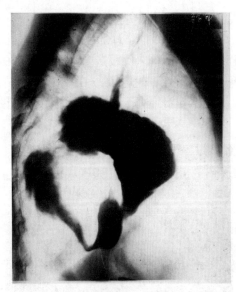

图 14-2-3　与图 14-2-1 同一患者，造影显示食管旁疝，贲门位置不变但胃底翻上位于胸腔内

胃镜是诊断食管裂孔疝的重要方法，具有确定的诊断价值。胃镜检查可以直接观察食管、胃腔内形态和特征性标志，如齿状线的位置，并可获取组织学的证据。特别是检查过程中患者有恶心、呃逆反应，使腹压一过性增高，能使隐匿的食管裂孔疝表现出来。

内镜检查可发现胃底变浅、His 角变钝或消失，贲门口宽大松弛，橘红色胃黏膜疝入食管腔。门齿至齿状线的距离＜38cm，或齿状线上移超过 3cm，这两种胃镜的特点表示齿状线已上移至横膈裂孔以上。值得注意的是，齿状线的高低可因身高、性别而异，其为一相对值。齿状线至膈裂孔压迹间距不受身高和性别的影响，其为一绝对值。因此，齿状线至膈裂孔压迹的间距是诊断食管裂孔疝的最可靠依据。齿状线与膈裂孔压迹间的距离＞3cm 是诊断食管裂孔疝的主要依据。

约 1/3 食管裂孔疝患者并发食管炎，表现为食管下段黏膜充血、水肿、红斑甚至糜烂、溃疡，其上覆盖白色纤维素性渗出物，个别病程较长的病例出现食管远端狭窄。临床发现单个病例常兼有几种形态改变。严重的食管炎最终可导致黏膜破溃出血及管腔狭窄梗阻。慢性反流性食管炎是继发于食管裂孔疝最常见的伴随病变，原因可能是食管－胃连接区抗反流机制失调，致胃酸、胃蛋白酶、胆盐及胰酶等胃内容物反流至食管内，长期刺激造成黏膜损伤所致。因此对表现出食管

炎的病例，应详细询问和观察有无食管裂孔疝的特征性表现，从而提高食管裂孔疝的诊断率。

临床诊断反流性食管炎常采用食管测压和 pH 测定的方法。从我国正常人食管测压检查结果中可发现，食管下括约肌 2 ～ 4cm 压力区的腔内压力为（2.26±0.62）kPa［（17±4.7）mmHg］，而裂孔疝患者此压力常降低到 0.66 ～ 1.3kPa（5 ～ 10mmHg），提示在此压力下容易引起胃液反流。测 pH 时将电极头置于食管胃交界处上方 5cm 处，嘱患者深吸气后屏气或腹部加压诱发胃液反流，如食管内 pH=4 时，提示有明显反流，此时患者可出现类似食管炎的症状。

诊断食管裂孔疝和反流性食管炎时需要与贲门癌、胆石症、溃疡病、冠心病等进行鉴别。

5. 治疗

（1）手术适应证：当 X 线检查提示存在裂孔疝但患者无临床症状时，不需要治疗。

大多数滑动型食管裂孔疝患者症状较轻，开始可采用内科治疗，降低腹腔内压力并减少胃液反流，具体措施包括调节饮食、减肥、少食多餐、饭后短时间勿卧位、夜眠时抬高床头、服用制酸剂和胃黏膜保护剂。

外科治疗食管裂孔疝主要原因为其症状明显、药物治疗效果不佳，以及可能发生的并发症并非基于解剖缺损本身。食管旁疝巨大的疝内容物挤压肺，尽管无症状，也应及早手术解除。滑动型裂孔疝常合并严重食管炎和食管溃疡，内科治疗无效，特别是合并食管狭窄，顽固性和反复出血，或因反流引起肺部感染者，均应采取手术治疗。食管旁疝和混合型疝，以及多脏器疝出时，可能并发胃壁或其他腹内脏器急性嵌顿和绞窄，更应及早手术处理。手术目的是修补疝孔，以免裂孔疝再发；增加食管下段括约肌的功能，从而恢复抗食管反流的屏障作用。

（2）手术方法选择：治疗反流性食管炎及其并发症有很多方法，选择哪种手术方式应考虑许多因素，包括胸部径路或腹部径路哪种更有利，以前是否接受过抗反流手术，是否需要同时做食管切除或食管肌层切开，以及患者体质状况如何。

有广泛、严重食管炎的患者，胸部径路更有利于游离食管并容易进行胃底操作。对于以前曾做过抗反流手术，但由于食管游离不充分而失败

需再手术的患者，采取胸部径路为佳。肥胖患者，经胸部切口暴露较充分，容易同时处理合并的肺部或纵隔疾病。食管炎已被有效控制又不肥胖的患者，第1次行抗反流手术操作，多选择经腹部路径。

修补裂孔疝及纠正胃食管反流的手术有多种，包括胃底折叠术、部分胃底折叠术、解剖性修补及使用韧带肌瓣修补等操作。传统开胸途径手术操作简单、容易，长期随访效果良好。而经腹腔入路一直有较多的支持者，也取得了丰富的经验和良好的效果。

近年来，许多学者报道了采用 VATS 进行滑动性食管裂孔疝修补及抗反流手术，结果显示腹腔镜治疗食管裂孔疝安全、有效，取得了明显优秀的结果。此外，VATS 治疗食管裂孔旁疝及混合型疝也有许多优点，但是也有学者认为腹腔镜下修补裂孔疝复发率较高，长期疗效如何还有待随诊观察。因此，哪种治疗方法更佳还需进一步总结研究，具体到某例选择哪种方式还要根据其特点分析决定。

二、胸腹膜疝

1. 概述　腹内脏器通过横膈后外侧的胸腹膜裂孔疝入胸腔，则称胸腹膜裂孔疝，Bochdalek 于 1848 年首次报告了此类型疝，因其位于横膈后外侧，故称 Bochdalek 疝或后外侧膈疝。胸腹膜裂孔疝是胎儿期发生的一种横膈疝，幼婴儿发病率约占活婴的 1/4000，同时此疝常合并其他畸形。成年人罕见此疝，男女发生率比为 2∶1。胸腹膜裂孔疝多发生于左侧，约占 90%。原因为右横膈有肝保护，且在胚胎发育期右侧胸腹裂孔闭合较左侧更早，故右侧胸腹膜裂孔疝少见。依据疝孔的大小，疝内容物可有小肠、结肠、胃、肾、脾，甚至胰、肝等。

2. 发病原因和机制　膈肌的胸腹膜裂孔位于后外侧，左右各一，呈三角形，尖端指向膈的中央部。胚胎时期，横膈的形成将胸膜腔和腹膜腔分隔开，这在胚胎第 8～9 周完成。膈肌主要由三部分肌肉（胸骨部、肋骨部和腰部）组成，其中外侧部由胸腹膜皱襞和胸壁肌肉组成，此处后外侧部三角区是膈肌最后闭合的部分，且左侧比右侧闭合更迟。若膈肌在发育过程中出现障碍，造成膈肌的胸腹膜裂孔延迟闭合，或肠管过早转入腹腔，腹内脏器容易经此裂孔脱出。胸腹膜裂孔的缺损大小不一，大的裂孔仅见残留在胸壁上的膈肌边缘，形成典型的胸腹膜裂孔疝。

3. 病理及病理生理　胸腹膜裂孔疝位于膈的后外侧部，左右均可出现，呈三角形，尖端指向膈中央部，底边在肾之上，大小从 1cm 到一侧膈肌 1/2 缺损不等。疝内容物有小肠或结肠、肾、脾、胃、肝和胰。右侧胸腹膜裂孔疝最常见的疝内容物有肝和小肠（结肠）。约 1/3 胸腹膜裂孔疝患者合并小肠旋转不全。部分病例合并高位肾、肺发育不全或支气管囊肿。新生儿巨大膈缺损的尸检资料分析表明，肺发育不全表现为支气管数量减少；肺泡数量减少，肺容量减少；肺泡管和肺泡仍保留胎儿型立方上皮；肺动脉细小，以及肺动脉保持有胚胎期的肌肉组织。此外，大多数后外侧胸腹膜裂孔疝均无疝囊。

受到疝入内容物的挤压，患侧肺萎陷或塌陷，纵隔被推向健侧，致健侧肺也被挤压，影响气体交换，肺萎陷造成肺内血液右至左分流，通气与灌注比失衡，加重缺氧，这些使以腹式呼吸为主的新生儿的病情更为严重。婴儿出生后，自身的呼吸反射促使呼吸频率和心率增快，耗氧量增大但供氧量不足，进一步加重患婴缺氧，产生呼吸性酸中毒和代谢性酸中毒。同时纵隔移位使大血管扭曲，特别是上、下腔静脉的回心静脉血量减少，从而降低心排血量。实验室检查结果显示 pH 和 PaO_2 下降、$PaCO_2$ 升高及乳酸中毒。这些严重的生理紊乱如不得到及时矫正，将导致婴儿急性呼吸窘迫、呼吸衰竭甚至早期死亡。

4. 临床表现　成人胸腹膜裂孔疝患者多无症状，或推迟到症状出现很久才被诊断，近年来认为成人胸腹膜裂孔疝并非罕见疾病，而是被忽略了或未被报道，这是因为疝孔被肝、脾等实质性脏器堵塞，或最初疝入的组织为大网膜。当器官位置改变或腹内压增高时，实质性器官首先疝入胸腔，随后空腔脏器才疝入胸腔，从而产生临床症状。当发生脏器绞窄坏死时，可出现休克。疝入的空腔脏器可为胃、大肠、小肠，此时若出现胃肠道梗阻症状，提示多为绞窄性，病情重笃凶险。

5. 诊断　胸部 X 线片容易显示胸腹膜裂孔疝，典型表现为后纵隔出现液气平面及肠袢，加之纵隔移位，横膈影消失，即可获得诊断。目前 CT 扫描是最准确可靠的诊断方法。此外，临床也常应用超声波检查进行诊断。超声诊断胸腹膜裂孔疝的要点：①纵隔移位，心脏被挤到对侧胸腔；②胸腔内可见成团的肠管，长时间观察可见蠕动；③胃泡出现在胸腔，腹腔内却看不到。

6. 治疗　成人后外侧膈疝罕见。当腹内压力增高时，可使后外侧裂孔逐渐增宽增大，腹内脏器容易疝入胸腔内。临床症状加重常是因为疝入的肠管发生了梗阻或穿孔，出现严重并发症。手术修补扩大的胸腹膜裂孔是唯一的治疗选择。手术时发现疝入到胸腔内的内脏常有广泛粘连，因此处理成人胸腹膜裂孔疝以经腹路径修复为宜。近年来有报道称应用 VATS 或腹腔镜进行胸腹膜裂孔疝修补，初步取得了较好疗效。

三、胸骨旁膈疝

1. 概述　横膈的胸骨部与肋骨部未能完全闭合，之间存在一小三角形区域的膈肌缺损（即胸肋三角），此处发生的疝称为横膈疝、胸骨旁膈疝或胸骨后疝。1769 年，Morgagni 首先描述了腹腔脏器经此裂孔疝入胸腔，临床上又称为 Morgagni 疝。胸骨旁膈疝占所有需要外科处理横膈疝的 3%。疝出物包括大网膜、横结肠、胃、小肠、肝左叶或横结肠并部分网膜，临床上以大网膜、横结肠疝入多见。疝内容物常自剑突侧方的右侧胸肋三角处疝入，而且常有完整的疝囊。90% 胸骨旁膈疝发生在右侧，8% 在左侧，2% 为双侧。本病常合并有先天性心脏病、胃肠道旋转不良等先天性疾病。成年女性发生此症较多，且多与创伤有关。

2. 发病原因和机制　胸肋三角处为膈肌的胸骨部和肋骨部相互融合之处，缺乏肌纤维，两层浆膜之间往往只有结缔组织，容易造成该处横膈异常薄弱或缺损，上述解剖学特点和胚胎期膈肌发育不全是胸骨旁膈疝发生的主要原因，肥胖、创伤或妊娠导致腹内压增高是引起成人胸骨旁膈疝的继发原因。

3. 临床表现　新生儿和儿童患者多有呼吸窘迫或肺部感染症状，但是少见胃肠道症状。成人患者大多数在 40 岁后才发现患此病，半数以上患者无明显症状。有症状的患者，腹部症状主要是上腹不适、腹胀和呕吐，胸部症状则有胸闷、咳嗽、气短等脏器受压表现。因为疝囊颈较小，如果发生疝入的肠管嵌顿，可出现急性或慢性肠梗阻症状。

4. 诊断和鉴别诊断　胸骨旁膈疝主要表现为前下纵隔肿块，因此大部分患者术前多能明确诊断。胸部 X 线片表现为胸骨后、前心膈角肿物或液气平面，腹内压增加时可见腹腔脏器疝入，如果肠管疝入，钡餐造影或灌肠检查可以确定诊断。如疝内容物为大网膜，则表现为右心膈角处逐渐增大的软组织肿物。

CT 是该病的主要诊断手段。胸部及上腹部增强 CT 可见到心脏旁脂肪密度（大网膜）的软组织肿块，网膜血管细线状阴影与腹内脂肪相连，CT 值可依疝入内容物的性质不同而发生变化，范围为 −75 ～ 120HU，此可与脂肪瘤或心脏旁脂肪垫区别。有时 CT 发现异常的高位横结肠影，易于诊断。

如怀疑肝左叶疝入胸腔可以用 B 超、磁共振或放射性核素肝扫描证实。采用诊断性气腹可以显示疝囊轮廓并能分辨出疝内组织，目前临床已经很少应用。孕妇产前超声检查时，如发现胎儿吸气时腹内容物进入胸腔或胸内出现囊性或实性肿物，均提示本病可能，应追踪检查确诊，有时其与先天性膈肌缺如和膈肌膨升不容易区别。

5. 治疗　解剖学上胸骨旁膈疝的疝囊颈较小，可以发生嵌顿或绞窄，从而造成肠坏死、肠穿孔而危及生命，临床上一旦确诊即建议行手术治疗。不论经胸还是经腹途径进行膈疝修补，各医院报道的疗效均为满意。术前若能明确诊断，最佳入路是上腹正中切口直至剑突下，胸骨旁膈疝内容物容易还纳，如有腹内脏器损伤，处理也方便，并且可以进行满意的修补缺损。经胸手术修补的优点为术野显露充分，直视下容易修补疝孔，很少有并发症，此外，经胸途径还可以处理心包粘连，避免了开腹手术时因心包粘连造成的灾难性后果。如果术前胸骨旁膈疝的诊断尚不确定，不能排除前纵隔肿瘤，应行右前外侧切口进胸，这样病变暴露充分，疝内容物还纳后，胸肋下缺损可直接缝合。

近年来，VATS 的应用逐渐增多，有报道称前纵隔肿物诊断不清时可先用胸腔镜探查。国内外均有文献报道在胸腔镜或腹腔镜下行胸骨旁膈疝修补术取得了较好结果。Minneci 报道的 12 例患者中，10 例开腹修补，2 例在腹腔镜下用补片修补，随访效果良好。笔者认为腹腔镜创伤小，恢复快，可以取代传统的开腹途径，是值得提倡的好方法。

四、创伤性膈疝

胸腹部外伤（锐器伤或钝性伤）、手术均可引起膈肌破裂，致腹内脏器疝入胸腔形成创伤性膈疝。右膈有肝保护，因此左侧创伤性膈疝更多见。

1. 病因 引起创伤性膈疝的原因如下：①直接外伤，胸腹部或背部贯穿伤（刀刺伤、枪弹伤），医源性损伤（肺切除或食管贲门手术后，左下胸安置的闭式引流长期压迫膈肌，造成糜烂，膈肌切开后缝合不严密遗留空隙），膈下炎症，脓肿蚀破膈肌；②非直接外伤，胸腹闭合伤（挤压伤、爆炸伤，胸腔和腹腔压力突变致使膈破裂），减速伤（下坠及交通事故）。

2. 病理 造成创伤性膈疝的病因各异，但是其病理改变大致相同，横膈的完整性被破坏，腹腔内容物或早或晚疝入胸腔。胸腹部锐器伤可刺破表面皮肤而直接伤及横膈，这种膈损伤临床容易发现。闭合性损伤往往多因腹腔压力骤升，胸腹腔巨大压差而造成横膈裂开。严重的胸部或骨盆挤压伤时，腹内脏可经膈肌破裂孔进入胸腔，甚至颈部。此外也要视有无合并其他损伤，如肋骨骨折、肝脾破裂，伤后可能出现胸腔、腹腔积血。由于发现膈破裂的早晚不同，伤情轻重不同，膈破裂伤口大小不一，具体表现各不相同。常见的疝内容物为胃和大网膜，一般无疝囊。膈破裂早期腹内脏器疝入后，可以自由回复到腹腔。发现较晚的膈疝，疝入内脏多与肺形成致密粘连，以致固定于胸腔。

3. 临床表现 除直接外伤引起的膈破裂外，大多数病例均有合并伤的全身症状和局部表现。

偶尔膈外伤是这些复合伤中引起死亡的唯一原因，如膈动脉破裂引起大出血，患者因失血性休克死亡。因此，在急诊室诊治胸腹伤或盆腔伤的患者，一定要排除膈损伤的可能，并判断有无内脏破裂。某些病例外伤后虽有膈破裂，但内脏未进入胸腔，也无重要合并伤，在急诊期极易漏诊。随之有一个间隔期，患者可完全无症状，只是在外伤后数月甚至数十年才出现胃肠道梗阻症状，才来检查明确诊断。术中发现，某些病例膈破裂伤口较窄，腹腔脏器在急性期不易疝入胸内，但是一旦疝入胸腔，则更容易发生嵌顿、绞窄和破裂。为避免漏诊，对怀疑有膈外伤的患者要进行长期的门诊随诊，严密观察。

创伤性膈疝的主要表现是呼吸、循环障碍和胃肠道梗阻症状，病情轻重程度与疝入胸腔内的脏器多寡、有无肠祥及有无合并伤有关。常见症状如呼吸困难、发绀、低氧血症，甚至低血压，特别严重者可危及生命。有的患者因急性或慢性消化道梗阻症状就诊。体格检查发现患侧胸部呼吸音减弱，叩诊浊音或鼓音，纵隔向健侧移位。长时间听诊，在患侧可听到肠鸣音。右膈破裂，不合并肝损伤，一般症状较轻，因肝可阻碍腹腔内脏疝入胸腔内。

4. 诊断 胸腹外伤患者，在急诊应常规做胸部 X 线片及腹部平片检查。有膈破裂时胸部平片常显示患侧下叶肺膨胀不全致横膈影显示不清，侧位片显示膈上出现胃泡影和肠祥影，怀疑有膈损伤时，拍片前可经鼻腔插入胃管，如置放胃管困难或见胃管停滞在胸腔内，即可诊断。如怀疑有胸腔积液，可进行胸腔试验性穿刺，务必小心谨慎，避免误穿疝入胸腔的脏器，做出错误的判断，否则可能造成严重后果。一般在急诊条件下，胸部透视或站立位胸部 X 线片显示胃肠高位，伤侧横膈影显示不清，结合病史及临床症状常可诊断。目前 CT 扫描广泛应用于临床，诊断膈疝更加容易，CT 可显示疝入胸腔的腹内脏器，膈肌三维重建可发现横膈中断，腹内脏由此突入胸腔。

5. 治疗 因为存在横膈破裂口，随着时间的推移，腹内脏器迟早会疝入胸腔，产生临床症状，膈疝不能自愈，药物治疗无效。所以膈疝一经诊断，无论是在急性期还是陈旧性膈疝，只要条件允许，即应行手术修补。

第三节 膈肌肿瘤和囊肿

一、概　述

膈肌肿瘤属于少见疾病。Grancher 于 1868 年首次报道 1 例无症状原发性横膈良性纤维瘤。膈肌的良、恶性肿瘤发病率大致相等。膈肌良性肿瘤包括囊肿、纤维瘤、脂肪瘤，其中以脂肪瘤最常见。膈肌最常见的恶性肿瘤为肉瘤。除原发性膈肌肿瘤外，继发性膈肌肿瘤临床并不少见。来自胸内和腹内的恶性病变均可直接侵及膈肌，任何侵犯或转移到胸膜、腹膜的病变也可累及膈肌，主要恶性肿瘤包括间皮瘤、肺癌、侵袭性胸腺瘤、肝癌、食管癌和卵巢癌等。膈肌良性病变中，如子宫内膜异位症偶也可累及膈肌。Wiener 和 Olafsson 总结了从 Grancher 研究以来的共 84 例原发膈肌肿瘤，在此基础上 Weksler 又增加了 22 例，这篇迄今收集最多膈肌肿瘤病例的文献共报告了 106 例，患者年龄分布从 18 个月到 76 岁，平均年龄 48 岁，男女比例 1.1 : 1，良恶性肿瘤比例 3 : 2。主要良性肿瘤依次是囊肿（支气管来源、间质来源占 17.7%）、脂肪瘤（11.2%）、神经鞘瘤（5.6%）。恶性肿瘤依次为纤维肉瘤（9.3%）、平滑肌肉瘤和其他肉瘤（各 4.7%）。左右侧膈肌肿瘤发生率大致相等。

二、发病原因和机制

基于膈肌胚胎来源的膈肌肿瘤以间质肿瘤多见，发病原因至今尚不完全清楚。原发性膈肌肿瘤大多起源于膈肌腱部或前方肌层部分，生长方式以向胸腔和腹腔双侧生长多见，少数可仅向单侧体腔生长。

三、临床表现

膈肌良性肿瘤多无症状，常在 X 线检查时偶然发现。恶性肿瘤常有胸闷、胸痛，侵犯膈神经时疼痛可放射至肩部和上腹部，肿瘤较大时挤压肺可引起憋气、呼吸困难，肿瘤侵犯肺组织可有咳嗽、咯血或气短。肿瘤向腹腔生长可产生胃肠道症状和肝区疼痛。据 Weksler 报道，在新增加的 22 个病例中，36% 无症状。有症状病例中，27% 有胸痛，22% 出现腹痛，9% 有咳嗽，9% 有杵状指（趾），仅有 1 例主诉背痛（占 4.5%），另 1 例发现胸腔积液合并发热。10 例良性肿瘤中 6 例无临床症状，而 12 例恶性肿瘤中仅 2 例无临床症状。在膈肌肿瘤患者中发现杵状指（趾），提示此膈肌肿瘤可能为神经源性肿瘤（神经鞘瘤、神经纤维瘤、神经纤维肉瘤）。McClenathan 报道 13 例膈肌原发神经源性肿瘤中有 4 例出现杵状指（趾）或关节肿胀，手术后症状和体征消失。

四、诊　断

横膈区解剖较为复杂，涉及胸腔和腹腔，膈肌病变术前往往诊断不清。其容易与肺、纵隔特别是肝脏病变混淆。膈肌肿瘤多以发生点为中心，向各个方向发展，界限不容易分清。肿瘤可累及周围的组织、器官，有时很难与膈上、膈下、肺脏基底段、心脏、肝、纵隔等处的肿瘤鉴别。

X 线检查发现横膈上有边缘光滑的球形或块状阴影，恶性者呈分叶状，透视下肿瘤随膈肌上下活动，此外，邻近的肺、肝或脾受肿瘤挤压而移位，均提示膈肌肿瘤的可能诊断。当膈肌恶性肿瘤侵犯膈神经，可引起膈麻痹，此时横膈升高且失去运动，恶性肿瘤常伴有胸腔积液或腹水。CT 是目前诊断膈肌肿瘤的主要方法，大部分病例经 CT 检查可以确诊，但是当肿瘤巨大、充满整个胸膜腔，致周围结构不清时，CT 也难以确切诊断。

以往把人工气腹作为重要的检查手段，近年来因其复杂且效果不佳，已很少采用，多被 CT 或 MRI 代替。临床上 CT 扫描 MRI 从三维方向成像显示膈肌肿瘤，特别是冠状位像和矢状位像，可清楚显示肿瘤大小、部位、界限及与周围的关系，对诊断膈肌肿瘤有决定性作用。

国内曾有个案报告膈肌神经鞘瘤，患者因劳累后胸部闷胀不适前来就诊，发现心膈角处有椭圆形（3cm×4cm×8cm 大小）肿物影，其密度均匀，无钙化，膈肌局部呈弧形隆起，外侧膈肌运动正常。手术切除后检查，肿物有包膜，软组织硬度，切面灰白，部分有出血，镜下检查细胞呈梭形，栅栏状排列，并有黏液性变，诊断为膈肌神经鞘瘤。

膈肌良性肿瘤除了上述实性肿物外，还有膈肌囊肿。先天性膈肌囊肿是极为少见的膈肌病变，为纵隔良性囊肿的一种，左侧发病多于右侧。其发病机制一般认为是在胚胎发育 3～7 周时，发育异常的腹侧原始前肠组织细胞脱落或移行到膈肌，在相应部位形成囊肿，囊肿上皮的分泌作用产生囊内液，使其逐渐增大，形成闭合性囊肿。囊壁仍保留原始组织结构，其壁厚薄不均，内壁较光滑，外壁为结缔组织、弹力纤维、平滑肌、黏液腺体及软骨等。X 线片可见从膈顶突入下肺野的圆形或椭圆形块状影，其轮廓光滑，密度均匀，有宽基底与膈肌紧密相连。CT 检查显示为突出于膈肌的大块影，增强扫描囊壁呈均匀性强化。MRI 加权像上为高信号影，因囊内浆液多，在 T_1 加权像显示低密度影，在 T_2 加权像显示高密度影。临床发现膈肌肿瘤大多数向胸腔内生长，其原因可能为向腹腔内生长的膈肌肿瘤很少产生临床症状，因此难以发现及予以处理，相关报道也少。

五、治疗结果和预后

膈肌肿瘤一旦明确诊断，均应采取手术治疗。一般说来，大多数肿瘤较小，切除和重建膈肌并不困难。偶尔在扩大切除或缝合有张力时，需要人工材料进行膈肌缺损修补。切除后重建一般用不可吸收材料修补，如用 Marlex 和 Gortex 等修补材料。修补左侧膈肌缺损时注意避免腹腔脏器疝入胸腔，右侧膈肌由于有肝保护，疝入的机会相对较少。有医师用肌肉瓣替代膈肌进行修补，但手术操作较烦琐，大多数医师未能接受采用。

良性肿瘤和囊肿切除后，效果良好，随诊多年无复发。膈肌恶性肿瘤切除后常常需要进行辅助放疗或化疗，以预防肿瘤复发或转移。Weksler 报道 10 例良性膈肌肿瘤患者，2 例接受手术治疗，效果良好；12 例恶性膈肌肿瘤患者，均接受手术治疗，术后 2 例（平滑肌肉瘤和卵黄囊瘤）患者进行化疗，1 例平滑肌肉瘤患者接受术后放疗；5 例膈肌肿瘤切除后进行膈肌重建，4 例行一期膈肌缺损修补，1 例用 Marlex 补片；9 例获得长期随访，

其中 4 例于术后 7～16 个月死于肿瘤复发，1 例存活 10 年，4 例术后无瘤存活 1～8 年。北京协和医院近日曾完整切除 1 例膈肌肿瘤，患者，女性，33 岁，自感左季肋部不适 2 年，发现左前胸壁肿物 1 个月入院。CT 显示左前下胸腔内肿物，大小 18cm×15cm×12cm，椭圆形，与膈肌和前胸壁分界不清。术前因肿瘤巨大不能确定其来源（图 14-3-1～图 14-3-3）。行左后侧切口开胸，手术发现肿瘤表面光滑，与周围无明显粘连，追踪其根部，发现其来源于膈肌的胸骨部和肋骨部，侵犯心包、肋骨和大部分横膈。完整切除肿瘤及受累组织，缺损部分用涤纶布行心包、横膈及胸壁缺损修补。术后患者恢复良好，病理报告为"膈肌纤维瘤"（图 14-3-4，彩图 14-3-4）

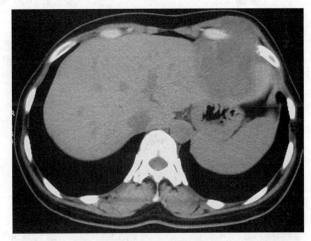

图 14-3-1 患者，女性，32 岁。膈肌肿瘤，CT 显示来源于左叶膈肌的肿瘤

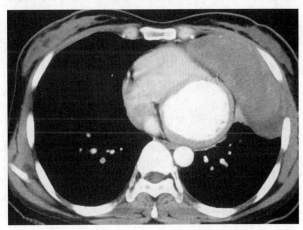

图 14-3-2 与图 14-3-1 同一患者，增强 CT 显示左膈肌肿瘤

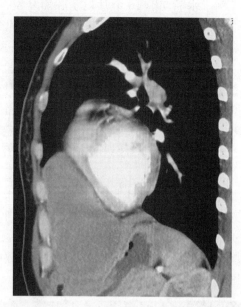

图 14-3-3　与图 14-3-1 同一患者，侧位像显示左膈肌肿瘤

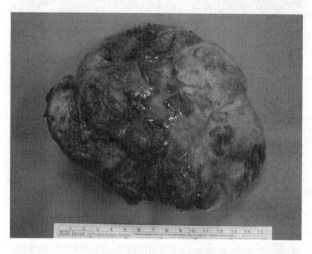

图 14-3-4　与图 14-3-1 同一患者，左膈肌肿瘤手术切除标本，病理诊断为纤维瘤

（郭　峰　张志庸）

参考文献

孙正德，张青梅，2001. 膈肌神经鞘瘤 1 例. 包头医学院学报，17（03）：247.

Dalvi AN, Rege SA, Ravikiran CS, et al, 2001. Laparoscopic repair of Morgagni hernia in adult. Indian J Gastroenterol, 20：70.

Grancher M, 1868. Tumeur vegetente du centre phrenique du diaphragme. Bull Soc Anat Paris, 43：4385-4386.

Hussong RL Jr, Landreneau RJ, Cole FH Jr, 1997. Diagnosis and repair of a Morgagni hernia with video-assisted thoracic surgery. Ann Thorac Surg, 63：1474-1475.

Kilic D, Nadir A, Doner E, et al, 2001. Transthoracic approach in surgical management of Morgagni hernia. Eur J Cardiothorac Surg, 20：1016-1019.

Kimura K, Tsugawa C, Malsumoto Y, et al, 1991. Use of pledget in the repair of diaphragmatic anomalies. J Pediatr Surg, 26（1）：84-86.

Kright SR, Clarke CP, 1998. VATS placation of diaphragmatic eventration. Ann Thorac Cardiovasc Surg, 4：240-243.

Kuster GG, Kline LE, Garzo G, 1992. Diaphragmatic hernia through the foramen of Morgagni：laparoscopic repair case report. J Laparoendosc Surg, 2：93-100.

McClenathan JH, Okada F, 1989. Primary neurilemoma of the diaphragm. Ann Thorac Surg, 48：126-128.

Minneci PC, Deans KJ, Kim P, et al, 2004. Foramen of Morgagni hernia：changes in diagnosis and treatment. Ann Thorac Surg, 77：1956-1959.

Mouroux J, Padovani B, Poirier NC, et al, 1996. Technique for the repair of diaphragmatic eventration. Ann Thorac Surg, 62（3）：905-907.

Mouroux J, Venissac N, Leo F, et al, 2005. Surgical treatment of diaphragmatic eventration using video-assisted thoracic surgery：a prospective study. Ann Thorac Surg, 79（1）：308-312.

Patel H J, Tan BB, Yee J, et al, 2004. A 25-year experience with open primary transthoracic repair of paraesophageal hiatal hernia. J Thorac Cardiovasc Surg, 127：843-849.

Rice GD, O'Boyle CJ, Watson DI, et al, 2001. Laparoscopic repair of Bochdalek hernia in an adult. ANZ J Surg, 71：443-445.

Rusch VW, 1995. Mesothelioma and less common tumors// Pearson FG, Deslauriers J, Ginsberg RJ, et al. Thoracic Surgery. New York：Church Livingstone：1083-1105.

Tanaka F, Sawada K, Ishida I, et al, 1982. Prosthetic replacement of entire left hemidiaphragm in malignant fibrous histiocytoma of the diaphragm. J Thorac Cardiovasc Surg, 83（2）：278-284.

Targarona EM，Balague C，Martinez C，et al，2004. The massive hiatal hernia: dealing with the defect. Semin Laparosc Surg，11: 161-169.

Weksler B，Gingsberg R，1998. Tumors of the diaphragm.

Chest Surg Clin Nor Am，8: 441-447.

Wright CD，Williams JG，Ogilvie CM，et al，1985. Results of diaphragmatic placation for unilateral diaphragmatic paralysis. J Thorac Cardiovasc Surg，90: 195-198.

第十五章

胸部原始神经外胚层肿瘤

一、历 史 回 顾

原始神经外胚层肿瘤（primitive neuroectodermal tumor，PNET）是一种少见的高度恶性肿瘤，对于它的认识可以追溯到 20 世纪初。1918 年，Arthur Purdy Stout 报道了一位 42 岁的尺神经肿瘤患者，术后病理发现肿瘤由圆形未分化细胞构成，并围聚成菊花团样。1921 年，James Ewing 报道了一位 14 岁的女性尺骨肿瘤患者，病理检查肿瘤由圆形细胞组成，但组织学难以分类，后来称为弥漫性骨内皮瘤，并提出此肿瘤来源于内皮细胞。1975 年，Angervall 和 Enzinger 首次描述了来源于软组织的尤因肉瘤（Ewing sarcoma，EWS）。同年，Seemayer 认为 PNET 与周围神经或交感神经无关，是另一类肿瘤。1979 年，Askin 描述了 1 例胸部恶性肿瘤，病理发现其由小圆形细胞组成，组织学特性与 PNET 类似，但还有一些独特的临床病理学外观，将其命名为 Askin 瘤。

医学研究进入分子生物学阶段后，人们认识到在尤因肉瘤患者细胞染色体内存在 t（11；22）q（22；12）的交互性易位。20 世纪 90 年代，研究人员经过大量的实验证明在 90%～95% 的 PNET 患者体内也有这种易位，从而产生了异常复制。用单克隆抗体 O_{13} 证明两者免疫表型一致，有相同结构的癌基因表达［C-myc（+），N-myc（-）］。随着免疫组化、细胞遗传学、分子基因技术的出现，人们逐渐认识到，尤因肉瘤和 PNET 两者可能是同一种类型的肿瘤，因发生在不同部位而产生不同的临床表现，统称为 PNET/Ewing 瘤（下面简称为 E/P），属于神经器官外的一组 PNET。

二、来　　源

长期以来，有关 PNET 来源的问题一直存在争论，已经提出的可能来源有原始神经嵴细胞、始基种子细胞和原始间叶细胞。目前大家广为接受的是第二种来源学说：由于基因调控失常，原始干细胞先间变后分化或去分化，然后向神经上皮各个不同阶段进行分化，甚至向间叶组织分化，因此可能发生外周神经的 PNET，或神经器官以外的 PNET，发生在中枢神经系统的肿瘤则出现纷乱繁杂的形态学改变。

三、临 床 特 点

PNET 可分为中枢型肿瘤和外周型肿瘤两种类型，此处重点讨论外周型肿瘤中的胸部 PNET。

大多数胸部 E/P 发生在儿童和青少年中，平均年龄小于 30 岁。北京协和医院 1999～2005 年共收治 PNET 患者 19 例，其中 10 例发生在胸部，平均年龄 22 岁。有文献报道，PNET 患者的平均年龄与尤因肉瘤患者相似，但 PNET 患者的年龄跨度较大，有相当一部分患者年龄在 40 岁以上。在性别分布上，E/P 的男性发病率高于女性。由于此肿瘤临床少见，难有大样本的资料统计，在该院收治的 19 例患者未发现有明显的性别差异。此外，据文献报道，世界各地发病的人种差异也不明显，有调查认为美籍非洲后裔从未发现此病。

E/P 发生最多的部位是脊柱和胸壁，其次是下肢，很少累及骨盆、股骨、后腹膜和双手，也有报道称 E/P 发生在肺、子宫、卵巢、输尿管、膀胱、心肌、腮腺、肾等脏器。一般来讲，PNET 的生长部位较深，很少发生在体表。

胸部 PNET 患者主要的临床症状是胸痛、胸闷气短和咳嗽。由于 PNET 来源于软组织，在生长过程中，随着体积的增大，其可压迫周围的神经、血管，特别是肺，出现相应脏器受压的临床症状，胸部肿瘤主要表现为非特异性呼吸道症状和体征。部分患者因肿瘤巨大而发生坏死出血，临床上出现发热，甚至咯血。此外，肿瘤侵犯心包时，可产生大量心包积液，出现慢性心脏压塞征象，此时患者可有心悸、气短、不能平卧、颜面水肿、头颈静脉怒张。

四、影像学特点

在胸部 X 线平片上，胸部 PNET 通常表现为一侧胸壁或胸腔内不透光高密度影，如果肿瘤巨大占据整个胸膜腔，患侧则看不到肺纹理。进一步了解肿瘤的特点需行胸部 CT 检查。胸部 CT 显示胸腔内存在一软组织密度影或巨大的囊实性占位病变，增强 CT 显示肿瘤内有不均匀性强化，同时可发现胸腔积液或心包积液。胸部 CT 的这些特点主要是因为肿瘤生长迅速，肿瘤内部发生多灶性液化、坏死，所以放射学诊断常是"胸腔内囊实性占位"，难以给出更确切的诊断，有时误诊为"恶性畸胎瘤"或"胸膜间皮瘤"。

肿瘤大小变异较大，取决于诊断时病期的早晚，平均肿瘤直径为 9cm，北京协和医院收治的患者体内最大的肿瘤直径是 18cm。MRI 检查可确定胸壁肌肉是否受累，但无论胸部增强 CT 或 MRI，在确定相邻肺组织是否受累方面均显不足。各种影像学检查可以帮助临床医师了解肿瘤的部位、大小、质地、与周围脏器的关系，以及血运是否丰富，从而为术前评估和制订手术方案打下基础。在缺乏病理诊断的条件下，单纯影像学检查很难将 PNET 与恶性畸胎瘤或其他恶性神经源性肿瘤鉴别开来。

五、病　理　学

肿瘤的大体外观差异很大。一般呈多分叶，质地较软、较脆，肿瘤切面呈灰黄色、灰褐色。

肿瘤内部常见大面积坏死、出血或囊腔形成。坏死的面积可能极大，但很少见到钙化。在北京协和医院胸外科收治的 10 例中，仅有 1 例肿瘤内部有大面积钙化。

有 10%～20% 的 PNET 内部出现某些梭形区域，在这些区域内，其细胞组织形态学表现与原始神经纤维瘤或恶性神经鞘瘤极为相似，若术前细针穿刺到这部分组织，可能导致错误的病理学诊断。因此，PNET 的确切诊断需要等待石蜡切片和免疫组化检查结果。临床医师发现，无论细针穿刺活检，还是纤维支气管镜活检，均无法代替大体标本的病理检查结果。在北京协和医院胸外科收治的病例中，1 例纤维支气管镜活检病理报告为"见大量间皮细胞"，2 例针刺活检均报告为"小细胞恶性肿瘤"。8 例行术中快速冰冻病理检查，7 例报告为"小细胞恶性肿瘤"，1 例为"恶性神经鞘瘤"，但最终的术后病理诊断为 PNET。

病理标本石蜡切片光镜下可见 PNET 的肿瘤细胞呈圆形，体积小，多个细胞聚集成菊花团样结构。国外有文献报道这种菊花团有的呈丝球状（Flexner-Wintersteiner type），有的像棒球垒。肿瘤细胞核呈圆形或卵圆形，染色质呈颗粒状，核仁不清楚，胞质稀少且呈嗜酸性。

目前鉴别 PNET 的免疫组化指标很多，常用的包括 AE_1/AE_3、神经元特异性烯醇化酶（neuron specific enolase，NSE）、S-100 蛋白、Vimentin、CgA、突触小泡蛋白（synaptophysin，Syn）、CD99、白细胞共同抗原（leukocyte common antigen，LCA）等。在这些指标中，某些免疫组化指标具有重要的鉴别诊断意义。在北京协和医院收治的 10 例胸部 PNET 病例中，所有的 CD99 均为阳性。CD99 对确诊 E/P 具有高度敏感性，但它只能作为免疫组化检验的指标之一，缺乏 100% 的特异性。文献报告各种肿瘤对于 CD99 表达的阳性率见表 15-0-1。

表 15-0-1　不同肿瘤对 CD99 表达结果的阳性率

疾病名称	阳性率（%）
尤因肉瘤、原始神经外胚层肿瘤	95
T 细胞淋巴瘤	92
低分化滑膜肉瘤	50
小细胞骨肉瘤	23
横纹肌肉瘤	21

疾病名称	续表 阳性率（%）
促结缔组织增生性小圆细胞肿瘤	16
小细胞癌	9
Merkel 细胞癌	9
神经母细胞瘤	0

其他免疫组化标记物还有 Leu-7、PGP9.5（9.5蛋白基因产物）、CEA、Desmin 等。PNET 表现出的免疫标记物比尤因肉瘤多，它们相互之间存在很大重叠性，但是仍有某些免疫组化标记物用于区分 PNET 和 EWS。

六、诊断和鉴别诊断

目前病理学上认为，凡是由原始小细胞构成的分化较差的肿瘤，均应考虑 PNET 可能。仔细寻找有无神经分化的迹象，肿瘤细胞具有 Becker 提出的 8 种分化特点，包括伴星形细胞、神经元细胞、有突胶质细胞、室管膜细胞分化，以及伴有黑色素、肌性成分或神经管样结构，或伴 Fleurettes 和（或）Flexner-Wintersteiner 菊形团结构的小圆形细胞肿瘤，不论出现在中枢神经系统还是外周神经系统，不论是在神经器官内还是神经器官外，均可诊断为 PNET。

临床上需要与 PNET 鉴别的疾病很多，包括 T 细胞淋巴瘤、低分化滑膜肉瘤、小细胞骨肉瘤、横纹肌肉瘤、结缔组织增生性小圆细胞肿瘤、小细胞癌、Merkel 细胞癌、神经母细胞瘤。在鉴别诊断时，需要寻找肿瘤的特性以进行鉴别，如 PNET 与神经母细胞瘤的不同点在于 PNET 患者血清儿茶酚胺浓度正常。

在 PNET 鉴别诊断上，与胸外科有关的肿瘤是恶性淋巴瘤和小细胞癌。鉴别主要依靠免疫组化检查，恶性淋巴瘤的特异性指标为 LCA 阳性，而 PNET 的 LCA 均为阴性。小细胞癌对 CD99 均不表达，而 PNET 呈弥漫性表达。如果患者 LCA 为阳性，年龄超过 45 岁，病变在胸内，应考虑小细胞肺癌，病变位于体表皮肤，应考虑皮肤神经内分泌癌。此外，大多数小细胞肺癌和 Merkel 细胞癌的免疫组化指标中 CD99 多为阴性。

文献报道和本组经验显示，PNET 多直接侵犯周围脏器或组织，很少有淋巴结受累，外科切除后局部可能复发，转移途径主要是经血行播散，常见转移的部位依次是骨、骨髓、肺和肝。北京协和医院 1 例骶前 PNET，经泌尿外科手术摘除行 1 个疗程放疗后，CT 发现双肺多发（30 余枚）转移灶。

七、治疗和预后

在现代治疗方法应用之前，E/P 患者的预后极差。Angervall 和 Enzinger 在 1975 年报道了 35 例 E/P 患者，22 例死于肿瘤转移，主要累及肺和骨骼肌肉系统。Jurgens 报告 E/P 患者的 3 年生存率为 50%。Kushner 发现肿瘤直径 > 5cm 的患者 2 年生存率仅为 25%。

手术切除、放疗和多药化疗可以改善肿瘤患者的预后，但是 PNET 对放疗、化疗均不敏感，切除后局部容易复发，肿瘤常经血行转移，临床采取各种治疗手段，效果均不理想。有报道称 PNET 诊断时已有转移的患者存活期平均为 8.8 个月。目前认为理想的处理方式是肿物穿刺活检，经组织学、免疫组化、细胞学和超微结构检查，确定 PNET 诊断，继之多药化疗，应用包括长春新碱、多柔比星、环磷酰胺，以及最近采用的异环磷酰胺和依托泊苷化疗。化疗数个疗程后再进行有效的手术切除，从而可最大限度保留患者机体功能。为了预防肿瘤局部复发，术后应给予局部放疗。

Verrill 提出诊断时肿瘤负荷是影响预后的最重要因素，其次是机体对各种治疗的反应。肿瘤大小仅部分影响治疗结果，年龄不是预后的决定因素。本院 10 例胸部 PNET 患者除接受手术外，8 例接受化疗，其中 4 例接受化疗、放疗。2 例术后未接受任何辅助治疗的患者分别于术后第 9 个月和第 10 个月死亡。4 例接受化疗和放疗者，1 例存活 27 个月死亡，另 1 例存活 17 个月后失访，2 例至随访时存活已超过 12 个月。4 例单纯接受化疗者，1 例存活已超过 12 个月，另 3 例分别于术后第 16 个月、第 17 个月和第 19 个月死亡。国内报道儿童外周 PNET 患者 5 年生存率为 11.1%，国外报道胸部 PNET 患者 2 年存活率为 28% ~ 38%，6 年存活率为 14% ~ 17%。总之，PNET 预后差，即使完整切除病灶，切缘阴性，术后局部复发率仍然很高，术后辅助放疗和多药化疗可以延长生存时间，改善预后。

各国学者试用了多种方法以提高 PNET 患者的长期生存率，有报告显示术前新辅助化疗可以延长生存期、提高肿瘤切除率。有学者试用化疗合并干细胞移植，结果肿瘤体积明显缩小。这些处理 PNET 的辅助措施能否提高患者长期生存率，目前尚无结论。影响 PNET 患者预后的因素，现在较一致的意见是肿瘤确诊到肿瘤发生转移的间隔时间，肿瘤的大小、坏死程度和范围，肿瘤对化疗的敏感程度等。

八、北京协和医院的相关资料

1999 ～ 2004 年，北京协和医院共收治 19 例 PNET，其中肝、肾上腺、子宫、卵巢、腹膜后、腰椎、脑和下肢的 PNET 共 9 例，胸部 PNET 10 例。国内有关胸部 PNET 仅见个案报告。

本组男 6 例，女 4 例，年龄 5 ～ 65 岁，平均年龄 22 岁，30 岁以下 7 例。病程 1 周至 1 年，平均 3.5 个月。主要症状包括咳嗽（3 例），局部疼痛（5 例），胸闷气短（5 例），脊髓受侵致下肢无力、排尿障碍（1 例）。个别病例出现恶心、呕吐、低热或痰中带血。1 例为偶然发现胸壁肿物来诊；6 例肿瘤位于胸腔内；2 例在胸壁；1 例在心包内致大量胸腔和心包积液，患者不能平卧；1 例位于后纵隔并侵入椎管内。术前均行胸部 X 线片和 CT 检查，肿瘤直径最小 6cm，最大 18cm，平均 9cm。2 例经皮穿刺活检，1 例行纤维支气管镜检查。2 例胸壁肿瘤行核素骨显像。

10 例 PNET 患者均行手术切除，6 例胸内肿瘤患者中，有 2 例行肿瘤完全切除，2 例肿瘤大部分切除，另 2 例侵及肺组织者行肿瘤和受累肺叶切除。2 例胸壁肿瘤者行肿瘤及受侵肋骨切除胸壁重建。1 例心包内肿瘤者行肿瘤及心包大部切除。1 例后纵隔哑铃状肿瘤者由胸外科与神经外科医师合作摘除胸内肿瘤及椎管内肿瘤。10 例中有 1 例行第 2 次手术，1 例行 3 次手术，全组无手术死亡和住院死亡。摘除肿瘤行病理和免疫组化检查确定诊断，10 例 CD99 均为阳性，LCA 均为阴性。术后 4 例接受化疗，4 例行化疗、放疗，2 例术后返回当地，未接受任何辅助治疗。术后随诊 6 年，至今死亡 7 例，生存最长 27 个月，最短 9 个月，平均 17 个月。3 例仍在随诊中，生存已超过 12 个月。

典型病例：患儿，8 岁，男性，胸闷、活动耐力下降 1 个月入院。胸部 CT 显示左胸腔巨大占位。行左胸腔肿物彻底切除；术后 10 个月肿瘤复发（图 15-0-1 ～ 图 15-0-3）。

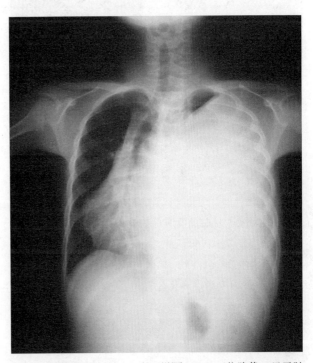

图 15-0-1　患儿，男性，8 岁，纵隔 PNET 正位胸像，显示肿瘤占据纵隔及左侧大部分胸腔，并将气管和心脏推向对侧

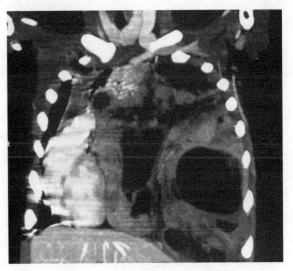

图 15-0-2　与图 15-0-1 同一患者，纵隔 PNET 增强后矢状位 CT 像

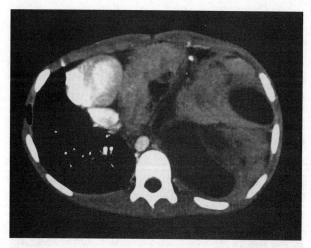

图 15-0-3　与图 15-0-1 同一患者，纵隔 PNET 增强后 CT 像

（徐晓辉　张志庸）

参考文献

黄东生，唐锁勤，王建文，等，2003. 儿童外周原始神经外胚层肿瘤 9 例临床及病理分析. 中国实用儿科杂志，18（12）：745-746.

孔令非，刘正国，刘欣，等，2003. 外周原始神经外胚层肿瘤形态学、免疫表型及临床预后研究. 中国肿瘤临床，30（9）：627-630.

冉飞武，梁超前，李建彬，等，2003. 胸壁原始神经外胚层肿瘤 1 例. 肿瘤学杂志，9（6）：375.

宋建兵，2003. 胸部外周原始神经外胚层肿瘤 1 例报告. 实用放射学杂志，19（5）：439-439.

徐晓辉，张志庸，崔玉尚，等，2006. 胸部原始神经外胚层肿瘤（附 10 例报告）. 中华胸心血管外科杂志，22（2）：102-104.

Angervall L, Enzinger FM, 1975. Extraskeletal neoplasm resembling Ewing's sarcoma. Cancer, 36: 240-251.

Antman K, Crowley J, Balcerzak SP, et al, 1998. A Southwest Oncology Group and Cancer and Leukemia Group B Phase Ⅱ Study of doxorubicin, dacarbazine, ifosfamide and mesna in adults with advanced osteosarcoma, Ewing's sarcoma and rhabdomyosarcoma. Cancer, 82: 1288-1295.

Arai Y, Kun LE, Brooks MT, et al, 1991. Ewing's sarcoma: local tumor control and patterns of failure following limited-volume radiation therapy. Int J Radiat Oncol Biol Phys, 21（6）: 1501-1508.

Askin FB, Rosai J, Sibley RK, et al, 1979. Malignant small cell tumor of the thoracopulmonary region in childhood.

Cancer, 43: 2438-2451.

Baldini EH, Demetri GD, Fletcher CDM, et al, 1999. Adults with Ewing's sarcoma/primitive neuroectodermal tumor: adverse effect of older age and primary extraosseous disease on outcome. Ann Surg, 230（1）: 79-86.

Carter RL, Al-Sam SZ, Corbett RP, et al, 1990. A comparative study of immunohistochemical staining for neuron-specific enolase, protein gene product 9. 5 and S-100 protein in neuroblastoma, Ewing's sarcoma, and other round cell tumours in children. Histopathology, 16（5）: 461-467.

Catalan RL, Murphy T, 1997. Primary primitive neuroectodermal tumor of the lung. AJR, 169: 1201-1202.

Cavazzana AO, Ninfo V, Roberts J, et al, 1992. Peripheral neuroepithelioma: a light microscopic, immunocytochemical, and ultrastructural study. Mod Pathol, 5（1）: 71-78.

Charney DA, Charney JM, Ghali BS, et al, 1996. Primitive neuroectodermal tumor of the myocardium: a case report, review of the literature, immunohistochemical, and ultrastructural study. Hum Pathol, 27（12）: 1365-1369.

Contesso G, Liombart-Bosch A, Terrier PH, et al, 1992. Does malignant small cell tumor of the thoracopulmonary region（Askin tumor）constitute a clinicopathologic entity? Cancer, 69: 1012-1020.

Craft AW, Cotterill SJ, Bullimore JA, et al, 1997. Long-term results from the first UKCCSG Ewing's tumor study（ET-1）: United Kingdom Children's Cancer Study Group（UKCCSG）and the Medical Research Council of Bone Sarcoma Working Party. Eur J Cancer, 33: 1061-1069.

Dehner LP, 1993. Primitive neuroectodermal tumor and Ewing's sarcoma. Am J Surg Pathol, 17: 1-13.

Ewing J, 1921. Diffuse endothelioma of bone. Proc NY Pathol Soc, 21: 17-20.

Fletcher JA, 1991. Cytogenetic observations in malignant soft tissue tumors. Adv Pathol Lab Med, 4: 235-238.

Gillespie JJ, Roth LM, Wills ER, et al, 1979. Extraskeletal Ewing's sarcoma: histologic and ultrastructural observations in three cases. Am J Surg Pathol, 3: 99-108.

Gururangan S, Marina NM, Luo X, et al, 1998. Treatment of children with peripheral primitive neuroectodermal tumor or extraosseous Ewing's tumor with Ewing's-directed therapy. J Pediatr Hematol Oncol，20：55-61.

Hartman KR，Triche TJ，Kinsella TJ，et al，1991. Prognostic value of histopathology in Ewing's sarcoma. Long-term follow-up of distal extremity primary tumors. Cancer，67（1）：163-171.

Hasegawa SL，Davison JM，Rutten A，et al，1998. Primary cutaneous Ewing's sarcoma：immunophenotypic and molecular cytogenetic evaluation of five cases. Am J Surg Pathol，22：310-318.

Hashimoto H，Tsuneyoshi M，Daimaru Y，et al，1985. Extraskeletal Ewing's sarcoma. A clinicopathologic and electron microscopic. Analysis of 8 cases. Acta Pathol Jpn，35（5）：1087-1098.

Horowitz ME，Malawer MM，Woo SY，et al，1997. Ewing's sarcoma family of tumors Ewing's sarcoma of bone and soft tissue and the peripheral primitive neuroectodermal tumours//Pizzo PA，Poplack DG. Principles and Practice of Pediatric Oncology. 3rd ed. Philadelphia：Lippincott-Raven：831.

Ibarburen C，Haberman JJ，Zerhouni EA，1996. Peripheral primitive neuroectodermal tumors：CT and MRI evaluation. Eur Radiol，21：225-232.

Jurgens H，Bier V，Harms D，et al，1988. Malignant peripheral neuroectodermal tumors：a retrospective analysis of 42 patients. Cancer，61：349-357.

Kushner BH，Hajdu SI，Gulati SC，et al，1991. Extracranial primitive neuroectodermal tumors，The Memorial Sloan-Kettering Cancer center experience. Cancer，67（7）：1825-1829.

Ladanyi M，Heinemann FS，Huvos AG，et al，1990. Neural differentiation in small round cell tumors of bone and soft tissue with the translocation t（11；22）（q24；q12）：an immunohistochemical study of 11 cases. Hum Pathol，21：1245-1251.

Llombart-Bosch A，Terrier-Lacombe MJ，Peydro-Olaya A，et al，1989. Peripheral neuroectodermal sarcoma of soft tissue（peripheral neuroepithelioma）：a pathologic study of ten cases with differential diagnosis regarding other small，round-cell sarcomas. Hum Pathol，20（3）：273-280.

Lumadue JA，Askin FB，Perlman EJ，1994. MIC-2 analysis of small cell carcinoma. Am J Clin Pathol，102：692-694.

Marley EF，Liapis H，Humphrey DA，et al，1997. Primitive neuroectodermal tumor of the kidney—another enigma：a pathologic，immunohistochemical，and molecular diagnostic study. Am J Surg Pathol，21（3）：354-359.

Morita S，Igarashi T，Yamada G，et al，1998. Peripheral primitive neuroectodermal tumor in parietal pleura. Nihon Kokyuki Gakkai Zasshi，36：793-797.

Saenz NC，Hass DJ，Meyers P，et al，2000. Pediatric chest wall Ewing's sarcoma. J Pediatr Surg，35：550-555.

Verrill MW，Judson IR，Harmer CL，et al，1997. Ewing's sarcoma and primitive neuroectodermal tumor in adults：are they different from Ewing's sarcoma and primitive neuroectodermal tumor in children？J Clin Oncol，15：2611-2621.

Winer-Muram HT，Kauffman WM，Gronemeyer SA，et al，1993. Primitive neuroectodermal tumors of the chest wall（Askin tumors）：CT and MRI findings. AJR Am J Roentgenol，161：265-268.

第十六章

胸部纤维瘤病

第一节 纤维瘤病

一、概 述

纤维瘤病是由具有局部侵袭潜能的成纤维细胞或肌成纤维细胞构成的一类肿瘤，既往称为韧带样型纤维瘤病、韧带样瘤、侵袭性纤维瘤病、肌腱膜纤维瘤病等。2002 年，WHO 重新修订的软组织和骨肿瘤病理学和遗传学分类将纤维瘤病定义为发生于深部软组织的克隆性成纤维细胞增生，呈浸润性生长，有局部复发倾向，但不具有转移能力。这一概念对韧带样型纤维瘤病的生物学特点进行了基本概括，虽然其名称为良性，但是其生物学行为属于恶性，因而肯定其是一种肿瘤性质的病变。

二、流行病学特点及病因学

韧带样型纤维瘤病的发病年龄为 10～40 岁，女性发病率高，约为男性的 2 倍。儿童期病变多在腹部以外的部位，无性别差异。从青春期到 40 岁，病变多发生于女性腹壁。40 岁以后发病部位及发病性别无明显差别。

该病的发病原因尚不清楚，从目前的研究结果看，其是一种多因素的致病过程，涉及创伤、内分泌、遗传等因素。提示其发病具有遗传基础的理由是，该病变患者常伴发家族性腺瘤状息肉病（familial adenomatous polyposis，FAP），或者病变发生在肠系膜的部分患者常发生加德纳（Gardner）综合征。激素或者内分泌因素参与发病的根据是发生于腹部的病变多出现在妊娠期或产褥期。

三、临床特点

临床上根据发生的解剖部位将该病主要分为 3 类：腹部外韧带样型纤维瘤病（占 50%～60%）、腹壁韧带样型纤维瘤病（约 25%）和腹内韧带样型纤维瘤病（约 15%）。三种类型的大体形态和组织学形态相似，但是复发潜能却不同。无论发生在任何部位都倾向于形成一个巨大的浸润性肿块，如果不能广泛彻底切除干净，残余肿瘤短期内即可复发。

腹部以外病变多发生在肩部、胸壁、背部、大腿肌肉或肢体末端，约占病变的 50% 以上，常见于年轻男性。儿童患者表现为所谓的婴儿型纤维瘤病，或者幼年型纤维瘤病，是儿童纤维瘤病中最多见的类型。位于深部的病变多形成隐匿性生长的坚硬、界限不清的肿块，很少疼痛或不引起疼痛。发生于肩部的巨大肿瘤，临床处理比较困难，它可以引起关节活动度下降或产生明显的神经症状，需要广泛行手术切除及术后结构重建，甚至被迫施行截肢性手术。

腹壁和盆腔内病变占全部纤维瘤病的 30%～40%，多发生于年轻妊娠妇女或经产妇。肿瘤多位于腹直肌鞘内，某些发生在瘢痕内，如剖宫产术后腹壁切口。由于腹部切口位置较浅，腹壁韧带样型纤维瘤病容易获得根治性手术，因而复发率较低。盆腔内病变则多呈膨胀性增大，通常没有症状，临床上常被误认为是卵巢肿瘤。

腹腔内病变多为肠系膜韧带样型纤维瘤病，散发存在或伴随综合征共存，可表现为小的结节性病变，或更为复杂的病变，肿瘤包绕肠袢或胃，然而此类肿瘤一般预后较好。但合并有综合征的患者，复发率相对较高，同时与肿瘤相关的死亡率也增高，死亡原因主要是合并肠梗阻、肠穿孔或者手术后的短肠综合征。

四、病理学特点

1. 大体特点 因部位不同而病变大小不一，一般直径为 3～20cm。典型病变位于肌肉与筋膜相连处，由于其向肌肉内呈浸润性生长，常形成巨大、边界不清的肿块。病变质地较硬，切面粗糙、苍白、有螺旋状纤维性纹理，类似瘢痕组织。

2. 组织学特点 显微镜下病变缺乏明显界限，周围为浸润的软组织结构。主要构成特点是在广泛的血管、黏液样区，血管周围水肿的胶原间质背景内，布满形态大小不同的细长或肥胖的梭形增生细胞。梭形成纤维细胞和肌成纤维细胞常排列成束状，界限不清，埋在大量的细胞外胶原内，细胞异型性不明显，有淡染的细胞核及 1～3 个小核仁。细胞外胶原不同程度出现瘢痕样胶原纤维，其内含有数目不等、显著扩张的裂隙状血管，血管内有明显的内皮细胞和肥大平滑肌。发生于肠系膜或盆腔的病变可有明显的间质黏液样改变，表现出与筋膜炎相似的形态。其中肌成纤维细胞通常为梭形或星形，有明显的细胞质突起，嗜酸性或者嗜双色性纤维性细胞质，存在明显的胞膜下线形致密区，其与细胞长轴平行。细胞核呈锯齿状，凝缩，染色质颗粒状，呈散在分布。

3. 超微结构特点 在透射电镜下，大多数细胞具有成肌纤维细胞的特征：丰富的粗面内质网和发达的高尔基复合体、胞饮囊泡、锯齿状或凹性核。肌成纤维细胞有许多长的细胞质突起，呈星形。典型的超微结构特征包括穿越细胞质与细胞长轴一致的束状微丝和密体的复合体，即应力纤维（stress fiber）；有连接细胞内微丝与细胞外基质纤维连接蛋白（fibronectin）的纤维连接复合体（fibronexus junction）；中间连接和缝隙连接等。细胞部分被基膜包裹，未包裹处有质膜附着斑、密体、密斑及胞饮囊泡等。

4. 免疫组织化学特点 成纤维细胞和肌成纤维细胞都高度表达波形蛋白，肌成纤维细胞还不同程度地表达平滑肌肌动蛋白（SMA）。结蛋白、S-100、CD34 则很少表达。在某些情况下，部分肠系膜韧带样型纤维瘤病的细胞表达 CD117，在缺乏典型的病理形态学特点时，与胃肠道间质瘤的鉴别比较困难。由于多数韧带样型纤维瘤病存在抗原提呈细胞（APC）、β- 联蛋白基因突变，所以胞质和核内有明显的 β- 联蛋白表达，借此与胃肠间质瘤区分。

五、治 疗

手术是最主要的治疗措施，目的是局部控制肿瘤生长，以及避免运动功能损害。放射治疗对不能手术切除的患者有一定疗效，据称单纯放疗能够使该病的局部控制率达到 78%。非甾体抗炎药和他莫昔芬可以优先用于不适合手术、发展缓慢的病变，报道的有效率约为 50%。

对于不能手术的侵袭性纤维瘤可考虑进行化疗。深部肿瘤，如纵隔内、腹腔、盆腔内病变，根治性切除的可能性很小，治疗非常棘手。因此，纤维瘤病虽为低度恶性，但病死率可高达 11%。国外某些研究已经证实化疗对纤维瘤病有效。对发展迅速、症状严重不能手术和（或）放疗的患者，应该考虑予以化疗。Azzarelli 等进行了一项 II 期临床试验，对 30 例巨大、侵犯内脏的纤维瘤病患者进行低剂量化疗，采用甲氨蝶呤 $30mg/m^2$、长春新碱 $6mg/m^2$ 方案化疗，每 7～10 天 1 次，连用 1 年，结果 40% 患者达到部分缓解，60% 患者达疾病稳定，MRI 检查结果显示，即使肿块没有明显缩小，其钆摄取率也明显减低。平均随访 75 个月，5 年无进展生存率为 67%，疾病进展时间与接受的化疗次数呈正相关。

六、北京协和医院资料

北京协和医院胸外科从 1993 年 1 月至 2007 年 12 月共收治 13 例胸部纤维瘤病患者，男性 6 例，女性 7 例，年龄 9～61 岁，平均 27.7 岁。发现单纯胸壁包块 7 例，颈肩部包块 1 例，胸壁包块并肢体肿胀活动受限 2 例，颈部肿物、胸腔积液 1 例，胸闷和头面部肿胀 1 例，1 例为复发性巨大肿瘤，30cm×15cm，侵犯左侧胸壁，累及 4 根肋骨。影像学检查主要表现为胸壁不规则包块，大小为 4～30cm，肿瘤呈侵袭性生长，边界不清，侵犯胸壁软组织、肌肉和骨性胸廓。增强 CT 有轻度强化,无液化或坏死。本组中有2例肿瘤包绕上肢血管,2例肿瘤侵袭上腔静脉,2例术前接受过放疗,4例已于外院施行活检或部分切除肿瘤复发后来协和医院。本组13例共行14例次手术(1例行2次手术)。术后随诊观察时间为2个月到5年,平均16.2个月。

本组胸壁病变完整切除7例,其中5例施行人工材料修补。4例行肿瘤大部分切除,其中1例巨大肿瘤侵袭上腔静脉,1例肿瘤完全包绕上肢血管,1例位于后胸壁,巨大肿瘤向前侵犯脊椎骨后纵隔(图16-1-1～图16-1-6,彩图16-1-5),此3例均行部分切除。1例肿瘤位于颈胸交界区胸壁,并深入到锁骨下方侵及锁骨下血管,先后行2次部分切除手术。2例因巨大肿瘤累及胸内重要脏器,仅行病理活检(早年病例)。

本组13例胸部纤维瘤病患者,6例术后行单纯放疗,5例行辅助放疗、化疗。术后获得随诊9例,随诊时间1～15年,其中完整切除者5例均恢复良好。4例部分切除者中1例术后病情尚稳定,

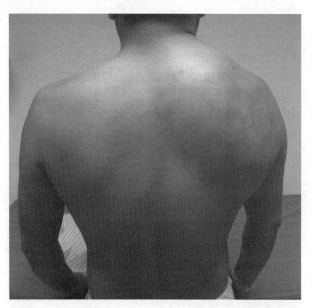

图 16-1-1　肩背部巨大纤维瘤病,伸入到后纵隔,术前表现

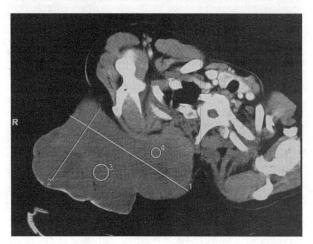

图 16-1-2　与图 16-1-1 同一患者,肩背部巨大纤维瘤病,CT 显示伸入到后纵隔

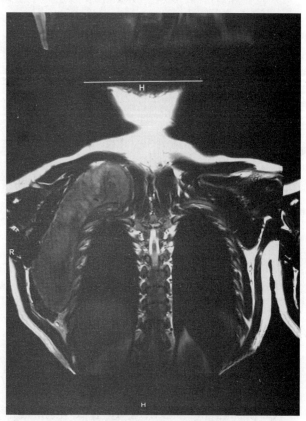

图 16-1-3　与图 16-1-1 同一患者,肩背部巨大纤维瘤病,伸入到后纵隔,术前 MRI 冠状位

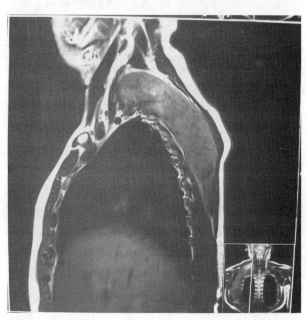

图 16-1-4　与图 16-1-1 同一患者,肩背部巨大纤维瘤病,伸入到后纵隔,术前 MRI 矢状位

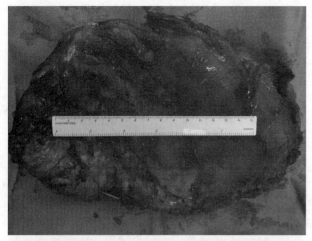

图 16-1-5　与图 16-1-1 同一患者，切除标本

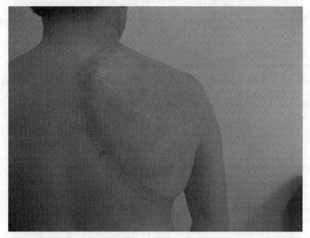

图 16-1-6　与图 16-1-1 同一患者，肩背部巨大纤维瘤病切除术后

3 例术后肿瘤局部复发。失访 4 例，包括 2 例探查活检，2 例完整切除。

胸部纤维瘤病属于全身纤维瘤病的一种，该病名义上为良性疾病，但是其行为、病程和最终结果属于恶性。恶性特点主要表现为肿瘤局部复发。最开始患者常诉胸壁小结节，如示指尖大小，有轻度疼痛，当地医师以"皮下结节"行摘除术，术后病理诊断为"纤维瘤"。术后不久，在肿瘤切除局部的切口瘢痕下方又长出肿物，而且生长速度很快，并伴明显疼痛。再次切除后，仍在切口局部生长出巨大肿瘤，肿瘤复发间隔时间缩短。肿瘤切除困难是因为肿瘤呈浸润性生长，经组织间隙深入到血管周围，严重时可完全包绕血管。此外，肿瘤起源于肌肉肌腱附着处，从而累及关节和骨骼，完全切除只能行截肢术。我们曾遇到

几例肿瘤复发，当地医师不能理解皮下小纤维瘤切除后为什么很快复发。经北京协和医院病理科会诊原手术病理切片，重新诊断为纤维瘤病。因此，该肿瘤治疗困难原因之一是病理诊断不明。

纤维瘤病一经诊断，即需要彻底切除，肿瘤反复复发的原因是切除不彻底。未能切除彻底的原因有三方面：①有些是临床医师对该病的认识不足，满足于小结节切除。②病理诊断有误。未能给临床医师提供确切诊断。对于胸外科临床医师来说，诊断为纤维瘤病后，应毫不犹豫地扩大切除范围，切缘距肿瘤至少 4 ～ 5cm，累及骨性胸廓时，要求切除肿瘤上下各一根肋骨，并将肉眼所见的可疑之处全部切除干净。初时的姑息和侥幸会给日后带来无止境的肿瘤复发和反复手术。③当肿瘤位于胸壁，不累及重要脏器时，可以很容易做到完整摘除。当肿瘤位于关节附近，或侵及血管、神经，彻底手术有一定困难。特别是肿瘤潜伏于锁骨下，向深部侵犯颈胸交界区域时，应离断锁骨，将所有可疑的组织全部摘除干净。有时，临床医师想彻底切除，但是客观上难以做到，需要取得患者和家属的充分理解，否则，截肢手术很难施行。

（郭　峰　张志庸）

第二节　胸部侵袭性纤维瘤病的外科治疗进展

胸部侵袭性纤维瘤病临床少见，国内外文献多为个案报道，缺乏系统性研究，至今尚无标准化治疗模式。1982 ～ 2014 年，北京协和医院手术切除并病理证实 46 例胸部侵袭性纤维瘤病，这也是国内报道较大的一组，下面重点探讨手术切缘对预后的影响，从而分析该病的最佳治疗策略。

侵袭性纤维瘤病（aggressive fibromatosis, AF），又名硬纤维瘤（desmoid）或韧带样纤维瘤（desmoid-type fibromatosis）。WHO 将 AF 定义为发生于深部肌腱膜组织的克隆性成纤维细胞增生性肿瘤。其以产生丰富胶原纤维为特征，常累及骨骼肌腱膜和筋膜，具有进行性浸润周围肌肉软组织生长、局部复发倾向、无转移能力的特点，生物学行为介于成纤维细胞瘤和纤维肉瘤之间。

AF 发病率仅占软组织肿瘤的 3% 及全部恶性肿瘤的 0.03%,美国年发病率为(2 ~ 4)/10 万;青年好发,无明显性别差异,5% 为多发病灶,死亡率 8%。尚无标准治疗模式,手术切除为首选,但术后复发率高(20% ~ 80%)。有学者建议切缘阳性应予术后放疗改善局部控制率,尚有雌激素拮抗剂及非甾体抗炎药、化疗、分子靶向等辅助治疗。

一、临床资料

46 例胸部 AF,占该院同期胸部软组织肿瘤的 4.59%,占全部 AF 的 18.33%。4 例为多发病灶,其中 2 例女性合并家族性腺瘤性息肉病(familial adenomatous polyposis, FAP)。25 例为初次治疗患者,21 例为外院手术后复发来该院治疗(表 16-2-1)。男女比例为 1 : 1.19,确诊年龄 9 ~ 77 岁,平均 40 岁,59.57% 发生于 20 ~ 50 岁。根据手术切缘分为镜下切缘阴性(R_0)组、镜下切缘阳性(R_1)组和肉眼切缘阳性(R_2)组。术后 5 年内每半年复查,之后每年复查 B 超或 MRI 随诊。本组病理标本均经 10% 福尔马林液固定,石蜡包埋,OlympusBX51 型荧光显微镜检。免疫组化染色特征:胞质和核内 β-catenin 弥漫阳性,Vimentin,SMA(+);Desmin,S-100,CD34,CD117(-);Ki-67 1% ~ 5%。11 例术前行穿刺加免疫组化检查,1 例误诊为孤立性纤维性间皮瘤,1 例误诊为肌成纤维细胞瘤,2 例误诊为增生纤维组织。19 例术中冰冻病理,4 例误诊为纤维瘤,2 例误诊为神经鞘瘤。

表 16-2-1 胸部 AF 临床特点

临床表现	症状:初发肿瘤小无症状,52.17% 逐渐出现疼痛麻木;累及锁骨下、腋窝,有上肢肿胀麻木,上纵隔受累时头面部肿胀 体征:多无压痛,肿块边界不清,肿物越大,移动度越差。复发者 37% 呈瘢痕下质硬肿物伴疼痛,且较前生长更迅速,侵及范围更广泛
辅助检查	B 超、CT、MRI:胸部软组织肿块,最大径均值 6.85cm(最大者 27cm),密度均匀,边界欠清 骨扫描(17 例):8 例病灶区骨质核素浓聚,2 例病理确诊侵及骨质
累及部位	胸壁肌肉肋骨 29 例,肩胛周 10 例,锁骨周及颈胸交界区 10 例,胸廓出口腋窝区 8 例,乳房区 6 例,胸腔内 6 例,胸椎旁 5 例,纵隔 4 例,膈肌 3 例

以卡方检验,Fisher 精确检验对比分类数据,IBM SPSS Version 20 做 Kaplan-Meier 生存分析及 log-rank 检验分析,用以对比复发率及无病生存时间(non-disease survival time, NDS),P 值< 0.05 视为差异有统计学意义。

46 例患者共接受 85 例次胸部肿物切除术,29 例次术后原位复发,21 例次经历多次手术。11 例次以人工材料修补胸壁缺损,8 例次行肌皮瓣转移(表 16-2-2)。19 例切缘阳性或 R_0 复发的患者接受 55Gy 放疗,化疗 5 例。5 例失访,2 例 R_0 切除术后 CR 的老年患者因非 AF 相关原因死亡。

表 16-2-2 手术切除范围及重建胸壁缺损方法

累及部位	重建方法			
	直接缝合	补片修补	金属内固定	肌皮瓣转移
胸壁软组织	51 例			1 例(腹直肌皮瓣)
含骨性胸壁	10 例	4 例	2 例	
皮肤瘢痕及全层胸壁扩大切除	1 例	1 例	2 例	7 例(6 例背阔肌皮瓣+1 例股外侧肌皮瓣)
含膈肌、心包、血管神经、关节、气管重要结构扩大切除	4 例(2 例被误诊为腋下恶性神经源性肿瘤而行肩关节离断)	1 例(膈肌、心包)	1 例(胸骨柄,双侧胸锁关节,气管节段切除吻合)	

完成随访的 80 例次手术中（含再次手术），总体复发率 65%，平均复发间期 11.94 个月，25 例次 R_0 切除复发率 8%，24 例次 R_1 切除复发率 83.33%，31 例次 R_2 切除复发率 100%。对三种切缘术后复发率进行两两比较（卡方检验）：R_0 术后复发率与 R_1 和 R_2 均有显著性差异（P 值分别为 5.369e-07 和 2.331e-11，均 < 0.05）；R_1 与 R_2 无显著差异（P=0.066 21）；R_0、R_1 及 R_2 组的 NDS 分别为（111.6±106.4）个月、（23.0±32.5）个月和（11.1±15.3）个月（方差分析，P < 0.001）。

41 例手术患者有效随访期 11 ～ 524 个月（自起病计算），平均 125.17 个月；26 例术后复发（复发率 63.41%），18 例接受再次手术（10 例联合放疗）的再复发率为 33.33%；另 8 例复发者中 5 例（其中 3 例仅观察）稳定无进展（SD）或肿物略缩小（PR）。R_0 切除复发率为 6.7%，R_1 切除复发率为 92.9%，R_2 切除复发率为 100%。R_0、R_1、R_2 组 NDS 分别为（80.3±64.8）个月、（23.6±38.7）个月和（9.8±10.8）个月。Kaplan-Meier 生存分析对比不同切缘组间复发率及 NDS 均显示 R_0 组显著好于 R_1 和 R_2 组，R_1 与 R_2 组间无显著差异（图 16-2-1，图 16-2-2）。

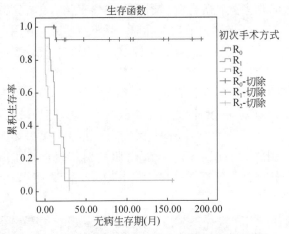

图 16-2-1 总体复发率及无病生存期（41 例患者）

单纯手术组及手术加放疗组术后复发间期分别为（13.7±10.4）个月和（11.1±8.5）个月（t=0.751，P=0.459）。单纯手术组的复发率显著低于手术加放疗组（分别为 48.1% 和 88.9%，χ^2=7.8，P=0.005）；因 R_0 切除术后无需放疗也不易复发，故手术加放疗组多为 R_1 或 R_2 手术，再进一步行手术加放疗组内的亚组分析：R_0、R_1、R_2 及（R_1+R_2）组（Fisher 精确检验，P 值分别为 0.188、0.667、1.000 及 0.483），复发率均无差异。

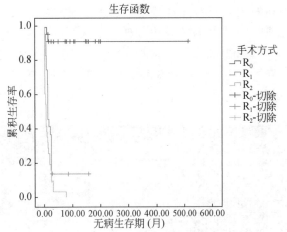

图 16-2-2 术后复发率及无病生存期（80 例次手术）

二、AF 相关内容

1. 疾病发生特点 在 AF 发生及进展中，腺瘤性结肠息肉（adenomatous polyposis coli，APC）基因突变失活，或编码 β-catenin 的 CTNNB1 基因突变使 Wnt/β-catenin 信号通路激活，导致特征性 β-catenin 高表达及 VEGF 高表达，均有重要作用。根据发生部位不同，AF 分为腹部外型（50% ～ 60%）、腹壁型（约 25%）和腹内型（约 15%）。发生于胸壁的肿瘤占全部 AF 的 10% ～ 28%。AF 生长速度各异，异质性明显，部分肿瘤生长呈自限性，部分切缘阳性肿瘤使可能存在的基因突变细胞处于创伤修复环境中，极易短期复发，复发灶病理与原发灶相同，但生长更迅速，侵及范围更广泛，且可多灶性复发，罕见恶变为纤维肉瘤，至今尚未见淋巴系统或血行转移的报告。

2. 诊断及鉴别诊断

（1）诊断依据：胸部 AF 好发于胸壁肌层、肩胛周、腋下、锁骨周围，缺乏特异性症状和体征，多无外伤、手术史，多不伴家族性腺瘤性息肉病（familial adenomatous polyposis，FAP）。影像学特征与其他软组织肿瘤难以鉴别。CT 是最常用、方便的检查手段，其可显示胸内病灶（图 16-2-3）。临床首选用 MRI 评估肿瘤累及范围，肿瘤边缘常不光整，呈爪样浸润周边肌肉，瘤内无囊性变、坏死，无钙化、脂肪和瘤周水肿。T_2WI 具有重要鉴别意义，显示略高信号，动态增强可见明显持续强化或进行性延迟强化，伴各序列中存在小梁状低信号无强化的致密胶原，临床绝大多数恶性

肿瘤的 T_2WI 仅呈高信号。AF 如侵犯相邻骨质，CT 则显示骨膜反应及虫蚀样骨质破坏。在超声或 CT 引导下行穿刺活检多提示梭形细胞肿瘤，结合免疫组化（至少检测 β-catenin、CD117、CD-34、Desmin）有助于术前确诊。

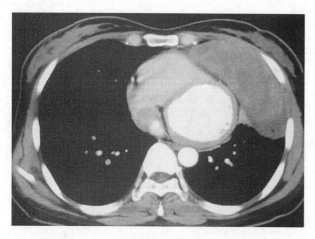

图 16-2-3　左侧膈肌侵袭性纤维瘤病的 CT 像

（2）病理特点：AF 源于肌肉和腱膜与深筋膜相连处，形态不规则，边界不清，无包膜，质地硬韧苍白，切面呈编织状。用显微镜观察，其由不同分化程度、不同增生阶段的成纤维细胞和肌成纤维细胞组成，呈梭形束状排列，胶原纤维嵌插其间，肿瘤边缘常见被浸润的肌肉组织，缺乏病理性核分裂及异型性核分裂。

（3）鉴别诊断：AF 术前误诊率高，容易被误诊为纤维瘤、结节性筋膜炎、孤立性纤维性肿瘤、胸膜间皮瘤、纤维肉瘤、恶性纤维组织细胞瘤和神经源性肿瘤等。因此，凡遇到胸部软组织肿块，均应想到 AF 的可能，曾诊断"纤维瘤"而术后复发的患者，更应认真复查原病理诊断，避免再次误诊。

3. 治疗

（1）手术处理：除非病灶有明显自限性或明显缩小，凡是可切除的病灶均首选手术切除。AF 多浸润周边，术中难以确认边界，临床多主张切缘距肿瘤 2～3cm，将受累肌肉、腱膜、骨膜、骨质一并整块扩大切除，术中应行切缘多点冰冻病理以确认处于 R_0。保证切缘无肿瘤残留与 AF 发生的部位有关，发生在锁骨下、腋窝区、颈胸交界区和纵隔内的肿瘤，因为必须要保留某些器官、结构的功能而难以达到 R_0 切除。本组依 AF 发生的部位接受 R_2 切除的分布情况：胸出口、臂丛血管周 30.3%，椎旁及肋椎关节 27.3%，颈胸交界锁骨周 18.2%，胸壁肋骨 12.1%，肩胛周 6.1%，纵隔内 6.1%。

目前对扩大切除仍存在争议。Lev 等认为 R_0 与 R_1 切除的长期复发率并无显著差异，建议在难以达到 R_0 切除时，应采取保留器官功能的术式并行术后放疗。本组数据结果提示，胸部 AF 误诊率高，常不易达到 R_0 切除，但 R_0 切除术后复发率显著低于 R_1 和 R_2 组，因此，R_0 切除仍应作为手术的主要目标。发生切缘阳性的主要原因：①术中误诊或未认识到 AF 特性，初次手术未做扩大切除；②切除范围受到重要脏器、结构的限制。因此，手术成功的关键是术前穿刺明确诊断，充分设计方案，尽可能保留器官功能，做到 R_0 切除，必要时进行胸壁重建。对于肿瘤复发病例，在认真评估可切除性后争取再次手术。再次手术常需更大的切除范围以达到切缘阴性，但应避免过度性 R_2 切除。术时需将所有受累的软组织和皮肤瘢痕一并整块切除。累及乳房时也需行乳房及胸壁扩大切除，以后随诊无复发者再考虑乳房再造。锁骨下 AF 侵犯颈胸交界区，常需掀开胸锁关节切除肿瘤。骨扫描显示 AF 周边的骨质核素摄取增高，影像学显示肿瘤包绕骨骼或骨质有破坏，需整块切除受累的骨性胸壁。超过两根肋骨或胸骨、锁骨缺损者需要进行骨骼重建，常用 Marlex mesh 补片，Gore-Tex 补片，骨水泥，钛板、钛网等人工材料修补骨性胸廓。软组织缺损重建常用胸大肌肌皮瓣、背阔肌肌皮瓣、腹直肌肌皮瓣转移修复（图 16-2-4，图 16-2-5，彩图 16-2-4，彩图 16-2-5）。

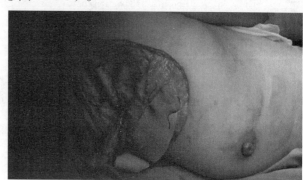

图 16-2-4　左锁骨下复发性 AF 扩大切除后，胸壁软组织缺损转移皮瓣修复

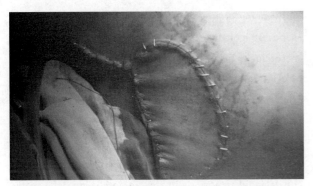

图 16-2-5　与图 16-2-4 同一患者，转移皮瓣修复完成

（2）辅助放疗：术前放疗尚未证明能够降低切缘阳性率。Baumert 等报道切缘阳性患者术后接受放疗，局部控制率达 70%，与 R_0 相似，他推荐切缘阳性或无法再手术的患者进行 50～60Gy 放疗。Shin 指出放疗可推迟复发，但并不改善远期预后。本组术后复发期及各亚组间复发率的统计分析结果显示，术后辅助放疗未推迟复发，也并未降低复发率。

4. 预后影响因素　本组结果表明 AF 发生的部位、病灶大小、深度、年龄、性别、放疗均与复发有关，而切缘阳性及手术切除史是术后复发的独立影响因素。CTNNB1 外显子 3 上的 S45F 突变被认为是术后高复发率的分子预测因素。

三、结　语

早期发现、术前确诊、力争初次即达 R_0 切除是胸部 AF 最佳处理方式。推荐于距肿瘤边缘 2～3cm 处整块切除，必要时以人工材料和肌皮瓣转移修复胸壁缺损。复发患者在评估可切除性后应积极再行手术治疗，尽可能保留器官功能达 R_0 切除。放疗未能推迟复发或改善预后。

（马冬捷　李单青）

参 考 文 献

Abrão FC，Waisberg DR，Fernandez A，et al，2011. Desmoid tumors of the chest wall：surgical challenges and possible risk factors. Clinics（Sao Paulo），66（4）：705-708.

Baumert BG，Spahr MO，Von Hochstetter A，et al，2007. The impact of radiotherapy in the treatment of desmoid tumours. An international survey of 110 patients. A study of the Rare Cancer Network. Radiat Oncol，2：12.

Bertani E，Testori A，Chiappa A，et al，2012. Recurrence and prognostic factors in patients with aggressive fibromatosis. The role of radical surgery and its limitations. World J Surg Oncol，10：184.

Colombo C，Miceli R，Lazar AJ，et al，2013. CTNNB1 45F mutation is a molecular prognosticator of increased postoperative primary desmoid tumor recurrence：an independent，multicenter validation study. Cancer，119（20）：3696-3702.

Enzinger FM，Weiss SW，1988. Soft Tissue Tumors. 2nd ed. St. Louis：CV Mosby.

Escobar C，Munker R，Thomas JO，et al，2012. Update on desmoids tumors. Ann Oncol，23（3）：562-569.

Fletcher CD，2013. The evolving classification of soft tissue tumours-an update based on the new 2013 WHO classification. Histopathology，64（1）：2-11.

Guglielmi G，Cifaratti A，Scalzo G，et al，2009. Imaging of superficial and deep fibromatosis. Radiol Med，114（8）：1292-1307.

Harish SH，Edward JF，Thomas D，et al，2006. Desmoid tumors and current status of management. Orthop Clin N Am，37：53-63.

Kasper B，Ströbel P，Hohenberger P，2011. Desmoid tumors：clinical features and treatment options for advanced disease. Oncologist，16（5）：682-693.

Lee CJ，Thomas MJ，Philips S，et al，2006. Aggressive fibromatosis：MRI features with pathologic correlation. A J R，186：247-253.

Leithner A，Gapp M，Pascher A，et al，2005. Immunohisto-chemical analysis of desmoid tumors. J Clin Pathol，58：1152-1156.

Lev D，Kotilingan D，Wei C，et al，2007. Optimizing treatment of desmoids tumors. J Clin Oncol，25（13）：1785-1791.

Lips DJ，Barker N，Clevers H，et al，2009. The role of APC and beta-catenin in the aetiology of aggressive fibromatosis（desmoid tumors）. Eur J Surg Oncol，35（1）：3-10.

Matono H，Tamiya S，Yokoyama R，et al，2011. Abnormalities of the Wnt/β-catenin signalling pathway induce tumour progression in sporadic desmoid tumours：correlation between β-catenin widespread nuclear expression and VEGF overexpression. Histopathology，59（3）：368-375.

Melis M，Zagerr JS，Sondak VK，2008. Multimodality

management of desmoids tumors: how important is a negative surgical margin? J Surg Oncol, 98 (8): 594-602.

Micke O, Seegenschmiedt MH, 2005. Radiation therapy for aggressive fibromatosis (desmoid tumors): results of a national Patterns of Care Study. Int J Radiat Oncol Biol Phys, 61: 882-891.

Nakayama T, Tsuboyama T, Toguchida J, et al, 2008. Natural course of desmoid-type fibromatosis. J Orthop Sci, 13 (1): 51-55.

Owens CL, Sharma R, Ali SZ, 2007. Deep fibromatosis(desmoid tumor): cytopathologic characteristics, clinicoradiologic features, and immunohistochemical findings on fine-needle aspiration. Cancer, 111 (3): 166-172.

Salas S, Dufresne A, Bui B, et al, 2011. prognostic factors influencing progression-free survival determined from a series of sporadic desmoid tumors: a wait-and-see policy according to tumor presentation. J Clin Oncol, 29 (26): 3553-3558.

Schulz-Ertner D, Zierhut D, Mende U, et al, 2002. The role of radiation therapy in the management of desmoid tumors. Strahlenther Onkol, 178: 78-83.

Shin SH, Ko KR, Cho SK, et al, 2013. Surgical outcome of desmoid tumors: adjuvant radiotherapy delayed the recurrence, but did not affect long-term outcomes. J Surg Oncol, 108 (1): 28-33.

Tam CG, Broome DR, Shannon RL, 1994. Desmoid tumor of the anterior mediastinum: CT and radiologic and features. J Comput Assist Tomogr, 18: 499-501.

第十七章

胸部炎性肌成纤维细胞瘤

一、概　　述

炎性肌成纤维细胞瘤（inflammatory myofibroblastic tumor，IMT）临床少见，它是一种间叶性肿瘤，由已分化的肌成纤维细胞性梭形细胞组成，同时伴有大量炎细胞和（或）淋巴细胞浸润。人们对炎性肌成纤维细胞瘤的认识经历了一个长期的过程，初始命名混乱，国内外文献曾予以各种命名，如炎性假瘤、浆细胞肉芽肿、纤维黄色肉芽肿、肌成纤维细胞瘤、黏液样错构瘤、假肉瘤、炎症性纤维肉瘤等。

1939 年，Brunn 最早报道了 2 例发生于肺内的炎性肌成纤维细胞瘤，由于肿瘤内梭形细胞的形态表现，当时被误认为是恶性肿瘤。但病理学界长期认为此类病变不是肿瘤，而是一种瘤样病变。追问病史常可发现患者以前曾有过肺部感染或炎症病史，之后"炎症痊愈"。动态观察在较长时间内病灶无改变。20 世纪 70 年代，Gabbiani 首先描述炎性肌成纤维细胞存在于肉芽组织内，之后相继发现在损伤修复、肿瘤样增生和肿瘤反应中均有此种炎性肌成纤维细胞。1984 年，Spencer 在研究肺浆细胞肉芽肿与组织细胞瘤之间的相互关系时，提出炎性假瘤是一种向浆细胞肉芽肿或纤维组织细胞瘤转变过程开始阶段的病变。Kauffman 和 Stout 的研究指出，以往笼统归为炎性假瘤的病变中至少部分可能是一种真正的肿瘤，随后出现了炎性肌成纤维细胞瘤这一名称。然而，病理学界一直对炎性肌成纤维细胞瘤是否是真正的肿瘤存在争议，大量临床资料和病理学观察，以及遗传学和分子生物学研究证实，炎性肌成纤维细胞瘤是单克隆增生，其存在 2 号染色体长臂和 9 号染色体短臂异位，这些事实在很大程度上

又支持炎性肌成纤维细胞瘤是一种真性肿瘤，而非炎症性病变。近年来，该事实逐渐得到病理学及临床上的广泛认同，2002 年，WHO 软组织肿瘤分类专家将这种肿瘤命名为炎性肌成纤维细胞瘤，从而结束了长期以来有关其命名的混乱状态。

二、病　　因

大部分炎性肌成纤维细胞瘤的病因不明，部分病例发生在手术、创伤或炎症以后，提示炎性肌成纤维细胞瘤初起可能是人体对损伤的一种异常或过度反应，之后最终发展成肿瘤。发生在肝、脾及淋巴结的炎性肌成纤维细胞瘤可能与 EB 病毒感染有关；有学者认为发生在肺部的炎性肌成纤维细胞瘤绝大多数由异常修复反应引起，某些病例是细菌或病毒感染后异常修复反应引起的，某些病例是细菌或病毒感染产生非特异性炎症局灶化引起的。

细胞遗传学及分子生物学研究炎性肌成纤维细胞瘤主要局限于染色体异常，据文献报道，在 1 例 30 岁女性肺炎性肌成纤维细胞瘤中发现 t（1；2）（q21；p23）和 del（4）（q27）的克隆异常改变。6 例膀胱炎性肌成纤维细胞瘤的流式细胞计数显示其含二倍体 DNA。9 例儿童不同部位的炎性肌成纤维细胞瘤，5 例含二倍体，4 例有非整倍体细胞。炎性肌成纤维细胞瘤患儿和青年人在遗传学上存在染色体 2p23 上 ALK 受体酪氨酸激酶基因活化的克隆细胞重排，但是 40 岁以上成人很少见这种异常。

三、临床特点

炎性肌成纤维细胞瘤除了发生在肺部以外，

还见于身体许多其他部位，如乳腺、肝、膀胱、骨、肾、心脏等，其是儿童期肺部最常见的肿瘤。发病年龄从 2 个月到 74 岁，平均 8.5 岁。临床症状主要有发热、体重减轻、疼痛和局部肿块，病变切除后症状消失。偶有局部淋巴结或远处转移。部分患者症状与特定部位有关，呼吸系统炎性肌成纤维细胞瘤可表现有声嘶、发音困难，喉受累可有喘鸣。

X 线检查或 CT 扫描显示病变多在肺的周围，肿瘤单发，边缘清楚，密度均匀，少数边缘呈毛刺状或分叶状，很少伴肺门淋巴结肿大，其影像学表现与肺癌难以区分。膀胱炎性肌成纤维细胞瘤表现有血尿、排尿困难和反复发作性膀胱炎，肿块常为息肉状，易被误诊为胚胎性横纹肌肉瘤或非横纹肌性肌原性肉瘤。肝、胆和胰腺的炎性肌成纤维细胞瘤可有不同程度的发热、上腹部隐痛、恶心、黄疸和腹水，手术时因肿物有丰富血管，与周围组织粘连，常被误认为恶性肿瘤。发生于肠系膜、腹膜后和鼻旁窦等部位的炎性肌成纤维细胞瘤常有局部复发，甚至远处转移，并可因之死亡。发生于眼球后方炎性肌成纤维细胞瘤表现有充血、红肿、视力下降、复视、眼球突出及运动障碍。

四、病理特点

1. 大体形态　大体检查显示炎性肌成纤维细胞瘤为结节性实性肿块或息肉样肿物，肿瘤大小变异较大，直径从小于 1.0cm 到超过 20.0cm，常无明确包膜。肿瘤外观呈结节状或分叶状。质地坚实，切面灰白或黄褐色。部分肿瘤呈黏液样，质地较软，少部分间杂有灶性脂肪组织及灰白色纤维条索，呈编织状。肿瘤一般无出血、坏死及囊性变。较大肿瘤多见于肠系膜、腹膜后、纵隔和肝，头颈部和膀胱内的肿瘤直径多小于 2cm。

2. 镜下特点　炎性肌成纤维细胞瘤组织学表现变化多样，主要特点为成纤维细胞及肌成纤维细胞混合性增生，排列呈束状、编织状或杂乱无章，增生的成纤维细胞及肌成纤维细胞呈不规则梭形，淡染，细胞核嗜酸或双染，可见核仁，但少见核分裂。另一特点是肿瘤内弥漫散在性分布大量炎性细胞，主要为成熟浆细胞，胞质外可见

拉塞尔小体，另外可见到淋巴细胞、嗜酸性粒细胞，偶见中性多形核白细胞。间质内可有黏液样水肿，伴多量疏松散在细小血管。在梭形细胞间和细胞巢间可见钙化、瘢痕样胶原化。上述各种组织学成分依其发生部位不同，可有不同程度的变化。

发生于肺部的炎性肌成纤维细胞瘤分为 4 型。①假乳头状瘤型：肺泡上皮细胞和肺泡间毛细血管、成纤维细胞和组织细胞增生，形成乳头，并有慢性炎性细胞浸润。②纤维组织细胞瘤型：成纤维细胞和组织细胞混合性增生，肌成纤维细胞产生多量胶原，并发生硬化和透明变性。③浆细胞肉芽肿型：以成熟浆细胞为主，伴小量淋巴细胞、组织细胞和肌成纤维细胞，毛细血管较多。④假性淋巴瘤型：以淋巴细胞增生为主，形成淋巴滤泡样结构，淋巴细胞分化成熟。另有学者提出 3 种主要组织学类型。①黏液样 / 血管型：以黏液、血管、炎症区域为主，类似结节性筋膜炎和胚胎性横纹肌肉瘤。②丰富梭形细胞型：梭形细胞夹杂炎性细胞，类似纤维组织细胞瘤，当累及胃肠道时，常被误认为平滑肌瘤或间质瘤。③少细胞纤维型：组织学上表现为致密成片的胶原纤维类似瘢痕或硬化性纤维瘤，少数出现点状或大片钙化和化生骨。

3. 免疫组织化学　肿瘤免疫组化检查常表达 Vimentin、SMA、MSA，部分病例 Desmin 阳性。但是 S100、myoglobinCD34 阴性。有文献报道梭形细胞对肿瘤免疫组化检查多项指标［Vimentin（83%），SMA（90%），MSA（83%），Desmin（90%），Keratin（77%）］分别有明显阳性表达。极少部分病例的梭形细胞对 Keratin 表现为阳性，易误诊为肉瘤样癌或间皮瘤。国内报道炎性肌成纤维细胞瘤患者 ALK（间变性淋巴瘤激酶）阳性率为 40%，国外报道 ALK 阳性率可达 60%，因此，ALK 有可能作为炎性肌成纤维细胞瘤诊断指标之一。

4. 电镜检查　确诊肌成纤维细胞瘤需依赖电镜检查，有两方面的原因，一方面肌成纤维细胞瘤细胞具有成纤维细胞的特点，如有发育良好的高尔基复合体、丰富的粗面内质网和细胞内胶原；另一方面成纤维细胞瘤具有平滑肌细胞某些特点，如胞质内有密集微丝束、胞膜下密质体及胞饮小泡，见不到细胞连接、基板和张力微丝。肌成纤维细胞伴有成熟成纤维细胞、胞外胶原、间充质细胞、肥厚的内皮细胞及炎细胞，包括成熟的浆

细胞等。

五、鉴别诊断

1. 纤维瘤病　由分化好的成纤维细胞构成，在增生细胞之间有数量不等的胶原纤维，纤维多且弥漫分布，细胞成分很少，纤维瘤病无明显炎性细胞浸润，这些与炎性肌成纤维细胞瘤不难鉴别。

2. 恶性纤维组织细胞瘤　与炎性肌成纤维细胞瘤最容易混淆，恶性纤维组织细胞瘤也有梭形细胞和炎性细胞，但是肿瘤细胞多形性和异型性明显，异型性成纤维细胞和组织细胞常形成特征性的车辐状结构，并且存在多少不等的黄色瘤细胞，核分裂活跃，甚至可见病理性核分裂象。免疫组化检查，组织细胞标记物 α_1 抗糜蛋白酶（α_1ACT）常表现阳性，不表达肌原性标记抗体。

3. 平滑肌肉瘤　多发生于中老年人，儿童罕见。好发生于子宫和胃肠道，容易出现坏死和囊性变。显微镜下平滑肌肉瘤的瘤细胞胞质丰富、红染、核钝圆，胶原成分很少，一般无炎性细胞浸润。免疫组化检查 SMA、Desmin 呈弥漫强阳性。

4. 间皮瘤　炎性肌成纤维细胞瘤若发生在肠系膜、网膜而瘤组织内缺乏炎性细胞时，需要与间皮瘤鉴别。间皮瘤细胞具有双向分化能力，可出现上皮巢状及腺样结构，免疫组化检查 Vimentin、EMA 或 CK 表现阳性，电镜下间皮瘤细胞表面常有细长微绒毛。

5. 硬化性血管瘤　也有纤维组织增生，但有异型淋巴细胞，免疫组化肌原性标记为阴性，LCA 表达阳性。

6. 其他　炎性肌成纤维细胞瘤与结节性筋膜炎、横纹肌肉瘤、多形性黏液性肉瘤、胃肠道间质瘤、肉瘤样癌等有相似组织学特点，诊断时需注意与这些肿瘤鉴别。

六、治疗与预后

炎性肌成纤维细胞瘤的治疗原则为彻底行手术切除，现有资料显示，化疗和放疗对炎性肌成纤维细胞瘤无明显疗效。以往曾认为炎性肌成纤维细胞瘤为良性肿瘤，但近年来发现未完全切除者有一定复发率，因此将其作为低度恶性肿瘤处

理。临床上更多见的情况是术前未能确切诊断的不明原因肺内肿块，或是诊断不清的纵隔肿瘤，需进行开胸探查，术后病理检查才明确为炎性肌成纤维细胞瘤。

绝大部分炎性肌成纤维细胞瘤预后良好，经彻底手术切除均能治愈。但部分病例具有局部复发倾向，术后须密切随访观察。有报道称其局部复发率约为 25%，偶可发生转移（＜5%）。复发的病例与下列因素有关：①肿瘤发生部位，位于鼻窦部、肠系膜和腹腔的炎性肌成纤维细胞瘤具有恶性倾向，容易复发。②肿瘤与重要器官相邻、多结节性生长，因切除不彻底容易复发。③肿瘤细胞有异型性、可出现节细胞样细胞、表达 TP53 及存在异倍体，容易复发。④当梭形细胞出现异型性、包涵体样核仁及较多核分裂象时，应视为恶性。既往曾有恶性炎性肌成纤维细胞瘤的报道。

七、北京协和医院资料

国内有关胸部炎性肌成纤维细胞瘤的报道较少，北京协和医院胸外科自 2005 年 1 月至 2007 年 12 月收治 10 例胸部炎性肌成纤维细胞瘤患者，男性 5 例，女性 5 例，年龄 15～61 岁，平均 36.6 岁。4 例为体格检查发现肺内病灶，6 例有咳嗽、咳痰、胸闷、胸部不适及发热等症状。影像学检查显示肺实质内病变 5 例，直径 3～5cm，圆形或类圆形，边界清晰，肺门、纵隔无明显肿大淋巴结；其中 2 例行支气管镜检查，镜下未见异常；另 1 例术前在 CT 指引下行经皮穿刺活检，结果未能检测到肿瘤细胞。影像学发现纵隔病变 5 例，2 例位于右前上纵隔；1 例位于主动脉弓旁；1 例占据整个左胸腔致左肺受压实变；1 例位于左心膈角并侵袭膈肌。肿瘤大小为 6～25cm，肿瘤呈结节状实性软组织肿块影，强化 CT 检查显示肿瘤有轻度增强。本组术前均未明确诊断，分别诊断为肺癌、肺结核球、Castleman 病、胸腺肿瘤、恶性胸腔积液等。本组 5 例肺部肿瘤均行肺叶切除并行淋巴结清扫；5 例纵隔病变中，1 例肿瘤位于主动脉弓旁并沿主动脉生长，累及降主动脉，仅行肿瘤部分切除；余 4 例纵隔肿瘤完整切除，其中 1 例肿瘤侵袭右上肺、右中肺及上腔静脉，行肿瘤完整切除及右上肺、右中肺肺叶切除，行上腔静脉成形术（图 17-0-1）。

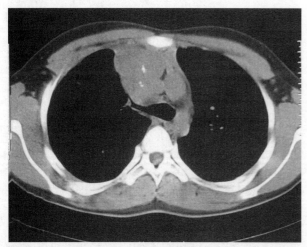

图 17-0-1　患者，男性，16 岁，因胸闷憋气，活动后气喘 2 个月就诊，检查发现右纵隔巨大肿瘤，侵犯右上肺和右中叶肺，同时压迫侵犯上腔静脉。开胸行右上中肺叶切除，上腔静脉部分切除及成形术。术后病理诊断为"炎性肌成纤维细胞瘤"。术后恢复顺利，一年后胸部 CT 复查显示纵隔为术后改变，未见复发

1 例肿瘤位于左心膈角，侵袭左侧膈肌及前胸壁多根肋软骨，行肿瘤、受侵膈肌和前胸壁大块切除，人工材料补片修补左侧部分膈肌、心包膈面及前胸壁。1 例左纵隔病变占据左侧胸腔，左肺受压实变，肿瘤完整切除后左肺完全复张。术后病理诊断炎性肌成纤维细胞瘤，未见淋巴结转移。随诊时间为 1～4 年，平均 23 个月。近期随诊结果除 1 例未完全切除患者存在残余肿瘤外，余 9 例未发现复发或转移。从本组诊断治疗结果可以总结出以下几点。

（1）炎性肌成纤维细胞瘤临床少见，多发生于儿童和青年，起病隐匿，生长缓慢，出现症状较晚。明确诊断时肿瘤常已很大，侵袭肺门、大血管、神经、心脏等重要结构。

（2）该病术前诊断困难，影像学表现缺乏特征性，病变多位于肺周边部位，纤维支气管镜检常无阳性发现，经皮肺穿刺组织细胞学也难以提供有价值的诊断依据。因此，术前多被误诊，常以不明原因肺内肿物或纵隔肿物开胸探查。

（3）文献报道称对肺部炎性肌成纤维细胞瘤可以行局部切除，但是由于术前和术中均诊断不明，术者多以恶性病变处理，施行肺叶切除和淋巴结清扫。本组术中摘除的肺门、纵隔淋巴结病理均未发现转移。纵隔病变体积巨大，常侵袭周围脏器，手术切除有一定困难，但若手术彻底切除，即使切除双肺叶和部分血管，最终仍可获得良好结果。本组 1 例主动脉弓旁肿瘤，术中解剖渗血多，为避免主动脉损伤，仅行肿瘤部分切除。术后未予特殊治疗，门诊随诊至今已 15 个月，尚未发现肿瘤明显增大。

（4）炎性肌成纤维细胞瘤切除不彻底或术后复发患者，文献报道可尝试放疗、化疗，据称有一定疗效。本组 1 例肺部手术因病理报告为"部分生长活跃，有恶变"，术后给予 4 周期化疗。由于本组病例较少，随诊时间尚短，难以评论放疗和化疗的作用。

（郭　峰　张志庸）

参 考 文 献

Coffin CM，Dehner LP，Meis-Kindblom JM，1998. Inflammatory myofibroblastic tumor, inflammatory fibrosarcoma, and related lesions: an historical review with differential diagnostic considerations. Semin Diagn Pathol, 15: 102-110.

Dishop MK，Warner BW，Dehner LP，et al，2003. Successful treatment of inflammatory myofibroblastic tumor with malignant transformation by surgical resection and chemotherapy. J Pediatr Hematol Oncol, 25: 153-158.

Lee HJ，Kim JS，Choi YS，et al，2007. Treatment of inflammatory myofibroblastic tumor of the chest: the extent of resection. Ann Thorac Surg, 84: 221-224.

Sakurai H，Hasegawa T，Watanabe S，et al，2004. Inflammatory myofibroblastic tumor of the lung. Eur J Cardiothorac Surg, 25: 155-159.

Yamaguchi M，Yoshino I，Osoegawa A，et al，2003. Inflammatory myofibroblastic tumor of the mediastinum presenting as superior vena cava syndrome. J Thorac Cardiovasc Surg, 126: 870-872.

第十八章

胸内嗜铬细胞瘤

一、嗜铬细胞瘤的命名、分类

嗜铬细胞瘤多发生在肾上腺，胸内的嗜铬细胞瘤少见，此类肿瘤属于副神经节细胞瘤。以前对此类肿瘤的组织来源认识不清，导致分类上的混淆，出现几种不同的名称，如嗜铬细胞瘤、化学感受器瘤、非嗜铬性副神经节细胞瘤、嗜铬性副神经节细胞瘤、球状细胞瘤、迷走神经瘤、颈动脉体瘤等。

组织发生学上，神经外胚层细胞在神经管的背部聚集形成神经嵴。神经嵴细胞随着胚胎发育而遍及全身各个部位，逐步形成外周神经鞘、周围神经及周围神经系统的其余部分，包括颅感觉神经节、脊感觉神经节、肾上腺髓质及其他内分泌细胞和内分泌旁细胞。Cohen 将起源于神经嵴的肿瘤分为以下两大基本类型。

（1）来自神经鞘组织的肿瘤，如神经鞘瘤、神经纤维瘤。

（2）来自神经组织和神经内分泌组织的肿瘤，如神经母细胞瘤、神经节细胞瘤、神经节母细胞瘤和副神经节细胞瘤。

副神经节由神经嵴衍生的组织组成，包括肾上腺髓质及肾上腺以外的嗜铬组织，肾上腺以外的嗜铬组织可以发生自颈部至盆腔的任何部位。20 世纪早期，人们曾认为嗜铬组织是一个庞大的同源组织，之后病理学家逐渐认识并且提出，这种嗜铬组织可发生两种类型的肿瘤，它们的生理学特性和组织化学特性完全不同，如对重铬酸盐的嗜铬反应结果明显不同。两类肿瘤性质截然不同，彼此也毫无关联。一类是非嗜铬性副神经节细胞瘤或称化学感受器瘤，另一类是嗜铬性副神经节细胞瘤或称有神经内分泌组织的肿瘤（具有分泌儿茶酚胺功能），又称嗜铬细胞瘤。

20 世纪 60 ～ 70 年代早期，随着电镜、生化分析和荧光显微镜技术的发展，这些组织及其所产生的肿瘤再次被单独分为一类，即解剖学上广泛而与胚胎学上一致的副神经节细胞瘤。1974 年，Glenner 和 Grimely 描述了该病分类的历史转变，并且综合归纳，阐述了目前大家所接受的分类方法。他们将副神经节细胞分为以下四类。

（1）鳃弓副神经节：主要发生在头、颈、上纵隔，以及有关的动脉血管和鳃弓发育的脑神经上，包括颈鼓室、颈动脉间、锁骨下、喉、冠状动脉、主动脉 - 肺动脉间和肺的副神经节（图 18-0-1，图 18-0-2）。

（2）迷走神经内副神经节。

（3）主动脉 - 交感神经链的副神经节，发生在沿颈、胸椎旁沟和腹部（Zuckerkandl 器官）分布的交感神经链内（图 18-0-3）。

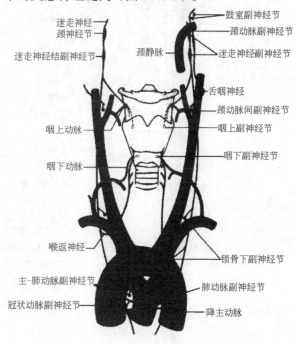

图 18-0-1　鳃弓和迷走神经副神经节的部位

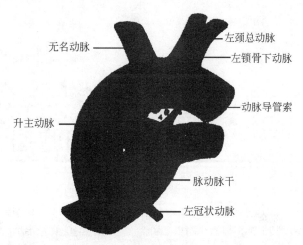

图 18-0-2 鳃弓系统主动脉 - 肺动脉副神经节的部位

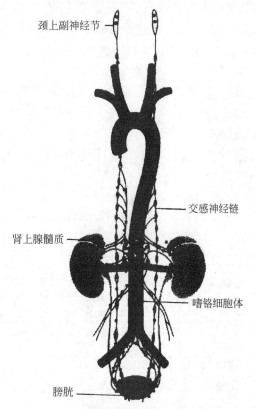

图 18-0-3 主动脉 - 交感神经间副神经节的部位

（4）内脏自主神经副神经节，主要分布在心房、膀胱、肝门和肠系膜血管内。

虽然嗜铬和非嗜铬的含义曾等同于分泌儿茶酚胺和不分泌儿茶酚胺，但这种等同并不完全正确。实际上，这类组织均含有神经来源的主细胞，其内有儿茶酚胺贮存颗粒，来自这些组织的肿瘤也是如此。来自鳃弓和迷走神经组织内的肿瘤不分泌儿茶酚胺，通常称为化学感受器瘤；来自主动脉 - 交感神经及内脏自主神经组织的肿瘤却能分

泌儿茶酚胺，即通常所称的嗜铬细胞瘤。在上述 4 个分类中，每一种肿瘤又再分为可分泌儿茶酚胺的肿瘤和无分泌儿茶酚胺的肿瘤。

自 Glenner 和 Grimely 对副神经节细胞瘤重新分类以来，嗜铬细胞瘤泛指所有能够分泌儿茶酚胺的肿瘤。有些学者认为只有那些来源于肾上腺髓质的肿瘤才能称为嗜铬细胞瘤，而那些肾上腺以外组织来源的肿瘤称为肾上腺外副神经节细胞瘤。然而，由于嗜铬细胞瘤一直被广泛用于那些能够分泌儿茶酚胺的副神经节细胞瘤，所以仍将继续沿用"嗜铬细胞瘤"一词，并特指那些能主动分泌儿茶酚胺的肿瘤。任何来源的副神经节细胞瘤都可能具有主动内分泌功能，因此，本章重点讨论胸内副神经节细胞瘤，而不只是胸内嗜铬细胞瘤。

二、病 理 学

副神经节细胞瘤大小不一，最大重量可达 200g。位于后纵隔的肿瘤常有包膜，位于中纵隔和来自心脏的肿瘤无包膜。副神经节瘤细胞表现其来源的细胞结构，组织学表现可多样化，一般由卵圆形或多边形主细胞构成，其内含有丰富颗粒的胞质和增大细胞核。这些细胞被网状蛋白分隔成类器官巢。这种典型的篮状巢状细胞被称为"zellballen"（图 18-0-4）。用重铬盐染色呈嗜铬性提示其为儿茶酚胺氧化（最常见的是肾上腺外副神经节瘤的去甲肾上腺素）或吲哚胺氧化（如五羟色胺）。上述四类中任一来源的副神经节细胞瘤在嗜铬染色时或呈阳性或呈阴性，然而这种染色并不能确切地提示肿瘤是否有分泌儿茶酚胺

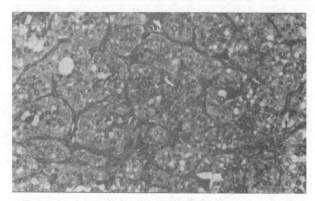

图 18-0-4 具有激素分泌功能的卵圆形或多边形、含丰富胞质颗粒和增大细胞核的主细胞。这些细胞被网状蛋白分隔成巢状。这种典型的篮状巢状细胞称为"zellballen"

的功能。尽管如此，临床发现嗜铬染色阳性的肿瘤常合并有分泌功能（如嗜铬细胞瘤）；染色阴性的肿瘤常不伴随分泌功能（如许多人所称的化学感受器瘤）。这些肿瘤在免疫过氧化酶染色时存在神经元特异性烯醇化酶（NSE）是其为神经嵴衍生物的又一佐证。

20%～50% 的副神经节细胞肿瘤为恶性肿瘤。嗜铬细胞瘤的良恶性仅仅基于术中肿瘤外观和长期随访结果判断，单从组织学特点难以区分嗜铬细胞瘤属于良性或恶性。此外，另一临床特点是，这类肿瘤有可能为多中心性发生，这一点早在 1950 年 Lattes 就曾描述过。

三、肿瘤发生部位

在全部高血压患者中，发现有副神经节细胞瘤者只占 0.01%～0.1%。成人患者 90% 的副神经节细胞瘤发生在肾上腺，8% 发生在腹部，只有 2% 或更少的病例发生在胸部。如此计算，只有 0.0002%～0.002% 的高血压患者胸内有嗜铬细胞瘤。在儿童患者中，发生在肾上腺以外的嗜铬细胞瘤相对较多，约占所有这类肿瘤的 30%。

有儿茶酚胺分泌功能的副神经节细胞瘤，胸内的好发部位在后纵隔椎旁沟。它们起源于降主动脉与交感神经链之间的副神经节或迷走神经内的副神经节。胸内嗜铬细胞瘤很少发生在中纵隔，中纵隔的嗜铬细胞瘤来自鳃弓，或更常见来自内脏自主神经的副神经节。中纵隔的嗜铬细胞瘤最常来自左心房，其次是房间隔、心脏前表面及心包内的主动脉和肺动脉。

胸内无激素分泌功能的副神经节细胞瘤与嗜铬细胞瘤不同，多见于与鳃弓副神经节有关的中纵隔，很少发生在后纵隔。这一类肿瘤临床很少见，截至 1994 年，在全世界相关文献报道中，位于前、中纵隔的副神经节细胞瘤只有 100 余例。

四、病因与遗传关系

家族性嗜铬细胞瘤典型的表现为双侧肾上腺发病，极少发生在肾上腺以外部位。然而，无分泌功能的副神经节细胞瘤可呈家族性发病。在 Ⅱa 期或 Ⅱb 期多发性内分泌肿瘤（MEN）患者中，几乎所有的嗜铬细胞瘤都发生在肾上腺内，且为双侧肾上腺发病。在多发性内分泌肿瘤综合征患者，很少有报道嗜铬细胞瘤来自肾上腺以外的组织。

五、生物化学研究

肾上腺嗜铬细胞瘤分泌肾上腺素和去甲肾上腺素，有些胸内嗜铬细胞瘤也分泌肾上腺素和去甲肾上腺素，但是肾上腺以外的嗜铬细胞瘤主要分泌去甲肾上腺素而不是肾上腺素。去甲肾上腺素分子中的氮原子甲基化就转化为肾上腺素（"nor" 这个词头为德语 "N ohne radical" 的首字母缩写）。这种甲基化在苯乙醇胺 -N- 甲基转移酶催化下完成，这种酶主要存在于肾上腺的髓质，其酶的活性部分受到肾上腺皮质产生的高浓度可的松控制，由此在肾上腺内产生了肾上腺素，这也解释了为什么肾上腺以外的嗜铬细胞瘤通常分泌去甲肾上腺素和少量肾上腺素。

六、临床表现

胸内嗜铬细胞瘤的临床表现主要有 2 个方面，一方面是肿瘤本身占位压迫产生的症状，另一方面是肿瘤分泌功能造成内分泌紊乱的症状。无分泌功能的副神经节细胞瘤在胸腔内自由生长，如发展到肺或椎旁沟，通常在胸部 X 线检查时偶然发现。肿瘤本身产生的压迫症状与其生长的部位有关。神经系统的压迫症状包括哑铃形肿瘤压迫脊髓、霍纳综合征、喉返神经麻痹、臂丛神经麻痹、膈神经麻痹等。肺部症状可有咳嗽、咯血、呼吸困难，当压迫食管时可有吞咽困难。位于胸膜顶部的副神经节细胞瘤压迫血管可造成上肢缺血和静脉回流障碍，心包内肿瘤可产生心脏压塞和静脉回流受阻。

胸内嗜铬细胞瘤虽然可以产生局部压迫症状，但是临床上主要的症状是由肿瘤分泌去甲肾上腺素引发的，少数为分泌肾上腺素产生的症状。50% 的患者出现顽固性高血压，慢性血容量不足可引起直立性低血压。其他症状还有头痛，心律失常所致的心悸、烦躁不安，大汗，面色苍白，胸腹部疼痛，感觉异常，疲乏无力和体重减轻。长期大量的去甲肾上腺素可引起左心室肥厚和心肌梗死。儿茶酚胺分泌过多也可引发心肌病，导致心室功能下降，产生充血性心力衰竭。

长期观察结果显示，多达 50% 的副神经节细胞瘤虽然生长缓慢且无疼痛，却表现为恶性。Lamy 对之前文献上报道的所有纵隔内副神经节细胞瘤进行了回顾性研究，发现了 100 例可供分析的患者，其中 27% 发生远处转移，56% 切除术后复发。这些肿瘤应该被认为是恶性肿瘤，需采取相应的治疗措施。

七、Carney 三联征

1977 年，Carney 描述了一种发生在年轻女性患者的综合征，即胃平滑肌肉瘤、肾上腺外有功能的副神经节细胞瘤和肺软骨瘤。在他最初的报告中，有 2 例患者同时患有这 3 种肿瘤，1 例有胃部肿瘤和腹主动脉旁的嗜铬细胞瘤；1 例有胃部肿瘤和肺部软骨瘤。由于这 3 种不同部位的肿瘤，每一种都很罕见，Carney 认为同时发生 3 种肿瘤不可能是巧合。2 年以后，Carney 又收集了 15 例同时患有以上 3 种或 2 种肿瘤的患者，其中 14 例是年轻女性，15 例中的 6 例有肾上腺以外嗜铬细胞瘤，其中 3 例在胸内，3 例在其他部位。15 例中有 3 例未发现嗜铬细胞瘤，6 例患者未行有关嗜铬细胞瘤的相关检查（1 例患有高血压）。随后有一个回顾性分析报道（24 例）发现了此病相同的年龄、性别分布。在这组病例中，7 例患有胸内嗜铬细胞瘤，2 例死于此肿瘤，4 例生存者中或有局部复发或有远处转移。在这些患者中，无一有家族性肿瘤患病史。由于胃平滑肌肉瘤和嗜铬细胞瘤预后极差，Carney 提出，如果发现一位年轻女性患有上述 3 种肿瘤中的任何一种时，应警惕并积极检查，以排除另外 2 种肿瘤存在的可能。

八、诊　断

胸内副神经节细胞瘤，若无内分泌功能，通常缺乏系统症状，它的诊断主要基于肿瘤本身产生的压迫症状，或是肿瘤坏死后引发的症状，或是胸部 X 线检查偶然发现。胸部 X 线片是获取诊断的首要方法，但是多数病例需要行胸部 CT 扫描或 MRI 检查确定。此类肿瘤在强化或非强化的 CT 扫描中均

显示与心脏结构相同的密度值，所以 MRI 检查有其独特的优点，可以更好地显示肿瘤与邻近血管结构的关系。在 MRI 影像学上需要与胸内嗜铬细胞瘤进行鉴别的有 3 种纵隔占位性病变：巨大淋巴结增生（Castleman 病）、血管瘤和胸内甲状腺肿，这 3 种病变与副神经节细胞瘤一样有很高的血管密度，可以采用其他检查方法对它们做出鉴别。在 MRI 的 T_2 加权像和 T_1 加权像下，不同的信号强度可以区分副神经节细胞瘤和其他纵隔肿瘤。T_1 加权像呈均一的中等强度信号，T_2 加权像也为均一的适度增强的信号是副神经节细胞瘤的特点。有分泌功能的副神经节细胞瘤或胸内嗜铬细胞瘤在 T_2 加权像的信号明显增强，从而与无分泌功能的副神经节细胞瘤区分开来。在 T_2 加权像中，嗜铬细胞瘤的信号明显增加（相近或超过皮下脂肪组织的信号），而无功能的副神经节细胞瘤的信号强度呈均匀性略有增加，但低于皮下脂肪组织的信号。

胸内嗜铬细胞瘤早期不容易发现，但是明显的非特异性系统症状最终导致嗜铬细胞瘤的诊断。由于 90% 该类肿瘤来自肾上腺髓质，而且 98% 以上的病例肿瘤发生在腹部，临床医师往往忽视胸部嗜铬细胞瘤的存在，直到病程持续很久后才注意到胸部也可能发生嗜铬细胞瘤。通过测定血液中肿瘤分泌的去甲肾上腺素，尿中儿茶酚胺及其代谢产物增加，初步考虑可能存在嗜铬细胞瘤，但不能确定肿瘤的位置是在肾上腺内、腹内还是肾上腺以外。选择性采取身体不同部位静脉血化验有助于确定肿瘤的部位，这种分段取血方法提示肾上腺外存在嗜铬细胞瘤，特别需要注意胸部检查，因为肿瘤可能发生在胸部。

1981 年，密歇根大学的 Sisson 发现对嗜铬细胞瘤有特异性的放射性核素扫描方法，从而简化了嗜铬细胞瘤的诊断及定位。同位素碘（[131]I）用来产生间位碘苄胍（[131]I-MIBG），它主要浓聚在嗜铬细胞瘤内的分子。应用 ^{131}I-MIBG 检测了 400 例嗜铬细胞瘤患者，良性肿瘤的敏感度和特异度分别为 78% 和 99%，恶性肿瘤的敏感度和特异度分别为 92% 和 100%。胸内嗜铬细胞瘤的检查结果也与此相同。某些其他神经内分泌肿瘤也可以浓缩 ^{131}I-MIBG。在 Shapiro 和 Sisson 的研究中，肿瘤对同位素的摄取与组织化学染色的嗜铬粒蛋白有关。此后，此研究组的经验又进一步简化了肾上腺以外嗜铬细胞瘤

的定位方法。全身的 ^{131}I-MIBG 扫描可以充分显示血管和肾，而骨扫描更有助于准确的解剖学定位。对已确定肿瘤范围的局部进行 CT 扫描可以准确地发现肿瘤及其邻近结构。然而，由于肿瘤本身密度因素，无论是在强化还是非强化的条件下，CT 扫描显示肿瘤与邻近心血管结构的密度相近，因此对这种方法必须进行校正，以区分肿瘤和纵隔脏器。快速成像或动态 CT 扫描可以显示彼此密度的差异，其理由为即使是血供丰富的肿瘤，其造影剂充盈速度也慢于心脏和大血管。

MRI 则不存在 CT 扫描结果解释上的困难，因而在肿瘤诊断和定位方面，MRI 均优于 CT 扫描。MRI 检查可以明确地区分肿瘤及邻近的血管结构。

对于中纵隔内有分泌功能或无分泌功能的副神经节细胞瘤，必须想到肿瘤的血供可能来自冠状动脉。因此，手术切除前对肿瘤血供来源要有充分估计，这不仅是为了选择手术入路和计划手术方式，也可在必要时行冠状动脉切除和重建。肿瘤由冠状动脉供血，切除肿瘤时也切断了冠状动脉，术后患者可能发生心肌梗死。术前冠状动脉造影在某种情况下是准确定位肿瘤的唯一方法，因此很有必要。对于心脏副神经节细胞瘤，虽然应用 ^{131}I-MIBG、CT、MRI 确定了肿瘤，但是冠状动脉造影能更准确地显示肿瘤部位及其范围。因此，对所有位于中纵隔的副神经节细胞瘤，术前应当充分考虑是否进行冠状动脉造影。

由上所述，对于嗜铬细胞瘤诊断的程序：怀疑嗜铬细胞瘤→ ^{131}I-MIBG 大致定位→动态 CT 扫描或 MRI 确切定位→当肿瘤位于中纵隔时，行冠状动脉造影。

九、治　疗

胸内副神经节细胞瘤局部复发和远处转移率达 20%～50%，因此治疗原则应为进行肿瘤彻底切除。手术有两种入路：剖胸切口和胸骨正中劈开切口。肿瘤位于后纵隔椎旁沟时，后外侧剖胸切口最容易接近肿瘤，肿瘤位于中纵隔或附于心脏时，胸骨正中劈开切口最适宜手术摘除。选择任何一种手术入路都应当想到可能需要体外循环辅助，或者是为了摘除来自心脏的肿瘤，或者是肿瘤血运极为丰富，而体外循环可以回收大量的失血。胸内嗜铬

细胞瘤，尤其是黏附于心脏的肿瘤，不容易从邻近脏器中剥离解剖出来，这一点与腹部嗜铬细胞瘤不同。完成手术的关键是术前准确定位及明确肿瘤的血供来源，从而合理地设计手术方案。术前准备可按 Montana 医生所示一步完成，即在血管造影时用明胶海绵栓塞住肿瘤的供血血管，不仅可减少肿瘤血供，减少了术中出血，也可使位于后纵隔椎旁沟的副神经节细胞瘤切除手术的难度明显降低。

心包内嗜铬细胞瘤的好发部位有左心房壁、房间隔、心室表面及主动脉 - 肺动脉间的神经节。随着肿瘤生长，其体积增大，血管蜿蜒，血运增加，肿瘤的起源部位变得模糊不清。若完整地切除这样的肿瘤，术前应做好切除部分心脏或大血管的准备，为此术前必须做好影像学检查。Cooley 曾报道了 1 例心脏嗜铬细胞瘤切除手术，在心脏离体的情况下切除左心房肿瘤，继之再行原位心脏移植。因此，切除心包内嗜铬细胞瘤常规需要体外循环。

切除心包外嗜铬细胞瘤时，体外循环也有极大的价值，因为胸内嗜铬细胞瘤黏附于邻近重要脏器，使得手术者无法遵循摘除肾上腺嗜铬细胞瘤的原则，即远离瘤体进行解剖。所以，唯有在体外循环辅助下才能保证术中患者的血压不会有一过性大幅度升高，即使术前已应用了 α 受体阻滞剂、β 受体阻滞剂。在切除这类肿瘤时，一定要在心脏完全停搏下充分显露并准确地切除肿瘤，从而不至于在"血泊"中作业。具体操作是在降温至 15℃ 以下，停循环 2.5 小时，每间隔 10 分钟给予再灌注 5 分钟，这样可保证患者神志得以完全恢复。心包内的肿瘤往往浸润主要冠状动脉，此时受累的冠状血管需要切除，同时行冠状动脉搭桥血管重建。所有这些在术前计划时均需考虑到。

一位 Ⅱa 期多发性内分泌肿瘤的女性患者，在肾上腺嗜铬细胞瘤切除术后 7 年，尿检发现儿茶酚胺含量再次升高，原肿瘤部位不能确定有无复发。Spapen 等用另一种核素确定肿瘤部位，并使用 ^{123}I-MIBG（不同于上述的 ^{131}I-MIBG）进行检查，结果显示右肺同位素摄取量明显增加。开胸后探查，右肺未能触及肿瘤，然后他们使用了一种便携式高灵敏度的 γ 射线探头来确定肿瘤的位置。切除肿瘤之后重复 γ 射线检查，肺内再无同位素聚集区，而切除的标本有大量同位素积聚。

所有嗜铬细胞瘤患者接受手术治疗均需承受

极大的手术风险，某些患者就诊时已发生了远处转移，因此，不能采用手术治疗时，非手术方法或辅助治疗对于有分泌功能的嗜铬细胞瘤患者十分重要。Geatti 报道了采用大剂量 ^{131}I-MIBG 和复方碘溶液阻断甲状腺的摄碘功能，能改善高血压但不能根治。Karasov 报道了 1 例未能切除的多发性嗜铬细胞瘤患者，应用甲基酪氨酸成功地减少了儿茶酚胺合成。甲基酪氨酸抑制了儿茶酚胺生物合成的限速酶——酪氨酸羟化酶的活性。

对于肿瘤未能切除或已发生远处转移的患者，放射治疗或联合化疗也能取得一定的疗效。但是，唯一能够治愈的治疗仍是彻底切除肿瘤。

术前药物治疗可以帮助减少切除胸内嗜铬细胞瘤操作引起的恶性血压升高。标准治疗包括持续一周服用 α 受体阻滞剂（酚苄明）、β 受体阻滞剂（普萘洛尔）。某些病例，除了 α 受体阻滞剂和 β 受体阻滞剂外还加用硝苯地平，这样可以更好地改善术前儿茶酚胺分泌过多的临床症状。儿茶酚胺过量分泌可引起机体外周血管收缩，总血容量不足，术前 1 天必须注意补充血容量。术前栓塞肿瘤血管能明显降低术中血压。在切除有分泌儿茶酚胺功能的肿瘤时，体外循环虽然不作为常规，但能很好地减少手术操作按压肿瘤所引起的血压大幅度波动，同时也能回收术中失血。

十、结果与预后

显微镜下很难区分嗜铬细胞瘤的性质，20% ～ 50% 的病例术后可有局部复发或远处转移。因此，临床医师应将所有副神经节细胞瘤视为恶性肿瘤，彻底切除方能完全治愈肿瘤。许多研究者报道了嗜铬细胞瘤术后复发或远处转移，尤其是未能彻底切除的肿瘤。Lamy 回顾性分析了位于前、中纵隔副神经节细胞瘤的文献报道，可供分析的病例有 101 例。除去尸检发现的及未能获得随访的病例之外，可供存活率分析的为 79 例。总存活率为 62%，生存期为（98±11.7）个月（平均值 ± 标准差）。然而，无病生存率仅为 37%，局部复发率和远处转移率分别为 56% 和 27%。多因素分析显示彻底切除肿瘤是影响预后的唯一指标（图 18-0-5）。彻底切除肿瘤的患者，生存率及生存期分别为 87% 和（125.7±18.7）个月；未能彻底切除肿瘤的患

者，生存率及生存期则分别为 50% 和（71.5±13.8）个月。

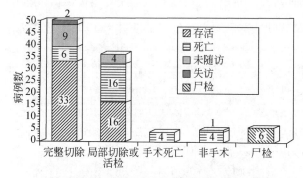

图 18-0-5　101 例患者的治疗结果

十一、北京协和医院资料

北京协和医院胸外科、心外科与内分泌科协作，手术治疗 3 例有内分泌功能的胸内嗜铬细胞瘤，其中 1 例肿瘤位于左后纵隔椎旁沟内，行开胸手术摘除，余 2 例肿瘤位于心脏内，在体外循环下成功摘除肿瘤，3 例手术均获得良好治疗效果。因为此类肿瘤临床罕见，现将此 3 例临床资料详细介绍如下。

女性，52 岁，1993 年开始出现阵发性头痛、胸闷、憋气，有时伴心悸、出汗、唇色发紫，但无恶心呕吐、视物不清、四肢发凉，一般多于劳累或激动后发生，未测过血压，未进行检查和治疗。其后 2 年发作频繁，每天 2 ～ 3 次，症状时轻时重，2 次到当地医院就诊，诊断为"冠心病，神经官能症"，治疗无效（用药不详）。此后 4 年发作次数减少，未予诊治。2000 年因胸闷、乏力在当地医院测量血压为 96/60mmHg。自入院前 3 个月以来，发作次数增加，每天 3 ～ 4 次，头痛、胸闷症状加重，平时也感憋气、乏力，伴手抖、双手麻木，1 次发作时测血压为 195/100mmHg，2 分钟后复测血压为 120/75mmHg，同时心率减慢到 60 次 / 分。上述症状偶尔在夜间睡眠时突然出现。2001 年 6 月 15 日，在本院内分泌科门诊检查 24 小时尿儿茶酚胺，NE（去甲肾上腺素）为 200.8μg，E（肾上腺素）为 86.5μg，DA（多巴胺）为 295.0μg（表 18-0-1）。B 超检查显示双肾上腺未见异常，盆腔内子宫肌瘤，右附件囊实性肿块。放射性同位素 ^{131}I-MIBG 显像提示"左侧胸腔降主

动脉胸段前异常放射性浓聚区，考虑胸腔内嗜铬细胞瘤"。发病过程中，无口干、手足抽搐或瘫软，无多饮、多尿、骨痛、肢端肥大、泌乳等表现。既往病史包括急性黄疸性肝炎、肾结石及阑尾切除术。入院体格检查血压120/70mmHg（双上肢）。其余检查无阳性发现。

表18-0-1　尿中儿茶酚胺检查结果

4小时尿儿茶酚胺	去甲肾上腺素（μg）	肾上腺素（μg）	多巴胺（μg）
发作时	32.31	9.97	31.78
对照	21.28	6.98	34.54
24小时尿儿茶酚胺	318.36	119.01	225.76
正常范围	17～40	2～6.4	225～104

住院期间患者有多次高血压发作，最高一次达260/120mmHg，同时伴头痛、胸闷，持续5分钟后自行缓解，每天高血压发作2～3次。予以酚妥拉明、卡托普利控制血压，术前控制血压稳定在（110～120）/（70～80）mmHg（卧位），（88～100）/（66～70）mmHg（立位）。每天发作1次，发作时血压最高190/105mmHg，体重由53kg增加至55kg。

入院血常规、尿常规、便常规及肝肾功能等各项检查结果均在正常范围（表18-0-1～表18-0-3）。

表18-0-2　血清钙、磷和碱性磷酸酶测定

日期	Ca（mg/dl）	P（mg/ml）	ALP（μ/L）
2001年7月16日	9.8	4.5	56
2001年7月20日	9.5	4.5	55
2001年8月6日	9.6	3.5	61

24小时尿Ca 243mg，P 499.5mg；CCr（肌酐清除率）54.375ml/min；PTH（甲状旁腺激素）34.7pg/ml。

表18-0-3　卧立位醛固酮实验

	卧位	立位
RA［ng/（ml·h）］	0.38	4.07
AII（ng/ml）	50.7	86.6
ALD（ng/dl）	7.5	25.4

注：RA，肾素；AII，血管紧张素；ALD，醛固酮。

甲状腺功能检查：T_3 1.53ng/ml，T_4 8.67μg/dl，TSH 2.118μIU/ml。

OGTT（口服葡萄糖耐量试验）：血糖0分钟98mg/dl，30分钟177mg/dl，60分钟117mg/dl，120分钟128mg/dl，180分钟94mg/dl。

ESTRAD6（雌激素）145.1pmol/L，FSH（促卵泡素）110.9mIU/ml，LH（黄体生成素）263.1mIU/ml，TESTOST（睾酮）0.5nmol/L。CA125 6.8U/ml。

24小时血压监测：收缩压和舒张压夜间下降率分别为7.32%、7.95%，昼夜节律存在，但下降幅度减小。心率夜间下降率为4.44%，昼夜节律消失。清晨8～12点血压较高，凌晨2点33分出现阵发性高血压。

胸部X线片：左后纵隔占位性病变。

CT和MRI：胸主动脉旁左侧占位性病变，符合嗜铬细胞瘤，与主动脉关系密切。

盆腔CT：右附件区密度不均匀软组织影，考虑畸胎瘤。

B超：子宫肌瘤，右附件囊实性包块。

UCG正常，同位素全身骨扫描未见明显异常。

入院诊断：高血压，胸内嗜铬细胞瘤，子宫肌瘤，右附件肿物。

经胸外科、麻醉科、ICU、泌尿科多科会诊后，于2001年9月5日在气管内插管吸入和静脉复合麻醉下行左侧开胸探查。术中发现肿瘤位于$T_{7～8}$水平，降主动脉与交感神经链之间的脊椎沟处，肿瘤紧贴后胸壁，左肺下叶完全包盖肿瘤。解剖肿瘤表面的左下肺后，显露肿瘤来源于左侧交感神经链，呈葫芦状。大小分别为4cm×3cm×3cm和3cm×3cm×2cm，暗红色，边界清楚，血供丰富，有不完整的包膜，侵犯后胸壁和降主动脉外膜。锐性、钝性解剖将肿瘤从胸壁及降主动脉上完整切除。麻醉诱导及手术过程中血压基本平稳，术中触碰肿瘤时出现阵发性血压增高，达220/120mmHg，经加快输液及调整硝普钠用量，血压稳定。术中出血约300ml，输血800ml。术后转入ICU监护，短时使用多巴胺升压后很快停用。血压稳定于110/75mmHg。术后第1天拔除气管内插管，改鼻导管吸氧，并停用任何升压药或降压药。第2天经鼻胃管进流质饮食。术后第4天转回普通病房并下床活动。术后病理诊断"纵隔嗜铬细胞瘤"。术后高血压症状消失，随诊15年，情况良好。

男性，17岁，主诉高血压和头痛数年，检查发现尿中儿茶酚胺极高。CT 和 ^{131}I-MIBG 未能显示病变，Octreotide（奥曲肽）核素扫描（^{99m}Tc-Oct）和 MRI 确定嗜铬细胞瘤位于心脏内。术前冠状动脉造影发现主动脉根部表面有一血运丰富的肿瘤，血供来自右冠状动脉。术前经 α 受体阻滞剂和 β 受体阻滞剂准备后，经正中胸骨切口手术，术中见心脏表面一大小 4.5cm×3.0cm 的质地柔软、色红肿块，肿瘤似来自主动脉根部，包绕右冠状动脉起始部。在体外循环、心脏停搏下，主动脉右冠状窦和部分肺动脉主干及肿瘤一并完整摘除，主动脉和肺动脉缺损补片修补。术后患者血流动力学稳定，12 小时后拔除气管插管。术后病理报告为心脏嗜铬细胞瘤，术后随诊 3.5 年，患者良好。

　　女性，35 岁，主诉 3 年来血压高，严重头痛、心悸、出汗。实验室检查发现尿中儿茶酚胺增高，临床怀疑嗜铬细胞瘤。胸、腹、盆腔 CT 结果正常，但是发现双侧颈动脉体肿瘤。^{131}I-MIBG 未能发现肿物。^{99m}Tc-Oct 扫描显示中纵隔和双侧颈动脉体核素异常摄入。二维超声心动图、MRI 和增强 CT 扫描肯定了心脏嗜铬细胞瘤的诊断（图 18-0-6～图 18-0-8）。冠状动脉造影发现肿瘤有丰富血供，来自冠状动脉回旋支。体外循环下摘除 7cm×6cm 大小的肿物，质软色红，位于左心耳根部，将肿瘤连同左心房壁一并切除，切除标本病理诊断为心脏嗜铬细胞瘤。术后患者恢复良好，血尿儿茶酚胺回复到正常水平。

　　从本院治疗结果可总结出以下几点。

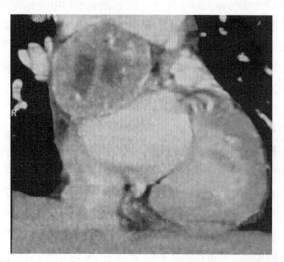

图 18-0-6　患者，女性，35 岁，心脏嗜铬细胞瘤患者冠状位像显示心脏嗜铬细胞瘤

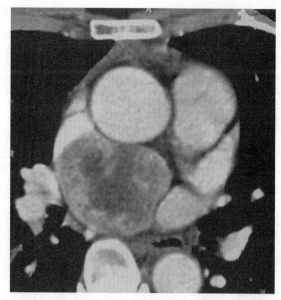

图 18-0-7　与图 18-0-6 同一病例，水平位像显示心脏嗜铬细胞瘤

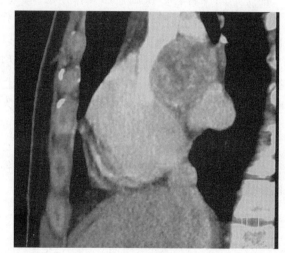

图 18-0-8　与图 18-0-6 同一病例，矢状位像显示心脏嗜铬细胞瘤

　　（1）嗜铬细胞瘤发生在胸腔内者临床极少见，患者多在内分泌科经多年治疗高血压、头痛、心悸、出汗等症状，药物治疗无明显疗效，怀疑嗜铬细胞瘤，经 CT、MRI 等检查发现胸内病灶。

　　（2）术前诊断和定位诊断需要特殊的核素检查，如 ^{131}I-MIBG 和 ^{99m}Tc-Oct。

　　（3）位于后纵隔的嗜铬细胞瘤可于普通开胸手术摘除，需要注意的是术中监测血压，避免挤压肿瘤引起血压波动，并及时处理。

　　（4）心内嗜铬细胞瘤至今仅检索到 35 例外科切除病例。术前应进行冠状动脉造影，确定肿瘤的血供，以及供血来自哪支血管。对心内嗜铬细胞瘤需要在体外循环下切除，摘除后的心脏缺损应进行妥善修补。

（张志庸　苗　齐）

参 考 文 献

苗齐，刘兴荣，马国涛，等，2005. 心脏嗜铬细胞瘤 2 例. 中华胸心血管外科杂志，21（3）：383-387.

Albanese CT, Wiener ES, 1993. Routine total bilateral adrenalectomy is not warranted in childhood familial pheochromocytoma. J Pediatr Surg, 28：1248-1252.

Carney JA, Sheps SG, Go VLW, et al, 1977. The triad of gastric leiomyosarcoma, functioning extra-adrenal paraganglioma and pulmonary chondroma. N Engl J Med, 296：1517-1518.

Carney JA, 1979. The triad of gastric epithelioid leiomyosarcoma, functioning extra-adrenal paraganglioma, and pulmonary chondroma. Cancer, 43（1）：374-382.

Carney JA, 1983. The triad of gastric epithelioid leiomyosarcoma, pulmonary chondroma, and functioning extra-adrenal paraganglioma: a five-year review. Medicine, 62（3）：159-169.

Chang CH, Lin PJ, Chang JP, et al, 1991. Intrapericardial pheochromocytoma. Ann Thorac Surg, 51：661-663.

Chimori K, Miyazaki S, Nakajima T, et al, 1985. Preoperative management of pheochromocytoma with the calcium-antagonist nifedipine. Clin Ther, 7（3）：372-379.

Cohen PS, Israel MA, 1989. Biology and treatment of thoracic tumors of neural crest origin//Roth JA, Ruckdeschel JC, Weisenburger TH. Thoracic Oncology. Philadelphia：WB Saunders：520-540.

Cooley DA, Reardon MJ, Frazier OH, et al, 1985. Human cardiac explantation and autotransplantation: application in a patient with a large cardiac pheochromocytoma. Tex Heart Inst J, 12：171-176.

Cruz PA, Mahidhara S, Ticzon A, et al, 1984. Malignant cardiac paraganglioma: follow-up of a case. J Thorac Cardiovasc Surg, 87（6）：942-944.

David TE, Lenkei SC, Marquez JA, et al, 1986. Pheochromocytoma of the heart. Ann Thorac Surg, 41：98-100.

Farhi F, Dikman SH, Lawson W, et al, 1976. Paragangliomatosis associated with multiple endocrine adenomas. Arch Pathol Lab Med, 100：495-498.

Flickinger FW, Yuh WTC, Behrendt DM, 1988. Magnetic resonance imaging of mediastinal paraganglioma. Chest, 94：652-654.

Francis IR, Glazer GM, Shapiro B, et al, 1983. Complementary roles of CT and 131I-MIBG scintigraphy in diagnosing pheochromocytoma. AJR Am J Roentgenal, 141（4）：719-725.

Geatti O, Shapiro B, Virgolini L, 1990. Late presentation of metastatic pheochromocytoma: a problem case solved by I-131MIBG scintigraphy. Clin Nucl Med, 15（2）：101-104.

Glenner GG, Grimley PM, 1974. Atlas of tumor pathology. Tumors of the extra-adrenal paraganglion system（including chemoreceptors）. Washington DC. Armed Forces Institute of Pathology. 2nd Series：Fascicle 9：1-90.

Herrera MF, Van Heerden JA, Puga FJ, et al, 1993. Mediastinal paraganglioma: a surgical experience. Ann Thorac Surg, 56：1096-1100.

Hodgkinson DJ, Telander RL, Sheps SG, et al, 1980. Extra-adrenal intrathoracic functioning paraganglioma（pheochromocytoma）in childhood. Mayo Clin Proc, 55：271-276.

Jebara VA, Uva MS, Farge A, et al, 1992. Cardiac pheochromocytomas. Ann Thorac Surg, 53（2）：356-361.

Karasov RS, Sheps SG, Carney JA, et al, 1982. Paragangliomatosis with numerous catecholamine-producing tumors. Mayo Clin Proc, 57（9）：590-595.

Lamy AL, Fradet GJ, Luoma A, et al, 1994. Anterior and middle mediastinum paraganglioma: complete resectionis the treatment of choice. Ann Thorac Surg, 57：249-252.

Lattes R, 1950. Nonchromaffin paraganglioma of ganglion nodosum, carotid body, and aortic-arch bodies. Cancer, 3（4）：667-694.

Lemonick DM, Pai PB, Hines GL, 1990. Malignant primary pulmonary paraganglioma with hilar metastasis. J Thorac Cardiovasc Surg, 99：563-564.

Levine SN, McDonald JC, 1984. The evaluation and management of pheochromocytomas. Adv Surg, 17：281-313.

Margulies KB, Sheps SG, 1988. Carney's triad: guidelines for management. Mayo Clin Proc, 63：496-502.

Montana E, Montana X, Morera R, et al, 1990. Functioning paraganglioma（pheochromocytoma）of the thorax：

preoperative embolization. J Thorac Cardiovasc Surg, 100: 626-628.

Orringer MB, Sisson JC, Glazer G, et al, 1985. Surgical treatment of cardiac pheochromocytomas. J Thorac Cardiovasc Surg, 89: 753-757.

Shapiro B, Copp JE, Sisson JC, et al, 1985. Iodine-131 metaiodobenzylguanidine for the locating of suspected pheochromocytoma: experience in 400 cases. J Nucl Med, 26 (6): 576-585.

Shapiro B, Sisson J, Kalff V, et al, 1984. The location of middle mediastinal pheochromocytomas. J Thorac Cardiovasc Surg, 87: 814-820.

Sisson JC, Frager MS, Valk TW, et al, 1981. Scintigraphic localization of pheochromocytoma. N Engl J Med, 305: 12-17.

Spapen H, Gerlo E, Achten E, et al, 1989. Pre-and peroperative diagnosis of metastatic pheochromocytoma in multiple endocrine neoplasia type 2a. J Endocrinol Invest, 12 (10): 729-731.

Tanaka F, Kitano M, Tatsumi A, et al, 1992. Paraganglioma of the posterior mediastinum: value of magnetic resonance imaging. Ann Thorac Surg, 53: 517-519.

Voci V, Olson H, Beilin L, 1982. A malignant primary cardiac pheochromocytoma. Surg Rounds, 88-90.

Wain JC, 1992. Neurogenic tumors of the mediastinum// Faber LP, Benfield JR. Chest Surgery Clinics of North America: Mediastinal Tumors. Philadelphia: WB Saunders: 121-136.

第十九章

胸部神经内分泌肿瘤

第一节　胸部异位促肾上腺皮质激素综合征

胸部异位促肾上腺皮质激素综合征（ectopic ACTH syndrome，EAS）是一种少见的胸部肿瘤，此类肿瘤本身有内分泌功能，会产生大量促肾上腺皮质素（ACTH），使肾上腺皮质增生，从而产生过量的皮质醇，临床上出现库欣综合征（Cushing syndrome，CS）。1928 年，Brown 教授最先阐述了 1 例女性小细胞肺癌患者合并 EAS。20 世纪 60 年代，人们认识到某些非垂体性肿瘤也可产生 CS，而后类似的病例报道逐渐增多。尤其是 20 世纪 90 年代之后，随着分子生物学及基因检测技术的应用，一些研究机构开始有大宗病例报道。北京协和医院曾于 1993 年报道了 8 例胸内肿瘤所致异位 ACTH 综合征的诊断和外科治疗结果。1986 ～ 2006 年，北京协和医院共收治 EAS 患者 55 例，其中胸部 EAS 肿瘤 31 例。几乎所有这些患者首诊都在内分泌科，主诉为肥胖、四肢水肿，伴高血压和难以纠正的低血钾，血清中 ACTH 极度升高。合并有 ACTH 分泌的胸部肿瘤患者，男性略多于女性，年龄为 3 ～ 68 岁。

一、病　　因

有异位 ACTH 分泌的胸部肿瘤最多见于支气管类癌、胸腺类癌、胸腺瘤及肺腺癌、肺小细胞癌等，肿瘤的病理组织学发现这些肿瘤都源于人体神经内分泌细胞 Kultschitzsky 细胞。在肿瘤生长过程中，某些细胞能够产生过量的促肾上腺皮质激素，从而使肾上腺皮质增生，产生过量皮质醇，出现高皮质醇血症的临床综合征——CS。

二、发病机制与病理生理

CS 是一种与肿瘤相关的少见副肿瘤综合征。15% ～ 20% 的 CS 患者为异位 ACTH 所致。文献报告约半数 EAS 患者患肺小细胞癌，另外 11% 患支气管类癌，13% 为上皮型胸腺瘤或胸腺类癌。据统计，70% 的 CS 患者的肿瘤位于锁骨至横膈之间的区域，剩余的 30% 肿瘤为胰岛细胞瘤、嗜铬细胞瘤、其他嗜铬染色肿瘤、卵巢肿瘤、甲状腺髓质肿瘤等。大约 84% 的肿瘤有胺前体摄取及脱羧细胞（amine precursor uptake and decarboxylation cell，APUD）行为，余下的 16% 包括鳞状细胞癌、腺癌或肝癌。在肺小细胞癌患者中，仅 1.3% ～ 4.8% 被临床确诊合并 EAS，但是活检证实为肺小细胞癌的患者中，19% ACTH 升高并导致相应病理改变，这些包括双侧肾上腺增生或垂体的克鲁克斯透明变性。通过生化指标检查发现 1/4 ～ 1/2 的肺小细胞癌患者血清或尿中皮质醇升高，而且隔夜地塞米松试验阴性。另外，24% ～ 78% 患者的血浆或血清中有免疫活性的 ACTH 升高。也就是说，所有肺小细胞癌患者都有血清 ACTH 升高，但是否表现出 EAS 取决于肿瘤分泌的 ACTH 的生物学活性大小。以前将异位分泌 ACTH 的肿瘤分为显性肿瘤和隐性肿瘤两类。小细胞肺癌为显性肿瘤，由于其恶性程度高，病程短，进展快，常在发病后短期内死亡，血中皮质醇升高但是缺乏特征性的体态和面容，临床多未能及时进行必要的内分泌学检查以确诊。

肿瘤产生阿片黑素皮质激素原类物质。阿片黑素皮质激素原存在于前垂体，它由 1200 个碱基组成，阿片黑素皮质激素原 mRNA 编码为前阿片黑素皮质激素原蛋白，包含一个有 26 个氨基酸的信号肽段和有 241 个氨基酸的阿片黑素皮质激素原蛋白。阿片黑素皮质激素原是一个分子质量为 31kDa 的糖基化分子，它在腺垂体内经转换酶作用，通过翻译加工产生 ACTH、N 端片段、连接肽段和 β 亲脂素。β 亲脂素进一步被加工为 γ 亲脂素和 β 内啡肽。在垂体提取物中可以探测到很小量的前 ACTH 分子，它是一种糖基化物，分子质量为 22kDa。在人类婴儿垂体中叶内，N 端肽段可被进一步加工为 γ 促黑素，ACTH 也可以被裂解为 α 促黑素和一种类似促肾上腺皮质激素生成素的中间产物肽段（CLIP）。γ 亲脂素也可被裂解为 18 个残基的 β 促黑素。

在产生 EAS 的肿瘤内，可以提取到所有正常人脑腺垂体和婴儿垂体中叶中阿片黑素皮质激素原的衍生肽段，还可以找到甲硫氨酸脑啡肽。尽管最初以为甲硫氨酸脑啡肽源于 β 亲脂素，因为它们拥有共同的 C 端氨基酸序列，但实际上其来源于另一种前体——前脑啡肽。在 EAS 患者的肿瘤和血液内，可以发现两种 ACTH，一种是有生物学活性非糖基化的 39 个氨基酸多肽，另一种是 ACTH 前体。正如前面介绍，一部分受检的肺癌患者不论肿瘤的组织学形态属于哪一种，循环血中都存在有免疫活性的 ACTH 升高，却不出现 EAS 的症状和体征。另外，在肺癌肿瘤组织提取物内，无论肿瘤的病理类型为何种，均同样可以找到有活性的 ACTH，约 1/3 还可以找到 β 亲脂素。通过放射性受体测定法，发现不表现 EAS 的患者，即使体内有 ACTH 升高，这些 ACTH 也缺乏生物学活性，即缺乏亲和力。这种形式的 ACTH 之前被 Yalow 教授描述为"大 ACTH"，它是一种糖基化的前 ACTH 分子，分子质量是 22kDa，在胰酶的消化下，它可以转变为有生物学活性的 ACTH。

随着试验技术的进展，在很多正常人体组织内都找到了阿片黑素皮质激素原的 mRNA，包括胃、胰腺、脑、胎盘、肾上腺髓质和睾丸。另外，阿片黑素皮质激素原的肽段也在很多正常组织内被找到。据此，Odell 教授等提出了一个假说，所有正常组织都可以产生小剂量的 ACTH，但肿瘤组织产生的多一些。某些特定的肿瘤能够将 ACTH 前体转变为有生物学活性的 ACTH，从而导致 EAS。最近的研究表明，存在于垂体以外组织和肿瘤组织中的，与 EAS 无关的阿片黑素皮质

激素原 mRNA 分子明显小于垂体内的阿片黑素皮质激素原 mRNA 分子（800 个碱基 vs 1200 个碱基）。前面已述，肿瘤中与异位 ACTH 相关的阿片黑素皮质激素原 mRNA 分子含 1200 个碱基，这表明正常组织和与 EAS 无关的肿瘤组织中的阿片黑素皮质激素原的基因表达属于无效力的或有缺陷的。

三、临床表现

1. 库欣综合征

（1）脂肪代谢紊乱和向心性肥胖：几乎所有异位分泌 ACTH 患者均有不同程度的向心性肥胖。在北京协和医院收治的 31 例胸部 EAS 肿瘤中，30 例（97%）首诊症状为肥胖。肥胖是机体摄入过多的热量而不能完全消耗所致。目前仍不清楚 EAS 肿瘤患者向心性肥胖的真正机制，可能与四肢脂肪动员增加、肌肉萎缩而躯干脂肪合成增加有关。肥胖的程度与发病至就诊的时间间隔有关，也与胸部肿瘤的性质有关，包括肿瘤分泌 ACTH 的活性和肿瘤引起的恶病质。

（2）蛋白代谢障碍：EAS 肿瘤患者都有肌肉萎缩和近端肌力下降产生的症状，这类患者长期处于负氮平衡，蛋白的合成减少而分解增加。不仅肌肉受累，皮下胶原蛋白减少可造成皮肤变薄，弹力纤维容易断裂，临床上出现皮肤紫纹，皮下毛细血管脆性增加并导致伤口不易愈合。

（3）糖代谢异常：肾上腺受到异位性过量的 ACTH 刺激后出现增生，产生过量皮质醇。皮质醇使糖异生增加，并对抗胰岛素的降血糖作用。另外，胰腺的脂肪变性也使胰岛细胞内分泌功能受影响，从而加重糖代谢紊乱。

（4）高血压、低血钾和碱中毒：皮质醇具有留钠排钾作用，过量的皮质醇导致体内总钠量增加，血容量增大，血管扩张，血压升高。此类患者存在长期且顽固的低血钾，即使通过静脉加口服补钾的联合治疗，也仅能将血钾维持在 3mmol/L 左右。由于应用利尿药，血钾水平更不易稳定。低血钾和碱中毒（$HCO_3^- > 28mmol/L$）都源于体内氢化可的松、皮质酮和 11- 去氧皮质酮分泌增加，这些激素作用于盐皮质激素受体。现已知 11-β- 羟化类固醇脱氢酶可以将氢化可的松转化为可的松，从而使其失去盐皮质激素活性。ACTH 可以诱导

抑制 11-β- 羟化类固醇脱氢酶，使体内氢化可的松的灭活量减少，从而增强皮质醇作用。

（5）骨质疏松：继发性骨质疏松是 CS 的常见并发症，主要原因为糖皮质激素降低了骨胶原转换作用。临床表现为腰背痛，部分患者出现病理性骨折，部位集中在肋骨和胸腰椎骨。鉴于胸外科手术是在全身麻醉状态下改变患者体位，所以初步诊断后，即使未能发现肿瘤，也应该给予适当的促进骨钙沉积的药物，以降低围手术期医源性骨折发生。

（6）血液系统改变：肾上腺皮质激素有促进骨髓造血的功能，大多数胸部 EAS 肿瘤患者血液中红、白细胞计数升高，白细胞中以中性粒细胞升高为主，淋巴细胞则受皮质醇影响加快凋亡。这种高皮质醇引起的白细胞升高和中性粒细胞比例升高往往容易与感染相混淆，此外，EAS 肿瘤患者的高血糖状态使机体容易受微生物侵犯。判断患者有无感染或有无手术禁忌时，胸部影像学改变比血液白细胞计数更有价值。此外，红细胞及血红蛋白升高使围手术期血栓、栓塞的发生率增加，临床医师对此应有足够的警惕性。

（7）感染：肾上腺皮质激素本身可以抑制机体的免疫功能，使机体在受到外界微生物入侵时，可减低中性粒细胞的趋化功能和向血管外移行的功能。所以，即使患者有感染，机体也难以发生相应的反应。因此，临床上的白细胞计数和体温都不能作为衡量感染严重程度的指标。

（8）其他：还有生长发育障碍、性功能紊乱、精神障碍等症状，但这些症状在胸外科手术患者中出现较少，尤其是精神障碍。在北京协和医院31 例外科手术的胸部 EAS 肿瘤患者中，只有 1 例16 岁女性患胸腺类癌合并 EAS，其有严重的精神抑郁及强烈的自杀倾向。

2. 类 CS　某些患者存在类 CS，因其还未来得及表现出向心性肥胖和满月脸等 CS 的特征性表现，就被诊断出来并接受手术治疗，终结了 CS 的进一步发展。另外，有些恶性肿瘤本身引起的恶病质和体重下降也会掩盖 CS，如果患者属于此类，那么其生存期一般是 4 个月或更少。

3. 肿瘤相关表现　普通的肺和纵隔肿瘤引起的临床表现都为胸外科医师所熟知，值得一提的是上腔静脉综合征。北京协和医院胸外科收治的31 例 EAS 肿瘤患者中，有 1 例女性胸腺类癌患者，其发病后在内分泌科诊治，具有典型的库欣症状，此外，查体还发现患者颜面及双上肢肿胀，前胸壁有大量的浅表静脉曲张，经胸部增强 CT 和双侧无名静脉造影确诊胸腺肿瘤合并上腔静脉综合征。

四、诊断与鉴别诊断

（一）诊断程序

由于胸部 EAS 肿瘤的发病率较低，多数首诊在内分泌科，胸外科医师对 EAS 肿瘤的诊断过程不了解。在北京协和医院胸外科收治的 31 例 EAS 肿瘤患者中，仅有 1 例 17 岁男性胸腺类癌患者首诊在胸外科。该患者以胸闷、胸痛就诊，查体发现躯体略胖，锁骨上脂肪垫增厚，颈部有较多近期出现的色素沉着。胸部 CT 证实胸腺占位性病变。由于患者低钾血症较轻，所以未经内分泌科系列检查，直接进行手术治疗。术后方明确为 EAS 的胸腺类癌。

人体正常皮质醇分泌受到下丘脑 - 垂体 - 肾上腺轴调节，所谓 EAS 是指疾病根源不在此轴系统内，而是轴系统以外其他脏器的病变。一般来说，诊断 EAS 肿瘤分 3 个阶段，即功能诊断、病因诊断和定位诊断。功能诊断的主要目的是确定患者的临床症状是否属于皮质醇增多症。如果患者属于皮质醇增多症，需要由病因诊断来判断该皮质醇增多症是否与 ACTH 有关，以排除原发性肾上腺疾病引起的 CS。在确定了疾病是因过量 ACTH 引起皮质醇增多症后，进入第 3 阶段——定位诊断，确定过量 ACTH 来源。如果 ACTH 来源于垂体，则患者属于 CS，若相反则属于 EAS。全部诊断过程需要实验室检查、影像学检查和病理学检查等。

（二）实验室检查

（1）肾上腺皮质功能：尿 17- 羟、尿 17- 酮定量是常见的检查项目，它们容易受到饮食和药物影响，准确性差，误差较大。1992 年，Mengden 曾比较过 24 小时尿游离皮质醇测定和尿 17- 羟测定的优缺点，结论是 24 小时尿游离皮质醇总量测定的敏感度和特异度为 100% 和 98% 左右，均明显优于尿 17- 羟测定，所以其是目前临床常用的指标。抽血测定皮质醇浓度是相对较好的检测方法，尤其是人体皮质醇分泌昼夜节律消失时，其对诊断 CS 有很大帮助。

（2）ACTH 依赖性：抽血测定 ACTH 浓度。放射免疫测定法检测 ACTH 最低限为 2.2pmol/L，当测定值高于或低于此数值时，即可定义为 ACTH 依赖或 ACTH 不依赖。如果 CS 不依赖 ACTH，应详细检查肾上腺有无病变。1991 年，Bando 等应用放射免疫分析方法进一步提高了检测敏感性，使检测低限降至 1.1pmol/L。少数 CS 可能出现 ACTH 降低，容易发生混淆，必要时可以联合促肾上腺皮质释放激素（CRH）刺激试验一起进行，并多次重复。注意血浆 ACTH 的半衰期仅 8 分钟左右，在室温下不稳定，可被血细胞和血小板中的酶降解，并黏附于玻璃和塑料表面，致使所测值偏低。

（3）糖皮质激素负反馈抑制作用：如果患者肿瘤明显并有快速发作的 EAS，那么 24 小时尿游离皮质醇总量是正常值上限的 4 倍以上，由于肿瘤能够自主产生 ACTH，所以患者在小剂量和大剂量使用地塞米松刺激试验后多表现为阴性，即血清皮质醇浓度和 24 小时尿游离皮质醇总量无降低。测量血清 ACTH 总量可以鉴别是 EAS 还是肾上腺肿瘤所致，后者也可以分泌过多的皮质醇。1985 年，Jex 等在研究 25 例 EAS 肿瘤时指出，如果患者所患肿瘤是肾上腺腺瘤或肾上腺来源的肿瘤，其血清内 ACTH 总量可以被地塞米松抑制，EAS 患者血清内 ACTH 则不被抑制，峰值可以达到 200pg/ml。

（4）岩下窦采血测定 ACTH 量与 CRH 刺激试验联合使用：是诊断 CS 的金指标，国外几乎所有 CS 的患者都要接受此项检查。20 世纪 80 年代，北京协和医院内分泌科的研究者曾进行过此项实验，并在临床上开展应用了一段时间。其主要机制是胸内肿瘤分泌 ACTH 直接引流到肺静脉并进入动脉系统，因此测定氨基端肽阿黑素原（N-POMC）失去梯度改变，而动脉血中 N-POMC 浓度却明显高于静脉血。后来，由于此项检查费用昂贵，且要求专门的技术和设备，未能得到推广。所以，目前鉴别 CS 和 EAS，往往要依靠大、小剂量地塞米松试验和头颅 MRI 来完成。

经典的分段采血是从股静脉置管，上达岩下窦采取血样，比较岩下窦血样与外周血中 ACTH

浓度差异，从而鉴别垂体 ACTH 性 CS 和 EAS。如果患者有垂体腺瘤分泌 ACTH，静脉注射 CRH 后，由于垂体静脉流向岩下窦，所以同时采取岩下窦和外周血查 ACTH，则会发现岩下窦血中 ACTH 的浓度是外周血的 2 倍或更多。不论给予或不给予静脉注射 CRH，如果是 EAS，那么上面提到的浓度比应该小于 2。早在 1981 年，Findling 等就在 6 例 CS 和 4 例 EAS 的研究中指出，CS 患者的岩下窦血中 ACTH 值为外周血的 2.2～16.7 倍，EAS 的比值在 1.5 倍以下。另外，他们还描述了 1 例支气管类癌患者，其在临床确诊 2 年前就已经被检测出动脉血的 ACTH 浓度是中心静脉血的 6.8 倍，这一结果对提示肺内病变类型有很大帮助。通过在"静脉树"上多点采血，对比 ACTH 浓度，最终可以确定肿瘤的大致位置。EAS 与垂体依赖 CS 的鉴别见表 19-1-1。某些特定激素指标对于特殊肿瘤有提示作用，1973 年，Horai 在他的文章中进行阐述，如果 EAS 找不到来源，可以查血清中 5-羟色胺和尿 5-羟吲哚乙酸，两者对发现肺小细胞癌有一定价值。

表 19-1-1　EAS 与垂体依赖库欣综合征的鉴别

	EAS	垂体依赖库欣综合征
血钾降低	100%	10%
血中 ACTH 水平	↑↑	↑
大剂量地塞米松抑制试验	抑制率 70%～90% ＜50%（不能抑制）	抑制率 80% ＞50%（可被抑制）
CRF 兴奋试验	无反应	ACTH↑或 F（血总皮质醇）↑
血中 N-POMC	↑	不升高
分段静脉取血测 N-POMC	梯度消失	梯度存在

（三）影像学检查及核素扫描

根据是否发现病灶，胸部 EAS 肿瘤可以分为三类：显性、隐性和隐匿性。显性指患者在就诊初期通过胸部 X 线或 CT 检查即可以定位诊断的肿瘤。隐性指初步检查未发现肿瘤，但在随后的诊疗中发现了肿瘤。隐匿性指从患者起病到死亡或失访都未能确定肿瘤。由于该病的以上特点，患者实验室检查和影像学检查都可能不止做一次，且要定期重复，这样才有利于发现隐性病灶或复发病灶。

全部 EAS 肿瘤中，胸部 EAS 肿瘤占半数以上。胸部 X 线片和 CT 是胸部肿瘤简单而有效的检查方法。在北京协和医院收治的 55 例 EAS 肿瘤患者中，胸部肿瘤占 56%，其中支气管类癌 16 例，胸腺类癌 15 例。支气管类癌经胸 X 线片或胸部 CT 发现，肿瘤大小为 0.5～4.0cm（图 19-1-1，图 19-1-2），1 例肿瘤内有钙化。国外报道认为支气管类癌体积比小细胞肺癌要小，胸部 X 线片和普通 CT 甚至包括 MRI 检查，遗漏 EAS 肿瘤病灶的概率为 33%～44%。随着低剂量螺旋 CT 的出现，CT 扫描的层厚可达 2mm，CT 和 MRI 的漏诊率可降至 12.5%。北京协和医院资料显示，出现 CS 而寻找肿瘤往往需要平均 8.2 个月的时间，尚有相当部分病例最终也未能找到分泌 ACTH 的肿瘤。支气管类癌在各肺叶分布无明显差别，从临床上看，其更多生长在肺的内带，包括上叶前段、中叶内侧段、舌段和下叶内基底段。当结节很小时，术前 CT 定位将代替术中触摸，因为术中可能触摸不到结节，只能凭借术前 CT 定位来切除肺内病变。15 例胸腺类癌最终均由 CT 发现。与支气管类癌相同，在病变早期胸部平片很难发现较小的胸腺肿瘤。多数胸腺肿瘤也是在 7～31 个月的随诊中，陆续经胸部 CT 发现。其中 1 例在发病 4 个月后才进行胸部 CT 检查，发现胸腺区直径为 0.8cm 的软组织结节，在 42 个月后前纵隔占位已经增大至 9cm×4cm，最终只能部分切除（图 19-1-3）。

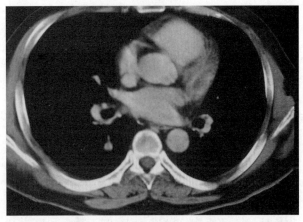

图 19-1-2　与图 19-1-1 同一患者，纵隔窗显示右下肺结节病变

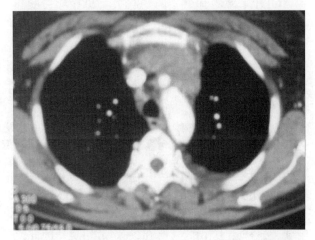

图 19-1-3　患者，女性，23 岁，因向心性肥胖、满月脸、上腔静脉梗阻等症状，诊断为"CS"，排除垂体、肾上腺病变外，怀疑 EAS

胸部 CT 扫描显示前上纵隔肿物。经胸正中切口摘除纵隔肿瘤，并行上腔静脉切除人工血管置换架桥。术后病理诊断为胸腺类癌

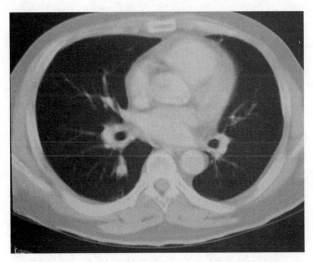

图 19-1-1　患者，男性，40 岁，诊断为异位分泌 ACTH 的 CS

胸部 CT 显示右下肺结节影，奥曲肽显像阳性。开胸探查行右下肺切除。术后病理证实为支气管类癌。术后 CS 的临床症状和生化指标均明显改善

奥曲肽显像是一项较新的放射性同位素标记显像方法，由铟 -111 标记的奥曲肽曾被认为能够发现包括支气管类癌在内的大多数 EAS 肿瘤。但是在 1999 年，Torpy 通过对 40 例怀疑有 EAS 肿瘤的患者进行 CT、MRI 和奥曲肽显像检查，结果发现在奥曲肽提示的 17 例阳性结果中，与 CT 和 MRI 符合者为 11 例，6 例奥曲肽为假阳性，1 例奥曲肽显像和 CT、MRI 共同假阳性；剩余 23 例奥曲肽阴性的结果中，10 例为奥曲肽和 CT、MRI 共同真阴性，10 例奥曲肽假阴性，3 例 CT 和 MRI 假阳性，即奥曲肽的真阳性结果均被 CT 或 MRI 显示。所以他的结论是奥曲肽显像并不优于 CT 和 MRI。尽管这项检查在定位方面有局限性，但是对部分患者的诊断治疗仍有一定价值。

（四）病理学检查

纤维支气管镜和经皮病灶穿刺是获取术前病理诊断的主要手段。大部分病理学诊断是手术探查切除病灶后取得的。常见的 EAS 肿瘤类型包括小细胞肺癌、支气管类癌、胸腺类癌、胸腺瘤、胰岛细胞瘤、嗜铬细胞瘤、其他嗜铬染色性肿瘤、卵巢肿瘤和甲状腺髓样癌等。北京协和医院在 1986～2006 年收治的 55 例异位 ACTH 患者中，最终诊断胸部肿瘤的有 31 例（56%），其中胸腺肿瘤 15 例（27%）、肺肿瘤 16 例（29%），其中无 1 例肺小细胞癌。从发病至死亡或失访都未找到 ACTH 来源的有 20 例（36%）。2007 年，欧洲报道了 380 例 EAS，在明确 EAS 肿瘤的病例中，肺肿瘤占 45%（25% 为支气管类癌，20% 为小细胞肺癌），胸腺肿瘤占 EAS 肿瘤的 11%，胰腺肿瘤占 8%，甲状腺髓样癌占 6%，肾上腺嗜铬细胞瘤占 5%。如果将肺、胸腺、甲状腺相加，它们占总数的比例超过 60%，即一半以上肿瘤位于锁骨至膈肌之间。2001 年，Aniszewski 报道了 103 例 EAS，锁骨至膈肌之间区域的肿瘤占 54%。2002 年，Beuschlein 回顾以往文献报道的 530 例 EAS 肿瘤，包括小细胞肺癌（27%）、支气管类癌（21%）和甲状腺髓样癌（10%），胸部肿瘤占 58%。因此，绝大多数 EAS 肿瘤位于胸部，若无法找到病灶，在进行垂体或肾上腺手术之前，需要仔细检查胸部，包括多种检查手段并请胸外科专科医师会诊。

五、治疗与预后

临床一旦确诊为异位 ACTH 分泌的库欣综合征，排除了库欣病，且影像学怀疑或确定肿瘤部位，首选治疗方法是手术切除病灶。手术前应尽可能控制高皮质醇血症带来的病理生理变化，如骨质疏松、高血压、低血钾、肺部感染等。其他高皮质醇症状，手术切除病灶后会很快缓解，但是感染可能因手术创伤和术后激素替代治疗而加重，提示术前控制感染尤为重要。

异位 ACTH 分泌的肿瘤虽然属于低度恶性肿瘤，但是仍应遵循肿瘤外科治疗原则，彻底切除肿瘤并清扫淋巴结，最大限度保留正常组织。协和医院资料显示 50% 的患者手术时已经发生淋巴结转移或侵犯了周围脏器，16 例支气管类癌中 8 例已有淋巴结转移，4 例胸腺类癌侵犯纵隔胸膜、周围大血管或肺组织，只能行姑息性切除。这些患者术后症状一度改善，不久又回复到术前状态，辅以放疗后症状缓解。因此，对于异位分泌 ACTH 的肿瘤，除特殊情况（肿瘤很小，< 1cm，或患者年龄很小）外，要求做肺叶切除并清扫淋巴结，摘除胸腺肿瘤，包括全部胸腺和周围组织，才能获得症状改善和长期消失（图 19-1-3）。完全摘除肿瘤的患者术后疗效满意，并可治愈（图 19-1-4）。未能达到手术根治的异位 ACTH 分泌肿瘤，术后应辅助放疗，以延长患者寿命，取得缓解症状的效果。

患儿，男性，13 岁，因肥胖、腰痛、低血钾和高血压卧床 3 个月，表现典型 CS，胸部 CT 发现左上肺小结节，分段取血测定血 ACTH，诊断为"异位分泌 ACTH 支气管类癌"。行开胸探查左上肺结节楔形切除，术后病理诊断为"支气管类癌"。术后血生化指标逐渐恢复正常，术后 6 个月体重减低，体形明显改变（图 19-1-4）。

异位 ACTH 分泌肿瘤的术后处理：切除肿瘤后短期内由于 ACTH 和皮质醇降低，80% 以上的患者可能发生肾上腺皮质功能低下，表现为低血压、恶心、呕吐、头晕、乏力、畏寒、厌食和嗜睡等。给予补充皮质醇类药物可使患者逐渐适应血中 ACTH 减少状态。

理论上讲，皮质醇血症造成淋巴细胞减少，蛋白质代谢负平衡，抗体形成抑制，容易发生各种感染。北京协和医院的研究结果表明，尽管血中 ACTH 浓度高，在术后加用激素，31 例手术患者术后只有 1 例发生下肢皮肤溃破感染，切口并无感染或愈合不良。因此预防应用抗生素后，此类患者发生感染的可能性不必过分担忧。

术后发现最迅速的改变是血钾回升，即使术前积极补钾也不能达到正常，肿瘤切除后第 2～3 天，血钾回升达 3.6mmol/L 以上，其他生化指标于 2 周左右逐渐恢复。主观症状也趋于改善。肿瘤切除不彻底或有淋巴结转移的部分患者，手术后一段时间，即使未出现症状，但是生化指标，如血钾、N-POMC 恢复至术前水平，提示体内仍有分泌 ACTH 的因素存在，患者需进一步行辅助放疗。此外，定期进行生化和免疫组化测定检查

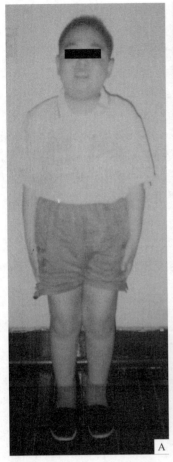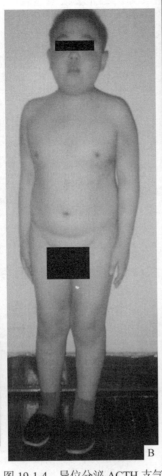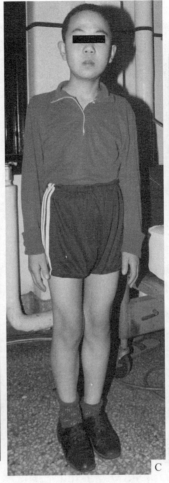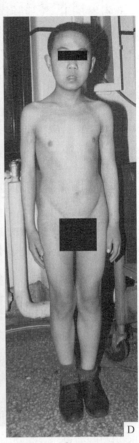

图 19-1-4　异位分泌 ACTH 支气管类癌患儿治疗前后对比图

A、B 为术前摄片，C、D 为术后 6 个月摄片

是术后重要的监测手段。

如经过长时间随诊未能发现病灶，患者库欣症状逐渐加重，国外多采取服用皮质醇合成抑制剂等药物，这些药物能有效控制高皮质醇血症，也可以逆转已出现的不良病理生理改变，从而降低手术风险。目前国内的此类药物尚未通过审批。对于长期随诊未能发现 EAS 肿瘤的年轻患者，因处于育龄期而不愿服药，可以采取双侧肾上腺切除控制 EAS。若术后出现皮质醇功能低下，可以进行皮质醇替代治疗。也有某些报道称对隐匿型患者进行化疗。

胸部 EAS 肿瘤的预后与确诊时间有关，更决定于肿瘤本身的性质。生长缓慢且容易定位的胸腺类癌和支气管类癌，手术切除病灶可以治愈。然而，有 1/4 ~ 1/2 的患者淋巴结有转移，所以除了切除病灶，还应彻底清扫淋巴结并辅以术后放疗。双侧肾上腺切除对于逆转代谢异常有一定意义，但不适用于肺小细胞癌这类恶性程度高的肿瘤患者。

六、问题与展望

胸部 EAS 肿瘤的治疗并不困难，目前已倾向于程式化过程，难点在于如何能够早期明确诊断、发现肿瘤的确切部位。即使充分应用上述手段和方法，临床上异位 ACTH 分泌肿瘤的诊断仍然非常困难，除了肿瘤，罕见的某些单纯炎性白细胞也可以产生异位 ACTH。1984 年，DuPont 报道了 1 例后纵隔炎症组织引起 EAS，切除后 CS 得到缓解。

在大宗病例报道中仍有许多未能诊断的病例，北京协和医院收治的 55 例患者中就有 20 例，对于这些病例，仅能进行对症治疗。试验室检查某些指标出现交叉重叠现象，这给诊断带来了很多困难。

分段采血：股静脉插管几乎可以采集全身所有脏器的静脉回流血，但肺是例外，肺的血回流入左心。Findling 曾提出有 EAS 特点的支气管类癌，外周动脉血中 ACTH 浓度是中心静脉的 6.8 倍，中心静脉血可以代表肺动脉血，体循环动脉血可以代表肺静脉血，由此可以怀疑胸部 CT 阴性的 EAS 肺肿瘤。胸腺静脉通过胸腺中央静脉汇入无名静脉，若能测定无名静脉远、近端的 ACTH 差值，也可能提示胸腺内有尚未发现的 EAS 肿瘤。上述仅为目前条件下所能考虑的确定 EAS 肿瘤的可能方法，需在临床上进行实地验证，有待进一步探讨。

（张志庸　徐晓辉）

第二节　胸腺神经内分泌肿瘤

神经内分泌肿瘤（neuroendocrine tumor, NET），以往称为类癌（carcinoid），来自于神经内分泌系统，同时具备神经细胞及内分泌细胞的双重特征，可出现于全身各个部位。最常见的部位是胃肠道（68% ～ 74%），其次为呼吸道（约占 25%）。1972 年，Rosai 和 Higa 首次报道胸腺来源的内分泌肿瘤，并将其命名为"胸腺类癌（thymic carcinoid）"。随着"类癌"的名称逐渐被 NET 及神经内分泌癌(neuroendocrine carcinoma,NEC)替代，胸腺类癌也逐渐更名为胸腺神经内分泌癌（thymic neuroendocrine carcinoma，TNEC），TNEC 临床极为罕见，仅占 NET 的 0.4% ～ 2%。

一、流行病学及发病率

作为前上纵隔最常见的肿瘤，胸腺上皮源性恶性肿瘤占所有恶性肿瘤的 0.2% ～ 1.5%，在恶性肿瘤中属于少见病。在胸腺上皮源性恶性肿瘤中，TNEC 占 2% ～ 5%，属于极为罕见的疾病，美国报道其发病率仅为每年 0.02/10 万人。以往对 TNEC 认识不足，部分病例曾被误诊为胸腺瘤或胸腺癌，因此实际发病率可能会高些。

目前文献报道的大多数为成人患者，高发年龄段为 50 ～ 60 岁，中位年龄 54 岁左右，男性患者占多数。其中约 25% 合并多发性内分泌腺瘤病 I 型（multiple endocrine neoplasia-I，MEN-I），在所有 MEN-I 患者中，3% ～ 8% 可出现 TNEC。另有报道 10% ～ 30% TNEC 可分泌 ACTH，导致 EAS。

二、病理诊断及分型

组织病理学是所有 NET 诊断及分型的基础，以往分型分为胸腺典型类癌、不典型类癌、小细胞癌，还有对应于高分化、中分化及低分化的胸腺类癌。2004 年，WHO 新的病理分型将 NET 分为分化好的神经内分泌癌（well-differentiated NEC）和分化差的神经内分泌癌（poorly-differentiated NEC）。进一步再将分化好的 NEC 分为典型类癌（typical carcinoid，TC）及不典型类癌（atypical carcinoid，ATC），而分化差的 NEC 进一步分为小细胞及大细胞神经内分泌癌，后又于 2015 年进行了部分修正，目前的诊断及分型标准见表 19-2-1。可以看出，病理诊断及分型不仅需要有经验的病理科医师在光镜下仔细判断，还需要免疫组化方法辅助，因此确切的病理诊断存在较大难度。

表 19-2-1　神经内分泌肿瘤分型

	分化好的神经内分泌癌		分化差的神经内分泌癌（G3）	
	典型类癌（G1）	不典型类癌（G2）	小细胞神经内分泌癌（G3）	大细胞神经内分泌癌（G3）
肿瘤细胞分布	为巢状、带状、小梁状、菊团样或腺管状分布排列，细胞形态较均一。周围血管丰富，可见纤维间质围绕		弥漫分布或巢团状排列	器官状、菊团样或弥漫分布
光镜下细胞形态	肿瘤细胞形态相对均一，小或中等大小的多边形细胞，胞质中等量或丰富，核圆形或卵圆形，大小形态较规则，染色质略粗，核仁不明显		类似 SCLC，细胞小，圆形或卵圆形，胞质稀少、核深染、核仁不明显	细胞较大，胞质丰富，粗大染色质及明显核仁
坏死	无	有（灶状或粉刺样坏死）	常见，可有大片坏死	片状或地图样
核分裂象（每 10 个高倍视野）	< 2	2 ～ 10	> 10（平均可达 60 ～ 70）	
免疫组化标记	CgA、Syn、CD56、TTF-1 等			

注：SCLC（small cell lung cancer），小细胞肺癌；CgA（chromaffin A），嗜铬蛋白 A；Syn（synaptophysin），突触小泡蛋白；CD56 或 NCAM-1（neural cell adhesion molecule-1），神经细胞黏附分子 -1；TTF-1（thyroid transcription factor-1），甲状腺转录因子 -1；G1（low grade），低级别；G2（intermediate grade），中等级别；G3（high grade），高级别。

小标本活检病理诊断，如细针穿刺，因标本量不足及取材过程中对细胞的挤压，可能造成对肿瘤细胞分布的观察、坏死程度的评估、核分裂象的计数及充分的免疫组化染色不满意，结果有时难以与胸腺瘤、胸腺癌和淋巴瘤等鉴别，也很难进行 TNEC 的准确分型，对此有研究者提出如需准确诊断并分型，建议采用切割式粗针活检，或通过手术获得大块组织，以提供足够量的标本进行病理诊断。

三、临床表现

除了合并 MEN-Ⅰ或者 EAS 时出现相应的特征症状外，TNEC 常常缺乏特异性临床表现，尤其缺乏与胸腺瘤或胸腺癌进行鉴别的临床症状。TNEC 侵袭性极强，常侵及邻近结构，如纵隔脂肪、心包、肺、大血管等，常见的转移途径为经淋巴及经血液，在发现时约有 50% 出现淋巴结转移，20%～40% 已发生远处转移，如转移至肺部、骨骼及肝等。

在已报道的 TNEC 患者中，约 1/3 的患者无症状，另有 1/3～1/2 的患者合并副肿瘤相关症状，如 MEN-Ⅰ或 EAS，其余症状多因肿瘤对周围组织压迫或侵犯所产生，如咳嗽、胸闷、胸痛、声嘶、上腔静脉综合征等。

TNEC 的特殊表现是副肿瘤症状。类癌综合征常见于胃肠道神经内分泌肿瘤而很少见于 TNEC。TNEC 最常见的副肿瘤综合征是 EAS，10%～30% 的 TNEC 可合并 EAS。另外部分患者可合并 MEN-Ⅰ。其他的如肢端肥大、抗利尿激素分泌异常综合征（SIADH, syndrome of inappropriate antidiuretic hormone）等则极罕见。此外，有的还可合并一些其他症状，如骨关节病、肌病、周围神经病及兰伯特 - 伊顿（Lambert-Eaton）综合征（假性肌无力）等。目前尚未见文献有 TNEC 合并重症肌无力的报道。

四、影像学检查

（1）胸部增强 CT：是神经内分泌肿瘤常用的检查手段，也是目前诊断 TNEC 和术前评估手术可行性的最常用检查方法。其不仅能精确地定位病变，显示病变的形态学特征、病变与周围组织脏器的关系，而且能评估纵隔淋巴结有无肿大。

少数 TNEC，如早期典型类癌，可表现为边界清楚的均质性类圆形病变，可以均匀增强，而大多数 TNEC 在 CT 上表现为前上纵隔包块，有分叶，常见外侵，增强时呈不均一强化，肿瘤内部密度不均一提示可能存在出血或坏死，有时还可合并点状钙化。由于缺乏特征性表现，从影像学上很难将其与其他胸腺恶性病变或其他前上纵隔非胸腺恶性病变，如淋巴瘤、转移性肿瘤等进行鉴别。有学者提出 TNEC 在 CT 上的表现存在某些特点，与其他纵隔肿瘤有一定区别，但在临床应用上的价值还有待商榷。

（2）生长抑素受体显像（somatostatin receptor scintigraphy, SRS）：NET 中常有高表达的生长抑素受体，应用放射性标记的奥曲肽进行显影可定位相关病变。但并不是所有的 NET 均表达生长抑素受体，而且 SRS 也不能像 CT 那样清晰显示肿瘤边界及外侵程度，因此 SRS 在 TNEC 中的应用价值还存在一定争议，目前不将其作为常规检查项目。

（3）MRI：因为肺部气体的干扰，以往 MRI 较少应用于胸内肺部病变检查，而 MRI 显示软组织的影像学优势明显，近年来越来越多地应用于纵隔病变，尤其是胸腺病变的诊断。MRI 可以鉴别正常胸腺组织与胸腺增生，胸腺囊性病变与实性病变，还可以评估肿瘤外侵程度，尤其是对心包、心脏及大血管的侵犯，从而初步评估手术切除可行性，并判断是否需要进行大血管置换等。目前尚缺乏针对 TNEC 的 MRI 与 CT 的比较研究。

（4）正电子发射断层成像 / 计算机断层成像（PET/CT）：单独针对 TNEC 的 PET/CT 研究目前还不多见，PET/CT 在临床上更多地局限于较大的外侵严重的病变术前评估，是否有淋巴结转移或远处转移，如肺、胸膜、骨、肝等。需要强调的是，胸腺类癌属于是相对惰性生长的病变，代谢率不高，常规 PET/CT 结果敏感度低，对于 ATC 及更高级别的 TNEC，PET/CT 才有可能显示出较好的敏感度及特异度。

五、分　　期

针对 TNEC 的分期系统至今还没有被广泛接

受。同样，胸腺瘤或胸腺癌的分期系统也存在争议，目前多中心联合数据显示常用的 TNM 分期或 Masaoka 分期各有优点，但均不能对胸腺肿瘤的预后做出准确的判断和指导。TNEC 临床分期时，较多的回顾性研究仍然应用 Masaoka-Koga 分期系统，部分学者应用局部期、局部进展期、远处转移期来进行分期，他们认为此种分期方法对指导预后有一定价值，但还未得到广泛认可。

六、治疗及预后

对于可切除的病灶，手术仍然是公认的最佳治疗手段。切除范围应包括肿瘤及整个胸腺组织，肿瘤若有外侵，需要将受累的组织一并切除，如常见的肺、胸膜、心包、单侧膈神经，如果无名静脉或上腔静脉受累，在能达到根治性治疗的情况下，也应予以彻底切除并行人工血管重建。关于胸腺恶性肿瘤淋巴的清扫范围，目前还无明确规定，一般要求切除纵隔内所有的淋巴脂肪组织和肿大淋巴结。2014 年，国际胸腺恶性肿瘤协作组（International Thymic Malignancies Interest Group，ITMIG）与国际肺癌研究协会（International Association for the Study of Lung Cancer，IASLC）共同推出胸腺恶性肿瘤淋巴引流图谱，力图阐述胸腺上皮肿瘤的淋巴引流途径，从而规范胸腺上皮肿瘤分期及术中淋巴结清扫区域，但目前尚缺乏大量前瞻性结果来证实其临床应用价值。传统的正中开胸仍是切除 TNEC 的标准手术方式，但还需要根据每位患者的具体情况，如肿瘤的部位、大小、外侵程度和范围来决定手术方式，因此，临床上除正中开胸外，也会采用侧开胸、侧开胸联合正中开胸、蛤蚌式切口、半蛤蚌式切口等。

电视辅助胸腔镜手术（video-assisted thoracic surgery，VATS）应用于胸腺肿瘤摘除尤其是早期胸腺瘤，已经被临床所接受，目前还缺乏应用 VATS 治疗 TNEC 的大宗总结报道。笔者曾经报道了应用 VATS 治疗 TNEC 所致 EAS 的结果，这一组病变很小即出现了 EAS 临床表现，从而可以早期发现并彻底切除，术后病理分期也为 Masaoka I 期，术后短期结果满意但长期结果待随访。由于多数 TNEC 发现时都有外侵，因此不推荐 VATS 作为常规的治疗手段。对于晚期不能手术的患者，

穿刺标本病理诊断不满意，VATS 的另一个作用是进行活检，以获取更多的组织标本，得到更准确的诊断。

TNEC 多为不典型类癌或恶性程度更高的肿瘤，侵袭性强，诊断时大多数已出现外侵（超过 50%），各个中心达到 R_0 的手术切除率差异较大（30% ～ 90%），因而术后常有局部复发或远处转移，与同期别其他部位 NET，特别是肺部 NET 相比，其预后相对较差。TNEC 临床罕见，多数报告规模较小，更多的是病例总结，因此生存期差异很大，5 年、10 年生存率分别为 30% ～ 80% 及 0 ～ 60%。北京协和医院报告的 28 例患者，3 年、5 年的存活率分别为 71% 和 44.6%，中位生存期 51 个月。预后不佳的主要原因为临床症状不典型、早期发现困难及肿瘤恶性程度高、侵袭性强。

多篇文献提出，完整切除是预后的独立影响因素。Filosso 报道了一组多中心共 205 例（目前病例数最多）数据，不论从单因素还是多因素模型分析，完整切除都是 TNEC 的重要预后因素，因此，只要有可能，TNEC 首选治疗是彻底手术切除。严重的外侵，如侵犯心脏、主动脉、气管等有可能导致肿瘤的残留，不能达到根治性切除。此外，分期和病理分型也可能是 TNEC 的预后影响因素，但目前的文献还不足以支持这一结论，其可能的原因是病例罕见、目前的分期系统不统一和病理分型难度大等。

到目前为止，文献报道的 TNEC 仅有数百例，辅助治疗方案多参照肺部 NET，其结果较难评估。对于分化差的 NEC，如小细胞或大细胞 TNEC，推荐放疗及铂类为基础的联合化疗方案（依托泊苷、伊立替康、特莫唑胺、紫杉醇类药物等），目前仅有个案报告有效。对于分化好的 NEC，即 TC 与 ATC，尚无文献报道辅助治疗可以改善患者生存。有部分文献支持放疗可以降低术后局部复发，但不延长生存期。与之相反，有报道认为术后辅助放疗不利于远期生存。目前认为化疗对于 TC 及 ATC 远期预后改善无作用。目前出现了某些部位 NET 的靶向药物，如依维莫司、舒尼替尼等的临床试验，但很少涉及前肠来源（肺和胸腺）的 NET。个别试验认为可以改善肺部 NET（TC、ATC）的无进展生存期，但并非专门针对 TNEC。我们建议对于不能手术或手术不彻底，以及虽手

术切除但分期偏晚的 TC 及 ATC，如 Masaoka Ⅲ期以上，应采取多学科综合治疗。

七、北京协和医院资料

2004 年 12 月至 2013 年 12 月，在北京协和医院诊治、术前评估为可切除病灶并经手术病理证实为 NET 的患者共 26 例，其中男性 18 例，女性 8 例（2.25∶1），中位年龄 46 岁（13～75 岁）。本组患者占胸外科同期胸腺肿瘤手术切除的 4.2%（26/612）。所有患者均行胸部增强 CT 进行术前诊断及手术可行性评估。

26 例平均病程 3.5 个月（1～84 个月），3 例（11.5%）无任何症状，为常规体检发现。7 例（26.9%）因 CS 就诊发现胸腺占位，1 例（3.8%）因 MEN-Ⅰ行进一步检查发现胸腺病变，2 例（7.7%）因神经系统症状检查发现胸腺肿瘤，本组无合并重症肌无力患者。13 例主诉有症状，包括胸痛 6 例（23.1%），胸闷气短 4 例（15.4%），咳嗽 2 例（7.7%），咽部异物感 1 例（3.8%）。胸部增强 CT 显示病变位于胸腺区，表现为边界清楚的类圆形结节（图 19-2-1A），或呈分叶状边界不清、膨胀性生长或侵袭性生长（图 19-2-1B），所有病变均可见增强。

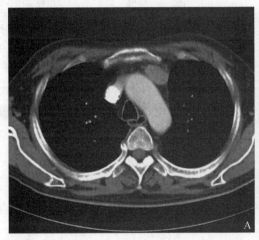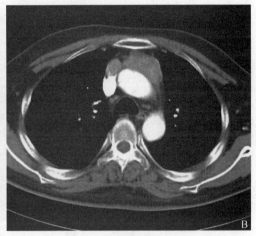

图 19-2-1　增强 CT 显示胸腺病变并评估手术可切除性

A. 胸腺区椭圆形结节，边界尚光整。术中探查病变有包膜，未侵犯纵隔胸膜。术后病理为典型类癌，Masaoka Ⅱ期；B. 胸腺区分叶，不规则肿物，不均匀增强，边界不清晰，外侵，左侧胸膜、心包及左侧无名静脉受累。术中探查病变外侵，切除受累胸膜、心包、左侧无名静脉，并行左无名静脉 - 右心房人工血管搭桥术。术后病理诊断结果为不典型类癌，Masaoka Ⅲ期

手术及术后病理结果见表 19-2-2。22 例（84.6%）肿瘤完全切除，4 例可见肿瘤残留。肿瘤中位最大径为 5.5cm（2.5～18.0cm）。无围手术期死亡，3 例发生术后并发症，1 例为二型呼吸衰竭，呼吸机辅助支持治疗 2 周后恢复；1 例右侧无名静脉血栓形成，抗凝治疗后好转；1 例伤口感染。

随访结果显示 NET 患者总中位生存期为 51.0 个月（95% CI 48.5～53.5）（图 19-2-2）。3 年和 5 年生存率分别为 71.0% 及 44.6%。11 例患者死亡，其中 1 例术后 15 个月时死于化疗毒副作用，1 例术后 50 个月时死于心脏疾病，另 9 例死于肿瘤进展。生存分析结果显示，病理分化程度及 Mosaoka 分期可能是影响预后的重要因素。

表 19-2-2　26 例胸腺神经内分泌瘤的手术方式、切除范围、分期及病理结果

项目	例数（%）
手术入路	
正中开胸	18（69.2）
右侧开胸	4（15.4）
左侧开胸	2（7.7）
正中 + 左侧开胸	2（7.7）
切除范围	
肿瘤 + 胸腺切除	10（38.5）
合并肺切除	11（42.3）
楔形切除	9（34.6）
肺叶切除	1（3.8）
左全肺切除	1（3.8）

续表

项目	例数（%）
合并心包部分切除	9（34.6）
合并单侧膈神经切除	2（7.7）
合并无名静脉或上腔静脉重建术	4（15.4）
Masaoka-Koga 分期	
I	4（15.4）
II	3（11.5）
III	12（46.2）
IV	7（26.9）
病理类型	
高分化神经内分泌癌	20（76.9）
典型类癌	8（30.8）
不典型类癌	12（46.1）
低分化神经内分泌癌	6（23.1）
小细胞神经内分泌癌	5（19.2）
大细胞神经内分泌癌	1（3.8）

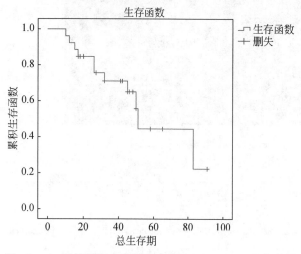

图 19-2-2　胸腺神经内分泌瘤患者 Kaplan–Meier 生存曲线
示中位生存期为 51 个月（95% CI 48.5 ～ 53.5）

第三节　支气管肺神经内分泌肿瘤

神经内分泌肿瘤（neuroendocrine tumor，NET），早前称为类癌（carcinoid），最早由德国籍犹太裔病理学家 Siegfried Oberndorfer 于 1907 年提出并命名，因其似癌非癌难以界定，因而叫"类癌"。近年随着诊断学技术，如影像学和病理学的发展，NET 的定义及分型逐渐明确，其年发病率或检出率也不断攀升，2017 年，*JAMA* 杂志发表的美国国家癌症研究所自 1973 年开始监测的 NET 流行病学及最终结果数据显示，NET 年发病率从 1973 年的 1.09/10 万升至 2012 年的 6.98/10 万，升高了约 6.4 倍，相对同期全身所有恶性病变的年发生率未发生显著变化。从 NET 在各器官的分布上来看，以往是小肠为首（占 30.4%），肺部次之（占 29.8%），近来的数据表明肺部已超越肠道成为 NET 最主要的来源部位。因此，支气管和肺部 NET 也成为临床关注的重点之一。

支气管肺神经内分泌肿瘤（bronchopulmonary neuroendocrine tumor，BPNET）占全部肺部恶性肿瘤的 20% ～ 25%，其是起源于支气管肺的神经内分泌系统的一组异质性肿瘤。WHO 按照生物学特性将其分为 4 个主要病理类型：典型类癌（typical carcinoid，TC）、不典型类癌（atypical carcinoid，ATC）、大细胞神经内分泌癌（large-cell neuroendocrine carcinoma，LCNEC）和小细胞肺癌（small-cell lung cancer，SCLC），另外还有浸润前病变，即弥漫性特发性神经内分泌细胞增生（diffuse idiopathic pulmonary neuroendocrine cell hyperplasia，DIPNECH）。

1971 年，首次进行 BPNET 病理分型，当时仅有 TC、ATC 及 SCLC。由于 SCLC 的特殊性，其历来与非小细胞肺癌（non-small cell cancer，NSCLC）被分别研究，习惯于不将这种病灶划在 NET 范畴内讨论。另外，LCNEC 最早由 Travis 于 1991 年报道，其在 1999 ～ 2004 年的 WHO 病理分型中都被作为大细胞癌的一种亚型看待，本书也将其独立于支气管肺神经内分泌肿瘤进行讨论。

支气管 TC 和 ATC 属于分化较好的神经内分泌肿瘤，以手术治疗为主且预后良好，以下将 TC 和 ATC 统称为支气管肺类癌进行讨论。

一、流 行 病 学

BPNET 中大部分是 SCLC，占全部肺癌的 15% ～ 20%，因此除 SCLC 外，BPNET 属于少见病，占肺部原发恶性肿瘤的 1% ～ 5%。目前资料显示支气管肺类癌年发病率为（1 ～ 2）/10 万，占全身类癌的 20% ～ 30%，仅次于消化道类癌，其中 TC 为 ATC 的 4 倍。LCNEC 占全部肺恶性肿瘤的

2%～3%。由于确诊的限制，实际发病率可能更高。

支气管肺类癌发病女性稍多于男性，吸烟与其发生无明确相关。支气管肺类癌以周围型为主，中位发病年龄为45～55岁，ATC较TC发病年龄高5～10岁。此外，其也是儿童最常见的呼吸道恶性肿瘤。文献报道LCNEC男性占80%～90%，85%为吸烟者，中位年龄62～68岁，病变部位以外周为主。

二、基因改变的研究

文献认为BPNET起源于产生胺和肽的神经内分泌细胞，此类细胞从胚胎神经嵴衍变而来，目前还没有证据已知致癌物或环境因素与BPNET发生有关。

随着肺腺癌基因突变的研究及靶向药物的应用，很多学者也在研究支气管肺类癌的相关基因，但截至目前尚未找到明确的相关突变基因及确定疗效的靶向药物。有研究报道ALK（一种酪氨酸激酶受体，在5%的NSCLC中有异常高表达，ALK高表达的肿瘤对化疗无反应但可用克唑替尼进行治疗）在部分转移性ATC中有异常的高表达，但ALK的增高表达仅出现在部分小标本活检诊断中，因此准确性尚待商榷。另有学者用肿瘤DNA测序方法进行研究，但未能发现第18～21外显子中相关EGFR基因突变，也未发现第2外显子中KRAS相关基因突变。目前认为EGFR和KRAS基因可能并不参与支气管肺类癌的发生发展，也无相关靶向药物或单抗用于其治疗。其他如TP53在SCLC和LCNEC中有较高的突变率而类癌罕见，一项报道对25例支气管肺类癌患者的石蜡切片进行NSCLC常见基因突变检测，仅发现1例患者出现BRAF、SMAD4、PIK3CA及KRAS突变。

SCLC和LCNEC中，90%可产生TP53，80%～100%产生RB-1等抑癌基因，且几乎所有的高级别NET都表现出高端粒酶活性及FHIT蛋白缺失表达。而EGFR、KRAS、PI3KCA、BRAFHER2及ALK重排等极为罕见。近期研究提示，LCNEC在基因层面分为以下三种亚型。①SCLC型：TP53+RB1共突变/缺失及MYCL扩增；②NSCLC型：没有TP53+RB1共突变/缺失，而普遍存在NSCLC的突变类型（如STK11、KRAS及KEAP1）；③类癌型：这种类型少见，表现为MEN-I突变及低突变负荷。

这为LCNEC的辅助治疗提供了进一步参考。

北京协和医院在2000～2014年手术治疗支气管肺类癌共57例，占同期肺癌手术治疗的1.23%。57例中有男性35例，女性22例（男女比例为1.6∶1），吸烟率47.4%，中位年龄49岁，最小12岁，最大年龄85岁。外周型29例，中央型28例。TC及ATC患者在年龄、性别、吸烟率及病变部位上均无显著差异（表19-3-1）。北京协和医院报道的另一组LCNEC研究中，中位年龄63岁，男性患者占82.8%，吸烟率高达80%，可见两种病症之间存在巨大差异。

表 19-3-1　北京协和医院支气管肺类癌患者资料

	TC	ATC	合计
病例数	39	18	57
年龄（岁）			
中位数	46.0	56.5	49.0
范围	12～85	30～67	12～85
性别			
男性	24	11	35
女性	15	7	22
吸烟状况			
吸烟	17	10	27
非吸烟	22	8	30
肿瘤部位			
外周	23	6	29
中央	16	12	28
症状			
咳嗽	5	8	13
痰中带血	8	4	12
EAS	11	1	12
胸闷胸痛	2	3	5
无症状	13	2	15

三、临床症状

非小细胞BPNET与其他类型的肺部肿瘤类似，疾病早期缺乏特异性症状，无症状体检发现者占26.3%（15/57）（表19-3-1）。当肿瘤位于近端气道造成支气管阻塞，或因血供丰富而破溃时，可产生相应的呼吸道症状，而这些与其他类型的肺部肿瘤并无区别。患者可能有咳嗽、咳痰、咯血、喘鸣等，合伴肺炎可有发热、胸痛等症状。另外，特异性的症状通常与激素分泌引起的副肿瘤综合征有关，但支气管肺类癌极少发生类癌综合征，这点与胃肠胰消化道NET明显不同，有报道其仅出现在巨大肿瘤并有血行转移的情况下。支气管肺类癌的副肿瘤综合征，更多地出现分泌ACTH而导致EAS。文献报道1%～2%的支气管类癌产生EAS，此类患者因伴随副肿瘤综合征，诊断时较无症状者更容易。但临床实践发现，EAS与垂体瘤引起的库欣综合征常难以鉴别，反而更容易出现漏诊、误诊。LCNEC合并副肿瘤综合征极为罕见。

四、影像学检查

支气管肺类癌和LCNEC均缺乏相应的特异性症状，影像学检查对于诊断至关重要。

1. 胸部CT 中心型病变的表现与其他中心型肺癌类似，常伴有阻塞性肺不张或肺炎的征象，当病灶较小、不伴肺不张或肺炎时，从CT上难以辨识，需结合临床症状和支气管镜检查来判断。若病变为周围型，TC在CT下多表现为密度均一的类圆形结节，边界清楚，边缘光整（图19-3-1A，图19-3-1C），容易认为是良性病变。伴随EAS的病变常有明显均匀强化。ATC的CT表现变化较多，可以像TC一样，呈现边界清楚的类圆形结节（图19-3-1B、图19-3-1D），也可表现为梭形、分叶、不规则状等，并可伴有点状或偏心钙化，很少出现毛刺和胸膜牵拉。LCNEC的外周病变在CT上表现为分叶状结节或肿块，边界尚清（图19-3-1E），与外周型SCLC、低分化腺癌和鳞癌等类似。

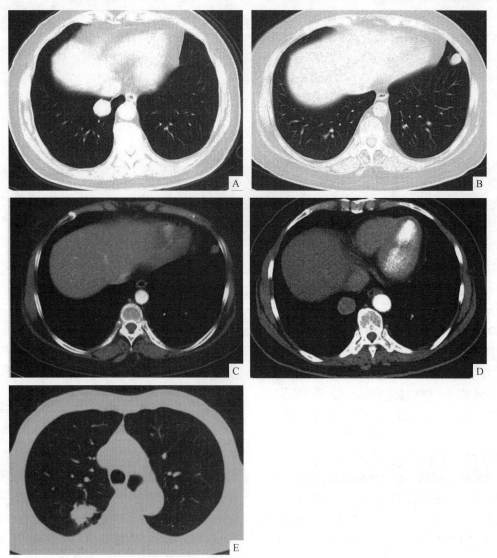

图 19-3-1 支气管肺类癌和 LCNEC 的 CT 像

A、C为1例周围型典型类癌CT片，A为显示左下肺病灶的肺窗，C为纵隔窗动脉期；B、D为1例周围型不典型类癌CT片，B为显示左下肺病灶的纵隔窗，D为显示右下肺病灶的纵隔窗。共同特点为类圆形实性结节，可见强化，边界较为光滑，未见明显分叶、毛刺、胸膜牵拉；E为1例LCNEC的CT肺窗，主要显示其明显的毛刺、分叶及胸膜改变

2. 生长抑素受体成像（somatostatin receptor scintigraphy，SRS）　多数 NET 表达生长抑素受体，这些生长抑素受体可用放射标记的奥曲肽进行成像。SRS 属于非精确图像，小病灶敏感性较差，此外某些肿瘤、肉芽肿、炎症病灶及自身免疫性疾病也有不同的生长抑素受体表达而在 SRS 显像，因此 SRS 特异性有限，临床上不常规应用，主要用于部分疑难病变的辅助诊断。

3. PET/CT　对支气管肺类癌的诊断价值有限，主要是因为支气管肺类癌代谢活性低，PET/CT 常误诊为良性病变，对于诊断和分期的准确性并不高。近来有报道用 ^{68}Ga 标记生长抑素类似物代替 ^{18}F 标记脱氧葡萄糖进行 PET/CT 检查，以提高 PET/CT 检测类癌的敏感性，初步结果似乎显示其对支气管肺类癌的诊断和分期有较好的应用前景。PET/CT 对 SCLC 及 LCNEC 的诊断价值相对更大，可用于临床分期、制订治疗方案及判断预后。

五、病理诊断

诊断神经内分泌肿瘤需要镜下观察特殊生长方式，如巢状、带状、小梁状、菊团样或腺管状分布排列，外加一个以上阳性表达的免疫组化标记，目前常用的是 CD56、CgA、Syn 及 TTF-1 等，另外分型还需要结合细胞大小、形态、核分裂数目及有无坏死等因素综合判断（表 19-2-1）。术前小标本活检的误诊率较高，确切诊断存在一定难度。北京协和医院胸外科总结的 15 年支气管肺类癌病例，术前纤维支气管镜活检，12 例中心型病变仅 5 例（41.7%）获得准确诊断，而笔者报告的 LCNEC 病例，无 1 例为病理活检确诊，均为术后石蜡切片诊断。NET 血供较为丰富，镜下活检存在一定风险，内镜医师会有顾虑，多选择表浅部位，这也导致活检准确率下降。不仅是术前小标本，术中快速冰冻病理也难保诊断准确。北京协和医院报道的 26 例术中冰冻病理，21 例考虑为"神经内分泌癌"，19 例未能分型，仅 1 例分型准确，另 1 例误诊为 SCLC，石蜡病理证实为 TC。因此，神经内分泌癌通常都是术后确诊。

对于判读坏死和核分裂象 2 个关键指标，不同的病理科医师也存在较大争议。有学者提出用 Ki67 指数来协助分型（Ki67 表达判断增殖活性应用于包括肺癌在内的多种肿瘤），Ki67 指数已经应用于胃肠胰 NET 的分型及预后指标，2010 年，WHO 消化系统肿瘤分类标准已采纳 Ki67 作为 NET 高、中、低级别的区分标准之一。但对于胸部 NET，Ki67 指数不能区分 TC 及 ATC，也不能区分 SCLC 及 LCNEC，因此其不能作为胸部 NET 的分型指标，但可以作为小标本病理（支气管镜下活检或 CT 引导下活检）指标，用以区别分化好的 NET（包含 TC 和 ATC）和分化差的 NET（包含 SCLC 与 LCNEC）。

六、分　　期

目前支气管肺类癌的分期标准参考其他常见的肺癌分期标准，即 AJCC 第 7 版肺癌分期标准。需要强调的是，支气管肺类癌是分化较好的神经内分泌肿瘤，是惰性生长肿瘤，但也有一定的侵袭性。文献报道发现时，TC 有 10% ～ 15% 淋巴结转移，3% ～ 5% 出现远处转移；ATC 有 40% ～ 50% 淋巴结转移，20% 出现远处转移。

七、治疗及预后

与非小细胞肺癌一样，目前针对支气管肺类癌及 LCNEC 的治疗也提倡多学科综合治疗，但是放化疗效果欠佳，缺乏靶向药物，因此对于局限性可切除的支气管肺类癌及早期 LCNEC，手术是首选的治疗方案。手术指征与其他 NSCLC 相同，都是 Ⅰ ～ Ⅲ a 期病变及少部分Ⅲ b 期病变。支气管肺类癌属于分化好的 NET，术后远期存活优于常见肺部恶性肿瘤，TC 的 5 ～ 10 年存活率超过 90%，ATC 的 5 年存活率也达到 56% ～ 87%，晚期及无法耐受手术者属于手术禁忌。LCNEC 的预后相对较差，文献报道 5 年存活率 30% 左右，对于可切除的 Ⅰ 期患者，5 年存活率也并不乐观，为 27% ～ 70%。

目前认为，支气管肺类癌根治性切除后，术后辅助治疗不能获益，反而会因化疗和放疗的毒副作用影响生活质量，甚至出现化疗相关性死亡。因此对于根治性切除患者，包括 Ⅰ ～ Ⅲ期，均不建议术后采用辅助放疗、化疗。术后有肿瘤残留或复发，可以考虑局部放疗，但并不确定改善生存期。

LCNEC 侵袭性很强，即使是 Ⅰ 期患者，也建议术后进行辅助治疗。目前已有研究认为，

LCNEC 可分为类 SCLC 亚型和类 NSCLC 亚型，类 SCLC 亚型对铂类联合依托泊苷方案可能更敏感，类 NSCLC 可能对 NSCLC 的化疗方案更敏感，但是至今仍存在争论。

　　对于晚期不能手术根治或术后复发患者，辅助治疗效果并不乐观。目前仅有一项前瞻、随机、对照的Ⅲ期临床试验，即 RADIANT-4，该试验评估了依维莫司（一种哺乳动物西罗莫司靶蛋白抑制剂）的作用，认为对于无法手术根治的非功能型支气管肺类癌，依维莫司可以显著延长无进展生存期（PFS），但是否适合术后辅助治疗，还缺乏相应的临床试验证据。

（陈野野）

参考文献

陈野野，李单青，田震寰，等，2016. 肺大细胞神经内分泌癌手术治疗及预后因素. 协和医学杂志，7（2）：98-103.

陈野野，刘洪生，李单青，等，2016. 胸腺神经内分泌肿瘤手术治疗及预后因素. 协和医学杂志，7（3）：190-194.

陈野野，田震寰，周小昀，等，2018. 支气管肺类癌的临床特点及预后因素分析. 协和医学杂志，9（4）：352-357.

黄诚，陈野野，李单青，等，2017. 胸部神经内分泌肿瘤所致异位促肾上腺皮质激素综合征诊疗及预后. 协和医学杂志，8（2）：147-153.

李力，陈野野，李单青，等，2014. 肺部病变所致异位促肾上腺皮质激素综合征的临床诊治经验. 中国肿瘤临床与康复，21（12）：1227-1231.

张志庸，徐乐天，孙成孚，等，1993. 胸内肿瘤所致异位 ACTH 综合征的诊断和外科治疗. 中华胸心血管外科杂志，9（4）：329-331.

Abeloff MD，Trump DL，Baylin SB，1981. Ectopic adrenocorticotrophic（ACTH）syndrome and small cell carcinoma of the lung-assessment of clinical implications in patients on combination chemotherapy. Cancer，48（5）：1082-1087.

Akata S，Okada S，Maeda J，et al，2007. Computed tomographic findings of large cell neuroendocrine carcinoma of the lung. Clin Imaging，31：379-384.

Aniszewski JP，Young WF Jr，Thompson GB，et al，2001. Cushing syndrome due to ectopic adrenocorticotropic hormone secretion. World J Surg，25（7）：934-940.

Armengol G，Sarhadi VK，Ronty M，et al，2015. Driver gene mutations of non-small-cell lung cancer are rare in primary carcinoids of the lung：NGS study by ion Torrent. Lung，193（2）：303-308.

Arrigoni MG，Woolner LB，Bernatz PE，1972. Atypical carcinoid tumors of the lung. J Thorac Cardiovasc Surg，64：413-421.

Azzopardi JG，Williams ED，1968. Pathology of 'nonendocrine' tumors associated with Cushing's syndrome. Cancer，22：274.

Baker J，Holdaway IM，Jagusch M，et al，1982. Ectopic secretion of ACTH and met-enkephalin from a thymic carcinoid. J Endocrinol Invest，5（1）：33.

Bando H，Zhang CY，Takada Y，et al，1991. Correlation between plasma levels of ACTH and cortisol in basal states and during the CRH test in normal subjects and patients with hypothalamo-pituitary disorders. Tokushima J Exp Med，38（3-4）：61-69.

Bardin CW，Shaha C，Mather J，et al，1984. Identification and possible function of proopiomelanocortin derived peptides in the testis. Ann NY Acad Sci，438：346.

Beuschlein F，Hammer GD，2002. Ectopic pro-opiomelanocortin syndrome. Endocrinol Metab Clin North Am，31（1）：191-234.

Bhora FY，Chen DJ，Detter beck FC，et al，2014. The ITMIG/IASLC thymic epithelial tumors staging project：a proposed lymph node map for thymic epithelial tumors in the forthcoming 8th edition of the tnm classification of malignant tumors. J Thorac Oncol，9（9 Suppl 2）：S88-S96.

Boix E，Picó A，Pinedo R，et al，2002. Ectopic growth hormone-releasing hormone secretion by thymic carcinoid tumour. Clin Endocrinol（Oxf），57（1）：131-134.

Bosman F T，2010. WHO classification of Tumours of the Digestive System. Lyon，France：IARC Press.

Brown WH，1928. A case of pluriglandular syndrome 'diabetes of beded woman'. Lancet，2：1022.

Byers LA，Wang J，Nilsson MB，et al，2012. Proteomic profiling identifies dysregulated pathways in small cell lung cancer and novel therapeutic targets including PARP1. Cancer Discov，2（9）：798-811.

Cao C，Yan TD，Kennedy C，et al，2011. Bronchopulmonary carcinoid tumors：long-term outcomes after resection. Ann

Thorac Surg, 91: 339-343.

Caplin ME, Baudin E, Ferolla P, et al, 2015. Pulmonary neuroendocrine (carcinoid) tumors: European Neuroendocrine Tumor Society expert consensus and recommendations for best practice for typical and atypical pulmonary carcinoids. Ann Oncol, 26: 1604-1620.

Cardillo G, Rea F, Lucchi M, et al, 2012. Primary neuroendocrine tumors of the thymus: a multicenter experience of 35 patients. Ann Thorac Surg, 94 (1): 241-245; discussion 245-246.

Cardillo G, Treggiaris, Paul MA, et al, 2010. Primary neuroendocrine tumours of the thymus: a clinicopathologic and prognostic study in 19 patients. Eur J Cardiothorac Surg, 37 (4): 814-818.

Chaer R, Masssd MG, Evans A, et al, 2002. Primary neuroendocrine tumors of the thymus. Ann Thorac Surg, 74 (5): 1733-1740.

Chen CLC, Chang CC, Krieger DT, et al, 1986. Expression and regulation of proopiomelanocortin-like gene in the ovary and placenta: comparison with the testis. Endocrinology, 118: 2382.

Chen YY, Li SQ, Liu HS, et al, 2016. Ectopic adrenocorti-cotropic hormone syndrome caused by neuroendocrine tumors of the thymus: 30-year experience with 16 patients at a single institute in the People's Republic of China. Onco Targets Therm, 9: 2193-2201.

Chong S, Lee KS, Chung MJ, et al, 2006. Neuroendocrine tumors of the lung: clinical, pathologic, and imaging findings. Radiographics, 26: 41-57; discussion 57-48.

Christy NP, 1961. Adrenocorticotrophic activity in the plasma of patients with Cushing's syndrome associated with pulmonary neoplasms. Lancet, 1: 85.

Crona J, Björklund P, Welin S, et al, 2013. Treatment, prognostic markers and survival in thymic neuroendocrine tumours. a study from a single tertiary referral centre. Lung Cancer, 79 (3): 289-293.

Daniels CE, Lowe VJ, Aubry MC, et al, 2007. The utility of fluorodeoxyglucose positron emission tomography in the evaluation of carcinoid tumors presenting as pulmonary nodules. Chest, 131: 255-260.

Dasari A, Shen C, Halperin D, et al, 2017. Trends in the incidence, prevalence, and survival outcomes in patients with neuroendocrine tumors in the United States. JAMA Oncol, 3 (10): 1335-1342.

de Montpreville VT, Macchiarini P, Dulmet E, 1996. Thymic neuroendocrine carcinoma (carcinoid): a clinicopathologic study of fourteen cases. J Thorac Cardiovasc Surg, 111 (1): 134-141.

Debold CR, Menefee JK, Nicholson WE, et al, 1988. Proopiomelanocortin gene is expressed in many normal human tissues and in tumors not associated with ectopic adrenocorticotropin syndrome. Mol Endocrinol, 2 (9): 862.

DeKeyzer Y, Rousseau-Merck MF, Luton JP, et al, 1989. Pro-opiomelanocortin gene expression in human phaeochromocyomas. J Mol Endocrinol, 2: 175.

Delisle L, Boyer MJ, Warr D, et al, 1993. Ectopic corticotropin syndrome and small-cell carcinoma of the lung. Clinical features, outcome, and complications. Arch Intern Med, 153 (6): 746-752.

Detterbeck FC, Asamura H, Crowley J, et al, 2013. The IASLC/ITMIG thymic malignancies staging project: development of a stage classification for thymic malignancies. J Thorac Oncol, 8 (12): 1467-1473.

Detterbeck FC, Nicholson AG, Kondo K, et al, 2011. The Masaoka-Koga stage classification for thymic malignancies: clarification and definition of terms. J Thorac Oncol, 6 (7 Suppl 3): S1710-S1716.

Dimopoulos MA, Fernandez JF, Samaan NA, et al, 1992. Paraneoplastic Cushing's syndrome as an adverse prognostic factor in patients who die early with small cell lung cancer. Cancer, 69 (1): 66-71.

Doppman JL, Nieman L, Miller DL, et al, 1989. Ectopic adrenocorticotropic hormone syndrome: localization studies in 28 patients. Radiology, 172: 115-124.

DuPont AG, Somers G, Van Steirteghem AC, et al, 1984. Ectopic adrenocorticotropin production: disappearance after removal of inflammatory tissue. J Clin Endocrinol Metab, 58 (4): 654-658.

Engels EA, 2010. Epidemiology of thymoma and associated malignancies. J Thorac Oncol, 5 (10 Suppl 4): S260-S265.

Fanti S, Farsad M, Battista G, et al, 2003. Somatostatin receptor scintigraphy for bronchial carcinoid follow-up. Clin

Nucl Med, 28: 548-552.

Fasano M, Della Corte CM, Papaccio F, et al, 2015. Pulmonary large-cell neuroendocrine carcinoma: from epidemiology to therapy. J Thorac Oncol, 10: 1133-1141.

Ferolla P, Falchetti A, Filosso P, et al, 2005. Thymic neuroendocrine carcinoma (carcinoid) in multiple endocrine neoplasia type 1 syndrome: the Italian series. J Clin Endocrinol Metab, 90 (5): 2603-2609.

Ferone D, Albertelli M, 2014. Ectopic Cushing and other paraneoplastic syndromes in thoracic neuroendocrine tumors. Thorac Surg Clin, 24 (3): 277-283.

Filosso PL, Ferolla P, Guerrera F, et al, 2015. Multidisciplinary management of advanced lung neuroendocrine tumors. J Thorac Dis, 7: S163-S171.

Filosso PL, Yao XP, Ahmad U, et al, 2015. Outcome of primary neuroendocrine tumors of the thymus: a joint analysis of the International Thymic Malignancy Interest Group and the European Society of Thoracic Surgeons databases. J Thorac Cardiovasc Surg, 149 (1): 103-109.

Findling JW, Aron DC, Tyrrell JB, et al, 1981. Selective venous sampling for ACTH in Cushing's syndrome: differentiation between Cushing disease and the ectopic ACTH syndrome. Ann Intern Med, 94 (5): 647.

Findling JW, Tyrrell JB, 1986. Occult ectopic secretion of corticotropin. Arch Intern Med, 146: 929-933.

Fischer S, Kruger M, McRae K, et al, 2001. Giant bronchial carcinoid tumors: a multidisciplinary approach. Ann Thorac Surg, 71 (1): 386-393.

Fisseler-Eckhoff A, Demes M, 2012. Neuroendocrine tumors of the lung. Cancers (Basel), 4: 777-798.

Franks TJ, Galvin JR, 2008. Lung tumors with neuroendocrine morphology: essential radiologic and pathologic features. Arch Pathol Lab Med, 132: 1055-1061.

Garcia-Yuste M, Matilla JM, Cueto A, et al, 2007. Typical and atypical carcinoid tumours: analysis of the experience of the Spanish Multi-centric Study of Neuroendocrine Tumours of the Lung. Eur J Cardiothorac Surg, 31: 192-197.

Gaur P, Leary C, Yao JC, 2010. Thymic neuroendocrine tumors: a SEER database analysis of 160 patients. Ann Surg, 251 (6): 1117-1121.

Gewirtz G, Yalow RS, 1974. Ectopic ACTH production in carcinoma of the lung. J Clin Invest, 53: 1002.

Gibril F, Chen YJ, Schrump DS, et al, 2003. Prospective study of thymic carcinoids in patients with multiple endocrine neoplasia type 1. J Clin Endocrinol Metab, 88 (3): 1066-1081.

Grand B, Cazes A, Mordant P, et al, 2013. High grade neuroendocrine lung tumors: pathological characteristics, surgical management and prognostic implications. Lung Cancer, 81: 404-409.

Gropp C, Havemann K, Scheuer A, 1980. Ectopic hormones in lung cancer patients at diagnosis and during therapy. Cancer, 46 (2): 347.

Guidoccio F, Grosso M, Maccauro M, et al, 2011. Current role of 111In-DTPA-octreotide scintigraphy in diagnosis of thymic masses. Tumori, 97 (2): 191-195.

Gustafsson BI, Kidd M, Chan A, et al, 2008. Bronchopulmonary neuroendocrine tumors. Cancer, 113: 5-21.

Goldfield EH, Doppman JL, Nieman LK, et al, 1991. Petrosal sinus sampling with and without corticotropin-releasing hormone for the differential diagnosis of Cushing's syndrome. N Engl J Med, 325: 897.

Hale AC, Besser GM, Rees LH, 1986. Characterization of pro-opiomelanocortin-derived peptides in pituitary and ectopic adrenocorticotropin-secreting tumors. J Endocrinol, 108: 49.

Han B, Sun JM, Ahn JS, et al, 2013. Clinical outcomes of atypical carcinoid tumors of the lung and thymus: 7-year experience of a rare malignancy at single institute. Med Oncol, 30: 479.

Hansen M, Hammer M, Hummer L, 1980. Diagnostic and therapeutic implications of ectopic hormone production in small cell carcinoma of the lung. Thorax, 35: 101.

Hansen M, Hansen HH, Hirsch FR, et al, 1980. Hormonal polypeptides and amine metabolites in small cell carcinoma of the lung, with special reference to stage and subtypes. Cancer, 45: 1432.

Hauso O, Gustafsson BI, Kidd M, et al, 2008. Neuroendocrine tumor epidemiology: contrasting Norway and North America. Cancer, 113: 2655-2664.

Horai R, Nishihara H, Tateishi R, et al, 1973. Oat-cell carcinoma of the lung simultaneously producing ACTH and serotonin. J Clin Endocrinol Metab, 37 (2): 212-219.

Howlett TA, Drury PL, Perry L, et al, 1986. Diagnosis and mangement of ACTH-dependent Cushing's syndrome: comparison of the features in ectopic and pituitary ACTH production. Clin Endocrinol (Oxf), 24 (6): 699.

Howlett TA, Rees LH, 1985. Ectopic hormones. Spec Topics Endocrinol Metab, 7: 1.

Imura H, Matsukura S, Yamamoto H, et al, 1975. Studies on ectopic ACTH-producing tumors: Ⅱ, Clinical and biochemical features of 30 cases. Cancer, 35: 1430.

Isidori AM, Kaltsas GA, Mohammed S, et al, 2003. Discriminatory value of low-dose dexamethasone suppression test in establishing the diagnosis and differential diagnosis of Cushing's syndrome. J Clin Endocrinol Metab, 89 (3): 1486.

Isidori AM, Lenzi A, 2007. Ectopic ACTH syndrome. Arq Bras Endocrinol Metabol, 51 (8): 1217-1225.

Iyoda A, Hiroshima K, Moriya Y, et al, 2009. Postoperative recurrence and the role of adjuvant chemotherapy in patients with pulmonary large-cell neuroendocrine carcinoma. J Thorac Cardiovasc Surg, 138 (2): 446-453.

Jeffcoate WJ, Rees LH, Lowry PJ, et al, 1978. A specific radioimmunoassay for human β-lipotuopin. J Clin Endocrinol Metab, 47: 160.

Jessiman AG, Emerson K Jr, Shah RC, et al, 1963. Hypercalcemia in carcinoma of the breast. Ann Surg, 157: 377.

Jex RK, van Heerden JA, Carpenter PC, et al, 1985. Ectopic ACTH syndrome: diagnostic and therapeutic aspects. Am J Surg, 149: 276.

Jingami H, Nakanishi S, Imura I, et al, 1984. Tissue distribution of messenger RNAs coding for opioid peptide precursors and related RNA. Eur J Biochem, 142: 441.

Kleber G, Hollt V, Oelkers W, et al, 1980. Elevated plasma and tissue concentrations of β-endorphin and β-lipotropin associated with an ectopic ACTH-producing lung tumor. Horm Metab Res, 12: 385.

Kohler PC, Trump DL, 1986. Ectopic hormone syndromes. Cancer Invest, 4: 543.

Kyriss T, Maier S, Veit S, et al, 2006. Carcinoid lung tumors: long-term results from 111 resections. Thorac Surg Sci, 3: 3.

Lausi PO, Refai M, Filosso PL, et al, 2014. Thymic neuroendocrine tumors. Thorac Surg Clin, 24 (3): 327-332.

Lee KW, Lee Y, Oh SW, et al, 2015. Large cell neuroendocrine carcinoma of the lung: CT and FDG PET findings. Eur J Radiol, 84: 2332-2338.

Leung D, Schwartz L, 2013. Imaging of neuroendocrine tumors. Semin Oncol, 40: 109-119.

Li H, Wang DL, Liu XW, et al, 2013. Computed tomography characterization of neuroendocrine tumors of the thymus can aid identification and treatment. Acta Radiol, 54 (2): 175-180.

Liang G, Gu Z, Li Y, et al, 2016. Comparison of the Masaoka-Koga staging and the International Association for the Study of Lung Cancer/the International Thymic Malignancies Interest Group proposal for the TNM staging systems based on the Chinese Alliance for Research in Thymomas retrospective database. J Thorac Dis, 8 (4): 727-737.

Litvak A, Pietanza MC, 2016. Bronchial and thymic carcinoid tumors. Hematol Oncol Clin North Am, 30 (1): 83-102.

Lo Russo G, Pusceddu S, Proto C, et al, 2016. Treatment of lung large cell neuroendocrine carcinoma. Tumour Biol, 37: 7047-7057.

Lokich J, 1982. The frequency and clinical biology of the ectopic hormone syndromes of small cell carcinoma. Cancer, 50 (10): 2111.

Loriaux DL, Nieman L, 1991. Corticotropin-releasing hormone testing in pituitary disease. Endocrinol Metab Clin North Am, 20: 363.

Lundberg JM, Hamberger B, Schultzberg M, et al, 1979. Enkephalin and somatostatin-like immunoreactivities in human adrenal medulla and pheochromocytoma. Proc Natl Acad Sci USA, 76 (8): 4079-4083.

Mackley HB, Videtic GM, 2006. Primary carcinoid tumors of the lung: a role for radiotherapy. Oncology (Williston Park), 20: 1537-1543; discussion 1544-1535, 1549.

Martin B, Paesmans M, Mascaux C, et al, 2004. Ki-67 expression and patients survival in lung cancer: systematic review of the literature with meta-analysis. Br J Cancer, 91: 2018-2025.

Mengden T, Hubmann P, Müller J, 1992. Urinary free cortisol versus 17-hydroxycorticosteroids: a comparative study of their diagnostic value in Cushing's syndrome. Clin Invest, 70 (7): 545-548.

Merrill WW, Bondy PK, 1982. Production of biochemical marker substances by bronchogenic carcinomas. Clin Chest Med, 3: 307.

Modlin IM, Lye KD, Kidd M, 2003. A 5-decade analysis of 13, 715 carcinoid tumors. Cancer, 97: 934-959.

Moran CA, Suster S, 2000. Neuroendocrine carcinomas (carcinoid tumor) of the thymus. A clinicopathologic analysis of 80 cases. Am J Clin Pathol, 114 (1): 100-110.

Naidoo J, Santos-Zabala ML, Iyriboz T, et al, 2016. Large cell neuroendocrine carcinoma of the lung: clinico-pathologic features, treatment, and outcomes. Clin Lung Cancer, 17: e121-e129.

Nakajima M, Uchiyama N, Shigemasa R, et al, 2016. Atypical carcinoid tumor with Anaplastic Lymphoma Kinase (ALK) rearrangement successfully treated by an ALK inhibitor. Intern Med, 55 (21): 3151-3153.

Nakamura H, Tsuta K, Yoshida A, et al, 2013. Aberrant anaplastic lymphoma kinase expression in high-grade pulmonary neuroendocrine carcinoma. J Clin Pathol, 66: 705-707.

Neary NM, Lopez-Chavez A, Abel BS, et al, 2012. Neuroendocrine ACTH-producing tumor of the thymus-experience with 12 patients over 25 years. J Clin Endocrinol Metab, 97 (7): 2223-2230.

Newell-Price J, Grossman A, 1999. Diagnosis and management of Cushing's syndrome. Lancet, 353: 2087-2088.

Nussbaum DP, Speicher PJ, Gulack BC, et al, 2015. Defining the role of adjuvant chemotherapy after lobectomy for typical bronchopulmonary carcinoid tumors. Ann Thorac Surg, 99: 428-434.

Öberg K, Hellman P, Ferolla P, et al, 2012. Neuroendocrine bronchial and thymic tumors: ESMO Clinical Practice Guidelines for diagnosis, treatment and follow-up. Ann Oncol, 23 Suppl 7: vii120-vii123.

Odell WD, Saito E, 1983. Protein hormone-like materials from normal and cancer cells: "Ectopic" hormone production. New York, Proc 13th Int Cancer Congress, Part E: Cancer Management. Liss: 247.

Odell WD, Wolfsen AR, Yoshimoto Y, et al, 1977. Ectopic peptide synthesis: a universal concomitant of neoplasia. Trans Assoc Am Physicians, 90: 204.

Odell WD, 1991. Ectopic ACTH secretion. A misnomer. Endocrinol Metab Clin North Am, 20 (2): 371.

Ogawa F, Iyoda A, Amano H, et al, 2010. Thymic large cell neuroendocrine carcinoma: report of a resected case-a case report. J Cardiothorac Surg, 5: 115.

Orth DN, Nicholson WE, 1977. Different molecular forms of ACTH. Ann NY Acad Sci, 297: 27.

Orwoll ES, Kendall JW, 1980. β-endorphin and adrenocorticotropin in extrapituitary sites: gastrointestinal tract. Endocrinology, 107: 438.

Ose N, Inoue M, Morii E, et al, 2013. Multimodality therapy for large cell neuroendocrine carcinoma of the thymus. Ann Thorac Surg, 96 (4): e85-e87.

Pass HI, Doppman JL, Nieman L, et al, 1990. Management of the ectopic ACTH syndrome due to thoracic carcinoids. Ann Thorac Surg, 50 (1): 52-57.

Pelosi G, Sonzogni A, Harari S, et al, 2017. Classification of pulmonary neuroendocrine tumors: new insights. Transl Lung Cancer Res, 6: 513-529.

Prasad V, Steffen IG, Pavel M, et al, 2015. Somatostatin receptor PET/CT in restaging of typical and atypical lung carcinoids. EJNMMI Res, 5: 53.

Pullan PT, Clement-Jones V, Corder R, et al, 1980. ACTH, LPH and related peptides in the ectopic ACTH syndrome. Clin Endocrinol, 13 (5): 437-445.

Pullan PT, Clement-Jones V, Corder R, et al, 1980. Ectopic production of methionine enkephalin and beta-endorphin. Br Med J, 1: 758.

Pusceddu S, Lo Russo G, Macerelli M, et al, 2016. Diagnosis and management of typical and atypical lung carcinoids. Crit Rev Oncol Hematol, 100: 167-176.

Ratter SJ, Gillies G, Hope J, et al, 1983. Pro-opiocortin related peptides in human pituitary and ectopic ACTH secreting tumors. Clin Endocrinol, 18 (3): 211.

Rea F, Rizzardi G, Zuin A, et al, 2007. Outcome and surgical strategy in bronchial carcinoid tumors: single institution experience with 252 patients. Eur J Cardiothorac Surg, 31: 186-191.

Rekhtman N, Pietanza MC, Hellmann MD, et al, 2016.

Next-Generation sequencing of pulmonary large cell neuroendocrine carcinoma reveals small cell carcinoma-like and non-small cell carcinoma-like subsets. Clin Cancer Res, 22: 3618-3629.

Rickman OB, Vohra PK, Sanyal B, et al, 2009. Analysis of ErbB receptors in pulmonary carcinoid tumors. Clin Cancer Res, 15（10）: 3315-3324.

Righi L, Volante M, Tavaglione V, et al, 2010. Somatostatin receptor tissue distribution in lung neuroendocrine tumours: a clinicopathologic and immunohistochemical study of 218 'clinically aggressive' cases. Ann Oncol, 21: 548-555.

Rodrigues M, Traub-Weidinger T, Li S, et al, 2006. Comparison of 111In-DOTA-DPhe1-Tyr3-octreotide and 111In-DOTA-lanreotide scintigraphy and dosimetry in patients with neuroendocrine tumours. Eur J Nucl Med Mol Imaging, 33（5）: 532-540.

Rosai J, Higa E, 1972. Mediastinal endocrine neoplasm, of probable thymic origin, related to carcinoid tumor. Clinicopathologic study of 8 cases. Cancer, 29（4）: 1061-1074.

Ruffini E, Oliaro A, Novero D, et al, 2011. Neuroendocrine tumors of the thymus. Thorac Surg Clin, 21（1）: 13-23.

Sakurai H, Asamura H, 2014. Large-cell neuroendocrine carcinoma of the lung: surgical management. Thorac Surg Clin, 24: 305-311.

Sanchez de Cos Escuin J, 2014. Diagnosis and treatment of neuroendocrine lung tumors. Arch Bronconeumol, 50: 392-396.

Scanagatta P, Montresor E, Pergher S, et al, 2004. Cushing's syndrome induced by bronchopulmonary carcinoid tumours: a review of 98 cases and our experience of two cases. Chir Ital, 56: 63-70.

Schteingart DE, 1991. Ectopic secretion of peptides of the proopiomelanocortin family. Endocrinol Metab Clin North Am, 20（3）: 453.

Sheng SL, Seurin D, Bertagna X, et al, 1984. Molecular forms of beta-endorphin in ACTH/LPH hypersecretion syndromes in man. Horm Res, 20: 95.

Singer W, Kovacs K, Ryan N, et al, 1978. Ectopic ACTH syndrome: clinicopathological correlations. J Clin Pathol, 31: 591.

Skuladottir H, Hirsch FR, Hansen HH, et al, 2002.

Pulmonary neuroendocrine tumors: incidence and prognosis of histological subtypes. A population-based study in Denmark. Lung Cancer, 37: 127-135.

Soga J, Yakuwa Y, Osaka M, 1999. Evaluation of 342 cases of mediastinal/thymic carcinoids collected from literature: a comparative study between typical carcinoids and atypical varieties. Ann Thorac Cardiovasc Surg, 5（5）: 285-292.

Stewart PM, Gibson S, Crosby SR, et al, 1994. ACTH precursors characterize the ectopic ACTH syndrome. Clin Endocrinol, 40: 199.

Taal BG, Visser O, 2004. Epidemiology of neuroendocrine tumours. Neuroendocrinology, 80 Suppl 1: 3-7.

Takahashi K, Al-Janabi NJ, 2010. Computed tomography and magnetic resonance imaging of mediastinal tumors. J Magn Reson Imaging, 32（6）: 1325-1339.

Tanaka I, Nakai Y, Nakao K, et al, 1981. Gamma-melanotrophin-like immunoreactivities in human pituitaries, ACTH-producing pituitary adenomas, and ectopic ACTH-producing tumors: evidence for an abnormality in glycosylation in ectopic ACTH-producing tumours. Clin Endocrinol, 15: 353.

Tiffet O, Nicholson AG, Ladas G, et al, 2003. A clinicopathologic study of 12 neuroendocrine tumors arising in the thymus. Chest, 124（1）: 141-146.

Torpy DJ, Chen CC, Mullen N, et al, 1999. Lack of utility of（111）In-pentetreotide scintigraphy in localizing ectopic ACTH producing tumors: follow-up of 18 patients. J Clin Endocrinol Metab, 84: 1186-1192.

Toyokawa G, Taguchi K, Kojo M, et al, 2013. Recurrence of thymic neuroendocrine carcinoma 24 years after total excision: a case report. Oncol Lett, 6（1）: 147-149.

Travis WD BE, Burke AP, Marx A, Nichalsm AG（Hrag）et al, 2015. WHO Classification of Tumours of the Lung, Pleura, Thymus and Heart. 4th ed. WHO Press, Geneva, Switzerland: World Health Organization Classification of Tumors: 9-97.

Travis WD, B. E. , Müller-Hermelink, et al, 2004. Pathology and genetics of tumours of the lung, pleura, thymus and heart（WHO Classification of Tumours）. Lyon, France: IARC Press; .2004: 145-247.

Travis WD, Brambilla E, Nicholson AG, et al, 2015. The 2015 World Health Organization classification of lung tumors:

impact of genetic, clinical and radiologic advances since the 2004 classification. J Thorac Oncol, 10: 1243-1260.

Travis WD, Burke AP, Marx A, et al, 2015. WHO Classification of Tumours of the Lung, Pleura, Thymus and Heart. 4th ed. Lyon, France: International Agency for Research on Cancer.

Travis WD, Giroux DJ, Chansky K, et al, 2008. The IASLC Lung Cancer Staging Project: proposals for the inclusion of broncho-pulmonary carcinoid tumors in the forthcoming (seventh) edition of the TNM Classification for Lung Cancer. J Thorac Oncol, 3: 1213-1223.

Travis WD, Linnoila RI, Tsokos MG, et al, 1991. Neuroendocrine tumors of the lung with proposed criteria for large-cell neuroendocrine carcinoma. An ultrastructural, immunohistochemical, and flow cytometric study of 35 cases. Am J Surg Pathol, 15 (6): 529-553.

Travis WD, 2014. Pathology and diagnosis of neuroendocrine tumors: lung neuroendocrine. Thorac Surg Clin, 24: 257-266.

Trump DL, Abeloff MD, Hsu TH, 1982. Frequency of abnormalities of cortisol secretion and water metabolism in patients with small cell carcinoma of the lung and other malignancies. Chest, 81: 576.

Tsagarakis S, Christoforaki M, Giannopoulou H, et al, 2003. A reappraisal of the utility of somatostatin receptor scintigraphy in patients with ectopic adrenocorticotropin Cushing's syndrome. J Clin Endocrinol Metab, 88: 4754-4758.

Ueda M, Takeuchi T, Abe K, et al, 1980. β-melanocyte-stimulating hormone immunoreactivity in human pituitaries and ectopic adrenocorticotropin-producing tumors. J Clin Endocrinol Metab, 50: 550.

Wajchenberg BL, Mendonca BB, Liberman B, et al, 1994. Ectopic adrenocorticotropic hormone syndrome. Endocr Rev, 15: 752-787.

Walker BR, Campbell JC, Fraxer R, et al, 1992. Mineralocorticoid excess and inhibition of 11β-hydroxysteroid dehydrogenase in patients with ectopic ACTH syndrome. Clin Endocrinol, 37 (6): 483-492.

Walter RF, Vollbrecht C, Christoph D, et al, 2016. Massive parallel sequencing and digital gene expression analysis reveals potential mechanisms to overcome therapy resistance in pulmonary neuroendocrine tumors. J Cancer, 7 (15): 2165-2172.

Wolfsen AR, odell WD, 1979. proACTH: use for early detection of lung cancer. Am J Med, 66: 765.

Wolin EM, 2015. Challenges in the diagnosis and management of well-differentiated neuroendocrine tumors of the lung (typical and atypical carcinoid): current status and future considerations. Oncologist, 20: 1123-1131.

Wolin EM, 2016. Advances in the diagnosis and management of well-differentiated and intermediate-differentiated neuroendocrine tumors of the lung. Chest, 151 (5): 1141-1146.

Woodard HQ, 1953. Changes in blood chemistry associated with carcinoma metastatic to bone. Cancer, 6: 1219.

Yalow RS, 1979. Big ACTH and bronchogenic carcinoma. Annu Rev Med, 30: 241.

Yang Y, Dong J, Huang Y, 2016. Thoracoscopic thymectomy versus open thymectomy for the treatment of thymoma: a meta-analysis. Eur J Surg Oncol, 42 (11): 1720-1728.

Yao J, Fazio N, Buzzoni R, et al, 2016. ORAL02.02: efficacy and safety of everolimus in advanced, progressive, nonfunctional neuroendocrine tumors (NET) of the lung: RADIANT-4 subgroup analysis. J Thorac Oncol, 11 (11): S253.

Yao JC, Fazio N, Singh S, et al, 2016. Everolimus for the treatment of advanced, non-functional neuroendocrine tumours of the lung or gastrointestinal tract (RADIANT-4): a randomised, placebo-controlled, phase 3 study. Lancet, 387 (10022): 968-977.

Yao JC, Hassan M, Phan A, et al, 2008. One hundred years after "carcinoid": epidemiology of and prognostic factors for neuroendocrine tumors in 35, 825 cases in the United States. J Clin Oncol, 26 (18): 3063-3072.

第二十章

上腔静脉综合征

一、概　　述

由于上腔静脉部分或完全阻塞导致头颈、上肢和胸部静脉回流受阻，从而引起的一组临床征象称为上腔静脉综合征。根据上腔静脉阻塞部位与奇静脉入口的关系，将其分为3种类型。

（1）Ⅰ型：奇静脉入口以上梗阻，上半身血液可由颈外静脉和锁骨下静脉经侧支循环进入奇静脉和半奇静脉，于梗阻下方进入上腔静脉和右心房。

（2）Ⅱ型：奇静脉和上腔静脉皆梗阻，上半身血液须经侧支循环进入下腔静脉，再返回心脏。

（3）Ⅲ型：奇静脉入口以下梗阻，上半身血液可逆向流入奇静脉和半奇静脉，汇入下腔静脉，返回心脏。

上述三型中，Ⅰ型症状最轻，Ⅱ型症状最重；前2种类型常累及左右无名静脉，增加手术的难度，Ⅲ型治疗相对方便。

二、病因分析

引起上腔静脉综合征的病因以恶性病变为主，主要为支气管肺癌和恶性纵隔肿瘤。右上肺癌或纵隔肿瘤可压迫、侵犯上腔静脉，或引起上腔静脉内癌栓形成；肿瘤所致淋巴结转移也可压迫或侵犯上腔静脉而引起梗阻。良性病变仅占3%以下，包括慢性纵隔炎、纵隔淋巴结炎性肿大和上腔静脉血栓形成等。

三、病理解剖和病理生理

上腔静脉位于上纵隔，由两侧无名静脉汇合

而成，下入右心房，近心端位于心包返折内。其位置较固定、管壁薄弱、腔内压力低，易受邻近病变的侵袭。其后方紧邻气管、隆突和肺门，这些部位的肿大淋巴结也可压迫上腔静脉而引起阻塞。

上腔静脉梗阻引起上半躯体血液回流受阻、静脉压升高、组织水肿。正常人体本身上、下腔静脉之间即存在侧支循环交通，主要包括以下4组。

（1）腔静脉组：由奇静脉、半奇静脉、腰升静脉及腰静脉构成上下腔静脉间的主要侧支通路。

（2）乳内静脉组：血流经乳内静脉、腹壁上、下静脉，到达髂外静脉。

（3）椎旁静脉组：由无名静脉、肋间静脉、硬脊膜窦及骶髂静脉汇入下腔静脉。

（4）胸壁外侧静脉组：上半身血液经胸壁外侧静脉、腹壁下浅静脉进入股静脉。

另外，双侧无名静脉间可通过颈静脉、锁骨下静脉和颅内静脉进行交通。

四、临床表现

除原发疾病症状之外，患者均有不同程度的头颈面部及上肢肿胀，颈静脉怒张，胸壁侧支循环静脉充盈。严重者可出现头面青紫、肿胀，眼睑不能睁开，生活十分痛苦。另外，上腔静脉综合征由于发病有缓急，阻塞程度不同，侧支循环形成多少不等，导致症状轻重不一。发病缓慢、病程长、侧支循环丰富者，症状相对较轻；起病急、梗阻重、侧支循环建立较少者，症状较重；体位和姿势改变，如低头、弯腰、平卧时，可以使症状加重。体格检查除了上腔静脉梗阻造成的体征外，还可发现原发疾病所产生的阳性体征。

五、诊　断

除了上述的临床症状和体征外，辅助检查还包括测量周围静脉压，因为上腔静脉梗阻患者的上肢静脉压明显高于下肢静脉压，并超过静脉压的正常范围。所以，测量周围静脉压可做辅助检查。胸部增强 CT 及血管减影技术不仅可以确定上腔静脉梗阻诊断，还可以显示上腔静脉、头臂静脉闭塞程度、范围及侧支循环建立是否完全，同时还可以显示肿瘤部位、大小及侵犯范围（图 20-0-1）。通过锁骨下静脉或颈内静脉注射造影剂，行上腔静脉系统造影检查，可以确切地显示静脉梗阻的部位、范围、程度，以及侧支循环的情况，此项检查对于诊断最有价值，对设计手术方案有重要帮助（图 20-0-2）。此外，经皮穿刺活检术可以明确原发病变的性质，以便制订整体治疗方案，确定手术适应证。

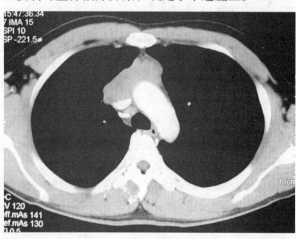

图 20-0-1　胸部 CT 显示前上纵隔肿瘤侵犯上腔静脉致狭窄变形

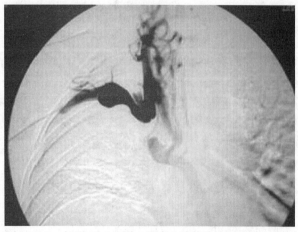

图 20-0-2　与图 20-0-1 同一患者上肢静脉造影显示上腔静脉完全阻塞

典型上腔静脉阻塞的症状和体征，加之胸部 CT 和上腔静脉造影检查即可明确诊断。值得一提的是，术前除了诊断上腔静脉梗阻外，还应尽可能地明确原发病的性质和范围，以便发现某些需要特殊治疗的疾病，如淋巴瘤等，从而避免不必要的开胸手术。

六、治　疗

1. 治疗原则　明确原发病的性质，制订合理的治疗方案，力争根治性切除肿瘤，从而缓解上腔静脉梗阻的症状。

2. 手术适应证和禁忌证　一般认为，肿瘤所致的上腔静脉阻塞多处于肿瘤晚期阶段，很难将癌肿完全切除，既往多建议采用非手术治疗。笔者团队经过多年胸外科、心外科临床实践，总结了成功的经验和失败的教训，对于上腔静脉综合征的处理提出以下几点意见。

（1）采取手术治疗上腔静脉综合征有重要的临床价值。上腔静脉和无名静脉的重建手术可以使静脉梗阻症状立即缓解，手术可以完成根治性肿瘤切除，在切除肿瘤的基础上，根据肿瘤病理类型术后辅以相应的放疗、化疗，可以显著地降低肿瘤复发率，延长患者生存时间，提高生活质量。日本一组 48 例纵隔肿瘤侵及上腔静脉患者的治疗结果显示，肿瘤是否完全切除，在患者的预后及生存时间上有显著性差异。

（2）对于恶性肿瘤所致上腔静脉阻塞应区别对待。纵隔肿瘤患者的预后优于肺癌，因此，对纵隔肿瘤所致的上腔静脉阻塞，治疗应该采取更为积极的方法，估计只有手术切除可能性的，皆应施行剖胸探查，争取尽力切除肿瘤。

（3）关于阻断上腔静脉时限的手术风险。急性阻断上腔静脉超过 8～10 分钟，将造成颅脑缺血缺氧，产生不可逆的脑细胞损伤。但是，在长期慢性上腔静脉阻塞的情况下，侧支循环已经建立，恰当地阻断上腔静脉及无名静脉 30 分钟，对颅脑不会造成明显损害。特殊情况下应用腔内分流装置或腔外管道及体外循环技术，手术完全可以保持在安全、无血的术野环境下完成。此点在后续手术治疗技巧中详细讨论。

（4）强调手术的可行性，还要注意手术禁忌证，避免单纯性开胸活检或手术过程中发生意外。大量研究经验显示姑息性减状手术不能改善患者预后，也不能延长患者生存期。上腔静脉综合征手术治疗的主要禁忌证如下所示。

1）患者一般情况差，心、肺、肾等重要脏器功能不能耐受麻醉和手术。

2）有明确的肿瘤远处转移，包括骨转移、脑转移、肝转移等。

3）病变范围广泛，梗阻累及锁骨下静脉及颈总静脉分支以上的血管，或累及主动脉、食管、气管及隆突，以及大面积胸骨、锁骨、肋骨受侵致术后无法闭合胸壁者。据文献报道，肿瘤引起上腔静脉综合征的患者中，40%无法彻底切除肿瘤，对此，术前应注意认真评估。

4）某些特殊类型的肿瘤，如淋巴瘤、纵隔非精原生殖细胞肿瘤，对于联合化疗和放疗极为敏感，若术前明确诊断，包括经皮穿刺细胞学病理诊断，可以避免单纯开胸手术。

3. 术前准备　包括头部抬高半卧位，服用利尿剂减轻全身水肿，胃肠道内或胃肠道外营养支持，纠正水和电解质紊乱，改善患者一般状况，将患者身体状况改善到最理想的水平，再接受开胸手术。

4. 手术治疗技巧　既往采取的保守治疗包括颈外静脉-大隐静脉转流手术，上腔静脉气囊扩张并支架植入术，以及手术无法切除时辅以不同方案的化疗和放疗。但是保守治疗的效果并不满意，症状虽然可以在短时间内得到缓解，但维持不久，肿瘤很快复发，目前大多数医师已经很少采用。最理想的治疗为根治性切除肿瘤，上腔静脉和无名静脉重建手术。

（1）麻醉方式：采用气管内插管全身麻醉，静脉和吸入复合麻醉。注意建立输液通路，应用下肢静脉输液、给药，避免上肢静脉输液，否则会加重上腔静脉梗阻。

（2）切口选择建议：采用前胸正中切口，此种切口较右前外侧切口能更好地使手术野显露，而且能顾及左无名静脉，同时可以保留胸壁侧支静脉，减少术中出血。

（3）手术技巧：除了争取根治性切除肿瘤外，主要是解决上腔静脉阻断的相关问题。一般认为侧壁钳夹，钳夹单侧无名静脉或钳夹慢性阻塞的上腔静脉是安全的，不会产生严重损伤。但是长

时间完全钳闭不全阻塞的上腔静脉有可能产生脑水肿和脑损伤、颅内出血、心排血量下降等并发症。有报道上腔静脉阻断时中心静脉压可达34mmHg（18～54mmHg）。有时术中即可发现患者出现面部青紫、肿胀、睑结膜水肿（一般是可逆的）。因此推荐在阻断上腔静脉时应用腔内分流装置或腔外管道，或体外循环转流技术等，或应用缩血管药、增加补液等措施以提高动脉压，保证头颈部、上肢的静脉血回流，使于术安全施行。

笔者团队的临床经验表明，肿瘤侵犯上腔静脉引起阻塞，病变逐渐发展，静脉受阻逐渐加重，在此过程中有不同程度的侧支循环建立，梗阻越重侧支循环越丰富，阻断静脉越安全。一般来说，短时间完全阻断不全梗阻的上腔静脉对机体无明显损害，单次以30分钟为限。但是，应当避免长时间阻断不全梗阻的上腔静脉根部，手术必须阻断时，可考虑分次阻断，即阻断30分钟，放松阻断钳5分钟后，再次钳闭上腔静脉，如此多次阻断完成手术。或采用上述的分流管道装置。在进行双侧无名静脉切除人工血管置换时，先阻断左无名静脉，行左无名静脉至右心房的人工血管重建，再阻断上腔静脉，行右无名静脉至上腔静脉根部搭桥。这样手术中可保证总有一侧静脉回流，避免双侧无名静脉同时阻断，使得手术更加安全。

（4）其他

1）在上腔静脉进入右心房部位操作时，避免损伤窦房结和右膈神经。

2）血管阻断时应用肝素抗凝，具体应用剂量0.5～1mg/kg。

3）推荐使用带螺纹外支架的人工血管，防止因静脉压低使术后人工血管受压、闭塞。上腔静脉内径一般为18～20mm，无名静脉内径为12～14mm，根据选用的人工血管决定是否预凝，术后予以不同程度的抗凝治疗（图20-0-3，彩图20-0-3）。

5. 术后处理

（1）早期呼吸支持，监测生命体征，注意头臂静脉回流改善情况，有针对性预防和控制术后感染。对手术创伤大、术中出血多的患者应注意及时输血纠正。

（2）因术中阻断上腔静脉，术后应注意观察神经系统体征，记录患者清醒时间、问答反应，

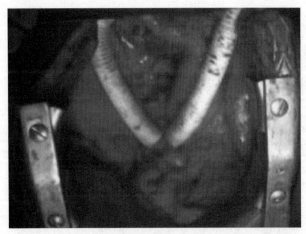

图 20-0-3　切除肿瘤及上腔静脉系统（左、右无名静脉和上腔静脉）后人工血管置换

特别注意有无神经系统并发症。

（3）术后 24 小时无活跃出血即可开始抗凝，成人患者术后早期应用肝素 6250U，皮下注射，每 12 小时 1 次，同时监测 APTT 使之维持在 48～64 秒。病情稳定后改用口服华法林 3mg，每天 1 次，监测 INR 维持在 1.8～2.2。术后 3 个月可改用口服肠溶阿司匹林 300mg，每天 1 次，终生服用。

（4）恢复期患者应根据手术情况和术后病理结果，术后给予相应的放疗、化疗等综合治疗，以提高疗效。

6. 主要并发症

（1）术后复发：肿瘤无法彻底切除，避免此种并发症需要术前认真评估和术后早期辅助治疗。

（2）术后人工血管桥不通：有文献报道，上腔静脉和无名静脉人工血管置换术后，右侧通畅率高，左侧低。其原因可能如下。

1）右侧无名静脉垂直汇入上腔静脉，左侧无名静脉以一定的角度汇入上腔静脉。左侧无名静脉血管置换时，将近端人工血管直接缝合于右心房可以克服这一缺点。

2）胸骨撑开时置换左无名静脉，人工血管过长，关胸时造成人工血管扭曲、受压，从而闭塞。预防方法为吻合前松开撑开器确切测量血管长度，同时注意术后有效抗凝。

（3）其他损伤：包括膈神经、喉返神经损伤等。强调手术应尽量保护喉返神经，避免损伤，若双侧喉返神经损伤，将造成双侧声带麻痹和呼吸困难，术后需行永久性气管造口。

七、结果与预后

上腔静脉综合征手术治疗的结果取决于原发肿瘤的性质、病变的程度及肿瘤是否获得根治性切除。综合文献报道，若胸部恶性肿瘤侵及上腔静脉，手术切除肿瘤、重建上腔静脉及无名静脉，生存率变异较大，小细胞肺癌术后 3 年、5 年生存率分别为 26.2%、11.2%；非小细胞肺癌术后 5 年生存率为 29%；纵隔肿瘤 5 年生存率为 45.5%；姑息性手术术后平均生存时间为 1～7 个月。可见根治性切除对提高生存率有重要价值，纵隔肿瘤的预后明显优于支气管肺癌。

八、北京协和医院资料

1991 年 1 月至 2000 年 12 月，北京协和医院共有病历记载的 10 例纵隔肿瘤引起的上腔静脉综合征患者，采取以缓解症状为主的姑息性治疗，包括颈外静脉 - 大隐静脉转流手术 2 例，上腔静脉气囊扩张并支架植入术 1 例，开胸无法切除单纯活检 3 例，未手术仅行化疗和放疗 4 例。术后辅以不同剂量的放疗和化疗。此组治疗效果不满意，症状获得短暂缓解，平均 3.6 个月梗阻症状复发，平均生存时间 10.2 个月，最长 19 个月。

从 2001 年 1 月至 2003 年 5 月，笔者团队对 15 例患者尝试了更积极的治疗措施。在认真术前评估的基础上，力争根治性切除，需要时行上腔静脉成形术或人工血管置换，重建上腔静脉和无名静脉（图 20-0-1～图 20-0-3），术后依病理类型辅以相应放射治疗和化疗。本组有侵袭性胸腺瘤 7 例，胸腺癌 5 例，纵隔小细胞癌 2 例，炎性肌成纤维细胞瘤 1 例。肿瘤获根治性切除 12 例，其中 4 例心包修补静脉壁成形，8 例人工血管置换重建上腔静脉和无名静脉。术中左右无名静脉分次阻断，单侧阻断时间（22.15±6.29）分钟，手术平均出血（1342.86±692.48）ml。术后早期静脉梗阻症状即有改善，无神经系统并发症，1 例术后死于肺部感染，其余 14 例全部健在，存活时间已达 12～30 个月。平均生存时间已超过既往保守治疗组。

（王振捷　张志庸）

第二十一章

下腔静脉肿瘤的治疗

一、概　述

下腔静脉（inferior vena cava，IVC）肿瘤是一种少见而难以解决的临床疾病，需要多学科协作共同治疗。局部晚期肿瘤可以直接侵犯下腔静脉，也可能是下腔静脉腔内产生的肿瘤组织，即所谓的瘤栓。下腔静脉肿瘤造成的生理学影响是下腔静脉内血液回流障碍，腔静脉远端的重要脏器如肾、肝等静脉内血流机械性受阻。此外，更严重的是肿瘤可以循肝静脉播散，或在心腔内扩散。对任何 1 例肿瘤侵犯下腔静脉的患者，必须进行详细而完整的检查评估，之后确定手术切除的可能性，最后选择最合适的方法以获得最佳的治疗效果。

二、肿瘤组织学类型

侵犯下腔静脉的肿瘤仅限于几种类型的肿瘤组织（表 21-0-1）。临床上作为原发性肿瘤，这些类型的肿瘤侵犯下腔静脉的发生率很低。

表 21-0-1　下腔静脉肿瘤的组织类型

肾细胞癌
精原细胞肿瘤
平滑肌肉瘤
平滑肌瘤病
肾母细胞瘤
肾上腺癌
肝癌
腹膜后肉瘤
透明细胞癌

1. 肾细胞癌　是最常见的侵犯下腔静脉的肿瘤，约有 6% 的原发性肾癌患者，其肿瘤组织侵犯肾静脉和下腔静脉并形成瘤栓。虽然这种血管内生长的肿瘤具有很高的生物学特性，但是肾细胞癌合并血管内瘤栓并不是影响存活的决定性因素。

2. 睾丸精原细胞瘤　发生于睾丸的精原细胞瘤可以在腹膜后形成巨大肿块，大约 1% 的这种疾病向下腔静脉内扩散。通常认为腔静脉内肿瘤是精原细胞瘤化疗后的残余病灶，大多数腔静脉内肿瘤在重新评估影像学表现或外科手术时被意外发现。

3. 肾上腺癌　5% ～ 10% 肾上腺癌或肾母细胞（Wilms）瘤可直接侵犯下腔静脉，它们也可以沿着静脉回流通路生长，一直侵犯到下腔静脉。国际肾母细胞瘤协作组的一项组间协作临床试验提示，积极的外科治疗，并辅以有效的化疗和放疗，可以改善有肾外侵犯的肾母细胞瘤患者预后。

4. 下腔静脉平滑肌肉瘤　是一种源于下腔静脉壁的少见肿瘤。1992 年，Ningoli 等通过查寻文献及通信联系方式，对国际注册的 218 例下腔静脉平滑肌肉瘤患者的治疗结果进行了综合报道。他们发现这种肿瘤具有局部侵犯的特性，由于发生率极低及发生的部位特殊等原因，该肿瘤很难诊断，下腔静脉平滑肌肉瘤完全切除率仅为 40% ～ 60%。

5. 静脉平滑肌瘤病　是一种源于子宫的良性平滑肌肿瘤，肿瘤可以循子宫静脉直接在血管内扩散。这种肿瘤生长过程缓慢，常在良性子宫疾病手术后多年才被发现。瘤栓通常很大，自由漂浮在下腔静脉内，慢性病变常在一些部位与内膜紧密粘连。

6. 原发性肝癌　扩散至下腔静脉的肝癌表明肿瘤已处于晚期阶段，处理极为困难，这不仅是因为原发性肝癌恶性程度高，还因为下腔静脉的肝内部分直接受侵。累及下腔静脉的肝癌患者生存预后很差，仅有极少数经过高度选择的患者方可考虑手术治疗。

三、临床表现

下腔静脉肿瘤患者可以完全没有症状，也可由于血管内瘤栓造成梗阻出现严重的肝功能不全和心功能不全的体征。症状和体征与肿瘤局部晚期程度及远处转移范围有关。由于大多数下腔静脉肿瘤是肾癌所致，所以最常见的临床症状是血尿，最多见的症状是侧腹疼痛，很少见到下腔静脉梗阻。出现下腔静脉梗阻时，患者常主诉长期慢性下肢水肿和疼痛、腹部胀满感及浅表静脉曲张。

下腔静脉梗阻后主要依靠侧支循环来维持静脉回心血流。下腔静脉的血流有 3 个主要来源：肾下腔静脉、肾静脉和肝静脉，三组静脉汇入下腔静脉的血流量各占 25% ～ 30%。下腔静脉回流的旁路侧支较多，取决于梗阻的水平和梗阻的程度。浅表的旁路静脉主要分布在腹膜后、肠系膜、腹壁及皮肤。下腔静脉有梗阻可表现为皮肤静脉曲张和腹壁静脉丛扩张。深部侧支循环主要是通过腰椎静脉、奇静脉和半奇静脉系统进行的，这是维持下半身及肾静脉回流最重要的侧支循环。

下腔静脉内瘤栓可以顺血流方向播散或侵犯心脏，少数腔静脉瘤栓可以经过右心房、三尖瓣进入右心室和右室流出道。与临床思路不同的是，某些患者心腔内存在多处瘤栓却丝毫没有临床症状。相反，多数晚期肿瘤患者有明显气短、乏力和右心衰竭征象，却无肿瘤或瘤栓侵犯心脏。血管内存在广泛瘤栓的患者，栓子间断脱落引起肺栓塞者临床并不少见。肾癌合并下腔静脉血栓的患者，约7%在围手术期出现非致命的栓塞合并症。约 10% 就诊时已经存在肺栓塞。

原发性肾癌独有的特征是癌栓常沿着回流到下腔静脉的静脉分支进行播散，结果造成腰静脉、对侧肾静脉和肝静脉内瘤栓。广泛肝静脉内瘤栓可引起巴德 - 吉亚利（Budd-Chiari）综合征，引起肝功能不全、腹水及凝血机制障碍。发现肾癌患者凝血酶原时间延长和胆红素升高时，应警惕肝静脉梗阻引起的肝功能不全。如果出现这些症状，则明显地增加了手术危险性和死亡率。

四、评　　估

1. CT 和 MRI　初步评估依赖 CT 发现原发性肿瘤或其他疾病（图 21-0-1，图 21-0-2）。如果肿瘤毗邻并侵犯下腔静脉，或发现下腔静脉腔内有瘤栓，需要 MRI 检查，能更确切地判断下腔静脉内有无病变及病变的范围（图 21-0-3）。与 CT 比较，MRI 能更好地显示血管结构和血管内病变。另外，MRI 可以从轴位、冠状位及矢状位三维成像，更全面地提供瘤栓的位置和大小，不因下腔静脉阻塞程度而影响显像结果。

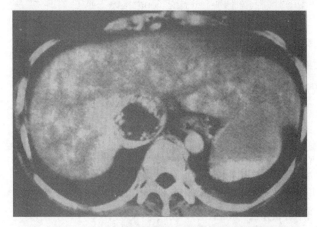

图 21-0-1　CT 示肝外下腔静脉内巨大的瘤栓

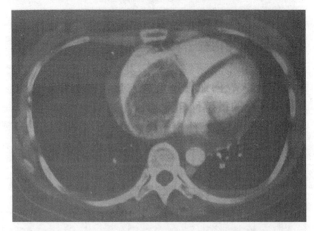

图 21-0-2　右心房内可见源于肾细胞癌的巨大瘤栓

CT 或 MRI 可显示腔内栓子膨胀、阻塞而引起的下腔静脉增宽，对这种影像学的发现应当认真对待。这种影像学征象在术中所见为栓子与下腔静脉内膜呈环周状粘连，下腔静脉管壁扩张变薄。这种组织学改变使血管壁易碎，在下腔静脉

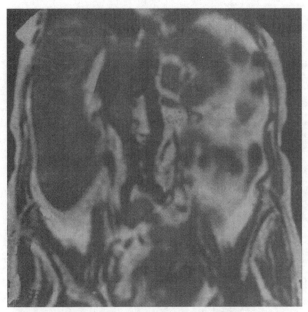

图 21-0-3 下腔静脉瘤栓的 MRI

切开或下腔静脉缝合时，或将肝向侧方牵拉显露时，容易撕裂下腔静脉，尤其当肝不能完全游离的时候，最容易发生意外出血。

2. 经胸和经食管心脏超声检查 经胸腔心脏超声检查可应用于所有肝内，肝上下腔静脉及心内病变。此外，术中经食管心脏超声检查（TEE）可用来确定病变的确切位置和范围。麻醉开始后可置入食管超声探头，在整个手术过程中，食管超声探头一直留置在食管中以便反复探测，下腔静脉和心房缝闭完成后，再次确定下腔静脉和心脏内栓子是否完全摘除干净。食管内心脏超声检查通常发现心房内瘤栓自由漂动，有时瘤栓与下腔静脉和心房连接处的心内膜粘连，特别是在下腔静脉瓣水平，粘连更为多见。

3. 静脉腔内血管超声检查 怀疑肝癌已经侵犯下腔静脉时，静脉腔内血管超声是一种十分有用的检查方法，这项技术较 CT 或下腔静脉造影有更高的敏感性和准确性。对于肝癌侵犯下腔静脉，用其他检查方法不能确定时，静脉腔内超声检查能够做出精确的评估。

4. 血管造影 以前诊断下腔静脉肿瘤多采用血管造影检查，近年来发现，与 CT 和 MRI 比较，下腔静脉造影并无更多的优点。而且，当静脉梗阻危及患者肾功能时，下腔静脉造影增加了与造影剂相关的危险性。

5. 术前抗凝治疗 有学者曾提倡术前应用抗凝治疗来预防突发性弥散性血管内凝血（DIC），减少肺栓塞发生的危险。依下腔静脉梗阻程度、肝静脉阻塞范围、心房有无血栓及三尖瓣受阻严重性，可能出现不同程度的凝血机制障碍或血小板减少。但是下腔静脉肿瘤病例较少，多数医师尚未遇到 DIC，术前应用抗凝剂的报告尚不多见。

6. 冠状动脉检查 接受肾癌根治性切除，以及在体外循环下行肝上、下腔静脉血栓取出术的患者，围手术期有发生心肌梗死及死亡的危险，建议术前对患者心肌缺血状况进行无创性检查，对有冠心病危险因素的患者应进行心脏超声或平板运动试验来评估心肌缺血程度。如果上述无创检查提示存在心肌缺血，则需进一步研究，包括左心导管及冠脉造影。有明确适应证者，可在下腔静脉瘤栓取出同时进行冠脉血管重建手术。

7. 术前血管栓塞 Swanson 报告术前血管栓塞技术。对于原发性肾癌侵犯下腔静脉的患者，术前 24 ~ 72 小时进行肾动脉栓塞，可以减少肿瘤血供，使瘤栓缩小，顺利进行手术，这项技术已取得了良好效果。

五、处　理

治疗下腔静脉肿瘤首选外科手术切除，选择性病例及有远处转移的病例可进行围手术期化疗和生物学治疗。依据肿瘤局部侵犯的程度和瘤栓近端的水平，可选择以下几种不同的手术方案。

当瘤栓局限于肝下下腔静脉时，阻断下腔静脉的近端和远端即可将肿物切除。当肝内下腔静脉直接受侵，或瘤栓扩展到肝内下腔静脉或更高位置时，需要更广泛地游离和显露下腔静脉，可借助或不借助体外循环游离肝，有时还可能需要在深低温停循环（DHCA）下完成手术。笔者团队在手术治疗肾癌方面已经取得了较成功的经验，如下面所介绍的技术，在这组病例，依据肿瘤和瘤栓的位置，不断改进和精练手术技巧，当然这种手术也适用于所有下腔静脉肿瘤患者。

1. 外科技巧——切口 患者取平仰卧位，行颈内静脉穿刺置管及另外 2 个大口径静脉穿刺置管。术前可以放置 Swan-Ganz 导管，如果怀疑肝内血管和心腔内有瘤栓，开始不宜将 Swan-Ganz 导管放入右心。怀疑肝内血管或心腔内有肿瘤，需要进行经食管心脏超声检查,若证实肝内或肝上、下腔静脉内有瘤栓,整个手术过程中将食管超声探头持续保留在食道内。

　　一般通过双侧肋缘下切口(Chevron)或腹正中切口进入腹腔,若心内有病变及肝内下腔静脉有病变,还需加做胸骨正中劈开,或胸骨正中切口并腹正中切口(图21-0-4)。彻底详细探查确定有无转移病灶,判断手术切除的可能性。对于局限性转移灶,肿瘤侵犯腹膜后肌肉组织或肝局部受累,均不影响手术切除下腔静脉肿瘤。

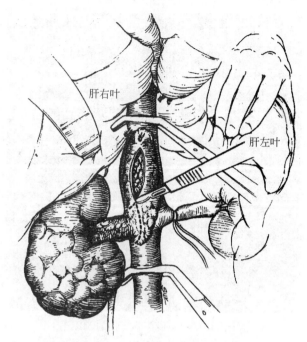

图 21-0-5　显示肝内下腔静脉肿瘤显露与游离

状韧带、三角韧带)。游离显露出自肾静脉下方到肝脏的一段下腔静脉。把肝向患者左侧轻柔翻动,在肝右叶内侧与下腔静脉之间解剖出一个层面,同样在肝尾状叶与下腔静脉之间也解剖出类似的层面(图21-0-6),此时即能够清楚显露下

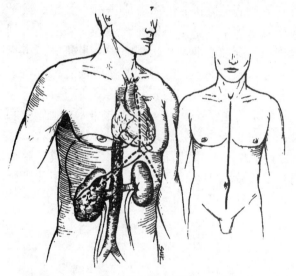

图 21-0-4　Chevron 切口提供肝后 IVC 最好的显露
如果需要胸骨切开,那么联合腹正中切口可获得良好的显露

　　2. 肝下下腔静脉肿瘤　瘤栓局限于肝下下腔静脉的肿瘤患者,可能连同原发肿瘤一并整块切除。如果瘤栓局限性侵犯下腔静脉,可以先阻断肾静脉,在瘤栓近远两端阻断下腔静脉,从一侧向另一侧轻柔地翻转下腔静脉,尽可能找到腰静脉,用布带环绕或 Potts 钳钳闭腰静脉,从而减少下腔静脉切开后的血液丢失。如果是原发性肾癌,需充分游离肾,在切除瘤栓的同时将肾癌也一并切除。下腔静脉切口做在前壁,通常做受侵部分下腔静脉的袖状切除(图21-0-5)。如果原发肿瘤侵及下腔静脉需要切除部分下腔静脉时,首先钳闭下腔静脉,然后用合成血管补片修补,或用人工血管做间位移植。

　　3. 肝内下腔静脉肿瘤　处理肝内或肝上的下腔静脉瘤栓及心房内瘤栓需要彻底游离整个肝,以便探查肝内下腔静脉。首先,游离出肝上的下腔静脉并穿带绕出,切断肝韧带(镰状韧带、冠

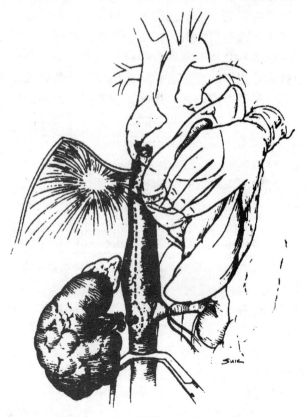

图 21-0-6　游离肝进一步显露下腔静脉

腔静脉的肝内部分。切断结扎肝右叶及尾状叶至下腔静脉的小分支，将肝逐渐翻向患者左侧，肝右静脉及以上部分的下腔静脉前侧壁被显露出来，从肝上下腔静脉前方可以看到三条大的肝内静脉。通常从环周将肝彻底游离，只留下三条静脉固定下腔静脉。分离解剖过程中注意避免挤压下腔静脉，以免瘤栓脱落。

可以移动肝并沿着下腔静脉轴位转动。通常首先切除肾（Ⅲ期和Ⅳ期肿瘤）。通过移动及转动肝，可以自腔房连接处至肾静脉水平显露下腔静脉的后侧部分。显露下腔静脉前侧方切开腔静脉。

根据术中经食管超声提示，如果心腔内有瘤栓，或肿瘤恰好位于下腔静脉与心房的连接处，需要清楚地显露肝上下腔静脉，为此应行胸骨正中切开（图 21-0-7）。在这种情况下，心包及心包膈面都要彻底切开并达下腔静脉水平。有时仅仅是一小部分活动的肿瘤突入心房，可以在腔房连接处轻柔地触摸瘤体，将肿瘤推入肝上下腔静脉内，于腔房连接处置放阻断钳阻断下腔静脉，这样可以不需要体外循环，也不需要切开心房，即可摘除肿瘤及栓子。

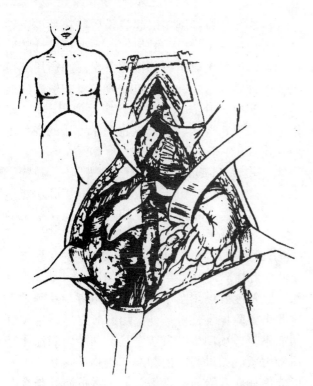

图 21-0-7　通过同期 Chevron 切口（用于游离肾脏和解剖腹部）及正中胸骨劈开显露下腔静脉

肝完全游离后，进行 Pringle 操作（即暂时阻断肝动脉血流），1 分钟后肝减压，在肿瘤以下的下腔静脉和肝上下腔静脉置放阻断钳。如果肿瘤横跨肾静脉开口，肾静脉也需绕带阻断。置患者于头低足高（trendelenburg）体位，将肝向患者的左侧翻转，沿下腔静脉的前侧方将其切开至肝静脉水平。尽可能将瘤栓整块切除，有时瘤栓较脆，容易破碎，应彻底清除碎屑和残渣。如果瘤栓与内膜有粘连，可以将其直接撕脱，或借助内膜切除刀剥离干净。

肝内下腔静脉栓子全部摘取后，辨清肝静脉，用 4-0 Prolene 线从近端开始缝闭下腔静脉切口。缝至肝静脉以下的下腔静脉时，立即在缝闭水平用血管阻断钳夹闭，去除肝动脉阻断带，松开肝上下腔静脉阻断钳。此时下腔静脉虽然还没有完全缝闭，但以上操作可以尽快恢复肝脏血流，从而减少缺血时间。继续缝闭剩余下腔静脉切口。需要时可以进一步行下方腔静脉取栓术及肿瘤清除术。当下腔静脉缝合至肾下下腔静脉水平时，松开静脉阻断钳以开放对侧肾静脉，继续缝合剩余的腔静脉切口，直到完全缝闭。

4. 摘除心内瘤栓 如果瘤栓已累及心脏，需要借助体外循环进行处理。依次行升主动脉插管，上腔静脉置一静脉插管，于股静脉或双侧髂静脉汇合上方的下腔静脉内置另一个腔静脉插管。如果下腔静脉已完全闭塞，无法放置第 2 个腔静脉插管，将致体外循环流量不足，并行循环降温缓慢，直到切开心房，吸引器持续回收残血，才能改善静脉血回流。

体外循环建立后，中度降温，暂时阻断肝动脉血流，阻断升主动脉，灌注停跳液，心脏停搏（有时，在体外循环心脏减压后，游离活动的右心房瘤栓可以不需阻断升主动脉即能摘除右房内瘤栓）。阻断钳夹闭栓子下方的下腔静脉，若为肾癌，其对侧的肾静脉也需夹闭。切开右心房壁至肝上下腔静脉水平，切除心腔内所有肿瘤，摘除肝静脉以上瘤栓直至肝静脉水平，并尽可能达到肝静脉下方。通常经肝上的下腔静脉切口可以将肝静脉下方的瘤栓取出。完全摘除肿瘤后缝闭心房，同时体外循环复温，松开升主动脉阻断钳。缝合心房及腔静脉切口时，静脉阻断钳应移至肝上下腔静脉处。腔静脉内残余肿瘤取出后，离断体外循环，其余操作同上述肝内下腔静脉取栓术。

对于下腔静脉与右心房连接处的肿瘤，有时不一定需要将肝完全游离并向侧向翻动。肝上下腔静脉切口缝闭后，可在肝下下腔静脉前侧切开，并尽可能接近肝静脉。通过第2个下腔静脉切口可以取出剩余的瘤栓，缝合下腔静脉切口、开放肝动脉阻断带和其他阻断钳，均如前所述。

六、生存结果

肾癌合并下腔静脉瘤栓，无他处转移患者，术后5年生存率为30%～72%（表21-0-2），手术死亡率为2.7%～13%。影响生存率的因素包括淋巴结转移及切除是否彻底。除了心腔内有肿瘤者预后较差外，瘤栓位于下腔静脉哪一水平并不影响术后存活率。

表 21-0-2　肾细胞癌合并下腔静脉瘤栓患者的累积生存率和手术死亡率

序列	患者数量	生存率 W/O Mets	生存率 W/O Mets（系统或局部）	手术死亡率（%）
Nesbitt，et al，1997	37	24.6%，5年 [b]	45%，5年	2.7
Swierzewski，et al，1994	100	19.6%，5年 [a]	64%，5年	N/a
Hatcher，et al，1991	44	13%，5年 [a]	42%，5年	6.8
Montie，et al，1991	68	25%，2年 [a]	30%，5年	7.4
Suggs，et al，1991	26	0，1年 [a]	57%，5年	3.4
Libertino，et al，1990	71	16%，5年 [a]	72%，5年	N/a
Skinner，et al，1989	53	0，5年 [a]	40%，5年	13
Neves，1986	54	12.5%，5年 [a]	68%，5年	9.3

注：Met，转移瘤；N/a，无统计数据；W，肾母细胞瘤；O，全部肿瘤。
a 全身转移 ± 淋巴结转移；b 淋巴结转移并全身转移。

与局限性肿瘤相比，外科处理有血管内播散的肾母细胞肿瘤，合并症明显增高。术前化疗可以使75%的患者血管内肿瘤体积缩小，从而提高手术切除率。施行术前标准化疗可使术后2年生存率接近70%。对于幼儿肾母细胞肿瘤侵及下腔静脉和（或）右心房，化疗、放疗及积极外科切除的联合治疗可以明显提高生存率，降低肿瘤复发率。

下腔静脉平滑肌肉瘤手术切除率为40%～74%，姑息性切除率为12%。很多平滑肌肉瘤起源于下腔静脉的中下部分。影响生存率的因素包括肿瘤位于下腔静脉较上部分、合并 Budd-Chiari 综合征、下肢水肿、肿瘤向腔内生长，以及肿瘤完全闭塞下腔静脉。Mingoli 报道根治性切除最好的5年生存率达56.7%。其他学者报道局部复发率超过35%，5年生存率仅30%。化疗和放疗可以部分地缓解症状，但不能延长生存期。

平滑肌瘤病合并下腔静脉瘤栓患者，肿瘤生长缓慢，预后优于其他肿瘤。当平滑肌瘤范围较广时，手术摘除肿瘤可能需要体外循环。平滑肌瘤病属于良性肿瘤，完全切除可以治愈。

转移性精原细胞癌引起腹膜后巨块型淋巴肿大，化疗后行淋巴结肿块切除类似成熟性畸胎瘤摘除，或残余癌组织的摘除手术。肿瘤局部侵犯下腔静脉，以及肿瘤压迫或腔内浸润引起的瘤栓，均需要下腔静脉切除术或瘤栓取出术，其5年生存率为50%～70%，这种手术方法的围手术期合并症发生率很低。

合并 Budd-Chiari 综合征的下腔静脉肿瘤，手术危险性最大。由于相关凝血疾病、肝功能不全及腹水，围手术期合并症超过75%。在最近的一项文献回顾中，恶性下腔静脉瘤栓合并 Budd-Chiari 综合征患者，术后生存期没有超过1年者。某些学者甚至认为这些患者根本不适合手术。

原发性肝癌累及下腔静脉的患者预后很差。这些患者除原发性肝癌外，均有肝静脉闭塞及肝功能不全，预期生存仅数个月，动脉内灌注化疗通常无效。如果心腔内肿瘤产生临床症状，手术可能使症状获得暂时缓解，但手术危险性与合并 Budd-Chiari 综合征者一样，且有效期更短。个别肝癌病例采用血管闭塞技术后进行局限性肿瘤切

除，合并症发生率尚可接受，术后 5 年生存率为
37.5%。

七、手术有关问题评论

除非心腔内有瘤栓，下腔静脉肿瘤及瘤栓摘
除可以不需要体外循环而安全地进行。某些学者
提倡采用心脏停搏或不停搏的体外循环，摘除所
有肝内及其上方的下腔静脉瘤栓，已经获得优秀
结果。体外循环心脏停搏情况下，可以在无血的
环境下摘除肿瘤及腔内瘤栓。这为手术者提供了
下腔静脉最佳显露，相应的问题是全血丢失增加，
凝血问题复杂，手术时间延长。心脏停搏的缺陷
主要为复温较慢，并行时间延长，引起相关的凝
血机制障碍，以及术后出血量增多。对于腹膜后
手术操作较多的患者，以及下腔静脉阻塞后有广
泛侧支循环的患者，应用抗凝剂本身将增加体外
循环后出血的危险性，在心脏停搏期间危险性更
高。很多学者已经注意到术中、术后出血及凝血
的并发症。在早期研究中，Marshall 对肾癌患者行
肾脏切除和下腔静脉取栓时，15 例患者中 9 例应用
体外循环、心脏停搏，平均失血 15 单位（1 单位 =
200ml），9 位患者中 8 例平均体外循环时间 2 小时，
心脏停搏 40 分钟。1 例（11.1%）死于败血症、肾
衰竭和肝功能衰竭，2 例合并肾功能不全，另 1 例
发生凝血机制障碍。Shahain 报道应用体外循环及
心脏停搏技术治疗了 7 例肾癌，无手术死亡，实际
平均输血量为（21±4.1）单位，1 例发生凝血疾病。
Novick 报道应用体外循环和心脏停搏治疗 43 例腹
膜后肿瘤并下腔静脉内瘤栓（其中 39 例为肾癌），
平均停循环时间为 23.5 分钟（10～44 分钟），
平均输血 9 单位（3～56 单位），手术死亡率
4.7%，腹膜后出血需要再次手术者占 7%。Hatcher
应用体外循环治疗 8 例肾癌患者，包括 6 例肿瘤
已侵犯到右心房，平均体外循环时间 50 分钟，平
均输血量 23 单位。当不用体外循环时，摘除肝下
的下腔静脉血栓平均失血量为 5 单位，肝内下腔静
脉血栓 14 单位，肝上下腔静脉血栓为 9 单位。
Montie 在体外循环下手术治疗了 20 例肾癌患者，
其中 17 例需要在深低温停循环下手术，平均体外
循环时间 57 分钟（12～150 分钟），停循环时间
7～47 分钟，没有提到特殊的并发症，但是他提

到凝血疾病是个很危险的问题。Glazer 治疗了 18
例肾癌合并下腔静脉瘤栓累及右心房的患者，所
有患者均在体外循环心脏停搏下行肾癌根治和下
腔静脉取栓术，以期达到彻底切除肿瘤的目的，
1 例术后 14 天死于心肌梗死（5.6%）。Matthews
在体外循环心脏停搏下手术治疗 7 例肾癌侵及下
腔静脉患者，无手术死亡和重大并发症发生。此
组没有系统评估使用抑肽酶的优点，在心脏停搏
的患者中应用抑肽酶可能有一定危险。

Stewart 等选择性应用非停搏的体外循环治疗
肾癌并下腔静脉肿瘤，他们认为如果肿瘤侵及肝
静脉以上的下腔静脉，需要体外循环核心降温至
32℃。如果肿瘤未达到肝静脉的高度，在阻断远
端进行肿瘤局部切除的同时，可以很好地显露肝
内下腔静脉。我们同意 Skinner 和 Langenburg 有关
治疗肾癌并下腔静脉肿瘤的结论，即小的心房瘤
栓或肝上下腔静脉瘤栓及部分肝内下腔静脉受侵，
外科处理此类病例不需要体外循环或深低温停循
环。如果肿瘤可以被轻柔地推入下腔静脉，利用
止血带或阻断钳钳闭下腔静脉与右心房连接处，
不需要体外循环就可以切除肿瘤。

某些少见的情况下，肿瘤直接侵犯下腔静脉
则需要切除下腔静脉，如果切除肿瘤后下腔静脉
管腔大小无明显变化，可以直接缝闭修补，否则
需人工血管补片修补或带环人工血管间位移植。

下腔静脉切开后，立即有大量血液流失。瘤栓
范围较广、下腔静脉闭塞严重者，失血相对更多一
些。这些患者的肾周及下腔静脉周围有丰富的侧支
循环，解剖时必须切断这些侧支循环血管。某些方
法可用来减少出血，游离下腔静脉时应细心地从一
侧向另一侧将下腔静脉翻转以辨识腰静脉，这些侧
支血管应该绕线结扎或用 Clip 夹闭。下腔静脉切开
后如果腰静脉持续出血，可直接贯穿缝合。

除非手术一开始就直接遇到肿瘤，大多数情
况下可以在术中使血液回收机。在肾癌合并下腔
静脉瘤栓手术时应用血液回收机可以回收大量血
液，甚至切开下腔静脉后即可回收血液，直到看
见瘤栓碎屑出现时停止。有学者担心应用血液回
收机可能导致肿瘤播散，但尚无确切证据证明脱
落的瘤栓碎屑明显影响生存率。

切除肝内及肝上的下腔静脉瘤栓时，暂时阻
断肝动脉血供（Pringle 操作）至关重要。患者一

般可以承受 45 分钟的肝门阻断，最好是阻断 30 分钟后令肝动脉血流恢复几分钟。还有一些技术可用来减少失血，如 Janosko 描述的静脉旁路方法，即在切除下腔静脉肿瘤时，右股静脉置 40F 插管，右心房置 32F 插管，中间用离心泵连接形成静脉旁路。对于 Skinner 采用的暂时阻断肠系膜上动脉和肠系膜下动脉的做法，通常认为无此必要。

对肝脏外科医师来说，处理肝脏肿瘤侵犯下腔静脉是一个挑战。手术除了切除原发肝脏肿瘤外，还需要切除部分肝静脉和下腔静脉，以及切除部分胆管和门脉系统。对于合并原有肝脏疾病、肝功能不全或 Budd-Chiari 综合征患者，这种手术有相当的难度和危险，所以应慎重选择手术适应证。若采用全肝血管阻断等血管外科技术，可以提供满意的显露，有利于彻底进行手术切除。

从常规外科手术观点看，最理想的手术方式是整块切除肿瘤。然而，很多情况下，肿瘤侵及下腔静脉，很难做到整块肿瘤切除。下腔静脉附近的原发肿瘤常妨碍下腔静脉的显露，只有将肿瘤先行切除，才能辨识血管并定位。对于较大的肿瘤、外侵的肿瘤或肿瘤累及肝内、肝上的下腔静脉时，在下腔静脉取栓之前，切除原发肿瘤（起源于下腔静脉之外的肿瘤）可以改善下腔静脉的显露。在切除过程中肿瘤被横断，这样做违反了外科基本原则，然而如果不这样做，巨大肿瘤不可能整块切除。采取分步切除肿瘤，先是原发肿瘤，然后是下腔静脉瘤栓，使下腔静脉病变显露得更好，切除更安全，这样做可有效地控制下腔静脉并顺利地摘除腔内瘤栓。

摘除瘤栓时，需要辨清栓子和内膜之间的解剖平面，为此可以借助内膜剥离器找出这一层面。有些部位的栓子与内膜粘连紧密，切除过程中可能需将内膜剥脱，但下腔静脉壁尚保持完整，这种情况不需要血管局部切除并置换。真正肿瘤侵犯下腔静脉壁常出现在肿瘤及受累脏器引流静脉的部位。

有几位学者描述了在切除肿瘤之前或手术完毕放置下腔静脉夹的方法。临床经验显示，术中存在发生栓塞的危险，但不是一个严重的问题。术后腔静脉内膜表面变得粗糙，容易形成血栓并引起栓塞，为此术前发现肾以下区域有血栓（良性血凝块或瘤栓），需在相应部位安置 Kimray-

Green 滤器或下腔静脉夹。下腔静脉完全闭塞时，可以在肾静脉下方将其结扎。

由于存在相关的凝血疾病及肝功能不全，处理合并 Budd-Chiari 综合征是一个极大的挑战。病变的严重性直接反应在肝静脉闭塞的程度上。肝内下腔静脉内瘤栓不仅限制肝的血液回流，而且逆向血流生长，造成栓子沿着小的肝静脉分支扩展，更加减少了肝静脉血液回流。静脉淤血及血流速度减慢可以产生良性血栓，血栓形成过程中消耗了凝血因子，促进发生凝血机制障碍。如果不矫正已存在的机械性梗阻，肝充血所致的肝功能不全及腹水即为不可逆性。所以，一旦解除梗阻，症状立即改善。临床上最困难的问题是术前无法判定腔内栓子的范围。血管造影、腔静脉造影、MRI、CT 都不能确定肝静脉内栓子的真实范围和粘连程度，只有在手术中直视下才能判断确定。如果不能彻底去除静脉内凝块，病变过程及综合征均无法逆转，不彻底的外科手术不能给患者带来好处，反而会加重病情。因此，如果上述情况可能存在，开始评估时就需要很好地权衡手术的益处和风险，尤其是存在合并疾病的时候，更应慎重选择。肿瘤已有远处转移者则禁忌外科手术。

下腔静脉肿瘤是否选择外科手术治疗还取决于各医院的设备及外科医师的经验和技术水平。合并有肝功能不全或凝血疾病时，更需要血库医师、麻醉医师、外科医师及监护病房等多学科的通力协作，共同努力，这一点对获得有效满意的治疗更为重要。

国内曾有 2 篇有关下腔静脉系平滑肌瘤病的报道，在体外循环下成功手术摘除右心房和下腔静脉内肿瘤，追踪肿瘤发现其来源于子宫平滑肌瘤，向上侵及下腔静脉并延伸到右心房，其中 1 例肿瘤长达 19cm。笔者强调，发现右心房或下腔静脉内肿瘤者、曾有子宫肌瘤切除病史的女性患者，应警惕下腔静脉系平滑肌瘤病的可能，明确诊断后应予手术摘除。

八、结 论

肿瘤侵及下腔静脉，有或无下腔静脉瘤栓均应考虑手术治疗。切除原发肿瘤和摘除瘤栓可以明显地缓解症状，手术风险尚可以接受。大多数患者可以安全地接受手术而不需要借助体外循环。目前，体外循环技术或体外循环合并心脏停搏技术安全有效，死亡率很低，但是进行腹膜后及腹腔内大块肿瘤切除时，出血和凝血的危险性明显增加。肝细胞癌侵及下腔静脉者，以及因肝静脉和下腔静脉栓子引起的 Budd-Chiari 综合征患者是外科手术的高危人群，预后很差。对这些患者应采取非手术治疗和期待疗法。肿瘤已有转移和下腔静脉有瘤栓或心腔内有瘤栓者，也应考虑外科手术，因为去除瘤栓可以缓解症状。任何情况下，从实际出发，针对个体情况调整治疗方案，是一个永远遵循的原则。

（王振捷　张志庸）

参 考 文 献

孙衍庆，王天佑，张长淮，等，1991. 下腔静脉系平滑肌瘤病（附2例报告）. 中华胸心血管外科杂志，7（4）：196-198.

王涌，彭承宏，何忠良，等，2002. 下腔静脉平滑肌瘤病累及右心房2例报告. J Practical Oncolgy，17（5）：340-341.

Dale PS, Webb HW, Wilkinson AHJr, 1995. Resection of the inferior vena cava for recurrent Wilms' tumor. J Pediat Surg, 30（1）：121-122.

Donohue JP, Thornhill JA, Foster RS, et al, 1994. Vascular considerations in postchemotherapy: retroperitoneal lymph-node dissection. Part I. Vena cava. J Urol, 12：182-186.

Federici S, Galli G, Ceccarelli PL, et al, 1994. Wilms' tumor involving the inferior vena cava: preoperative evaluation and management. Med Pediatr Oncol, 22：39-44.

Glazer AA, Novick AC, 1996. Long-term follow-up after surgical treatment for renal cell carcinoma extending into the right atrium. J Urol, 155：448-450.

Habib F, McLorie GA, McKenna PH, et al, 1993. Effectiveness of preoperative chemotherapy in the treatment of Wilms tumor with vena caval and intracardiac extension. J Urol, 150（3）：933-935.

Hatcher PA, Anderson EE, Paulson DF, et al, 1991. Surgical management and prognosis of renal cell carcinoma invading the vena cava. Urol, 145：20-24.

Janosko EO, Powell CS, Spence PA, et al, 1991. Surgical management of renal cell carcinoma with extensive intracaval involvement using a venous bypass system suitable for rapid conversion to total cardiopulmonary bypass. J Urol, 145：555-557.

Kaneko T, Nakao A, Endo T, et al, 1996. Intracaval endovascular ultrasonography for malignant hepatic tumor: new diagnostic technique for vascular invasion. Semin Surg Oncol, 12：170-178.

Kaye MC, Novick AC, Angermeier K, et al, 1990. Experience with cardiopulmonary bypass and deep hypothermic circulatory arrest in the management of retroperitoneal tumors with large vena caval thrombi. J Urol, 143：293A.

Klein EA, Kaye MC, Novick AC, 1991. Management of renal cell carcinoma with vena caval thrombi via cardiopulmonary bypass and deep hypothermic circulatory arrest. Urol Oncol, 18（3）：445-447.

Langenburg SE, Blackbourne LH, Sperling JW, et al, 1994. Management of renal tumors involving the inferior vena cava. J Vasc Surg, 20：385-388.

Lee AC, Saing H, Leung MP, et al, 1994. Wilms' tumor with intracardiac extension: chemotherapy before surgery. Pediatr Hematol Oncol, 11（5）：535-540.

Libertino JA, Burke WE, Zinman L, 1990. Long-term results of 71 patients with renal cell carcinoma with venous, vena caval, and atrial extension. J Urol, 143：294A.

Maeda O, Yokokawa K, Oka T, et al, 1986. Inferior vena cava thrombus after retroperitoneal lymphadenectomy for testicular tumor. Urol Int, 41：318-320.

Marshall FF, Dietrick DD, Baumgartner WA, et al, 1988. Surgical management of renal cell carcinoma with intracaval neoplastic extension above the hepatic veins. J Urol, 139：1166-1172.

Matthews PN, Evans C, Breckenridge IM, 1995. Involvement of the inferior vena cava by renal tumour: surgical excision using hypothermic circulatory arrest. Br J Urol, 75（4）：441-444.

Mingoli A, Cavallaro A, Sapienza P, et al, 1996. International registry of inferior vena cava leiomyosarcoma: analysis of a world series on 218 patients. Anticancer Res, 16（5B）：3201-3205.

Mingoli A, Nardacchione F, Sgarzini G, et al, 1996. Inferior vena cava involvement by a left side adrenocortical carcinoma: operative and prognostic considerations. Anticancer Res, 16（5B）: 3197-3200.

Monig SP, Gawebda M, Erasmi H, et al, 1995. Diagnosis, treatment and prognosis of the leiomyosarcoma of the inferior vena cava. Three cases and summary of published reports. Euro J Surg, 161: 231-255.

Montie JE, El Ammar R, Pontes JE, et al, 1991. Renal cell carcinoma with inferior vena cava tumor thrombi. Surg Gynec Obstet, 173: 107-115.

Morgentaler A, Garnick MB, Richie JP, 1988. Metastatic testicular teratoma invading the inferior vena cava. J Urol, 140: 149-150.

Nesbitt JC, Soltero ER, Dinney CPN, et al, 1997. Surgical management of renal cell carcinoma with inferior vena cava tumor thrombus. Ann Thorac Surg, 63: 1592-1600.

Neves RJ, Zincke H, 1987. Surgical treatment of renal cancer with vena cava extension. Br J Urol, 59: 390-395.

Nichols CR, Timmerman R, Foster RS, et al, 1997. Neoplasms of the testis// Holland JF, Bast RC, Morton DL, et al. Cancer Medicine. 4th ed. Baltimore: Williams & Wilkins: 2165-2211.

Noguchi H, Hirai K, Itano S, et al, 1994. Small hepatocellular carcinoma with intravascular tumor growth into the right atrium. J Gastroenterol, 29: 41-46.

Novick AC, Kaye MC, Cosgrove DE, et al, 1990. Experience with cardiopulmonary bypass and deep hypothermic circulatory arrest in the management of retroperitoneal tumors with large vena caval thrombi. Ann Surg, 212（4）: 472-477.

O'Brien WM, Lynch JH, 1987. Thrombosis of the inferior vena cava by seminoma. J Urol, 137: 303-305.

Ohwada S, Tanahashi Y, Kawashima Y, et al, 1994. Surgery for tumor thrombi in the right atrium and inferior vena cava of patients with recurrent hepatocellular carcinoma. Hepatogastroenterology, 41（2）: 154-157.

Okamoto H, Itoh T, Morita S, et al, 1994. Intravenous leiomyomatosis extending into the right ventricle: one-stage radical excision during hypothermic circulatory arrest. Thorac Cardiovasc Surg, 42: 361-363.

Ricci MA, Cloutier LM, Mount S, et al, 1995. Intravenous leiomyomatosis with intracardiac extension. Cardiovasc Surg, 3: 693-696.

Ritchey ML, Kelalis PP, Haase GM, et al, 1993. Preoperative therapy for intracaval and atrial extension of Wilms tumor. Cancer, 71: 4104-4110.

Sakaguchi S, Nakamura S, 1993. Venous surgery in resection for abdominal malignancy. Cardiovasc Surg, 1: 122-127.

Shahain DM, Libertino JA, Zinman LN, et al, 1990. Resection of cavoatrial renal cell carcinoma employing total circulatory arrest. Arch Surg, 125: 727-732.

Sharifi R, Ray P, Schade SG, et al, 1988. Inferior vena cava thrombosis. Urology, 32: 146-150.

Skinner DG, Pritchett TR, Lieskovsky G, et al, 1989. Vena caval involvement by renal cell carcinoma. Ann Surg, 210: 387-394.

Staehler G, Drehmer I, Pomer S. 1994. Tumor involvement of the vena cava in renal cell carcinoma. Urologe A, 33: 116-121.

Stewart JA, Carey JA, McDougal WS, et al, 1991. Cavoatrial tumor thrombectomy using cardiopulmonary bypass without circulatory arrest. Ann Thorac Surg, 51: 717-722.

Suggs WD, Smith RB, Dodson TF, et al, 1991. Renal cell carcinoma with inferior vena caval involvement. J Vasc Surg, 14: 43-48.

Swanson DA, Wallace S, Johnson DE, 1980. The role of embolization and nephrectomy in the treatment of metastatic renal carcinoma. J Urol, 7: 719-730.

Swierzewski DJ, Swierzewski JA, Libertino TA, 1994. Radical nephrectomy in patients with renal cell carcinoma with venous, vena caval, and atrial extension. Am J Surg, 168（2）: 205-209.

Wei CY, Chen KK, Chen MT, et al, 1995. Adrenal cortical carcinoma with tumor thrombus invasion of inferior vena cava. Urology, 45: 1052-1054.

Yu YQ, Tang ZY, Ma ZC, et al, 1993. Resection of segment Ⅷ of liver for treatment of primary liver cancer. Arch Surg, 128: 224-226.

第二十二章

体外生命支持设备在胸外科的应用

体外生命支持设备（extracorporeal life support，ECLS）进入胸外科领域已经有很长时间了，但相当多的胸外科医师仍对该设备及使用缺乏了解，尤其是近些年来作为 ECLS 主要技术之一的体外膜式氧合（extracorporeal membrane oxygenation）在胸外科应用中也越来越广，为了便于更好地掌握本章节，本文首先简要介绍 ECLS 特别是体外膜式氧合的大体发展概况。

一、体外氧合的发展历史

体外氧合的概念是指利用体外人工氧合器替代体内肺对血液进行氧合，同时排出血液中的二氧化碳。早在 1667 年，英国科学家 Robert Hooke 就在动物实验中观察到肺的膨胀和收缩并不是血液氧合所必需的。从 19 世纪开始，很多科学家致力于体外氧合器的研制。1882 年，德国科学家 Schroder 发明的鼓泡式氧合器在灌注动物器官的实验中取得成功，它利用氧气在血液里形成大量气泡，从而进行血液内氧和二氧化碳的交换。1916 年，美国的 Jay Maclean 发现了肝素，解决了体内和灌注管道的凝血问题。随着技术进一步完善和成熟，利用鼓泡式氧合器进行体外循环（CPB）终于进入临床应用，1953 年，John Gibbon 医师在 CPB 下成功为一位 18 岁女性房间隔缺损患者进行直视下打开心脏修补手术，从此开创了外科手术史上的新纪元。鼓泡式氧合器利用高流速氧气进入血液形成泡沫血，由于血液被直接冲击接触，会造成一定程度的血细胞破坏和血液蛋白变性，可能引发全身广泛毛细血管渗漏、酸中毒及进行性器官衰竭，所以鼓泡式氧合器有很大的缺陷，一般使用不超过 4 小时。

在血液和气体之间加入保护膜的想法始于

Kolff 和 Berk 医师，他们在 20 世纪 40 年代观察到通过透析器的中空纤维微管内的血液可以被微管外面的空气氧合，少量氧分子可以通过微管膜壁弥散进入血液里。经过 30 年的不懈努力，科学家们改造和尝试了很多材料，最终合成出理想的硅膜材料（silicone membrane）。这种膜上布满细小微孔，适于气体弥散，用其制成纤细的中空微管壁，由无数中空纤维微管聚在一起构成的氧合器称为膜式氧合器。血液在微管中流动，微管外是流动的氧气，由于气体和血液被膜隔开，减少了对血液的损伤，所以膜式氧合器使用时间大大延长。体外膜氧合器（ECMO）在 20 世纪 70 年代初期开始进入临床，最初主要在重症监护室对急性呼吸窘迫综合征（acute respiratory distress syndrom，ARDS）的患者进行呼吸辅助治疗，其从外周连接人体较大的静脉、动脉，是相对小型、简单、单泵驱动的闭合氧合系统。

ECMO 与心脏手术广泛使用的开放式、相对复杂和多泵驱动的 CPB 不同，ECMO 不能替代 CPB，在外周血管插管条件下，ECMO 主要辅助患者的呼吸功能。在 ECMO 辅助下，呼吸衰竭患者的呼吸机通气指标显著降低，病肺可以得到休息和自身恢复，此外，ECMO 对心脏功能也有一定的辅助作用。由于 ECMO 使用的管路少，肝素用量低，并发症比 CPB 明显减少。

氧合器的膜微孔虽有利于气体弥散，但在长时间使用 ECMO 的情况下，也存在血浆蛋白渗漏的问题。目前已出现新型材料制成的无微孔膜，可保持较高的气体交换效率，用其制作的新型膜式氧合器，蛋白渗出明显减少，更适宜长期使用。

以下将重点介绍 ECMO 在胸外科领域的尝试和应用。

二、ECMO 的构成和连接

1. ECMO 构成

（1）血液驱动泵：相当于 ECMO 的心脏，通常采用离心泵或滚压泵，它们各自特点如下所示（图 22-0-1）。

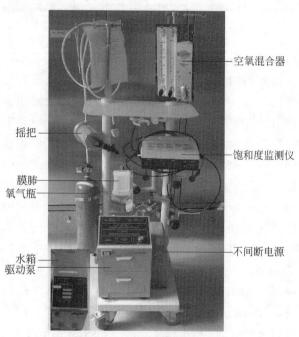

图 22-0-1　体外膜氧合器构成

1）离心泵：安全性高，不易产生气栓和微栓，泵管不易脱落，引流为负压主动吸引。

2）滚压泵：与离心泵比较容易产生气栓和微栓，泵管有时可能脱落。优点是容易进行小流量精细调节，离断训练比离心泵方便，引流为重力吸引。

（2）膜式氧合器：ECMO 进行气体交换的部位。

1）有孔型膜式氧合器：气体交换效率最高，预充量小，排气容易，采用抗血浆渗漏技术后渗漏减少，使用时间一般为 48 小时。

2）无孔型膜式氧合器：气体交换效率接近有孔型，预充量和排气时间相对增加，支持时间更长，更适于监护室长期使用。

（3）加热器（水箱）：可以对管道内血流和患者体温进行调节。

（4）监测器：包括动静脉血氧饱和度和血细胞比容监测器、流量监测器、温度计、负压监测器、跨膜压监测器。

（5）空气、氧气混合器：调节进入氧合器的氧气浓度。

（6）血管插管：分为动脉插管和静脉插管，静脉插管粗且长。

（7）管道及接头：要求管路越简单越好，接头越少越好。

2. ECMO 连接和插管技术

（1）连接方式（图 22-0-2）

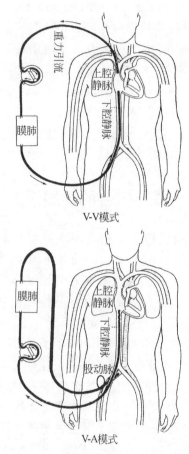

V-V 模式

V-A 模式

图 22-0-2　体外膜氧合器辅助 V-V 模式和 V-A 模式示意图

1）V-V（静脉 - 静脉）模式：适用于单纯肺功能衰竭，对心脏功能无直接支持作用，插管位置经常选择右股静脉 - 左颈内静脉。

2）V-A（静脉 - 动脉）模式：对心肺功能同时进行支持。插管位置经常选择右股静脉或左颈内静脉 - 右股动脉，新生儿或低体重婴幼儿可选择颈部动、静脉插管，成人颈动脉插管约 20% 可能发生中枢系统并发症，有一定的风险。开胸患者也可选择胸内近心端大血管（右心房 - 升主动脉）插管。

插管的位置决定 ECMO 流量大小，更主要的决定因素是静脉插管口径，所以应尽量选择口径较大的静脉插管（21～28F），选择外周动脉插管要考虑插管远端供血问题，一般要求比血管内径小 20%（15～21F）。

对于单纯呼吸衰竭的辅助治疗，多数学者认为 V-V 模式效果优于 V-A 模式。V-V 模式通过增加氧合、纠正酸中毒改善全身状况，对肺移植术后患者也能显著降低肺动脉压力，同时保持正常的搏动性血流动力学。ECMO 并发症，特别是动脉血栓和晚期动脉插管局部狭窄发生率也明显减少。心肺功能同时严重障碍均需要辅助的患者只能选择 V-A 模式。

（2）插管技术

1）外周动、静脉插管通常在监护室床边进行，采用改良的 Seldinger 技术，操作简便。经皮穿刺放置导丝及扩张器进行扩张，然后置入插管，静脉插管管端位于下腔或上腔静脉心房口水平，股动脉插管管端位于髂外动脉（图 22-0-3）。由于撤出 ECMO 管道时往往需要缝合动脉血管壁，因此很多单位在股动、静脉插管时采取局部切开，游离出股动静脉，使用直视穿刺技术进行插管。

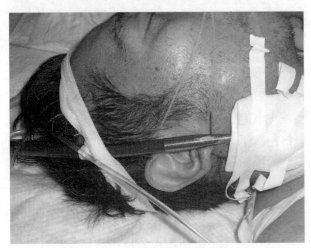

图 22-0-3　颈内静脉插管运行 ECMO

2）胸腔内大血管或心房插管，需预先缝荷包线，切开管壁或心房后置管收紧荷包线防止漏血，并牢靠固定插管。

3. ECMO 维持和设备维护

（1）膜式氧合器及管道预充：用生理盐水或加入悬红细胞、白蛋白等成分的生理盐水预充，同时排除氧合器和管路内气体。

（2）现今多数 ECMO 的膜式氧合器和管路都有抗凝肝素涂层，但是 ECMO 运转时仍必须全身使用肝素，临床一般使用微滴泵持续泵入肝素，所需全血凝固时间（ACT）值显著低于 CPB，一般生理值为 90～120 秒，ECMO 可维持在 160～250 秒，CPB 则需维持在 450～600 秒。ECMO 在高流量辅助、脏器出血或胸腔引流量进行性增多时，要适量降低激活 ACT。当辅助流量减低准备脱机，或已有肉眼可见系统内凝血时，ACT 需维持在高限水平。

（3）流量控制：一般流量维持在 2.5～3.5L/min，或 20～30ml/kg，可根据需要进行调整。

（4）氧合器更换：若膜式氧合器内凝血或有大量蛋白泡沫漏出时，必须更换氧合器。首先将新氧合器预充、排气，停循环后迅速更换氧合器再恢复循环。

（5）水泵温度：正常维持在 37℃左右。

（6）插管部位皮肤每天消毒，定期巡视管路、接头及泵头运转情况。管路脱开未及时发现将导致患者迅速失血死亡。

（7）适当全身应用抗生素，并给予治疗原发病的其他药物。

三、ECMO 主要适应证和脱机指征

1. ECMO 主要适应证　ECMO 治疗最多的人群是 ARDS。通过对 ECMO 治疗 ARDS 的原理分析，可以更好地理解 ECMO 的工作原理。ARDS 可分为原发性和继发性，特点是严重低氧和双肺持续性炎性改变及肺血管通透性增高、肺泡内大量渗出物。传统的机械通气只能通过高氧、高压通气对患者进行治疗，病肺可能进一步发生气压伤及过度膨胀导致的容量伤，从而释放大量炎性因子，对尚有功能的余肺或全身其他器官造成损坏。尽管普遍采用低氧、低压通气等肺保护策略治疗 ARDS，但是 ARDS 总的死亡率仍可达 40%～60%，重症 ARDS 死亡率高达 80%。因为这种低氧、低压的保护性措施常常不能维持重症 ARDS 患者的氧合，治疗只能被迫又回到高氧、高压的通气模式。应用 ECMO 对 ARDS 患者进行呼吸辅助后，患者的呼吸机通气指标维持在"肺休息"状态，如 FiO_2 为 0.3～0.5，呼吸次数 6～10 次 / 分，气道峰压

（peak inspiratory pressures，PIP） ≤ 30cmH$_2$O，呼气末正压（PEEP）≤ 10cm H$_2$O。病肺从而得以恢复并减少炎症因子释放。20 世纪 70 年代曾进行了多中心、较大规模的 ECMO 辅助治疗 ARDS 临床试验，结果显示对婴幼儿 ARDS 效果很好，与单纯应用传统机械通气治疗相比，其大大减少了病死率，目前已成为重症婴幼儿 ARDS 治疗的标准方案，新生儿和幼儿 ECMO 治疗的生存率分别达到 88% 和 71%。但是当时的试验对成人患者的疗效很不理想。近年来，随着 ECMO 制作技术和临床操作的改进，成人重症 ARDS 的 ECMO 辅助治疗也取得了一定进展，并已经在一些经验丰富的单位如密歇根大学医学中心广泛开展，生存率达到 52%。我国台湾大学医院还将 ECMO 用于心肺复苏（cardiopulmonary resuscitation，CPR），在 CPR 10 分钟后仍未恢复自主循环的 135 名患者被立即建立 ECMO，在 ECMO 辅助下继续 CPR，平均 CPR 时间是（57.7±23）分钟，58.8% 的患者成功脱离 ECMO，最终 34.1% 的患者出院，其中绝大部分恢复良好。

肺移植术后发生严重的原发性移植肺功能丧失（primary graft dysfunction，PGD）的病生理改变类似 ARDS，是 ECMO 在胸外科应用的主要适应证之一，其他的适应证和应用在后面会有详细的介绍。

2. 胸外科应用 ECMO 的禁忌证

（1）颅内出血 72 小时内。

（2）缺氧致脑部受损。

（3）应用 ECMO 前已出现明显不可逆转的病况，或持续进展至退化性全身性疾病。

3. ECMO 脱机指标

（1）肺功能基本恢复，比较清晰的肺片显示肺顺应性改善，在 ECMO 低流量下，FiO$_2$ 为 0.5 ～ 0.6，PIP < 30mmHg，PEEP < 10mmHg，PaO$_2$、PaCO$_2$ 数值满意。

（2）如果同时合并心功能障碍，心脏功能基本恢复，强心药剂量低，混合静脉血氧饱和度（S$_{\bar{v}}$O$_2$）> 70% 以上，脉压恢复，超声心动图测定 LVEF 值 > 40%，中心静脉压（CVP）≤ 12mmHg。

4. ECMO 脱机步骤

（1）V-A 模式：逐渐将流量减低，每次减低 0.5L/min，直到流量在 1L/min 以下，检测患者全身

情况，稳定 2 ～ 4 小时（治疗 ARDS）。注意流量在 2L/min 以下时要适当增加 ACT 值，防止血栓形成。

（2）V-V 模式：以逐渐关闭氧流量为主，呼吸机指标相应做适当调高，患者呼吸功能和循环指标稳定。

成功脱机并不意味患者能长期生存，密歇根大学医疗中心的数据显示，成功脱机患者有 20% 随后在住院期间死亡，主要死亡原因是感染合并多器官功能衰竭，尽管 ECMO 期间抗凝治疗，仍有部分患者发生下肢深静脉血栓形成，血栓脱落造成肺栓塞是患者晚期死亡的原因之一。

四、ECMO 主要并发症

1. 出血　尽管肝素用量减少，但出血仍是最主要的并发症之一，有报道称接近一半的肺移植患者在接受 ECMO 后需要再次进行手术止血，且出血与 ACT 高低没有直接关系，主要表现在创伤部位出血，少数有消化道出血、溶血甚至发生 DIC，可能与 ECMO 对血小板、凝血因子的破坏有关。

2. 感染　特别是肺移植患者，术后应使用免疫抑制剂，因其免疫能力低下，ECMO 本身有多支血管插管，容易造成全身血行感染，其中真菌感染是死亡的重要原因。

3. 中枢神经系统并发症　是 ECMO 死亡的主要原因之一，多为颅内出血或栓塞造成，往往是不可逆的。有学者认为 V-V 模式脑部并发症明显少于 V-A 模式，动物实验也显示 V-A 模式减少脑血量约 25%，脑供氧量减少 30%。

4. 肾衰竭　超过 50% 的患者出现肾功能障碍，原因复杂，包括血流动力学不稳定、大量使用血管活性药物等，需要透析治疗。V-V 模式对血流动力学的影响较小，肾衰竭病情相对较轻，相当一部分患者经过短期透析治疗后好转，出院后不再需要透析治疗。

5. 血栓　由于有血管内插管，尽管全身肝素抗凝，但管壁周围仍可能发生血栓，患者卧床制动容易形成下肢深静脉血栓，血栓脱落可造成急性肺栓塞，动脉血栓脱落可造成中枢系统栓塞。

6. 末端肢体缺血　见于 V-A 模式中股动脉插管远端肢体，临床表现为足背动脉搏动减弱或消失、皮温降低、皮肤花斑。插管时应选择比动脉

口径小 20% 的管道，插管前使用超声多普勒测量动脉管径，对避免肢体缺血和治疗有一定帮助。一旦发生远端缺血需及时处理，可以采取在动脉插管两侧"搭桥"。此外，外周动脉插管的另一个选择是锁骨下动脉穿刺置管。

7. 血管局部并发症　早期主要是血管损伤，远期是动脉狭窄，只见于 V-A 模式股动脉插管，发生率为 12%，对影响功能的局部血管狭窄可行扩张或手术治疗。

五、ECMO 在胸外科的临床应用

1. ECMO 作为肺移植前的过渡措施或胸部危重手术前的急救手段　由于全球范围供体短缺，很多终末期肺疾病患者只能排队等待供体，约 1/3 的患者在等待供体的过程中因疾病迅速进展出现严重呼吸衰竭而死亡。相对于传统的机械通气治疗下维持患者生命等待供体的方法，采用 ECMO 辅助呼吸为患者赢得更多时间的方法引人关注，相关报道日趋增多。2008 年，Broomé 医师报道了 1 例 38 岁男性患者肺移植前病情恶化，行 ECMO 辅助双侧股静脉 V-V 模式 38 天，后因右心衰竭、肺动脉高压转为右股动脉 V-A 模式，最终在 ECMO 运转 52 天时等到了供肺，移植术后患者恢复出院，此例创造了 ECMO 在胸外科肺移植前过渡措施中的奇迹。Fuehner 医师于 2012 年报道了 26 例终末期肺病使用 ECMO 对照该院既往 34 例采用传统机械通气过渡肺移植的病例，两组成功地等到肺移植的比例相似（23% vs 29%），但 ECMO 组术后 6 个月的生存期更高（80% vs 50%，$P=0.02$），笔者认为，作为过渡性手段，ECMO 较机械通气支持更具有优势，患者处于清醒状态并且身体的功能状态更加稳定。

普通胸外科手术中，更多的是短时期应用 ECMO 发挥的优势，所以其也可作为其他胸外科的术前急救措施。黄书健医师报道了 3 例小儿先天性气管狭窄患者出现无法纠正的高碳酸血症，通过建立颈内静脉、颈动脉 V-A 模式 ECMO 后病情好转，随后接受手术治疗。在外伤急救方面，Campione 医师介绍了 1 例严重外伤患者的治疗经验，患者有广泛肺挫伤及右侧气管撕裂。经胸腔引流、呼吸机辅助呼吸等传统方法救治后仍不能维持血氧，患者立刻被安装颈内和股静脉 V-V 模式的 ECMO，之后病情好转稳定，随即接受手术探查切除受累肺叶，患者术后恢复良好。

2. ECMO 作为麻醉诱导的安全保障　前纵隔巨大肿瘤在麻醉诱导时存在巨大风险。在给肌松药物到气管插管前这短暂的时间内，巨大肿物就有可能下坠压迫气管，导致患者突发严重窒息甚至猝死。既往采取的策略包括清醒插管或在气管插管前建立股动脉、股静脉 CPB，规避麻醉诱导的风险。目前由于 ECMO 操作简单、并发症少，已被更多的麻醉医师选择替代常规 CPB。

对于严重心肺功能障碍的肺移植患者，也有很多采用 ECMO 规避麻醉诱导风险的报道。术前建立 ECMO 的指征：高碳酸血症 $PCO_2 \geqslant 70mmHg$，低氧血症 $SaO_2 \leqslant 80\%$，或收缩压 $\leqslant 70mmHg$，心排血量 $\leqslant 2L/(min \cdot m^2)$。在诱导前清醒状态下采取半卧位，腹股沟区局部麻醉，分别穿刺股静脉、股动脉置管，建立 ECMO，然后再放平患者，进行麻醉诱导和气管插管，并在 ECMO 持续辅助下进行肺移植手术。

3. ECMO 在术中进行心肺功能辅助　多见于肺动脉高压或双侧肺叶移植手术，因为此类患者阻断单侧肺动脉后，肺动脉压急剧升高将严重干扰血流动力学，加重心功能障碍。既往在这样的重症肺移植中多采用 CPB，但它并不完全替代患者循环，而是和患者的循环并行。由于部分血流进入体外循环减少了回心血量，适当地降低了肺动脉压，同时对患者的呼吸功能进行辅助，特别是在肺动脉高压患者行序贯双肺移植的过程中，体外循环并行对新移植肺的肺动脉灌注压力和通气指标都有很好的保护作用。ECMO 的功效能完全满足肺移植手术需要，其采用外周置管避开了循环管道对术野的干扰，所以近年在肺移植手术中取代了 CPB 并且应用范围逐渐增多，国内多家医院已开展了 ECMO 的应用。

外周插管穿刺部位，如颈部或腹股沟部应预先备皮消毒，根据病情可以预先建立或术中酌情随时建立 ECMO，如仅需改善氧合，可采取 V-V 模式，如需要对心脏进行一定的辅助，则选择 V-A 模式。由于操作简单，ECMO 可以很快连接转机，术中通过调节 ECMO 流量在一定程度上控制肺动脉压力。ECMO 还可以在术中采用中心插管，如静脉管插在右心房、动脉管插在升主动脉以获得更大的转流量，在稳定血流动力学方面明显强于外周插管。Ainger 医师等总结了他们在 130 例肺移植术中使用 ECMO 的经验，根据病情，如果 ECMO 仅在术中使用，则采取中心插管，如果 ECMO 还要延续到术后带回监护室，则采取外周插管。在肺移植完毕肺循环全部开放后，逐渐减少 ECMO 流量，如果肺动脉压力、血气指标满意，停止 ECMO，拔除插管。如果血流动力学不稳定或血气指标不能维持，在除外手术操作本身的问题后，如气道或血管吻合口严重狭窄，则将 ECMO 带回监护室继续辅助心肺功能，与 CPB 相比，这是 ECMO 的巨大优势。在他们报道的这一大组病例中，应用 ECMO 的 3 个月、1 年和 3 年生存率分别为 85.4%、74.2% 和 67.6%，略好于同期使用 CPB 的患者，两组出血并发症比例相似。他们的结论是 ECMO 可以替代肺移植中的 CPB，除非肺移植需要进行同期心脏手术。2012 年，来自汉诺威医学院的 Ius 医师发表了该医院肺移植手术前期 46 例 CPB 辅助和后期 46 例 ECMO 辅助的对照研究，发现 CPB 组有更高的住院死亡率（39% vs 13%；P=0.004），而且更多的 CPB 组的患者术后需要血液透析（48% vs 13%；P < 0.01），所以 ECMO 已经替代 CPB 成为该医院肺移植的标准辅助手段（图 22-0-4）。

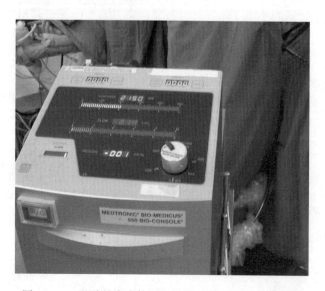

图 22-0-4 肺移植术中使用股静脉、股动脉 ECMO 辅助

有关肺移植手术选择 ECMO 还是 CPB 尚存一定的争论，笔者认为，对于肺移植同期合并心脏手术或心功能较差的重症患者，术中选择 CPB 可以为心功能提供更好的支持。近年来笔者团队在治疗艾森曼格综合征肺移植手术中，尝试将常规 CPB 和 ECMO 结合应用，首先建立标准体外循环进行心脏修补，在心脏复搏、心功能稳定后，将原体外循环系统中的储血罐、滤器等去除，管路重新连接到股动脉、股静脉，插管改成闭合 V-A 模式的 ECMO，肺移植手术后带 ECMO 回监护室继续辅助心肺功能。

其他胸外科手术中使用 ECMO 辅助也有广泛的报道，主要集中在大气管手术方面，大致分为两种情况。一种情况是术前预先设计好使用 ECMO，目的是在术中为患者提供充分氧合的同时避开手术台上远端气管插管对手术野的遮挡，病种主要包括先天性气管狭窄和肺癌侵犯主支气管。Walker 医师于 1992 年最先报道了应用 ECMO 进行新生儿先天性气管狭窄手术的个案，随后 Connolly 和 Hines 的医师团队也分别报道了他们在新生儿中应用 ECMO 进行先天性气管狭窄手术的经验，手术采用正中开胸，建立颈内静脉及升主动脉插管 V-A 模式的 ECMO，术中拔除气管插管，使气管手术野充分显露。术毕拔除升主动脉插管，仅由双侧颈内静脉插管进行 ECMO 辅助，气管插管被重新插回气道，但此时主要起气管支架作用，ECMO 带回监护室继续辅助。Horita 医师报道在进行成人气管隆突成形手术时，采用 ECMO 双侧股静脉 V-V 模式，术中术者全部注意力都可集中在气管肿瘤切除和气道重建上，不必担心患者通气情况，也避免了既往手术台上远端支气管插管对手术野的遮挡。另一种情况是术中突发意外时应用 ECMO 维持氧合。Kekka 医师报道了 1 例右全肺切除手术，患者双腔气管插管麻醉，在检测残端是否漏气时意外发现在左主支气管膜部从上叶开口到隆突撕开 3cm 的裂口，气管插管的套囊从裂口疝出。于是 Kekka 立即建立 ECMO，引出管从右心房到下腔静脉、引入管通过右心耳到上腔静脉的 V-V 模式，在保证患者充分氧合的情况下，退出气管插管，充分显露左侧膜部裂口进行修补。

此外，在普通肺切除手术中应用 ECMO 也有少量的报道，主要集中在对侧全肺切除后余肺病变的楔形或肺段切除,病变涉及原发肺癌、转移癌、肺大疱切除等,依靠 ECMO 在术中对氧合提供补充支持。

当然,对于肺癌侵犯心脏或大血管的扩大切除手术,如果涉及打开心腔的操作,常规 CPB 仍然是胸外科医师的首选。

4. ECMO 治疗肺手术后或创伤后 ARDS 肺切除手术后因各种原因导致 ARDS 发生率约为 3%,全肺切除后 ARDS 的比例更高,同时死亡率也增高。在肺切除术后发生 ARDS 时应用 ECMO 配合呼吸机进行短期辅助治疗也有少数的成功报道。

肺移植术后 15% ~ 35% 发生 PGD,病因复杂,是肺移植早期死亡的主要原因。PGD 的主要病理改变是移植肺的再灌注损伤,表现类似 ARDS,移植肺肺泡内渗出增多、肺顺应性下降,气体交换功能严重受损。应用 ECMO 治疗 PGD 的报道日趋增多,2005 年,Hartwig 医师报道了杜克大学肺移植术后应用 ECMO 治疗 PGD 的经验,这组患者(23/522)多见于再次肺移植或肺动脉高压的患者,Hartwig 将 ECMO 病例分成两组,V-A 组(15 例)主要是早期病例,插管从右心房到主动脉,或股静脉、股动脉,近期的 8 例 V-V 组,颈内静脉到股静脉插管,所有病例在 ECMO 转机 1 小时内病情都有显著改善,氧合指数提高,肺动脉压下降,呼吸机通气指标降低,使移植肺处于所谓的休息状态,PIP $\leqslant$ 20 ~ 25cmH$_2$O,PEEP $\leqslant$ 10cmH$_2$O,FiO$_2$ $\leqslant$ 0.3。结果示两组生存率有显著差别,只有50% 的 V-A 组患者能脱机,但没有超过 30 天的长期生存者。全部 V-V 组病例都成功脱机,30 天的存活率为 87.5%(7/8),并且 V-V 组患者的 3 年生存率与未使用 ECMO 的移植患者近似。Hartwig 医师观察到 V-V 模式同样能减轻肺水肿、降低肺高压,他推测其可能的原因是 V-V 模式通过提高氧合和纠正酸中毒能更快减轻毛细血管渗漏,所以他大力推荐 V-V 模式 ECMO,除非有心力衰竭问题,他认为 V-V 模式应作为 ECMO 治疗 PGD 的首选方式。应用 ECMO 治疗 PGD,开始的时间越早,效果越好,基本上是术后 2 天之内,超过术后 7 天再使用 ECMO 很少有成功的病例。此外,ECMO 使用时间越短越好,因为严重并发症将阻碍患者的长期存活。

合并胸外伤的全身严重多发外伤常导致广泛肺挫伤,肺血管通透性增高,肺泡大量渗出物引发 ARDS。对于那些采取积极治疗措施仍不能奏效的患者,如输血、利尿、变换体位、机械通气治疗为压力控制、反比呼吸,以及高 PEEP、FiO$_2$ 为 1.0 时氧合指数仍小于 100,Michaels 医师认为其死亡率高达 80%。对这类伤员使用 ECMO 辅助有一定效果,根据他介绍的经验,出现严重呼吸衰竭后,呼吸机使用时间越短(≤5 天)、ECMO 应用越早,效果越好,ECMO 的脱机率为 57.6%,远期存活率达 50%。

5. ECMO 在气管介入治疗中的应用 硬质支气管镜下对严重阻塞大气道的肿瘤进行清除、打通气道或对肿瘤压迫导致严重狭窄的大气道放置支架治疗是临床普遍接受的姑息治疗方法,是涉及大气道晚期肿瘤综合治疗的重要组成部分。这部分患者往往病情危重,呼吸功能严重受限,Hong 报道了 18 例 ECMO 辅助下硬质支气管镜治疗的经验,其中有 8 例清除大气道内肿瘤且全部成功,这 8 例患者只在 ECMO 插管时使用了一次肝素。其余的患者包括放置支架 7 例和取出破损支架 2 例,其中 1 例患者在取出支架后发生气道大出血死亡。

六、人工气体交换器技术的进展

1. 膜式肺辅助呼吸器(interventional lung assist,iLA 或 Novalung,图 22-0-5) 原理类似 ECMO,但没有驱动泵,插管两端分别插入股动脉和对侧股静脉,利用外周动脉、静脉的压差使血流通过 Novalung。实际上是以患者心脏作为驱动泵,心功能消耗 20% ~ 30%。Novalung 管路很短,设备构成也很简单,在动静脉压差为 15mmHg 时流量甚至能达到 2.5L/min。它的并发症更少,使用时间更长,但患者需要接受小剂量去甲肾上腺素以提高血压保持流量。在理论上,Novalung 能清除几乎所有的 CO$_2$,氧合能力较弱。但在临床实际应用中观察到,患者的氧合功能也得到了明显改善,这被认为是 Novalung 降低了机械通气指标,使余肺功能得以保护并发挥。对于符合高碳酸血症、酸中毒、中度缺氧和左心功能基本正常的 ARDS 患者,Novalung 的效果比 ECMO 好。因为并发症少、使用时间长,作为移植术前呼吸辅助的过渡措施，有报道称 Novalung 的效果甚至优于 ECMO。Schmid 医师更将这套系统连接到肺动脉和左心房，依靠右心室驱动血液通过膜肺，将 1 例肺动脉高压的女性患者成功过渡到肺移植手术，时间长达 62 天。Wiebe 医师近期报道了 6 例患者在 Novalung 辅助下进行大气道或全肺切除后的余肺手术，都取得了成功，术中 Novalung 表现出非常高的 CO_2 清除率，对氧合也有一定的帮助。

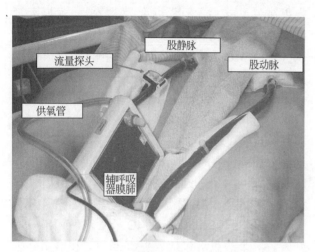

图 22-0-5　通过股动脉、股静脉的 Novalung

2. 低流量 V-V-ECLS　实质上是缩小版的 ECMO，只是由两条插管管路改为一条双腔管路，通常由股静脉或颈静脉插入，根据制造商不同被称为 Pro LUNG system（意大利）或 iLA-active system（Novalung，德国），由于管腔细，所以流量比通常的 ECMO 要低很多。例如，对于插管管径只有 13F 的 Pro LUNG system，流量最高只有 450ml/min，而 iLA-active system 的插管管径为 24F，流量最高可达 1.8L/min。由于这些低流量 ECMO 改为单管，并发症则进一步减少，整个系统的循环容量最少只有 120ml，对患者血流动力学的影响更小。低流量 V-V-ECLS 主要用于清除 CO_2，高碳酸血症是主要的适应证，当然 iLA-active system 在高流量时也有一定的辅助氧合作用，在临床胸外科手术中应用时需要结合呼吸机一同使用，但呼吸机的压力、潮气量等指标可以大大减低。

Redwan 师生团队在 2015 年报道了其所在医学中心行 ECLS 辅助下肺癌肺切除的经验，其中部分病例是在低流量 V-V-iLA-active system 下进行的，病种包括肺功能严重受损或既往对侧全肺切除的患者，术式有开放肺段切除和胸腔镜下肺叶切除（图 22-0-6）。

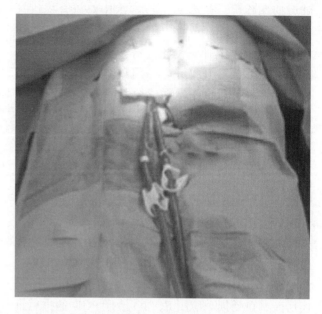

图 22-0-6　低流量双腔单根股静脉插管 V-V-ECLS

ECMO 作为有创的治疗技术，尽管进入临床已经 40 多年，但是在胸外科领域的应用仍存在争议，经验、疗效还在不断积累。在严格选择适应证情况下，ECMO 能够迅速改善患者的呼吸和心功能状况，对于治疗急性、可恢复的心肺疾患，ECMO 是一个可靠选择。如何减少并发症、提高 ECMO 安全性依然是今后临床研究的重点。相信随着技术进步，会有更多、更安全的体外甚至体内氧合器问世，其临床应用会越来越广。

参 考 文 献

胡春晓，张建余，张渊，等，2008. 体外膜肺氧合辅助卜序贯式双肺移植的麻醉管理. 临床麻醉学杂志，24（7）：595-597.

吴洁，2006. 1 例气管淀粉样变性行体外膜肺氧合下梗阻疏通的术后护理. 中国实用护理杂志，22（6）：59.

朱雪芬，徐锡凤，王永功，等，2007. 7 例肺移植患者围术期应用体外膜肺氧合的护理. 中华护理杂志，42（11）：1011-1012.

Aigner C，Jaksch P，Mazhar S，et al，2004. Treatment of severe acute lung allograft rejection with OKT3 and temporary extracorporeal membrane oxygegation beidging. Eur J Cardiothorac Surg，25：184-187.

Aigner C，Wisser W，Taghavi S，et al，2007. Institutional experience with extracorporeal membrane oxygenation in lung transplantation. Eur J Cardiothorac Surg, 31: 468-474.

Alpard SK, Duarte AG, Bidani A, et al, 2000. Pathogenesis and management of respiratory insufficiency following pulmonary resection. Semin Surg Oncol, 18 (2): 183-196.

Bartlett RH, Roloff Dw, Custer JR, et al, 2000. Extracorporeal life support: the University of Michigan experience. JAMA, 283 (7): 904-908.

Bittner HB, Binner C, Lehmann S, et al, 2007. Replacing cardiopulmonary bypass with extracorporeal membrane oxygenation in lung transplantation operations. Eur J Cardiothorac Surg, 31: 442-446.

Broomé M, Palmér K, Scherstén H, et al, 2008. Prolonged extracorporeal membrane oxygenation and circulatory support as bridge to lung transplant. Ann Thorac Surg, 86 (4): 1357-1360.

Campione A, Agostini M, Portolan M, 2007. Extracorporeal membrane oxygenation in respiratory failure for pulmonary contusion and bronchial disruption after trauma. J Thorac Cardiovasc Surg, 133: 1673-1674.

Connolly KM, McGuirt WF Jr, 2001. Elective extracorporeal membrane oxygenation: an improved perioperative technique in the treatment of tracheal obstruction. Ann Otol Rhinol Laryngol, 110: 205-209.

Dahlberg PS, Prekker ME, Herrington CS, et al, 2004. Medium-term results of extracorporeal membrane oxygenation for severe acute lung injury after lung transplantation. J Heart Lung Transplant, 23 (8): 979-984.

de Boer WJ, Waterbolk TW, Brü gemann J, et al, 2001. Extracorporeal membrane oxygenation before induction of anesthesia in critically ill thoracic transplant patients. Ann Thorac Surg, 72: 1407-1408.

Demertzis S, Haverich A, Ziemer G, et al, 1992. Successful lung transplantation for posttraumatic adult respiratory distress syndrome after extracorporeal membrane oxygenation support. J Heart Lung Transplant, 11 (5): 1005-1007.

Doll N, Kiaii B, Borger B, et al, 2004. Five-year results of 219 consecutive patients treated with extracorporeal membrane oxygenation for refractory postoperative cardiogenic shock. Ann Thorac Surg, 77: 151-157.

Dulu A, Pastores SM, Park B, et al, 2006. Prevalence and mortality of acute lung injury and ARDS after lung resection. Chest, 130: 73-78.

Fischer S, Bohn D, Rycus P, et al, 2007. Extracorporeal membrane oxygenation for primary graft dysfunction after lung transplantation: analysis of the Extracorporeal Life Support Organization (ELSO) registry. J Heart Lung Transplant, 26 (5): 472-477.

Fischer S, Hoeper MM, Tomaszek S, et al, 2007. Bridge to lung transplantation with the extracorporeal membrane ventilator Novalung in the veno-venous mode: the initial Hannover experience. ASAIO J, 53 (2): 168-170.

Fischer S, Simon AR, Welte T, et al. Bridge to lung transplantation with the novel pumpless interventional lung assist device NovaLung. J Thorac Cardiovasc Surg, 2006: 131 (3): 719-723.

Fuehner T, Kuehn C, Hadem J, et al, 2012. Extracorporeal membrane oxygenation in awake patients as bridge to lung transplantation. Am J Respir Crit Care Med, 185: 763-768.

Glassman LR, Keenan RJ, Fabrizio MC, et al, 1995. Extracorporeal membrane oxygenation as an adjunct treatment for primary graft failure in adult lung transplant recipients. J Thorac Cardiovasc Surg, 110: 723-726; discussion 726-727.

Gothard JW, 2008. Anesthetic considerations for patients with anterior mediastinal masses. Anesthesiol Clin, 26 (2): 305-314.

Gothner M, Buchwald D, Strauch JT, et al, 2015. The use of double lumen cannula for veno-venous ECMO in trauma patients with ARDS. Scand J Trauma Resusc Emerg Med, 23: 30.

Hartwig MG, Appel JZ, Cantu E, et al, 2005. Improved results treating lung allograft failure with venovenous extracorporeal membrane oxygenation. Ann Thorac Surg, 80: 1872-1880.

Hemmila MR, Rowe SA, Boules TN, et al, 2004. Extracoporeal life support for severe acute respiratory distress syndrome in adults. Ann Surg, 240: 595-607.

Hermans G, Meersseman W, Wilmer A, et al, 2007. Extracorporeal membrane oxygenation: experience in an adult medical ICU. Thorac Cardiovasc Surg, 55: 223-228.

Hines MH, Hansell DR, 2003. Elective extracorporeal support for complex tracheal reconstruction in neonates. Ann Thorac Surg, 76 (1): 175-179.

Hong Y, Jo KW, Lyu J, et al, 2013. Use of venovenous extracorporeal membrane oxygenation in central airway obstruction to facilitate interventions leading to definitive airway security. J Crit Care, 28: 669-674.

Horita K, Itoh T, Furukawa K, et al, 1996. Carinal reconstruction under veno-venous bypass using a percutaneous cardiopulmonary bypass system. Thorac Cardiovasc Surg, 44: 46-49.

Hunter CJ, Blood AB, Bishai JM, et al, 2004. Cerebral blood flow and oxygenation during venoarterial and venovenous extracorporeal membrane oxygenation in the newborn lamb. Pediatr Crit Care Med, 5 (5): 475-481.

Iglesias M, Jungebluth P, Petit C, et al, 2008. Extracorporeal lung membrane provides better lung protection than conventional treatment for severe postpneumonectomy noncardiogenic acute respiratory distress syndrome. J Thorac Cardiovasc Surg, 135 (6): 1362-1371.

Iglesias M, Martinez E, Ramon J, et al, 2008. Extrapulmonary ventilation for unresponsive severe acute respiratory distress syndrome after pulmonary resection. Ann thorac Surg, 85 (1): 237-244.

Ius F, Kuehn C, Tudorache I, et al, 2012. Lung transplantation on cardiopulmonary support: venoarterial extracorporeal membrane oxygenation outperformed cardiopulmonary bypass. J Thorac Cardiovasc Surg, 144: 1510-1516.

Jackson A, Cropper J, Pye R, et al, 2008. Use of extracorporeal membrane oxygenation as a bridge to primary lung transplant: 3 consecutive, successful cases and a review of the literature. J Heart Lung Transplant, 27: 348-352.

Jotoku H, Sugimoto S, Usui A, et al, 2006. Venovenous extracorporeal membrane oxygenation as an adjunct to surgery for empyema: report of a case. Surg Today, 36(1): 76-78.

Jung JJ, Cho JH, Hong TH, et al, 2017. ARDS Intensive care unit (ICU) readmission after major lungresection: prevalence, patterns, and mortality. Thoracic Cancer, 8(1): 33-39.

Jurmann MJ, Haverich A, Demertzis S, et al, 1991. Extracorporeal membrane oxygenation as a bridge to lung transplantation. Eur J Cardiothorac Surgs, 5: 94-97.

Ko M, dos Santos PR, Machuca TN, et al, 2015. Use of single-cannula venous-venous extracorporeal life support in the management of life-threatening airway obstruction. Ann Thorac Surg, 99: e63-e65.

Ko Wj, Chen YS, Lee YC, 2001. Replacing cardiopulmonary bypass with extracorporeal Membrane oxygenation in lung transplantions. Artif Organs, 25980: 607-612.

Ko WJ, Hsun HH, Tsai PR, 2006. Prolonged extracorporeal membrane oxygenation support for acute respiratory distress syndrome. J Formos Med Assoc, 105: 422-426.

Kolla S, Awad SS, Rich PB, et al, 1997. Extracorporeal life support for 100 adult patients with severe respiratory failure. Ann Surg, 226 (4): 544-566.

Kondo T, Sagawa M, Sato M, et al, 1999. Left sleeve pneumonectomy performed through a clamshell incision with extracorporeal membrane oxygenation for bronchogenic carcinoma: report of two cases. Surg Today, 29 (8): 807-810.

Lim MW, 2006. The history of extracorporeal oxygenators. Anaesthesia, 61: 984-995.

Lund DP, Soriano SG, Fauza D, et al, 1995. Resection of a massive sacrococcygeal teratoma using hypothermic hypoperfusion: a novel use of extracorporeal membrane oxygenation. J Pediatr Surg, 30 (11): 1557-1559.

Maclaren G, Butt W, 2007. Extracorporeal membrane oxygenation and sepsis. Crit Care Resusc, 9 (1): 76-80.

Madershahian N, Wittwer T, Strauch J, et al, 2007. Application of ECMO in multitrauma patients with ARDS as rescue therapy. J Card Surg, 22 (3): 180-184.

Mason DP, Boffa DJ, Murthy SC, et al. 2006. Extended use of extracorporeal membrane oxygenation after lung transplantation. J Thorac Cardiovasc Surg, 132: 954-960.

Meduri GU, Headley AS, Golden E, et al, 1998. Effect of prolonged methylprednisolone therapy in unresolving acute respiratory distress syndrome: a randomized controlled trial. JAMA, 280 (2): 159-165.

Meyers BF, Sundt TM, Henry S, et al, 2000. Selective use of extracorporeal membrane oxygegation is wattanted after lung transplantation. J Thorac Cardiovasc Surg, 120: 20-26.

Michaels AJ, Schriener RJ, Kolla S, et al, 1999. Extracorporeal life support in pulmonary failure after trauma.

J Trauma, 46（4）: 638-645.

Moazami N, Moon M R, Lawton J S, et al, 2003. Axillary artery cannulation for extracorporeal membrane oxygenator support in adults: an approach to minimize complications. J Thorac Cardiovasc Surg, 126: 1097-1098.

Mols G, Loop T, Geiger K, et al, 2000. Extracorporeal membrane oxygenation: a ten-year experience. Am J Surg, 180: 144-154.

Müller WT, Langgartner J, Lehle K, et al, 2008. Pumpless extracorporeal lung assist: a 10-year institutional experience. Ann Thorac Surg, 86: 410-417.

Nelems JM, Duffin J, Glynn FX, et al, 1978. Extracorporeal membrane oxygenator support for human lung transplantation. J Thorac Cardiovasc Surg, 76（1）: 28-32.

Oto T, Rosenfeldt F, Rowland M, et al, 2004. Extracorporeal membrane oxygenation after lung transplantation: evolving technique improves outcomes. Ann Thorac Surg, 78（4）: 1230-1235.

Redwan B, Ziegeler S, Freermann S, et al, 2015. Intraoperative veno-venous extracorporeal lung support in thoracic surgery: a single-centre experience. Interact Cardiovasc Thorac Surg, 21（6）: 766-772.

Reeb J, Falcoz PE, Santelmo N, et al, 2012. Double lumen bi-cava cannula for veno-venous extracorporeal membrane oxygenation as bridge to lung transplantation in non-intubated patient. Interact Cardiovasc Thorac Surg, 14: 125-127.

Ried M, Bein T, Philipp A, et al, 2013. Extracorporeal lung support in trauma patients with severe chest injury and acute lung failure: a 10-year institutional experience. Critical Care, 17: R110-R120.

Sabik JF, Lytle BW, McCarthy PM, et al, 1995. Axillary artery: an alternative site of arterial cannulation for patients with extensive aortic and peripheral vascular disease. J Thorac Cardiovasc Surg, 109（5）: 885-891.

Saito S, Nakatani T, Kobayashi J, et al, 2007. Is extracorporeal life support contraindicated in elderly patients? Ann Thorac Surg, 83（1）: 140-145.

Schmid C, Philipp A, Hilker M, et al, 2008. Bridge to lung transplantation through a pulmonary artery to left atrial oxygenator circuit. Ann Thorac Surg 85: 1202-1205.

Shargall Y, Guenther G, Ahya VN, et al, 2005. Report of the ISHLT working group on primary lung graft dysfunction part VI: treatment. J Heart Lung Transplant, 24（10）: 1489-1500.

Smedira N, Moazami N, Golding CM, et al, 2001. Clinical experience with 202 adults receiving extracorporeal membrane oxygenation for cardiac failure: survival at five years. J Thorac Cardiovasc Surg, 122（1）: 92-100.

Spaggiari L, Rusca M, Carbognani P, et al, 1997. Segmentectomy on a single lung by femorofemoral cardiopulmonary bypass. Ann Thorac Surg, 64（5）: 1519.

Swaniker F, Kolla S, Moler F, et al, 2000. Extracorporeal life support outcome for 128 pediatric patients with respiratory failure. J Pediatr Surg, 35（2）: 197-202.

Takeda S, Miyoshi S, Omori K, et al, 1999. Surgical rescue for life-threatening hypoxemia caused by a mediastinal tumor. Ann Thorac Surg, 68（6）: 2324-2326.

Thourani VH, Kirshbom PM, Kanter KR, 2006. Venoarterial extracorporeal membrane oxygenation（VA-ECMO）in pediatric cardiac support. Ann Thorac Surg, 82: 138-145.

Tsunezuka Y, Sato H, Tsubota M, et al, 2000. Significance of percutaneous cardiopulmonary bypass support for volume reduction surgery with severe hypercapnia. Artif Organs, 24（1）: 70-73.

Verhelst H, Vranken J, Muysoms F, et al, 1998. The use of extracorporeal membrane oxygenation in postpneumonectomy pulmonary oedema. Acta Chir Belg, 98: 269-272.

Walker LK, Wetzel RC, Haller JA Jr, 1992. Extracorporeal membrane oxygenation for perioperative support during congenital tracheal stenosis repair. Anesth Analg, 75: 825-829.

Wiebe K, Poeling J, Arlt M, et al, 2010. Thoracic surgical procedures supported by a pumpless interventional lung assist. Ann Thorac Surg, 89（6）: 1782-1287.

Wigfield CH, Lindsey JD, Steffens TG, et al, 2007. Early institution of extracorporeal membrane oxygenation for primary graft dysfunction after lung transplantation improves outcome. J Heart Lung Transplant, 26: 331-338.

Willms DC，Watchel TL，Daleiden AL，et al，1994. Venovenous extracorporeal life support in traumatic bronchial disruption and adult respiratory distress syndrome using surface-heparinized equipment：case report. J Trauma，2：252-254.

Ziegeler S，Freermann S，Nique L，et al，2015. Intraoperative veno-venous extracorporeal lung support in thoracic surgery：a single-centre experience. Interact Cardiovasc Thorac Surg，21（6）：766-772.

Zimpfer D，Heinisch B，Czerny M，et al，2006. Late vascular complications after extracorporeal membrane oxygenation support. Ann Thorac Surg，81：892-895.

第二十三章

心脏外科手术和胸部肿瘤同期切除手术

治疗严重心脏疾病同时合并胸部肿瘤的患者是临床治疗面临的难题，尽管心脏外科手术和胸部肿瘤同期切除手术（以下简称同期手术）早在50多年前就已经开展，但争议依然存在。同期手术的风险有所增加，特别是在应用体外循环的情况下手术死亡率约6%，但同期手术相对于分期手术的优势也显而易见：在心功能改善的同时恶性肿瘤得到及时切除，避免患者承受二次手术的痛苦并且也相对经济，所以同期手术越来越多地被外科医师认可。目前同期手术还有很多问题尚无定论，如使用体外循环是否加剧恶性肿瘤全身转移，心脏外科手术和胸部肿瘤手术的先后顺序，以及切口如何选择更为合理等。近20年来，有关心脏和胸部同期进行手术的报道逐渐增多，一方面是由于技术和设备的进步，手术变得更加微创化，从而降低了手术风险，更多的医师接受同期手术治疗；另一方面是全球老龄化趋势加剧，尤其是在发展中国家，冠心病和肺癌发病率不断上升，心血管疾病合并胸部肿瘤均需要手术治疗的病例也在增加。

心脏疾病和胸部肿瘤同期手术比单一系统的手术增加了手术时间和创伤，术后监护室停留时间延长，术后并发症增多，特别是对于那些术前即存在心功能或肺功能不全的患者，所以同期手术应该严格掌握手术适应证。

一、同期手术适应证和禁忌证

1. 适应证

（1）术前患者有较严重的心脏疾病、心功能障碍，致使胸部手术面临术中或术后的巨大心源性风险，而心脏疾病通过手术治疗能够立即改善心功能状况。难以马上纠正的严重心功能障碍，

如巨大室壁瘤，非本手术适应证。

（2）术前有确切证据诊断胸部肿瘤为恶性肿瘤且无转移，有充分把握能够完全性切除。

（3）肺癌手术应进行系统纵隔淋巴结清扫或采样，肺切除后余肺有足够功能保障术后能够顺利恢复。

2. 禁忌证 包括全身状况差，无法承受同期手术，或肿瘤不能完全性切除。III期以上非小细胞肺癌及恶性程度高的小细胞肺癌，晚期贲门癌或食管癌，因5年生存率低，一般认为这些病例不是同期手术的适应证。

二、同期手术的一般原则

（1）手术体位和切口选择：由于心脏术后心功能及血流动力学经常不稳定，心脏术后尽可能不搬动或挤压心脏，尽量不改变患者体位，所以同期手术体位以仰卧位、正中劈开胸骨切口为主，或采取其他心、胸手术均能接受的体位及切口，特别是在微创手术技术快速发展的今天，如左前外侧第4肋间切口，可以进行左乳内动脉到左侧冠状动脉支搭桥，同时完成左侧肺癌的肺叶切除。某些特殊情况，如肺癌的左肺下叶切除、食管癌切除，患者仰卧位时术野很难显露，为保证手术顺利完成和远期效果，需于心脏手术完毕后变换体位行第二切口，目前笔者团队更多采用胸腔镜小切口。

（2）心脏手术和胸部肿瘤手术的先后顺序：笔者团队的经验主要是根据心功能状况和术中是否需要体外循环来决定，以确保患者安全又不影响肿瘤的治疗为原则。对于心功能相对稳定的患者，手术先后顺序按手术操作顺畅、节省手术时间的原则进行，如前纵隔肿瘤，宜先切肿瘤，解

除其对纵隔大血管或心脏的遮挡，充分显露心包。对于心功能较差合并严重冠状动脉狭窄拟行冠脉搭桥的患者，因心脏手术能显著改善心功能，为保障手术安全，所以一般以心脏手术为先，如果心脏术毕心功能不稳定，则取消胸部手术，等待二次手术切除胸部肿瘤。

（3）体外循环的应用：严重瓣膜病或心脏黏液瘤的心脏手术往往需要体外循环，如果患者同时合并肺癌需要同期手术，考虑到体外循环可能促进恶性肿瘤细胞血行转移、抑制免疫功能，术后相关并发症增多等情况，笔者团队多将肺癌切除手术放到心脏手术的前面。恶性肿瘤侵犯心脏、大血管，必须借助体外循环完成肿瘤扩大切除，是特殊类型手术，不在本文讨论范围之内。

（4）心脏人工瓣膜或血管植入：心脏手术属无菌手术，有时需要植入人工血管或瓣膜，因此，通常不宜与污染手术同期进行。这类手术中如果肺癌合并肺部感染的患者术前要有效控制炎症，同期手术时心脏和胸部手术的顺序也要综合考虑，尽可能避免心脏手术部位污染，以免造成严重并发症。污染性手术与心脏手术同期进行后需应用有效抗生素预防感染。

三、心外科和胸部肿瘤同期手术方法

1. 冠状动脉搭桥和肺癌同期手术 冠脉搭桥合并肺癌切除是目前同期手术中最常见的组合。肺癌是当今世界上男性发病率和死亡率排名第一的恶性肿瘤，随着人口老龄化加剧，冠心病合并肺癌的患者日渐增多，据统计，高龄肺癌患者 5% ~ 10% 合并冠心病症状，其中相当一部分需要临床干预。外科医师面临的难题是选择先冠脉搭桥再二期手术切除肺癌，还是冠脉搭桥加肺癌切除同期进行，到目前尚存争论。

既往包括冠脉搭桥在内的所有心脏手术都必须在体外循环下进行，尽管体外循环是否促进肿瘤转移的理论还存在很大的争议，但很多医师仍坚持认为同期手术在体外循环之前进行肺癌切除能改善患者长期生存率。Rivière 医师等于 1995 年报道了一大组心脏、肺癌同期手术病例，全组共 79 名患者，总的手术死亡率 6.3%，Ⅰ 期肺癌占 67%，Ⅱ 期肺癌占 23%，Ⅲ a 期肺癌占 10%，本组

5 年生存率为 42%。本研究中，心脏和肺癌手术的先后顺序主要取决于正中开胸及解剖肺门时的心功能状态，如果心功能可耐受就选择先行肺癌切除术，心功能不能耐受则建立体外循环首先进行心脏手术。在采用单一正中切口的同期手术病例中，他们将患者分为两组，一组在建立体外循环前切除肺癌，另一组在体外循环下（多在心脏手术后）切除肺癌，结果体外循环前肺癌切除组有着较高的预期生存率，4.6 年 vs 3.8 年（P=0.04），后期患者死亡的原因主要是肺癌转移和复发，占 64.4%，心脏原因只占 17.8%。全组术后有 7 例需要再次开胸止血，主要是创面渗血。一年后，Vivek Rao 医师报道了 30 例同期手术的经验，大多数肺癌切除是在体外循环下完成的，但术后肺癌的生存期并没有下降，5 年生存率为 64%。

同期手术多采用单一正中切口，目的主要是减少创伤。从正中切口完成肺叶或全肺切除在技术上完全可行，甚至有的医师选择正中切口作为平时肺切除的首选入路。通过正中切口切除左肺下叶被公认是最困难的，由于心脏遮挡，左后胸很难显露肺门，对于刚完成搭桥手术的患者，哪怕只是轻微搬动，都可能导致心律失常和血压下降，食管旁、下肺韧带的淋巴结也很难清扫干净。有文献报道术中左侧抬高，打开右侧胸膜及心包，使右肺门有更多的活动范围，同时将心尖缓慢抬起可能对显露左侧肺门有帮助，隆突下淋巴结清除或采样可以通过打开主动脉和上腔静脉之间的心包后壁进行。也有一些学者报道正中切口并侧断胸骨沿左第 4 肋间向左胸延长有助于切除左肺下叶，正中加后外侧双切口很少被采用，原因是创伤较大，但对于侵犯后胸壁的肺癌，经常还要采用后外侧切口。之前提到在 Rivière 医师 1995 年的报道中，他们同时将病例分为另外两组，一组是单一正中切口，另一组是正中加后外侧两切口，结果发现单一切口组住院期间死亡率明显低于双切口组，并且单一切口组预期的平均寿命也明显高于双切口组，以致双切口同期手术在他们所在的医院被终止。

关于同期手术，另一个很重要的争议就是术中淋巴结清扫的问题，依然采用 Rivière 医师 1995 年的大组病例，其中 Ⅰ 期、Ⅱ 期肺癌占 90%，单就肿瘤而言，42% 的 5 年生存率显然是

不能令人满意的，并且该组术后生存期与肿瘤分期无关的结果也令人费解。Miller 医师于 1994 年发表了一篇很重要的同期手术文章，文中总结了 1965～1992 年梅奥医学中心 30 例同期心脏、肺癌手术和 15 例心脏、肺癌分期手术患者的对照研究，手术方式与其他术者报道相同，其中分期手术的患者在心脏手术前肺部肿瘤就已确诊，在心脏手术后 2～11 月完成肺癌切除。两组在肿瘤类型、大小方面均无区别，但同期手术中 N2 病例仅 3.3%，而分期手术中 N2 病例高达 33.3%，两组术后预期的 5 年生存率出人意料分别为 34.9% 和 53%。在同期手术组中患者的生存期依然和肿瘤分期无关，与 Rivière 医师的结果相仿，甚至 I 期病例的 5 年生存率仅为 36.5%，而在分期手术组，肿瘤分期与生存期则明显相关，I 期、II 期、IIIa 期的 5 年生存率分别为 100%、37.5% 和 20%，换言之，同期手术的结果与肺癌手术的规律相违背。Miller 医师认为在同期手术中，淋巴结清扫不完全是直接导致肺癌分期不准确和治疗效果差的主要原因，同期手术组患者的 N 分期被严重低估了，所以他认为心脏和肺癌分期手术（而不是同期手术）应该作为此类患者的首选治疗方法，除非存在特殊的情况。

　　不停搏搭桥手术（off-pump）是近十几年来开展的新技术，其在术中避免了体外循环，术后相关并发症明显减少，所以被越来越多的临床医师采用，近些年来几乎所有冠脉搭桥同期肺癌切除手术的报道都是在不停搏冠脉搭桥条件下进行的，并且基本上均为心脏手术在先，以保障良好的心功能状态，同期手术后出血显著减少，手术死亡率也显著降低。远期死亡的主要原因是肿瘤复发和转移，心源性因素很少，所以同期手术也被更多的患者接受。由于肺癌伴纵隔淋巴结转移患者术后 5 年的生存率不足 20%，若患者因肿瘤不能长期生存，冠脉搭桥手术则无实际意义，所以在近期的文献里，同期手术一般只选择 I 期、II 期肺癌患者，术前行 PET/CT 检查，对阳性肿大淋巴结行支气管镜超声引导穿刺活检，以筛除 N2 的患者，并且大多数都采用单一正中切口，肺癌切除以标准的肺叶切除为主，良性结节可行肺楔形切除，全肺切除不是手术禁忌证，肺癌患者必须系统清扫纵隔淋巴结或采样检查。

　　近 20 年来，北京安贞医院也在开展同期手术，其中冠脉搭桥加同期肺癌叶切除已超过 50 例，早期以双切口为主，胸壁多采用保留背阔肌的侧胸小切口，近 10 年，绝大多数患者都采用单一正中切口，必要时配合胸腔镜进行。术前要对患者进行仔细评估，包括心外科冠脉造影和胸外科全身 PET/CT，只有狭窄超过 75% 的严重冠脉病变但又不宜支架治疗，且同时合并早期肺癌是同期手术的适应证。术中采用双腔插管麻醉，对于术前未能明确诊断的肺内结节，在冠脉搭桥前先行结节楔形切除或穿刺活检送快速冰冻病理检查，随后先行不停搏冠脉搭桥，然后如快速病理结果为恶性病变则继续行肺叶切除术。该院也曾尝试过剪开心包后壁进行隆突下淋巴结探查，感觉切除个别肿大淋巴结是可行的，但是很难做到隆突下淋巴结系统清扫，所以对于左侧肺癌特别是左下叶肺癌患者，近来采用的方式是在心脏手术结束后将患者翻身，施行胸腔镜辅助肺叶切除，尽管增加了一个 3～4cm 的侧切口，但肺叶切除时间缩短，最重要的是避免对心脏的搬动和挤压，隆突下淋巴结也可以得到完全的系统清扫。在全部冠脉搭桥同期肺癌肺叶切除的患者中有 2 例死亡，其中 1 例死于术后脑卒中，另 1 例死于间质性肺炎急性加重，死亡率约 4%，总体上，3 年及 5 年生存率分别为 75% 和 67%。

　　另有 3 例患者术前计划行同期手术，但搭桥手术结束后，患者心率快、血压低，遂终止手术，待患者恢复后，于术后 2～4 周继续肺癌肺叶切除手术，非计划分期手术发生率约为 6%。

　　2. 冠状动脉搭桥和食管癌同期手术　心脏手术和食管癌同期切除仅有零星报告，主要见于食管癌合并严重冠心病，手术方式是冠脉搭桥在先，然后翻身另行后外侧切口进行食管癌手术。

　　3. 其他心脏手术和肺癌切除同期手术　其他心脏手术主要是心脏瓣膜置换，特别是老年人主动脉瓣，少数病例包括主动脉手术和心脏肿瘤，总的病例数要远远小于冠脉搭桥。换瓣或主动脉手术必须在体外循环下进行，心脏手术和肺癌切除顺序主要依据手术医师自身的经验，根据心功能状况决定，部分医师在建立体外循环前完成肺癌切除，从而避免体外循环下肺癌转移。也有的医师坚持先进行心脏手术，仔细关闭心包，中和肝素之后再继续肺癌切除，目的是避免肺切除时支气管分泌物污染心脏术野，特别是植入人工瓣膜手术，另外可减少肺切除时的出血。笔者团队通常在体外循环前完成肺叶切除手术，如果是肺部分切除，肺切缘要加固缝合，避免体外循环下切缘出血形成肺内巨大血肿。

笔者团队也曾为一位食管异物穿孔大呕血经主动脉支架治疗无效的患者成功进行同期主动脉置换、病变食管切除胃食管颈部吻合手术，挽救了患者的生命。

4. 心脏手术和肺部良性病变同期手术　主要见于局限性肺大疱和术前未能明确的肺内良性结节，手术相对简单，通过正中切口均能顺利完成。一般笔者团队先进行肺部手术，采用楔形切除肺内结节，应用切割缝合器可节省时间并减少术后漏气，对于要继续建立体外循环进行心脏手术的患者，切割缝合器钉合的肺组织边缘最好再缝合加固，从而避免大量肝素下切缘出血。

5. 心外科手术和同期摘除纵隔肿瘤　纵隔肿瘤常在心脏手术前胸部常规检查中被发现，其中胸腺肿瘤多见，个别患者还伴有重症肌无力的症状。正中开胸切口前纵隔暴露良好，恰适合前纵隔肿瘤切除。由于肿瘤正好遮挡在大血管或心包前方，所以手术先切除纵隔肿瘤。至于心脏后方的中、后纵隔肿瘤，因心脏、肺门的遮挡不易显露，有时很难通过正中切口进行探查和切除。术前结合患者病史、CT 或 MRI、超声、PET/CT 等资料综合判断肿瘤的性质，如果为良性病变，则尽量行二期手术切除，如果为恶性或诊断不明有同期手术指征，在正中切口基础上再向一侧胸腔横形延伸切口，有助于切除后纵隔肿瘤。胸腔镜技术的普及对于这样相对复杂的同期后纵隔肿瘤切除有很大帮助，必要时可考虑另行切口或二期手术。

四、同期手术并发症分析

1. 出血　同期手术由于创面大，特别是在体外循环大量使用肝素抗凝的情况下，出血增加，在早期开展同期手术的病例中，这是较突出的问题。即使近年来采取不停搏冠脉搭桥技术，避免了术中体外循环，但是为保证血管桥通畅也要使用小剂量肝素。从既往术后开胸止血的情况看，

主要是创面广泛渗血，这种情况要求胸外科医师比常规手术更加重视止血，尤其是体外循环前先行胸外手术时，应对肺手术切缘进行加固止血，在心脏手术完成后，需要再次仔细检查胸外科术野，避免使用肝素后凝血块溶解而再发新的出血。术前口服阿司匹林至手术当日，不会导致同期手术出血加重，术后按冠脉搭桥手术规范用药。

2. 心律失常　同期手术并发症以室上性心动过速或心房颤动最为常见，这是心脏手术后多见的并发症。因为同期手术时间延长、创面扩大、出血增多等因素，更容易促使心源性并发症发生。

3. 肺不张和肺部感染　这些并发症与使用体外循环、手术时间延长、术后恢复慢有关。手术中要求严格控制输液量，保证输注足够的胶体液，术后争取尽早脱机拔管，鼓励患者咳嗽排痰和早期下床活动。对于少数严重感染合并肺功能不全的患者，应延长呼吸机辅助时间，个别患者可能需要尽早行气管切开。

4. 其他并发症　包括误吸、脑卒中、支气管胸膜瘘、严重感染等，均是患者术后早期死亡的原因。

（区颂雷）

参 考 文 献

马旭晨，张志泰，区颂雷，等，2007. 肺部肿瘤合并冠心病同期手术治疗经验. 中华医学杂志，87（25）：1758-1760.

俞永康，刘宝玉，丁盛，等，2004. 肺隔离症合并风湿性心脏瓣膜病同期手术治疗体会. 四川医学，25（2）：244.

Ahmed AAM, Sarsam MAI, 2001. Off-pump combined coronary artery bypass grafting and left upper lobectomy through left posterolateral thoracotomy. Ann Thorac Surg, 71: 2016-2018.

Al-Attar N, Salvi S, Sebbag U, et al, 2001. Combined left pneumonectomy and off-pump coronary artery bypass through left thoracotomy. Eur J Cardiothorac Surg, 19: 226-228.

Butee de la, Riviere A, Knaeper P, et al, 1995. Concomitant open heart surgery and pulmonary resection for lung cancer. Eur J Cardio-thorac Surg, 9: 310-314.

Canver CC, Bhayana JN, Lajos TZ, et al, 1990. Pulmonary resection com-bined with cardiac operations. Ann Thorac Surg, 50: 796-799.

Canver CC, Marrin CA, Plume SK, et al, 1993. Should a patient with a treated cancer be offered an open heart operation. Ann Thorac Surg, 55: 1202-1204.

Ciriaco P, Carretta A, Calori G, et al, 2002. Lung resection for cancer in patients with coronary arterial disease: analysis of short-term results. Eur J Cardiothorac Surg, 22: 35-40.

Dalton ML, Parker TM, Mistrot J, et al, 1978. Concomitant coronary artery bypass and major noncardiac surgery. J Thorac Cardio-vasc Surg, 75 (4): 621-624.

Danton MH, Anikin VA, McManus KG, et al, 1998. Simultaneous cardiac surgery with pulmonary resection: presentation of series and review of literature. Eur J Cardiothorac Surg, 13: 667-672.

Dyszkiewicz W, Jemielity M, Piwkowski C, et al, 2008. The early and late results of combined off-pump coronary artery bypass grafting and pulmonary resection in patients with concomitant lung cancer and unstable coronary heart disease. Eur J Cardio-thorac Surg, 34: 531-535.

Dyszkiewicz W, Jemielity MM, Piwkowski CT, et al, 2004. Simultaneous lung resection for cancer and myocardial revascularization without cardiopulmonary bypass(off-pump coronary artery bypass grafting). Ann Thorac Surg, 77: 1023-1027.

Hensens AG, Zeebregts CJAM, Liem TH, et al, 1999. Concomitant coronary artery revascularization and right pneumonectomy without cardiopulmonary by-pass. J Cardiovasc Surg, 40: 161-163.

Johnson JA, Landreneau RJ, Boley TM, et al, 1996. Should pulmonary lesions be resected at the time of open heart surgery? Am Surg, 62: 300-303.

Kirchmeyer M, Kalweit G, Gams E, 2000. Extended left pneumo-nectomy combined with off-pump coronary revascularisa-tion (CABP). Thorac Cardiovasc Surg, 48: 240-241.

Ma XC, Huang FJ, Zhang ZT, et al, 2016. Lung cancer resection with concurrent off-pump coronary artery bypasses: safety and efficiency. J Thorac Dis, 8 (8): 2038-2045.

Mariani MA, van Boven W, Duurkens V, et al, 2001. Combined off-pump coronary surgery and right lung resections through midline sternotomy. Ann Thorac Surg, 71: 1343-1347.

Miller DL, Orszulak TA, Pairolero PC, et al, 1994. Combined operation for cancer and cardiac disease. Ann Thorac Surg, 58: 989-993.

Naunheim KS, Fiore AC, Wadley J, 1988. The changing mortality of myocardial revascularization: coronary artery bypass and angioplasty. Ann Thorac Surg, 46: 666-674.

Patel RL, Townsend ER, Fountain SW, 1992. Elective pneumonectomy: factors associated with morbidity and operative mortality. Ann Thorac Surg, 54 (1): 84-88.

Piehler JM, Ttastek VF, Pairolero PC, et al, 1985. Concomitant cardiac and pulmonary operations. J Thorac Cardiovasc Surg, 90: 662-667.

Prokakis1 C, Koletsis1 E, Apostolakis1 E, et al, 2008. Combined heart surgery and lung tumor resection. Med Sci Monit; 14: CS17-CS21.

Rao V, Todd TRJ, Weisel RD, et al, 1996. Results of combined pulmonary resection and cardiac operation. Ann Thorac Surg, 62: 342-347.

Saxena P, Tam RK, 2004. Combined off-pump coronary artery bypass surgery and pulmonary resection. Thorac Surg, 78: 498-501.

Schoenmakers MCJ, van Boven WJ, van Den Bosch J, 2007. Comparison of off-pump coronary artery revascularisation with lung resection. Ann Thorac Surg, 84: 504-509.

Thomas P, Giudicelli R, Guillen JC, et al, 1994. Is lung cancer sur-gery justified in patients with coronary artery disease?. Eur J Cardio-Thorac Surg, 8: 287-292.

Toker A, Dilege S, Kalayci G, 2002. Combined left pneumonec-tomy and off-pump coronary artery bypass: principles of cancer surgery. Eur J Cardiothorac Surg, 21 (2): 370-371.

Ulicny KS, Schmelzer V, Flege JB, et al, 1992. Concomitant cardiac and pulmonary operation: The role of cardiopulmonary bypass. Ann Thorac Surg, 54: 289-295.

Voets AJ, Joesoef KS, van Teeffelen ME, 1997. Synchronously occurring lung cancer (stage I - II) and coronary artery disease: concomitant versus staged surgical approach. Eur J Cardiothorac Surg, 12: 713-717.

Yellin A, Moshkovitz Y, Simanski DA, et al, 1994. Coronary revascularisation and pulmonary lobectomy without cardiopul-monary bypass. J Thorac Cardiovasc Surg, 108: 797-798.

第二十四章

胸腔镜和机器人在胸外科的应用

第一节 胸腔镜简介

一、历史背景

涉及肺间质和胸膜的胸内病变在临床诊断和处理上是比较棘手和富于挑战性的问题。尽管目前我们在临床上拥有胸腔穿刺、闭式胸膜活检、经胸壁细针肺穿刺活检、纤维支气管镜检和经支气管肺穿刺活检等诊断手段和技术，但是很多引起肺间质和胸膜病变的原因仍未搞清楚，其基本原因就是尚缺乏一种能够准确地在直视下获取必要标本的检查手段。当然，外科开胸手术可以达到这一目的，而用开胸的代价仅使一些不可能治愈的疾病获得诊断，如肺间质纤维化、恶性胸腔积液等，这是否值得是一个值得商榷的课题。最近，随着内镜技术应用日渐娴熟，电视和胸腔镜器械的发展使电视辅助胸腔镜作为一种有效的诊断和治疗方法在临床上重新发挥了作用。

20世纪初叶，瑞典医师 Jacobaeus 将单筒胸腔镜应用于临床，人工制造气胸，使肺塌陷，同时松解胸膜和肺的粘连，以治疗肺结核，从此拉开了胸腔镜临床应用的序幕。20世纪30年代，有学者用带光源的单筒胸腔镜作为诊断和治疗简单胸膜疾患的方法。20世纪40年代后期，随着有效的抗结核药物出现，肺结核的治疗完全不需要用人工气胸作为主要治疗手段，同时，单筒胸腔镜因为视野和操作上的局限性和诸多的并发症而被舍弃。

近几十年来，随着电子工业和高科技的迅猛发展，受腹腔镜应用的鼓舞，在既往单筒胸腔镜临床应用的基础上，发展了电视辅助胸腔镜外科手术（video-assisted thoracic surgery，VATS）。

VATS 以其独特的诊断、检查和治疗方法，清晰的电视屏幕显示，逐渐为广大的临床呼吸科和胸外科医师所接受。VATS 在诊断和治疗方面的指征正在迅速扩展，包括肺内结节切除、肺大疱切除、肺转移性肿物切除、肺活检、胸膜活检等，还可用于纵隔肿瘤切除、交感神经干切断、胸导管结扎、食管下段肌层切开、心包开窗，以及更复杂的手术，如肺减容术、肺叶切除术、全肺切除术、食管癌切除术、夹闭未闭的动脉导管甚至冠状动脉旁路移植等复杂性心脏外科手术。据统计，美国目前每年进行的肺叶切除术中有 25% 甚至 30% 以上是通过 VATS 完成的。

VATS 在中国始于 20 世纪 90 年代初，临床对其优点的认识经过了一个漫长的过程。在 VATS 引入之后，一些原来需要开胸治疗的疾病，如自发性气胸、肺内的小结节和纵隔肿瘤可以用胸腔镜技术完成，皮肤切口是开胸切口长度的 1/10，同时没有胸壁肌肉的损伤，对肺功能的影响小，住院时间短，这在某种程度上使胸外科医师感到一种压力，因此，临床应用之初对 VATS 采取了较谨慎的态度。当然，VATS 花费较高也是一个重要问题。另外，一些掌握 VATS 技术的胸外科医师为了证实 VATS 的重要性，显示其技术无所不能，也有使 VATS 适应证盲目扩大的倾向。

VATS 是一种刚开展的新技术，经历了 20 多年的发展，VATS 逐步获得胸外科医师的认可，特别是年轻的胸外科医师，他们不需要数十年的观摩学习，借助于电视屏幕就可以应用简单的器械进行模仿性操作，而且相对于年老的医师，他们更灵活，更容易接受新鲜事物，进步也更快。反复的实践使得他们的操作技术更加纯熟。VATS 具有很多优点，如创伤小、视野宽、对肺功能影响小、住院时间短等，同时在安全性和预后方面不逊于开胸手术，所以目前已在胸外科的各级别常规手术中被广泛采用。但是，其也有使手术者不能直接触摸肺、花费贵，需要有开胸设备等不足之处，特别是对于某些肿瘤较大、粘连较为严重、视野显露困难或其他原因造成的疑难手术，使用 VATS 则困难较大，追求单纯靠 VATS 去完成手术，则额外增加了不必要的风险，勉强操作还可能对手术疗效产生影响，尤其是影响恶性肿瘤的根治性治疗。所以，即使在 VATS 已经蓬勃发展的今天，胸外科医师仍然要牢记，VATS 不能完全代替开胸手术，要谨慎严格把握 VATS 指征，要在确保手术风险、疗效都不逊于开胸手术的前提下，才可以考虑使用 VATS。在 VATS 过程中出现突发问题，如难以确保安全和彻底两点，则应果断中转为开胸手术。

二、胸腔镜简介

（一）单筒胸腔镜（无电视辅助）

单筒胸腔镜与 VATS 不同，两者有一定区别。单筒胸腔镜是用金属的直筒镜配以光源组成，可经胸壁放入胸膜腔，以诊断胸膜病变或进行简单的治疗为目的。单筒胸腔镜可沿肋间隙向水平方向移动，因此操作空间较大、胸膜腔内视野好。单筒胸腔镜可以在局部麻醉下或在手术室全身麻醉下进行，当全身麻醉时，应行双腔气管内插管或用支气管阻断法，采用单肺通气麻醉技术。手术过程中麻醉医师须保证手术对侧的单肺通气满意，维持氧饱和度在正常范围之内，同时保证术侧肺脏完全塌陷，以便术者观察、操作。

进行单筒胸腔镜操作时，采取患侧在上的侧卧位，进胸点在腋中线第 3、4 肋间，具体位置可根据病变部位临时决定，做长 1～2cm 的皮肤切口，经肌肉间隙置入胸壁套管（trocar），不牵开肋骨，胸腔内局部粘连可以用手指在胸腔进行分离，再插入带光源的单筒胸腔镜头观察胸膜腔。有时需多个进镜点从不同角度观察（图 24-1-1）。

如果存在胸腔积液，需先进行引流，并为细胞学和微生物学分析提供标本。活检钳用来获取组织样本。标本最好沿肋骨上缘取出，以免损伤肋间血管神经束。操作钳、电灼和喷洒硬化剂可

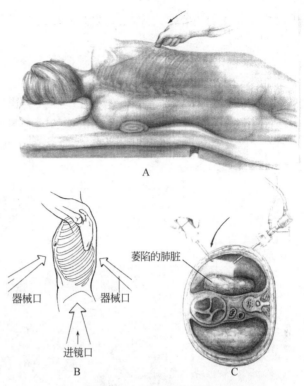

图 24-1-1　胸腔镜操作图示
A. 胸腔镜操作体位，患侧朝上，将下肢低垂 30°，可使肋间增宽，操作方便，经胸壁手指探查，分离粘连，或用手指探查肺内肿物；
B. 电视辅助的胸腔镜操作，分别显示镜头进入孔和操作孔的方位；
C. 单肺通气技术，使操作侧肺脏萎陷，胸腔镜视野更加宽阔

通过操作孔放入。操作检查完毕，大多数患者需经肋间放置胸腔引流管，以观察漏气和液体的排出，同时辅助肺复张。

（二）VATS

VATS 最大的特点就是将胸内的结构通过摄像转换装置显示在电视屏幕上，操作者不是在直视下，而是通过观察电视屏幕进行胸腔内操作。VATS 需要在全身麻醉下进行，应用双腔气管内插管、单肺通气隔离技术。当套管穿过胸壁进入胸腔后产生人工气胸，术侧胸腔与大气相通，操作侧肺完全塌陷，视野更为宽阔。通常做 3 个胸壁戳孔，呈倒三角形，下面 1 个切口位于腋中线第 7 肋间，为胸腔镜头入孔，上面 2 个戳孔分别在腋前线和腋后线第 4、5 肋间，为器械操作孔，戳孔略大更方便器械操作。临床上具体的戳孔数量或位置选择并非固定的，需视具体病例、具体术式操作方便而定。另外需要注意，戳孔要尽量兼顾一点：万一 VATS 失败需要扩大切口或中转

开胸直视手术，2 个戳孔要能连线成为开胸切口（图 24-1-2）。

VATS 有很多种专用的器械，各种抓钳、剪刀均能在钳夹、切剪的同时进行电灼，而不灼伤皮肤。此外，还有打结器、冲洗器、连续击发的钛夹钳和直线切割闭合器等，后者在进行切割的同时封闭残面，防止肺脏残面出血、漏气，这是 VATS 技术的一大优势。

（三）胸腔镜的优缺点

初期的单筒胸腔镜与胸腔穿刺和经皮穿刺胸膜活检相比，其优点在于：①可直视胸腔；②能在直视下松解胸内粘连；③比较容易控制出血；④可有目的地进行活检；⑤为微小创伤提供治疗途径。之后发展的 VATS 与开胸手术相比，优点更明显：①恢复时间缩短；②创伤小、疼痛轻；③美观容易接受；④可用于肺功能较差的危重患者；⑤ VATS 不限于诊断而是作为一种外科治疗手

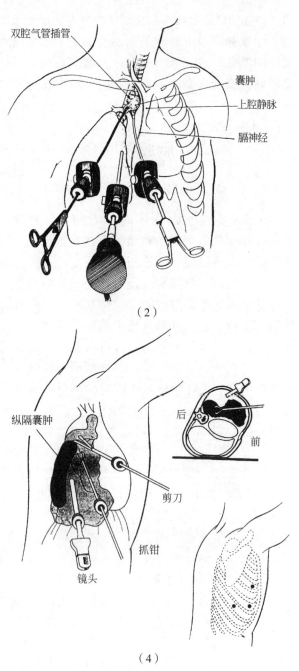

图 24-1-2　VATS 操作

段，其扩大了应用范围，如肺叶切除、纵隔肿瘤切除术等。

　　单筒胸腔镜和 VATS 与其相应的检查手段相比有其明显的优点，但是各自也都存在一定的不足，单筒胸腔镜与胸腔穿刺和经皮穿刺胸膜活检相比，费用较高，是一种侵入性的检查方法，术后需放置胸腔引流管。VATS 与开胸手术比较，其不足之处是不能直接用手触摸肺，微小病灶难以确切定位，一旦撕破血管，发生较大出血，止血会较困难。此外，大约 20% 的 VATS 因肿瘤较大、粘连严重或与周围血管解剖不清，需要转为常规开胸，由此增加了手术的时间和费用。与任何外科检查和处理一样，单筒胸腔镜和 VATS 也不可避免地存在发生某些严重并发症的危险。

（任 华 肖 博）

第二节　胸腔镜的临床应用

　　胸腔镜的外科适应证随着临床 VATS 经验的积累、医疗器械不断更新换代而发生变化。临床上已经出现了一些随机对比研究，分析了 VATS 与胸穿、经皮穿刺胸膜活检、经皮肺穿刺活检、纤维支气管镜检、经支气管壁肺穿刺活检和开胸手术的优点和缺点，可对选择 VATS 适应证起基本指导作用。

一、电视胸腔镜外科手术在诊断方面的应用

（一）胸膜疾患

　　胸膜包括脏胸膜和壁胸膜，其常见病变可以是胸膜的原发性疾患，也可是肺实质内的病变累及脏胸膜或直接侵犯壁胸膜，或是胸膜转移性病变。大多数胸膜病变在临床上常常表现为胸腔积液。抽取胸腔积液，获取胸膜组织是诊断胸腔积液病因的关键，常规方法包括胸腔穿刺、胸膜穿刺活检和 VATS 直视下活检。

　　胸腔穿刺抽取胸液细胞学检查在恶性胸腔积液患者的检出阳性率为 45%～80%，恶性胸膜间皮瘤患者胸液细胞学检查的阳性率只有 20%。反复多次胸液细胞学检查可使其阳性率提高，但增

加幅度有限。闭式穿刺胸膜活检对恶性胸膜病变的诊断率大约是 50%。根据一组 414 例胸腔积液患者的临床检查报告，在 281 例最终被诊断为恶性胸腔积液的患者中，163 例（58%）胸液细胞学检查呈阳性，121 例（43%）闭式胸膜活检呈阳性，183 例（65%）细胞学检查或胸膜活检呈阳性。然而，在这 281 例恶性胸腔积液患者中，胸液细胞学检查呈阴性而闭式穿刺胸膜活检呈阳性的患者只有 20 例（7%）。Boutin 总结了胸腔穿刺抽液和闭式穿刺胸膜活检在诊断恶性胸腔积液时存在的 3 个局限性：① 细胞学检查的假阳性率为 0.5%～1.5%；② 确定恶性肿瘤细胞的类型和来源很困难；③ 检出的敏感性直接与肿瘤的临床分期有关。虽然 75% 的壁胸膜的恶性病变可以通过胸液细胞学和闭式穿刺胸膜活检来确诊，但由于转移性胸膜肿瘤累及较多的是脏胸膜，使单纯胸腔穿刺和闭式穿刺胸膜活检对胸膜恶性肿瘤诊断的可靠性减低。临床上有众多检查手段，却仍有 10%～27% 的胸腔积液患者得不到明确诊断，在这其中 1/3～1/2 的患者最终被定为恶性肿瘤。因此，用胸腔镜来诊断不明原因的积液（effusion of unknown origin，EUO）逐渐受到重视。

　　VATS 能在直视下准确获取病变组织，诊断各种胸膜良、恶性疾病有很高的敏感性，达到 80%～100%，同时很少出现假阴性结果。Boutin 等回顾性地分析了 215 例 EUO 患者，在 150 例恶性胸腔积液患者中，通过胸腔镜活检明确诊断了 131 例（87%），而同期多次胸腔穿刺和闭式穿刺胸膜活检阳性的只有 62 例（41%）。在 75 例至少经历了 2 次胸腔穿刺和多次闭式胸膜活检均为阴性的患者中，胸腔镜使 63 例（84%）得到了明确的诊断。Harris 等报道胸腔镜对胸膜恶性肿瘤的诊断敏感性为 95%，对良性病变的诊断敏感性为 100%。更重要的是，在 35 例术前 2 次胸液细胞学检验阴性的患者中，胸腔镜证实 24 例（69%）为恶性病变。在 41 例术前 2 次闭式胸膜活检阴性的患者中，胸腔镜证实 27 例（66%）为恶性病变。在一项胸腔镜、胸穿细胞学、闭式胸膜活检的比较研究中，Loddenkemper 报道三种方法的诊断敏感度分别为 95%、62% 和 44%。Menzies 和 Charbonneau 在其 102 例不明原因胸腔积液的前瞻性研究报道中指出，胸腔镜对胸膜恶性疾病

诊断的准确度为 96%，敏感度为 91%，特异性为100%。

大多数胸膜恶性间皮瘤患者临床上主要表现为慢性胸膜炎（88%）和放射学检查显示特征性胸膜波纹状阴影（9%）。胸腔镜能够在直视下准确取得胸膜间皮瘤标本，因此诊断正确性极高。在Boutin 回顾性分析的 153 例恶性胸膜间皮瘤患者中，胸腔穿刺胸液细胞学检查和闭式胸膜活检的综合诊断敏感度为 38%，而应用胸腔镜检查，虽然 1/4 的患者在检查过程中需要运用电灼或激光分离粘连，但 150 例（98%）患者的诊断结果为阳性。与开胸活检相比，胸腔镜能获取同样高质量的组织标本供诊断用，同时，胸腔镜也可对恶性肿瘤进行准确的临床分期。

北京协和医院胸外科曾用胸腔镜为 9 例无临床症状的多发胸内结节患者进行检查，术前胸部 X 线片显示胸壁波纹状改变，患者均接受多次闭式胸膜活检，结果均为阴性。经 VATS 检查，5 例壁胸膜呈多发、不规则、质硬的白色结节，病理活检为与石棉相关的胸壁玻璃样变结节；2 例为胸膜间皮瘤；另外 2 例是小细胞肺癌和肺腺癌胸膜转移。

北京协和医院胸外科还用 VATS 诊治了 10 例EUO，其中 7 例曾接受 10～30 次胸腔积液沉渣细胞学检查和闭式胸膜活检，未找到瘤细胞和结核菌，胸腔积液颜色由淡黄色转为血性。VATS 探查发现脏、壁胸膜遍布小结节样病变，最后病理证实为低分化腺癌和转移性腺癌。1 例 25 岁女性，患大量胸腔积液伴肺内肿物，5 次胸液细胞学检查、3 次胸膜活检和 2 次经皮细针肿物穿刺活检均未明确诊断。当地医院给予 2 个疗程的化疗。经 VATS探查胸壁和肺内结节切除，病理诊断为增殖性结核。另 2 例大量胸腔积液患者，VATS 探查发现胸膜腔内有脓性结节和大量纤维素沉积，VATS 予以切除及清除，病理检查提示为坏死性非特异性炎症，经抗生素治疗后好转恢复。

（二）肺间质疾患

1. 肺间质疾病　是一类以肺泡壁为主要病变的疾病群，病因繁多，包括各种感染、结缔组织病（胶原疾病）、药物影响和某些罕见的疾病，如组织细胞增生症等。由于疾病类型和病因各异，

疗效和预后也各不相同，因此，诊断至关重要。虽然通过临床特征、放射学表现和实验室资料，一些肺间质疾病能够被确诊，但大约 1/3 的患者最终仍需接受开胸肺活检来明确诊断。经纤维支气管镜肺穿刺活检也是诊断肺间质疾病的一种手段，但获取的组织标本太少，难以评估间质病变的程度和范围。据文献报道，开胸肺活检的死亡率为1.7%，手术严重并发症的发生率为 2.5%。胸腔镜肺活检对胸部肌肉无损伤，对患者肺功能影响小，同时能获得较大的肺组织块供诊断用。尤其是随着胸腔镜器械的进步，直线切割闭合器能够在切割的同时使肺残面严密闭合，大大减少了术后渗血漏气的并发症，因此，目前胸腔镜已经基本取代了传统开胸肺活检。

Boutin 早期报道在单筒胸腔镜下，用简单的操作器械进行肺活检就取得了很好的结果。在他们进行的 75 例肺间质病变患者的肺活检中，总的诊断敏感性为 92%，对弥漫性肺部疾病的诊断敏感性为 100%。Marchaudise 对 33 例患有免疫系统疾病同时合并肺间质疾病的患者用胸腔镜进行活检，均明确了诊断。据文献报道，胸腔镜对各种病因的肺间质病变的诊断率为 90%，其中诊断敏感性最高的是 II 期、III 期结节病（98%）和弥漫性实质性肺疾病（90%）。

现在 VATS 已经替代了开胸肺活检，成为临床常用的诊断方法。Bensard 对比了 VATS 和开胸肺活检结果，结论：① VATS 能够提供与开胸肺活检同等大小的肺组织标本；②达到与开胸肺活检同样的诊断准确性；③能够减少胸腔引流管留置时间和住院时间。VATS 肺活检适合于不需机械通气、一般状态平稳的患者。呼吸机依赖的患者不能耐受双腔气管内插管麻醉和单肺通气技术，因此，对于大多数需要呼吸机辅助通气的患者，应当采用肋间小切口开胸肺活检，这样，手术时间短，术中可用双侧肺通气，增强患者的耐受性。

北京协和医院胸外科曾先后对 22 例肺间质疾病的患者进行 VATS 肺活检（截至目前已经超过100 余例）。行 VATS 前，根据临床表现和胸部CT 均未能最后明确诊断，其中 11 例曾行纤维支气管镜检，无阳性发现。经 VATS 肺活检，最终病理结果：特发性肺间质纤维化 6 例，其中 UTP 4 例，急性间质性肺炎 1 例，肺结核 2 例，结节病 3 例，

闭塞性细支气管炎伴机化性肺炎（BOOP）3 例，炎性结节 1 例，弥漫性泛细支气管炎 2 例，肺组织细胞增生症 X 1 例，呼吸性细支气管炎伴间质性肺疾病 1 例，多发性肺脓肿 1 例，肺组织炎症 1 例。

笔者认为 VATS 肺活检作为一种肺间质疾病的诊断方法，具有准确率高、并发症少、能明确病变部位和程度的特点，对部分常规检查和纤维支气管镜未能确诊的病例具有较高的价值，尤其对罕见病和　些影像学上表现不典型的病例，此类患者一旦确诊，经及时治疗，症状和预后均明显改善。VATS 肺活检结果能够明显提高对各种肺间质疾病的认识，对于理解肺部病理改变与影像学的关系、与病理生理的关系有较大帮助。肺间质疾病患者的疗效和预后取决于疾病种类分型和分期，因此，VATS 肺活检能够取得准确病理诊断结果，对治疗有较大的指导意义，VATS 还能帮助诊断和认识某些罕见疑难病例。

2. 孤立性肺结节（solitary pulmonary nodule, SPN）　是指直径小于 3cm、完全被肺包裹、一般与肺间质疾病和淋巴结病变无关的肺内结节。在美国，每年有 150 000 例新的 SPN 被发现，现有 80 种以上不同原因产生的孤立性肺结节。总体来说，大约 44% 为恶性病变，其中约 35% 为支气管源性癌。SPN 提示的恶性危险性取决于结节的大小、生长速度、患者年龄、吸烟状况和一些影像学征象。近年来，随着 CT 的不断普及，越来越多的 SPN 被早期发现，其中不乏一些更加早期的病变，如磨玻璃影（ground-glass opacity，GGO），GGO 是指在 CT 扫描下，肺内出现的模糊不透光但还未完全掩盖潜在支气管、血管结构的结节样病变。与实质性的 SPN 一样，GGO 是更早期肺癌的表现之一，尤其是原位腺癌，甚至不典型上皮样增生（AAH）更为多见。

处理 SPN 的方法包括观察、用非侵入性的方法测量、细胞学检查、经皮细针穿刺活检（transthoracic needle biopsy，TTNB）、支气管镜获取组织进行病理检查或进行外科手术探查切除。TTNB 的诊断敏感度对恶性肿瘤为 43%～97%，但对良性病变的诊断无帮助，而 TTNB 发生气胸并发症的比例是 15%，假阳性率为 1.5%～3%，在恶性组患者中其假阳性率为 3%～11%。支气管镜检查对大的、中心型病变的诊断有意义，但对小的、周边型肿物的明确诊断率不足 10%。如果 SPN 通过这些相对较小创伤的检查手段未能确诊，则需要进行手术探查。在 VATS 技术普及以前，对于 SPN 患者，影像学无法准确诊断病灶性质，经皮穿刺肺活检术存在并发症风险且可靠性不高，位于外周的病灶又无法通过支气管镜活检，所以术前难以确诊，只能直接进行开胸探查，但这样创伤大、恶性病变阳性比例相对不高，多数患者难以接受，但如果不积极进行开胸手术，单纯的保守观察，对于确实是恶性病灶的患者又无异于延误治疗时机。VATS 的出现恰好解决了这个两难的决策困境，在创伤较小的情况下，诊断和治疗能够一次性完成。

Mack 对其他检查未能明确诊断的 242 例 SPN 患者进行 VATS 探查，其中 240 例进行楔状切除，仅有 2 例因技术困难中转开胸手术。如果结节不在胸膜下或不邻近胸膜，术前需在 CT 引导下进行细针穿刺定位。对多数患者做出明确诊断，127 例（52%）为良性病变，115 例（48%）为恶性病变。恶性病变中的 51 例（44%）为原发性肺癌，64 例（56%）为转移性肿瘤。当患者被确诊为原发性肺恶性肿瘤且肺功能尚好（$n=29$），当即转为开胸，进行肺叶切除术。VATS 肺内结节切除组无手术死亡率，并发症发生率为 3.6%。但是，VATS 在处理 SPN 的确切地位、理想的 VATS 时间尚未确定。

20 世纪 90 年代，北京协和医院胸外科曾为 24 例肺内结节患者进行 VATS 下切除，其中 20 例为单个结节，4 例为多发结节；在 20 例单发结节中，14 例为良性，包括错构瘤 7 例、硬化性血管瘤 2 例、结核球 5 例；在 6 例恶性病变中，4 例为肺泡细胞癌，1 例为类癌，1 例为转移癌。在 4 例肺多发结节中，2 例为转移性恶性肿瘤，1 例为肺结节病，另 1 例为肺结核球。VATS 肺内结节切除的关键是定位。国外有些医师于 VATS 前在 CT 引导下经皮细针穿刺留置导管、结节表面注射亚甲蓝或胸腔内超声定位。笔者的体会是用手指通过胸壁进入胸腔内触摸，同时嘱麻醉医师膨肺和放气间断进行，从另一操作口放入卵圆钳协助，这样能清楚地确定肺内结节的大小、位置及肿物边缘肺实质的情况。直线切割闭合器是切除结节必不可少的工具。对于怀疑恶性的病变，应当在 VATS 切除结节后进行快速冰冻病理检查，若诊断为恶性病变，应当施行根治性肺叶切除手术。有报道 VATS 后，肿瘤沿局部切除的边缘复发和沿取出肿物的通道种植。本组 4 例肺泡细胞癌患者平均年龄 71.2 岁，肺功能差，不能耐受开胸根治手术，仅用 VATS 局部切除，术后辅以化疗，随诊 19～46 个月，存活者无复发迹象。另有 2 例较大肺内病变患者，其中 1 例为 78 岁男性，右下肺内病灶直径 12cm，由于肺功能很差，采用 VATS 行局部切除，最后病理为腺样类癌；另 1 例为 45 岁男性，8 年前曾因直肠癌手术治疗，此次发现左上肺病灶，直径 8cm，由于患者左侧有假肛，因此不适宜开胸手术。在加强化疗的基础上，VATS 下进行肿物切除，病理为转移性腺癌。为了防止较大的肺内结节在从较小的胸壁切口中取出时挤压造成肿瘤种植，有学者提出将肿物放入取物袋中取出，这样肿瘤不直接与胸壁肌肉组织接触，减少了肿瘤种植的危险。

二、胸腔镜在治疗和手术方面的应用

随着直线切割器的出现和胸腔镜器械的精致度不断提高，胸外科医师可以用 VATS 来进行以前开胸才能完成的手术。美国电视胸腔镜外科研究组（the video assisted thoracic surgery study group）收集和分析经标准化的资料，以确定 VATS 在治疗胸内疾病中的作用，共有 40 个研究所参加研究。从 1992 年 12 月起，1820 例病例被收入，其中肺内结节切除（48%）、处理胸腔积液（19%）和切除肺浸润性病变（14%），是最常用 VATS 的指征。在 VATS 下最常施行的操作依次是肺楔形切除（49%）、胸膜活检（17%）、胸膜融合术（17%）及肺活检（6%）。在 1820 例病例中，有 439 例次（24%）需要中转常规开胸手术，原因是需要进一步扩大切除范围（219 例）、VATS 未能确切发现病变（65 例）和其他技术方面的原因（155 例），如出血、粘连、不能定位、器械故障。总的 VATS 并发症发生率为 12%，其中，漏气（4.7%）最常见。在单用 VATS 的患者中，术后死亡 27/1358 例（2%），平均住院时间为 6.3 天。

（一）胸膜疾病

1. 脓胸 临床上对于一般的脓胸患者可以通过反复胸腔穿刺或胸腔引流达到治愈，还有一些更积极的治疗方法，包括开放引流、胸膜纤维板剥脱、肋骨切除和胸廓成形术。最近有报道采用胸腔镜进行反复冲洗去除胸膜表面脓苔及胸内感染物，以治疗急性脓胸。胸腔镜治疗脓胸主要是机械性清除感染性物质，促使全肺膨胀复张。Wakabayashi 报道了 20 例用胸腔镜治疗慢性脓胸的患者，脓胸不愈均已持续 4 个月及以上，结果 18 例患者肺重新复张（90%），2 例因肺表面纤维板形成限制了肺膨胀。Ridley 和 Braimbridge 报道了 30 例慢性脓胸患者，曾尝试多种治疗方法均告无效，最后采用 VATS 治疗，18 例（60%）脓胸获得有效处理，12 例 VATS 未能完全解决问题，其中 8 例（67%）后来经开胸手术，脓胸得以治愈。采用 VATS 清创处理脓胸，可以争取宝贵的时间，改善患者的全身状态，使其能耐受更复杂的外科手术。然而，临床上仍存在一些有争议的问题，有学者提出胸腔镜清创可能延误脓胸的有效治疗。采用 VATS 清创治疗脓胸，选择患者和手术时机是影响临床效果的重要因素。应用胸腔镜治疗脓胸时，重要的是要在胸腔形成致密粘连之前，或在胸膜表面纤维板机化出现之前，应用胸腔镜彻底清创，或切除增厚的胸膜，并切除部分肋骨从而促使胸壁塌陷，进行胸廓成形。

2. 胸膜融合术 可以通过机械摩擦壁胸膜、向胸腔内喷撒滑石粉或向胸腔内注入化学药物来完成。机械摩擦是应用物理方法使壁胸膜表面产生微创伤，出现炎症反应，最终造成两层胸膜之间产生粘连、胸膜融合。将滑石粉（硅化镁粉末）均匀喷撒于整个肺表面，滑石粉产生化学性刺激，形成粘连性闭合胸膜炎。据 Austin 和 Flye 报道，90% 的恶性胸腔积液患者在 VATS 下胸膜腔内喷撒滑石粉后产生胸膜融合，使胸腔积液消失。最初用四环素作为刺激剂可使 87% 的恶性胸腔积液患者获益。

Hartman 等用 VATS 向胸膜腔内喷撒滑石粉 4～6g 治疗顽固性胸腔积液，其中 51 例患者用局部麻醉加静脉强化麻醉，95% 的患者胸腔积液完全吸收，平均住院时间为 4 天，随访 90 天无复发。Aelony 等前瞻性地研究了胸腔镜下喷撒滑石粉（2.5g）对于治疗慢性胸腔积液的临床效果，未发现与胸腔镜操作有关的死亡和明显并发症，患者平均住院 3.9 天。39 例随诊 16 个月，所有患者呼吸困难的症状较前均有改善。34 例（87%）包括23 例恶性胸腔积液，放射学检查显示胸腔积液明显减少。5 例无反应的患者，3 例系肿瘤致包裹性胸腔积液，肺不能复张，积液不能完全排出。Ohri等报道 44 例胸腔积液反复发作的患者，全身麻醉下用胸腔镜进行滑石粉胸膜腔内喷撒（2 ～ 5g），胸膜融合成功 42 例（95%），仅有 2 例（5%）需要进一步治疗。但是，在这组中，37 例（84%）为恶性疾病患者，有 30 例可进行临床随访，其平均生存时间仅 18 周（2 ～ 60 周），23 例死亡，仅 5 例患者存活 12 个月。由此得知，VATS 胸膜融合术可以减少胸腔积液发生，改善患者临床症状，但对于恶性胸腔积液患者，胸膜融合不能治疗恶性肿瘤，也不抑制肿瘤转移和其他生物学行为，因此不能延长患者的生存期，唯一的优点是能改善患者有限生存期的生活质量。

对于胸腔内喷撒滑石粉的剂量，各研究者的意见不尽相同，原则是以能覆盖全部脏、壁胸膜为宜。VATS 可以借助器械人为地将滑石粉均匀涂抹在胸膜表面。对于危重患者，若不能耐受全身麻醉下进行 VATS，也可以将滑石粉调成浆状从胸腔引流管内注入。有时胸膜腔内喷撒滑石粉可能引起术后一过性高热，持续 48 ～ 72 小时，对症处理即可缓解。最近，有学者在胸腔内注入某些中药制剂，如鸦胆子乳剂或榄香烯乳剂，也取得较好的效果，尤其是对恶性胸腔积液患者，据称两种药物均有一定的治癌作用，虽然机制尚不清楚，但不妨作为治疗恶性胸腔积液的一种选择。值得注意的是，这两种药物注入胸内后，可能引起剧烈胸部疼痛，常需要与局部麻醉药物，如利多卡因等共同使用。

（二）肺间质疾患

1. 自发性气胸　能发生在任何个体，包括那些既往无明显肺部疾病的人，其原因大多是脏胸膜下小疱或肺大疱破裂，治疗的选择依据气胸的程度、有无症状、是否持续漏气及是否反复发作决定。肺压缩 20% 左右，临床症状不明显、心脏功能储备良好的患者，可以单纯穿刺抽气或观察。如果患者气胸严重、有症状，则主要治疗手段是安放闭式胸腔引流管。临床发现，第 1 次自发性气胸发作接受保守治疗好转后的复发率约为

50%，每次复发后的再发率更高，此时，单纯安放胸腔引流无助于自发性气胸治疗和预防复发。VATS 治疗自发性气胸的主要步骤：①用钛夹夹闭破裂的肺大疱，或用直线切割闭合器切除肺大疱及其肺实质内的基础病变；②电灼或激光烧闭胸膜下小疱；③最后用纱布块摩擦壁胸膜至渗血，或胸腔内喷撒滑石粉促使胸膜融合。应用胸膜融合术预防复发的理论：自发性气胸形成的机制各不相同，VATS 可以去除目前引起自发性气胸的原因，如肺大疱或基础病变，但不能预防肺内再形成新的肺大疱，因此，在手术最后行胸膜融合术，其目的是即便再出现新的肺大疱并破裂，也只能引起局限性气胸，不会对患者造成致命性威胁。

van de Brekel 等回顾性分析了 710 例自发性气胸，其中 622 例（88%）采用胸腔镜治疗，胸腔镜下未能发现明显病变的有 257 例，有肺大疱 247例、胸膜下小疱 92 例和其他原因 22 例。经胸腔镜切除肺大疱并胸内喷撒滑石粉 356 例（57%），VATS 手术成功率为 88%，有 37 例（12%）转为开胸，其中 20 例患者在放射学（胸部 X 线）检查上显示有肺大疱结构，但胸腔镜下未见到明确的病灶。VATS 诊断和治疗肺大疱所致气胸的重要步骤是仔细观察肺尖部和肺的周边部位。自发性气胸在胸内喷撒滑石粉后气胸复发不太常见。一组241 例患者自发性气胸用滑石粉喷撒后的随诊研究表明，经 16 年随诊，自发性气胸复发率为 6.6%。Viskum 重新检查了 20 年前胸内喷撒滑石粉的 99例自发性气胸，复发率仅 2.5%，而对开胸直视肺大疱切除胸膜融合术后的患者平均随诊 9.1 年发现，自发性气胸的复发率为 3.6%。

胸腔镜下应用激光（Nd：YAG）对自发性气胸也有治疗作用。Torre 对 85 例自发性气胸患者经胸腔镜应用激光烧灼肺大疱和部分脏胸膜的瘢痕，患者的平均住院时间为 5 天，80 例患者随诊 5 ～ 86个月无复发。2 例激光治疗失败，其病灶均超过2cm，另 3 位患者自发性气胸后期复发。因此，应用激光和电灼治疗肺大疱应注意选择直径较小的肺大疱为宜。

VATS 技术出现以后，手术处理自发性气胸的指征有了一些变化，即更加积极、及时了。例如，胸管安放 72 小时无效就尽快行 VATS；对于复发性气胸病例，采用更积极的外科修补手术，首选

VATS。值得注意的是，严重的自发性气胸患者，麻醉时有可能因为正压通气而使胸腔内积气量急骤增加，引起严重的纵隔移位，所以麻醉前最好在患侧安放胸管，以确保安全。

20世纪90年代，北京协和医院胸外科曾为36例自发性气胸患者施行VATS，所有患者均有同侧反复多次气胸发作病史，曾反复胸腔穿刺和安放胸腔引流管。胸腔镜探查发现，22例在肺尖部有单个肺大疱，14例为多发性簇状肺小疱。肺大疱和肺内病变分别用钛夹夹闭基底部并切除，或用直线切割闭合器将其切除。同时，胸内喷撒适量滑石粉，并用纱布揩拭壁胸膜。胸腔引流管平均安放1.7天，住院时间3.8天。术后有8例一过性高热，最高达40℃，是对滑石粉的反应。VATS后随诊6个月至5.5年，患侧肺膨胀良好，未发现气胸复发。

2. 肺转移性肿瘤切除 切除肺转移性肿瘤可延长某些患者的生存时间。肺转移性肿瘤的手术指征原则上有3条：①原发灶稳定；②全身他处无转移；③肺转移灶集中在一侧或一个肺叶内。存在以下两种情况可以考虑肺转移性肿瘤切除：①切除转移性肿瘤虽不能延长患者生命，但临床上需要肺转移瘤的确切诊断；②切除转移性肿瘤后，患者生存期能够延长。常用的入路是后外侧剖胸切口或胸骨正中切口，手术并发症发生率为5%～14%，住院时间8～10天。Dowling成功地用VATS通过直线切割闭合器或激光等方法对72例肺转移性肿瘤进行切除，切除病变的直径平均为1.6cm（0.2～4.3cm），全部肿瘤均予切除，无单纯手术探查，病理检查提示，肿瘤边缘均至少有1cm宽的无瘤区。这组患者胸管留置时间和住院时间分别是2.1天和4.1天，7例出现并发症（10%），其中3例为肺断面漏气。

应用VATS切除肺转移性肿瘤有几个局限性：①这一技术只适宜切除周边型转移瘤；②术者不能用手直接探查肺，有可能找不到或遗漏小肿瘤。Roth等进行回顾性研究时注意到，45%的患者术前CT显示为单侧病变，而经正中胸骨切口探查发现存在双侧病变。

3. 肺减容手术 各种原因引起的慢性阻塞性肺疾病（COPD）由于呼气末肺残气量逐渐增多，最终使肺泡壁破坏，肺泡融合，形成张力性、大疱性肺气肿，胸廓的弹性和运动幅度减低，相对正常的肺组织被压迫，临床上出现严重的呼吸功能障碍。近些年来，应用肺减容手术治疗严重终末期肺气肿在临床上日渐增多。虽然肺减容手术不能从根本上治疗肺气肿，但是可以明显缓解患者的临床症状，其基本原理就是切除有张力的大疱性肺气肿，减少肺内残气量，降低胸腔内压，缓解对正常肺组织的压迫，纠正失衡的通气血流比例，从而改善呼吸功能。

肺减容手术可以通过胸骨正中劈开切口，同期进行双侧肺减容术，或者分次先后开胸进行双侧肺减容术。肺减容手术主要是切除肺边缘和肺上部已经形成大疱性气肿的肺组织（靶区），切除范围占肺容积的15%～25%，切除的肺组织过多，反而会使肺弥散功能下降。开胸肺减容手术围手术期的危险性较大。为了降低并发症的发生率，有学者用VATS进行肺减容，减小手术创伤，同时采用衬有心包片或可吸收性修补材料的直线切割闭合器，大大地减少了术后持续漏气的并发症。

理想的大疱性肺气肿患者的手术指征是胸内存在巨大的张力性肺大疱，或短期内大疱性肺气肿迅速进展，致使肺功能在相对短的时间内全面减退，而其余肺的结构相对正常。Wakabayashi等报道了22例用胸腔镜并二氧化碳激光技术进行的肺减容手术，术前患者的肺功能很差，第1秒用力呼气容积FEV_1占预计值的26%。2例患者术后死亡（1例心肌梗死，1例肺炎），手术死亡率接近10%，3例（14%）因有并发症而转为开胸。其余患者术后呼吸功能获得明显改善，术后3个月有11例患者进行肺功能检查，FEV_1、FVC和运动时间明显增加。Kaiser对23例患者采用VATS肺减容手术，无手术死亡率，所有患者的肺功能均有改善。其长期结果尚待确定。

北京协和医院胸外科曾对2例严重肺气肿患者进行VATS下肺减容手术，术前患者在静息状态下有发绀，需吸氧进行床边活动，肺功能检查FVC 560ml，占预计值的14.9%，FEV_1为480ml，占预计值的15%。采用VATS对双侧分别进行肺减容手术，胸管持续漏气4.5天。术后2周，肺功能检查FVC为2460ml，占预计值的56.9%，FEV_1为1960ml，占预计值的56.3%，活动自如，随访16个月，肺功能还在不断改善。

4. 肺叶切除术　应用 VATS 技术对肺癌进行肺叶切除是可能的。Kirby 等报道了 41 例周边型肺癌，其中 36 例成功地在 VATS 下进行肺叶切除、淋巴结清扫，并进行了确切的临床分期。患者采取侧卧位，胸腔镜头和摄像转换装置经腋前线第 7、8 肋间的套管进入胸腔，在腋后线第 7、8 肋间放入另一个胸壁套管，肩胛下胸壁再另做一 6cm 长的切口作为操作孔，允许较大的腔镜器械进入胸腔操作，同时也能使手术者更好地观察和触摸肺。这样的切口可以使手术者在 VATS 的引导下直接用器械进行操作，并能安全地、较容易地取出切除的肺叶标本。为了准确进行肺癌的临床分期，在肺门和纵隔各站淋巴结处取样活检，包括隆突下淋巴结、食管旁淋巴结、肺门淋巴结和下肺韧带淋巴结。在这组 41 例患者中，未出现严重手术并发症，5 例（12%）因为技术的原因需要转为常规开胸手术。平均住院时间 5.7 天。该研究结果提示，VATS 施行肺叶切除在技术上完全可行，但随诊的资料显示，在肿瘤复发率和患者生存期方面，VATS 的结果并不比开胸行肺叶切除更优越。

在一组前瞻性随机的研究中，对 55 例被确定为临床 I 期的非小细胞肺癌患者，将常规施行 VATS 肺叶切除与同期开胸肺叶切除进行比较，两组手术时间无明显差异，术中失血、胸管引流时间、住院时间、术后疼痛也均无差异。开胸组并发症似乎更多一些。由于此研究中两组随诊时间不够长，因此肿瘤长期局部控制和生存时间的比较尚无结论。这一研究表明，VATS 肺叶切除尚不能取代开胸手术，因为 VATS 肺叶切除的优点尚不十分明显。目前，对于临床上 I 期的肺癌，VATS 下施行肺叶切除远期效果的影响已无明显争论，但对于超过 I 期的肺癌，VATS 肺叶切除还不能使人完全信服，主要问题是淋巴结清扫的彻底性。

VATS 下施行肺叶切除和全肺切除是 VATS 技术从成熟向高难度方向发展的标志。中国香港威尔斯亲王医院报道了 59 例临床 I～II 期非小细胞肺癌经 VATS 肺叶切除的经验，除了肺叶切除，患者的肺门和纵隔淋巴结均可通过 VATS 进行广泛清扫。但有 1 例在术后 3 个月出现了切口瘢痕中肿瘤种植性转移。

从肿瘤学的角度来说，无论是 VATS 肺叶切除还是开胸肺叶切除，手术成功的核心标准是获得长期生存。要证明 VATS 与传统的开胸手术效果相当，需要大样本前瞻性随机多中心试验。由于多数患者更倾向于微创技术，他们并不在意是否有足够的研究证据支持，这就导致很难获得足够多的样本量进行前瞻性研究。两项回顾性的荟萃分析显示，与开胸肺叶切除相比，VATS 肺叶切除术可以获得不低于甚至可能更高的生存率。另外，还可以从以下的几组研究数据对比中看到 VATS 肺叶切除术改善肺癌患者长期生存的趋势：三组研究显示，VATS 肺叶切除术后病理为 IA 期的肺癌患者，术后 5 年生存率分别为 63%、78%、97%。另外两组研究显示，开胸肺叶切除术后病理为 IA 期的肺癌患者，术后 5 年生存率分别为 61%、82%。有人提出，与开胸手术相比，VATS 能获得较高的长期生存率是由于炎症介质 IL-6 和 IL-8 减少。提示术后炎症反应降低可以促使免疫系统更有效率地监测和消灭肿瘤细胞。

从局部复发的角度看，三组研究报告的 VATS 肺叶切除对临床分期为 I 期、II 期的肺癌术后局部复发率约为 6%，随访时间分别为 25 个月、38 个月、60 个月。而另一组研究报告中，传统开胸肺叶切除治疗临床分期 IA 期的肺癌患者术后局部复发率为 6.4%，随访时间 54 个月。对于切口复发，随着内镜取物袋的广泛应用，VATS 术后出现切口复发的比例已经下降至 0～0.57%。

多项研究结果表明，对于常规纵隔淋巴结清扫的影响，开胸术较 VATS 的优势可能微乎其微，对于总的手术疗效并无明显影响。Sagawa 等报道，如果在 VATS 肺叶切除术后再转为开胸手术继续清扫淋巴结，那么在后续的开胸手术中，平均只增加 1.2 个淋巴结（2%～3%），这对患者的临床分期判断和预后没有实质性影响。需要注意的是，以上说的淋巴结清扫主要指早期肺癌的淋巴结清扫，目的以采样为主，是为了明确病理分期。而对于进展期肺癌，肺门或纵隔淋巴结较多、较大、较硬，此类情况则不属于常规的淋巴结采样，而是属于根治性清扫，往往难度较大。这时选择 VATS 肺叶切除术则需慎之又慎。

综上，VATS 肺叶切除治疗肺癌在技术上已经日渐成熟，甚至是单孔 VATS 都已经被广泛尝试并应用于临床。然而，在 VATS 的适应证方面还存在某些争议和差异，这与各单位开展 VATS 的早晚、积累经验的多少、手术医师的喜好及操作熟练程度有关。但是正如美国国立综合癌症网络（NCCN）指南指出的，VATS作为肺癌手术备选方案的前提，就是必须要确保手术切除的完整性和安全性。笔者对此深表赞同，在任何情况下，都不要为了做VATS而做VATS，一定要从手术的核心目标——长期生存出发，把保证手术质量和安全放在第一位。

5. 肺棘球蚴病的治疗　肺棘球蚴病是细粒棘球绦虫幼虫在肺部寄生引起的疾病，是牧区常见的一种人畜共患的肺部寄生虫病。人是细粒棘球绦虫的中间宿主，被终宿主犬的粪便污染过的食物被人吞食，虫卵由于消化液的作用脱壳，六钩蚴侵入肠壁，经静脉回流进入肺部，发展成囊肿。肺棘球蚴病的囊肿分为外囊和内囊，外囊是宿主形成的纤维包膜，内囊是虫体本身。有时囊肿巨大，容积可达数百毫升甚至上千毫升。我国新疆哈密地区的医院报道用VATS切除肺包囊虫囊肿，在VATS下切开巨大的囊肿，清除内囊，并用苯酚酸处理外囊内壁，取得了成功，积累了较丰富的治疗经验。

（三）胸腔镜在其他手术方面的应用

1. 纵隔肿瘤切除　纵隔肿瘤种类多，根据其发生的位置不同，肿瘤的性质也各不相同。纵隔肿瘤大多为良性。常见的纵隔肿瘤包括胸腺瘤、畸胎类肿瘤、神经源性肿瘤。各类囊肿包括心包囊肿、肠源性囊肿、支气管源性囊肿等。良性纵隔肿瘤可以尝试用VATS进行切除。北京协和医院胸外科曾对8例纵隔肿瘤患者进行VATS治疗，其中包括3例后纵隔神经源性肿瘤，2例心包囊肿，2例纵隔畸胎瘤和皮样囊肿，1例前纵隔胸腺瘤。VATS术中特别应当注意的是，有时后纵隔神经纤维瘤呈哑铃状，一部分位于纵隔内，一部分位于椎管内，VATS切除纵隔内神经纤维瘤要注意仔细止血，以免引起椎管内肿瘤残面出血，压迫脊髓。对于哑铃状神经源性肿瘤，需要胸外科与神经外科协作共同处理。

胸腺切除治疗重症肌无力是临床的经验治疗，以往多采取经胸骨正中切口切除全部胸腺组织，包括正常胸腺、增生的胸腺、同时伴有良性或恶性胸腺瘤的胸腺及纵隔的脂肪组织。香港报道了

10例在VATS下进行胸腺切除治疗重症肌无力的病例，其治疗结果与正中胸骨切口胸腺切除组无明显差异。正中劈开胸骨切口治疗重症肌无力创伤较大，现在已经完全被VATS所代替。

2. 胸导管结扎　北京大学第三医院胸外科报道用VATS为1例创伤性乳糜胸患者进行胸导管夹闭术，术后乳糜胸消失。笔者也曾为原发性乳糜胸、乳糜心包的患者进行VATS胸导管低位夹闭、心包开窗，边缘锁边缝合术，效果良好。笔者团队也为食管癌术后乳糜胸的患者用VATS结扎胸导管进行治疗，预后较好。

3. 胸交感神经链切断　手汗症在中国南方较常见，患者的手掌常年汗湿，严重的可沿手指向下滴汗。用VATS在胸交感神经链T_3，T_4部位切断，对手汗症治疗可有立竿见影的效果。

4. 食管、贲门疾病　自从1993年Cllard报道对浸润性食管癌用VATS进行整块切除以来，VATS下食管癌切除技术发展迅速并逐渐成熟。沈阳军区总医院报道了8例非浸润型食管癌VATS切除，肿瘤长度4～8cm，其中5例临床分期为ⅡA，2例为ⅡB，1例根据食管癌的临床分期系统归为T4N0M0。在胸腔内采用VATS游离食管，在腹部和颈部各做一切口，通过腹部切口游离胃体，将胃体和胸段食管经颈部切口提出，切除胸段食管，在颈部进行食管和胃吻合。应当指出的是，有些浸润性食管癌如侵犯主动脉弓和左主支气管膜部，即便是在直视下，手术也有相当的难度，此类患者无VATS或开胸手术适应证。目前国内很多医院已经开展腔镜下食管癌切除，圆形吻合器行食管 - 胃弓上吻合术，或改用直线切割缝合器吻合，大大减少了吻合口狭窄的问题。

浙江大学医学院附属邵逸夫医院报道了在VATS下为4例贲门失弛症患者进行食管下段肌层切开术（Heller手术），临床效果良好。

5. 心血管疾病　VATS下进行心包开窗治疗良性或恶性心包积液，使心包内的液体引流入胸腔，再通过胸腔引流管引出体外。采用双腔气管插管、单肺通气技术，手术操作者可通过胸腔镜清楚地看到纵隔结构，进行心包开窗在技术上无困难。Hazelrigg等对35例药物治疗和心包穿刺治疗无效的患者在VATS下进行心包开窗，无手术并发症。但是，对于恶性肿瘤引起的大量心包积液，将液

体引入到胸膜腔是否合适，还存在争论。笔者所在医院开展了局部麻醉下剑突下开窗心包引流，手术方法简单、微创，而且有效，非VATS能及。

VATS在心脏外科方面的其他应用还有VATS钛夹夹闭未闭的动脉导管。Laborde和南京军区福州总医院和白求恩国际和平医院在这方面均有尝试，并报道取得了较好的效果。

目前，某些心脏外科医师尝试采用微创切口进行冠状动脉搭桥手术，应用VATS游离乳内动脉，然后小开胸下进行心脏不停搏左乳内动脉与左前降动脉搭桥手术，或在VATS下进行激光心肌血管重建术。

三、胸腔镜手术的并发症

（一）并发症

已知胸腔镜的并发症包括出血、脓胸、伤口感染、持续漏气、沿套管途径的肿瘤种植和死亡。总结胸腔镜手术并发症总的发生率存在一定的困难，因为其与适应证的选择、麻醉方式、手术器械、患者的类别和手术者的经验等许多方面有关。

VATS术后皮下气肿的发生率为0.5%～7%。感染在1145例患者中仅有5例（0.4%），术后发热的发生率为16%。持续漏气在一组817例患者中的发生率为2%。Page回顾性地总结了121例全身麻醉下采用胸腔镜进行疾病诊断，总的并发症发生率为9.1%，主要是呼吸系统并发症。

胸腔镜胸内喷撒滑石粉的并发症很少。Lange等研究了经胸腔镜喷撒滑石粉治疗自发性气胸后22～35年的患者，发现仅有个别轻度限制性肺功能损害。胸内喷撒滑石粉可引起发热（16%）和疼痛（9%）等其他不良反应，在大剂量胸膜腔内滑石粉喷撒后，偶尔可引起ARDS或急性肺炎。对年轻患者，特别是将来有可能需要肺移植者应当慎重，因为滑石粉可引起闭塞性胸膜炎和纤维化，增加以后开胸手术的困难和并发症。

（二）死亡率

Bourtin等回顾了4300例临床经胸腔镜治疗的患者，其死亡率小于1%。Page报道的121例患者中，1例（0.7%）围手术期死亡。Ohri报道的100例患者中，术后死亡5例（5%）。美国VATS研究

组报道了包括40个研究中心统计的1820例患者，共死亡38例（2.1%），在这一大组患者中无1例术中死亡。总的胸腔镜围手术期死亡率为0～9%。

四、围绕胸腔镜技术的争论

目前，尚不清楚哪种麻醉技术对诊断性胸腔镜最合适。有些对比研究证实，局部麻醉安全而有效。然而，在手术室里应用双腔气管插管、单肺通气技术，视野清晰，并且在需要的时候很容易可转为开胸，有明显的优越性，但此方法耗时、费用也高。对不明原因胸腔积液用胸腔镜进行常规检查也存在不同意见。最近有报道称，对于数次常规胸膜活检未能做出诊断的患者，采用胸腔镜可获得确切诊断，证实胸腔镜能提高诊断率。然而，对恶性肿瘤引起的胸腔积液患者，胸腔镜检查虽能明确诊断，但不延长患者生存期，且检查费用很高，对此类患者是否值得应用？同样，恶性胸膜疾病患者的预后不佳，是否还有必要进行胸腔镜检查？除非将来出现有效的治疗方法，其他可测定的参数，如增进舒适程度、住院天数和费用等，均需要进一步对比研究。

胸腔镜外科的费用问题越来越受到重视。VATS应用的一次性器械和消耗品价格昂贵，如何可以做到反复使用以减少费用？另外，VATS明显减少术后疼痛、缩短住院时间，使患者可早日返回工作岗位等，这些又很难用医疗费用来衡量。

五、总　　结

现代胸腔镜技术为诊断和治疗各类胸部疾病提供了一种微创伤的方法。认真选择VATS患者，严格限定手术指征，熟练掌握胸腔镜技术和标准手术步骤，均能减少VATS临床应用的并发症。当然，手术费用和相对耗时较长也是制约VATS广泛开展的另一个问题。从某种意义上讲，VATS"延长"了外科医师的手，"拓宽"了内科医师的眼，VATS在临床应用上有着广阔的前景。但应当提出，VATS和常规开胸手术在诊断和治疗胸内疾病中各自扮演着重要角色。

（任　华　肖　博）

第三节 电视辅助胸腔镜食管外科

近来，内镜外科在食管病变，尤其是在治疗胃食管反流性疾病（GERD）方面发挥了越来越大的作用。对于原发性食管运动功能紊乱也有一定的治疗价值。然而，这些病变不太常见，因此很多外科医师应用内镜治疗此种疾病的经验有限。在食管癌的治疗上，内镜外科技术也很欠缺。本节的目的就是总结前人的经验，探讨胸腔镜在治疗食管良恶性病变方面的适应证、疗效及可能出现的并发症。

一、胃食管反流性疾病

1. 概述 在内镜食管外科领域，近年来最大的进展是治疗 GERD。治疗胃食管反流从开胸手术到电视内镜技术的转变，不仅取得了相同的治疗效果，而且减少了术后疼痛，恢复快，缩短了住院时间，最终减少了治疗费用。尽管胸腔镜已经应用于胃食管反流的治疗，而且确定了手术适应证，但腹腔镜在这方面的应用更早些，最早的报道见于 1991 年。

腹腔镜抗反流手术和开腹手术治疗的手术指征是相同的。在一段时期内，人们曾经认为症状明显且对药物治疗无效的 GERD 患者，或出现 GERD 并发症的病例，才适宜手术治疗。对于不太严重的 GERD，开腹手术可能导致的并发症较疾病本身对患者更危险。但是，事实表明，在腹腔镜手术出现之前，外科手术治疗 GERD 就起着极大的作用。在药物治疗 GERD 方面，强力的抑酸剂对相当多的患者产生良好的反应，但是复发率很高。很多患者为了控制症状和预防复发，常常需要长期服用昂贵的药物维持治疗。在外科治疗方面，由于更深入地理解了 GERD 的病理生理和控制贲门作用的机制，改进了开腹抗反流的手术方法，外科手术治疗的效果更好且不良反应更少。尽管如此，因顾虑开腹手术的巨大创伤和相关的并发症，许多患者仍不愿或不敢选择外科手术治疗。随着微创科手术治疗 GERD 的发展，人们发现尽管腔镜重复着早已成熟的开腹修补的每一步操作，却能取得确定的或更好的控制症状和反流的效果，无明显并发症，减少了长期药物治疗的费用，因此微创外科手术具有极大的吸引力。腔镜手术治疗 GERD 已被患者和有关医师广为接受，其似乎可以扩大抗反流手术的适应证（包括那些反流不太严重的患者），但是实际上手术适应证仍与以前一样，没有较大的改变。

在最早期的报道中，巨大食管旁疝、短食管或多次手术被认为是腹腔镜手术治疗 GERD 的禁忌证。随着经验的积累，有些报告称，即使在上述情况下，腹腔镜手术也取得了成功。这里着重强调首先要在不太复杂的病例中取得足够的经验后，再开展复杂手术。过度肥胖患者往往伴有巨大肝左叶，影响显露食管裂孔，使腹腔镜手术无法进行，不得不转为开腹手术。所以部分医师认为过度肥胖是腹腔镜手术治疗 GERD 的禁忌证。Yang 等建议，此时可以采用胸腔镜做 Belsey Mark Ⅳ 胃底折叠术。

2. 操作技术 一些大组报告（尤其是北美）赞同使用腹腔镜做 Nissen 胃底折叠术治疗 GERD。术前食管运动功能有损害者，可施行 Toupet 式后侧部分胃底折叠术。Horgan 和 Pellegrini 发表的综述都详细地描述了 Nissen 和 Toupet 术式。

在过去的 50 年间，开腹抗反流手术已经形成了一套完整的手术原则。内镜抗反流手术遵循以上原则，不再过分强调术前评估病情，也无须过多考虑采用何种手术方法来满足患者的主客观要求。由于腹腔镜手术按开腹修补手术的步骤进行，因此对内镜外科医师的技术要求不应过高。早期文献报道腹腔镜手术常引起多达 30% 的患者术后出现暂时性吞咽困难，近年来随着常规切断胃短血管，术后的这种合并症几近消失。常规缝缩两侧膈肌脚可降低修复滑脱和食管裂孔疝复发的危险，此点在早年手术时常被忽略。重要的一点是要求无张力修复，现在已经开展了腹腔镜下采用微创外科延长腹段食管的 Collis 胃成形技术。

3. 结果 腹腔镜抗反流手术的疗效尚缺乏长期的随访结果，但短期效果非常好。在三个北美医疗机构报道的大量病例中，分别有 198 例、232 例和 300 例患者进行了治疗，得到相似的经验和结果。在这些病例中，95% 以上的患者获得满意疗效，90% 以上的患者术前症状得到了有效控制。

在这些病例中腹腔镜转为开腹手术占 1%～3%，主要原因是腹部严重粘连或巨大的肝左叶影响术野显露。患者术后平均住院日 2～3 天。其他的资料也显示腹腔镜手术比开腹手术住院日缩短。总体看来，腹腔镜手术的整体花费更低些。

4.并发症　腹腔镜抗反流手术的开展受到了手术难度和并发症的挑战。早期报道有 2%～5% 的患者需再次手术以解除吞咽困难、修补滑脱或食管裂孔旁疝。改进了早期开腹手术技巧以后，对相当多数量的此类患者应用腹腔镜手术操作更容易。在早期发表的手术治疗经验中，有 20%～30% 的患者术后短期出现吞咽困难，其中 2% 的患者需要至少 1 次的食管扩张治疗。Horgan 和 Pellegrini 报道其治疗的 100 例患者，由于手术技巧的改进，无 1 例出现吞咽困难。

术后气胸发生率不到 2.5%，大部分不需要插管引流。Adelaide 等报道，对早年与近年腹腔镜术后并发症发生率的比较结果充分肯定了经过学习积累经验的效果。随着经验不断丰富和技术日臻完善，胃和食管穿孔的危险性也在逐渐减少。文献上曾提到肠系膜静脉血栓的并发症，它可能和气腹的压力变化有关。此外，深静脉血栓、肺栓塞、切口感染及医源性被迫脾切除的危险似乎也较开腹手术更低。

5.争论　尽管还没有出现长期随访结果的报道，但小数量病例 2 年随访的结果还是令人满意的。到目前为止，有学者回顾性对比了腹腔镜手术和开腹手术，在整体花费和术后早期不适主诉方面存在明显差异，但是在短期和长期并发症、早期的疗效能否维持等方面，两者是否存在差别，还没有任何随机对比试验来加以证明。目前有文章描述了不同类型的完全和部分胃底折叠术及修补术的情况，正如开腹手术的文献报道一样，其结论也不尽相同。总而言之，腹腔镜抗反流手术在近 6 年内得到了快速发展，成绩显著，但其疗效还有待长期随访。早期的良好效果能否保持，以及到目前为止报道的结果能否被更多人所证实，尚待进一步验证。

二、原发性食管运动功能紊乱

对于贲门失弛症，可采用胸腔镜肌层切开术治疗。

1.适应证　仅有一份对比肌层切开手术和气囊扩张治疗贲门失弛症的前瞻性随机对照研究结果表明首选为手术治疗。Ferguson 总结了上述两种治疗方法的结果，在其大篇幅的回顾性总结后，最终也支持手术治疗。尽管有上述结论，但支持气囊扩张者仍认为外科手术较气囊扩张并发症多、花费大，并坚持气囊扩张是治疗贲门失弛症的首选方法。微创外科手术治疗贲门失弛症，除了与手术本身有关的并发症和花费外，其治疗效果和传统开胸手术相同。

胸腔镜肌层切开术适合所有症状明显且愿意接受手术治疗的贲门失弛症患者，这些患者也适于做气囊扩张或传统的开胸肌层切开。既往曾有左侧开胸史、有不全肌层切开史或不能耐受单肺通气（很少）者，均不宜做胸腔镜手术治疗。术前应做 24 小时 pH 检测，尤其是既往曾做过气囊扩张的患者。若存在反流，应增加抗反流措施。多数内镜外科医师更喜欢选用腹腔镜切开肌层然后再行修复来达到治疗目的。既往曾做过气囊扩张术并不是胸腔镜的禁忌证。理论上说，贲门肌层切开对食管高度扩张的患者疗效欠佳，但事实并非如此，有时效果也很满意。除胸腔镜贲门肌层切开术外，另外一种治疗的选择就是食管切除术。因为胸腔镜手术操作损伤小，所以不管食管扩张程度如何，均应首先尝试做胸腔镜肌层切开术。

2.胸腔镜贲门肌层切开术　Shimi 等在 1991 年首先描述了应用腹腔镜治疗贲门失弛症的微创手术。Sinanan 和 Pellegrini 报道了 4 年内连续做的 36 例内镜贲门肌层切开术，这是目前报道的胸腔镜肌层切开术例数最多的一组经验，有关手术操作细节的描述也非常清楚。要安全顺利地完成胸腔镜贲门食管肌层切开的要点：①进行胸腔镜操作的同时使用可弯曲光纤食管镜；②烧灼或切断食管环状肌纤维之前，将肌纤维提离黏膜下层，以避免烧伤黏膜造成迟发性食管穿孔；③牢记最困难的解剖部位在贲门食管结合部，此部位的黏膜很薄，更容易出血和穿孔。

胸腔镜肌层切开的同时应用纤维食管镜辅助，是保证手术安全和成功的关键。食管镜辅助有助于确定肌层切开是否完全并可调整切开的长度和深度，减少食管穿孔的危险并避免肌层切开不全，同时也防止了术后胃食管反流。使用纤维食管镜的其他优点：①更好地确定解剖食管的起始点；②将肌层切开部位置于术者视野内，减少在该处不必要的反复来回移动和重复解剖；③通过食管镜注入气体和抽出气体，有助于分离肌层切开边缘；④及时发现并确定小的穿孔；⑤术中胃肠减压，否则胃充气膨胀，抬高膈肌，影响远端食管充分暴露；⑥抽出残存食管内气液物，并行胃肠减压。

3. 效果　胸腔镜肌层切开术的早期疗效优于开胸肌层切开术，在 Sinanan 和 Pellegrini 的病例中，92% 的患者术后生活质量较术前改善。一组早期报道对 17 例患者的检测发现，食管下括约肌的压力较术前降低，从平均（33.5 ± 7）mmHg 下降到（14 ± 5）mmHg。

4. 并发症　主要并发症包括黏膜撕破，肌层切开不完全导致持续性吞咽困难，胃食管反流症状（出现在不足 10% 的患者中），这些并发症多发生在胸腔镜开展的早期阶段。其他并发症还有出血、食管黏膜灼伤造成的迟发性穿孔。在 Sinanan 和 Pellegrini 的报道中，对 16 例肌层切开患者进行了术后 24 小时 pH 检测，发现 8 例不正常，该组 36 例患者中仅有 1 例有食管反流症状。所有肌层切开患者术后晚期均有可能发生食管反流，因此对这些病例应进行长期随访。

5. 争论　过去数十年间，有关开胸肌层切开术价值的争论继续存在于今天微创外科手术领域。从膈肌上还是膈肌下做肌层切开术？是否应常规加做抗反流手术？近端肌层切开应多长？远端又应多长？在对贲门失弛症的治疗中，至今还没有试验结果证实腹腔镜肌层切开术和胸腔镜肌层切开术孰优孰劣，报道的两种操作早期结果大致相似。

支持胸腔镜手术者认为经膈上解剖胃食管操作简单，能保护食管下括约肌功能，降低术后发生反流的危险，因此无需进行附加抗反流操作。胸腔镜肌层切开术后 24 小时 pH 测定的原始资料很少，但该组异常反流发生率达 50%，已引起人们注意，对此尚需要更多的随访资料。

腹腔镜肌层切开术结合抗反流的早期结果较为满意，尽管也缺少长期随访结果，但疗效与开腹手术的效果相似。Dor 和 Toupet 的部分胃底折叠术被广泛采用。另外，增加胃底折叠术的优点：①覆盖并保护裸露的黏膜层；②保持切开的肌层切缘分离。对于单纯贲门失弛症患者，胸腔镜近端肌层切开更长，腹腔镜自膈下切开远端食管肌层的长度受限，限于 $5 \sim 6$cm。

作为贲门失弛症的主要治疗手段，内镜肌层切开术的价值和指征正逐渐确立。内镜肌层切开术既安全又立竿见影，且没有传统开胸或开腹手术带来的并发症和高额花费，其似乎具备了气囊扩张和开放式肌层切开两者的优点，创伤小且成功率高。

三、其他原发性食管动力紊乱性病变：胸腔镜扩大肌层切开术

1. 适应证　弥漫性食管痉挛和钳闭式食管病变在历史上均属于非外科治疗的疾病，但是大部分病例内科治疗却无效。然而，如贲门失弛症一样，有报道指出外科治疗弥漫性食管痉挛和钳闭式食管病变有良好的效果。但是开胸手术带来的并发症和高额花费限制了外科治疗的开展。如果微创手术能获得与开胸肌层切开术相同的或更好的疗效，那么微创手术有可能成为治疗这些病变最理想的方法。

胸腔镜与开胸扩大肌层切开术具有相同的手术指征。术前进行食管测压，可以提供制订肌层切开的范围以胸腔入路方案所需的信息。大部分患者蠕动异常集中在食管下段，肌层扩大切开术从主动脉弓水平向下就足够了。因此，从任何一侧胸腔都可以进行手术。然而，偶有患者需要在近端做更长的肌层切开，这样从右侧胸腔入路更可取。术前确诊为局限性食管痉挛，通过左侧胸腔镜操作，可以做到贲门肌层切开足够长。

胸腔镜扩大肌层切开术唯一的禁忌证是既往有右侧开胸史，而且患者需要在主动脉弓水平以上做扩大肌层切开。曾有左侧开胸既往史，远端的肌层切开需通过右侧径路来完成。若存在上述情况者做贲门肌层切开术，则需要腹腔镜切开远端肌层。

2. 技术操作　操作技术和原理同贲门失弛症远端肌层切开术。需要强调的是同时使用食管镜的重要性，其有利于充分和安全地解剖食管。

3. 结果　到目前为止，最大组的胸腔镜扩大

肌层切开术是 Patti 等报道的 10 例弥漫性食管痉挛或钳闭性食管病变。9 例单独用胸腔镜，1 例胸腔镜合并腹腔镜同时做膈上憩室切除和胃底部分折叠。据报道，9 例（占 89%）胸腔镜扩大肌层切开术中的 8 例患者术后疗效较佳或良好。

4. 并发症　理论上，与任何内镜肌层切开术的并发症相同，术后反流症状（pH 测定阳性）是一个需要引起注意的问题。

5. 争论　从迄今获得的少数报道中很难得出结论。术后反流发生率较高，其他结果还需要进一步随访。强调处理难度较大的病例应常规加做胃底部分折叠术为佳。

四、食管平滑肌瘤

1933 年，Ohsawa 首次提出，绝大多数食管平滑肌瘤的首选治疗方法是经胸食管平滑肌瘤剜除术。食管平滑肌瘤多为单发、壁内生长的肿瘤，肿瘤和附近肌层的关系较疏松，且常位于黏膜下，轻轻地钝性剥离即可将其去除。这些黏膜下的良性肿瘤更适合胸腔镜摘除，文献上已经出现了少量的这类报道。

1. 指征　随着现代影像技术及纤维内镜和超声内镜的发展，良性平滑肌瘤术前基本上都能获得确定的诊断。面对一个覆有完整黏膜的典型壁内平滑肌瘤，不必通过内镜活检获取组织学的诊断。此类肿瘤活检的阳性率极低，更主要的原因是活检会破坏黏膜完整性和损伤黏膜下间隙，增加了摘除平滑肌瘤的困难和术后食管穿孔的危险性。

凡是有临床症状、体积较大，估计手术可以切除的平滑肌瘤，都应接受手术摘除，除非以前做过开胸手术或者不能耐受单肺通气麻醉，其他情况的平滑肌瘤开始都应试行胸腔镜摘除术。对于小的、无临床症状的平滑肌瘤，处理上仍存在争议。既往曾做过内镜活检并不是胸腔镜手术的禁忌证，但是增加了摘除手术撕裂黏膜的危险，一般活检 2 周后方可行摘除手术。平滑肌瘤较大、环绕食管生长、术前怀疑为恶性食管间质瘤，均应行开胸手术。

2. 操作技术　应用传统的胸腔镜技术和原理，多数平滑肌瘤经右侧胸腔摘除，但是位于食管远端 1/3 的平滑肌瘤并伴有症状的裂孔疝或伴有膈上憩室者都应经左侧手术。此外，图像显示肿瘤较大、主要在左半胸且位于主动脉弓水平以下者，应经左侧手术。术中同时应用纤维食管镜通过管腔内透射光来帮助定位较小平滑肌瘤。术中和术后通过食管镜向食管腔内注入气体，能帮助明确解剖平面，也有助于检查黏膜的完整性。此外还可用食管探条来帮助解剖。为达到上述目的，Izumi 等还在食管镜上安装了球囊，用来扩张食管管腔。通过纵向分离肿瘤表面的肌纤维显露肿瘤后，在其上缝一短的牵引线能方便进行下一步解剖。当肿瘤和黏膜紧密粘连时，可能需要切割闭合器来切除肿瘤。

肿瘤摘除术后应检查黏膜是否完整，将肿瘤摘除的部位浸入水或生理盐水内，同时通过食管镜向食管腔内注气，检查有无破隙。原则上讲，所有内镜切除的实性肿瘤都必须放入内镜袋内取出，包括食管平滑肌瘤。尚未见到有关平滑肌瘤（非间质瘤）术后局部复发或恶变的报道。

3. 结果和并发症　数量最多的一组胸腔镜下平滑肌瘤摘除是 Bonavina 等报道的，他们尝试用胸腔镜摘除食管平滑肌瘤手术 8 例，6 例成功，1 例肌层切开术后出现了有症状的假性憩室，8 个月以后，通过开胸手术将两侧裂开的肌缘单纯缝合，成功修复了该憩室。

4. 争论　对小的、无症状的平滑肌瘤是否进行手术存有争议，胸腔镜技术出现后争议仍然存在。开胸手术带来的并发症和花费使小的无症状的、经超声内镜证实的良性平滑肌瘤趋向于保守治疗。他们认为，肿瘤直径小于 2cm、边缘光滑、质地均匀者不需手术，且食管平滑肌瘤不会恶变，建议定期超声内镜随诊即可。此外，非常小的平滑肌瘤胸腔镜也很难辨认出来。相反的观点认为，多次重复超声内镜，花费大且过程烦琐，不如一次性胸腔镜摘除术好。关于这个问题还需要做更多的研究工作。

切除较大的平滑肌瘤后，为避免将来影响食管的蠕动功能，最好将切开的肌层缝闭，此外黏膜若有破损更应妥善修补。研究者对小的、无并发症的肌肉缺损是否缝合持有不同观点，支持者指出即使短小的食管中段肌层切开，也有发生假性憩室的潜在危险，只不过这种并发症非常少见。另外，在切开肌层摘除平滑肌瘤后，有发生胃食管反流及食管炎的可能。对于小的肌层缺口，尤其是距胃食管结合部较远的小缺口，不缝合是否会导致胃食管反流发生，文献中还未见到结论性的报道。在所有食管平滑肌瘤摘除后，为了保持食管管腔的通畅度，就要将切开的肌缘缝合，这种观点的科学依据尚显不足。

五、其他食管良性病变

临床上已经尝试用胸腔镜进行各种食管良性病变的治疗，但是成功的多数是个案报道，缺乏大数量的研究分析。这些病变包括医源性食管穿孔修补和食管前肠源性囊肿完整切除。当部分囊肿与重要组织紧密粘连时，可选择囊肿部分切除，保持重要组织的完整性，但遗留的囊肿黏膜层必须彻底烧灼或激光摘除。另外，还有少数报道采用腹腔镜经食管裂孔行膈上憩室切除术、贲门肌层切开术及胃底折叠术。

六、胸腔镜治疗食管恶性肿瘤：内镜下食管癌切除术

使用各种内镜，如胸腔镜、腹腔镜或纵隔镜，辅助或直接施行食管切除术的各种方法已有报道。以下讨论各种内镜的使用情况。

1. 电视辅助胸腔镜食管切除术——三野技术　许多研究小组报道了小例数的使用胸腔镜经胸、腹正中及颈部切口做食管切除术的结果。还有报道对电视胸腔镜食管切除术（VATE）进行根治性食管癌整块切除和标准的经胸食管解剖术进行了比较。同开胸手术一样，胸腔镜在可视和可控情况下能够充分游离胸部食管（包括周围组织）并避免了开胸相关并发症，尤其是减少了术后早晚期胸痛和肺部并发症。1995 年，Gossot 等报道了 29 例 VATE，其中 24 例为食管癌切除术，5 例因故取消 VATE，改为开胸手术。在 VATE 完成的病例中，21% 出现肺部并发症，21% 发生吻合口瘘，超过 10% 有喉返神经麻痹。他们的结论是 VATE 是可行的，但与标准开胸手术相比无真正的优势。Collard 等也发表了相似的结论，认为 VATE 可行，与开胸术一样也可进行淋巴结清扫，短期生存率和复发率与开胸手术无区别。但不管

怎样，VATE 与常规开胸手术相比无显著优点。其他报道也显示了类似的结果和并发症，结论基本相似。在 1995 年发表的评论中，Perniceni 总结了 114 例 VATE 结果后，得出的结论是超过 20% 的患者出现肺部并发症，此数字与文献上开胸手术的结果相似。应该是众多的因素造成了术后并发症，而胸壁疼痛仅起次要作用。当时最好的疗效是 Akaishi 等报道的 39 例 VATE 的结果。

2. 电视辅助胸腔镜 Ivor Lewis 食管切除术　另外一种胸腔镜的应用方法是在两个术区进行切除和吻合，即 Ivor Lewis 术式。先做腹部手术游离胃，再经右胸入路胸腔镜切除食管，如同借助双层切割闭合器（double staple）在胸内完成吻合术。Robertson 等用这种方法做了 17 例手术，其中 4 例转做开胸手术，手术死亡率为 12%，吻合口瘘为 18%，30% 发生了肺部并发症。他们的结论是上述通过胸腔镜经两个部位做食管切除的方式无明显优点。

3. 腹腔镜 - 胸腔镜 Ivor Lewis 食管切除术　对电视胸腔镜 Ivor Lewis 食管切除术的效果不满意，临床认为开腹手术是术后并发症的主要原因。Perniceni 等改变了手术方法，先做腹腔镜手术，再做胸腔镜辅助右前外侧开胸术。

已经表明 VATE 临床可行，但多数报道显示，围手术期的并发症和死亡率仍较高，VATE 与开胸手术相比并无优势可言。

4. 电视内镜下经裂孔食管切除术　借助颈部内镜解剖食管进行切除术，主要是方便经食管裂孔做食管切除术，从而改进游离食管方法，减少术中出血和喉返神经损伤。Buess 发明了一个铃形纵隔镜，并于 1989 年首次应用于临床。在完成标准的颈部切开后，在可视条件下从上方用纵隔镜游离食管。为了减少手术时间，可让另一手术组同时做开腹手术。1994 年，Buess 等报道了 35 例经这种方法手术的结果，平均手术时间是 3 小时 20 分钟，出血量平均降到 84ml。其中 2 例出血较多，1 例术中撕破气管转为开胸手术。7 例有呼吸系统并发症，7 例喉返神经损伤，7 例吻合口瘘，其中 2 例术后死亡。

1994 年，Bumm 和 Siewert 报道了 57 例颈部内镜下游离食管切除术，该组 2/3 的死亡病例由吻合口瘘败血症导致。这项操作技术主要适于气管

分叉水平以上的食管解剖，目前用于切除早期较小的食管肿瘤。此技术的优点是可以同时进行腹部和纵隔解剖，因此缩短了手术时间。但此项技术在解剖淋巴结时存在严重弊端，其很少能完全清扫淋巴结。而且，有可能发生严重的出血、气道损伤及喉返神经损伤。在该两组病例报道中有6例死亡，其中4例是由吻合口瘘引起全身感染导致死亡，死亡率略偏高，可能是由于加长的器械自上而下游离胸廓入口及纵隔时造成的创面过大，若发生颈部吻合口瘘，渗漏物常积聚在创面深处，很难采取低位引流的局部措施成功处理吻合口瘘。

七、经腹部内镜下解剖食管切除术

在食管切除术中，另一种应用内镜技术的方法是通过食管裂孔向上，既可通过开腹（电视内镜下经膈肌食管切除术），也可用腹腔镜（腹腔镜经食管裂孔食管切除术），减少了纵隔解剖的盲区。1996年，Coral等报道了12例电视内镜下经膈肌食管切除术，尽管是晚期肿瘤（所有病例都是Ⅲ期，其中4例与周围组织紧密粘连），但12例都获得了成功，虽然无1例死亡，但术后42%的患者发生了肺炎。1995年，De Paula报道了12例腹腔镜经食管裂孔食管切除术，术后病理示良恶性肿瘤都有。方法是用腹腔镜做腹部和纵隔的食管解剖，然后将食管从颈部拉出并行吻合。

这些较少例数的报道表明这些方法可以施行，但与开腹手术相比无明显优点，还需要更多的例数和随访来证实此方法的可靠性。两者比较腹腔镜经裂孔操作看来似乎更有前途。现已经完成了腹腔镜-胸腔镜联合食管切除术，最终结论尚未见报告。

八、结　　论

各种内镜食管切除术的方法可供食管外科医师选择，在食管癌的治疗中究竟采取标准的切除术还是更加彻底的根治术需由食管外科医师决定。无论如何，至今还没人能够证明内镜技术比开胸手术更加优越。并发症、死亡率、住院日及总体花费是相似的，且主要与患者的因素、疾病程度、游离解剖和吻合的难易程度有关。上述的一些技术是新开展的，随着经验和病例数的积累，其意义可能更明显。

本章所述的大部分操作技术是在20世纪90年代末期出现的，最初是在抗反流、贲门失弛症、食管运动功能紊乱性疾病及食管良性壁内肿瘤的切除方面取得了令人鼓舞的结果，但还需长期随访加以证明。电视内镜下食管癌切除还处在试验阶段，结果如何需要时间证明。

（李单青）

第四节　机器人在胸外科的应用

一、机器人辅助外科手术系统简介

随着数字化影像技术的提高，微创手术成为目前胸外科发展的主要方向之一。20年前，胸腔镜因其切口小、创伤小、恢复快、住院时间短等优点而迅速发展，开启了微创外科新时代，目前其安全性、微创性、无瘤性等均得到一致认可，成为微创胸外科技术的最佳选择，并被NCCN指南推荐作为肺癌根治术的首选手术方式。然而，腔镜外科发展过程中仍存在不足和瓶颈，如二维视野不能清晰还原术中精细操作、灵活度差、缝合打结困难等。在此背景下，机器人技术开始被引入外科手术过程，以期改善手术效果。

20世纪90年代，美国Intuitive公司根据500年前欧洲艺术家、发明家列奥纳多·达·芬奇图纸上设计的仿人型机器人为基础，将最先进的太空遥控机器人手臂技术应用于临床，研制出医疗手术机器人，并将此命名为达芬奇机器人辅助外科手术系统（robot-assisted surgical system）。2000年7月11日，该系统通过FDA市场认证后，成为世界首套可以在临床应用的机器人辅助外科手术系统。

达芬奇机器人辅助外科手术系统主要由三部分构成：外科医生控制台、床旁机器臂系统和成像系统。三部分通过数据传输光缆连接为一体，实现交互式信息传递，手术时主刀医师在控制台前控制机器手臂运动，助手在手术台患者旁协助。

1. 外科医生控制台　控制台是外科手术机器人的控制中心，装有三维视觉系统、动作定标系统和振动消除系统。主刀医师位于手术室无菌区之外，使用双手及脚来控制机械器械和三维高清内镜，医师的手臂、手腕、手指及脚的运动通过传感器在电脑中精确记录下来，并同步翻译传感给机械手臂。动作定标和振动消除系统使医师手部的自然颤抖和无意的移动减小到最小程度，从而提高手术操作的精确度，保证机器臂在狭小的手术野内进行精确、安全的操作。术者通过脚踏的运动可以实现内镜下视野移动、聚焦，实现器械的电凝、电切，以及更换控制手柄的组合功能。术者控制台顶端为三维观测窗口，可以按比例完全再现内镜所在的人体组织内部结构，从而还原开放手术中医师的眼睛和器械，以及手与器械同步运动的效果。

2. 床旁机器臂系统 床旁机器系统是外科手术机器人的操作部件，主要功能是为机器臂和镜头臂提供支撑，由镜头臂和三个器械臂组成。术中助手立于无菌区机器臂系统床旁工作，负责连接机械臂，更换机器臂和内镜，协助主刀医师完成手术。术者可任意同时控制两个机器臂和镜头臂，第三臂在部分手术过程中使用，可以提供更灵活和良好的暴露，并起到固定组织的作用。为了确保患者安全，机器臂上同时拥有高性能触摸屏以供床旁助手使用，同时机器臂上有大臂和小臂调节按钮可供助手优先控制使用。机器臂顶端有 LED 显示灯，提供该机器臂的状态信息。机器臂所使用的特制器械——EndoWrist——具有特有的转腕功能，有 7 个自由度，具有极高的灵巧性，具有比人手更大的活动范围，可以完成人手不能完成的高难度动作，扩大手术可覆盖范围，为完成高难度的手术创造条件。同时该器械只有8mm、5mm 两种直径规格，可以通过微小切口进入人体组织内，实现最快、最精确的解剖、切割、缝合等操作和手术。根据手术种类，不同的床旁机器手术臂系统可移至手术台旁的合适位置。机器臂底部可为电动和手动驱动系统，能够轻松方便地推动和调节角度。手术过程中，给机器臂套上无菌防护罩可保证手术野无菌。

3. 成像系统 其内装有外科手术机器人的核心处理器及图像处理设备，包括高分辨率镜头、镜头控制单元、光源聚焦控制器、对讲系统和电源。外科机器人手术内镜为高分辨三维镜头，将采集

的视频信号传输到视频控制系统中，通过系统处理后输送到控制台和外接显示器上，对手术视野具有 10 倍以上的放大倍数，能真实、同步地反馈患者体腔内的三维立体高清影像，使主刀医师能更好地把握操作距离，辨认解剖结构，提升手术精确度。

与传统胸腔镜微创手术系统相比，达芬奇机器人辅助外科手术系统具有明显的功能优势：①主刀医师仅坐于操控平台前，通过目视成像系统观察手术区域影像，在人脑中呈现立体图像而进行手术，降低疲劳感和劳动强度，可明显提高工作效率和准确度，延长手术年限；②其模拟人的两只眼睛，采用 2 个并排摄像头，得到具有真实感的三维立体图像，且术野组织放大 10 倍以上，局部最大可达 40 倍，可全面、清晰、完整地显示各个区域的视觉和深度，提高手术医师对分离解剖组织的鉴别能力，降低副损伤；③机器臂有前、后、左、右、旋前、旋后和环转 540° 的功能，以及比人手和手腕的动作更加灵活的 7 个自由度，可以使主刀医师操作时如开放手术般灵活自如，能够完成牵拉、转动、夹闭、缝合、打结等操作，甚至可以完成人手不能完成的高难度动作，为完成复杂手术创造条件；④操作系统可通过振动消除系统和动作定标系统过滤或排除人手的颤动，并转化为精细器械操作，能进行准确的组织切割、缝合、止血等动作，从而更精准地完成手术；⑤手术医师在操作台前同时控制摄像头与机械手臂的运动、聚焦、电切、电凝等操作，相比胸腔镜手术，其可降低对主刀医师与扶镜手配合的要求；⑥外科医师通过操作台进行手术操作，并通过电讯号将其转化为术野器械操作，有利于远距离完成手术等。

当然达芬奇机器人辅助外科手术系统仍有以下不足：①目前缺乏触觉压力反馈，只能由视觉替代触觉，使得其在牵拉、分离精细组织时力度无法控制，可能造成损伤或出血，但若手术医师有扎实的胸镜技术，加之合理的手术入路，清晰的手术术野，灵活的操作空间，能够有效弥补缺失的触感。②其特殊手术器械和耗材费用昂贵。但通过技术改进和流程优化，一般每台机器人手术只需要两把专用器械，且由于其手臂灵活，操作精细，能较方便地进行镜下缝合、打结，可节省不

少常规手术耗材费用，较传统腔镜手术相差无几。③手术切口较胸腔镜切口多。达芬奇机器人辅助外科手术系统有镜孔和两个臂孔，部分还有辅助切口，较胸腔镜切口多，但术野更清晰、更全面，病变切除更彻底，胸腔内损伤大大降低，且其切口小，皮内缝合术后美观性好。

二、机器人辅助外科手术系统在胸外科的应用

达芬奇机器人辅助外科手术系统问世以来，因其特有的优势，能够提供更加精准、稳定、舒适的操作环境，能够安全、彻底地完成微创手术治疗，已经多学科得到广泛应用。2001年3月5日，达芬奇机器人辅助外科手术系统被美国FDA批准应用于胸外科；2006年12月，达芬奇机器人辅助外科手术系统进入国内，相继在多家大型医院开展应用，目前胸外科应用机器人可以完成的手术方式包括肺叶切除术、肺段切除术、全肺切除术、支气管袖状切除术（包括支气管肺动脉双袖状切除）、食管癌根治术、纵隔肿瘤切除术、全胸腺切除及前纵隔脂肪清除术、膈肌裂孔修补术、贲门肌层切开术、胃底折叠术等。

2001年，Yoshino等率先报道使用达芬奇机器人辅助外科手术系统成功实施胸腺瘤切除术。2002年，Melfi等报道达芬奇机器人辅助外科手术系统成功完成5例肺叶切除、3例肺肿块切除、4例肺大疱切除术。2003年，Horgan等报道第1例机器人完成的食管癌手术。2006年，达芬奇机器人辅助外科手术系统被引进国内，先后在多个专业完成手术。2009年，罗清泉等完成中国内地首例机器人辅助胸腺切除术；2011年，易俊等报道成功实施机器人辅助22例肺部结节手术和机器人辅助食管癌手术。随着达芬奇机器人辅助外科手术系统技术的更新和外科医师的经验积累，尤其是第二代、第三代达芬奇机器人辅助外科手术系统的应用，机器人辅助手术已被医师和患者广泛接受。

达芬奇机器人辅助外科手术系统因其具有三维立体视野及抖动过滤技术，使操作更加精确，使需要精细、轻柔解剖操作的肺叶切除术更加安全，使得肺叶、肺段及袖式切除得以实施。2013年，

王述民成功报道国内首例机器人辅助中央型肺癌根治术。随后有多篇国内外学者在机器人辅助肺叶切除和胸腔镜手术的对比研究报道，有学者认为机器人辅助肺叶切除手术对于早期肺癌患者安全可行，能够达到肿瘤学上淋巴结清扫的要求，甚至比传统胸腔镜手术清扫更彻底、安全，不过学习曲线较长。目前仍缺乏多中心、大样本的前瞻性远期疗效的临床研究证实。

由于食管癌手术创伤大、程序多，涉及组织结构、部位多，且食管癌手术过程中需要更改机器臂进入方向并再次对接、手术时间较长等，使机器人辅助食管癌根治术的开展受到一定程度的限制，因此开展较晚。然而，影响食管癌长期生存的主要因素是局部复发和淋巴结转移，因此，术中彻底切除肿瘤和清扫淋巴结的意义重大，而达芬奇机器人辅助外科手术系统因其更精确的视野和灵活的操作，在肿瘤切除和淋巴结清扫彻底性上提供了便利，目前逐渐被医师和患者接受。国内外较多文献报道介绍了使用机器人辅助食管癌切除的可行性和初步经验，特别是将传统左侧卧位改为半俯卧位，充分显露组织器官，更易于操作。Ishikawa等报道机器人辅助半俯卧位食管癌手术安全、可行。Duna报道的30例临床病例也提示机器人辅助食管癌手术安全、可行。后来相关学者对比了机器人辅助食管癌手术和传统胸腔镜手术，发现机器人辅助手术纵隔淋巴结清扫优于胸腔镜手术，且能有效减少肺部感染等并发症，机器人辅助手术具有良好的安全性和围手术期结果。另外，在食管良性疾病，如食管裂孔疝、胃食管反流、食管支气管瘘修补等手术方面，机器人辅助外科手术系统因其缝合方面的优势，也逐渐被应用于临床。但是目前仍缺乏多中心、前瞻性随机对照研究来证实机器人辅助食管癌手术的远期效果。相信随着机器人辅助外科手术系统技术的不断改善和外科医师经验的不断积累，机器人辅助食管癌手术的应用将越来越广泛。

纵隔内操作空间狭小，内有心脏、大血管、重要神经聚集，胸腔镜立体视觉感受差，容易出现判断差错，造成副损伤，且部分区域无法到达，切除难度大。另外，胸腔镜器械较长，外科医师长时间手术可能出现手部震颤，被动放大后也容易造成操作副损伤，对手术医师的技术要求较高。

而机器人辅助外科手术系统克服了上述胸腔镜技术的不足，在国内外已经常规开展应用 10 多年，尤其是胸腺组织切除治疗重症肌无力。Yoshino 等在 2001 年率先应用达芬奇机器人辅助外科手术系统施行胸腺扩大切除术。上海交通大学附属胸科医院的黄佳等在 2009 年报道完成了中国首例达芬奇机器人辅助外科手术系统胸腺切除术。随后多家医院相继报道显示达芬奇机器人手术明显优于开放手术，与胸腔镜手术疗效相当，但在手术安全性及术后恢复上均优于胸腔镜组。达芬奇机器人辅助外科手术创伤小、出血量少、术后疼痛轻、并发症少、恢复快、住院时间短等优点已经得到临床认可。

精准医疗、微创治疗和快速康复是外科医师不懈努力的方向，机器人辅助外科手术系统作为微创技术的最高代表，经过多年的推广应用，其在术中操作安全性和可行性、减少术中副损失、降低并发症、促进术后快速康复方面具有较大优势，具有较好的发展和应用前景。此外，随着机器人辅助手术系统技术研发的不断更新和突破，以及量产化、国产化和费用的降低，相信该技术将来会成为胸外科微创治疗的又一利器。

三、机器人辅助肺部手术概述

1. 适应证

（1）Ⅰ期、Ⅱ期周围型肺癌，部分ⅢA期中央型肺癌，无明显肺门纵隔淋巴结融合和钙化。

（2）需要肺叶切除的良性疾病，如支气管扩张、肺结核瘤、肺炎性假瘤、肺囊肿、肺脓肿及硬化性血管瘤等疾病。

（3）心肺功能能够耐受单肺通气并满足肺切除标准。

2. 禁忌证

（1）ⅢB期以上的肺癌，或者中央型肺癌且有肺门纵隔淋巴结融合、钙化。

（2）体积较大的肿瘤（直径大于 5cm）。

（3）严重心肺功能障碍，无法耐受单肺通气。

（4）凝血功能障碍。

（5）合并其他无法耐受手术的基础疾病。

3. 麻醉方案
采用常规吸入 + 静脉复合麻醉，双腔气管插管。术中保持单肺通气，用纤维支气管镜检查气管插管位置，特别是患者摆好体位后，需要再次确定导管位置并固定牢靠。部分气管狭小无法行双腔气管插管者，可使用单腔气管插管，患侧封堵器封闭。双腔气管插管推荐选择健侧双腔管，避免术中行隆突下淋巴结清扫时损伤气管膜部。术中密切监测血氧饱和度，定时吸痰，膨肺前须先吸痰，预防术后肺部感染和肺不张。术毕待肌力和自主呼吸恢复后早期拔除气管插管。

4. 手术体位
健侧 90° 卧位，胸部垫高后折刀位，充分暴露肋间隙，保证机器人镜头有充足的活动空间，避免机器臂卡压髋部。

5. 切口位置选择
孔位设计原则：①互不干扰。避免腔内操作过程器械臂与镜头臂、器械臂与助手之间的相互碰撞，避免腔外器械臂与镜头臂、腔外大小臂之间的相互碰撞。②全面覆盖。通过调节镜头能保证视野覆盖胸腔各个角落，保证器械配合能够覆盖整个胸腔。在此基础上，操作中需要注意戳孔间的距离应该大于 8cm，以防机械臂之间碰撞。遵循机械臂中轴线 - 镜头 Trocar- 靶器官"三点一线"的原则，操作臂和镜头臂之间的夹角为 120° 的原则。充分利用胸壁的外凸弧度，器械臂对向操作比顺向操作的碰撞机会更少。操作臂戳孔与手术靶区的距离因器械长度固定，机器人大臂的活动是以 Trocar 的定点为轴，所以当胸腔内部分的器械越长，其尖端在相同的移动距离时，胸腔外部分移动距离最小，器械臂碰撞的机会也更少，因此摄像头、手术器械戳孔放在离手术靶区 10 ～ 20cm 远的位置。辅助孔戳孔应离其他戳孔至少 5cm 远。笔者采用"3-4-6-9"的孔位设计方法，患侧腋前线第 3 肋间为 1 号臂孔，腋后线第 6 肋间为镜孔，腋后线第 8 肋或第 9 肋间为 2 号机器臂孔，锁骨中线第 4 肋间向外长 3 ～ 5cm 切口为辅助操作孔，安置一次性切口保护套。

（1）镜孔：选择腋后线第 6 肋间，若位置过低，在进行胸顶部操作时容易卡压髋部并影响活动；若位置靠后，在清扫隆突下淋巴结时容易被食管遮挡，不易暴露；在进行肺段切除时，根据部位可适当向上、向前、向后移动 1cm 左右。

（2）器械孔：保持和镜孔距离足够，充分利用胸壁弧度，避免器械臂之间的干扰。通常选择腋前线第 3 肋间为一个臂孔，腋后线第 8 肋或第 9

肋间为另一个机器臂孔。一般不建议使用3号臂，因胸腔操作空间较小，安置3号臂容易互相干扰，且助手可充分辅助暴露。

（3）辅助孔：选择锁骨中线第4肋间向外，主要考虑以下几点。沿用单操作孔胸腔镜手术的主操作孔更符合胸腔镜所见腔内解剖结构，缩短主刀和助手学习曲线，而且前胸壁肌肉组织薄弱，便于切开，靠前肋间隙更宽，利于小切口内取出标本。辅助切口长3～5cm，切口大小与肿瘤大小一致，避免无法移除标本的情况。

（4）机器臂摆放：根据孔位选择不同位置，机器人手术系统床旁机器臂从患者背侧进入，机器臂和穿刺器连接，左手臂接电凝抓钳，右手臂接单极电凝钩，若需要缝合时将电凝钩更换为持针器。助手位于患者腹侧。

笔者所进行的肺叶切除术均在上述方案基础上逐步完善和调整，该方案适合所有肺切除手术。当然，各单位采用不同设计方案，有的采用"8-8-5-7"孔位设计方案，选择腋后线第8肋间切口为镜孔，肩胛下线第8肋间为2号臂孔，腋前线第5肋间为1号臂孔，腋中线第7肋间为辅助操作孔。有的采用"7-7-6-4"孔位设计方案，选择锁骨中线第7肋或第8肋间为镜孔，腋后线第7肋为2号臂孔，腋前线第6肋间为1号臂孔，腋前线第4肋或第5肋间为辅助操作孔。具体选择取决于术者的操作习惯、偏好和临床经验积累，各有优缺点。

四、机器人辅助肺部手术各论

1. 左肺上叶切除术

（1）术者左手臂连接双极抓钳，右手臂连接单极电凝钩，助手左手拿卵圆钳帮助暴露，右手持吸引器。

（2）将下肺向上提，暴露下肺韧带并松解至下肺静脉水平，同时清扫第8、9组淋巴结。将肺向前方牵拉，松解后方、上方纵隔胸膜。

（3）打开叶间裂，暴露叶间动脉，游离出后段动脉分支，使用直切缝合器离断。

（4）若遇到叶间裂发育不全，则先使用切割缝合器打开前方和后方不全叶间裂；打开叶间动脉，充分解剖动脉外膜，沿外膜间隙向前、向后游离，减少周围肿大淋巴结干扰。

（5）向后牵拉肺叶，暴露前方纵隔胸膜，充分游离，暴露左肺上叶静脉分支，使用双极扩大静脉后间隙，经1号臂孔处放置直线切割缝合器并离断；若上肺静脉与支气管未见明显肿大淋巴结，则可充分镂空后在离断上叶支气管时一并切割离断上肺静脉。

（6）向后及下方牵拉肺叶，暴露左肺上叶动脉干，继续向远端游离，暴露尖前支动脉分支并使用直线切割缝合器钉合离断。

（7）充分游离上叶支气管，清扫支气管周围淋巴结，使用切割缝合器夹闭，嘱麻醉医师吸痰膨肺后钉合、离断。

（8）经辅助孔置入取物袋，移除标本。

（9）若为恶性肿瘤，常规清扫第4、5、6、7、8、9、10、11、12组等肺门纵隔淋巴结，部分淋巴结清扫可在术中完成，如游离下肺韧带时清扫第8、9组淋巴结，游离肺门血管、支气管时清扫第10、11、12组淋巴结，而上纵隔和隆突下淋巴结可在肺叶移除后再解剖，这样显露更佳，可避免神经血管损伤。

（10）术后膨肺试水，撤机，经1号臂孔安置胸腔引流管。

左肺上叶切除术是肺叶切除中最困难的，其血管分支多，变异多，无论腔镜还是机器人，左肺上叶切除均具有挑战性。手术操作具体步骤需要根据术中探查情况，若遇见叶间裂完全未发育病例，也可采用单向式方法，先处理上肺静脉和肺动脉尖前段分支，再游离上叶支气管，最后充分游离叶间淋巴结，彻底镂空后可沿叶间裂（包含上叶后段、舌段等动脉分支）使用切割缝合器钉合、离断。另外，良好的单肺通气、合适的体位及切口、清晰的视野、术者对解剖结构的熟悉程度、术者和助手熟练操作及配合等均至关重要。

2. 左肺下叶切除术

（1）术者左手臂连接双极抓钳，右手臂连接单极电凝钩。助手左手拿卵圆钳帮助暴露，右手拿吸引器。

（2）将下肺向上提，暴露下肺韧带并松解至下肺静脉水平，同时清扫第8、9组淋巴结。

（3）将肺向后上方牵拉，打开前方纵隔胸膜至上肺静脉平面，并清扫第10组淋巴结。

（4）将肺向前方牵拉，暴露并松解后侧纵隔胸膜，清扫肺门淋巴结、隆突下淋巴结及叶间动脉下缘淋巴结。

（5）向上牵拉下肺，暴露下肺静脉，使用切割缝合器钉合、离断。

（6）若叶间裂发育完全时，可打开叶间胸膜，暴露叶间动脉干，继续向远端游离，暴露左肺下叶基底段和背段动脉分支，并使用切割缝合器钉合、离断；彻底游离下叶支气管周围肿大淋巴结，使用切割缝合器夹闭，并嘱麻醉医师吸痰膨肺后钉合、离断。

（7）若叶间裂发育不全，则可采用单向式肺叶切除，将下肺向上牵拉，继续向远端游离，暴露上叶和下叶支气管分叉处，清扫该处淋巴结，紧贴支气管处游离下叶支气管，并使用直线切割缝合器夹闭，嘱麻醉医师吸痰膨肺后钉合、离断；再清扫叶间和支气管旁淋巴结，彻底镂空后，使用直线切割缝合器沿不全叶间裂处（包含下肺动脉）钉合、离断。

（8）经辅助孔放置取物袋，移除标本。

（9）常规清扫第4、5、6、7、8、9、10、11、12组等肺门纵隔淋巴结。

（10）术后膨肺试水，撤机，经1号臂孔安置引流管。

3. 右肺上叶切除术

（1）将上肺向后下方牵拉，电凝钩从上肺静脉下缘向上游离，暴露上肺静脉和尖前支动脉间隙，清扫之间的淋巴结，继续向上、向后游离，清扫奇静脉下缘肺门淋巴结，暴露上叶支气管和动脉间隙，清扫淋巴结。

（2）将上肺向前牵拉，暴露右主支气管，清扫表面淋巴结，向远端游离，暴露上叶支气管和中间段支气管之间淋巴结并清扫，游离出上叶支气管，使用切割缝合器夹闭，嘱麻醉医师吸痰膨肺，确认后钉合、离断。

（3）将上肺向后下方牵拉，暴露尖前支动脉分支，使用切割缝合器钉合、离断。

（4）游离并暴露上叶静脉分支，沿辅助操作孔安置切割缝合器钉合、离断。

（5）若上肺静脉后方间隙无法通过，则可充分扩大静脉后方间隙，然后经2号臂孔处放置切割缝合器并钉合、离断。

（6）充分镂空叶间血管、支气管旁淋巴结，

沿水平裂和后方斜裂，使用直线切割缝合器（包含回升支动脉）一并钉合、离断。

（7）经辅助孔放置取物袋，移除标本。

（8）向上牵拉下肺，电凝钩松解下肺韧带至下肺静脉水平，同时清扫第8、9组淋巴结；向前牵拉下肺，清扫隆突下淋巴结；常规清扫第2R、3、4R组淋巴结。

（9）膨肺注水试验检查无漏气后，经2号臂孔安置胸腔引流管。

机器人辅助行右肺上叶切除时，仍需要先观察水平裂和斜裂发育情况，若发育完全，则建议使用解剖式肺叶切除术，但临床工作中，大部分患者水平裂均发育较差，因此离断右肺上叶静脉成为难点。先行尖前支动脉和上叶支气管切除，充分暴露后方间隙，注意保护后方回升支动脉分支，避免损伤，且选择可转弯直线切割缝合器，可实现从辅助孔完成钉合、离断；若无法充分暴露后方结构，则可选择从2号臂孔放置缝合器，向头侧方向垂直于上肺静脉放置缝合器。

4. 右肺中叶切除术

（1）在斜裂和水平裂交界处打开胸膜，暴露叶间动脉，游离中叶内侧和外侧段动脉分支。

（2）若前方斜裂发育完好，则直接向后方牵拉中叶，游离前方中叶静脉分支；若前方斜裂发育不全，则沿动脉内侧缘使用切割缝合器钉合、离断，再充分游离中叶静脉分支，经辅助孔放置切割缝合器离断。

（3）若水平裂发育不全，则充分游离中叶支气管，并使用切割缝合器夹闭，嘱麻醉医师吸痰膨肺后离断，再沿水平裂（包含中叶动脉分支）使用切割缝合器离断；若水平裂发育完全，则先游离中叶动脉分支，使用切割缝合器离断，再彻底清扫中叶支气管周围淋巴结，并使用切割缝合器夹闭，嘱麻醉医师吸痰膨肺后离断。

（4）经辅助孔放置取物袋，移除标本。

（5）根据病理结果，清扫第2R、3、4R、7、8、9、10、11组淋巴结。

（6）膨肺注水试验检查确认无漏气，经2号臂孔安置胸腔引流管。

中叶解剖位置靠前，镜孔可向前方移动1cm，充分显露肺门解剖结构。中叶切除常遇到斜裂和水平裂发育不全，血管、支气管解剖困难，手术

可采用单向式切除方法，先经 2 号臂孔放置切割缝合器处理中叶静脉，游离水平裂，必要时选择直线切割缝合器离断，清扫叶间、支气管旁淋巴结，彻底镂空后，可选择中叶动脉和支气管一并钉合、离断。

5. 右肺下叶切除术

（1）将肺向上牵拉，松解下肺韧带至下肺静脉水平，同时清扫第 8、9 组淋巴结。

（2）充分暴露下肺静脉，使用切割缝合器钉合、离断。

（3）向前方牵拉肺，暴露松解后方纵隔胸膜，清扫肺门、隆突下及中间段周围淋巴结。

（4）若叶间裂发育完全，可先暴露叶间动脉干，游离出左肺下叶基底段和背段动脉分支，并使用切割缝合器离断；游离下叶支气管周围淋巴结，使用切割缝合器夹闭，并嘱麻醉医师吸痰膨肺后离断。

（5）若叶间裂发育不全，则可采用单向式肺叶切除，先游离出下叶支气管，并使用直线切割缝合器夹闭，嘱麻醉医师吸痰膨肺后离断；再清扫叶间和支气管旁淋巴结，彻底镂空后，使用直线切割缝合器沿不全叶间裂处（包含下肺动脉）离断。

（6）经辅助孔放置取物袋，移除标本。

（7）常规清扫第 2R、3、4R、7、8、9、10、11 组淋巴结。

（8）膨肺试水，经 2 号臂孔安置胸腔引流管。

6. 肺段切除术

（1）机器人辅助外科手术系统因清晰的视野，更适合行精细化肺段切除术。术前以完整、清晰的胸部薄层 CT 及三维重建明确目标肺段血管、支气管走行，目标病变与血管、支气管的关系，以及肺裂发育情况，术前制订好手术路径和过程。

（2）肺段切除麻醉、体位和孔位选择与所在肺叶切除的方法相同，镜孔可根据肺段情况，向周围移动 1cm，如行下叶背段切除时镜孔可向后移动 1cm，行上叶固有段切除时镜孔可向上移动 1cm，行左肺上叶舌段切除时可向前移动 1cm。

（3）术中先游离肺段动脉分支，而肺动脉分支是否容易接近取决于肺裂发育情况，若肺裂不全，则打开融合肺裂是手术过程中较困难的一步。笔者体会到，在机器人辅助外科手术系统下视野

清晰，可比较准确地分辨出不全的叶间平面，先采用电凝钩劈开，再使用双极电凝处理创面，若使用切割缝合器离断，会缩小残肺体积。

（4）再游离静脉分支，肺段静脉分支较固定，沿叶静脉平面继续向远端游离，可清晰辨别静脉分支，并使用切割缝合器离断。

（5）游离靶段支气管，膨肺确认后离断支气管。

（6）嘱麻醉医师吸痰膨肺，采用低容低压通气方法，或选择性通气法，根据通气区和不通气区来分辨段间平面，电凝钩标记后，使肺充分舒张，使用切割缝合器离断；为使余肺充分膨胀，保留更多的肺功能，有时可采用电凝钩劈开段间平面，创面电凝烧灼后覆盖奈维膜并喷生物蛋白胶以避免术后长期漏气。

（7）经辅助孔放置取物袋，移除标本。

（8）术后膨肺试水，经相应臂孔安置胸腔引流管。

解剖式肺段切除难度较大，对于良性病变或者病变小于 1cm、无法耐受肺叶切除的病例可考虑实施。目前开展肺段有左肺上叶尖后段（S1+S2）切除、左上肺叶前段（S3）切除、左肺上叶固有段（S1+S2+S3）及舌段（S4+S5）切除、右肺上叶各段（S1、S2、S3）切除、肺下叶背段（S6）切除、双肺下叶各基底段（S7、S8、S9、S10）切除及各种联合肺段切除术。笔者体会到肺段切除的关键是熟悉肺段血管、支气管解剖的结构，能够准确、充分地游离并处理，也有部分学者采用先处理肺段支气管，后处理静脉、动脉等方法。笔者认为术中可根据具体发育和解剖情况而定，关键是解剖清晰和充分游离。也有术者在离断支气管时保持膨肺状态，这样更容易明确段间界限，值得借鉴。

7. 支气管袖状切除术　以右肺上叶支气管袖状切除术为例。

（1）支气管袖状切除麻醉、体位和机器人各孔位的选择与右肺上叶切除时相同。

（2）电凝钩松解下肺韧带，清扫第 8、9 组淋巴结；打开肺门前方胸膜反折，清扫第 10 组肺门淋巴结。

（3）游离上肺静脉，继续向上打开奇静脉下方胸膜，游离右肺上叶尖前支动脉分支并离断。

（4）打开后方纵隔胸膜，清扫第 10 组肺门及第 7 组淋巴结。

（5）在斜裂和水平裂交界处打开脏胸膜，暴露叶间动脉干，隧道法打开前方发育不良的水平裂和斜裂。

（6）清扫第 11、12 组淋巴结，暴露回升支动脉并离断。

（7）游离上肺静脉，经 2 号臂孔放置切割缝合器并离断。

（8）区域模块化清扫第 2、3、4 组淋巴结，充分分离显露右侧主支气管和中间段支气管。

（9）使用电凝钩切断近端和远端支气管。

（10）取物袋移除标本，支气管切缘送术中冰冻病理检查，直至切缘阴性后进行支气管吻合重建。

（11）根据吻合两端口径情况修剪管口切面，更换电凝钩为持针器，使用 3-0 Prolene 短线，采用连续双针缝合方法进行吻合。

（12）支气管吻合口试水，确认无漏气。

（13）充分止血，经 2 号臂孔安置胸腔闭式引流管。

支气管袖状切除重点在于支气管吻合，笔者团队体会到，机器人辅助外科手术系统下进行吻合，因其机器臂有前、后、左、右、旋前、旋后和环转 540° 的功能，能够更加灵活和精准地完成牵拉、转动、缝合和打结等操作，手术优势明显，与传统开胸手术吻合时间相差无几。笔者已开展右肺上叶支气管袖状切除术、右中下肺叶支气管袖状切除术、左肺下叶支气管袖状切除术、上叶支气管袖状切除术，采用 3-0 Prolene 滑线进行连续缝合，可最大限度地减少缝线数量，避免了间断缝合时缝线的梳理、打结困难，吻合容易、省时。

8. 全肺切除术

（1）全肺切除时麻醉、体位和机器人各孔位的选择与肺叶切除时相同。

（2）电凝钩松解下肺韧带，清扫第 8、9 组淋巴结，游离下肺静脉。

（3）打开肺门前方胸膜反折，清扫第 10 组肺门淋巴结，游离出上肺静脉。

（4）继续向上游离，充分游离并暴露肺动脉干。

（5）向前牵拉肺，打开后方纵隔胸膜，清扫隆突下淋巴结。

（6）经辅助孔放入直线切割缝合器，钉合离断下肺静脉；经下胸部臂孔放入缝合器离断上肺静脉。

（7）经辅助孔放入切割缝合器钉合离断肺动脉干。

（8）充分游离主支气管周围淋巴结，经辅助孔放入切割缝合器钉合离断。

（9）经辅助孔放置取物袋，移除标本。

（10）生理盐水冲洗胸腔，系统性清扫肺门、纵隔淋巴结。

（11）膨肺试水，充分止血，上胸腔放置调压管。

全肺切除多因瘤体侵及主支气管、肺动脉干，或者肿瘤跨叶生长，累及邻叶肺动脉或静脉，或者转移淋巴结侵及上述部位，无法行肺叶或支气管袖状切除，为达到亚根治或根治而被迫实施。全肺切除术损伤大，手术并发症及死亡率均高，如何减少手术创伤、降低手术并发症发生率及死亡率，提高患者术后生活质量，成为外科医师的一道难题。微创外科的迅速发展，特别是机器人辅助外科手术系统因充分的视野和精细、灵活的腔内操作过程，为微创全肺切除提供了便利。支气管胸膜瘘是全肺切除术后最严重的并发症之一，术中若支气管残端过长暴露于胸腔内，痰液积留、局部感染和缝合技巧等均可导致支气管胸膜瘘发生。左主支气管较右主支气管更为细长、垂直，且有主动脉弓等结构遮挡，笔者体会离断左主支气管时可选择经 1 号臂孔放入切割缝合器，向上牵拉并暴露左主支气管后，选择与降主动脉平行方向离断主支气管。另外严格的术前评估，包括肿瘤临床分期、病理类型、肺门纵隔淋巴结情况、心肺功能等均需要考虑。对于肿瘤体积较大、局部侵犯严重或肺门纵隔淋巴结融合的病例，不推荐使用机器人手术。

五、机器人辅助前纵隔病变手术

机器人辅助前纵隔手术主要是前上纵隔肿瘤及胸腺扩大切除术。

1. 适应证和禁忌证

（1）确诊为重症肌无力的患者，经过积极内科治疗（胆碱酯酶抑制剂、糖皮质激素等），症状改善不满意或继续发展。

（2）重症肌无力伴胸腺瘤。

（3）前上纵隔肿瘤，无明显纵隔大血管或者肺组织侵犯。

（4）既往无肺结核、胸膜炎或者手术病史，术前相关检查提示无胸膜增厚、粘连。

（5）无严重心肺功能障碍、凝血功能障碍等。

机器人辅助外科手术系统有良好的视野和灵活的手臂，能有效还原或接近传统开胸手术操作过程，一定程度上拓宽了微创机器人手术的适应证，肿瘤的大小及胸膜有无粘连已经不是手术的绝对禁忌证。机器人辅助外科手术系统对于部分前上纵隔巨大肿瘤，部分侵犯血管、肺组织等困难手术的实施具有一定优越性。笔者已完成多例前上纵隔巨大肿瘤切除，未发生出血或中转开胸，均顺利结束手术。即使是侵犯心包、左无名静脉或部分肺组织的病例，如果有充分的术前准备、清晰的解剖及合理的腔内切割缝合器使用，在机器人辅助下仍有完整切除肿瘤的可能。另外，若遇见部分胸膜腔粘连者，耐心钝性解剖，仍可以轻松完成粘连松解，不影响肿瘤切除手术。

2. 麻醉　机器人辅助前上纵隔肿瘤切除或胸腺扩大切除术均采用单腔气管插管（部分病例操作简单，可免除气管插管）、人工气胸、心电监测及血氧饱和度测定，右颈内静脉穿刺置静脉管、左桡动脉穿刺置动脉管，分别接有创静脉、动脉测压等。

3. 手术操作　机器人辅助前上纵隔肿瘤或胸腺扩大切除术根据肿瘤或病变主体部位位置，可选择经右胸、左胸或剑突下径路完成。

（1）经右胸径路：若肿瘤主体部位靠右胸，经右侧胸腔入路，肿瘤及胸腺区域空间较大，避免了主动脉弓和心脏的遮挡，双侧膈神经和上腔静脉容易辨别、显露，能够更好地处理胸腺血管和胸腺右上极等。具体步骤如下所示。

1）体位：仰卧位，右侧胸部及肩部垫高30°，右侧手臂屈曲抱枕。

2）孔位设计：笔者团队采用"5-5-3-5"设计方法，右侧腋前线第5肋间为镜孔，右侧锁骨中线第5肋间为1号臂孔，右侧腋前线第3肋间为2号臂孔，右侧腋中线第5肋间为辅助切口，若肿瘤较大，可将镜孔和1号臂孔移动至第6肋间；若患者为女性，可在乳房下缘切开皮肤后潜行至第5肋间进胸。

3）先做镜孔，置入镜头，探查胸腔内有无致密粘连，若为部分粘连，可选择胸腔镜器械及小纱球进行孔位周围的粘连松解；连接机器人臂孔后再使用机器人辅助分离粘连就非常容易。

4）主刀医师在操作台调节摄像头焦距，左手持双极电凝抓钳，右手持单极电凝钩，对血管进行分离、离断。

5）若探查见肿瘤与胸腺无关，则行肿瘤完整切除，注意保护周围上腔静脉、无名静脉和乳内静脉，以及心包、主动脉等。

6）若探查见肿瘤来源于胸腺，则行胸腺扩大切除术；从右侧膈神经外侧打开胸膜，游离胸腺右叶下极，向上游离，暴露上腔静脉、无名静脉和乳内静脉。

7）游离胸腺与心包间隙，沿此间隙向上游离胸腺右叶上极，暴露胸腺静脉，使用双极抓钳凝固后用电钩烙断处理。

8）沿乳内静脉后上方暴露胸腺右叶上极，部分需要游离到颈部，主要保护后方头臂干及其分支；若胸腺及肿瘤较大，可从胸腺峡部离断，充分暴露视野，手术结束后一并移除。

9）胸骨后方游离胸腺前方、左侧部分至胸腺左叶上极。

10）紧贴心包游离胸腺峡部及左侧下极，注意保护左侧胸膜和膈神经。

11）清扫心包前方脂肪、双侧膈神经前方脂肪、颈根部脂肪组织。

12）经辅助孔放置腔内取物器，将胸腺、肿瘤及前纵隔脂肪组织放入。

13）检查是否残留胸腺、肿瘤及脂肪组织，检查创面有无出血，必要时创面覆盖止血材料，减少出血和术后渗液。

14）移除机器人各臂，经辅助切口放置取物袋并取出标本。

15）若创面较小，则先缝合其他各操作孔，经机器人镜孔插入排气引流管，麻醉医师膨肺排尽胸腔内积气后收紧缝线，拔出排气管，缝合皮肤；若创面较大，则经2号臂孔安置胸腔引流管，以引流创面渗液。

笔者体会了经右胸径路采用"5-5-3-5"的设计方法，基本适用于所有患者，但是对于个别患者，操作过程中仍然存在缺陷。有单位采用"6-3-6"设计方法，取右侧腋后线第 6 肋间为镜孔，腋前线第 3 肋间和腋前线第 6 肋间为机械臂孔，总之，孔位设计原则为全面覆盖，避免干扰，臂孔和镜孔的距离为 8cm 以上（接近一个拳头的长度），夹角大于 90°，可有效避免各机械臂及镜孔操作过程中互相干扰。

（2）经左胸径路：若较大肿瘤主体位于左前纵隔，经左胸径路可能更合理，而且可更清楚地显示左侧膈神经，更好地清除心前区及心膈角的脂肪垫及主动脉窗下脂肪组织，但是左侧胸腔由于心脏和主动脉弓的原因，胸腔较小，左侧无上腔静脉等解剖标志，且惯用右手者操作欠方便。具体步骤如下所示。

1）体位：仰卧位，左侧胸部及肩部垫高 30°，左侧手臂屈曲抱枕。

2）孔位设计：左侧采用"5-5-3-6"的设计方法，左侧胸腔有心包和主动脉弓，位置选择相对靠后，一般选择腋中线第 5 肋间为机器人镜孔，腋中线第 3 肋间为机器人 2 号臂孔，锁骨中线与腋前线连线中点第 5 肋间为机器人 2 号臂孔，腋前线第 6 肋间为辅助操作孔。

3）取 1.5cm 左右切口作为镜孔，接 CO_2，建立人工气胸，置入镜头探查有无粘连，若有粘连则可选择使用普通胸腔镜器械及小纱球进行适当的粘连分离，游离出器械臂孔周围并置入器械后，机器人游离部分粘连。

4）在镜头指引下切开各臂孔并连接机器人各臂，1 号臂放单极电凝钩，2 号臂放双极电凝抓钳，完成对接。

5）主刀医师在操作台调节摄像头焦距，左手持双极电凝抓钳，右手持单极电凝钩。

6）因左侧胸腔无上腔静脉作为解剖标志，操作时从左侧膈神经前方和乳内动脉下缘分离纵隔胸膜。

7）充分打开心包表面纵隔胸膜，游离胸腺左叶下极，继续向上游离，遇纤维条索或小血管时，充分显露并使用双极电凝抓钳处理后离断，暴露无名静脉和胸腺左叶上极。

8）沿无名静脉向右侧分离，可见汇流入无名静脉的胸腺静脉，使用双极抓钳凝固后用电钩烙断处理。

9）继续向右侧游离，暴露右侧膈神经，避免钳夹、高能量器械接触造成热损伤等；沿右侧膈神经前方处理胸腺右叶下极，并向上游离，持续向前下方牵引和分离出胸腺右上极。

10）依次清扫左侧、右侧的前纵隔和心膈角脂肪。

11）沿操作孔放置腔内取物器，装入胸腺、肿瘤及前纵隔脂肪组织。

12）检查是否残留组织，创面有无出血，必要时创面覆盖止血材料，减少出血和术后渗液。

13）撤除机器人各臂孔，经辅助孔取出取物器及切除组织标本；若创面较小，则先缝合其他各操作孔，经机器人镜孔插入排气管，麻醉医师膨肺排尽胸腔内积气后收紧缝线，拔出排气管，缝合皮肤；若创面较大，则经 2 号臂孔安置胸腔引流管。

（3）经剑突下径路：经剑突下胸骨后入路，能够清晰暴露双侧膈神经、无名静脉、左侧肺动脉、双侧心包前脂肪、左侧胸腺下极、双侧胸腺上极，以及主动脉和头颈部分支，从而能最大程度切除胸腺、异位胸腺、肿瘤及纵隔脂肪组织，减少副损伤。另外，剑突周围无骨性结构，便于移除标本，不经过肋间操作，避免了损伤肋间神经，术后疼痛减轻，并发症减少，恢复快，住院时间短，切口美观。但胸骨下角较小，心脏功能较差的病例不推荐该路径。

1）体位：胸部垫高平卧位，尽可能充分暴露剑突下角，利于选择切口和减少机器人机械手臂相互间的干扰。

2）孔位设计：选择剑突下长约 1cm 切口为机器人镜孔，左侧锁骨中线、肋骨下缘长约 0.5cm 切口为机器人 1 号臂孔，右侧锁骨中线、肋骨下缘长约 0.5cm 切口为机器人 2 号臂孔，必要时选择右侧胸骨旁线 1cm 切口为辅助操作孔。剑突下切口位置相对固定，镜孔和两个器械臂孔组成等腰三角形，其尖端指向胸腺及脂肪组织纵行体表投影，且剑突下角 ≥ 90° 时，两臂之间距离大于 7cm，可以有效地避免机械臂在操作过程中发生相互干扰。

3）先切开剑突下切口，切除剑突，卵圆钳或者卵圆纱钝性游离胸骨及剑突左、右侧软组织间隙，形成胸骨后"隧道"。分别切开左右侧锁骨中线、肋骨下缘长约 0.5cm 切口为机器人臂孔。安置穿刺器，连接 CO_2，压力控制在 5～12mmHg，建立人工气胸，排除空气，增加电凝的安全性，减少气栓的危险，同时纵隔 CO_2 正压可帮助充分显露胸骨后方手术区域。

4）助手连接操作臂和镜孔，在内镜引导下放入器械，2 号臂安置双极电凝抓钳，1 号臂安置单极电凝钩，完成对接。

5）主刀医师在操作台调节摄像头焦距，左手持双极电凝抓钳，右手持单极电凝钩；打开双侧纵隔胸膜，清扫左右心膈角脂肪。

6）沿心包前缘向两侧游离，暴露双侧膈神经，游离双侧胸腺下极。

7）沿双侧膈神经内侧继续向上游离，至双侧乳内静脉汇入上腔静脉夹角处，彻底游离心包及膈神经之间的脂肪及胸腺。

8）向下牵拉胸腺组织，显露无名静脉，沿无名静脉游离，显露胸腺静脉，使用双极抓钳凝固后用电钩烙断处理。

9）沿双侧乳内静脉内侧缘向上游离至双侧胸腺上极。

10）彻底清扫气管前脂肪组织至甲状腺下缘；清扫上腔静脉、无名静脉、主动脉窗、双侧肺门血管周围脂肪组织。

11）经辅助操作孔放置腔内取物器，将胸腺及脂肪组织置入标本袋内，若标本较小，经辅助孔取出。

12）彻底检查是否残留胸腺、肿瘤及脂肪组织，检查创面有无出血，必要时创面覆盖止血材料，减少出血和术后渗液。

13）若标本较大，则撤除机器人各臂孔后，打开剑突下切口，从剑突下切口取出标本。

14）若创面较小，则先缝合其他各操作孔，经机器人臂孔插入排气引流管，麻醉医师膨肺排尽胸腔内积气后收紧缝线，拔出排气管，缝合皮肤；若创面较大，则应安置胸腔引流管。

六、机器人辅助后纵隔病变手术

1. 适应证

（1）肿瘤位于后纵隔，无邻近气管、食管、心包等重要脏器结构侵犯。

（2）术前胸部 MRI 等检查确定肿瘤无椎管内侵犯。

（3）无胸腔外肿瘤广泛转移和胸腔内大血管广泛受侵。

（4）既往无肺结核、胸膜炎或手术病史，术前相关检查提示无胸膜增厚、粘连。

（5）无严重心肺功能障碍、凝血功能障碍等。

后纵隔肿瘤一经确诊后，如无其他禁忌证，一般应行外科治疗。即使为良性肿瘤，若无外科手术，难以获得确切病理诊断，且肿瘤增长最终可能压迫毗邻器官，甚至出现恶变或继发感染。若为恶性淋巴源性肿瘤，适于放射治疗。若恶性纵隔肿瘤已经广泛转移或侵犯重要脏器，无法切除，则可根据病理性质进行放、化疗等综合治疗。机器人辅助外科手术系统具有充分全面的视野和灵活性的操作，手术适应证涵盖胸腔镜微创手术的所有领域并有所扩大，肿瘤的大小及胸膜有无粘连已经不是手术的绝对禁忌证。

2. 麻醉和体位
均采用静脉复合麻醉，单腔气管插管，人工气胸（6～10mmHg），健侧俯卧位，双上肢屈曲抱枕。

3. 孔位设计
笔者团队采用"3-6-9"孔位设计方法，腋后线第 6 肋间为镜孔，腋前线第 3 肋间和腋后线第 9 肋间为臂孔，锁骨中线第 4 肋间为辅助操作孔。根据肿瘤具体位置，孔位可能有所不同。

4. 手术步骤

（1）镜孔安置穿刺器，建立人工气胸，充分萎陷肺，置入镜头观察有无胸腔内粘连和转移，若部分粘连，则可钝性分离镜孔和臂孔周围粘连，连接好各臂后再行分离，完成连接。

（2）探查病变与周围组织关系，如病变与奇静脉、食管、气管、心包、脊柱和椎间孔的关系，避免误伤。

（3）主刀在操作台调节摄像头焦距，左手持双极电凝抓钳，右手持单极电凝钩。

（4）于肿瘤表面使用单极电凝钩锐性、环周分离壁胸膜，在肿瘤包膜外水平完成游离和切除。

（5）经辅助孔放置取物器并将标本装入；彻底检查创面并止血，必要时覆盖止血材料，减少出血和术后渗液；撤除机器人各臂和镜头。

（6）取出储物器及标本；若创面较小，则充分膨肺排气后缝合各孔，不留引流管；若创面较大，则经低位孔安置胸腔引流管。

后纵隔肿瘤切除孔位设计各报道不一，有单位采用"6-4-7"孔位切除后上纵隔肿瘤，即健侧90°卧位，腋后线第6肋为镜孔，腋后线和肩胛线第7肋间，腋前线与锁骨中线第4肋间为臂孔，必要时以腋中线第5肋或第6肋间为辅助操作孔。采用"5-3-8"孔位切除后下纵隔肿瘤，即腋前线第5肋间为镜孔，腋中线第3肋间、腋后线与肩胛线第8肋间为臂孔，必要时腋中线第6肋或第7肋间为辅助孔。笔者认为孔位设计并非固定不变，设计孔位是为操作的便利性服务，胸膜腔空间较大，在坚持全面覆盖、互不干扰的原则基础上，可根据肿瘤位置、大小适当改变胸壁孔位。对于胸膜顶部肿瘤，笔者体会到若仍按照上述孔位设计，则无法完全覆盖肿瘤顶部情况，且臂孔易相互干扰。

在处理后纵隔肿瘤，特别是神经源性肿瘤时，有时完成切除肿瘤不可避免地需要牺牲神经根，需要细心分离和结扎发自脊柱旁肋间动脉的营养血管，防止断端回缩入椎间孔造成出血和脊髓损伤，必要时可借助神经外科手术显微镜进行解剖。同时，肿瘤常与邻近的大血管、心包、气管、支气管、食管、迷走神经、交感神经、喉返神经、胸导管、肺门及肺等器官密切相关，操作时务必轻柔仔细，由浅入深，由易到难，尽量保持包膜完整和解剖平面紧贴肿瘤。

七、机器人辅助食管手术

1. 适应证

（1）肿瘤Ⅲ期以下，或Ⅲ期患者经过新辅助治疗后明显降期者。

（2）术前相关检查提示肿瘤邻近的气管、支气管、主动脉等脏器结构无受侵，无远处转移。

（3）无严重心肺功能障碍、凝血功能障碍等其他手术禁忌证。

机器人辅助操作系统因其清晰的视野，精细、灵活的操作特点，能有效烙断操作部位粘连，能更准确地分离出肿瘤与邻近气管、主动脉的间隙，在一定程度上拓宽了手术指征。另外需要综合肿瘤长度、瘤周病变包块和对食管轴的影响，全面考虑手术切除的可能性，而不是单纯考虑食管肿瘤长度。另外，锁骨上窝淋巴结转移并非手术禁忌证，手术将颈部淋巴结一并清扫，也可取得较好效果。

2. 禁忌证

（1）有肝、脑、肺、骨等多脏器转移，或者累及喉返神经，有声音嘶哑，霍纳综合征，食管支气管瘘。

（2）严重心、脑、肝、肾等重要脏器功能不全，全身情况差。

（3）有严重全身性疾病，如糖尿病、高血压，未能得到有效控制，或者3个月内有过心肌梗死、脑梗死等病史者。

（4）其他同常规开胸手术。

3. 手术方案
食管周围解剖结构复杂，如何快速、精准地游离食管及肿瘤，如何安全、完整地清扫淋巴结是食管癌根治术的关键。传统开胸手术创伤大、围手术期并发症多，死亡率高；胸腔镜手术缺乏三维立体视野，某些部位暴露困难。机器人辅助手术系统具有3D的手术视野、灵活的机器手臂能够全面覆盖整个术野，多角度灵活转向，精细分离解剖层次，目前已逐渐被胸外科医师接受。食管肿瘤部位、手术方案及外科医师手术经验和习惯决定了食管癌手术路径。目前机器人辅助食管癌切除主要应用于三切口食管癌手术的胸腹部分，以及Ivor-Lewis手术中。

4. 三切口食管癌手术胸腹部手术步骤

（1）麻醉：静脉复合麻醉，单腔气管插管，建立人工气胸。笔者进行过单腔气管插管，其能有效避免清扫喉返神经旁淋巴结和游离食管时损伤膨出的气管膜部，且人工气胸侧俯卧位后同样能有效暴露后纵隔食管床及周围结构。

（2）体位：选择左侧135°侧俯卧位，胸部垫高，双上肢屈曲抱枕。

（3）胸部孔位设计：笔者团队采用"3-6-8"设计方法，取腋后线第3肋间为1号臂孔，腋前线第6肋间为镜孔，腋后线第8肋间为2号臂孔，腋后线第4肋间为辅助操作孔。

（4）先做镜孔，接CO_2，建立人工气胸，置入镜头观察有无粘连，若有粘连，钝性分离镜头和臂孔周围粘连带，放入机器人操作器械。若无粘连，则在镜头引导下放置各臂孔和辅助操作孔，机器人从背侧进入，完成连接，1号臂置入单极电凝钩，2号臂置入双极电凝抓钳。

（5）先探查肿瘤所在部位，确定邻近的气管、支气管、主动脉等结构有无受侵，能否外科手术切除。

（6）游离下肺韧带，打开后方纵隔胸膜，充分暴露并分离食管，向下游离至食管裂孔、膈肌脚处，向上游离至奇静脉弓，同时清扫膈上淋巴结及食管旁淋巴结。

（7）完全裸露奇静脉，双重结扎离断奇静脉，或使用直线切割缝合器离断奇静脉，使用结扎夹钳闭离断时，近心端夹子远离气管膜部，避免摩擦损伤。

（8）继续分离食管及肿瘤至颈段食管，同时清扫食管旁淋巴结。

（9）辨认迷走神经，在迷走神经外侧打开纵隔胸膜，向胸顶部分离，暴露并辨认右侧喉返神经，镂空神经后，清扫右侧喉返神经旁淋巴结。

（10）清扫肺门及隆突下淋巴结，注意保护支气管膜部。

（11）向前上牵拉游离食管，暴露后方主动脉弓，在胸膜反折处暴露左侧喉返神经，沿神经向上清扫淋巴结，注意保护下方左侧锁骨下动脉。

（12）彻底检查创面有无出血，撤除机器人镜头和臂，2号臂孔放置纵隔引流管，镜孔放置胸腔引流管，关闭胸壁切口，无菌纱布覆盖后转平卧位。

（13）腹部孔位设计：腹部采用4孔法，取脐旁1cm切口为镜孔，左侧腋前线肋弓下缘2cm水平为1号臂孔，右侧腋前线肋弓下缘2cm水平为2号臂孔，镜孔与2号臂孔之间为辅助孔。

（14）1号臂孔放置持针器，使用单针微荞线缝合右上膈肌脚，提起右半肝，暴露腹段食管及胃。

（15）于大弯侧无血管区打开网膜，向头侧分离大网膜，注意保护胃网膜血管弓及脾，离断胃网膜左血管、胃短血管及胃后血管；向尾侧分离，游离胃后壁及胰腺至幽门，注意保护胃网膜右血管弓。

（16）沿肝总动脉表面打开小网膜，清扫血管周围淋巴结；沿肝总动脉向头侧分离至胃左血管，清扫血管旁淋巴结，充分暴露胃左动脉及静脉，使用生物夹、结扎或直线切割缝合器处理离断，注意保护胰腺。

（17）继续沿小弯侧向头侧分离，暴露左右膈肌脚，游离腹段食管，沿胃壁游离胃底及胃后壁与胰腺包膜之间的粘连，完全松解游离胃，彻底检查有无创面出血，取出机器人镜头和臂，撤除机器人，机器人腔内操作结束。

（18）左侧颈部小切口，游离颈段食管并在肿瘤上缘离断。

（19）剑突下小切口，切除食管及肿瘤，制作管状胃，并将管状胃通过食管床提到颈部，与存留部分食管进行颈部吻合，缝合各切口，术毕。

机器人辅助食管癌切除术创面较大，既要切除清扫又要吻合重建，操作步骤复杂，周围组织结构较多，需要一定的学习曲线。笔者将机器人辅助外科手术系统首先应用于纵隔肿瘤及肺叶切除等操作中，待操作熟练后再开展食管癌根治术，目前技术已非常成熟。根据不同患者，选择合适的体位、切口，对于手术非常重要，有利于术中暴露和手术操作。目前各医院报道的方法各有不同，有俯卧位、侧卧位等，切口根据体位不同而有相应变化。有单位报道胸部采用五孔法，即右侧腋前线第5肋间为镜孔，腋后线第3肋间为1号臂孔，腋后线第8肋间为2号臂孔，腋后线第10肋间为3号臂孔，腋前线第7肋间为辅助操作孔；腹部也采用五孔法，脐下2cm为镜孔，左腋前线肋弓下缘为1号臂孔，右锁骨中线脐上1cm为2号臂孔，右腋前线肋弓下2cm为3号臂孔，左侧锁骨中线脐上1cm为辅助操作孔。笔者如上述，胸部选择左侧135°侧俯卧位，采用"3-6-8"设计方法，腹部采用四孔法。

5. 食管癌 Ivor-Lewis 手术步骤

（1）麻醉：静脉复合麻醉，双腔气管插管。

（2）体位：先选择平卧位后改为左侧45°卧位，胸部垫高，双上肢屈曲抱枕。

（3）孔位设计：腹部仍采用4孔法，取脐旁1cm切口为镜孔，左侧腋前线肋弓下缘2cm水平作为1号臂孔，右侧腋前线肋弓下缘2cm水平为2号臂孔，右侧锁骨中线肋弓下缘、镜孔与2号臂孔之间为机器人辅助孔；胸部采用"3-6-8-4"四孔法，取腋后线第3肋间为1号臂孔，腋前线第6肋间为镜孔，腋后线第8肋间为2号臂孔，腋后线第4肋间长约4cm切口为辅助操作孔。

（4）微荞线悬吊肝脏，沿肝总动脉、腹腔干及脾动脉周围完整切除淋巴结，继续向头侧清扫胃左动脉旁淋巴结，充分裸露胃左动脉，使用结扎夹双重结扎离断，或者使用直线切割缝合器钉合离断。

（5）游离胃后壁和胰腺粘连，继续向头侧分离，暴露左右膈肌脚，游离腹段食管。

（6）在大弯侧无血管区打开大网膜，向头侧和尾侧分离，离断胃网膜左血管、胃短血管及胃后血管，注意保护胃网膜血管弓及脾脏。

（7）胃完全游离后，沿小弯侧用切割缝合器制作管状胃至胃底；彻底检查创面有无出血，取出机器人镜头和臂，缝合腹部切口。

（8）转左侧45°卧位，再次对接，1号臂置入单极电凝钩，2号臂置入双极电凝抓钳。

（9）辨认迷走神经，沿迷走神经走行辨认出右侧喉返神经，清扫右侧喉返神经旁淋巴结。

（10）裸露奇静脉，结扎夹双重结扎离断奇静脉，或使用直线切割缝合器离断奇静脉。

（11）打开后方纵隔胸膜，充分暴露并分离食管，向下游离至食管裂孔，膈肌脚处，向上游离至胸廓入口，同时清扫膈上淋巴结及食管旁淋巴结。

（12）清扫肺门及隆突下淋巴结，注意保护支气管膜部。

（13）向前上牵拉游离食管，暴露后方主动脉弓，在胸膜反折处暴露左侧喉返神经，沿神经向上清扫淋巴结，注意保护下方左侧锁骨下动脉。

（14）胸顶部离断食管，远端食管向上牵拉，将管状胃经食管裂孔拖入胸部，使用直线切割缝合器离断食管肿瘤及部分胃小弯并移除。

（15）吻合器钉座置入食管残端，管状吻合器置入管状胃，食管残端与胃后壁进行吻合，根据吻合情况，必要时局部加固数针减张。

（16）彻底检查创面有无出血，撤除机器人镜头和臂，2号臂孔放置纵隔引流管，镜孔放置胸腔引流管，关闭胸壁切口，无菌纱布覆盖，术毕。

右侧胸内吻合方法各单位报道不一，有器械端端吻合、端侧吻合、三角吻合等，达芬奇机器人辅助系统具有灵活的手腕，有利于部分缝合、吻合，有效地克服了胸腔镜手术的缺点。

达芬奇机器人辅助外科手术系统除在食管癌根治术中应用，也常用于食管良性疾病，如食管平滑肌瘤、胃食管反流、食管裂孔疝、贲门失弛等疾病外科手术中。手术麻醉、体位及孔位设计与食管癌根治术设计大体一致，手术步骤与腔镜手术相同。但因达芬奇机器人辅助手术具有清晰的三维立体、放大的视野，能精确、微创进行解剖，在贲门肌层切开时能够清晰辨识食管层次，避免损伤食管黏膜，较传统手术更具优势。因其操作臂有7个自由度的内腕，可完全模仿人手腕动作，在狭窄解剖区域比人手更灵活，并滤除了不必要的手部颤动，实现了操作的高度灵巧性，并使动作更加精确，对于食管平滑肌瘤切除术后肌层缝合更具优势，从而增加了手术精确度，降低了手术过程中的风险，缩短了手术时间。

微创外科手术发展的趋势提示，达芬奇机器人辅助外科手术系统作为精准微创技术的代表是时代和技术的进步，同时体现了外科医师对治疗疾病更完美的不懈追求精神。机器人辅助外科手术系统有清晰的三维视野，灵活的手臂活动，能有效地减少副损伤，降低手术并发症，在肿瘤治疗彻底性上等同甚至优于传统胸腔镜，且术后恢复快，具有比较好的发展和应用前景。随着机器人辅助外科手术系统不断更新和改进、数量的增加、国产化实现等，机器人辅助外科手术系统将在临床得到更好、更普遍的应用，从而造福人类。

（谭群友　陶绍霖）

参 考 文 献

Akaishi T, Kaneda I, Higuchi N, et al, 1996. Thoracoscopic en bloc total esophagectomy with radical mediastinal lymphadenectomy. J Thorac Cardiovasc Surg, 112: 1533-1540.

Andreollo NA, Earlam RJ, 1987. Heller's myotomy for achalasia: is an added anti-reflux procedure necessary? Br J Surg, 74（9）: 765-769.

Anselmino M, Zaninotto G, Costantini M, et al, 1997. One-year follow-up after laparoscopic Heller-Dor operation for esophageal achalasia. Surg Endosc, 11（1）: 3-7.

Bonavina L, segalin A, Posati R, et al, 1995. Surgical therapy of esophageal leiomyoma. J Am Coll Surg, 181: 257-262.

Buess GF, Walter DH, Becker HD, 1994. Endoscopic microsurgical dissection of the esophagus（EMDE）//

Brown WT, Atlas of Video-Assisted Thoracic Surgery. Philadelphia: WB Saunders.

Bumm R, Siewert JR, 1994. Endodissection in transhiatal esophagectomy: technical aspects and clinical results. Dis Esophagus, 7: 32-35.

Casabella F, Sinanan M, Horgan S, et al, 1996. Systematic use of gastric fundoplication in laparoscopic repair of paraesophageal hernias. Am J Surg, 171 (5): 485-489.

Collard JM, 1996 Update: en bloc and standard esophagectomies by thoracoscopy. Ann Thorac Surg, 61: 769-770.

Collard JM, Lengele B, Otte JB, et al, 1993. En Bloc and standard esophagectomies by thoracoscopy. Ann Thorac Surg, 56: 659-679.

Coosemans W, Lerut TE, van Raemdonck DEM, 1993. Thoracoscopic surgery: the Belgian experience. Ann Thorac Surg, 56 (3): 721-730.

Coral RP, Silva IS, Furhmeister CA, et al, 1996. Video-assisted transdiaphragmatic esophagectomy for esophageal cancer: prospective analysis of 12 cases. Dis Esophagus, 9: 207-209.

Craig SR, Leaver HA, Yap PL, et al, 2001. Acute phase responses following minimal access and conventional thoracic surgery. Eur J Cardiothorac Surg, 20 (3): 455-463.

Csendes A, Braghetto I, Henríquez A, et al, 1989. Late results of a prospective randomised study comparing forceful dilatation and oesophagomyotomy in patients with achalasia. Gut, 30 (3): 299-304.

De Paula AL, Hashiba K, Ferreira EA, et al, 1995. Laparoscopic transhiatal esophagectomy with esophagogastroplasty. Surg Laparosc Endosc, 5 (1): 1-5.

Dexter SPL, Martin IG, McMahon MJ, 1996. Radical thoracoscopic esophagectomy for cancer. Surg Endosc, 10: 147-151.

Dowling RD, Keenan RJ, Ferson PE, et al, 1993. Video-assisted thoracoscopic resection of pulmonary metastases. Ann Thorac Surg, 56: 772.

Ferguson MK, 1991. Achalasia: current evaluation and therapy. Ann Thorac Surg, 52 (2): 336-342.

Gaegea T, 1991. Laparoscopic Nissen fundoplication is feasible. Can J Surg, 34: 313-316.

Ginsberg RJ, Rubinstein LV, 1995. Randomized trial of lobectomy versus limited resection for T1N0 non-small cell lung cancer. Lung Cancer Study Group. Ann Thorac Surg, 60: 615-622; discussion 622-623.

Gossot D, Cattan P, Fritsch S, et al, 1995. Can the morbidity of esophagectomy be reduced by the thoracoscopic approach? Surg Endosc, 9: 113-115.

Harris RJ, Kavuru MS, Rice TW, et al, 1995. The diagnostic and therapeutic utility of thoracoscopy. A review. Chest, 108 (3): 828.

Hazelrigg SR, Landreneau RJ, Mack MJ, et al, 1993. Thoracoscopic resection of mediastinal cysts. Ann Thorac Surg, 56: 659-660.

Hazelrigg SR, Mack MJ, Landreneau RJ, et al, 1993. Thoracoscopic pericardiectomy for effusive pericardial disease. Ann Thorac Surg, 56: 792.

Hazelrigg SR, Nunchuck SK, Landreneau RJ, et al, 1993. Cost analysis for thoracoscopy: thoracoscopic wedge resection. Ann Thorac Surg, 56 (3): 653.

Henderson RD, Ryder D, Marryatt G, 1987. Extended esophageal myotomy and short total fundoplication hernia repair in diffuse esophageal spasm: five-year review in 34 patients. Ann Thorac Surg, 43 (1): 25-31.

Hetzel DJ, Dent J, Reed WD, et al, 1988. Healing and relapse of severe peptic esophagitis after treatment with omeprazole. Gastroenterology, 95 (4): 903-912.

Hinder RA, Filipi CJ, Wetscher G, et al, 1994. Laparoscopic Nissen fundoplication is an effective treatment for gastroesophageal reflux disease. Ann Surg, 220 (4): 472-483.

Horgan S, Pellegrini CA, 1997. Surgical treatment of gastroesophageal reflux disease. Surg Clin N Am, 77: 1063-1083.

Hunter JG, Swanstrom LL, Waring PJ, 1996. Dysphagia after laparoscopic antireflux surgery. Ann Surg, 224 (1): 51-57.

Hunter JG, Trus TL, Branum GD, et al, 1996. A physiologic approach to laparoscopic fundoplication for gastroesophageal reflux disease. Ann Surg, 223 (6): 673-687.

Izumi Y, Inoue H, Endo M, 1996. Combined endoluminal-intracavitary thoracoscopic enucleation of leiomyoma of the esophagus. A new method Surg Endosc, 10 (4): 457-458.

Kaiser LR, 1994. Video-assisted thoracic surgery: current

state of the art. Ann Surg, 220（6）: 720-734.

Kaiser LR, Bavaria JE, 1993. Complications of thoracoscopy. Ann Thorac Surg, 56（3）: 796-798.

Kaseda S, Aoki T, Hangai N, et al, 2000. Better pulmonary function and prognosis with video-assisted thoracic surgery than with thoracotomy. Ann Thorac Surg, 70: 1.

Kaseda S, Aoki T, Hangai N, et al, 2000. Better pulmonary function and prognosis with video-assisted thoracic surgery than with thoracotomy. Ann Thorac Surg, 70: 1644-1646.

Kaseda S, Hangai N, Yamamoto S, et al, 1997. Lobectomy with extended lymph node dissection by video-assisted thoracic surgery for lung cancer. Surg Endosc, 11（7）: 703-706.

Kauer WKH, Peters JH, De Meester TR, et al, 1995. A tailored approach to antireflux surgery. J Thorac Cardiovasc Surg, 110（1）: 141-147.

Kondo T, Sagawa M, Tanita T, et al, 1998. Is complete systematic nodal dissection by thoracoscopic surgery possible? A prospective trial of video-assisted lobectomy for cancer of the right lung. J Thorac Cardiovasc Surg, 116（4）: 651-652.

Laycock WS, Oddsdottir M, Franco A, et al, 1995. Laparoscopic Nissen fundoplication is less expensive than open Belsey Mark Ⅳ. Surg Endosc, 9: 426-429.

Mack MJ, Hazelrigg SR, Landrenaeu RJ, et al, 1993. Thoracoscopy for the diagnosis of the indeterminate solitary pulmonary nodule. Ann Thorac Surg, 56（4）: 825-830.

Miller DL, Allen MS, Trastek VF, et al, 1992. Video thoracoscopic wedge excision of the lung. Ann Thorac Surg, 54（3）: 410.

Nagahiro I, Andou A, Aoe M, et al, 2001. Pulmonary function, postoperative pain, and serum cytokine level after lobectomy: a comparison of VATS and conventional procedure. Ann Thorac Surg, 72（2）: 362-365.

Nathanson LK, Gotley D, Smithers M, et al, 1993. Thoracoscopic surgery for iatrogenic esophageal perforations. Aust N Z J Surg, 63: 399-403.

Ohtsuka T, Nomori H, Horio H, et al, 2004. Is major pulmonary resection by video-assisted thoracic surgery an adequate procedure in clinical stage Ⅰ lung cancer? Chest, 125（5）: 1742-1746.

Patti MG, Arcerito M, Pellegrini CA, et al, 1995. Minimally invasive surgery for gastroesophageal reflux disease. Am J Surg, 170（6）: 614-618.

Patti MG, Pellegrini CA, Arcerito M, et al, 1995. Comparison of medical and minimally invasive surgical therapy for primary esophageal motility disorders. Arch Surg, 130: 609-616.

Pellegrini C, Wetter LA, Patti M, et al, 1992. Thoracoscopic esophagomyotomy. Initial experience with a new approach for the treatment of achalasia. Ann Surg, 216（3）: 291-299.

Perniceni T, Gayet B, 1995. Videosurgery and cancer of the esophagus: what is its future? Gastroenterol Clin Biol, 19（2）: 173-175.

Peters JH, Heimbucher J, Kauer WkH, et al, 1995. Clinical and physiologic comparison of laparoscopic and open Nissen fundoplication. J Am Coll Surg, 180（4）: 385-393.

Ren H, 1999. Thoracoscopic procedure for intrathoracic diseases: current status in mainland China. Respirology, 4（2）: 111-116.

Richter JE, 1989. Surgery or pneumatic dilatation for achalasis: a head-to-head comparison. Now are all the questions answered? Gastroenterology, 97（5）: 1340-1341.

Richter JE, Dalton CB, Bradley LA, et al, 1987. Oral nifedipine in the treatment of noncardiac chest pain in patients with the nutcracker esophagus. Gastroenterology, 93（1）: 21-28.

Robertson GS, Lloyd DM, Wicks AC, et al, 1996. No obvious advantages for thoracoscopic two-stage oesophagectomy. Br J Surg, 83（5）: 675-678.

Roviaro G, Varoli F, Vergani C, et al, 2004. Long-term survival after videothoracoscopic lobectomy for stage Ⅰ lung cancer. Chest, 126: 725-732.

Sagawa M, Sato M, Sakurada A, et al, 2002. A prospective trial of systematic nodal dissection for lung cancer by video-assisted thoracic surgery: can it be perfect? Ann Thorac Surg, 73（3）: 900-904.

Seremetis MG, Lyons WS, DeGuzman VC, et al, 1976. Leiomyomata of the esophagus. Cancer, 38: 2166-2177.

Shimi S, Nathanson LK, Cuschieri A, 1991. Laparoscopic cardiomyotomy for achalasis. J R Coll Surg Edimb, 36（3）: 152-154.

Sinanan M, Pellegrini CA, 1996. The treatment of achalasia and gastroesophageal reflux by minimally invasive techniques//Baue AE. Glenn's Thoracic and Cardiovascular Surgery. 6th edn. Norwalk, CT: Appleton & Lange.

Stein HJ, Feussner H, Siewert JR, 1994. Surgical therapy of gastroesophageal reflux: which patient, which procedure, which approach? Dis Esophagus, 7 (4): 239-244.

Sugi K, Kaneda Y, Esato K, 2000. Video-assisted thoracoscopic lobectomy achieves a satisfactory long-term prognosis in patients with clinical stage ⅠA lung cancer. World J Surg, 24: 27-30; discussion 30-31.

Swanson SJ, Meyers BF, Gunnarsson CL, et al, 2012. Video-assisted thoracoscopic lobectomy is less costly and morbid than open lobectomy: a retrospective multi-institution database analysis. Ann Thorac Surg, 93 (4): 1027-1032.

Swanstrom LL, Marcus DR, Galloway GQ, 1996. Laparoscopic collis gastroplasty is the treatment of choice for the shortened esophagus. Am J Surg, 171: 477-481.

Tio TL, Tytgat GNJ, den Hartog Jager FCA, 1990. Endoscopic ultrasonography for the evaluation of smooth muscle tumors in the upper gastrointestinal tract: an experience with 42 cases. Gastrointest Endosc, 36 (4): 342-350.

Van de Brekel JA, Dururkens VAM, Vanderschueren RG, 1993. Pneumothorax: results of thoracoscopy and pleurodesis with talc poudrage and thoracotomy. Chest, 103 (2): 345-347.

Wakabayashi A, 1993. Thoracoscopic technique for management of giant bullous lung disease. Ann Thorac Surg, 56 (3): 708-712.

Walker WS, Codispoti M, Soon SY, et al, 2003. Long-term outcomes following VATS lobectomy for non-small cell bronchogenic carcinoma. Eur J Cardiothorac Surg, 23: 397-402.

Walker WS, Codispoti M, Soon SY, et al, 2003. Long-term outcomes following VATS lobectomy for non-small cell bronchogenic carcinoma. Eur J Cardiothorac Surg, 23 (3): 397-402.

Watson DI, Jamieson GG, Baigrie RJ, et al, 1996. Laparoscopic surgery for gastro-esophageal reflux: beyond the learning curve. Br J Surg, 83: 1284-1287.

Whitson BA, Groth SS, Duval SJ, et al, 2008. Surgery for early-stage non-small cell lung cancer: a systematic review of the video-assisted thoracoscopic surgery versus thoracotomy approaches to lobectomy. Ann Thorac Surg, 86 (6): 2008-2016.

Yan TD, Black D, Bannon PG, et al, 2009. Systematic review and meta-analysis of randomized and nonrandomized trials on safety and efficacy of video-assisted thoracic surgery lobectomy for early-stage non-small cell lung cancer. J Clin Oncol, 27 (15): 2553-2562.

Yang HK, Del Guercio LRM, Steichen FM, 1995. Thoracoscopic Belsey-Mark Ⅳ fundoplication. Surg Endosc, 9: 622.

Yim AP, Wan S, Lee TW, et al, 2000. VATS lobectomy reduces cytokine responses compared with conventional surgery. Ann Thorac Surg, 70 (1): 243-247.

第二十五章

纵隔镜在胸部疾病中的诊断和治疗作用

一、纵隔镜手术历史

传统纵隔镜手术已有半个多世纪的历史。1954年，Harken等在Daniels的斜角肌脂肪垫活检技术基础上，局部麻醉下从斜角肌术野用手指分离上纵隔，然后用喉镜行气管旁纵隔淋巴结活检术，由此明显提高了淋巴结活检的阳性率，开创了有创性纵隔检查的先例，这是原始纵隔镜手术的雏形。1959年，瑞典医师Carlens等在总结前人经验的基础上，首次正式描述并命名了纵隔镜手术。他们采用特制的纵隔镜，经胸骨上切迹切口，开启了纵隔镜手术历程。该手术的主要特点：①单一颈部正中小切口；②以手指沿气管前间隙分离出血管后方的颈纵隔隧道；③使用带光源的纵隔镜置入颈纵隔隧道，直视下分离气管旁淋巴结并进行活检；④手术操作在全身麻醉下完成。这是经典的颈部纵隔镜技术，后人称之为标准或传统纵隔镜术。

传统纵隔镜术存在一定的盲区，即无法对主肺动脉窗、主动脉旁、前纵隔等多处淋巴结进行活检。1976年，Deslauriers等报道了扩大的纵隔镜手术。1987年，Ginsberg等报道了一种扩大的血管前纵隔镜手术。这两种手术都是在传统颈部纵隔镜手术的基础上发展起来的，弥补了传统纵隔镜手术的不足，称为扩大的颈部纵隔镜术。尤其是后者，已成为临床常用的扩大纵隔镜术式。1966年，Mc Neill和Chamberlain报道了诊断性前纵隔切开术，在此基础上，Jolly等于1980年报道了为肺癌探查、评估和淋巴结活检而进行的辅助纵隔镜手术，称为前侧纵隔的纵隔镜术，即胸骨旁纵隔镜术。这些扩大纵隔镜术式的成功应用进一步提高了纵隔镜在临床的应用价值，尤其是在肺癌分期中的特殊地位。

随着手术器械不断改进，照明光源系统的进步，纵隔镜设备不断得到完善，使得纵隔镜手术更加安全和便于教学指导。20世纪90年代初，随着电视腹腔镜外科和电视胸腔镜外科的临床应用和普及，产生了电视辅助纵隔镜。其高分辨率成像和传输系统扩大了手术视野和清晰度，操作者面对屏幕操作，使其操作姿势更为舒适。因此，电视辅助纵隔镜外科是纵隔镜发展的必然趋势。

纵隔镜手术最先在欧洲得到迅速推广和应用。20世纪60～70年代，Pearson医师在美国对纵隔镜手术进行普及和大力推广，使得此项技术在北美得以广泛应用，确立了纵隔镜在肺癌术前病理分期上的历史地位。1965年，傅尧箕医师在我国首先报道了传统纵隔镜技术，提出纵隔镜检查术可以作为影像学之外的一种补充检查方法用于纵隔良、恶性疾病及肺癌的诊断。1982年，梁雁等医师报道了选择性纵隔镜检查术对肺癌诊断的价值。限于认识上的不足、对手术的恐惧心理，以及缺乏肺癌治疗的严格规范等原因，纵隔镜手术在我国一直未能获得普及和推广。

二、电视辅助纵隔镜手术设备

电视纵隔镜的成套设备应包括纵隔镜、光源、摄像系统、显像系统、手术器械、资料存储系统等几部分。其中，光源、摄像系统、显像系统、资料存储系统可与电视辅助胸腔镜通用。特殊部分仅有纵隔镜、手术器械两部分。

1. 纵隔镜 标准的Carlens纵隔镜为一近似圆筒形的硬金属镜，由喉镜改造而来。镜长约20cm，直径约2cm，前端带有小灯，后备有垂直的手柄，通过套管连接吸引装置。现代纵隔镜一般比Carlens镜短且细，依据直径不同分为

10.8mm、11.8mm 和 12.8mm 等几种，依据长度
分为 9.5cm、14.5cm、16cm 和 18cm 等几种。
可以连接电视成像系统的称为电视纵隔镜，其他
称为普通纵隔镜。电视纵隔镜的镜管更像是鸭嘴
式内窥器，下叶可以打开，能够更好地显露纵隔
结构。

2. 手术器械

（1）电凝吸引器是纵隔镜手术必备器械，在
吸引的同时可完成止血和分离功能，适于狭小操
作空间，十分便利。

（2）抓钳。

（3）分离钳。

（4）活检钳。

（5）特制穿刺针头。

以上各种器械每种均有多种规格。此外，由
于纵隔镜操作有很大的潜在手术风险，为确保手
术安全，应常规备好开胸手术器械和胸骨锯。

三、纵隔镜手术基本要求和技巧

1. 纵隔解剖和纵隔镜手术路径解剖　纵隔镜
手术的空间狭小，局部血管、神经密集，要求术
者对解剖有充分了解，并具有一定的手术技巧。
为确保手术成功、防止发生并发症，首先必须熟
悉和掌握纵隔解剖及纵隔镜手术范围的局部解剖，
以及手术路径解剖。

（1）纵隔区域划分：纵隔区域的划分有三分
法、四分法和九分法等。

1）纵隔三分区：Shields 于 1972 年提出纵隔
三分区，包括前纵隔、内脏纵隔和椎旁沟，其中
内脏纵隔区相当于中纵隔，椎旁沟区相当于后纵
隔。此分区法简便、实用（图 25-0-1）。

2）纵隔四分区：为最早的纵隔分区法，即上
纵隔、前纵隔、中纵隔和后纵隔（图 25-0-2）。

3）纵隔九分区：由 Heitzman 于 1977 年提出，
以上水平线（自胸骨角至第 4 胸椎体下缘）、下
水平线（自胸骨体下部及第 4 肋前部，经肺门下
缘至第 8 胸椎下缘）、前纵隔线（经主动脉弓三
大分支及其心包前）和后纵隔线（经气管、气管
分叉和心包后方），将纵隔分为前纵隔（上、中、
下）、中纵隔（上、中、下）和后纵隔（上、中、
下），共 9 个分区（图 25-0-3）。

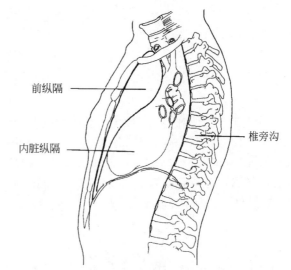

图 25-0-1　纵隔三分区

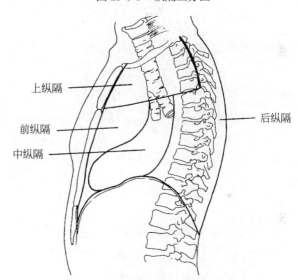

图 25-0-2　纵隔四分区

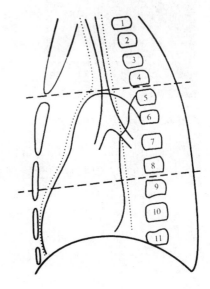

图 25-0-3　纵隔九分区

4）其他分区方法：有六分区法，包括胸廓入口、上主动脉区、下主动脉区、奇静脉上区、奇静脉下区和肺门区，共 6 个分区。此种分区方法由放射学家描述，临床应用太烦琐，胸外科医师很少采用。

（2）手术路径解剖：纵隔解剖和路径以下面 4 个图像显示。图 25-0-4 为纵隔解剖间隙，图 25-0-5 为前纵隔上部浅层解剖结构，图 25-0-6 为上纵隔内膈神经和迷走神经走向，图 25-0-7 为纵隔镜检查局部解剖、路径。

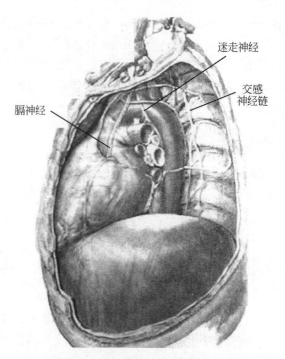

图 25-0-6　上纵隔内膈神经及迷走神经走向

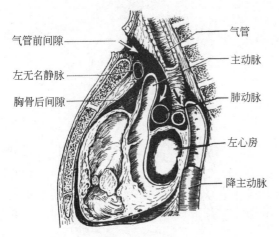

图 25-0-4　纵隔解剖间隙

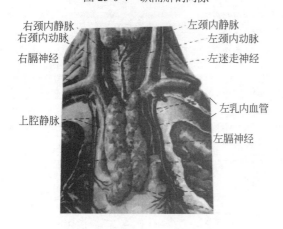

图 25-0-5　前纵隔上部浅层解剖结构

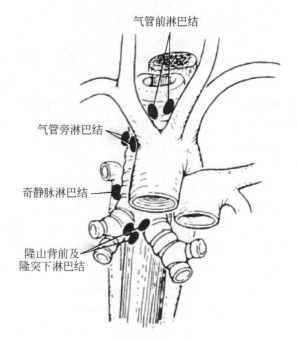

图 25-0-7　纵隔镜检查局部解剖、路径

（3）纵隔淋巴结分布：中纵隔的淋巴结群接收食管及肺的淋巴引流，对肺癌及食管癌的分期有重要意义。目前国际上通用的用于肺癌分期的胸内淋巴结分布图首先由日本学者 Naruke 等于 1978 年提出，后来在 1983 年被美国胸科协会（ATS）采用、修改和颁布。1996 年，国际抗癌联盟（UICC）将两者统一，于 1997 年颁布了新的淋巴结分布图，并为全世界广泛应用。其把纵隔、肺门和肺内淋巴结划分为 14 个区，其具体分布位置见示意图（图 25-0-8）；各区的名称和解剖标记见表 25-0-1。

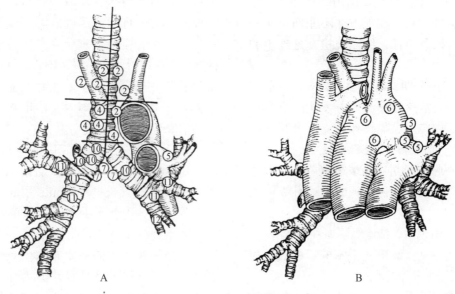

A　　　　　　　　　　　　　　　　B

图 25-0-8　纵隔淋巴结

表 25-0-1　纵隔、肺门和肺内淋巴结

纵隔淋巴结

上纵隔淋巴结

第1组　最上纵隔淋巴结（胸腔出口处，头臂静脉上缘水平淋巴结）

第2组　上气管旁淋巴结（主动脉弓上缘水平）

第3组　气管前腔静脉后淋巴结（又分为 3A 和 3P）

第4组　下气管旁淋巴结（主支气管旁淋巴结，又分为 4S 和 4I）

主动脉淋巴结

第5组　主肺动脉窗淋巴结

第6组　主动脉弓旁淋巴结

下纵隔淋巴结

第7组　隆突下淋巴结

第8组　食管旁（隆突下方）淋巴结

第9组　下肺韧带淋巴结

肺门和肺内淋巴结

第10组　肺门淋巴结

第11组　叶间淋巴结

第12组　肺叶淋巴结

第13组　肺段淋巴结

第14组　肺段下淋巴结

2. 纵隔镜手术的适应证和禁忌证

（1）问题和争议：目前，纵隔镜手术包括两大类，即诊断性纵隔镜检查术和治疗性纵隔镜手术，临床以前者为主。Pearson 认为，纵隔镜检查术有 2 个基本指征：一是对纵隔内肿瘤进行活检以明确诊断；另一个是对支气管肺癌的纵隔转移情况做出评估。Trastek 等则认为，当发现诊断不明的纵隔肿块，只要肿块在纵隔镜可以达到的范围内，均应行纵隔镜检查。争议的问题包括几个方面：多数纵隔肿瘤具有手术指征，纵隔镜检查是否有必要？目前多数纵隔肿瘤可在 CT 引导下行穿刺活检（经肋间、经胸骨旁和经胸腔等路径）获得组织学或细胞学病理，相对纵隔镜检查创伤和风险均较大，价值有多大？对肺癌患者，依据影像结果做选择性纵隔镜检查还是常规地行纵隔镜检查术？纵隔镜治疗性手术适应证包括较小的纵隔良性肿瘤切除，纵隔囊肿性病变摘除，纵隔积存物（血液、血肿、积液或脓液）的引流或清除。重症肌无力单纯胸腺切除因范围局限是否可以应用纵隔镜摘除，在临床上仍是争议较大的问题。

（2）手术适应证：结合文献资料和我国具体情况，提出纵隔镜手术适应证有以下几个方面。

1）为明确纵隔病变的性质，或通过纵隔病变协助诊断肺内病变，如各种淋巴源性肿瘤或肉芽肿性病变。建议在选择纵隔镜检查之前，首选创伤性更小的检查手段，如支气管镜检查或经支气管镜穿刺活检，或 CT 引导下经皮穿刺活检。以上检查不满意或仍未能获得诊断，方可选择纵隔镜检查。

2）气管支气管周围病变或肺内结节合并纵隔淋巴结肿大的鉴别诊断，其他方法不能确定疾病性质，又无手术探查指征，纵隔镜检查是理想的诊断方法。

3）肺癌的术前分期，对此争议较大。目前国内肺癌手术指征、治疗程序与西方发达国家尚存在较大不同，常规应用纵隔镜作为支气管肺癌术前分期尚未普及，后面将专门探讨。

4）较小的纵隔良性肿瘤或囊肿摘除，一般认为直径在3cm以下的纵隔肿瘤或囊肿适宜纵隔镜手术摘除。

5）纵隔感染清创术，清除纵隔血肿、脓肿等。

（3）手术禁忌证：纵隔镜手术的禁忌证是相对的，一般包括以下几个方面。

1）纵隔内严重粘连，有纵隔手术史（如胸骨后甲状腺肿或甲状腺切除术等），纵隔放疗后，气管切开术后。

2）主动脉瘤，严重上腔静脉综合征。

3）纵隔镜手术径路显露障碍，如巨大胸骨后甲状腺肿或甲状腺瘤，严重的颈椎病，强直性脊柱炎和脊柱后凸畸形等，或预计隧道过小无法置入纵隔镜。

4）患者全身情况较差不能耐受全身麻醉手术，或有出血倾向而未获得有效矫正。

5）上腔静脉综合征、再次纵隔镜手术，一般属于纵隔镜手术禁忌，但也有不少成功的报道，目前倾向有经验的操作者仍可安全进行再次纵隔镜术。

3. 术前准备　纵隔镜手术的术前准备与普通胸外科手术相同。因有可能转为开胸或胸骨劈开，所以术前准备应尽量齐全。此外，术中需要颈部过伸位，患者术前应进行颈部姿势锻炼，以减少术后不适感，同时可以及早发现颈部过伸障碍的患者。

4. 麻醉和体位

（1）麻醉：多数学者主张气管内插管，全身麻醉。插管应使用螺纹延长管从一侧口角引出，有利于术者操作，也避免了管道打折或闭塞。采用全身麻醉的优点是可避免发生气胸和气栓；若术中发生意外或并发症便于及时有效控制和处理；此外，操作过程中患者无不适感觉。不少学者主张在局部麻醉下手术。方法是1%普鲁卡因或利多卡因局部浸润麻醉，显露气管后，于气管前筋膜深面浸润麻醉即可。局部麻醉的优点为减少全身麻醉的手术并发症，避免麻醉插管带来的操作不便，并可在门诊施行纵隔镜检查。Morton等认为，全身麻醉或局部麻醉手术的并发症发生率及检查结果并无显著差异。国内天津市胸科医院等主张在局部麻醉下行纵隔镜手术。

（2）体位：患者取正仰卧位，肩部垫高8～10cm，头颈过度后伸，居中位或偏向左侧。成人的胸段气管长度约6cm，颈部过伸位可使气管上提1cm。因此，手术时术者的手指可以钝性分离隧道直达隆突水平。

5. 纵隔镜手术的基本方法　受到探查范围的限制，纵隔镜手术依据径路分为标准颈部纵隔镜手术、扩大的颈部纵隔镜手术和胸骨旁纵隔镜手术。依据是否配置电视显像系统，又分为普通纵隔镜手术和电视辅助纵隔镜手术。下文做一简要介绍。

（1）标准颈部纵隔镜手术（standard or typical cervical mediastinoscopy）：此术式是上纵隔探查和活检最常用的方法，主要用于第2、4、7组淋巴结及气管周围病变的手术。

1）切口：胸骨切迹上约一横指颈部正中做一横切口，长度一般3～4cm。

2）操作：分层切开，沿颈白线纵向切开颈前肌群，直至气管前筋膜。切开筋膜，在其深面用手指紧贴气管前壁和侧壁向下钝性分离气管前血管后间隙，直至隆突水平，并向两侧主支气管做适度分离，形成一个囊袋状通道。探查的手指可触及纵隔内解剖结构、异常肿物和淋巴结等，同时辨明它们之间的关系。探查时不易分辨静脉，应避免盲目强行分离造成静脉撕裂大出血。隧道内置入纵隔镜，应缓慢送入逐步推进，或在直视下边送入边夹持"花生米"钝性推离，进一步扩大隧道，观察纵隔结构及病变。以气管环作标志，直达隆突水平。记录淋巴结或肿物的部位、大小、数目等。组织活检的要点是必须在直视下进行，切忌盲目操作；表面组织应尽量分离干净，直至淋巴结或肿物表面；先穿刺除外血管后再咬取组织活检或完整切除；活检一般由远及近进行，避免近处的操作出血影响术野；咬取的组织应足够多，以保证病理诊断的可靠性；怀疑为转移性淋巴结的应尽可能地完整取出，以减少癌肿污染。记录取材的部位、数目。

绝大多数情况下，解剖创面出血可以压迫止血或电凝直接止血。左侧第4组淋巴结止血时应注意避免损伤喉返神经。明显的渗血可用热纱垫压迫止血或用明胶海绵、止血纱布、止血粉等填塞止血。某些情况下也可用银夹夹闭止血。若出现大血管意外损伤，应紧急以手指压迫止血，及时中转开胸手术处理。多数情况下止血满意，无意外损伤，可不放置引流，直接缝合切口。必要时放置皮片或置管引流。

（2）扩大的颈部纵隔镜手术（extended cervical mediastinoscopy，ECM）：主要用于第5、6组淋巴结活检，适用于左上叶肺癌伴主肺动脉窗和（或）主动脉弓前（旁）淋巴结肿大的病例。通常先做标准纵隔镜检查，若结果阴性再行扩大的颈部纵隔镜手术。该手术难度较大。但是Ginsberg认为，扩大的颈部纵隔镜手术仍可安全进行，在他的300余例该项手术中，只发生了2例并发症。

1）切口：同标准纵隔镜手术。

2）操作：先行标准纵隔镜手术，方法同上。拔出纵隔镜，再次以手指钝性分离无名动脉与左侧颈总动脉间的疏松结缔组织间隙。顺动脉下行分离，直达主动脉弓。在无名动脉与动脉弓的夹角处，以指尖紧贴动脉弓表面向前下方分离出一隧道，至第5、6组淋巴结。该隧道位于静脉后方。术中若探及动脉弓明显硬化或钙化粘连，应及时终止手术，切忌强行分离。将纵隔镜置入隧道内，进行第5、6组淋巴结分离与活检。术中常不可避免地压迫、推移大血管，应注意操作轻柔，把握力度与方向。若有出血，以压迫止血为主，从而避免损伤迷走神经、喉返神经、膈神经等。多不需要放置引流。

（3）胸骨旁纵隔镜手术（parasternal medias-tinoscopy，PM）：又称为前侧纵隔镜手术（anterior mediastinoscopy，AM），主要用于第5、6组纵隔淋巴结活检、评估肺门部肿瘤的可切除性、穿刺失败的前纵隔肿物活检，以及上腔静脉综合征的诊断等。手术操作简便，安全性高，基本上可替代扩大的颈部纵隔镜手术。

1）切口：胸骨旁2cm外沿第2肋或第2肋间做4～5cm切口，女性患者也可以做纵向切口，以保护乳腺。

2）操作：逐层切开，经第2肋间或经切除第2肋软骨床，用手指推开纵隔胸膜，建立纵隔镜隧道。此切口一般不会损伤乳内动脉，否则应予以结扎或缝扎。置入纵隔镜检查，直视下边进镜边推开纵隔胸膜，游离前纵隔间隙。探查第5、6组淋巴结或纵隔肿物，完整切除或多点取材送病理检查。注意操作应避免损伤膈神经、迷走神经。探查肺门部癌肿，粘连较重时，常进入胸膜腔，术毕需要放置胸腔闭式引流。一般情况下止血满意，不需要放置纵隔引流。

胸骨旁纵隔镜手术常与颈部纵隔镜手术联合进行，对肺癌分期具有十分重要的价值。

（4）电视辅助纵隔镜手术（video-assisted mediastinoscopy，VM）：同普通纵隔镜手术相比较，除了基本操作相同外，主要有以下明显优势。术者从单视野操作变为看监视器操作，改善了术者视野和操作条件。便于助手配合，术者有条件进行双手操作。极大地改进了术野清晰度，使操作更加安全。纵隔镜设计能满足更多的手术需要，便于教学、交流和资料保存。

四、纵隔镜手术的优点及不足

纵隔镜是一种微创化的检查和治疗工具，目前在肺癌的治疗前分期和规范化治疗中必不可少。但是任何方法和工具都无法做到十全十美，纵隔镜手术也存在两面性。

1. 优点

（1）创伤小，较安全，手术并发症很少（1%～3%），主要为局部感染、气胸，很少发生出血、神经损伤等严重并发症。

（2）获得组织标本充分，能够供病理检查做出可靠诊断，准确性高。

（3）操作简单，手术时间短（30分钟左右），住院时间短，有的可在门诊进行，无需住院。

2. 不足

（1）有创性检查，多需要全身麻醉，操作不慎可能引起大出血等并发症，限制了其在临床的广泛应用。

（2）主要用于诊断，对治疗作用有限。

（3）检查部位存在盲区，主要检查气管周围区域。胸骨旁径路可达主动脉弓附近。对隆突后、食管周围淋巴结及下肺韧带淋巴结无法探查，对前纵隔下部、双侧肺门的探查明显受到限制。

（4）普通纵隔镜缺点明显，如视野狭小、暴露差、不便于操作及教学等。

（5）有一定的适用范围和禁忌证。

五、纵隔镜的临床应用

1. 纵隔镜检查和诊断　与电视胸腔镜不同，纵隔镜的临床应用以检查和诊断为主。由于其操作范围及术野显露的限制，目前纵隔镜主要用于气管周围病变和结构的检查和诊断。多数情况下需要在全身麻醉下进行纵隔镜手术，存在潜在风险，因此其在国内的应用受到一定限制。无论从患者还是医师的角度，都需要有一个较长期的认识和接受过程。临床应用较多的是纵隔疑难疾病的诊断性活检，可协助内科疾病的诊断和鉴别诊断。另一个应用是肺癌的术前分期，随着肺癌病例增多及对肺癌认识的提高，这方面逐渐成为纵隔镜的主要应用范围。纵隔镜检查用于术前肺癌分期将有效地降低肺癌的开胸探查率。

2. 纵隔疾病的治疗作用　由于纵隔镜手术固有的特点，其临床治疗价值受到明显影响，主要适用于部分前中纵隔、较小的、良性肿瘤或囊肿摘除，直径以 3cm 以下为宜，太大的肿瘤难以保证完整切除。单纯的囊肿，若无明显炎症粘连，多可以经纵隔镜切除，但适合其手术范围的病例并不多。纵隔镜下胸腺切除或胸腺瘤切除治疗重症肌无力的报道不少，但由于单纯行纵隔镜手术难以满足彻底切除胸腺及异位胸腺组织的要求，远期效果尚不能令人信服。因此纵隔镜应用于治疗一直存在较大的争议，未能得到普遍认同，临床应用价值有减少趋势。纵隔镜的另一个有效治疗作用是引流或清除纵隔内积存物，如脓肿、血肿、乳糜等。

3. 肺癌分期与纵隔镜　肺癌治疗的循证医学证据表明，肺癌治疗的效果与肺癌分期有明显相关性。目前在肺癌总体治疗效果很不理想的情况下，依据不同的病理类型、病理分期，选择合适的治疗方案，尽量达到个性化治疗，对改善肺癌的远期预后十分重要，因此肺癌的术前病理分期具有突出的现实意义。

在 20 世纪 80 年代，随着 CT 普及及对肺癌分期研究的规范化，肺癌的术前分期受到越来越多的重视。当时的分期水平是建立在 CT 扫描基础上的影像学分期（临床分期）。CT 判定肺癌淋巴结转移的标准一般为淋巴结径线 ≥ 1.0cm（通常为短轴径线）。仅依据淋巴结大小来判定是否转移难免有失偏颇，因为虽然多数研究认为纵隔淋巴结大小与是否癌转移呈正相关，但也存在较多的例外情况。甚至 Kerr 等研究认为淋巴结大小与发生转移并无直接关系，各种大小直径的淋巴结转移的发生率均在 20% 左右。目前认为 CT、MRI 等对于 T 分期准确性高，对于 N 分期准确性较差，假阴性或假阳性率均较高。但 CT 检查为无创性，简单、快捷、价廉，容易被临床接受和普及，此外，CT 还有优良空间解剖结构的显示能力，因此，其仍为目前最有用的肺癌诊断和分期技术。

20 世纪 90 年代，PET 开始用于临床肿瘤的诊断和分期。PET 有其独特的原理，可以反映病变的代谢及病理生理学信息，有效地弥补了 CT 的缺陷，为提高无创性肺癌术前分期的准确性带来新的生机。PET 在肺部结节的鉴别诊断、术前 N 分期、M 分期、肺癌复发、判定疗效及预后方面均显示出更强的优势。同 CT 比较，其在肺癌分期中的敏感度、特异度、准确度均有显著提高。但由于 PET 空间分辨率偏低、容积效应、病变代谢的差异性等，也存在一定的假阳性和假阴性结果。假阳性见于肿大的淋巴结内有炭末沉着、良性淋巴增生或炎性淋巴结等；假阴性主要见于淋巴结偏小、代谢欠活跃的肿瘤，如肺泡细胞癌、部分脑部转移病灶等。目前新的 PET 机型分辨率约为 5mm，对小于 3mm 的淋巴结难以准确定性；其解剖分辨率较低、对纵隔淋巴结不易准确定位、检查费用昂贵等限制了其在临床上的广泛应用。PET/CT 的出现弥补了其解剖分辨率不足的缺憾。

20 世纪 60 年代以来，Pearson 等多次报道应用纵隔镜对肺癌患者进行术前分期，以确定治疗方案，并长期随访。他为纵隔镜的推广应用及确立纵隔镜在肺癌分期中的地位做出了杰出贡献。由于解剖结构上的"死穴"，纵隔镜检查也存在假阴性结果。Luke 等报道了一组 1000 例接受纵隔镜检查的患者，其结果与开胸探查相比，有 8.9% 的假阴性率。其他文献报道假阴性率为 8%～18%。到目前为止，纵隔镜检查是判定肺癌纵隔淋巴结是否转移的最准确方法。纵隔镜手术在肺癌术前病理 N 分期中，其敏感度和特异度可分别达到 90% 以上和 100%（表 25-0-2）。与上述两种 N 分期方法（CT，PET）比较，纵隔镜的缺点是有创性检查，需要在全身麻醉下手术，有一定风险，而且存在着检查的"死穴"，明显限制了其在临床上的广泛应用。欧美国家在纵隔镜应用方面积累了丰富的经验，广泛使用于肺癌 N 分期中，但也有一定的选择性。国内纵隔镜在肺癌分期中的应用处于起步阶段。关键一点在于，纵隔镜是纵隔淋巴结病理确诊的最佳方法，目前尚无替代手段。纵隔镜探查的 N2 范围为第 2、4、7、5、6 组淋巴结。

表 25-0-2　CT、PET、纵隔镜纵隔淋巴结（N2）分期比较

	敏感度（%）	特异度（%）	准确度（%）
CT	43～95	63～94	63～78
PET	75～100	79～99	85～96
纵隔镜	82～97	100	92～100

目前 Ⅲ A（N2）肺癌的新辅助治疗在美国肺癌的临床治疗中已经被广泛应用。新辅助化疗要求治疗前准确评估纵隔淋巴结状态，并进行疗效评价，以决定进一步的治疗方案。第 2 次纵隔镜检查的风险和难度较第 1 次明显增加，但大多数仍能顺利进行。用纵隔镜检查评估肺癌纵隔淋巴结转移，是常规还是有选择性进行在美国也存在争议。Nohl-Oser 等认为，术前纵隔镜检查发现肺癌患者有纵隔淋巴结转移已不适宜手术治疗，因此他主张肺癌患者术前应常规进行纵隔镜检查。Trastek 等认为，为了避免不必要的纵隔镜检查，应在 CT 扫描等检查基础上，只对纵隔淋巴结有可疑转移的病例进行选择性纵隔镜检查。尽管上述争议存在，但目前西方多数学者仍主张对支气管肺癌患者术前常规进行纵隔镜检查。

自 PET 在临床应用于肺癌以来，其在淋巴结分期中的作用日渐得到重视。敏感度、特异度和准确度均在 90% 以上，尤其是阴性准确率，高达 95% 以上。因此有学者提出，对于 PET 检查阴性的患者，不必行纵隔镜检查；对于 PET 检查阳性

的患者，仍应行纵隔镜手术，以使部分假阳性患者能够接受手术治疗。目前 PET 能在一定程度上减少纵隔镜应用，至于能在多大程度上替代纵隔镜，尚需进一步研究。

除了恐惧纵隔镜手术外，国内纵隔镜在肺癌分期中应用受到限制还有另一个重要原因，即手术治疗肺癌的指征比较宽泛，缺乏有约束力的治疗规范与指南，这也与国家的经济发展水平、社会保障体制不健全等因素有关。目前国内普遍认同 Ⅲ A（N2）肺癌是手术适应证，因此术前纵隔镜检查是不必要的。而 Ⅲ B（N3）肺癌是手术禁忌证，因此纵隔镜检查的目的在于确定是否 N3 转移。大多数医院的术前分期仅限于影像学分期，有的甚至连影像学分期都不完全。

目前肺癌术前分期中，CT、CT ＋ PET、CT ＋纵隔镜、CT ＋ PET ＋纵隔镜的模式将在较长时期内共存。CT、PET、纵隔镜以其各自的特点相互补充，配合应用，大大提高了肺癌术前分期的准确性。这有助于开展肺癌的科学、规范性治疗，从而提高肺癌治疗的远期效果。纵隔镜术的微创性、可靠性和病理诊断性是不可完全被取代的。

在新技术方面，为了降低纵隔镜检查的费用和创伤性，近年来国内外开展了食管超声引导下细针穿刺及经支气管针吸活检来协助评估纵隔淋巴结状态，具有较高的准确性、安全性和更小的微创性，以期替代纵隔镜检查，值得进一步关注和研究。

六、纵隔镜手术并发症及防治

自广泛采用 Carlens 方法以来，纵隔镜手术的死亡率及并发症发生率均已很低。1986 年，Luke 等报道了 6 年间 1000 例纵隔镜手术结果，无 1 例死亡，并发症发生率为 2.3%。Trastek 等强调，纵隔镜手术应由有能力迅速处理各种并发症、有经验的医师来完成。电视纵隔镜应用进一步提高了手术安全性和活检的准确性。根据国外大宗临床资料统计，纵隔镜手术并发症发生率均 ＜ 3%，主要有出血、气胸、纵隔炎、喉返神经损伤、颈切口感染等。严重并发症发生率为 0.2%～0.5%，主要为大血管损伤、食管撕裂、气管撕裂、偏瘫等，死亡率 ＜ 0.5%，几乎为零。损伤多发生在气管支

气管交角区，在纵隔右侧操作时应注意奇静脉和右肺上叶动脉分支，在左侧应小心左喉返神经。

1. 出血　气管前间隙组织中血管少，除非存在上腔静脉梗阻，出血很少见。纵隔内大血管集中，加之空间狭小，操作不便，出血多因误伤大血管所致，以奇静脉最多见。因此，活检前一定要先用针穿刺，抽吸无回血时才可以咬取活检。另外，不必过于追求完整切除，过多分离解剖将增加出血机会。对于小的出血可用电凝止血或用明胶海绵、止血纱布压迫止血，简单有效；当出现较大出血时，首先用纱条进行纵隔填塞，通常 5～10 分钟后能够控制出血。无效时应根据出血部位及时开胸止血。

2. 气胸　多为手指钝性分离或活检时误伤纵隔胸膜所致。术中发现该处有气泡逸出即可确定。破口很小时一般无需处理，少量气胸术后可自行吸收。若破口较明显，可在退镜时持续正压膨肺，将气体驱出即可。若效果不满意或患者心肺功能较差，可于高位放置胸腔闭式引流，肺完全膨胀后无气体漏出，即可拔除。

3. 喉返神经损伤　多由于止血时电凝损伤、电灼热传导或钛夹夹闭损伤。因此在左侧第 4、5 组淋巴结活检时要格外小心。尽量避免使用电刀或钛夹止血，而以压迫止血为主。若神经损伤不重，有望在 2～4 周内缓解，代偿恢复可能需要 3 个月。

4. 气管支气管损伤　多为操作不熟练、用力粗暴所致。一旦发生，需开胸进行确切手术修补。

5. 局部感染　因手术污染所致。分为切口感染和纵隔炎。轻者抗感染治疗即可控制，重者需纵隔引流或清创。

6. 切口肿瘤种植　此种并发症发生与肿瘤或转移淋巴结非完整切除活检有关。

7. 其他的并发症　多与患者并存的内科疾病有关，如脑栓塞，可能与无名动脉受压或颈动脉粥样斑块脱落有关。偶见食管损伤、乳糜瘘、膈神经损伤等。

（崔玉尚）

参 考 文 献

陈琦，安若昆，1993. 纵隔镜检查术和前纵隔切开术. 中华胸心血管外科杂志，9（4）：338-339.

段德溥，秦文瀚，2001. 现代纵隔外科学. 北京：人民军医出版社.

傅尧箕，1965. 纵隔镜检查术. 中华外科杂志，13：760-761.

梁雁，郝兴家，马永亮，等，1982. 选择性纵隔镜检查术对肺癌诊断的价值. 白求恩医科大学学报，8（2）：45-46.

潘纪成，2001. 肺癌的影像学分期. 中国医学计算机成像杂志，7（1）：42-53.

彭忠民，2003. 纵隔镜手术的应用与进展. 山东医药，43（9）：61-62.

王俊，2003. 胸腔镜和纵隔镜手术图谱. 北京：人民卫生出版社.

王扩建，赵福元，韩洪利，等，1998. 纵隔镜检查术在胸部疾病中的诊断价值（附 127 例临床分析）. 中国肿瘤临床，25（7）：487-488.

王全师，吴湖炳，王明芳，等，2003. 18F-FDG PET 对肺癌的诊断及鉴别诊断. 中华核医学杂志，23（1）：11-13.

王欣，黄植蕃，戎铁华，等，2002. 纵隔镜的诊断价值及在肺癌分期中的应用. 中华肿瘤杂志，2002（1）：74-76.

杨春山，肖湘生，2003. PET 在肺癌中的应用价值及限度. 实用放射学杂志，19（5）：464-466.

Aabakken L, Sifwestri GA, Hawes R, et al, 1999. Cost-efficacy of endoscopic ultrasonography with fine-needle aspiration vs. mediastinotomy in patients with lung cancer and suspected mediastinal adenopathy. Endoscopy, 31(9): 707-711.

Al Sofyani M, Maziak DE, Shamji FM, et al, 2000. Cervical mediastinoscopy incisional metastasis. Ann Thorac Surg, 69(4): 1255-1257.

Bonadies J, D'Agostino RS, Ruskis AF, et al, 1993. Outpatient mediastinoscopy. J Thorac Cardiovasc Surg, 106: 686-688.

Carlens E, 1959. Mediastinoscopy: a method for inspection and tissue biopsy in the superior mediastinum. Dis Chest, 36(3): 343-352.

Daniels AC, 1949. Method of biopsy useful in diagnosing intrathoracic diseases. Dis Chest, 16: 360-361.

Deslauriers J, Beaulieu M, Dufour C, et al, 1976. Mediastino-pleuroscopy: a new approach to the diagnosis of intrathoracic disease. Ann Thorac Surg, 22: 265-266.

Ginsberg RG, 1994. The role of preoperative surgical staging in left upper lobe tumors. Ann Thorac Surg, 57: 526-527.

Ginsberg RJ, Rice TW, Goldberg M, et al, 1987. Extended cervical mediastinoscopy: a single staging procedure for bronchogenic carcinoma of the left upper lobe. J Thorac

Cardiovasc Surg, 94: 673-678.

Harken DE, Black H, Claus SR, et al, 1954. A single cervicomediastinal exploration for tissue diagnosis of intrathoracic disease. N Engl J Med, 251: 1041.

Harrow EM, Abi-Saleh W, Blum J, et al, 2000. The utility of transbronchial needle aspiration in the staging of bronchogenic carcinoma. Am J Respir Crit Care Med, 161 (2): 601-607.

Homan MR, Rosaleigh MA, Angolidea S, et al, 2001. Staging and managing lung tumors using ^{18}F-FDG coineidence detection. Clin Nucl Med, 26 (5): 383-388.

Jolly PC, Li W, Anderson RP, 1980. Anterior and cervical mediastinoscopy for determining operability and predicting resectability in lung cancer. J Thorac Cardiovasc Surg, 79: 366-371.

Luke WP, Pearson FG, Todd TRJ, et al, 1986. Prospective evaluation of mediastinoscopy for assessment of the lung.

J Thorac Cardiovasc Surg, 91: 53-56.

Mateu-Navarro M, Rami-Porta R, Bastus-Piulats R, et al, 2000. Remediastinoscopy after induction chemotherapy in non-small cell lung cancer. Ann Thorac Surg, 70 (2): 391-395.

Mountain CF, 1997. Revisions in the international system for staging lung cancer. Chest, 111 (6): 1710-1717.

Pearson FG, 1968. An evaluation of mediastinoscopy in the management of presumably operable lung cancer. J Thorac Cardiovasc Surg, 55: 617.

Pearson FG, 1993. Staging of the mediastinum: role of mediastinoscopy and computed tomography. Chest, 103: 346s-384s.

Venissac N, Alifano M, Karimdjee BS, et al, 2000. Video-mediastinoscopy in management of patients with lung cancer: a preliminary study. Surg Lapa Endo Per Tech, 10 (2): 71-75.

第二十六章

胸部肿瘤的中医药治疗

第一节 概 述

中医古籍中无胸部肿瘤这一概念，但对于胸部肿瘤有关的症状描述有许多记载，如胸闷、气急、上气喘促、咳嗽、胸痛、咯血、食噎、噎膈等，这些症状包括了胸部良性和恶性肿瘤。本章主要针对胸部常见肿瘤肺癌、食管癌及纵隔恶性肿瘤的中医和中西医结合治疗做一简要论述。

一、古代文献对胸部肿瘤的有关记述

肺癌属中医学"肺岩""息贲""咳血""胸痛"等范畴。中医古籍中常归于"咳嗽""痰饮""肺积""肺痿""息贲""咳血"等病证的范畴。《难经》记述："肺之积，名曰息贲……发肺壅。"清代沈金鳌在《杂病源流犀烛》中记载："邪积胸中，阻塞气道，气不得通，为痰……为血，皆邪正相搏，邪气胜，正不得制之，遂结成形而有块。"宋代《圣济总录》称："肺积息贲气胀满咳嗽，涕唾脓血"，此证包括西医的肺脓肿。《金匮要略》所述"肺痿"与肺癌、肺结核症状也有相似之处，症见咳吐痰血、上气喘满、舌燥口干、形体瘦削、咽喉嘶哑、心烦胸痛、皮毛枯槁等。以上记述说明中医对胸部肿瘤（包括良性、恶性）早有认识。

古代文献对食管、贲门疾病的记述，可追溯至2000年前。早在《素问·阴阳别论》中即有"三阳结谓之膈"的论述。《素问·至真要大论》说："饮食不下，膈噎不通，食则呕"，《灵枢·邪气脏腑病形》中载："膈中，食饮入而还出，后沃沫"等，这些论述与食管癌临床表现相似，即吞咽困难，食入即吐，并有泡沫、黏液随吐而出。历代医家对噎膈多有论述，如隋代巢元方将噎分为气、忧、

食、劳、思五噎，具体描述了食噎和气噎的症状；在《千金要方》"噎塞论"中称："食噎者，食无多少，惟胸中苦塞常痛，不得喘息。"宋代《济生方》论噎膈，说："其为病也，令人胸膈痞闷，呕逆噎塞，防碍饮食，胸痛彻背或胁下支满，或心忡善忘，咽噎气不舒。"明代赵献可在《医贯》中描述："噎膈者，饥欲得食，但噎塞迎逆于咽喉胸膈之间，在胃口之上，未曾入胃即带痰涎而出。"以上学说对噎膈描述细致、具体，与食管癌、贲门癌症状极为相似，认识也逐渐深入。

二、中医关于诊治方面的论述

古代医家对治疗疾病随其经验不同而有不同主张，但大的诊治原则基本一致。《金匮要略·肺痿肺痈咳嗽上气病脉证治》云："上气，面浮肿，肩息，其脉浮大，不治；又加利，尤甚。上气，喘而燥者，属肺胀，欲作风水，发汗则愈。"金代张洁古《活法机要》主张对患者的邪正盛衰，要详加审明以定祛邪扶正之法。"若逐以磨坚破结之药治之，疾虽去而人已衰矣。干漆、硇砂、三棱、大黄、牵牛之类，用时则暂快，药过则依然，气愈消，疾愈大，竟何益哉！故治积者，当先养正则积自除……但令其真气实、胃气实，积自消矣。实中有积，大毒之剂治之，尚不可过，况虚而有积者乎？此治积之一端也。邪正盛衰，固宜详审。"上述文献说明肿瘤患者（积者）实中有虚，即有"积"的一面，又不能一味攻伐。金代张从正《儒门事亲》则主张以汗、吐、下、利、折五法治诸积。其曰："遍访医门，人人能道，及问治法，不过三棱、广茂、干漆、硇砂、陈皮、蒙石、巴豆之类。复有不明标本者，又从而补之，岂有病积之人，大邪不出，而可补之乎？至于世之磨积取积之药，余初学医

时，亦曾用之，知其不效，遂为改辙。因考《内经》，骤然大悟。"《素问·六元正纪大论》曰："木郁达之，火郁发之，土郁夺之，金郁泄之，水郁折之。"王太仆曰："达谓吐；发谓汗；夺谓下；泄谓利小便；折谓折其冲逆。此五者，五运为司天所制，故立此五法，与五积若不相然。"这段话讲的是中医学中五积（肝积、心积、脾积、肺积、肾积）的治法。五积中不尽是肿瘤病，就肺积金郁而言是泄之，即所谓利小便。所以他主张用五法而反对用补，称"积病患者，大邪不出，何可言补。"元代朱震亨《丹溪心法》云："凡积病不可用下药，徒损真气，病亦不去，当用消积药使之融化，则根除矣。"明代张景岳《景岳全书》称："攻补之宜，当于孰缓孰急中辨之。凡积聚未久而元气未损者，治不宜缓，盖缓之则养成其势，反之难制，以其所急在速攻可也。若积聚渐久，元气日衰，此而攻之，则积气本远，攻不易及，胃气切近，先受其伤，越攻越虚，则不死于积而死于攻矣……盖凡治虚邪者，当从缓治，只宜专培脾胃以固其本。"明代李中梓《医宗必读》称："正气与邪气之势不两立，若低昂然，一胜则一负，邪气日昌，正气日削，不攻去之，丧亡从及矣。然攻之太急，正气转伤，初、中、末之三法不可不讲也。初者病邪初起，正气尚强，邪气尚浅，则任受攻；中者受病渐久，邪气较深，正气较弱，任受且攻且补；末者病势经久，邪气侵凌，正气消残，则任受补。盖积之为义，日积月累，非一朝一夕，所以去之，亦当有渐，太亟则伤正气，正气伤则不能运化，而邪反固矣。"明代李梴《医学入门》称："诸积勿轻吐下，徒损真气，积亦不去……古云，衰其大半而止，又云养正积自除，皆为虚损有积而言也。平补之外，更能断厚味，节色欲，戒暴怒，正思虑，庶乎万会。"以上论述，大多主张祛邪与扶正需慎重斟酌。

第二节　中医有关肿瘤病因病机的认识

一、病　因

中医认为疾病的病因不外乎外因和内因。外因为六淫（风、寒、暑、湿、燥、火）、饮食不节等，

邪毒入内，留而不去，郁积成瘤。内因为先天不足，情志所伤，脏腑虚损，经络失调而阴阳失衡，气血脏腑亏虚，全身正气不足，再受外邪侵袭而发病。中医理论认为"气不足，而后邪气踞之。"邪毒趁虚而入机体，产生不同的病理变化，而正气虚亏促使邪毒久留不散，聚而成块发为肿瘤。《诸病源候论》指出："积聚者，由阴阳不和，脏腑虚弱，受于风邪，博于腑藏之气所为也。"《景岳全书》称："脾肾不足及虚弱失调之人，多有积聚之病。"《杂病源流犀烛》谓："邪积胸中，阻塞气道，气不得通，为痰……为血，皆邪正相搏，邪既胜，正不得制之，遂结成形而有块。"说明正气不足，邪气侵袭，蕴结于胸中，肺气有结，气机受阻，血行不畅，痰瘀交结，形成肿块，遂成肺积或胸部肿瘤。

肺癌的病因中，中医注意到，肺为娇脏，易受邪毒侵袭，其中烟毒为罪魁之首。《医门补要》载："表邪遏枯于肺，失于宣散，并嗜烟酒，火毒上熏，久郁热炽，烁腐肺叶。"清代顾松园认为："烟为辛热之魁。"长期吸烟，烟毒内侵，津液受灼，阴液内耗，导致肺阴不足，肺主一身之气，久则气阴双亏，加之烟毒之气，羁留肺窍，阻塞气道，而致痰湿瘀血凝结，形成瘤块。

食管、贲门癌的病因中，中医注意到胸部肿瘤与饮食不洁、七情所伤、生活不节有关。朱丹溪说："夫气之为病或饮食不谨，内伤七情或食味过厚，偏助阳气，积成膈热。"清代喻昌的《医门法律》说："过饮滚酒，多成膈证，人皆知之。"宋代《济生方》著者严用和更指出："饮酒有节度，七情不伤，阴阳平衡，气顺痰下，噎膈之疾无作矣。"此外，饮食过热，或食物粗糙，或常食发霉之物，不仅伤胃，也能损其食道的脉络。

中医非常重视七情（喜、怒、忧、思、悲、恐、惊）所伤的致病作用。《诸病源候论》说："忧恚则气结，气结则不宣流，使噎。噎者，塞不通也。"明代李中梓提出："忧思悲恚则脾胃受伤，津液渐耗，郁气生痰，痰塞不通，气则上而不下，妨碍道路，饮食难进，噎塞所由成也。"《医统》一书也指出："膈噎始因酒色过度，继以七情所伤。"《明医指掌》称："膈病多起于忧郁，忧郁则气结于胸臆而生痰，久则痰结成块，胶于上焦，道路狭窄，不能宽畅，饮则可入，食则难入，而病已成矣。"这些都说明中医认为噎膈与七情郁结、脾胃损伤有关，即与

精神情绪有关。

在现代医学肿瘤病因学中，主要强调外因，认为癌症的发生85%由外界致病因子引起。而中医学认为外因必须通过内因而起作用，内因是决定性因素。生活在相同的外界环境、相似的饮食和生活习惯下的社会人群，接受相同的外界致癌因素的侵袭，为什么有的人患癌症，有的人不患癌症，其决定性因素还是内因，而内因中最主要的是"内虚"，即体内正气虚弱，正如中医所说"邪之所凑，其气必虚""正气足，邪不可干"。中医学认为导致内虚的原因有很多，如先天禀赋不足（遗传因素）、七情所伤、气血失和、饮食不节等，所以在肿瘤治疗和预防上都应重视"内虚"这一病因。在治疗中除杀灭癌细胞（邪毒）外，必须重视对"内虚"的治疗。通过中医药及中西医结合治疗扶正补虚，增强自身的免疫力，使康复过程加快，减少癌症复发和扩散转移。在预防上，除避免和消除外部致癌因子外，更重视机体内在的阴阳、气血、脏腑功能的正常和平衡，增强体质，抵御外邪，调节情志，使身心健康，方能祛病延年。

二、病　　机

胸部恶性肿瘤中，肺癌与食管癌的病机是不同的。

1. 肺癌　多由正气亏虚，邪毒（包括烟毒）趁虚入肺，邪滞于肺，导致肺宣发肃降之功能失调，气机不利，血行瘀滞，津液失于输布，津聚为痰，痰凝气滞，瘀阻络脉，故而瘀毒胶结，日久形成肺部积块；或由"脾为生痰之源，肺为贮痰之器"。脾虚运化失调，水谷精微不能生化输布，致使湿聚生痰，留于脏腑；或饮食不节，水湿痰浊内聚，痰贮肺络，肺气宣降失常，痰凝气滞，久之成瘤。总之，肺癌为病，本虚标实，全身属虚，局部属实。肺癌的虚以阴虚、气阴两虚为多见，实则不外乎气滞、血瘀、痰凝、毒聚之病理变化。由于正气先亏，邪毒蕴肺，导致气虚痰凝、气滞血瘀、痰瘀互阻结为肿块。早中期主证以阴虚毒热，或痰湿蕴肺，或气滞血瘀等为主，而晚期病变由肺、脾波及肾，正气日衰，病证则转为以肺肾两虚或气血双亏为主，但邪毒日益增多。研究发现晚期

非小细胞肺癌患者的中医证型，以气滞血瘀证为主兼夹痰湿或痰热之证，气虚血瘀兼夹痰湿，或痰热证的患者，对中西医结合治疗的反应差，痰瘀互结兼夹内热的证候是晚期肺癌预后不良的一个重要标志。

2. 食管癌　主证是噎塞不通，胃肠之气以通降为顺，因内因、外因引起气机失调，形成气结。《素问·通评虚实论》中提到："隔塞闭绝，上下不通，则暴忧之病也"；明代李中梓提出："忧思悲恚则脾胃受伤，津液渐耗，郁气生痰，痰塞不通，气则上而不下，妨碍道路，饮食难进，噎塞所由成也"；明代徐灵胎说："噎膈之证必有瘀血，顽痰逆气，阻隔胃气"。以上论述均提示此病与气结、痰结有关。古代文献将膈证分为气、血、痰、火、食膈五种，说明食管癌与气、血、痰、火及饮食有关。另外宋代严用和则认为"饮酒有节度，七情不伤，阴阳平衡，气顺痰下，噎嗝之疾无由作"；明清医家喻昌在《医门法律》中指出"过饮滚酒，多成膈证，人皆知之"，说明不良饮酒行为也可导致噎膈。古代医家还指出，噎膈多因气血虚弱而成，唯年高者有之，年高者精枯阴伤，均能诱发噎膈证。总之，食管、贲门癌为本虚标实，其基本病机为气机失调，瘀血内结，痰、气、瘀三者交互搏结，胃之通降阻塞，上下不通，因而吞咽格拒，饮食不下，久则气郁化火，或痰瘀生热，火热伤津，津亏液耗，饮食难行，气血生化乏源，生机难为，终则阴损及阳，气虚阳微，生机已殆。

第三节　中医药治疗

一、肺癌的中医药治疗

本病应在中医理论指导下，分清正邪虚实，予以立方遣药。要根据局部与整体相结合的观点，把辨证施治与辨病治疗相结合，扶正治疗与祛邪治疗相结合。

1. 辨证施治

（1）阴虚毒热型

主证：干咳少痰，或痰少而黏，或痰中带血，气短胸痛，心烦寐差，或低热盗汗，口干便干，或咽干声哑，脉细数，舌质红或暗红，苔薄黄或黄白。

辨证：气阴两虚，热毒蕴结。

治法：益气养阴，清热解毒。

方药：北沙参30克，太子参30克，麦冬15克，生地黄15克，前胡10克，桃仁、杏仁各10克，贝母10克，炙鳖甲15克，半枝莲15克，徐长卿15克，白花蛇舌草30克，石见穿15克，地骨皮15克。

按语　此型多见于气阴两虚，邪毒蕴结者，故以北沙参、太子参、麦冬、生地黄益气养阴；前胡、桃仁、杏仁、贝母化痰散结；半枝莲、白花蛇舌草、石见穿、徐长卿解毒清热；地骨皮、炙鳖甲清阴虚内热。

（2）痰湿蕴肺型

主证：痰多嗽重，胸闷纳呆，便溏虚肿，神疲乏力，胸痛发憋，舌质淡胖或暗，苔白腻，脉滑或滑数。

辨证：脾虚痰湿，痰毒结肺。

治法：健脾化痰，解毒清肺。

方药：党参15克，白术10克，茯苓15克，陈皮10克，半夏10克，制天南星10克，前胡10克，杏仁10克，生黄芪30克，金荞麦20克，白英20克，龙葵20克，白花蛇舌草30克，生薏苡仁30克。

按语　此型多伴有慢性支气管炎，多为脾虚痰湿内蕴，治疗效果差或较差。党参、生黄芪、白术、茯苓、生薏苡仁健脾利湿，前胡、杏仁、制天南星、陈皮、半夏止咳化痰，金荞麦、白花蛇舌草、白英、龙葵清热解毒。若为寒湿较重，阳气不足以温化寒痰者，可予以温阳补肺之品，以化寒痰凝湿，如麻黄、白芥子、干姜、桂枝、细辛等，但应注意用量。

（3）气滞血瘀型

主证：咳嗽不畅，气急胸痛，痛如锥刺，便秘口干，痰血暗红，唇暗舌绛，舌瘀斑、瘀点，苔薄黄，脉弦或细涩。

辨证：气滞血瘀，邪毒内结。

治法：理气化滞，活血解毒。

方药：枳壳10克，紫菀10克，桃仁、杏仁各10克，瓜蒌30克，紫草10克，茜草根20克，桔梗10克，干蟾10克，石见穿20克，鬼箭羽15克，铁树叶20克，金荞麦30克，半枝莲20克，石上柏20克，苦参15克，生甘草8克。

按语　邪毒侵肺，气机不畅，气滞血瘀，痰毒内结，气痰互阻更加重气滞血瘀，故咳嗽不畅，胸胁作痛，便秘口干，舌见瘀点。以枳壳、桔梗、瓜蒌、桃仁、杏仁、紫菀理气化痰，干蟾、铁树叶、石见穿、鬼箭羽活血化瘀解毒，金荞麦、半枝莲、石上柏、苦参清热解毒，紫草、茜草根凉血止血、祛瘀生新，生甘草调和诸药。

（4）肺肾两虚型

主证：咳嗽气短，动则喘促，咳痰无力，胸闷腹胀，面色㿠白，腰膝酸软，身倦乏力，白汗便溏，肢凉畏寒，舌质偏淡，苔白或白腻，脉沉细无力，右寸、尺脉弱。

辨证：肺肾两虚，瘀毒内结。

治法：温补脾肾，益气散结。

方药：黄芪30克，白人参10克，白术10克，茯苓10克，五味子10克，补骨脂10克，炮姜6克，仙茅10克，蜂房10克，川贝母10克，僵蚕10克，制天南星10克，炙甘草6克，山茱萸10克，菟丝子10克，女贞子15克。

按语　病久气血亏耗，阴损及阳，致肺肾双亏，正气大虚，故投以黄芪、白人参、白术、茯苓、炙甘草健脾益气，以助生化之源，培土生金，脾旺则肺气充沛，脾强则肾气亦充（后天养先天），同时，以五味子、菟丝子、山茱萸、女贞子、补骨脂专补肾气，炮姜、仙茅温脾肾之阳，蜂房、僵蚕、川贝母、制天南星化痰散结。

临床辨证加减用药：肺癌证型复杂，并发症多，故应随症加减。口干舌燥加沙参、麦冬、石斛、天花粉、生地黄等。咳嗽痰黏加桔梗、瓜蒌、紫菀、杏仁、前胡、满山红等。痰多难咳出加海浮石、皂刺、蛇胆、陈皮、鲜竹沥等。痰中带血加藕节、白茅根、仙鹤草、蜂房、海藻、花蕊石、白及、槐花、田三七等。自汗气短加人参、冬虫夏草、浮小麦、五味子、山茱萸、生黄芪、煅龙骨、煅牡蛎等。高热不退加大青叶、牡丹皮、知母、生石膏、水牛角，以及牛黄清热散、紫雪散等。胸胁背痛加延胡索、徐长卿、白屈菜、乳香、没药、苏木、细辛、乌头、全蝎等。大便干结加大黄、虎杖、全瓜蒌、生地黄、玄参、麦冬、知母、郁李仁、火麻仁、芒硝等。胸腔积液加葶苈子、桑白皮、地骨皮、猪苓、泽泻、车前草、商陆等。颈部肿核加猫爪草、山慈菇、夏枯草、土贝母、炮穿山甲、僵蚕、西黄丸等。

2. 有效偏方验方

（1）杏香兔耳风 60 克，石楠叶 30 克，米酒煎服，每天 2 次，10 天为 1 个疗程。此方适用于肺癌早期患者。

（2）白英、垂盆草各 30 克，水煎服，每天 2 次。

（3）芙蓉叶、铁树叶各 30 克，泽漆 15 克，水煎服，每天 2 次。

此偏方验方须在中医师指导下服用。

3. 常用抗癌中草药

（1）补气类：人参、黄芪、党参、白术、茯苓、生薏苡仁、扁豆、刺五加、山药。

（2）养阴类：天冬、麦冬、沙参、五味子、百合、川贝母、梨皮、生地黄、天花粉。

（3）益精气类：黄精、枸杞子、女贞子、山茱萸、冬虫夏草。

（4）软坚散结类：鳖甲、夏枯草、海藻、生牡蛎、猫爪草、僵蚕、地龙、蜈蚣、全蝎。

（5）清热解毒类：龙葵、白英、石上柏、石见穿、半枝莲、草河车、冬凌草、金荞麦、北豆根、白花蛇舌草、苦参、蛇毒。

另有止咳化痰类及活血化瘀类中药，也很常用，不再逐一列举。

二、食管、贲门癌的中医药治疗

1. 辨证施治

（1）痰气互阻型

主证：食入不畅，吞咽不顺，时有嗳气不舒，胸膈痞闷，伴有隐痛，口干，脉细弦，舌质淡红，舌苔薄白。

辨证：气滞痰结，气痰互阻。

治法：开郁降气，化痰散结。

方药：旋覆花（包煎）10 克，代赭石 20 克，莱菔子 15 克，郁金 10 克，瓜蒌 20 克，山豆根 8 克，贝母 10 克，砂仁（后下）4 克，苏梗 10 克，刀豆子 15 克，草河车 20 克，陈皮 10 克，冬凌草 15 克。

按语　气痰互阻，膈咽不畅，气滞则胸膈痞闷，气不降则咽梗作塞。津液不布，灼而成痰。旋覆花、代赭石、郁金、砂仁、苏梗、刀豆子、陈皮开郁下气；莱菔子、瓜蒌、贝母、陈皮下气化痰；山豆根、冬凌草、草河车解毒散结。

（2）血瘀痰滞型

主证：吞咽困难，胸背疼痛，甚则饮水难下，食后即吐，吐物如豆汁、痰黏等。大便燥结，小便黄赤，形体消瘦，肌肤甲错，舌质暗红，少津或有瘀斑、瘀点，黄白苔，脉细涩或细滑。

辨证：血瘀痰滞，瘀毒内结。

治法：祛瘀散结，化痰解毒。

方药：急性子 10 克，木鳖子 6 克，威灵仙 30 克，半夏 15 克，胆南星 10 克，赤芍 10 克，桃仁、杏仁各 10 克，半枝莲 30 克，山豆根 8 克，瓜蒌 30 克，草河车 15 克，郁金 10 克。

按语　明代徐春甫《古今医统》说："凡食下有碍，觉屈曲而下，微作痛，此必有死血。"故瘀血于内则胸膈疼痛、食饮难下、肌肤甲错、舌暗有瘀。痰滞则气不降而上逆，食后即吐，吐如豆汁，沫状黏液等；饮食不入，津液枯涩而大便难，后天不充则形体消瘦。赤芍、桃仁、郁金破瘀化结；急性子、半夏、胆南星、杏仁、瓜蒌化痰散结；威灵仙通络除痰；木鳖子、半枝莲、山豆根、草河车解毒消肿散结。笔者用此方与通道散结合治疗食管癌患者的梗阻症状，有较好的效果。

（3）气虚阳弱型

主证：见于晚期食管癌，饮食不下，泛吐清涎及泡沫，形体消瘦，乏力气短，面色㿠白，形寒肢冷，面足浮肿。舌质淡，脉虚细无力。

辨证：气虚阳弱，气血双亏。

治法：益气养血，温阳开结。

方药：黄芪 30 克，党参 20 克，当归 15 克，白芍 10 克，旋覆花（包煎）10 克，代赭石 30 克，威灵仙 30 克，急性子 10 克，生半夏（先煎 1 小时）10 克，桂枝 10 克，陈皮 10 克，生地黄、熟地黄各 10 克。

按语　患者病程日久，耗气伤血，气血大亏。血亏气无所长，久之阳气亦衰，故形寒肢冷、面色㿠白、面足浮肿。阳气不足，脾胃失于温煦，脾虚胃败，升降失调，故噎塞不通而滴水难入，泛吐清水、涎沫，此为阳绝之兆。宜大剂温阳开结，补气养血，以延时日。黄芪、党参健脾补气，当归、白芍、生地黄、熟地黄养血；旋覆花、代赭石、威灵仙、陈皮降气通络；急性子、生半夏、桂枝温阳开结。

临床随症加减用药：呕吐嗳气者用旋覆花、代赭石、姜半夏、陈皮。呕吐黏痰者用半夏、陈皮、胆南星、青礞石。气逆呃逆者用威灵仙、老刀豆、丁香、柿蒂。气滞胸痛者加瓜蒌、郁金、八月札、橘叶、枳壳、白屈菜。血瘀胸痛者加赤芍、桃仁、乳香、没药、延胡索、五灵脂等。阴虚火旺者加生地黄、麦冬、元参、牡丹皮、黄芩、女贞子、鳖甲、龟板、知母等。吐血便血者加陈棕炭、贯众炭、仙鹤草、露蜂房、白及、三七等。滴水不入者加开管酒（壁虎、白酒共置入容器中，密封浸泡）、通道散（硼砂1克，硇砂0.6克，冰片0.1克，人工牛黄2克，象牙屑1.5克，玉枢丹1.5克组成）、醋熬硇砂等。

2. 对症治疗

（1）反酸：进食、用力或体位改变时，从胃、食管反流至咽喉部，可在睡眠中突然发生，醒来自觉咽痛、咳嗽及口腔有异味，常伴胸骨后烧灼感或刺痛。其常见原因为食管癌局部刺激或放射性食管炎，以及食管癌术后引起的反流性食管炎。西医给予对症抑酸和黏膜保护剂。中医采用辨证治疗，因肝气犯胃引起的反酸，常伴有胸胁不舒、口干咽苦、心烦易怒、舌苔薄黄、脉弦数，宜疏肝理气、和胃降逆，方用左金丸加柴胡、郁金、瓦楞子等；因饮食积滞导致的反酸，常兼有嗳腐口臭、脘痞厌食、舌苔黄厚而腻、脉滑，宜消食导滞、理气和中，方用保和丸加减或香砂六君子汤加减；因湿热内阻所致的反酸，可兼胸脘痞闷、不思饮食、舌苔白滑、脉弦滑，治以祛湿和中，方用藿香正气丸加减或越鞠保和丸加减等。

（2）呛咳：患者突然出现饮食后呛咳，或转为持续性呛咳，或进硬食后剧烈咳嗽，而后出现呛咳，常伴胸背剧痛、烧灼及呼吸困难等。其主要是癌瘤直接浸润，或放疗和化疗后，肿瘤组织破溃引起的食管癌穿孔或食管气管瘘。临床上以抗炎、支持治疗及外科手术为主。肺热壅盛者，常兼咳痰色黄带血，血量多、色鲜红，急躁易怒，便秘溲赤，舌红苔黄、脉滑数，治以清肺泻火、凉血止血，方用泻白散合十灰散。肺脾气虚者常伴咳嗽，痰白量多，身疲乏力，心悸气短，舌淡苔白脉细，治以益气健脾、补肺止泻，方用参苓白术散治疗。阴虚火旺者可见干咳少痰或痰黏难排，心烦低热，乏力盗汗，舌红少苔、脉细数，治以滋阴降火，方用百合固金汤治疗。

注意：此证中药应经鼻饲胃管灌入治疗。

3. 偏方验方

（1）通道散：硼砂1克，硇砂0.6克，冰片0.1克，人工牛黄2克，象牙屑1.5克，玉枢丹1.5克，共研成细末。以上为一天量，分多次以水少许调成糊状，徐徐咽服。

（2）抗癌乙片：方药为黄药子、草河车、山豆根、白鲜皮、败酱草、夏枯草，有消肿散结解毒抗癌的功效，对食管癌、贲门癌有一定的疗效，对食管上皮重度增生有明显的效果。

（3）守宫酒：活守宫（壁虎）5～6条，浸入白酒1斤中7日。每次饮酒10ml，每天2次。

（4）冬凌草片：由冬凌草制成，功能为解毒散结，每次口服4～6片，每天3次，2～3个月为1个疗程。

（5）化瘀丸：由水蛭、王不留行、草河车、生牡蛎、白芷、当归等组成。功能为活血化瘀、软坚散结。本方适用于癌症具有瘀血的患者。每次6克，每天2次。

（6）华蟾素注射液：20～40ml，加入生理盐水500ml静脉滴注，每天1次，连续30天为1个疗程。华蟾素片：0.3克/片，每次3～4片，每天3次，1个月为1个疗程。

（7）硇砂：据各地报道，硇砂制剂对食管癌有一定疗效，可改善梗阻症状。一些治疗食管癌的配方均以硇砂为主药之一，如民间偏方醋熬硇砂（紫硇砂15克，醋500克，熬成糊状，做成30粒丸，每次1丸，每天2～3次），服后涌吐大量黏液，然后可进流质饮食；又如用生硼砂、生硇砂、皂角刺各等量，共研成细末，每次1.0～1.5克，每天3次。但应注意硇砂制剂有腐蚀性，溃疡型食管癌谨防穿孔，需慎用。

此偏方验方须在中医师指导下服用。

4. 常用的抗癌中草药

山豆根、半枝莲、黄药子、石见穿、败酱草、金银花、蒲公英、蚤休、干蟾、苦参、白英、鬼针草、藤梨根、龙葵、八角金盘、板蓝根、天葵子、乌骨藤、冬凌草、蚤休、急性子、山慈菇、瓜蒌、夏枯草、海藻、木鳖子、穿山甲、斑蝥、莪术、白花蛇舌草、硇砂等。

三、纵隔肿瘤的中医药治疗

纵隔位于两侧胸腔之间，其前方为胸骨，两

侧为纵隔胸膜，后方为胸椎，上界为胸上口，下界为膈肌。纵隔肿瘤多为继发性，常为乳腺癌、肺癌转移癌，原发性纵隔肿瘤较少，常见有胸腺瘤、畸胎瘤，囊肿多为良性，但可恶变，如恶性胸腺瘤。此外尚有原发于纵隔的恶性淋巴瘤等。

中医古代文献中无此病名，据其表现应属"积聚""肺积""胸痛"等病证范畴，病因不外内虚或外邪入侵所致，多认为是心肺气虚、气血失调、气滞血瘀、痰湿结毒所致，邪停胸中，故出现胸闷气短、乏力、胸骨后疼痛，或声嘶，上胸胀满等症。

1. 辨证施治

（1）气滞痰结型

主证：胸骨后闷痛作胀，痰多喘鸣，或咳吐黏痰，或胸闷无痰，舌苔白腻，脉细滑或滑数。

辨证：气滞痰凝，湿毒蕴结。

治法：理气化痰，解毒散结。

方药：白术10克，茯苓10克，陈皮10克，半夏10克，前胡10克，生薏苡仁20克，瓜蒌20克，夏枯草15克，浙贝母10克，山慈菇15克，草河车15克，徐长卿15克，枳壳10克，鸡内金10克，砂仁10克。

按语 白术、茯苓、生薏苡仁健脾利湿；瓜蒌、前胡、陈皮、半夏、枳壳理气化痰；浙贝母、夏枯草、山慈菇、草河车、徐长卿解毒散结；鸡内金、砂仁开胃醒脾。

（2）气滞血瘀型

主证：胸内刺痛，日轻夜重，痛有定处，胸闷憋满，烦躁易怒，舌质暗红或有瘀斑，苔白，脉弦细或细涩。

辨证：气滞血瘀，瘀毒内结。

治法：理气活血，化瘀解毒。

方药：桃仁、杏仁各10克，赤芍10克，徐长卿15克，郁金10克，鸡血藤30克，枳壳10克，生黄芪30克，莪术10克，草河车15克，白花蛇舌草30克，金荞麦15克，桔梗10克，生甘草6克，延胡索15克。

按语 枳壳、桔梗、生黄芪、桃仁、赤芍、郁金、莪术、鸡血藤理气活血；草河车、白花蛇舌草、金荞麦、徐长卿、延胡索解毒散结；杏仁润肺化痰；生甘草调和诸药。

（3）气虚毒结型

主证：胸闷胀痛，气喘不能平卧，心悸气短，

动则加重，肢凉怕冷，舌质紫暗或淡苍，苔白，脉弦细或细数。

辨证：气虚血亏，痰凝毒结。

治法：益气养血，温痰散结。

方药：生晒参（另煎兑）10克，生黄芪30克，瓜蒌20克，制天南星10克，薤白10克，半夏10克，桂枝10克，赤芍10克，当归10克，山慈菇15克，草河车15克，白术10克，茯苓10克，熟地黄10克，麻黄10克，炙甘草6克，杏仁10克，鹿角胶（烊化）10克。

按语 生晒参、生黄芪大补元气；瓜蒌、薤白、桂枝通阳祛痰；当归、赤药、熟地黄、鹿角胶养血补血；麻黄、制天南星、半夏、杏仁温化痰凝；山慈菇、草河车解毒散结。

2. 常用中成药

（1）平消胶囊：由制马钱子、火硝、干漆、郁金、白矾、仙鹤草、五灵脂、枳壳等组成，每粒0.2克，每次4～8粒，每天3次，3个月为1个疗程。

（2）西黄胶囊：由牛黄、麝香、乳香、没药等组成，每次4～6粒，每天2次，可化瘀散结、解毒消肿。

此外，可以应用中药制剂如华蟾素注射液、榄香烯乳注射液、康莱特注射液、艾迪注射液等。

第四节　中西医结合治疗

一、中西医结合治疗应遵循的原则

1. 扶正治疗与祛邪治疗相结合 肿瘤的病因以内虚为主，邪毒内侵，滞而不去，渐成肿瘤，所以肿瘤的首要治疗原则是扶正与祛邪，即根据患者邪正虚实的判定，以祛邪与扶正相结合治疗。疾病初期、早期正气尚未太虚，邪气正盛，此时即应以祛邪为主（包括手术、化疗、放疗、中药攻邪治疗），扶正为辅。病入中期，邪正相持，此时治疗当以祛邪与扶正并重。病至晚期，久病机体亏虚明显，正气大伤，邪虽仍盛，病情进展，但此时病体很虚弱，已不任攻伐，不能任意攻邪而更加伤正，只能以扶正和支持疗法为主，佐以祛邪之法。所以，扶正与祛邪相结合就要正确掌握扶正与祛邪的尺度和分寸，才能获得好的效果。

中医认为扶正是扶人体正气，广义的扶正包括调理及调整脏腑功能、益气养血、调理阴阳等，以增强体质，提高机体抵抗力，以达到战胜疾病、恢复健康的目的。这种扶正治疗适用于肿瘤患者以正虚为主阶段，并贯彻肿瘤治疗的始终。祛邪，就是使用攻逐邪毒的药物或治法，祛除病邪，控制癌症，以达到邪去正复的目的，适用于以邪盛为主的病证。扶持正气不仅是单用"补法"，还应包括对失去正常活动的生理机制的调整，即脏腑、气血、阴阳的调理。李杲说："温之、和之、调之、养之，皆补也。"《内外伤辨惑》主张对外邪要"直攻其邪""折其毒势"，但对于由病邪引起的病理损害及失调，则主张予以调理，即使之恢复生理正常功能状态，修复病理损害。这种调理既有消除病理损害"祛邪"的一面，又有恢复正常生理功能"扶正"的一面，这就是中医治疗肿瘤的特点。在癌症患者的治疗过程中，消灭癌肿（祛邪）治疗根本，是最积极也是最重要的治疗原则，这时祛邪在某种意义上也可看作是"补法"，体现了祛邪亦扶正。但应当指出，患者经手术或放疗后，邪毒已除或控制，机体也受到一定程度的损伤，治疗上应配以中药调理。另外，手术切除的患者常存在余邪未净，存在易于复发和转移风险，此时仍然以扶正与祛邪相结合治疗为宜。对于需要放化疗治疗的肿瘤患者，由于放化疗的主要作用是攻邪消癌，所以在治疗期间还应配合中、西医扶正调理措施，不仅可以尽量减少放化疗的不良反应，增强放疗和化疗的治疗效果，还可以加强和保护患者的机体免疫功能。实践证明，中医药在这方面确实有着良好的作用。

2. 辨证治疗与辨病治疗相结合　恶性肿瘤是一类疾病，根据现代医学研究，每种癌症都有它的生物学特性，大致相同的发生、发展规律有其形态学变化的共同基础及病理生理、生化改变的共同规律，这些就是辨病的基础。对于胸部肿瘤患者，首先要诊断清楚癌肿的部位、癌细胞的类型和分化程度、浸润和转移的情况，这些都是疾病的诊断。与此同时，还应进一步进行中医的辨证分型，只有这样才能更好地辨证施治。因为即使是疾病类型、分化程度及浸润、转移相同，但由于患者个体差异和对疾病的反应、耐受不同，在中医临床上可表现为不同证型，有的表现为气阴两虚，有的表现为痰湿蕴结，即使是同一个患者，在疾病整个过程中，随着治疗好转或疾病的发展，中医辨证类型也随其变化而不同。所以把辨证与辨病相结合，不但可以纵观全局，还可以横观体内气血、阴阳、脏腑、经络的失调所在，进而更好地指导治疗。

现代医学的发展使人类对疾病的发生、发展、诊断及治疗的认识有了长足的进步。与中医的望、闻、问、切的诊断方法及对病因病机推理法相比，先进的诊断技术，如 CT、MRI 和 PET 等检查可以直观地看到机体内部的病变，可以对体内病变做出定性诊断，使疾病的定位准确及时，提高了诊断水平，也极大提高了中医辨证论治的水平。分子生物学的发展使病因的确定和疾病的治疗进入了分子水平。靶向治疗代表了 21 世纪肿瘤治疗的方向。随着西医的发展，中医对癌症的认识和诊断也发生了巨大的变化，在治疗上少走了很多弯路。传统单纯的辨证论治可以在一定程度上减轻患者的症状，但总的疗效较差，有时甚至会延误诊断。一方面，中西医结合使辨病更加容易、准确，治疗更加有的放矢，如以前中医将肺癌归为"咳嗽""喘证""发热"等范畴，现在诊断为肺癌。根据辨病结果进行辨证使证型更具肿瘤特点，治疗用药上照顾肿瘤和肿瘤不同阶段的特点，从而提高了治疗效果。另一方面，肿瘤的几项主要治疗手段，手术、化疗和放疗又使每一种肿瘤在特殊治疗阶段的证型更具一致的特点，治疗用药也具有一定规律性，使根据辨证治疗的疗效得以提高。通过对每一种肿瘤的临床特点、生化、物理检查结果，结合大量的临床实践进行准确切合病因病机的辨证论治，能够提高中西医结合治疗肿瘤的疗效。

3. 局部治疗与整体治疗相结合　大多数的恶性肿瘤表现为局部病变，尤其是疾病的早期，但多数恶性肿瘤在诊断时已是全身性疾病。如存在潜在的远处转移、骨微小转移灶及淋巴瘤的症状等。在发现疾病的早期，首先明确是局限性原发性肿瘤还是已有其他部位转移。如果是局部病变，应首先解决局部问题。如果局部可以切除，即行手术治疗。如果局部晚期侵犯范围大，可先行有效的全身化疗使肿物缩小，再行切除。切除后予以放疗减少局部复发，或以全身化疗控制局部复发和远处转移，同时以中药调理脏腑气血功能，消除产生肿瘤的病因病机。在完成术后辅助治疗后，治疗重点是整体，中医药治疗在这一阶段具有明显的优势。如果出现复发和转移，要重新考虑治疗局部和整体。局部和整体之间的关系是中西医结合治疗肿瘤必须要处理好的一对矛盾。

在疾病过程中，局部与整体是对立统一的辩证关系，局部病灶的存在使受侵脏腑器官组织受到损伤，并影响全身，产生了全身各系统的功能失调和形态变化。反之，全身整体状态的好坏常能左右治疗的成败及局部治疗的效果。所以对于一个癌症患者，治疗前必须先弄清楚患者的全身机能状况、精神情绪、体质强弱、饮食好坏，以及各脏腑、气血功能和失调状态，作为整体情况衡量的内容。同时，也要详细掌握肿瘤的局部情况、大小、侵犯范围、病理类型、与周围重要组织结构的关系，以便考虑有无可能消除病灶。当整体状况好时，治疗侧重于局部病变的攻伐，如肺癌、胃癌、肠癌、宫颈癌、乳腺癌等各种癌的手术、放疗或化疗。而晚期患者全身衰弱，或肿瘤已经很大，或已广泛转移，则必须侧重整体功能的维护，特别是调理脾胃、补气养血，以保"后天之本"，增强患者的抗癌能力，以延长生命。

4. 近期治疗与远期治疗相结合 恶性肿瘤患者的诊治初期，无论是手术还是放疗和化疗，目的是切除肿瘤或使肿瘤缩小即取得近期疗效，但部分早期患者和大部分中晚期患者可能会出现复发和转移。通过对化疗敏感肿瘤，如乳腺癌、小细胞肺癌、淋巴瘤等的观察，发现化疗近期疗效好，如完全缓解，远期无病生存率及总生存率较高。因此，近期治疗以祛邪为主要目的，西医治疗手段在取得近期疗效方面具有绝对的优势，而中医药治疗可以起到很好的辅助作用。远期治疗则以防止复发和转移为目的。如果不能手术的患者，化疗、放疗不能取得较好的疗效，远期治疗目标应为长期带瘤生存、延长生存期和提高生活质量，在这方面中医药治疗具有明显优势。因此，近期治疗多以西医治疗为主，远期治疗多以中医治疗和生物治疗为主。综合治疗的合理安排是恶性肿瘤患者取得良好疗效的重要基础。

以上四点中西医结合治疗肿瘤的对策，掌握好其相互关系，做好辨病与辨证相结合、扶正与祛邪相结合、局部治疗与整体治疗相结合、近期治疗与远期调治相结合的治疗肿瘤原则，在临床实践中逐步体会，就能提高疗效，这4个方面是笔者多年的经验总结。

二、中西医结合治疗肺癌

1. 肺癌中西医结合的治疗原则 肺癌是一复杂的疾病，治疗上要多方面多手段相结合，合理运用各种方法，安排好中医、西医治疗才能起到相得益彰的疗效。

（1）非小细胞肺癌：能进行手术者，首选手术治疗，根据分期确定治疗方案，手术、放疗、化疗、生物治疗及中医药治疗的有机结合是治疗非小细胞肺癌的重要原则。

（2）小细胞肺癌：自然病程短，早期易出现远期转移，但对放疗、化疗较敏感，所以治疗常首选化疗，化疗同时配合中医扶正治疗。化疗效果良好并属于局限期者，可考虑择期手术，术后仍需要适当放化疗及中医扶正治疗。化疗效果良好且属于广泛期者，可考虑适当放疗，并同时用扶正中药调理。经上述治疗而达到病情稳定的患者，可用扶正和抗癌中药长期调理。

2. 中西医结合治疗方案 各期非小细胞肺癌的综合治疗：Ⅰ期非小细胞肺癌不论ⅠA期还是ⅠB期，术后均应加辅助化疗及免疫治疗，辅助化疗期间及术后均可长期中医药治疗，并定期复查。Ⅱ期患者手术多选用肺叶切除加肺门淋巴结清扫，若肺门淋巴结有明显转移，估计手术有困难者，可采取术前放疗和化疗，待病灶缩小后再进行手术，术后再行辅助性放疗和化疗，期间配合中药减毒增效，待病情趋于稳定后再行长期中医药调理。

可切除的ⅢA期非小细胞肺癌，新辅助化疗可改善长期生存，最近一组686例完全切除的ⅢA期患者术前化疗组5年生存率为18%，单纯手术组仅为5%。新辅助化疗时及手术后，均应以中医药配合治疗以扶正祛邪。

不可切除的ⅢA期、ⅢB期已无手术机会，应以放疗或化疗配合中医药减毒增效进行治疗，当肿瘤明显缩小且有手术指征者，仍尽量采用手术治疗，术后进行放化疗和中药综合治疗，并以中医药辨证与辨病相结合长期调治。晚期Ⅲ B（胸腔积液）期、Ⅳ期非小细胞肺癌治疗，此期已无手术可能，以对症治疗和支持治疗及中医药治疗为主，中药以前述辨证施治为主，适当予以抗癌祛邪，以延长生存期，提高生存质量。

3. 化疗与中医药结合治疗 近年来，治疗肺癌的化疗药不断取得进展，20 世纪 90 年代新药如紫杉类、诺维本（NVB）、健择（GEMZAR）、伊立替康（CPT-11）等分别与顺铂（DDP）联合成为一线治疗方案。这些化疗药的不良反应多为消化道症状及血液学毒性（中性粒细胞计数减少、血小板计数减少），可配合中医药治疗以减少毒副反应并增强化疗效果，保护免疫及骨髓造血功能，维持内环境稳定。目前公认紫杉醇方案为晚期非小细胞肺癌二线治疗标准方案，2007 年 ASCO 报道，培美曲塞（力比泰，Alimta）作为非小细胞肺癌二线治疗的地位得到公认。其合适剂量为 500mg/m²，21 天为 1 个周期。化疗时的中医药治疗以补气养血、滋补肝肾为法。笔者的经验方为生黄芪 30 克，太子参 30 克，鸡血藤 30 克，女贞子 15 克，枸杞子 10 克，紫河车 10 克，补骨脂 10 克，陈皮 10 克，半夏 10 克，山茱萸 10 克，茜草 15 克，大枣 6 枚，鸡内金 10 克，砂仁 10 克。每日 1 剂，水煎 2 次，2 次药汁混匀，分 2 次温服。化疗开始即服用，连续服至化疗全程结束，如血小板计数减少明显，可加石苇 10 克，升麻 10 克，鹿角胶（烊化）10 克。

近年来，肺癌的靶向治疗是新的发展，一些特异性靶向药物与化疗联合或单用于非小细胞肺癌的一线治疗，常用的有吉非替尼（Gefitinib，又名易瑞沙），它是选择性表皮生长因子受体（EGFR）酪氨酸激酶抑制剂，目前推荐剂量为 250mg/d，口服，直至病情进展。易瑞沙的主要不良反应是痤疮、皮疹和腹泻，针对这些副作用，中药在上方中可加入白鲜皮 10 克、地肤子 10 克，以及白术、茯苓、儿茶等中药可以减轻上述不良反应。其他生物靶向治疗药物有贝伐单抗（Avastin）与化疗 PC 或 GC 方案结合，治晚期非小细胞肺癌，可改善缓解率和无进展生存期。此外西妥昔单抗（C225）、厄洛替尼（Erlotinib，又名特罗凯）等均有类似的不良反应，其中厄洛替尼 150mg 单药使用最常见的不良反应是皮疹，Ⅲ度、Ⅳ度皮疹发生率达 9%，

Ⅲ～Ⅳ度腹泻发生率为 6%，出现皮疹的中位时间为 8 日，出现腹泻的中位时间是 12 天，其他可见食欲下降、乏力、呼吸困难和咳嗽、恶心呕吐、感染及肝功能异常。这些不良反应均可通过中医药辨证施治来防止和减轻，这也显示了中西医结合治疗取长补短的优势。

4. 放射治疗与中医药治疗相结合 肺癌无论是非小细胞肺癌还是小细胞肺癌，在某一阶段适合放射治疗时都可进行放射线治疗，由于放射技术的进步，以及三维适形及调强放射等技术的应用，放疗的效果增强了，对周围组织的损伤和不良反应有所减少，但是放疗还是会对肿瘤细胞及正常组织细胞同时产生生物效应和破坏作用，产生全身和局部反应。其主要表现为乏力、食欲缺乏、恶心呕吐、血象下降、骨髓抑制等。局部反应则为局部组织水肿、坏死及纤维化，皮肤和黏膜的局部反应表现为红斑、干反应及湿反应。放射治疗还可产生远期毒性，如放射性肺炎、食管狭窄等。放疗与中医药治疗相结合的目的是增强肿瘤细胞对放疗的敏感性，增强局部效果，防止和减轻放疗的毒副反应和后遗症，中医药还有放疗后巩固疗效、防止复发和转移、提高远期生存率的作用。中医认为放射线作为外来的热毒，会对机体产生耗气伤阴的反应，出现气虚阴亏的证候，所以放疗时配合以养阴益气为主的中药。由于乏氧的肿瘤细胞对放射线不敏感，肿瘤邪热之毒又盛，因此中医药常辅以活血化瘀及清热解毒之品，以提高肿瘤细胞对放射线的敏感性，提高治疗效果。在肺癌放疗时，以中医药结合可以减毒增效。常用中药为北沙参 30 克，太子参 30 克（或西洋参 10 克），生黄芪 30 克，大麦冬 15 克，天花粉 15 克，浙贝母 10 克，鸡血藤 30 克，京赤芍 10 克，女贞子 15 克，枸杞子 10 克，草河车 15 克，鸡内金 10 克，缩砂仁 10 克，生山楂 10 克，并可随症加减。

三、中西医结合治疗食管癌

1. 中西医结合的合理选择与安排 手术切除仍是食管癌主要治疗手段，但效果并不令人满意，仅对 Tis 或 T1N0M0、T2N0M0 病例能彻底切除且远期效果较好，而这部分患者只占 20%～30%，

大部分患者属于中晚期，手术仅属于相对根治或姑息治疗。对于不宜手术的食管癌患者，放疗是非常重要的治疗手段，但由于食管癌起病隐匿，早期症状不典型，约70%的患者确诊时已有远处转移，因此，单纯的手术、放疗或手术联合放疗都难以获得满意的根治效果。对于已有远处转移、局部肿瘤未控制或复发，以及术后需巩固疗效者，化疗是有效的方法。所以目前提倡以手术为主，进行包括化疗、放疗、中医等多学科综合治疗，取长补短，提高治疗效果。

2. 各期食管癌的综合治疗方案　0期、Ⅰ期患者首选手术治疗，术后配合中药治疗。Ⅱ期、Ⅲ期患者首选手术治疗，选择性术前化疗和（或）放疗，以提高切除率和远期疗效，术后巩固性给予化疗或放疗，术后或放化疗期间配合中药治疗。Ⅳ期患者选择性给予化疗、放疗，并配合中药治疗。其治疗目的在于延长生存期，提高生活质量，一般不考虑手术治疗。

3. 外科手术与中医药结合　对于早期和局限的食管癌（0期、Ⅰ期、Ⅱ期），手术治疗可获得长期治愈，其中早期食管癌手术后5年生存率可达90%以上。而对中晚期（Ⅲ期）患者，虽难以进行根治，但也应尽可能行姑息手术，目的在于缓解症状，提高生活质量，并有利于术后辅助放疗和药物治疗。在手术后给予积极的中医药辨证治疗，有利于胃肠功能的调理和机体的迅速恢复。

4. 化疗药物与中医药结合　中、晚期食管癌不能手术或放射线治疗的病例，或手术后、放射线治疗后复发、转移的病例，则应行中西药物综合治疗。食管癌对化疗较不敏感，通常采用联合化疗，以提高疗效。食管癌化疗有以下几种模式。

（1）术前化疗：目的在于消灭潜在的微小转移灶；降低手术分期，提高切除率；评估药物敏感性，便于术后治疗方案选择。一般术前化疗基于PF（PDD+5-FU）方案，一组文献报道采用新辅助化疗组的总的生存情况优于单纯手术组，2年生存率分别为43%、34%。

（2）术后化疗：目的在于延缓或预防肿瘤复发转移，但化疗是否能延长总生存目前仍有争议。

（3）姑息化疗：对于晚期病例，合理选择化疗，可以改善症状，延长生存期。

（4）化疗合并放疗：许多临床研究结果证明同步或序贯化放疗能明显提高肿瘤局部控制率，甚至可以获得20%～30%的病理学的完全缓解，延长生存期，逐渐成为一个新的治疗模式。

目前临床联合化疗方案有效率在25%～50%，常用化疗方案在食管癌的综合治疗中发挥着重要作用，但由于其毒副作用及疗效的局限性，极大限制了其效应的发挥。在化疗同时配合中药，注重扶正祛邪相结合，辨证与辨病相结合，不但能减轻化疗的毒副作用，而且可以增强化疗的效果。笔者在化疗期间采用升血汤（生黄芪、太子参、鸡血藤、黄精、菟丝子、枸杞子、女贞子）防治化疗引起的骨髓抑制具有良好的疗效。中晚期癌症患者普遍存在血瘀证或气虚血瘀证，笔者研究发现，气虚血瘀证的病理基础是血液高凝状态及免疫功能低下，同时观察到化疗是导致气虚血瘀证的主要原因之一。因此，以益气活血法为主的固本抑瘤Ⅱ号（药物包括生芪、党参、白术、茯苓、莪术、茜草等）配合化疗，治疗多种实体肿瘤有明显的解毒增效作用。

5. 放射治疗与中医药结合　放射线治疗在食管癌的治疗中占有重要地位。由于早期诊断滞后，确诊时80%以上病例为中晚期。中晚期食管癌的治疗主要依靠放疗，以及放疗和其他学科的综合治疗。上段及中段食管癌应以放射线治疗为主。近年来，食管癌放疗在照射技术、分割方法和多学科综合治疗方面的研究已取得可喜进展，适形放疗及超分割放疗研究方面的进展，在一定程度上提高了放射线治疗效果。在放疗期间合理应用中药可以发挥增效减毒作用。放射线作为一种热毒之邪，易耗气伤阴，灼伤津液，伤害脾胃，影响气血生化之源，致使放疗后气虚血瘀证加重。临床选用益气养阴、活血解毒中药可取得较好的效果。常用基本方药有生黄芪、太子参、沙参、麦冬、石斛、五味子、当归、鸡血藤、女贞子、枸杞子、川芎、山豆根、冬凌草、草河车等。中药制剂马蔺子素被临床和实验证明具有放疗增敏作用。

第五节　调摄与预防

一、康复期长期调护与摄生

康复期调护与摄生最重要，要防止肿瘤复发

和转移，必须在康复期内时刻注意调护与摄生，笔者的经验归纳有以下几项。

1. 情志稳定心身健康　肿瘤患者常有精神情绪方面的变化，恐惧、怨恨、悲观、消极等会影响康复和治疗效果，树立战胜疾病的信心，调动积极的主观能动性，保持乐观的稳定心态至关重要，坚定癌症是可以战胜的、可以治愈的疾病。所以保持身体健康的同时要保持心理健康。

2. 生活规律劳逸相宜　肿瘤患者治疗后应保持生活起居的规律性，切忌过劳，调节好自己的生物钟，有的患者在康复过程中因自我感觉良好而丧失警惕，过度劳动或透支体力，消耗精力，降低抵抗力而导致复发或转移，一定要劳逸相宜。

3. 合理饮食医食同源　患者最需要重视饮食，笔者主张辨证施食，肿瘤患者因消耗大，常有营养不良，则通常给予食补，进食以高蛋白、高维生素、高营养为主。但也要根据患者的寒热虚实来辨证施食，不必拘泥于所传的"忌口"之说，样样都可以吃，每样少吃一点，自我试探吃进去的食物是否适合自己，无任何不良反应，同时又能引起食欲的食物就是适合自己的，这也是自我辨证施食。学者主张食谱不宜太窄，戒口不宜过严，要根据患者的体质和病情而定。不必过于相信民间所传的饮食疗法、"自然疗法"等，以免被误导。

4. 适当锻炼增强体质　运动是很重要的康复措施，研究表明术后适当运动有利于康复，甚至减少复发与转移的概率。散步、太极拳、气功及其他一些运动，要持之以恒。运动量不宜过大，以免劳累。通过适当运动，增强体质，提高自身免疫功能有利于康复。

5. 防微杜渐小病早治　肿瘤患者体质较弱，容易在康复过程中罹患其他疾病，如外感、肺炎、腹泻、肠炎等。即使一些小病也要及早、及时治疗，因为某些小病可以引起患者免疫力下降，打破原来的正邪之间的稳定平衡，引起病情的反复，甚至转移。

6. 定期复查及时调整　肿瘤患者都要在治疗后定期复查，复查内容各病种不同，最好在同一医院复查，如此更有益于与过去病情表现进行对照，注重观察病情有无变化，及时发现病情进展，及时治疗处理，及时调整摄生护理方案。例如，有的患者查出血脂过高或脂肪肝，就应及时在饮食方面调整，并服用降脂中药或西药。

二、预　防

像其他肿瘤预防一样，胸部肿瘤预防也有一级预防和二级预防。一级预防是通过改变人群本身及其周围环境因素，防止肿瘤的发生。二级预防则是通过对高危人群开展普查，发现癌前病变及早期病变，并及时进行治疗以降低发病率。

（1）一级预防措施：食管癌预防重点是改良土壤，增加植被，改变作物结构。防止水污染，在水和食品中加入微量元素硒。改变不良的饮食习惯和生活习惯，特别是"粗、硬、热、快"的进食习惯，不食霉变、久腌、炸焦食品，避免炭火烟熏，多食新鲜蔬菜和水果，使用无致癌代谢产物的发酵种菌发酵食物，忌烟及烈酒。肺癌预防要特别强调忌烟，避免吸入二手烟及食用烟熏火烤食物，加强烟尘作业患者的劳动保护及大气污染环境的治理力度。按照中医肿瘤病因多为"内虚"的观点，增强人群体质，加强体育锻炼，提高自身免疫力，是预防胸部肿瘤的重要措施。

（2）二级预防措施：积极治疗癌前病变，如食管上皮重度增生、支气管黏膜上皮不典型增生、慢性支气管炎。经长期研究，六味地黄丸（汤）、抗癌乙片、增生平等对预防食管上皮细胞癌变有一定的作用。积极治疗与食管癌、肺癌有相关的疾病，如食管炎、食管息肉、食管憩室、食管裂孔疝，以及肺炎、肺间质变、肺结核等疾病，有助于防止癌变。

（3）普及防癌知识，加强对高发地区及易感人群的监控，争取做到"三早"（早期发现、早期诊断、早期治疗），降低胸部肿瘤的发生率和病死率。

（郁仁存　徐慧媛）

参考文献

陈可冀，1998. 实用中西医结合内科学. 北京：北京医科大学、中国协和医科大学联合出版社：1915-1923.

杜百廉，1985. 食管癌. 北京：中国科学技术出版社：482-540.

冯奉仪，2007. ASCO肿瘤治疗进展. 肿瘤时讯，24：16-17.

谷铣之，1993. 现代肿瘤学(临床部分). 北京：北京医科大学、中国协和医科大学联合出版社：328-349.

马建伟，窦永起，2005. 中医防治消化及呼吸系统肿瘤 . 贵阳：贵州科技出版社：331-344.

徐振晔，杨宇飞，2002. 肺癌中西医综合治疗 . 北京：人民卫生出版社：22-24.

郁仁存，1983. 中医肿瘤学（上册）. 北京：科学出版社：234-243；274-283.

郁仁存，1985. 肿瘤研究（中西医结合研究丛书）. 上海：上海科学技术出版社：360-370.

张青，郁仁存，唐武军，等，2000. 固本抑瘤Ⅱ号抗肿瘤的临床研究 . 中国中医药信息杂志，7（7）：41-42.

赵宝善，侯浚，陈志峰，等，1998. 中药为主治疗早期食管贲门癌的远期生存观察 . 广州：国际中西医结合肿瘤防治学术研讨会论文集 .

第二十七章

开胸术后疼痛处理

总体来说，传统的处理疼痛的方法（如胃肠道外使用麻醉药物）对控制术后疼痛的效果较差。镇痛不充分的原因众多，包括患者对疼痛的耐受力差异、获得镇痛药物延迟、护士对疼痛程度评估不当和畏惧镇痛药的不良反应、医生使用镇痛药剂量不当及忽视其他镇痛方式。

开胸术后疼痛的处理有多种方式，包括阿片类药物在内的全身性或脊髓给药（椎管内或硬膜外给药）；肋间、脊柱旁、胸膜腔、硬膜外间隙局部注射药物；全身使用抗炎性药物；低温和经皮电刺激镇痛。每种镇痛方法都有其优点和不足。所有方法对减轻疼痛都有效，但没有一种理想的镇痛方法让所有患者都满意。因此，继续对疼痛和各种镇痛药物进行确切评估，从而达到恰当满意的镇痛效果是临床的迫切要求。有效处理术后急性疼痛需要手术者、麻醉医师及护理人员的共同努力。本章将讨论疼痛传导的解剖学和神经生理学，开胸术后疼痛造成的机体生理学改变，以及当前使用的各种开胸术后镇痛方式。

一、开胸术后疼痛的解剖

开胸术后疼痛的原因复杂。胸壁和壁胸膜受到刺激产生痛觉冲动，沿肋间神经传导。此外，膈胸膜产生的神经冲动沿膈神经的传入纤维上传，来自肺和纵隔的痛觉冲动由迷走神经传导。虽然交感神经被认为是心脏性疼痛的传导路径，但它在内脏痛觉传入的作用尚不清楚。外科技术严重影响术后疼痛的性质和强度，不切断胸肌的开胸术后疼痛比切断胸肌的要轻，局限性的侧开胸术后疼痛比标准开胸手术要轻，电视胸腔镜外科手术（VATS）后疼痛明显轻于剖胸手术。

二、痛觉及其调节机制

疼痛传入信号的产生和传导包括很多步骤。热、机械性和化学性组织损害激活了外周疼痛感受器，这些感受器属于感知和传导疼痛的神经末梢，它们在有髓鞘及无髓鞘的小神经内产生传入冲动，反射至脊髓背角。神经冲动继之沿脊髓上传至丘脑特定疼痛区域，最后抵达大脑皮质（图 27-0-1）。传入疼痛信号的调节可以发生在外周神经或末梢神经突触的地方。某些介质，如前列腺素、钾离子、5-羟色胺、缓激肽、组胺等可以致敏和激活外周疼痛感受器。传入性疼痛信号的调节可以发生在脊髓，通过释放 P 物质、兴奋性氨基酸和特定神经肽来强化

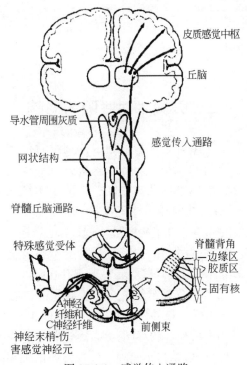

图 27-0-1 感觉传入通路

疼痛传导。也可以通过释放去甲肾上腺素和内源性阿片类物质抑制疼痛冲动传导（图27-0-2）。镇痛方式可以针对传入信号的某个节段，或者使用某些已知的疼痛调节药物；进行肋间、椎旁、胸膜腔阻滞抑制外周神经传导；硬膜外局部麻醉抑制脊髓神经根水平的传导；抗炎制剂减少外周介质的释放；脊髓部位阿片类药物影响背角的调节；全身应用阿片类制剂产生中枢效应。

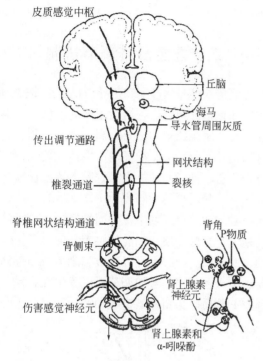

图 27-0-2　感觉传出通路

三、开胸术对呼吸的影响

除了让患者感觉舒适外，开胸术后镇痛的另一个主要目的就是预防呼吸系统并发症，包括肺不张、肺部感染和低氧血症。胸部手术结束，就会出现限制性呼吸障碍，FVC 和 FEV_1 降低至接近基础值的 40%，功能残气量（FRC）也降低至相似水平。这种呼吸功能损害对开胸手术患者会产生严重影响。一方面这些患者一般都存在肺部疾病，手术切除了部分肺组织进一步损害了肺功能。更重要的是术后肺部并发症与肺功能降低相互关联。FRC 与闭合容量（CV）的关系决定着是否将发展成肺不张。CV 是指小的细支气管开始出现塌陷的肺容量临界值。当肺容量过低使得胸腔内或肺实质内压力大于细支气管内压时，就会造成小气道塌陷。典型的情况是被动呼气末，FRC 大于 CV；若 FRC 减低到低于 CV 就会发生术后小气道狭窄或闭合。这样，局部肺通气减少，V/Q 肺通气/血流灌注减低或 V/Q 失衡，导致低氧血症。而且，FVC 减低预示着深呼吸和咳嗽能力降低，分泌物不能充分清除，则无法扭转肺不张。无论是分泌物潴留还是肺不张，都使患者容易罹患肺炎。

疼痛是引起术后肺功能损害的一个重要机制。疼痛限制了患者主动深呼吸和咳嗽，也限制了患者的活动。开胸术后早期活动和充分镇痛对减少肺部并发症、减轻肺功能参数的下降有重要作用。甚至仅仅改变体位，如从仰卧位到坐位，由于 FRC 有所增加，也会提高肺功能。

四、镇痛技术

（一）全身阿片类药物

传统的术后镇痛主要采用全身性阿片类药物，其通过与特异性阿片类受体结合而达到镇痛效果。这类受体主要分布在大脑不同区域，对疼痛调节起重要作用。要获得有效镇痛，必须达到阿片类药物的最低有效镇痛浓度（MEAC）。血清中很小的药物浓度差距就有可能导致疼痛几乎无缓解和完全镇痛两种截然不同的效果。在开始维持剂量镇痛前，首先需要经胃肠外途径给予一个负荷剂量，以取得最低有效镇痛浓度。一种方法是每隔 5 分钟静脉注射吗啡 2mg，直到患者感到舒适为止。显然这过程中必须严密观察患者，以免镇痛过度和抑制呼吸。

处理患者疼痛的常见错误是未能正确使用负荷剂量。基本药理学常识表明：阿片类药物达到稳态血药浓度需要 3～5 个半衰期。如果不给予吗啡的负荷剂量，患者在术后开始疼痛高峰的 12～20 小时内，将不能达到有效血清药物浓度。最低有效药物浓度随患者而异，而且与精神和生理因素有关。因此，个体间阿片类药物的需求量差异很大。手术后短时间内，患者对阿片类药物需要量很大，随后呈指数级递减，因此吗啡使用量每 1～2 天就要减半。此外，疼痛并非整日持续不变，下床活动、肢体运动都极大地增加了药物需求。

阿片类药物理想的输入方式应当满足迅速达到有效血清浓度并能维持药物浓度的要求，而且能够在疼痛加重时提供暂时的药量增加。传统上肌内注射阿片类药物，通常间隔 3～4 小时 1 次。肌内注射给药造成患者间血药浓度相差悬殊，差异产生可能源于患者对药物的吸收率不同，因此这种用药途径效果不可靠。肌内注射剂量在达到镇痛前有一个必然的延迟期，从患者提出要求到药物使用有一个时间拖延，首先延误回应患者呼叫再通知主管护士，护士取得麻醉药柜钥匙，抽取药物并做药物使用记录，然后才能给患者用药。肌内注射药物后还存在吸收和药物再分布的进一步延迟。间断性用药必然导致药物与阿片受体结合的高峰期和低谷期。在高峰水平期，镇痛效果明显，但镇静和呼吸抑制等不良反应也随之增加。在低谷水平期，患者可能要忍受疼痛之苦。据估计，间歇性使用阿片类药物，获得充分镇痛的时间只占 35%。

持续静脉输入阿片类药物可以避免血药浓度波动。理论上持续静脉输入可以提供稳定的阿片与受体结合，因此能够获得持续的稳定镇痛效果。持续静脉输入阿片类药物在调节疼痛强度的同时也获得了稳定的血药浓度，这是它的优点。然而，持续静脉输入不能满足因活动引起镇痛需求的变化，必须找到合适的输入速度以避免用药不足或过量。由于患者疼痛阈值和药物需求量差别很大，如何选择合适的阿片类药物，输入速度存在一定困难，医护人员必须仔细调节。阿片类药物连续输入有潜在用药过量的危险，一旦确定采用某种剂量方案，护理人员必须经常地评估有无呼吸抑制情况。

患者自控镇痛（PCA）允许患者自己调控用药剂量和速度，通过 PCA 装置上的手控按钮来实现。PCA 的优点是以编程方式满足患者药物需求的差异（表 27-0-1）。患者不仅能够自己调节血药浓度在最低有效镇痛浓度以上，而且能够预先增加药量以适用因活动引起的疼痛加重。PCA 设有安全装置，有锁定间期和单位时间最大药量控制。锁定间期设定了 2 次剂量的间隔时间，在前次剂量已经发挥最大效用后才能开启再次用药。目前提倡持续静脉输入与 PCA 联合应用，这里存在一个基础药物输入，即使患者不自控用药，也能提供连续镇痛，保证患者获得无痛、不中断的睡眠。

联合应用时持续静脉输入的药量较单纯持续静脉镇痛用药量明显减少，从而降低了潜在的用药过量危险。除了改善镇痛，患者也获得了自己控制疼痛的心理满足。

与其他镇痛方法比较，全身阿片类药物镇痛具有简单化的特点。其不同于某些区域局部镇痛方式，药物输送侵袭性最小，患者不需要另外操作及承受随之而来的风险和痛苦。其他镇痛方式还存在失败可能，如置管错位或局部麻醉位置不合适。阿片类药物的不良反应已广为人知，其中最重要的是呼吸抑制，阿片药物也抑制叹息及咳嗽，因此有可能减少分泌物清除，导致肺不张。此外阿片类药物的不良反应还有镇静、尿潴留、便秘、恶心、呕吐等。

表 27-0-1　成人自控镇痛静脉阿片药物使用参考

静脉药物	持续泵入（mg/h）	一次追加给药（mg）	给药间期（min）
吗啡	0.5～3	0.5～2.5	5～20
哌替啶	5～30	5～25	5～20
美沙酮	—	0.5～2.5	10～20
盐酸吗啡	0.1～0.3	0.1～0.3	5～20
芬太尼	0.01～0.05	0.01～0.05	3～10
苏芬太尼	0.002～0.01	0.002～0.001	3～10

（二）非甾体抗炎药

非甾体抗炎药本身不能完全替代阿片类药物用于开胸术后镇痛，但它们可以作为辅助治疗药物。这类药物的抗炎机制为减少局部前列腺素释放，前列腺素能刺激和放大疼痛性神经冲动。已经研究出许多口服剂型，而酮咯酸可以胃肠外使用、肌内注射或静脉注射，较口服剂型有更多的使用途径。一项研究证实：开胸术后 48 小时内静脉注射非甾体抗炎药可以减少 60% 的 PCA 吗啡用量，而且同单纯吗啡 PCA 相比，合并应用镇痛效果更有明显改善。在外科手术切开之前使用非甾体抗炎药可以提高镇痛效果，原因是前列腺素自皮肤切开时即产生了，这类药物对循环中的前列腺素不起作用，但能够减少组织损伤相关的前列腺素产生速度。非甾体抗炎药的不良反应包括肾功能损害、血小板功能损害、胃黏膜溃疡。由于胸外科术后严格控制静脉输液，肾功能损害应引起特别注意，在低血容量情况下，肾脏的前列腺素合成对维持肾血流和肾小球滤过尤其重要。如果尿量过少或术前即存在肾功能障碍，应特别小心使用非甾体抗炎药。血小板功能障碍可引起血肿和出血增多，但发生率低，影响也较小，临床上并不重要。

非甾体抗炎药对于开胸术后肩部疼痛的治疗特别有效。肩痛可能是手术体位和术中牵拉所致，硬膜外阻滞镇痛效果不佳。硬膜外药物可以阻滞感觉冲动的传导从而抑制切口疼痛，但其不能减轻由头侧大脑皮层神经引起的肩痛。非甾体抗炎药可用于解除疼痛发作，一般使用小剂量酮咯酸，15mg，静脉注射6小时1次，用24～48小时。

（三）肋间镇痛

肋间神经麻醉能够阻滞传到脊髓的传入性痛觉冲动，患者从而获得疼痛缓解。理论上，在此部位阻断痛觉通路的效果优于硬膜外或全身阿片镇痛药，肋间镇痛避免了硬膜外镇痛时可能产生的运动阻滞和低血压，减少了阿片类药物的需求量，同时也减轻了胃肠外使用阿片药物的全身不良反应。有资料显示开胸患者术后使用肋间镇痛可以减少近50%的吗啡用量。

解剖学上肋间神经的支配区域相互交错重叠，因此切口水平及其上下各1～2根肋间神经都应阻滞，胸腔引流管处的肋间神经也要阻滞。通常每个肋间需要注射3～5ml局部麻醉药。肋间镇痛是否有助于改善开胸术后肺功能障碍一直存在争论，一些研究证明，同全身使用阿片药物相比，肋间镇痛能提高患者的第1秒呼出气体容积（FEV_1）、FVC及动脉血氧，而另一些研究表明它不能改善肺功能参数。局部麻醉药中，布比卡因有长效镇痛作用（6～12小时），使用最为普遍。在局部麻醉药液中加入1：200 000的肾上腺素，能够减缓血管吸收局部麻醉药的速度，从而延长阻滞持续时间。肋间镇痛的限制之一就是效果维持时间相对较短，需要多次注射。为了延长肋间阻滞的持续时间，可在肋间置管，以便容易反复给药。已经知道，大剂量局部麻醉药（10ml）肋间注射可以扩散到多个肋间，这样，单个肋间置管可以提供多个肋间神经镇痛效果。局部麻醉药多肋间扩散的基本机制尚不清楚，最近有学者描述肋胸膜和肋间内肌之间存在潜在间隙，可允许局部麻醉药直接扩散到邻近肋间神经。大剂量局部麻醉药注入肋间隙后，沿着肋间神经向最接近的椎旁间隙扩散，一旦局部麻醉药进入椎旁间隙，即向两侧扩散，并沿此路径阻滞多根肋间神经。药物扩散进入最近的椎旁间隙也保证了肋间神经后支的阻滞，为后侧的椎旁肌和肋椎韧带提供镇痛，这一点可能比常规的肋间阻滞镇痛效果更好。因此，有学者提倡将麻醉药物直接注射或置管达到椎旁间隙。肋间或椎旁间隙置管可选择注射0.25%布比卡因，每次10ml，视患者需要间隔4～8小时施行。

（四）胸膜腔镇痛

局部麻醉药也可以注入脏胸膜和壁胸膜之间的胸膜腔隙内获得镇痛。可以经皮穿刺或开胸直视下胸膜腔内置管。经皮穿刺置管需要用硬膜外针确定胸膜腔隙，通常操作有一定困难，容易造成气胸。

胸膜腔镇痛的机制尚不确定，很可能是局部麻醉药通过壁胸膜扩散而阻滞了肋间神经，壁胸膜本身的神经末梢阻滞也可能发挥镇痛作用，也可能是因阻滞了交感神经而发生镇痛作用。注入放射性示踪剂可以显示药物扩散到整个胸膜腔，然而大部分液体集聚在胸膜腔下垂部分，相应的胸膜腔下垂区域的镇痛效果最强。因此建议患者在胸膜腔给药后5～15分钟保持仰卧以使药物与邻近区域或肋间神经充分接触。胸膜腔给药后有可能发生暂时性膈神经麻痹，侧卧位时更容易发生，这是因为药液池集聚在纵隔面，紧邻膈神经。通常用法是注射0.25%～0.5%布比卡因20ml，每6～8小时注射1次。局部麻醉药在胸膜腔内迅速吸收，导致血清药物浓度高，比肋间阻滞的血清药物浓度还高。胸膜腔置管准确而无胸膜异常的患者，血清中局部麻醉药浓度可保持在中毒浓度之下。在局部麻醉药中加入1：200 000的肾上腺素收缩胸膜血管，可减慢血管吸收局部麻醉药速度。开胸术后，保持胸管持续吸引，30%～40%注入的药物被迅速排出胸外。因此，如果条件允许，建议给药后夹闭胸管5～15分钟。已经有证据表明胸膜腔局部麻醉对上腹部手术后镇痛有效，但对开胸术后患者的有效性意见不一。休息时，肋间阻滞和胸膜腔镇痛的疼痛指数相当；活动时，肋间阻滞的镇痛效果更好。肋间镇痛的肺功能指数（FEV₁、FVC）也更佳。一项研究比较了开胸手术后胸膜腔阻滞、肋间阻滞、硬膜外镇痛和静脉使用阿片类药物镇痛的各种镇痛效果，发现胸膜腔镇痛作用不如其他三种镇痛方式，效果不佳的可能原因：给药后没有夹闭胸管；胸腔积液稀释了局部麻醉药物；胸膜腔中蛋白质与局部麻醉药结合；胸膜腔内药物未能充分扩散。由于镇痛效应有限及潜在的不良反应，目前胸膜腔镇痛已经不再用丁开胸手术患者。

（五）冷冻镇痛法

冷冻镇痛是一种神经破坏技术，是对肋间神经的节段性冷冻。作用机制为冷冻过程引起神经纤维的急性破坏及随后远端神经的沃勒变性，但是没有破坏神经鞘，为以后神经再生、恢复正常功能提供构架。冷冻镇痛后 2～3 周神经轴突开始再生，3 个月内恢复到原来的正常功能。

技术上，将神经冷冻分解针置于要阻滞的肋间神经后部，通常要阻滞切口水平及其上、下各 1 根肋间神经。为达到充分冷冻，冷冻针必须与神经直接紧密接触。因此，冷冻镇痛仅在开胸手术时使用（图 27-0-3，彩图 27-0-3）。仪器本身使用压缩一氧化氮，气体膨胀使探针的金属尖端受冷至接近零下 60℃。冷冻镇痛的主要并发症是慢性神经痛，出现在少数患者中，与冷冻镇痛技术及个体敏感性有关。冷冻镇痛技术不佳是发生慢性神经痛的主要原因。已经证实，为便于冷冻镇痛而扩大肋间神经解剖及不当的冷冻探针操作可能造成永久性神经损害。肋间镇痛的其他缺点包括偶然发生胸壁出血，增加手术时间。

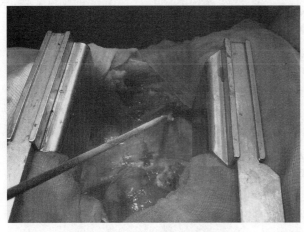

图 27-0-3　术中肋间神经冷冻

已有大量研究证实了冷冻镇痛的效果，某些研究显示，开胸术后冷冻镇痛可以获得有效镇痛，并显著减少阿片类药物的需要，改善术后患者肺部顺应性。一项试验认为冷冻镇痛与硬膜外镇痛有相等的效果。另一些研究认为，开胸术后冷冻镇痛并不比全身阿片药物镇痛效果更好。考虑到这一操作可导致潜在的神经痛，以及其他镇痛方式的可行性，目前不推荐开胸患者常规使用这一方法。

（六）经皮电神经刺激疗法镇痛

经皮电神经刺激疗法（TENS）是一种非创伤性的镇痛方式。其主要用于慢性疼痛患者，也可作为术后镇痛的辅助手段。将一套 TENS 装置放于切口部位相应的真皮层，它可释放低压电流刺激较大的有髓 A 类神经纤维。通过刺激外周较大的感觉传入性 A 类神经纤维来调节脊髓背角疼痛感觉的输入（通过小的无髓鞘的 C 类纤维）。此外，传入的外周神经刺激可能引起内源性阿片类或非阿片类物质释放。这种镇痛方式运用起来有一定的要求，效果并不比其他方式好，所以临床上很少采用。

五、椎管内阿片类药物和局麻

椎管内（硬膜外和硬膜内）使用阿片类药物是胸科手术后常用的镇痛方式。阿片类药物作用于突触前和突触后神经元上的阿片受体，这些神经元存在于脊髓背角的胶质内。阿片制剂选择性作用于脊髓，使得中枢的阿片制剂集聚，因此，椎管内使用阿片药物可以产生强烈镇痛且全身性不良反应很小。椎管内使用阿片药物操作容易，由于将药物注射到作用部位附近，因此仅需要很少剂量。硬膜内注射常采用一次性用药，所以不需要重复给药。由于对阿片需求存在个体差异及单次注射不可能保证精确需要量，应用中可能出现用药不足或用药过量。单剂量硬膜内注射的另一个缺点是其镇痛持续时间有限。硬脊膜内注射芬太尼或苏芬太尼维持 2～4 小时镇痛，而蛛网膜下腔注射单剂量吗啡能提供更好的镇痛，疗效长达 24 小时。

硬膜内吗啡的镇痛作用在术后第一天即消散。

术后镇痛必须替代为经胃肠外给药或口服镇痛药。由于开胸手术后疼痛剧烈，这种用药方式转换可能让患者难以忍受。与单剂阿片药物硬膜内注射镇痛持续时间受限相反，经硬膜外置管注射阿片药物能提供反复给药的方便途径，这样做能够显著延长镇痛持续时间，通常可使用到术后 2～3 天。同硬膜内注射相比，硬膜外镇痛需要阿片制剂的剂量更大，因为许多药物吸收入血管内或者进入硬膜外组织，仅少部分注射剂能弥散穿过硬膜进入脊髓。

阿片制剂的脂溶性特点决定着其椎管内注射点扩散速度、镇痛起效时间和疗效持续时间。水溶性制剂，如吗啡，在脑脊液内扩散速度缓慢，与脊髓阿片受体结合也慢。这一特性延长了药物扩散至全部脑脊液的时间，从而产生了广泛的、非节段性的镇痛分布效果。因此，硬膜外吗啡镇痛起效时间更缓慢。椎管内使用吗啡 4～6 小时后才会达到镇痛效果的高峰。相反，高脂溶性阿片制剂，如苏芬太尼、芬太尼、阿芬太尼，能够很快弥散通过硬脊膜进入脑脊液，迅速与脊髓阿片受体结合，快速起效。此外，深度镇痛仅发生在椎管内药物注射水平的邻近皮区，即常指的节段性镇痛分布。脂溶性制剂的缺点是作用持续时间短。为了弥补这一缺陷，有时候将吗啡和另一种阿片药物联合椎管内注射，获得起效快而且持续作用时间长的效果。

亲脂的阿片类药物节段性镇痛特点提示，硬膜外导管放置的脊髓节段应能覆盖预期手术需要镇痛的区域。胸腹部不同的手术操作要求阻滞的脊髓节段：胸部手术，$T_2 \sim T_{12}$；上腹部手术，$T_4 \sim L_1$；肾脏手术，$T_6 \sim L_1$；髋部手术，$T_{12} \sim L_3$；下腹部及妇科手术，$T_{10} \sim L_5$。

上腹部和胸部手术还可以选择腰部置硬膜外导管使用芬太尼，但对亲脂的阿片药物的需要量可能很大。当泵入速度较快时（如 100μg/h 或更快），经硬膜外吸收的血清药物浓度很可能接近胃肠外使用芬太尼的浓度。来自 Guinard 等的数据突出表明了这一点：开胸手术麻醉恢复后的患者，胸部硬膜外置管芬太尼镇痛与腰部硬膜外置管或静脉芬太尼镇痛相比，前者的不良反应最低，肺功能维持更好。当硬膜外使用吗啡时，扩散性较广，硬膜外置管为非节段性镇痛，定位的重要性相对减少。

硬膜外和硬膜内阿片药物镇痛存在几个不良反应：最严重的是呼吸抑制，这是阿片制剂与脑干的呼吸中枢结合，以及阿片制剂在脑脊液向头侧扩散的结果。亲水性制剂可延迟呼吸抑制。大多数呼吸抑制出现在硬膜内或硬膜外注射吗啡后4～12 小时，总的发生率为 0.25%～0.4%。剂量较大和靠近头侧节段使用容易造成脑干部吗啡浓度过高。同时使用胃肠外阿片制剂、老年和未曾用过阿片制剂的患者，均增加呼吸抑制的发生率。如果存在这些危险因素，应减少阿片制剂的使用量。呼吸抑制很容易被阿片拮抗剂（如纳洛酮）逆转，因而呼吸抑制的危险性在于缺乏警惕性，未意识到发生的可能。硬膜外阿片镇痛的其他不良反应包括瘙痒、尿潴留、恶心、呕吐。

现在术后硬膜外镇痛普遍使用阿片类药物，早年临床上术后硬膜外镇痛多使用局麻药间歇注射。1949 年，Cleveland 首先描述这一技术，患者获得有效镇痛，但伴随着疼痛缓解出现了显著的交感神经阻滞，所有患者术后或多或少都需要血管收缩剂来拮抗低血压。间歇使用胃肠外阿片制剂，疼痛缓解效果不稳定。间歇给药的另一个问题是劳动强度大，每几个小时麻醉医师就要对患者重新评估和给药。另外，单独使用局部麻醉药缓解疼痛的同时也阻滞了运动神经，限制了患者活动，这对术后近期恢复尤其不利。

之后出现了阿片制剂与局部麻醉药联合用于硬膜外镇痛。由于两类药物作用机制不同，局部麻醉药加入阿片制剂产生附加或协同阻滞脊髓痛觉通路传导。布比卡因强化吗啡引起的抗痛觉作用可能与布比卡因诱导脊髓内阿片受体的结构改变有关。布比卡因是术后镇痛中最常用的局部麻醉药，它持续作用时间长，且选择性抑制感觉神经冲动，而不抑制运动神经。罗哌卡因是美国推出的局部麻醉药，属性与布比卡因相似，将来很可能成为术后硬膜外常用的局部麻醉药。阿片类与局部麻醉药的联合使用减少了阿片药和局部麻醉药应用的剂量及浓度，因此减少了两种制剂的不良反应。目前临床以稀释的布比卡因与阿片制剂合用进行硬膜外镇痛，效果优于单药应用，不良反应也更少。

将间歇给药改为持续给药可改变用药剂量，减少不良反应，改善镇痛效果。在一项研究阿片不良反应发生率和严重性的试验中，El-Baz 等描述了持续硬膜外输注吗啡的结果，布比卡因或吗啡间断注射的患者与持续输入吗啡的患者比较，前者的不良反应较大。在所有三组患者中，镇痛效果相当，但持续输入吗啡组的用药量最少。

最新的硬膜外镇痛概念已经发展成患者辅助的硬膜外镇痛。通常指患者自控硬膜外镇痛。患者辅助硬膜外镇痛表示传统的持续硬膜外给药与患者主动硬膜外注射相结合，以满足额外的缓解疼痛需要。使用自控硬膜外镇痛，患者可主动自行调整注射药物提供短暂镇痛，如胸部治疗时。新的输入技术发展的方向是采用联合多种镇痛的方式，从而使术后镇痛变得更安全、更实用、更方便。

六、治疗开始和维持

阿片制剂持续输入或阿片与布比卡因混合物硬膜外输入可以保持脑脊液内药物浓度稳定，很少出现波动。然而，其不足在于硬膜外给药起效稍慢，需要几个小时才能达到充分镇痛。为此，开始持续给药之前，硬膜外先注射一个小负荷剂

量（5～10ml），以克服镇痛起效延迟的缺陷。另一种做法是在手术中就开始从硬膜外输入药物，使药物充分渗入脊髓并与受体结合。这种方法的好处在于手术刺激前就已经提供先期镇痛作用，从而取得稳定麻醉状态及完美的外科镇痛效果。为达到这一目的，需要在麻醉诱导期前放置硬膜外导管。

术前放置硬膜外导管，允许麻醉医师在患者清醒时使用一个局部麻醉药试验剂量，并可以在术中即开始给药。有几种硬膜外药液可供选择（表27-0-2）。经验表明，术中硬膜外输入药物达到术后充分镇痛需要3～4个小时。如果预计手术时间不长（如1～2小时），可能术中就要经硬膜外注射5～10ml混合液以缩短镇痛起效时间。另一种方法，可以注射0.5%布比卡因合并芬太尼（50～100μg）或苏芬太尼（30μg）或吗啡（1～5mg）。术后硬膜外输入的速度一般维持术中开始时的水平。输入速度可能需要临时调高，或可以增加辅助硬膜外镇痛，允许患者自己追加镇痛药量（表27-0-2）。

表 27-0-2　硬膜外镇痛剂量使用参考

药物	间歇注射		
	剂量	起效时间（min）	持续时间（h）
哌替啶	25～100mg	5～10	6
吗啡	0.5～5mg	30～60	8～24
盐酸吗啡	1mg	13	12
芬太尼	50～100μg	4～10	4～6
苏芬太尼	10～60μg	7	2～4

药物	持续泵入		患者辅助硬膜外	
	范围（ml/h）	泵入速度（ml/h）	患者辅助弹丸（ml）	间歇期（min）
哌替啶-布比卡因	2～10	5	1	12
吗啡-布比卡因	3～6	3	1	20
芬太尼-布比卡因	4～10	5	1	12

注：各药物浓度，哌替啶0.1%～0.25%；布比卡因0.1%；吗啡0.01%；芬太尼0.001%。

七、镇痛不充分的处理

硬膜外镇痛对大多数患者均有满意效果，但仍有部分患者镇痛不充分。在这种情况下，应有专门人员对患者进行评估，找出镇痛不足的原因。为此，建议先按计算结果给患者一次局部麻醉药

的试验剂量，以便精准地确定镇痛不足的原因。硬膜外给一次剂量后，患者疼痛不减，麻醉医师则可使用2%利多卡因与1∶200 000的肾上腺素的试验剂量确定硬膜外导管的位置。试验剂量通常产生下列三种结果之一：①出现双侧几个节段的皮区感觉阻滞，可以判定置管位置是否正确。此时镇痛不足的原因可能为硬膜外输入的剂量不

足，解决办法为增快输入速度。②如果出现单侧感觉阻滞，说明管尖在硬膜外腔内过深，尖部位置可能在一侧椎间孔内。因此，应将硬膜外导管退出 1 ～ 2cm，并重复试验剂量。③没有出现感觉阻滞，提示硬膜外导管不在硬膜外腔内，应拔除硬膜外导管重新置管，或者改用其他的镇痛方式。经过上述处理，如果患者仍有中重度疼痛，可给予小剂量吗啡（2mg）静脉注射，每 2 ～ 4 小时 1 次，患者可以很好耐受，不存在药物过量呼吸抑制的危险。另一种选择是静脉或肌内注射酮咯酸。

八、患者的安全性考虑

硬膜外镇痛的目标是缓解疼痛，但应用的安全性需要高度重视。硬膜外镇痛可能发生某些并发症，包括药物意外地注射入硬膜内、继发感染的相关问题，以及硬膜外血肿和呼吸抑制。为了降低这些可能发生的并发症，应遵循以下指导原则。

（1）采用稀释的局部麻醉药液（如 0.1% 布比卡因）有助于早期发现导管是否误入蛛网膜下腔，依阻滞的感觉平面有无增加来判断。

（2）每日检查硬膜外导管置入的位置，监测体温，定期检查有无脑膜刺激征，可早期发现感染。一旦确定感染，应谨慎地拔除硬膜外管，继续观察并有效控制感染并发症。在一项包含 10 000 多例使用硬膜外镇痛的患者报道中，无 1 例发生硬膜外脓肿，仅小部分合并皮下感染，经保守治疗很快治愈。

（3）正在接受抗凝治疗的患者，有可能发生硬膜外血肿，对此是否硬膜外置导管存在争议。若手术肝素化之前已经置入硬膜外导管，临床发生血肿的概率很低。术后接受华法林治疗的患者，只要置导管时凝血状态正常，就可以安全置入硬膜外导管。

（4）采用呼吸监测来发现呼吸抑制是一个有争论的问题，各单位做法不一。有些单位在 ICU 或麻醉恢复室不允许使用硬膜外阿片药物，这种做法直接限制了患者从硬膜外镇痛中获益。资料表明，只要有专门人员负责调整所用镇痛和镇静药物，在任何病房均可安全地施行硬膜外阿片镇痛。此外，要求每小时都要观察患者呼吸频率和镇静水平。呼吸监测或心电图监测的作用是提醒护士注意患者，但不能替代对患者的直接观察和判断。

九、镇痛技术对呼吸的影响

开胸术后充分镇痛可以有效保护肺功能，减少对其的损害。不同的镇痛方式对肺功能的效果已经证实，尤其是硬膜外镇痛与术后肺功能的关系，已有很好的描述。肺切除手术后，腰部硬膜外吗啡镇痛与静脉吗啡镇痛相比，术后 24 小时 FEV_1、FVC、最大呼气流速（PEFR）的损害减少 30% ～ 50%。Cuschieri 发现上腹部手术后 3 天内，硬膜外 0.5% 布比卡因间断注射同肌内注射吗啡镇痛相比，动脉血氧分压显著提高。接受硬膜外布比卡因镇痛的患者，术后肺部感染及其他肺部并发症均明显减少。此试验中，硬膜外镇痛仅使用 12 小时，但镇痛效果却维持了 3 天（研究全过程）。Ullman 发现，连枷胸患者胸部硬膜外吗啡镇痛与胃肠外吗啡镇痛相比，气管切开的发生率降低，依赖机械通气的时间缩短，住监护病房的时间更短，住院时间也明显缩短。另一项芬太尼胸部硬膜外输注与静脉给药镇痛效果的对照研究发现，开胸手术后初始 2 天内，硬膜外镇痛患者血氧饱和度更好，FEV_1、FVC、PEFR 提高 20% ～ 40%；两组患者肺部并发症发生率无区别，出院时肺功能参数相近。

硬膜外镇痛可能通过与镇痛无关的机制改善肺功能。开胸术后膈肌功能抑制是肺功能损害的一个主要原因。正如几个研究证实，经硬膜外或胃肠外阿片药物充分镇痛后，膈肌功能没有或仅轻微损害，术后膈肌功能障碍与疼痛无关。膈肌功能障碍的确切机制尚不清楚。因为术后膈肌收缩能力没有减低，可能的原因是胸壁和膈肌的传入神经刺激抑制了膈神经的反射。胸部硬膜外布比卡因镇痛作用阻断了抑制性反射，术后膈肌活动增加近 50%。动物模型也发现，硬膜外使用局麻药可改善膈肌功能。

硬膜外镇痛及其他镇痛方式与静脉阿片镇痛相比，的确改善了开胸术后呼吸机制。术后膈肌功能障碍与镇痛无关。它的确切机制尚不清楚。硬膜外镇痛可能部分纠正了膈肌功能障碍，但这种可能性需要进一步研究证实。

十、结 论

开胸术后有多种镇痛方式。由于开胸术后剧烈疼痛及对肺功能的严重损害,充分镇痛显得至关重要。实施镇痛的时机也需充分考虑。在切皮之前即开始预先提供镇痛,可以有效减轻术后疼痛。外科手术和其他有害刺激长时间作用于中枢神经系统,影响传入刺激的反应,这是导致术后疼痛的主要原因。在开胸患者术后管理中,严密监测和医师床旁观察是确定疼痛程度的关键。如果镇痛效果不满意,就需要改进镇痛技术或增加另外的镇痛方式。只有严格遵从上述原则,才能更有效、满意地处理开胸患者术后的疼痛。

(崔玉尚)

参 考 文 献

Bachmann-Mennenga B, Biscoping J, Kuhn DFM, et al, 1993. Intercostal nerve block, interpleural analgesia, thoracic epidural block or systemic opioid application for pain relief after thoracotomy? Eur J Cardiothorac Surg, 7(1): 12-18.

Bullingham RES, 1985. Optimum management of postoperative pain. Drugs, 29: 376-386.

Conacher ID, 1990. Pain relief after thoracotomy. Br J Anaesth, 65(6): 806-812.

Crawford ED, Skinner DG, Capparell DB, 1979. Intercostal nwrve block with thoracoabdominal incision. J Urol, 121: 290-291.

Cuschieri RJ, Morran CG, Howie JC, et al, 1985. Postoperative pain and pulmonary complications: comparison of three analgesic regimens. Br J Surg, 72: 495-498.

Delilkan AE, Lee CK, Yong NK, et al, 1973. Postoperative local analgesia for thoracotomy with direct bupivacaine intercostal blocks. Anaesthesia, 28: 561-567.

El-Baz NM, Faber LP, Jensik RJ, 1984. Continuous epidural infusion of morphine for treatment of pain after thoracic surgery: a new techniqyue. Analg, 63: 757-764.

Faust RJ, Nauss LA, 1976. Post-thoracotomy intercostal block: comparison of its effects on pulmonary function with those of intramuscular meperidine. Anesth Analg, 55: 542-546.

Ferrante FM, Chan VW, Arthur GR, et al, 1991. Interpleural analgesia after thoracotomy. Anesth Analg, 72(1): 105-109.

Galway JE, Caves PK, Dundee JW, 1975. Effect of intercostal nerve blockade during operation on lung function and the relief of pain following thoracotomy. Br J Anaesth, 47: 730-735.

Guinard JP, Mavrocordatos P, Chiolero R, et al, 1992. A randomized comparison of intravenous versus lumbar and thoracic epidural fentanyl for analgesia after thracotomy. Anesthesiology, 77: 1108-1115.

Lubenow TR, 1996. Analgesic techniques//Brown DL. Regional Anesthesia and Analgesia. Philadelphia: WB Saunders.

Lubenow TR, McCarthy RJ, Ivankovich AD, 1992. Management of acute postoperative pain//Barash PG, Cullen BF, Stoelting RK. Clinical Anesthesia. Philadelphia: JB Lippincott.

Moorthy SS, Dierdorf SF, Yaw PB, 1992. Influence of volume on the spread of local anesthetic-methylene blue solution after injection for intercostal block. Anesth Analg, 75: 389-391.

Müller LC, Salzer GM, Ransmary G, et al, 1989. Intraoperative cryoanalgesia for post-thoracotomy pain relief. Ann Thorac Surg, 48: 15-18.

Pansard JL, Mankikian B, Bertrand M, et al, 1993. Effects of thoracic extradural block on diaphragmatic electrical activity and contractility after upper abdominal surgery. Anesthesiology, 78(1): 63-71.

Pertunnen K, Kalso E, Heinonen J, et al, 1992. Intravenous diclofenac in post-thoracotomy pain. Br J Anaesth, 68: 474-480.

Polancr DM, Kimball WR, Fratacci MD, ct al, 1993. Thoracic epidural anesthesia increases diaphragmatic shortening after thoracotomy in the awake lamb. Anesthesiology, 79(4): 808-816.

Richardson J, Sabanathan S, Mearns AJ, et al, 1995. A prospective, randomized comparison of interpleural and paravertebral analgesia in thoracic surgery. Br J Anaesth, 75(4): 405-408.

Roxburgh JC, Markland CG, Ross BA, et al, 1987. Role

of cryoanalgesia in the control of pain after thoracotomy. Thorax, 42 (4): 292-295.

Shafei H, Chamberlain M, Natrajan KN, et al, 1990. Intrapleural bupivacaine for early post-thoracotomy analgesia-comparison with bupivacaine intercostal block and cryofreezing. Thorac Cardiovasc Surg, 38 (1): 38-41.

Shulman M, Sandler AN, Bradley JW, et al, 1984. Post-thoracotomy pain and pulmonary function following epidural and systemic morphine. Anesthesiology, 61: 569-575.

Ullman DA, Wimpy RE, Fortune JB, et al, 1989. The treatment of patients with multiple rib fractures using continuous thoracic epidural narcotic infusion. Reg Anesth, 14 (1): 43-47.

White PF, 1985. Patient-controlled analgesia: a new approach to the management of postoperative pain. Semin Ansth, 4: 255-266.

第二十八章

介入诊疗技术在胸部疾病中的应用

第一节 原发性肺癌

原发性肺癌又称支气管肺癌，绝大多数起源于支气管黏膜上皮。它是最常见的肺部原发性恶性肿瘤。近半个世纪来，世界各国肺癌的发病率和病死率都急剧上升。在工业发达国家和我国的一些大城市，男性肺癌的死亡率已跃居各种恶性肿瘤的首位。发病年龄多在 40～75 岁，男性发病率明显高于女性，男女之比为（4～8）：1。

肺癌的介入治疗主要是指经支气管动脉灌注抗癌药物，可用以治疗各种类型的肺癌，近期疗效明显优于单纯放射治疗和全身化疗。本节还将对两项尚属初步应用的肺癌治疗方法——支气管动脉栓塞治疗和经皮穿刺肿瘤内注药做一简述。

一、历史回顾

为提高肺癌的化疗效果，早在 20 世纪 60 年代初，Soderberg 等采用特殊的三腔双球囊导管进行了非选择性支气管动脉灌注化疗药物治疗肺癌的尝试：将导管置于支气管动脉开口水平的胸主动脉内，用球囊分别阻断上下部主动脉血流进行灌注。1964 年，Viamonte 发表了成功进行选择性支气管动脉插管、造影的文章。同年，Bpoksen 等报道了选择性支气管动脉插管灌注抗癌药物治疗不能手术的肺癌。由于所用的抗癌药物疗效欠佳，且不良反应较重，因此本疗法未能得到推广。至 20 世纪 70 年代，随着 MMC（丝裂霉素）、ADM（多柔比星）、CDDP（顺铂）等新一代抗癌药物研制成功，本疗法被临床医师接受，并取得了较好的效果。

二、适 应 证

（1）已失去手术机会但肿瘤尚局限在胸内。

（2）手术可以切除病灶，但有手术禁忌证或患者拒绝手术。

（3）作为手术切除前局部化疗，以提高手术成功率、降低转移和复发率。

（4）肿瘤切除后预防性治疗，从而降低复发率。

（5）肿瘤切除后胸内复发或转移。

三、禁 忌 证

（1）患者为恶病质或有心、肺、肝、肾功能衰竭。

（2）有高热、感染及白细胞计数低于 $3\times10^9\sim4\times10^9$/L。

（3）有严重出血倾向和碘过敏等血管造影禁忌。

四、术 前 准 备

1. 介入治疗 是一种创伤性的治疗方法，术前应明确病变的部位、数目、大小和胸内累及的范围。除常规摄胸部正侧位 X 线片外，需做胸部 CT 或 MRI 检查。对肺内病灶应通过痰液细胞学检查、经支气管镜或经皮穿刺活检，获得细胞学或组织学证实。对疑有脑、肝、肾上腺和骨骼转移的病例，应做相应部位的影像学检查。如发现肝或肾上腺有转移灶，进行肺部介入治疗的同时还可对肝或肾上腺病灶进行介入治疗。

2. 患者准备　做血常规、肝、肾功能检查，局部麻醉药和碘过敏试验，除外可能存在的禁忌证。术前应与家属签署手术协议书。患者术前禁食 4 小时，并应用镇静剂。

3. 器械和药品准备

（1）导管：一般采用 6 ~ 7F，导管形态可用眼镜蛇（Cobra）、猎人头（Headhunter）、牧羊钩（Shepherd's hooks）、西蒙斯（Simmon）、"C" 形或右冠状动脉导管等，或将市售导管成形改良，使其更适合患者主动脉和支气管动脉的形态和宽度。导管头外径宜小于 14mm，当导管头顺支气管动脉走行进入其内后，其弓背能顶住对侧主动脉壁，使导管头不易脱出。此外，还需准备一条 3F 的同轴导管，以备进一步选择插管用。

（2）造影剂：为避免发生造影剂引起的不良反应，宜用非离子型造影剂，如优维显（Ultravist）、欧乃派（Omnipaque）等，浓度为 200mg/ml。如用离子型造影剂，如复方泛影葡胺，浓度应为 30% ~ 50%。

（3）化疗药物：目前国内所用药物多是以 CDDP 或其同类药卡铂（CBP）为主，联合应用其他 1 ~ 2 种药物，剂量分别如下。CDDP：30 ~ 80mg；CCNU（洛莫司汀）：100 ~ 200mg；MMC：6 ~ 10mg；ADM：30 ~ 60mg；氟尿嘧啶（5-FU）：0.5 ~ 1.0g；CTX（环磷酰胺）：300 ~ 1000mg；VP-16（依托泊苷）：100mg。

（4）栓塞剂：一般用明胶海绵碎粒，宜事先准备，将明胶海绵块剪成 1mm³、甚至更小的碎屑，进行高压消毒，使其成微黄细粒，这样既可容易经注射器推入血管，又可延长栓塞血管的再通时间，其他的栓塞剂如碘油、含有抗癌药物的微球等也可用来栓塞支气管动脉。

（5）其他药物：除血管造影所需的局部麻醉药、有关急救备用药外，对患阻塞性肺炎的病例，应准备抗炎药物，如青霉素 320 万 U、头孢氨苄 20 ~ 40g。对灌注 CDDP，且剂量 > 80mg 的患者，应准备灌注 CDDP 30 ~ 60 分钟后，经静脉滴注硫酸钠（STS），以减轻 CDDP 的全身不良反应，剂量为每 CDDP 10mg 用 STS 10g。此外，应准备止吐药，如昂丹司琼（枢复宁，Zofran）8mg，或甲氧氯普胺 20mg，在灌注前 15 ~ 30 分钟时静脉注射或肌内注射，为减轻药物反应，还应准备术后

用药：异丙嗪 25 ~ 50mg，呋塞米 20mg，甲氧氯普胺 10 ~ 20mg 等。

五、操作方法

1. 肺癌的血供　肺癌的血供主要来自支气管动脉，当肿瘤累及胸膜、侵犯胸壁或纵隔，也可由邻近血管参与供血，如肋间动脉、乳内动脉、锁骨下动脉和食管固有动脉及其分支。肺动脉是否参与肺癌血供是一个有争议的问题。早在 1965 年，Viamonte 根据血管造影表现，认为肺癌完全由支气管动脉供血，肺动脉不参与供血。1967 年，Milne 等对尸体肺癌标本进行造影研究，指出肺动脉参与了肺癌血供，越是位于周围的肺癌，肺动脉参与血供的成分越多。而 Hellkant 在 1979 年发表的文章中指出，他的 47 例肺癌病例中无 1 例肺动脉参与供血。一般认为，支气管动脉是肺癌的主要供血动脉，胸部的其他循环血管及肺动脉参与了肺癌的部分血供，因此肺癌介入治疗应以支气管动脉为主。当支气管动脉造影发现肿瘤显影不完全或经支气管动脉介入治疗疗效不佳时，应尽力寻找其他供血动脉，以提高疗效。

2. 支气管动脉解剖　支气管动脉变异较多，各组统计结果有时出入较大。1948 年，Cauldwell 报道了一组尸检结果，约 90% 的支气管动脉属以下 4 型之一：①左 2 支、右 1 支（占 40.6%）；②左、右各 1 支（占 21.3%）：③左、右各 2 支（占 20.6%）；④左 1 支、右 2 支（占 9.7%）。1970 年，Botena 根据血管造影结果将支气管动脉分为 10 型：①左 2 支，右 1 支（占 27.7%）；②左、右各 1 支（占 17%）：③左、右共干 1 支，右 1 支（占 17%）；④左、右各 2 支（占 10.7%）；⑤左 1 支，右 2 支（占 8.5%）；⑥左、右共干 1 支，右 3 支（占 2.1%）；⑦左、右共干 1 支（占 4.3%）；⑧左 3 支、右 2 支（占 2.1%）；⑨左 1 支，右 3 支（占 2.1%）；⑩左、右共干 1 支，左 1 支（占 2.1%）。国内徐延中等统计了一组 50 例尸检结果：①左 2 支，右 1 支占 34%；②左、右各 1 支占 28%；③左、右共干 1 支，左、右各 1 支占 14%；④左、右共干 1 支，右 1 支占 12%；⑤左 1 支，右 2 支占 4%；⑥左、右共干 1 支占 2%；⑦左 3 支，右 1 条占 2%；⑧左、右共干 1 支，左 1 支占 2%；⑨左、右共干 2 支，左、

右各 1 支占 2%。

约 2/3 的人右侧为 1 支，且通常与右肋间动脉共干，称为肋间支气管动脉干，最常见的是和右第 3 肋间动脉共干。另外 1/3 的人除上述肋间 - 支气管动脉干外，还有 1 条右支气管动脉或左、右共干。左支气管动脉则相反，约 2/3 的人有 2 支，1/3 的人有 1 支。另有少数人左、右共有 4 ～ 5 支支气管动脉。

右肋间 - 支气管动脉干一般从主动脉的右侧壁或侧后壁发出，右支气管动脉从主动脉的右前侧壁发出，左支气管动脉多开口于主动脉的前壁，也可开口于左前侧壁或右前侧壁甚至右后侧壁，左、右支气管动脉共干一般起于主动脉的前壁和右前侧壁。支气管动脉（包括肋间 - 支气管动脉干）开口的位置一般在 $T_4 \sim T_9$ 范围内，约 90% 的人所有支气管动脉开口在 $T_5 \sim T_6$，即左支气管与气管交角附近。个别人支气管动脉也可开口于主动脉弓凹面的下壁、后壁，甚至起源于锁骨下动脉及其分支等。

正常支气管动脉开口处的内径仅为 1 ～ 2mm，当有肿瘤或炎症性病变时，内径通常增粗，可达 5mm。支气管动脉是支气管、肺、脏胸膜、肺动静脉的营养血管，它还供血于气管、食管、纵隔淋巴结等组织、器官，当灌注高浓度抗癌药时，患者可有咳嗽、胸骨后灼热感等相应表现，支气管动脉灌注对肺门、纵隔肿瘤转移性淋巴结也有明显疗效。

3. 支气管动脉插管造影术　常规经皮股动脉穿刺插管后，将导管头送到 $T_5 \sim T_6$ 水平，缓慢上下移动，逐渐变换导管头的方向：插入右支气管动脉自右后壁至前壁，插入左支气管动脉自左前壁至右侧壁。当导管头有嵌顿感或挂钩感时，提示可能已插入支气管动脉。此时用手推法注入造影剂 2 ～ 3ml。在电视屏幕上观察造影剂的流向，从而确定是否为靶血管。上述方法若未能找到支气管动脉，则应扩大导管头的移动范围，若导管不能进入任何一条胸主动脉分支血管，说明该导管不适合，应予更换导管。若仍不能找到肿瘤的供血动脉，应考虑肿瘤可能经迷走的动脉供血，可用胸主动脉、锁骨下动脉等造影证实。右侧肺癌的支气管动脉插管成功率在 90% 以上，左侧在 80% 以上。

将导管插入靶血管后，行造影摄片，详细了解肿瘤的血供情况。如导管头进入靶血管较浅，可用手推造影剂，否则需用高压注射器。造影剂量 5 ～ 10ml，流速 1 ～ 2ml/s，如用数字减影血管造影（DSA）机，造影剂浓度和量均可减少 1/3。摄片程序可为 1 ～ 2 张 / 秒 ×3 秒 +1 张 / 秒 ×（2 ～ 5）秒。造影片上如未显示肿瘤的全部血供，应继续寻找。如供血动脉是共干血管，导管头插入需较深，可导入同轴导管，并尽量插入肿瘤附近。

4. 支气管动脉灌注术　将 2 ～ 3 种预先准备好的抗癌药物分别溶于 40 ～ 100ml 等渗盐水中，逐一用手推法经导管注入支气管动脉，如肿瘤有多条血管供血，宜将抗癌药物按参与血供的比例注入每一条供血动脉内。所有药物可在 15 ～ 30 分钟注完。对未能找到肿瘤供血动脉的患者，可将导管头置于 T_4 水平，以较快速度将抗癌药物注入。此外，对有阻塞性肺炎的患者，也可经供血动脉注入抗感染药物。

5. 支气管动脉栓塞术　若肺癌血供丰富，导管进入供血动脉较深，该动脉与脊髓动脉无关联，患者一般情况较好，可在支气管动脉灌注后行栓塞术。再一次手推造影剂证实导管头的位置，确认无误后，将栓塞剂倒入注射器与造影剂混合（碘油不用造影剂）后，在电视严密监视下，用手缓慢推入导管，至造影剂在支气管动脉内流速明显减慢，切忌栓塞剂逆流入非靶血管。完毕再造影了解血管栓塞情况。

6. 术后处理　常规拔出导管，止血包扎，肌内注射异丙嗪、呋塞米、甲氧氯普胺。为预防感染，宜静脉给抗生素 3 天，并予静脉支持疗法。支气管动脉栓塞后，患者可有发热、胸痛、恶心、呕吐，严重时予对症处理。少数患者出现白细胞减少，可予升白细胞药物。术后静卧 24 小时后拆除止血包扎，观察 2 ～ 5 天即可出院。再次治疗间隔的时间，单纯化疗以 4 周为宜，支气管动脉栓塞者可延至 6 周。

7. 并发症　除了插管造影引起的并发症及化疗药物引起的不良反应外，支气管动脉介入治疗最严重的并发症是脊髓损伤。表现为术后 2 ～ 3 小时患者出现感觉障碍、尿潴留、偏瘫，甚至截瘫，经治疗大多数患者在数天至数月内逐渐恢复，少数发展成不可逆性损伤。刘子江等进行了一组

2000 余例次的介入治疗，8 例并发脊髓损伤，其中 6 例治疗后恢复。发生此类并发症和脊髓动脉与支气管动脉存在交通有关，约 5% 的人群脊髓动脉中最粗大的一支——Adamkiewicz 动脉发自右肋间、支气管动脉干，其他支气管动脉、肋间动脉也可与脊髓动脉有交通，尤其是右第 5 肋间动脉。当导管插入这样的动脉时，将高浓度具有神经毒性的造影剂、抗癌药物、栓塞剂经导管注入，有可能损伤脊髓。熟悉有关血管解剖，避免栓塞剂和大量高浓度造影剂、抗癌药进入脊髓动脉，或使用较低浓度的非离子型造影剂，这样可以预防脊髓损伤发生。若发生脊髓损伤，可经损伤的动脉注入地西泮 5mg，还可腰椎穿刺，以等渗盐水置换脑脊液，每隔 5 分钟置换 10ml，总量为 200ml，以期减轻症状。为改善脊髓缺血、水肿，还可静脉滴注低分子右旋糖酐 500ml、地塞米松 10mg 等治疗。此外，在灌注大剂量 CDDP 和 ADM 时，应注意预防肾功能不全和心律失常的发生。

8. 疗效与评价　支气管动脉灌注化学药物治疗肺癌可获得较满意的近期疗效，完全缓解率（肿瘤完全消失持续 1 个月以上，无复发或转移）加部分缓解率（肿瘤最大径及其垂直径乘积减小 50% 以上，或肿瘤所致阻塞性肺不张治疗后完全复张，其他癌灶无增大，持续 1 个月以上）可达 50% 以上，其中对多血供肿瘤的缓解率（完全缓解率加部分缓解率）可达 70% 以上。刘子江等研究了 227 例患者，缓解率 51.5%，另 41.8% 处于稳定（癌瘤最大径及其垂直径的乘积减小不足 50%，或稳定不变，其他癌灶无增大，持续 1 个月以上），仅 6.7% 为进展性（任何可测量的癌灶最大直径及垂直径的乘积有增大）。其中随访的 117 人，生存 1 年以上者占 58%。许绍雄等研究了 78 例患者，缓解率达 61.5%，稳定占 29.4%。庞其清等研究了 82 例患者，缓解率为 58.5%，稳定占 30.5%。按组织学类型分，小细胞未分化癌疗效最佳，其次为鳞癌、腺癌。部分小细胞未分化癌，治疗后 1～2 周肿瘤即有明显缩小，而多数需治疗 2～3 次后肿瘤才有明显变化。一般认为，中央型、多血供与单支气管动脉供血、体积较小的肿瘤经多次治疗，疗效优于周围型、少血供、多支动脉供血、体积较大及单次治疗者。Hellekant 等对 9 例肺鳞癌患者外科手术前做支气管动脉灌注 MMC 治疗，手术切除标本发现，2 例肿瘤完全消失，1 例肿瘤所剩无几，4 例肿瘤明显缩小，2 例肿瘤无变化。胸内转移的淋巴结多由支气管动脉供血，如能找到供血动脉，支气管动脉灌注疗法对胸内淋巴结转移也有较好的疗效。经支气管动脉灌注的化疗药物，其相当一部分药物仍要进入全身血液循环，因此对全身的转移灶也可能有一定的疗效。本法对缓解肺癌患者咯血的症状效果显著，一般经 1～2 次治疗即可使咯血停止或明显减少。与经静脉全身化疗相比，支气管动脉灌注疗法优越性明显，疗效显著，全身不良反应减少、减轻，剧烈恶心、呕吐、骨髓抑制、脱发等的发生率一般均低于 10%。

支气管动脉化疗是化疗方法之一，也存在化疗固有的缺点，它不能将肿瘤内的癌细胞全部杀死。多数肿瘤病灶在治疗停止后半年内复发或增大。经本法治疗的患者，5 年生存率尚待进一步积累资料、统计总结。

支气管动脉栓塞治疗肺癌是近年来才开展的项目，据初步观察，疗效尚可，目前缺乏大宗病例报道。强调支气管动脉栓塞疗法，一是切忌误栓，二是栓塞不宜过严，否则再次治疗时血管不能再通，无法继续进行治疗。

提高支气管动脉介入治疗肺癌的疗效，采取的措施包括进一步提高插管技术，找到肿瘤所有供血动脉；开发更安全、有效的化疗药物和栓塞材料；还需提倡综合治疗。支气管动脉化疗联合外照射治疗肺癌可明显提高疗效，并认为两种治疗有叠加效应，化疗药物中顺铂对放射治疗有增敏作用。刘子江报道，对经支气管动脉化疗取得部分缓解的患者再做外放射治疗，取得了更佳的疗效，可延缓肿瘤的复发或增大。但部分经此联合方法治疗的患者出现放射性肺炎。笔者观察了几例中央型肺癌合并肺不张、阻塞性肺炎的患者，经支气管动脉化疗、抗感染治疗和放射联合治疗 1～3 次后，获得了部分缓解或完全缓解的效果。此外，支气管动脉灌注化疗药物之前，先注入 IL-2、LAK 细胞、肿瘤坏死因子等免疫制剂，有可能获得更佳的疗效。

第二节　肺转移性肿瘤

原发于身体其他部位的恶性肿瘤，经血管或

淋巴管转移到肺内，形成肺转移性肿瘤。据统计，死于恶性肿瘤的病例中 20%～30% 有肺内转移。转移多在原发肿瘤出现后 2～3 年内发生，也有的长达 10 年以上，少数病例肺转移灶先于原发肿瘤被发现。肺转移癌中，以来自乳腺、肝、胃肠、骨骼和泌尿生殖系统的肿瘤最常见。

一、临床表现

早期肺转移癌多无明显呼吸道症状，仅表现原发癌的症状。广泛肺转移时患者可有咳嗽、咯血和呼吸困难。如并发癌性淋巴结炎、大量胸腔积液、肺不张或上腔静脉受压时，呼吸困难更为明显。

二、介入治疗

1.适应证　适用于各种类型的肺转移性肿瘤，无论原发病灶是否得到根治。如果除了原发灶和肺内转移灶外，体内还有其他处转移灶，则不宜做介入治疗。

2.禁忌证　同原发性肺癌。

3.术前准备　与原发性肺癌相似。应用影像学方法明确肺内病变情况，尤应明确原发灶情况，包括原发灶的部位、组织学类型、有无行手术切除、有无原位复发、有无他处转移等。肺转移性肿瘤可由支气管动脉或肺动脉供血，也可由支气管动脉和肺动脉共同供血，应准备两套动脉导管。根据原发肿瘤类型决定所用抗癌药物，多采用 2～3 种药物联合。此外，对原发灶未切除或术后原位复发者，在肺内转移灶介入治疗的同时进行原发灶介入治疗。

4.操作方法　肺转移性肿瘤多经血行转移而来，一般经肺动脉转移，一些学者认为转移灶由肺动脉供血。Milne 等通过动物实验提出肺转移性肿瘤，完全由肺动脉供血的占 48%，完全由支气管动脉供血的占 16%，由肺动脉和支气管动脉共同供血的占 36%。他们又对人肺转移性肿瘤离体标本做动脉灌注研究，发现肺转移性肿瘤的血供主要来自肺动脉，但是位于肺野中内带的转移瘤灶可完全由支气管动脉供血。

经支气管动脉介入治疗，因支气管动脉插管比肺动脉插管简便、安全，而且支气管动脉给肿瘤供血的概率较高，尤其是位于肺野中、内带的肿瘤，故应作为首选。方法同本章第一节所述。根据病变部位寻找相应的支气管动脉，找到供血动脉后造影证实，灌注化疗药物。对供血动脉粗大、确定不会发生误栓者，可注入适量的栓塞物（如明胶海绵、碘油、微球）。

经肺动脉介入治疗，当未能找到供应肿瘤血运的支气管动脉或发现支气管动脉仅参与部分血供时，应做肺动脉造影。经股静脉穿刺插管，将导管头经髂外静脉、髂总静脉、下腔静脉、右心房，送入右心室。此时，需用心电图监护。如患者为双侧肺转移，可将导管头置于右室流出道或肺动脉主干。如为单侧肺转移，则将导管头置于患侧肺动脉甚至更靠近转移灶的肺动脉分支内，然后做造影。宜用 300mg I/ml 的非离子型造影剂，依据导管头放置部位，决定造影剂的量和注射速度，摄片程序可为（1～2）张/秒×（2～4）秒和 1 张/2 秒×（6～8）秒。证实所插入的肺动脉是肿瘤供血动脉后，将化疗药物经导管注入。因肺动脉较粗大，血流远较支气管动脉加快，所以推注药物速度也应加快，以免被稀释。根据导管插入的位置，一般可在 1～5 分钟推完。肺转移性肿瘤常为多灶性，可能有双套血供，在找到一支供血动脉时，不要将化疗药物全部灌入，宜先将药物分为若干份，经多支供血动脉分别灌注。

5.术后处理　同原发性肺癌。

6.并发症　支气管动脉介入治疗肺转移癌的并发症同原发性肺癌。肺动脉插管时，如导管头刺激右心室内膜，可发生心律失常，此时只要迅速回撤导管，心律可自行恢复正常。熟练的插管技术可避免或减少此类并发症的发生。此外，做右心室流出道或肺动脉主干造影时，如选用无侧孔或侧孔少的导管，注射造影剂的流速又过快，可发生导管反弹，有时可能致导管头紧抵右心室内膜，也可发生心律失常或注射到内膜下。选用合适导管，采取适当速度注入造影剂，可避免此类并发症发生。

7.疗效与评价　肺转移性肿瘤介入治疗尚未广泛应用，近年来仅有几组少数病例报道。因此，远期疗效有待观察、总结。已有的报道显示对原发灶已切除或控制、孤立肺内转移灶，或虽多发但比较局限的转移灶，近期疗效较佳，原因是此类患者肺内病灶的供血动脉容易找到，且病程还未到晚期阶段。笔者曾遇到 1 例原发性肝癌肺转移，肝内病灶经 6 次介入治疗基本得到控制，肺内一转移灶 2.5cm×2.5cm×2.0cm 经支气管动脉 4 次化疗，病灶基本消失。另 1 例直肠癌术后复发并肺转移患者，肺内一转移灶 3cm×3cm×2.5cm，经 2 次支气管动脉化疗、栓塞，病灶完全消失。

第三节　大　咯　血

许多呼吸系统疾病可发生咯血，当咯血量超过每 24 小时 300ml，称为大咯血。大咯血严重危及生命，死亡率高达 50%～100%，死因主要是窒息，其次是休克。

一、病　因

大咯血最主要的病因是肺结核病，10%～20% 的肺结核患者因结核病反复活动，或治疗不彻底而发展成慢性肺部疾病，其中有相当一部分病例最终发生大咯血。除肺结核外，发生大咯血的病因依次为支气管扩张、肺尘埃沉着病、曲霉菌球、肺癌及囊性纤维化。

二、发病机制

上述病变可直接侵犯肺血管壁，导致破裂出血。此外，某些慢性肺部病变，其支气管动脉与肺动脉间形成大量侧支循环，血流显著增加，有的毛细血管扩张形成血管瘤，管壁薄弱，此种侧支循环血管容易破裂出血。

三、临床表现

咯血是一种症状，原有疾病除发生咯血外，还有其他相应临床表现，如肺结核病可有午后低热、乏力、食欲减退、消瘦、盗汗、咳嗽、咳痰、胸痛、呼吸困难等；支气管扩张常有反复呼吸道感染发作史、慢性咳嗽、咳脓性痰，并与体位有一定关系；尘肺患者有职业史，一般表现为呼吸困难、乏力、咳嗽等症状；曲霉菌球常发生在肺部慢性疾病合并空腔性病灶（如肺囊肿、支气管扩张、肺结核净化空洞）中，患者可有刺激性咳嗽；肺癌的临床表现前已描述。

四、介入治疗

1. 历史回顾　在选择性支气管动脉插管、造影基础上，法国的 Rermy 于 1974 年报道了支气管动脉栓塞治疗咯血的新技术，并在 3 年内用该法对 104 例咯血患者进行了治疗，获得了满意的效果。Rabkin 于 1987 年发表了用该技术成功治疗 306 例咯血患者的文章。目前认为咯血病灶均由支气管动脉供血，虽然肺动脉或其他胸部体循环血管也参与了部分血供，但是支气管动脉供血的比例最大，且容易插管栓塞，疗效明显，因此，大咯血的介入治疗一般只限于支气管动脉栓塞术。

2. 适应证

（1）急性大咯血（每 24 小时 300ml），经内科治疗无效。

（2）反复大咯血，不适宜急诊手术或患者拒绝手术。

（3）手术治疗后复发性咯血。

（4）隐源性咯血（经各种检查包括支气管造影和纤维支气管镜仍未能明确出血来源）。

（5）患者要求做支气管动脉造影明确诊断并完成治疗。

3. 禁忌证　存在支气管动脉造影禁忌，如严重出血倾向、感染、造影剂过敏、重要脏器衰竭、全身一般情况差及不能平卧的患者。插管、造影时发现导管不能深入靶血管入口，或靶血管与脊髓动脉存在交通，栓塞可能引起脊髓损伤的患者。

4. 术前准备　与原发性肺癌相似。区别仅是栓塞材料，除了明胶海绵、微球等化学性中期栓塞剂外，还可用聚乙烯醇、硬脑膜、不锈钢圈、组织黏合剂（如 IBCA），甚至无水乙醇等长期栓塞材料。明胶海绵价廉、方便，缺点是栓塞血管后容易再通，与长期栓塞剂合用较好。IBCA、无水乙醇是液态栓塞剂，极易反流、误栓，使用时需慎重。栓塞材料应根据患者病情、靶血管情况及操作者的熟练程度合理选择。

5. 操作方法　支气管动脉插管的方法见本章第一节。当造影证实出血病灶的供血动脉，并判断栓塞物不会逆流至胸主动脉，无误栓脊髓动脉等非靶血管的可能，可在电视屏幕严密监视下注入栓塞物。治疗咯血与治疗肺癌目的不同，不希望靶血管数周后再通，所以应尽可能将靶血管完全封堵。栓塞后再重复造影，证实栓塞的严密程度。

有时咯血病灶的供血动脉可有数支，在主要供血动脉栓塞后，还应针对其他可能参与的供血动脉进行插管、造影，证实后分别予以栓塞。笔者曾遇到右上结核灶和左下支气管扩张同时出血引起大咯血的病例，分别栓塞右上支气管第1肋间干和左下支气管动脉后，咯血停止。肺部弥漫性病灶常累及纵隔、胸壁，对此类大咯血患者还应做相应的肋间动脉、乳内动脉、锁骨下动脉、腋动脉及其分支的插管造影检查。类似情况也适用于外科手术后仍反复咯血的患者。对这些动脉做栓塞时，应尽可能将导管深入至病灶附近，防止发生误栓。肺动脉虽然也可能参与某些病灶血供，但因其压力远较体循环压力低，在栓塞体循环供血动脉并给予内科药物联合治疗后，多不需专门处理肺动脉。

6. 术后处理　术后给予3天抗生素口服，预防感染发生，同时密切观察有无误栓塞症状出现，其他处理与一般血管造影相同。

7. 并发症　支气管动脉栓塞后通常有发热、胸闷、胸骨后烧灼感、肋间痛、吞咽疼痛等症状，可能为纵隔和肋间组织缺血引起，经对症治疗，1周内基本缓解。严重并发症除脊髓损伤外，还可有肋间皮肤坏死、食管支气管瘘，多因误栓引起，文献上曾有个案报道此种并发症。

8. 疗效与评价　大咯血急性发作时行外科手术死亡率很高，急诊手术可能发生出血性窒息、支气管胸膜瘘、呼吸衰竭等。外科医师希望给予患者有效的对症处理，暂时控制咯血，待病情稳定后再择期手术。支气管动脉栓塞术满足了这种需要，它不仅可以迅速止血，改善患者一般情况，为外科手术进行必要、充分的准备，而且对那些不能接受外科手术的患者，栓塞可以达到长期控制出血的目的。

支气管动脉栓塞治疗可达到90%左右的即时止血效果，复发率为15%～20%。Remy等研究了49例急性出血者，41例（83.7%）获得即时止血，6例（12.2%）27个月后复发。Rabkin等报

道了一组研究，共306例咯血患者，经栓塞治疗后，90.8%的患者咯血得到有效控制，其中158人获得随访，1年内复发24人（15.2%）。郭季宣等对100例肺结核大咯血患者行支气管动脉造影和栓塞术，造影成功96例，栓塞成功95例，3个月后20例复发。复发原因：①栓塞物未能完全堵塞靶血管；②栓塞物被吸收，形成的血栓机化再通；③附近血管形成侧支交通；④原有病变进展，出现新的出血灶。对复发患者可考虑做再次栓塞治疗，如复发为原有病变进展引起，还应对原有病变进行积极治疗。

第四节　肺动静脉瘘

肺动静脉瘘是由于肺动脉、肺静脉之间存在异常交通而形成的。

一、病　因

肺动静脉瘘的病因有先天性和后天性之分，多数患者是先天性的，多于成年时才被发现。病变区肺血管扩大迁曲，或形成海绵状血管瘤，肺动脉血液不经过肺泡毛细血管进行气体交换而直接汇入肺静脉，形成肺动脉-肺静脉短路。文献对此命名较多，如肺动静脉畸形、肺动静脉瘤、肺血管扩张症、毛细血管扩张症伴肺动脉瘤等。约50%的Osler-Weber-Rendu病（遗传性出血性毛细血管扩张症）患者合并肺动静脉瘘。Osler-Weber-Rendu病是一种常染色体遗传性疾病，特征为血管发育不全、血管壁仅为内皮细胞、无弹力支撑、无收缩力。后天性肺动静脉瘘多与创伤、卫氏并殖吸虫病及肺转移灶有关。

二、诊　断

50%以上的病例在常规正侧位胸部X线片上即有特征性表现，肺野边缘区单个或多个肿块状、结节状、葡萄状、斑点状或不规则状阴影，边界清楚，密度较淡、均匀，有时可见粗大的索条状血管影与肺门相连。透视下深吸气时阴影增大，深呼气时缩小。CT增强扫描，可见增强的肺血管影与病灶相连并同时显影。MRI可见数条流空的

血管影连接病灶和肺门血管。血常规显示红细胞增多，血细胞比容和血红蛋白升高，动脉血氧饱和度降低。放射性核素检查不仅可以发现肺内血流动力学异常病灶，还可测定右向左异常分流程度。本病确诊有赖于肺动脉造影，造影片上可显示肺动静脉瘘的部位、大小、数目，可见扩张、扭曲的血管，了解肺动、静脉的分流量，给予病变分型并确定治疗方法。目前，肺动脉造影已被胸部增强 CT 或肺动脉 CT 血管造影（CTPA）完全代替。

三、介入治疗

1. 历史回顾 选择性血管造影技术和器材不断发展、改进，新的栓塞材料不断出现。1978 年，Taylor 首先报道了用血管栓塞术治疗肺动静脉瘘，所用的栓塞材料为钢圈。此后，一些学者用钢圈、聚乙烯醇、组织黏合剂、可脱离球囊等来栓塞肺动静脉瘘。1990 年，北京协和医院首先报道用钢圈栓塞肺动静脉瘘成功。

2. 适应证 肺动静脉瘘的瘘口直径 > 2mm 而 < 3mm，以及瘘口直径 < 3mm、临床症状较重的患者，均可考虑进行栓塞治疗。

3. 禁忌证 与肺动脉造影禁忌证相同。

4. 术前准备 同本章第一节所述。目前栓塞材料一般采用可脱离球囊、不锈钢圈。瘘口较小者也可用组织黏合剂（如 IBCA、TH 胶等）。

5. 操作方法 介入治疗前需进行病变区肺动脉插管、造影，摄取正、斜位 X 线片，确定病变的部位、数量及供血动脉和引流静脉情况。区分肺动静脉瘘是简单型还是复杂型至关重要，简单型仅需一枚较大直径的球囊或钢圈阻塞即可，复杂型需多个球囊或钢圈逐一堵住瘘口。曾有个案报道一位患者治疗时送入 25 个钢圈，另一位患者治疗时送入 32 个球囊。

肺动脉造影导管须经过右心，行栓塞术时需多次更换导管，导管、导丝多次入出右心可能刺激心内膜产生心律失常，操作过程中应配备心电图监视，并准备好心脏除颤器及其他心肺复苏设备和药品。如出现心律失常，立即回撤导管或导丝使其离开心壁即可。肺动脉造影后，测量靶血管直径，再选取相应的钢圈或可脱离球囊并将其送入。

若造影导管和送入栓塞物导管难以到达靶血管，可采用漂浮心导管插管并外套同轴导管技术，此方法可避免普通导管插管刺激心壁、发生心律失常。造影导管退出后插入外套导管，将导管头送至三尖瓣口，经此送入漂浮心导管，直至后者的球囊超过其头端，向球囊内注入造影剂，使其充盈呈球形，随血流冲入肺动脉，直至靶血管内，再送外套导管到位，然后抽出球囊内的造影剂，使球囊瘪塌，退出漂导管。若在导丝帮助下造影导管或栓塞物送入导管能够顺利进入靶血管，可免除操作烦琐的漂导管和同轴导管系统。

不锈钢圈的价格较低，缺点是一旦推入血管就不能再取出重放，故放置前应将送入导管精确定位。如一个钢圈不能完全堵住靶血管，可逐一送入多个，但是要密切观察，不可使其越过瘘口，或误栓非靶血管。可脱离球囊较为安全，将其送入靶血管后，用造影剂充盈，然后来回轻轻抽动。如其紧嵌在靶血管内，就可将其脱离，留置在靶血管内。如球囊过小，有越过瘘口可能，应更换大小合适的球囊。不锈钢圈和可脱离球囊可联合应用，如先送可脱离球囊，其后再送入不锈钢圈，以加强栓塞效果，避免发生再通。

对瘘口小而多的病灶，可用组织黏合剂栓塞，但术前需进行体外实验，获取一定经验后方可应用。否则容易发生导管头黏在血管壁上难以回撤，以及栓塞物越过瘘口，或因反流发生非靶血管并发症。两肺散在分布的病灶，宜做分期栓塞，先栓塞瘘口较大病灶，后重复肺动脉造影，了解病灶栓塞的效果和其余肺血管情况，再决定如何处理。

6. 术后处理 与肺癌介入治疗相同。本项治疗操作时间长，所用造影剂量也多，应警惕并预防发生感染，同时促进造影剂排出。

7. 并发症 只要操作认真、细心，一般不会发生严重并发症，如果误栓非病灶区的肺动脉分支血管，可能发生相应区域肺梗死，对此可予对症处理。文献上尚未见有栓塞物越过瘘口、引起远侧血管栓塞的报道。

8. 疗效与评价 经皮穿刺肺动脉插管栓塞治疗肺动静脉瘘在发达国家已成为一种首选方法，这也同样适用于治疗单纯肺动脉瘤。与外科手术治疗相比，栓塞治疗避免了开胸手术带来的创伤和并发症，栓塞造成的创伤和并发症少而轻，可最大限度地保留患者肺功能，其疗效肯定，尤其适用于多发性病灶。对某些病例，本法可替代外科手术而达到治疗目的。但是，栓塞治疗存在一定局限性，如较大的病灶、弥漫性双肺内多发肺动静脉瘘均不适合栓塞。此外，多发病灶治疗后仍然存留一些难以栓塞的小动静脉分流。因此栓塞治疗仅适合于某些病例，其不能完全代替外科治疗，也不能处理所有的肺动静脉瘘。但是大的分流病灶已被栓塞，大大改善了血氧饱和度，呼吸困难等缺氧症状，同时因减少过多红细胞，也降低了血管栓塞的发生率。

第五节　食管狭窄的金属支架治疗

一、历史回顾

介入治疗食管狭窄始于 20 世纪 80 年代初，最早由 Rauth、Horvath 和 London 先后报道用球囊导管治疗食管狭窄，取得了较好效果。1985 年，Symonds 率先在食道内植入支架。1991 年，韩国的 Song 报道透视下使用 "Z" 形金属支架治疗食管癌和贲门癌造成的食管狭窄。随着介入治疗技术的不断发展进步，目前介入治疗方法日臻成熟，已普遍应用于临床，被认为是一种安全、有效且简便的治疗食管狭窄的技术。

二、适应证和禁忌证

所有恶性肿瘤引起的食管狭窄或食管气管瘘，如果已失去手术机会，均可以考虑植入金属支架。良性疾病包括良性肿瘤、化学性或放射性损伤及手术引起的食管狭窄或食管气管瘘，是否适合置放支架，目前还有争议。

有学者认为，良性疾病引起的食管狭窄，如果球囊扩张无效则可以放金属支架。但也有学者指出，食管狭窄植入金属支架后，远近端黏膜迟早产生肉芽组织，将来 100% 会发生堵塞，所以，良性疾病引起的食管狭窄不宜置放金属支架，特殊情况（如良性食管气管瘘、顽固性食管吻合口狭窄）可以植入可回收式支架，但必须在 6～8 周内取出。这一观点获得临床绝大多数医师的赞同。至于恶性肿瘤引起的食管狭窄置放支架，因为生存期有限，黏膜肉芽组织产生堵塞已不是主要关心的问题了。

食管狭窄位置过高（达环状软骨水平）及有严重出血倾向的患者，不宜置放支架，主要问题是支架引起的疼痛难以忍受，此外颈部活动量过大，支架不容易嵌住。

三、方　法

食管内植入金属支架的方法较简便，在透视下即可完成，具体操作步骤如下。

1. 术前准备　结合病史及影像学资料，明确病变的性质、部位、范围和狭窄程度。术前 6 小时禁食、禁水，术前用镇静剂。

2. 麻醉　一般使用 2% 利多卡因进行咽部喷雾麻醉。

3. 定位　透视下口服 60% 泛影葡胺 10ml，明确食管狭窄的位置、程度及范围，通过椎体等骨性解剖标记确定病变位置，也可以在患者体表固定金属标记来标定病变位置及范围。

4. 选择支架　根据不同病变特点，选择不同类型的支架。为了防止支架移位，可以选择带倒刺的 "Z" 形支架；良性疾病引起的食管气管瘘，短期使用后要取出，可以选择带覆膜可回收式支架；对下段食管狭窄病例，为防止反流性食管炎，可以选择防反流支架；为防止支架向下移位，可以选择喇叭口形支架等。

5. 球囊扩张成形　透视下将导丝经口、咽插入食管，并通过狭窄部进入胃内。经导丝引入球囊导管，球囊的大小根据支架的直径及狭窄病变的长短来选择，一般选用比支架直径小 2～3mm 的球囊，透视下将球囊置放至狭窄部，撑开球囊予以扩张成形。

6. 植入支架　退出球囊导管，经导丝置换支架输送器，直达食管狭窄部，根据术前定位标记，透视下释放支架。若支架释放后展开不满意，可以用球囊将支架再扩张一下，使其尽量贴紧食管壁。

7. 造影复查　操作结束再次口服 60% 泛影葡胺 10ml，了解支架植入后的位置及张开情况。

8. 术后观察指标　包括生命体征、疼痛程度、支架位置变化及进食情况。

四、并发症及处理

1. 支架移位 发生率较高，有学者报道为 3%～5%。笔者的经验是食管狭窄较严重，近端明显扩张的患者或植入带膜支架的患者容易发生支架移位。对于支架部分移位，可以再放一支架重叠其上，使其稳固。对于掉入胃内的支架，应尽快取出，必要时需外科手术处理。

2. 疼痛 表现为胸前区及后背疼痛，一般于术后几天缓解，但有的可持续数月之久，严重无法忍受时，可予对症处理。

3. 出血 多因支架损伤肿瘤或损伤食管血管所致，严重时可能危及生命。有学者报道，出血发生率为 4%～6%。置放食管支架发生出血是严重并发症，一旦发生很难处理，患者多因此丧命。目前处理方法主要是局部止血，但是效果不佳。

4. 反流 如果置放的食管支架邻近或跨越贲门，容易发生胃内容物反流，引起反酸、烧灼痛。预防办法为选择置放抗反流支架。

第六节　气管狭窄的金属支架治疗

一、概　　况

引起气管狭窄的病变主要有肿瘤、结核、先天性气管环发育不全、先天性气管纤维性狭窄和气管损伤（外伤、医源性）等，临床表现为不同程度的呼吸困难、发绀和喘鸣。随着介入治疗技术的发展，金属支架开始应用于治疗气管狭窄。Wallace 于 1986 年最早报道在动物和患者呼吸道内置放 Gianturco 支架，利用金属支架的支撑作用，扩张气管狭窄段，从而使呼吸道通气、呼吸功能得以恢复。使用金属支架治疗气管狭窄方法简便、创伤小、见效快。

二、适应证和禁忌证

目前，大多数学者认为，凡是引起大气道局限性狭窄的疾病，如果没有外科手术机会，均可以考虑金属支架治疗。然而，对于良性疾病导致

的呼吸道狭窄，是否应用金属支架进行治疗，不少学者提出了质疑。

当气管狭窄导致患者窒息，威胁生命时，采用金属支架治疗作为一种紧急抢救性措施，有望把患者从死亡边缘挽救回来。但是，金属支架保持气管通畅最长时间不明，有报道称只有 35 个月。而且，金属支架一旦植入就难以取出。因此，我们认为，金属支架治疗良性疾病引起的气管狭窄应当慎重考虑，特别是作为一种永久性治疗措施应斟酌。

以下情况应当注意：①对于严重气管狭窄、时间较久的患者，置放支架前应准备好吸痰器等相关抢救设备，以防不测。曾经有 1 例患者在气管内成功植入支架后半小时突然死亡，后来查明原因是长期狭窄呼吸道内积存大量分泌物，支架撑开后，气管无力排出分泌物，造成突然窒息死亡。对于这类患者，术前最好能给予阿托品等药物抑制气管分泌，同时置放支架前吸净呼吸道内痰液。②对于晚期恶性肿瘤引起的呼吸道狭窄，已经出现呼吸功能衰竭，此时植入支架，既危险效果也不好。从循证医学角度来讲，应当慎重考虑是否有必要采用支架治疗。

三、方　　法

气管内植入金属支架，方法比较简便，在透视下进行，也可以通过纤维支气管镜置放支架。主要操作步骤如下所示。

1. 麻醉 大多数患者用 2% 利多卡因行咽部喷雾麻醉即可。对于儿童或一般情况差的患者，需要全身麻醉。

2. 定位 使用透视或纤维支气管镜，并结合 CT 等影像学资料确定气管狭窄的位置及范围，可以通过椎体等骨性解剖标记明确病变位置，也可以在患者体表固定金属标记来标定病变位置及范围。

3. 球囊扩张 气管植入支架前是否需要用球囊预行扩张、成形，目前仍存在争议。笔者认为，对恶性肿瘤引起的严重气管狭窄及先天性气管纤维性狭窄，最好进行预扩张，特别是后者，需撕断气管软骨。具体方法是透视下或通过纤维支气管镜的活检口将导丝经口插入气管至狭窄部远端，退出支气管镜，经导丝置换球囊导管。球囊的大

小根据气管直径及狭窄病变长短选择，一般选用比气管直径小 10%～20% 的球囊，透视下将球囊送至狭窄部，膨胀球囊予以扩张成形。

4. 支架植入　退出球囊导管，经导丝置换 12F 的长鞘，结合术前的定位标记，置放至预定位置，将选择好的金属支架经长鞘送至狭窄部，在透视下或是在支气管镜下，一边后撤长鞘，一边释放支架。操作时，尽可能将支架植入预定部位，如果出现偏差，要在支架未完全释放前进行调整，支架一旦完全释放，很难再调整位置。

四、疗效评估

疗效评估主要从临床症状改善及影像学检查结果两方面进行。90% 以上的患者在植入支架后出现的呼吸困难、青紫和喘鸣等症状迅速缓解，血氧分压升高，二氧化碳分压下降，肺功能有不同程度的改善。影像学检查可以观察支架扩张情况，需要拍摄正侧位 X 线片，行气管 CT 扫描及三维立体重建，以评价支架展开后气管内壁情况。需要强调，金属支架在气管内保持通畅的时间有限，主要是气管黏膜肉芽组织生长造成的管腔堵塞，有报道称最长只有 35 个月。

五、并发症及处理

1. 窒息　一般出现在术中或术后数小时内，原因可能与器械（长鞘、球囊等）阻塞呼吸道，或者患者呼吸道分泌物过多有关。预防方法为术前给予阿托品等药物减少呼吸道分泌；术中操作动作要迅速，尽量缩短手术时间。术中一旦出现窒息，应立即停止操作，经长鞘吸痰、给氧。若术后出现窒息，需要立即抢救，必要时行机械辅助通气，有可能时气管切开。

2. 支架张开不全　主要是由未进行预先扩张所致。处理方法：可以将球囊置入支架内进行再次扩张，在置入球囊导管时，一定保证球囊导管在支架内而不是在气管壁与支架之间的间隙里，否则后果不堪设想。

3. 支架植入位置不佳　处理方法为在狭窄处再放一个支架，如果植入支架过长影响主支气管通气，则需要外科手术处理。

4. 呼吸道穿孔、出血　发生概率很低，与支架选择不当有关。处理方法为对症治疗或外科手术。

第七节　肺癌的射频消融治疗

对于已失去手术切除时机的肺癌，可以选择射频消融（radiofrequency ablation，RFA）进行姑息性治疗。自 2000 年 Dupuy 等最早报道 RFA 治疗 3 例晚期肺癌患者以来，临床上很多晚期肺癌患者接受了 RFA 治疗，取得了一定的治疗效果。

一、原　理

动物实验证实，当温度达到 49～70℃ 时，细胞出现蛋白变性，产生不可逆损伤。70～100℃ 时，细胞发生凝固；100～200℃ 时，细胞内水分蒸发；温度 > 200℃ 时，细胞炭化。RFA 电极针发射的高频率射频波产生的热能可以使局部温度达到 100℃ 以上，可以快速、有效地杀灭肿瘤细胞。研究还发现，肿瘤周围的正常肺组织具有很好的绝热作用，有利于热能最大限度地聚集在肿瘤中心，这是肺癌适合 RFA 治疗的一个重要基础。

二、适应证和禁忌证

目前尚未确定严格、统一的适应证和禁忌证。一些学者提出下列情况时可以考虑进行 RFA 治疗：①失去手术切除机会的原发性或转移性肺癌；②患者或家属拒绝手术或放疗和化疗；③肺内多发病灶的减瘤治疗；④手术探查的补救治疗；⑤单个病灶直径 < 10cm；⑥多发病灶单侧肺内病灶数量 ≤3 个，直径 ≤3.5cm，双侧病灶应分次进行治疗；⑦病灶与大血管和气管的距离应该超过 1cm；⑧血小板 ≥100×10⁹/L，INR ≤1.5；⑨胸腔无积液。

有学者认为，以下情形不能进行 RFA 治疗：①全身脏器功能严重衰竭；②中心型肺癌合并阻塞性肺炎；③肺内弥漫性转移病灶；④肺门病变伴较大空洞。

三、方　法

肺癌 RFA 治疗要在 CT 引导下进行。术前需要检查心肺功能，除外出血倾向及肺部感染性病变，停用抗凝药物及支气管扩张药物。

传统的射频消融治疗在开始前需要在患者的双侧大腿粘贴皮肤电极，放置棉垫将两腿分隔开，以防止皮肤灼伤。先行胸部 CT 平扫，明确肿瘤的位置、大小及与周围组织结构的关系。通过贴在皮肤表面的金属标志确定穿刺进针点、测量进针角度及深度。常规消毒、铺巾，局部麻醉后将穿刺点所在的皮肤切开 1～2mm，结合术前确定的进针角度和深度，将 RFA 电极针经皮穿刺入肺内肿块，重复 CT 扫描确定 RFA 针尖到达预定位置后，将子电极针从针尖处伸出、张开，根据肿瘤大小决定子电极针伸出的长度。子电极针一次可以覆盖直径＜5cm 的肿瘤。再次重复 CT 扫描确定子电极针覆盖全部瘤体后，连接射频治疗仪进行 RFA 治疗。此外，现在已有一种新型的多极 RFA 治疗系统应用于临床，这种 Celon POWER 的 RFA 系统，除了具备传统单针射频消融治疗的优点外，还采用双极和多极 RFA 技术，这对于较大肿瘤的治疗效果更佳。

四、疗效评价

对于 RFA 治疗肺癌的疗效，目前还没有统一的科学评价标准，主要通过 CT、MRI 及 FDG-PET 检查，以肿瘤体积缩小、肿瘤血供消失、肿瘤部位高代谢信号消失及肿瘤坏死等作为评价肿瘤灭活的标准。文献报道 RFA 治疗肿瘤的完全坏死率为 38%～97%，多数报道对肺癌的完全损毁率超过 70%。因随访的时间不同，文献报道的肿瘤缩小率差异较大，多数在 RFA 治疗 3 个月后不断缩小直至消失，复发率为 3%～38.1%。临床上对于射频消融治疗肺癌最常见的顾虑是消融的确切范围，消融不全尚可允许，若射频消融范围累及正常肺组织，甚至伤及大血管，将产生灾难性后果。总之，它是一种姑息性治疗措施，关键是选择恰当适应证，方可取得明显效果。

五、并发症及处理

1. 气胸 为最常见的并发症，文献报道发生率为 9%～52%，中心型肺癌进行 RFA 治疗时气胸发生率相对较高。多为电极针穿刺所致，少量气体可观察不予处理，中到大量的气胸则需要置管引流。

2. 胸痛 较常见，与治疗过程中刺激壁胸膜有关，特别在消融治疗邻近胸壁的肿瘤时，胸痛程度更为严重，术中需要给予充分止痛治疗。

3. 出血 文献报道 RFA 治疗肺癌术中肺出血的发生率为 4.7%～11%，多为一过性咯血，程度较轻，一般不需要特殊治疗。

4. 胸膜反应 RFA 治疗后可出现胸膜炎或胸腔积液，多可自行吸收。有报道 RFA 治疗后需要引流的胸腔积液发生率不到 5%，多为血性积液，一般持续 3～7 天，治疗后可消退。

5. 发热 也较常见。主要是机体对 RFA 治疗的反应性发热和肿瘤坏死性吸收热，对症处理即可。

6. 感染 多发生在中心型肺癌射频消融后，需要进行积极抗感染治疗。

7. 其他 文献中还曾报道一些相对少见的并发症，如胸壁血肿、皮下和纵隔气肿、声音嘶哑及胸膜腔内肿瘤种植性转移等。

第八节 消融治疗在胸外科的进展

消融治疗是肿瘤局部微创治疗的一种方式，是指直接将化学物质或能量（一般是加热或冷冻）作用于实体肿瘤，使其发生坏死和（或）凋亡的过程，目前已广泛应用于肺癌的治疗中。

1. 消融技术的分类 消融技术分为以能量为基础的物理消融和瘤内注射化学药物的化学消融两大类，前者包括射频消融、微波消融、冷冻消融、激光消融、高能聚焦超声和不可逆电穿孔（纳米刀，IRE）等，后者注射的化学药物主要包括无水乙醇、乙酸、稀盐酸和细胞毒性化疗药物。

2. 消融技术的原理 目前临床上常用物理消融治疗，不同的物理消融手段原理不同。

射频消融利用消融针尖高频电流使电极周围组织中离子相互摩擦产生热量，从而使局部组织蛋白变性，细胞膜崩解，发生凝固性坏死，从而达到肿瘤消融的目的。

微波消融是微波针在肿瘤内部发出电磁波，

通过搅动组织中的水分子高速震荡进而产生足够热量，使组织温度升高，改变靶点周围的温度，快速升高到60℃以上，温度升高后局部组织发生蛋白质凝固，进而使肿瘤组织灭活。

激光消融以激光作为能量源，采用直径300～600μm可弯曲/水冷光纤插入肿瘤，通过光化学效应及热效应等将光能转化为热能，作用于肿瘤组织使其变性坏死。

高能聚焦超声是利用超声波穿透深度大、指向性强、聚焦性好等特点，将体外发射的高强度超声波聚焦于肿瘤，产生瞬间高温，使癌细胞凝固性坏死。

不可逆电穿孔技术又称为纳米刀，由可逆性电穿孔理论发展而来，当细胞处于强度高的电场中时，细胞膜出现不可逆性破坏，即可凋亡，这种现象就称为纳米刀。纳米刀的设计原理：当高压直流脉冲电流通过电极针介导到达肿瘤组织，肿瘤细胞处于2个电极针之间，形成一种类似电容器的结构。随着不断充电和放电的进行，导致靶区域电场的重新分布，从而使细胞膜通透性增大，进而细胞膜发生不可逆电穿孔，细胞内环境紊乱导致细胞内钙离子释放，激活细胞凋亡的信号转导途径，引起肿瘤细胞死亡。

3. 消融治疗常用影像引导技术　肿瘤消融的优势在于精准而微创，这得益于现代影像设备的飞速发展，能够精确引导消融针达到病灶，并监测消融范围是否完全覆盖肿瘤，达到安全边界。常用的影像引导受到超声、CT、MRI等影响。超声具有简便、灵活、廉价、无射线辐射等特点，能够实时准确地显示出病变大小、部位及其邻近结构的关系，因此超声广泛用于引导肝、肾、子宫、甲状腺等实质性脏器的消融。但对于肺部肿瘤，由于病灶周围气体的干扰使得肿瘤显示不清，从而影响定位，目前超声只用于胸部浅表部位肿瘤消融的引导。CT扫描密度分辨力和空间分辨力都很高，可以清楚显示病变大小、形态及与附近结构的关系，是肺部肿瘤消融治疗最常用的引导方式。同时消融治疗后即刻CT扫描，能够在一定程度上评估治疗效果。但相比于超声引导技术，CT引导的射线辐射剂量较大，同时引导过程不是实时监测的，需要多次扫描来确定病灶位置和引导穿刺针的进针，对操作者的技术要求较高。MRI

软组织分辨力极佳，空间分辨率高，无射线辐射，同时MRI对温度变化敏感，可以无创性监测消融范围的温度，提高消融治疗的安全性和有效性，但MRI机器及与之兼容的消融设备价格较高，这也在一定程度上限制了MRI引导技术的广泛应用。

无论超声、CT还是MRI，不同的影像学技术均存在各自的不足，所以目前将2种或多种影像技术进行融合成像也已经应用到肿瘤消融治疗中，融合成像是通过硬件和软件实现2种或2种以上影像学图像在同一平台显示和解读、对比和分析的技术，近年来，随着三维影像重建、增强影像、电磁导航定位等技术的出现和发展，融合成像技术在临床应用中的作用也越来越广泛。融合成像技术可以综合不同影像学技术的优势，在肿瘤消融中的定位、计划、引导穿刺、疗效评估等方面起到更大的作用。

4. 肺癌消融临床应用效果　经过20余年的发展，肿瘤消融技术设备与引导方式已经比较完善，临床应用范围不断拓展，对于不能耐受手术切除的早期肺癌，肿瘤消融术作为治疗性手段被列入美国国立综合癌症网络（NCCN）的指南和各种学会的指南及专家共识中。作为姑息性治疗手段，肿瘤消融术能够有效减少肿瘤负荷、缓解压迫和疼痛等临床症状，从而在中晚期肿瘤的治疗中也发挥着重要作用。

原发性肺癌目前是世界上发病率第一的恶性肿瘤，消融技术在肺癌治疗中发挥了重要的作用。Dupuy等报道了51例直径小于3cm的ⅠA期非小细胞肺癌行射频消融治疗，1年总生存率和2年总生存率分别为86.3%和69.8%，而直径小于2cm的肿瘤患者2年总生存率可达到83%。Liu等的研究也有类似结果，Ⅰ期非小细胞肺癌1年总生存率为90%～94%，3年总生存率为74%～79%，与外科手术切除的效果相似。同样对于肺转移癌，消融治疗由于微创、可重复性强、对肺功能影响小，应用也很广泛。De Baère等报道的最大的一组肺转移癌（566例患者，1037个转移灶）射频消融病例，中位总生存期为62个月，1年总生存率和5年总生存率分别为92.4%和51.5%。其他学者研究的结果与之相似。Omae等报道123例肺转移癌患者射频消融5年总生存率达到62%，无复发生存率为 25%。

（潘 杰 王志伟 金征宇）

参 考 文 献

刘川，雷丽程，朱丽，等，2018. 影像引导经皮冷冻消融术治疗肿瘤应用进展. 中国介入影像与治疗学，15（3）：175-177.

刘元章，薛超，李晓祥，2018. 不可逆电穿孔消融在治疗恶性肿瘤中的应用进展. 现代肿瘤医学，26（4）：619-621.

De Baère T，Auperin A，Deschamps F，et al，2015. Radiofrequency ablation is a valid treatment option for lung metastases：experience in 566 patients with 1037 metastases. Ann Oncol，26（6）：987-991.

Dupuy DE，Fernando HC，Hillman S，et al，2015. Radiofrequency ablation of stage Ⅰ A non-small cell lung cancer in medically inoperable patients：results from the American College of Surgeons Oncology Group Z4033（Alliance）trial. Cancer，121（19）：3491-3498.

Hsiao CY，Huang KW，2017. Irreversible electroporation：a novel ultrasound-guided modality for non-thermal tumor ablation. J Med Ultrasound，25（4）：195-200.

Liu B，Liu L，Hu M，et al，2015. Percutaneous radiofrequency ablation for medically inoperable patients with clinical stage Ⅰ non-small cell lung cancer. Thorac Cancer，6（3）：327-333.

Mouli SK，Kurilova I，Sofocleous CT，et al，2017. The role of percutaneous image-guided thermal ablation for the treatment of pulmonary malignancies. AJR，209（4）：740-751.

Omae K，Hiraki T，Gobara H，et al，2016. Long-term survival after radiofrequency ablation of lung oligometastases from five types of primary lesions：a retrospective evaluation. J Vasc Interv Radiol，27（9）：1362-1370.

Pan R，Zhu M，Yu C，et al，2017. Cancer incidence and mortality：a cohort study in China，2008-2013. Int J Cancer，141（7）：1315-1323.

Puijk RS，Ruarus AH，Scheffer HJ，et al，2018. Percutaneous liver tumour ablation：image guidance，endpoint assessment，and quality control. Can Assoc Radiol J，69（1）：51-62.

Rivero JR，De La Cerda J，Wang H，et al，2018. Partial nephrectomy versus thermal ablation for clinical stage T1 renal masses：systematic review and meta-analysis of more than 3,900 patients. J Vasc Interv Radiol，29（1）：18-29.

Ye X，Fan W，Wang H，et al，2018. Expert consensus workshop report：guidelines for thermal ablation of primary and metastatic lung tumors（2018 edition）. J Cancer Res Ther，14（4）：730-744.

第二十九章

胸部肿瘤病理学

第一节 肺 肿 瘤

一、概 述

肺肿瘤是发生于肺组织中的一大组肿瘤，包括原发的上皮性肿瘤、神经内分泌肿瘤、间叶性肿瘤、淋巴组织细胞性肿瘤、异位来源的肿瘤及转移性肿瘤等（表29-1-1）。

表 29-1-1 2015 年 WHO 肺肿瘤分类表

上皮性肿瘤	
腺癌	8140/3
附壁生长型	8250/3
腺泡型	8551/3
乳头型	8260/3
微乳头型	8265/3
实性型	8230/3
浸润性黏液腺癌	8253/3
黏液型和非黏液型混合性浸润性腺癌	8254/3
胶样腺癌	8480/3
胎儿型腺癌	8333/3
肠型腺癌	8144/3
微小浸润性腺癌	
非黏液性	8250/2
黏液性	8257/3
侵袭前病变	
非典型腺瘤样增生	8250/0
原位腺癌	8140/2
非黏液性	8410/2
黏液性	8253/2
鳞癌	8070/3
角化型鳞癌	8071/3

续表	
非角化型鳞癌	8072/3
基底样鳞癌	8083/3
侵袭前病变	
原位鳞癌	8070/2
神经内分泌肿瘤	
小细胞癌	8041/3
复合性小细胞癌	8045/3
大细胞神经内分泌癌	8013/3
复合性大细胞神经内分泌癌	8013/3
类癌	
典型类癌	8240/3
不典型类癌	8249/3
侵袭前病变	
弥漫性特发性肺神经内分泌细胞增生	8040/0
大细胞癌	8012/3
腺鳞癌	8560/3
肉瘤样癌	
多形性癌	8022/3
梭形细胞癌	8032/3
巨细胞癌	8031/3
癌肉瘤	8980/3
肺母细胞瘤	8972/3
其他未分类癌	
淋巴上皮瘤样癌	8082/3
NUT 癌	8023/3
唾液腺型肿瘤	
黏液表皮样癌	8430/3
腺样囊性癌	8200/3
上皮－肌上皮癌	8562/3

续表

多形性腺瘤	8940/0
乳头状瘤	
鳞状上皮乳头状瘤	8052/0
外生性	8052/0
内翻性	8053/0
腺性乳头状瘤	8260/0
混合型鳞状细胞和腺性乳头状瘤	8560/0
腺瘤	
硬化性肺细胞瘤	8832/0
肺泡腺瘤	8251/0
乳头状腺瘤	8260/0
黏液性囊腺瘤	8470/0
黏液性腺瘤	8480/0

间叶性肿瘤

肺错构瘤	8992/0
软骨瘤	9220/0
PEComatous 肿瘤	
淋巴管平滑肌瘤病	9174/1
PEComa，良性	8714/0
透明细胞瘤	8005/0
PEComa，恶性	8714/3
先天性支气管周围肌纤维母细胞瘤	8827/1
弥漫性肺淋巴管瘤病	
炎性肌纤维母细胞瘤	8825/1
上皮样血管内皮瘤	9133/3
胸膜肺母细胞瘤	8973/3
滑膜肉瘤	9040/3
肺动脉内膜肉瘤	9137/3
肺伴 EWSR1-CREB1 易位的黏液性肉瘤	8842/3
肌上皮肿瘤	
肌上皮瘤	8982/0
肌上皮癌	8982/3

淋巴细胞及组织细胞性肿瘤

结外边缘区黏膜相关淋巴组织淋巴瘤（MALT 淋巴瘤）	9699/3
弥漫性大 B 细胞淋巴瘤	9680/3
淋巴瘤样肉芽肿病	9766/1
血管内大 B 细胞淋巴瘤	9712/3
肺朗格汉斯细胞组织细胞增生症	9751/1

续表

Erdheim-Chester 病	9750/1

异位来源的肿瘤

生殖细胞肿瘤	
畸胎瘤，成熟性	9080/0
畸胎瘤，不成熟	9080/1
肺内胸腺瘤	8580/3
黑色素瘤	8720/3
脑膜瘤，非特殊型	9530/0

转移性肿瘤

在 2015 年版的 WHO 肺肿瘤分类中尚未提出肺癌所认同的分级系统，这不同于其他一些肿瘤有公认的分级系统。在腺癌中目前有一些学者通过将不同组织学亚型分别纳入不同的级别而统计预后情况，但结论不如直接将这些组织学亚型单独列出更有临床意义（如贴壁生长、微乳头或实性生长等）。鳞癌中也以简单的角化、非角化及基底样的形态学分型来表述，而没有分化程度的表述。肺的神经内分泌肿瘤情况也类似，现有的组织学分型已经很好地契合了预后情况，故没有进一步的分级系统。综上所述，目前肺癌总体没有可信的分级系统，不过如肉瘤样癌等高度恶性的少见肿瘤，可以认为是高级别肿瘤。

（一）肺肿瘤活检和细胞学分型的一般原则

肺小活检标本病理诊断的首要任务在于明确是癌还是其他病变，如是癌应进一步明确是小细胞癌还是非小细胞癌，对于晚期（进展期）非小细胞癌患者应借助免疫组化染色尽可能区分出腺癌或鳞状细胞癌，以满足临床治疗及靶向检测的需求。小活检标本不宜做出原位腺癌、微小浸润性腺癌及大细胞癌和肉瘤样癌的诊断。细胞学诊断分类与组织学类似，腺癌与鳞癌鉴别诊断所需免疫组化标记物同组织学。

（二）肺肿瘤的分子检测

近年来，肺癌的发病率和死亡率居高不下，已经成为威胁人类健康和生命的主要恶性肿瘤之一。继传统放疗和化疗之后，针对驱动基因变异的靶向治疗已经逐渐成为肺癌尤其非小细胞肺癌（NSCLC）的主要治疗方法，且取得显著疗效。目前研究主要的驱动基因包括 *EGFR*、*ALK*、*ROS1*、*KRAS*、*BRAF*、*MET* 等。

对于手术切除标本的腺癌或含腺癌成分的其他类型肺癌、晚期患者小活检标本的腺癌及病理类型不确定的 NSCLC（NSCLC-NOS）宜在诊断的同时进行或送至有条件的单位进行 *EGFR* 及 *ALK* 基因突变检测，应临床要求也可进行 *ROS1*、*c-MET*、*HER2* 和 *BRAF*（*V600E*）等基因检测。检测前应有送检标本的质控，各种基因检测所采用的标准方法主要应参考相应的国际国内指南。晚期患者小活检标本的腺癌及 NSCLC-NOS 宜在进行免疫组化分型的同时，留取蜡片以备进行 *EGFR* 及 *ALK* 基因突变检测，以最大限度地保留肿瘤组织样本。

二、肺 腺 癌

浸润性肺腺癌是伴腺样分化、黏液生成或肺泡上皮标记表达的恶性上皮性肿瘤。肿瘤可以有腺泡状、乳头状、微乳头状、贴壁状或实性生长方式，可以伴有黏液或肺泡上皮标记的表达。各种生长方式可以混合存在，以 5% ～ 10% 的比例差将各种生长方式排序，可以分出最占优势的生长方式。

【病因和流行病学】肺癌的总发病率在缓慢增长，近年来已经是发病率最高的恶性肿瘤，其中腺癌也已取代鳞癌成为发病率最高的组织学类型，尤其在非吸烟的女性人群中腺癌发病率显著高于其他类型。总体来说，肺腺癌的男女比例为1.9：1.1。

吸烟是肺癌的主要相关危险因素，但是在肺癌的主要类型中，吸烟与鳞癌及小细胞癌的相关性远远高于腺癌。相对来说，腺癌是非吸烟人群发生肺癌的主要组织学类型，不过即使如此，吸烟者的腺癌发生危险率仍然大约是非吸烟者的两倍。其他可能的危险因素包括金属及非金属矿物长期接触、放射性物质接触、慢性非肿瘤性肺疾病刺激及遗传性因素等。

【临床症状和体征】肺癌患者在早期无症状或仅有如咳嗽、咳痰、低热、胸痛等一般症状。

进展期会根据肿瘤进展累及或转移的部位有各种症状及体征。大多数已发生胸内区域性播散的肺癌患者均有胸痛的症状，累及喉返神经的患者会有声音嘶哑，肿瘤压迫上腔静脉的患者会出现面、颈部水肿。呼吸困难、胸腔积液也是晚期肺癌的症状表现。在腺癌中偶可出现副肿瘤症状，包括神经内分泌和副肿瘤综合征，但发生率远低于小细胞癌等神经内分泌肿瘤。转移到骨和脑会发生病理性骨折和中枢神经症状。

【部位】肺腺癌以周围型多见，中央型较少见；发生率右肺多于左肺，上叶多于下叶。

【组织病理学】浸润性腺癌主要有 5 种组织学形态。

1. 附壁生长型腺癌（lepidic adenocarcinoma）该型腺癌是由肺泡Ⅱ型上皮细胞和（或）Clara 细胞组成，肿瘤细胞沿肺泡壁表面生长，形态学类似原位腺癌（AIS）和微小浸润性腺癌（MIA），但浸润灶范围 > 0.5cm（包括有多个 ≤ 0.5cm 浸润灶时，浸润性病灶的百分比之和乘以肿瘤的最大径 > 0.5cm）时诊断为附壁生长型腺癌（图 29-1-1，彩图 29-1-1）。浸润性结构的定义同 MIA，即除附壁状生长方式外，还有腺泡状、乳头状、微乳头状和（或）实性生长方式及肿瘤细胞浸润肌成纤维细胞间质。如有淋巴管、血管和胸膜侵犯及肿瘤性坏死，也应诊断为附壁生长型腺癌，而不是 MIA。不同于 MIA，附壁状生长腺癌只能用于描述以附壁状生长为主的非黏液性腺癌。附壁生长型腺癌与其他类型的浸润性腺癌相比，很少发生淋巴结转移，较少发生胸膜侵犯，这部分患者几

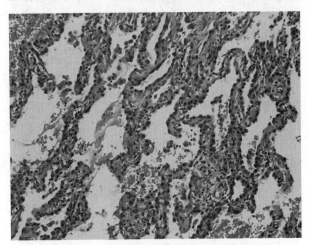

图 29-1-1　附壁生长型腺癌（HE，150×）
有肺泡壁结构存在，肿瘤细胞呈"挂灯笼"样附于表面

乎全部是临床肿瘤分期（TNM）Ⅰ期，预后较好，患者手术后 5 年生存期＞ 90%。

2. 腺泡型腺癌（acinar adenocarcinoma）　该型腺癌形态学是以立方形或柱状细胞组成腺泡和腺管为特征，此类型腺癌的腺腔内和肿瘤细胞内可有黏液。部分腺泡型腺癌局部区域可见筛孔样结构的腺癌，有研究认为有筛孔样结构的腺癌预后较差，部分学者提出筛孔样结构应单独作为腺癌独立的组织学形态类型（图 29-1-2，彩图 29-1-2）。腺泡型是最常见的浸润性腺癌类型，易发生胸膜侵犯，淋巴结转移率及 TNM 分期也相对较高。

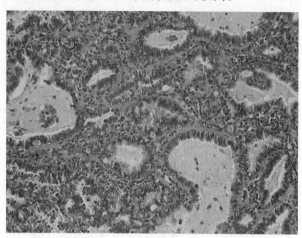

图 29-1-2　腺泡型腺癌（HE，150×）
肿瘤细胞呈腺泡及腺管状生长

3. 乳头型腺癌（papillary adenocarcinoma）　该型腺癌的癌细胞排列衬覆于有纤维血管轴心的间质表面，并形成二级以上的复杂乳头状结构，这有助于区分乳头状结构与附壁生长型腺癌中的肺泡结构。肿瘤细胞可有或无黏液分泌产物，呈立方形或柱状，细胞排列拥挤并有明显异型，细胞核空泡状，常可见核仁（图 29-1-3，彩图 29-1-3）。乳头型腺癌在肺浸润性腺癌中是比较常见的类型，约占全部浸润性腺癌的 29%。

4. 微乳头型腺癌（micropapillary adenocarcinoma）　该型腺癌的肿瘤细胞小，为立方形，呈乳头状排列，但缺乏纤维血管轴心，呈簇状方式生长，这些微乳头可附着于肺泡壁上或脱落到肺泡腔内，常有血管和间质侵犯，有时可见到砂粒体（图 29-1-4，彩图 29-1-4）。这一组织学亚型在 2015 年版 WHO 分类中被列为独立的亚型。近年的研究显示微乳头型腺癌具有较强侵袭性，易发生肺内播散及早期转移，与实性型腺癌一样，预后较差。

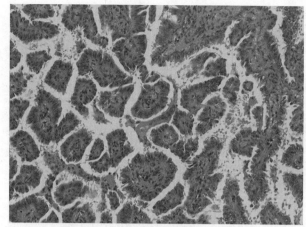

图 29-1-3　乳头型腺癌（HE，150×）
可见明确纤维血管轴心的复杂乳头结构

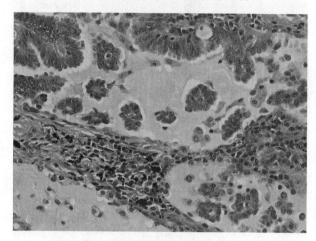

图 29-1-4　微乳头型腺癌（HE，150×）
肿瘤细胞呈乳头状及簇状，缺乏纤维血管轴心

5. 实性型腺癌（solid adenocarcinoma）　该型腺癌由缺乏腺泡、腺管和乳头结构而排列成团巢状的多边形细胞所组成，巢状区域应注意与鳞癌和大细胞癌鉴别（图 29-1-5，彩图 29-1-5）。实

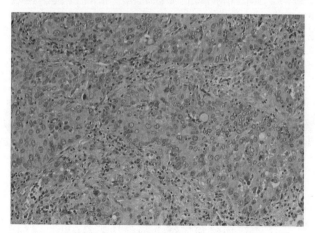

图 29-1-5　实性型腺癌（HE，150×）
肿瘤细胞呈团巢状，部分细胞可见胞质内黏液

性型腺癌黏液染色显示含有细胞内黏液的肿瘤细胞比例≥5个/2高倍视野（HPF）。实性型腺癌分化差，同微乳头型腺癌一样恶性程度高，是影响肺腺癌预后的重要因素。由于腺癌形态多为混合型，因此当肿瘤组织中含有微乳头成分和实体型成分时，即便比例很少，也应在病理报告中标明。

【免疫组化】浸润性肺腺癌最常用的免疫组化标记是TTF-1和NapinA，75%的肺腺癌表达TTF-1，其中绝大多数附壁生长型腺癌和乳头型腺癌区域表达TTF-1，并与 EGFR 基因突变的检出有相关性，而实性型腺癌中表达率低。但值得注意的是，TTF-1在肺小细胞癌、大细胞神经内分泌癌、部分类癌中也有表达。NapinA在肺腺癌表达的敏感性与TTF-1近似，但也在其他肿瘤表达，如部分肾细胞癌。

【鉴别诊断】浸润性肺腺癌的鉴别诊断主要有以下几方面。

（1）与其他类型的肺癌鉴别，可以通过特异性及敏感性较高的免疫组化TTF-1、NapinA、P40、P63来鉴别浸润性肺腺癌。

（2）对于多原发腺癌和肺内转移灶，主要通过组织学亚型的异同及细胞形态的细节特点来鉴别。

（3）对于肺原发腺癌和转移性腺癌的鉴别，详细询问病史是最重要的，其次推荐使用TTF-1和NapsinA联合检测，二者对肺原发性腺癌均有近80%的敏感度且有一定互补性，有助于与转移性腺癌鉴别。此外转移性腺癌可表达器官特异性标记，如甲状球蛋白（Thy）、前列腺特异性抗原（prostate specific antigen, PSA）及绒毛蛋白（villin），对鉴别转移性甲状腺癌、前列腺癌及胃肠道腺癌有一定帮助。

【预后】肿瘤的TNM分期是主要的预后因素。非吸烟及女性患者预后相对较好，实性及微乳头型成分的存在提示预后不良。

肺腺癌的特殊亚型

（一）浸润性黏液腺癌（invasive mucinous adenocarcinoma）

【大体】肿瘤多见于肺外周部，呈分叶状结节，境界不清，切面呈胶样，黄白色。

【光镜】由杯状细胞和柱状细胞组成，细胞质内含有大量黏液，核小，位于基底部。主要的结构形态为附壁生长，同时也可以有腺泡、乳头及微乳头结构，部分低分化区域可见印戒样生长，肿瘤周围的肺泡腔内常充满黏液。如果肿瘤中混有附壁生长型、腺泡型、乳头型和微乳头型癌等非黏液腺癌成分，而且非黏液腺癌成分≥10%时，则诊断为黏液型和非黏液型混合性浸润性腺癌，并要注明非黏液腺癌成分组织类型。

【免疫组化】肿瘤细胞可表达CK7、CK20、HNF4α等，常不表达TTF-1、NapsinA，部分病例CDX2及MUC2呈阳性表达。KRAS突变常见。

【鉴别诊断】与伴有黏液成分的非黏液型浸润性腺癌鉴别，各类非黏液浸润性腺癌可产生黏液，但缺少富有黏液的杯状细胞和柱状细胞（这两种肿瘤细胞形态与腺泡型腺癌细胞不同是两者鉴别的要点），还要注意与转移性黏液腺癌鉴别（来自胰腺、卵巢、结肠等），胰腺黏液腺癌表达CK20和MUC2，结肠黏液腺癌表达CK20和CDX2，很少表达CK7。

（二）胶样腺癌（colloid adenocarcinoma）

【大体】肿瘤位于肺外周部，肿瘤质软，肿瘤境界清楚，有部分纤维性包膜，切面呈胶样，可有囊性变并含大量黏液。

【光镜】肿瘤组织内见大量细胞外黏液并形成黏液池；肿瘤由杯状细胞和柱状细胞组成，细胞常无明显异型，可附壁样生长，也可漂浮在黏液池中。

【免疫组化】肿瘤细胞表达CK20、MUC2和CDX2，可弱表达或局灶表达TTF-1、CK7和NapsinA。

【鉴别诊断】同样要注意与消化道、胰腺、卵巢和乳腺转移来的黏液腺癌相区别。

（三）胎儿型腺癌

胎儿型腺癌（fetal adenocarcinoma）即肿瘤组织排列及细胞形态类似胎儿肺的腺癌。发病年龄相对偏低（多数在40岁以下），女性相对多发。

【大体】肿瘤多见于肺外周部，通常肿瘤境界清楚，切面呈灰白色，大者可坏死或出血。

【光镜】胎儿型腺癌分为低级别和高级别两

种亚型。低级别胎儿腺癌为分支状腺管结构并被覆假复层柱状上皮，肿瘤细胞呈柱状，细胞核小、相对均匀一致，核可有轻度异型，细胞胞质透亮或轻微嗜酸性，富含糖原，类似于假腺管期胎儿肺被覆上皮，细胞的核下和核上胞质内含糖原空泡，腺体基部常可见鳞状细胞样细胞形成的桑葚体（morula formation），似子宫内膜样腺癌。高级别胎儿型腺癌肿瘤细胞核有明显异型，可见坏死，缺少桑葚样结构，并常混有其他类型的各类浸润性腺癌成分（但这些成分仅是次要成分）。

【免疫组化】低级别胎儿型腺癌瘤细胞表达TTF-1，同时可出现 β-Catenin 和 ER β 异常的核表达。高级别胎儿型腺癌肿瘤细胞可表达 α-FP、磷脂酰肌醇蛋白聚糖（glypican）3 和 SALL4。

【鉴别诊断】首先要与肺母细胞瘤鉴别，胎儿型腺癌缺乏原始的间叶源性母细胞成分；还应注意同转移的子宫内膜癌相鉴别，胎儿型腺癌常表达 TTF-1，子宫内膜癌表达雌激素和孕激素受体（上皮细胞和间质细胞均表达）及 PAX8。

（四）肠型腺癌（enteric adenocarcinoma）

【大体】肿瘤见于肺外周部，肿瘤境界清楚，切面呈灰白色质硬，常可坏死。

【光镜】如肿瘤细胞高柱状并呈管状或管状绒毛状排列，常可见管腔内坏死等。诊断肺肠型腺癌时，肠分化癌成分应占肿瘤的 50% 以上。肠型腺癌可有其他肺腺癌组织学亚型成分（如附壁生长型腺癌等）。

【免疫组化】肠型腺癌常可表达一种结直肠癌的标记物（CDX2、CK20 或 MUC2），但部分肠型腺癌仅是组织学形态有肠型腺癌的特征，没有结肠癌的免疫表型。有半数病例可表达 CK7 和TTF-1，有助于与转移性结直肠癌区分。

【鉴别诊断】目前多数学者认为只有在临床和影像学等各类检查排除了结肠腺癌后，才能做出肺原发性肠型腺癌的病理诊断。

微小浸润性腺癌

微小浸润性腺癌（minimally invasive adenocarcinoma，MIA）是指小（≤ 3cm）且孤立的腺癌，以附壁生长方式为主，包含最大径 ≤ 0.5cm 的浸润性成分。通常为非黏液性肿瘤，黏液性 MIA 罕见，需谨慎诊断。

【光镜】MIA 大部分区域附壁生长，病变内含有 MIA 病灶，但最大径 ≤ 0.5cm。如伴有多个≤ 0.5cm 浸润灶，可采用浸润性病灶占肿瘤的百分比之和乘以肿瘤的最大径估测，如数值 ≤ 0.5cm 仍可诊断为 MIA。浸润性结构是指腺泡型、乳头型、实性型和微乳头型腺癌成分，如存在血管淋巴管侵犯、胸膜侵犯、坏死和气道播散等，则不能诊断MIA，应直接诊断为浸润性腺癌。MIA 也分为非黏液性和黏液性两种类型。MIA 病灶的界线清晰，特别是黏液性 MIA，要注意邻近的肺实质内一定没有粟粒状播散结节。MIA 免疫组化情况同浸润性腺癌。

【预后】多数研究证明，严格诊断的 MIA 患者有 100% 的无病生存率。

侵袭前病变

（一）非典型腺瘤样增生

非典型腺瘤样增生（atypical adenomatous hyperplasia，AAH）是小（≤ 0.5cm）而局限的肺泡上皮增生性病变，轻中度异型增生的肺泡 II 型上皮细胞或 Clara 细胞呈附壁生长方式被覆于肺泡壁上，偶尔会延伸至支气管表面。AAH 是最早期的浸润前病变，CT 改变是密度很淡的单纯毛玻璃影。

【大体】AAH 病灶 ≤ 0.5cm，病灶常界清，呈灰白或灰黄色，为单发或多发。

【光镜】AAH 是肺泡 II 型上皮细胞或 Clara细胞沿固有的肺泡壁增生，其细胞形态为圆形、立方形或低柱状，核圆形或卵圆形，有轻至中度异型，细胞在肺泡壁上常是不连续排列的。AAH与周围正常肺泡有延续。

【鉴别诊断】AAH 的诊断需结合 CT 影像、组织结构和细胞学特征等多个因素进行综合分析判断。AAH 与 AIS 同属浸润前病变，两者鉴别存在一定困难，AIS 通常更大（> 0.5cm），肿瘤细胞更加丰富且 AIS 的细胞异型性更大，而且肿瘤性肺泡形态与周围正常肺泡转换更加突然。

（二）原位腺癌

原位腺癌（adenocarcinoma *in situ*，AIS）是≤3cm的腺癌，肿瘤细胞呈附壁生长，无浸润性生长方式。由于AIS是腺癌发展过程中一个重要的起始点，正确诊断AIS十分重要。AIS分为非黏液性和黏液性两种。

1. 非黏液性AIS　影像学上，AIS的典型表现为纯磨玻璃结节（GGN），在薄层CT上比AAH的密度稍高，有时病变为部分实性结节。

【大体】病灶通常在1cm左右，很少超过2cm，但极少数可达3cm。

【光镜】肿瘤细胞（显示向肺泡Ⅱ型上皮细胞或Clara细胞分化）沿固有的肺泡壁增生（附壁样生长），不存在肺间质、血管、胸膜的侵犯，无论在肿瘤内，还是在肿瘤周围的正常肺组织中都不存在肺泡内肿瘤细胞（intra-alveolar tumour cell）聚集，无瘤细胞形成的真正乳头或微乳头生长方式，也无腺泡及实性生长方式的肿瘤成分。肺泡间隔可增宽伴硬化，这是由于胶原硬化或弹力纤维增生。有些AIS的局部区域肿瘤细胞可明显增殖活跃，表现为瘤细胞核增大、深染，突向肺泡腔，但一般不见核仁，常可见核内包涵体。值得注意的是，有时由于切面或制片的关系，可以形成少量的假乳头，其不是真正具有二级和三级分支的乳头状结构，不能误诊断为微小浸润性腺癌。实际上在AIS发展过程中，肿瘤的不同区域常是不同步的，在同一肿瘤的某些区域肿瘤细胞处于缓慢生长或静止甚至退缩状态，肿瘤细胞由于自身的凋亡，细胞数量减少，肺泡张力减低，难以维持肿瘤性肺泡结构，伴随而来的肺间隔纤维组织增生，导致部分原位腺癌的肺泡内陷，可形成假性浸润构象，并非真正的浸润，而同一肿瘤的有些区域可表现出生长活跃的状态，这就构成了AIS组织形态改变的多态性，造成病理诊断的困难和诊断结果的差异。

2. 黏液性AIS　十分少见，通常是肺内孤立性结节（≤3cm）；在CT影像学上常表现为实性结节。组织学上肿瘤细胞沿固有的肺泡壁生长，瘤细胞呈高柱状，胞质含有丰富黏液（偶尔可见杯状细胞），瘤细胞核位于基底部（几乎没有核不典型性或有轻微核不典型性）。

三、肺鳞状细胞癌

肺鳞状细胞癌（squamous carcinoma of the lung，简称肺鳞癌）是一种起自支气管上皮，显示角化和（或）细胞间桥的恶性上皮肿瘤，好发于50～70岁男性，男女之比为（6.6～15）：1，90%以上患者有长期吸烟史。大多数鳞状细胞癌位于中央，起自主支气管、叶或段支气管，约1/3肿瘤位于周围。鳞状细胞癌易发生局部侵犯，通过直接浸润累及邻近结构。

中央型鳞癌形成支气管腔内的息肉状肿块和（或）浸润支气管壁累及周围组织，完全阻塞或部分阻塞支气管腔而导致分泌物潴留、肺不张、支气管扩张、阻塞性肺炎和感染性支气管肺炎。周围型鳞癌肿瘤可长得很大，1/3病例因中央坏死形成空洞。

2015年版WHO肺肿瘤分类将肺鳞状细胞癌分为角化型鳞状细癌、非角化型鳞状细胞癌、基底样鳞癌三个亚型。

1. 角化型鳞状细胞癌　显示角化、角化珠形成和（或）细胞间桥，肿瘤细胞胞质丰富，染成红色，有折光性，核深染，核仁不明显（图29-1-6，彩图29-1-6）。

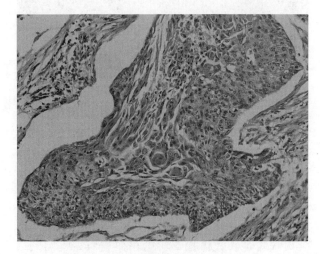

图29-1-6　角化型鳞癌（HE，150×）
可见角化珠、细胞间桥等特征

2. 非角化型鳞状细胞癌　肿瘤细胞胞质少，呈空泡状核，核仁明显，通常缺乏角化或仅局灶区域内可见细胞间桥和个别有明显嗜酸性胞质的角化细胞，由于组织形态上与低分化腺癌有重叠，常需要免疫组化帮助鉴别。

3. 基底样鳞状细胞癌　属于分化差的鳞癌，肿瘤细胞胞质少但界线清楚，核深染，核质比例高，核仁不明显，核分裂象易见。肿瘤结构呈实性、结节状或小梁状，外周细胞排列成栅栏状，缺乏鳞状细胞分化，但局部偶尔可见角化珠，常见粉刺样坏死，约有 1/3 病例可见菊形团样结构。大多基底样鳞状细胞癌的间质有透明变性或黏液样变性，肿瘤可以包含角化型或非角化型鳞状细胞癌成分，但基底样成分大于 50%（图 29-1-7，彩图 29-1-7）。基底样鳞状细胞和大细胞神经内分泌癌均可见栅栏样和菊形团样结构，但基底样鳞状细胞癌细胞更小，缺乏核仁且神经内分泌标记 CD56、CgA、Syn 通常阴性（但小于 10% 的病例可有一个局灶阳性）。肺鳞状细胞癌免疫组化表达 P40、P63 和 CK5/6，P40 是鳞状细胞癌最特异的指标，通常是弥漫阳性表达，TTF-1 通常阴性。

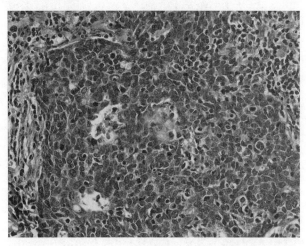

图 29-1-7　基底样鳞状细胞癌（HE，150×）
可见癌巢周的栅栏状排列及粉刺样坏死，未见明确角化及间桥

侵袭前病变

鳞状上皮异型增生和原位鳞癌是鳞状细胞癌的前驱病变，此类病变在临床上通常无症状，纤维支气管镜和大体检查所见往往类似黏膜白斑，大多浅表或扁平，黏膜稍增厚，少数表现为结节或息肉状。

组织学上，支气管黏膜上皮在鳞状化生的基础上，鳞化的上皮表现为不同程度的细胞层次增多、排列紊乱、极向消失、大小不等、核增大、深染，可见核分裂象等。它是进一步发展为肺鳞癌最常见的病理组织学基础。根据其异型性的大小，鳞状上皮异型增生可分为轻度、中度和重度 3 级。轻度者这些变化轻微，仅基底层细胞增生，占上皮全层的下 1/3，核分裂象无或极少；中度者这些变化较轻度者为著，基底层细胞增生更明显，占上皮全层的下 2/3，细胞核质比例增大，核垂直排列，核仁不明显，下 1/3 可见核分裂象；重度者细胞层次增加明显，细胞大小不等及多形性明显，基底带细胞扩展至上 1/3，核质比例增大，核形带角或有皱襞，染色质粗且分布不均，核仁明显，在下 2/3 可见核分裂象。鳞状上皮全层均被显著异型细胞累及，但尚未穿破基膜时，称为原位癌。鳞状上皮异型增生和原位鳞癌可为单发性或多灶性。应当注意支气管上皮可有各种增生和化生性改变，包括杯状细胞增生、基底细胞（储备细胞）增生、不成熟鳞状化生和鳞状化生，这些改变可以单独出现，也可伴随异型增生和原位癌出现，如单独出现这些增生和化生，不应视为癌前病变。

四、神经内分泌肿瘤

（一）肺小细胞癌

肺小细胞癌（small cell carcinoma of the lung）即肺小细胞神经内分泌癌，占肺癌的 10% ～ 20%，肿瘤大多位于中央，肺门或肺门旁，少数位于周边。患者多为中老年，80% 以上为男性，85% 以上的患者为吸烟者。肺小细胞癌生长迅速，常伴早期转移，胸膜、纵隔受累常见且较广泛，可导致上腔静脉综合征。

【大体】 肿瘤常见于肺外周部，界线清楚，切面呈灰白色、质硬，常可见坏死。

【光镜】 组织学上，小细胞癌癌细胞的形态一般较均一，其特征是癌细胞较小，小于或等于静止状态淋巴细胞的 3 倍，多呈淋巴细胞样或燕麦细胞形，核位于中央，胞质少，细胞边界不清。癌细胞排列成小巢状或小梁状，周边呈栅状，胞核之间可互相嵌合成铸模形（nuclear molding）。高倍镜下，核常带棱角，染色质细而弥散、呈粉尘状，核仁不清，核分裂象多见，肿瘤内常有广泛坏死，小血管壁可见来自坏死癌细胞的嗜碱性物质沉积（Azzopardi 现象）（图 29-1-8，彩图 29-1-8）。

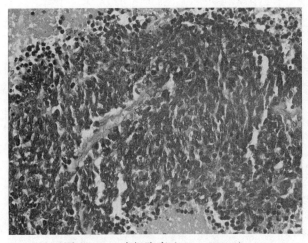

图 29-1-8　小细胞癌（HE，150×）
癌细胞呈燕麦状，染色质细，核分裂多

复合性小细胞癌（combined small cell carcinoma）是指小细胞癌中混合非小细胞癌成分，包括鳞状细胞癌、腺癌、大细胞神经内分泌癌或梭形细胞癌等，其中大细胞神经内分泌癌与小细胞癌形态有延续性，但至少有 10% 的大细胞成分，才能诊断复合性大细胞神经内分泌癌及小细胞癌，其余成分无百分比要求。病理报告中应注明非小细胞癌的组织学类型。

【免疫组化】免疫组化显示瘤细胞表达广谱 CK（AE1/3），常是在核旁逗点样或是胞质内弥漫表达；肿瘤细胞表达神经内分泌标记物（Syn、CgA、CD56 和 NSE），Syn 和 CD56 一般为弥漫强阳性，而 CgA 往往为灶性或弱阳性，其中 CD56 最敏感。但约有 10% 小细胞癌不表达神经内分泌标记物。此外，小细胞癌表达 TTF-1（～ 90%）和 CD117（～ 80%）。＞ 60% 的小细胞癌 CD117 阳性。小细胞癌癌细胞 Ki-67 指数比较高，通常＞50%，平均≥ 80%。

【鉴别诊断】

（1）其他神经内分泌癌：小细胞癌与大细胞神经内分泌癌（large cell neuroendocrine carcinoma，LCNEC）最重要的鉴别点是细胞大小、核质比及核仁是否存在。小细胞癌较 LCNEC 核质比高，而后者瘤细胞常可见核仁。

（2）小细胞鳞状细胞癌：癌细胞小，与小细胞癌难以区别，但其中可见明确的鳞癌灶，有角化现象。同时，免疫组化染色有助于鉴别诊断，此癌神经内分泌标记为阴性。

（3）原始神经外胚叶肿瘤（primitive neuroectodermal tumour，PNET）：肿瘤细胞小，呈弥漫性增生，易被误认为小细胞癌，但 PNET 通常核分裂象少于小细胞癌，而且弥漫性表达 CD99，不表达角蛋白及 TTF-1。

（二）大细胞神经内分泌癌

大细胞神经内分泌癌（large cell neuroendocrine carcinoma）被定义为非小细胞癌伴有神经内分泌形态学特征（包括菊形团和栅栏状排列），且神经内分泌指标（CD56、CgA、Syn）中一个指标表达阳性即可，但需＞ 10% 的肿瘤细胞明确阳性。此癌可发生在中央或外周，肿瘤平均大小为 3cm（1.3 ～ 10cm），通常为境界清楚的结节状肿块，偶见呈多结节者。其切面呈黄白色或褐色，常有广泛坏死及出血。淋巴结转移常见。

【大体】肿瘤见于肺外周部，境界清楚，切面呈灰白色、质硬，常可坏死。

【光镜】组织学上，癌细胞大，胞质丰富，核大，核仁明显，核分裂象多。癌细胞呈器官样巢状、小梁状、菊形团和栅栏状排列，常有大片坏死。

【免疫组化】显示瘤细胞表达 CD56、CgA 和 Syn，这 3 个常用的神经内分泌标志中，CD56 的灵敏性最高，但 CgA、Syn 的特异性更高。LCNEC 常为 P40 阴性，但 P63 可阳性。瘤细胞通常表达广谱 CK（AE1/3），部分表达 TTF-1（50%），约有 70% 的病例表达 CD117，Ki-67 指数一般为 40% ～ 80%。电镜下癌细胞胞质内含有神经内分泌颗粒。

【鉴别诊断】主要是与分化差的鳞癌及大细胞癌相鉴别，免疫组化及电镜观察有助于鉴别。如肿瘤形态像不典型类癌，但核分裂数＞ 10 个 /2mm²，仍诊断为 LCNEC。

复合性大细胞神经内分泌癌（combined LCNEC）：伴有腺癌、鳞状细胞癌、巨细胞癌和（或）梭形细胞癌成分。

（三）类癌

类癌来源于支气管黏膜上皮及黏膜下腺体中的神经内分泌细胞，包括典型类癌和不典型类癌。

典型类癌切除后 5 年无进展生存率为 100%；不典型类癌 5 年无进展生存率约为 90%。

【大体】肿瘤可以是中央型，亦可位于肺外周部，肿瘤境界清楚，切面呈灰白或灰黄，质软或中等，通常不见坏死。

【光镜】类癌肿瘤细胞中等大小，大小与形状十分一致，呈器官样结构。胞核圆形或卵圆形，位于中央，染色质细而分布均匀，核仁不明显，胞质少至中等量，嗜伊红色，亦可透明。瘤细胞排列成器官样、小梁状、岛屿状、栅状、假腺样或菊形团样，少数病例瘤细胞可为呈梭形样细胞、透明样细胞和印戒样细胞。间质为富含血管的纤维组织。类癌的瘤细胞核通常较规则，但有时可有轻度非典型或多形性，核分裂象少见（图 29-1-9，彩图 29-1-9）。依据核分裂数和有无坏死可将类癌分为典型类癌（typical carcinoid，TC）和非典型类癌（atypical carcinoid，AC）两型：TC 的核分裂数 < 2 个 /2mm²（相当于 10HPF），无坏死；AC 的核分裂数为 2 ～ 10 个 /2mm² 和（或）有灶性坏死。瘤细胞核的非典型或多形性不是区别 TC 与 AC 的可靠标准。当核分裂数 ≥ 11 个 /2mm² 和出现大片坏死时，根据细胞形态和大小分别诊断为小细胞癌或大细胞神经内分泌癌。还应注意的是必须在肿瘤生长最活跃的区域计核分裂数。

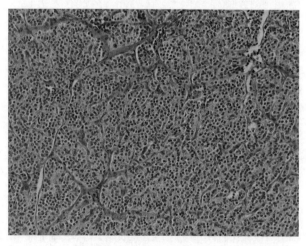

图 29-1-9　类癌（HE，150×）
癌细胞呈器官样排列

发生在肺周围部的微小类癌，直径 < 5mm，形态学与 TC 相同，称为肺微小瘤（pulmonary tumorlet）。由于病变微小，以往常在肺活检或尸检时偶尔发现，目前因国内肺内小结节手术切除率增高，因此也常在肺小结节切除标本中见到此类病变。本病部分病例与支气管扩张或炎症性病变导致肺组织瘢痕形成有关。

【免疫组化】显示瘤细胞大多表达 CK，但有时可不表达 CK（达 20% 病例）。CgA、Syn、CD56 可呈不同程度阳性。Ki-67 指数在 TC 和 AC 中的表达各不相同，TC 的 Ki-67 指数较低，AC 的 Ki-67 指数偏高。电镜下，瘤细胞胞质内含有直径 100 ～ 400nm 的电子致密核心有界膜分泌颗粒。

【鉴别诊断】类癌和微瘤型类癌的鉴别主要在大小上，后者直径 < 5mm。在气管镜活检诊断 TC 时，一定要结合肿瘤的大小，以防过度诊断。肺类癌和大细胞神经内分泌癌及小细胞癌的鉴别可通过坏死、核仁和核分裂进行鉴别，后两者一般核分裂数大于 10 个 /10HPF，如出现大面积坏死，不支持诊断为 AC。三者的区别在手术标本上一般不存在问题，但对某些存在明显挤压伤的小活检标本需要特别注意，因为发生机械性损伤时，细胞结构和形态不清，尤其是核质比无法判断，且当无明显的坏死及核分裂时，如果单凭酶标提示神经内分泌表达，易将肺类癌诊断为小细胞癌。这时须加测 Ki-67，如果 Ki-67 指数偏低，则诊断小细胞癌一定要慎重。

侵袭前病变

弥漫性特发性肺神经内分泌细胞增生（diffuse idiopathic pulmonary neuroendocrine cell hyperplasia，DIPNECH）是支气管和细支气管上皮中散在的单个肺神经内分泌细胞呈线性排列或呈小结节样弥漫性增生。DIPNECH 好发于 40 ～ 60 岁成人，女性稍多。病变常见于气道或肺间质纤维化或支气管扩张等患者，这种病变是否是一种局限性的癌前状态尚未肯定。

【光镜】病变局限在细支气管黏膜上皮内，表现为增生的神经内分泌细胞数量增多，可单个散在或呈线样，或在细支气管上皮基底部形成小巢，更甚者可将细支气管上皮由增生的神经内分泌细胞完全取代，致其管腔狭窄，但不穿透基膜。神经内分泌细胞较小，排列不整，核形不一、深染。

五、大细胞癌

肺大细胞癌（large cell carcinoma，LCC）被定义为一种未分化的非小细胞肺癌。其在细胞学和组织结构及免疫表型等方面缺少神经内分泌癌、腺癌及鳞状细胞癌的特征，必须依据手术切除标本才能做出大细胞癌的诊断。目前的资料显示肿瘤好发于老年男性，中位年龄约60岁。

【大体】影像学上大细胞癌可为中央型或周围型。肿瘤通常较大，直径一般＞3cm，坏死广泛且常见，可侵及胸膜及邻近的组织。

【光镜】大细胞癌常呈紧密分布的实性团或片块，或弥漫分布呈大片，无腺、鳞分化特征。癌细胞较大，胞质中等或丰富、淡染，或呈颗粒状，或略透亮；核圆形或卵圆形、空泡状，核仁明显，核分裂象易见。大细胞癌组织坏死常见，且较广泛，而间质较少。有的大细胞癌可见少数黏液阳性的细胞。如经黏液染色及淀粉酶消化后，见有丰富的产生黏液的细胞，则应诊断为实性腺癌伴黏液形成。

2015年版WHO肺肿瘤分类将旧版的大细胞癌的几个亚型做了较大幅度改变，首先将基底样大细胞癌归为鳞癌一个亚型；将大细胞神经内分泌癌归入神经内分泌肿瘤；将淋巴上皮样癌归入其他未分类癌的范畴；取消透明细胞大细胞癌和横纹肌样大细胞癌亚型。

【免疫组化】免疫组化和黏液染色对诊断大细胞癌是必要的。诊断大细胞癌的先决条件是肺腺癌免疫标志（TTF-1/ NapsinA）和鳞癌标志［P40/P63（4A4）/CK5/6］及黏液染色均为阴性。

六、腺　鳞　癌

腺鳞癌（adenosquamous carcinoma）是指在同一个肿瘤内有明确的腺癌和鳞癌两种成分并存，其中的一种成分最少要占整个肿瘤的10%。大多数患者有吸烟史。

【大体】腺鳞癌可以是中央型，亦可位于肺外周部。

【光镜】腺鳞癌含有明确的腺癌和鳞癌两种成分，二者的比例各异，或一种占优势，或二者比例相等，但其中的一种成分至少要占整个肿瘤的10%，因此腺鳞癌的诊断应建立在对手术切除标本进行全面检查的基础上（活检和细胞学标本仅能做出提示性诊断）。其组织形态特征如在鳞癌及腺癌中所述，二者均可表现为分化好、中等分化和分化差，但两种成分的分化程度并非一致，多数是两种成分相互分开而无联系，少数是相互混杂。

【免疫组化】免疫组化显示癌细胞表达不同分子量角蛋白（AE1/3、CAM5.2和CK7等），但通常不表达CK20，鳞癌和腺癌两种成分分别表达P40和TTF-1。

【鉴别诊断】包括鳞癌、腺癌伴有上皮鳞化及高度恶性分化差的黏液表皮样癌。如在鳞癌见到少量腺癌成分时（＜10%）应诊断鳞癌伴少量腺癌成分，反之亦然。分化差的黏液表皮样癌与具有分化差成分的腺鳞癌鉴别时有一定困难，黏液表皮样癌发生在近侧大支气管内，呈外生性，突入腔内，由表皮样细胞及黏液细胞杂乱混合构成，呈不规则片块，或有腔隙形成，杯状细胞通常散布在细胞巢内，而不形成腺管，亦无单个细胞的角化及鳞状细胞珠形成。而腺鳞癌多位于外周部，可形成腺管，亦可见角化或细胞间桥。腺鳞癌需注意与鳞癌中内陷入的非肿瘤腺体相鉴别，后者腺体及细胞无异型，并常被肿瘤成分挤压。

七、肉瘤样癌

原发性肺肉瘤样癌是一类异质性较大的非小细胞癌，比较少见。肉瘤样癌（sacromatoid carcinoma）包括多形性癌、梭形细胞癌、巨细胞癌、癌肉瘤和肺母细胞瘤共5种类型。肉瘤样癌好发于老年男性，平均年龄60岁，男女之比约为4∶1，肿瘤可位于肺的中央或周围，以周围型居多。临床上，肿瘤进展迅速，常广泛转移，化疗和放疗的疗效差，预后不良。最近有文献报道在肉瘤样癌中有较高比例的MET基因第14号外显子跳跃突变，而且克唑替尼（crizotinib）对有突变患者的临床试验疗效显著。

（一）多形性癌

【大体】多形性癌（pleomorphic carcinoma）可以是中央型，亦可位于肺外周部，肿瘤切面呈灰白色、质硬，常可见灶状出血及坏死。

【光镜】肿瘤可以完全由恶性梭形细胞和巨细胞共同组成，亦可以是低分化非小细胞癌，即腺癌、鳞癌、大细胞癌或未分化非小细胞癌中含有 10% 以上的梭形细胞和（或）巨细胞成分，病理诊断多形性癌时，报告中应注明腺癌或鳞癌成分。间质可为纤维性、黏液样或很少有间质，伴有坏死、出血，血管侵犯常见。

【免疫组化】NSCLC 成分表达 CK 和 EMA，梭形细胞和巨细胞成分表达波形蛋白（Vimentin，Vim），偶可局灶性表达 CK、EMA 和 α-SMA。

（二）梭形细胞癌

【大体】梭形细胞癌（spindle cell carcinoma）常位于肺外周部，肿瘤界线清楚，切面呈灰白色、质软或中等。

【光镜】肿瘤几乎全部由上皮性的梭形细胞构成，无明确腺癌、鳞癌、大细胞癌或巨细胞癌成分。梭形细胞排列成束状和巢状，肿瘤内可有散在的淋巴细胞和浆细胞浸润，当炎症细胞浸润显著时，需与炎性肌成纤维细胞瘤相鉴别（图 29-1-10，彩图 29-1-10）。

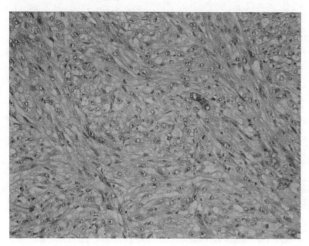

图 29-1-10　梭形细胞癌（HE，150×）

【免疫组化】梭形细胞常可同时表达 CK、CEA、Vim 和 TTF-1。

（三）巨细胞癌

【大体】巨细胞癌（giant cell carcinoma，GCC）常位于肺外周部，肿瘤切面呈灰白色、质地中等，常可坏死。

【光镜】几乎全部由肿瘤性的巨细胞（包括多核巨细胞）构成，无分化性癌的成分。癌细胞相互松散排列，常有大量炎症细胞，尤其是中性粒细胞浸润，癌细胞胞质内常可含有炎症细胞。

【免疫组化】GCC 中巨细胞也可同时表达 CK、Vim 和 TTF-1。

（四）癌肉瘤

癌肉瘤（carcinosarcoma）是一种混合性的恶性肿瘤，既包括非小细胞癌（典型的为鳞癌或腺癌），又包括伴有异源性分化的肉瘤（如横纹肌肉瘤、软骨肉瘤、骨肉瘤等）。

【大体】肿瘤境界比较清楚，切面呈灰白色、质地中等，可见局灶性坏死。

【光镜】非小细胞癌成分中最常见的是鳞癌，其次是腺癌和大细胞癌等；肉瘤样成分按降序排列，依次为横纹肌肉瘤、软骨肉瘤、骨肉瘤或上述的混合。分化差的区域可由梭形细胞排列成纤维样、席纹状、血管周细胞瘤样的结构。

【免疫组化】非小细胞癌成分表达 CK 和 EMA，软骨肉瘤成分表达 S-100 蛋白，横纹肌肉瘤成分表达结蛋白（Desmin）、myoD1 和成肌蛋白（myogenin）。

（五）肺母细胞瘤

肺母细胞瘤（pulmonary blastoma）是一种双向分化型肿瘤，包括胚胎性腺癌（低级别）和原始间叶源性间质，可以视为一种特殊类型癌肉瘤。

【大体】多位于肺外周部，肿瘤切面常呈灰白色或灰红相兼，质地中等。

【光镜】其上皮成分为低级别的胚胎性腺癌，由分支管状腺体构成；衬覆假复层的柱状细胞；圆形核；透亮或淡嗜伊红的细胞质；柱状细胞富于糖原，像胚胎肺的假腺样期的气道上皮，部分病例局灶可出现多形性，像高级别的胚胎性腺癌或传统的腺癌。43% ～ 60% 病例中可见桑葚样小体。间叶成分为紧密排列的原始的卵圆形细胞，核质比高，在黏液样或纤维性背景中有分化成熟的成纤维细胞样细胞。少数病例可见局灶的特殊间叶性分化成分（骨肉瘤、软骨肉瘤、横纹肌肉瘤）等，肺母细胞瘤中有罕见成分的报道，如卵黄囊瘤、畸胎瘤、精原细胞瘤、胚胎性癌和恶性黑色素瘤等。

【免疫组化】上皮成分弥漫表达 CK7、AE1/3、34βE12、CEA、EMA、TTF-1 等，可局灶表达 CgA、Syn、Vim、激素多肽（降钙素、ACTH、血清素等）。间叶源性的母细胞成分弥漫表达 VIM、MSA，局灶表达 AE1/3。腺样成分和母细胞成分表达 β- 联蛋白（核 / 质）；罕见的生殖细胞肿瘤成分表达 AFP、PLAP 等。

八、淋巴上皮瘤样癌

淋巴上皮瘤样癌（lymphoepithelioma-like carcinoma）在多方面与发生在鼻咽部的淋巴上皮癌相同，在西方国家少见，但多见于远东地区。

【大体】多见于肺外周部的孤立性肿块，肿瘤切面常呈灰白色，质地中等、有弹性。

【光镜】癌的组织形态与鼻咽部淋巴上皮癌完全相同。肿瘤呈弥漫浸润方式伴有大量淋巴细胞浸润，癌细胞呈合体细胞样生长，细胞核空泡状，有明显的嗜酸性核仁，核分裂易见，平均 10 个 / $2mm^2$。癌细胞无腺癌、鳞癌分化特征，并有大量淋巴细胞、浆细胞浸润的纤维性间质包绕，癌巢内亦有淋巴细胞浸润。

【免疫组化】肿瘤细胞表达 CK（AE1/AE3）、CK5/6、P40、P63，提示鳞状细胞来源。同时伴有混合 $CD3^+$T 淋巴细胞和 $CD20^+$B 淋巴细胞浸润，NSE、CgA、Syn 少数细胞呈阳性表达。原位杂交法检测 EBER1 常为阳性，提示 EBV 在此型肺癌的发病中可能起作用。很少有 KRAS 和 EGFR 突变，提示这些基因对该病的发展无明显驱动作用。

【鉴别诊断】需注意与非霍奇金淋巴瘤及转移性鼻咽癌区别。

九、NUT 癌

NUT 癌是一种具有侵袭性的低分化癌，因肿瘤细胞有 NUT 基因重排而得名。目前全世界报道少于 100 例，可发生于任何年龄，但更多见于年轻人和儿童，男女发病比例相当。NUT 癌发现时多已为进展期，手术切除标本例数较少。NUT 癌为高侵袭性，目前尚无特别有效的化疗药物，患者平均生存期仅 7 个月。

【大体】肉眼检查见肿块较大，切面呈黄褐色至白色，常见坏死。

【光镜】显微镜下肿瘤由小到中等大小未分化肿瘤细胞组成，呈片状或巢状的排列，核不规则，染色质颗粒状或粗糙，常有突然角化现象。

【免疫组化】超过 50%NUT 癌的肿瘤细胞显示 NUT 抗体（C52B1）斑点状核阳性。但应注意在精原细胞瘤中可有 NUT 弱表达或局灶性表达，多数病例广谱 CK 阳性，其他上皮标志如 EMA、BcrEP4、CEA 的结果报道不　。大部分病例有 P63/P40 核表达，提示鳞状细胞来源。CgA、Syn 和 TTF-1 偶有表达。NUT 癌还可表达 CD34。NUT 癌细胞伴有染色体易位，15q14 上的 NUT 基因（NUTM1）可与 19p13.1 上的 BRD4（70% 病例）或 9q34.2 上的 BRD3（6% 病例）及其他未知基因（24% 病例）发生易位。

【鉴别诊断】NUT 癌易被误诊为鳞状细胞癌（特别是基底样鳞癌）、未分化肿瘤、小细胞癌、腺鳞癌、尤因肉瘤、转移性生殖细胞肿瘤、急性淋巴瘤等。诊断 NUT 癌需要免疫组化证明 NUT 蛋白表达或有 NUT 基因重排。

十、唾液腺型肿瘤

肺的唾液腺型肿瘤（salivary tumor）是一组主要起自气管和支气管壁小唾液腺的肿瘤，这些肿瘤均较少见。

（一）腺样囊性癌

腺样囊性癌（adenoid cystic carcinoma）是发生在下呼吸道最常见的唾液腺型肿瘤之一，仅发生在气管及大支气管，尤以气管为多。胸部 X 线片显示其位于支气管内，但在中央不易定位，而纤维支气管镜活检易获阳性结果。临床上，男、女发病率相同，中年人多发，平均年龄 45 岁。腺样囊性癌常以局部复发为主，很少发生远处转移。

【大体】肿瘤常突入支气管腔内，呈息肉状生长，最大直径可达数厘米，或呈环形弥漫浸润性结节，直径 0.9 ～ 4.0cm，质软，呈灰白色、粉红色或浅褐色，癌组织也可穿过软骨壁扩展至周围肺实质。少数可侵至胸膜或纵隔，形成巨块。

【光镜】癌组织在支气管壁内呈浸润性生长，表面的支气管上皮可发生溃疡或鳞化，其组织形态与唾液腺发生者完全相同。癌细胞较小，核深染，排列呈圆柱状、小梁状，有实性条索和由导管上皮及肌上皮双层细胞构成的腺体或小管，常见具有特征性的大小不等的筛状结构片块，其中可见扩张的假囊肿，囊内含有黏液或嗜酸性基膜样物质。肿瘤间质可有黏液样变性，有时透明变性显著，则压迫上皮性条索呈窄带状。实性巢外周细胞偶呈栅栏状，如基底样构型。癌组织坏死及核分裂象不常见，可侵及周围肺实质及局部淋巴结，38%的病例见有侵袭神经周围现象，并常可沿气管或支气管发生跳跃性转移。

【免疫组化】瘤组织对低分子量角蛋白、Vim、肌动蛋白（Actin）呈强阳性反应，S-100蛋白呈局灶性阳性，肿瘤细胞还可表达CD117。

（二）黏液表皮样癌

黏液表皮样癌（mucoepidermoid carcinoma）少见，患者年龄4～78岁，近半数发生在30岁以下。此癌亦为侵袭性生长，但大多数生长缓慢，病程较长，转移罕见。

【大体】大多数肿瘤位于大支气管（主支气管、叶支气管和段支气管），呈息肉状突入支气管腔内，引起支气管刺激和阻塞症状。肿瘤最大直径0.5～6cm（平均2.2cm），质软或中等。

【光镜】构成此癌的特征性成分是黏液细胞、表皮样细胞及中间型细胞，组织学上，依据各种癌细胞的比例和异型程度可将该肿瘤分为低级别和高级别两型。低级别型（low-grade malignancy）以黏液细胞形成含黏液的小腺腔和囊肿为主，混有非角化鳞状细胞和介于上述两种细胞之间的中间型细胞。癌细胞的异型性小，核分裂象很少，通常无坏死。肿瘤局部侵袭，很少发生转移，手术完全切除后预后良好。高级别型（high-grade malignancy）主要由中间型细胞和鳞状细胞组成，混有少量黏液细胞和黏液，癌细胞异型性较大，核深染，核质比例高，核分裂象多，常伴有明显坏死，有些病例亦可见分化好的低度恶性肿瘤区。肿瘤常侵犯肺实质和转移到肺门淋巴结，手术很难将肿瘤完全切除，预后不良。

【免疫组化】黏液表皮样癌不表达TTF-1和NapsinA，这点有助于与肺腺癌相鉴别。可检测到*MAML2*基因重排。

【鉴别诊断】低级别黏液表皮样癌因含有明确的表皮样成分及黏液细胞，不易与其他癌相混淆，而分化差的高级别恶性黏液表皮样癌，则需与腺鳞癌相鉴别。前者通常位于大支气管内，呈息肉样，缺少细胞角化和角化珠形成，同时常可找到低度恶性黏液表皮样癌成分，而后者多位于肺外周部，鳞癌成分可显示角化现象。

（三）上皮-肌上皮癌

上皮-肌上皮癌（epithelial-myoepithelial carcinoma）罕见，几乎均位于大支气管内，故有气道阻塞症状。

【大体】肿瘤位于支气管腔内，也可侵至周围肺实质，切面呈实性灰白色，有的呈胶冻状。

【光镜】上皮-肌上皮癌表现为由内侧的上皮细胞和周边的肌上皮两种细胞构成的管状或实性结构，腺管状上皮细胞所占比例不一，其周围的肌上皮细胞，呈梭形或圆形，胞质呈嗜酸性或透明，核分裂象少见，间质可透明变性。此癌手术切除通常可治愈，但有的也可复发或转移。

【免疫组化】上皮细胞表达CK，通常Vim和S-100阴性；肌上皮细胞CK、CD117及GFAP弱阳性，S-100、Actin强阳性，CEA、HMB45阴性。

（四）多形性腺瘤

多形性腺瘤（pleomorphic adenoma）可见于气管及大支气管，亦有发生在肺外周部的个例报道，均极少见。患者年龄为35～74岁，或无症状、在胸部X线片中偶然发现，或有支气管阻塞的症状。生长缓慢，但有侵袭生长倾向，可局部复发。

【大体】肿瘤多发生在大支气管，在支气管内呈息肉状，或略呈结节状，将其管腔堵塞，直径1.5～16cm，约1/3见于肺外周部，而不明显累及支气管，境界清楚，偶尔也可占据一个肺叶。肿瘤呈灰白色，质地软而有弹性，切面呈黏液样。

【光镜】其组织形态与唾液腺发生的多形性腺瘤相同，具有双向组织学特征，即在黏液样及黏液软骨样基质或透明变性间质中，见有上皮细胞构成的小腺管、相互吻合的条索、小梁或小岛，其间混杂有多少不一的肌上皮细胞，呈梭形及星芒状。

【免疫组化】上皮成分CK阳性，肌上皮细胞Vim、Actin、S-100蛋白及GFAP呈阳性反应。

【鉴别诊断】因原发于肺的多形性腺瘤十分少见，主要需和肺外转移性多形性腺瘤鉴别，除了患者既往病史外，CT影像学检查应有很大帮助，原发肿瘤通常为单发且多为中央型，肺外转移性可多发且常位于肺周围区域。

十一、乳头状瘤

（一）鳞状上皮乳头状瘤

鳞状上皮乳头状瘤（squamous cell papilloma）是在支气管黏膜表面上皮发生鳞化的基础上形成的乳头状增生性良性肿瘤，较罕见。多见于支气管主干开口处，有的亦可在叶及段支气管。成人多见，亦可在儿童和年轻人中发生。

此瘤多是由人乳头瘤病毒（HPV）感染所致，可分为孤立性和多发性两种，孤立性者为多，多发性者称为乳头状瘤病（papillomatosis）。

【大体】孤立性者，在支气管腔内呈乳头状生长，通常有广基的蒂与支气管壁相连。弥漫性者，在气管、支气管黏膜见散在或成簇分布的疣状或菜花状赘生物，突入腔内。也可累及肺，可在内壁光滑的囊腔内有无数小乳头状赘生物或小的实性结节。

【光镜】瘤组织主要由上皮组织构成，呈大小不等的乳头状结构，其轴心为富含血管的疏松纤维性间质。乳头表面被以分化好的非角化鳞状上皮，可见细胞间桥；在部分肿瘤中其鳞状细胞可见核周透亮，即凹空细胞变（koilocytic change）。核分裂象不常见，但偶见角化不良的不典型细胞或核分裂象。

该瘤可有恶性变的倾向。表现为细胞增生明显，层次增多，有不同程度的异型性，甚至发生原位癌或局灶性浸润性鳞癌。

（二）腺性乳头状瘤

腺性乳头状瘤（glandular papilloma）较鳞状上皮乳头状瘤少见，是由大支气管黏膜表面的纤毛或无纤毛柱状上皮细胞增生形成的，亦可混有不等量的杯状细胞。一般为单发性，突入支气管腔内。亦可多发，扩展至肺实质。

【光镜】瘤组织呈乳头状或绒毛状，大多数病例其表面被以分化好的单层或假复层柱状上皮或立方状上皮，有时亦可被以黏液细胞及柱状上皮细胞或纤毛上皮细胞，其轴心为含有血管的少量纤维组织。

（三）混合性鳞状细胞和腺性乳头状瘤

支气管乳头状瘤亦可由鳞状上皮和柱状细胞两种成分混合构成，称为混合性鳞状细胞和腺性乳头状瘤（mixed squamous cell and glandular papilloma）。通常为单个，亦可多发。其鳞状上皮易有不典型增生，并可发展为鳞状细胞癌。

十二、腺　　瘤

（一）硬化性肺细胞瘤

自1956年Liebow首次报道硬化性肺细胞瘤（sclerosing pneumocytoma）以来，对该肿瘤的组织来源及命名，经历了较长时间争论，其曾多年被命名为硬化性血管瘤，在1990年和2004年WHO分类中被归为"其他类型肿瘤"，目前认为其来源于原始呼吸道上皮细胞，在2015年WHO分类中将其归于"腺瘤"并正式称为硬化性肺细胞瘤。

【临床表现】患者通常无症状，部分表现为咳嗽，多数是在体检时或其他疾病检查时偶然发现。该肿瘤CT影像表现为圆形或类圆形阴影，边缘光滑无分叶状改变。

【大体】此瘤多数位于肺外周部，肿瘤与周围肺组织境界十分清楚（这一点对诊断该肿瘤有重要的临床意义），直径为0.3～8.0cm，大多<3.0cm，肿瘤切面色泽质地不等，呈实性或海绵状，灰黄或灰白色，伴出血时呈灰褐色或暗红色，如发生在段支气管周围，可长入支气管腔内呈息肉状。

【光镜】硬化性肺细胞瘤有2种肿瘤细胞：表面立方细胞和间质圆形细胞；通常认为其形成4种结构：乳头状结构、实性结构、出血区及硬化性结构。被覆于乳头表面的立方细胞显示细支气管上皮和活化的肺泡Ⅱ型上皮细胞形态，它们可能是多核的，或有呈透亮、空泡状、泡沫状胞质或核内包涵体。间质圆形细胞体积相对小，有明显的边界，位于中央的细胞核呈圆形或卵圆形，染色质细而分散，缺乏清楚核仁，胞质嗜酸性，可呈现泡沫状或印戒样形态的空泡状。两种细胞都可见从轻度到明显的核异型性。实性细胞区大小不等，有的弥漫成片，其中主要是大小一致的上皮样瘤细胞，其胞质丰富，淡染或呈嗜酸性，有的胞质透明，胞核呈圆形或卵圆形、泡状，有的可见核仁。此种瘤细胞多镶嵌排列，或呈小巢状，其间常见多少不等的肥大细胞散在。有些区可见大的血液湖，即在扩大的腔隙内充满红细胞，犹如海绵状血管瘤。免疫组化证实其为肺泡上皮而非血管内皮细胞。血液湖之间的间质中，亦可见上述瘤细胞存在。肿瘤内可见多少不等的透明变性的胶原灶，并可见小血管局灶性增生，血管壁常硬化。大多数病例4种形态常混合存在，也可以某种形态为主。瘤组织内尚可见其他相伴随的或继发的变化，包括局灶性淋巴细胞浸润、局灶性黄色瘤细胞聚积、含铁血黄素及胆固醇结晶沉着、多核巨细胞或局灶性纤维化（图29-1-11，彩图29-1-11）。个别病例间质中见少量脂肪组织，亦可有肉芽肿形成。

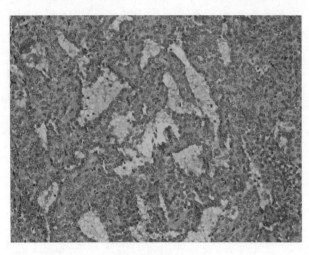

图 29-1-11 硬化性肺细胞瘤（HE，150×）
表面立方细胞及间质圆形细胞

【免疫组化】表面上皮细胞：AE1/AE3、CK-L、CEA（+），EMA、NapsinA、SP-A/B、Clara 抗原、TTF-1（+），Vim（-）。间质圆形细胞：EMA、TTF-1（+），Vim（+），而 AE1/AE3、CK-L、SP-A、SP-B、Clara 细胞抗原通常是阴性，NapsinA 可有弱表达；部分病例圆形瘤细胞可分别表达神经内分泌标记 CgA、Syn、NSE 及 GH、降钙素（CTN）、胃泌素（GT）等。

【鉴别诊断】需要与乳头状腺瘤、乳头状腺癌和类癌相鉴别，重要的是这些肿瘤均无2种肿瘤细胞，乳头状者间质为血管纤维轴心，均无卵圆形瘤细胞；类癌又无乳头状的肺泡上皮，故不难鉴别。

【预后】手术切除后预后良好，即使发生了局部淋巴结转移，亦无远距离转移的报道，预后仍良好。

（二）肺泡腺瘤

肺泡腺瘤（alveolar adenoma）是由肺泡Ⅱ型上皮形成的良性肿瘤，罕见，仅有少数病例报道。多见于老年女性，无症状。

【大体】通常为位于肺外周部的孤立结节，境界清楚，直径大多为 1～2cm，呈灰白色或褐色。

【光镜】此瘤为境界清楚的多囊性包块，由厚度不等的纤维性间隔将扩张的腔隙分隔，中心部的囊腔较大，囊内含嗜酸性颗粒状物质，PAS染色阳性，有时伴有泡沫状巨噬细胞。囊腔表面衬以钉突状或立方状细胞，如被以扁平细胞，则类似扩张的淋巴管而被误为淋巴管瘤。间质为含梭形细胞的黏液样基质。文献中有报道由肺泡Ⅱ型上皮细胞形成的腺瘤，具有嗜酸性细胞的特征。

【免疫组化】囊腔内衬的立方状上皮细胞CK、SP-A/B、TTF-1 阳性，CEA 局灶性阳性，而间质细胞 SMA 和 MSA 呈局灶性阳性。

【电镜】细胞表面有微绒毛，并有细胞间黏合带连接，胞质内含有板层小体，即表明为Ⅱ型肺泡细胞。

（三）乳头状腺瘤

乳头状腺瘤（papillary adenoma）罕见，近年文献始有少数报道。患者一般无症状，生长缓慢，多在常规胸部X线检查时发现，为孤立的钱币样病变。

【大体】肿瘤常位于肺外周部实质内，亦可位于中央部，为孤立结节，境界清楚，直径大多为 1.0～2.5cm。切面灰白色，呈海绵状或颗粒状。

【光镜】肿瘤在肺实质内境界清楚，瘤组织由分支的乳头状结构组成，其轴心为富含血管的纤维组织。乳头表面被以分化好的单层立方状至柱状上皮细胞，大小一致，胞核为圆形或卵圆形，偶见核内嗜酸性包涵体，未见核分裂象、坏死及细胞内黏液。

【免疫组化】瘤细胞可显示 CK、SP-A/B 及 Clara 细胞抗原，但不恒定。

（四）黏液性囊腺瘤

黏液性囊腺瘤（mucinous cystadenoma）极为少见，是由分化好的黏液上皮构成的单房性囊性肿块，文献中仅有少数病例报道。患者多为 51～70 岁的人群，人多为吸烟者，在胸部 X 线片上显示为肺的孤立性结节。

【大体】肿瘤常位于胸膜下，为充满黏液的单房性囊肿，直径小于 2cm，与支气管无连接，囊壁薄。

【光镜】典型的囊肿壁由纤维组织构成，内衬高柱状到立方状黏液上皮，核深染，位于基底部。有的病例上皮可有轻度异型性，局部上皮呈假复层，但无侵及周围肺组织现象。有的囊壁可出现明显慢性炎症或纤维化，可导致上皮变扁平或消失，以及对黏液的异物肉芽肿反应。有个例报道组织学上呈交界性黏液性囊腺瘤者。

（五）黏液性腺瘤

黏液性腺瘤（mucinous adenoma）较少见，是由气管、支气管壁的黏液性腺体增生形成的腺瘤。常见于儿童或青年人，多发生在大支气管，可引起阻塞症状。

【大体】通常为中央型单个局限性包块，呈息肉状突入支气管腔内，极少数也可发生于周围肺组织内。

【光镜】瘤体表面通常被以支气管柱状上皮，上皮下瘤组织境界清楚，由大小不等、形状不一、分化成熟的黏液性腺体构成。腺上皮细胞呈柱状或立方状，胞质透亮，核大小一致，位于基底部，腺腔内常充满黏液，间质为少量纤维组织。有的腺体可明显扩张呈囊状，腔内充满黏液。

十三、间叶性肿瘤

（一）肺错构瘤

错构瘤较常见，过去认为其是肺的正常成分的异常混合，是一种瘤样畸形，故称为错构瘤。现认为它是一种真性良性间叶性肿瘤。最常见由

纤维、软骨及脂肪组织构成，故称为纤维软骨脂肪瘤（fibrochondrolipoma）。此瘤一般发生在成人，儿童少见，高峰年龄在 60 岁。男性发病率为女性的 4 倍。支气管内生长者可产生阻塞性肺炎或肺不张。

【大体】此瘤大多位于肺外周胸膜下实质内，常呈孤立的球形或不规则分叶状，境界十分清楚，直径 1～7cm（平均 2cm），大多 < 4cm；中央支气管也可累及，占 10%～20%，常呈广基的分叶状结节突入腔内。

【光镜】瘤组织由多种间叶成分构成，包括疏松黏液样成分及其分化的富含细胞的结缔组织、脂肪组织、不同成熟阶段的软骨及骨、平滑肌杂乱地混合在一起，但软骨占主要成分。在病变的周围尚可见由纤毛上皮、细支气管肺泡上皮或产生黏液的上皮内衬的不规则裂隙。亦可见软骨发生钙化、骨化。偶尔软骨完全缺如，主要成分为脂肪、原始纤维黏液样间质或平滑肌。支气管内生长者，脂肪可能更丰富，肿瘤表面可有浆液腺，有时软骨可显示细胞和核染色质增多。

【免疫组化】其内不同组织成分各自显示其不同的免疫组化表型。

【基因组学改变】肺错构瘤在 t（3；12）（q27—28；q14—15）位点有高频率的异位，导致高移动组蛋白基因 *HMGA2* 和 *LPP* 基因融合。

【鉴别诊断】①软骨瘤：缺乏由纤毛上皮、细支气管上皮或产生黏液的上皮内衬的不规则裂隙和其他间叶性成分。②畸胎瘤：上皮成分更为复杂，且鳞状上皮下常有皮肤附属器。

（二）软骨瘤

此瘤非常少见。大多数发生于 Carney 三联征［肺软骨瘤（病）、上皮样平滑肌瘤（病）和肾上腺外副节瘤（病）］的人群。肿瘤可发生于大支气管壁的软骨组织，也可位于肺实质。支气管内者有阻塞症状，肺实质者常无症状。Carney 三联征者的肺内软骨瘤可为单个或多发，且多为年轻女性；而一些孤立的软骨瘤发生在 50 岁以上。

【大体】表现为孤立的、偶尔是多发性的结节。常与支气管软骨环相连接，直径为 1～2cm，略呈分叶状，质较硬，呈灰白色半透明状，可伴有钙化或囊性变。

【光镜】肿瘤由单一的分化成熟的软骨组织构成，可为透明或黏液样透明软骨、纤维软骨或弹力软骨，亦可为各种软骨混合存在。有时瘤组织可发生钙化、骨化。肿瘤中细胞量中等，偶可见双核细胞，但无分裂象，小叶周边常为成熟软骨和骨。

【免疫组化】S-100 阳性。

【鉴别诊断】

（1）错构瘤：肺软骨瘤缺乏软骨样错构瘤中所见到的被覆上皮裂隙和混合性间叶成分。

（2）转移性软骨肉瘤：软骨细胞有异型、核分裂易见及其他部位的软骨肉瘤病史有助于诊断。

（三）血管周上皮样细胞肿瘤

血管周上皮样细胞肿瘤（PEComatous tumor）均起源于血管周上皮样细胞（PEC），包含两类不同形态的肿瘤，即淋巴管平滑肌瘤病及透明细胞瘤。

1. 淋巴管肌瘤病（lymphangioleiomyomatosis）罕见，患者绝大多数为女性。多为散发性或发生于有结节性硬化症的女患者，病变累及肺和中线的胸部、腹部和腹膜后的淋巴管及淋巴结。软组织的淋巴管肌瘤和肾的血管平滑肌脂肪瘤也与此病相关。发病的妇女绝大多数在生殖年龄，偶尔可见绝经后妇女（多数服用性腺外激素）。

【临床表现】淋巴管肌瘤病患者常有进行性呼吸困难、复发性气胸和乳糜胸。

【大体】淋巴管肌瘤病早期病变显示肺气肿，进展期病变显示类似蜂窝状的弥漫囊性改变，病变可弥漫累及双肺。

【光镜】肺淋巴管肌瘤病的病变位于胸膜下或沿支气管、血管束分布，表现为肺间质中不成熟样平滑肌细胞的多灶性增生，常有囊腔；部分瘤细胞类似上皮细胞、组织细胞或蜕膜细胞，胞质丰富、呈嗜酸性，部分瘤细胞为小的梭形细胞或卵圆形细胞；有的瘤组织中可见淋巴细胞聚集，累及淋巴结的显示淋巴结实质被平滑肌取代，淋巴结附近的淋巴管显示同样的变化。

【免疫组化】淋巴管肌瘤病的肿瘤细胞具有同时表达 HMB45 和 Actin 的特点，瘤组织中异常增生的平滑肌细胞雌激素、孕激素受体可呈阳性表达，还可表达 β-Catenin。

【鉴别诊断】该疾病需要与良性转移性平滑肌瘤鉴别，淋巴管平滑肌瘤病与囊性间隙有关，囊壁内伴有平滑肌束，无大体结节形成；而良性转移性平滑肌瘤却是肺实质内无囊性间隙的结节，但结节内可发生囊性变。

2. 透明细胞瘤（clear cell tumor）也称糖瘤（sugar tumor）。男女发病率无差别，发病年龄 8～73 岁。

【临床表现】患者常无症状，多偶然发现。

【大体】肿瘤通常位于肺外周部，为境界清楚的孤立性结节，无包膜，直径 1～6.5cm，肿瘤较大者中心部可发生坏死。

【光镜】透明细胞瘤由胞质透亮的大细胞构成，大小较一致，呈多角形、圆形或梭形，胞界清楚，胞质有的呈嗜酸性颗粒状。因其胞质内含有糖原，PAS 染色呈强阳性，对淀粉酶消化敏感。胞核为圆形或卵圆形，居中，深染，分裂象无或罕见。瘤细胞多围绕薄壁血管呈片状分布，血管周围间质可有透明变性或钙化灶。

【免疫组化】肺透明细胞瘤大多数表达 HMB45、melan A、小眼畸形相关转录因子（MiTF），S-100 多为阴性或呈局灶阳性，不表达 CK、EMA。

【鉴别诊断】

（1）转移性肾透明细胞癌：有肾脏肿瘤病史，瘤细胞表达上皮标记，不表达 HMB45 和 melan A。

（2）恶性黑色素瘤：免疫组化标记相似，但 PEComa 中的肿瘤细胞异型性不明显，核分裂象罕见，S-100 不表达或仅局灶阳性。

（四）炎性肌纤维母细胞瘤

炎性肌纤维母细胞瘤（inflammatory myofibro-blastic tumor）曾被认为是肺的"炎性假瘤"中的一个亚群，大多数发生在年轻人，主要由肌纤维母细胞和纤维母细胞构成。因有的瘤组织中常有明显的浆细胞、淋巴细胞浸润，而成为肿瘤的主要成分，故以往被称为浆细胞肉芽肿。现认为它是儿童最常见的支气管内间叶性良性肿瘤。

【光镜】瘤组织中纤维母细胞或肌纤维母细胞排列成束，或呈席纹状结构，梭形细胞细胞核呈卵圆形，染色质细，核仁不明显，核分裂象不常见。其间有各种炎细胞包括淋巴细胞、浆细胞和组织细胞（包括 Touton 巨细胞）浸润，有的浆细胞可能成为肿瘤的主要成分，将梭形瘤细胞掩盖。组织学特征包括局部浸润、血管侵犯、细胞成分增加，有奇异巨细胞并出现核分裂象（大于3/50HPF）和坏死等，可能与预后差有关。

【免疫组化】瘤组织表达 SMA、MSA、Desmin，> 30% 的病例表达 CK，约 50% 的病例表达 ALK1。

【基因组学改变】儿童和青少年病例常会出现位于 2p23 上的 ALK 基因重排，导致 *ALK* 与其他基因融合，常见 *TPM3*、*TPM4*、*CLTC* 和 *RANBP2* 等基因，可通过荧光原位杂交（FISH）探针检测，同样的基因融合也会出现在一些间变性大细胞淋巴瘤中，但在年长病例中则罕见此种改变。最近有报道在 *ALK* 基因无融合的年长病例中可存在 ROS1 和 PDGFRβ 的融合。

【预后】大多数完全切除的病例，预后良好。少数未能完全切除者，可能有肺外侵袭、复发或转移。

（五）上皮样血管内皮瘤

上皮样血管内皮瘤多见于青年成人，大多为女性。多数患者临床上表现为胸痛、轻度咳嗽、呼吸困难、胸腔积液及肺出血。肺上皮样血管内皮瘤曾被称为血管内细支气管肺泡肿瘤，后经免疫组化及电镜观察，显示此种肿瘤是一种低中级别的恶性血管源性肿瘤。> 60% 的病例影像学表现为多发性结节，并可累及多个部位如肝、肺、软组织等，易被误诊为转移性癌或慢性肉芽肿性炎。

【大体】在肺内的典型表现是具有软骨样外观的多发结节，10% ～ 19% 的病例表现为孤立结节。多数肿瘤直径小于 1cm，切面为实性、灰白色似软骨的透明样结节，有的可伴有钙化。

【光镜】病变为界线清楚的嗜酸性结节，中心可见类似淀粉样变或软骨瘤的透明变性或凝固性坏死。结节周围细胞成分较多，排列成短索状或巢状，位于黏液软骨样基质中的细胞团可伸入肺泡腔、细支气管、血管和淋巴管。瘤细胞具有突出的上皮样特征，类似上皮细胞、组织细胞或蜕膜细胞，胞质丰富，呈嗜酸性或有明显的胞质内空泡。细胞核圆形，偶见单个胞质小泡，被认为是血管腔分化。有些肿瘤显示中度细胞不典型性、坏死，可见分裂象，这时需要与血管肉瘤及分化差的癌鉴别。有时可见钙化。

【免疫组化】肿瘤细胞 CD34、CD31、FLI-1、F8 和 Vim 阳性，而 CK 或 EMA 在 25% ～ 30% 的病例中局灶表达。

【鉴别诊断】首先要与一些好发于肺部的恶性肿瘤相鉴别，如肺腺癌、恶性上皮样胸膜间皮瘤等；其次还需与几类良性病变鉴别，如慢性肉芽肿性疾病、硬化性肺细胞瘤、错构瘤、淀粉样结节等。

【基因组学改变】上皮样血管内皮瘤存在特征性的染色体异位，即 t（1；3）（p36.3；q25），导致 WWTR1-CAMTA1 融合基因的形成，可以通过 FISH 探针检测。

（六）胸膜肺母细胞瘤

胸膜肺母细胞瘤是一种发生于婴幼儿的罕见恶性肿瘤，故亦称为儿童型肺母细胞瘤，位于胸膜及肺内，呈囊性和（或）实性，囊性成分衬覆幼稚上皮（可以有纤毛）。

【临床表现】胸膜肺母细胞瘤（PPB）分为3 型：Ⅰ 型（多囊型）发病年龄 < 2 岁（中位年龄10 个月）；Ⅱ 型（多囊伴实体型）发病年龄 35 个月；Ⅲ 型（实体型）发病年龄 41 个月，男女发病无明显差别。40% 病例有遗传学基础，如同时有 PPB家族肿瘤 / 发育不良综合征或 DICER1 综合征。Ⅰ 型患者临床症状可出现呼吸窘迫，伴有或不伴有气胸，少数无症状；Ⅱ 型、Ⅲ 型患者有呼吸困难、发热、胸痛、咳嗽症状及胸腔积液。

【大体】此瘤从肉眼及镜下看为一连续的谱系，一端为薄壁肺内囊肿，上皮下为胚胎性间充质，另一端为胚胎性恶性间充质形成的实性包块，可累及胸膜、纵隔及肺。肿瘤可分为 3 型，即多囊型、多囊伴实体型及实体型。囊性者与肺的良性囊肿性疾病或错构瘤性病变类似。

【光镜】与成人的肺母细胞瘤不同，此瘤出恶性胚胎性间充质构成，或伴有陷入的非肿瘤性上皮。因此，其本质上是一种胚胎性肉瘤而非双相性肿瘤。Ⅰ 型：多囊结构，内衬呼吸型上皮或良性肺泡上皮，其下为小的原始间叶性小细胞，如同葡萄簇肉瘤的形成层样细胞，其中可见局灶性横纹肌母细胞，也可见不成熟的软骨，有些病例母细胞缺乏；有时只能在间隔内看见透明间质，形态学上类似肺先天性囊性腺瘤样畸形。Ⅱ 型：

出现结节状实性区，未分化的卵圆形及星芒状细胞成分成片生长，可见局灶胚胎性横纹肌肉瘤分化的区域或梭形细胞肉瘤束，与显微镜下的 I 型区域并存。Ⅲ型：成片的母细胞和肉瘤样区域（软骨肉瘤样、纤维肉瘤样、横纹肌肉瘤样、间变成分）的混合，可出现多少不等的出血、坏死、纤维化；核分裂象常见，恶性脂肪成分罕见。

【免疫组化】大部分肿瘤细胞表达 Vim，横纹肌肉瘤分化区表达 Desmin，软骨肉瘤分化区表达 S-100，囊壁内衬或陷入的非肿瘤性上皮可表达 CK 和 TTF-1。

【基因组学改变】有文献报道该肿瘤 8 号染色体三体，9p21—24 和 11p14 缺失及 DICER1 基因异常。

十四、淋巴细胞及组织细胞性肿瘤

（一）结外边缘区黏膜相关淋巴组织淋巴瘤（MALT 淋巴瘤）

黏膜相关淋巴组织型结外边缘区 B 细胞淋巴瘤〔extranodular marginal zone B-cell lymphoma of the mucosa-associated lymphoid tissue（MALT）type〕，是发生自支气管相关淋巴组织的一种结外低度恶性淋巴瘤，是原发性肺淋巴瘤中最常见的一种，占 70%～90%，但它只占所有原发性肺肿瘤的 0.5% 以下。

【临床特点】发病年龄范围广，但主要见于中老年人，女性稍多。胸部影像中多位于肺外周部，呈单个或多个肺实质肿块，大小不等，有的可致一叶肺实变。通常无症状，或仅有轻微的呼吸道症状。

【大体】肺实质内的肿块，单发或多发，结节状，界尚清。

【光镜】一般表现为淋巴样细胞在肺实质弥漫性浸润，或呈结节状。淋巴样细胞或为小淋巴细胞样细胞，或为中心细胞样细胞，或为单核样 B 细胞，也可伴有少数散在的转化大细胞（中心母细胞和免疫母细胞），并常伴有浆细胞分化，可有 Dutcher 小体。淋巴细胞常侵至支气管、细支气管和肺泡上皮细胞之间，形成淋巴上皮病变。它具有特征性，但不是特异性，因为这种现象也可见于非肿瘤性的肺淋巴细胞增生性病变。坏死非

常少见，间质可有淀粉样物质沉着。如瘤组织出现片块状转化的大细胞，应诊断为弥漫性大 B 细胞淋巴瘤。

【免疫组化】肿瘤细胞表达 B 细胞标志物，CD20、CD79a 阳性，其背景有不等量的反应性 T 细胞。Ig 大多有轻链限制性，以 λ 链者为多。Ki-67 阳性率很低，通常＜10%，而残留的滤泡显示大量的阳性细胞。

【遗传学】Ig 基因呈克隆性重排，用 PCR 对石蜡切片进行 IgH 基因扩增，60% 可检测到单克隆性。t（11；18）（q21；q21）易位是肺 MALT 型边缘区 B 细胞淋巴瘤最常见的基因异常（50%～60% 的病例）。这些均有助于与其他反应性淋巴组织增生鉴别。

（二）弥漫性大 B 细胞淋巴瘤

原发性弥漫性大 B 细胞淋巴瘤（large B-cell lymphoma，DLBCL）是一种肿瘤性大 B 淋巴样细胞的弥漫性增生，肿瘤显现时局限于肺，占原发性肺淋巴瘤的 5%～20%。患者年龄 50～70 岁，与肺 MALT 型边缘区 B 细胞淋巴瘤的患者相似，无性别差异。

【临床表现】患者几乎总有症状，如咳嗽、咯血和呼吸困难。影像学显示肺外周部实性肿块，常为多发性。

【光镜】在形态学上，肺 DLBCL 与其他部位的 DLBCL 相似，肿瘤由弥漫成片的大的、母细胞性淋巴样细胞组成，其大小为正常淋巴细胞的 2～4 倍，浸润和破坏肺实质。血管浸润和胸膜受累常见，但淋巴上皮病变很少见。坏死常见。

【免疫组化】大 B 细胞 CD20、CD79a 呈阳性表达，背景上有数量不等的反应性 T 细胞。

（三）淋巴瘤样肉芽肿病

淋巴瘤样肉芽肿病（lymphomatoid granulomatosis，LYG）是以血管为中心的血管破坏性及 EBV 相关的 B 淋巴细胞增生性病变。包括 EBV 阳性的不典型大 B 细胞和大量反应性 T 细胞的增生及血管炎和坏死，其中 EBV 阳性的 B 细胞的数量和异型程度决定了病变的分级和预后。

【临床特点】可能累及多种器官，最常见的是肺，其他器官如皮肤、肾及中枢和外周神经系

统亦常受累。患者多为中年人，儿童罕见。男性为女性的2倍。好发于有先天性或后天性免疫缺陷的患者。胸部X线片通常显示双肺的结节或肿块，主要累及下叶。

【大体】肺实质内的结节大小、性状不等，小者直径数毫米，大者形成巨块，可达10cm或更大。70%为双侧性，结节常为圆形，但靠近胸膜者呈楔形。较大结节中心可有坏死和空洞形成。

【光镜】本病的突出特点是以血管为中心的多形性淋巴样细胞的浸润，并可见数量不等和异型程度不同的EBV阳性的B细胞。具体：①肺实质内弥漫性多形性的单核细胞浸润，以小淋巴胞为主，还有浆细胞、浆细胞样细胞及多少不等的不典型的大的单核淋巴样细胞。大细胞胞质淡染，核呈泡状，有明显核仁，类似免疫母细胞，亦可呈灶性聚集，核分裂象易见。②显著的血管炎，在肌型动脉及静脉的血管壁有上述不典型细胞浸润，使血管壁增厚，管腔狭窄或闭锁，但管壁无坏死。③在淋巴细胞浸润的背景上可有少数由上皮样组织细胞和多核巨细胞构成的肉芽肿。④可伴有片状缺血性坏死。目前主要根据LYG中EBV阳性的B细胞的数量和异型程度将其分为三级。

【免疫组化】显示其为富于T细胞的B细胞淋巴增生性病变。不典型的大的淋巴样细胞CD20、CD79a阳性，EBV检测可阳性，CD30也可不同程度阳性，但CD15阴性。反应性细胞主要为CD3阳性的T细胞，且CD4 > CD8。

（四）肺朗格汉斯细胞组织细胞增生症

朗格汉斯细胞组织细胞增生症（Langerhans cell histiocytosis，LCH）亦称嗜酸性肉芽肿（eos-inophilic granuloma），它是全身多系统组织细胞增生症累及肺的表现，或是仅限局于肺的病变。

【临床表现】患者多为年轻成人，男性为多。可有咳嗽、轻度呼吸困难，并常伴有气胸。放射影像学上，表现为双侧弥漫性网状结节性浸润，结节小而均一，一般不超过2cm，大多介于数毫米到1cm。

【光镜】肺组织广泛受累，早期朗格汉斯组织细胞沿小气道增生，在细支气管周围及肺泡壁的间质形成圆形或星状小结节，大多数直径为

1～5mm，大者可达1.5cm；结节无清楚分界，主要是朗格汉斯细胞聚集。朗格汉斯细胞质丰富，呈浅嗜酸性颗粒状，核大，常有纵行的核沟和明显小核仁，偶见黄色瘤样病变，其间常混有其他炎细胞浸润，如嗜酸性粒细胞、淋巴细胞、浆细胞，亦可见多核巨细胞。有的病例可无嗜酸性粒细胞，或较多聚集成嗜酸性粒细胞池，被反应性组织细胞包围，因此被称为嗜酸性肉芽肿。病变也可累及血管壁。随着疾病的进展，肺组织破坏，可出现肺纤维化及多数小囊肿。

【免疫组化】S-100蛋白、CD1a阳性，这对与其他类型的间质性炎性病变的鉴别有重要意义。此外，朗格汉斯细胞特异性凝集素（Langerin）呈强阳性，其特异性较S-100为好，可作为此病的特异性诊断抗体。

（五）Erdheim-Chester病

Erdheim-Chester病（Erdheim-Chester disease）是一种黄色肉芽肿性的组织细胞增生症，富含脂质的组织细胞增生并浸润骨骼肌和内脏，发生在肺内时病变分布在淋巴管周围，导致肺间质纤维化。

【临床表现】累及肺时表现的症状为咳嗽和呼吸困难，也可无症状。

【光镜】组织细胞的浸润和纤维化沿着肺的淋巴管（包括脏胸膜、支气管血管束和小叶间隔）分布。组织细胞通常为泡沫样，常常可见到Touton巨细胞，伴有不同密度的纤维化、淋巴细胞、浆细胞和嗜酸性粒细胞的浸润。

【免疫组化】XIIIa因子、Lysosome、CD68（KP-1）、MAC387等阳性，S-100不同程度阳性，CD1a阴性。

【预后】本病为慢性致死性疾病。

十五、异位来源的肿瘤

此类肿瘤包括生殖细胞肿瘤、肺内胸腺瘤、脑膜瘤等，与常见原发系统的肿瘤形态及免疫组化表达一致。

十六、转移性肿瘤

肺是转移性肿瘤最常见的部位，20%～50%

的患者死于肺外实体肿瘤肺转移，有些肿瘤，如恶性黑色素瘤、某些肉瘤（尤因肉瘤、骨肉瘤、横纹肌肉瘤）、肾细胞癌、睾丸肿瘤（生殖细胞瘤）、子宫绒毛膜癌、乳腺癌、前列腺癌和甲状腺癌有肺转移的特殊倾向性，因此在肺部发现的恶性肿瘤原则上都要排除转移后再考虑诊断为原发肿瘤。肺原发与转移肿瘤鉴别诊断的关键是掌握患者的既往肿瘤病史同时借助于免疫组化和分子病理学检测。

（李 霁 陈 杰）

第二节 胸腺肿瘤

一、概　述

胸腺肿瘤是由胸腺的细胞成分发生并分化形成的肿瘤，包括胸腺上皮性肿瘤（胸腺瘤、胸腺癌、胸腺神经内分泌肿瘤）、生殖细胞肿瘤、淋巴造血性肿瘤和间叶性肿瘤等（表 29-2-1）。

表 29-2-1　WHO 胸腺肿瘤分类

上皮性肿瘤

胸腺瘤

 A 型胸腺瘤，包括不典型亚型

 AB 型胸腺瘤

 B1 型胸腺瘤

 B2 型胸腺瘤

 B3 型胸腺瘤

 伴淋巴样间质的微结节型胸腺瘤

 化生性胸腺瘤

 其他罕见胸腺瘤

  显微镜下胸腺瘤

  硬化性胸腺瘤

  脂肪纤维腺瘤

胸腺癌

 鳞状细胞癌

 基底细胞样癌

 黏液表皮样癌

 淋巴上皮瘤样癌

 透明细胞癌

 肉瘤样癌

续表

腺癌

 乳头状腺癌

 伴腺样囊性癌特征的胸腺癌

 黏液腺癌

 腺癌，非特指型（NOS）

NUT 癌

未分化癌

其他罕见胸腺癌

 腺磷癌

 肝样癌

 胸腺癌，非特指型

胸腺神经内分泌肿瘤

 类癌

  典型类癌

  不典型类癌

 大细胞神经内分泌癌

  混合性大细胞神经内分泌癌

 小细胞癌

  混合性小细胞癌

混合性胸腺癌

纵隔生殖细胞肿瘤

精原细胞瘤

胚胎性癌

卵黄囊瘤

绒癌

畸胎瘤

 畸胎瘤，成熟

 畸胎瘤，不成熟

混合性生殖细胞肿瘤

伴有体细胞型恶性肿瘤的生殖细胞肿瘤

伴有造血恶性肿瘤的生殖细胞肿瘤

纵隔淋巴瘤

原发性纵隔大 B 细胞淋巴瘤

胸腺结外边缘区黏膜相关淋巴组织淋巴瘤（MALT 淋巴瘤）

其他成熟 B 细胞淋巴瘤

T 细胞白血病 / 淋巴瘤

间变大细胞淋巴瘤（ALCL）和其他成熟性 T 细胞及 NK 细胞淋巴瘤

 ALCL，ALK 阳性［ALK（+）］

 ALCL，ALK 阴性［ALK（-）］

霍奇金淋巴瘤

B 细胞淋巴瘤，未分类，特征介于弥漫性大 B 细胞淋巴瘤和经典霍奇金淋巴瘤之间

续表

纵隔组织细胞和树突状细胞肿瘤

朗格汉斯细胞病变

　胸腺朗格汉斯细胞组织细胞增生症

　朗格汉斯细胞肉瘤

组织细胞肉瘤

滤泡树突状细胞肉瘤

指突树突状细胞肉瘤

成纤维细胞性网状细胞肿瘤

中间型树突状细胞肿瘤

粒细胞肉瘤和髓外急性白血病

纵隔软组织肿瘤

胸腺脂肪瘤

脂肪瘤

脂肪肉瘤

　高分化

　去分化

　黏液型

　多形性

孤立性纤维性肿瘤

　恶性

滑膜肉瘤

　滑膜肉瘤，非特指型

　滑膜肉瘤，梭形细胞型

　滑膜肉瘤，上皮样细胞型

　滑膜肉瘤，双相型

血管肿瘤

　淋巴管瘤

　血管瘤

　上皮样血管内皮细胞瘤

　血管肉瘤

神经源性肿瘤

　外周神经性肿瘤

　节细胞神经瘤

　节细胞神经母细胞瘤

　神经母细胞瘤

胸腺异位性肿瘤

甲状腺异位性肿瘤

甲状旁腺异位性肿瘤

其他罕见异位肿瘤

（一）胸腺肿瘤的组织起源和分化

1.胸腺瘤　胸腺瘤的肿瘤均起源于胸腺上皮。一般认为，胸腺上皮由内胚层的胸腺上皮干细胞分化而来，也可由分化较好的、具有髓质、皮质或其他表型的"定向干细胞"分化而来。尽管形态学和免疫学证实该肿瘤可向髓质、皮质上皮表型分化，但尚不能完全将胸腺肿瘤界定在正常胸腺功能和解剖区间。

2.胸腺神经内分泌肿瘤　人们认为胸腺神经内分泌肿瘤起源于神经嵴和胸腺上皮细胞，复合性（混合性）胸腺瘤－神经内分泌肿瘤的存在及多发性内分泌肿瘤Ⅰ型（MEN-Ⅰ）患者伴发胸腺瘤或神经内分泌肿瘤的现象支持后一种假设。

3.淋巴瘤　胸腺是T细胞和自然杀伤（NK）细胞发育的最早场所。正常胸腺中也发现了树突状细胞前体、成熟的树突状细胞和少量B细胞。有充分证据表明，在胸腺造血肿瘤中T淋巴母细胞性淋巴瘤起源于淋巴祖细胞，而纵隔大B细胞淋巴瘤可能来源于胸腺B细胞。另外，一些组织细胞和粒细胞肿瘤是畸胎瘤的衍化。而胸腺MALT、NK细胞和霍奇金淋巴瘤的来源尚不清楚。

4.其他肿瘤　许多间叶性肿瘤的来源亦不明确。

（二）胸腺肿瘤的病因学

胸腺肿瘤的病因不清。一些流行病学资料显示，MEN-Ⅰ患者中发现了胸腺瘤和神经内分泌肿瘤。EBV感染可能在少数胸腺癌及某些霍奇金淋巴瘤、罕见的非霍奇金淋巴瘤和NK细胞淋巴瘤发病中发挥一定作用。

（三）有用的形态学术语

1.包膜完整　胸腺瘤被不同厚度的纤维膜完全包绕，包膜没有肿瘤浸润。浸润包膜但没有突破包膜的胸腺瘤仍属于这一范畴。

2.微小浸润　胸腺瘤有包膜，肿瘤浸润局部包膜伴有纵隔脂肪侵犯。必须是完全包膜侵犯才属于微小浸润。微小浸润胸腺瘤通常只在显微镜下才能发现，外科医师在手术时很难判断胸腺瘤包膜是否完整。

3.广泛浸润　胸腺瘤通过直接浸润扩散到邻近组织，如心包、大血管或肺。这种类型的胸腺瘤常常在手术时已出现浸润，难以完整切除。

4.种植　在胸膜和心包表面，胸腺瘤种植小结与主瘤分开，结节较小、多发；镜下改变通常与原发瘤相似，但也有例外。

5.淋巴结转移　包括一个或多个淋巴结转移

的胸腺瘤，在解剖学上与主瘤分开，不包括肿瘤
直接累及淋巴结的情况。胸腺瘤转移最常见于纵
隔和锁骨上淋巴结。淋巴结转移即使在病史较长
的病例中也较罕见，但可以是胸腺瘤唯一的首发
临床表现。

6. 远处转移　胸腺瘤远处转移最常见于肺、
肝和骨骼系统，不包括淋巴结转移和局部邻近器
官的浸润。

（四）分期

目前，胸腺瘤根据 Masaoka-Koga 分类系统进
行分期。国际肺癌研究学会（IASLC）和国际胸腺
肿瘤合作研究组织（ITMIG）近期修订了这一分期
系统（表 29-2-2，表 29-2-3）。

表 29-2-2　恶性胸腺上皮性肿瘤 TNM 分期

T：原发肿瘤	
Tx	原发肿瘤不能评估
T0	无原发肿瘤
T1	肿瘤完全包膜包裹
T2	肿瘤侵犯包膜周围结缔组织
T3	肿瘤侵犯邻近结构，如心包、纵隔胸膜、胸壁、大血管和肺
T4	肿瘤伴胸膜或心包播散
N：区域淋巴结	
Nx	区域淋巴结不能评估
N0	无区域淋巴结转移
N1	转移至前纵隔淋巴结
N2	转移至除前纵隔淋巴结外的其他淋巴结
N3	转移至斜角肌和（或）锁骨上淋巴结
M：远处转移	
M0	无远处转移
M1	远处转移

分期分组			
Ⅰ期	T1	N0	M0
Ⅱ期	T2	N0	M0
Ⅲ期	T1	N1	M0
	T2	N1	M0
	T3	N0, N1	M0
Ⅳ期	T4	任何 N	M0
	任何 T	N2, N3	M0
	任何 T	任何 N	M1

表 29-2-3　胸腺生殖细胞肿瘤 TNM 分期

T：原发肿瘤	
Tx	原发肿瘤无法评估
T0	无原发肿瘤证据
T1	肿瘤局限于原发器官（胸腺和纵隔脂肪）
T1a	肿瘤 ≤ 5cm
T1b	肿瘤 > 5cm
T2	肿瘤浸润相邻器官或伴恶性积液
T2a	肿瘤 ≤ 5cm
T2b	肿瘤 > 5cm
T3	肿瘤侵犯周围结构，如心包、纵隔胸膜、胸壁、大血管和肺
T4	肿瘤伴胸膜或心包播散
N：区域淋巴结	
Nx	区域淋巴结无法评估
N0	无区域淋巴结转移
N1	区域淋巴结转移
N2	转移至除前纵隔淋巴结外的其他淋巴结
N3	转移至斜角肌和（或）锁骨上淋巴结
M：远处转移	
M0	无远处转移
M1	远处转移

分期分组	
Ⅰ期	局部区域肿瘤，非转移性，完全切除
Ⅱ期	局部区域肿瘤，非转移性，大体完整切除，但显微镜下有肿瘤残留
Ⅲ期	局部区域肿瘤，区域淋巴结阴性或阳性，无远处转移；仅活检或手术切除后大体有肿瘤残留
Ⅳ期	肿瘤伴远处转移

二、胸　腺　瘤

（一）A 型胸腺瘤（包括不典型亚型）

A 型胸腺瘤又称梭形细胞胸腺瘤，是由良性
梭形细胞 / 卵圆形肿瘤细胞构成的上皮性肿瘤，伴
少量或不伴不成熟淋巴细胞。A 型胸腺瘤相对少见，
占胸腺瘤 11.5%。

【临床特征】17% A 型胸腺瘤患者伴重症肌
无力，可有与肿块相关的症状，或为影像学检查

偶然发现。影像上，A 型胸腺瘤多为边界光滑的肿物，发现时一般比其他类型胸腺上皮肿瘤小。在 FDG PET/CT 上，显示低 FDG 摄取，仅比背景肝脏稍高。

【部位】A 型胸腺瘤发生于前纵隔，易位者少见。

【大体】A 型胸腺瘤一般界清或有包膜。肿瘤切面均质，淡棕色至白色，呈模糊分叶状。部分肿瘤可有局灶囊性变。肿瘤平均大小为 5.9～7.4cm。

【细胞学】细胞学诊断 A 型胸腺瘤具有一定的敏感度和特异度。肿瘤涂片可仅含上皮细胞，因此需与其他梭形细胞病变相鉴别，如类癌、低级别肉瘤、间皮瘤和淋巴瘤里的间质细胞等。

【组织病理学】肿瘤细胞被纤维包膜完全或不完全围绕，呈模糊分叶状，可见厚的纤维条带。肿瘤可伴微囊性改变，在被膜下区域更显著。其他特征性的生长方式包括菊形团（伴或不伴中央腔）、腺样或肾小球样结构、囊内 Masson 血管瘤样乳头状突起、脑膜瘤样漩涡结构、编织状生长、席纹状生长等。同一肿瘤可有多种结构。血管外皮瘤样血管结构最常见。与其他几种胸腺瘤亚型相比，血管周间隙不常见。无胸腺小体。

A 型胸腺瘤有 2 个典型的特征：①有大量良性梭形和卵圆形上皮细胞（少数多角形）；②肿瘤内有极少量或无不成熟 TdT 阳性 T 细胞。肿瘤内无或仅很少不成熟淋巴细胞（可数）（图 29-2-1，彩图 29-2-1）。核分裂少见，核分裂数＜ 4 个 /2mm²。

图 29-2-1　A 型胸腺瘤
肿瘤细胞呈梭形（HE）

不成熟 T 细胞需要免疫组化染色确定,如 TdT 染色。肿瘤细胞伴任何富含淋巴细胞的区域（TdT 阳性 T 细胞不可数，或＞ 10% 肿瘤区域有中等量 TdT 阳性 T 细胞浸润）应归入 AB 型胸腺瘤。5%～ 10%A 型胸腺瘤有局灶微结节型胸腺瘤伴淋巴样间质，而有 30% 的微结节性胸腺瘤伴淋巴样间质。出现类似 B1 型胸腺瘤和 B2 型胸腺瘤的区域，而其他部分类似 A 型胸腺瘤，应诊断为 AB 型胸腺瘤。A 型胸腺瘤极少合并胸腺癌。

不典型 A 型胸腺瘤亚型：少数 A 型胸腺瘤可显示一定程度的不典型性（如富于细胞、核分裂增加、局灶坏死等），但是意义尚不明确。

有一种以上组织学类型的肿瘤的诊断：胸腺瘤具有不同组织学亚型的现象非常常见，目前不推荐使用"混合性胸腺瘤"。诊断应该列出所有组织学类型，包括主要成分，以及＞ 10% 的次要成分。但 AB 型胸腺瘤是一个独立的实体，不适用于这一方法，用其诊断 A 型胸腺瘤伴混合性 B1 型、B2 型或 B3 型成分是不正确的。此外，对于具有胸腺癌成分的异质性胸腺肿瘤，无论胸腺癌成分的大小及百分比，都应诊断为胸腺癌（注明比例和组织学类型），并注明伴随的胸腺瘤成分及其大小。

【免疫组化】多数胸腺上皮性肿瘤诊断不需要免疫组化。但对于不典型的胸腺上皮性肿瘤需要鉴别诊断，此时免疫组化可有帮助，如鉴别 A 型胸腺瘤与其他梭形细胞肿瘤、B1 型胸腺瘤与淋巴母细胞淋巴瘤。此外，一些胸腺上皮性肿瘤的诊断需要参考淋巴细胞的数量，如不成熟 TdT 阳性 T 细胞所占的比例，仅 HE 染色很难与成熟的 TdT 阴性 T 细胞鉴别。A 型胸腺瘤肿瘤细胞 AE1 识别的酸性角蛋白和 P63 强阳性，AE3 定义的碱性角蛋白阴性，其他分子量角蛋白呈不同程度阳性，但 CK20 阴性。一般来说，角蛋白在囊性和腺样结构表达更强。EMA 表达程度不同，但仅局灶表达。肿瘤还表达胸腺上皮细胞标记 PAX8、FOXN1 和 CD205，而 CD5 和 CD117 阴性。肿瘤上皮细胞异位性表达 CD20（图 29-2-2，彩图 29-2-2），但染色呈局灶性，活检可能阴性。少数病例可见单个 Desmin 阳性的髓系细胞。根据定义，TdT 阳性不成熟 T 细胞应完全缺失或仅占 CD3 阳性 T 细胞的少数。CD20 阳性 B 细胞常缺失。

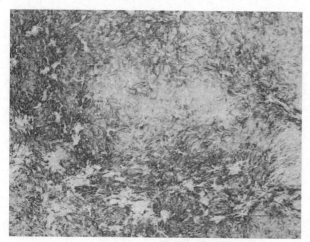

图 29-2-2　A 型胸腺瘤
免疫组化显示部分瘤细胞 CD20 阳性

【鉴别诊断】A 型胸腺瘤根据形态学和 TdT 阳性 T 细胞数量可与 AB 型胸腺瘤相鉴别。此外，还需与梭形细胞亚型的 B3 胸腺瘤或梭形细胞胸腺癌相鉴别。当没有 CD20 表达时，与梭形细胞亚型 B3 型胸腺瘤的鉴别有时很困难，鉴别主要根据组织学特点，如 B3 型胸腺瘤可见显著的血管周间隙，或 A 型胸腺瘤局灶出现腺体、菊形团或细胞周血管结构。表达 CD117、CD5，有助于胸腺癌的诊断。

【遗传学改变】A 型胸腺瘤很少有遗传学改变，仅有个案报道。罕见病例有 t（15，22）（p11；q11）或 6 号染色体部分短臂缺失。稳定的杂合性缺失仅见于 6q25.2—25.3，在 A 型、AB 型和 B3 型胸腺瘤及胸腺鳞癌常见。近来发现，肿瘤抑制基因 *FOXC1* 是这种常见缺失区域的靶点。与 B3 型胸腺瘤和胸腺鳞癌不同，A 型胸腺瘤无 *APC*、*RB1* 或 *TP53* 基因点突变，或 3p14.2 和 8p11.21 区域的改变，也无 *EGFR* 和 *KIT* 突变。近来，A 型和 AB 型胸腺瘤发现有重复出现的 GTF2I 转录因子基因的重复性无义突变（分别见于 82% 和 75% 病例），但在 B1 型、B2 型和 B3 型胸腺瘤（21% ～ 32%）和胸腺癌（8%）少见。

【预后和预测因素】A 型胸腺瘤总的 5 年和 10 年生存率可高达 100%。根据 ITMIG 资料，R0 切除的 A 型胸腺瘤 5 年和 10 年的生存率分别为 90% 和 80%。如果肿瘤手术完整切除，则复发风险低，但是偶尔有局部复发和远处转移的报道。根据 ITMIG 的资料，R0 切除后 5 年和 10 年的复发率分别约为 5% 和 9%。伴重症肌无力患者预后

较好或对预后无影响。

（二）AB 型胸腺瘤

AB 型胸腺瘤是由缺乏淋巴细胞的梭形细胞（A 型）成分和富含淋巴细胞的（B 型）成分构成的胸腺上皮性肿瘤，伴大量不成熟 T 细胞，两种成分的比例可有很大变异性。

【临床特征】18%AB 型胸腺瘤与重症肌无力相关。患者还可表现为肿物相关的症状或无症状。AB 型胸腺瘤的影像特点与 A 型和 B1 型胸腺瘤有很大重叠。多数 AB 型胸腺瘤为 I 期（67%）；其次为 Ⅱ 期（26%），Ⅲ 期占 6%，Ⅳ 期少见。高分期与不典型组织学特征相关。

【部位】AB 型胸腺瘤发生于前纵隔；异位者少见。

【大体】肿瘤常有包膜。切面可见多发的大小不等的棕色结节，有白色的纤维条带分割。肿瘤平均大小为 7.3 ～ 7.9cm。

【组织病理学】AB 型胸腺瘤常界清，呈分叶状。由缺乏淋巴细胞的 A 型成分和富含淋巴细胞的 B 型成分以不同程度混合而成（图 29-2-3，彩图 29-2-3）。这两种成分可相互独立，也可以混合生长。B 型成分可见明显的不成熟 TdT 阳性 T 细胞浸润，常密集性聚集（T 细胞不可数）。当此特征出现时（无论大小）即使其他特征符合 A 型胸腺瘤，也应诊断为 AB 型。有时，不成熟 T 细胞散在分布，但在＞ 10% 的肿瘤区域有中等量

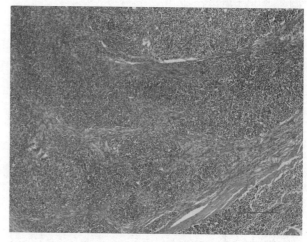

图 29-2-3　AB 型胸腺瘤
肿瘤由缺乏淋巴细胞的 A 型成分和富含淋巴细胞的 B 型成分以不同比例混合而成（HE）

浸润的 TdT 阳性淋巴细胞（难以计数），则可与 A 型胸腺瘤相鉴别。AB 型胸腺瘤与其他胸腺瘤鉴别的 3 个显著特征：①以混合性梭形细胞为主、淋巴细胞缺乏的成分和富含淋巴细胞的成分；②温和的梭形、卵圆形和局灶多角形胸腺上皮细胞；③局灶或弥漫大量的不成熟 T 细胞。AB 型胸腺瘤可有伴淋巴细胞性间质的微结节型胸腺瘤区域。

【免疫组化】 角蛋白表达形式和 P63 表达与 A 型胸腺瘤基本相似，但 B 型样区域上皮细胞常表达 CK14，CD20 阳性的上皮性肿瘤细胞可见于 A 型和 B 型样区域，相关的淋巴细胞为 CD3 阳性 T 细胞，主要为不成熟 T 细胞（TdT 阳性）。常缺乏 CD20 阳性 B 细胞和 Desmin 阳性髓系细胞。成纤维细胞样梭形细胞区域 Vim 和 EMA 强阳性，并可伴角蛋白弱阳性。上皮细胞无 CD5 表达。Ki-67 增殖指数在肿瘤性上皮通常较低。AB 型胸腺瘤有上皮细胞伴皮质和髓质分化（表达）的复合体〔表达 CD40、Claudin4、自身免疫调节因子（AIRE）、HLA-Ⅱ和胸腺蛋白酶体（thymoproteasome）〕，可为单个细胞水平。上皮细胞常缺乏终末分化标记，如内披蛋白（involucrin）和 CK10。

【鉴别诊断】 AB 型胸腺瘤需与 A 型胸腺瘤和伴淋巴样间质的微结节型胸腺瘤相鉴别。AB 型胸腺瘤和淋巴样间质的微结节型胸腺瘤可出现于同一肿瘤。其区别包括 AB 型胸腺瘤不伴有大量 CD20 阳性 B 细胞，并且淋巴细胞常与角蛋白阳性的肿瘤上皮细胞关系密切、混合存在，而伴淋巴样间质的微结节型胸腺瘤中的上皮细胞排列呈结节状，多数淋巴细胞见于结节外的间质中。与 AB 型胸腺瘤不同，B1 型胸腺瘤与正常胸腺类似，有排列规则、TdT 阳性的皮质区域和髓质结构，常含有胸腺小体。典型的 AB 型胸腺瘤显示密集的、常为 CD20 阳性的上皮细胞网，而在 B1 型胸腺瘤中的上皮细胞网常纤细，且为 CD20 阴性。

【遗传学改变】 AB 型胸腺瘤的遗传学改变比 A 型胸腺瘤常见且复杂，可检测到在 B 型胸腺瘤中常发现的 5q2122（APC）杂合性缺失。AB 型胸腺瘤 A 型区域遗传学上与 A 型胸腺瘤不同。但另一方面，与 B 型胸腺瘤相比，GTF2I 无义突变在 A 型和 AB 型胸腺瘤均常见，提示后两者有密切的关系。许多遗传学改变在其他胸腺瘤亚型也可见到，如染色体 2、4、5、6q23—25，7p15.3，8p，13q14.3（RB），16q 和 18 遗传物质的丢失。*KIT* 或 *EGFR* 突变未见报道。

【预后和预测因素】 总的 5 年和 10 年生存率为 80% ～ 100%。根据 ITMIG 的资料，AB 型胸腺瘤 R0 切除后总的 10 年生存率为 87%。尽管 AB 型胸腺瘤可为Ⅱ期或Ⅲ期肿瘤，但根治性手术常可治愈。复发和转移少见，但可发生，需长期临床检测。根据 ITMIG 数据，R0 切除后 5 年和 10 年的复发率约为 3%。重症肌无力是否对预后有影响尚存争议。

（三）B1 型胸腺瘤

B1 型胸腺瘤，又称富于淋巴细胞性胸腺瘤或皮质优势型、器官样胸腺瘤，是一种在结构和细胞学上都与正常胸腺非常相似的胸腺上皮细胞肿瘤。肿瘤由散在上皮细胞组成，不聚集成簇，背景为密集的不成熟 T 细胞，类似于胸腺内皮质。可见不同程度的髓质分化区域。

【临床特征】 B1 型胸腺瘤占胸腺瘤 17.5%（5.9% ～ 52.8%）。女性略多见，最常发生于 50 ～ 60 岁人群，发病年龄范围广（6 ～ 83 岁），平均 57 岁。1/3 的患者无症状，其他症状包括自身免疫性疾病和局部症状，如胸痛、咳嗽、呼吸困难。重症肌无力发生于 44%（范围 7% ～ 70%）的患者。ITMIG 数据显示，33% 患者伴有重症肌无力。纯红细胞再生障碍和低丙种球蛋白血症（Good 综合征）各占 5%，其他自身免疫性疾病可单独或与重症肌无力同时发生。

【部位】 B1 型胸腺瘤发生于前纵隔，异位者罕见。

【大体】 B1 型胸腺瘤常为结节状肿瘤，界清，有包膜。平均直径 5.1 ～ 7.5cm。肿物切面软、光滑，为棕粉色，呈模糊结节状。可见坏死或囊性变。

【细胞学】 涂片富含淋巴细胞，可被误诊为淋巴结反应性增生、胸腺增生或 T 淋巴母细胞性淋巴瘤（T-LBL）。所见上皮细胞可提示诊断。

【组织病理学】 B1 型胸腺瘤具有胸腺样结构，以皮质区域为主。部分肿瘤缺乏分叶结构。对于呈分叶状的肿瘤，小叶常比正常胸腺大，由缺乏细胞的胶原性条带分隔。肿瘤性上皮细胞散在于密集的非肿瘤性淋巴细胞中（图 29-2-4，彩图 29-2-4），低倍镜下可能难以查见。若上皮细胞与正常胸腺皮质相比显著增多，或出现上皮细胞的聚集（如3个或更多连续的上皮细胞），提示B2型胸腺瘤的可能。上皮细胞界线不明显，胞质弱嗜酸性，核为卵圆形至不规则圆形，大小稍不一致。细胞核染色质淡染，核膜明显，可见小的明显的中位核仁。出现任何梭形上皮细胞区域提示AB型胸腺瘤。B1型胸腺瘤总能见到由局灶髓质分化的淡染区域（所谓"髓质岛"）。髓质岛细胞少，无或伴少量不成熟T细胞，但B细胞和成熟T细胞数量增多，可有胸腺小体和肌样细胞。血管周间隙常见，但不是诊断所必需。B1型胸腺瘤可与B2型或B3型胸腺瘤区域混合存在。

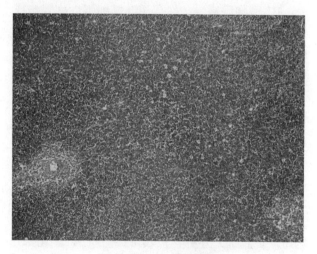

图 29-2-4　B1 型胸腺瘤
肿瘤性上皮细胞散在于密集的非肿瘤性淋巴细胞中（HE）

【免疫组化】上皮细胞 CK19（和 AE1/AE3）弥漫阳性；CK7、CK8、CK14 和 CK18 局灶阳性；CK20 阴性，几乎所有病例均表达 P63 和 PAX8。淋巴细胞主要为不成熟 T 细胞，表达正常皮质标记：TdT 阳性，CD1a 阳性，CD3 阳性，CD4 阳性，CD8 阳性和 CD34 阴性。髓质岛具有特征性：①主要为成熟的 T 细胞，CD3 阳性，TdT 阴性，CD1a 阴性，CD4 或 CD8 阳性；②大量 B 细胞表达 CD20 和 CD79a；③上皮细胞弥漫表达 CK19，可能局灶表达与胸腺小体相关的 CK10 和 involucrin、髓质标记 AIRE（约 50%）。

【鉴别诊断】B1 型胸腺瘤与增生的胸腺区别在于前者小叶更大，纤维包膜更厚，有纤维分隔，与髓质岛相比皮质区域占优势，且常位于纤维分隔，很少或无胸腺小体，有 AIRE 阳性的上皮细胞。与 B1 型胸腺瘤相比，B2 型胸腺瘤上皮细胞成分

更多和（或）肿瘤细胞聚集，角蛋白免疫组化可证实。髓质岛伴或不伴胸腺小体是诊断 B1 型胸腺瘤所必需，在 B2 型胸腺瘤少见。少见的 AB 型腺瘤显示不成熟淋巴细胞（TdT 阳性）区域内的髓质岛，但与 B1 型胸腺瘤相比，前者至少有局灶的梭形肿瘤细胞及比正常胸腺高的角蛋白阳性肿瘤细胞含量，并且上皮细胞表达 CD20（50% 病例）。对于 T-LBL，皮髓质结构不清。母细胞浸润超出胸腺上皮细胞网的范围至纤维分隔和纵隔脂肪。T 细胞受体基因重排常呈单克隆性，而母细胞异常的免疫组化表型相对少见。少数情况，B1 型胸腺瘤可有一个或几个常表达的角蛋白标记表达缺失。为了避免误诊为 T-LBL，建议同时使用多个上皮细胞标记包括角蛋白和 P63 等识别存在的上皮细胞网。此外，B1 型胸腺瘤中，T 细胞缺乏不典型性及多形性，而 T-LBL 中的肿瘤细胞呈一致的不典型性，坏死常见。

【遗传学改变】与其他 B 型胸腺瘤相比，重复出现的基因拷贝数改变少见。互补 DNA 微阵列发现染色体 1p、2q、3q、4、5、6q、8、13 和 18 的缺失。近来，在 32% 的 B1 型胸腺瘤中发现 GTF2I 基因错义突变。

【预后和预测因素】报道的 10 年和 20 年总生存率为 85%～100%。90% 的 B1 型胸腺瘤可完整切除，复发率很低（0～8%），尤其 R0 切除后。根据 ITMIG 数据，R0 切除的 B1 型胸腺瘤 5 年和 10 年总生存率分别为 96% 和 91%。R0 切除后 5 年和 10 年总复发率分别为 11% 和 14%（10 年复发率：Ⅰ～Ⅱ期 8%，Ⅲ期 22%）。手术切除状态、分期和肿瘤复发是否为 B1 型胸腺瘤的显著预后指标尚无定论。

（四）B2 型胸腺瘤

B2 型胸腺瘤富含淋巴细胞，由多角形肿瘤上皮细胞和不成熟 T 细胞的背景组成。上皮细胞常呈小灶聚集，细胞密度高于 B1 型胸腺瘤和正常胸腺，可有或无髓质分化。

【临床特征】B2 型胸腺瘤占所有胸腺瘤的 8.0%～41.4%（平均 26%）。好发于 50～60 岁人群，平均 49 岁，年龄范围为 4～83 岁。无性别差异。

临床上，部分患者无症状，也可有局部症状（如胸痛、咳嗽、呼吸困难和上腔静脉综合征）

和(或)不同的自身免疫性疾病。54%(24%～71%)的患者可见重症肌无力。5%的病例中可见纯红细胞再生障碍、低丙种球蛋白血症和（或）其他自身免疫性疾病。

【部位】B2型胸腺瘤发生于前纵隔，异位者罕见。

【大体】肿瘤有包膜，可浸润纵隔脂肪或周围器官。肿物平均直径4～6.2cm，切面灰白，质软、韧，由白色纤维条带分隔成小叶状。可见坏死、囊性变和（或）出血。

【细胞学】尽管尚无可靠的细胞学分类，但细胞学诊断具有可行性。典型者涂片可见单个和（或）成簇的上皮细胞，混有大量淋巴细胞。若由于取材所致B2型胸腺瘤上皮细胞含量少，需与淋巴结反应性增生、胸腺增生或T淋巴母细胞淋巴瘤等相鉴别。

【组织病理学】低倍镜见B2型胸腺瘤由于具有大量淋巴细胞而呈蓝色。B2型胸腺瘤与淋巴瘤的区别在于前者具有纤维性的肿瘤包膜和小叶结构。肿瘤小叶大小和形状不规则，被纤细的纤维分隔围绕。淋巴样细胞中可见明显的散在或界线不清的上皮细胞簇（≥3个细胞）。上皮细胞核呈圆形或略椭圆，有空泡状染色质，核仁小但明显（图29-2-5，彩图29-2-5）。少数病例呈间变性（常局灶）。其他特征包括可见血管周间隙；少数病例可见胸腺小体；髓质岛不常见，且不明显。伴重症肌无力的患者，肿瘤纤维分隔内和（或）血管周空隙可见淋巴滤泡。激素治疗可导致显著

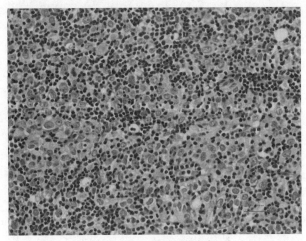

图29-2-5　B2型胸腺瘤

淋巴样细胞背景中可见明显的散在或界限不清的≥3个细胞上皮细胞簇

的组织细胞浸润、淋巴细胞减少和坏死。B2型胸腺瘤有别于其他类型胸腺瘤的特征：①多角形（非梭形）肿瘤性胸腺上皮细胞常成簇出现，并且比正常胸腺皮质和B1型胸腺瘤多；②混有较多不成熟T细胞。B2型胸腺瘤可有异质性区域，42%混有B3型胸腺瘤区域，4%混有B1型胸腺瘤区域。相关性胸腺癌罕见。

【免疫组化】与B1型胸腺瘤相比，角蛋白阳性的上皮细胞网更密集，偶尔角蛋白表达可缺失。上皮细胞混有高增殖指数的不成熟T细胞（TdT阳性，Ki-67指数约为90%）。B2型胸腺瘤皮质分化标记高表达，髓质分化标记呈不同程度表达。

【鉴别诊断】与B2型胸腺瘤相比，B1型胸腺瘤更类似于正常胸腺，上皮细胞比B2型胸腺瘤少。B1型胸腺瘤缺乏上皮细胞簇，总可见到髓质岛，伴或不伴胸腺小体。典型的血管周间隙在B2型胸腺瘤比B1型更多见。B3型胸腺瘤淋巴细胞少，有成片的肿瘤细胞，散在不成熟T细胞。与富于淋巴细胞的B2型胸腺瘤HE染色呈蓝色不同，B3型胸腺瘤上皮细胞呈实性生长，HE染色呈粉色。T淋巴母细胞淋巴瘤可类似于富于淋巴细胞的胸腺瘤。罕见情况下，T淋巴母细胞淋巴瘤可起源于B2胸腺瘤。罕见的伴间变的B2型胸腺瘤与胸腺癌的区别在于保留了典型的胸腺瘤的特点（TdT阳性的T细胞、血管周间隙、分叶状生长和缺乏CD5/CD117表达）。

【遗传学改变】B2型胸腺瘤比A型胸腺瘤的遗传学改变更多，但比B3型少。B2型胸腺瘤可见染色体6q25.2—25.3和3p重复性丢失，1q获得在B2型胸腺瘤和B3型胸腺瘤均可见。无BCL2获得、CDKN2A/B丢失，或KIT或EGFR突变。近来，GTF2I基因的错义突变报道见于22%B2型胸腺瘤。

【预后和预测因素】报道的10年和20年总生存率分别为70%～90%和59%～78%。70%～90%的病例可达到完整切除。根据ITMIG数据，R0切除后5年和10年总复发率分别为14%和32%（Masaoka-Koga分期Ⅰ～Ⅱ期10年生存率13%；Ⅲ期10年生存率41%）。高级别分期（Ⅲ期或Ⅳ期）是导致肿瘤相关死亡的预后危险因素。

（五）B3型胸腺瘤

B3型胸腺瘤，又称不典型胸腺瘤、上皮性胸腺瘤，是以上皮为主的胸腺上皮性肿瘤，由轻中

度不典型的多角形肿瘤细胞组成，呈片状和实性生长，几乎所有病例均混有非肿瘤性不成熟 T 细胞。

【临床特点】B3 型胸腺瘤占胸腺瘤约 16%。诊断时平均年龄 55 岁（8～87 岁）。男性略多见。多数患者有局部症状，如胸痛或上腔静脉综合征，重症肌无力见于 50% 病例。根据 ITMIG 数据，40% 患者有重症肌无力。其他自身免疫性疾病不常见。

【部位】B3 型胸腺瘤发生于前纵隔。异位者罕见。

【大体】B3 型胸腺瘤界限不清，可膨胀性浸润纵隔脂肪或周围器官。平均直径 5.1～6.8cm。切面质韧，呈灰白色或灰黄色，纤维条带将肿瘤分隔成结节状。可见坏死和出血。

【细胞学】涂片见成片的肿瘤细胞（图 29-2-6，彩图 29-2-6），细胞大小不一，核圆，核仁不明显，罕见混合淋巴细胞。

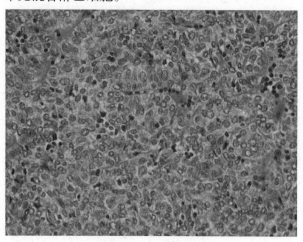

图 29-2-6　B3 型胸腺瘤
肿瘤以上皮细胞为主，排成片状

【组织病理学】典型特征包括肿瘤被纤维分隔成小叶状，前缘呈膨胀性浸润，有显著的血管周围间隙伴上皮栅栏状排列，除罕见的胸腺小体或所谓的鳞状漩涡外，肿瘤细胞缺乏细胞间桥。肿瘤细胞呈多角形，伴嗜酸性或透明胞质，呈轻中度不典型性，核圆形或伸长，有时可有核沟或核膜皱缩。核仁可以明显或不明显。在重症肌无力相关性肿瘤中可见淋巴滤泡。

与其他胸腺瘤相比 B3 型胸腺瘤的特征性改变：①主要由多角形细胞组成，呈实性片状，低倍镜下 HE 染色呈粉色；②缺乏非肿瘤性不成熟 T 细胞。

同时具有 B3 型和 B2 型成分的胸腺瘤最常见（占所有胸腺瘤的 2%～16%），比单纯性 B3 型胸腺瘤常见。混合性胸腺癌和 B3 型胸腺瘤罕见（占胸腺上皮性肿瘤的 0.2%～1%）。

【免疫组化】肿瘤细胞常表达广谱 CK 抗体，并表达 CK19、CK5/6、CK7、CK8 和 CK10，但不表达 CK20。其他常见的阳性标记包括 CD57、P63、PAX8 和 EMA（局灶）。TTF-1、CD20 和胸腺癌标记几乎总是阴性（CD5 和 CD117），或少数病例局灶表达（GLUT1 和 MUC1）。TdT 阳性不成熟 T 细胞见于 > 95% 的病例。B3 型胸腺瘤仅偶尔表达皮质分化标记，常不表达髓质分化标记。

B3 型胸腺瘤变异型：典型的 B3 型胸腺瘤可有局灶梭形细胞特征。单纯性 B3 型胸腺瘤梭形细胞变异型是否存在现在尚不清楚，并且与不典型 A 型胸腺瘤的鉴别困难。罕见的伴间变的 B3 型胸腺瘤由于具有典型的胸腺瘤特点（如 TdT 阳性 T 细胞、血管周间隙、分叶状生长和缺乏 CD5/CD117 表达，常缺乏纤维间质反应），可与胸腺癌相鉴别。

少数具有 B3 型胸腺瘤形态学特征，同时有局灶 CD5 与 CD117 表达和（或）缺乏 TdT 阳性 T 细胞的肿瘤应被归入 B3 型胸腺瘤，而非胸腺癌。

【鉴别诊断】与 B3 型胸腺瘤不同，B2 型胸腺瘤富于淋巴细胞。HE 染色切片在低倍镜下观察，B2 型胸腺瘤呈蓝色，B3 型呈粉色。但是由于 B2 型和 B3 型胸腺瘤形态学是一个连续的谱系，区分 B2 型和 B3 型胸腺瘤有时可能会比较武断。之前描述的鉴别标准（如血管周间隙和核大小）帮助不大。比较富于上皮细胞的 B2 型胸腺瘤和富于淋巴细胞的 B3 型胸腺瘤的诊断性区域图像可有助于诊断。胸腺鳞状细胞癌（TSQCC）与 B3 型胸腺瘤的区别在于缺乏小叶状生长、破坏性而非膨胀性浸润、显著的纤维间质反应、缺乏血管周围间隙、更显著的核异型和具有细胞间桥。TSQCC 常表达 CD5 和 CD117（约 80% 病例），而 B3 型胸腺瘤中呈阴性。皮质上皮细胞标记 β5t 在 B3 型胸腺瘤中阳性，但在 TSQCC 中阴性。与 CD5 和 CD117 相似，GLUT1 和 MUC1 阳性在 TSQCC 中比 B3 型胸腺瘤中更常见。但 GLUT1 和 MUC1 相关的研究有限，其诊断价值还需进一步研究。除个别病例外，TSQCC 缺乏 TdT 阳性不成熟 T 细胞。

【遗传学改变】B3 型胸腺瘤比其他类型胸腺

瘤更常见重复出现的基因拷贝数改变。重复出现的染色体 6q25.2—25.3 和 3p 的丢失，以及 1q 的获得在 B2 型胸腺瘤和 B3 型胸腺瘤均可见，而 13q、16q 和 17p 的丢失及 4p 和 17q 的获得仅见于 B3 型胸腺瘤。BCL2 拷贝数的增加和 CDKN2A/B 拷贝数的丢失与预后差相关。EGFR/RAS 信号通路或 KIT 基因无基因突变。近来，有报道称 *GTF2I* 基因的错义突变见于 21% 的 B3 型胸腺瘤。

【预后和预测因素】报道的 10 年和 20 年总生存率分别为 50%～70% 和 25%～36%。复发见于高达 44% 病例，并且可见于 20% 完整切除的 III 期患者。根据 ITMIG 数据，R0 切除的 B3 型胸腺瘤 5 年和 10 年总生存率分别为 89% 和 81%，5 年和 10 年总复发率为 23% 和 29%（I～II 期 10 年复发率 11%，III 期 10 年复发率 28%）。进展期（III 期或 IV 期）是导致肿瘤相关死亡的预后危险因素。由于研究未根据组织学亚型分层，因此，对于 B3 型和其他类型胸腺瘤，手术切除状态、肿瘤大小和复发的预后意义尚不明确。年龄和性别对于预后无影响。重症肌无力患者由于肿瘤发现早，预后较好。

（六）伴淋巴样间质的微结节型胸腺瘤

伴淋巴样间质的微结节型胸腺瘤，又称伴淋巴样 B 细胞增生的微结节型胸腺瘤，是一种胸腺上皮性肿瘤，特点包括多发的小肿瘤岛，由温和的梭形或卵圆形细胞构成，围绕以无细胞成分的淋巴样间质，可有淋巴滤泡。

【临床特点】伴淋巴样间质的微结节型胸腺瘤是胸腺瘤的罕见亚型，约占 1%。患者年龄 41～80 岁（平均 64.5 岁）。男性略多于女性，男女比 1.5：1。患者常无症状，影像学检查时偶然发现。极少数有合并重症肌无力的报道。多数病变局限，约 62% 的肿瘤有包膜（I 期），36% 伴微小浸润（II 期）。个别病例示广泛浸润和肺膜多灶种植。根据 ITMIG 数据，96% 病例为 I 期或 II 期。

【部位】发生于前纵隔。异位者十分罕见。

【大体】肿瘤一般界线清楚，有包膜。切面均质，呈淡褐色，有时有大小不一的囊性区域。质软、脆。直径 3～15cm。

【组织病理学】镜下特点包括多个、散在的小的实性细胞巢或肿瘤细胞条索，有大量淋巴样间质分隔，淋巴样间质常包含淋巴滤泡，伴或不伴生发中心和不等量浆细胞。结节由温和的短梭形或卵圆形细胞构成，细胞胞质少，细胞核呈圆或长形且一致，染色质分散，核仁不明显。核分裂少见或无。结节内可见少量散在淋巴细胞。常见微囊和大体可见的囊性变。可见菊形团样结构和腺样结构形成，但无胸腺小体、血管周间隙和分叶结构。A 型胸腺瘤区域可见于 30% 伴淋巴样间质的微结节型胸腺瘤中。合并 AB 型、B2 型胸腺瘤和胸腺癌的情况十分罕见。

【免疫组化】伴淋巴样间质的微结节型胸腺瘤的上皮成分广谱 CK、CK5/6 和 CK19 阳性，但典型者不表达 CD20。淋巴样间质无角蛋白阳性的上皮细胞，包含较成熟的 CD20 阳性 /CD79a 阳性 B 细胞和 CD3 阳性 /TdT 阴性 T 细胞，但典型者在肿瘤结节附近具有 CD3 阳性 /CD1a 阳性 /CD99 阳性 /TdT 阳性的不成熟 T 细胞。而 TdT 阳性细胞很少位于上皮性结节内。反应性滤泡的生发中心显示 CD20 阳性 /CD10 阳性 /BCL2 阴性的 B 细胞和 CD23 阳性的滤泡树突状细胞网。许多 CD1a 阳性 / Langerin 阳性的朗格汉斯细胞在肿瘤结节内弥漫分布，而肌成束蛋白（Fascin）阳性的成熟树突状细胞主要位于间质。浆细胞免疫组化常呈多克隆。但是，单克隆的 B 细胞和（或）浆细胞，甚至不同的低级别所谓的肿瘤内淋巴细胞可见于少数伴淋巴样间质的微结节型胸腺瘤中。

【鉴别诊断】与伴淋巴样间质的微结节型胸腺瘤不同，胸腺滤泡增生与重症肌无力相关，髓质和血管周间隙内可见淋巴滤泡。少数情况下，淋巴滤泡周围的上皮细胞可增生，似淋巴样间质的微结节型胸腺瘤。但是，胸腺滤泡增生的胸腺小叶结构和胸腺小体仍保留。AB 型胸腺瘤由梭形细胞和不同程度的富于淋巴细胞及缺乏淋巴细胞区域构成。与伴淋巴样间质的微结节型胸腺瘤不同，AB 型胸腺瘤富于淋巴细胞的区域总含有大量角蛋白阳性的上皮细胞。伴淋巴组织增生的微结节型胸腺癌具有与伴淋巴样间质的微结节型胸腺瘤相似的生长方式和淋巴样间质。但是，前者肿瘤细胞具有高级别异型性，无不成熟 T 细胞。少数肿瘤呈微结节胸腺瘤样生长方式和间质，但其结节由多角形上皮细胞组成，似 B2 型胸腺瘤的肿瘤细胞。这类肿瘤应归入伴淋巴样间质的微结节型胸腺瘤的不典型亚型，还是 B 型胸腺瘤的微结节亚型，尚无定论。

【预后和预测因素】伴淋巴样间质的微结节型胸腺瘤常诊断为Ⅰ期/Ⅱ期病变。至今无复发、远处转移或肿瘤相关性死亡的报道。

（七）化生性胸腺瘤

化生性胸腺瘤，又称伴假肉瘤样间质的胸腺瘤、低级别化生性癌、双相型胸腺瘤，是一种双向分化的胸腺肿瘤，由上皮细胞的实性区域和形态温和的梭形细胞背景所构成，两种成分之间分界明显或逐渐过渡。

【临床特点】罕见，至今英文文献报道仅 30 例。见于成人，平均 50 岁（28～71 岁），无性别差异。多数患者无症状，为偶然发现的前纵隔肿物，但部分患者可表现为咳嗽、呼吸困难或胸痛。除个别病例外，患者无重症肌无力或其他副肿瘤综合征。

【部位】化生性胸腺瘤发生于前纵隔。

【大体】肿瘤界清或有包膜，但有些病例可见局灶浸润性出芽。肿物切面均质、实性、橡胶样，质韧，为灰白至灰黄色，呈编织状。报道的最大直径为 6～18cm。

【组织病理学】肿瘤呈双相性，实性上皮细胞成分与梭形细胞成分逐渐或突然混合。两种成分所占比例在不同病例或同一病例不同区域不尽相同。化生性胸腺瘤缺乏在其他类型胸腺瘤常见的小叶状生长方式和血管周间隙。上皮细胞形成相互吻合的岛状或宽小梁状，可有鳞状或漩涡状结构。细胞卵圆、多角或胖梭形，核卵圆，可有核沟、颗粒状染色质、小核仁、中等量嗜酸性胞质。一些细胞可有增大的多形性核，伴或不伴假包涵体，但常无核分裂。一些上皮细胞岛常被嗜酸性玻璃样变物质扭曲。在实性上皮细胞岛之间，纤细的成纤维细胞样梭形细胞形成短梭或席纹样结构。梭形细胞形态温和，伸长的细胞核染色质细腻。淋巴细胞一般散在，个别病例可见浆细胞。极个别报道有局灶肿瘤性坏死。它有别于其他胸腺瘤的特点：①具有上皮细胞岛和温和的梭形细胞双相成分；②肿瘤内无或极少淋巴细胞。少数情况下，化生性癌可见肉瘤样癌区域，提示高级别转化。

【免疫组化】上皮细胞岛角蛋白和 P63 阳性，EMA 不同程度阳性，Vim 阴性。成纤维细胞样梭形细胞角蛋白阴性或不同程度阳性，P63 阴性，EMA 和 Actin 局灶阳性，Vim 阳性。成纤维细胞样梭形细胞表达角蛋白和 EMA，尽管局灶阳性，但支持其化生的本质。两种成分 CD5、CD20、CD34 和 CD117 均阴性，Ki-67 指数均低（＜5%）。缺乏不成熟 TdT 阳性的 T 细胞，但在周围残存的胸腺组织可见到。

【鉴别诊断】化生性胸腺瘤常为低级别，而肉瘤样癌是高度侵袭性恶性肿瘤，具有高级别梭形细胞成分，显著的核异型性，核分裂常见，常有显著的凝固性坏死。免疫组化显示 Ki-67 增殖指数常＞10%。孤立性纤维性肿瘤是一个单相型肿瘤，细胞间有胶原，具有特征性免疫组化表达（CD34 阳性，CD99 阳性，BCL2 阳性，STAT6 阳性，角蛋白阴性）。A 型胸腺瘤除梭形细胞外，可有多种组织学形态，包括菊形团，伴或不伴中央腔，腺样或肾小球样结构，囊腔内乳头状突起，或脑膜瘤样漩涡，类似双相型生长方式，并且缺乏不成熟 T 细胞。但是，它本质上是一个单相型肿瘤，缺乏相互融合的实性鳞状上皮岛，并高表达角蛋白和 CD20。

【遗传学改变】比较基因组杂交和微卫星研究显示无或仅少量遗传学改变，提示与 B3 型胸腺癌相比，化生性胸腺瘤与 A 型或 AB 型胸腺瘤关系更密切。肿瘤复发与获得多种遗传学改变相关。EBV 阴性。

【预后和预测因素】在所报道的有随访的病例中，大多数手术切除后 1.5～20 年（平均 10 年）预后良好。

（八）其他罕见胸腺瘤

1. 显微镜下胸腺瘤　常为多灶的胸腺上皮增生，直径＜1mm。

2. 硬化性胸腺瘤　具有传统胸腺瘤的特点，但有大量富于胶原的间质。

3. 脂肪纤维腺瘤　一种良性胸腺肿瘤，类似于乳腺的纤维腺瘤。

三、胸　腺　癌

根据 WHO 定义，胸腺癌是指具有明确细胞异型性，并且具有与其他器官发生的癌相似的、非胸腺特异性的细胞/结构特点的恶性肿瘤，并且缺乏不成熟淋巴细胞。胸腺癌是一组异质性肿瘤。在美国最常见的组织学类型是淋巴上皮瘤样癌（低分化鳞状细胞癌），而在日本，鳞状细胞癌最常见。罕见情况下，胸腺癌可发生于任何组织学亚型的胸腺瘤中。

（一）鳞状细胞癌

胸腺鳞状细胞癌（TSQCC）是一种胸腺恶性肿瘤，形态学特点与其他器官的鳞状细胞癌相同。与胸腺瘤不同，它一般缺乏正常胸腺的细胞和结构，如小叶结构、血管周间隙、混合性不成熟 T 淋巴细胞。

【临床特点】胸腺癌占所有胸腺上皮性肿瘤的 22%，其中 TSQCC 最常见，约占（70%）。TSQCC 发生于不同年龄，但最多见于 60 岁。病因不明，与吸烟或其他环境因素无关。少部分病例可能起源于单房或多房胸腺囊肿。极少数起源于之前的胸腺瘤，依据是存在混合性胸腺上皮性肿瘤同时有鳞癌和经典的（多为 B3 型）胸腺瘤成分。最常见的症状是纵隔压迫引起胸痛、咳嗽和气短。少见症状包括发热、上腔静脉综合征、声嘶和咯血。1/3 患者无症状。胸腺肿瘤为偶然发现，＜5% 患者有重症肌无力。

肿瘤确诊时，＜15% 患者为Ⅰ期/Ⅱ期，30%～50% 为Ⅲ期，15%～30% 为ⅣA 期，30%～50% 为ⅣB 期。

【大体】TSQCC 肿瘤为明确的浸润性肿瘤，缺乏胸腺瘤典型的纤维性包膜或肿瘤内纤维分隔。切面质韧、硬，为灰棕色，常伴局灶坏死和出血。平均最大直径 7.2cm（2～17cm）。

【组织病理学】TSQCC 由浸润性的片状、岛状和条索状的大多角形细胞组成，伴肿瘤性纤维间质反应或硬化性间质、不同程度慢性炎细胞浸润。与非胸腺起源的鳞癌不同，肿瘤岛轮廓光滑，但部分病例中肿瘤可有锯齿状浸润。肿瘤岛内常有通过的纤细血管，当伴有间质水肿或人工收缩裂隙时，可类似于血管周间隙。但是，与胸腺瘤中的血管周间隙不同，TSQCC 在血管和邻近肿瘤细胞之间常无可见的空隙（尽管有纤维性组织），并且无围绕间隙的栅栏状肿瘤细胞。除淋巴细胞

外，常有浆细胞。多角形肿瘤细胞具有大的空泡状或深染的细胞核和显著的核仁。胞质嗜酸性，可见不同程度细胞间桥。部分病例有角化，角化漩涡可类似胸腺小体。核分裂数不等。常见局灶凝固性坏死。TSQCC 可有不同程度分化，根据是否有角化、细胞核多形性的程度和鳞状细胞成熟程度，分为高分化、中分化到低分化。

【免疫组化】TSQCC 角蛋白阳性，多数 P63 阳性（83%），PAX8 阳性（75%）。胸腺癌常表达 CD5、CD117、GLUT1 和 MUC1，但在胸腺瘤不常见，因此具有一定鉴别诊断意义。总体来说，这些标记表达于约 70% 的胸腺瘤、约 80% 的 TSQCC。胸腺癌常局灶表达神经内分泌标记（64% 病例），但胸腺瘤很少见到。与胸腺瘤不同，浸润的淋巴细胞包括成熟的 T 细胞和 B 细胞。TdT 阳性的不成熟 T 细胞缺乏。

【鉴别诊断】由于常具有相同的组织，肺鳞癌侵及或转移至纵隔时与 TSQCC 很难鉴别。此时临床和影像学评估对鉴别很重要。CD5、CD117、FOXN1 和（或）CD205 阳性有一定帮助，因为这些标志物在非胸腺鳞癌很少表达，但 GLUT1 和 MUC1 帮助不大。其与 B3 型胸腺瘤的鉴别很困难。其他类型胸腺癌可有局灶鳞状分化或角化，似鳞癌，如淋巴上皮样癌、基底样癌、NUT 癌和肉瘤样癌。上述诊断基于非鳞状分化区具有相应肿瘤典型特征的区域诊断。非典型类癌或大细胞神经内分泌癌应列入鉴别诊断，因为 TSQCC 常显示神经内分泌肿瘤样血管，以及表达局灶神经内分泌标记。但是真正的神经内分泌肿瘤具有更加明显的纤细血管网且＞50% 肿瘤细胞神经内分泌标记弥漫阳性。

【遗传学改变】16q、6、3p 和 17p 染色体缺失，1q、17q 和 18 染色体获得在 TSQCC 常见。其中 6 号染色体的缺失和 1q 的获得也可见于 B3 型胸腺瘤。TSQCC 染色体的缺失和获得与肺鳞癌的改变不同。11% 胸腺癌有 KIT 突变。TP53 突变见于 20% 病例。

【预后和预测因素】5 年总生存率为 57.6%～65.7%。预后与是否完整切除、肿瘤大小和淋巴结状态显著相关。

（二）其他少见胸腺癌

1.基底样癌 是一种由小至中等大小细胞组成的胸腺癌，低度恶性。肿瘤可能来源于多房性

胸腺囊肿。大体上，肿瘤界清，常有包膜，实性、可伴出血、囊性变，或呈分叶状囊性肿物。镜下，肿瘤细胞由一致的小细胞组成，细胞胞质少，核质比高，排列成实性、小梁状或囊性乳头状细胞巢，周围细胞呈栅栏状排列；核分裂常见。

2. 黏液表皮样癌　是胸腺原发癌的一种罕见形态学亚型，其特征是出现鳞状细胞、黏液产生细胞和中间型细胞。大体上，肿瘤为实性或囊性，切面呈结节状，有颗粒感或黏液样。镜下，与其他器官的黏液表皮样癌相似，不伴重症肌无力。

3. 淋巴上皮瘤样癌　是一种原发性胸腺癌，肿瘤类似鼻咽部伴淋巴浆细胞浸润的未分化癌。肿瘤细胞排列成大的细胞巢或弥漫性生长，细胞大，呈多角样，具有大的空泡核，可见明显的嗜酸性核仁，细胞界线不清，呈合体细胞样生长；肿瘤内有不同程度的淋巴细胞及浆细胞浸润。淋巴上皮瘤样癌是高度恶性肿瘤，患者预后差。

4. 肉瘤样癌　又称梭形细胞癌或化生性癌，是一种部分或全部肿瘤在形态学上类似软组织肉瘤的胸腺癌。

5. 透明细胞癌　是一种主要或完全由胞质透明的细胞组成的胸腺癌。伴有透明细胞特点的胸腺瘤不包括在此类。大体上，肿瘤呈实性。镜下，肿瘤细胞呈分叶状或片状分布，有少量纤维血管间质；肿瘤细胞呈多角形，有丰富的透明胞质。鉴别诊断包括其他器官的转移性透明细胞癌、纵隔精原细胞瘤、大 B 细胞淋巴瘤、甲状旁腺癌和伴有透明细胞成分的 B3 型胸腺瘤。

6. 腺癌　是一组异质性的恶性胸腺上皮性肿瘤，显示腺样分化和（或）黏液产生。包括乳头状腺癌、伴腺样囊性癌特征的胸腺癌、黏液腺癌、腺癌 NOS。

7. NUT 癌　又称伴 t（15；19）易位的癌，是一种分化差的癌，具有 NUT 基因重排。发生于年轻人纵隔和其他中线器官，组织起源不明，具有侵袭性且致死性生物学行为。发现时多为进展期而无法手术切除。大体上，肿瘤常较大，累及肺门结构、沿肺膜或胸壁生长；切面呈鱼肉样，可见明显的地图样坏死。镜下，肿瘤由片状或巢状的小至中等大小的未分化细胞构成，形态单一；典型者可见突然的局灶角化。＞ 50% 的肿瘤细胞 NUT 免疫组化核阳性。鉴别诊断包括鳞癌（尤其

基底样癌）、未分化癌、小细胞癌和腺鳞癌、尤因肉瘤、转移性生殖细胞肿瘤或急性白血病。所有不伴腺样分化的低分化癌患者，尤其是年轻的非吸烟患者，都应做 NUT 免疫组化染色。NUT 癌具有高度侵袭性，中位生存时间为 7 个月。

8. 未分化癌　除上皮分化特征外，无任何形态学或免疫组化分化特点，是一个排除性诊断。患者中位年龄 54 岁（38 ～ 72 岁），无性别差异。肿物呈浸润性生长，常较大（约 10cm）。镜下，大的多角形肿瘤细胞形成浸润性岛状或实性片状，常伴凝固性坏死。典型者具有明显的细胞多形性，常有奇异的瘤巨细胞和不典型核分裂；无鳞状、腺样或肉瘤样特征。未分化癌是一种高级别胸腺癌，预后差。

四、胸腺神经内分泌肿瘤

胸腺的神经内分泌肿瘤少见，仅占胸腺肿瘤的 2% ～ 5%。胸腺神经内分泌肿瘤按肺神经内分泌肿瘤分类，分为低级别典型类癌和中级别不典型类癌，均具有典型的神经内分泌形态学和免疫组化特点；高级别大细胞神经内分泌癌（LCNEC）和小细胞癌，可缺乏神经内分泌特点（表 29-2-4）。与 LCNEC 和肺的小细胞癌不同，胸腺神经内分泌肿瘤的发生与吸烟无明确相关性。多数肿瘤属于中级别不典型类癌。仅典型类癌和不典型类癌与 MEN-Ⅰ相关。25% 胸腺类癌具有 MEN-Ⅰ家族史；8%MEN-Ⅰ患者有胸腺类癌。

胸腺神经内分泌肿瘤需与其他类型胸腺癌鉴别：①其他类型胸腺癌，可能含有散在或成团的神经内分泌细胞；②非上皮性神经性肿瘤，特别是副节瘤。

五、纵隔生殖细胞肿瘤

生殖细胞肿瘤被认为是在原始生殖细胞发育成熟过程中发生的肿瘤。由于生殖细胞在胚胎发育过程中迁移时可能发生异位，因此生殖细胞肿瘤不仅可见于性腺，还可发生于中线的任何部位，如颅内松果体区、前纵隔、腹膜后和骶尾区。由于纵隔位于胸腔中线，因此生殖细胞肿瘤可发生于胸腺内或胸腺附近。事实上，纵隔是仅次于性腺的生殖细胞肿瘤最常受累的部位之一。

表 29-2-4 胸腺神经内分泌肿瘤分类

级别	分类	特点	举例
低级别	典型类癌	无坏死 核分裂数＜ 2 个 / 2mm²（平均 1 个 / 2mm²）	形态学亚型： 　梭形细胞型 　色素沉着型 　伴淀粉样变 　嗜酸细胞型 　黏液型 　血管瘤样型 　上述亚型的混合型
中级别	不典型类癌	有坏死和（或）核分裂数 2～10 个 / 2mm²（平均 6.5 个 / 2mm²）	
高级别	大细胞神经内分泌癌（LCNEC）	细胞学：非小细胞有神经内分泌标记核分裂数＞ 10 个 / 2mm²（平均 45 个 / 2mm²） 常见坏死	混合性 LCNEC（伴腺癌、鳞癌或梭形 / 巨细胞癌）
	小细胞癌	细胞学：小细胞 核分裂数＞ 10 个 / 2mm²（平均 110 个 / 2mm²）	混合性小细胞癌（伴 LCNEC、腺癌、鳞癌或梭形 / 巨细胞癌）

所有生殖细胞肿瘤在纵隔均可发生，包括畸胎瘤（成熟、未成熟和伴有继发的恶性成分）、精原细胞瘤（生殖细胞瘤）、胚胎性癌、卵黄囊瘤（内胚窦瘤）、绒癌和混合性生殖细胞肿瘤。

纵隔生殖细胞肿瘤罕见，约占所有纵隔囊肿和肿瘤的 15%。可发生于所有年龄，但有 2 个发病高峰，即婴儿期和儿童 / 青少年期。在小于 8 岁的婴儿和儿童中，几乎发生的所有纵隔生殖细胞肿瘤均为畸胎瘤和卵黄囊瘤。畸胎瘤无性别差异，但卵黄囊瘤女性多见（男女比 1∶4）。

前纵隔是性腺外生殖细胞肿瘤最常发生的部位。成熟性畸胎瘤占纵隔生殖细胞肿瘤的 70%。可见于任何年龄，但最常见于青少年。成年女性发生的均为成熟性畸胎瘤，多为囊性。完全性不成熟畸胎瘤仅占所有纵隔生殖细胞肿瘤的 1%，混合性占 15%，常见于儿童和青少年。畸胎瘤可继发恶性成分。恶性生殖细胞肿瘤，如精原细胞瘤、胚胎性癌、卵黄囊瘤、绒癌和混合性生殖细胞肿瘤占所有纵隔生殖细胞肿瘤的 30%。上述伴恶性成分者主要见于男性。成熟性畸胎瘤临床上常无症状，为胸部 X 线检查时偶然发现。大的纵隔畸胎瘤可压迫呼吸道或其他结构而导致咳嗽、呼吸困难和胸痛等。多数不成熟畸胎瘤、畸胎瘤伴继发恶性成分或其他恶性生殖细胞肿瘤在诊断时有症状，包括肿瘤迅速增大而导致的压迫症状，以及乏力和体重下降。

六、纵隔淋巴瘤及造血性肿瘤

纵隔淋巴瘤及造血性肿瘤可为原发性或继发性。原发性纵隔淋巴瘤可发生于纵隔淋巴结或胸腺，表现为前纵隔、上纵隔或中纵隔包块。胸腺淋巴瘤在很多方面具有特殊性，因为它反映了胸腺作为 T 细胞产生和分化器官的功能。85% 的前驱 T 淋巴母细胞性淋巴瘤 / 白血病患者表现为纵隔包块，肿瘤细胞的免疫表型可以反映出皮质胸腺细胞分化的阶段。也有罕见的胸腺发生伴未成熟表型的 NK 细胞肿瘤的报道，而胎儿胸腺是 NK 细胞的发育场所之一。胸腺的 B 细胞淋巴瘤相对少见，其中最常见的是纵隔大 B 细胞淋巴瘤，可能起源于髓质血管周间隙特化的胸腺 B 细胞。经典的霍奇金淋巴瘤结节硬化型也可以发生于胸腺，基因型上为 B 细胞起源，但 B 细胞标记物可能缺失。黏膜相关淋巴组织淋巴瘤也可能发生于胸腺及其他黏膜或上皮组织，这反映了胸腺中上皮和淋巴成分紧密的功能性联系。多房性胸腺囊肿是一种功能性相关病变，可见于自身免疫性疾病和人类免疫缺陷病毒（HIV）感染。累及纵隔淋巴结的淋巴瘤在某种程度上反映了系统性结内淋巴瘤的谱系。

T 细胞前体和 NK 细胞淋巴瘤在儿童和青壮年中最为常见，并伴有男女发病比例升高。纵隔大 B 细胞淋巴瘤和结节硬化型霍奇金淋巴瘤共有许多临床特点，包括好发于年轻成年女性，倾向于表现为局部病变。

除了相对罕见的黏膜相关淋巴组织淋巴瘤外，大多数纵隔淋巴瘤和造血系统肿瘤在临床上是侵袭性的，患者的典型表现源于纵隔巨大包块相关的局部症状，或在淋巴母细胞性淋巴瘤中伴有心包和胸膜渗出。其他临床特点随淋巴瘤类型发生变化。

七、纵隔软组织肿瘤

各种间叶性和神经源性肿瘤均可起源于纵隔。对发生于前纵隔的肿瘤来说，很难确定它们是源自胸腺还是其他纵隔成分。一些肉瘤起源于纵隔生殖细胞肿瘤。胸腺和纵隔间叶性及神经性肿瘤都非常罕见，在所有纵隔肿瘤中发生率低于10%。几乎所有纵隔神经性肿瘤都发生于后纵隔。分类沿袭 WHO 软组织和骨肿瘤分类及神经系统肿瘤分类。

胸腺脂肪瘤 又称胸腺脂肪瘤样错构瘤，是一种界线清楚、由成熟脂肪组织组成的肿瘤，内含散在的岛状非肿瘤性胸腺组织。非常罕见，可发生于任何年龄，但常见于年轻成人（10～30岁，平均年龄33岁），无性别差异。均发生于前纵隔，一般无症状，为偶然发现。7%患者伴重症肌无力。

【大体】肿物大小4～30cm。切面呈黄色、质软、界线清楚，可见散在白色条带或局灶性实性区域。

【组织病理学】胸腺脂肪瘤由丰富的成熟脂肪组织构成，并混有包含残存胸腺组织的区域。脂肪细胞未见细胞异型性或核分裂。胸腺组织成分可为萎缩的带状胸腺上皮或大片状包含不明显胸腺实质的区域，后者可见大量钙化的胸腺小体。可出现肌样细胞，胸腺小叶内可见单个淋巴滤泡。

【鉴别诊断】一些肿瘤体积较大，需要充分取材，以排除存在非典型或恶性区域的可能性。罕见情况下，胸腺瘤可能生长于胸腺脂肪瘤内。组织学上主要的鉴别诊断包括胸腺的脂肪瘤（无胸腺上皮成分）和纵隔脂肪肉瘤（散在脂肪母细胞）。

八、胸腺继发性肿瘤

1. 胸腺继发性癌 纵隔，尤其是前纵隔，可被其他器官的癌累及。胸腺继发性癌可为邻近器官的直接侵犯，或通过纵隔淋巴结转移。淋巴造血系统肿瘤转移至胸腺罕见。肺癌累及胸腺最常见，多为肺门及其周围肿物的直接侵犯。所有肺癌的组织学亚型均可侵犯胸腺。其他肿物侵犯的方式包括甲状腺和头颈部的癌向下生长侵犯纵隔、支气管癌向前外侧生长、乳腺癌通过胸壁侵犯。多个器官的癌可通过淋巴结转移至前上纵隔累及胸腺，包括肺、乳腺、腹腔（胃）、盆腔（前列腺）和头颈部（舌）。

2. 胸腺继发性间皮瘤 弥漫性恶性胸膜间皮瘤可侵犯胸腺，但多为表浅受累。混合性多角形和梭形细胞胸腺瘤及胸腺肉瘤样癌需要与双相型间皮瘤相鉴别。

（李 媛 陈 杰）

参 考 文 献

冯瑞娥，田欣伦，刘鸿瑞，等，2008. 肺黏膜相关淋巴组织边缘区 B 细胞淋巴瘤及良性淋巴组织增生性疾病的临床病理分析. 中华病理学杂志，37（3）：155-159.

刘尽国，赵瑞英，滕昊骅，等，2015. 肺腺癌 ROS1 融合基因的检测及临床病理特征. 中华病理学杂志，（6）：390-394.

Alberg AJ，Brock MV，Ford JG，et al，2013. Epidemiology of lung cancer：diagnosis and management of lung cancer，3rd ed：American College of Chest Physicians evidence-based clinical practice guidelines. Chest，143（5 Suppl）：e1S-e29S.

Awad MM，Oxnard GR，Jackman DM，et al，2016. MET exon 14mutations in non-small-cell lung cancer are associated with advanced age and stage-dependent MET genomic amplification and c-Met overexpression. J Clin Oncol，34（7）：721-730.

Boman F，Hill DA，Williams GM，et al，2006. Familial association of pleuropulmonary blastoma with cystic nephroma and other renal tumors：a report from the International Pleuropulmonary Blastoma Registry. J Pediatr，149（6）：850-854.

Burke LM，Rush WI，Khoor A，et al，1999. Alveolar adenoma：a histochemical，immunohistochemical，and ultrastructural analysis of 17 cases. Hum Pathol，30（2）：158-167.

Chalabreysse L，Roy P，Cordier JF，et al，2002. Correlation

of the WHO schema for the classification of thymic epithelial neoplasms with prognosis：a retrospective study of 90 tumors. Am J Surg Pathol，26（12）：1605-1611.

Chia PL，Do H，Morey A，et al，2016. Temporal changes of EGFR mutations and T790M levels in tumour and plasma DNA following AZD9291 treatment. Lung Cancer，98：29-32.

Detterbeck FC，Nicholson AG，Kondo K，et al，2011. The Masaoka-Koga stage classification for thymic malignancies：clarification and definition of terms. J Thorac Oncol，6：S1710-S1716.

Detterbeck FC，Parsons AM，2004. Thymic tumors. Ann Thorac Surg，77（5）：1860-1869.

Devouassoux-Shisheboran M，Hayashi T，Linnoila RI，et al，2000. A clinicopathologic study of 100 cases of pulmonary sclerosing hemangioma with immunohistochemical studies：TTF-1 is expressed in both round and surface cells，suggesting an origin from primitive respiratory epithelium. Am J Surg Pathol，24：906-916.

French CA，2013. The importance of diagnosing NUT midline carcinoma. Head Neck Pathol，7（1）：11-16.

Girard N，Shen R，Guo T，et al，2009. Comprehensive genomic analysis reveals clinically relevant molecular distinctions between thymic carcinomas and thymomas. Clin Cancer Res. 15（22）：6790-6799.

Ishikawa Y，Tateyama H，Yoshida M，et al，2015. Micronodular thymoma with lymphoid stroma：an immunohistochemical study of the distribution of Langerhans cells and mature dendritic cells in six patients. Histopathology，66（2）：300-307.

Kadota K，Villena-Vargas J，Yoshizawa A，et al，2014. Prognostic significance of adenocarcinoma in situ，minimally invasive adenocarcinoma，and nonmucinous lepidic predominant invasive adenocarcinoma of the lung in patients with stage Ⅰ disease. Am J Surg Pathol，38（4）：448-460.

Kobayashi Y，Sakao Y，Ito S，et al，2013. Transformation to sarcomatoid carcinoma in ALK-rearranged adenocarcinoma，which developed acquired resistance to crizotinib and received subsequent chemotherapies. J Thorac Oncol，8（8）：e75-e78.

László T，Lacza A，Tóth D，et al，2014. Pulmonary enteric adenocarcinoma indistinguishable morphologically and immunohistologically from metastatic colorectal carcinoma. Histopathology，65（2）：283-287.

Lee GY，Yang WI，Jeung HC，et al，2007. Genome-wide genetic aberrations of thymoma using cDNA microarray based comparative genomic hybridization. BMC Genomics，8：305.

Liu B，Rao Q，Zhu Y，et al，2012. Metaplastic thymoma of the mediastinum. A clinicopathologic，immunohistochemical，and genetic analysis. Am J Clin Pathol，137（2）：261-269.

Lovly CM，Gupta A，Lipson D，et al，2014. Inflammatory myofibroblastic tumors harbor multiple potentially actionable kinase fusions. Cancer Discovery，4（8）：889-895.

Lu HS，Gan MF，Zhou T，et al，2011. Sarcomatoid thymic carcinoma arising in metaplastic thymoma：a case report. Int J Surg Pathol，19（5）：677-680.

Manivet C，Wick MR，Abenoza P，et al，1986. The occurrence of sarcomatous components in primary mediastinal germ cell tumors. Am J Surg Pathol，10（10）：711-717.

Marx A，Strobel P，Badve SS，et al，2014. ITMIG consensus statement on the use of the WHO histological classification of thymoma and thymic carcinoma：refined definitions，histological criteria，and reporting. J Thorac Oncol，9（5）：596-611.

Nassar AA，Jaroszewski DE，Helmers RA，et al，2011. Diffuse idiopathic pulmonary neuroendocrine cell hyperplasia：a systematic overview. Am J Respir Crit Care Med，184（1）：8-16.

Petrini I，Meltzer PS，Kim IK，et al，2014. A specific missense mutation in GTF2I occurs at high frequency in thymic epithelial tumors. Nat Genet，46（8）：844-849.

Petrini I，Meltzer PS，Zucali PA，et al，2012. Copy number aberrations of BCL2 and CDKN2A/B identified by array-CGH in thymic epithelial tumors. Cell Death Dis，3：e351.

Rekhtman N，Ang DC，Sima CS，et al，2011. Immunohistochemical algorithm for differentiation of lung adenocarcinoma and squamous cell carcinoma based on large series of whole-tissue sections with validation in small specimens. Mod Pathol，24（10）：1348-1359.

Roden AC，Hu X，Kip S，et al，2014. BRAF V600E expression in Langerhans cell histiocytosis：clinical and immunohistochemical study on 25 pulmonary and 54 extrapulmonary cases. Am J Surg Pathol，38：548-551.

Rush WL，Andriko JA，Galateau-Salle F，et al，2000. Pulmonary pathology of erdheim-chester disease. Mod Pathol，13（6）：747-754.

Song JY，Pittaluga S，Dunleavy K，et al，2015. Lymphomatoid granulomatosis—a single institute experience pathologic findings and clinical correlations. Am J Surg Pathol, 39（2）: 141-156.

Strobel P, Bauer A, Puppe B, et al, 2004. Tumor recurrence and survival in patients treated for thymomas and thymic squamous cell carcinomas: a retrospective analysis. J Clin Oncol, 22（8）: 1501-1509.

Ströbel P, Hohenberger P, Marx A, 2010. Thymoma and thymic carcinoma: molecular pathology and targeted therapy. J Thorac Oncol, 5（10）: S286-S290.

Ströbel P, Marino M, Feuchtenberger M, et al, 2005. Micronodular thymoma: an epithelial tumour with abnormal chemokine expression setting the stage for lymphoma development. J Pathol, 207（1）: 72-82.

Travis WD, Brambila E, Muller-Hermelink GK, et al, 2015. World Health Organization Classification of Tumours Pathology and Genetics of Tumours of the Lung, Pleura, Thymus and Heart. Lyon: IARC press.

Von Ahsen I, Rogalla P, Bullerdiek J, 2005. Expression patterns of the LPP-HMGA2 fusion transcript in pulmonary chondroid hamartomas with t（3; 12）（q27—28; q14—15）. Cancer Genet Cytogenet, 163（1）: 68-70.

Weissferdt A, Moran CA, 2010. Primary vascular tumors of the lungs: a review. Ann Diagn Pathol, 14（4）: 296-308.

Yoshida K, Yatabe Y, Park JY, et al, 2007. Prospective validation for prediction of gefitinib sensitivity by epidermal growth factor receptor gene mutation in patients with non-small cell lung cancer. J Thorac Oncol, 2（1）: 22-28.

Zhao Y, Zhao H, Hu DZ, et al, 2013. Surgical treatment and prognosis of thymic squamous cell carcinoma: a retrospective analysis of 105 cases. Ann Thorac Surg, 96（3）: 1019-1024.

第三十章

临床罕见疑难胸外科疾病

本章提供的病例均是北京协和医院胸外科临床遇到和处理过的病例，供大家参考借鉴。

第一节　陈旧性右侧巨大膈疝

钝性损伤造成胸部闭合性伤，如车祸、高处坠落、挤压及爆震伤等均可能造成横膈破裂，临床上左侧膈破裂多见，闭合伤产生的膈肌裂口常较大，从中心腱向外侧呈放射状撕裂，因此多位于横膈外侧肌肉部。膈破裂后疝入胸腔的脏器，右侧主要是肝，左侧多数是胃、结肠和大网膜。胸部钝性伤很少造成单纯膈破裂，常合并胸内其他脏器伤，伤后早期被其他严重损伤掩盖，常出现漏诊，待全身情况稳定后，才注意到膈疝的症状和体征。无论是锐器伤还是钝性伤，均很少造成单纯右侧或双侧横膈同时损伤。

患者，男性，24岁，2014年7月7日因"间断呕吐8年余，胸闷不适、呼吸不畅1年"住胸外科。患者3岁时被倒塌的土墙压倒曾出现一过性昏迷，苏醒后无明显不适，未进一步检查。8年前患者右胸部被踢伤后出现胸部疼痛，恶心、呕吐，于当地对症处理后胸痛好转，但恶心呕吐间断发作，持续6年，均与进食相关。1年前患者驾驶三轮车翻车，胸部着地，开始出现头痛、胸闷、心悸，行头颅CT后未见明显颅脑损伤，但是胸闷不适及呼吸不畅逐渐加重。1个月前行胸部X线检查发现右侧膈肌抬高，胸部CT怀疑膈疝。

入院查体：胸廓外观无异常，叩诊右下肺呈实音，右下肺未闻及呼吸音。心脏及腹部体征阴性。肺功能检查：阻塞性通气功能障碍。胸部X线片示右横膈抬高达第6后肋水平（图30-1-1）。胸部CT平扫和膈肌三维重建显示右侧膈肌巨

大缺损，肝脏、胆囊、胃窦部、十二指肠及部分结肠疝入右侧胸腔，右肺下叶受压膨胀不全，纵隔左移（图30-1-2）。

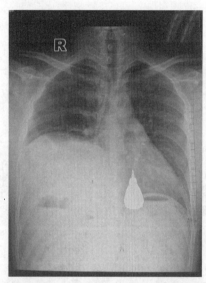

图30-1-1　术前胸部X线片显示右横膈抬高达第6后肋水平

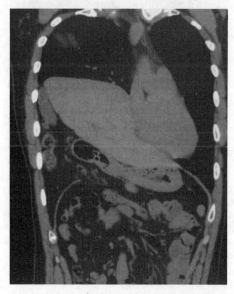

图30-1-2　术前膈肌三维重建显示腹内脏器疝入右侧胸腔

患者于 2014 年 7 月 10 日在全身麻醉下行开胸探查，术中发现整个肝脏位于右胸腔内，胆囊、胃窦部、十二指肠、部分结肠及大网膜疝入胸腔，右下肺及中肺膨胀不全，肝与右下肺、心包、膈肌严重粘连。逐一分离粘连，特别是膈肌与右肺的粘连，最后显露膈肌前、内、外侧裂缘，将胃、结肠、大网膜还纳回腹腔，但肝脏还纳困难，其后方韧带无法辨认。请肝胆外科医师协助开腹松解肝及膈肌粘连，离断肝脏诸韧带，并扩大膈破裂孔，使肝完全回纳于腹腔。因膈肌缺损较大，约 20cm×15cm，不能对合缝合，遂在腹腔直视下采用人工补片修补膈肌破裂口。完成腹部修补手术后重新返回胸部，见下肺后基底段部分肺组织不复张呈损毁状，行肺楔形切除术。术程顺利，术后患者恢复良好，自觉胸闷症状明显好转，呼吸较前通畅。第 2 天复查床旁胸部 X 线片显示右肺完全复张（图 30-1-3），肝回复正常位置。术后第 11 天顺利出院。

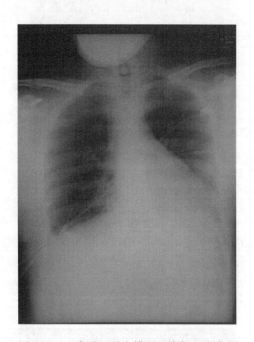

图 30-1-3 术后显示右横膈已恢复正常水平

陈旧性、创伤性膈破裂造成的膈疝，特别是右侧膈疝成功修补临床少见，文献报道的病例不多。创伤性膈肌破裂后，由于误诊或漏诊，长时间后可形成陈旧性创伤性膈疝。国内外报道 40%～62% 的膈疝在首次住院时被漏诊。胸部 X 线检查对于诊断左侧膈疝的敏感度为 46%，右侧仅为 17%。本例患者共发生 3 次外伤，膈疝巨大且罕见。文献报道，右侧膈疝的发生率为 8%～24%，左侧膈疝为 73%～90%，鲜有肝、胆囊、胃、十二指肠及结肠大网膜联合疝入的病例。右侧膈肌强度高，加上肝和肾的保护，较难发生膈疝。但右侧膈疝一旦形成，回纳难度也远远大于左侧。

膈破裂手术入路的选择是临床有争论的问题，胸外科医师首选是开胸。开胸途径的优点是方便探查和处理胸内脏器损伤，可良好地显露膈肌，便于还纳腹内脏器和修补膈肌。特别是陈旧性膈破裂，胸内粘连很重，开胸处理可在直视下解剖分离膈肌边缘粘连的内脏，不容易造成意外损伤。对于腹部多脏器损伤合并膈疝而胸部无明显病变的病例，采取经腹部切口更为可取。建议尽量避免采用胸腹联合切口，必要时可分别行胸部和腹部切口，因为胸腹联合切口须切断肋弓，破坏了骨性胸廓稳定性，对已有严重胸腹伤、呼吸功能受损的患者，创伤过大，并有发生肋骨骨髓炎的风险。

多数学者认为对于右侧膈疝或病程长、体内粘连较严重的陈旧性膈疝应采取经胸入路。本例首先采用开胸探查，发现肝与右下肺、心包、膈肌严重粘连，术中不能充分显露膈肌后缘，遂联合开腹离断固定肝脏的诸韧带，包括肝圆韧带、镰状韧带、三角韧带等，使肝脏能完全松解游离，扩大膈肌裂口，从而完成疝入内脏回纳及膈肌裂口修补术。

本例患者膈疝在右侧，巨大、罕见，考虑最早期的外伤造成了膈破裂，肝疝入胸腔，狭小的膈肌裂口将肝钳闭于胸腔，幼儿时期肝可能在胸腔内发育。以后 2 次外伤加重膈疝的严重程度，一方面膈破裂口逐渐增大，同时疝入的内容物不断增多，除了肝脏，其他腹内容物也随之疝入胸腔。因此，对于右侧陈旧性巨大膈疝患者，术前应充分评估，做好各种手术准备预案。单纯开胸手术回纳有困难时，勿在胸腔内盲目解剖，以免损伤肝后方的下腔静脉，造成灾难性大出血。此时应果断判断决定，开腹协助疝内容物回纳和行膈破裂修补，此例便是经胸腹联合成功地完成了手术。

（黄少敏　张志庸）

第二节 霍奇金淋巴瘤

患者，女性，28岁，因颈根部肿物出现6个月入院。6个月前患者偶然发现左锁骨上方有直径3cm大小肿物，无特殊不适。当地医院行手术切除，病理报告"淋巴结炎性包块"。3个月前感觉颈根部肿胀疼痛，不伴发热，当时查血常规：白细胞（WBC）24.0×10⁹/L，予以静脉滴注抗生素后症状消失。此后上述部位疼痛反复发作并伴发热，每日体温达38℃。颈部局部逐渐隆起，触痛明显，静脉滴注抗生素无效。CT扫描提示前上纵隔肿物。当地行颈部切开引流，分泌物培养示"聚团肠杆菌"。抗生素治疗1个月后，体温、血象恢复正常；但引流口不愈，肿胀不消退，同时左锁骨上区出现2个直径约2cm结节，来诊。

入院查体：颈前局部明显红肿，左锁骨上、胸骨切迹上方及胸骨柄区三处局限性隆起包块，质韧，压痛明显。余处浅表淋巴结未及肿大。血常规：WBC 19.6×10⁹/L，中性粒细胞百分比（N%）83.3%，淋巴细胞（L）0.139，血红蛋白（Hb）96g/L，红细胞（RBC）3.69×10¹²/L，单核细胞（M）0.28，血小板（PLT）425×10⁹/L；PPD（－）。入院诊断：纵隔感染原因待查，纵隔"囊性肿物"。入院后在全身麻醉下行经颈部及胸前正中"T"型切口"脓肿切开引流术"（未深及胸骨）。术中见胸前、颈部皮下组织及颈前肌深层有大量白色"脓性"分泌物；胸骨后积存有"脓液"及纤维结缔组织，未探及肿块或囊肿，予以清创引流。术后病理诊断：皮肤及炎性肉芽组织。术后皮肤切口不愈。体温持续不降（38.5℃左右）。此期间多次化验WBC 19.6～21.0×10⁹/L，N% 83.3%～91.2%，Hb 84～96g/L，分泌物培养（－），PPD（－），血沉（ESR）正常，术后2周骨扫描显示胸骨柄有"放射性浓聚"。骨髓穿刺涂片：各类细胞及阶段比例、形态基本正常，符合反应性炎症改变。经会诊考虑患者切口不愈为"结核"所致，行试验性抗结核治疗1个月，仍无明显疗效。局部红肿压痛不减，胸骨上段尤重。唯输入红细胞和激素能使体温下降。再次查CT显示胸骨柄骨质有破坏。此时周身查体发现左腋窝淋巴结肿大（以前检查未发现肿大淋巴结），遂行淋巴结活检。

病理回报：霍奇金淋巴瘤（结节硬化型）。转血液科治疗。住院期间多次行PPD、抗Tb-Ab检查、分泌物培养等，均未获得有意义的结果。术后1个半月血液科再次行骨髓穿刺显示：骨髓中造血组织增多，粒系比例增高，主要为成熟的粒细胞，有较多巨核细胞，未见Reed-Sternberg（R-S）细胞。分别行CHO化疗方案1个疗程和ABVD化疗方案2个疗程后，患者发热、颈部疼痛症状消失，切口逐渐愈合，于血象正常后出院。出院诊断：霍奇金淋巴瘤（结节硬化型Ⅲb）。

霍奇金病（Hodgkin disease，HD）现称霍奇金淋巴瘤，临床表现多样，未获得病理学诊断前，临床医师处理常很困难。本例青年女性以颈部包块为首发症状，破溃后经久不愈，一般临床首先考虑的诊断是颈部淋巴结结核。但多次PPD皮试（－），胸部影像学检查未发现肺内结核病灶，试验性抗结核治疗无效，而且无手术病理证实，因而颈部淋巴结结核的诊断不能成立。由于霍奇金淋巴瘤患者细胞免疫存在严重缺陷，合并结核感染的发病率很高。即使为活动期结核，皮肤结核菌素试验亦常呈阴性。临床上无反应性的结核病常见于免疫功能极度抑制的患者，表现为持续高热、骨髓抑制或出现类白血病反应，这些与本例初始症状很相似。对于高度怀疑但又不能获得客观证据者，试验性抗结核治疗也不失为一种权宜之计，但观察期限不宜超过1～2个月。霍奇金淋巴瘤由于无功能的淋巴细胞无限制增殖，从而抑制骨髓正常粒系祖细胞生成，不能产生正常免疫反应，常合并感染；另外皮肤黏膜的破坏也有利于污染病原菌生长；肝损害所致低蛋白血症也可能导致切口不愈。

确诊霍奇金淋巴瘤必须证实R-S细胞存在，骨髓象大多为非特异性改变，对诊断价值不大。临床上少有经骨髓涂片细胞形态学检查而发现霍奇金淋巴瘤。骨髓活检的阳性率可提高至9%～22%。最有价值的诊断方法是淋巴结活检，但病程早期组织学的变化不典型，常不足以提供诊断依据，必要时需选择多个部位、反复多次检查淋巴结。本例即经腋窝淋巴结活检最后明确诊断，但是在院内误诊已达3个月之久，实应吸取教训。因此提醒临床医师在诊治过程中反复、仔细、全面地体格检查尤为重要。临床面对颈部伤口迁延不愈，应当考虑除结核病外，淋巴源性肿瘤也可能是原因之一。

第三节　外伤性纵隔血肿

患者，男性，38 岁，因铁屑击伤前颈部 2 天，声音嘶哑 1 天入院。查体：右颈根部胸骨上缘附近 1cm 伤口。胸部 X 线片显示上纵隔增宽（图 30-3-1）。CT 示左前上纵隔气管旁金属异物（图 30-3-2），血肿自上而下占据纵隔间隙，主动脉弓上三支大血管受压移位，左胸腔内少量积液，心影无增大。体查循环、呼吸系统无明显特殊。入院诊断：纵隔金属异物、纵隔血肿。患者行急诊手术。左颈及胸正中 "Γ" 形切口，劈开上半胸骨至第 4 肋间，开胸后发现纵隔张力很高，胸腺及纵隔内淤血，血肿从上纵隔向下延续，累及双侧纵隔胸膜，左无名静脉后侧方有血肿。切开纤维包膜，清除血凝块。用手指探查无名动脉左侧方有一间隙，可扪及金属异物。清除血凝块时，突然有大量鲜红血液涌出，立即以纱垫填塞压迫，考虑有较大动脉分支破裂出血，需要体外循环辅助修补破裂血管。扩大切口完全劈开胸骨，遂于左股动脉和

右心房分别插管建立部分体外循环，降低血压、体温。去除压迫纱垫，在动脉持续出血尽力吸引并回收的情况下，进一步解剖纵隔局部，辨清出血来自左颈总动脉，距离其起始部约 1cm，血管阻断钳钳闭左颈总动脉根部，用 5-0 Prolene 缝线修补血管裂口数次，但仍有渗血。考虑血管损伤重，单纯修补效果不肯定，遂决定截除损伤段血管，以 Gortex 人工血管行升主动脉和颈总动脉架桥。术毕检查吻合满意，无渗血，左颈动脉血流通畅。彻底清除纵隔血肿并取出金属异物（图 13-23-3）。切除双侧纵隔胸膜，两侧胸腔留置胸管引流。术后恢复顺利，12 天痊愈出院。

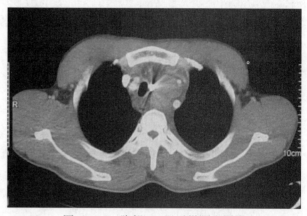

图 30-3-2　胸部 CT 显示纵隔金属影

纵隔血肿最常见的原因是钝性胸外伤或胸部穿透性伤，其他原因为抗凝药物使用、动脉瘤破裂等。胸部穿透性伤可造成大动脉或大静脉撕裂，出血迅猛且量大，可致急性纵隔填塞或心脏压塞，或大量血胸，造成急性循环功能衰竭，患者往往因未能及时运送到有条件的医疗中心获得诊断或救治而死亡。胸部穿入伤除上述大出血外，异物存留还将造成日后纵隔感染，危及患者生命。本例开胸手术目的为清除血肿，解除喉返神经受压，摘除异物，预防继发纵隔感染；避免远期可能形成假性动脉瘤。本例伤后血凝块阻塞血管裂口，出血局限于纵隔内，临床缺乏急性大量失血表现，因此术前考虑纵隔大静脉出血可能性大。但术中发现为动脉出血时，及时建立体外循环，进行血液回收，同时降温、降压，在直视下行血管修补，最后用人工血管置换损伤血管，确保抢救成功。本例的经验教训：①今后遇到外伤性纵隔血肿时，应想到大血管（特别是大动脉）损伤的可能性；

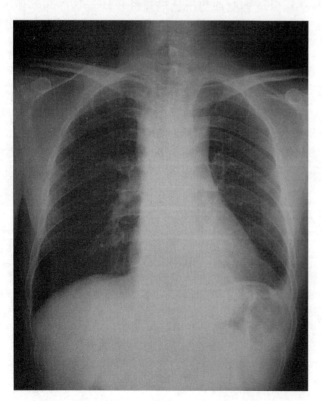

图 30-3-1　术前胸部 X 线片

②术前应仔细阅读胸部增强 CT 图像，有条件时应行动脉造影检查，确定出血的部位，怀疑大动脉破裂时应准备体外循环；③若术中始发现为大动脉破裂，勿惊慌或盲目钳夹，迅速用纱垫压迫暂时止血，直到建立体外循环，在充分显露术野的条件下，辨清损伤的血管，根据损伤的部位、严重程度和范围，进行血管修补或切除部分血管行人工血管置换。

（张志庸）

第四节　Good 综合征

Good 综合征（Good syndrome，GS）是一类罕见的成人免疫缺陷性疾病，临床特点为胸腺瘤合并低丙种球蛋白血症，由 Robert Good 于 1954 年首次提出。北京协和医院曾报告 10 例，但多数为消化内科诊断，真正经外科切除标本证实的 GS 仅有 2 例，20 年前北京协和医院胸外科曾切除 1 例，最近笔者所在团队又切除了 1 例 GS 胸腺瘤。

患者，女性，70 岁，因"反复腹泻 19 个月，诊断胸腺瘤 17 个月"入院。自 2014 年 3 月起患者无诱因出现腹泻，每天 4～5 次水样便，每次量约 50ml，便中含未消化的菜渣、油滴，有腥臭味，同时伴全腹胀痛、消瘦、乏力。就诊于当地医院查外周血 IgG、IgM 明显减低。2014 年 4 月于该院行胸部 CT 提示右前纵隔 5.2cm×3.9cm 软组织影，增强 CT 呈不均匀强化，考虑为胸腺瘤。当地诊断"腹泻，胸腺瘤"。给予抗生素、蒙脱石对症治疗效果不明显。2014 年 5 月为明确前纵隔占位性质行 CT 引导下前纵隔占位穿刺活检，病理报告为（胸腺）小细胞肿瘤，偶见核分裂象。此后患者长期口服药物对症治疗，腹泻症状反复，排便量 500～800ml/d。2014 年 10 月起患者腹泻逐渐加重。半年后每天排便 10 余次，每次量增至 100ml，伴食欲缺乏，体重较前减轻 15kg，遂就诊于北京协和医院消化内科，以"慢性腹泻待查，胸腺瘤"收住院。入院查大便艰难梭菌毒素弱阳性，涂片及培养结果示白念珠菌 +++，少量酵母样孢子。入院后约 32 小时患者体温突然由 36℃升至 39.2℃，伴畏寒、寒战，血压下降，当日尿量约 15ml/h。急查血常规：Hb 98g/L、WBC 5.68×10⁹/L、N% 86.8%，考虑为感染性休克，予以抗生素注射用

亚胺培南西司他丁钠（泰能）并静脉输注去甲肾上腺素等抗休克治疗，2 天后患者体温降至 36.5℃。进一步查外周血免疫球蛋白三项均低（表 30-4-1），巨细胞病毒（CMV）定量每毫升 CMV DNA 2100 拷贝。T 细胞、B 细胞数明显降低（表 30-4-2）。患者同时存在胸腺瘤与体液免疫及细胞免疫功能低下，消化内科诊断为 GS，给予肠外营养及静脉输注人血丙种球蛋白（IVIG）20g，共 4 天，口服胰酶肠溶胶囊（得每通）、地衣芽孢杆菌胶囊（整肠生）、细菌溶解产物胶囊（泛福舒），腹泻缓解至每日 200～600ml 后出院。出院后患者继续口服药物，但腹泻控制不理想。

表 30-4-1　外周血免疫球蛋白检测值

（单位：g/L）

	IgG	IgM	IgA
正常值	7.00～17.00	0.40～2.30	0.70～4.0
2014 年 3 月（外院）	3.88	0.12	—
2015 年 3 月	2.28	0.06	0.59
2015 年 3 月*	11.75	0.06	0.68
2015 年 11 月	1.69	0.04	0.40
2015 年 11 月*	12.26	0.04	0.44

*给予 IVIG 20g×4 日后复测。

表 30-4-2　细胞免疫检查值

	正常值	实测值
淋巴细胞绝对值（/L）	（0.80～4.00）×10⁹	1.19×10⁹
B 淋巴细胞 CD19（/μl）	160～350	5
T 淋巴细胞（/μl）	940～2140	162
NK 细胞（/μl）	155～550	1013
CD4⁺T 细胞（/μl）	550～1200	430
CD8⁺T 细胞（/μl）	380～790	543
CD4/CD8	9.0～2.0	0.79

2015 年 10 月患者腹泻每天 6～10 次，每次 50～100ml，于外院第 2 次行 IVIG（20g×4 天）治疗后腹泻减至每天 3～4 次，每次量仍为 50～100ml。为能有效控制腹泻等症状和行胸腺瘤切除，2015 年 11 月入胸外科治疗（图 30-4-1）。入院查免疫球蛋白仍低，经术前输注丙种球蛋白至 IgG 12.26g/L 后，于全身麻醉下施行正中劈胸胸腺瘤及双侧胸腺切除术，术中

见肿物有完整包膜，结节状，色灰粉，大小约5.0cm×4.0cm×3.5cm，切面质地软韧。术后病理诊断胸腺瘤（AB型），CD20（+），CD5（+），CK14(+)，EMA(+)。术后一周患者每天排便3～5次，每次50～80ml，遵嘱出院，继续口服盐酸洛哌丁胺胶囊（易蒙停）、整肠生。术后1个月电话随访，患者每日排便量较出院时略增多，每天排便4～8次，每次量50～100ml，未再输注免疫球蛋白。

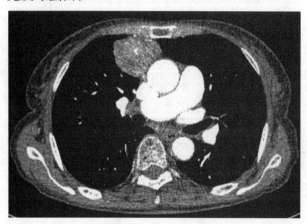

图 30-4-1 胸部 CT

2015 年 11 月胸部 CT（纵隔窗）显示右前上纵隔软组织密度影，大小约 53mm×43mm，界线清楚，边缘光滑，增强后明显强化

GS 患者免疫缺陷症状可先于或后于胸腺瘤出现，两者间的内在联系至今尚未明确。部分患者可于体检时发现前纵隔占位而无典型临床症状。部分患者可因发热、腹泻、肺部感染首次就诊，以后才发现胸腺瘤。本例以难以控制的腹泻为首发症状就诊，后来发现胸腺肿瘤，时间仅相距 1 个月。

目前关于其发病机制有两种假说，一种认为骨髓基质细胞分泌的细胞因子影响了 B 细胞和 T 细胞生长、分化，产生免疫缺陷；另一种认为胸腺瘤中分离的 T 细胞或自身抗体可能抑制了 B 细胞产生免疫球蛋白及前 B 细胞生长。

GS 患者病程中约 50% 出现腹泻，常为渗透性腹泻。本例以腹泻为首发症状，长达 19 个月，且对症治疗无明显效果，量多时可达 1000～2000ml/d。病程中曾检查 CMV DNA 明显增高、粪便白念珠菌 +++，并出现感染性休克。经抗感染治疗和输注免疫球蛋白后明显好转，考虑为真菌及 CMV 混合性感染，此类感染与免疫缺陷导致易感性增加直接相关。此症患者除容易感染细菌和病毒外，腹泻产生还可能与肠黏膜绒毛萎缩导

致吸收功能不良有关（图 30-4-2）。

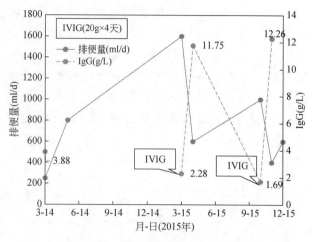

图 30-4-2 本例排便量与 IgG 动态变化

GS 发病率很低，起病隐匿，缺乏典型的临床症状，多数人未考虑此病的可能，因此诊断拖延时间较长。有学者报道此病高发于 40～70岁，中位发病年龄为 59.1 岁，GS 患者中以低丙种球蛋白血症或感染起病者约占 19.7%，症状出现与发现胸腺瘤间隔 3 个月至 15 年，多数患者明确诊断时免疫缺陷已相当严重。本例虽出现典型的症状，腹泻、感染及胸腺瘤均存在，于外院初诊即发现免疫球蛋白减低，但未考虑此病的可能，历经 12 个月后经北京协和医院消化内科确诊（图 30-4-2）。

目前对 GS 的治疗尚无定论，除了肠外营养及IVIG 外，胸腺瘤及全胸腺切除也是治疗的选择。免疫球蛋白替代疗法对改善 B 细胞缺陷所致体液免疫缺陷的症状疗效显著，但对细胞免疫缺陷及其相关的机会性感染效果不佳。从肿瘤学角度，切除胸腺瘤及双侧胸腺可以防止肿瘤局部浸润及远处转移，尽管 GS 患者胸腺瘤以良性居多，恶性率不足 10%。本例患者术后病理诊断为 AB 型胸腺瘤，术后 1 个月腹泻症状未见明显改善，考虑可能原因是随诊时间尚短，疗效还未显现，或本例为非胸腺瘤所致 T 细胞、B 细胞减低引起的腹泻，因此需要长期监测其淋巴细胞亚群及免疫球蛋白。GS 预后差，治疗效果鲜有突破，主要是对于免疫缺陷的治疗存在较大困难。该病患者 5 年生存期约 70%，10 年生存期仅 33%，多数最终死于免疫缺陷所致的继发感染。

（杨国珺　张志庸）

第五节　类风湿关节炎肺坏死样结节

类风湿关节炎除了关节病变以外，还可以表现为肺内多发性结节，这在许多专著上均有描述。但是真正开胸切取肺结节经病理学证实的类风湿关节炎坏死性结节病例，国内尚未见到，零散个案报道见于国外文献。最近北京协和医院胸外科即有1例。

患者，女性，64岁，4个月前出现咳嗽，咳黄痰，伴夜间盗汗，无发热，无痰中带血，无胸痛和胸闷气促，当地胸部CT显示双肺多发结节影，抗炎治疗症状无明显缓解。以后每月复查示双肺结节影逐渐增大、增多，部分结节出现中心坏死性空洞。发病以来，患者精神、食欲、睡眠可，二便正常，

体重无明显变化。高血压病史20余年，口服降压药血压控制稳定。临床诊断类风湿关节炎1年余，现服药病情平稳，无关节肿痛。否认家族遗传病史及类似症状史。

专科检查浅表淋巴结未及明显肿大，无杵状指（趾）。呼吸动度相等及语颤对称，叩诊清音，双肺呼吸音清，未闻及干湿啰音。心音有力，律齐，各瓣膜区未闻及杂音。2011年11月4日外院胸部CT显示右肺上叶、中叶和左肺上叶、下叶多发结节影（大小约2mm×3mm）（图30-5-1）。PET/CT显示双肺多发结节影，部分结节糖代谢轻度增高。入院后检查血常规：WBC $9.97×10^9$/L，N% 77.4%，Hb 124g/L，PLT $413×10^9$/L；尿常规无明显异常。肝、肾功能和血脂基本处于正常范围。痰细菌涂片、BST、隐球菌抗原、抗结核杆菌抗体、肥达试验、外斐反应和G试验均为阴性。ECG大致正常，二维超声心动图和肺功能检查基本正常。

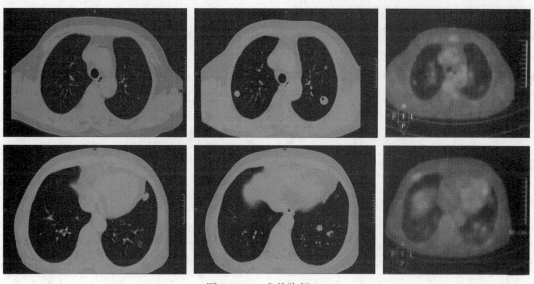

图30-5-1　术前胸部CT

患者于入院后3天在全身麻醉电视辅助胸腔镜外科手术（VATS）下行左侧胸腔探查，发现胸内无粘连，无胸腔积液，左肺多发结节，大小1.0～2.0cm。切割缝合器将左上肺下舌段一枚结节（直径约1.5cm）连同周边少许肺组织行楔形切除送病理检查。台下即时剖检，可见结节周边为灰粉色实性组织，内有坏死物。

术后病理检查第1次报告："切除部分肺组织一块，表面被肺膜，大小5.0cm×4.3cm×1.6cm，肺膜切面见一结节，被临床切开，大小1.3cm×

1.8cm×1.1cm，结节切面呈灰白灰黑色，实性，质硬，紧邻肺膜下。肺内见小脓肿，被纤维组织包绕，镜下可见较多淋巴细胞及浆细胞浸润，周围肺组织显急性、慢性炎及肺泡上皮增生。特殊染色包括PAS染色（-），抗酸-TB染色（-），六胺银染色（-）"。后经病理科多位教授会诊意见，再次报告病变位于肺膜下，脓肿周围有栅栏状类上皮排列，偶见多核巨细胞，考虑为自身免疫相关性肉芽肿病变（类风湿结节）（图30-5-2，彩图30-5-2）。

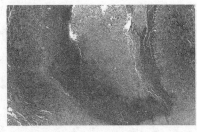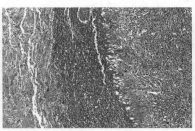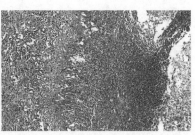

图 30-5-2　病理切片显微镜下结构

患者术后恢复良好，体温正常，按期拔除胸腔引流管，但仍有间断咳嗽，咳嗽严重时伤口处疼痛。免疫内科会诊后建议需排除类风湿结节内特殊类型感染，转呼吸内科继续诊治。

临床上对于双肺多发性结节，胸外科医师最常见到的是肺转移性癌，少见的还有粟粒性结核、淋巴瘤和结节病，以及罕见的类风湿关节炎肺结节。类风湿关节炎系结缔组织病，主要累及结缔组织和血管，呈非化脓性炎症表现，引起多脏器损害，最多累及呼吸系统，可表现为肺部炎症、肺间质纤维化、阻塞性细支气管炎和肺结节样坏死。因此，肺内多发性结节的鉴别诊断是胸外科医师面临的挑战。类风湿关节炎肺坏死样结节呈团块状，或多发小结节病灶，可有空洞形成。当结节发生坏死时可出现咯血，结节位于肺的周边，偶可发生气胸或胸膜炎，但是大多数患者临床症状不明显也不典型。胸部 CT 上典型的表现为双上肺单发或多发圆形结节影，边界清楚，偶可融合成大的团块，结节可以形成空洞。坏死性结节可以自行缩小、消失，或多年不变。因此，胸外科医师临床影像学上遇到肺内多发结节病例，特别是结节内出现坏死空洞时，首先应当想到类风湿关节炎可以表现为肺坏死样结节，应进行必要的自身免疫相关疾病的检查，并确切获取肺结节的病理学诊断，之后再进行相应的处理。

（何　嘉　张志庸）

第六节　肺癌肺叶切除术后肠坏死

患者，男性，60 岁。因体检发现右上肺阴影 1 个月入院。1 个月前体检胸部 X 线检查发现右上肺阴影，患者无咳嗽、咳痰，无胸痛，无喘憋等不适主诉。既往病史：10 年前因脉管炎行右手示指切除术。克罗恩病病史 10 余年，7 年前曾在外院行手术治疗，切除小肠约 60cm。

入院查体发现双上肢血压不一致，左上肢为 160/110mmHg，右上肢为 120/96mmHg，B 超显示左锁骨下动脉近端狭窄。专科会诊诊断为多发性大动脉炎、继发性高血压，给予口服降血压药物治疗。短期服药后血压控制于左上肢 130/80mmHg，右上肢 100/80mmHg，后在全身麻醉下行右上肺叶切除术。手术顺利，术后病理诊断为右上肺中分化鳞癌。术中、术后给予头孢曲松静脉滴注预防感染。

术后第 2 天夜间患者出现腹泻，但无恶心呕吐，此前因进食葡萄等水果，考虑为"肠炎"，给予补液、收敛药物等处理，腹泻稍有缓解。次日出现腹胀，无腹痛、发热、恶心呕吐等症状。临床考虑为"肠麻痹"，予胃肠减压、肛管排气、口服石蜡油及灌肠等处理，但腹泻排出血性稀便症状无明显缓解。胃肠减压引流出中等量血性咖啡样物质。腹部检查：腹胀明显，未见胃肠型及蠕动波，全腹无明显压痛和反跳痛，肠鸣音未闻及。大便常规检查发现大量真菌。胸、腹部床旁像显示胸部为术后改变，腹部肠管大量充气，无气液平面，膈下无游离气体。多次血常规检查白细胞为 6000 ～ 7000/μl，分类无特殊。临床认为用术后肠道菌群紊乱解释较为勉强，虽然调整了抗生素，但仍需密切观察病情变化。

术后第 4 天患者突然体温升高，血压下降随即出现急性循环呼吸衰竭，急行气管内插管呼吸机辅助呼吸和升压药维持血压。即时床旁胸部 X 线片显示右上肺叶切除术后改变，对侧肺野清晰。床旁腹部 X 线片仍见肠管明显积气，无气液平面。腹部 B 超未发现腹水。血常规显示 WBC 升高为 12×10^9/L，N% 85%。专科会诊意见：无急腹症存在，解释为"应激性溃疡"而致咖啡样胃液，腹胀系"菌群失调"，给予调整抗生素并对症处理，经处理后患者一般情况稳定，但症状无明显改善。

术后第6天，体检发现左下腹压痛，反跳痛不显著。重复腹部B超和腹部X线片检查结果同前。腹腔穿刺抽出颜色与胃引流液相同的液体。镜下检查可见大量真菌。为进一步明确诊断决定开腹探查。开腹后即闻恶臭味，术中发现腹腔无大量积液，横结肠充气明显，十二指肠以下小肠、结肠大面积坏死，多处肠管呈不规则斑片样灰绿色改变。直肠壁局部坏死，部分大网膜坏死。未见明显肠扭转或狭窄。肠系膜血管无搏动，触摸血管内有血栓。胃无明显病变。行坏死肠管切除手术。术后诊断为肠坏死，肠系膜动脉血管血栓形成。术后患者病情无明显好转，14小时后死于呼吸循环衰竭。

此病例主要是诊断问题，肺切除术后的并发症多出现于胸腔内，如肺不张、支气管胸膜瘘、胸腔内感染等，腹腔内并发症少见。非消化道手术后发生腹泻一般多考虑为肠道菌群失调，是术后长期大量使用广谱抗生素扰乱了肠道内菌群间平衡所致。分析该患者术后第2天起出现腹泻，但是无发热，排泄物为血性稀便，无黏液或假膜性坏死物。而且使用广谱抗生素仅2天，头孢曲松总用量共4g。大便化验镜下检查仅发现真菌，无革兰氏阴性菌存在，因此用术后肠道菌群失调来解释消化道症状依据不足。

其次要考虑的是有无常见的急腹症。自发病来，临床医师一直注意腹部体征，但是除了腹胀以外未发现胃肠型、蠕动波，无压痛，无肌紧张，肠鸣音几近消失，未闻及高调肠鸣或气过水声，腹部X线片也证实无肠梗阻、空腔脏器穿孔征象，初始患者无发热，血常规检查白细胞正常，分类无异常，因而排除了常见急腹症。

但是临床上仍有几个不能很好解释的方面：为什么持续腹胀肠蠕动消失？为什么胃管引流出的液体与肛门排泄物相同，均为血性？似乎存在某种合并症，它引起消化道黏膜出血而又不致产生感染。到了术后第4天，患者突然高热，同时循环呼吸功能衰竭，此时出现了严重感染中毒性休克。随之腹部压痛体征出现，血白细胞数升高，需要气管内插管呼吸器辅助呼吸、升压药维持血压。此后病情每况愈下，经开腹探查证实从十二指肠以下直至直肠广泛肠坏死，肠系膜动脉血栓栓塞。此时诊断方才明确。

分析此患者肠坏死的原因：①既往有克罗恩病肠管切除史，脉管炎手指切除史，以及术前多发性大动脉炎病史、考虑此患者术前肠系膜动脉已经发生病变。②肺叶切除后限制液体入量，加上高龄、卧床、静止不动等因素，血液浓缩，血流速度减慢。肠系膜动脉在血管炎血管管腔已有狭窄病变的基础上，继发小血栓形成，血栓逐渐增大，慢性堵塞肠系膜动脉，引起肠黏膜低灌注，通透性增加，肠黏膜屏障破坏，导致真菌生长。追问病史，患者于入院前数月即有慢性腹痛、腹泻病史，自服多种抗生素以减轻症状。这就是术后多次粪便镜检发现大量真菌的原因。③肠黏膜的屏障作用彻底破坏后，细菌内毒素被大量吸收，体液流失于组织间隙、肠管中，在此基础上发生感染中毒性休克，进一步加重肠系膜动脉灌注，继发缺血性肠坏死。

从该例误诊误治过程中，可以总结出以下教训：①对患者的病史采取不够全面仔细，如未能获得术前慢性腹泻、腹痛及长期服用抗生素这一重要病史。②对于症状和体征的分析尚不深入，如患者持续腹胀却无明显腹痛，无肌紧张及压痛，除了常见的急腹症以外，应考虑是否存在因缺血而致的病变。③临床医师的思路还不广阔，仅限于某个专业的知识或某些常见病的症状或体征，对于少见病，如肠系膜血管血栓形成，根本未考虑。分析该病例术后消化道的症状和体征，排除了常见的急腹症，排除了肠道菌群紊乱，用肠系膜血管血栓形成及血管栓塞解释完全合理。④多发性大动脉炎累及肠系膜动脉病变者临床上少见，对其症状和体征认识不多，警惕性不高，也是本例未能及时诊断和处理的原因之一。

大动脉炎是主动脉及其主要分支的慢性进行性非特异性炎症，可以引起不同部位的狭窄或闭塞，又称无脉病、主动脉炎、Takayasu-Onishi病、多发性大动脉炎和非典型性主动脉狭窄等。其病因不明，可能与自身免疫有关。好发部位为腹主动脉、降主动脉、肾动脉和头臂干，尤以左锁骨下动脉多见。病变具有广泛性和多发性。组织学上以动脉内膜纤维化，中层变性、破裂及外膜纤维化为特征。在病变活动期，可以引起局部疼痛，在慢性期炎症过程可导致血管狭窄或完全阻塞。此例病情较复杂，患者本身患有多种疾病，加之胸外科手术为诱因，临床医师未能及时确诊，到开腹探查始明确诊断，但为时已晚，导致了不良后果，应吸取教训，在以后的临床工作中，对于此类患者应引起足够重视，减少或杜绝类似情况发生。

第七节　食管淋巴管瘤

患者，男性，60岁，主诉进食偶有阻挡感3个月入院。外院胃镜及超声胃镜发现食管下段右侧黏膜下有一直径1.0cm左右圆形隆起，回声均匀，但黏膜光滑完整。上消化道钡餐造影显示食管下段局部充盈缺损，黏膜光滑。门诊以食管平滑肌瘤收住院拟行手术治疗。查体无异常发现。左后外剖胸切口探查，见下肺静脉水平食管右壁扪及一直径1.0cm左右软质肿物，切开肌层发现肿物在黏膜下层，基底较宽，且与黏膜粘连难以完整剥离，故与部分黏膜一并切除，继之用4-0可吸收编织线连续缝合黏膜，丝线间断缝合肌层，纵隔胸膜加固食管切口。术野注水经胃管充气见无气泡逸出。术中冰冻病理报告"少量平滑肌纤维束，淋巴管扩张"。术后第1天，胸管引流100ml血性胸腔积液，第2天胸腔引流出400ml乳糜样胸腔积液，胸腔积液送检乳糜试验（＋），同时患者述胸闷、憋气，体温升高达38℃以上。追问术后病理，正式报告为"食管淋巴管瘤"。决定再次手术，经原切口进胸探查，见食管切口肿胀，周围有苍白色炎性渗出和纤维素沉着，并可见增粗扩张的淋巴管，手术行食管部分切除胃食管主动脉弓上吻合。手术顺利，术后恢复良好、痊愈出院。

淋巴管瘤属于血管源性肿瘤，绝大多数为良性。它由衬有淋巴管内皮细胞的管腔增生、扩张而成，病因尚不清楚。多数淋巴管瘤表现为发育畸形，非真正肿瘤。颈、上肢、腋窝、肩胛、纵隔均为其好发部位，但是消化道淋巴管瘤少见，发生于食管的淋巴管瘤罕见报道。

病理检查大体标本，显示淋巴管瘤表面光滑、色白，有透光性，可压缩。切面见正常上皮组织下有白色纤维组织交错排列，其间充满透明液体。镜下检查可见黏膜固有层有大小不一薄层内皮细胞覆盖的管腔，扩张呈肿瘤状，管腔内潴留清稀的液体。

临床表现主要为吞咽不适或进食阻挡感，病程较长。上消化道造影显示食管局部有充盈缺损，但黏膜光滑完整，有时充盈缺损呈平缓而下垂的形态。纤维胃镜可见黏膜完整，肿物位于黏膜外。超声胃镜检查为黏膜外囊性肿物。食管淋巴管瘤因发病率低，临床表现无特异性，辅助检查多无定性诊断，术前多被误诊为食管黏膜外肿瘤，特别是食管平滑肌瘤，正确诊断往往在术后病理检查确定。放射治疗不能使淋巴管瘤缩小，注射硬化剂效果亦不佳，手术切除是最有效的治疗方法。黏膜下淋巴网丰富，纤维－淋巴管瘤常呈浸润性生长，沿组织间隙伸出伪足以致不能完全切除，未能切除干净的淋巴管壁可渗出大量的淋巴液，造成乳糜胸。因此，术前若怀疑本病或术中病理确诊，应行充分的食管节段切除胃食管吻合。有个别报道经胃镜切除食管淋巴管瘤。

第八节　纵隔嗜铬细胞瘤

嗜铬细胞瘤多发生在肾上腺髓质，胸内有分泌功能的嗜铬细胞瘤极为罕见，国内尚未见报道。北京协和医院曾切除1例。

患者，女性，52岁，1993年开始出现阵发性头痛、胸闷、憋气，有时伴心悸、出汗、唇色发紫，多于劳累或激动后发生，发作时无恶心呕吐、视物不清、四肢发凉，未测过血压。其后2年发作频繁，症状时轻时重，曾到当地医院就诊，诊断为"冠心病，神经官能症"，治疗无效。此后4年发作次数减少。7年后因胸闷、乏力曾在当地医院测量血压为96/60mmHg。入院前3个月，发作次数增加，每天3～4次，头痛、胸闷症状加重，伴憋气、乏力、手抖、双手麻木，有一次发作时测血压为195/100mmHg，2分钟后复测血压为120/75mmHg，同时心率减慢到60次/分。2001年6月，在北京协和医院内分泌科门诊检查，去甲肾上腺素（NE）200.8μg，肾上腺素（E）

86.5μg，多巴胺（DA）295.0μg。B超检查：双肾上腺未见异常。放射性同位素碘-131间位碘代苄胍（^{131}I-MIBG）显像示左侧胸腔胸主动脉前有异常放射性浓聚区，考虑为胸腔内嗜铬细胞瘤。发病过程中，无口干、手足抽搐或瘫软，无多饮、多尿、骨痛、肢端肥大、泌乳等表现。

住院期间患者有多次高血压发作，同时伴头痛、胸闷，持续5分钟后自行缓解，予以酚妥拉明、卡托普利（开博通）控制血压。

胸外科会诊后，于全身麻醉下行左侧开胸探查。术中发现肿瘤位于$T_7 \sim T_8$水平降主动脉与交感神经链之间的脊椎沟处，肿瘤紧贴后胸壁，左肺下叶完全包盖肿瘤。解剖肿瘤表面的左下肺后，显露肿瘤来源于左侧交感神经链，呈葫芦状。大小分别为4cm×3cm×3cm和3cm×3cm×2cm，暗红色，边界清楚，血供丰富，有不完整的包膜，侵犯后胸壁和降主动脉外膜。锐性钝性解剖将肿瘤从胸壁及降主动脉上完整切除。麻醉诱导及手术过程中血压基本平稳，术中触碰肿瘤时出现阵发性血压增高达220/120mmHg，经加快输液及调整硝普钠用量，血压稳定。术后转入ICU监护，短时应用多巴胺升压后很快停用。血压稳定于110/75mmHg。术后第1天拔除气管内插管，并停用任何升压或降压药。第2天经鼻胃管进流质。术后第4天转回普通病房并下床活动。术后病理诊断"纵隔嗜铬细胞瘤"。

神经外胚层细胞在神经管的背部聚集形成神经嵴，由神经嵴发生的肿瘤分成两大类：①来自神经鞘组织的肿瘤，如神经纤维瘤、神经鞘瘤；②来自神经组织和神经内分泌组织，如神经节细胞瘤、神经母细胞瘤和副神经节细胞瘤。副神经节由神经嵴衍生的组织组成，包括肾上腺髓质及肾上腺外的嗜铬组织，这些组织发生的肿瘤有性质截然不同的两种类型，主要依对重铬酸盐反应不同，分为嗜铬和非嗜铬两大类。与重酸铬盐反应的原理是儿茶酚胺的氧化。有分泌儿茶酚胺功能的肿瘤染色常呈阳性，称为嗜铬细胞瘤；无分泌儿茶酚胺功能的肿瘤染色多为阴性，称为化学感受器瘤。

副神经节细胞瘤大小不同，位于后纵隔的肿瘤常有包膜。在所有高血压患者中，有副神经节细胞瘤者仅占0.1%～0.01%，成人患者中90%的副神经节细胞瘤发生在肾上腺，8%发生在腹部，只有2%或更少发生在胸部。有儿茶酚胺分泌功能的副神经节细胞瘤，在胸内多发生于椎旁沟，起源于降主动脉与交感神经链之间或迷走神经内的副神经节，很少发生在中纵隔，中纵隔嗜铬细胞瘤最常来自左心房、房间隔、心脏前表面和心包内的主动脉及肺动脉。

肾上腺以外的嗜铬细胞瘤主要分泌去甲肾上腺素而不是肾上腺素。胸内嗜铬细胞瘤的临床表现主要是肿瘤本身的占位压迫和内分泌紊乱引起的症状。无内分泌功能的副神经节细胞瘤多在胸部X线检查时偶然被发现。肿瘤压迫症状与其生长部位有关。胸内嗜铬细胞瘤主要表现为因去甲肾上腺素分泌所产生的症状，50%有顽固性高血压，慢性血容量不足可引起直立性低血压。其他症状还有头痛、心悸、烦躁不安、大汗、面色苍白、胸腹部疼痛、感觉异常、疲乏无力等。大量去甲肾上腺素可致左心室肥厚，产生心肌病及充血性心力衰竭。长期观察的结果发现生长缓慢的无痛性副神经节细胞瘤中，多达50%表现有恶性行为。回顾性分析发现27%发生远处转移，56%切除后复发。

无功能的胸内副神经节细胞瘤无临床症状，多因肿瘤压迫或肿瘤坏死引发的症状而获得诊断，或于胸部影像学检查时偶然发现。胸部X线检查是获取诊断的主要方法。胸部CT和MRI能更好地显示肿瘤。忽视胸内存在嗜铬细胞瘤是长期误诊的原因，对于发作性高血压患者应考虑嗜铬细胞瘤的可能，测定血液中去甲肾上腺素水平，可以初步考虑存在肾上腺以外的肿瘤，但不能确定肿瘤的位置。选择性地在身体不同部位采取静脉血化验有助于确定肿瘤的部位。用放射性同位素^{131}I-MIBG来筛选嗜铬细胞瘤已应用于临床多年。在可疑肿瘤的局部进行CT和MRI对于肿瘤的诊断和定位有重要价值。

胸内嗜铬细胞瘤局部复发和远处转移率为20%～50%，治疗需彻底切除。有学者提出术前进行血管造影并用明胶海绵栓塞肿瘤血管，可减少肿瘤血供并减少术中出血。对于肿瘤未能彻底切除或已发生远处转移，放射治疗和联合化疗可取得一定疗效。嗜铬细胞瘤的良恶性判断基于术中肿瘤的外观和长期随访结果，依据显微镜下组织学的特点难以区分良恶性。由于肿瘤容易复发或转移，应把所有副神经节细胞瘤视为恶性肿瘤，行彻底切除。多因素分析表明肿瘤彻底切除是良好预后的唯一指标。

（张志庸）

第九节　无名动脉瘤

患者，男性，55 岁，体检发现甲状腺肿大 1 年，未进行任何特殊检查和治疗。本次住院无明显呼吸道症状，无发热、盗汗、胸闷、心慌及双上肢震颤，也无声音嘶哑、吞咽困难及体重下降。1 个月前胸部 CT 显示右前上纵隔占位性病变，病变上缘与甲状腺局部分界不清，相应气管管腔受压变窄。遂以右前纵隔占位，胸骨后甲状腺肿可能性大收入院。12 年前患者曾因右侧甲状腺肿大在北京协和医院行手术治疗，术后病理报告"灰粉色组织，5.0cm×2.5cm×1.3cm 大小，符合结节性甲状腺肿"。

体检颈部可见长约 10cm 陈旧切口瘢痕，气管左偏，右胸锁关节上方可触及肿大"淋巴结"，大小约 3cm，质韧，未触及搏动和震颤，甲状腺左叶未见肿大。心前区无隆起及凹陷，心界不大，心律齐，各瓣膜听诊区未闻及异常心音及病理性杂音。甲状腺功能检查正常。气管正侧位相示气管左移，右缘见弧形压迹。胸部 CT 诊断：右前上纵隔占位性病变，病变上缘与甲状腺局部分界不清，相应气管管腔受压变窄。术前诊断"胸骨后甲状腺肿复发"，鉴别诊断包括胸腺瘤、畸胎瘤和淋巴瘤。拟再次行纵隔肿瘤切除术。

手术经原颈部领形切口，逐层切开颈阔肌后，探查右上纵隔肿瘤，因前次手术所致粘连纤维增生，解剖"甲状腺肿瘤"极困难，不能将肿瘤同以往切除甲状腺肿一样分离出来。解剖中发生持续出血，且多次钳夹止血不能控制。仔细检查发现肿瘤非结节性甲状腺肿复发，出血来自甲状腺后方，恰是无名动脉及其分支处，考虑出血可能来源于较大动脉，未能确定出血来源唯暂时用纱垫压迫，并及时将切口向下方延长，呈 T 形胸部

切口，分别采用动脉、静脉插管建立体外循环，解剖主动脉弓部头臂血管后方能仔细探查。肿瘤位于右前上纵隔，大小约 5cm×4cm，实际上肿瘤系主动脉弓部发出无名动脉后约 3cm 处形成的假性动脉瘤，瘤周局部纤维化。遂再降温到深低温停循环后，切开假性动脉瘤并清除其内的附壁血栓，显露无名动脉发出右颈总动脉及右锁骨下动脉开口，开口处局部内膜完整，无明显钙化和血栓。取大小 2.5cm×4.0cm 的自体心包，用 5-0 Prolene 线修补无名动脉和右颈总动脉，排气后恢复体外循环。检查缝合口无明显漏血，开放阻断钳，辅助循环、平衡温度和容量后，缓慢停体外循环。术后带气管插管返回 ICU 监护，3 天后转回胸外科病房，术后恢复顺利，1 周出院。

本例是将无名动脉假性动脉瘤误诊为胸骨后结节性甲状腺肿。从此例可以吸取到以下几点教训。

（1）入院时未能认真复习病历，先入为主。结节性甲状腺肿切除后复发，这在临床上并不少见，但不是每位结节性甲状腺肿切除后都会复发。复发的甲状腺肿也会具有甲状腺肿的特点，应按诊疗常规进行术前诊断和鉴别诊断。鉴别时应结合本例特点逐一排除。基础是必要的检查都应完成，本例术前若已进行胸部增强 CT 检查，即可确定肿瘤是否符合内分泌肿瘤的特点，也有可能提示血管来源的肿瘤。

（2）体检不严密，入院体检时，颈部右胸锁关节上方所谓的"淋巴结"不明，若是结节性甲状腺肿，它属于良性病变，为什么颈部有肿大淋巴结？稍加询问就可以对诊断提出怀疑，深入讨论即可对诊断提供有价值的线索。

（3）术中当不能解释出血原因时，应当深入思考分析，本例凭借心胸外科丰富的临床经验，心外科医师大力协助，采取了有效措施及时予以恰当的处理，才能获得满意的处理结果。此例若无体外循环或未施行深低温停循环，将不能有效控制出血，也不能明确纵隔肿瘤是假性动脉瘤，患者的预后将难以估计。临床上因未能想到意外的严重性，而未采取恰当的有效措施，以致失去抢救时机，造成灾难性后果的情况并非罕见，应提高警惕。

（李　力　张志庸）

第十节 右上肺叶切除术后中叶肺扭转

肺扭转是肺外科术后少见的并发症，它在肺叶切除术后的发病率为 0.09% ~ 0.40%。所有的肺叶均可发生扭转，最常见的是右上肺叶切除术后发生右肺中叶扭转，扭转也可发生于下叶肺。

一、发生原因和病理生理

右上肺叶切除术后中叶肺扭转发生的原因：①术中肺门结构完全游离；②前斜裂发育足够好；③上叶切除术后胸内空腔宽阔，余肺活动度大，中叶有足够的空间和条件发生肺移位和旋转；④术中肺叶被反复翻转，关胸前未予以正常复位；⑤ VATS 胸腔镜行右上肺叶切除术毕，关胸膨肺时视野显露不佳，术者未特殊注意余肺的位置，容易发生扭转，这是肺扭转发生的主观因素。

肺扭转发生后造成的主要损伤是血管、支气管梗阻。血管中肺动脉梗阻引起该肺叶供血缺损，即使严重到完全阻塞，因有支气管动脉血流，多不至于发生缺血性坏死。肺静脉梗阻则是肺内血液流出受阻，严重时可出现淤血性坏死，为湿性坏疽。支气管梗阻后该肺叶无通气，最终造成肺不张。这三种合并症的最终结果是肺动脉缺血——类似于肺动脉栓塞；肺静脉淤血——肺坏疽；肺萎陷肺不张——血流通气灌注比失衡。三种合并症中以肺坏疽最严重，治疗不适当、不及时可危及患者生命，甚至导致死亡。

肺扭转发生后临床症状和严重性取决于血管和支气管梗阻的部位及阻塞的程度。多数中叶扭转发生于冠状位平面内，出现支气管、血管蒂扭转。如为轻度扭转且时间较短，血管未被完全阻塞，肺仍有足够的血供和排出，支气管仍可有部分通气，不至于产生明显的病理生理改变，也很少出现症状。如果肺蒂部扭转角度过大，造成血管阻塞，即使不完全阻塞，特别是肺静脉压力低时，血管部分堵塞也使血流速度减缓，继发静脉血栓形成，最后静脉完全梗阻。严重的静脉回流受阻、肺实质淤血，支气管腔内痰液潴留继发严重感染，很快可进展到肺坏疽。

另一种情况是上叶切除术后胸内留下了较大的空腔，为了填补这个空腔，中叶在矢状位平面内向上移位、旋转。再者，下叶基底段过度膨胀向上挤压、推移中叶，导致中叶支气管与中间段支气管成角，严重时可引起中叶支气管闭塞，导致痰液潴留，继发肺部感染。实际上，在任何右肺上叶切除术后，患者都会发生不同程度的中叶矢状位移位（或旋转），这种旋转对中叶的血管影响不大，一般不致发生中叶坏疽。有的右肺上叶切除术后患者发生右肺中叶完全不张，中叶长期呈现为薄扁平状不张，存在通气灌注比失衡，患者可主诉胸闷，但无明显感染症状。

临床上还有一种少见情况被误认为中叶扭转，那就是右肺中叶静脉先天性变异，术中被错误结扎，导致中叶静脉完全截断，术后发生中叶淤血、实变，最后导致肺湿性坏疽。中叶静脉变异通过水平裂回流至上叶中央静脉的病例并不少见，但多数是细小静脉，因此直接在肺门处切断上叶静脉（其中包含中叶静脉小分支）时，因还存在其他的中叶静脉分支，一般不会引起严重后果。如果变异的中叶静脉较粗大且是唯一的静脉回流被截断，那么可能会出现上述较严重的右肺中叶淤血、实变。因此，既往胸科开放式手术切除右肺上叶时，多采取先解剖水平裂的方法，如有异常粗大的中叶静脉注入上叶后段中央静脉，术者解剖时可很容易观察到并予以妥善保留，多不造成中叶静脉损伤。VATS 腔镜下切除右肺上叶多数采取单向式方法，先在肺门处切断上叶静脉根部，之后再分离水平裂，若存在异常中叶静脉回流，则常常将其切断，这必然有术后产生右肺中叶淤血、实变的风险。笔者即见过位于正常解剖位置的中叶静脉与同样粗细的异常中叶静脉分别经水平裂注入上叶静脉的情况。

二、临床表现与诊断、鉴别诊断

中叶肺扭转的早期诊断比较困难，临床表现缺乏特异性。常见症状包括胸闷、气促、呼吸困难、发热、咳嗽、咳血性痰。检查发现心率、呼吸增快、白细胞数升高，患侧呼吸音减低，并出现湿性啰音等。一般术后胸管波动大，胸腔积液增多，以上表现临床上常考虑存在肺膨胀不全，包括有无肺扭转。肺扭转影像学的特征为患肺实变，典型肺淤血者表现为右肺中叶体、积增大，但有时患肺体积可保持正常大小，肺泡腔充满液体、透光度降低，叶间裂增厚明显。某些病例出现胸腔积液。肺实变反映肺静脉回流障碍而产生肺淤血。有文献提出 CT 并三维成像及肺动脉造影可以显示扭曲、成角的肺血管和支气管，从而有助于诊断中叶扭转。纤维支气管镜下表现为支气管狭窄、扭曲或呈"鱼口征"甚至完全闭塞，存在以上征象均应怀疑肺扭转可能。但临床发现支气管闭塞的比例不高，多表现为狭窄。因此支气管镜检查结果为阴性时，不能完全排除肺扭转的可能。笔者所在团队经治的几例术后肺扭转患者，均做了床旁纤维支气管镜，均未能明确肺扭转的诊断。

诊断肺扭转主要依靠仔细分析患者的临床表现和影像学资料，需要与之鉴别的疾病包括凝固性血胸、肺内血肿、支气管内痰液堵塞导致肺不张，以及局限性包裹性胸腔积液等。因此，临床医师发现术后余肺完全不张，或余肺实变持续存在时，应考虑到肺扭转的可能，文献报道多数患者确诊困难。笔者提出，右上肺叶切除患者术后出现呼吸困难、高热、胸管水柱波动显著增大，化验显示白细胞数增高，影像学提示肺实变，经短时间（1～2 天）治疗无明显好转且全身情况进行性加重，床旁纤维支气管镜检查排除了痰痂堵塞支气管，应立即手术探查。应注意若患者存在胸闷憋气、呼吸困难，但一般状况尚好，可以继续观察。一旦体温升高，则预示感染中毒性休克即将来临，处理极为困难，建议在高热之前采取外科处理措施。如在高热之后再采取任何外科措施，往往难以挽救患者生命。

最需要与肺扭转鉴别的是单纯肺不张，单纯肺不张临床更多见，处理也简单。肺不张缺乏明显全身中毒症状，可以随诊观察，不需要手术处理。笔者曾完成 1 例 VATS 右肺上叶袖状切除术，术后出现右肺中叶完全肺不张，术后 3 天 CT 显示"中叶萎缩伏在下叶表面"，患者无明显不适及呼吸系统症状，经呼吸物理治疗、咳嗽排痰，术后 1 周出院，术后 3 个月随访 CT 显示右肺中叶完全复张。

三、治　疗

严重肺扭转处理不及时、不适当可以出现严重并发症，包括肺部感染、支气管残端瘘、脓胸、败血症、呼吸衰竭、脑梗死、心肌梗死、心律失常、多器官功能衰竭、心搏骤停、其他部位感染、急性肺动脉高压等。

除少数症状轻微的患者可以采取保守治疗外，绝大多数严重肺扭转的患者需要尽早手术探查。文献报道采取手术治疗的优点在于：①有可能保留梗阻但尚未坏死的肺组织；②降低感染和败血症发生的风险；③防止静脉血栓播散。笔者认为如果扭转时间较短，淤血程度较轻或感染症状不重，观察病肺尚未呈现蓝黑征时，可谨慎尝试手工复位。复位后肺组织颜色逐渐恢复红润，顺应性良好，膨胀收缩满意，即可以保留肺叶。肺扭转手工复位后气道内会溢出大量血性分泌物，这些血性分泌物有可能继发患侧肺部感染，若麻醉中肺隔离不良甚至溢入健侧呼吸道可突然发生窒息，术者对此应警惕。如果中叶已经完全实变、顺应性丧失，肺无法复张，则应当机立断移除患肺。手术务必采取双腔支气管插管麻醉，有效隔离气道，避免气道内分泌物误入到对侧肺内。

四、经验与教训

总结 2010 年以来北京协和医院资料，完成腔镜右肺上叶切除术数百例，发生右肺中叶扭转 8 例。而同期开胸施行右肺上叶切除无 1 例中叶扭转发生。腔镜下中叶肺扭转发生率高的原因主要有两点：术毕膨肺时视野欠佳，观察不仔细，没有及时发现扭转；开胸手术右上肺切除后常规进行中下肺叶固定，而腔镜下很少有意识地进行中下肺叶固定。一名男性患者于 2006 年因肺癌于北京协和医院行开胸左肺下叶切除术，2016 年发现右肺上叶占位，行 VATS 右肺上叶切除，术毕未固定中下肺叶。术后患者胸管内水柱波动极大，可达液面以上 30～40cm 处，胸腔积液量持续不减，术后第 1 天下午即开始发热，体温持续升高达 38℃，血象白细胞数增高，应用强力抗生素泰能后无好转，至术后第 3 天血白细胞达 $20×10^9$/L，床旁纤维支气管镜检查，见中叶支气管充血、水肿，未见确切扭转及痰堵，胸部 CT 显示中叶肺不张，伏于上纵隔。急诊手术行 VATS 探查，术中见中叶明显缩小实变，萎缩成一团贴伏于上纵隔右叶胸腺旁，与胸壁粘连，"中叶动脉、静脉尚完好"、无严重挤压、扭转。考虑为中叶发生矢状位平面内扭转，支气管成角畸形，支气管内分泌物潴留继发感染，为避免术后残端瘘、脓胸的发生，决定行腔镜中叶切除术。患者术后第7天生命体征平稳出院。本例患者中肺明显缩小实变，血管蒂无扭曲，结扎切断中叶静脉后，中肺较前明显肿胀，因此该患者并非临床常见的冠状位平面内扭转、静脉回流障碍导致的肺坏疽。此外，术者对于该例行右肺上叶切除时，没有解剖水平裂，而是先处理上叶静脉，所以不排除有异常回流的中叶静脉被结扎导致部分中叶淤血、实变的可能。

如何预防右上肺叶切除后中叶肺扭转？有以下几点值得注意：①术毕关胸前仔细辨认余肺解剖位置，确保中叶肺无扭转；②术中尽可能先解剖、打开水平裂，探查有无粗大中叶静脉异常回流至上叶；③除非前斜裂几乎未发育，建议术毕有意识进行中下肺叶间固定，固定位置要靠下贴近膈肌位置，防止中叶向上过度移位；④固定肺组织不宜过少，以免术后剧烈咳嗽时肺组织膨胀移动范围过大，而撕裂固定肺组织的缝线（有2例术中反复检查肺切缘严密无漏气，术后咳嗽出现大量气泡逸出，经保守治疗后痊愈出院，考虑为固定肺组织过少而剧烈咳嗽引起撕裂）；⑤确保肺膨胀满意后，嘱麻醉师持续双肺通气保证余肺膨胀下关胸。

右肺上叶切除术后中叶扭转发生率虽低，但后果严重，轻则需保守治疗数日，重则可能要切除右肺中叶，给患者造成不必要损失。若未能及时辨识此并发症并恰当处理，可能造成生命危险。只要临床医师提高对它的认识，此种并发症便可以做到预防在先，避免其发生。

（韩志军）

第十一节　医源性肺动脉内金属异物

患者，男性，41岁，因右肩峰骨折克氏针固定4年，发现胸腔内金属异物2个月入院。患者于1999年因右肩峰骨折行克氏针2枚交叉固定，2年后在该院门诊检查骨折愈合良好，遂取出克氏针1枚。2003年5月"非典"期间体检普查胸部X线片意外发现患者右侧胸腔内上方有一0.2cm×5.0cm高密度金属影，怀疑为金属异物，可能为未取出而遗留在体内的克氏针（图30-11-1，图30-11-2）。2003年8月在当地行右侧开胸探查，依据术前影像学定位，在纵隔内未发现异物，上腔静脉内亦未探及异常，但探查时于右下肺动脉基底干内扪及金属异物。在解剖下肺切带提起右下肺后再次检查右下肺动脉内异物消失。手术台上摄胸部X线片发现左侧胸腔心影后方金属异物影，遂关胸。

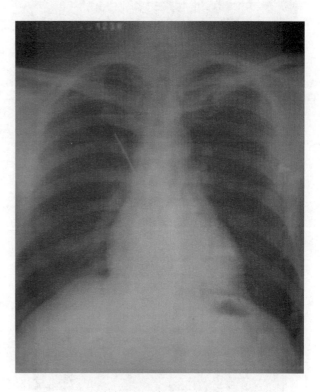

图30-11-1　胸内金属异物——克氏针（正位像）

此后行胸部螺旋CT检查显示金属异物影位于左侧气管壁外，与左肺动脉关系密切，怀疑左下肺动脉基底干内金属异物（图30-11-3，图30-11-4）。两周后行左侧开胸探查，采取头高位，摆放体位时动作轻柔。取左后外侧剖胸切口，经第5肋间进胸，开胸后即用心耳钳阻断左肺门血管，探查发现异物在左下肺动脉后基底支内，血管壁及肺门结构完整，未见血肿、破损。心耳钳阻断下肺动脉干后，将异物在血管内向近侧推移，使金属异物末端抵住血管壁，切开基底动脉壁约1.0cm长，

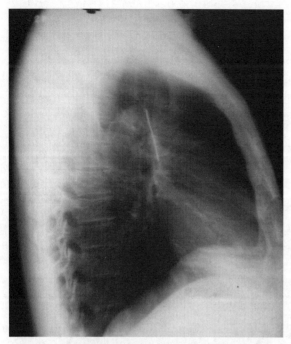

图 30-11-2　胸内金属异物——克氏针（侧位像）

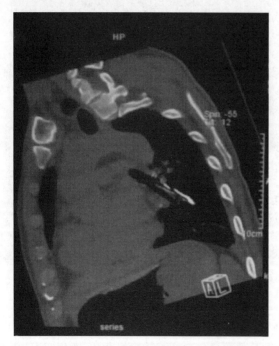

图 30-11-3　同一患者胸内金属异物，克氏针移动到左下肺动脉内

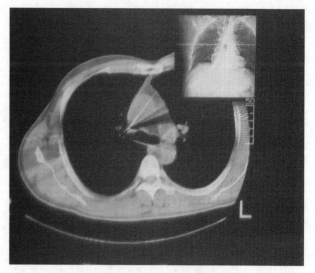

图 30-11-4　同一患者 CT 像

多数报道血管异物多与以前外伤或心脏手术操作有关。随心脏外科开展和介入治疗广泛应用，医源性大血管内异物的报道也渐增多，主要是人工心脏瓣膜碎裂，或介入导管断裂，这些异物多引起系统动脉栓塞或心脏急症猝死。克氏针进入肺动脉可引起医源性血管内异物，临床罕见。

（2）金属异物在体内可随肌肉运动而移位。本例 2 枚克氏针固定骨折 4 年期间，门诊医师（非原手术医师）未行胸部 X 线片复查，即拔除 1 枚，另 1 枚仍遗留患者体内。可能因肌肉运动致克氏钢针游走移动，推测其移动路径为开始进入右锁骨下静脉、上腔静脉，以后经右心房进入右心室，最后抵入肺动脉干内，因重力和体位的原因，异物更容易进入下肺动脉。所幸本例金属异物移动过程缓慢，进入血管未造成严重出血。

（3）治疗用金属植入物置入人体后应进行定期复查，特别在大血管附近的金属植入物更应提高警惕，如位置有较大移动，应考虑异物移动已存留在血管内。本例第 1 次开胸手术前胸部 X 线检查为右侧胸腔内金属异物影，且术中已经在右下肺动脉基底干扪及，但操作右下肺叶以后异物消失，再次摄片显示金属阴影移至左侧胸腔心影后方，由此可以肯定异物位于血管内，螺旋 CT 检查也证实异物位于左肺动脉内。

（4）摘取体内金属异物手术前应明确异物的位置，怀疑血管内金属异物，手术时首先阻断血流，防止异物在术中随血流游走，以保证手术成功。本例第 1 次手术失败即可说明。文献上曾报道有 1

取出异物检查，确定为克氏钢针，长约 6.0cm，外覆薄膜样纤维组织，针尖指向远侧端，修补血管裂口。患者术后恢复良好，第 8 天拆线出院。

针对本例讨论以下几点。

（1）胸内异物多见于胸壁肌肉组织、胸腔内、肺内、食管内或纵隔内，大血管内异物少见。大例病例为右心异物进入肺动脉，左侧卧位手术时异物掉入左肺动脉内，1周后右侧卧位手术又落入右肺动脉，均导致无法手术摘除，应引起注意。最好的方法是在手术室摆好体位后再做床旁摄片和定位。

（5）手术时应注意血管内异物是否形成血栓。有报道异物存留于血管内超过3小时，取出时已有血栓形成。手术时应将异物连同伴随血栓一并取出，从而避免血栓脱落造成严重后果。本例患者克氏针针体外已有膜样纤维组织沉积，尚未发现形成血栓。

（张志庸）

第十二节 肺癌左全肺切除术后15年再发食管癌

肺癌一侧全肺切除术后再发食管癌进行手术治疗临床罕见，检索国外文献未见报道，国内报道1例，结果不详。北京协和医院遇到1例15年前因左肺中心型肺癌行左全肺切除，近期因进食哽噎检查诊断为食管癌，再次接受手术切除，近期恢复良好。

患者，男性，58岁，15年前因"间断咳嗽、痰中带血2个月"入院，胸部CT显示左下肺不张。支气管镜检查见左主支气管距隆突3～4cm处可见新生物突出管腔内，病理诊断为鳞癌。1996年6月行左侧全肺切除加淋巴结清扫术。术后病理报告左下肺高中分化鳞癌，癌组织侵及周围支气管，断端未见肿瘤，支气管周围淋巴结转移癌（2/3），肺门淋巴结慢性炎（0/11）。术后予放疗1个疗程，化疗6个疗程，包括MVP（MMC+VDS+DDP）4个疗程和CAP（CTX+ADM+DDP）2个疗程。此后定期门诊随诊观察未发现异常。

近半年来主诉进食哽噎感，逐渐加重。上消化道钡餐造影显示食管中段充盈缺损，表面不规则，黏膜皱襞中断、破坏（图30-12-1，图30-12-2）。纤维胃镜检查发现距门齿30～34cm处食管右前壁纵行溃疡，周边呈堤样隆起，溃疡底部覆盖白苔，病理活检报告为鳞状细胞癌。胸部CT显示食管中段肿瘤，长约3cm（图30-12-3），术前诊断胸中段食管癌。2011年8月4日在单腔支气管插管全身麻醉下经原左胸第4肋间后外侧切口，切

除第5肋，经肋骨床入胸。探查发现肋间隙明显缩窄，胸腔缩小，壁胸膜增厚，胸膜腔内被黄色、暗褐色豆渣样或胶冻样黏稠组织填充，其质地柔软，无血运，将其完全清除干净，进一步探查，全胸膜腔被增厚致密如牛皮样纤维板覆盖（最厚处1cm，平均5～7mm），难以辨清降主动脉、心包、左肺门等正常解剖结构，按常规方法游离胸段食管困难，决定先切破横膈，从腹腔进入，再自下而上游离食管。首先清除膈肌表面纤维板，打开膈肌，找寻贲门，细心分离膈肌及纵隔胸膜间隙，从贲门向上逐步游离食管，结扎食管动脉和支气管动脉，避免损伤胸主动脉。解剖发现肿瘤近端达主动脉弓水平，肿瘤长约3cm，已侵犯食管外膜，尚未累及周围组织或脏器。主动脉弓上方胸膜纤维板粘连极重，分离困难。经主动脉弓下分离弓后组织，手指引导于弓上切开纤维板，打开缺口，同时切断结扎两支肋间血管，将食管从主动脉弓后方牵出。切除肿瘤标本，见肿瘤断端可疑阳性，若胸腔内吻合则残端不净。遂选择左颈部切口。再次游离胃体，经食管床上提管状胃入颈部，行手工食管胃颈部吻合。术后第7天发现颈部吻合口瘘，经局部切口敞开，换药4周后瘘口愈合。术后曾出现右下肺感染，经抗感染

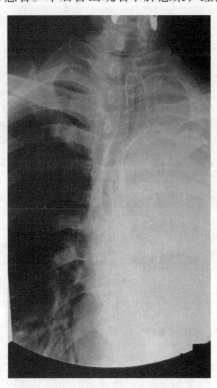

图30-12-1 正位像上消化道钡餐造影

治疗恢复。术后 40 天进半流质饮食后顺利出院。术后病理报告为食管中低分化鳞状细胞癌，侵透全层达外膜，食管 / 胃残端未见癌，淋巴结未见转移癌（贲门小弯网膜 0/6，食管周 0/1）。

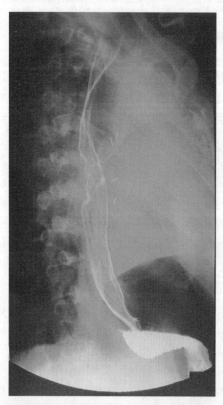

图 30-12-2　斜位像上消化道钡餐造影

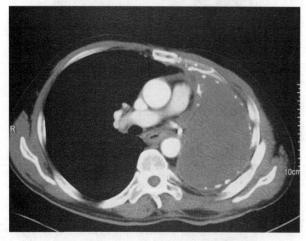

图 30-12-3　胸部 CT 显示食管中段肿瘤（长约 3cm）

针对本例讨论以下几点。

（1）从哪侧进胸？即手术入路选择。食管位于胸腔后纵隔，位置深在，全肺切除后患者仅余一侧肺，再次手术如何选择手术入路面临两难困境。若手术选择原手术切口（左侧开胸），缺点

为因前次手术致该胸腔封闭，粘连重，形成纤维胸，进入胸腔即很困难，游离解剖食管创伤大，一旦损伤胸主动脉或大血管补救困难。若选择健侧（右侧开胸）入路，手术操作容易，但是需要先开腹再开胸，在右侧胸膜腔吻合。术后胸腔胃在右胸膜腔，在一定程度上将影响右肺通气功能。若右胸吻合不成功，已经开腹游离了胃，手术则无退路。右侧开胸手术更重要的问题是如何维持术中麻醉。

（2）如何维持术中麻醉？即麻醉选择。经原手术切口即左侧开胸，麻醉容易，单腔支气管插管即可。若选择健侧即右侧开胸，麻醉需要右侧肺通气维持，该胸腔开放，负压消失，为维持呼吸必须加压通气，而手术显露及主要操作在后纵隔进行，必然挤压健肺，术中难以维持通气。即使手控降低潮气量，或高频通气麻醉也不能达到有效、稳定和满意的麻醉。为避免以上麻醉的有关问题，有报道采用 ECMO 维持术中氧合，其做法为股动脉和股静脉插管接 EMCO，经健侧入路开胸，健侧肺萎陷，手术可获得满意术野显露。但 ECMO 的使用在术毕不能立即停止，仍需在 ICU 维持一段时间，围手术期 ECMO 抗凝剂的使用增加术后出血风险，术后引流量明显增加；同时胸胃位于健侧胸腔，挤压右肺明显影响肺功能，一旦出现呼吸功能障碍可危及生命风险。此外，ECMO 费用高昂，使用一次 EMCO 是食管癌手术费用的 50 倍。另也有学者建议在体外循环下行食管癌切除，可避免麻醉难题，而体外循环同样存在抗凝问题，且肝素的用量超过 ECMO 一倍，目前在体外循环下施行肿瘤切除术仍存在争议。

（3）怎样手术操作？即手术解剖路径。在完全封闭的左侧胸膜腔，解剖后纵隔的食管无从入手。常规游离几乎不可能找到食管，而且极易损伤降主动脉。此例采取切破膈肌，先找到贲门，再沿贲门向上解剖食管的方法，则避免了损伤降主动脉。若行弓下吻合则较容易，但是本例为中段食管癌，至少需要做到弓上吻合。更困难的是解剖弓上的部分食管，弓上部分食管需先切破纵隔纤维板。采用从主动脉弓下在手指引导下，试行切破弓上纵隔纤维板，继之切断两支肋间血管，将主动脉弓翻起，解剖弓后的食管。为保证断端无瘤存在，又临时决定行颈部食管胃吻合，将管

状胸腔胃经食管床提入颈部进行吻合。

（4）术后处理注意的问题。本例手术创伤大，术后应严密监测生命体征，除监测吻合口的并发症外，更需注意输液速度、出入量平衡及均衡营养支持，警惕出现肺部感染和心功能不全。本例术后发生小的吻合口瘘，经敞开伤口，交换敷料，历时一个月而愈。患者术后先后 2 次出现咳嗽、咳痰、高热，考虑为呛咳和误吸所致，胸部 X 线片显示右下肺斑片影，经及时多次痰培养，获取病原学诊断后，给予针对性抗生素治疗顺利恢复。由于患者仅余右肺，一旦余肺出现感染，极易诱发呼吸衰竭，需呼吸机辅助通气而延长术后康复过程，影响预后。这是本例术后顺利恢复的重要原因。

本例经术前反复权衡，选择患侧入路。术中证实尽管胸膜腔粘连严重，手术困难，但并非无法进行，经精心设计，细致操作，最终完成了手术，同时保留了健侧肺功能，术毕顺利拔除气管插管。术后妥善处理吻合口并发症，并且加强呼吸系统管理，严格控制呼吸道感染，最终获得成功。

随诊术后 3 个月，患者因发热再次入院，经抗感染治疗效果不显著，后发现为左胸膜腔内感染脓胸，胸腔闭式引流后继发胸腔内大出血，经抢救后终因循环呼吸衰竭死亡。肺癌左全肺切除后 15 年发生中段食管癌，再次手术切除食管癌颈部食管胃吻合成功，临床确实罕见，遗憾的是虽然手术成功，但术后并发胸腔内感染，胸腔内大出血，最终未能使患者获得长期生存。

（张志庸　郭　峰）

第十三节　静脉内平滑肌瘤病

一、概　述

静脉内平滑肌瘤病（intravenous leiomyomatosis，IVL）是一种严重危害育龄妇女健康的罕见疾病，是一种特殊类型的子宫平滑肌瘤，不同于普通的子宫肌瘤，IVL 能侵犯并突破静脉壁，在静脉内沿血流方向生长，可延伸至心脏甚至肺动脉。血管内肿瘤逐渐增长、增粗阻碍血液回流，严重时因肿瘤梗阻、血流突然中断导致患者猝死。1896 年，Birch-

Hirschfeld 首次描述了 IVL，1907 年，Durck 首次报道了 IVL 累及心脏的病例，Marshall 于 1959 年收集了 17 例确诊的 IVL 患者，对该病进行了详细描述，并正式将其命名为静脉内平滑肌瘤病。近年来关于该病的文献报道有所增多，但迄今为止全球报道仅数百例，并且文献中关于 IVL 的报道多以病例报告或小样本报告为主。截至 2018 年 2 月，北京协和医院已收治 IVL 患者 163 例，其中肿瘤进展累及心脏者 57 例（图 30-13-1，彩图 30-13-1）。IVL 起病隐匿，缺乏特异性的临床表现，加之临床罕见，临床医师对该病认识不够充分，因此存在较多漏诊、误诊。很多病例在出现症状就诊检查时，病变已迁延至心脏，这给临诊医师的确切诊断和及时治疗带来了一定困难。

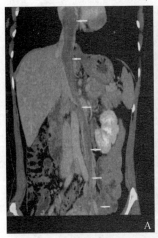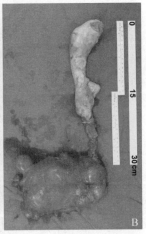

图 30-13-1　静脉内平滑肌瘤病病例术前增强 CT 及手术切除标本

患者，女性，44 岁，主诉胸闷气短。A. 术前增强 CT 显示静脉内平滑肌瘤病，肿瘤经左生殖静脉进入下腔静脉，并延伸至右心房。患者在深低温停循环联合开胸开腹手术，切除了右心房、下腔静脉、左生殖静脉内肿瘤及盆腔内肿瘤、子宫、双附件。B. 手术切除标本

二、病因及病理生理学

至今 IVL 的病因尚不明确，关于其起源，目前存在两种学说，一种认为肿瘤起源于子宫的平滑肌组织，另一种认为肿瘤起源于子宫静脉壁的平滑肌。有很多文献分别支持这两种不同的学说。IVL 表现为肿瘤细胞向血管内生长的特性，血管内瘤栓表面光滑，被覆内皮细胞，并无血栓形成。IVL 特点之一是肿瘤表面存在雌激素和孕激素受

体，因此肿瘤生长与患者体内雌激素水平密切相关。女性患者越年轻，肿瘤生长活跃程度越高，肿瘤甚至可以表现为黏液样变。绝经期后女性的 IVL，肿瘤表面往往色灰白，呈萎缩样表现。这也说明，肿瘤的活跃程度与雌激素水平存在一定相关性。因此，一致的意见认为切除卵巢是抑制肿瘤生长的重要手段。

病理上 IVL 虽然是良性肿瘤，但其生物学特性和临床病理生理过程却表现出恶性肿瘤行为，如果不及时干预，任其发展，将会给患者生命带来严重威胁。术中观察发现，IVL 质地坚韧，不易脱落，因此它并不容易发生肿瘤脱落所产生的栓塞。但病变进展至心脏后，肿瘤末梢往往在心腔内生长膨大，形如纺锤样，偶尔堵塞三尖瓣口，造成血流突然梗阻，甚至导致猝死。另外，少部分患者尽管肿瘤尚未生长入心脏，但肿瘤在下腔静脉内长期存在，缓慢生长增粗、增长，逐渐堵塞管腔，其间侧支循环建立形成，因此引起的血流动力学障碍并不严重。还有个别患者的病变呈跳跃性生长的特点，盆腔内有占位，下腔静脉内无肿瘤，心脏内却有转移性瘤栓形成，同时肺部也发现转移灶，这样的表现与恶性肿瘤的生物学行为相类似。

三、临床表现和体格检查

如前所述，IVL 绝大多数发生在育龄期女性，起病隐匿，无特异性临床表现，可以无任何症状，仅在查体时偶然发现。也可出现胸闷、气短、心慌、头晕、晕厥，或月经增多、阴道出血、痛经、月经紊乱、咳嗽后遗尿、腹胀、下腹痛、排尿不畅、排便困难、双下肢水肿等。以上表现并无规律性可言，当肿瘤增粗影响到静脉回流时，可以产生体循环淤血，从而出现相应症状。

疾病早期肿瘤局限在盆腔内，查体发现与普通子宫肌瘤并无区别。当病变进展至下腔静脉后，若未发生血流梗阻，可无阳性体征。若产生血流梗阻，可出现体循环淤血表现，这与梗阻的位置高低有关。梗阻发生在肝后下腔静脉以上，可能出现肝淤血、肿大，腹水，腹壁静脉曲张，上下肢水肿等体征。若梗阻在肝后下腔静脉水平以下，可能仅表现为下肢水肿。临床发现大多数 IVL 病例，很少导致血流梗阻。

四、辅　助　检　查

（1）化验检查：所有病例术前均应进行血尿便常规检查，此外，还应检查凝血功能，肝、肾功能，妇科激素水平，包括雌激素、孕激素、催乳素、黄体生成素、促卵泡素、睾酮，必要时还要检查相关肿瘤标志物。

（2）影像学检查包括胸、腹、盆腔增强 CT 扫描，下腔静脉 CTV 或腹、盆腔增强 MRI，如肿瘤进展至肺动脉内，尚需行肺动脉 CT 血管造影（CTPA）检查。此外，还要进行盆腔 B 超、心脏彩超检查。

五、诊断和鉴别诊断

至今临床医师对于 IVL 的诊断仍面临一定的困难，除了此病罕见之外，还因为对疾病的认识不足，包括临床医师、影像学医师及病理学医师。特别在疾病的早期，医师未考虑本病的存在，是长期误诊的重要原因。当肿瘤进展到下腔静脉后，结合病史，以及 MRI 或 CTV 等影像学检查，可能提示某些线索，有助于做出初步诊断，但确诊仍需依赖手术后的病理结果。在病变早期，肿瘤尚未进入髂静脉或下腔静脉内时，漏诊、误诊病例较多。目前 CT、MRI 等影像学及超声手段尚不能发现早期 IVL 病变，即使肿瘤已经侵入较大静脉，有时也很难与子宫内膜间质肿瘤、子宫平滑肌肉瘤（leiomyosarcoma，LMS）等其他肿瘤进行有效鉴别。总之，依据目前医学条件和检查水平，单从辅助检查尚不能保证术前对 IVL 的确切诊断。此外，从病变的组织学特点来讲，IVL 的组织学表现多样，它可以表现各种平滑肌瘤的组织学形态特点，有时单纯从组织形态学上也很难与子宫平滑肌瘤等进行鉴别，现在确诊主要依靠术后全面细致的病理取材，发现存在侵入静脉内的肿瘤部分。限于各医学中心病理科医师对此病的认识水平和经验，术后病理诊断仍然存在一定比例的漏诊、误诊。特别是肿瘤累及脉管系统尚不明显，甚至还未侵入静脉系统的 IVL，早期病变又缺乏特征性形态学表现或特异性标志物帮助有效识别。随着妇产科微创手术的开展，术中对病理标本大体结构的完整性破坏较重，大大增加了病理学医师大体取材时辨识 IVL 的难度；有时送检组织破碎不整、大体结构完全破坏，使得病理科医师无法确切识别 IVL 病变，明显增加了误诊、漏诊风险。

六、治 疗

IVL 侵犯静脉后，如未及时发现，病变继续进展，向上生长最终可到达肺动脉，甚至并发肺转移。IVL 作为一种理论上的良性肿瘤，其最大的危害在于肿瘤生长可造成血流严重梗阻而导致猝死。早期发现、早期诊断、早期治疗，可达到完整切除肿瘤的效果，避免复发。此外，早期手术风险较小。当肿瘤进展超出盆腔外，可通过两种途径进入下腔静脉，一种是进入生殖静脉，经生殖静脉进入下腔静脉。另一种是进入髂静脉，经过髂静脉进入下腔静脉。瘤栓进入下腔静脉后，若要完全切除肿瘤，手术规模很大，需要开腹、开胸甚至要求在体外循环下或在深低温停循环下摘除肿瘤，否则可能导致大出血或摘除不全。因此术前需要进行多学科充分讨论，认真评估，制订严密的手术方案。根据 IVL 进展程度的不同，基于 10 余年来超过 160 例手术切除的临床经验，北京协和医院心外科将 IVL 分为 4 期（图 30-13-2），并根据不同分期提出了不同的手术方案，为临床处理这种

少见肿瘤提供了有益的参考和帮助。需要强调的是，IVL 的手术成功，需要依赖心胸外科、妇产科、血管外科、泌尿外科、肝外科、麻醉科及 ICU 等多学科密切合作，最好有一支成熟的手术团队，包含上述各相关科室的成员。当肿瘤已经进展至心脏水平后，需由心脏外科来主导整个手术流程，以确保患者的手术顺利和生命安全。

具体手术方案简单叙述如下。

1. 肿瘤局限于盆腔内（1 期）　手术无困难，操作相对简单，单纯妇科即可独立完成手术，采取腹腔镜手术或开腹手术均可。

2. 肿瘤进入髂静脉或生殖静脉并已超出盆腔（2 期）　切除手术具有一定挑战性，需要制订合理的手术方案，可在非体外循环下由妇产科、血管外科合作完成手术。

3. 肿瘤进展至心脏（3 期）　推荐应用体外循环，采用深低温停循环技术进行手术，这对完整切除肿瘤、确保患者生命安全至关重要。采用此种方式，一般情况下半小时内可切除肿瘤，修复下腔静脉，并不增加手术时间。从统计结果看，此种手术方式并不增加患者的康复时间，也不导致明显的 SIRS。深低温停循环下手术需要体外循环，设备繁多、操作复杂。如果不采用此种方式处理，一旦肿瘤与下腔静脉严重粘连，不仅难以切除肿瘤，而且可能撕裂大血管导致出血，甚至

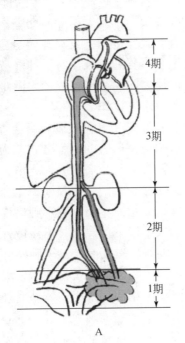
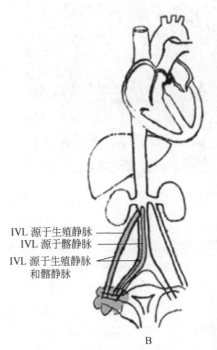

图 30-13-2　静脉内平滑肌瘤病分期示意图（A）和静脉内平滑肌瘤病侵入下腔静脉的不同途径（B）

发生难以控制的致命性大出血，术者被迫临时变更手术方式，这样将给术者和麻醉医师带来极大被动，对患者生命造成威胁。

4. 瘤栓已进展至肺动脉（4期）（图30-13-3，彩图30-13-3） 采用深低温停循环技术，切开肺动脉，取出肺动脉内瘤栓；打开右心房，取出心房段瘤栓；切开下腔静脉，取出下腔静脉内瘤栓。检查各血管内无肿瘤残留后，缝合下腔静脉切口，尽快恢复循环，止血，缝合其他切口，其程序同3。

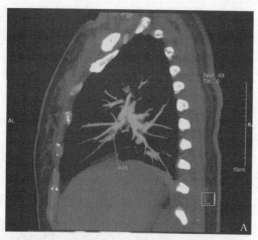

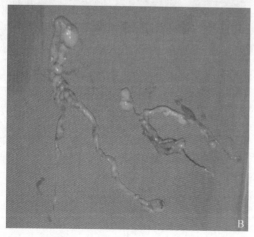

图30-13-3　CTPA 示肺动脉内瘤栓（A）和肺动脉内瘤栓标本（B）

5. 合并肺转移（4期）（图30-13-4） 原则是将心脏内、下腔静脉内病变和子宫原发灶及双侧卵巢完全切除，有转移瘤的肺叶可暂不考虑切除，术后随诊观察。北京协和医院有3例合并肺转移患者，且有的是双肺转移，随诊严密观察3～5年，均未发现肺部占位有增大或转移灶数目增加。

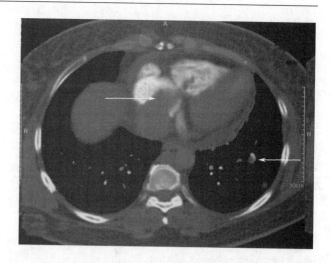

图30-13-4　增强CT
左侧箭头示右心内占位，右侧箭头示 IVL 肺内转移灶

对于肿瘤进展至心脏甚至肺动脉的 IVL 患者，盆腹腔占位和下腔静脉内占位是否同期或者分期切除，仍存在争议。自2002年至2018年2月，北京协和医院发现57例肿瘤进展至心脏及其以上水平的患者，其中15例进行了分期手术，其余均在同期完成手术切除。笔者小组的意见是，除非患者一般情况较差或血管外肿瘤特别巨大，抑或盆腹腔内存在严重粘连，否则最好争取同期切除。这样做的优点是可以减少和避免因分期手术反复开腹所造成的粘连松解操作、毗邻脏器的损伤及术中术后出血、感染等并发症的发生。而且，由于前次手术存在的粘连，二期完整、彻底切除病变也存在实际困难。尽管同期手术的创伤较大，但笔者的经验提示并发症并无明显增加，也没有导致患者康复期延长。对于肿瘤特别巨大，粘连严重广泛，同期手术存在较大困难的，为手术安全考虑，分期手术较为合理。

手术前 CTV 和经食管超声检查的结果对于患者评估和选择适宜的手术方式尤为重要。根据术中观察发现，此类瘤栓表面光滑，有内皮覆盖，无继发血栓形成，且大多数瘤栓在血管腔内游离，与血管壁无粘连，因此对于肿瘤瘤栓位于肝后下腔静脉水平以下的患者，不需体外循环即可完成手术，相对比较安全。对于肿瘤已进展至心脏内的患者，由于病史较长，肿瘤较大，部分肿瘤与血管壁发生粘连，采用非体外循环下手术，无法保证手术安全完成。肿瘤进入右心房后，瘤体头端膨大，很难从腹部下腔静脉切口顺利拖出。术中经食管超声检查可确定肿瘤的位置、是否与下腔静脉粘连，对于手术操作具有重要的指导意义，极大地避免了下腔静脉的损伤。具有充分手术经验的医师，在食管超声指引下，确定瘤栓完全游离，与血管壁无粘连，头端无明显膨大，也可不开胸，直接开腹后游离显露下腔静脉，并在切口上下套好阻断带，在下腔静脉表面拟切开部位以5-0 Prolene预先缝置荷包线，于荷包内纵行切开下腔静脉，用直角钳勾起肿瘤逐步牵拉，并适当收紧荷包以减少出血，最终将肿瘤头端自切口拉出。对于远端起自生殖静脉者，可游离、结扎、切断生殖静脉，自可顺利将瘤栓从切口内取出。对于瘤栓远端起自髂静脉者，再继续牵拉远端，一般可将瘤栓自附着部位拉断取出。如牵拉不能将瘤栓提出，可向一个方向转动瘤栓，则有助于将其拖出。如实在无法将其从附着部位离断，可在此切口处将瘤栓切断，收紧荷包并打结。然后在髂静脉水平再选择合适部位切开静脉，于此处取出残余瘤栓。对于肿瘤与管壁有较重粘连者，无法牵出肿瘤，可将肿瘤留置于血管内，收紧荷包避免出血，待有充足的时间即进行肝后下腔静脉的解剖、显露和游离，然后在深低温停循环下剖开下腔静脉，切除肿瘤，缝合修补血管。

对于盆腔内肿瘤生长过快，肿瘤极大，切除有困难时，先与妇产科会诊协商，可给予达菲林（GnRHa）注射，并口服来曲唑（letrozole），通过降低雌激素水平来抑制肿瘤生长，多数患者用药3个月后，可以观察到肿瘤体积明显缩小，此时再进行手术较为安全。

IVL是一种良性疾病，其生物学行为又表现为部分恶性，因此，避免肿瘤复发的最有效方法是完整切除肿瘤。但对于某些病例并不能做到完整切除，尤其是起源于髂静脉的IVL。对于这样的患者，如何减少和避免肿瘤复发，是对临床医师的挑战。基于IVL生长与患者体内雌激素水平密切相关，对于难以完整切除肿瘤的患者，切除卵巢是重要的一环，这对于控制肿瘤复发具有重要意义。在北京协和医院收治的病例中，某些患者此前曾在其他医院进行过单纯下腔静脉内肿瘤的部分切除，因未切除卵巢，肿瘤术后复发并进展。在北京协和医院心外科收治的病例中，有8例肿瘤起源于髂静脉，限于技术能力未能完整切除肿瘤，但均切除了卵巢。长期随访结果表明，尽管局部有肿瘤残留，但并无明显增大进展，提示缺少了雌激素的刺激作用，肿瘤生长也明显受到抑制。

七、术后并发症

IVL手术后并发症并无规律性，总结北京协和医院的手术病例，术后并发症多种多样，包括左髂总静脉及右髂外静脉血栓；艰难梭菌感染性腹泻；心律失常；一过性肾功能不全；术后出血；声嘶；白念珠菌性心内膜炎；肾积水；伤口延迟愈合；腹水；肠梗阻和胸腔积液等。尽管出现了以上并发症，还包括念珠菌性心内膜炎这样较严重的并发症，但经过及时恰当的处理，最终都取得了良好的治疗效果，对患者预后未产生严重影响。随着经验的积累和手术技术水平的提高，近几年术后并发症已明显减少。

IVL属于罕见病，发病率低，国内外文献报告的病例数量有限，进行RCT有较大的困难。综合北京协和医院过去10余年收治的全部160余例结果，结合笔者自己的诊治经验，初步提出了对该病的诊断和治疗意见，希望能对该病的临床诊治起到借鉴和一定的参考作用。限于笔者的认识、理解水平，观点难免存在片面性和局限性。唯希望收集更多的病例，积累更多的经验，使IVL诊治水平能有更大的提高。

（马国涛）

第十四节　胸颈结合区肿瘤

一、定义和基本概念

1. 定义　胸颈结合区上界为环状软骨水平，下界为胸骨角横行线，两侧至肩腋部平面，定义这一范围为胸颈结合区。该区域解剖结构复杂，器官紧密相邻，进出头颈和双上肢的血管和神经均经此区域走行，涉及多种组织结构和重要器官。此区域的肿瘤组织起源丰富，常累及多个器官，处理起来也会遇到一定困难。该区域是胸外科、骨科、神经外科、血管外科和头颈外科等多学科交叠区，外科治疗往往需要根据病情特点，可以单学科完成，也可以多学科合作共同处理。

2. 胸颈结合区常见肿瘤的发病机制及流行病学 多数发生在此区的肿瘤，像全身肿瘤一样，其确切发病机制尚不清楚，但有些可能与某些因素有关（表30-14-1）。

表30-14-1　胸颈结合区常见肿瘤类型和特征表现

肿瘤类型	一般表现	特征
1. 神经源性肿瘤 可起源于臂丛神经、肋间神经、脊神经、交感神经、膈神经等。神经母细胞瘤多见于幼儿	患侧疼痛，初期较轻，随着肿瘤增大而加重，咳嗽可加重。肿瘤相应的神经可出现肌肉萎缩，出现霍纳综合征	局部可触及肿块，锁骨上区肿块多为臂丛神经肿瘤，部分交感神经肿瘤颈根部可触及肿块
2. 生殖细胞类肿瘤 包括畸胎瘤、精原细胞瘤、非精原细胞性生殖细胞肿瘤	偶尔在体检发现或胸颈部肿胀才检查，早期常无症状，多在体检时发现	可有患侧上肢肿胀或上腔静脉综合征
3. 甲状腺肿瘤或甲状腺癌	可有颈部肿块或声音嘶哑	肿块大于1.0cm多可触及。部分可下降进入胸骨后
4. 肺上沟瘤（Pancoast瘤）	据肿瘤前、中、后位置不同，表现各异；常以肩周痛放射到上肢为主要症状，逐渐加重，易误诊为颈椎病或上腔静脉综合征	影像学肺尖部肿块、上位肋骨破坏、肩痛三联征；偶可见患侧上肢手部肌肉萎缩、霍纳综合征、上腔静脉综合征
5. 胸腺瘤或囊肿	胸腺小肿瘤常无症状，如侵犯邻近组织则出现疼痛，可合并重症肌无力等	肿瘤多位于胸骨柄水平，颈部多触不到肿块，部分病例可生长至锁骨上区而触及肿块
6. 巨大淋巴结增生症（Castlman病）	分为局限型和弥漫型，此处仅介绍局限型。发病年龄多在40岁左右，男性多见；多无症状，可有邻近器官、血管压迫症状或触及肿块	影像学见肿块密度均匀，增强CT示肿块强化明显
7. 第1肋骨、胸骨柄肿瘤	第1肋骨肿瘤以良性多见，如骨纤维性增生不良、骨巨细胞瘤等。可有局部疼痛或肋间神经痛，常不易触到肿块。胸骨柄肿瘤以恶性多见，如骨肉瘤，可有局部隆起、触痛	X线示第1肋骨呈局限性膨大的梭形肿块，骨皮质变薄，病变区呈磨玻璃样变，无钙化。胸骨柄肿块常伴有骨折破坏

（1）甲状腺癌近年来发病率有增高的趋势，可能与海产品放射性污染、甲状腺疾病及某些遗传因素有关，近来的研究发现甲状腺癌与基因突变或基因缺失有关。污染源多与放射性碘相关。甲状腺癌可在原有甲状腺疾病基础上发生癌变，这种情况在青年女性更多见。

（2）纵隔精原细胞性肿瘤被认为是胚胎发育中，卵黄囊内胚层原始生殖细胞在移行至生殖嵴的过程中，发生停留或移走至他处，其中少数细胞未能完全退化干净，保留了某些分化潜能，在某些致瘤因素作用下，由这些细胞发展成精原细胞类肿瘤，此种精原细胞性肿瘤约占全部纵隔肿瘤的1%。青少年男性多于女性，更多好发于胸颈结合区内。

（3）神经源性肿瘤起源于神经鞘施万细胞或神经纤维组织，而神经母细胞瘤从原始神经嵴细胞演化而来，原始神经嵴细胞属于多能交感神经细胞，为蓝色小圆细胞。此类肿瘤多见于儿童。

（4）肺上沟瘤，又称为Pancoast瘤，是一种特殊位置的肺癌，它位于狭窄的胸廓入口肺上沟处，因此很容易侵犯邻近的肋骨、椎体、神经、血管。临床特征包括肩周及上肢放射性剧烈疼痛，患侧手部肌肉萎缩，出现霍纳综合征，影像学显示肺尖部肿块，邻近的肋骨、椎骨有破坏等。其发病原因与全身的肺癌相同，尚不完全明确，可能与吸烟、环境、空气污染等因素有关。

（5）纵隔巨大淋巴结增生症，又称为Castleman病，病因不十分清楚，它是一种自身免疫性疾病，推测可能由于抗原长期慢性刺激（如疱疹病毒），淋巴结发生了反应性增生或淋巴结生长发育不平衡。

（6）第 1 肋骨或胸骨柄肿瘤，骨性胸廓原发性肿瘤占全身骨骼肿瘤的 3.8% ～ 8%。其中肋骨肿瘤占 80% ～ 85%，胸骨肿瘤占 15% ～ 20%。尤因肉瘤和 Askin 肉瘤都是小圆细胞肿瘤，均起源于原始神经外胚层的肿瘤。第 1 肋骨最常见发生骨纤维性发育不良、骨囊肿，而胸骨柄肿瘤几乎都是恶性肿瘤。

（7）对胸上段食管癌和气管肿瘤此处不再赘述。

二、临床表现

胸颈结合区肿瘤的组织起源丰富且复杂，胸廓入口狭小，肿瘤生长容易累及邻近器官，出现相应的症状，临床表现与肿瘤大小、部位、性质及周围组织的关系密切相关。常见的症状和体征是疼痛和局部肿块。疼痛的性质和程度差异较大，初起疼痛无特异性，所以临床经常长期被误诊为关节炎、神经炎或肌肉骨骼疼痛而进行对症治疗。患者一般多主诉持续性钝痛，当累及或压迫肋间神经时，则可有显著的肋间神经痛，甚至反射到其他部位。以后局部出现胸壁肿块且迅速增大（图 30-14-1A）。当肿瘤位于胸廓出口的后部时，由于有肋骨、肩胛骨和较厚的软组织遮盖，常发现较晚。当肿瘤压迫臂丛神经时，可出现臂丛神经受压的相应症状；当压迫颈胸交感神经链时，可出现霍纳综合征。

三、辅助检查

1. X 线检查 在普通胸部 X 线片上，可看到胸颈结合区病灶呈软组织块影，边界多较清楚，肿块可以位于锁骨上区（图 30-14-2A），颈椎或上胸椎旁，邻近骨质可有受压或溶骨性破坏；发生在肋骨的病变局部可见梭形膨大，骨皮质变薄，病变区骨质可呈磨玻璃样改变或皂泡样改变。

2. CT 扫描 胸颈结合区病灶在 CT 扫描图像上显示为边缘清楚的肿块，脊柱旁肿块多与脊椎关系密切（图 30-14-1B，图 30-14-2B），偶见椎间孔增大，强调应注意椎管内有无肿瘤，即"哑铃"形肿瘤。增强 CT 可显示肿瘤血供是否丰富。如肿瘤与邻近组织界限不清，提示可能侵犯邻近组织

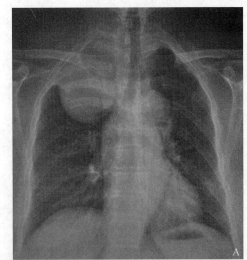

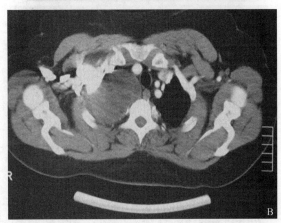

图 30-14-1 患者，女性，58 岁，右胸颈结合区巨大肿瘤
A. 胸正位象，右胸颈结合区巨大肿瘤；B. 胸部强化 CT 扫描。术后病理神经鞘瘤

或器官。

3. 超声波检查 表浅的胸颈结合区肿瘤，超声波检查多可探及肿块，显示肿瘤的大小、与周围器官的关系、肿块内血流状况，如甲状腺癌内有沙粒样钙化、血流丰富等为其特征性改变。

4. MRI 检查 可以通过轴位、冠状位、矢状位等不同角度观察病变，特别是神经源性肿瘤，发生于脊神经时需要了解肿瘤与椎管关系、肿瘤是否侵犯脊髓。臂丛神经肿瘤在 MRI 上可以显示臂丛神经束（或干）与肿瘤关系；在显示肿瘤与邻近血管、组织的关系方面，MRI 优于其他检查方法。

5. 肌电图检查 对于臂丛神经来源的肿瘤，在判断肿瘤是否累及神经束、侵犯的程度，或摘除肿瘤手术中监测有无损伤运动神经方面，肌电图是一种十分有价值的检查。临床上多采用针状

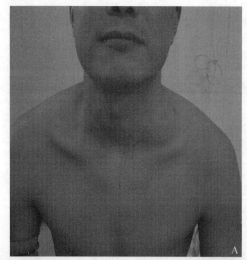

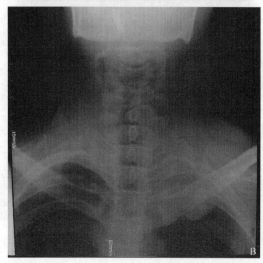

图 30-14-2　患者，男性，37 岁，左胸颈结合区肿块伴左手大鱼际肌萎缩

A. 左锁骨上区肿块；B. 左胸颈正位相，术后病理神经鞘瘤

电极测定尺神经传导状况。臂丛神经受压时传导速度减慢，其减慢的程度与臂丛神经受压的程度相关，正常胸腔出口尺神经传导速度平均值为72m/s，当尺神经受压时，传导速度可降至 32 ～ 65m/s。据此可判断臂丛神经受压的程度。

6. 血管造影　术前为了判断肿瘤与胸廓入口血管的关系，或者患肢出现动静脉受压征象或上腔静脉综合征表现时，血管造影检查能清楚显示锁骨下动、静脉和上腔静脉系统受侵、受压的程度、范围，以及血管内是否存在因受压形成的静脉血栓。术前血管造影可为外科医师提供有价值的参考资料，有助于其判断肿瘤切除的可能性、是否施行血管成形术及血管置换的范围。

7. 血清特异性抗体或激素检测　出现重症肌无力的患者可检测血乙酰胆碱受体抗体。怀疑纵隔精原细胞瘤或非精原细胞性生殖细胞肿瘤，可通过检测血清绒毛膜促性腺激素（hCG）和血清甲胎蛋白（AFP）水平来帮助诊断，从而可代替经皮穿刺病理活检等有创检查。

四、诊　　断

根据患者病史、临床表现，肿块存在于特定区域内及影像学特征，胸颈结合区肿瘤多可以做出初步诊断。经皮穿刺肿物活检，可获得肿瘤的细胞学和组织学病理，是诊断的金标准，根据肿瘤的部位和特点，可选择在超声或 CT 引导下进行经皮穿刺活检。目前临床多采用弹射活检针，一般均可以获得足够的组织材料，达到明确诊断的目的。但是对于某些肿瘤，单纯穿刺针获得的组织标本量不能满足确切的病理学诊断，如巨大淋巴结增生症或恶性淋巴瘤，需要完整的淋巴结才能进行病理诊断和分类，类似的情况也出现在恶性骨肿瘤的分类诊断中。需要强调的是经皮穿刺前，首先应明确病灶非血管源性，血管源性病变属于穿刺活检的绝对禁忌证。

五、治　　疗

1. 治疗原则

（1）胸颈结合区肿瘤一旦诊断明确，应立即评估肿瘤切除可能性，如无手术禁忌，应积极采取手术治疗。

（2）某些肿瘤，如肺上沟瘤侵犯邻近椎体、肋骨，或出现上腔静脉综合征，评估肿瘤切除可能性后，术前先采用辅助放疗或辅助化疗，从而提高手术切除率，达到根治性肿瘤切除。

（3）神经源性肿瘤，分别在纵隔和向椎管内生长，呈"哑铃"形，可采用同期手术或分期手术。如采用同期手术，胸外科医师最好联合神经外科医师或脊柱外科医师，共同协作同台完成手术。若采取分期手术，先请神经外科医师或骨科医师摘除椎管内肿瘤，而后再由胸外科医师完成纵隔内肿瘤摘除，因为在切除纵隔内肿瘤时，偶可发生难以控制的椎管内肿瘤出血，或神经袖撕裂性损伤，造成脑脊液漏。

（4）对于神经母细胞瘤，如有外侵征象，最好先行化疗，以后再手术治疗效果较好。

（5）处理源于臂丛神经的肿瘤，或包绕锁骨下血管的神经鞘瘤，在彻底摘除肿瘤的同时，尽可能保留神经功能及血管完整性。

2. 手术治疗方法和入路　结合笔者多年对胸颈结合区肿瘤的外科治疗经验，汲取国外成熟、先进的技术，推荐如下。

（1）根据胸颈结合区解剖特点和复杂性，术前检查和准备必须充分完全，特别是与肿瘤密切相关的血管、神经状况，最好通过影像学了解清楚，并做好足够的准备。

（2）临床对此部位的手术，局部神经阻滞多不满意，往往需要采用全身麻醉，根据术中需要采用单腔或双腔支气管插管。

（3）选择恰当的手术入路对于胸颈结合区肿瘤的外科治疗极为重要，这由该区域的解剖结构特点所决定，切口选择不当，无法清楚显露术野，可能导致肿瘤切除不能彻底，且容易造成邻近重要血管、神经损伤，产生手术严重并发症。

常用的手术入路有以下几种。

1）颈胸 "L" 形切口：适于跨胸廓入口生长的肿瘤，与胸顶部的血管、神经结构关系密切。具体来说，患者仰卧，术侧垫高 25°～30°，切口自颈部经胸骨切迹向外（向左或向右）转向锁骨下方或第 3 肋间部分切开，呈 "L" 形，一般肿瘤靠近前胸壁时此切口比较容易清楚显露。

2）锁骨上切口：此种切口适于肿瘤位于锁骨上区，如臂丛神经肿瘤、颈根部交感神经链起源的肿瘤，但不适于第 1 肋骨中后部肿瘤。患者仰卧，术侧肩背部垫高，在锁骨上区做一平行于锁骨的横行切口。

3）锁骨上区切口联合胸腔镜辅助：适于位于脊柱旁的肿瘤，大部分肿瘤位于胸腔内，少部分位于胸廓入口上方。经此切口在直视下解剖胸廓入口内的结构，用胸腔镜辅助解剖、游离胸腔内的部分肿瘤，从而达到解剖层次清楚、安全完成手术的目的。

4）胸后入路径路：适于肿瘤侵犯第 1 肋骨后部、椎体等，如肺上沟瘤后位型。患者取健侧卧位，采用高位剖胸后外侧切口，平 $T_1 \sim T_2$ 棘突水平，

有利于显露第 1 肋骨及病变的椎体。

3. 手术技巧

（1）位于脊柱旁沟的神经源性肿瘤，如累及脊神经根，在解剖分离时应避免用力牵拉，以免造成脊髓损伤。如累及的脊神经根无法分离必须切断时，脊神经近断端需要确切结扎，以避免造成术后脑脊液漏。

（2）肿瘤起源于臂丛神经，要准备好术中肌电神经监测设备，术中监测可以判断臂丛运动神经是否受侵及受侵程度，当臂丛神经束或神经干受侵严重、无法分离时，对于在完整切除肿瘤与牺牲臂丛神经功能间的取舍，肌电神经监测起到至关重要的作用，它可帮助手术医师最大限度切除肿瘤，又能最大限度保留臂丛神经功能。

（3）臂丛神经源性肿瘤解剖分离需细致，最好在手术显微镜下游离，可以清楚观察到神经束膜和神经纤维，尽可能减少和避免不必要损伤，减少并发症。

（4）当肿瘤侵犯进出胸廓入口的大血管时，最好在直视下解剖分离，即使发生出血，也更容易控制处理，修补起来更方便，若需要部分切除进行血管置换也更为简单。

（5）胸骨柄切除重建，主要用于保持骨性胸廓呼吸运动稳定性和缺损部位的修复。可借助 Marlex 网、钛制人工肋骨或骨性胸廓替代物及软组织连接成形覆盖。

4. 术后处理

（1）注意保持引流管通畅。

（2）根据手术范围、创伤程度、有无医用替代物品存留体内及手术分类等，选用合适抗生素预防或控制感染，以后根据病情再调整抗生素的使用等级。

（3）保持胸廓完整性、稳定性，若胸壁不稳定，影响呼吸功能或排痰，可考虑短期内气管插管，使用呼吸机辅助呼吸以维持胸壁稳定性。

5. 并发症　除了胸部、颈部手术常见的并发症以外，术后特别值得关注的并发症是手术区域出血，血肿形成会压迫气道或血管，一旦发生应采取紧急措施，在保证呼吸道通畅的前提下，紧急打开切口清除积血，并有效止血。

（刘吉福）

第十五节 溃疡病胃大部切除术后食管癌

溃疡病施行远侧胃大部切除后发生的食管癌，因缺乏足够的替代材料恢复消化道的连续性，致相当一部分患者放弃了手术治疗。采用结肠或空肠替代食管，手术复杂、并发症多且严重，死亡率很高，临床对此种病例多持保守的态度。用残胃与食管直接吻合，国内报道较少。笔者所在团队对 6 例溃疡病胃大部切除后食管癌患者进行手术治疗，1 例行颈胸腹三切口食管癌切除结肠代食管手术，余 5 例开胸行食管癌切除食管残胃端侧弓上或弓下吻合。6 例手术顺利，恢复良好，无并发症发生。

病例 1：患者，男性，66 岁。26 年前因溃疡病行远侧胃大部切除毕 Ⅱ 式吻合，近 3 个月感吞咽困难。上消化道钡餐造影示食管中段病变，纤维胃镜发现距门齿 30cm 处黏膜糜烂延伸至 33cm 处，病变处病理活检诊断为"鳞癌"。原吻合口位于 55cm 处。经胸腹联合切口探查，肿瘤位于主动脉弓下 1cm 处，大小 3cm×2cm，隆突下有多数肿大淋巴结。行食管残胃主动脉弓上端侧吻合，脾、胰尾和部分空肠移入胸腔，脾恰藏于食管床内。手术顺利，7 天恢复经口进食，13 天出院。术后行放疗、化疗。随诊 1.5 年未发现肿瘤转移或复发征象。

病例 2：患者，男性，70 岁。入院前 8 个月行冠状动脉搭桥术，术后口服阿司匹林 150mg/d。术后 3 个月出现呕血及便血，共约 2000ml，血红蛋白最低降到 5.5g。门诊以"抗凝药副作用"予以对症处理，输血 1200ml。搭桥术后 4 个月患者诉进食不畅，上消化道钡餐造影显示食管中段充盈缺损，纤维胃镜发现距门齿 32cm 处肿瘤，病理活检为"鳞癌"。患者于 30 年前因溃疡病行远侧胃大部切除毕 Ⅱ 式吻合，此次胃镜显示原吻合口呈慢性炎症。患者在全身麻醉下开胸探查，肿瘤位于食管中段，大小 4.5cm×3.5cm×3.5cm。行食管残胃主动脉弓下吻合，脾脏、胰尾提入胸腔，术中输血 800ml。手术顺利，术后恢复良好，病理报告"食管小细胞癌"，淋巴结转移癌 1/4。术后化疗，随访超过 5 年，情况良好。

病例 3：患者，男性，67 岁。因进食哽噎感 3 个月入院。患者于 20 年前因溃疡病行远侧胃大部切除毕 Ⅱ 式吻合。上消化道造影示食管中段黏膜破坏及充盈缺损，纤维胃镜发现距门齿 27cm 处食管前壁隆起，并向下延伸至 34cm 处管腔狭小。43cm 处为贲门，原吻合口无肿瘤。胃镜诊断"中段食管癌，残胃炎，吻合口炎"。开胸探查发现食管病变位于主动脉弓下，长约 6cm，侵及食管肌层及外膜，食管旁、下肺静脉周、隆突下淋巴结肿大。切开膈肌后，腹腔粘连较重，以肝与膈肌为著。行食管癌切除，食管残胃弓上吻合，脾、胰腺和空肠均移入胸腔，因脾较大，占据左胸腔较大空间。术后病理报告"食管低分化鳞癌，上下断端未见癌，淋巴结转移癌隆突下 6/6，下肺静脉 0/2，主动脉弓下 0/3"。术后 2 个月开始放疗，随诊 1 年良好。

病例 4：患者，男性，59 岁。胃溃疡穿孔后行远侧胃大部切除毕 Ⅱ 式吻合术后 10 年，进食困难 2 个月，诊断为中段食管癌入院手术治疗。经胸腹联合切口切除食管癌，将脾、胰尾、空肠移入胸腔，行食管残胃主动脉弓上吻合。术后过程顺利，随诊 2 年良好。

病例 5：患者，男性，54 岁。胃穿孔胃大部切除后毕 Ⅰ 式吻合 8 年发生下段食管癌，经单纯剖胸切口手术，肿瘤位于贲门上 3cm 处，约 2cm×3cm 大小，未发现淋巴结肿大。行食管下段癌切除，食管残胃主动脉弓下吻合。随诊 4 年良好。

病例 6：患者，男性，60 岁。6 年前因贲门失弛缓症行食管下段贲门肌层切开，术后 1 年因反流性食管炎行远侧胃大部切除毕 Ⅰ 式吻合。近日因吞咽困难诊断为食管中段癌，病变长约 4cm，恰于主动脉弓后。采取右侧开胸手术切除食管，肿瘤长约 6cm，开腹用横结肠及降结肠置于顺蠕动位置替代食管，于左颈部行食管结肠吻合。手术顺利，切口一期愈合，术后经过良好，患者存活 3 年，因腹腔转移、隆突下淋巴结转移侵犯气管致呼吸衰竭病故。

1. 胃大部切除后食管癌的发生率 统计资料显示胃大部切除后食管癌的发生率，国外为 2.7%～10.4%，国内为 0.86%～0.98%。对此北京协和医院未进行详细统计，主要是部分患者在门诊明确诊断，未收入院进行治疗，另外，部分患者被推荐放疗。仅以近 5 年开展此项手术后的统计，北京协和医院胃切除后食管癌的发生率为 1.68%。

2. 胃大部切除与食管癌发生的关系　远侧胃大部切除的原因有两种，一是胃癌，二是溃疡病。有材料提出溃疡病行胃大部切除后发生食管癌的间期较长，为（13.4±7.9）年，胃癌发生食管癌的间期为（5.8±4.2）年。本组 5 例因溃疡病施行胃大部切除后发生食管癌，最短者 8 年，其余分别为 10 年、20 年、26 年、30 年。1 例为控制反流性食管炎行远侧胃大部切除，6 年后发生食管癌。本组没有胃癌切除术后发生食管癌的病例。文献上有学者认为胃大部切除吻合方式与食管癌发生有关，毕Ⅱ式吻合后胆汁、胰液等十二指肠内容物逆流，长期刺激食管下端黏膜致发生癌变，因而提出毕Ⅱ式吻合后容易发生下段食管癌。持不同观点的学者认为有和无远侧胃大部切除史，下段食管癌发生率分别为 29.2% 和 22.4%，两者在统计学上无明显差别，认为远侧胃大部切除与发生食管癌无必然的联系。有学者比较有和无胃部分切除病史的食管癌患者，发现除了手术时间长短以外其他因素均无明显意义，因此认为两者纯属偶然，无必然联系。本组材料太少，毕Ⅰ式和毕Ⅱ式吻合均有发生食管癌者，发生癌的部位下段和中段均有，因此从目前材料尚不能断定胃大部切除与食管癌发生有着必然的内在关系。

3. 胃大部切除后食管癌的治疗难点　胃大部切除后食管癌治疗上面临的困难，是缺乏足够的材料重建消化道，恢复消化道的连续性。对于此种病例，外科传统的治疗方法是采用结肠或带血管蒂的空肠替代切除的食管，这样处理创伤大、并发症发生率高。多数患者因恐惧手术被推荐放疗。某些食管癌的部位不适宜放疗，因此可供这部分患者选择的治疗方法很少。

4. 结肠或空肠替代食管手术的缺点

（1）结肠替代食管

1）需要存在适宜的结肠。

2）腹腔再次手术分离粘连困难。

3）需要进行 3 个吻合（结肠 - 结肠吻合；结肠 - 食管吻合；结肠 - 残胃吻合）。

4）结肠替代食管手术本身要 3 个切口（开胸切除食管；开腹行结肠 - 结肠和结肠 - 残胃吻合，

颈部切口施行结肠 - 食管吻合）。

5）必须完全保证结肠血运（动脉、静脉）。

（2）应用空肠替代食管

1）已有毕Ⅱ式手术，空肠已应用，再提空肠需拆除原吻合口，增加了手术复杂性。

2）空肠长度受限，需要做带血管蒂空肠移植，要求显微外科技术。

3）同样有 3 个吻合口。

无论结肠还是空肠移植替代食管的手术，手术均较复杂，并发症发生率高，相应死亡率也高。

5. 残胃食管直接吻合的优缺点

（1）优点

1）1 个切口完成手术。

2）1 个吻合口。

3）不需游离空肠或结肠而是将残胃直接提入胸腔。

4）手术相对简单，操作时间短，创伤小。

5）年迈、心肺功能较差的患者容易耐受。

6）并发症发生少，术后恢复快。

（2）缺点

1）胸腔内容纳脾、胰尾、部分胰腺、空肠等，影响呼吸肺活量。

2）需借助器械吻合，手工吻合因残胃小、张力大容易发生吻合口并发症。

3）解剖游离残胃、脾和胰尾需要一定技巧，尤其前次手术腹腔内粘连较重时，可能会遇到一定困难。

6. 手术时需注意的问题

（1）残胃有无足够的血运。胃大部切除后，原供应胃的血管胃右动脉、胃网膜右动脉已被结扎，残胃依靠胃短动脉、胃网膜左动脉和胃左动脉供血。残胃提入胸腔进行吻合必须切断胃左动脉，残胃仅依靠脾动脉的分支——胃网膜左动脉和胃短动脉供血。本组的经验证明，这两支血管完全能保证残胃的血供，不影响吻合口的愈合，因而切断胃左动脉将残胃提入胸腔，可不必担心残胃血供和吻合口愈合不良。

（2）残胃能否提入胸腔。胃大部切除后约 1/2 的胃已被切除，残胃直接提入胸腔很困难，若将胃左动脉、胃网膜左动脉、胃短动脉完全切断，则残胃没有血运。在胸腔内进行残胃食管吻合，特别是弓上吻合，需要在不破坏残胃血运的基础上进行。为满意吻合需将残胃、脾及胰尾或部分胰腺一并纳入胸腔。实践证明切断胃左动脉后，将这两部分脏器提入胸腔完全可能，对患者呼吸不产生较大的影响，却减少了手术困难和并发症可能。

（3）吻合有无困难。胃大部切除后行食管残胃端侧吻合，残胃游离充分行弓下吻合基本没有问题，但是行弓上吻合时则因残胃较小，又附带脾、胰尾及部分空肠，手工吻合难度较大，尤其是吻合做在胸腔内较高位置的弓上或胸膜顶时。借助器械 Stapler 圆形吻合器则容易得多，吻合仅需要扣动一下扳机即可完成，时间只要 1～2 分钟。笔者的经验是为减少吻合口张力，残胃和脾、胰尾游离应充分；为避免吻合口狭窄，不再做浆肌层套包加固，而用纵隔胸膜包盖，效果良好。

远侧胃大部切除后，食管癌发生在胸上段或颈部，则需要行结肠代食管术。近 10 年来笔者所在团队又治疗了 4 例远侧胃大部切除后食管癌，行胸内吻合，除 1 例发生胰瘘，致围手术期感染中毒性休克死亡外，其余 9 例均获长期存活。

第十六节　手术误伤肺静脉

胸外科手术误伤肺静脉的发生率很低，若术中粗心大意或存在肺静脉畸形、术者认识不足均容易造成损伤，处理不当则会产生严重后果，甚至危及患者生命。以下列举在临床实践中遇到过的 6 例。

病例 1：患者，男性，54 岁。发现右上肺肿物影 5 年入院。既往有肺结核病史，入院诊断为"右上肺良性肿瘤，肺结核球？"术中发现肿瘤位于右上叶后段，大小 2cm×2cm×2cm，质地中等。行右上肺叶切除。病理报告为肺化学感受器瘤。术后 2 天即有心率增快、呼吸急促，第 4 天出现明显高热、憋气，咳嗽时胸腔引流出大量气体和血性液体，怀疑"支气管胸膜瘘"，于术后第 5 天急诊开胸探查。术中发现胸腔内有脓性分泌物和臭味，右中叶肺呈紫褐色实变，表面胸膜破溃，并有气体逸出，右下肺充气良好，但叶间裂有泡沫状物，部分有小破溃。中叶肺动脉仍在，但肺静脉已与上叶静脉一起被结扎切断，行右中肺叶切除、下叶肺修补术。术后给予多种大量抗

生素及对症处理。患者症状一度稍有缓解，但是每天胸腔内仍有多量脓性引流液。体温波动于 38～39℃。于第 1 次手术后 24 天患者用力大便时突然发生胸腔出血，量约 1600ml，考虑"胸内出血"，再次急诊手术探查，术中发现胸腔内严重感染，右下肺叶已完全坏死，有恶臭血液流出，勉强行右下肺叶切除。术后第 2 天进食后发生误吸，抢救无效死亡。

病例 2：患者，女性，39 岁。因阵发性右侧胸痛 4 年入院。查体：双肺可闻及血管杂音。胸部 X 线片示右下肺心缘旁球形影。病灶体层片显示该球形影呈扭曲状，边界清楚，紧靠右下肺动脉上方，与左心房相连。初步诊断为"右下肺动静脉瘘？"拟行右下肺叶切除。术中见右肺叶裂分化不全，右中叶内侧段与下肺内基底段间有一直径约 4cm 膨出性"囊肿"，色紫，其近端与下肺静脉相连并被中叶静脉、支气管包绕，无明显搏动，穿刺为血液。同时探查发现右肺动、静脉普遍增粗。手术解剖中不慎碰破"囊肿"，发生出血，被迫行右下肺切除及囊肿摘除。术后患者不断咳粉红色泡沫样分泌物，心率及脉搏增快，诊断为"急性肺水肿"。经呼吸机辅助呼吸，强心利尿等多种治疗，患者症状无明显改善，终因心肺功能衰竭于术后第 3 天死亡。术后病理诊断"肺血管畸形"。

病例 3：患者，男性，70 岁。吞咽困难 1 个月，上消化道造影、胃镜检查及病理活检诊断为食管下段鳞癌。术中发现肿物长约 6cm，已浸润胸膜及下肺静脉，在解剖分离肿物与下肺静脉粘连浸润时不慎损伤下肺静脉，急行肺静脉裂伤修补，最后行食管部分切除食管胃主动脉弓上吻合。术后 3 天患者出现高热、喘息、咳嗽、呼吸及脉搏增快，胸部 X 线检查显示左下胸腔高密度影，但是未发现气液平面。术后 5 天因不能解释的胸内感染，怀疑左下肺叶坏死，急诊行开胸探查。术中发现左下肺实变，呈紫红色，表面有薄层膜状纤维素沉着，下肺静脉被多次缝扎呈瘪塌状，下叶肺动脉基底干血运尚好，诊断左下肺湿性坏疽，行左下肺叶切除。术后患者状况逐渐恶化，于术后 10 天死于呼吸循环衰竭。

病例 4：患者，男性，60 岁。因中段食管癌行食管癌切除食管胃弓下吻合。术中因误伤下肺静脉而加行左下肺叶切除。下叶切除后即刻出现

上叶肺明显肿胀，探查发现左上肺静脉与下肺静脉呈共干进入左心房。因无法保留上叶，遂将左上叶一并切除。术后肺功能失代偿，出现异常高热、心动过速、咳粉红泡沫样痰，遂以呼吸机辅助呼吸。术后1个月转来北京协和医院，予以对症处理，但是无法离断呼吸机，术后4个月死于呼吸功能衰竭。

病例5：患者，男性，66岁。因反复咳嗽，咳黄色痰，痰中带血半年入院。胸部X线片发现左下肺占位性病变，入院诊断为左下肺周围型肺癌，拟行左下肺叶切除。术中扪及左下肺背段有一大小5cm×5cm×6cm、质地较硬的包块，行左下肺叶切除，手术顺利。术后12小时患者出现呼吸困难，咳血性泡沫样痰，胸部X线检查显示左余肺实变。经纤维支气管镜检查未发现支气管腔内梗阻，遂急诊开胸探查。术中证实左肺上下静脉引流汇入一总干进入左心房。前次结扎的是左肺静脉总干非下肺静脉，再次行左上肺切除。术后患者恢复良好，顺利出院。术后病理报告"左下肺低分化腺癌，左上叶肺组织广泛梗死"。

病例6：患者，女性，50岁。因咳嗽、咳痰、咯血2个月，胸部X线检查发现右下肺占位性病变1个月入院。临床诊断为"右下肺癌"。拟行右下肺叶切除。术中见右下肺肿物大小4cm×4cm×5cm，质地硬。依常规方式结扎切断右下肺动、静脉后，立即出现右下肺组织迅速膨胀，同时麻醉医师发现自气管插管内不断涌出粉红色泡沫样分泌物，考虑急性单叶性肺水肿，迅速静脉给予吗啡、呋塞米和去乙酰毛花苷等药物，术者检查发现右下叶支气管动脉增粗约0.6cm，并有多数侧支吻合，立即结扎支气管动脉，截断支气管，移出病肺。此后患者呼吸道内分泌物减少，心率恢复正常。检查上、中叶肺无特殊。术后患者过程良好，顺利恢复出院。病理检查报告"右下肺中分化鳞癌"。

胸外科手术发生肺静脉损伤罕见，据检索的文献尚未查到其确切发生率。北京协和医院胸外科10年来行肺手术1000余例，发现肺静脉损伤6例。肺静脉误伤后产生的病理生理改变是肺动脉保持持续灌注，肺静脉因结扎或切断而回流受阻，造成肺内淤血，长时间结果是肺湿性坏疽，继发感染、败血症。不采取有效措施最终可致患者死亡。

肺静脉损伤发生的原因分为两类：一类是术者为初学者，解剖结构概念不清，造成手术误伤；或是术者粗心大意，未进行仔细解剖损伤了肺静脉，产生严重后果。第二类是患者的肺血管发育异常，如存在肺静脉共干、肺静脉局限性瘤样膨出，可因术者未认识或未注意而致损伤。先天性肺血管畸形发生率低，肺血管畸形引起病变需外科手术者更少见。肺静脉异常可能是数目异常，也可能是汇流异常。临床上最多见肺静脉畸形引流到右心（部分性或完全性），这是心外科较常矫正的畸形之一。另一种较常见的肺静脉畸形是一侧上下肺静脉合并成一共干进入左心房。有时右肺上、中、下叶肺静脉分别注入左心房，出现率为1.6%～2.9%。支气管动脉的异常少见，特别是粗大的支气管动脉与肺动、静脉直接吻合更为少见。

肺静脉损伤的临床表现主要有术中误扎肺静脉以后突然出现该肺异常迅速膨胀，肺淤血，急性肺水肿，低氧血症，如本组病例6、病例2。术后出现异常高热，心动过速，咳粉红泡沫样痰，如本组病例4、病例5。或术后出现难以解释的肺部感染或胸腔内感染，如本组病例1、病例3。临床上较多的情况是未考虑到误扎肺静脉的可能，常认为症状是手术合并症的表现，如吻合口瘘、支气管胸膜瘘、肺内感染或胸膜腔内感染。这是因为肺静脉损伤发生率低，对它的警惕性不高。如本组病例1，术中未意识到损伤，术者解剖概念不清晰，手术技巧粗糙，行右上叶肺切除误将中叶静脉与上叶静脉一起结扎，结果造成中叶静脉回流受阻，产生湿性坏疽。或术中已发现，但是抱着侥幸心理，如病例3食管癌手术中已知肺静脉被严重损伤，采取了保守修补的方法，以致术后被迫再次手术行肺叶切除，终因患者不能承受再次手术打击，死于呼吸循环衰竭。

肺静脉损伤后如何处理？应该依其损伤严重程度、病变累及范围、发现的时间，予以相应的处理，但是治疗原则是最大限度地去除病变组织及保留正常肺组织。术中发现肺静脉误伤，应及时行肺静脉修补，或静脉血管端端吻合，若损伤较重，修补后肺静脉仍然回流不畅，则应毫不犹豫地切除相应的肺叶，以免产生术后肺坏死。术后发现不能解释的胸内感染，应当想到肺静脉损伤的可能。一旦诊断明确或高度怀疑，应即刻开胸手术探查，发现肺坏死除了切除病肺以外，若余肺亦有感染，也应一并去除，以免遗留后患，如本组病例1。胸科手术对于患者创伤较大，特别是年迈、患恶性肿瘤的患者，除了原发病手术外，再增加肺叶切除，患者往往难以承受，以致造成不该发生的住院死亡，如本组病例3和病例4。肺静脉回流受阻及时发现并有效处理，对患者不会带来严重的伤害，如病例6，结扎肺静脉后出现即刻单叶肺水肿，实际上此例患者粗大的支气管动脉，直接与肺动脉相通，或像肺动脉一样，直接引流到肺内，结扎下叶肺动、静脉后，仍有血液从支气管动脉灌注到下叶肺，当结扎支气管动脉并切除病肺后，症状明显减轻，手术后顺利恢复，无任何并发症。病例5于肺叶切除术后12小时再次手术摘除余肺，患者也获得良好的恢复。这里强调的是及时果断处理的重要作用。

如何预防肺静脉被误伤？关键的问题是手术时应当认真耐心，仔细解剖，切忌粗心大意、盲目自信。即使存在肺静脉共干畸形，若术中认真检查，在尽可能靠近肺组织一侧结扎肺静脉，也不会产生血液回流受阻。回顾以上6例，除了病例6以外，其余5例或被多切除了肺叶；或其至切除了肺叶最终也未能挽救患者生命。若术者能在手术结扎肺静脉之前再认真检查一下，则可能避免发生以上错误。对于高年资胸外科医师，手术过程中切忌自以为是、粗心大意；对于低年资胸外科医师，牢固的解剖知识和虚心认真的态度，是预防肺静脉损伤的关键所在。

（张志庸）

第十七节　胃食管颈部吻合治疗食管化学烧伤后狭窄

患者，女性，16岁。7个月前不慎误服氢氧化钠溶液约20ml（该患者家中使用氢氧化钠洗碗），伤后顿感胸骨后剧痛，伴烧灼感，当地医院急诊给予牛奶、蛋清等口服后疼痛好转，1个月后出现进食困难，饮水后立即出现呕吐，就诊北京协和医院胸外科收治后行空肠造瘘，术后暂出院自行肠内营养。预约伤后6个月复诊，半年内患者体重下降8kg。上消化道钡餐造影显示食

管主动脉弓水平钡剂通过受阻，食管腔明显狭窄（图30-17-1）。CT显示除食管壁略增厚外未见明显异常。胃镜显示距门齿15～21cm食管蠕动良好，黏膜正常，黏膜下血管清晰，进镜至26cm见食管明显狭窄，内镜无法通过，21～26cm见黏膜呈瘢痕样改变（图30-17-2，彩图30-17-2）。由于患者食管狭窄范围过长，狭窄程度严重，无法采用食管扩张方法治疗，但颈部食管及胃的条件尚允许手术吻合，因此胸外科拟行手术治疗再次收

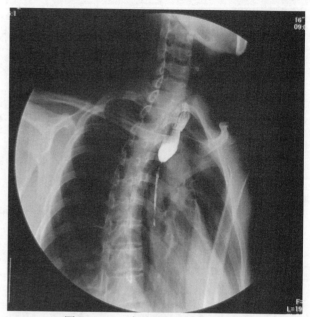

图 30-17-1　术前钡餐上消化道造影
显示食管主动脉弓水平钡剂通过受阻，食管腔明显狭窄，近端扩张

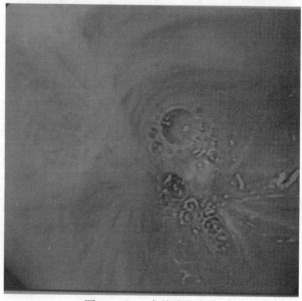

图 30-17-2　术前消化内镜
示距门齿26cm食管明显狭窄，内镜无法通过，21～26cm黏膜呈瘢痕样改变

入院。入院后加强肠内营养支持，完善术前检查及准备后于 2009 年 5 月 5 日在双腔支气管插管全身麻醉下行左侧开胸联合颈部切口病变食管切除（图 30-17-3，彩图 30-17-3），经食管床胃食管颈部吻合术（图 30-17-4），手术顺利，术后恢复良好，继续采用经空肠造瘘肠内营养，术后一周后试饮水无异常，饮食逐步过渡至半流食，拔除空肠造瘘管后顺利出院。术后病理为食管全层纤维瘢痕形成。

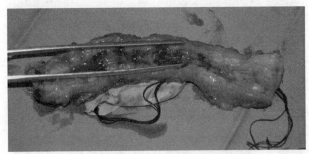

图 30-17-3　切除标本
见食管长段瘢痕狭窄，质硬，近端食管黏膜正常

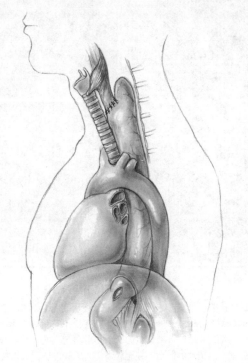

图 30-17-4　经食管床胃食管颈部吻合术后解剖位置示意图

食管化学性烧伤是临床少见的胸外科急症，成人多因企图轻生，儿童多因误服强酸性或强碱性化学品。酸性化学物与接触面发生凝固性坏死，碱性化学物能溶解蛋白、胶原和脂肪，产生液化性坏死，迅速产生水肿，并向深部组织渗透，引起广泛组织损害形成粘连和瘢痕。所以碱性烧伤比酸性烧伤更严重，危害更大。轻度烧伤仅累及食管黏膜层及黏膜下层，愈合后多不会出现瘢痕狭窄。食管中重度烧伤初期严重溃疡可致食管穿破，由于损伤和炎症深达肌层，烧伤后期组织修复愈合可形成食管严重狭窄，多在伤后 6 周后发生，即炎症消退，肉芽形成后开始发生。狭窄形成于食管损伤最严重部位，常位于第一或第二生理狭窄处。狭窄症状依吞服化学物性质、吞服量及造成烧伤严重程度有所不同。轻度烧伤后多在误服后数天至数周内出现咽喉疼痛不适。中度到重度烧伤，早期可有食管痉挛和水肿，引起吞咽疼痛和吞咽困难、呕吐、不能进食固体食物，后期瘢痕狭窄形成后出现梗阻症状，致脱水、体重减轻。误服碱性化学物伤及声门和大气道，可出现咳嗽、呼吸困难。烧伤后继发感染可引起发热、食管穿孔、纵隔炎、脓胸、食管气管瘘。烧伤远期并发症是狭窄和癌变。依据病史可明确诊断。食管烧伤狭窄后造影检查可显示狭窄的部位、程度、范围、有无食管瘘、食管裂孔疝和胃食管反流，并提示胃及幽门的形态。消化内镜有助于了解狭窄部位及与正常食管黏膜界线。

治疗原则主要是伤后早期需插入胃管洗胃，多数学者主张早期应用皮质激素控制瘢痕形成，应用抗生素预防感染。食管狭窄较轻、范围较短者早期可行反复多次扩张治疗，但扩张治疗应在停用激素后进行，否则由于组织松脆，扩张易引起食管穿孔或破裂。中重度烧伤时激素作用微弱。

手术治疗食管化学烧伤后狭窄主要解决患者经口进食问题，适应证：①食管严重狭窄，无法行扩张治疗；或反复多次扩张治疗狭窄仍无改善。②无食管周围炎症或纵隔炎。③无食管瘘存在。④患者拒绝多次扩张治疗。手术可以采用胃、空肠、结肠移置替代食管，由于纤维化瘢痕约在伤后 6 个月逐渐稳定，此时容易判断切除范围及吻合部位，原则上在食管烧伤半年后方可实施手术。由于存在食管瘢痕癌变、反流性食管炎、出血等可能，手术时应根据病变周围局部条件决定是否切除狭窄段食管。手术失败原因有吻合口狭窄、吻合口瘘、食管替代器官坏死、溃疡穿孔、胃潴留、出血等。

食管化学性烧伤是可以预防及避免发生的意外创伤，虽为良性疾病，但其后果严重，足以改变患者的人生，导致患者生活质量差，因此应当重视成人的社会心理因素，保持心理健康，并注意看管好婴幼儿，严格控制、避免接触强酸强碱等化学物品，宣传教育青少年，避免发生误服事故。食管烧伤后严重瘢痕狭窄，药物及扩张等保守治疗困难或无效者应考虑上述的手术治疗。经统计北京协和医院截至目前行胃或结肠代食管手术治疗食管化学性烧伤致食管瘢痕狭窄患者共14例，无明显并发症，术后治疗效果良好，均无须再次食管扩张治疗。

第十八节 多发肺动脉瘤合并白塞综合征、上腔静脉缺如

患者，男性，31岁。近2个月间断大咯血，最大量时一次约1000ml红色鲜血。于外院行胸部增强CT显示右中下肺多发动脉瘤，上腔静脉缺如（图30-18-1），进行血管造影并右下肺支气管动脉栓塞治疗，但仍反复大咯血。患者恐惧反复咯血，不敢下地活动及咳嗽，家属不放弃治疗，收入北京协和医院胸外科。入院诊断为右中下肺肺动脉瘤（外周型），右侧上腔静脉缺如，右下肺支气管动脉栓塞后，白塞综合征，肺动脉高压。因患者右肺中叶动脉起始部及右下肺基底干动脉均存在肺动脉瘤。患者病变复杂，存在多种病变和解剖变异，随时有再次发生大咯血的风险，手术风险极高。经胸外科讨论，决定施行急诊手术。

左侧开胸探查，见胸腔内解剖结构异常、右上腔静脉缺如、胸膜下迂曲丰富的侧支循环静脉，因曾行支气管动脉栓塞及既往多次肺内出血伴感染，肺门严重粘连，难以解剖出肺动脉瘤，直接行右肺中下叶切除术，手术难度很大。术后患者恢复顺利，未再咯血，于术后1周顺利出院。

肺动脉瘤罕见，80%位于主肺动脉，本例为外周型肺动脉瘤，伴白塞综合征，肺动脉高压，同时合并上腔静脉缺如，临床实属罕见。白塞综合征病因不明，是以血管炎为病理基础的慢性进行性多系统损害性疾病，主要以口腔溃疡、生殖器溃疡、眼炎及皮肤损害为临床特征。25%～35%

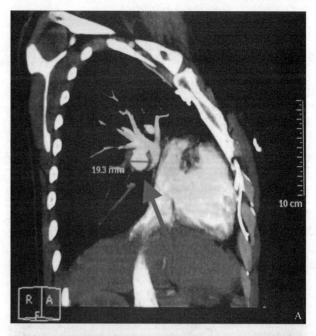

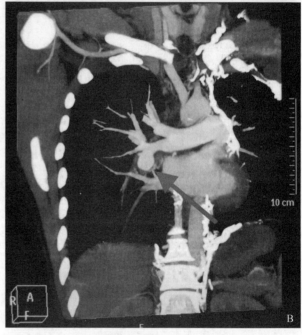

图 30-18-1　胸部增强 CT

A. 冠状位；B. 矢状位。右下肺动脉基底干旁见一与之相连的直径 2cm 肺动脉瘤，右肺中叶动脉起始部见直径 1cm 肺动脉瘤（箭头标示），增强明显；未见无名静脉及上腔静脉，但见多根迂曲的侧支静脉沿左侧膈静脉走行穿至膈下汇入下腔静脉回流入右心房

合并大血管损害，包括静脉血栓、动脉闭塞和动脉瘤形成。白塞综合征合并肺动脉瘤主要见于青年男性，咯血是最常见而典型的临床表现。动脉系统受累时动脉壁弹力纤维破坏，继发肺动脉高压，形成动脉瘤。瘤体破裂可发生大咯血，也可形成肺动脉-支气管瘘，抢救不及时可导致死亡。

对已出现大咯血患者，药物治疗或介入栓塞效果不佳，预后差，提示有确切手术指征。通过手术切除危及生命的肺动脉瘤－支气管瘘，可治愈咯血，使患者转危为安。北京协和医院曾有1例：患者，男性，48岁，因反复咯血保守治疗无效，增强CT检查发现左下肺动脉瘤形成，瘤体约3cm。入院时出血已暂时停止，正在进行常规检查等待手术期间，突发急性大咯血，未能来得及抢救，于发作后5分钟死亡。此例教训：对于肺动脉瘤患者，应在其缓解期内实施急诊手术，或经简单检查后直接进行急诊手术，不要等待病情稳定再择期手术，否则可能错失手术机会。

（马冬捷　张志庸）

参 考 文 献

刘吉福，2006. 颈胸倒"L"形小切口治疗颈胸结合区肿瘤临床分析. 中华医学杂志，86（8）：570-571.

刘吉福，尹拴利，薛文平，等，2006. 胸膜顶部肿瘤10例外科治疗. 中华医学杂志，86（39）：2798-2799.

王艳侠，田新平，张垣，2011. Good综合征10例临床分析. 中华医学杂，（6）：1490-1492.

Alifano M，D'Aiuto M，Magdeleinat P，et al，2003. Surgical treatment of superior sulcus tumors：results and prognostic factors. Chest，124（3）：996-1003.

Altinok D，Yildiz YT，Tacal T，et al，2000. MRI of intravascular leiomyomatosis extending to the heart. Eur Radiol，10（5）：871.

Birch-Hirschfeld FV，1896. Lehrbuch Der Pathologischen Anatomie. 5th ed. Leipzig（Germany）：FCW Vogel：226-258.

Biri A，Korucuoglu U，Zumrutbas N，et al，2008. Intravenous leiomyomatosis treated with aromatase inhibitor therapy. Int J Gynaecol Obstet，101：299-300.

Castelli P，Caronno R，Piffaretti G，et al，2006. Intravenous uterine leiomyomatosis with right heart extension：successful two-stage surgical removal. Ann Vasc Surg，20：405-407.

Diakomanolis E，Elsheikh A，Sotiropoulou M，et al，2003. Intravenous leiomyomatosis. Arch Gynecol Obstet，267：256-257.

Du J，Zhao XL，Guo DH，et al，2011. Intravenous leiomyomatosis of the uterus：a clinicopathologic study of 18 cases，with emphasis on early diagnosis and appropriate treatment strategies. Human Pathology，42（9）：1240-1246.

Durck H，1907. Ueber ien Kontinvierlich durch di entere Holhlyenein in das Herz vorwachsendes：Fibromyom des uterus. Munchen Med Wehnschr，54：1154.

Go MH，Kim SH，Cho KH，2012. Brachial plexus tumors in a consecutive series of twenty one patients. J Korean Neurosurg Soc，52（2）：138-143.

Gupta S，Saverymuttu SH，Gibbs JS，1985. Watery diarrhea in a patient with myasthenia gravis，thymoma，and immunodeficiency. Am J Gastroenterol，80（11）：877-881.

Harris LM，Karakousis CP，2000. Intravenous leiomyomatosis with cardiac extension：tumor thrombectomy through an abdominal approach. J Vasc Surg，31（5）：1046-1051.

Kelesidis T，Yang O，2010. Good's syndrome remains a mystery after 55 years：a systematic review of the scientific evidence. Clin Immunol，135（3）：347-363.

Kelleher P，Misbah SA，2003. What is Good's syndrome？Immunological abnormalities in patients with thymoma. J Clin Pathol，56（1）：12-16.

Kir G，Kir M，Gurbuz A，et al，2004. Estrogen and progesterone expression of vessel walls with intravascular leiomyomatosis；discussion of histogenesis. Eur J Gynaecol Oncol，25（3）：362-366.

Lee S，Kim DK，Narm KS，et al，2011. Pulmonary artery embolization of intravenous leiomyomatosis extending into the right atrium. Korean J Thorac Cardiovasc Surg，44（3）：243-246.

Li B，Li RY，Chen X，et al，2013. One-stage complete removal of intracardiac leiomyomatosis without cardiac arrest. Thorac Cardiovasc Surg，61（1）：88-90.

Liu B，Liu C，Guan H，et al，2009. Intravenous leiomyomatosis with inferior vena cava and heart extension. J Vasc Surg，50（4）：897-902.

Luciani N，Anselmi A，Glieca F，et al，2009. Diagnostic and surgical issues in emergency presentation of a pelvic leiomyoma in the right heart. Ann Thorac Surg，87：1589-1592.

Ma GT，Miao Q，Liu XR，et al，2016. Different surgical strategies of patients with intravenous leiomyomatosis. Medicine，95（37）：e4902.

Mandelbaum I, Pauletto FJ, Nasser WK, 1974. Resection of a leiomyoma of the inferior vena cava that produced tricuspid valvular obstruction. J Thorac Cardiovasc Surg, 67（4）: 561-567.

Marcus SG, Krauss T, Freedberg RS, et al, 1994. Pulmonary embolectomy for intravenous uterine leiomyomatosis. Am Heart J, 127（6）: 1642-1645.

Marshall JF, Mourris DS, 1959. Intravenous leiomyomatosis of the uterus and pelvis. Ann Surg, 149（1）: 126-134.

Ohmori T, Uraga N, Tabei R, et al, 1988. Intravenous leiomyomatosis: a case report emphasizing the vascular component. Histopathology, 13（4）: 470-472.

Oishi H, Ohta S, Inaba H, et al, 2004. Anterior cervical approach for resection of brachial plexus schwannoma expanding into the thoracic apex. Kyobu Geka, 57（6）: 459-463.

Quade BJ, Dal Cin P, Neskey DM, et al, 2002. Intravenous leiomyomatosis: molecular and cytogenetic analysis of a case. Mod Pathol, 15（3）: 351-356.

Subramaniam B, Pawlowski J, Gross BA, et al, 2006. TEE-guided one-stage excision of intravenous leiomyomatosis with cardiac extension through an abdominal approach. J Cardiothorac Vasc Anesth, 20（1）: 94-95.

Suginami H, Kaura R, Ochi H, et al, 1990. Intravenous leiomyomatosis with cardiac extension: successful surgical management and histopathologic study. Obstet Gynecol, 76（3 Pt 2）: 527-529.

Tarr PE, Sneller MC, Mechanic LJ, 2001. Infections in patients with immunodeficiency with thymoma. Medicine（Baltimore）, 80（2）: 123-133.

Wright CD, Menard MT, Wain JC, et al, 2002. Induction chemoradiation compared with induction radiation for lung cancer involving the superior sulcus. Ann Thorac Surg, 73（5）: 1541-1544.

第三十一章

胸外科临床护理

第一节　胸外科手术护理常规

一、支气管肺癌手术护理

（一）术前护理

（1）评估患者基本情况：记录姓名、年龄、性别、病案号、既往史、基础疾病、文化程度、家庭状况，评估饮食及营养状况、排泄状况、精神状况等。

（2）每天测量生命体征，完善术前相关检查：心肺功能检查、影像学检查、实验室检查等。

（3）术前宣教：指导患者做好心理准备，消除恐惧、忧虑。主要内容：说明手术的必要性、麻醉方法、手术过程、手术切口；讲述术后各种管道的作用、术后并发症及预防方法；讲解呼吸治疗对开胸术后肺复张的重要性及方法（深呼吸、有效咳嗽排痰），征得患者同意并取得患者主动配合。

（4）遵医嘱纠正营养不良，嘱患者保持口腔卫生，戒烟、戒酒。

（5）指导患者进行床上排尿、排便训练。

（6）鼓励患者适当活动，增加心肺功能。

（7）术前1天：皮肤准备、肠道准备、配血、药物过敏试验等。

（8）术前晚根据患者需要，服用镇静药。

（9）术日晨准备：遵医嘱置放导尿管；完成术前常规用药；将患者病历、影像学资料、术中用药交手术室接诊人员。

（二）术后护理

1. 密切观察病情变化　观察患者的神志、面色、末梢循环情况，末梢毛细血管充盈时间延长、局部发绀及皮温降低提示组织灌注不良。每10～30分钟测生命体征1次，病情平稳后1～2小时测量1次。遵医嘱维持血压在个性化的安全范围，如血压增高可能因疼痛、缺氧、输血补液过快；血压下降可能由于容量不足、心功能不全、心律失常。监测心率，一般在80～100次/分，心率增快可能由疼痛、出血引起。每天监测体温4次。以上各生命体征及血流动力学指标应以患者个体情况确认其正常范围，如有异常，应及时查明原因，进行调整和对症处理。

2. 体位　胸外科术后多采取半卧位，患者未清醒时头偏向一侧，床头抬高30°～50°，此体位可使膈肌下降，增加肺活量，有利于气体交换、体位引流，同时可以预防误吸。全肺切除术后禁止完全侧卧位，可采取1/4侧卧位，并协助患者经常变换体位，活动肢体，预防肺栓塞。

3. 全肺切除术后　夹闭胸腔闭式引流管，术后应严密观察患者健侧呼吸音及气管位置，保持健侧呼吸音清晰，颈部气管居中，严防健侧痰液滞留或出现肺不张。若发现气管向健侧偏移，应及时报告医师，开放闭式引流管，适当排放胸腔积液，防止因术侧胸腔积血、积液过多致使纵隔移位、健肺受压，从而导致循环呼吸障碍。注意排放胸腔积液时，1次排量不超过800ml，且排放速度要缓慢。

4. 呼吸治疗　术毕返回病房后即给予患者鼻导管吸氧（3～5L/min）直至生命体征平稳。第1天晨护士协助拍背咳痰，指导患者练习深呼吸。咳痰时应保护伤口、减轻疼痛，具体方法为护士站在患者健侧，伸开双手，五指合拢，越过中线，双手分别置于患者胸部前后，压紧伤口，待患者咳嗽时稍加用力。此外，护士可按压胸骨上窝处气管，以刺激咳嗽排痰。遵医嘱给予雾化吸入，每天 2～3 次。指导患者应用吹气球或呼吸训练仪进行呼吸功能锻炼。呼吸道内痰液及分泌物较多时，可经鼻气管内吸痰，必要时经纤维支气管镜吸痰。

5. 胸腔闭式引流管护理

（1）目的：促使气体、液体（血液、脓液等）从胸膜腔排出；重新恢复胸膜腔正常负压；促进肺复张；平衡左右胸膜腔的压力，防止纵隔移位。

（2）原则：妥善固定管道，防止意外脱出；保持管路密闭性、通畅性。

（3）置管部位：多遵循以下原则。①排出胸腔内积气：胸管置于患侧锁骨中线外侧第 2 肋间；②引流胸腔积液：胸管置于患侧第 7～8 肋间，腋中线或腋后线；③引流脓液：粗管置于脓腔最低点。④上肺叶切除术：可能放置 2 根胸管，上方排气，下方排液。全肺切除术患者一般夹闭胸管。

（4）正确连接引流装置：①使用前检查引流装置的密闭性能，保持连接处严密、紧密，防止滑脱。保持引流系统密封状态，长管在液面下 2～3cm，更换时夹闭胸管并倒入无菌生理盐水 500ml 于引流瓶内。②水封瓶位于胸部以下 60～100cm，保持直立，禁止高于胸部。注意患者翻身活动时应防止胸管受压、打折、扭曲、脱出，保持胸管通畅。下床活动时患者从术侧（带胸管侧）下床，引流瓶的位置应低于膝盖且保持平稳，保证长管没入液面下。外出检查前须将引流管夹闭，以防胸引瓶位置过高造成液体倒流，胸腔漏气明显时不可夹闭胸引管，以免造成张力性气胸。

6. 观察评估患者生命体征及病情变化 观察引流液颜色、性状、液量，正常者术后 5 小时内每小时少于 100ml，24 小时少于 500ml，颜色由鲜红色逐渐变为淡红色。若出血量多于每小时 100ml，呈鲜红色，有血凝块，同时伴有心率加快、血压降低，连续 2～3 小时，提示胸腔内有活动性出血的可能，及时通知医师，并注意血压、心率、尿量及意识变化，保持胸腔闭式引流管通畅。遵医嘱加快补液速度及使用止血药，必要时做好剖胸探查的准备。观察长管内水柱波动，正常情况下，水柱随呼吸上下波动并逐渐减小至平稳，水柱无波动或波动大于 6cm 时，应及时评估分析。观察胸腔闭式引流管有无气泡溢出，以确定胸腔内是否存在持续漏气；以及引流管周围皮下有无气肿；观察伤口敷料有无渗出液，保持伤口敷料清洁干燥。

保持引流管通畅，定时挤压引流管，若引流液较多或有血块则及时挤压，防止堵塞。如接有负压装置，吸引压力控制在 1.5～2.0kPa，负压过大可引起胸腔内出血及患者疼痛。

准确记录 24 小时引流量。

水封瓶打破（以前应用玻璃水封瓶）或接头滑脱时，要立即夹闭或折闭近胸端胸引管，防止空气进入胸腔。若引流管自胸壁伤口脱出，应立即用手顺皮肤纹理方向捏紧引流口周围皮肤（注意不要直接接触伤口），用凡士林纱布加压覆盖伤口，并立即通知医师进一步处理。

7. 拔管指标 床旁胸部 X 线检查提示肺完全复张，24 小时内引流液少于 100ml，无气体排出，水柱无波动，胸腔积液颜色变淡黄色，听诊呼吸音清晰即可拔管。拔管后用无菌油纱压盖引流口，以防空气进入胸腔。同时注意观察有无呼吸困难、皮下气肿、伤口渗血及出血，发现异常及时通知医师。

8. 镇痛 术后 2～3 天，患者可应用自控镇痛（PCA），或哌替啶 50mg 肌内注射，氟比洛芬酯注射液（凯纷）或注射用帕瑞昔布钠（特耐）静脉注射或入壶，或口服镇痛药等。

9. 维持水、电解质平衡 静脉补液应于 24 小时匀速滴入，保持出入量平衡。注意一侧全肺切除术、婴幼儿、老年人、心肺功能不全者应控制输液数量、速度，限制钠盐摄入，防止发生肺水肿。

10. 饮食 术后 6 小时可试饮水，若无不适翌日晨可进半流食，根据患者情况逐渐增加入量并过渡到普食，膳食以含丰富蛋白质易消化食物为宜，避免过于油腻食物。

11. 活动 清醒后在护士指导下进行臀部、躯干、四肢的轻度活动，术后翌日进行肩臂活动，以抬高、弯曲术侧上肢摸到对侧耳为宜，防止发生失用综合征。鼓励患者尽量用术侧手臂取物，并早期下床活动。

12. 保持排便通畅 必要时给予缓泻剂，防止用力排便而增加心肺负担，导致呼吸困难甚至心律失常。

（三）出院指导

（1）保持休养环境安静、舒适，室内温湿度适宜，空气新鲜，并根据天气变化增减衣服，减少与流感人群接触，预防感冒。

（2）合理膳食。

（3）适当活动，多做深呼吸运动，锻炼心肺功能。

（4）术后伤口周围疼痛、麻木，属正常反应，随时间推移，症状会逐渐减轻或消失，不影响活动。

（5）出院后遵医嘱复诊，患者如出现呼吸不畅、发热等异常症状及时就诊。

二、食管、贲门癌手术护理

（一）术前护理

1.基本内容　参考支气管肺癌术前护理。

2.食管、贲门癌术前特殊护理

（1）改善营养状况，嘱患者进食高蛋白质、高热量、少纤维流食或半流食，不能进食者行肠外营养支持或空肠造瘘灌注营养素。

（2）手术当天遵医嘱放置胃管。一般食管癌或贲门癌切除术，胃管放置长度应在60cm以上为宜。放置胃管如遇阻力不能深入时，其可能与肿物造成食管狭窄、梗阻有关，勿强行进入以免戳穿食管。可将胃管置于梗阻部位近端，待手术中直视下调整。强调勿将胃管误插入呼吸道内，否则可造成患者咳嗽不止，需要及时予以纠正。

（3）结肠代食管手术患者，术前3天口服抗生素，术前2天进食无渣流食，术前晚行清洁灌肠或全肠道灌洗后禁食、禁水。

（二）术后护理

1.胃肠减压、胃管的护理　禁食期间需要持续胃肠减压、全静脉补充营养或肠内营养。要求保持胃管通畅，妥善固定，防止胃管意外脱出。定期冲洗胃管，每4小时1次，避免堵塞。严密观察引流液量、性状、气味并准确记录。术后6～12小时从胃管可吸出少量血性液体，之后引流液颜色逐渐变浅，如引出大量鲜血性液体，且患者出现烦躁、血压下降、脉搏增快、尿量减少等，提示消化道内可能存在出血，应立即通知主治医师。胃管引流不畅时，可用无菌生理盐水冲洗胃管并及时回抽，禁止暴力冲洗。持续胃肠减压5～7天，胃管引流不多且肛门排气后拔除胃管。

2.饮水试验　遵照手术医师医嘱，患者可在主管医师指导下开始饮纯水、温水或凉水，10分钟1次，普通汤勺每次1～2勺，缓慢饮入避免呛咳。试验饮水当天上午最多可饮水300ml。开始饮水后监测体温，半小时测1次体温，体温升高，超过38℃即停止饮水，下午可以每2小时测1次体温。若试验饮水后体温正常且无呛咳，第2天晨可进食米汤（不带米粒），方法同上，饮水量不限制。如饮水无异常，第3天开始喝粥或豆腐脑、鸡蛋羹等软饮食，以后逐渐过渡到经口进食普通流食（粥、面条、馄饨）。

3.饮食护理　进食原则为少量多餐，由稀到干，逐渐增加进食量。餐后不要平卧，注意进食后的反应。避免刺激性食物，避免进食生、冷、硬食物，避免进食过多或过快。如有反流、呛咳等需告知医师。

4.口腔护理　对于生活能够自理的患者，协助早晚刷牙。对于不能自理的患者，给予口腔护理，每天2次。禁食期间细菌容易在口腔内滋生繁殖，也容易引起消化道内并发症。

5.并发症的观察与护理　吻合口瘘是食管癌、贲门癌手术后最严重、最常见的并发症，多在术后5～10天被发现。临床表现为发热、呼吸困难、胸腔积液增多、白细胞计数升高甚至休克等。如出现高热、胸腔积液变混浊、颜色变咖啡色或墨绿色，严重呼吸困难、胸腔积液及全身中毒等症状，应立即禁食，保证引流通畅，进行抗感染治疗，给予足够的静脉营养支持。请示上级医师明确诊断后再进行相应处理。

6.出院指导（饮食方面）　食管胃吻合术后，患者常有进食后胸闷或呼吸不畅，应少食多餐，1～2个月后症状可逐渐缓解。贲门癌切除术后，患者多有反流症状，反酸、打嗝、反出所进食物，嘱其餐后适当活动，餐后2小时内不要卧床，睡眠时将枕头垫高，可使症状有所缓解。有些患者进食后出现呕吐，严重者应停止进食，给予肠外营养，待吻合口水肿消退后再恢复经口进食。术后2个月出现吞咽不畅或严重下咽困难，应做上消化道造影检查，以排除吻合口狭窄。食管贲门手术后严禁暴饮暴食或进食硬质块状食物。

7.其他　除以上护理措施外，其余相关内容参考支气管肺癌术后护理。

三、纵隔肿瘤手术护理

（一）术前护理

（1）内容参考支气管肺癌术前护理。

（2）了解患者有无全身肌无力、上眼睑下垂、吞咽困难、呼吸困难症状和程度。

（3）合并有重症肌无力患者，术前按医嘱口服溴吡斯的明，不得随便漏服或自行更改剂量，并观察用药后的反应；术日晨遵医嘱继续口服溴吡斯的明。

（4）对于吞咽无力影响进食者，术前即给予静脉营养支持。

（二）术后护理

（1）充分给氧，及时清除呼吸道内分泌物，保持呼吸道通畅。给予抗生素预防肺部感染。重症肌无力患者行胸腺切除术后，应给予呼吸机辅助呼吸，直到自主呼吸恢复后，脱机拔管。

（2）密切监测患者生命体征，尤其是患者的呼吸状况，有无呼吸费力、胸闷憋气、呼吸频速，一旦发现肌无力危象，应立即报告主治医师。肌无力危象是重症肌无力患者术后最常见的并发症，主要原因是新斯的明用药不足，表现为突发呼吸困难、烦躁不安、发绀、气管内分泌物增多而无力排出，导致严重缺氧，出现低氧血症。处理应予以肌无力危象抢救性处理，包括新斯的明静脉注射或肌内注射，同时准备再次插管呼吸机辅助呼吸。遵医嘱同时给予大剂量激素，或丙种球蛋白输入等。

（3）重症肌无力患者行胸腺切除术后，禁用乙酰胆碱类药物，以免诱发肌无力危象。

（4）重症患者不能经口进食，需要留置胃管并术后管饲。

（5）除以上护理措施外，其余相关内容参考支气管肺癌术后护理。

四、贲门失弛缓症手术护理

（一）术前护理

（1）饮食护理：术前 2 ~ 3 天进流质饮食，术前 1 天禁食。食管潴留严重患者术前 1 ~ 2 天留置胃管，并用生理盐水冲洗。

（2）如患者存在反流性食管炎，术前应予以抗炎治疗。

（3）其余相关内容参考食管癌术前护理。

（二）术后护理

（1）妥善固定胃管，保证体位自然引流通畅，记录每日胃引流量。术中未损伤胃黏膜和食管黏膜患者，术后 48 小时可拔除胃管。术中食管黏膜穿破进行缝合修补者，术后应禁食延长至第 7 天。

（2）饮水试验及饮食护理，参考食管癌术后护理。

（3）其余参考食管癌术后护理。

五、自发性气胸手术护理

（一）术前护理

（1）严密监测生命体征，注意检查是否存在其他脏器合并症。如有应请相关科室协助诊治。

（2）保持呼吸道通畅，同时给予氧气吸入 3 ~ 5L/min。

（3）禁食、禁水，做好胸外科术前常规准备。

（二）术后护理

（1）体位：清醒后半卧位，鼓励患者咳嗽排痰，促使肺尽快复张。

（2）观察有无出血倾向，术后保持胸腔引流管通畅（见支气管肺癌的胸腔引流管护理）。

（3）呼吸物理治疗，预防肺不张。术后第 1 天晨开始给予雾化吸入、拍背咳痰，背部震荡按摩，指导患者练习深呼吸、吹气球。

（4）清醒后可进流食，翌日普食，应食用易消化、高蛋白质、高营养、富含维生素及纤维素的食物。

（5）酌情给予适量镇痛剂，保证患者充分休息。

（6）术后第一日即摄床旁胸部 X 线片，观察双肺是否完全膨胀，增强呼吸物理治疗。

六、胸骨后甲状腺肿手术护理

（一）术前护理

（1）完善术前相关检查，包括心肺功能、影像学检查、实验室检查等，特别是甲状腺功能、甲状腺核素扫描。

（2）术前宣教，指导患者做好心理准备，消除恐惧、忧虑。说明手术的必要性、麻醉方法、手术过程、手术切口；介绍切口引流的作用、术后可能并发症及预防方法；讲解呼吸物理治疗对胸外科术后肺复张的重要性及方法（深呼吸、有效咳嗽咳痰），以取得患者的合作。

（3）介绍甲状腺术后气管软化产生的症状，警惕突发吸气困难，一旦发生应及时行紧急插管或气管切开，床旁备急诊气管切开包。

（4）嘱患者保持口腔卫生，戒烟酒。

（二）术后护理

（1）术后平仰卧6小时，之后改为半坐卧位，有利于切口引流与呼吸锻炼，减少颈部伤口张力，增强头颈部静脉血回流。因系颈部手术，翌日晨即可拔除尿管下床活动。

（2）伤口出血多发生在术后24～48小时，是术后危急并发症。术后咳嗽、呕吐、过频说话或活动等均是发生出血的诱因。术后应严密监测生命体征，特别是呼吸状态，观察伤口敷料情况、有无皮下淤血、颈部肿胀等，严重时血肿容易压迫气管引起呼吸困难。

（3）术后注意观察有无声音嘶哑、有无饮水呛咳，如出现提示存在喉返神经损伤，一侧喉返神经损伤需要3个月恢复，由对侧代偿。双侧喉返神经损伤可能产生严重呼吸困难甚至窒息，需要相应专科处理。

（4）观察发现手足抽搐及处理，手足抽搐系术中4枚甲状旁腺均受到损伤所致，导致低钙性抽搐，多发生在术后1～3天，监测血钙浓度可以确诊。处理手足抽搐为补充钙剂，可口服钙片。严重者出现口唇麻木、手足抽搐、四肢无力等症状，需通知主治医师给予静脉补钙。

（5）警惕突发吸气性呼吸困难，提示可能出现气管软化，造成吸气时气管壁完全塌陷。此时需立即行气管插管或气管切开，以维持呼吸道通畅。

（6）饮食，清醒后行饮水试验，无不适后可进流食，翌日进普食，应食用易消化、高蛋白质、高营养、富含维生素及纤维素的食物。忌过热食物。

七、危重患者护理常规

（1）严格遵照分级护理制度，落实危重症患者各项护理措施。

（2）根据专科护理常规和护理操作常规，进行专科护理与操作。

（3）严格遵照护理查对制度执行各项医嘱，保障医疗护理安全。

（4）严密观察患者病情和生命体征变化，如有异常及时报告医师及时处理。

（5）常规进行皮肤压疮风险评估，落实防范皮肤压疮的相关护理措施。

（6）进行跌倒（坠床）风险评估，落实防范患者跌倒（坠床）的相关护理措施。

（7）落实各种输液管路和引流管道护理常规，防范非计划性拔管及相关并发症。

（8）认真落实防范医院内交叉感染控制相关制度，降低医院内感染发生率。

（9）依据危重症患者护理记录书写规范，及时做好相应护理记录。

（10）落实危重症患者交接班制度、护理查房制度及护理会诊制度。

八、消化道造影与护理

消化道造影检查是消化道疾病常用的检查方法，分为上消化道造影及下消化道造影。上消化道造影是指十二指肠以上部分的消化道造影，检查的部位包括口咽、食管、胃和十二指肠。下消化道造影是指十二指肠以下部分的消化道造影，检查部位包括空肠、回肠和大肠。胸外科常用上消化道造影。

（一）检查原理

进行上消化道造影检查，首先要求受检者经口吞入造影剂，目前最多采用的造影剂是钡剂（硫酸钡，浓度较高、较稠）和泛影葡胺（水溶性造影剂，稀薄）。接受胃肠道X线检查时，吞入的胃肠道造影剂将上消化道的形态清楚地呈现出来。通过对比消化道正常的生理压迹，某些消化道的狭窄或梗阻性病变就可能被检查出来。下消化道造影原理同上消化道造影，只是造影剂是通过灌肠的方法注入到下消化道内，用以显示下消化道内的病变。

（二）适应证

（1）用于诊断消化道肿瘤，判断消化道癌肿的浸润范围与程度，估计手术切除的可能性，亦可作为胃肠道病变治疗过程中的疗效随访观察。

（2）用于诊断某些胃肠道功能异常和紊乱，消除功能性胃肠道痉挛。

（3）诊断某些胃肠道血管性病变。

（三）禁忌证

食管、胃、肠道穿孔性病变，消化道大量出血及肠梗阻等禁忌此检查法。

（四）护理

上消化道造影检查前一晚，患者禁食、水 4～6 小时，第 2 天晨空腹至放射科接受检查。如未禁食进行检查，胃内残存内容物将影响胃肠形态的观察。服用某些药物可能影响胃排空和肠道功能。幽门梗阻患者应先洗胃，抽净胃内容物后再接受检查。检查后遵医嘱予以导泻药物，及早排除造影剂。

（五）注意事项

（1）根据患者的吞咽功能选择适宜的造钡剂并调试到适合浓度。

（2）检查前详细询问有无钡剂过敏史。

（3）向患者讲解检查的大致过程，消除紧张和疑虑情绪，从而获得患者的配合。

（4）注意将造影显示的狭窄和梗阻与正常消化道的生理压迹进行比较分析。

九、胃镜检查与护理

胃镜检查是通过胃镜（直镜或硬质胃镜、纤维胃镜）顺次、清晰地观察食管、胃、十二指肠球部甚至降部的黏膜状态，并进行活体病理学和细胞学检查。

（一）纤维胃镜简介

纤维胃镜是用导光玻璃纤维束制成的胃镜，属软质内镜，其镜身及头端均可弯曲。完整的纤维胃镜设备包括纤维、冷光源和附件（包括活检及治疗器械、摄影及电视装置）三部分。

临床应用的纤维胃镜从口腔插入，经过食管进入胃部。它具有柔软可弯曲、冷光光源，能直接清晰窥视，操作安全等优点。用于某些食管疾病，如食管炎、溃疡、肿瘤、静脉曲张等的确诊、复查、活检和治疗，以及胃部各种病变，如胃内肿瘤活检、异物夹取、电凝止血、息肉切除及导入激光治疗贲门和食管恶性肿瘤等。胃镜是目前确诊食管癌、贲门癌、胃癌的检查手段，可确定肿瘤位置，获得组织标本以行病理检查。具有诊断可靠、安全性高的特点。

（二）适应证

（1）存在上消化道症状，包括上腹不适、胀、痛，胃灼热，反酸，吞咽不适，哽噎，嗳气，呃逆，以及不明原因食欲缺乏、体重下降、贫血、乏力、心慌等。

（2）反复发作腹痛、腹胀、腹部不适，消化道出血（黑便或呕血）。上消化道钡餐造影检查未能确定病变，或临床症状与钡餐检查结果不相符时。

（3）胸骨后疼痛原因不清，不能用心肺疾病解释。

（4）需要消化道活检病理以明确食管或胃部病变性质。

（5）需要随访的病变，如溃疡病、萎缩性胃炎、癌前病变、术后食管胃吻合口症状等。

（6）高危人群（食管癌、胃癌高发区、Barrett 食管）的普查。

（7）适于胃镜下治疗者，如胃内异物、食管贲门狭窄扩张等。

（三）禁忌证

1. 绝对禁忌证

（1）严重心脏病，如严重心律失常、心肌梗死活动期、重度心力衰竭。

（2）严重肺部疾病，如慢性阻塞性肺疾病（COPD）、哮喘、呼吸衰竭不能平卧者。

（3）严重高血压、精神病及明显意识障碍不能合作者。

（4）食管、胃、十二指肠急性穿孔。

（5）急性重症咽喉部疾病，胃镜不能插入者。

（6）腐蚀性食管损伤的急性期。

2.相对禁忌证　急性或慢性病急性发作，经治疗可恢复者，如急性扁桃体炎、咽炎、急性哮喘发作期等。有凝血机制障碍的患者禁忌活检。

（四）术前护理

1.向患者讲解胃镜检查的目的、术前准备、操作过程及术后注意事项，解除患者的紧张情绪，取得患者的配合。

2.术前准备

（1）为避免交叉感染，制订合理的消毒措施，患者检查前需做 HbsAg、抗 HCV、抗 HIV 等检查。

（2）检查前 1 天进食易消化的饮食。检查前 8 小时禁食、禁水。确诊有胃潴留者，检查前应禁食 3 天，行肠外营养治疗，遵医嘱给予洗胃，以排空胃内容物，使镜检时视野清晰。有活动义齿者，检查前应取下义齿并妥善保管。

（3）已做钡餐检查者，须待胃内钡剂排空后再做胃镜检查。

3.咽部麻醉，目的为减少咽部反应，使进镜顺利，减少患者痛苦。有麻醉药物过敏史者可不予麻醉。麻醉有两种方法。①喷雾法：术前 15 分钟用 1% 丁卡因或 2% 利多卡因等进行咽部喷雾麻醉，每 1 ～ 2 分钟 1 次，共进行 2 ～ 3 次。②麻醉制剂口服法：术前吞服即可检查，简单省时。

4.应用镇静解痉药，一般患者不必使用。对精神过于紧张患者，检查前 15 分钟肌内注射或缓慢静脉注射地西泮 10mg 以消除紧张。解痉药如盐酸消旋山莨菪碱或阿托品，可减少胃蠕动及痉挛，便于观察，但需注意其不良反应。

5.告知患者松解领口及裤带，如患者有活动义齿应取出，轻轻咬住牙垫；取左侧卧位卧于检查床上，头部略向前倾，身体放松，双腿屈曲。口侧垫上消毒巾，消毒巾上放置弯盘，以承接口腔流出的唾液或呕吐物。

6.告知患者在操作中不要做过多的吞咽动作，防止唾液吸入气道及引起喉头疼痛。

（五）术后护理

（1）检查后 1.5 ～ 2 小时可先喝一口水，如无呛咳，则可进软食。进行活检后，则进温凉流食，如冷牛奶；4 小时后可进半流质饮食。

（2）检查当天避免剧烈活动。

（3）术后如咽喉不适，要尽量避免剧烈咳嗽，以防损伤喉黏膜。如有出血、疼痛、呛咳难忍或其他不适，应及时报告医护人员（门诊患者及时就诊），以便及时处理。

（4）胃镜检查的并发症少见。若有黏膜活检，可能有出血或穿孔的危险。对术后胸腹部不适者，护士应提高警惕，告知医师。并及时拍摄胸、腹部 X 线片以明确是否有穿孔。

十、胸带包扎固定技术

胸带包扎固定技术是指用胸带包扎胸部，以减轻胸部张力，保护创口，减轻疼痛等。临床用于开胸手术后、电视辅助胸腔镜外科手术（VATS）后、胸部创伤等（图 31-1-1）。

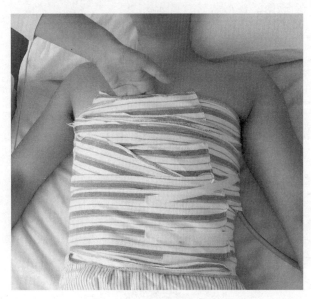

图 31-1-1　胸带包扎技术

（一）目的

（1）减轻胸部张力，保护创口，减轻疼痛。

（2）减少胸廓活动度，用于浮动胸壁 - 多根多处肋骨骨折连枷胸患者。

（二）评估

（1）患者胸围大小、合作程度。

（2）患者胸部皮肤、伤口敷料、伤口渗出情况及各种引流管位置。

（3）患者是否有胸带包扎经历、对操作的耐受水平。

（三）操作过程

（1）向患者及家属解释胸带包扎的目的及过程，并取得同意。

（2）核对医嘱，携用物至患者床旁。根据患者胸围大小选择合适型号的胸带（图31-1-1）。

（3）协助患者取半坐卧位，将胸带穿过患者胸部，平铺于床上。

（4）包扎胸带，将两侧胸带条，一条压一条，左右交替包扎患者胸部。

（5）胶布固定胸带，将最后2条胸带贴紧胸部整理平整，用医用胶布固定。

（四）注意事项

（1）胸带包扎松紧适宜，以可伸进一指为宜，如松脱或移位应及时整理。

（2）固定胸带时避开伤口、引流管的位置，并避开身体侧面。

（3）引流管从胸带条间穿出，避免引流管在胸带包扎内打折。

十一、呼吸功能锻炼技术

呼吸功能锻炼主要以进行有效呼吸，增强呼吸肌能力，特别是膈肌的肌力和耐力为主要原则，从而减轻呼吸困难，提高机体活动能力，预防呼吸肌疲劳，并防治可能发生的呼吸衰竭，最终达到提高患者生活质量的目的。

（一）目的

（1）扩大胸廓，扩张小气道和肺泡，增加肺泡通气，减少生理无效腔，获得最大肺活量。

（2）增强肺通气功能，提高呼吸肌功能，促进痰液排出。

（二）评估

（1）评估患者理解程度及合作能力。

（2）评估患者咳痰能力、是否有呼吸功能锻炼经历、对操作的耐受水平。

（3）评估患者对疼痛的耐受程度，是否存在影响训练的基础疾病，如瘫痪、营养不良等。

（三）操作过程

（1）护士着装整洁，洗手，戴口罩。备气球或呼吸功能训练仪、护理记录单。

（2）要求环境安静、光线明亮、室温适宜。

（3）核对患者信息，向患者及家属解释呼吸功能锻炼的目的及过程，取得合作。

（4）缩唇呼吸法：吸气时用鼻子，呼气时口呈缩唇状，施加某些抵抗慢慢呼气的方法。这种方法可帮助患者控制呼吸频率，促使更多气体进入肺部，减少呼吸功耗。

操作步骤：取舒适放松体位，经鼻深吸气。呼气时缩唇微闭，缓慢呼气4～6秒。吸气与呼气比以1∶2或1∶3为宜。每天进行2次，根据机体耐受情况选择合适的练习时长。呼气时缩唇大小程度由患者自行选择调整，不要过大或过小。

（5）腹式呼吸法：又称膈呼吸，是指吸气时让腹部凸起，呼气时腹部凹陷的呼吸法，主要是靠腹肌和膈肌收缩来进行。关键在于协调膈肌和腹肌在呼吸运动中的活动。

操作步骤：取仰卧位或半坐卧位，两膝半屈使腹肌放松，护士一手放在胸骨柄部，以控制胸部起伏，另一手放在腹部，以感觉腹部隆起程度，在呼气时用力向上向内推压，帮助腹肌收缩。用鼻慢深吸气，膈肌松弛，尽力将腹部挺出。缓慢呼气，腹肌收缩，腹部下凹。避免上胸部运动。呼吸节律应缓慢、深长。避免用力呼气或呼气过长，以免发生喘息、憋气、支气管痉挛。深呼吸练习时以每次练3～4次呼/吸气为宜，避免过度通气。如有呼吸困难或胸闷憋气等不适症状应暂停练习。

（6）有效咳嗽：是一种能够帮助支气管过多分泌物排出气道的咳嗽方法。具体操作方法，先深吸一口气，屏气2秒，然后腹部用力，用全身的力量，让痰液冲出，咳嗽时一定要张开嘴，让气流快速将痰送出来，这样有力的咳嗽动作只需要2～3次即可将痰咳出。

（7）胸部叩击：是一种借助叩击所产生的震动和重力作用，使滞留在气道内的分泌物松动，并移行到中心气道，最后通过咳嗽排出体外的方法。

操作步骤：患者取侧卧位或坐位，护士站

在患者后方，手指合拢、微屈，手掌握起，呈杯状（图31-1-2），利用腕关节的力量在患者背部，由外向内，由下向上叩击。注意不可在裸露的皮肤上叩击，叩击时避开伤口和骨突（脊椎、肩胛骨）部位。合并气胸、肋骨骨折时禁做叩击。手术后患者避免叩击术侧。叩击完一侧再叩另一侧，每一肺叶叩击3～5分钟，发出一种空而深的拍击音表示叩击手法正确。操作中密切关注患者意识及生命体征变化，如有异常，应立即停止叩击。

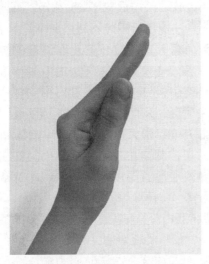

图31-1-2　叩击排痰时手的姿势

（8）吹气球或使用呼吸功能训练仪：如病情允许，协助患者取坐位或半坐卧位。吹气球前深吸一口气，对着气球口慢慢吹，直到吹不动为止。使用呼吸功能训练仪时嘱患者用口含住咬嘴深慢地吸气，完全吸满后移开咬嘴，做缓慢呼气动作。

（四）注意事项

（1）训练过程要从简至繁，缓慢熟悉，待患者完全掌握动作要领后，再进行下一步训练。

（2）训练过程中患者出现不适或疲劳症状，及时终止锻炼。

（3）每日评估、记录训练的效果，如咳痰的次数、量及肺复张的情况。

十二、肠内营养管饲护理

肠内营养（enteral nutrition，EN）是经胃肠道提供代谢需要的营养物质及其他各种营养素的营养支持方式。肠内营养的给予途径有口服和管饲两种。管饲是临床上肠内营养常用的给予途径。

（一）肠内营养管饲途径

1. 无创置管技术　主要指经鼻放置导管到消化道内，根据病情需要，导管远端可放置在胃、十二指肠或空肠内。

2. 有创置管技术　根据创伤大小，可分为微创经皮内镜下胃造口（PEG）、空肠造口（PEJ）和外科手术下的空肠穿刺置管、造口技术。

（二）适应证

（1）无法经口进食，如口、咽、食管炎症，肿瘤，手术或烧伤、损伤等致咀嚼吞咽困难。

（2）经口摄食不足或相对不足，如高代谢状态，包括大面积烧伤、严重创伤、脓毒血症；神经性厌食、营养不良致食欲下降。

（3）禁忌经口摄食，如脑血管意外和脑外伤致中枢神经系统紊乱、知觉丧失及吞咽反射丧失，或处于植物状态。

（4）胃肠道疾病，如低位小肠、结肠瘘或高位胃、十二指肠瘘；炎性肠病、小肠功能恢复后；短肠综合征肠道代偿阶段；胰腺疾病；结肠术前准备和术后支持；胃轻瘫；肠道食物过敏。

（5）胃肠道外疾病，如肿瘤放化疗辅助治疗后放射性肠炎；消化道肿瘤术前、术后营养支持；乳糜胸、淋巴管渗漏或胸导管损伤；心血管疾病；脏器功能不全（肝肾功能）；先天性氨基酸代谢缺陷。

（6）肠外营养的补充或过渡期。

（三）禁忌证

（1）小肠广泛切除后早期（1个月内）和空肠瘘。

（2）处于严重应激状态或休克、麻痹性肠梗阻、上消化道出血、腹膜炎、顽固性呕吐或严重腹泻急性期。

（3）严重吸收不良综合征及长期少食衰弱的患者。

（4）急性重症胰腺炎急性期。

（5）急性完全性肠梗阻或胃肠蠕动极度减慢。

（6）严重未有效控制的糖尿病、接受大剂量类固醇药物治疗的患者。

（7）年龄＜3个月的婴儿。

（四）肠内营养管饲输注操作流程

1. 输注前准备

（1）评估患者病情、意识状态、营养状况、合作程度。

（2）评估患者肠内营养管饲置入途径、管路标识、深度、通畅性、固定方式、输注方式、肠内营养的制剂类型、上次喂养时间及速度、胃内有无潴留、有无误吸风险。

（3）评估患者口腔、鼻部或造口周围皮肤情况。

（4）护士洗手，戴口罩。

（5）用物准备：肠内营养液、肠内营养泵、肠内营养输注泵管（袋）、一次性纸杯、温开水、一次性使用无菌注射器（20ml）、肠内营养警示标识牌。

2. 输注操作

（1）核对患者，取合适体位，半卧位（抬高床头30°～45°）。

（2）检查鼻饲管在位情况及深度、固定情况、通畅性，用20～40ml温开水脉冲式冲洗管腔。

（3）将配制好的肠内营养液连接肠内营养输注泵管（袋），安装在肠内营养泵内，根据各营养泵的操作要求及患者情况，正确设置参数。

（4）密切观察肠内营养泵运行情况，正确识别报警，及时排除故障。

（5）健康宣教，嘱患者不可自行调节输注速度；翻身时防止管路滑脱及移位。

（6）悬挂肠内营养警示标识牌，严格与静脉输液管道分开放置。

（7）观察并记录输注量及输注中、输注后的反应，加强患者肠内营养耐受性的监测。

3. 停止输注　停止肠内营养输注，温开水20～40ml脉冲式冲洗管腔，牢靠固定鼻饲管路。

（五）肠内营养管饲输注护理要点

1. 采取合适体位　根据喂养管位置及病情，安排患者处于合宜、舒适的体位。意识障碍、胃排空迟缓，以及经鼻胃管或胃造口管进行胃内喂养的患者，应取半坐卧位（30°～45°），从而防止肠内营养液反流或误吸。经鼻饲管空肠，或空肠造口营养管进行空肠喂养的患者，可取随意卧位。

2. 肠内营养管饲安全保护　肠内营养管饲输注时应悬挂肠内营养警示标识牌，绝对禁止与静脉输液管道悬挂一起，以免两者混淆造成严重事故。肠内营养管饲输注时推荐使用肠内营养泵。

3. 预防污染和感染　肠内营养管饲输注时使用肠内营养专用泵管（袋），每24小时即行更换。为避免营养液污染、变质，肠内营养液实行现配现用，常温下放置不超过24小时。配制完毕暂未使用的肠内营养液应放置于4℃冰箱。开封后的肠内营养液悬挂输注时间应不超过8小时。

4. 肠内营养液浓度、速度和温度的控制　输注肠内营养液应遵循循序渐进的原则，浓度由低到高，速度由慢到快，输注量由少到多。肠内营养液输注速度，从每小时20ml开始，每12～24小时增加25ml，最大速度为100～125ml/h，以肠内营养泵来控制输注速度更为准确。输注时保持肠内营养液在适宜温度，滴注温度保持常温或接近体温为宜。

5. 保持肠内营养管饲通畅、管路妥善固定　定时冲洗管道，预防管道堵塞，每次至少用20～40ml温开水脉冲式冲洗，冲洗时间为输注前后、给药前后，连续输注时每6～8小时冲洗1次。禁止输注不适当的药物，尽可能应用液体药物，经管饲内给药时药物要研碎，且前后均要用40ml温开水冲洗以防管道堵塞。给药时应暂停肠内营养，禁止缓释药片和糖衣药片研碎后管内给药。

6. 其他　肠内营养管饲输注过程中，要求护士定时巡视患者，观察患者对于肠内营养耐受程度，及时调整肠内营养治疗及护理方案，确保患者肠内营养顺利进行。

十三、PICC管路维护和护理常规

（一）PICC置管原则

（1）综合考虑患者的病情、血管条件、可能需要的营养液、输注天数、操作者资质与技术熟练程度，谨慎决定置管方式。

（2）PICC穿刺常规首选肘窝区，对接受乳房切除术并行腋窝淋巴结清扫，以及接受放射治疗的患侧上肢，应尽可能避免使用PICC。

（3）PICC 中心静脉置管后应常规行影像学检查，确定导管尖端部位。PICC 导管尖端必须位于上腔静脉内。

（4）PICC 置管及置管后护理，应由经专门培训、具有资质的护理人员进行。

（二）置管当日管路维护

（1）每天观察穿刺点有无渗血、上肢疼痛和肿胀等不适，发现任何问题及时处理。

（2）测量臂围（穿刺点以上 10cm），并记录。

（3）置管 24 小时后予换药 1 次。

（4）向患者介绍 PICC 管路输注的注意事项，取得患者理解和配合。

（三）PICC 冲管

（1）用安尔碘多方位用力摩擦 15 秒，消毒无针接头。

（2）10ml 注射器抽取 10ml 无菌生理盐水脉冲式（推一下停一下）冲管。

（3）判断导管有无阻力，是否通畅，观察导管有无渗漏。

（四）PICC 封管

（1）采取正压封管，在注射器还剩 0.5ml 封管液时，以边推液边退针的方式拔出注射器，夹闭导管系统以保证管内正压。

（2）小剂量肝素可以有效预防导管堵塞，遵医嘱使用肝素盐水，其封管浓度为 0～10U/ml。

（3）封管液量应大于 2 倍导管容积 + 延长管容积，成人 1～2ml，儿童 0.5～1ml。

（4）每天输液完毕后，应抽取至少 10ml 无菌生理盐水脉冲式冲管，然后再进行封管。

（五）PICC 换药

（1）了解患者置管种类、PICC 管置入长度、上臂臂围和近期换药时间。

（2）测量臂围，位置为穿刺点以上 10cm。

（3）臂下敷清洁治疗巾，洗手，将旧贴膜四周平行松动，自下而上平行于皮肤掀开，避免导管脱出。

（4）观察穿刺点有无红肿、渗血、渗液，观察导管体外留置的长度，观察上臂皮肤情况，如发现任何异常立即处理。

（六）PICC 护理

（1）洗手，设立无菌区，准备用物。

（2）以穿刺点为中心，先用酒精（75%）棉棒或纱球消毒皮肤 2 遍（起到脱皮脂作用，勿触及穿刺点伤口和导管），再用安尔碘棉棍或纱球消毒穿刺点及周围皮肤 3 遍，上、下半径至少 10cm 左右到臂缘，完全待干。

（3）用酒精充分消毒连接器，更换无针接头。抽回血，检查导管是否通畅及是否在血管内。

（4）按规范进行脉冲式冲管、正压封管。

（5）体外导管顺血管方向摆放，妥善固定翼（或圆盘）和连接器。

（6）穿刺点位于贴膜中央，以穿刺点为中心粘贴无张力贴膜，注意将贴膜内空气排尽。

（7）固定蝶形连接器。无针接头下方垫小纱纱，防止压迫皮肤。注明换药日期。

（8）使用透明贴膜每周至少换药 1 次，非透明贴膜 24～48 小时换药 1 次。如有潮湿、松动、血迹、污染等异常随时换药。

（9）无针接头最长每周更换 1 次，出现回血、污染等随时更换。保持皮肤清洁，及时清理胶布痕迹。

（10）注意患侧上肢有无肿胀、疼痛等不适，观察皮肤温度、颜色等，及时向医师汇报，进行相应妥善处理，并详细记录。

（七）使用 PICC 输液操作要求

（1）PICC 的体内最长保留时间尚无明确规定。但应当对穿刺部位经常进行监测，怀疑导管感染或其他相关并发症时，应立即拔除导管。

（2）评估患者置管上肢皮肤情况，有无红肿热痛或静脉炎等症状，观察 PICC 导管刻度，巴德导管看末端刻度，BD 导管看末端 0 点距离穿刺点的长度。

（3）核对医嘱，正确方法准备输液。

（4）安尔碘消毒无针接头，用注射器抽取 10ml 无菌生理盐水脉冲式冲管，检查导管通畅情况。观察导管有无渗漏。

（5）检查输液器与 PICC 连接情况，观察最大滴速，无异常即可调节所需输液速度。若滴速明显减慢或不滴，提示管路不通畅，应及时寻找原因并予处理。

（6）每天输液完毕后，应抽取 10ml 无菌生理盐水脉冲式冲管后，再进行正压封管。

（7）伊曲康唑（斯皮仁诺）等黏稠度较大的药物，或因抢救需要从 PICC 输入蛋白、血浆等药物，输注完毕需用 20ml 无菌生理盐水冲管后，再连接其他液体输入。建议两性霉素 B 输液前后先用 5% 葡萄糖脉冲式冲管，再用无菌生理盐水冲管。

十四、十二指肠营养管的护理

十二指肠营养管是一种通过留置的鼻肠管将机体代谢所需的营养物质及其他各种营养素，输入肠道的营养支持方式。目的为通过鼻肠管供给食物和药物，保证患者摄入足够的热能、蛋白质等多种营养素，满足其对营养和治疗的需要，促进患者尽快康复。

十二指肠营养管饲是近年来发展的一种新的胃肠道内营养方式，营养管位置深入到十二指肠内，有效地减少胃液反流，管道位置较深可避免发生移动、拔脱，空肠输注营养液更容易被机体吸收，营养支持的效果更为明显。目前，它已逐渐替代了以往常用的普通胃管鼻饲，在有条件的医学中心已经普及。十二指肠营养管需要专门人员在放射科透视下置放，因此要求较高，置放完毕还要求进行造影确认管道位置良好，并随时予以检查和做相应调整。由于十二指肠营养管通常带管时间较长，且多为 24 小时持续鼻饲，开始施行前需提早对患者进行解释、安慰、鼓励，从心理上解除疑虑，使其获得充分安全感，能够积极主动配合治疗和护理。

十二指肠营养管进行中的关键问题是管道护理。首先要妥善固定十二指肠营养管，防止滑脱、移位、盘绕扭曲。要用"人"字形弹性胶布将营养管牢靠地固定在鼻翼处。用高举平台法固定延长管于面颊部。每天检查管道固定状况并及时清除面部分泌物。用系有软管的绳子在营养管上打结，系于耳后。对于意识不清、烦躁不安，或不能配合的患者，应警惕无意识、自行拔脱营养管，对这些患者应适当约束，同时也要注意翻身活动

意外造成营养管脱落的可能。一旦脱落，便不要再次强行插入，以避免损伤消化道，造成吻合口瘘等并发症。

十二指肠营养管开始输注，一般先用 5% 葡萄糖氯化钠液 500ml，以 20ml/h 速度持续泵入，目的为冲洗营养管腔并促进胃肠蠕动。然后观察患者有无腹胀、腹痛等症状。如无不适，第 2 天即可开始经营养管输注肠内营养液，逐渐增加肠内营养液的输入量和泵入速度，最后每天的总入量增加到 1500 ～ 2000ml，从而保证患者基本能量需求，泵速可从 20ml/h 逐渐增加到 130ml/h，以患者的耐受程度为标准。调速过程中注意患者有无腹胀、恶心、呕吐等不适，如出现上述不适，则应适当降低速度，以后再逐渐增加。

泵注营养液前后及每输注 2 ～ 3 小时，应以 20 ～ 40ml 生理盐水或温开水脉冲式冲管，每 24 小时即需要更换胃肠营养袋。经营养管注入药物时，必须将药片碾碎，并待彻底溶解后才可注入。注入药物前后用温开水冲洗管道，以免药物颗粒或药物与营养液不相溶、发生凝结而堵塞导管。

（都　菁　李琳凤）

第二节　胸外科术后发热和护理

一、体温调节和发热

人类属恒温动物，通过机体产热和散热机制使人体体温保持相对恒定状态。健康成人正常体温通常指 37℃，深部温度高于体表，如口腔温度一般保持在 36.3 ～ 37.2℃，直肠内温度比口腔高 0.3 ～ 0.5℃，腋窝的温度比口腔低 0.2 ～ 0.4℃。正常体温昼夜间存在轻微波动，即生理性温度周期，清晨最低，白天逐渐升高，晚间最高，但是 1 天内相差不超过 1℃。生理状态下因年龄、性别不同，体温也有轻微波动，老年人代谢率较低，体温低于年轻人。婴幼儿高级神经系统尚未发育完全，调节能力较差，体温波动较大，容易引起发热。同样，女性随着月经周期体温也有轻度差别，月经期体温稍低。

人体的体温取决于产热和散热两者的平衡。产热源于进食、肌肉活动，特别是剧烈运动、突

然进入高温环境、情绪激动等均可能增加热量产生。散热主要通过皮肤蒸发，即出汗散热，其次为肺呼吸蒸发散热。健康人的产热和散热处于平衡状态，产热多于散热，使体温升高；相反，散热多于产热，则体温降低。产热与散热均受到中枢神经系统的精细调节，从而使人体温度达到均衡状态。

二、发热及原因

发热指病理性的体温升高，通常是机体对致病因子的一种全身性反应，口腔温度超过37.3℃，或直肠内温度超过37.6℃，一昼夜间波动超过1℃，可认为有发热，它是热原刺激下丘脑体温调节中枢所致。许多原因引起发热，如细菌及其内毒素、病毒、真菌、螺旋体等微生物，还有免疫反应；激素；药物等外源性热原。研究发现发热主要是外源性热原通过内源性热原（IL-1）作用于下丘脑引起体温调节中枢紊乱所致。从临床应用角度，引起发热的疾病可分为感染性与非感染性两大类。

（1）感染性发热：占最大多数，包括由各种急慢性传染病和急慢性全身与局灶性感染引起的发热。

（2）非感染性发热。

血液病：白血病、恶性网状细胞瘤。

变态反应：风湿热、药物热、血清病。

恶性肿瘤：恶性淋巴瘤、癌肿。

结缔组织疾病：播散性红斑狼疮、皮肌炎、结节性多发性大动脉炎。

物理性化学性损伤：热射病、大手术后、骨折、大面积烧伤、中毒。

神经源性：脑出血。

其他：甲状腺功能亢进、无菌性脓肿、内脏血管栓塞、组织坏死。

三、发热症状与体征

对于发热的患者护理上应注意：热型；有无寒战；面容和皮肤；以及淋巴结有无肿大。

（一）热型

对于临床护士，发现患者发热后首先应鉴别发热的热型。

稽留热：持续高热处于39～40℃数日或数周，或24小时内体温升高但波动在1℃以内，可见于大叶性肺炎、伤寒、副伤寒、斑疹伤寒等急性传染病。

弛张热：高热在24小时内波动达2℃或更多，可见于结核病、败血症、局灶性化脓性感染、支气管肺炎、渗出性胸膜炎、亚急性细菌性心内膜炎、风湿热、恶性网状组织病等。

双峰热：高热曲线在24小时内有2次小波动，形成双峰，可见于黑热病、恶性疟、大肠杆菌败血症、铜绿假单胞菌败血症等。

间歇热：体温突然上升达39℃以上，往往伴有恶寒或寒战，历经数小时后又下降到正常，大汗淋漓，经一天至数天后又再次突然升高，如此反复发作，可见于间日疟和三日疟，也见于化脓性局灶性感染。

波浪热：体温在数日内逐渐上升到高峰，然后逐渐下降到常温或微热，不久又再发，呈波浪式起伏，可见于布鲁氏菌病、恶性淋巴瘤、脂膜炎等。

再发热：高热期与无热期各持续若干天，周期地互相交替，见于回归热、鼠咬热等。

双相热：第1次热程持续数天，然后经一至数天的解热期又突然发生第2次热程，持续数天又完全解热，可见于某些病毒性感染，如脊髓灰质炎、淋巴细胞性脉络丛脑膜炎、登革热、麻疹、天花、病毒性肝炎等。

不规则热：发热持续时间不定，变动无规律，可见于流感、支气管肺炎、渗出性胸膜炎、亚急性细菌性心内膜炎、恶性疟、风湿热等。

数十年前临床医师对于热型极为重视，对发热患者均详细分析其热型，当年的疾病多是传染病。近年来对于热型的重视程度明显降低，更多是对长期不明原因高热，还是长期低热，或者是超高热或反复发热等的分析鉴别。造成这种改变的原因尚不完全清楚，可能过去临床多数为传染性疾病，现在更多见为感染或肿瘤。此外，热型的鉴别对于帮助当前疾病的诊断和治疗不甚明显。

（二）寒战

寒战是热原作用于机体引起的一种强烈反应，

常见于细菌性感染与疟疾，如感染中毒性休克、败血症、重症肺炎、亚急性细菌性心内膜炎、流行性脑脊髓膜炎、急性梗阻性肝胆道感染、丹毒、天花、疟疾、回归热、急性感染性肾盂肾炎、钩端螺旋体病等。寒战罕见于结核病、伤寒、副伤寒、立克次体病与病毒性感染，风湿热也不出现寒战。寒战出现于胸外科术后，最多见并发症包括食管吻合口瘘、支气管残端瘘、急性脓胸和菌血症。

（三）面容

发热患者应注意其面容，如表情淡漠、面色苍白、酒醉样面容、口周苍白、面部出现蝶形红斑、口唇疱疹。

（四）皮肤

发热合并皮疹可见于发疹性传染病、变态反应、血液病、结缔组织病。淋巴细胞白血病或粒细胞性白血病、网状细胞肉瘤、淋巴肉瘤、霍奇金淋巴瘤均可有皮肤损害。出血性皮疹见于较严重的急性传染病、血液病及其他出血素质。败血症、再生障碍性贫血、恶性网状组织病、重症肝炎常有皮肤出血点或瘀斑。药物性皮炎常发生在药物治疗的第 5 ~ 20 天，多见于第 6 ~ 10 天。

（五）淋巴结

局部淋巴结肿大多提示局部急性炎症性病变，但是常有例外，如急性发疹性发热伴有耳后、枕骨下淋巴结肿痛，强烈提示风疹的诊断。全身性淋巴结肿大是泛发性淋巴组织病变或全身性感染的病征。全身性淋巴结肿大伴周期性发热是霍奇金淋巴瘤的临床特征，如伴不规则发热，应注意传染性单核细胞增多症、结核病、急性淋巴细胞白血病、恶性网状组织病和播散性红斑狼疮。不伴发热的局部淋巴结肿大常提示恶性肿瘤淋巴转移。

四、实验室检查

（一）血象

严重感染时，周围血液白细胞与中性粒细胞显著增多，且可出现早期未成熟白细胞和中性粒细胞核左移。红细胞计数和血红蛋白检查显示，

感染所致长期发热可存在轻度贫血，白血病患者常有严重的贫血。

（二）细菌学

高热患者，特别是体温超过 39℃时，应进行血液培养，长期高热时更应间断进行血培养，以期更早地诊断菌血症，某些情况下还需要做骨髓培养。除一般细菌培养外，必要时还需增加厌氧菌培养与真菌培养。进行细菌培养的同时进一步做抗生素药物敏感试验，以提供针对性抗生素的选择。

（三）血清学

血清学检查对发热诊断有一定价值，如肥达反应、外斐反应、钩端螺旋体病的凝集溶解试验、流行性乙型脑炎的补体结合试验、风湿病的抗链球菌溶血素 O 试验、系统性红斑狼疮的抗核抗体试验等。

怀疑肝脏疾病引起长期发热，除一般肝功能试验外，可进行甲胎蛋白与病毒性肝炎血清学标志的检测。

（四）影像学检查

常规胸部正侧位 X 线检查及胸部 CT，可以帮助鉴别肺内和纵隔内病变、血管性病变和淋巴病变，有时还可能需要做胸部 MRI 检查。

（五）超声波检查

胸部疾病引起的发热，很少需要做超声波检查，除非确定胸腔积液，或行二维超声心动检查，鉴别心脏瓣膜病变或心包积液。

（六）活组织检查

活组织检查包括表浅淋巴结活检，经皮肝穿刺活检，经皮肺结节穿刺活检，皮下结节、皮损活检，以及指征明确时行骨髓穿刺活检。

在发热患者的鉴别诊断中，诊断思路应从常见疾病的不寻常表现考虑，然后考虑少见病或罕见病。长期低热病例的诊断必须做长期动态观察与反复全面检查。经过实验室检查，初步确定是器质性发热还是功能性发热，必要时最后才考虑进行试验性治疗。

五、发热的临床处理

发热是胸外科患者术后最常见的症状，据统计约72%的术后患者体温超过37℃，41%患者体温超过38℃。胸外科患者术后发热并不表明一定伴发感染。笔者发现非感染性发热临床更多见，它通常比感染性发热出现得更早，两者分别平均在术后1.4天和2.7天出现发热。术后护理将发热分为低热（37.5～37.9℃）；中度热（38.0～38.9℃）；高热（39.0～40.9℃）；超高热（41.0℃以上）。

分析非感染性发热的主要原因：手术时间长，如术程超过2小时；手术致广泛组织损伤；术中输血；药物过敏；麻醉剂（氟烷或安氟醚）引起的肝中毒等。

感染性发热，除切口部位和其他深部组织感染外，其他最常见发热病因包括肺膨胀不全、肺部感染、尿路感染、静脉炎等。此外，与手术有关的并发症早期主要表现即是体温升高，随之逐渐出现相关并发症的症状，如胸膜腔积液、胸膜腔感染、脓胸，提示可能存在吻合口瘘、肺扭转坏死。

目前临床上最常用的检查是血常规测定，当白细胞计数高于$1.2×10^9/L$，或低于$0.5×10^9/L$时，均提示可能存在感染。另一个常用的检查是C反应蛋白（CRP）测定，阳性结果提示有细菌性感染和风湿热存在，阴性结果多为病毒感染所致。高热时进行血培养，如培养出致病菌，对诊断则有非常重要的临床意义，需注意的是，首先应排除细菌培养时其他细菌的污染。

最初主要是护士处理患者的发热情况，采取的原则是，术后3天以内如体温不超过38℃，可不予处理，仅需要观察其发展变化和趋势。当体温升高达38～38.5℃，可予以简单物理降温，措施是温水擦浴，用温湿毛巾反复擦拭患者额头、四肢，促使身体更好散热。当体温超过38.5℃，需要注意予以对症处理，遵医嘱给予退热药物，如赖氨匹林、吲哚美辛栓、对乙酰氨基酚等，严密观察体温变化，并报告主治医师，增加对患者观察和巡视的频率，警惕并发症的发生。依上述原则分析患者热型、规律，采取相应的辅助检查措施，尽快明确发热的原因并及时处理。

前文已述，人体温度有个体差别和生理差别，笔者在临床上发现，胸外科患者术后测得的体温存在一定差异，开胸术后术侧腋下的体温，较健侧腋下温度高0.5℃，这一点在以往的文献和医学专著中均未论及。笔者所在科室在护理上进行了认真的临床前瞻性科学研究。经过对近百例患者检测，发现术侧腋下温度较健侧高0.5℃，据复习的文献和所得结果，分析其原因有二：①患侧因开胸手术切口的疼痛而限制其上肢活动，腋下散热不充分。②胸部切口术后的非特异性炎症反应，造成患侧局部产热更多。两者作用的结果即是两侧腋下温度存在差别。这在临床上提示我们应当考虑到这种因素造成的偏差。

六、胸科术后患者双侧腋温
监测的临床研究

体温测量是观察病情变化及判断治疗效果的一项重要内容。腋窝内血液循环丰富，可反映机体的中心温度，是较理想的临床测温部位之一。为寻求正确的测量腋温部位，对84例胸外科手术后的患者同时进行双侧腋温的监测与分析。

（一）资料与方法

1. 测试对象　随机抽样2004年9月～2005年4月住院患者84例，患者意识清楚，知情同意，积极配合。其中男52例，女32例。肺叶切除58例，食管癌20例，贲门癌6例，年龄18～83岁，平均54岁。

2. 测试方法　测试患者手术后5天的双侧腋温，均采用经校对误差小于0.1℃的普通玻璃体温计，消毒液浸泡24小时后备用，患者两侧腋窝同时各夹1支体温表，取平卧位，测前擦干腋汗，体温计甩至35℃以下，将水银端置于腋窝深处，尽量紧贴皮肤夹紧，测量10分钟，测试时间为10:00、14:00、20:00。测量体温时定点、定部位、定卧位、定测量人员，同时避开进食、饮水、运动后和情绪激动时测量。分别记录所测数值，测试要求室温22～24℃。

3. 统计学方法　应用SPSS19.0软件，对所得数据进行卡方检验。

（二）结果（表 31-2-1，表 31-2-2）

表 31-2-1　术侧、健侧不同时间点腋温比较（$\bar{x}\pm s$）

（单位：℃）

项目	10：00	14：00	20：00
术侧	36.96±0.48	37.12±0.51	37.24±0.48
健侧	36.70±0.49	36.87±0.55	37.00±0.51
U 值	7.78	6.85	7.04
P	< 0.05	< 0.05	< 0.05

表 31-2-2　术侧、健侧不同时间腋温比较（$\bar{x}\pm s$）

（单位：℃）

项目	第1天	第2天	第3天	第4天	第5天
术侧	37.30±0.53	37.28±0.48	37.05±0.45	36.97±0.47	36.93±0.45
健侧	37.04±0.57	36.99±0.54	36.78±0.50	36.74±0.51	36.70±0.46
U 值	5.32	6.39	6.38	5.28	5.68
P	< 0.05	< 0.05	< 0.05	< 0.05	< 0.05

（三）讨论

体温是指人体内部的温度。正常腋温在 36 ～ 37℃，体温的恒定有赖于机体产热和散热过程的动态平衡，正常范围的体温是保证新陈代谢正常进行的必要条件。血液循环是传递体内热量的基本途径。体内深部器官的温度较高而稳定，体表温度低于深部温度，二者之间存在温度梯度。深部热量经血液循环以传导方式传递到皮肤，再由皮肤直接传递到与其接触的体温计。体温计所测度数是体内温度的间接反映。目前，腋窝是世界各医院使用最多的测温部位。临床试验表明，测试腋温 10 分钟所得体温较 5 分钟准确，夹试体温计时间越长，误差越小。

从创伤的病理生理变化看，创伤后组织细胞破坏释放出多种炎性介质，使血管通透性增加，血浆成分外渗，组织肿胀，而多种补体碎片、白细胞趋化因子等使白细胞系列迅速聚集于伤处，发挥吞噬和清除致病菌作用，后者加剧局部炎症反应，出现红、肿、热、痛的症状，致使术侧腋温较健侧高。开胸手术时要切开部分背阔肌、前锯肌、斜方肌和菱形肌等胸背部肌肉及其他组织，有时要切除一根肋骨经肋床进胸，切除有病变的胸内脏器，手术涉及范围大，对局部肌肉组织和血液淋巴循环产生一定影响，局部炎症反应严重，切口附近皮肤温度升高。外科手术患者多有不超过 3 天的术后吸收热过程，进而对测试的腋温产生影响。84 例患者术后不同时间术侧与健侧腋温相比，术侧腋温平均值高于健侧，差异具有统计学意义（$P < 0.05$）。外科手术患者

可通过腋温判断手术后是否存在感染，机体对创伤的应激反应，是否存在食管吻合口瘘及支气管胸膜瘘等情况。因此，准确测量体温并结合患者的临床症状，对病情观察极其重要，尤其是术后患者。建议胸外科患者进行开胸手术后测试腋温时应选择健侧腋窝，以避免术侧手术创伤对腋温的影响及误差，有利于准确反映术后患者体内的温度变化。通过对术后患者腋温的连续观察，可以了解患者对于手术创伤的反应和有无感染性并发症，为预防、诊治、护理和判断病情及分析疗效提供可靠的临床依据。

（都　菁　王秋俐）

第三节　肺切除术后胸腔积液临床研究

胸外科手术后常规放置胸腔闭式引流管，目的是排放胸腔内积液和积气，促使余肺尽快膨胀复张，以迅速康复。近年来，临床发现肺癌切除术后胸腔积液量较前有所增加，胸管留置时间相应延长，直接影响了患者的康复。本研究回顾性分析了肺癌肺手术后胸腔积液的变化和拔管时间，探讨影响术后胸腔积液量的各种因素、胸液增多的原因及相应的处理方法。

一、材料及方法

查阅北京协和医院胸外科 2014 年 1 ～ 10 月手术治疗 403 例患者的病历和护理记录，记录手术类型、疾病性质、术后胸腔积液量及胸管拔除时间，采用 SPSS19.0 进行统计学分析，计数资料采用卡方检验，计量资料采用 t 检验，对材料进行总结、分析、归纳和比较。

二、结　果

（一）创伤大小、性别和年龄对术后胸腔积液量的影响

选取男性和女性，60 岁以上和以下，以及行开胸肺叶切除和腔镜肺叶切除各约 200 例手术患者进行比较（表 31-3-1 ～表 31-3-3）。

表 31-3-1　创伤大小对胸腔积液量的影响

术式 / 病例数（例）	平均胸腔积液量（ml）			带管时间（天）		
	均值	标准差	均值的标准误	均值	标准差	均值的标准误
VATS/232	187.6046	85.851 37	5.636 42	4.3133	2.356 33	0.154 37
开胸 /181	234.0935	84.309 58	6.266 68	6.0815	3.036 91	0.223 88

表 31-3-2　性别对胸腔积液量的影响

性别 / 病例数（例）	平均胸腔积液量（ml）			带管时间（天）		
	均值	标准差	均值的标准误	均值	标准差	均值的标准误
男 /196	225.8932	98.758 49	7.054 18	5.5377	2.940 03	0.208 41
女 /208	192.7688	74.467 34	5.163 38	4.6507	2.621 57	0.181 34

表 31-3-3　年龄对胸腔积液量的影响

年龄 / 病例数（例）	平均胸腔积液量（ml）			带管时间（天）		
	均值	标准差	均值的标准误	均值	标准差	均值的标准误
60 岁及以上 /171	234.6649	79.087 84	6.048 00	5.6628	2.822 68	0.215 23
60 岁以下 /232	189.9957	90.662 61	5.952 29	4.6511	2.737 35	0.178 57

表 31-3-1 显示 VATS 与开胸肺癌肺叶切除手术比较，术后胸腔积液量明显减少（187.60ml vs 234.09ml），带管时间缩短（4.31 天 vs 6.08 天），差异有统计学意义。表 31-3-2 显示术后胸腔积液量，女性少于男性（192.77ml vs 225.89ml），带管时间女性短于男性（4.65 天 vs 5.54 天）；表 31-3-3 显示 60 岁及以上患者术后胸腔积液量多于 60 岁以下患者（234.66ml vs 190.00ml），带管时间长于 60 岁以下患者（5.66 天 vs 4.65 天），后两项也均有显著性差异。

（二）不同性质肺病变对术后胸腔积液量的影响

选取 50 例肺良性病变，包括支气管扩张、肺囊肿、曲霉菌球、肺动静脉瘘、结核球等肺叶切除病例和 221 例肺癌肺叶切除病例两组样本，比较其术后胸腔积液量和带管时间的差别。表 31-3-4 显示恶性病变肺叶切除后胸腔积液量较良性病变增加（232.83ml vs 161.17ml），带管时间较良性病变延长（5.55 天 vs 4.42 天）。提示相同规模手术，恶性病变较良性病变肺叶切除术后，胸腔积液量增多，带管时间延长，差异有统计学意义（表 31-3-4）。

（三）手术类型对术后胸腔积液量的影响

选取 50 例肺良性病变的楔形切除和肺叶切除病例，以及 223 例恶性病变的楔形切除、肺叶切除和复合肺叶切除病例，分为两组，分别对两组术后胸腔积液量和带管时间进行比较。表 31-3-5 显示肺良性病变的肺叶切除比肺楔形切除术后胸腔积液量增加（182.28ml vs 123.65ml），带管时间延长（5.34 天 vs 2.78 天）。表 31-3-6 显示恶性病变的复合肺叶切除、单肺叶切除与肺楔形切除术后胸腔积液量分别为（305.62ml vs 235.38ml vs 204.88ml），带管时间分别为（6.60 天 vs 5.61 天 vs 5.00 天）。提示无论肺良性病变还是肺恶性病变，不同手术切除规模造成术后胸腔积液量和带管时间差异均有统计学意义，手术越复杂，术后胸腔积液量越多，带管时间越长（表 31-3-5，表 31-3-6）。

表 31-3-4　病变性质对术后胸液量的影响

病变性质 / 病例数（例）	平均胸腔积液量（ml）			带管时间（天）		
	均值	标准差	均值的标准误	均值	标准差	均值的标准误
良性病变 /50	161.1748	73.482 37	10.391 98	4.4200	3.123 90	0.441 79
肺癌 /221	232.8312	79.214 77	5.328 56	5.5516	2.636 50	0.176 55

（四）纵隔淋巴结清扫对术后胸腔积液量的影响

将近年来行开胸肺癌肺叶切除病例分为不清扫纵隔淋巴结 137 例与清扫纵隔淋巴结 267 例两组，比较术后胸腔积液量。表 31-3-7 显示有无淋巴结清扫对胸腔积液量和带管时间有着明显影响，彻底纵隔清扫淋巴结与不清扫组相比较，术后胸腔积液量明显增加（234.60ml vs 159.61ml），带管时间延长（5.53 天 vs 4.23 天）。

表 31-3-5　良性病变手术方式对术后胸腔积液量的影响

	术式	病例数（例）	均值	标准差	标准误	均值的 95% 置信区间		极小值	极大值
						下限	上限		
带管时间（天）	单肺叶切除	32	5.3438	3.469 77	0.613 37	4.0928	6.5947	2.00	16.00
	单肺叶楔形切除	18	2.7778	1.308 59	0.308 44	2.1270	3.4285	1.00	5.00
	总数	50	4.4200	3.123 90	0.441 79	3.5322	5.3078	1.00	16.00
平均胸腔积液量（ml）	单肺叶切除	32	182.2834	68.635 99	12.133 24	157.5375	207.0294	75.00	342.53
	单肺叶楔形切除	18	123.6483	68.142 92	16.061 44	89.7617	157.5350	25.00	266.67
	总数	50	161.1748	73.482 37	10.391 98	140.2913	182.0583	25.00	342.53

注：恶性病变不同手术方式胸腔积液量差异有统计学意义，带管时间差异有统计学意义。

表 31-3-6　恶性病变手术方式对术后胸腔积液的影响

	术式	病例数（例）	均值	标准差	标准误	均值的 95% 置信区间		极小值	极大值
						下限	上限		
带管时间（天）	单肺叶切除	188	5.6117	2.629 18	0.191 75	5.2334	5.9900	1.00	16.00
	单肺叶楔形切除	30	5.0000	2.703 76	0.493 64	3.9904	6.0096	2.00	12.00
	复合肺叶切除	5	6.6000	2.408 32	1.077 03	3.6097	9.5903	4.00	10.00
	总数	223	5.5516	2.636 50	0.176 55	5.2036	5.8995	1.00	16.00
平均胸腔积液量（ml）	单肺叶切除	188	235.3831	78.302 44	5.741 41	224.0561	246.7102	40.00	549.38
	单肺叶楔形切除	30	204.8783	63.464 83	11.587 04	181.1802	228.5765	90.00	321.43
	复合肺叶切除	5	305.6180	139.877 25	62.555 01	131.9375	479.2985	216.67	551.25
	总数	223	232.8312	79.214 77	5.328 56	222.3297	243.3328	40.00	551.25

表 31-3-7　清扫淋巴结对术后胸腔积液量的影响

淋巴结清扫/病例数（例）	平均胸腔积液量（ml）			带管时间（天）		
	均值	标准差	均值的标准误	均值	标准差	均值的标准误
有 /267	234.6043	76.554 16	4.702 68	5.5281	2.588 68	0.158 42
无 /137	159.6071	90.215 10	7.735 88	4.2336	3.058 89	0.261 34

此外，为了更清楚地显示清扫肺门纵隔淋巴结对术后胸腔积液量的影响，笔者团队尽力查找了 1999 年以前的 54 例肺癌肺叶切除病例，与 1999 年以后 110 例肺癌肺叶切除病例，比较两组带管时间和胸腔积液量的差异。表 31-3-8 结果表明北京协和医院胸外科 1999 年以后肺癌肺叶切除术后胸腔积液量明显多于 1999 年以前组（251.87ml/246.89ml）带管时间明显长于 1999 年以前组（6.25 天 /3.87 天），见表 31-3-8。

表 31-3-8　不同年代肺癌肺叶切除术后胸液量比较

不同年代 / 病例数（例）	平均胸腔积液量（ml）			带管时间（天）		
	均值	标准差	均值的标准误	均值	标准差	均值的标准误
1999 年以后 /110	251.8724	84.696 68	8.112 47	6.2455	2.602 70	0.248 16
1999 年以前 /54	246.8981	194.614 04	26.483 62	3.8704	1.791 45	0.243 79

（五）术后胸腔积液蛋白含量与血液蛋白含量的关系

为了探讨胸腔积液增多原因，笔者团队测量了肺叶切除术后胸腔积液中蛋白含量与血中蛋白含量，表 31-3-9 显示胸腔积液内蛋白量与血中蛋白量分别为 25.53g/L 和 37.26g/L，两者之比约为 0.68，提示大量胸腔积液存在从而丢失了体内蛋白（表 31-3-9）。

表 31-3-9　86 例肺叶切除术后胸腔积液蛋白与血白蛋白（ALB，g/L）

	均值	标准差
血 ALB	37.2617	2.707 28
术后总量	1092.72	833.64
拔管天数（天）	3.71	2.48
胸腔积液 ALB	25.5273	5.16
手术当天引流量	216.49	111.26
年龄（岁）	58.20	12.18

三、讨　论

（1）健康人壁胸膜和脏胸膜之间存在微量液体，使两层胸膜在呼吸运动时得以润滑。胸膜腔内的浆液不断产生又不断吸收，正常情况下胸液的分泌和吸收处于平衡状态。任何病理原因加速胸腔积液产生或减少胸腔积液吸收，即产生了过量的胸腔积液。开胸术后常规置放胸腔引流管，以往胸腔闭式引流管在术后 48～72 小时拔除，标准为 24 小时胸腔积液量少于 100ml。胸外科术后胸腔积液量直接反映胸内肺膨胀的程度，及时排出胸内液体促使肺复张对患者的康复极为重要。胸膜腔内为负压，胸腔积液内含蛋白质具有一定胶体渗透压。此外，胸腔积液积聚和消散还与胸膜毛细血管中渗透压、静水压密切相关。无蛋白液体由壁胸膜进入胸膜腔，并从脏胸膜以相近速度被吸收。胸腔积液中的蛋白质主要经纵隔胸膜及壁胸膜下部的淋巴管被吸收。呼吸运动促使淋巴液由胸膜腔流向静脉系统。炎症使血管通透性增加，较多蛋白质渗入胸膜腔，蛋白增多则胸液胶体渗透压增大，致壁胸膜和脏胸膜均有液体漏入胸膜腔，直到蛋白被稀释，或是胸腔积液压力增高，才使胸腔液体停止积聚。

（2）本研究结果显示开胸术后胸腔积液量与性别、年龄和手术创伤大小存在明显相关。老年人因为年龄增长，血管壁硬化脆性增加，胸膜腔内渗出明显高于年轻人。女性因生理性原因胸腔积液量少于男性，拔管时间也相应缩短。此外，创伤对于术后胸腔积液的影响显而易见，经典剖胸术要切开数十厘米的胸壁软组织，撑开肋间隙，手在胸腔内操作等，这些均较 VATS 对胸部损伤大得多，因此，临床上腔镜手术后胸腔积液量少，拔管也快。

本研究结果显示无论是良性病变还是恶性病变，手术规模大小影响术后胸腔积液量。肺楔形切除后胸腔积液量远少于肺叶切除，而肺叶切除后胸腔积液量又少于复合肺叶切除，操作的复杂程度造成的胸内组织损伤存在明显区别。至于相同类型手术，在良性病变和恶性病变手术后胸腔积液量的区别主要是恶性病变多为浸润性，常累及周围组织或器官，解剖复杂，操作困难，完成手术造成的创伤也较重，术后漏出及渗出液量相应增加。

（3）肺癌手术要求最大限度切除肿瘤组织，即除了病变组织外，还需要彻底清除肺门、纵隔淋巴结。在清扫肺门和纵隔淋巴结过程中，不可避免地损伤淋巴管网，中断淋巴液回流，微细的淋巴管术后可能持续开放，不断漏出，造成术后胸腔积液增加，微小淋巴管损伤造成小的淋巴瘘，是目前肺切除术后拔管时间延长、胸腔积液量增多的最主要原因。从材料中可以清楚地看出这一点，清扫纵隔淋巴结组术后胸液量为 234.60ml，而不清扫淋巴结组为 159.60ml，两者呈现明显差别。北京协和医院在 1999 年以前肺癌切除手术仅行术中所见的淋巴结剔除，即术中淋巴结采样，不做系统纵隔淋巴结清除。20 世纪 90 年代随着国际上强调肺癌纵隔淋巴结的确切分级分期，有意识地系统清扫纵隔淋巴结成为手术常规模式，于是，1999 年前后同种手术术后胸腔积液量就显示出明显差别。但手术损伤了较大的淋巴管，术后可能出现长时期胸腔积液漏出，甚至出现乳糜胸，在清扫隆突下淋巴结时最容易发生。临床处理也比较容易，进食低脂食物，持续引流，必要时补充蛋白，2～3 周即可以自愈。

（4）近年来胸外科医护人员发现相当一部分的肺癌患者术后胸腔积液量不减，有时不得不延长到 1 周以上才能拔管。原因之一可能为全身白蛋白量降低，低蛋白血症使胸膜毛细血管壁通透性增加，致胸腔创面胸腔积液漏出，胸腔积液内含有大量蛋白，蛋白漏出后反过来更降低全身血浆白蛋白含量。为了探讨胸腔积液内蛋白与血中蛋白的关系，研究中又测量了术后胸腔积液内和血液内白蛋白量，结果提示大量胸腔积液存在将丢失大量体内蛋白。因此，必须采取措施阻断这一恶性循环。临床上处理方法之一是及时补充白蛋白，最少应达到正常值下限。

（5）对于术后胸腔积液过多不能及时拔管，在排除感染、乳糜液和低蛋白症以后，临床医师另一处理办法是暂时钳闭胸腔引流管，夹闭 24 小时后胸腔积液自然减少。其机制可能是胸膜腔内负压过大，使得壁胸膜毛细血管静水压远高于脏胸膜的静水压，造成胸膜腔内无蛋白液体漏出过多。钳闭胸腔引流管降低胸腔内过大负压，可使胸膜腔内压力达到稳定的平衡。具体减少胸液量的做法：尽快拔管，非以胸腔积液量为 200ml、300ml、400ml 的定量标准，而是找出胸腔内最适宜的压力，使胸膜腔内静水压达到稳定平衡。既不拖延拔管也不过早拔管，才是胸外科术后最佳处理方法。目前临床应用自携式胸腔闭式引流器，它可以自动显示胸腔内压力，有助于护理上判断拔管的确切时机。

近年来有学者提出胸外科术后胸腔内存有 300ml 或 400ml 积液即可"安全拔管"。对于早期拔管，临床医师有许多担心的问题。若存在胸膜腔内感染、支气管残端瘘、乳糜胸、肺未能完全膨胀（手术 1 周后将很难复张）、包裹性积液（上

胸部）等手术并发症，其早期缺乏特征性表现，可能仅是胸腔积液过多。过量胸腔积液多久后能完全吸收？早期拔管是否会掩盖某些并发症致其不能早期发现？是否会增加门诊工作负担？经济问题还是安全问题更为重要？这些问题至今尚未得到满意的回答，可能需要更多的时间和材料积累，进一步获得循证医学的证据。

四、结　论

（1）查阅近 20 年文献，尚未发现有关肺癌术后胸腔积液的专题临床研究，本文可能是国内首次对此课题进行的初步探讨，对影响术后胸腔积液量的各种因素进行了较为详细的回顾性分析。

（2）本研究结果表明肺癌术后，年龄、性别、创伤程度、手术规模和病变性质均是术后胸腔积液量的影响因素。

（3）近年来肺癌手术常规清扫纵隔淋巴结，破坏了淋巴毛细管网，造成细小淋巴管瘘是术后胸腔积液量增加的主要原因。此外，手术后的炎症反应、全身低蛋白、胸膜腔内负压过大，均可能造成术后胸腔积液过多。

（都　菁　李琳凤　蔡　晶）

第四节　胸外科术后心肺复苏

一、心肺脑紧急事件和猝死

任何手术术后均可能发生心肺脑紧急事件，严重的心肺脑事件可致猝死。在手术科室，特别是外科病房，心肺脑紧急事件发生率更高。猝死是临床突发急症，平日偶可见到，是指外表健康或病情稳定，发生了意料不到的突然死亡，它是心、肺、脑等重要生命脏器发生急剧而严重的功能障碍，突然中止活动。国内确定在症状或体征出现后 24 小时内死亡为猝死，国外有的将猝死界定在 6 小时内死亡。心脏性猝死时间更短，过程更突然。临床上其他突然死亡大多能及时发现致死的原因，如交通事故、意外暴力、电击、溺水或剧毒物品所致死亡，这些一般不能划归在猝死范围之内。

相对其他科室，胸外科病房术后严重心肺脑事件发生率更高。主要是胸外科疾病涉及重要脏器多，如胸膜腔、肺、食管贲门、纵隔，以及某些病变累及心脏大血管。此外，胸外科手术创伤大，手术时间长、手术复杂，对于生命重要脏器影响大。最后胸外科患者合并基础疾病较多，冠心病、糖尿病、高血压和呼吸功能不全等，手术并发症发生率高，进展迅速，一旦出现并发症，危害重，死亡率高。国内的材料显示猝死占全部死亡人数5.1%，发病6小时内死亡率为8.80%～29.49%。多见于40岁以上患者，男性多于女性。

二、临床资料

统计近10年来北京协和医院胸外科病房内共发生17例严重心肺脑事件，其中包括6例急性心肌梗死，5例急性肺栓塞，5例急性脑梗死，1例猝死原因不明。

6例急性心肌梗死病例中，1例急性心肌梗死发作，最初跌落在床下，未能及时检查和果断处理，4小时后转移到ICU，经心电图、二维超声心动图检查，最终诊断为急性心肌梗死合并症，急性室间隔穿孔心力衰竭死亡。另5例急性心肌梗死，在ICU多日治疗，2例经溶栓、抗凝治疗恢复出院，3例未能救治成功，最后死于多脏器功能衰竭。

5例急性肺栓塞病例中3例为巨块型肺栓塞猝死，突发呼吸困难跌倒于地，经就地心肺复苏（CPR）抢救，未来得及转移到ICU，死于胸外科病室。2例经CTPA确诊后，在ICU予以内科治疗，后脱离危险，逐渐缓慢恢复。

5例急性脑梗死病例中3例在胸外科病室就地抢救，经急诊CT和MRI诊断为大面积脑梗死，2例为脑干、延脑梗死，这3例病例发作后持续昏迷，未能清醒致脑死亡，家属放弃治疗。另2例经病房急诊抢救稳定后，转至ICU治疗，得以恢复，但遗留偏瘫和肢体运动障碍。

1例胸壁肿瘤行胸壁软骨肉瘤切除、人工涤纶补片胸廓成形术，手术顺利。术后14小时突发心搏骤停，发现时已无意识，血压监测不到，无自主呼吸，就地进行心肺复苏，急行气管插管辅助呼吸，抢救无效于发作后12小时死亡。因为病情危重，未能进行任何辅助检查，最终猝死，原因不明。

三、临床表现和诊断

胸外科病房发生严重的心肺脑事件以致猝死，最常见的原因主要包括三种。①心源性、原发性心搏骤停：多因为冠心病、急性心肌梗死。②急性肺栓塞：下肢和盆腔内深静脉新鲜血栓形成后，巨块型血栓脱落到肺动脉主干或骑跨左右肺动脉分叉处，常即刻造成呼吸困难、呼吸骤停。③急性脑梗死：发生在脑干等生命中枢的脑梗死，更容易造成猝死。这三种突发疾病占据了胸外科病房95%以上猝死的原因。统计北京协和医院胸外科病房近10年病例发现胸外科术后心肺脑急症17例。其中6例经紧急心肺复苏后，有条件能送往ICU进一步治疗，获得挽救的机会。其余11例，或因病情危重，来不及抢救；或未能早期发现予以处理；或缺乏警惕性，未予足够的重视，拖延诊断，丧失宝贵的抢救时机，最终导致患者死亡。由于急性心肺脑事件严重时可致猝死，因此，对每一例胸外科手术后病例均应高度警惕，及时判断，采取有效治疗措施，挽救患者生命。

（一）性别和年龄

平素身体健康的中老年人，突发猝死多考虑为冠心病。既往有高血压病史，或曾有脑梗死病史者，更多怀疑为急性脑梗死。肥胖、大型手术后长期卧床，第1次下地活动突发呼吸困难，首先怀疑急性肺栓塞。

（二）呼吸与心搏停止的顺序

呼吸先停者常见于脑卒中、大出血，心搏先停者多见于心脏性猝死。发作至死亡在1小时内多为心脏性猝死。发展过程较长者多为呼吸麻痹、颅内出血、失血性休克或急性泵衰竭。夜间睡眠中突然死亡多为心脏性猝死，冠心病可能性最大。

（三）临床表现

心搏骤停患者以神经系统和循环系统的症状最明显，主要包括以下几种。

（1）意识突然丧失，或全身抽搐后意识丧失，可伴有眼球偏斜。

（2）心音或大动脉搏动消失。

（3）呼吸困难、呼吸不规则呈叹息样，呼吸停止。

（4）昏迷。

（5）瞳孔散大。

（6）面色发绀或苍白。

以上数项中，心脏性猝死临床最早最可靠的征象是意识丧失伴心音和大动脉搏动消失。脑梗死或肺栓塞可以有其他相应症状和体征。

四、心肺复苏

心肺复苏（cardio pulmonary resuscitation，CPR）是指当呼吸终止及心搏骤停时，合并使用人工呼吸及心外按摩来进行急救的一种技术。心搏骤停一旦发生，如得不到即时的抢救复苏，4～6分钟后会造成患者脑和其他人体重要器官组织的不可逆损害，因此早期识别并及时施救非常关键。

（一）心搏骤停诊断

（1）绝大多数患者无先兆症状，常突然发病。少数患者在发病前数分钟至数十分钟有头晕、乏力、心悸、胸闷等非特异性症状。

（2）心搏骤停的主要临床表现为意识突然丧失，心音及大动脉搏动消失。一般心脏停搏3～5秒，患者有头晕和黑矇；心脏停搏5～10秒由脑部缺氧引起晕厥，即意识丧失；心脏停搏10～15秒可发生阿-斯综合征，伴有全身性抽搐及大小便失禁等；心脏停搏20～30秒呼吸断续或停止，同时伴有面色苍白或发绀；心脏停搏60秒出现瞳孔散大；如停搏超过4～5分钟，往往因中枢神经系统缺氧过久而造成严重的不可逆损害。

（3）辅助检查以心电图检查最为重要，部分患者心搏骤停4分钟内可表现为心室颤动，4分钟后则多为心室静止。

（4）心搏骤停的识别一般并不困难，最可靠且出现较早的临床征象是意识突然丧失和大动脉搏动消失，一般轻拍患者肩膀并大声呼喊以判断意识是否存在，以示指和中指触摸颈动脉以感觉有无搏动，如果二者均不存在，就可做出心搏骤停的诊断，并应该立即实施初步急救和复苏。

（二）初期复苏

初期复苏是发生呼吸循环骤停的现场急救措施，这是胸外科病房内最常需要紧急处理的抢救措施，包括发现呼吸循环骤停的现象、进行人工呼吸、心脏按压和电除颤等。目的是徒手或应用简易设备，用最简单易行的方法，迅速有效地建立呼吸与循环支持，尽可能恢复生命器官（指心和脑）的血供和氧供，为患者争取进一步治疗的机会。初期复苏包括CABD四项内容：C（circulation，循环）指建立有效的人工循环；A（airway，气道）指保持气道通畅；B（breathing，呼吸）指进行有效的人工呼吸；D（defibrillation，除颤）指使用除颤仪进行电除颤。

1.胸外心脏按压（circulation，维持循环）　在胸壁胸骨下部的心脏外间接按压，称为胸外心脏按压。胸外按压时，将患者平卧于硬质平面（如硬板床或地板）上，操作者跪在患者胸部边上或立在床旁。先摸到剑突尖端，向上两指宽处为按压点，或胸骨中线，两乳头连线中点，其胸骨下半部。

操作时将手掌根部置于此部位上，另一手掌根部叠于前者之上，两手指伸直并相互交叉，两臂伸直，上身前倾，两臂与患者前胸壁垂直，利用上身的重量，通过两臂垂直有节奏地下压，使胸骨下陷4～5cm然后突然放松，不施加任何压力，但手掌不要离开胸骨，任胸廓以其顺应性自行回弹。若胸廓未完全恢复自然位置，提示胸膜腔内压增高，将减少冠状动脉灌注与脑灌注。因此胸廓完全回弹是有效CPR的重要条件，必须得到保证。如此反复按压、放松，按压时心脏排血，放松时心脏再充盈，形成有效人工循环。按压速度为100次/分，按压时间与释放时间比约为1：1。

有效的胸外按压产生的收缩期动脉压可达60～80mmHg，其产生的血流为心脑提供了少量但极为宝贵的氧气和代谢底物，因此，应尽可能避免因各种原因中断胸外按压。为了保证胸外按压的有效性，需要操作者定时轮换，避免因疲劳降低了胸外按压的频率和深度。有研究证明，施行胸外按压1分钟后按压频率就明显减慢、按压深度减小。因此，需要多人轮换持续不间断进行CPR，每2分钟交换1次，每次交换时间不超过10秒，以保证抢救成功。

2. 保持气道通畅（airway，气道）　开放气道、保持气道通畅是有效 CPR 的基本保障，也是复苏工作的首要任务。在气道开放前首先要注意清除口腔和呼吸道内的异物。最简单的开放气道的方式是将患者头后仰、下颌抬高。若患者存在颈椎损伤可能，应该将患者的下颌向上、向后托起，以保持气道通畅，操作时应避免损伤脊髓导致截瘫。开放气道后，立即检查患者是否存在自主呼吸，检查时间不能超过 10 秒。若无自主呼吸，立即对患者进行口对口人工呼吸。

3. 人工呼吸（breathing，呼吸）　使用简易呼吸器进行人工呼吸是院内急救与专业急救人员最常用的方法。单人使用面罩简易呼吸器时，操作者一手托患者下颌开放气道，并将面罩紧紧地扣在患者面部，另一手捏皮囊，每一次呼吸都必须保证患者胸部抬高。双人面罩简易呼吸器人工呼吸时，一人将面罩紧紧扣在患者面部，始终保持气道开放，另一人挤压皮囊，两人都要注意患者胸部抬高情况。人工呼吸的频率以人体自然呼吸为标准。

4. 电除颤（defibrillation，除颤）　施行胸外电除颤以前，首先应暴露患者前胸部皮肤，将导电糊涂满整个电极面，以降低经胸电阻。将右胸电极置于患者右前上胸部锁骨中线上，左胸电极放置于患者胸部左侧、左乳头左边；或将右胸电极放在左侧或右侧背部的上方，左胸电极放在患者心尖部位。选择合适的除颤能量，将除颤仪充电，保证无人接触患者后，按压放电按钮进行电除颤。注意若患者安装有永久起搏器，勿将电极放置于靠近起搏器的位置，以免损坏起搏器。成人单相波电除颤仪使用的除颤能量为 360J，双向波电除颤仪根据型号不同有所不同，通常为 120 ～ 200J。若操作者对所用除颤仪不熟悉，则统一使用 200J 的除颤能量；小儿除颤能量为 2J/kg。一次电除颤之后，立即继续胸外按压，待 5 个胸外按压和人工呼吸周期（约 2 分钟）之后再次检查患者心律，看患者心脏节律是否恢复，有无自主心律，必要时可重复电除颤。

（三）后期复苏

后期复苏是基础生命支持的继续，主要目的是在加强生命监测的同时，借助先进的器械和设备进行呼吸支持，以药物和液体治疗，使患者能够维持足够的氧供和心排血量，尽力找出造成患者心搏骤停的原因，采取积极有效措施，治疗存在的疾病，逆转疾病进程，为患者恢复自主循环、呼吸功能创造条件。这种后期恢复绝大多数在 ICU 进行。ICU 有机械通气辅助保证呼吸，有效的动静脉通路保证动脉血压、中心静脉压甚至心排血量、肺毛细血管压监测和液体输注，各种监测设备和药物充分保证了后续的治疗需要。

（四）复苏后治疗

经过初期复苏和后期复苏两个阶段，患者的一般情况已基本稳定，但这只是暂时的恢复阶段，缺血/缺氧及缺血后再灌注引起的损伤则成为主要矛盾，呼吸终止及心搏骤停引起的神经系统损伤和预后亦难以评估。重建有效的器官和组织灌注，防治多器官功能不全及缺血缺氧性脑损伤，成为治疗患者、恢复其正常脏器功能的主要任务。此阶段开始关心患者的长期生存率，以及神经功能能否恢复正常，这是复苏后治疗阶段的主要内容。在通气功能良好和循环系统稳定的情况下，尽可能将患者转入普通监护病房，以便进一步深入观察，持续监测，采取各种辅助治疗措施，尽可能使患者机体各系统功能进一步恢复正常，达到顺利康复。

五、结　　论

胸外科病房发生急性心肺脑事件是一种突发危重合并症，严重时可致猝死。最早接触的是临床一线护理人员，常在巡视患者或家属报告异常时发现。应强调护理工作在这些方面的重要性。要求临床护理人员具备坚实的基础知识，熟练掌握 CPR 抢救技术，现场果断采取有效措施，为以后的进一步治疗赢得宝贵的时间。这是成功处理术后心、肺、脑突发事件的关键。

（都　菁　张延萍）

第五节　绒癌肺转移手术和护理

一、基 本 概 念

滋养细胞肿瘤（主要是绒毛膜上皮癌和恶性

葡萄胎），是一种高度恶性妇科肿瘤，绝大多数发生于育龄期妇女，正常或不正常妊娠之后，因妊娠时滋养细胞恶变而产生。

滋养细胞肿瘤属少见疾病，在世界范围内，亚洲，特别是我国，属高发病区域，国内文献报道的绒癌发生率平均约为 1 : 2882 妊次。

滋养细胞肿瘤病因复杂，绝大多数与妊娠有关，多继发于葡萄胎，也可继发于流产、异位妊娠及早产或足月产后。临床上主要表现为阴道不规则出血及转移灶引起的相关症状。

绒癌癌栓脱落后循静脉回流经右心进入肺动脉，可栓塞肺动脉小分支，摄获或寄居在肺动脉内的绒癌细胞，不断增殖侵透血管壁后，破坏肺组织，与血肿混合而形成肺转移灶，因此肺是血行转移的第一站，占原发灶外转移的 80% 以上。肺转移灶若未能被有效控制，极易通过肺毛细血管滤网，继发动脉系统转移，如脑转移等他处远处转移，而远处转移是绒癌最常见的死亡原因。

传统性绒癌的治疗原则以化疗为主，辅以手术、放疗、介入等综合治疗，部分患者经化疗后绒癌肺转移灶即可消失，对于耐药和复发的绒癌肺转移患者，应积极采用挽救性化疗联合胸外科手术治疗。通过切除绒癌肺转移灶，能有效地去除残存耐药的肿瘤，提高完全缓解率，降低复发率，有效地改善患者长期预后。

滋养细胞侵蚀血管的特性，决定了它容易发生血行转移，血行转移的第一站即为肺部。在初次诊断的滋养细胞肿瘤中，60%～70% 患者已经发生肺转移。经过规律多程化疗后，仍有一部分患者肺转移灶持续存在。对于这些耐药病例，北京协和医院在国内首次采取了肺切除的外科治疗方法。目前北京协和医院妇产科是世界上治疗滋养细胞肿瘤病例数最多的医疗中心之一，其胸外科手术治疗绒癌肺转移的病例数位居国内外前列。

二、基本资料

（一）病例资料

自 20 世纪 60 年代北京协和医院第 1 例外科切除滋养细胞肿瘤肺转移以来，至 2018 年 11 月，共施行滋养细胞肿瘤肺转移切除手术 300 例。按

年代分析第 1 阶段为 20 世纪 60 年代至 2009 年，施行滋养细胞肿瘤肺转移切除手术 167 例，其间绝大多数病例选择开胸肺叶切除并肺门、纵隔淋巴结清扫为主要治疗手段。第 2 阶段自 2010 年至 2018 年 11 月，共施行绒癌肺转移手术 133 例，其中有 6 名患者接受 2 次手术，因此，第 2 阶段共手术 139 例次。在此阶段，按切除范围分析，肺叶切除 87 例次，肺段或亚肺叶（楔形）切除 52 例次。按手术方式，开胸肺切除 61 例次，VATS 肺切除 78 例次。近年来，特别是近 4 年来，随着 VATS 在北京协和医院的普及和广泛应用，更多的绒癌肺转移病例接受了 VATS，从而取代了大部分开胸手术，其中肺叶切除 37 例，亚肺叶或肺段切除 41 例。从分析结果看，2014 年以来，95% 以上病例采取 VATS，且以局部楔形切除或肺段切除为主，不进行纵隔淋巴结彻底清扫而代之纵隔淋巴结采样。术后全部患者无重大手术并发症发生，无围手术期死亡，均顺利出院，随诊 5 年生存率超过 90%。

（二）手术指征

北京协和医院选择的手术指征：①绒癌肺转移灶局限于一叶肺或同侧肺内的耐药转移灶；②化疗后肺部病灶缩小到一定程度不再变化，持续不消失，β-hCG 复升与肺转移灶相关；③患者能够耐受开胸手术；④术前评估原发灶已得到控制，全身无其他器官转移；⑤术前血清 β-hCG 控制在正常水平或接近正常水平（＜10mIU/ml）。

（三）手术原则和方式

手术原则为最大限度切除病灶，尽量保留健康肺组织。要求手术操作轻柔，不挤压、不揉搓病灶。肺叶切除严格按照先结扎肺静脉，后结扎肺动脉进行，是否清扫肺门和纵隔淋巴结仍存在争议。转移灶局限于同一肺叶行肺叶切除；同侧多个肺叶存在转移灶，切除最大病灶所在肺叶，余病灶行肺楔形切除。位于肺周边的较小转移灶行肺楔形切除。随着长达 40 年来治疗经验的积累和总结，近年来，绝大多数患者接受 VATS 治疗，而且手术规模越来越小，从多肺叶切除到单肺叶切除，再到肺段切除、局部楔形切除。淋巴结清扫也从常规系统淋巴结清扫缩小到纵隔淋巴结采样。仅个别病例根据情况需要从 VATS 中转开胸手术。

（四）术前和围手术期化疗

患者术前在妇科已经接受全身多疗程联合化疗（FAEV 或 EMA/CO 或 EMA/EP 方案）。术前多数患者曾出现骨髓抑制，白细胞和血小板计数、血红蛋白水平偏低。手术前尚须进行1个疗程化疗，以避免围手术期内可能发生的血行转移。Ⅳ期患者术前需行腰椎穿刺，鞘内注射甲氨蝶呤以预防脑转移。术后拔除胸腔引流管前，向胸腔内灌注氟尿嘧啶1000mg。患者术后在β-hCG恢复正常后，需要接受2个疗程巩固性化疗，方考虑停药。

（五）术后护理

1. 病情观察　常规胸外科术后监护，包括严密观察患者意识、生命体征、血氧饱和度及心电图变化，准确记录患者出入量。

2. 胸腔引流管管理　患者术后常规留置胸腔闭式引流管，保持引流管距地面的高度超过60cm，密切观察和详细记录引流液的性状和数量，定时挤压管路，确保引流系统通畅。

3. 呼吸道护理和功能锻炼　氧气吸入，根据术后血氧饱和度监测水平予以适当流量氧气吸入，患者床旁备听诊器，根据患者肺部听诊情况进行相应治疗。科室采用震动式排痰仪进行震动排痰，胸部有效震动替代了拍背，既可避免人力叩背造成的胸壁损伤，也减少了护士工作量。保证一天2次雾化吸入，以利湿化气道，同时口服祛痰剂，促使痰液排出。要求患者主动咳嗽排痰，以预防肺不张和肺部感染。当发现肺不张存在时，及时行鼻导管吸痰，必要时施行纤维支气管镜吸痰。教会患者用呼吸功能锻炼仪进行呼吸功能锻炼。术后第1天即开始床上肢体活动锻炼，伸屈下肢促使血液回流，预防深静脉血栓形成。

4. 疼痛的护理　开胸手术对机体创伤较大，术后留置胸腔引流管，再加上呼吸功能锻炼、咳嗽排痰等因素，加重了患者术后疼痛。护士要及时评估患者疼痛的程度，采取相应措施，如耐心解释或使用镇痛剂。

5. 化疗期间的护理　化疗过程中患者可能出现不同程度化疗反应，如恶心、呕吐、脱发、腹泻、口腔溃疡甚至骨髓抑制和某些器官的功能损伤等，严重者可产生水电解质紊乱和继发感染。化疗期间要密切观察患者的病情变化，存在消化道反应时应遵嘱给药，定期观察口腔黏膜有无溃疡，每天用苏打水或淡盐水漱口，预防口腔真菌感染，同时做好防护工作，防止交叉感染。

6. 出院前健康宣教　出院前，护士应告知患者返家后可能发生的某些反应，如食欲缺乏、暂时性脱发、白细胞减少、免疫力下降、容易感冒等情况。建议患者进食高蛋白、高维生素、易消化的饮食，以增强机体的抵抗力。患者应充分休息，保证足够的睡眠，避免劳累和过度活动。尽量避免去公共场所，必要时应戴口罩，加强保暖。出院后还需遵医嘱定期妇科门诊复查，进行必要的血 hCG 检测、盆腔 B 超及胸部 X 线检查，严密随访。

三、绒癌肺转移手术护理特点

绒癌肺转移患者围手术期的护理，除了上述胸部手术的术前、术后常规护理内容外，还需要注意以下内容。

（一）建立稳定可靠的静脉通路

绒癌肺转移患者，手术前均经过多疗程、长期化疗，表浅静脉多已反复使用多次，或已被损伤。胸外科手术前需要耐心寻找较大的静脉，以备术中输入血液、血浆，或紧急情况下能够保证快速液体输注。因此，术前需要准备较大静脉血管穿刺，必要时选择深静脉、中心静脉穿刺置管。

（二）出血和凝血

术前化疗药的副作用多造成造血系统严重损害，包括血红蛋白水平、白细胞和血小板计数明显降低，凝血机制也遭受到损害。胸外科手术后胸腔内渗血增多，加之术前贫血，部分患者术后需要输血、输入白蛋白和胶体。而有的患者术前即需要输入血小板，以保证手术安全进行。护理上应特别注意评估患者的出凝血机制损害程度，有无皮肤黏膜出血、消化道出血或颅内出血征象，并针对实际情况予以有效处理。

（三）警惕脑转移

因为手术操作，术中有可能无意中挤压肿瘤，造成术后经动脉系统转移，尤其是脑转移最为多见。

为此，术前需行腰椎穿刺，鞘内注射化疗药物。术后护理上应注意观察、警惕神经系统症状的出现，注意有无头痛、神志清楚与否及感觉、运动有无障碍，特别是有无颅内定位症状和体征，有怀疑时，及时请神经科会诊，并进行头颅 CT 或 MRI 检查。

（四）预防感染

化疗药物严重的副作用是使白细胞计数降低，机体免疫力明显降低，术后容易继发细菌，特别是真菌感染。机体对于感染的反应性较差，即使存在感染，白细胞数也无明显升高。此时，需要详细检查寻找感染灶，如密切观察体温、切口愈合状况及有无肺部感染的临床症状和体征。绒癌肺转移术后一般均要给予短程抗感染药物，以预防感染发生。护理上特别注意无菌概念和无菌操作。

（五）心理护理

绒癌患者病情较重，发展迅速，病期冗长，需要长期的多程化疗。化疗药造成贫血、白细胞数降低、脱发、虚弱等副作用，容易使患者情绪低落，产生忧虑、恐惧心理。此外，化疗药物昂贵、多次住院、营养补充等花费多，患者经济负担很重。而且，患者常考虑未来的生活、以后能否继续工作，以及回归到正常生活。

在心理疏导方面，护理人员需要有爱心、责任心、同情心，不歧视，不责难，不冷漠。以善良、热情、耐心、认真、负责的态度，视患者为自己的亲人，鼓励患者树立战胜疾病的信心。护理人员还应主动关心患者，加强护患沟通和交流，耐心告知化疗的有关知识、可能产生的副作用及预后。良好的心理护理可以改变患者的身心状态。对心理压力大、情绪低落，进食和睡眠受影响的患者，应耐心及时做好心理疏导，排解忧虑。护士除了及时与医师、患者交流，还应与患者家属多沟通，鼓励家属经常与患者交流思想，使患者感受到医师、护士与家人的支持和温暖。

四、结　论

绒癌肺转移临床并不多见，肿瘤恶性程度高，治疗期较长，需要医护人员的密切关注。应针对绒癌肺转移手术患者的特点，从护理角度加强手术前、围手术期及术后的管理和护理。护士要有爱心和责任感，密切观察病情变化，掌握用药规律，施以精湛的护理措施，做好生活护理和心理疏导，减少治疗的不良影响，从而提高疾病的治愈率和患者的生活质量。

（蔡　晶　刘艳妍　都　菁）

第六节　肺恶性肿瘤致异位促肾上腺皮质激素综合征患者肺切除术后护理

异位促肾上腺皮质激素（ACTH）综合征是库欣综合征的一种特殊类型，是由于垂体以外的肿瘤组织分泌过量有生物活性的 ACTH，刺激肾上腺皮质增生，产生过量的皮质醇引起的临床综合征。治疗首选手术切除异位肿瘤。临床上异位 ACTH 综合征的患者，大多具有库欣综合征的典型表现，如向心性肥胖、体重增加、高血压、低血钾及软弱、乏力等，多数合并有继发性糖尿病、骨质疏松、皮肤感染、记忆力减退和精神异常等。较多的伴随疾病给围手术期护理增加了许多困难，因此，科学的围手术期护理对改善患者的预后具有重要意义。

2014 年 10 ～ 11 月北京协和医院胸外科收治了 4 例异位 ACTH 综合征患者，均在全身麻醉下行肺叶切除术，术后顺利康复出院。

一、临床资料

本组 4 例病例中男性 3 例、女性 1 例，年龄 18 ～ 47 岁，平均 33.0 岁。均为异位 ACTH 综合征，有不同程度的高血压、继发性糖尿病、低血钾、全身水肿、记忆力减退、口干症状。女性患者出现月经失调、双侧乳房萎缩。查体：血压 150/90 ～ 190/130mmHg；颜面及胸部可见散在大小不等的痤疮，皮肤干燥，双侧眼睑、双足水肿等。实验室检查：血钾 2.5 ～ 2.7mmol/L，血糖 13.6 ～ 15.3mmol/L，血 ACTH（43.67 ～ 80.90）× 10^6μmol/L，血清皮质醇 6149.56 ～ 18 517.65nmol/L，24 小时尿游离皮质醇 3385.60 ～ 15 091.33nmol/24h。

3 例行 VATS 肺叶切除，1 例行开胸肺叶切除。4 例术后病理报告：1 例为肺原位腺癌，3 例为肺类癌。术后胸腔引流管留置时间为 5 ～ 15 天，平均 7.25 天，拔除胸腔引流管后胸部 X 线片显示肺复张良好，切口愈合良好。出院 1 个月后随访：2 例入内分泌病房治疗，另 2 例于内分泌门诊放疗（1 例）和定期随访（1 例）。实验室检查：血钾 3.6 ～ 4.5mmol/L，血糖 4.9 ～ 6.3mmol/L，血 ACTH（2.14 ～ 25.90）×10^6μmol/L，血总皮质醇 264.85 ～ 979.40nmol/L，24 小时尿游离皮质醇 1435.62 ～ 2201.59nmol/24h。

二、术后护理

（一）严密监测生命体征

应特别关注血压及体温的变化。由于皮质醇增加了儿茶酚胺对小血管的张力，加之水钠潴留，本组 4 例术前均合并高血压，因此术后控制血压尤为重要。1 例在术毕返病房，袖带血压为 170/120mmHg，立即给予硝普钠 50mg+5% 葡萄糖溶液 50ml，静脉微量泵入，0.6ml/h。1 例返病房袖带血压 160/110mmHg，给予硝酸甘油 10mg+0.9% 氯化钠溶液 500ml，静脉慢滴控制血压。2 例每 30 分钟至 1 小时监测血压 1 次，根据情况调整降压药泵速及滴速。余 2 例给予口服硝苯地平控释片 30mg，每天 1 次。4 例术后血压均稳定控制在（100 ～ 140）/（60 ～ 90）mmHg。

术前患者应用大剂量激素容易合并感染，需特别注意体温变化，4 例患者术前 1 天至出院日，每 4 小时监测体温 1 次，手术当天及术后 3 天体温控制在 38℃以下。

（二）加强呼吸道管理

预防肺部感染，尽早拔除胸腔引流管是术后护理重要一环。异位 ACTH 综合征患者淋巴细胞减少，抗体形成受抑制，易继发各种感染，尤其是肺部感染。本组 4 例均伴有不同程度的骨质疏松、骨组织广泛脱钙，稍有损伤即容易发生病理性骨折。此类患者术后禁用拍背咳痰护理方法，而应加大其他呼吸道管理力度，指导患者做有效咳嗽，吹气球，使用呼吸功能锻炼仪。咳嗽无力时嘱多做呼气动作，吹气球，增强肺泡张力，使胸腔残余气体尽快排出。雾化吸入时间从 15 ～ 20 分钟延长至 30 分钟，频率从每天 3 次增加至每天 4 次，充分湿化气道，利于痰液咳出。责任护士每天评估患者咳痰情况，包括是否咳出痰液，痰液颜色、性状及量，仔细听诊肺呼吸音。若未咳出痰或痰液为血性，或肺呼吸音减弱时，及时通知医师，并加大呼吸功能锻炼强度，必要时经鼻、口腔吸痰，或纤维支气管镜吸痰。1 例术后持续辅助呼吸 15 小时，呼吸机保持适宜温湿度，辅助呼吸期间每 2 小时经气管插管吸痰 1 次。吸痰时动作应轻柔，严格无菌操作。本组无 1 例发生肺部感染、肺不张等并发症。

（三）监测各项指标及预防并发症

（1）保持电解质平衡，严防心律失常。肾上腺皮质功能亢进可产生过多皮质醇，引起体内钠潴留、钾排出过多，以及利尿剂、胰岛素及负离子抗生素的大量应用等，最终导致钾大量丢失，严重时引起低钾、低氯性碱中毒。低钾易诱发心律失常，因此术后需要严密监测血清钾浓度、心电图变化情况，这成为术后又一护理重点。本组 4 例术前均合并低钾血症，术后每天晨抽静脉血查电解质，护士密切关注电解质结果，血钾低于 3.50mmol/L 时及时通知医师，给予氯化钾溶液 1.5g 加入到 500ml 0.9% 氯化钠溶液或 5% 葡萄糖溶液静脉滴注。1 例术日血钾降到 1.5mmol/L，立即给予氯化钾溶液 3g 胃管灌入，1.5g 氯化钾溶液加入 5% 葡萄糖 100ml 静脉滴注，2 小时输注完毕复查血钾，升到 3.7mmol/L。4 例术后均遵嘱口服氯化钾缓释片、柠檬酸钾溶液，血钾控制在 3.5 ～ 4.0mmol/L。经过上述处理，术后无 1 例发生心律失常。

（2）控制高血糖。由于皮质醇拮抗胰岛素，促进糖异生，引起葡萄糖耐量异常，20% 的病例会发生糖尿病（类固醇性糖尿病）。本组 4 例术前血糖均增高，空腹血糖高达 11.5 ～ 14.2mmol/L，因此控制血糖成为术后第三大护理重点。术日液前、液后测血糖，液体输注完毕，根据实际指测血糖值调整胰岛素剂量。血糖控制在 5.4 ～ 16.5mmol/L。患者术后第 1 天开始每日测血糖 5 次，时间为空腹、三餐后、睡前，将血糖控制在 5.9 ～ 10.4mmol/L。

（3）警惕皮质醇危象发生，肿瘤切除后血皮质醇及血 ACTH 水平短时间内急速下降，患者可能出现急性肾上腺皮质功能减退，对此应早发现早处理。根据症状及检查结果给予适量的皮质醇类替代治疗。术后护士应严密观察患者神志、意识，有无嗜睡、恶心、呕吐等胃肠道反应，以及心率及血压变化，警惕皮质醇危象的发生。术后第 1 天起遵医嘱使用激素替代治疗，常用氢化可的松琥珀酸钠 50mg 加入到 100ml 0.9% 氯化钠溶液静脉输注，每 12 小时 1 次。术后 3 天内查血 ACTH 及总皮质醇，并密切关注检验结果。本组 4 例术后血 ACTH 值均 < 2.14×10⁶μmol/L〔正常值：（0～19.69）×10⁶nmol/L〕，血总皮质醇值为 166～566nmol/L（正常值：110～615nmol/L）。

（四）早期肢体活动，避免外伤

术后第 1～2 天，教会患者在床上屈腿抬臀等下肢运动，协助患者坐起，第 2～3 天即可下床活动，以促进肠蠕动并防止深静脉血栓形成。此外协助患者做术侧肩关节及手臂的抬举运动，术侧上肢梳头，抬手摸头顶及对侧耳等，预防患侧肩下垂。协助患者锻炼、活动的同时应注意，这些患者存在较高的外伤风险：高血压引起头晕；低血钾所致肌肉无力；全身骨组织广泛脱钙；轻微损伤即可能造成骨折。因此，活动应循序渐进，每天活动量以不感疲劳为原则，一旦出现疲劳、倦怠等不适感，应及时停止。本组患者术后第 1 天或第 2 天均在护士协助下活动，充分保证了患者安全，未发生跌倒等意外。

（五）心理护理

高皮质醇血症可兴奋大脑皮质，使患者易激动、抑郁、妄想，甚至出现精神症状，加之手术的应激反应，患者精神处于高度紧张及焦虑状态。责任护士应陪伴在患者身边，对于患者的冷漠、痛苦等异常，护士要主动关心，弄清原因，努力解除患者心理压力。患者情绪不稳定时，应耐心倾听，充分理解其思想变化；避免刺激性言行。术前护士向患者及家属介绍咳嗽排痰及术后早期活动的重要性，术后保证充分的镇痛效果，减轻患者思想负担。本组 4 名患者在护士、家属鼓励及与病友积极沟通下，有效缓解了不良心理反应。

三、结　　论

肺占位切除是治疗异位 ACTH 患者的有效手段。此类患者全身状况差，病情复杂，术前即存在多器官功能损害、电解质紊乱和糖代谢异常。加之胸部手术损伤大、手术复杂、术后并发感染和外伤风险增高，这些都给围手术期护理带来挑战。护理上要求术后严密监测生命体征，加强呼吸道管理，密切监测各项指标，及时发现并预防并发症发生。术后积极早期活动，避免外伤，进行有针对性的心理护理等护理措施，是患者得以快速康复、顺利出院的重要干预措施。

（都　菁　徐　园　张佳鹤）

参 考 文 献

陈家伦，2006. 库欣综合征 // 叶任高. 内科学. 6 版. 北京：人民卫生出版社：743-748.

丰有吉，沈铿，2011. 妇产科学. 北京：人民卫生出版社：362-366.

马冬捷，2011. 妊娠绒毛膜癌肺转移的诊治进展. 中国肿瘤杂志，14（10）803-804.

马冬捷，2011. 胸外科手术治疗妊娠绒毛膜癌肺转移 63 例临床及病理分析. 北京：北京协和医学院.

牛晓婷，胡红，许菡苣，等，2013. 胸部肿瘤致异位 ACTH 综合征 6 例分析. 疑难病杂志，12（10）：759-760.

孙婷婷，2012. 15 例耐药性滋养细胞肿瘤临床病例分析. 大连：大连医科大学.

谭胜，张其刚，张林，2005. 胸腺类癌致异位 ACTH 综合征的外科治疗. 中华胸心血管外科杂志，21（5）：304.

王永学，冯凤芝，向阳，等，2010. 耐药性妊娠滋养细胞肿瘤肺转移患者血 β-HCG 正常后肺叶切除术的价值探讨. 实用妇产科杂志，26（11）：849-852.

张志庸，2010. 协和胸外科学. 2 版. 北京：科学出版社：512-518.

赵铁耘，高娜，谢小英，等，2006. 异位 ACTH 综合征 6 例临床分析. 中国实用医学杂志，26（22）：1810-1811.

朱鸿钊，吴葆桢，唐敏一，等. 2002. 滋养细胞肿瘤的诊断和治疗. 北京：人民卫生出版社：157-159.

Isidori A M，Lenzi A，2007. Ectopic ACTH syndrome. Arq Bras Endocrinol Metab，51（8）：1217-1225.

彩 图

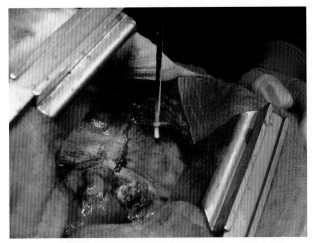

彩图 2-4-4　术中肋间神经冷冻为术后镇痛

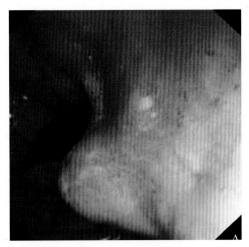

彩图 5-4-2　食管息肉

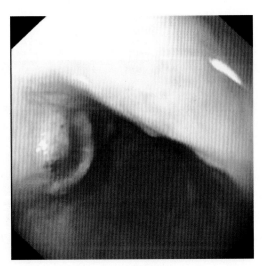

彩图 5-4-7　食管癌（1）

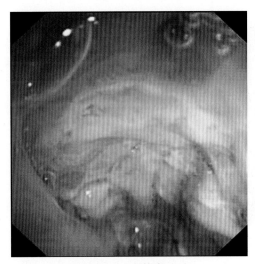

彩图 5-4-9　食管癌（3）

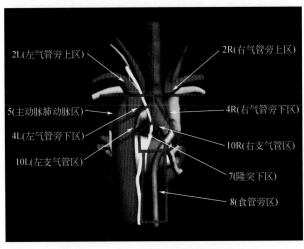

2L(左气管旁上区)　　　　　2R(右气管旁上区)

5(主动脉肺动脉区)　　　　4R(右气管旁下区)

4L(左气管旁下区)　　　　10R(右支气管区)

10L(左支气管区)　　　　7(隆突下区)

8(食管旁区)

彩图 5-4-11　ATS 制定的纵隔淋巴结分组

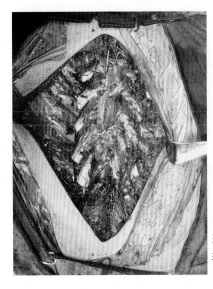

彩图 8-1-2　胸骨翻
转治疗漏斗胸术毕像

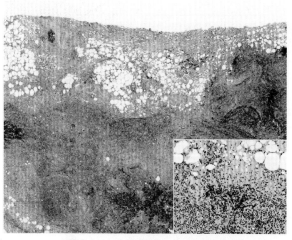

彩图 8-2-1　肋软骨炎病理切片检查

纤维和脂肪组织存在严重的非特异性慢性炎症反应（H&E 放大 2
倍）。炎症浸润由淋巴细胞、浆细胞及散在的巨噬细胞组成（右
下角插图为 H&E 放大 10 倍）

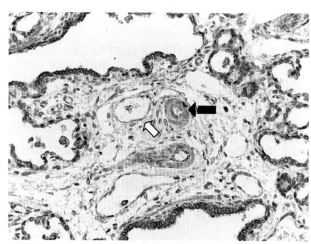

彩图 10-1-4　典型 CACD 病理显示肺小静脉（白色箭头）及
肺小动脉（黑色箭头）增生，间隔结缔组织位于腺泡中央区

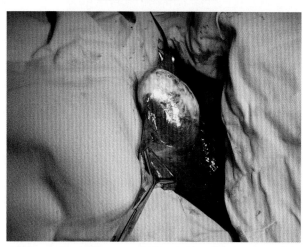

彩图 10-4-9　与图 10-4-6 为同一患者，手术台上显示肺动
静脉瘘

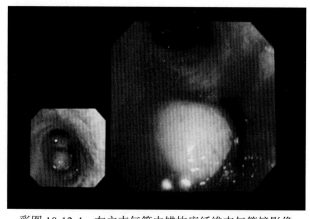

彩图 10-12-4　左主支气管内错构瘤纤维支气管镜影像

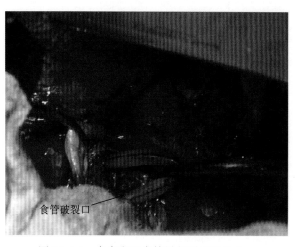

食管破裂口

图 12-6-4　术中发现食管纵行裂口长约 5cm

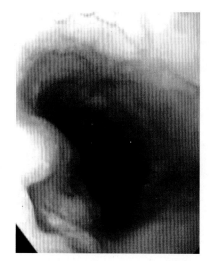

图 12-7-3　内镜提示食管中段有一溃疡性病变（A）；超声
内镜提示食管壁外有一高回声淋巴结，伴有钙化，与食管
边界不清，食管壁增厚，管壁各层界线分辨不清（B）

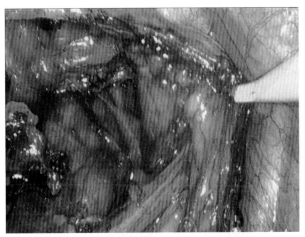

彩图 12-15-10 右侧喉返神经旁淋巴结清扫

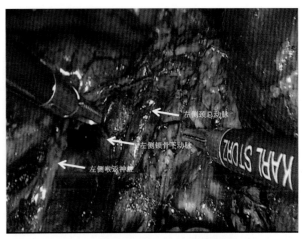

彩图 12-15-11 左侧喉返神经旁淋巴结清扫

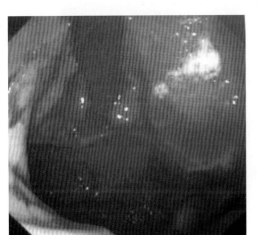

图 12-17-5 与图 12-17-2 同一患者，
纤维胃镜下可见贲门癌

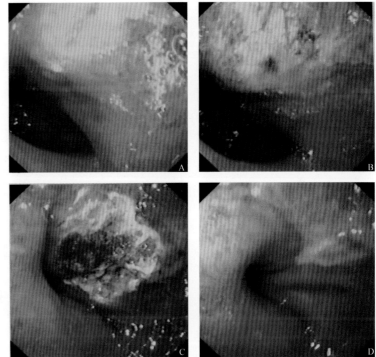

彩图 12-17-6 早期贲门癌镜下氩气凝固术治疗

A. 早期贲门癌病灶；B. 黏膜下注射；C. 治疗术后创面；D. 治疗 1 个月后的瘢痕
摘自王士杰，王其彰，2008.食管癌与贲门癌.北京：人民卫生出版社.

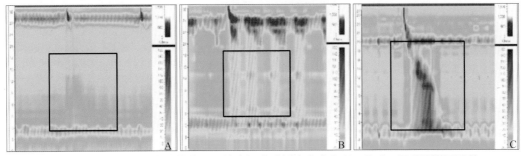

彩图 12-19-1 食管高分辨率测压将贲门失弛缓症分为Ⅰ型、Ⅱ型、Ⅲ型及测压图形

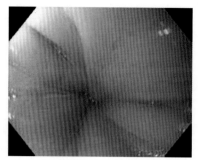

彩图 12-19-2　贲门失弛缓症的内镜所见

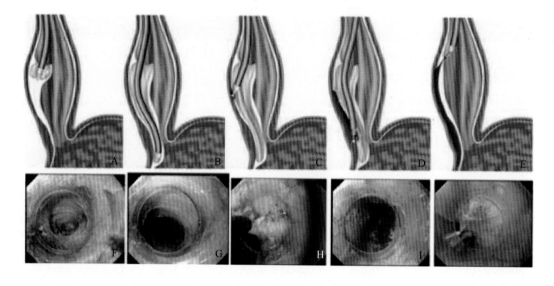

彩图 12-19-4　POEM 操作示意图及内镜所见

A～E. POEM 操作示意图，其中，A 为黏膜层切开；B 为分离黏膜下层，建立黏膜下隧道，C、D 为肌切开，E 为金属夹止血处理；F～J 为对应的内镜下所见

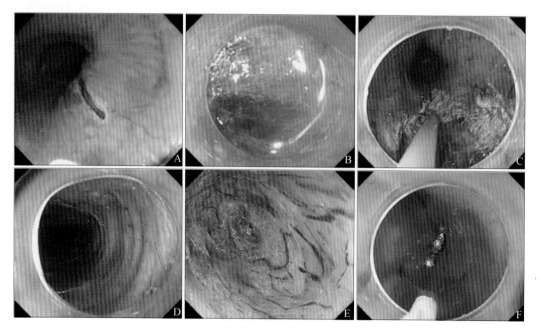

彩图 12-19-5　POEM 的内镜下操作过程

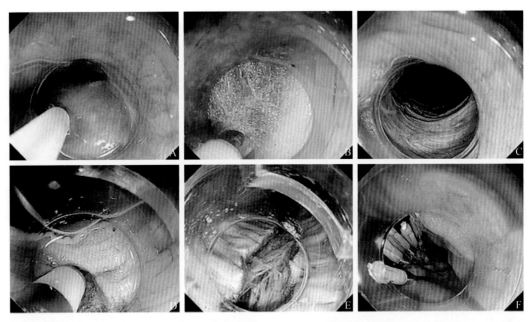

彩图 12-19-6　内镜下 POEM 的手术操作过程

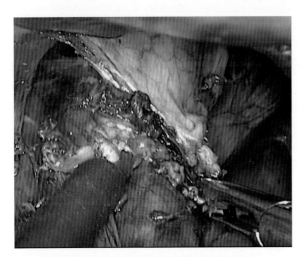

彩图 12-19-7　食管下段及贲门肌层切开

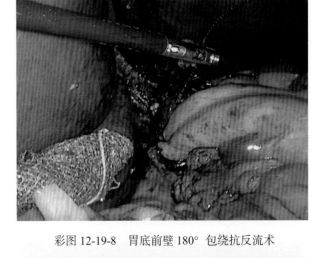

彩图 12-19-8　胃底前壁 180° 包绕抗反流术

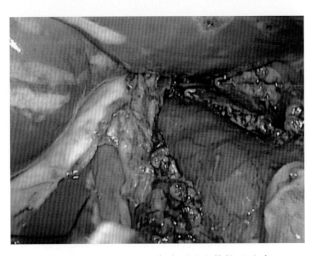

彩图 12-19-9　Toupet 术式后壁包绕抗反流术

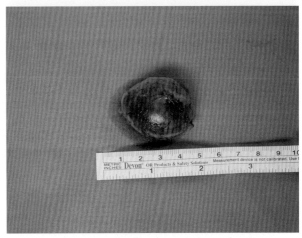

彩图 13-2-7　与图 13-2-4 同一患者，纵隔内甲状旁腺囊肿
切除标本

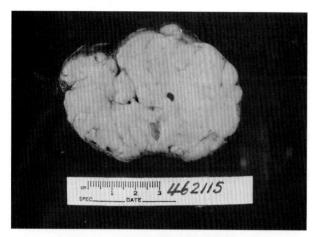

彩图 13-3-1 胸腺瘤标本切面，可见小叶

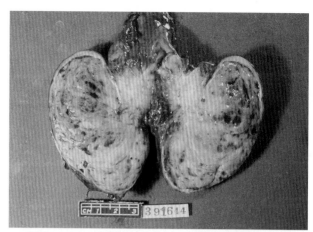

彩图 13-3-2 胸腺瘤标本切面，呈均匀一致的鱼肉样

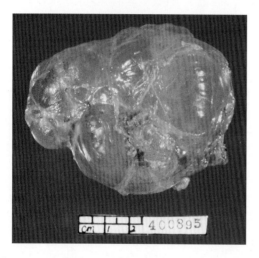

彩图 13-7-3 与彩图 13-7-1 同一患者，切除的纵隔胸腺囊肿标本

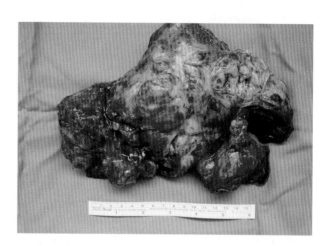

彩图 13-12-9 与彩图 13-12-8 同一患者，卵黄囊瘤和胚胎癌混合型肿瘤切除标本

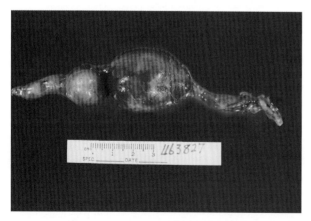

彩图 13-13-1 手术切除的肿瘤标本

患者，男性，40 岁，弥漫性神经纤维瘤病，皮下多发神经纤维瘤及皮肤色素沉着，曾切除皮下结节病理证实为神经纤维瘤。近年发现纵隔内肿物。手术切除来自右迷走神经的串珠样生长肿瘤

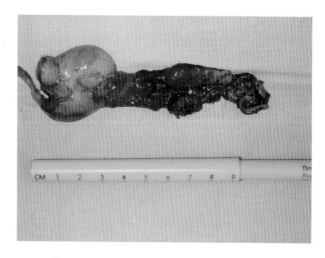

彩图 13-13-2 手术切除的神经节细胞瘤标本

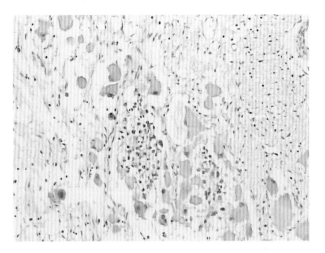

彩图 13-13-5　与彩图 13-13-3 同一患者神经节母细胞瘤的病理切片，可见神经母细胞、成熟的神经节细胞及不同分化程度的神经母细胞（弥散性）。HE 染色，×150

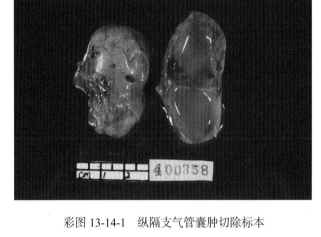

彩图 13-14-1　纵隔支气管囊肿切除标本

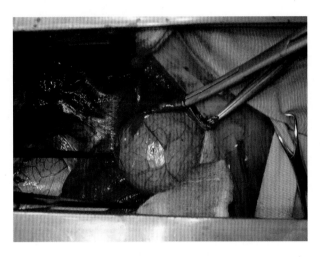

彩图 13-14-6　纵隔支气管囊肿手术中所见

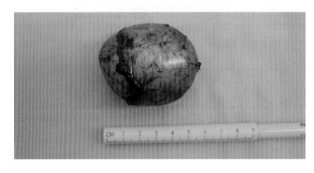

彩图 13-14-7　与彩图 13-14-6 同一患者，摘除的支气管囊肿标本

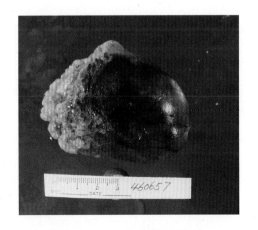

彩图 13-14-11　心包囊肿切除标本

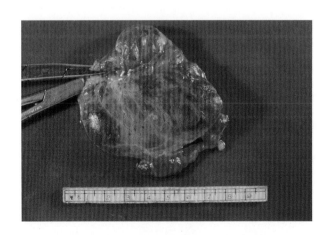

彩图 13-18-2　切除的纵隔淋巴管瘤标本

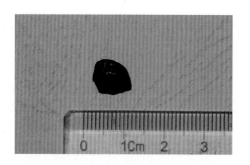

彩图 13-23-3　手术取出的金属碎屑

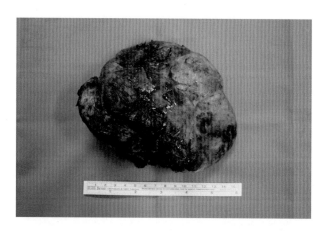

彩图 14-3-4　与彩图 14-3-1 同一患者，左膈肌肿瘤手术切
除标本，病理诊断为纤维瘤

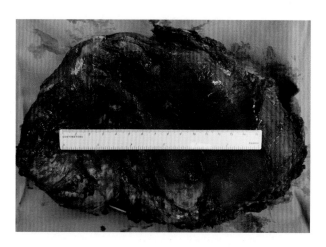

彩图 16-1-5　与图 16-1-1 同一病例，切除标本

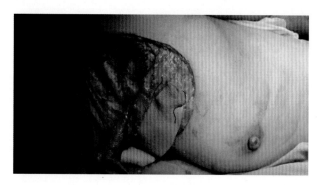

彩图 16-2-4　左锁骨下复发性 AF 扩大切除后，胸壁软组
织缺损转移皮瓣修复

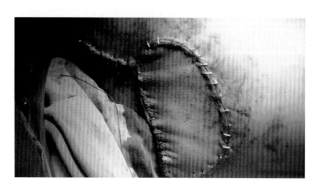

彩图 16-2-5　与图 16-2-4 同一患者，转移皮瓣修复完成

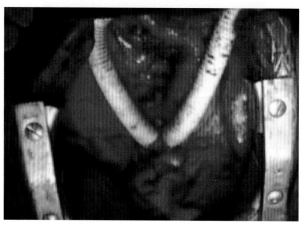

彩图 20-0-3　切除肿瘤及上腔静脉系统（左、右无名静脉
和上腔静脉）后人工血管置换

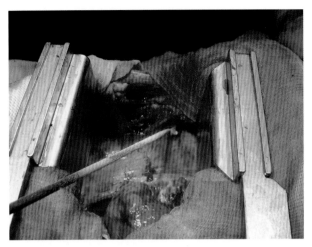

彩图 27-0-3　术中肋间神经冷冻

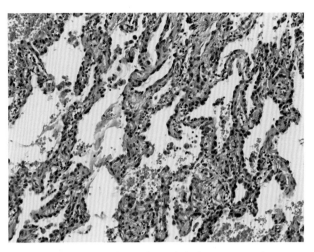

彩图 29-1-1　附壁生长型腺癌（HE，150×）

有肺泡壁结构存在，肿瘤细胞呈"挂灯笼"样附于表面

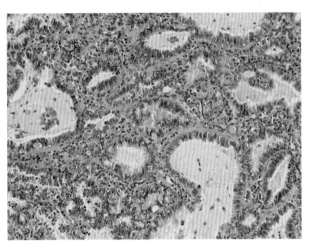

彩图 29-1-2　腺泡型腺癌（HE，150×）

肿瘤细胞呈腺泡及腺管状生长

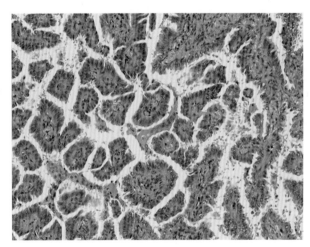

彩图 29-1-3　乳头型腺癌（HE，150×）

可见明确纤维血管轴心的复杂乳头结构

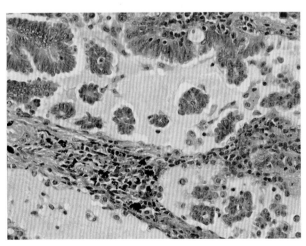

彩图 29-1-4　微乳头型腺癌（HE，150×）

肿瘤细胞呈乳头状及簇状，缺乏纤维血管轴心

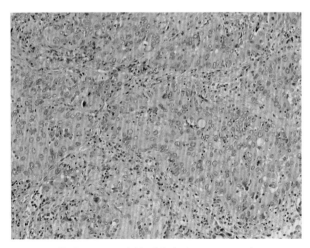

彩图 29-1-5　实性型腺癌（HE，150×）

肿瘤细胞呈团巢状，部分细胞可见胞质内黏液

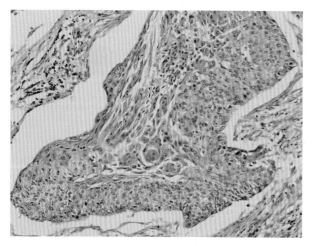

彩图 29-1-6　角化型鳞癌（HE，150×）

可见角化珠、细胞间桥等特征

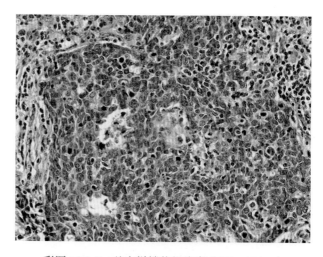

彩图 29-1-7　基底样鳞状细胞癌（HE，150×）

可见癌巢周的栅栏状排列及粉刺样坏死，未见明确角化及间桥

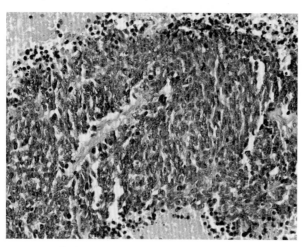

彩图 29-1-8　小细胞癌（HE，150×）

肿瘤细胞呈燕麦状，染色质细，核分裂多

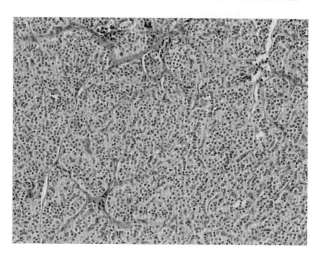

彩图 29-1-9　类癌（HE，150×）

肿瘤细胞呈器官样排列

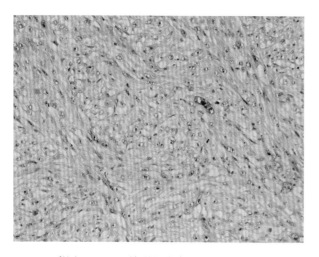

彩图 29-1-10　梭形细胞癌（HE，150×）

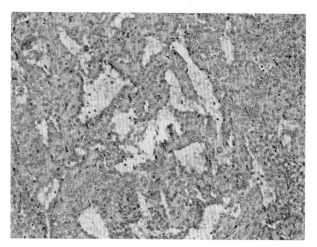

彩图 29-1-11　硬化性肺细胞瘤（HE，150×）

表面立方细胞及间质圆形细胞

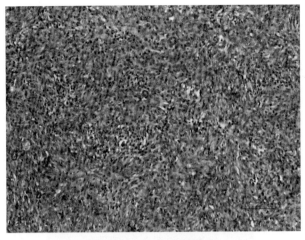

彩图 29-2-1　A 型胸腺瘤
肿瘤细胞呈梭形（HE）

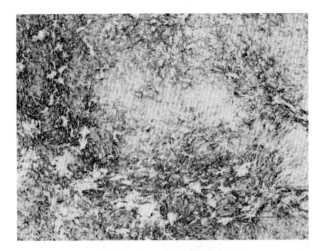

彩图 29-2-2　A 型胸腺瘤
免疫组化呈示部分瘤细胞 CD20 阳性

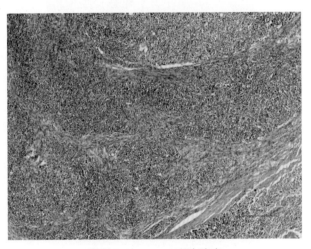

彩图 29-2-3　AB 型胸腺瘤
肿瘤由缺乏淋巴细胞的 A 型成分和富含淋巴细胞的 B 型成分以不
同比例混合而成（HE）

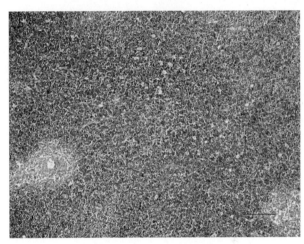

彩图 29-2-4　B1 型胸腺瘤
肿瘤性上皮细胞散在于密集的非肿瘤性淋巴细胞中（HE）

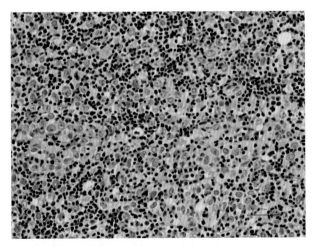

彩图 29-2-5　B2 型胸腺瘤
淋巴样细胞背景中可见明显的散在或界线不清的 ≥ 3 个细胞上皮
细胞簇

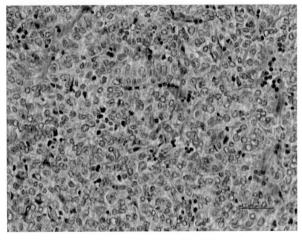

彩图 29-2-6　B3 型胸腺瘤
肿瘤以上皮细胞为主，排成片状

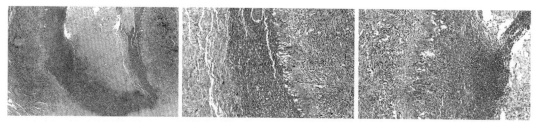

彩图 30-5-2　病理切片显微镜下结构

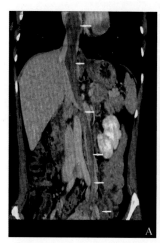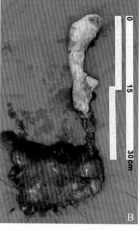

彩图 30-13-1　静脉内平滑肌瘤病病例术前增强 CT 及手术切除标本

患者，女性，44 岁，主诉胸闷气短。A. 术前增强 CT 显示静脉内平滑肌瘤病，肿瘤经左生殖静脉进入下腔静脉，并延伸至右心房。患者在深低温停循环联合开胸开腹手术，切除了右心房、下腔静脉、左生殖静脉内肿瘤及盆腔内肿瘤、子宫、双附件。B. 手术切除标本

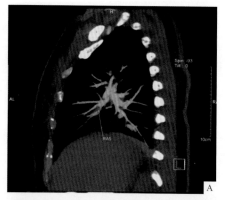

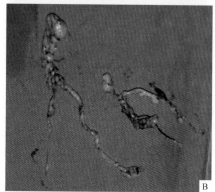

彩图 30-13-3　CTPA 示肺动脉内瘤栓（A）和肺动脉内瘤栓标本（B）

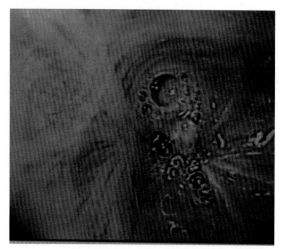

彩图 30-17-2　术前消化内镜

示距门齿 26cm 食管明显狭窄，内镜无法通过，21～26cm 黏膜呈瘢痕样改变

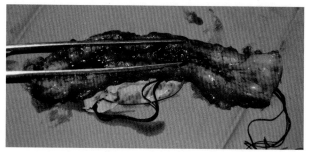

彩图 30-17-3　切除标本

见食管长段瘢痕狭窄，质硬，近端食管黏膜正常